HANDBUCH DER MEDIZINISCHEN RADIOLOGIE

ENCYCLOPEDIA OF MEDICAL RADIOLOGY

HERAUSGEGEBEN VON · EDITED BY

O. OLSSON
LUND

F. STRNAD
FRANKFURT/M.

H. VIETEN
DÜSSELDORF

A. ZUPPINGER
BERN

VII/2

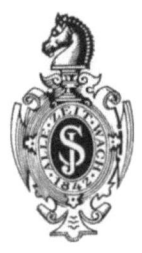

SPRINGER-VERLAG · BERLIN · GÖTTINGEN · HEIDELBERG · 1963

RÖNTGENDIAGNOSTIK DES SCHÄDELS II

ROENTGEN DIAGNOSIS OF THE SKULL II

VON · BY

A. BEUTEL · F. CLEMENTSCHITSCH · K. HOLLMANN
E. KOTSCHER · L. PSENNER · A. SONESSON
G. STEINHARDT · A. TÄNZER

REDIGIERT VON · EDITED BY

L. DIETHELM
MAINZ

F. STRNAD
FRANKFURT/M.

MIT 966 ABBILDUNGEN
WITH 966 FIGURES

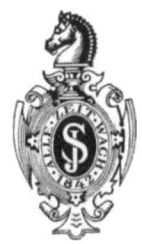

SPRINGER-VERLAG · BERLIN · GÖTTINGEN · HEIDELBERG · 1963

ISBN-13: 978-3-642-94876-3   e-ISBN-13: 978-3-642-94875-6
DOI: 10.1007/978-3-642-94875-6

© by Springer-Verlag OHG. Berlin · Göttingen · Heidelberg 1963

Library of Congress Catalog Card Number 62-22437

Softcover reprint of the hardcover 1st edition 1963

Vorwort

Der Umfang unseres heutigen Wissens auf dem Gebiet der Nativdiagnostik des Schädels erforderte bei seiner handbuchmäßigen Bearbeitung eine Gliederung des Stoffes, die dem ersten Teil des Bandes die methodischen Grundlagen, die normale Anatomie und die Meßverfahren, die Entwicklungsgeschichte des Schädels, die normalen und pathologischen Vorgänge an den Schädelnähten, die Gefäßstrukturen der Schädelknochen und ihre Bedeutung für die Diagnostik, die lokalen und allgemeinen Druckveränderungen, die intrakraniellen Verkalkungen und die Osteopathien sowie die Röntgendiagnostik des Schädeldaches und der Schädelbasis zuwiesen.

Der jetzt vorliegende zweite Teil ergänzt die allgemeinen diagnostischen Beiträge durch die traumatischen Schädelveränderungen und die posttraumatischen Folgezustände, ist aber im übrigen der Röntgendiagnostik jener Schädelregionen vorbehalten, die durch ihren komplizierten Bau und ihre besonderen Funktionen die Entwicklung einer speziellen Röntgendiagnostik rechtfertigen. Dies gilt in besonderem Maße für das Schläfenbein, dessen seinerzeitige erste handbuchmäßige Darstellung „Otologische Röntgendiagnostik" von E. G. MAYER schon zu den Standardwerken des radiologischen Weltschrifttums gehört und dessen heutige Bearbeitung dank der liebenswürdigen Unterstützung unseres verehrten österreichischen Freundes von seinem Schüler und engsten Mitarbeiter in starker Anlehnung an das damalige erste Werk, aber in neuer Fassung vorgelegt werden kann.

Die Nasennebenhöhlen mit ihren engen Beziehungen zum Hirnschädel auf der einen, zum Nasen-Rachen und zu den Zähnen auf der anderen Seite bieten eine Fülle von wichtigen, radiologisch erfaßbaren Informationen, die jedem Radiologen und radiologisch tätigen Arzt bekannt sein müssen, wenn eine Ausschöpfung der Möglichkeiten des Röntgenverfahrens angestrebt werden soll. Das gleiche gilt auch für die Orbita und ihre Anhangsgebilde, deren Wichtigkeit zum Beispiel bei der Röntgendiagnostik der Hirntumoren gewöhnlich unterbewertet wird, die aber darüber hinaus eine Reihe besonderer Probleme aufwirft.

Ein besonderes Kapitel wurde dem Kiefergelenk — dem einzigen eigenen Schädelgelenk — im Hinblick auf seine Bedeutung für die Sprache und die Nahrungsaufnahme eingeräumt, zumal schon allein über dessen anatomischen Bau eine monographische Bearbeitung vorlag.

Schließlich war es notwendig, einer zusammenfassenden Darstellung der dentalen Röntgendiagnostik den notwendigen Raum zu geben, um auf diese Weise alle Möglichkeiten von radiologisch erfaßbaren pathologischen Veränderungen des Schädels zu erfassen und die Geschlossenheit des Werkes zu gewährleisten.

L. DIETHELM

F. STRNAD

Preface

Our present knowledge of native diagnosis of the skull is so voluminous that proper consideration of the various subjects requires separate detailed presentation. The first section of this volume deals with the fundamental radiological methodology and describes the normal anatomy, cephalometry, and ontogenesis of the skull; normal and pathological processes of the cranial sutures, the structures of the cranial blood vessels and their diagnostic significance; local and general pressure changes, intracranial calcifications; and, last, the diagnosis of the tentorium and the base of the skull.

The second part, which is here presented, includes two additional chapters on general diagnostic subjects, namely, the traumatic skull changes and the post-traumatic sequelae. The remainder of the volume deals with the radio-diagnosis of such areas of the skull which, because of their complex structure and special functions, require detailed considerations. This emphasis is specifically important when considering the temporal bone. E. J. Mayer's "Otologische Röntgendiagnostik", which was the first encyclopedial description of this subject, has been acknowledged as a fundamental treatise in radiology. The here presented chapter, prepared by his close collaborator who benefited from the generous advice of our honored Austrian friend, leans heavily on the original work and has been thoroughly braught up to date.

The sinuses are closely realted to the cranium, the nasopharynx, and the teeth. It is mandantory that radiologists and physicians engaged in diagnostic radiology become fully acquainted with the radiologically relevant information of the region in order to assure competence in this special field. Similar familiarity is required for the diagnostic evaluation of the orbits and their surrounding areas. The significance of this region is frequently not fully appreciated in the radio-diagnostic appraisal of brain tumors which present additional diagnostic problems.

A separate chapter is concerned with the mandibular joint, which is the only own joint of the skull. This region is of special importance for the processes of speech and mastication.

Finally, it was felt necessary to provide a comprehensive history of dental radiography in order to present a truly comprehensive treatise of radiologically demonstrable pathological changes of the skull.

L. Diethelm
F. Strnad

Inhaltsverzeichnis von Bd. VII/2

E. Die Röntgendiagnostik des Kiefers

Inhaltsübersicht von Bd. VII/1

Mitarbeiter von Band VII/2 — Contributors to volume VII/2

Professor Dr. med. ALOIS BEUTEL, Chefarzt des Röntgeninstitutes und der Strahlenklinik der Städtischen Krankenanstalten Dortmund, Beurhausstr. 40.

Dozent Dr. med. F. CLEMENTSCHITSCH, Leiter der Abteilung für Kiefer- und Gesichtschirurgie am Landeskrankenhaus, Salzburg (Österreich).

Dr. med. KARL HOLLMANN, Kieferstation der I. Chirurgischen Universitätsklinik, Wien (Österreich), Alserstr. 4.

Dr. med. ERNST KOTSCHER, Zentralröntgeninstitut, Wien (Österreich), Alserstr. 4.

Professor Dr. med. L. PSENNER, Zentralröntgeninstitut, Allgemeines Krankenhaus, Wien (Österreich), Alserstr. 4.

Professor Dr. med. ANDERS SONESSON, Royal Dental School, Department of Roentgen Diagnosis, Malmö (Schweden).

Professor Dr. Dr. GERHARD STEINHARDT, Direktor der Universitätsklinik für Zahn-, Mund- und Kieferkranke, Erlangen, Glückstraße.

Privatdozent Dr. med. ANDREAS TÄNZER, Neurologische Universitätsklinik, Hamburg-Eppendorf, Martinistr. 52.

A. Die Röntgendiagnostik der Schädeltraumen

I. Traumatische Veränderungen

Von

E. Kotscher

Mit 61 Abbildungen in 86 Einzeldarstellungen

Schon kurz nach der Entdeckung der Röntgenstrahlen und nach ihrer ersten Verwertung zu medizinisch diagnostischen Zwecken wurden Röntgenaufnahmen auch bei Fällen mit Schädeltraumen angefertigt. Zuerst galt das Hauptaugenmerk den schattengebenden intrakraniellen Fremdkörpern und Projektilen, die mit diesem neuen Verfahren leicht festzustellen und zu lokalisieren waren (z. B. SCHEIER 1896). Sehr bald jedoch wurden auch mit zunehmender technischer Verbesserung des Verfahrens Schädel nach Traumen mit dieser neuen diagnostischen Methode untersucht und Frakturen festgestellt. Neben kleinen Einzelpublikationen aus diesen Jahren ist vor allem die 1907 erschienene Arbeit von GRASHEY bekanntgeworden, der hier bereits über die Besonderheiten der Schädelfrakturen und die Schwierigkeiten bei ihrer Darstellung sowie die Wertung des Röntgenbefundes Wesentliches aussagte.

Interessant ist die Tatsache, daß lange Zeit der Wert der Röntgenuntersuchung bei Schädeltraumen sehr umstritten war. So zitiert GINSBURG — selbst ein Anhänger der Röntgenuntersuchung bei Schädeltraumen — dazu wörtlich aus dem von REINBERG 1929 erschienenen Buch über die Röntgendiagnose der Knochen- und Gelenkserkrankungen: „Die Untersuchung des Schädels erweist sich als ein besonders schwacher Punkt der Röntgenuntersuchung. Im praktischen Bereich hat diese Art von Diagnostik keinen Wert und keine Hoffnung. Allein die chirurgische Untersuchung verdient es, als dominant und entscheidend betrachtet zu werden.“ Demgegenüber sei darauf hingewiesen, daß SCHWARZ bereits 1910 von chirurgischer Seite besonders die Wichtigkeit und Notwendigkeit des Röntgenbildes bei Schädelfrakturen betonte, und QUERVAIN schreibt 1919 in seinem Buch über chirurgische Diagnostik bezüglich des Röntgenverfahrens: „Lassen sich auch die Schädelbrüche meist ohne dasselbe erkennen und fehlen auch in vielen Fällen von klinisch festgestellter Fraktur Veränderungen im Radiogramm, so bringt uns dasselbe doch in anderen Fällen eine willkommene Bestätigung der Diagnose und zeigt uns sehr genau Form und Verlauf der Bruchlinien.“

Heutzutage besteht wohl kaum mehr ein Zweifel über die Nützlichkeit der Röntgenuntersuchung bei einem Schädeltrauma, und es kann nur jenen Autoren beigepflichtet werden, die es, wie schon 1910 BARDENHEUER und GRAESSNER, als schwerwiegendes Versäumnis betrachten, nicht schon beim geringsten Verdacht des Vorliegens einer Schädelfraktur eine Röntgenuntersuchung durchzuführen. Die Erfahrung hat uns gelehrt, daß die Schwere des klinischen Zustandsbildes bei einem Schädeltrauma durchaus nicht dem Umfang und der Ausdehnung der Schädelfraktur entsprechen muß und daß sich vor allem hinter an sich harmlosen und geringfügigen äußerlichen Verletzungen ausgedehnte Schädelfrakturen verbergen können. Diese rechtzeitig zu erkennen und richtig zu werten, kann für den weiteren Verlauf, die Therapie und vor allem für die Beurteilung posttraumatischer Beschwerden von großer Wichtigkeit sein. PENDERGRASS hat in seinem Buch die Bedeutung der Röntgenuntersuchung bei Schädelfrakturen charakterisiert. Er schreibt: „Ungeachtet verschiedener Meinungen über ihre Bedeutung ist die Röntgenuntersuchung doch die sicherste und genaueste Methode zur Feststellung einer Schädelfraktur und zur Erkennung zahlreicher wichtiger Einzelheiten für die unmittelbar nach dem Trauma zu ergreifenden Maßnahmen sowie die Beurteilung später auftretender Beschwerden."

Ganz besonders hingewiesen sei auf die Bedeutung der Röntgenuntersuchung bei Schädeltraumen vom juristisch-medizinischen Standpunkt (ALBERTI 1933; MIFKA; LOSSEN 1943; POSSATI; ROUSSET, LOISANCE u. OLLIVIER; TROELL u. HOLMSTRÖM; UEBERMUTH). Röntgenbilder sind oft bei gerichtlichen Folgen von Schädelverletzungen der wichtigste oder einzige Beweis eines stattgehabten Schädeltraumas. Sie erlauben bestimmte Rückschlüsse auf die Heftigkeit und die Art der Gewalteinwirkung. Röntgenaufnahmen sollen daher in allen jenen Fällen nicht unterlassen werden, die auch ein juristisches Interesse besitzen. In diesen Fällen ist besonders eine baldige Röntgenuntersuchung empfehlenswert, um den Zusammenhang zwischen Trauma und im Röntgenbild sichtbaren Veränderungen festzuhalten. Es ist zwar bekannt, daß Schädelfrakturen in vielen Fällen keine oder nur eine mangelhafte knöcherne Heilung[1] aufweisen und so lange Zeit oder das ganze restliche Leben röntgenologisch sichtbar bleiben. Es kann aber auch, besonders bei Kindern, der Fall eintreten, daß Frakturen am Schädel in ziemlich rascher Zeit knöchern heilen und röntgenologisch nicht mehr nachweisbar sind. Ein nach einigen Monaten angefertigtes Bild kann unter Umständen einen völlig negativen Befund ergeben. In jenen Fällen, bei denen die Fraktur nicht vollständig knöchern verheilt und somit röntgenologisch lange Zeit sichtbar bleibt, kann sie im Laufe der Zeit ihr Aussehen beträchtlich ändern, so daß es längere Zeit nach dem Trauma schwer oder unmöglich sein kann, die im Röntgenbild des Schädels sichtbaren Veränderungen noch im Sinne einer Fraktur zu deuten. Eine weitere Schwierigkeit ergibt sich bei dem Versuch, aus dem Aussehen einer alten Schädelfraktur auf den ungefähren Zeitpunkt des Traumas zu schließen. Gerade die Beantwortung dieser Frage erscheint oft wichtig bei Fällen, die mehrmals ein Schädeltrauma erlitten haben und bei denen es gilt, die vorhandenen Veränderungen im Schädelröntgenbild mit einem von mehreren, in größeren Zeitabständen erlittenen Traumen in Zusammenhang zu bringen.

Zwei Tatsachen müssen noch erwähnt werden, deren Kenntnis für die Bedeutung der Röntgenuntersuchung wichtig ist und die für den Arzt bei der Versorgung des Falles mit einem Schädeltrauma als auch für die spätere Einschätzung posttraumatischer Beschwerden bedeutungsvoll sind (EAGLETON; MATZDORFF; TILMANN u. a.).

1. Trotz bester Untersuchungstechnik gelingt es aus später näher zu erörternden Gründen nicht, alle Frakturen am Schädel röntgenologisch zur Darstellung zu bringen. Ein negatives Ergebnis der Röntgenuntersuchung schließt das Vorhandensein einer Fraktur nicht aus.

2. Größe und Ausdehnung der Schädelfraktur lassen in keiner Weise Rückschlüsse auf die gleichzeitig entstandene Schädigung der endokraniellen Weichgewebe und besonders des Gehirnes zu, und selbst Fälle mit schwerer Hirnschädigung brauchen keine Schädelfraktur aufzuweisen.

Diese Tatsachen können aber in keiner Weise den Wert der Röntgenuntersuchung schmälern, sondern zeigen nur notwendigerweise ihre Grenzen.

1. Bemerkungen zum Gang der Röntgenuntersuchung bei Schädelfrakturen

In vielen Arbeiten finden sich Angaben über die zweckmäßigsten Aufnahmen bei Fällen mit Schädelfrakturen (ALEXANDER; ANTAL; BARDENHEUER u. GRAESSNER; BELOT e. NAHAN; DOUGLAS-WEBSTER; ENGLMANN; FRIEDMANN; GRASHEY 1907; HEEP; LACHAPULE 1938, 1939 und 1953; LAPIDARI, MUCCHI u. PORTA 1939 und 1940; LASSILA;

---

[1] Auf die Heilung von Schädelfrakturen wird noch im Kapitel über posttraumatische Veränderungen näher eingegangen.

LUCKETT u. STEWART; MARKOVIC 1910; E. G. MAYER 1925, 1930 und 1959; PERUSSIA; PLAGEMANN; SCHREDL; SEYSS u. v. a.). Schon die Vielzahl der Publikationen läßt erkennen, daß es kein allgemein gültiges Schema gibt.

Die Untersuchungstechnik und die Art und Anzahl der angefertigten Aufnahmen bei einem Patienten mit einer Schädelfraktur muß dem einzelnen Fall angepaßt werden. Wenn daher im folgenden einige Hinweise zur Röntgenuntersuchung bei Schädeltraumen gegeben werden, so sind diese nicht als starres Schema aufzufassen, sondern nur als Grundlage zu einer zweckentsprechenden Untersuchung, die nach dem einzelnen Fall abgewandelt werden muß. Als Unterstützung bei der Röntgenuntersuchung dient vorerst die Anamnese und der klinische Befund, auf Grund dessen schon bestimmte Regionen des Schädels als frakturverdächtig in den Vordergrund treten. Eine ungefähre Vorstellung von der Art und Stärke des Traumas und dem eventuellen Frakturmechanismus sowie die Tatsache, daß bestimmte Frakturrichtungen häufiger vorkommen, sind eine weitere Hilfe bei der Anordnung der entsprechenden Aufnahmen. Von diesen wird es dann abhängen, ob möglichst viele der Schädelfrakturen auch röntgenologisch zur Darstellung kommen. Wieweit der Prozentsatz der röntgenologisch darzustellenden Frakturen bei mehr oder weniger sorgfältiger Untersuchungstechnik schwanken kann, zeigte K. H. BAUER in seiner Zusammenstellung verschiedener Statistiken über Basisfrakturen, wobei er als Minimum 39% und als Maximum 67% findet. HELLNER (1939) gelang es, durch besonders sorgfältige Untersuchungstechnik bis 80% aller Basisfrakturen röntgenologisch zu diagnostizieren.

Auch zur Anwendung von Spezialverfahren bei der Röntgendiagnostik der Schädelfrakturen soll hier einiges Grundsätzliches gesagt werden. Von diesen Spezialverfahren kommen zwei in größerem Umfang bei der Nativdiagnostik traumatischer Schädelveränderungen zur Anwendung. Das wesentlich ältere von beiden ist die Anfertigung von stereoskopischen Aufnahmen. Sie können dem Betrachter die Orientierung in den Einzelheiten des Schädels sehr erleichtern. Man verwendet sie daher vielfach bei komplizierten Frakturen, bei denen es zu stärkerer Deformierung und Dislokation von Fragmenten gekommen ist. Auch können Fremdkörper (Projektile) innerhalb des Schädels mit diesem Verfahren gut lokalisiert werden. E. G. MAYER (1959) gibt allerdings zur Anwendung der Stereoskopie grundsätzlich folgendes zu bedenken. Der räumliche Effekt von stereoskopischen Aufnahmen ist nur in jenen Bereichen des Schädels gut, in denen übersichtliche und einfache Verhältnisse herrschen. Für die Darstellung solcher Anteile ist aber auch das stereoskopische Verfahren kaum erforderlich. Liegen allzu komplizierte Verhältnisse vor, so sind auch die stereoskopischen Aufnahmen nicht eindeutig, wodurch das Verfahren natürlich sehr an Wert verliert. Die Anwendung dieses Verfahrens ist auch in hohem Maße vom stereoskopischen Sehvermögen des Beschauers abhängig, das nicht bei jedem Betrachter gleich ausgebildet ist. Stereoskopische Aufnahmen sind keinesfalls ein Ersatz für die Aufnahmen in den üblichen Projektionsrichtungen, sondern nur als zusätzliche Untersuchungsmethode für Fälle heranzuziehen, die sonst nicht zu klären sind.

Auch Untersuchungen des Schädels bzw. einzelner Abschnitte desselben mit Hilfe von Schichtbildern werden nach Traumen oft ausgeführt. Zweck derselben ist meistens die Suche nach einer klinisch vermuteten Fraktur, die auf den üblichen Übersichtsaufnahmen nicht zur Darstellung gelangt ist, oder der Wunsch nach einer übersichtlicheren, klareren Darstellung der anatomischen Verhältnisse bei ausgedehnteren Frakturen in Gegenden, deren ausreichende Darstellung durch Übersichtsaufnahmen schwierig ist oder die wegen der Vielzahl von Details auf engem Raum keine gute Orientierung auf den Übersichtsaufnahmen ermöglichen. Wir finden daher die Anwendung des Schichtverfahrens häufig bei frontobasalen Schädelverletzungen zur Darstellung von Frakturen der Stirnhöhlenhinterwand, zur genauen Lagebestimmung von dislozierten Knochensplittern und Projektilen, bei Frakturen der Orbita, des Kiefergelenkes, der knöchernen Begrenzung des Foramen occipitale magnum und Foramen jugulare und des Schläfenbeines. Bei der Anwendung des Schichtverfahrens zur Darstellung von Schädelfrakturen soll man jedoch nicht vergessen, daß die auf dem Schichtbild dargestellten Knochenteile niemals mit jener Schärfe und Feinheit zur Abbildung kommen wie auf der gewöhnlichen Aufnahme. Eine Schichtuntersuchung ist zu einer Feinstrukturanalyse ungeeignet. Man darf daher nicht erwarten, daß man durch die Schichtuntersuchung Frakturen darstellen kann, bei denen die angeführten Voraussetzungen zur Darstellung mit Hilfe des Röntgenbildes nicht gegeben sind. Wenn es uns trotzdem gelingt, z. B. in Fällen von kleinen und umschriebenen Frakturen am Schläfenbein, diese mit Schichtbildern sichtbar zu machen, so deshalb, weil wir imstande sind, sie mit dem Schichtbild ohne Überlagerung durch andere Störschatten darzustellen. Andererseits können bei linearer Verwischung durch stärker strahlendurchlässige Teile am Schädel Störschatten im Sinne von Aufhellungen entstehen und so Frakturen vortäuschen.

Es ist demnach unbedingt erforderlich, sich bei der Anwendung von Spezialverfahren, wie es die Stereoskopie oder die Schichtbilduntersuchung darstellt, über die Grundlagen und die Leistungsfähigkeit dieser Verfahren im klaren zu sein. Als Ergänzung zu den gewöhnlichen Aufnahmen besitzen sie sicher einen hohen Wert bei bestimmten Fragen, zu deren Beantwortung sie auf Grund ihrer Möglichkeiten geeignet sind. Je mehr jedoch der Radiologe imstande ist, sich aus den sinnvoll angefertigten gewöhnlichen Aufnahmen durch genaue Bildanalyse ein eindeutiges und klares Bild über die anatomische Situation bei dem vorliegenden Fall von Schädeltrauma zu machen, desto weniger wird er zu Spezialverfahren greifen müssen.

Bei den *Frakturen der Schädelkapsel* trennt E. G. Mayer (1959) grundsätzlich zwischen jenen Fällen mit einem leichteren Trauma ohne wesentliche klinische Symptome und bekanntem Ort der Gewalteinwirkung und jenen mit einem schweren Trauma und ohne Kenntnis der Stelle der Gewalteinwirkung.

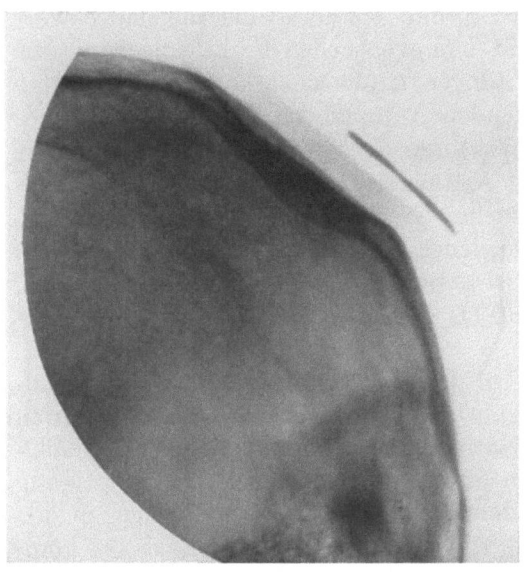

Abb. 1. Tangentiale Aufnahme des linken Os parietale. *Alte Impressionsfraktur* des linken Scheitelbeines. 46jähriger Patient. Der imprimierte Anteil der Schädelkapsel ist gut dargestellt. Zur Kontrolle, ob bei der Aufnahme der richtige Abschnitt tangential zur Abbildung kommt, wurde außen am Schädel an der Stelle der stärksten Impression ein Metallring angebracht, der bei richtiger tangentialer Aufnahme als strichförmiger Schatten zur Ansicht kommt

Bei den Fällen der ersten Gruppe sind die zwei Übersichtsaufnahmen des Schädels anzufertigen, wobei die sagittale Übersichtsaufnahme entweder in postero-anteriorer oder antero-posteriorer Richtung gemacht werden soll, je nachdem, wo sich die Stelle des Traumas befindet. Sie soll möglichst filmnahe liegen, ein Umstand, der bei allen Aufnahmen zur Darstellung von Schädelfrakturen von besonderer Wichtigkeit ist. Grashey (1907) und E. G. Mayer (1938, 1959) betonen weiterhin bei allen Fällen, in denen die Stelle des Traumas bekannt ist, die Notwendigkeit der Anfertigung einer tangentialen Aufnahme dieser Stelle, da eine Impression eines Knochenstückes oft nur durch ein Tangentialbild darzustellen ist und besonders kleine aus der Tabula interna ausgesprengte und endokraniell dislozierte Knochensplitter nur auf solchen Aufnahmen eindeutig zu erkennen sind. Zur Kontrolle, ob die entsprechende Stelle auch wirklich tangential dargestellt ist, empfiehlt E. G. Mayer (1938) die Auflage eines Drahtringes, der sich bei guter Einstellung als strichförmiger Schatten im Tangentialbild abbildet (Abb. 1).

Zwei Übersichtsaufnahmen werden aber auch in allen jenen Fällen von schweren Schädeltraumen genügen müssen, bei denen der Zustand des Patienten eine genauere Untersuchung mit zahlreichen Spezialaufnahmen nicht zuläßt. Diese beiden Aufnahmen werden uns jedoch lediglich darüber informieren, ob ausgedehnte traumatische Veränderungen, vorwiegend im Bereiche der Schädelkapsel, vorliegen oder nicht.

Bei den Patienten der zweiten Gruppe sind als Grundlage der Untersuchung vier Aufnahmen anzufertigen: die postero-anteriore Übersichtsaufnahme, die antero-posteriore kranial exzentrische Aufnahme zur Darstellung der Hinterhauptregion und

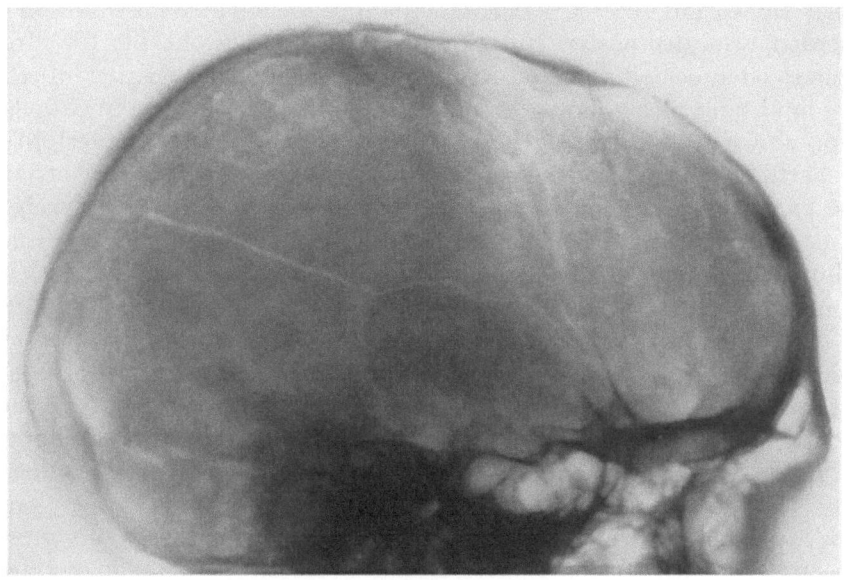

a

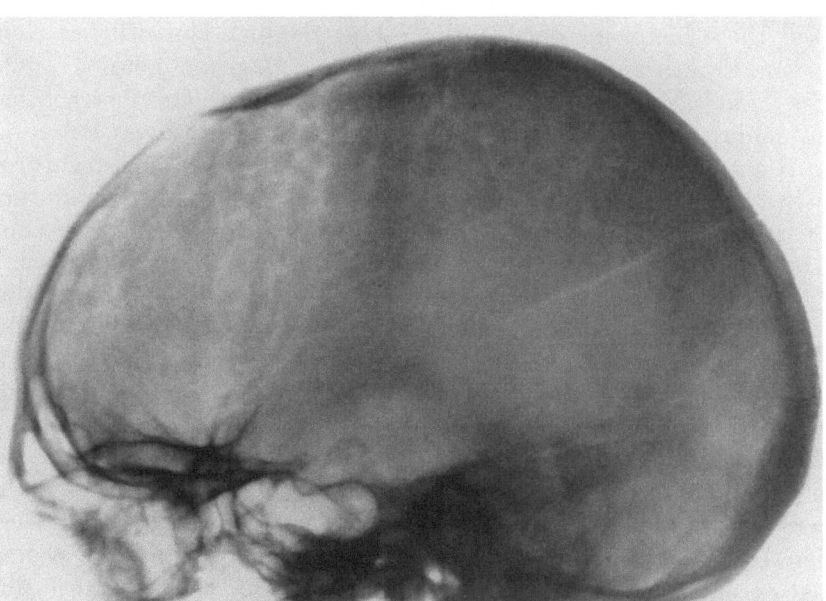

b

Abb. 2. a Seitliches Übersichtsbild des Schädels mit dem Strahlengang von links nach rechts (*sd*). b Seitliche Übersichtsaufnahme des Schädels mit dem Strahlengang von rechts nach links (*ds*). *Lineare Fraktur des rechten Scheitelbeines*. 54jährige Patientin nach Sturz auf den Kopf. Commotio cerebri. Die Bilder zeigen eine ziemlich horizontal verlaufende Fraktur im unteren Anteil des rechten Os parietale, die von der Lambdanaht zur Kranznaht zieht. Auf der Aufnahme beim Strahlengang von links nach rechts erscheint die Fraktur als intensive, schmale Aufhellung mit scharfen Rändern und liegt demnach auf der filmnahen, rechten Seite des Schädels. Die Aufnahme beim Strahlengang von rechts nach links (b) läßt die durch die Fraktur hervorgerufene Aufhellungslinie weniger intensiv und etwas breiter erscheinen. Ihre Ränder sind unscharf. In ihrem vorderen Anteil unterscheidet sie sich wenig von einer durch eine Gefäßfurche hervorgerufenen Aufhellung

die seitlichen Aufnahmen von jeder Seite. Die Notwendigkeit zur Anfertigung von je zwei Aufnahmen in entgegengesetzter Richtung ergibt sich aus zwei Gründen. Erstens kann es sich um zarte Fissuren handeln, bei denen die Möglichkeit besteht, daß sie bei filmferner Ansicht nicht mehr zur Abbildung gelangen. Da von Anfang an nicht genau gesagt werden kann, auf welcher Seite sich die Fraktur befindet, ist es daher notwendig, Aufnahmen von den einander gegenüberliegenden Seiten zu machen. Zweitens können oft Frakturen auf Grund *einer* Übersichtsaufnahme nicht einer bestimmten Region zugeordnet werden. Bei der postero-anterioren Aufnahme besteht oft die Frage, ob die Fraktur frontal oder occipital gelegen ist, bei einer einfachen Seitenaufnahme ist die Bestimmung links oder rechts häufig unmöglich. Liegen Aufnahmen in entgegengesetzter Richtung vor, so wird die abgebildete Fraktur, wenn sie filmnahe dargestellt ist, schmal sein, eine scharfe Begrenzung aufweisen und eine intensive Aufhellung erzeugen. Liegt sie filmferne, so ist sie breiter, ihre Ränder sind weniger scharf, und die durch sie erzeugte Aufhellung ist weniger intensiv (Abb. 2a und b).

Diese Unterschiede filmferner und filmnaher Projektion werden jedoch gering und sind kaum mehr erkennbar, wenn ein großer Focus-Filmabstand ($1\frac{1}{2}$—2 m) gewählt wird zu dem Zwecke, um möglichst deutliche und wenig verzeichnete Bilder zu bekommen. Es ist daher bei den Aufnahmen für Schädelfrakturen eher angezeigt, bei einer Focus-Filmdistanz von etwa 1 m zu bleiben, um aus dem röntgenologischen Erscheinungsbild der Fraktur und ihrem Verhalten zu den umgebenden Strukturen auf zueinander entgegengesetzten Aufnahmen wichtige Anhaltspunkte für eine sichere Seitenlokalisation zu gewinnen.

Von den Spezialverfahren erweist sich die Anfertigung stereoskopischer Aufnahmen zur Lokalisation von dislozierten Splittern und Fremdkörpern sowie bei Impressionen als wertvoll.

Diese Aufnahmen sind im allgemeinen ausreichend für die Darstellung der knöchernen Schädelkapsel. Diese bietet als übersichtliche und ziemlich einheitliches Gebilde bei der Darstellung von Frakturen wenig Schwierigkeiten. Dagegen können letztere bei den *Frakturen der Schädelbasis* wegen ihres komplizierten Aufbaues beträchtlich sein. Die Übersichtsaufnahme der Schädelbasis — sei es in submento-vertikaler oder vertiko-submentaler Richtung angefertigt — ist zur Darstellung von Basisfrakturen wenig geeignet. Sie wird zwar von einigen Autoren empfohlen (Bigliardi; Ginsburg; Perussia; Schredl; Stewart und Luckett), zeigt aber — was die einzelnen Schädelgruben betrifft — fast nie eine Fraktur. Oft ist der Patient mit einer frischen Basisfraktur auch kaum in der Lage, die für die Anfertigung dieser Aufnahme notwendige Lage einzunehmen. Die Übersichtsaufnahme der Basis kann allerdings für Frakturen anderer Schädelabschnitte gelegentlich nützlich sein (Jochbogen, Oberkiefer) und hat sich zur Darstellung des äußeren Gehörganges bei Frakturen des Os tympanicum bewährt.

Da eine befriedigende Darstellung von Frakturen an der Basis mittels *einer* Übersichtsaufnahme nicht möglich ist, empfiehlt daher E. G. Mayer (1925), die einzelnen Abschnitte der Schädelbasis mit den für sie geeigneten Spezialaufnahmen zu untersuchen.

Für die *vordere Schädelgrube*, die gleichzeitig das Orbitadach bildet, wird hier neben der seitlichen Übersichtsaufnahme der vorderen Schädelgrube die postero-anteriore, etwas kranial exzentrische Aufnahme zur Darstellung der Orbitae sowie die Schrägaufnahme für die Orbita notwendig sein.

Bei der Darstellung von Frakturen der *mittleren Schädelgrube* ergeben sich Schwierigkeiten. Sie sind auf der axialen Aufnahme der Basis, die sonst zur Beurteilung der mittleren Schädelgrube gut geeignet ist, meist nicht zu sehen, da der Boden der mittleren Schädelgrube sehr dünn ist und die Frakturen in diesem Bereiche meist nur eine geringe Dehiszenz der Ränder aufweisen. Wir diagnostizieren daher die meisten Frakturen der mittleren Schädelgrube aus der seitlichen Übersichtsaufnahme des Schädels und aus den Spezialaufnahmen des Schläfenbeines nach Schüller, E. G. Mayer und Stenvers, da erfahrungsgemäß der Großteil der Brüche der mittleren Schädelgrube an der seitlichen

Schädelwand oder als Schläfenbeinfrakturen beginnen oder dorthin ausstrahlen, wo sie auch röntgenologisch leichter zu sehen sind. Ihr Verlauf gegen die Basis zeigt den Bruch im Bereiche der mittleren Schädelgrube an. Zur genaueren Darstellung des Keilbeinkörpers und der Sella kann eventuell noch eine Spezialaufnahme dieser Gegend angefertigt werden.

Zur Beurteilung der *hinteren Schädelgrube* eignet sich besonders die Hinterhauptaufnahme, eventuell zusammen mit den Spezialaufnahmen für die Pyramide nach STENVERS.

Wegen dieser Art der Untersuchung der Schädelbasis mit einzelnen Spezialaufnahmen, die nur bestimmte Ausschnitte zur Ansicht bringen, ist es verständlich, daß von den Basisfrakturen nur immer einzelne Abschnitte auf den Aufnahmen zu sehen sein werden. Es ist daher nach E. G. MAYER unrichtig, sich bei Verletzungen des Hirnschädels nur auf Spezialaufnahmen zu beschränken, und er fordert immer zusätzlich zu denselben die Anfertigung von Übersichtsaufnahmen, um das ganze Ausmaß der traumatischen Veränderungen überblicken zu können.

Von einzelnen Autoren werden atypische Aufnahmen des Schädels empfohlen, die eine bessere Darstellung von Frakturen an der Basis ermöglichen sollen (z. B. ALEXANDER; MARKOVIČ 1910); PERUSSIA: SEYSS). Atypische Aufnahmen des Schädels sind schwer zu interpretieren, da sie alle Einzelheiten in ungewohnter Weise zur Ansicht bringen. Es ist daher durchaus möglich, daß Veränderungen, die nur auf den atypischen Aufnahmen zu sehen sind, viel häufiger fälschlich als Fraktur angesprochen werden, als dies bei den typischen Einstellungen geschieht. Gelegentlich können atypische Aufnahmen wertvoll sein, wenn auf den gewöhnlichen Übersichtsbildern eine Fraktur nicht ganz eindeutig als eine solche angesprochen werden kann und durch atypische Aufnahmen die Charakteristika einer Fraktur besser zur Darstellung kommen.

Zur *Untersuchung des Schläfenbeines* sollen bei Frakturen immer alle drei Aufnahmen in den Hauptprojektionsrichtungen nach SCHÜLLER, nach E. G. MAYER und nach STENVERS angefertigt werden, da sich der Frakturverlauf nicht sicher auf Grund von klinischen Symptomen oder des vermutlichen Frakturmechanismus voraussagen läßt (BLOHMKE; GINSBURG; E. G. MAYER 1959). Frakturen der Schläfenbeinschuppe und durch das pneumatische System sind am besten auf der Aufnahme nach SCHÜLLER, der Verlauf von Frakturen durch Antrum und Attik, durch die Mittelohrräume oder das Os tympanicum auf der Aufnahme nach E. G. MAYER und Frakturen des Labyrinthes und der Pyramidenspitze auf der Aufnahme nach STENVERS zu sehen. Gelegentlich kommt es vor, daß Querfrakturen die Pyramide etwas schräg durchsetzen und dann auf der sagittalen Übersichtsaufnahme des Schädels, der axialen Aufnahme der Schädelbasis oder auf der Hinterhauptaufnahme besser zur Darstellung kommen. Dies zeigt deutlich die Notwendigkeit, bei Schläfenbeinfrakturen auch die Übersichtsaufnahmen des Schädels anzufertigen.

Für *Frakturen des Os tympanicum und des äußeren Gehörganges* eignet sich am besten die axiale Aufnahme der Schädelbasis. Sonst ist die Darstellung der Fraktur des Os tympanicum ziemlich schwierig. Die Dislokation der Fragmente muß eine beträchtliche sein, bevor die Fraktur, dann meist auf der Aufnahme nach E. G. MAYER, zu sehen ist. Ist keine stärkere Verlagerung der Fragmente vorhanden, so kommt die Fraktur nur auf jener Aufnahme zur Darstellung, bei der der Zielstrahl in der Richtung des Frakturspaltes verläuft. Dies ist gewöhnlich nur auf der Aufnahme nach STENVERS der Fall, doch gerade bei dieser Projektionsrichtung ist das Os tympanicum wegen Überlagerung durch andere Details schwer beurteilbar.

Es ist natürlich nicht möglich, zu allen in der Literatur angegebenen Aufnahmerichtungen für das Schläfenbein kritisch Stellung zu nehmen (GINSBURG spricht bereits 1934 von 28), und es wird durchaus vorkommen, daß auf einer Aufnahme in einer anderen Projektion als den angegebenen eine Fraktur zur Darstellung kommt, während die Aufnahmen in den üblichen Projektionen keine Fraktur zeigen. CHAUSSÉ (1938) konnte nachweisen, daß bereits eine geringe Änderung des Einfallswinkels des Zielstrahles genügt, um eine Fraktur nicht mehr zur Darstellung zu bringen. Er empfiehlt daher, besonders die Aufnahme nach Stenvers *mehrmals* mit geringer Änderung der Strahlenrichtung durchzuführen, um damit die Wahrscheinlichkeit zu erhöhen, eine Fraktur zur Abbildung zu bringen.

Der Wert von stereoskopischen Aufnahmen bei Schläfenbeinfrakturen wird u. a. von Chaussé (1938, 1940b, 1941), Hünermann, Stupka, Terracol u. Mitarb. betont. Schüller (1928) empfiehlt die stereoskopischen Aufnahmen für die Fremdkörperlokalisation, Stupka schätzt sie wegen der guten räumlichen Vorstellung sonst unentwirrbarer Details. Chaussé und Terracol u. Mitarb. zeigen, daß durch geeignete Projektionen in Verbindung mit der stereoskopischen Technik Frakturen zur Darstellung gelangen, die auf den gewöhnlichen Übersichtsbildern nicht zu sehen sind.

Zur Anwendung der Schichtuntersuchung bei Frakturen des Schläfenbeines findet man u. a. Angaben bei Agazzi u. Mitarb. im Buch von Mündnich u. Frey sowie bei Muntean und J. Zimmer. Nach Agazzi u. Mitarb. bestehen drei Vorteile der Schichtuntersuchung:

1. Auf Grund von Standardaufnahmen festgestellte Frakturen können auf den Schichtaufnahmen in ihrer Ausdehnung besser verfolgt werden.

2. Auf Standardaufnahmen nicht sichtbare Frakturen können auf Schichtaufnahmen zur Ansicht gebracht werden (Fraktur des Os tympanicum, des Tegmen tympani, Verlagerung und Fraktur der Gehörknöchelchen).

3. Sogenannte Mikrofrakturen sind oft auf Schichtbildern zu sehen. Bei diesen Mikrofrakturen handelt es sich allerdings nicht um solche, wie sie bei der isolierten Labyrinthsplitterung auftreten, sondern um solche von makroskopischer Größenordnung, jedoch mit nur umschriebener Ausdehnung (Fraktur durch das Labyrinth und die Schnecke, durch die Hinterwand des Antrums oder durch die perilabyrinthären Zellen).

Brünner, Petersen und Stoksted versuchten mit Hilfe der Schichtuntersuchung die Dislokation der Gehörknöchelchen nach Traumen des Schläfenbeines darzustellen.

Für die **Frakturen des Gesichtsschädels** gilt grundsätzlich dasselbe wie für die bisher besprochenen Schädelanteile. Die einzelnen Abschnitte müssen mit den zweckentsprechenden Aufnahmen untersucht werden.

Für die Gegend des Überganges vom Hirn- in den Gesichtsschädel, also Stirnhöhlen, Orbita und Nasenbereich, ist die postero-anteriore Übersichtsaufnahme des Schädels, die seitliche Aufnahme der Stirnhöhlen-Nasenbeinregion, die postero-anteriore, etwas kranial exzentrische Aufnahme für beide Orbitae und die Stirnhöhlen und die Spezialaufnahme für den Canalis opticus zweckmäßig. Besondere Fragestellungen, etwa nach einer Fraktur der Stirnhöhlenhinterwand, erfordern zusätzliche Spezialaufnahmen (z. B. die Aufnahme für die Stirnhöhlenhinterwand nach Welin).

Es ist verständlich, daß bei der *Röntgenuntersuchung des Stirnhöhlen-Siebbeingebietes* wegen der komplizierten und oft unübersichtlichen Verhältnisse nach Frakturen Spezialuntersuchungen angewendet werden. Seiferth und W. Uffenorde benützen die stereoskopischen Aufnahmen zur besseren Darstellung der Stirnhöhlenhinterwand und zur Lokalisation von Fremdkörpern und Knochensplittern. Brandt, Greineder (1944c), Seiferth und Tönnis u. Frowein verwenden die Schichtuntersuchung. Für Greineder (1944c) ergibt sich kurz die Notwendigkeit zur Klärung folgender drei Fragen:

1. Liegt eine Verletzung der Stirnhöhlenhinterwand vor?

2. Bestimmung der Lage von abgesprengten Knochensplittern oder Fremdkörpern.

3. Auffindung eines Knochendefektes bei Nasenliquorfisteln.

Theissing äußert sich zu dem Wert der Schichtuntersuchung äußerst vorsichtig. Dieses Verfahren stelle zwar einen diagnostischen Fortschritt dar, doch könne mit ihm häufig nicht das wirkliche Ausmaß der Verletzungen festgestellt werden. Es sei dabei auf die Untersuchungen von Bayer und Werner (1942a und b) verwiesen, die zeigten, daß erst bei größeren operativen Defekten im Siebbein diese auch durch Schichtbilder, dann allerdings eher als durch Übersichtsbilder, darzustellen sind und daß auf Schichtbildern der vorderen Schädelgrube von normalen Schädeln im Bereiche der Lamina cribrosa und der Orbitadächer Konturunterbrechungen zu sehen sind, obwohl diese Knochen nicht frakturiert waren. Im Bereiche der Lamina cribrosa werden diese Unterbrechungen durch die normalerweise vorhandenen Öffnungen hervorgerufen, im Bereiche des Orbitadaches durch den unregelmäßigen und schrägen Verlauf des Knochens zur Schichtebene. Diese Befunde schränken natürlich den Wert von Schichtaufnahmen bei der Suche nach Frakturen etwas ein. Wir wissen vor allem, daß jene Frakturen, die als Ursache für Duraverletzungen in Frage kommen, an bestimmten Stellen auftreten, und man ist dann leicht geneigt, eine zufällig an einer dieser Stellen erkennbare Konturunterbrechung im Schichtbild als vermutliche Fraktur anzusprechen.

Neben den bereits angegebenen Aufnahmen werden bei Verletzungen der Orbita noch häufig verwendet:

Die geneigte Nebenhöhlenaufnahme zur Darstellung des Orbitadaches, des unteren Orbitarandes, des Jochbeines und der Maxilla.

LOEPP und LORENZ verwenden die von ihnen angegebene Spezialaufnahme der Fissura orbitalis inferior für die Darstellung des Orbitabodens.

Stereoskopische Bilder sind bei Verletzungen des Canalis opticus und bei dislozierten Splittern wertvoll (SCHMÖGER).

Über den Wert der Schichtbilder bei Orbitaverletzungen berichten u. a. BOURDON, CULLER und GREINEDER (1944d).

Das *knöcherne Nasenskelet* wird durch eine seitliche Aufnahme mit dem Zielstrahl gegen die Nasenwurzel dargestellt. Zusätzlich empfiehlt sich eine axiale Aufnahme für das knöcherne Nasengerüst, ähnlich wie für die axiale Darstellung des Gesichtsschädels, und eine tangentiale Aufnahme der Nasenbeine, wobei der Patient einen kleinen Film zwischen den Zähnen hält und der Zielstrahl von oben tangential zur Stirne einfällt (BIENIAS; CAPAROSA u. ZAVATSKY; GRAUER).

Weitere Arten der Untersuchung des knöchernen Nasengerüstes sind unzweckmäßig. Die isolierte Darstellung einzelner Nasenbeine durch das endonasale Einschieben von kleinen Filmen (BRUNNER u. WALDAPFEL) stößt schon deshalb bei Frakturen auf Schwierigkeiten, weil es durch Hämatome, Verschwellung und Deformation in den meisten Fällen unmöglich ist, den Film dorthin zu bringen, wo man ihn braucht, abgesehen davon, daß derartig kleine Aufnahmen nur eine beschränkte Übersicht bieten und schwer zu deuten sind.

Als Übersichtsaufnahme für den Gesichtsschädel verwenden wir die postero-anteriore, kranial exzentrische Aufnahme, genauso wie für die Nebenhöhlen der ersten Serie, und zusätzlich die axiale Aufnahme für den Gesichtsschädel. Diese Aufnahmen eignen sich besonders gut zur Darstellung der Frakturen des Jochbeines und Jochbogens. Die Autoren, die sich mit den Jochbeinfrakturen beschäftigen, beschreiben die Zweckmäßigkeit dieser Aufnahmen oder bringen Abwandlungen zu diesen (BELLINGER; BRONNER u. KOCH; CLEMENTSCHITSCH; DOANE; McGRIGOR u. CAMPBELL; HAMMER; TITTERINGTON). Zur besseren Darstellung des Jochbogens werden noch zusätzliche Aufnahmen angegeben, da eine genaue Beurteilung auf Grund der angegebenen Übersichtsaufnahmen manchmal schwierig sein kann. Es sind dies entweder Aufnahmen, die beide Jochbögen gemeinsam darstellen (Aufnahme nach TITTERINGTON, beschrieben bei BRONNER u. KOCH, Aufnahme nach GRASHEY u. SCHINZ, die sog. Henkeltopfaufnahme), oder solche, die nur einen Jochbogen tangential darstellen (ARCELIN; L. BAYER; A. BECKER; ZIMMER). ZIMMER gibt noch eine seitliche Aufnahme „durch das Kiefergelenk" bei geöffnetem Mund an. Sie ist dann angezeigt, wenn durch eine stärkere Impression des Jochbogens eine gute Darstellung durch eine axiale oder tangentiale Aufnahme nicht möglich ist.

Bemerkenswert ist die reichliche Anzahl von Aufnahmen, die für die Darstellung des Jochbeines und besonders des Jochbogens angegeben wurde. BECKER meint, daß dies der Ausdruck dafür sei, daß es eine vollständig befriedigende Aufnahme für den Jochbogen nicht gibt.

Die Aufnahmetechnik für die Frakturen des Oberkiefers, Unterkiefers und der Zähne wird im entsprechenden Abschnitt (Hollmann) besprochen.

Gelegentlich kann auch eine **Untersuchung des Schädels mit Hilfe der Durchleuchtung** notwendig sein, vor allem, wenn es gilt die Frage zu beantworten, ob ein Fremdkörper intra- oder extrakraniell gelegen ist. Im allgemeinen fordert man dafür eine tangentiale Aufnahme des entsprechenden Schädelabschnittes, wobei der Fremdkörper am nächsten zur Schädeloberfläche zur Darstellung kommt, so daß daraus eindeutig eine intra- oder extrakranielle Lage hervorgeht. Solche tangentiale Aufnahmen sind nicht immer leicht anzufertigen, da man meist nicht genau weiß, an welcher Stelle des Schädels sie zu machen sind. Durch entsprechende Drehung des Schädels während der Durchleuchtung läßt sich diese Position oft sehr rasch finden. Nur im Bereiche der Fossa temporalis ist auch bei Durchleuchtung die Antwort auf diese Frage nach intra- oder extrakranieller Lage eines Fremdkörpers nicht immer zu beantworten, da durch die entsprechende nach innen gerichtete Wölbung dieses Schädelabschnittes ein Fremdkörper selbst bei extrakranieller Lage und trotz nächster Projektion zur Oberfläche immer von dem nach außen gewölbten Knochen in der Umgebung überlagert sein kann, wodurch eine intrakranielle Lage vorgetäuscht wird (Loepp u. Lorenz; E. G. Mayer 1959).

In enger Verbindung mit der geeignetsten Untersuchungstechnik steht auch die Auswahl des richtigen Zeitpunktes der Untersuchung. Man findet dabei heute noch Differenzen in den Meinungen über den frühesten Zeitpunkt einer Röntgenuntersuchung nach einem Schädeltrauma. St. John (1956) hat hier die Ansichten von zahlreichen amerikanischen Autoren über die Notwendigkeit einer möglichst frühzeitigen Röntgenuntersuchung zusammengestellt und findet unter ihnen zwei große Gruppen. Ein Teil der Autoren lehnt eine möglichst frühzeitige Röntgenuntersuchung nach einem Schädeltrauma prinzipiell ab. Für sie ist die sicher richtige Tatsache maßgebend, daß bei einem Schädeltrauma die Therapie, der Verlauf und die Prognose von der Schwere der verletzten Weichteile und besonders des Gehirnes abhängt und der Schädelfraktur eine untergeordnete Rolle zukommt. Eine Röntgenuntersuchung kurz nach dem Trauma sei daher unnötig und nur von geringem Wert, da sie in keiner Weise die unmittelbar zu ergreifende Therapie beeinflussen kann, ja sie könne sogar schädlich sein, da sich der Transport des Patienten zum Röntgeninstitut und das Umlagern zu den verschiedenen Aufnahmen für diesen nur ungünstig auswirken können. Letzten Endes sind bei Patienten in einem schlechten Allgemeinzustand (Bewußtlosigkeit, Unruhe, Schock) meistens keine einwandfreien Aufnahmen zu erzielen. Röntgenuntersuchungen sollen daher zu einem frühen Zeitpunkt nur zu bestimmten Zwecken ausnahmsweise durchgeführt werden. Als Notwendigkeit dazu wird angegeben: das Feststellen der Lage eines imprimierten Knochenteiles bei einer Impressionsfraktur und das Lokalisieren von verlagerten Knochenfragmenten oder Fremdkörpern.

Dieser im allgemeinen ablehnenden Haltung gegenüber steht die Meinung anderer Autoren, die eine Röntgenuntersuchung des Schädels bald nach dem Trauma für wertvoll erachten. Sie kann unter anderem ergeben: eine Verlagerung der verkalkten Glandula pinealis bei subduralen Hämatomen, eine Ausdehnung einer Schädelfraktur in die Nebenhöhlen mit der Gefahr einer Infektion und Meningitis, einen Verlauf der Fraktur über eine Gefäßfurche der A. meningea media oder durch einen größeren Sinus und damit den Hinweis auf den Ort der Blutung. Aus diesen Befunden ergeben sich oft wichtige Anhaltspunkte für die zu ergreifenden therapeutischen Maßnahmen.

Wegen der von beiden Seiten vorgebrachten wichtigen Gründe ist es daher verständlich, daß der Meinungsstreit über die Notwendigkeit der frühzeitigen Röntgenuntersuchung bei Schädeltraumen — von bestimmten eindeutigen Indikationen abgesehen — bis heute noch nicht zum Stillstand gekommen ist (Bidoli; Böhler; McClure u. Crawford; Englmann; Gütig u. Herzog; Heep 1951; Kloss; Puech u. Stuhl; Schüller; Schredl u. v. a.).

Dieser Meinungsstreit zeigt jedoch deutlich, daß es zwei verschiedene Arten der Röntgenuntersuchung bei Fällen mit Schädeltraumen gibt, die einen verschiedenen Zweck verfolgen:

Erstens die Röntgenuntersuchung möglichst bald nach dem Trauma als behelfsmäßige Untersuchung. Sie ist wichtig, wenn ein rascher operativer Eingriff notwendig ist und von ihr bedeutende Informationen über die einzuschlagende Therapie zu erwarten sind (Lage eines Fremdkörpers, Lokalisation einer Blutung). Sie ist oft behelfsmäßig und unter größtmöglicher Schonung des Patienten durchzuführen. „Primum nil nocere" ist hier oberster Grundsatz. Über ihre Notwendigkeit entscheidet der behandelnde Arzt (Chirurg, Unfallchirurg, Neurologe, Otolaryngologe).

Zweitens die möglichst vollständige und genaue Röntgenuntersuchung des Schädels zu einem Zeitpunkt, zu dem dem Patienten eine solche Untersuchung mit den verschiedenen Spezialaufnahmen bereits zugemutet werden kann. Sie soll bei allen Fällen von Schädeltraumen erfolgen, selbst wenn es sich nur um den Ausschluß einer Fraktur handelt. Eine solche Röntgenuntersuchung soll alle Einzelheiten gut zur Darstellung bringen, vor allem, um Komplikationen rechtzeitig vorbeugen zu können und eine spätere Beurteilung posttraumatischer Beschwerden zu ermöglichen. Sie kann auch erst einige Zeit nach dem Trauma erfolgen, sofern bei dem Fall eine abwartende, konservative Therapie vorgesehen ist.

2. Zur Entstehung und Einteilung der Schädelfrakturen (Frakturmechanismus)

Unsere heutigen Kenntnisse über die Entstehung der Schädelfrakturen gehen größtenteils auf experimentelle, pathologisch-anatomische und klinische Arbeiten zurück, die vor der Entdeckung der Röntgenstrahlen entstanden sind.

Eine der frühesten Erkenntnisse auf dem Gebiet der Schädelfrakturen war diejenige über die Bedeutung der Elastizität der Schädelknochen beim Frakturgeschehen. Jeder Knochen weist eine bestimmte Elastizität auf, d.h. er besitzt die Eigenschaft, nach einer Verformung wieder die ursprüngliche Gestalt anzunehmen. Erst wenn bei einer Gewalteinwirkung die Elastizitätsgrenze überschritten wird, bricht der Knochen. Bedeutungsvoll für die Elastizität der Schädelknochen ist vor allem der Aufbau der Schädelkapsel aus Tabula externa, Diploë und Tabula interna. Weiterhin wirkt sich die Verbindung der Schädelknochen untereinander durch Nähte günstig auf die Gesamtelastizität des Schädels aus. Schon 1778 wurden von den Vertretern der Schwingungstheorie (CHOPART; SABOURANT; SAUCEROTTE) die Formveränderungen des Schädels bei Gewalteinwirkungen auf Grund der Elastizität in ihrem Wesen erfaßt. Auf die Bedeutung der Elastizität wurde weiterhin von BELL (1816) und von BRUNS (1854) hingewiesen. FÉLIZET (1873) und v. BERGMANN (1880) prüften experimentell die Elastizität des Schädels.

Lange Zeit wurde die sog. Irradiationstheorie, als deren bedeutendster Vertreter ARAN galt, für die Schädelfrakturen als gültig angesehen. Nach ihr verlaufen die Frakturen am Schädel auf dem kürzesten Wege von der Kapsel zur Basis, und jeder Region der Kapsel wird eine entsprechende an der Basis zugeordnet.

Erst die Arbeiten von MESSERER und WAHL um 1880 und vieler anderer Autoren aus dieser Zeit bis etwa 1910 (BAUM; v. BERGMANN; DULLES; GREDER; GREIFENHAGEN; HEER; HERMANN; INGNATOWSKY; v. KNORRE; KÖRBER; KROGIUS; SCHRANZ; THOMA; TREUB) führten zur Aufstellung der Theorie von den Biegungs- und Berstungsfrakturen. Diese Theorie weist alle bis dahin geltenden kritisch zurück und ist in ihren Grundzügen auch heute noch gültig. Auch die Begriffe Biegungs- und Berstungsfrakturen sind noch gebräuchlich.

Eine *Biegungsfraktur* entsteht durch eine Kraft, die etwa senkrecht zur Ebene der Knochentafel einwirkt. An der Konvexität des Schädels kommt es dabei im Zentrum der Gewalteinwirkung zur Einbiegung und Abflachung des gekrümmten Knochens — TREUB spricht von Flachbiegung —, der Krümmungsradius vergrößert sich, und falls

eine Fraktur entsteht, so tritt sie zuerst an der Innenseite des Knochens auf. In weiterer
Entfernung vom Angriffspunkt des Traumas biegt sich der Knochen in entgegengesetzter
Weise, d. h. die gewölbte Schädelkapsel wird noch stärker gekrümmt — Krummbiegung
nach Treub —, und wenn es hier zur Fraktur kommt, so entsteht diese zuerst an der
Außenseite des Knochens. Biegungsfrakturen sind nach der Messerer-Wahlschen Theorie
meist in Parallelkreisen oder Kreissegmenten um das Zentrum der Gewalteinwirkung
angeordnet und finden sich nie sehr weit davon entfernt. Das beste Beispiel für eine
Biegungsfraktur ist die Impressionsfraktur oder ein Zertrümmerungsbruch. Das Trauma
erfolgt gewöhnlich mit starker Gewalt, ziemlich rasch, und der einwirkende Gegenstand
ist klein. Der Biegungsbruch ist nicht nur auf die Konvexität des Schädels beschränkt,
er kann auch an der Basis entstehen, wenn die Gewalteinwirkung z. B. so erfolgt, daß
der Schädel mit großer Gewalt gegen die Wirbelsäule bewegt wird. Dabei entstehen
vollständige oder teilweise Ringbrüche um das Foramen occipitale magnum, die als
typische Biegungsfrakturen aufzufassen sind.

Berstungsbrüche sind die Folge von Gestaltsveränderungen, welche der elastische
Schädel als Ganzes bei allmählicher Kompression erleidet (Krogius 1907). Forgues brachte
zuerst 1869 die Berstungsfrakturen als neuen Frakturtypus. Messerer (1880) und
Hermann (1881) berichteten über ihre Experimente mit langsamer doppelseitiger Kom-
pression des Schädels. Wird das Schädelgewölbe zwischen zwei Polen komprimiert, kommt
eine Verkürzung des Durchmessers in der Druckrichtung zustande, während alle jene
Durchmesser, die senkrecht zur Druckrichtung verlaufen, eine Verlängerung erfahren.
Alle durch die Druckpole verlaufenden Meridiane werden daher auseinandergedrängt, und
infolge der zerreißenden Kräfte entsteht schließlich entlang dieser Meridiane eine Fraktur.
Da die Dehnung im Äquatorbereich am stärksten ist, müßte angenommen werden, daß
die Fraktur hier beginnt und zu den Druckpolen ausstrahlt. Dies ist nicht immer der Fall
und wird nur dann beobachtet, wenn der Schädel tatsächlich von beiden Seiten komprimiert wird und die Kompression langsam erfolgt. Bei plötzlich einsetzender Gewalt
beginnen die Berstungsfrakturen nach Messerer im Druckpol oder in seiner unmittelbaren Umgebung. Hermann behauptet dies auch für die langsame Kompression von
zwei Seiten. Nach Körber beginnen die Berstungsbrüche bei einseitiger Kompression
im Druckpol, bei doppelseitiger dagegen in der Mitte zwischen den Druckpolen (im
Äquator) und verbinden dieselben entlang eines Meridians. Berstungsbrüche sollen zuerst
an der Innenwand des Schädels auftreten (Krogius 1907).

Nachdem nun die Theorie von den Biegungs- und Berstungsfrakturen allgemein
anerkannt und in vielen Arbeiten weiter ausgebaut worden war, wollte man noch einen
Schritt weiter gehen und versuchte, bei vorhandenen Schädelfrakturen weitgehende Rückschlüsse auf die einwirkende Gewalt zu ziehen. Wahl (1888) stellte u. a. die Behauptung auf:
Aus der Richtung der Bruchspalten der Basis lasse sich mit absoluter Sicherheit die
Richtung der Gewalt erschließen. Körber untersuchte daraufhin an macerierten traumatisierten Schädeln, bei denen die Art und Richtung der Gewalteinwirkung bekannt
war, die Frakturen auf die Richtigkeit der Wahlschen Behauptung und findet sie vollauf
bestätigt. Thoma äußert sich kritisch dazu. Er konnte auf Grund seiner Untersuchungen
feststellen, daß jede auf den Schädel einwirkende Gewalt, egal in welcher Richtung sie
erfolgt, an der Schädeloberfläche in zwei Komponenten zerlegt wird, von denen eine
senkrecht zur Schädeloberfläche verläuft und die Deformation und Fraktur erzeugt,
während die andere auf den Körper übertragen wird, der mit dem Schädel zusammen-
stößt. Diese Feststellung ist von großer Wichtigkeit, besonders bei tangential auf den
Schädel einwirkenden Traumen (Tangentialschüssen), und erklärt auch, warum bei
Tangentialschüssen kleine Knochensplitter in senkrechter Richtung zur Oberfläche gegen
das Schädelinnere verlagert werden. Thoma schränkt damit die Wahlsche Behauptung
dahingehend ein, daß man auf Grund des Verlaufes der Frakturen zwar den Ort der
Gewalteinwirkung und auch die Richtung der *Achse*, in welcher die Deformation des
Schädels zustande kommt, bestimmen könne, ein Rückschluß auf die *Richtung der ein-
wirkenden Gewalt* jedoch nicht möglich sei.

Neuere Erkenntnisse über die Entstehung von Schädelfrakturen gewannen GURDJIAN, WEBSTER u. LISSNER (1946, 1947 u. 1950) durch ihre sog. „stresscoat"-Technik. Sie verwendeten zu ihren Versuchen Schädel, die mit einer besonderen Lackschicht innen und außen überzogen wurden. Wird dann ein solcher Schädel einer Gewalteinwirkung ausgesetzt, so können kleinste Sprünge an dieser Lackschicht gut wahrgenommen werden. Je nachdem, an welcher Stelle die Gewalteinwirkung erfolgt, zeigen sich Sprünge an ganz bestimmten Stellen und in einer bestimmten Reihenfolge, die von der Heftigkeit der Gewalteinwirkung abhängig ist und von GURDJIAN und seinen Mitarbeitern als Region der primären, sekundären und tertiären „Stress"-Grenze bezeichnet wurden. Diese so erhaltenen Figuren konnten in hohem Maße in Übereinstimmung gebracht werden mit an Kadaverschädeln erzeugten und am Lebenden mittels Röntgenaufnahmen beobachteten Frakturen, bei denen die Art der Gewalteinwirkung bekannt war. Diese experimentelle Methode sollte zeigen, daß sich bei Kenntnis der einwirkenden Gewalt die dadurch entstehende Fraktur mit großer Sicherheit voraussagen läßt.

Wenn auch heute die scharfe Trennung in Biegungs- und Berstungsbrüche nicht mehr so gebräuchlich ist, so beruhen die verschiedenen Einteilungen der Schädelfrakturen doch im wesentlichen auf den grundlegenden Erkenntnissen aus jener Zeit, in der die Theorie von den Biegungs- und Berstungsbrüchen entstanden ist. THOMA, der 1909 zu dieser Theorie Stellung nimmt, schlägt vor, sie besser als meridionale und Parallelkreisfissuren zu bezeichnen. Eine strenge Trennung der Frakturen wegen eines verschiedenen Entstehungsmechanismus sei unzweckmäßig, da es sich letzten Endes bei der Entstehung aller Schädelfrakturen immer nur um eine abnorme Beanspruchung des Knochens bezüglich seiner Druck- und Zugfestigkeit handle. Da die Druckfestigkeit stärker sei als die Zugfestigkeit, breche der Knochen an der Stelle der Zugbelastung früher. THOMA trifft eine Einteilung der Schädelfrakturen in zwei Gruppen. In der ersten finden sich alle jene Fälle, bei denen sich die anatomischen Veränderungen im wesentlichen auf das Gebiet der unmittelbaren Gewalteinwirkung beschränken (Hieb- und Stichverletzungen, Lochschüsse). In der zweiten Gruppe finden wir die Deformationsbrüche, die die Folge einer meist rasch vorübergehenden Formveränderung der Schädelkapsel sind und zu Frakturen mit meridionalem und konzentrischem Verlauf zur Deformationsachse führen. Die Erkenntnisse von MESSERER und v. WAHL sind auf diese Frakturen weitgehend anwendbar. THOMA fährt dann noch gesondert den sog. Explosionsbruch an, der durch besonders rasche Steigerung des Binnendruckes bei Schußverletzungen aus geringer Entfernung zur Zerreißung der Schädelkapsel führt.

SCHÜLLER unterscheidet 1912 bei den Verletzungen des Schädelskeletes solche durch scharfe Instrumente, die zur Impression und Dislokation von Fragmenten führen und solche durch stumpfe Gewalt, wodurch meist einfache Frakturen und Nahtdehiszenzen entstehen. ROWBOTHAM unterscheidet in seinem Buch „Acute Injuries of the Head" zwischen Frakturen, die durch eine Deformation in einem umschriebenen Areal des Schädels entstanden sind und solchen, die durch eine Verformung des ganzen Schädels zustande kommen. Erstere erfordern eine heftige Gewalteinwirkung und einen ziemlich kleinen das Trauma bewirkenden Gegenstand. Die Folge ist eine lokale Impression, wobei die Tabula interna am tiefsten Punkt der Impression am meisten beansprucht wird und auch zuerst bricht. Die Frakturlinien verlaufen radial vom Zentrum nach auswärts. An der Peripherie der Impression entsteht zur gleichen Zeit eine Ausbiegung des Knochens, die dort auftretende Fraktur beginnt an der Tabula externa und umkreist ganz oder teilweise das Zentrum der Impression (Abb. 3a und b). Es erscheint ROWBOTHAM wichtig, darauf hinzuweisen, daß bei diesem Mechanismus Frakturen an der Tabula interna allein entstehen können, unerkannt bleiben und kleine aus ihr ausgesprengte Knochenstücke später die Ursache für eine traumatische Epilepsie darstellen können. Frakturen durch allgemeine Deformation des Schädels entsprechen durchaus jenen, die von MESSERER und v. WAHL als Berstungsbrüche bezeichnet werden.

Die Eigenschaften der Schädelknochen hinsichtlich Elastizität, Härte und Zugfestigkeit sind es nicht allein, die zusammen mit dem Frakturmechanismus den Verlauf

der einzelnen Schädelfrakturen bestimmen. Nur unter der theoretischen Annahme, daß
der Schädel überall gleich dick, gleich elastisch und vollkommen kugelig geformt wäre,
könnten die Frakturlinien mathematisch in ihrem Verlauf berechnet werden (v. Bruns).
So allerdings müssen auch die anatomischen Gegebenheiten des speziellen Aufbaues
des Schädels in seinen einzelnen Anteilen weitestgehend berücksichtigt werden.

An der Schädelkapsel liegen die Verhältnisse relativ einfach, da es sich um eine
ziemlich gleichmäßige, einheitliche Wölbung handelt. Allerdings ist die Schädelkapsel
nicht überall gleich dick, und es lassen sich in ihr ganz bestimmte Verstärkungszüge
abgrenzen, die von der Basis gegen die Scheitelgegend ziehen und als Strebepfeiler angesehen werden. Sie setzen einer Gewalteinwirkung stärkeren Wiederstand entgegen als

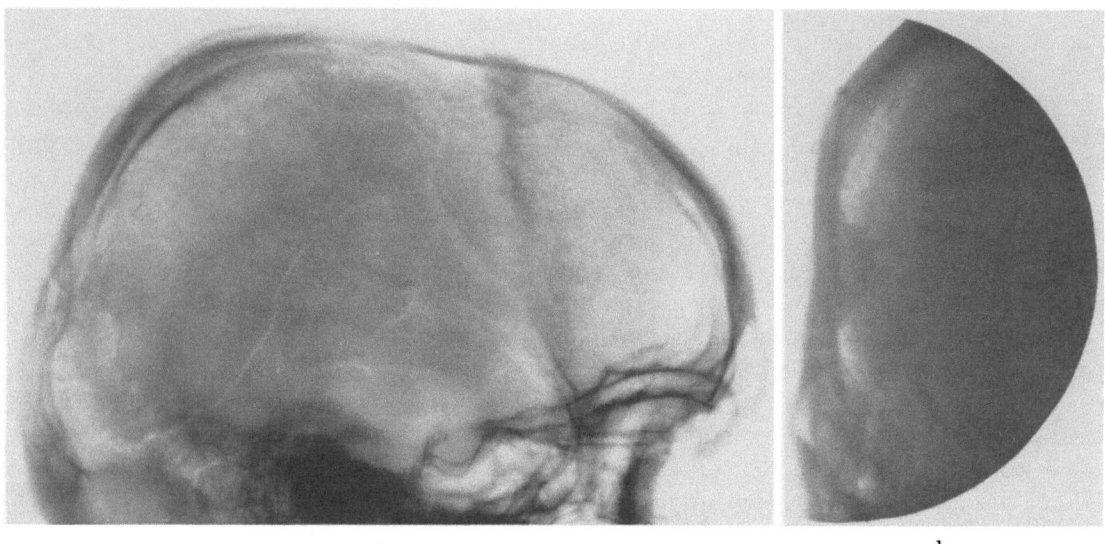

a　　　　　　　　　　　　　　　　　　　b

Abb. 3. a Seitliche (sd) Übersichtsaufnahme des Schädels, b tangentiale Aufnahme der rechten Temporo-
parietalregion. *Impressionsfraktur der rechten seitlichen Schädelwand.* 35jähriger Patient. Schädeltrauma bei
einem Verkehrsunfall. a Zeigt eine Anordnung der Frakturlinien, die deutlich auf den Frakturmechanismus
schließen läßt. Das Zentrum der Impression liegt im vorderen, unteren Anteil des Os parietale. Von hier
ziehen radiär je eine Fraktur nach vorne, oben, hinten und unten. Durch Überlagerung von zwei Fragmenten
kommt die lineare Schattenlinie hinter dem Zentrum der Impression zustande. Hinten oben und vorne unten
wird die imprimierte Stelle von je einer Bruchlinie begrenzt, die bogenförmig das Impressionszentrum umgibt. Von diesen zirkulär angeordneten Frakturen ziehen noch weitere radiäre nach hinten gegen die Lambdanaht und nach vorne unten gegen die Basis. Auf b ist die Stärke der Impression zu erkennen. Ein nach innen
disloziertes Knochenstück erzeugt ein zackig begrenztes Areal größerer Schattendichte

die dazwischenliegenden dünnen Partien. Als solche Verstärkungszüge sind jene kompakten Knochenteile zu bezeichnen, die frontal von der Gegend der Glabella, seitlich
über den Processus zygomaticus des Stirnbeines sowie von der Basis der Pyramide und
occipital von der Protuberantia occipitalis nach aufwärts ziehen (Le Count und Apfelbach; Jeanneney u. Wangermez).

Die Schädelbasis bildet den unteren, sehnenförmigen Abschluß des Schädelgewölbes
und damit die Verbindung der Schädelkapsel einerseits zum Gesichtsschädel und andererseits zur Wirbelsäule. Auch in der Schädelbasis sind sehr kräftige Strebepfeiler eingebaut. Median vorne der fronto-ethmoidale Strebepfeiler als Fortsetzung der Crista
sagittalis der Konvexität, rückwärts die Crista occipitalis. Seitlich bilden die Keilbeinflügel und besonders die Pyramiden die Verstrebungen der Schädelbasis und gleichzeitig
die Trennung zwischen den Schädelgruben. Der Knochen zwischen den Pfeilern ist
sehr dünn, besonders im Bereiche der vorderen und mittleren Schädelgrube und kann
bei einem Trauma der Schädelbasis sehr leicht brechen. Die zahlreichen Foramina in
der Schädelbasis, die den Gefäßen und Nerven als Durchtritt dienen, und die verschie-

denen Fissuren zwischen den Knochen setzen seine Festigkeit noch weiter herab, so daß Frakturen gerade in diesen Bereichen häufig zu finden sind und oft z. B. an einem Foramen der mittleren Schädelgrube enden. Frakturen der Schädelbasis bleiben bei einem nicht zu starken Trauma meist auf eine Schädelgrube beschränkt, und man erkennt deutlich an ihrem Verlauf die Tendenz, den Strebepfeilern auszuweichen und sie zu umgehen. Viele Frakturen ziehen daher entlang der Strebepfeiler gegen das Zentrum der Schädelbasis, den Keilbeinkörper, enden an diesem oder durchsetzen ihn. Erst bei einer besonders starken Gewalteinwirkung brechen auch die Strebepfeiler, und die Basisfraktur erstreckt sich dann über mehrere Schädelgruben.

Noch schwieriger als an der Schädelbasis liegen die Verhältnisse im Bereiche des Gesichtsschädels, wenn wir den Frakturverlauf auf einen bestimmten Frakturmechanismus

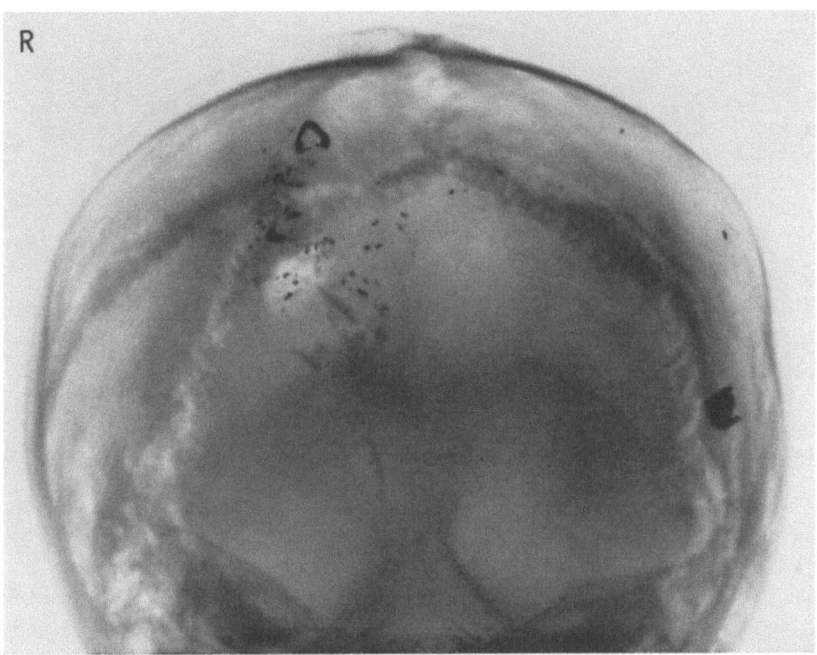

Abb. 4. Hinterhauptaufnahme. *Schußfraktur* bei einem 29jährigen Patienten mit einer Sprengkörperverletzung des Schädels. Im rechten Anteil des Hinterhauptbeines befindet sich die Einschußöffnung (die Ausschußöffnung ist im Bilde nicht sichtbar). Mehrere Knochensplitter sind entlang des Schußkanals zusammen mit einigen Metallsplittern endokranialwärts verlagert. Ein Teil der kleinen Metallsplitter um die Einschußöffnung, die kleine Metallklammer und der im Bilde links sichtbare größere Splitter befinden sich außen in den Weichteilen des Schädels

beziehen wollen. Die wechselvolle Architektur des Gesichtsschädels und sein Aufbau aus einzelnen teils massiven, teils sehr dünnen Knochen mit den dazwischen befindlichen entweder von Weichteilen oder von Luft erfüllten Hohlräumen macht es verständlich, daß der Verlauf von Frakturen im Bereiche des Gesichtsschädels besonders von den jeweiligen lokalen Verhältnissen des betroffenen Knochens abhängig ist. Trotzdem kehren bestimmte Frakturen im Bereiche des Gesichtsschädels immer wieder und zeigen, daß auch hier eine gewisse Gesetzmäßigkeit im Frakturverlauf vorhanden ist. So hat LE FORT die Frakturen des Oberkiefers in ganz bestimmte typische Formengruppen einordnen können. Auch bei den Jochbeinbrüchen sehen wir immer wieder bestimmte Typen auftreten.

Bei der Entstehung und beim Verlauf der Schädelfrakturen haben nicht nur die allgemeinen Eigenschaften des Knochens (Elastizität, Härte, Festigkeit) eine große Bedeutung, es müssen dabei auch die sog. „lokalen Charakteristika" der Schädelknochen berücksichtigt werden. GURDJIAN, WEBSTER und LISSNER (1950) erwähnen sie besonders unter

den Faktoren, die bei der Beurteilung des Frakturmechanismus wichtig sind. Wir haben
schon die Foramina im Bereiche der Schädelbasis angeführt, die den Verlauf der Frakturen
beeinflussen können. Auch sehen wir gelegentlich eine Fraktur an der Kapsel entlang
eines besonders tiefen Sulcus, eines großen Blutleiters oder einer Furche der A. meningea
ziehen, ein anderes Mal verläuft sie wieder entlang einer Naht. Größere Gruben in der
Schädelkapsel durch Varixknoten oder Pacchionische Granulationen oder ein besonders
reichliches Diploëvenennetz können die Festigkeit des Knochens lokal herabsetzen und
das Auftreten einer Fraktur erleichtern. Es können also auch die lokalen Charakteristika
den Verlauf einer Fraktur in einem bestimmten Sinne beeinflussen.

Zuletzt noch einiges zu den *Schußfrakturen*. Sie nehmen unter den Schädelfrakturen
zum Teil eine besondere Stellung ein. Form und Größe des Geschosses sowie seine
Richtung und Durchschlagskraft bestimmen weitgehend die Art einer Schußfraktur.
Trifft ein Geschoß aus kurzer Distanz mit hoher Geschwindigkeit den Schädel, so entsteht
beim Eintritt desselben in den Schädel ein so rascher und heftiger Druckanstieg, daß es
zur Sprengung und Zerreißung des ganzen Schädels kommen kann. Bei weniger starker
Geschwindigkeit kommt es zu Lochschüssen, wobei Knochensplitter sehr weit in das
Innere des Schädels verlagert werden können (Abb. 4). Durchschüsse erzeugen eine
kleinere Einschuß- und eine größere Ausschußöffnung. An der Einschußstelle weist die
Lamina interna, an der Ausschußstelle die Lamina externa eine stärkere Splitterung auf.
Schüsse mit geringer Durchschlagskraft ähneln weitgehend den Biegungs- und Berstungsfrakturen. Tangentialschüsse führen zur ausgedehnten Splitterung der Schädelknochen
infolge Auffurchung. Durch Streif- oder Prellschüsse kann bei auffallend geringer oder
fehlender Verletzung der Tabula externa eine stärkere Splitterung der Tabula interna
entstehen (Esser; Franz; Pfeifer; Thiemann u. Bauer; Tönnis u. a.).

3. Die Voraussetzungen für die röntgenologische Erkennbarkeit von Schädelfrakturen

Der Vergleich von Röntgenbild und Autopsiebefund hat uns gezeigt, daß Frakturen
am Schädel oft viel ausgedehnter sind, als sie das Röntgenbild anzeigt (Abb. 5 und Skizze).
Ferner wissen wir, daß der Nachweis von Frakturen in bestimmten Regionen des Schädels
(z. B. an der Basis) oft recht schwierig ist. Letzten Endes ist es eine Tatsache, daß eine
bestimmte Anzahl von Schädelfrakturen trotz bester röntgenologischer Untersuchungstechnik nicht nachweisbar ist. Alle diese Umstände haben E. G. Mayer und Schnek
veranlaßt, alle die Voraussetzungen systematisch zusammenzustellen, die erforderlich
sind, um eine Fraktur am Schädel röntgenologisch sichtbar zu machen. Sie kehren in
verschiedener Weise abgewandelt in neueren Arbeiten (Herskovits) und Lehrbüchern
(Loepp u. Lorenz) wieder, ohne daß ihnen Wesentliches hinzugefügt werden konnte.
Sie sind auch heute in vollem Maße gültig und sollen stets beachtet werden, wenn man
sich über die Schwierigkeiten der Darstellung von Schädelfrakturen klar sein will. E. G.
Mayer und Schnek fassen ihre Erkenntnisse über die Vorbedingungen zur röntgenologischen Darstellung einer Schädelfraktur in vier Punkten zusammen:

1. Die Fraktur muß ein solches Ausmaß haben, daß ein makroskopisches Erkennen
möglich ist. Es gibt am Schädel oft feinste Fissuren, die selbst am Präparat kaum zu
sehen sind. Befinden sie sich an Stellen, wo sie keine klinischen Ausfallserscheinungen
hervorrufen, so ist eine solche Fraktur ein bedeutungsloser Befund. Doch gibt es z. B.
eine Splitterung des spröden Labyrinthknochens ohne Beteiligung des übrigen Felsenbeines, jedoch mit schweren Ausfallserscheinungen am Innenohr. Röntgenologisch kann
keine traumatische Läsion festgestellt werden, da es sich um feinste Sprünge handelt,
die nur mit dem Mikroskop oder höchstens mit der Lupe feststellbar sind. Auf eine weitere
wichtige Tatsache sei hier noch hingewiesen: Ergibt die erste Untersuchung bei einem
Fall mit einem frischen Schädeltrauma keinen positiven Befund bezüglich einer Fraktur
und besteht klinischerseits der begründete Verdacht auf das Vorliegen einer solchen,

so soll nach einigen Tagen die Röntgenuntersuchung wiederholt werden. Die meist nicht ganz identische Einstellung der Aufnahmen bei der Kontrolluntersuchung kann genügen, um die Fraktur diesmal zur Darstellung zu bringen. Außerdem besteht die Möglichkeit, daß durch die in den ersten Tagen nach dem Entstehen der Fraktur auftretende geringe Knochenresorption an den Frakturrändern der Frakturspalt etwas weiter und damit besser im Röntgenbild erscheint.

2. Der frakturierte Knochen muß eine entsprechende Schattendichte aufweisen, damit die Fraktur auch eine genügend deutliche Kontraststufe erzeugt, um zur Darstellung zu kommen. Einzelne Teile des Schädels — Orbitaldächer, Unterschuppe des Hinter-

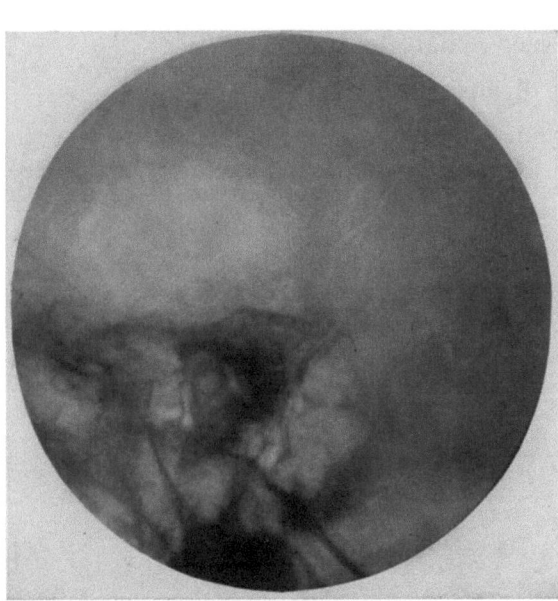 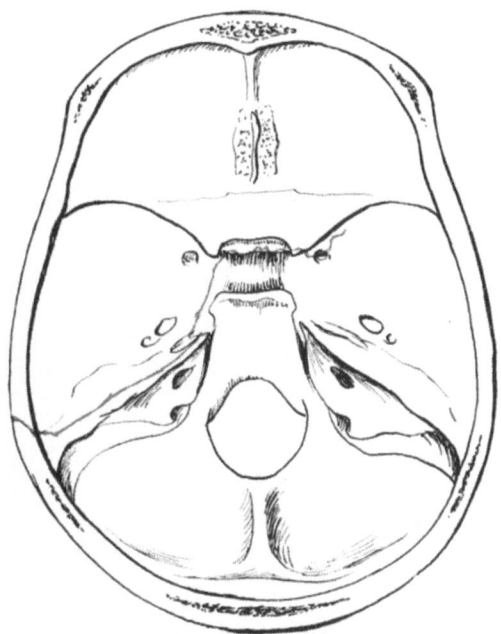

Abb. 5 und Skizze. Aufnahme des linken Schläfenbeines nach SCHÜLLER (atypische Einstellung, der Fokus der Röhre stand zu weit ventral) und Skizze der Schädelbasis nach dem Autopsiebefund. *Schläfenbeinlängs- und Schädelbasisfraktur.* 90jährige Patientin. Schädeltrauma mit Blutung aus dem linken äußeren Gehörgang. Die Abbildung zeigt hinten oben vom pneumatischen System des Schläfenbeines eine kurze Aufhellungslinie, die einer Fraktur entspricht. Sie kann bis an den Rand des pneumatischen Systems verfolgt werden. Ihr weiterer Verlauf konnte auf keiner der angefertigten Übersichtsaufnahmen des Schädels und weiterer Spezialaufnahmen des Schläfenbeines zur Darstellung gebracht werden und erst die Obduktion zeigte die volle Ausdehnung der Fraktur (Skizze). Sie zieht von der Konvexität durch das linke Schläfenbein zur Basis und entlang der vorderen Pyramidenkante zur linken mittleren Schädelgrube, durchsetzt den Keilbeinkörper und endet in der mittleren Schädelgrube der Gegenseite

hauptbeines, Wände der pneumatischen Hohlräume (Kieferhöhle, Siebbein, Mastoid), kindliche Schläfenbeinschuppe — können so dünn sein, daß die Aufhellung durch eine Fraktur zu gering ist, um röntgenologisch zur Darstellung zu kommen. Nur wenn die Fraktur auf den benachbarten dickeren Knochen übergreift, in dessen Bereich sie sichtbar ist, kann man eventuell die Fraktur im dünnen Anteil des Knochens, vor allem auf Grund der klinischen Symptome, vermuten. Auch kann im Falle einer Splitterfraktur solch eines dünnen Knochenabschnittes ein Splitter direkt als feine Schattenlinie sichtbar werden, wenn er gerade in seiner größten Längsausdehnung von den Röntgenstrahlen getroffen wird und dadurch den Beweis für das Vorliegen einer Fraktur liefern. Ähnliches gilt auch für jene Schädelknochen, die durch einen pathologischen Prozeß abnorm kalkarm geworden sind, oder für Schädelknochen von Säuglingen, die noch nicht jenen Grad von Verkalkung erreicht haben, daß sich Frakturlinien im Röntgenbild abzeichnen.

3. Die Röntgenstrahlen müssen bei der Aufnahme den Frakturspalt in oder annähernd in der Spaltrichtung durchsetzen, um die Fraktur gut im Röntgenbild sichtbar zu machen.

Bei schräg zum Frakturspalt einfallenden Strahlen ist die Wahrscheinlichkeit, daß dieser zur Abbildung gelangt, um so geringer, je schräger die Einfallsrichtung der Röntgenstrahlen, je schmäler der Frakturspalt selbst und je dichter der umgebende Knochen ist. Bei Frakturen, die dichten Knochen, z. B. die Felsenbeinpyramide, durchsetzen, genügt oft eine geringe Abweichung des Strahlenbündels von der Richtung des Frakturspaltes um wenige Grade, um dieselbe nicht mehr zur Darstellung zu bringen.

4. Bei der Aufnahme ist der Schädel so zu lagern, daß die Fraktur möglichst filmnahe zu liegen kommt. Außerdem ist die darzustellende Region möglichst frei von überlagernden Störschatten zu projizieren. Zu diesen eine Fraktur eventuell überdeckenden Störschatten zählen vor allem sehr kompakte Knochenpartien.

4. Das Röntgenbild der Schädelfraktur

a) Allgemeine Symptomatik

Der Kliniker kennt bei Fällen von Schädeltrauma Symptome, die ihm mit Sicherheit das Vorhandensein einer Fraktur anzeigen (z. B. Gehirnaustritt, Liquorrhoe), und Zeichen,

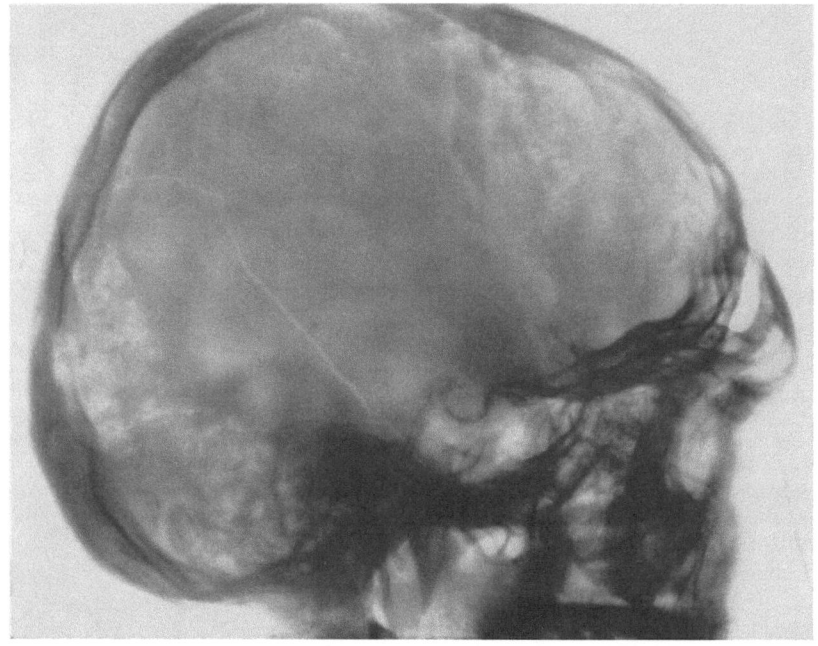

Abb. 6. Seitliches Übersichtsbild (*sd*). *Fraktur der rechten seitlichen Schädelwand.* 20jähriger Patient nach einem Schädeltrauma bei einem Sturz mit dem Motorrad. Die Fraktur zieht von der Lambdanaht durch den hinteren unteren Anteil des Scheitelbeines und durch die Schläfenbeinschuppe gegen den Boden der mittleren Schädelgrube. Sie zeigt die meisten für eine Fraktur im Röntgenbild charakteristischen Merkmale. Von der Lambdanaht zieht sie vorerst fast horizontal und biegt dann plötzlich in einem stumpfen Winkel nach unten um. Die durch sie erzeugte Aufhellung ist sehr intensiv. Ihr Verlauf ist ziemlich geradlinig. Die Weite des Frakturspaltes wechselt etwas. In ihrem oberen und unteren Anteil ist je eine kleine Inselbildung zu erkennen

die ihn mit hoher Wahrscheinlichkeit eine Schädelfraktur annehmen lassen (Läsion von Hirnnerven, Brillenhämatom usw.). Röntgenologisch sind wir in der Lage, eine Schädelfraktur direkt darzustellen oder sie auf Grund von indirekten Zeichen mit großer Wahrscheinlichkeit oder Sicherheit anzunehmen. Am häufigsten wird eine Fraktur in Form einer abnormen Aufhellungslinie im Knochen zur Darstellung kommen, wie sie durch die Kontinuitätstrennung hervorgerufen wird. Diese durch eine Fraktur erzeugte Aufhellung zeigt eine Reihe von bestimmten Eigenschaften, auf Grund derer sie erst mit Sicherheit als Fraktur angesprochen werden kann und die sie von anderen anatomischen

Möglichkeiten unterscheidet, die ebenfalls zu Aufhellungslinien im Röntgenbild des Schädels führen können (BOURETT; LÉVY u. MARCOUL; HEEP 1951; E. G. MAYER 1938, 1959; RENDICH u. EHRENPREIS; SANTAGATI 1939b; WACKENHEIM).

Als wichtige Merkmale für eine frische Fraktur im Röntgenbild des Schädels gelten folgende:

1. Die Fraktur zeigt meist einen ziemlich regelmäßigen, manchmal sogar auffallend geradlinigen Verlauf. Wechselt die Fraktur ihre Richtung, so geschieht dies meist plötzlich und in abgewinkelter Form (Abb. 6).

2. Öfter treten im Röntgenbild im Verlauf einer Fraktur Unterbrechungen auf, wobei allerdings die Hauptrichtung beibehalten wird (Abb. 7).

3. Die Intensität der durch die Fraktur hervorgerufenen Aufhellung ist gewöhnlich im Verhältnis zu ihrer Breite auffallend stark, vorausgesetzt, daß die einfallenden Röntgenstrahlen in der Richtung des Frakturspaltes verlaufen (Abb. 6).

4. Ihre Ränder sind meist scharf (Abb. 6).

5. Ihre Breite wechselt gewöhnlich etwas in ihrem Verlauf (Abb. 6).

6. An einzelnen Stellen kann sich die Aufhellungslinie teilen; über eine bestimmte Strecke sind zwei Aufhellungslinien vorhanden, die sich gegenseitig überkreuzen oder streckenweise parallel miteinander verlaufen und sich zuletzt wieder vereinigen, so daß sog. Inseln zustande kommen. Diese Erscheinung ist dadurch bedingt, daß Tabula externa und interna nicht immer an derselben Stelle brechen und daher ihre Frakturen getrennt zur Abbildung gelangen (Abb. 6).

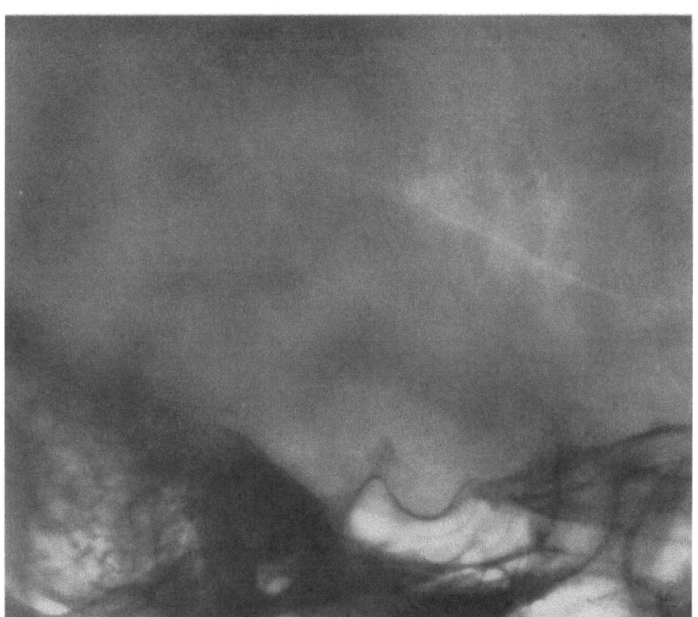

Abb. 7. Ausschnitt aus der seitlichen Übersichtsaufnahme (*sd*) des Schädels. *Zarte Fraktur im unteren Anteil des rechten Scheitelbeines.* 28jährige Patientin nach Sturz auf den Kopf. Durch den unteren Anteil des Scheitelbeines zieht eine schmale, jedoch sehr intensive Aufhellungslinie von hinten oben nach vorne unten. Sie entspricht einer Fraktur. Ihr Verlauf ist auffallend gerade und in ihrem Verlauf ist eine Unterbrechung vorhanden. Etwa hinter der Kranznaht hört sie an einer Stelle auf und beginnt etwas unterhalb und hinter diesem Ende von neuem. Diese Eigenschaften lassen sie eindeutig als Fraktur erkennen

Eines oder mehrere dieser Merkmale werden bei einer fraglichen, frakturverdächtigen Aufhellung am Schädelbild in den meisten Fällen zu finden sein, wenn es sich tatsächlich um eine Fraktur handelt.

Als zweites direktes, röntgenologisches Zeichen für eine Fraktur finden wir Areale mit abnormer Dichte. Sie entstehen durch Überlagerung von Fragmenten bei Impressionsfrakturen oder durch Absprengung und Verlagerung kleiner Knochenstücke aus der Schädelkapsel (Abb. 8 und 9a und b).

Als drittes direktes Zeichen für eine Fraktur gilt nach E. G. MAYER (1938) die Änderung der Kontur der dargestellten Knochenpartien im Tangentialbild. Die Änderung der Kontur manifestiert sich als Unterbrechung, Knickung oder Stufenbildung.

Neben diesen direkten für eine Fraktur sprechenden Röntgenzeichen gibt es auch sog. indirekte, die entweder mit Sicherheit oder großer Wahrscheinlichkeit für das Vorhandensein einer Fraktur sprechen. Dazu gehören:

1. Eine intrakranielle Luftansammlung nach einem Schädeltrauma. Eine solche (Pneumocephalus) ist beweisend für eine Fraktur.

2. Das Weichteilemphysem (z. B. der Haut oder der Orbita). Es spricht für eine Fraktur der benachbarten pneumatischen Hohlräume (Kieferhöhle, Siebbein).

3. Die Verschattung von pneumatischen Hohlräumen (Nebenhöhlen, Zellen des Warzenfortsatzes). Sie ist meist durch eine Blutung in die pneumatischen Hohlräume bedingt. Diese hat als Ursache kleinere, aber auch größere, direkt nicht zur Ansicht gelangende Frakturen.

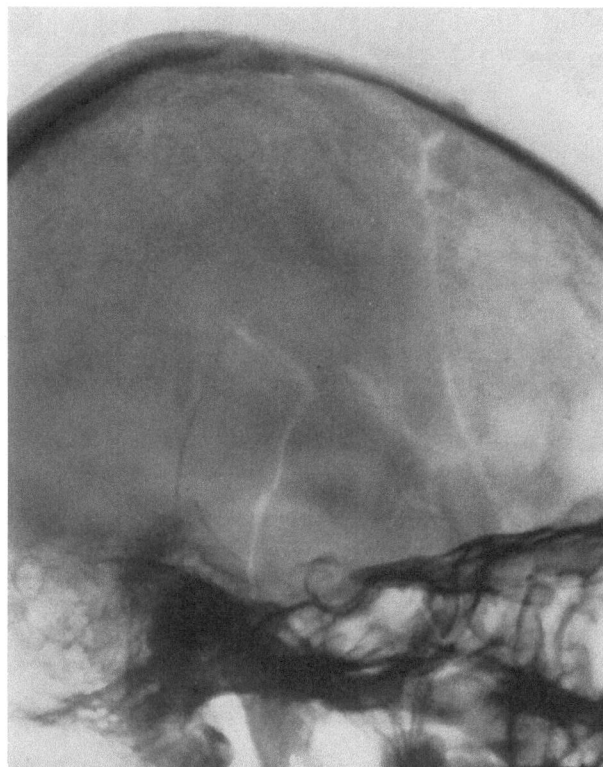

Abb. 8. Ausschnitt aus der seitlichen Übersichtsaufnahme (sd) des Schädels. *Ausgedehnte Fraktur der rechten seitlichen Schädelwand in der Temporoparietalregion.* 27jähriger Patient nach Schädeltrauma bei einem Verkehrsunfall. Commotio cerebri. Aus der seitlichen Schädelwand und zwar aus dem unteren Anteil des Scheitelbeines und des angrenzenden Teiles der Schläfenbeinschuppe ist ein großes Stück ausgebrochen und etwas nach innen disloziert (war aus der nicht mit abgebildeten tangentialen Aufnahme ersichtlich). Vorne und oben sind die Frakturlinien als Aufhellungslinien erkennbar. Unten und rückwärts zeichnen sie sich als dichte Schattenlinien ab, da sich das imprimierte Knochenstück unter die angrenzenden Teile der Schädelkapsel geschoben hat und dadurch ein Summationsbild entstanden ist. Vor dem imprimierten Knochenstück erkennt man noch einige unregelmäßige Aufhellungslinien, die ebenfalls Frakturen entsprechen

b) Spezielle Symptomatik und Differentialdiagnose der Frakturen der einzelnen Schädelanteile

α) Vorbemerkungen

Im speziellen Teil soll auf die Frakturen der einzelnen Schädelanteile näher eingegangen werden. Die dazu notwendige Einteilung muß dem Umstand Rechnung tragen, daß sich Schädelfrakturen nur selten an die anatomischen Grenzen der Schädelknochen oder bestimmter Schädelregionen halten, sondern sich meist über mehrere Schädelknochen und -abschnitte erstrecken. Es ist daher notwendig, die Einteilung bei der Besprechung der einzelnen Frakturgruppen so zu gestalten, daß die Übersicht über das Ausmaß der Fraktur möglichst gewahrt bleibt.

Ferner soll bei einer Besprechung der Schädelfrakturen für den Radiologen auch auf den Umstand Rücksicht genommen werden, daß bestimmte Frakturformen teils wegen ihrer Häufigkeit, teils wegen ihrer Komplikationsmöglichkeiten für den Kliniker besonderes Interesse besitzen und daher auch eine besonders genaue radiologische Untersuchung erfordern. Letzten Endes bedeutet eine Besprechung der einzelnen Schädelfrakturen immer nur eine bestimmte Auswahl aus der großen Zahl von möglichen und auch tatsächlich vorkommenden Frakturen, so daß sich auch eine spezielle Besprechung der Frakturen in den einzelnen Schädelanteilen für radiologische Zwecke darauf beschränken muß, an Hand der hauptsächlich auftretenden Verlaufsrichtungen auf die röntgenologischen Darstellungsmöglichkeiten und deren Schwierigkeiten hinzuweisen, wie sie sich aus den im allgemeinen Teil aufgezeigten Grundregeln der Darstellbarkeit mit ihren anatomischen Voraussetzungen und den für die einzelnen Schädelabschnitte üblichen Aufnahmen ergeben.

β) Frakturen der Schädelkapsel

Trotz des häufigen Befallenseins der Schädelkapsel bei Frakturen des Schädels, gehört jene Fraktur, die ausschließlich auf die Schädelkapsel beschränkt ist, zu den

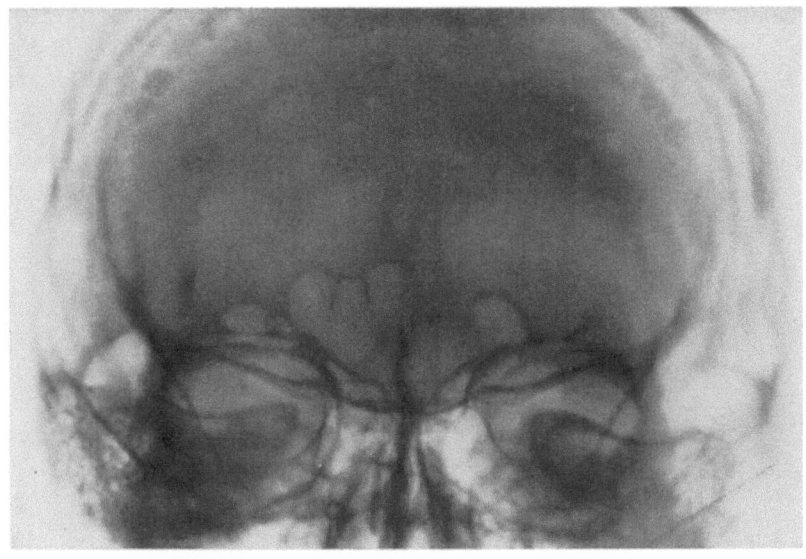

a

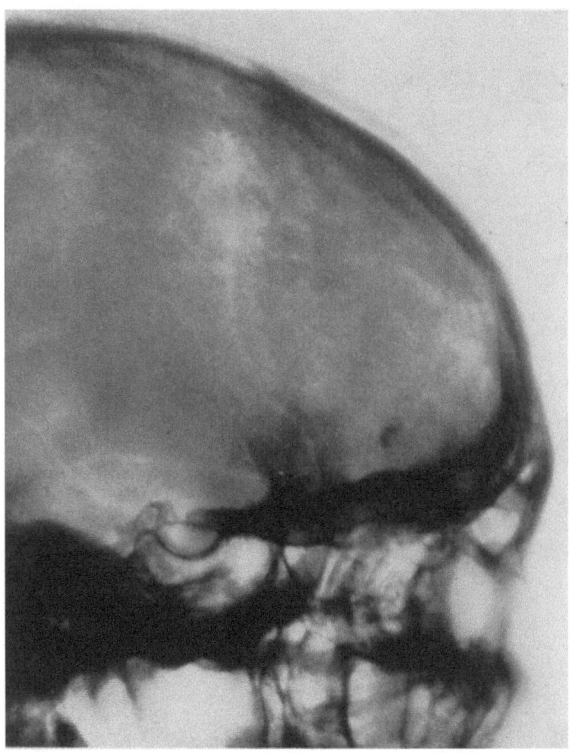

b

Abb. 9a u. b. a Ausschnitt aus der postero-anterioren, b aus der seitlichen Übersichtsaufnahme (*sd*) des Schädels. *Ein kleines Knochenstück ist aus der Tabula interna in der Frontalregion ausgebrochen und endokraniell disloziert.* 31jähriger Patient. Er erlitt bei einem schweren Unfall eine Commotio cerebri. Auf den Bildern erkennt man etwa 1 cm oberhalb des rechten Orbitadaches bzw. des Bodens der rechten vorderen Schädelgrube, einen etwa 5 mm langen knochendichten Schatten, der einem aus der Tabula interna ausgebrochenen und endokraniell dislozierten Knochensplitter entspricht. Die Stelle der Aussprengung ist nicht sichtbar. (Aus der Sammlung von E. G. MAYER)

selteneren Formen. Unter 216 Schädelbrüchen fand SCHULZE nur 36, die röntgenologisch und klinisch auf die Kapsel beschränkt waren. Der viel größere Teil der Schädelkapselfrakturen ist mit Basisfrakturen kombiniert. Ursache für die Konvexitätsfraktur ist in der Mehrzahl der Fälle der Verkehrsunfall, viel weniger häufig andere Ursachen (Sturz, Schuß, Explosion, Sportverletzung usw.) (Abb. 10a und b).

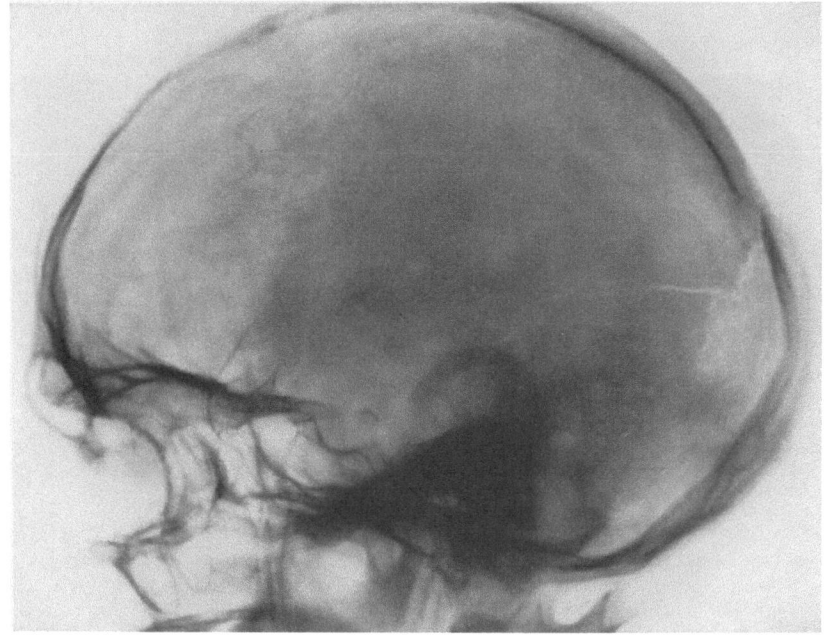

a

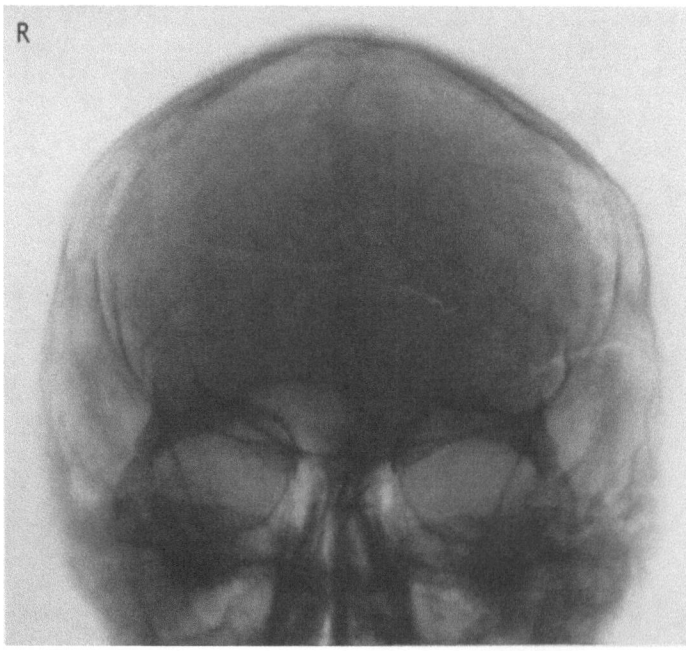

b

Abb. 10a u. b. a Seitliche (ds), b postero-anteriore Übersichtsaufnahme des Schädels. *Reine Konvexitätsfraktur.* Es handelt sich um einen 40jährigen Patienten, der bei einem Sturz mit dem Motorrad ein Schädeltrauma erlitt. Commotio cerebri. a und b zeigen eine Fraktur, die ausschließlich auf den hinteren Anteil der Schädelkapsel beschränkt ist, rechts etwas höher liegt als links und von der Parietalregion der einen Seite über den obersten Anteil der Hinterhauptschuppe zum Os parietale der anderen Seite zieht

Etwa die Hälfte aller Konvexitätsfrakturen werden im Bereiche der seitlichen (temporoparietalen) Region über der mittleren Schädelgrube gefunden. Die andere Hälfte verteilt sich etwa zu gleichen Teilen auf den frontalen und occipitalen Bezirk (SCHULZE; RENDICH u. EHRENPREIS).

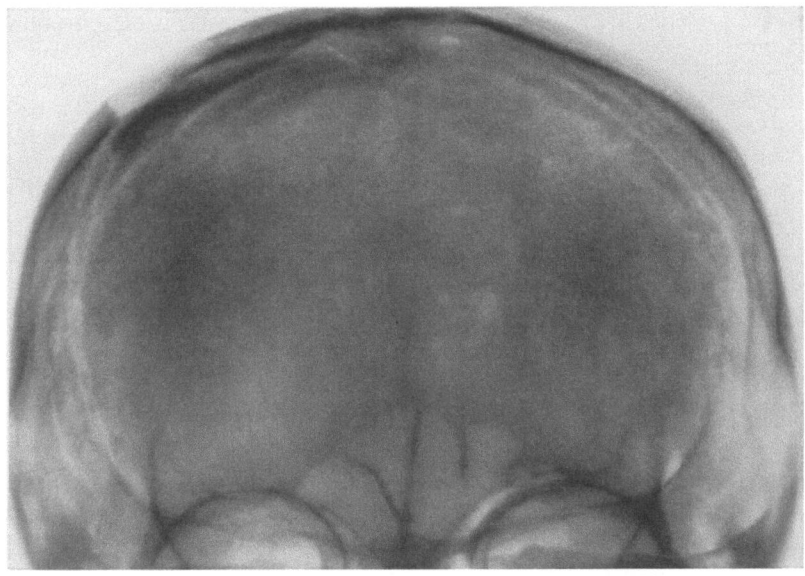

a

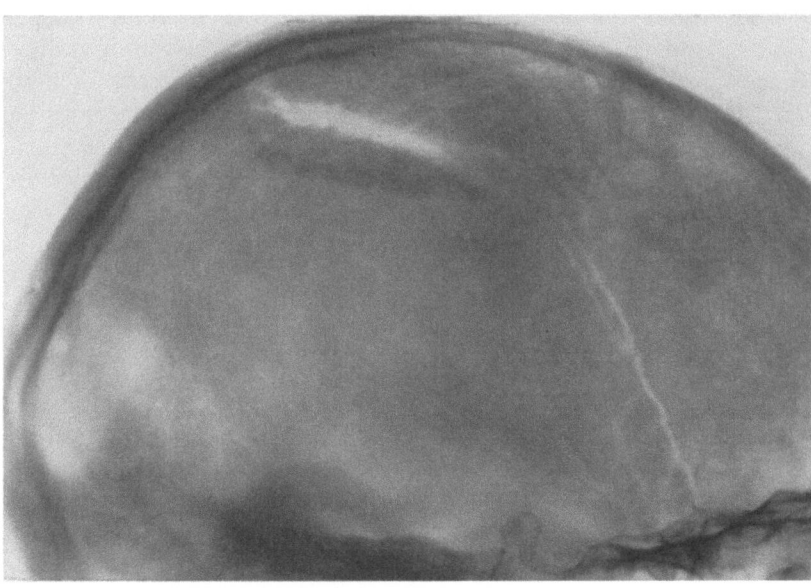

b

Abb. 11a u. b. a Ausschnitt aus der postero-anterioren, b Ausschnitt aus der seitlichen (sd) Übersichtsaufnahme des Schädels. *Impressionsfraktur des rechten Scheitelbeines.* Es handelt sich um einen 57jährigen Patienten, der mit dem Schädel gegen einen kantigen Gegenstand gestürzt ist. a zeigt im rechten Scheitelbein einen etwa 1 cm breiten Knochendefekt und darunter ein Areal mit vermehrter Schattendichte, das dem um etwa Schädeldicke imprimierten Knochenstück entspricht. b läßt den Defekt in seiner ganzen Längsausdehnung erkennen. Unterhalb desselben findet sich ein Areal mit stärkerer Schattenintensität und annähernd gleicher Form wie der Defekt, das dem imprimierten und unter den angrenzenden Teil der Schädelkapsel geschobenen Fragment entspricht. Von der vorderen Begrenzung des Defektes ziehen noch zwei Frakturen nach vorne und abwärts und gegen den Boden der vorderen Schädelgrube

Die Einteilung der Konvexitätsfrakturen erfolgt nach patho-anatomischen Gesichtspunkten. Schulze unterscheidet im Prinzip die einfache lineare Fraktur, die Impressionsfraktur und den Zertrümmerungsbruch.

Jaeger bringt in seiner Einteilung der Brüche des Schädeldaches eine stärkere Aufgliederung und kommt zu folgenden Gruppen:

1. Spaltbrüche oder Fissuren[1].

2. Splitter- und Stückbrüche (wenn das ausgebrochene Knochenstück imprimiert ist, handelt es sich um eine Impressionsfraktur) (Abb. 11a und b).

3. Lochbrüche (meist durch Schußverletzung) (Abb. 4).

4. Terrassenbrüche (unvollständiger Lochbruch, wobei das Fragment nur an einer Stelle eingebrochen ist).

5. Globusbruch (ausgedehnter Trümmerbruch bei stumpfer Gewalteinwirkung mit großer Angriffsfläche).

Le Count u. Apfelbach finden bei den Konvexitätsbrüchen 85% lineare Frakturen. Unter diesen werden wieder solche in horizontaler, in vertikaler und in schräger Richtung unterschieden (Wackenheim). Eine bevorzugte Richtung in der seitlichen Schädelwand verläuft von hinten-oben nach vorne-unten (Santagati 1939b) (Abb. 6).

Bei diesen Frakturen ist besonders auf ihr Verhältnis zum Verlauf der Gefäßfurchen der A. meningea media zu achten. Kreuzen sie einen Ast dieses Gefäßes oder verlaufen sie streckenweise innerhalb dieser Gefäßfurche, so kann damit eine Lokalisation einer Blutung möglich sein. Bei frontalen Frakturen ist ihre Beziehung zu den Stirnhöhlen wichtig. Lineare Frakturen in der Occipitalregion verlaufen oft entlang der Lambdanaht und führen zur Sprengung dieser Naht. Eine besondere Form der linearen Fraktur ist jene, die die ganze Schädelkalotte umkreist und dadurch einen Teil derselben vollständig abtrennt (Decalottement, Abkappung).

Frakturen an der Sagittalnaht sind von besonderem Interesse, da es durch die Fraktur zur Verletzung des Sinus und durch eine Verlagerung von ausgebrochenen Knochenstücken zu Abflußstörungen im Sinus kommen kann (Ecker). Gerade in diesem Bereiche kann es allerdings schwierig sein, kleinere Frakturen gut sichtbar zu machen. Nach Dyes (1935) wird der Schädel etwa 4—5 cm seitlich der Sagittalnaht bei einer seitlichen Aufnahme von den Strahlen annähernd tangential getroffen. Schmale Frakturen, die nur in Aufsicht zu sehen sind, können sich in diesem Bereiche der Darstellung entziehen. Dyes (1935) empfiehlt daher, die seitliche Aufnahme mit kurzem Röhrenabstand (40 cm) zu machen, um den von den Strahlen tangential getroffenen parasagittalen Schädelanteil möglichst klein zu halten. Auch werden in solchen Fällen ausnahmsweise atypisch eingestellte Aufnahmen mit entsprechender Drehung oder Neigung des Kopfes vorteilhaft sein (Alexander; Belot; Grashey 1937a; Marcovič 1910 u. a.).

E. G. Mayer weist auf eine weitere Schwierigkeit bei der Darstellung kleiner, umschriebener Impressionen hin. Das Bild in Aufsicht kann dabei völlig negativ oder uncharakteristisch sein. Die sonst bei größeren Impressionen vorhandene tastbare Eindellung kann wegen des darüber befindlichen Hämatoms fehlen. Im Tangentialbild gelangt der kleine Defekt deshalb nicht zur Ansicht, weil er allseits von normalem Knochen umgeben ist. Selbst die schädeleinwärts dislozierten Knochensplitter sind nicht immer leicht als solche zu erkennen, da sie den normalerweise an der Innenseite des Schädels vorkommenden Leistenbildungen und kräftigen Juga cerebralia sehr ähnlich sehen können.

Anderseits betont E. G. Mayer, daß gelegentlich bei der Palpation der Eindruck einer deutlichen Eindellung besteht und röntgenologisch keine Impression gefunden werden kann. Es handelt sich bei diesen Fällen meist um alte tangentiale Schuß- oder Hiebverletzungen, bei denen es zu einer stärkeren Verdickung der Galea gekommen ist,

---

[1] Nach A. Lauche (Handbuch der speziellen pathologischen Anatomie und Histologie) wird die Bezeichnung *Fissur* auch für vollständige, spaltförmige Frakturen verwendet, bei denen es nicht zu einer Verschiebung der Bruchstücke gekommen ist. Demnach besteht zwischen Fissur und Fraktur kein wesentlicher Unterschied, solange es sich um einfache, lineare Spaltbrüche handelt.

wodurch bei der Palpation der Eindruck einer Eindellung erzeugt wird,
ohne daß am Knochen eine Impression vorhanden ist.

Die Konvexitätsfraktur ist sonst,
falls die notwendigen Voraussetzungen gegeben sind, röntgenologisch
leicht und in einem hohen Prozentsatz nachzuweisen. Der ziemlich
einfache anatomische Aufbau der
Schädelkapsel und ihre Übersichtlichkeit erleichtern die Darstellung.

Wenn auch die Darstellung der
Frakturen an der Schädelkapsel
ziemlich leicht erscheint, so bietet
doch die Kapsel eine große Zahl Möglichkeiten, die zu einer Verwechslung
mit einer Fraktur führen können.
Bei allen jenen Fällen, bei denen im
Röntgenbild keine eindeutige oder
charakteristische Aufhellungslinie
vorhanden ist, sind alle anderen
anatomischen Möglichkeiten in Erwägung zu ziehen, die ebenfalls am
Schädelbild Aufhellungslinien erzeugen können und somit differentialdiagnostisch als Verwechslungsmöglichkeit in Frage kommen. Dazu
gehören:

1. *Gefäßfurchen und Kanäle*
(GRASHEY 1907, 1936 und 1937;
LAPIDARI, MUCCHI u. PORTA 1939
und 1940; MARKOVIČ 1910; SANTA-
GATI 1939a; SCHOEN; VULPIUS;
WANKE 1935 u. v. a.). Die am Schä-
del am deutlichsten in Erscheinung
tretenden Gefäße sind:

a) Die A. meningea media mit
ihren Ästen. Sie liegt in mehr oder
weniger tiefen Furchen an der Innenseite des Schädels und erzeugt entsprechend schmale Aufhellungsbänder. Die Arterie zeigt einen ziemlich
konstanten, typischen Verlauf, ihre
Äste sind geradlinig oder leicht wellenförmig angeordnet, teilen sich
regelmäßig (dichotonisch), und ihr
Kaliber nimmt gegen die Peripherie
gleichmäßig ab. Die Gefäßfurche im
Knochen kann an den Rändern
durch Leistenbildung leicht überhöht
sein und dadurch im Röntgenbild eine
geringe Verdichtung ihrer Ränder

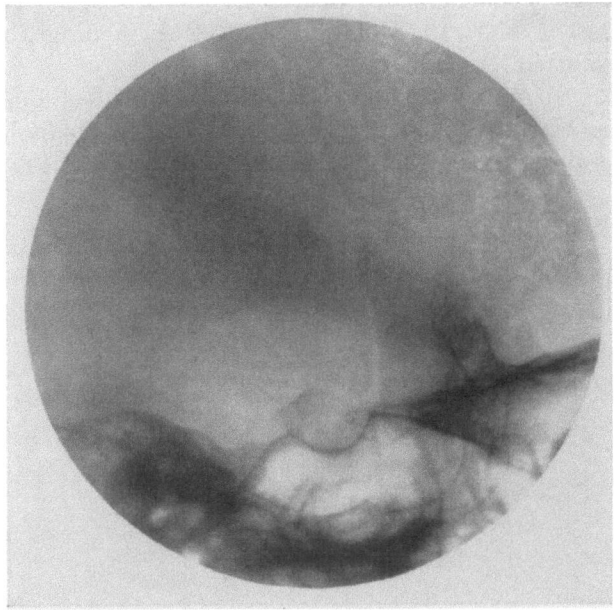

Abb. 12. Ausschnitt aus der seitlichen (*sd*) Übersichtsaufnahme des Schädels. *Tiefe Furche der A. meningea media,
eine Fraktur vortäuschend.* 71jähriger Patient. Kein Schädeltrauma. In Höhe des Processus clinoideus anterior zieht die
Furche der Arterie als besonders intensive Aufhellungslinie
nach aufwärts bis zu der etwas hyperostotischen Schuppennaht und setzt sich dann als weniger intensive Aufhellung
weiter fort.

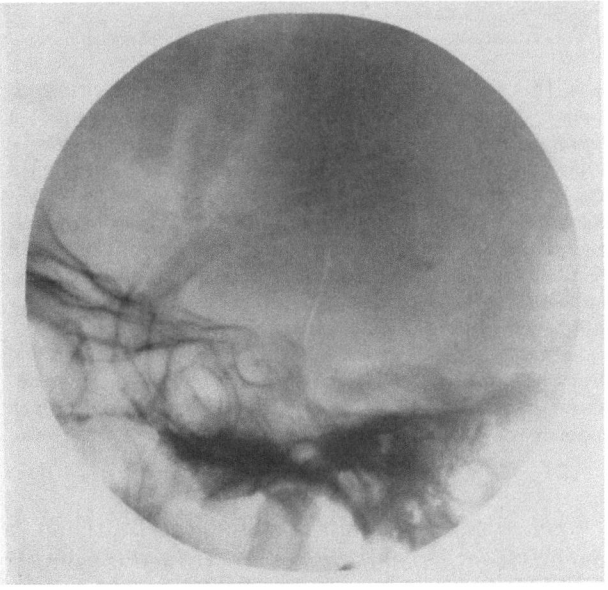

Abb. 13. Ausschnitt aus der seitlichen (*ds*) Übersichtsaufnahme des Schädels. *Durch eine Gefäßfurche vorgetäuschte
Frakturlinie.* 76jähriger Patient. Kein Schädeltrauma. Vom
Schatten des Dorsum sellae zieht ziemlich gerade eine Aufhellungslinie nach aufwärts. Sie entspricht nicht einer Fraktur, sondern einer Furche eines Astes der A. temporalis an
der Außenseite des Schädels

aufweisen. Bei alten Leuten ist die Arterie manchmal ganz in einem Knochenkanal eingeschlossen. Die Gefäßfurchen der A. meningea media sind etwa vom 2. Lebensjahr an sichtbar (Lindblom) (Abb. 12).

b) Auch an der Außenseite des Schädels können arterielle Gefäße in seltenen Fällen so tiefe Furchen erzeugen, daß röntgenologisch deutliche Aufhellungslinien entstehen und damit die Gefahr der Verwechslung mit Frakturen gegeben ist. Besonders konstant findet man in der Schläfenbeinschuppe eine Furche der A. temporalis, die manchmal eine ziemlich starke, geradlinige, frakturverdächtige Aufhellungslinie erzeugen kann (E. G. Mayer 1959; Schunk u. Maruyama) (Abb. 13). Seltener finden wir eine solche Furche im lateralen Anteil der Stirnbeinschuppe, die durch die A. supraorbitalis hervorgerufen wird.

c) Venen an der Innenseite des Schädels (Sinus) erzeugen meist breitere Aufhellungsbänder. Ihr Verlauf ist mehr geschlängelt als der der Arterien, und ihr Kaliber schwankt etwas.

d) Die Veränderungen am Schädel, die durch Diploëvenen hervorgerufen werden, sind besonders variabel. Diploëvenen verlaufen unregelmäßig, teilweise sternförmig, zeigen oft plötzliche Änderung von Kaliber und Richtung, ihre Ränder sind nicht gleichmäßig und ihre Zahl ist individuell sehr verschieden; manchmal sind sie sehr zahlreich, manchmal nur spärlich ausgebildet. Die durch sie erzeugte Aufhellung im Röntgenbild ist wenig intensiv.

e) Emissarien führen entweder auf sehr kurzem Wege durch die Schädelkapsel und erzeugen dabei röntgenologisch runde Aufhellungen, oder sie verlaufen in längeren von einer Corticalis umgebenen Knochenkanälen (Emissarium frontale und mastoideum) und sind dann als solche deutlich zu erkennen und leicht von Frakturen zu differenzieren.

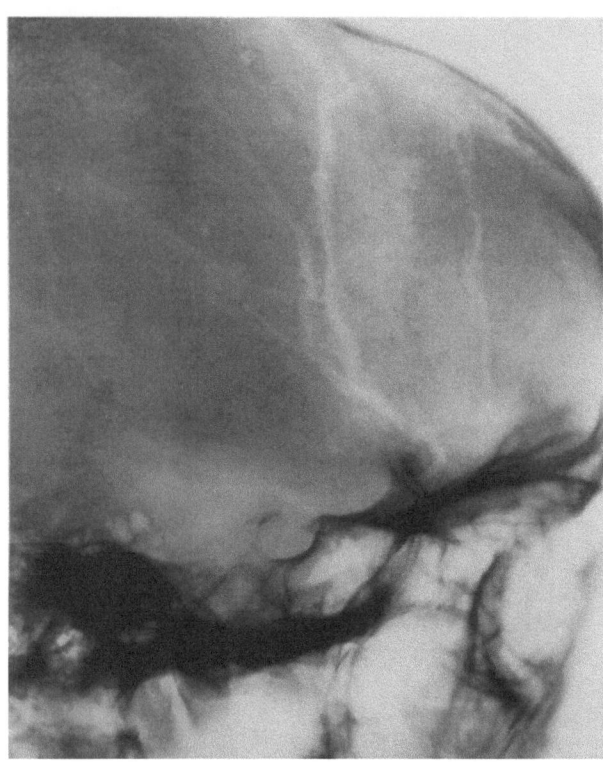

Abb. 14. Ausschnitt aus der seitlichen (sd) Übersichtsaufnahme des Schädels. *Zarte Frakturlinien in der seitlichen Schädelwand nahe dem Verlauf des Sinus sphenoparietalis.* 40jährige Patientin nach Verkehrsunfall mit Platzwunden am Kopf und Commotio cerebri. Im Seitenbild des Schädels finden sich in der vorderen unteren Parietotemporalregion mehrere unregelmäßig verlaufende, schmale, jedoch ziemlich intensive Aufhellungslinien, die Frakturen entsprechen. Sie unterscheiden sich deutlich von den weniger intensiven und etwas geschlängelt verlaufenden Aufhellungen durch die Äste der A. meningea media und von den breiteren Aufhellungsbändern der Furche des Sinus sphenoparietalis. Die oberste der Frakturen kreuzt den Sinus sphenoparietalis und verläuft auf einer kurzen Strecke gemeinsam mit ihm

Im allgemeinen gilt für die Gefäßfurchen und -kanäle am Schädel, daß die durch sie im Röntgenbild erzeugten Aufhellungslinien im Verhältnis zu ihrer Breite weniger intensiv sind als bei den Frakturen (Abb. 14). Dies trifft in allen jenen Fällen zu, bei welchen die Röntgenstrahlen in der Richtung des Frakturspaltes verlaufen. Durchsetzen sie denselben schräg oder durchsetzt dieser in schräger Richtung den Schädel, so daß die Röntgenstrahlen nicht in der Spaltrichtung verlaufen können, so entstehen auch bei Frakturen weniger intensive, breitere Aufhellungslinien, die Gefäßkanälen oder -furchen sehr ähnlich sehen können. Auch der typische Verlauf der Gefäße am Schädel ist kein absolut verläßliches Merkmal für dieselben, da atypische Gefäße am Schädel sehr häufig vorkommen und es praktisch keine Stelle an der Schädelkapsel gibt, wo nicht durch Gefäße hervorgerufene Aufhellungsbänder vorhanden sein können. In zweifelhaften Fällen, in denen es sich um fragliche frakturverdächtige Aufhellungen auf Schädelbildern handelt, empfiehlt E. G. MAYER (1938), diese Aufhellung in ihrem ganzen Verlauf genau zu verfolgen und eventuell Aufnahmen in atypischer Projektion anzufertigen. Sollte es sich tatsächlich um eine Fraktur handeln, so wird sie sich in den meisten Fällen durch eine plötzliche Veränderung des Kalibers oder durch eine Intensitätszunahme der Aufhellung als Fraktur eindeutig erkennen lassen.

Wir beobachten oft auch ein Zusammentreffen einer Fraktur mit einer Gefäßfurche. Die Schädelfraktur kann z. B. streckenweise in einer Furche der A. meningea media verlaufen. Dieser Befund ist insofern wichtig, als er einen Hinweis für die Lokalisation einer Blutung darstellen kann. Wir finden dann röntgenologisch, daß die Aufhellungslinie der Gefäßfurche für eine Strecke stark an Intensität zunimmt.

2. Als zweite große Gruppe von Aufhellungen im Bereiche des Schädels, die für die Differentialdiagnose bei Frakturen eine große Rolle spielen, seien jene durch die *Schädelnähte* angeführt. Im allgemeinen ist das

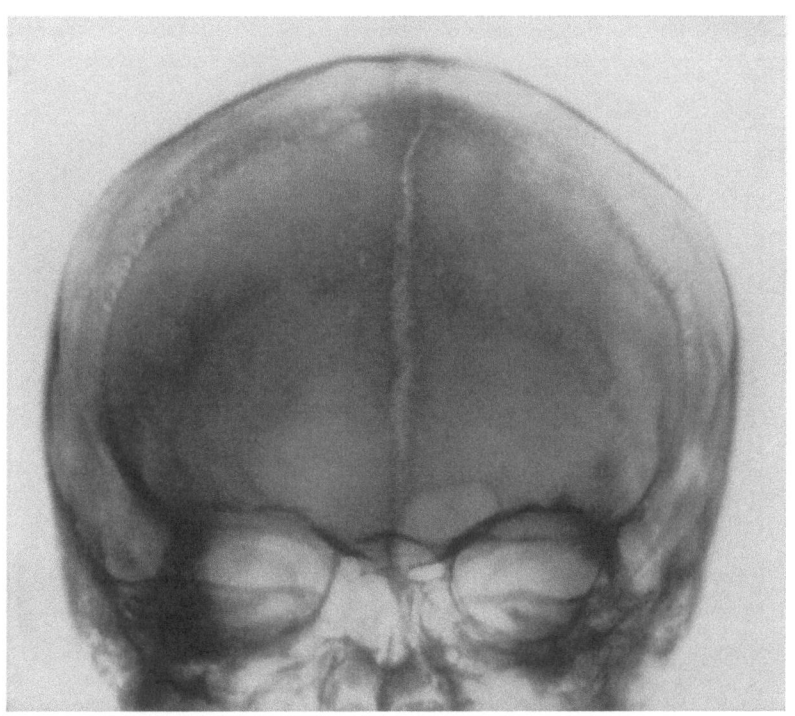

Abb. 15. Sagittale postero-anteriore Übersichtsaufnahme eines Schädels. *Ungewöhnlich breite Sutura metopica.* 18jährige Patientin. Kein Trauma. Die durch die persistierende Stirnnaht hervorgerufene Aufhellungsfigur in der Stirnbeinschuppe besteht aus zwei Anteilen. Einesteils besteht eine mehr geradlinig verlaufende, oben schmälere, unten etwas breitere Aufhellung, die durch den inneren Anteil der Naht hervorgerufen wird. Über dieser verläuft in einer Zick-Zack-Form eine weitere Aufhellungslinie, die durch den verzahnten Teil der Naht an der Außenseite des Schädels erzeugt wird

Bild der Schädelhauptnähte (Kranz-, Pfeil-, Lambda- und Schuppennaht) so vertraut, daß eine Verwechslung mit Frakturen in diesem Bereiche kaum möglich ist. Auf zwei Tatsachen sei hier allerdings hingewiesen. Man ist gewohnt, im Röntgenbild meist nur die stark ineinander verzahnte Linie der Naht im Bereiche der Tabula externa zu sehen und zu beurteilen. Der Kontakt zwischen den Knochen im Bereiche der Diploë und vor allem der Tabula interna erfolgt jedoch entlang einer ziemlich geraden oder höchstens leicht wellenförmig verlaufenden Linie. Diese innere Kontaktlinie ist gewöhnlich bei Schädelbildern Jugendlicher ziemlich gut zu sehen (Abb. 15), bei älteren Menschen fehlt sie auf den Röntgenbildern meist völlig, da sie schon früher als der äußere, verzahnte Anteil der Naht knöchern obliteriert. Sie kann allerdings bei einzelnen Fällen als zarte Aufhellungslinie streckenweise im Röntgenbild sichtbar bleiben. Man findet dann an einzelnen Stellen eine gerade Aufhellungslinie über das gewohnte Bild der verzahnten Naht hinwegziehen. Gelegentlich bleibt von den beiden Nahtanteilen überhaupt nur der innere geradlinige sichtbar. Besonders im Bereiche der Sagittalnaht kann man gelegentlich solche Bilder sehen, die nicht mit

Frakturlinien verwechselt werden sollen (Betocchi; Danelius; Haas 1930). Die zweite Tatsache betrifft die sog. *Nahtsprengung.* Pathologisch-anatomisch kann darunter lediglich eine Dehiszenz in der Naht verstanden werden, wie sie durch Auseinandertreten der beiden die Naht bildenden Knochen entsteht, wobei die ineinandergreifenden Zähne intakt bleiben. Dieser Fall jedoch tritt bei Erwachsenen in diesem strengen Sinne selten ein und wird nur bei Kindern häufiger gefunden. Meist handelt es sich bei den sog. Nahtsprengungen in Wirklichkeit um Frakturen, die entlang der Naht verlaufen und zum Abriß oder Abbruch der Nahtverzahnung geführt haben (Abb. 16), Es ist

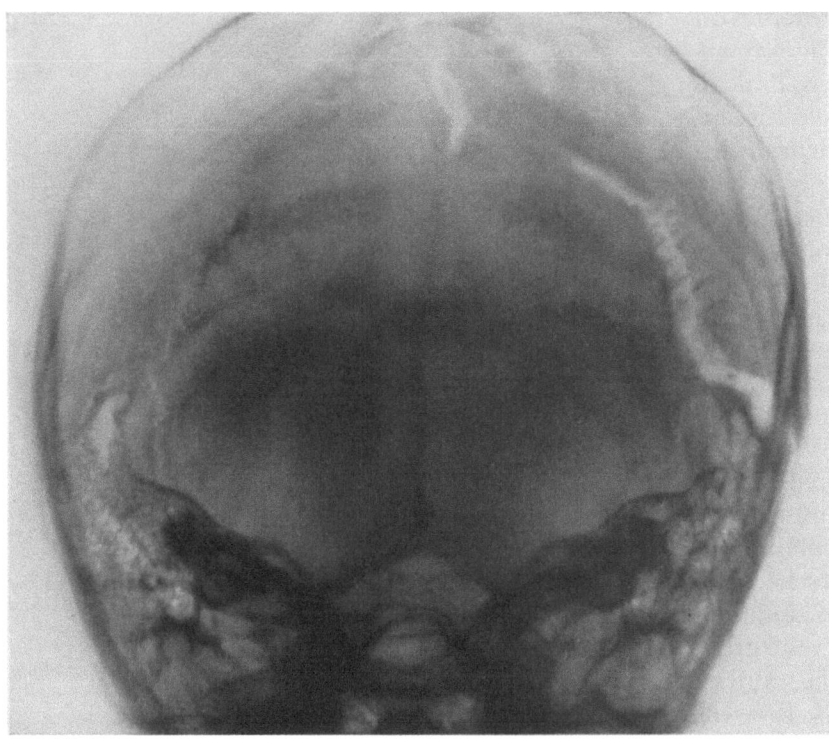

Abb. 16. Hinterhauptaufnahme. *Breite, zum Großteil in der Lambdanaht verlaufende Fraktur.* 19jähriger Patient. Schädeltrauma bei einem Motorradunfall. Eine breit klaffende Fraktur zieht vom Lambda in sagittaler Richtung durch den obersten Anteil der Hinterhauptschuppe, biegt dann nach links um und erreicht die Lambdanaht. Sie verläuft weiter als sehr breite Fraktur entlang derselben bis zum Asterion und darüber hinaus, wobei teilweise die Naht unter Erhaltung der Nahtzacken dehiszent ist, teilweise die Fraktur ziemlich glatte Ränder zeigt, also der breit klaffende Frakturspalt wahrscheinlich durch Abbrechen der Nahtzacken entstanden ist

allerdings schwierig, diese kleinen, die einzelnen Nahtzähne betreffenden Frakturen auf den Röntgenbildern zu erkennen. Eine weitere Schwierigkeit besteht darin, daß die röntgenologisch sichtbare Breite einer Naht — das gilt besonders für die Lambdanaht — individuelle Unterschiede aufweist und letzten Endes auch von der Richtung der einfallenden Röntgenstrahlen abhängig ist, so daß das Vorhandensein einer weiten Naht allein noch nicht zur Diagnose einer Fraktur oder Nahtsprengung verleiten soll. Selbst eine deutliche Differenz zwischen den beiden Seiten ist nicht immer für eine Fraktur beweisend, und oft sind solche Befunde durch die Einstellung des Kopfes bei der Aufnahme hervorgerufen.

Neben dem gewohnten Bild der Schädelhauptnähte gibt es eine große Zahl von anatomischen Varianten in Form von überzähligen Nähten und Nahtresten mit sehr inkonstantem Verlauf. Manche Gegenden des Schädels sind besonders reich an solchen Varianten, so das Hinterhaupt (Grob 1938) oder die seitliche Wand der Orbita bzw. der vorderste Anteil der Fossa temporalis (Velhagen). Alle zusätzlich als Varianten am

Schädel auftretenden Nähte zu erfassen, ist wohl kaum möglich, da immer wieder neue
seltene Formen beschrieben werden. Diese inkonstant am Schädel auftretenden Nähte
zeigen gewöhnlich nicht das typische reichverzahnte Bild der Naht, sondern verlaufen
meist geradlinig oder leicht wellig, so daß sie um so leichter mit Frakturen verwechselt
werden können. Besonders bekannt ist darunter die Sutura frontalis persistens oder
metopica (HAAS 1933; ZONDEK) (Abb. 15).

Ferner kann es der Fall sein, daß einzelne Schädelnähte nur auf Aufnahmen in bestimmten Projektionen zu sehen sind und damit ihre Abgrenzung gegen Frakturen noch
erschwert wird. E. G. MAYER (1938) zeigt dies am Beispiel der Sutura sphenosquamosa, die
sich auf der Aufnahme für die Felsenbeinpyramide nach STENVERS über die Pyramidenspitze projizieren kann und somit eine Fraktur vortäuscht. Ist es möglich, diese Aufhellungslinie über die Pyramide hinaus zu verfolgen, so ist ihre Genese als hineinprojizierte

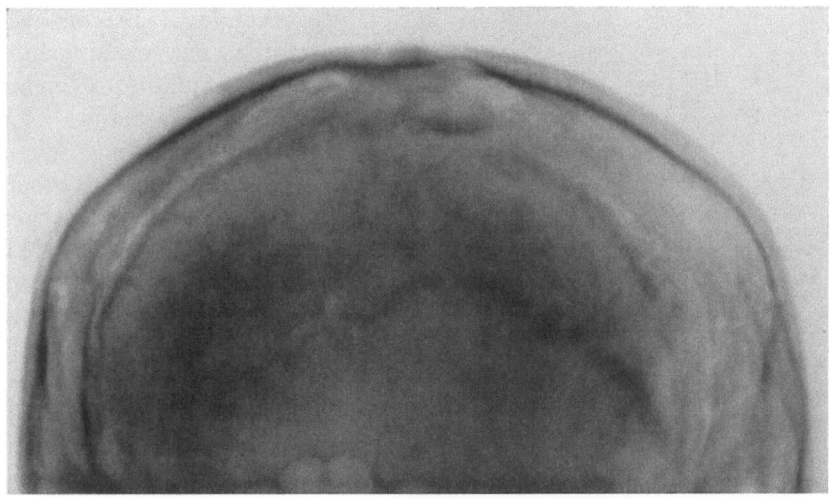

Abb. 17. Ausschnitt aus der sagittalen Übersichtsaufnahme des Schädels. *Leistenbildung an der Innenseite
des Schädels.* 44jähriger Patient. Kein Schädeltrauma. Links parasagittal findet sich ein fingerkuppengroßer
kalkdichter Schatten. Es handelt sich um eine von den Strahlen tangential getroffene Leistenbildung an der
Innenseite des Schädels und nicht um eine umschriebene Impression oder um einen dislozierten, größeren
Splitter

Sutur eindeutig geklärt. Ist dies nicht möglich, so soll die Aufnahme bei etwas geänderter
Projektion wiederholt werden. Handelt es sich um eine Sutur in der Schädelwand, wird
sie ihre Lage zur Pyramide deutlich ändern.

3. Weiterhin sei an die Möglichkeit erinnert, daß normalerweise am Schädel vorhandene Spaltbildungen in geeigneten Projektionen gut zur Darstellung kommen (Fissura
tympanomastoidea, Fissura petrotympanica). GRASHEY (1936) weist auf diese normalerweise vorkommenden Spaltbildungen besonders hin.

4. Letzten Endes können auch Veränderungen in den äußeren Weichteilen des Kopfes
(tief eingezogene Narben, Hautfalten, spaltförmige Wunden mit aufgeworfenen Rändern)
schmale Aufhellungslinien erzeugen und Frakturen vortäuschen (DÖHNER).

Als zweites direktes Zeichen für eine Fraktur findet man an der Schädelkapsel Stellen
mit abnormer Schattenintensität. Auch dieses zweite Zeichen hat seine differentialdiagnostisch wichtigen Verwechslungsmöglichkeiten. Liegt eine ausgedehntere Impressionsfraktur mit Überlagerung größerer Fragmente vor, so werden neben dem Areal
mit abnormer Schattenintensität sicher auch mehrere Frakturlinien erkennbar sein, die
die Diagnose einer Verlagerung eines größeren Knochenstückes leicht machen (Abb. 8).
Schwierig ist es, wenn kleinere Splitter aus der Lamina interna ausbrechen und gegen
das Schädelinnere disloziert werden, ohne daß eine Fraktur der Lamina externa sichtbar
ist (Abb. 9a und b). Durch Leisten an der Innenseite des Schädels, besonders entlang des

Sinus sagittalis und transversus (Abb. 17), oder durch stärker hervortretende Juga cerebralia können ähnliche Bilder entstehen. Solche isolierte Absplitterungen der Lamina interna werden des öfteren bei Schußfrakturen beobachtet und auf eine besonders starke Brüchigkeit der Lamina interna zurückgeführt. Diese Meinung wird allerdings nicht allgemein geteilt, und Santagati (1939a) weist auf die Arbeit von Adherold und Luschka hin. Diese Autoren zeigten, daß Tabula interna und externa eine identische Struktur und chemische Zusammensetzung aufweisen, und vermuten daher, daß die Neigung zur stärkeren Splitterung der Tabula interna wohl mit dem stärkeren Krümmungsradius an der Innenseite der Schädelkapsel und der damit verbundenen stärkeren Beanspruchung durch das Trauma zusammenhängt.

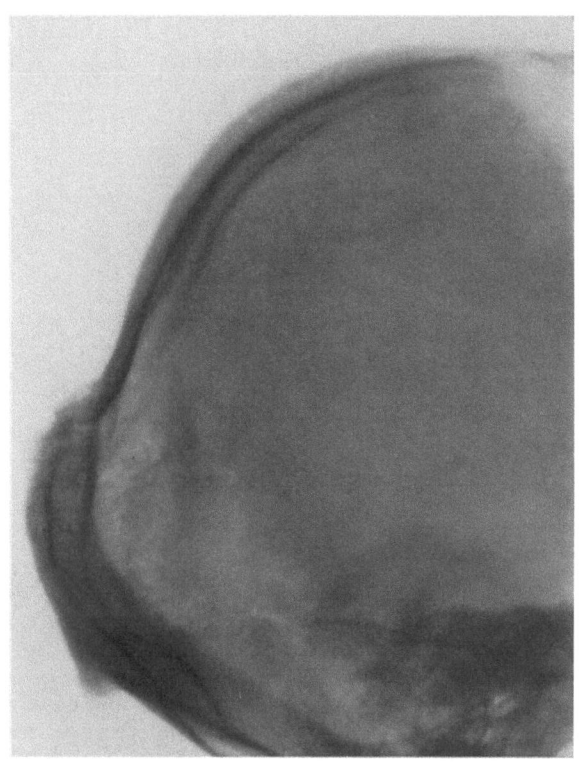

Abb. 18. Ausschnitt aus der seitlichen (sd) Übersichtsaufnahme eines Schädels. *Stufenbildung an der Lambdanaht.* 56jähriger Patient. Kein Schädeltrauma. Die Aufnahme zeigt eine starke Stufenbildung (Bathrocephalie) am Lambda. Es handelt sich um eine harmlose Anomalie. Würde es sich um eine Fraktur handeln, so müßte bei einer so starken Verschiebung der Knochen durch ein Trauma auch die Fraktur sichtbar sein

Im Zusammenhang mit dem dritten direkten Frakturzeichen, der Konturunterbrechung, wird als differentialdiagnostische Verwechslungsmöglichkeit die als Bathrocephalie bezeichnete und als anatomische Variante vorkommende Stufe zwischen dem Scheitelbein und dem Hinterhauptbein beschrieben, wobei letzteres dorsalwärts verschoben ist (Lossen 1937; E. G. Mayer 1938, 1959; Psenner 1951; Schüller 1930) (Abb. 18). Manchmal wird auch gleichzeitig eine sehr weite Lambdanaht beobachtet. Diese Stufe als Impressionsfraktur anzusprechen, ist schon deshalb nicht möglich, weil eine derartig starke Dislokation allein durch Nahtsprengung nicht zustande kommen kann und bei einer Fraktur diese als solche sichtbar sein müßte. Außerdem sind bei dieser Anomalie meistens noch zahlreiche Schaltknochen entlang der Lambdanaht vorhanden, die auf die Varietät hinweisen.

γ) Frakturen der Schädelbasis

K. H. Bauer bezeichnet die Schädelbasisfrakturen als Besonderheit des modernen technischen Menschen. Ihre exakte Diagnose ist für den Kliniker schwierig, und eigentlich stehen ihm nur zwei verläßliche Symptome zur Verfügung (Liquorrhoe und Gehirnaustritt), die das Vorhandensein einer Basisfraktur mit Sicherheit anzeigen. Alle übrigen Symptome (Blutung aus der Nase und dem Ohr, Nervenverletzung, Brillenhämatom) sind zwar verdächtig auf das Vorliegen einer Basisfraktur, können jedoch auch durch andersartige Verletzungen (Gesichtsschädelfrakturen, Nasenbeinfrakturen, Weichteilverletzungen) hervorgerufen werden (Englmann; Hellner 1935; Markovič 1910; Wörner). Die Gefahrenmomente und Komplikationsmöglichkeiten sind bei einer Basisfraktur ungleich größer als bei einer Fraktur der Konvexität. Hirnnerven und Gefäße haben an der Basis ihre Ein- und Austrittstellen und können bei einer Fraktur leicht geschädigt werden. Die vorhandenen pneumatischen Hohlräume stellen bei einer Fraktur ihrer Wände die Eintrittspforte für eine Infektion dar. Die sichere Diagnose einer Basisfraktur ist demnach wesentlich bedeutungsvoller als die einer einfachen Konvexitätsfraktur. Dadurch erlangt auch die Röntgenuntersuchung der Basis bei Schädelfrakturen besondere

Bedeutung, und K. H. BAUER ist zur Feststellung gelangt, daß der Röntgenbefund doch den sichersten Beweis für eine Basisfraktur darstellt. Gestaltet sich die Diagnose für eine Basisfraktur für den Kliniker oft schwierig, so ist auch für den Röntgenologen der Nachweis der Fraktur an der Basis wesentlich schwerer als an der Konvexität (PLAGE-MANN u. a.). Zwei Gründe sind vor allem für diese schwierige röntgenologische Darstellbarkeit der Basisfrakturen maßgebend.

Die Dehiszenz der Basisfrakturen ist an manchen Stellen nur gering und war nur im Augenblick der Gewalteinwirkung stärker.

Ferner verlaufen viele Frakturen der Basis in sehr dünnen Knochen. Die in denselben durch die Fraktur bewirkte Aufhellung ist so gering, daß sie röntgenologisch nicht in Erscheinung tritt.

Besonders schwierig und meist unmöglich ist die Darstellung kurzer Frakturen der Schädelbasis, sog. Sprünge, da sie kaum einen klaffenden Frakturspalt aufweisen und sich meist an den dünnsten Stellen der Basis befinden.

Zeigt eine Basisfraktur Ausläufer zur Konvexität oder ist sie selbst das Ende einer Konvexitätsfraktur, so ist wenigstens die Stelle ihres Beginnes an der Basis zu erkennen. Auch indirekte Zeichen (verschattete Keilbeinhöhlen oder Zellen des Mastoids) können den Hinweis für eine Basisfraktur geben.

Die Schädelbasis ist einer direkten Gewalteinwirkung nur an wenigen Stellen zugänglich, so daß Biegungsfrakturen selten sind. Zu diesen zählen die drei typischen *Impressionsbrüche an der Schädelbasis* (K. H. BAUER):

1. Sturz auf die Nase bewirkt Eintreibung der Crista galli und Lamina cribrosa in die vordere Schädelgrube.

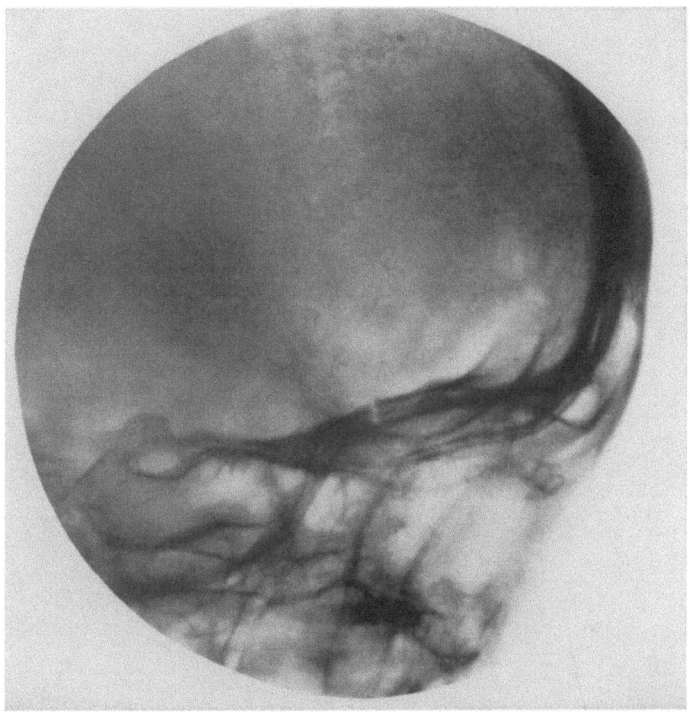

Abb. 19. Seitliche (*sd*) Ansicht des Bodens der vorderen Schädelgrube. *Querfraktur durch den Boden der rechten vorderen Schädelgrube bzw. durch das Dach der rechten Orbita.* 12jähriger Patient, der mit dem Fahrrad gestürzt ist. Er war anschließend bewußtlos, seit dem Unfall besteht eine Protrusio des rechten Auges. Die Aufnahme zeigt eine Konturunterbrechung am Boden der vorderen Schädelgrube, etwa in der Mitte zwischen Stirnbein und Sella turcica. Wie aus der nicht mitabgebildeten postero-anterioren Aufnahme hervorgeht, nimmt die Fraktur an der Konvexität rechts vorne ihren Anfang und zieht gegen die Basis

2. Fall und Schlag auf das Kinn führt zur Eintreibung des Pfannengrundes des Kiefergelenkes in die mittlere Schädelgrube.

3. Eine Gewalteinwirkung in der Richtung der Wirbelsäule führt zu einer Eintreibung derselben in die hintere Schädelgrube und zu einem Ringbruch um das Foramen occipitale magnum.

Die meisten Frakturen der Basis sind Berstungsfrakturen, wobei der Angriffspunkt des Traumas außerhalb der Basis gelegen ist. Die Richtung der Fraktur hängt ab von der Richtung der einwirkenden Gewalt. Erfolgt das Trauma in sagittaler Richtung, so verläuft die Fraktur annähernd sagittal, bei frontal einwirkendem Trauma in querer Richtung.

Dieser allgemeine Grundsatz gilt jedoch nur für ein Trauma mit *einem* Angriffspunkt und einer ungefähr bestimmbaren Richtung der Gewalteinwirkung. Bei den vielen Verletzungen vor allem durch Verkehrsunfälle, bei denen der Schädel oft Traumen mit mehr Angriffspunkten und aus verschiedenen Richtungen gleichzeitig ausgesetzt ist, kann kaum mehr der Verlauf der Frakturlinien auf Grund des komplizierten Frakturmechanismus bestimmt werden.

Unsere Kenntnis über den Verlauf von Basisfrakturen verdanken wir zum Großteil den Autopsiebefunden nach Schädeltraumen. Meist handelte es sich dabei allerdings um

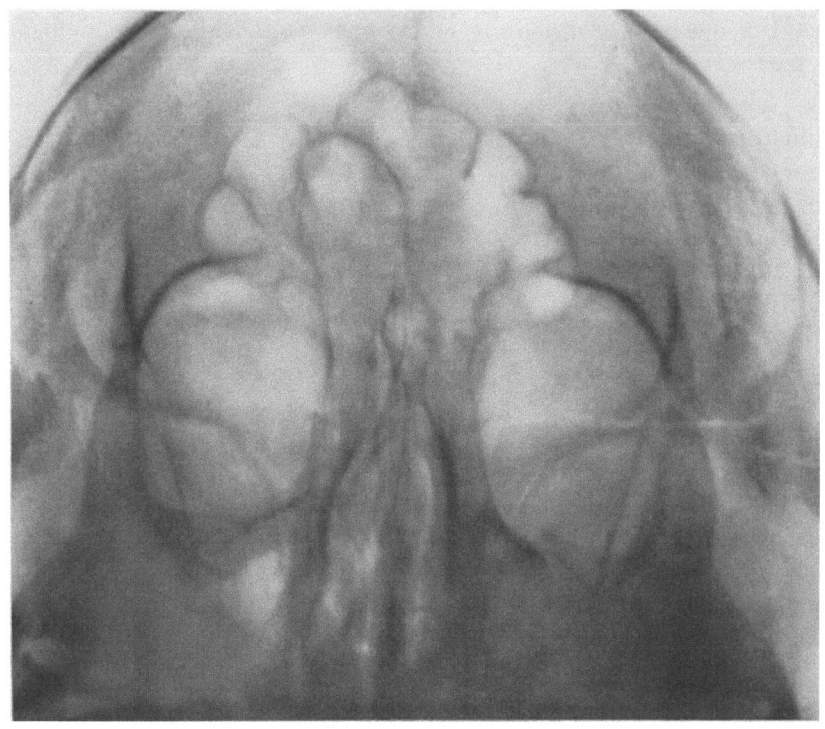

Abb. 20. Ausschnitt aus einer postero-anterioren, kranial exzentrischen Aufnahme des Schädels. *Querfraktur des Bodens der vorderen Schädelgrube.* 20jähriger Patient nach einem schweren Schädeltrauma mit multiplen Verletzungen im Gesicht. Contusio cerebri. Die Abbildung zeigt eine von der linken seitlichen Schädelwand im vorderen Anteil kommende, einer Fraktur entsprechende Aufhellungslinie, die entlang des vorderen Randes des kleinen Keilbeinflügels bis fast zur Mittellinie verfolgbar ist. Weitere Frakturen sind im Bereiche der linken seitlichen Schädelwand, des linken unteren Orbitalrandes und undeutlich im Bereiche beider Stirnhöhlen zu erkennen. Letztere sowie das Siebbein beiderseits und die linke Kieferhöhle sind auch verschattet

ausgedehntere Frakturen, die sich über mehrere Schädelgruben erstreckten, so daß der Patient auf Grund der schweren Verletzungen nicht weiterleben konnte. Bei jenen Patienten, die das Trauma überlebten, sind die Verletzungen weniger schwer und auch die Ausdehnung der Basisfrakturen nicht so weitreichend. Ein Rückschluß von den autoptisch verifizierten Basisfrakturen auf solche von Überlebenden ist daher nur mit einer gewissen Einschränkung möglich.

a) Frakturen der vorderen Schädelgrube. Frakturen der vorderen Schädelgrube kommen selten isoliert vor und betreffen vorwiegend die dünnen Knochenteile, wie Orbitaldächer und Siebbein. Ein Teil verläuft in frontaler Richtung durch Orbitaldächer (Abb. 19) und Lamina cribrosa des Siebbeines und manchmal gerade entlang der Naht zwischen kleinem Keilbeinflügel und Stirnbein (Abb. 20). Diese sind oft die Ausläufer von Konvexitätsfrakturen, die in der seitlichen Schädelwand nach abwärts ziehen und an der Basis enden. Ein weiterer Teil durchsetzt die vordere Schädelgrube in sagittaler

Richtung (Abb. 21). Letztere sind meist ein Teil von ausgedehnten traumatischen Veränderungen im Bereiche der Nebenhöhlen und des Gesichtsschädels, wie sie unter dem Sammelbegriff der frontobasalen Schädelverletzungen bekannt sind. Auch Frakturen aus der hinteren und mittleren Schädelgrube (Schläfenbeinfrakturen) können sich bis in die vorderen Schädelgruben erstrecken.

KLAUE stellte fest, daß bei Schußfrakturen fernab von der vorderen Schädelgrube in zahlreichen Fällen isolierte Frakturen der vorderen Schädelgrube auftreten können, und deutet diese Frakturen als Folge der plötzlichen starken Drucksteigerung durch die Energie, die an der Einschußstelle nicht verbraucht wurde.

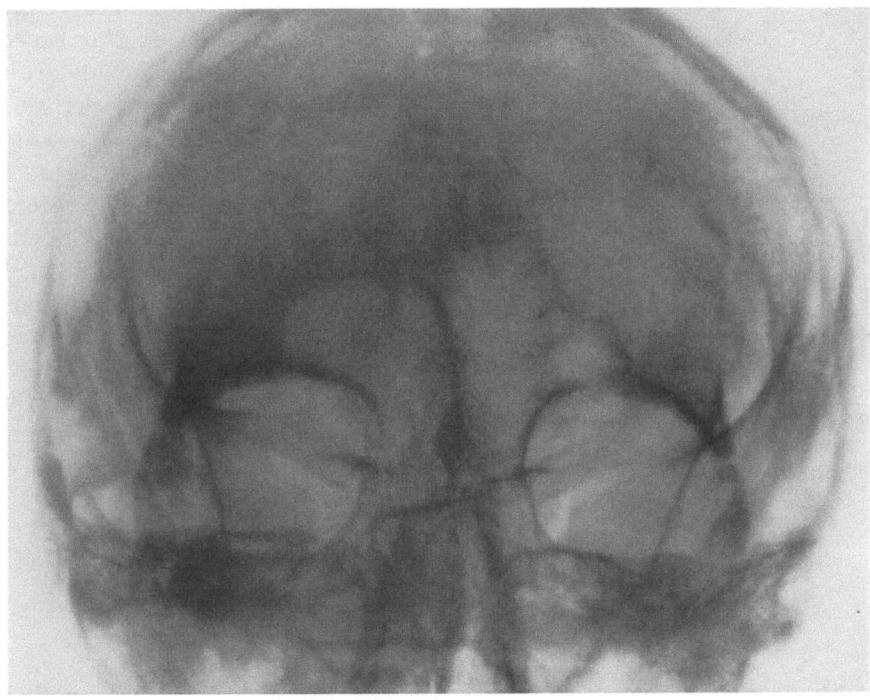

Abb. 21. Ausschnitt aus der posterior-anterioren Übersichtsaufnahme des Schädels. *Längsfraktur des Bodens der vorderen Schädelgrube.* 22jährige Patientin nach einem Motorradunfall. Das Planum sphenoidale ist ausgebrochen und nach unten disloziert. Es steht auf der rechten Seite tiefer als auf der linken. Stirnhöhlen und Siebbein sind beiderseits verschattet (Hämatom)

Frakturen der vorderen Schädelgrube führen oft zu Zerreißung der Dura und zur Eröffnung von Nebenhöhlen und ermöglichen damit das Einströmen von Luft in das Schädelinnere (Pneumocephalus) und den Abfluß von Liquor. Eine besonders verletzliche Stelle befindet sich am seitlichen Rand der Lamina cribrosa, dort wo Siebbein und Stirnbein zusammenstoßen und auch die Dura besonders fest mit dem Knochen verwachsen ist (KUHLENDAHL).

Ausgedehnte Splitterungen der vorderen Schädelgrube entstehen bei Schußverletzungen.

b) Frakturen der mittleren Schädelgrube. Die mittlere Schädelgrube ist bei Frakturen der Schädelbasis am häufigsten betroffen (60—86 % nach SEIFERTH). Man findet im wesentlichen Längsfrakturen und Querfrakturen. Längsfrakturen, die nur auf die mittlere Schädelgrube beschränkt sind (sog. Sprünge), sind selten und entziehen sich auch meist der röntgenologischen Darstellung. Ihre klinische Bedeutung ist gering, und viele von ihnen werden auch der klinischen Diagnose entgehen (K. H. BAUER). Ausgedehntere Längsfrakturen durchsetzen neben der mittleren auch eine der benachbarten Schädelgruben oder verlaufen durch alle drei Schädelgruben. Häufig sind sie Ausläufer von

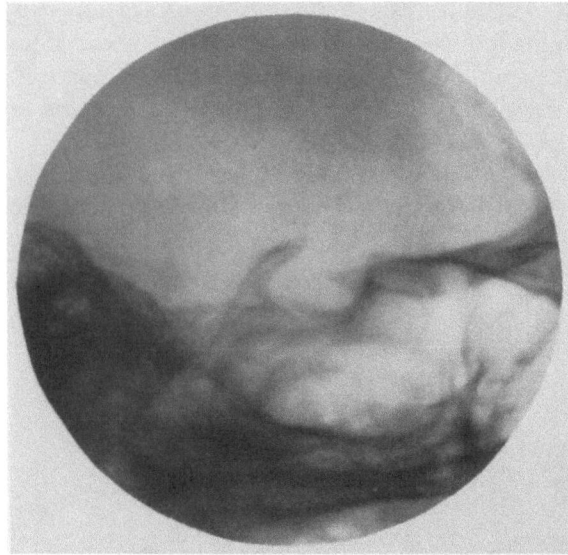

Abb. 22. Ausgeblendete seitliche Aufnahme der Sella turcica und ihrer Umgebung. *Fraktur des Keilbeinkörpers und Bodens der Sella turcica.* 24jähriger Patient nach einem Verkehrsunfall. Klinische Diagnose: Oberkiefer- und Jochbeinbruch. Röntgenologisch fand sich neben den Frakturen des Gesichtsschädels auch eine Fraktur durch den Keilbeinkörper bzw. durch den Boden der Sella turcica, kenntlich an der Konturunterbrechung und Stufenbildung am Sellaboden

Frakturen des Schläfenbeines, die an der Konvexität beginnen. Querfrakturen der mittleren Schädelgrube sind röntgenologisch besser zu erfassen. Sofern es sich um Ausläufer von Konvexitätsfrakturen der seitlichen Schädelwand handelt, die etwa vom Scheitelbein oder aus der Schläfenbeinschuppe zur mittleren Schädelgrube ziehen, so ist die Basisfraktur wenigstens an dem Verlauf der Konvexitätsfraktur gegen die Basis zu erschließen (Abb. 6). Durchsetzt die Fraktur die mittlere Schädelgrube etwa in der Mitte und erstreckt sie sich auch auf den Keilbeinkörper, so kann sie direkt als Konturunterbrechung an demselben, besonders an der Sella turcica zu sehen sein (Abb. 22). Ist die Fraktur am Keilbeinkörper selbst nicht zu sehen, so kann die Verschattung der Keilbeinhöhle durch das entstandene Hämatom einen Hinweis für die Fraktur geben. Unter den Frakturen der Sella turcica ist besonders die Abrißfraktur der Processus clinoidei posteriores interessant

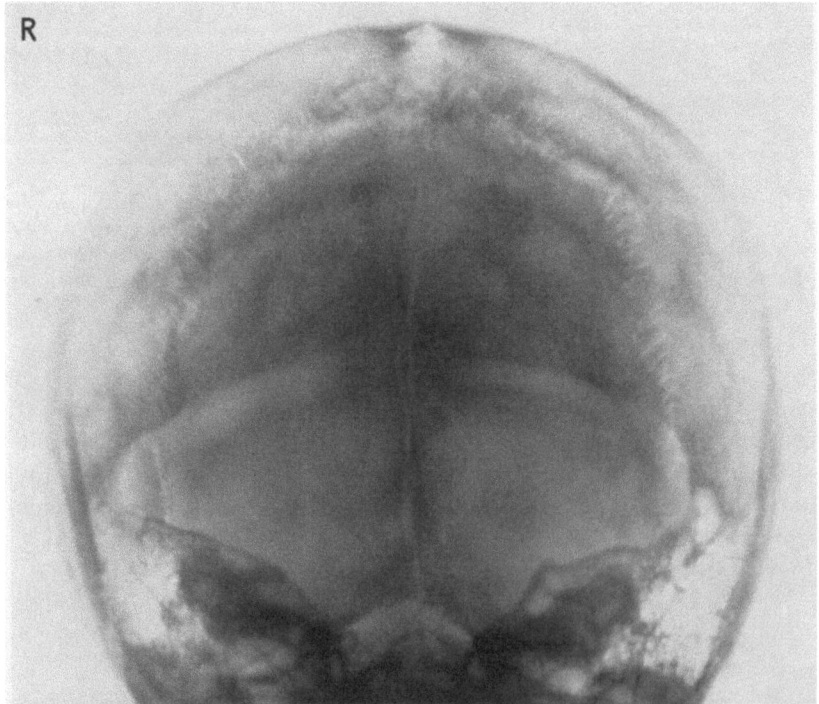

Abb. 23. Hinterhauptaufnahme. *Längsfraktur in der Mitte der Hinterhauptschuppe.* 24jährige Patientin. Sturz auf den Hinterkopf bei Verkehrsunfall. Durch die ganze Hinterhauptschuppe ziehen median dicht nebeneinander und sich stellenweise überkreuzend zwei Aufhellungslinien bis zum Foramen occipitale magnum, die einer Fraktur entsprechen. Links biegt unterhalb des Sinus transversus eine weitere Fraktur nach lateral und unten ab. Auch in der rechten Unterschuppe findet sich eine zarte Aufhellungslinie, die gegen die Gegend des Foramen jugulare zieht und einer Fraktur entspricht

Diese entsteht bei einer stärkeren seitlichen Gewalteinwirkung auf den Schädel infolge
Verlängerung des sagittalen Schädeldurchmessers, wodurch ein zu starker Zug am
Tentorium und Ligamentum petroclinoideum ausgeübt wird (LOWRY). Bezüglich des
Abrisses der verkalkten Duraduplikatur zwischen Processus clinoideus anterior und
posterior finden wir bei E. G. MAYER (1959) genauere Angaben. Diese Verkalkung setzt
am Processus direkt an oder ist selten nur durch einen feinen, regelmäßig begrenzten
Spalt von diesem getrennt. Eine Abrißfraktur wird sich durch ganz unregelmäßige
Begrenzung des Spaltes davon unterscheiden.

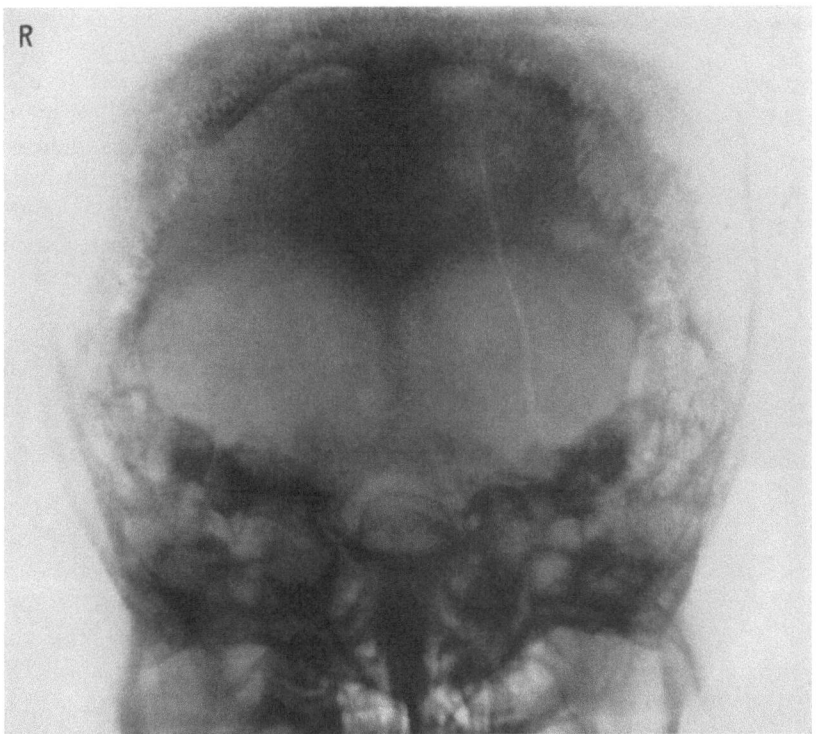

Abb. 24. Hinterhauptaufnahme. *Längsfraktur durch die seitlichen Anteile der Hinterhauptschuppe.* 35jähriger
Patient nach einem Verkehrsunfall. Klinisch bestand der Verdacht auf eine Fissura cranii. Auf der Aufnahme
zieht eine durch eine Fraktur hervorgerufene Aufhellungslinie links paramedian von der Oberschuppe etwas
schräg nach unten und außen durch die Unterschuppe und gegen die Gegend des Foramen jugulare. In der
rechten Pyramide ist undeutlich eine quer verlaufende Aufhellungslinie erkennbar, die ebenfalls einer Fraktur
entsprechen dürfte

c) Frakturen der hinteren Schädelgrube. Im Bereiche der hinteren Schädelgrube finden
wir vor allem zwei Formen von Frakturen:

1. Die sog. *Ringbrüche um das Foramen occipitale magnum.* Es sind ausgedehnte
Frakturen, die durch Sturz oder Fall auf die Füße oder das Gesäß entstehen, wobei sich
die einwirkende Gewalt über die Wirbelsäule auf die Schädelbasis fortleitet und es zum
Ausbruch und zur Impression eines mehr oder weniger ringförmigen Knochenstückes um
das Foramen occipitale kommt. Dabei können sich diese Ringbrüche bis in die mittlere
Schädelgrube ausdehnen (LE COUNT u. HOCKZEMA). Handelt es sich dabei um komplette
Ringbrüche, so verlaufen sie meist tödlich. Zu einer Röntgenuntersuchung wird es bei
solchen Fällen kaum kommen. Daneben gibt es auch einseitige unvollständige Ringbrüche (ENGELHARDT u. FRIEDRICH), die nicht zum Tode führen müssen. Sie ziehen
durch das Foramen jugulare einer Seite, können auch das Schläfenbein mit einbeziehen und sind klinisch durch einseitige Lähmung des IX., X. und XI. Hirnnerven
kenntlich.

2. *Spaltbrüche und Fissuren in der Hinterhauptschuppe.* Sie verlaufen meist geradlinig und in sagittaler Richtung. Wir finden sie selten median (Abb. 23), sondern meist parasagittal. Sie ziehen gewöhnlich gegen das Foramen occipitale magnum oder gegen das Foramen jugulare (Abb. 24).

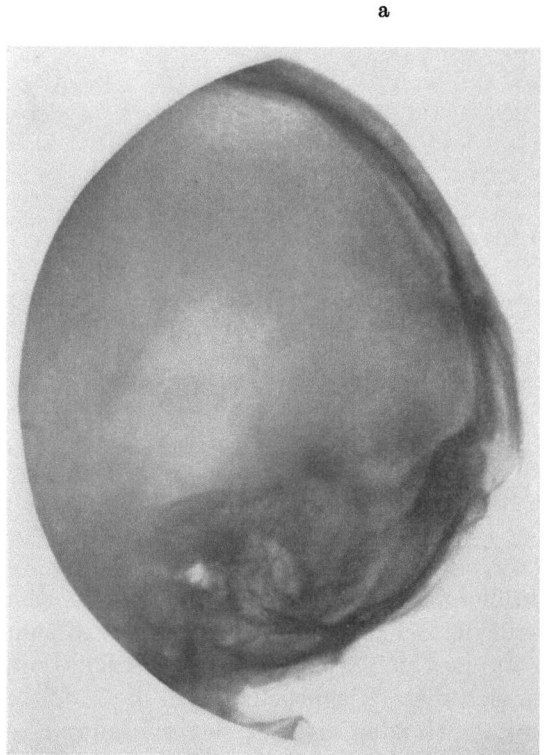

a

b

Andere Frakturen im Bereiche der hinteren Schädelgrube, wie z. B. Impressionsbrüche, sind selten (Abb. 25a und b).

Von den Frakturen in der hinteren Schädelgrube sind diejenigen im Bereiche des Schuppenanteiles des Hinterhauptbeines am leichtesten darzustellen. Die Hinterhauptaufnahme ist dabei die wertvollste Aufnahme (FRIEDMANN; OKONEK). Andererseits bietet gerade das Hinterhaupt eine Reihe von Verwechslungsmöglichkeiten. PSENNER (1951) beschreibt eine Fissura occipitalis mediana, die ähnlich wie die persistierende Stirnnaht ziemlich gerade die Oberschuppe durchsetzt. DIETRICH (1952) findet eine solche, die sowohl in der Ober- als auch Unterschuppe vorhanden ist. WANKE (1935) und SCHOEN führten unter den Varianten der Diploëvenen eine solche an, die sagittal durch das Hinterhaupt zieht. Beim Fall von SCHOEN wurde diese 2 Jahre für eine Fraktur

Abb. 25a u. b. a Hinterhauptaufnahme, b Ausschnitt aus dem hinteren Anteil der seitlichen Übersichtsaufnahme des Schädels. *Impressionsfraktur des Hinterhauptbeines.* 36jähriger Patient nach einem schweren Schädeltrauma. a zeigt eine breit klaffende Fraktur entlang der Sagittalnaht und median durch den oberen Anteil der Hinterhauptschuppe mit deutlicher Impression des linken Scheitelbeines. Oberhalb des Confluens sinuum biegt die Fraktur nach links und unten um. Hier ist sie als streifenförmiges Areal mit höherer Schattenintensität sichtbar, da es zur Überlagerung der Fragmente gekommen ist. Die Fraktur zieht dann in der Unterschuppe etwas bogenförmig nach medial und ist hier wieder als Aufhellung zu erkennen. b zeigt den Grad der Impression

gehalten. Von GROB (1938) sind die Nahtvarianten besonders eingehend studiert worden. GRASHEY (1937a) beschreibt Leistenbildungen an der Innenseite des Os occipitale im Bereiche der Crista sagittalis, die Depressionsfrakturen vortäuschen können. Letzten

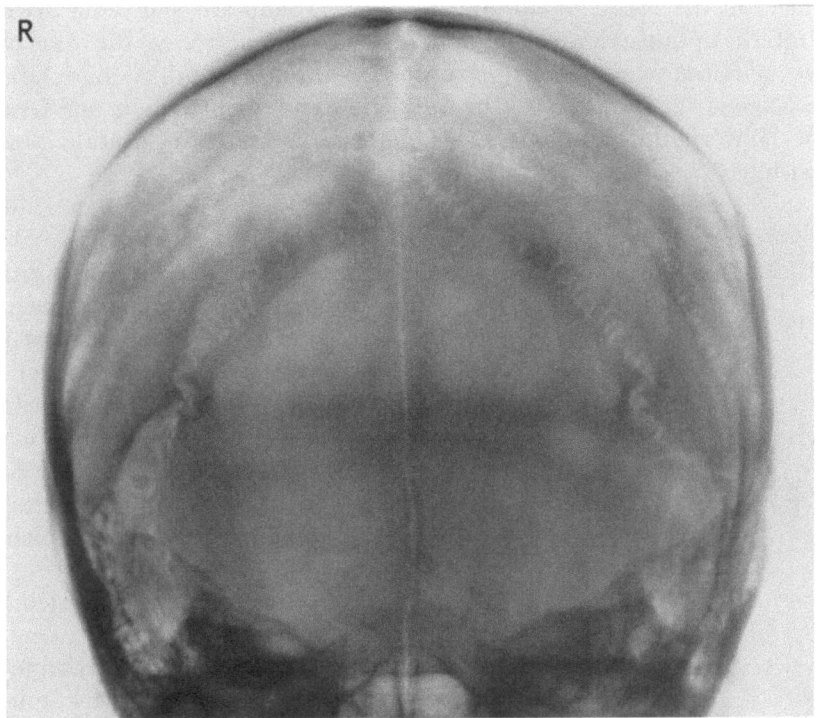

a

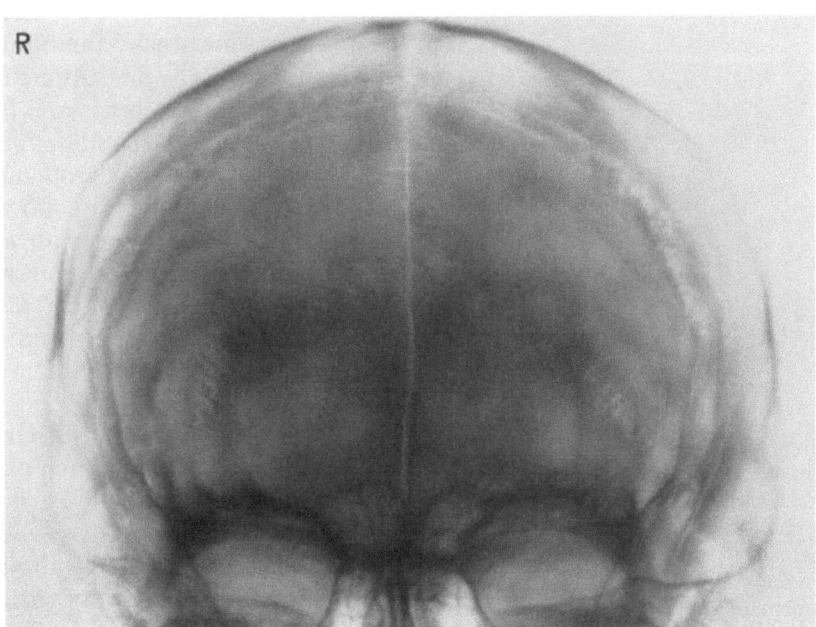

b

Abb. 26 a u. b. a Anterior-posteriore Übersichtsaufnahme des Hinterhauptes und b posterior-anteriore Über-
sichtsaufnahme des Schädels. *Median verlaufende Fraktur durch das Stirnbein.* 20jähriger Patient mit einem
Schädeltrauma bei einem Verkehrsunfall. Auf beiden Aufnahmen ist median eine schmale, ziemlich intensive
Aufhellungslinie zu erkennen. Bei genauer Betrachtung erscheint sie allerdings auf der posterior-anterioren
Übersichtsaufnahme des Schädels schmäler, schärfer begrenzt und intensiver als auf der Hinterhauptaufnahme.
Außerdem läßt sie sich auf letzterer deutlich über den hinteren Rand des Foramen occipitale magnum verfolgen
und ist daher eindeutig als Stirnbeinfraktur zu diagnostizieren

Endes soll auch auf die Möglichkeit hingewiesen werden, daß sich eine Stirnbeinfraktur auf einer Hinterhauptaufnahme abbildet und fälschlicherweise für eine Fraktur des Hinterhauptes gehalten wird. Aus der posterior-anterioren Aufnahme läßt sich dann eindeutig die Zugehörigkeit der Fraktur ablesen, wenn nicht schon auf Grund des Verlaufes auf der Hinterhauptaufnahme die Lokalisation ins Os occipitale abzulehnen ist (Abb. 26a und b).

δ) Frakturen des Schläfenbeines

Die Frakturen des Schläfenbeines nehmen unter den Schädelfrakturen eine besondere Stellung ein. Dieser Knochen beteiligt sich sowohl am Aufbau der Schädelkapsel als auch der Schädelbasis und im Bereiche letzterer an zwei Schädelgruben, so daß eine Zuordnung zu den einzelnen Schädelregionen schwierig ist. Die Diagnose einer Schläfenbeinfraktur ist immer schon besonders wichtig gewesen, da solche Frakturen die Gefahr der Mittel- und Innenohrschädigung mit sich bringen, zur Eröffnung von großen Blutleitern führen, wichtige Hirnnerven in Mitleidenschaft ziehen können und durch die Eröffnung von pneumatischen Hohlräumen die Möglichkeit zur Infektion schaffen.

Frakturen des Schläfenbeines sind meistens Berstungsfrakturen, wobei sich der Angriffspunkt des Traumas entfernt vom Schläfenbein befindet. Die Schläfenbeinfrakturen zeigen in einem großen Prozentsatz einen ziemlich konstanten Verlauf. Diese Tatsache erlaubt es auch, eine einfache Einteilung unter den Schläfenbeinfrakturen zu treffen (Biechele; Grove; Hünermann; E. G. Mayer 1930; Schüller 1928; Stenger).

Die häufigsten unter den Schläfenbeinfrakturen (nach Ulrich etwa 75%) und auch die harmloseren sind die *Längsfrakturen*. Sie entstehen meist bei einer Gewalteinwirkung in der Temporoparietalregion und sind oft mit einer Querfraktur der Schädelbasis vergesellschaftet. Sie beginnen gewöhnlich an der Schädelkalotte im Scheitelbein, in der

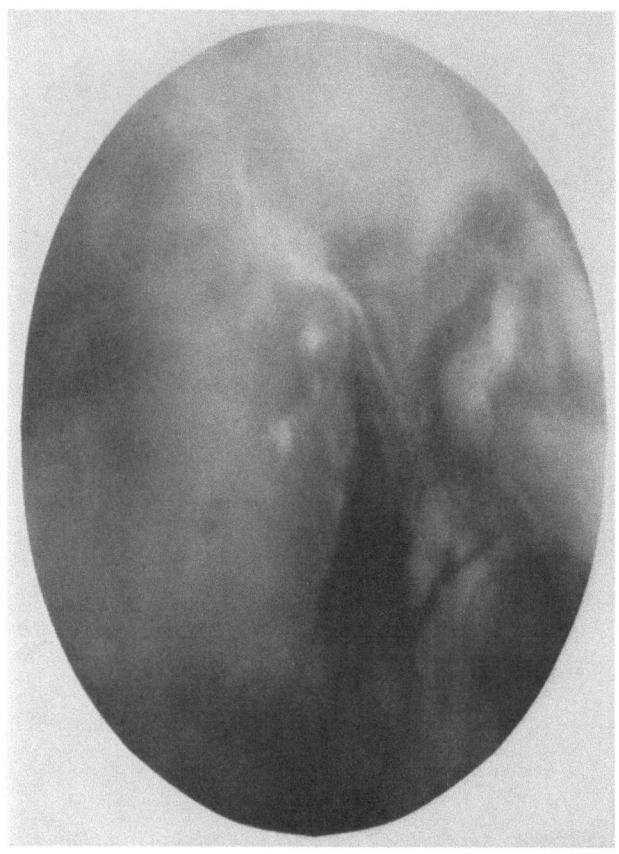

Abb. 27. Aufnahme des rechten Schläfenbeines nach E. G. Mayer. *Längsfraktur des Schläfenbeines.* 56jährige Patientin. Zustand nach Schädeltrauma. Klinisch besteht der Verdacht auf eine Basis- und Schläfenbeinfraktur. Die Aufnahme zeigt eine etwas unregelmäßige, breitere, einer Fraktur entsprechende Aufhellungslinie, die von der Lambdanaht kommt, dann entlang der Sutura parietomastoidea und durch den oberen Anteil der Pars mastoidea zum Cavum tympani zieht und dabei das Antrum durchsetzt. Die Fraktur setzt sich im Os tympanicum fort, das eine deutliche Dehiszenz aufweist

Schläfenbeinschuppe oder an der Lambdanaht und haben die allgemeine Richtung durch das Dach der Paukenhöhle, durch das Cavum tympani und entlang der vorderen Pyramidenkante zu einem Foramen der mittleren Schädelgrube. Sie durchsetzen dabei das pneumatische System an verschiedenen Stellen und ziehen teils durch das Antrum (Abb. 27), teils durch den Attik (Abb. 28) und teils auch weiter vorne durch die Kiefergelenkspfanne zur mittleren Schädelgrube. Manchmal teilt sich die Fraktur im Schläfenbein in mehrere Äste, um in verschiedener Weise dieses zu durchsetzen. Eine besondere Form der Längsfraktur stellt die sog. *Felicetsche Fraktur* dar. Sie ist im Prinzip eine Längsfraktur, die bis zum Foramen lacerum zieht und dann quer die Pyramidenspitze durchsetzt. Durch eine Längsfraktur kommt es oft zur Zerreißung der Gehörknöchelchenkette und des Trommelfelles. Der Canalis facialis wird selten betroffen (nach ULRICH in 16% der Fälle) und wenn, dann im Bereiche des Ganglion geniculi. Ebenso ist eine Beteiligung des Innenohres bzw. der Labyrinthkapsel sehr selten der Fall. Klinische Ausfallserscheinungen in diesem Gebiet sind meist bei Fällen von Längsfraktur durch Blutung bedingt. Es gibt beiderseitige Längsfrakturen des Schläfenbeines (AUBRY u. Mitarb.; L. KRAUS; PFISTERER; RUTTIN) (Abb. 29a und b). Die Fraktur zieht dann als quere Schädelbasisfraktur von einer Seite zur anderen. Ein sog. hinterer Längsbruch (LÜSCHER) entlang der hinteren Kante der Pyramide ist selten.

Querfrakturen verlaufen mehr oder weniger senkrecht zur Pyramidenlängsachse. Sie sind seltener als die Längsfrakturen, aber meist von schwereren klinischen Erscheinungen begleitet, da sie gewöhnlich das Labyrinth durchsetzen. Man findet sie oft bei einem Trauma der Occipitalregion im Verlaufe einer sagittalen Basisfraktur. Die Querbrüche durchsetzen die Pyramide an verschiedenen Stellen, am häufigsten jedoch im Bereiche der Labyrinthkapsel. Von dieser Fraktur gibt es zwei Arten (GROVE; SCHÜLLER 1928). Eine innere Spielart durchsetzt Cochlea und Meatus acusticus internus (Abb. 30), eine äußere das ganze Innenohr (Basalwindung der Schnecke und Vestibulum) und den Canalis

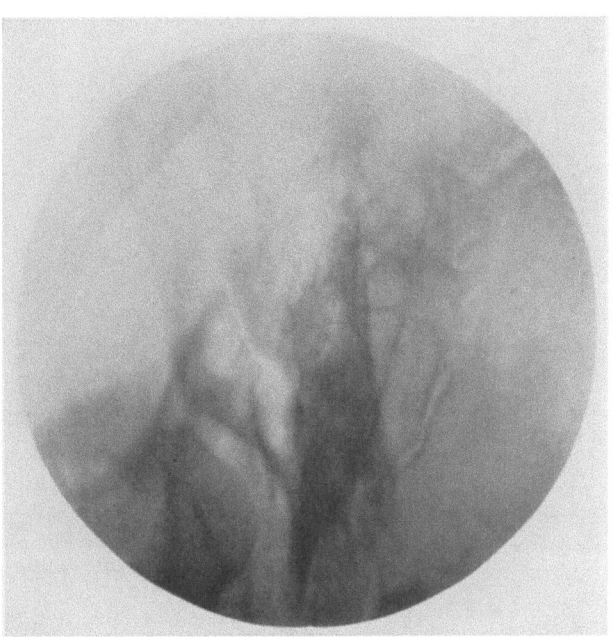

Abb. 28. Aufnahme des linken Schläfenbeines nach E. G. MAYER. *Fraktur durch die Schläfenbeinschuppe, in den Attik einstrahlend*. 31jähriger Patient nach einem Schädeltrauma bei einem Motorradunfall. Klinischer Befund: Commotio cerebri, Facialisparese links. Auf der Aufnahme sieht man eine ziemlich breite Frakturlinie, die aus der Schläfenbeinschuppe kommend nach abwärts zieht und in den Attik und das Cavum tympani einstrahlt

facialis (Abb. 31). Dieser ist bei Querfrakturen der Pyramide häufig betroffen (in etwa 50% der Fälle). Setzen sich Querfrakturen der Pyramide auf das Mittelohr fort, so erreichen sie dasselbe an ihrer medialen Wand (Canalis musculotubaris, Facialisknie, Fußplatte des Stapes). Selten sind Querfrakturen der Pyramidenspitze (meist nur bei sehr schweren Traumen mit ausgedehnten Frakturen, besonders bei Ringbrüchen um das Foramen occipitale magnum) und solche an der Basis der Pyramide, wobei letztere auch die Mittelohrräume und das Zellsystem eröffnen und wegen Meningitisgefahr besonders gefährlich sein können.

Eine Kombination von Längs- und Querfraktur (Abb. 32a, b und c) ist nach BIECHELE, ULRICH und Voss ziemlich häufig (etwa 30%).

Als weitere Form der Schläfenbeinfraktur sei die *isolierte Labyrinthsplitterung* erwähnt. Diese spröde, unelastische Labyrinthkapsel zerspringt innerhalb des spongiösen, elastischen Knochens der Pyramide, besonders durch starke Erschütterung bei Schädelschüssen und Sturz auf das Hinterhaupt, wie das Glas einer Thermosflasche (SCHÜLLER 1928; ULRICH 1926). Bleibt diese Splitterung nur auf das Labyrinth beschränkt, dann wird makroskopisch das Aussehen des Labyrinthes nicht verändert, und eine röntgenologische Darstellung solcher Frakturen ist unmöglich. Sind aber neben den Mikrofrakturen der Labyrinthkapsel auch Frakturen von makroskopischer Größenordnung

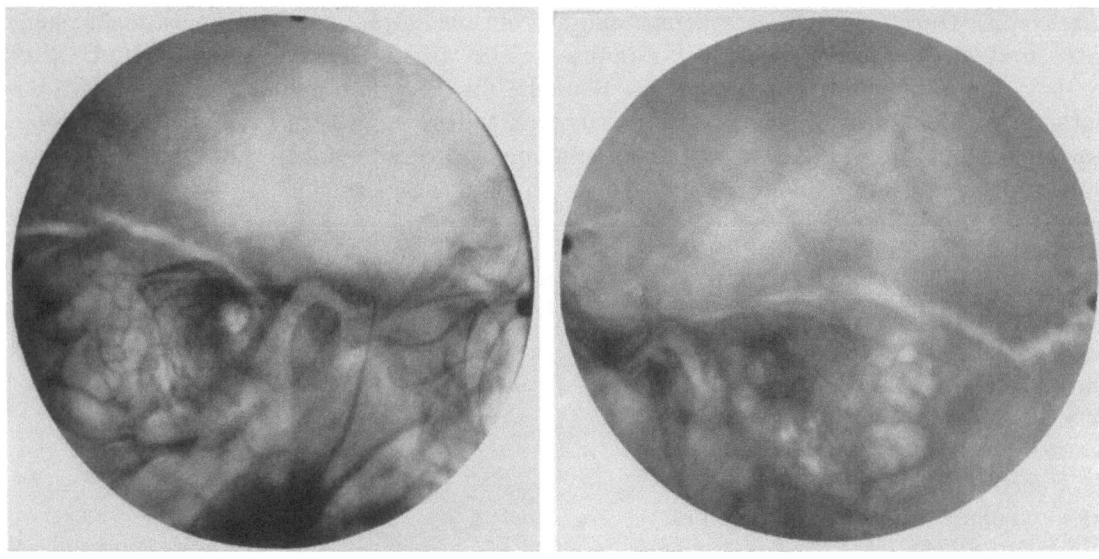

a   b

Abb. 29a u. b. a Aufnahme des rechten, b des linken Schläfenbeines nach Schüller (rechts ziemlich typische Einstellung, links etwas atypische Einstellung, da der Focus der Röhre zu weit ventral stand). *Beiderseitige Längsfraktur der Schläfenbeine.* 36jähriger Patient nach einem Motorradunfall. Klinischer Befund: Hämatotympanon beiderseits. Die Fraktur zieht beiderseits vom äußersten Anteil der Lambdanaht entlang der Sutura parietomastoidea, durchsetzt den oberen Anteil des pneumatischen Systems und läßt sich rechts bis zum äußeren Gehörgang und ins Cavum tympani, links bis zur Kiefergelenkspfanne verfolgen. Ein Zusammenhang dieser beiden Frakturen durch eine quere Fraktur der Schädelbasis ist wahrscheinlich

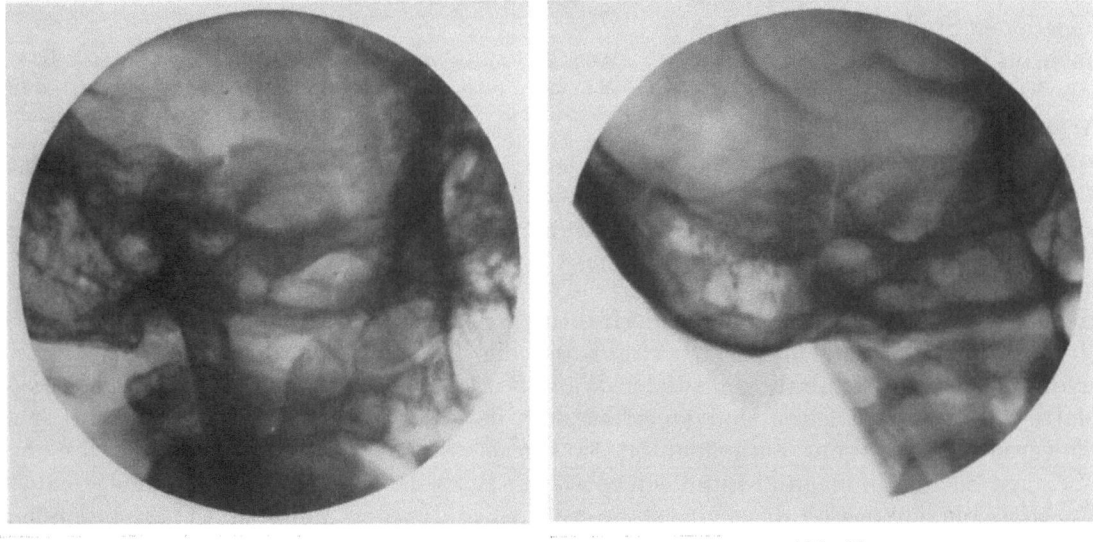

Abb. 30   Abb. 31

Abb. 30. Aufnahme des rechten Schläfenbeines nach Stenvers. *Querfraktur der Pyramide.* 25jähriger Patient. Es besteht Schwerhörigkeit nach einem Verkehrsunfall. Auf der Aufnahme sieht man eine schmale, intensive und scharf begrenzte Aufhellungslinie, die schräg die Pyramide durchsetzt und einer Fraktur entspricht. Sie zieht von der oberen Pyramidenkante durch den inneren Gehörgang und die Schnecke

Abb. 31. Aufnahme des rechten Schläfenbeines nach Stenvers. *Querfraktur der Pyramide.* 48jähriger Patient. Schwerhörigkeit und Facialisparese rechts nach Unfall. Die Aufnahme zeigt eine schmale Fraktur durch die Pyramide. Sie verläuft von der oberen Pyramidenkante durch das Vestibulum und die Basalwindung der Schnecke

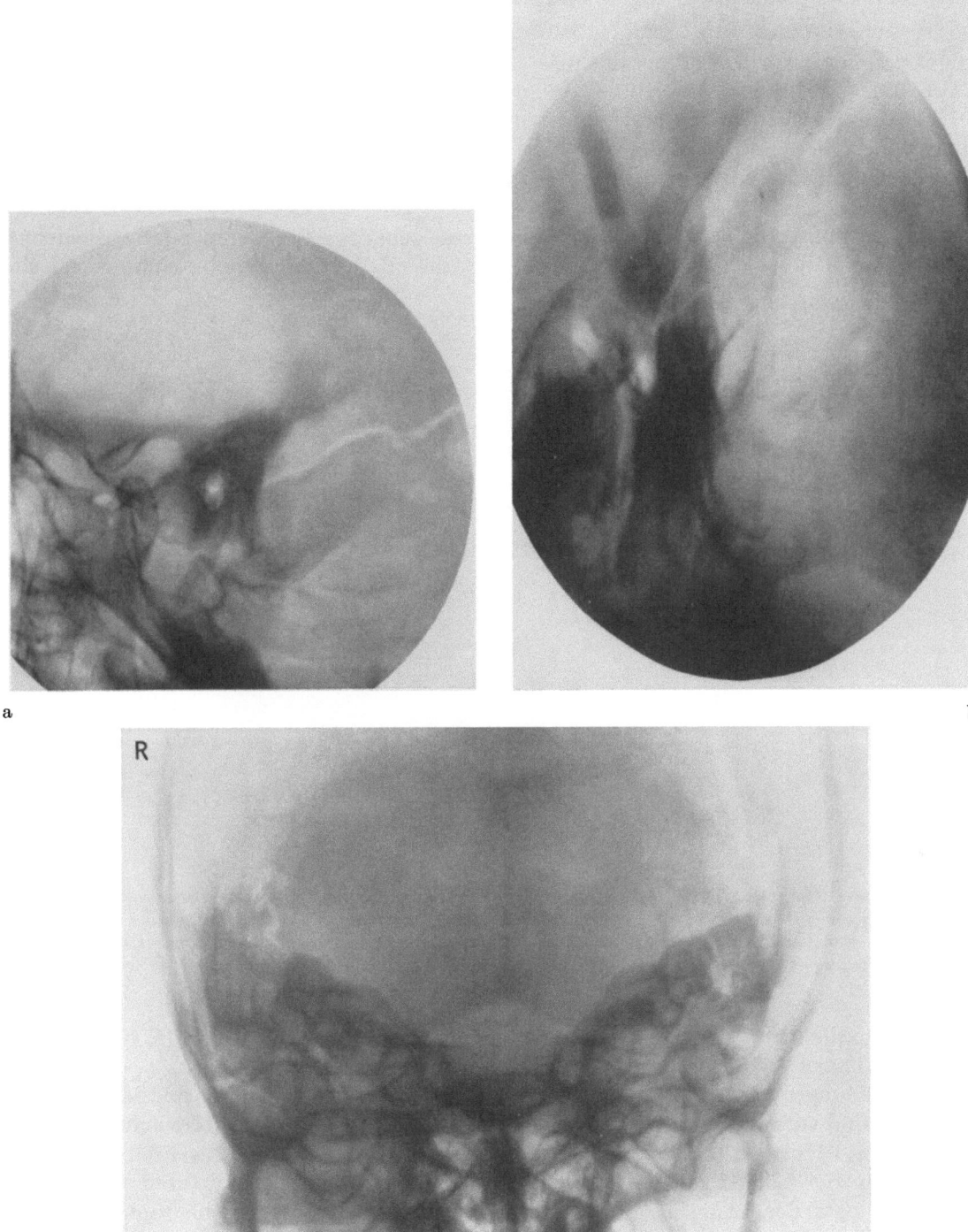

a   b

c

Abb. 32a—c. a Aufnahme des linken Schläfenbeines nach SCHÜLLER, b Aufnahme des linken Schläfenbeines nach E. G. MAYER, c Ausschnitt aus der halbaxialen Vergleichsaufnahme beider Pyramiden nach GRASHEY. *Kombination von Längs- und Querfraktur.* 55jähriger Patient nach Sturz auf den Kopf. Klinisch besteht der Verdacht auf eine Basisfraktur. a zeigt eine Fraktur, die von der Hinterhauptschuppe kommt, den hinteren Anteil der nicht pneumatisierten Pars mastoidea etwa in mittlerer Sinushöhe durchsetzt und gegen den hinteren Rand des äußeren Gehörganges zieht. Auf b ist diese Fraktur bis zum Cavum tympani zu verfolgen. Von ihr zieht eine weitere nach vorne und aufwärts entlang der hinteren Gehörgangswand. Ferner erkennt man noch auf c eine quere Fraktur durch die Basis der linken Pyramide. Letztere Fraktur war auf der Aufnahme nach STENVERS nicht zu sehen

vorhanden, die sich auf den umgebenden Knochen der Pyramide erstrecken, dann ist auch eine röntgenologische Darstellung möglich (Terracol, Paleirac u. Camps).

Weitere Formen von Schläfenbeinfrakturen sind:

Der isolierte Abriß des Processus mastoideus vom Schläfenbein (Ramadier u. Chaussé) (Abb. 33).

Die Impression der Kiefergelenkspfanne durch den Einbruch des Kieferköpfchens in den Boden der mittleren Schädelgrube und die Fraktur des Os tympanicum durch die Eintreibung des Kieferköpfchens. Es handelt sich bei beiden Frakturen um Biegungsfrakturen.

Die Schußfraktur, wobei direkte Nahschüsse lochartige Frakturen oder ausgedehnte Splitterungen des Schläfenbeines erzeugen, während die indirekten Schußbrüche sich

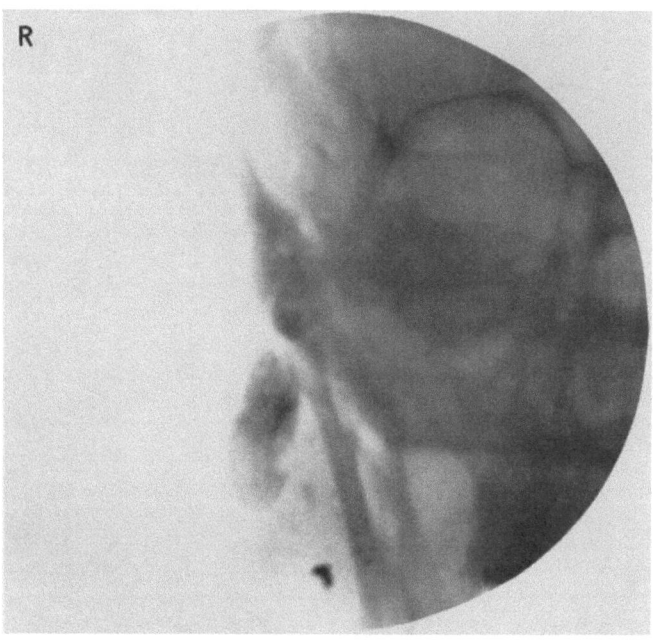

Abb. 33. Tangentiale Aufnahme des rechten Processus mastoideus. *Abrißfraktur des Warzenfortsatzes.* 27jähriger Patient nach einer Schußverletzung der Gegend des rechten Warzenfortsatzes. Die Abbildung zeigt, daß der Processus mastoideus abgebrochen und etwas nach unten und mit seiner Spitze nach auswärts disloziert ist. In seiner Umgebung finden sich medial und unterhalb einzelne kleine Knochensplitter und ein kleiner Metallsplitter

nicht wesentlich von den übrigen Schläfenbeinfrakturen unterscheiden (Marx; Mündnich; Schüller 1928).

Die Meinungen über die röntgenologischen Darstellungsmöglichkeiten der Schläfenbeinfrakturen sind verschieden. Gurdjian behauptet, daß es bei guter Untersuchungstechnik möglich sei, 93% aller Schläfenbeinfrakturen darzustellen. Biechele schreibt, daß die Darstellung der Längsfrakturen schwieriger ist als die der Querfrakturen. Es gelingt ihm nur, 29% der Längsbrüche, dagegen aber 85% der Querbrüche röntgenologisch nachzuweisen. Bei Hünermann liest man, daß etwa 50% aller Querfrakturen röntgenologisch sichtbar sind. Sicher ist, daß auch im Bereiche des Schläfenbeines eine bestimmte Anzahl von Frakturen röntgenologisch nicht sichtbar sind. Dieser Anteil wird verschieden sein, je nachdem, wie hoch man den Prozentsatz der Mikrofrakturen bzw. der isolierten Labyrinthsplitterungen ansetzt. Auch wird es — wie schon vorher erwähnt — immer wieder vorkommen, daß Schläfenbeinfrakturen auf den Übersichtsaufnahmen des Schädels erkennbar sind (Abb. 34), ohne auf den Spezialaufnahmen des Schläfenbeines nachweisbar zu sein. In manchen Fällen wird auch das Schichtbildverfahren die Fraktur sichtbar machen (Abb. 35).

Die Schwierigkeiten bei der Röntgendiagnose einer Schläfenbeinfraktur und ihre Verwechslungsmöglichkeiten sind mannigfaltig. Die wichtigsten davon seien hier angeführt.

Öfters kommt es vor, daß die *Fraktur im Bereiche des Zellsystems* schlecht oder überhaupt nicht zu sehen ist. Handelt es sich dabei um eine Fraktur, die nur auf das pneumatische System beschränkt ist, so sind gewöhnlich nur die dünnen Zellbälkchen frakturiert oder geknickt. Die Fraktur ist dann nur an der durch das begleitende Hämatom hervorgerufenen Verschattung der Zellen im Frakturbereich zu erkennen. Handelt es sich um eine von außen einstrahlende Fraktur, so wird die erkennbare Eintrittsstelle in das pneumatische System den Weg weisen (E. G. Mayer 1930; Schüller 1928) (Abb. 36).

Größere Schwierigkeiten können sich bei der *Unterscheidung zwischen Frakturen und Nähten* ergeben. Im Bereiche der Schläfenbeinschuppe kommt sehr selten eine atypische horizontale Naht vor (Gruber; E. G. Mayer 1938). Im Bereiche des Zellsystems ist es eine gelegentlich vorhandene Sutura intermastoidea oder ihre Reste, die leicht mit einer Fraktur verwechselt werden könnte (Abb. 37). Diese Naht wird durch ihren typischen Verlauf, durch ihre regelmäßige Begrenzung und eventuell durch etwas verdichtete Ränder von Frakturen zu unterscheiden sein. Auf der

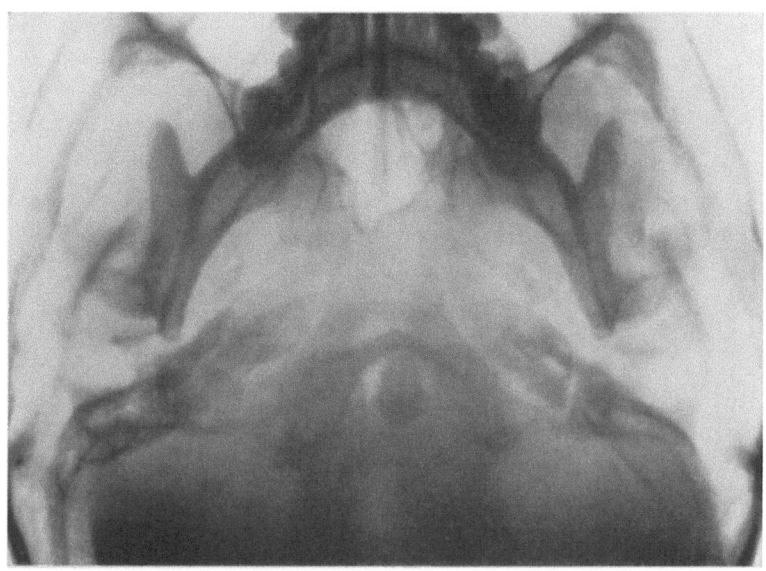

Abb. 34. Ausschnitt aus einer axialen Aufnahme der Schädelbasis. *Querfraktur der linken Pyramide.* 32jähriger Patient. Bei ihm besteht eine Otitis media subacuta links und eine linksseitige Facialisparese nach einem Verkehrsunfall mit Commotio cerebri vor 2 Monaten. Die axiale Aufnahme der Schädelbasis zeigt eine Fraktur, die in schräger Richtung durch die Basis der linken Pyramide verläuft und die Schnecke durchsetzt (auf den Standardaufnahmen des linken Schläfenbeines war die Fraktur nicht zu sehen)

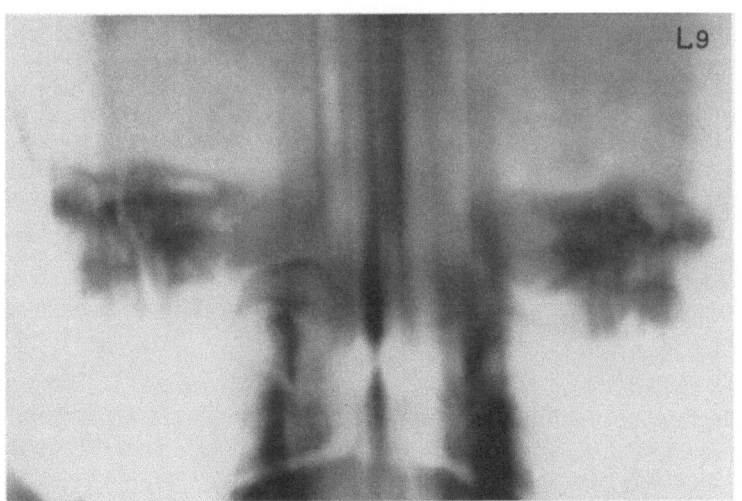

Abb. 35. Halbsagittale Schichtaufnahme beider Schläfenbeine. *Querfraktur der Pyramide.* 22jähriger Patient nach einem Motorradunfall. Es besteht Liquorrhoe aus dem rechten Ohr. Mit den Standardaufnahmen des rechten Schläfenbeines konnte keine Fraktur nachgewiesen werden. Das Schichtbild der rechten Pyramide, 9 cm von der Tischebene, zeigt im lateralen Anteil eine schmale Aufhellung, die die ganze Pyramide vertikal durchsetzt, den Kuppenanteil des lateralen Bogenganges kreuzt und im unteren Anteil etwas breiter wird. Sie entspricht einer Fraktur

Aufnahme nach Stenvers ist im Bereiche der Pyramide oft die senkrecht verlaufende Aufhellung der Sutura sphenosquamosa zu sehen

(Blohmke; Dyes 1939; Loepp 1940; E. G. Mayer 1938) (Abb. 38). Auf die Schwierigkeit bei der Differenzierung gegen eine Fraktur wurde bereits im allgemeinen Teil hingewiesen. Solange man die durch die Sutur erzeugte Aufhellungslinie über die Pyramidenkante hinaus verfolgen kann, kann eine Fraktur sicher ausgeschlossen werden. E. G. Mayer (1959) bemerkt allerdings, daß es auch möglich sei, daß die durch die Naht erzeugte Aufhellung nur im Bereiche der Pyramide zu erkennen ist, da die Sutur sonst infolge einer Drehung im Raum nicht sichtbar wird. In diesem Fall hilft nur die Anfertigung von Aufnahmen bei geänderter Projektion, um aus der Lagebeziehung der Aufhellung

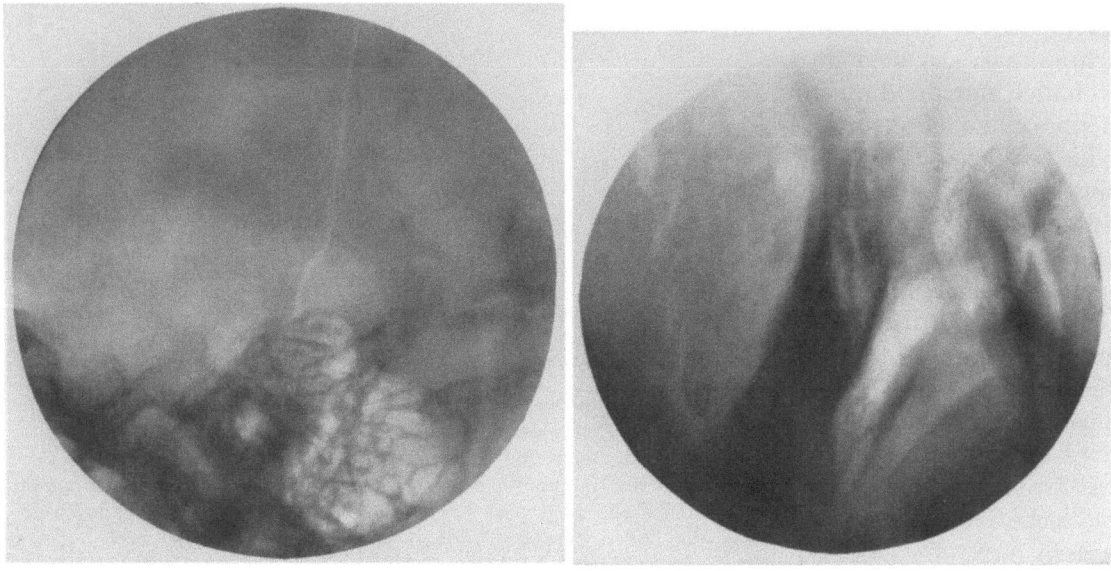

Abb. 36   Abb. 37

Abb. 36. Aufnahme des linken Schläfenbeines nach Schüller. *Vertikale Fraktur durch den untersten Anteil des Scheitelbeines, die Schläfenbeinschuppe und in das pneumatische System einstrahlend.* 18jähriger Patient nach einem Unfall. Klinisch Verdacht auf Basisfraktur und Fraktur der Pyramide. Die Aufnahme zeigt, daß eine Fraktur in fast senkrechter Richtung den unteren Anteil des Scheitelbeines und den hinteren Anteil der Schläfenbeinschuppe durchsetzt. Sie läßt sich bis an den oberen Rand des pneumatischen Systems verfolgen. Innerhalb der Zellen ist sie nicht mehr erkennbar, doch sind die Zellen von der Eintrittsstelle der Fraktur in das pneumatische System bis zum äußeren Gehörgang verschattet. Dieser Befund läßt so auf den weiteren Verlauf der Fraktur im pneumatischen System schließen

Abb. 37. Aufnahme des rechten Schläfenbeines nach E. G. Mayer. *Sutura intermastoidea.* 37jähriger Patient. Kein Schädeltrauma. Auf der Aufnahme sieht man eine senkrecht verlaufende Aufhellungslinie, die das Antrum durchsetzt. Sie entspricht nicht einer Fraktur, sondern der noch zum Teil erhaltenen Sutura intermastoidea. (Aus dem Buch „Diagnose und Differentialdiagnose in der Schädelröntgenologie" von E. G. Mayer)

zur Pyramide festzustellen, ob sie der Pyramide selbst angehört oder abseits von ihr gelegen ist. Ähnlich wie die Sutura sphenosquamosa kann sich auch eine Gefäßfurche eines Astes der A. meningea media verhalten. Die zahlreichen das Schläfenbein mit der Umgebung verbindenden Nähte werden wohl kaum bei Beachtung ihres typischen Verlaufes zu Verwechslungen mit Fissuren Anlaß geben. Auch die normalerweise am Schläfenbein vorkommenden Fissuren (Fissura petrotympanica, Fissura tympanomastoidea) sollten bei der Beurteilung keine Schwierigkeiten bieten.

Auf das Schläfenbein können sich *Gefäßfurchen* von Ästen der A. meningea media projizieren, die schon mit Frakturen verwechselt wurden. An der Außenseite der Schläfenbeinschuppe kann gelegentlich der bereits erwähnte Ast der A. temporalis eine tiefe Furche erzeugen, die im Röntgenbild schon zu Verwechslung mit einer Fraktur geführt hat (E. G. Mayer 1959; Schunk u. Maruyama) (Abb. 5). An der Pyramidenspitze gibt es gelegentlich kleine isolierte Knochen, die auch eine Verwechslungsmöglichkeit mit einer Fraktur darstellen.

ε) Frakturen des Stirnhöhlen-Siebbeingebietes

Frakturen, die nur auf die Stirnhöhle beschränkt sind, kommen selten vor. Bei diesen Fällen handelt es sich meistens um Traumen mit kleiner Angriffsfläche, Schuß-, Stich- oder Pfählungsverletzungen, wobei der Knochen nur an einer Stelle bricht. Dabei entstehen umschriebene Verletzungen des Knochens, meist in Form von lokalen Impressionen (Abb. 39a und b). Solch eine lokale Impression ist röntgenologisch

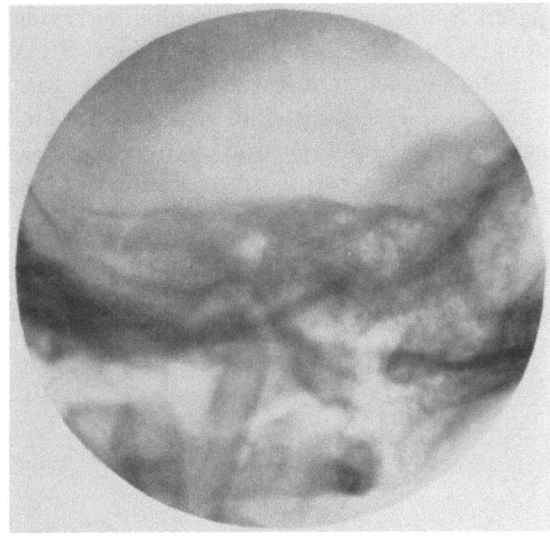

Abb. 38. Aufnahme des linken Schläfenbeines nach STENVERS. *Sutura sphenosquamosa, eine Pyramidenfraktur vortäuschend.* 20jähriger Patient nach Motorradunfall. Klinisch Stirnhöhlenfraktur, rhinogene Meningitis, keine Symptome von seiten der Schläfenbeine. Die Aufnahme der linken Pyramide zeigt eine bogenförmige Aufhellung über der Pyramidenspitze, die eine Fraktur vortäuscht. Sie ist durch die Sutura sphenosquamosa hervorgerufen, die sich in dieser Einstellung auf die Pyramide projiziert. Sie ist etwas höher in der seitlichen Schädelwand neuerlich zu erkennen, kommt aber gerade über der Pyramidenkante aus projektivistischen Gründen nicht zur Ansicht

Abb. 38

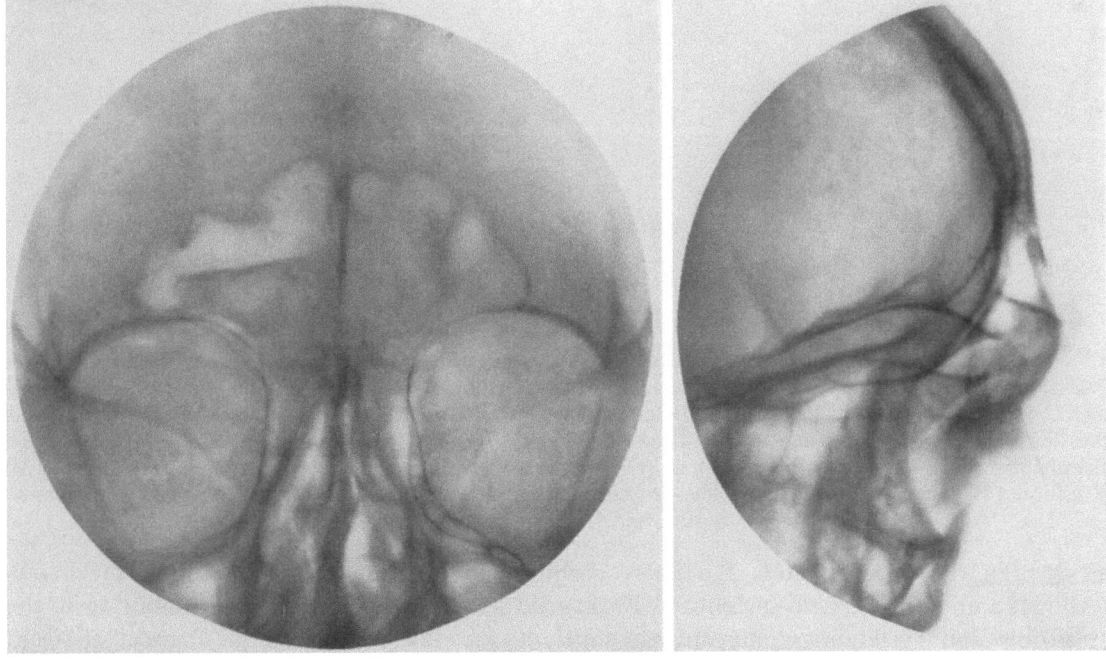

a   b

Abb. 39a u. b. a Posterior-anteriore, etwas kranial exzentrische Aufnahme, b seitliche Aufnahme der Stirnhöhlen. *Fraktur der rechten Stirnhöhlenvorderwand.* 20jähriger Patient, der ein Trauma der Stirne mit einem stumpfen Gegenstand (Werkzeug) erlitt. Nase klinisch o. B. Die Aufnahme a zeigt, daß aus der Vorderwand der rechten Stirnhöhle ein größeres Stück ausgebrochen ist. b zeigt, daß das große Fragment um fast 90⁰ nach innen gegen die Stirnhöhle gedreht ist. Über die Stirnhöhle projiziert sich noch eine runde Aufhellung, die einer Luftblase in den Weichteilen entspricht

manchmal nicht leicht darzustellen, obwohl sie klinisch durch Palpation eindeutig festzustellen ist. Auf der zur röntgenologischen Darstellung üblichen tangentialen bzw. seitlichen Aufnahme kann der normal gewölbte Knochen der benachbarten Stirnhöhlenanteile den imprimierten Anteil ständig überlagern und eine einwandfreie Darstellung unmöglich machen. Gelegentlich gelingt es durch eine entsprechende Drehung des Kopfes, bei nicht zu ausgedehnt entwickelten Stirnhöhlen, den imprimierten Anteil der Stirnhöhlenwand randbildend darzustellen (Abb. 40a und b). Auch die „überkippte" axiale Aufnahme der vorderen Schädelgrube und Stirnhöhlenregion nach WELIN wird von H. G. BOENNINGHAUS zur Darstellung der Impression der Stirnhöhlenvorderwand benützt (Abb. 41a und b).

Die einfachen linearen Frakturen durchziehen die Stirnhöhlenwände vorwiegend in vertikaler Richtung und strahlen vielfach in den benachbarten Knochen (Stirnbeinschuppe, Orbitaldach und Siebbein) ein.

Ausgedehntere, schwere Verletzungen der Stirnhöhlen durch ein massives Trauma führen zu Splitterungen und Impressionen der Stirnhöhlenwände und sind meistens mit

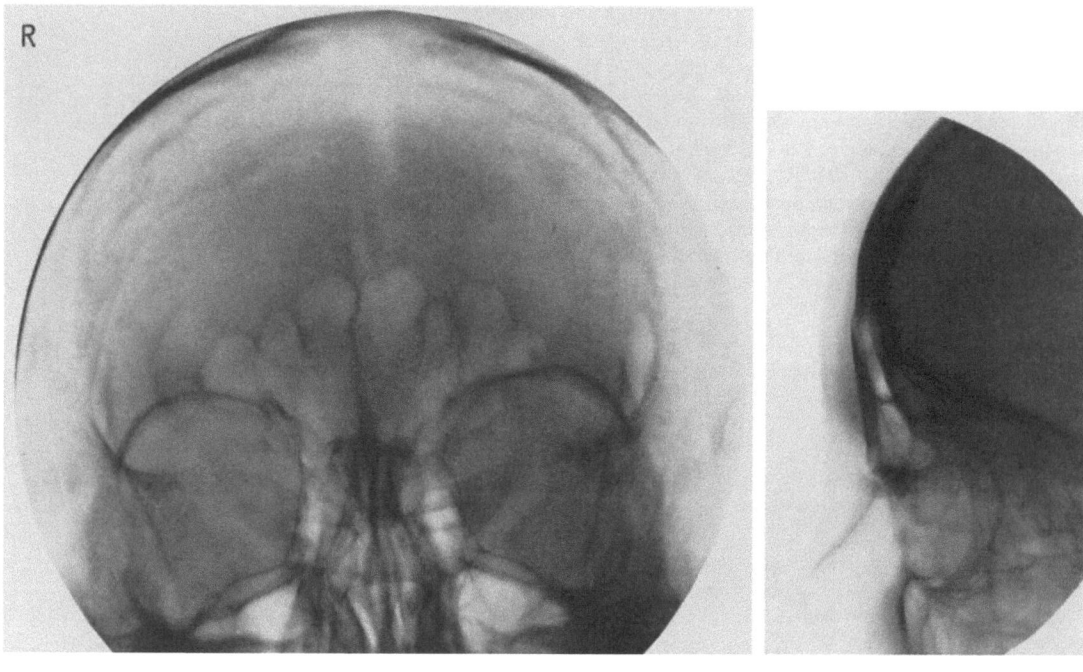

a   b

Abb. 40a u. b. a Ausschnitt aus einer sagittalen posterior-anterioren, etwas kranial exzentrischen Aufnahme beider Stirnhöhlen. b Tangentiale Aufnahme der linken Stirnhöhle. *Impressionsfraktur der Stirnhöhlenvorderwand.* 11jährige Patientin. Das Kind ist beim Turnen heftig mit dem Knie gegen die Stirne gestoßen. Über der linken Stirnhöhle tastet man eine deutliche Eindellung. a zeigt lediglich eine geringe Verschattung der Stirnhöhlen. Erst die tangentiale Aufnahme (b) bei leichter Drehung des Kopfes erweist eine Abflachung der Kontur der Wölbung der linken Stirnhöhle, eine kleine Stufe am oberen Rand der Stirnhöhle und eine Dehiszenz in der Sutura nasofrontalis mit Stufenbildung

Frakturen der umgebenden Knochen verbunden (Nasenbein, Siebbein, Orbitaldach) (Abb. 42a und b). Diese ausgedehnten Frakturen werden gewöhnlich unter dem Begriff der frontobasalen Verletzungen zusammengefaßt. Es handelt sich dabei um charakteristische Verletzungen bei Verkehrsunfällen durch Aufprall des Schädels gegen einen Widerstand. Diese Verletzungen nehmen in letzter Zeit besonders an Häufigkeit zu. Zweck der Röntgenuntersuchung bei diesen Fällen ist, neben der Feststellung des Ausmaßes der Verletzung, der Nachweis der Impression, die Lokalisation von Knochensplittern und Fremdkörpern und vor allem die Feststellung, ob eine Fraktur der Stirnhöhlenhinterwand besteht oder nicht (H. G. BOENNINGHAUS 1960). Da jede Nebenhöhlenfraktur als infektionsgefährdet angesehen werden muß (HÜNERMANN), erhöht das Bestehen einer Hinterwandfraktur die Gefahr einer Meningitis besonders, und das Vorhandensein einer Hinterwandfraktur stellt eine Indikation zur Operation dar. Im allgemeinen ist dabei die Stirnhöhlenvorderwand ausgiebiger frakturiert als die Hinterwand, und eine isolierte Fraktur der Hinterwand soll meist nur bei Schußverletzungen vorkommen (W. UFFENORDE). Daß

gelegentlich auch bei den gewöhnlichen Schädeltraumen eine alleinige Fraktur der Hinterwand der Stirnhöhlen auftreten kann, zeigen die Bilder von Abb. 43a, b und c. Die röntgenologische Beurteilung der Stirnhöhlenhinterwand bezüglich einer Fraktur ist nicht
immer einfach. E. G. MAYER (1959) weist darauf hin, daß auf der Aufnahme zwei knapp

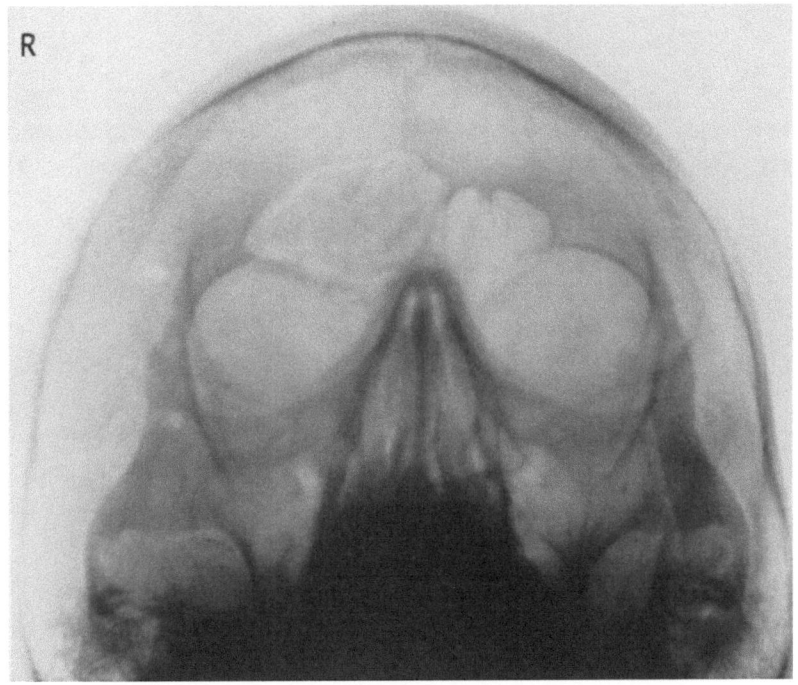

a

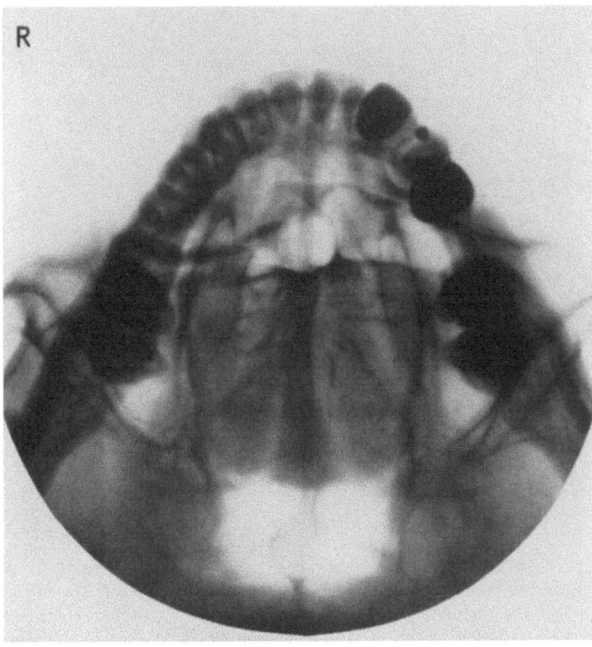

b

Abb. 41a u. b. a Posterior-anteriore, kranial exzentrische Aufnahme zur Darstellung der Nebenhöhlen der
I. Serie, b axiale „überkippte" Aufnahme der Schädelbasis nach WELIN zur getrennten Darstellung von Stirn-
höhlenvorder- und Hinterwand. *Splitterfraktur der Stirnhöhlenwände rechts.* 24jähriger Patient. Stirnbein-
verletzung bei Motorradunfall. Keine Beschwerden! a zeigt eine ausgedehnte Fraktur mit Splitterung der
Wände der rechten Stirnhöhle. Ferner besteht eine dichte Verschattung der rechten Stirnhöhle. b zeigt die
tiefe Impression der Vorderwand und eine geringe Einbuchtung der Hinterwand der rechten Stirnhöhle

beisammenliegende Frakturlinien vorhanden sein können, von denen eine sicher einer Hinterwandfraktur entspricht. Weiterhin kann man zusätzlich zu der üblichen sagittalen Übersichtsaufnahme für die Stirnhöhlen solche bei leichter Drehung des Schädels an-

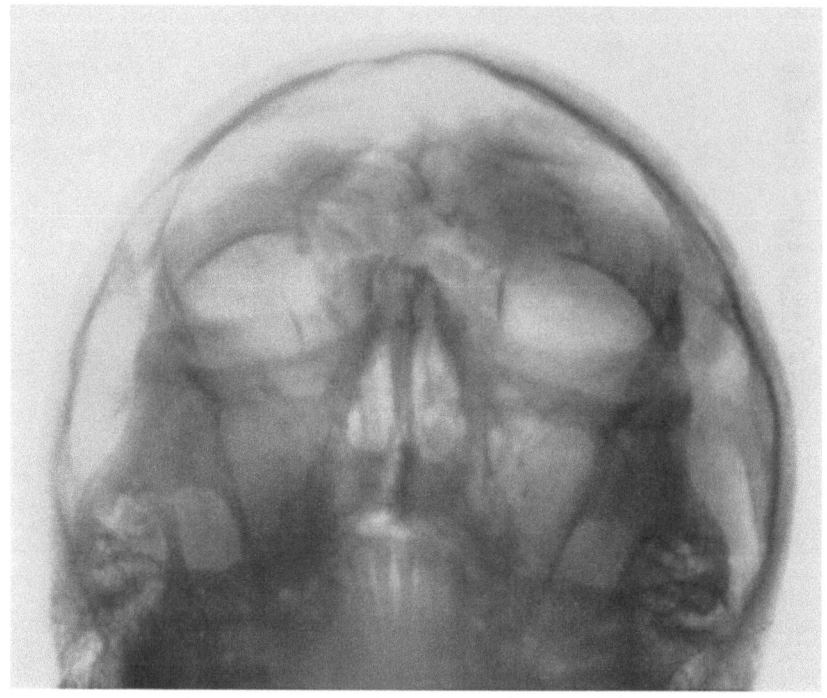

a

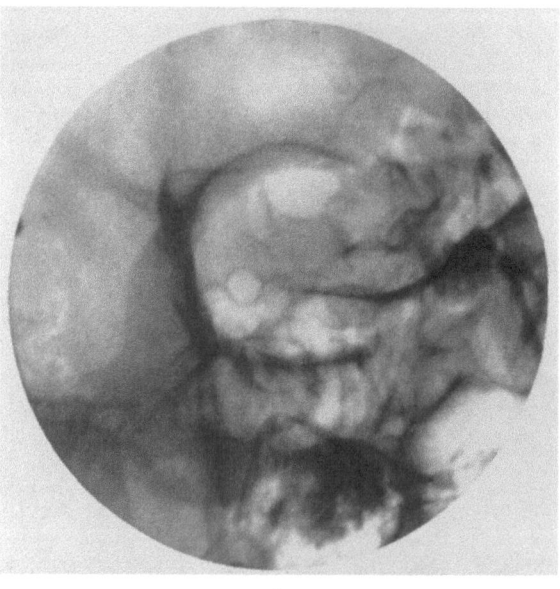

b

Abb. 42a u. b. a Posterior-anteriore, kranial exzentrische Aufnahme zur Darstellung der Nebenhöhlen der I. Serie. b Schrägaufnahme der rechten Orbita. *Ausgedehnte Splitterfraktur der Stirnhöhlen und der angrenzenden Teile der rechten Orbita.* 30jähriger Patient, der nachts mit dem Motorrad gegen einen parkenden Lastkraftwagen gefahren ist. Klinisch offener Stirnbeinbruch und Nasenbeinfraktur. a zeigt eine Trümmerfraktur der Wände beider Stirnhöhlen sowie Frakturen an den Nasenbeinen und im Bereiche der Lamina papyracea beiderseits. Aus dem medialen vorderen Anteil des rechten Orbitadaches ist ein größeres Knochenstück ausgebrochen und orbitawärts disloziert. b läßt besonders gut den Defekt im vorderen Anteil des Orbitadaches erkennen. Ebenso kommen die zahlreichen Splitter der frakturierten Stirnhöhlenwände und des angrenzenden Siebbeines auf dieser Aufnahme sehr gut zur Ansicht

fertigen (eventuell auch Aufnahmen nach RHESE) und auf Grund der Lageveränderungen der vorhandenen Frakturen zueinander erschließen, ob sie der Vorderwand

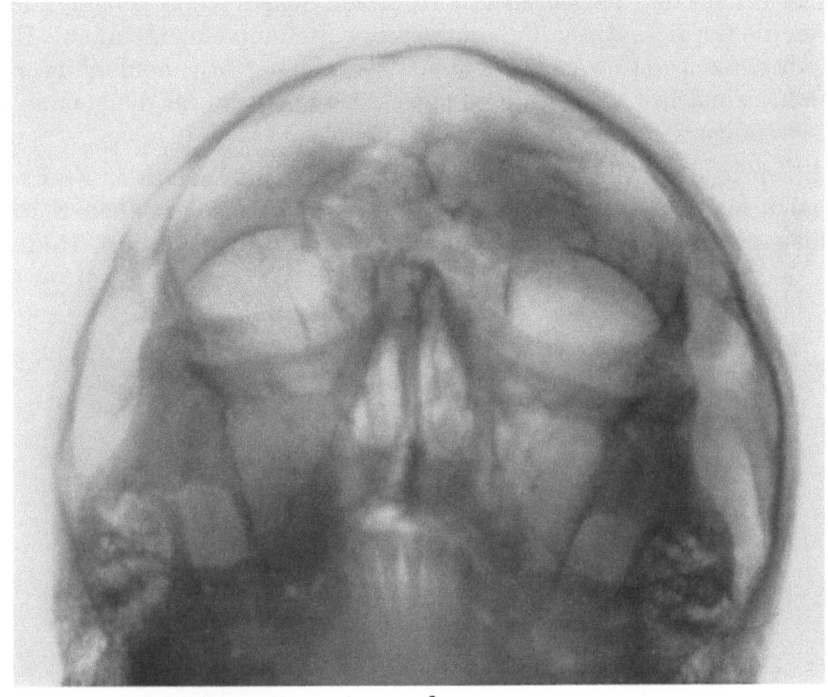

a

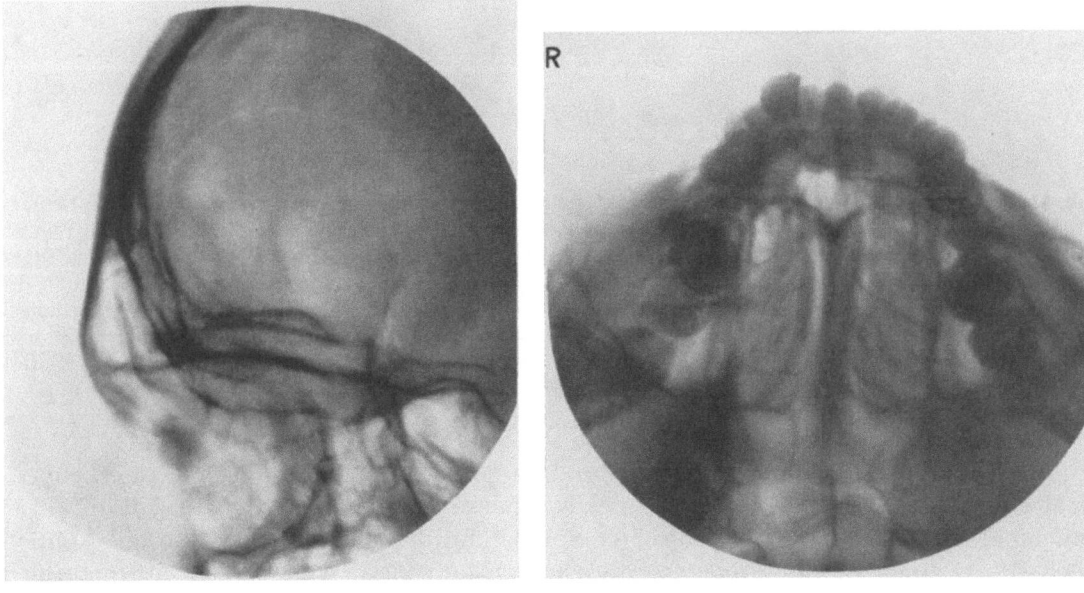

b   c

Abb. 43a—c. a Postero-anteriore, etwas kranial exzentrische Aufnahme beider Stirnhöhlen, b seitliche Aufnahme der linken Stirnhöhle und c axiale „überkippte" Aufnahme zur Darstellung der Stirnhöhlenhinterwand nach WELIN. *Alleinige Fraktur der Stirnhöhlenhinterwand.* 19jähriger Patient, der vor 3 Monaten von einem Gerüst stürzte und dabei einen Schädelbruch erlitt. Jetzt besteht eine Amaurose links und eine Liquorrhoe aus dem linken Cavum nasi. a zeigt nur eine Verschattung der linken etwas über die Medianebene nach rechts reichenden Stirnhöhle. b zeigt eine lineare Fraktur, die vom seitlichen Anteil der Stirnbeinschuppe zur Stirnhöhle zieht. Weiter erkennt man innerhalb der Stirnhöhle einen vertikal verlaufenden, knochendichten Schatten, c zeigt einen Defekt in der Schattenlinie der linken hinteren Stirnhöhlenwand und vor diesem ein größeres Knochenstück. Bei der anschließenden Operation stellte sich heraus, daß die Vorderwand der linken Stirnhöhle vollständig intakt und nur aus der Hinterwand ein größeres Knochenstück ausgebrochen und nach vorne disloziert war

oder Hinterwand angehören (Abb. 44a, b und c). Auch für die Darstellung der Stirnhöhlenhinterwand erweist sich die überkippte Aufnahme nach Welin als aufschlußreich.
Allerdings ist es oft für den Patienten mit frontalen Schädelverletzungen kurz nach dem
Trauma schwer, die für diese Aufnahme notwendige Stellung einzunehmen. E. G. Mayer
(1959) gibt zu bedenken, daß wir den genauen Verlauf der Stirnhöhlenhinterwand nicht
kennen und daher zunächst nicht in der Lage sind, immer die für die genaue tangentiale
Aufnahme notwendige Einstellung vorzunehmen.

Auch im Bereiche des Siebbeines sind die direkten und isolierten Frakturen selten.
Sie kommen auch hier durch umschriebene Gewalteinwirkung mit kleiner Angriffsfläche
zustande (Schlag gegen den medialen Orbitarand, Pfählungsverletzung). Röntgenologisch

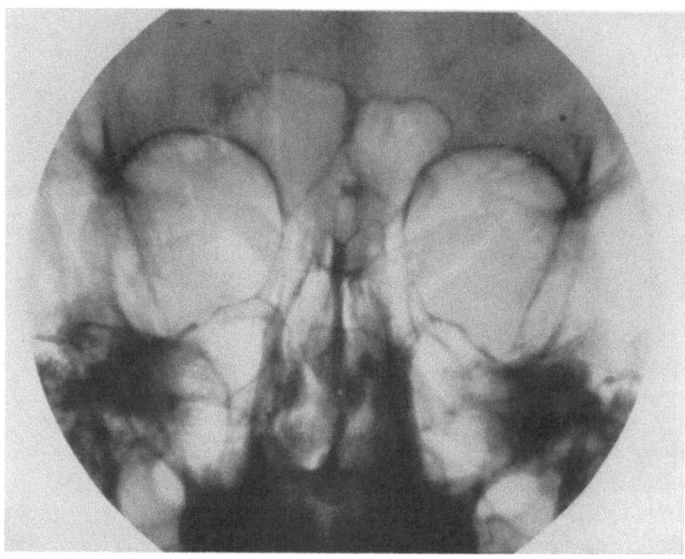

Abb. 44a

Abb. 44a—c. a Sagittale postero-anteriore, etwas kranial exzentrische Aufnahme der Stirnhöhlen, b Schrägaufnahme der rechten Orbita und c axiale Aufnahme zur Darstellung der Stirnhöhlenhinterwand nach Welin.
Gleichzeitige Fraktur der Vorder- und Hinterwand der rechten Stirnhöhle. 18jähriger Patient nach einem Sturz
von der Straßenbahn. Klinisch Stirnbeinfraktur. a zeigt eine vertikal verlaufende Frakturlinie durch die
rechte Stirnhöhle. (Auf der Originalaufnahme besteht diese aus zwei eng beisammenliegenden Aufhellungslinien.) b zeigt, daß diese Frakturen auf der Schrägaufnahme der rechten Orbita weit auseinanderrücken und
daher in verschiedenem Niveau liegen müssen. Somit gehört eine der Vorderwand, die andere der Hinterwand an; c zeigt an der mit einem Pfeil bezeichneten Stelle die Fraktur im Bereiche der Hinterwand

ist die Fraktur bei den dünnen Wänden und Septen des Siebbeines fast nie zu erkennen.
An der Stufenbildung bzw. Knickung der Kontur der Lamina papyracea ist die Fraktur
manchmal zu sehen. Auch bei stärkerer Splitterung der medialen Orbitawand können
die Splitter, wenn sie in größerer Ausdehnung tangential von den Röntgenstrahlen
getroffen werden, zu sehen sein. Meist kommt es jedoch durch die Eröffnung der pneumatischen Räume zum Eindringen von Luft in die Orbita. Das Weichteilemphysem ist
dann an den fleckigen Aufhellungen, vorwiegend im oberen Anteil der Orbita, leicht zu
erkennen und ist beweisend für das Vorliegen einer Fraktur (Abb. 45). Eine Verwechslung
ist möglich durch einen sichelförmigen Aufhellungsstreifen unterhalb des knöchernen
Orbitarandes, der bei Patienten mit sehr tief liegenden Augen zu sehen ist. Diese Aufhellung ist jedoch gleichmäßig und zeigt nach unten regelmäßige konkave Abgrenzung.
Sie findet sich meist beiderseits.

Handelt es sich um Frakturen des Siebbeines im Rahmen einer größeren Verletzung,
z. B. bei einem frontobasalen Schädelhirntrauma, so kann die Fraktur bei stärkerer

Splitterung oder, falls dickere Anteile des Siebbeines betroffen sind, durch direkte Frakturzeichen zu sehen sein. Immer müssen jedoch ausgedehnte traumatische Veränderungen am Siebbein vorhanden sein, bevor sie röntgenologisch direkt darstell-

bar sind. Deshalb gewinnen gerade bei den Siebbeinfrakturen die indirekten Frakturzeichen besonderen Wert. Neben dem gelegentlichen Auftreten eines Weichteilemphysems kommt es bei einer Fraktur einer Nebenhöhle immer zu Läsionen der zugehörigen Schleimhaut. Die Blutung zeigt sich röntgenologisch als Verschattung des betreffenden Sinus. Sie kann umschrieben polsterartig sein, wenn die Blutung in die Nebenhöhlenschleimhaut erfolgt, oder diffus oder mit horizontalem Niveau, sobald die Nebenhöhle ganz oder teilweise mit Blut erfüllt ist und die Aufnahme mit horizontalem Strahlengang angefertigt wurde.

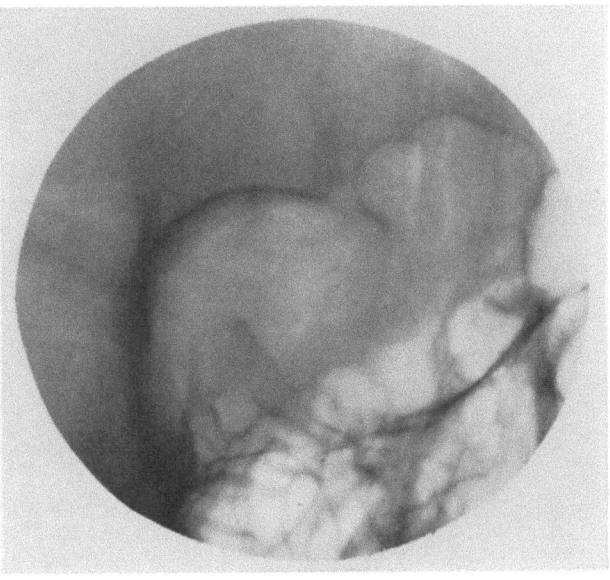

Abb. 44 b

ζ) *Frakturen der Orbita und des Canalis opticus*

Die Bedeutung der Frakturen im Bereiche der Orbita geht vor allem aus drei Tatsachen hervor, die die Komplikationen nach solchen Frakturen betreffen:

1. Durch eine ausgedehnte Fraktur im Bereiche der Orbita kann eine Deformation derselben entstehen, die eine Lageveränderung des Bulbus zur Folge hat.

2. Frakturen, die den Canalis opticus betreffen, führen zur schweren Schädigung des Sehnerven.

3. Frakturen der Orbita, die auch gleichzeitig die Nebenhöhlen mit einbeziehen, bringen die Gefahr der Infektion mit sich.

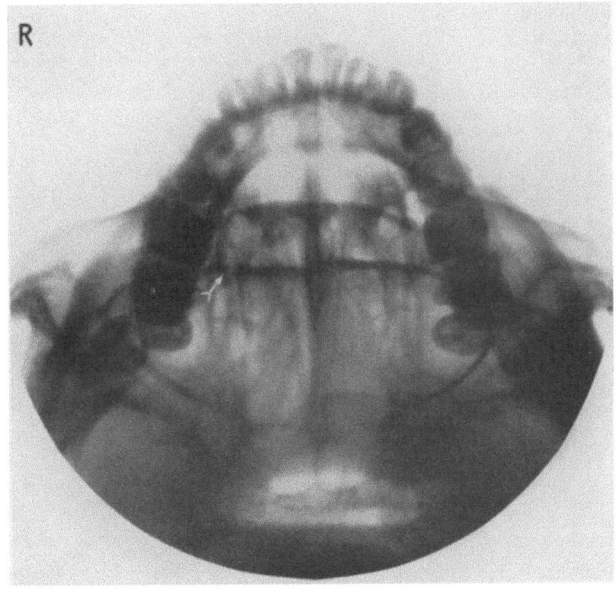

Abb. 44 c

Auf diese Komplikationsmöglichkeiten hat die Röntgenuntersuchung der Orbita bei Frakturen besonders Rücksicht zu nehmen.

Vom anatomischen Gesichtspunkt gesehen, lassen sich die Orbitafrakturen in solche des knöchernen Orbitaeinganges, solche der Orbitawände und solche des Canalis opticus einteilen. Am besten gelingt der röntgenologische Nachweis von Frakturen des vorderen Orbitarandes, da es sich dabei um kompaktera Knochen handelt, in dessen Bereich die Frakturen besser zur Abbildung gelangen. LOEPP und LORENZ haben hier zwischen solchen des äußeren-unteren, inneren-unteren, äußeren-oberen und inneren-oberen Anteiles unterschieden.

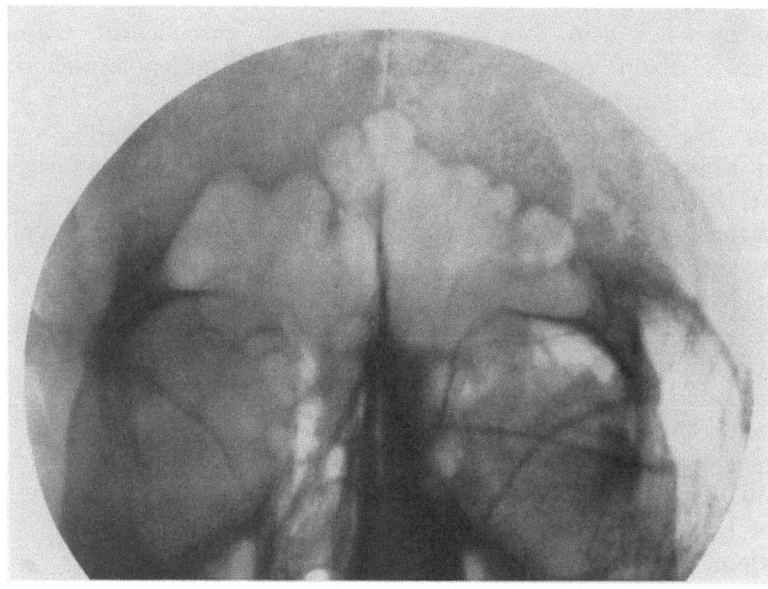

Abb. 45. Postero-anteriore, etwas kranial exzentrische Aufnahme zur Darstellung beider Orbitae. *Fraktur des linken Siebbeines mit Orbitaemphysem.* 64jähriger Patient, der einen Faustschlag gegen das linke Auge erhielt. Anschließend starke Verschwellung der Lider des linken Auges. Die Aufnahme zeigt am Dach der linken Orbita eine größere, nach unten regelmäßig begrenzte Aufhellung, die einem Luftemphysem entspricht. Das linke Siebbein ist verschattet. Die Kontur der linken Lamina papyracea zeigt einen abnormen, schräg von außen oben nach innen unten ziehenden Verlauf. Dieser Befund spricht für eine Fraktur des linken Siebbeines. Die lateral von der linken Orbita sichtbare, intensive Aufhellung ist durch ein Emphysem in den stark vorgewölbten und geschwollenen Lidern bedingt

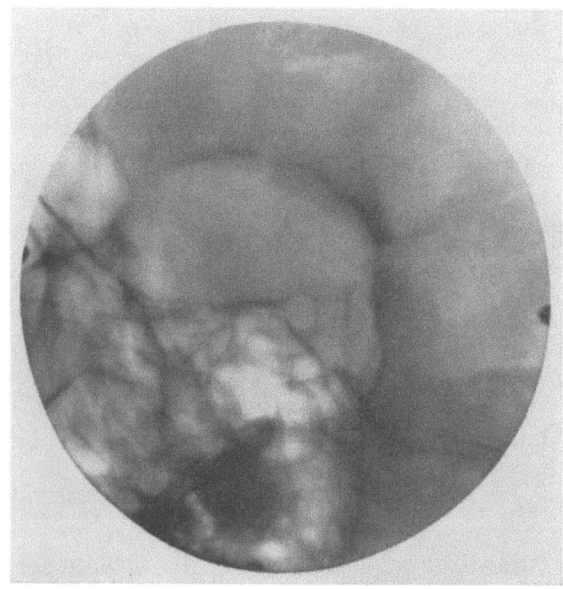

Abb. 46. Schrägaufnahme der linken Orbita und der angrenzenden Knochenpartien. *Fraktur des äußeren oberen Randes der linken Orbita mit den angrenzenden Knochenteilen des Os frontale.* 49jähriger Patient nach einem Mopedunfall mit Basisfraktur. Die Abbildung zeigt, daß links zwischen Sutura zygomaticofrontalis und Foramen supraorbitale der obere Orbitarand mit dem angrenzenden Knochen ausgebrochen und das ausgebrochene Knochenstück etwas nach unten verschoben ist

Bei den Frakturen des äußeren-unteren Anteiles des Orbitarandes handelt es sich vor allem um solche, die durch einen Bruch des Jochbeines und seiner die Orbitawände bildenden Anteile entstehen. Die Frakturen verlaufen demnach vorwiegend entlang den Verbindungen des Jochbeines mit seinen benachbarten Knochen (Stirnbein, Oberkiefer, großer Keilbeinflügel). Ist dabei das Jochbein auch disloziert, so entsteht dadurch eine deutliche Deformation der Orbita.

Die Fraktur des äußeren-oberen Anteiles des knöchernen Orbitaeinganges besteht meist aus einer Aussprengung des oberen Orbitarandes zwischen Sutura zygomaticofrontalis und Foramen supraorbitale in verschiedener Größe und ohne wesentliche Dislokation des Fragmentes (Abb. 46). Dabei sind immer Frakturen des Orbitadaches vorhanden.

Die Fraktur des inneren-unteren Orbitarandes ist eigentlich eine Fraktur des Oberkiefers mit Ausbruch eines Fragmentes vom unteren-medialen Orbitarand, wobei die Fraktur sich auch auf benachbarte Knochen, wie Siebbein,

Nasenbein, Stirnbein und Jochbein, erstrecken kann. Die Dislokation erfolgt meist nach unten
(Abb. 47a und b).

Frakturen des inneren-oberen
Anteiles sind meist Splitterfrakturen ohne gesetzmäßigen Verlauf und mit Beteiligung des benachbarten Siebbeines.

Von den Frakturen der Orbitawände ist lediglich diejenige der
lateralen Wand am großen Keilbeinflügel ziemlich gut darzustellen. Sie ist auf den entsprechenden
Bildern als Konturunterbrechung
der Linea innominata bzw. am
Verschwinden derselben zu sehen.
Frakturen des Orbitadaches und
der medialen Orbitawand sind
wegen der Dünne der Knochen
röntgenologisch oft nicht zu erfassen.

Doch gerade im Bereiche der
Orbitawände treten manchmal isolierte Frakturen durch umschriebene Traumen auf, ohne daß sich
die Fraktur auf den benachbarten
dichteren Knochen erstreckt. Im
Bereiche der medialen Wand haben
wir die umschriebene Fraktur des
Siebbeines bereits erwähnt. Am
Dach der Orbita kommt es ebenfalls infolge Pfählungsverletzung
zum Ausbruch von Knochenfragmenten, die oft weit endokraniell
disloziert sind. Meist läßt sich
das dislozierte Fragment gut darstellen, während der Defekt im
dünnen Orbitadach oft nicht zu
sehen ist. Bei einem stumpfen
Trauma gegen den Bulbus (Sturz
auf den Knauf eines Schistockes,
Faustschlag) kann durch den
plötzlichen Druck der intraorbitalen Weichteile ein Bruch des
großen Keilbeinflügels mit Split-
terbildung (E. G. Mayer 1959)
oder des Orbitabodens ("blow-out
fracture" nach Pfeiffer; Lewin,
Rhodes u. Pavsek; B. Smith u.
Regan) entstehen.

Besonders wichtig sind die
Frakturen des Canalis opticus. Es
handelt sich dabei vorwiegend

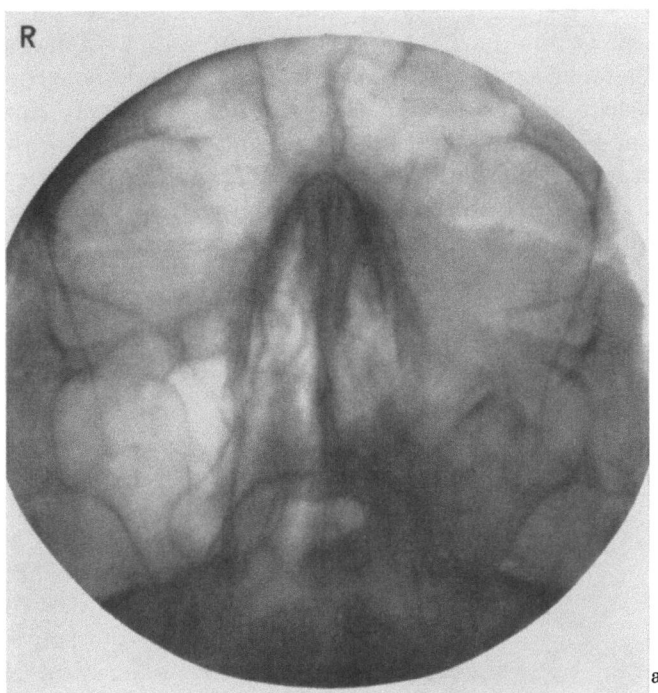

a

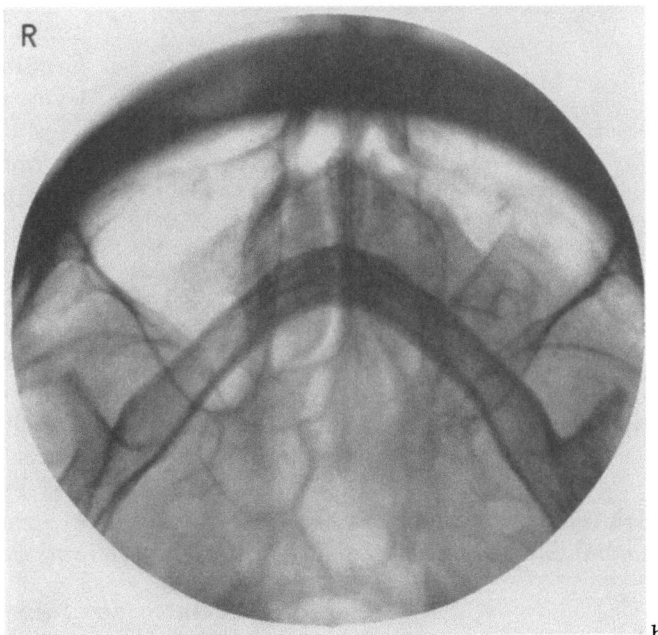

b

Abb. 47a u. b. a Ausschnitt aus der postero-anterioren, kranial exzentrischen Aufnahme zur Darstellung der Nebenhöhlen
der 1. Serie, b Ausschnitt aus der axialen Aufnahme des Gesichtsschädels. *Fraktur des medialen unteren Orbitarandes*. 72jäh-
riger Patient, der eine Pfählungsverletzung am linken unteren
Orbitarand neben der Nasenwurzel erlitten hat. a zeigt, daß links
die mediale Hälfte des unteren Orbitarandes fehlt. Sie ist ausgebrochen und nach unten und kieferhöhlenwärts disloziert. Die
linke Kieferhöhle ist verschattet (Hämosinus). b zeigt innerhalb
der verschatteten linken Kieferhöhle das dislozierte größere,
unregelmäßig geformte Knochenstück, das auch eine kleine
Ringbildung aufweist und dem ausgebrochenen, nach unten,
innen dislozierten Fragment des unteren Orbitarandes mit dem
Foramen infraorbitale entspricht

um Berstungsfrakturen, und zwar meistens um einfache Spaltbrüche, die am Dach der Orbita nach rückwärts ziehen und in den Canalis opticus einstrahlen (Abb. 48). Seltener sind jene Brüche, bei denen die knöcherne Begrenzung des Canalis opticus zerbricht und es zur Verschiebung der Fragmente und zum Ausbruch von Splittern sowie zur Einengung des Lumens kommt (Abb. 49a und b). Klinisch findet man nach Schädeltraumen viel häufiger eine Schädigung des N. opticus und röntgenologisch nicht in allen Fällen eine Fraktur des Canalis opticus. Dafür sind zwei Gründe maßgebend. Erstens sind nicht alle Frakturen am Canalis opticus röntgenologisch nachweisbar. Das ist vor allem bei jenen Frakturen der Fall, bei denen es zu keiner wesentlichen Dislokation von Fragmenten gekommen ist. Selbst künstlich an Skeletschädeln erzeugte Frakturen des Canalis opticus konnten nicht immer röntgenologisch nachgewiesen werden (Speciale-Picciché). Weiterhin ist noch folgende anatomische Tatsache zu berücksichtigen: Der etwa 5—7 mm lange Canalis opticus ist in seinem hinteren Anteil dünner und besteht nur an seinem vorderen orbitalen Ende aus kompakterem Knochen. Eine Fraktur des rückwärtigen Anteiles kann daher von dem dichteren vorderen Anteil verdeckt sein. Zweitens dürften nicht alle Schädigungen des N. opticus durch Frakturen bedingt sein, sondern es kommen dafür auch eine Blutung, ein Ödem und eine Ernährungsstörung durch Zerreißung nutritiver Gefäße in Frage (Loew).

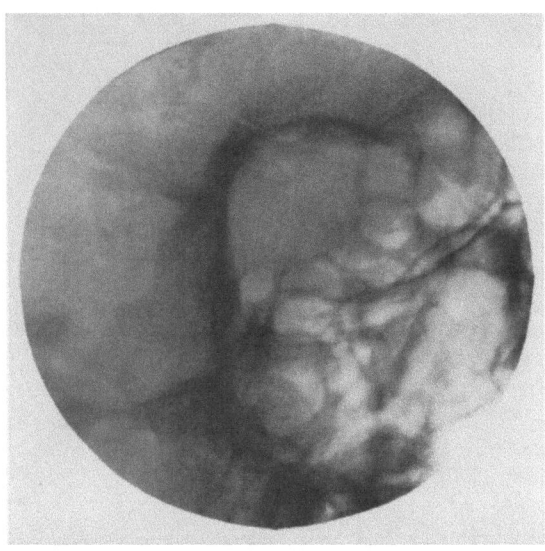

Abb. 48. Schrägaufnahme der rechten Orbita und des rechten Canalis opticus. *Lineare Fraktur im Dach der Orbita, die bis in den Canalis opticus zieht.* 31jähriger Patient mit einer Commotio cerebri nach einem Verkehrsunfall. Ophthalmologischer Befund: Schädigung des N. opticus. Die Aufnahme zeigt eine lineare Fraktur, die in frontaler Richtung durch den vorderen Anteil der Orbita bis zur Stirnhöhle zieht. Von ihr zweigt in fast rechtem Winkel eine lineare Fraktur ab und zieht nach rückwärts im Orbitaldach bis in den Canalis opticus

Zu beachten ist ferner, daß am Canalis opticus die untere knöcherne Begrenzung gegen die Fissura orbitalis superior fehlen kann (Beutel; Hoffmann u. Loepp) und so eine Fraktur vortäuscht.

Manchmal findet man dislozierte Knochensplitter in der Umgebung des Kanals, die auf eine Fraktur hinweisen. Sie sollen nicht mit in den Kanal hineinprojizierten Knochenanteilen verwechselt werden, die hinter dem Canalis opticus liegen. Beutel und Psenner (1951) konnten zeigen, daß sich eine Knochenzacke an der Wurzel des Processus clinoideus anterior und von medial das Tuberculum sellae in den Canalis opticus hineinprojizieren können.

η) Frakturen der Nasenbeine

Die Frakturen des knöchernen Nasengerüstes sind unter den Frakturen des Gesichtsschädels am häufigsten. Csillag beobachtet eine Zunahme der Nasenbeinfrakturen wegen der Zunahme des Verkehrs und der sportlichen Betätigung der Menschen. Die Nasenbeinfrakturen entstehen durch direkte Gewalteinwirkung als Folge von Verkehrs- und Sportunfällen, bei Sturz und Schlag auf die Nase. Je nach der Intensität der Gewalteinwirkung handelt es sich um Frakturen ohne wesentliche Dislokation, ausgedehntere Frakturen, die sich auch auf die benachbarten Knochen (Nasenscheidewand, Siebbein, Processus frontalis der Maxilla) erstrecken und mit einer stärkeren Deformation einhergehen können, oder schwere Trümmerbrüche, die sich weit in die Umgebung fortsetzen. Zu den letzteren zählt auch der Biegungsbruch der vorderen Schädelgrube mit der Eintreibung der Nasenwurzel in die Basis.

Die Frakturlinien durchsetzen die Nasenbeine in querer, schräger oder longitudinaler Richtung. Quer und schräg verlaufende Frakturen sind häufig (Abb. 50), längs verlaufende selten. Am häufigsten brechen die Nasenbeine zwischen dem mittleren und unteren

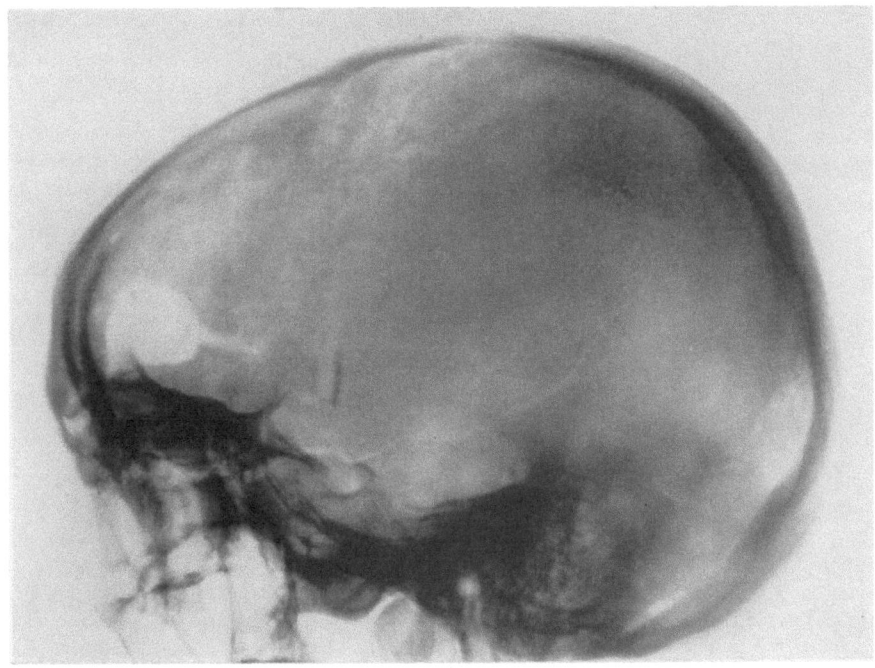

a

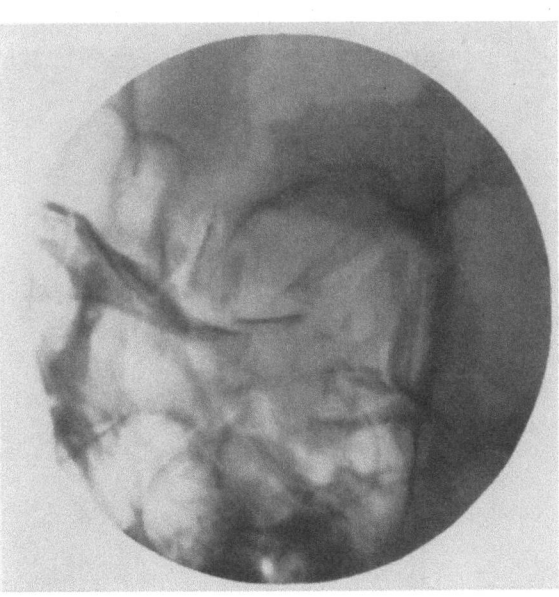

b

Abb. 49a u. b. a Seitliche Übersichtsaufnahme (ds) des Schädels, b Schrägaufnahme der linken Orbita. *Splitterfraktur des linken Orbitadaches und Canalis opticus.* 33jähriger Patient mit einer Impressionsfraktur links frontal nach einem schweren Schädeltrauma. Das imprimierte Knochenstück wurde entfernt; a zeigt einen größeren (operativen) Defekt im linken Anteil des Stirnbeines, von dessen hinterer Begrenzung eine Fraktur nach rückwärts zieht. Eine weitere Fraktur zieht vom unteren Anteil des linken Scheitelbeines nach vorne unten zum Boden der mittleren Schädelgrube. Endokraniell liegt in Sellahöhe ein dislozierter Knochensplitter; b zeigt, daß aus dem Planum sphenoidale ein größeres Stück ausgebrochen und nach unten disloziert ist. Vom Canalis opticus ist nur mehr ein Teil der äußeren unteren Begrenzung zu sehen. Der Großteil seiner knöchernen Wand ist in die Fraktur mit einbezogen. Medial von der noch sichtbaren Kontur des Canalis opticus liegen zwei kleine Knochensplitter

Drittel, etwa 1 cm vor ihrem unteren freien Ende. Beide Nasenbeine bilden eine Einheit und brechen daher meist gemeinsam. Selten ist die Fraktur eines Nasenbeines. Dies geschieht höchstens bei einer einseitigen Impression durch seitliche Gewalteinwirkung.

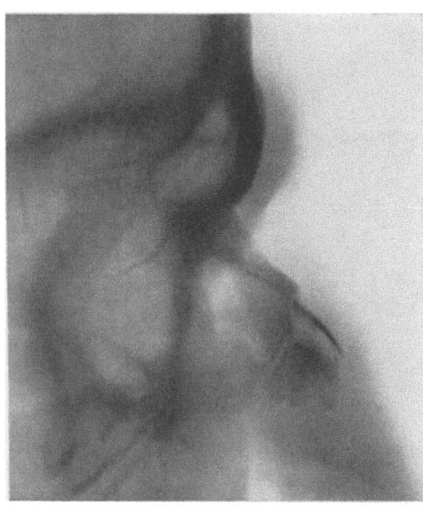

Abb. 50. Seitliche Aufnahme des knöchernen Nasengerüstes. *Häufigste Form einer queren Nasenbeinfraktur.* 43jähriger Patient nach Sturz auf die Nase. Klinisch deutliche] Zeichen einer Nasenbeinfraktur mit Beweglichkeit der Fragmente. Fraktur quer durch das untere Drittel der Nasenbeine. Die ausgebrochenen Fragmente sind etwas nach unten disloziert

Die Deformation der Nasenbeine durch das Trauma ist abhängig von der Richtung der Gewalt. Bei einer Gewalteinwirkung von vorne werden die Nasenbeine eingedrückt (Sattelnase), wirkt das Trauma von der Seite ein, entsteht eine seitliche Verlagerung der Fragmente (Schiefnase) (Csillag; Grauer; Löllke; Seiferth; W. Uffenorde).

Die Röntgenuntersuchung hat neben der Feststellung der Fraktur vor allem die Aufgabe, die Deformation des Nasenskeletes und die Dislokation der Fragmente zu zeigen, da eine möglichst frühzeitige Reposition erfolgen soll.

Die seitliche Übersichtsaufnahme der Nasenbeine allein ist dazu nicht ausreichend. Sie gibt zwar eine gute Übersicht, hat aber den Nachteil, daß beide Nasenbeine übereinanderprojiziert werden. Die Aufnahme zeigt nur eine Dislokation der Fragmente nach innen und unten (traumatische Sattelnase) und ist nicht geeignet zur Beantwortung der Frage, welches Nasenbein frakturiert ist. Sie gibt auch keine Auskunft über eine Impression oder Dislokation nach der Seite.

Als wichtige Ergänzung zur Feststellung einer Fraktur dient die axiale Aufnahme des Gesichtsschädels. Sie zeigt übersichtlich eine vorhandene

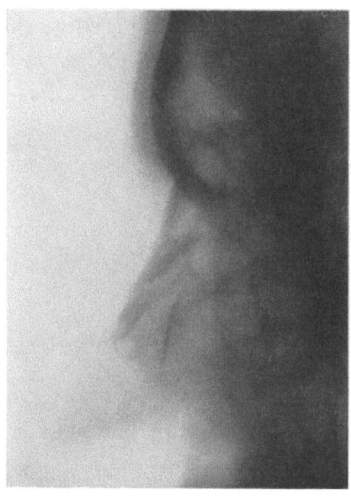

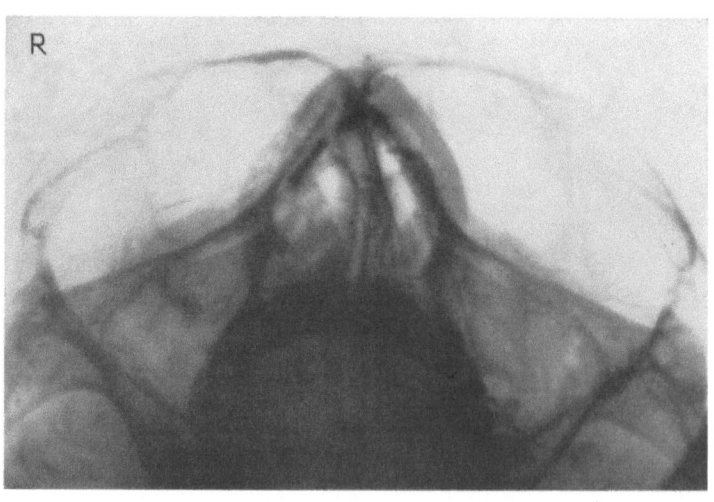

a   b

Abb. 51a u. b. a Seitliche und b axiale Aufnahme zur Darstellung des knöchernen Nasengerüstes. *Ausgedehnte Nasenbeinfraktur.* 26jähriger Patient nach einem Trauma der Nasengegend. a zeigt im Bereiche der Nasenbeine mehrere, vorwiegend schräg verlaufende Frakturlinien. Außerdem ist im unteren Anteil der Nasenbeine ein sehr dichtes, schmales Schattenband zu sehen, wie es nur durch einen dislozierten und durch die Röntgenstrahlen tangential getroffenen größeren Splitter hervorgerufen sein kann. b zeigt die Knickung der linken seitlichen Nasenwand, wobei das geknickte Knochenstück in frontaler Richtung, also in der Richtung der Röntgenstrahlen bei der seitlichen Aufnahme steht. Weitere Frakturen sind auch in der rechten seitlichen Nasenwand zu erkennen

Abweichung des Nasengerüstes nach der Seite und ermöglicht die Lokalisation einer einseitigen Nasenbeinfraktur und eventuellen Impression (Abb. 51a und b und Abb. 52a und b).

Diese Aufnahme kann ergänzt werden durch jene, bei der der Patient einen kleinen Film zwischen den Zähnen hält und der Zielstrahl von oben tangential zur Stirne einfällt.

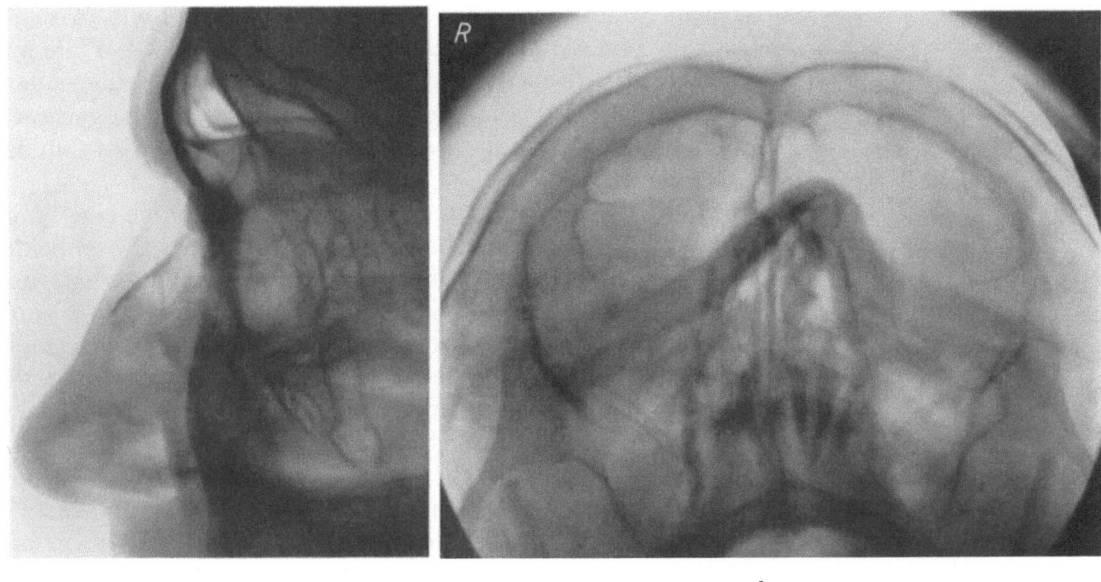

a   b

Abb. 52a u. b. a Seitliche Übersichtsaufnahme der Nasenbeine, b axiale Aufnahme des knöchernen Nasengerüstes. *Nasenbeinfraktur.* 47jähriger Patient, dem ein voller Kübel auf die Nase gefallen ist; a zeigt mehrere quer verlaufende Frakturen durch die Nasenbeine. Keine Dislokation nach unten; b zeigt eine beträchtliche Abweichung der abgebrochenen Anteile des Nasenskeletes nach links

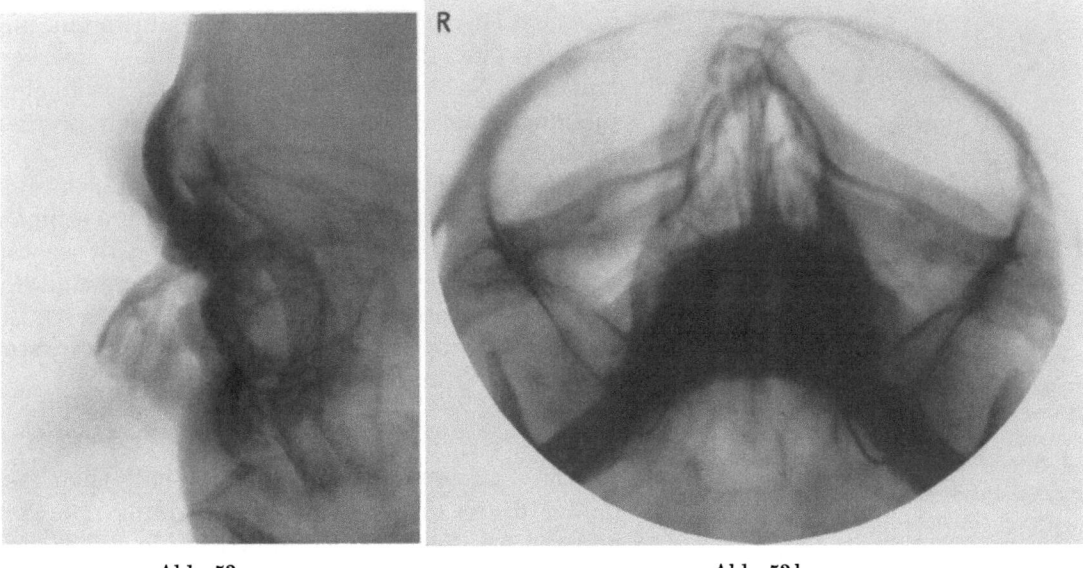

Abb. 53a   Abb. 53b

Abb. 53a—c. a Seitliche, b axiale und c tangentiale Aufnahme des knöchernen Nasengerüstes. *Ausgedehnte Fraktur des knöchernen Nasengerüstes.* 41jähriger Patient nach Sturz auf die Nase. a zeigt mehrere Frakturlinien im Bereiche der Nasenbeine, wobei durch Überlagerung einzelner Fragmente auch Stellen mit stärkerer Schattenintensität zur Ansicht kommen; leichte Krümmung der Nasenbeine nach abwärts. b und vor allem c lassen den Grad der Abweichung des ausgebrochenen unteren Anteiles des knöchernen Nasengerüstes erkennen. Die Fragmente von beiden Nasenbeinen sind nach rechts verlagert, diejenigen des linken Nasenbeines somit nach medial, diejenigen des rechten nach lateral

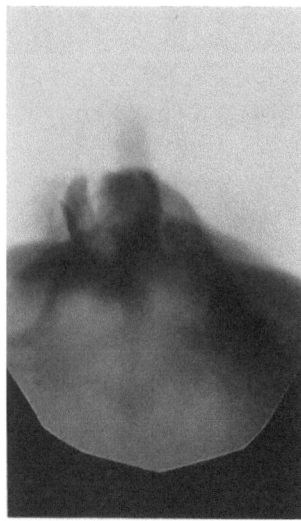

Abb. 53 c

Die Aufnahme zeigt besonders gut die vorderen Anteile der Nasenbeine und kann bei der Beurteilung von Impressionen und Dislokationen wertvolle Details liefern (Abb. 53a, b und c). Es sind jedoch nicht in allen Fällen brauchbare Bilder zu erzielen. Das knöcherne Nasengerüst kommt nur dann zur Ansicht, wenn die Nasenbeine eine tangentiale Linie zwischen Glabella und Frontzähnen deutlich überragen. Alle Fälle mit einer traumatischen Sattelnase oder sonst tiefliegendem Nasengerüst sind für diese Untersuchung nicht geeignet. Ein weiterer Nachteil besteht in dem weiten Abstand der Nasenbeine vom Film.

Häufig sieht man auf der seitlichen Aufnahme eine längs verlaufende Aufhellungslinie in der Mitte der Nasenbeine, die durch den Sulcus ethmoidalis für den Ramus externus des N. nasociliaris hervorgerufen wird und nicht mit einer Fraktur verwechselt werden soll. Daneben gelangen auch auf der seitlichen Aufnahme jene Nähte zur Darstellung, die die Nasenbeine mit den einzelnen Knochen verbinden (Sutura nasofrontalis, Sutura nasomaxillaris) (Abb. 54). Neben den normalerweise vorkommenden und röntgenologisch erkennbaren Nähten gibt es, wie anatomische Studien gezeigt haben (Schaefer), außerdem Nahtvarianten in verschiedenster Form im Bereiche der Nasenbeine. Häufig ist ein Naht-knochen zwischen Stirn- und Nasenbein einge-schoben, ein Nasenbein kann infolge einer queren Naht aus zwei Teilen bestehen, die Lamina per-pendicularis des Siebbeines kann sich zwischen die Nasenbeine einschieben, die Nasenbeine kön-nen eine beträchtliche Asymmetrie aufweisen, und E. G. Mayer (1959) erwähnt Reste einer querver-laufenden Naht im unteren Anteil der Nasenbeine, die nicht mit Frakturlinien verwechselt werden sollen.

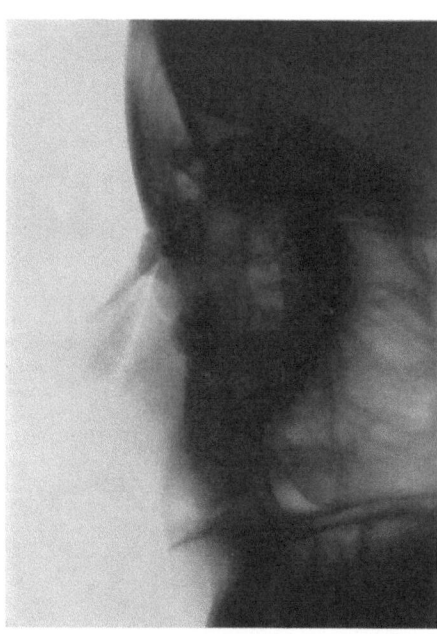

Abb. 54. Seitliche Aufnahme der Nasenbeine. *Besonders deutliche Naht zwischen Nasenbei-nen und Maxilla.* 17jährige Patientin. Kein Trauma. Zwischen dem Nasenbein und dem Processus frontalis der Maxilla findet sich eine intensive geradlinige Aufhellungslinie, die der Naht zwischen den beiden Knochen entspricht. Zwischen dieser Naht und dem Nasenrücken verläuft noch eine weitere, etwas zartere, die durch eine Furche im Kno-chen hervorgerufen wird (Sulcus ethmoidalis)

Nicht alle Nasenbeinfrakturen lassen sich rönt-genologisch darstellen. Handelt es sich um schmale Fissuren oder verläuft der Frakturspalt schräg zur Projektionsrichtung, so kann die Kontinuitäts-trennung unsichtbar bleiben (Löllke). O. J. Becker konnte sogar unter 100 Nasenbeinfraktu-ren nur 53 röntgenologisch nachweisen.

ϑ) Frakturen des Jochbeines und Jochbogens

Die Frakturen des Jochbeines entstehen fast immer durch direkte Gewalteinwirkung. Die Art und die Ausdehnung der Fraktur sind daher vor-wiegend von der Stärke und Richtung des ein-wirkenden Traumas abhängig. Der kompakte Joch-beinkörper selbst bricht in den seltensten Fällen. Meist handelt es sich um Frakturen an den Verbindungsstellen des Jochbeines mit den benachbarten Knochen. Dabei ist es wichtig festzustellen, ob eine Dislokation des Knochens vorliegt oder nicht. Die klinische Diagnose einer solchen kann anfangs wegen der bestehenden Weichteilschwellung schwierig sein. Der Kliniker ist aber wegen der sonst

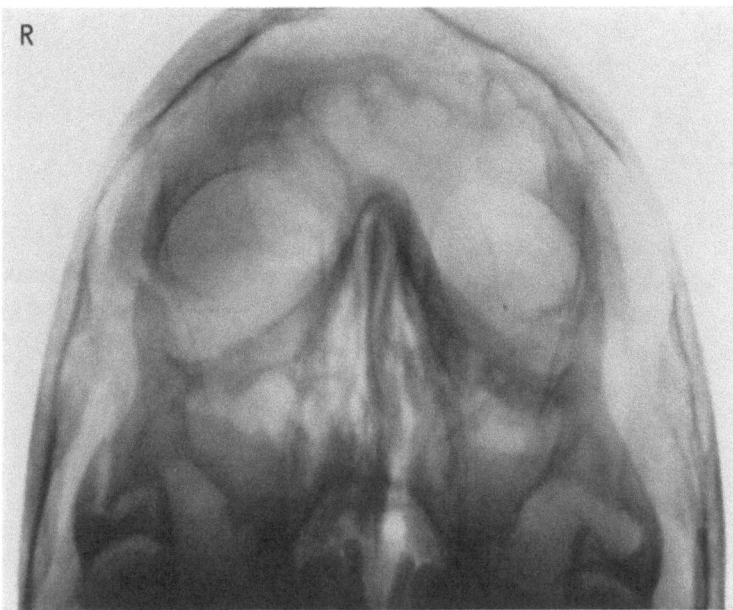

Abb. 55. Postero-anteriore, kranial exzentrische Aufnahme zur Darstellung des Gesichtsschädels. *Typische Fraktur des rechten Jochbeines.* 43jähriger Patient nach einem Trauma der rechten Gesichtshälfte. Auf der Abbildung sieht man, daß das rechte Jochbein durch Frakturen im vorderen Anteil des Jochbogens, im Bereiche der lateralen Wand der rechten Kieferhöhle und an der Sutura zygomaticofrontalis aus seinen Verbindungen ausgebrochen ist. Die Fraktur am unteren Orbitarand ist in dieser Projektion nicht sichtbar. Der Jochbeinkörper ist ein wenig nach unten gekippt. Auch im Bereiche der lateralen Wand der linken Kieferhöhle ist eine kleine Stufe durch eine Fraktur zu sehen. Beide Kieferhöhlen sind im unteren Anteil verschattet
(Hämosinus)

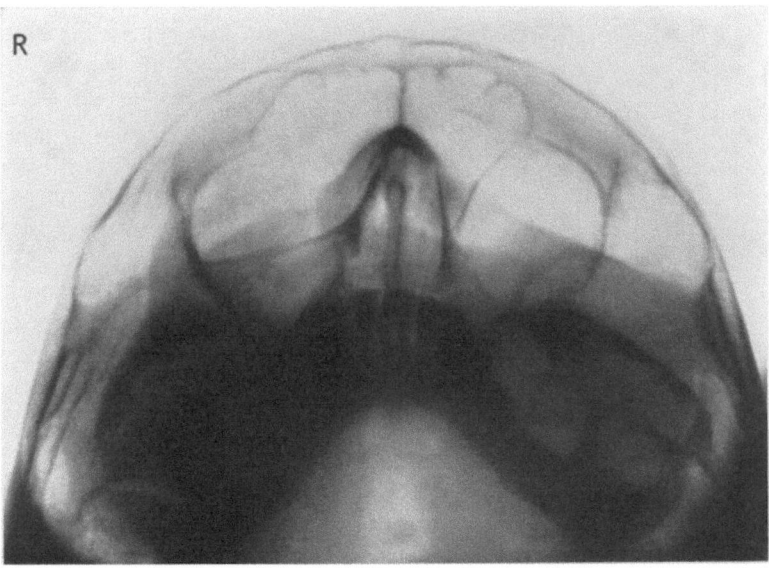

Abb. 56. Axiale Aufnahme des Gesichtsschädels. *Schwere Impressionsfraktur des linken Jochbeines.* 20jähriger Patient nach einem Verkehrsunfall. Klinisch Jochbeinimpressionsfraktur links, Deformation der linken Gesichtshälfte. Die Abbildung zeigt, daß das linke Jochbein vollständig aus seinen Verbindungen ausgebrochen und weit nach unten und rückwärts disloziert ist. Zwischen dem Processus zygomaticus des Stirnbeines und dem dislozierten Jochbein ist eine große Distanz vorhanden. Die Kontur des linken unteren Orbitarandes ist durch die Fraktur fast völlig verschwunden, die laterale Wand der linken Kieferhöhle ist mehrfach geknickt. Das linke Jochbein ist noch mit dem Jochbogen verbunden, der an seinem hinteren Ansatz abgebrochen ist

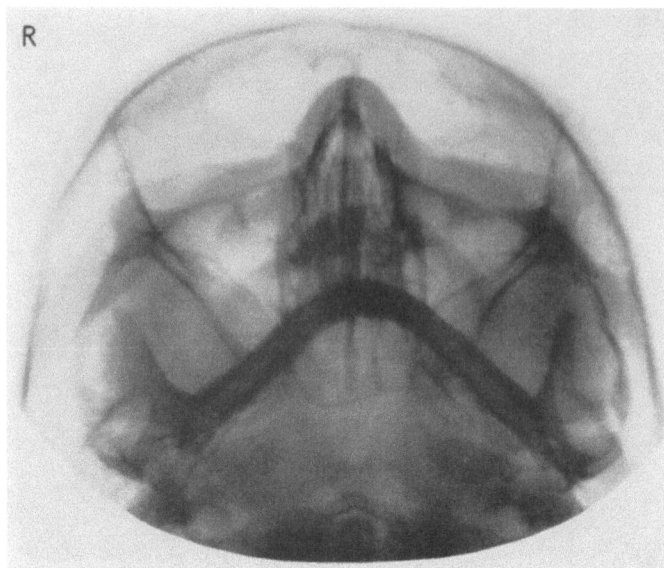

Abb. 57. Ausschnitt aus einer axialen Aufnahme des Gesichtsschädels zur Darstellung des Jochbogens. *Fraktur des linken Jochbogens.* 58jähriger Patient nach Verkehrsunfall. Commotio cerebri. Der linke Jochbogen ist an zwei Stellen frakturiert. Das mittlere und auch das hintere Fragment sind etwas nach medial disloziert

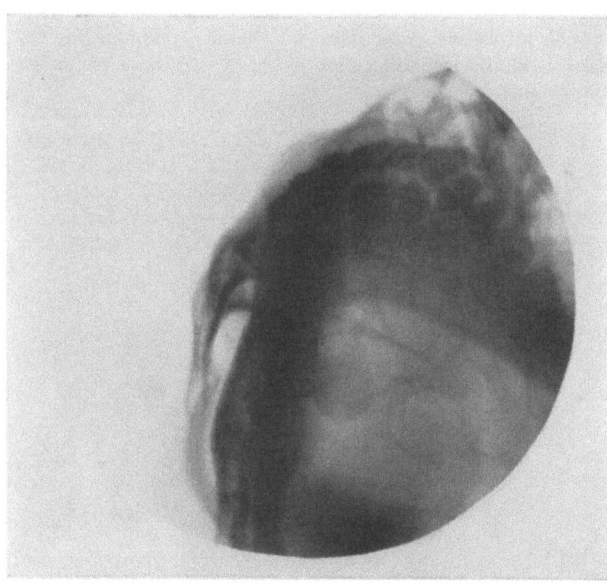

Abb. 58. Tangentiale Aufnahme zur Darstellung des rechten Jochbogens. *Jochbogenimpressionsfraktur.* 28jähriger Patient. Schlag gegen die Jochbogengegend. Die Abbildung zeigt, daß der rechte Jochbogen in der Mitte frakturiert ist und die Fragmente nach medial disloziert sind. Die Fraktur war auf der gewöhnlichen Übersichtsaufnahme nicht eindeutig zu sehen

entstehenden Komplikationen von seiten der Orbita und Kieferhöhle an einer möglichst frühzeitigen Reposition interessiert, da eine solche nach längerer Zeit bereits mit Schwierigkeiten verbunden sein kann. Die Einheilung des dislozierten Jochbeines kann sehr rasch erfolgen. Die Folge sind Gesichtsdeformitäten und Kaustörungen.

Unter den Jochbeinfrakturen ist jene durch Gewalteinwirkung von vorne und lateral am häufigsten. Dabei kommt es fast immer zu Frakturen an vier typischen Stellen und zwar an der Verbindungsstelle des Jochbeines mit dem Stirnbein in der Gegend der Sutura zygomaticofrontalis, am unteren Orbitarand, nahe dem Foramen infraorbitale mit Ausdehnung auf Dach und Vorderwand der Kieferhöhle, an der Verbindungsstelle zum Oberkiefer, wobei auch die laterale Kieferhöhlenwand meist frakturiert, sowie im Bereiche des Jochbogens oder an seinem vorderen Ansatz. Dadurch wird das Jochbein aus seinen Verbindungen gelöst und bei entsprechend starkem Trauma mehr oder weniger weit disloziert. Die Dislokation erfolgt in der Richtung der wenig widerstandsfähigen Kieferhöhle — das Jochbein wird in diese hineingetrieben — gleichzeitig nach unten verlagert und gekippt. Drehung und Verlagerung nach unten sind vorwiegend auf den Zug des M. masseter zurückzuführen (Abb. 55 und 56).

Bei den seltener vorkommenden Gewalteinwirkungen rein von vorne kommt eine Verlagerung des ausgebrochenen Knochenteiles nach rückwärts, bei einem Trauma von medial und vorne nach lateral und rückwärts zustande. Kurz und heftig auf das Jochbein einwirkende Traumen können zu Fissuren oder umschriebenen

Impressionen im Jochbein führen, ohne daß der Knochen im ganzen disloziert ist. Ein Trauma mit besonders starker Gewalt führt zu ausgedehnten Trümmerfrakturen, die sich bis zur Schädelbasis und weit in die benachbarten Knochen erstrecken. Da die Kieferhöhlenwände meist von der Fraktur mitbetroffen sind, finden wir auch regelmäßig eine Verschattung der Kieferhöhle durch das Hämatom und die Schleimhautschwellung (BRAENDSTRUP, GILLIES u. Mitarb., McGRIGOR u. CAMPBELL; GOSSEREZ u. TREHEUX; HAUTANT; HODGSON; KNIGHT u. NORTH; TITTERINGTON; UNGLEY u. SUGGIT).

Jochbogenfrakturen finden sich teils bei Frakturen des Jochbeines, teilweise auch isoliert bei direkter Gewalteinwirkung auf diese Gegend. Der Jochbogen bricht dann gewöhnlich an mehreren Stellen (Abb. 57). Dabei kommt es meist zur deutlichen Dislokation der Fragmente und besonders zur Verlagerung nach medial (Abb. 58). Falls keine Reposition erfolgt, und die verlagerten Fragmente verheilen, können sich schwere Behinderungen der Kaubewegung ergeben.

Diagnostische Schwierigkeiten bei der Beurteilung von Frakturen des Jochbeines oder Jochbogens ergeben sich kaum. Einige Nahtvarianten wurden von NEISS beschrieben. Das Jochbein kann durch eine Naht quergeteilt sein (Os malare bipartitum). Diese Teilung kann vollständig oder unvollständig sein. Am vorderen Anteil des Jochbogens gibt es einen Schaltknochen von unterschiedlicher Größe. Diese Varianten wurden bereits von GRUBER (1873) studiert. E. G. MAYER (1959) beschreibt in der lateralen Wand der Kieferhöhle, die bei Jochbeinbrüchen oft mitbetroffen ist, einen Gefäßkanal, der eine Fraktur vortäuschen kann. SÜSSE konnte nachweisen, daß es sich dabei um Knochenfurchen und -kanäle handelt, in denen kleine Äste der A. maxillaris interna verlaufen.

ι) Frakturen kleiner Schädelknochen

Vomer, untere Nasenmuschel und *Tränenbein* sind sehr dünne Knochen des Gesichtsschädels, die bei Frakturen der entsprechenden Gegend gerne mit in dieselbe einbezogen sind. Das gilt besonders für Nasenbeinfrakturen, die — falls sie ausgedehnter sind — oft Vomer und Nasenmuscheln mit betreffen. Die röntgenologische Abgrenzung von Vomer und Tränenbein ist bereits im Normalfalle sehr schwierig bzw. unmöglich, da die feinen, nahtartigen Verbindungen zu den benachbarten Knochen röntgenologisch nicht zu erkennen sind. Auch die untere Nasenmuschel zeigt sich nur dann deutlich, wenn keine Verschwellung des Cavum nasi vorliegt. Um so schwerer ist die Darstellung von Frakturen dieser Knochen. Sie sind in diesen dünnen Knochen meist überhaupt nicht zu sehen; praktisch ist eine Diagnose von Frakturen dieser Knochen in den meisten Fällen bedeutungslos. Lediglich die Verletzung der Tränenwege durch Knochensplitter mit Abflußbehinderung der Tränenflüssigkeit oder die Behinderung der Nasenatmung durch frakturierte und stark dislozierte Knochenteile von Vomer und Nasenmuscheln verlangt besondere lokale therapeutische Maßnahmen.

Eine besondere Erwähnung verdient noch die *Fraktur des Processus styloideus* (BABBIT; SINBERG u. BURMAN; SPECHT). Er bricht häufig bei einer Fraktur des Schädels. Seine Fraktur ist meist bedeutungslos, doch kann sie manchmal — wenn das ausgebrochene Fragment verlagert wird — zu Beschwerden beim Husten und Schlucken führen, was eine Entfernung des Fragmentes notwendig macht. Die Diagnose ist klinisch — wenn man daran denkt — und auch röntgenologisch nicht schwierig. SINBERG und BURMAN haben eine eigene Technik zur Darstellung angegeben. Weitere Möglichkeiten zur Darstellung des Processus styloideus beschreibt PSENNER im Artikel über das Schläfenbein. Bei der Beurteilung der Filme soll nicht vergessen werden, daß auch im Ligamentum stylohyoideum Verkalkungen auftreten können und diese mit dem Processus styloideus nicht vereinigt zu sein brauchen, was eine Fraktur vortäuschen kann.

Ein anderer Knochen, der gelegentlich frakturieren kann, ist das *Zungenbein* (Abb. 59). KOSSINSKAJA erwähnt die Möglichkeit der Fraktur des Zungenbeines bei Schußbrüchen des Unterkiefers. Röntgenologisch sind Frakturen am Corpus und Cornu major feststellbar, doch können altersbedingte verschiedenartige Verkalkungen differentialdiagnostische Schwierigkeiten bieten.

ϰ) Schädelfrakturen im Kindesalter

Die Erkenntnisse aus den Arbeiten über die Entstehung der Schädelfrakturen haben uns gezeigt, wie bedeutungsvoll dabei der Aufbau und die Architektonik des Schädels ist. Es ist daher um so eher verständlich, daß Frakturen am kindlichen Schädel, trotz des im Prinzip gleichen Mechanismus, gegenüber den Frakturen am Erwachsenenschädel bestimmte Besonderheiten aufweisen (HARRIS). Bei Säuglingen und Kleinkindern besitzen die Schädelknochen teilweise noch große bindegewebige und knorpelige Anteile und bieten daher in diesem Alter einem einwirkenden Trauma nur einen geringen Widerstand. Eine Hirnschädigung in diesem Alter ist daher besonders leicht möglich (HARRIS). Im späteren Alter zeichnen sich die kindlichen Schädelknochen durch eine besonders große Elastizität aus, so daß beim Kinde stärkere Kräfte als beim Erwachsenen notwendig sind, bis die Elastizitätsgrenze überschritten wird und eine Fraktur entsteht (LISCHI u. MENICHINI). Die größere Elastizität des Schädels bewirkt vor allem, daß Kinder ein Schädeltrauma im allgemeinen leichter überstehen und auch die Mortalität bei den Schädeltraumen im Kindesalter geringer ist (GROB 1941; HARRIS; MOORHEAD u. WELLER; SCHIFF). Diese größere Elastizität des kindlichen Schädels wird noch gefördert durch die besonderen Verhältnisse an den Nähten. Diese sind in den ersten Lebensmonaten noch breite, bindegewebige Spalten und die Ausbildung der eigentlichen Nähte beginnt erst um das 15. Lebensmonat (ERBSLÖH) und im 3. Lebensjahr sind sie voll ausgebildet (GROB).

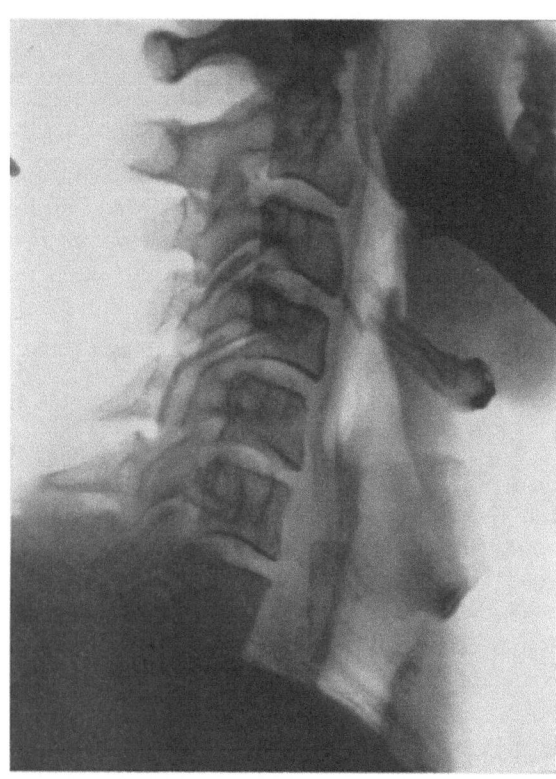

Abb. 59. Seitliche Aufnahme des Zungenbeines und seiner Umgebung. *Abbruch eines Zungenbeinhornes.* 46jähriger Patient. Anläßlich einer Rauferei wurde der Patient gewürgt und am Kopf und Hals verletzt. Auf der Abbildung ist deutlich das abgebrochene große Horn des Zungenbeines zu erkennen (es hat sich um das linke gehandelt, wie aus entsprechenden gedrehten Aufnahmen hervorging)

Aus allen diesen Faktoren ergeben sich eine Reihe von Besonderheiten bei den kindlichen Schädelfrakturen:

1. Die *Nahtsprengung* wird im Kindesalter nach Schädeltraumen häufiger beobachtet. Sie beträgt im frühen Kindesalter etwa 75% aller positiven Befunde nach Schädeltraumen und betrifft am häufigsten die Kranznaht (Abb. 60). DIERKER meint dabei, daß es beim Schädeltrauma des Kindes durch die hohe Elastizität der Schädelkapsel zu einer starken Verformung des Schädels kommt und der nicht komprimierbare Schädelinhalt die Knochen an den Nähten sprengt. Die Häufigkeit der Nahtsprengung nimmt mit zunehmendem Alter ab. Genauer betrachtet, muß zwischen einer reinen Nahtsprengung und einer im Verlaufe der Naht entstandenen Fraktur unterschieden werden, wobei es bei der letzteren zum Abbruch zahlreicher Nahtzacken kommt. Eine geringe Nahtsprengung ist oft röntgenologisch schwer zu diagnostizieren, weil sowohl die Weite der Naht bei Kindern sehr verschieden sein kann als auch die röntgenologisch sichtbare Weite der Naht stark vom Verhältnis der Richtung des einfallenden Strahles zum Nahtspalt abhängt. Selbst Seitendifferenzen in der Weite der Naht zwischen rechts und links sind nicht immer sicher im Sinne einer Nahtsprengung zu werten, da eine geringe Asymmetrie in der Projektion schon die Naht auf beiden Seiten verschieden weit erscheinen läßt. Leichter

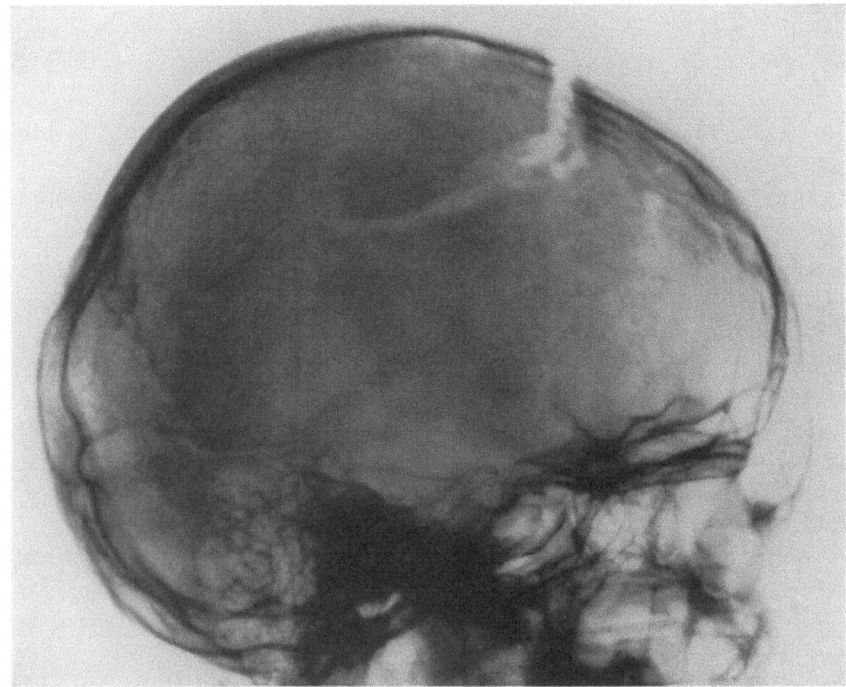

Abb. 60. Seitliche (sd) Übersichtsaufnahmen des Schädels. *Fraktur beider Scheitelbeine mit Nahtsprengung der Kranznaht.* 15jähriger Knabe. Beim Fußballspiel fiel ihm die Torstange auf den Kopf. Die Abbildung zeigt, daß in der Scheitelgegend eine breit klaffende Dehiszenz der Kranznaht besteht. Von der dehiszenten Naht biegt beiderseits in mittlerer Höhe des Scheitelbeines eine ziemlich breite Fraktur im rechten Winkel nach rückwärts ab. Die vom Stirnbein abgetrennten Scheitelbeine stehen um etwa die Dicke der Schädelkapsel höher als das Stirnbein

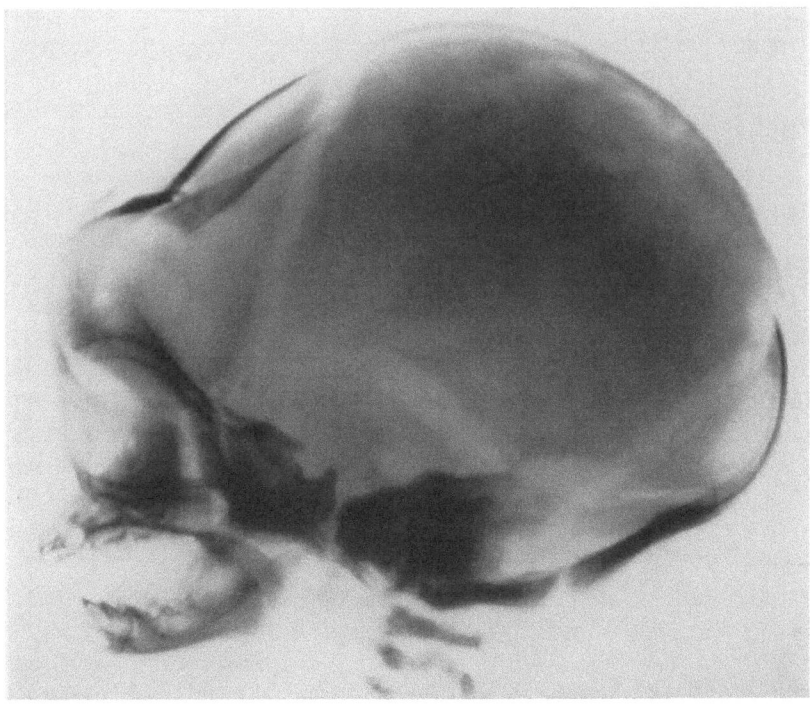

Abb. 61. Seitliche (ds) Aufnahme des Schädels eines Neugeborenen. *Schwere frontale Impressionsfraktur nach Zangengeburt.* Die Abbildung zeigt die stark endokraniell dislozierten Teile des Stirnbeines. (Aus der Sammlung der Universitäts-Kinderklinik)

ist das Erkennen einer Nahtsprengung, wenn gleichzeitig eine Niveauverschiebung oder ein Übereinanderschieben der beiden die Naht bildenden Knochen vorhanden ist. Bei genauer Betrachtung der einzelnen Nahtzacken wird sich auch eine Verschiebung derselben gegeneinander beobachten lassen (Nahtinkongruenz nach Grob 1941). Leichter ist die Diagnose, wenn es sich um eine in der Naht verlaufende Fraktur handelt, die zum Abbruch mehrerer Zacken geführt hat.

2. *Impressionsfrakturen* sind bei Kindern häufiger als bei Erwachsenen (Abb. 61). Das Verhältnis beträgt nach Harris etwa 3:1. Dies ist teilweise durch die starke Elastizität des kindlichen Schädels bedingt, andererseits werden bei Kindern viel mehr überlebende Fälle mit Impressionsfrakturen beobachtet als bei Erwachsenen.

Grob unterscheidet bei Kindern drei Formen von Impressionsfrakturen:

a) Die sog. Celluloidballfraktur (nach Broca), wobei es sich nur um eine *Impression des Knochenstückes ohne Kontinuitätstrennung* handelt. Diese Form der Impression ist nur im frühen Kindesalter infolge der besonderen Elastizität des Knochens möglich. Röntgenologisch findet man ein scheinbar freiliegendes, endokraniell disloziertes Knochenstück mit einer Aufhellung darüber. Letztere stellt die Luftansammlung außen am Schädel an der imprimierten Stelle dar.

b) Impressionsfrakturen, bei denen an einer Stelle noch die Kontinuität zwischen der Schädelwand und dem ausgebrochenen Knochenstück erhalten ist.

c) Stanzfrakturen, bei denen das ausgebrochene Knochenstück ganz aus der Umgebung gelöst und schädeleinwärts verlagert ist.

Besondere Bedeutung kommt der Röntgenuntersuchung bei Impressionsfrakturen zu, weil die klinische Diagnose schwierig sein kann, da einerseits die Impression durch das begleitende Hämatom oft verdeckt ist und andererseits subperiostale Blutungen am Schädel nach einen Trauma *ohne* Impressionsfraktur wallartig erhabene Ränder besitzen können, so daß bei der Palpation eine Impression vorgetäuscht wird.

3. Weiterhin gehören zu den häufiger auftretenden *Frakturen* bei Kindern jene *der Nasenbeine*. Besonders in den ersten Lebensjahren sind Stürze auf das Gesicht und Traumen vorspringender Knochenteile sehr häufig. Dazu kommt noch, daß Kinder bis zum 3. Lebensjahr bei Unfällen noch nicht die Tendenz haben, das Gesicht mit den Händen zu bedecken (Lischi u. Menichini). Häufig wird im Kindesalter bei Traumen der Nase auch eine Nahtsprengung der Sutura nasofrontalis ohne Fraktur der Nasenbeine beobachtet (W. Uffenorde).

4. Bei Kindern sind *Basisfrakturen* seltener als bei Erwachsenen.

5. Eine gewisse Sonderstellung nimmt bei der Besprechung des kindlichen Schädeltraumas das *Cephalhämatom der Neugeborenen* ein. Der durch eine lange und schwere Geburt, Zangengeburt usw., entstandene Bluterguß zwischen Periost und Schädelknochen erzeugt eine Vorwölbung am Schädel, meist in der Parietalregion, der sich streng an die anatomischen Grenzen des betreffenden Knochens hält und damit leicht klinisch als Cephalhämatom zu diagnostizieren ist. Die meisten Cephalhämatome bilden sich auch spontan zurück und sind kaum Gegenstand des röntgenologischen Interesses. Trotzdem muß das Cephalhämatom bei den frischen traumatischen Schädelveränderungen erwähnt werden, da es manchmal mit einer Fraktur kombiniert ist, die meist wegen der bestehenden Weichteilgeschwulst klinisch kaum diagnostiziert werden kann und eine Röntgenuntersuchung notwendig macht. Kendall und Woloshin fanden unter 69 Cephalhämatomen 16 mit Frakturen im Os parietale.

6. Schädelfrakturen können bei Kindern sehr symptomarm sein, eine Beobachtung, die besonders für Säuglinge und Kleinkinder gilt (Denks; Dierker; Erbslöh; Grob; Schiff). Oft verbirgt sich hinter einer leichten Schwellung und einem kleinen Hämatom eine ausgedehnte Fraktur. Zeichen einer Commotio können selbst bei ausgedehnten Frakturen fehlen (Denks; Dierker; Schiff).

7. In mancher Hinsicht können die Frakturen des kindlichen Schädels auch größere diagnostische Schwierigkeiten bereiten als beim Erwachsenen. Vor allem ist beim

Schädel des Kleinkindes oft das Erkennen einer Fraktur in dem an sich wenig dichten Schädelknochen schwierig und manchmal unmöglich. Ferner ist am Schädel das Aussehen der Nähte nicht so charakteristisch wie beim Erwachsenen. Außerdem sind noch an vielen Stellen Nähte und andere Knochenverbindungen vorhanden, die am Erwachsenenschädel nicht mehr zu sehen sind, so daß aus dieser Tatsache schon eine Reihe von zusätzlichen Verwechslungsmöglichkeiten ergibt. Im Bereiche des Hinterhauptes sind diese Verschiedenheiten besonders eingehend von Grob (1938) studiert worden.

Alle diese Besonderheiten des kindlichen Schädels im Verhalten bei einem Trauma nehmen mit zunehmendem Alter ab und etwa um das 17. Lebensjahr hat der Schädel alle jene Eigenschaften bekommen, die ihn auf ein Trauma wie ein Schädel eines Erwachsenen reagieren lassen (Moorhead u. Weller).

II. Folgezustände nach traumatischen Veränderungen

Von

E. Kotscher

Mit 30 Abbildungen in 40 Einzeldarstellungen

1. Allgemeine Vorbemerkungen

Das Kapitel der Folgezustände nach traumatischen Veränderungen am Schädel schließt eng an das vorausgegangene an. Es behandelt jene Verletzungsfolgen am Schädel, die durch einfache Röntgenuntersuchungsmethoden (Kontrastmittelfüllungen ausgenommen) feststellbar sind. Eine Abgrenzung posttraumatischer Zustandsbilder gegenüber anderen nicht traumatischen ist bisweilen schwierig, weil einzelne Krankheitsbilder (z. B. das chronische subdurale Hämatom, die Arachnoiditis opticochiasmatica, der Sinus pericranii) wohl eine traumatische Ursache haben können, aber auch ohne Trauma in der Anamnese und auf Grund anderer Ursachen vorkommen können. Auch findet man am Schädel oft überraschenderweise Veränderungen, die zwar eine Verletzungsfolge darstellen, doch nicht immer als solche erkannt werden. Das Trauma liegt oft lange zurück, vielfach handelt es sich um frühkindliche Traumen, an die sich der Patient nicht mehr erinnert, oder das Röntgenbild hat große Ähnlichkeit mit anderen Krankheitsbildern, z. B. der fibrösen Dysplasie.

Was den Zeitpunkt betrifft, zu dem am frühesten nach dem Trauma solche Folgezustände auftreten können, muß streng genommen auf die Tatsache Rücksicht genommen werden, daß sehr bald nach dem Trauma die verschiedenen Vorgänge an den traumatisch veränderten Stellen des Schädels einsetzen, und alle sich von diesem Zeitpunkt an entwickelnden Prozesse — somit auch die einfache Frakturheilung — zu diesen Folgezuständen nach traumatischen Veränderungen gehören. Es wird daher auch die einfache Frakturheilung mit in diesem Teil besprochen und dieser Abschnitt an die Spitze dieses Kapitels gestellt.

2. Heilung von Schädelfrakturen

Bezüglich der unkomplizierten Bruchheilung bindegewebig vorgebildeter Schädelknochen der Kapsel betont Lauche deren wechselndes Verhalten. Bei stark gesplitterten Schädelbrüchen sieht man oft eine vollständige Ausheilung und eine gute Einheilungsneigung selbst völlig losgelöster Splitter. Auch können größere Knochendefekte bei erhaltener Dura vollständig oder bis auf kleine Reste knöchern verheilen. Andererseits bleiben sogar kleine Knochendefekte und schmale Spaltbrüche (Fissuren) dauernd bestehen und werden nur bindegewebig verschlossen, wobei jede knöcherne Callusbildung fehlen kann. Drei Faktoren werden für dieses wechselnde Verhalten vom Pathologen als Ursache angeführt: Die mehr oder weniger starke Schädigung der Dura, das Ausmaß der traumatischen Blutung und die Bewegungsmöglichkeit der Frakturstücke. Von der Schädigung der Dura hängt viel ab, da sie am stärksten an der Callusbildung beteiligt ist. Verwachsen Dura und äußeres Periost im Bereiche von Defekten frühzeitig, dann kann die knöcherne Callusbildung unterbleiben. Entsprechend der größeren Beteiligung der Dura an der Bruchheilung, schließen sich die Bruchspalten an der Innenseite früher und häufiger als an der Außenseite. So kann es bei Spaltbrüchen zu einem unvollständigen Verschluß kommen, wobei im Bereiche der Lamina interna eine knöcherne Heilung erfolgt, während an der Außenseite meistens Furchen und Rinnen bestehen bleiben. Im allgemeinen dauert die Heilung von Schädelknochenwunden wesentlich länger als von langen Röhrenknochen (Monate bis zu einem Jahr). Das Fehlen jeder Bewegungsreize und die meist geringe Hämatombildung sollen die Ursache dafür sein. Eine weitere Ursache zur Verhinderung einer vollständigen Heilung stellt die Einlagerung von Weichteilen zwischen den Fragmenten dar.

Nicht ganz knöchern verheilte Defekte besitzen einen bindegewebigen Verschluß (besonders bei größeren Defekten). Das funktionelle Ergebnis ist meist gut. Die Ränder des Defektes runden sich ab und vom Markraum wird eine knöcherne Abschlußplatte gebildet. In der bindegewebigen Abschlußplatte können kleine Knocheninseln auftreten. Knorpeliger Callus wird nicht gebildet. Die Frakturen im Bereiche der Schädelbasis und die Nahtsprengungen heilen gewöhnlich nur bindegewebig. Auch hier ist das Ergebnis in funktioneller Hinsicht meist befriedigend. Unkomplizierte Frakturen der Gesichtsknochen (Jochbein, Maxilla, Mandibula) konsolidieren viel rascher und heilen meist innerhalb von Wochen. Voraussetzung ist, daß keine Infektion der Bruchstelle eintritt.

Gerade wegen des Mangels ausreichender patho-histologischer Befunde auf diesem Gebiet, kommt der Röntgenuntersuchung bei der Beurteilung des Heilungsverlaufes von Schädelfrakturen besondere Bedeutung zu.

Von Bourett, Lévy und Marcoul; Glaser und Blaine, 1936 und 1940; Häbler, 1931a und b; Huber; H. Lang; Lévy 1948; Lindemann; Neeb; Vance u. a. stammen Untersuchungen über den Verlauf und die Dauer der röntgenologischen Sichtbarkeit von Schädelfrakturen, vorwiegend der Konvexität. Dabei wurden die Verhältnisse an den einfachen linearen Frakturen am meisten studiert. Veränderungen, die sich röntgenologisch an diesen Frakturen zeigen, geben ein deutliches Bild von den anatomischen Vorgängen, die letztlich zum knöchernen Verschluß der Fraktur führen. Das erste, was man nach der Entstehung der Fraktur beobachtet, ist eine geringe Knochenresorption an den Frakturrändern, wodurch die anfänglich scharfen Ränder der Fraktur etwas undeutlich und unscharf werden und die Fraktur sogar noch an Breite zunehmen kann. Dadurch ist es möglich, daß Frakturen bei einer Kontrolluntersuchung nach einiger Zeit im Röntgenbild deutlicher hervortreten und in Fällen, bei denen anfänglich die Fraktur nicht eindeutig oder überhaupt nicht zu sehen war, die Diagnose erst später mit Sicherheit gestellt werden kann. Im weiteren Verlauf tritt durch Knochenab- und -anbau eine Glättung der Frakturränder ein, sie werden gleichmäßiger. Ferner kann die Intensität der Aufhellung des Frakturspaltes infolge beginnender knöcherner Verödung geringer werden, so daß eine weitgehende Ähnlichkeit mit einer Gefäßfurche entsteht. Französische Autoren bezeichnen das Aussehen der Fraktur zu diesem Zeitpunkt als pseudovasculär. Minimal dauert es 4, im Durchschnitt 6—12 Monate bis zur vollen Ausbildung dieses pseudovasculären Stadiums, und bei manchen Bildern ist die Fraktur zu diesem Zeitpunkt nicht mehr sicher als solche zu erkennen (Bourett, Lévy und Marcoul). An feineren Details wird sich aber der ehemalige Frakturspalt meist noch von der Gefäßfurche unterscheiden lassen (Abb. 1a und b). Dem Frakturspalt fehlt vor allem das vollkommen gleichmäßige Aussehen einer Gefäßfurche und auch die Intensität seiner Aufhellung wird nicht überall gleich sein, da ja auch der Grad der Knochenneubildung nicht überall dieselbe Stärke erreicht (E. G. Mayer 1956, 1959). Durch weitere Knochenneubildung verschwindet die Fraktur immer mehr, bis sie zuletzt röntgenologisch überhaupt nicht mehr nachweisbar ist. Die Zeit bis zum völligen röntgenologischen Verschwinden wird von den Autoren etwas verschieden angegeben. Bourett

u. Mitarb. sprechen von 16—20 Monaten, HÄBLER (1931a) und HUBER von 2½ Jahren, GLASER und BLAINE 1936 von 4—5 Jahren bzw. 1940 von 3—4 Jahren. Die meisten Autoren sind der Meinung, daß die knöcherne Heilung um so länger dauert, je älter der Patient ist. BOURETT u. Mitarb. lehnen eine Abhängigkeit der Heilungsdauer vom Lebensalter bei Patienten über 4½ Jahren ab. STEWART (1925), GLASER und BLAINE (1940)

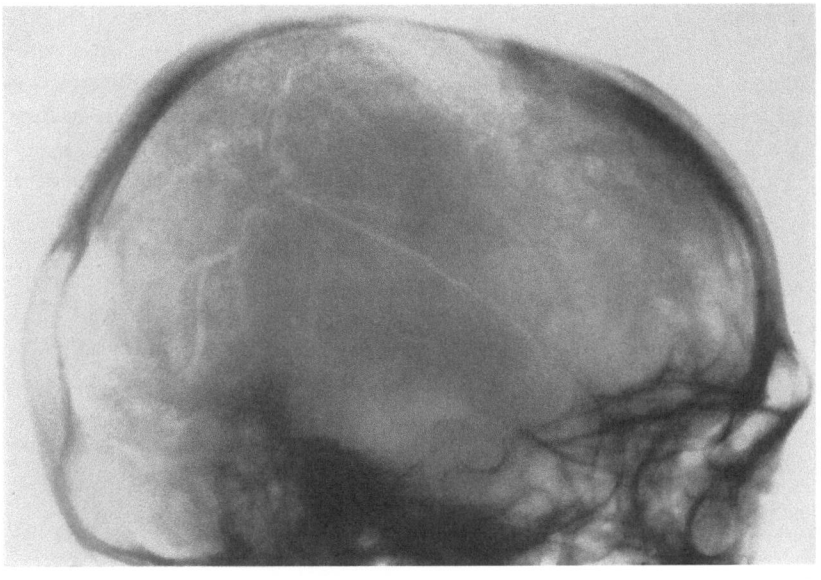

a

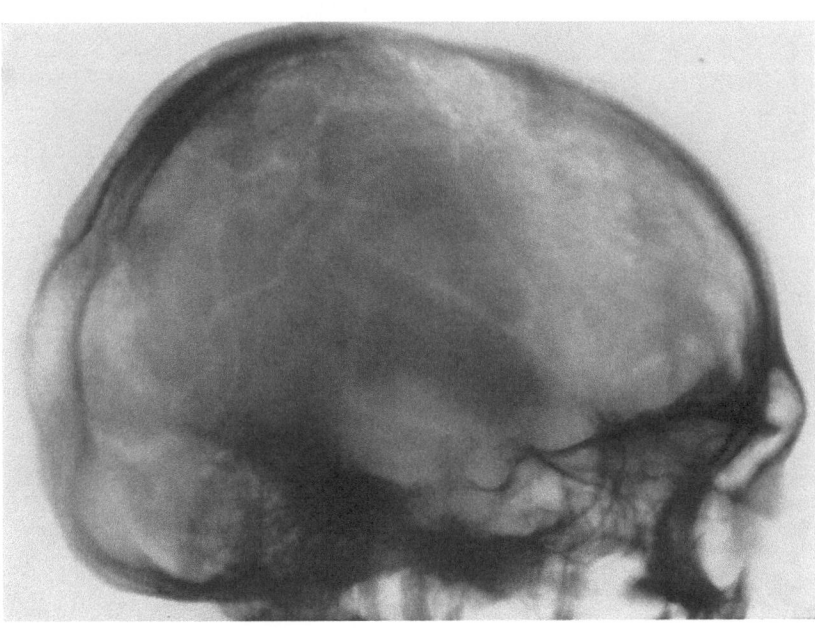

b

Abb. 1a u. b. a Seitliche (ds) Übersichtsaufnahme des Schädels unmittelbar nach dem Unfall und b seitliche (ds) Übersichtsaufnahme desselben Schädels 3 Jahre später. *a Frische Fraktur, b alte Fraktur.* 65jähriger Patient, von einem Auto niedergestoßen. a Zeigt deutlich eine frische Fraktur durch das linke Scheitelbein mit Ausstrahlung gegen die Basis. Darüber findet sich noch eine kurze, bogenförmig verlaufende Fissur. In b (3 Jahre später) zeigt die Fraktur die Charakteristica einer alten Fraktur. Ihre Ränder sind glatt, die durch sie erzeugte Aufhellung ist wenig intensiv, an ihren Enden ist sie knöchern verheilt, und auch in dem noch sichtbaren Bereich ist sie an manchen Stellen knöchern überbrückt. (Die sonstige Differenz der Bilder ist auf die Tatsache zurückzuführen, daß die Bilder an verschiedenen Instituten und unter verschiedenen Einstellungsbedingungen angefertigt wurden) glauben, daß Frakturen im Hinterhaupt länger zur Heilung brauchen, Bourett u. Mitarb. finden keinen Unterschied zu anderen Schädelregionen. Je weiter der Frakturspalt ursprünglich war, desto länger braucht er zur knöchernen Verödung.

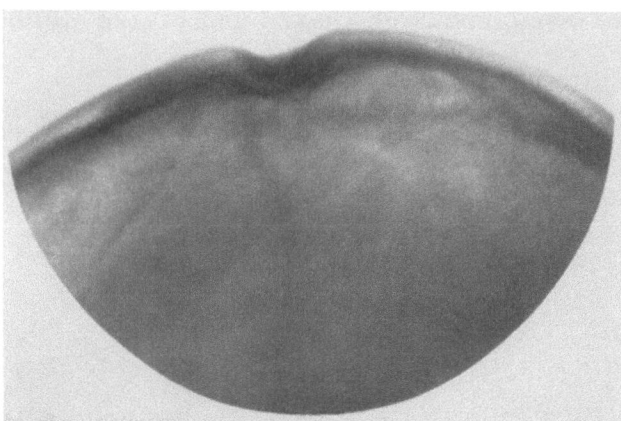

Abb. 2. Tangentiale Aufnahme des linken Scheitelbeines. *Alte Impressionsfraktur*. 54jähriger Patient. Vor 8 Jahren wurde er durch Steinschlag am linken Scheitelbein verletzt. Er war damals bewußtlos. Jetzt keinerlei Beschwerden. Die Aufnahme zeigt eine umschriebene Einknickung des ganzen Knochens der Schädelkapsel bei völlig verheilten Bruchrändern

Lineare Frakturen zeigen in einem hohen Prozentsatz eine vollständige knöcherne Heilung. Ein ebenso günstiges und vielleicht noch rascheres Heilungsergebnis, besonders wegen der bestehenden Dislokation, wird für Impressionsfrakturen angegeben. Auch hier beobachtet man eine Glättung und Abrundung der Bruchstücke und ein langsames Verschwinden der Bruchlinien durch Knochenneubildung. An der Stelle der Impression findet sich ein besonders lebhafter Knochenan- bzw. abbau, wodurch es langsam zu einer Abflachung und eventuell zum Verschwinden der Impression kommen kann. Eine Impressionsfraktur kann daher ohne Residuen ausheilen oder

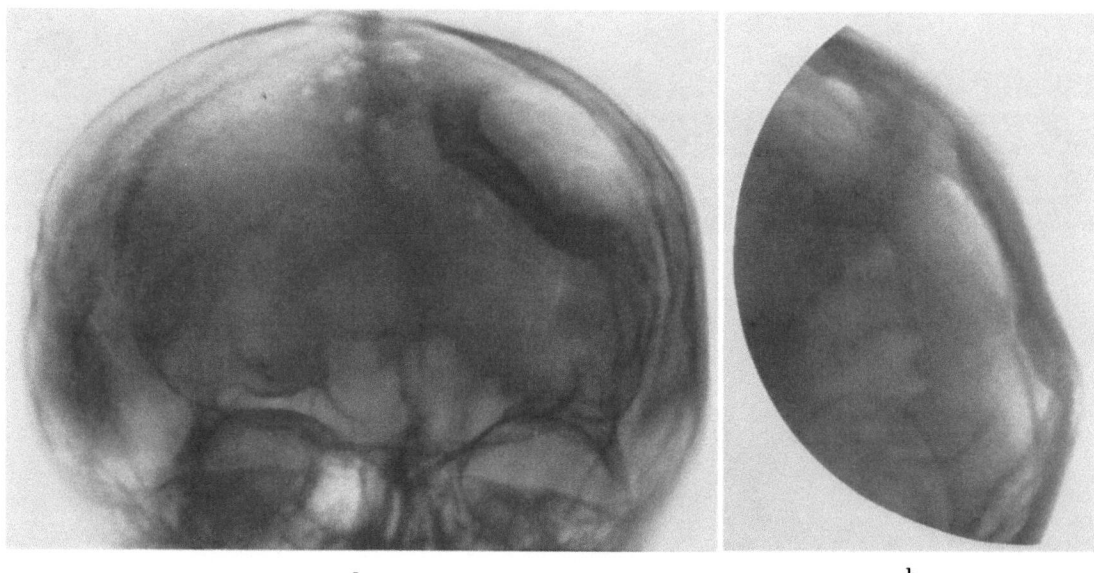

a   b

Abb. 3a u. b. a Sagittale postero-anteriore Übersichtsaufnahme des Schädels. b Tangentiale Aufnahme der linken Frontoparietalregion. *Alte, nicht reponierte, knöchern verheilte Impressionsfraktur*. 52jähriger Patient. 1946 wurde er in der Gefangenschaft von einem fallenden Baum getroffen. Es bestand anschließend eine starke Schwellung. Behandlung erfolgte keine. Derzeit ist der Patient beschwerdefrei. a Zeigt einen breiten, dichten Knochenbezirk links frontal vor der Kranznaht, der ein Areal mit geringerer Schattenintensität bogenförmig umgibt. b Zeigt die Abflachung der Schädelwölbung an dieser Stelle entsprechend der Impression. An der knöchern verheilten Impressionsstelle ist der Knochen verdickt. Frakturen sind nicht mehr erkennbar. Die in der Umgebung der Impression sichtbaren rundlichen Aufhellungen dürften abnormen Gefäßen entsprechen

man findet nur mehr eine lokale Eindellung (Abb. 2 und 3a und b). Impressionsfrakturen verhalten sich noch am ehesten wie die Frakturen des übrigen Skeletes. Wurde das imprimierte Knochenstück operativ gehoben, heilt die Fraktur vollständig (Glaser

und BLAINE 1936). Kleinere, isolierte, dislozierte Knochenstücke können vollständig
resorbiert werden (Abb. 4a und b).

HÄBLER (1931a) beobachtet bei Impressionsbrüchen außen eine stärkere Knochenneubildung als innen und verwendet dies als Argument gegen die Ansicht, daß die Dura besser
Callus bilde als das äußere Periost.

Diese Form der vollständigen knöchernen Ausheilung unterbleibt jedoch meistens,
wenn es sich um Spaltbrüche mit stärkerer Dislokation und größere Knochendefekte

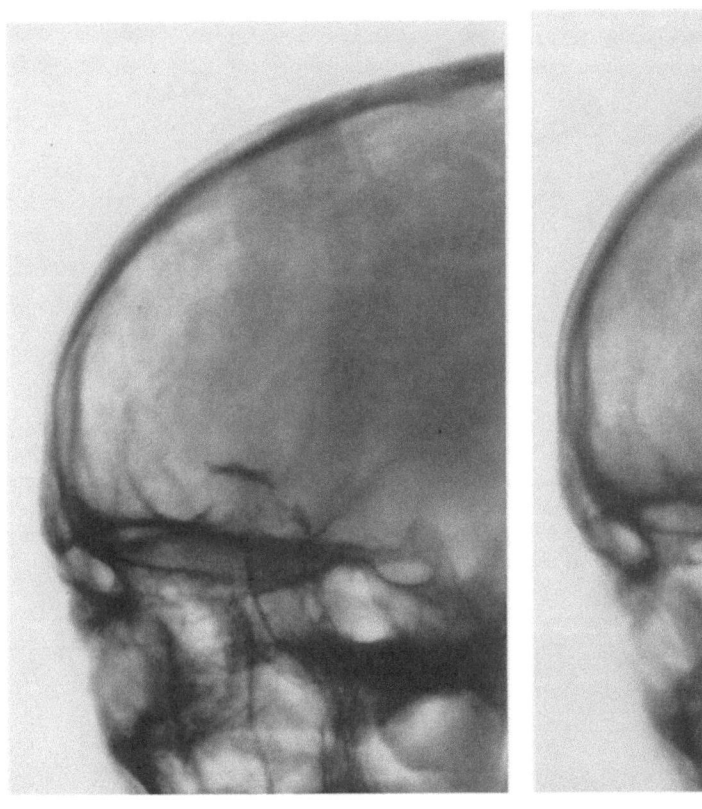 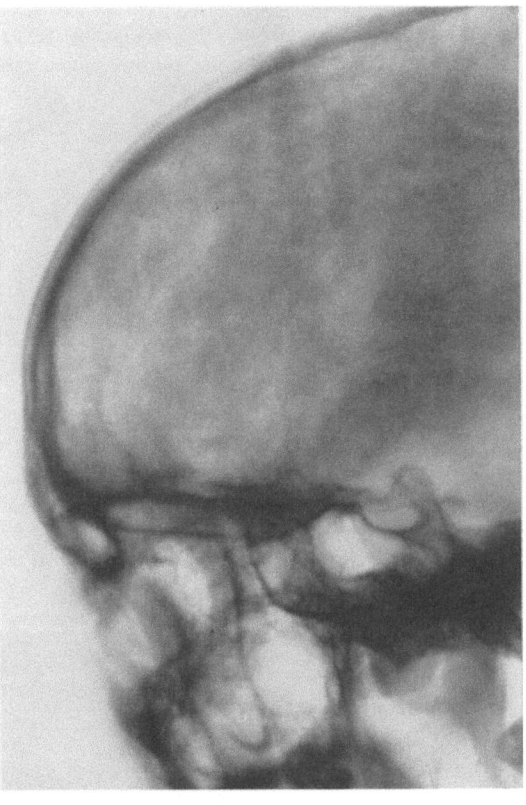

a   b

Abb. 4a u. b. a Seitliche Ansicht der vorderen Schädelgrube unmittelbar nach dem Unfall. b Etwa 6 Monate
später. *Resorption von endokraniell dislozierten Knochensplittern.* 18jähriger Patient, der beim Pflügen gestürzt
ist und sich den Griff des Pfluges in das linke Auge gestoßen hat. Anschließend Orbitaphlegmone. a Zeigt
mehrere Knochensplitter, die aus dem Orbitadach ausgebrochen und endokraniellwärts disloziert sind. b Zeigt,
daß nach einem halben Jahr die Knochensplitter bis auf geringe Reste resorbiert wurden (es erfolgte keine
chirurgische Entfernung der Splitter!)

gehandelt hat. Hier beobachtet man zwar einen Ansatz zu einer knöchernen Ausheilung
— an den Rändern des Defektes sieht man etwas Knochenneubildung —, der Großteil
des Defektes wird jedoch nur durch eine derbe bindegewebige Membran überbrückt.
Röntgenologisch ist somit der Defekt lange Zeit oder das ganze Leben nachweisbar. E. G.
MAYER (1956, 1959) hat in den Defekten vereinzelt kleine, zarte Kalkschatten als Ausdruck
von umschriebener Knochenneubildung beobachtet. Bei größeren lochartigen Defekten
schiebt sich vom Rande her eine immer dünner werdende Knochenlamelle vor. Die
Mitte bleibt meist frei von Knochen und wird nur bindegewebig verschlossen. Defekte
bis zu einem Durchmesser von etwa 5 cm sollen sich vollständig knöchern verschließen
können (LINDEMANN). Hat es sich um einen Spaltbruch gehandelt, so kann dieser an
einzelnen Stellen durch Knochen überbrückt sein.

Betont werden muß, daß auch die nur bindegewebig verschlossene Schädelfraktur
an der Konvexität funktionell ein befriedigendes Resultat ergeben kann. Auch haben die
Nachuntersuchungen gezeigt, daß sich Beschwerden nach Schädeltraumen nicht nach

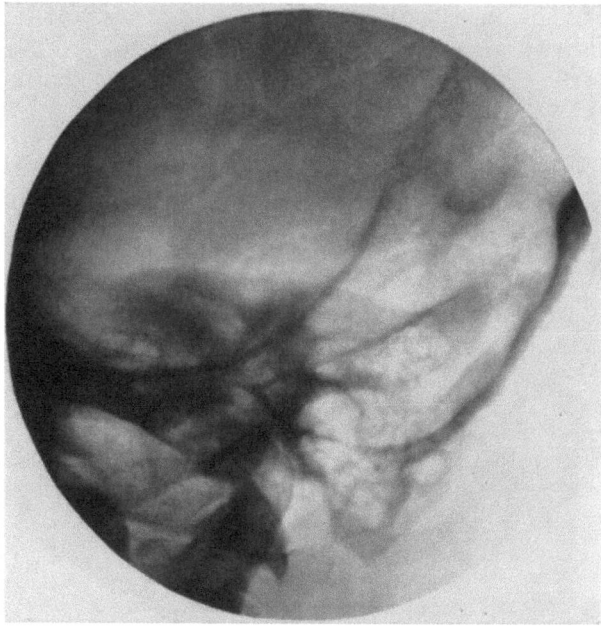

Abb. 5. Aufnahme des linken Schläfenbeines nach STENVERS. *Beginnende Verödung des Labyrinths nach Fraktur.* 37jähriger Patient. Unfall vor 4 Monaten. Damals wurde röntgenologisch eine Pyramidenfraktur festgestellt. Patient ist links taub, es bestehen derzeit Schwindel und Ohrensausen. Auf der Abbildung sieht man eine ganz zarte Fraktur durch die Pyramide medial vom oberen Bogengang. Die Labyrinthdetails sind schlecht erkennbar, die Bogengänge sind unscharf begrenzt als Ausdruck einer beginnenden knöchernen Verödung

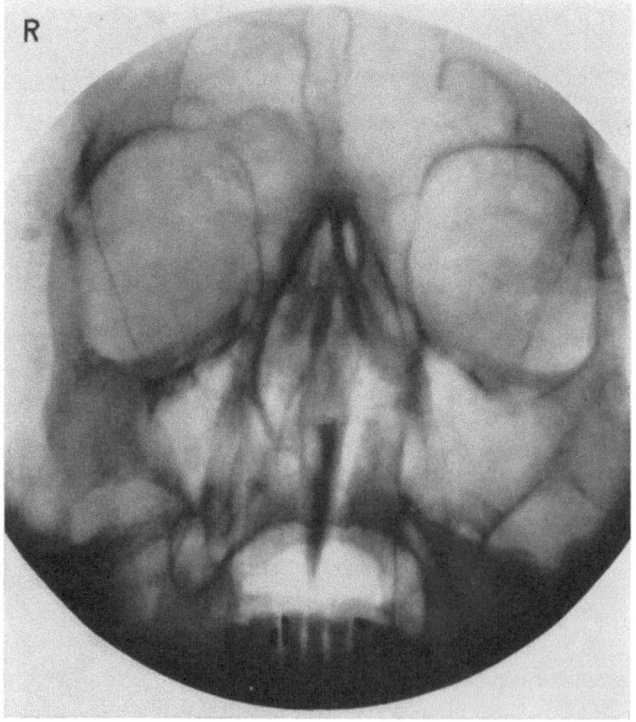

Abb. 6. Postero-anteriore, kranial exzentrische Aufnahme zur Darstellung der Nebenhöhlen der I. Serie. *Alte knöchern verheilte Impressionsfraktur der lateralen Wand der rechten Kieferhöhle.* 62jähriger Patient. Vor 3 Monaten Gesichtsschädeltrauma. Die Abbildung zeigt eine durch eine Einknickung ihrer lateralen Wand verkleinerte rechte Kieferhöhle. Eine Fraktur ist nicht mehr erkennbar. Die Kieferhöhle ist lufthaltig

dem Ausmaß der knöchernen Frakturheilung, sondern nach dem Gesamtbild und vor allem nach dem Grad der Hirnschädigung richten (KRÖSL u. MIFKA; SCHÜCK).

Von den **Frakturen der Schädelbasis** sind vor allem diejenigen der **Felsenbeinpyramide** bezüglich ihrer knöchernen Heilung untersucht worden. Diese Fraktur ist deshalb besonders von Bedeutung, weil es öfters von nicht vollständig knöchern konsolidierten Frakturen der Pyramide aus zu Spätmeningitiden mit tödlichem Ausgang kommen kann (BROCK 1933b; NAGER). Von allen Autoren scheint einzig STENVERS über eine rasche knöcherne Heilung von Pyramidenfrakturen zu berichten. Seine Ansicht wird allerdings von E. G. MAYER (1930) angezweifelt, der darauf hinweist, daß auf der Aufnahme der Pyramide nach STENVERS der schmale Frakturspalt bereits ganz anders aussehen oder völlig verschwunden sein kann, falls die Aufnahme unter etwas geänderten Projektionsbedingungen angefertigt wurde. Diese kleine Differenz in der Einstellung ist sicher bei vielen Kontrolluntersuchungen nicht zu vermeiden und dürfte in manchen Fällen zu dem Fehlschluß einer raschen knöchernen Heilung der Pyramidenfraktur geführt haben. Im übrigen ist E. G. MAYER (1930) mit vielen anderen Autoren (GINSBURG; SCHÜLLER 1928; ULRICH 1926 und 1934 u. v. a.) derselben Meinung, daß Pyramidenfrakturen nur langsam und unvollständig knöchern heilen, und röntgenologisch lange Zeit sichtbar bleiben. Wichtig erscheinen hier die Untersuchungen von ULRICH (1934), der die Ergebnisse der histologischen Untersuchung bei alten Labyrinthbrüchen mit entsprechenden Röntgenaufnahmen verglichen hat

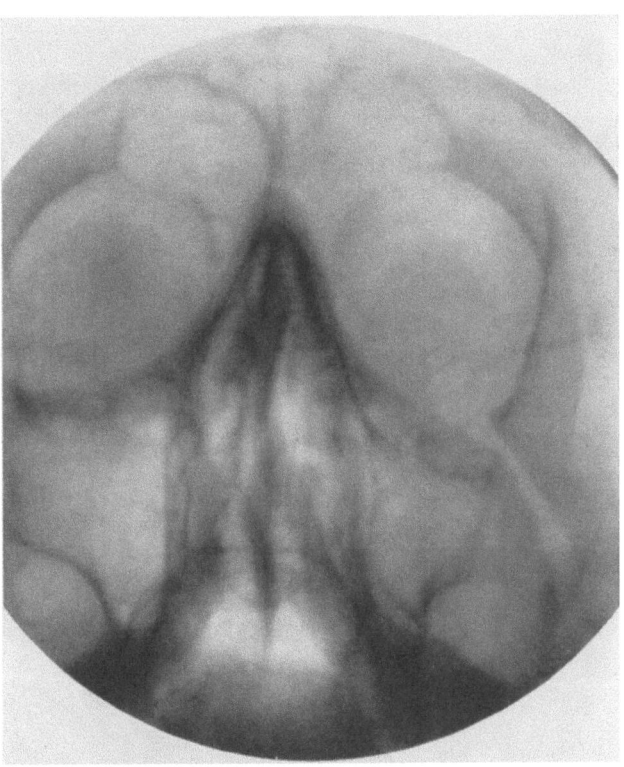

Abb. 7. Postero-anteriore, kranial exzentrische Aufnahme zur Darstellung der Nebenhöhlen der I. Serie. *Alte, nicht knöchern verheilte Fraktur des linken Jochbeines.* 81jähriger Patient. Vor 13 Jahren Trauma der linken Gesichtshälfte. Seit dem Trauma sieht Patient links schlechter. Die Abbildung zeigt einen breiten, nicht knöchern verheilten Spaltbruch durch den linken Jochbeinkörper. Dabei ist der Orbitaboden etwas nach abwärts disloziert und die laterale Wand der linken Kieferhöhle ist geknickt. Die Frakturränder sind sehr glatt als Zeichen, daß es sich um eine alte Fraktur handelt

und dabei feststellen konnte, daß eine knöcherne Konsolidierung der Fraktur vor allem nur dort eintritt, wo periostaler und endostaler Knochen, womöglich mit Spongiosa vorhanden ist, daß aber die enchondrale Schichte der Labyrinthkapsel keine Tendenz zur Knochenneubildung zeigt und nur bindegewebig verheilt. Demnach zeigt auch das Röntgenbild bei alten Labyrinthbrüchen meist eine knöcherne Heilung im Bereiche der oberen Pyramidenkante, während die Fraktur im Inneren des Knochens noch deutlicher sichtbar sein kann. E. G. MAYER (1959) weist bei Labyrinthfrakturen auf die Möglichkeit hin, daß es bei der Abheilung der Fraktur zu einer völligen oder teilweisen knöchernen Veröilung (Abb. 5) des Labyrinthes kommen kann, wobei die Labyrinthdetails und auch die Fraktur im Röntgenbild nicht mehr sichtbar sind. Dieser als Labyrinthitis ossificans bezeichnete Vorgang wird von E. G. MAYER (1959) mit dem Bild einer abgeheilten Labyrinthitis auf Basis einer Meningitis epidemica verglichen.

Bezüglich der **Frakturen des Gesichtsschädels** bestätigt die Röntgenuntersuchung vollauf die Meinung des Pathologen und Klinikers, daß diese Frakturen wesentlich rascher knöchern konsolidieren und daher röntgenologisch bald nicht mehr nachweisbar sind.

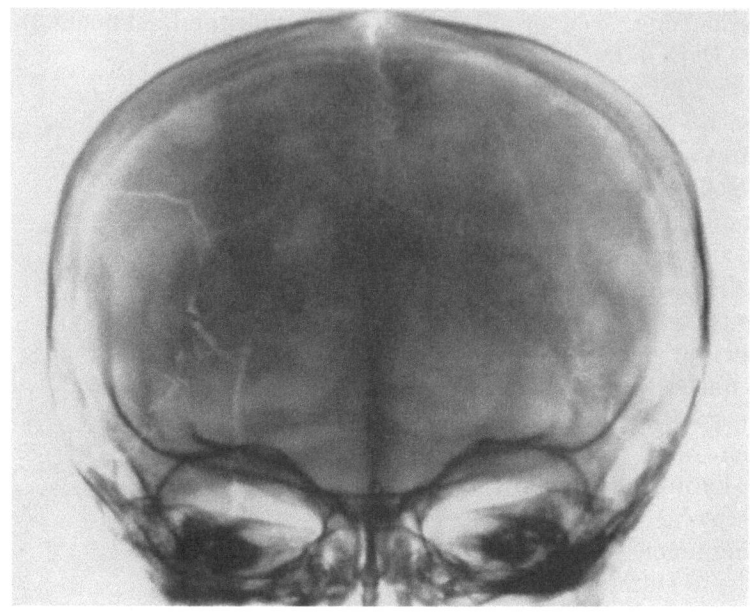

a

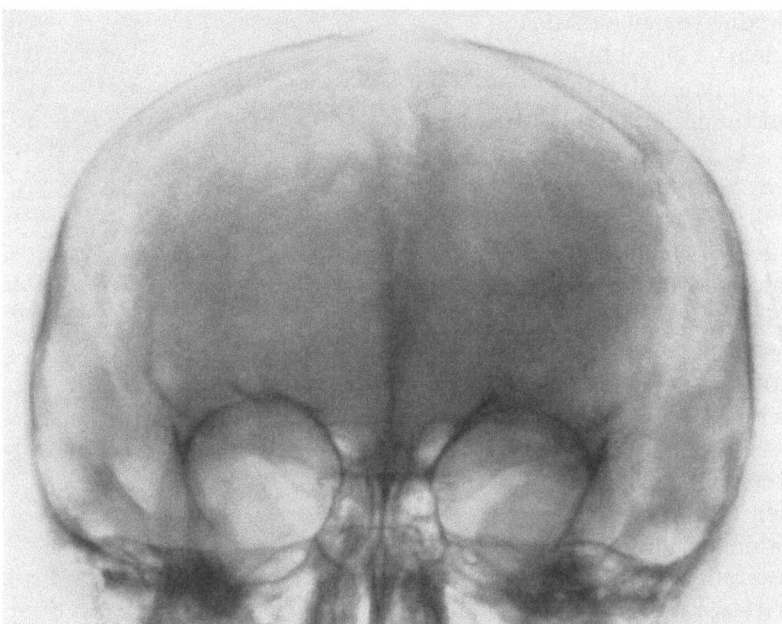

b

Abb. 8a u. b. a Sagittale postero-anteriore Übersichtsaufnahme des Schädels unmittelbar nach dem Unfall. b Kontrollbild fast 2 Jahre später. *Vollständige Heilung einer ausgedehnten Schädelfraktur.* 6jähriges Kind nach Autounfall. a Wenige Tage nach dem Unfall zeigt ausgedehnte Frakturen rechts parietooccipital. Das Kontrollbild (b) nach knapp 2 Jahren läßt am knöchernen Schädel keine Fraktur mehr erkennen. (Die sonstige Differenz der Bilder ist auf die Tatsache zurückzuführen, daß die Aufnahmen an zwei verschiedenen Instituten unter verschiedenen Einstellungsbedingungen durchgeführt wurden)

Nur eine eventuell zurückbleibende Stufe (Abb. 6) oder Deformation deutet in der Regel die einmal vorhandene Fraktur an, und nur selten wird man nach langer Zeit die Fraktur selbst noch nachweisen können (Abb. 7).

Frakturen am kindlichen Schädel weisen eine besonders rasche Heilungstendenz auf (Abb. 8a und b). ILLIG und PIA (1953) konnten an ihrem Material zeigen, daß alle drei Formen der Schädeldachbrüche (einfache Fissuren, breitere Spaltbrüche und schwere Impressionsbrüche) wesentlich rascher und vollständiger ausheilen als bei Erwachsenen. Einfache Fissuren können bereits nach $4^1/_2$ Monaten verschwunden sein und selbst schwere Impressionsbrüche heilen rasch, wobei besonders bemerkenswert ist, daß sogar stärkere Deformationen weitgehend ausgeglichen werden.

3. Die zunehmende Verbreiterung der Fraktur am Schädel. Defektbildung als posttraumatischer Befund

TH. BILLROTH beschrieb 1862 einen Fall eines $2^1/_2$jährigen Kindes mit einer Geschwulst an der rechten Kopfseite, die sich im Anschluß an eine Zangengeburt entwickelt hatte. In der Geschwulst befand sich Flüssigkeit, die mehrmals abpunktiert wurde. Das Kind starb nach einer der Punktionen und bei der Obduktion fand sich im rechten Scheitelbein ein großer Defekt, dessen Ränder erhaben waren. Er wurde als Folge des Geburtstraumas gedeutet, wobei nicht nur der Knochen, sondern auch die Hirnhäute und das Gehirn verletzt wurden. BILLROTH gab dem Krankheitsbild den Namen Meningocele spuria cum fistula ventriculi cerebri. Einen ähnlichen Fall beschrieb DE QUERVAIN 1896 als Cephalhydrocele trau-

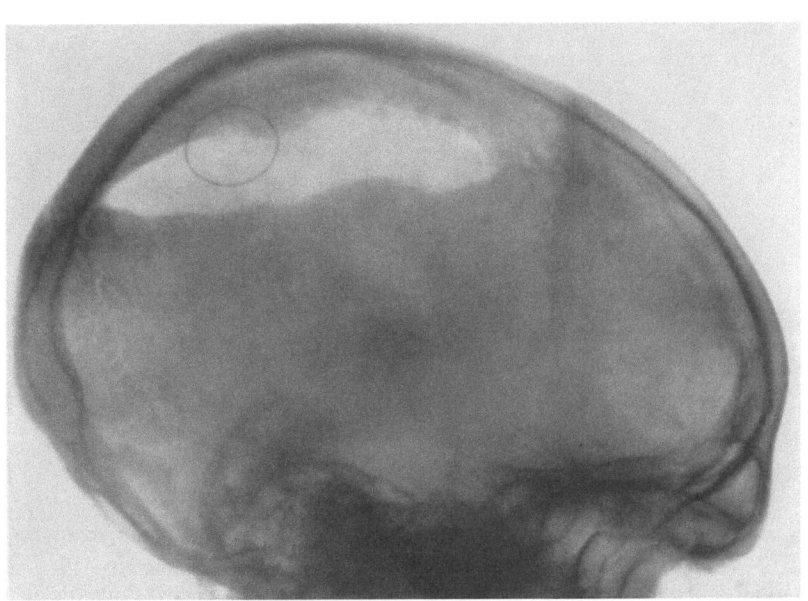

Abb. 9. Seitliche (ds) Übersichtsaufnahme des Schädels. *Alte Schädelfraktur mit starker Verbreiterung des Frakturspaltes nach Schädeltrauma in der Kindheit.* Die Aufnahme zeigt im Scheitelbein einen spindelförmigen, breitklaffenden, ziemlich scharf begrenzten Defekt, der an seinen Enden spitz zuläuft und hier noch Reste der alten Fraktur erkennen läßt (Meningocele spuria traumatica). Der auf der Aufnahme sichtbare Drahtring hat mit der Fraktur nichts zu tun. (Aus der Sammlung von E. G. MAYER)

matica. Des öfteren beobachtet man, daß gerade bei kindlichen Schädelfrakturen nicht die erwartete rasche Frakturheilung eintritt, sondern es nach dem Trauma zu einem Größerwerden der Fraktur und zur Entwicklung von großen Defekten im Schädel kommt. Im Röntgenbild ist dann gewöhnlich ein spindelförmiger, blattförmiger, lanzettförmiger (ALBERTI 1933, SCHÜLLER 1912, 1915/16, 1930 und 1933), manchmal auch ein unregelmäßiger (GRASHEY 1935a) Defekt zu sehen, an dessen Enden manchmal noch die Reste der ursprünglichen Fraktur zu erkennen sind (BIANCHI) (Abb. 9). Unter diesen Fällen finden sich auch häufig Epileptiker (REDLICH und SCHÜLLER). WINKLER beschreibt einen Fall mit ähnlichen Veränderungen, bei dem das Trauma erst im Erwachsenenalter erfolgte.

Veröffentlichungen aus der letzten Zeit stammen von FRANKE, USINGER, DAHM, PIA und TÖNNIS. Sie alle beschäftigen sich auch mit der Frage, warum in diesen bestimmten Fällen keine knöcherne Heilung der Fraktur, sondern eine Erweiterung des Frakturspaltes eingetreten ist. Die Hauptgründe dazu wurden bereits von DE QUERVAIN im einzelnen angeführt und von Pia und Tönnis in letzter Zeit ausführlich erörtert. Nach diesen Autoren ist folgender Mechanismus anzunehmen: Durch das Geburtstrauma oder das Trauma in früher Kindheit entsteht die Fraktur. Ihre Heilung wird verhindert, weil das gleichzeitig verletzte Gehirn durch Schwellung, Ödem und Blutung zur Drucksteigerung führt und die Bruchränder auseinander drängt. Dazu entwickelt sich infolge der Verletzung der Hirnhäute eine Meningocele spuria (Cephalhydrocele traumatica), wobei Liquor durch den Frakturspalt unter die Haut dringt. Es kann dabei auch zur Eröffnung des Ventrikels kommen. Selten tritt ein Gehirnprolaps ein. In jenen Fällen, bei denen keine Meningocele spuria, kein Hirnprolaps und keine Drucksteigerung vorliegt, wird die Bruchheilung wahrscheinlich durch dazwischengelagerte Weichteile (Dura, Periost, Coagula) verhindert. Auch können Dura und Periost miteinander verwachsen und so die Bruchheilung unmöglich machen. Die kontinuierliche Erweiterung des Bruchspaltes kann auf das starke Schädelhirnwachstum im Kindesalter zurückzuführen sein. Weitere Faktoren wie Rachitis oder Craniotabes, die von de Quervain noch als wesentlich angesehen wurden, dürften heute kaum mehr eine Rolle spielen.

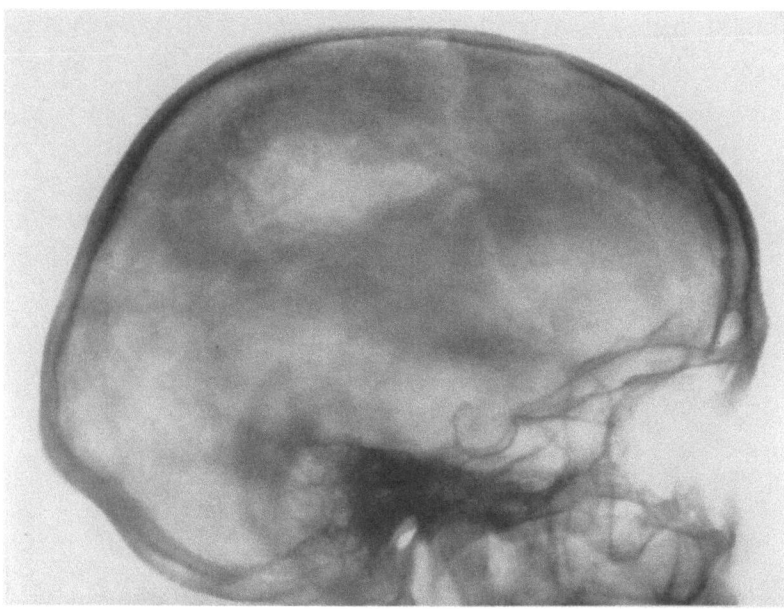

Abb. 10. Seitliche (*ds*) Übersichtsaufnahme des Schädels. *Alte Schädelfraktur mit Zeichen einer beträchtlichen atypischen Gefäßneubildung im Frakturbereich.* Ältere Frau. Indikation zur Röntgenuntersuchung: Kopfschmerzen. Die auf Grund des Bildes erhobene Anamnese ergab ein starkes Schädeltrauma in der Kindheit. Die Aufnahme zeigt einen größeren Defekt im Scheitelbein nach einer Fraktur. Der Frakturspalt klafft breit und weist nur im vorderen Anteil noch teilweise glatte, scharfe Begrenzung auf. In der Umgebung der Fraktur sind zahlreiche atypische, kurze Gefäßbänder und rundliche gefäßbedingte Aufhellungen erkennbar. Im unteren Anteil zeigt der Frakturspalt buchtige gefäßbedingte Begrenzung. Im Frakturbereich ist ferner unregelmäßige Knochenneubildung vorhanden, die auf ein altes Hämatom zurückzuführen ist. (Aus dem Buch: Diagnose und Differentialdiagnose in der Schädelröntgenologie von E. G. Mayer)

An den Defekträndern können auch osteoblastische Vorgänge einsetzen. Es kann zu wallartigen und kraterförmigen Erhabenheiten als Folge der Reaktion des abgehobenen Periosts kommen. Dann kann auch ein Verschluß des Defektes — wenigstens durch eine straffe Membran — eintreten, vorausgesetzt, daß ein Verschluß der Meningocele spuria zustande kommt.

Verläuft die Fraktur durch eine Naht, so kann es durch den ständigen Druck der Liquoransammlung zur Dehiszenz der Naht bzw. zur fortschreitenden Erweiterung derselben kommen (Kienböck und Selka).

Auch der Gefäßversorgung bzw. die Reaktion der Gefäße an der Stelle des Traumas und der Fraktur kommt für das weitere Schicksal der Fraktur eine entscheidende Bedeutung zu. E. G. Mayer (1956, 1959) weist darauf hin, daß durch Neubildung von Gefäßen im Frakturbereich eigenartige Bilder entstehen können, die durch die fortschreitende Resorption des Knochens durch diese Gefäße hervorgerufen werden (Abb. 10). Wir finden dann zahlreiche atypische Gefäßbänder und eine gefäßbedingte charakteristische Knochenusur, wie sie uns von der Gefäßgeschwulst geläufig ist. Der Knochen wird durch die Gefäße in typischer bogen- und muldenförmiger Weise arrodiert und es entstehen entsprechende Aufhellungen. Diese Arrosionsmulden unterscheiden sich von solchen durch Liquorcysten oder Tumoren dadurch, daß sie bei kleinerem Durchmesser verhältnismäßig tiefer sind. Meist sind sie multipel vorhanden. Diese Knochenarrosionen nehmen an Zahl und Größe zu und konfluieren allmählich. Die daraus entstehenden bogig begrenzten Defekte unterscheiden sich von der echten Blutgeschwulst (Hämangiom) nur dadurch, daß es innerhalb des Defektes zu unregelmäßiger Knochenneubildung kommt, die auf das Hämatom zurückzuführen ist. Diese Art der Knochenneubildung fehlt bei der echten Blutgeschwulst. Diese unregelmäßigen Knochenneubildungen dürfen nicht mit jenen regelmäßigen, gut begrenzten, zarten Kalkschatten verwechselt werden, die als Knochenneubildung in breit klaffenden Frakturspalten oder in operativen Defekten auftreten.

Erwähnt werden sollen noch jene Fälle, bei denen es im Anschluß an ein Schädeltrauma mit oder ohne Fraktur zum Auftreten einer umschriebenen Rarefikation des Knochens in Form einer Lacune gekommen ist (LEGER u. WITZIG; NICHOLAS, FURST u. TEPPER). Bei dem Fall von NICHOLAS hat sich die Lacune rasch nach dem Trauma entwickelt und ist innerhalb von Monaten wieder verschwunden. Als Erklärung dafür wurden von NICHOLAS u. Mitarb. drei Möglichkeiten diskutiert:

1. Unterhalb der traumatisierten Stelle befindet sich geschädigtes Gehirn, das sich in eine Cyste umwandelt, die durch Druck zur Knochenatrophie führt.

2. Zuerst entsteht ein subperikranielles Hämatom mit folgender Hyperämie der Diploe und anschließender Entkalkung. Nach Resorption des Hämatoms verschwindet die Hyperämie und es tritt Knochenneubildung ein.

3. Ein Knochenstück wird durch Unterbrechung der Blutversorgung nekrotisch und wird von Osteoklasten resorbiert. Die anschließende Neubildung erfolgt durch gesteigerte Osteoblastentätigkeit.

4. Umschriebene Deformationen des Schädels durch Liquorcysten und chronische subdurale Hämatome

Eine wichtige Veränderung am Schädel nach Traumen stellt die umschriebene Vorwölbung und Verdünnung des Knochens durch arachnoideale Cysten, Hygrome oder durch Cysten dar, die durch Zerstörung von größeren Gehirnanteilen entstanden sind und bis an die Oberfläche reichen. Es handelt sich dabei meistens um abgekapselte, umschriebene, mit Flüssigkeit gefüllte Cysten im Subarachnoidealraum, die von der übrigen Liquorzirkulation abgeschnitten sind. Sie sind die Folge meist schwerer Traumen mit Impressionsfrakturen, können aber auch ohne Fraktur des Knochens vorkommen. Sie entstehen durch Zerreißung und narbige Verdickung der Arachnoidea und Pia. In diesem Narbengewebe können eine oder mehrere Cysten eingeschlossen sein. Oft ist auch die Dura mitverletzt und neben der Cystenbildung ist auch eine Blutung vorhanden, so daß es oft schwierig ist, reine Cystenbildungen von solchen mit Blutung oder reinen Blutungscysten zu unterscheiden. Die Folgeerscheinungen, die sie an der Schädelkapsel setzen, sind ziemlich identisch. Durch die dauernde Pulsation des Gehirnes kommt es von seiten der Cysten zu einem langsamen Abbau des Knochens von innen her. Er wird verdünnt und schalenförmig vorgewölbt (Abb. 11a und b). Der Vorgang hat eine gewisse Ähnlichkeit mit der Arrosion von Wirbelkörpern durch ein Aortenaneurysma (GOLDEN). Manchmal entwickelt sich ein vollständiger Defekt im Knochen (COOPERSTOCK).

Weiterhin können Deformationen des Schädels durch ein chronisches subdurales Hämatom nach Schädeltraumen im jugendlichen Alter entstehen. Diese Veränderungen werden von DAVIDOFF und DYKE ausführlich an Hand von vier Fällen studiert. Es handelte sich um Kinder bzw. Jugendliche zwischen 4 und 18 Jahren, wobei das Schädeltrauma längere Zeit zurücklag. Sie alle wiesen Deformationen des Schädels auf, die

auf eine lokale Drucksteigerung durch ein chronisches subdurales Hämatom zurückzuführen waren. Bei diesen Fällen war der Schädel asymmetrisch, ein kleiner Keilbeinflügel war angehoben, ebenso das Orbitadach dieser Seite. Die mittlere Schädelgrube
dieser Seite war nach vorne und seitlich ausgeweitet. Die Linea innominata war undeutlich
oder verschwunden als Folge des veränderten Verlaufes des großen Keilbeinflügels.

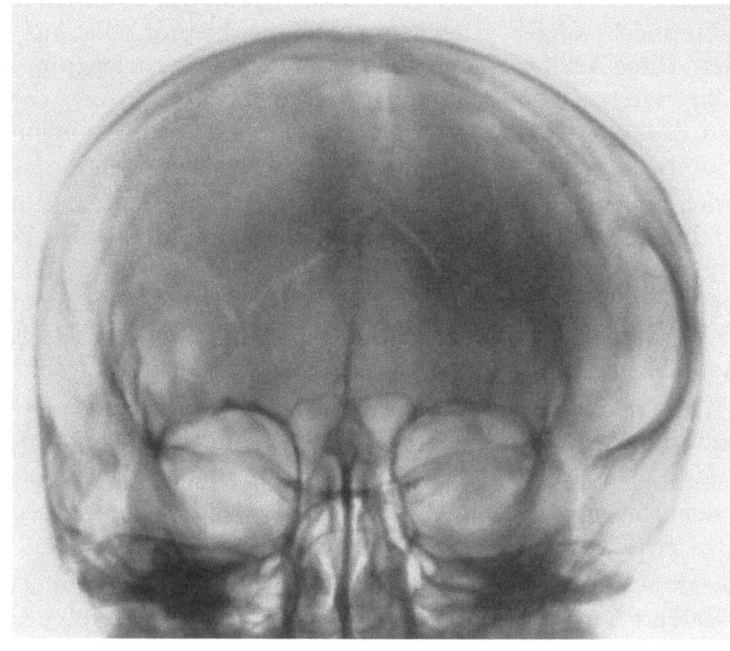

a

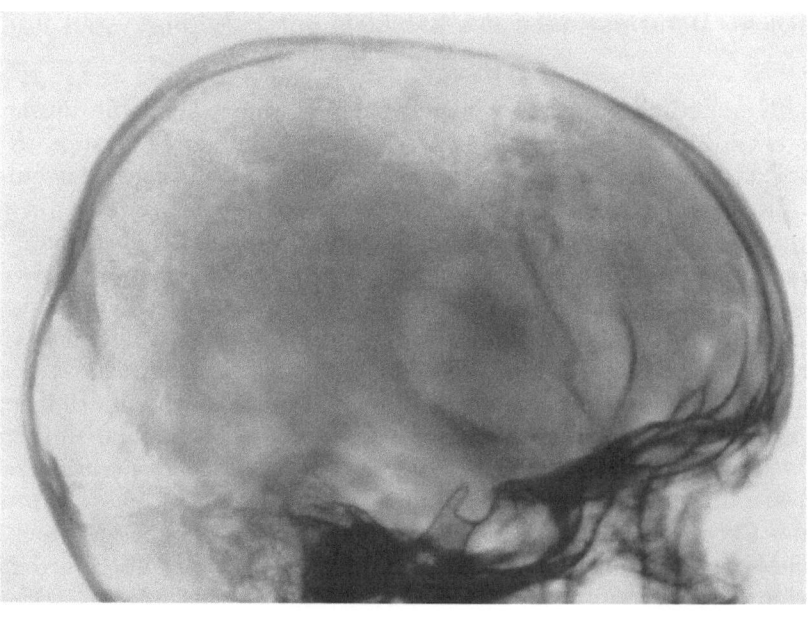

b

Abb. 11a u. b. a Sagittale postero-anteriore Übersichtsaufnahme, b seitliche Übersichtsaufnahme des
Schädels. *Umschriebene Vorwölbung und Verdünnung der Schädelkapsel links frontoparietal durch eine Liquorcyste*. 11jähriger Patient. Mit 5 Jahren hat er sich den Kopf heftig angeschlagen, danach entwickelte sich
langsam an dieser Stelle eine Vorwölbung. Neurologischer Befund unauffällig; a zeigt die umschriebene, fast
mandarinengroße Vorwölbung links frontoparietal; b läßt die ganze Ausdehnung des veränderten Bereiches
erkennen

Diese Erscheinungen der Expansion wurden auf die erste Phase nach dem Trauma zurückgeführt, wo durch das Hämatom noch ein raumfordernder Prozeß bestand. Daneben fanden sich allerdings noch eine Vergrößerung der Nebenhöhlen dieser einen Seite und eine Verdickung der Schädelwand, was auf die fortschreitende Hirnatrophie in der späteren zweiten Phase des Prozesses zurückgeführt wurde.

5. Cephalhämatom, Knochenhämatom und Cephalhaematoma deformans

Das Cephalhämatom ist eine Blutansammlung zwischen dem Pericranium und dem Schädelknochen. Es entsteht durch Ruptur von Blutgefäßen zwischen Pericranium und Calvaria und geht gewöhnlich auf ein Trauma während der Geburt zurück (stark verzögerter Geburtsakt, Mißverhältnis zwischen dem Kindesschädel und dem mütterlichen Becken, Zangengeburt). Es kommt allerdings auch bei vollkommen normal verlaufenden Geburten vor. Das männliche Geschlecht ist häufiger betroffen. Man findet mehr Cephalhämatome bei Kindern von Erstgebärenden. Als Lokalisation wird das Os parietale bevorzugt, doch gibt es auch selten Cephalhämatome im Stirn- und Hinterhauptbereich, selbst im Gesicht, sowie multipel auftretende Cephalhämatome. Die durch die Blutung entstandene Geschwulst tritt meistens erst einige Stunden bis Tage nach der Geburt in Erscheinung. Sie hält sich streng an die Grenzen der einzelnen Schädelknochen da eine weitere Ausbreitung durch die feste Verbindung des Periosts mit den Nähten verhindert wird. Das Cephalhämatom ist dadurch leicht von der

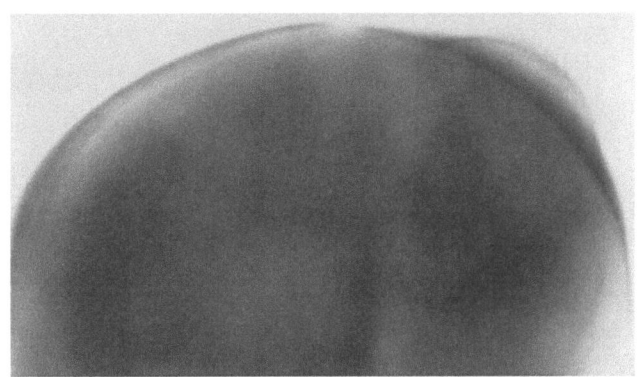

Abb. 12. Ausschnitt aus der sagittalen antero-posterioren Übersichtsaufnahme des Schädels eines Säuglings. *Cephalhämatom des linken Scheitelbeines mit zarter Verkalkung des abgehobenen Periosts.* Die Abbildung zeigt deutlich die umschriebene, schalenartige Verknöcherung über dem Os parietale im Bereiche der Vorwölbung. Auch am Scheitelbein selbst ist es bereits zur Verdickung des Knochens gekommen

Geburtsgeschwulst (Caput succedaneum) zu unterscheiden (ANTOINE u. KERSAUSON; INGRAM u. HAMILTON; SJÖVALL).

Da das Cephalhämatom meist durch ein Trauma des kindlichen Schädels entsteht, werden in einem hohen Prozentsatz auch Frakturen gefunden. KENDALL und WOLOSHIN fanden unter 69 Fällen mit Cephalhämatomen 16 mit einer Fraktur vergesellschaftet.

In den meisten Fällen bildet sich das Cephalhämatom spontan innerhalb einiger Wochen zurück. Nur in seltenen Fällen bleibt die Geschwulst längere Zeit bestehen und es kommt am Rande der Geschwulst vom abgehobenen Periost zur Knochenneubildung. Dieser neugebildete Knochen kann das Hämatom entweder ringförmig umgeben oder es kommt zur Ausbildung einer einheitlichen Knochenschale um das ganze Hämatom (Abb. 12). HARTLEY und BURNETT beobachteten allerdings, daß die Verkalkung an der höchsten Erhebung der Vorwölbung zuerst auftritt. Im Laufe der Zeit wird diese Knochenschale in den wachsenden Schädelknochen mit eingebaut. Der Raum zwischen der Knochenschale und dem Schädel kann mit spongiösem Knochen ausgefüllt werden (Abb. 13). In ganz seltenen Fällen tritt eine massive gleichmäßige Verknöcherung des ganzen Hämatomes ein (CHOROBSKY u. DAVIS; KASTENDIECK; OTTOW). Zeitlebens bleibt der Knochen dann verändert.

Das Cephalhämatom kann nicht an der Außenseite des Knochens, sondern auch an der Innenseite des Schädels entstehen. HATSCHEK hat einen solchen Fall mit extra- und intrakraniellem Cephalhämatom studiert und beobachtet, daß die Verknöcherung außen

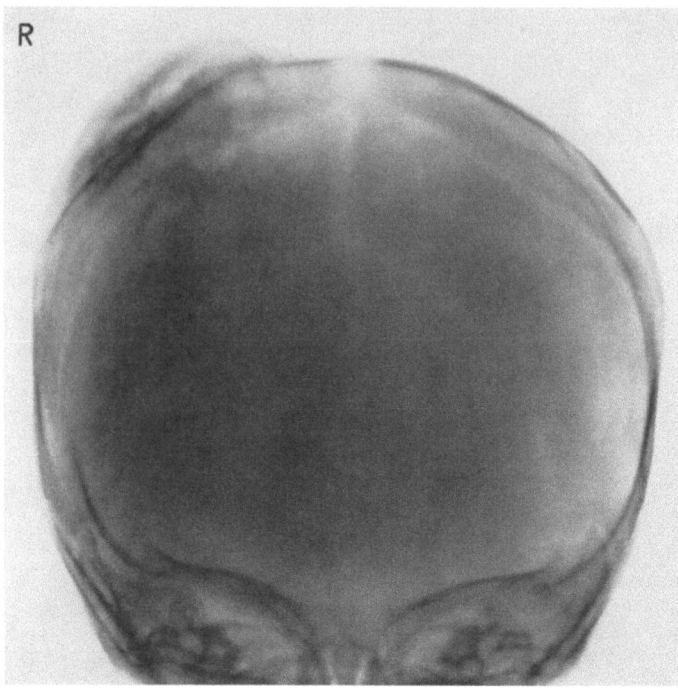

Abb. 13. Sagittale antero-posteriore Übersichtsaufnahme des Schädels eines 11 Monate alten Säuglings. *Zum Großteil verknöchertes Cephalhämatom.* Die Abbildung zeigt rechts parietal eine schalenartige Vorwölbung über dem Scheitelbein, dessen Raum zum Großteil von neugebildetem Knochen ausgefüllt ist

nur die Randpartien, innen jedoch die ganze abgehobene Dura betraf.

Ferner ist zu bemerken, daß Cephalhämatome auch *nach* der Geburt bei Kindern auftreten können (CHOROBSKY u. DAVIS).

Eine andere Entwicklung nimmt ein Hämatom, wenn es sich nicht nur zwischen den Schädelknochen und dem abgehobenen Pericranium ausbreitet, sondern auch in die Corticalis oder Diploë eindringt. Es entstehen dann im Knochen Blutungshöhlen, wobei der Knochen an dieser Stelle zerstört und abgebaut wird. Röntgenologisch sieht man einen meist unscharf begrenzten Defekt im Knochen. In seltenen Fällen kann dieser Defekt wieder durch neugebildeten Knochen aufgefüllt werden und das Hämatom heilt mit einer Restitutio ad integrum ab. Oft treten jedoch an die Stelle des Hämatoms cystenartige Hohlräume, die mit fibrösem Gewebe, Blut oder gelatinösen Massen gefüllt sind. Die fibröse Umwandlung in diesen Höhlen kann ihrerseits wieder zu Knochenneubildung führen, und das Bild

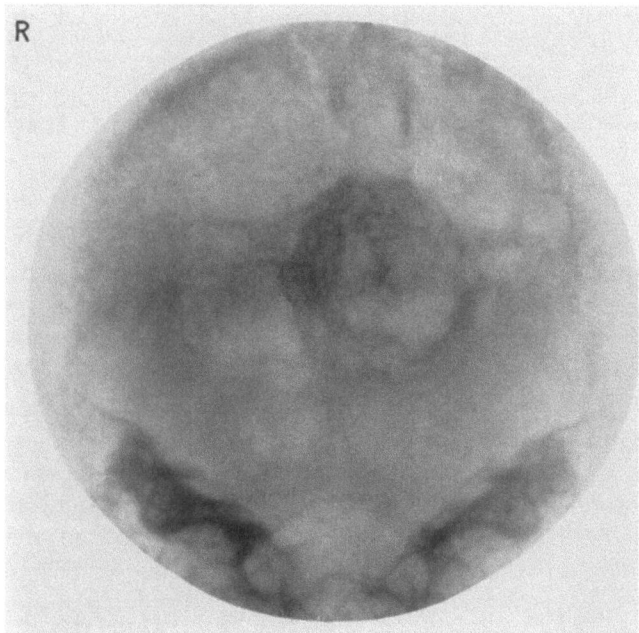

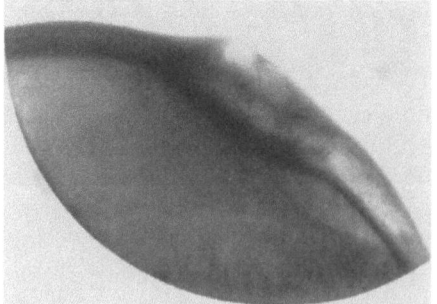

a　　　　　　　　　　　　　b

Abb. 14a u. b. a Ausschnitt aus einer sagittalen Übersichtsaufnahme des Stirnbeines; b tangentiale Aufnahme dieser Gegend. *Altes Knochenhämatom nach lange zurückliegendem, wahrscheinlich frühkindlichem Trauma.* Jetzt 50jähriger Patient. Die Aufnahme zeigt im oberen Anteil der Stirnbeinschuppe einen ausgedehnten Umbau des Knochens. Die Diploë fehlt, an ihrer Stelle finden sich mehrere durch Septen getrennte cystische Hohlräume. Der Knochen ist nach außen stärker, nach innen weniger stark vorgewölbt. Am Rand ist der veränderte Bezirk zum Teil von verdichtetem Knochen umgeben

einer solchen alten Knochencyste nach einem Knochenhämatom ist meistens folgendes: Man findet eine umschriebene Vorwölbung am Schädel. Diese betrifft vorwiegend die Tabula externa, die auch verdünnt sein kann. Darunter zeigt der Knochen einen oder mehrere durch derbe Septen getrennte Hohlräume. Der umgebende Knochen ist teils verdünnt, teils verdickt (CHOROBSKY u. DAVIS ROSENBLUTH u. Mitarb.) (Abb. 14a und b).

Ein völlig anderes Bild entsteht, wenn es nicht nur zur periostalen Knochenneubildung, sondern auch zu einer solchen im Inneren des Hämatoms kommt. Dabei kann die Knochenneubildung so intensiv sein, daß osteomartige Bilder entstehen (Abb. 15 und 16). E. G. MAYER (1956, 1959) weist auf den Unterschied zwischen einem echten Osteom und einem solchen nach einem Hämatom hin. Beim echten Osteom ist die Knochenstruktur gewöhnlich völlig gleichmäßig, beim Osteom nach einem Hämatom ungleichmäßig und innerhalb des verdichteten Knochens sind auch unregelmäßige Aufhellungen zu erkennen.

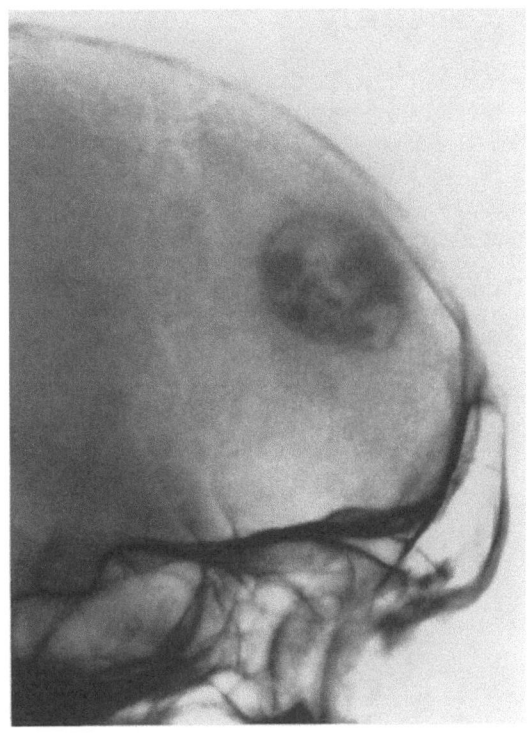

Abb. 15

Abb. 15. Ausschnitt aus der seitlichen (ds) Übersichtsaufnahme des Schädels. *Altes verknöchertes Hämatom des Stirnbeines nach Trauma* (nähere Angaben über den Patienten fehlen). Im Bereiche des ehemaligen Hämatoms besteht eine intensive, rundliche, jedoch ungleichmäßige Verschattung, die von unregelmäßigen Aufhellungen durchsetzt ist. (Aus dem Buch: Diagnose und Differentialdiagnose in der Schädelröntgenologie von E. G. MAYER)

Abb. 16. Sagittale postero-anteriore, kranial exzentrische Aufnahme des Gesichtsschädels. *Osteomartige Knochenneubildung auf Grund eines posttraumatischen Knochenhämatoms.* (Nähere Angaben über den Patienten fehlen.) Die Aufnahme zeigt im Stirnbein rechts, lateral über der Orbita eine beträchtliche osteomartige Verdickung und Verdichtung des Knochens. Innerhalb des verdichteten Knochens sind unregelmäßige, rundliche Aufhellungen vorhanden, wodurch eine etwas unregelmäßige Struktur zustande kommt. Dadurch unterscheidet sich das posttraumatische Osteom von dem gleichmäßig strukturierten echten Osteom. (Aus dem Buch: Diagnose und Differentialdiagnose in der Schädelröntgenologie von E. G. MAYER)

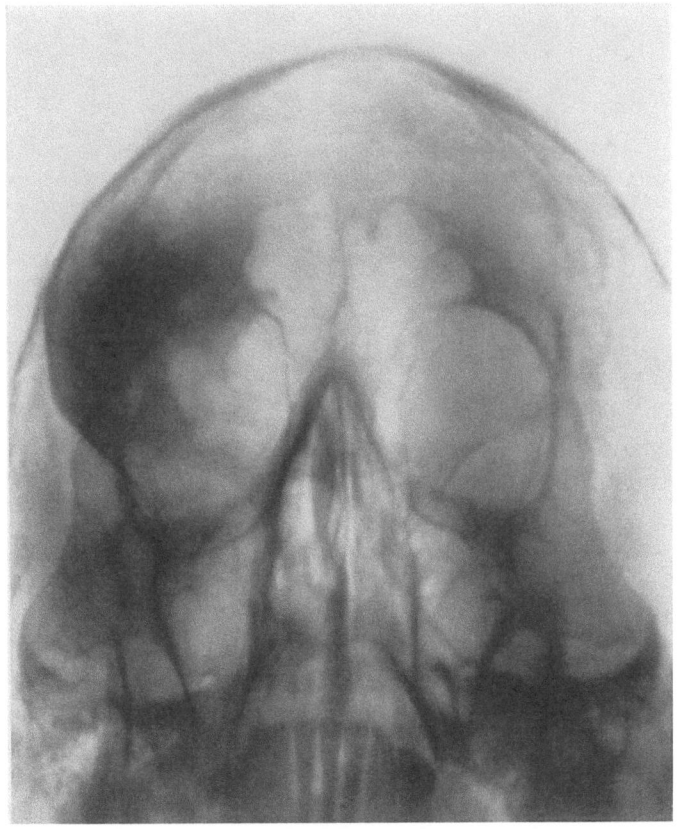

Abb. 16

Zwischen diesen beiden extremen Folgezuständen nach einem Knochenhämatom, der Knochencyste und der osteomartigen Bildung, finden sich die verschiedensten Übergänge im Gefolge eines Hämatoms, die unter Umständen auch eine weitgehende Ähnlichkeit mit dem Bild einer fibrösen Dysplasie haben können. Auf diese Frage werden wir noch einmal bei der Besprechung des Cephalhaematoma deformans zurückkommen.

E. G. Mayer (1956, 1959) betont außerdem noch, daß es auch bei einem Trauma zu echten Osteombildungen an der Lamina externa kommen kann, ohne daß Diploë oder Lamina interna dabei verändert zu sein brauchen (Abb. 17a und b).

Eine andere Tumorform, die ebenfalls als posttraumatischer Zustand gelegentlich vorkommen kann und große Ähnlichkeit mit der alten Knochencyste besitzt, ist das **Osteoklastom** (E. G. Mayer 1956, 1959). Der Knochen ist dabei durch das verknöcherte,

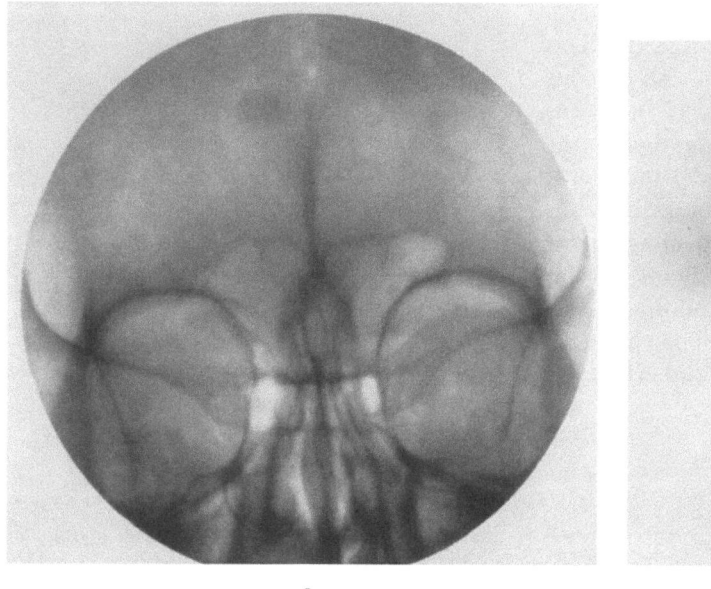 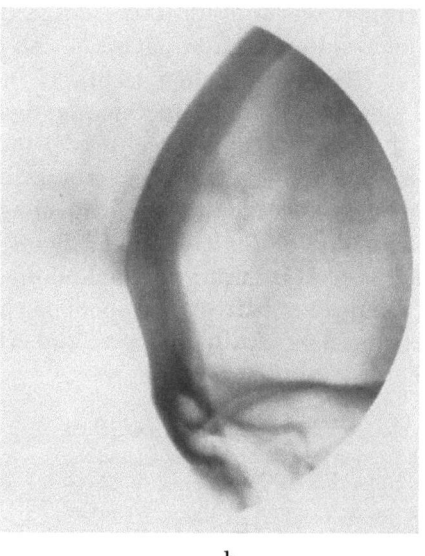

a   b

Abb. 17a u. b. a Ausschnitt aus der sagittalen postero-anterioren Aufnahme des Stirnbeines. b Tangentiale Aufnahme des Stirnbeines. *Kleines Osteom an der Tabula externa nach Trauma.* 60jährige Patientin. Vor 18 Jahren verletzte sie sich an der Stirne mit einem Holzscheit. Jetzt ist noch eine Narbe nach einer Platzwunde zu sehen. Darunter tastet man eine umschriebene Vorwölbung. Die Abbildungen zeigen der Vorwölbung entsprechend ein etwa bohnengroßes, vollkommen gleichmäßig gebautes Osteom an der Lamina externa

verdrängte Periost nach innen und außen schalenförmig vorgewölbt. In seinem Inneren befinden sich Aufhellungen mit ziemlich scharfer und bogiger Begrenzung und verdichteten Rändern, welche auch fehlen können. Im Gegensatz zu anderen Autoren weist E. G. Mayer (1959) darauf hin, daß solche Osteoklastome an allen Stellen des Schädels auftreten können (Abb. 18a und b).

Schüller und Morgan beschrieben fünf Fälle mit Deformationen des Schädels. Es handelte sich dabei um einseitige Vorwölbungen im vorderen Anteil des Schädels, die ziemlich symptomlos waren. Die Röntgenuntersuchung ergab eine ausgedehnte Hyperostose bis zu 6 cm Dicke als wichtigstes Merkmal der Deformation. Die Struktur der Deformation war ungleichmäßig. An der Kapsel überwog die Hyperostose vom Typ der Diploe. An der Basis war der betroffene Knochen eburnesiert. Als weiteres charakteristisches Merkmal fanden sich Areale mit Osteoporose und Skleroseinseln innerhalb der Diploe sowie große sequesterartige Fragmente und scharf begrenzte Höhlenbildungen. Die Pneumatisation fehlte oder war atypisch an der betroffenen Seite. Der Übergang des pathologisch veränderten Knochens in den normalen erfolgte ohne scharfe Grenze. Vier von den fünf Fällen wiesen schwere Schädeltraumen in der Kindheit auf.

Die Autoren bringen diese schweren Veränderungen mit den erlittenen Traumen in Zusammenhang und gaben ihnen den Namen Cephalhaematoma deformans.

Als Pathogenese dieses Prozesses stellen sich die Autoren vor, daß es zu einer Umwandlung eines ursprünglich vorhandenen Cephalhämatoms mit teilweiser Sklerose und Porose, Cystenbildung und Sequesterbildung gekommen ist.

Die Annahme, daß es sich bei diesen Schädelveränderungen um einen posttraumatischen Zustand handle, ist nicht unbestritten geblieben. PSENNER und HECKERMANN wollen diese Fälle in die Gruppe der fibrösen Dysplasie einreihen und führen dazu zwei Gründe an: Das Trauma sei für diese ausgedehnten Veränderungen zu gering und der Zeitpunkt des Traumas wäre nicht gut in Einklang zu bringen mit dem Beginn der Erkrankung.

E. G. MAYER (1956, 1959) versucht auf Grund seiner großen Erfahrung etwas näher die Schwierigkeiten in der Differenzierung zwischen fibröser Dysplasie und altem Knochenhämatom zu beleuchten. Diese Schwierigkeiten treten in zweierlei Form auf. Vor allem sind im Beginn der Veränderungen einer fibrösen Dysplasie, solange der veränderte Bereich noch kleine Ausdehnung hat, die sichtbaren Merkmale noch nicht sehr charakteristisch und E. G. MAYER (1956, 1959) betont, daß dabei die Ähnlichkeit mit

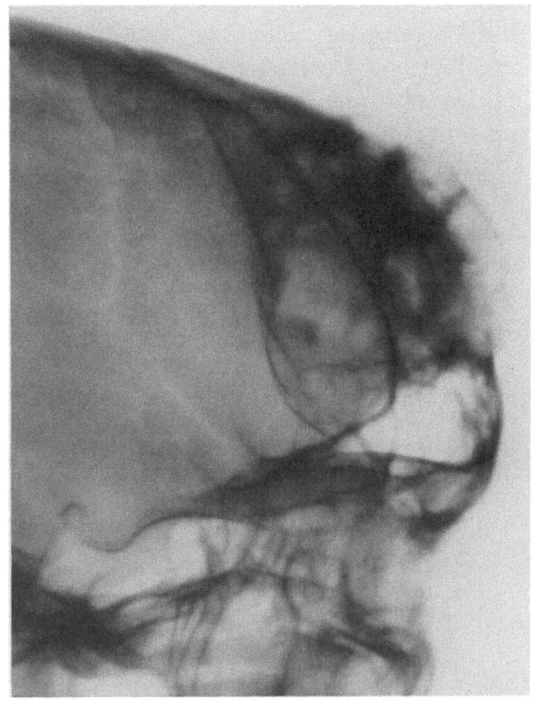

a

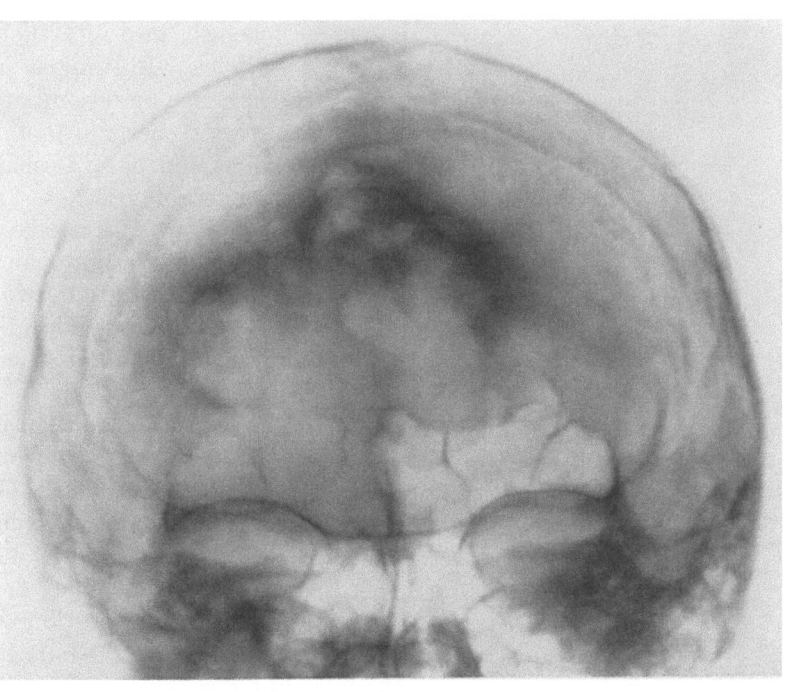

b

Abb. 18a u. b. a Ausschnitt aus einer seitlichen (ds) Übersichtsaufnahme, b sagittale postero-anteriore Übersichtsaufnahme des Schädels. *Posttraumatisches Osteoklastom des Stirnbeines.* (Nähere Angaben über den Patienten fehlen.) Das Seitenbild zeigt eine starke sowohl nach außen als auch nach innen ausgebildete, schalenförmige Verbreiterung des Knochens. In diesem Bereich sind unregelmäßige und bogig begrenzte Aufhellungen vorhanden. Im sagittalen Bild zeigt der Knochen eine ausgedehnte, buchtig begrenzte, nach rechts mehr als nach links reichende Aufhellung mit verdichteten Rändern. Der Prozeß ist beiderseits in die Stirnhöhlen eingebrochen. Die rechte Stirnhöhle ist auch intensiv verschattet (sekundäre Infektion). Histologischer Befund: Ostitis fibrosa cystica. (Aus dem Buch: Diagnose und Differentialdiagnose in der Schädelröntgenologie von E. G. MAYER)

einem alten Knochenhämatom sehr groß sein kann. Außerdem findet man auch bei der fibrösen Dysplasie — wie auch bei allen anderen Krankheitsbildern — in vielen Fällen nicht das klassische eindeutige Bild. Die fibröse Dysplasie kann weitgehend cystenartig sein oder andererseits vollkommen homogene Sklerosierung aufweisen. Auch hier ist die Abgrenzung schwierig und die Ähnlichkeit mit Verletzungsfolgen groß. Auch die histologische Untersuchung kann hier mangels größerer Erfahrung oft im Stich lassen. Es besteht nur selten die Gelegenheit, solche Fälle, sei es mit fibröser Dysplasie oder mit einem alten Knochenhämatom, histologisch zu untersuchen. E. G. Mayer (1956, 1959) kommt daher zu dem Schluß, daß es ohne weiteres berechtigt ist, anzunehmen, daß es sich bei manchen Fällen von sog. fibröser Dysplasie nicht eigentlich um solche handelt, sondern eher um eine Verletzungsfolge, die ein Bild ähnlich einer fibrösen Dysplasie bietet.

6. Endokranielle Verkalkungen als posttraumatischer Befund

Physiologischerweise auftretende Verkalkungen im Bereiche des Schädels können bei posttraumatischen Veränderungen insofern von Bedeutung sein, als sie durch ihre abnorme Lage einen Hinweis für den pathologischen Prozeß geben. Die verkalkte Glandula pinealis kann bei einem frischen ausgedehnten Hämatom nach der Gegenseite verlagert sein, bei alten schrumpfenden Prozessen kann sie zur Seite der Erkrankung verzogen sein. In seltenen Fällen kann diese Verlagerung auch eine Falxosteom und den Plexus chorioideus betreffen.

Die als Folge eines Hirntraumas auftretende Blutung führt zur örtlichen Zerstörung des Gewebes und letztlich zur Ausbildung einer Narbe. Blutungen und nekrotische Gewebe haben eine besondere Neigung zur Verkalkung, worauf bereits Aschoff vor vielen Jahren hingewiesen hat. Deshalb kann man auch bei den posttraumatischen Veränderungen am Schädel mit dem Auftreten von Verkalkungen rechnen. Sie sind allerdings im röntgenologischen Schrifttum eher selten erwähnt, und unter der großen Anzahl der endokraniellen Verkalkungen bilden die posttraumatischen nur einen sehr geringen Anteil.

Beim **verkalkten epiduralen Hämatom** handelt es sich um einen Zustand nach einer Blutung aus einem Ast einer Meningealarterie (Christensen). Nach Loepp u. Lorenz und Parnitzke (1961) kann auch die Verletzung einer Diploëvene dazu führen. Die Blutung entsteht immer im Zusammenhang mit einer Fraktur der Tabula interna. Sie hat ihren Sitz zwischen der Innenseite des Schädels und der Dura. Da es sich meist um eine arterielle Blutung handelt, die sehr rasch zu klinischen Erscheinungen führt, ist auch in den meisten Fällen ein baldiger chirurgischer Eingriff notwendig. Nur kleine epidurale Blutungen können daher bestehenbleiben und im Laufe der Zeit verkalken. Man findet dann an der Innenseite des Schädels an einer Stelle einen umschriebenen, meist sichelförmigen Kalkschatten (Abb. 19).

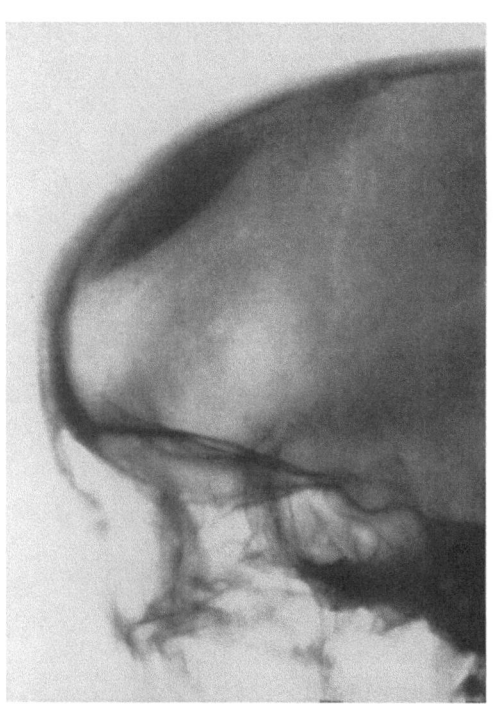

Abb. 19. Ausschnitt aus einer seitlichen (*sd*) Übersichtsaufnahme des Schädels. *Verkalktes epidurales Hämatom.* 53jährige Patientin, seit Jahren Anfälle mit stundenlangen Kopfschmerzen, Brechreiz und Drehschwindel. Lange zurückliegendes Schädeltrauma. Die Aufnahme zeigt frontal an der Innenseite des Schädels einen ausgedehnten, gleichmäßigen, segmentförmigen Kalkschatten

Bei den **Verkalkungen nach subduralen Blutungen** wollen wir erst jene Fälle betrachten, bei denen sich die Blutung durch ein schweres Trauma entwickelt und letztlich zur Verkalkung geführt hat. Bei der Ausheilung eines derartigen Hämatoms wird der blutige Inhalt langsam eingedickt und resorbiert, und die im Laufe der Zeit schwielig veränderte Wand der Blutungshöhle kann Kalk einlagern und verknöchern. Wir finden dann im Röntgenbild größere, flächenhafte, einheitliche Kalkschatten über der Hirnoberfläche, die auch mit einer Schrumpfung einer Hemisphäre einhergehen können, und dieser Zustand ist meist in dem Zeitpunkt, in welchem ihn der Radiologe zu sehen bekommt, ziemlich stationär (Abb. 20). Manchmal sehen wir auch den Blutungssack in seiner Gänze verkalkt.

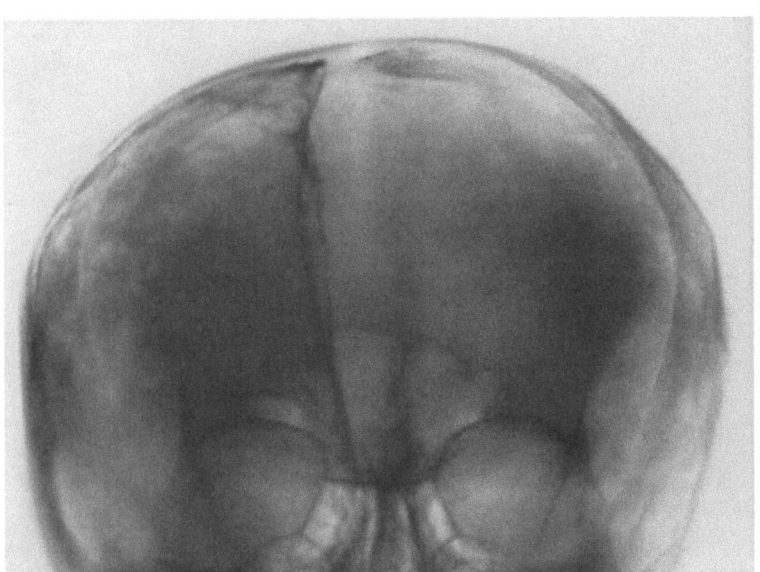 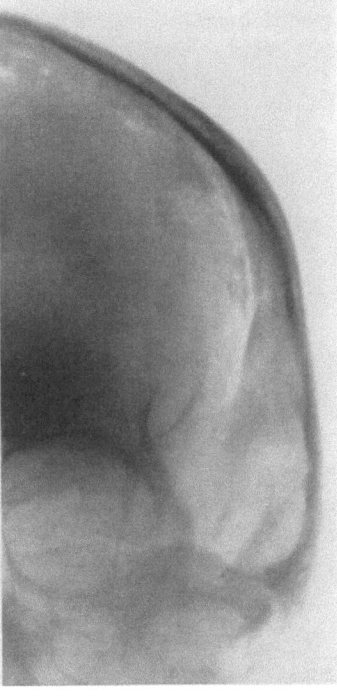

| Abb. 20 | Abb. 21 |

Abb. 20. Sagittale postero-anteriore Übersichtsaufnahme des Schädels *bei einem Fall mit einem ausgedehnten verkalkten subduralen Hämatom nach einem Trauma.* (Nähere Angaben über den Patienten fehlen.) Das Übersichtsbild zeigt rechts über der Hemisphäre eine ausgedehnte, flächenhafte Verkalkung. Diese liegt sowohl der Konvexität als auch über der medialen Seite der Hemisphäre und reicht, wie das Seitenbild zeigte (nicht abgebildet), vom Stirn- bis zum Occipitalpol. Die mediale Grenze der Verkalkung ist infolge von Schrumpfung nach lateral verschoben. Links sind außerdem noch parasagittal schollige Verkalkungen vorhanden. (Aus dem Buch: Diagnose und Differentialdiagnose in der Schädelröntgenologie von E. G. MAYER)

Abb. 21. Ausschnitt aus der linken Seite einer sagittalen postero-anterioren Übersichtsaufnahme des Schädels. *Kleine, splitterartige endokranielle Verkalkungen bei einem Fall nach Schädeltrauma.* (Nähere Angaben über den Patienten fehlen.) Die Aufnahme zeigt zwei zarte, splitterartige, unregelmäßig strukturierte Kalkschatten, die ganz oberflächlich gelegen sind. Sie entsprechen Verkalkungen nach kleinen subduralen Blutungen. (Aus dem Buch: Diagnose und Differentialdiagnose in der Schädelröntgenologie von E. G. MAYER)

Handelt es sich um kleine umschriebene Blutungsherde, so können dieselben ebenfalls verkalken. E. G. MAYER (1956, 1959) beschreibt sie als kleine, zarte, splitterförmige Kalkschatten unter der Schädelinnenfläche (Abb. 21). Die Zartheit und Unregelmäßigkeit ihrer Struktur sollen sie von kleinen Absprengungen aus der Lamina interna unterscheiden. Manchmal sind diese Verkalkungen auch größer und haben die Form eines flachen Kiesels. Sie sind dann besser zu erkennen. Allerdings weist E. G. MAYER (1956, 1959) im besonderen darauf hin, daß diese kleinen Verkalkungen zwar die stattgehabte Blutung aber nicht ihre traumatische Genese beweisen. Die letzte Entscheidung wird nur durch die Anamnese zu erstellen sein.

Eine weitere Art von Verkalkungen sieht man bei der sog. **Pachymeningitis haemorrhagica interna.** Über diese Erkrankung besteht seit langer Zeit ein intensiver Meinungsstreit, wozu vielleicht die Ansichten von zwei Autoren erwähnt werden sollen, die in ihrer Auffassung völlig verschieden sind.

HANKE kommt in seiner 1939 erschienenen Monographie zu dem Schluß: Es gibt keine Pachymeningitis haemorrhagica interna, sondern nur eine zur Progression neigende traumatische Blutung.

LINK stellt in seiner 1945 erschienenen Arbeit fest: Es gibt keine chronische, fortschreitende, traumatische subdurale Blutung. Alle als solche angesprochenen Fälle sind weder traumatisch bedingt, noch sitzen sie subdural. Es handle sich um intradurale

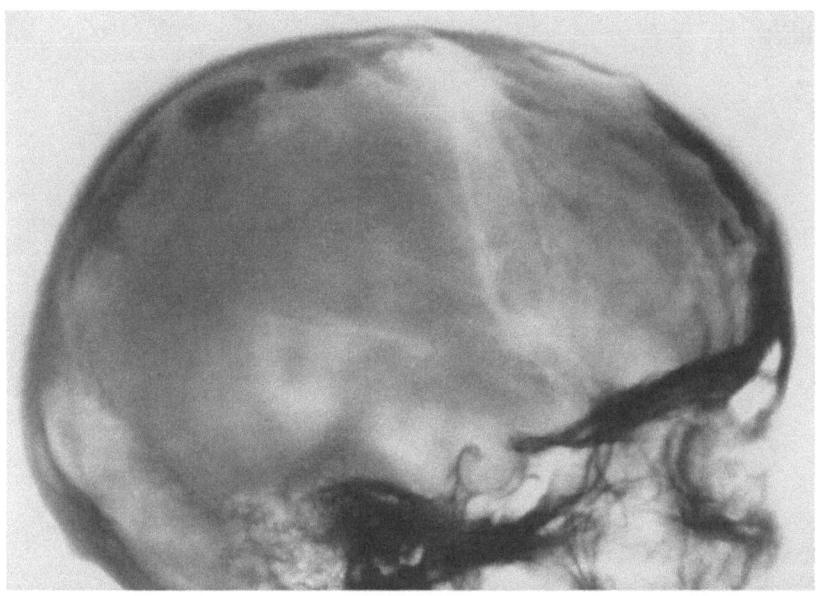

Abb. 22. Seitliche (*ds*) Übersichtsaufnahme des Schädels. *Pachymeningitis haemorrhagica interna nach Schädeltrauma.* Es handelt sich um eine jugendliche Patientin, die 2 Jahre vor der Untersuchung auf den Hinterkopf gefallen ist. Nach einem längeren Intervall Attacken mit heftigen Kopfschmerzen von längerer Dauer. Dazwischen Intervalle mit völliger Beschwerdefreiheit. Neurologischer Befund ursprünglich negativ. Im Laufe der Zeit entwickelte sich eine schleichend verlaufende Encephalitis und Myelitis. Das Röntgenbild zeigt unmittelbar unter der Schädeldecke, vorwiegend parietal und occipital, multiple größten Teils rundliche Kalkschatten von erheblicher Intensität und etwas unregelmäßiger Struktur. Die Verkalkungen waren beiderseits gelegen (auf der sagittalen, nicht abgebildeten Aufnahme ersichtlich). Sie entsprechen multiplen verkalkten Hämatomen. Wahrscheinlich kam es im Anschluß an das Trauma zu subduralen Blutungen, die eine anschließende Entzündung entsprechend einer Pachymeningitis haemorrhagica interna auslösten. Auffallend ist die große Sella turcica, die an eine chronische endokranielle Drucksteigerung denken läßt. (Aus dem Buch: Diagnose und Differentialdiagnose in der Schädelröntgenologie von E. G. MAYER)

Blutungen auf dem Boden einer degenerativ hyperplastischen Erkrankung der inneren fibrösen Duraschicht.

Zwischen diesen beiden entgegengesetzten Meinungen versucht JAKOB vielleicht zu vermitteln, indem er schreibt: „Das Gewebe der harten Hirnhaut ist zu zwei sehr unterschiedlichen proliferativen Leistungen befähigt, zu einer rein organisatorischen Aufbereitung von Extravasaten und zur pachymeningitischen Gefäß- und Bindegewebshyperplasie. Diese führt einerseits zur organisatorischen Aufbereitung von subduralen Blutungen und Exsudaten aber auch in die Richtung fortschreitender pachymeningitischer Hyperplasien."

Der Meinungsstreit über die Pachymeningitis haemorrhagica interna bezüglich der Bedeutung des Traumas ist bis heute noch nicht abgeschlossen. Das geht eindeutig aus den Ausführungen von CHRISTENSEN (Handbuch der Neurochirurgie Bd. III) und aus der lebhaften Diskussion bei der zweiten Jahresversammlung der Deutschen Gesellschaft für Neurochirurgie 1949 hervor.

Röntgenologisch kann man zu diesem Problem nur insofern etwas beitragen, als man sicher sagen kann, daß es Fälle gibt, bei denen das Röntgenbild stationär bleibt und somit anzeigt, daß die Blutung ein einmaliges Ereignis war. Läßt sich dafür auch ein Trauma in der Anamnese finden, so ist die Diagnose als posttraumatisches verkalktes subdurales Hämatom ziemlich wahrscheinlich. Die andere Gruppe von Patienten zeigen kein schweres Trauma in ihrer Anamnese, kleinere werden meist nicht für bedeutend genommen oder vergessen, und im Röntgenbild sieht man das klassische Bild der Pachymeningitis haemorrhagica interna mit den multiplen scholligen und streifigen Verkalkungen, wobei meistens eine leichte Progredienz der Veränderungen bei Untersuchungen in längeren Zeitabständen zu beobachten ist (Abb. 22). Hier handelt es sich offensichtlich um Verkalkungen in Blutungen, die in den verschiedenen Zeitabständen erfolgten, wobei

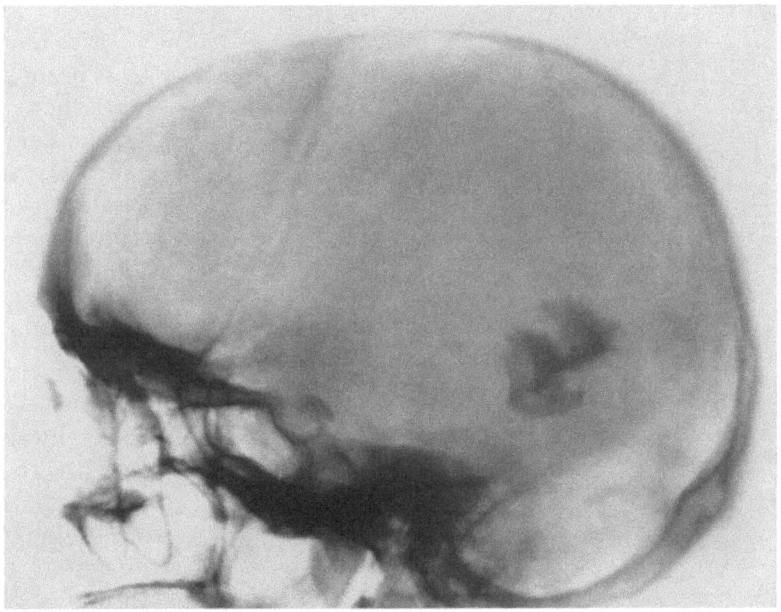

Abb. 23. Seitliche (sd) Übersichtsaufnahme des Schädels. *Große, korallenartige, unregelmäßige endokranielle Verkalkung links* in der hinteren Temporalregion nach Geburtstrauma. 47jährige Patientin mit epileptischen Anfällen

das Trauma als auslösendes Moment eine ursächliche Rolle spielt, jedoch eine pathologisch veränderte Dura als Grundkrankheit vorhanden sein muß. Warum es letztlich zu einer solchen veränderten Dura gekommen ist, wird sich nie ganz klären lassen. Wir wissen nur, daß die Pachymeningitis bei verschiedensten Krankheitsbildern auftritt (Avitaminosen, Hypertension, perniziöse Anämie, Leukämie, Alkoholismus, Infektionskrankheiten, Nebenhöhlenaffektionen). In den letzten Jahren tritt nach CHRISTENSEN neuerlich die traumatische Genese der Pachymeningitis haemorrhagica interna in den Vordergrund.

Nicht ausgeschlossen bleibt allerdings die Möglichkeit, daß es auch Fälle gibt, bei denen im Anschluß an ein Trauma mit einer Blutung die Dura entzündlich verändert wurde, und sich aus dem einmaligen traumatischen Ereignis ein chronischer Prozeß im Sinne einer Pachymeningitis heamorrhagica interna entwickelt. Die Antwort auf diese Probleme kann schließlich nur die anatomische und histologische Untersuchung erbringen, und wie zahlreiche Beispiele zeigen, ist auch dadurch oft die Entscheidung nicht möglich (s. bei CHRISTENSEN). Wie groß die Verwirrung auf diesem Gebiet tatsächlich ist, geht aus der Tatsache hervor, daß nicht einmal über den Ort der Blutung eine einheitliche Meinung besteht. FISCHER-BRÜGGE z. B. spricht das sog. chronische subdurale Hämatom als chronisches *arachnoideales* Hämatom oder Hygrom an.

Bei alten **intracerebralen Hämatomen** kommt es zu ausgedehnten Verkalkungen in Form von großen stein- und korallenähnlichen Gebilden (Hirnsteine) (Abb. 23). Sie sind die Folge von schweren Geburtstraumen oder Traumen in der frühen Kindheit. Einzelbeschreibungen stammen unter anderem von Grantham u. Smolik; Kautzky; Lewin; E. G. Mayer (1956, 1959); Paleari; Parnitzke (1961); Raestrup u. a. Beim Fall von Raestrup handelt es sich um eine frühkindliche Schußverletzung. Einzig beim Fall von Paleari erfolgte das Trauma im Erwachsenenalter. E. G. Mayer (1956, 1959) weist in diesem Zusammenhang darauf hin, daß bei solchen Fällen, bei denen das Trauma erst im späteren Alter erfolgte, auch an die Möglichkeit gedacht werden muß, daß die Verkalkung mit dem Trauma nichts zu tun hat, sondern es sich um Verkalkungen in einem andersartigen Prozeß (Meningeom, Tuberkulom) handle.

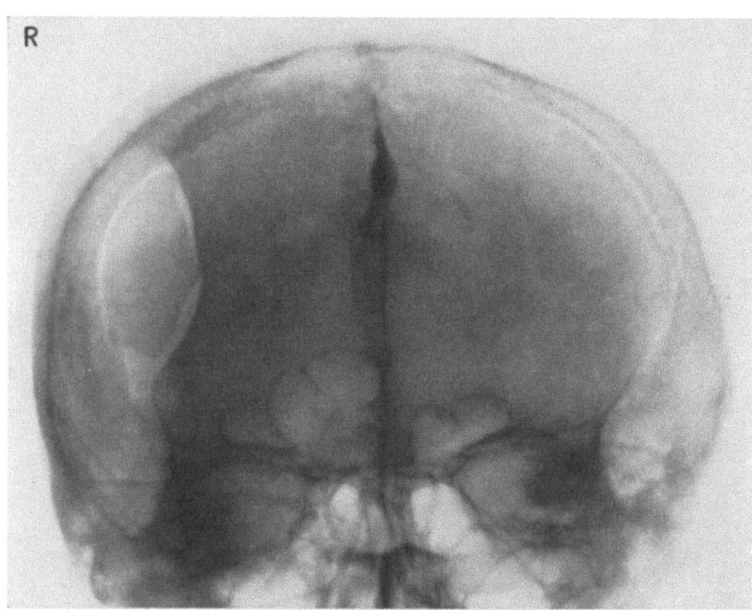

Abb. 24. Sagittale postero-anteriore Übersichtsaufnahme des Schädels. *Großes Falxosteom nach schwerer Schädelverletzung.* 61jähriger Patient. Schwerer Unfall mit Schädelverletzung im Krieg. Die Abbildung zeigt ein ungewöhnlich großes Falxosteom. (Der große Defekt in der rechten seitlichen Schädelwand ist ebenfalls die Folge des Schädeltraumas)

Ein umstrittenes Gebiet bezüglich der traumatischen Genese stellen die **Falxverkalkungen bzw. Falxosteome** dar. Es handelt sich dabei um teils kleinere, platten- und spindelförmige Kalkablagerungen in der Falx, bis zu großen flügel- und wimpelförmigen ein- und doppelseitigen Kalkschatten teilweise mit Knochenstrukturen (Abb. 24).

Schüller (1930) ist der Meinung, daß sie bei jüngeren Patienten als Residuen von Hämatomen nach Rupturen aufzufassen sind. Er verweist dabei auf die Tatsache, daß sie vielfach bei Epileptikern vorkommen, wo ein Zusammenhang mit einem Trauma ziemlich wahrscheinlich ist. In den großen Zusammenstellungen über endokranielle Verkalkungen (Camp 1930; Legrè u. Massad; Ström) werden Falxverkalkungen zu den physiologischen Verkalkungen gerechnet.

E. G. Mayer (1933) steht auf dem Standpunkt, daß sich ein Zusammenhang zwischen Trauma und Falxosteom weder beweisen noch ableugnen läßt, da es jedoch müßig sei, dieser Frage solch eine Bedeutung beizumessen. Die Veränderungen könnten niemals für die Beschwerden der Patienten verantwortlich gemacht werden.

Ein Zusammenhang mit einer Nebenhöhlenaffektion, wie sie besonders von italienischen Autoren angenommen wurde (Balestra; Carando; Kraus), wird heute allgemein abgelehnt. Janker weist jede Beziehung zu einem Trauma oder zu entzündlichen Affektionen im Nasen-Rachenraum zurück. Er stellt den Falxknochen als Rest einer Knochenplatte dar, die sich zwischen die Hemisphären einsenkt und regelmäßig bei australischen Schnabeltieren gefunden wird.

Parnitzke hat 1948 an einem großen Material das Problem der Falxverknöcherung neuerlich aufgegriffen. Er fand unter 363 Fällen mit Falxverkalkungen 79 mit einem Schädeltrauma in der Anamnese und glaubt damit zeigen zu können, daß doch dem Schädeltrauma bei der Entstehung der Falxverkalkung eine wesentliche Rolle zukommt.

Vor allem konnte er bei einigen Fällen die Entstehung der Verkalkung nach dem Trauma beobachten. Sie treten frühestens 3 Monate nach dem Trauma auf und nach 6 Monaten ist keine wesentliche Größenzunahme mehr zu beobachten. Seiner Ansicht nach handelt es sich nicht um Verkalkungen in einer Blutung, sondern um solche infolge von Zirkulationsstörungen, die wahrscheinlich auf eine Zwischenhirnschädigung zurückgehen und durch sympathische Nervenfasern ausgelöst werden. Die Falx als gefäßarmes Gebiet sei dazu besonders prädisponiert.

7. Endokranielle Luftansammlung als posttraumatischer Befund

Wenn die knöchernen Wände von lufthaltigen Hohlräumen am Schädel brechen, so ist es verständlich, daß Luft in die Umgebung dieser Hohlräume eindringen kann. Erfolgt dieses Eindringen nach außen unter die Kopfhaut oder in die Weichgewebe des Gesichtschädels, so läßt sich diese Luftansammlung klinisch leicht feststellen. Derartige Beobachtungen wurden daher schon frühzeitig gemacht und einzelne Literaturangaben lassen sich sogar schon im 18. Jahrhundert finden. WERNHER beschreibt 1873 solch eine Luftgeschwulst von enormer Größe, die durch Dehiszenz der Zellen des Processus mastoideus entstanden ist und verweist dabei auf ähnliche Beobachtungen von ACREL 1777 und PINET 1833. Der Namen Pneumatocele geht auf PINET (1833) und CHEVANCE (1852) zurück. Die wichtigste und anscheinend auch erste patho-anatomische Beurteilung einer endokraniellen Luftansammlung, allerdings nicht posttraumatischer Natur, stammt von CHIARI 1884. Die Diagnose einer endokraniellen Luftansammlung beim Lebenden ist nur durch die Röntgenuntersuchung des Schädels möglich und die erste diesbezügliche Mitteilung stammt von LUCKETT 1913. Er beschreibt einen Fall, der in seiner Symptomatologie typisch für einen Großteil der Fälle mit endokranieller Luftansammlung ist. Ein Patient erleidet bei einem Unfall eine Fraktur des rechten Sinus frontalis und des Orbitadaches mit Zerreißung der Dura und Schädigung der Basis des rechten Frontallappens. Etwa 3 Wochen nach dem Unfall bemerkt er im Anschluß an ein heftiges Niesen, wie eine größere Menge klarer Flüssigkeit aus der Nase abfließt. Das anschließend angefertigte Röntgenbild zeigte eine ausgedehnte Luftfüllung der Ventrikel.

Seit der ersten röntgenologischen Publikation von LUCKETT sind immer wieder Einzelfälle veröffentlicht worden und auch zusammenfassende Arbeiten erschienen. KILLIAN (1938) fand 110 verwertbare Fälle und GUTTMANN hat unter dem Titel Pneumocephalia intracranialis spontanea im Handbuch der Neurologie und KILLIAN (1939a) unter dem Titel Pneumatopathien in der Neuen Deutschen Chirurgie dieses Kapitel zusammenfassend bearbeitet. Laufend erschienen weitere kasuistische Hinweise, so daß es kaum mehr möglich ist, das gesamte Schrifttum über diese Erkrankung zu übersehen. Verwirrend ist vor allem die Vielzahl der Bezeichnungen, die für eine intrakranielle Luftansammlung verwendet werden. Unter anderem findet man Ausdrücke wie Pneumocele, Pneumatocele, Pneumacephalus, Pneumatocephalus, Pneumocephalia, Pneumocyste, Pneumatocyste, Pneumocranium, intrakranielle Luftcyste, Aerocele, Pneumatosis intracranialis, cerebrales Emphysem.

Bevor man eine intrakranielle Luftansammlung näher bezeichnet, ist es notwendig, daß man sich über die Lokalisation der eingedrungenen Luft genau im klaren ist. Das erfordert allerdings wieder eine genaue Vorstellung, wie es zum Eindringen von Luft in das Schädelinnere gekommen ist. Endokranielle Luftansammlungen können nur entstehen, wenn Luft durch eine abnorme Verbindung von außen in das Schädelinnere eindringen kann. Dies kann theoretisch bei einer offenen Schädelverletzung der Konvexität eintreten, ist aber in dieser Weise nur ein seltenes Ereignis, weil die Wunde rasch verklebt und eingedrungene Luftmengen rasch wieder resorbiert werden. Die häufigste Ursache für das Eintreten von Luft in das Schädelinnere stellt eine Basisfraktur mit Verletzung der pneumatischen Hohlräume dar, so daß eine ständige Verbindung des

Schädelinneren mit der Außenluft über die pneumatischen Hohlräume besteht. Am häufigsten ist dabei die Stirnhöhle und das Siebbein betroffen, seltener die Keilbeinhöhle und das Schläfenbein. Besonders Schußfrakturen können leicht zu solchen Verletzungen führen. Es entsteht so ein Defekt in den Wänden einer Nebenhöhle (Stirnhöhlenhinterwand, Lamina cribrosa des Siebbeines) und Luft kann in das Schädelinnere eindringen. Oft ist gleichzeitig auch ein Abfluß von Liquor möglich, so daß alle Fälle von länger dauernder Liquorrhoe auf das Vorliegen einer intrakraniellen Luftansammlung verdächtig sind. Wo sich die eingedrungene Luft ansammelt und ausbreitet, hängt wiederum von der Art und Ausdehnung der mitverletzten intrakraniellen Weichteile ab. Ist außer dem Schädelknochen nichts verletzt und die Dura intakt, so ist nur eine Luftansammlung zwischen Schädelknochen und Dura möglich. Es liegt daher eine epidurale Luftansammlung vor (Pneumatocele interna extraduralis nach KILLIAN, Pneumocephalia epiduralis nach GUTTMANN). Da die Dura gewöhnlich sehr fest am Schädelknochen haftet, wird diese Art von Luftansammlung kaum sehr häufig beobachtet werden. Ein von REISINGER beschriebener Fall wird angezweifelt, dagegen hat LAUFENSTEIN einen operativ bestätigten Fall beschrieben, der allerdings mit einer Luftansammlung in den äußeren Weichteilen des Schädels verbunden war und durch eine Kommunikation der Zellen des Warzenfortsatzes mit dem Epiduralraum zustande gekommen ist.

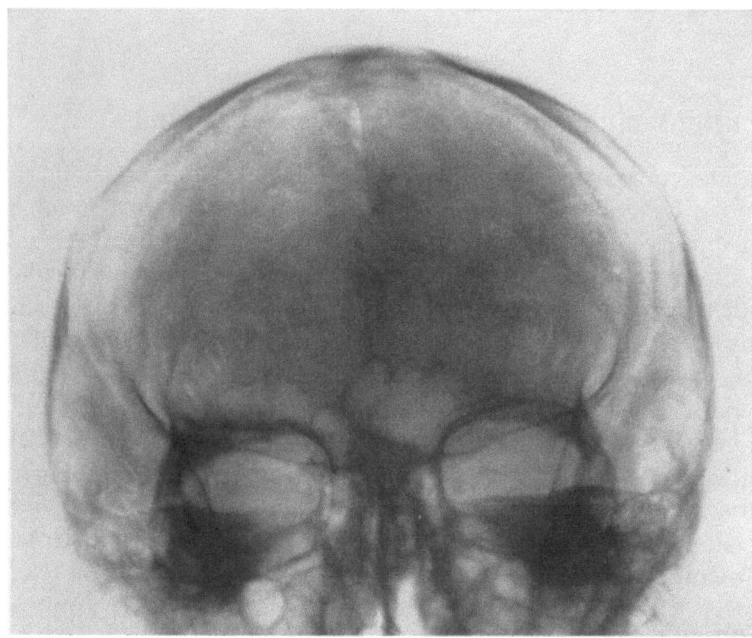

a

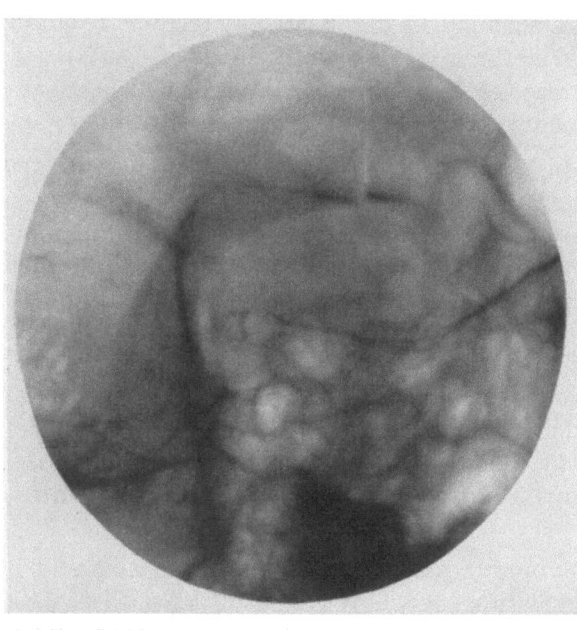

b

Abb. 25a u. b. a Sagittale postero-anteriore Übersichtsaufnahme des Schädels. b Schrägaufnahme der rechten Orbita und des Canalis opticus. *Endokranielle Luftansammlung nach Schädeltrauma.* 27jähriger Patient mit einer Stirnbeinfraktur und multiplen Rißquetschwunden im Gesicht nach einem Verkehrsunfall. a Zeigt rechts über der Konvexität bis zum Falxansatz eine teils gleichmäßige, teils fleckige Aufhellung, die einer endokraniellen Luftansammlung entspricht. Eine weitere, etwa dattelgroße befindet sich hinter dem rechten Stirnbein, oberhalb der Orbitakontur. Letztere ist auf b besser zu sehen. Hier erkennt man auch die Fraktur, die das Stirnbein und den oberen Orbitarand in der medialen Hälfte durchsetzt. Die Luftansammlung hinter dem Stirnbein liegt höchstwahrscheinlich subdural, diejenige über der Konvexität subarachnoideal. Bei einer Kontrolluntersuchung nach einigen Tagen war die Luftansammlung nicht mehr nachweisbar

Ebenfalls als selten bezeichnet wird das Vorkommen einer **subduralen Luftansammlung.** Voraussetzung ist die Verletzung des Knochens und ein Riß der Dura (Pneumatocele subduralis nach KILLIAN, Pneumocephalia subduralis nach GUTTMANN). Sie erscheint als umschriebene ovale oder runde, einheitliche Aufhellung, die der Innenseite der Schädelkalotte anliegt (Abb. 25a und b).

Häufiger ist die Ansammlung von **Luft im Subarachnoidealraum,** wenn neben der Dura auch die Arachnoidea einreißt (Pneumatocele subarachnoidealis nach KILLIAN, Pneumocephalia subarachnoidealis nach GUTTMANN). Die Luft breitet sich im Subarachnoidealraum leicht aus, wie wir es auch von der diagnostischen Luftfüllung her kennen, und die dabei entstehenden Bilder sind denen bei der Encephalographie ähnlich. Ebenso ist es möglich, daß die Luft auf den präformierten Wegen über die basalen Cysternen und die Foramina Magendi und Luschka in die Ventrikel eindringt und es gleichzeitig zur Luftfüllung derselben kommt.

Besondere Aufmerksamkeit wurde den **Luftansammlungen im Gehirn selbst** gewidmet. Soweit es sich nicht um eine Luftansammlung in den Ventrikeln handelt, müssen im Gehirn abnorme Hohlräume vorhanden sein, in die die Luft eindringen kann. Zu solchen kommt es

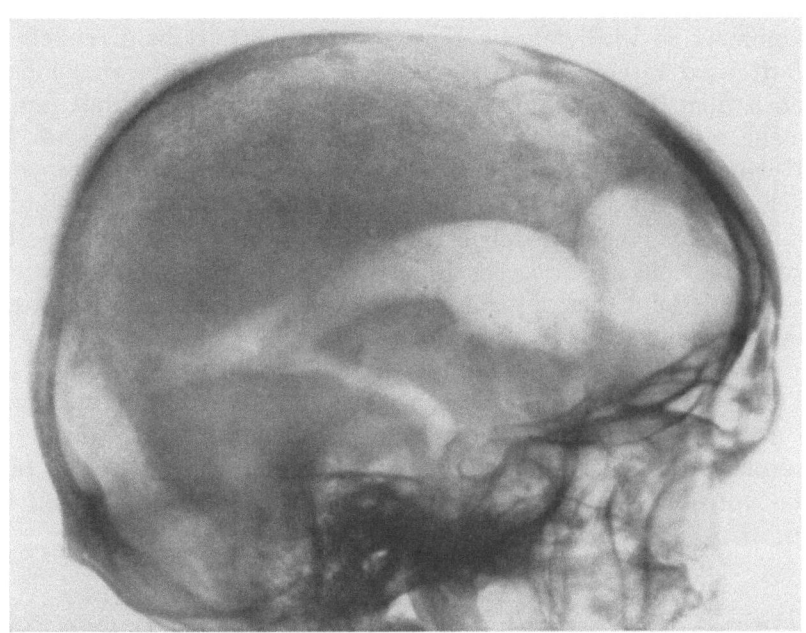

Abb. 26. Seitliche (*ds*) Übersichtsaufnahme des Schädels. *Pneumatocele und Pneumatocephalus nach Schädeltrauma.* 53jähriger Patient nach ausgedehnter Stirnbeinfraktur mit Eröffnung der Stirnhöhlen beiderseits. Die Aufnahme zeigt hinter dem Stirnbein links eine etwa mandarinengroße Luftansammlung (Pneumatocele) und eine vollständige Luftfüllung des Seitenventrikels (Pneumatocephalus). Die Stirnbeinfraktur ist an zwei größeren Splittern im Bereiche der Stirnhöhlen und an der Knickung ihrer Vorderwand zu erkennen

durch cystische Umwandlung von Kontusionsherden im Gehirn, und zwar meist basisnahe, die ihrerseits durch Fistelgänge mit dem Subarachnoidealraum oder den Ventrikeln in Verbindung stehen müssen (Pneumatocele intracerebralis nach KILLIAN, Pneumocaphalia intracerebralis nach GUTTMANN). Diese Luftansammlungen in den Erweichungshöhlen des Gehirnes treten vor allem frontal hinter den Stirnhöhlenverletzungen auf, beginnen manchmal als sehr kleine Luftansammlungen und können sich zu besonders großen Höhlenbildungen ausdehnen. Die Rinde des Gehirns wird dann sehr dünn und röntgenologisch ist die Unterscheidung zwischen einer intracerebralen oder subduralen Luftansammlung oft schwierig oder unmöglich. Solche Höhlen erscheinen im Röntgenbild als runde oder ovale intrakraniell gelegene Aufhellungen. Kommt es auch zu einer Luftfüllung der Ventrikel, so ist eine solche auf verschiedenem Wege möglich. Eine Möglichkeit wurde schon erwähnt, es handelt sich um die Luftfüllung der Ventrikelräume auf dem normalen Weg über eine subarachnoideale Luftfüllung. Andererseits kann ein lufterfüllter Kontusionsherd im Stirnhirn durch Vergrößerung bis an den Ventrikel heranreichen und zuletzt in diesen einbrechen. Letzten Endes ist auch an die Möglichkeit gedacht worden, daß besonders nach Schläfenbeinfrakturen Luft von den basalen Zisternen direkt durch einen Riß im Boden des dritten Ventrikels in das Ventrikelsystem gelangt. Die Luftansammlung in den Ventrikeln wird von Killian Pneumatocele ventricularis, von Guttmann als Pneumocephalia ventricularis und von Krogius (1925, 1926) u. a. als Pneumatocephalus bezeichnet.

Damit sind die verschiedenen Formen der endokraniellen Luftansammlung noch nicht erschöpft. Kombinationen zwischen den einzelnen Formen sind möglich (Abb. 26). Besonders häufig trifft man eine Verbindung einer subarachnoidealen mit einer ventrikulären sowie eine Kombination von ventrikulärer und intracerebraler Luftansammlung.

Zum zeitlichen Auftreten der endokraniellen Luftansammlung ist zu sagen, daß man grundsätzlich zwischen Frühformen und Spätformen unterscheidet. Handelt es sich um Luftansammlungen, die gleich nach dem Trauma oder direkt mit diesem zustande kommen, so wird sich die Eintrittstelle der Luft bald schließen und die eingedrungene Luft wird rasch resorbiert. Bei den Spätfällen, die manchmal erst Monate bis Jahre nach dem Trauma auftreten, erweist sich der Verschluß des ursprünglichen Defektes nicht als beständig, und bei einem Ereignis mit plötzlicher Drucksteigerung (Niesen, Husten, Pressen, Schneuzen) reißt er wieder ein, es kommt gewöhnlich zu einem plötzlichen Abfließen von Liquor, und Luft dringt in das Schädelinnere ein. Bleibt die Kommunikation länger bestehen, so ist die Gefahr der Keimeinschleppung und Meningitis groß, und ein chirurgischer Eingriff mit dem Ziel des Verschlusses des Defektes ist angezeigt. Bei Fällen mit länger dauernder endokranieller Luftansammlung ist die Mortalitätszahl trotz der Antibiotica noch sehr hoch.

Wenn auch der Großteil aller Fälle mit endokranieller Luftansammlung auf ein Trauma zurückzuführen sind, so soll doch nicht vergessen werden, daß auch andere Umstände zu einer endokraniellen Luftansammlung bzw. Gasansammlung führen können. Dabei ist an den Einbruch eines Tumors zu denken (meistens sind es Osteome, die von den Nebenhöhlen ausgehen) sowie an Mißbildungen und gasbildende Erreger in Abscessen.

8. Sinus pericranii

Beim Sinus pericranii handelt es sich um eine Gefäßgeschwulst unter dem Periost des Schädels, die zirkulierendes Blut enthält und durch ein breites Gefäß (Emissarium) in offener Kommunikation mit einem Sinus des Gehirns steht. Der Name Sinus pericranii wurde von Strohmayer 1850 erstmalig geprägt (v. Bergmann; Sorge; Wieting). Gliardi schreibt, daß es sich auch um eine Verbindung mit den Diploëvenen handeln kann. Es gibt angeborene Kommunikationen, die als Varix communicans bezeichnet werden (Sorge; Sudhoff). Der Großteil der Fälle mit einem Sinus pericranii ist allerdings auf ein Trauma zurückzuführen. Da dieses nicht sehr stark zu sein braucht, ist es durchaus möglich, daß sich bei einzelnen Fällen die traumatische Genese nicht mehr genau ermitteln läßt. Wieting meint daher, daß wohl alle Sinus pericranii auf ein Trauma zurückgingen. Der posttraumatische Sinus pericranii soll dadurch entstehen, daß eine Emissarvene an ihrer Eintrittstelle in den Knochen abreißt. In dem starren Knochenkanal kann sich das Gefäß nicht retrahieren und die Blutung kommt daher nicht zum Stillstand. Es entwickelt sich eine größere bluterfüllte Höhle unter dem Periost, die mit dem Sinus in Verbindung steht (Sorge; Strohmayer). Grossekettler nimmt an, daß sich in den meisten Fällen nicht dieser Vorgang abspielt, sondern die Verletzung des Sinus öfters durch einen Knochensplitter oder durch eine Impressionsfraktur erfolgt. Die bevorzugte Lokalisation des Sinus pericranii ist frontal, parietal und occipital in der Nähe der großen Blutleiter. Der Sinus pericranii zählt zu den äußerst seltenen, posttraumatischen Veränderungen. 1941 konnte Vara Lopez erst 68 Fälle in der Weltliteratur finden, wobei auch die sog. angeborenen Fälle von Sinus pericranii mit inbegriffen waren.

Der klinische Befund bei diesen Patienten ist ziemlich typisch. Man findet eine weiche, fluktuierende Geschwulst am Schädel, die sich vergrößert, wenn der Patient

sich vorbeugt, hustet oder preßt
und beim Aufrichten ganz verschwinden kann. Die Geschwulst
kann bläulich durch die Haut
durchschimmern und pulsieren.
Subjektiv werden Kopfschmerzen
und Schwindel angegeben.

Röntgenologisch müssen im
Beginn keine Veränderungen nachweisbar sein. Der einfachste und
nach E. G. MAYER (1956, 1959)
häufigere Befund bei einem Sinus
pericranii stellt einen kurzen, runden Gefäßkanal im Schädel dar,
der den Knochen auf kürzestem
Wege durchsetzt und sich von
einem gewöhnlichen Emissarium
dadurch unterscheidet, daß er an
einer sonst nicht üblichen Stelle
auftritt, und ein solches Kaliber
aufweist, daß man am Skeletschädel durch die ganze Schädelkapsel
durchsehen kann (Abb. 27). Die
normalerweise den Knochen senkrecht durchsetzenden Emissarien,
wie diejenigen am Confluens
sinuum, sind nicht so weit, daß
sie röntgenologisch zu sehen sind.
Die Ausnahme bildet lediglich
das Emissarium parietale. Größere
Emissarien, wie das Emis-
sarium mastoideum, haben
einen geschlängelten Ver-
lauf.

Besitzt die Geschwulst
größere Ausmaße, so kann
der anliegende Knochen in
großer Ausdehnung usu-
riert werden. Wir finden

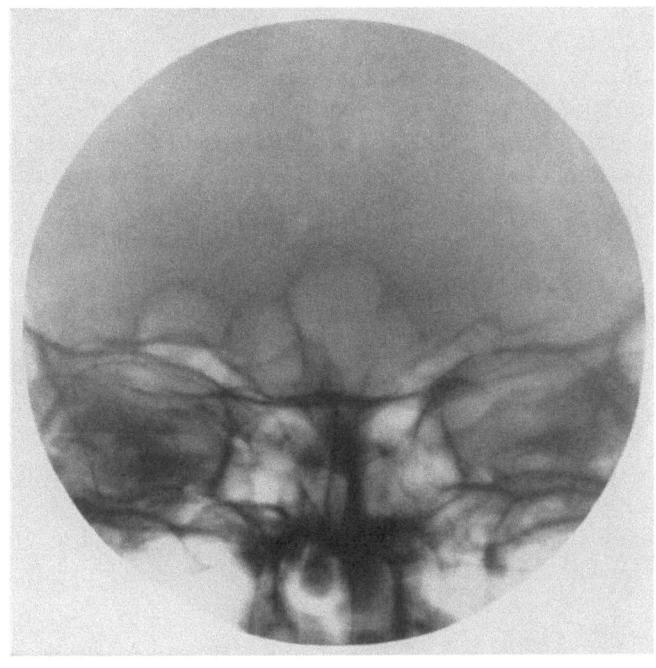

Abb. 27. Ausschnitt aus einer sagittalen postero-anterioren
Übersichtsaufnahme des Schädels. *Sinus pericranii nach Trauma.*
Etwa 40jähriger Patient. Vor einigen Jahren sehr heftig mit
der Stirne angestoßen. Anschließend Ausbildung einer kleinen
Vorwölbung. Rechts parasagittal findet sich knapp oberhalb
der Stirnhöhle eine kleine, rundliche Aufhellung, welche durch
einen atypischen Gefäßkanal hervorgerufen ist. Dieser durchsetzt den Knochen in senkrechter Richtung auf dem kürzesten
Weg (auf der tangentialen, nicht mit abgebildeten Aufnahme
ersichtlich). (Aus dem Buch: Diagnose und Differentialdiagnose
in der Schädelröntgenologie von E. G. MAYER)

Abb. 28. Sagittale postero-anteriore Übersichtsaufnahme des
Schädels. *Großer Knochendefekt
durch einen Sinus pericranii.* Die
Aufnahme zeigt rechts parasagittal im Scheitelbein einen ausgedehnten Defekt im Knochen,
der sich auch nach links erstreckt. In seinem Bereich sind
nur mehr einige spangenartige
Knochenreste erhalten. Seine
Ränder sind buchtig und zeigen
die typische durch Gefäßarrosion
bedingte bogige Begrenzung. Der
Defekt ist außen größer als innen

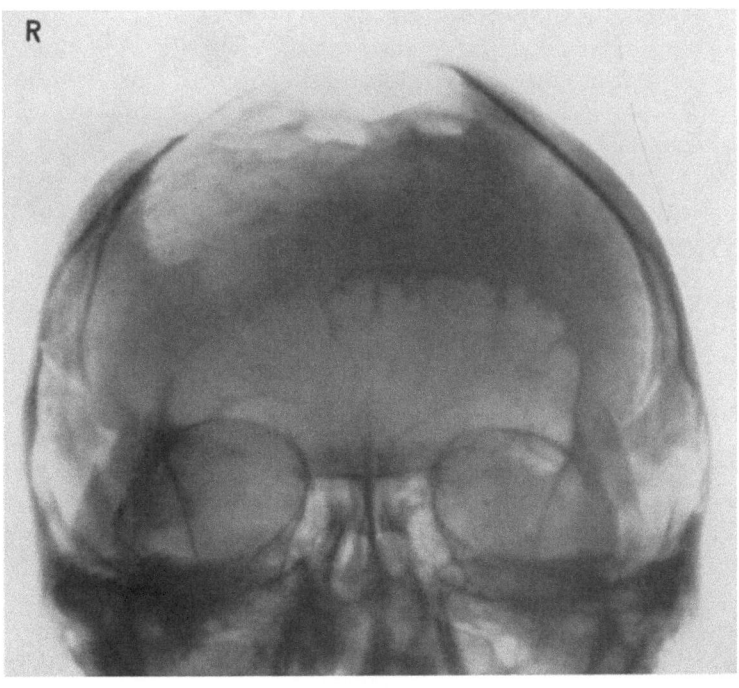

Abb. 28

dann im Schädelknochen einen oder mehrere runde Defekte, die vorwiegend die Lamina externa betreffen. Diese können letzten Endes zu einem großen, einheitlichen Defekt zusammenfließen, so daß nur mehr geringe septenartige Reste vom Knochen übrig bleiben. Am Rand zeigt der Defekt die typische bogenförmige, für eine Gefäßgeschwulst charakteristische Begrenzung. In der Umgebung des großen Defektes können sich noch zahlreiche Gefäßlücken und durch weite Gefäße bedingte bandförmige Aufhellungen finden (GROSSE-KETTLER) (Abb. 28).

Zur Entstehung des Sinus pericranii als venöse Gefäßgeschwulst gibt E. G. MAYER (1956, 1959) folgendes zu bedenken: Die Voraussetzung dafür, daß sich ein venöses Gefäß erweitert und zu einer Vergrößerung seines im Knochen verlaufenden Kanales führt oder den Knochen usuriert, ist das Vorhandensein eines erhöhten Druckes in diesem venösen Gefäß. Dieser kann entweder durch eine Abflußbehinderung oder durch einen abnormen arteriellen Zufluß zustande kommen. Da der Abfluß bei einem Sinus pericranii nicht behindert ist, ja sogar eine abnorm weite Verbindung zwischen äußeren und inneren Venen besteht, kann der erhöhte Druck lediglich durch einen abnormen arteriellen Zufluß zustande kommen. E. G. MAYER (1956, 1959) nimmt daher an, daß es sich beim Sinus pericranii nicht um eine reine venöse Gefäßgeschwulst handle, sondern daß auch abnorme arterielle Zuflüsse in der Art arterio-venöser Kurzschlüsse vorhanden gewesen sein müssen.

9. Die posttraumatische Osteomyelitis

Die posttraumatische Osteomyelitis zählt zu den seltenen Folgezuständen nach Schädeltraumen. BECHER und GRUPP fanden in der Literatur nur 19 Fälle. Seit der Anwendung der exakten Wundausschneidung nach FRIEDRICH und besonders durch die Verwendung von Antibiotica und Sulfonamiden ist die posttraumatische Osteomyelitis besonders selten geworden. Die Zahl der Fälle von posttraumatischer Osteomyelitis am Schädel bleibt weit zurück hinter jener, die fortgeleitet von einer Erkrankung der Nebenhöhlen oder des Ohres (SCHERER) und der äußeren Weichteile entsteht. Als Grund, warum die Schädelosteomyelitis so selten ist, wird angegeben, daß die Schädelweichteile und die Tabula externa die Infektion weitgehend abzuhalten imstande sind. Als Möglichkeit für die Infektion bei einem Trauma gibt SCHERER an:

1. Die direkte Infektion des Knochens.

2. Fortgeleitet durch infizierte Weichteilwunde am Schädel und begünstigt durch Periostverletzungen und kleine Frakturen in der Nachbarschaft.

3. Ein Trauma im Bereiche der Nebenhöhlen oder des Schläfenbeines mit posttraumatischer Sinusitis oder Otitis und Übergreifen des Prozesses auf die Schädelkapsel (es handelt sich dabei eigentlich um eine fortgeleitete Form).

ADELSTEIN und COURVILLE, die sich besonders mit der posttraumatischen Osteomyelitis des Schädels befaßten, geben als Möglichkeit der Ausbreitung noch an: Infizierte Haarfollikel, eine hämatogene Infektion und den Weg über ein infiziertes Hämatom. Letztere Möglichkeiten sind sehr wichtig, da es auch Osteomyelitisfälle ohne äußerliche Verletzung gibt (KORNBLUM und HODES).

ADELSTEIN und COURVILLE unterscheiden verschiedene Arten von posttraumatischer Osteomyelitis:

1. Eine lokalisierte Form. Darunter gibt es mehr oder weniger sklerosierende Arten. Bei der sklerosierenden Form handelt es sich um ein lokales Geschehen, wobei der Knochen am Rande des osteomyelitischen Herdes mit einer deutlichen Sklerose reagiert. Die Abwehrreaktion des Knochens überwiegt über die meist nicht sehr virulente Infektion. Es kommt zu keiner Ausbreitung. Röntgenologisch sieht man einen Defekt, der von verdichteten Knochen umgeben ist.

Bei den weniger sklerosierenden Formen liegt meist eine Infektion der Diploë vor, wobei die Infektion vom primären Herd entlang der Gefäßkanäle verschleppt wird und zu Tochterherden in der Umgebung führt. Trotzdem bleibt der Prozeß ein lokaler, und man findet röntgenologisch mehrere Aufhellungsherde in einem umschriebenen Bereiche der Schädelkapsel (Abb. 29).

2. **Eine ausgebreitete Form.** Hier liegt meist eine ausgedehnte Infektion der Diploë vor. Da das Fortschreiten einer Infektion innerhalb der Diploë infolge ihres anatomischen Baues sehr leicht erfolgt, kann sich eine Osteomyelitis am Schädel sehr weit ausbreiten. Die Venen bestehen nur aus einem sehr dünnen Endothelrohr und reagieren kaum auf die Infektion. Der sonst reagierende Gefäß-Bindegewebsapparat fehlt im Markraum des Schädels völlig und die Abwehr erfolgt vorwiegend durch die Knochenmarkzellen selbst oder durch das Periost. Die Knochenbälkchen verfallen durch die Toxinwirkung und Gefäßschädigung der Nekrose. Es kommt zu Knochenabbau, Höhlenbildung und Sequestern. Vom noch gesunden Gewebe wird versucht, einen Schutzwall durch Granulationsgewebe zu bilden, doch sind die produktiven Abwehrvorgänge am Schädel relativ gering und der Prozeß kann sich weit ausbreiten (BECHER). SCHMIDT unterscheidet eine mehr stürmisch verlaufende und eine etwas träge Form. Bis zum Manifestwerden der Symptome können oft mehrere Wochen vergehen (PSENNER 1941).

Röntgenologisch ist der Prozeß charakterisiert anfangs durch ein wurmstichiges Aussehen des Knochens. Später werden die Aufhellungen größer und können letztlich zu ausgedehnten Destruktionsarealen führen. Innerhalb der Destruktionsherde können kleine Sequester liegen.

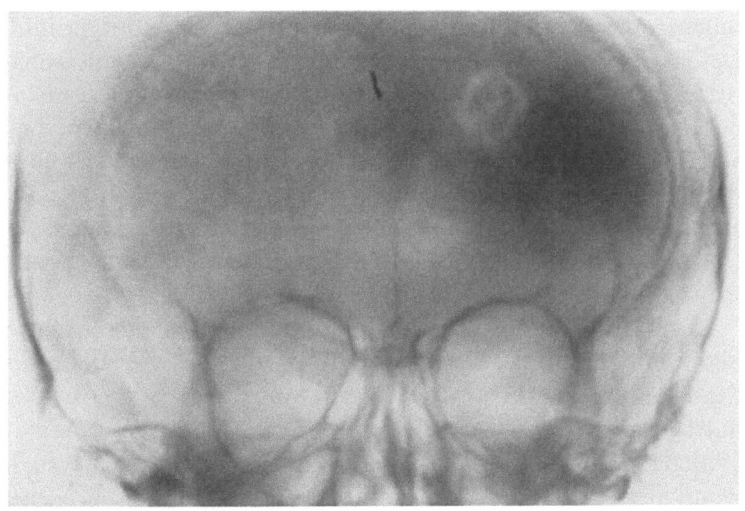

Abb. 29. Sagittale postero-anteriore Übersichtsaufnahme des Schädels. *Osteomyelitis nach Splitterverletzung.* 19jähriger Patient mit Splitterverletzung des Schädels (Splitter rechts parasagittal sichtbar). Im linken Anteil des Stirnbeines finden sich zwei haselnußgroße, unscharf begrenzte osteomyelitische Herde im Knochen. Der etwas tiefer gelegene ist undeutlich und unscharf begrenzt, der etwas höher gelegene ist intensiver, etwas schärfer, jedoch unregelmäßig begrenzt. Im Inneren von beiden sind sehr dichte Knochenstrukturen vorhanden, die Sequestern entsprechen

3. **Eine infektiöse Nekrose von Fragmenten bei Splitterfrakturen** (durch direkte oder indirekte Infektion). Auch hier handelt es sich meist um einen lokalen Prozeß, wobei die Infektion nur einen oder mehrere Splitter betrifft, und die Osteomyelitis bleibt meist auf den Frakturbereich beschränkt. Vom Rande her erfolgt durch den gesunden Knochen eine Abschirmung, doch ist auch eine frühzeitige Ausbreitung möglich, wenn nicht genügend und rasch genug reparative Prozesse einsetzen.

Die traumatische Osteomyelitis zeigt im übrigen keine wesentlichen Unterschiede gegenüber der nicht traumatischen (s. diese).

10. Posttraumatische Cholesteatome und Mucocelen

Cholesteatome finden wir vor allem im Bereiche des Ohres, und sie entstehen meist durch Ersatz des normalen Mittelohrepithels durch eingewandertes Plattenepithel vom äußeren Gehörgang durch das Trommelfell, in der Mehrzahl der Fälle auf Grund eines chronisch entzündlichen Prozesses. Es ist jedoch verständlich, daß es auch zur Cholesteatombildung kommen kann, wenn Plattenepithel auf andere Weise — so vor allem durch Traumen — an eine Stelle verlagert wird, wo es normalerweise nicht vorkommt. Dieses an sich seltene Ereignis kann an allen möglichen Stellen des Schädels und nicht nur im Bereiche des Schläfenbeines vorkommen. Birnmeyer beschreibt ein traumatisches Cholesteatom der Stirnhöhle und weist besonders auf die Seltenheit dieses Krankheitsbildes hin. Es handelt sich um eine 40jährige Patientin, die vor 7 Jahren mit der Stirne auf eine scharfe Kante stürzte. Danach trat eine zunehmende Schwellung des rechten Auges und Dislokation nach unten auf. Im Röntgenbild zeigte sich im Bereiche der rechten Stirnhöhle ein glattwandiger, zweimarkstückgroßer Defekt im Knochen. Die Operation ergab ein pflaumengroßes Cholesteatom. Birnmeyer nimmt an, daß es durch das Trauma zur Verlagerung von Epidermiskeimen in die Tiefe gekommen ist, was die Entstehung des Cholesteatoms auslöste. Ein ähnlicher Fall stammt von Coates.

Von Graumann wurde ein Fall mit einem traumatisch entstandenen Cholesteatom der hinteren Schädelgrube veröffentlicht. Bei seinem Fall entwickelte sich nach einem Sturz auf das Hinterhaupt mit einer kleinen Wunde im Laufe von 15 Jahren eine handtellergroße Vorwölbung rechts occipital. Im Röntgenbild fand sich ein ebenso großer Defekt im rechten Anteil des Hinterhauptbeines mit scharfer Abgrenzung und wabiger Struktur. Die Operation ergab einen cystischen, gut abgegrenzten Tumor zwischen destruiertem Knochen und Dura. Sein Inhalt war ein bröckeliger Brei mit perlmutterartigem Glanz. Histologisch bestand die Cystenwand aus Epidermis. Als Ursache wurde wiederum eine Verschleppung von Epidermiskeimen in die Tiefe durch den vor 15 Jahren erlittenen Unfall angenommen. Einen ganz ähnlichen Fall beschreibt Didier in der Occipito-temporalgegend hinter dem Mastoid mit ausgedehnter Zerstörung des Knochens. Röntgenologisch war ein scharfrandiger, ovaler Knochendefekt zu sehen.

Drei Fälle von traumatisch entstandenen Cholesteatomen im Bereiche des Ohres beschreibt Escher. Von diesen drei Fällen ist vor allem der erste vom röntgenologischen Standpunkt interessant. Hier entwickelte sich das Cholesteatom bei einem gut pneumatisierten Warzenfortsatz an der oberen Pyramidenkante und erzeugte dort einen ovalen, auf der Aufnahme nach Stenvers gut sichtbaren Defekt, welcher sich gegen den vertikalen Bogengang und äußeren Gehörgang ausbreitete. Am Schläfenbein fand sich eine Längsfraktur der Pyramide und wiederum wurde eine Verlagerung von Epidermiskeimen in die Tiefe als Ursache für die Entstehung des Cholesteatoms angenommen.

Über das an sich sehr selten vorkommende traumatische Cholesteatom in der Kieferhöhle berichtet Kecht.

Eine weitere seltene Folge nach einem Schädeltrauma ist die Entwicklung einer Mucocele in einer Nasennebenhöhle. Voraussetzung zur Bildung einer Mucocele ist der Verschluß eines Ausführungsganges einer Nebenhöhle, worauf sich eine Ansammlung von Schleim und Flüssigkeit in dem pneumatischen Hohlraum entwickelt, was zur Ausweitung desselben und Dislokation und Destruktion seiner Wände führt. Nach G. Boenninghaus kann dies bei posttraumatischen Mucocelen auf zwei Arten geschehen:

1. Durch die Fraktur oder ihre Folgen (Callusbildung, Verschiebung von Fragmenten, Organisation eines Hämatoms) wird der Ausführungsgang der Nebenhöhle direkt verlegt.

2. Im Anschluß an das Trauma entwickelt sich ein entzündlicher Prozeß in der Nebenhöhle mit einer entzündlichen Stenose des Ausführungsganges, und auf diese Weise kommt die Mucocele zustande.

Malan bemerkt, daß der Verschluß der Nebenhöhle anfänglich unvollständig gewesen sein und erst durch zusätzliche Veränderungen (zu diesen gehören auch Traumen) vollständig werden kann.

Im übrigen unterscheiden sich die posttraumatischen Mucocelen in ihrer klinischen und röntgenologischen Symptomatologie nicht wesentlich von den Mucocelen der Nebenhöhlen auf nicht traumatischer Basis (s. diese).

11. Die Arachnoiditis opticochiasmatica

Die Arachnoiditis opticochiasmatica ist eine seltene Erkrankung, die auch traumatischen Ursprungs sein kann. Ihre Diagnose bereitet klinisch und röntgenologisch oft Schwierigkeiten. Man findet pathologisch-anatomisch eine sulzige Verdickung der

Arachnoidea um das Chiasma und die Nn. optici. Diese Verdickungen sind teilweise von narbigen, bindegewebigen Strängen durchsetzt. Daneben bestehen kleinere und größere arachnoiditische Cystenbildungen. Eine Duraverdickung kann mit beteiligt sein (NIEBE-LING, Lit.). Der Patient klagt über Sehverschlechterung. Ophthalmologisch findet sich eine Opticusatrophie. Bezüglich der Ätiologie des Prozesses ist besonders zu betonen, daß die Arachnoiditis nach Schädelbasisfrakturen auftritt. Beim Fall von LEY kam es zur Arachnoiditis opticochiasmatica nach einem Sturz auf den Hinterkopf. Neben der traumatischen Genese kann diese Erkrankung auch nach entzündlichen Prozessen (Meningitis, Mittelohrprozessen, Nebenhöhlenerkrankungen) und nach Kontrastmittelverschleppung bei Myelographien sowie nach Radiogoldimplantationen in die Hypophyse vorkommen.

Die Röntgenübersichtsbilder des Schädels geben gewöhnlich keinen auffälligen Befund. Wichtig sind die Aufnahmen der Orbitaspitze und des Canalis opticus. Hier können

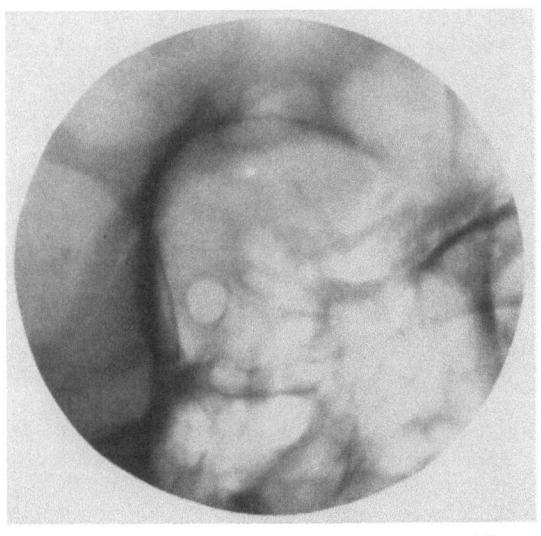
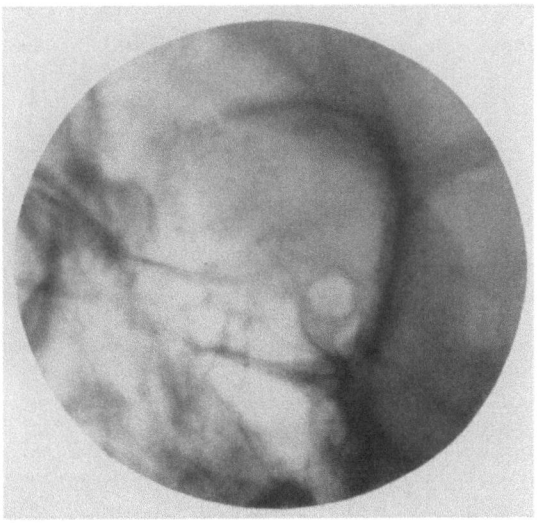

a   b

Abb. 30a u. b. a Schrägaufnahme der rechten, b der linken Orbita zur Darstellung der Canales optici. *Arachnoiditis opticochiasmatica im Bereiche des linken Canalis opticus nach Schädeltrauma.* 27jähriger Patient nach Mopedunfall mit linksseitiger Stirnbeinfraktur. Im Anschluß an das Trauma zunehmende Sehverschlechterung links. Linke Papille abgeblaßt. Die Aufnahme zeigt, daß der linke Canalis opticus etwas weiter als der rechte und leicht entrundet ist und eine unregelmäßige und unscharfe Begrenzung aufweist

wir Ausweitungen des Canalis opticus finden. Diese sind meist ungleichmäßig. Der Kanal ist unregelmäßig begrenzt und zeigt eine undeutliche und unscharfe Konturierung. Stellenweise sind auch kleine Ausbuchtungen zu finden (PSENNER hat 1950 auf diese Veränderungen erstmalig hingewiesen) (Abb. 30a und b).

Literatur

ADELSTEIN, L. J., and C. B. COURVILLE: Traumatic Osteomyelitis of the Cranial Vault. Arch. Surg. **26**, 539—569 (1933).

ADHEROLD u. LUSCHKA: Zit. bei F. SANTAGATI.

AGAZZI, C., P. L. COVA and M. SENALDI: Demonstration of microfractures of the temporal bone by means of stratigraphic investigation. Pract. oto-rhino-laryng. (Basel) **19**, 143—158 (1957).

AIGNER, E., u. v. FESUS: Offene Stirnbeinfraktur und Orbitalimpression mit posttraumatischer, intrakranieller, extraduraler Pneu-

matocele und Doppeltsehen, operativ geheilt. Zbl. Chir. **76**, 736—742 (1951).

ALBERTI: L'importanza del sussidio radiologico nell'infortunistica cranica. Radiol. med. (Torino) **20**, 1418—1419 (1933).

— Über die Cefaloidrocele traumatica. Schweiz. med. Wschr. **1933**, 172.

ALEXANDER, O. M.: Radiography of the skull (To exclude fracture). Radiography [Sonderbeilage d. Brit. J. Radiol. Nr. 120 (1937)] **3**, 179—181 (1937). Ref. Zbl. ges. Radiol. **27**, 93 (1938).

Antal, E.: Neue Methode der Röntgendiagnostik der Schädelbasisfraktur. Fortschr. Röntgenstr. 85, 110—111 (1956).

Antoine, M., et M. C. de Kersauson: Images radiologiques de cephalhematomes. J. Radiol. Électrol. 39, 163—166 (1958).

— M. Pierson, J. Lesure et M. C. de Kersauson: Le Diagnostic radiologique des fractures du crâne chez le nourrisson, par la technique des incidences tangentielles. J. Radiol. Électrol. 39, 573—576 (1958).

Aran, F. A.: Recherches sur la fracture de la base du crâne. Arch. gén. Méd. 6, 180—309 (1844). Zit. bei G. F. Rowbotham.

Arcelin, F.: Fracture de l'arcade zygomatique. Reduction. Technique radiographique. J. Radiol. Électrol. 25, 68 (1942).

Armao, Th., A.: Diagnosis and Treatment of styloid fracture. Oral Surg. 13, 423—424 (1960).

Arnold, L.: Beiträge zur Differentialdiagnose intrakranieller Verkalkungen. Mschr. Kinderheilk. 89, 321—340 (1941—42).

Aubry, M., C. Chaussé et M. Georges: Fracture microscopique bilaterale du labyrinthe. Ann. Oto-laryng. (Paris) 73, 583—584 (1956).

Aurran: Observations sur les contre-coups. J. Méd., Chir., Pharm. 21 (1764). Zit. bei E. Bohl.

Babbit, J. A.: Fracture of the styloid process and its tonsil fossa complications, with report of a case. Ann. Otol. (St. Louis) 42, 789—798 (1933).

Bablik, L.: Zur Genese des Luftemphysems bei stumpfen Siebbeinverletzungen. Arch. Ohr.-, Nas.- u. Kehlk.-Heilk. 165, 216—219 (1954).

Balestra, G.: Sulle calcificazione della falce cerebrale. Arch. Radiol. (Napoli) 6, 731—747 (1930). Zit. Zbl. ges. Radiol. 10, 504 (1931).

Baltin, M. M., u. Svjadośi: Röntgendiagnostik bei stumpfen und Schußverletzungen der Augenhöhle. Vestn. Oftal. 16, Nr 1, 39—47 (1940). Ref. Zbl. ges. Ophthal. 46, 146—147 (1941).

Bannwarth, A.: Das chronische, zystische Hygrom der Dura. Stuttgart: Georg Thieme 1949.

Bardenheuer u. Graessner: Über die Bedeutung der Röntgenstrahlen für die Frakturbehandlung. Zbl. Röntgenstr. 1, 3—11, 47—53 (1910).

Barth, E. E., and G. E. Irwin: Traumatic Pneumocephalus. Radiology 54, 424—427 (1950).

Bauer, H.: Mehrfach rezidivierende, bakterielle otogene Meningitis nach Felsenbeinquerbruch. Pract. oto-rhino-laryng. (Basel) 20, 18—28 (1958).

Bauer, K. H.: Der Bruch der Schädelbasis. Langenbecks Arch. klin. Chir. 196, 460—514 (1939).

Baum, W.: Beiträge zur Lehre von den indirekten Schädelfrakturen. Langenbecks Arch. klin. Chir. 19, 381—399 (1876).

Bayer, G. A.: Die Osteomyelitis des Stirnbeins, I, II u. III. Mitt. Z. Hals-, Nas.- u. Ohrenheilk. 47, 202—332 (1941).

Bayer, L.: Die vertikale Tangentialaufnahme des Schädels zur Darstellung von Impressionsfrakturen des Jochbeines. Röntgenpraxis 8, (II) 629—630 (1936).

Bayer u. Werner: Vergleichende Untersuchungen über das Siebbein und über Siebbeindefekte im Röntgenbild und Röntgenschichtbild. Fortschr. Röntgenstr. 65, 22—29 (1942a).

— Die Darstellung der vor deren Schädelbasis und deren Unterbrechung im Röntgenschichtbild. Fortschr. Röntgenstr. 65, 29—32 (1942b).

Becher, H., u. A. Grupp: Schädelosteomyelitis. Med. Mschr. 5, H. 4, 255—262 (1951).

Becker, A.: Zur Röntgendiagnostik und zur Reposition der Jochbogenimpressionsfraktur. Z. Laryng. Rhinol. 30, 237—240 (1951).

Becker, O. J.: Nasal fractures. Arch. Otolaryng. 48, 344—361 (1948).

Bell: Surgical Observations. Edinbourgh 1816. Zit. nach E. Bohl.

Bellinger, Don H.: Fractures and dislocations of the jaws and wounds of the face. Amer. J. Surg., N.S. 46, 535—541 (1939).

Belot, J., et L. Nahan: La radiologie du practicien: Les fractures du crâne. Presse méd. 2, 1401—1402 (1937).

Bergmann v.: Die Lehre von den Kopfverletzungen. Stuttgart 1880. Zit. nach E. Bohl.

Berner, F.: Spontanventrikulogramm nach Schädeltrauma. Röntgenpraxis 7, 604—605 (1935).

Bertwistle, A. P.: A depressed fracture over the angular gyrus: clinical and radiological localization. Brit. J. Surg. 11, 73—76 (1923—1924).

Betocchi, G.: Sull'interpretazione dell'immagine radiografica delle suture craniche. Radiol. med. (Torino) 19, 1089—1094 (1932).

Beutel, A.: Pathologische Veränderungen am Canalis opticus. Fortschr. Röntgenstr. 48, 576—584 (1933).

Bianchi, G.: Osservazioni cliniche e radiologiche sopra due casi di ,,meningocele spurio traumatico" (Billroth). Radiol. med. (Torino) 18, 347—356 (1931).

Bidoli: L'indagine radiologica nei traumi cranici recenti e remoti. Radiol. med. (Torino) 20, 1426 (1933).

Biechele, H.: Über die Mitbeteiligung des Felsenbeines bei Schädelgrundbrüchen. Z. Laryng. Rhinol. 24, 293—314 (1933).

Bienias, G. B.: Eigene Erfahrungen mit der Okklusionsaufnahme bei Nasenbeinfrakturen. Z. Laryng. Rhinol. 38, 334—339 (1959).

Bigliardi, I.: Utilitá della proiezione assiale del cranio per la diagnosi di frattura della base. Quad. Radiol. 6, 307—314 (1935). Ref. Zbl. ges. Radiol. 23, 178 (1936).

Billroth, Th.: Ein Fall von Meningocele spuria cum fistula ventriculi cerebri. Langenbecks Arch. klin. Chir. 3, 398—412 (1862),

Birnmeyer, G.: Traumatisches Cholesteatom der Stirnhöhle. Z. Laryng. Rhinol. 38, 601—605 (1959).

BLAIR HARTLEY, J., and C. W. F. BURNETT: An enquiry into the causation and characteristics of cephalhaematomata. Brit. J. Radiol. 17, 33—41 (1944).

BLOHMKE: Die Bedeutung der Röntgenzielaufnahmen des Schläfenbeines nach SCHÜLLER, STENVERS u. E. G. MAYER bei Schädelbasisbrüchen. Z. Hals-, Nas.- u. Ohrenheilk. 29, 276—283 (1931).

BLOUNT, W. P.: Knochenbrüche bei Kindern. Stuttgart: Georg Thieme 1957, S. 200—219.

BODE, E.: Aerocele cerebri. Zbl. Chir. 62, 2891—2893 (1935).

BÖHLER, J., u. R. STRELI: Die occipitotemporale Nahtsprengung und ihre Komplikationen. Langenbecks Arch. klin. Chir. 289, 444—447 (1958).

BÖHLER, L.: Technik der Knochenbruchbehandlung. Wien: Wilhelm Maudrich 1941.

BÖNINGER, G.: Ventrikulographie durch Schädelbruch. Zbl. Chir. 1940, 630—631. Ref. Zbl. ges. Radiol. 31, 564 (1940).

BOENNINGHAUS, G.: Zur Kenntnis der traumatischen Mucocele des Sinus frontalis, insbesondere ihres Vorstadiums. Beitr. Anat. etc., Ohr. 3, 116—124 (1910).

BOENNINGHAUS, H. G.: Zur Darstellung der Stirnhöhlen durch die überkippte axiale Röntgenaufnahme. Z. Laryng. Rhinol. 33, 167—172 (1954).

— Die Behandlung der Schädelbasisbrüche. Stuttgart: Georg Thieme 1960.

BOHL, E.: In Sachen der Schädelbrüche. Dtsch. Z. Chir. 43, 537—578 (1896).

BORCHARD, A.: Sinus pericranii. Zbl. Chir. 43, 761—764 (1916).

BOURDON, R.: Cranial Tomography in Neuroradiology. Tomography of the base. Acta radiol. (Stockh.) 40, 272—279 (1953).

BOURRETT, A. LÉVY et G. MARCOUL: Evolution radiologique des fractures simples de la voûte du crâne. J. Radiol. Électrol. 34, 837—841 (1953).

BRAENDSTRUP, P.: Frakturer i Zygomaticumregionen. Nord. Med. 7, 1527—1534 (1940).

BRANDT, C.: Zur Röntgendiagnostik der Liquorfisteln und Pneumatocelen insbesondere der vorderen Schädelgrube. Fortschr. Röntgenstr. 91, 182—195 (1959).

BROCA: Chirurgie infantile. Paris: Steinheil 1914. Zit. bei GROB.

BROCK, W.: Längsfraktur durch die Schläfenbeinpyramide mit Verletzung des inneren Ohres. Z. Hals-, Nas.- u. Ohrenheilk. 34, 349—359 (1933a).

— Spätmeningitis nach Labyrinthfraktur. Z. Hals-, Nas.- u. Ohrenheilk. 34, 360—376 (1933b).

BROMBERG, W.: Ausfluß von Zerebrospinalflüssigkeit aus der Nase mit Pneumozephalus im Anschluß an eine Schädelfraktur. J. Amer. med. Ass. 90 (25), 2017 (1928). Ref. Fortschr. Röntgenstr. 38, 434 (1928).

BRONNER, H.: Zur Diagnose und Behandlung der Jochbeinbrüche. Chirurg 2, 606—612 (1930).

BRONNER, H., u. C. E. KOCH: Die Röntgendarstellung der Jochbögen. Röntgenpraxis 2, 754—759 (1930).

BROWN, J. B.: Fractures of the bones of the face. Amer. J. Orthod. or. Surg. 25, 432—446 (1939). Ref. Zbl. ges. Radiol. 30, 443 (1940).

BRÜCKNER, A., u. M. WEINGAERTNER: Rhinoophthalmologische Erfahrungen bei Schußverletzungen des Gesichtsschädels. Z. Laryng. Rhinol. 10, 435—456 (1922); 11, 8—45 (1923).

BRÜNING, F.: Übergroße lufthältige Gehirncyste nach Schußverletzung. Operation. Heilung. Bruns' Beitr. klin. Chir. 107, 432—448 (1917).

BRÜNNER, S., O. PETERSEN and P. STOKSTED: Tomography of the auditory ossicles. Acta radiol. (Stockh.) 56, 20—29 (1961).

BRUNNER, H., u. R. WALDAPFEL: Die röntgenologische Darstellung der vordersten Anteile des Nasenskelettes. Röntgenpraxis 7, 478—481 (1935).

BRUNS v.: Die chirurgischen Krankheiten und Verletzungen des Gehirns und seiner Umhüllungen. Handbuch der praktischen Chirurgie. Tübingen 1854. Zit. nach E. BOHL.

BÜRKLE-DE LA CAMP, H.: Plastische Deckung von Knochenlücken des Schädels. (Mit kurzer Bemerkung zur operativen Behandlung der traumatischen Frühepilepsie.) Zbl. Chir. 65, III, 2578—2584 (1938).

—, u. P. ROSTOCK: Handbuch der gesamten Unfallheilkunde. Stuttgart: Ferdinand Enke 1955.

BULL, J. W.: Radiological diagnosis of chronic subdural haematoma. Proc. Roy. Soc. Med. (London) 33, 203—221 (1940).

BUTTERSACK: Intrakranieller Kallus nach Streifschuß. Dtsch. med. Wschr. 1924, 469.

CABANETTES, S., et R. RAYNAND: Intèrêt de l'exploration tomographique du crâne. J. Radiol. Électrol. 31, 84—87 (1950).

CAFFARATTI, E., e G. F. CATOLLA CAVALACANTI: Valore dell'indagine stratigrafica nelle fratture dell' arcata zigomatica. Minerva ortop. 11, 457—461 (1960).

CAFFEY, J.: On the accessory ossicles of the supraoccipital bone. Some newly recognized roentgen features of the normal infantile skull. Amer. J. Roentgenol. 70, 401—412 (1953).

CAIRUS, H.: Injuries of the frontal and ethmoidal sinuses with special reference to cerebrospinal rhinorrhoea and aeroceles. J. Laryng. 52, 589—623 (1937). Ref. Zbl. ges. Radiol. 26, 605 (1938).

CAMP, J. D.: Intracranial calcification and its roentgenologic significance. Amer. J. Roentgenol. 23, 615—624 (1930).

— Pathologic non neoplastic intracranial calcifications. J. Amer. med. Ass. 137, 1023—1031 (1948).

CAMPBELL, E., W. P. HOWARD and W. B. WEARY: Gunshot wounds of the brain, Report of two unusual complications; bifrontal pneumocephalus and loose bullet in the lateral ventricle. Arch. Surg. 44, 789—798 (1942).

CANIHAC, J.: Anosmie et fracture du crâne. J. Radiol. Électrol. 30, 727 (1949).

Caparosa, R. J., and A. R. Zavatsky: The occlusal film. An Adjunct to the Roentgen Diagnosis of nasal fractures. Arch. Otolaryng. **66**, 503—511 (1957).

Carando, Qu.: Le calcificazione della gran falce cerebrale. Quadro radiologico e clinico. Riv. Radiol. e Fisica med. **6**, 363—376 (1931). Ref. Zbl. ges. Radiol. **14**, 621 (1933).

Carlo, Cl. de, e I. Vincentiis de: Pneumo-encefalo-traumatico intra ed extra-ventricolare. Ann. Radiol. diagn. (Bologna) **30**, 122—137 (1957). Ref. Zbl. ges. Radiol. **57**, 285 (1958).

Carter, B. N.: Diagnosis and Treatment of Fractures of the Skull as developed in the Cincinnati General Hospital. Ann. Surg. **83**, 182—195 (1926).

Casanuova, M. A.: Contributo alla diagnosi radiologica delle fratture isolate della rocca petrosa. Quad. Radiol. **3**, 10—18 (1932).

Catel, W.: Pathogenese und Differentialdiagnose der Pachymeningosis und Leptomeningosis haemorrhagica interna. Mschr. Kinderheilk. **80**, 137—156 (1939).

Cerri, A. S., e A. Maestri: A proposito di una particolare projezione nella diagnostica radiologica delle fratture nasali (Proiezione assiale con „occlusal film"). Ateneo parmense **29**, Suppl. 3, 187—206 (1958). Zit. Zbl. Hals-, Nas.- u. Ohrenheilk. **63**, 244 (1959).

Chaussé, C.: Le rôle de l'analyse stéréoradiographique antidiffusante dans le diagnostic des fractures du labyrinthe (Documents radiographiques. Fasc. B.). Paris: H. le Soudier 1938. Ref. Zbl. ges. Radiol. **28**, 642 (1938).

— Directives pour le radiodiagnostic des fractures du labyrinthe. J. belge Radiol. **28**, 305—133 (1939).

— Directives pour le radio-diagnostic des fractures du labyrinthe. Ann. Oto-laryng. (Paris) **5**, 467—473 (1939). Ref. Zbl. ges. Radiol. **30**, 513 (1940a).

— A propos de quatre nouveaux cas de fractures du labyrinthe visibles par l'analyse stéréodiagraphique antidiffusante. Bull. Soc. belge Otol. Lar. Rhin. **1**, 25—31 (1939). Ref. Zbl. ges. Radiol. **31**, 459 (1940b).

— A propos de cinq de fractures du labyrinthe visibles par l'incidence de Stenvers on par ses variantes avec l'aide de l'analyse stéréoradiographique antidiffusante. Bull. Soc. belge Otol. Lar. Rhin. **3**, 265—268 (1938). Ref. Zbl. ges. Radiol. **32**, 482 (1941).

Chauvel: Essai sur les fractures du crâne. Thèse de Paris 1864. Zit bei E. Bohl.

Chavira, R. A.: Fracturas directas de la orbita irradiadas al piso anterior y medio de la base del craneo. 4. Congr. panamer. Oftalm. **3**, 1617—1627 (1952). Ref. Zbl. ges. Radiol. **45**, 265 (1954/55).

Chiari, H.: Über einen Fall von Luftansammlung in den Ventrikeln des menschlichen Gehirns. Z. Heilk. **5**, 383—391 (1884).

Childe, A. E.: Localized thinning and enlargement of the cranium. Amer. J. Roentgenol. **70**, 1—22 (1953).

Chopart: Mém. sur les lésions de la fête par contrecoup. Accessit 1768. Mémoires sur les sujet proposés pour le Prix de l'Ac. roy de Chir., vol. 11, tome IV, p. 137. Paris 1778. Zit. nach E. Bohl.

Chorobski, J., and L. Davis: Cyst formations of the skull. Surg. Gynec. Obstetr. **58**, 12—31 (1934).

Christensen, E.: Pathologie der intracraniellen Blutungen in: Pathologische Anatomie der raumbeengenden intracraniellen Prozesse. Handbuch der Neurochirurgie von H. Olivecrona und W. Tönnis, Bd. III, S. 703—736. Berlin-Göttingen-Heidelberg: Springer 1956.

Clementschitsch, F.: Über die Röntgenuntersuchung bei Frakturen des Os zygomaticum. Z. Stomat. **39**, 909—914 (1941). Ref. Zbl. ges. Radiol. **35**, 19 (1942).

Coates, G. M.: Cholesteatoma of the frontal sinus. Arch. Otolaryng. **26**, 29—37 (1937). Ref. Zbl. ges. Radiol. **26**, 492 (1938).

Cooperstock, M.: Leptomeningeal cyst associated with hemiplegia and skull defect of traumatic origin. J. Pediat. **28**, 488—492 (1946).

Corboz-Oettinger, M.: Studien zur Tomographie des Etmoids. Pract. oto-rhino-laryng. (Basel) **13**, 106—127 (1951).

Courville, C. B.: Traumatic intracranial aerocele: some comments on pathology based on review of literature and a study of three autopsied cases. Bull. Los Angeles neurol. Soc. **8**, 97—117. Zit. bei F. Jelsma u. D. F. Moore.

Cova, P. L.: Die klinische Bedeutung der Röntgenschichtaufnahmen bei den Frakturen des Os temporale. Vortrag 421 am IX. Int. Kongr. für Radiologie, München 1959.

Csillag, A.: Über Nasenbrüche in Verbindung mit einem Fall von Gesichtsschädelfraktur. Mschr. Ohrenheilk. **68**, 663—669 (1934).

Culler, A. M.: Fractures of the orbit: The demonstration of the orbit by planigraphy (body section radiography). Trans. Amer. ophthal. Soc. **38**, 348—369 (1940). Ref. Zbl. ges. Radiol. **34**, 196 (1942).

Cushing, H.: Experiences with orbito-ethmoidal osteomata having intracranial complications. Surg. Gynec. Obstet. **44**, 721—742 (1927).

Dahm, M.: Zur Problematik einiger Schädeldefekte. Fortschr. Röntgenstr. **76**, 191—196 (1952).

Dandy, W. E.: Pneumocephalus (intracranial pneumatocele or aerocele). Arch. Surg. **12**, 949—982 (1926).

Danelius, G.: The occasional appearance of both inner and outer suture lines in roentgenograms of the skull simulating fissure fracture. Amer. J. Roentgenol. **55**, 315—318 (1946).

Davidoff, L. M., and C. G. Dyke: Relapsing juvenile chronic subdural haematoma. Bull. neurol. Inst. N.Y. **7**, 95—111 (1938).

Davies, D. O.: A case of traumatic ventricular Pneumocephalus. Brit. J. Surg. **30**, 237—240 (1942).

DECHAUME, M.: Fractures des maxillaires de diagnostic délicat. Presse méd. 1, 627 (1940).

DECKER, K., u. E. HIPP: Spätveränderungen nach kindlichen Subduralblutungen. Fortschr. Röntgenstr. 82, 375—382 (1955).

— Klinische Neuroradiologie. Kap. Schädelhirnverletzungen 90—106. Stuttgart: Georg Thieme 1960.

DEMMER, F.: Welche Frakturen werden häufig nicht erkannt? Z. ärztl. Fortbild. 38, 57—63 (1941).

DEMMLER, M.: Zur Kenntnis der Pneumatocele interna (Pneumocephalus internus). Münch. med. Wschr. 89, 1077—1079 (1942).

DENKER, A., u. O. KAHLER: Handbuch der Hals-Nasen-Ohrenheilkunde. Springer-Bergmann 1928.

DENKS: Über Schädeldachbrüche bei Kindern im Röntgenbild. Bruns' Beitr. klin. Chir. 66, 332—336 (1910).

DEUTSCH, L.: Über einen Fall von multiplen intrakraniellen Verkalkungen nebst einer Variante des Ventrikelsystems. Dtsch. Z. Nervenheilk. 137, 292—307 (1955).

DIDIER, G.: Un cas de cholestéatome occipito-temporal post-traumatique. Ann. Oto-laryng. (Paris) 12, 1298—1304 (1935). Ref. Zbl. ges. Radiol. 22, 661 (1936).

DIERKER, H.: Über Schädelfrakturen bei Säuglingen. Kinderärztl. Prax. 11, 73—77 (1940).

DIETRICH, H.: Ein seltener Fall von medianer Längsnaht der Hinterhauptschuppe bei okzipitaler Schädellücke. Fortschr. Röntgenstr. 76, 600—602 (1952).

— Neuro-Röntgendiagnostik des Schädels. Jena: VEB Gustav Fischer 1954.

DOANE, H. F.: Roentgenographic technic and interpretation in fractures of the jaws and facial bones. J. Oral Surg. 12, 156—169 (1954).

DÖHNER: Vorgetäuschte Schädelfraktur. Röntgenpraxis 8, 246 (1936).

DOUGLAS-WEBSTER, J. H.: X-Rays in the Diagnosis of the Fractures and Dislocations. Practitioner 116, 138—152 (1926).

DOYLE, A. S.: Traumatic pneumocranium. Amer. J. Roentgenol. 8, 73—75 (1921). Ref. Zbl. Chir. 12, 383 (1921).

DRESSLER, W., u. K. ALBRECHT: Über endokrane Kalkablagerungen und ihre Darstellung im Röntgenbild. Bruns' Beitr. klin. Chir. 178, 103—130 (1949).

DREWES, H. G.: Die Lageänderung der verkalkten Zirbeldrüse auf dem Röntgenbild bei gerichteter intracranieller Schrumpfung nach offener Gehirnverletzung. Fortschr. Röntgenstr. 77, 77—80 (1952).

DUKEN, J.: Über zwei Fälle von intrakranieller Pneumatocele nach Schußverletzung. Münch. med. Wschr. 62, 598—599 (1915).

DULLES: The mechanism of indirect fractures of the skull. Philadelphia 1886. Zit. nach KÖRBER.

DYES, O.: Systematisches zur Röntgenuntersuchung mehrfach gerundeter Skelettabschnitte. Chirurg 5, 23—26 (1933).

DYES, O.: Knochenveränderungen im Röntgenbild von Schädelverletzten. Nervenarzt 8, 57—62, 121—126, 175—180 (1935).

— 63. Tagg der Dtsch. Ges. für Chirurgie. Langenbecks Arch. klin. Chir. 196, 26 (1939).

EAGLETON, W. P.: Fracture of the skull. Arch. Surg. 3, 140—153 (1921).

ECKER, A. D.: Linear fracture of the skull across the venous Sinuses. N. Y. St. J. Med. 1, 1120—1121 (1946).

EGGERS, TH.: Pneumocephalus und Liquorrhoea nasalis nach Schädelfraktur. Langenbecks Arch. klin. Chir. 144, 121—130 (1927).

ENGELHARDT, G., u. FRIEDRICH: Über Schädelbasisbrüche mit einseitiger Glossopharyngeus-Vagus-Accessoriuslähmung. Dtsch. Z. Chir. 245, 619—627 (1935).

ENGELS, E. P.: Basal skull fractures involving the sella turcica. Clin. Radiol. 12, 177—178 (1961).

ENGESET, A.: On Roentgen Examination in Head Trauma. Acta radiol. (Stockh.) 34, 288—298 (1950).

ENGLMANN, K.: Zur Technik der Röntgenuntersuchung des Schädels bei Unfällen. Beih. (Kongr.-Heft) zu Bd. 56 d. Fortschr. Röntgenstr. 1937, S. 58—59.

ERBSLÖH, J.: Über Schädelfrakturen beim Neugeborenen und ihre klinische Bedeutung. Arch. Gynäk. 165, 76—94 (1938).

ESCHER, F.: Traumatische Mittelohrcholesteatome. Acta oto-laryng. (Stockh.) 50, 47—54 (1959).

ESSER, A.: Pathologisch-anatomische und klinische Untersuchungen von Kriegsverletzungen durch Schädelschüsse. (Arbeit u. Gesundheit. Hrsg. v. MARTINECK). Leipzig: Georg Thieme 1935. Ref. Zbl. ges. Radiol. 20, 453 (1935).

FÉLIZET, G.: Recherches anatomiques et expérimentales sur les fractures du crâne. Paris 1873. Zir. nach E. BOHL.

FENSTER, E.: Stirnbeinfraktur mit Luftansammlung im Schädelinneren. Röntgenpraxis 10, 101—102 (1938).

FERGUSON, L. DE: Localization of a bullet in the brain. Arch. Roentg. Ray. H. 133 (1911). Zit. Zbl. Röntgenstr. 2, 370—371 (1911).

FÉVRE, M.: Deux cas de sinus pericranii. Memoires de Academie 72, 133—136 (1946).

FISCHER-BRÜGGE, E.: Das subdurale Hämatom. Referate, Vorträge und Aussprache. Zbl. Neurochir. 10, 306—311 (1950).

FLOWER, CH. F.: Pneumocephalus. U. S. nav. med. Bull. 39, 553—555 (1941). Ref. Zbl. ges. Radiol. 35, 225 (1942).

FORGUES: Méchanisme des fractures du crâne. Strassbourg 1869. Zit. nach E. BOHL.

FRANKE, H.: Ausgedehnter Ossifikationsdefekt am Schädel nach Cephalhydrocele traumatica. Fortschr. Röntgenstr. 71, 416—418 (1949).

— 63. Tagg Dtsch. Ges. Chir. Langenbecks Arch. klin. Chir. 196, 26 (1939).

FRANZ, K.: Lehrbuch der Kriegschirurgie, S. 424. Berlin: Springer 1936.

FRAY, W. W.: A study of the effect of skull rotation on roentgenological measurements of the pineal gland. Radiology **27**, 433—441 (1936).

Freidel, Ch., A. Georges et. Angielowicz: Les disjonctions craniofaciales traumatiques. J. Chir. (Paris) **50**, 27—43 (1937). Ref. Zbl. ges. Radiol. **26**, 484 (1938).

Friedmann, G.: Der Wert der halbaxialen Schädelaufnahme. Röntgen-Bl. **11**, 17—24 (1958).

Fuchsig, P.: Über intra- und extrakraniellen Pneumocephalus. Zbl. Chirurgie **65**, 1917—1922 (1938).

Funstein, L. W., u. F. F. Sorokin: Über Schußbrüche in der Augenhöhle. Vestn. Rentgenol. Radiol. **25**, 10—22 (1941). Ref. Zbl. ges. Radiol. **35**, 248 (1942).

Gaines, M.: A case of traumatic ventricular pneumocephalus. Brit. med. Journal **1943 II**, 512—513.

Galifi, L.: Gli aspetti e le alterazioni lacunari del cranio. Radiol. med. (Torino) **24**, 399—421 (1937).

Garland, L. H., and M. E. Mottram: Traumatic pneumocephalus. Radiology **44**, 237—240 (1945).

Gebauer, A., E. Muntean, E. Stutz u. H. Vieten: Das Röntgenschichtbild. Stuttgart: Georg Thieme 1959.

Gebele: Über Schußverletzungen des Gehirns. Bruns' Beitr. klin. Chir. **97**, 123—145 (1915).

Ghirardi, L., e M. Lertora: Sopra due casi di sinus pericranii. Minerva med. **51 II**, 4034—4035 (1960).

Gillies, H. D., T. Pomfret Kilner and D. Stone: Fractures of the mala-zygomatic compound: with a description of a new x-ray position. Brit. J. Surg. **14**, 651—656 (1926/27).

Ginestet, G. le Dinh et R. Buchet: Radiologie et traumatisme maxillo-facial. Presse méd. I, **66**, 8, 1—4 (1958).

Ginsburg, W.: Roentgendiagnosis of fractures of the base of the skull (aus dem russ. übersetzt). Amer. J. Roentgenol. **34**, 325—336 (1934).

Glaser, M. A., and E. S. Blaine: Duration of fractures and operative defects of the skull. J. Amer. med. Ass. **107 I**, 21—24 (1936).

— Fate of cranial defects secondary to fracture and surgery. A follow-up study of 150 patients. Radiology **34**, 671—684 (1940).

Goldammer: Über die traumatische Luftcyste des Gehirns nach Schußverletzungen. Dtsch. Z. Chir. **149**, 86—99 (1919).

Golden, R.: Diagnostic Roentgenology. Baltimore: Williams and Wilkins Company 1948.

Goldhahn, R.: Über ein großes, operativ entferntes verkalktes, intrakranielles Hämatom. Dtsch. Z. Chir. **224**, 323—331 (1930).

Gosserez, M., et Treheux: Radiologie du massif facial en Traumatologie. J. Radiol. Électrol. **39**, 184—194 (1958).

Grant, F. C.: Intracranial aerocele following a fracture of the skull. Surg. Gynec. Obstet. **36**, 251—255 (1923).

Grantham, E. G., and E. A. Smolik: Calcified intracerebral haematoma. Ann. Surg. **115**, 465—468 (1942).

Grashey, R.: Über die Untersuchung von Frakturen mit Röntgenstrahlen. Fortschr. Röntgenstr. **11**, 139—171 (1907).

— Scheitelbeindefekt. Röntgenpraxis **7**, 278 (1935a).

— Schläfebeinfraktur mit Luftansammlungen. Röntgenpraxis **7**, 818 (1935b).

— Vorgetäuschte Schädelfrakturen. Röntgenpraxis **8**, 247—251 (1936).

— Vorgetäuschte Schädelfrakturen. Röntgenpraxis **9**, 274—276 (1937a).

— Vorgetäuschte Schädelfrakturen. Röntgenpraxis **9**, 493 (1937b).

Grauer, S.: Zur Darstellung des Nasenskelettes im Röntgenbild. Röntgenpraxis **5**, 607—610 (1933).

Graumann, G.: Über ein traumatisch entstandenes Cholesteatom der hinteren Schädelgrube. Zbl. Chir. **64**, II, 1154—1161 (1937).

Greder, W.: Experimentelle Untersuchungen über Schädelbasisbrüche. Dtsch. Z. Chir. **21**, 491—510 (1885).

Greifenhagen: Über den Mechanismus der Schädelbrüche. Diss. Dorpat 1887. Zit. Zbl. Chir. **14**, 916—917 (1887).

Greineder, K.: Hirnkammerschichtuntersuchung zur Lokalisation intrakranieller Stecksplitter. Fortschr. Röntgenstr. **69**, 134—143 (1944a).

— Das Schichtbild der Stirnhöhlen-Siebbeingegend vom Gesunden. Fortschr. Röntgenstr. **69**, 63—75 (1944b).

— Schichtdiagnostik frontobasaler Schädelverletzungen. Fortschr. Röntgenstr. **69**, 123—133 (1944c).

— Schichtdiagnostik bei Orbitaverletzungen. Röntgenpraxis **16**, 18—23 (1944d).

Grob, M.: Über die röntgenologischen Nahtverhältnisse der hinteren Schädelgrube beim Kinde mit spezieller Berücksichtigung der Sutura mendosa. Fortschr. Röntgenstr. **57**, 265—275 (1938).

— Über die Schädelfrakturen im Kindesalter. Langenbecks Arch. klin. Chir. **202**, 207—249 (1941).

Grossekettler, F.: Sinus pericranii. Röntgenpraxis **2**, 368—373 (1930).

Grove, W. E.: Skull fractures involving the ear. Clinical study of 211 cases. Laryngoscope (St. Louis) **49**, 678—707, 883—870 (1939).

Gruber, W.: Über supernummare Knochen im Jochbogen. Arch. Anat., Physiol. wiss. Med. 337—347 (1873). Zit. nach A. Neiss.

— Zweigeteilte Temporalschuppe. Virchows Arch. path. Anat. **72**, 486—488 (1878). Zit. nach Neiss.

Gütig, C., u. A. Herzog: Zur Begutachtung von Verletzungen der Wirbel und des Schädels. XIII. Tagg. d. Vereigg. Dtsch. Röntgenologen u. Radiologen i. d. Tschechoslowakischen Republik. Ref. Fortschr. Röntgenstr. **53**, I, 180 (1936).

GUNN, L.: Mucocele of the frontal and ethmoid sinuses. Canad. med. Ass. J. 41, 387 (1939). Ref. Zbl. ges. Radiol. 32, 74 (1941).

GURDJIAN, E. S.: Ear complications in acute craniocerebral injuries. Radiology 18, 74—79 (1932).

—, and H. R. LISSNER: Deformations of the skull in head injury studied by the „stresscoat" technique. Quantitative determinations. Surg. Gynec. Obstet. 83, 219—233 (1946).

— — deformations of the skull in head injury as studied by the „stresscoat" technic. Amer. J. Surg. 73, 269—281 (1947).

— — and J. E. WEBSTER: The mechanism of production of linear skull fracture. Surg. Gynec. Obstet. 85, 195—210 (1947).

— The mechanism of skull fracture. Radiology 54, 313—339 (1950).

GUTTMANN, L.: Röntgendiagnostik des Gehirns und Rückenmarks durch Kontrastverfahren. In Handbuch der Neurologie v. O. BUMKE u. O. FOERSTER, Bd. VII, Teil 2, S. 400—420. Berlin: Springer 1936.

HAARDT, W.: Liquorfisteln mit Pneumocephalus. Acta oto-laryng. (Stockh.) 42, 365—374 (1952)

HAAS, L.: Über die klinische Verwertbarkeit der röntgenologischen Nahtdiagnose. Fortschr. Röntgenstr. 41, 549—571 (1930).

— Über die Sutura frontalis persistens. Fortschr. Röntgenstr. 48, 708—716 (1933).

HABERER v., H.: Beitrag zu den Schädelverletzungen im Kriege. Wien. klin. Wschr. 49, 1559—1562; 50, 1590—1593 (1914).

HÄBLER, C.: Die Heilungsvorgänge der Brüche des Schädeldaches im Röntgenbild. Fortschr. Röntgenstr. 44, 352—359 (1931a).

— Zur Heilung der Schädelbrüche. Langenbecks Arch. klin. Chir. 167, 146—148 (1931b).

HAENISCH, Röntgenogramme bei Schädelfrakturen. Münch. med. Wschr. 59, 1406—1407 (1912).

HAMMEL, Zur Diagnostik und Behandlung frischer Jochbeinfrakturen. Chirurg 8, 964—966 (1936).

HANKE, H.: Das subdurale Haematom. Berlin: Springer 1939.

HANSSON, N.: A case of Fracture of the Cranium with Accumulation of Air in the Cranial Cavity. Acta radiol. (Stockh.) 1, 42—47 (1921).

HARRIS, PH.: Head Injuries in Childhood. Arch. Dis. Childh. 32, 488—491 (1937).

HARTLEY, J. B., and C. W. F. BURNETT: An enquiry into causation and characteristics of cephalhaematoma. Brit. J. Radiol. 17, 33—41 (1944).

HATSCHEK, O.: Zur Histologie des Kephalhämatoms. Beitr. path. Anat. 82, 268—290 (1929).

HAUTANT, A.: Les fractures maxillo-faciales. Ann. Oto-laryng. (Paris) 3/4, 169—194 (1940).

HEEP, W.: Lageänderungen intrakranieller Metallsplitter. Zur Frage der Stecksplitterwanderung. Fortschr. Röntgenstr. 69, 51—63 (1944).

— Die Röntgenuntersuchung des Schädelbruches. Zbl. Neurochir. 11, 26—32 (1951).

HEER, A.: Über Schädelbasisbrüche. Bruns' Beitr. klin. Chir. 9, 1—82 (1892).

HELLNER, H.: Zur Erkennung und Begutachtung von Schädelgrundbrüchen. H. Unfallheilk. 19 (1935).

— 63. Tagg Dtsch. Ges. Chir. Langenbecks Arch. klin. Chir. 196, 19—23 (1939).

HEMPELMANN, G.: Über Gehörgangsfrakturen und deren Bedeutung bei Schädelbasisbrüchen. Diss. Göttingen 1941. Ref. Zbl. ges. Radiol. 35, 351—352 (1942).

HERMANN: Experimentelle und kasuistische Studien über Frakturen der Schädelbasis. Diss. Dorpat 1881. Zit. nach R. THOMA.

HERRMANN, R.: Die rhinogenen Erkrankungen der Orbita. Heft 2 der zwanglosen Abhandlungen aus dem Gebiet der Hals-Nasen-Ohrenheilkunde. Stuttgart: Georg Thieme 1958.

HERRNHEISER, G.: Röntgendiagnostische Leistungsmöglichkeiten und -grenzen bei Untersuchung der knöchernen Orbita. Arch. Augenheilk. 107, 52—115 (1933).

HERSKOVITS, E.: Le radiodiagnostic des fractures crâniennes en temps de paix et de guerre. Arch. Neurol. (Paris) 4, 37—50 (1940). Ref. Zbl. ges. Radiol. 32, 202 (1941).

HODES, J. P., and R. A. GROFF: Interstitial emphysema and pulmonary collapse complicating fractures of the skull. Amer. J. Roentgenol. 54, 54—65 (1945).

HODGSON, H. G.: The radiology of facial bone fractures. Brit. J. Radiol. 9, 637—642 (1936). Ref. Zbl. ges. Radiol. 24, 366 (1937).

HOFFMANN, W., u. W. LOEPP: Der Wert der Röntgenuntersuchung bei Verletzungen der Augenhöhle. Albrecht v. Graefes Arch. Ophthal. 134, 82—111 (1935).

HOLUB, K.: Schädel-Hirnverletzungen. Wien: Wilhelm Maudrich 1962.

HORRAX, G.: Intracranial aerocele following fractured skull. Ann. Surg. 73, 18—22 (1921).

HUBER, R.: Die Heilungsergebnisse der Brüche des Schädeldaches mit Berücksichtigung der Röntgenbilder. Arch. orthop. Unfall-Chir. 30, 377—391 (1931).

HUBRICH: Zwei Fälle von traumatischem Weichteilemphysem bei Trachealruptur und Oberkieferhöhlenimpressionsfraktur. Röntgenpraxis 14, 336—338 (1942).

HÜNERMANN, TH.: Ohr, Nase, Nebenhöhlen, Hals, Kehlkopf. In Handbuch der gesamten Unfallheilkunde, Bd. II, S. 155—193. Stuttgart: Ferdinand Enke 1955/56.

ILLIG, W.: Über die Dauer der Sichtbarkeit von kindlichen Schädelfrakturen im Röntgenbild. Fortschr. Röntgenstr. 43, 76—85 (1931).

INGNATOWSKY: Zur Frage der Schädelbrüche. Kiew 1892. Zit. nach E. BOHL.

INGRAM, JR., and W. M. HAMILTON: Cephalhaematoma in the Newborn. Radiology 55, 503—507 (1950).

JAEGER, F.: Die Verletzungen von Schädel, Hirn und Hirnhäuten. In Handbuch der gesamten Unfallheilkunde von H. BÜRKLE DE LA CAMP u. R. ROSTOCK, Bd. 2, S. 73—105. Stuttgart: Ferdinand Enke 1955.

Jakob, H.: Zur Genese und Begutachtung der Pachymeningitis haemorrhagica interna. Zbl. Neurochir. 10, 266—279 (1950).

Janker, R.: Der Falxknochen. Fortschr. Röntgenstr. 71, 114—118 (1949).

Jansson, G.: Ein Fall von Pneumatocephalus. Acta radiol. (Stockh.) 7, 1—5 (1926).

Jeanneney, G., et Ch. Wangermez: Le role de la structure osseuse dans les fractures du crâne (étude radiologique). Presse méd. 38, 284—285 (1930).

Jelsma, F., and D. F. Moore: Cranial Aerocele. Amer. J. Surg. 87, 437—449 (1954).

Jentzer, A.: Un cas de fracture du crâne non consolidée trois ans après l'accident. Bull. Soc. nat. Chir. Paris 60, 715—720 (1934).

Jeschek, J.: Granatsplitterverletzungen der Keilbeinhöhle. Arch. Ohr.- Nas.- u. Kehl.-Heilk. 165, 264—269 (1954).

St. John, E. G.: Asymmetrical widening of the coronal suture secondary to an infected subdural haematoma. Radiology 63, 246—247 (1954).

— The role of the emergency skull roentgenogram in head trauma. Amer. J. Roentgenol. 76, 315—319 (1956).

Jona, S.: Sulle fratture dirette ed indirette dell'orbita irradiate al canale ottico. Riv. otoneuro-oftal. 19, 49—69 (1942). Ref. Zbl. ges. Radiol. 35, 642 (1942).

Joseph, E.: Einige Erfahrungen über Schädelschüsse, besonders über die Bedeutung des Röntgenbildes für die Schädelchirurgie. Münch. med. Wschr. 35, 1197 (1915). Zit. Zbl. Röntgenstr. 6, 328 (1915).

Josset, G. J.: Les résultats éloignés du traitement chirurgical fractures exposées de voute du crâne. Vestn. Chir. 59, 117—131 (1940). Ref. Zbl. ges. Radiol. 31, 656 (1940).

Jungowska, A., and Chmielewski: A case of sinus pericranii. Pol. Przegl. radiol. 20, 1—6 (1956). Zit. Zbl. ges. Radiol. 50, 282 (1956).

Kaspar, M.: Pneumocephalus nach Schädeltrauma. Zbl. Chir. 63, 2544—2551 (1936).

Kastendieck, H.: Zur Frage der Verknöcherung von Cephalhämatomen. Zbl. Gynäk. 63, 2507—2513 (1939).

Kaufmann, C.: Handbuch der Unfallmedizin, Bd. I. Stuttgart: Ferdinand Enke 1932.

Kaufmann, E.: Lehrbuch der speziellen pathologischen Anatomie, 11. u. 12. Aufl. Berlin: Walter de Gruyter & Co. 1960.

Kautzky, R.: Zur Kenntnis intracerebraler Verkalkungen. Dtsch. Z. Nervenheilk. 159, 490—500 (1948).

Kecht, B.: Über einen Fall von Cholesteatom der Kieferhöhle. Zbl. Hals-, Nas.- u. Ohrenheilk. 46, 184—190 (1939).

Kendall, N., and H. Woloshin: Cephalhaematoma associated with fracture of the skull. J. Pediat. 41, 125—132 (1952).

Kenning, J. C., and I. D. Harris: Some considerations concerning the diagnosis of skull fractures. Radiology 41, 532—538 (1943).

Kern, G.: Bericht über die in den Jahren 1918—1934 behandelten Schädelfrakturen in der chirurgischen Universitätsklinik in Heidelberg, Dresden: Risse 1935. Ref. Zbl. ges. Radiol. 21, 605 (1936).

Kienböck, R., u. A. Selka: Schädeldachbruch zur Pubertätszeit: Dehiszenz der Lambdanaht, chronisch fortschreitende Erweiterung des Spaltes. Röntgenpraxis 7, 276—277 (1935).

Killian, H.: Pneumatocele des Stirnhirns nach Trauma. Zbl. Chir. 65, 1186—1191 (1938).

— Pneumatopathien. Neue Deutsche Chirurgie, Bd. 60. Stuttgart: Ferdinand Enke 1939a.

— Pneumatocele des Stirnhirns mit sekundärer Perforation in einen Ventrikel. Dtsch. Z. Chir. 252, 449—462 (1939b).

Kindler, W.: Die frischen Schußbruchverletzungen der Nasenhaupt- und Nebenhöhlen. Arch. Ohr.-, Nas.- u. Kehlkopfheilk. 165, 216—219 (1954).

King, E. F, and E. Samuel: Fractures of the orbit, with radiological aspects. Trans. ophthal. Soc. U.K. 64, 134—153 (1944). Ref. Klin. Mbl. Augenheilk. 121, 370 (1952).

Klaue, R.: Die indirekten Frakturen der vorderen Schädelgrube beim Schädeldachschuß. Dtsch. Z. Nervenheilk. 161, 167—193 (1949).

Kleijn, A. de, u. H. W. Stenvers: Über die genauere Lokalisation der Frakturen im Bereiche des Foramen opticum mit Hilfe der Radiographie. Arch. Ophthal. 91, 431—434 (1916).

Kleinhans, E.: Sammelreferat über Röntgendiagnostik auf dem Gebiete der Frakturen und Luxationen. Röntgenpraxis 2, 97—117 (1930).

Kloss, K.: Das gedeckte Schädeltrauma in der akuten Phase (Referat). Chir. Praxis 2, 109—112 (1957).

Klug, W.: Das subdurale Hämatom. Beitr. Neurochir. 1, 62—68 (1959).

Knight, J. S., and J. F. North: The classification of malar fractures: an analysis of displacement as a guide to treatment. Brit. J. plast. Surg. 13, 325—339 (1960/61).

Knorre v.: Kasuistische Studien über Schädelfrakturen. Diss. Dorpat 1890. Zit. bei R. Thoma.

Köhler, A.: Merkwürdige Schußverletzung der Schädelbasis. Langenbecks Arch. klin. Chir. 111, 721—727 (1919).

—, u. E. A. Zimmer: Grenzen des Normalen und Anfänge des Pathologischen im Röntgenbilde des Skelettes, 10. Aufl. Stuttgart: Georg Thieme 1956.

Körber, B.: Gerichtsärztliche Studien über Schädelfrakturen nach Einwirkung stumpfer Gewalten. Dtsch. Z. Chir. 29, 545—580 (1889).

Kornblum, K., and Ph. J. Hodes: The roentgenologial aspects of osteomyelitis of the skull. Radiology 25, 566—579 (1935).

Kossinskaja, N.: Zur Röntgendiagnose von Schußbeschädigungen des Zungenbeines und Halsabschnittes der Wirbelsäule bei Verwundungen des Unterkiefers. Vestn. Rentgenol. Radiol. 24, 352—357 (1940). Ref. Zbl. ges. Radiol. 33, 167 (1941).

Kraus, J.: Auffallender Röntgenbefund (Verkalkung der Falx cerebri) bei Kopfschmerzen und Verdacht auf Stirnhöhlenaffektion. Mschr. Ohrenheilk. **62**, 87—89 (1928).

KRAUS, L.: Beiderseitige Felsenbeinfraktur mit Facialislähmung. Arch. Ohr.-, Nas.- u. Kehlk.-Heilk. **125**, 113—123 (1930).

KREDEL, L.: Die intracerebrale Pneumatocele nach Schußverletzungen. Zbl. Chir. **36**, 649—654 (1915).

KREMSER, K.: Der Falxknochen. Fortschr. Röntgenstr. **83**, 885—887 (1955).

KRÖSL, W., u. P. MIFKA: Zur Frage der klinischen Bedeutung der Brüche der Schädelkapsel. Chir. Praxis **4**, 451—456 (1959).

KROGIUS, A.: Ein Versuch den Mechanismus der Schädelbrüche in einfacher Weise zu demonstrieren. Dtsch. Z. Chir. **89**, 71—77 (1907).

— Luft in den Ventrikeln des Gehirns nach einer Basisfraktur. Finska Läk.-Sällsk. Handl. **57**, 621—633 (1925). Ref. Zentr.-Org. ges. Chir. **32**, 752—753 (1925).

— Luft in den Seitenventrikeln des Gehirns (Pneumatocephalus) nach einer Basisfraktur. Acta chir. skand. **60**, 291—308 (1926).

KUHLENDAHL, H.: Frontobasale Schädelhirnverletzung und traumatische Liquorfistel. Chirurgische Behandlung der frischen Schädelhirnverletzungen. Beitr. Neurochir. H. 1, 37—54 (1959).

LACHAPÈLE, A. P.: Valeur et difficultés du radiodiagnostic dans les fractures de l'étage moyen et de l'étage posterieur de la base du crâne. J. Radiol. Électrol. **22**, 1—18 (1938).

— Données de l'examen radiographique du canal optique (opticoradiographie) dans deux cas de cécité traumatique. Bull. Soc. Electroradiol. med. France **26**, 422—424 (1938). Ref. Zbl. ges. Radiol. **29**, 22 (1939).

— J. HUMBERT et C. CHUPIN: De la tomographie dans la visualisation du trou déchiré posterieur et du trou condylien antérieur. Rev. Laryng. (Bordeaux) **73**, 444—458 (1952). Ref. Zbl. ges. Radiol. **40**, 316 (1953).

LANG, E.: Über einen operierten Fall eines verknöcherten subduralen Hämatoms traumatischen Ursprungs. Zbl. Neurochir. **7**, 193—202 (1942).

LANG, H.: Beobachtungsergebnisse innerhalb von 8 Jahren bei 2019 Schädeltraumen mit 222 Schädelgrundbrüchen. Bruns' Beitr. klin. Chir. **172**, 101—118 (1941).

LANGE, W.: Schädelgrundbruch und Ohraufmeißelung. Klin. Wschr. **5**, 1225—1227 (1926a).

— Die Verletzungen des Gehörorganes. Handbuch der speziellen pathologischen Anatomie und Histologie von F. HENKE und O. LUBARSCH, Bd. XII. Berlin: Julius Springer 1926b.

LAPIDARI, M., L. MUCCHI e V. PORTA: Traumi cranici. Chirurgia. Neurologia, Radiologia. Con un capitolo sulle lesioni auriculari da trauma cranico di F. Carnevale Ricci. Prefaz. da M. Donati. Belluno: Antonio Salvador 1938. Ref. Zbl. ges. Radiol. **29**, 590 (1939).

— Criteri diagnostici e curativi nei traumi craniocerebrali acuti. III. Il compito della radiologia nella diagnosi dei traumi cranio cerebrali acuti. Riv. ital. Endocrino e Neurochir. **4**, 57—167 (1938). Ref. Zbl. ges. Radiol. **30**, 118 (1940).

LASSILA, Y.: Über die Schädelbasisfrakturen und ihre Röntgendiagnostik. Duodecim (Helsinki) **53**, 837—846. Ref. Zbl. ges. Radiol. **26**, 484 (1938).

LAUCHE, A.: Die Zusammenhangstrennungen der Knochen. Die Knochenbrüche, die Bruchheilung und ihre Störungen. Handbuch der speziellen pathologischen Anatomie und Histologie, Bd. IX/3, S. 204—308. Berlin: Springer 1937.

LE COUNT, E. R., and C. W. APFELBACH: Pathologic anatomy of traumatic fractures of cranial bones. J. Amer. med. Ass. **74**, 501—511 (1920).

—, and J. HOCKZEMA: Symmetrical traumatic fractures of the cranium; symmetrical fragmentation. Arch. Surg. **29**, 171—226 (1934).

LE FORT, R.: Etude expérimental sur les fractures de la machoire superieure. Rev. Chir. (Paris) **23**, 208—227 (1901).

LEGER, L., et E. WITZIG: Essai classification et de diagnostic des lacunes craniennes. Helv. chir. Acta **17**, 109—142 (1950).

LEGRÈ, J., D. DENIZET et J. SAVELLI: Lacunes craniennes secondaires a un traumatisme de la première enfance. J. Radiol. Électrol. **41**, 667—678 (1960).

—, et A. MASSAD: Etude radiologique des calcifications intracraniennes. J. Radiol. Électrol. **38**, 645—662 (1957).

LEJEUNE-LAOUREUX, J.: Le radio-diagnostic d'une fracture du rocher par l'incidence. Rev. med. Liège **2** (8), 197—201 (1947). Ref. Excerpta med. (Amst.), Sect. XIV **2**, 86 (1948).

LEMAHIEU, S. F.: Valeur respective de l'incidence III de Chaussé et de la tomographie dans l'étude radiologique du rocher. Acta oto-rhinolaryng. belg. **6** (6), 462—517 (1952). Ref. Excerpta med. (Amst.), Sect. XIV, **8**, 73 (1954).

LEROUX, L., et R. WIRZ: Un cas de fracture de la mastoide. Ann. Oto-laryng. (Paris) **4** (6), 95—98 (1942). Ref. Zbl. ges. Radiol. **36**, 404—405 (1942).

LEVIN, J. J.: Intracerebral Calcification. Brit. J. Surg. **14**, 215—223 (1926/27).

LÉVY, A.: Trois cas de pneumatocèle intracranienne. J. Radiol. Électrol. **29**, 161—164 (1948).

— L'évolution radiologique des fractures linéaires de la voûte du crâne. Lyon. chir. **52**, 395—401 (1956).

—, et P. SIMON: Les lacunes craniennes après traumatisme de la première enfance. J. Radiol. Électrol. **37**, 926—929 (1956). Ref. Zbl. ges. Radiol. **54**, 246—247 (1957).

LEVY-DORN, M.: L'exploration radiologique du crâne. J. Radiol. Électrol. **5** (3), 206 (1911). Zit. Zbl. Röntgenstrahlen **2**, 371 (1911).

LEWANDOWSKY: Sinus pericranii. Berl. klin. Wschr. **32**, 904 (1916).

LEWIN, J. R., D. H. RHODES jr. and E. J. PAVSEK: Roentgenologic manifestations of fracture of the orbital floor (blow-out fracture). Amer. J. Roentgenol. **83**, 628—632 (1960).

Lewin, W., and H. Cairus: Fractures of the sphenoidal sinus with cerebrospinal rhinorrhoea. Brit. med. J. 1951 Vol. I, 1—6. Ref. Zbl. Hals-, Nas.- u. Ohrenheilk. 42, 353 (1951).

Lewis, A. J.: Traumatic Pneumocephalus. Brain 51, 221—243 (1928).

Ley, H.: Ungewöhnliche Beobachtungen hinsichtlich der Entstehungsweise, des Verlaufes und des therapeutischen Erfolges bei einer sog. posttraumatischen Arachnoiditis optico-chiasmatica. Dtsch. Z. Nervenheilk. 177, 458—463 (1958).

Lindblom, K.: A roentgenographic study of the vascular channels of the skull. Acta radiol. (Stockh.) Suppl. 30 (1936).

Lindemann, E.: Röntgenologische Untersuchungen über die Heilung von Schädelbrüchen. Arch. Ohrenheilk. 135, 25—40 (1933).

Lindgren, E.: Röntgenologische Gesichtspunkte zu Schädelfrakturen, die das Ohr betreffen. Radiol. clin. (Basel) 12, 1 (1943).

— Handbuch der Neurochirurgie, Bd. II, Röntgenologie. Berlin-Göttingen-Heidelberg: Springer 1954.

Link, K.: Traumatische sub- und intradurale Blutung—Pachymeningitis haemorrhagica. Veröffentlichungen aus der Konstitutions- und Neuropathologie, H. 55. Jena: Gustav Fischer 1945.

— Zur Pathogenese des subduralen Hämatoms und der Pachymeningitis haemorrhagica interna. Zbl. Neurochir. 10, 264—265 (1950).

Lischi, G., e G. Menichini: Röntgencraniologia infantile. Lesioni traumatiche. Minerva med. (Torino) 190—211 (1959).

Loebell, G.: Spätkomplikationen nach alten Schädelverletzungen im Bereiche der Nasennebenhöhlen. Arch. Ohr.-, Nas.- u. Kehlk.- Heilk. 165, 290—296 (1954).

Löllke, H.: Nasenbrüche im Röntgenbild. Z. Laryng. Rhinol. 21, 80—93 (1931).

Loepp, W.: Röntgenbefund bei traumatischer Abducenslähmung. Röntgenpraxis 7, 325—326 (1935).

— Die Pathologie der Pyramidenspitze im Röntgenbild. Fortschr. Röntgenstr. 61, 195—222 (1940).

—, u. R. Lorenz: Röntgendiagnostik des Schädels. Stuttgart: Georg Thieme 1954.

Loew, F.: Anzeigestellung zur operativen Behandlung der Schädigung des Nervus opticus. Chirurgische Behandlung der frischen Schädelhirnverletzungen. Beitr. Neurochir. H. 1, 101—106 (1959).

Löw-Beer, A.: Intrakranielle Verkalkungen im Röntgenbild. Fortschr. Röntgenstr. 45, 420—449 (1932).

Loisance, Y., et J. Sizaret: A propos d'une calcification intracérébrale. J. Radiol. Électrol. 40, 309 (1959).

Lombardi, G.: Deformations craniennes par hématome sousdural chronique et par hydrome. J. Radiol. Électrol. 35, 854—857 (1954).

Longard, C.: Über Tangentialschüsse des Schädels. Dtsch. med. Wschr. 40, 2060—2061 (1914).

Lossen, H.: Über vermeintliche und wirkliche Schädeldachverletzungen im Röntgenbild. Röntgenpraxis 9 (II), 229—234 (1937).

— Das Röntgenbild im Unfallgutachten von Verletzungen der Knochen. Mschr. Unfallheilk. 50, 184—198 (1943).

Lowry, M.: Fracture of the dorsum sellae. Radiology 24, 111—114 (1925).

Luckett, W. H.: Air in the ventricles of the brain, following a fracture of the skull. Surg. Gynec. Obstet. 17, 237—240 (1913).

— Air in the ventricles of the brain, following fracture of the skull. Surg. Gynec. Obstet. 24, 362—364 (1917).

— Surgical comments. In: Skull fractures roentgenologically considered by W. H. Stewart, vol. VI of Ann. Roentgenol.: A series of monographic atlases, ed. by James T. Case. New York: Hoeber 1925.

—, and W. H. Stewart: Fracture of the skull. The roentgenray as an aid in its diagnosis. Amer. J. Surg. 28, 40—46 (1914).

Lüscher, E.: Lehrbuch der Ohrenheilkunde. Wien: Springer 1952. Zit. bei H. Uffenorde.

McArthur, L.: Pneumatocele of the cranium. J. Amer. med. Ass. 44, 1418—1423 (1905).

McClure, R. D., and A. S. Crawford: Die Maßnahmen bei Schädel-Gehirnverletzungen. Arch. Surg. 16 (2), 451 (1928). Ref. Fortschr. Röntgenstr. 38, 434 (1928).

McGrigor, D. B., and W. Campbell: The radiology of war injuries. Part VI Wounds of the face and jaw. Brit. J. Radiol. 23, 685—696 (1950).

—, D. B., and E. Samuel: War wounds of the head and neck. Brit. J. Radiol. 18, 211, 221—228 (1945). Ref. Excerpta med. (Amst.), Sect XIV 2, 150 (1948).

MacLean, J. A., and L. F. Levy: Calcified subdural Haematoma. Neurology 5, 520—524 (1955).

Maguire, D. L., and B. S. Kalayjian: Unusual stab wound. Radiology 43, 65—67 (1944).

Malan, A.: Del mucocele dei seni paranasali. Atti Clin. dol. ecc. Univ. Torino 2, 98—134 (1935). Ref. Zbl. ges. Radiol. 23, 339—340 (1936).

Markovič, A.: Röntgenologische Diagnostik der Schädelbasisverletzungen. Fortschr. Röntgenstr. 15, 239—243 (1910).

— Beiträge zur radiographischen Diagnostik einiger Verletzungen und Erkrankungen des Schädels. Zit. Zbl. Röntgenstr. 3, 197—198 (1912).

Marx, H.: Unfallverletzung des Ohres. In König und Magnus, Handbuch der gesamten Unfallheilkunde. Stuttgart: Ferdinand Enke 1934. Zit. bei H. Uffenorde.

Matzdorf, P.: Fragen zur Beurteilung von Schädelprellungen. Dtsch. med. Wschr. 67 (II), 1369—1370 (1941).

Mayer, E. G.: Ergebnisse der röntgenologischen Untersuchung des Schläfenbeins bei Erkrankungen des Ohres. Fortschr. Röntgenstr. 32, 39—53 (1924).

MAYER, E. G.: Zum röntgenologischen Nachweis von Frakturen der Schädelbasis. Fortschr. Röntgenstr. **33** (I), 52—54 (1925).
— Otologische Röntgendiagnostik. Wien: Springer 1930.
— Verknöcherung der Falx cerebri (Umfragè). Röntgenpraxis **5** (I), 310 (1933).
— Über Schädelfrakturen. Röntgenpraxis **10**, 717—728 (1938).
— Über alte traumatische Veränderungen am Schädel. Radiol. Austriaca **9**, 25—39 (1956).
— Diagnose und Differentialdiagnose in der Schädelröntgenologie. Wien: Springer 1959.
—, u. F. SCHNEK: Über den röntgenologischen Nachweis von Frakturen des Schädels. Nervenarzt **4**, 129—136 (1931).
MENNA, L.: Diagnosi clinica e diagnosi radiologica nelle fratture della base del cranio. Clinica chir., N. S. **16**, 195—204 (1940). Ref. Zbl. ges. Radiol. **32**, 202 (1941).
MESSERER, O.: Über Elastizität und Festigkeit der menschlichen Knochen. Stuttgart 1880. Zit. nach R. THOMA. Zit. nach E. BOHL.
— Experimentelle Untersuchungen über Schädelbrüche. München 1884. Zit. Dtsch. Z. Chir. **21**, 435—436 (1885).
MESZÖLY, P. v.: Ausgedehnte traumatische Impression des Schädeldaches. Demonstration im Verein ungarischer Röntgenärzte Okt. 1929. Ref. Fortschr. Röntgenstr. **42**, 264 (1930).
MEYER, H.: Die Statik und Mechanik des menschlichen Knochengerüstes. Leipzig 1873. Zit. nach E. BOHL.
MICHAEL, J. C.: The old head injury case. J. Amer. med. Ass. **80**, 1047—1050 (1923).
MICHAELSSON, E.: Pneumocephalus. Acta chir. scand. **89**, 81—88 (1943/44).
MIFKA, P.: Zur Unfallbegutachtung der Schädelbasisfrakturen. Wien. med. Wschr. **103**, 844—855 (1953).
MIGNON, FR.: Ein Granulationstumor des Stirnbeins. Fortschr. Röntgenstr. **42**, 749—751 (1930).
MITTERMAIER, R.: Die Krankheiten der Nasennebenhöhlen, des Ohres und des Halses im Röntgenbild. Forschr. Röntgenstr. Erg.-Bd. **45**. Stuttgart: Georg Thieme 1952.
MÖRIG: Über Sinus pericranii. Münch. med. Wschr. **64**, 234—235 (1917).
MOORHEAD, J. J., and W. WELLER: Fracture of the skull in children. Ann. Surg. **74**, 72—78 (1921).
MORGAN, J. E.: Calcification in cephalhematomata of the newborn infant. Amer. J. Obstet. Gynec. **48**, 702—705 (1944).
MORITSCH, E.: Unfallsumstände und Heilungsverhältnisse bei Nasenbeinfrakturen. Arch. Ohr.-, Nas.- u. Kehlk.-Heilk. **165**, 219—223 (1954).
MORRISON, J. T., and M. ROSKIN: Fracture of the skull in childhood. Brit. med. J. **1931** Vol. I, 212—214.
MOTHERSOLE, R. D.: Luft in der Schädelhöhle im Anschluß an eine Schädelfraktur. Brit. J. Surg. **15**, 514 (1928). Ref. Fortschr. Röntgenstr. **37**, 772—773 (1928).

MOUNIER-KUHN, P., J. GAILLARD, P. BRET, J. BONNEFOY, H. LAFON et A. ANJOU: La tomographie dans le diagnostic des traumatismes et des affections du rocher. J. franç. Oto-rhino-laryng. **6**, 1167—1176 (1957). Zit. Zbl. Hals-, Nas.- u. Ohrenheilk. **61**, 310 (1958).
MÜLLER, A.: Über Sinus pericranii. Berl. klin. Wschr. **49**, 1372—1376 (1912).
MÜLLER, P.: Beitrag zur Diagnostik und Therapie der Schußverletzungen des Gehirnschädels. Beitr. klin. Chir. Kriegschir. **97**, 103—122 (1915).
MÜLLER, W. F.: Zur Differentialdiagnose intracerebraler Verkalkungen. Zbl. Chir. **63** (III), 2147 (1936).
MÜNDNICH, K.: Schußverletzung des Ohres und der seitlichen Schädelbasis. Leipzig: Georg Thieme 1944. Zit. bei H. UFFENORDE.
—, u. K. W. FREY: Das Röntgenschichtbild des Ohres. Stuttgart: Georg Thieme 1959.
MUNTEAN, E.: siehe bei GEBAUER, A. u. Mitarb.
MURPHY, J. T.: Intracranial calcifications. Radiology **11**, 213—216 (1928).
NAFFZIGER, H. C.: A method for the localization of brain tumors — the pineal shift. Surg. Gynec. Obstet. **40**, 481—484 (1925).
NAGER, F. R.: Über Spätmeningitis nach Labyrinthfraktur. Arch. Ohr.-, Nas.- u. Kehlk.-Heilk. **122**, 217—229 (1929).
NEEB, G.: Über Schädelbrüche und ihre Heilung im Röntgenbild. Diss. Chir. Univ.-Klinik Marburg a. d. Lahn.
NEISS, A.: Über wenig bekannte Skelettvariationen. Fortschr. Röntgenstr. **94**, 227—232 (1961).
NESSA, N. J.: A case of pneumocephalus. Radiology **9**, 74—75 (1927).
NEUFFER, H., u. R. SINGER: Beitrag zur Therapie der Pneumatocele occipitalis. Langenbecks Arch. klin. Chir. **190**, 299—306 (1937).
NEW, G. B.: Fractures of the nasal and malar bones. Surg. Clin. N. Amer. **15**, 1241—1250 (1935). Ref. Zbl. ges. Radiol. **21**, 530 (1936).
NICHOLAS, F. G., H. C. FURST and R. TEPPER: A case of localized traumatic bone absorption in the skull. Br. J. Radiol. **21**, 67—69 (1948).
NICOLE, R.: Kindliche Frakturen. Praxis **30**, 618—623 (1953).
NIEBELING, H. G.: Diagnostik und Therapie der Arachnoiditis optico-chiasmatica. Zbl. Neurochir. **17**, 12—26 (1957).
NIKOLAI, N., u. P. F. NOCKEMANN: Der primäre traumatische Pneumocephalus. Langenbecks Arch. klin. Chir. **296**, 493—516 (1961).
NORDLIE, R.: Chronic subdural hematoma. With particular reference to the diagnosis. A clinical, roentgenological and electroencephalographical study. Oslo: Johan Grundt Tanum 1958, 163 S. Ref. Zbl. ges. Radiol. **61**, 110 (1959).
NOVOTNY, O.: Recidivierende Meningokokkenmeningitis nach alter Schläfenbeinfraktur. Wien. klin. Wschr. **70**, 674—675 (1958).
— Iatrogene Folgen der Versorgung von Stirnhöhlenverletzungen. Wien. klin. Wschr. **71**, 208—209 (1959).

Okonek, G.: Die Röntgenuntersuchung des Schädels bei Schädelgrundbrüchen, mit besonderem Hinweis auf die Spaltbrüche der hinteren Schädelgrube. Bruns' Beitr. klin. Chir. **173**, 177—202 (1942).

Otto, E.: Über Liquorfistel und Pneumatocele bei Schädelverletzungen. Zbl. Chir. **73**, 638 (1948).

— Über Liquorfisteln und Pneumatocele bei Verletzungen und Erkrankungen des Schädels. Chirurg **21**, 565—571 (1950).

Ottonello, P.: Pneumatocele e idropneumatocele intracranico traumatico. Rass. clin. sci **28**, 67—72 (1952). Ref. Zbl. ges. Radiol. **38**, 335 (1952).

Ottow, B.: Völlige Ossifikation eines Kephalohämatoms beim Säugling mit dadurch bedingter bleibender Schädeldeformation. Zbl. Gynäk. **61** (II), 1479—1482 (1937).

Paleari, A.: Vasta calcificazione endocerebrale di probabile origine traumatica. Radiol. med. (Torino) **26**, 857—862 (1939).

Pallestrini, E.: Sulla patogenesi delle fratture dell'osso temporale. G. Accad. Med. Torino **46**, 229—239 (1933).

Parnitzke, H.: Falxverkalkungen in Klinik und Röntgenbild. Dtsch. Z. Nervenheilk. **159**, 81—96 (1948).

— Endokranielle Verkalkungen im Röntgenbild. Leipzig: VEB Georg Thieme 1961.

Paschoud, H.: Emphyséme cérébral ou pneumocephale avec syndrome de compression à la suite d'une fracture du frontal gauche. Schweiz. med. Wschr. **58**, 708—715 (1928).

Passarge, E.: Über traumatischen Pneumocephalus. Zbl. Chir. **62**, 3014—3019 (1935).

Pavlik, M.: Felsenbeinfrakturen. Demonstration im Verein ungarischer Röntgenärzte 27. Nov. 1929. Ref. Fortschr. Röntgenstr. **42** (II), 265 (1930).

Payne, A. E., and W. D. Jeans: A case of intracranial pneumatocele. Brit. J. Surg. **23**, 679—682 (1936).

Peiper, H.: Die Behandlung der Schußverletzungen des Gehirns, insbesondere der orbitalen Basisschüsse. Bücherei des Augenarztes. Beih. Klin. Mbl. Augenheilk. H. 16 (1944).

Pellini, M.: Reperto clinico-radiologico e reperto autoptico in un caso di lesione della teca cranica di origine oscura. Radiol. med. (Torino) **21**, 1043—1054 (1934).

Pendergrass, E. P., P. J. Hodes, R. L. Tondreau and P. A. Marden: The tympanic cavity and auditory ossicles (Roentgen findings in health and disease). Amer. J. Roentgenol. **76**, 327—342 (1956).

— J. P. Schaeffer and P. J. Hodes: The head and neck in roentgen diagnosis. Springfield Ill.: Ch. C. Thomas (1956).

Perussia, F.: Studio radiologico sulle fratture della base del cranio. Radiol. med. (Torino) **3**, 297 (1916). Ref. Zbl. Röntgenstr. **9**, 498 (1918).

Peter, R.: Ein Beitrag zur Kenntnis des traumatischen Pneumocephalus. Chirurg **12**, 104—108 (1940).

Pettinati, S.: L'indagine radiologica nelle fratture dell'orbita. Rass. ital. Ottal. **24**, 294—320 (1955). Ref. Zbl. ges. Radiol. **51**, 94—95 (1956).

Pfahler, G. E.: Die isolierte Aufnahme einer Oberkieferhälfte und die isolierte Aufnahme des Processus styloideus. Fortschr. Röntgenstr. **17**, 369—371 (1911).

Pfeiffer, R. L.: Traumatic enophthalmos. Arch. Ophthal. **13**, 718—726 (1943). Zit. bei J. R. Lewin.

Pfeifer, W.: Über Erscheinungsformen und die Mechanik von Schädelschußverletzungen. Dtsch. Milit.-Arzt **8**, 72—76, 153—160 (1943). Ref. Zbl. ges. Radiol. **36**, 525—526 (1942).

Pfisterer, H.: Über den doppelseitigen Felsenbeinquerbruch. Mschr. Unfallheilk. **60**, 229—239 (1957).

Pia, H. W.: Die Heilungsaussichten der kindlichen Schädeldachbrüche. Fortschr. Röntgenstr. **78**, 396—399 (1953).

— Liquorfisteln und Pneumatocelen. Chir. Praxis **3**, 369—378 (1958).

—, u. W. Tönnis: Die wachsende Schädelfraktur des Kindesalters. Zbl. Neurochir. **13**, 1—23 (1953).

Pietrantoni, L.: An otologist's views on tomography of the temporal bone after five years experience. Pract. oto-rhino-laryng. (Basel) **19**, 136—143 (1957).

Plagemann, H.: Zur Diagnostik und Statistik der Frakturen vor und nach der Verwertung der Röntgendiagnostik. Bruns' Beitr. klin. Chir. **73**, 688—738 (1911).

Possati: L'aspetto radiologico delle fratture del cranio, recenti ed antiche, e sua importanza in infortunistica. Radiol. med. **20**, 944—945 (1933).

Psenner, L.: Die Osteomyelitis der Schädelkapsel. Fortschr. Röntgenstr. **63**, 141—154 (1941).

— Pathologische Veränderungen am Sulcus chiasmatus und am Canalis opticus im Röntgenbild. Radiol. Austriaca **3**, 119—129 (1950).

— Die anatomischen Varianten des Hirnschädels. Fortschr. Röntgenstr. **75**, 197—214 (1951).

—, u. F. Heckermann: Beitrag zur röntgenologischen Diagnose und Differentialdiagnose der fibrösen Dysplasie des Skeletsystems. Fortschr. Röntgenstr. **74**, 265—288 (1951).

Puech, P., et L. Stuhl: Intérêt de l'exploration radiologique précoce chez les traumatisés du crâne pour le dépistage des fractures méconnues. Bull. Soc. Radiol. méd. France **23**, 285—289 (1935). Zit. Zbl ges. Radiol. **20**, 452—453 (1935).

Quervain, F. de: Über Cephalhydrocele traumatica. Bruns' Arch. klin. Chir. **51**, 459—483 (1896).

— Chirurgische Diagnostik. Leipzig: F. C. W. Vogel 1919. Zit. bei A. Troell u. P. Holmström.

Radcliffe, A.: Fractures involving air sinuses. J. Laryng. **63**, 453—456 (1949).

Raestrup: Hirnverkalkung nach Kopfschuß. Dtsch. Z. ges. gerichtl. Med. **15**, 181—186 (1930).

RAMADIER et CHAUSSÉ: Traumatismes de 'oreille. Paris: Masson & Cie. 1937. Zit. bei W. E. GROVE.

RAND, C. W.: Traumatic pneumocephalus. Report of eight cases. Arch. Surg. 20, 935—958 (1930).

REBOUL, J., H. HARRIBEY, J. DUHAMEL e G. DELORME: La statigrafia nello studio delle lesioni posttraumatiche dell'articolazione temporo-mandibolare. Radiol. med. 40, 896—901 (1954).

REDLICH, E., u. A. SCHÜLLER: Über Röntgenbefunde am Schädel von Epileptikern. Fortschr. Röntgenstr. 14, 239—249 (1909/10).

REINBERG, S.: Rentgenodiagnostica zabolevaniy kostey i sustavor. Leningrad 1929. Zit. bei W. GINSBURG.

REISINGER: Über intracranielle, aber extracerebrale Pneumatocele nach Schußverletzungen. Bruns' Beitr. klin. Chir. 109, 129—138 (1918).

REMMER-ANDREESEN: Erkennung und Behandlung der Hirnschädelbrüche. Hefte zur Unfallheilkunde, Bd. 27, S. 48. Berlin: E. C. W. Vogl 1939.

RENDICH, R. A., and B. EHRENPREIS: The roentgen diagnosis of fracture of the skull. Radiology 31, 214—217 (1938).

RIECKER, O.: Eine Fehlerquelle bei der Darstellung von Schläfebeinfrakturen im Röntgenbild. Mschr. Ohrenheilk. 77, 40—43 (1943).

RIZZOLI, H. V., G. J. HAYES and H. F. STEELMAN: Rhinorrhoea and Pneumocephalus. J. Neurosurg. 11, 277—283 (1954).

ROER, H., u. G. TEICHERT: Über den röntgenologischen Nachweis von Luftembolien bei tödlichen Schädelbasisbrüchen. Mschr. Unfallheilk. 60, 257—265 (1957).

RÖTTGEN, P.: Impressionsbrüche und akute Hämatome. Chirurgische Behandlung der frischen Schädelhirnverletzungen. Beitr. Neurochir. H. 1, 56— 62, (1959).

ROLLET, J. P., et A. LÈVY: Les fractures du canal optique. Etude basée sur l'observation radiologique de cas d'atrophie unilatérale d'origine traumatique. Arch. d'Ophtalm. 47, 737—763 (1930). Ref. Zbl. f. d. ges. Ophthalmol. u. ihre Grenzgeb. 24, 763 (1931).

ROSENBLUTH, P. R., H. W. LUEDERS and J. L. MOYER: Traumatic diploic hematomas of the skull. U.S. Armed forces Med. J. 5, 378—383 (1954).

ROSSI, G.: Traumi del naso. Otol. ecc. ital. 13, 43—57 (1943). Ref. Zbl. ges. Radiol. 37, 229 (1943).

ROUSSET, S., Y. LOISANCE et A. OLLIVIER: A propos d'une fracture du crâne. J. Radiol. Électrol. 38, 792 (1957).

ROWBOTHAM, G. F.: Acute injuries of the head. III. Ed. Edinburgh: E. & S. Livingstone 1949.

RUTTIN, E.: Beiderseitige Längsfraktur des Schläfebeines. Beiderseitige Facialisverletzung. Mschr. Ohrenheilk. 71, 114—115 (1937).

SABOURANT: Mémoire sur le même sujet (contre-coup) et parlagé le prix double en 1768. Mem. sur les sujets proposés pour le Prix de l'Ac. de Chir., tome IV. Paris 1778. Zit. bei E. BOHL.

SANTAGATI, F.: Anatomia radiografica dei solchi e dei canali vascolari del cranio. Radiol. med. 26, 317—330 (1939a).

— L'indagine radiologica nelle fratture della volta del cranio. Radiol. med. 26, 506—524 (1939b).

SASAMA, T., u. I. NORIYASO: Über das Röntgenschattenbild des Foramen opticum in neun Fällen der durch die Verletzung des Kopfteiles verursachten Sehstörungen. Acta Soc. ophthal. jap. 43, 2172—2186 (1939). Ref. Zbl. ges. Radiol. 34, 196 (1942).

SAUCEROTTE: Mémoire sur les contre-coups dans les lésions de la tête. Mémoires sur les sujets proposés pour le Prix de l'Ac. roy. de Chir., tome IV, Paris 1778. Couromé 10, 282 (1768). Zit. bei E. BOHL.

SCHEIER, M.: Zur Anwendung des Röntgenschen Verfahrens bei Schußverletzungen des Kopfes. Dtsch. med. Wschr. 22, 40, 648—649 (1896).

SCHERER, F.: Die Osteomyelitis des Schädeldaches. Ergebn. Chir. Orthop. 36, 412—450 (1950).

SCHEUERMANN, H.: Das Röntgenbild des Canalis opticus. Fortschr. Röntgenstr. 55, 375—382 (1937).

SCHIERSMANN, O.: Die Behandlung der leichten, gedeckten Hirnverletzung. Beiträge zur Neurochirurgie, H. 1, S. 23—27, Chirurgische Behandlung der frischen Schädelhirnverletzungen. Leipzig: Johann Ambrosius Barth 1959.

SCHIFF, E.: Schädelfrakturen bei Säuglingen. Z. Kinderheilk. 57, 654—658 (1936).

SCHINZ, H. R., W. E. BAENSCH, E. FRIEDL u. E. UEHLINGER: Lehrbuch der Röntgendiagnostik. Stuttgart: Georg Thieme 1952.

SCHLOFFER, H.: Luftfüllung aller Liquorräume nach Schädelbasisbruch. Langenbecks Arch. klin. Chir. 127, 731—744 (1923).

SCHLOSSHAUER, B., u. K. H. VOSTEEN: Zur Diagnostik und Therapie der Carotisblutung nach Keilbeinhöhlenfrakturen. Arch. Ohr.-, Nas.- u. Kehlk.-Heilk. 165, 270—277 (1954).

SCHMIDT, H.: Osteomyelitis der platten Schädelknochen, insbesondere des Stirnbeins. Arch. Ohrenheilk. 143, 115—188 (1937).

SCHMIDT-HACKENBERG: 63. Tagg Dtsch. Ges. Chir. Langenbecks Arch. klin. Chir. 196, 23—24 (1939).

SCHMÖGER, E.: Ophthalmologische Röntgendiagnostik. Halle a. d. Saale: Carl Marhold 1956.

SCHMUZIGER, P.: Jochbogenfraktur (zwei Fälle mit Kieferklemme). Schweiz. med. Wschr. 16, 721—722 (1935).

SCHOEN, H.: Vena diploica occipitalis täuscht Fraktur vor. Röntgenpraxis 9 (II), 492 (1937).

SCHÖNBAUER, L., u. H. BRUNNER: Schädelbasisbrüche. In Handbuch der Neurologie des Ohres. Hrsg. v. G. ALEXANDER u. O. MARBURG, Bd. II, Teil 1, S. 327—400. Berlin-Wien: Urban & Schwarzenberg 1928.

SCHRANZ: Untersuchungen über das Entstehen von Schädelbrüchen. Med. Jb. 1881. Zit. bei E. BOHL.

SCHREDL, L.: Zur Diagnose und Therapie der Schädelbasisbrüche. Chirurg 10, 237—242 (1938).

SCHÜCK: Das Schicksal der Schädelfrakturen. Röntgenologische und klinische Nachuntersuchungen. Langenbecks Arch. klin. Chir. 167, 148—149 (1931).

SCHÜLLER, A.: Röntgendiagnostik der Erkrankungen des Kopfes. Wien u. Leipzig: A. Hölder 1912.

— Über eigenartige Schädeldefekte im Jugendalter. Fortschr. Röntgenstr. 23, 12—18 (1915/16).

— Roentgen diagnosis of diseases of the head, p. 156. C. V. Mosby Comp. 1918.

— Die Frakturen des Os petrosum im Röntgenbilde. Ergebn. med. Strahlenforsch. 3, 101—113 (1928).

— Röntgenbefunde bei Verletzungen des Kopfes. Wien. klin. Wschr. 1. 560—561 (1929).

— Kurze Darstellung der Röntgendiagnostik kraniozerebraler Affektionen. Röntgenpraxis 2, 625—636 (1930).

— Verknöcherung der Falx (Umfrage). Röntgenpraxis 5, 476 (1933).

— Röntgendiagnose der Verletzungen des Kopfes. Wien. Ges. Röntgenkunde, Sitzung am 17. 5. 1933. Ref. Fortschr. Röntgenstr. 48, 256 (1933).

— Haematoma durae matris ossificans. Fortschr. Röntgenstr. 51, 119—124 (1935).

— Röntgenfrühdiagnose von Kopfverletzungen. Fortschr. Röntgenstr. 56, Beih. 2, 10—12 (1937). Ref. Zbl. ges. Radiol. 27, 322 (1938).

— Radiologische Bilder von Spätfolgen von Schädelverletzungen. Pol. Przegl. radiol. 12, 303—306 (1937). Ref. Zbl. ges. Radiol. 27, 576 (1938).

— A short review of cranial hyperostosis. Acta radiol. (Stockh.) 34, 361—373 (1950).

—, and F. MORGAN: Cephalhaematoma deformans. Surgery 19, 651—660 (1946).

SCHULZE, W.: Erkrankungen des Schädels, der Kopfschwarte und Brüche der Schädelkapsel. In Handbuch der Neurologie von O. BUMKE u. O. FOERSTER, Bd. X/2, S. 110—158. Berlin: Springer 1936.

SCHUNK, H., and Y. MARUYAMA: Two vascular grooves of the external table of the skull which simulate fractures. Acta radiol. (Stockh.) 54, 3, 186—194 (1960).

SCHWARTZ, PH.: Die traumatischen Schädigungen des Zentralnervensystems durch die Geburt. Anatomische Untersuchungen. Ergebn. inn. Med. Kinderheilk. 31, 165—372 (1927).

SCHWARZ, E.: Der Gewölbebruch des Schädels im Röntgenbild. Bruns' Beitr. klin. Chir. 68, 153—169 (1910).

SCOTT, G.: Zwei eigenartige Fälle. Arch. Radiol. Electrother. 237 (1917). Ref. Zbl. Röntgenstr. 9, 497—498 (1918).

SEDGINIDSE, G. A.: Zur Röntgendiagnostik der Frakturen des Os temporale. Vestn. Rentgenol. Radiol. 15, 301—306 (1935). Ref. Zbl. ges. Radiol. 22, 87 (1936).

SEELIGER: Landkartenschädel und Kopftrauma. Arch. orthop. Unfall-Chir. 32, 584—587 (1933).

SEIFERTH, L. B.: Die Unfallverletzungen der Nase, der Nasennebenhöhlen und der Basis der vorderen Schädelgrube. Arch. Ohr.-, Nas.- u. Kehlk.-Heilk. 165, 1—98 (1954).

SEMSETTIN, A. Ü.: Ein Fall von Schläfenbeinfraktur mit Luftansammlungen ins Schädelinnere. Röntgenpraxis 7, 816—817 (1935).

SEYSS, R.: Zur Röntgentechnik der Schädelaufnahmen bei Frischverletzten. Mschr. Unfallheilk. 62, 147—149 (1959).

SHANKS, S. C., and P. KERLEY: A text-book of x-ray diagnosis. London: H. K. Lewis and Co 1957.

SICK, P.: Zur Diagnose und Therapie der Schädel- und Gehirnschüsse. Unterscheidung der Tangentialschüsse. Münch. med. Wschr. Feld. B. 40, 1371 (1915). Zit. Zbl. Röntgenstr. 6, 403—404 (1915).

SILVESTRI, E.: Pneumatocele intracranico posttraumatico (Caso clinico). Arch. Radiol. (Napoli), N. S. 2, 461—468 (1953). Zit. Zbl. ges. Radiol. 45, 189 (1954/55).

SINBERG, S. E., and M. S. BURMAN: Roentgenological visualization of the fractured temporal styloid process. Radiology 45, 599—602 (1945).

SITSEN, A. E.: Über die Osteomyelitis der Schädelknochen. Mschr. Ohrenheilk. 72, 729—776 (1938).

SJÖVALL, A.: Le céphalhématome des nouveaunés. Acta obstet. gynec. scand. 15, 443—474 (1936).

SKINNER, E. H.: Intracranial aerocele. J. Amer. med. Ass. 66 (I), 954 (1916). Ref. Zbl. Röntgenstr. 8, 36 (1917).

SKOOG, T.: Intrakranielle Luftansammlung nach Schädigung der pneumatischen Räume des Schädels. Acta chir. scand. 68, 310—324 (1931).

— Studies of a material of head-injuries from the Surgical Clinic in Lund, with special reference to the temporal bone involvment. Acta chir. scand. 77, 383—451 (1936).

SMITH, B., and W. J. REGAN jr.: Blow-out fracture of orbit: mechanism and correction of internal orbital fracture. Amer. J. Ophthal. 44, 733—739 (1957).

SMITH, M. J.: Subdural hematoma with multiple fractures. Amer. J. Roentgenol. 63, 342—344 (1950).

SOMOGYI, G.: Der Bruch des Schädeldaches mit Pneumatocephalus. Magy. Röntgen Közl. 15, 82—87 (1941). Ref. Zbl. ges. Radiol. 34, 12 (1942).

SORGE, F.: Über Sinus pericranii (Strohmayer). Langenbecks Arch. klin. Chir 141, 519—529 (1926).

—, u. F. STERN: Beiträge zur Pathologie des Schädelröntgenogramms (mit bes. Berücksichtigung der Kopfverletzungen). Bruns' Beitr. klin. Chir. 159, 29—42 (1934).

SPECHT, K.: Fractura processus styloidei capitis. Dtsch. med. Wschr. 51, 2074—2075 (1925).

SPECIALE-PICCICHÉ, P.: Il canale ottico. Contributo anatomo-radiologico e radiografico. Ref. Zbl. ges. Ophthal. **19**, 716—717 (1928).

SPILLER, W. G.: Aerocele of the brain. Med. Clin. N. Amer. **5**, 651—666 (1921). Ref. Zbl. ges. Chir. **18**, 540—541 (1922).

STEENHUIS, D. J.: Über die Röntgenuntersuchung des Os petrosum und Canalis opticus. Fortschr. Röntgenstr. **34** (I), 113—116 (1926).

STENGER: Zur Diagnostik der Schädelbasisbrüche. Z. Hals-, Nas.- u. Ohrenheilk. **21**, 532—538 (1928).

STENVERS, H. W.: Röntgenologie des Felsenbeines und des bitemporalen Schädelbildes. Berlin: Springer 1928.

— Röntgendiagnostik in O. BUMKE u. O. FOERSTER's Handbuch der Neurologie, Bd. VII, Teil 2, S. 164—166. Berlin: Springer 1936.

STERN, F., u. F. SORGE: Über das Schädelröntgenogramm bei Kopfverletzten. Nervenarzt **6**, 513—521 (1933).

STEWART, W. H.: Fracture of the skull with air in the ventricle. Amer. J. Roentgenol. **1**, 83—87 (1913/14). Ref. Zbl. ges. Chir. **4**, 484 (1914).

— Skull fractures roentgenologically considered, Ann. Roentgen., vol. VI. New York: Paul B. Hoeber 1925.

—, and W. H. LUCKETT: The roentgendiagnosis of fracture of the skull. Arch. Radiol. Electrother. **20**, 183, 150—162 (1915).

STRAUS, D. C.: Intracranial Pneumocephalus. Arch. Surg. **56**, 766—784 (1948).

STREUER, W.: Über die Spätversorgung disloziert verheilter Frakturen des Oberkiefers. Chirurg **21**, 219—225 (1950).

STRÖM, S.: Über die Röntgendiagnostik intrakranieller Verkalkungen. Fortschr. Röntgenstr **27**, 577—601 (1919—1921).

STROHMAYER, L.: Über Sinus pericranii. Dtsch. Klinik, 160 (1850). Zit. bei F. SORGE u. A. MÜLLER.

STUPKA, W.: Geheilte Schädelbasis- und Labyrinthfraktur mit anfänglich reichlichem Liquorfluß. Mschr. Ohrenheilk. **69**, 890—892 (1935).

SUDHOFF, W.: Über eine neue einfache Operationsmethode des Sinus pericranii (Wachsplombe). Dtsch. Z. Chir. **186**, 98—113 (1924).

SÜSSE, H. J.: Nerven- und Gefäßkanäle am Os zygomaticum und am Sinus maxillaris. Fortschr. Röntgenstr. **95**, 505—509 (1961).

TARLOV, I. M., and J. MULE: Traumatic pneumocephalus associated with cerebrospinal otorrhoea. Amer. J. Roentgenol. **56**, 179—184 (1946).

TAVERNER, D., and G. PHILLIPS: Pneumocephalus following a penetrating wound of the chest. Bullet in brain. Brit. J. Surg., Suppl. 1, 262—265 (1947). Ref. Excerpta med. (Amsterdam), Sect. XIV **3**, 193 (1949).

TEACHENOR, F. R.: Pneumoventricle of the cerebrum following fracture of the skull. Ann. Surg. **78**, 561—567 (1923).

TEEVAN: British and foreign medico-chirurg. Review **36**, 129 (1865). — Trans. path. Soc. Lond. **16**, 217 (1865). Zit. nach E. BOHL.

TERRACOL, J., R. PALEIRAC et F. CAMPS: Les incidences de Chaussè. Leur nécessité systematique dans tous le traumatismes craniens. Ann. Oto-laryng. (Paris) **73**, 473—483 (1956).

THEISSING, G.: Intrakranielle Komplikationen nach stumpfen Schädeltraumen im oberen Nebenhöhlengebiet und die Bedeutung der operativen Frühversorgung. Arch. Ohr.-, Nas.- u. Kehlk.-Heilk. **165**, 277—283 (1954).

THIEMANN, H., u. H. BAUER: Schädelschüsse im Röntgenbild. Fortschr. Röntgenstr. **23**, 491—495 (1915).

THIENPONT, R.: Le radiodiagnostic des fractures du rocher. Scalpel Jg. 80, **53**, 1251—1256

THIEL, R.: Röntgendiagnostik des Schädels bei Erkrankungen des Auges und seiner Nachbarorgane. Berlin: Springer 1932.

THIES, O.: Röntgenbild und augenärztliche Gutachtertätigkeit. Albrecht v. Graefes Arch. Ophthal. **132**, 250—255 (1934).

THOMA, R.: Zur Mechanik der Schädelbrüche. Dtsch. Z. Chir. **98**, 233—257 (1909).

THOMPSON, CH. F., and J. V. REED: Traumatic pneumocephalus. J. Amer. med. Ass. **98**, 981—983 (1932). Ref. Zentr.-Org. ges. Chir. **59**, 802 (1932).

THORTON, E., and E. W. SCHEAR: Use of unreported treatment in spontaneous pneumoventricle, following trauma. J. Amer. med. Ass. **151**, 728—730 (1953).

TICOZZI, E.: Sopra un caso di cefalo-idrocele aracnoideo traumatico. Osped. maggiore **14**, 43—46 (1926).

TILMANN: Zur Diagnose der Verletzungen des Schädels und des Gehirns. Mschr. Unfallheilk. **17**, 383—388 (1910).

TITTERINGTON, P. F.: Fractures of the bones of the face. Radiology **11**, 207—212 (1928).

TÖNNIS, W.: Zur Einteilung der Schußverletzungen des Gehirns. Dtsch. Milit.-Arzt **7**, 255—232 (1932). Ref. Zbl. ges. Radiol. **36**, 79 (1942).

—, u. R. FROWEIN: Liquorfisteln und Pneumatocelen nach Verletzungen der vorderen Schädelbasis. Zbl. Neurochir. **12**, 323—347 (1952).

TREUB: Kritische en experimenteele onderzoekingen over het mechanisme der schedelbasisfracturen. Ned. T. Geneesk. **20** (1884). Autoref. Zbl. Chir. **11**, 627—630 (1884). Zit. nach E. BOHL.

TROELL, A., and P. HOLMSTRÖM: The importance of roentgen examinations in the diagnosis of fractures of the skull. Ann. Surg. **86**, 502—504 (1927).

TRUESDELL, D. E.: Fissur-Fraktur der Schädelkapsel beim Neugeborenen. Bull. Lying-in Hospital City New York 10, 94 (1915). Zit. Zbl. Röntgenstr. **8**, 35—36 (1917).

UEBERMUTH, H.: Die unfallsrechtliche Bedeutung der Röntgendiagnostik bei Schädelverletzungen. Langenbecks Arch. klin. Chir., **196** 548—553 (1939).

UFFENORDE, H.: Das Hör- und Gleichgewichtsorgan. In Lehrbuch der speziellen pathologischen Anatomie von E. KAUFMANN, 11. u. 12. Aufl., Bd. III, 7. Liefg. Berlin 1960.

UFFENORDE, W.: Die Verletzungen der Nase und ihrer Nebenhöhlen. In Handbuch der Hals-Nasen-Ohrenheilkunde von A. DENKER u. O. KAHLER, Bd. III, Teil 3, S. 468—528. Berlin u. München: Springer-Bergmann 1928.

ULRICH, K.: Verletzungen des Gehörorganes bei Schädelbasisfrakturen. Acta Oto-laryng. (Stockh.) 9, Suppl. 6, 1—150 (1926).

— Heilungsvorgänge bei alten Labyrinthbrüchen in röntgenologischer Darstellung. Z. Hals-, Nas.- u. Ohrenheilk. 35, 263—271 (1934).

UNGLEY, H. G., and ST. C. SUGGIT: Fractures of the zygomatic tripod. Brit. J. Surg. 32, 287—299 (1944).

USINGER, F.: Zur Frage der posttraumatischen Spaltbildungen am Schädel. Fortschr. Röntgenstr. 75, 712—717 (1951).

VANCE, R. G.: The healing of linear fractures of the skull. Amer. J., Roentgenol. 36, 744—746 (1936).

VARA-LOPEZ, R., u. V. MEANA-NEGRETE: Beitrag zum Studium des Sinus pericranii. Rev. clin. esp. 3, 215—219 (1941). Ref. Zbl. ges. Radiol. 35, 246 (1942).

—, u. J. SOLIS: Über intrakranielle Luftansammlungen. Ein Fall von Pneumocephalus intraventricularis und aerogenem Abszeß. Zbl. Neurochir. 6, 48—58 (1941).

VARGA, L.: Fälle von Pneumacephalus internus. Magy. Radiol. 9, 119—122 (1957). Zit. Zbl. ges. Radiol. 56, 58 (1957).

VELHAGEN, K.: Zur Diagnostik von Keilbeinflügelbrüchen. Arch. Augenheilk. 110, 365—372 (1937).

VOGL, A.: Über traumatischen Pneumocephalus. Fortschr. Röntgenstr. 35, 587—592 (1927).

VONDRA, J., u. R. BLAHA: Verletzungen der Schädelknochen. Berlin: Artia Prag, VEB Verl. Volk und Gesundheit 1957.

VOSS, O.: Die Chirurgie der Schädelbasisfrakturen. Leipzig: Johann Ambrosius Barth 1936. Zit. bei W. E. GROVE.

VULPIUS, O.: Ein trügerisches Röntgenbild. Mschr. Unfallheilk. 33, 18—19 (1926).

WACKENHEIM, A.: Neuroradiologie. Radio-Anatomie, normale et pathologique du crâne. Paris: G. Doin 1960.

WAHL: Über Frakturen der Schädelbasis. Volkmanns Sammlung klin. Cortr. Nr 228 (1883).

— Demonstration einer Sammlung von Frakturen der Schädelbasis. Zbl. Chir. 15 (1888). Beitr. zu Nr 24, 23—25.

WANKE, R.: Zur Anatomie und Pathologie der Diploëvenen. Langenbecks Arch. klin. Chir. 183, 430—447 (1935).

— Beitrag zur Pathologie der Schädelknochen. Zbl. Chir. 63, 1072—1073 (1936).

— Zur Röntgenkunde der Gefäßkanäle der Diploë. Fortschr. Röntgenstr. 56, 286—299 (1937).

WASSMUND, M.: Frakturen und Luxationen des Gesichtsschädels. Leipzig: Johann Ambrosius Barth 1927.

WELIN, S.: The roentgen ray examination of the paranasal sinuses with particular reference to the frontal sinuses. Brit. J. Radiol. 21, 431—437 (1948).

WEPLER, W.: Zur Pathogenese der Pachymeningitis haemorrhagica. Zbl. Neurochir. 10, 292—299 (1950).

WERNHER: Pneumatocele cranii, supramastoidea, chronische Luftgeschwulst von enormer Größe durch spontane Dehiszenz der Zellen des Processus mastoideus entstanden. Dtsch. Z. Chir. 3, 381—401 (1873).

WERNIKOV, J. M.: Zur Frage über die differentielle Röntgendiagnostik bei Rissen im Schädelknochen. Vestn. Rentgenol. Radiol. 25, 133—135 (1941). Ref. Zbl. ges. Radiol. 35, 248 (1942).

WESSELY, E.: Entzündliche Komplikationen nach Nebenhöhlenverletzungen. Arch. Ohr.-, Nas.- u. Kehlk.-Heilk. 165, 283—286 (1954).

WHEELER, W.: Traumatic intracranial aerocele. Lancet 1923, 204, 529—531. Ref. Zbl. ges. Chir. 22, 294 (1923).

WIETING: Zur Chirurgie des Sinus pericranii. Dtsch. med. Wschr. 1911 II, 1438—1440.

WINKLER, J.: Beitrag zur Kasuistik der Meningocele traumatica spuria. Wien. klin. Wschr. 24, 1274—1277 (1911).

WODARZ, A.: Zur Kasuistik der intrakraniellen Pneumatozele. Münch. med. Wschr. 62, 968 (1915).

WÖRNER, E.: Gesichtsschädelfraktur und Brillenhämatom. Langenbecks Arch. klin. Chir. 178, 224—241 (1933).

WOLF, H. G.: Röntgendiagnostik beim Neugeborenen und Säugling. Wien-Bonn-Bern: Wilhelm Maudrich 1959.

WOLFF, E.: Luftansammlung im rechten Seitenventrikel. Münch. med. Wschr. 61, 899 (1914).

WORK, W. P.: Trauma to the frontal sinuses. Arch. Otolaryng. 59, 54—64 (1954).

WULLSTEIN, H.: Das Erscheinungsbild versteckter Ohrschädelgrundbrüche. Arch. Ohr.-, Nas.- u. Kehlk.-Heilk. 147, 259—270 (1940).

WYCIS, H. T.: Subdural Hygroma. J. Neurosurg. 2, 340—357 (1945).

YOUNG, B. R.: The skull, sinuses and mastoids. A Handbook of Roentgen Diagnosis. Chicago: Year Book Publishers 1951.

ZAAIJER, J. H.: Über Sinus pericranii. Zbl. Chir. 65, 788—791 (1938).

ZIMMER, E. A.: Der normale und der gebrochene Jochbogen in neuen Aufnahmerichtungen. Fortschr. Röntgenstr. 55, 67—77 (1937).

ZIMMER, J.: Planigraphy of the temporal bone. Acta radiol. (Stockh.) 37, 421—430 (1952).

ZONDEK, M.: Stirnbeinspalt bei einem Unfallverletzten. H. Unfallheilk. 8, 150 (1931).

ZSEBÖK, Z.: Die Röntgendiagnostik der Schädelverletzungen. II. Magy. Radiol. 6, 150—154 (1954).

III. Traumatische Veränderungen der Kiefer und Zähne

Von
K. Hollmann

Mit 20 Abbildungen

Die Suche nach einer Verletzung des maxillofacialen Schädelabschnittes und die Bestimmung der Art und des Ausmaßes derselben sind ohne Röntgenuntersuchung unvollständig (indispensable factor M. ENNIS). Aber auch bei Gehirnschädelverletzten mit beeinträchtigter Bewußtseinslage sollten immer auch Aufnahmen des Gesichtsschädels angefertigt werden, um dessen — besonders bei zahnlosen Patienten oft klinisch schwer feststellbare — Mitverletzung auszuschließen (L. ROGERS u. Mitarb.) oder aufzudecken (rechtzeitiges Einsetzen der Therapie insbesondere bei Gefahr für das Auge oder den Fasciculus opticus)[1].

Das Röntgenbild soll vor allem das klinisch nicht Erkennbare sichtbar machen (E. G. MAYER) und damit die im ordentlichen klinischen Untersuchungsgang gewonnenen Daten bestätigen, verwerfen (MATHIS in HIELSCHER) oder ergänzen.

Die relativ schwer frei projizierbare Lage des Gesichtsschädels, dessen teilweise sehr zarte Strukturen und die dem Trauma folgende, oft beträchtliche Weichteilschwellung des Gesichtes erschweren die röntgenologische Untersuchung und sind die Gründe, warum das Röntgenbild gerade in zweifelhaften Fällen oft im Stiche läßt (REICHENBACH). Es wurden deshalb zahlreiche Hilfsmittel angegeben mit dem Wunsch, die Röntgenuntersuchung des Gesichtsschädels zu erleichtern und zu verfeinern, diese erschweren aber nur den Betrieb (E. G. MAYER). Das gilt auch für die stereoskopischen Aufnahmen. Diese bieten gegenüber zwei in aufeinander senkrechten Ebenen angefertigten Bildern keine Vorteile (PORDES).

Eine wertvolle Hilfe ist hingegen das Schichtbildverfahren, besonders für die röntgenologische Darstellung der Veränderungen im Bereich des Kiefergelenkes.

Kieferbrüche heilen rasch und sind oft binnen kürzester Zeit weder klinisch, noch röntgenologisch nachweisbar. Sowohl für die Dokumentation, als auch für das rechtzeitige Einsetzen der Therapie muß daher gefordert werden, daß eine röntgenologische Untersuchung immer sobald wie irgend möglich durchgeführt wird. Diese soll im besonderen Auskunft geben über das Vorhandensein eines Bruches, über die Lage der Bruchlinien und die Dislokation der Fragmente, über das Verhalten des Bruches gegenüber Zahnwurzeln, über Repositionshindernisse und Fremdkörper, über eine Mitbeteiligung der Nasennebenhöhlen am Frakturgeschehen, über Anomalien der Bißlage und über Knochenerkrankungen, die schon vor dem Unfall bestanden haben, insbesondere über Zeichen und Folgen vorangegangener Gewalteinwirkungen. Die Ursachen der Kieferbrüche liegen in etwa 35% bei Verkehrsunfällen (REICHENBACH 18% früher 42%, KÖLE

---

[1] Nach REICHENBACH gehen etwa 50% der Mittelgesichtsbrüche mit Commotio cerebri einher. Nach KÖLE weisen 1% aller Kieferbrüche auch einen Bruch der Schädelbasis auf. Nach KAZANJIAN-CONVERSE waren an 1000 untersuchten Automobilunfällen 2253 Personen beteiligt, davon wurden 1678 verletzt. Von den Verletzten hatten 72% Verletzungen im Bereich des Schädels. Davon wieder hatten 1,4% Verletzungen der Schädelkapsel, des Gesichtsskeletes und der Weichteile des Kopfes, 6,3% Verletzungen des Gehirnschädels mit Weichteilverletzungen, 5,8% Verletzungen des Gesichtsschädels mit Weichteilverletzungen und 86,6% Weichteilverletzungen allein; d. h. in einem Zehntel der Verletzungen des knöchernen Schädels war das Gesichtsskelet und der Gehirnschädel gleichzeitig betroffen.

60%, Reither zit. in Reichenbach 34%) in weiteren 35% bei Raufhändeln (Reichenbach 17%, Reither zit. in Reichenbach 36,2%, Winter zit. in Reichenbach 60%) und in den restlichen 30% bei Betriebsunfällen (Reichenbach 32%) und Sportunfällen (Reichenbach 7%) und Extraktionsfolgen (Reichenbach 1%).

Etwa vier Fünftel der Kieferbrüche entfallen auf den Unterkiefer, ein Fünftel auf den Oberkiefer (nach Köle verhält sich die Anzahl der Oberkieferbrüche zur Anzahl der Unterkieferbrüche wie 1:3, nach Reichenbach wie 2:11). In 5,9% der Fälle ist der Ober- und Unterkiefer gleichzeitig gebrochen (Reichenbach).

1. Die verschiedenen Aufnahmen zum Nachweis traumatischer Veränderungen

Zum röntgenologischen Nachweis traumatisch bedingter Veränderungen im Bereich der Kiefer und der Zähne ist es angezeigt, zumindest die im folgenden angeführten Aufnahmen anzufertigen:

Für den Oberkiefer. 1. 15° caudal geneigte postero-anteriore Aufnahme des Gesichtsschädels. Mit ihr lassen sich die seitlichen Lagebeziehungen des Oberkiefers zum restlichen Schädelskelet bestimmen. Die Aufnahme wird auch zur näheren Beurteilung der Crista zygomatico-alveolaris, der Apertura piriformis, des vorderen oberen Alveolarkammes, der Nasenscheidewand und der vorderen Siebbeinzellen herangezogen.

2. Seitliche Gesichtsschädelaufnahme (am besten in Form des von den Anthropologen und Kieferorthopäden entwickelten Fernseitröntgen). Diese Aufnahme erlaubt eine Aussage über die Lage des Oberkiefers zur Schädelbasis bezüglich einer möglichen ventrodorsalen bzw. caudo-kranialen Dislokation. Gut dargestellt werden auch die Nasenbeine, die Stirnhöhlen, die Processus pterygoidei, sowie Weichteildetails im Bereich der Nase, der Wangen und der Lippen.

3. 30° dorsal geneigte axiale Aufnahme für den Gesichtsschädel. Sie soll mit möglichst kurzem Tubus angefertigt werden. Auf dem Bild ist die knöcherne Nase und Orbitalumrahmung, die Kieferhöhle und ihre faciale Wand, der Alveolarfortsatz und vor allem das Jochbein mit dem Jochbogen besonders gut zu beurteilen.

4. 45° kranial geneigte postero-anteriore Aufnahme des Gesichtsschädels (Nebenhöhlenaufnahme). Diese wird mit langem Tubus angefertigt. (Durch den Wechsel des Filmfocus-Abstandes wird eine zusätzliche Änderung der Aufnahmebedingungen bewirkt, so daß, obwohl sich die Bilder der unter 3. und 4. angeführten Aufnahmen bezüglich des Oberkiefers sehr ähnlich sind, der Bruch oder Einzelheiten desselben bald auf dem einen, bald auf dem anderen Bild deutlicher in Erscheinung treten). Die Aufnahme ist besonders geeignet für die Beurteilung der Wände der Nasennebenhöhlen.

5. Aufnahmen mit dem enoralen Zahnfilm ermöglichen die Beurteilung des Alveolarkammes, des Kieferhöhlenbodens, zum Teil auch der facialen Kieferhöhlenwand, der Gaumenplatte und der Fissura pterygomaxillaris.

Für den Unterkiefer. 1. 15° caudal geneigte postero-anteriore Aufnahmen des Gesichtsschädels. Sie wird einerseits als Übersichtsaufnahme verwendet, andererseits dient sie zur näheren Beurteilung, a) der Kieferwinkelgegend, des aufsteigenden Astes, des Muskelfortsatzes, b) der Hals- und Köpfchenregion (hier ist eine stärkere Neigung angezeigt: der Zentralstrahl zielt von Haaransatz zu Haaransatz (Altschul-Uffenrode-Towne-Projektion) und c) des Unterkiefermittelstückes (Aufnahme mit möglichst kurzem Focus-Filmabstand).

2. Schräg seitliche Unterkieferaufnahme. Je nach der Einstellung zur Darstellung der Gebiete der Seitenzähne (Parma), des Kieferwinkels und des aufsteigenden Astes (Eisler).

3. Schläfenbeinaufnahmen nach Schüller. Sie dient zur Darstellung der Lagebeziehungen des Unterkieferköpfchens zu seiner Pfanne.

4. Schichtaufnahmen des Kiefergelenkes (eventuell Nahaufnahme nach Parma) und des Collum mandibulae

5. Die Aufnahmen mit dem enoralen Zahnfilm. Zur Beurteilung a) des Kieferkammes, b) des Muskelfortsatzes (mit an dem Tuber maxillae angelegtem Zahnfilm und weit geöffnetem Mund), c) für den Unterkieferkörper (Aufbißfilm).

Für die Zähne. a) Film dem Alveolarkamm angelegt (isometrische und Rechtwinkelaufnahmen). b) Aufbißfilm mit zahnaxialem Strahlengang (für die Zähne des Oberkiefers ist diese Aufnahme schwieriger: der Zentralstrahl zielt am besten durch das kontralaterale Nasenbein oder die Nasenwurzel axial durch den Zahn auf einen in der Okklusionsebene gelagerten Film).

2. Die Oberkieferbrüche

Oberkieferbrüche entstehen (direkt) am Ort der Gewalteinwirkung, wenn die deformierende Gewalt auf umschriebener Stelle mit hoher Geschwindigkeit einwirkt und (indirekt) fernab vom Ort der Gewalteinwirkung, wenn die Gewalt auf großer Fläche und mit geringerer Geschwindigkeit angreift. Energiereiche, mit großer Geschwindigkeit auf größere Flächen einwirkende Gewalten führen zum regellosen Trümmerbruch.

a) Direkte Brüche des Oberkiefers

Die direkten Brüche finden sich mit Abstand am häufigsten im Bereich des Alveolarfortsatzes (KÖLE 50% der Oberkieferbrüche) (Abb. 1 und 2). Es wird dabei ein Knochenstück des Alveolarkammes mit annähernd bogenförmiger Frakturlinie aus dem Oberkiefer ausgebrochen und in der Richtung der einwirkenden Gewalt verlagert. Die Dislokation ist meist nicht sehr groß. Der *Abriß* des distalen Teiles *des Alveolarfortsatzes* des Oberkiefers (meist Folge einer Zahnextraktion) wird als Tuberabrißbruch bezeichnet (Abb. 3). Klinisch wird die Diagnose der Alveolarfortsatzbrüche aus der Schmerzhaftigkeit der entsprechenden Region, der abnormen Beweglichkeit und der allenfalls aufgetretenen Okklusionsstörung, gestellt. Die deckende Schleimhaut ist blutunterlaufen und nur bei ausgiebigen Verlagerungen des ausgebrochenen Alveolarfortsatzes verletzt.

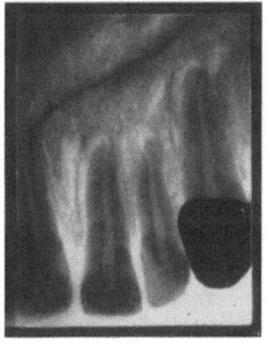
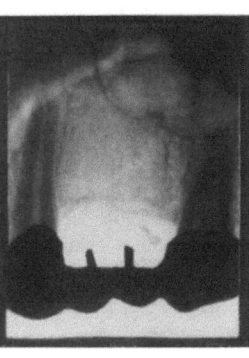

a   b

Abb. 1 a u. b. Kr.G.Nr. 27,497, 40 Jahre, ♂. Sturz mit dem Motorroller. Oberkiefer- und Jochbeinbruch; enorale Zahnfilme, isometrische Aufnahme des Alveolarfortsatzes /1 bis /6. Die Fraktur hat den Alveolarkamm des linken Oberkiefers mit den Zähnen / 1 2 3   6 vom Oberkieferkörper getrennt. Die Frakturlinie nimmt ihren Ausgang vom Interdentalraum 1 / 1, durchsetzt den mesialen Periodontalspalt von /1 (scharf abgesetzte Erweiterung) und zieht im Niveau der Wurzelspitzen der Frontzähne nach distal (der kleine Schatten zwischen Brückenglied $\frac{5}{2}$ und dem Alveolarkamm entspricht einem auf einer nicht schattengebenden Brückenfacette abgelagerten Zahnstein)

Röntgenologisch ist die Diagnose im zahnlosen Kiefer leicht. Die meist kleinen bogenförmigen Absplitterungen des Alveolarkammes stellen sich gut auf enoralen Röntgenbildern dar, zum Teil als scharf gezeichnete Linien, zum Teil als 2—3 mm breite oft nur zarte bandförmige Aufhellungen (Abb. 1 und 2). Im bezahnten Kiefer bei geringer Dislokation ist die Diagnose schwieriger. Die typische Frakturlinie zieht meist in einem Periodontalspalt nach kranial [erkenntlich an der einseitigen, stückweisen, scharf abgegrenzten Erweiterung des Periodontalspaltes (Abb. 1a)] biegt knapp über den Wurzelspitzen nach horizontal um und erreicht durch den Periodontalraum eines anderen Zahnes ziehend wieder die okklusale Oberfläche des Knochens. Nicht zu selten liegt der transversale Teil der Fraktur im Niveau oder knapp okklusal der Wurzelspitzen, so daß die Apices der fest im frakturierten Alveolarkamm sitzenden Zähne aus dem intakt gebliebenen Teil des Oberkiefers luxiert werden oder abbrechen und im Oberkiefer verbleiben. Differentialdiagnostisch ist nur die Abgrenzung von Zahnluxationen von Bedeutung. Den Alveolarfortsatzbrüchen folgen der Häufigkeit nach die direkten Frakturen des Infraorbitalrandes, des Processus frontalis maxillae, die Impressionsfrakturen der facialen Kieferhöhlenwand und zuletzt die Pfählungsverletzungen der knöchernen Gaumenplatte.

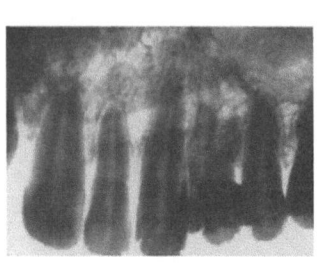   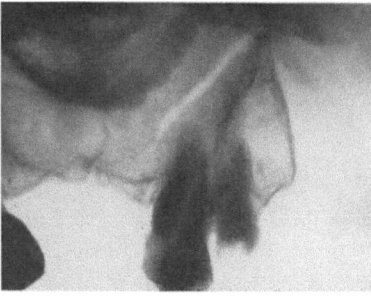

Abb. 2   Abb. 3

Abb. 2. Kr.G.Nr. 28,210, 30 Jahre, ♂, fuhr mit seinem Motorrad gegen ein herabhängendes Seil einer Materialseilbahn. Oberkieferbruch. Enoraler Zahnfilm, isometrische Aufnahme der linken Front- und Seitenzahnregion des Oberkiefers: bandförmige Aufhellung vom Limbusbereich /1 in Wurzelspitzenhöhe zum Kieferhöhlenboden ziehend (entsprechend den palatinalen Abschnitten der Alveolarfortsatzfraktur). Unscharfe, unregelmäßige Aufhellung von der Wurzelspitze /1 zur facialen Kieferhöhlenwand ziehend (entsprechend den buccalen Abschnitten der gleichen Fraktur)

Abb. 3. Am.Prot.: 13,328/61, 56 Jahre, ♂; andern Ortes versuchte Extraktion / 7 8. Tuberabrißbruch. Enoraler Zahnfilm des linken Tuber maxillae. Ausgeprägte Pneumatisation des Alveolarfortsatzes des Oberkiefers. Von der kranialen Begrenzung der Fissura pterygomaxillaris (Hamulusabgang) ausgehend zieht eine relativ geradlinige (fast bandförmige) Aufhellung nach ventrocaudal (mesioocclusal) in die Gegend von /6

Beim *Bruch des unteren Augenhöhlenrandes* wird meist ein 1—2 cm im Durchmesser haltendes trapezförmiges Knochenstück um einige Millimeter in die Kieferhöhle hineingedrückt (Abb. 4). Der direkte Bruch des Processus frontalis maxillae erfolgt meist im Bereich seines Abganges vom Oberkieferkörper. Das Fragment, in Größe und Aussehen ähnlich den Knochenstücken direkter Brüche des Infraorbitalrandes, wird dabei nach nasal disloziert. Diese Brüche weisen an klinischen Zeichen neben den Schmerzen eine tastbare Stufe, ein Hämatom, ein Hautemphysem und Blutungen aus der Nase auf. Bei einem Bruch des Infraorbitalrandes treten noch Sensibilitätsstörungen im Bereich des zweiten Astes des N. trigeminus und bei ausgedehnten Brüchen Verlagerungen des Auges hinzu. Die deckende Haut erscheint bei beiden Brüchen meist unverletzt. In selteneren Fällen werden die Knochenstücke in die Orbita verlagert. Dann ist beim Bruch des Infraorbitalrandes eine Rißquetschwunde im Bereich der Wange und beim Bruch des Processus frontalis maxillae im Bereich des Nasenflügels oder der angrenzenden Nasenschleimhaut zu finden.

Röntgenologisch ist das Vorhandensein solcher Brüche stets leicht nachweisbar, nicht aber

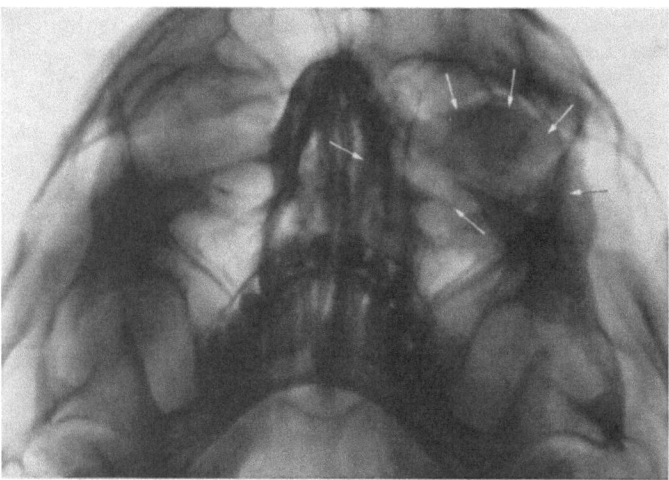

Abb. 4. Kr.G.Nr. 26,207, 25 Jahre, ♂. Raufhandel. Axiale Aufnahme des Gesichtsschädels. Impressionsfraktur des rechten Infraorbitalrandes. Mit Pfeilen bezeichnet das imprimierte Knochenstück und die Kontur des mächtigen Weichteilhämatomes. Die rechte Kieferhöhle ist gering (randständig) verschattet

deren antero-posteriore Ausdehnung, denn es gelingt selten, die Frakturlinie im Bereich des Orbitalbodens oder der medialen Augenhöhlenwand zur Gänze darzustellen. Die Kieferhöhle und die vorderen Siebbeinzellen, deren Wände bei Stirnfortsatzbrüchen des Oberkiefers oft mitgebrochen sind, weisen Verschattungen als Folge der Hämosinus auf. In seltenen Fällen ist ein fleckiges Emphysem der Orbita feststellbar.

Die direkte *Fraktur der facialen Kieferhöhlenwand* kommt meist kombiniert mit einem Jochbeinbruch, seltener isoliert, vor. Bei den kombinierten Brüchen beherrscht der Jochbeinbruch das klinische und röntgenologische Bild. Der isolierte Bruch der facialen Kieferhöhlenwand kann nur in Ausnahmefällen diagnostiziert werden: Klinisch durch Sondierung, Krepitation und sekundäre Bruchmerkmale, röntgenologisch, wenn bei besonders dicker Kieferhöhlenwand Frakturlinien nachgewiesen werden können.

Die seltenen *Pfählungsverletzungen des harten Gaumens* (meist kleiner Kinder) sind klinisch eindeutig zu klären und bedürfen selten des schwierigen — ja oft unmöglichen röntgenologischen Nachweises, der am besten noch mittels eines eingelegten Zahnfilmes gelingt (REICHENBACH).

Die Heilung der direkten Oberkieferbrüche erfolgt bei entsprechender Behandlung stets ohne Komplikation und sehr rasch.

b) Indirekte Brüche des Oberkiefers

Die indirekten Oberkieferbrüche wurden experimentell eingehend von LE FORT untersucht, und die Ergebnisse dieser exakten und erschöpfenden Arbeit 1901 veröffentlicht: Greifen brechende Gewalten flächenhaft am Oberkiefer an, dann ist als Folge der festen Verbindung des Oberkiefers mit dem angrenzenden Knochen und der zum Teil zarteren Konstruktion benachbarter Teile des Gesichtsskeletes der Oberkiefer nicht für sich allein zu betrachten, sondern als Teil des Mittelgesichtes (ähnlich der Betrachtung der Schädelbasis bei Schädelbasisbrüchen). Die einwirkende Gewalt zertrümmert

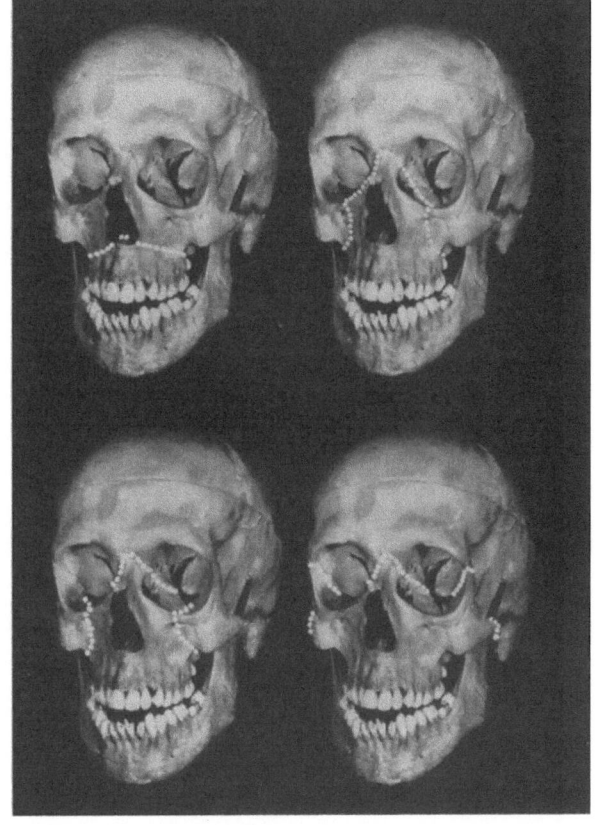

a   c

b   d

Abb. 5a—d. Frakturschema der Mittelgesichtsbrüche. a Bruch nach LE FORT I. b Bruch nach LE FORT II. c Pyramidenbruch. d Bruch nach LE FORT III

das Skelet des Mittelgesichtes, erschöpft sich dabei und läßt den Gehirnschädel meist intakt. Was den Verlauf der Frakturlinien betrifft, ließen sich bestimmte Gesetzmäßigkeiten erkennen, abhängig von der Richtung und dem hauptsächlichen Angriffspunkt der einwirkenden Gewalt. Diese typischen Brüche werden seither nach LE FORT benannt und zur Unterscheidung und näheren Bezeichnung mit Kennzahlen versehen (Abb. 5).

Der Oberkieferbruch nach LE FORT I[1] (Synonym: Guerinsche Fraktur). Dabei wird der gesamte Alveolarfortsatz des Oberkiefers mit der knöchernen Gaumenplatte, der horizontalen Lamelle des Gaumenbeines und dem caudalen Drittel des Processus pterygoideus des Keilbeines durch eine transversal über dem Niveau der Wurzelspitzen verlaufende Fraktur vom restlichen Schädel getrennt. Klinisch ist das Alveolarfortsatzfragment meist in geringem Maße (wie eine schlecht sitzende Prothese, TREHEUX)

---

[1] In der französischen Literatur werden die Brüche oft in umgekehrter Reihenfolge gekennzeichnet: I = III, III = I, II = II.

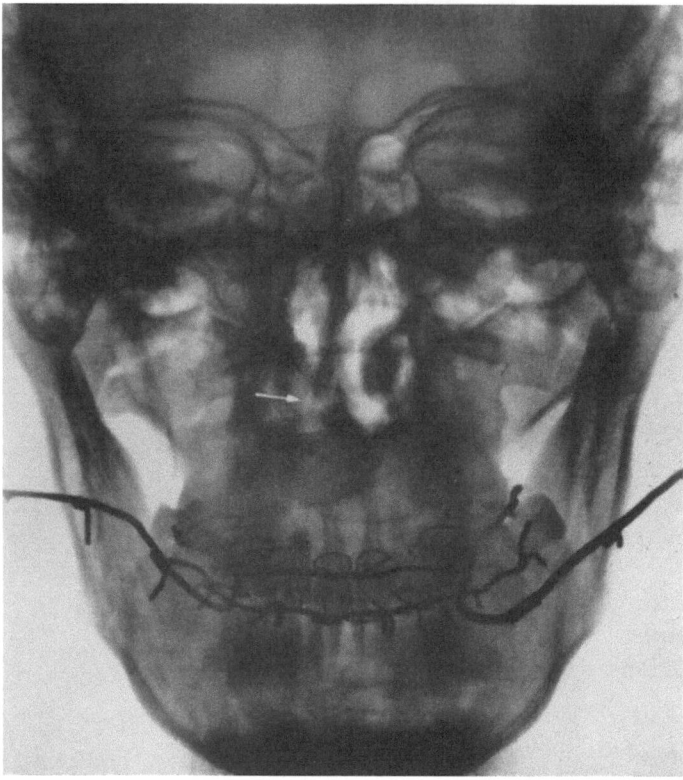

Abb. 6. Kr.G.Nr. 26,458, 30 Jahre, ♂. Sturz mit dem Motorrad. Näherer Unfallhergang unbekannt (Commotio cerebri). Oberkiefer-abrißbruch: Le Fort I und II gleichzeitig. Caudal geneigte postero-anteriore Aufnahme des Gesichtsschädels. Mit Pfeilen angezeichnet: Fraktur der Crista zygomatico-alveolaris und der Nasenscheidewand

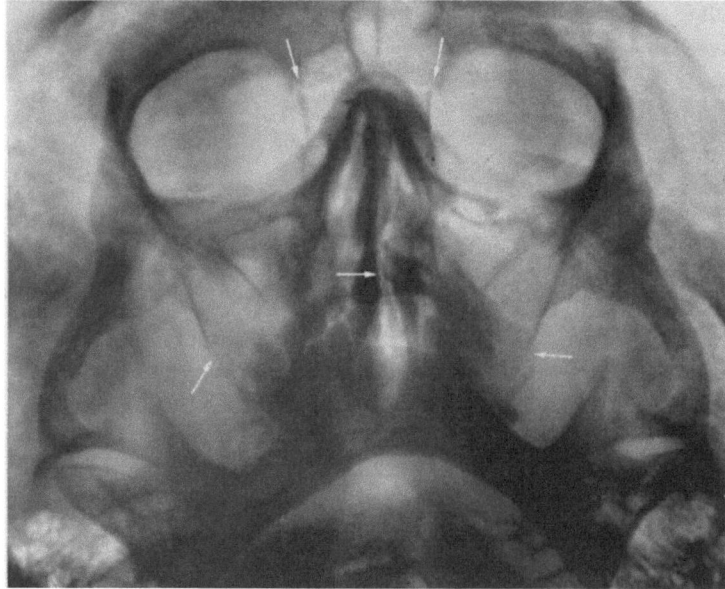

Abb. 7. Kr.G.Nr. 27,546, 57 Jahre, ♂. Verkehrsunfall. Sturz durch die Windschutzscheibe (Commotio cerebri). Oberkieferabrißbruch, axiale Aufnahme des Gesichtsschädels. Mit Pfeilen bezeichnet die Brüche der Stirnhöhlenvorderwand, der beiden Crista zygomatico-alveolaris und des Alveolarfortsatzes knapp paramedian links

beweglich. Das Tuber maxillae ist druckempfindlich, die Schleimhaut des oberen Vestibulum ist im Bruchbereich blutunterlaufen, an der Schleimhaut des weichen Gaumens finden sich Petechien.

Röntgenologisch ist der Bruch auf enoralen Zahnfilmen um so schlechter zu verfolgen, je weiter kranial die Fraktur (in der facialen Antrumwand) liegt. Auf extraoralen Bildern ist die Fraktur meist nur an bestimmten typischen Stellen zu sehen: im Bereich der Crista zygomatico-alveolaris, des Processus pterygoideus und der Nasenscheidewand (Abb. 6). Differentialdiagnostisch ist ein Alveolarfortsatzbruch abzugrenzen.

Der Oberkieferbruch nach Le Fort II: Dieser ist der häufigste der Le Fort-Brüche, dabei werden neben dem Oberkiefer größere Teile der Nasenbeine, der Tränenbeine, der Nasenscheidewand, der Siebbeine, der Gaumenbeine der Processus pterygoidei vom restlichen Schädelskelet getrennt. Die typische Frakturlinie nimmt ihren Ausgang von der Nasenwurzel, sie liegt dort meist knapp caudal der Sutura nasofrontalis (in seltenen Fällen kranial von dieser Naht, wobei dann ein Teil des Stirnhöhlenbodens mit dem Oberkiefer ausbricht), quert anschließend in annähernd anterio-posteriorer Richtung den Processus frontalis maxillae, den oberen Teil des Tränenbeines und durchsetzt von dort die vorderen Siebbeinzellen in Richtung zum Canalis opticus. Der Kanal wird aber nicht erreicht. Die Fraktur biegt vor der verstärkten Wand des Kanales nach caudal um und mündet in das dorso-mediale Ende der Fissura orbitalis inferior. Vom lateralen Ende dieser Fissur nimmt der Bruchspalt seinen Weg weiter durch den Orbitalboden zur Gegend des Foramen infraorbitale (Abb. 7) und von dort weiter nach caudal durch die faciale Kieferhöhlenwand medial neben der Naht des Oberkiefers mit dem Jochbein. Die Frakturlinie beschreibt somit einen Bogen um das vordere und untere Jochbein, quert dabei die Crista zygomatico-alveolaris und erreicht das Tuber maxillae in deutlichem Abstand von den Wurzelspitzen der oberen Molaren. Von dort läuft die Bruchlinie nach medial und kranial und zieht dann durch die laterale Nasenhöhlenwand nahe der Schädelbasis zum Tränenbein zurück. Außerdem wird die Fissura pterygo-maxillaris übersprungen und der Processus pterygoideus meist in seinem Übergang vom oberen zum mittleren Drittel frakturiert (Abb. 8). Der Bruch in der Nasenscheidewand liegt mit der Fraktur in der lateralen Nasenhöhlenwand annähernd gleich hoch.

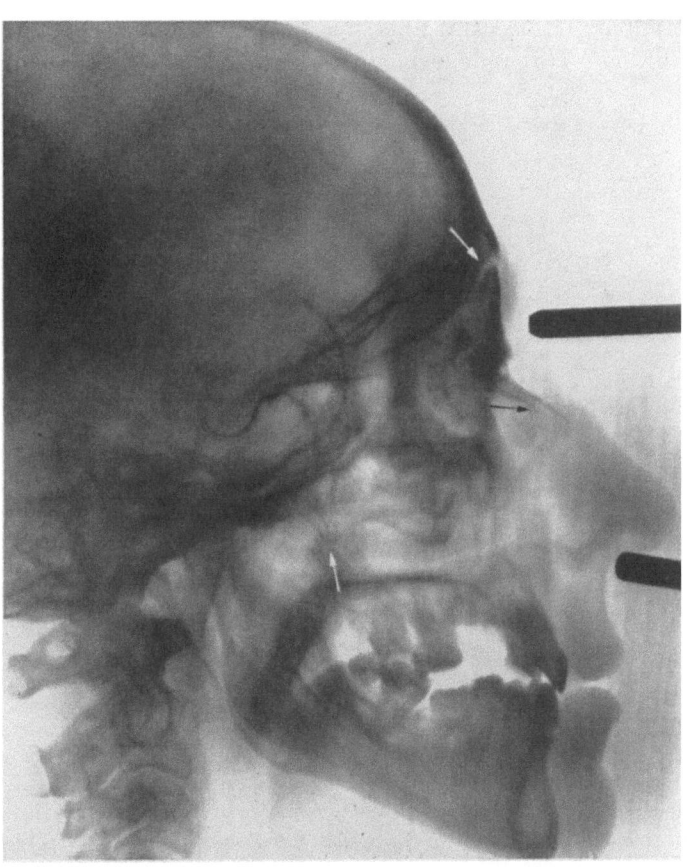

Teilweise abweichend von diesem typischen Verlauf des La Fort II-Bruches sind zwei des öfteren zu beobachtende Bruchlinien beschrieben worden. Die eine Abweichung (Le Fort II-Bruch, *Typ B nach* Wassmund) betrifft den Anfangsteil der Bruchlinie. Diese beginnt dann nicht an der Nasenwurzel, sondern zieht von der oberen Begrenzung der Apertura piriformis durch den Stirnbeinfortsatz zum Tränenbein, läßt das Nasenbein intakt und somit im Zusammenhang mit der Schädelbasis. Die zweite Abweichung (*Fractura pyramidalis*, Rowe und

Abb. 8. J.Nr. 28324, 41 Jahre, ♀. Verkehrsunfall. Mitfahrerin im PKW, näherer Unfallhergang unbekannt (Commotio cerebri). Oberkieferbruch nach Le Fort II, Stirnbeinbruch. Fern-Seit-Röntgenbild des Gesichtsschädels: mit Pfeilen bezeichnet sind die Frakturspalten in der Stirnhöhlenvorderwand, der knöchernen Nase und der Stufen in der Kontur der Flügelfortsätze des Keilbeines

Killey, K. E. Hogemann) betrifft das Mittelstück des typischen Le Fort II-Bruches (Abb. 5). Dabei wendet sich die Frakturlinie im Tränenbein (von der Nasenwurzel kommend) nach caudal und zieht knapp dorsal vom Ductus naso-lacrimalis auf kürzestem Weg zur Gegend des Foramen infraorbitale und von dort in geschilderter Weise weiter. Die mediale Wand und der Boden der Orbita bleiben somit intakt und im Zusammenhang mit der Schädelbasis. Beiden Abweichungen gemeinsam ist der weiter oral liegende Verlauf der Bruchlinien in der lateralen Nasenhöhlenwand und im Septum nasi.

Klinisch ist die Diagnosestellung dieser Oberkieferbrüche leicht, wenn der Oberkiefer disloziert wurde. Das Gesicht erscheint dabei trotz der meist ausgeprägten Weichteilschwellung abgeflacht. Es sind infraorbital und eventuell nasal Stufen tastbar. Es kann eine Okklusionsstörung und meist auch eine abnorme Beweglichkeit des Oberkiefers und der Nase festgestellt werden. Der Patient gibt eine Sensibilitätsstörung im Bereich des N. infraorbitalis an und bemerkt eventuell das Auftreten von Doppelbildern als Folge des mit dem Oberkiefer dislozierten Bulbus oculi. Blutungen aus der Nase und ein Hautemphysem der Wange oder der Augenlider weisen auf Zerreißungen der Schleimhaut in der Nasenhöhle oder einer ihrer Nebenhöhlen hin. Ein Hämatom der Augenlider wird oft fälschlich als Zeichen einer Schädelbasisfraktur gewertet (s. Beitrag KOTSCHER). Eine Liquorrhoe aus der Nase zeigt eine Mitverletzung der Lamina cribrosa an.

Der Bruch nach LE FORT II ist röntgenologisch nie in seinem ganzen Verlauf darstellbar. Man kann aber aus bestimmten typischen röntgenologisch sichtbaren Zeichen auf sein Vorhandensein und seinen Umfang schließen: Diese Zeichen sind eine Frakturlinie im Bereich der Nasenwurzel [Aufhellungslinien knapp neben der nasofrontalen Sutur sind immer auf eine Fraktur zurückzuführen (DE LORIMIER)], eine Verschattung der Siebbeinzellen, eine Fraktur des Infraorbitalrandes, eine Verschattung der Kieferhöhle, eine Fraktur der Crista zygomatico-alveolaris (Abb. 7 und 9) und eine Fraktur des Processus pterygoideus. Je eine Bruchlinie im rechten und linken unteren Augenhöhlenrand können bei einem Bruch nach LE FORT II im Röntgenbild stets deutlich dargestellt werden und genügen, im Verein mit einer nachweisbaren Dislokation des Oberkiefers, zur Diagnose dieses Oberkieferbruches. Die Frakturlinie im Bereich

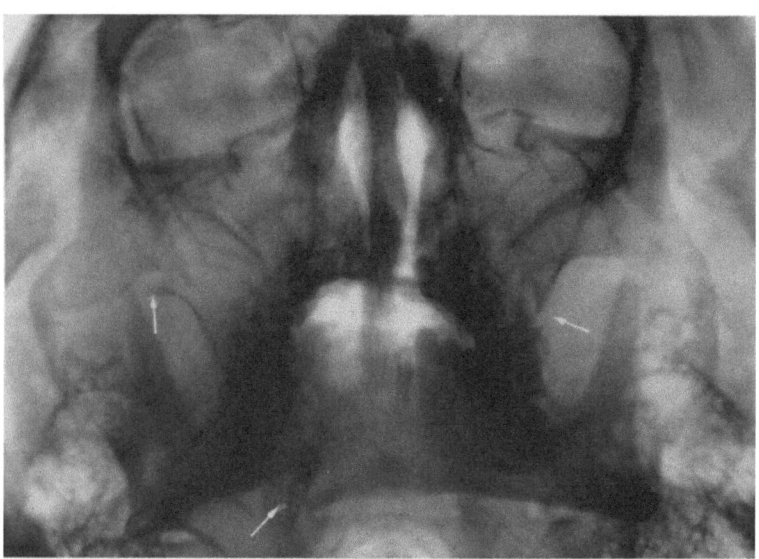

Abb. 9. Kr.G.Nr. 27,570, 20 Jahre, ♂. Sturz mit dem Moped, näherer Unfallhergang unbekannt (Commotio cerebri), Oberkieferabriß- und paramediane sagittale Fraktur, Unterkieferquerbruch, zentrale Luxation des rechten, unteren Eckzahnes; axiale Aufnahme des Gesichtsschädels; mit Pfeilen bezeichnet die Brüche in der Crista zygomatico-alveolaris und im Unterkieferkörper in regio $\overline{3|}$ mit Verlagerung des Eckzahnes in diesen Bruchspalt (im Bereich des Mittelgesichtes ist außerdem zu sehen die Zertrümmerung beider Infraorbitalränder, ein Bruch der knöchernen Nase, und der Verlust von $\underline{1|}$ mit sagittalem Bruch des Alveolarfortsatzes im Bereich des ausgeschlagenen Zahnes)

der Crista zygomatico-alveolaris ist bei geringer Dislokation des Oberkiefers schwer zu erkennen, ebenso die Frakturlinie im Processus pterygoideus; in vielen Fällen ist letztere überhaupt nicht zu sehen. Es ist aber meist der caudale Teil des Fortsatzes (nach dorsal) verlagert, so daß die Kontur des Fortsatzes (besonders die stets deutlicher gezeichnete dorsale) in der Höhe des Bruches eine Stufe aufweist (Abb. 8). Die Verschattung der vorderen Siebbeinzellen und der Kieferhöhlen im Verein mit dem Nasenbluten der Anamnese oder einem Emphysem der Orbita unterstützen in zweifelhaften Fällen die Annahme des Bruches. Der Schatten einer mächtigen Weichteilschwellung des Gesichtes kann aber die Feststellung dieser Symptome oft unmöglich machen.

Differentialdiagnostisch bestehen keine Probleme. Neben der isolierten Nasenbeinfraktur und den theoretisch möglichen beidseitigen Jochbeinbrüchen oder Impressionsfrakturen des Infraorbitalrandes muß daran gedacht werden, daß bei alten Patienten das Fehlen eines Infraorbitalrandes eine Folge der Atrophie und bei Fällen mit Dysostosis (mandibulo-facialis) die Folge einer fehlenden Anlage der am Aufbau des Orbitalrandes beteiligten Knochen sein kann.

Der Bruch nach Le Fort III. Er trennt das gesamte Mittelgesicht vom restlichen Schädelskelet. Dieser Bruch steht an Häufigkeit des Vorkommens dem Bruch nach Le Fort II nicht viel nach und unterscheidet sich von diesem nur durch das Verhalten der Jochbeine. Diese werden beim Le Fort III-Bruch von der Schädelbasis getrennt und verbleiben im Verband mit dem Oberkiefer (Abb. 10). Der Verlauf der Bruchlinie des Bruches nach Le Fort III gleicht von der Nasenwurzel bis zur Fissura orbitalis inferior jener des Bruches nach Le Fort II. Vom dorsomedialen Ende der unteren Augenhöhlenspalte zieht die Bruchlinie aber durch die laterale Orbitalwand nach kranial. Dabei werden die Nähte zwischen dem Jochbein einerseits und dem Keilbein und dem Stirnbein andererseits gesprengt, oder, was häufiger der Fall ist, Teile des Keilbeines und des Stirnbeines werden mit dem Jochbein von der Schädelbasis gelöst. Die Fraktur überspringt nun das Planum temporale bzw. infratemporale und bricht den Jochbogen quer durch, so daß das Jochbein auch seinen Zusammenhang mit dem Schläfenbein verliert.

Klinisch und röntgenologisch ist das geänderte Verhalten des Jochbeines stets nachweisbar. Im typischen Fall fehlt der Frakturspalt im Infraorbitalrand und in der Crista zygomatico-alveolaris, dafür können Aufhellungslinien im Jochbogen und in der lateralen Orbitalwand dargestellt werden (Abb. 10 und 11). Die Frakturlinie im Processus pterygoideus liegt meist unmittelbar unter der Schädelbasis.

Differentialdiagnostisch muß man lediglich einen isolierten Nasenbein- oder Joch-

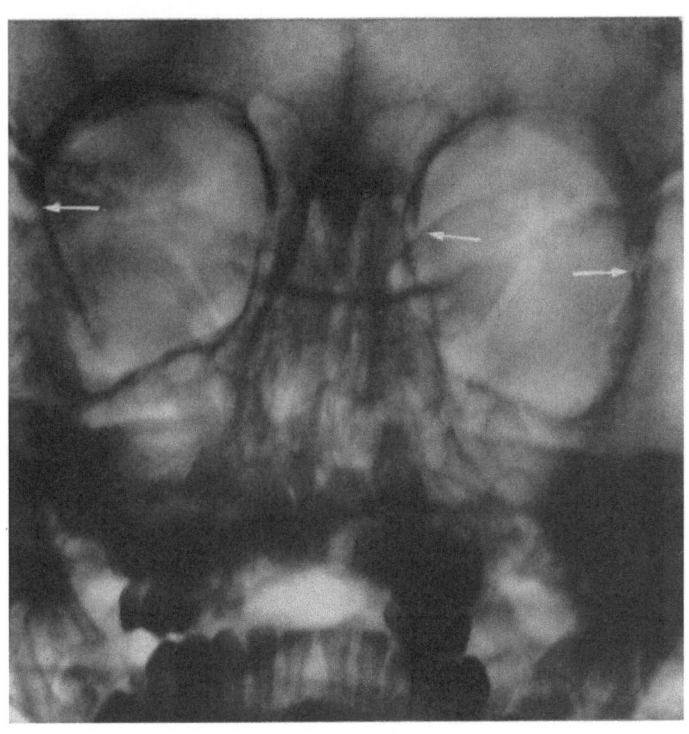

Abb. 10. Kr.G.Nr. 28,287, 5 Jahre, ♂. Verkehrsunfall. Sturz auf das Armaturenbrett. Oberkieferabrißbruch. Nasen-Nebenhöhlenaufnahme. Sichtbar ist die Abtrennung der Jochbeine vom Stirnbein und die mit Pfeil bezeichnete Stufe im medialen Orbitalrand der linken Augenhöhle. Differentialdiagnose: Jochbeinbruch: Die Infraorbitalränder sind intakt

beinbruch abgrenzen und sich vor Fehldeutungen zweier Aufhellungslinien hüten, die schon normalerweise auf axialen Aufnahmen des Gesichtsschädels über die Jochbein-Stirnbein-Verbindung ziehen. Eine Linie entspricht dem Sulcus des Sinus sphenoparietalis, die andere dem Sulcus eines Astes der A. meningea media (De Lorimier u. Mitarb.).

Die Le Fort-Brüche verlaufen nicht immer seitengleich. Sie folgen in zahlreichen Fällen auf jeder Seite einer anderen der besprochenen Linien. Außerdem ist bei den Le Fort III-Brüchen häufig auch eine zusätzliche Frakturlinie im Bereich der Oberkiefer-Jochbeinverbindung nachweisbar (Abb. 11), so daß der Bruch auch als Le Fort II-Bruch mit Jochbeinbruch bezeichnet werden kann. Ganz selten — bei den halbseitigen Brüchen aber immer — bricht auch noch der Alveolarfortsatz und die knöcherne Gaumenplatte entlang einer paramedian sagittal verlaufenden Linie (Abb. 7). Die Dislokation der Fragmente solcher Brüche ist meist gering. Röntgenologisch gestaltet sich der Nachweis dieser Fraktur dann oft schwierig.

Die Fragmente von Le Fort-Brüchen verharren nach dem Unfall in der Lage, in die sie durch das Trauma zuletzt gebracht wurden, das ist in der überwiegenden Zahl der Fälle eine dorsale Dislokation mit geringen Abweichungen nach rechts oder links und kranial oder caudal. Nur nach besonders ausgedehnten Trümmerbrüchen mit Zerreißung der am Jochbogen ansetzenden Fascien (Rowe und Killey) folgt der Oberkiefer

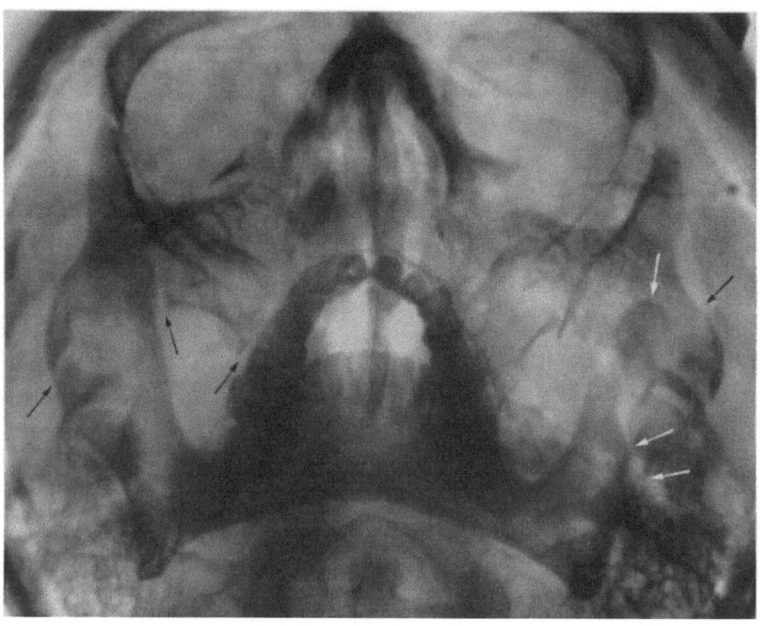

Abb. 11. Kr.G.Nr. 2770, 28 Jahre, ♂. Patient stürzte bei Demontage eines Aufzuges mit dem Aufzugkorb in die Tiefe; näherer Unfallshergang unbekannt (Commotio cerebri). Oberkieferabrißtrümmerbruch; Unterkieferbruch im Bereich des rechten Gelenk- und Muskelfortsatzes. Axiale Aufnahme des Gesichtsschädels. Pfeile bezeichnen die Brüche in den Jochbogen, der linken Crista zygomatico-alveolaris und des rechten Collum mandibulae. Großer Pfeil beim dislozierten Processus muscularis. (Außerdem sind auf dem Bild zu sehen: Brüche in der knöchernen Nase, den Infraorbitalrändern und der rechten facialen Kieferhöhlenwand)

der Schwerkraft. Das kann bei Rückenlagerung des (eventuell bewußtlosen) Patienten lebensbedrohlich werden, weil der Oberkiefer dann nach dorsal und caudal absinkt und und bei der Inspiration den Atemweg verlegt.

3. Unterkieferbrüche

In Hinsicht auf die Störung der Funktion des Unterkiefers werden Unterkieferbrüche in die lokalen Absplitterungsbrüche und in die durchgreifenden, die Kontinuität der Mandibula von Gelenk zu Gelenk unterbrechenden Frakturen geschieden. Die Absplitterungsbrüche entstehen nur durch direkte Gewalteinwirkung. Die durchgreifenden Frakturen treten sowohl als Folge direkter, als auch indirekter Gewalteinwirkung auf. Der Unterkiefer hat ausgeprägte Schwachpunkte im Bereich des Collum, des Kieferwinkels, der Wurzeln der Molaren und des Eckzahnes. Zufolge dieser zahlreichen Schwachpunkte sind die indirekten Brüche den direkten Brüchen an Zahl überlegen. Die lokalen Absplitterungsbrüche finden sich hauptsächlich im Bereich des Alveolarkammes *(Alveolarfortsatzfrakturen)* und liegen meist in der Frontzahn- oder Prämolarenregion, seltener im Bereich der Molaren. Im zahnlosen Kiefer wird dabei ein annähernd kreissegmentförmiges Knochenstück ausgebrochen und in der Richtung der einwirkenden Gewalt verlagert. Im bezahnten Kiefer dringt die Fraktur entlang des Periodontalspaltes eines Zahnes in die Tiefe, biegt knapp vor dem Erreichen der Wurzelspitzen nach horizontal um und zieht zum nächsten, zweit- oder drittnächsten Zahn (selten weiter) und erreicht in dessen Periodontalraum wieder die okklusale Oberfläche des Knochens. Es wird somit ein Stück Knochen en bloc mit den in diesem festhaftenden Zähnen ausgebrochen, aus dem caudal die aus dem Unterkieferkörper luxierten Wurzelspitzen der Zähne mehr oder weniger weit herausragen. Nur selten sind bei Alveolarfortsatzbrüchen des Unterkiefers auch die Wurzelspitzen der Zähne des ausgebrochenen Knochensegmentes von Knochen bedeckt. Klinisch ist die Diagnose zu stellen aus der Okklusionsstörung, den Schmerzen, dem Hämatom und der abnormen Beweglichkeit, eventuell mit Krepitation. Röntgenologisch stellen sich die Frakturlinien auf den enoralen Zahnfilmen stets deutlich dar [s. auch Alveolarfortsatzbruch des Oberkiefers (Abb. 12)].

Neben den Alveolarfortsatzbrüchen kommen lokale Absplitterungsbrüche des Unterkiefers noch im Bereich des Processus muscularis des Margo inferior und des Condylus (perkondyläre Fraktur) vor. Alle diese sind sehr selten und können klinisch nicht diagnostiziert werden. Die *Brüche des Processus muscularis* kommen (wenn nicht absichtlich opera-

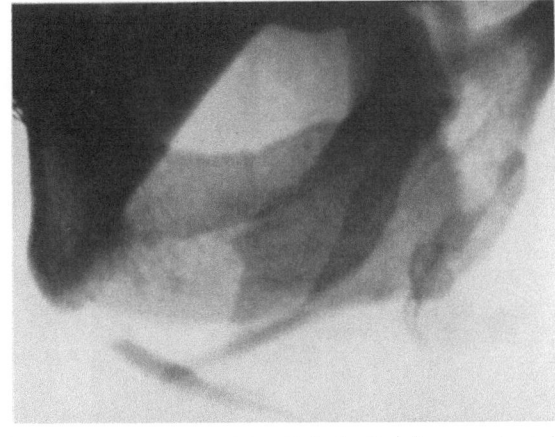

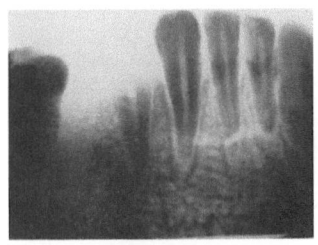

Abb. 12   Abb. 13

Abb. 12. Kr.G.Nr. 26,634, 25 Jahre, ♂. Hufschlag, Ober- und Unterkieferbruch, enoraler Zahnfilm des Eckzahnbereiches des rechten Unterkiefers. Alveolarfortsatzbruch in reg. $\overline{3\ 2\ 1}$ /. $\overline{1}$/ und $\overline{3}$ / erscheinen gering peripher luxiert (besonders die Periapikalspalten deutlich erweitert); apexnaher Querbruch der Wurzel von $\overline{2}$ /. Die Krone von $\overline{4}$/ fehlt; limbusnahe ist von der zurückgebliebenen Wurzel eine zarte Aufhellungslinie nach Querbruch feststellbar

Abb. 13. Kr.G.Nr. 25,361, 45 Jahre, ♂. Arbeitsunfall. Teil eines explodierenden Karbidkessels schlug gegen den Unterkiefer des Patienten. Unterkieferbruch. Schräg-seitliche Aufnahme des Unterkiefers links. Schrägbruch des Unterkieferkörpers im Molarenbereich, Absplitterung des Margo inferior mandibulae im Prämolarenbereich

tiv gesetzt) nie isoliert vor, sondern sind immer entweder mit einem gleichzeitigen Jochbeinbruch oder Bruch des Collum mandibulae vergesellschaftet (Abb. 11). Wenn dabei auch das Periost des Muskelfortsatzes zerreißt, wird das abgesprengte Fragment vom M. temporalis beträchtlich nach kranial verlagert. Die röntgenologische Darstellung der Veränderungen bereitet kaum Schwierigkeiten, doch wird bei großer Dislokation eines kleinen Fragmentes der Bruch gerne übersehen. Die lokalen *Absplitterungen des Margo inferior* mandibulae finden sich meist im Eckzahn- und Prämolarenbereich (Abb. 13), seltener im medianen Teil der Kinnprominenz. Die Fragmente haben annähernd die Form eines flachen, gleichschenkeligen Dreieckes oder Trapezes und liegen meist caudal und lateral in geringem Abstand vom Unterkieferkörper parallel zu diesem. Klinisch imponiert nur ein Hämatom. Auf extraoralen und Aufbißröntgenbildern ist die Fraktur aber einfach zu diagnostizieren. *Die perkondylären Frakturen* trennen den medialen oder lateralen Pol des Condylus entlang einer sagittalvertikal oder etwas schräg verlaufenden Fraktur vom Körper des Condylus. Diese Frakturen sind meist mit anderen Brüchen im Bereich des Unterkiefers oder der knöchernen Pfanne des Kiefergelenkes kombiniert. Um die Veränderungen röntgenologisch darstellen zu können, ist es sehr oft notwendig, Schichtaufnahmen anzufertigen.

Die *durchgreifenden Frakturen* des Unterkiefers finden sich am häufigsten *im Bereich des Collum mandibulae* (HERFERT 34,5% der Unterkieferbrüche, RUEDI zit. in HERFERT 33% errechnet aus den Zahlen von KÖLE 43%, REICHENBACH 21%). Diese Brüche ent-

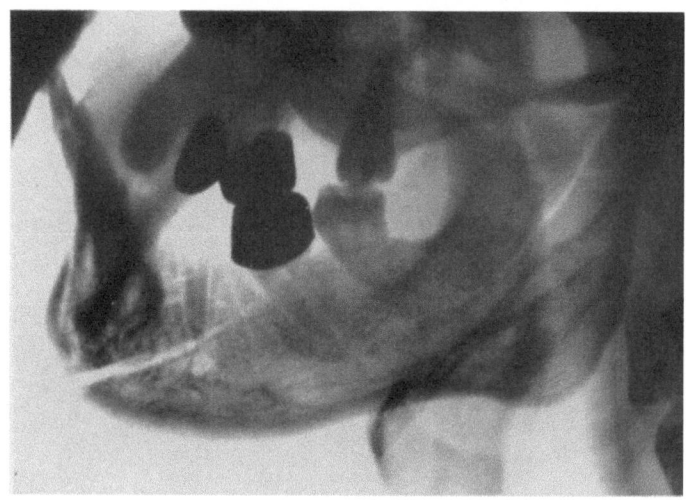

a

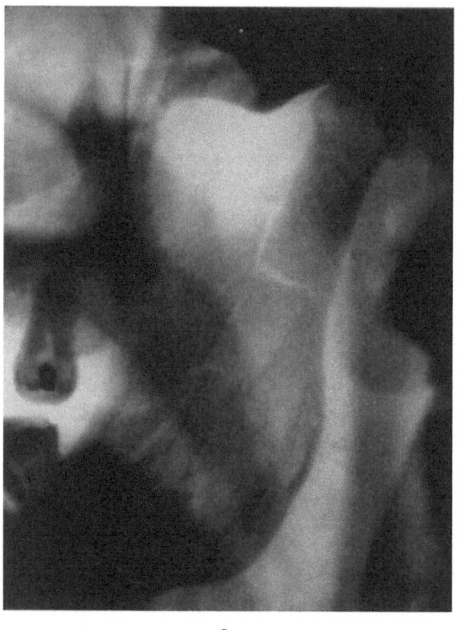

b

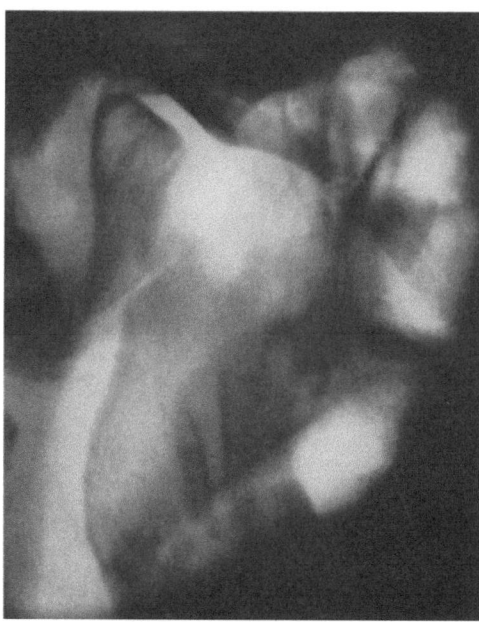

c

Abb. 14a—c. Kr.G.Nr. 28322, 37 Jahre, ♂. Teil einer berstenden Schmirgelscheibe traf Patient im Bereich der linken Mentalisregion: offener Unterkieferbruch. a Schräg seitliche Aufnahme des rechten Unterkiefers: Schrägbruch des rechten Unterkieferkörpers in der Eckzahn-Prämolarengegend ohne wesentliche Dislokation der Fragmente und eine Fissur im aufsteigenden Ast, die sich von der Incisura semilunaris annähernd parallel dem Canalis mandibularis laufend, bis zu den Wurzelspitzen des letzten Molaren verfolgen läßt. b Nahaufnahme (PARMA) des rechten Kiefergelenkes. Wieder ist die unter a beschriebene Fissur sichtbar. Etwa 1 cm caudal der Incisura semilunaris zweigt von dieser Fissur eine zweite nach dorsal ab zum rückwärtigen Unterkieferrand. Dadurch wird Köpfchen und Hals vom restlichen Unterkiefer getrennt. Die Dislokation der Fragmente ist gering. c Nahaufnahme (PARMA) des linken Kiefergelenkes. Schrägbruch im Halsbereich des Unterkiefers mit typischer Dislokation der Fragmente

stehen zumeist indirekt und kommen sehr oft beidseitig vor. Der Unterkieferhals bricht in der Regel quer oder schräg von innen oben nach außen unten durch (Abb. 11 und 14). Nicht immer erfolgt dabei eine Verlagerung der Bruchstücke; das Periost und die Pterygoideus-Masseterschlinge verhindern dann eine Dislokation. Wenn eine Verlagerung der Bruchstücke erfolgt, wird das große Fragment immer in typischer Weise disloziert. Bei doppelseitigen Frakturen ausgeprägter als bei einseitigen wird der Unterkieferkörper als Folge der fehlenden Abstützung an der Schädelbasis nach dem Bruch nach dorsal verschoben und um den letzten Molaren als Hypomochlion rotiert; es entsteht ein frontoffener Biß. Für das Verhalten des kleinen Fragmentes sind keine Regeln bekannt, doch scheint es, daß das kleine Fragment selten den Kontakt mit dem großen Fragment verliert und der Condylus im Gelenk um so eher nach dorsal verlagert wird, je größer die Entfernung vom Gelenk zum Bruchspalt ist; umgekehrt scheint der Condylus um so eher im Gelenk nach ventral zu wandern, je gelenkspaltnäher die Fraktur erfolgte. Die gelenkspaltnächsten Frakturen sind die subkondylären und Kompressionsbrüche des Unterkieferköpfchens. Hierzu kommen noch die sog. *Luxationsfrakturen.* Es sind dies Unterkieferbrüche im Halsbereich mit einer Luxation des Unterkiefercondylus aus seiner Pfanne. Der Condylus wird dabei meist in einer Stellung vorgefunden, die einzunehmen, ihm erst die Fraktur ermöglicht hat. Ob dabei zuerst die Fraktur und dann die Luxation eintritt, oder ob umgekehrt zuerst der Condylus luxiert wird und anschließend der Unterkiefer frakturiert (REICHENBACH), ist nicht geklärt. Die Dislokation des Condylus erfolgt dabei seltener nach ventral oder dorsal, sondern fast immer nach ventro-medial (Abb. 15). Kli-

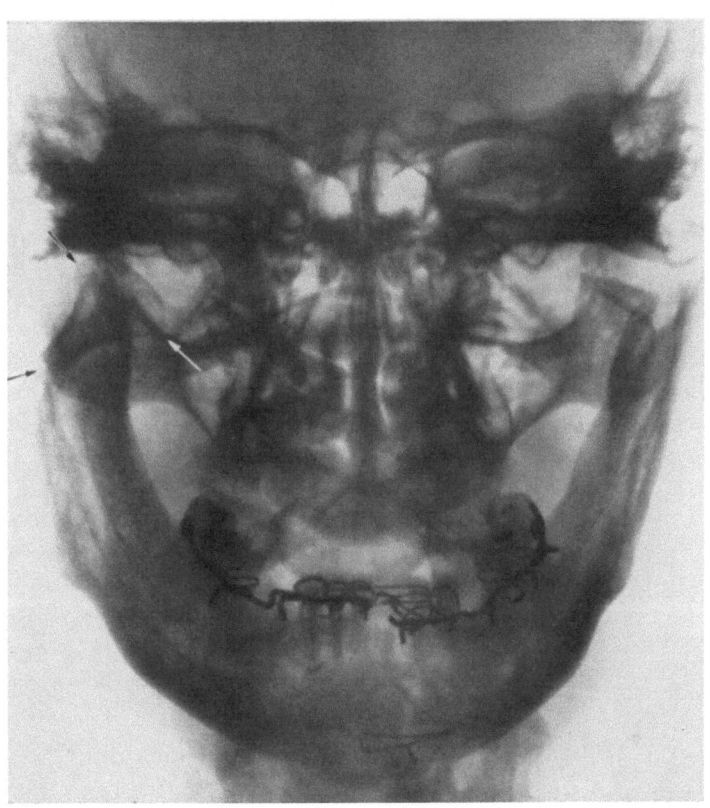

Abb. 15. Kr.G.Nr. 26733, 48 Jahre, ♂; fuhr mit seinem PKW gegen Straßenbegrenzung. Näherer Unfallhergang unbekannt (Commotio cerebri); Unterkieferbruch, caudal geneigte postero-anteriore Aufnahme des Gesichtsschädels, Querbruch des Unterkieferkörpers in regio /1 mit Drahtnaht und Querbruch des rechten Collum mandibulae mit Dislokation des rechten Condylus nach medial (Luxationsfraktur)

nisch sind diese Frakturen an den Stauchungsschmerzen der Okklusionsstörung und der abnormen Beweglichkeit (eventuell mit Crepitation) zu erkennen. Die Funktionsausfälle des Unterkiefers sind sehr unterschiedlich und unabhängig von der Art und dem Ausmaß der Dislokation der Fragmente. Der röntgenologischen Diagnose bereiten lediglich gelenknahe Condylusfrakturen manchmal Schwierigkeiten. Besonders Kompressionsfrakturen mit geringer Dislokation der Fragmente sind schwer von arthrotisch veränderten Kieferköpfchen zu unterscheiden.

Wird der Unterkiefer mesial vom Collum durchgreifend gebrochen, sind die Unterkieferfragmente stets in gleicher Weise disloziert. Unabhängig vom Ort des Angriffs, von der Intensität und der Richtung der einwirkenden Gewalt, werden die Unterkieferteile nach dem Bruch von den kräftigen, am Unterkiefer ansetzenden Muskeln verlagert. Das distale (in diesem Fall = proximale), gelenknahe Fragment wird dabei von den Mundschließern beherrscht und mit seinem bruchnahen Abschnitt nach kranial und gleichzeitig etwas nach außen bewegt (Abb. 9). Das mesiale, die Unterkiefermitte tragende Fragment wird im Sinne einer Mundöffnung verlagert, so daß der bruchliniennahe Anteil des Fragmentes nach caudal und gleichzeitig etwas nach dorsal und medial verschoben wird. Bei beidseitigen Brüchen im Eckzahn-(Prämolaren-)bereich wird das Unterkiefermittelstück zusätzlich um eine transversale Achse rotiert, so daß die unteren Frontzähne nach ventral gekippt erscheinen. Verliert das Mittelstück (bei Trümmerbrüchen) jegliche seitliche Abstützung, kann die Zunge nach dorsal sinken und (ähnlich mobilen Oberkieferbrüchen) den Atemweg verlegen. Klinisch wird die durchgreifende Unterkieferfraktur aus der abnormen Beweglichkeit und der Okklusionsstörung diagnostiziert. Häufig werden Sensibilitätsstörungen als Zeichen der Läsion des Nervus mand. gefunden. Der röntgenologische Nachweis einer durchgreifenden Unterkieferfraktur bereitet selten Schwierigkeiten. Die große Stärke der Compacta und der Spongiosa des Unterkiefers bedingen ein kontrastreiches Röntgenbild, auf dem der Bruchspalt deutlich zu erkennen ist. Zu Fehldiagnosen können die zwei den aufsteigenden Unterkieferast kreuzenden Aufhellungslinien führen, die von der Luft zwischen Pharynxhinterwand und Gaumensegel einerseits und dem Gaumensegel und der Zunge andererseits herrühren. Auch das Zungenbein und der Processus styloideus geben, wenn diese in einer seitlichen Aufnahme an den Unterkieferrand projiziert wurden, zu Verwechslungen Anlaß, besonders bei Trümmerbrüchen. Im Unterkiefer finden sich häufig zum Bruch disponierende Veränderungen (Cysten, Osteomyelitis, Geschwülste). Auch das Verhalten des Bruches zu Zähnen ist im Unterkiefer von besonderem Interesse, weil ein durch einen Periodontalspalt eines Zahnes ziehender Bruch in der Regel durch die Wurzel in seiner Heilung gestört wird (Frakturabsceß, Pseudarthrose).

4. Unterkieferluxationen

Die Verrenkungen des Unterkiefers kommen meist spontan bei weiter Mundöffnung, seltener durch fremde Gewalteinwirkung vor und finden sich meist beidseitig. Ohne Bruch knöcherner Gelenkteile sind Verrenkungen des Condylus nur nach ventral und dorsal bekannt. Hin und wieder ist eine Luxation des Condylus auch nach kranial zu beobachten, doch hat diese Luxation eine Fraktur des Daches des Kiefergelenkes zur Voraussetzung. Bei der Luxation nach ventral tritt der Condylus des Unterkiefers vor das Tuberculum articulare des Jochbogens und wird dort federnd fixiert (Abb. 16). Klinisch wird die Luxation an der Okklusionsstörung und der plötzlich eingetretenen Bewegungseinschränkung mit Schmerzen im Gelenk festgestellt. Bei der röntgenologischen Untersuchung ist darauf zu achten, daß die Aufnahme des Gelenkes mit soweit als möglich geschlossenem Mund angefertigt wird, weil sonst die Luxation nicht von einer weiten Propulsion des Condylus bei Mundöffnung unterschieden werden kann. Ob die Luxation im menisco-temporalen oder im menisco-kondylären Gelenk erfolgt, läßt sich durch eine einfache röntgenologische Untersuchung nicht feststellen. Nur eine

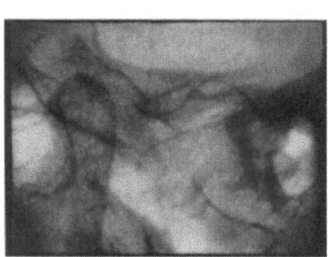

Abb. 16. Prot.Nr. 9635/1958, 72 Jahre, ♀. Rezidivierende Luxation beider Kiefergelenke. Zahnlose Prothesenträgerin. Luxation des linken Kiefergelenkes. Felsenbeinaufnahme (Schüller) bei geschlossenem Mund: der linke Unterkiefercondylus liegt vor dem flachen Tuberculum articulare, die Gelenkspfanne ist leer

(große Übung erfordernde) Arthrographie kann hierüber Auskunft geben, ebenso über das Vorliegen einer seltenen Luxation des Condylus vor oder hinter den Meniscus (Meniscusluxation nach dorsal oder ventral, deren Mechanismus nicht geklärt ist). Bei der überaus seltenen, nur als Folge einer Gewalteinwirkung vorkommenden Luxation des Unterkiefers nach dorsal tritt der Unterkiefercondylus hinter den Processus glenoidalis posterior, bricht meist durch die Vorderwand des Gehörganges in den Gehörgang ein und wird dort fixiert. An klinischen Symptomen weist diese Luxation einen offenen Biß im Bereich der Molaren auf (bei fehlender oder nur leichter Einkeilung des Condylus in den äußeren Gehörgang) oder im Bereich der Front (bei starker Einkeilung und eventueller Kompression des Condylus). Ferner finden sich Schmerzen im Gelenkbereich und eine Bewegungseinschränkung des Unterkiefers. Röntgenologisch ist der Befund stets eindeutig, da eine Bewegung des Condylus hinter den Processus glenoidalis normalerweise nicht vorkommt.

Eine Luxation des Condylus nach medial (oder lateral) ist an eine Fraktur des Collum mandibulae gebunden (Luxationsfraktur).

5. Zahnfrakturen

Zahnfrakturen werden einerseits nach dem Ort der Verletzung in Kronen- und Wurzelbrüche, andererseits nach dem Verhalten der Frakturlinie zur Zahnachse in Längs-, Quer- und Schrägbrüche geschieden. Ob die Brüche direkt oder indirekt entstehen, ist bei dem kleinen Objekt schwer zu entscheiden.

Kronenbrüche finden sich in ungefähr gleicher Zahl in Form von Querbrüchen und von Schrägbrüchen. Die Querbrüche liegen meist im Bereich des Überganges der Krone zur Wurzel. Die Schrägbrüche trennen einen Höcker eines Seitenzahnes oder eine Schneidenkantenecke eines Frontzahnes ab. Längsbrüche der Zahnkronen sind selten, dabei werden meist die beiden Wurzeln eines Molaren oder Prämolaren mit den entsprechenden Kronenteilen durch eine vertikale Fraktur voneinander getrennt, oder seltener wird ein durch eine Wurzelbehandlung geschwächter Frontzahn einseitig paraaxial belastet und bricht dann der Länge nach durch. Von eminent praktischer Bedeutung ist es, ob durch den Bruch die Pulpenkammer eines vitalen Zahnes eröffnet wurde. Eine frei zu Tage liegende Pulpa ist mit den heute zur Verfügung stehenden Methoden auf Dauer selten am Leben zu erhalten.

Auch im Bereich der Zahnwurzel überwiegen die Schräg- und Querbrüche die Längsbrüche (Abb. 17). Letztere finden sich hauptsächlich bei Wurzeln mit stiftverankerten

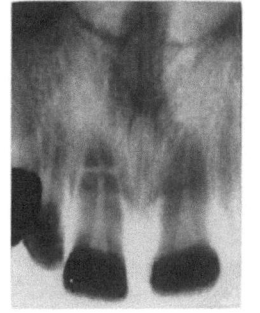 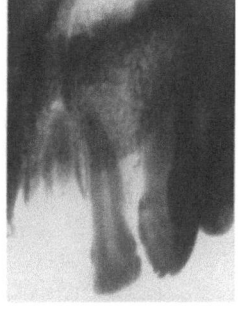

Abb. 17   Abb. 18

Abb. 17. Amb.Prot. 12,277/61, 39 Jahre, ♂. Beim Fußballspiel Tritt ins Gesicht. Schneidezahnbrüche im Ober- und Unterkiefer. Enoraler Zahnfilm der oberen Frontzahnregion. Limbusatrophie 1 / 1. 1/ mit querer Bruchlinie im Bereich des Überganges des mittleren zum apikalen Wurzeldrittel. Der mesiale Periodontalspalt des überkrönten 3/ projiziert sich auf den 2/ und täuscht eine Längsfraktur der Wurzel von 2/ vor

Abb. 18. Kr.G.Nr. 28323, 32 Jahre, ♂; von Automobil niedergestoßen. Bruch der Zahnkronen von 1 / 1 und 2/. Zahnfilm von / 1 2 3 —. Die Krone von /1 ist schräg abgebrochen und fehlt, die Wurzel mesial des Pulpencavum längs gebrochen. / 2 3 erscheinen intakt

Zahnkronen im Frontzahn und Prämolarenbereich und werden fast immer mittelbar durch Gewalteinwirkung auf den Stift des Stiftzahnes hervorgerufen. Die Alveole einer längsgebrochenen Wurzel ist nur selten beschädigt (Abb. 18). Auch bei einer Schräg- oder Querfraktur der Wurzel bleibt die Alveole oft — selbst bei weit apikal liegenden Brüchen — intakt. Werden mehrere nebeneinanderliegende Wurzel frakturiert, bricht meist auch der umgebende Knochen (Alveolarfortsatzfraktur). Die Dislokation der Fragmente gebrochener Zähne ist entweder gering, wenn das periphere Fragment von der Alveole geschient oder von der Zahnpulpa oder der Gingiva fixiert bleibt, oder aber das periphere Fragment fehlt überhaupt.

Klinisch ist die Kronenfraktur leicht festzustellen. Dementsprechend ist für die Diagnose einer Kronenfraktur ein Röntgenbild selten notwendig. Bei den Wurzelbrüchen ist dies umgekehrt. Klinisch kann auf eine Fraktur einer Wurzel nur aus der Functio laesa und der abnormen Beweglichkeit geschlossen werden. Eine sichere Abgrenzung des Bruches von einer Luxation eines Zahnes läßt hier nur das Röntgenbild zu.

Unmittelbar nach dem Unfall liegen die Fragmente oft so innig aneinander, daß die Fraktur auch röntgenologisch nicht erkannt werden kann. Nach einigen Tagen sind jedoch, durch den täglichen, zum Teil unfreiwilligen Gebrauch des Zahnes und durch Exsudation (CIESCYNSKY), die Fragmente soweit voneinander getrennt, daß der röntgenologische Nachweis des Bruches leicht gelingt. Umgekehrt wird manchmal irrtümlicherweise eine auf eine Wurzel projizierte Aufhellungslinie einer Fraktur des Unterkieferknochens oder eines benachbarten Periodontalspaltes für einen Bruch der Wurzel gehalten (Abb. 17). Weitere Aufnahmen in abgeänderten Aufnahmerichtungen klären die Verhältnisse.

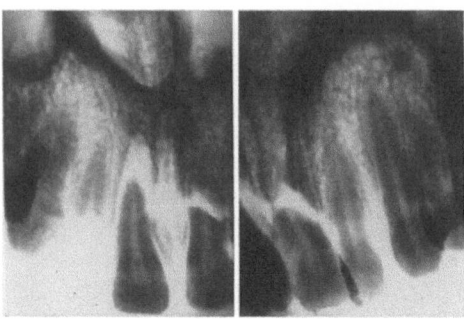

Abb. 19. Prot.Nr. 15,363/60, 27 Jahre, ♂. Sturz von der Straßenbahn. Luxation von oberen Frontzähnen, enorale Zahnfilme der oberen Frontzahnregion. 2/ quere Fraktur in Limbushöhe, Krone fehlt, 1/ erheblich peripher luxiert. /1 in Wurzelmitte schräg gebrochen. 1/ und der periphere Teil von /1 tragen einen abgebrochenen Teil des limbalen Abschnittes des Alveolarkammes

6. Zahnluxationen

Die gewaltsame Verlagerung eines Zahnes wird sowohl nach der Richtung, nach der die Dislokation der Zahnkrone erfolgte, näher bezeichnet, als auch nach dem Ausmaß der Verlagerung. Für die Richtung sind neben den Bezeichnungen peripher (mundhöhlenwärts) und zentral (kieferkörperwärts) die Beifügungen mesial, distal, buccal, lingual, für das Ausmaß die Bezeichnungen partiell und total üblich (AXHAUSEN).

Eine totale Luxation liegt vor, sobald die Krone des an sich intakten Zahnes nach der Verlagerung klinisch nicht sichtbar ist, sei es, daß der Zahn soweit in den Kiefer getrieben wurde, sei es, daß er ausgeschlagen wurde. Zahnluxationen — an Zahl überwiegen die peripheren — finden sich vor allem beim Jugendlichen. Beim Erwachsenen und älteren Menschen führt das gleiche Trauma meist zur Fraktur des Alveolarfortsatzes oder des Zahnes. Luxiert vorgefunden werden am häufigsten die oberen Frontzähne (protrudierte Zähne prognather Kiefer sind ganz besonders oft betroffen). Die Luxation eines Milchzahnes geht stets mit der Gefahr einer Beschädigung des apikal und lingual von der

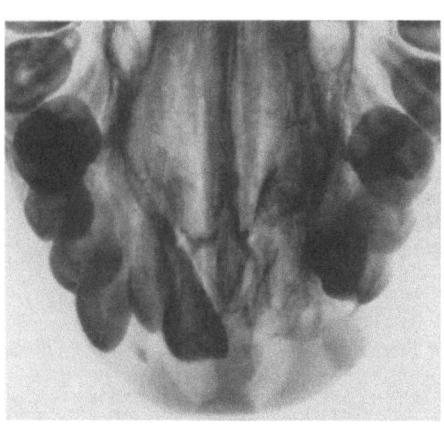
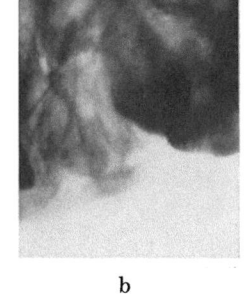
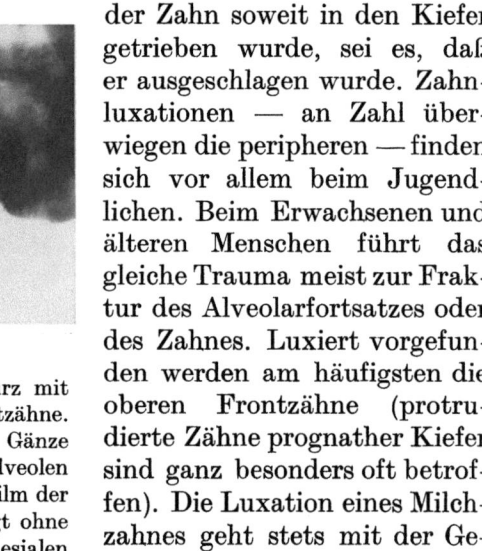

a   b

Abb. 20a u. b. Kr.G.Nr. 23,439, 12 Jahre, ♀. Im Bad Sturz mit der Mundpartie auf eine Stufe. Luxation der oberen Frontzähne. a Aufbißaufnahme des Oberkiefers: 2 1 / zum Teil, / 3 zur Gänze zentral luxiert, / 1 2 fehlen. Das Septum zwischen den Alveolen / 1 2 erscheint frakturiert und nach medial verlagert. b Zahnfilm der linken oberen Eckzahngegend. Der bleibende Eckzahn liegt ohne Periodontalspalt und ohne Pericoronarraum im Kiefer. Die mesialen Nachbarzähne fehlen

Milchzahnwurzel gelegenen Keimes des bleibenden Zahnes einher. Klinisch kann die Zahnkeimschädigung primär nicht erfaßt werden. Erst nach einer eventuellen Infektion des Keimes oder wenn nach Jahren ein verstümmelter Zahn durchbricht oder retiniert im Kiefer vorgefunden wird, kann retrograd auf eine Beschädigung des entsprechenden Zahnkeimes geschlossen werden.

Auf dem Röntgenbild ist die periphere Zahnluxation (Abb. 19) an dem allseitig erweiterten und besonders im Bereich der Wurzelspitze intensiv gezeichneten Periodontalspalt zu erkennen und an der Umkehr des normalen Verhältnisses der Weite des apikalen

Teiles zur Weite des limbalen Teiles des Periodontalspaltes, die zentrale Luxation (Abb. 20) am Fehlen des apikalen Periodontalspaltes. Im Zweifel über das Vorliegen einer Luxation ist die Möglichkeit eines Vergleiches des Periodontalspaltes eines luxierten Zahnes mit dem eines sicher unbehelligt gebliebenen Nachbarzahnes von besonderem Vorteil.

Immer sollte nach einer eventuellen Beschädigung der Alveole gesucht werden. Ganz besonders, wenn eine an einen Hohlraum (Kieferhöhle, Cyste, Mandibularkanal, Bruchspalt) angrenzende Alveole leer vorgefunden wird. Es ist dann immer auch an die Möglichkeit einer Verlagerung des Zahnes in den benachbarten Hohlraum in Betracht zu ziehen (Abb. 9). Der röntgenologische Nachweis einer Verlagerung einer Radix in benachbarte Bereiche ist allerdings oft nicht zu erbringen. Geringe Beschädigungen eines Zahnkeimes bleiben meist unerkannt. Gröbere Veränderungen (Zahnkeimluxationen) sind röntgenologisch feststellbar (asymmetrische Lage des Zahnscherbchens in der Aufhellungszone des Follikels).

Differentialdiagnostisch sind entzündliche und atrophische Veränderungen des periodontalen Raumes abzugrenzen, bei Luxationen geringsten Ausmaßes (Subluxation) ist dies röntgenologisch oft nicht möglich.

Literatur

Axhausen, G.: Einführung in die klinische Zahnheilkunde. Leitfaden der zahnärztl. Chirurgie. München: Carl Hanser 1950.

Bayer, L.: Die vertikale Tagentialaufnahme des Schädels zur Darstellung von Impressionsfrakturen des Jochbeines. Röntgenpraxis H. 8, 629 (1936).

Bergerhoff, W.: Atlas normaler Röntgenbilder des Schädels. Berlin-Göttingen-Heidelberg: Springer 1961.

Bick, W.: Die Bedeutung der Fernröntgen-Kontrastaufnahme bei der Anfertigung von Obturatoren. DZZ (München) H. 23, 1646 (1959).

Brown, J. B.: In: The management of fractures dislocations and sprains von J. A. Key u. H. E. Conwell. St. Louis: C. V. Mosby Comp. 1946.

Cieszynski, A.: Zahnärztliche Röntgenologie. Leipzig: Johann Ambrosius Barth 1926.

Clementschitsch, F.: Mitteilung einer symmetrischen Aufnahme beider Kiefergelenke in posterior-anteriorer Richtung. Stomatologie H. 23, 877 (1941).

— Röntgendarstellung des Gesichtsschädels. Wien: Urban & Schwarzenberg 1948.

— Röntgendarstellung des Gesichtsschädels. In Zahn-, Mund-Kieferheilkunde in Vorträgen, S. 223. München 1955/1956.

Ennis, M., and Le Roy: Fractures of the jaws (R. H. Ivy and L. Curtis). London: H. Kimpton 1945.

Etter, L. E.: Röntgenologie. In H. W. Archer, Oral surgery. Philadelphia u. London: W. B. Saunders Company 1952.

Frackleton, H.: In P. Blount, Knochenbrüche bei Kindern. Stuttgart: Georg Thieme 1957.

Goldhammer, K.: Normale Anatomie des Kopfes im Röntgenbild. Leipzig: Georg Thieme 1930—1931.

— Röntgenologie des praktischen Zahnarztes. Wien u. Leipzig: Aesculap 1937.

Gosserez, M., et Mm. Treheux: Radiologie du massif facial en Traumatologie. 3 d Radiologie 29, 184, (1958).

Grashey, R.: Atlas typischer Röntgenbilder vom normalen Menschen. München: Urban & Schwarzenberg 1954.

Grigor, Mc. Campell, W.: Radiology of war injuries. Brit. J. Radiol. 23, 685 (1950).

Haenisch, F., u. H. Holthusen: Einführung in die Röntgenologie. Leipzig: Georg Thieme 1933.

Hauberisser, E., u. F. Pordes: Röntgenkunde. In Kantorowicz, Handbuch der gesamten Zahnheilkunde. Leipzig u. Berlin: Johann Ambrosius Barth u. H. Meusser 1931.

Hautaut, A.: Les fractures maxillo — faciales. Les annales. 3/4, 169 (1940).

Heiss, J.: Röntgenbild in chirurgischer und klinischer Zahnheilkunde. In: Zahn-, Mund- und Kieferheilkunde in Vorträgen 1955—1956, Bd. 23, H. 16, 223.

Herber, K.: Die Darstellung des Kiefergelenkes durch das Röntgenbild. Stomatologie H. 11, 267 (1919).

Herfert, O.: Zur Therapie der Kiefergelenksbrüche. In K. Schuchardt u. M. Wassmund, Fortschritte der Kiefer- und Gesichtschirurgie. Stuttgart: Georg Thieme 1956.

Hetzar, W.: Die Sialographie. Leipzig: Georg Thieme 1942.

Hielscher, W.: Der Sinus maxillaris im intraoralem Röntgenbild. In: Dtsch. Zahn-, Mund- u. Kieferheilk. 23, 5/6 (1955).

— Ein Beitrag zur Diagnostik der Kiefergelenke. DZZ (München) 15, H. 18, 1259 (1960a).

— Extraorale Röntgenaufnahmemethoden. Dtsch. Zahnärztekalender 1960b.

— Zahn- und Kieferfrakturen im Röntgenbild. Dtsch. Zahnärztekalender 1961.

Hodgson, G.: The radiology of facial bone fractures. Brit. J. Radiol. Jx. 637 (1936).

Hofrath, H.: Das Röntgenbild in der Chirurgie und Orthopädie des Mundes und der Kiefer.

In Lindemann, Leitfaden der Chirurgie und Orthopädie des Mundes und der Kiefer. Leipzig: H. Meusser 1939.

Hogemann, K. E.: Die Behandlung von Oberkieferbrüchen ohne extraoralem Stützverband. In K. Schuchardt u. M. Wassmund, Fortschritte der Kiefer- und Gesichtschirurgie. Leipzig: Georg Thieme 1956.

Janker, R.: Röntgen-Aufnahmetechnik. Leipzig: Johann Ambrosius Barth 1945.

Jung, T.: Röntgenaufnahme der Kiefer extraoral. Zahn-, Mund- u. Kieferheilk. in Vorträgen 1955/56, H. 16.

Kallenberger, K.: Die Brüche des Unterkiefers. In K. Schuchardt u. M. Wassmund, Fortschritte der Kiefer- und Gesichtschirurgie. Stuttgart: Georg Thieme 1956.

Kazanjian, V. H., and J. M. Converse: Maxillofacial surgery. Baltimore: Williams Wilkins Company 1959.

Köhler, J. A.: Diagnose und Therapie der Kieferfrakturen. Heidelberg: Dr. A. Huthig 1951.

— Die Kieferbrüche der Kinder und Jugendlichen. In K. Schuchardt u. M. Wassmund, Fortschritte der Kiefer- und Gesichtschirurgie. Stuttgart: Georg Thieme 1956.

Köle, H.: Ergebnisse von Kieferbruchkontrollen im Zeitraum 1948—1954. In K. Schuchardt u. M. Wassmund, Fortschritte der Kiefer- und Gesichtschirurgie. Stuttgart: Georg Thieme 1956.

Korkhaus, G.: Zahnärztliche Röntgenologie in diagnostischer und therapeutischer Anwendung. München: Carl Hanser 1955.

Le Fort de Lille, René: Etude experim. sur les fractures de la machaire superieure. Rev. Chir. (Paris) 23, 208—2327 (1901).

Lorimier, A. A. de: In A. A. de Lorimier, H. G. Moehring, J. R. Hannan, Clinical roentgenology. Springfield (Ill.): Ch. C. Thomas 1953, C.

Loepp, W., u. R. Lorenz: Röntgendiagnostik des Schädels. Stuttgart: Georg Thieme 1954.

Marolt, A.: Beitrag zur Röntgenographie des Kiefergelenkes. Zahnärztl. Z. 1289—1299 (1957).

Mayer, E. G.: Röntgenbefunde bei Erkrankungen der Nasennebenhöhlen. Fortschr. Röntgenstr. 38, 1081 (1928).

— Diagnose und Differentialdiagnose in der Schädelröntgenologie. Wien: Springer 1959.

—, u. J. Jakovsky: Anordnung der normalisierten Röntgenaufnahmen. Wien: Urban & Schwarzenberg 1946.

McCall, J. G., u. S. S. Wald: Handbuch der klinischen dentalen Röntgenologie. Stuttgart u. Zürich: Medica 1954.

Meyer, W.: Traumatische Schädigungen von Zahnkeimen, Band I., Röntgenologie. In Häupl, Schuchardt u. Meyer, Handbuch der Zahn-, Mund- und Kieferheilk., Band II. Berlin u. München: Urban & Schwarzenberg 1957.

Mittermaier, R.: Die Krankheiten der Nasennebenhöhlen und des Ohres im Röntgenbild. Leipzig: Georg Thieme 1934.

Müller, H.: Zur Tomographie des Kiefergelenkes. Fortschr. Kieferorthop. 19, H. 1/2 (1958).

Noorgard, F.: Arthrographie des Kiefergelenkes. Persönliche Mitteilung von Lundbeck, Kopenhagen.

Ooban, B.: Eine verbesserte Röntgentechnik. Stomatologie 17, 61 (1947).

Parma, C.: Irrtümer der Röntgendiagnostik in der Zahnheilkunde. Stomatologie 35, 5, 13 (1937).

Pernkopf, E.: Topographische Anatomie des Menschen, Bd. I, 1937, Bd. II, 1941. Berlin u. Wien: Urban & Schwarzenberg 1957.

Pichler, H., u. R. Trauner: Kieferbrüche. In: Kieferchirurgie. Wien: Urban & Schwarzenberg 1958.

Pordes, F.: Ein Kriegsjahr Röntgenologie im Spital für Kieferverletzte. Stomatologie 14, H. 12, 22 (1916).

— Die radiographische Darstellung der einzelnen Zähne und Kiefer. Stomatologie 1919, 17, S. 38.

Reckow, J. v.: Röntgenbild — intraorales, klinische Auswertung. Zahn-, Mund- u. Kieferheilk., H. 16, 223 (1955).

Reichenbach, E.: Die Verrenkungsbrüche des Unterkiefergelenkskopfes. Zahn-, Mund- und Kieferheilk., 1, 31 (1934).

— Leitfaden der Kieferbruchbehandlung. Leipzig: Johann Ambrosius Barth 1942.

— Kieferbrüche. In Bürkle de la Camp, Handbuch der gesamten Unfallheilkunde. Stuttgart: Ferdinand Enke 1955.

— Die Brüche des Oberkiefers. In K. Schuchardt u. M. Wassmund, Fortschritte der Kiefer- und Gesichtschirurgie. Stuttgart: Georg Thieme 1956.

— Kieferbrüche. In Häupl, Mayer u. Schuchardt, Handbuch der Zahn-, Mund- und Kieferheilkunde. Bd. II, S. 693—775. München-Berlin-Wien: Urban & Schwarzenberg 1957.

Rösli, A.: Beiträge zur Technik symmetrischer Jochbogenaufnahmen. Radiol. clin. (Basel) 23, 12 (1954).

Rogers, L., G. Hall and J. Shackleford: Fractures and incomplete dislocations of mandible and maxillae. Radiology 18, 28—40 (1932).

Schiff, E.: Z. Kinderheilk. 57, 654 (1936).

Schmuziger, P.: Die Kieferfrakturen im Röntgenbild. Schweiz. Mschr. Zahnheilk. 65, 983 (1955).

Schönberger, A.: Behandlung der Zähne im Bruchspalt. In K. Schuchardt u. M. Wassmund, Fortschritte der Kiefer- und Gesichtschirurgie. Stuttgart: Georg Thieme 1956.

Schüller, A.: Regio orbitotemporalis. Fortschr. Röntgenstr. 55, 62 (1937).

Schwarz, A. M.: Röntgenostatik. Wien u. Innsbruck: Urban & Schwarzenberg 1959.

Schwarzkopf, H.: Die dentale Röntgendiagnostik und ihre klinische Auswertung. Heidelberg: Dr. A. Hüthig 1950.

SIMON, B. v., u. R. REHAK: Über ein neues und vereinfachtes Verfahren zur Anfertigung von Teleröntgenogrammen. Dtsch. Zahn-, Mund- u. Kieferheilk. 2, H. 3, 140 (1935).

SONNABEND, E.: Das Röntgenbild in der zahnärztlichen Praxis. München: R. Pflamm 1958.

STEINHARDT, G.: Vergleichende röntgenologische und anatomische Untersuchungen am Kiefergelenk. Fortschr. Röntgenstr. 48 (6), 683 (1933).

— Diagnostik und Therapie der Kiefergelenksbrüche. In K. SCHUCHARDT u. M. WASSMUND, Fortschritte der Kiefer- und Gesichtschirurgie. Stuttgart: Georg Thieme 1956.

STRAITH, LE ROY, u. W. B. SLAUGHTER: Röntgenologie der Nasennebenhöhlen. In: Clinical Radiology Pc Severson C. U. Pillmore. Philadelphia: Davis Comp. 1950.

THOMA, K. H.: Kieferbrüche in Oral Surgery. St. Louis: C. V. Mosby/Comp. 1948.

THONHOFER, P.: Das plastisch wirkende Röntgenbild. Stomatologie H. 19/20, 559 (1943).

TITTERINGTON, F.: Fractures of the bones of the face. Radiology 11, 207 (1928).

ULLIK, R.: Die Behandlung der Kieferbrüche. Stomatologie 12, 193—289 (1943).

WUEHRMANN, H.: Extraoral techniques, lateral jaw. Oral Surg. 12, 12 (1959).

WUNDERER, S.: Kieferbrüche. In Handlexikon der zahnärztlichen Praxis von H. HARNISCH u. J. GABKA. Stuttgart: Medica 1960.

ZIMMER, E. A.: Der normale und gebrochene Jochbogen in neuen Aufnahmerichtungen. Fortschr. Röntgenstr. 55, 67 (1937).

—, u. M. BROSSY: Lehrbuch der Röntgendiagnostischen Technik. Berlin - Göttingen - Heidelberg: Springer 1962.

ZUPPINGER, A.: In H. SCHINZ, W. BAENSCH, E. FRIEDEL, E. VEHLINGER, Lehrbuch der Röntgenologie. Stuttgart: Georg Thieme 1952.

B. Die Röntgendiagnostik der Nase, der Nasennebenhöhlen und des Epipharynx

Von

L. Psenner

Mit 170 Abbildungen in 256 Einzeldarstellungen

Die Röntgenuntersuchung der Nasennebenhöhlen vermag in ausgezeichneter Weise die Ergebnisse der klinischen Untersuchungsmethoden zu bestätigen und in manchen Fällen zu ergänzen. Schon allein die Klarstellung der anatomischen Verhältnisse bedeutet für den Kliniker einen großen Vorteil. Als Beispiel sei nur erwähnt das Fehlen einer oder beider Stirnhöhlen bei Stirnkopfschmerzen und Eiterstraße im mittleren Nasengang. Bei feststehender klinischer Diagnose, z. B. eines Empyems der Kieferhöhle, ist der Zweck der Röntgenuntersuchung nicht, die selbstverständlich vorhandene Verschattung dieser Höhle festzustellen, sondern den Nachweis weiterer pathologischer Veränderungen zu erbringen, die vom Kliniker mangels eindeutiger Symptome nicht oder nicht sicher zu diagnostizieren sind, so z. B. das Befallensein mehrerer Nebenhöhlen oder das Bestehen einer Knochenaffektion.

Die Verwendung der Röntgenstrahlen in der Rhinologie zu diagnostischen Zwecken geschah schon bald nach ihrer Entdeckung. SCHEIER und WINKLER waren unter den ersten, die sich dieser neuen Untersuchungsmöglichkeit bedienten. SCHEIER gelang es bereits im Jahre 1896, Fremdkörper der Nase im Röntgenbild zur Darstellung zu bringen. Mit den damals noch sehr wenig leistungsfähigen Apparaten war es natürlich, daß man den Schädel im kürzesten Durchmesser durchstrahlte und zunächst nur Seitenbilder anfertigte. Trotzdem waren die Aufnahmezeiten enorm lang und WINKLER berichtete, daß gar nicht so selten ein temporärer Haarausfall auf der der Röhre zugewandten Seite des Schädels eintrat. Auch kam man zunächst über den Nachweis von schattengebenden Fremdkörpern nicht hinaus. Krankhafte Veränderungen an den Nebenhöhlen zu erkennen, gelang damals noch nicht. Dies wurde aber mit einem Schlage anders, als man einige Jahre später dazu überging, trotz der langen Expositionszeit sagittale Aufnahmen der Nasennebenhöhlen anzufertigen. Die sagittalen Bilder ergaben den großen Vorteil der Vergleichsmöglichkeit der beiden Seiten, die sich im Profilbild ineinanderprojizieren. Es sind hier unter anderen GOLDMANN, GOLDMANN und KILLIAN, WASSERMANN, KUTTNER, PEYSER, ALBRECHT, JANSEN, HAIKE, PFEIFFER, RHESE, BUNZLOW, MARSCHIK und SCHÜLLER zu nennen, die zeigen konnten, daß auf den für die heutige Zeit als schlecht zu bezeichnenden Bildern doch eine Menge gut verwendbarer Einzelheiten zu sehen waren. Trotz dieser Fortschritte ließen sich viele Rhinologen vom Wert einer Röntgenuntersuchung nicht überzeugen. Die Frage, welchen Nutzen Röntgenbilder für die Diagnose erkrankter Nasennebenhöhlen haben, wurde eifrig diskutiert, wobei von manchen Rhinologen die Nützlichkeit der Röntgenaufnahme infolge der geringen Ausbeute und infolge der auch bei guten Bildern vorkommenden Irrtümer bestritten wurde. Manche gingen so weit, vor einer Röntgenuntersuchung wegen der mitunter auftretenden Schädigungen wie Haarausfall zu warnen. Zahlreiche andere Forscher jedoch haben mit viel Mühe und Aufwand die Sache weiter entwickelt, haben Grundlagenforschung betrieben, um die Fehlermöglichkeit auszuschalten bzw. zu verringern und haben verbesserte und neue Projektionsrichtungen angegeben. Es seien hier nur die Namen SCHÜLLER und GRASHEY genannt. So wurde schon in den Jahren vor dem ersten Weltkrieg Beachtliches geleistet. Bereits 1914 erschien die „Röntgendiagnostik des Nasen- und Ohrenarztes" von SONNENKALB, eine für die damalige Zeit ausgezeichnete und erschöpfende Monographie über das bis dahin Erreichte. Auch in Amerika hatte man sich damals schon eingehend mit der rhinologischen Röntgendiagnostik befaßt (GEORGE, MAC FORLAN, MANGER, PACKER, SKINNER, SKILLERN und PFAHLER, WATERS und WALDRON). In den Jahren des ersten Weltkrieges selbst erwies sich die Röntgenuntersuchung zur Lokalisation von Geschossen und Geschoßsplittern als unentbehrlich. Zahlreiche Arbeiten, die sich hiermit beschäftigen, geben hierüber Aufschluß. Noch während, aber besonders nach dem Kriege hat die sich ständig verbessernde Technik (Entwicklung der Vakuumröhre mit Glühkathode durch COOLIDGE, Herstellung einer beweglichen Streustrahlblende durch BUCKY) einen wesentlichen Fortschritt in der Verfeinerung der Diagnose gebracht. In den Jahren nach dem ersten

Weltkrieg bis heute haben sich viele Autoren in zahlreichen Ländern mit der Weiterentwicklung und dem Ausbau der rhinologischen Röntgenologie befaßt und zwar sowohl auf apparativ-technischem, als auch auf rein medizinisch röntgenologisch-diagnostischem Gebiete. Hier sind unter anderen zu nennen in Österreich vor allem E. G. MAYER, der Wesentliches zur Röntgendiagnostik in der Rhinologie beigetragen hat, dann BRUNNER und WALDAPFEL, CLEMENTSCHITSCH, GRAUER, TANEW. In Deutschland: AUER, BARTELINK, BARTH, BIRKHOLZ, BLÜMLEIN, BOENINGHAUS, FRANG, FRIEDL, GAUS, GRAUPNER, HECKMANN, KOCH, KUTTNER und LACHMANN, LINCK, LOEPP, MAXWELL, MITTERMAIER, MÖHLMANN, NEHLS, REISER, RICHTER, SCHILLER, SCHLUNGBAUM, SCHWARZ, SONNENKALB und BEYER, STEPHAN und SCHAEFFER, STERN, STEURER, THIEL, THROST, UFFENORDE, WIDENMANN. In Frankreich: BLONDEAU, BOUCHET, CHAUMET, DULAC e PAILLER, DISSEZ, FAUR, GUNSETT-SICHEL und BOUTON, GONDA, HIRTZ, LEDOUX-LEBARD und CARCIA-CALDERON, PORCHER, SURREL und MEYER, SOURICE, TERRACOL, VINSON, WORMS. In Italien: ALEXANDER, BARBIERI und GUTTADAURO, BARUZZI, DE BERARDI, BERTOLOTTI, BOMBELLI, BRUNETTI, CITELLI, COCCHIAROLE, CAMERINI, FABRONI, FERRERI und CAPUA, MAFFI, PAGANO, PISANI, PODESTA, RATTI, REDOGLIA, SCARPA, TESTA, TORRIGIANI und CASTALDI, VESPIGNANI. In Schweden: CARLSTEN, GESCHELIN, HOLMGREEN, JÖNSSON, KNUTSSON, LARSSON LARS, ODQUIST, RIBBING, WARBERG, WELIN. In der Schweiz: BACHI, MATHEY, OPPIKOFER. In England: CALTHROP, FULTON J. STRUTHERS, HERNAMAN-JOHNSON, H. G. HODGSON, SAMUEL, SPEIGHT, TURNER, YORKE. In Belgien: CHALMAGNE, FAABORG-ANDERSEN, THIENPONT, VERNIEUWE, VAN WINKEL und MAERTENS. Im spanischen und portugiesischen Sprachgebiet: BERGERA, HERNANDEZ, FARJAT und CANALE, MANGABEIRA, MANGABEIRA und DA SILVA, OLIVÉ LEITE, DE VEGA-GOIOECHEA. In Amerika: ALLEN, ASPRAY und HERPEL, BARTON, BLOCHER, BROWN, CHASE, COLLINS, DEAN, JERMANN, GOALWIN, GOODYEAR, GRANGER, GRIER, HAAS, ISRAEL, JOHNSON, LAW, LORÉ JOHN, MARESH, OVERGAARD, PFAHLER, WORTH.

Nachdem es gelungen war, einwandfreie Aufnahmen herzustellen, ging man auch schon dazu über, stereoskopische Bilder anzufertigen. Es sind hier in Deutschland vor allem COHN und BARTH, HAAS, LANGENBECK und besonders TESCHENDORF zu nennen, die sich mit der Stereoskopie eingehender befaßten. In Frankreich waren es unter anderem CHATELLIER und DARIAUX, CHAUSSÉ und GUILLON, GUNSETT, SICHEL, BOUTON und CORNU, die sich hiermit beschäftigten, und unter den Amerikanern sind besonders GRIER und PALMER zu nennen. Das im Jahre 1922 von SICCARD und FORESTIER entwickelte *Lipiodol*, das zunächst nur für die Broncho- und Myelographie verwendet wurde, wurde auch bald zur Darstellung der Nasennebenhöhlen herangezogen. Hier waren es vor allem die Franzosen, aber auch die Amerikaner (PROETZ), die sich besonders für die Kontrastfüllung der Nebenhöhlen einsetzten, während in Deutschland und in Österreich diesbezüglich mehr Zurückhaltung an den Tag gelegt wurde. Mit der Entdeckung der Schichtbilder im Jahre 1921/22 durch BOCAGE wurde auch dieses Verfahren in der rhinologischen Röntgendiagnostik angewandt. Hierüber sind besonders aus Italien und Frankreich, aber auch aus Deutschland, Österreich und Amerika zahlreiche Publikationen erschienen. Von den zahlreichen Autoren seien nur einige angeführt: Italien: BULLO und D'ALO, CAMINO, CASATI, CAVALLO und MONATERI, GHISLANZONI, MARTINO, LIVERIERO, PREVENDI und TASSI, ROSSI, DE SERIO, VALLEBONA. Frankreich: AUBANIAC und POROT, BOUCHET und DULAC, CANUYT und GUNSETT, DUHAMEL, DULAC und PAILLER, BUFFÉ, GALLOUIN und AUBERT, LACHAPÉLE, VAILLANT und CHUPIN, MARTIN und DUHAMEL, MOUNIER-KUHN, GAILLARD, BONNEFOY und LAFON, PORTMANN und GUILLEN, SICHEL, WILD und VOEGTLIN, WANGERMEZ. Deutschland: BAYER, BAYER und WERNER, FRITZ, KUHLMANN, RATING und SCHNEIDER. Österreich: HAMMER, MATHIS und HAMMER, MUNTEAN, ZDANSKY. Amerika: CONE, SHERWOOD und DEAN, DODD, COLLINS, EDGAN und HERRERA, HOLVEY, ROSENTHAL und ANSON, MOORE und CONE.

In den letzten Jahren haben auch die Vergrößerungsaufnahmen Anwendung in der rhinologischen Röntgendiagnostik gefunden. Hierüber haben unter anderen aus Deutschland PFANDER, REINIKE, WUTTGE und ZIMMER, aus Frankreich ROUSSEL, SCHOUMACHER und PERNOT und aus England OVERBOSCH und RAP berichtet. Auch die Schirmbilduntersuchung wurde zur Erkennung von Nasennebenhöhlenaffektionen mit Erfolg angewandt.

I. Die Technik der Standarduntersuchung der Nase, der Nasennebenhöhlen und des Epipharynx
(Zugleich eine kritische Wertung der einzelnen Projektionen)

Die Untersuchungstechnik hat in der Praxis mehrere Gesichtspunkte zu berücksichtigen und zwar sowohl solche spezieller als auch solche allgemeiner Natur. Als spezielle Gesichtspunkte für die rhinologische Röntgendiagnostik sind folgende Richtlinien maßgebend[1]:

---

[1] Der besseren Übersicht halber soll zuerst die Untersuchungstechnik der Nasennebenhöhlen besprochen werden.

1. Zur Erzielung des besten Kontrastes müssen die Röntgenstrahlen in der Richtung der größten räumlichen Ausdehnung der pneumatischen Hohlräume verlaufen.

2. Die einzelnen Nebenhöhlen müssen frei von Überlagerungen durch störende Skeletteile zur Darstellung gebracht werden.

3. Die Aufnahmen müssen, soweit dies möglich ist, am sitzenden Patienten, bei horizontalem Strahlengang angefertigt werden, um Flüssigkeitsspiegel erkennen zu können.

Als allgemeine Gesichtspunkte haben zu gelten:

1. Die Aufnahmen sollen ohne Schwierigkeiten besonders ohne stärkere Belastung für den Patienten gemacht werden können. Hierbei ist außerdem darauf Bedacht zu nehmen, daß sie im Falle der Notwendigkeit einer Wiederholungs- bzw. Kontrolluntersuchung in identischer Weise wiederhergestellt werden können.

2. Die Qualität der Aufnahmen soll so sein, daß auch die kleinsten, gerade noch bildgebenden Einzelheiten gut zu erkennen sind. Dies gilt in gleicher Weise für die normalen anatomischen, als auch für die pathologisch veränderten Details.

3. Die Aufnahmetechnik soll derart sein, daß sie mit der geringst möglichen Strahlenbelastung für den Patienten verbunden ist.

Es ist klar, daß bei der verschiedenartigen anatomischen Lage der Nebenhöhlen und ihrer unterschiedlich räumlichen Ausdehnung eine einzige Aufnahme nicht allen oben angeführten Bedingungen gerecht werden kann. Eine einzige Projektion genügt daher nicht, um einen eindeutigen Befund über den Zustand sämtlicher pneumatischer Hohlräume abgeben zu können.

Zahlreiche Projektionsrichtungen wurden angegeben, von denen sich aber nur wenige den oben angeführten Punkten als entsprechend und demgemäß als allgemein anwendbar und aufschlußreich erwiesen haben. Infolge der anatomischen Gegebenheiten der Nebenhöhlen besteht hier der Idealfall, daß wir sie in allen drei Dimensionen des Raumes zur Darstellung bringen können. Dementsprechend unterscheiden wir eine sagittale, eine seitliche und eine axiale Projektion. Dies bezieht sich aber nicht auf den Raum, sondern auf den menschlichen Körper, also in unserem Falle auf den Schädel. Da wir die Aufnahmen am sitzenden Patienten anfertigen sollen, müssen wir mit horizontalem Strahlengang arbeiten. Die sagittalen und axialen Aufnahmen bieten den großen Vorteil der Vergleichsmöglichkeit zwischen rechts und links. Auf seitlichen Aufnahmen projizieren sich die paarig angelegten Teile ineinander, sie besitzen daher nur beschränkten Wert.

1. Die sagittalen Aufnahmen

Sie werden, wenn nicht zwingende Gründe dies verhindern, in postero-anteriorer Richtung angefertigt. Je nach dem Verlaufe des Zentralstrahles zur Deutschen Horizontalebene unterscheiden wir[1]:

a) Die sagittale Aufnahme, bei der der Zielstrahl in der Schnittlinie der Median-Sagittalebene mit der Deutschen Horizontalebene verläuft (sagittal-horizontale[2] Aufnahme der Nebenhöhlen).

b) Die sagittale Aufnahme, bei der der Zielstrahl in der Median-Sagittalebene verlaufend mit der Deutschen Horizontalebene einen nach hinten-oben offenen Winkel von etwa 25° bildet (sagittale etwas kranial-exzentrische Aufnahme der Nebenhöhlen oder postero-anteriore Aufnahme der Orbitae).

c) Die sagittale Aufnahme, bei der der Zielstrahl in der Median-Sagittalebene verlaufend mit der Deutschen Horizontalebene einen nach hinten-oben offenen Winkel von

---

[1] Die öfters zu findenden Angaben der Strahlenrichtung mit der Bezeichnung occipito-frontal, occipito-mental, occipito-dental u. dgl. sind ungenau, weil sie keine exakten Hinweise über den Verlauf des Zielstrahles geben. Der Zielstrahl entspricht in der Regel dem Zentralstrahl bzw. ist mit demselben identisch. Bei Aufnahmen, wo dies nicht der Fall ist, wird dies besonders hervorgehoben.

[2] Horizontal bedeutet im Zusammenhang mit sagittal, daß der Zentralstrahl in der Deutschen Horizontalebene verlaufen ist.

etwa 45° bildet (sagittale kranial-exzentrische Aufnahme der Nebenhöhlen oder Aufnahme der Nebenhöhlen I. Serie).

d) Die sagittale Aufnahme, bei der der Zielstrahl in der Median-Sagittalebene verlaufend mit der Deutschen Horizontalebene einen nach hinten-unten offenen Winkel von etwa 25° bildet (sagittale caudal-exzentrische Aufnahme der Nebenhöhlen).

Die erste Feststellung, die wir bei Betrachtung eines Röntgenbildes treffen sollen, ist die Festlegung der Projektionen, d. h. wir müssen uns darüber im klaren sein, ob der Zielstrahl tatsächlich in den vorgeschriebenen Richtungen verlaufen ist oder nicht. Im ersten Falle haben wir eine typische Projektion vor uns, im zweiten eine atypische. Die Erzielung einer typischen Projektion wird nicht immer möglich und auch bei Anwendung aller technischen Hilfsmittel mitunter dem Zufall überlassen sein. Sie ist zur exakten Auswertung eines Röntgenbildes nicht immer unbedingt erforderlich, man muß nur eine atypische Projektion erkennen und man muß wissen, welche diagnostischen Irrtümer durch sie hervorgerufen werden können.

Zu a). Sie ist die bekannteste und älteste der sagittalen Aufnahmen und wird folgendermaßen angeordnet: Der Patient sitzt vor dem Aufnahmegerät. Stirn und Nase werden der fast vertikal stehenden Kassette soweit als möglich genähert. Ein stärkeres Anpressen der Nase muß vermieden werden, weil dies einen störenden Schatten hervorruft. Die Fixation erfolgt durch eine am Hinterkopf angelegte Schlitzbinde. Der Zielstrahl verläuft in der Schnittlinie der Median-Sagittalebene mit der Deutschen Horizontalebene (s. Abb. 1a). Wird die Aufnahme am liegenden Patienten gemacht, so ist die Anordnung im wesentlichen dieselbe, nur liegt die Kassette nicht flach auf dem Aufnahmetisch, sondern ist etwas geneigt und zwar derart, daß ihr oberer Rand höher steht als der untere[1]. Diese Projektion findet ja auch bei der

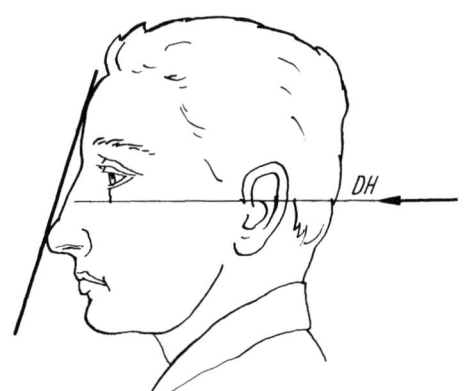

Abb. 1a. Verlauf des Zielstrahles bei der sagittal-horizontalen Aufnahme der Nebenhöhlen. Der Zielstrahl verläuft im Schnittpunkt der Medianebene mit der Deutschen Horizontalebene. Der Pfeil zeigt bei dieser und sämtlichen weiteren Aufnahmen den Verlauf des Ziehlstrahles an. DH Deutsche Horizontalebene

Anfertigung einer sagittalen Schädelübersichtsaufnahme Anwendung. Auf dieser Aufnahme kommen die Stirnhöhlen gut zur Darstellung. Sie werden aber, mit Ausnahme einer eventuell vorhandenen orbitalen Bucht, von den Strahlen nicht in der Richtung ihrer größten räumlichen Ausdehnung durchsetzt. Dadurch wird der Nachweis geringer Helligkeitsunterschiede erschwert. In ihren unteren Anteil projizieren sich außerdem Teile des Bodens der vorderen Schädelgrube. Das Siebbein hingegen tritt bei dieser Projektion besonders deutlich zu beiden Seiten der Nase in Erscheinung, da es in der Richtung seiner größten räumlichen Ausdehnung von den Strahlen durchsetzt wird. Eine Trennung in vorderes und hinteres Siebbein ist nicht möglich. Wir wissen nur, daß ersteres mehr medial, letzteres mehr lateral zur Abbildung kommt. Die Kieferhöhlen sind fast vollkommen vom dichten Schatten der Schädelbasis, insbesondere der Pyramiden überlagert und sind daher nur beschränkt beurteilbar. Die hinter dem Ethmoid gelegenen Keilbeinhöhlen gelangen mit den Siebbeinzellen und der Nasenhöhle zur Deckung. Die Umrisse des Sinus sphenoidalis sind jedoch im Normalfalle gut wahrzunehmen. Die sagittal-horizontale Aufnahme bringt somit die Siebbeinzellen in guter und die Stirnhöhlen in befriedigender Weise

---

[1] Bezüglich der Lage der Kassette zum anatomischen Objekt seien hier, um Wiederholungen zu vermeiden, einige allgemein gültige Details angegeben, die überall dort gelten, wo nicht gesondert die Filmlage besprochen wird. Bei den sagittalen und axialen Aufnahmen der Nasennebenhöhlen ist der rechte und linke Filmrand immer gleich weit von der Median-Sagittalebene entfernt. Bezüglich oberen und unteren Filmrandes wird man die Kassette so legen, daß der Zielstrahl ihre Mitte trifft. Die Median-Sagittalebene soll bei allen sagittalen und axialen Aufnahmen senkrecht zur Kassettenebene verlaufen.

zur Darstellung. An weiteren anatomischen Details sind auf diesem Bilde noch zu sehen: Die Kontur des Planum sphenoidale, die rechts und links in die obere Kontur des kleinen Keilbeinflügels übergeht, weiter die Fissura orbitalis superior, die oben vom hinteren-unteren Rand des kleinen Keilbeinflügels und unten vom medialen Rand des großen Keilbeinflügels begrenzt ist. Im lateralen Anteil beider Orbitae finden sich, die rechter und linker Linea innominata entsprechenden Schattenlinien. Sie verlaufen von außen-oben nach innen-unten und entsprechen einem von den Strahlen tangential getroffenen Teil der Schläfengrube. Im unteren-medialen Anteil der Augenhöhlen sieht man häufig rechts und links je eine kleine, runde Aufhellung, die durch das Foramen rotundum hervorgerufen wird. Bezüglich der oberen Orbitakontur ist zu sagen, daß sie im inneren Drittel dem Orbitarand, im mittleren und äußeren Drittel aber einem dahinter gelegenen Teil des Augenhöhlendaches entspricht, welches auf eine kürzere oder längere Strecke von den Strahlen tangential getroffen wird. Der Orbitarand liegt hier etwas tiefer und erzeugt einen zarten Schatten (s. Abb. 1b). Die mediale Orbitawand soll, um Wiederholungen zu vermeiden, im nächsten Absatz, bei Besprechung der Projektionsvarianten genauer analysiert werden. Die Besprechung der Anatomie der Nasenhöhle erfolgt später.

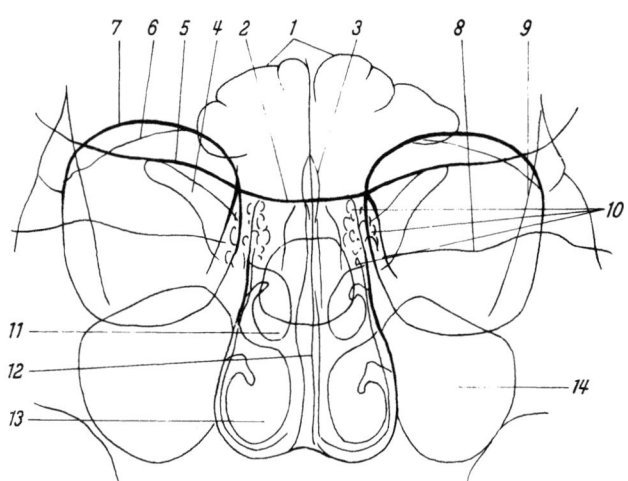

Abb. 1b. Skizze einer sagittal-horizontalen Aufnahme der Nebenhöhlen. *1* Obere Kontur beider Stirnhöhlen; *2* Planum sphenoidale; *3* Crista galli; *4* Fissura orbitalis superior; *5* kleiner Keilbeinflügel; *6* oberer Orbitarand; *7* obere Orbitakontur entsprechend dem tangential getroffenen höchsten Teil des Orbitadaches, welcher meist etwa 1 cm hinter dem oberen Orbitarand gelegen ist; *8* obere Kontur der Pyramide; *9* Linia innominata; *10* Siebbeinlabyrinth; *11* mittlere Nasenmuschel; *12* Septum nasi; *13* untere Nasenmuschel; *14* Kieferhöhle

Zur Festlegung der symmetrischen Projektion bzw. des tatsächlichen Verlaufes des Zielstrahles muß man folgende Einzelheiten beobachten. Die mediale Begrenzung der Augenhöhlen wird beiderseits durch zwei Linien markiert, von denen die medial gelegene und innerhalb des Siebbeines verlaufende, den vorderen Anteil, die lateral gelegene den hinteren Anteil der medialen Orbitawand darstellt. Die erste, oft schlecht wahrnehmbare Linie zieht in Fortsetzung der oberen Orbitakontur zunächst senkrecht nach abwärts, um dann, nach lateral umbiegend, in die untere Orbitakontur überzugehen. Ihr anatomisches Substrat ist größtenteils das Os lacrimale. Die zweite, lateral gelegene Linie ist immer gut nachweisbar, da sie wesentlich dichter ist. Sie nimmt im Röntgenbild ihren Anfang an der Stelle, an der das Planum sphenoidale in die obere Kontur des kleinen Keilbeinflügels übergeht. Sie zieht in nach außen leicht konkavem Bogen nach abwärts und verliert sich im dichten Schatten der Pyramide. An ihrem Zustandekommen ist in manchen Fällen nicht nur die Lamina papyracea des hinteren Siebbeines, sondern auch der vordere Anteil der seitlichen Wand des Keilbeinkörpers beteiligt. Die Entfernung dieser beiden Linien ist nun bei typischer Projektion auf beiden Seiten die gleiche. Stand aber der Focus der Röhre z. B. rechts der Median-Sagittalebene, so nähern sich die beiden Linien im Bereiche der rechten Orbita und können sich bei stärkerer Verschiebung der Röhre sogar teilweise oder weitgehend decken. Dasselbe geschieht, wenn der Kopf nach rechts gedreht ist. In der Literatur finden wir hierfür den wenig schönen und auch nicht ganz richtigen Ausdruck „verkantet". In einem solchen Falle gelangen die äußeren Weichteile der Nase auf der rechten Seite stärker zur Überlagerung mit dem Siebbeinlabyrinth, was eine verminderte Helligkeit

oder sogar Verschattung dieses Bereiches bewirken kann, die dann nicht auf einen pathologischen Prozeß zurückgeführt werden darf. Weiter kann bei asymmetrischer Projektion
die Kontur des inneren-oberen Orbitarandes rechts und links verschieden deutlich zur
Darstellung kommen, da sie nicht in derselben Weise von den Strahlen getroffen wird.
Diese projektionsbedingte undeutliche Konturführung darf nicht als Arrosion angesehen
werden.

Der Verlauf des Zielstrahles zur Deutschen Horizontalebene ergibt sich aus der
Stellung der oberen Pyramidenkante innerhalb der Augenhöhlen. Bei typischer Projektion halbieren sie ihren vertikalen Durchmesser, d. h. die Pyramiden kommen in der
unteren Hälfte der Orbitae zur Darstellung. Welche Vor- und Nachteile sich aus einer
Verschiebung des Focus der Röhre nach kranial oder caudal ergeben, wird bei den folgenden Aufnahmen besprochen.

Zu b). Durch eine Verschiebung der Röhre nach kranial bzw. dadurch, daß der
Zielstrahl mit der Deutschen Horizontalebene einen nach hinten-oben offenen Winkel

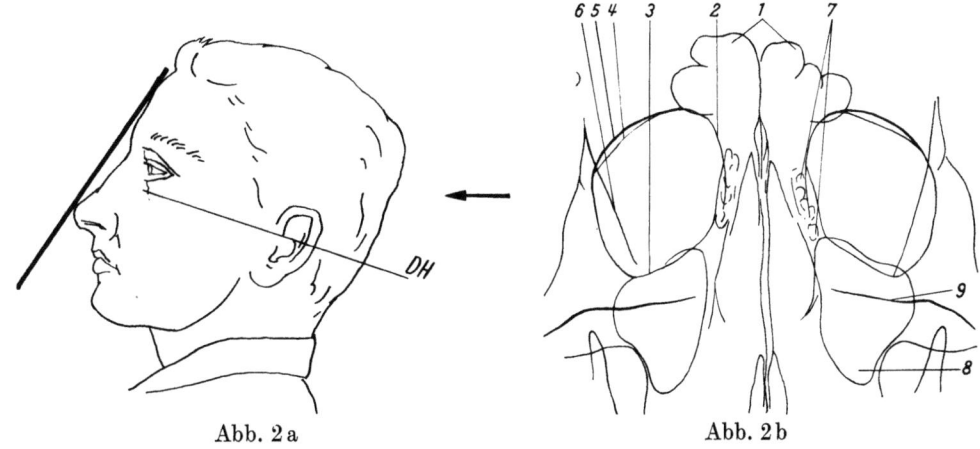

Abb. 2 a   Abb. 2 b

Abb. 2 a. Verlauf des Zielstrahles bei der sagittalen, etwas kranial-exzentrischen Aufnahme der Nebenhöhlen.
Der Zielstrahl verläuft in der Medianebene und bildet mit der Deutschen Horizontalen einen nach hinten-oben
offenen Winkel von etwa 25⁰

Abb. 2 b. Skizze einer sagittalen, etwas kranial-exzentrischen Aufnahme der Nebenhöhlen. *1* Obere Kontur
beider Stirnhöhlen; *2* Bereich des oberen-inneren Augenwinkels, dem Boden der Stirnhöhle entsprechend;
3 untere Orbitakontur bzw. Dach der Kieferhöhle; *4* oberer Orbitarand; *5* obere Orbitakontur; *6* Linea
innominata; *7* Siebbeinlabyrinth; *8* Kieferhöhle; *9* obere Pyramidenkontur

von etwa 25° bildet, wird erreicht, daß die Pyramiden nach unten projiziert werden,
wodurch die beiden Augenhöhlen und auch noch ein kleinerer oder größerer Teil der
Kieferhöhlen ohne störende Überlagerung zur Ansicht gelangen. Die Aufnahme wird
folgendermaßen angeordnet: Der Patient sitzt vor dem Aufnahmegerät. Der Kopf des
Patienten wird so stark nach hinten-unten geneigt, daß die Deutsche Horizontalebene
mit der Raumhorizontalen einen nach hinten-unten offenen Winkel von etwa 25° bildet.
Die Fixierung erfolgt durch die am Nacken angelegte Pelotte des Kopfhalters, der am
Aufnahmestuhl angebracht ist. Die Kassette steht schräg und zwar derart, daß Stirn
und Nase derselben anliegen. Der Zielstrahl verläuft parallel zur Raumhorizontalen
in der Median-Sagittalebene und zielt auf den unteren Orbitarand (s. Abb. 2 a).
Wird die Aufnahme am liegenden Patienten gemacht, so liegen nun Stirn und Nase
der schräg zur Tischebene gelagerten Kassette an. Der Zielstrahl bildet mit der
Deutschen Horizontalebene einen nach hinten-oben offenen Winkel von etwa 25°.
Diese Aufnahme gibt eine einwandfreie Darstellung der Stirnhöhlen, der vorderen Siebbeinzellen und des oberen Anteiles der Kieferhöhlen. Die Stirnhöhlen sind nun auch in
ihrem unteren Anteil vollkommen frei projiziert und nicht mehr von Teilen des Bodens
der vorderen Schädelgrube überlagert. Auch eventuell vorhandene pneumatische Räume

eines oder beider kleinen Keilbeinflügel sind gut zu übersehen. Die übrigen Abschnitte des pneumatischen Systems entziehen sich einer brauchbaren Beurteilung. Lediglich die Keilbeinhöhle kann innerhalb der Nasenhöhle in ihren Umrissen mehr oder weniger gut erkannt werden. Der besondere Wert dieser Aufnahme liegt darin, daß nun der innere-obere Orbitarand, also die Gegend des Stirnhöhlenbodens, deutlich in Erscheinung tritt, da die hinteren Siebbeinzellen und die Keilbeinhöhlen tiefer unten abgebildet werden (s. Abb. 2b).

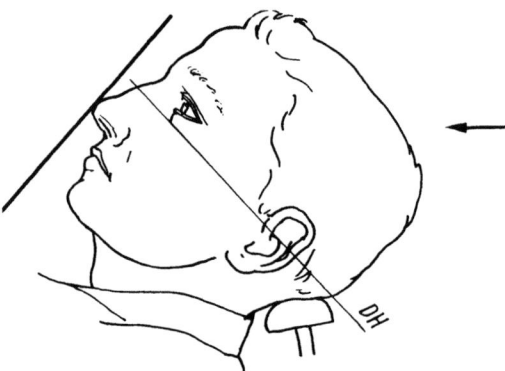

Abb. 3a. Verlauf des Zielstrahles bei der sagittalen kranial-exzentrischen Aufnahme der Nebenhöhlen der I. Serie. Der Zielstrahl verläuft in der Medianebene und bildet mit der Deutschen Horizontalen einen nach hinten-oben offenen Winkel von 45⁰

Eine asymmetrische Projektion ist auch auf dieser Aufnahme aus der differenten Distanz der die mediale Orbitawand bildenden Konturen feststellbar. Bezüglich Irrtumsmöglichkeiten gilt dasselbe wie das unter Punkt a) Besprochene. Das Maß der kranialen Verschiebung der Röhre ergibt sich aus dem Stand der oberen Pyramidenkanten innerhalb der Kieferhöhlen.

Zu c). Wird der Focus der Röhre noch weiter kranialwärts verschoben bzw. bildet der Zentralstrahl mit der Deutschen Horizontalebene einen nach hinten-oben offenen Winkel von etwa 45°, so kommen die Pyramiden unterhalb der Kieferhöhlen zur Darstellung. Die Aufnahme wird folgendermaßen angeordnet: Patient sitzt vor dem Aufnahmegerät. Der Kopf ist stark nach hinten-unten geneigt, so daß die Deutsche Horizontalebene mit der Raumhorizontalen einen nach hinten-unten offenen Winkel von etwa 45° bildet. Die Fixierung erfolgt wie unter Punkt b) angegeben. Die Kassette ist etwas stärker geneigt, Stirn und Kinn sollen von ihr gleich weit entfernt sein. Der Zielstrahl verläuft parallel zur Raumhorizontalen in der Mediansagittalebene und zielt auf den unteren Orbitarand (s. Abb. 3a). Auf der kranial-exzentrischen Aufnahme sind die Kieferhöhlen nur mehr von den kleinen und großen Keilbeinflügeln überlagert, die aber wegen ihrer geringen Schattendichte und infolge ihres gleichmäßigen Aufbaues kaum stören. Weiter sind die vordersten Siebbeinzellen gut zu übersehen, während die mittleren Siebbeinzellen von Teilen der seitlichen

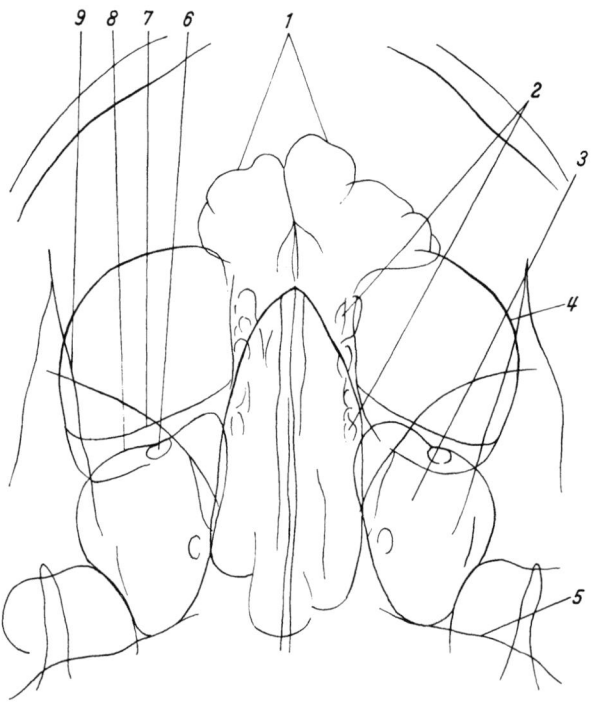

Abb. 3b. Skizze einer sagittalen kranial-exzentrischen Aufnahme der Nebenhöhlen I. Serie. *1* Obere Kontur beider Stirnhöhlen; *2* Siebbeinlabyrinth; *3* Kieferhöhle; *4* lateraler Orbitarand; *5* obere Kontur der Pyramide; *6* Canalis infraorbitalis; *7* unterer Orbitarand; *8* Dach der Kieferhöhle mehr im hinteren Anteil; *9* Linea innominata

Nasenwand überdeckt sind. Die hintersten Siebbeinzellen können bei starker Entwicklung innerhalb der Kieferhöhlen sichtbar werden. Diese Aufnahme gibt demnach eine optimale Übersicht über die Nebenhöhlen der I. Serie (s. Abb. 3b). In Kombination mit der unter Punkt a) besprochenen Projektion ermöglicht sie besonders, pathologische

Veränderungen im Siebbeinlabyrinth mit ausreichender Sicherheit zu lokalisieren. Zeigt sich auf der sagittal-horizontalen Aufnahme eine Verschattung des Siebbeines und sind auf der kranial-exzentrischen Aufnahme die vorderen Siebbeinzellen normal hell, so kann nur eine Affektion der hinteren Siebbeinzellen vorliegen.

Ein Abweichen des Zielstrahles aus der Mediansagittalebene ist hier nicht auf dieselbe Art feststellbar wie bei den beiden ersten Aufnahmen. Durch die stärkere Kranial-verschiebung der Röhre wird der rückwärtige Anteil beider Augenhöhlen nach abwärts projiziert und die mediale Orbitawand wird jetzt nur mehr durch eine Linie gebildet. Man muß nur darauf achten, ob der Abstand zwischen dieser Linie und der durch die seitliche Nasenwand gebildeten Kontur rechts und links derselbe ist. Es gibt aber noch eine andere Möglichkeit der Feststellung der Projektionsverhältnisse. Im äußeren-unteren Anteil

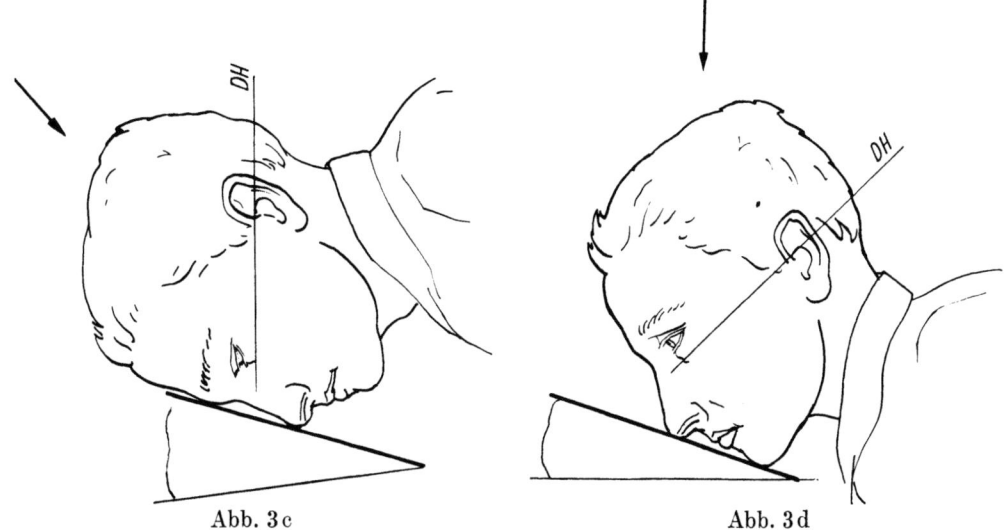

Abb. 3 c   Abb. 3 d

Abb. 3 c. Verlauf des Zielstrahles bei der sagittalen kranial-exzentrischen Aufnahme der Nebenhöhlen der I. Serie am liegenden Patienten, Stirn und Nase der Kassette anliegend

Abb. 3 d. Verlauf des Zielstrahles bei der sagittalen kranial-exzentrischen Aufnahme der Nebenhöhlen I. Serie am liegenden Patienten, Kinn und Nase der Kassette anliegend

beider Orbitae sieht man die Linea innominata und lateral davon die durch den Processus frontalis des Jochbeines gebildete Kontur. Der Abstand zwischen dieser Kontur und der Linea innominata muß bei symmetrischer Projektion rechts und links der gleiche sein. Bezüglich Irrtumsmöglichkeiten bei asymmetrischer Projektion gilt dasselbe wie das unter Punkt a) Besprochene.

Der Verlauf des Zielstrahles zur Deutschen Horizontalebene ergibt sich aus der Stellung der oberen Pyramidenkante zu den Kieferhöhlen. Bei exakter Projektion müssen erstere knapp unterhalb der letzteren zur Abbildung gelangen. Eine zu geringe Neigung stört weniger als eine zu starke. Im ersten Falle kann allerdings die alveolare Bucht der Kieferhöhlen nicht beurteilbar sein und es können hier isolierte Verschattungen nicht erkannt werden. Im zweiten Falle nimmt die Helligkeit auch normaler Höhlen rasch ab. Bei Kindern soll die Neigung zur Deutschen Horizontalebene etwas weniger als 45° betragen, weil hier der unterste Abschnitt der Kieferhöhle noch von den Zahn-anlagen eingenommen wird, also noch keine alveolare Bucht vorhanden ist. Durch eine geringere Neigung wird eine stärkere Helligkeitsverminderung verhindert, was besonders bei Kindern wichtig ist.

Ist die Anfertigung der Aufnahme für die Nebenhöhlen der I. Serie am sitzenden Patienten nicht möglich, so kann man die Untersuchung liegend durchführen. Die An-ordnung ist folgende: Stirn und Nase liegen der schräg zur Tischebene gelagerten Kassette an. Der Zielstrahl verläuft in der Medianebene, bildet mit der Deutschen Horizontal-ebene einen nach hinten-oben offenen Winkel von 45° und zielt auf den unteren Orbitarand (s. Abb. 3c). Statt Stirn und Nase können auch Nase und Kinn der ebenfalls schräg zur Tischebene gelagerten Kassette angelegt werden. Die Deutsche Horizontalebene verläuft hierbei fast senkrecht zur Kassettenebene. Der in der Medianebene verlaufende Zielstrahl bildet mit der Deutschen Horizontalebene einen nach hinten-oben offenen Winkel von 45° und zielt auf den unteren Orbitarand (s. Abb. 3d). Die am liegenden Patienten bei Stirn-Nasenlage angefertigte Aufnahme hat gegenüber dem am sitzenden Patienten gemachten Aufnahmen den Nachteil, daß die starke Schrägprojektion eine Verzerrung der Nebenhöhlen bedingt. Dieselben werden etwas in die Länge gezogen,

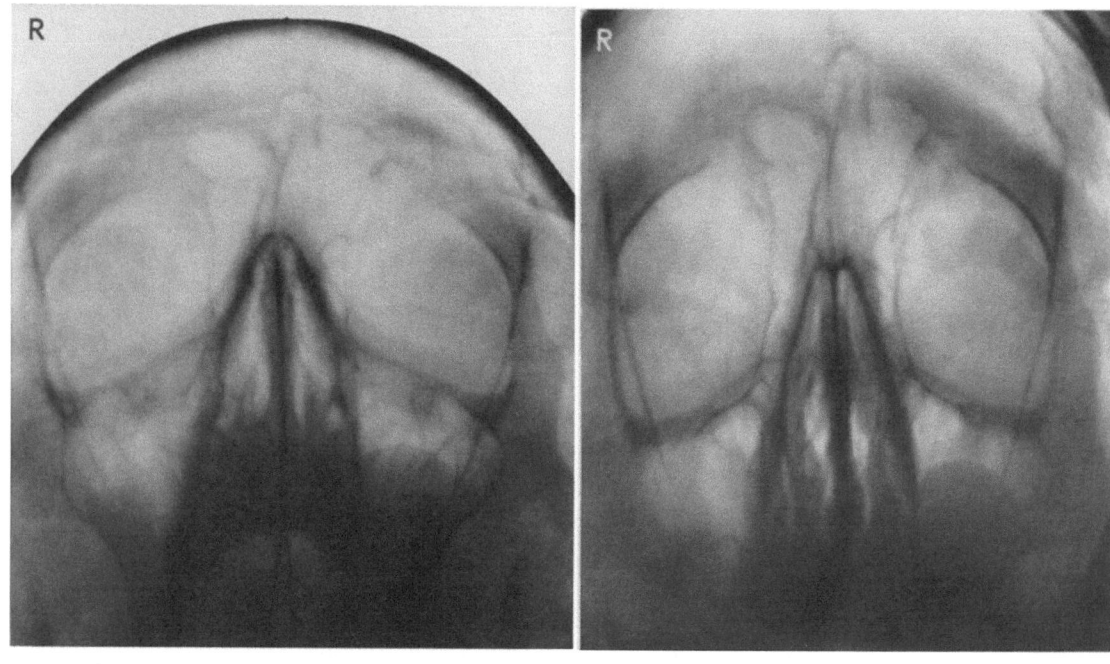

Abb. 3e Abb. 3f

Abb. 3e. Sagittale kranial-exzentrische Aufnahme der Nebenhöhlen der I. Serie, aufgenommen im Sitzen. Das Röntgenbild zeigt einen polsterartigen Schatten an der lateralen Wand der rechten Kieferhöhle, während die unteren zwei Drittel der linken Kieferhöhle von einem aus der alveolaren Bucht kommenden, polsterartigen Schatten eingenommen sind

Abb. 3f. Sagittale kranial-exzentrische Aufnahme der Nebenhöhlen der I. Serie desselben Falles wie Abb. 3e, aufgenommen im Liegen; Stirn und Nase der Kassette anliegend. Die Nebenhöhlen der I. Serie sind in die Länge gezogen, etwas verzerrt. Die Verschattungen der Kieferhöhlen kommen gut zur Darstellung

was aber nicht sehr stark stört. Das Gegenteil findet sich auf den in Nasen-Kinnlage hergestellten Aufnahmen. Hier kommen die Nebenhöhlen verkürzt zur Darstellung, was besonders die Beurteilung der Stirnhöhle und des vorderen Siebbeines beeinflußt. Diese Höhlen erscheinen dann, obwohl gesund, nicht gut hell. Auch die pathologischen Veränderungen kommen hier nicht so klar zur Darstellung. Vergleiche die Abb. 3e, f und g untereinander. Ist man also gezwungen die Nebenhöhlenaufnahmen am liegenden Patienten zu machen, so ist es besser, dieselbe bei Stirn-Nasenlage als bei Nasen-Kinnlage anzufertigen.

Zu d). Bei dieser Aufnahme wird der Focus der Röhre caudalwärts verschoben, bzw. er bildet mit der Deutschen Horizontalebene einen nach hinten-unten offenen Winkel von etwa 25°. Die Aufnahme wird folgendermaßen angeordnet: Patient sitzt vor dem Aufnahmegerät, Stirn und Nase liegen der fast vertikal stehenden Kassette an. Die Fixierung erfolgt durch eine Schlitzbinde über dem Hinterhaupt. Der Zielstrahl verläuft in der Median-Sagittalebene und zielt, mit der Deutschen Horizontalebene einen nach hinten-unten offenen Winkel von etwa 25° bildend, auf den unteren Orbitarand (s. Abb. 4a).

Wird die Aufnahme am liegenden Patienten gemacht, so ist die Anordnung vollkommen dieselbe. Durch die caudale Verschiebung des Focus der Röhre wird die Schädelbasis aus dem Bereiche der Kieferhöhlen herausprojiziert. Letztere kommen nun unterhalb der ersteren zur Darstellung. Trotzdem sind die Kieferhöhlen nicht frei von zum Teil störenden Überlagerungen. Es kommen rechter und linker Condylus occipitalis,

Teile des Atlas und Axis in ihrem Bereiche zur Abbildung, was bei asymmetrischer Projektion und mangelhaft ausgebildeten Kieferhöhlen sehr stören und Anlaß zu Irrtümern geben kann. Die vorderen und hinteren Siebbeinzellen gelangen auf dieser Aufnahme in verschiedener Höhe zur Ansicht und zwar liegen die hinteren mehr scheitelwärts als die vorderen. Die Stirnhöhlen werden stärker vom Boden der vorderen Schädelgrube überlagert. Die Keilbeinhöhlen stehen im Bilde höher und ihre oberen Partien werden innerhalb des Sinus frontalis sichtbar (s. Abb. 4b). Diese Aufnahme wurde seinerzeit von GRANGER angegeben und besonders zur Erzielung stets gleicher Keilbeinhöhlenbilder empfohlen, wobei der Autor besonderen Wert auf die klare Darstellbarkeit ihrer oberen Begrenzung, also des Keilbeinhöhlendaches legt. Aus Veränderungen desselben glaubt GRANGER zahlreiche diagnostische Schlüsse ziehen zu können. Wir besitzen jedoch wesentlich bessere Aufnahmen für die Beurteilung des Sinus sphenoidalis. Auch bezüglich der übrigen Nebenhöhlenbilder bietet diese Aufnahme keinerlei

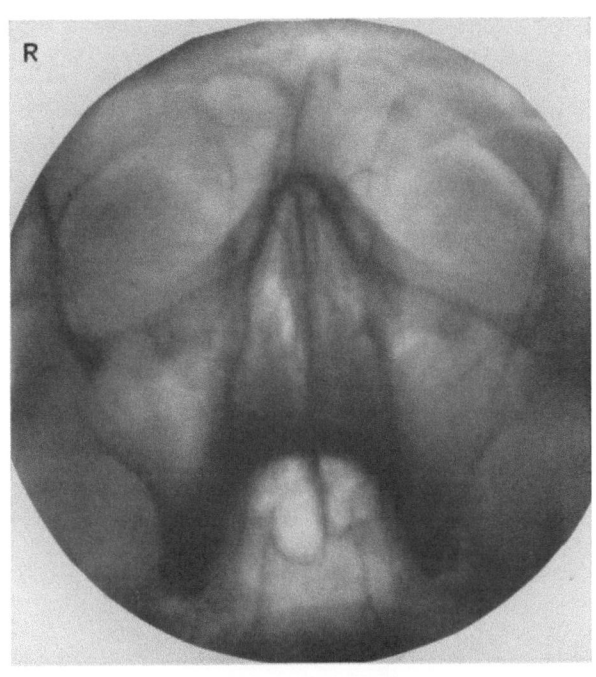

Abb. 3g. Sagittale kranial-exzentrische Aufnahme der Nebenhöhlen der I. Serie desselben Falles wie Abb. 3e, aufgenommen im Liegen, Nase und Kinn der Kassette anliegend: Die Nebenhöhlen kommen verkürzt zur Darstellung. Die Verschattungen in den Kieferhöhlen sind weniger deutlich erkennbar und erscheinen außerdem im Verhältnis zu den Höhlen größer als auf den Abb. 3e und f. Die Stirnhöhle und das vordere Siebbeinlabyrinth sind — obwohl gesund — nicht gut hell

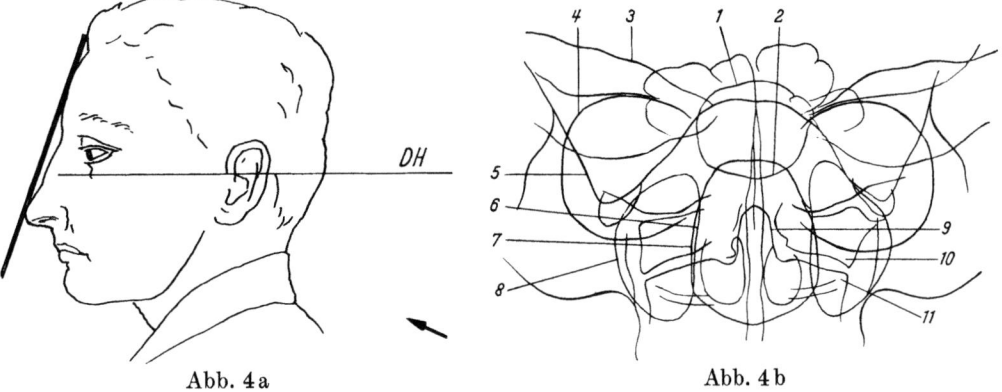

Abb. 4a.   Abb. 4b

Abb. 4a. Verlauf des Zielstrahles bei der sagittalen caudal-exzentrischen Aufnahme der Nebenhöhlen. Der Zielstrahl verläuft in der Medianebene und bildet mit der Deutschen Horizontalen einen nach hinten-unten offenen Winkel von etwa 25⁰

Abb. 4b. Skizze einer sagittalen caudal-exzentrischen Aufnahme der Nebenhöhlen. *1* Dach der Keilbeinhöhle; *2* Boden der Keilbeinhöhle; *3* obere Kontur der Pyramide; *4* Kontur der Orbita im oberen-äußeren Anteil; *5* Linea innominata; *6* mediale Wand der Kieferhöhle; *7* Kontur der Apertura piriformis; *8* laterale Wand der Kieferhöhle; *9* Dens axis; *10* Massa lateralis des Atlas; *11* linker Anteil des Körpers des zweiten Halswirbels

Vorteile. Lediglich die Fissura orbitalis inferior kommt auf ihr mit größerer oder geringerer Deutlichkeit zur Darstellung.

Ein Abweichen des Zielstrahles nach rechts oder links wird aus der Lage der Längsachse des Dens zur Median-Sagittalebene festgestellt. Stand der Focus der Röhre zu weit rechts, so kommt der Dens links von der Median-Sagittalebene zur Abbildung.

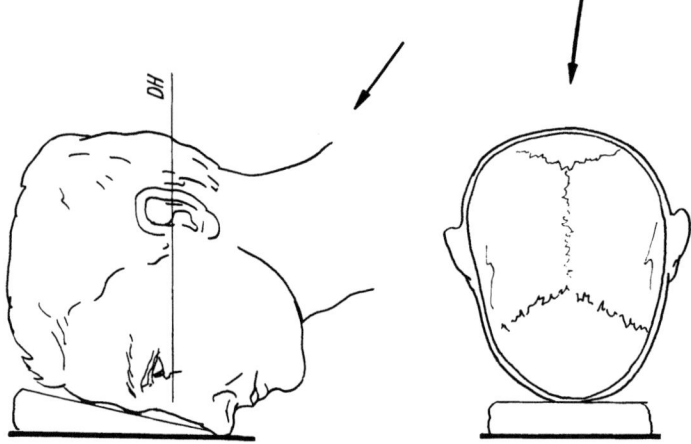

Abb. 5a. Verlauf des Zielstrahles bei der Aufnahme der Fissura orbitalis inferior nach FAUR. Der Zielstrahl bildet mit der Medianebene einen Winkel von 5⁰ und mit der Deutschen Horizontalebene einen nach hinten-unten offenen Winkel von 40—45⁰

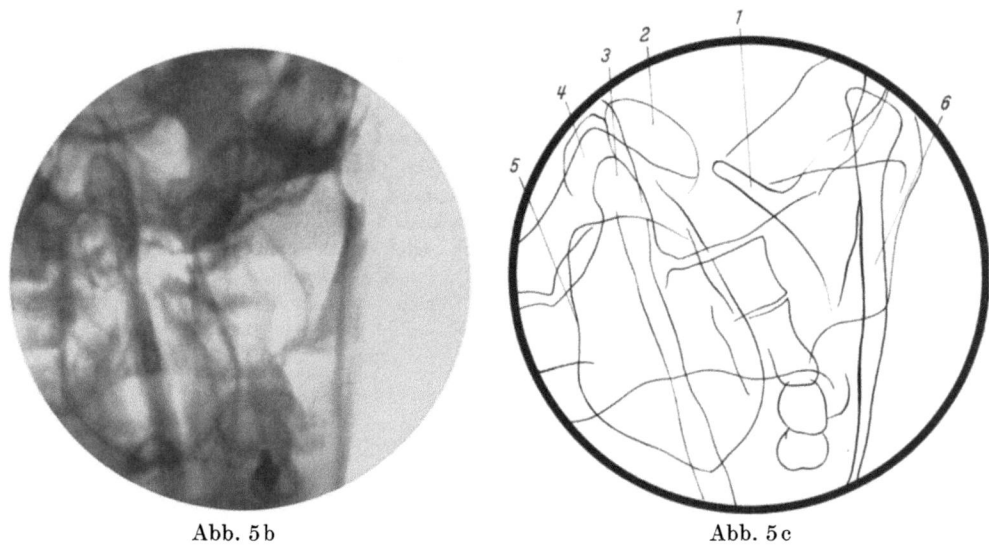

Abb. 5b   Abb. 5c

Abb. 5b. Aufnahme der Fissura orbitalis inferior nach FAUR

Abb. 5c. Skizze zu Abb. 5b. *1* Fissura orbitalis inferior; *2* Foramen occipitale magnum; *3* Dens axis; *4* hinterer Atlasbogen; *5* rechte Begrenzung der Apertura piriformes; *6* aufsteigender Ast des Unterkiefers

In dieselbe Richtung werden auch der linke Condylus occipitalis, der linke Atlasbogen und der linke Querfortsatz des Axis (Epistropheus) verschoben und projizieren sich daher in großer Ausdehnung in die linke Kieferhöhle, während die rechte Kieferhöhle von diesen anatomischen Teilen weniger überlagert wird. Daraus resultiert eine ganz verschiedene Helligkeit beider Kieferhöhlen. Die Halswirbelsäule in die Symmetrieebene des Schädels zu bringen, ist besonders schwierig. Dazu kommt noch, daß dieselbe, da sie ja kassettenferne liegt, schon bei geringer asymmetrischer Einstellung wesentlich stärker als die kassettennahe liegenden Kieferhöhlen verprojiziert wird. Es ist dann eine vergleichende Beurteilung beider Kieferhöhlen nicht mehr möglich. Wir sind daher von einer routinemäßigen Anwendung dieser Aufnahme gänzlich abgekommen.

Eine weitere caudal-exzentrische Aufnahme wurde in letzter Zeit von FAUR zur Darstellung der Fissura orbitalis inferior mitgeteilt. Bei der von FAUR angegebenen Aufnahmerichtung bildet der Zielstrahl mit der Deutschen Horizontalebene einen nach hinten-unten offenen Winkel von 40—45° und mit der Median-Sagittalebene einen solchen von 5° und zwar wird der Focus der Röhre zur Darstellung der rechten Fissura orbitalis inferior nach links und umgekehrt verschoben. Genaue Angaben über den Fußpunkt des Zielstrahles fehlen (s. Abb. 5a, b und c). Er dürfte jedoch gegen den äußeren-unteren Orbitarand verlaufen. FAUR empfiehlt diese Aufnahme bei traumatischen Läsionen, tumorösen und entzündlichen Affektionen der Kieferhöhle, sowie bei Prozessen, die vom Os temporale, vom Oberkiefer, vom Pharynx und von der Fossa temporalis ihren Ausgang nehmen.

2. Die axialen Aufnahmen der Schädelbasis bzw. der Nebenhöhlen

Sie dienen hauptsächlich der Darstellung der Keilbeinhöhlen, werden von manchen auch zur Beurteilung der hinteren Siebbeinzellen verwendet. Bei Anwendung eines entsprechend großen Filmformates kommen aber noch zahlreiche andere wichtige anatomische Details der Schädelbasis zur Abbildung und zwar: Die Pars basilaris des Hinterhauptbeines, die parasellaren Gebiete des Bodens der mittleren Schädelgruben, die Processus pterygoidei und die Pyramidenspitzen. Je nach Verlauf des Zielstrahles zur Deutschen Horizontalebene unterscheiden wir rein axiale und halbaxiale Aufnahmen.

Die rein axialen Aufnahmen. Sie wurden 1905 erstmalig von SCHÜLLER angegeben. Bei ihnen verläuft der Zentralstrahl senkrecht zur Deutschen Horizontalebene entweder in submento-vertikaler oder in vertiko-submentaler Richtung. Die Aufnahme wird *bei submento-vertikalem Strahlengang* folgendermaßen angeordnet: Patient sitzt am Aufnahmegerät mit dem Hinterhaupt zur Kassette. Der Kopf wird soweit nach hinten gebeugt, daß die Deutsche Horizontalebene tunlichst senkrecht im Raume steht. Der Kopf ist im Nacken bzw. am Hinterhaupt durch die Pelotte der Kopfstütze des Aufnahmegerätes unterstützt. Die vertikal stehende Kassette liegt dem Scheitel an. Der Zielstrahl verläuft in der Median-Sagittalebene senkrecht zur Deutschen Horizontalebene in der Mitte der Verbindungslinien zwischen äußerem Gehörgang und äußerem Orbitarand (s. Abb. 6a). Wird die Aufnahme liegend gemacht, so wird unter die Schultern des sich in Rückenlage befindlichen Patienten ein Keilpolster geschoben, so daß der Kopf maximal nach hinten überhängt. Die Fixation erfolgt durch eine Schlitzbinde über dem Kinn. Verlauf des Zentralstrahles wie oben. *Bei vertiko-submentalem Strahlengang* wird die Aufnahme folgendermaßen angeordnet: Patient sitzt vor dem oder liegt in Bauchlage auf dem Aufnahmetisch mit vorgestreckten Armen. Unter das sich in maximaler Streckstellung befindende Kinn wird die Kassette, die durch Sandsäcke oder ein Kistchen in entsprechende Höhe gelagert ist, so weit als möglich nach hinten geschoben. Verlauf des Zielstrahles wie oben (s. Abb. 6b).

Beide Arten der Aufnahme sind bei idealer Projektion einander vollkommen gleichwertig. Bei Patienten mit kurzem Hals kann es aber geschehen, daß bei vertiko-submentalem Strahlengang der typische Verlauf des Zentralstrahles nicht erzielt werden kann, was zur Folge hat, daß die Keilbeinhöhlen in ihrem vorderen Abschnitt teilweise durch den Unterkiefer verdeckt sind. In einem solchen Falle wird man die Aufnahme in submento-vertikaler Richtung machen. Das starke Rückwärtsbeugen des Kopfes ist wohl für den Patienten unangenehm, stört denselben jedoch weniger, wenn man die Aufnahme am sitzenden Patienten macht. Wir müssen immer dann mit horizontalem Strahlengang arbeiten, wenn es sich darum handelt, einen Flüssigkeitsspiegel in der Keilbeinhöhle zu erfassen.

Das strenge Festhalten am vorgeschriebenen Verlauf des Zielstrahles führt bei Patienten mit sehr kurzem Hals, gleichgültig ob man eine vertiko-submentale oder submento-vertikale Projektion wählt, dazu, daß die Strahlen stark schräg zur Filmebene verlaufen. Dies ist wegen der dadurch bedingten Verzerrung auch nicht vorteilhaft. Man wird dann besser den Zielstrahl etwas schräg zur Deutschen Horizontalebene anordnen. Durch die Verwendung von gebogenen Filmkassetten, die in solchen Fällen empfohlen wurden (Chaumet, Worms), werden keine besseren Bilder erzielt.

Auf der vertiko-submentalen Aufnahme wird der Unterkiefer in normaler Größe und scharf konturiert dargestellt, bei der submento-vertikalen Aufnahme wird er vergrößert und ist nicht so scharf begrenzt. Hinter dem dichten Schatten des Unterkiefers findet sich ein nicht näher abgrenzbarer Anteil des Cavum nasi, in dessen Mitte die

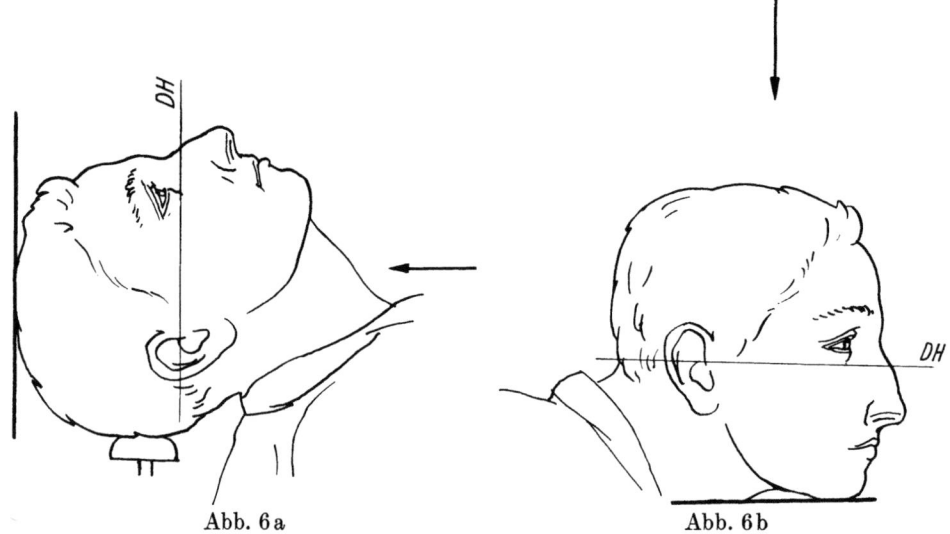

Abb. 6a   Abb. 6b

Abb. 6a. Verlauf des Zielstrahles bei der submento-vertikalen Aufnahme der hinteren Nebenhöhlen bzw. axiale Aufnahme der Schädelbasis. Der Zielstrahl verläuft in der Median-Sagittalebene senkrecht zur Deutschen Horizontalebene in der Mitte der Verbindungslinie zwischen äußerem Gehörgang und äußerem Orbitarand

Abb. 6b. Verlauf des Zielstrahles bei der vertiko-submentalen Aufnahme der hinteren Nebenhöhlen bzw. axiale Aufnahme der Schädelbasis (mittlere Schädelgrube). Verlauf des Zielstrahles wie bei Abb. 6a.

Nasenscheidewand und ihre Fortsetzung nach dorsal, das Septum der Keilbeinhöhlen zu erkennen ist, deren genaue Anatomie später besprochen wird. Lateral der Scheidewand sieht man den Schatten des hinteren Anteiles der mittleren Muschel, deren hinterer Rand gut wahrnehmbar ist. In Deckung mit den mittleren Muscheln kommt vor der Keilbeinhöhle zu beiden Seiten des Septum nasi ein Teil des rückwärtigen Siebbeinlabyrinthes in Form einer wabigen Zeichnung zur Darstellung. Eine Beurteilung der Siebbeinzellen ist auf dieser Aufnahme kaum möglich. Von den Kieferhöhlen gelangt die hintere Bucht immer gut zur Ansicht. Ihre mediale Wand ist in Fortsetzung der die hintere Bucht bildenden Kontur innerhalb vom Unterkiefer auf eine kurze Strecke zu verfolgen. Ihre laterale Wand zieht, den Schatten des Unterkiefers schräg durchsetzend, nach außen-vorne, um dann fast rechtwinkelig in die Kontur der Kieferhöhlenvorderwand, die allerdings nicht immer einwandfrei zur Abbildung gelangt, überzugehen. In unmittelbarer Nachbarschaft der die laterale Kieferhöhlenwand bildenden Kontur ist eine weitere Schattenlinie sichtbar, die am Processus pterygoideus beginnt und in nach vorne konvexem Bogen lateralwärts zieht. Sie wird vom großen Keilbeinflügel gebildet und entspricht der vorderen Wand der mittleren Schädelgrube. Ungefähr in der Mitte dieser Linie zweigt eine zweite Kontur ab und zieht fast geradlinig nach vorne-außen. Sie stellt den vorderen Anteil der lateralen Orbitalwand dar, ihr anatomisches Substrat ist zum Teil ebenfalls der große Keilbeinflügel, zum Teil tangential getroffene Partien des Stirnbeines. Unmittelbar anschließend an den hinteren Pol der Kieferhöhlen finden sich die Schatten des rechten und linken Processus pterygoideus, die in dieser Projektion von den Strahlen weitestgehend tangential zu ihrer Längsachse durchsetzt werden. Man kann auch immer sowohl das äußere als auch das innere Blatt jedes Processus pterygoideus gut differenzieren. Zwischen Processus pterygoideus und hinterem Pol der Kieferhöhle kommt manchmal das Foramen palatinum zur Ansicht (s. Abb. 47). Hinter den Keilbeinhöhlen, häufig mit ihrem dorsalem Anteil noch in Deckung, sieht man den Schatten der Pars basilaris des Hinterhauptbeines. Ihr rechter und linker Rand, sowie die

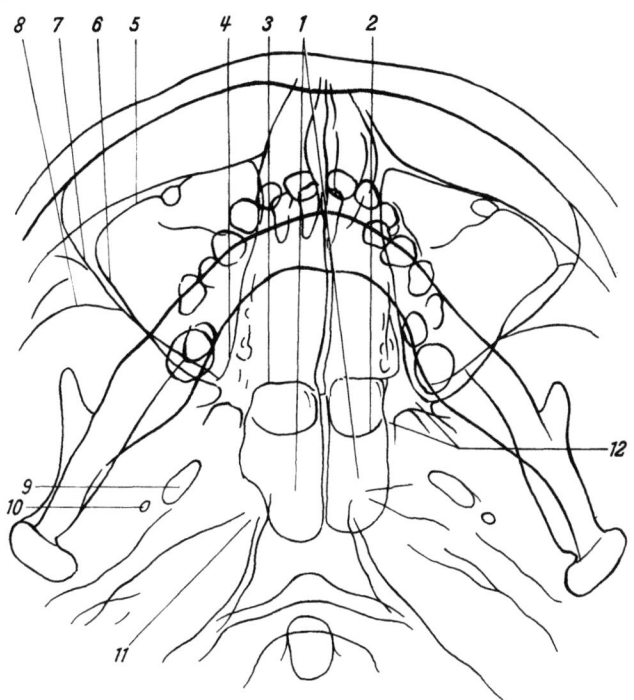

daran anschließende, schmale bandförmige, der Synchondrosis petro-occipitalis entsprechende Aufhellung sind immer gut zu erkennen. Lateral davon finden sich rechts und links die Schatten der Pyramiden, deren Spitzenanteile strahlendurchlässiger sind, da in ihnen der Canalis caroticus verläuft. Die A. carotis interna kann am Keilbeinkörper einen Halbkanal bilden. Er erzeugt im Röntgenbild eine feine Schattenlinie, die entweder halbkreisförmig ist oder bogenförmig nach vorne-medial zieht und knapp innerhalb des rechten und linken Randes der Pars basilaris des Hinterhauptbeines zu finden ist. Lateral bzw. vor dem Schatten der Pyramiden sieht man rechts und links je eine runde sowie eine ovale Aufhellung, dem Foramen spinosum und ovale entsprechend. Ungefähr in der Mitte des Bildes ruft der Luftgehalt des Epipharynx eine Aufhellung hervor, die meist birnenförmig gestaltet ist. Ihre seitliche und rückwärtige Begrenzung, von den Weichteilen des Rachens gebildet, ist immer gut erkennbar. Die seitliche Begrenzung verläuft, einen nach

Abb. 6c. Skizze einer axialen Aufnahme der hinteren Nebenhöhlen bzw. der Schädelbasis. *1* Rechte und linke Keilbeinhöhle; *2* hinterer Rand der mittleren Nasenmuschel; *3* vordere Wand der Keilbeinhöhle; *4* hintere Bucht der Kieferhöhle; *5* Vorderwand der Kieferhöhle; *6* hintere Wand der Kieferhöhle; *7* laterale Wand der Orbita (großer Keilbeinflügel); *8* vordere Begrenzung der mittleren Schädelgrube (großer Keilbeinflügel); *9* Foramen ovale; *10* Foramen spinosum; *11* Pyramidenspitze; *12* Processus pterygoideus

außen leicht konvexen Bogen bildend, in fast sagittaler Richtung nach rückwärts. Die hintere Begrenzung liegt knapp vor dem Atlasbogen. Im dorsalen Anteil der Aufhellung sieht man den gekrümmten Schatten des Zungenbeines (s. Abb. 6c).

Die Feststellung der symmetrischen Projektion bei den axialen Aufnahmen ergibt sich aus der symmetrischen Lage der anatomischen Details der Schädelbasis zum Unterkiefer. Bei stärkerem Abweichen des Zentralstrahles aus der Median-Sagittalebene kommen die Foramina des Bodens der mittleren Schädelgrube different zur Darstellung. So kann z. B. rechtes und linkes Foramen ovale einen deutlichen Größenunterschied aufweisen und Anlaß zu einem Fehlbefund geben. Das Abweichen des Zielstrahles aus der durch die Sella turcica senkrecht zur Deutschen Horizontalebene verlaufenden Ebene ist aus der Lage des Unterkiefers zur Schädelbasis zu erkennen. Wenn der Focus der Röhre bei vertiko-submentalem Strahlengang zu weit dorsal steht, so gelangt der Unterkiefer im Röntgenbild im Verhältnis zur Schädelbasis zu weit dorsal zur Abbildung und kann wichtige anatomische Einzelheiten verdecken. Dasselbe gilt, wenn bei submento-vertikalem Strahlengang der Focus der Röhre zu weit kranial steht. Diese fehlerhafte Projektion bedingt eine wesentliche Verschlechterung des diagnostischen Wertes der Aufnahme. Der Unterkiefer muß im Röntgenbild vor den Keilbeinhöhlen zur Darstellung gelangen, damit dieselben inklusive der Processus pterygoidei, des parasellaren Anteiles der mittleren Schädelgrube mit Foramen ovale und spinosum und der Pyramiden einwandfrei überblickt werden können.

Eine weitere Möglichkeit einer axialen Projektion ist die *enorale Aufnahme der Keilbeinhöhlen*. Die Idee stammt von Siebenmann, der schon 1909 wiederholt entsprechende Versuche anstellte, aber wegen der damals noch mangelhaften Apparaturen keine brauchbaren Bilder erzielen konnte. Freystadl hat etwas später die Sache wieder aufgegriffen und einen Film mittels Filmhalter in den cocainisierten Nasenrachenraum eingeführt, aber auch er konnte keine wesentliche Verbesserung der Aufnahme erreichen. Erst viel später gelang es dann Knick durch weitere Verbesserung der Technik einwandfreie Bilder herzustellen, so daß sich diese Aufnahme mit Erfolg durchsetzen konnte. Die Aufnahme wird folgendermaßen angeordnet: Der entweder in Papier verpackte oder sich innerhalb der Haydenschen Enoralkassette findende Film wird in den Mund eingebracht und bis an die hintere Rachenwand, die vorher cocainisiert wurde, geschoben. Der Verlauf des Zielstrahles ist derselbe wie bei den oben beschriebenen Projektionen. Wenn es sich lediglich um eine Beurteilung der Keilbeinhöhlen handelt, gibt ihre enorale Darstellung eine einwandfreie Abbildung, da der Film hier so nahe als möglich an die Keilbeinhöhle herangebracht werden kann, wodurch eine besonders scharfe Zeichnung erzielt wird. Sie hat jedoch den Nachteil, daß infolge der beschränkten Filmgröße große Höhlen und insbesondere ihre Umgebung, deren Abbildung oft erwünscht ist, nicht zur Ansicht gelangen.

Außer für die Keilbeinhöhle besteht auch für die *Stirnhöhle* die Möglichkeit einer axialen Projektion. Eine solche wurde von Welin angegeben. Die Aufnahme wird folgendermaßen angeordnet: Patient sitzt am Aufnahmegerät, der Kopf ist so stark nach rückwärts geneigt, daß der Unterkiefer vor die Stirnhöhlen zu liegen kommt. Im Nacken findet sich die Pelotte der Kopfstütze des Aufnahmestuhles. Die vertikal stehende Kassette liegt dem Scheitel an. Wird die Aufnahme am liegenden Patienten gemacht, so müssen die Schultern durch eine entsprechende Unterlage so hoch gelagert werden, daß der Kopf maximal überhängen kann. Dies ist natürlich nur bei Patienten mit sehr langem Hals möglich. Die Fixierung erfolgt hier durch eine Schlitzbinde über dem Kinn. Der Zielstrahl verläuft in der Median-Sagittalebene submento-vertikal tangential zur Stirnhöhlenhinterwand (s. Abb. 7a). Auf dieser Aufnahme gelangen Stirnhöhlenvorder- und -hinterwand in geringerem oder größerem Umfange und in vielen Fällen rechter und linker Ductus naso-lacrimalis als runde oder ovale Aufhellung zur Abbildung. Bei großen Stirnhöhlen sind ihre seitlichen Partien vom Schatten der horizontalen Unterkieferäste überlagert und lediglich bei zahnlosem Unterkiefer gut zu übersehen (s. Abb. 7b). Man kann jedoch, wie Tänzer angibt, durch Drehung des Kopfes um eine vertikale Achse rechte und linke Stirnhöhle gesondert und frei von Überlagerungen darstellen. Weiter weist Tänzer darauf hin, daß bei Patienten mit langem Hals die Rückwärtsneigung des Kopfes so stark durchgeführt werden kann, daß die Vorderwand der Kieferhöhlen im Bilde vor der Stirnhöhlenvorderwand zu liegen kommt und dann gut zu beurteilen ist. Auch die laterale und mediale Wand der Kieferhöhlen sind meist gut übersehbar.

Die *Stirnhöhlenaufnahme nach* Welin kann als Zusatzaufnahme im Einzelfall sehr wertvoll sein. So können z. B. posttraumatische Stufenbildungen und Dislokationen von Vorder- oder Hinterwand gut zur Ansicht gelangen. Auch das Fehlen einer oder beider Stirnhöhlen ist gut zu erkennen. Der Nachweis eines Defektes wird hingegen dem Zufall überlassen bleiben. Die Beurteilung der Kieferhöhlenvorderwand gelingt ebensogut auf der axialen Aufnahme des Gesichtsschädels, deren Anfertigung für den Patienten weniger unangenehm ist. Die lateral-hintere Wand der Kieferhöhle ist auf der sagittalen und axialen Nebenhöhlenaufnahme mit derselben Übersichtlichkeit wahrnehmbar. Lediglich die mediale Kieferhöhlenwand kommt in wesentlich größerer bzw. ganzer Ausdehnung zur Darstellung.

Eine Modifikation der axialen Stirnhöhlenaufnahme nach WELIN wurde von NEHLS angegeben und zwar für die Fälle, bei denen die notwendige starke Rückwärtsneigung des Kopfes nicht durchführbar ist. Das ist bei Patienten mit kurzem Hals und bei manchen alten Patienten der Fall. NEHLS benutzt hierfür das schwedische Schädelspezialgerät (Schönander-Modell). Jedoch läßt sich die Einstellung auch mit einem anderen Aufnahmegerät durchführen, indem man den Lagerungstisch mit einer Matratze, die in Brusthöhe abschließt, erhöht, so daß der Kopf nach abwärts hängen kann. Die Anordnung der Aufnahme wird von NEHLS folgendermaßen angegeben: „Der Patient befindet sich in Bauchlage auf dem Lagerungstisch und legt den Kopf auf das tiefgestellte

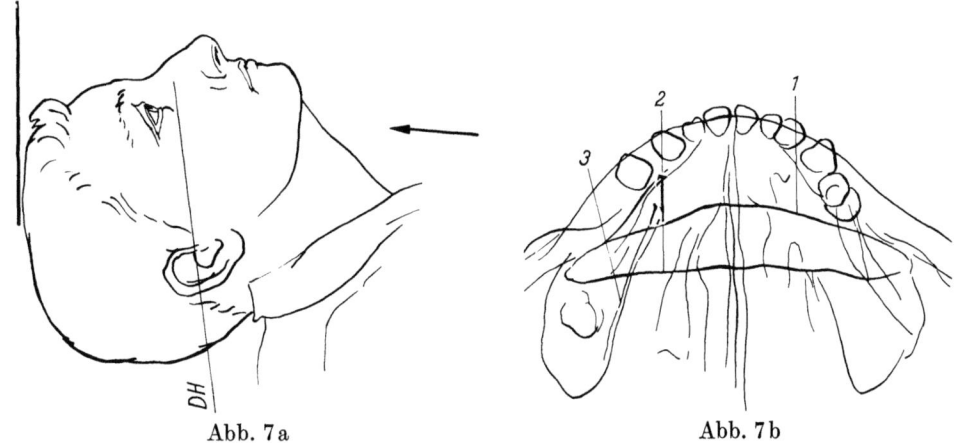

Abb. 7 a   Abb. 7 b

Abb. 7a. Verlauf des Zielstrahles bei der axialen Aufnahme der Stirnhöhlen nach WELIN. Der Zielstrahl verläuft in der Medianebene submento-vertikal tangential zur Stirnhöhlenhinterwand

Abb. 7b. Skizze einer axialen Aufnahme der Stirnhöhlen nach WELIN. *1* Stirnhöhlenvorderwand; *2* Stirnhöhlenhinterwand; *3* mediale Wand der Kieferhöhle

Stativ bei maximaler Anteflexion. Dabei muß das Kinn maximal an das Jugulum angezogen werden, Stirn- und Scheitelregion liegen der Platte auf. Spiegelbetrachtung und Fadenkreuz des Tisches erleichtern zusammen mit der Winkeleinstellung der schwenkbaren Röhre eine genaue Einstellung wesentlich.

Der Zentralstrahl passiert in senkrechter Verlaufsrichtung die Halsregion genau in der Mittellinie, etwa in Höhe des 6. Halswirbels bis 1. Brustwirbels, das Gebiet zwischen beiden horizontalen Unterkieferästen, die Mundhöhle und schließlich den Stirnhöhlenbereich nahe der Nasenwurzel. Es ist hierbei besonders darauf zu achten, daß der Kopf nicht in seitlicher Richtung verkantet wird und der Zentralstrahl senkrecht auf die Filmkassette fällt.

Der Versuch, durch Fußwärtsschwenken der Röhre eine geringere Anteflexion auszugleichen, hat sich nicht bewährt. Dieses führt auf Grund unserer Erfahrungen nur zu unscharfen Aufnahmen und erweist sich meist auch gar nicht als erforderlich. Sollte sie jedoch einmal nicht durchführbar sein, kann ein Ausgleich durch ein leichtes Anheben des Lagerungstisches am Fußende erreicht werden, so daß das Kopfende des Lagerungstisches etwas tiefer steht. Die tiefgestellte Schädelauflagerungsplatte bleibt dann unverändert horizontal und auch die Richtung des Zentralstrahles wird nicht verändert.

Eine weitere Möglichkeit, mangelhafte Flexion auszugleichen, besteht darin, den Schädelauflagetisch etwas schräg zu stellen, verbunden mit einer entsprechenden Schwenkung des Zentralstrahles nach fußwärts, damit der Zielstrahl stets senkrecht auf die Filmkassette fällt" (s. Abb. 8).

Als Ergebnis dieser Einstellung bekommt Nehls ein der Welinschen Aufnahme sehr ähnliches Bild. Nur ist auf der Nehlsschen Aufnahme das Stirnhöhlengebiet stärker aus dem Bereich der horizontalen Unterkieferäste herausprojiziert, was von Vorteil ist. Vorder- und Hinterwand der Stirnhöhlen kommen jedoch nicht so klar zur Darstellung wie auf der Welinschen Aufnahme.

Das Abweichen des Zentralstrahles aus der Median-Sagittalebene ergibt sich aus rechtem und linkem Abstand zwischen Nasenscheidewand und innerer Begrenzung beider horizontaler Unterkieferäste.

In letzter Zeit hat Matzker eine neue Aufnahme der Stirnhöhle bekanntgegeben. Es handelt sich um eine schräg-axiale Projektion. Diese Projektionsrichtung kann vielleicht in einzelnen Fällen als zusätzliche Untersuchungsmethode brauchbare Ergebnisse erzielen. Wesentliche Vorteile vermag sie, unserer Meinung nach, jedoch nicht zu erbringen.

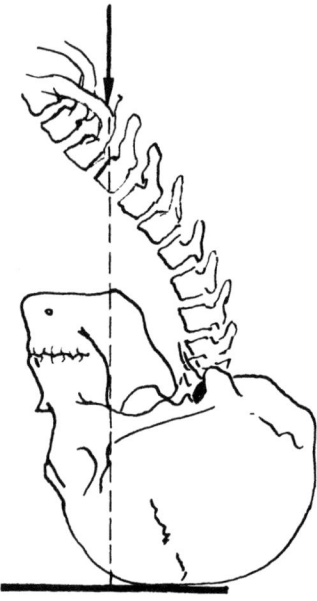

Abb. 8. Verlauf des Zielstrahles bei der axialen Aufnahme der Stirnhöhlen nach Nehls. Der Zielstrahl verläuft in der Median-Sagittalebene submento-vertikal tangential zur Stirnhöhlenhinterwand

Die halbaxialen Aufnahmen. Bei ihnen verläuft der Zielstrahl exzentrisch zur Deutschen Horizontalebene durch den geöffneten Mund entweder in anterio-posteriorer oder in postero-anteriorer Richtung. Bei der ersten Anordnung stört der Schatten der Zunge weniger, sie ist daher zweckmäßiger. Bei antero-posteriorem Strahlengang wird die Aufnahme folgendermaßen angeordnet: Patient sitzt am Aufnahmegerät mit dem Scheitel zur Kassette. Der Kopf wird so stark nach hinten geneigt, daß die Deutsche Horizontalebene mit der Raumhorizontalen einen nach hinten-unten offenen Winkel von etwa 55—60° bildet. Die vertikal stehende Kassette liegt dem Scheitel an. Der Zielstrahl verläuft in der Median-Sagittalebene parallel zur Raumhorizontalen durch den maximal geöffneten Mund (s. Abb. 9a). Bei postero-anteriorem Strahlengang wird die Aufnahme folgendermaßen angeordnet: Patient sitzt vor oder liegt auf dem Aufnahmetisch mit vorgestreckten Armen. Kinn und Nase liegen auf der durch Sandsäcke oder Kistchen in entsprechender Höhe gelagerten Kassette. Der Zielstrahl verläuft in der Median-Sagittalebene durch den maximal geöffneten Mund und bildet mit der Deutschen Horizontalebene einen nach hinten-oben offenen Winkel von etwa 35° (s. Abb. 9b). Beide Aufnahmerichtungen bieten keine Vorteile gegenüber den anderen extraoralen Keilbeinhöhlenaufnahmen, da einerseits die Entfernung der Höhlen von der Kassette ebensogroß, wenn nicht größer ist wie bei jenen, andererseits ist die Übersicht über die Umgebung der Höhlen schlecht (s. Abb. 9c und d). Schon frühzeitig hat man die halbaxialen Aufnahmen der Keilbeinhöhlen durch den maximal geöffneten Mund so anzuordnen versucht, daß gleichzeitig auch noch andere Nebenhöhlen zur Darstellung gelangen. Tschebull hat 1921 folgende Anordnung bekanntgegeben: Patient befindet sich in Bauchlage, der Mund ist maximal geöffnet und durch Einbiß auf einen Holzspatel fixiert. Kinn und Nase liegen auf der schräg gestellten Kassette, die mit der Tischebene einen Winkel von 30° bildet. Der Zielstrahl tritt am Scheitel ein, verläuft senkrecht zur Tischebene und bildet mit der Platte einen kranialwärts offenen Winkel von 60° (s. Abb. 10). Auf einer derartig angefertigten Aufnahme kommen die Keilbeinhöhlen im Röntgenbild zwischen Ober- und Unterkiefer zur Ansicht. Auch die Stirn- und Kieferhöhlen sind beurteilbar dargestellt. Der Nachteil dieser Aufnahme ist, daß erstens die Stirnhöhlen ziemlich weit vom Film entfernt sind, was eine gewisse Unschärfe ihrer Abbildung nach sich zieht, und zweitens, daß die Siebbeinzellen überhaupt keine Beurteilung zulassen. Koch hat dann viele Jahre später eine Modifikation der Tschebullschen Aufnahme angegeben und geglaubt, alle Nasennebenhöhlen auf einer einzigen Aufnahme zur Darstellung bringen zu können. Die Anordnung für die Aufnahme nach Koch lautet folgendermaßen: „Der Patient sitzt am Tisch, die Arme sind beiderseits aufgestützt, das Kinn wird auf das untere Drittel der im Winkel von etwa 23° gelagerten Filmkassette aufgelegt und dabei der Kopf so gehalten, daß die Deutsche Horizontale, also die Ver-

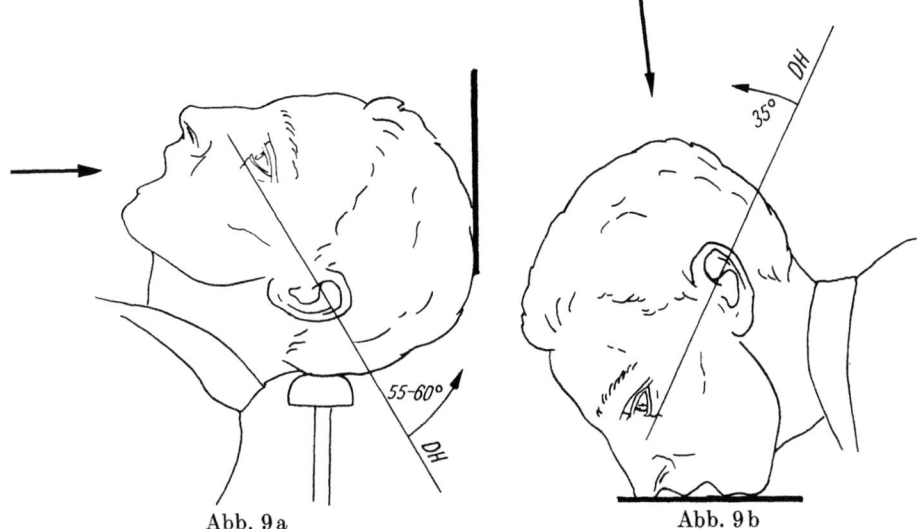

Abb. 9 a   Abb. 9 b

Abb. 9a. Verlauf des Zielstrahles bei der halbaxialen Aufnahme der Keilbeinhöhle durch geöffneten Mund am sitzenden Patienten. Der Zielstrahl verläuft in der Medianebene durch den geöffneten Mund und bildet mit der Deutschen Horizontalebene einen nach hinten-unten offenen Winkel von etwa 55—60⁰

Abb. 9b. Verlauf des Zielstrahles bei der halbaxialen Aufnahme der Keilbeinhöhlen durch den geöffneten Mund. Patient befindet sich in Bauchlage, Kinn und Nase liegen der Kassette an. Der Zielstrahl verläuft in der Medianebene durch den maximal geöffneten Mund und bildet mit der Deutschen Horizontalebene einen nach hinten-oben offenen Winkel von etwa 35⁰

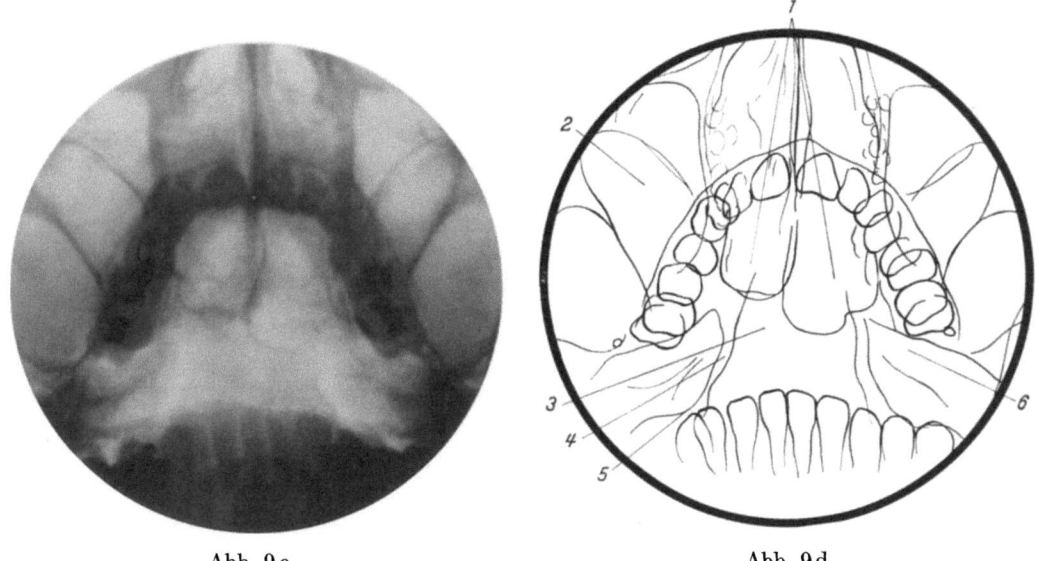

Abb. 9 c   Abb. 9 d

Abb. 9c. Abbildung einer halbaxialen Aufnahme der Keilbeinhöhlen

Abb. 9d. Skizze zu Abb. 9c. 1 Rechte und linke Keilbeinhöhle; 2 Kieferhöhle; 3 Pars basilaris ossis occipitalis; 4 Synchondrosis petrooccipitalis; 5 mediale Begrenzung der Pyramide; 6 Pyramidenspitze

bindungslinie unterer Orbita-, oberer Gehörgangsrand, ungefähr parallel zur Tischebene verläuft. Vorher läßt man den Mund weit öffnen und setzt zur Fixation einen etwa 3,5 cm langen Korken zwischen die Schneidezähne. Die Röntgenröhre wird so gerichtet, daß der Zentralstrahl um 25° von der Vertikalen kranialwärts abweicht und in die offene

10*

Mundhöhle zielt. In unserem Falle wurde der 25 cm lange Röhrentubus direkt auf den Kopf aufgesetzt. Der Focus-Filmabstand beträgt dann ungefähr 50 cm. Vergleichende Aufnahmen in größeren Abständen ergaben als Folge der weiter zunehmenden Tiefenschärfe störende Durchprojektionen des Schädeldaches und Hinterhauptbeines" (s. Abb. 11). Wenn nun KOCH behauptet, daß bei seiner Projektion alle Nasennebenhöhlen ohne störende Überlagerung von anderen Skeletteilen gleichzeitig zur Darstellung kommen, so stimmt das nicht ganz, denn vom Siebbeinlabyrinth gelangen nur einige vordere Zellen zur einwandfreien und daher brauchbaren Abbildung, während die mittleren Siebbeinzellen von der seitlichen Nasenwand überlagert sind und die hinteren Siebbeinzellen nur bei sehr guter Entwicklung und dann auch nur teilweise und wenn sie gut lufthaltig sind, innerhalb der medialen Anteile der Kieferhöhlen sichtbar werden

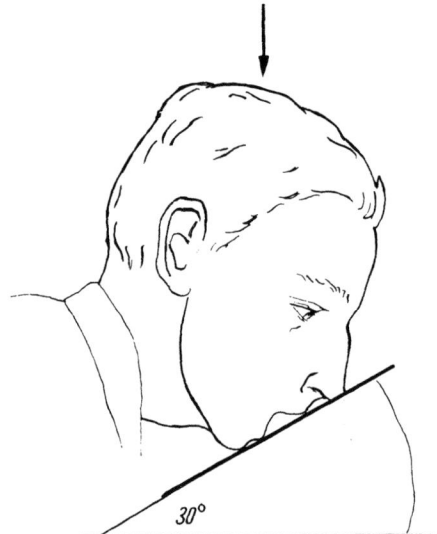 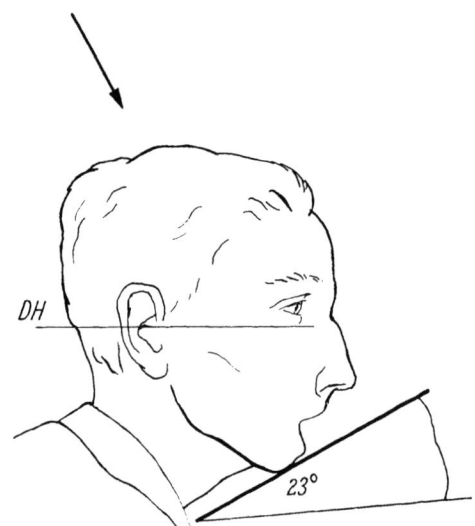

Abb. 10. Verlauf des Zielstrahles bei der halbaxialen Aufnahme nach TSCHEBULL. Der Zielstrahl verläuft in der Medianebene durch den geöffneten Mund und bildet mit der schräg gelagerten Kassette einen nach vorne-oben offenen Winkel von 60⁰

Abb. 11. Verlauf des Zielstrahles bei der halbaxialen Aufnahme nach KOCH. Der Zielstrahl verläuft in der Medianebene, bildet mit der Vertikalebene einen nach hinten-oben offenen Winkel von 25⁰ und zielt auf den geöffneten Mund

können. Nun kann man bei der unter den sagittalen, unter Punkt c) angegebenen Aufnahme ebenfalls den Mund weit offen lassen, man sieht dann die Keilbeinhöhlen im Bilde ebenfalls innerhalb der Öffnung des Mundes. Jedoch sind sie immer zu einem kleineren oder größeren Teil von den oberen Frontzähnen und ihren Alveolarfortsätzen überlagert. Damit sie von diesen Gebilden freiprojiziert werden, muß man den Kopf stärker neigen, dadurch leidet aber die Darstellung aller Nebenhöhlen der I. Serie in größerem oder geringerem Maße und gerade für sie wird ja diese Aufnahme angefertigt.

3. Die axiale Aufnahme des Gesichtsschädels

Diese Aufnahme wird am liegenden Patienten und zwar in vertiko-submentaler Richtung angefertigt. Der Zielstrahl verläuft in der Median-Sagittalebene, bildet mit der Deutschen Horizontalebene einen nach hinten-oben offenen Winkel von etwa 75° und zielt, die Gegend des Bregma durchsetzend, auf das Kinn, das auf der Kassette ruht und zwar Handbreit hinter ihrem vorderen Rande. Der Hals wird nicht so weit nach vorne gestreckt wie bei den axialen Aufnahmen der Schädelbasis bzw. der hinteren Nebenhöhlen. Die Deutsche Horizontalebene muß nicht parallel zur Filmebene verlaufen, sondern bildet mit derselben einen nach hinten-oben offenen Winkel von etwa 15⁰ (s. Abb. 12a). Diese Aufnahme gibt eine gute Darstellung der knöchernen Umrahmung des Nasenskeletes und der angrenzenden Knochenpartien in axialer Richtung. Außerdem gelangen die Vorderwand beider Kieferhöhlen und bei entsprechend großem Filmformat die Jochbeinkörper und Jochbögen gut zur Ansicht. Die Keilbeinhöhlen sind weitgehend vom Unterkiefer überlagert, nur ihr hinterster Anteil ist gerade noch erkennbar. Stirn- und Kieferhöhlen kommen verkürzt zur Abbildung und das Siebbeinlabyrinth ist über- haupt nicht sichtbar (s. Abb. 12b). Die Feststellung der Projektion geschieht in derselben Weise, wie bei den bisher besprochenen axialen Aufnahmen. Handelt es sich lediglich um eine axiale Darstellung des knöchernen Nasengerüstes, so führt man einen entsprechend zugeschnittenen Film oder einen großen Zahnfilm dem Patienten in den Mund ein. Der Film soll die Zahnreihe um 3 cm nach vorn überragen und wird durch leichtes Zubeißen gehalten. Der Zielstrahl verläuft in der Medianebene und zielt, die Stirnbeinschuppe

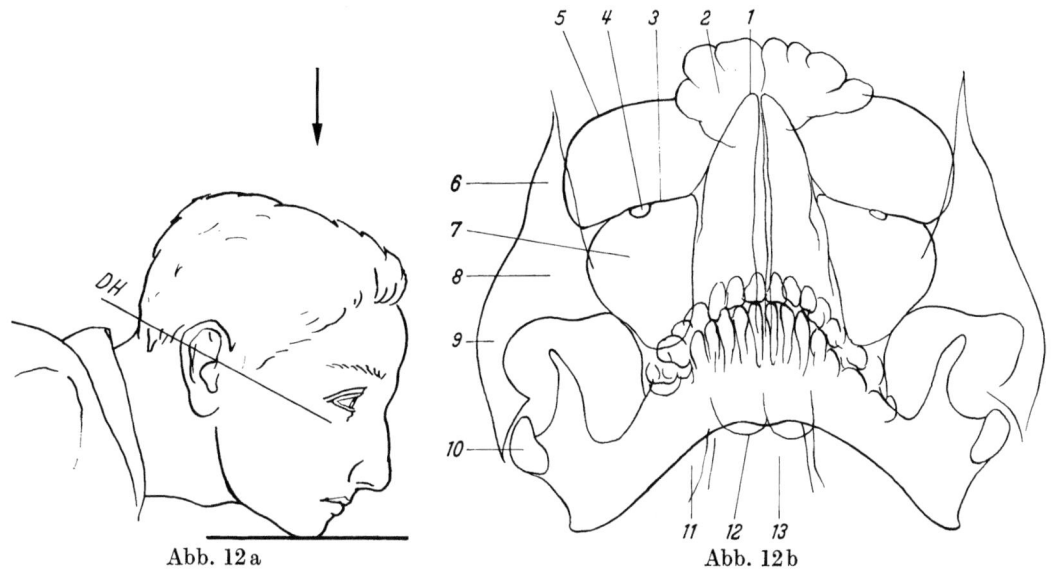

Abb. 12a.   Abb. 12b.

Abb. 12a. Verlauf des Zielstrahles bei der axialen Aufnahme des Gesichtsschädels. Der Zielstrahl verläuft in der Medianebene, bildet mit der Deutschen Horizontalebene einen nach hinten-oben offenen Winkel von etwa 75⁰ und zielt, die Gegend des Bregma durchsetzend, auf das Kinn

Abb. 12b. Skizze einer axialen Aufnahme des Gesichtsschädels. *1* Nasenbein; *2* Stirnhöhle; *3* vordere Wand der Kieferhöhle; *4* Canalis infraorbitalis; *5* oberer Orbitarand; *6* Processus frontalis des Jochbeines; *7* Kieferhöhle; *8* Jochbeinkörper; *9* Jochbogen; *10* Kieferköpfchen; *11* Pyramidenspitze; *12* Hinterwand der Keilbeinhöhle; *13* Clivus

tangierend, auf das proximale Drittel des Nasenskeletes. Diese Aufnahme wurde schon vor Jahren von GRAUER bekanntgegeben und in der letzten Zeit von KNETSCH wieder entdeckt. Eine weitere Spezialaufnahme eines Teiles des knöchernen Nasengerüstes haben WALDAPFEL und BRUNNER mitgeteilt. Sie verwenden hierzu einen auf das Format von etwa 1,5 zu 2,5 cm zugeschnittenen Film, der nach Anaesthesierung der Nase in die Gegend des Agger nasi vorgeschoben und durch ein Wattebäuschchen fixiert wird. Gegen das Septum zu wird der Film abgedeckt. Der Zielstrahl ist auf die Tränensackgegend gerichtet. Man kann zusätzlich noch einen zweiten solchen Film verwenden, er wird unter dem ersten bis zum Nasenboden vorgeschoben. Dadurch gelingt es, ein fast doppelt so großes Gebiet der lateralen Nasenwand zur Darstellung zu bringen. Diese Methode hat sich den Autoren besonders zur Kontrolle der Knochendefekte nach Tränensack- operationen bewährt. Weiterhin empfehlen sie diese Untersuchung zum Nachweis ent- zündlicher Erkrankungen, die von der Nase auf den Tränensack oder vom Tränensack auf den Knochen übergegriffen haben, sowie zur Feststellung nicht selten vorkommender Formanomalien in der Tränensackgegend und von Strukturanomalien des Processus frontalis des Oberkiefers. Diese Methode hat jedoch keine Verbreitung gefunden.

Hier soll noch eine von LOEPP zur axialen Darstellung der Fissura orbitalis inferior angegebene Projektion besprochen werden. LOEPP gibt für die Anordnung seiner Aufnahme folgende Richtlinien an: ,,Dem sitzenden Patienten wird der Film unter den Unterkiefer geschoben, alsdann wird der Schädel nach der zu untersuchenden Seite hin so weit geneigt, bis die Medianebene des Schädels mit dem Film einen lateralwärts offenen

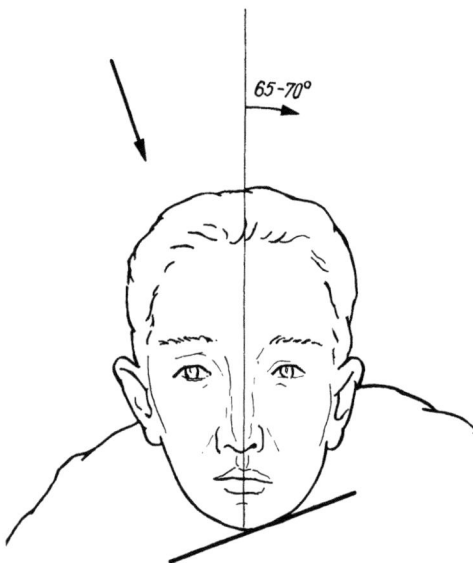

Winkel von 65—70° bildet. Ferner wird der Kopf nach hinten so weit zurückgebogen, daß die Deutsche Horizontale einen frontalwärts offenen Winkel von 20° bildet. Der Zentralstrahl fällt senkrecht auf den Film ein und zwar tritt er am Scheitel etwa drei Querfinger breit oberhalb des Foramen supraorbitale der gesunden Seite ein (s. Abb. 13a). Bei dieser Anordnung wird die Fissura orbitalis inferior zwischen Unterkiefer und Jochbogen projiziert und gelangt so gut zur Darstellung" (s. Abb. 13b und c). Loepp empfiehlt diese Aufnahme in Fällen von Exophthalmus, um festzustellen, ob ein Tumor der unteren Schläfenbein- oder Flügelgaumengrube durch die Fissura orbitalis inferior in die Orbita hineingewuchert ist. Ferner gibt die Aufnahme eine gute Darstellung der hinteren Wand der Oberkieferhöhle, was von großer Wichtigkeit sein kann in der Beurteilung, wie weit ein Oberkiefercarcinom sich in die Tiefe ausgedehnt hat. Als weitere Indikation wären noch jene Epipharynxtumoren anzuführen, bei denen der Verdacht besteht, daß sie in die Orbita eingebrochen sind. So wertvoll die Aufnahme nach Loepp im speziellen Falle sein kann, so hat sie sich doch

Abb. 13a. Verlauf des Zielstrahles bei der Aufnahme der Fissura orbitalis inferior nach Loepp. Der Zielstrahl bildet mit der Medianebene einen Winkel von 20—25° und mit der Deutschen Horizontalebene einen nach vorne oben offenen Winkel von etwa 20°. Er tritt etwa drei querfingerbreit oberhalb des Foramen supraorbitale am Scheitel der gesunden Seite ein und verläuft senkrecht zur Kassette

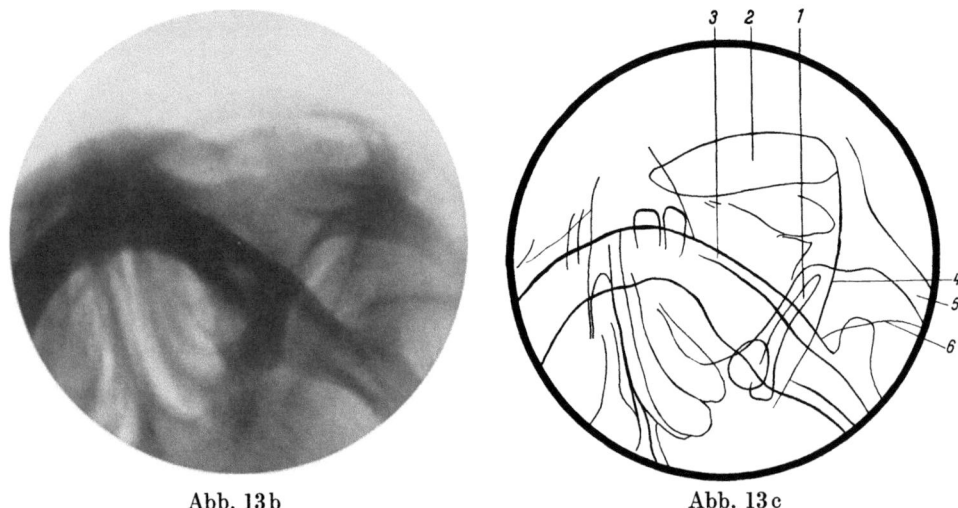

Abb. 13b   Abb. 13c

Abb. 13b. Aufnahme der Fissura orbitalis inferior nach Loepp

Abb. 13c. Skizze zu Abb. 13b. 1 Fissura orbitalis inferior; 2 Orbita; 3 Unterkiefer; 4 tangential getroffener Teil des großen Keilbeinflügels; 5 Jochbogen; 6 kleiner Keilbeinflügel

nicht allgemein durchzusetzen vermocht. Das mag zum Teil daran liegen, daß die Durchführung der Projektion sehr schwierig ist und man, wie wir uns selber überzeugen konnten, nicht immer brauchbare Bilder bekommt, zum Teil läßt sich durch einfachere Aufnahmen dasselbe Ergebnis erzielen.

4. Die seitliche Aufnahme der Nebenhöhlen und des Epipharynx bzw. der Schädelbasis

Die seitliche Aufnahme der Nebenhöhlen besitzt, da sich hier rechte und linke Seite überlagern, für die Beurteilung der vorderen Nebenhöhlen und der hinteren Siebbeinzellen nur beschränkten Wert, obwohl brauchbare Einzelheiten erkennbar sind. Es läßt sich aus ihr ungefähr die Tiefe der Stirnhöhlen bestimmen und festlegen, wie weit ein Recessus supraorbitalis nach rückwärts reicht. Mitunter kommen auch Veränderungen der Stirnhöhlenwände, z. B. eine Arrosion zur Darstellung. Für die Beurteilung der Keilbeinhöhlen kann die seitliche Aufnahme von ausschlaggebender Bedeutung sein, so ist z. B. eine Mucocele des Sinus sphenoidalis nur aus dem Seitenbild zu diagnostizieren.

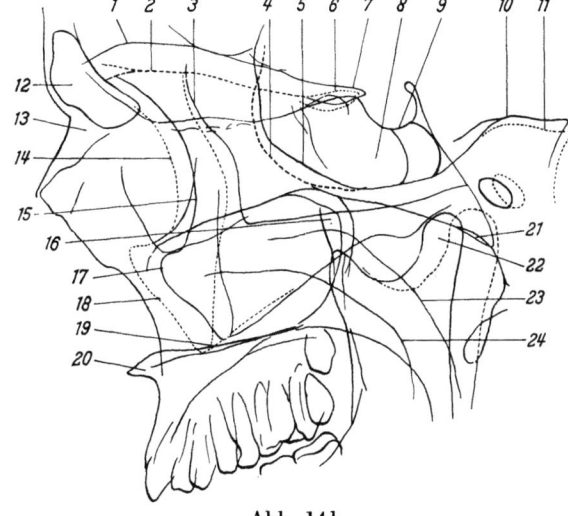

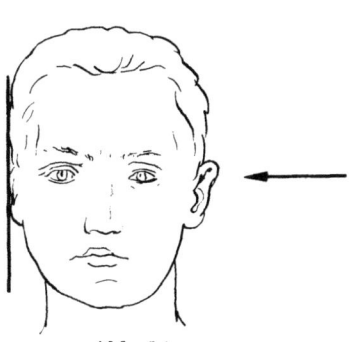

Abb. 14a   Abb. 14b

Abb. 14a. Verlauf des Zielstrahles bei der seitlichen Aufnahme der Nebenhöhlen bzw. des Epipharynx. Der Zielstrahl verläuft senkrecht zur Medianebene und zwar durch die Mitte der Verbindungslinie zwischen Mitte des äußeren Orbitarandes und äußeren Gehörganges, wenn es sich um eine Beurteilung der hinteren Nebenhöhlen handelt. Für die Untersuchung des Epipharynx wird der Fußpunkt des Zielstrahles etwa 2—3 cm weiter caudal und für die Aufnahmen der vorderen Nebenhöhlen wird er nach vorne gegen die Nasenwurzel verschoben

Abb. 14b. Skizze einer seitlichen Aufnahme der Nebenhöhlen. Die ausgezogenen Linien geben die filmnahen und die punktierten Linien die filmfernen Konturen wieder. *1* Filmnahes Dach der Orbita; *2* filmfernes Dach der Orbita; *3* vordere Abgrenzung der Schläfengrube der filmnahen Seite, durch den Processus frontalis des Jochbeines gebildet; *4* vordere Abgrenzung der mittleren Schädelgrube der filmfernen Seite durch den großen Keilbeinflügel gebildet; *5* vordere Abgrenzung der mittleren Schädelgrube der filmnahen Seite durch den großen Keilbeinflügel gebildet; *6* Processus clinoideus anterior der filmfernen Seite; *7* Processus clinoideus anterior der filmnahen Seite; *8* Keilbeinhöhle; *9* Boden der Sella turcica; *10* obere Pyramidenkante der filmnahen Seite; *11* obere Pyramidenkante der filmfernen Seite; *12* Stirnhöhle; *13* Nasenbeine; *14* äußerer Orbitarand der filmfernen Seite, durch den Processus frontalis des Jochbeines gebildet; *15* äußerer Orbitarand der filmnahen Seite; *16* Fossa pterygopalatina; *17* vordere Begrenzung des filmnahen Jochbeinkörpers am Übergang desselben in die Kieferhöhle; *18* vordere Begrenzung des filmfernen Jochbeinkörpers am Übergang desselben in die Kieferhöhle; *19* harter Gaumen; *20* Spina nasalis; *21* plattenfernes Kieferköpfchen; *22* plattennahes Kieferköpfchen; *23* vordere Begrenzung des Epipharynx; *24* Gegend des weichen Gaumens

Es ist aber auch dann immer ein Seitenbild anzufertigen, wenn der Verdacht auf eine entzündliche Komplikation besteht oder wenn ein Tumorverdacht vorliegt. Sie wird folgendermaßen angeordnet: Die Median-Sagittalebene muß parallel zur Kassette verlaufen. Der Kopf wird durch eine Schlitzbinde fixiert. Der vordere Filmrand fällt mit der vorderen Hautgrenze zusammen, der obere Filmrand liegt etwa 3 cm unter dem Scheitel. Bezüglich des Verlaufes des Zielstrahles müssen wir einen Unterschied machen, je nachdem, ob wir die Aufnahme zur Beurteilung der vorderen Nebenhöhlen, der hinteren Nebenhöhlen oder des Epipharynx benötigen (s. Abb. 14a). Liegt ein Prozeß der hinteren Nebenhöhlen vor, so verläuft der Zentralstrahl in der Mitte der Verbindungslinie zwischen Mitte des äußeren Orbitarandes und dem äußeren Gehörgang senkrecht

zur Medianebene. Für die Untersuchung des Epipharynx liegt der Fußpunkt des Zielstrahles etwa 2—3 cm weiter caudal davon und für die Aufnahme der vorderen Nebenhöhlen wird er nach vorne gegen die Nasenwurzel zu verschoben.

Auf der seitlichen Aufnahme sieht man gut den Boden der vorderen Schädelgrube
bzw. die Konturen der beiden Orbitadächer, die nach rückwärts in die Konturen der beiden
kleinen Keilbeinflügel bzw. in die der beiden Processus clinoidei anteriores übergehen.
Die Projektion soll so erfolgen, daß rechte und linke Seite getrennt zur Darstellung
kommen und zwar sollen die filmnahen Details knapp über den filmfernen liegen. Dies
erreicht man dadurch, daß man den Focus der Röhre etwas kranialwärts verschiebt.
Weiter gibt diese Aufnahme eine gute Übersicht über die Sella turcica und ihre Einzelheiten wie Dorsum sellae, Tuberculum sellae und Sulcus chiasmatis. Letzterer ist nach
vorne durch eine kleine Knochenleiste, den Limbus sphenoidalis, begrenzt. Hier beginnt
dann das Planum sphenoidale. Mit verschiedener Deutlichkeit kommen dann nach vorne
zu die Lamina cribrosa und das Tegmen der Siebbeinplatte zur Ansicht. Die Lamina
cribrosa beginnt vorne am vorderen Ende des Planum sphenoidale und ist von demselben
meist durch eine flache Stufenbildung abgesetzt. Mitunter geht das Planum direkt in
die Lamina cribrosa über, dann ist die Grenze zwischen diesen beiden Knochen nicht
eindeutig feststellbar. Nach vorne zu läßt sich die Siebbeinplatte manchmal bis an die
hintere Begrenzung der Stirnbeinschuppe verfolgen. Die Lamina cribrosa kommt jedoch
auch in Normalfällen nicht immer zur Abbildung. Knapp über ihr und wesentlich häufiger
kommt die etwas dickere Knochenplatte des Tegmen des Siebbeines zur Darstellung.
Dieselbe liegt etwas höher als die Lamina cribrosa, beginnt im Röntgenbild innerhalb
des vorderen Drittels des Planum und bildet mit demselben meist einen nach oben flachen
Winkel. Nach vorne zu läßt sich das Tegmen ebenfalls bis an die Stirnbeinschuppe verfolgen. Unterhalb der Sella ist, wenn vorhanden, die Keilbeinhöhle, deren genaue Anatomie später besprochen wird, zu erkennen. Vor der Keilbeinhöhle, unterhalb des Planum
sphenoidale und der Lamina cribrosa sieht man mitunter die zarten Septen der Siebbeinzellen. Eine Beurteilung des Siebbeines ist jedoch im Seitenbild nicht möglich. An
weiteren Details sind im Seitenbild die Processus frontales der Jochbeine zu erkennen.
Sie sind durch zwei parallel verlaufende Linien markiert, von welchen die vordere den
äußeren Orbitarand darstellt, während die hintere die vordere Abgrenzung der Schläfengrube bildet. Nach oben lassen sich diese beiden Linien bis an das Orbitadach zu verfolgen, nach unten gehen sie in eine V-förmige Figur über, sie entspricht der Stelle, an
welcher der Jochbeinkörper in den Oberkiefer übergeht. Diese V-förmige Figur projiziert
sich zum größten Teil in den vorderen Anteil der Kieferhöhle, deren Wände auch im
Seitenbild ziemlich gut wahrnehmbar sind. Hinter der Kieferhöhle sieht man eine spaltförmige Aufhellung, die durch die Fossa pterygopalatina hervorgerufen wird. Hinter
derselben kommt mit verschiedener Deutlichkeit der Processus pterygoideus zur Abbildung. Unterhalb der Kieferhöhle erkennt man den harten Gaumen. Durch den rückwärtigen oberen Teil der Kieferhöhle zieht im Röntgenbild der Schatten des Jochbogens.
Er geht nach hinten in die Zygomaticuswurzel über. Vor dem äußeren Orbitarand kommt
im Röntgenbild der vorderste Anteil der medialen Orbitawand (Tränenbein) in Aufsicht
zur Darstellung. Da sie sehr dünn ist, wird sie stark durchstrahlt und ist daher nicht
wahrnehmbar. Hingegen ist der Processus frontalis des Oberkiefers mittels einer starken
Lichtquelle meist zu erkennen.

Die genaue Feststellung der Projektion ist im Seitenbild besonders wichtig, um
rechte und linke bzw. filmnahe und filmferne Seite auseinanderhalten zu können. Stand
der Focus der Röhre vor der Sella turcica, so rücken die Konturen, die den vorderen
Anteil des Bodens der mittleren Schädelgrube markieren, sowie die Linien der äußeren
Orbitaränder näher zusammen bzw. gelangen mehr oder weniger zur Deckung. Stand
der Focus der Röhre hinter der Sella turcica, tritt das Gegenteil ein. Bei stärkerer Verschiebung des Focus der Röhre nach kranial rücken die Orbitadächer weiter auseinander
und bei Verschiebung nach caudal werden die filmnahen Gebilde von den filmfernen

überlagert. Es wurde bereits erwähnt, daß wir bei der seitlichen Aufnahme der Nebenhöhlen und des Epipharynx bezüglich des Fußpunktes des Zentralstrahles geringe Unterschiede machen, je nachdem, welche anatomischen Einzelheiten gut zur Darstellung kommen sollen. Handelt es sich lediglich um eine seitliche Abbildung des knöchernen Nasengerüstes, so verläuft der Zentralstrahl durch den unteren Orbitarand senkrecht zur Medianebene. Auf dieser Aufnahme sieht man immer gut die beiden, allerdings zur Deckung gelangenden Nasenbeine und die daran anschließenden Processus frontales der Oberkiefer. Auch der vordere Rand der Apertura piriformis ist gut zu erkennen.

5. Ergänzende Aufnahmen

In Spezialfällen kann es notwendig sein, daß man noch andere Projektionsrichtungen zur Befundung mit heranziehen muß. Hier ist zunächst die Schrägaufnahme der Orbita nach RHESE zu nennen. Sie wird folgendermaßen angeordnet: Der Patient befindet sich in Bauchlage, der Kopf ist etwa um 35° gedreht, so daß der äußere Rand der zu untersuchenden Augenhöhle der Kassette anliegt. Der Kopf wird durch eine Schlitzbinde fixiert. Der Film wird so gelagert, daß sich der obere Filmrand zwei Querfinger über dem Orbitarand findet und der laterale Filmrand mit der lateralen Hautgrenze zusammenfällt. Der Zielstrahl zielt auf den äußeren Orbitalwinkel und bildet mit der Deutschen Horizontalebene einen nach hinten-oben offenen Winkel von etwa 25° und mit der Median-Sagittalebene einen solchen von etwa 35°. Diese Projektion wurde ursprünglich von RHESE für die Beurteilung des hinteren Siebbeines und der Keilbeinhöhle angegeben. Der Autor hat den Canalis opticus auf seiner Aufnahme wohl festgestellt, aber von einer diagnostischen Auswertung keinen Gebrauch gemacht. Heute findet diese Aufnahme ausschließlich nur zur Beurteilung des Sehnervkanales und seiner Umgebung Anwendung (s. Abb. 15). Für den Nachweis pathologischer Siebbein- oder Keilbeinhöhlenveränderungen vermag sie kaum brauchbare Aufschlüsse zu geben, da sich rechtes und linkes Siebbeinlabyrinth und auch die Keilbeinhöhle ineinanderprojizieren. Lediglich über die anatomischen Beziehungen des Canalis opticus zum pneumatischen System kann man durch diese Aufnahme eine gute Übersicht erhalten, so kann z. B. der Kanal allseits von Zellen des hinteren Siebbeinlabyrinthes umgeben sein.

In Fällen von Epipharynxtumoren kann es notwendig sein auch die Pyramidenspitzen in den Gang der Untersuchung mit einzubeziehen (s. Abb. 16). Man muß dann die Aufnahme des Schläfenbeines in der Projektionsrichtung nach STENVERS anfertigen. Die Aufnahme wird folgendermaßen angeordnet: Patient befindet sich in Bauchlage. Der Kopf wird für die Aufnahme der rechten Pyramide nach links um 45° gedreht und liegt mit oberem Orbitarand und Jochbein der Kassette an. Die Deutsche Horizontalebene muß senkrecht zur Kassettenebene stehen. Der Kopf wird durch eine Schlitzbinde fixiert. Der Film wird so gelagert, daß sich der obere Filmrand drei Querfinger oberhalb des oberen Orbitarandes befindet und der laterale Filmrand zwei Querfinger außerhalb der lateralen Hautgrenze zu liegen kommt. Der Zielstrahl zielt durch die Gegend der Protuberantia occipitalis externa auf den Mittelpunkt der Verbindungslinie zwischen der Mitte des äußeren Orbitarandes und dem äußeren Gehörgang der zu untersuchenden Seite. Er bildet mit der Median-Sagittalebene einen Winkel von 45° und mit der Deutschen Horizontalebene einen nach hinten-unten offenen Winkel von etwa 12°.

Eine ganz neue Technik hat HECKMANN zur überdeckungsfreien Abbildung der Siebbeinzellen angegeben, er nennt sie bivisuelle Technik zur Darstellung der Siebbeinzellen. HECKMANN berichtet hierüber folgendes: „Sie beruht darauf, daß zwei Aufnahmen mit verschiedener Einfallsrichtung der Strahlen nebeneinander auf je eine Hälfte des Filmes gemacht werden und beide miteinander zur Verschmelzung gebracht werden. Dies geschieht durch focusnahe Abblendung der einen Hälfte und gekoppelte, projektionsgerechte Verschiebung der Röhre und Kassette." Die Aufnahmen werden durchleuchtungsgezielt angefertigt. Die Abdeckung geschieht durch eine Halbierungsblende, Röhre und Leuchtschirm werden gegeneinander nicht bewegt, lediglich der Kopf wird einmal nach rechts, einmal nach links gedreht. Bei stärkerer Drehung kommen auch die Canales optici zur Darstellung. Der Zentralstrahl verläuft zur Deutschen Horizontalebene in einem nach dorsal-kranial offenen Winkel von fast 45⁰, so daß die Kieferhöhlen von den Pyramiden freiprojiziert sind. Die Aufnahme gibt eine gute Übersicht über das gesamte Siebbein und läßt sich bei einiger Übung ziemlich rasch durchführen. Ob sie gegenüber den gewöhnlichen Aufnahmen wesentliche Vorteile bringt, können wir nicht entscheiden, da wir sie bis heute nicht angewandt haben, weil wir nicht das Bedürfnis für eine neue Darstellung des Siebbeines haben. HECKMANN hat in seiner Publikation Normalfälle

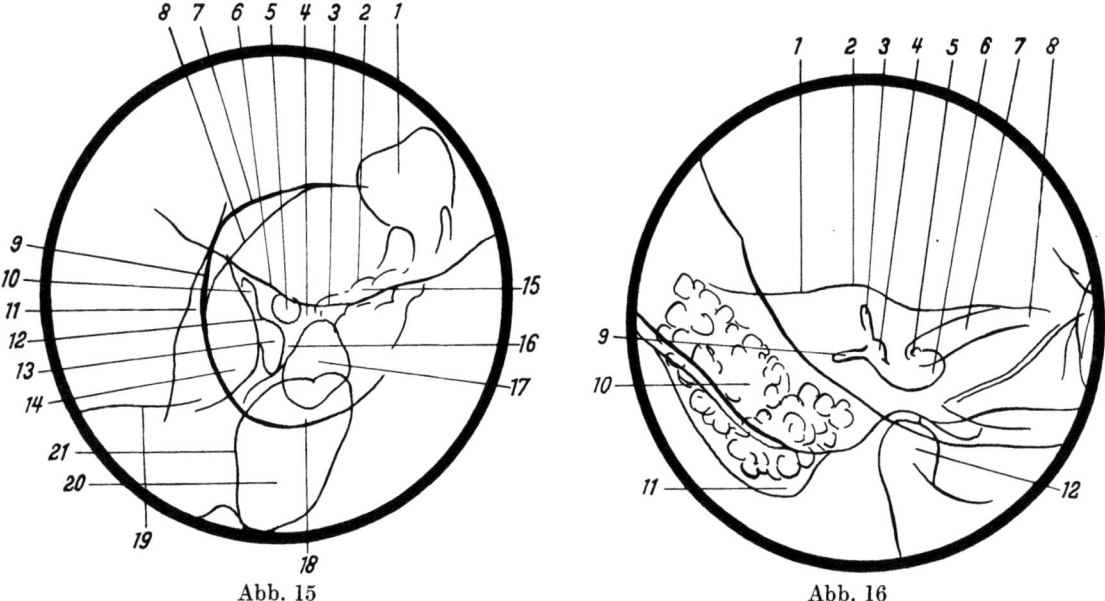

Abb. 15   Abb. 16

Abb. 15. Skizze einer Aufnahme des Canalis opticus nach RHESE. *1* Stirnhöhle; *2* obere Begrenzung der Siebbeinzellen; *3* Planum sphenoidale; *4* mediale Wurzel des kleinen Keilbeinflügels; *5* Canalis opticus; *6* oberer Rand des kleinen Keilbeinflügels; *7* obere Orbitakontur; *8* oberer Orbitarand; *9* laterale Orbitakontur; *10* äußerer oberer Teil der Fissura orbitalis superior; *11* Processus frontalis des Jochbeines; *12* Bereich des Processus clinoideus anterior; *13* innerer unterer Teil der Fissura orbitalis superior; *14* großer Keilbeinflügel; *15* Siebbeinlabyrinth; *16* untere Wurzel des kleinen Keilbeinflügels; *17* Keilbeinhöhle; *18* unterer Orbitarand; *19* obere Pyramidenkante; *20* Kieferhöhle; *21* seitliche Wand der Kieferhöhle

Abb. 16. Skizze einer Aufnahme der Pyramide nach STENVERS. *1* Obere Pyramidenkante im lateralen Anteil; *2* Eminentia arcuata; *3* Lichtung des oberen Bogenganges; *4* Vestibulum; *5* Canalis facialis; *6* Schnecke; *7* innerer Gehörgang; *8* Pyramidenspitze; *9* Lichtung des lateralen Bogenganges; *10* Pars mastoidea; *11* Warzenfortsatzspitze; *12* Kieferköpfchen

des Siebbeines gezeigt. Über die Anwendung dieser Technik von anderer Seite fanden wir bisher keine entsprechenden Literaturangaben. Hier muß noch eine von HERNÁNDEZ bekanntgegebene und wie der Autor glaubt, neue Aufnahmetechnik des Ethmoids Erwähnung finden. Die Publikation erfolgte im selben Jahre wie die eben von HECKMANN besprochene. Eine fehlerhafte Aufnahme der Nebenhöhlen brachte HERNÁNDEZ auf den Gedanken, eine neue Projektion für das Siebbein zu entwickeln. Es handelt sich hierbei aber um nichts Neues, sondern lediglich um eine Schrägprojektion zur Mediansagittalebene des Schädels, wodurch das Siebbein der einen Seite auseinanderrückt. Die Aufnahme wird folgendermaßen angeordnet: Der Kopf wird um 8⁰ nach der zu „untersuchenden" — richtig soll es heißen: nach der entgegengesetzten Seite — gedreht. Die Aufnahme kann sowohl am sitzenden als auch am liegenden Patienten durchgeführt werden. Kinn und Nase liegen der Kassette an. Der Zentralstrahl zielt durch die Nasenwurzel senkrecht zum Film. HERNÁNDEZ verwendet ein Filmformat von 18/24, der Film wird zunächst in der unteren Hälfte abgedeckt und auf die obere Hälfte wird eine Aufnahme der Nebenhöhlen der I. Serie gemacht. Nun wird oben abgedeckt und unten wird rechts und links ebenfalls unter Abdeckung der einen Hälfte zuerst das eine und dann das andere Siebbein bei entsprechender Drehung des Kopfes aufgenommen. Durch diese Technik erhält HERNÁNDEZ eine Aufnahme, bei der die vorderen Siebbeinzellen in ganzer Ausdehnung zur Darstellung kommen, wobei auch die ethmoido-frontalen und die ethmoido-maxillaren Ausläufer freiprojiziert sind. Die einzelnen Siebbeinzellen liegen also in der Strahlenrichtung nicht mehr hintereinander, sondern nebeneinander und bilden sich im medialen Anteil der Orbita ab. Es handelt sich also um nichts anderes als um eine Modifikation der von RHESE schon vor Jahrzehnten angegebenen Aufnahme des Siebbeines, nur daß bei der Projektion von HERNÁNDEZ der Verlauf des Zielstrahles zur Median-Sagittalebene und zur Deutschen Horizontalebene einen anderen Winkel bildet. Diese Aufnahme gibt also keine neuen Aspekte und ist in ihrer Durchführung ziemlich kompliziert. Zur Fixation wird das amerikanische „Sinus angle"-Stativ verwendet.

Bezüglich der durchleuchtungsgezielten Aufnahmen, wie sie in letzter Zeit von STEPHAN und SCHAEFFER empfohlen wurden, ist zu sagen, daß die von den Autoren angegebenen Vorteile nicht ganz stichhaltig sind bzw. zum Teil nicht ganz den Tatsachen entsprechen. Die Aufnahme wird folgendermaßen angeordnet: Der Patient sitzt hinter dem Durchleuchtungsschirm. Der Kopf wird so weit nach rückwärts geneigt, daß die Kieferhöhlen nicht mehr von den Pyramiden überlagert werden. Der Mund ist weit geöffnet. Die Autoren bezeichnen ihre Projektion als Vertikalbild, was irreführend bzw. unrichtig ist, da es sich um eine sagittale Projektion mit horizontalem Strahlengang handelt. Weiter geben die Autoren bekannt, daß im Vertikalbild frische entzündliche Prozesse von chronischen Schleimhauteiterungen differentialdiagnostisch abgrenzbar sind. Diese Tatsache hat aber mit der Projektion gar nichts zu tun, abgesehen davon, daß diese Differentialdiagnose weder bei dieser noch bei anderen Projektionen eindeutig gegeben ist. Im geringen Focus-Filmabstand sehen die Verfasser einen Vorteil, weil dadurch die Nebenhöhlen, insbesonders die Stirnhöhlen vergrößert und dadurch anschaulicher und plastischer zur Darstellung gelangen. Hierzu ist zu bemerken, daß durch die Nahaufnahme die Schärfe der Zeichnung wesentlich vermindert wird, dies scheint uns doch ein großer Nachteil zu sein für alle jene Fälle, bei denen eine beginnende Knochenaffektion im Röntgenbild festgestellt werden soll. Die symmetrische Einstellung sei bei den durchleuchtungsgezielten Aufnahmen leichter, ebenso die identische Reproduktion im Falle von Wiederholungsuntersuchungen. Dies gelingt bei einiger Übung in ausreichendem Maße auch bei den nicht durchleuchtungsgezielten Aufnahmen. Nach unserer Ansicht bietet das Verfahren von STEPHAN und SCHAEFFER keinen wesentlichen Vorteil. Es hat aber auf alle Fälle den Nachteil der Unschärfe der Zeichnung und einer zusätzlichen, eigentlich nicht notwendigen Strahlenbelastung. Bezüglich letzterer haben RÜBE und KROKOWSKI Messungen angestellt und gefunden, daß die Durchleuchtung der Nasennebenhöhlen bei 80 kV, 3 mA, FHA 40 cm, Röhrenfilterung 2 mm Al und Durchleuchtungszeit von 1 min eine doppelt so hohe Strahlenbelastung bedingt als die Aufnahme.

Die *alleinige Durchleuchtung der Nebenhöhlen* besitzt nur sehr beschränkten Wert, da die Detailerkennbarkeit wesentlich herabgesetzt ist, außerdem kommt sie höchstens für die Kieferhöhlen in Frage, während eine Beurteilung der übrigen pneumatischen Hohlräume kaum möglich ist. Auch für den Nachweis des Fehlens einer oder beider Stirnhöhlen, wie dies empfohlen wurde, ist die Aufnahme besser geeignet. Weiterhin wurde angeregt, bei Kindern, die wegen einer chronischen Bronchitis zur Thoraxuntersuchung kommen, auch eine Durchleuchtung der Nebenhöhlen vorzunehmen, als sog. Suchmethode, um festzustellen, ob eventuell eine Sinusitis als Ursache in Frage kommt. Hierzu ist zu sagen, daß bei kleinen Kindern die Nebenhöhlen nicht immer erkennbar sind. Bei unruhigen Kindern wird es leichter sein, eine brauchbare Aufnahme zu erzielen, als durch eine Durchleuchtung zu einem Ergebnis zu kommen.

Wie schon in der Einleitung erwähnt, wurden in den letzten Jahren die Vergrößerungsaufnahmen und die Schirmbildaufnahmen für die Untersuchungen der Nasennebenhöhlen empfohlen. Die Vergrößerungsaufnahmen bieten aber gegenüber den gewöhnlichen Aufnahmen gar keine Vorteile. Jedenfalls steht der Aufwand an Material und Zeit in keinem Verhältnis zu den erzielbaren Ergebnissen. Es ist selbstverständlich, daß man gar nicht selten das Bedürfnis hat, etwas vergrößert zu sehen. Dazu verwendet man eine Lupe, die beim Befunden immer zur Hand sein soll. Die Mitvergrößerung des Filmkornes spielt bei der Qualität der heutigen Filme keine Rolle. Bei den Stirnhöhlen hat man sogar den Eindruck, daß die ebenfalls vergrößert zur Darstellung kommende Diploezeichnung im Bereich der Höhle störend wirkt. Keinesfalls ist einzusehen, daß eine beginnende Knochenaffektion im Vergrößerungsbild früher nachweisbar sein soll als auf dem gewöhnlichen Film. Die Schirmbilduntersuchung wurde in Rußland von BUCKLAM angewandt. Dieser Autor konnte anläßlich einer Grippeepidemie bei 75 % der an Grippe erkrankten Patienten eine Nebenhöhlenbeteiligung feststellen. Die Aufnahmen werden im Sitzen gemacht, die Strahlenbelastung beträgt 3 r.

Auch die Hartstrahltechnik wurde in der rhinologischen Röntgendiagnostik versucht. Wesentliche Vorteile gegenüber der üblichen Technik hat sie jedoch bis heute nicht erbringen können.

Nachdem nun die verschiedenen Projektionsmöglichkeiten angeführt und zum Wert der einzelnen Aufnahmen kritisch Stellung genommen wurde, soll noch eine kurze zusammenfassende Erörterung erfolgen, welche Aufnahmen im täglichen Betriebe zur zweckmäßigsten Darstellung der Nebenhöhlen in Frage kommen. Handelt es sich um eine Erkrankung einer der Nebenhöhlen der I. Serie, so wird ohne weiteres eine, und zwar die sagittal kranial-exzentrische Aufnahme genügen. Das ist jedoch nur dann der Fall, wenn es sich lediglich um eine Affektion der Stirn- oder Kieferhöhlen handelt. In den Fällen, bei welchen auch das Siebbein beteiligt ist, muß man, um zu sehen, ob nur die vorderen oder auch die hinteren Siebbeinzellen erkrankt sind, mindestens ein zweites Bild, und zwar die sagittal-horizontale Aufnahme anfertigen. Im Falle eines Prozesses der hinteren Siebbeinzellen darf natürlich eine Untersuchung der Keilbeinhöhlen mittels einer axialen Projektion keinesfalls unterbleiben. Wenn auch im Einzelfall die Möglichkeit bestehen kann, aus einer einzigen sagittalen Projektion zu schließen, daß alle Nebenhöhlen gesund oder erkrankt sind, kann man mit voller Sicherheit auf Grund eines einzigen Bildes keinen unbedingt stichhaltigen Befund abgeben. Wenn z. B. auf einer sagittal kranial-exzentrischen Aufnahme die vorderen Nebenhöhlen vollkommen normal in Erscheinung treten, so kann doch, was allerdings selten vorkommt, eine isolierte Erkrankung der hinteren Nebenhöhlen bestehen, die uns, wenn wir uns mit einer Aufnahme begnügen, entgehen muß. Das mindeste sind also zwei sagittale Bilder, und zwar die sagittal-horizontale und die sagittale kranial-exzentrische Aufnahme, die man anfertigen muß, um mit ausreichender Sicherheit einen negativen Befund abgeben zu können. Es ist bekannt, daß eine isolierte Verschattung einer oder beider Keilbeinhöhlen — es kommt dies allerdings äußerst selten vor — eine Verschattung des Siebbeines vortäuschen kann. Wenn die beiden eben erwähnten Aufnahmen eine Verschattung beider Kiefer- und Stirnhöhlen sowie des gesamten Siebbeinlabyrinthes beiderseits zeigen, so kann man über die Keilbeinhöhle nichts Sicheres aussagen, sondern nur Vermutungen anstellen. Sind in einem solchen Falle die Keilbeinhöhlen normal lufthaltig, so wird sich dies auf die Siebbeinzellen, da sie ja in derselben Strahlenrichtung liegen, im Sinne eines aufhellenden Effektes auswirken. Sind die Keilbeinhöhlen ebenfalls verschattet, so wird die Verschattung des Siebbeines besonders intensiv sein. Wann zusätzlich eine seitliche Aufnahme zu machen ist und wie sie im speziellen Falle angeordnet wird, wurde bereits besprochen. Sie muß auf alle Fälle zur Untersuchung der *Epipharynxtumoren* mit herangezogen werden, bei welchen vor allem das Verhalten der Schädelbasis und der Nebenhöhlen zu berücksichtigen ist. Man muß deshalb in erster Linie eine axiale Aufnahme der Schädelbasis anfertigen. Sie gibt uns nicht nur Aufschluß über den Zustand der Keilbeinhöhlen, sondern erlaubt auch eine Beurteilung der medialen Partien des Bodens beider mittlerer Schädelgruben, die von Teilen der großen Keilbeinflügel gebildet werden. Auch die nach hinten angrenzenden Pyramiden sind zu berücksichtigen, ebenso die hintere Bucht der Kieferhöhlen und die Processus pterygoidei. Zur Untersuchung des Siebbeines muß man noch die sagittal-horizontale Aufnahme anfertigen. Endlich ist noch die sagittale kranial-exzentrische Aufnahme der Nebenhöhlen mit heranzuziehen, um auch die beiden Kieferhöhlen beurteilen zu können. Wann als ergänzende Projektion eine Schrägaufnahme der Orbita nach Rhese in Frage kommt und wann wir eine Aufnahme der Schläfenbeinpyramide nach Stenvers anfertigen müssen, wurde bereits erörtert.

6. Die Durchführung der Aufnahmen

Fixation. Es ist selbstverständlich, daß der Patient zur Ruhighaltung während der Aufnahme keinerlei Kraft anwenden darf. Seine Lage muß absolut passiv, stabil und schmerzfrei sein. Die Fixation wird bei uns durch eine Schlitzbinde oder durch eine Pelotte am Stuhl des Aufnahmegerätes erreicht. Die Verwendung von Kopfhaltern scheint uns nicht unbedingt erforderlich, sie hat sich auch nicht allgemein durchgesetzt. In Amerika wird mancherorts ein sog. „Sinus angle"-Stativ verwendet, welches außer der Fixation auch eine Winkeleinstellung ermöglicht. Dieses Gerät, das an der Aufnahmevorrichtung befestigt ist, besteht aus zwei senkrechten Armen, die auf einer waagrechten Schiene laufen und am unteren Ende je eine Pelotte tragen. Durch Anlegen dieser Pelotten rechts und links am Schädel wird die Fixation erreicht. Querarm und senkrechter Arm sind um eine vertikale Achse drehbar. Durch ein vorhandenes Winkelmaß kann der Kopf genau um die erforderlichen Grade nach rechts oder links gedreht werden.

Blenden. Für die Aufnahme der Nebenhöhlen sind unbedingt Tubusse zu verwenden. Der Gebrauch der Bucky-Blende bietet in der rhinologischen Diagnostik keine wesentlichen Vorteile und ist z. B. bei stark exzentrischem Strahlengang gar nicht möglich. Dazu kommt noch, daß wir ja die Nebenhöhlenuntersuchung tunlichst sitzend durchführen sollen. Nicht alle Röntgeninstitute besitzen Bucky-Blenden am Aufnahmegerät für die Nebenhöhlen. Bei Verwendung einer Bucky-Blende am Bucky-Tisch wird manchmal dem Patienten eine bestimmte Lagerung aufgezwungen, was dazu führen kann, daß die Distanz zwischen aufzunehmendem Objekt und Kassette eine Vergrößerung erfährt, was wieder eine Unschärfe der Zeichnung nach sich zieht. Dies kann allerdings durch Arbeiten mit Feinstfocusröhren wieder ausgeglichen werden. Diese Röhren sind aber nur beschränkt belastbar und von kürzerer Lebensdauer als die allgemein gebräuchlichen Röntgenröhren. Durch die Tubusblenden wird der störende Einfluß der Streustrahlen ebensogut ausgeschaltet wie durch eine Bucky-Blende, die Objekt-Filmdistanz kann auf das geringst mögliche Maß reduziert werden und die Freiheit des Handelns bei der Anordnung der Aufnahmen bleibt uns vollkommen erhalten. Wir können also in der rhinologischen Röntgendiagnostik auf die Anwendung einer Bucky-Blende ohne weiteres verzichten. Bei den Blenden ist die konische Form der zylindrischen vorzuziehen, weil erstere uns, eine exakte Konstruktion vorausgesetzt, über den Verlauf der Randstrahlen orientiert, wodurch ein Abschneiden der Aufnahme eher vermieden wird.

Einstellvorrichtung. Um die Einstellung zu erleichtern, hat man Apparate teils einfacher, teils komplizierter Art konstruiert, die es ermöglichen sollen die gleiche Anordnung immer wieder zu reproduzieren. Sie alle haben nur einen beschränkten Wert und zwar aus folgender Ursache: Aus technischen Gründen wird das Hauptgewicht auf die Stellung der Röhre zur Platte gelegt und es wird als selbstverständlich vorausgesetzt, daß der Patient die für die jeweilige Aufnahme notwendige Lage einnehmen kann. Dies ist durchaus nicht immer zu erreichen, sei es daß die erforderliche Lage dem Patienten Schmerzen bereitet, sei es aus Indolenz des Patienten oder sei es, daß wir es mit bewußtseinsgetrübten Patienten zu tun haben. Man muß also in manchen Fällen improvisieren. Hierbei ist folgendes zu beachten: Vom Verlauf des Zielstrahles zum untersuchenden Objekt darf auf keinen Fall abgegangen werden, der Verlauf des Zielstrahles zur Platte ist demgegenüber von untergeordneter Bedeutung. In den Fällen, in denen man gezwungen ist von der normalen Anordnung der Aufnahmen abzuweichen, lassen einem die Einstellvorrichtungen vollkommen im Stich, weil sie sich nicht jeder Situation anpassen können. Es ist bisher nicht gelungen, ein einfaches Gerät zu konstruieren, welches ermöglicht, die Röhre zwangsläufig in die richtige Stellung zum Schädel zu bringen und unsere Bewegungsfreiheit hinsichtlich der Lagerung des Patienten nicht behindert. Daher haben die Einstellvorrichtungen keine weitere Verbreitung gefunden. Die beste „Einstellvorrichtung" bleibt, wie E. G. MAYER sagt, vorläufig immer noch die manuelle Geschicklichkeit und eine gute anatomische Orientierung.

II. Normale Röntgenanatomie und anatomische Varianten[1] der Nase, der Nasennebenhöhlen und des Epipharynx

1. Die Nasenhöhlen

Die das Cavum nasi begrenzenden Wände sind aus zahlreichen Knochen zusammengesetzt, die röntgenologisch untereinander kaum oder gar nicht differenzierbar sind.

---

[1] Bezüglich der anatomischen Varianten seien hier die Ausführungen E. G. MAYERs aus seinem Buch „Diagnose und Differentialdiagnose in der Schädelröntgenologie" wiedergegeben: „Wenn daher im Titel anatomische Varianten unter Anführungszeichen erwähnt sind, so geschah dies deswegen, weil es mir nicht möglich war, eine einwandfreie Definition dessen zu geben, was wir — ohne viel zu überlegen — als anatomische Varianten bezeichnen. Der Hauptgrund dieser Schwierigkeit scheint mir darin zu liegen, daß heute die Grenze zwischen ‚gesund' und ‚krank' immer undeutlicher wird und das Fehlen subjektiver oder objektiver Krankheitszeichen kein Beweis der Gesundheit ist, oder kein Beweis dafür, daß eine vorliegende Abweichung von der Norm nicht doch die Folge eines, vielleicht symptomlos abgelaufenen, krankhaften Prozesses ist. Wenn also im folgenden von anatomischen Varianten gesprochen wird, so geschieht dies einer alten Gepflogenheit entsprechend, doch im Bewußtsein, daß diese Bezeichnung nicht immer und unter allen Umständen einer Kritik standzuhalten vermag."

Gut zu erkennen ist auf der sagittalen-horizontalen Aufnahme der Nebenhöhlen die Nasenscheidewand, die sich aus folgenden Knochen zusammensetzt: Der Lamina perpendicularis des Siebbeines, der Crista sphenoidalis, dem Vomer und der Crista nasalis des Processus palatinus des Oberkiefers. Auf dem Röntgenfilm bildet sich das Septum nasi als eine einheitliche 1—2 mm dicke Knochenspange ab, an der rechts und links der Schleimhautüberzug häufig als dünner Weichteilschatten nachweisbar ist. Durch diese Scheidewand, die das Cavum nasi in vertikaler Richtung durchsetzt und die öfter eine geringere oder stärkere Krümmung aufweist, wird die Nasenhöhle in zwei meist ungleichgroße Hälften geteilt. Der knorplige Anteil des Septum ist nicht erkennbar. Der Nasenhöhlenboden, gebildet durch den Zusammentritt des rechten und linken Processus palatinus des Oberkiefers und der rechten und linken Lamina palatina des Gaumenbeines, tritt auf der sagittalen-horizontalen Aufnahme rechts und links von der Nasenscheidewand als eine nach oben leicht konkav gewölbte, mehrere Millimeter dicke Knochenplatte in Erscheinung, wobei mitunter eine obere und untere Corticalis abgrenzbar ist. Beide Corticalisblätter konvergieren nach medial und umschließen eine verschieden dicke Spongiosa. Die gegen die Nasenhöhle gerichtete Fläche ist glatt und bildet gegen die Sutura mediana zu eine Leiste, die sich mit der der Gegenseite zur Crista nasalis formiert. Sie dient zur Anlagerung des Vomer. Im Seitenbild sieht man die beiden Corticalisblätter nach vorne zu in die Spina nasalis anterior auslaufen. Die lateralen Nasenwände sind aus verschiedenen Elementen zusammengesetzt. An ihrem Aufbau sind folgende Knochen beteiligt: Die beiden Nasenbeine, die beiden Processus frontales sowie rechte und linke Facies nasalis der Oberkiefer, die beiden Tränenbeine, rechte und linke Lamina papyracea und endlich Teile der beiden Gaumenbeine. An der Innenfläche jeder seitlichen Nasenwand finden sich drei Muscheln, von denen die zwei oberen Bestandteile des Siebbeines sind, während die untere ein selbständiger Knochen ist. In seltenen Fällen ist noch eine vierte oberste Muschel vorhanden. Auf dem sagittalen-horizontalen Röntgenbild kann man die einzelnen, die seitlichen Nasenwände formierenden Knochen nicht differenzieren. Man sieht lediglich eine dünne mehr oder weniger birnenförmig gestaltete, das Cavum nasi rechts und links begrenzende Knochenplatte. Die mittlere und untere Muschel sind in ihrem freien Anteil innerhalb der Nasenhöhle als weichteildichte Schatten abgrenzbar. Sie werden im Querschnitt getroffen und bedingen keine störenden Überlagerungen anderer Details. Unter den Muscheln finden sich die Nasengänge, der Meatus nasi superior, medius et inferior. Zwischen den Muscheln und dem Septum nasi ist der Meatus nasi communis. Nach hinten mündet er mit dem der Gegenseite in den Meatus nasopharyngeus, an den sich der Nasopharynx anschließt. Im Bereiche des mittleren Nasenganges findet sich der *Hiatus semilunaris.* Er wird vorne vom Processus uncinatus und hinten von der *Bulla ethmoidalis* begrenzt. Die Bulla ethmoidalis stellt ein Siebbeinzellen enthaltendes, rundliches bzw. blasenförmiges, individuell sehr verschieden großes Knochengebilde dar, das aus dem Siebbeinlabyrinth hervorragt. Sie liegt lateral der mittleren Muschel, bildet die tiefste Zellwand der Siebbeinkapsel und gleichzeitig das Dach und die oberste äußerste Partie des mittleren Nasenganges. Die Bulla ethmoidalis kommt am besten auf einer etwas kranial-exzentrischen Aufnahme zur Darstellung (s. Abb. 20a). Im Seitenbild nimmt sie den Bereich des vordersten untersten Anteiles des Siebbeinlabyrinthes ein (s. Abb. 20b und c). Nach oben gegen den Schädel und die Augenhöhlen ist das Cavum nasi durch das Siebbein und den Keilbeinkörper begrenzt, wobei die Lamina cribrosa den größten Teil des Daches der Nasenhöhle bildet, während dieselbe nach hinten-oben durch den Keilbeinkörper abgeschlossen ist, der sich über den Choanen stufenförmig absetzt. Der hintere-obere Anteil des Nasenraumes zwischen hinterem Ende der oberen Muschel und Vorderfläche des Körpers des Keilbeines wird *Recessus spheno-ethmoidalis* genannt. Die nach hinten auslaufende Nasenöffnung wird durch den hinteren Rand des Pflugscharbeines in eine rechte und linke Hälfte geteilt und als *rechte* und *linke Choane* bezeichnet. Sie sind im gewöhnlichen Röntgenbild nicht erkennbar, während die vordere Öffnung der knöchernen Nasenhöhle, die Apertura piriformis auf der axialen Aufnahme des Gesichtsschädels als birnenförmige Aufhellung zwischen Augen- und Kieferhöhlen in Erscheinung tritt.

Das Cavum nasi sowie die paranasalen Sinus sind von einem Epithel ausgekleidet, welches im Bereich der Regio vestibularis der Nasenhöhle eine Epidermis ist, während die Regio respiratoria et olfactoria sowie die Nebenhöhlen von einem mehrreihigen flimmernden Zylinderepithel ausgekleidet sind, das in wechselnder Anzahl Schleim- und Becherzellen enthält. Die die Nasenhöhle auskleidende Schleimhaut ist komplizierter gebaut als die die Nebenhöhlen auskleidende. Der feine Aufbau ist weder in der Nase noch in den Nebenhöhlen in allen Abschnitten vollkommen identisch.

2. Die Nasennebenhöhlen

Zunächst einige kurze Bemerkungen zur Bedeutung der Nasennebenhöhlen. Während über die Funktion der Nasenhöhle als Riechorgan und als Organ, welches zur Erwärmung, Befeuchtung und Reinigung der Atemluft dient, Klarheit herrscht, ist man sich über die Bedeutung der Nebenhöhlen noch nicht ganz im klaren. Man hat ihnen früher alle Funktionen des Cavum nasi zugeschrieben, bzw. geglaubt, daß sie irgendeine Verbesserung derselben bedingen. Dies trifft aber sicher nicht zu. Heute wird allgemein die Bedeutung der Pneumatisation des Schädels darin gesehen, daß sie den Knochen ohne Gewichtszunahme umfangreicher macht (WEBER). Die Nebenhöhlen entwickeln sich dort wo der Knochen funktionell nicht beansprucht wird, sie breiten sich im allgemeinen dahin aus, wo sie dazu Platz finden. Meist respektieren sie die anatomischen Grenzen, d. h. sie überschreiten nicht die Nähte. Sie können sich aber auch in ihrer weiteren Ausbildung überlagern und in fremde Gebiete vordringen. Die postfetale Entwicklung vollzieht sich bis zum 6.—7. Lebensjahre meist langsam, von diesem Zeitpunkt an dann bis zur Pubertät schneller. Wann die Pneumatisation zum Stillstand kommt, ist individuell verschieden, in der Regel dürfte sie mit dem Abschluß des Knochenwachstums beendet sein. In geringem Maße kann auch später noch, mitunter bis ins hohe Alter, eine weitere Vergrößerung erfolgen. Die endgültige Größe und Form ist von Individuum zu Individuum so verschieden, daß SCHÜLLER die Röntgenaufnahme des Sinus frontalis als Identifizierungsmethode von Schädeln vorgeschlagen hat.

Die fetale Entwicklung der Nebenhöhlen beginnt schon sehr frühzeitig, nach CLARA im 2. Embryonalmonat. Als erstes entsteht das Siebbein, von dem, wie wir gleich hören werden, der hinterste Teil zur Keilbeinhöhle wird. Später erst entwickeln sich die Kieferhöhlen, während die Stirnhöhlen erst postfetal im Laufe der ersten Lebensjahre angelegt werden. Der Vorgang der fetalen Entwicklung besteht darin, daß Epithel der Seitenwände des bereits vorhandenen Cavum nasi in die Tiefe wuchert und kleine, von Epithel ausgekleidete Bläschen bildet. Vom mittleren Nasengang aus, der als *Infundibulum*[1] bezeichnet wird, werden die Kieferhöhlen, die vorderen Siebbeinzellen und die Stirnhöhlen angelegt und zwar entstehen vom obersten Abschnitt des Infundibulum der *Recessus frontalis*, oder Recessus meatus medii genannt, sowie die Cellulae ethmoidales frontales, von denen sich eine oder der Recessus selbst zur Stirnhöhle erweitert (s. Abb. 17a und b). Die hinteren Siebbeinzellen werden vom oberen Nasengang aus gebildet und die Keilbeinhöhle entwickelt sich vom Recessus spheno-ethmoidalis aus. Sie stellte nach CLARA ursprünglich eine nach hinten und oben gerichtete Aussackung der Nasenhöhle dar. Ihr ältester Anteil gehört zunächst dem Siebbein an; hat dasselbe im Laufe der Entwicklung durch die Ausbildung der Ossicula Bertini eine bestimmte Größe erreicht, verwachsen die Ossicula mit dem Keilbeinkörper und bilden schließlich den größten Teil der vorderen und unteren Wand der Keilbeinhöhle. Entsprechend der gemeinsamen Ursprungsstelle der Stirnhöhle, der vorderen Siebbeinzellen und der Kieferhöhle vom

---

[1] Im postfetalen Leben wird nur mehr der obere vordere Anteil des mittleren Nasenganges als Infundibulum bezeichnet. Er stellt eine trichterförmige Fortsetzung des Hiatus semilunaris dar und verbindet mittleren Nasengang mit Kiefer- und Stirnhöhle. Der Eingang zum Infundibulum heißt Hiatus semilunaris, er stellt einen trichterförmigen Spalt unter der Bulla ethmoidalis dar.

mittleren Nasengang aus, finden sich hier auch ihre Ausführungsgänge und zwar im Hiatus semilunaris zwischen Bulla ethmoidalis und Processus uncinatus. Man bezeichnet diese pneumatischen Hohlräume als vordere oder als Nebenhöhlen der I. Serie. Die Keilbein-höhle und eine variable Zahl von hinteren Siebbeinzellen münden in den Recessus sphenoethmoidalis, die übrigen hinteren Siebbeinzellen in den oberen Nasengang. Hinteres Siebbein und Keilbeinhöhle werden hintere oder Nebenhöhlen der II. Serie genannt. Diese Einteilung, die auf der Entwicklung der Nebenhöhlen basiert, hat auch eine klinische Bedeutung. Da die entzündlichen Affektionen der paranasalen pneumatischen Hohlräume in der Regel von einer Schleimhautentzündung der Nasenhöhle ihren Aus-gang nehmen, so bedingt die gemeinsame Mündung meist auch eine gemeinsame Erkrankung.

Normal entwickelte, gesunde Neben-höhlen erzeugen im Röntgenbild auf Grund

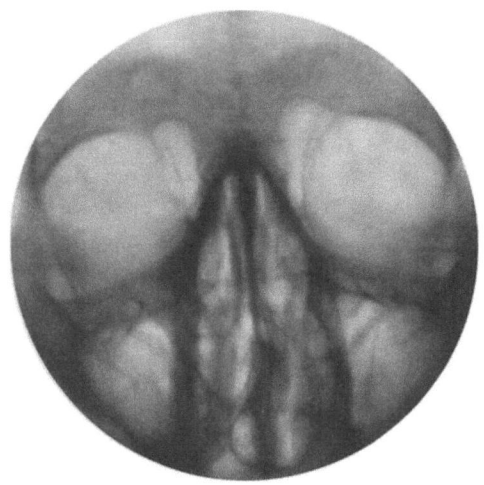

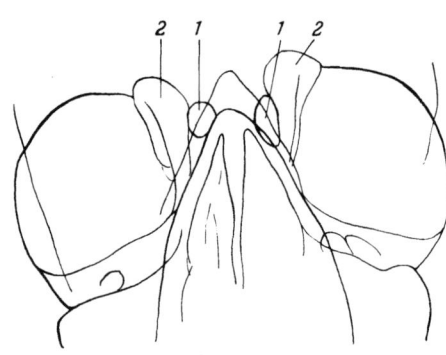

Abb. 17a   Abb. 17b

Abb. 17a. Sagittale, kranial-exzentrische Aufnahme der Nebenhöhlen I. Serie (typische Einstellung). Die Aufnahme zeigt unmittelbar rechts und links von den Nasenbeinen kleine, etwa bohnengroße, pneumatische Hohlräume, die man als *Recessus frontales* bezeichnen kann. Unmittelbar anschließend daran finden sich wesentlich größere lufthaltige Hohlräume, die Siebbeinzellen entsprechen, welche in die Stirnbeinschuppe vorgeschoben sind

Abb. 17b. Skizze zu Abb. 17a. *1* Recessus frontalis; *2* kleine Stirnhöhlen in Form vorgeschobener Siebbeinzellen

ihres Luftgehaltes eine ihrer Form und Größe entsprechende Aufhellung, wodurch sie gut erkennbar und mit Ausnahme des Siebbeinlabyrinthes gegen ihre Umgebung auch allseits mehr oder weniger gut abgrenzbar sind. Der Grad der Aufhellung ist abhängig von der Tiefe des Luftvolumens und der Dicke der Wand. Verschiedene Tiefe und Wand-stärke identischer Höhlen bedingen Helligkeitsdifferenzen; dies kommt am häufigsten bei den Stirnhöhlen vor. Durch Aufnahmen in zwei Ebenen bekommt man von der Aus-dehnung der einzelnen pneumatischen Hohlräume eine gute räumliche Vorstellung.

a) Die Stirnhöhle

Die Angaben, die man über die postfetale Entwicklung der Stirnhöhlen findet, sind zum Teil sehr different. Das hat seinen Grund darin, daß einerseits die Zeit, in der sich die Stirnhöhle ausbildet, eine große Spanne umfaßt, andererseits ist ein anatomisch schon als Stirnhöhle anzusprechender pneumatischer Hohlraum röntgenologisch erst nach Erlangung einer bestimmten Größe nachweisbar. Das ist meist dann der Fall, wenn die Pneumatisation den basalen Schuppenanteil des Stirnbeines erreicht hat. Meist sind am Ende des ersten Lebensjahres die Stirnhöhlen schon als kleine Recessus vor-handen, aber röntgenologisch nicht erfaßbar. Am häufigsten kann man das Erscheinen der Stirnhöhlen zwischen dem 6. und 10. Lebensjahr beobachten. Dies entspricht auch zahlreichen Mitteilungen der Literatur. In selteneren Fällen findet man aber schon im 3. Lebensjahre Stirnhöhlen von Bohnen- bis Haselnußgröße. Mitunter kommt es erst zur Zeit der Pubertät zur Ausbildung von Stirnhöhlen. Nach STERN erlangen dieselben im 15. Lebensjahr fast ihre endgültige Größe, das Maximum ihrer Ausdehnung werde aber erst im 40. Lebensjahr erreicht.

Die Stirnhöhle ist in der Mehrzahl der Fälle dreieckig gestaltet, wobei die Spitze des Dreieckes schuppenwärts gerichtet ist. Ihre Grenze tritt im Röntgenbild als feiner, scharfer Verdichtungsstreifen in Erscheinung. Sehr selten kann man jedoch beobachten, daß die Corticalis in kleinerer oder größerer Ausdehnung im Röntgenbild nicht nachweisbar ist, ohne daß man dafür eine entsprechende Ursache erkennen kann. Die Stirnhöhlen können ein- oder beiderseitig fehlen. Im übrigen kommen von kleinen, gerade erkennbaren

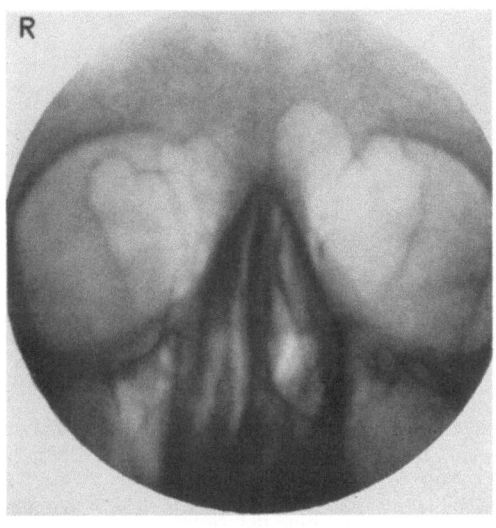 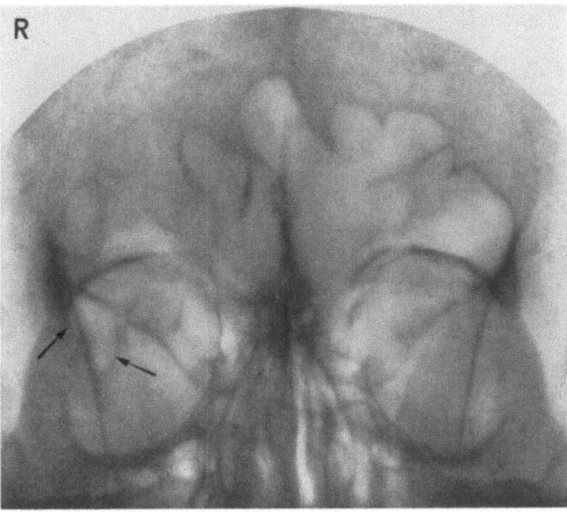

Abb. 18a   Abb. 18b

Abb. 18a. Ausschnitt aus einer sagittalen kranial-exzentrischen Aufnahme der Nebenhöhlen I. Serie (der Focus der Röhre stand etwas links von der Medianebene). Neben kleinen Stirnhöhlen in Form vorgeschobener Siebbeinzellen finden sich große pneumatische Hohlräume im Dach beider Orbitae, die als *Recessus supraorbitales* bezeichnet werden. Sie nehmen den medialen Teil des Daches beider Orbitae ein und reichen nach hinten bis nahe an den kleinen Keilbeinflügel

Abb. 18b. Ausschnitt aus einer sagittalen, etwas kranial-exzentrischen Aufnahme der Nebenhöhlen bzw. Aufnahme beider Orbitae (der Focus der Röhre stand etwas rechts von der Medianebene). Im oberen-äußeren Anteil der rechten Orbita, der vom großen Keilbeinflügel gebildet wird, findet sich ein *atypischer pneumatischer Hohlraum*, der vom Recessus supraorbitalis der rechten Stirnhöhle aus gebildet wurde (siehe die Pfeile)

Hohlräumen alle Übergänge bis zu exzessiv großen Höhlen vor. Ihre Ausdehnung ist nicht immer nach allen Richtungen gleichmäßig, auch besteht nicht immer eine symmetrische Entwicklung zwischen rechts und links. Es sei hier erwähnt, daß eine stärkere Asymmetrie der Stirnhöhlen von pathologischer Bedeutung sein kann, sie kann bei hirnatrophischen Prozessen vorkommen (SÜSSE). Die Pneumatisation kann sich in das Orbitadach erstrecken und hier eine Bucht bilden, die als *Recessus supraorbitalis* bezeichnet wird. Er muß allerdings nicht immer von der Stirnhöhle aus entstanden sein, sondern kann auch von seitwärts in das Augenhöhlendach vorspringenden Siebbeinzellen gebildet worden sein. Im sagittal-horizontalen Bild sieht man bei Vorhandensein eines Recessus supraorbitalis, daß der basale Anteil der Stirnhöhlen wesentlich heller ist als ihre übrigen Partien. Dieser hellere Bezirk ist nach oben durch eine mehr oder weniger deutliche Schattenlinie begrenzt. Wesentlich besser kommt diese Bucht auf der sagittalen kranial-exzentrischen Aufnahme im oberen-inneren Anteil der Orbita zur Darstellung (s. Abb. 18a). Sie nimmt je nach Ausdehnung einen größeren oder kleineren Bezirk des Augenhöhlendaches ein. Im Seitenbild sieht man eine Verdoppelung des Bodens der vorderen Schädelgrube, die bei großen Buchten weit nach hinten reicht. Nicht nur im

Orbitadach, sondern auch in der lateralen, vom großen Keilbeinflügel gebildeten Orbitawand kann es von der Stirnhöhle aus zur Bildung eines atypischen pneumatischen Hohlraumes kommen (s. Abb. 18b). Mitunter sieht man eine *Pneumatisation der Nasenbeine*
(s. Abb. 19). Sie kann von der Stirnhöhle oder vom vorderen Siebbein aus erfolgen.

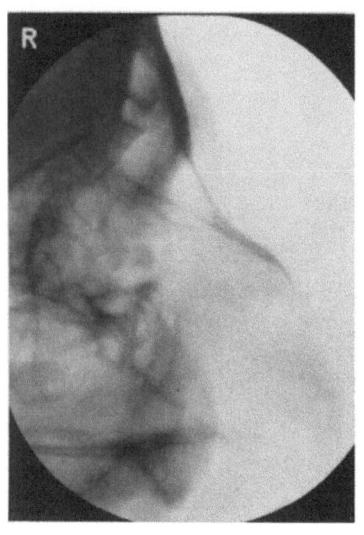
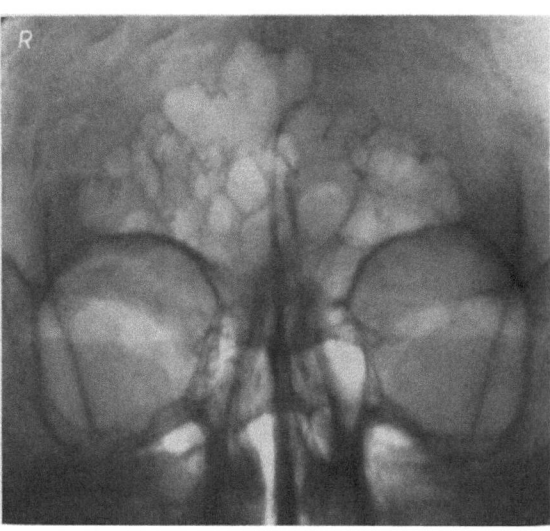

Abb. 19   Abb. 20a

Abb. 19. Seitliche Aufnahme der Nasenbeine (typische Einstellung). Die oberen Anteile der Nasenbeine
sind von einem großen pneumatischen Hohlraum eingenommen. Hinter den Nasenbeinen sieht man gut die
Septen der Siebbeinzellen

Abb. 20a. Ausschnitt aus einer sagittalen, etwas kranial-exzentrischen Aufnahme der Nebenhöhlen (typische
Einstellung). *Normale buchtige Stirnhöhlen.* Die Innenfläche der Vorderwand der Stirnhöhle weist zahlreiche
Knochenkämme auf, wodurch es zur Bildung mehrerer, teils kleiner, teils größerer Nischen gekommen ist,
die infolge ihrer verschiedenen Tiefe eine verschiedene Helligkeit hervorrufen. Der große pneumatische
Hohlraum im Bereich des linken Siebbeinlabyrinthes entspricht einer *Bulla ethmoidalis*

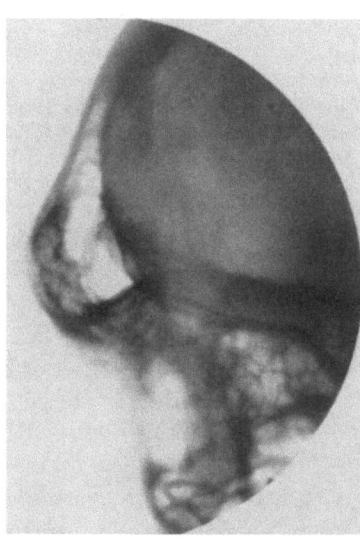
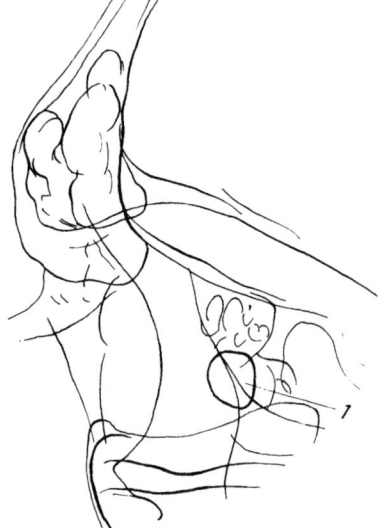

Abb. 20b   Abb. 20c

Abb. 20b. Seitliche Aufnahme der Stirnhöhlen, derselbe Fall wie Abb. 20a (typische Einstellung). Man
erkennt gut die Knochenkämme und Leistenbildungen an der Innenseite der Vorderwand der Stirnhöhle. Die
größte, vorne-unten gelegene Siebbeinzelle entspricht der Bulla ethmoidalis

Abb. 20c. Skizze zu Abb. 20b. *1* Bulla ethmoidalis

Auch die Crista galli kann einen lufthaltigen Raum beherbergen; sie ist dann größer als normal und zeigt eine dünne, sehr deutlich abgrenzbare Corticalis. Sind die Stirnhöhlen klein, so ist die Unterscheidung, ob es sich tatsächlich um solche handelt oder ob vorgeschobene Siebbeinzellen vorliegen, nicht immer möglich. Große Stirnhöhlen manifestieren sich meist schon äußerlich durch eine starke Vorwölbung der Supraorbitaregion. Die Innenfläche kann glatt sein, sie kann an einzelnen oder mehreren Stellen Knochenkämme aufweisen, welche dann zur Bildung von Nischen führen. Bei solchen Stirnhöhlen ist die sie im Röntgenbild charakterisierende Aufhellung nicht gleichmäßig, sondern ungleichmäßig, mitunter wie gefleckt (s. Abb. 20a und b). Juga an der Innenseite der Stirnbeinschuppe können Stirnhöhlenkonturen vortäuschen. In einem solchen Falle fehlt aber die durch den Luftgehalt des Sinus bedingte Aufhellung. Das Bild kann dann verschatteten Höhlen sehr ähnlich sein (s. Abb. 21). Eine seitliche oder axiale Aufnahme wird ohne weiteres Klärung bringen. In der Regel ist die Stirnhöhle durch das Septum sinuum frontalium in manchmal gleich große, manchmal ganz verschieden große Hälften geteilt. Im ersten Falle verläuft die Scheidewand in der Medianebene, im zweiten Falle ist sie mehr oder weniger nach einer Seite geneigt. Der Schiefstand betrifft fast immer nur den oberen Teil des Septum. Bei hochgradiger Asymmetrie der Stirnhöhlen kann auch der untere Teil der Scheidewand rechts oder links der Medianebene verlaufen. Das Septum sinuum frontalium kann fehlen, dasselbe ist aber röntgenologisch auch dann nicht erkennbar, wenn es bindegewebig ist oder wenn es sehr dünn ist und so schräg zur Strahlenrichtung verläuft, daß es nicht genügend Schatten gibt. Außer einer vollständigen Scheidewand kommen auch unvollständige Septierungen vor, man findet sie

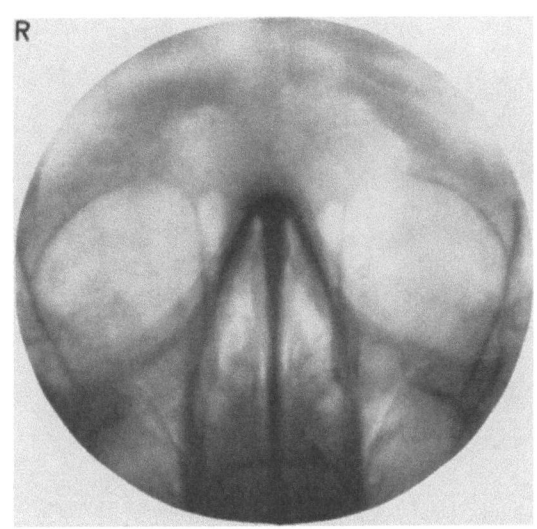

Abb. 21. Ausschnitt aus einer sagittalen kranial-exzentrischen Aufnahme der Nebenhöhlen I. Serie (typische Einstellung). *Die Stirnhöhlen fehlen.* Durch Juga an der Innenseite der Stirnbeinschuppe werden Stirnhöhlenkonturen vorgetäuscht

vorwiegend in den oberen und nur selten in den unteren Anteilen der Stirnhöhlen. Dadurch wird die sonst einheitliche Höhle in mehrere Logen unterteilt. Diese unvollständigen Septen soll man sich immer genau ansehen, weil an ihnen eine Schleimhautschwellung oft besser zu sehen ist als an der Wand der Stirnhöhle. Auch ein normaler Schleimhautüberzug kann unter günstigen Bedingungen als zarter, weichteildichter Schatten abgrenzbar sein. Manchmal findet man eine dreigeteilte Stirnhöhle, wobei man die Beobachtung machen kann, daß der mittlere Abschnitt immer weniger hell ist, ohne daß ein pathologischer Befund vorliegen muß. Die Dicke der einzelnen Stirnhöhlenwände ist verschieden. Am dicksten ist die Vorderwand, wesentlich dünner ist die Hinterwand. Am dünnsten ist die orbitale Wand und hier wieder die Stelle entsprechend dem inneren-oberen Augenwinkel. Hier kommen daher auch am häufigsten Veränderungen von seiten des Knochens zur Beobachtung. Die Dicke der Stirnhöhlenwände im Röntgenbild zu bestimmen, ist weder im Seitenbild noch auf einer axialen Aufnahme ohne weiteres möglich. Bei beiden Projektionen werden ja die Stirnhöhlenwände in großer Ausdehnung tangential von den Strahlen getroffen, d. h. dünne und dicke Partien projizieren sich ineinander. Man könnte im besten Falle nur die dickste Stelle der einen oder anderen Wand messen. Aber auch dies hätte keine praktische oder klinische Bedeutung. Nach unten zu läuft die Stirnhöhle trichterförmig aus. An der Spitze des Trichters findet sich das Ostium frontale, welches die Kommunikation mit der Nasenhöhle herstellt. Mitunter ist noch ein zweites Ostium frontale in der vorderen Partie des Infundibulum vorhanden, in einem solchen Falle besteht zwischen den beiden Ostien ein Kanal, der als *Ductus naso-frontalis* bezeichnet wird. Genaue Angaben über den Verlauf und die Länge des Kanals sind in einer Mitteilung von Alexander zu finden. Die Variation des Kanals ist bei den einzelnen Individuen so groß, daß fast nicht zwei gleiche Kanäle existieren. Die Grenzen zwischen Stirnhöhlen und vorderen Siebbeinzellen sind bei den einzelnen Individuen sehr variabel und röntgenologisch selten eindeutig feststellbar. Das verschiedene Verhalten der Grenze zwischen Sinus frontalis und Siebbeinlabyrinth hängt von der Beschaffenheit der Grundlamelle der Bulla ethmoidalis ab. Ist die Grundlamelle stärker nach vorne ausgebuchtet, liegt der Boden der Stirnhöhle weiter vorne und oben; tritt die Grundlamelle mehr zurück, dann findet sich der Boden weiter hinten und unten.

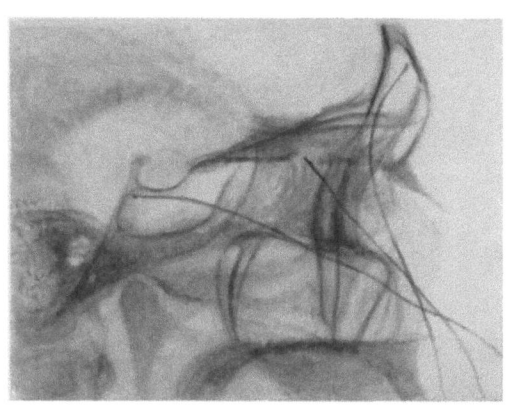

Abb. 22. Tonzeichnung nach einem Röntgenbild aus dem Buch von Hajek. Seitliche Aufnahme der vorderen Nebenhöhlen. Sonden in der Stirnhöhle, im vorderen Siebbein und in der Keilbeinhöhle

Ostium frontale und Ductus naso-frontalis sind im gewöhnlichen Röntgenbild nicht erkennbar. Die Abb. 22, die nach einem Röntgenbild aus dem Buch von Hajek gezeichnet wurde, gibt dadurch, daß hier Sonden in die Stirnhöhle, ins vordere Siebbein und in die Keilbeinhöhle eingelegt sind, eine gute Vorstellung über die Mündung dieser Nebenhöhlen.

In seltenen Fällen kommen Defekte an den Stirnhöhlenwänden vor (Zuckerkandl, Holly), ohne daß ein pathologischer Prozeß am Sinus vorliegt oder vorgelegen hat. Am häufigsten wurden sie an der von der Pars orbitalis gebildeten Wand beobachtet. In solchen Fällen besteht eine Kommunikation zwischen Stirn- und Augenhöhlen. Es handelt sich hier wohl am ehesten um eine Altersveränderung ähnlich der parietalen Absumption, ein dem Röntgenologen geläufiges Bild. Allerdings sollen auch angeborene Defekte vorkommen. Defektbildungen im Septum der Stirnhöhlen sind nichts Ungewöhnliches. Innerhalb des unteren Anteiles der Stirnhöhle findet sich manchmal ein- oder beidseitig ein zweiter, von einer zarten, einer Corticalis entsprechenden Kalkschale umgebener pneumatischer Hohlraum, der einer in den Sinus frontalis vorgeschobenen Siebbeinzelle entspricht und als *Bulla frontalis* bezeichnet wird (s. Abb. 23a). Ihre Ausdehnung kann ganz verschieden sein. Neben kleinen, gerade merklichen Vorwölbungen am Boden der Stirnhöhle kommen auch große, den Sinus weitgehend einnehmende Bullae frontales vor. Für ihr Zustandekommen gibt es nach Zuckerkandl drei Möglichkeiten.

1. Die Grundlamelle der Bulla ethmoidalis kann sich noch ein Stück in die Stirnhöhle hinein erstrecken.

2. Das ausgeweitete Ende eines vorn blind endenden Hiatus semilunaris kann blasenförmig gegen die Stirnhöhle vorspringen.

3. Das vordere Ende des Processus uncinatus und der Agger nasi können einen pneumatischen Hohlraum enthalten, der gegen die Stirnhöhle stark ausladen kann. Das Vorhandensein einer solchen vorgeschobenen Siebbeinzelle ist im Röntgenbefund immer anzuführen, denn für den Operateur kann eine Bulla, besonders wenn sie eine bestimmte Größe erreicht hat, als Stirnhöhle imponieren, die gesund sein kann, während die dahinter und darüber gelegene, tatsächliche Stirnhöhle erkrankt sein kann (s. Abb. 23b). Wird nun im Falle einer notwendigen Operation die Stirnhöhle nicht eröffnet, so bleibt der Erfolg der Operation aus. Über eine derartige Beobachtung hat E. G. Mayer berichtet.

Gegenüber einer Ausbuchtung der Stirnhöhle ist die Bulla frontalis durch die sie umgebende Corticalis abgrenzbar, die außerdem eine geringe Helligkeitsverminderung bedingt.

Ein weiterer, gar nicht so selten zu erhebender Befund sind Gefäßkanäle im unteren
Drittel der Stirnbeinschuppe. Es handelt sich hier einerseits um das sog. *Emissarium
frontale*, andererseits um *atypische Diploëvenen*. Über die Entstehungsmöglichkeiten
dieser Gefäßkanäle und die Problematik hat sich in letzter Zeit Süsse auseinandergesetzt. Beim Emissarium frontale handelt es sich nach Süsse um einen Knochenkanal,
der eine Vene beherbergt, welche das ventrale Ende des Sinus sagittalis superior durch
sämtliche drei Schichten des unteren Stirnbeindrittels hindurch mit den extrakraniellen

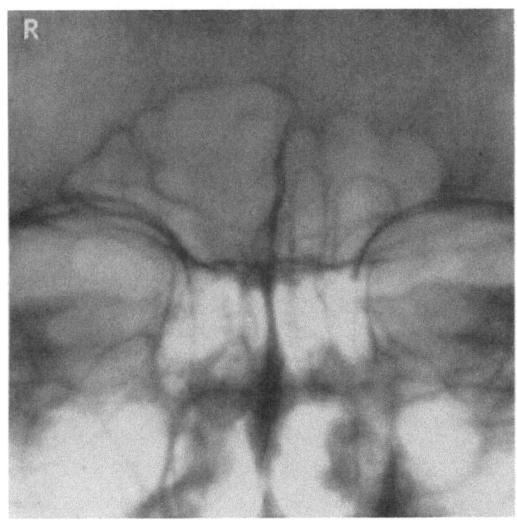
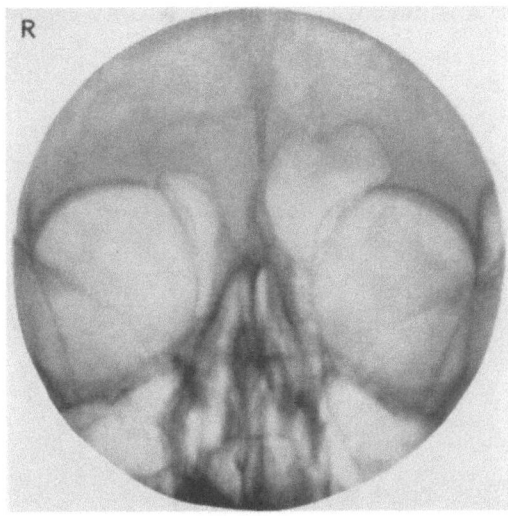

Abb. 23 a   Abb. 23 b

Abb. 23a. Ausschnitt aus einer sagittal-horizontalen Aufnahme der Nebenhöhlen (typische Einstellung). Im
unteren Anteil der linken Stirnhöhle sind zusätzlich zwei pneumatische Hohlräume zu erkennen, die zwei
Bullae frontales des linken Siebbeinlabyrinthes entsprechen

Abb. 23b. Teilansicht einer sagittalen kranial-exzentrischen Aufnahme der Nebenhöhlen I. Serie (typische
Einstellung). *Normal helle Bulla frontalis rechts bei homogen verschatteter rechter Stirnhöhle.*
(Sammlung E. G. Mayer)

Venen der Orbita verbindet. Im Röntgenbild stellt sich der Kanal als 2—6 cm langes
Aufhellungsband dar, das in der Regel zu beiden Seiten durch je eine zarte Corticalis
vom benachbarten Knochen abgesetzt ist und einen mehr oder weniger gewundenen
Verlauf zeigt. Das Emissar beginnt oberhalb der Glabella in der Median-Sagittalebene,
verläuft nach außen-unten und läßt sich bis zum inneren oder mittleren Drittel der
Orbitakontur verfolgen. Sowohl am oberen als auch am unteren Ende treten die Mündungen häufig als kleine Aufhellungen in Erscheinung (s. Abb. 24). Das Blut fließt in
diesem Kanal von innen nach außen. Wichtig ist, daß das Emissar in manchen Fällen
innerhalb der Vorderwand der Stirnhöhle verläuft. Bei entzündlichen Affektionen der
letzteren kann dann dieser Kanal die Entstehung und Ausbreitung von Komplikationen
erleichtern. Er soll daher im Röntgenbefund angeführt werden. Eine Beziehung zwischen
dem Emissar und der Ausbildung der Stirnhöhle besteht nach Süsse nicht. Es kann
jedoch bei Fehlen eines Sinus unter Umständen eine Stirnhöhlenkontur vortäuschen
und dadurch Anlaß zur irrigen Annahme der Verschattung einer gar nicht vorhandenen
Höhle geben.

Zum Schlusse dieses Abschnittes sei noch einmal kurz bekanntgegeben, welche Aufnahmen zur Beurteilung der Stirnhöhlen anzufertigen sind. Die einwandfreieste
Darstellung gelingt durch die etwas kranial-exzentrische Aufnahme. Man kann auf ihr

die Ausdehnung des Sinus nicht nur in frontaler, sondern auch in vertikaler Richtung feststellen und kann besonders gut den Stirnhöhlenboden übersehen. Als zusätzliche Aufnahmen kommen noch ein seitliches Bild und die axiale Projektion nach Welin in Frage. Eine anatomische Studie über die seitliche Aufnahme der Stirnhöhlen in normalen und pathologischen Fällen geben Ferreri und Capua. Es werden hier außer den Projektionsvarianten auch die krankhaften Veränderungen der Stirnhöhlenvorder- und -hinterwand besprochen, die bei seitlicher Abbildung in Erscheinung treten sollen.

b) Die Kieferhöhle

Die Kieferhöhle ist schon beim Neugeborenen stets als kleiner pneumatischer Raum mit Ausführungsgang in die Nase vorhanden. Röntgenologisch ist sie allerdings in den

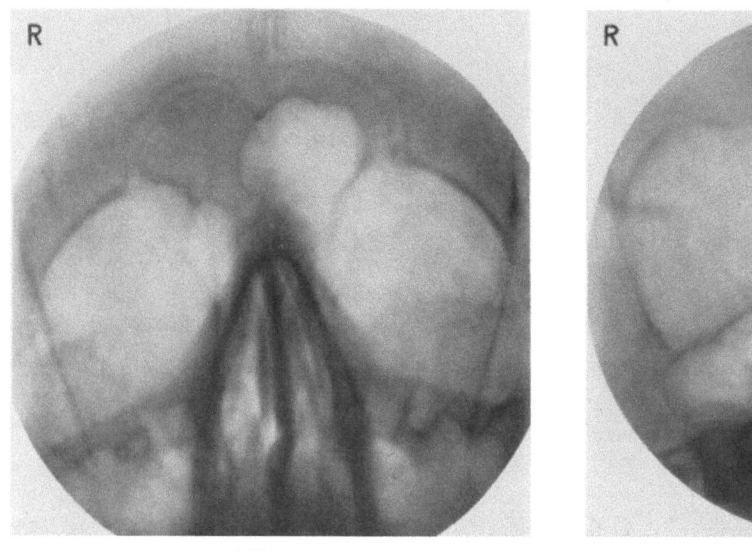 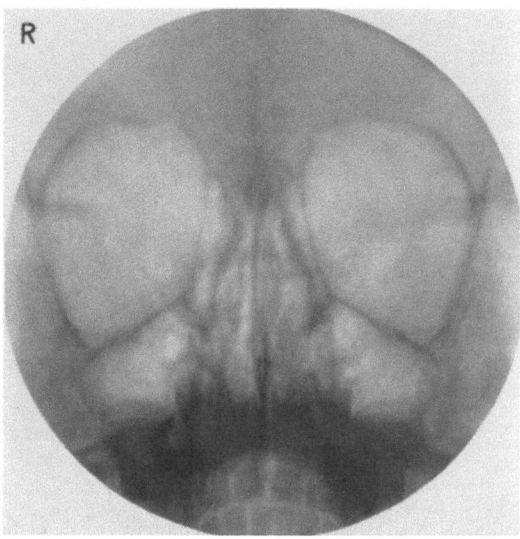

Abb. 24   Abb. 25

Abb. 24. Ausschnitt aus einer sagittalen kranial-exzentrischen Aufnahme der Nebenhöhlen der I. Serie (typische Einstellung). Die rechte Stirnhöhle fehlt, die linke ist von mittlerer Ausdehnung. Man erkennt sowohl rechts als auch links zwei Gefäßkanäle, von denen jeder einem *Emissarium frontale* entspricht

Abb. 25. Sagittale kranial-exzentrische Aufnahmen der Nebenhöhlen der I. Serie bei einem 4jährigen Kind (der Focus der Röhre stand etwas links der Medianebene). Im unteren Anteil beider Kieferhöhlen finden sich die *Anlagen der bleibenden Zähne*, die dadurch hervorgerufene Verschattung darf nicht als pathologische Verschattung aufgefaßt werden

ersten Wochen nach der Geburt nicht nachweisbar. Die Arbeiten, die sich mit dem Erscheinen der Kieferhöhlen, d. h. ihrer röntgenologischen Feststellbarkeit befassen, sind lange nicht so zahlreich, wie die über die Stirnhöhlen. Dies ist auch verständlich, da Neugeborene weit seltener zu Röntgenuntersuchungen kommen als ältere Kinder. Wasson, der diesbezügliche Studien anstellte, fand unter 47 Säuglingen in den ersten 10 Lebenstagen bei 8 dieser Kinder eine Kieferhöhle lufthaltig, jedoch noch nie beide. Bei einem Monat alten Säuglingen hatten von 38 Fällen zwei doppelseitig und fünf einseitig nachweisbare Höhlen. Auch bei 2 Monate alten Kindern müssen die Kieferhöhlen röntgenologisch noch nicht erkennbar sein. In diesem Alter wird der größte Teil des Oberkiefers noch von Zahnkeimen und spongiösem Knochen ausgefüllt. Am Ende des ersten Lebensjahres ist röntgenologisch immer eine Höhle feststellbar. Auch nach der ersten Dentition beschränken die Anlagen der bleibenden Zähne weiterhin den Raum der Kieferhöhle (s. Abb. 25). Erst zur Zeit der zweiten Dentition beginnt sich die Kieferhöhle in stärkerem Ausmaße zu vergrößern. Nach den Untersuchungen von Stern erreicht die Kieferhöhle im Alter von 15 Jahren die größte Breite, die größte Höhe aber erst im Alter von 40 Jahren.

Die normale Kieferhöhle hat beim Erwachsenen etwa die Gestalt einer dreikantigen Pyramide, deren Basis die nasale Wand darstellt, während deren Spitze gegen den Jochbeinkörper gerichtet ist. Sie ist bei normaler Entwicklung der geräumigste der pneumatischen Hohlräume. Sie liegt unmittelbar lateral der Nasenhöhle und unter der Orbita und reicht nach unten mehr oder weniger in den Alveolarfortsatz des Oberkieferknochens. Ihre mediale Wand bildet einen Teil der seitlichen Nasenwand, ihr Dach ist gleichzeitig auch ein Teil des Bodens der Augenhöhle. Im Dach kommen manchmal Dehiszenzen vor (ZUCKERKANDL). In sagittaler Richtung reicht die Kieferhöhle normalerweise vom 1. Backen- bis zum 3. Mahlzahn. Bei kleinen Höhlen liegen auch die Backenzähne vor derselben, während bei starker Pneumatisation die Eckzähne ebenfalls noch in den Bereich des Antrum zu liegen kommen. Der 1. Mahl- und der 2. Backenzahn haben die engste topographische Beziehung zum Boden der Kieferhöhle. Die Dicke ihrer einzelnen Wände ist sehr variabel und röntgenologisch nicht eindeutig feststellbar, da sie von den Strahlen nicht in ihrer ganzen Ausdehnung tangential getroffen werden. Die dünnste Stelle findet sich im hinteren-oberen Anteil der medialen Wand. Am dicksten ist das Kieferhöhlendach, doch kann es hinter dem Infraorbitalrand auch recht dünn sein. Vorder- und Hinterwand sind jedoch meist dünner. Der Ausführungsgang der Kieferhöhle, das Ostium maxillare, liegt stets unmittelbar unter dem Orbitaboden an der höchsten Stelle der medialen Wand. Es ist röntgenologisch nicht sichtbar. Ein Abfließen von Sekret aus der Höhle ist bei aufrechter Körperstellung erst möglich, wenn dieselbe vollständig gefüllt ist. Nur wenn ein oder mehrere akzessorische Ostien vorhanden sind, die in der Regel tiefer liegen, kann das Sekret früher abfließen. Die Kenntnisse dieser anatomischen Gegebenheiten sind für die Kontrastdarstellung von Wichtigkeit. Die Kieferhöhle kann mehrere geringer oder stärker ausgeprägte Buchten aufweisen. Die wichtigste ist die *Alveolarbucht*, wegen ihrer engen topographischen Beziehung zu den Zahnalveolen. Der trennende Knochen zwischen Zahnalveolen und Kieferhöhle besteht aus einer verschieden dicken Schicht von Spongiosa, die nach oben durch den Boden des Sinus maxillaris und nach unten durch das Alveolardach der Zähne abgegrenzt ist. Während in einem Teil der Fälle der Kieferhöhlenboden sich tief in den Alveolarfortsatz vorbuchtet, ist in einem anderen Teil der Fälle der Boden des Antrum durch eine dickere, spongiöse Knochenschicht von den Zahnalveolen getrennt. Dies darf nicht mit einer Verschattung im unteren Anteil des Sinus verwechselt werden (s. Abb. 26a und b). Zwischen diesen beiden Extremen gibt es natürlich alle Übergänge. Je tiefer nun die Pneumatisation in den Alveolarfortsatz hineinreicht, um so geringer ist die spongiöse Zwischenlage, bei starker Ausbuchtung findet sich nur eine dünne Knochenplatte, von oft weniger als einem Millimeter Dicke. In solchen Fällen sieht man im Röntgenbild die Alveolen der Mahlzähne deutlich, die der Backenzähne etwas weniger stark, die Eckzähne nur selten am Kieferhöhlenboden vorragen. Klar kommen diese anatomischen Verhältnisse auf einer enoralen Zahnaufnahme zur Darstellung. An den vorstehenden Kuppen der Zähne finden sich feine Lücken für Gefäße und Nervenkanäle oder bei Zusammenfließen derselben ein größeres Loch. Hierbei ragt dann die Wurzelspitze frei, d. h. ohne knöcherne Abgrenzung in die Höhle des Oberkiefers. Es ist klar, daß die Beschaffenheit des Alveolarfortsatzes für die Möglichkeit des Übergreifens von Zahnwurzelaffektionen auf die Kieferhöhle eine große Rolle spielt. Nach Extraktion von Zähnen Erwachsener kann man bei Zähnen, die an sich Platz unter dem Antrumboden hatten oder sogar Erhabenheiten desselben hervorriefen, eine mitunter beträchtliche Bodensenkung der Alveolarbucht im Bereiche der entstandenen Lücke beobachten (v. RECHOW und HEUSER). Diese sekundären Ausbuchtungen werden als Zahnlückenbuchten bezeichnet. Sie kommen meist bei Verlust des 1. Molaren, seltener bei Verlust des 2. und 3. Molaren und des 2. Prämolaren vor. Eine bereits vorhandene Zahnlückenbucht kann durch neuerlichen Zahnverlust eine Vergrößerung erfahren. Es soll jedoch eine Rückbildung dieser Buchten wieder möglich sein. Außer gegen den Alveolarfortsatz kann sich die Kieferhöhle auch noch nach anderen Richtungen hin ausdehnen und zwar in den harten Gaumen, in den Stirnfortsatz des Oberkiefers gegen den Jochbeinkörper und in die Pars orbitalis des Gaumenbeines. Diese Buchten werden als *Gaumenbucht, Infraorbital-* oder *Nasenbucht, Jochbeinbucht* und *Gaumenbeinbucht* bezeichnet. Die Pneumatisation des harten Gaumens kann ganz geringgradig sein, sie kann aber auch so hochgradig sein, daß der mediale Rand der Bucht bis nahe an die Medianebene reicht. Es besteht dann eine Doppelung des vom harten Gaumen gebildeten Nasenbodens, d. h. die Gaumenplatte ist in zwei Lamellen gespalten. Diese beiden Lamellen können sehr dünn sein und bei krankhaften

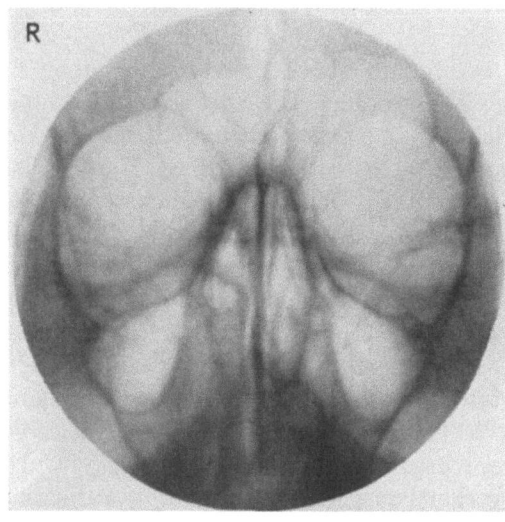 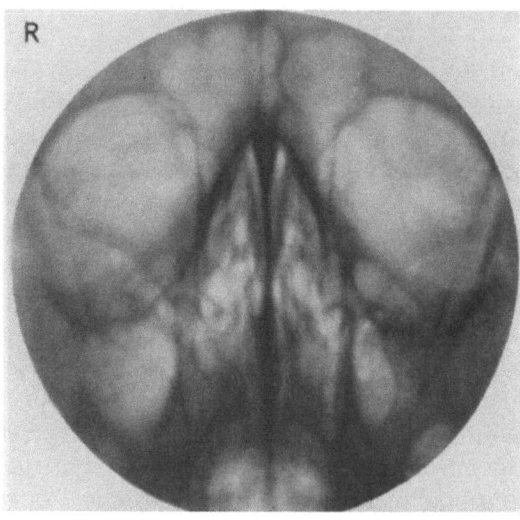

Abb. 26a   Abb. 26b

Abb. 26a. Sagittale kranial-exzentrische Aufnahme der Nebenhöhlen I. Serie (typische Einstellung). *Beide Kieferhöhlen sind nach unten hin nur mangelhaft entwickelt.* Wo sich sonst die alveolare Bucht findet, erkennt man beiderseits spongiösen Knochen, deren Schatten nicht als pathologische Verschattung des unteren Anteiles beider Kieferhöhlen aufgefaßt werden darf. Die Unterscheidung ist dadurch gegeben, daß die durch die Spangiosa bedingte Verschattung gegenüber den lufthaltigen Kieferhöhlen durch eine Corticalis abgegrenzt ist

Abb. 26b. Sagittale kranial-exzentrische Aufnahme der Nebenhöhlen I. Serie (typische Einstellung). *Anomalie der linken Kieferhöhle.* Die linke Kieferhöhle ist in den unteren zwei Dritteln nur als schmaler, spaltförmiger Raum angelegt, oben wird sie dann wieder geräumiger. Der Boden der linken Kieferhöhle steht höher als der der rechten. Die laterale Wand der linken Kieferhöhle ist wesentlich dicker als die der rechten

Prozessen der Kieferhöhle kann es zur Vorwölbung der der Mundhöhle zugekehrten Lamelle kommen. Bei stärkerer Ausdehnung der Kieferhöhle in den Stirnfortsatz des Oberkiefers entsteht die Infraorbital- oder Nasenbucht (s. Abb. 27). In manchen Fällen sieht man außerdem, wie von der Knochenleiste des Infraorbitalkanals, der gegen das Lumen der Kieferhöhle vorspringt, ein Knochengrat zur medialen Wand des Sinus zieht, wodurch der Eindruck entsteht, daß hier ein zusätzlicher Hohlraum vorhanden sei. Der obere laterale Anteil der Kieferhöhle wird normalerweise schon als Jochbeinbucht bezeichnet, bei stärkerer Ausprägung wird der Jochbeinkörper teilweise in den Sinus maxillaris einbezogen. Die Gaumenbeinbucht entsteht durch Pneumatisation des Processus orbitalis des Os palatinum. Sie erweitert die Kieferhöhle nach hinten-oben.

Das vollkommene Fehlen einer oder beider Kieferhöhlen kommt viel seltener vor, als dies bei den Stirnhöhlen der Fall ist. Bei geringer Pneumatisation der Kieferhöhle weisen ihre Wände eine beträchtliche Dicke auf. Dies betrifft am stärksten den Boden und die laterale Wand (s. Abb. 26b), weniger stark die nasale und die vordere, der Facies canina zugekehrte Wand. Das Fehlen eines Sinus maxillaris darf röntgenologisch nicht als Verschattung eines gar nicht vorhandenen, pneumatischen Raumes angesehen werden.

Kleine Kieferhöhlen lassen im Röntgenbild, auch wenn sie nicht erkrankt sind, infolge der dicken Wände die normale Helligkeit vermissen. Nicht immer ist die mangelhafte Pneumatisation die Ursache eines kleinen Antrum des Oberkiefers. Ein solches besteht auch dann, wenn eine abnorme Annäherung seiner Wände vorliegt. Dies kann sowohl die faciale, als auch die mediale Wand betreffen. Letztere ist, wie wir schon gehört haben, gleichzeitig ein Teil der lateralen Nasenwand. Die kleine Höhle kommt dadurch zustande, daß entweder die faciale Kieferhöhlenwand eingesunken oder die laterale Nasenwand nach außen vorgewölbt ist. Auch eine Kombination dieser Abnormitäten kommt vor. Die Einsenkung der facialen Wand kann verschiedene Grade aufweisen. Während in manchen Fällen die Vorderwand nur geringgradig der Hinterwand genähert ist, liegen

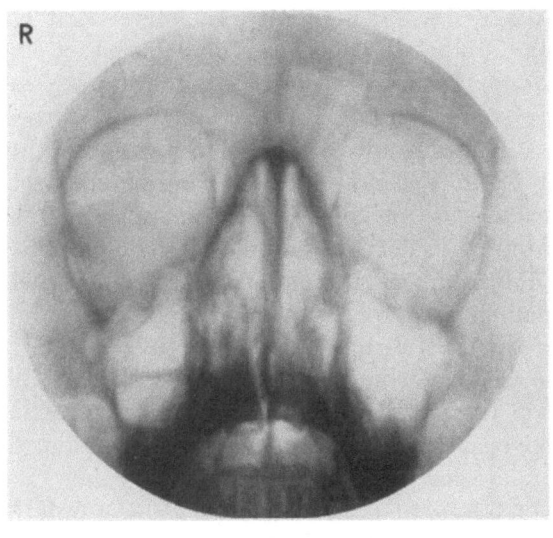 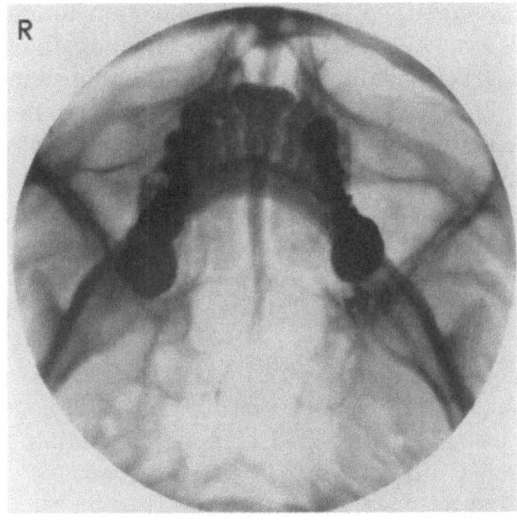

Abb. 27   Abb. 28

Abb. 27. Sagittale kranial-exzentrische Aufnahme der Nebenhöhlen I. Serie (typische Einstellung). Beide Kieferhöhlen zeigen im oberen medialen Anteil gegen den Processus frontalis des Oberkiefers zu eine Ausbuchtung, die einem *Recessus infraorbitalis* (Nasenbucht) entspricht. Die rechte Kieferhöhle ist in mittlerer Höhe von einem horizontal verlaufenden, zarten, knochendichten Schatten durchsetzt, der einem *horizontal verlaufenden Septum* entspricht

Abb. 28. Vertiko-submentale Aufnahme der hinteren Nebenhöhlen (typische Einstellung). *Septierte Kieferhöhlen.* Man sieht im vorderen Anteil beider Kieferhöhlen je eine vertikal verlaufende Scheidewand

in anderen Fällen die beiden Wände vollkommen aneinander, wodurch die Kieferhöhle im unteren Anteil vollständig aufgehoben ist. Diese Anomalie ist, wenn sie hochgradig ist, äußerlich schon erkennbar, bei Einseitigkeit besteht eine Asymmetrie des Gesichtes. Im sagittalen Röntgenbild ist diese Anomalie dadurch charakterisiert, daß die untere Grenze bzw. der Boden der Kieferhöhle nicht im Niveau des Nasenbodens liegt, sondern je nach dem Grade der Abnormität mehr oder weniger höher steht. Auch im Seitenbild sind diese Veränderungen zu erkennen. Die Vorderwand des Sinus zeigt dann nicht den normalerweise nach vorn leicht konvexen Verlauf, sondern eine geringgradigere oder stärkere Konkavität nach vorn. Im Falle eines operativen Eingriffes ist die Kenntnis der abnormen Verhältnisse für den Operateur von Wichtigkeit. Die Ausbuchtung der lateralen Nasenwand betrifft entweder ihre untere oder ihre obere Hälfte. Im ersten Falle ist die Kieferhöhle im unteren Anteil spaltförmig verengt, im zweiten ist die obere Partie verengt oder bei stärkerer Ausbuchtung teilweise aufgehoben. Es liegt dann der obere Teil der lateralen Nasenwand am Boden der Orbita und kann lateralwärts bis an den Canalis infraorbitalis reichen. Auch diese Anomalie ist für den Operateur wichtig. Eine weitere Möglichkeit der Einengung des Antrum des Oberkiefers ist durch Retention von Zähnen gegeben. Dies betrifft meist den Eckzahn, seltener den

Weisheitszahn. So wie in der Stirnhöhle kommen auch in der Kieferhöhle an der Innenseite ihrer Wände Knochenkämme oder Leisten vor. Gar nicht so selten sieht man vollständige Septen, die das Antrum in zwei Abschnitte teilen. Es handelt sich häufiger um vertikal und seltener um horizontal verlaufende Septen. Im ersten Falle besitzt die Kieferhöhle einen vorderen und einen hinteren Anteil (s. Abb. 28). Die praktische Bedeutung dieser Anomalie besteht darin, daß die hintere Hälfte der Höhle meist nicht in den mittleren, sondern in den oberen Nasengang mündet und daher bei isolierter Erkrankung klinisch als Affektion der hinteren Nebenhöhlen imponiert. Im Falle des Vorhandenseins eines horizontalen Septum besitzt die Höhle einen oberen und einen unteren Anteil, ersterer verhält sich wie ein Teil des Siebbeinlabyrinthes (Zuckerkandl) (s. Abb. 27). Hier muß noch der *Canalis maxillo-frontalis* Erwähnung finden. Man findet ihn bereits Ende des vorigen Jahrhunderts das erste Mal erwähnt. In letzter Zeit hat Mangabeira-Albernaz in einer ausführlichen Studie über diesen Kanal berichtet und hierbei bekanntgegeben, daß er auch von anderen Autoren gefunden werden konnte und von Vilar Fiol bereits ausführlich beschrieben wurde. Es handelt sich bei diesem Kanal um einen Verbindungsgang zwischen Kiefer- und Stirnhöhle, manchmal nur zwischen Kieferhöhle und Siebbeinlabyrinth. Sein Verlauf und seine Länge sind sehr variabel. Sein Lumen ist im sagittalen Durchmesser meist größer als im queren. Der Kanal soll seine Entstehung der großen Variabilität in der Anordnung der Siebbeinzellen verdanken, seine Entstehung soll mit einer überzähligen Höhlenbildung zwischen Siebbeinlabyrinth und Oberkieferhöhle zusammenhängen. Da der Kanal im Röntgenbild nicht sichtbar ist, erübrigt es sich näher auf die Ausführungen von Vilar Fiol einzugehen. Nach Mangabeira-Albernaz kommt dieser Verbindungsgang in 2,8% der Fälle vor. Seine Kenntnis ist für den Rhinologen von Wichtigkeit. Falls er bei einer Operation entdeckt wird, muß er von Schleimhautwucherungen und Cysten gereinigt werden, da sonst mit Rezidiven zu rechnen sei.

Für die röntgenologische Beurteilung der Kieferhöhlen steht uns in erster Linie die sagittale kranial-exzentrische Aufnahme zur Verfügung. Es braucht wohl nicht erwähnt zu werden, daß nur die parallel zum Strahlengang verlaufenden Begrenzungsflächen sich als Linien bzw. Konturen abbilden. Man kann auf einer sagittalen Aufnahme die Ausdehnung der Kieferhöhle in frontaler und vertikaler Richtung feststellen. Während Vorder- und Hinterwand durchstrahlt und daher nicht abgebildet werden, sind laterale und mediale Wand, das Dach und die untere Begrenzung gut zu übersehen. An der Seitenwand der Kieferhöhle kann man einen vorderen und einen hinteren Abschnitt unterscheiden. Die Grenze wird durch eine Linie gebildet, die am lateralen-dorsalen Anteil des Daches der Kieferhöhle beginnt, etwas medial der Zygomaticusbucht in nach außen leicht konvexem Bogen nach abwärts zieht und sich etwas oberhalb der alveolaren Bucht mit der Kontur der seitlichen Kieferhöhlenwand vereinigt. Zwischen dieser Linie und der die Zygomaticusbucht begrenzenden Corticalis ist die Kieferhöhle immer etwas weniger hell. Dieser Teil der Höhle entspricht dem vorderen Abschnitt der Seitenwand, die oben beschriebene Linie markiert das hintere Ende dieses Abschnittes. In manchen Fällen wird es notwendig sein, noch eine axiale oder halbaxiale Aufnahme zur Beurteilung mit heranzuziehen. Auf der seitlichen Ansicht der Kieferhöhle sind das Dach, die Vorder- und Hinterwand sowie der Boden mehr oder weniger gut wahrzunehmen. Man muß nur plattenferne und plattennahe Seite auseinanderhalten.

c) Das Siebbeinlabyrinth

Die Siebbeinzellen sind beim Neugeborenen als schmale Spalten schon vorhanden und haben am Ende des ersten Lebensjahres bereits das Doppelte des zur Zeit der Geburt bestehenden Ausmaßes erreicht. Sie nehmen dann auch weiterhin ziemlich rasch an Größe zu. Röntgenologisch sind die Zellen jedenfalls schon nach einem halben Jahr als kleine, lufthaltige Räume erkennbar. Eine fehlende Pneumatisation des Siebbeines kommt äußerst selten vor (s. Abb. 29). Als phylogenetisch ältester pneumatischer Hohlraum ist seine endgültige Größe und Ausdehnung lange nicht so variabel wie bei den übrigen Nebenhöhlen. Das durch die Lamina perpendicularis in zwei Hälften geteilte Siebbein liegt zwischen den beiden Augenhöhlen und fügt sich mit der Lamina cribrosa in die Incisura ethmoidalis des Stirnbeines ein. Lateral und etwas höher der Lamina cribrosa findet sich beiderseits das von rechter und linker Pars orbitalis des Stirnbeines gebildete Tegmen des Siebbeines, das an seiner Unterseite die Foveolae ethmoidales aufweist. Die röntgenologische Darstellbarkeit des Tegmen und der Lamina cribrosa wurde schon erörtert. Auch die mediale Begrenzung des Siebbeines, welche gleichzeitig ein Bestandteil der lateralen Wand der Nasenhöhle ist, sowie seine laterale Begrenzung,

die gleichzeitig ein Teil der medialen Augenhöhlenwand ist, wurde schon besprochen. Da das Siebbein im hinteren Anteil etwas breiter ist als im vorderen, divergieren rechte und linke Lamina papyracea im hinteren Bereiche nach dorsal und caudal. Außerdem sei nochmals darauf hingewiesen, daß auf einer sagittalen kranial-exzentrischen Aufnahme, bei welcher die Pyramiden etwas unterhalb der Augenhöhlen zu liegen kommen, der vordere Anteil der Lamina papyracea vollkommen frei projiziert ist und in dieser Projektion die mediale Begrenzung des Orbitaeinganges bildet. Das vordere, sehr variable und das ebenso variable hintere Ende des Siebbeinlabyrinthes sind im gewöhnlichen Röntgenbild nicht erkennbar. Ebenso ist die Grenze zwischen vorderen und hinteren Siebbeinzellen nicht feststellbar, abgesehen davon, daß es eine konstante Grenze gar nicht gibt. Die einzige Möglichkeit, die räumliche Beziehung einer Siebbeinzelle zu bestimmen, ist der Nachweis ihrer Mündung. Mündet eine Zelle in den mittleren Nasengang, so gehört

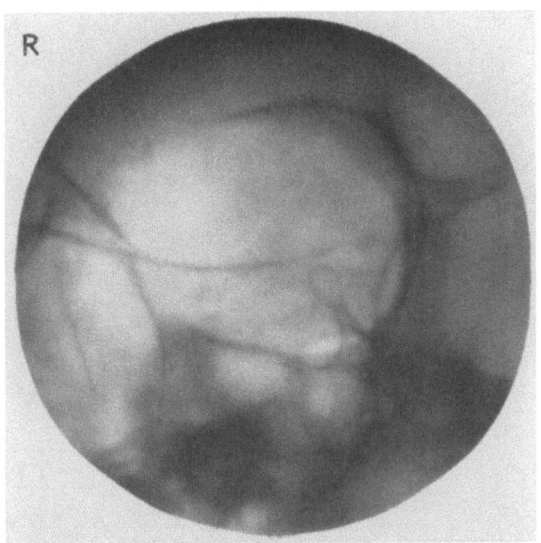

Abb. 29. Schrägaufnahme der Orbita nach Rhese (die Neigung des Zielstrahles zur Deutschen Horizontalebene war etwas weniger als 25⁰). *Fehlen des Siebbeinlabyrinthes*. Unterhalb des Planum sphenoidale und medial von der seitlichen Begrenzung des Keilbeinkörpers sieht man anstatt der Siebbeinzellen einen gleichmäßigen, knochendichten Schatten

sie dem vorderen Siebbein an, mündet sie in den oberen Nasengang, so gehört sie dem hinteren Siebbein an. Die Ausführungsgänge sind aber im Röntgenbild nicht nachweisbar. Auf einer sagittal-horizontalen Aufnahme sind vorderes und hinteres Siebbeinlabyrinth größtenteils ineinanderprojiziert. Die Zellen, die im Röntgenbild zwischen dem vorderen und rückwärtigen Anteil der Lamina papyracea gelegen sind, sind ein Teil des hinteren Siebbeinlabyrinthes. Die vorderen Siebbeinzellen sieht man auf einer sagittalen kranial-exzentrischen Aufnahme zwischen vorderem Anteil der rechten und linken Lamina papyracea und Nasenbeinen. Die Anzahl der Zellen, die jedes Siebbeinlabyrinth beherbergt, ist sehr verschieden (Hajek). Es kann in seltenen Fällen aus einer einzigen Zelle bestehen. Unter pathologischen Verhältnissen kann ein ursprünglich aus mehreren Zellen bestehendes Siebbeinlabyrinth nach Destruktion der einzelnen Scheidewände in einen einzigen Hohlraum umgewandelt werden. Das Verhältnis der Anzahl der Zellen des vorderen Labyrinthes zur Anzahl der Zellen im hinteren Labyrinth ist ebenfalls variabel (Hajek). Einmal besteht das vordere Siebbein aus zwei bis fünf und mehr Zellen und das hintere Siebbein nur aus ein bis zwei Zellen, ein anderesmal ist es umgekehrt. Die Ausdehnung des Siebbeinlabyrinthes nach medial gegen die mittlere Nasenmuschel ist bei den einzelnen Individuen sehr verschieden. In einigen Fällen reicht es kaum bis an den Ansatz der mittleren Muschel, in anderen Fällen ist der Ansatz der

Muschel und in wieder anderen Fällen sogar die Muschel selbst pneumatisiert, so daß diese keine gebogene Knochenplatte, sondern eine Knochenblase darstellt. Derartige, in die mittlere Muschel verlagerte Zellen gehören nach Hajek stets dem hinteren Siebbeinlabyrinth an. Dasselbe kann mitunter sogar zur Gänze in die mittlere Muschel verlagert sein und von ihrem vorderen Ende bis zur Keilbeinhöhle reichen. Eine stark eingerollte mittlere Muschel kann klinisch eine Pneumatisation derselben vortäuschen. Im Röntgenbild sind diese Verhältnisse besonders gut auf Schichtaufnahmen zu übersehen. Weiter können sich einige oder mehrere Siebbeinzellen gegen das Infundibulum zu vorwölben und es kann zur Pneumatisation des Agger nasi und des Processus uncinatus kommen. Über die vorderste, unterste Siebbeinzelle, die als Bulla ethmoidalis bezeichnet wird, wurde schon berichtet. Auch die Ausdehnung und Beschaffenheit des hinteren Siebbeinlabyrinthes ist großen Schwankungen unterworfen. Die Grundlamelle der oberen Nasenmuschel kann entweder das Siebbein nach hinten abschließen oder die hinterste Siebbeinzelle in zwei Hälften teilen, wobei sich die rückwärtige Hälfte der Vorderfläche des Keilbeinkörpers anlegt. Sie wurde deshalb von Zuckerkandl als *sphenoidale Siebbeinzelle* bezeichnet. Sie kann zum Keilbeinkörper in nähere Beziehung treten. In einem solchen Falle ist der pneumatische Hohlraum im Keilbeinkörper durch ein horizontales oder vertikales Septum in eine obere und untere bzw. vordere und hintere Etage geteilt, von welcher nur die untere bzw. hintere der eigentlichen Keilbeinhöhle entspricht, während die obere bzw. vordere eine in das Keilbein vorgeschobene Siebbeinzelle darstellt (s. Abb. 30). Vom hinteren Siebbein aus kann es zur

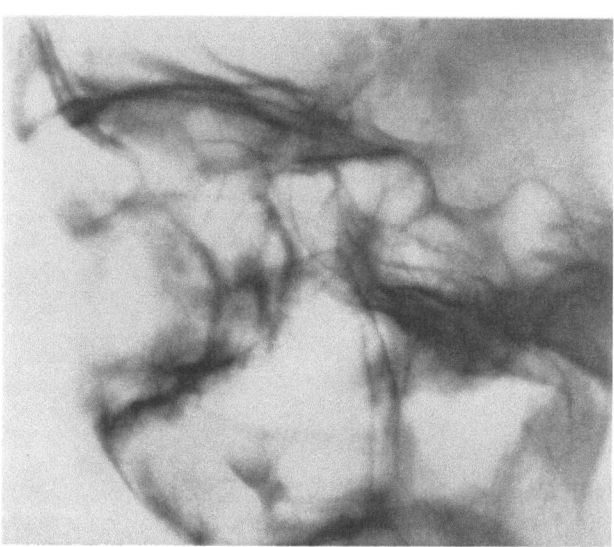

Abb. 30. Seitliche Aufnahme der Keilbeinhöhle (typische Einstellung). *Sphenoidale Siebbeinzelle.* Es handelt sich um eine in den Keilbeinkörper vorgeschobene hintere Siebbeinzelle. Sie ist von der Keilbeinhöhle durch ein schräg verlaufendes Septum, das am Übergang des Sellabodens in die Sellavorderwand beginnt und schräg nach vorne-unten verläuft, getrennt

Pneumatisation des kleinen Keilbeinflügels kommen. Diese ist im Röntgenbild gut zu erkennen, darf nur nicht mit einer Destruktion verwechselt werden. Bei stärkerer Pneumatisation ist der kleine Keilbeinflügel vergrößert, wie aufgetrieben. Der lufthaltige Raum läßt ringsum eine zarte Corticalis erkennen. Die anatomischen Verhältnisse der hinteren Siebbein-Keilbeinhöhle sind auf den gewöhnlichen Röntgenaufnahmen nicht immer eindeutig analysierbar. Seitliche Tomogramme vermögen öfter Klarheit zu schaffen. Es sei hier nochmals erwähnt, daß man für die routinemäßige Beurteilung des Siebbeinlabyrinthes mindestens zwei sagittale Aufnahmen benötigt und zwar ein sagittal-horizontales und ein sagittal kranial-exzentrisches Bild. Als zusätzliche Aufnahme kann noch die Schrägprojektion nach Rhese mit herangezogen werden.

d) Die Keilbeinhöhle

Die Angaben, die man über die Entwicklung bzw. die röntgenologische Nachweisbarkeit der Keilbeinhöhlen in der Literatur findet, sind zum Teil ebenso verschieden wie die die Stirnhöhlen betreffenden Mitteilungen. Hier gilt dasselbe, was schon bei der Entwicklung der Stirnhöhlen angeführt wurde. Sofern es überhaupt zur Ausbildung einer Keilbeinhöhle kommt, kann sie bei der Geburt schon etwa stecknadelkopfgroß sein. Sie ist jedoch in dieser Ausdehnung röntgenologisch nicht faßbar. Am häufigsten kann man das Erscheinen des Sinus sphenoidalis zwischen dem 3.—8. Lebensjahr beobachten. Während dieses Zeitabschnittes dringt die Keilbeinhöhle stärker in den bis dahin massiven Keilbeinkörper vor und ist dann röntgenologisch nachweisbar. Ihre endgültige Größe ist starken Schwankungen unterworfen; von kleinen, oft kaum erkennbaren Höhlen kommen alle Übergänge bis zu exzessiv großen pneumatischen Räumen vor. Demnach nehmen die einzelnen Keilbeinhöhlen einen ganz verschieden großen Anteil des Keilbeinkörpers ein. Eine anatomisch-röntgenologische Studie über die Verhältnisse zwischen Sinus sphenoidalis und Sella turcica findet sich bei HAMMER und RADBERG. Die Keilbeinhöhlen können ein- oder beidseitig fehlen. Bei großen Höhlen sind ihre Wände papierdünn, bei kleinen Höhlen dick. Lediglich das Dach ist gewöhnlich dünn, jedoch kommen auch hier Schwankungen vor. An der Bildung des Daches können folgende

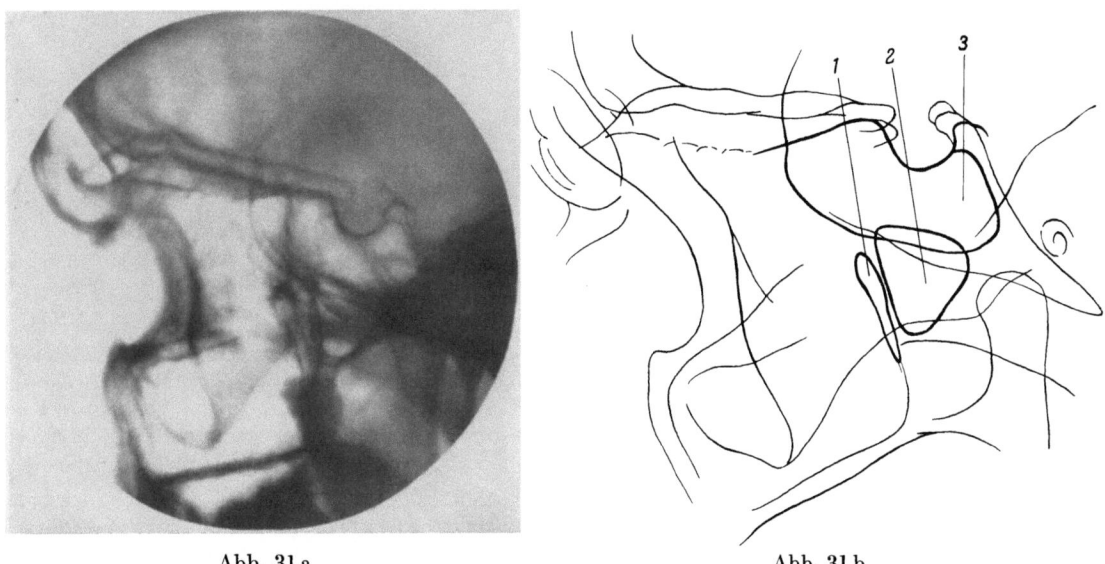

Abb. 31 a   Abb. 31 b

Abb. 31 a. Seitliche Aufnahme der Keilbeinhöhle (typische Einstellung). *Recessus pterygoideus der Keilbeinhöhlen.* Unterhalb der Keilbeinhöhlen sieht man im Bilde einen dreieckigen pneumatischen Hohlraum, der rechtem und linkem Recessus pterygoideus entspricht, die sich bei dieser Aufnahmerichtung ineinanderprojizieren. Vor dem Recessus findet sich der schmale helle Spalt der *Fossa pterygopalatina*

Abb. 31 b. Skizze zu Abb. 31 a. *1* Fossa pterygopalatina; *2* Recessus pterygoideus; *3* Keilbeinhöhle

Knochen beteiligt sein: Das Planum sphenoidale, der Sulcus chiasmatis mit den Canales optici rechts und links, die Basis der Wurzeln der kleinen Keilbeinflügel und der Boden der Sella turcica. Bei sehr dünner oberer Wand können sich sowohl Sellaboden als auch Canales optici in die Keilbeinhöhle vorwölben. Über die Beziehungen zwischen Canalis opticus und Sinus sphenoidalis haben BLATT und ALTHANASIUS berichtet. So wie das Dach sind auch rechte und linke seitliche Wand des Sinus sphenoidalis der Schädelhöhle zugekehrt und stellen einen Bestandteil der Schädelbasis dar. Im Dach kommen manchmal Dehiszenzen vor (ZUCKERKANDL). Die beiden Seitenwände zeigen einen mehr oder weniger stark ausgeprägten Halbkanal für die rechte und linke A. carotis interna. Die untere Wand der Keilbeinhöhle ist gleichzeitig ein Bestandteil des Nasendaches und bildet bei starker Pneumatisation auch einen Teil des Rachendaches. Der Boden der Keilbeinhöhle wird im Seitenbild öfters vom Boden der mittleren Schädelgrube überlagert. Um ihn zur Darstellung zu bringen, muß man eine Aufnahme mit einer solchen Schrägprojektion machen, bei welcher der Boden der beiden mittleren Schädelgruben stärker auseinanderprojiziert wird. Die hintere, meist frontal verlaufende Wand ist in der Regel dorsal konvex gekrümmt und ist fast immer gut erkennbar. Die vordere Wand, ebenfalls meist frontal stehend, ist die dünnste. Sie ist nach vorne konvex gekrümmt und nicht in allen Fällen eindeutig abgrenzbar. Verläuft sie schräg und ist sie sehr dünn, dann entzieht sie sich dem röntgenologischen Nachweis. In ihr finden sich die Öffnungen der Keilbeinhöhlen. Die vordere Wand der Keilbeinhöhle darf nicht mit einer vorderen Begrenzung einer mittleren Schädelgrube verwechselt werden. Die Unterscheidung ist dadurch möglich, daß erstere nur bis an das Planum sphenoidale reicht, während letztere dasselbe und auch die

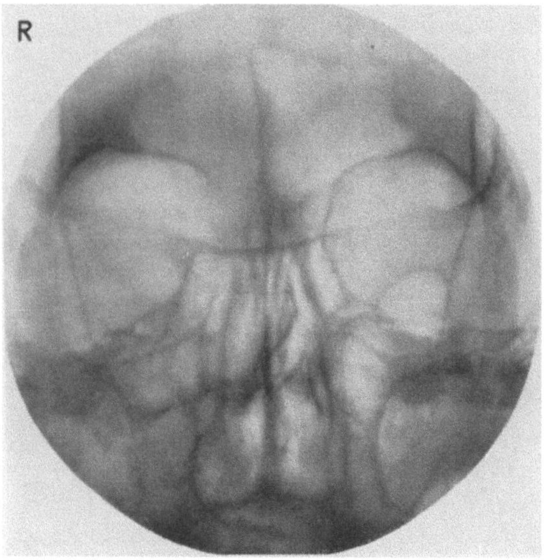

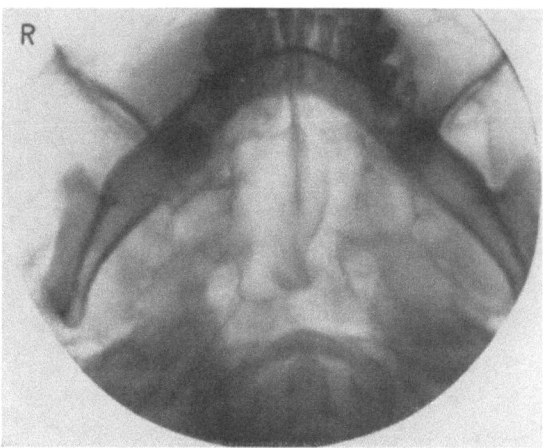

Abb. 32a   Abb. 32b

Abb. 32a. Sagittale, etwas kranial-exzentrische Aufnahme der Nebenhöhlen (der Focus der Röhre stand etwas links der Medianebene). *Pneumatisation des linken großen Keilbeinflügels.* Man sieht im unteren Anteil der linken Orbita eine etwa haselnußgroße, von einer zarten Corticalis umgebene Aufhellung. Verschattung der Nebenhöhlen der I. Serie rechts. Ein Epidermoid des großen Keilbeinflügels zeigt röntgenologisch ein vollkommen identisches Bild. Hierbei besteht jedoch in der Regel ein Exophthalmus

Abb. 32b. Vertiko-submentale Aufnahme der hinteren Nebenhöhlen desselben Falles wie Abb. 32a (der Focus der Röhre stand etwas rechts der Medianebene. Hinter der linken Kieferhöhle sieht man die dem *atypischen pneumatischen Hohlraum* entsprechende Aufhellung. Außerdem zeigt die Abbildung rechts und links je einen *Recessus pterygoideus.* Er findet sich im Bilde unmittelbar hinter der hinteren Bucht der Kieferhöhle, seitlich der Keilbeinhöhle

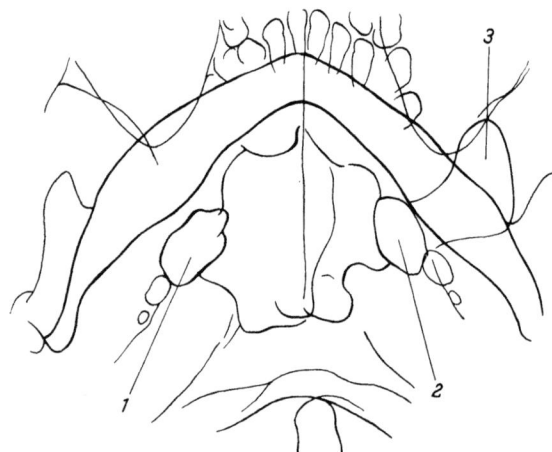

Abb. 32c. Skizze zu Abb. 32b. *1* Rechter Recessus pterygoideus; *2* linker Recessus pterygoideus; *3* atypischer pneumatischer Hohlraum im linken großen Keilbeinflügel

Orbitaldächer überragt. In der Mehrzahl der Fälle sind zwei Höhlen vorhanden, die durch ein Septum voneinander getrennt sind. Dieses Septum kann median gestellt sein, es kann aber auch schräg zur Medianebene verlaufen oder schief stehen, oder zur Seite geneigt sein. Ist die Abweichung aus der Medianebene höhergradig, so resultieren zwei ganz verschieden große Keilbeinhöhlen. Aber auch bei in der Mitte verlaufendem Septum müssen die beiden pneumatischen Räume nicht immer gleich groß sein. In manchen Fällen fehlt eine Scheidewand, es ist dann nur eine Höhle vorhanden. Große Keilbeinhöhlen können nach dorsal bis an den Clivus reichen und zur Pneumatisation des Dorsum sellae führen. Auch die Basis des

Processus pterygoideus kann von ihnen aus pneumatisiert werden. Man bezeichnet diesen Hohlraum als *Recessus pterygoideus.* Von hier aus kann es zur Pneumatisation des großen Keilbeinflügels und zwar sowohl seines horizontalen, den Boden der mittleren Schädelgrube bildenden, als auch seines vorderen vertikalen, die seitliche Orbitawand bildenden Teiles kommen. Der Recessus pterygoideus gelangt bei axialer Projektion neben der Keilbeinhöhle im Bereich des Processus pterygoideus zur Abbildung und ist auch bei entsprechender Größe im Seitenbild zu sehen. Er stellt sich unterhalb der Keilbeinhöhle und hinten-oben von der Kieferhöhle als eine von einer zarten Corticalis umgebene Aufhellung dar. Seine Gestalt ist die eines Dreieckes, dessen Spitze nach caudal gerichtet ist. Man darf ihn aber nicht mit der *Fossa pterygopalatina* verwechseln, die ebenfalls als dreieckige Aufhellung in Erscheinung tritt. Sie liegt jedoch vor dem Recessus. Auch die Form der beiden dreieckigen Aufhellungen ist sehr verschieden. Der Recessus pterygoideus hat eine breite Basis, während die Fossa pterygopalatina eine schmale Basis aufweist und in vertikaler Richtung wesentlich tiefer

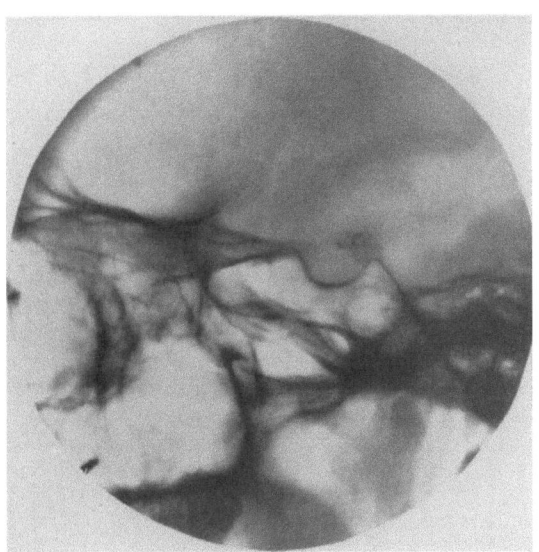

ist. Auf einer sagittal cranial-exzentrischen Aufnahme stellt sich der Recessus pterygoideus innerhalb der Kieferhöhlen und zwar in ihrem medialen Anteil, als ein nach lateral bogig begrenztes, von einer zarten Corticalis umgebenes Gebilde dar. Ein pneu-

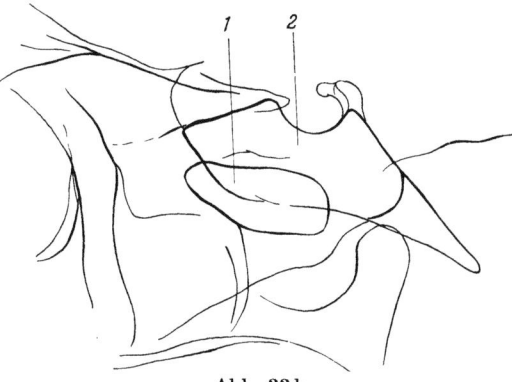

Abb. 33a   Abb. 33b

Abb. 33a. Seitliche Aufnahme der Keilbeinhöhle (typische Einstellung). *Pneumatisation des vom großen Keilbeinflügel gebildeten Teiles des Bodens der linken mittleren Schädelgrube.* Dadurch ist es zu einer Verdoppelung des Bodens der linken mittleren Schädelgrube gekommen. Der atypische pneumatische Hohlraum liegt auf der seitlichen Aufnahme unterhalb der Keilbeinhöhlen

Abb. 33b. Skizze zu Abb. 33a. *1* Atypischer pneumatischer Hohlraum im linken großen Keilbeinflügel; *2* Keilbeinhöhle

matischer Hohlraum, der in dem Teil des großen Keilbeinflügels gelegen ist, der die laterale Orbitawand bildet, kommt auf einer sagittalen, etwas kranial-exzentrischen Aufnahme im unteren Anteil der gleichseitigen Orbita, im axialen Bild knapp hinter der Kieferhöhle und im Seitenbild vorne unten von der Keilbeinhöhle zur Darstellung. Die Pneumatisation des parasellaren Anteiles des großen Keilbeinflügels ist im Seitenbild gut zu erkennen. Der pneumatische Hohlraum gelangt unterhalb der Keilbeinhöhle zur Abbildung. Die Pneumatisation des großen Keilbeinflügels führt, je nach der Lage des Hohlraumes zur Verdoppelung, entweder der lateralen Orbitawand oder des parasellaren Anteiles der mittleren Schädelgrube (s. Abb. 31a und b, 32a, b und c, sowie Abb. 33a und b).

Für die Beurteilung der Keilbeinhöhle stehen uns mehrere Aufnahmen zur Verfügung. Im axialen Bild sind ihre Wände mit Ausnahme des Daches und des Bodens in der Regel gut erkennbar, lediglich die Vorderwand kann manchmal nicht eindeutig abgrenzbar sein, da sie vom hinteren Anteil der mittleren Muschel überlagert ist. Es ist unbedingt auch ein Seitenbild anzufertigen, auf welchem das Dach und die hintere Wand immer gut zur Darstellung gelangen, während die Vorderwand und der Boden nicht immer einwandfrei erkennbar sind. Es sei noch erwähnt, daß man auf einer sagittal-horizontalen Aufnahme die Keilbeinhöhle innerhalb des Siebbeinlabyrinthes häufig ausnehmen kann, besonders das Dach kommt oft gut zur Abbildung.

III. Störung der Pneumatisation

Wie allgemein bekannt, ist die Pneumatisation eine Funktion der Schleimhaut. Eine Störung in der Bildung von lufthaltigen Räumen kann sich entweder im vollkommenen Fehlen einer oder mehrerer Nebenhöhlen oder in der Ausbildung abnorm großer Hohlräume äußern. Es wurde bereits bei der Besprechung der einzelnen Nebenhöhlen angeführt, bei welchen eine Aplasie am häufigsten vorkommt und bei welchen am seltensten. Ebenfalls schon erwähnt wurde, daß ihre endgültige Größe individuell sehr verschieden sein kann. Man hat versucht, die für das Schläfenbein bekanntgegebene Pneumatisationslehre von Wittmaack auch für die Ausbildung der lufthaltigen Räume des übrigen Schädels heranzuziehen. Hierbei hat sich aber herausgestellt, daß dies nicht so ohne weiteres möglich ist. Runge gibt hierfür folgende Gründe an: „1. Haben wir im Mittelohr eine Auskleidung vor uns, die vom tympanalen Ende der Tube bis in den Warzenfortsatz hinein, eine anatomische Einheit darstellt. Wir haben darüber gesprochen, daß dies in der Nase und ihren Nebenhöhlen in keiner Weise der Fall ist. 2. Das Mittelohr setzt sich aus einer Höhle mit einem Nebenraum zusammen, während wir in der Nase zwei eng voneinander abhängige Haupträume mit je vier Nebenraumsystemen vor uns sehen. 3. Erfolgt die Entwicklung des Nebenraumes des Ohres verhältnismäßig frühzeitig in den ersten Lebensjahren. Die Nebenhöhlen der Nase dagegen bilden sich zu ganz verschiedenen Zeiten aus und diese Entwicklung zieht sich über einen viel erheblicheren Lebensabschnitt hin."

Es muß hier auf die sog. angeborene Schleimhautkonstitution eingegangen werden, ein Problem, mit dem sich M. Schwarz ausführlich auseinandergesetzt hat. Schwarz unterscheidet drei Phänotypen der Schleimhaut und zwar die normoplastische, die hyperplastische oder hypertrophische und die hypoplastische oder atrophische. Die erste Form ist biologisch vollwertig, sie besitzt eine gute Pneumatisationspotenz, d. h. sie führt zur Ausbildung geräumiger Nasennebenhöhlen. Die beiden letzten Formen sind biologisch minderwertig und bedingen eine geringere oder ausgeprägtere Störung (Hemmung) der Pneumatisation. Nach der Lehre von Wittmaack wird nun die Schleimhauthyperplasie durch präfetale aseptische Entzündungen und die Schleimhauthypoplasie (Schleimhautfibrose) durch entzündliche Erkrankungen des frühkindlichen Lebens erworben. M. Schwarz lehnt zwar die Tatsache, daß entzündliche Affektionen der ersten Entwicklungsjahre die Pneumatisationsfähigkeit der Schleimhaut ungünstig beeinflussen können, nicht ab. Dafür spricht schon der Umstand, daß man bei mangelhaft entfalteten Höhlen pathologische Schleimhäute finden kann. Ein solches Verhalten erklärt aber Schwarz dadurch, daß es sich entweder um überwertige Infekte gehandelt haben muß, da sich eine normale bzw. physiologisch hoch leistungsfähige Schleimhaut auch bei starker Beanspruchung gesund erhalten kann und mit den üblichen Infekten ohne wesentliche anhaltende Schädigung fertig wird, oder daß eben eine biologisch minderwertige Schleimhaut vorlag. Letztere erkrankt schon bei geringer Beanspruchung mehr oder weniger stark, d. h. sie ist einerseits wesentlich anfälliger, sie besitzt aber andererseits schon von vorneherein eine geringere Pneumatisationsfähigkeit. Wie dem auch immer sein mag, ist es wohl so, daß für die Pneumatisation sowohl erbliche als auch erworbene Faktoren eine Rolle spielen. Es gibt klinische Beobachtungen, die zeigen konnten, daß entzündliche Prozesse der Nase in früher Kindheit die Entwicklung der Nebenhöhlen verzögert und im Sinne einer Hemmung beeinflußt haben, aber es gibt auch ebensoviele Beobachtungen, wo dies nicht der Fall war. Die Verhältnisse bei der gestörten Pneumatisation der Nasennebenhöhlen liegen jedenfalls nicht so einfach, wie dies beim Schläfenbein der Fall sein mag. Denn es ist nicht so ohne weiteres verständlich, daß bei sonst gut entwickelten Nebenhöhlen gerade eine oder beide Stirnoder Keilbeinhöhlen nicht angelegt sind. Dies mag wohl einerseits mit der Zeit der Ausbildung der Hohlräume, andererseits aber mit ihrer phylogenetischen Entwicklung zusammenhängen. Wir erinnern uns, daß das Fehlen der Pneumatisation des Siebbeines ein äußerst seltenes Vorkommnis ist, daß aber das Siebbeinlabyrinth phylogenetisch die älteste Nebenhöhle darstellt. Noch ein weiterer Umstand ist zu beachten, der eine Analogie des Pneumatisationsvorganges der Nasennebenhöhlen und des Schläfenbeins nicht zuläßt. Wie allgemein bekannt, setzt sich die Schleimhaut aus zwei verschiedenen Elementen zusammen, dem Epithel und dem bindegewebigen Grundstock. Letzterer vermag durch osteoklastischen Aufbruch den Knochen zu resorbieren, die nachfolgende Einsenkung des Epithels bedingt das Erhaltenbleiben der gebildeten Knochenhöhlen. Kann sich nun das Epithel infolge Hyperplasie nicht einsenken, so verödet die Höhle wieder und der ursprünglich spongiöse Knochen wird sklerotisch. Dieser Vorgang ist beim Schläfenbein sowohl histologisch als auch röntgenologisch erwiesen. Bei den Nebenhöhlen konnte dies nicht beobachtet werden. Für eine gute Pneumatisation muß sowohl eine vollwertige Submucosa als auch Mucosa vorhanden sein. Unter einem dem äußeren Aspekt nach normalen Epithel muß aber nicht eine vollwertige Submucosa vorhanden sein. Über das Verhalten der Submucosa vermag die äußere Inspektion der Schleimhaut nichts auszusagen. Dies mag die Tatsache erklären, daß trotz klinisch normalem Epithel der Nase die Entwicklung der Nebenhöhlen nur mangelhaft sein kann. Vom röntgenologischen Standpunkt aus kann man aus dem Verhalten der Nebenhöhlen bzw. aus ihrem Entwicklungsgrad auf den Charakter der Schleimhaut keine Rückschlüsse ziehen, wir können z. B. bei sehr kleinen Stirnhöhlen nicht aussagen, wieweit hierfür erbliche oder erworbene Faktoren eine Rolle spielen. Letzten Endes vermag vielleicht auch der feinere Bau des der Pneumatisation anheimfallenden Knochens eine Rolle zu spielen. Haas ist der Ansicht, daß die Ausdehnung der Pneumatisation nicht nur von der Pneumatisationspotenz der Schleimhaut, sondern auch von der Widerstandsfähigkeit und dem Spongiosagehalt des Knochens abhängt. Reichlich Spongiosa bzw. locker gebauter Knochen erleichtern die Pneumatisation. GÜTTNER ist der Ansicht, daß die Nebenhöhlen auch durch eine vorzeitige Nahtsynostose eine Formbeeinflussung erfahren können. Nach Ansicht dieses Autors handelt es sich bei der Entstehung der Nebenhöhlen nicht um ein Schleimhaut- sondern um ein Knochenproblem. Der prämature Nahtsynostose soll auf die Nebenhöhlengestaltung ein maßgebener Einfluß zukommen. Frühzeitige ein- oder doppelseitige Kranznahtobliteration, ferner vorzeitige Sagittalnahtobliteration bzw. Kombination beider führen infolge Hemmung des Längen- bzw. Breitenwachstums des Schädels zu einer Formbeeinflussung der Nebenhöhlen in Form einer Hemmung des Höhen- bzw. Breitenwachstums derselben. Am augenfälligsten ist hierfür die Auswirkung auf die Stirnhöhlen, während die Keilbeinhöhlen weniger beeinflußt werden. Bei den Kieferhöhlen soll auch der Kaudruck eine Rolle spielen. Dieser von GÜTTNER für die Kraniostenose geltenden Ansicht bezüglich der Nebenhöhlenentwicklung kann aber nicht allgemeine Gültigkeit zukommen, d. h. bei normaler Schädelentwicklung und demnach normaler Schädelform müssen für eine Form- und Größenbeeinflussung der Nebenhöhlen noch andere Faktoren wirksam sein. Eine feststehende Tatsache ist, daß bei der Entwicklung der Nebenhöhlen hormonale Faktoren eine Rolle spielen. So findet man häufig bei der Akromegalie enorm große Stirnhöhlen. Andererseits gibt es zahlreiche Beobachtungen von Myxödem oder mongoloider Idiotie, bei welchen die Nebenhöhlen nur mangelhaft entwickelt sind, oder ganz fehlen. Weiterhin wurde darauf aufmerksam gemacht, daß bei Kindern, die frühzeitig aus irgendwelchen Gründen gezwungen sind, Kanülen zu tragen, es zu einer mangelhaften Entwicklung bzw. zum Zurückbleiben besonders der Stirnhöhlen kommen soll und zwar als Folge der aufgehobenen Atmungsfunktion im Bereiche der obersten Luftwege. Bei Patienten, die an Cooley Anämie leiden, sollen die Nebenhöhlen nur mangelhaft entwickelt sein. Verletzungen der Nase in den ersten Lebensjahren können, wenn es zu einer stärkeren Schädigung der Schleimhaut kommt, Ursache einer mangelhaften oder fehlenden Ausbildung der Stirnhöhlen sein. Erwähnt sei weiterhin ein von REANDER mitgeteilter Fall von Cutis verticis gyrata, bei welchem sich eine verstärkte Pneumatisation des Schädels fand.

Pneumosinus dilatans

Es wurde bereits berichtet, daß die endgültige Größe der verschiedenen Nebenhöhlen bei den einzelnen Individuen sehr großen Schwankungen unterworfen ist. Dies gilt vor allem für die Stirn- und Keilbeinhöhle und für das hintere Siebbeinlabyrinth, weniger für die Kieferhöhle und das vordere Siebbeinlabyrinth. Hat ein pneumatischer Hohlraum eine übermäßig große, weit über das gewohnte Maß hinausgehende Ausdehnung erreicht, so sprechen wir von einem *Pneumosinus dilatans*. Betrifft derselbe die Keilbeinhöhle und das hintere Siebbeinlabyrinth, so besteht ein abnormer Hochstand des Planum sphenoidale, wodurch die Diagnose ohne weiteres gegeben ist. Bei den Stirnhöhlen ist dies nicht so einfach, denn hier gibt es Grenzfälle, bei welchen man nicht sagen kann, ob es sich lediglich um außerordentlich geräumige Stirnhöhlen handelt, oder ob schon ein Pneumosinus dilatans vorliegt. Mitunter wird die Diagnose dadurch erleichtert, daß außer der enormen Größe eine ungewöhnliche Konfiguration, eine zumindest stellenweise eigenartige Begrenzung und mitunter auch eine ungewohnte Anordnung und ein abnormer Verlauf von Septen vorhanden sind. Das den *Pneumosinus dilatans* charakterisierende abnorme Wachstum muß nicht die gesamte Nebenhöhle umfassen, sondern kann auf einen Teil derselben beschränkt sein. In diesen Fällen ist die Diagnose ohne weiteres zu stellen. An der Stirnhöhle entwickelt sich die pathologische Ausbuchtung entweder im oberen lateralen Anteil (s. Abb. 34), oder an einer umschriebenen Stelle der Vorder- oder Hinterwand derselben. Im letzteren Falle fällt innerhalb einer normal großen Stirnhöhle ein Bereich besonders intensiver Helligkeit auf, der dadurch zustandekommt, daß hier bei sagittaler Aufnahme ein größeres Luftvolumen durchstrahlt wird als im übrigen Stirnhöhlenbereich und daß hier der Knochen außerdem deutlich verdünnt ist (s. Abb. 35), was auf einer seitlichen Aufnahme gut erkennbar ist. *Der Pneumosinus dilatans des hinteren Siebbeines und der Keilbeinhöhle,* der wie schon erwähnt, zu einem abnormen Hochstand des Planum sphenoidale führt, kann ein- oder beidseitig entwickelt sein. Im ersten Falle findet sich die Verlagerung des Planum nur auf der kranken Seite, wobei meist auch eine Aufblähung des gleichseitigen kleinen Keilbeinflügels besteht (s. Abb. 36a und b). Im zweiten Falle sind die Veränderungen symmetrisch. Besonderes Interesse kommt dem Pneumosinus dilatans der Keilbeinhöhle und des hinteren Siebbeines noch dadurch zu, daß er häufig mit einem Meningeom des Planum sphenoidale kombiniert ist. Man sieht dann, daß das hochstehende Planum verdickt, verdichtet und unregelmäßig konturiert ist. Ein Pneumosinus kann weiter lediglich im Bereiche einer oder beider orbitaler Buchten der Stirnhöhlen lokalisiert sein. Der *Pneumosinus dilatans der Kieferhöhle* betraf in allen Fällen, die wir bisher beobachten konnten, den vorderen, inneren oberen Anteil der Höhle, also die Gegend, in der eine Nasenbucht vorkommen kann (s. Abb. 37). Diese Affektion manifestiert sich äußerlich durch eine Vorwölbung, die sich häufig schon in frühester Kindheit entwickelt und klinisch meist als Osteom imponiert. Die Weichteile über der Vorwölbung sind normal. Aus kosmetischen Gründen vorgenommene Operationen ergaben an der Kieferhöhle und ihrer Schleimhaut weder makroskopisch noch mikroskopisch einen von der Norm abweichenden Befund. Das einzig Pathologische ist lediglich die Ausbuchtung. Hier soll ein Fall Erwähnung finden, den Montresor bekanntgab: Es handelte sich um ein 13jähriges Mädchen mit einem langsam sich entwickelnden Exophthalmus rechts, bei welchem die Röntgenuntersuchung eine abnorm große, vordere, lufthaltige Siebbeinzelle aufdeckte, die sich orbitalwärts entwickelt hatte. Die Operation ergab einen freien, von Mucosa ausgekleideten Hohlraum, histologisch fand sich eine ödematöse Schleimhaut und eine entzündliche Knochenverdickung. Da es sich um keine Mucocele handelte, wäre es denkbar, daß ein Pneumosinus dilatans einer Siebbeinzelle vorlag, in welchem sich ein entzündlicher Prozeß abspielte, der jedoch zu keiner höhergradigen Schleimhautschwellung oder Exsudation geführt hatte, da die große Siebbeinzelle noch lufthaltig war.

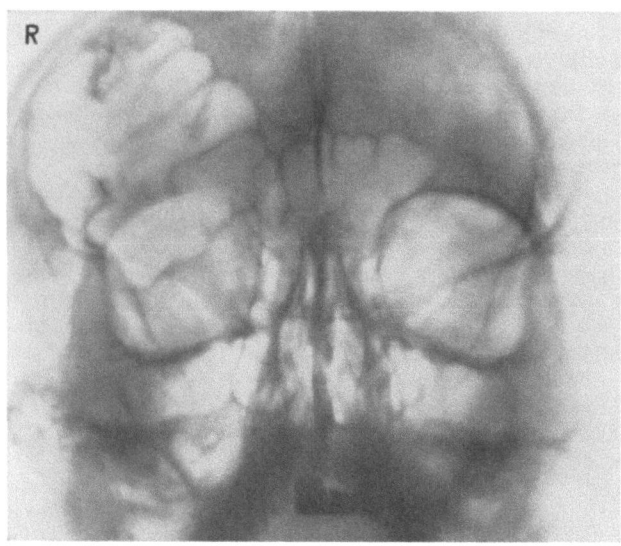

Abb. 34. Sagittale, etwas kranial-exzentrische Aufnahme der Nebenhöhlen (typische Einstellung). *Pneumosinus dilatans der rechten Stirnhöhle.* Man sieht die ihm entsprechende Aufhellung, die fast den ganzen Anteil der rechten Stirnbeinschuppe einnimmt. (Sammlung E. G. Mayer)

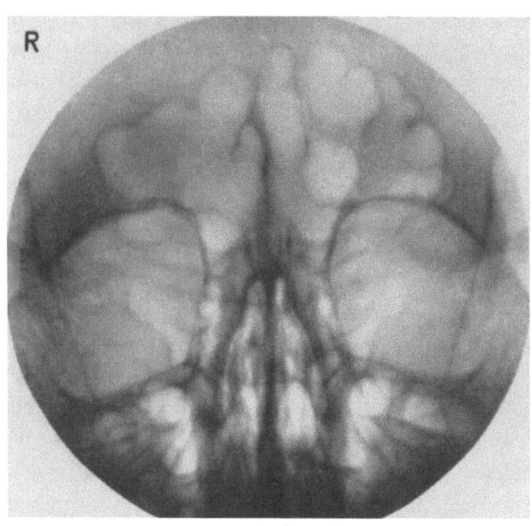

Abb. 35. Sagittale, etwas kranial-exzentrische Aufnahme der Nebenhöhlen bzw. Aufnahme der Orbitae (typische Einstellung). *Pneumosinus dilatans der linken Stirnhöhle.* Man sieht im unteren Anteil der linken Stirnhöhle eine etwa haselnußgroße, intensive Aufhellung

Über die Ursache des Pneumosinus dilatans weiß man sehr wenig. Bei Lokalisation im Bereiche der Keilbeinhöhle und des hinteren Siebbeines sowie der Stirnhöhle, fand man in etlichen Fällen eine Hemiatrophia cerebri bzw. hypoplastische Großhirnprozesse, die sich auf dem Boden einer frühkindlichen Hirnschädigung entwickelten. Diese Affektionen führen besonders bei Einseitigkeit häufig zu charakteristischen Veränderungen am Schädel. Man findet in solchen Fällen eine Verkleinerung der kranken Schädelhälfte mit Verdickung der Kapsel, einen Hochstand der gleichseitigen Pyramide und eine

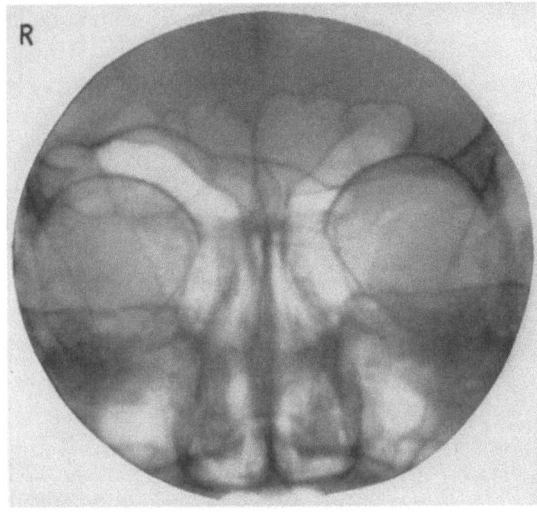
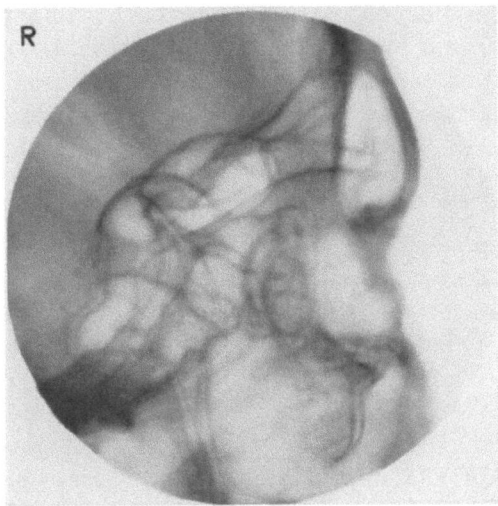

Abb. 36a   Abb. 36b

Abb. 36a. Sagittal-horizontale Aufnahme der Nebenhöhlen (typische Einstellung). *Pneumosinus dilatans einer orbitalen Bucht und der Keilbeinhöhle.* Man sieht die bandförmige, intensive Aufhellung, den unteren Anteil der rechten Stirnhöhle einnehmend, sowie ein hochstehendes Planum sphenoidale. Der rechte kleine Keilbeinflügel ist aufgebläht

Abb. 36b. Seitliche (sd) Ansicht der vorderen Nebenhöhlen desselben Falles wie Abb. 36a (typische Einstellung). Das Orbitadach der filmnahen Seite ist durch zwei bogenförmige Linien, die höher als normal stehen, markiert. Die hintere bogenförmige Linie entspricht dem Dach des Pneumosinus der Keilbeinhöhle, die vordere entspricht der oberen Begrenzung des Pneumosinus der orbitalen Bucht

Hyperplasie der homolateralen pneumatischen Hohlräume, wobei nach WEICKMANN die abnorme Pneumatisation des Orbitadaches pathognomonisch sein soll, da er sie bei neun Fällen von hemiatrophischen Gehirnprozessen achtmal feststellen konnte. SCHIFFER hat schon vor WEICKMANN ähnliche Befunde bekanntgegeben. Er teilte drei Fälle von Pneumosinus dilatans der Keilbeinhöhlen mit, als deren Ursache im Kindesalter durchgemachte meningo-encephalitische Prozesse vorwiegend basaler Lokalisation erhoben werden konnten. Diese Prozesse hatten zu einer Schädigung der basalen Hirnanteile der vorderen Schädelgrube geführt, was encephalographisch verifiziert werden konnte. Nach BENJAMINS liegt beim Pneumosinus dilatans der Stirnhöhle eine Erweiterung, ähnlich einer Mucocele, mit Verschluß des Ductus naso-frontalis vor, wobei die Stirnhöhle aber keinen pathologischen Inhalt, sondern nur Luft enthält.

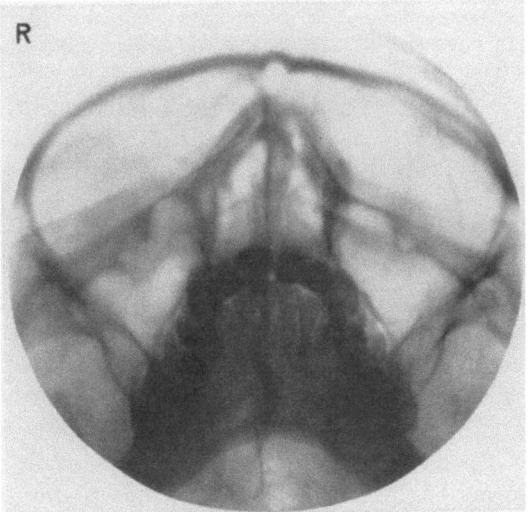

Abb. 37. Axiale Aufnahme des Gesichtsschädels (typische Einstellung). *Pneumosinus dilatans der rechten Kieferhöhle.* Man sieht im oberen medialen Anteil der rechten Kieferhöhle die sich nach vorne vorwölbende Aufhellung

Nach HAJEK habe die Annahme, daß es sich um eine Art eines Ventilmechanismus an dem Ausführungsgang der Stirnhöhle handle, wobei gelegentlich jeder heftigen Exspiration viel Luft in den Sinus gepreßt wird und nicht wieder entfernt werden kann, die größte

Wahrscheinlichkeit. Dies dürfte aber schon deshalb nicht den Tatsachen entsprechen, weil der Überdruck zu einer Schädigung der Schleimhaut und ihrer Pneumatisationsfähigkeit führt. Ebenso unwahrscheinlich ist die von HARRISON und YOUNG angeführte Ursache eines Pneumosinus dilatans der Stirnhöhle. Nach Ansicht dieser Autoren handle es sich um eine Mucocele besonderer Art. Die Besonderheit bestehe darin, daß die Mucocele nur einen umschriebenen Teil der Stirnhöhlenwände verändere und daß es dann zu einer spontanen Entleerung gekommen sei. KAHLER bezeichnet den Pneumosinus dilatans als innere Pneumatocele und glaubt ebenfalls, daß die Ursache seiner Entstehung eine Mucocele sei. Hier muß noch eine Beobachtung von E. G. MAYER erwähnt werden. Dieser Autor konnte bei einem Pneumosinus dilatans der Keilbeinhöhle und des hinteren Siebbeines ein ausgedehntes Hämangiom feststellen. Nun ist allgemein bekannt, daß Hämangiome zu hirnatrophischen Prozessen führen und der Pneumosinus kann dadurch erklärt werden. Abschließend können wir folgendes festlegen. In einem Teil der Fälle tritt der Pneumosinus dilatans im Gefolge von hirnatrophischen Prozessen auf, es gibt aber auch Fälle von Hirnatrophie ohne Pneumosinus dilatans und umgekehrt. Es muß also noch irgendein weiterer Faktor eine Rolle spielen. Ein ebenfalls derzeit noch vollkommen ungelöstes Problem ist die Kombination eines Pneumosinus dilatans mit Tumorbildung (Meningeom) und ebenfalls ganz ungeklärt ist die Ursache eines partiellen Pneumosinus dilatans einer Nebenhöhle, wie z. B. einer Kieferhöhle oder einer Siebbeinzelle.

IV. Die entzündlichen Erkrankungen der Nase und der Nasennebenhöhlen

1. Die unspezifischen Entzündungen der Nasenhöhle

Pathoanatomische Vorbemerkungen. Der Kliniker unterscheidet eine akute und eine chronische Rhinitis. Zur ersteren gehören nach MARX der gewöhnliche Schnupfen (Coryza), sowie die allergische Rhinitis und verwandte Formen wie die Rhinitis nervosa aut vasomotorica und der Heuschnupfen oder das Heufieber. Zu letzteren gehören ebenfalls nach MARX die Rhinitis chronica simplex et hypertrophicans, die Rhinitis atrophicans foetida (Ozaena) und die Rhinitis atrophicans simplex. Ein genaueres Eingehen auf die feingeweblichen Veränderungen erübrigt sich, da die Kenntnis derselben für den Röntgenologen nur untergeordnetes Interesse beanspruchen kann.

Das Röntgenbild der entzündlichen Erkrankungen der Nase. Die Röntgenuntersuchung bei Fällen von reiner Rhinitis besitzt nur sehr beschränkten Wert. Die hier bestehende Schwellung der Nasenschleimhaut wird rhinoskopisch eindeutig erkannt. Wenn der Kliniker trotzdem eine Röntgenuntersuchung verlangt, so geschieht dies nur zur Feststellung, wieweit die Nebenhöhlen am entzündlichen Prozeß mitbeteiligt sind. Abgesehen von eventuell vorhandenen Veränderungen in den Nebenhöhlen kann man bei hyperplastischen Entzündungen der Nasenschleimhaut eine weitgehende bis vollständige Verschattung des Nasenlumens finden, während bei der atrophischen Rhinitis die Nasengänge sehr weit sind und der Zwischenraum zwischen Septum nasi und Conchae nasales sehr geräumig ist. Der Eindruck, daß eine abnorm weite Nase vorläge, wird noch erhöht durch die Atrophie der Nasenmuscheln, an deren Stelle oft nur mehr flache Leisten vorhanden sind. Bei der Ozaena können aber noch andere Momente das klinische Interesse beanspruchen und zwar Besonderheiten der Schädel- und Gesichtsform. Meist handelt es sich hierbei um kurze, breite Schädel (Brachycephalie) und um Breitgesichter (Chomaeprosopie). Doch ist dies keinesfalls die Regel, denn es kommen auch Schmalgesichter vor. Bei der Ozaena besteht in einem größeren Prozentsatz als bei nicht Ozaenakranken eine gewisse Hemmung der Nebenhöhlenentwicklung.

Eine Mitbeteiligung der Nebenhöhlenschleimhaut am entzündlichen Prozeß findet sich bei der akuten Rhinitis (Coryza) häufiger als im allgemeinen angenommen wird. Wenn auch dadurch die Prognose etwas verschlechtert wird, so kommt diesem Umstand doch keine große Bedeutung zu. Bei der Rhinitis nervosa kann die Nebenhöhlenschleimhaut nicht selten in analoger Weise wie die Nasenschleimhaut erkrankt sein (MARX). Es kann sich um eine primäre allergische Sinusitis handeln. Liegt jedoch eine Nebenhöhleneiterung vor, so ist diese nie direkt allergischer Natur, sondern stets durch eine sekundäre Infektion entstanden, wobei allerdings die allergische Schleimhautveränderung günstige Entstehungsbedingungen schaffen kann. Beim Heuschnupfen sind fast nie Anzeichen einer Nebenhöhlenerkrankung festzustellen. Bei der Rhinitis atrophicans simplex et hypertrophicans kommt eine Beteiligung der Nebenhöhlen am Erkrankungsprozeß wohl vor, ist aber keineswegs die Regel. Besteht bei letzterer eine ausgesprochene Nebenhöhleneiterung, so kann es sich hierbei um eine primäre Erkrankung handeln, die erst sekundär zum pathologischen Prozeß im Cavum nasi in Form von hypertrophischen und polypösen Schleimhautveränderungen geführt hat.

2. Die unspezifischen Entzündungen der Nebenhöhlen

a) Allgemeine Vorbemerkungen

Die entzündlichen Erkrankungen der Sinus paranasales kommen sicher häufiger vor, als solche der Nebenräume des Ohres. Da jeder Mensch im Laufe seines Lebens wiederholte Male an Schnupfen erkrankt, ist anzunehmen, daß das eine oder andere Mal auch die Nebenhöhlen miterkrankt waren. Da aber nicht jeder wegen eines Schnupfens den Arzt aufsucht, werden viele Fälle leichter Sinusitiden gar nicht ärztlich erfaßt. Auch gibt es zahlreiche Fälle von Nebenhöhlenentzündungen, die nicht von einer Rhinitis ihren Ausgang nehmen und die ärztlich nicht betreut werden oder aber auch bei Konsultation eines Arztes nicht immer erkannt werden.

Bezüglich der Häufigkeit des Befalles der einzelnen Nebenhöhlen sind die Angaben in der Literatur sehr voneinander abweichend. Nach OPPIKOFER steht auf Grund seines Obduktionsmaterials an erster Stelle die Kieferhöhle, dann folgt das Siebbeinlabyrinth, weiterhin die Keilbeinhöhle und schließlich die Stirnhöhle. Dieses Verhältnis kann aber nicht auf die lebenden Patienten übertragen werden, da sich viele Sinusitiden erst terminal entwickeln und hier sicher andere Entstehungsursachen in Frage kommen. DENKER fand bei Durchsicht der Röntgenfilme von 2000 Patienten ein Überwiegen der Veränderungen der Siebbeinzellen, dann folgt die Kieferhöhle, weiter mit großem Abstand die Stirnhöhle und endlich die Keilbeinhöhle. Dazu nimmt DENKER jedoch selbst kritisch Stellung, indem er betont, daß das Ergebnis des Studiums der Röntgenaufnahmen keineswegs eindeutig sei, da nach früher vorhandenen Nebenhöhlenentzündungen häufig eine Verschattung zurückbleibt und dies, glaubt MARX, betreffe vor allem die kleinen lufthaltigen Räume des Siebbeines. Dazu ist vom röntgenologischen Standpunkt aus folgendes zu sagen: Wenn es sich um eine isolierte Erkrankung einer Nebenhöhle handelt, so findet man am häufigsten die Kieferhöhle befallen, wesentlich seltener die Stirnhöhle und die Keilbeinhöhle und praktisch nie das Siebbeinlabyrinth. Wie dem auch sei, ist diese Angelegenheit nur dann von Bedeutung, wenn eine alleinige Verschattung einer Siebbeinhälfte gefunden wird, da eine isolierte primäre Erkrankung derselben, wie eben erwähnt, nicht vorzukommen scheint. Kann man nun bei der Röntgenuntersuchung eine anscheinend isolierte Affektion einer Siebbeinhälfte feststellen, so kommen hierfür nach E. G. MAYER zwei Möglichkeiten in Frage. Die erste ist die, daß die Stirnhöhle der gleichen Seite ebenfalls erkrankt ist, dies im Röntgenbild jedoch nicht eindeutig erkennbar ist. Über die Beurteilung der einzelnen Nebenhöhlen und die diagnostischen Irrtumsmöglichkeiten wird später noch gesprochen werden. Die zweite Möglichkeit, an die man bei einer isolierten Verschattung eines Ethmoids denken muß, ist die, daß es sich um die Folge einer Erkrankung handelt, die ihren Sitz außerhalb der Nebenhöhle hat und letztere erst sekundär in Mitleidenschaft zieht. Hier kommt in erster Linie ein retroorbitaler parasellarer raumbeengender Prozeß in Frage, der infolge Kompression des Sinus cavernosus zu einer Stauungshyperämie und dadurch zu einer alleinigen Verschattung des gleichseitigen Siebbeinlabyrinthes Anlaß gibt. Bei längerem Bestehen kann sich dann durch sekundäre Infektion ein Empyem entwickeln. Die Dignität dieser zweiten Möglichkeit besteht darin, daß man bei der Feststellung einer isolierten Erkrankung eines Siebbeinlabyrinthes nicht stehenbleiben darf, sondern unbedingt trachten muß, ihre Ursache zu finden. Die Angelegenheit ist dann sofort klar, wenn der retroorbitale parasellare raumbeengende Prozeß zu einer Usur an einem der benachbarten Knochen geführt hat. Solche Usuren können die Sella turcica, den Processus clinoideus anterior, den Canalis opticus, die Fissura orbitalis superior, den Boden der mittleren Schädelgrube, das Dorsum sellae und endlich die Pyramidenspitze betreffen. Das Fehlen von Zeichen eines raumbeengenden parasellaren Prozesses schließt aber sein Vorhandensein keinesfalls aus. Außer der Kompression des Sinus cavernosus kann auch eine als endokranielle Komplikation entstandene Sinusthrombose zu einer Stauungshyperämie im Siebbeinlabyrinth Anlaß geben. Es kann sich aber auch ein primärer, intraorbitaler Prozeß gegen das Siebbeinlabyrinth zu ausdehnen und eine Verschattung desselben bedingen. In einem solchen Falle finden sich an der medialen Augenhöhlenwand Veränderungen von seiten des Knochens als Zeichen des Übergreifens der orbitalen Affektion auf das gleichseitige Ethmoid. Es muß jedoch bedacht werden, daß auch der umgekehrte Weg möglich ist, daß eine primäre Siebbeinentzündung auf die Orbita übergegriffen hat. In diesem Falle sind dann nicht nur die Siebbeinzellen allein, sondern auch die benachbarte Stirn- und Kieferhöhle immer mitverschattet. Weiterhin kann ein Epipharynxtumor zu Veränderungen von seiten der Nebenhöhlen Anlaß geben. Darüber wird später noch berichtet.

Zur Frage, ob eine Nebenhöhlenentzündung als *Focus* für Erkrankungen anderer Organe bzw. Organsysteme eine Rolle spielen kann, kann von röntgenologischer Seite aus nicht Stellung genommen werden. Von den Erkrankungen, die besonders in Betracht kommen, sind unter anderen die rheumatischen Prozesse, die multiple Sklerose und verschiedene Hautaffektionen zu nennen wie z. B. das chronische Ekzem, die chronische Urticaria und die Purpura. Auch die Zusammenhänge zwischen retrobulbärer Neuritis und Nebenhöhlenaffektion sind nicht immer eindeutig klärbar und die Ansichten der Rhinologen sind sehr verschieden. Es ist wohl ohne weiteres denkbar, daß eine eitrige Entzündung der zum Sehnervenkanal in topographischer Beziehung stehenden Nebenhöhlen eine Entzündung des Sehnerven nach sich ziehen kann. Die entzündliche Nachbarschaftswirkung einer katarrhalischen Sinusitis wird von den meisten Autoren abgelehnt. Streitig ist auch die Frage der Herdwirkung einer eitrigen Sinusitis als Ursache für eine retrobulbäre Neuritis. Eindeutig geklärt ist die Focusfrage jedenfalls noch nicht und Marx betont wohl mit Recht, daß auf diesem Gebiete bezüglich der Indikationsstellung zur Operation zu weit gegangen wird.

b) Pathogenetische und pathoanatomische Vorbemerkungen

Die Nebenhöhlenentzündungen werden durch pathogene Mikroorganismen hervorgerufen. Eine aseptische Sinusitis, vergleichbar der als „Hydrops e vacuo" gedeuteten leichten Form der Otitis media simplex gibt es nicht (Marx). Nach Fränkel enthalten auch normale Nebenhöhlen häufig Bakterien. Bei einer Sinusitis sind oft mehrere Bakterienarten nachweisbar, hierbei handelt es sich zum Teil um echte Mischinfektionen, zum Teil um das Vorkommen von Saprophyten neben virulenten Keimen. Es scheint allerdings möglich, daß sich durch abnorme Vermehrung und Virulenzsteigerung schon vorher vorhandener Mikroorganismen eine Nebenhöhlenentzündung entwickeln kann. Dies soll besonders bei Herabsetzung der allgemeinen Abwehrkräfte durch schwere, konsumierende Erkrankungen möglich sein. Auf diese Weise dürften die terminalen Sinusitiden entstehen. Der Schweregrad und der Verlauf einer Entzündung ist jedoch von den Besonderheiten der Bakterien unabhängig. Die Bakteriologie der Nebenhöhlenentzündungen ist daher von untergeordnetem Interesse. Wie schon berichtet, kann sich eine Sinusitis im Anschluß an eine infektiöse Rhinitis entwickeln, sie entsteht also sekundär durch Fortschreiten des Prozesses auf dem Wege der Ausführungsgänge. Außer dieser Möglichkeit des nasalen Ursprunges (Hajek) kann es vorkommen, daß die Entzündung der Nasenhöhle und ihrer Nebenräume eine einander koordinierte Affektion darstellen (Siebenmann, Fränkel). So sind z. B. die bei Grippe und Masern schon im Beginn der Erkrankung auftretenden Nebenhöhlenprozesse als primäre Erkrankungen aufzufassen, wobei die Infektion auf hämatogenem Wege zustandekommt. Auch im Verlaufe von Diphtherie, Scharlach, Typhus, Variola und Varizellen kann es zu einer Miterkrankung der Schleimhaut der Nase und ihrer

Nebenhöhlen kommen. Als weitere Entstehungsursachen sind Erkrankungen der Nachbarschaft zu nennen. Hierzu gehören die dentogenen Kieferhöhleneiterungen. Auch eine Osteomyelitis der Schädelkapsel kann auf einen pneumatischen Raum übergreifen. Endlich ist noch eine Infektionsmöglichkeit durch traumatische Eröffnung einer Höhle gegeben.

Auf die *dentogenen Kieferhöhlenentzündungen* muß noch etwas näher eingegangen werden. Die topographischen Beziehungen der Zahnwurzeln bzw. der Zahnalveolen zum Kieferhöhlenboden, der Bau der Alveolarfortsätze und die Bedeutung ihres verschiedenen anatomischen Aufbaues wurde schon besprochen. Demnach nehmen die dentogenen Kieferhöhlenempyeme am häufigsten vom zweiten Backen- und ersten Mahlzahn ihren Ausgang. Das seine Entstehung einem allmählichen Pulpazerfall verdankende *Wurzelspitzengranulom* zerstört den benachbarten Knochen durch Druckatrophie. Es bilden sich die sog. Granulomusuren. Bei entsprechender Lokalisation und Ausdehnung kann die Usur in geringerem oder größerem Ausmaße auf den Kieferhöhlenboden übergreifen und das Granulom kann direkt in den Sinus hineinragen. Dadurch muß an und für sich noch keine Eiterung der Kieferhöhle entstehen, da der Granulombelag einen gewissen Schutzwall darstellt, wohl findet sich in der Regel eine kollaterale seröse Entzündung der Schleimhaut bzw. ein Schleimhautödem. Früher oder später wird jedoch der Schutzwall durchbrochen und dann kommt es zur direkten Fortsetzung der Eiterung in die Kieferhöhle. Ein Übergreifen der Entzündung kann auch ohne Knochenzerstörung zustandekommen und zwar entlang der Gefäßkanäle. Gefäßverbindungen zwischen Zähnen und Kieferhöhle sind anatomisch nachgewiesen. Gegen diese entlang der Gefäßkanäle fortschreitende Entzündung bietet auch eine dicke Spongiosaschicht im Bereiche des Alveolarfortsatzes keinen Schutz, deshalb kann es geschehen, daß von einem anderen Zahn aus, z. B. dem Eckzahn oder dem zweiten Schneidezahn ein Übergreifen der Infektion stattfindet. Auch ein primärer subperiostaler Absceß an der äußeren Wand des Alveolarfortsatzes oder am harten Gaumen kann entweder entlang der Gefäßkanäle weiterschreiten oder direkt in die Kieferhöhle durchbrechen. In beiden Fällen entsteht dann ein Empyem des Sinus.

Ein einheitliches Bild über die Art und das Wesen der verschiedenen pathologischen Veränderungen der Nebenhöhlenentzündung zu bekommen, ist nach MARX schwierig. RUNGE nimmt für die Nebenhöhlen sowie für die Nasenhöhle verschiedene Schleimhauttypen an, eine normale, eine hyperplastische und eine fibröse sowie ihre Übergangsformen. Die Form der Entzündung und ihr pathoanatomisches Bild sei je nach dem Charakter der befallenen Schleimhaut verschieden. Das mag zum Teil zutreffen, doch läßt sich, wie früher schon ausgeführt wurde, die von WITTMAACK für das Schläfenbein aufgestellte Pneumatisationslehre auf die Nase und ihre Nebenräume nicht in allen Einzelheiten übertragen. Da es auf Grund der klinischen Erfahrung verschiedene Formen der Nebenhöhlenentzündungen gibt, ist anzunehmen, daß ihnen auch verschiedene pathoanatomische Bilder zu Grunde liegen (MARX). Die Verhältnisse liegen jedoch nicht so einfach wie man von vorneherein annehmen könnte. Dies haben die pathoanatomischen Untersuchungen zahlreicher Forscher bewiesen. Es kann auf diese Probleme hier nicht näher eingegangen werden. Der sich hierfür Interessierende muß auf die entsprechenden Spezialwerke verwiesen werden (RUNGE, MARX u. a.).

Nach MARX kann man vier Entzündungsformen der Nebenhöhlen unterscheiden:
1. die akute katarrhalische Entzündung,
2. die chronische katarrhalische Entzündung,
3. die akute eitrige Entzündung (als schwerste Form die nekrotisierende Entzündung),
4. die chronische eitrige Entzündung.

Die nun folgende Besprechung der einzelnen Entzündungsformen erfolgt teilweise wörtlich, teilweise gekürzt nach den Mitteilungen von MARX. Es sei betont, daß Mischformen vorkommen.

Zu 1. Das Hauptmerkmal dieser Entzündungsform ist eine *seröse ödematöse Durchtränkung der Schleimhaut.* Die Bindegewebsschicht bildet ein Maschenwerk von feinerer oder dickeren Fasern, die durch eine homogene, manchmal feinkörnige Masse auseinandergedrängt sind. Dadurch kommt es zur Bildung von kleineren oder größeren Hohlräumen, die mit Serum ausgefüllt sind. Pathologische Rundzelleninfiltration ist nur sehr geringgradig vorhanden oder sie fehlt ganz. Die Blutgefäße sind erweitert, nicht selten finden sich kleine Blutextravasate im Bindegewebe. Das Epithel ist erhalten und enthält reichlich Becherzellen. Die Oberfläche ist meist glatt oder leicht gewulstet. Das Exsudat ist nach klinischer Erfahrung im Anfang fast klar, manchmal auffallend bernsteingelb. Der Knochen ist intakt.

Zu 2. Hier ist die seröse Durchtränkung des Bindegewebes meist noch ausgedehnter als bei der akuten Form. Dadurch kommt es oft zur *Bildung von cystischen Hohlräumen,* die als erweiterte

Lymphspalten angesehen werden können. Sie werden als „Pseudocysten" bezeichnet. Außerdem findet aber eine Gewebsvermehrung statt. Zuckerkandl spricht deshalb von einer „hyperplastischen" Entzündung. Die Hyperplasie betrifft hauptsächlich die Bindegewebsschicht, wahrscheinlich kommt außerdem auch eine Wucherung der Drüsen vor. Infolge Sekretstauung durch Kompression der Drüsenausführungsgänge können sich „echte" Cysten von jeder Größe entwickeln, die zum Unterschied von den genannten Pseudocysten mit Epithel ausgekleidet sind. Die Rundzelleninfiltration tritt oft ganz zurück, bei älteren Formen fehlt sie vollständig. Das Epithel muß wohl auch gewuchert sein, sonst könnte es die vergrößerte Oberfläche nicht lückenlos überkleiden. Infolge der oft sehr ausgesprochenen Hyperplasie und starken serösen Durchtränkung ist die Schleimhaut gewulstet, oft direkt lappig oder „polypös" verdickt. Das sind die Übergänge zu echten „Schleimhautpolypen", die sich auch innerhalb der Nebenhöhlen nicht selten entwickeln. Das Exsudat ist in der Menge verschieden, es ist meist schleimig-serös, seltener rein serös, manchmal von bräunlicher Farbe. Die Knochenwände zeigen sich bei dieser Form häufig verändert, besonders die des Siebbeines, seltener die der anderer Höhlen, wohl als Folge der Druckwirkung auf die knöchernen Wände. Anatomisch findet sich ein verstärkter Umbau des Knochens. Uffenorde betont mehr den Anbau, Manasse den Abbau. So kann z. B. die vordere Kieferhöhlenwand so atrophisch werden, daß sie papierdünn ist. Marx fand sogar Knochenlücken in der Fossa canina, die nur von Schleimhaut bedeckt waren. Sehr selten ist die verdünnte Wand der Kieferhöhle vorgebuckelt. Am Siebbein kommen dagegen Ektasien der Zellen durch Ausbuchtung der dünnen Knochenwände häufiger vor.

Zu 3. Hier findet sich wie bei der akuten katarrhalischen Form eine oft sehr starke *ödematöse Durchtränkung der subepithelialen Schichten.* Dadurch ist in der Regel die Schleimhaut stark verdickt, bei hochgradigen Entzündungen oft um das zehnfache und mehr. Zum Unterschied von der katarrhalischen Form ist außerdem in der Regel eine starke Rundzelleninfiltration vorhanden. Bei sehr starker Entzündung können die ganzen subepithelialen Partien dicht infiltriert sein. Die Gefäße sind erweitert und prall gefüllt. Blutextravasate sind häufig, sie können so ausgedehnt sein, daß man von einer hämorrhagischen Entzündung sprechen kann. Infolge der unregelmäßigen Infiltration und serösen Durchtränkung ist die Schleimhautoberfläche in der Regel nicht glatt, sondern wulstig und faltig. Das Epithel ist meist gut erhalten, nur selten finden sich kleine Epitheldefekte. Das Exsudat ist meist eitrig oder auch schleimig-eitrig, seltener hämorrhagisch-eitrig. Der Knochen ist bei schweren Fällen oft verändert und zwar durch eine von der Submucosa induzierten Periostitis und Osteomyelitis, die zum Durchbruch des Knochens und damit zu Komplikationen führen können. Auf das pathoanatomische Bild der nekrotisierenden Form der Nebenhöhlenentzündung wird im Abschnitt über die Komplikationen näher eingegangen werden.

Zu 4. Manasse unterscheidet nach dem mikroskopischen Bild drei Formen der chronischen Nebenhöhleneiterung: eine *ödematöse* oder *hydropische,* eine *granulöse* und eine *fibröse Form.* Er betont dabei, daß die Abgrenzung keine feste sei, daß es vielmehr Mischformen gäbe und daß die drei Formen vielleicht nur gewisse Unterschiede im Alter und der Intensität der entzündlichen Prozesse darstellen. Die operative Erfahrung lehrte, daß die Intensität der Entzündung an verschiedenen Stellen derselben Nebenhöhle verschieden sein kann, die Eiterung kann z. B. in einer Schleimhautbucht noch hochgradig sein, an anderen Stellen kann die Entzündung nahezu ausgeheilt sein.

Die ödematöse Form stellt nach der Auffassung von Marx einen frühen bzw. leichten Grad der Erkrankung dar, zum Teil handle es sich um eine Mischform, in der Art, daß zu einer katarrhalischen Entzündung sekundär eine Eiterung hinzugetreten ist. Das Bild ist dasselbe wie bei der katarrhalischen Form, nur ist die Rundzelleninfiltration besonders in den oberen Schichten stärker. In der Tiefe zwischen den durch das Ödem auseinandergedrängten Bindegewebsfasern finden sich häufig die erwähnten Pseudocysten. Das Epithel ist meist gut erhalten.

Die granulöse Form gibt das Bild der Entzündung auf dem Höhepunkt. Die Schleimhaut ist hochgradig verdickt. Die Zellinfiltration ist besonders in den oberen Schichten sehr stark, doch kann die Schleimhaut auch in ganzer Dicke infiltriert sein. Neben der zelligen Infiltration finden sich jugendliches Bindegewebe und Capillarsprossen, so daß das Bild des Granulationsgewebes vorhanden ist. Pathologische Drüsenwucherung soll vorkommen. Das oberflächliche Schleimhautepithel ist nicht selten stellenweise durch das Granulationsgewebe unterbrochen, das dann an den epithelentblößten Stellen in Form von Granulationspfröpfen in das Lumen vorspringt, ähnlich wie bei der chronischen Mittelohreiterung.

Die fibröse Form ist oft mit der granulösen kombiniert. Das Typische ist, wie schon der Name sagt, das Vorherrschen des Bindegewebes. Dieses findet sich nicht nur in der Tiefe der Schleimhaut, sondern auch in den subepithelialen Schichten an Stelle des Granulationsgewebes. Die Schleimhautverdickung ist meist geringgradiger als bei den anderen Formen, manchmal macht die Schleimhaut einen direkt sehnigen Eindruck. Die Rundzelleninfiltration tritt zurück. Die Gefäße erscheinen reduziert, die Drüsen sind eher verringert als vermehrt. Das Epithel zeigt sehr häufig eine Veränderung und zwar eine Metaplasie in Art der Umwandlung in geschichtetes Plattenepithel, ein Ereignis, das nur bei der chronischen, nie aber bei der akuten Nebenhöhleneiterung vorkommt.

Der Knochen ist bei der chronischen eitrigen Entzündung sehr häufig verändert. Es finden sich sowohl Knochenabbau- als auch Knochenanbauprozesse. Letztere sollen häufiger stattfinden, sie führen zu einer Verdickung und Verdichtung des Knochens.

c) Das Röntgenbild der entzündlichen Erkrankungen der Nasennebenhöhlen

Eine eindeutige röntgenologische Unterscheidung zwischen akuter und chronischer Sinusitis und ihren Unterformen ist fast nie möglich. Es kann in dem einen oder anderen Fall nur eine Vermutungsdiagnose ausgesprochen werden. Die Besprechung der radiologischen Symptomatik erfolgt daher für alle Formen zunächst einheitlich. Auf eventuelle differentialdiagnostische Unterscheidungsmöglichkeiten wird später noch eingegangen werden. Die Symptomatik der entzündlichen und wie wir hören werden, auch der malignen neoplastischen Nebenhöhlenaffektionen umfaßt nur zwei Krankheitszeichen und zwar die *Verschattung des Hohlraumes* und die *Veränderungen von seiten des ihn begrenzenden Knochens*. Letztere bestehen in Knochenan- und -abbauprozessen. Sind Knochenabbauprozesse in ausgedehntem Maße erkennbar, so bedeutet dies bei entzündlichen Erkrankungen eine Komplikation, finden sie sich bei bösartigen Tumoren, so handelt es sich schon um ein fortgeschritteneres Stadium. Die Verschattung kann das gesamte Lumen eines pneumatischen Hohlraumes oder nur einen größeren oder geringeren Teil desselben einnehmen. Die komplette Verschattung hat ihre Ursache in einer vollständigen Verdrängung der Luft durch ein dichteres Medium. Bei partieller Verschattung kann es sich um eine pathologisch veränderte Schleimhaut oder um ein Exsudat handeln. Das Exsudat zeigt sich im Röntgenbild als Sekretspiegel; es kann rein serös, schleimig-serös, eitrig, schleimig-eitrig oder hämorrhagisch-eitrig sein. Eine homogene Verschattung durch Exsudat allein kommt nicht vor, es besteht hier immer zusätzlich eine geringgradige oder höhergradige Schleimhautschwellung. Sie kann allerdings auch ohne Exsudat alle Luft aus dem Hohlraum verdrängen. Die partielle Verschattung einer Nebenhöhle ist immer wandständig und durch eine ödematöse, ödematös-entzündliche, hyperplastische oder polypös veränderte Schleimhaut bedingt. Die Form und das Aussehen dieser wandständigen Verschattung kann verschieden sein. Sie kann in dickerer oder dünnerer Schicht von gleicher Höhe die Innenwand der Nebenhöhle auskleiden. Sie kann als polsterartiges oder kugeliges Schattengebilde an einer oder zwei oder an allen Wänden in Erscheinung treten und den Luftraum mehr oder weniger einengen. Entsprechende Abbildungen finden sich im Kapitel über die Differentialdiagnose. Wird die Oberfläche dieser Schleimhautschwellung von den Strahlen tangential getroffen, so ist ihre Begrenzung scharf, ist dies nicht der Fall, so geht die wandständige Verschattung diffus in die benachbarten lufthaltigen Partien über. Ein Exsudat ist in Form eines Flüssigkeitsniveaus nur dann nachweisbar, wenn die Aufnahme im Sitzen bei horizontalem Strahlengang gemacht wird. Der betreffende Hohlraum muß außerdem noch etwas Luft enthalten. Bei einer kompletten Verschattung kann man nicht aussagen, ob dieselbe durch Schleimhautschwellung allein oder durch Schleimhautschwellung plus Exsudat bedingt ist. Ist man gezwungen, die Aufnahmen im Liegen zu machen, so kann man im Bereiche der Kieferhöhle mitunter ein Exsudat vermuten und zwar dann, wenn außer der wandständigen, scharf begrenzten Verschattung die zentralen Partien auch nicht ganz hell sind.

Die komplette Verschattung sämtlicher Nebenhöhlen oder der Nebenhöhlen einer Serie oder einer Kieferhöhle ist ohne weiteres erkennbar. Die teilweise, also wandständige Verschattung ist in der Kieferhöhle leicht, im Bereiche der Stirnhöhle jedoch schwieriger feststellbar. In letzterer kann eine Schleimhautschwellung manchmal entlang vorhandener Septen nachweisbar sein. In größeren Stirnhöhlen kann sie sich auch im Bereiche des Bodens als halbkugeliger Schatten darstellen (s. Abb. 38). Bei kleinen Höhlen sind die Grenzen der Schleimhautschwellung in der Regel nicht erkennbar. Man sieht nur eine Verschattung im unteren Anteil des Sinus, die allmählich in die oberen helleren Partien übergeht. Ein vollkommen identisches Bild kann dadurch zustande kommen, daß die Stirnhöhlenvorderwand im Bereiche der Glabella dicker oder kompakter ist als oberhalb derselben. Wenn in diesen Fällen auch das Seitenbild der Stirnhöhle Auskunft über das Verhalten ihrer Vorderwand gibt, so kann es doch geschehen, daß mitunter die Feststellung, ob tatsächlich eine Schleimhautschwellung vorliegt oder nicht, nicht möglich ist.

Eine eigenartige Form der Verschattung der Stirnhöhlen zeigt die Abb. 39a. Wir konnten ein derartiges Bild bisher nur dieses einzige Mal beobachten. Da es sich klinisch um eine Sinusitis mit rein schleimigem Sekret handelte, welches zu Blasenbildung neigt, dürfte das Bild der grobwabigen Zeichnung durch Luftblasen bedingt sein. Diese Annahme wird durch die Kontrollaufnahme (s. Abb. 39b), nachdem der Patient objektiv und subjektiv beschwerdefrei war, erhärtet. Eine an der Vorder- und Hinterwand der Kieferhöhle lokalisierte Schleimhautschwellung kann auf einer axialen Aufnahme als wandständiger Schatten erkennbar sein. Das sagittale Bild zeigt in einem solchen Fall nur eine undeutliche Trübung. In der Keilbeinhöhle ist eine wandständige Verschattung viel seltener zu sehen. Der Nachweis einer Schleimhautschwellung im Bereich des Siebbeines gelingt noch seltener, da hier infolge der geringen Ausdehnung der pneumatischen Räume meist alle Luft verdrängt wird (s. Abb. 40). Auch ein Flüssigkeitsniveau ist hier nur ausnahmsweise einmal zu beobachten (s. Abb. 41).

An dieser Stelle soll noch kurz auf den sog. *Pyosinus* eingegangen werden. Der Ausdruck wurde von Killian geprägt. Es handelt sich hierbei um eine Eiteransammlung in einer Nebenhöhle, die selbst nicht erkrankt ist, d. h. das eitrige Sekret ist nicht durch eine Entzündung ihrer eigenen Schleimhaut entstanden, sondern ist von außen in die Höhle eingedrungen. Dies kommt besonders bei der Kieferhöhle vor, in die unter gewissen Umständen Eiter aus der Stirnhöhle oder aus dem vorderen Siebbeinlabyrinth gelangen kann. Aus dem hinteren Siebbein stammender Eiter kann bei horizontaler Lage in die Keilbeinhöhle fließen. Die Kenntnis dieser Tatsache ist besonders für den Kliniker wichtig, denn der Röntgenologe hat bei Feststellung eines Flüssigkeitsniveaus in einer Nebenhöhle keinerlei Möglichkeit, zu entscheiden, ob das Sekret in der Höhle selbst entstanden oder von außen eingeflossen ist.

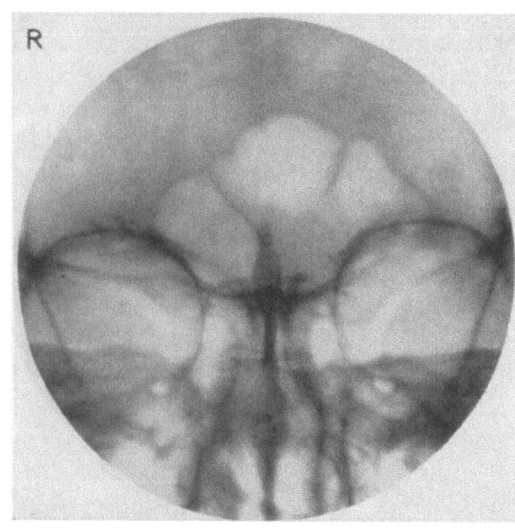

Abb. 38. Sagittal-horizontale Aufnahme der Nebenhöhlen (typische Einstellung). *Schleimhautschwellung am Boden beider Stirnhöhlen.* Es handelt sich um eine 22jährige Frau, die mit der klinischen Diagnose akute Rhinitis zugewiesen wurde. Man sieht im unteren Anteil beider Stirnhöhlen die der Schleimhautverdickung entsprechende Verschattung. Auch an dem Septum der linken Stirnhöhle kann man eine mäßige Schleimhautschwellung erkennen

Auf eventuell vorhandene Knochenveränderungen bei entzündlichen Nebenhöhlenaffektionen wird im Abschnitt über die Komplikationen näher eingegangen werden.

d) Die Polyposis nasi

Die Entstehungsursache der Polypen ist heute noch nicht geklärt. Die Ansicht, daß die Polypenbildung durch eine Erkrankung des Knochens bedingt sei, ist wohl mit Recht von Runge und von anderen abgelehnt worden. Es wurden hierfür die Knochenabbauvorgänge verantwortlich gemacht. Knochenabbauprozesse kommen, wie Runge richtig hervorhebt, nicht nur am Skelet der Nase und ihrer Nebenräume, sondern auch am ganzen übrigen Skelet normalerweise neben Anbauprozessen als physiologischer Vorgang während des ganzen Lebens vor. Sie können allerdings im Bereiche der Nasen- und Nebenhöhlenwände bei pathologischer Schleimhaut verstärkt sein; wieso sie zur Polypenbildung führen sollen, bleibt aber vollkommen unklar. Mittermaier ist der Ansicht, daß für die Entstehung der Polypen eine abnorme Gefäßdurchlässigkeit eine Rolle spiele, v. Eicken nimmt als Ursache Stauungserscheinungen und Zirkulationsstörungen an. Da eine normale Schleimhaut nie zur Polyposis neigt, letztere vielmehr eine hyperplastische Schleimhaut höheren Grades voraussetzt, so spielt für die Entwicklung von Polypen sicher auch die primäre Schleimhautkonstitution eine Rolle. Das heißt, es muß sich um eine Schleimhaut handeln, die auf eine länger dauernde Entzündung in Form einer stärkeren Hyperplasie reagiert. Die Polypen sind demnach ein Produkt dieser entzündlichen Schleimhautentartung (MARX). Die Polypen stellen makroskopisch glasige ödematöse Tumoren dar und werden auch von einzelnen Autoren als echte Neubildungen angesprochen (ZARNIKO, CITELLI, EWING, HOPMAN). Diese Ansicht wird von zahlreichen anderen Autoren abgelehnt und zwar deshalb, weil die Gewebsvermehrung gegenüber dem Mutterboden, dem sie entstammen, nur gering ist und ihre Gewebszunahme hauptsächlich auf Stauungserscheinungen beruht, die sich besonders bei schmalem Stiel auswirken soll. Ein weiteres Wachstumsmoment ist dadurch gegeben, daß die

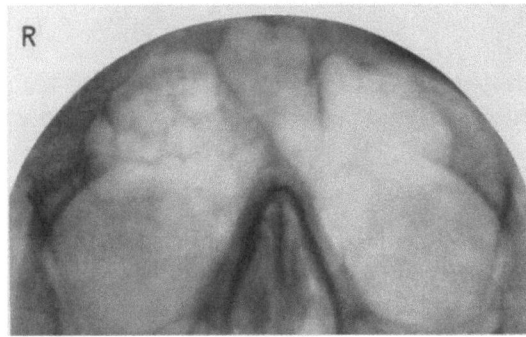 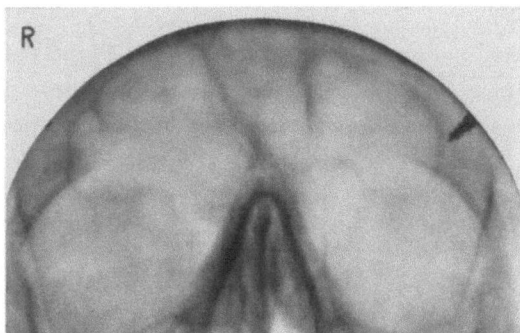

Abb. 39 a   Abb. 39 b

Abb. 39a. Ausschnitt aus einer sagittalen kranial-exzentrischen Aufnahme der Nebenhöhlen I. Serie im Falle einer *Sinusitis frontalis rechts* (typische Einstellung) bei einem 44jährigen Mann, der seit einigen Tagen an Kopfschmerzen leidet. Im mittleren Nasengang findet sich ein rein schleimiges Sekret. Das Röntgenbild zeigt eine ganz ungewöhnliche Verschattung der rechten Stirnhöhle in Form einer grobwabigen Zeichnung, für deren Zustandekommen wir zunächst keine Erklärung finden konnten

Abb. 39b. Derselbe Fall wie Abb. 39a, 6 Wochen später. Patient ist subjektiv und objektiv beschwerdefrei. Die rechte Stirnhöhle ist nicht gut hell. Die grobwabige Zeichnung ist nicht mehr nachweisbar. Nachdem sich bei dem Patienten ein rein schleimiges Sekret fand, welches zu Blasenbildung neigt, ist anzunehmen, daß die wabige Zeichnung der rechten Stirnhöhle der Abb. 39a durch Luftblasen innerhalb des schleimigen Sekretes bedingt war

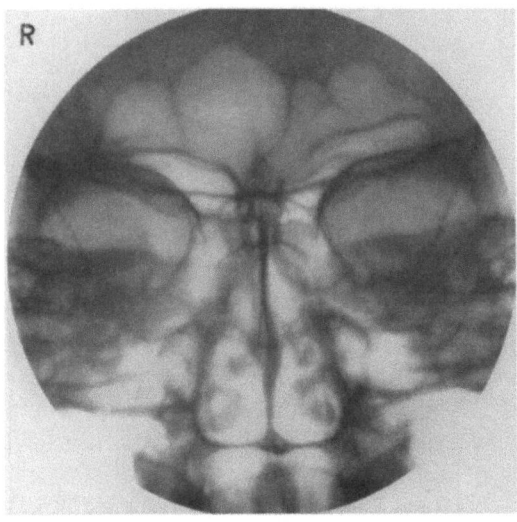 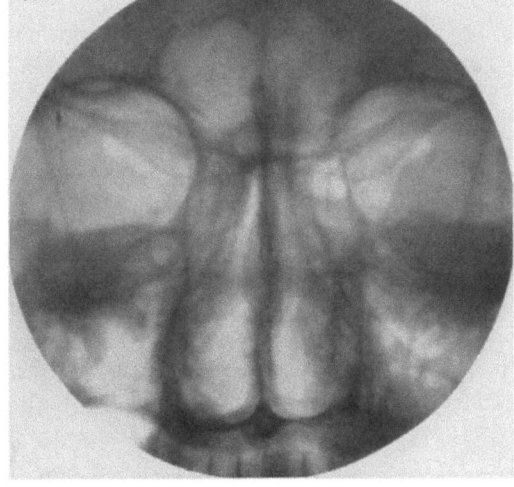

Abb. 40   Abb. 41

Abb. 40. Sagittal-horizontale Aufnahme der Nebenhöhlen (typische Einstellung). *Schleimhautschwellung im linken Siebbein* bei einer 22jährigen Frau, die seit 1 Monat an Kopfschmerzen leidet. Das linke Siebbein zeigt eine nach oben konvex begrenzte Verschattung, die linke Stirnhöhle ist komplett verschattet

Abb. 41. Sagittal-horizontale Aufnahme der Nebenhöhlen (der Focus der Röhre stand etwas rechts der Medianebene). *Flüssigkeitsniveau im linken Siebbein.* Innerhalb des linken Siebbeinlabyrinthes erkennt man die nach oben horizontal begrenzte Verschattung. Der Befund ist bei dieser Projektion nicht eindeutig, da ein Flüssigkeitsniveau der linken Keilbeinhöhle ein identisches Bild ergeben kann. Eine diesbezügliche Klärung kann durch eine seitliche Aufnahme erfolgen. Komplette Verschattung des rechten Siebbeinlabyrinthes und beider Stirnhöhlen

Polypen infolge erhöhten Mineralgehaltes eine große Neigung haben, Wasser an sich zu ziehen, es spielen also osmotische Vorgänge eine Rolle. Mikroskopisch bieten die Polypen das Bild einer papillären Hyperplasie, wobei allerdings die ödematöse Durchtränkung so erheblich ist, daß die zarten Bindegewebsfasern zu einem außerordentlich weitmaschigen oder gar cystischen Gewebe auseinandergedrängt werden (Runge). Sie entstehen in der Nase meist als Folge entzündlicher Nebenhöhlenerkrankungen, finden sich aber auch solitär oder multipel innerhalb der Nebenhöhlen und hier am häufigsten im Siebbein, seltener in der Kiefer- und Keilbeinhöhle und am seltensten in der Stirnhöhle. Sie können auch von den Schleimhautduplikaturen der Nasengänge ihren Ausgang nehmen. Im Röntgenbild manifestieren sich die Polypen als kugelige, halbkugelige oder ovoide Schatten, die mit einer breiten oder schmalen Basis der Wand anhaften.

Die Diagnose eines *Choanalpolypen* bereitet röntgenologisch in der Regel keine Schwierigkeiten. Derselbe nimmt häufiger von einer Kieferhöhle, selten von einer Keil-

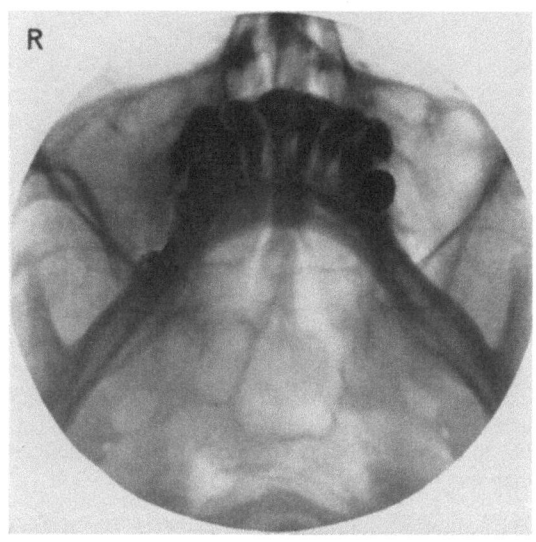 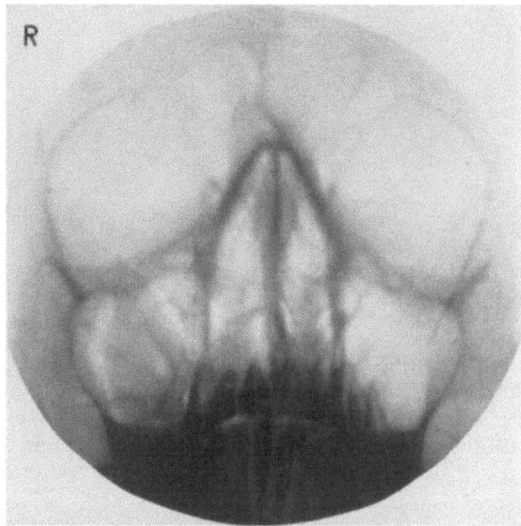

Abb. 42   Abb. 43

Abb. 42. Vertiko-submentale Aufnahme der hinteren Nebenhöhlen (typische Einstellung). *Choanalpolyp* rechts bei einem 38jährigen Mann, der seit langem an verlegter Nasenatmung rechts leidet. Die rechte Kieferhöhle ist verschattet, in den Nasopharynx ragt von rechts vorne her ein über nußgroßes, höckeriges Weichteilgebilde

Abb. 43. Sagittale kranial-exzentrische Aufnahme der Nebenhöhlen I. Serie (typische Einstellung). *Großer Polyp der rechten Kieferhöhle* bei einem 13jährigen Mädchen mit etwas aufgelockerter Nasenschleimhaut und schleimig-eitrigem Sekret in der rechten Nasenhöhle. Die rechte Kieferhöhle ist weitgehend von einem eiförmigen Schattengebilde ausgefüllt, welches mit einem breiten Stiel am Dach der Höhle hängt

beinhöhle seinen Ausgang, füllt in geringerem oder stärkerem Maße die benachbarten Partien des Cavum nasi aus und wölbt sich nach rückwärts in Form eines tumorartigen Weichteilschattens in den Nasenrachenraum vor (s. Abb. 42). Die Höhle, aus der der Polyp stammt, ist natürlich immer verschattet. Es gibt auch eine Polyposis der Kieferhöhle ohne intranasalen Anteil (s. Abb. 43 und 44), sie bilden kugelige oder halbkugelige Schatten. Nicht nur in der Kieferhöhle, sondern auch in der Stirn- und Keilbeinhöhle kommen, allerdings selten, solitäre Polypen vor. Einen Fall eines solitären Polypen der Keilbeinhöhle hat E. G. Mayer in seinem Buche abgebildet. Bei der Polyposis nasi ist es Aufgabe der Röntgenuntersuchung, festzustellen, wieweit die Nebenhöhlen mitbeteiligt sind. Sie können ein- oder beidseitig betroffen sein und sind dann immer vollständig verschattet. Im Bereiche des Cavum nasi sind die Muscheln nicht mehr abgrenzbar, sei es, weil kein freier, lufthaltiger Raum zwischen Polypen und Nasenwänden mehr vorhanden ist, sei es, weil durch den Druck der Polypen die knöcherne Grundlage der Muscheln zerstört wurde. Auch die knöcherne Nasenscheidewand kann in geringerem oder größerem Ausmaße usuriert und daher nicht mehr erkennbar sein. Bei einseitiger Polyposis nasi kann das Septum nach der Gegenseite verdrängt sein. Bei beiderseitiger beträchtlicher Polyposis nasi kann die Nasenhöhle eine Vergrößerung aufweisen. Dies geschieht dadurch, daß durch den Druck der Polypen die knöchernen Nasenwände innen abgebaut werden und außen, in geringerem Maße allerdings, wieder ein Anbau erfolgt. Daraus resultiert eine Verdünnung der Nasenwände. Eine Verbreiterung des Siebbeines bei Polyposis nasi darf nicht mit Hypertelorismus verwechselt werden (E. G. MAYER). Die Polyposis nasi kommt hauptsächlich bei Erwachsenen und selten bei Kindern vor. Bei letzteren führt sie zu einer starken Entstellung der äußeren Nasenform.

Die submukösen Hämatome

Die submukösen Hämatome beobachtete man bei Sturzkampffliegern. Infolge starker Druckdifferenz durch den plötzlichen Höhenwechsel kann es zu Schleimhautablösungen

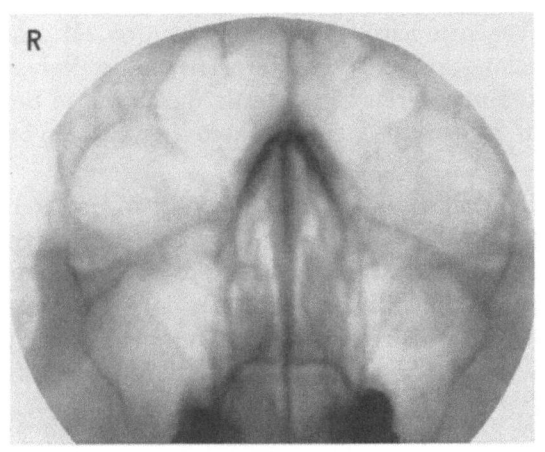   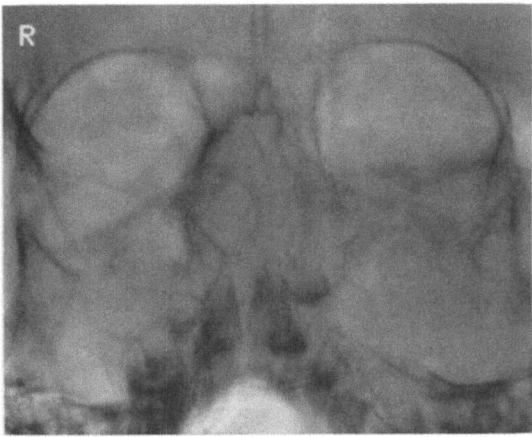

Abb. 44   Abb. 45

Abb. 44. Sagittale kranial-exzentrische Aufnahme der Nebenhöhlen I. Serie (typische Einstellung). *Cystisch degenerierter Polyp* der linken Kieferhöhle bei einer 52jährigen Frau, die in den letzten Jahren häufig an Stirn-kopfschmerzen leidet. Im obersten Anteil der linken Kieferhöhle findet sich ein kreisrundes, etwa haselnußgroßes Schattengebilde, das, wie die axiale Aufnahme zeigt, der Vorderwand der Höhle aufsitzt. Die vollkommen runde Form der Verschattung spricht mit großer Wahrscheinlichkeit für einen Polypen

Abb. 45. Sagittale kranial-exzentrische Aufnahme der Nebenhöhlen I. Serie (der Focus der Röhre stand etwas rechts der Medianebene). *Zerstörung der linken Kieferhöhle durch ein Hämatom.* Fünfjähriger Knabe, der an Hämophilie leidet, vor 7 Wochen Trauma der linken Wange, nach 14 Tagen Schwellung der linken Wange. Komplette Verschattung sämtlicher Nebenhöhlen der I. Serie beiderseits, inklusive der Nasenhöhle. Die Verschattung der linken Kieferhöhle ist am intensivsten. Die Wände der Höhle sind infolge einer Zerstörung nicht mehr erkennbar. Klinisch wurde ein Sarkom vermutet. Auf Grund des Röntgenbefundes ist ein solches nicht auszuschließen. Es wurde jedoch ausdrücklich betont, daß die vorliegende Knochendestruktion auch allein durch das Hämatom bedingt sein kann. Eine histologische Untersuchung und der weitere Verlauf bestätigten diese Annahme

in den Nebenhöhlen kommen, wenn aus irgendeinem Grunde ein Verschluß des Aus-führungsganges besteht. Der Verschluß, der durch einen Schleimpfropf, durch eine ent-zündliche Schleimhautverdickung, durch einen Polypen oder infolge Muschelschwellung und Septumdeviation nach Art eines Ventilverschlusses zustande kommen kann, ver-hindert den Druckausgleich. Es entsteht in der betreffenden Nebenhöhle ein Unterdruck, der die Schleimhaut ansaugt und an Stellen, wo sie besonders locker am Knochen haftet, ablöst. Hinter dieser Ablösung blutet es. Die Ablösung erfolgt so weit, bis der Druck in der Nebenhöhle dem Außendruck angeglichen ist. Die Blutung kann jedoch die Ab-lösung noch verstärken. Die klinische Symptomatologie ist ein plötzlicher Schmerz, der beim Abfangen der Maschine in der betreffenden Höhle verspürt wird und der Minuten bis Stunden dauern kann. Reißt die Schleimhaut, wird Blut ausgeschneuzt. Die Schleim-haut kann sich wieder anlegen, wodurch es am schnellsten zur Spontanheilung kommt.

Die Diagnose wird durch Probepunktion und durch die Röntgenuntersuchung erhärtet. Man findet eine wandständige Verschattung von Erbsengröße bis zur totalen Verschattung. Am häufigsten ist die Stirnhöhle betroffen. Ähnliche Veränderungen hatte früher schon V. Eicken im Mittelohr bei Fliegern, die einen Tubenverschluß hatten, beobachten können. Scepes hat allerdings bei zwei Patienten, die niemals in einem Flugzeug gesessen haben, ein submuköses Hämatom gesehen und gibt hierfür folgende Erklärung: Bei beiden Patienten bestand eine akute Sinusitis, durch heftiges Niesen und Schneuzen kam es zu Druckunterschieden bzw. zu Druckschwankungen. Durch die infektiöse Noxe sei die Durchlässigkeit der Capillaren erhöht, was eine Transsudation zur Folge hat. Das begleitende Transsudat läßt dann die Schleimhautablösung nicht in Form eines wandständigen Schattens erkennen, sondern führt zur gleichmäßigen bzw. homogenen Verschattung.

Auch bei Caissonarbeitern kann es infolge Druckdifferenzen zu Nebenhöhlenaffektionen kommen, die von den Italienern als „l'aerosinusite" bezeichnet werden (Mungo und Sessa). Durch den Druckunterschied gelangt infektiöses Material in die Nebenhöhlen, als deren Folge es zu einer Sinusitis kommt, deren Entstehung durch die in den Höhlen infolge des Unterdruckes bestehenden hyperämischen Erscheinungen noch begünstigt wird.

Hier soll noch eine eigene, äußerst seltene und daher mitteilenswerte Beobachtung eines Hämatoms bei einem an *Hämophilie* leidenden Knaben Erwähnung finden. Das sich in der linken Kieferhöhle entwickelnde Hämatom hatte zur vollständigen Zerstörung der Höhlenwände geführt und erweckte den Eindruck eines malignen Tumors, der auch klinisch vermutet wurde (s. Abb. 45). Es wurde jedoch angenommen, daß das Hämatom allein die Ursache der Destruktion sein könnte, was sich dann auch als richtig herausstellte.

e) Die häufigsten Ursachen röntgenologischer Irrtümer bei den entzündlichen Erkrankungen der Nebenhöhlen

Es wurde schon bei der Besprechung der Anatomie auf röntgenologische Irrtumsmöglichkeiten hingewiesen. Hier sollen nun noch einige weitere besprochen und einige bereits angeführte nochmals kurz erwähnt werden. Obwohl die Stirnhöhlen röntgenologisch gut darstellbar sind, kann ihre röntgenologische Beurteilung sehr schwierig sein, was viel zu wenig bedacht wird. E. G. Mayer betont mit Recht, daß man bei der röntgenologischen Untersuchung der Stirnhöhlen, wenn man nur sie und nicht auch die anderen Nebenhöhlen sehen würde, in vielen Fällen keine Entscheidung treffen könnte, ob man einen gesunden oder einen kranken pneumatischen Hohlraum vor sich hat. Auch im Normalfalle ist die durch die Stirnhöhlen bedingte Aufhellung rechts und links nicht immer vollkommen gleichmäßig. Wenn eine Stirnhöhle im sagittalen Durchmesser etwas tiefer ist als die andere, dann zeigt sie eine größere Helligkeit. Es kann die im sagittalen Durchmesser tiefere Stirnhöhle im frontalen Durchmesser die kleinere sein. In einem solchen Falle ist im sagittalen Bild die kleinere Stirnhöhle heller als die größere. Bei einer durch eine verschiedene Tiefe der beiden Stirnhöhlen bedingten Differenz in der Schattengebung darf man natürlich nicht eine Erkrankung der weniger hellen Höhle diagnostizieren. Die Differenzierung, ob nur eine seichtere oder aber eine erkrankte Stirnhöhle vorliegt, wird meist dadurch erleichtert, daß eine isolierte Stirnhöhlenentzündung selten vorkommt und die benachbarten Nebenhöhlen meist miterkrankt sind (E. G. Mayer). Das Fehlen beider oder einer Stirnhöhle darf man natürlich nicht mit einer pathologischen Veränderung derselben verwechseln (s. Abb. 21). Im ersten Falle wird eine seitliche oder tangentiale Aufnahme, im zweiten eine axiale Aufnahme der Stirnhöhlen die Sachlage klären. Umgekehrt darf man bei einer durch eine chronische Entzündung veränderten Stirnhöhle mit undeutlicher Corticalis nicht das Fehlen eines Hohlraumes annehmen (s. Abb. 168a). Bei starker Buchtenbildung im Bereiche der

Stirnhöhlenwände zeigt auch das Normalbild, wie schon erwähnt, keine gleichmäßige Aufhellung, sondern es wechseln hellere mit dunkleren Stellen ab (s. Abb. 20a). In manchen Fällen kann es schwierig oder gar unmöglich sein, zu entscheiden, ob dies nur durch Buchten oder durch Schleimhautschwellung bedingt ist. Die Helligkeit der Kieferhöhle nimmt gegen die Zygomaticusbucht zu ab, da hier die Tiefenausdehnung geringer ist. Dies darf man nicht als pathologisch auffassen. Eine dicke Oberlippe kann auf der sagittalen kranial-exzentrischen Aufnahme der Nebenhöhlen als ein nach oben bogenförmig begrenzter Weichteilschatten im unteren Anteil der Kieferhöhle in Erscheinung treten und darf ebenfalls nicht als pathologischer Befund angesehen werden. Die Unterscheidung gelingt meist dadurch, daß die Oberlippe an beiden Kieferhöhlen in identischer

Weise zu erkennen ist und daß sich ihre obere Kontur auch außerhalb der Höhle nachweisen läßt. Eine äußere Schwellung der Weichteile der Wange kann eine komplette Verschattung der Kieferhöhle vortäuschen oder auch nicht erkennen lassen. Besteht in einem solchen Falle die Notwendigkeit einer röntgenologischen Klärung, so muß man hier eine Spezialuntersuchung heranziehen (Schichtuntersuchung, Kontrastfüllung). Bezüglich des Siebbeinlabyrinthes ist zu beachten, daß sich auf der sagittal-horizontalen Aufnahme die Keilbeinhöhlen in das Siebbein projizieren und in normalen Fällen mit aufhellend wirken. Eine Asymmetrie der Keilbeinhöhlen kann eine einseitige Verschattung des Siebbeines vortäuschen. Die Keilbeinhöhle ist auf einer axialen Aufnahme nicht immer

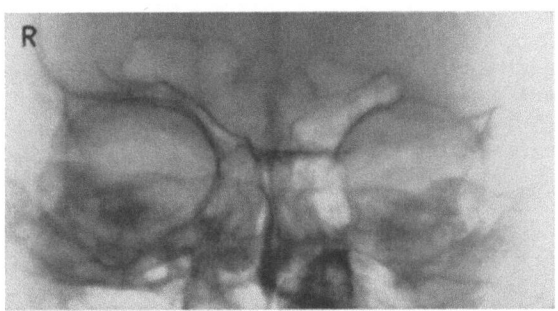

Abb. 46. Ausschnitt aus einer sagittal-horizontalen Aufnahme der Nebenhöhlen in einem vollkommen normalen Falle. *Exzentrische Einstellung.* Der Focus der Röhre stand rechts von der Medianebene, dadurch wird das linke vordere und hintere Siebbein etwas auseinander- und rechtes vorderes und hinteres Siebbein noch stärker ineinanderprojiziert. Verschattung des rechten Siebbeinlabyrinthes, die nicht durch eine Erkrankung der Siebbeinzellen bedingt ist, sondern dadurch, daß die Weichteile der äußeren Nase rechts stärker mit dem Siebbeinlabyrinth zur Deckung gelangen als links

gut hell. Sie kann von verschiedenen anatomischen Gebilden überlagert werden, was Anlaß zu Fehlbefunden geben kann. Das hintere Ende der mittleren Nasenmuschel gelangt immer im vorderen-lateralen Anteil des Sinus sphenoidalis zur Abbildung. Es zeigt eine regelmäßige, nach dorsal-medial konvex verlaufende Abschlußlinie und ist dadurch ohne weiteres als Bestandteil der Muschel erkennbar. Eine hypertrophische Tonsille ruft einen halbkugeligen Schatten hervor, welcher sich von lateral her in die Keilbeinhöhle erstreckt. Die Unterscheidung von einer Schleimhautschwellung ist dadurch möglich, daß sich die Kontur der vergrößerten Tonsille auch noch außerhalb der Keilbeinhöhle nachweisen läßt. Hypertrophisches adenoides Gewebe am Rachendach kann die Keilbeinhöhle in ihrem hinteren Anteil überlagern. Diese durch die Adenoide bedingte Weichteilschwellung ist im Seitenbild des Epipharynx als solche erkennbar.

Eine fehlerhafte Projektion oder eine mangelhafte Aufnahmetechnik kann Anlaß zu Fehlbefunden geben. Es wurde schon betont, wie wichtig die genaue Feststellung der Projektion, besonders bei der sagittal-horizontalen Aufnahme ist, einer Aufnahmerichtung, die man ja immer zur Beurteilung des Siebbeines heranziehen muß. Es sei nochmals darauf hingewiesen, daß bei asymmetrischer Projektion die äußeren Weichteile der Nase auf der einen Seite stärker zur Überlagerung mit dem Siebbeinlabyrinth gelangen, was einen Unterschied der Schattendichte zwischen rechts und links bedingt. Stand z. B. der Focus der Röhre rechts von der Mediansagittalebene, so erscheint das rechte Siebbein weniger hell als das linke, was nicht als pathologische Verschattung aufgefaßt werden darf (s. Abb. 46). Daß mit zunehmender Neigung die Helligkeit der Kieferhöhle abnimmt, wurde ebenfalls schon erwähnt. Bei weichen oder unterexponierten

Aufnahmen lassen die Nebenhöhlen die ihnen zukommende Helligkeit vermissen, was nicht als Verschattung aufgefaßt werden darf. Kleine Höhlen haben meist dicke Wände und sind daher von vornherein nicht ideal hell.

3. Die Komplikationen der entzündlichen Erkrankungen der Nasennebenhöhlen

a) Pathogenetische und pathoanatomische Vorbemerkungen

Bei der gewöhnlichen unkomplizierten Nebenhöhlenentzündung handelt es sich um eine Erkrankung, die auf die Schleimhaut beschränkt bleibt, die sich innerhalb der Höhle abspielt, deren knöcherne Wände, obwohl sie bei manchen Formen der Entzündung geringere oder stärkere An- und Abbauvorgänge zeigen, eine Ausbreitung auf die Nachbarschaft verhindern. Bleibt die Entzündung nicht auf das Innere der Nebenhöhle beschränkt, sondern greift sie auf die Knochenwände über und setzt sie sich durch letztere nach außen fort, spricht man von einer komplizierten Nebenhöhlenentzündung. Zu Komplikationen neigen besonders die bei akuten Infektionskrankheiten auftretenden Nebenhöhlenaffektionen. Hier ist in erster Linie der Scharlach zu nennen. Weniger häufig treten Komplikationen bei Masern auf, noch seltener bei Influenza, Typhus und anderen Infektionskrankheiten.

Die *primäre Sinusitis* ist wohl *stets eitriger Natur*, eine rein katarrhalische Entzündung führt nicht zu Komplikationen (MARX). Es handelt sich hierbei um akute eitrige Entzündungen oder um akute Exacerbationen chronischer entzündlicher Nebenhöhlenaffektionen. Das Übergreifen des Entzündungsprozesses auf die Nachbarschaft erfolgt entweder entlang präformierter Bahnen, also entlang von Gefäßkanälen, die die knöchernen Höhlenwände durchsetzen oder per continuitatem nach Zerstörung der Höhlenwand. Solche „Venae perforantes" finden sich fast regelmäßig in Stirnhöhlenvorder- und -hinterwand, in der Lamina papyracea des Siebbeines und im Kieferhöhlendach, seltener in den Keilbeinhöhlenwänden. Hier können die perforierenden Venen in den Canalis opticus münden. Früher hat man angenommen, daß den Dehiszenzen der Knochenwände als Überleitungswege der Entzündung eine besondere Bedeutung zukommt. Dagegen spricht, daß einerseits solche Dehiszenzen der knöchernen Nebenhöhlenwände seltener vorkommen als Komplikationen, andererseits handelt es sich nicht um offene Lücken im Knochen, da sie von straffem, sehr widerstandsfähigem Bindegewebe verschlossen sind. Nach MARX ist der Nachweis, daß ein Einbruch durch eine schon vorhandene Knochenlücke stattgefunden hat, bis heute nicht erbracht worden, dagegen wurde in einigen Fällen bei Operationen festgestellt, daß bei einer vorhandenen Dehiszenz die Entzündung ihren Weg durch den Knochen nahm, ohne daß der fibröse Abschluß der Lücke zerstört war.

Das pathoanatomische bzw. das pathohistologische Bild der Schleimhaut zeigt nach MARX eine mehr oder weniger umschriebene, tiefgreifende eitrige und granulierende Entzündung, die bis zum Knochen reicht. Häufig finden sich Schleimhautgeschwüre mit zerstörtem Epithel, manchmal direkte Ulcerationskrater, auf deren Grund der Knochen freiliegt. Die Schleimhautnekrosen können große Ausdehnung haben. Aber nicht bei allen komplizierten Nebenhöhlenaffektionen hat man bei der Operation immer hochgradige Schleimhautveränderungen finden können, ja in einzelnen Fällen wurde sogar mitgeteilt, daß die Schleimhaut im ganzen nur geringe entzündliche Veränderungen gezeigt hat (HAJEK). Diese Fälle werden jedoch als Ausnahme betrachtet und es wird betont, daß die hochgradigen Schleimhautveränderungen manchmal nur auf ganz umschriebene Stellen beschränkt sind und deshalb der Beobachtung entgehen können (MARX). Dies gilt nach GERBER auch für die mikroskopische Untersuchung. Beim Übergreifen der Entzündung auf den Knochen soll nach Ansicht mancher Autoren die Sekretstauung eine wesentliche Rolle spielen und zwar besonders bei der eitrigen Sinusitis frontalis. Unbedingtes Erfordernis ist die Sekretstauung jedoch keinesfalls, was auch röntgenologisch gerade bei den schweren Formen der eitrigen nekrotisierenden Stirnhöhlenentzündung wiederholt beobachtet werden konnte.

Die Veränderungen von seiten des Knochens können nach MARX verschiedenartig sein. Einmal finden sich stärkere Knochenzerstörungen, so daß die die Umgebung schützende Nebenhöhlenwand in mehr oder weniger großer Ausdehnung durchbrochen ist. In anderen Fällen fehlt ein breiter Durchbruch, es sind nur ganz kleine Fisteln vorhanden, die sich manchmal nur durch Eiterpunkte anzeigen und endlich kann der Knochen auch nahezu normal aussehen. Histologisch findet sich bei der ersten Gruppe die Knochensubstanz selbst hochgradig verändert. Das Knochengewebe ist von Granulationsgewebe durchsetzt, das die direkte Fortsetzung der Schleimhautgranulation sein kann. Der Knochen kann in großer Ausdehnung zerstört sein, wodurch eine breite, offene Verbindung der eiternden Nebenhöhle mit der Umgebung zustande kommt. Bei Fällen der zweiten Gruppe ist eine ausgedehnte Zerstörung nicht vorhanden, nur an kleinen, umschriebenen Stellen findet sich eine lacunäre Erosion des Knochens. In den Fällen, in denen die Knochensubstanz selbst nahezu normal erscheint, sind die Gefäßkanäle mit Eiter und Granulationsgewebe ausgefüllt, oft so stark, daß die Gefäße nicht mehr erkennbar sind. Nicht selten sind dabei die Kanäle durch Abbau ihrer Wände erweitert. Es handelt sich offenbar wenigstens zunächst um eine Phlebitis bzw. Periphlebitis, manchmal — aber nicht immer — ist eine entzündliche Thrombose, also eine Thrombophlebitis vorhanden

(MARX). Diese erweiterten Kanäle können die Knochenwand in ganzer Ausdehnung durchsetzen. Diese im Bereiche der Gefäßkanäle verlaufenden Durchbrüche können so fein sein, daß sie bei der Operation kaum sichtbar sind und der Knochen dann normal erscheint. Sehr häufig kommt es zu umschriebenen Nekrosen des Knochens und damit zur *Sequesterbildung.* Die Sequester können eine beträchtliche Größe haben und kommen dadurch zustande, daß innen und außen die ernährende Periostschicht zerstört wird, wodurch der dazwischenliegende Knochen abstirbt. In der Nachbarschaft von Fisteln und Nekrosen kann es auch zum Knochenanbau kommen. Bei den besprochenen Krankheitsprozessen handelt es sich um eine Ostitis, die man mit Rücksicht auf die Knochenzerstörung als cariöse Ostitis bezeichnen kann. Bei Befall von spongiösen Knochen wird auch das Knochenmark von der Entzündung ergriffen, anatomisch handelt es sich dann um eine Osteomyelitis. Eine strenge Trennung der beiden Formen ist kaum möglich und Übergänge sind häufig.

Je nachdem, wohin der Durchbruch erfolgt, unterscheidet man Durchbrüche nach außen, unter die Gesichtshaut, sie sind in reiner Form nur bei der Stirn- und Kieferhöhle möglich, sowie Durchbrüche in die Augenhöhle und in die Schädelhöhle. Letztere führen zu orbitalen bzw. zu endokraniellen Komplikationen.

b) Das Röntgenbild der Komplikationen der entzündlichen Erkrankungen der Nebenhöhlen

Die komplizierte Nebenhöhlenentzündung kann, muß aber nicht, mit einer röntgenologisch nachweisbaren Knochenaffektion einhergehen. Es wurde schon bei der Besprechung der pathoanatomischen Erscheinungsformen erörtert, daß bei den chronischen katarrhalischen und eitrigen Entzündungen der Knochen häufig Veränderungen im Sinne von Abbau- und Anbauvorgängen aufweist. Eine Überleitung des Entzündungsprozesses auf die Nachbarschaft außerhalb des Knochens muß hierbei keineswegs immer erfolgen. Es handelt sich um eine leichte Form der Knochenaffektion und es liegt noch keine Komplikation nach der oben gegebenen Definition vor. Bestehen geringe Abbauvorgänge, so sieht man im Röntgenbild, daß die Randkonturen der betreffenden Nebenhöhle bzw. die Lamina papyracea des Siebbeinlabyrinthes die normale Schärfe und Dichte vermissen lassen, ein Befund, dem im allgemeinen noch keine schwerwiegende Bedeutung zukommt. Die Anbauvorgänge, die sich hauptsächlich bei den chronisch-eitrigen Entzündungen finden, äußern sich in einer Verdickung der knöchernen Wände oder in einer Verdichtung der angrenzenden Spongiosa der entsprechenden Nebenhöhle. Man findet dies am häufigsten im Bereiche der Kiefer- und Keilbeinhöhle. An der Lamina papyracea scheint eine röntgenologisch nachweisbare Verdickung kaum vorzukommen. Es konnte dies jedenfalls bisher nicht festgestellt werden. Die Verdickung der Kieferhöhlenwände sieht man am besten auf einer axialen Aufnahme (s. Abb. 47), die Hyperostose der Keilbeinhöhlenwände sowohl auf der axialen (s. Abb. 48) als auch auf der seitlichen Aufnahme. Im Bereiche der Stirnhöhlen kommt es zu einer Verdichtung der der Corticalis benachbarten Knochenpartien. Bei frischeren Fällen zeigt die sklerotische Randzone eine mäßige Verdichtung und geht allmählich in die normale Umgebung über, die Corticalis der Stirnhöhle ist in solchen Fällen undeutlich (s. Abb. 49). Bei älteren Fällen ist die sklerotische Randzone wesentlich dichter, zeigt überall annähernd gleiche Breite und ist ziemlich scharf gegen den gesunden Knochen abgesetzt (s. Abb. 50). Da sich hier die Erkrankung schon außerhalb des pneumatischen Hohlraumes in der angrenzenden Diploë abspielt, liegt schon ein osteomyelitischer Knochenprozeß vor, der allerdings sehr langsam und nicht stürmisch verläuft und sich rein in Knochenanbauprozessen äußert. Verdichtete Randzonen findet man gelegentlich auch an gesunden Stirnhöhlen als Zufallsbefund bei Schädeluntersuchungen, die nicht wegen einer Nebenhöhlenaffektion zugewiesen wurden. Diese Knochenverdichtung hat ein anderes Aussehen, sie ist nicht überall gleich breit und geht mehr diffus in die normale Knochenstruktur über. Man muß trotzdem die Frage offen lassen, ob es sich hierbei tatsächlich nur um eine anatomische Variante oder doch um den Restzustand einer inaperzept abgelaufenen und völlig abgeheilten „Perisinusitis" handelt. An dieser Stelle muß noch auf die sog. „*Perisinusitis profunda*" eingegangen werden. Über dieses Krankheitsbild gibt es in der alten Literatur eine größere Zahl von Mitteilungen (HIRTZ, WORMS, BERTOLOTTI, NUVOLI, PFAHLER u. a.). HIRTZ und WORMS glaubten bei entzündlichen Affektionen der hinteren Nebenhöhlen und ihrer Nachbar-

schaft, also im Bereiche der mittleren und hinteren Schädelgrube Verschattungen feststellen zu können, die sie auf eine reaktive Entzündung der Dura mater bezogen und als
Perisinusitis profunda bezeichneten. Wenn auch das Übergreifen einer Nebenhöhlenentzündung auf die Dura vorkommen kann, so kann sich dies jedoch niemals als Verschattung in der Nachbarschaft der Nebenhöhlen äußern. Es erübrigt sich wohl, auf
diese längst als unrichtig erkannte Tatsache näher einzugehen, zumal es sich ja nicht um
einen medizinischen, sondern um einen rein physikalischen Irrtum handelt. Auch einen
ätiologischen Zusammenhang zwischen den häufig röntgenologisch feststellbaren Verkalkungen in den Ligamenta petroclinoidea et interclinoidea und einer Entzündung der

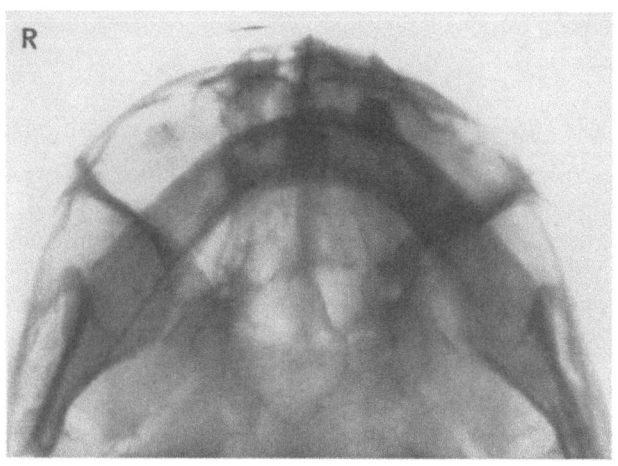 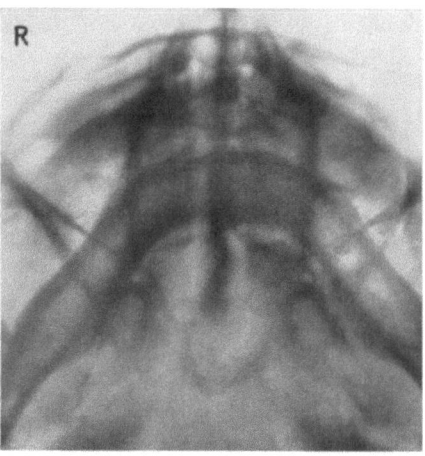

Abb. 47   Abb. 48

Abb. 47. Vertiko-submentale Aufnahme der hinteren Nebenhöhlen bei einem Fall einer *chronischen Sinusitis
der linken Kieferhöhle mit Knochenaffektion* (typische Einstellung) bei einem 61jährigen Mann, der wegen
Polyposis nasi links eingewiesen wurde. Außer der im Bilde zur Ansicht gelangenden dichten Verschattung
der linken Kieferhöhle waren auch die linke Stirnhöhle und das gesamte linke Siebbeinlabyrinth verschattet.
Die medial-hintere Wand der linken Kieferhöhle ist als Ausdruck einer Knochenaffektion hyperostotisch
verdickt. Unmittelbar anschließend an die hintere Bucht beider Kieferhöhlen sieht man rechts und links je
eine runde, kleine Aufhellung, die dem *Foramen palatinum majus* entspricht

Abb. 48. Vertiko-submentale Aufnahme der hinteren Nebenhöhlen bei einem Fall einer *chronischen Sinusitis
der Keilbeinhöhle mit Knochenaffektion* (typische Einstellung) bei einer 62jährigen Frau, die wegen Adipositas
und Akromegalie eingewiesen wurde. Seit längerer Zeit starke Kopfschmerzen. Beide Keilbeinhöhlen sind
verschattet, die linke Keilbeinhöhle ist von einer schmalen Zone verdichteten Knochens umgeben als Folge
eines reaktiven Knochenprozesses im Gefolge des chronischen Empyems der Keilbeinhöhlen

hinteren Nebenhöhlen lehnen wir ab. Obengenannte Autoren fassen diese Verkalkungen
als Folgeerscheinungen bzw. Residuen einer Perisinusitis auf. Diese Verkalkungen sind
nach unserer Ansicht, wenn sie bei älteren Leuten gefunden werden, eine physiologische
Alterserscheinung, bei jüngeren Menschen dürften sie hormonal bedingt sein.

Die Italiener prägten den Begriff der *Endokraniose* und rechnen zu diesem Zustandsbild — als Erkrankung kann man nach unserer Ansicht eine Endokraniose nicht bezeichnen — Fälle, die eine Nahthyperostose, Enostosen, verstärkte Gefäßzeichnung der
Diploe, eine Hyperpneumatisation, Verkalkungen der Falx oder der Ligamenta petroclinoidea et interclinoidea oder eine sog. Perisinusitis zeigen. Als Ursachen werden entweder Stoffwechselstörungen oder entzündliche Affektionen angenommen. CÉSARE u.
Mitarb. machten die Beobachtung, daß alle Arbeiter in Schwefelbetrieben, wenn sie
längere Zeit exponiert waren, eine Nasen- oder Pharynxschleimhautentzündung hatten.
Bei 50 solcher Probanden wurden die Nebenhöhlen und der Schädel röntgenologisch
untersucht, wobei sich in 45% eine Sinusitis einer oder mehrerer Nebenhöhlen fanden.
Die erste Serie war häufiger erkrankt als die zweite. An den Schädeln aber konnten

die Autoren die eben beschriebenen Zeichen einer Endokraniose feststellen. Sie zogen daher den Schluß, daß sich diese eine Endokraniose charakterisierenden Symptome als Folge der Nebenhöhlenaffektionen entwickelt haben. Sie setzten sich daher für die entzündliche Genese der Endokraniose bzw. ihrer Erscheinungsformen ein. Abgesehen davon, daß auch diese Theorie einer exakten Grundlage entbehrt, sind die in der Publikation von Césare u. Mitarb. gezeigten Röntgenbilder in keiner Weise eindrucksvoll. Die Nebenhöhlen sind mit Ausnahme eines Falles alle nur von mittlerer Ausdehnung, in einem Falle fehlen sie vollständig. Die wiedergegebenen Bilder mit Nahthyperostose und verstärkter Gefäßzeichnung der Diploe sind harmlose anatomische Varianten, wie

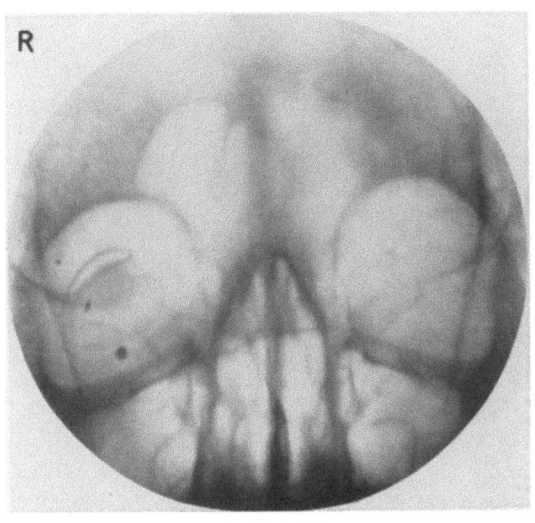 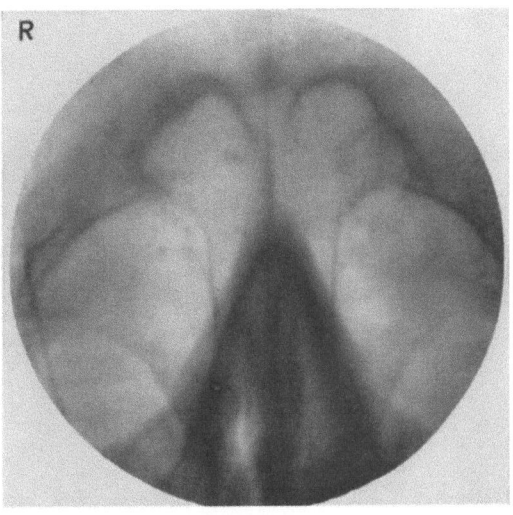

Abb. 49   Abb. 50

Abb. 49. Teilansicht einer sagittalen kranial-exzentrischen Aufnahme der Nebenhöhlen I. Serie bei *akuter Sinusitis mit frischer Knochenaffektion* in der Nachbarschaft der linken Stirnhöhle (typische Einstellung). 48jährige Frau mit seit 3 Wochen bestehendem Fieber und Kopfschmerzen, besonders links. Die linke Stirnhöhle ist nur mäßig intensiv verschattet, ihre Corticalis ist jedoch als Ausdruck einer Knochenaffektion überall etwas undeutlich. Die daran anschließenden Knochenpartien der Stirnbeinschuppe zeigen eine mäßige Verdichtung als Ausdruck geringgradiger, reaktiver, hyperostotischer Knochenveränderungen. In der rechten Orbita finden sich eine Prothese sowie drei metalldichte Fremdkörperschatten

Abb. 50. Teilansicht einer sagittalen kranial-exzentrischen Aufnahme der Nebenhöhlen I. Serie bei *chronischer Sinusitis beider Stirnhöhlen mit Knochenaffektion* (typische Einstellung). 33jähriger Patient, der schon jahrelang an Nebenhöhlenprozessen litt, die Kieferhöhlen wurden schon vor Jahren operiert. Beide Stirnhöhlen sind von einem ziemlich gleichmäßigen Saum verdichteten Knochens umgeben als Ausdruck einer larvierten Form einer chronischen Osteomyelitis als Folge eines chronischen Stirnhöhlenempyem

man sie täglich beobachten kann, ohne daß eine Nebenhöhlenerkrankung vorläge oder je bestanden hätte.

Es muß noch eine Mitteilung von Jalet Erwähnung finden. Dieser Autor fand in Fällen von chronischer Sinusitis und Mastoiditis abnorme Gefäßstrukturen in der Stirnbeinschuppe bzw. im Scheitelbein in Form einer vermehrten Gefäßzeichnung mit erweiterten Gefäßen. Jalet bringt nun diese Veränderungen in ätiologischen Zusammenhang mit der chronischen Entzündung der Stirnhöhle bzw. der Mittelohrräume. Leider sind der Arbeit keine Bilder beigegeben. Nach der Beschreibung ist es fraglich, ob die vorhandenen Diploegefäße wirklich als pathologisch anzusehen sind. Eine Verlaufsbeobachtung, die die Sache eindeutig erklären könnte, liegt nicht vor. Wir konnten ein derartiges Ereignis nie feststellen und stehen der Ansicht Jalets sehr kritisch gegenüber. Wir stimmen aber mit ihm überein, daß sich posttraumatisch eine verstärkte Gefäßzeichnung der Schädelkapsel entwickeln kann.

α) Die Ostitis bzw. Osteomyelitis

Es wurde schon erwähnt, daß man von einer Ostitis spricht, wenn sich der Entzündungsprozeß lediglich innerhalb kompakten Knochens abspielt; ist auch Spongiosa mitbeteiligt, so liegt eine Osteomyelitis vor. Da die Stirnhöhlenwände nicht, wie man früher annahm, nur aus kompaktem Knochen bestehen, sondern da und dort mehr oder weniger spongiösen Knochen enthalten können, so gibt es eine Osteomyelitis, die ausschließlich auf die Stirnhöhlenwände beschränkt ist. Der Prozeß muß nicht, damit man von einer Osteomyelitis sprechen darf, auf die benachbarten Partien der Schädelkapsel übergegriffen haben. Beim Durchbruch eines Stirnhöhlenempyems nach außen unter

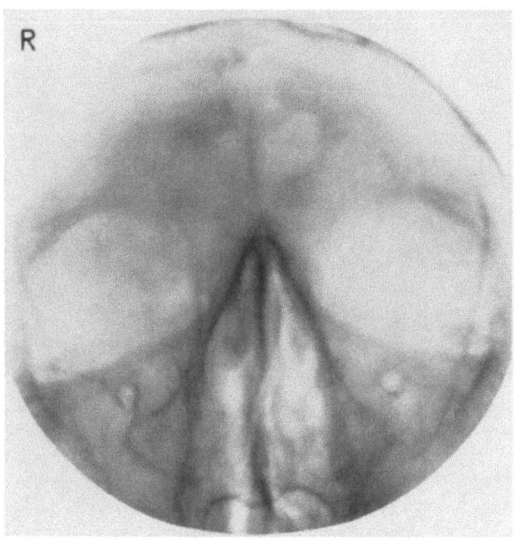 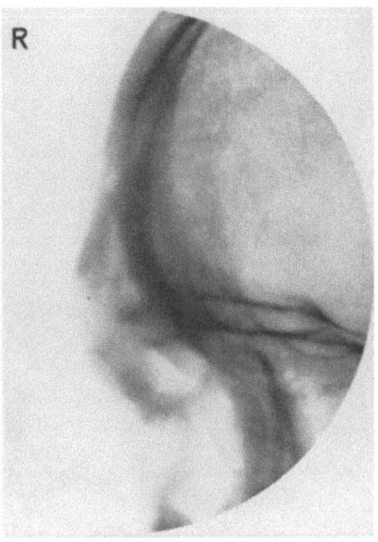

Abb. 51 a   Abb. 51 b

Abb. 51 a. Ausschnitt aus einer sagittalen kranial-exzentrischen Aufnahme der Nebenhöhlen I. Serie bei einer *Stirnhöhlenentzündung mit Knochenaffektion* (typische Einstellung). 65jähriger Mann mit seit 3 Wochen bestehender eitriger Sinusitis. Seit 1 Woche Schwellung im Stirnbereich. Die Nebenhöhlen der I. Serie sind beiderseits verschattet. Die Grenzen beider Stirnhöhlen sind als Ausdruck einer Knochenaffektion sehr undeutlich, größtenteils nicht mehr erkennbar. Im oberen-medialen Anteil der linken Stirnhöhle und darüber findet sich je eine etwa haselnußgroße, unscharf begrenzte Aufhellung, die akuten entzündlichen Resorptionsherden entsprechen

Abb. 51 b. Seitliche Ansicht der Stirnhöhlen desselben Falles wie Abb. 51 a. Man sieht, daß die Resorptionsherde die Stirnhöhlenvorderwand betreffen

die Gesichtshaut, der nicht entlang der Gefäße oder in Form von kleinsten Fisteln, sondern durch eine cariöse Knochen- oder Knochenmarksentzündung zustandegekommen ist, zeigt die Stirnhöhle außer der Verschattung einen größeren oder kleineren, unscharf begrenzten Defekt der Vorderwand (s. Abb. 51 a und b). Eine derartige Usur, die ohne wesentliche Veränderung der übrigen Anteile der Stirnhöhlenwände vorkommen kann, kann sich im sagittalen Röntgenbild wegen des zu geringen Kontrastunterschiedes zwischen krankem und gesundem Knochen dem Nachweis entziehen. Auch auf einer tangentialen oder axialen Aufnahme kann ein solcher Defekt der Darstellung entgehen. Seine Sichtbarkeit ist vielfach Sache des Zufalls. Die Usur muß nämlich bei seitlicher Aufnahme von den Strahlen tangential getroffen werden, damit sie sich abbildet und darf nicht von gesunden Knochenpartien überlagert werden. Da man aber nicht weiß, an welcher Stelle der Durchbruch erfolgt ist, ist es auch nicht möglich, die Durchbruchstelle genau tangential aufzunehmen. Ein bezüglich Knochenveränderungen negativer Röntgenbefund schließt also eine Knochenarrosion, auch wenn sie makroskopische Größe besitzt, nicht aus. Manchmal sieht man auf einer seitlichen Aufnahme als Ausdruck der

Knochenaffektion beim akuten Stirnhöhlenempyem kleine Rauhigkeiten an der Oberfläche der Sinuswand, die durch kleine Usuren bedingt sind. Wenn es auch beim akuten Stirnhöhlenempyem mit Knochenaffektion nicht immer gelingt, den Defekt röntgenologisch darzustellen, so besteht doch in diesen Fällen fast immer eine Verschattung. Nun gibt es aber Formen von schweren akuten Empyemen der Stirnhöhle, bei denen eindeutige röntgenologische Symptome, also auch eine Verschattung, fehlen können, obwohl durch Verlaufsbeobachtung oder Operation festgestellt werden konnte, daß eine Knochenaffektion bestand, die jedoch an der Corticalis der Stirnhöhle noch keine röntgenologisch

erkennbaren Veränderungen hervorgerufen hatte. Über derartige Beobachtungen hat E. G. MAYER berichtet. Meist handelt es sich um Fälle mit einer auch röntgenologisch feststellbaren Pansinusitis. Nur einmal war die Stirnhöhle allein erkrankt. Für diese Verlaufsform gibt E. G. MAYER folgende Erklärung: „Im ersten Stadium der Erkrankung bestand vermutlich doch eine sichtbare Verschattung. Im weiteren Verlauf kam es aber infolge der beginnenden Knochenaffektion und der dadurch hervorgerufenen Osteoporose — noch bevor am Rande der Stirnhöhle Veränderungen festzustellen waren — wieder zu einer erhöhten Strahlendurchlässigkeit in ihrem Bereiche, wodurch die Stirnhöhle wieder mehr oder weniger normal imponierte". Infolge des nekrotischen Zerfalls der Schleimhaut bestehen gute Abflußbedingungen, eine Sekretstauung fehlt, die schwerkranke Stirnhöhle enthält Luft und kann dadurch gut hell sein. Hier kann, wie E. G. MAYER weiter ausführt, die Tatsache weiterhelfen, daß bei einer so schweren Erkrankung der Stirnhöhle das gleichseitige Siebbeinlabyrinth fast immer miterkrankt

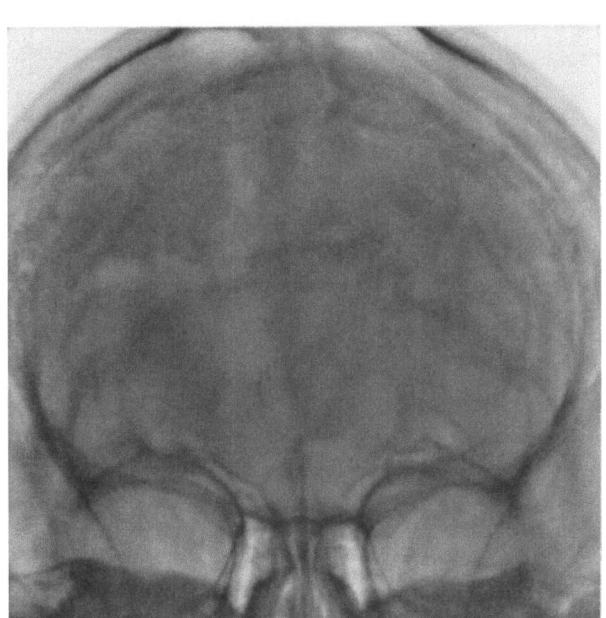

Abb. 52. Ausschnitt aus einer sagittal-horizontalen Schädelübersichtsaufnahme (typische Einstellung). *Osteomyelitis der Schädelkapsel*, im Gefolge einer entzündlichen Stirnhöhlenerkrankung bei einem 15jährigen Knaben, seit 1 Woche schmerzhafte Schwellung im Stirnbereich. Die Aufnahme zeigt eine Verschattung beider Stirnhöhlen, die Corticalis der rechten Stirnhöhle ist im medialen Anteil an einer kleinen Stelle undeutlich bzw. nicht mehr erkennbar und daran anschließend findet sich eine Y-förmige Aufhellung, entsprechend einer entzündlichen Knochenresorption, die entlang den Gefäßen fortschreitet

ist. Eine primär alleinige entzündliche Siebbeinaffektion kommt, wie schon berichtet wurde, kaum vor. Zeigt nun die gleichseitige Kieferhöhle keine Veränderungen, so liegt die Annahme sehr nahe, daß die lufthaltig erscheinende gleichseitige Stirnhöhle trotz Helligkeit schwer erkrankt ist. Noch ein weiterer Umstand kann hier weiterhelfen. Eine schwere entzündliche Erkrankung der einen Stirnhöhle führt bisweilen zur Schleimhautschwellung im benachbarten Anteil der anderen Stirnhöhle, also am Septum sinuum frontalium, und eine solche kommt als einziges Zeichen einer Sinusitis frontalis nicht vor. Über eine andere Form der Knochenaffektion hat ebenfalls E. G. MAYER berichtet. Sie kommt selten und besonders nur bei Jugendlichen vor. Es entwickelt sich hier eine Aufhellung im Bereiche des die Stirnhöhle umgebenden Knochens, ohne daß an der Corticalis des Sinus frontalis wesentliche Veränderungen zu sehen wären. Im weiteren Verlaufe nimmt die einer Knochenresorption entsprechende Aufhellung an Ausdehnung zu und es kann zur Sequestration der gesamten Stirnhöhle kommen. Es handelt sich hier um eine Form der Knochenaffektion, bei welcher die sichtbaren Veränderungen außerhalb der Stirnhöhlencorticalis beginnen (s. Abb. 168a und b).

Entwickelt sich eine Osteomyelitis der Schädelkapsel von einem Stirnhöhlenempyem aus, so fällt als erstes eine Unschärfe der Ränder des pneumatischen Hohlraumes auf. Die Stirnhöhlenkonturen erscheinen wie angenagt und zwar meist nur an einer kleinen, umschriebenen Stelle, wodurch der Beginn des Prozesses, da ein Vergleich mit der benachbarten, noch keine Veränderungen aufweisenden Corticalis möglich ist, leichter zu erkennen ist. Schreitet nun die Erkrankung fort, d. h. greift die Entzündung auf die benachbarte Diploë über, so sieht man anschließend an die destruierte Corticalis, je nach Ausdehnung der Osteomyelitis, eine ganz verschieden große und ganz verschieden konfigurierte Aufhellung in der Stirnbeinschuppe (s. Abb. 52). Es kann sich um eine einheitliche Aufhellung handeln oder es sind mehrere teils verstreute, teils konfluierende Aufhellungen vorhanden (s. Abb. 58a). Die Grenzen der Destruktion sind undeutlich, unregelmäßig und unscharf. Meist sind auch kleinere oder größere isolierte, dichtere Knochenschatten erkennbar, die Sequestern entsprechen. Auch enostale Knochenneubildungen kann man nach einer gewissen Zeit beobachten. Man sieht dann ebenfalls dichtere Schattenflecke, die aber regelmäßiger begrenzt sind als die den Sequestern entsprechenden und außerdem weisen sie eine geringere Dichte auf. Die periostale Knochenneubildung ist sehr gering bzw. fehlt vollständig.

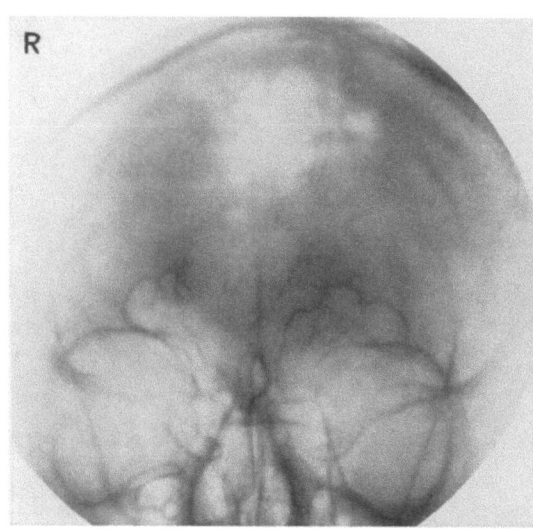

Abb. 53. Ausschnitt aus einer sagittalen, etwas kranial-exzentrischen Schädelübersichtsaufnahme. *Primäre Osteomyelitis* der Schädelkapsel, übergreifend auf die Stirnhöhlen bei einer 36jährigen Frau. In der Mitte des oberen Anteiles der Stirnbeinschuppe sieht man einen großen, unregelmäßig und unscharf begrenzten Aufhellungsherd, entsprechend einer ausgedehnten entzündlichen Knochenresorption. Im linken lateralen Anteil des Aufhellungsherdes finden sich einige unregelmäßige, bis bohnengroße, dichtere Knochenschatten, die Sequestern entsprechen. Der Resorptionsherd reicht nach unten bis an die höchste Erhebung der Stirnhöhle, wobei hier die Corticalis in einem kleinen Bereiche schon zerstört ist. Die linke Stirnhöhle ist zur Gänze, die rechte in den oberen zwei Drittel verschattet, im unteren Drittel aber noch etwas lufthaltig. Dieser letzte Umstand spricht dafür, daß nicht eine primäre Nebenhöhlenerkrankung mit komplizierender Osteomyelitis des Stirnbeines vorliegt, sondern daß es sich um eine primäre Schädelkapselosteomyelitis mit Übergreifen auf die Stirnhöhle handelt

Die Osteomyelitis der Schädelkapsel als Komplikation einer entzündlichen Nebenhöhlenerkrankung hat ihre häufigste Ursache in einem Empyem der Stirnhöhle. Es kommt aber gar nicht so selten vor, daß eine metastatisch in der Stirnbeinschuppe entstandene Osteomyelitis erst sekundär auf die Stirnhöhlen übergreift (s. Abb. 53). In sehr seltenen Fällen kann sich eine Osteomyelitis der Stirnbeinschuppe von einem Kieferhöhlenempyem aus entwickeln. MERKEL hat einen derartigen Fall mitgeteilt und konnte aus der Literatur weitere 14 Fälle zusammenstellen. Im Falle MERKELs schritt der Knochenprozeß von den Kieferhöhlenwänden auf dem Wege des Processus frontalis des Oberkiefers nach oben weiter und griff von hier auf das Stirnbein über. Auch nach Stirnhöhlenoperationen kann es zu einer Osteomyelitis kommen.

Das Übergreifen einer eitrigen Kieferhöhlenentzündung auf die Nachbarschaft ist am häufigsten an der die Zygomaticusbucht begrenzenden Corticalis nachweisbar. Die Knochenaffektion beginnt mit einem Undeutlichwerden der Corticalis, die im weiteren Verlauf vollkommen verschwinden kann. Es treten dann osteomyelitische Herde im Jochbeinkörper auf, wobei es fast immer zu Sequesterbildung kommt (s. Abb. 54). Auch im Kieferhöhlendach bzw. im Orbitaboden kann man solche Herde beobachten (s.Abb. 55). An den übrigen Kieferhöhlenwänden gelingt der Nachweis von Destruktionsherden seltener, man kann jedoch auch hier, sowie bei der Stirnhöhle an einer tangential dargestellten Wand kleine Unregelmäßigkeiten des Konturs erkennen, die kleinen Usuren entsprechen.

Beim Fortschreiten eines Siebbeinempyems auf die Nachbarschaft wird zunächst die Lamina papyracea in geringerer oder größerer Ausdehnung undeutlich und kann im weiteren Verlaufe infolge Destruktion ganz verschwinden. Die Grenzen des Defektes sind hier nie gut zu erkennen.

An der Keilbeinhöhle sind die Zeichen der akuten Knochenaffektion am besten an der Hinterwand oder am Dach, also am Sellaboden feststellbar. Ausgedehntere ostitische oder osteomyelitische Herde sind hier jedoch selten zu beobachten, da ein durchbrechendes Keilbeinhöhlenempyem in der Regel rasch zu schweren endokraniellen Komplikationen Anlaß gibt (s. Abb. 56a). Einen Fall von Sinusitis sphenoidalis mit ähnlichen Röntgenbildern einer Knochenaffektion veröffentlichten GOECKE und WÜRTZ.

Die häufigste Ursache einer Osteomyelitis des Keilbeinkörpers ist ein Empyem der Keilbeinhöhle, sie kann sich aber auch im Anschluß an eine Petrositis oder einen entzündlichen Prozeß des Epipharynx entwickeln und sie kann metastatisch bei allgemeiner Sepsis auftreten.

β) Die orbitalen Komplikationen

Hat der Entzündungsprozeß den Knochen im Bereiche einer Orbitawand durchsetzt, so kann es zu dreierlei Veränderungen kommen: zur *einfachen Periostitis*, zum *subperiostalen Absceß* und zur *Orbitalphlegmone* (MARX). Die orbitale Komplikation beginnt in jedem Falle mit einer Periostitis und kann auf dieselbe beschränkt bleiben. Das Periost besitzt trotz seiner Zartheit eine große Widerstandsfähigkeit und neigt im Gegensatz zum Knochen weniger zur Einschmelzung als vielmehr zur Proliferation. Es entwickelt sich also häufig eine Verdickung des Periostes, dadurch wird dessen Schutzwirkung verstärkt, was ein weiteres Fortschreiten des Entzündungsprozesses

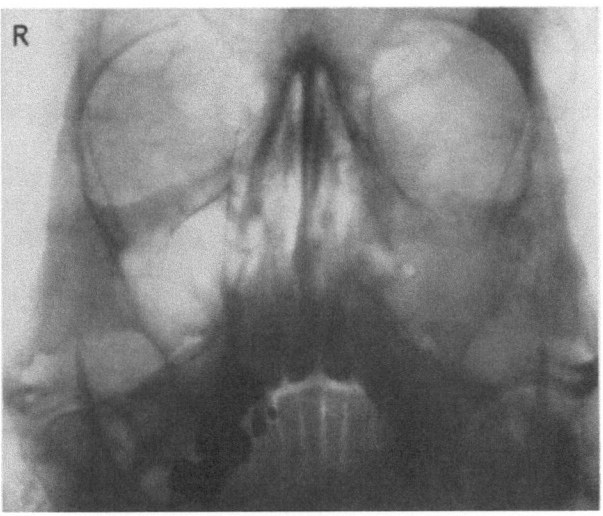

Abb. 54. Ausschnitt aus einer sagittalen kranial-exzentrischen Aufnahme der Nebenhöhlen I. Serie (der Focus der Röhre stand etwas links der Medianebene). *Osteomyelitis* der Kieferhöhle bzw. des Jochbeinkörpers links bei einem 30jährigen Mann. Kieferhöhlenoperation vor $2^1/_2$ Monaten. Die linke Kieferhöhle ist intensiv verschattet. Man sieht als Ausdruck einer entzündlichen Knochenresorption eine teilweise Zerstörung des Kieferhöhlendaches und ihrer lateralen, die Zygomaticusbucht begrenzenden Wand. An der Grenze Kieferhöhle-Jochbeinkörper erkennt man einen größeren, unregelmäßigen, dichteren Knochenbezirk, der stellenweise von einer schmalen Aufhellungszone umgeben ist; beginnende Sequestration

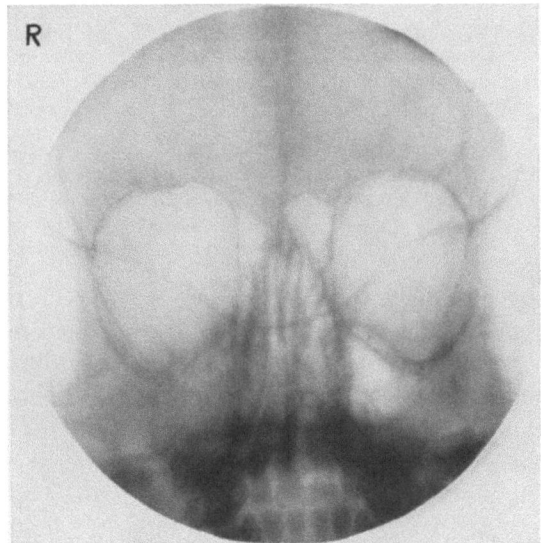

Abb. 55. Sagittale kranial-exzentrische Aufnahme der Nebenhöhlen I. Serie (typische Einstellung). *Osteomyelitis* des rechten Kieferhöhlendaches bei einem $3^1/_2$jährigen Knaben. Die rechte Kieferhöhle ist komplett verschattet, im Bereich des Daches der Höhle erkennt man einen etwa bohnengroßen Aufhellungsherd mit einem stecknadelkopfgroßen, dichten Schatten im Zentrum. Es handelt sich um einen entzündlichen Resorptionsherd mit Sequesterbildung

verhindern kann. Die Komplikation hat in diesem Falle mit einer einfachen proliferierenden Periostitis ihren Abschluß gefunden. In anderen Fällen kommt es, entweder infolge eitriger Einschmelzung des Knochens oder über den Weg von Mikrofisteln zur Eiterbildung unter dem Periost, es entsteht ein subperiostaler Absceß. Da das Periost auch hier mit einer entzündlichen Proliferation reagieren kann, gewinnt hier seine Schutzwirkung große Bedeutung, indem sie das Übergreifen der Eiterung auf die Weichgewebe der Orbita hintanzuhalten vermag. Die subperiostalen Abscesse haben die Neigung, sich über den Bereich des erkrankten Knochens hinaus auszubreiten. Auf diese Weise kann es zu einem Lidabsceß und, wenn dieser spontan durch die Haut durchbricht, zu einer äußeren Lidfistel kommen. Wesentlich seltener breitet sich der subperiostale Absceß nach hinten

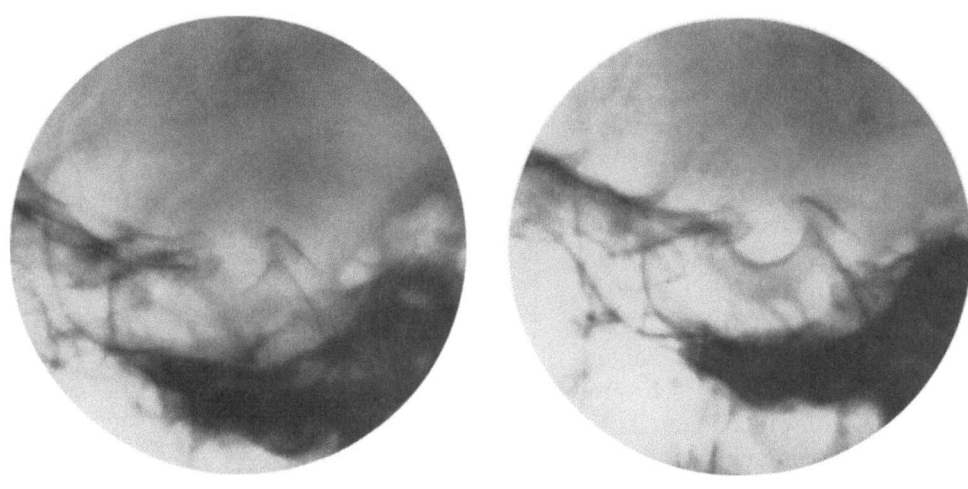

Abb. 56a   Abb. 56b

Abb. 56a. Seitliche Ansicht der Sella turcica bzw. der Keilbeinhöhle bei *akuter Sinusitis der Keilbeinhöhlen mit Knochenaffektion* (der Focus der Röhre stand etwas kranial der Mitte der Verbindungslinie zwischen äußerem Gehörgang und Mitte äußerer Orbitarand). 28jähriger Mann mit Kopfschmerzen in Stirn- und Schläfengegend und Temperaturen bis 39⁰. Verschattung der Keilbeinhöhlen und, wie die übrigen Aufnahmen zeigten, beider Siebbeinlabyrinthe und beider Kieferhöhlen. Das Dach der linken größeren Keilbeinhöhle, gebildet vom Sellaboden und der Sellavorderwand, ist als Ausdruck einer Knochenaffektion nicht mehr erkennbar

Abb. 56b. Seitliche Ansicht der Sella turcica bzw. der Keilbeinhöhle desselben Falles wie Abb. 56a, 3 Wochen später (typische Einstellung). Bis auf eine wandständige Verschattung der Keilbeinhöhlen durch Schleimhautschwellung normale Verhältnisse. Die Sellakontur zeigt wieder normale Kalkdichte

gegen die Orbitaspitze aus. Sowohl bei der einfachen Periostitis als auch beim subperiostalen Absceß findet sich ein kollaterales Ödem der Lider und der Weichgewebe der Orbita. Die schwerste orbitale Komplikation ist die Orbitalphlegmone. Sie entsteht entweder als Folge eines direkten Durchbruches der Eiterung durch den Knochen und das Periost (s. Abb. 57) oder im Anschluß an einen subperiostalen Absceß, wobei das Übergreifen der Entzündung auf dem Wege der durchtretenden Gefäße erfolgen kann. Die hier bestehende Thrombophlebitis und Periphlebitis ist insofern von Wichtigkeit, als sich dadurch die Entzündung auf dem Wege der Venen nach hinten auf den Sinus cavernosus und das Endokranium fortsetzen kann. Eine Orbitalphlegmone kann aber auch infolge eitriger Einschmelzung des Periostes durch den subperiostalen Absceß entstehen. Sowohl beim subperiostalen Absceß als auch bei der Orbitalphlegmone besteht eine geringere oder stärkere Verlagerung des Bulbus.

Während bei den Erwachsenen die eitrigen Stirnhöhlenentzündungen die häufigste Ursache einer orbitalen Komplikation darstellen, sind es bei den Kindern die eitrigen Siebbeinaffektionen. Bei eitrigen Kiefer- und Keilbeinhöhlenentzündungen sind orbitale Komplikationen sehr selten.

Das Röntgenbild kann bei einer klinisch eindeutigen orbitalen Komplikation (Lidschwellung, Chemosis der Bindehaut, Lageveränderung des Bulbus) bezüglich nachweisbarer Knochenveränderungen vollkommen negativ sein. Dies ist nach dem, was schon gesagt wurde, ohne weiteres verständlich. Erstens kann der Knochen makroskopisch intakt sein und zweitens kann sich auch ein Defekt von makroskopischer Ausdehnung dem röntgenologischen Nachweis entziehen, weil die topographischen und physikalischen Bedingungen (Lage, Kontrastunterschiede) nicht derart sind, daß seine röntgenologische Darstellung möglich ist. Bei Fällen von orbitalen Komplikationen sind in der Regel die Nebenhöhlen einer oder sogar beider Serien verschattet; fehlen hierbei die Zeichen einer Knochenaffektion, so ist die röntgenologische Feststellung, welcher der pneumatischen Hohlräume zur Komplikation geführt hat, unmöglich. Aber auch der Operateur kann z. B. bei Kombination von Stirnhöhlen- und Siebbeineiterung nicht immer erkennen, welche der beiden Nebenhöhlen Ursache der Komplikation war. Noch eine andere Möglichkeit muß hier Erwähnung finden. Es kann sich z. B. eine Orbitalphlegmone metastatisch von einem weit abgelegenen Eiterherd entwickeln und diese Eiterung der Orbita kann sekundär auf eine der benachbarten Nebenhöhlen übergreifen. Während nun im Falle einer primären Nebenhöhlenerkrankung mit sekundärer orbitaler Komplikation die Nebenhöhlen immer ausgedehnte Veränderungen mit oder ohne Knochenaffektionen aufweisen, findet man im umgekehrten Falle zu Beginn der Erkrankung nur eine Nebenhöhle verändert und zwar die, auf die der primäre orbitale Prozeß übergegriffen hat. Durch die Beachtung dieser Tatsachen gelingt es in vielen Fällen, die Differentialdiagnose zwischen primärer Erkrankung der Nebenhöhlen und der Augenhöhle zu stellen. Daran denke man besonders, wenn nur das Siebbeinlabyrinth verschattet ist und die Lamina papyracea einen Defekt zeigt.

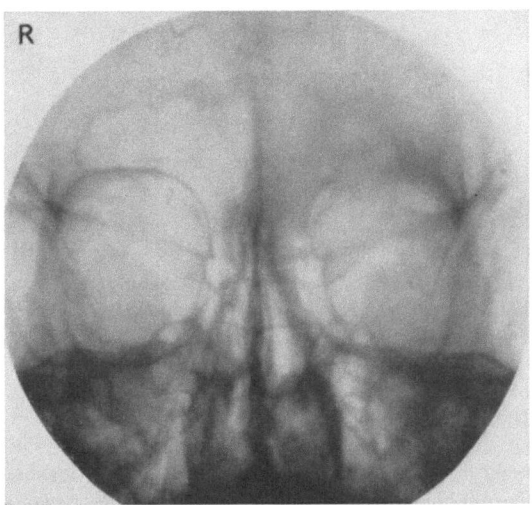

Abb. 57. Sagittale, etwas kranial-exzentrische Aufnahme der Nebenhöhlen bzw. Aufnahme beider Orbitae bei *eitriger Stirnhöhlenentzündung links mit Orbitalphlegmone* links (der Focus der Röhre stand etwas rechts der Medianebene). 46jährige Frau mit Exophthalmus links. Die linke Stirnhöhle ist verschattet, ihre Grenzen sind als Ausdruck einer Knochenaffektion sehr undeutlich. Die Orbitakontur ist im medialen Anteil (Dach der Orbita im vordersten Anteil) als Folge einer entzündlichen Knochenresorption nicht mehr abgrenzbar. Knapp über der Orbita erkennt man in einer etwas helleren Knochenpartie kleine, dichte, unregelmäßige Schatten, die Sequestern entsprechen

γ) Die endokraniellen Komplikationen

Endokranielle Komplikationen rhinogenen Ursprungs sind selten, sicher seltener als die otogen bedingten. Auch hier schreitet der Nebenhöhlenprozeß entweder per continuitatem oder auf dem Wege perforierender Gefäße fort. Die intrakranielle Infektion kann einerseits direkt von einer Nebenhöhle aus entstehen, andererseits kann sie sich indirekt über eine orbitale Komplikation entwickeln. Es kann aber sowohl eine orbitale als auch eine endokranielle Komplikation unabhängig voneinander entstehen. Besonders bei der Stirnhöhle kommen Durchbrüche sowohl nach der Orbita als auch nach der Schädelhöhle gleichzeitig vor. Für das Zustandekommen einer endokraniellen aus einer orbitalen Komplikation kommen drei Möglichkeiten in Frage. Es kann das Orbitadach durch einen ostitischen oder osteomyelitischen Prozeß zerstört werden, was zur Freilegung der Dura führt, oder der Entzündungsprozeß schreitet längs präformierter Wege weiter.

Solche sind der Canalis opticus und die Fissura orbitalis superior. Im letzten Falle wandert die Entzündung längs der Scheiden der Nerven, die die Fissura orbitalis superior durchsetzen, endokraniellwärts. Als dritte Möglichkeit kommt eine Phlebitis oder Periphlebitis der Orbitavenen in Frage, wobei sich die Entzündung nach hinten fortsetzt und zu einer Cavernosusthrombose führt. Diese gibt dann Anlaß zu weiteren endokraniellen Komplikationen. Bei den seltenen Einbrüchen einer Kiefer- oder Keilbeinhöhleneiterung in die Flügelgaumengrube oder in die Regio retromaxillaris kann es zu thrombophlebitischen Prozessen im Bereiche des venösen Plexus pterygoideus kommen und von hier kann der Prozeß entlang kommunizierender Venen auf den Sinus cavernosus übergreifen. Beim Fortschreiten der Entzündung spielt die Dura dieselbe Rolle wie das Periost der Orbitawände. Es kann sich zunächst ein extraduraler, dann ein subduraler Absceß entwickeln und im weiteren Verlaufe kann sich ein Hirnabsceß bilden. Durch Infektion des Arachnoidealraumes kann es auf verschiedene Weise zu einer Meningitis kommen.

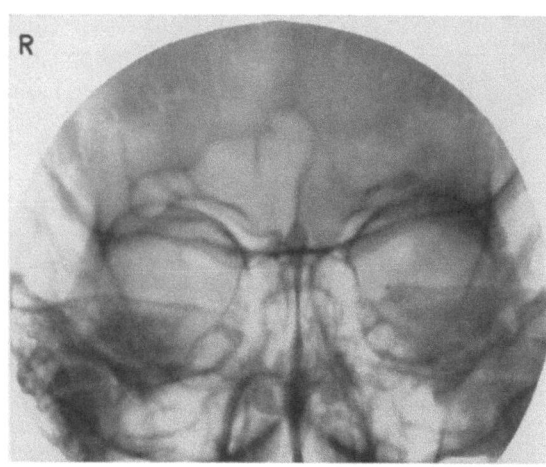

Abb. 58a. Sagittal-horizontale Aufnahme der Nebenhöhlen (typische Einstellung) *Osteomyelitis im Anschluß an eine akute Sinusitis links* bei einer 20jährigen Frau, die vor 5 Wochen eine Sinusitis durchgemacht hatte und seither ständig an starken Kopfschmerzen leidet. Die linke Stirnhöhle ist verschattet und ihre Corticalis ist als Ausdruck einer Knochenaffektion größtenteils nicht mehr erkennbar. Außerdem erkennt man im oberen Stirnhöhlenbereich kleine, rundliche Aufhellungen, die kleinen, entzündlichen Resorptionsherden entsprechen

Analog den orbitalen kann auch bei den endokraniellen Komplikationen das Röntgenbild bezüglich nachweisbarer Knochenveränderungen vollkommen negativ sein. Hier kann sogar eine eindeutige Verschattung der Nebenhöhlen fehlen, ein Umstand, der der röntgenologischen Klärung solcher Fälle große Schwierigkeiten bereiten kann. Über derartige Beobachtungen hat E. G. Mayer berichtet. In den wenigen einschlägigen Fällen, die dieser Autor sehen konnte, bestand über die Schwere der Erkrankung klinisch keinerlei Zweifel. Es fand sich eine akute schwerste Pansinusitis und die Kranken sind in kürzester Zeit an einer Meningitis zugrunde gegangen. Das Bemerkenswerte dieser Fälle ist die Schwere des klinischen Bildes, die im Gegensatz zu den geringen röntgenologischen Symptomen steht. Es handelt sich hier um Entzündungsformen mit ausgedehntem nekrotischen Zerfall der Schleimhaut, welche, wie schon erwähnt, gute Abflußbedingungen für den Eiter und die nekrotische Schleimhaut

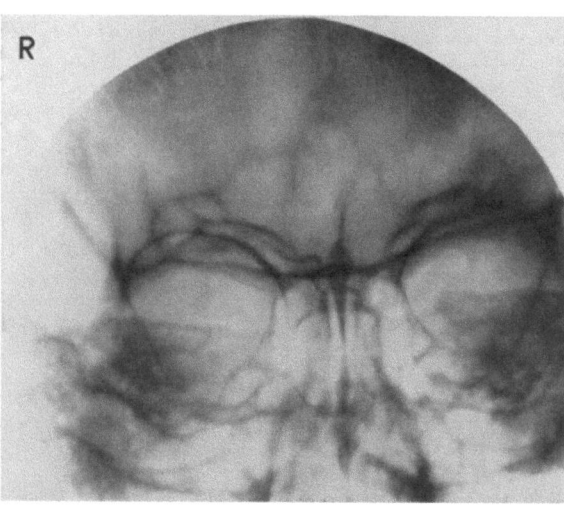

Abb. 58b. Derselbe Fall wie Abb. 58a, 3 Wochen später. Man sieht nun unmittelbar anschließend an den oberen lateralen Anteil der Stirnhöhle eine etwa bohnengroße, unregelmäßig und unscharf begrenzte Aufhellung mit einigen kleinen, dichten Schatten, die Sequestern entsprechen

schaffen. Dadurch kann die betreffende Nebenhöhle trotz der Schwere der Erkrankung Luft enthalten. Infolgedessen können eindeutige röntgenologische Veränderungen fehlen und es kann nicht mehr als eine undeutliche, weil nicht scharf begrenzte, wandständige

Verschattung zu sehen sein (E. G. MAYER). Infolge des rasch zum Tode führenden Verlaufes ist es zu keiner Ausbildung einer nachweisbaren Knochenaffektion mehr gekommen.

4. Die Ausheilung der entzündlichen Erkrankungen der Nasennebenhöhlen

Bei Entzündungen von kurzer Dauer bildet sich nach Abheilung die veränderte Schleimhaut zur Norm zurück. Die betreffende Höhle zeigt dann wieder normale Helligkeit. Auch die Zeichen einer Knochenaffektion können sich wieder zurückbilden (s. Abb. 56a und b). Bei länger dauernden Prozessen bzw. bei den chronischen Formen der Entzündung ist dies in der Regel nicht der Fall. Auch nach einer klinischen Ausheilung zeigt das Röntgenbild häufig eine Restverschattung, die entweder durch eine Verdickung der Schleimhaut oder durch narbiges Bindegewebe bedingt ist, das in Form von Strängen und Schwielen den Hohlraum durchzieht und ihn dadurch in einzelne kleinere, cystenartige Räume unterteilt. Weiterhin kommt es bei den chronischen Formen der Neben-

höhlenentzündungen öfters zu Wandverdickungen, die nach Abheilung bestehen bleiben. Man kann dann Veränderungen finden, wie sie Abb. 47, 48 und 50 zeigen. Im Falle einer Komplikation ist wohl eine Spontanheilung, aber keine Heilung mit einer Restitutio ad integrum möglich. In diesen Fällen bestehen neben der Verschattung der Höhle immer mehr oder weniger stark ausgeprägte Wandprozesse in Form von hyperostotischen Vorgängen (s. Abb. 58a, b und c). Ob bei den Fällen, bei denen das Röntgenbild noch eine Restverschattung und eventuell hyperostotische Knochenveränderungen zeigt, der krankhafte Prozeß noch fortbesteht oder zur Ruhe gekommen ist, ist auf Grund des Röntgenbildes nicht zu entscheiden.

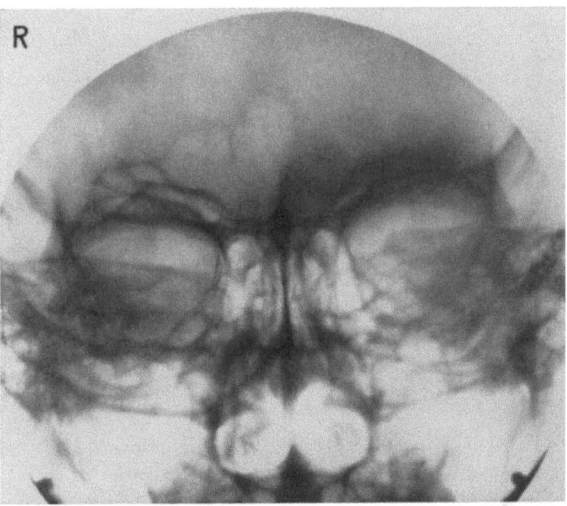

Abb. 58c. Derselbe Fall wie Abb. 58a und b 8 Monate später. Die linke Stirnhöhle ist infolge knöcherner Obliteration dicht und homogen verschattet

5. Die Mucocele und die Pyocele

a) Pathogenetische und pathoanatomische Vorbemerkungen

Die *Mucocele* ist eine Ansammlung einer schleimigen Flüssigkeit in einer von Knochenwänden begrenzten Höhle als Folge eines dauernden oder periodischen Verschlusses ihres Ausführungsganges bzw. ihrer Mündung. Durch die Verstopfung des Ostium kommt es innerhalb der Höhle zu einer Drucksteigerung, die zu einer Verdünnung, Ausbuchtung bzw. Verlagerung der Nebenhöhlenwände oder eines Teiles derselben führen kann. Die Verdünnung des Knochens stellt eine Druckatrophie dar, die bis zur restlosen Destruktion fortschreiten kann. Die Dislokation geht sehr langsam vor sich und entsteht nicht durch eine aktive Verschiebung des Knochens, denn dies wäre ohne Kontinuitätstrennung gar nicht möglich. Der Vorgang spielt sich derart ab, daß an der Innenseite der Knochenwand ein Abbau und an der Außenseite ein Anbau von Knochensubstanz erfolgt. Da erstere ein stärkeres Ausmaß als letztere hat, kommt es zu einer Verdünnung des Knochens. Die die Mucocele auskleidende Membran ist ein Derivat der ursprünglichen Nebenhöhlenschleimhaut. Es sind aber auch Fälle von Siebbein- und Keilbeinmucocelen beschrieben worden, bei denen die Schleimhaut mikroskopisch keine Veränderung erkennen ließ. Es ist also die cystische Degeneration einer katarrhalisch entzündeten Schleimhaut für das Zustandekommen einer Mucocele nicht unbedingt erforderlich, wohl aber der dauernde oder zeitweilige Verschluß des Ausführungsganges. Als Ursache kommen demnach alle jene Umstände in Frage, die zu einer Verlegung der Nebenhöhlenmündung führen, wie: Callus- oder Exostosenbildung im Anschluß an Traumen, entzündliche Schleimhautschwellungen und Verwachsungen nach endonasalen Eingriffen oder Operationen, Fremdkörper, indem sie entweder selbst das Ostium verlegen oder indem die in ihrem Gefolge auftretenden hypertrophischen Prozesse der Schleimhaut, wie polypöse Wucherung und Granulationsgewebsbildung zur Verstopfung der Mündung führen. Auch Rezidive nach Mucocelenoperationen sollen häufig vorkommen.

Die Mucocele kann in jedem Stadium infiziert werden, man spricht dann von einer Pyocele. Die Infektion erfolgt von der Nase aus und kann sich im Verlaufe einer akuten Rhinitis entwickeln. Es sei hier besonders hervorgehoben, daß wir unter einer Mucocele nur den oben definierten Krankheitsprozeß verstehen und nicht, wie es in anderen Ländern geschieht, auch jede Schleimhautcyste als Mucocele bezeichnen.

Am häufigsten tritt die Mucocele in der Stirnhöhle oder kombiniert in Stirnhöhle und vorderen Siebbeinzellen auf. An nächster Stelle steht nach den Beobachtungen von E. G. Mayer die Keilbeinhöhle. Selten ist das Siebbeinlabyrinth allein und noch seltener die Kieferhöhle Sitz der Erkrankung. Vor dem zehnten Lebensjahr kommt eine Mucocele kaum vor.

b) Das Röntgenbild der Mucocele und der Pyocele

Da eine röntgenologische Differentialdiagnose zwischen Mucocele und Pyocele nicht möglich ist — es kann höchstens einmal das Vorliegen einer Pyocele vermutet werden —, so kann die Besprechung dieser beiden Krankheitsbilder gemeinsam erfolgen. Für die röntgenologische Diagnose einer Mucocele oder Pyocele ist folgendes wichtig. Solange die Erkrankung noch zu keiner röntgenologisch nachweisbaren Veränderung an den knöchernen Wänden der betreffenden Nebenhöhle geführt hat, sieht man nichts anderes als eine komplette Verschattung, über deren pathologisches Substrat man gar nichts aussagen kann. Bestehen jedoch Veränderungen von seiten der Knochenwände, so sind dieselben, wenn es sich um ein fortgeschrittenes Stadium handelt, meist so charakteristisch, daß die Diagnose ohne weiteres gelingt. Infolge der Druckatrophie kommt es zur Verdünnung der Wände, dieselben können ausgebuchtet werden, was zur Vergrößerung des Hohlraumes führt. Häufig ist nur eine Wand verdünnt und mehr oder weniger disloziert.

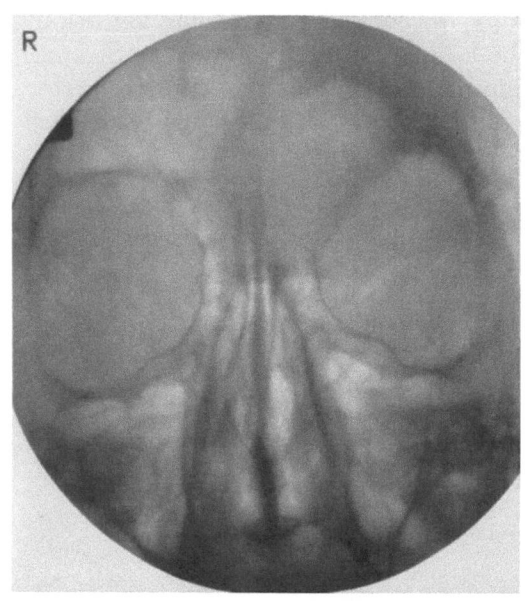

Abb. 59. Sagittale, etwas kranial-exzentrische Aufnahme der Nebenhöhlen bzw. posteroanteriore Aufnahme beider Orbitae (der Focus der Röhre stand geringgradig rechts der Medianebene). *Mucocele der linken Stirnhöhle* bei einer 71jährigen Frau mit linksseitigem Exophthalmus. Die linke Stirnhöhle ist verschattet, die linke Orbitakontur ist im medialen Anteil sowie im Bereiche des oberen-inneren Augenwinkels, hier dem Stirnhöhlenboden entsprechend, deutlich orbitalwärts disloziert. Das Septum sinuum frontalium ist gegen die rechte, gesunde Stirnhöhle vorgebuchtet. Der Befund ist typisch für eine Mucocele

Die knöcherne Wand kann aber auch in geringerem oder größerem Ausmaße vollkommen zerstört sein. Hier muß man an der Grenze der Usur nach den Zeichen der Verdrängung suchen.

Die Mucocele der Stirnhöhle. Trotz Bestehens einer Knochenaffektion können die röntgenologischen Zeichen zunächst noch nicht eindeutig als solche erkennbar sein. Die kranke Stirnhöhle kann lediglich etwas größer und regelmäßiger begrenzt sein als die gesunde. Da ein Größen- und Formunterschied beider Stirnhöhlen auch als anatomische Variante häufig vorkommt, wird man ihn nur mit Vorsicht für die Diagnose verwerten. Dazu kommt noch, daß trotz fehlenden Luftgehaltes in der kranken Höhle eine eindeutige Verschattung infolge Druckatrophie der Vorder- und Hinterwand fehlen kann und der Sinus fast normal hell erscheint. Erst wenn man an irgendeiner Stelle der knöchernen Wände die Zeichen einer Verdrängung (s. Abb. 59) mit oder ohne Defektbildung feststellen kann, ist die Diagnose ziemlich eindeutig gegeben. Die Verlagerung und die Knochendestruktion entwickeln sich in der Regel an den dünnsten Stellen der Höhlenwände, das ist der Boden der Stirnhöhle — entsprechend der Gegend des inneren-oberen

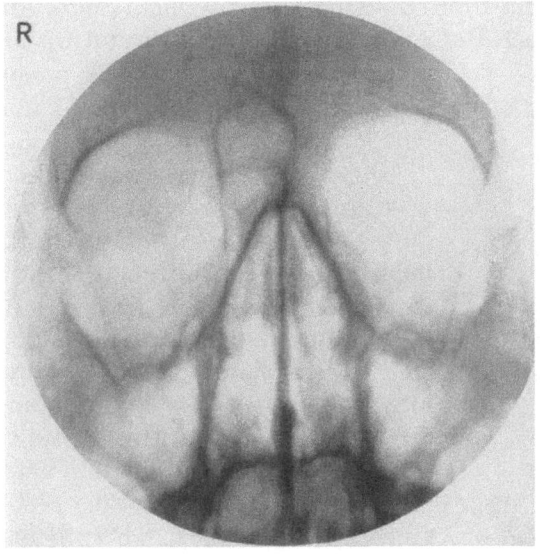 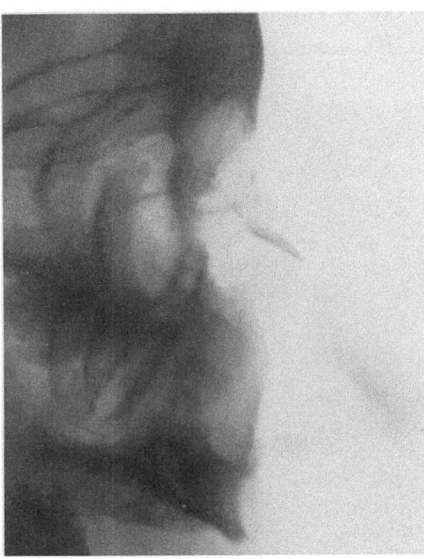

Abb. 60a   Abb. 60b

Abb. 60a. Sagittale kranial-exzentrische Aufnahme der Nebenhöhlen I. Serie (typische Einstellung). *Mucocele einer kleinen, durch eine vorgeschobene Siebbeinzelle gebildeten Stirnhöhle.* 53jährige Frau, die wegen eines langsam wachsenden Tumors im rechten inneren-oberen Augenwinkel zur Untersuchung kam. Die kleine rechte Stirnhöhle ist verschattet, läßt aber sonst im sagittalen Bild keine Veränderungen erkennen

Abb. 60b. Seitliche Ansicht der Stirnhöhlen desselben Falles wie Abb. 60a. Die Vorderwand der Stirnhöhle ist stark verdünnt und vorgebuchtet. Es bestehen also die Zeichen eines gutartigen, expansiv wachsenden Prozesses, wobei hier in erster Linie eine Mucocele in Frage kommt

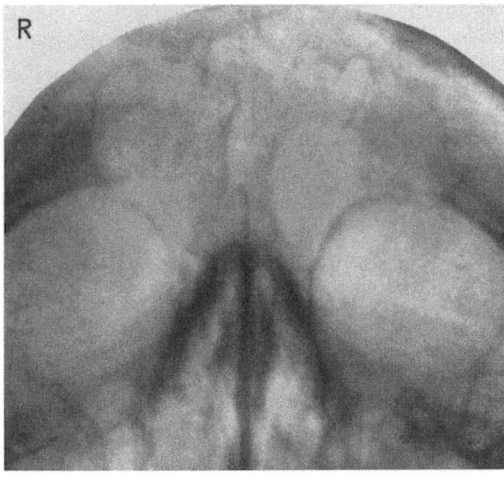 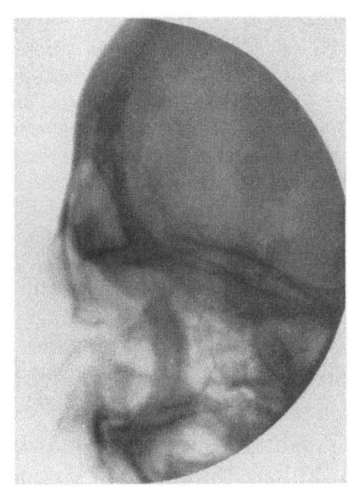

Abb. 61a   Abb. 61b

Abb. 61a. Ausschnitt aus einer sagittalen kranial-exzentrischen Aufnahme der Nebenhöhlen I. Serie (typische Einstellung). *Mucocele einer Bulla frontalis* der linken Stirnhöhle bei einer 68jährigen Frau. Seit 4 Monaten Schwellung der rechten Stirngegend. Beide Stirnhöhlen sind ungleichmäßig verschattet. Im unteren-medialen Anteil der linken Stirnhöhle sieht man eine etwa haselnußgroße, von einer zarten Verdichtungslinie umgebene Aufhellung, die sich nach caudal mit einem breiten Fortsatz gegen das obere Siebbein zu erstreckt

Abb. 61b. Tangentiale Aufnahme der Schwellung über der linken Stirngegend desselben Falles wie Abb. 61a. Man sieht, der Vorwölbung entsprechend, einen weichteildichten Schatten, der von einer zarten Knochenschale, die der verdünnten und nach vorne dislozierten Mucocelenwand entspricht, umgeben ist. Infolge Verdünnung der vorderen Mucocelenwand ist der Bereich der Mucocele aufgehellt

Augenwinkels und den medialen oberen Partien des Orbitadaches. Der Knochendefekt kann in einem fortgeschrittenen Stadium eine große Ausdehnung aufweisen, die Zeichen der Verdrängung finden sich dann an seinen Rändern. Eine Verdrängung und Zerstörung der Vorder- oder Hinterwand der Stirnhöhle kommt selten vor (s. Abb. 60a und b), ebenso eine Verlagerung des Septum sinuum frontalium nach der gesunden Seite. Auch in einem Recessus supraorbitalis oder in einer Bulla frontalis (s. Abb. 61a und b) oder in einem anderen atypischen pneumatischen Hohlraum (s. Abb. 62) kann sich eine Mucocele entwickeln.

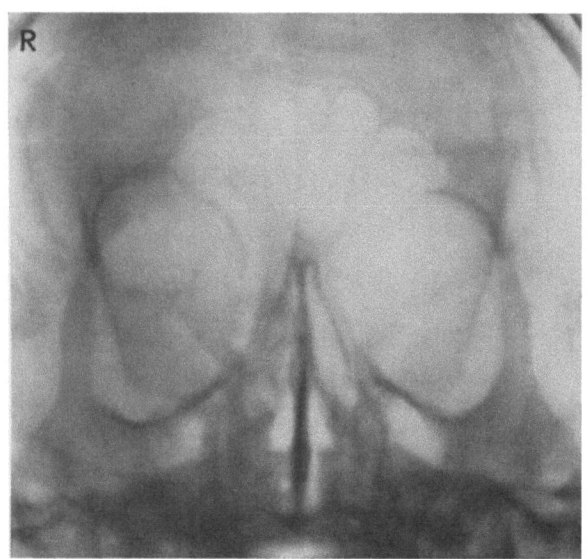

Abb. 62. Sagittale, etwas kranial-exzentrische Aufnahme der Nebenhöhlen (die Neigung des Zielstrahles zur Deutschen Horizontalebene war etwas weniger als 45°, der Focus der Röhre stand geringgradig links von der Medianebene). *Mucocele eines von der rechten Stirnhöhle aus gebildeten, atypischen pneumatischen Hohlraumes im lateralen Anteil des Daches der rechten Orbita.* 48jährige Frau mit einem seit einem Jahr bestehenden Exophthalmus. Die rechte Kieferhöhle ist schmal wandständig verschattet, die übrigen Nebenhöhlen der I. Serie beiderseits sind normal hell. Die das linke Orbitadach etwa 1 cm hinter dem Orbitarand darstellende Kontur verläuft rechts höher oben als links, sie ist auch stärker bogenförmig gekrümmt und stellt einen Teil einer Ringschattenbildung dar, die sich nach rückwärts bis an den kleinen Keilbeinflügel erstreckt. Das Bild ist keinesfalls typisch für eine Mucocele, es könnte sich genausogut um ein Epidermoid handeln

Die Mucocele des Siebbeines. Das wichtigste Symptom ist die Verdrängung der medialen Orbitawand augenhöhlenwärts (s. Abb. 63). Meist handelt es sich um den vorderen Anteil der Lamina papyracea. Besteht schon eine Destruktion, so findet man auch hier die Zeichen der Verdrängung an den Grenzen des Defektes. Mitunter ist auch das Tränenbein in die Veränderungen mit einbezogen. Eine Siebbeinmucocele kann sich aber nicht nur orbitalwärts, sondern auch nur nasalwärts ausdehnen. Ob in letztem Falle außer der Verschattung auch typische Knochenveränderungen röntgenologisch nachweisbar sind, ist bis heute nicht festgestellt worden. Man könnte z. B. eine Verdrängung der Lamina perpendicularis nach der gesunden Seite erwarten. Nach den Erfahrungen der Kliniker kommen circumscripte Mucocelen des Siebbeinlabyrinthes häufiger vor. Sie manifestieren sich rhinologisch durch eine blasige Vergrößerung der mittleren Muschel und entwickeln sich entweder innerhalb der Bulla ethmoidalis oder innerhalb von in die mittlere Muschel oder in den Processus uncinatus verlagerten Siebbeinzellen. Diesbezügliche röntgenologische Symptome sind bis heute nicht bekanntgeworden. Sehr selten treten Mucocelen beider Siebbeinlabyrinthe auf. Es wurde schon gesagt, daß man röntgenologisch eine nur auf das Siebbein beschränkte Mucocele nicht allzuhäufig sieht. Meist handelt es sich um eine Kombination von vorderen Siebbeinzellen-Stirnhöhlenmucocelen. In diesen Fällen finden sich außer der Verschattung dieser beiden Höhlen die Knochenveränderungen sowohl im Bereiche der medialen Orbitawand (Lamina papyracea, Tränenbein) als auch im Bereiche des Orbitadaches (Stirnhöhlenboden), (s. Abb. 64).

Die Mucocele der Keilbeinhöhle. Eine Mucocele der Keilbeinhöhle kann klinisch lange Zeit symptomlos oder symptomarm bleiben. Sind klinische Erscheinungen vorhanden, dann sind sie meist so uncharakteristisch, daß sie eine Diagnose nicht erlauben. Auch röntgenologisch wird die Mucocele trotz schon vorhandener Veränderungen selten als solche erkannt. In manchen Fällen vielleicht deshalb, weil keine Seitenaufnahme der hinteren Nebenhöhlen gemacht wurde, eine Projektion, die für die Erkennung einer Mucocele der Keilbeinhöhle ausschlaggebend ist.

Die Diagnose und Differentialdiagnose der Mucocele der Keilbeinhöhle wurde ausführlich und erschöpfend von E. G. MAYER bekanntgegeben und wir wollen uns im folgenden ganz an die Ausführungen dieses Autors halten: „Ein absolut benignes Bild ergibt die Mucocele der Keilbeinhöhle. Die Diagnose einer großen Mucocele derselben ist wegen der dann bestehenden Verdrängungserscheinungen meist nicht schwierig. Dagegen kann eine kleine Mucocele, welche nur zur Zerstörung der Sellawände geführt hat, ein Bild ergeben, welches weitgehende Ähnlichkeit mit dem eines endosellaren Tumors aufweist. Die deutliche Abgrenzung des Prozesses, insbesondere auch in der benachbarten Nasenhöhle

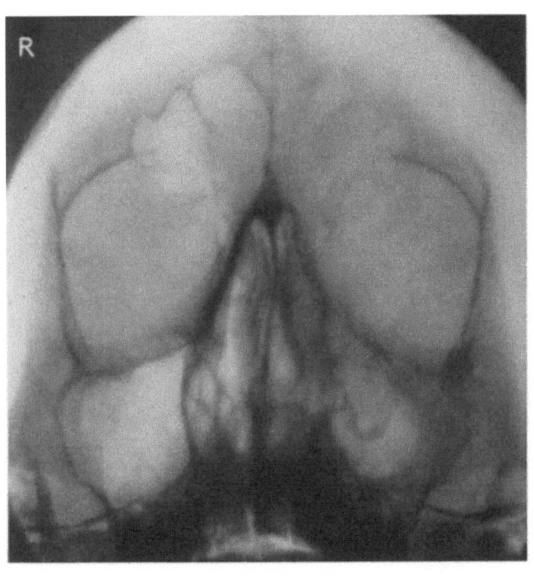 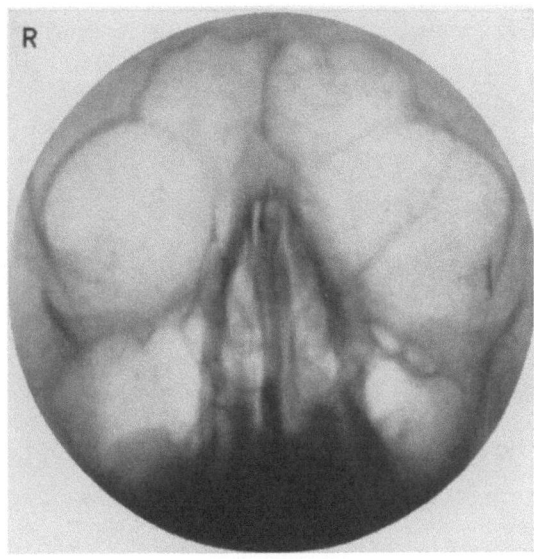

Abb. 63   Abb. 64

Abb. 63. Sagittale kranial-exzentrische Aufnahme der Nebenhöhlen I. Serie (typische Einstellung). *Pyocele des linken Siebbeines* bei einem 15jährigen Mädchen. Klinische Diagnose: fieberhafte Sinusitis und Orbitaphlegmone, mit linksseitigem Exophthalmus. Die linke Stirnhöhle, das linke vordere Siebbein sind komplett, die linke Kieferhöhle ist wandständig durch Schleimhautschwellung verschattet. Die linke mediale Orbitawand, der Lamina papyracea im vorderen Anteil entsprechend, ist verdünnt und augenhöhlenwärts disloziert bzw. ausgebaucht

Abb. 64. Sagittale kranial-exzentrische Aufnahme der Nebenhöhlen I. Serie (typische Einstellung). *Mucocele des linken Siebbeines und der linken Stirnhöhle* bei einem 15jährigen Mädchen mit einem Exophthalmus, der sich innerhalb eines Jahres entwickelt hat. Die linke Lamina papyracea sowie die den Stirnhöhlenboden im Bereiche des oberen-inneren Augenwinkels darstellende Orbitakontur sind stark orbitalwärts disloziert. Als Nebenbefund besteht eine polsterartige Schleimhautschwellung im Bereiche der alveolaren Bucht der rechten Kieferhöhle und eine schmale, wandständige Verschattung der linken Kieferhöhle

oder in den benachbarten Nebenhöhlen, welche gegen einen malignen Tumor spricht, und das Fehlen einer Erweiterung des Sellaeinganges bei ausgedehnter Zerstörung des Sellabodens, welches gegen einen intrasellaren und für einen infrasellaren Ursprung des Tumors spricht, wird zur richtigen Annahme einer Mucocele führen, da Benignität und infrasellarer Ursprung bei bestehender Selladestruktion mit Mucocele fast gleichbedeutend ist (s. Abb. 65 a—d und 66 a und b). Diese kann dort, wo sie nicht an Knochen, sondern nur an Weichteile grenzt, periphere, schalenförmige Kalkschatten zeigen, wie sie allerdings auch in der Wand eines cystischen Hypophysentumors vorkommen können. Das Dorsum sellae kann, wie bei einem endosellaren Tumor, verdünnt und nach hinten verschoben werden, wobei aber auffällig ist, daß die Spitze des Dorsum sellae diese Verschiebung nach hinten kaum mitmacht. Infolgedessen bleibt die Weite des Sellaeinganges fast unverändert, ein Umstand der, wie schon betont, für die Diagnose der Mucocele der Keilbeinhöhle besonders wichtig ist. Bei weiterem Wachstum und entsprechender Größe wird die Mucocele fast immer das hintere Siebbeinlabyrinth miteinbeziehen, ein

Befund, der differentialdiagnostisch ebenfalls von Interesse ist. Denn ein Einbruch eines Hypophysentumors in das hintere Siebbeinlabyrinth ist kaum anzunehmen. Bei einer

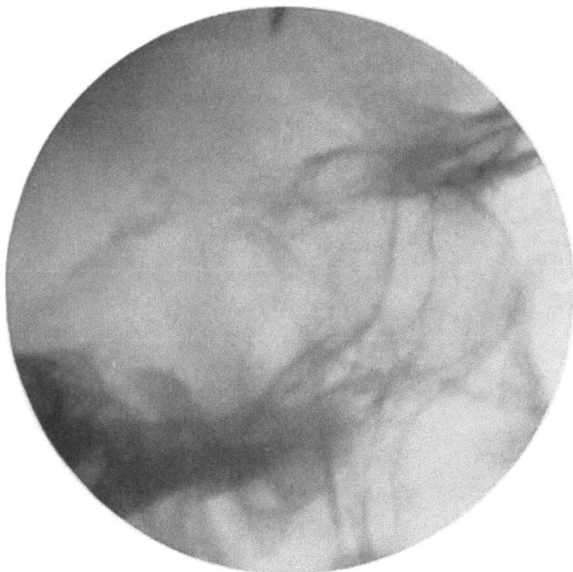

Abb. 65a. „Seitliche Ansicht der Sella turcica bei *Mucocele* der Keilbeinhöhle (klinische Diagnose: Tumor der mittleren Schädelgrube). Die Sella turcica und der Keilbeinkörper sind ausgedehnt zerstört. Die Spitze des Dorsum sellae ist an normaler Stelle noch erkennbar, was für den infrasellaren Ursprung des Prozesses spricht. Vom Rest des Dorsum sellae zieht im Bogen nach hinten-unten eine feine Schattenlinie, welche dem nach hinten verdrängten und wieder verkalkten Periost dieser Region entspricht. Auf den Rest des Dorsum sellae und auf einen Processus clinoideus anterior projiziert sich je eine schalenförmige Verkalkung. Das Planum sphenoidale ist bogenförmig nach oben verdrängt. Sein Kontur geht vorne in eine nach vorne konvexe Linie über, die im Bogen nach unten zum Boden der mittleren Schädelgrube führt. Diese Linie entspricht der vorderen Begrenzung des Prozesses und liegt innerhalb des Siebbeinlabyrinthes." (Abbildung, Skizze und Text aus E. G. Mayer „Diagnose und Differentialdiagnose in der Schädelröntgenologie")

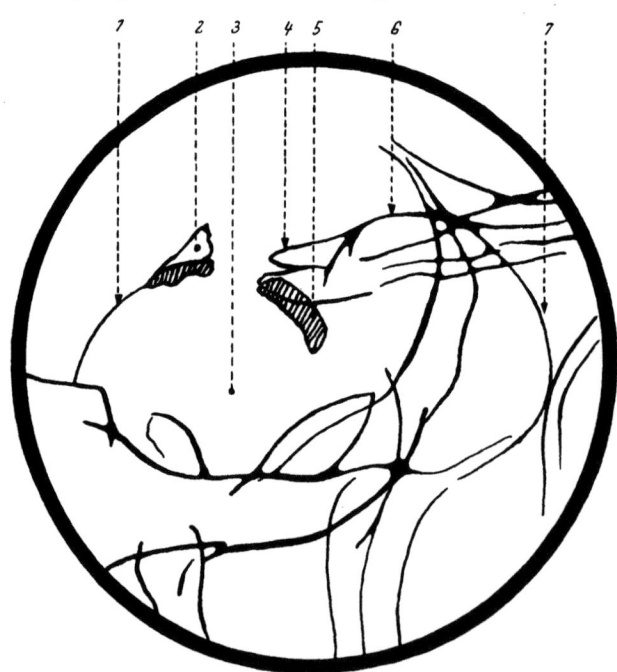

Abb. 65b. Skizze zu Abb. 65a. *1* Nach hinten verdrängtes und wieder verkalktes Periost; *2* Rest des Dorsum sellae, darunter schraffiert ein schalenförmiger Kalkschatten; *3* Gegend des Keilbeinkörpers und der Keilbein- höhle; *4* Processus clinoidei anteriores; *5* schalenförmiger Kalkschatten; *6* nach oben verlagertes Planum sphenoidale; *7* vordere Begrenzung der Mucocele innerhalb des Siebbeinlabyrinthes

entsprechend großen Mucocele der Keilbeinhöhle wird ferner das Planum sphenoidale nach oben verdrängt, was ebenfalls bei einem Hypophysentumor nicht vorkommt. Wir kennen das nach oben verlagerte Planum sphenoidale sonst nur noch bei dem Pneumosinus dilatans. Bei entsprechender Größe kann die Mucocele auch zu einer Erweiterung der Fissura orbitalis superior führen. Schließlich kann durch eine große Mucocele auch

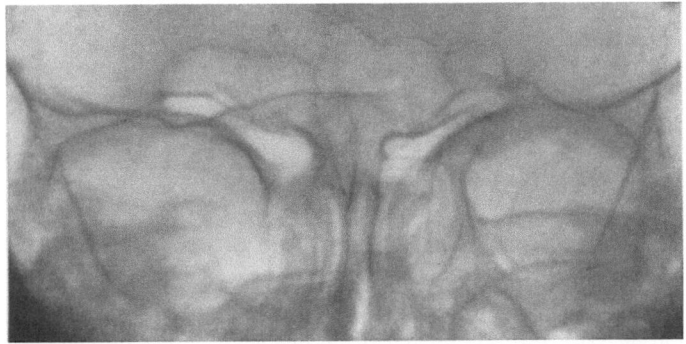

Abb. 65c. „Sagittale Ansicht des mittleren Schädelbereiches im gleichen Falle wie Abb. 65a. Der rechte kleine Keilbeinflügel zeigt eine scharf begrenzte Usur von unten her. Das Planum sphenoidale ist nach oben verlagert. Die rechte Fissura orbitalis superior ist erweitert. Der Kontur der hinteren medialen Orbitawand fehlt rechts. Die rechte Pyramidenspitze ist zerstört. Die Grenze der Usur ist hier glatt und bogenförmig, wobei die obere Pyramidenkante den Defekt etwas überragt, was für einen tief gelegenen Ursprung des Prozesses spricht. Auf beiden Aufnahmen sprechen die Zeichen des infrasellaren Ursprunges und die Zeichen der Benignität (schalenförmige Verkalkung, Verdrängung des Knochens und gute Abgrenzung) für eine Mucocele, die operativ bestätigt wurde". (Abbildung, Skizze und Text aus E. G. MAYER „Diagnose und Differentialdiagnose in der Schädelröntgenologie")

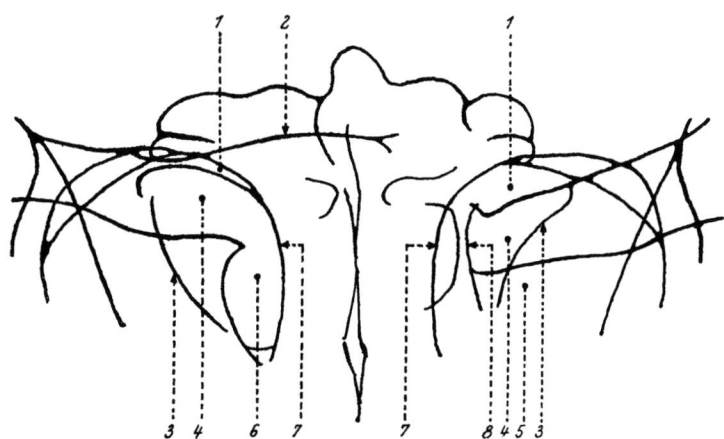

Abb. 65d. Skizze zu Abb. 65c. 1 Kleiner Keilbeinflügel, rechts von unten her arrodiert; 2 nach oben verlagertes Planum sphenoidale; 3 laterale Begrenzung der Fissura orbitalis superior; 4 Fissura orbitalis superior, rechts erweitert; 5 linke Pyramidenspitze; 6 Defekt der rechten Pyramidenspitze; 7 vorderer Teil der medialen Orbitawand; 8 hinterer Teil der medialen Orbitawand, rechts fehlend

die Pyramidenspitze zerstört werden, wobei die Art der Arrosion ebenfalls differentialdiagnostisch verwertbar sein kann. Führt ein Hypophysentumor zu einer direkten Usur der Pyramidenspitze, so ist im Hinblick auf die im Verhältnis zur Pyramidenspitze hochgelegene Sella zu erwarten, daß die Usur in erster Linie die oberen Partien der Pyramidenspitze betrifft. Bei der infrasellar entstandenen Mucocele der Keilbeinhöhle können jedoch die unteren Partien der Pyramidenspitze stärker arrodiert werden, so daß die obere Pyramidenkante am Rande des Defektes über denselben etwas vorragt. Eine Mucocele der Keilbeinhöhle als solche im Röntgenbild richtig zu erkennen, ist außerordentlich wichtig, weil ihre klinische Diagnose mangels entsprechender Symptome meist

kaum möglich ist und weil die Operation von der Nase aus einen verhältnismäßig harmlosen Eingriff darstellt. Dagegen würde die vom Neurochirurgen unter der irrigen Annahme eines endokraniellen Tumors durchgeführte Operation einen erheblich ernsteren
Eingriff darstellen, der auch unangenehme Folgen haben könnte.''

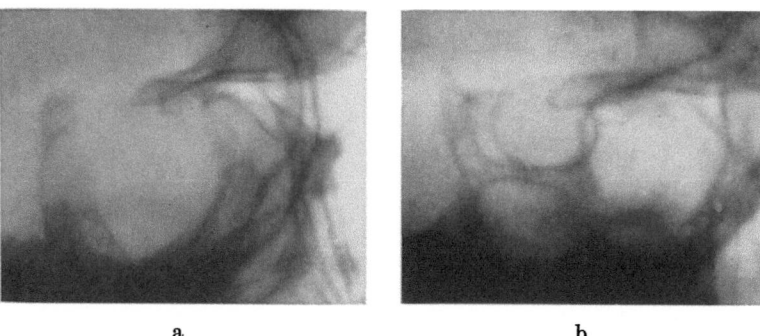

a   b

Abb. 66a u. b. ,,Seitliche Ansicht der Sella turcica bei einer *Mucocele der Keilbeinhöhle*, a vor, b ein Jahr nach
der endonasalen Operation. Die Abb. 66a imponiert auf den ersten Blick als eine hochgradige asymmetrische
Exkavation der Sella turcica. Der Umstand aber, daß der Sellaeingang trotz der hochgradigen Veränderungen
an der Sella turcica nicht erweitert ist, muß sofort an den infrasellaren Ursprung des Prozesses denken lassen.
Da die Abgrenzung insbesondere auch nach vorne gegen das Siebbeinlabyrinth eine deutliche ist, wird man
zur Annahme einer Mucocele der Keilbeinhöhle kommen. Die Abb. 66b zeigt, daß nach der endonasalen Operation, bei welcher eine breite Kommunikation zwischen dem cystenartigen Tumor und der Nasenhöhle geschaffen wurde, die Sella turcica sich wieder regeneriert hat. Hätte es sich um einen cystischen endosellaren
Tumor gehandelt, so wäre das Periost des Sellabodens nach vorne und unten verdrängt und bei der Operation
zum großen Teil entfernt worden, was eine vollständige Regeneration der Sella turcica unmöglich gemacht
hätte. Die Mucocele hat aber das Periost des Sellabodens nach oben verdrängt und nach der operativen
Entleerung der Mucocele sank es wieder an seine normale Stelle''. (Abbildung und Text aus E. G. Mayer
,,Diagnose und Differentialdiagnose in der Schädelröntgenologie''.)

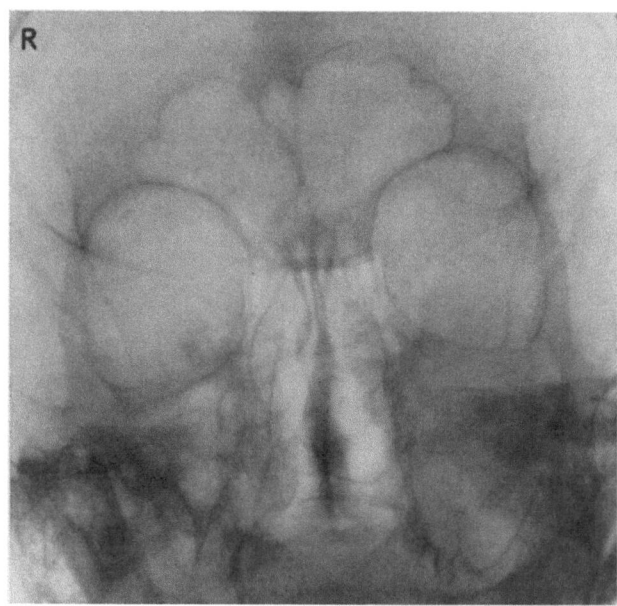

Abb. 67. Sagittale etwas kranial-exzentrische Aufnahme der Nebenhöhlen bzw. postero-anteriore Aufnahme
beider Orbitae (typische Einstellung). *Mucocele der linken Kieferhöhle* bei einer 66jährigen Frau, bei der vor
37 Jahren die linke Kieferhöhle nach Caldwell-Luc operiert worden war. Trotzdem die linke Kieferhöhle
bei dieser Projektion von dem Schatten der linken Pyramide zum größten Teil überlagert ist, ist die Höhle
doch gut beurteilbar. Sie ist verschattet, mehr als auf das Doppelte der normalen Größe ausgeweitet, ihre
Wände sind deutlich verdünnt und ausgebuchtet. Der Befund ist nicht typisch für eine Mucocele, jeder andere
gutartige expansiv wachsende Prozeß, z. B. eine Schleimhautcyste oder ein Fibrom der Kieferhöhle, können
dieselben Veränderungen hervorrufen

Die Mucocele der Kieferhöhle. Es wurde schon berichtet, daß die Mucocele im Bereich der Kieferhöhle am seltensten vorkommt. Wir konnten in den letzten 15 Jahren nur je eine Mucocele und eine Pyocele des Sinus maxillaris beobachten. In beiden Fällen bestand eine komplette Verschattung einer deutlich vergrößerten, ballonförmig aufgetriebenen Kieferhöhle, deren Wände allseits verdünnt waren, jedoch keine Defektbildung erkennen ließen (s. Abb. 67). Das Röntgenbild zeigte also die Zeichen eines expansiv wachsenden gutartigen Prozesses.

6. Die spezifischen Entzündungen der Nase und der Nasennebenhöhlen (Die infektiösen Granulome)

a) Die Lues

Pathogenetische und pathoanatomische Vorbemerkungen. Wie allgemein bekannt, gibt es zwei Formen der Lues, die angeborene und die erworbene. Das klinische Erscheinungsbild beider Luesformen kann sehr mannigfaltig sein. Bei der konnatalen Syphilis kann sich die Infektion entweder schon bei der Geburt, kurze Zeit nachher oder erst im Pubertätsalter zeigen. Man kann demnach eine angeborene Früh- und Spätsyphilis unterscheiden. Die Symptome der Lues acquisita treten in verschiedenen Stadien auf und je nachdem, um welches es sich handelt, spricht man von Lues I, Lues II oder Lues III. Das klinische Symptom der angeborenen Frühsyphilis ist die *Rhinitis (Coryza) syphilitica neonatorum*. Das Krankheitsbild entspricht im wesentlichen dem der Lues II der akquirierten Form. Die Rhinitis syphilitica neonatorum wird daher als sekundäres Stadium der konnatalen Lues bezeichnet. Die Krankheitszeichen der konnatalen Spätsyphilis entsprechen denen der Lues III.

Der *luische Primäraffekt* kann, was gar nicht so selten vorkam, in der Nase lokalisiert sein und hier findet er sich am häufigsten im vorderen Anteil der Nasenscheidewand. Bezüglich der verschiedenen Arten des Infektionsmodus ist nur die Ansteckung durch ärztliche Instrumente von Interesse, wodurch früher serienweise Gesunde mit Lues infiziert wurden (MARX). Durch das infizierende Instrument kann natürlich der Erreger auch in eine Nebenhöhle gebracht werden und hier zum luischen Primärherd führen. Über ein derartiges Vorkommnis berichtet HAJEK. Es handelt sich um einen Fall „wo die Punktion der Kieferhöhle nach 6 Wochen mit vorangegangener submaxillarer, harter Lymphdrüsenschwellung eine allgemeine Syphilis ausgelöst hatte". Im übrigen sind Primäraffekte der Nebenhöhlen nicht bekanntgeworden. Auf die Pathoanatomie des luischen Primäraffektes braucht hier nicht eingegangen zu werden, wichtig ist nur zu wissen, daß Knorpel und Knochenveränderungen bei der Lues I nicht vorkommen. Im Sekundärstadium der erworbenen Lues kommen wie an der Haut, so auch an den Schleimhäuten *maculöse* und *papulöse Syphilide* vor, die stets reichlich Spirochäten enthalten und daher eine große Ansteckungsgefahr bedingen. Diese syphilitischen Efflorescenzen können sowohl an der Schleimhaut der Nase als auch an der ihrer Nebenhöhlen auftreten. Die luische Infektion der Nebenhöhlenschleimhaut kann jedoch erst von der Nase aus erfolgen und zwar durch verunreinigte Instrumente, per continuitatem, durch Eindringen luischen Sekretes aus der Nase sowie auf dem Blut- und Lymphwege. Aber noch auf eine andere Weise können bei Lues II die Nebenhöhlen affiziert werden, nämlich im Anschluß an eine luische Erkrankung ihrer Wände; Knochenveränderungen im Eruptionsstadium der Syphilis sind allerdings selten; wenn sie auftreten, finden sie sich mit Vorliebe am Schädel und hier wieder besonders am Stirnbein. Pathoanatomisch handelt es sich hierbei um eine rarefizierende Ostitis bzw. Osteomyelitis. Sitzt der Knochenherd in großer Entfernung von der Stirnhöhle, so ist diese natürlich nicht gefährdet, sitzt jedoch der Herd im Bereich einer ihrer knöchernen Wände und reicht er bis an das Lumen heran, kommt es stets zu einer konsekutiven Stirnhöhlenerkrankung. Über zwei derartige Fälle berichtet SCHUBERT. Im ersten Falle fand sich ein Defekt im medialen Anteil des Margo supraorbitalis bzw. am Boden der Stirnhöhle. Der zweite Fall wurde, weil er die Zeichen einer Orbitalphlegmone bot, operiert, dabei fand man Eiter in der Stirnhöhle bei kaum veränderter Schleimhaut. Die Stirnhöhle sah makroskopisch intakt aus, es wurde jedoch ein Stück aus dem Boden der Höhle entfernt und histologisch untersucht, hierbei wurde eine chronische Fibroblastenosteomyelitis, eine Markfibrose und einige knötchenförmige Granulome festgestellt. In beiden Fällen trat auf antiluische Behandlung Heilung ein. Im ersten Falle war eine Lues II sicher, beim zweiten war eine solche auf Grund der Vorgeschichte anzunehmen. Eine Nebenhöhlenaffektion bei Luikern muß aber nicht immer spezifischer Natur sein; gesichert wird die Diagnose entweder durch direkte Inspektion der betreffenden Höhle oder durch histologische Untersuchung ihrer Schleimhaut oder retrospektiv durch den Erfolg einer antiluischen Therapie.

Die *Rhinitis syphilitica neonatorum* stellt pathoanatomisch eine Schleimhautentzündung dar mit hochgradiger Lymphocyteninfiltration, die zu einer starken Verdickung der Schleimhaut, besonders im Bereiche der unteren Muschel, führt. Das Schleimhautepithel ist zum Teil in Plattenepithel umgewandelt, zum Teil degeneriert, es kann in großer Ausdehnung zerstört sein, es finden sich dann ausgedehnte Ulcerationen. Häufig bestehen auch Veränderungen von seiten des Knorpel- und

14*

Knochengerüstes der Nase. Diese können einerseits dadurch zustande kommen, daß die luische Schleimhautentzündung auf Perichondrium und Periost übergegriffen hat, andererseits können sie sich unabhängig von der Schleimhautentzündung entwickeln, ähnlich einer Osteochondritis luica der Extremitäten. Was immer die Ursache der Erkrankung des knorpeligen oder knöchernen Nasengerüstes sein mag, es kommt in jedem Fall zu mehr oder weniger ausgedehnten Zerstörungen von Knorpel- und Knochenteilen, als deren Folge dann Nasendeformitäten auftreten. Nach Marx ist anzunehmen, daß die die Rhinitis syphilitica neonatorum charakterisierende Schleimhauterkrankung nicht auf die Haupthöhle der Nase beschränkt bleibt, sondern sich auch auf die Nebenhöhlen erstreckt. Demnach gibt es auch konnatale luische Nebenhöhlenaffektionen. Da die Spätform der konnatalen Syphilis im wesentlichen dieselben Erscheinungen macht wie die Lues III, können sie zusammen besprochen werden. Das anatomische Substrat der Lues III sind die *gummösen Prozesse*. In der Nasenschleimhaut treten diese in zwei Formen auf, entweder als *diffuse gummöse Entzündung* oder als umschriebene Knötchenbildung in Form des *Gumma* oder *Syphilom*. Beide Formen, diffus gummöses Infiltrat und Gumma sind pathohistologisch analoge Gebilde, nur daß bei ersteren das luische Granulationsgewebe mehr flächenförmig, bei letzterem mehr knotenförmig angeordnet ist. Übergänge zwischen beiden Formen kommen vor, es kann sich auch einmal aus einem flächenförmigen Infiltrat ein Gummaknoten entwickeln (Marx). Sehr häufig finden sich außer diesen Schleimhautveränderungen Knochen- und Knorpelprozesse. Sie können sich durch Tiefenwucherung der gummösen Schleimhautentzündung entwickeln, so besonders am Septum nasi, an den Muscheln und im Siebbeinbereich, sie können aber auch als selbständige luische Knochenprozesse auftreten, analog den syphilitischen Knochenerkrankungen im übrigen Skelet. Pathoanatomisch handelt es sich um eine *teils rarefizierende, teils ossifizierende gummöse Periostitis und Ostitis* bzw. *Osteomyelitis*, die entweder mehr diffus oder umschrieben in Erscheinung treten und zu mehr oder weniger ausgedehnten Knochenzerstörungen oder Knochenneubildungen Anlaß geben kann. Es werden oft große Knochenstücke durch das luische Granulationsgewebe von der Umgebung abgelöst, verfallen der Nekrose und bilden Sequester. Die ausgedehnten Zerstörungen und Sequesterbildungen, die man früher häufig beobachten konnte und die hauptsächlich den Nasenboden, die Nasenmuscheln, den Bereich des Siebbeinlabyrinthes und der Keilbeinhöhle betrafen, kommen heute nicht mehr vor. Durch die ossifizierende Periostitis und Ostitis bzw. Osteomyelitis kommt es sowohl an der Oberfläche des Knochens als auch in seinem Inneren zu Anbauvorgängen, teils in Form diffuser Hyperostosen, teils in Form von umschriebenen Exostosen- bzw. Osteophytenbildungen. Der gummöse Prozeß kann überall in der Nase lokalisiert sein, so im Bereich der Nasenwurzel, der Nasenscheidewand, der Nasenmuscheln, des Nasenbodens und des harten Gaumens. Eine Beteiligung der Nebenhöhlen kommt bei Lues III viel häufiger vor als dies bei Lues II der Fall ist und war schon in der prärhinoskopischen Ära bekannt. Die Nebenhöhlenerkrankungen im tertiären Stadium der Lues können auf verschiedene Weise zustande kommen. Es kann sich eine gummöse Entzündung der Nase direkt auf eine oder mehrere Nebenhöhlen fortsetzen, es kommen aber auch primäre luische Erkrankungen der Nebenhöhlen bei vollständigem Freibleiben der Nasenhöhle vor (Veis). Hierbei kann der gummöse Prozeß zunächst in der Schleimhaut entstehen und erst sekundär auf den Knochen übergreifen. Aber auch der umgekehrte Weg ist möglich, d. h. eine primäre luische Knochenerkrankung einer Nebenhöhlenwand kann im weiteren Verlauf die Schleimhaut der betreffenden Höhle miterfassen. Bei primärem Befall der Schleimhaut soll der Prozeß niemals auf dieselbe beschränkt bleiben, es soll immer zur Beteiligung des Knochens kommen. Bezüglich der bei Lues der Nebenhöhlen regelmäßig vorhandenen eitrigen Sekretion handelt es sich nicht um eine spezifische Eiterung. Dieselbe wird durch gewöhnliche Eiter- und Fäulnisbakterien hervorgerufen, die in dem zerfallenden Gewebe einen besonders guten Nährboden finden. Die Bezeichnung syphilitisches Empyem ist daher nicht richtig. Außerdem kann bei Lues III genauso wie bei Lues II ein Empyem in einer Nebenhöhle auftreten, die nicht spezifisch erkrankt ist. Das Empyem kann wohl indirekt mit der Syphilis zusammenhängen, indem der spezifische Prozeß der Nase durch Schleimhautwucherung, Schwellung oder Narbenbildung zur Verlegung eines Ausführungsganges und dadurch zur Eiterung geführt hat, oder es kann jauchiges Sekret aus der Nase in eine Nebenhöhle gelangen und dieselbe infizieren. Man hat diese Formen der Nebenhöhlenerkrankungen, bei der die Lues nur die indirekte Ursache darstellt, als Begleitsinusitis bezeichnet, zum Unterschied von der spezifischen Sinusitis, bei der ein gummöser Prozeß der Nebenhöhlenschleimhaut besteht. Die Unterscheidung ist jedoch oft kaum möglich und in der Interpretation der Zusammenhänge der einzelnen Symptome wird manches hypothetisch bleiben.

Das Röntgenbild der luischen Erkrankungen der Nase und der Nasennebenhöhlen

Die luischen Erkrankungen der Nase und der Nasennebenhöhlen sind heute so selten geworden, daß von der jüngeren Generation der Röntgenologen wohl mancher keinen einschlägigen Fall gesehen hat. Aus der früheren Zeit gibt es zahlreiche Publikationen von Rhinologen, die sich hauptsächlich mit der klinischen Symptomatologie der angeborenen und erworbenen Lues befassen. Bezüglich der röntgenologischen Symptomatik findet man nur wenige Hinweise. Röntgenbefunde werden in diesen Arbeiten wohl vielfach erwähnt, mitunter auch durch entsprechende Bilder belegt. Ausführliche, vorwiegend röntgenologische Mitteilungen sind nur spärlich vorhanden. Es sei hier gleich vorweggenommen, daß es für Lues pathognomonische Röntgenzeichen nicht gibt. Eine vorhandene Verschattung entbehrt in der Regel charakteristischer Merkmale und Knochenveränderungen kommen nicht nur bei anderen spezifischen Entzündungen ebenfalls vor, sondern finden sich auch bei unspezifischen Entzündungen und Tumoren.

Der luische Primäraffekt der Nase gibt keinen Anlaß zu einer Röntgenuntersuchung. Sollte er, was in Zukunft wohl kaum mehr vorkommen dürfte, in einer Kieferhöhle sitzen, so wird dieselbe eine uncharakteristische Verschattung zeigen. Liegt eine Lues II der Nasenschleimhaut vor oder handelt es sich um die Frühform der angeborenen Syphilis, also um eine spezifische Rhinitis, so kann durch eine Röntgenuntersuchung der Nebenhöhlen festgestellt werden, ob sie vollkommen frei oder ob sie in irgendeiner Weise mitbeteiligt sind. Eine eventuell zu Tage tretende Verschattung einer oder mehrerer Nebenhöhlen besagt jedoch keinesfalls, ob es sich um einen spezifischen oder unspezifischen Prozeß handelt. Veränderungen von seiten des Knochens kommen bei Lues II selten vor und unterscheiden sich nicht von denen, wie sie bei Lues III auftreten. Hingegen findet sich bei der Frühform der angeborenen Syphilis, der Rhinitis syphilitica neonatorum häufig eine Beteiligung des Knorpel- und Knochengerüstes der Nase. Nachdem es sich hierbei um eine rarefizierende Entzündung handelt, wird es Aufgabe der Röntgenuntersuchung sein, festzustellen, wieweit bzw. in welchem Ausmaße ein Zerstörungsprozeß der Bestandteile der Nase vorliegt. Die Nebenhöhlenaffektionen bei Lues III können, wenn eine spezifische

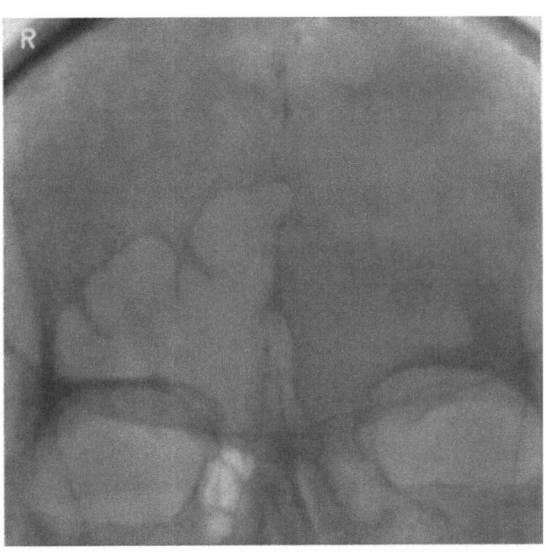

Abb. 68. Ausschnitt aus einer sagittal-horizontalen Aufnahme der Nebenhöhlen (typische Einstellung). *Lues* der linken Stirnhöhle und des linken Siebbeinlabyrinthes bei einem 65jährigen Mann, seit über 1 Jahr besonders nächtliche Kopfschmerzen. In letzter Zeit sind häufig Schwindelanfälle hinzugetreten und hat sich eine Sehverschlechterung eingestellt. Wa.R. in Blut und Liquor+++. Die linke Stirnhöhle ist dicht und homogen verschattet, ihre Grenzen sind kaum mehr erkennbar, da auch der der Stirnhöhle benachbarte Knochen hyperostotisch umgebaut ist. Dichte Verschattung des linken Siebbeinlabyrinthes. Der Befund ist nicht unbedingt typisch für eine spezifisch-luische Entzündung, da auch eine unspezifische Entzündung dieselben Veränderungen hervorrufen kann. Bei dem Patienten bestand außerdem eine Osteomyelitis luica der rechten Tibia

Sinusitis vorliegt, dadurch charakterisiert sein, daß sie infolge *hochgradiger Knochenneubildung* zu einer oft *vollständigen Verödung* des erkrankten pneumatischen Hohlraumes geführt haben. Derartig ausgeprägte Knochenneubildungen — man findet sie hauptsächlich in der Stirn- und Keilbeinhöhle — kommen bei unspezifischen Entzündungen nur selten vor (s. Abb. 68). Über einen beide Oberkiefer betreffenden Fall von symmetrischer, tumorbildender, ossifizierender Ostitis bei Lues congenita tarda hat RAAB berichtet. Beide Kieferhöhlen waren infolge ausgedehnter Knochenneubildung vollständig obliteriert. RAAB gibt in dieser Arbeit auch die möglichen Ursachen bekannt, die für das Zustandekommen der Knochenneubildung verantwortlich gemacht werden. Besteht gleichzeitig eine Zerstörung der Nasenscheidewand, so liegt die Annahme, daß die Verschattung bzw. knöcherne Verödung einer Nebenhöhle luischer Natur ist, sehr nahe. Findet man außerdem am Schädeldach oder am übrigen Skelet typische, für Lues sprechende Veränderungen, spricht dies mit großer Wahrscheinlichkeit dafür, daß ein vorhandener Nebenhöhlenprozeß spezifischen Charakter hat. Die luische Erkrankung der Keilbeinhöhle kann auch hier zu einer vollständigen knöchernen Verödung des Sinus führen und man sieht dann im Röntgenbild eine dichte, fast immer vollkommen homogene Verschattung, die sich nur auf den pneumatischen Anteil des Keilbeinkörpers erstreckt, den nichtpneumatisierten Anteil aber freiläßt, was für die Lues ziemlich typisch ist (s. Abb. 69). Knochenneubildungen können mit Knochenzerstörungen kombiniert sein, letztere können auch allein das Bild beherrschen (s. Abb. 70). Größere Defektbildungen findet man, wie schon erwähnt, vorwiegend im Bereiche der knöchernen Nasenbeine, des Siebbeinlabyrinthes, der Lamina perpendicularis und des harten Gaumens (s. Abb. 71).

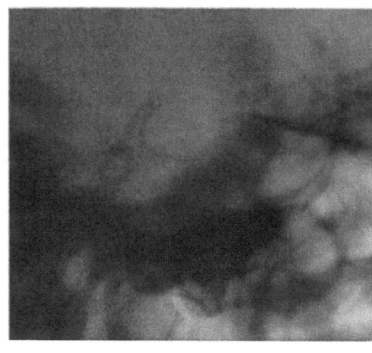   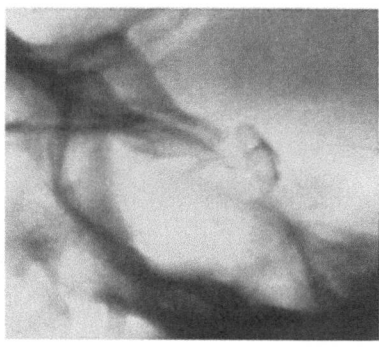

Abb. 69   Abb. 70

Abb. 69. Seitliche Ansicht der Keilbeinhöhle bzw. der Sella turcica (der Focus der Röhre stand etwas oberhalb der Mitte der Verbindungslinie äußerer Gehörgang und Mitte des äußeren Orbitarandes). *Lues der Keilbein-höhle*. Der gleiche Patient wie Abb. 68. Die Keilbeinhöhle ist infolge knöcherner Obliteration dicht und homogen verschattet

Abb. 70. „Seitliche Ansicht der Sella turcica und der Keilbeinhöhlen in einem Falle einer alten *luischen Affektion* derselben. Im Bereiche der Sella turcica fehlt das Dach der Keilbeinhöhle vollkommen, so daß der vordere und mittlere Teil des Sellabodens nicht zu sehen ist". (Abbildung und Text aus E. G. Mayer „Diagnose und Differentialdiagnose in der Schädelröntgenologie")

Nach Ausheilen der Lues I und II bleiben in der Regel keine wesentlichen Veränderungen zurück. Bei Lues III ist dies kaum der Fall. Besonders wenn durch Sequesterbildung größere Teile des Knorpels und Knochens abgestoßen wurden, finden sich ausgedehnte Defekte (Sattelnase).

b) Die Tuberkulose

Pathogenetische und pathoanatomische Vorbemerkungen. Die Infektion kann von außen, also exogen, oder von irgendeinem bereits im Körper vorhandenen tuberkulösen Herd, also endogen, und zwar vorwiegend auf dem Blutwege (hämatogen) erfolgen. Handelt es sich im ersten Falle um ein im übrigen tuberkulosefreies Individuum, so liegt eine primäre Tuberkulose, also eine Erstinfektion vor, wobei die Nasenschleimhaut die Eintrittspforte für die Tuberkelbacillen darstellt und wobei es hier zur Ausbildung des Primäraffektes im Sinne Rankes kommt. Dazu gehört natürlich das Befallensein der regionären Drüsen. Da bei normaler Schleimhaut ein Eindringen von Tuberkelbacillen nicht möglich ist, müssen, damit die Infektion stattfinden kann, Schleimhautläsionen vorhanden sein. Tuberkulöse Primäraffekte in der Nase sind selten, in einer Nebenhöhle noch wesentlich seltener. Nach Marx halten nicht alle Mitteilungen, die als primäre Tuberkulosen der Nase bekanntgegeben wurden, einer Kritik stand, nur vereinzelt dürfte dies tatsächlich der Fall gewesen sein. Zurhausen teilt eine Beobachtung mit, bei welcher der Primärherd in der Kieferhöhle saß und gibt eine Übersicht über einige weitere derartige Fälle. In der überwiegenden Mehrzahl der Fälle entstehen die Tuberkulosen der Nase und der Nebenhöhlen hämatogen, wobei man annimmt, daß eine stattgehabte oder eine noch bestehende unspezifische Entzündung einen Locus minoris resistentiae schaffen kann. Bei Ozaena hat man z. B. eine Tuberkulose wiederholt gesehen.

Wie überall im menschlichen Organismus tritt auch an der Schleimhaut der Nase und der Nebenhöhlen die Tuberkulose in zwei Formen auf und zwar entweder als *exsudative* bzw. *ulcerös-*

nekrotisierende oder als *proliferative Entzündung.* Bei der exsudativen bzw. ulcerös-nekrotisierenden Form der Tuberkulose handelt es sich um mehr flächenhafte Infiltrationen, die, wie schon der Name sagt, große Neigung zum Zerfall haben. Die Zerstörung des Epithels, die zu Geschwürsbildung führt, setzt sich in den tieferen, seitlichen Teilen oft weiter fort als an der Oberfläche, wodurch die typischen unterminierten Ränder der tuberkulösen Geschwüre entstehen. Die proliferative Form der Tuberkulose äußert sich in der sog. Tuberkulombildung, die nicht nur in der Nase und den Nebenhöhlen, sondern ubiquitär im Organismus vorkommen kann, jedoch nirgends die Größe wie in der Nase erreicht. Es sind bis apfelgroße Gebilde beschrieben worden. Sie sitzen am häufigsten am Septum cartilagineum, seltener im Bereich der unteren und mittleren Muschel. Im Bereich der

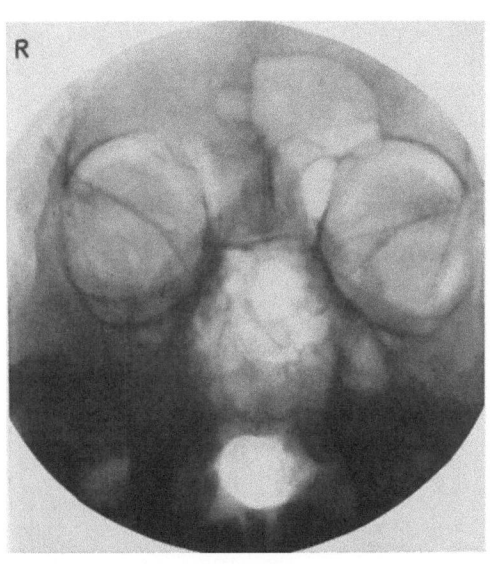 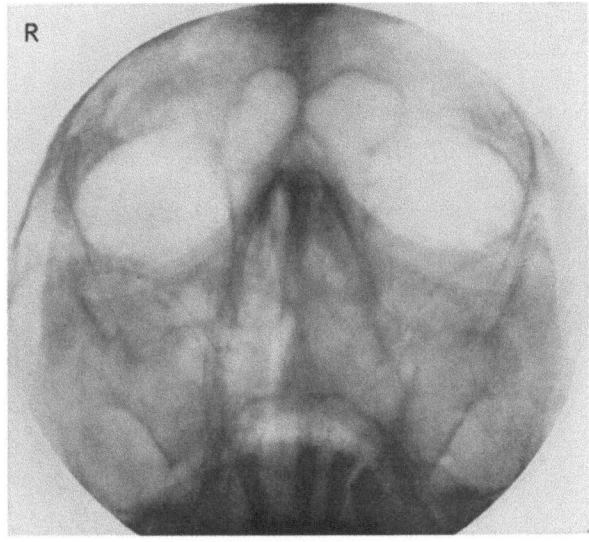

Abb. 71   Abb. 72

Abb. 71. Sagittal etwas kranial-exzentrische Aufnahme der Nebenhöhlen bzw. der Orbitae (typische Einstellung). *Lues der Nase* bei einer 79jährigen Frau, die 1900 eine Lues aquirierte und bisher nie antiluisch behandelt wurde. Man sieht ein abnorm helles Cavum nasi, in dem das Septum nasi und die Muschelzeichnung vollkommen fehlen. Infolge Destruktion beider Nasenbeine und von Teilen des Processus frontalis beider Oberkiefer erscheint das Cavum nasi im oberen Anteil abnorm weit

Abb. 72. Sagittale kranial-exzentrische Aufnahme der Nebenhöhlen I. Serie (typische Einstellung). *Tuberkulose* der Nase bei einer 63jährigen Frau; seit 6 Monaten Kopfschmerzen und Schmerzen in der linken Augengegend; seit 5 Monaten ist die Nase unwegsam. Rhinologischer Befund: Die linke Nasenhälfte ist von einem gelblichweißen, bei Berührung leicht blutenden Gewebe ausgefüllt, dessen histologische Untersuchung ein verkäsendes tuberkulöses Granulationsgewebe ergab. Das Röntgenbild zeigt eine Verschattung beider Kieferhöhlen und der linken Nasenhöhle. Die Wände beider Kieferhöhlen lassen eine deutliche Porose erkennen, die allerdings bei dem Alter der Patientin nicht als pathologisch aufgefaßt werden kann. Eine Defektbildung ist nicht nachweisbar. Es läßt sich aus dem Röntgenbild nicht entscheiden, ob die Erkrankung der Kieferhöhlen, insbesondere der linken, spezifischer oder unspezifischer Natur ist

Nebenhöhlen sind *Tuberkulome* in der Stirnhöhle, in der Kieferhöhle und in der Keilbeinhöhle beschrieben worden. Sie stellen gestielte oder breitbasig aufsitzende Tumoren mit glatter oder höckeriger Oberfläche dar und können mitunter geschwürig zerfallen. Verkäsung kommt nur selten vor.

Die tuberkulösen Knochenaffektionen des knöchernen Nasengerüstes und der Nebenhöhlenwände entstehen in der Regel durch Fortsetzung einer Schleimhauttuberkulose auf Periost und Knochen. Es ist jedoch anzunehmen, daß es auch eine hämatogen entstandene Knochentuberkulose gibt, die erst sekundär zu einer tuberkulösen Schleimhautentzündung führt (MARX). Nach HAJEK dürfte die Rhinitis und Pansinusitis caseosa auf eine primäre Knochentuberkulose zurückzuführen sein. Weiter kann eine hämatogen entstandene tuberkulöse Caries am unteren oder oberen Orbitarand oder im Jochbeinkörper, eine Erkrankung, die man früher öfter beobachten konnte, auf die benachbarten Nebenhöhlen übergreifen. So soll nach KILLIAN die Tuberkulose der Stirnhöhle häufiger nach einer tuberkulösen Caries des Orbitarandes als primär entstehen. Pathoanatomisch handelt es sich bei der tuberkulösen Knochenerkrankung um eine *rarefizierende Ostitis* bzw. *Osteomyelitis.* Die Knochenzerstörung kann hierbei sehr ausgedehnt sein und kann mit Bildung von Sequestern, kalten Abscessen und von tuberkulösen Fisteln einhergehen, wobei letztere nach außen oder in das Schädelinnere durchbrechen können.

Pathoanatomisch kann also die Tuberkulose der Nebenhöhlen in drei verschiedenen Formen auftreten: 1. Der Prozeß bleibt auf die Schleimhaut beschränkt, welche wie bei einer unspezifischen Entzündung lediglich eine polypös verdickte Beschaffenheit zeigt; 2. es besteht eine chronische Sinusitis mit Knochenzerstörung; 3. die Tuberkulose tritt in Form eines Tuberkuloms auf.

Das Röntgenbild der tuberkulösen Erkrankungen der Nase und der Nasennebenhöhlen

Genauso wie die luischen Erkrankungen der Nase und der Nasennebenhöhlen sind auch die tuberkulösen sehr selten geworden und waren schon früher, bevor es noch die wirksame Chemotherapie gegeben hat, seltener als die luischen Prozesse dieser Region. Ob eine der Nebenhöhlen eine bevorzugte Lokalisation für die tuberkulöse Erkrankung darstellt, läßt sich nicht eindeutig feststellen. Ein wesentlicher Unterschied im Befall der

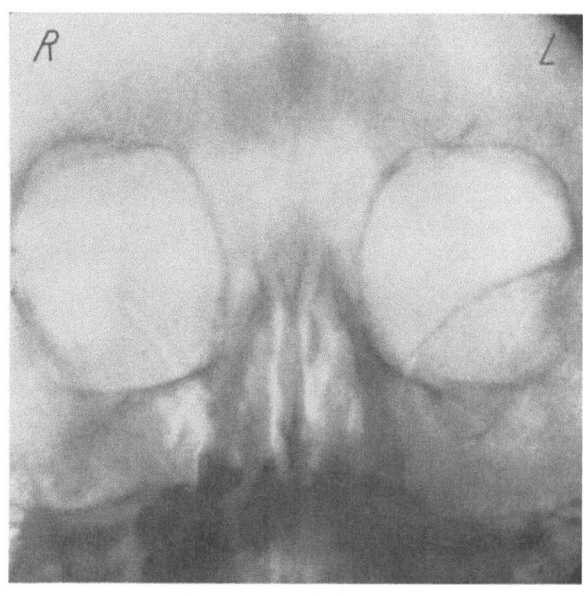

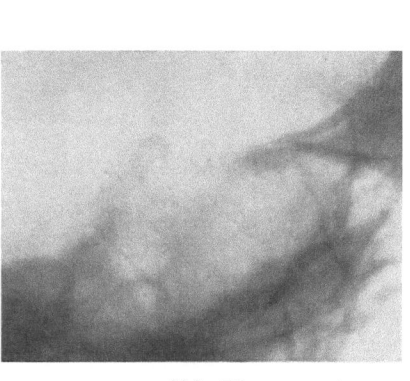

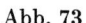

| Abb. 73 | Abb. 74 |

Abb. 73. „Seitliche Ansicht der Sella turcica und der Keilbeinhöhlen bei *Tuberkulose*. Die Keilbeinhöhlen sind verschattet. Ihre Wände sowie der Sellaboden, das Dorsum sellae und der anschließende hintere Kontur des Keilbeinkörpers sind unscharf. Auch die Struktur des nicht pneumatisierten Teiles des Keilbeinkörpers ist unscharf und undeutlich, zum Teil aufgehellt". (Abbildung und Text aus E. G. MAYER „Diagnose und Differentialdiagnose in der Schädelröntgenologie")

Abb. 74. „Sagittale Aufnahme der Nasennebenhöhlen I. Serie eines Kindes, bei welchem klinisch wegen einer Schwellung an der Nasenwurzel die Vermutungsdiagnose eines Sarkoms gestellt und dann eine *Tuberkulose* festgestellt wurde. Das Röntgenbild zeigt die Nebenhöhlen schon gut entwickelt und alle verschattet. Die Stirnhöhlenkonturen sind sehr unregelmäßig und unscharf. Eine Corticalis ist hier nicht mehr erkennbar, und das Septum interfrontale fehlt. Dieser Befund könnte ohne weiteres auch durch ein Sarkom bedingt sein. Gegen die Annahme eines solchen spricht jedoch der Umstand, daß auch beiderseits im Bereiche der Kieferhöhlen eine Knochenaffektion besteht und die Konturen hier im lateralen Anteil verschwunden sind. Außerdem besteht auch ein größerer, unscharf begrenzter Resorptionsherd in der rechten lateralen Orbitawand im oberen Teil des großen Keilbeinflügels. Dieser Befund macht ein Blastom unwahrscheinlich und spricht im Sinne einer Tuberkulose". (Abbildung und Text aus E. G. MAYER „Diagnose und Differentialdiagnose in der Schädelröntgenologie")

einzelnen Höhlen scheint jedoch nicht zu bestehen. So wie bei der Lues sind auch bei der Tuberkulose die röntgenologisch nachweisbaren Veränderungen in keiner Weise artspezifisch. Bei einer tuberkulösen Erkrankung der Nasenschleimhaut, gleichgültig, ob es sich um eine exogene Primärinfektion oder um eine sekundäre hämatogene Infektion handelt, obliegt der Röntgenuntersuchung die Aufgabe, festzustellen, ob und wieweit die Nebenhöhlen miterkrankt sind und ob die Zeichen einer Knochenaffektion bestehen (s. Abb. 72). Sitzt der tuberkulöse Prozeß in einer Nebenhöhle, so wird dieselbe eine Verschattung zeigen, die keinen Schluß auf das ihr zugrunde liegende Substrat zuläßt.

Daß die Tuberkulombildung einer Nebenhöhle sich im Röntgenbild durch einen umschriebenen Schatten äußert, wäre theoretisch möglich, ist aber sehr unwahrscheinlich, da immer eine perifokale Entzündung den vom Tuberkulom freien Anteil der Höhle verschatten wird. Sollte jedoch einmal ein Tuberkulom als umschriebenes Schattengebilde in Erscheinung treten, so ist es trotzdem nicht als solches diagnostizierbar. Die Knochenaffektion, die, wie schon erwähnt, in einer rarefizierenden Ostitis bzw. Osteomyelitis besteht, zeigt sich zunächst im Röntgenbild durch eine *Porose* der erkrankten Partien (s. Abb. 73). Im weiteren Verlauf entsteht dann ein kleinerer oder größerer Defekt der Wand, der auf die benachbarten Knochenabschnitte übergreifen kann und unregelmäßige und unscharfe Grenzen zeigt, als Folge der immer über den Defekt mehr oder weniger weit hinausreichenden Porose. Das ist ja das Typische für die Tuberkulose des Knochens, daß auch noch in der weiteren Umgebung des Krankheitsherdes, wohl als Folge einer Toxinwirkung, eine unspezifische Knochenresorption nachweisbar ist. Mitunter sind bei der Tuberkulose multiple Herde nachweisbar (s. Abb. 74). Zeichen eines zumindest höhergradigen Knochenanbaues fehlen bei der Knochentuberkulose, sofern keine Mischinfektion zustandegekommen ist, stets. Höhergradigere reparative Knochenveränderungen gehören nicht zum typischen Bild der Knochentuberkulose. *Sequesterbildung* ist häufig vorhanden. Bei Tuberkulose des Siebbeinlabyrinthes und der Keilbeinhöhlen ist die Gefahr, daß sich eine tuberkulöse Meningitis entwickelt, groß. Kommt der Prozeß zum Stillstand, so erfolgt die Heilung mit Defektbildung.

c) Das Sklerom

Pathogenetische und pathoanatomische Vorbemerkungen. Das Sklerom wird mit großer Wahrscheinlichkeit durch einen bestimmten Erreger hervorgerufen und gehört deshalb zu den Infektionskrankheiten. Es stellt aber keine kontagiöse Erkrankung dar, da bis heute der Beweis einer unmittelbaren Ansteckung eines Gesunden durch einen Kranken nicht erbracht werden konnte. Über den sog. Sklerombacillus gibt es eine Unzahl von Arbeiten, auf die hier nicht näher eingegangen werden kann. Nur das Wesentlichste sei angeführt. Es handelt sich um plumpe Stäbchen oder längliche viereckige Kokken, die oft in Haufen zusammenliegen, jedoch auch vereinzelt auftreten. Sie werden zur Gruppe der Kapselbacillen vom Typus der Friedländerbacillen gerechnet. Die Unterscheidung von anderen Kapselbacillen ist schwierig, nach Ansicht mancher Autoren überhaupt nicht möglich.

Das Sklerom ist eine sehr seltene Krankheit und trotzdem ist auf Grund der Forschungen von STREIT anzunehmen, daß „fast die ganze Welt mit Sklerom verseucht ist". Dieses infektiöse Granulom kommt in einzelnen Landschaften endemisch vor. Derartige „autochthone Skleromherde" finden sich in Galizien, in Zentralamerika und in Sumatra. Alle übrigen Herde in der Welt werden als „sekundär" betrachtet und es wird vermutet, daß sie in irgendeiner Beziehung zu den genannten autochthonen Herden stehen. Die außerhalb von diesen auftretenden Skleromfälle werden auf Verschleppung zurückgeführt. Das Sklerom gilt im allgemeinen als eine Erkrankung der ärmeren Bevölkerungsschichten, kommt bei Frauen häufiger vor als bei Männern und kann in jedem Lebensalter auftreten. Auch Kinder bleiben nicht verschont.

Pathoanatomisch handelt es sich um eine chronisch-infektiöse Granulomatose der Schleimhaut, deren histologisches Bild eine Vielgestaltigkeit aufweist. Makroskopisch stellt sich das Sklerom als knötchenförmig oder auch diffuse wulstige Verdickung der Schleimhaut dar. Ulceröser Zerfall der geschwulstartigen Bildungen tritt spontan nicht ein. Auftretende Erosionen und Geschwüre sind die Folge von Sekundärinfektionen. Die erste Veröffentlichung des Krankheitsbildes bringt HEBRA (1870): „Über ein eigentümliches Neugebilde der Nase — Rhinosklerom" in der Wiener medizinischen Wochenschrift. Zunächst nahm man an, daß es sich um eine isolierte Hauterkrankung der Nase handle, erst später ergab sich, daß das Sklerom eine Erkrankung der Schleimhaut ist, die höchstens nach jahrelangem Bestehen auch die äußere Nase in Mitleidenschaft ziehen kann. Der Infiltrationsprozeß beginnt nach MARX offenbar häufig am Nasenboden, von dem er sich auf die seitliche Nasenwand und die untere Muschel und in gleicher Weise medial auf das untere Septum fortsetzt. Die mittlere Muschel und der obere Abschnitt der Nase bleiben manchmal verschont. Doch gibt es auch Fälle, bei denen die ganze Nasenschleimhaut ergriffen ist und die ganze Nase von skleromatösen Wucherungen ausgefüllt ist. Es kann zum Befall des Nasenrachens kommen. Nebenbei sei erwähnt, daß es Sklerome des Larynx und der Trachea gibt. In den Nebenhöhlen konnte man ebenfalls dieses infektiöse Granulom beobachten und zwar besonders in der Kieferhöhle, aber auch im Siebbein. Da in diesen Fällen die Nase ausgedehnte skleromatöse Veränderungen zeigt, nimmt man an, daß der Prozeß sekundär auf die Nebenhöhlen übergegriffen hat. Hierbei zeigt die Schleimhaut der Nebenhöhlen dieselben Veränderungen wie die Schleimhaut der Nase. Gleichzeitig bestehende

Nebenhöhleneiterungen sind auf eine Sekundärinfektion zurückzuführen. In seltenen Fällen konnte auch eine Miterkrankung des Knochens gefunden werden. So beschreibt Tobeck einen Fall, bei welchem das tumorartige Sklerom die Wände der Kieferhöhle in großer Ausdehnung zerstört hatte und in die Fossa retromaxillaris vorgedrungen war.

Das Röntgenbild des Sklerom der Nase und der Nasennebenhöhlen. Zu eventuell vorhandenen röntgenologischen Veränderungen von seiten der Nase und der Nebenhöhlen kann aus eigener Erfahrung nicht Stellung genommen werden, da wir bisher keine Gelegenheit hatten, einen entsprechenden Fall zu untersuchen. Es ist jedoch anzunehmen, daß die Verschattung der erkrankten Nebenhöhle und eine vorhandene Knochenaffektion keinerlei artspezifische Merkmale aufweisen. Sequesterbildungen sind bisher nicht gesehen worden.

d) Die Rotzkrankheit der Nase

Pathogenetische und pathoanatomische Vorbemerkungen. Der Rotz ist eine kontagiöse Infektionskrankheit der Einhufer (Pferd, Esel, Maulesel und Maultier) und wird durch einen spezifischen Erreger, den Rotzbacillus hervorgerufen. Je nach der Lokalisation der Erkrankung unterscheidet man einen Nasen-, Haut- und Lungenrotz. Da die Kenntnis dieses infektiösen Granuloms beim Menschen auf die Tierpathologie aufgebaut ist, soll hier der Nasenrotz des Pferdes — Haut- und Lungenrotz gehören nicht in dieses Kapitel — besprochen werden. Pathoanatomisch handelt es sich um eine Infiltration der Schleimhaut der Nase in Form von kleinen Knötchen oder diffusen Verdickungen, die nicht zwei verschiedene Erscheinungsformen, sondern nur graduell verschiedene Veränderungen darstellen. Durch eitrigen Zerfall der Infiltrate entstehen die Rotzgeschwüre, die zu Beginn runde, später unregelmäßige Form mit wallartig zerfressenen Rändern zeigen. Bei längerer Dauer greift der Prozeß auf den Knorpel und Knochen über und zerstört diese Strukturen in verschieden starkem Ausmaße. Bei den Pferden sind regelmäßig die Kieferhöhlen, seltener die Stirnhöhlen erkrankt, als Folge einer lymphogenen Verschleppung der Bacillen. Die Nebenhöhlenschleimhaut zeigt völlig identische Veränderungen wie die Schleimhaut der Nase. Die Rotzkrankheit des Menschen entsteht durch Ansteckung durch ein rotzkrankes Tier und zwar durch das bacillenhaltige Sekret des Pferdes. Der Befallene muß nicht unbedingt mit dem erkrankten Pferd in Berührung kommen, die Infektion kann durch verunreinigte Gegenstände wie Pferdedecken, Stallgerät, Geschirr und dergleichen erfolgen. Die Bacillen können sowohl durch die Haut als auch durch die Schleimhaut in den menschlichen Körper eindringen. Eine Infektion durch eine intakte Haut ist nicht möglich, es müssen kleine Wunden oder Abschürfungen vorhanden sein. Bei der Infektion durch die Schleimhäute ist eine Verletzung derselben nicht erforderlich. Der primäre Sitz des Rotzes beim Menschen ist verschieden. Am häufigsten finden sich die ersten Erscheinungen an den Händen und im Gesicht, seltener an der Schleimhaut der Nase und des Mundes. Die Nase kann erst sekundär durch hämatogene oder lymphogene Verschleppung von irgendeinem Herd im Körper erkranken. Das pathoanatomische Erscheinungsbild der menschlichen Rotzkrankheit ist im wesentlichen dasselbe wie beim Rotz des Pferdes, nur treten ausgesprochene Knötchenbildungen seltener auf. In der Nase finden sich nach Marx besonders am Septum breit aufsitzende Granulationswucherungen. Sie können jedoch auch an den Muscheln und anderen Stellen vorhanden sein. Es sind stets größere oder kleinere, unregelmäßige Geschwüre vorhanden, die nicht nur die Schleimhaut, sondern auch den Knorpel und den Knochen zerstören. Außer Septumperforationen und Zerstörungen der Muscheln kann die mediale Kieferhöhlenwand destruiert sein, was eine direkte Ausbreitung der Erkrankung in die Höhle zur Folge hat. Die Schleimhaut der Nebenhöhlen kann indirekt auf dem Gefäßweg infiziert werden, dies wurde besonders an der Stirnhöhle beobachtet. Bei längerer Dauer kann der Schleimhautrotz auf die äußere Nase und das Gesicht übergreifen und zu ausgedehnten Zerstörungen, denen nicht nur die Nase, sondern auch angrenzende Gesichtspartien zum Opfer fallen können, Anlaß geben.

Das Röntgenbild der Rotzkrankheit der Nase und der Nasennebenhöhlen. Der Rotz, der um die Jahrhundertwende in Europa ziemlich häufig vorkam, ist infolge der durchgeführten Schutz- und Tilgungsmaßnahmen heute sehr selten geworden. Bezüglich der Röntgensymptome gilt dasselbe, was beim Sklerom gesagt wurde. Die Diagnose kann nur klinisch gestellt werden. Der Zweck der Röntgenuntersuchung besteht in der Feststellung, ob und wieweit die Nebenhöhlen Veränderungen zeigen und ob und in welchem Ausmaße destruktive Knochenveränderungen vorhanden sind.

e) Das Granuloma gangraenescens

Pathogenetische und pathoanatomische Vorbemerkungen. Das Granuloma gangraenescens ist ein seltenes Krankheitsbild. Die erste Beschreibung im deutschen Sprachtum erfolgte durch Hennig und Wirth. Die genaue pathoanatomische Untersuchung und die Bezeichnung des Krankheitsbildes stammen von Kraus.

Das Wesen dieser Erkrankung ist in vielen Punkten noch vollkommen ungeklärt und es ist auch noch keineswegs sicher, ob die unter den Synonyma laufenden Krankheitsbilder wie *„progressives malignes Granulom"* (Voss) und *„echtes malignes Granulom"* (Schütz) als ein und dieselbe Erkrankung aufzufassen seien und ob es sich um ein Leiden sui generis und nicht nur um ein Teilbild einer anderen Krankheit handle (Marx). Es wird angenommen, daß das Granuloma gangraenescens durch einen bestimmten Erreger hervorgerufen werde, obwohl es bisher nicht gelang, einen spezifischen Erreger nachzuweisen. Stets wurde eine reichliche Mischflora von Streptokokken, Staphylokokken, nicht-pathogenen Diphtheriebacillen, Spirochäten, fusiformen Bacillen, zur Proteusgruppe gehörenden und allen möglichen anderen Bakterien gefunden. Einmal waren auch in großer Menge Fadenpilze nachweisbar. Die Zusammensetzung des Bakterienbefundes war in den einzelnen Fällen keineswegs übereinstimmend. Auf Grund dieser Tatsache erscheint es wenig wahrscheinlich, daß die Erkrankung durch einen bestimmten Erreger hervorgerufen werde, trotzdem glaubt man, daß eine Bakterienwirkung für das Zustandekommen des pathologischen Prozesses verantwortlich ist, wobei jedoch noch ein anderer Faktor mit im Spiele sein soll. Dem Versagen der natürlichen Abwehrkräfte und einer eventuell vorhandenen abnormen Blutbeschaffenheit hat man eine Bedeutung beigemessen.

Pathoanatomisch handelt es sich um *granulomatöse Ulcerationen* der mittleren Gesichtsgewebe, die histologisch das Bild einer chronischen unspezifischen Entzündung zeigen. Die Krankheit beginnt nach Marx im Inneren der Nase. Bei dem ersten der fünf mitgeteilten Fälle von Dahm und Meyer scheint der Prozeß in der rechten Kieferhöhle begonnen zu haben, wie die histologische Untersuchung nach Caldwell-Luc-Operation ergab. In der Nase bestand lediglich eine Polyposis des mittleren Nasenganges. Die Ausbreitung nach außen findet entweder im Siebbeingebiet oder am Nasenrücken oder am Nasenflügel statt. Es entstehen manchmal subcutane oder intracutane Abscesse, die unter Fistelbildung nach außen durchbrechen und allmählich in immer größer werdende Defekte übergehen. Die Defekte können auch ohne vorhergehende Fistelbildung auftreten. Der Prozeß schreitet in der Regel unaufhaltsam fort und führt im weiteren Verlauf zu ausgedehnten Zerstörungen und innerhalb von 2 bis längstens 5 Jahren zum Tode. Die Zerstörungen können sich nicht nur auf die äußere Nase und auf die der Nase angrenzenden Gesichtspartien erstrecken, sondern können auch in die Tiefe auf den Oberkiefer und die Schädelbasis (besonders vordere Schädelgrube) übergreifen.

Das Röntgenbild beim Granuloma gangraenescens der Nase und der Nasennebenhöhlen. Auch hier können infolge Fehlens eigener Beobachtungen keine persönlichen Erfahrungen mitgeteilt werden. Es gibt jedoch eine röntgenologische Arbeit von Geist und Mullen, auf die wir uns beziehen können. Diese Autoren fanden im Beginn der Erkrankung eine Verschattung wechselnder Art der Nebenhöhlen der befallenen Seite, die sie als Zeichen einer nach Verschluß der Ausführungsgänge entstandenen Infektion auffaßten. Eine Verwechslung mit einfacher Sinusitis mit Nasenpolypen sei im ersten Stadium möglich. Im weiteren Verlauf wird dann eine Knochenzerstörung sichtbar. So fanden die oben genannten Autoren eine Zerstörung des Os turbinatum (Concha nasalis inf.), der Lamina perpendicularis, des Siebbeines und der medialen Kieferhöhlenwand. Ein charakteristisches Merkmal kommt den röntgenologischen Veränderungen nicht zu. Es sei noch erwähnt, daß Heilungen sehr selten erzielt wurden und dies am ehesten noch durch Röntgenbestrahlung bzw. Kombination derselben mit chirurgischen Eingriffen. Zurückbleibende Defekte müssen plastisch gedeckt werden.

f) Die übrigen infektiösen Granulome

Hier sei zunächst die *Lepra* angeführt. Über lepröse Erkrankungen der Nebenhöhlen gibt es in der Literatur nur wenige Angaben. Trotzdem scheint eine Mitbeteiligung der Kieferhöhle öfter vorzukommen. Man fand in ihr häufig serös-eitriges, übelriechendes Sekret und an der Schleimhaut das typische Granulationsgewebe. Im röntgenologischen Schrifttum der letzten Jahre fanden wir lediglich eine Arbeit von Nègre und Fontan über die röntgenologischen Erscheinungen der Knochenläsionen bei der Lepra. Diese Autoren beschreiben Schleimhautveränderungen polypoider Art besonders in der Stirn- und Kieferhöhle, seltener im Siebbeinlabyrinth und in der Keilbeinhöhle, sowie Strukturveränderungen mottenfraßähnlicher Art, die an Paget erinnern, im Bereiche des Knochenmassivs des Oberkiefers, des Siebbeines und der Orbita. Das Septum nasi kann verdünnt oder zum Teil ganz zerstört sein.

Weiter sind die verschiedenen Pilzerkrankungen, wie *Aktinomykose, Blastomykose, Aspergillose, Botriomykose, Trichomykose* und *Hyphomykose* zu nennen. Diese Erkrankungen kommen nicht allzuhäufig vor. Die Möglichkeit des Befalles der oberen Luftwege ist natürlich bei allen diesen infektiösen Granulomen gegeben. Tatsächlich scheint aber eine Infektion der Nase und der Nebenhöhlen nur äußerst selten vorzukommen. Wir konnten in der uns zugänglichen Literatur eine Arbeit von Kramer und Som über eine Aktinomykose der Keilbeinhöhle, die durch eine Meningitis zum Tode geführt hatte, finden. Die Obduktion dieses Falles zeigte einen Abszeß der Keilbeinhöhlenschleimhaut und eine osteomyelitische Destruktion der Hinterwand der Höhle. Da uns die Arbeit nur im Referat zugängig war, wissen wir nicht, ob eine Röntgenuntersuchung vorgenommen wurde.

Über die Blastomykose der Nasennebenhöhlen ist in den letzten Jahren eine Publikation von Czurda erschienen. Der Autor berichtet über zwei Fälle. Im ersten Falle handelte es sich um einen 37jährigen Patienten, bei dem sich ohne Vorsymptome eine Abnahme des Sehvermögens, Doppelbilder und ein Exophthalmus rechts einstellten. Die ophthalmologische Untersuchung ergab eine Abducens- und Internusparese. Die Nase war frei. Die Röntgenuntersuchung ergab eine Verschattung der Nebenhöhlen der I. Serie rechts. Bei der Operation zeigte sich die rechte Kieferhöhle, das rechte Siebbein und die rechte Keilbeinhöhle von einem grauweißen, markigen Gewebe erfüllt, das die Lamina papyracea durchbrach, die nasale Bulbuswand in großer Ausdehnung infiltrierte und dort nicht entfernt werden konnte. Durch Färbe- und Kulturversuche konnten Sproßpilze nachgewiesen werden. Im zweiten Falle handelte es sich um einen 60jährigen Patienten, der seit 3 Wochen eine Infiltration des rechten Nasenflügels hatte, die auf die angrenzenden Wangenpartien übergriff und bis zum inneren Augenwinkel reichte. Das Lumen der rechten Nasenseite war von einem grau-rötlichen Gewebe ausgefüllt. Ob eine Röntgenuntersuchung vorgenommen wurde, geht aus der Mitteilung nicht hervor. Der Patient starb ungefähr ein Jahr nach Beginn der Erkrankung, wobei es dann gelang, mit Hilfe einer Spezialfärbung Sproßpilze mit ziemlicher Sicherheit nachzuweisen.

Außerdem gehört zu den infektiösen Granulomen noch der *Morbus Bang* und die *Tularämie*. Über entsprechende Erkrankungen der Nase und der Nebenhöhlen ist uns nichts bekannt, auch konnten wir im uns zugängigen Schrifttum keine diesbezüglichen Angaben finden.

Zum Schlusse sei noch angeführt, daß es verschiedene Tropenkrankheiten gibt, die mit einer Granulomatose einhergehen *(Framboesie, Leishmaniosen* u. a.*)*. Hierbei handelt es sich um Krankheiten, die im wesentlichen die Haut befallen und die die Nase nur in manchen Fällen in Mitleidenschaft ziehen. Bei uns kommen diese Erkrankungen so gut wie nie vor, weshalb sich eine nähere Besprechung erübrigt.

V. Die Tumoren der Nase und der Nasennebenhöhlen

1. Die gutartigen mesenchymalen Tumoren

Im Bereiche der Nase und der Nasennebenhöhlen finden sich eine Reihe benigner Neubildungen, von denen einige häufig, andere selten und manche sehr selten vorkommen. Die nun folgende Besprechung der einzelnen gutartigen Geschwülste erfolgt nicht nach histologischen Gesichtspunkten, sondern nach der Häufigkeit ihres Auftretens und der sich daraus ergebenden klinischen Dignität. Eine gesonderte Besprechung der auf die Nasenhöhlen beschränkten gutartigen Tumoren erübrigt sich, da hier die Röntgenuntersuchung nur eine untergeordnete Rolle spielt. In Fällen, in denen Tumoren der Nase Erwähnung finden müssen, werden sie gemeinsam mit denen der Nebenhöhlen erörtert werden.

a) Die Osteome

α) Pathogenetische und pathoanatomische Vorbemerkungen

Zum Unterschied von den an der Schädelkapsel vorkommenden Knochengeschwülsten werden die Osteome der Nebenhöhlen auch als zentrale Osteome, Enosteome oder Höhlenosteome bezeichnet. Während man früher annahm, daß die Osteome einen knorpeligen Ursprung haben, ist man heute ganz allgemein der Ansicht, daß sie aus verlagerten Periostkeimen hervorgehen. Nach Schrörer sollen bei der Osteombildung chronisch entzündliche Prozesse der Nebenhöhlenschleimhaut bzw. der Wandungsknochen einen maßgeblichen Anteil haben. Der Autor kommt auf Grund seiner Untersuchungsbefunde an den Geschwülsten und ihrer Umgebung zu dieser Ansicht.

Nach den Mitteilungen der Pathologen gehören die Osteome zu den seltenen Geschwulstbildungen. Auf Grund röntgenologischer Beobachtungen an Lebenden ist dies nicht der Fall. Man kann diese Neubildungen gar nicht so selten beobachten. Sie kommen sowohl in der Einzahl als auch in der Mehrzahl vor. Übereinstimmung zwischen pathoanatomischen und röntgenologischen Erfahrungen besteht bezüglich der häufigsten Lokalisation dieser Tumoren. Der häufigste Sitz ist die Stirnhöhle, dann das Siebbein, wesentlich seltener entwickeln sie sich in der Kieferhöhle und am seltensten in der Keilbeinhöhle.

Große Osteome können mehrere Höhlen einnehmen. Es ist dann oft nicht mehr möglich, den Ausgangspunkt zu bestimmen. Weiter gibt es Osteome, die von einer der das Cavum nasi begrenzenden Wände oder vom Naseptum ausgehen. Erstere können sowohl nach innen in das Nasenlumen vordringen als auch nach außen wachsen.

Histologisch unterscheidet man *kompakte, spongiöse* und *gemischt spongiös-kompakte Osteome.* Während das kompakte Osteom eine von Schleimhaut überzogene, höckerige Oberfläche mit knollenartigen Bildungen zeigt, besitzt das spongiöse Osteom eine glatte, einheitliche Oberfläche, die in der Regel durch eine in den einzelnen Fällen verschieden dicke, kompakte Knochenschale gebildet wird, die ebenfalls einen Schleimhautüberzug aufweist. Mit dem Ausgangspunkt stehen diese Tumoren entweder mittels eines Stieles, der meist aus Spongiosa, seltener aus Bindegewebe und Gefäßen besteht, in Verbindung oder sie sitzen dem Mutterboden breitbasig auf. Es gibt allerdings auch Geschwülste, die frei in der Höhle liegen, sie werden tote Osteome genannt. Sie besitzen keinen Schleimhautüberzug mehr und es fehlen ihnen die Weichgewebe im Inneren. Man nimmt für diese Fälle an, daß der Stiel infolge Zirkulationsstörung oder eitriger Entzündung zerstört wurde. Das Wachstum der Osteome ist ein sehr langsames, es erstreckt sich über Jahre und kommt, solange sie mit dem

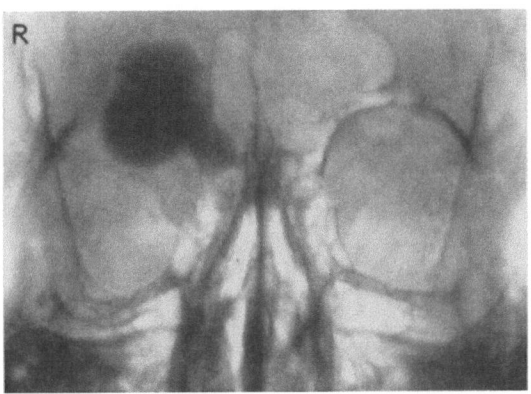

Abb. 75. Sagittale, etwas kranial-exzentrische Aufnahme der Nebenhöhlen bzw. postero-anteriore Aufnahme der Orbitae (typische Einstellung). *Osteoma eburneum der rechten Stirnhöhle.* 15jähriger Knabe mit einem seit 3 Monaten bestehenden Exophthalmus rechts. Die lateralen zwei Drittel der rechten Stirnhöhle sind von einem dichten, homogenen Schatten ausgefüllt, der sich von oben her in die Orbita hineinwölbt, deren Dach im Bereiche der Vorwölbung nicht mehr erkennbar ist. Gegen den Stirnhöhlenboden entsendet der Schatten einen zapfenförmigen Fortsatz

Mutterboden in Verbindung stehen, selten zum Stillstand. Während der Zeit der Geschlechtsreife soll ein beschleunigtes Wachstum vorkommen. Am häufigsten treten die Osteome im mittleren Lebensalter auf. Der sich vergrößernde Tumor führt durch Druckatrophie zur Verdünnung und Dislokation der benachbarten Wand oder Wände und kann letzten Endes dieselben in geringerem oder größerem Umfange usurieren, wodurch die an und für sich harmlose Neubildung eine Gefahr für den Träger bedeutet. Am gefährlichsten ist die Zerstörung der Knochen im Bereiche der Schädelbasis oder der Stirnhöhlenhinterwand, da dann der Weg für eine Infektion der Hirnhaut offen ist und sich jederzeit eine Meningitis entwickeln kann. Entstehung einer Liquorfistel und einer Pneumatocele sind weitere Komplikationsmöglichkeiten. Bei Destruktion der Orbitalwände besteht meist ein Exophthalmus.

β) Das Röntgenbild der Osteome

Die Röntgendiagnose eines Osteoms bietet in der Regel keine Schwierigkeiten. Kleine Tumoren machen bei entsprechendem Sitz keine klinischen Symptome. Sie werden als Zufallsbefund festgestellt. Sie kommen bei Männern häufiger vor als bei Frauen und sollen sich nicht vor dem 10. Lebensjahr entwickeln. Am häufigsten treten sie im 2. bis 3. Lebensjahrzehnt auf. Findet sich die kleine Geschwulst im Bereiche eines Ausführungsganges und verlegt sie denselben, so kann sie durch Abflußhemmung des Sekretes zur Ursache eines Empyems oder eine Pyocele und, wenn keine Infektion stattgefunden hat, zur Ursache einer Mucocele werden. Große Osteome der Kieferhöhle können nach Verdünnung und Vorwölbung der facialen Wand zu einer Deformation des Gesichtes Anlaß geben. Röntgenologisch findet man von kaum erbsgroßen Neubildungen alle Übergänge bis zu enorm entwickelten Tumoren, die dann den gesamten pneumatischen Hohlraum, in dem sie entstanden sind, ausfüllen, seine Form nachahmen und nur mehr durch einen feinen Spalt von den Wänden des Sinus getrennt sind. Sie können sich, wie bereits erwähnt, in benachbarte Höhlen erstrecken. Entsprechend dem histologischen Bau erzeugt das *Osteoma eburneum* im Röntgenbild einen intensiven Schatten (s. Abb. 75), der gleichmäßig sein kann oder ungleichmäßig ist, wenn sich neben den sklerotischen

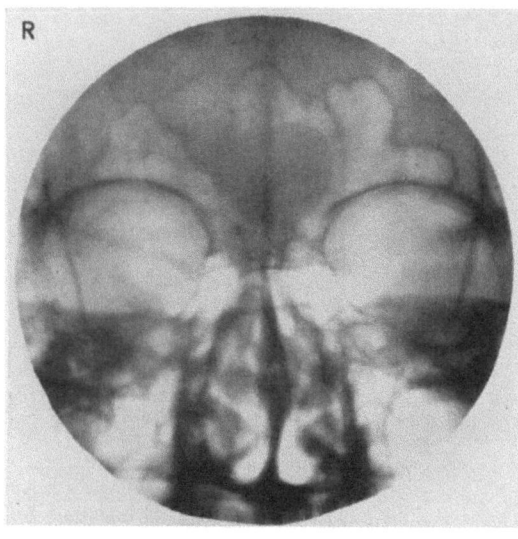
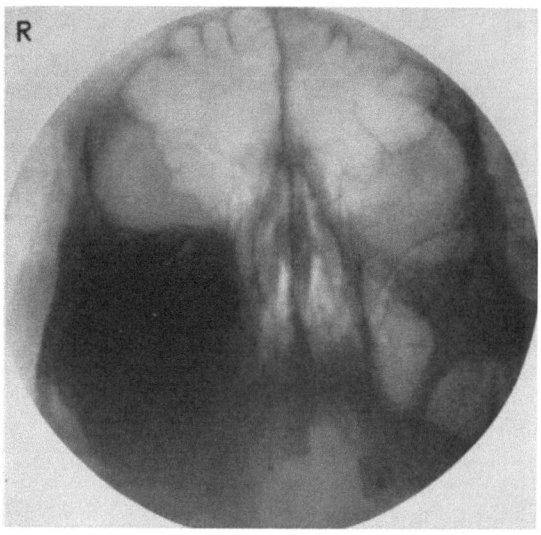

Abb. 76   Abb. 77

Abb. 76. Sagittal-horizontale Aufnahme der Nebenhöhlen (der Focus der Röhre stand etwas rechts der Medianebene). *Spongiöses Osteom des Septum sinuum frontalium.* 25jährige Frau, die seit langem an starken Kopfschmerzen leidet und wegen einer Sinusitis frontalis zur Röntgenuntersuchung geschickt wurde. Man sieht zu beiden Seiten des Septum je eine halbkugelige, mäßig dichte Verschattung, die stellenweise eine zarte Knochenschale erkennen läßt. Der Befund ist typisch für ein spongiöses Osteom. Es besteht eine Verschattung beider Stirnhöhlen

Abb. 77. Sagittale kranial-exzentrische Aufnahme der Nebenhöhlen I. Serie (typische Einstellung). *Osteoma eburneum der rechten Kieferhöhle.* 61jährige Frau, bei der sich schon im Alter von 11 Jahren eine Vorwölbung am rechten Oberkiefer zu bilden begann. Die rechte Kieferhöhle ist auf mehr als das Doppelte vergrößert, ihre Wände sind verdünnt und ausgebuchtet und das Lumen der Kieferhöhle ist eingenommen von dem dichten Schatten des Osteom

auch spongiöse Anteile finden oder wenn Knorpeleinlagerungen vorhanden sind. Das *Osteoma spongiosum* gibt einen wesentlich weniger intensiven, manchmal nur weichteildichten Schatten, letzteren dann, wenn es nur sehr locker gebaut ist oder wenn es neben verkalkter Tela ossea auch reichlich unverkalkte Knochensubstanz (Osteoid) aufweist. Es besitzt jedoch fast immer eine aus kompakten Knochen aufgebaute, dünnere oder dickere Knochenschale und ist dann als Osteom zu erkennen. Die Form der Osteome ist ganz verschieden, sie sind einmal rundlich, ein andermal mehr oval oder tropfenförmig, ein andermal ganz unregelmäßig. In der Stirnhöhle finden sie sich häufiger am Boden derselben, seltener nehmen sie vom Dach des Sinus ihren Ausgang oder hängen an einem der im oberen Anteil der Höhle oft vorhandenen Septen. Auch das Septum sinuum frontalium kann Sitz der Neubildung sein, wobei sich dieselbe sowohl nur nach einer als auch nach beiden Seiten hin entwickeln kann (s. Abb. 76). Im Siebbein kann der Tumor den Bereich einer oder mehrerer Zellen einnehmen. Auch im Recessus orbitalis kann ein Osteom vorkommen. Osteome der Kiefer- und Keilbeinhöhle können von jeder ihrer Wände ausgehen. Häufig findet sich hier die Mischform zwischen Osteom und

Hyperostose, mitunter nur eine reine Hyperostose. In beiden Höhlen können die Tumoren einen kleineren oder größeren Raum einnehmen, es kann der gesamte Sinus von der Neubildung ausgefüllt und in eine osteomartige Masse umgewandelt sein (s. Abb. 77). Die Wände sind bei den Mischformen Osteom-Hyperostose dann nicht mehr differenzierbar, wenn sie in den Tumor miteinbezogen sind. Der röntgenologische Nachweis der Arrosion einer Wand durch ein Osteom ist, wenn der Defekt klein ist, im gewöhnlichen Röntgenbild nur bei günstiger Lage desselben zur Strahlenrichtung möglich, also dem Zufall überlassen. Die Usur kann sowohl durch benachbarten gesunden Knochen als auch durch den Tumor selbst verdeckt werden. Ausgedehntere Wanddestruktionen sowie das Vordringen der Geschwulst in die Orbita, in die Schädelhöhle, in die benachbarten Nebenhöhlen und in die Nasenhöhle sind meist gut zu erkennen. Bei Osteomen des Siebbeines soll man immer zu klären versuchen, in welchem Ausmaße der Boden der vorderen Schädelgrube in den Tumor miteinbezogen ist, da dies für die Operation von Wichtigkeit sein kann. Als Komplikation von Osteomen der Stirnhöhle und des Siebbeines kann es, wie schon erwähnt, zur Luftansammlung im Schädelinneren, sowohl in Form eines Pneumocephalus als auch in Form einer Ventrikelfüllung kommen. Die röntgenologische Feststellung des Ausgangspunktes des Osteoms ist nicht immer möglich. Dies gelingt nur bei kleinen oder gestielten Tumoren.

b) Das Osteoidosteom

α) Pathogenetische und pathoanatomische Vorbemerkungen

Die Pathogenese dieser Erkrankung ist unklar. Man ist sich derzeit auch nicht einig, ob es sich um eine echte, gutartige Geschwulstbildung, einen Überlastungsschaden oder eine entzündliche Affektion handelt. Anatomisch ist das *Osteoidosteom* (JAFFÉ-LICHTENSTEIN), auch *osteoblastische Krankheit* (BERGSTRAND) oder *Corticalisosteoid* (FEHR) genannt, charakterisiert durch eine Ausdifferenzierung eines Osteoidgeflechtes in der Compacta, Corticalis oder Spongiosa. Der histologische Aufbau zeigt ein Geflecht osteoider Knochenbälkchen, welche sich innerhalb eines gefäßreichen, retikulären Bindegewebes finden und von einer Zone sklerotischen Knochens umgeben sind.

β) Das Röntgenbild des Osteoidosteoms

Diese Affektion findet sich am Skelet ziemlich häufig und wird hier mit zunehmender Sicherheit diagnostiziert. Bei der Röntgenuntersuchung manifestiert sich das Osteoid als Aufhellung, die sklerotische Umgebung als Verdichtung. Am Schädel kommt das Osteoidosteom äußerst selten vor. Eine entsprechende Beobachtung konnte TÄNZER machen, wobei er darauf hinwies, daß er aus der Literatur nur eine einzige, von PAYRAN beschriebene diesbezügliche Mitteilung fand. Da es sich um eine so seltene Krankheit handelt, soll der Fall von TÄNZER, zumal wir selbst keine derartige Erkrankung sehen konnten, eingehender wiedergegeben werden:

„Der von uns beobachtete Fall betrifft eine 50jährige Frau ... Unter zunehmenden, seit Monaten anhaltenden Schmerzen hatte sich im linken inneren Augenwinkel eine etwa haselnußgroße, glatte, derbe, nur wenig druckschmerzhafte Resistenz ausgebildet. Die Haut darüber war gut verschieblich und nicht gerötet. Der linke Bulbus war gering nach lateral verdrängt. Rhinoskopisch fand sich ein linksseitiger Polyp. Die Röntgenaufnahmen beider Orbitae und Schichtaufnahmen lassen im linken Siebbeingebiet eine etwa mandelkerngroße, relativ dichte Formation erkennen, deren Zentrum im Bereiche der Lamina papyracea liegt. Ihre Konturen sind scharf begrenzt, ihre Struktur ist bis auf eine kleine linsengroße Aufhellung in den oberen Partien homogen. Die linke Stirnhöhle ist getrübt, in ihrem unteren Bereiche erkennt man zwei etwa reiskorngroße isolierte Knochenschatten. In beiden Kieferhöhlen besteht eine wandständige Verschattung, die Ausdruck einer Schleimhautschwellung ist. Bei der Operation fand man im linken oberen Siebbeingebiet einen bis zum Stirnhöhlenboden reichenden, knochenharten Tumor, der von der knöchernen Unterlage gut gelöst werden konnte. Die histologische Untersuchung des Operationspräparates ergab ein Osteoid-Osteom." TÄNZER schreibt dann weiter: „Im Falle PAYRAN konnten die beiden Komponenten der beim Osteoid-Osteom nachweisbaren Alteration des Knochens — Nidus und Osteosklerose — retrospektiv gut differenziert werden. In unserem Fall zeichnen sie sich weniger deutlich ab, lediglich auf Schichtaufnahmen erkennt man im oberen Bereich der Formation im linken Siebbein eine kleine Aufhellung, die erst nach Kenntnis des histologischen Befundes aufgefallen war. Das Zurücktreten der Osteosklerose ist auf die anatomische Struktur des Siebbeines zurückzuführen." Abschließend berichtet Tänzer: „Falls die beiden für das Osteoid-Osteom charakteristischen Komponenten der Strukturveränderung — Nidus und Osteosklerose — nachweisbar sein werden, wird es sich im Bereiche des Schädels mit der gleichen Wahrscheinlichkeit diagnostizieren lassen, wie im Bereiche des übrigen Skeletes, sofern man daran denkt, daß es auch hier seinen Sitz haben kann. Es ist jedoch anzunehmen, daß die Besonderheiten der anatomischen Struktur der Schädelknochen nicht ohne Einfluß auf das röntgenologische Erscheinungsbild des Osteoid-Osteom sein werden und seine Diagnostizierbarkeit ungünstig beeinflussen werden. Differentialdiagnostisch wird das Osteoid-Osteom des Gesichtsschädels durch den Nachweis des Nidus in erster Linie vom Osteom abzugrenzen sein. Der Nachweis gelingt am sichersten mit Hilfe der Schichtaufnahmen. Bei Beteiligung der Orbita wird man, wie im Falle Payran, auch an ein Meningeom denken müssen, zu dessen röntgenologischen Zeichen eine Hyperostose bzw. Sklerose ebenfalls gehören kann."

c) Die Chondrome

α) Pathogenetische und pathoanatomische Vorbemerkungen

Über die Pathogenese dieser Tumoren ist nur wenig Sicheres bekannt. Sie können aus dem knorpeligen Nasengerüst selbst hervorgehen oder aus persistierenden Knorpelresten knorpelig vorgebildeter Knochen entstehen. Man nimmt an, daß allgemeine und örtliche Störungen, besonders in der Wachstumsperiode, in manchen Fällen vielleicht auch ein traumatisches Ereignis, die Blastombildung aus diesen Knorpelresten begünstigt. Die Chondrome kommen wesentlich seltener vor als die Osteome, sie zeigen öfter Übergänge zu teilweise mehr sarkomähnlichem Bau und neigen zur malignen Degeneration. Das Wachstum ist langsam, aber stetig. Plötzlich einsetzende rasche Vergrößerung spricht für maligne Entartung. Probeexcision und unvollständige Operationen sollen wachstumsbeschleunigend wirken. Die häufigste Lokalisation ist das Siebbein, von hier kann der Tumor in die Keilbein-, Stirn- und Kieferhöhle, in die Orbita, in das Endokranium und gegen den Epipharynx vordringen. Seltener kommt als primärer Sitz die Keilbeinhöhle, der Processus frontalis des Oberkiefers und die Oberkieferhöhle in Betracht. Noch seltener findet sich das Chondrom im Bereich des knorpeligen Nasengerüstes. Die Größe der Neubildung schwankt in weiten Grenzen, meist ist sie walnuß- bis hühnereigroß, aber auch faustgroße Gebilde wurden beschrieben.

Makroskopisch zeigt der Tumor eine unregelmäßige, höckerige Oberfläche infolge seines lappigen Baues. Der Unterlage haftet die Geschwulst in der Regel breitbasig an, dünngestielte Chondrome sind große Seltenheiten. Im Inneren des Blastom finden sich außer den Knorpelzellen mitunter schleimig-gallertige Massen und cystenartige Erweichungsherde. Teilweise oder vollständige Verkalkung sowie partielle oder randständige Verknöcherungen kommen vor. Im histologischen Bild zeigt sich, daß das Chondrom aus allen Knorpelarten zusammengesetzt ist. Man sieht neben hyalinem und elastischem auch Faser- und Netzknorpel. Die Oberfläche ist von Schleimhaut überzogen und darunter findet sich eine gefäßreiche Perichondriumschicht, welche sich in die die einzelnen Läppchen trennenden Bindegewebssepten fortsetzt. Der Tumor breitet sich in die seiner Basis angrenzenden Weichteile aus. Hier wird eine abschließende Knorpelhaut vermißt und das Knorpelgewebe dringt mit unregelmäßig begrenzten Zapfen und gewundenen Ausläufern infiltrierend in die oft hochgradig entzündlich veränderte Umgebung vor. Durch Eindringen von Geschwulstzellen in die Blut- und Lymphbahnen kann es zur Aussaat und Metastasenbildung kommen (Eckert-Möbius). Es können demnach histologisch gutartige Chondrome zu Metastasen führen. Sie werden deshalb von manchen Autoren zu den semimalignen Blastomen gerechnet. Der an irgendeiner Stelle der Nebenhöhlenwand entstandene Tumor kann bei fortschreitendem Wachstum das Lumen des Sinus vollkommen ausfüllen und im weiteren Verlauf eine Verdünnung, Dislokation und Destruktion einer, mehrerer oder aller Höhlenwände nach sich ziehen. Die Destruktion ist meist die Folge einer Druckatrophie. Im Bereiche der Tumorbasis sowie in seiner näheren oder weiteren Umgebung kann der Knochen durch Tumorinfiltration in oft mehr oder weniger typischer Weise zerstört werden.

Eine Abart des gewöhnlichen Chondrom ist das sog. Osteoidchondrom, welches neben eigenartigen, in Bälkchen angeordneten und von einem zarten Gefäßnetz durchzogenen Knorpelgewebe mit sehr dichter verkalkter Grundsubstanz kapsellose Knorpelzellen enthält. Die kapsellosen Knorpelzellen zeigen Übergänge zur zackigen Form der Knochenzellen.

β) Das Röntgenbild der Chondrome

Während über die Osteome der Nebenhöhlen eine reichhaltige röntgenologische Literatur vorhanden ist, sind über die röntgenologische Symptomatik der Chondrome nur wenige Mitteilungen zu finden. Als Symptome werden angeführt eine *Verschattung* der betreffenden Nebenhöhle, eine *Arrosion* einer oder mehrerer Wände und *septenartige Verkalkungen*. HOPMANN beschreibt einen Fall eines Enchondrom der Keilbeinhöhle, des Siebbeines und der Na-senwand. Im Röntgenbild fand sich eine Destruktion der Sella, der vordere Anteil des Daches der Keilbeinhöhle war nach oben disloziert, das Siebbein war zerstört, ebenso die Hinterwand der Stirnhöhle. Nach vorn griff die De-

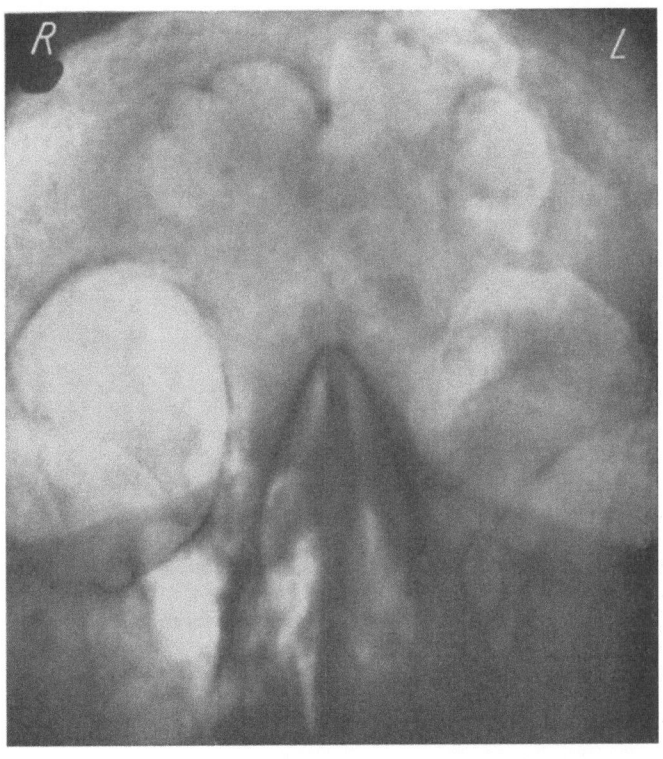

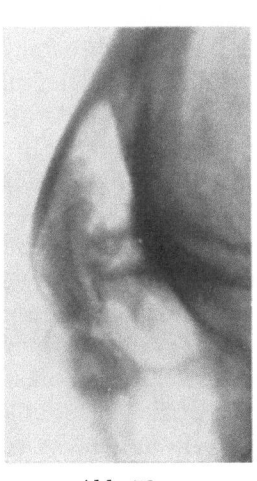

Abb. 78   Abb. 79

Abb. 78. „Tangentiale Aufnahme der Stirnhöhle in einem Falle von *Chondrom* in derselben. Man sieht im vorderen-unteren Teil der Stirnhöhle einen nach oben scharf und buckelig begrenzten, weichteildichten Schatten. Die vordere Wand der Stirnhöhle ist an der betreffenden Stelle von hinten her verdünnt". (Abbildung und Text aus E. G. MAYER „Diagnose und Differentialdiagnose in der Schädelröntgenologie")

Abb. 79. „Sagittale Ansicht der Nasennebenhöhlen I. Serie in einem Falle von *Chondrom* der linken Stirnhöhle. Die Stirnhöhlen und das vordere Siebbeinlabyrinth beider Seiten und die linke Kieferhöhle sind vollkommen verschattet. Die Corticalis der linken Stirnhöhle ist zum größten Teil nicht mehr erkennbar. Auch an dem oberen Kontur der Orbita fehlt die dichte Grenzlinie. Sie ist nach abwärts verlagert und verläuft unregelmäßig. Im Bereiche der linken Stirnhöhle sind rundliche Aufhellungen zu sehen, welche aber nicht Buchten der Stirnhöhle entsprechen, sondern durch Knochenusur bedingt sind. Außerdem sieht man hier rundliche, dichte Kalkschatten von Hanfkorn- bis Erbsengröße". (Abbildung und Text aus E. G. MAYER „Diagnose und Differentialdiagnose in der Schädelröntgenologie")

struktion auf die Nasenwurzel über. KLAUE berichtet über ein Chondrom des Siebbeines, das zur höhergradigen Einengung der Kiefer- und Keilbeinhöhle geführt hatte. Eine ausführliche röntgenologische Symptomatologie über die Chondrome findet man bei E. G. MAYER.

Zum Unterschied vom Osteom gibt das unverkalkte und nicht verknöcherte Chondrom nur einen weichteildichten Schatten und ist daher im Röntgenbild, wenn es die ganze Höhle ausfüllt, nicht diagnostizierbar. Ist jedoch noch etwas Luft vorhanden und kommt die Oberfläche des Tumors entsprechend seinem gelappten Bau in Form einer buckeligen Begrenzung zur Darstellung, so kann man mit großer Wahrscheinlichkeit die Diagnose

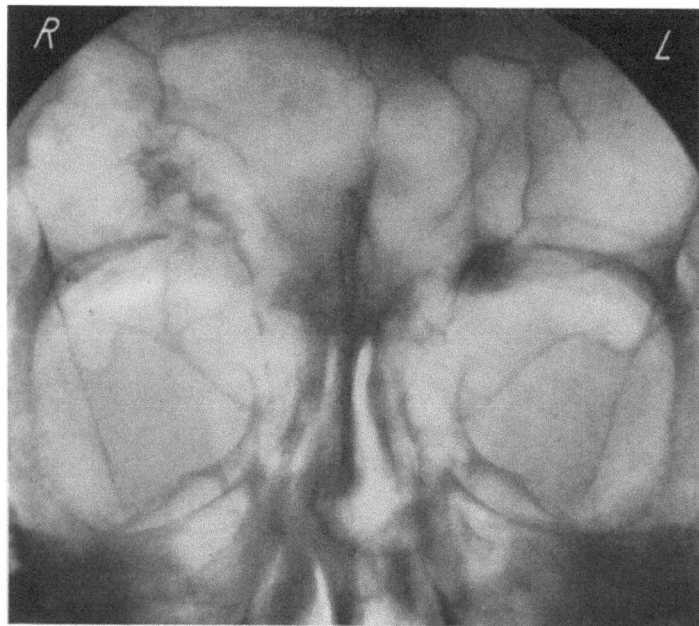

Abb. 80. „Sagittale, etwa 15° kranial-exzentrische Aufnahme der Stirn-höhlen in einem Falle von *Chondrom* der rechten Stirnhöhle. Die Stirn-höhlen sind sehr stark entwickelt. Es besteht beiderseits eine große orbitale Bucht, welche nach hinten bis an den hinteren Rand der kleinen Keilbeinflügel reicht und in den oberen Teil der großen Keilbeinflügel vordringt. Es ist keine Verschattung der Nebenhöhlen festzustellen. Über dem medialen Teil des rechten oberen Orbitarandes besteht im Stirn-höhlenbereich eine nur nach oben-medial etwas deutlicher abgegrenzte Aufhellung, in deren Zentrum eine atypische, unregelmäßige Knochen-zeichnung zu sehen ist". (Abbildung und Text aus E. G. Mayer „Diagnose und Differentialdiagnose in der Schädelröntgenologie")

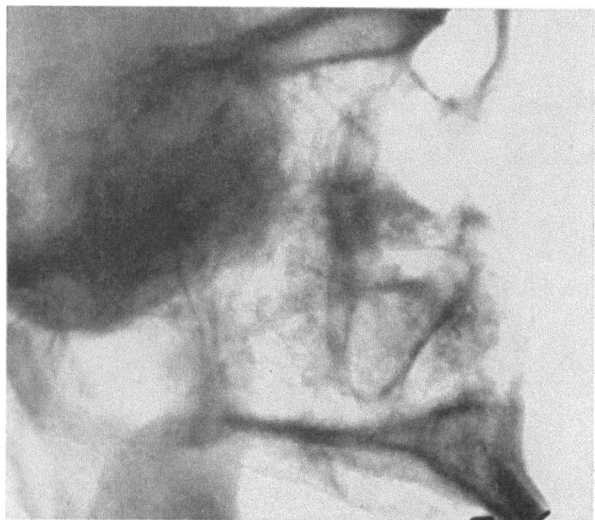

Abb. 81. „Seitliche Ansicht des Oberkiefers in einem Falle von *Chondrom* desselben. Im Bereiche der Kieferhöhle und stellenweise auch diese überschreitend, sieht man zahlreiche kleine, unregelmäßige Kalkschatten. Die vordere Wand der Kieferhöhle ist etwas nach vorne verschoben und stellenweise auch durchbrochen". (Abbildung und Text aus E. G. Mayer „Diagnose und Differentialdiagnose in der Schädelröntgenologie")

Chondrom stellen (s. Abb. 78). Die Kalkeinlagerungen kön-nen in verschiedenen Arten auftreten (s. Abb. 79). In einigen Fällen sind nur die zentralen Partien der Ge-schwulst von unregelmäßi-gen oder streifig-wabigen Verkalkungen eingenommen (s. Abb. 80) und in wieder anderen Fällen finden sich un-regelmäßige kleine Kalkschat-ten über den ganzen Tumor-bereich verstreut (s. Abb. 81). Durch diese Verkalkungen kann die Diagnose eines Chon-drom erleichtert werden. Sie kommen aber in ganz ähn-licher Weise auch beim Chon-drosarkom vor. Bei größeren Chondromen sind immer Wandveränderungen in Form von Verdünnung, Dislokatio-nen und vollständigen Arro-sionen nachweisbar. Sie sind jedoch in keiner Weise charak-teristisch, da sie bei anderen gutartigen, expansiv wach-senden Affektionen blastoma-töser und nichtblastomatöser Art ebenfalls vorkommen. Wird der Knochen nicht durch Druckatrophie, sondern durch das Wachstum des Tu-mors innerhalb desselben verändert, so ist die dadurch entstandene Kno-chenusur meist von charakteristischem Aussehen. Man sieht kleine, scharf begrenzte Aufhellungen, die den Ein-druck einer wabigen Strukturzeich-nung erwecken (s. Abb. 79 und 82a). Diese zusammen mit rundlichen oder auch unregelmäßigen Ver-kalkungen ergeben dann ein für Chondrom ziemlich typisches Bild. Chondrome, die sich nur auf die Wand einer Nebenhöhle beschränken, können lediglich zu einer Einengung des Lumens führen. Es wurde oben berichtet, daß die Umgebung der Neubildung oft ziemlich hochgradige entzündliche Veränderungen aufwei-sen kann. Ist es nun zu einer ent-zündlichen Knochenaffektion gekommen, so erfährt dadurch das Röntgenbild eine wesentliche Änderung und charakteristische Merkmale können mehr oder weniger verlorengehen.

d) Die Fibrome

Pathogenetische und pathoanatomische Vorbemerkungen. Die Fibrome kommen in unserer Gegend wesentlich seltener vor als die Osteome. E. G. MAYER sah sie jedoch häufig in Südamerika.

Pathoanatomisch unterscheidet man:

1. Periostale Fibrome,
2. Zentrale Fibrome und
3. Osteofibrome.

Zu 1. Wie schon der Name sagt, gehen diese Tumoren vom Periost aus; sie kommen am häufigsten am Oberkiefer vor, können aber auch in allen Teilen der Nasenhöhle auftreten und sind in allen

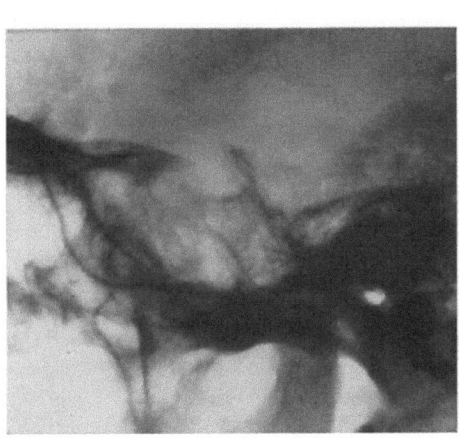
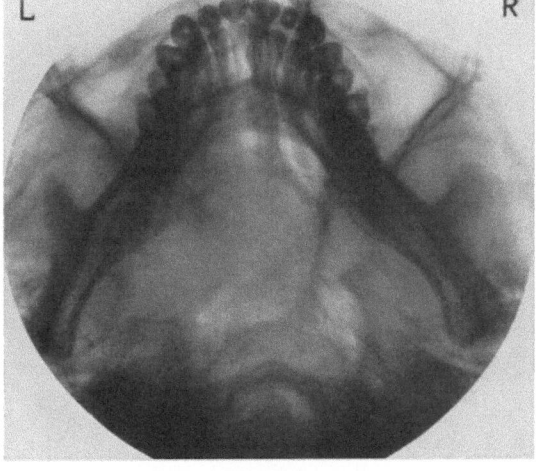

Abb. 82 a   Abb. 82 b

Abb. 82a. Ausschnitt aus einer seitlichen, dextro-sinistralen Aufnahme der hinteren Nebenhöhlen (typische Einstellung). *Chondrom der linken Keilbeinhöhle bzw. des Keilbeinkörpers.* 15jähriger Junge mit einer linksseitigen Oculomotoriusparese. Die Vorderwand der Sella turcica und der Sellaboden im vorderen Anteil sind undeutlich. Unterhalb der Sella erkennt man eine S-förmige Kontur, die als noch erhaltener Rest des Daches einer Keilbeinhöhle aufzufassen ist. Der Keilbeinkörper selbst weist eine abnorme Struktur auf, man erkennt zahlreiche kleine Aufhellungen, die von zarten Knochensepten begrenzt sind. Die Knochenstruktur zeigt einen kleinwabigen Charakter

Abb. 82b. Vertiko-submentale Aufnahme der Basis der mittleren Schädelgrube bzw. der hinteren Nebenhöhlen desselben Falles wie Abb. 82a (typische Einstellung). Man erkennt einen großen Defekt, der den ganzen Bereich des Keilbeinkörpers einnimmt, nach vorne, nach rechts und nach hinten durch eine verdichtete Randzone begrenzt ist und nach links auf die parasellaren Anteile des Bodens der mittleren Schädelgrube übergreift, wobei er das linke Foramen ovale vollständig mit einbezieht. Hier zeigt der Defekt wohl keine verdichtete Randzone, aber scharfe Grenzen. Der linke Processus pterygoideus und die linke Pyramidenspitze sind intakt. Das vorliegende Röntgenbild läßt die Diagnose eines gutartigen, expansiv wachsenden Tumors zu. Die Vermutungsdiagnose *Chondrom* wurde auf Grund der im Seitenbild sichtbaren wabigen Knochenstruktur und auf Grund von im sagittalen Bild und auf der Aufnahme nach RHESE (hier nicht wiedergegeben) nachweisbaren parasellar gelegenen unregelmäßigen Verkalkungen gestellt

anderen Nebenhöhlen vereinzelt beobachtet worden. Am seltensten ist die Stirnhöhle Sitz der Erkrankung (SCHWAB). Im Cavum nasi bildet die Scheidewand den Ausgangspunkt der Neubildung. Makroskopisch sind die Fibrome derbe bzw. harte Geschwülste, die entweder mit breiter oder mit schmaler Basis der Nebenhöhlenwand bzw. dem Septum nasi aufsitzen und eine glatte, von Schleimhaut überzogene Oberfläche ohne wesentliche Knollen- oder Zapfenbildung aufweisen. Sie wachsen langsam und füllen zunächst die Nasenhöhle oder die Nebenhöhle, in der sie sich entwickeln, mehr oder weniger aus. Im weiteren Verlauf kommt es unter Schwund des Schleimhautüberzuges zur Verdünnung und Auftreibung und letzten Endes zu einer Destruktion der knöchernen Wände. Feingeweblich besteht das Fibrom aus einem dicht verfilzten Geflechtwerk von fein- oder grobfaserigem Bindegewebe. Gelegentlich sind die harten Fibrome der Nase sehr gefäßreich und erinnern dann an die Angiofibrome des Nasenrachens. Von diesen unterscheiden sie sich dadurch, daß sie eine ausgereiftere Geschwulstform darstellen, langsamer und nie infiltrierend wachsen, selten zu hochgradigen Verdrängungserscheinungen führen und nie zu intrakraniellen Komplikationen Anlaß geben.

Zu 2. Die Genese dieser Tumoren ist noch umstritten. Sie bestehen histologisch lediglich aus einem derben, zellarmen Bindegewebe. Verkalkungen und Verknöcherungen fehlen stets. Sie kommen nur am Ober- und Unterkiefer vor, werden sonst nirgends am knöchernen Skelet beobachtet (Runge) und treten seltener auf als die periostalen Fibrome. An dieser Stelle interessiert nur das zentrale Oberkieferfibrom. Pathoanatomisch handelt es sich um eine von der Zahngegend ausgehende Geschwulst, die allseits und zwar gleich von Beginn ihrer Entstehung an von einer Knochenschale umgeben ist. Beim weiteren Wachstum führt der Tumor zur Lockerung der Zähne und dringt unter Mitnahme der sich durch den Druck immer mehr verdünnenden Knochenschale in die Kieferhöhle hinein vor, die er vollständig ausfüllen kann (Eckert-Möbius). Das Wachstum der zentralen Fibrome ist sehr langsam, es wurden Entwicklungszeiten von 1—25 Jahre beobachtet.

Zu 3. Diese Tumoren sind dadurch charakterisiert, daß sie außer dem bindegewebigen Geschwulstanteil Knochengewebe in Form lamellärer oder geflechtartiger Knochenbälkchen aufweisen. Sie unterscheiden sich von den anschließend zu besprechenden ossifizierenden Fibromen durch eine höhere Gewebsreife. Ihr Wachstum ist langsam.

e) Die ossifizierenden Fibrome (Osteoidfibrome)

Pathogenetische und pathoanatomische Vorbemerkungen. Diese Tumoren wurden von Benjamins als eigene Geschwulstform von den Osteomen und Fibromen abgegrenzt, da sie onkologisch eine Sonderstellung einnehmen. In den Mitteilungen, die vor dem Erscheinen der Publikation von Benjamins veröffentlicht wurden, laufen diese Tumoren unter den verschiedensten Namen, wie Kleinsasser berichtet. Man findet die Bezeichnungen *Höhlenosteome, Sarkome, Psammome, Osteoidome, psammöse Fibrome, Fibroosteome niederer Gewebsreife, psammöse Endotheliome, ektopische Meningeome, verkalkte Fibrome* usw.

Die Abgrenzung der Osteoidfibrome als eigene Geschwulstform wurde von Gögl auf Grund zweier eigener Beobachtungen unterstützt. Gögl faßt diese Tumoren unter dem Sammelnamen Psammo-Osteoidfibrome als eigenen Geschwulsttyp zusammen. Onkologisch sollen sie zwischen den Osteomen und Fibromen stehen. Nach Gögl kommen diese Neubildungen in folgenden Varianten vor: Erstens als *Psammofibrome* ohne *Osteoidinseln*, zweitens als *Osteoidfibrome* ohne *Psammomkörper* und drittens als *Psamm-Osteoidfibrome*. In der ersten Gruppe finden sich im Inneren des Tumors Verkalkungen in Form der Psammomkörper, in der zweiten Gruppe knochenartiges Gewebe und in der dritten Gruppe sowohl Kalkkugeln als auch Osteoidinseln. In der Entwicklung von Osteoid sieht Gögl eine Entwicklungsrichtung, die den Osteomen wahrscheinlich von vornherein bestimmend zugrunde liegt und hier weniger abwegig verläuft. Daß ein Osteoidfibrom, dessen Wachstumspotenz im Zellreichtum seinen Ausdruck findet, im steten Umbau nach und nach dem Bauplan einer Osteomstruktur zustrebt, ist nicht von der Hand zu weisen, aber wahrscheinlich doch ein seltenes Ereignis, da allem Anschein nach die einmal eingeschlagene Entwicklungsrichtung hartnäckig festgehalten wird oder doch nicht ganz verlorengeht (Gögl). Der genaue Ausgangspunkt der Osteoidfibrome ist schwer feststellbar, doch dürften sie von den bindegewebig vorgebildeten Knochen ihren Ursprung nehmen und dürften vom Periost der Nebenhöhlen abstammen. Gögl sieht in ihnen dysontogenetische Blastome.

Nach den bisherigen Mitteilungen entwickeln sie sich immer in den Nebenhöhlen. Sie kommen noch seltener vor als die reinen Fibrome und wesentlich seltener als die Osteome. Im Gegensatz zu den reinen Fibromen können sie aber schon vor dem 10. Lebensjahr auftreten. Am häufigsten hat man bisher im 2. Lebensjahrzehnt ihre Entstehung beobachten können. Bevorzugter Sitz ist nach Kleinsasser die Stirnhöhle. Von hier kann die Geschwulst in die Nasenhöhlen, in das Siebbeinlabyrinth, in die Kieferhöhle und gegen die Orbita zu vordringen und führt hier zur Verdrängung des Augapfels. Eine Ausdehnung ins Schädelinnere soll ein seltenes Ereignis sein.

Das Wachstum ist ein sehr langsames. Makroskopisch zeigen die Osteoidfibrome einen knolligen-lappigen Bau, sind derb oder bröckelig und können größer als eine Mandarine werden. Die Kalkeinlagerungen sind als kugelige Gebilde auf der Schnittfläche manchmal mit freiem Auge erkennbar. Feingeweblich besteht die Neubildung aus dichtliegenden, spindeligen Zellen. In diesem Grundgewebe sind Inseln von osteoidem Gewebe eingelagert, das zentral häufig verkalkt ist. Weiter können sich die sog. Psammomkörper, das sind kleine Kalkkugeln, finden. Wie schon erwähnt, fehlen in manchen Fällen die Osteoidinseln und es sind nur Psammomkörper vorhanden und umgekehrt. Die eindeutige histologische Abgrenzung der Psammofibrome von anderen, ähnlich aufgebauten Tumoren, z. B. ektopischen osteoplastischen Meningeomen, kann mitunter sehr schwierig sein.

f) Das Röntgenbild der Fibrome und Osteoidfibrome

Die Besprechung der röntgenologischen Merkmale dieser Tumoren kann gemeinsam erfolgen, da sie im wesentlichen dieselbe Röntgensymptomatologie zeigen, lediglich der Gehalt an Kalk oder Knochengewebe bzw. knochenartigem Gewebe bedingt eine verschiedene Schattendichte des erkrankten Sinus. In der Literatur finden sich nur wenige Mitteilungen, die sich mit den Röntgensymptomen der Fibrome ausführlicher beschäftigen. Das unverkalkte und keine Knocheneinlagerungen enthaltende Fibrom gibt im Röntgenbild eine weichteildichte Verschattung, die, wenn sie die befallene Nebenhöhle zur Gänze ausfüllt, vollkommen uncharakteristisch ist. Hat der Tumor die Höhle noch nicht vollständig eingenommen, so kann die Oberfläche der Geschwulst als einheitliche konvexe Kontur (reines Fibrom) in Erscheinung treten, wodurch allerdings die Diagnose Fibrom noch keinesfalls eindeutig gegeben ist, sondern nur in differentialdiagnostische Erwägung gezogen werden kann. Ist beim zentralen Fibrom eine Knochenschale zu erkennen, so erlaubt diese die Diagnose des Tumors, der selbst im Röntgenbild nur eine Aufhellung erzeugt. Die Diagnose ist dann nicht mehr möglich, wenn die Knochenschale durch rasches Wachstum der Neubildung zugrunde gegangen ist, was dann der Fall ist, wenn die Apposition neuer Knochenschichten mit dem Abbau nicht Schritt halten kann. Einen diagnostisch verwertbaren Hinweis gibt die Lokalisation der Geschwulst im Alveolarfortsatz. TSCHIPPER berichtet über einen derartigen Röntgenbefund, allerdings ohne Bildwiedergabe. Das Fibrom saß im Alveolarfortsatz des Oberkiefers, erzeugte eine keilförmige Aufhellung, deren Spitze nach abwärts gegen den Eckzahn, und deren Basis zum Nasen- bzw. Kieferhöhlenboden gerichtet war, die deutlich nach oben verdrängt

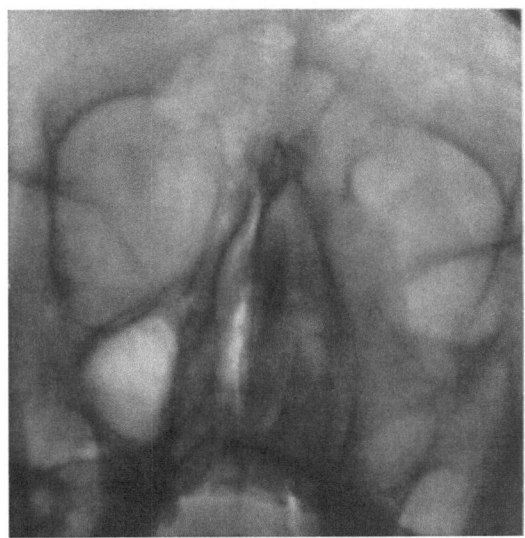

Abb. 83. Sagittale kranial-exzentrische Aufnahme der Nebenhöhlen I. Serie (typische Einstellung). *Ossifizierendes Fibrom des linken Siebbeines.* 14jähriger Knabe mit linksseitigem Exophthalmus seit 4 Monaten. Die Nebenhöhlen der I. Serie links sowie das linke Cavum nasi sind verschattet. Die linksseitige Lamina papyracea zeigt im vorderen Anteil einen Defekt, der noch erhaltene Teil der medialen Orbitawand ist sowohl im oberen als auch im unteren Anteil augenhöhlenwärts verschoben. Auch der mediale Anteil des Daches der linken Kieferhöhle ist nach oben und etwas nach außen disloziert. Weiterhin sieht man im Bereiche der Usur und darüber hinaus einen sich in die Orbita vorwölbenden, weichteildichten Schatten. Die Operation dieses Falles ergab, daß das Fibrom das gesamte linke Siebbein und den oberen Anteil der linken Kieferhöhle einnahm

waren. Einen ausführlichen Bericht über einen eigenen Fall sowie über die bisher beobachteten Fälle bringt MULLER. Die hier zu findenden deskriptiven Röntgenbefunde sind jedoch uncharakteristisch. Viele Fibrome kommen öfter erst dann zur Untersuchung, wenn sie bereits zu Verdrängungserscheinungen Anlaß gegeben haben. In diesen Fällen ist der befallene Sinus vollkommen verschattet und an den Wänden der Höhle findet man entweder eine Verdünnung oder schon eine teilweise oder höhergradige Arrosion mit oder ohne Zeichen der Verdrängung (s. Abb. 83). In stark fortgeschrittenen Fällen sind die Wände oft ausgedehnt destruiert und die Grenzen der Zerstörung können so undeutlich sein, daß man geneigt ist, einen malignen Prozeß anzunehmen. Hier muß man immer am Rande der Destruktion nach Verdrängungserscheinungen suchen, um wenigstens die Gutartigkeit des Prozesses feststellen zu können (s. Abb. 84a und b).

Vorhandene Verkalkungen oder Knocheneinlagerungen können als kleine, umschriebene Verdichtungen abgrenzbar sein, sie können aber auch lediglich zu einer diffus vermehrten Schattenintensität des an und für sich weichteildichten Tumors führen.

g) Die Myxome

α) Pathogenetische und pathoanatomische Vorbemerkungen

Im postfetalen Leben gibt es im Organismus unter normalen Verhältnissen kein Schleimgewebe mehr. Dies kommt nur während der embryonalen Entwicklung vor. Das Myxom kann sich also nur aus Resten von aus der fetalen Entwicklung stammenden embryonalen Schleimzellen dadurch

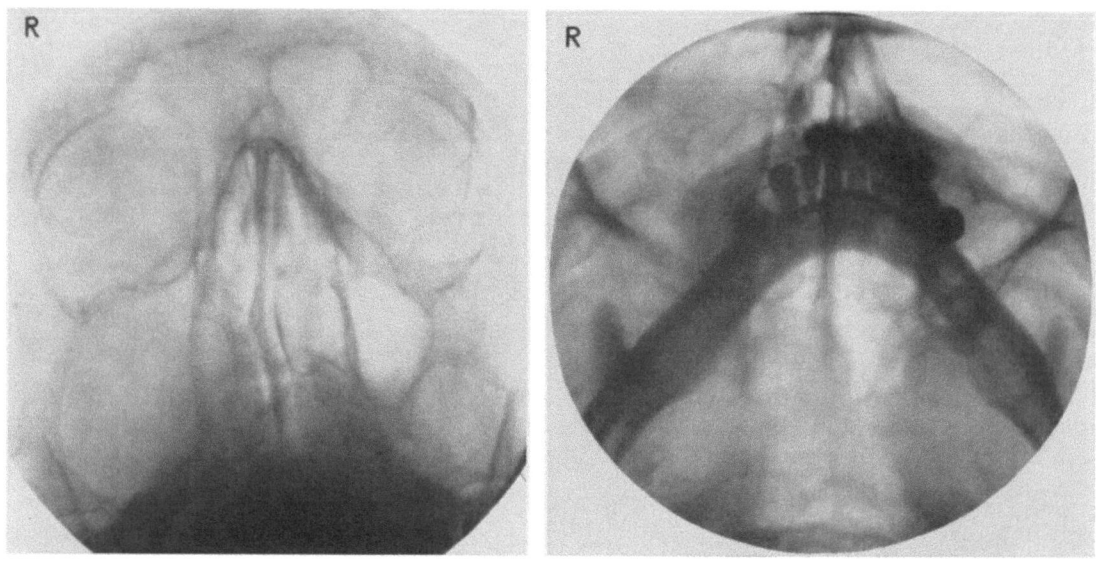

Abb. 84a   Abb. 84b

Abb. 84a. Sagittale kranial-exzentrische Aufnahme der Nebenhöhlen I. Serie (typische Einstellung). *Ossifizierendes Fibrom der rechten Kieferhöhle und Keilbeinhöhle.* 46jährige Frau mit einer schon lange bestehenden, tumorartigen Auftreibung des rechten Oberkiefers. Die rechte Kieferhöhle ist verschattet, ihr Dach zeigt im medialen Anteil eine Unterbrechung und der lateral davon gelegene Teil ist orbitawärts disloziert, um dann steil gegen die Cygomaticusbucht abzufallen. Die übrigen Wände der Kieferhöhle sind sehr undeutlich. Die mediale Wand erscheint gegen das Nasenlumen vorgebuchtet. Der Röntgenbefund ist nicht typisch für ein Fibrom, er zeigt nur die Zeichen eines gutartigen, expansiv wachsenden Prozesses. Eine Mucocele ist auszuschließen, da bei derselben diese Art der Verdrängung, wie sie dieses Bild zeigt, nicht vorkommt. Es könnte aber ebensogut ein Chondrom oder auch ein Myxom der Kieferhöhle vorliegen. Beide Tumoren kommen jedoch wesentlich seltener vor als das Fibrom

Abb. 84b. Vertiko-submentale Aufnahme der hinteren Nebenhöhlen desselben Falles wie Abb. 84a (der Focus der Röhre stand etwas links der Medianebene). Die rechte Keilbeinhöhle ist verschattet, ihre mediale Wand, durch das Septum sinuum sphenoidalium gebildet, zeigt einen nach links bogenförmigen konvexen Verlauf, wobei man einen Eindruck gewinnt, daß das Septum nach links verlagert ist. Die vordere Wand der rechten Keilbeinhöhle ist unauffällig, die hintere und laterale Wand sind nicht abgrenzbar. Das Bild zeigt außerdem einen Defekt der Vorderwand und der lateral rückwärtigen Wand der rechten Kieferhöhle

entwickeln, daß diese selbständig zu wuchern beginnen. Es handelt sich demnach um ein dysontogenetisches Blastom, dessen Grundlage eine örtliche Miß- oder Fehlbildung darstellt und das — streng genommen — eigentlich nicht zu den Tumoren des Stützgewebes gehört. Als Myxome sind nach Borst nur jene Neubildungen zu bezeichnen, die außer dem Blutgefäße enthaltenden Stützgewebe in allen Teilen aus Schleimgewebe bestehen. Bei den sog. Myxofibromen, den Myxochondromen und den übrigen ähnlich zusammengesetzten Tumoren entsteht das in ihnen enthaltende Schleimgewebe erst sekundär durch schleimige Umwandlung der fibrillären oder knorpeligen Grundsubstanz; es stellt also keinen selbständigen Geschwulstanteil dar (Eckert-Möbius). Auch die früher als Schleimpolypen beschriebenen Neubildungen gehören nicht zu den Myxomen, da sie erstens gar keine Geschwülste sind und da sie zweitens nicht aus echtem Schleimgewebe, sondern nur aus hochgradig ödematösem Bindegewebe bestehen. Bei Berücksichtigung dieser Tatsachen bleiben unter den zahlreichen als Myxome beschriebenen Tumoren nur mehr einige wenige übrig, die echten Schleimgeschwülsten entsprechen. Makroskopisch stellt das Myxom nach Schwab einen knolligen, von der

Umgebung abgesetzten Tumor von weicher bis mäßig fester Konsistenz dar und besteht feingeweblich aus sternförmig verästelten und durch ihre Fortsätze miteinander in Verbindung stehenden Zellen, mit Ausfüllung der Intercellularräume durch Schleimsubstanz. Eine Umwandlung in sarkomatöse Strukturen mit infiltrierendem Wachstum kommt vor.

β) Das Röntgenbild der Myxome

Röntgenbefunde bei Myxomen sind bei RICHTER, SCHWAB, ZIMMERMANN und DAHLIN zu finden. Im Falle von RICHTER (Myxom der rechten Kieferhöhle) waren die rechtsseitigen Nebenhöhlen verschattet. Die seitliche Wand der Kieferhöhle war kaum mehr erkennbar. Bei der Operation ergab sich, daß auch die mediale Kieferhöhlenwand im Bereiche der hinteren Hälfte des unteren Nasenganges zerstört war. Die Destruktion wurde als Druckusur aufgefaßt. Der Tumor war in die hintere Hälfte des unteren Nasenganges vorgedrungen. SCHWAB bringt in seiner Publikation zunächst die wenigen bisher bekannt gewordenen echten Myxome und beschreibt dann einen eigenen Fall, der genau untersucht und geklärt werden konnte und der hier wegen der großen Seltenheit dieser Erkrankung auszugsweise mitgeteilt werden soll. Es handelt sich um einen 40jährigen Patienten, der seit 2 Jahren an behinderter Nasenatmung leidet. Im Verlaufe des letzten Jahres verspürt Patient Schmerzen im linken Auge. Seit 3 Monaten besteht eine Vortreibung des linken Auges mit Abnahme der Sehschärfe. Rhinoskopisch fand sich bei Septumdeviation nach rechts im linken Nasenlumen ein von der lateralen Wand vordrängender Tumor, der im postrhinoskopischen Bild die linke Choane stenosierte. Das Röntgenbild zeigte eine Verschattung der linken Kieferhöhle, des linken Siebbeines und der linken Keilbeinhöhle, ohne sichere seitliche Abgrenzung. Auf der seitlichen Schädelaufnahme sah man eine völlige Zerstörung der Sella mit Übergang des Knochenzerstörungsprozesses in den Bereich der vorderen und mittleren Schädelbasis unter Beteiligung der Pyramidenspitze links. Ophthalmologisch bestand ein linksseitiger Exophthalmus. Am linken inneren Augenwinkel ließ sich ein etwa nußgroßer prallelastischer Tumor palpieren. Bei der Operation fand sich ein die linke Kieferhöhle ausfüllender knolliger Tumor, der die laterale Nasenwand weitgehend zerstört hatte, unter Verdrängung der Nasenscheidewand Nase und Nasenrachen ausfüllte, mit knolligen Zapfen in die linke Orbita reichte und sich nach hinten bis an das Chiasma und bis in die Flügelgaumengrube erstreckte. Die Dura der vorderen und mittleren Schädelgrube lag breit frei. Das Chiasma war deutlich sichtbar. Am Dach der Flügelgaumengrube ließ sich ein Tumorzapfen bis in das Endocranium verfolgen. Die Geschwulst war größtenteils von gallertartig-weicher Konsistenz. Der Obduktionsbefund deckte eine lokal destruierende Bindegewebsgeschwulst der linken Nebenhöhlen und Flügelgaumengrube sowie der Basis der vorderen und mittleren Schädelgrube auf. Die Spitze der linken Felsenbeinpyramide zeigte einen Geschwulsteinbruch. Die histologische Untersuchung des glasig, knollig, gallertartig aussehenden Tumors ergab ein Myxom. Nach ZIMMERMANN und DAHLIN kann sich das Myxom innerhalb der Höhle, in der es zur Entwicklung gelangt, als Tumorschatten abbilden oder nur eine uncharakteristische Verschattung hervorrufen. Die Wände des erkrankten Sinus können ausgebuchtet, verdünnt und zum Teil zerstört sein. Es sind also dieselben Symptome, wie sie jeder andere gutartige, expansiv wachsende Tumor zeigen kann. Sie sollen nochmals kurz wiederholt werden. Füllt das Myxom die Höhle zur Gänze aus, so findet man eine komplette, uncharakteristische Verschattung. Bei noch vorhandenem Luftraum kann sich der Tumor als Schatten mit höckeriger Oberfläche abbilden. Bei Miterkrankung der Nebenhöhlenwände können dieselben eine Verdünnung oder eine vollständige Zerstörung zeigen, mit oder ohne Zeichen der Dislokation an den Grenzen der Usur. Verdünnte Wände können ausgebuchtet sein.

h) Die Hämangiome (Angiome)

α) Pathogenetische und pathoanatomische Vorbemerkungen

Die Angiome sind geschwulstmäßige Wucherungen von Gefäßgewebe. Sie sind grundsätzlich von den Teleangiektasien zu trennen, welche keine echten Neubildungen darstellen.

Bezüglich der Pathogenese der Hämangiome nimmt man an, daß sie sich auf kongenitaler Grundlage entwickeln. Dafür spricht, daß z. B. die Hämangiome der Gesichtshaut schon sehr frühzeitig bzw. bei Neugeborenen vorkommen. Virchow glaubte, daß zwischen den cutanen Angiomen und den fetalen Spaltbildungen ein Zusammenhang bestehe und prägte den Namen fissurale Angiome. Sowohl das *Angioma cavernosum* als auch das *Angioma racemosum* kommen als primäre Nasen- und Nebenhöhlenangiome äußerst selten vor, während sie in anderen Organen (Haut, Skeletsystem, zentrales Nervensystem, parenchymatöse Organe) wesentlich häufiger zu beobachten sind. Die Angiome des Cavum nasi sitzen entweder an der Nasenscheidewand oder an den Muscheln. Sie können jedoch in allen Teilen der Nasenhöhle einschließlich ihrer Nebenhöhlen angetroffen werden, können eine beträchtliche Größe erreichen und die befallene Nasenhälfte oder Nebenhöhle vollständig ausfüllen. Die Angiome der Nebenhöhlen sind noch seltener als die Angiome der Nase. Sie kommen in jedem Lebensalter und bei beiden Geschlechtern annähernd gleich häufig vor.

Pathoanatomisch unterscheidet man:

1. Das Angioma cavernosum (Kavernom) und
2. das Angioma racemosum.

1. Das Angioma cavernosum. Das Kavernom stellt makroskopisch einen gut abgegrenzten Tumor dar, wobei jedoch eine Kapselbildung fehlt. Er besteht aus zahlreichen verschieden großen Bluträumen, die mit Blut, frischeren oder älteren oder schon verkalkten Thromben gefüllt und durch lockere bindegewebige Scheidewände voneinander getrennt sind. Die innerhalb des Knochens entstehenden Angiome werden nach einem Vorschlag von Pich am besten als *Osteoangiome* bezeichnet, da sie außer zu Knochendestruktion auch häufig zu Knochenneubildung Anlaß geben. Im Bereiche der Schädelkapsel führt die Neubildung zur Auftreibung des Knochens, die sich sowohl nach außen als auch nach innen entwickeln kann. Dabei zeigt sich, daß die beiden Knochentafeln verdünnt, stellenweise vollkommen rarefiziert sind, so daß größere oder kleinere Defekte sichtbar werden. Das Periost zieht ohne Unterbrechung vom angrenzenden gesunden Knochen her über den Tumor hinweg. Im Querschnitt erkennt man schon makroskopisch die Bluträume, die durch zierlich angeordnete Knochenbälkchen voneinander getrennt sind. Die Knochenbälkchen sind im Innern des Tumors netzförmig, gegen die Oberfläche zu radiär angeordnet (Pich). Histologisch ist im Bereiche der Neubildung die normale Knochenstruktur vollkommen verschwunden. Man sieht die schon makroskopisch kenntlichen Knochenbälkchen, deren Dicke von der der normalen Spongiosabälkchen nicht wesentlich abweicht. Sie umschließen die dünnwandigen Bluträume, die von einfachen Epithellagen ausgekleidet sind.

2. Das Angioma racemosum. Hier muß man zwischen einer echten Geschwulstbildung und einer geschwulstähnlichen Bildung, wie sie unter anderem durch eine varicöse oder aneurysmatische Gefäßveränderung dargestellt wird, unterscheiden. Im Falle einer echten Geschwulstbildung handelt es sich um eine Neubildung von Gefäßen, bei Aneurysmen und Varicen liegt lediglich eine lokale Erweiterung und Schlängelung umschriebener Arterien- oder Venengebiete vor. Die Differenzierung ist oft schwierig, in manchen Fällen gar nicht möglich. Die neugebildeten Gefäße beim Angioma racemosum zeigen zusätzlich eine Fehlbildung, die dadurch charakterisiert ist, daß die blastomatösen Gefäße weder reine Arterien noch reine Venen sind. Das Angioma racemosum wird weiter unterteilt und zwar: a) In das *Angioma racemosum arteriale.* Die Geschwulst soll ausschließlich aus Arterien bestehen. Ihre Existenz wird jedoch angezweifelt. b) In das *Angioma racemosum venosum.* Die Neubildung besteht aus einem Knäuel pathologisch erweiterter Gefäße, die venöses Blut führen und keine Pulsationen erkennen lassen. Die erweiterten Gefäße sind eindeutig weder als Arterien noch als Venen anzusprechen. c) In das *Aneurysma arterio-venosum.* Hierbei besteht eine direkte Verbindung unter Umgehung des Capillarnetzes zwischen arteriellem und venösem System, verbunden mit Erweiterung der zuführenden Arterie und der abführenden Vene, was allein makroskopisch eine Unterscheidung vom Angioma racemosum venosum ermöglicht. Eine diesbezügliche histologische Differenzierung ist nicht möglich. Die Wandungen der Gefäße können sowohl beim Angioma racemosum venosum als auch beim Aneurysma arterio-venosum Verkalkungen aufweisen.

β) Das Röntgenbild der Hämangiome (Angiome)

Bei den Angiomen, die sich im Cavum nasi entwickeln, spielt die Röntgenuntersuchung keine wesentliche Rolle. Man wird sie höchstens zur Klärung der Frage heranziehen, ob und wieweit eine oder mehrere Nebenhöhlen miterkrankt sind. Dies wird sich besonders dann als notwendig erweisen, wenn z. B. die Nasenhöhle durch den Tumor vollständig ausgefüllt ist und dadurch ein Einblick in das Cavum nasi nicht möglich ist.

Gefäßgeschwülste innerhalb der Nebenhöhlen kommen selten vor. LÜCKE beschrieb einen Fall eines ossifizierenden Angioms der Kieferhöhle, aber ohne Röntgenbefund. Über einen Fall eines ulcerierten Hämangioms der Kieferhöhle, das zur ausgedehnten Fibrinbildung Anlaß gab, berichtet GUMPERZ. Das Röntgenbild zeigte hier lediglich eine dichte, sonst uncharakteristische Verschattung der erkrankten Kieferhöhle. KRYZE gibt einen Fall eines Angioma racemosum arteriale, welches das Siebbeinlabyrinth und die Keilbeinhöhle einnahm, bekannt; ein Röntgenbefund ist in der Publikation von

KRYZE nicht vorhanden. VINCENT und BREGEAT veröffentlichen einen Fall eines Osteoangiom des Keilbeines und des Hinterhauptbeines. Eine nur die Nebenhöhlenangiome betreffende Röntgensymptomatologie ist bisher, wohl infolge des seltenen Vorkommens der Gefäßgeschwulst im Bereiche der pneumatischen Hohlräume des Schädels, nicht bekannt geworden. Es sollen nun im folgenden die Veränderungen besprochen werden, die die Hämangiome an der Schädelkapsel verursachen können und hierbei gezeigt werden, wieweit diese Veränderungen im Falle der Lokalisation eines Angiom in einer oder mehreren Nebenhöhlen eine Diagnose erlauben. Die röntgenologisch faßbaren Symptome, die man bei Gefäßtumoren finden kann, sind:

1. Verkalkungen,
2. Knochenusuren,
3. Knochenneubildung,
4. Atypische Gefäßbildung.

Bei den Verkalkungen handelt es sich um einen Prozeß, der innerhalb der Geschwulst zur Entwicklung gelangt, während die übrigen Symptome Veränderungen darstellen, die das Angiom am benachbarten Knochen hervorruft oder durch einen primär im Knochen entstandenen Tumor (Osteoangiom) bedingt sind. Die Verkalkungen können in zwei verschiedenen Formen in Erscheinung treten. Schon lange bekannt sind die in

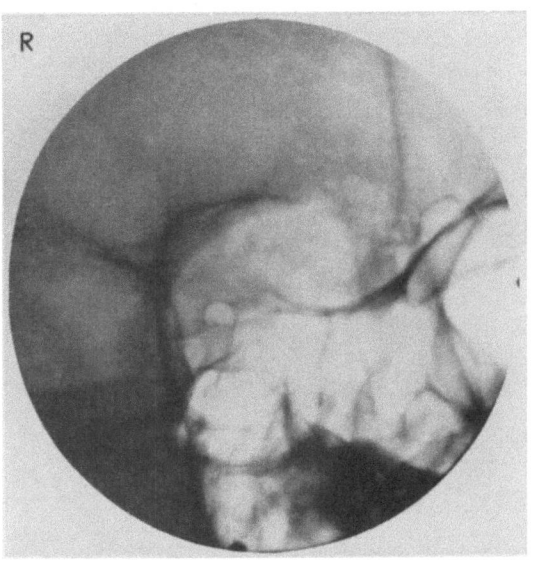

Abb. 85. Aufnahme der rechten Orbita nach RHESE (die Neigung des Zielstrahles zur Deutschen Horizontalen war etwas geringer als 25⁰). *Hämangiom der rechten Orbita.* 34jährige Frau mit einem haselnußgroßen Tumorknoten im rechten inneren-oberen Augenwinkel, der schon jahrelang besteht und nur langsam an Größe zunahm. Man sieht im unteren Anteil der rechten Stirnbeinschuppe die für das Hämangiom typischen kleinen Aufhellungen und lateral davon eine größere, sich auf das Orbitadach erstreckende Aufhellung, deren Abgrenzung nach hinten nicht eindeutig feststellbar ist. Nach oben-außen zeigt die Usur eine polycyclische Begrenzung, was ebenfalls für ein Hämangiom spricht. Im lateralen Anteil des Defektes finden sich noch einige zarte, unregelmäßige Knochenreste

Kavernomen auftretenden rundlichen oder ovalen, manchmal auch rosettenförmigen Kalkschatten, die verkalkten Phlebolithen entsprechen. Diese Konkrementen ähnlichen Schatten haben meist die Größe eines Stecknadelkopfes, treten in der Regel multipel auf und finden sich in einem größeren oder kleineren umschriebenen Bereiche. Solche ein Kavernom charakterisierende Kalkschatten sind bisher von röntgenologischer Seite intracerebral und im Bereiche der Augenhöhle (E. G. MAYER) beschrieben worden. Im Bereiche der Kieferhöhle ist ein derartiger Befund, obwohl hier, wie schon erwähnt, Kavernome beobachtet wurden, nicht bekanntgeworden. Die zweite Form der Verkalkung betrifft die Wände der Gefäßneubildung und findet sich im Angioma racemosum. Man sieht hier, dem Verlaufe und der Anordnung der Gefäße entsprechend, vorwiegend schmale bzw. strichförmige, mitunter bogenförmig gekrümmte, verzweigte, baum- oder netzförmig angeordnete, manchmal parallel verlaufende Kalkschatten. Diese Form der Verkalkung wurde bisher nur in intracerebralen Angiomen gefunden.

Eine Knochenusur ist immer dann vorhanden, wenn die Gefäßgeschwulst innerhalb des Knochens selbst entsteht. Aber auch ein Angioma racemosum der Weichteile kann am benachbarten Knochen zu Arrosionen desselben Anlaß geben. Die hierbei auftretenden Knochendefekte manifestieren sich im Röntgenbild durch multiple Aufhellungen mit scharfen, welligen Rändern, wobei die zentralen Partien oft stärker aufgehellt sind als die peripheren, was dafür spricht, daß der Defekt am Rande seichter ist. Reaktive Erscheinungen in der Umgebung der Usuren fehlen (s. Abb. 85). Die Grenzen der Usuren sind scharf, sie können jedoch im Röntgenbild unscharf in Erscheinung treten und zwar dann, wenn die Strahlen schräg zum Rande der Defekte verlaufen. Ihre Größe bzw.

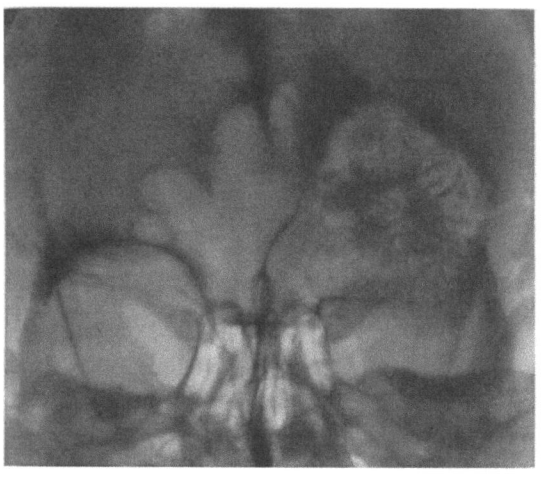 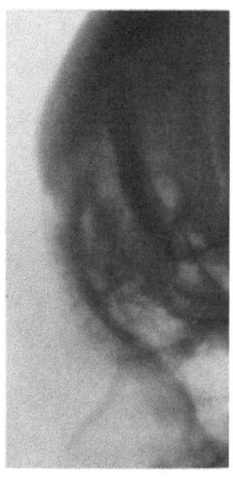

Abb. 86a   Abb. 86b

Abb. 86a. *Sagittal-horizontale Aufnahme der Stirnhöhlen (typische Einstellung). Osteoangiom der linken Stirnbeinschuppe*, auf die Stirnhöhle übergreifend. 65jährige Frau mit einer seit vielen Jahren bestehenden Vorwölbung über der rechten Orbita. Im Bereich der linken Stirnbeinschuppe sieht man einen über Fünf-Schillingstück-großen veränderten Bezirk, in dessen Bereich die normale Knochenstruktur vollkommen fehlt. An ihrer Stelle findet sich ein feines Netzwerk zarter Knochenbälkchen. Im Zentrum sind auch etwas dichtere Knochenpartien vorhanden. Gegen die gesunde Umgebung ist das Osteoangiom bogenförmig scharf abgesetzt und läßt stellenweise eine verdichtete Randzone erkennen. Der Befund ist typisch für ein Osteoangiom. Der Tumor erstreckt sich weit in die nicht sehr geräumige linke Stirnhöhle, reicht nach unten bis an den Orbitarand und erstreckt sich auch noch auf den vorderen Anteil des Orbitadaches

Abb. 86b. Tangentiale Aufnahme der linken Stirnbeinschuppe desselben Falles wie Abb. 86a. Nach vorne gegen die Weichteile ist der veränderte Knochenbezirk von einer zarten Knochenschale gedeckt. Unmittelbar darunter sieht man die zarten Knochenbälkchen, die im Seitenbild eine spiculaartige Anordnung aufweisen

Ausdehnung kann sehr verschieden sein. Die kleinsten sind kaum erbsengroß, die größten können über Handtellerflächengröße erreichen. Kleine Usuren kommen in der Regel multipel vor, die großen solitär. Letztere sind meist durch Konfluieren mehrerer oder zahlreicher kleiner Defekte entstanden. Man findet dann eine große, meist bogig begrenzte Aufhellung, innerhalb der häufig noch Reste von Knochengewebe in Form strichförmiger, unregelmäßig bogig verlaufender Knochenspangen zu erkennen sind und die manchmal Resten einer Wabenstruktur gleichen.

Eine Knochenneubildung sieht man vorwiegend bei den Osteoangiomen, die — den anatomischen Veränderungen entsprechend — im Röntgenbild charakteristische Symptome hervorrufen. Der pathoanatomische Prozeß besteht in einer Zerstörung des ursprünglichen Knochen- und Marklagers und in einem gleichmäßigen und koordinierten geschwulstmäßigen Wachstum von Bluträumen und Knochengewebe (PICH). Im erkrankten Bereich ist die normale Knochenstruktur vollständig verschwunden. An ihrer Stelle finden sich zarte Knochenbälkchen von teils netzförmiger, teils von einem gemeinsamen Zentrum radiär ausstrahlender Anordnung. Sie können das Niveau des Knochens überragen und sind dann als sog. Spicula im tangentialen Röntgenbild nachweisbar (s. Abb. 86b). In Aufsicht zeigt der erkrankte Knochenbereich eine kleinwabige oder eine Gitterstruktur, die manchmal einer vergröberten Spongiosazeichnung sehr ähnlich sein kann. Diese Gitterstrukturen sind das für Osteoangiom charakteristisch (s. Abb. 86a). Die Grenzen des veränderten Bezirkes sind scharf, mitunter findet sich sogar eine verdichtete Randzone. Die Spicula können zart und regelmäßig sein und manchmal einen leicht welligen bzw. gewundenen Verlauf zeigen. Letzteres ist für die Gefäßgeschwulst des Knochens charakteristisch. Es kommen aber auch ganz unregelmäßige Spiculabildungen vor, die solchen, wie sie bei Sarkomen und Knochenmetastasen auftreten können, sehr

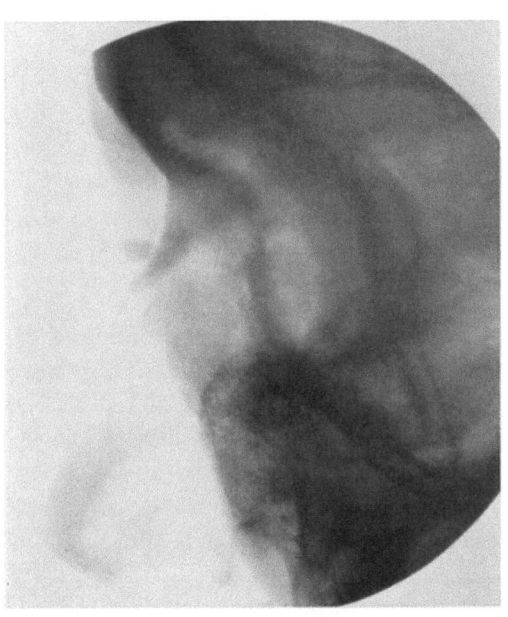

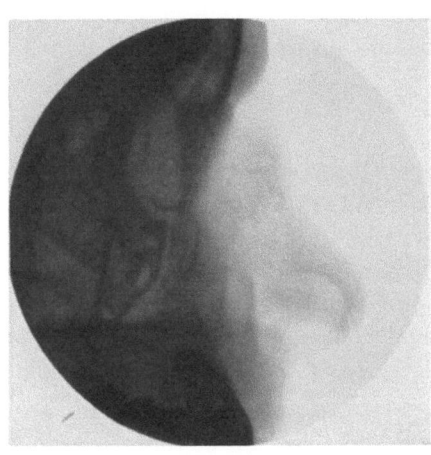

Abb. 87   Abb. 88

Abb. 87. Ausschnitt aus einer seitlichen Aufnahme der vorderen Nebenhöhlen (typische Einstellung). *Osteoangiom der linken Kieferhöhlenvorderwand.* 83jährige Frau mit einer seit vielen Jahren bestehenden Vorwölbung unterhalb des linken Auges an der Kieferhöhlenvorderwand. Der Vorderwand der linken Kieferhöhle sitzt ein kalottenförmiges Gebilde auf, das sich von der Spina nasalis nach oben bis etwas über den unteren Orbitarand erstreckt. Dieses Gebilde läßt im Inneren eine feinmaschige Knochenstruktur und in der Peripherie stellenweise eine zarte Knochenschale erkennen. Die Veränderungen sind typisch für ein Osteoangiom

Abb. 88. Seitliche Ansicht der Nasenbeine. *Osteoangiom der Nasenbeine.* An Stelle der normalen Knochenstruktur der Nasenbeine und der angrenzenden Teile der Processus frontales der Oberkiefer sieht man ein feines Netzwerk zarter Knochenbälkchen, die gegen den Nasenrücken zu eine spiculaartige Anordnung aufweisen. Der Befund ist typisch für ein Osteoangiom (Sammlung E. G. MAYER)

ähnlich sind. Über der Spitze der einzelnen Spicula kann sich eine feine, regelmäßige Knochenschale finden. Sie kommt allerdings auch bei Meningeomen vor.

Eine atypische Gefäßbildung findet sich vorwiegend an der Schädelkapsel und nur selten im Bereiche der Schädelbasis. Sie ist meist leicht zu erkennen und zwar dann, wenn das abnorme Gefäß ungewöhnlich breit ist, einen von der normalen Gefäßzeichnung abweichenden Verlauf zeigt und sich an einer Stelle findet, wo normalerweise kein Gefäßkanal verläuft. Eine atypische Gefäßbildung scheint es bei primären Nebenhöhlenangiomen nicht zu geben.

Zusammenfassend kann man bezüglich der Angiome der Nebenhöhlen feststellen: Eine von der Schleimhaut einer Nebenhöhle ausgehende Blutgeschwulst wird, wenn Verkalkungen fehlen, und solche sind bis heute in Nebenhöhlenangiomen nicht gesehen worden, nur eine uncharakteristische Verschattung des erkrankten Hohlraumes zeigen. Sind Knochenveränderungen vorhanden, so sind diese meist typisch, so daß eine Diagnose möglich ist. Im Stirnbereich kommen Angiome häufiger vor, jedoch entstehen sie meist außerhalb der Stirnhöhle, können aber auf dieselbe übergreifen. Sehr selten sind Angiome der Nebenhöhlenwände. Auch hier sind die Knochenveränderungen charakteristisch (s. Abb. 87). Es ist dies der einzige Fall dieser Art, den wir bisher beobachten konnten. Auch am knöchernen Nasengerüst können Angiome zur Entwicklung gelangen. Der Tumor führt hier zur vollständigen Zerstörung des ursprünglichen Knochens, an seiner Stelle findet sich ein feines Netzwerk neugebildeter Knochenbälkchen mit teils wabiger Anordnung (s. Abb. 88). Je einen identischen Fall haben Nelvert und Bilchick sowie Gossarez u. Mitarb. bekanntgegeben.

i) Das Lymphangiom

Das Lymphangiom kommt noch seltener vor als das Hämangiom und die bisher bekanntgegebenen Fälle betrafen alle die Nasenhöhle. Sie gleichen nach Eckert-Möbius in ihrem klinischen und pathoanatomischen Verhalten weitgehend den Hämangiomen und unterscheiden sich von diesen im wesentlichen dadurch, daß die kavernösen Gefäßräume größtenteils nicht Blut, sondern Lymphe enthalten.

k) Der Glomustumor

Der Glomustumor ist ebenfalls eine seltene Geschwulstbildung im Bereiche der Nase. In den Nebenhöhlen ist bis heute unseres Wissens kein derartiger Fall bekanntgeworden. Einen Glomustumor der Nasenhöhle hat Kaulich beschrieben. Es fand sich eine kirschgroße Neubildung des linken Vestibulum nasi, deren Ursprung in den tiefen, seitlichen Abschnitten des Vestibulum saß und die ohne scharfe Grenzen in den Kopf der mittleren Muschel überging. Nach Masson, der den Glomustumor erstmalig beschrieb, leitet sich dieser Tumor von den arterio-venösen Anastomosen ab. Histologisch findet man die Elemente der arterio-venösen Anastomosen in Form angiomatöser Strukturen mit zahlreichen Gefäßen von kavernösem Charakter. In manchen Fällen sind auch glatte Muskelfasern oder epitheloide Zellen sowie marklose und markhaltige Nervenfasern vorhanden (Angiomyoneurom). Im Kapitel „Die Röntgendiagnostik des Schläfenbeines" werden die Glomustumoren eine ausführliche Erörterung finden.

l) Das Lipom (Xanthom)

Das Vorkommen eines Lipoms in der Nase oder den Nebenhöhlen ist ein ganz seltenes Ereignis. Bisher sind nur vereinzelte Fälle von Lipomen der Nase und der Kieferhöhle bekanntgeworden. Bezüglich des Xanthoms ist nach Borst folgendes zu sagen: Die Berechtigung, von Xanthomen als einer selbständigen Geschwulstform zu sprechen, ist bestritten worden; es darf jedenfalls in der Tat bezweifelt werden, ob neben dem Lipom und dem lipoplastischen Sarkom das Xanthom als selbständige Geschwulstart anzuerkennen ist. Xanthome kommen hauptsächlich in der Haut, aber auch in inneren Organen vor. In der Literatur konnten wir einen einzigen Fall eines Xanthoms der Stirnhöhle von Scheel finden. Die Arbeit war uns leider nicht zugängig, daher können wir nichts Näheres darüber berichten. Wir selbst konnten nur einmal einen Fall eines Xanthoms der Orbita beobachten. Der Tumor hatte zu einer allgemeinen Exkavation der Augenhöhle geführt und war in die benachbarte Kieferhöhle vorgedrungen. Diese zeigte außer einer kompletten Verschattung eine undeutlich abgrenzbare Usur am Dach.

m) Das Myom

Die Myome sind noch seltener als die Lipome. Leiomyome sind bisher klinisch überhaupt nicht beobachtet worden. Bezüglich der Rabdomyome sind bis heute einige wenige Fälle bekanntgeworden, die alle im Cavum nasi lokalisiert waren. Nebenhöhlenmyome scheint es nicht zu geben.

2. Die gutartigen epithelialen Tumoren

a) Die Papillome und Adenome

α) Pathogenese und pathologische Anatomie der Papillome

Im Bereiche der Nase und der Nebenhöhlen kommen Papillome sehr selten vor. Über die Pathogenese läßt sich auf Grund der wenigen bisher bekanntgewordenen Fälle nichts Sicheres aussagen. Manches spricht dafür, daß die zahlreichen chronischen Reize, denen die vorderen Nasenabschnitte ausgesetzt sind, an dem Auftreten der Papillome gerade in dieser Gegend mitbeteiligt sind. Die häufigste Lokalisation ist die Stelle, an der das Vestibulum nasi in das Cavum nasi übergeht, also die Stelle, an der sich Übergangsepithel findet. Hier entspringen die Tumoren mit Vorliebe an der Nasenscheidewand oder am Kopf der unteren Muschel. Von der Nasenhöhle aus kann es auch zur Miterkrankung einer oder mehrerer Nebenhöhlen kommen, d. h. der Sinus wird erst sekundär von der Geschwulst ausgefüllt. Es gibt jedoch Fälle von Papillomen, die sich primär und ausschließlich in einer Nebenhöhle entwickeln. So sind einige Fälle von primären Papillomen der Kiefer- und der Stirnhöhle beschrieben worden.

Das Wachstum der Neubildung ist rein expansiv und geht langsam vor sich. Makroskopisch zeigt der Tumor einen gelappten oder grobhöckerigen, oft blumenkohlartigen Bau mit Auswüchsen von Kirsch- bis Apfelgröße. Er sitzt der Schleimhaut entweder breitbasig oder gestielt auf und kann die befallene Nasenhöhle oder Nebenhöhle vollständig ausfüllen. Mikroskopisch besteht die Geschwulst aus einem gefäßführenden, baumartig reich verzweigten Bindegewebsgerüst, das einen an Masse das bindegewebige Stroma beträchtlich überwiegenden Epithelüberzug aufweist.

β) Pathogenese und pathologische Anatomie der Adenome

Die Adenome kommen noch seltener vor als die Papillome. Bezüglich der Pathogenese muß man an angeborene Keimversprengung denken. Gleichzeitig bestehende chronische Entzündungen sind nicht Ursache, sondern Folgeerscheinung dieser Tumoren.

Das Wachstum der Adenome ist vorwiegend expansiv und in der Regel ein langsames. Makroskopisch handelt es sich um meist breitbasig der Schleimhaut aufsitzende Geschwülste mit höckeriger, feingekörnter oder auch glatter Oberfläche, die ab und zu zottenähnliche Bildungen aufweisen kann. Die Größe der Tumoren kann sehr verschieden sein. Die kleinsten waren bohnengroß, die größten füllten vielfach die ganze erkrankte Nasenhöhle aus und erstreckten sich zum Teil noch in die angrenzenden Nebenhöhlen. Mikroskopisch besteht der Tumor zur Hauptsache aus regellos, dicht nebeneinanderstehenden, vielfach gewundenen Drüsenschläuchen und Alveolen, zwischen denen ein feinfaseriges, zellreiches lockeres Bindegewebe eingelagert ist. An der Oberfläche zeigt die Geschwulst einen manchmal papillenartig angeordneten Schleimhautüberzug, der aus ein- oder mehrreihigem, mitunter Becherzellen enthaltendem Cylinderepithel besteht und unter dem sich eine feinmaschige, gefäßreiche, dünne Submucosa befindet.

γ) Das Röntgenbild der Papillome und Adenome

Über Röntgenbefunde bei Papillomen und Adenomen ist in der Literatur nur wenig zu finden. HAJEK gibt einen Fall eines Cystadenoms der rechten Stirnhöhle bekannt. Gleichzeitig bestand bei diesem Fall ein als Plasmocytom angesprochener Tumor des rechten Siebbeinlabyrinthes. Der hier beigefügte schriftliche Röntgenbefund lautet: „Rechte Stirnhöhle verschattet, die knöcherne Abgrenzung gegenüber der linken nicht zu erkennen. Als Abgrenzung daselbst befindet sich ein breiter, mäßig dichter, nach rechts konvexer Schatten (Weichteile). Die Grenze nach oben unscharf. Beide Siebbeine verschattet. Die rechte Lamina papyracea nicht deutlich erkennbar. Im Bereiche des rechten Siebbeines keine Knochenstruktur erkennbar. Die Aufhellungen kommen wahrscheinlich durch Knochenresorption zustande. Die rechte Kieferhöhle intensiv verschattet, ihre Wände nicht nachweisbar verändert. Die laterale Nasenwand ist rechts im oberen Anteil gegen das Siebbein zu nicht deutlich erkennbar." Ein Röntgenbild ist nicht beigegeben. Einen Fall eines Papilloms der Stirnhöhle hat VISALLI bekanntgegeben. Hier hatte der Tumor oberhalb der Glabella den Knochen durchwachsen und soll Symptome einer Osteomyelitis vorgetäuscht haben. Es ist aus der Publikation von VISALLI, die uns nur im Referat zugängig war, nicht zu entnehmen, ob tatsächlich eine Osteomyelitis, wohl als Folge einer Sekundärinfektion vorlag, oder ob das Papillom selbst die Destruktion verursachte. In letztem Falle müßte der Tumor maligne degeneriert gewesen sein, da Papillome, solange sie gutartig sind, nur expansiv wachsen. Eine Druckusur ist aber mit einer entzündlichen Usur wohl kaum zu verwechseln.

Wir selbst konnten bisher weder einen Fall eines Papillom noch eines Adenom beobachten. Wenn man sich fragt, welche Röntgensymptome bei diesen Tumoren zu erwarten sind, so kommt man zu folgenden Schlüssen: Gelangen die beiden Neubildungen zu einer Zeit zur Untersuchung, in der sie den erkrankten pneumatischen Hohlraum noch nicht zur Gänze ausfüllen, so können sie sich im Röntgenbild als tumorartiges Schattengebilde mit gelappter oder einheitlicher Oberfläche darstellen. Die Feststellung, welches anatomische Substrat einem solchen Schatten zugrunde liegt, ist röntgenologisch allerdings nicht möglich. Ist die befallene Nebenhöhle von der Neubildung zur Gänze ausgefüllt, so findet man eine komplette Verschattung, die vollkommen uncharakteristisch ist. Da beide Tumoren ein expansives Wachstum zeigen, so kann es zu einer Druckatrophie einer oder mehrerer Wände der erkrankten Nebenhöhle kommen, was sich im Röntgenbild durch eine Verdünnung mit oder ohne Dislokation oder in fortgeschrittenen Fällen durch ein vollständiges Fehlen der betroffenen Wände kundtut. Im Falle einer malignen Degeneration dieser Geschwülste können sich die Zeichen eines malignen Tumors finden.

b) Die Cholesteatome (Epidermoide)

α) Pathogenetische und pathoanatomische Vorbemerkungen

Bei diesen Neubildungen muß man zwischen den *primären* oder *echten Cholesteatomen*, sie werden besser als *Epidermoide* bezeichnet, und den *sekundären* oder *falschen Cholesteatomen* unterscheiden. Die Epidermoide verdanken ihren Ursprung embryonalen Keimversprengungen, da sie an Stellen entstehen, wo normalerweise keine Epidermis vorhanden ist. Es handelt sich also um eine heterotope Geschwulstbildung. Bezüglich der Pathogenese der sekundären oder Pseudocholesteatome werden metaplastische Prozesse (Cholesteatom bei Ozaena) sowie epitheliale Substitution (Cholesteatom der Paukenhöhle) verantwortlich gemacht. Unter epithelialer Substitution versteht man den Ersatz des ortsständigen Epithels durch vordringendes Pflasterepithel.

Das Vorkommen von Epidermoiden, also echten primären Cholesteatomen, innerhalb der Nebenhöhlen wird von manchen für möglich gehalten, von manchen als nicht sicher erwiesen abgelehnt. Die Möglichkeit einer Keimversprengung besteht jedoch auch hier und damit die Entstehung von Epidermoiden. Bezüglich der Entstehung der sekundären Cholesteatome im Bereiche der Nebenhöhlen nimmt man in Analogie zu den Mittelohrcholesteatomen eine epitheliale Substitution an. Tatsächlich ist es auch Lautenschläger gelungen, durch Implantation von Cutis der Körperoberfläche (Oberschenkel) in eine menschliche Höhle (Kieferhöhle) Cholesteatome zu erzeugen, die alle Merkmale und Kennzeichen der an anderen Körpergegenden vorkommenden Cholesteatome zeigen. Lautenschläger konnte bei seinen Versuchen die Entstehung -und Weiterentwicklungsbedingungen genau studieren. Es soll auf die interessanten Ergebnisse Lautenschlägers näher eingegangen werden und sie sollen zum Teil wörtlich wiedergegeben werden.

„Die in die Kieferhöhle eingepflanzte Cutis erhält unter gewissen Bedingungen eine aktive und destruierende Wachstumstendenz." Die gewissen Bedingungen sind ein dauernder Verschluß der Höhle. Lautenschläger schreibt weiter: „Während in der offenen Höhle die abgestoßenen Epithelien durch den Reinigungsprozeß durch eine vorhandene Öffnung beseitigt werden können, finden sie in der verschlossenen Höhle Gelegenheit, sich zu größeren Konglomeraten anzuhäufen. Diese „Füllsel" üben als Fremdkörper einen Reiz aus auf die implantierte Cutis und dieser Reiz bringt genau wie beim Cholesteatom des Mittelohres die oberflächlichen Epithelschichten zur Maceration und ruft eine stärkere Maceration der tieferen Schichten hervor. Aus der implantierten Cutis wird auf diese Weise eine abnorm proliferierende Keimschicht. Solange dieser Reiz wirkt, regt er das zur Keimschicht umgewandelte Oberflächenepithel zu immer stärkerer Zellerzeugung an, das Füllsel und den Reiz vermehrend. So entsteht ein Circulus vitiosus, sein Resultat ist das Cholesteatom. Das Moment des

Druckes spielt erst dann eine Rolle, wenn die Höhle zur Gänze von den angesammelten Massen ausgefüllt ist. Eine wesentliche Rolle spielt der Feuchtigkeitsfaktor. Trockene Cholesteatome gibt es
in den Nebenhöhlen nicht. Ein erhöhter Grad von Feuchtigkeit bedingt eine gesteigerte Tätigkeit
der Matrix (Keimschicht). Nicht nur durch den Druck wird die Cholesteatomhöhle vergrößert,
sondern sie kann auch durch eine resorptive Wirkung der Matrix vergrößert werden, da man sah,
daß sich Cholesteatome auch vergrößerten, wo keine Druckwirkung bestand."

Die Möglichkeit des Einwachsens von Epidermis in einen pneumatischen Hohlraum
ist z. B. bei Bestehen einer Fistel zwischen diesem und der Hautoberfläche gegeben. Auch
kann eine Epithelverlagerung durch eine Operation oder durch ein offenes Nebenhöhlen-
trauma erfolgen. Das bei Ozaena oder im Verlaufe von Entzündungen durch Metaplasie
entstandene Pflasterepithel der Nase
kann in eine Nebenhöhle einwandern
und damit zur Cholesteatombildung
führen.

Makroskopisch stellt das Cholesteatom
ein in den einzelnen Fällen ganz verschieden
großes, meist kugeliges Gebilde dar, das in
seinem Inneren zwiebelschalenförmig geschichtete Hornmassen enthält, welche in
größeren Tumoren in eine milchig trübe,
mit Bröckeln durchsetzte Masse umgewandelt sein kann. Die Oberfläche des Cholesteatoms zeigt einen perlmutterartigen Glanz.
Sie wird durch eine aus zwei Schichten
bestehende Kapsel gebildet, von denen die
innere — aus mehrschichtigem Epithel bestehend — die Matrix des Tumors darstellt.
Die äußere Schicht besteht aus Bindegewebe.

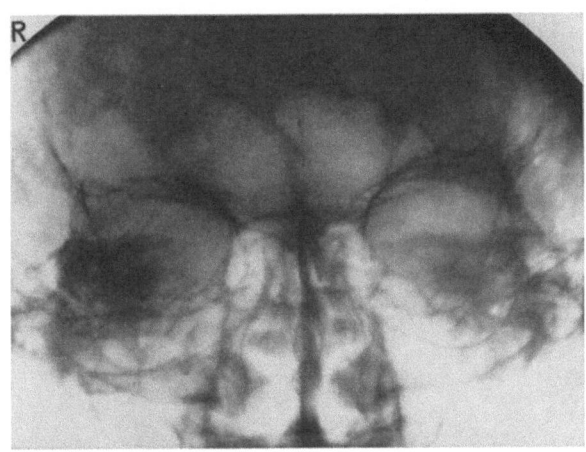

Abb. 89. Ausschnitt aus einer sagittal-horizontalen Schädelübersichtsaufnahme (typische Einstellung). *Epidermoid
der rechten Stirnbeinschuppe in die rechte Stirnhöhle vordringend.* 38jährige Frau mit einer seit längerer Zeit
bestehenden Vorwölbung im lateralen Anteil der rechten
Stirnbeinschuppe. Lateral der rechten Stirnhöhle zeigt
die Stirnbeinschuppe eine über haselnußgroße, scharf und
buchtig begrenzte Aufhellung, die stellenweise eine verdichtete Randzone erkennen läßt. Der Befund ist typisch
für ein Epidermoid. An der Stelle, an der der Tumor an
die Stirnhöhle grenzt, ist deren Corticalis usuriert

β) Das Röntgenbild der Cholesteatome (Epidermoide)

Zum Unterschied von den Cholesteatomen des Mittelohres sind die
Cholesteatome der Nebenhöhlen äußerst
selten. Am häufigsten hat man sie in
der Stirnhöhle beobachtet. Sonst konnten wir nur je einen Fall eines Kiefer-
höhlencholesteatoms (KECHT) und eines
Siebbeincholesteatoms (OTRICH) finden. Im Falle von KECHT bestand eine komplette
Verschattung der Kieferhöhle, deren mediale Wand undeutlich war und deren Dach
teilweise fehlte, während die laterale Wand verdünnt war. Die Operation zeigte eine
abnorm tiefe und ausgeweitete Cygomaticusbucht. Der Fall von OTRICH war uns im
Original nicht zugänig. Wir fanden ihn bei ARNTZ zitiert. Bei den meisten Stirnhöhlen-
cholesteatomen handelt es sich um Fälle, bei denen der Tumor außerhalb der Höhle in
der Stirnbeinschuppe entstanden (s. Abb. 89 und 90a und b) und erst sekundär in erstere
vorgedrungen ist. Das Cholesteatom ragt dann von außen in den Sinus hinein und kann
denselben teilweise oder aber auch zur Gänze ausfüllen. Das Röntgenbild größerer
Epidermoide der Schädelkapsel ist charakterisiert durch einen Knochendefekt, der eine
buchtige Begrenzung zeigt und in der Regel durch eine dünne Verdichtungslinie gegen
den gesunden Knochen abgegrenzt ist. Die innerhalb einer Nebenhöhle zur Entwicklung
gelangenden Cholesteatome oder Epidermoide verursachen eine uncharakteristische Verschattung. Kommt es zur Mitbeteiligung der Wände des erkrankten Sinus, so findet
man Veränderungen, wie sie andere gutartige, expansiv wachsende Prozesse aufweisen.
Das sind die Verdünnung der knöchernen Begrenzung durch Druckatrophie, die bis zur
völligen Zerstörung fortschreiten kann, sowie eventuell Verdrängungserscheinungen. Eine
verdichtete Randzone ist bei den Nebenhöhlencholesteatomen bisher nicht beobachtet

worden. Die Unterscheidung, ob es sich um ein echtes Cholesteatom, also um ein Epidermoid, oder um ein falsches Cholesteatom handelt, ist bei Lokalisation des Tumors in den Nebenhöhlen röntgenologisch nicht möglich. Aber auch histologisch kann diese Entscheidung nicht getroffen werden. Sie ist jedoch von untergeordneter Bedeutung. Lediglich die Anamnese (Operation, Trauma usw.) vermag einen gewissen Hinweis zu geben. Weiterhin wird angeführt, daß sich die Epidermoide sehr langsam entwickeln, während die sekundären Cholesteatome ein rascheres Wachstum zeigen sollen.

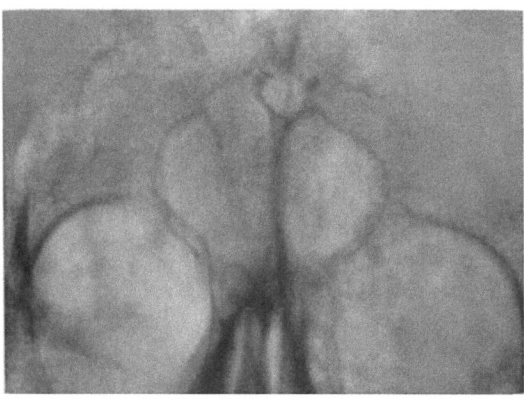 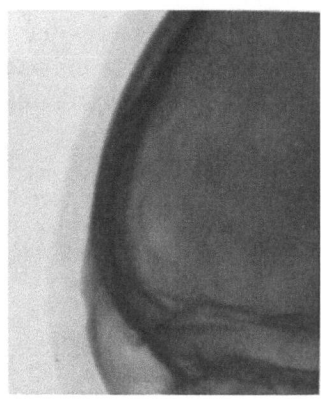

Abb. 90a   Abb. 90b

Abb. 90a. Ausschnitt aus einer sagittalen kranial-exzentrischen Aufnahme der Nebenhöhlen I. Serie (typische Einstellung). *Kleines Epidermoid der Stirnbeinschuppe.* 11jähriges Mädchen, bei dem sich langsam eine kleine Vorwölbung in der Mitte der Stirnbeinschuppe entwickelt hatte. Durch Massieren dieser Vorwölbung verschwand sie eines Tages. Daraufhin erkrankte das Kind mit dem Zeichen einer rechtsseitigen Sinusitis. Die rechte Stirnhöhle ist homogen verschattet. Genau median, unmittelbar anschließend an beide Stirnhöhlen, findet sich eine kleine, runde, allseits von einer verdichteten Randzone umgebene Aufhellung, die zunächst den Eindruck eines pneumatischen Hohlraumes erweckt

Abb. 90b. Tangentiale Aufnahme der Stirnbeinschuppe, desselben Falles wie Abb. 90a. Man erkennt einen kleinen, muldenförmigen Defekt in der Tabula externa der Stirnbeinschuppe bzw. der Stirnhöhlenvorderwand. Der Defekt ist von einer dünnen, zarten, leicht vorgewölbten Kalkschale überbrückt. Dieser Defekt entspricht der kleinen, kreisrunden Aufhellung. Es kann sich nicht um einen pneumatischen Hohlraum handeln, da ein Knochendefekt vorliegt. Die mediane Lokalisation und die verdichtete Randzone sprechen für ein Epidermoid. Es ist anzunehmen, daß der Tumor durch das Massieren in die rechte Stirnhöhle eingebrochen ist und hier zur Sinusitis geführt hat

3. Die neuro-epithelialen Tumoren

a) Die Gliome

Pathogenetische und pathoanatomische Vorbemerkungen. Diese aus Gliagewebe bestehenden Geschwülste, die auch als angeborene Mißbildungen aufgefaßt werden und deren Entstehung auf das engste mit dem Zentralnervensystem verknüpft ist, werden naturgemäß im Bereiche der Nase sehr selten angetroffen (Eckert-Möbius). Die Ansichten über die Pathogenese dieser Gliome sind sehr verschieden. Einig ist man sich nur über die Entstehung dieser Tumoren aus fetalen extrakraniellen Versprengungen von embryonalem Neurogliagewebe. M. B. Schmidt nimmt für die Entstehung eine Art von Encephalocelenbildung an, welche nach einer Abschnürung vom übrigen Gehirn ein selbständiges, geschwulstmäßiges Wachstum aufweist. Auch Berblinger nimmt eine extrakranielle Verlagerung von Hirnsubstanz an. Süssenguth ist der Ansicht, daß es sich um eine besondere Form von extrakraniellen Olfactoriusgliomen handle.

Die Gliome der Nase sind meist bei der Geburt schon vorhanden und sind makroskopisch bohnen- bis taubeneigroße, im subcutanen bzw. submukösen Gewebe gelegene Geschwülste, die keine wesentliche Wachstumstendenz zeigen und nie metastasieren. Sie finden sich meist unter der Haut des Nasenrückens, mit welcher sie fest verwachsen sind, sitzen den Nasenbeinen auf, gegen welche sie aber gut verschieblich sind. Nur vereinzelt kommen sie auch weiter distal oberhalb der Nasenspitze vor. Außer den sub-cutanen gibt es auch submuköse bzw. sich sowohl nach außen als auch nach innen gegen das Cavum nasi wachsende Gliome. Bei submuköser Entwicklung stellen sie von Schleimhaut überzogene Gebilde dar, die vom Nasendach ausgehen, die Nasenhöhle in geringerem oder größerem Umfange ausfüllen und die Nasenscheidewand nach der gesunden Seite verdrängen können. Eine Verbindung mit dem Gehirn oder Spalt-

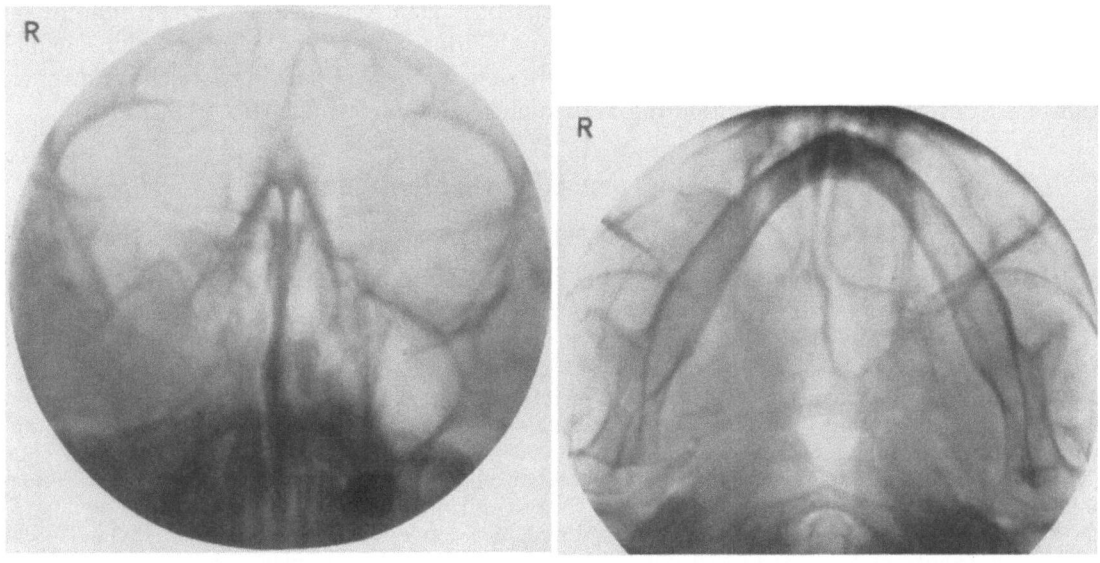

Abb. 91 a   Abb. 91 b

Abb. 91a. Ausschnitt aus einer sagittalen kranial-exzentrischen Aufnahme der Nebenhöhlen I. Serie (typische Einstellung). *Neurinom der Retromaxillargegend rechts, in die Kieferhöhle vordringend.* 70jährige Frau mit der klinischen Verdachtsdiagnose einer Zahncyste. Die rechte Kieferhöhle ist zur Gänze verschattet. Ihr Dach ist gegen die Augenhöhle, ihre mediale Wand gegen die Nasenhöhle vorgebuchtet. Dadurch ist die rechte Kieferhöhle wesentlich geräumiger als die linke. Das Röntgenbild gestattet lediglich die Diagnose eines gutartigen, expansiv wachsenden Prozesses (Tumor). Eine Artdiagnose ist nicht möglich

Abb. 91b. Vertiko-submentale Aufnahme der hinteren Nebenhöhlen desselben Falles wie Abb. 91a (typische Einstellung bei etwas asymmetrischer Schädelbasis). Es fehlen der hintere Teil der medialen und lateralen Wand inklusive der hinteren Bucht der rechten Kieferhöhle. Vom Processus pterygoideus sind nur noch Reste erkennbar. Man sieht ein großes Schattengebilde, das die hinteren zwei Drittel der Kieferhöhle einnimmt, nach vorne scharf bogenförmig begrenzt ist und sich nach medial auf den hinteren Anteil der rechten Nasen-hälfte und auf die rechte Keilbeinhöhle projiziert. Nach hinten gegen die Pyramide ist der Schatten nicht abgrenzbar. Dieses halbkugelige Schattengebilde zeigt stellenweise einen zarten Kalkschatten, der von dislozierten und hochgradig verdünnten Knochenpartien stammt. Es ist also anzunehmen, daß der Tumor retromaxillar entstanden ist und sich nach vorne in die Kieferhöhle und nach medial unter die Schädelbasis hin entwickelt hat

bildungen am Dach der Nasenhöhle sind nicht vorhanden bzw. nicht nachweisbar. Histo-logisch besteht die Neubildung aus typischem Gliomgewebe.

Das Röntgenbild der Gliome. Über röntgenologische Veränderungen bei Gliomen der äußeren oder inneren Nase ist bis heute nichts bekannt geworden. Die Röntgen-untersuchung dieser Tumoren, deren Diagnose nur durch eine Probeexcision zu erhärten ist, wird wohl zu dem Zwecke verlangt, um eine Encephalomeningocele, die klinisch identische Erscheinungen machen kann, auszuschließen. Im Falle einer Bruchbildung wird man den entsprechenden Defekt an der Nasenwurzel, am Boden der vorderen Schädelgrube oder im Bereiche des oberen-inneren Augenwinkels finden, der bei Gliomen nicht nachweisbar ist. Im Falle eines äußeren Gliomes ist die Röntgenuntersuchung negativ. Im Falle eines inneren Gliomes wird das Röntgenbild eine Verschattung der erkrankten Nasenhälfte eventuell mit Verdrängung des Septum nasi zeigen.

b) Neurinome, Neurocytome und Aesthesio-Neuroepitheliome

Bezüglich der übrigen neuroepithelialen Tumoren sind bisher nur vereinzelte Fälle bekanntgeworden, deren Publikationen uns im Original nur teilweise zugängig waren. Hier sind zu nennen die Neurinome (Calvet u. Bimes; Harkins), die Neurocytome (McCornack u. Harris; Mendeloff) und die Aesthesio-Neuroepitheliome (Frühling u. Wild; Saeman). Alle diese Tumoren können zu Knochendestruktionen Anlaß geben. Sie können von ihrem Entstehungsort (Nase, Nebenhöhlen) in die Nachbarschaft durchbrechen. Sie zeigen alle ein langsames Wachstum. Das Aesthesio-Neuroepitheliom, ein aus den sensiblen Fasern des Olfactorius bestehender Tumor, ist sehr strahlensensibel, neigt zu Rezidiven und metastasiert in seltenen Fällen. Charakteristische röntgenologische Symptome dieser Neubildung sind nicht zu erwarten (s. Abb. 91a und b).

4. Die odontogenen Kieferhöhlentumoren

a) Die Oberkiefercysten

Pathogenetische und pathoanatomische Vorbemerkungen. Man unterscheidet

1. Radikuläre Cysten.
2. Follikuläre Cysten.

1. Die radikulären Cysten. Sie gehen aus den Wurzelspitzengranulomen hervor, sie sind ein Produkt des Peridontium. In manchen Fällen kann es infolge fettiger und schleimiger Degeneration des Granulationsgewebes und infolge hydropischer Degeneration der im Granulom enthaltenen Epithelstränge zur Erweichung und Verflüssigung kommen. Dadurch entsteht ein Hohlraum bzw. eine Cyste. Durch Fortschreiten der beschriebenen Veränderungen und durch Austritt von seröser Flüssigkeit vermehrt sich der flüssige Inhalt und die Cyste vergrößert sich.

2. Die follikulären Cysten. Sie entstehen durch eine cystische Entartung eines Follikels eines retinierten Zahnkeimes, wobei es sich um einen zahlenmäßig normalen oder überzähligen Zahnkeim handeln kann. Grundbedingung für die Entstehung einer follikulären Cyste ist die Retention eines Zahnes, sie ist aber nicht die Ursache der Cystenbildung. Dieselbe ist bis heute unbekannt. Von der Entartung ist nicht der ganze Zahnfollikel, sondern nur der Schmelzkeim, nicht aber der bindegewebige Dentinkeim betroffen. Der Zahn, an dem sich die Cyste bildet, kann normal entwickelt sein, er kann aber auch Abnormitäten der Krone und der Wurzel zeigen. Die Cystenwand haftet am Zahnhals, die Krone ragt in den mit Flüssigkeit gefüllten Hohlraum. Es kommt auch vor, daß sich nicht nur ein Zahn, sondern mehrere Zähne in oder an der Cyste finden.

Sowohl die größeren radikulären als auch die follikulären Cysten besitzen eine Kapsel, die lumenwärts nur noch durch eine dünne Lage von Plattenepithel ausgekleidet ist. Manchmal ist dazwischen auch Cylinderepithel nachweisbar. Bei voll ausgebildeten Cysten muß die ihre Ursache darstellende kranke Zahnwurzel nicht mehr vorhanden sein oder der degenerierte Zahnkeim muß röntgenologisch nicht mehr erkennbar sein. Wird die Wand dieser Cysten feingeweblich untersucht, so kann der Histologe nur die Diagnose Pflasterepithelcyste stellen (s. Abb. 151 und 166a und b), ohne entscheiden zu können, ob es sich um eine ursprünglich follikuläre oder radikuläre Cyste handelt. Derartige Pflasterepithelcysten können aber auch durch Einnisten von Pflasterepithel in das Bindegewebe der Kieferhöhlenschleimhaut entstehen. Eine solche Einnistung kann z. B. durch wiederholte Kieferhöhlenpunktionen zustande kommen.

Sowohl die radikulären als auch die follikulären Cysten nehmen ständig an Größe zu und können unbehandelt eine beträchtliche Ausdehnung erreichen. Der der Cystenwand benachbarte Knochen wird weitgehend zerstört, nur eine dünne Knochenschale bleibt erhalten, die das Wachstum der Cyste mitmacht und zwar dadurch, daß an der Innenseite der Knochenschale ein Knochenabbau und an der Außenseite ein Knochenanbau stattfindet. Beim weiteren Wachstum der Cysten kann es zu Vorwölbungen am Alveolarfortsatz oder am harten Gaumen oder am Nasenboden kommen. Sehr häufig dringen die Cysten in die Kieferhöhle vor. Hierbei kann eine hochgradige, mitunter fast vollkommene Einengung des Lumens der Höhle erfolgen. Sehr große Wurzelcysten können bis an die Hinterwand und bis an das Dach der Kieferhöhle reichen und dieselben durch Druckusur verdünnen oder auch zerstören.

Das Röntgenbild der Oberkiefercysten. Die radikulären Cysten sind viel häufiger zu sehen als die follikulären; sie können multipel vorkommen, was bei den letzteren sehr selten der Fall ist. Erstere treten im mittleren und höheren Lebensalter auf, letztere gegen Ende der zweiten Dentition, also im 12.—16. Lebensjahr oder schon früher. Die follikulären Cysten sind im allgemeinen größer als die radikulären. Kleine Wurzelcysten, die noch zu keiner höhergradigen Vorwölbung am Kieferhöhlenboden geführt haben, sind nur auf Zahnaufnahmen zu erkennen. Hat jedoch die Cyste zu einer stärkeren Verlagerung des Bodens der Kieferhöhle Anlaß gegeben, so manifestiert sie sich innerhalb derselben in Form eines halbkugeligen Schattens, der, aus der alveolaren Bucht kommend, je nach Größe der Cyste einen größeren oder kleineren Teil der Höhle einnimmt. Die die Cystenwand umgebende Knochenschale — sie entspricht dem verlagerten Kieferhöhlenboden — ist gegen den noch lufthaltigen oberen Teil der Kieferhöhle als Kalkschatten gut abgrenzbar (s. Abb. 92). Besteht jedoch infolge sekundär entzündlicher Veränderungen eine Verschattung des Sinus, so wird dieser Kalkschatten wesentlich weniger deutlich in Erscheinung treten. Fast immer ist auch ein Defekt der unteren seitlichen

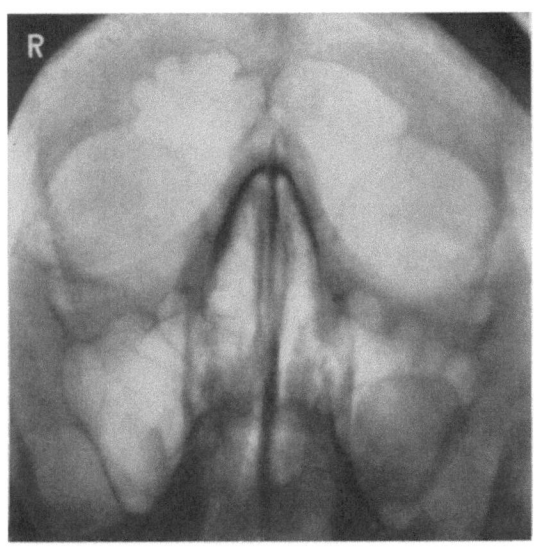

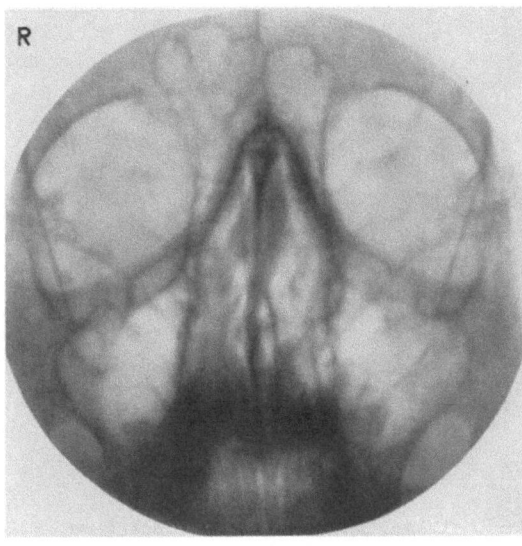

Abb. 92   Abb. 93

Abb. 92. Sagittale kranial-exzentrische Aufnahme der Nebenhöhlen I. Serie (typische Einstellung). *Zahncyste in der linken Kieferhöhle.* 63jährige Frau mit neuralgiformen Schmerzen links. Die unteren zwei Drittel der linken Kieferhöhle sind von einem kugeligen Schatten eingenommen, der nach oben von einem zarten Kalkschatten begrenzt ist. Das obere Drittel der linken Kieferhöhle ist normal lufthaltig. Ihre laterale Wand zeigt im unteren Anteil einen kleinen Defekt. Der Röntgenbefund ist typisch für eine Zahncyste

Abb. 93. Sagittale kranial-exzentrische Aufnahme der Nebenhöhlen I. Serie (der Focus der Röhre stand geringgradig links der Medianebene. *Osteombildung in der alveolaren Bucht beider Kieferhöhlen nach radikulären Zahncysten.* 34jährige Frau bei der vor 10 Jahren wegen Cystenbildung beiderseits eine Operation durchgeführt worden war. Man sieht am Boden beider Kieferhöhlen unregelmäßige, aber scharf begrenzte, knochendichte Schatten

Kieferhöhlenwand nachweisbar. Es wurde bereits bei der Besprechung der normalen Anatomie der Kieferhöhle erwähnt, daß mitunter eine oder mehrere Zahnwurzeln frei in die Kieferhöhle hineinragen können, d. h., es fehlt zwischen Zahnwurzel und Kieferhöhlenlumen eine knöcherne Abgrenzung. Entwickelt sich an einer solchen Zahnwurzel eine radikuläre Cyste, dann zeigt dieselbe keine Knochenschale und es fehlt auch ein Defekt des Kieferhöhlenbodens. In manchen Fällen kommt es durch Perforation zu einer spontanen Entleerung der Cyste, man kann dann röntgenologisch die Schrumpfung derselben beobachten (E. G. MAYER), Die Cyste wird kleiner, verliert ihre einheitliche, nach oben bogenförmige Begrenzung und damit ihre halbkugelige Form, sie wird unregelmäßig und infolge Knochenneubildung ihrer Wand dichter. Letzten Endes findet man dann im Bereiche der alveolaren Bucht einen unregelmäßigen, knochendichten Schatten, der nicht mit einem echten Osteom verwechselt werden darf (s. Abb. 93). Die Differenzierung kann unter Umständen schwierig sein.

Die follikulären Cysten können zu einer beträchtlichen Vergrößerung des Oberkiefers führen, der nur mehr aus der Cyste und den verdünnten, meist vorgebuchteten Wänden bestehen kann. Hierbei ist meist eine Verlagerung von Zähnen festzustellen. Der Unterschied zwischen follikulären und radikulären Cysten ist, wenn Zähne vorhanden sind, dadurch gegeben, daß bei ersteren der retinierte Zahn mit seiner Krone in die Cyste ragt oder auch im Röntgenbild zur Gänze innerhalb derselben liegen kann, während bei letzteren die Zahnwurzel innerhalb der Cyste liegt.

b) Die Adamantinome

Pathogenetische und pathoanatomische Vorbemerkungen. Die Adamantinome sind ebenso wie die im Anschluß zu besprechenden Odontome fibro-epithelialer Herkunft. Bezüglich des Ausgangspunktes der ersteren werden verschiedene Möglichkeiten angegeben. So nehmen die einen an, daß die Adamantinome von paradentären Zellresten ihren Ursprung nehmen, während andere ihre Entstehung auf das Schmelzkeimepithel degenerierter oder überschüssiger Zähne zurückführen und wieder andere glauben, daß verlagerte embryonale Zellreste der primären Mundbucht den Ausgangspunkt darstellen. Makroskopisch handelt es sich bei den Adamantinomen des Oberkiefers um pflaumen- bis citronengroße Geschwülste, die die befallene Kieferhöhle fast immer zur Gänze durch Druckusur zerstören. Im letzteren Falle können dann knollige Auswüchse des Tumors am Alveolarfortsatz oder im mittleren Nasengang sichtbar werden. Eine eigene Kapsel besitzt die Neubildung nicht, lediglich eine mit dem Geschwulststroma zusammenhängende, dünne, lockere Bindegewebslage bildet die Grenze zwischen dem Tumor und dem benachbarten gesunden Gewebe. Man unterscheidet eine solide und eine cystische Form. Erstere kommt jedoch „rein" selten vor, stellenweise sind auch hier, häufig infolge vasculärer Degeneration, Verflüssigungen zu sehen. Der solide Teil zeigt feingewebliche Anhäufungen von epithelialen Zapfen und Schläuchen, die kolbige Auftreibungen und einen drüsenähnlichen, baumartig verzweigten Bau aufweisen.

Das Röntgenbild der Adamantinome. Die Adamantinome finden sich im Unterkiefer viel öfter als im Oberkiefer. Die Tumoren des Oberkiefers sind fast immer solide, während die Unterkieferadamantinome meist von cystischer Form sind. Die Neubildung kann in jedem Lebensalter auftreten, auch schon beim Kleinkind. Am häufigsten tritt sie im ersten oder zweiten Dezennium in Erscheinung. Entsprechend dem expansiven Wachstum des Adamantinom innerhalb der Kieferhöhle kommt es zu einer Verdünnung und Dislokation der Wände, die nach außen vorgebuchtet werden, wodurch der erkrankte Sinus oft eine beträchtliche Vergrößerung erfährt (s. Abb. 94a und b). Der Tumor selbst gibt nur eine weichteildichte Verschattung, zeigt jedoch häufig Beziehungen zu verlagerten Zähnen, d. h., er kann primär schon Zähne enthalten oder dieselben können erst sekundär in den Tumor miteinbezogen werden. Nach Operationen kommen Rezidive vor, die in seltenen Fällen zu ausgedehnten Zerstörungen Anlaß geben können. So beschreibt Rieder einen Fall eines Adamantinomrezidivs, das den Gesichtsschädel bis auf den Unterkiefer ganz zerstört hatte. Es fanden sich Tumormassen im Bereiche der Stirn, des rechten und linken Oberkiefers, der Nase und Nebenhöhlen.

c) Die Odontome

Pathogenetische und pathoanatomische Vorbemerkungen. Die Odontome nehmen ihren Ausgangspunkt von sämtlichen Anteilen der Zahnanlage und können daher sämtliche Gewebsanteile eines erwachsenen Zahnes enthalten, nämlich Schmelz, Dentin und Zement. Der Tumor stellt also eine Weiterentwicklung der Adamantinome dar. Je nach dem Ausmaß und dem Vorhandensein von Schmelz- und Dentinbildung sowie von Zement und deren Reifegraden, werden weiche und harte Odontome — letztere werden auch als Zementoblastome bezeichnet — unterschieden (Kindler). Die harten Odontome werden wieder unterteilt in anhängende und selbständige. Die anhängenden Odontome sind Hartgeschwülste, die Kronen- oder Wurzelstrukturen aufweisen und in der Regel dem entsprechenden Teil des Zahnes als Auswüchse anhaften. Sie können den Knochen und das Zahnfleisch durchbrechen und treten dann äußerlich in Erscheinung. Die selbständigen Odontome können harte und weiche Tumoren sein und finden sich meist ohne erkennbaren Zusammenhang mit den Zähnen im Inneren der Kiefer, wobei der Unterkiefer wesentlich häufiger befallen ist als der Oberkiefer. In der Kieferhöhle entstanden, können die Odontome durch ihr expansives Wachstum auf das Siebbein, die Keilbeinhöhle und das Cavum nasi übergreifen. Sie sind in der Regel gutartige Tumoren, durch starke Größenzunahme und die daraus resultierenden Druck- und Verdrängungserscheinungen können sie einen bösartigen Charakter vortäuschen. In seltenen Fällen hat man Übergänge zur Sarkombildung beobachten können. Makroskopisch stellen die Odontome kugelige Gebilde dar. Sie können bis Hühnereigröße erreichen. Kleine, ruhende Odontome werden als Zufallsbefunde entdeckt, da sie dem Patienten keinerlei Beschwerden machen. Nicht selten kommt es bei größeren Geschwülsten zu einer Vereiterung des die Neubildung umgebenden Gewebes und zwar dann, wenn Teile der Tumorkapsel nach Durchbruch durch die Schleimhaut einer Infektionsmöglichkeit von seiten der Mund- und Nasenhöhle ausgesetzt sind. Derartige Eiterungen können zur Fistelbildung oder auch zur vollständigen Sequestration des Odontom führen.

Das Röntgenbild der Odontome. Einen Röntgenbefund eines weichen Odontom findet man bei HÖRBST: Der Autor sah eine glatt begrenzte, taubeneigroße, im Bereiche der Pars alveolaris des Oberkiefers gelegene Aufhellung, die den Kieferhöhlenboden nach oben verdrängte, zwei Drittel des Höhlenbereiches einnahm und hier als kugelige Verschattung in Erscheinung trat. Das weiche Odontom zeigt demnach das übliche Bild

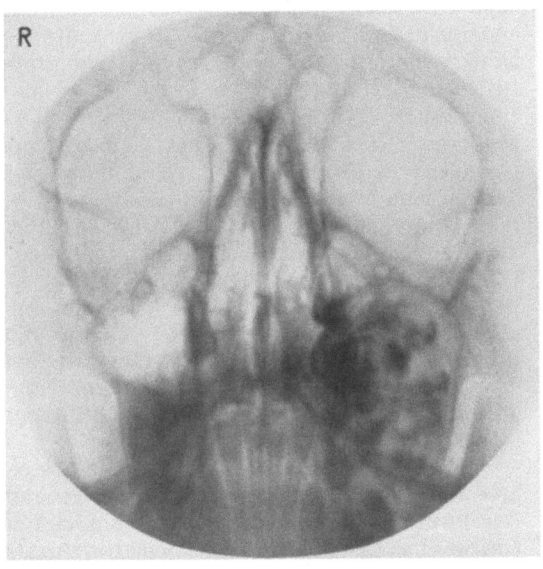 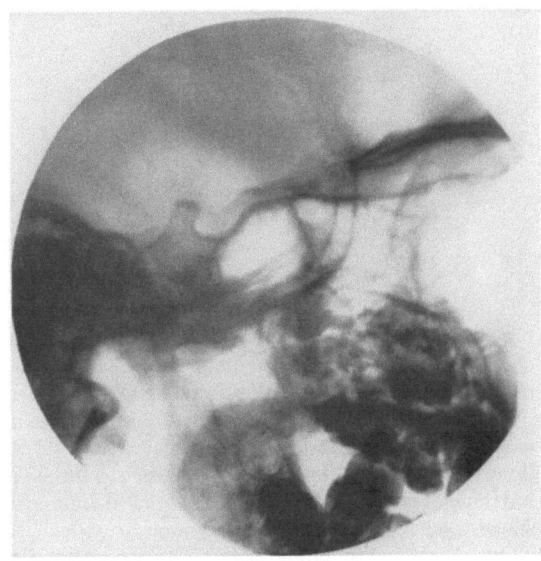

Abb. 94a   Abb. 94b

Abb. 94a. Sagittale kranial-exzentrische Aufnahme der Nebenhöhlen I. Serie (typische Einstellung). *Adamantinom der linken Kieferhöhle.* 10jähriges Mädchen, bei dem sich vor mehreren Monaten eine Geschwulst am linken Alveolarfortsatz entwickelte, die allmählich an Größe zunahm. Die linke Kieferhöhle ist besonders nach lateral und nach hinten gegen den Alveolarfortsatz ausgebaucht und dadurch gegenüber der rechten beträchtlich vergrößert. Die Kieferhöhlenwände sind erhalten, jedoch durchwegs deutlich verdünnt. Innerhalb der Höhle sieht man zahlreiche dichte Schattengebilde, die als Zahnanlagen zu identifizieren sind

Abb. 94b. Seitliche Ansicht der vorderen Nebenhöhlen desselben Falles wie Abb. 94a. (typische Einstellung). Man sieht, daß der Tumor auch in sagittaler Richtung die ganze Höhle ausfüllt. Im hinteren Anteil erkennt man gut zwei Zahnanlagen. Differentialdiagnostisch kommt eine follikuläre Cyste in Frage

einer Oberkiefercyste und kann von einer solchen nicht unterschieden werden. Die harten Odontome sind gekennzeichnet durch eine große Dichte mit ungleichmäßiger Schattenbildung. Vielfach ist der Tumor durch einen ihn charakterisierenden, schmalen Aufhellungssaum von der gesunden Umgebung abgegrenzt. Dieser Aufhellungssaum entspricht der Kapsel des Tumors. Eine Kapsel kann aber fehlen und damit auch der Aufhellungssaum.

5. Die semimalignen Tumoren
Osteoklastome (Riesenzelltumoren)
α) *Pathogenetische und pathoanatomische Vorbemerkungen*

Der Name Osteoklastom für den Riesenzelltumor stammt aus dem anglo-amerikanischen Sprachraum und wurde auch bei uns von vielen übernommen. Im französischen Schrifttum findet man die Bezeichnung *Myeloplaxom.* Weitere Synonyma sind: *brauner Tumor, Ostitis fibrosa localisata, Riesenzellsarkom, Riesenzellgranulom, Riesenzellfibrom, schaliges myelogenes Sarkom* und *Myeloidtumor.* Die bei der Recklinghausenschen Osteodystrophia fibrosa generalisata vorkommenden braunen Tumoren sind solitären Osteoklastomen vollkommen identisch und zeigen histologisch ein und dasselbe Bild.

Nach Kleinsasser und Albrecht sind die Riesenzelltumoren von den sog. braunen Tumoren bei Hyperparathyreoidismus zu trennen. Bei letzteren handle es sich um Resorptionscysten bzw. Resorptionsgranulome, die im Rahmen des überstürzten Umbaues entstehen und die nach Behebung der Stoffwechselstörungen durch Entfernung des Epithelkörperchenadenoms in der Regel von selbst verschwinden. Die Osteoklastome werden heute von vielen Forschern zu den echten Tumoren gerechnet und zwar zu den semimalignen, da sie einerseits ein örtlich destruktives Wachstum zeigen und andererseits auch zu Fernmetastasen Anlaß geben können. Die Ansicht über die Geschwulstnatur der Osteoklastome wird aber nicht von allen Autoren geteilt. Lang, Haselhofer und andere messen dem einem Riesenzelltumor häufig vorausgegangenem Trauma eine große Bedeutung bei und erblicken in diesen Gebilden eine Fehl- bzw. Überschußbildung auf Grundlage bestimmter Schädigungen und Gewebsveranlagungen; es handle sich um Granulationsbildungen zum Zwecke der Resorption der traumatisch entstandenen Blutungen. Auch bezüglich der Epulis gehen die Ansichten auseinander. Die einen erblicken in ihr nur eine Spielart der Osteoklastome, während andere sie für eine chronisch-entzündliche Affektion halten. Sie wollen eine Unterscheidung treffen zwischen dem echten Riesenzelltumor, also dem Osteoklastom und den reparativen Riesenzellgranulomen.

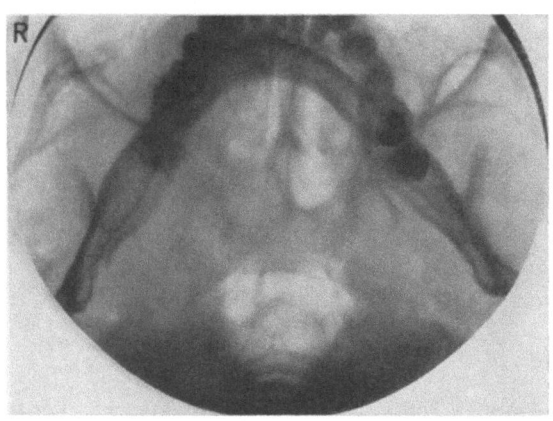

Abb. 95. Vertiko-submentale Aufnahme der hinteren Nebenhöhlen (typische Einstellung). *Osteoklastom der rechten Kieferhöhle.* 53jährige Frau mit einer Schwellung der rechten Wange seit 3 Monaten. Die hier nicht wiedergegebene sagittale kranial-exzentrische Aufnahme der Nebenhöhlen der I. Serie zeigt eine Verschattung der rechten Kieferhöhle, deren Wände ausgebaucht, hochgradig verdünnt und nur sehr undeutlich erkennbar sind. Die Höhle selbst ist gegenüber der linken gesunden Kieferhöhle deutlich ausgeweitet. Ein Defekt war auf der sagittalen Aufnahme nicht nachweisbar. Man sieht aber einen solchen auf der axialen Aufnahme und zwar im mittleren Abschnitt der lateral-rückwärtigen Wand. Der vor dem Defekt noch erhaltene Teil der Wand zeigt nicht, wie auf der gesunden linken Seite, einen nach vorne konvexen Verlauf, sondern verläuft fast geradlinig (Verdrängung). Auch im Bereiche der hinteren Bucht ist die rechte Kieferhöhle gegenüber der linken deutlich ausgeweitet. Der rechte Processus pterygoideus findet sich weiter dorsal als der linke. Das Röntgenbild gibt also die Zeichen eines zum Teil gutartig expansiv, zum Teil destruierend wachsenden Tumors, Momente, die dem pathoanatomischen Verhalten des Osteoklastoms entsprechen und röntgenologisch eine Vermutungsdiagnose zulassen

Makroskopisch handelt es sich bei den Osteoklastomen um blutreiche, schwammig gebaute Geschwülste, die histologisch aus Spindel- und Riesenzellen bestehen und die einen überstürzten Umbau in Form eines gesteigerten osteoklastischen Abbaues mit Neubildung von faserhaltigem Gewebe (Markfibrose) erkennen lassen.

β) Das Röntgenbild der Osteoklastome

Die Osteoklastome kommen in den langen Röhrenknochen wesentlich häufiger vor als am Schädel, an welchem der Ober- und Unterkiefer eine bevorzugte Lokalisation darstellen. Die Schädelkalotte soll nur ausnahmsweise befallen sein. Das bevorzugte Alter, in dem die Riesenzelltumoren auftreten, ist das dritte Lebensjahrzehnt. Nach Marx kann es vorkommen, daß eine Osteodystrophia fibrosa generalisata Recklinghausen mit einem solitären Osteoklastom des Oberkiefers beginnt und daß der Tumor für lange Zeit den einzigen Herd dieser innersekretorischen Systemerkrankung darstellen kann.

Bisher konnten Riesenzelltumoren, wenn auch selten, in allen Nebenhöhlen beobachtet werden. Aus dem Schrifttum konnten folgende Mitteilungen gefunden werden: Fälle mit Lokalisation im Bereiche des Stirnbeines und der Stirnhöhle von Beneke und Stieda; Keegan und Backer; E. G. Mayer, Mathews u. Capelli; Porta; Vetura-Gregorini; Wessely, weiter ein Fall mit Lokalisation Stirnhöhlen-Siebbeingegend von Guarnaccia, das Siebbeinlabyrinth allein betreffend von Jacod und Bussy, Fälle mit Lokalisation am Oberkiefer bzw. in der Oberkieferhöhle von Matthews. Theissing und endlich Fälle mit Lokalisation am Keilbeinkörper bzw. in der Keilbeinhöhle von ECHOLS, KLEINSASSER u. ALBRECHT; TARTARINI u. Mitarb. Eine größere Arbeit über Osteoklastome stammt von GARZONI.

Die beim Osteoklastom der Nebenhöhlen vorhandenen Röntgensymptome sind in keiner Weise artspezifisch. Man findet meist eine komplette, sehr selten eine inkomplette Verschattung der befallenen Höhle sowie Zeichen von Wandveränderungen. Letztere sind immer vorhanden, da ja das Osteoklastom vom Knochen bzw. vom periostalen oder endostalen Bindegewebe ausgeht. Sind die Knochenveränderungen gering, so können sie sich allerdings dem röntgenologischen Nachweis entziehen. Sie bestehen in einer Destruktion der Tela ossea im Bereiche der Ausgangsstelle des Tumors und können ein ganz verschiedenes Ausmaß erreichen. Wenn der Tumor die erkrankte Höhle restlos ausgefüllt hat, kann es bei weiterem Wachstum der Geschwulst zu einer Verdünnung und Dislokation der übrigen Höhlenwände kommen, was zu einer Auftreibung bzw. zu einer Vergrößerung des pneumatischen Raumes führt (s. Abb. 95). Die Ansicht GARZONIs, daß das Röntgenbild der Riesenzelltumoren mehr oder weniger charakteristisch sein soll, ist auf Grund der von ihm angeführten Argumente nicht ganz stichhaltig. GARZONI schreibt: ,,Das Wesentliche im Röntgenbild des Riesenzelltumors im Schädelgebiet stellt der Randwall der cystenähnlichen Verschattung dar; dieser bestimmt die Konturen des Seifenblasengebildes. Die Dicke und Dichte des Cortex ist nicht nur von Tumor zu Tumor verschieden, sondern auch in ein und demselben Tumor ungleich.'' Wenn man die Reproduktionen in der Arbeit von GARZONI betrachtet, so sieht man, daß der Randwall nichts anderes ist als die verdünnten und dislozierten Kieferhöhlenwände und mit dem Tumor selbst nichts zu tun hat. Diese Dislokation und Verdünnung der Höhlenwände ist lediglich ein Symptom, das für einen gutartigen, expansiv wachsenden Prozeß spricht, also z. B. auch durch ein Fibrom bedingt sein kann. Fehlen Zeichen von Dislokation und besteht nur eine Destruktion, so hat man ein Bild vor sich, wie man es bei malignen Tumoren findet. Bei den Osteoklastomen der Kieferhöhle kann es zur Verlagerung von Zähnen kommen, der Tumor kann auch in die Nasenhöhle einwachsen oder in die Orbita einbrechen. Osteoklastome des Keilbeinkörpers bzw. der Keilbeinhöhle können das Dach der Höhle, also den Boden der Sella turcica zerstören, können die Hypophyse und das Chiasma bedrängen und eine bitemporale Hemianopsie hervorrufen (TARTARINI u. Mitarb., KLEINSASSER u. ALBRECHT). Auf Grund des Röntgenbefundes ist jedoch ein Hypophysenadenom auf alle Fälle auszuschließen, da das Osteoklastom der Keilbeinhöhle nicht die Zeichen eines endosellaren, sondern eines infrasellaren Tumors zeigt. Bezüglich der Osteoklastome der Stirnhöhle scheint es meist so zu sein, daß die Geschwulst außerhalb der Höhle entstanden ist und erst infolge ihres weiteren Wachstums auf dieselbe übergegriffen hat. Von dem nun miterkrankten Sinus aus kann es zu einer Infektion des Tumors kommen (WESSELY).

6. Die malignen epithelialen Tumoren

Während unter den gutartigen Tumoren diejenigen mesenchymaler Abkunft häufiger beobachtet werden als diejenigen epithelialer Abstammung, ist dies bei den malignen Tumoren nicht der Fall. Nach unseren Erfahrungen scheinen die malignen epithelialen Neubildungen im Bereiche der Nase und ihrer Nebenhöhlen häufiger vorzukommen und sollen daher zuerst besprochen werden. Es sei aber gleich erwähnt, daß man die Differentialdiagnose Carcinom oder Sarkom nur in einigen wenigen Fällen stellen kann. Darauf wird im folgenden besonders hingewiesen werden.

a) Die Carcinome
α) Pathogenetische und pathoanatomische Vorbemerkungen

In der Nase und ihren Nebenhöhlen kommen sowohl *Plattenepithel-* als auch *Cylinderepithelcarcinome* vor. Die den Tumor zusammensetzende Epithelart läßt sich allerdings nicht immer deutlich differenzieren und man spricht dann gewöhnlich von einem

Carcinoma simplex oder ganz allgemein von einem Epitheliom. Das Auftreten von Plattenepithelcarcinomen in der Nase und den Nebenhöhlen, deren Schleimhaut ja ein Cylinderepithel ist, kann auf verschiedene Momente zurückgeführt werden. Schon normalerweise finden sich zwischen dem Cylinderepithel Plattenepithelinseln und zwar im Bereiche der Nasenscheidewand, an der oberen und mittleren Muschel und auch in den Nebenhöhlen, hier besonders in der Stirnhöhle. Die Entstehung der Plattenepithelcarcinome wird nun auf diese Plattenepithelinseln zurückgeführt. Außerdem gibt es eine Metaplasie von Cylinderepithel in Plattenepithel. Dies kommt bei Ozaena und im Verlaufe von chronischen Entzündungen vor. Bei der ziemlich häufig zu beobachtenden Kombination von chronischer Entzündung und Tumor läßt es sich allerdings vom röntgenologischen Standpunkt aus nicht entscheiden, ob die chronische Entzündung Ursache der Tumorbildung ist, oder ob es sich um eine sekundäre Infektion handelt. Bezüglich der Fälle von Nasenpolypen und Carcinomen kann es sich um ein Nebeneinanderauftreten von Polypen und malignem Tumor handeln, ohne daß zwischen den beiden Geschwulstarten ein ätiologischer Zusammenhang besteht (DENKER). Es kann aber auch sein, daß die maligne Neubildung durch Druck auf die Umgebung zu Zirkulationsstörungen und in weiterer Folge zu Polypenbildung Anlaß gegeben hat (DENKER). Weiterhin besteht noch die Möglichkeit, daß ein Polyp maligne degeneriert. Dies soll jedoch nach Ansicht der Kliniker selten vorkommen. Erwähnt sei auch, daß es einige wenige Fälle von Tumorentstehung durch Fremdkörper gibt, die allerdings jahrelang in der betreffenden Nebenhöhle lagen. Die Geschwulstbildung dürfte hier wohl Folge der durch den Fremdkörper bedingten chronischen Entzündung sein. Beim Plattenepithelcarcinom der Nase und der Nebenhöhlen handelt es sich häufig um einen Krebs,

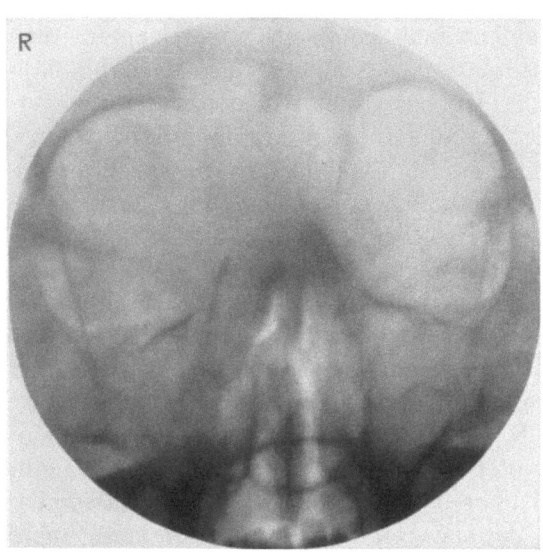

Abb. 96. Sagittale kranial-exzentrische Aufnahme der Nebenhöhlen I. Serie in einem Fall eines *Carcinom der äußeren Nase* (typische Einstellung). Patient wurde zur Feststellung der Ausdehnung der Destruktion zugewiesen. Es besteht eine ausgedehnte Destruktion, welche die beiden Nasenbeine, die Processus frontales beider Oberkiefer und auch noch Teile der medialen Orbitawand umfaßt. Rechts ist auch der Stirnhöhlenboden zerstört. Die Nebenhöhlen der I. Serie sind beiderseits verschattet

der die sog. Crancroidperlen aufweist. Eine Verhornung kann fehlen und der Tumor zeigt dann das Bild eines Basalzellencarcinom. Nach dem Verhalten des Geschwulststromas kann man einen Medullarkrebs mit spärlichem Bindegewebe und einen dem Carcinoma scirrhosum vergleichbaren Tumor mit reichlichem Bindegewebe unterscheiden. Weiter gibt es papilläre Formen. Das Cylinderepithelcarcinom entsteht entweder vom Cylinderepithel der Schleimhaut oder ihrer Drüsen. Die Unterscheidung der beiden Formen ist — abgesehen von den typischen Adenocarcinomen — kaum möglich (MARX). In Adenocarcinomen kann neben Cystenbildung auch Knochenneubildung auftreten.

β) Das Röntgenbild der Carcinome

Bei den malignen Tumoren des Cavum nasi wird die Röntgenuntersuchung nur zu Rate gezogen, um Veränderungen des Nasenskeletes und der Nebenhöhlen festzustellen oder auszuschließen (s. Abb. 96). Die Hauptsymptome der malignen Tumoren der Nebenhöhlen sind die Verschattung und die Veränderungen von seiten der Höhlenwände. Es sind also dieselben Merkmale, wie sie auch bei entzündlichen Nebenhöhlenerkrankungen auftreten können. Die Verschattung ist in der Regel eine komplette, d. h. sie nimmt den ganzen erkrankten Hohlraum ein. Eine Ausnahme bilden nur die Mischgeschwülste, auf die anschließend ausführlicher eingegangen wird. Die komplette Verschattung kann ihre Ursache darin haben, daß die Geschwulst den erkrankten Hohlraum zur Gänze ausfüllt. In vielen Fällen ist es jedoch so, daß eine zusätzliche entzündliche Schwellung der Schleimhaut mit oder ohne Exsudat alle Luft aus der Höhle verdrängt. Die zusätzliche Entzündung muß hierbei nicht immer die Folge einer sekundären Infektion sein. Es kann sich lediglich um eine reaktive, wohl meist toxisch bedingte Schleimhautschwellung handeln. Es sei hier besonders betont, daß die Verschattung allein ganz uncharakteristisch ist und niemals die Diagnose eines Tumors zuläßt. Zu dieser ist unbedingt der Nachweis von Knochenveränderungen erforderlich. Bezüglich der Veränderungen von seiten der

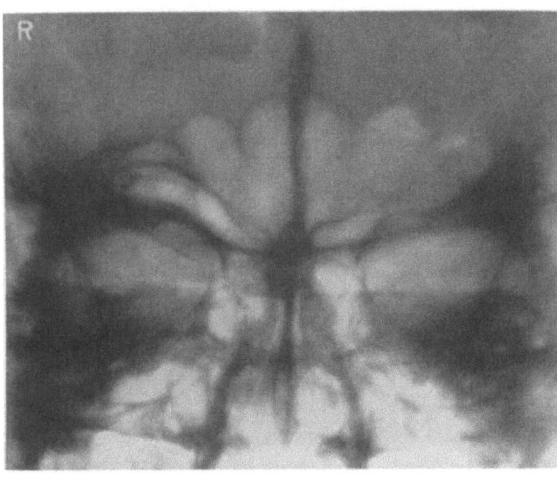 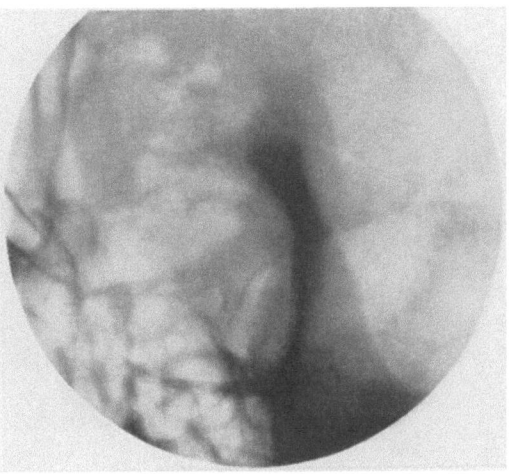

Abb. 97 a   Abb. 97 b

Abb. 97a. Ausschnitt aus einer sagittal-horizontalen Aufnahme der Nebenhöhlen (typische Einstellung). *Solides Carcinom der linken Stirnhöhle.* 74jähriger Mann, bei dem sich vor 3 Wochen über der linken Orbita ein Tumor entwickelte, der rasch wuchs. Die linke Stirnhöhle ist ungleichmäßig verschattet, als Folge einer Schleimhautschwellung. Ihre Corticalis ist in den lateralen zwei Dritteln nicht mehr nachweisbar. Man erkennt im oberen lateralen Anteil der linken Stirnhöhle kleine, rundliche Aufhellungen, die neuen Wachstumszentren des infiltrierend vordringenden Tumors entsprechen. Die Veränderungen sind gemeinsam mit dem klinischen Befund typisch für ein Carcinom

Abb. 97b. Schrägaufnahme der Orbita nach RHESE desselben Falles wie Abb. 97a. Die kleinen Aufhellungen in der Stirnhöhlenvorderwand kommen deutlich zur Ansicht, weiterhin sieht man, daß sich die Destruktion auch auf die vorderen Partien des Daches der Orbita erstreckt

Höhlenwände handelt es sich in der Regel um einen destruktiven Knochenprozeß, der allerdings in Form einer einfachen Osteoporose beginnen kann und nicht von vornherein bzw. in allen Fällen die Diagnose eines malignen Tumors zuläßt. In manchen Fällen, bei denen man die Diagnose maligner Tumor gestellt hat, kann die Feststellung seines Ausgangspunktes Schwierigkeiten bereiten, unter Umständen gar nicht mehr eruierbar sein. Wenn z. B. eine Geschwulst von der lateralen Wand der Nasenhöhle ihren Ursprung genommen hat und nach Zerstörung dieser Wand in die benachbarte Kieferhöhle vorgedrungen ist und zur kompletten Verschattung derselben geführt hat, dann ist es in einem fortgeschrittenen Stadium nicht mehr möglich festzustellen, ob die Neubildung im Cavum nasi, das natürlich auch verschattet ist, oder in der Kieferhöhle entstanden ist. Oder findet man eine Destruktion im Bereiche des hinteren Siebbeines und an der Vorderwand der Keilbeinhöhle, so ist es ebenfalls unmöglich zu entscheiden, ob der Tumor im hinteren Siebbein entstanden und in die Keilbeinhöhle durchgebrochen ist oder ob er den umgekehrten Weg genommen hat. Andererseits wird man mit Recht die Nasenhöhle als Ausgangspunkt einer malignen Neubildung ansprechen, wenn das Zentrum der Destruktion in derselben gelegen ist und wenn, wie dies in einem fortgeschrittenen

Stadium der Fall sein kann, die Nebenhöhlen beider Seiten in die Zerstörung mit ein-bezogen sind.

Eine röntgenologische Frühdiagnose der bösartigen Geschwülste der Nase und der Nebenhöhlen gibt es nicht, da die Diagnose erst bei Bestehen von Knochenveränderungen gestellt werden kann, was ja schon ein fortgeschrittenes Stadium bedeutet. Dazu kommt noch, daß ein vorhandener Knochendefekt sich dem röntgenologischen Nachweis ent-ziehen kann. Man muß jedoch immer trachten, vorhandene Knochenusuren frühzeitig

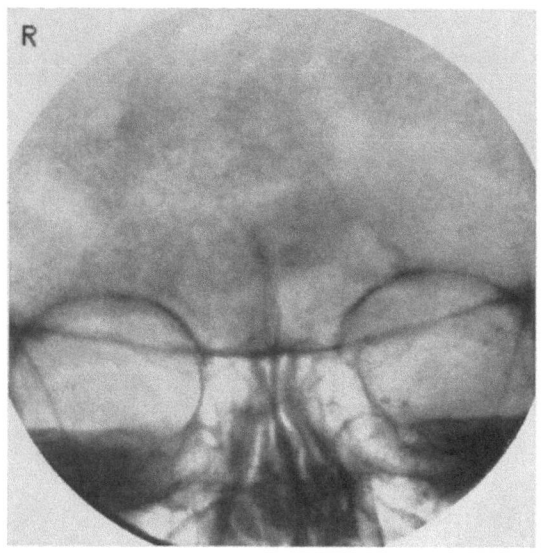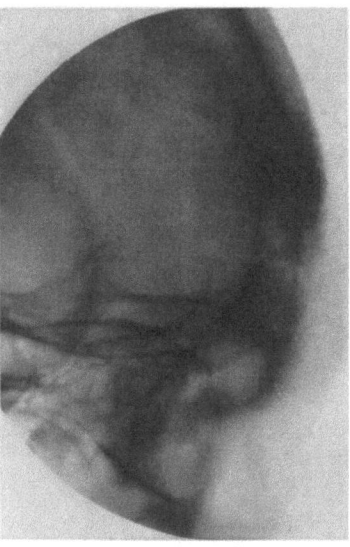

Abb. 98 a   Abb. 98 b

Abb. 98a. Sagittal-horizontale Aufnahme der Nebenhöhlen (der Focus der Röhre stand etwas rechts der Medianebene). *Solides Carcinom der Stirnbeinschuppe bzw. der Stirnhöhlen.* 59jährige Frau mit einem Tumor der Stirngegend, der seit 1 Jahr besteht und der in den ersten 10 Monaten ein langsames, in den letzten 2 Monaten aber ein sehr rasches Wachstum zeigte. Beide Stirnhöhlen sind verschattet, die Verschattung ist in der oberen Hälfte beider Stirnhöhlen intensiver und zeigt eine nach caudal scharf bogenförmige Begrenzung. Die Corticalis der rechten Stirnhöhle ist im ganzen Bereiche, die der linken Stirnhöhle im medialen Anteil nicht mehr erkennbar. Im Bereiche der dichteren Verschattung der rechten Stirnhöhle sowie darüber hinaus finden sich in einer größeren Ausdehnung zahlreiche kleine, unscharf begrenzte Aufhellungsherde, die neuen Wachstumszentren des infiltrierend vordringenden Tumors entsprechen

Abb. 98b. Tangentiale Aufnahme der Vorwölbung der Stirnbeinschuppe desselben Falles wie Abb. 98a. Im veränderten Bereiche ist die innere und äußere Tafel der Stirnbeinschuppe usuriert, auch die dazwischen-liegende Diploë ist größtenteils zerstört; nach vorne gegen die Weichteile zu sieht man einige unregelmäßige, spiculaartige Knochenneubildungen. Die kleinen Aufhellungen zusammen mit den unregelmäßigen, vereinzelten Spiculabildungen sind ziemlich typisch für ein Carcinom

zu erkennen. Dies ist besonders in jenen Fällen sehr wichtig, bei denen der Tumor klinisch keine entsprechenden Symptome macht. Hier kann dann die röntgenologische Diagnose früher gestellt werden als die klinische. Dies kommt allerdings nur selten vor.

Findet sich bei einer veränderten Stirnhöhle eine etwas unscharfe Begrenzung, so kann man daraus die Diagnose eines malignen Tumors bzw. eines Carcinoms noch nicht stellen, obwohl ein solches vorliegen kann. Findet man aber einen größeren Defekt, z. B. an der Vorderwand der Stirnhöhle oder am Boden derselben und ist am Rande der Usur keine Verdrängung zu erkennen, so spricht dies für einen malignen Tumor, sofern ein entzündlicher Prozeß mit Knochenaffektion von vornherein ausgeschlossen werden kann. Besteht neben an und für sich geringen Knochenveränderungen eine Porose im benachbarten Nasengebiet, so spricht dies mit großer Wahrscheinlichkeit für das Vor-handensein einer bösartigen Neubildung. Die Porose ist jedoch nur selten mit ausreichen-der Deutlichkeit zu erkennen und findet sich bei Sarkomen häufiger als bei Carcinomen. Beim Carcinom der Stirnhöhle gibt es aber ein anderes wichtiges bzw. charakteristisches

Symptom, welches die Diagnose ermöglicht. Dieses Symptom sind kleine, rundliche, unscharf begrenzte Aufhellungen im Bereiche der Stirnhöhlenwände oder der angrenzenden Knochenpartien. Diese Aufhellungen sind durch kleine Wachstumszentren des infiltrierend vordingenden Carcinom bedingt und sind für dasselbe pathognomonisch (s. Abb. 97a und b und 98a). Sie sind im Anfangsstadium leicht zu übersehen und dürfen nicht mit einer groben Spongiosa der Stirnbeinschuppe oder der Scheitelbeine, die sich bei einer kranial-exzentrischen Aufnahme auf die Stirngegend projizieren, verwechselt werden. Die Spongiosa ist schärfer gezeichnet und, wenn sie das Stirnbein betrifft, gleichmäßig auf beiden Seiten verteilt. Betrifft sie die Scheitelbeine, so wird sie auf einer nicht geneigten Aufnahme nicht mehr nachweisbar sein. Ein

weiteres Symptom, welches man bei malignen Tumoren beobachten kann, sind die sog. Spiculabildungen, die im tangentialen Bild zur Darstellung zu bringen sind (s. Abb. 98b). Spiculabildungen kommen aber nicht nur bei Carcinomen, sondern auch bei Sarkomen sowie bei Meningeomen und Osteoangiomen vor. Diese Spiculabildungen finden sich am häufigsten bei den Meningeomen, etwas seltener bei den Osteoangiomen, noch seltener bei den Sarkomen und am seltensten bei den Carcinomen. Sie sind am zahlreichsten und regelmäßigsten bei den Meningeomen, während sie bei den Osteoangiomen nicht so dichtstehend und regelmäßig sind. Bei den Sarkomen und Carcinomen sind die Spicula bezüglich Aufbau und Anordnung ganz unregelmäßig.

Im Bereiche der Kieferhöhle muß ein neben der Verschattung nachweisbarer Defekt ohne Verdrängungserscheinungen immer den Verdacht auf einen malignen Tumor erwecken (s. Abb. 99). Die frühzeitige Erkennung einer Usur hängt hier nicht nur von ihrer Ausdehnung, sondern auch von ihrer Lokalisation ab.

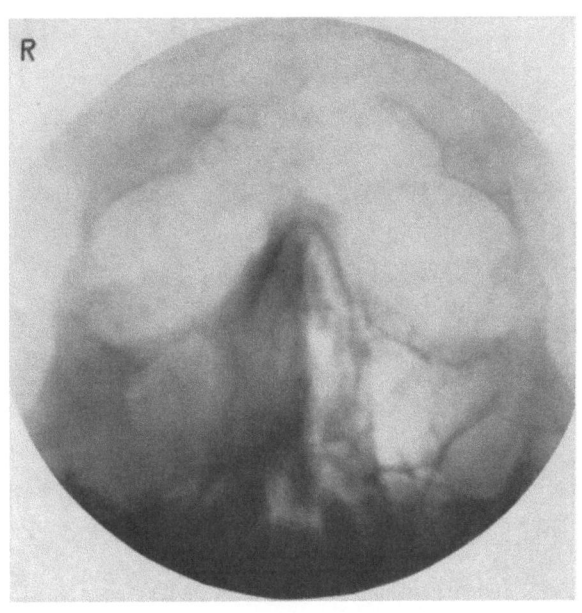

Abb. 99. Sagittale kranial-exzentrische Aufnahme der Nebenhöhlen I. Serie (typische Einstellung). *Plattenepithelcarcinom* der rechten Kieferhöhle bei einem 42jährigen Mann, der seit 1 Monat eine Schwellung an der rechten Wange hat. Die rechte Kieferhöhle ist verschattet, ihre Wände zeigen ausgedehnte Defekte. Der Befund ist typisch für einen malignen Tumor, läßt jedoch keine Artdiagnose zu

Eine Destruktion der Vorderwand der Kieferhöhle, ihrer seitlichen Begrenzung, am Dach und im Bereiche der hinteren Bucht ist früher nachweisbar als eine solche der medialen Wand. Man achte besonders auf die hintere Begrenzung, die im axialen Bild gut zur Darstellung kommt, weil Durchbrüche nach rückwärts klinisch lange symptomlos bleiben können. Bezüglich der medialen Wand der Kieferhöhle ist folgendes zu sagen: Im Seitenbild ist hier ein Defekt deshalb nicht erkennbar, weil der Kontrastunterschied zwischen dem gesunden und dem zerstörten Teil dieser dünnen Wand, die bei dieser Projektion an und für sich nur schlecht abgrenzbar ist, zu gering ist. Im sagittalen Bild kann der noch erhaltene Teil der Wand den Defekt verdecken. Im axialen Bild sind große Teile der medialen Wand vom Unterkiefer überlagert, nur die hintere Bucht kommt hier, wie schon erwähnt, gut zur Darstellung. Am ehesten hat man noch Aussicht, eine Usur des vorderen Anteiles der medialen Wand festzustellen, wenn man die axialen Stirnhöhlenaufnahmen nach WELIN anfertigt, weil hier die mediale Begrenzung der Kieferhöhle vom Unterkiefer weitgehend freiprojiziert wird.

Ein bösartiger Tumor der vorderen oder hinteren Siebbeinzellen ruft immer eine ausgedehnte Verschattung des gesamten Siebbeinlabyrinthes der befallenen Seite hervor und ist dann diagnostizierbar, wenn an der medialen Orbitawand ein Defekt zu erkennen ist, an dessen Grenzen keine Verdrängungszeichen bestehen (s. Abb. 100). Die Defekt-bildung beginnt im Röntgenbild mit einer Osteoporose, die sich durch eine unscharfe Abgrenzung der medialen Orbitawand kundtut. In diesem Stadium ist aber die Diagnose einer malignen Neubildung nicht möglich, da es sich auch um eine entzündliche Porose handeln kann. Während aber die Porose bei akuter Entzündung meist umschrieben ist, d. h. nur dort vorhanden ist, wo dann bei weiterem Fortschreiten der Durchbruch erfolgt,

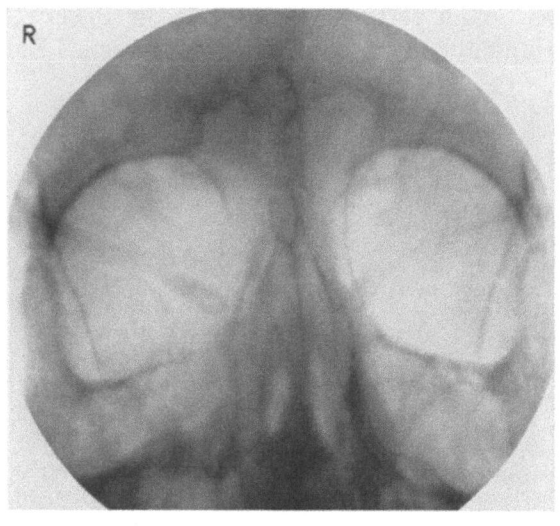
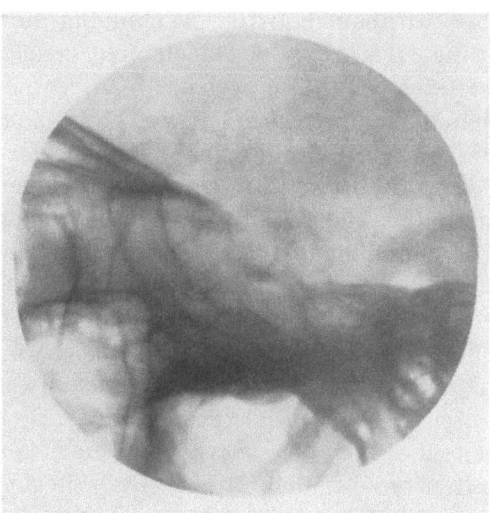

Abb. 100   Abb. 101

Abb. 100. Sagittale, etwas kranial-exzentrische Aufnahme der Nebenhöhlen (der Focus der Röhre stand etwas links von der Medianebene). *Kleinzelliges Carcinom des rechten Siebbeines* bei einer 58jährigen Frau, die an Polyposis nasi leidet. Seit 5 Wochen besteht eine Protrusio bulbi rechts. Sämtliche Nebenhöhlen sind ver-schattet. Die Verschattung ist rechts intensiver als links. Die mediale Wand der rechten Orbita, entsprechend der Lamina papyracea im vorderen Anteil, ist zerstört, während die obere Grenze des Defektes infolge eines abrupten Überganges vom gesunden in den kranken Knochen gut nachweisbar ist, ist die untere Grenze der Usur nicht eindeutig erkennbar. Der Befund spricht für das Vorliegen eines malignen Tumors, läßt jedoch keine Artdiagnose zu

Abb. 101. Seitliche Ansicht der Keilbeinhöhlen bzw. der Sella turcica (typische Einstellung). *Carcinom der Keilbeinhöhle.* 80jähriger Mann, der wegen Kopfschmerzen zur Untersuchung geschickt wurde. Der post-rhinoskopische Befund ist unauffällig. Die Gegend der Keilbeinhöhle ist verschattet, ihre Grenzen sind nicht mehr erkennbar. Die Vorderwand der Sella turcica ist zerstört, der Boden der Sella ist sehr undeutlich. Die sagittale Aufnahme zeigt eine Destruktion der linken Seitenwand des Keilbeinkörpers bzw. der Keilbeinhöhle. Der Befund ist typisch für das Vorliegen eines malignen, vom Keilbeinkörper oder der Keilbeinhöhle ausgehenden Tumors. Eine Artdiagnose ist nicht möglich

kann die Porose bei Vorliegen eines bösartigen Tumors auch die benachbarten Partien der Nase umfassen, ein Umstand, der das Vorhandensein einer malignen Geschwulst nahelegt.

Die Wandveränderungen bei bösartigen Keilbeinhöhlentumoren sind röntgenologisch immer dann gut zu erkennen, wenn sie das Keilbeinhöhlendach, welches vom Sellaboden und zum Teil vom Planum sphenoidale gebildet wird, oder die Hinterwand der Keilbein-höhle betreffen, weil diese im Röntgenbild immer gut zur Ansicht gelangen (s. Abb. 101). Es braucht wohl nicht erwähnt zu werden, daß für die Diagnose eines Keilbeinhöhlen-tumors das Seitenbild die ausschlaggebende Projektion darstellt. Bei günstigen anatomi-schen und projektivischen Verhältnissen kann auch die Vorderwand der Keilbeinhöhle und ihr Boden gut erkennbar und eine Usur hier nachweisbar sein. Eine etwas undeutliche Abgrenzung der Keilbeinhöhlenwände bei verschattetem Sinus läßt die Diagnose eines malignen Tumors noch nicht zu, da dies auch bei entzündlichen Affektionen vorkommt. Findet sich aber eine Destruktion des Bodens der Sella, ihrer Vorderwand und eventuell auch des Tuberculum sellae und eines Teiles des Planum sphenoidale, so ist die Diagnose einer malignen Neubildung bei gleichzeitig bestehender Verschattung eindeutig gegeben.

b) Die Mischtumoren (Cylindrome)

α) Pathogenetische und pathoanatomische Vorbemerkungen

Die Bezeichnung Cylindrome wird von manchen Autoren als nicht zutreffend abgelehnt. Nach Borst stellen die Cylindrome keine einheitliche Geschwulstform dar, da Hyalinisierung der Gefäße und des Bindegewebes sowie hyaline Ausscheidung sich in Tumoren verschiedenster Genese finden können; so in Carcinomen, Sarkomen, Endotheliomen, Adenomen, Papillomen, Basaliomen, Meningeomen sowie in vom Peritoneum und von Knochen ausgehenden Neubildungen. Auch Masson ist der Ansicht, daß es keine autonome Geschwulstgruppe gibt, die man mit dem Namen Cylindrom belegen könnte. Albertini dagegen vertritt die Meinung, daß man diejenigen epithelialen Geschwülste, bei welchen die cylindromatöse Umwandlung besonders im Vordergrund steht, als *Cylindrome im eigentlichen Sinne* bezeichnen sollte, wobei er jene adenomatösen Tumoren meint, die von den mukösen oder auch serösen bzw. den gemischten Drüsen ausgehen und durch eine schleimige Sekretion gekennzeichnet sind. Albertini sieht die praktische Lösung der Cylindromfrage darin, daß man zwischen den Cylindromen im eigentlichen Sinne und cylindromatösen Geschwülsten unterscheiden soll. In letzteren sieht Albertini bestimmte Neubildungen wie z. B. das Basaliom, die eine cylindromatöse Umwandlung erfahren können, wobei aber der ursprüngliche Geschwulstcharakter erhalten bleibt.

Die Mischtumoren bzw. Cylindrome im eigentlichen Sinne findet man bei Albertini unter den gutartigen epithelialen Tumoren angeführt, wobei aber nach diesem Autor die Gutartigkeit nur eine bedingte ist, da diese Neubildungen eine ausgesprochene Rezidivfreudigkeit besitzen, durch ihr expansives Wachstum lokale Zerstörungen hervorrufen und auch Metastasen setzen können, ohne daß sich die histologischen Strukturen dieses Tumors wesentlich ändern. Die fakultative Malignität ist nach Albertini auch durch den besonderen histologischen Bau verständlich. Es handelt sich um ein gefäß- und stromaarmes, schleimsezernierendes Adenom mit starkem Hervortreten der epithelialen Proliferation. Das Nachhinken der Stromareaktion hinter der epithelialen Proliferation weist bereits in die Richtung eines malignen Tumors. Ackermann und Regato fassen die Cylindrome als Adenocarcinome der Parotis auf. Neben den epithelialen Formationen enthalten die Mischtumoren — daher auch der Name — oft viel Knorpel-, Schleim- und Fettgewebe. Ob diese Bindesubstanzen von den Epithelien stammen oder ob von vornherein eine aus Epithel und Mesenchym zusammengesetzter Geschwulstkeim anzunehmen ist, ist bis heute nicht entschieden (Borst).

Als Muttergewebe der Mischtumoren kommen nach Borst das Epithel der Mundbucht oder die Speicheldrüse in Frage. Die Tumoren treten als charakteristische Geschwulstformen in der Schleimhaut des Mundes, der Nase und der Nasennebenhöhlen auf und gehen, wie schon erwähnt, von den Schleimdrüsen aus. Unter den Nebenhöhlen ist fast ausschließlich die Kieferhöhle befallen, wobei der Ausgangspunkt des Tumors in der Regel nicht in der Höhle selbst, sondern außerhalb derselben gelegen ist. Primäre Mischgeschwülste der Stirnhöhle und des Siebbeines konnten bisher nicht beobachtet werden. Dies ist ohne weiteres verständlich, wenn man bedenkt, daß die Schleimhaut dieser Höhlen die Drüsen, von denen der Tumor seinen Ausgang nimmt, nicht aufweisen. Bei einem von Calvet und Ribet beschriebenen Fall von Cylindrom der Stirnhöhlen handelte es sich um ein Epitheliom (Carcinom), das eine cylindromatöse Umwandlung erfahren hatte. Es lag also kein Cylindrom im eigentlichen Sinne vor.

β) Das Röntgenbild der Mischtumoren

Die Mischtumoren entwickeln sich fast ausschließlich am Alveolarfortsatz des Oberkiefers bzw. am harten Gaumen. Sie wachsen von hier entweder unter Verdrängung der benachbarten Knochenpartien oder unter teilweiser Zerstörung derselben gegen die Umgebung vor und füllen zunächst den Bereich der alveolaren Bucht der Kieferhöhle aus. Die Zerstörung des Knochens erfolgt, wie Albertini im histologischen Schnitt zeigen konnte, auf Grund des expansiven Wachstums des Tumors, durch Druckatrophie. Eine aktive Destruktion der Tela ossea durch die Tumorzellen selbst findet nicht statt. Im Röntgenbild zeigt sich der Mischtumor zunächst als umschriebener, sehr dichter, manchmal Kalkeinlagerungen aufweisender, nach oben bogenförmig oder buckelig begrenzter Schatten im unteren Anteil der Kieferhöhle, ihre alveolare Bucht mehr oder weniger ausfüllend. Die dem Tumor benachbarten Kieferhöhlenwände können verdünnt,

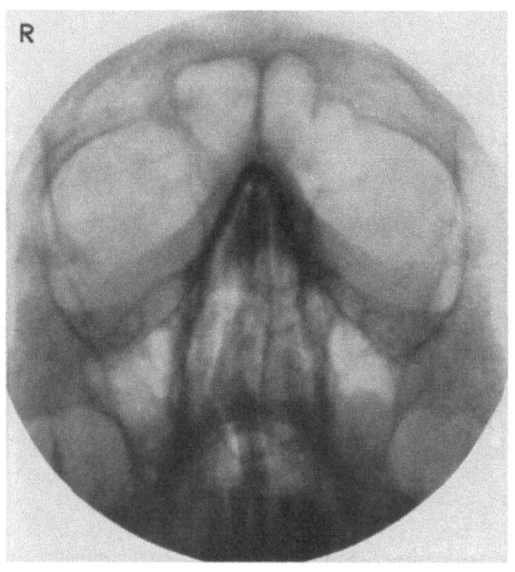
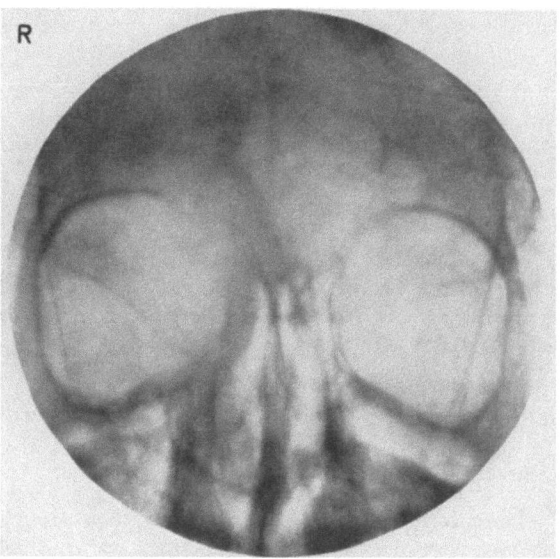

Abb. 102   Abb. 103

Abb. 102. Sagittale kranial-exzentrische Aufnahme der Nebenhöhlen I. Serie (typische Einstellung). *Misch-tumor (Cylindrom) der linken Kieferhöhle* bei einem 65jährigen Mann mit einer seit 2 Jahren langsam an Größe zunehmenden Geschwulst in der linken Hälfte des harten Gaumens; die hintere Hälfte des Alveolarfortsatzes ist stark aufgetrieben, die Verdickung greift auf die benachbarten Partien des harten Gaumens über, die Schleimhaut über der Vorwölbung ist stellenweise exulceriert. Das Röntgenbild zeigt eine Verschattung, die, die untere Hälfte der linken Kieferhöhle einnehmend, nach oben bogenförmig und scharf begrenzt ist. Die obere Hälfte der linken Kieferhöhle ist normal lufthaltig. Die seitliche Wand der Kieferhöhle zeigt im untersten Anteil einen kleinen Defekt ohne Zeichen einer Dislokation. Die Usur spricht für einen malignen Tumor. Der normale Luftgehalt des oberen Anteiles der Kieferhöhle spricht für einen benignen Tumor. Diese beiden widersprechenden Tatsachen sowie die Lokalisation lassen an einen Mischtumor, bei dem es sich nur um ein fakultativ malignes Adenom handelt, denken

Abb. 103. Sagittale etwas kranial-exzentrische Aufnahme der Nebenhöhlen bzw. postero-anteriore Aufnahme der Orbitae (der Focus der Röhre stand geringgradig links der Medianebene). *Lymphoepitheliom des rechten Siebbeines, übergreifend auf die rechte Stirnhöhle* bei einer 76jährigen Frau mit Exophthalmus rechts, der sich sehr rasch innerhalb einiger Tage entwickelte. Das rechte Siebbein und die kleine rechte Stirnhöhle sind verschattet. Die Orbitakontur im Bereiche des oberen-inneren Augenwinkels, dem Stirnhöhlenboden entsprechend, und der daran anschließende Teil der Lamina papyracea sind zerstört. Es finden sich keine Zeichen einer Dislokation. Der Befund spricht für das Vorliegen eines malignen Tumors, läßt aber keinerlei Artdiagnose zu

disloziert oder auch vollkommen zerstört sein. Der von der Geschwulst freie Teil der Kieferhöhle bleibt normal hell (s. Abb. 102). Eine Verdünnung oder Dislokation findet sich nur bei solchen Geschwülsten, die äußerst langsam wachsen, so daß der Knochen Zeit hat, an der dem Tumor abliegenden Seite wieder Knochensubstanz anzubauen.

Der Mischtumor ist also röntgenologisch charakterisiert durch eine partielle Verschattung der Kieferhöhle im Bereiche der alveolaren Bucht, bei normalem Luftgehalt der übrigen Höhle und durch die Zeichen von Arrosion oder Verdrängung der dem Tumor benachbarten Wände, Symptome, die bei keinen anderen blastomatösen Prozessen dieses Bereiches gefunden werden.

c) Die lymphoepithelialen Tumoren (SCHMINCKE)

Pathogenetische und pathoanatomische Vorbemerkungen. Diese Tumoren gehören eigentlich zu den bösartigen lymphoiden Geschwülsten, unter denen sie nach BORST eine besondere Stellung einnehmen. Nach diesem Autor handelt es sich um Blastome, die bei oberflächlicher Betrachtung als lymphoide Rundzellensarkome imponieren; eine exakte Untersuchung läßt jedoch epithelartige Elemente erkennen, die, syncytisch verbunden, ein Reticulum bilden, in welches lymphocytenartige Geschwulstzellen eingelagert sind. Wegen der primär wuchernden epithelartigen Komponente wären diese Neubildungen nach BORST als „branchiogene" Carcinome zu bezeichnen. Sie werden heute allgemein Lymphoepitheliome genannt. Sie kommen besonders am Rachen, an den Tonsillen oder in der Thymus vor, werden aber auch gar nicht selten im Bereiche der Nebenhöhlen beobachtet.

Das Röntgenbild der Lymphoepitheliome. Das Röntgenbild dieser Tumoren ist vollkommen uncharakteristisch. Man findet neben der kompletten Verschattung die Zeichen einer Destruktion der Wände des erkrankten Sinus, ohne Zeichen einer Verdrängung an den Rändern der Usur. Es handelt sich also um Symptome, wie sie jede andere maligne Neubildung hervorrufen kann (s. Abb. 103).

7. Die malignen mesenchymalen Tumoren

a) Die Sarkome des Bindegewebes

Pathogenetische und pathoanatomische Vorbemerkungen. Ausgangspunkt der Sarkome sind entweder die Bindegewebszellen der Nase und der Nebenhöhlen oder das Periost bzw. der Knochen. Eine weitere Entstehungsmöglichkeit ist eine maligne Degeneration eines gutartigen mesenchymalen Tumors oder eines Polypen.

Nach der Geschwulstreife unterscheidet man unreife und reifere bzw. höher entwickelte Formen. Zu den ersten gehören die Rundzellensarkome, die Spindelzellsarkome, die gemischtzelligen Sarkome und die Riesenzellsarkome. Die reiferen Formen sind dadurch charakterisiert, daß sie die Fähigkeit besitzen, eine spezifische Intercellularsubstanz zu bilden. Je nachdem unterscheidet man fibroplastische, myxoplastische, lipoplastische, chondro- und osteoplastische und myoplastische Sarkome.

b) Die Sarkome des Gefäßgewebes

Pathogenetische und pathoanatomische Vorbemerkungen. Diese Tumoren werden auch als angioplastische Sarkome bzw. als Endotheliome und Peritheliome bezeichnet. Unter diesen Neubildungen sind nach BORST alle jene Geschwulstformen zu verstehen, bei denen genetische Beziehungen zwischen den Gefäßen und den Tumorzellen bestehen, in dem Sinne, daß die Gefäßzellen selbst, also Endothelien und Perithelien, die Mutterzellen der Geschwulst sind. Je nachdem, ob sie von Lymph- oder Blutgefäßen ausgehen, werden sie entweder Lymphangioendotheliome bzw. Hämangioendotheliome genannt. Endo- und Peritheliome, bei denen hyaline Cylinder einen besonders charakteristischen Anteil der Geschwulst darstellen, werden mancherseits auch als echte Cylindrome bezeichnet.

Als Angiosarkome werden nach BORST verschiedene Tumoren angesehen. Zum Teil handelt es sich um Sarkome beliebiger Art, die durch besonders starke Gefäßentwicklung mit Teleangiektasien und kavernösen Räumen ausgezeichnet sind, teils wird darunter eine Kombination von Angiom mit Sarkom verstanden, teils werden hiermit Sarkome gemeint, bei welchen die Tumorzellen die Neigung haben, sich hauptsächlich in der nächsten Umgebung der Gefäße zu gruppieren.

c) Die Sarkome der blutbildenden Gewebe

Pathogenetische und pathoanatomische Vorbemerkungen. Je nach den Zellelementen, von denen diese Neubildungen ihren Ausgang nehmen bzw. aus denen sie sich zusammensetzen, unterscheidet man myeloplastische und lymphoplastische Sarkome. Diese Tumoren treten sowohl primär solitär als auch primär multipel als systemisierte Wucherungen auf. Im letzten Falle spricht man auch von einer *Leukosarkomatose* bzw. einer *Lymphosarkomatose*. Zu den Sarkomen des blutbildenden Gewebes gehören auch die *Chlorome*, die durch eine graue bis grau-grüne Farbe ausgezeichnet sind und ebenfalls solitär oder generalisiert auftreten können. Weiter sind hier noch anzuführen die *Retothelsarkome*, die von Elementen des Reticulums, dem sog. Retothel abgeleitet werden und bei denen eine große Reihe von Varianten vorkommen. Auch sie können solitär oder generalisiert in Erscheinung treten.

d) Die Sarkome des pigmentbildenden Gewebes

Pathogenetische und pathoanatomische Vorbemerkungen. Bezüglich der Herkunft der melaninbildenden Zellen (Chromatophoren, Naevuszellen) bestehen große Meinungsverschiedenheiten (BORST).

Daher ist auch bis heute keine Einigung über die Klassifikation und Benennung der melanotischen Blastome erzielt worden. Wenn nämlich die Melanoblasten und Chromatophoren als ekto- und neuro-ektodermale Elemente aufgefaßt werden, müßten die melanotischen Geschwülste allesamt als Carcinome bezeichnet werden (Borst). Daher empfiehlt sich der unverbindliche Name malignes *Melanom*. Das Muttergewebe der malignen Melanome ist vor allem das Pigmentgewebe der Haut, des Auges und des Zentralnervensystems. Sie sind sehr bösartig und metastasieren sehr häufig.

e) Das Röntgenbild der Sarkome

Wenn auch ein Teil der eben angeführten Sarkome in der Nase und den Nebenhöhlen äußerst selten, andere weniger selten und wieder andere häufiger vorkommen, so hat man doch bis heute alle diese Tumoren, manche allerdings nur als Einzelfälle, im Nasennebenhöhlenbereiche beobachten können. Nach unseren Erfahrungen findet man

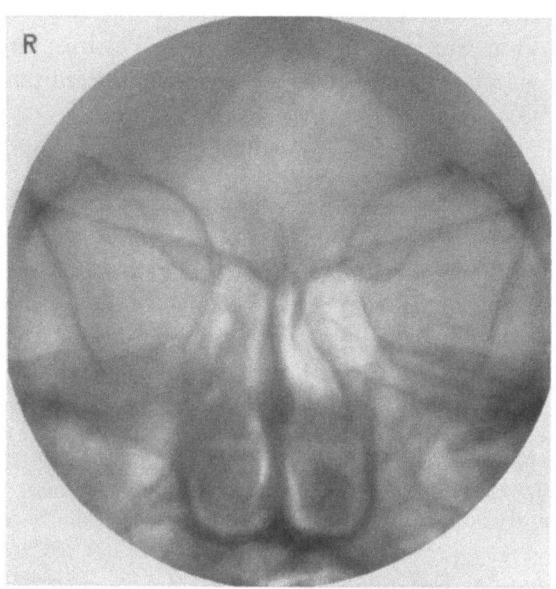

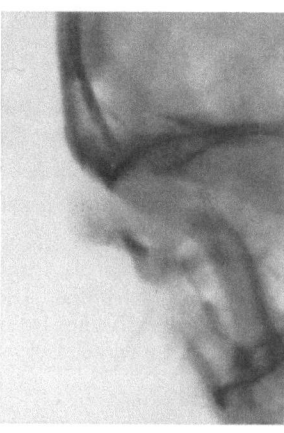

Abb. 104a   Abb. 104b

Abb. 104a. Sagittale, geringgradig kranial-exzentrische Aufnahme der Nebenhöhlen (der Focus der Röhre stand etwas rechts der Medianebene). *Osteoidsarkom des Stirnbeines bzw. der Stirnhöhlen.* 53jährige Frau mit einer seit 2 Monaten allmählich wachsenden Geschwulst im Stirnbereich. In der Mitte des unteren Anteiles der Stirnbeinschuppe, da, wo normalerweise die Stirnhöhlen liegen, findet sich ein großer, teils scharf, teils unscharf begrenzter Defekt. Das Siebbeinlabyrinth ist beiderseits gut lufthaltig

Abb. 104b. Seitliche Ansicht der Stirnhöhlen desselben Falles wie Abb. 104a. Knapp über den Orbitadächern sieht man in der Stirnbeinschuppe eine unscharf begrenzte Aufhellung, die dem oberen Anteil des Defektes entspricht. Knapp unter den Orbitadächern findet sich ein glatter Defekt, der nach caudal bis an den Nasenfortsatz der Stirnbeinschuppe reicht, von dem noch Reste vorhanden sind. Das Röntgenbild ist auf Grund des klinischen Befundes typisch für einen malignen Tumor, läßt jedoch keine Artdiagnose zu. Für einen Tumor spricht auch der Umstand, daß die benachbarten Siebbeinzellen normal hell sind

am häufigsten die unreifen Sarkome des Bindegewebes, unter den reiferen Formen ist das Osteosarkom am öftesten zu sehen. Als sehr seltene Beobachtungen hat Denker einige wenige Fälle von Rabdomyosarkomen der Nebenhöhlen mitgeteilt. Lymphangioendotheliome und Hämangiotheliome sind gar nicht so selten zu beobachten. Einen bisher einzig gebliebenen Fall von Chlorosarkom des Oberkiefers hat Finsterer veröffentlicht. Bezüglich der röntgenologischen Symptomatologie können wir uns kurz fassen, da die einzelnen Sarkome mit einer einzigen Ausnahme, auf die wir noch zu sprechen kommen werden, keine unterschiedlichen radiologischen Krankheitszeichen aufweisen. Man findet eine komplette Verschattung der befallenen Höhle mit den Zeichen einer Knochendestruktion an den Höhlenwänden (s. Abb. 104a und b und 105a und b). Es sind also dieselben Symptome, wie sie jeder andere maligne Tumor auch hervorrufen kann. Es wurde schon erwähnt, daß bei den Sarkomen häufig eine Osteoporose zu finden ist, die über den Bereich des Tumors hinausgehen, also in der weiteren Nachbarschaft noch vorhanden sein kann. Diese Osteoporose kann die Annahme eines Sarkoms nahelegen. Die Osteosarkome können mit einer höhergradigen Knochenneubildung einhergehen, was sich in einer besonderen Dichte der Verschattung äußert, die dann die Vermutung eines solchen Tumors erlaubt (s. Abb. 114a und b). Das Fehlen einer dichten Verschattung spricht aber nicht gegen ein Osteosarkom.

Eine lesenswerte Mitteilung über je einen Fall eines Osteosarkoms des Stirn- und Keilbeines findet man bei KLEINSASSER und ALBRECHT. Im Falle des Keilbeinsarkoms fand sich eine ausgedehnte Knochendestruktion im Bereiche des Keilbeinkörpers und

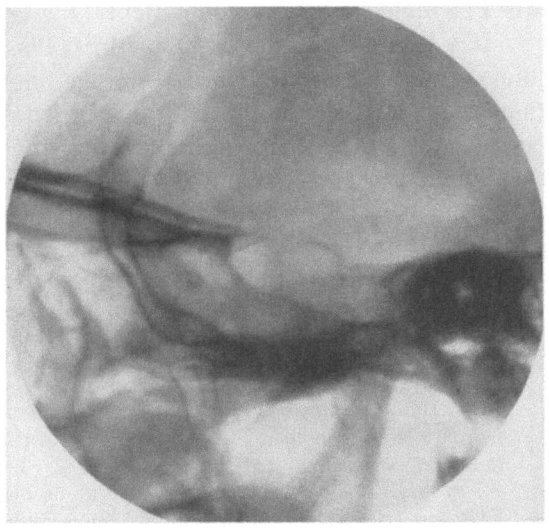
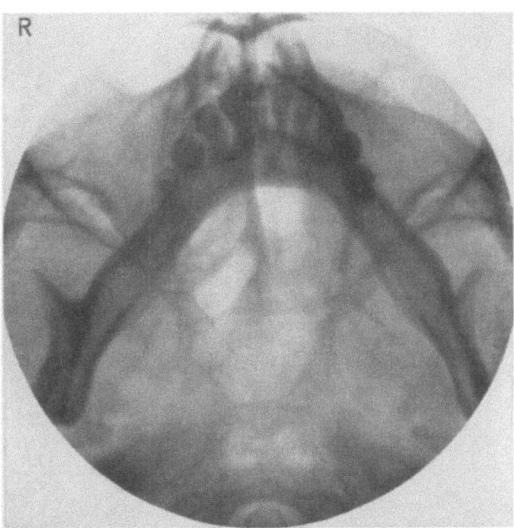

Abb. 105a   Abb. 105b

Abb. 105a. Seitliche Ansicht der Sella turcica bzw. der Keilbeinhöhle (typische Einstellung). *Sarkom der Keilbeinhöhle* bei einer 44jährigen Frau, die über nichts anderes als über Kopfschmerzen seit 4 Monaten klagte. Die Keilbeinhöhle ist verschattet, ihre Wände sind nirgends mehr erkennbar. Der Sellaboden ist im hinteren Anteil zerstört, im vorderen Anteil undeutlich. Das Dorsum sellae ist verdünnt und im unteren Anteil etwas nach rückwärts disloziert, was dafür spricht, daß der bösartige Tumor nicht nur infiltrierend, sondern teils auch expansiv wächst (teilweise bzw. relative Gutartigkeit). Der kleine, helle Bezirk unterhalb des Planum sphenoidale entspricht einer rechten sphenoidalen Siebbeinzelle, die normal lufthaltig ist. Der Befund spricht für einen teils destruierend, teils verdrängend wachsenden Tumor, eine Artdiagnose ist jedoch nicht möglich

Abb. 105b. Vertiko-submentale Aufnahme der hinteren Nebenhöhlen desselben Falles wie Abb. 105a (typische Einstellung). Man sieht rechts die gut lufthaltige sphenoidale Siebbeinzelle. Die Keilbeinhöhle ist nur mäßig dicht verschattet, ihre Grenzen sind hier etwas besser zu erkennen, sie sind jedoch durchwegs undeutlich. Die geringe Verschattung der Keilbeinhöhle ist die Folge einer Knochenarrosion ihres Daches und ihres Bodens

des Bodens der linken mittleren Schädelgrube. Die Sellakonturen waren nicht mehr abgrenzbar. In der Gegend des ehemaligen Keilbeinkörpers und des Sellalumens waren streifig bis netzig angeordnete kalkdichte Schatten zu erkennen. Im Falle des Stirnbeinsarkoms zeigte das Röntgenbild eine unregelmäßige, kalkdichte Verschattung mit fleckigen Aufhellungsbezirken und teilweise glattem Rand. Laterale und obere Konturen der Stirnhöhle waren unscharf. Das Orbitadach war nicht mehr eindeutig abgrenzbar, die Kalkschatten erstreckten sich von oben her in das Lumen der Orbita. Gegen das Schädelinnere bildete der Tumor eine flache Vorwölbung, deren Begrenzung glatt erschien.

8. Die Myelome bzw. Plasmocytome

Pathogenetische und pathoanatomische Vorbemerkungen. Die Myelome bzw. Plasmocytome entstammen den blutbildenden Geweben. Sie können sowohl intra- als auch extraossär auftreten und kommen sowohl solitär als auch generalisiert vor. Sie setzen sich aus Zellen zusammen, die von Fall zu Fall große Variabilität aufweisen, die aber

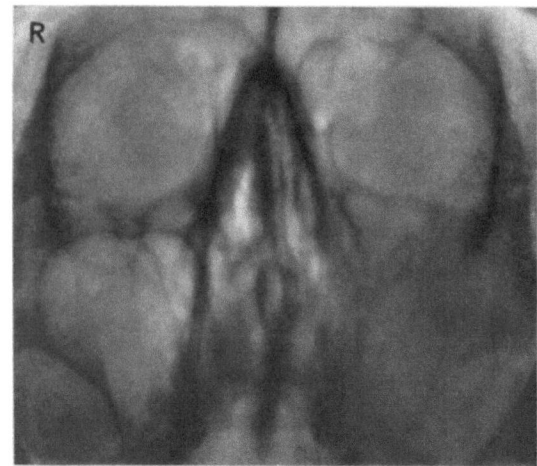

Abb. 106

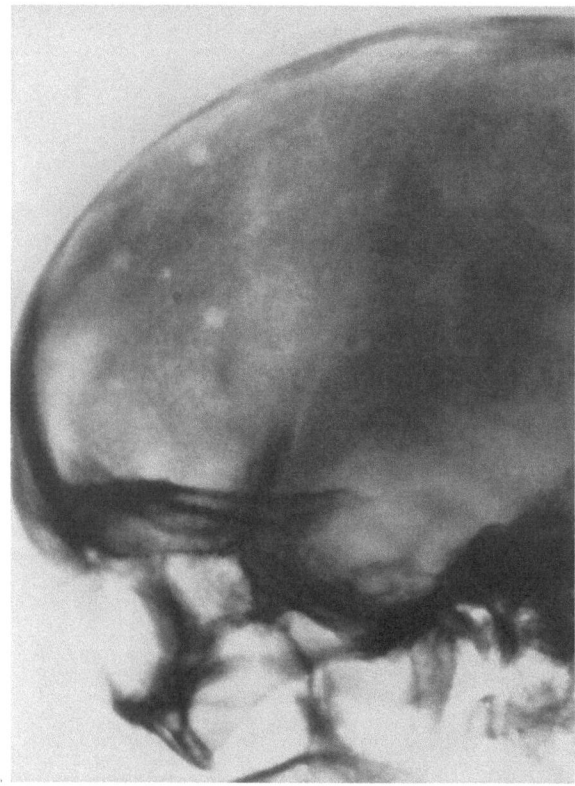

Abb. 107 a

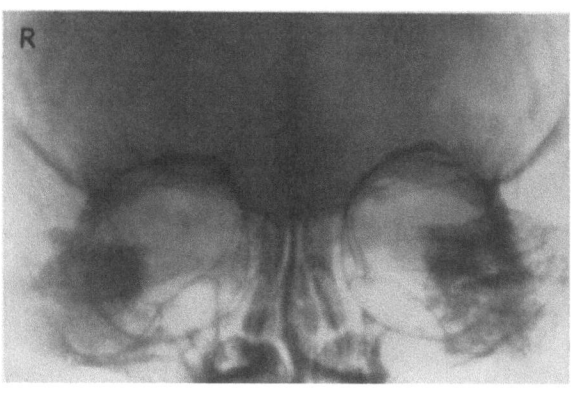

Abb. 107 b

lediglich eine Formvariante darstellen sollen, d. h. es soll sich um verschieden stark ausgeprägte Entwicklungen oder Differenzierungen einer spezifischen Zellart handeln. Man spricht daher heute einfach von Myelomzellen, welche mit den Plasmazellen bzw. den plasmacellulären Reticulumzellen identifiziert werden (Kaufmann). Es wurde daher vorgeschlagen, die Myelome künftig als Plasmocytome zu bezeichnen.

Das Röntgenbild der Myelome bzw. Plasmocytome. Diese Tumoren finden sich häufig in der Schädelkapsel, in der Wirbelsäule und im Becken, kommen aber auch an allen übrigen Skeletabschnitten, also auch im Bereiche des Gesichtsschädels und der Nebenhöhlen vor. Eine ausführliche Arbeit über die verschiedenen Lokalisationsmöglichkeiten der Plasmocytome stammt von Oppikofer. Wir

Abb. 106. Sagittale kranial-exzentrische Aufnahme der Nebenhöhlen I. Serie (typische Einstellung). *Plasmocytom der linken Kieferhöhle* bei einem 61jährigen Mann, der mit der klinischen Diagnose Oberkiefertumor links eingewiesen wurde. Die linke Kieferhöhle ist dicht und homogen verschattet, ihre knöchernen Wände sind durchwegs undeutlich, stellenweise nicht mehr erkennbar. Zeichen einer Dislokation sind nicht nachweisbar. Der Befund spricht wohl für einen Tumor der Kieferhöhle, läßt jedoch keine Artdiagnose zu

Abb. 107a. Vordere Teilansicht einer seitlichen Schädelübersichtsaufnahme (typische Einstellung). *Plasmocytom der Keilbeinhöhle.* 50jährige Frau, die seit 2 Jahren an Doppelbildern, Abducensparese links und an einer Gesichtsfeldeinschränkung für rot leidet. Man sieht die ausgedehnte Destruktion, die den gesamten Keilbeinkörper inklusive der Sella turcica und des oberen Anteiles der Pars basilaris umfaßt. Die Processus clinoidei sind infolge Usur an ihrer Unterseite verdünnt und zugespitzt. In der Stirnbeinschuppe finden sich kleine Aufhellungen

Abb. 107 b. Teilansicht einer postero-anterioren sagittal-horizontalen Schädelübersichtsaufnahme desselben Falles wie Abb. 107 a (typische Einstellung). Beide Pyramidenspitzen sind usuriert, die Grenzen der Usuren verlaufen etwas schräg von innen-oben nach außen-unten. Die Aufnahme nach Rhese zeigte, daß die unteren Wurzeln beider Canales optici zerstört waren. Der Befund ist keineswegs typisch für ein Plasmocytom, lediglich die kleinen Aufhellungen in der Stirnbeinschuppe können einen gewissen Hinweis geben, jedoch könnten diese Aufhellungen sowie auch die Destruktion des Keilbeinkörpers durch Metastasen eines Carcinoms bedingt sein

konnten bisher einige Fälle von Plasmocytomen der Kieferhöhle und der Keilbeinhöhle beobachten. Die Fälle, die sich in der Literatur fanden, betrafen hauptsächlich den Oberkiefer (BECK, BERAND, GOLLAND, OPPIKOFER, WILSON, WUNDERER u. a.). Das Röntgenbild zeigt nichts Charakteristisches, man findet eine komplette Verschattung des erkrankten Sinus und die Zeichen der Knochendestruktion an seinen Wänden, ohne Verdrängungserscheinungen an den Rändern der Usur (s. Abb. 106). Etwas ist uns bei unseren Fällen aufgefallen und zwar die ausgedehnte Defektbildung bei relativem Wohlbefinden der Patienten und der protrahierte Verlauf der Erkrankung auch ohne Behandlung (s. Abb. 107a und b).

9. Die sekundären Tumoren

Pathogenetische und pathoanatomische Vorbemerkungen. Unter den sekundären Tumoren sollen erstens die Geschwülste verstanden werden, die außerhalb der Nase und der Nasennebenhöhlen ihren Ursprung genommen haben und im weiteren Verlauf auf diese Höhlen übergegriffen haben. Die zweite Gruppe umfaßt die Fernmetastasen einer in einem anderen Organ des Körpers entstandenen Neubildung.

Bezüglich der ersten Gruppe sind unter anderen folgende Möglichkeiten gegeben: Ein Haut- oder Lidepitheliom kann bei entsprechender Tiefenwucherung in eine Nebenhöhle vordringen. Ein retromaxillar entstandener Tumor kann von hinten her in die Kieferhöhle der gleichen Seite einwuchern (s. Abb. 91a und b). Geschwülste des Endocranium des Stirnbereiches können nach Destruktion des Bodens der vorderen Schädelgrube in die Stirnhöhle, in das Siebbein oder auch in beide pneumatischen Hohlräume vordringen. Meist handelt es sich hierbei um Meningeome. Ein Meningeom der Nasenhöhle haben in letzter Zeit MADONIA und SIGNORELLI beschrieben. Tumoren der Hypophyse können nach Zerstörung des Bodens der Sella und ihrer Vorderwand in der Keilbeinhöhle bzw. im hinteren oberen Anteil der Nasenhöhle in Erscheinung treten. Auch Chordome der Schädelbasis können sich in die Keilbeinhöhle, in die Nasenhöhle und in den Epipharynx erstrecken.

Was die Fernmetastasen betrifft, gibt es ziemlich zahlreiche Beobachtungen von Hypernephrommetastasen im Bereiche der Nase und der Nebenhöhlen. So beschreibt OPPIKOFER Hypernephrommetastasen im Stirnbein, in der Stirnhöhle, im Siebbein, an der Nasenscheidewand, in der Nasenhöhle und am Alveolarfortsatz des Oberkiefers. Ferner sind bekannt Metastasen im Nasen-Nebenhöhlenbereich beim Brustkrebs, beim Lungenkrebs, beim Uteruscarcinom, beim Pankreasschwanzcarcinom, beim Lymphosarkom des Magens und bei metastasierender Struma. Nasengerüstmetastasen haben unter anderen O'CONNELL und REUTER mitgeteilt. Ein ausführlicher Bericht über die sekundären Geschwülste der Nebenhöhlen stammt von HOMMERICH und von CARRETT.

Das Röntgenbild der sekundären Tumoren. Das Röntgenbild der ersten Gruppe der sekundären Blastome bietet, da ja ein Primärtumor vorliegt, in der Regel keine diagnostischen Schwierigkeiten. Die Frage, die an uns gestellt wird, ist die, wieweit eine in Frage kommende Nebenhöhle schon mitgegriffen ist oder nicht. Zeigt die betreffende Höhle außer der Verschattung auch eine Destruktion, so besteht an der Mitbeteiligung des Sinus kein Zweifel. Ist nur eine Verschattung vorhanden, so bleibt die Sache unklar. Das Röntgenbild der zweiten Gruppe ist vollkommen uncharakteristisch, es zeigt lediglich die Zeichen eines malignen Tumors. Ob es sich hierbei um ein primäres Neoplasma oder um eine Metastase handelt, läßt sich nicht entscheiden, da ja auch ein zweiter primärer Tumor vorliegen kann.

10. Die Granulomatosen und Retikulosen

Unter den in diese Gruppe gehörenden Erkrankungen, bei denen auch ein Befall der Nase und der Nebenhöhlen bekannt wurde, sind zu nennen:
a) Das eosinophile Granulom.
b) Die Hand-Schüller-Christiansche Erkrankung.
c) Der Morbus Boeck.
d) Die Lymphogranulomatose.

a) Das eosinophile Granulom

Die Ätiologie dieser Erkrankung ist unbekannt. Verlauf und morphologisches Substrat lassen an eine infektiöse Genese denken, doch gelang es bis heute nicht, einen Erreger

17*

nachzuweisen (Kaufmann). Das Granulom nimmt seinen Ausgang vom reticulären Gewebe des Knochenmarkes oder von den Histiocyten der Gefäßadventitia und anderen Indifferenzzonen (Kaufmann) und ist durch eine teils diffuse, teils herdförmige Infiltrierung mit eosinophil granulierten Leukocyten charakterisiert.

Bevorzugt erkranken Kinder, Knaben häufiger als Mädchen, das Verhältnis beträgt 3:1. Die Erkrankung tritt im ersten Lebensjahrzehnt häufiger auf als im zweiten, kann jedoch in jedem Lebensalter in Erscheinung treten. Der Verlauf kann rasch progredient, ausgesprochen chronisch oder schubweise rezidivierend sein. Spontanheilungen sollen vorkommen. Das Granulom kann in allen Abschnitten des Skeletes auftreten und kann solitär oder multipel vorkommen. Am häufigsten ist der Schädel Sitz der Erkrankung, wobei jedoch die Nebenhöhlen bzw. ihre Wände selten befallen werden, wohl aber des öfteren die Orbita. Das Granulom führt zur Zerstörung des Knochens ohne reaktive Veränderungen in der Umgebung bzw. an der Grenze der Usur. Während das Röntgenbild bei Lokalisation der Erkrankung an der Schädelkapsel zum mindesten für den Erfahrenen eine Vermutungsdiagnose zuläßt, sind die röntgenologischen Symptome bei Befall der Nebenhöhlen ganz uncharakteristisch. Man findet neben der Verschattung des betreffenden Sinus die Zeichen einer Knochendestruktion, wie sie sowohl als entzündliche Affektion als auch bei Tumoren auftreten kann. Wir konnten einen Fall eines eosinophilen Granuloms der Augenhöhle beobachten, wobei das Granulom durch den Boden der Orbita in die Kieferhöhle der gleichen Seite durchgebrochen war (s. Abb. 108).

b) Die Hand-Schüller-Christiansche Erkrankung

Die Ursache dieser Erkrankung ist ebenfalls unbekannt. Sie ist charakterisiert durch den großen Lipoidgehalt der Granulome, die sich aus reticulo-histiocytären Zellen, aus Lymphocyten, Plasmazellen, eosinophilen Leukocyten und großen Schaumzellen, die massenhaft Lipoid in Tropfenform enthalten, zusammensetzen. Die Erkrankung tritt am weitaus häufigsten im Kindesalter auf, etwas seltener bei Jugendlichen bis zum 16. Lebensjahr. Es können jedoch alle Altersklassen befallen werden. Der Verlauf ist entweder rasch tödlich, subakut oder chronisch. Neben einzelnen Herden kommen multiple vor, d. h., der Prozeß kann auch generalisiert auftreten. Bei jüngeren Patienten kommt es eher zu einer Generalisierung. Solche Fälle sterben bald. Bei älteren Patienten findet sich eher die chronische Verlaufsform. Beobachtungszeiten bis zu 10 Jahren sind bekannt. Es wird eine ossäre, eine cutane und eine viscerale Form unterschieden. Hier interessiert nur die ossäre Form. Alle Knochen können Sitz der Erkrankung sein, am häufigsten jedoch findet sich der Prozeß am Schädel und hier hauptsächlich im Bereich der Kalotte. Aber auch die Schädelbasis und der Gesichtsschädel (Nebenhöhlen) können Ort der Erkrankung sein. Die Knochenveränderungen bestehen in rein osteolytischen Vorgängen. Während dieselben im Bereiche der Kalotte zu den typischen Veränderungen des Landkartenschädels führen können, sind die röntgenologischen Symptome bei Befall der Nebenhöhlen vollkommen uncharakteristisch (s. Abb. 109). Es gilt hier dasselbe, was beim eosinophilen Granulom besprochen wurde.

Die Operation des in Abb. 109 dargestellten Falles zeigte, daß die Stirnhöhlenvorderwand an mehreren Stellen fistulös durchbrochen war. Nach ihrer Entfernung stellte sich ein nußgroßer, körniger, derber, lappiger, graugelber Tumor dar, der von der Dura auszugehen schien, da die Stirnhöhlenhinterwand in seinem Bereiche größtenteils fehlte. Die histologische Untersuchung ergab ein entzündlich infiltriertes Binde- und gefäßreiches Granulationsgewebe. Letzteres enthielt mehrere Riesenzellen vom Charakter der Knochenmarksriesenzellen sowie reichlich Pseudoxantomzellen und eosinophile gekörnte Leukocyten. Nach dem histologischen Befund ist also eine Lipoidgranulomatose anzunehmen, die als solitärer Herd von der Dura ausgehend, die eine Lieblingslokalisation dieser Erkrankung darstellt, in die Stirnhöhle vorgedrungen war. Außerdem dürfte es zu einer sekundären Infektion gekommen sein.

Eine weitere Beobachtung über Befall der Nebenhöhlen bei Hand-Schüller-Christianscher Erkrankung besitzen wir nicht. Aus der Literatur finden sich unter anderen Arbeiten von Chisolm, Greifenstein und Mellbey.

c) Morbus Boeck

Die Ätiologie der Erkrankung ist umstritten. Manche sehen in ihr eine besondere Verlaufsform der Tuberkulose, andere bestreiten die tuberkulöse Genese und halten den Morbus Boeck für eine Erkrankung unbekannter Ätiologie bzw. für eine durch ein noch unbekanntes Virus ausgelöste Infektion.

Histologisch ist der Morbus Boeck durch epitheloidzellige Tuberkel, die eine ausgesprochene Neigung zur Vernarbung, Sklerosierung und Hyalinisierung aufweisen, gekennzeichnet. Verkäsungen

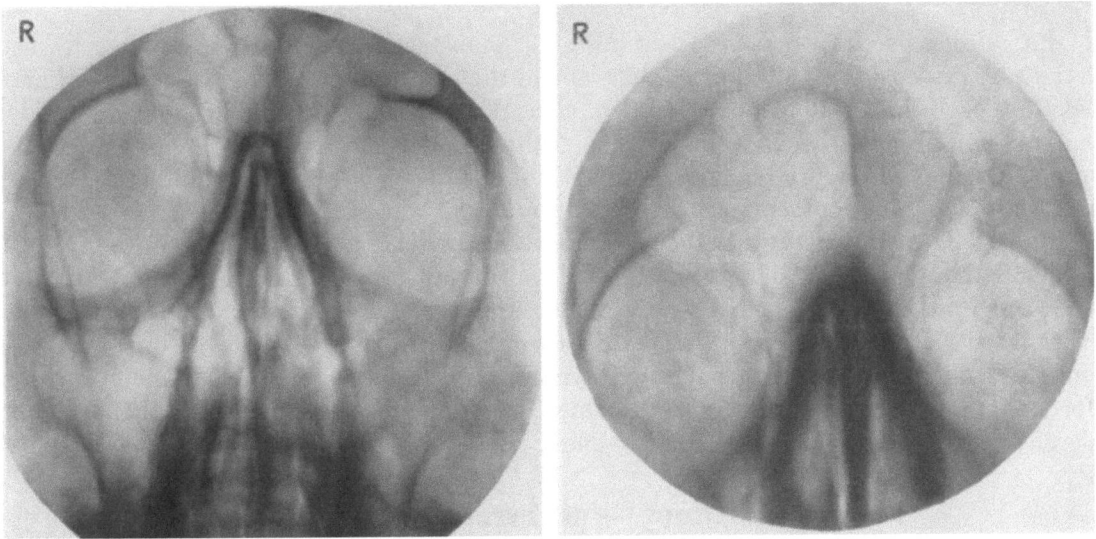

Abb. 108   Abb. 109

Abb. 108. Sagittale kranial-exzentrische Aufnahme der Nebenhöhlen I. Serie (typische Einstellung). *Eosinophiles Granulom der linken Orbita.* 36jähriger Mann mit linksseitigem Exophthalmus seit 3 Wochen. Die linke Kieferhöhle ist komplett verschattet. Das Dach der Höhle bzw. der Boden der linken Orbita ist hinter dem äußeren-unteren Orbitarand infolge einer Knochenusur undeutlich bzw. nicht mehr erkennbar. Das Röntgenbild ist vollkommen uncharakteristisch, es gestattet lediglich die Diagnose einer Erkrankung der linken Kieferhöhle mit Knochenaffektion. Die daraufhin erfolgte Kieferhöhlenoperation konnte den krankhaften Prozeß nicht klären. Erst die histologische Untersuchung eines aus dem unteren Anteil der Orbita entnommenen Gewebsstückes führte zur richtigen Diagnose. Es ist anzunehmen, daß das eosinophile Granulom im Boden der Orbita entstanden ist, sich gegen die Augenhöhle entwickelt und in der Kieferhöhle lediglich zu einer unspezifischen entzündlichen Reaktion geführt hat

Abb. 109. Teilansicht einer sagittalen kranial-exzentrischen Aufnahme der Nebenhöhlen I. Serie (typische Einstellung). *Hand-Schüller-Christiansche Erkrankung der linken Stirnhöhle.* 20jähriger Mann, seit 4 Wochen linksseitige Kopfschmerzen, in der Nase kein abnormes Sekret. Die linke Stirnhöhle ist in den medialen zwei Dritteln dicht und homogen verschattet. Ihre Grenzen sind stellenweise sehr undeutlich, stellenweise nicht mehr erkennbar. Zwischen der dichten Verschattung der Stirnhöhle und ihrer lateralen Grenze findet sich ein schmaler, bandförmig aufgehellter Bezirk als Ausdruck einer Knochenaffektion, die an einigen Stellen über den Stirnhöhlenbereich hinaus in Form kleiner, rundlicher bzw. grubenförmiger Usuren nachweisbar ist

fehlen oder sind nur ganz geringgradig ausgebildet. Die Erkrankung tritt am häufigsten im 4. bis 5. Lebensjahr in Erscheinung, kommt aber auch in allen Altersklassen vor. Der Verlauf ist chronisch, die Krankheitsdauer schwankt zwischen 10 und 40 Jahren. Der Morbus Boeck kann sich monosymptomatisch, plurisymptomatisch und generalisiert manifestieren und kann an folgenden Organen in Erscheinung treten: Haut, Augen, Lymphknoten, Lunge, Tela ossea. Schon lange bekannt ist das Bild der Ostitis cystoides multiplex (JÜNGLING).

Befall der Nase und der Nebenhöhlen kommt sehr selten vor. Wir verfügen über keine eigene Beobachtung. Eine ausführliche bzw. monographische Arbeit, die uns aber im Original nicht zugängig war, stammt von PAUTRIER. Ein Fall, bei dem sich eine Destruktion der Nase fand, wurde von ALAJOUANINE u. Mitarb. mitgeteilt. Nach diesen Autoren handelt es sich bei den Knochenveränderungen um rein osteolytische Vorgänge.

d) Die Lymphogranulomatose

Bezüglich dieser Erkrankung sei erwähnt, daß sie als „Primärinfekt" in der Nasenschleimhaut vorkommen kann. Ein Fall einer primären Manifestation im Bereiche des Rhinopharynx wurde von Manci mitgeteilt.

VI. Die Differentialdiagnose der entzündlichen und geschwulstartigen Erkrankungen der Nase und der Nasennebenhöhlen

Gleichzeitig ein Beitrag zur Wertung und Verwendung des Röntgenbefundes

Es wurden bereits bei der Besprechung der einzelnen entzündlichen und geschwulstartigen Erkrankungen teils kurze, teils ausführliche differentialdiagnostische Merkmale bekanntgegeben. Im folgenden werden sich Wiederholungen nicht immer vermeiden lassen, damit nicht die Systematik des Aufbaues der Darstellungen leidet. Die Besprechung der Differentialdiagnose erfolgt nun nicht nach Krankheitsbildern, sondern rein auf Grund der röntgenologischen Symptomatik.

Es ist allgemein bekannt, daß sich ein pathologischer Prozeß im Bereiche der Nebenhöhlen dadurch äußert, daß er die Luft des Hohlraumes ganz oder nur teilweise verdrängt, was zum röntgenologischen Symptom der kompletten oder partiellen Verschattung der erkrankten Nebenhöhle führt. Die Verschattung ist also das erste und Kardinalsymptom einer Nebenhöhlenerkrankung. Das zweite Symptom, welches bei pathologischen Prozessen der pneumatischen Hohlräume vorkommen kann, sind, wie ebenfalls schon bekannt, Veränderungen von seiten der Höhlenwände.

1. Die Verschattung — der herabgesetzte Luftgehalt

a) Die komplette (homogene) Verschattung

Liegt eine komplette Verschattung einer oder mehrerer Nebenhöhlen vor, so kann man über das Substrat derselben nichts aussagen. Es kann nur eine Schleimhautschwellung vorliegen, es kann sich um eine Schleimhautschwellung mit Sekret handeln oder es kann auch ein Tumor vorhanden sein. Eine *leichte homogene Verschattung* besagt, daß in der betreffenden Höhle noch etwas Luft vorhanden ist. Hier kann es Fälle geben, bei welchen man nicht sicher entscheiden kann, ob tatsächlich eine leichtere Schleimhautschwellung vorliegt, die noch nicht zur Verdrängung der gesamten Luft geführt hat, oder ob es sich lediglich um eine mangelhafte Ventilation der betreffenden Höhle oder Höhlen handelt. Die Ursache einer mangelhaften Ventilation liegt in einer gestörten Durchgängigkeit der Ostien, was bei Deviatio septi oder bei Hypertrophie der Nasenschleimhaut vorkommen kann. Die gestörte Ventilation ist in der Regel mit einer stärkeren Succulenz der Schleimhaut verbunden und mitunter auch mit etwas Sekretbildung, die noch nicht als Flüssigkeitsniveau nachweisbar sein muß. Dies gilt besonders für das Siebbeinlabyrinth. Sind die Nebenhöhlen klein und enthalten sie eine hypertrophische, sonst aber gesunde Schleimhaut, so sind sie nicht gut hell bzw. leicht homogen verschattet. Letzteres kommt auch bei der Rhinitis vasomotorica öfter vor, als Folge einer Hypersekretion, hier meist sämtliche Nebenhöhlen betreffend. Ferner kann eine leichte homogene Verschattung eines pneumatischen Hohlraumes das Zeichen einer venösen Stauung in dieser Höhle sein. Über das Zustandekommen dieser venösen Stauung wurde bereits ausführlich berichtet. Nach Punktion oder Spülung einer Kieferhöhle kann eine leichte, homogene Verschattung noch einige Zeit lang nachweisbar sein. Eine Röntgenuntersuchung nach solchen Eingriffen ist daher wenig zweckmäßig, sie wird besser vorher veranlaßt. Helsmoortel fand eine Trübung sämtlicher Nebenhöhlen bei Läsion des Ganglion sphenopalatinum, welche er auf trophoneurotische Einflüsse im Bereiche der Schleimhäute und vielleicht auch der Knochenwände zurückführt. Eine geringe homogene Verschattung findet sich auch in jenen Fällen von Nebenhöhlenerkrankungen, die mit

Wandveränderungen in Form einer Rarefikation der Tela ossea einhergehen, sei es als Folge entzündlicher oder neoplastischer resorptiver Knochenprozesse, sei es als Folge einer reinen Druckatrophie. Die mehr oder weniger rarefizierte Wand verhindert hier eine stärkere Schattengebung. So können die seltenen Fälle der akuten foudroyant verlaufenden Stirnhöhlenempyeme nur eine mäßige Verschattung zeigen, oder eine solche

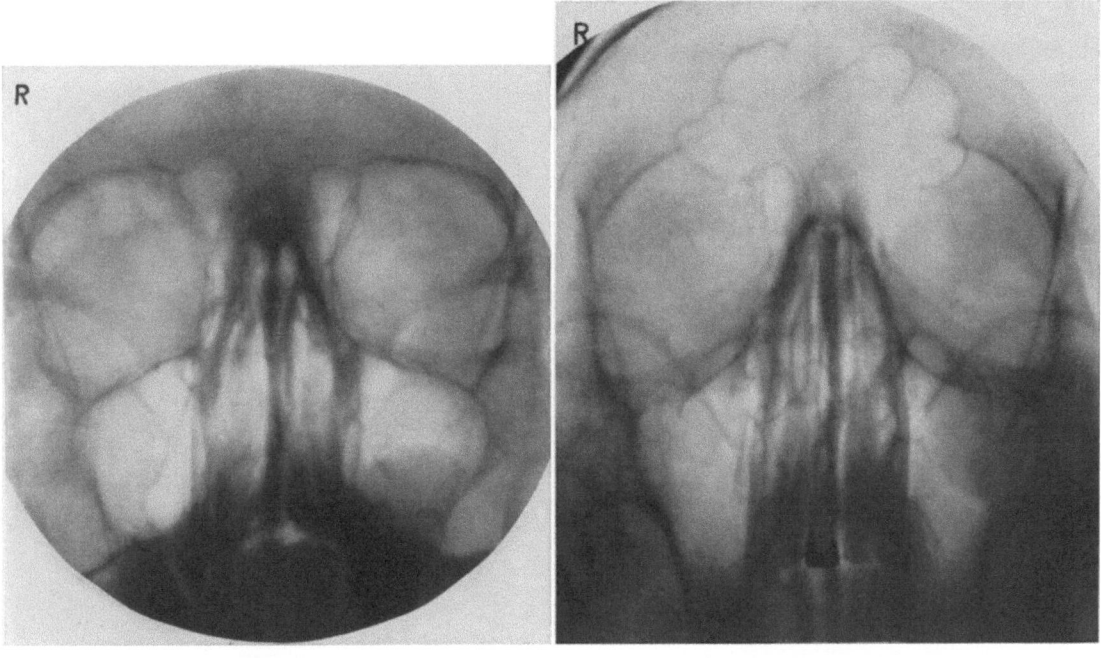

Abb. 110   Abb. 111

Abb. 110. Sagittale kranial-exzentrische Aufnahme der Nebenhöhlen I. Serie (typische Einstellung). *Polsterartige Verschattung im unteren Anteil der linken Kieferhöhle.* 14jähriges Mädchen, wegen Kopfschmerzen mit der Frage Sinusitis zur Untersuchung überwiesen. Der untere Anteil der linken Kieferhöhle ist durch ein aus der alveolaren Bucht kommendes, weichteildichtes, nach oben konvex scharf begrenztes Schattengebilde ausgefüllt. Es kann sich hier um ein akut entzündliches Schleimhautödem (katarrhalische Entzündung), um eine Schleimhautcyste und um einen Polypen handeln. Auch eine Zahncyste kommt, wenn sie keine Kalkschale zeigt, differentialdiagnostisch in Frage. Hier wird jedoch eine enorale Zahnaufnahme die Sache klären. Wenn es gelingt, dieses halbkugelige Schattengebilde nach Lagewechsel an der inneren oder äußeren Kieferhöhlenwand — je nachdem, auf welcher Seite der Patient lag — zur Darstellung zu bringen, so spricht dies gegen eine Schleimhautcyste und gegen einen Polypen, aber für ein akut entzündliches Schleimhautödem

Abb. 111. Teilansicht einer sagittalen kranial-exzentrischen Aufnahme der Nebenhöhlen I. Serie (typische Einstellung). *Schleimhautschwellung am Dach der linken Kieferhöhle.* 51jährige Frau, die an Kopfschmerzen und Druckschmerzhaftigkeit der linken Kieferhöhle leidet, in der Nase kein abnormes Sekret. Dem Dach der linken Kieferhöhle breitbasig aufsitzend, findet sich ein halbkugeliges Schattengebilde, das sich nach unten zu konvex bis in mittlere Höhe der Höhle vorwölbt. An der lateralen Wand der linken Kieferhöhle sieht man einen schmalen, überall gleich hohen, weichteildichten Schatten. Eine Kontrolluntersuchung nach einiger Zeit ergab normalen Luftgehalt der linken Kieferhöhle, demnach kann es sich nur um ein akut entzündliches Schleimhautödem bei katarrhalischer Entzündung gehandelt haben. Rein bildmäßig könnte der Befund auch für einen Polypen oder eine Schleimhautcyste sprechen (vgl. mit Abb. 44)

sogar ganz vermissen lassen. Es wurde über diese Tatsachen bereits berichtet. Gutartige expansiv wachsende Prozesse (gutartige Tumoren, Mucocelen) können durch Verdünnung der Höhlenwände im Bereich des erkrankten Sinus eine deutliche Intensitätsminderung einer sonst dichten Verschattung herbeiführen. Bei malignen Tumoren ist dies selten der Fall.

Eine *dichte, komplette Verschattung* findet man beim chronischen Empyem, welches mit hyperostotischen Wandprozessen einhergeht, sowie bei Tumoren, die zu keiner Knochendestruktion Anlaß gegeben haben.

b) Die partielle Verschattung

Die partielle Verschattung ist, wie schon erwähnt, immer wandständig. Findet man z. B. einen Schatten, wie ihn die Abb. 110 zeigt, so kann man einen von der Kieferhöhle ausgehenden, malignen Tumor mit ziemlicher Sicherheit ausschließen, da ein solcher, wenn er den Patienten zum Arzt führt, fast immer schon eine komplette Verschattung der Höhle hervorgerufen hat. Die Ursache der frühzeitigen kompletten Verschattung einer Nebenhöhle bei einer bösartigen Geschwulst liegt in einer Schleimhautinfiltration, die hochgradig zu sein pflegt, oder in einer infolge Ulceration entstandenen sekundären

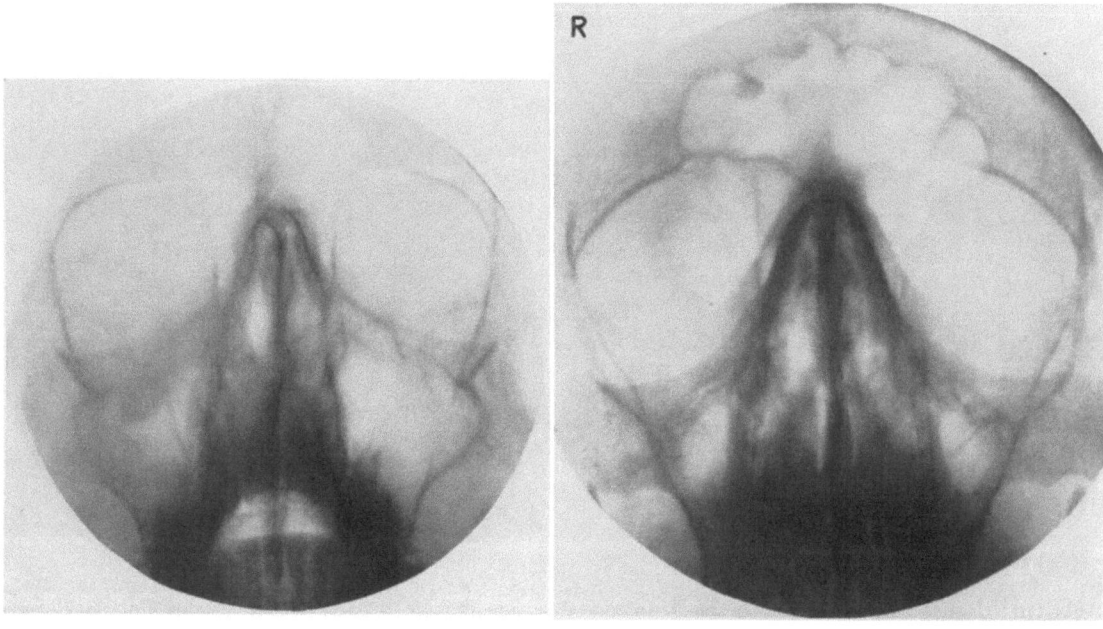

Abb. 112   Abb. 113

Abb. 112. Sagittale kranial-exzentrische Aufnahme der Nebenhöhlen I. Serie (typische Einstellung). *Akute entzündliche Schleimhautschwellung der rechten Kieferhöhle.* 13jähriger Knabe, seit 1 Woche starke Nasensekretion, rein schleimig. Man sieht die polsterartigen wandständigen Verschattungen, wie sie bei einer akuten Sinusitis vorkommen

Abb. 113. Sagittale kranial-exzentrische Aufnahme der Nebenhöhlen I. Serie (typische Einstellung). *Chronische Schleimhautschwellung beider Kieferhöhlen.* 37jähriger Mann mit starken Kopfschmerzen, in der Nase kein abnormes Sekret. Die beiden Kieferhöhlen sind klein und zeigen eine zirkuläre, schmale, wandständige, überall gleich hohe Verschattung, was für eine chronische Entzündung der Schleimhaut spricht. Als Nebenbefund findet sich am Dach der rechten Stirnhöhle ein kleines Osteom von spongiösem Bau

Infektion mit Empyembildung (E. G. MAYER). Nach Bestrahlung einer malignen Neubildung kann am Sitz des Tumors eine partielle Verschattung der betreffenden Höhle zurückbleiben. Bezüglich der Verschattung, wie sie nun die Abb. 110 und 111 zeigen, kommen der Häufigkeit nach folgende Möglichkeiten in Frage:

1. Ein akutes entzündliches Ödem bei einer akuten katarrhalischen Entzündung.

2. Eine Schleimhautcyste (es sei hier nochmals betont, es ist irrig, dieselbe als Mucocele zu bezeichnen).

3. Ein Schleimhautpolyp.

4. Eine radikuläre Zahncyste, die keinen Kalksaum zeigt.

Ein akutes Ödem wird zum Unterschied vom Schleimhautpolypen in einiger Zeit nicht mehr nachweisbar sein. In manchen Fällen gelingt es durch Lagewechsel, die ödematöse Schleimhautschwellung an der der neuen Lage entsprechenden tiefsten Wand zur Darstellung zu bringen, was bei einer Schleimhautcyste oder einem Schleimhautpolypen nicht der Fall ist. Die Aufnahme macht man etwa 5—10 min nach Lagewechsel selbstverständlich in derselben Projektion. In der Stirnhöhle kann ein sehr locker gebautes Osteom infolge seiner geringen Schattendichte ein ähnliches Bild wie ein Polyp hervorrufen. Letzterer kommt jedoch in der Stirnhöhle äußerst selten vor.

Als Rarität findet sich ein von Barden angegebener Fall eines multiplen Myeloms, bei welchem ein Tumorknoten in der rechten Kieferhöhle saß. Das röntgenologische Erscheinungsbild war vollkommen identisch dem Bilde, wie es die Abb. 110 zeigt.

Es wurde schon berichtet, daß eine röntgenologische Unterscheidung zwischen akuter Entzündung bzw. Schleimhautschwellung — wir sind ja nur in der Lage, letztere zu

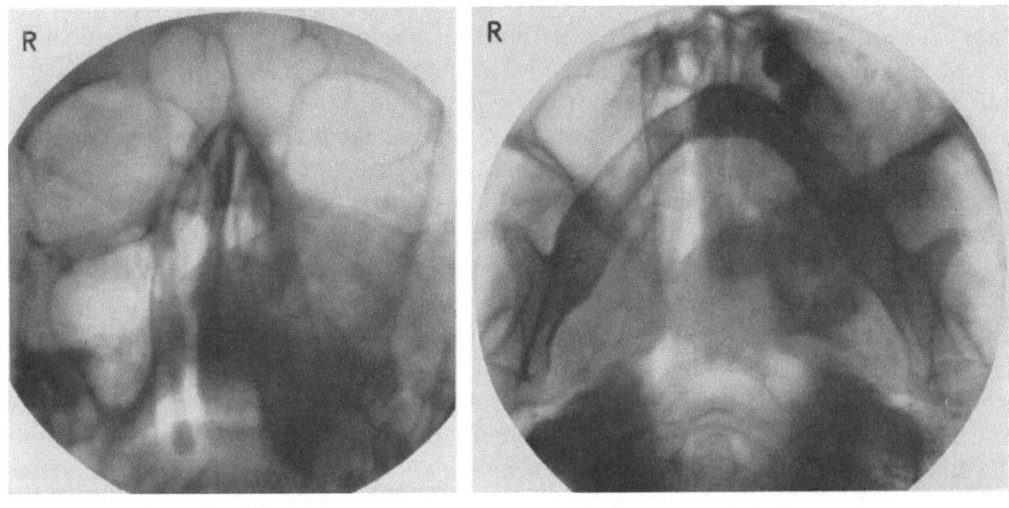

Abb. 114a   Abb. 114b

Abb. 114a. Sagittale kranial-exzentrische Aufnahme der Nebenhöhlen I. Serie (die Neigung des Zielstrahles zur Deutschen Horizontalen war etwas weniger als 45⁰). *Osteosarkom der linken Kieferhöhle* bei einer 66jährigen Frau. Seit 2 Monaten eitrige Sekretion aus der linken Nasenhälfte, im Bereich der linken Wange ist ein mandarinengroßer Tumor tastbar. Rhinologisch sah man einen Tumor in der linken Nasenhälfte und eine starke Auftreibung des linken Alveolarfortsatzes und harten Gaumens. Nach hinten erstreckte sich der Tumor bis in den Nasopharynx. Die linke Kieferhöhle ist dicht und komplett verschattet, die Verschattung weist größtenteils Kalk- bzw. Knochendichte auf, wobei im lateralen Anteil der Verschattung besonders dichte Partien auffallen. Die Kieferhöhlenwände sind durchwegs undeutlich. Die mediale Wand erscheint zum Teil destruiert, die Verschattung der Kieferhöhle erstreckt sich in das linksseitige Cavum nasi und reicht hier bis an das Septum

Abb. 114b. Vertiko-submentale Aufnahme der hinteren Nebenhöhlen desselben Falles wie Abb. 114a (typische Einstellung). Der Bereich der linken Kieferhöhle ist dicht verschattet, wobei stellenweise knochendichte Partien zu erkennen sind. Die mediale Kieferhöhlenwand fehlt zum größten Teil. Die Verschattung erstreckt sich in die linke Nasenhälfte und von hier auch nach rückwärts gegen den Nasopharynx, wobei die Verschattung hier Knochendichte aufweist. Auch der parasellare Anteil des linken großen Keilbeinflügels ist hyperostotisch umgebaut. Der Befund ist typisch für einen malignen Tumor, wobei die dichten Verschattungen für Knochenneubildung innerhalb desselben sprechen, was die Diagnose eines Osteosarkoms erlaubt

diagnostizieren — nicht immer möglich ist. Findet man z. B. polsterartige Verschattungen, wie sie die Abb. 112 zeigt, so handelt es sich um eine akute Schleimhautschwellung, während der überall gleich hohe wandständige Schatten, wie er auf Abb. 113 zu sehen ist, für einen chronischen Prozeß spricht. Die Grenze der wandständigen Verschattung ist dann scharf, wenn sie von den Strahlen tangential getroffen wird und kein zähes schleimiges Sekret darauf haftet. Trotzdem lehrt die Erfahrung, daß die Kontur der verbreiterten Weichteile bei der akuten Schwellung meist scharf und deutlich, bei den chronischen Schwellungen aber eher undeutlich und unscharf zu sein pflegt. Eine zunächst wandständige Verschattung im Bereich der Kieferhöhle findet man auch bei Neubildungen, die von außen auf den Sinus übergreifen. In Frage kommt z. B. ein am

Alveolarfortsatz entstandener oder ein retromaxillar gelegener Tumor. Die wandständige Verschattung ist der Ausdruck einer Schleimhautschwellung, bei welcher man allerdings nicht sagen kann, ob es sich um eine toxisch bedingte Schleimhautreaktion durch giftige Stoffwechselprodukte des Tumors, also um ein Fernsymptom, oder schon um eine Tumorinfiltration handelt, die ohne sichtbare Zerstörung der knöchernen Wand zustande gekommen ist. Im letzten Falle wird sich sehr bald eine komplette Verschattung der Höhle entwickeln. Auf die Bedeutung dieser wandständigen Verschattung wird noch einmal im Kapitel über die Epipharynxtumoren eingegangen werden.

c) Die strukturierte Verschattung

Eine Nebenhöhlenverschattung kann durch Kalkeinlagerungen eine Strukturierung erfahren. Makroskopisch nachweisbare Verkalkungen finden sich, wie schon berichtet wurde, häufig in Chondromen, Chondrosarkomen und Osteosarkomen, seltener in Fibromen. Auf Grund der Verkalkung ist es jedoch nicht möglich, eine Differentialdiagnose zwischen Chondrom und Fibrom zu stellen. Die Unterscheidung zwischen gut- und bösartigen, Kalkeinlagerungen aufweisenden Tumoren ergibt sich aus den destruktiven Wandveränderungen. Der Nachweis von Verkalkungen in malignen Neubildungen spricht dafür, daß ein Sarkom vorliegt, da Verkalkungen in Carcinomen im Nebenhöhlenbereiche bisher nicht bekannt wurden (s. Abb. 114a und b). Rundliche Kalkschatten finden sich in Kavernomen. Sie entsprechen Phlebolithen. Solche, die Gefäßgeschwulst charakterisierende rundliche Verkalkungen sind in der Schädel- und Augenhöhle beobachtet worden. Innerhalb der Nase und der Nebenhöhlen sind sie aber, obwohl auch hier Kavernome vorkommen, bisher nicht gesehen worden. Die in die Kieferhöhle vordringende radikuläre Zahncyste zeigt in der Regel eine Kalkschale, welche die Diagnose dieser Affektion eindeutig erlaubt. Fehlt die Kalkschale, dann ist die Zahncyste auf Grund eines Röntgenbildes der Nebenhöhlen nicht diagnostizierbar. Es findet sich dann ein analoges Bild, wie es die Abb. 110 zeigt. Eine enorale Zahnaufnahme kann die Sache klären. Ein Mucocelensack kann dort, wo er nicht an den Knochen, sondern an Weichteile grenzt, ebenfalls eine Kalkschale aufweisen. Dies wurde allerdings bisher nur bei den Mucocelen der Keilbeinhöhle beschrieben.

2. Die Wandveränderungen

Bezüglich der Knochenveränderungen kann es sich einerseits um Abbau, andererseits um Anbauvorgänge handeln. Beide Prozesse kommen sowohl bei Entzündungen als auch bei Tumoren vor.

a) Die Knochenabbauvorgänge

Da vor allem das Verhalten des Knochens im Bereiche eines von einer malignen Geschwulst an Ort und Stelle hervorgerufenen Defektes von Wichtigkeit ist, sollen zuerst einige kurze allgemeine Bemerkungen aus der Knochenpathologie erörtert werden, bevor näher auf die verschiedenen Erscheinungsformen der Knochenabbauvorgänge eingegangen wird. Während bei den entzündlichen Erkrankungen die Knochenzerstörung durch das entzündliche Exsudat bzw. durch das entzündliche Granulationsgewebe zustande kommt, sind bei der durch einen Tumor hervorgerufenen Destruktion zwei pathogenetisch verschiedene Möglichkeiten gegeben, je nachdem, ob die Defektbildung durch ein benignes oder malignes Neoplasma erfolgt. Der gutartige Tumor bringt infolge seines expansiven Wachstums den im Wege stehenden Knochen durch Druckatrophie teilweise oder ganz zum Schwund, während die maligne Neubildung infolge ihres aggressiven Vorgehens die Tela ossea infiltrierend angreift und zur Resorption bringt. Dieses verschiedene Verhalten kommt auch bei den im Röntgenbild nachweisbaren Defekten an der Beschaffenheit ihrer Grenzen zum Ausdruck. Scharfe und regelmäßige Begrenzung einer Usur ist der Ausdruck eines expansiven, also den gutartigen Tumor charakterisierenden Wachstums, unscharfe und unregelmäßige Begrenzung ist das Zeichen eines infiltrierenden, also den bösartigen Tumor charakterisierenden Wachstums. Letzteres kommt allerdings auch bei den akuten entzündlichen Affektionen vor. Zwischen ,,unregelmäßig'' und ,,unscharf'' besteht wohl nur ein gradueller, vielleicht auch nur subjektiver Unterschied. Eine Begrenzung erscheint dann unscharf, wenn ihre Unregelmäßigkeiten gerade noch wahrnehmbar sind. Eine Grenze ist aber auch dann noch unscharf, wenn zwischen dem Defekt und dem randbildenden Knochen kein krasser Dichteunterschied, sondern eine verklingende Abnahme der Dichte besteht, als Folge der Fernwirkung des Tumors, sei es durch submikroskopische Infiltration von Tumorzellen, sei es infolge einer toxischen Porose. Unscharfe Konturen sind also der Ausdruck der Infiltration und sprechen, wenn kein entzündlicher Prozeß vorliegt, für ein malignes Neoplasma und schließen einen benignen Tumor aus. Es darf natürlich nicht außer Acht gelassen werden, daß eine unscharfe Begrenzung auch dadurch zustande kommen kann, daß die Strahlen zum Rande des Defektes nicht tangential, sondern schräg verlaufen. Allerdings können die Verhältnisse in manchen Fällen dadurch, daß ein und derselbe Tumor in seinen verschiedenen Abschnitten ein differentes biologisches Verhalten aufweisen kann, sehr kompliziert sein. So kann ein Teil der Neubildung ein rein aggressives, die Nachbarschaft rasch destruierendes Wachstum zeigen, während in einem anderen Teil mehr eine expansive Komponente vorherrscht. Dementsprechend kann der Defekt im Röntgenbild Abschnitte aufweisen, die unscharfe und unregelmäßige Grenzen zeigen, neben Abschnitten, die scharf und regelmäßig begrenzt sind. Eine sekundäre Entzündung kann zu resorptiven Knochenveränderungen Anlaß geben, die einen ursprünglich benignen Prozeß nicht mehr erkennen lassen. Aus all den bisher angeführten Tatsachen ist zu entnehmen, daß man auf Grund des Röntgenbildes in der Lage ist, sich eine gute Vorstellung über das biologische Verhalten des vorliegenden pathologischen Prozesses machen zu können, was gemeinsam mit dem klinischen Befund in vielen Fällen eine eindeutige Diagnose erlaubt.

Es wurde schon erwähnt, daß der Nachweis von Wandveränderungen bei den entzündlichen Erkrankungen eine Komplikation, bei den von den Schleimhäuten der Nebenhöhlen ausgehenden Tumoren ein fortgeschrittenes Stadium bedeutet. Der Beginn eines Knochenabbauvorganges äußert sich in einer Rarefikation der Tela ossea. Sie kann entweder in Form einer Porose oder in Form einer Verdünnung einer Höhlenwand oder mehrerer Höhlenwände in Erscheinung treten. Erstere entsteht durch Knochenresorption als Folge einer entzündlichen, eventuell toxischen Noxe oder infolge teilweiser Tumorinfiltration, letztere ist die Folge einer Druckatrophie. Röntgenologisch ist eine Unterscheidung zwischen Porose und Druckatrophie ohne weiteres möglich. Der Unterschied besteht darin, daß die der Porose anheimgefallene Höhlenwand infolge verminderten Kalkgehaltes undeutlich und ihre Grenzen unscharf werden, während bei der Druckatrophie die Höhlenwand wohl mehr oder weniger verdünnt wird, ihre Schattendichte aber unverändert und die Grenzen scharf bleiben. Eine Porose kann sowohl bei Entzündung als auch bei Tumoren vorkommen, und ihr röntgenologisches Erscheinungsbild ist bei beiden Affektionen dasselbe. Deshalb ist bei Bestehen einer Porose eine Differentialdiagnose, ob sie durch einen Tumor oder eine Entzündung entstanden ist, nicht möglich (s. Abb. 115). Eine Porose kann aber nicht als alleiniges Symptom, sondern auch gleichzeitig mit einem Defekt in dessen Umgebung vorhanden sein. Porose plus Defekt sprechen, wenn es sich um einen Tumor handelt, für eine bösartige Neubildung und zwar in erster Linie für ein Sarkom. Eine Porose, die sich über den eigentlichen Krankheitsherd weiter hinaus erstreckt, kommt auch bei der Tuberkulose vor. Bestehen äußere Fistelbildungen oder sind im Röntgenbild Sequester nachweisbar, so spricht dies für Tuberkulose, ebenso spricht für Tuberkulose, wenn mehrere Nebenhöhlen erkrankt und außer der Porose eventuell mehrere Defekte vorhanden sind. Fehlen Sequester und multiple Knochenusuren, so kann eine röntgenologische Differentialdiagnose zwischen Sarkom und Tuberkulose unmöglich sein. Die Verdünnung der Höhlenwände durch Druckatrophie spricht für einen wohl expansiv wachsenden, aber gutartigen Prozeß (s. Abb. 116). Sie ist meist verbunden mit einer Ausbauchung bzw. Verlagerung der Höhlenwände bzw. von Teilen derselben, was zur Vergrößerung der betreffenden Nebenhöhle führen kann (s. Abb. 67 und 165a und b). Die Ausbauchung bzw. Verlagerung der Höhlenwände vollzieht sich, wie schon erwähnt, derart, daß an der Innenseite der Wand, also da, wo der Druck angreift, ein Knochenabbau erfolgt, während an der Außenseite wieder Knochen angebaut wird. Da der Anbau aber mit dem Abbau nicht Schritt hält, kommt es zu einer Verdünnung der betreffenden Höhlenwand. Diese Anbauvorgänge gehen sehr langsam vor sich.

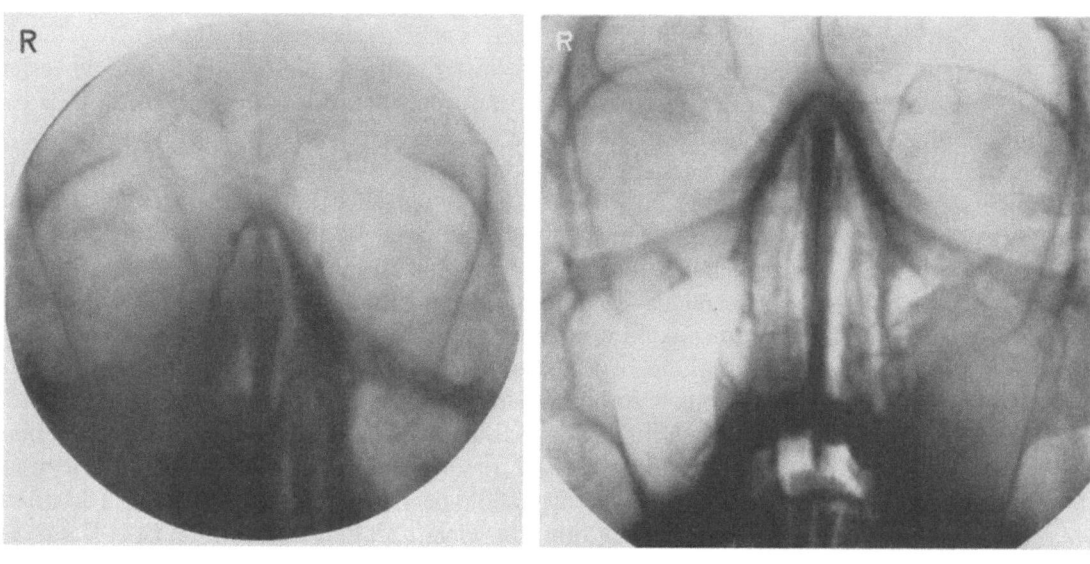

Abb. 115   Abb. 116

Abb. 115. Ausschnitt aus einer sagittalen kranial-exzentrischen Aufnahme der Nebenhöhlen I. Serie (typische Einstellung). *Maligner Tumor des rechten Siebbeines* bei einem 52jährigen Mann mit der klinischen Vermutungs-diagnose Tumor. Die mittelgroße rechte Stirnhöhle ist über die Medianebene nach links entwickelt und ver-schattet. Links ist nur eine kleine Stirnhöhle in Form einer vorgeschobenen Siebbeinzelle vorhanden. Das rechte vordere Siebbeinlabyrinth und die rechte Kieferhöhle sind ziemlich verschattet. Die Lamina papyracea ist als Ausdruck einer Knochendestruktion im vorderen Anteil teils undeutlich, teils kaum mehr erkennbar. Rein bildmäßig ist die Entscheidung, ob es sich um einen entzündlichen oder neoplastischen Prozeß mit Knochenaffektion handelt, nicht möglich

Abb. 116. Ausschnitt aus einer sagittalen kranial-exzentrischen Aufnahme der Nebenhöhlen I. Serie (typische Einstellung). *Schleimhautcyste der linken Kieferhöhle.* 24jährige Frau mit der klinischen Diagnose chronische Rhinitis. Die linke Kieferhöhle ist fast komplett verschattet, sie enthält lediglich im oberen medialen Anteil noch geringgradig Luft. Hier zeigt die Verschattung eine konvexe Begrenzung. Die Kieferhöhlenwände sind mäßig, jedoch in erkennbarer Weise verdünnt. Der Röntgenbefund erlaubt lediglich die Diagnose eines *gutartig expansiv wachsenden Prozesses*

Daraus kann man schließen, daß der expansiv wachsende Prozeß nur langsam fort-schreitet, weil er der Tela ossea Zeit läßt, Knochen anzubauen. Ist dies nicht der Fall, so führt die Druckatrophie zur vollständigen Zerstörung eines Teiles einer Höhlenwand oder auch der ganzen Wand oder mehrerer Wände, was dann im Röntgenbild den Eindruck eines malignen Prozesses erwecken kann. Es sind stets ganz besonders die Grenzen des Defektes zu beachten. Finden sich hier die Zeichen einer Dislokation, so liegt trotz eventuell vorhandener ausgedehnter Destruktion ein gutartiger Prozeß vor, meist handelt es sich hierbei um eine Mucocele oder Pyocele (s. Abb. 117). Es wurde eben gesagt, daß die Druckatrophie bis zur vollkommenen Knochenzerstörung fortschreiten kann. Sind Zeichen einer Verdrängung nachweisbar, so spricht dies bis zu einem gewissen Grade dafür, daß die Knochendestruktion auf eine Druckatrophie zurückzuführen ist, die zur vollständigen Osteolyse der Tela ossea geführt hat. Fehlen die Zeichen einer Verdrängung, so kann man über die Pathogenese des Defektes nichts aussagen. Derselbe kann durch Druckatrophie, durch entzündliche oder neoplastische resorptive Vorgänge entstanden sein. Wenn man nun versucht, aus der Beschaffenheit der Grenze des Defektes (scharf und regelmäßig oder unscharf und unregelmäßig) auf seine Entstehung zu schließen, so stößt man bei den Nebenhöhlenwänden auf gewisse Schwierigkeiten, die in der geringen

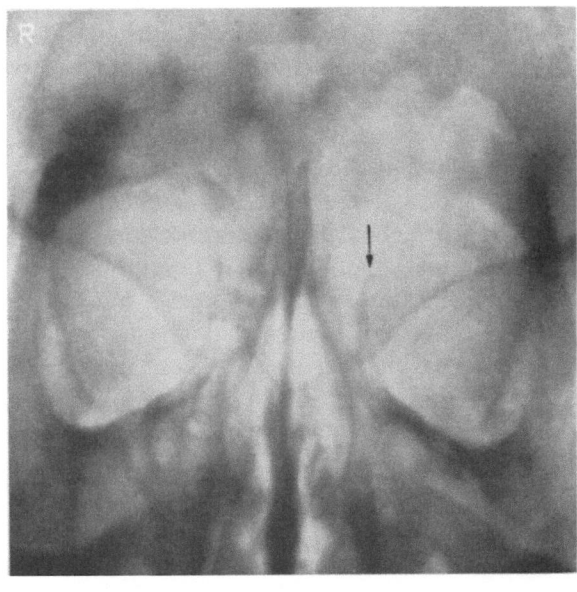 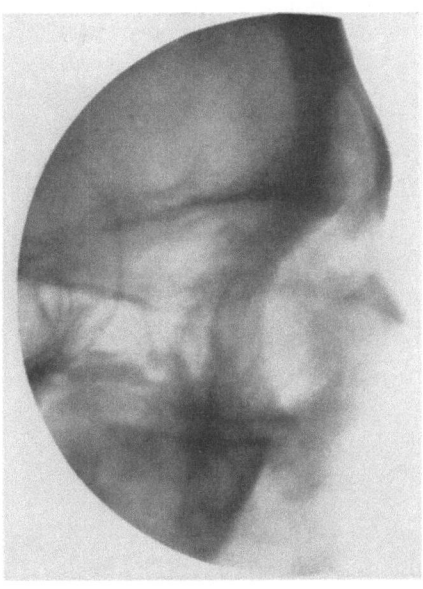

Abb. 117   Abb. 118

Abb. 117. Sagittale, etwas kranial-exzentrische Aufnahme der Nebenhöhlen (die Neigung des Zielstrahles zur Deutschen Horizontalebene war etwas weniger als 45°, der Focus der Röhre stand etwas links von der Medianebene). *Pyocele* der linken Stirnhöhle und des vorderen Siebbeines. 35jähriger Mann, der vor 3 Tagen plötzlich mit Fieber, Kopfschmerzen und Lidschwellung links erkrankte. Die Nebenhöhlen der I. Serie sind beiderseits verschattet. Die Verschattung der beiden Stirnhöhlen ist ungleichmäßig-fleckig, sie ist rechts intensiver als links. Die Corticalis beider Stirnhöhlen ist stellenweise etwas undeutlich. Auf der linken Seite zeigt die Orbitakontur im Bereiche des oberen-inneren Augenwinkels und daran anschließend einen Defekt. Im vorderen Anteil des Orbitadaches findet sich eine sehr unscharf begrenzte, gegen die gesunde Umgebung kaum abgrenzbare Aufhellung entsprechend einer Knochenusur. Auch die Lamina papyracea ist im vorderen-oberen Anteil zerstört. Knapp vor der Grenze der Usur ist das letzte Stück der noch vorhandenen Lamina papyracea fast rechtwinkelig nach außen bzw. orbitawärts abgebogen. Mit dem Nachweis dieser Dislokation steht und fällt die Diagnose. Würde eine Dislokation fehlen, so könnte man rein bildmäßig nicht entscheiden, ob ein entzündlicher oder neoplastischer Prozeß vorliegt. Der klinische Befund eines Lidödem spricht allerdings für die entzündliche Affektion

Abb. 118. Seitliche Ansicht der Stirnhöhlen. *Akute Ostitis bzw. Osteomyelitis der Stirnhöhlenvorderwand.* 60jähriger Mann, klinische Diagnose fieberhafte, akute, eitrige Sinusitis, seit 4 Tagen Schwellung der rechten Stirngegend und rechtsseitiges Lidödem. Man sieht einen Knochendefekt an der Vorderwand der Stirnhöhle knapp über der Nasenwurzel. Der Röntgenbefund allein ist nicht pathognomonisch für eine Sinusitis mit Knochenaffektion. Ein maligner Tumor kann röntgenologisch dieselben Erscheinungen machen. Der klinische Verlauf spricht für eine entzündliche Affektion, jedoch besteht theoretisch die Möglichkeit, daß ein Tumor sekundär infiziert wurde

Dicke dieser Wände bestehen, die eine genaue Analyse der Verhältnisse an der Grenze der Usur nicht immer zulassen. Etwas wird man aber stets feststellen können und zwar das Verhalten des randbildenden Knochens. Er kann vollkommen normale Dichte und Struktur zeigen, er kann in größerer oder geringerer Ausdehnung porotisch sein, d. h. erst in einiger Entfernung vom Rande der Usur wieder normale Beschaffenheit zeigen. Im ersten Falle spricht man von einem gut abgrenzbaren oder glatten Durchbruch, dieser kommt sowohl bei einem malignen Tumor als auch bei einer entzündlichen Affektion vor (vgl. Abb. 118 mit Abb. 104 b), findet sich jedoch häufiger bei einer bösartigen Neubildung und kaum bei einer gutartigen. Die zweite Möglichkeit, daß außer dem Defekt auch noch eine Porose der der Usur benachbarten Knochenabschnitte besteht, schließt — wie schon erwähnt — einen gutartigen Tumor aus, läßt aber zwischen maligner Geschwulst und akuter oder spezifischer Entzündung keine Differentialdiagnose zu.

Bezüglich der Defektbildungen kann es sich nun um solitäre oder multiple Usuren handeln. Beide können sowohl bei Entzündungen als auch bei Tumoren angetroffen werden, wobei das Röntgenbild keine unterschiedlichen Merkmale aufweisen muß. Die Abb. 119 zeigt einen großen Defekt in der Stirnbeinschuppe, der auf die Stirnhöhle übergegriffen hat und der sowohl durch einen osteomyelitischen Herd als auch durch einen malignen Tumor bedingt sein kann. Freilich wird man immer nach weiteren Zeichen suchen, die eine Entscheidung, welcher Prozeß vorliegt, ermöglichen. Bei einer mit einer Komplikation einhergehenden Entzündung sind meist mehrere Nebenhöhlen, zum mindesten die benachbarten, miterkrankt, was bei einer bösartigen Neubildung nicht der Fall sein muß. Dabei darf man aber nie außer Acht lassen, daß manchmal die Symptome einer sekundären Infektion einer malignen Geschwulst sowohl das klinische als auch das röntgenologische Bild beherrschen können. Es kann sich auch einmal ein Tumor auf eine mit Knochenaffektion einhergehende chronische Entzündung aufpfropfen. Multiple kleine Usuren in Form kleiner, rundlicher Aufhellungen kommen häufig beim Carcinom (s. Abb. 97a und b, sowie Abb. 98a und Abb. 120), selten auch bei einer Osteomyelitis vor

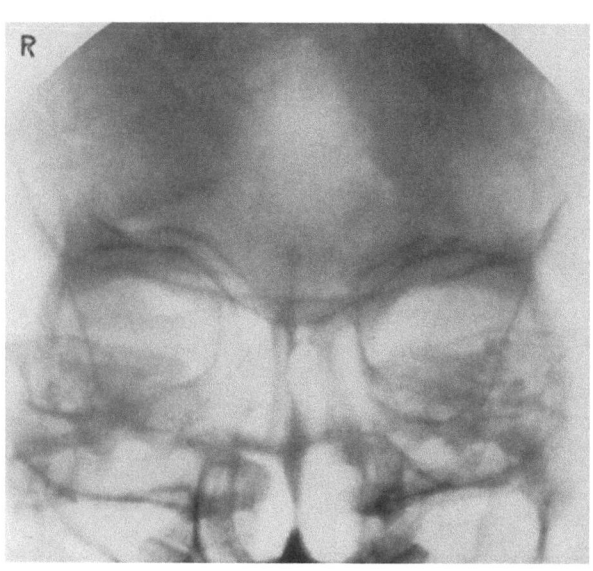

Abb. 119. Sagittal-horizontale Aufnahme der Nebenhöhlen (der Focus der Röhre stand etwas links der Medianebene). *Angiosarkom der Stirnbeinschuppe auf die Stirnhöhlen übergreifend.* 37jährige Frau mit Kopfschmerzen und einer Vorwölbung im Stirnbereich. Man sieht genau median eine große, unscharf begrenzte Aufhellung, die sich nach unten bis in den Stirnhöhlenbereich erstreckt, deren Corticalis hier vollkommen destruiert ist. Die nicht in den Defekt einbezogenen Teile der Stirnhöhlen sind dicht verschattet. Der Destruktionsherd ist nicht typisch für einen Tumor, es könnte sich ebensogut um eine Osteomyelitis handeln

(s. Abb. 58a) und das Röntgenbild kann unter Umständen eine Differentialdiagnose zwischen diesen beiden Erkrankungen nicht gestatten. Multiple Usuren kommen auch bei Hämangiomen vor. Diese Hämangiomusuren sind in der Regel größer als die Carcinomusuren und zeigen wellig und scharf begrenzte Ränder. Das Zentrum der Usuren bei der Gefäßgeschwulst ist oft stärker aufgehellt, weil die kleinen Defekte am Rande seichter sind. Dies ist bei den Carcinomusuren nie der Fall. Bei größeren Defekten bleiben beim Hämangiom längere Zeit Knochenreste erhalten, die durch ihre Form charakteristisch sind. Sie imponieren als Reste einer groben, wabigen Struktur (E. G. Mayer). Auf Grund der eben angeführten Merkmale ist die Differentialdiagnose zwischen Hämangiom und Carcinom wohl immer möglich. Bezüglich der Abgrenzung einer durch eine Osteomyelitis bedingten Knochenaffektion in Form kleiner Aufhellungen gegenüber einem Hämangiom gilt dasselbe, was eben für das Carcinom gesagt wurde. Die in manchen Fällen von Chondromen vorkommenden multiplen kleinen Aufhellungen sind dadurch charakterisiert, daß sie dem veränderten Knochenbezirk eine wabige Struktur verleihen, wobei vorhandene Verkalkungen die Diagnose erleichtern können.

Bezüglich der Sequesterbildung ist folgendes zu sagen: Der Nachweis eines Sequesters spricht für einen entzündlichen Prozeß. Eine Ausnahme bilden jene Fälle von malignen Tumoren, die klinisch noch symptomlos verlaufen, sekundär infiziert werden, wobei dann, wie schon erwähnt, die Entzündung das klinische und röntgenologische Bild beherrschen kann (s. Abb. 121).

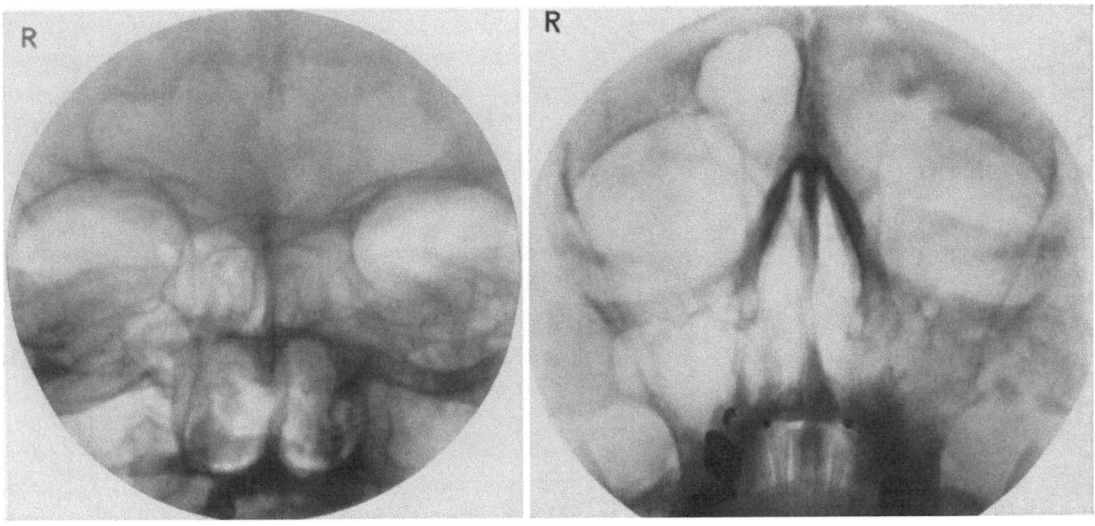

Abb. 120   Abb. 121

Abb. 120. Sagittal-horizontale Aufnahme der Nebenhöhlen (der Focus der Röhre stand etwas links der Medianebene). *Solides Carcinom der linken Stirnhöhle*. 44jähriger Mann, seit einigen Monaten Schwellung über der linken Stirnhöhle, seit 3 Wochen Kopfschmerzen. Beide Stirnhöhlen, das gesamte linke Siebbeinlabyrinth und die linke Kieferhöhle sind verschattet. Die Verschattung der linken Stirnhöhle ist nicht so intensiv wie die der rechten. Die linke Stirnhöhle läßt nirgends mehr eine Corticalis erkennen. Außerdem sieht man in ihrem medialen-oberen Bereiche ziemlich zahlreiche, kleine, unscharf begrenzte Aufhellungen, die kleinen Wachstumszentren des infiltrierend vordringenden Tumors entsprechen. Sie sind allerdings von Aufhellungen durch kleine Resorptionsherde, wie sie am Beginn einer Osteomyelitis auftreten können, zunächst nicht zu unterscheiden. Die kleinen Usuren betreffen nur die Stirnhöhlenvorderwand, die benachbarte Stirnbeinschuppe zeigt keine Veränderungen

Abb. 121. Sagittale kranial-exzentrische Aufnahme der Nebenhöhlen I. Serie (typische Einstellung). *Carcinom der linken Kieferhöhle*. Die linke Kieferhöhle ist verschattet, auch das linke vordere Siebbein und die linke Stirnhöhle sind nicht normal hell. Die Wände der linken Kieferhöhle sind undeutlich. Im Bereiche der Jochbeinbucht ist die Corticalis größtenteils destruiert. Hier erkennt man eine größere, unregelmäßig und unscharf begrenzte Aufhellung, entsprechend einer Knochendestruktion. In ihrem unteren Anteil findet sich ein dichterer Schatten, der als Sequester anzusprechen ist. Das Röntgenbild der linken Kieferhöhle erweckt rein bildmäßig eher den Eindruck eines entzündlichen Prozesses mit Knochenaffektion (Osteomyelitis), als den eines Tumors mit Knochendestruktion. Eine Differentialdiagnose ist nicht möglich, infolge sekundärer Infektion können jedoch beide Prozesse vorliegen. (Sammlung von E. G. Mayer)

b) Die Knochenanbauvorgänge

Die Knochenanbauprozesse können röntgenologisch auf verschiedene Art in Erscheinung treten. So kann es z. B. im Verlaufe eines chronischen Empyems zu einer Verdickung der Höhlenwände kommen, wie sie auf Abb. 47 zu sehen ist. Bei den chronischen katarrhalischen Entzündungen findet sich auch ein verstärkter Umbau des Knochens sowohl in Form von An- als auch Abbauvorgängen. Die Anbauvorgänge erreichen jedoch bei der katarrhalischen Entzündung nie das Ausmaß, wie es bei der chronischen eitrigen Entzündung der Fall sein kann. Die Verdickung der Höhlenwände, die zu einer Verkleinerung des Höhlenlumens führt, spricht für einen entzündlichen Prozeß, sie kommt bei einem malignen Neoplasma nicht vor. Bei einer tumorartigen Hyperostose der Nebenhöhlenwände besteht, wenn kein Empyem vorliegt, keine Verschattung, während bei der entzündlichen Hyperostose immer eine solche vorhanden ist. Eine andere Art der Hyperostose sieht man bei chronischen Stirnhöhlenaffektionen im Bereiche der der Corticalis benachbarten Diploë (s. Abb. 50). Auch diese Sklerosierung kommt nur bei entzündlichen Prozessen vor. Eine dritte Art der Knochenneubildung stellt die teilweise oder

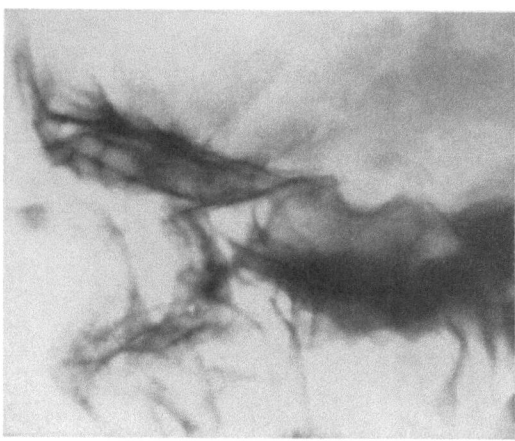

Abb. 122a. Seitliche Ansicht der Sella turcica bzw. der hinteren Nebenhöhlen. *Hyporostose der Keilbeinhöhlenwände bei chronischer Sinusitis.* Die durch die Hyporostose bedingte Verschattung ist vollkommen gleichmäßig und betrifft nur den Bereich der Keilbeinhöhle, deren Wände infolge der Verdichtung durch die Hyperostose wohl deutlich, aber nicht sehr scharf zur Ansicht gelangen

vollständige Verödung eines pneumatischen Hohlraumes dar. Man findet sie postoperativ, im Verlaufe eines chronischen Empyems und bei Lues. Handelt es sich um eine postoperativ verödete Stirnhöhle, so sieht man nirgends mehr eine Corticalis, während sie bei der im Verlaufe einer unspezifischen oder spezifischen Entzündung erfolgten Verödung wohl undeutlich aber doch zum mindesten teilweise noch erkennbar ist. Die Sklerosierungsvorgänge bei luischen Affektionen sind in der Regel wesentlich stärker, als bei unspezifischen Entzündungen (vgl. Abb. 69 mit Abb. 122a). Die Hyperostose bei unspezifischer chronischer Sinusitis der Keilbeinhöhle ist von anderen, ebenfalls durch Knochenneubildungsvorgänge charakterisierten Erkrankungen meist leicht zu unterscheiden. In Frage kommen eine Meningeomhyperostose oder osteoplastische Metastasen bei Mamma- und Prostatacarcinom. Die entzündliche Verdichtung, gleich-

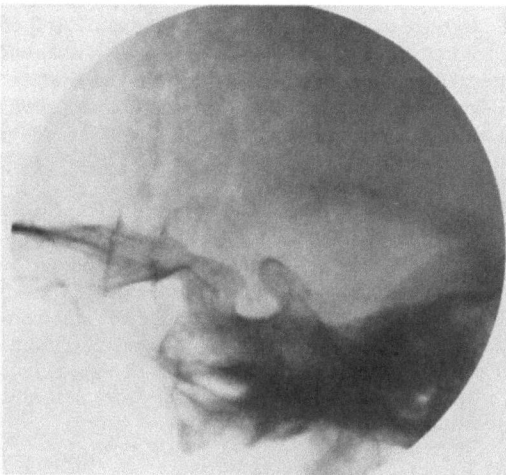

Abb. 122b

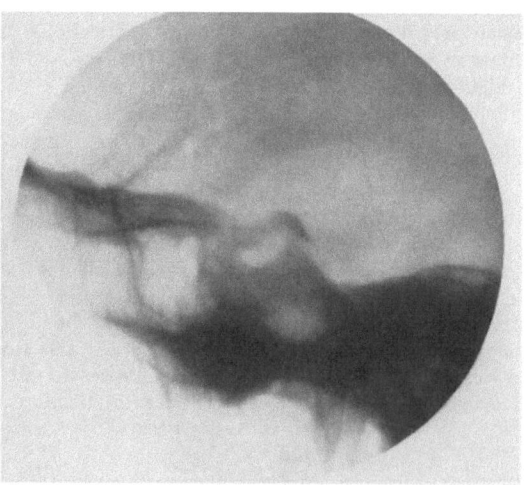

Abb. 122c

Abb. 122b. Seitliche Ansicht der Sella turcica bzw. der hinteren Nebenhöhlen. *Meningeomhyperostose des Keilbeinkörpers.* Der gesamte Keilbeinkörper inklusive des Dorsum sellae und der Processus clinoidei anteriores zeigen eine kleinfleckige Verdichtung. Die Hyperostose geht also über den Bereich, den auch eine große Keilbeinhöhle einnehmen kann, hinaus

Abb. 122c. Seitliche Ansicht der Sella turcica bzw. der hinteren Nebenhöhlen. *Osteoplastische Metastase im Keilbeinkörper* bei einem Mammacarcinom. Man erkennt eine diffuse Hyperostose von ungleichmäßiger Dichte, die nicht nur den Keilbeinkörper, sondern auch das Dorsum sellae und die Processus clinoidei anteriores et posteriores betrifft. Die Unterscheidung zwischen einer Meningeomhyperostose und osteoplastischen Metastasen ist dann leicht, wenn ein Primärtumor bekannt ist. Ist dies nicht der Fall, so ist eine Differentialdiagnose mitunter nicht möglich

gültig, ob unspezifischer oder spezifischer Natur, ist immer gleichmäßig (s. Abb. 122a) und bei der Lues von einer Intensität, wie sie Tumorhyperostosen kaum zeigen. Die Grenzen der entzündlichen Hyperostose sind, wenn es sich nicht um frische Fälle handelt, mehr oder weniger scharf. Die Tumorhyperostose ist ungleichmäßig, fleckig, d. h. dichtere Partien wechseln mit weniger dichten ab, es fehlt eine scharfe Abgrenzung gegen den gesunden Knochen, und der Knochenanbau bleibt nicht auf die Keilbeinhöhle und ihre Nachbarschaft begrenzt. Sowohl bei der Meningeomhyperostose (s. Abb. 122b) als auch bei den osteoplastischen Metastasen (s. Abb. 122c) zeigen das Dorsum sellae und die Processus clinoidei häufig identische Veränderungen. Beim Prostatacarcinom kann sich die osteoplastische Metastase nur auf das Dorsum sellae beschränken (E. G. MAYER).

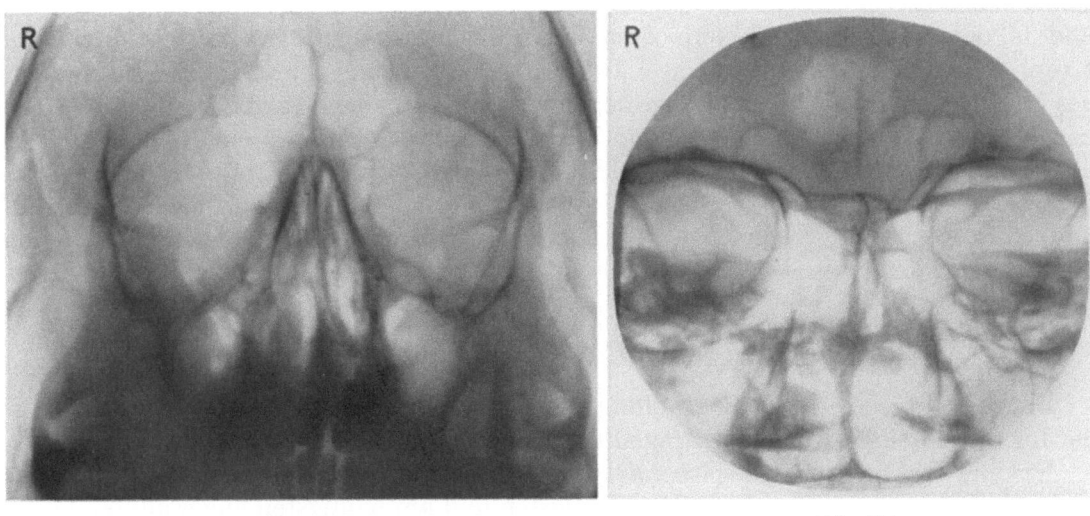

Abb. 123   Abb. 124

Abb. 123. Sagittale kranial-exzentrische Aufnahme der Nebenhöhlen I. Serie (der Focus der Röhre stand etwas links der Medianebene). *Idiopathische sklerosierende Hyperostose des rechten großen Keilbeinflügels.* Sowohl der den Boden der mittleren Schädelgrube, als auch der die seitliche Orbitawand bildende Teil des rechten großen Keilbeinflügels zeigt eine vollkommen gleichmäßige bzw. homogene Sklerose.
(Sammlung E. G. MAYER)

Abb. 124. Sagittal-horizontale Aufnahme der Nebenhöhlen (typische Einstellung). *Meningeom der Stirnbein-schuppe.* 38jährige Frau mit einer Schwellung im Stirnbereich seit einer Woche. Das Röntgenbild zeigt ziemlich median, knapp über den Stirnhöhlen gelegen, einen annähernd runden, scharf begrenzten Defekt mit verdichteter Randzone. Der Tumor dürfte schon lange bestehen, da man sieht, daß in seinem Bereiche die Entwicklung der Stirnhöhlen nach kranial gehemmt wurde. Das Röntgenbild ist in keiner Weise charakteristisch.
Ein Epidermoid der Stirnbeinschuppe kann vollkommen identische Veränderungen hervorrufen

Zwei Erkrankungen müssen hier Erwähnung finden und zwar die *idiopathische, sklerosierende Hyperostose* und die mit dem Namen *Gundu* bezeichnete Tropenkrankheit. Die *idiopathische, sklerosierende Hyperostose* ist durch eine intensive Verdickung und Verdichtung charakterisiert, die sich auf einen Knochen oder nur auf einen Teil desselben beschränkt (s. Abb. 123). Sie findet sich am häufigsten am Oberkiefer, wo sie als Osteom imponieren kann und häufig auch fälschlicherweise für ein solches gehalten wird. Wesentlich seltener ist das Keilbein Sitz der Affektion. Bezüglich der Differentialdiagnose der idiopathischen, sklerosierenden Hyperostose gegenüber anderen mit Hyperostose einhergehenden Erkrankungen ist nach E. G. MAYER folgendes zu beachten: 1. Die idiopathische, sklerosierende Hyperostose ist eine seltene Erkrankung. 2. Sie führt immer zu einer vollkommen gleichmäßigen Eburnisierung des Knochens. 3. Ihre Abgrenzung ist eine deutliche und entspricht im typischen Falle den anatomischen Knochengrenzen, d. h. sie betrifft den Bereich eines oder mehrerer Knochenkerne und überschreitet selten die Nähte des betreffenden Knochens.

Beim *Gundu* handelt es sich um eine in West- und Zentralafrika vorkommende Erkrankung, die durch eine geschwulstartige Verdickung, die sich symmetrisch auf beiden Seiten der Nase entwickelt, charakterisiert ist. Pathologisch-anatomisch liegt eine osteomartige Verdickung im Bereiche der Processus frontales der Oberkiefer, die histologisch aus spongiöser Knochensubstanz besteht und außen von einer dünnen Schale kompakten Knochens umgeben ist, vor. Diese histologische Beschaffenheit widerspricht der Ansicht mancher Autoren, die im Gundu eine typische Erscheinungsform der fibrösen Dysplasie sehen.

Eine weitere Form der Knochenneubildung stellt der zarte Verdichtungssaum dar, wie er bei Epidermoiden vorkommt. Ein im großen Keilbeinflügel oder im Dach der Orbita gelegener atypischer pneumatischer Hohlraum kann sowohl ein einem Epidermoid als auch ein einer Mucocele vollkommen gleichendes Bild machen. Im Falle der Mucocele und in den Fällen von Epidermoiden des großen Keilbeinflügels besteht immer ein Exophthalmus auf der kranken Seite. In seltenen Fällen kann ein rein intraossär wachsendes Meningeom einen Aufhellungsherd erzeugen, der von einem zarten Verdichtungssaum neugebildeten Knochens umgeben sein kann. Es findet sich dann ein Röntgenbild, das dem eines Epidermoid vollkommen gleicht (s. Abb. 124 und vgl. mit Abb. 90a).

Über die differentialdiagnostische Bedeutung der spiculaartigen Knochenneubildung und einer eventuell vorhandenen Knochenschale wurde schon im Abschnitt über die Hämangiome berichtet.

VII. Das Röntgenbild der operierten Nebenhöhlen

Für die röntgenologische Beurteilung der operierten Nebenhöhlen sind die Kenntnisse der für die einzelnen Höhlen in Frage kommenden Operationen erforderlich.

Es kann aber nicht auf alle bisher angegebenen Operationsverfahren und ihre Modifikation näher eingegangen werden. Die wichtigsten und am häufigsten angewandten Operationen müssen jedoch Erwähnung finden.

Der Zweck jeder Nebenhöhlenoperation ist, die kranke Schleimhaut zur Gänze zu entfernen. Die der Schleimhaut beraubte Höhle verödet auf Kosten von neugebildetem Knochen. Die Knochenneubildung geht nach Ssamoylenko vom Endost bzw. Periost aus und vollzieht sich laut Tierversuchen dieses Autors innerhalb von 6 Monaten und früher. Eine vollkommene postoperative Verödung der Nebenhöhlen kommt selten zustande, besonders nicht nach Kieferhöhlenoperationen oder nach Operationen großer buchtiger Stirnhöhlen.

a) Die Stirnhöhle

Eine der ältesten Operationen, die schon in der vorrhinoskopischen Ära geübt wurde, ist die einfache Trepanation der Stirnhöhle durch Anlegen eines kleinen Loches in der Vorderwand. Diese einfache Operation wird heute wohl kaum mehr ausgeführt. Die von Kümmel angegebene Probepunktion der Stirnhöhle hat Beck nicht nur diagnostisch, sondern auch therapeutisch angewendet. Bezüglich der röntgenologischen Darstellbarkeit eines kleinen operativen Defektes der Stirnhöhlenvorderwand gilt dasselbe, was schon über Erkennbarkeit anderer nicht operativ bedingter Defekte gesagt wurde. Der Kontrast zwischen dem operativen Defekt und dem benachbarten intakten Knochen muß groß genug sein, damit der Defekt nachweisbar ist, dies gilt sowohl für die sagittale als auch in geringerem Maße für die seitliche bzw. tangentiale Aufnahme. Das kleine Loch der Beckschen Bohrung, welches an der Vorderwand der Stirnhöhle etwa 1 cm kranial des oberen Orbitarandes und 0,5 cm lateral der Medianebene gesetzt wird, ist im gewöhnlichen Röntgenbild wohl kaum, im Schichtbild unter günstigen Bedingungen nachweisbar. Als weitere operative Maßnahmen sind die endonasalen Eingriffe zu nennen. Sie bezwecken, den Ausführungsgang der Stirnhöhle möglichst freizu machen, um dem Sekret Abfluß zu verschaffen. Sie bestehen in einer Resektion des vorderen Endes der mittleren Muschel, wobei Siebbeinzellen, sofern sie sich in die mittlere Muschel erstrecken, eröffnet werden. Auch eine stark vorspringende Bulla ethmoidalis und Siebbeinzellen, die den Ductus nasofrontalis einengen, werden ausgeräumt. Einen schon wesentlich größeren Eingriff stellt die endonasale Stirnhöhlenoperation dar, für die sich in Deutschland vor allem Halle eingesetzt hat. Bei der Halleschen Operation wird der Agger nasi und ein Teil des Processus frontalis des Oberkiefers abgemeißelt und das hierbei eröffnete Siebbeinlabyrinth ausgeräumt; dadurch wird der Eingang zur

Stirnhöhle freigelegt, d. h. es wird eine breite Verbindung zwischen Stirnhöhle und Nase geschaffen. Röntgenuntersuchungen nach Entfernung von Muscheln oder von Teilen derselben werden zur Feststellung dieser Resektion wohl kaum verlangt werden, da ja die Nase der direkten Inspektion gut zugängig ist. Die Resektion der mittleren Muschel ist natürlich im Röntgenbild, besonders auf Schichtaufnahmen, gut erkennbar. Wie weit sich ein Hallescher Operationsdefekt röntgenologisch erfassen läßt, entzieht sich unserer Erfahrung, da wir nie Gelegenheit hatten, eine derartige postoperative Röntgenuntersuchung durchzuführen, da diese Operation in Österreich nicht geübt wird. Bei den bisher besprochenen Operationen wird die kranke Schleimhaut in der Stirnhöhle belassen. Anders verhält es sich bei den extranasalen Operationsmethoden, die auch als Radikaloperationen bezeichnet werden. Die einfache Trepanation unter Anlegung einer etwa zehnpfennigstückgroßen Öffnung in der Vorderwand der Stirnhöhle wurde wieder aufgegeben. Man ging dazu über, die ganze Vorderwand der Stirnhöhle zu resezieren (Kuhntsche Operation) und erweiterte diese Operation noch durch Ausräumen des vorderen Siebbeines und durch Resektion des Processus frontalis des Oberkiefers. Einen anderen Weg schlug JANSEN ein, er eröffnete die Stirnhöhle von ihrer Unterwand aus, indem er den Boden der Höhle entfernte. Man kann die Jansensche Operation und ihre Modifikation als orbitale Methode bezeichnen. Sie hat viele Anhänger gefunden und wurde von UFFENORDE noch erweitert, indem er ein großes Fenster in die knöcherne seitliche Nasenwand macht, wobei außer dem Agger nasi und dem Stirnfortsatz des Oberkiefers bis zur Apertura piriformis auch das Tränen- und Nasenbein, letzteres bis zur Medianebene, entfernt wird. Es wird das ganze Siebbein ausgeräumt, so daß dieses nun einen Hohlraum darstellt, wobei dessen seitliche Wand, die Lamina papyracea, das Dach, die Lamina cribrosa und die die mediale Wand bildende Muschel stehenbleiben. Die Jansensche Operation hat den Nachteil, daß bei großen Höhlen der Operationsdefekt keinen vollständigen Überblick gewährt und daher die exakte Entfernung der Schleimhaut besonders bei stark buchtigen Stirnhöhlen nicht möglich ist. Noch einen Schritt weiter in der Radikalität ist RIEDL gegangen, indem er nicht nur den Boden, sondern auch die ganze Vorderwand der Stirnhöhle, inklusive des Orbitabogens entfernt, den Processus frontalis des Oberkiefers abträgt und das gleichseitige Siebbein ausräumt. Die Riedlsche Operation ist die chirurgisch radikalste, da sie die Nachteile der starrwandigen Höhle beseitigt und durch Einlagen von Weichteilen die Höhle zur Obliteration zu bringen vermag. Sie hat jedoch den großen Nachteil der Entstellung, die besonders bei geräumigen Stirnhöhlen sehr ausgeprägt ist. Sie wird besonders bei Komplikationen und nach ausgedehnten Verletzungen durchgeführt. Die Riedlsche Operation erfuhr durch KILLIAN insofern eine Abänderung, als letzterer aus kosmetischen Gründen den knöchernen Orbitabogen als Spange stehen und das Nasenbein intakt läßt, den Processus frontalis des Oberkiefers nur in seinem oberen Abschnitt und das Tränenbein ebenfalls nur teilweise reseziert. Die Lamina papyracea bleibt, wenn nicht besondere Umstände vorliegen, erhalten. Die bereits eröffneten Zellen des vorderen Siebbeines werden ausgeräumt, wenn notwendig auch die weiter dorsal gelegenen. Das vordere Ende der mittleren Muschel wird in geringerem oder größerem Ausmaße abgetragen. Auch bei dieser Operation ist die Stirnhöhle vollkommen freigelegt und kann gut übersehen und ausgeräumt werden. Eine Verödung der Stirnhöhle wie bei der Riedlschen Operation kommt allerdings nicht zustande, die mediale untere Bucht des Sinus oder Teile desselben bleiben als größere oder kleinere Hohlräume bestehen. Aber auch an anderen Stellen, z. B. in weit ausladenden Buchten, kann die Ausräumung auch bei bester Operationstechnik nicht immer gelingen.

Für die röntgenologische Beurteilung der postoperativen Verhältnisse der Stirnhöhle ist die sagittale etwas kranial-exzentrische Aufnahme, bei welcher die oberen Pyramidenkanten knapp unterhalb der Orbitae zu liegen kommen, die geeignetste. Falls notwendig, wird man noch weitere Aufnahmen mit geringerem oder größerem Neigungswinkel anfertigen. Immer wird man ein Seitenbild zu Rate ziehen. In manchen Fällen kann auch die Aufnahme nach RHESE Gutes leisten. Zunächst sei hervorgehoben, daß es nicht Aufgabe der Röntgenuntersuchung sein kann, festzustellen, welche Operation durchgeführt wurde, dies soll schon auf der Zuweisung vermerkt werden. Bei anderen Orts operierten Patienten wird das vielleicht nicht immer möglich sein. In solchen Fällen wird man versuchen, die Ausdehnung des Operationsdefektes, soweit dies möglich ist, festzustellen. Im Bereiche des Stirnhöhlenbodens und der angrenzenden Knochenpartien sind im einfachen Röntgenbild die Grenzen nicht immer eindeutig erkennbar. Bei kleinen Stirnhöhlen muß der operative Defekt im sagittalen Bild gar nicht in Erscheinung treten. Bei großen Höhlen ist der Defekt der Vorderwand dadurch kenntlich, daß die Gegend der ehemaligen Stirnhöhle heller ist, wobei diese Aufhellung nicht deutlich abgrenzbar sein muß. Die postoperativen Röntgenkontrollen sind in allen jenen Fällen von Wichtigkeit, die trotz Operation nicht zur Ruhe gekommen sind, wobei es in manchen Fällen gelingt, die Ursache des Weiterbestehens der Affektion aufzudecken. Findet man z. B.

18*

im Bereiche der operierten Stirnhöhle an irgendeiner Stelle eine Corticalis, so spricht dies dafür, daß an dieser Stelle die Schleimhaut nicht restlos entfernt wurde. Es läßt sich hierbei allerdings nicht mit Sicherheit entscheiden, ob von diesen Schleimhautresten die Eiterung noch weiter unterhalten wird oder nicht. Das Fortbestehen einer Stirnhöhlenaffektion nach Operation kann seine Ursache auch darin haben, daß es in den der ehemaligen Stirnhöhle angrenzenden Knochenpartien zu einer Osteomyelitis gekommen ist. Dies läßt sich durch eine postoperative Röntgenkontrolle in den meisten Fällen feststellen. Man findet dann die die Osteomyelitis charakterisierenden unscharf begrenzten Aufhellungen im Bereich der erkrankten Knochenabschnitte mit oder ohne Sequesterbildung.

Zum Schlusse dieses Abschnittes sei noch erwähnt, daß sich nach einer vollkommenen postoperativen Veröbung einer Stirnhöhle bei Jugendlichen, bei welchen die Entwicklung der Stirnhöhle noch nicht abgeschlossen war, nachträglich wieder eine Stirnhöhle ausbilden kann.

b) Die Kieferhöhle

An die Kieferhöhle kann man auf verschiedenen Wegen herankommen. Einer der ältesten Wege ist der vom Alveolarfortsatz aus; er wurde schon anfangs des 18. Jahrhunderts begangen. Es wurde der erste Molar entfernt und zwischen Abschluß der Alveole und Kieferhöhle ein Loch gebohrt, durch welches die Höhle dann gespült wurde. Diese Operation wurde Anfang dieses Jahrhunderts mancherorts noch geübt, ist aber heute ganz aufgegeben, da sie sich nicht bewährt hat. Besonders unangenehm war, wenn sich das Loch vor Abheilung des Kieferhöhlenprozesses wieder schloß, oder wenn es nach Abheilung der Affektion offenblieb. Als weitere Operationsverfahren, die man als nasale Methoden bezeichnen kann, sind die Eröffnung der Kieferhöhle vom unteren bzw. mittleren Nasengang aus zu erwähnen. Die untere Muschel wurde hierbei von einigen Operateuren erhalten, von anderen reseziert. Der Zweck dieser Operation ist, durch bessere Abflußmöglichkeiten für das Sekret und durch bessere Durchlüftung den Entzündungsprozeß zu beeinflussen und dadurch wenn möglich zur Abheilung zu bringen. Einen anderen Weg hat Desault Ende des 18. Jahrhunderts angegeben. Er eröffnete die Kieferhöhle von außen und zwar vom Vestibulum oris aus durch die Fossa canina. Desault fand wenig Anhänger, bis sich Küstner ein Jahrhundert später dafür einsetzte. Der Eingriff wird daher als Desault-Küstnersche Operation bezeichnet. Diese Methode besitzt heute nur noch historisches Interesse, da sie infolge mangelhafter Heilung und wegen der langen Nachbehandlung (bis zu 2 Jahren), vollkommen aufgegeben wurde. Die heute allgemein geübte Methode ist die Caldwell-Lucsche Kieferhöhlenoperation. Das Wesentliche und Neue dieser Methode besteht darin, daß außer der Eröffnung der Kieferhöhle von der Fossa canina aus eine breite Gegenöffnung nach der Nase durch Abtragung der medialen Kieferhöhlenwand im unteren Nasengang geschaffen wird. Die untere Muschel wird hierbei zum Teil reseziert. Die Caldwell-Lucsche Operation vereinigt den Vorteil der guten Übersichtlichkeit mit dem des guten Abflusses. Sie erfuhr noch Modifikationen, von denen nur die von Denker einen Vorteil bzw. einen Fortschritt bedeutet (Marx). Die Denkersche Modifikation besteht darin, daß die Öffnung der Kieferhöhlenvorderwand bis an die Apertura piriformis erweitert wird, wobei die Crista piriformis entfernt wird.

Für die Beurteilung der postoperativen Verhältnisse nach chirurgischen Eingriffen an der Kieferhöhle muß man eine sagittale kranial-exzentrische Aufnahme mit einem Neigungswinkel von 45⁰ und eine axiale Aufnahme der hinteren Nebenhöhlen zu Rate ziehen. Da natürlich auch immer das Verhalten der nicht operierten Nebenhöhlen von Interesse ist, wird man auch noch die sagittale-horizontale Aufnahme anfertigen. Der operative Defekt der Kieferhöhlenvorderwand ist im sagittalen Bild nicht erkennbar, auf einer axialen Aufnahme kann er mitunter nachweisbar sein. Der Operationsdefekt der medialen Kieferhöhlenwand kommt im sagittalen Bild nur andeutungsweise zur Darstellung, seine Grenzen sind jedoch nie eindeutig feststellbar. Im axialen Bild kann er besser zu erkennen sein. Die Röntgenbefunde, die man nach Kieferhöhlenoperationen erheben kann, können sehr verschieden sein. In seltenen Fällen kommt es vor, daß nach einer Radikaloperation der Kieferhöhle von der Nase wieder Schleimhaut in dieselbe hineinwächst, was eine Veröbung der Höhle verhindert. Im Röntgenbild kann die Höhle dann normal lufthaltig sein und läßt mitunter nur den Operationsdefekt erkennen. In der Mehrzahl der Fälle veröbet jedoch die Höhle selten vollständig, meist nur teilweise. Im Röntgenbild sieht man dann eine dichte, ungleichmäßige Verschattung, wobei die Konturen bzw. die Grenzen der Höhle nicht mehr erkennbar sind (s. Abb. 125a und b). Die dichte Verschattung ist durch Knochenneubildung bedingt, die weniger dichte durch

Narbengewebe. Diese postoperative Verschattung der Kieferhöhle läßt röntgenologisch keinen Schluß zu, ob der Prozeß vollkommen zum Stillstand gekommen ist oder ob ein Rezidiv vorliegt, da ein innerhalb des Narbengewebes sich abspielender Entzündungsprozeß dieselbe Strahlenabsorption hat, wie das Narbengewebe. Zeigt jedoch eine operierte Kieferhöhle bei normalen bzw. gut abgrenzbaren Konturen eine Verschattung, so liegt ein Rezidiv vor. Bei nicht vollkommener postoperativer Verödung einer Kieferhöhle findet sich das Restlumen meist zentral. Selten sind Bilder zu sehen, wie sie die Abb. 126a und b zeigen.

c) Das Siebbeinlabyrinth

Die Ausräumung des Siebbeinlabyrinthes kann endonasal oder von außen durchgeführt werden. Nach MARX haben die in der Literatur angegebenen endonasalen Operationsmethoden keine allgemeine Gültigkeit und passen nur für einzelne Fälle. Bei der speziellen Technik muß man sich nach den Besonderheiten des vorliegenden Falles richten. Es kann hier natürlich nicht auf die einzelnen Methoden näher eingegangen werden. Erwähnt sei nur, daß die mittlere Muschel, wenn nötig, entfernt wird. Bei der Indikation zur endonasalen radikalen Ausräumung des Siebbeinlabyrinthes soll man

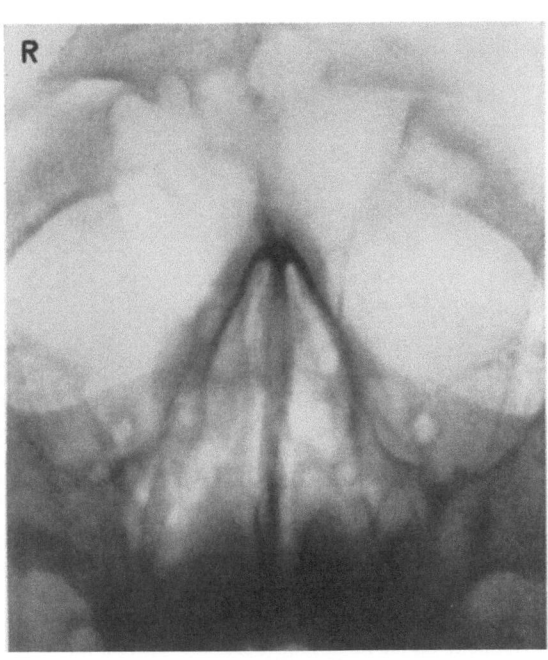

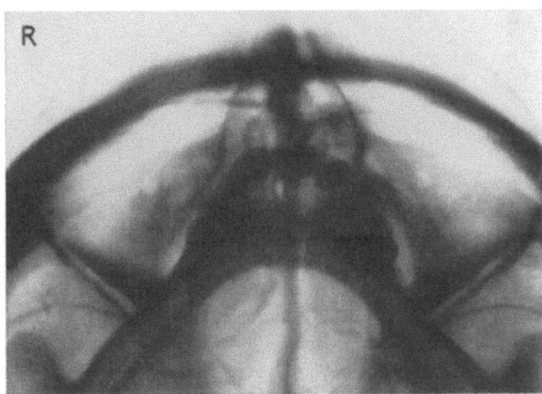

Abb. 125a	Abb. 125b

Abb. 125a. Sagittal-kranial exzentrische Aufnahme der Nebenhöhlen I. Serie (der Focus der Röhre stand etwas links von der Medianebene). *Zustand nach beiderseitiger Kieferhöhlenoperation nach* CALDWELL-LUC. 50jähriger Mann, vor mehreren Jahren operiert. Dichte, jedoch nicht ganz gleichmäßige Verschattung im Bereiche beider ehemaliger Kieferhöhlen, deren Grenzen nicht mehr feststellbar sind. Ein operativer Defekt kommt nicht zur Darstellung

Abb. 125b. Ausschnitt aus einer vertiko-submentalen Aufnahme der Schädelbasis bzw. der hinteren Nebenhöhlen (typische Einstellung). Derselbe Fall wie Abb. 125a. Die Aufnahme zeigt sehr gut die hyperostotische Verdickung der lateral-rückwärtigen Wand beider Kieferhöhlen. Ein operativer Defekt ist auch hier nicht erkennbar

nach MARX sehr zurückhaltend sein, da erstens trotz radikalen Vorgehens die Erkrankung nicht immer zur Ausheilung zu bringen ist, zweitens nach der radikalen Ausräumung starke Beschwerden auftreten und drittens ausgedehnte Siebbeinoperationen nicht ungefährlich sind. Bezüglich der von außen erfolgenden Siebbeinoperation ist folgendes zu sagen: Extranasale Eingriffe am Siebbein werden, wie schon besprochen wurde, in geringerem oder größerem Ausmaße bei Stirnhöhlenoperationen vorgenommen. Aber auch von der Kieferhöhle aus ist das Siebbein erreichbar. Diese permaxillare Methode wird nach ihren Begründern Winkler-Jansensche Kieferhöhlenoperation genannt. Es wird zunächst die Kieferhöhle am besten nach DENKER operiert und von ihrer hinteren-oberen Ecke wird dann das Siebbein ausgeräumt, wobei man, wenn notwendig, bis zur Keilbeinhöhle vordringen kann. Die vorderen Infundibularzellen sind jedoch bei dieser Methode nicht erreichbar. Eine Siebbeinoperation von außen als selbständiger Eingriff ist nach MARX nur bei Komplikationen angezeigt.

Für die postoperative Beurteilung des Siebbeines benötigt man mindestens zwei Aufnahmen, erstens die sagittal-horizontale Aufnahme und zweitens die sagittale-kranial-exzentrische Aufnahme (Neigungswinkel 45°). Auch die Orbitalaufnahme nach Rhese kann gute Dienste leisten. Das Siebbeinlabyrinth kann postoperativ verschattet bleiben, ohne daß es krank sein muß, es kann aber auch einige Zeit nach dem Eingriff wieder annähernd normale Helligkeit aufweisen. Details innerhalb des Siebbeinlabyrinthes, also die Septen, sind nach einer Ausräumung natürlich nicht mehr erkennbar.

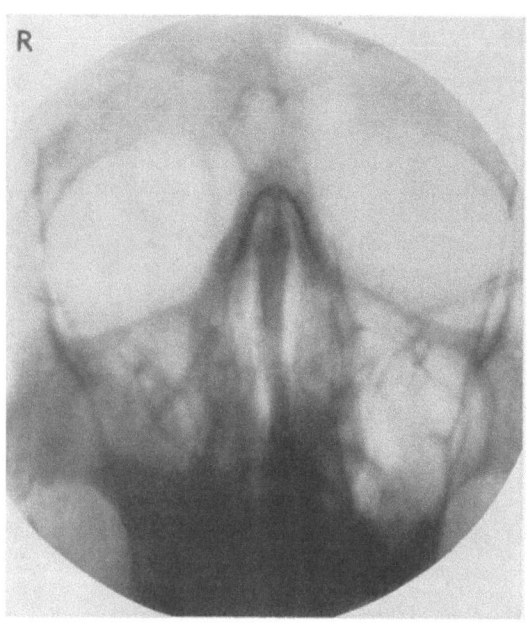
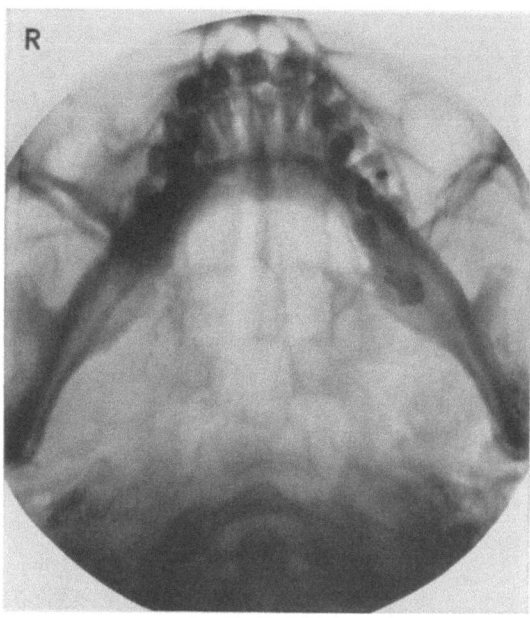

Abb. 126a   Abb. 126b

Abb. 126a. Sagittale kranial-exzentrische Aufnahme der Nebenhöhlen I. Serie (typische Einstellung). Zustand nach Kieferhöhlenoperation rechts nach Caldwell-Luc mit teilweise knöcherner Verödung des Hohlraumes bei 32jährigem Mann, vor 10 Jahren operiert. Seit 3 Monaten erneut Kopfschmerzen. Das Röntgenbild zeigt eine Verschattung der rechten Kieferhöhle, die Verschattung ist im unteren Anteil besonders dicht als Folge einer knöchernen Verödung. Gegen die Zygomaticusbucht zu ist noch eine Corticalis erkennbar

Abb. 126b. Vertiko-submentale Aufnahme der Schädelbasis bzw. der hinteren Nebenhöhlen desselben Falles wie Abb. 126a (der Focus der Röhre stand etwas links der Medianebene). Die Aufnahme zeigt eine Verdickung der lateral-dorsalen Wand der rechten Kieferhöhle und eine infolge knöcherner Verödung dichte und homogene Verschattung in den medialen zwei Dritteln der Höhle. Lateral gegen die Zygomaticusbucht zu ist noch eine kleine, lufthaltige, von einer zarten Corticalis umrandete Resthöhle zu erkennen

d) Die Keilbeinhöhle

Der einfachste und in vielen Fällen schon von Erfolg gekrönte Eingriff ist die Erweiterung des Ostium sphenoidale. Der wesentlich ausgedehntere, prinzipiell jedoch gleiche Eingriff ist die von Hajek angegebene Radikaloperation der Keilbeinhöhle, die darin besteht, daß die ganze Vorderwand der Höhle entfernt wird. Vorher muß das den Sinus sphenoidalis seitlich bedeckende und an ihn angrenzende hintere Siebbein entfernt werden. Dabei werden obere Muschel und der hintere Teil der mittleren Muschel reseziert. Das Ausschaben der Schleimhaut aus der Keilbeinhöhle muß sehr vorsichtig erfolgen, da ihre oberen und seitlichen Wände sehr dünn und manchmal dehiszent sind. Die Entfernung der gesamten Schleimhaut, wie dies bei Stirn- und Kieferhöhlenoperationen ohne weiteres möglich ist, wird zum mindesten bei großen Keilbeinhöhlen kaum gelingen bzw. nicht immer möglich sein. Außer dieser endonasalen Keilbeinhöhlenoperation gibt es auch eine extranasale. So kann man sowohl bei der Killianschen Stirnhöhlenoperation als auch bei der Denkerschen Kieferhöhlenoperation nach Ausräumung des Siebbeines die Keilbeinhöhle gut erreichen.

Für die postoperative röntgenologische Untersuchung der Keilbeinhöhle muß man außer der sagittalen-horizontalen Aufnahme, die man für die Beurteilung des Siebbeines benötigt, die axiale Aufnahme der hinteren Nebenhöhlen und ein Seitenbild der Keilbeinhöhle anfertigen. Auf die sagittale kranial-exzentrische Aufnahme kann man verzichten, wenn die Kieferhöhlen nicht interessieren. Die postoperativen Röntgenbefunde der Keilbeinhöhle sind identisch mit denen, wie man sie nach Kieferhöhlenoperationen sehen kann. Im idealen Ausheilungsfalle findet man einen normal lufthaltigen Hohlraum mit oder ohne nachweisbaren Defekt der Vorderwand. Kleine Keilbeinhöhlen können postoperativ veröden und sind dann im Röntgenbild nicht mehr nachweisbar. Eine postoperative Verschattung muß nicht Zeichen eines Rezidivs sein, sie kann auch durch Narbengewebe bedingt sein. Hier gilt dasselbe, was bezüglich der Kieferhöhle besprochen wurde.

VIII. Fremdkörper, dystope Zähne und Steinbildung in der Nase und in den Nasennebenhöhlen

a) Fremdkörper

Es gibt im menschlichen Organismus keinen zweiten Hohlraum, in dem Fremdkörper so häufig gefunden werden, wie in der Nasenhöhle. Sie werden von dem Betreffenden häufig selbst eingeführt (Kinder und geistesgestörte Erwachsene) und gelangen wesentlich seltener durch äußere Einflüsse (Kriegszeiten, Explosionen usw.) dorthin. Außer organischen Stoffen wie z. B. Hülsenfrüchte, Körnerfrüchte, Obstschalen, Obstkerne und dergleichen gibt es wohl kaum einen Gegenstand des alltäglichen Lebens, der nicht als Ganzes oder in Bruchstücken in der Nase gefunden worden wäre. Auch kleine Tiere wie Insekten und Würmer können beim Spielen, Waschen oder Baden in die Nasenhöhle gelangen. In Kriegszeiten, hier vorwiegend bei Erwachsenen, kann man Geschosse, Granatsplitter, Knochensplitter und Knochensequester in der Nase finden. Bei Operationen können Instrumente oder Teile derselben (abgebrochene Meißel, Messer, Zangen) in der Nasenhöhle zurückbleiben. Im Gegensatz zu dem überaus häufigen Befund von Fremdkörpern in der Nasenhöhle kommen solche in den Nebenhöhlen viel seltener vor. Am häufigsten betroffen sind die Kieferhöhle, seltener die Stirnhöhle und das Siebbein und am seltensten die Keilbeinhöhle. Bezüglich der Fremdkörper in den Nebenhöhlen handelt es sich meistens um posttraumatische Folgen. Genau so wie in der Nase können auch in Nebenhöhlen Teile von Instrumenten (abgebrochene Cuvette) zurückbleiben. Ferner besteht die Möglichkeit, daß beim Niesen oder beim Brechakt Fremdkörper in die Nasen- und Kieferhöhlen gelangen, in letztere allerdings nur dann, wenn dieselben akzessorische Foramina nach dem Cavum nasi aufweisen. Die Fremdkörper können mitunter längere Zeit (bis zu mehreren Jahren) in der Nasenhöhle oder im Antrum des Oberkiefers, ohne wesentliche Beschwerden zu verursachen, liegenbleiben. Quellbare Fremdkörper, wie Hülsenfrüchte, führen rasch zu einer Behinderung der Nasenatmung. Die Folgen von längere Zeit liegengebliebenen Fremdkörpern können verschieden sein. Es kann zu einer dauernden eitrigen Sekretion aus der betreffenden Höhle kommen. Diese Sekretion kann Anlaß zu hypertrophischen Prozessen der Schleimhaut wie Bildung von polypösen Wucherungen und Granulationsgewebe geben. Durch Druck des Fremdkörpers können Schleimhautlücken, Geschwüre, Knochenusuren und Septumdurchbrüche entstehen. Bei entsprechendem Sitz des Corpus alienum oder durch die begleitenden hypertrophischen Entzündungsvorgänge kann es zur Verlegung der Tränenwege und dadurch zum Tränenträufeln kommen. Bei Verlegung der Ostien der Nebenhöhlen können sich Muco- oder Pyocelen entwickeln.

Der röntgenologische Nachweis von Fremdkörpern im Bereiche der Nase und der Nebenhöhlen bietet keine Schwierigkeiten, wenn die Fremdkörper einen entsprechenden Schatten geben. Es braucht wohl nicht betont zu werden, daß zur genauen Lagebestimmung mindestens zwei in zueinander senkrechter Richtung angefertigte Aufnahmen notwendig sind. Für die Fremdkörper der Nase wird sich in den meisten Fällen eine Röntgenuntersuchung erübrigen, da sie ja durch die Rhinoskopie erfaßt werden können. Nur bei Sitz über dem rückwärtigen Teil des Ansatzes der mittleren Muschel entziehen sie sich der Inspektion.

b) Dystope Zähne

Bezüglich des Vorkommens von dystopen Zähnen in der Nasenhöhle (Nasenzähne) und in den Nebenhöhlen sind zwei ursächliche Möglichkeiten gegeben. Erstens die Zahninversion und zweitens die Zahnversprengung oder Zahnheterotopie. Erstere kommt, wie man auf Grund klinischer Beobachtungen weiß, häufiger vor als letztere. Bei der Zahninversion findet sich aus bisher noch nicht eindeutig bekannten Ursachen eine Drehung des Zahnkeimes im Oberkiefer um 180°, wodurch sich die Zahnwurzel nach unten und die Krone nach oben und zwar in die Nasenhöhle hinein entwickeln kann. Der invertierte Zahn muß dann in der Zahnreihe fehlen. Meist handelt es sich nur um einen Zahn, der invertiert wird, und häufig findet er sich in der Nähe des Naseneinganges, etwa 1—2 cm von demselben entfernt.

Bezüglich der Zahnversprengung sind pathogenetisch zwei Möglichkeiten gegeben. Erstens kann es, bevor die Gaumenspalte sich geschlossen hat, zu einer Einstülpung der Zahnanlage aus der Mundhöhle in die Nasenhöhle kommen. Dies ist allerdings sehr selten der Fall und wird mitunter bei Individuen mit angeborenen Nasen-Gaumenspalten beobachtet. Bei fehlender Vereinigung der Ossa maxillaria et intermaxillaria können Teile der Zahnleiste, die sich schon im zweiten Fetalmonat entwickelt, oder einzelne Zahnkeime in die Nasenhöhle hinein verlagert werden. Die zweite Möglichkeit der Zahnversprengung besteht darin, daß Zahnkeime von vornherein an falscher Stelle angelegt wurden, oder daß an richtiger Stelle angelegte Zahnkeime deshalb in die Nasenhöhle durchbrechen, weil ihnen der Weg in die Mundhöhle versperrt ist. Letzteres ist besonders häufig zu beobachten, wobei man als Ursache ein Erhaltenbleiben der Milchzähne finden kann, welche den normalen Durchbruch der permanenten Zähne verhindern. Ferner kann es sich um Zähne handeln, die aus überzähligen Zahnkeimen entstanden sind. Als Nasenzähne werden in der Regel Incisivi, seltener Canini und nur gelegentlich Prämolaren gefunden. Bei den in die Kieferhöhle verlagerten Zähnen handelt es sich fast stets um Molaren oder Prämolaren. Sowohl die Nasenzähne als auch die dystopen Zähne in den Nebenhöhlen können durchaus normal entwickelten Zähnen gleichen. Häufig sind sie jedoch nur rudimentäre, unterentwickelte Gebilde mit Schmelzhypoplasien und mit mißbildeter Wurzel und Krone. Nasenzähne können als Fremdkörper wirken und dementsprechend Erscheinungen hervorrufen. In vielen Fällen bleiben sie jedoch symptomlos und werden nur zufällig entdeckt. Dystope Zähne der Nebenhöhlen machen in der Regel keine Symptome. Von den eben besprochenen Möglichkeiten der Zahnversprengung zu unterscheiden sind die durch äußere Einwirkung hervorgerufenen Verlagerungen von Zähnen oder von Teilen derselben. Besonders bei Zähnen in der Kieferhöhle ist immer nach einem vorangegangenen Extraktionsversuch zu forschen. Die durch einen mißlungenen Extraktionsversuch oder durch ein anderes Trauma in die Kieferhöhle verlagerten Zähne oder Zahnwurzeln können als Fremdkörper wirken und zu einer akuten eitrigen Entzündung (Empyem) (Abb. 127) oder zu chronischen Entzündungen führen und auch zu Cholesteatombildungen Anlaß geben.

Der röntgenologische Nachweis dystoper Zähne gelingt leicht, da ja die Form mehr oder weniger erhalten bleibt und die Zahnkrone durch den Schmelzgehalt immer einen dichteren Schatten gibt als die Wurzeln (Abb. 128). Außer in die Nasen- und Kieferhöhle kommen Zahnversprengungen auch in das Siebbein (Abb. 163a und b) und in den Jochbeinkörper (Abb. 129) vor.

c) Steinbildung

Bezüglich der Entstehung von Konkrementen in der Nasenhöhle kann es sich um eine spontane Steinbildung oder um eine Verkalkung um einen Fremdkörper handeln, dementsprechend spricht man auch von primären oder sekundären Rhinolithen. Als Fremdkörper werden besonders häufig Kerne der verschiedensten Früchte gefunden. Die Frage, ob es eine primäre Steinbildung überhaupt gibt, ist heute noch nicht entschieden. Für die Fälle, bei welchen keine Fremdkörper zu finden waren, wurde angeführt, daß der Kern untergegangen sei oder daß die den ursprünglichen Kern bildenden Blutgerinnsel, Schleimklümpchen oder eingetrocknete Sekrete nicht mehr nachweisbar sein müssen. Auch auf die Möglichkeit einer bakteriellen Steinbildung wurde hingewiesen. Man hat vorgeschlagen, ihrer Entstehungsursache nach eine entzündliche und eine nichtentzündliche Konkrementbildung zu unterscheiden, wobei bei letzterer eine Sekretstauung infolge angeborener oder erworbener Verengung der Nase oder eine abnorme Beschaffenheit des Sekretes eine Rolle spielen sollen. Meist wird es wohl so sein, daß beide Entstehungsmechanismen gleichzeitig wirken, so findet man z. B. bei einem Fremdkörper, der Anlaß zur Steinbildung gegeben hat, nicht nur Zeichen einer entzündlichen Schleimhautaffektion, sondern auch zum mindesten eine lokale Sekretstauung. Weiter soll auf die noch nicht geklärte Frage der Konkrementbildung in der Nase hier nicht eingegangen werden, zumal

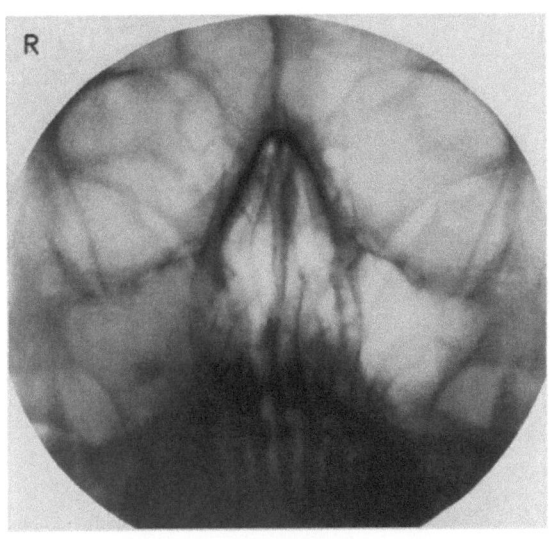 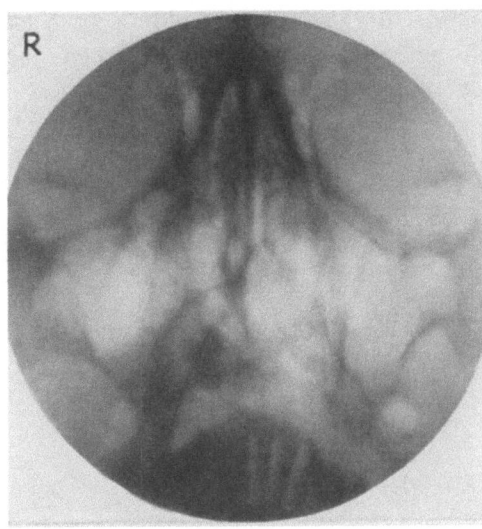

| Abb. 127 | Abb. 128 |

Abb. 127. Ausschnitt aus einer sagittal-kranial exzentrischen Aufnahme der Nebenhöhlen I. Serie (der Focus der Röhre stand etwas rechts von der Medianebene, die Neigung des Zielstrahles zur Deutschen Horizontalebene war etwas weniger als 45⁰, dadurch ist die alveolare Bucht beider Kieferhöhlen von den Pyramiden überlagert). *Zahnwurzel in der rechten Kieferhöhle.* 24jährige Frau, bei der 2 Tage vor der Untersuchung eine Zahnextraktion im rechten Oberkiefer erfolgt war und die mit den Zeichen einer akuten rechtsseitigen Sinusitis der Kieferhöhle zugewiesen wurde. Es besteht eine komplexe Verschattung der rechten Kieferhöhle, innerhalb der man den Rest einer Zahnwurzel erkennt. Daß die Zahnwurzel tatsächlich in der Kieferhöhle lag, ergab die seitliche, hier nicht wiedergegebene Aufnahme

Abb. 128. Ausschnitt aus einer sagittal-kranial exzentrischen Aufnahme der Nebenhöhlen der I. Serie (typische Einstellung) *Dystoper Zahn im Cavum nasi.* 52jähriger Mann, in letzter Zeit häufig Rhinitis mit behinderter Nasenatmung rechts. Man sieht im unteren Teil des rechten Cavum nasi den Schatten eines Zahnes, wobei die etwas mißbildete Krone durch ihren Schmelzgehalt gut von den etwas schlechter erkennbaren Zahnwurzeln zu differenzieren ist

ja der Röntgenologe zu ihrer Lösung nichts beizutragen vermag. Der Bau der Steine zeigt vorwiegend eine konzentrische Schichtung, nur selten eine radiär-streifige. Wie man aus klinischen Beobachtungen weiß, kann die Bildung eines sekundären Rhinolithen ziemlich rasch vor sich gehen, jedenfalls innerhalb weniger Monate. Die Verweildauer der Steine in der Nase kann sehr lange sein, es wurde von zehn und mehr Jahren berichtet. Die Konkremente können lange Zeit oder ständig symptomlos bleiben, sie können aber auch als Fremdkörper wirken und schwerste Krankheitserscheinungen nach sich ziehen. Über die Art dieser Erscheinungen wurde schon bei den Fremdkörpern gesprochen. Bei entsprechendem Sitz kann es zu entzündlichen Affektionen der Nebenhöhlen, insbesonders der Kieferhöhle kommen. Die Nasensteine treten in der Regel in der Einzahl und einseitig auf. Über ein doppelseitiges Vorkommen wurde bisher ein einziges Mal berichtet. Mehrere Steine in einer Nasenhälfte wurden ebenfalls nur vereinzelt beobachtet. Erwähnt sei hier, daß die Rhinolithiasis eine häufige Erkrankung der Zementarbeiter ist; die Konkremente finden sich immer im oberen Nasengang und zeigen ein genaues Abbild der mittleren Muschel. Sie verursachen öfter eine Anosmie und Nasenbluten und können spontan ausgeschneuzt werden.

Die Steinbildungen in den Nebenhöhlen sind außerordentlich selten und bisher nur in der Kieferhöhle gefunden worden, Fremdkörper als Kerne werden hierbei fast immer vermißt. Die Konkrementbildung erfolgt unter denselben Gesetzen, wie dies für die Nase zutrifft. Als Entstehungsursache soll vorwiegend bzw. ausschließlich eine entzündliche Steinbildung in Frage kommen. Außer in der Kieferhöhle wurde bisher auch ein Fall einer Konkrementbildung in der Keilbeinhöhle (von zur Mühlen) bekannt. Es handelte sich um einen Stein, der Kieferhöhle und Keilbeinhöhle derselben Seite einnahm und der in der Mitte ein schmales Verbindungsstück aufwies. Das Siebbein derselben Seite war vollkommen destruiert. Die Größe der Konkremente ist sehr verschieden, sie können das ganze Lumen der Kieferhöhle ausfüllen und dann über walnußgroß sein. Es können klinische Symptome wie Sekretion aus der Nase oder behinderte Nasenatmung vorhanden sein, es können solche aber auch vollständig fehlen.

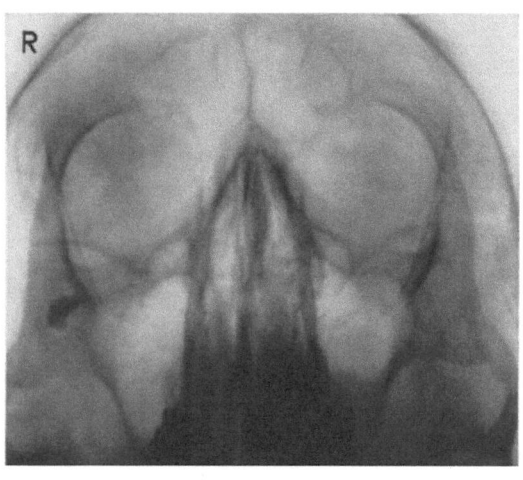

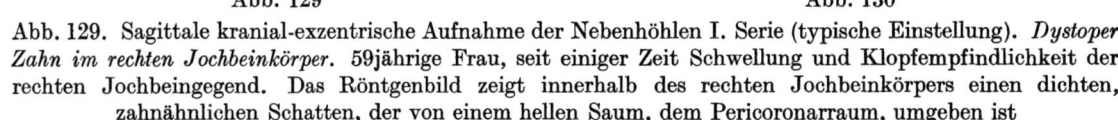

Abb. 129   Abb. 130

Abb. 129. Sagittale kranial-exzentrische Aufnahme der Nebenhöhlen I. Serie (typische Einstellung). *Dystoper Zahn im rechten Jochbeinkörper.* 59jährige Frau, seit einiger Zeit Schwellung und Klopfempfindlichkeit der rechten Jochbeingegend. Das Röntgenbild zeigt innerhalb des rechten Jochbeinkörpers einen dichten, zahnähnlichen Schatten, der von einem hellen Saum, dem Pericoronarraum, umgeben ist

Abb. 130. Sagittale kranial-exzentrische Aufnahme der Nebenhöhlen I. Serie (typische Einstellung). *Steinbildung in der rechten Kieferhöhle.* Zufallsbefund bei einem 50jährigen Mann, von seiten der Kieferhöhlen keinerlei Beschwerden. Das Lumen der rechten Kieferhöhle ist vollständig ausgefüllt durch ein kalkdichtes Schattengebilde, das in die vorhandene Nasenbucht einen Fortsatz entsendet und allseits von einem zarten Kalksaum umgeben ist. Gegen ein Osteom spricht die Tatsache, daß das kalkdichte Schattengebilde nirgends eine Beziehung zu einer Kieferhöhlenwand hat. Der helle Saum zwischen dem Rhinolith und den Kieferhöhlenwänden entspricht der Dicke der Schleimhaut

Der röntgenologische Nachweis von Konkrementen gelingt infolge des Kalkgehaltes leicht. Die Verkalkung ist fast stets ungleichmäßig, d. h. sie setzt sich aus kleineren und größeren amorphen Kalkschollen zusammen, zwischen denen auch hellere unverkalkte Partien zu sehen sind. In der Peripherie ist oft ein schmaler Kalksaum vorhanden. Eine Verwechslungsmöglichkeit mit einem Verkalkungen aufweisenden Tumor (Chondrom, Myxom, Fibrom) ist wohl kaum gegeben, da bei letzteren immer auch Veränderungen von seiten der Höhlenwände vorhanden sind. Wesentlich seltener zeigt der Stein eine vollkommen gleichmäßige Struktur, wie dies die Abb. 130 demonstriert. Hier handelt es sich um einen Zufallsbefund.

IX. Die Tumoren des Nasenrachens (Epipharynxtumoren)

Der Epipharynx ist der oberste Abschnitt des Rachens, er bildet die Fortsetzung des Cavum nasi nach hinten und wird deshalb auch als Nasopharynx bezeichnet. Nach unten geht der Epipharynx ohne sichtbare Grenzen in den Mesopharynx oder Oropharynx über. Als gedachte Grenze wird das Niveau des Gaumens angenommen. Das Dach des Epipharynx wird von Teilen der Schädelbasis und zwar vom Keilbeinkörper und vom Clivus gebildet, nach hinten wird er durch die oberste Halswirbelsäule und seitlich durch die Weichteile des Halses begrenzt. Nach vorn steht der Nasenrachen mittels eines beim Menschen nur kurzen Ductus nasopharyngeus durch die beiden Choanen mit der Nasenhöhle in Verbindung. Der Raum des Epipharynx hat beim Erwachsenen ungefähr die Größe einer Walnuß. Ziemlich nahe topographische Beziehung zum Nasenrachen haben die basalen Abschnitte der großen Keilbeinflügel mit den Foramina lacera, ovalia et spinosa, ferner die Keilbeinhöhle und die Spitzen beider Pyramiden. Nach vorn seitlich finden sich beiderseits die Processus pterygoidei. Sie erstrecken sich von der Schädelbasis nach caudal zum harten Gaumen und trennen den Epipharynx vom hinteren Pol der Kieferhöhlen und vom hinteren Teil beider Augenhöhlen. Auch die hinteren Siebbeinzellen können zum Nasenrachen in topographische Beziehung treten und zwar dann, wenn sie sich weit nach rückwärts ausdehnen. Die Schleimhaut des Rachens ist ein Flimmerepithel, welches Becherzellen und reichlich lymphatisches Gewebe enthält. An den Seitenwänden des Epipharynx finden sich hinter jeder Choane in Verlängerung des unteren Nasenganges die Tubenmündungen.

Im Epipharynx kommen sowohl frontal gestellte, als auch sagittal verlaufende Septen vor. Erstere sind die Folge des Persistierens der Membrana nasopharyngea. Da diese aus Weichgewebe besteht, ist sie röntgenologisch nicht nachweisbar. Letztere sind nach NEUSS eine atavistische Bildung. Vollständige sagittale Epipharynxsepten finden sich bei einigen Affenarten, eine teilweise Septierung kommt beim Pferde vor. NEUSS beschreibt ein partielles sagittales Epipharynxseptum, bei einem 34jährigen Mann. Im Röntgenbild zeigte sich eine sichelförmige 3 mm hohe und 1 mm breite Leiste, die von der hinteren Vomergrenze über das Rachendach gegen die rückwärtige Rachenwand zog. Nach NEUSS sind in der Literatur bis zum Jahre 1955 37 Fälle von Epipharynxsepten beschrieben worden.

1. Pathoanatomische Vorbemerkungen

Die entzündlichen Erkrankungen des Epipharynx geben keinerlei Anlaß zu einer Röntgenuntersuchung, weshalb sich eine pathoanatomische Besprechung erübrigt. Anders verhält es sich mit den hier gar nicht so selten vorkommenden Neubildungen, bei denen die Röntgenuntersuchung in mehrfacher Hinsicht von Bedeutung sein kann.

Die gutartigen Tumoren des Nasenrachens. Es handelt sich hier vorwiegend um Geschwülste mesenchymaler Herkunft, wie Fibrome, Myxome, Lipome, Chondrome, Osteome bzw. Osteofibrome, Hämangiome und Myome. Auch Tumoren des Nervengewebes wurden vereinzelt beobachtet. An gutartigen epithelialen Tumoren kommen Papillome und Adenome vor. Schließlich gibt es auch cystische Tumoren im Nasenrachen. Alle diese gutartigen Neubildungen sind eine mehr oder weniger seltene Erkrankung des Epipharynx und führen nicht so häufig wie die bösartigen Tumoren zu Knochenveränderungen an der Schädelbasis. Ihnen kommt daher keine große röntgenologische Dignität zu.

Einen gutartigen Tumor aber gibt es, der von großer klinischer und röntgenologischer Bedeutung ist, das sog. *juvenile Nasenrachenfibrom*, auch *Basalfibroid* oder *Angiofibrom* des Nasenrachens genannt. Dieser Tumor muß daher etwas ausführlicher besprochen werden. Obwohl diese Geschwulst auf Grund ihres histologischen Aufbaues als gutartig anzusprechen ist, stellt sie klinisch eine außerordentlich gefährliche Erkrankung dar. Makroskopisch handelt es sich um ein knolliges Gebilde, welches den Epipharynx vollständig ausfüllen kann und unter Verdrängung oder Zerstörung des angrenzenden Knochens in die Nachbarschaft wuchert. Es können ausgedehnte Teile der Schädelbasis der Tumordestruktion anheimfallen, wodurch jederzeit die Möglichkeit einer Infektion der Hirnhäute gegeben ist. Darin besteht die erste Gefahr dieser Erkrankung. Fingerförmige Fortsätze können nach Zerstörung der Höhlenwände in die Keilbein- und Kieferhöhle vordringen. Die Zerstörung der Höhlenwände gibt den Weg frei zu einer sekundären Infektion und somit zur Empyembildung. Auch nach außen gegen die Flügelgaumengrube zu kann sich der Tumor ausdehnen und kann bei starkem Wachstum zur charakteristischen Auftreibung der Schläfengegend führen.

Die Neubildung ist in der Regel von normaler Schleimhaut bedeckt, die jedoch durch den Wachstumsdruck der Geschwulst geschädigt werden kann. Es entstehen Schleimhautdefekte, die sekundär infiziert werden können, es kommt zur Bildung von entzündlichen Geschwürsflächen, die Anlaß zu Verwachsungen zwischen Tumor und Umgebung sein können, was dazu führt, daß dann die Ursprungsstelle der Geschwulst nicht mehr erkannt werden kann. Histologisch besteht der Tumor aus derbem Bindegewebe und ist in der Mehrzahl der Fälle sehr gefäßreich. Darin liegt die zweite Gefahr dieser an und für sich gutartigen Neubildung. Tödliche Blutungen bei Operationen oder im Anschluß daran, wenn es nicht gelang, die Geschwulst vollständig zu entfernen, sind vorgekommen. Die Erkrankung befällt fast ausschließlich nur das männliche Geschlecht und tritt in der Regel vor den Entwicklungsjahren auf. Nach den Entwicklungsjahren kann es zum Stillstand bzw. zur Spontanheilung kommen.

Die bösartigen Tumoren des Nasenrachens. Hier sind zu nennen die verschiedenen Formen der *Sarkome* und *Carcinome*, ferner *Mischtumoren* (Cylindrome), *Lymphoepitheliome* und *Plasmocytome*. An Sarkomen finden sich hauptsächlich Spindel- und Rundzellensarkome sowie Lymphosarkome. Bei den Carcinomen handelt es sich meist um Plattenepithel-, seltener um Cylinderepithelkrebse. Selten kommen auch Basalzellen- und papilläre Carcinome vor.

2. Das Röntgenbild der Tumoren des Nasenrachens

Die malignen Epipharynxtumoren treten in einem hohen Prozentsatz der Fälle schon sehr frühzeitig auf und zwar im zweiten bis dritten Dezennium und setzen auch in der Regel sehr frühzeitig Metastasen am Halse. Hierbei wird dann vom Praktiker meist an eine Tuberkulose gedacht. Die Röntgenuntersuchung hat in erster Linie über *das Verhalten der Schädelbasis* und in zweiter Linie über *das Verhalten der Nebenhöhlen* Aufschluß zu geben. In Betracht kommende Teile der Schädelbasis sind der Keilbeinkörper, die parasellaren Anteile des Bodens der mittleren Schädelgrube, entsprechend den medialen Anteilen der großen Keilbeinflügel und die unmittelbar angrenzenden Teile der Schläfenbeine, also die Pyramiden. Über den Gang der Untersuchung bei Epipharynxtumoren wurde schon eingangs berichtet.

Die Geschwulst selbst kann sich als weichteildichter Schatten innerhalb der Luftsäule des Nasenrachens sowohl auf der axialen als auch seitlichen Aufnahme der Schädelbasis abbilden (s. Abb. 131). Der Tumorschatten muß bei normal konfiguriertem Epipharynx eine bestimmte Größe erreicht haben, damit er röntgenologisch nachweisbar ist. Bei sehr niedrigem Epipharynx kann es sein, daß die vorhandene Luftmenge nicht ausreicht, um im axialen Bild eine deutliche Aufhellung hervorzurufen. In diesen Fällen kann sich natürlich auch kein Tumorschatten abheben. Ein großer Tumor kann den Epipharynx zur Gänze ausfüllen, dann ist im axialen Bild ebenfalls keine Grenze der Verschattung nachweisbar. Im Seitenbild kommt jedoch die vordere Grenze des Tumorschattens in der Regel gut zur Ansicht (s. Abb. 136).

Ein Teil der Neubildungen des Nasenrachens und zwar besonders die Carcinome sowie die juvenilen Nasenrachenfibrome greifen sehr bald auf den Knochen der Schädelbasis über und brechen in die Schädelhöhle ein. Hierbei kommt der paramediane Durchbruch häufiger vor als der mediane. Damit kommen wir zum zweiten Symptom, das Epipharynxtumoren machen können, das sind die destruktiven Veränderungen an der Schädelbasis. Hier muß eine Tatsache Erwähnung finden, die gar nicht so selten zutrifft. Nicht immer erfolgt die Zuweisung eines an einem Nasenrachentumor Erkrankten durch den Rhinologen, der, wenn er die Diagnose durch eine Rhinoskopia posterior schon gestellt hat, vom Röntgenologen nur wissen will, ob und wieweit die Schädelbasis mitergriffen ist oder nicht. Des öfteren wird ein Epipharynxtumor vom Neurologen wegen einer Neuralgie im Gebiete des Nervus trigeminus oder vom Ophthalmologen wegen Symptomen einer ihrer Ätiologie nach noch unklaren intra- oder retrobulbären Erkrankung

oder vom Praktiker wegen unklarer Drüsenschwellung am Halse zugewiesen. In diesen
Fällen vermag der Röntgenologe bei Vorhandensein typischer röntgenologischer Symptome an der Schädelbasis auch bei Fehlen eines Tumorschattens die Erkrankung eindeutig zu diagnostizieren. Hierbei hat man aber keine Frühdiagnose gestellt, da der
Nachweis von Knochenveränderungen schon ein fortgeschrittenes Stadium bedeutet.

Als erstes Symptom einer Knochenarrosion sieht man eine Ausweitung und unscharfe
Begrenzung des Foramen ovale der kranken Seite (s. Abb. 132) und häufig auch schon

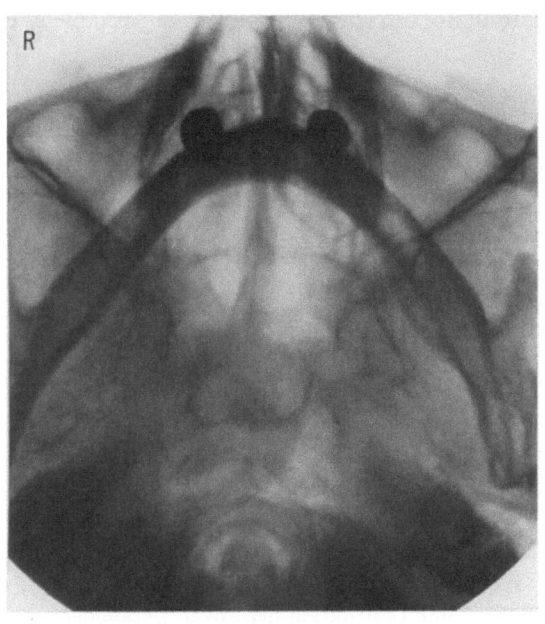 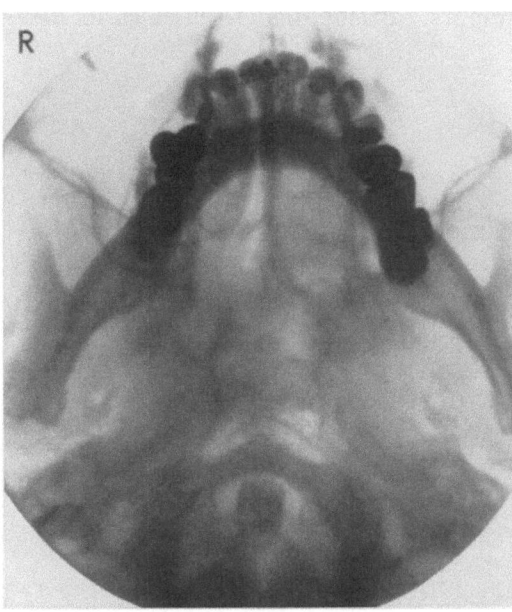

Abb. 131   Abb. 132

Abb. 131. Axiale vertiko-submentale Aufnahme der Schädelbasis bzw. der hinteren Nebenhöhlen (typische
Einstellung.) *Epipharynxtumor* rechts. 56jähriger Mann, seit 6 Wochen verlegte Nasenatmung rechts und
Schluckstörung. Der größte Teil des Epipharynx ist durch einen von rechts ausgehenden, weichteildichten
Schatten eingenommen. Der Schatten zeigt scharfe und regelmäßige Begrenzung. Er überlagert den dorsalen
Anteil beider Keilbeinhöhlen, die sonst normal lufthaltig sind. Eine Destruktion an der Schädelbasis ist nicht
erkennbar

Abb. 132. Axiale vertiko-submentale Aufnahme der Schädelbasis bzw. der hinteren Nebenhöhlen (typische
Einstellung). *Epipharynxcarcinom* mit linksseitigem paramedianem Durchbruch bei einem 49jährigen Mann.
Seit mehreren Monaten retrobulbäre Schmerzen links und Geschmacklosigkeit der linken Zungenhälfte. Das
linke Foramen ovale ist deutlich ausgeweitet und etwas unscharf begrenzt. Die linke Pyramide ist in der
Gegend des Canalis caroticus aufgehellt. Das linke hintere Siebbein und die einheitliche Keilbeinhöhle sind
verschattet

eine Usur des gleichseitigen Processus pterygoideus. Im weiteren Verlauf kann es dann
zu einer Arrosion im Bereiche des Foramen spinosum et lacerum kommen. Die Ausweitung der Foramina kann vollkommen gleichmäßig sein, d. h. ihre ursprüngliche Form
bleibt erhalten, sie kann aber auch unregelmäßig sein und ist dann meist von einer
diffusen Aufhellung der Nachbarschaft begleitet. In anderen Fällen findet sich ein großer
einheitlicher Defekt in den parasellaren Anteilen des großen Keilbeinflügels, wobei die
Foramina teilweise oder zur Gänze in den Defekt miteinbezogen sein können und auch
die Pyramidenspitze schon mitgegriffen sein kann. Eine Usur der Pyramidenspitze ist
mitunter bereits auf der axialen Aufnahme der Schädelbasis erkennbar und zwar dadurch,
daß ihr medialer bzw. vorderer Anteil der Gegend des Canalis caroticus entsprechend,
auf der kranken Seite strahlendurchlässiger ist als auf der gesunden (s. Abb. 132). Diese
Usur kann bei entsprechender Ausdehnung auf einer sagittalen-horizontalen Aufnahme

in Erscheinung treten, sie kommt jedoch am besten auf der Aufnahme der Pyramiden nach STENVERS zur Ansicht (s. Abb. 133). Die Grenze des Defektes der Pyramidenspitze verläuft von innen-oben nach außen-unten bzw. nach oben konvex, als Zeichen, daß der Entstehungsort der Destruktion unter dem Niveau der Pyramidenspitze gelegen ist. Die obere Pyramidenkante bleibt längere Zeit erhalten und kann wie ein von lateral kommender Sporn den Defekt nach oben begrenzen (E. G. MAYER). Wesentlich seltener tritt die Usur zuerst in der Tubengegend auf und verursacht hier und an den angrenzenden Partien des Keilbeines eine unscharfe Knochenzeichnung. Die bisher beschriebenen Knochenveränderungen sieht man bei paramedianem Durchbruch eines Epipharynxtumors. Bricht die Geschwulst in der Medianebene durch, so kommt es zunächst zu

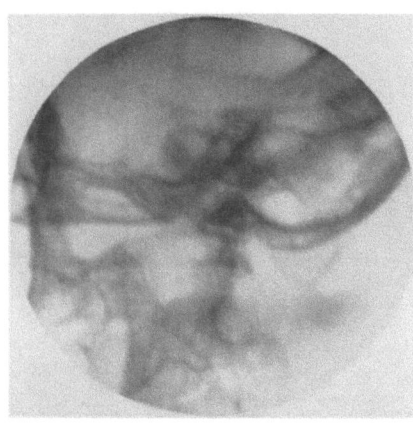
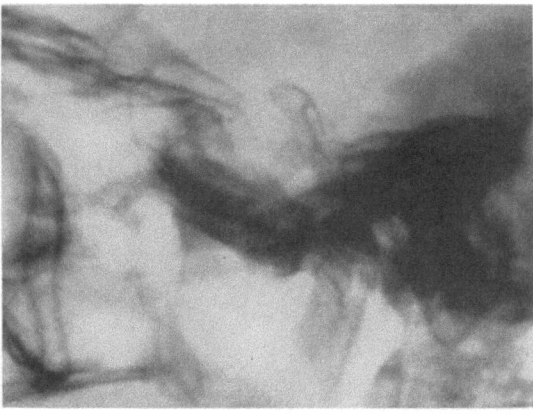

Abb. 133   Abb. 134

Abb. 133. Aufnahme des linken Schläfenbeins nach STENVERS. (Die Neigung des Zielstrahles zur Medianebene war etwas weniger als 45⁰.) *Lymphoepitheliom* des Epipharynx mit Destruktion der linken Pyramidenspitze. 43jähriger Mann, seit 2 Monaten Kopfschmerzen. Die linke Pyramidenspitze ist zerstört, die Usur ist unregelmäßig begrenzt und verläuft von medial-kranial nach lateral-caudal als Zeichen, daß der Prozeß unterhalb der Pyramide entstanden ist. Die obere Pyramidenkante überragt etwas den Defekt

Abb. 134. Seitliche Ansicht der hinteren Nebenhöhlen bzw. des Epipharynx (typische Einstellung). *Epipharynxcarcinom* mit medianem Durchbruch bei einem 53jährigen Mann. Seit 2 Monaten Kopfschmerzen, täglich Nasenbluten, Sehstörungen am rechten Auge. Der Boden der Sella turcica ist zur Gänze zerstört. Das Tuberculum sellae und das Dorsum sellae sind erhalten. Die Grenzen des Defektes sind undeutlich. Im Epipharynx ist kein Weichteilschatten zu sehen. Der Befund ist nicht typisch für ein Epipharynxcarcinom. Es könnte sich auch um einen vom Keilbein selbst ausgehenden primären oder sekundären Tumor handeln. Die Sehstörungen des rechten Auges waren durch eine Metastase im Orbitadach bedingt

einer Arrosion an der unteren Begrenzung des Keilbeinkörpers. Die Usur ist hier im Beginn wohl kaum oder nur in Ausnahmefällen zu erfassen, da sich die untere Fläche des Keilbeinkörpers der röntgenologischen Darstellung fast immer entzieht. Eine vorhandene Keilbeinhöhle wird aber bereits teilweise oder komplett verschattet sein. Der hinter der Höhle gelegene, nicht pneumatisierte Teil des Keilbeinkörpers zeigt bei medianem Durchbruch als Ausdruck der Tumorinfiltration unscharf begrenzte Aufhellungen. Sind bei ausgedehnter Destruktion auch die Seitenwände des Keilbeinkörpers ergriffen, so ist dies im Röntgenbild auf einer sagittalen-horizontalen Aufnahme ohne weiteres erkennbar. Bei fortschreitender Zerstörung greift der Prozeß nach hinten auf den Clivus und nach oben auch auf die Sella turcica über, die zunächst in ihren unteren Partien usuriert wird. Das Tuberculum sellae und das Dorsum sellae bleiben am längsten erhalten (s. Abb. 134). Es findet sich also das typische Bild eines infrasellar entstandenen Tumors. Der Durchbruch einer Epipharynxgeschwulst in die Orbita erfolgt durch die Fissura orbitalis inferior. Es ist dies nach unseren Erfahrungen kein allzu häufiges Ereignis. In diesen Fällen sind fast immer ausgedehnte Zerstörungen an der Schädelbasis nachweisbar. Es gibt einzelne Tumoren, und dazu gehört der Mischtumor (Cylindrome) und das Plasmocytom, die zu ausgedehnten Usuren Anlaß geben und das Gebiet des Gesichtsschädels wie Siebbeinlabyrinth, Nasengerüst und Oberkiefer erreichen können.

Unter den Nebenhöhlen sind bei Epipharynxtumoren in erster Linie die Keilbein-höhlen, das hintere Siebbein und die Kieferhöhlen beteiligt. Die Verschattung des Sieb-beines ist immer komplett, sie betrifft nur die hinteren Zellen, also die, die der zweiten Serie angehören. Keilbein- und Kiefer-höhlen können komplett oder nur partiell verschattet sein. Eine partielle Verschattung kann bei einer benignen Neubildung da-durch zustande kommen, daß der Tumor, nachdem er den Boden der Keilbeinhöhle oder die hintere Begrenzung der Kiefer-höhle durch Druckatrophie zunächst ver-dünnt, disloziert und dann zumindest teil-weise zerstört hat, in die entsprechende Höhle vorgedrungen ist und dieselbe nun teilweise ausfüllt. Es ist klar, daß der von unten in die Keilbeinhöhle und von hinten in die Kieferhöhle vorgedrungene Tumor im axialen bzw. sagittalen Bild der ent-sprechenden Nebenhöhle eine homogene Verschattung erzeugen kann. Die eventuell noch vorhandene Luft liegt bei dieser Pro-jektion in der Strahlenrichtung und bewirkt nur, daß die homogene Verschattung nicht so intensiv ist, wie bei Fällen, in denen alle Luft aus der Höhle verdrängt ist. Ein Seitenbild vermag die Verhältnisse ohne weiteres zu klären, da sich hier der in die Höhlen vorgedrungene Tumor gegen den noch verbliebenen Luftrest gut abhebt, wodurch der Nachweis, daß nur eine par-tielle Verschattung vorliegt, gegeben ist. Zum Unterschied von der eben beschrie-benen, durch den Tumor selbst hervor-gerufenen partiellen Verschattung, die von entsprechenden Wandveränderungen (Ver-dünnung, Dislokation, Usur) begleitet ist, gibt es eine wandständige Verschattung, die bei malignen Epipharynxtumoren vor-kommt und ein Fernsymptom darstellt. Man kann hierbei Bilder beobachten, wie man sie bei den katarrhalischen Entzün-dungen anzutreffen pflegt. Man sieht eine

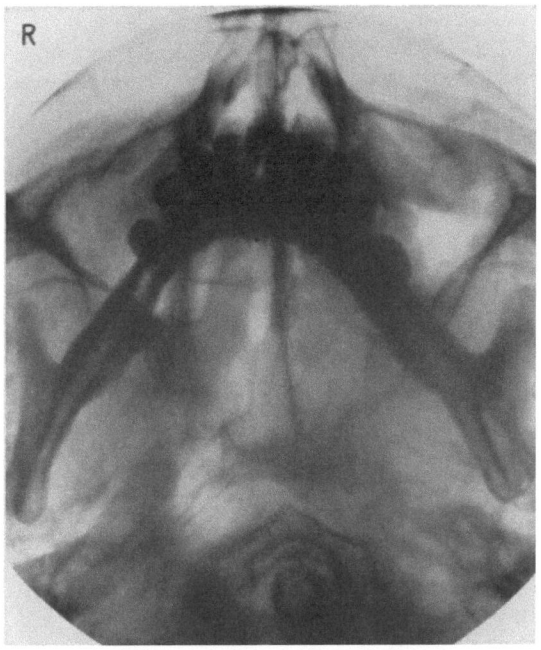

Abb. 135. Axiale vertiko-submentale Aufnahme der Schädelbasis bzw. der hinteren Nebenhöhlen (der Focus der Röhre stand etwas rechts der Medianebene, dadurch ist das linke Foramen ovale zum Teil vom Unterkiefer überlagert). *Epipharynxcarcinom* mit Verschattung der Nebenhöhlen bei einem 55jährigen Mann, der seit längerer Zeit an Kopfschmerzen und verlegter Nasenatmung links leidet. Der Luftraum des Epipharynx ist durch einen von links kommenden, nur undeutlich abgrenzbaren Weichteilschatten ein-geengt. Die Nebenhöhlen der II. Serie sind beiderseits verschattet, die Verschattung ist links intensiver als rechts, da sich hier Tumorschatten und Nebenhöhlen-verschattung summieren. Beide Kieferhöhlen, beson-ders deutlich die linke, lassen eine wandständige, polsterartige Verschattung erkennen. Das linke Fora-men ovale ist, so weit es erkennbar ist, nicht aus-geweitet, aber etwas unscharf begrenzt. Die linke Pyramide ist im Bereiche des Canalis caroticus auf-gehellt. Der linke Processus pterygoideus ist zum Teil vom Unterkiefer überlagert, der sichtbare Teil ist undeutlich

entweder gleichmäßige oder polsterartige, wandständige Verschattung, meist mehrere Wände betreffend (s. Abb. 135). Welches anatomische Substrat diesen wandständigen Schatten zugrunde liegt, ist nicht zu entscheiden. Es kann sich um eine toxisch bedingte, reaktive Entzündung handeln, meist wird aber schon eine maligne Infiltration der Schleimhaut vorliegen, wobei makroskopisch wahrnehmbare Knochenveränderungen als Ausdruck des Durchbruches des Epipharynxtumors in die betreffende Höhle nicht nach-weisbar sein müssen. Im letzten Falle wird sich aus der wandständigen Verschattung sehr bald eine komplette entwickeln. Eine komplette Verschattung der Kieferhöhle kann auch dadurch zustande kommen, daß ein gutartiger, retromaxillar vordringender Tumor durch Kompression des venösen Plexus pterygoideus zu einer Stauungshyperämie in dieser Höhle Anlaß gibt, die eine Schwellung der Schleimhaut und eine vermehrte Sekretion nach sich zieht. Durch sekundäre Infektion und durch Übergreifen dieser Entzündung auf benachbarte Nebenhöhlen kann es vorkommen, daß die primäre Ursache der Nebenhöhlenerkrankung, der Epipharynxtumor, übersehen wird. Als äußerst seltene Komplikation eines Epipharynxtumors wurde ein spontaner Pneumocephalus beschrieben (RAIDER).

3. Die Differentialdiagnose der Tumoren des Nasenrachens

Eine ausführliche bzw. erschöpfende Darstellung über die Differentialdiagnose der Epipharynxtumoren findet man bei E. G. MAYER. Der weichteildichte Tumorschatten im Epipharynx ist vollkommen uncharakteristisch. Es muß ihm nicht einmal eine Geschwulst zugrunde liegen, er kann lediglich durch hypertrophisches, von der Rachenmandel ausgehendes, adenoides Gewebe bedingt sein. Bei gutartigen Neubildungen zeigt der Weichteilschatten eine meist gut erkennbare, glatte und regelmäßige Begrenzung. Doch findet sich dies auch bei malignen Geschwülsten. Cystische Tumoren weisen Kugelform auf, ihre Grenze wird von einer einheitlich bogenförmig verlaufenden Linie gebildet (s. Abb. 136). Es sei hier nochmals erwähnt, daß sowohl bei den gutartigen als auch bei den bösartigen Epipharynxtumoren ein Weichteilschatten fehlen kann, die aber schon vorhandene Destruktion an der Schädelbasis die Diagnose ohne weiteres gestattet.

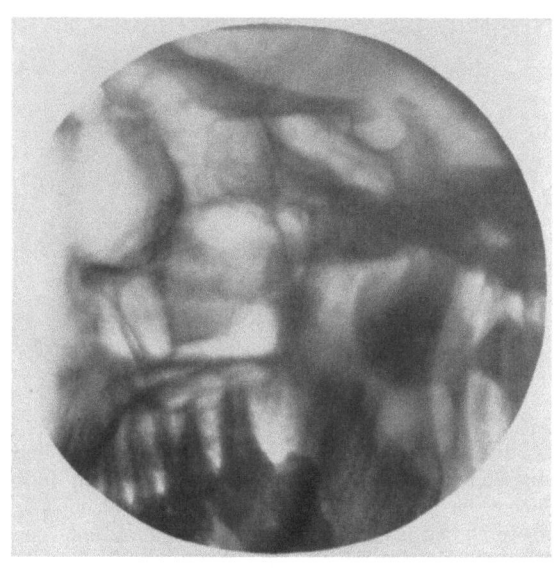

Abb. 136. Seitliche Ansicht des Epipharynx (typische Einstellung). *Cyste* im Epipharynx bei einem 46jährigen Mann, der seit vielen Monaten an einer langsam zunehmenden Behinderung der Nasenatmung und Schluckbeschwerden leidet. Man sieht ein halbkugeliges Schattengebilde, das sich vom Dach des Epipharynx nach ventral und caudal erstreckt. Die Grenze des Schattens ist vollkommen scharf und regelmäßig

Bezüglich der Knochenveränderungen ist folgendes zu sagen: Eine Knochenarrosion im Bereiche des Processus pterygoideus und eine Usur am gleichseitigen Foramen ovale spricht eindeutig für eine Geschwulst im Nasenrachen. Die Ausweitung des Foramen ovale muß höhergradig sein, damit sie als pathologisch angesehen werden kann, da geringe Seitendifferenzen zwischen rechts und links auch normalerweise vorkommen. Außerdem ist auch immer die Projektion zu berücksichtigen. Bei schrägem Einfall des Zielstrahles zur Medianebene zeigen die Foramina ovalia in ihrer queren Ausdehnung einen Unterschied zwischen rechts und links, dessen Ausmaß von der Stärke der Schrägprojektion abhängt. Auch eine unscharfe Begrenzung kann daraus resultieren. Für die Differentialdiagnose, ob ein gutartiger oder bösartiger Tumor vorliegt, ist — wie schon bei der Besprechung der Differentialdiagnose der entzündlichen und geschwulstartigen Erkrankungen besprochen wurde — die Art der Begrenzung der Knochenusur von Bedeutung. Während man am Foramen ovale in der Regel gut erkennen kann, ob eine regelmäßige oder unregelmäßige bzw. scharf oder unscharf begrenzte Ausweitung vorliegt, ist die Feststellung der Art der Begrenzung einer Usur am Processus pterygoideus nicht möglich. Eine das Foramen ovale in seiner Form nicht verändernde Ausweitung mit scharfer Konturierung spricht für einen gutartigen, expansiv wachsenden Tumor.

Eine die Form des Foramen ovale verändernde, also unregelmäßige Usur mit unscharfen Rändern weist auf eine bösartige Neubildung hin. Für eine solche spricht auch eine diffuse Aufhellung (Porose) der benachbarten Knochenpartien. Eine Ausweitung des Foramen ovale kommt aber nicht nur bei einem in die mittlere Schädelgrube durchbrechenden Epipharynxtumor vor, sondern auch bei einem solchen, der endokraniell entstanden ist und nach unten vordringt, also den entgegengesetzten Weg genommen hat. Die Notwendigkeit einer Differentialdiagnose zwischen diesen beiden Möglichkeiten durch eine Röntgenuntersuchung kann sich aus verschiedenen Umständen ergeben. Erstens können beide Prozesse klinisch sehr ähnliche Symptome machen. Zweitens muß die Geschwulst des Epipharynx, wie schon erwähnt wurde, keine deutliche Vorwölbung hervorrufen, muß also klinisch nicht sofort erkennbar sein. Es handelt sich hier natürlich nur um Fälle, bei denen am Processus pterygoideus keine Usur vorhanden ist, denn bei Bestehen einer solchen ist ja die Diagnose eindeutig gegeben. Während nun bei Tumoren der mittleren Schädelgrube häufig röntgenologisch nachweisbare Zeichen einer endokraniellen Drucksteigerung zu sehen sind, fehlen solche bei Epipharynxtumoren immer, auch wenn er schon zu ausgedehnter Zerstörung an der Schädelbasis Anlaß gegeben hat. Fehlen Zeichen einer endokraniellen Drucksteigerung und zeigt auch der Processus pterygoideus keine Veränderungen, so kann, wenn kein anderes Symptom als eine Ausweitung des Foramen ovale vorliegt, die Differentialdiagnose, ob es sich um einen innerhalb oder außerhalb der Schädelbasis entstandenen Tumor handelt, sehr schwierig bzw. unmöglich sein.

Ein differentialdiagnostisch sehr wertvolles Symptom ist das Vorhandensein einer Hyperostose am Boden der mittleren Schädelgrube, wie sie durch ein Meningeom, welches gar nicht so selten parasellar lokalisiert ist, verursacht werden kann. Diese Hyperostose ist ein Lokalsymptom des Meningeoms und erlaubt daher eine eindeutige Diagnose bezüglich der Lokalisation des Tumors. Sehr selten kommt es vor, daß sich ein Meningeom der Schädelbasis nach außen hin entwickelt und dann klinisch als Epipharynxtumor in Erscheinung tritt. E. G. MAYER hat einen derartigen Fall beschrieben. Röntgenologisch war durch die bestehende Hyperostose des Keilbeins und der Pyramide der gleichen Seite die richtige Diagnose eindeutig gegeben, obwohl eine gleichseitige Usur des Processus pterygoideus bestand.

Ein weiteres differentialdiagnostisch wichtiges Unterscheidungsmerkmal ergibt sich sowohl bezüglich der Entscheidung, ob die Geschwulst innerhalb oder außerhalb der Schädelbasis sitzt, als auch bezüglich der Differentialdiagnose, ob es sich um eine gut- oder bösartige Neubildung handelt, wenn es zur Beteiligung der Nebenhöhlen gekommen ist, was sowohl bei Epipharynxtumoren als auch bei Tumoren der mittleren Schädelgrube der Fall sein kann. Welche Nebenhöhlen bei dem einen bzw. dem anderen Prozeß zuerst erkranken, über die Art der Verschattung und die Kombination bei Beteiligung mehrerer Nebenhöhlen wurde bereits berichtet. Wegen der Wichtigkeit dieser Veränderungen sollen diese Tatsachen noch einmal kurz wiederholt werden.

Ein raumbeengender, parasellar gelegener Prozeß der mittleren Schädelgrube führt in manchen Fällen infolge Kompression des Sinus cavernosus zu einem Stauungsödem mit vermehrter Sekretbildung an der das gleichseitige Siebbein auskleidenden Schleimhaut und dadurch zu einer homogenen Verschattung. Im weiteren Verlauf kommt es dann auch zu einer Beteiligung der gleichseitigen Keilbeinhöhle. Beim Epipharynxtumor findet man eine Kombination von Nebenhöhlenaffektionen derselben Seite, wie sie bei primären entzündlichen Nebenhöhlenerkrankungen nie aufzutreten pflegen. Es findet sich eine homogene Verschattung der Nebenhöhlen der II. Serie und eine wandständige Verschattung der Kieferhöhle derselben Seite. Bei primären Nebenhöhlenprozessen, gleichgültig, ob es sich um eine Entzündung oder um einen Tumor handelt, ist entweder die I. Serie oder die II. Serie, eventuell beide Serien zugleich, oder die I. oder II. Serie mit den restlichen Siebbeinzellen befallen. Dieses Verhalten ist, wie allgemein bekannt, durch die anatomischen Verhältnisse bedingt. Bezüglich der Differentialdiagnose gut- oder bösartiger Epipharynxtumor ist folgendes zu sagen: Eine homogene Verschattung

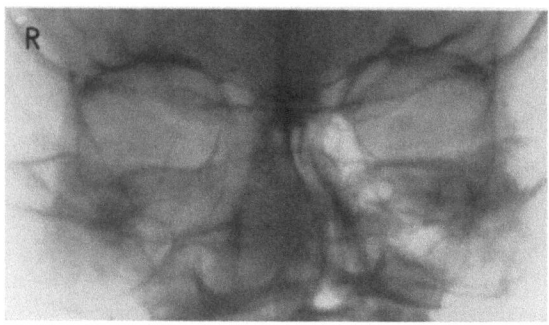

Abb. 137a. Ausschnitt aus einer sagittal-horizontalen Aufnahme der Nebenhöhlen (typische Einstellung). *Nasenrachenfibrom.* 11jähriger Knabe, seit vielen Wochen behinderte Nasenatmung rechts. Das gesamte rechte Siebbeinlabyrinth und das Cavum nasi rechts sind verschattet. Das Septum nasi ist bogenförmig nach links verlagert, nicht destruiert. Die Muschelzeichnung im rechten Cavum nasi ist nicht mehr differenzierbar

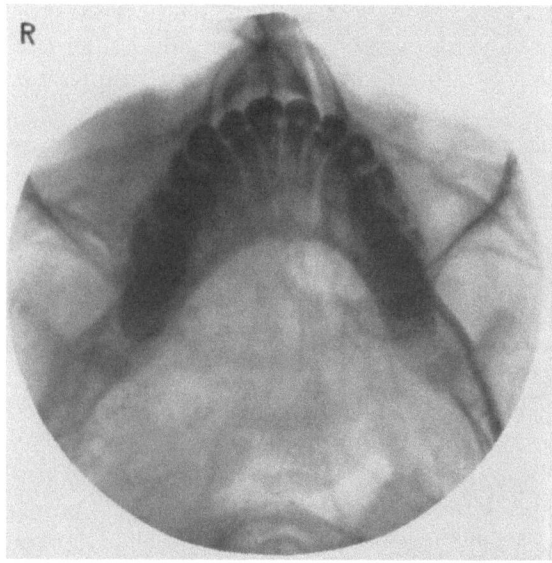

Abb. 137b. Axiale vertiko-submentale Aufnahme der Schädelbasis bzw. der hinteren Nebenhöhlen (typische Einstellung). Derselbe Fall wie Abb. 137a. Die rechte Kieferhöhle ist verschattet, ihr hinterer Pol und der rückwärtige Teil der medialen Wand sind destruiert. Das rechte Cavum nasi ist ebenfalls verschattet, die Verschattung erstreckt sich nach dorsal bis weit in den Epipharynx, der nur mehr im hinteren Anteil einen schmalen Luftsaum erkennen läßt. Die Verschattung zeigt hier eine scharfe, bogenförmige Begrenzung. Rechts sind die parasellaren Anteile der knöchernen Schädelbasis infolge Destruktion nicht mehr erkennbar, insbesondere ist das rechte Foramen ovale nicht mehr abgrenzbar. Der rechte Processus pterygoideus ist größtenteils destruiert. Die vordere und laterale Wand der rechten verschatteten Keilbeinhöhle sind zerstört

der Nebenhöhlen der II. Serie kann ihre Ursache in einer Sekretstauung infolge Verlegung der Ostien, oder in einer Schleimhauthyperämie mit vermehrter Exsudatbildung infolge Kompression der abführenden Venen, oder in einer toxisch bedingten Schleimhautreaktion durch giftige Stoffwechselprodukte des Tumors haben. Welcher Faktor nun für das Zustandekommen dieser homogenen Verschattung in Frage kommt, läßt sich aus dem Röntgenbild nicht entscheiden. Eine Verlegung der Ostien kann z. B. sowohl ein gut- als auch bösartiger Tumor herbeiführen. Die homogene Verschattung läßt also keinen Schluß zu, ob sie durch eine benigne oder maligne Neubildung entstanden ist. Anders verhält es sich, wenn man eine wandständige Verbreiterung der Weichteile der Kieferhöhle vorfindet, für den Fall, daß man erstens einen retromaxillar gelegenen Tumorschatten feststellen kann und daß zweitens kein Anhaltspunkt für eine katarrhalische Schleimhautschwellung besteht. In diesem Falle spricht der wandständige Schatten für einen malignen Tumor. Welches pathologische Substrat dem Schatten zugrunde liegen kann, wurde schon erörtert. Die partielle Verschattung der Kieferhöhle oder auch der Keilbeinhöhle bei einer gutartigen Neubildung ist durch die Geschwulst selbst bedingt. Hier sieht man aber immer Veränderungen von seiten der Höhlenwände in Form einer Verdünnung oder teilweisen Destruktion mit deutlichen Zeichen der Dislokation als Ausdruck des ausschließlich expansiv wachsenden, also gutartigen Tumors. Zum Schluß sei nochmals erwähnt, daß der Nebenhöhlenprozeß sowohl beim Epipharynxtumor als auch bei einem endokraniellen parasellaren Tumor eine sekundäre Infektion erfahren kann, die klinisch das Bild völlig zu beherrschen vermag. Im Röntgenbild soll man aber die primäre Ursache der Nebenhöhlenaffektion nicht übersehen.

Das juvenile Nasenrachenfibrom gehört histologisch zu den gutartigen Tumoren und seine Benignität kommt dadurch zum Ausdruck, daß es die Tendenz zur Spontanheilung hat und nie Metastasen setzt. Klinisch stellt der Tumor infolge seiner Neigung zu oft lebensbedrohlichen Blutungen und infolge seiner Neigung, den Knochen ausgedehnt zu zerstören, eine sehr gefährliche Erkrankung dar. Die röntgenologischen Veränderungen, die man beim Basalfibroid beobachten kann, gleichen weitgehend denen, wie sie bei malignen Tumoren vorkommen. Man findet bei ersterem oft ausgedehnte Defekte, die mitunter gar nicht mehr abgrenzbar sind, weil die sie bedingenden Aufhellungen diffus in den Schatten des noch erhaltenen Knochens übergehen. Im Vordergrund stehen die Zeichen des infiltrierenden Wachstums, während die Zeichen der Expansion in den Hintergrund treten (s. Abb. 137a und b). Wodurch dieses abnorme Verhalten dieser gutartigen Neubildung gegenüber den benachbarten Knochen bedingt ist, weiß man nicht. Vielleicht verursacht die fast immer an der Schleimhaut des Tumors infolge geschwürigen Zerfalls derselben bestehende Entzündung die diffuse Aufhellung des Knochens, die dann durch eine entzündliche

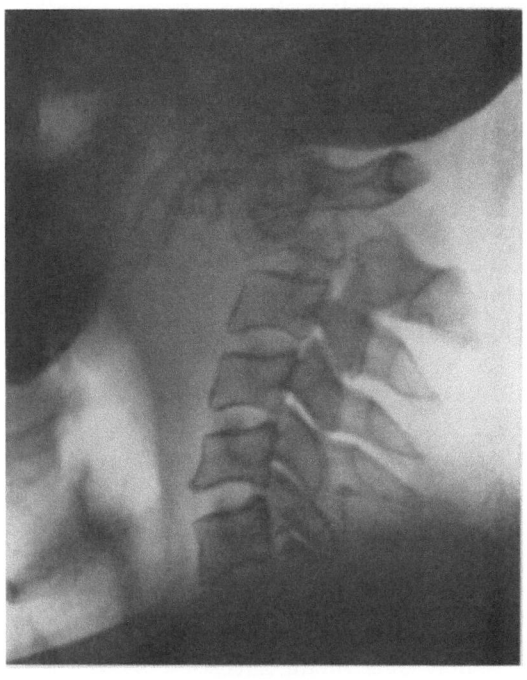

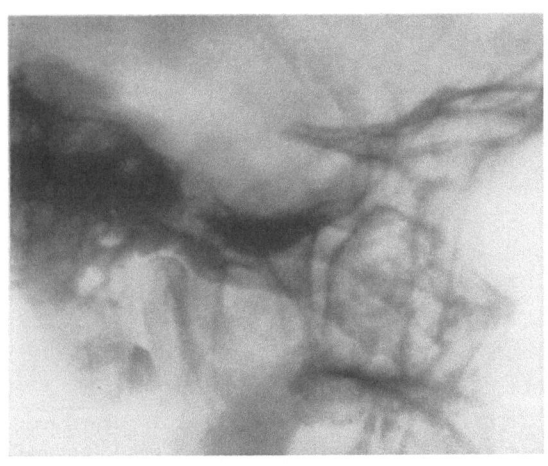

Abb. 138   Abb. 139

Abb. 138. Seitliche Ansicht der Sella turcica bzw. der hinteren Nebenhöhlen (der Focus der Röhre stand etwas hinten und unterhalb der Sellamitte). *Metastase* eines Bronchuscarcinoms im Keilbein (Pflasterepithelcarcinom). 53jähriger Mann, seit 6 Monaten Kopfschmerzen, Doppelbilder und Behinderung der Nasenatmung. Man sieht die ausgedehnte Destruktion des Keilbeinkörpers, der die ganze Sella turcica und Teile der Pars basilaris umfaßt. Auch die untere Wurzel der Processus clinoidei anteriores sind usuriert. Das Bronchuscarcinom wurde erst entdeckt, nachdem auf Grund des Röntgenbefundes der Verdacht auf eine Metastase geäußert wurde

Abb. 139. Seitliche Ansicht der Halswirbelsäule. *Epipharynxcarcinom.* 56jähriger Patient, seit ½ Jahr Kopfschmerzen und vom Nacken ausgehende Schmerzen bei Bewegung des Schädels. Der prävertebrale Weichteilschatten ist in Höhe des 1.—4. Halswirbelkörpers verbreitert. Der 2. Halswirbelkörper zeigt eine ausgedehnte Destruktion, die auch noch seine Bogenelemente mit einbezieht

Resorption bedingt wäre. Vielleicht sind es abnorme Stoffwechselprodukte der Geschwulst, die die Tela ossea in ihrer näheren oder weiteren Umgebung zur Einschmelzung bringen.

   Die Knochendestruktion an der Schädelbasis bei medianem Durchbruch eines Epipharynxtumors kann der einer im Keilbein selbst entstandenen primären oder sekundären Neubildung vollkommen gleichen und eine diesbezügliche röntgenologische Differentialdiagnose kann, wenn Veränderungen am Foramen ovale und am Processus pterygoideus fehlen, unmöglich sein. Hier lehrt uns die Erfahrung, daß, wenn ausgedehnte Zerstörungen bereits zur Zeit der ersten Untersuchung feststellbar sind, in der Regel ein vom Keilbein selbst ausgehender primärer oder sekundärer Tumor vorliegt (s. Abb. 138). Nur bei Rezidiven nach bestrahlten Epipharynxtumoren kommt es ebenfalls zu ausgedehnten Defektbildungen.

   Noch eine Geschwulst, die differentialdiagnostisch in Frage kommen kann, muß hier Erwähnung finden und zwar das Chordom, welches einerseits an der Sella turcica eine einer Metastase ähnliche Usur, andererseits an der Pyramidenspitze eine einem durchbrechenden Epipharynxtumor gleichende Usur hervorrufen kann. Eine Unterscheidung ist dann möglich, wenn außer der Destruktion im Bereiche der Sella turcica auch in den angrenzenden Partien des Hinterhauptbeines Usuren nachweisbar sind, weil in der Regel weder die Metastase noch der Epipharynxtumor so weit nach rückwärts den Knochen zu zerstören pflegen. Der Nachweis von Verkalkungen spricht nach unseren Erfahrungen für ein Chordom, da solche weder beim sekundären Blastom noch bei der Nasenrachengeschwulst auftreten. Chordome können zu ausgedehnten Destruktionen Anlaß geben, so beschreibt SCHWAB einen Fall eines Chordoms der Sellaregion, das zur Zerstörung der linken Pyramidenspitze geführt hatte und in die Paukenhöhle eingebrochen war. SZEKER berichtet über einen Fall, bei welchem ein Chordom, die Keilbeinhöhle ausfüllend, gegen den Epipharynx zu vorgedrungen, in das Cavum nasi und von hier in die Kieferhöhle eingewachsen war. Bei noch weiter hinten, also occipital der Pyramiden gelegenen Usuren kommt ein Epipharynxtumor überhaupt nicht mehr in differentialdiagnostische Erwägung. Hier handelt es sich um ganz andere Prozesse, in Frage kommt unter anderem eventuell ein vom Glomus jugulare ausgehender Tumor oder ein Sarkom des Bodens der hinteren Schädelgrube. Einen bisher einzig dastehenden Befund bei einem Epipharynxtumor zeigt die Abb. 139. Man sieht hier außer der Verbreiterung des oberen Anteiles des prävertebralen Weichteilschattens eine Destruktion des zweiten Halswirbelkörpers inklusive seiner Bogenelemente. Es wurde in diesem Falle an eine Spondylitis tuberculosa gedacht. Die Probeexcision ergab jedoch ein Plattenepithelcarcinom des Epipharynx. Es ist anzunehmen, daß der Tumor nicht vom Dach des Nasenrachens, sondern von seiner Hinterwand seinen Ausgang genommen hat.

Letzten Endes soll noch erwähnt werden, daß eine entzündliche Erkrankung der Pyramidenspitze einen Defekt derselben erzeugen kann, der dem, wie er bei einem Epipharynxtumor auftreten kann, vollkommen gleichen kann. Meist wird hier der klinische Befund schon von vornherein den richtigen Hinweis geben. Für die Fälle, in denen dies nicht zutreffen sollte, ist folgendes von Bedeutung: Bei der Petrositis stehen die Veränderungen an der Pyramidenspitze, beim Epipharynxtumor die am Processus pterygoideus und am großen Keilbeinflügel im Vordergrund. Während nun der entzündliche Pyramidenspitzenprozeß fast nie von Knochenusuren am großen Keilbeinflügel und niemals am Processus pterygoideus begleitet ist, sind gerade diese Usuren die ersten Zeichen eines Epipharynxtumors.

X. Die Mißbildungen im Bereiche der Nase und der Nebenhöhlen[1]

Die hier wiedergegebenen Ausführungen wurden aus den Handbüchern von HENKE-LUBARSCH und DENKER-KAHLER entnommen. Von den zahlreichen im Gebiete der Nase und der Nebenhöhlen vorkommenden Mißbildungen sind einige so hochgradig, daß sie nicht lebensfähig sind. Sie besitzen kein praktisches, sondern nur ein wissenschaftliches Interesse und brauchen daher nicht ausführlicher besprochen werden. Weniger ausgeprägte bzw. geringgradigere Mißbildungen sind lebensfähig und hier gibt es Fälle von langer Lebensdauer. Diese Fälle sind nicht nur wissenschaftlich interessant, sondern sind auch von praktischer Bedeutung, da hier durch korrigierende Operationen den Befallenen oft weitgehend geholfen werden kann. Die Kenntnisse dieser Fälle sind also wichtig, sie sollen ausführlich erörtert werden.

a) Die Cyclopie

Das Charakteristikum dieser Abnormität ist das einfache oder scheinbar einfache Auge. Bei dieser Mißbildung sind die Augen bis in die Medianebene an die Stelle der Nasenwurzel zusammengerückt, so daß nur eine einfache Orbita vorhanden ist. Wenn eine Nase überhaupt zur Ausbildung gelangt, so entsteht sie in Form eines Rüssels (Proboscis), der in seinem Aufbau einer rudimentär entwickelten Nase entspricht. Dieser Rüssel sitzt in der Medianebene, kann erbsen- bis daumengroß und einmal nach aufwärts, einmal nach abwärts gerichtet sein. Im Pharynx des Cyclopen fehlen

---

[1] Die Mißbildungen im Bereiche des Epipharynx werden an anderer Stelle dieses Handbuches im Kapitel „Anomalien und Fehlbildungen am Schädel-Halsübergang" besprochen.

Choanalöffnungen. Rechte und linke Tube münden in einen oberhalb des Gaumens gelegenen kleinen Blindsack. Weiterhin sind immer auch Mißbildungen von seiten des Gehirnes und des Schädels vorhanden. Die Mißbildungen des Gehirnes betreffen nur das Vorder- und Zwischenhirn, die restlichen Hirnanteile sind in der Regel normal. Die Nervi olfactorii oder auch das gesamte Rhinencephalon fehlen in der Regel. Nur in seltenen Fällen ist es zur Ausbildung eines Nervus olfactorius gekommen. Am Gesichtsschädel fehlen das Nasenskelet, das Siebbein und der Zwischenkiefer. Die einzige Orbita wird umrandet von den Oberkiefern, den Jochbeinen, von den Augenfortsätzen der Stirnbeine und von den kleinen Keilbeinflügeln. Die beiden Oberkiefer liegen infolge Fehlens des Zwischenkiefers dicht beisammen. Der Gaumen ist daher schmal und nach oben stark gewölbt. Der vordere Anteil des Keilbeines ist nur mangelhaft entwickelt. Die kleinen Keilbeinflügel ziehen nach vorn, statt seitwärts, an ihrer Basis liegen sie meist dich beisammen und umschließen zusammen ein Foramen opticum. Die Stelle der Lamina cribrosa wird von den Partes orbitales der Stirnbeine eingenommen. Die Cyclopie ist eine nicht lebensfähige Mißbildung, die Frucht kann zwar lebend zur Welt kommen, stirbt aber dann nach kurzer Zeit.

b) Die Arrhinencephalie

Diese Mißbildung ist charakterisiert durch einen Defekt des Riechhirnes, sie stellt eine leichtere Form der Cyclopie dar und zwar insofern, als getrennte Augen vorhanden sind, wodurch die Veränderungen am Gesichtsschädel nicht so hochgradig sind. Hier gibt es Fälle mit längerer Lebensdauer. Die Arrhinencephalie wird in verschiedene Formen unterteilt, man unterscheidet:

1. Die *Ethmocephalie.*
2. Die *Zebocephalie.*
3. Die *Arrhinencephalie* mit Fehlen der Zwischenkiefer und des Septum narium.
4. Die *Arrhinencephalie* mit Lippen-Gaumenspalte.

1. Die Ethmocephalie. Bei dieser Mißbildung ist es wohl zur Ausbildung zweier getrennter Orbitae gekommen, sie sind jedoch meist leer. Äußerlich finden sich zwei schlitzförmige Spalten, zwischen denen eine meist rudimentäre, rüsselförmige Nase vorhanden ist. Dem einfachen Vorderhirn fehlen die Nervi olfactorii. Eine Lamina cribrosa und eine Crista galli sind nicht vorhanden. Das Siebbein ist rudimentär entwickelt. Es fehlen weiterhin die horizontale Gaumenplatte, die Nasenbeine, die Tränenbeine, die Nasenmuscheln, der Vomer und die Stirnfortsätze des Oberkiefers. An Stelle letzterer findet sich ein von der Mitte des Oberkieferkörpers nach oben verlaufender fächerförmiger Fortsatz. Die beiden Jochbeine sind so nahe aneinander gerückt, daß sie fast die ganze untere Hälfte der Umrandung der Orbitae bilden. Die kleinen Keilbeinflügel sind schaufelförmig deformiert und ziehen vom oberen Rande des Keilbeinkörpers nach vorn. Zwischen ihnen findet sich ein breiter Spalt. Rechte und linke Pars perpendicularis der Gaumenbeine sind in der Medianebene miteinander verschmolzen.

2. Die Zebocephalie. Äußerlich ist diese Mißbildung dadurch charakterisiert, daß zwischen den dicht stehenden Augen eine rudimentäre Nase vorhanden ist, die ein Nasenloch, selten auch zwei Nasenlöcher aufweist. Die Nasenhöhle, die kein Septum besitzt, wird nach dorsal durch die eine Scheidewand bildenden Gaumenbeine abgeschlossen. Die Nervi olfactorii fehlen immer. Die Mißbildungen des Gehirnes nehmen bald geringere, bald größere Maße ein. Das zwischen den Augenhöhlen gelegene Siebbein ist nur rudimentär entwickelt und besitzt keine Lamina cribrosa. Die kleinen Keilbeinflügel sind nach vorn gerichtet. Ihre Basis umschließt ein durch eine bindegewebige Scheidewand in zwei Abteilungen getrenntes Foramen opticum. Ein knöchernes Nasenseptum und die Zwischenkiefer fehlen, daher auch hier ein schmaler, nach oben gewölbter Gaumen.

3. Die Arrhinencephalie mit Fehlen des Zwischenkiefers und des Septum narium. Äußerlich ist diese Mißbildung dadurch charakterisiert, daß die Oberlippe einen in der Mitte gelegenen Spalt aufweist, der sich auf den Alveolarfortsatz und auf den harten und weichen Gaumen fortsetzt. Die infolge Fehlens des Septum narium einheitliche Nasenöffnung kommuniziert mit der Lippen- und Kieferspalte. Da das knöcherne Nasengerüst gar nicht oder nur rudimentär entwickelt ist, treten die Processus frontales der Oberkiefer in der Medianebene zusammen. Die Augenhöhlen liegen infolge der Schmalheit des Nasenrückens näher beisammen. Kommt es zu einer Vereinigung der rudimentär entwickelten rechten und linken Gaumenplatte, dann hat die einheitliche Nasenhöhle eine vordere und eine hintere Öffnung. Letztere kann durch die vertikalen Teile des Gaumenbeines, dadurch daß diese medianwärts gewachsen sind, verschlossen sein. Horizontale Siebbeinplatte und Crista galli fehlen. An ihrer Stelle findet sich eine von rechter und linker Pars orbitalis des Stirnbeines gebildete Grube. Weiterhin fehlen das Rhinencephalon, die Tractus und die Nervi olfactorii. Rechter und linker Lappen des Stirnhirnes können zusammengewachsen sein.

4. Die Arrhinencephalie mit Lippen-Gaumenspalte. Hier ist das Gesicht breit und niedrig. Die Stirne springt infolge Synostose beider Stirnbeinhälften kielartig vor, daher auch der Name *Trigonocephalie*. Die Nase ist besser bzw. vollständig ausgebildet. Die Lippen-Gaumenspalte ist häufiger doppelseitig als einseitig. Eine horizontale Siebbeinplatte ist vorhanden, es fehlen jedoch die Öffnungen. Ein Riechhirn ist nicht ausgebildet.

c) Die Nasenspalten

Man unterscheidet primäre und sekundäre Spaltbildungen. Bei der ersten verhindert die spalt-bildende Ursache die Vereinigung der paarig angelegten Organe in der Medianebene, bei den zweiten werden bereits vereinigte Teile durch irgendeine Störung wieder voneinander getrennt.

α) Die mediane Nasenspalte

Diese Mißbildung ist äußerlich durch einen mehr oder weniger tiefen und langen, von Haut über-deckten, die Nase in der Medianlinie durchsetzenden Spalt charakterisiert. Die Nase kann dadurch mehr oder weniger in zwei Teile geteilt erscheinen. Die mediane Rinne am Nasenrücken entsteht dadurch, daß der vordere Septumanteil in zwei Lamellen auseinanderweicht. Geringe Grade dieser Abnormität werden als Doggennase bezeichnet. Hier ist die Spaltbildung auf die knorpelige Nasen-scheidewand beschränkt, also auf die Nasenspitze und den unteren Teil des Nasenrückens. Äußerlich erscheint die Nase noch als einheitliches Organ, sie zeigt nur an der Nasenspitze in der Mittelinie eine Einziehung. Sie wird daher als gefurchte Doggennase bezeichnet. Der Augenabstand kann ver-größert sein (Hypertelorismus). Bei stärkeren Graden der medianen Nasenspalte — geteilte Doggen-nase genannt — nimmt die Furchenbildung den ganzen Nasenrücken ein; es kann eine vollständige Halbierung der äußeren Nase bestehen. Die einzelnen Nasenhälften, deren mediale Wand durch je eine Septumlamelle gebildet wird, besitzen keine weitere Scheidewand, wodurch sich die mediane Nasenspalte von der echten Verdoppelung einer oder beider Nasenhälften unterscheidet. Die beiden getrennt voneinander entwickelten Nasenhälften können eine normale und symmetrische Ausbildung aufweisen, manchmal sind sie asymmetrisch mit rudimentärer Entwicklung einer Seite. Da die Nasenbeine fehlen, wird der Spalt im oberen Anteil seitlich von den Processus frontales der Oberkiefer und den daran anschließenden Teilen des Stirnbeines begrenzt. Die Apertura piriformis wird dadurch zu einer nach oben sich verbreiternden, anstatt verengenden Öffnung. Dieses Mißbildung ist mit einer erheblichen Verbreiterung der oberen Gesichtshälfte verbunden und gelegentlich mit Median-spalten der Oberlippe sowie queren und schrägen Gesichtsspalten kombiniert.

Von der eben beschriebenen medianen Nasenspalte zu trennen ist die dorso-mediane Nasenspalte, bei der die äußere Nase nicht verändert ist und bei der es sich nur um eine die knöchernen Nasenbeine betreffende Mißbildung handelt. Hierbei sind die Nasenbeine entweder gar nicht oder nur rudimentär zur Ausbildung gekommen.

β) Die laterale Nasenspalte

Sie werden zu den sekundären Spaltbildungen gerechnet, da sie mit keinen der embryonal vorhandenen Spalten topographisch zusammenfallen. Sie sind im lateralen-unteren Anteil der Nase lokalisiert und können bezüglich Schwere die verschiedensten Bilder bieten. Neben nur ganz leichten Graden, die lediglich einen Defekt des Nasenknorpels zeigen, sind schwere und schwerste Formen bekanntgeworden, die ein- und doppelseitig vorkommen können. Bei den schweren Formen der seitlichen Nasenspalte kann das gleichseitige Nasenbein fehlen und das gleichseitige Stirnbein defekt-artig ausgebildet sein. Es gibt auch eine Kombination von seitlicher und medianer Nasenspalte.

Hier müssen noch die schrägen Gesichtsspalten Erwähnung finden, die mit hochgradigen Miß-bildungen der Nase einhergehen. Diese schrägen Gesichtsspalten erstrecken sich von der Oberlippe über das gleichseitige Auge bis in den Stirnbereich und sind öfter auch mit Hirnbrüchen kombiniert. Eine nähere Beschreibung erübrigt sich, da diese Mißgeburten nicht lebensfähig sind.

d) Die Aprosopie

Bei dieser Mißbildung fehlen die das Gesicht bildenden Teile, die Augen, die Orbitafortsätze des Stirnbeines, die Stirnfortsätze der Oberkiefer, große Teile des Oberkiefers selbst, die Oberlippe, der Zwischenkiefer sowie innere und äußere Nase. Die Aprosopie oder Gesichtslosigkeit kommt sehr selten vor, die Frucht ist nicht lebensfähig.

e) Die Proboscis lateralis

Diese Mißbildung ist durch ein rüsselartiges Gebilde charakterisiert, welches zum Unterschied vom Rüssel der Cyclopen, der statt einer regulär entwickelten Nase vorhanden ist, die Stelle einer Nasenhälfte vertritt oder auch neben einer in beide Hälften ausgebildeten Nase vorhanden ist. Dieses rüsselartige Gebilde hängt von der Gegend des inneren, manchmal auch des äußeren Augenwinkels herab. Die die Proboscis lateralis begleitenden Mißbildungen des Gesichtsschädels können verschieden-artig sein. Auf der Seite des Rüssels fehlt häufig die Nasenhöhle oder ist nur rudimentär entwickelt. Weiter können fehlen das gleichseitige Os ethmoidale inklusive der Lamina cribrosa, das gleichseitige Nasenbein, die gleichseitige Choane, der gleichseitige Canalis naso-lacrimalis, eine gleichseitige Stirn- und Kieferhöhle. Der gleichseitige Oberkiefer ist öfter nur defektartig ausgebildet. Der gleichseitige Nervus olfactorius ist nur rudimentär oder gar nicht entwickelt.

f) Die Doppelbildungen

Echte Doppelbildungen einer oder beider Nasenhälften (Polyrhinie) kommen sehr selten vor und müssen von einer scheinbaren Verdoppelung wie sie bei der medianen Nasenspalte vorgetäuscht wird, unterschieden werden.

Bei den bisher besprochenen Mißbildungen sind nur in vereinzelten Fällen Röntgenbefunde mitgeteilt worden (HENSEN, TIEFENTHAL). Wir selbst hatten bisher keine Gelegenheit, eine Röntgenuntersuchung bei einer der oben angeführten Mißbildungen durchzuführen. Es besteht wohl kein Zweifel, daß durch eine radiologische Exploration die das Skelet betreffenden Mißbildungen weitgehend geklärt werden können. Handelt es sich aber um einen Neugeborenen oder um ganz kleine Kinder, so können sich in der röntgenologischen Erfaßbarkeit der knöchernen Anomalien dadurch Schwierigkeiten ergeben, daß das kindliche Skelet infolge seiner geringen Strahlenabsorption in keiner Weise so klar zur Darstellung kommt wie beim Erwachsenen und daß es daher schwierig oder vielleicht auch unmöglich sein kann, alle Details eindeutig festzulegen. Ein Beitrag zu formalgenetischen und kausalgenetischen Entstehungsbedingungen der Mißbildungen kann durch die Röntgenuntersuchung nicht erfolgen.

g) Die kongenitalen Nasenfisteln

Die angeborenen Nasenfisteln finden sich am Nasenrücken in der Mittellinie und kommen sehr selten vor. Der Fistelgang führt nach oben unter das Ende der Nasenbeine oder unterhalb derselben noch ein Stück weiter. Er endigt stets blind, kommuniziert also nicht mit dem Naseninneren oder der Stirnhöhle. Veränderungen von seiten des Nasenskeletes sind bisher nicht beschrieben worden. Eine Kontrastfüllung kann hier über den Verlauf, die Länge und das Lumen der Fistel Auskunft geben.

h) Die angeborenen Geschwülste

Über das Vorkommen von Gliomen als angeborene Mißbildungen wurde schon berichtet. Es sei noch eine kurze Wiederholung gestattet. Sowohl an der äußeren Nase als auch in ihrem Inneren sind bei Neugeborenen oder Kleinkindern wenige Fälle von Geschwülsten beobachtet worden, die histologisch den typischen Bau von Gliomen zeigen. Diese Tumoren kommen angeboren vor oder sind wenigstens schon von Geburt aus angelegt. Sie haben in der Regel keine Wachstumstendenz und metastasieren nie. Veränderungen von seiten des Nasenskeletes sind bisher nicht bekanntgeworden.

Häufiger als Gliome kommen angeborenerweise Dermoide und Teratome vor. Sie sitzen im Bereiche ehemaliger embryonaler Spalten, am häufigsten in der Medianebene. An ihrer Basis zeigt das Skelet mehr oder weniger typische Defekte in Form rundlicher, scharf begrenzter Aufhellungen.

Zum Schluß seien noch die kongenitalen Cysten angeführt, die in der Umgebung des Naseneinganges außerhalb der knöchernen Nase entweder als Vorwölbung des knorpeligen Anteiles der Nase oder in der Mittellinie als Vorwölbung unter der Oberlippe in Erscheinung treten. Veränderungen von Seiten des Skeletes sind bisher nicht beschrieben worden.

i) Die angeborenen Verschlüsse und Verwachsungen in der Nase

Auf Grund ihrer Lage werden die kongenitalen Verschlüsse in solche der vorderen, der mittleren und der hinteren Nase eingeteilt.

Die angeborenen Verschlüsse der vorderen Nasenöffnung. Diese bisher sehr selten beobachteten Verschlüsse kommen ein- oder beidseitig vor und können vollständig oder unvollständig sein. Die verschließende Membran ist meist bindegewebig, nur vereinzelt wurden knorpelige oder knöcherne Einlagerungen gefunden, sie findet sich im Vestibulum nasi oder am Übergang desselben zum Cavum nasi und erstreckt sich vom Septum nasi zu den Nasenflügeln. Sie besitzt die Form eines Trichters, der bei unvollständigem Verschluß an seiner Spitze eine Öffnung aufweist. An der Außenseite ist die Membran von normaler Haut überzogen und kann feine Härchen aufweisen.

Röntgenbefunde bei Atresien im Bereiche der vorderen Nasenöffnung sind uns nicht bekannt. Der Zweck einer Röntgenuntersuchung ist die Feststellung, ob in der Membran Knocheneinlagerungen vorhanden sind und ob noch weitere Mißbildungen bestehen.

Die angeborenen Verschlüsse im Bereiche der mittleren Nase. Hier handelt es sich um Synechien zwischen lateraler und medialer Nasenwand. Sie sind bezüglich ihres kongenitalen Ursprunges stets fraglich und sind von Stenosen als Folge einer starken Septumdeviation oder als Folge von hypertrophischen Zuständen der Muscheln und der Nasenschleimhaut zu unterscheiden. Ist keine Septumdeviation vorhanden, sind die Schleimhäute normal und sind keinerlei Narben vorhanden, die ätiologisch auf abgelaufene entzündliche Prozesse oder auf Residuen instrumenteller Eingriffe schließen lassen, so ist man berechtigt, derartige Stenosen als kongenital anzusehen. Nach LANDESBERGER sollen sich bei Verzögerung des Breitenwachstums des Oberkiefers knöcherne Brücken zwischen seitlicher Nasenwand und Nasenscheidewand ausbilden. Durch den Zug dieser Brücken soll das Septum nasi aus der Medianebene verzogen werden und dadurch die Stenose noch erhöhen.

Röntgenbefunde bei Stenosen im mittleren Nasenabschnitt sind unseres Wissens bisher nicht veröffentlicht worden. Kommt einmal ein derartiger Fall zur Röntgenuntersuchung, so wird zunächst die Aufgabe sein, weiter Mißbildungen auszuschließen. Durch Kontrastfüllung der Nase vor und eventuell hinter der Stenose vom Epipharynx aus sind vielleicht noch weitere klinisch nicht erkennbare Details zu erfassen.

Die angeborenen Verschlüsse der hinteren Nasenöffnung (die angeborene Choanalatresie). Die angeborene Choanalatresie gehört zu den seltenen Mißbildungen, sie kommt sowohl ein- als auch beidseitig vor, erstere übertrifft letztere an Häufigkeit und betrifft öfter die rechte als die linke Seite. Meist ist der Verschluß vollständig, nur selten unvollständig. Nach der Lokalisation kann man drei Arten von Choanalatresie unterscheiden.

1. *Die intranasale Atresie:* Hier liegt die verschließende Membran einige Millimeter vor dem Choanalrand.

2. *Die marginale Atresie:* Hier liegt die Verschlußplatte in der Choanalebene.

3. *Die extra- oder retronasale Atresie:* Sie findet sich außerhalb der Nasenhöhle im Nasenrachenraum. Die Verschlußmembran inseriert unten am Übergang des harten zum weichen Gaumen und erstreckt sich nach hinten oben zum Rachendach.

Eine andere Einteilung unterscheidet echte, in der Ebene der Choanen gelegene Atresien und unechte, bei welchen die Verschlußplatte im Epipharynx liegt. Eine weitere Klassifikation ist die Unterscheidung in typische und atypische, wobei die typischen den echten, die atypischen den unechten entsprechen. Letztere gehören ihrer anatomischen Lage nach nicht mehr zu den eigentlichen Choanalverschlüssen. Die Verschlußplatte kann rein bindegewebig sein, sie kann aber auch Knorpel und Knochen enthalten und ist an beiden Seiten von Schleimhaut überzogen. Sie steht nach hinten-oben-außen geneigt und kann sowohl nasen- als auch rachenwärts gewölbt sein. Manchmal zeigt die verschließende Membran hinten ein Grübchen, von dem ein Kanal in das Diaphragma führt und entweder blind endigt oder dasselbe vollständig perforiert. Eine die Choanalatresie häufig begleitende Anomalie ist ein abnormer Hochstand des harten Gaumens. Weniger häufig findet sich bei einseitiger Atresie eine Hypoplasie der gleichseitigen Gesichtshälfte und ein gleichseitiger Exophthalmus.

Die angeborenen Membranbildungen im Nasenrachen. Hier liegt die Verschlußplatte im Nasenrachen außerhalb der Nasenhöhle und steht mit dem Choanalrahmen in keinerlei Verbindung. Sie teilt den Nasenrachen in zwei Abschnitte, in einen vorderen und einen hinteren. Die bindegewebige, Muskulatur enthaltende Verschlußplatte erstreckt sich von der Oberfläche des weichen Gaumens hinter der Tubenöffnung zur seitlichen Pharynxwand und zum Rachendach. Sie soll eine Duplikatur des weichen Gaumens darstellen, ist manchmal perforiert und hat weder anatomisch noch genetisch eine Beziehung zu der hinteren Choanalatresie. Sie ist bisher sehr selten beobachtet worden.

Anhang: Die erworbenen Atresien

Diese nicht zu den Mißbildungen gehörenden Anomalien sollen der Übersichtlichkeit und Einfachheit halber hier besprochen werden. Es handelt sich ebenfalls um bindegewebige bzw. membranöse, ein- und beidseitig vorkommende Verschlüsse der Nasenhöhle oder des Raumes knapp hinter derselben. Die Atresien entwickeln sich als Folge von ulcerösen Prozessen der Schleimhaut, wie sie bei Lues, Tuberkulose, Diphterie vorkommen. Weiterhin kann das Rhinosklerom, allerdings ohne vorherige ulceröse Prozesse, durch geschwulstartige Wucherungen und Narbenbildungen zum Verschluß der Nasenhöhle führen. Nach Verätzung und mechanischen Verletzungen sowie postoperativ (Tonsillektomie, Adenotomie) können ebenfalls Atresien entstehen.

Das Röntgenbild der Atresien:

Die röntgenologische Symptomatologie kann gemeinsam sowohl für die angeborenen als auch für die erworbenen besprochen werden, da die Röntgensymptome bei beiden Prozessen dieselben sind. Im Nativbild ist die bindegewebige Membran natürlich nicht erkennbar. Auch Einlagerungen von Knochen werden nur bei günstigen Bedingungen nachweisbar sein. Eindeutig darzustellen ist der Verschluß durch eine Kontrastfüllung des rechten und linken Cavum nasi. Die Füllung und die Aufnahmen müssen bei überhängendem Kopf am sitzenden oder liegenden Patienten gemacht werden. Es genügt eine submentovertikale und eine seitliche Aufnahme. Bei vollständigem Verschluß verbleibt das gesamte Kontrastmittel innerhalb der Nasenhöhle, ist in der Membran eine Öffnung, so kommt es zum Übertritt von Kontrastmittel in den Epipharynx (s. Abb. 140). Gelingt es, auch den Epipharynx aufzufüllen, so kann die verschließende Membran nicht nur lokalisiert, sondern es kann auch ihre Dicke bestimmt werden.

k) Die angeborenen Meningoencephalocelen

Die Kenntnis der angeborenen Hirnbrüche ist von großer praktischer Bedeutung, da die basalen Hirnhernien in der Nase oder im Nasenrachen als polypenartige Vorwölbung in Erscheinung treten und von solchen durch eine äußere Inspektion kaum unterschieden werden können. Eine operative Entfernung dieser als Polypen imponierenden Hirnbrüche kann üble Folgen nach sich ziehen. Durch eine Röntgenuntersuchung kann aber die Differentialdiagnose zwischen Polypen und Hirnhernien eindeutig gestellt werden, da bei letzteren immer ein Defekt an der Schädelbasis vorhanden und nachweisbar ist, was bei ersteren nicht der Fall ist. Die Voraussetzungen für das Zustandekommen von Meningoencephalocelen sind Spaltbildungen am Schädel, die wie die meisten Spaltbildungen am häufigsten in der Medianebene gelegen sind. Die hierbei zu findenden Defekte haben eine rundliche oder ovale Form und zeigen eine regelmäßige und scharfe Begrenzung.

Die angeborenen Hirnbrüche werden eingeteilt in:

1. *Syncipitale* oder vordere Meningoencephalocelen.
2. *Basale* Meningoencephalocelen.
3. *Occipitale* Meningoencephalocelen.

Zu 1. Die formale Genese der vorderen Hirnbrüche läßt sich durch die Annahme erklären,

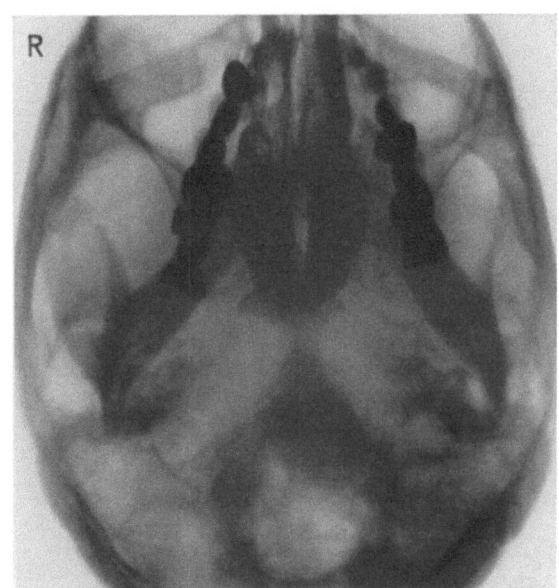

Abb. 140. Submento-vertikale Aufnahme der Schädelbasis bzw. der hinteren Nebenhöhlen am sitzenden Patienten, nach Kontrastfüllung beider Nasenhöhlen (der Focus der Röhre stand etwas rechts der Medianebene). *Erworbene Choanalatresie.* 33jähriger Mann, bei dem vor 16 Jahren eine Tonsillektomie und eine Adenotomie durchgeführt worden war. Die Kontrastfüllung beider Nasenhälften bricht am Übergang des Cavum nasi in den Epipharynx ab, nur ein schmaler, median verlaufender Gang erstreckt sich nach dorsal gegen den Nasenrachen, der ebenfalls etwas Kontrastmittel enthält. Die Kontrastfüllung des Cavum nasi zeigt nach dorsal ein konisches Abschlußbild, wobei allerdings rechts und links vor Beginn des schmalen Kontrastganges etwas Kontrastmittel in Form nischenartiger Vorwölbungen nachweisbar ist. Dies spricht dafür, daß die Abschlußplatte etwas hinter der Choanalebene gelegen ist

daß die Loslösung des Ektoderm vom Gehirn an der Stelle des vorderen Neuroporus — er entspricht in den weiteren Stadien der Embryonalentwicklung der Commissurenplatte, aus der die vordere Commissur und der Balken hervorgeht — später als normal erfolgt, so daß das Mesoderm der Schädelkapsel an dieser Stelle fehlerhaft angelegt ist (STERNBERG). Diese Annahme wird durch mehrere im Schrifttum erwähnte Fälle gestützt, bei denen eine Kombination von vorderen Hirnhernien mit Balkenmangel beschrieben wurde. Die Spaltbildung bzw. der Defekt findet sich bei den syncipitalen Meningoencephalocelen median oder knapp paramedian im untersten Anteil der Stirnbeinschuppe oder zwischen Stirn- und Nasenbeinen oder zwischen Stirnbein, Nasenbein und Stirnfortsatz des Oberkiefers bzw. Tränenbein. Dann gibt es aber auch noch vordere Hirnbrüche, die zwischen Stirn-, Sieb- und Tränenbein, also im Bereiche des inneren Augenwinkels austreten. Sie besitzen zum Unterschied von den erstgenannten neben der äußeren Bruchpforte noch eine innere, in der Lamina cribrosa gelegene und leiten daher bereits über zu den basalen Hirnhernien.

Zu 2. Die formale Genese der basalen Hirnbrüche ist in einer Kraft zu suchen, die in früher Embryonalzeit auf den Schädel einwirkt und zu einer Verschiebung bzw. Kontinuitätstrennung von Anlageteilen an der Stelle der späteren Bruchpforte führt. Hierbei wird Hirnanlage interponiert, die sich durch Wachstum vergrößern kann und weitere Mißbildungen im Bereiche des Skeletes verursacht (Mussgnug). Die basalen Meningoencephalocelen unterscheiden sich von den syncipitalen nicht nur durch die Lokalisation, sondern auch dadurch, daß sie nicht eine äußere, sondern eine innere Bruchpforte besitzen, die entweder im Bereiche der vorderen oder der mittleren Schädelgrube liegt. Ein Teil dieser Hirnbrüche kann aber noch eine äußere Bruchpforte aufweisen, sie werden

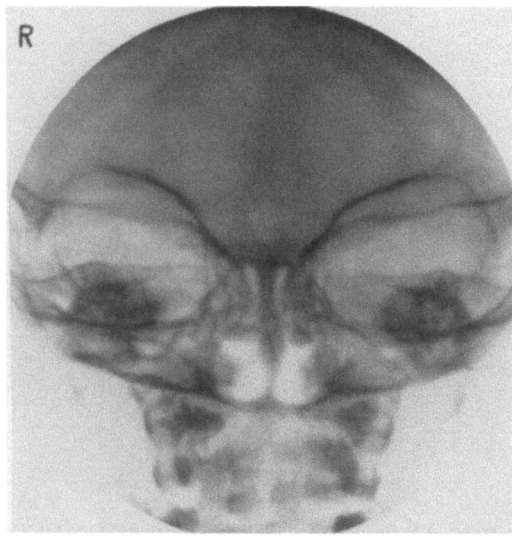

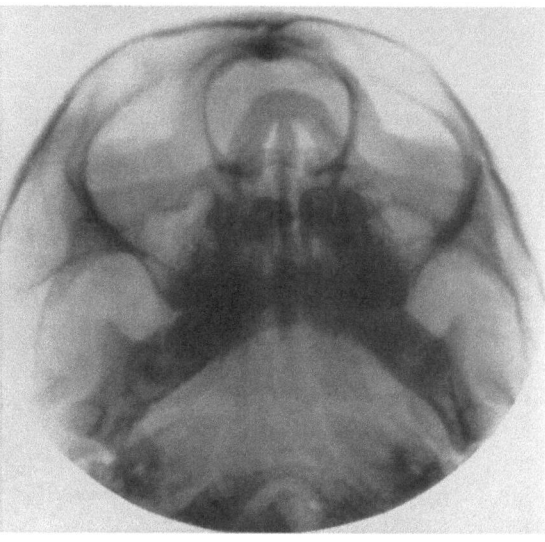

Abb. 141   Abb. 142 a

Abb. 141. Sagittal-horizontale Aufnahme der Nebenhöhlen (typische Einstellung). *Vordere Meningoencephalocele.* 16 Monate altes Mädchen mit einer seit Geburt bestehenden Schwellung über der Nasenwurzel. Das Röntgenbild zeigt knapp über der Nasenwurzel einen bohnengroßen, in der Medianebene gelegenen, scharf und regelmäßig begrenzten Defekt. Das Septum nasi ist verdickt. Das Siebbein erscheint etwas breiter als normal. Die beiden Orbitae lassen im Bereiche ihres oberen-inneren Anteiles die normale Rundung vermissen. Sie erscheinen hier wie eingedrückt, bzw. auseinandergedrängt

Abb. 142a. Axiale Aufnahme des Gesichtsschädels (der Focus der Röhre stand etwas links der Medianebene). *Fronto-nasale Meningoencephalocele.* 4jähriges Mädchen, bei dem schon bei der Geburt eine abnorme Profillinie am Übergang Stirnbein-Nasenbein auffiel, es fehlte hier die normale Einsenkung im Bereiche der Nasenwurzel, die Gegend erschien tumorartig vorgewölbt. Das Röntgenbild zeigt, genau median zwischen den beiden Augenhöhlen gelegen, einen runden, scharf und regelmäßig begrenzten Defekt, der, den vordersten Anteil des Bodens der vorderen Schädelgrube einnehmend, die innere Bruchpforte darstellt. Die seitliche Umrandung des Defektes wird von den tangential getroffenen, nach vorne und seitlich dislozierten Nasenbeinen und den ebenfalls tangential getroffenen, daran anschließenden seitlich dislozierten Abschnitten der medialen Orbitawand gebildet

dann mehr oder weniger deutlich sichtbar. Die die Bruchpforte darstellenden Defekte können verschieden groß sein, finden sich häufiger median gelegen und sind dann nach beiden Seiten hin symmetrisch entwickelt. Seltener kommen paramedian gelegene basale Hirnhernien vor. Je nach der Stelle, an der die Hirnbrüche durchtreten, unterscheidet man:

Fronto-nasale Meningoencephalocelen. Die Bruchpforte liegt median am Boden der vorderen Schädelgrube, unmittelbar hinter der Stirnbeinschuppe, der prolabierte Hirnteil findet sich in der Nase.

Trans-ethmoidale Meningoencephalocelen. Die Bruchpforte liegt weiter hinten im Bereiche des Siebbeines, der prolabierte Hirnteil findet sich in der Nase.

Spheno-ethmoidale Meningoencephalocelen. Die Bruchpforte liegt im Bereiche der Sutura sphenoethmoidea. Der prolabierte Hirnteil findet sich in der Nase.

Intra-sphenoidale Meningoencephalocelen. Die Bruchpforte liegt entweder im Bereiche der Sutura intrasphenoidalis oder im Bereiche des ehemaligen Canalis craniopharyngeus, welcher am tiefsten Punkt des Bodens der Sella turcica beginnend, senkrecht nach abwärts zum Rachendach verläuft. Im ersten Fall findet sich der prolabierte Hirnteil noch im rückwärtigen Anteil der Nase, im zweiten Fall bereits im Nasenrachen.

Spheno-pharyngeale Meningoencephalocelen. Die Bruchpforte liegt im Bereiche der Synchondrosis spheno-occipitalis. Der prolabierte Hirnteil findet sich im Epipharynx.

Naso-orbitale Meningoencephalocelen. Die Bruchpforte liegt paramedian im Bereiche des Bodens der vorderen Schädelgrube bzw. des Orbitaldaches und zwar meist im Bereiche der Sutura sphenofrontalis. Der Bruchinhalt findet sich innerhalb der Orbita. Diese Hirnhernie kommt am seltensten vor und geht mit einem Exophthalmus einher.

Zu 3. Auf die occipitalen Meningoencephalocelen braucht an dieser Stelle nicht näher eingegangen zu werden. Es sei nur erwähnt, daß sie dieselbe formale Genese wie die syncipitalen Hirnbrüche haben, viel häufiger als alle anderen Hirnhernien vorkommen und durch eine Röntgenuntersuchung

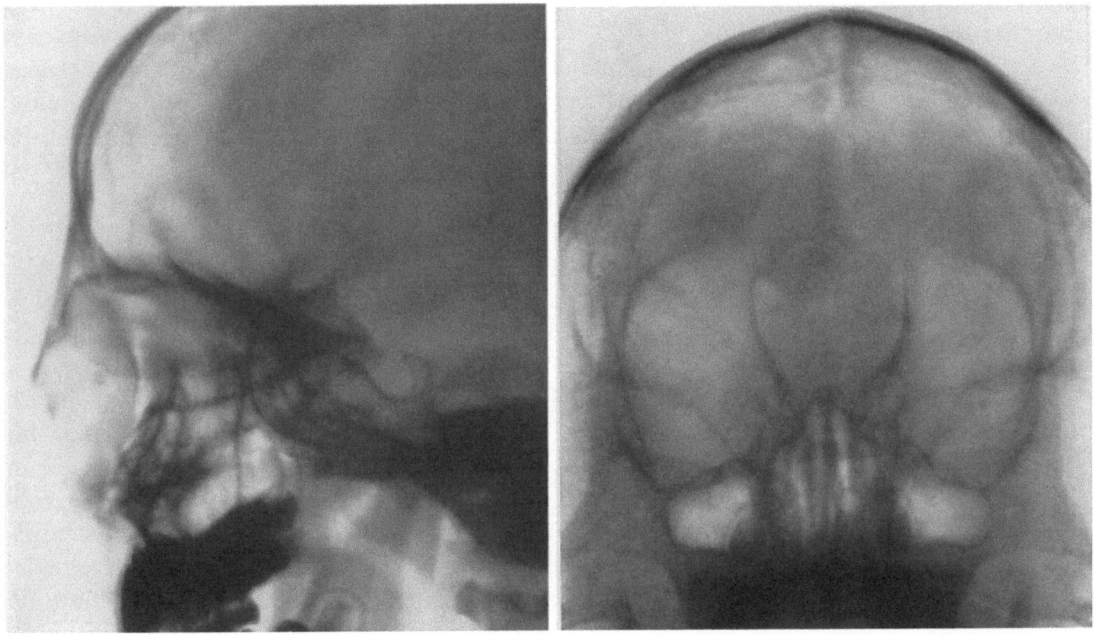

Abb. 142 b   Abb. 142 c

Abb. 142 b. Seitliche Ansicht der vorderen Schädelgrube desselben Falles wie Abb. 142a (typische Einstellung). Das Röntgenbild zeigt den abnormen Verlauf der Profillinie, die Stirnbeinschuppe geht ohne Unterbrechung in gerader Linie in die nach vorne dislozierten Nasenbeine über. Nur die Nasenbeinspitze hat an der Dislokation nicht oder nur wenig teilgenommen. Das Tegmen des Siebbeines steht deutlich tiefer als es der Norm entspricht

Abb. 142 c. Sagittal kranial-exzentrische Aufnahme der Nebenhöhlen I. Serie desselben Falles wie Abb. 142a (typische Einstellung). Das Röntgenbild zeigt die Deformation bzw. Einengung des knöchernen Orbitaeinganges. Man sieht beiderseits je eine in nach außen konvexem Bogen verlaufende Schattenlinie, die, die innere Begrenzung des Orbitaeinganges darstellend, von der Gegend des inneren Augenwinkels nach abwärts zum oberen Anteil der Apertura piriformis zieht. Diese Schattenlinie wird durch die seitwärts dislozierten Knochenabschnitte des vorderen Anteiles der medialen Augenhöhlenwand gebildet

eindeutig zu diagnostizieren sind. Man findet median gelegene Defekte von ganz verschiedener Ausdehnung, ober- oder unterhalb der Protuberantia occipitalis gelegen und manchmal bis an das Foramen occipitale magnum reichend.

Bevor die Besprechung der Röntgensymptomatologie der angeborenen Hirnhernien erfolgt, seien noch zwei Tatsachen erwähnt: 1. Durch die Röntgenuntersuchung ist es natürlich nicht möglich, irgendwelche Aufschlüsse über den Bruchinhalt zu erlangen. Er kann sich aus Hirnhäuten und Liquor sowie aus Hirnhäuten, Liquor und Gehirn zusammensetzen. 2. Die angeborene Hirnhernie muß nicht schon zur Zeit der Geburt Symptome machen. Diese können erst Jahre später in Erscheinung treten. ESCHER beschreibt einen Fall eines 20jährigen Mannes, bei welchem ohne vorherige Erkrankung und ohne vorangegangenes Trauma plötzlich ein Liquorfluß aus der Nase einsetzte. Die durchgeführten klinischen und röntgenologischen Untersuchungen ergaben eine intra-sphenoidale Encephalocele.

α) Das Röntgenbild der Meningoencephalocelen

Das Röntgenbild der syncipitalen oder vorderen Hirnbrüche. Entsprechend der Spaltbildung zeigt das Röntgenbild einen durch eine intensive Aufhellung charakterisierten Defekt, der nicht immer genau median gelegen sein muß, sondern auch knapp paramedian lokalisiert sein kann. Dies ist besonders dann der Fall, wenn sich der Bruch zwischen Stirnbein, Nasen- und Tränenbein findet. Die Größe des Defektes ist verschieden, seine Form ist rundlich oder oval, seine Begrenzung scharf und regelmäßig. Die vorderen Hirnbrüche gehen häufig mit einem Hyperteleorismus infolge abnormer Breitenentwicklung des Siebbeines einher und können auch eine Verdickung des Nasenseptum zeigen. Ferner findet sich eine abnorme Konfiguration des knöchernen Orbitaeinganges. Derselbe läßt im Bereiche des oberen-inneren Anteiles die normale Rundung vermissen. Die Kontur verläuft hier beiderseits in flachem Bogen nach oben und lateral (s. Abb. 141). Außerdem besteht fast regelmäßig eine Fehlbildung der Nasenbeine; diese sind nur mangelhaft entwickelt, oft nur als rudimentärer, zarter Knochenschatten erkennbar und sind immer nach abwärts disloziert. Dies ist im Seitenbild der Nase röntgenologisch gut feststellbar. Auch der Defekt der Stirnbeinschuppe kommt bei der seitlichen Projektion stets gut zur Darstellung.

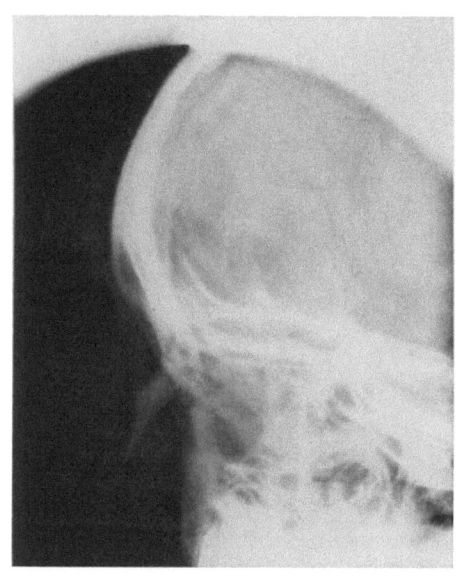

Abb. 143. Seitliche Ansicht der Nasenbeine. Logetronisches Bild (typische Einstellung). *Vordere Meningoencephalocele.* 4jähriger Knabe, bei welchem bald nach der Geburt eine Schwellung über der Nase auftrat. Das Röntgenbild zeigt den abnormen Verlauf der Profillinie, dieselbe zeigt eine stärkere Einsenkung oberhalb der Nasenwurzel, die Nasenbeine sind im oberen Anteil verbildet und etwas nach abwärts disloziert

Das Röntgenbild der basalen Hirnbrüche. Von diesen sehr selten zu beobachtenden Hirnbrüchen sind bis heute röntgenologisch nur vereinzelte Fälle mitgeteilt worden und diese betreffen ausschließlich die fronto-nasalen Meningoencephalocelen, die unter den basalen Hirnhernien am häufigsten vorzukommen scheinen. Sie zeigen im Röntgenbild, am Boden der vorderen Schädelgrube median unmittelbar hinter der Stirnbeinschuppe gelegen, einen rundlichen Defekt, der verschieden groß sein kann und scharfe und regelmäßige Begrenzung aufweist (s. Abb. 142a). Das Seitenbild ist charakterisiert durch einen abnormen Verlauf der Profillinie und zwar derart, daß die Stirnbeinschuppe, ihr Processus nasalis und die daran anschließenden Nasenbeine eine einheitliche gerade Linie bilden, da letztere durch den Bruchinhalt nach vorn verdrängt werden. Es fehlt also die normalerweise vorkommende geringere oder stärkere Einsenkung am Übergang der Stirnbeinschuppe in die Nase. An der Dislokation müssen die Nasenbeine nicht in ihrer Gesamtheit beteiligt sein (s. Abb. 142b). Bei größeren Brüchen kommt es auch zur Deformation und Einengung des knöchernen Orbitaeinganges (s. Abb. 142c).

Röntgenbefunde bei den übrigen basalen Hirnhernien sind uns bisher nicht bekannt geworden, auch konnten wir keinen derartigen Fall untersuchen. Es ist anzunehmen, daß sich auch hier der (die weiter hinten gelegene Bruchpforte darstellende) Defekt röntgenologisch nachweisen läßt.

β) Die röntgenologische Differentialdiagnose der Hirnbrüche

Die fronto-nasalen Hirnbrüche geben ein so typisches Röntgenbild, daß eine andere Erkrankung wohl kaum in Frage kommt. Ob auch die übrigen basalen Hirnhernien zu mehr oder weniger typischen Defekten Anlaß geben, entzieht sich unserer Kenntnis, da uns, wie schon erwähnt, bisher kein derartiger Fall zur Kenntnis gelangte. Es ist anzunehmen, daß die die Brüche charakterisierenden Defekte der Schädelbasis in Form und Begrenzung den Defekten gleichen, wie sie bei den fronto-basalen Hirnbrüchen beschrieben wurden. Die Lokalisation an typischer Durchbruchstelle wird einen weiteren Hinweis geben. Bei den vorderen Meningoencephalocelen kommt differentialdiagnostisch ein Dermoid in Frage, über dessen kongenitales Vorkommen berichtet wurde. Sind Verkalkungen vorhanden, so spricht dies eindeutig für ein Dermoid. Aus der Art des Defektes allein kann die Differentialdiagnose nicht gestellt werden. Das entscheidende Unterscheidungsmerkmal, das für den Hirnbruch spricht, sind die Fehlbildung und die Dislokation der Nasenbeine nach abwärts, wodurch im Seitenbild eine abnorme Profillinie entsteht, da der Kontur am Übergang der Stirnbeinschuppe in die Nasenbeine infolge des hier bestehenden Defektes und infolge der Abwärtsverlagerung der mißbildeten Nasenbeine stark zurücktritt, also eine tiefe Einkerbung aufweist (s. Abb. 143).

Zum Schlusse dieses Abschnittes muß noch über einen unikalen Fall einer Meningoencephalocele der linken Stirnhöhle, der von RICHTER bekanntgegeben wurde, berichtet werden. Es handelt sich um eine 24jährige Frau, die seit 5 Jahren an einem Sommer und Winter bestehenden „Schnupfen" litt, der als vasomotorische Rhinitis aufgefaßt wurde. Man fand, daß die linke Nasenhälfte ohne Unterbrechung wäßrig absonderte, und eine umschriebene Rötung des linken Nasenloches. Lag die Patientin auf dem Rücken, war die Absonderung weniger bemerkbar, beugte sie den Kopf nach vorn, fing die Nase zu „laufen" an. Die Absonderung wurde als Liquor festgestellt. Patientin erinnerte sich, als Kind einen Stoß gegen den Kopf erlitten zu haben. Der Unfall habe aber weder besondere Beschwerden noch ernstere Störungen zur Folge gehabt. Ein Röntgenbild ist der Arbeit nicht beigegeben, sondern nur eine Skizze. Der deskriptive Röntgenbefund spricht von klaren, gut begrenzten Nebenhöhlen und von einer porösen Auflockerung der Knochenzeichnung der lateralen Begrenzung der linken Stirnhöhle. Von einer Verschattung ist im Befunde nichts zu finden. Die Operation ergab den seltenen Befund einer Meningoencephalocele der linken Stirnhöhle, die wie ein Ei zwei Drittel des Hohlraumes ausfüllte, deren Schleimhaut völlig reizlos war. Das Gebilde mündete mit breitem Stiel durch eine Lücke der lateralen Stirnhöhlenwand in das Endocranium. An der nach abwärts gekehrten Fläche der Meningoencephalocele fand sich eine haardünne Fistel, aus der sich Liquor entleerte. RICHTER, der im zugängigen Schrifttum keinen derartigen Fall finden konnte, vermutete entweder eine kongenitale Spaltbildung oder einen osteoporotischen Knochenumbauprozeß, vielleicht im Anschluß an das geringfügige Trauma in der Kindheit, der die Bildung des Vorfalles begünstigte.

XI. Anderweitige Erkrankung mit Beteiligungen der Nase und der Nebenhöhlen

1. Das Kartagenersche Syndrom

Das Kartagenersche Syndrom oder auch Kartagenersche Trias genannt umfaßt folgende drei pathologische Prozesse: *Situs inversus viscerum, Bronchiektasien* und *chronische Nebenhöhlenentzündungen.* Diese Kombination von Erkrankungen wurde ursprünglich schon von SIEWERT beschrieben. KARTAGENER hat viele Jahre später neuerdings das Interesse darauf hingelenkt und zwar im Hinblick auf die Frage, ob es sich bei den Bronchiektasien um angeborene oder erworbene handelt. Die Kartagenersche Trias ist nicht allzu oft zu finden, hingegen kommen Sinusitis und Bronchiektasien sehr häufig miteinander vergesellschaftet vor. Die Fragen und Probleme, die sich beim Kartagenerschen Syndrom und beim kombinierten Auftreten von Sinusitis und Bronchiektasien ergeben, sind heute noch in keiner Weise eindeutig oder befriedigend gelöst. Die Annahme, daß es sich um verschiedene Manifestationen eines einheitlichen endogen, bedingten Grundleidens handle, erscheint noch am wahrscheinlichsten. Dies mag auch für jene Fälle von Asthma bronchiale zutreffen, bei denen gleichzeitig eine chronische katarrhalische Sinusitis oder eine Polyposis nasi bestehen.

Der Röntgenologe vermag sowohl bei der Kartagenerschen Trias als auch bei Kombination von Sinusitis und Bronchiektasien die einzelnen Erkrankungen eindeutig zu diagnostizieren. Zur Fragestellung der inneren Zusammenhänge der einzelnen pathologischen Prozesse kann jedoch von röntgenologischer Seite aus nicht Stellung genommen werden. Deshalb erscheint es auch nicht notwendig, sich weiter mit diesen Affektionen zu beschäftigen. Für den sich Interessierenden sei auf die ausführliche und lesenswerte Arbeit von NEUBERGER hingewiesen, die sich in erschöpfender Weise mit diesen Problemen befaßt.

2. Die fibröse Dysplasie des Knochens

Da die fibröse Dysplasie des Knochens in einem anderen Kapitel dieses Handbuches abgehandelt wird, sei hier nur kurz das Allerwichtigste, den Schädel betreffende erörtert. Unter den Schädelknochenerkrankungen ist die fibröse Dysplasie, seit sie richtig erkannt und diagnostiziert wird, einer der häufigsten pathologischen Knochenprozesse. Sie kommt sicher öfter vor als die Ostitis deformans Paget. Bezüglich der Häufigkeit des Befalles der einzelnen Skeletknochen steht die fibröse Dysplasie des Schädelskeletes nach dem Femur und Humerus an dritter Stelle.

Die Erkrankung beginnt meist in der frühesten Jugend, macht, solange die Herde nicht ein gewisses Ausmaß überschreiten, lange Zeit keine Beschwerden, so daß sie oft erst in höherem Alter und dann als Zufallsbefund entdeckt wird. Kommt es zur Verdickung des befallenen Knochens, so kann diese als Vorwölbung in Erscheinung treten. Diese Vorwölbungen vergrößern sich in der Regel sehr langsam innerhalb von Jahren, nur hier und da wird angegeben, daß die Vorwölbung in kürzester Zeit stärker hervorgetreten sei. Die monostotische Form der fibrösen Dysplasie scheint nicht mit extraskeletalen Veränderungen einherzugehen, während die polyostotischen Formen häufig Hautveränderungen in Form von Pigmentflecken zeigen können. Abgesehen vom Albrightschen Syndrom *(multiple Knochen-herde, Pigmentflecken* und *Pubertas praecox)*, das nur bei Mädchen vorkommt, tritt die fibröse Knochendysplasie bei beiden Geschlechtern gleich häufig auf.

a) Anatomische und histologische Vorbemerkungen

Der erkrankte Knochenbezirk kann, muß aber nicht verdickt sein und zeigt häufig nach außen eine wohl unregelmäßige, jedoch scharfe Begrenzung. Auf die Histologie muß zum besseren Verständnis der im Anschluß zu besprechenden Röntgensymptomatologie etwas näher eingegangen werden. Das Primäre ist eine von der Tela ossea unabhängige Markfibrose der zentralen Markraumgebiete der platten Knochen. Der Prozeß beginnt also mit einem Ersatz des Markgewebes durch ein derbes, faserreiches Bindegewebe, welches die durch den gleichzeitig einsetzenden Knochenabbau erweiterten Markräume ausfüllt. Dieses Bindegewebe vermag seinerseits wieder Knochen zu bilden. Die neu entstandenen Knochenbälkchen sind vollkommen ungeordnet und unvollkommen ausgereift. Sie liegen entweder einzeln für sich oder treten besonders am Schädelknochen zu einem unregelmäßigen, nicht allseits geschlossenen Gitter zusammen. Die Größe und Form der Knochenbälkchen ist verschieden. Manchmal bilden sie größere fleckige Skleroseherde, in anderen Fällen finden sich kugelförmige Knochenbildungen, die, wenn sie stark verkalkt sind, Psammomkörpern oder Zementikeln gleichen. Sowohl der Faserreichtum, als auch die Zahl der Knochenbälkchen ist örtlich sehr verschieden. Durch regressive Metamorphose kann es in seltenen Fällen infolge Colliquationsnekrose zu einer Verflüssigung des Bindegewebes und damit zur Bildung echter cystischer Hohlräume kommen. Die fibrösen Herde nehmen nur langsam an Größe zu, dabei kommt es zu einer exzentrischen Zerstörung der Compacta, an der außen durch das Periost neue Knochenlamellen angelagert werden, was eine Verdickung des erkrankten Bezirkes zur Folge hat. Der Prozeß kann lange Zeit auf einen oft nur kleinen Bezirk eines Knochens beschränkt bleiben, er kann aber beim weiteren Wachstum auf benachbarte Knochen übergreifen, wobei die Nähte kein Hindernis darstellen sollen. Wir konnten jedoch Fälle beobachten, bei denen die Grenze der Veränderungen durch die Naht gebildet wurde. Manchmal sieht man allerdings Bilder, die den Eindruck erwecken, als sei die fibröse Dysplasie über die Naht hinweg fortgeschritten und zwar dann, wenn zwei benachbarte Knochen kontinuierlich befallen sind. Es ist jedoch ohne weiteres möglich, daß ursprünglich in beiden Knochen unabhängig voneinander je ein Herd oder mehrere fibröse Herde aufgetreten sind und daß sich beim weiteren Wachstum die Herde an der Naht vereinigt haben. In schweren Fällen können große Teile des Schädeldaches, des Gesichtsskeletes und der Schädelbasis befallen sein. Bei Sitz der fibrösen Knochendysplasie im Bereiche einer Nebenhöhlenwand oder bei Übergreifen der Erkrankung aus der Nachbarschaft auf eine Höhlenwand kommt es zu einer mehr oder weniger starken, mitunter makroskopisch vollständigen Einengung bzw. knöchernen Obliteration des pneumatischen Hohlraumes, wobei sich im letzten Falle mikroskopisch oft noch ein spaltförmiger, von Epithel ausgekleideter Raum nachweisen läßt. Als Komplikation können sich in durch teilweise knöcherne Verödung einer Nebenhöhle entstandenen, abgeschnürten Buchten Empyeme, Muco- und Pyocelen entwickeln. KLEINSASSER u. FRIEDMANN fanden in einem Falle an Stelle der Stirnhöhle und der Keilbeinhöhle mit cholesteatomähnlichen Detritusmassen prall gefüllte Kammern.

b) Das Röntgenbild der fibrösen Knochendysplasie des Schädels und der Nebenhöhlen

Das Röntgenbild gibt zum Teil ein getreues Bild der pathoanatomischen Vorgänge wieder. Die die Markfibrose begleitenden Knochenabbauvorgänge manifestieren sich röntgenologisch als zentrale Aufhellungen, die Knochenanbauvorgänge als Verdichtungen.

Aufhellungen und Verdichtungen lassen bezüglich Form, Ausdehnung und Anordnung keinerlei Gesetzmäßigkeit erkennen. Lediglich die kleinen kugelförmigen Knochenverdichtungen (Knochenperlen) verleihen der fibrösen Dysplasie ein charakteristisches Erscheinungsbild und erlauben eine eindeutige Diagnose. Sie sind allerdings nicht in allen Fällen vorhanden. In fortgeschrittenen Stadien ist die erkrankte Knochenpartie infolge des ständig vor sich gehenden Abbaues der Lamina externa an der Innenseite und Anbaues an ihrer Außenseite nach außen vorgewölbt, mehr oder weniger verdünnt,

glatt konturiert, jedoch unregelmäßig verlaufend. Die Tabula interna bleibt in der Regel intakt. An der Schädelbasis überwiegen die sklerotischen Veränderungen mit Anbauvorgängen, die Aufhellungen treten hier zurück. Besonders der Boden der vorderen, weniger häufig der der mittleren Schädelgrube kann eine beträchtliche Verdickung aufweisen. Da fast keine Aufhellungen vorhanden sind, hat die Knochenverdichtung an der Schädelbasis einen mehr homogenen Charakter. Bezüglich dieser gleichmäßigen Knochenverdichtung handelt es sich nach KLEINSASSER und FRIEDMANN wohl immer um eine Pseudosklerose, die durch die Dickenzunahme der erkrankten Tela ossea bedingt ist, da das fibrös-dysplastische Gewebe einen relativ geringen Kalkgehalt aufweist und keineswegs die Dichte des gesunden Knochens erreicht. Bei Lokalisation der fibrösen Dysplasie im Bereiche einer Nebenhöhlenwand, z.B. einer Wand der Stirnhöhle, zeigt das Röntgenbild dieselben Veränderungen, wie sie eben für die Schädelkapsel beschrieben wurden. Man findet Verdichtungen und Aufhellungen, die in Form, Größe und Anordnung keinerlei Gesetzmäßigkeit erkennen lassen. Ist der benachbarte Knochen befallen, dann sind die Grenzen des pneumatischen Hohlraumes undeutlich. Die Lichtung der Höhle ist ganz oder weitgehend knöchern obliteriert (s. Abb. 144). Die Erkrankung der Kieferhöhle manifestiert sich im fortgeschrittenen Stadium als Folge einer ungleichmäßigen Verdickung einer oder mehrerer Wände

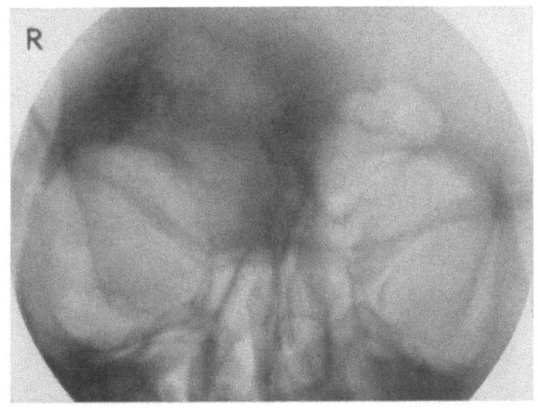

Abb. 144. Sagittale, etwas kranial-exzentrische Aufnahme der Nebenhöhlen bzw. Aufnahme beider Orbitae (der Focus der Röhre stand etwas rechts der Medianebene). *Fibröse Knochendysplasie der rechten Stirnhöhle.* 38jährige Frau, die seit langer Zeit an Kopfschmerzen leidet. Das Röntgenbild zeigt deutliche Strukturveränderungen im Bereiche der rechten Stirnhöhle in Form von Verdichtungen und Aufhellungen. Die Grenzen der Stirnhöhlen sind größtenteils nicht mehr erkennbar, der benachbarte Knochen ist verdichtet, die Verdichtung geht allmählich in gesunde Knochenpartien über. Ob die Stirnhöhle schon vollständig knöchern obliteriert ist ober ob noch stellenweise ein Lumen vorhanden ist, läßt sich nicht entscheiden. Weiterhin fällt ein abnormer Verlauf des rechten kleinen Keilbeinflügels auf, derselbe zieht ziemlich steil nach außen-oben. Der rechte kleine und große Keilbeinflügel sind außerdem in ihrer Struktur verändert und zwar erscheinen sie strahlendurchlässiger als der linke kleine und große Keilbeinflügel. Die die Fissura orbitalis begrenzende Corticalis des rechten großen Keilbeinflügels ist sehr undeutlich. Demnach sind außer der Stirnbeinschuppe auch rechter kleiner und großer Keilbeinflügel von der fibrösen Dysplasie befallen

durch eine Vergrößerung und Deformation des Oberkiefers. Die verdickten Wände zeigen außerdem eine Sklerosierung, die entweder vollkommen homogen oder inhomogen fleckig sein kann (s. Abb. 145a und b). Eine diffuse homogene Sklerose wird nach SHERMAN und GLAUSER nur am Oberkiefer gefunden und soll nach KLEINSASSER und FRIEDMANN fast pathognomonisch für die fibröse Dysplasie des Oberkiefers sein. Das Lumen der Kieferhöhle ist entweder vollständig oder teilweise knöchern obliteriert.

c) Die Differentialdiagnose der fibrösen Knochendysplasie

Das ausgeprägte Bild der fibrösen Dysplasie des Schädels macht diagnostisch keine Schwierigkeiten, besonders dann nicht, wenn auch am übrigen Skelet Veränderungen vorhanden sind. Schwierigkeiten können sich am Beginn der Erkrankung ergeben, wenn der Prozeß noch sehr wenig fortgeschritten ist. Man findet dann einen oder zwei oder auch mehrere kleine Herde von etwa Haselnußgröße. Diese Herde sind charakterisiert durch eine zentrale Aufhellung und eine verdichtete Randzone. Die zentrale Aufhellung kann gleichmäßig sein, sie kann aber auch die schon erwähnten Knochenperlen enthalten, was, wie wir schon angeführt haben, die Diagnose fibröse Knochendysplasie eindeutig gestattet (s. Abb. 146). Die verdichtete Randzone kann verschieden breit sein. Schmale Randzonen sind dichter und schärfer gegen die gesunde Umgebung abgesetzt als breitere Randzonen, die weniger dicht sind und allmählich in die gesunden Knochenpartien übergehen. Diese kleinen, wohl

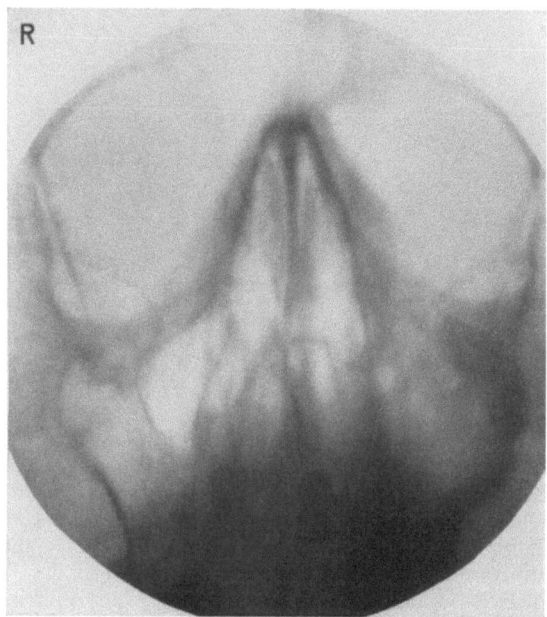
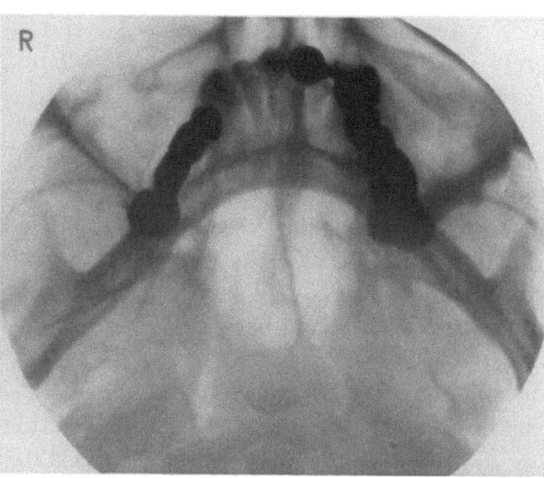

Abb 145a   Abb. 145b

Abb. 145a. Sagittale kranial-exzentrische Aufnahme der Nebenhöhlen I. Serie (typische Einstellung). *Fibröse Knochendysplasie der linken Kieferhöhle.* 52jähriger Mann, der im ersten Weltkrieg anläßlich eines Flugzeugabsturzes mehrere Frakturen des Gesichtsskeletes erlitten haben soll, seit damals gelegentlich Schmerzen in der linken Gesichtshälfte, seit einigen Tagen Schnupfen und leichte Schwellung im Bereich der linken Kieferhöhlenwand. Das Röntgenbild zeigt eine Vergrößerung und Deformation der linken Kieferhöhle infolge einer ungleichmäßigen Verdickung ihrer lateralen Wand. Die verdickten Knochenpartien sind homogen sklerotisch. Die linke Kieferhöhle ist dicht verschattet

Abb. 145b. Vertiko-submentale Aufnahme der Schädelbasis bzw. der hinteren Nebenhöhlen desselben Falles wie Abb. 145a (der Focus der Röhre stand etwas links der Medianebene). Man sieht wieder die Verdickung und Verdichtung der lateral-dorsalen Wand der linken Kieferhöhle. Die Begrenzung der verdickten Wand nach dorsal ist buckelig, aber vollkommen scharf, die Begrenzung nach vorne gegen das Kieferhöhlenlumen ist unregelmäßig und unscharf. Das Bild zeigt außerdem, daß auch die Vorderwand verdickt ist, jedoch nicht in dem Ausmaße wie die lateral-dorsale Wand. Die Sklerosierung der Vorderwand ist inhomogen und nicht sehr ausgeprägt. Im Zentrum erscheint die linke Kieferhöhle in dieser Projektion noch etwas lufthaltig

ein Anfangsstadium der fibrösen Dysplasie darstellenden Herde machen klinisch keine Symptome und werden als Zufallsbefund entdeckt. Dieser Umstand kann auch differentialdiagnostisch verwertet werden, d. h., er schließt eine Verwechslung mit osteomyelitischen Herden aus. Wenn eine fibröse Dysplasie klinische Symptome macht, dann sind meist schon ausgedehnte Veränderungen vorhanden.

Die knöcherne Verödung der Nebenhöhlen, die bei Befall einer Wand oder nach Übergreifen des Prozesses auf dieselbe früher oder später eintritt, ist differentialdiagnostisch nicht verwertbar, da sie auch bei der Ostitis deformans Paget sowie im Verlaufe von entzündlichen Affektionen der pneumatischen Hohlräume vorkommt.

Die Abgrenzung einer mit einer diffusen homogenen Sklerosierung einhergehenden fibrösen Dysplasie des Oberkiefers gegenüber einem ossifizierenden Fibrom (Osteofibrom)

kann unmöglich sein (s. Abb. 147). Es wurde gerade vorhin berichtet, daß nach KLEIN-
SASSER und FRIEDMANN eine diffuse homogene Sklerose am Oberkiefer fast pathognomonisch für die fibröse Dysplasie sein soll. Die Autoren dokumentieren ihre Ansicht

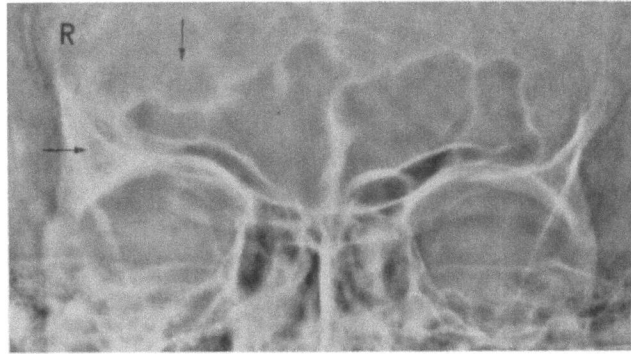

Abb. 146. Sagittale-horizontale Aufnahme der Nebenhöhlen, logetronisches Bild (typische Einstellung).
Fibröse Knochendysplasie der rechten Stirnbeinschuppe in Form von zwei Herden. Zufallsbefund bei einem
53jährigen Mann, der wegen einer seit einer Woche bestehenden Entzündung des rechten Auges zur Untersuchung geschickt wurde. Das Röntgenbild zeigt über dem lateralen Anteil der rechten Orbita einen über
bohnengroßen Aufhellungsherd, der nach medial bis unmittelbar an die rechte Stirnhöhle reicht, im Zentrum
kleine Knochenperlen erkennen läßt und nach kranial eine verdichtete Randzone aufweist. Ein zweiter ähn-
licher Aufhellungsherd findet sich etwa 1 cm medial vom eben beschriebenen, knapp angrenzend an die
obere Kontur der Stirnhöhle. Hier fehlen die kleinen Knochenperlen im Zentrum. Die Orbitakontur im
Bereich des äußeren-oberen Augenwinkels ist etwas verdickt. Es besteht eine geringe Einengung und
Deformation der Orbita

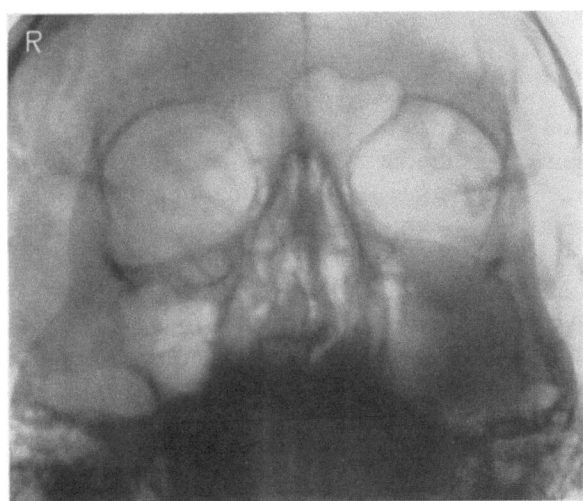 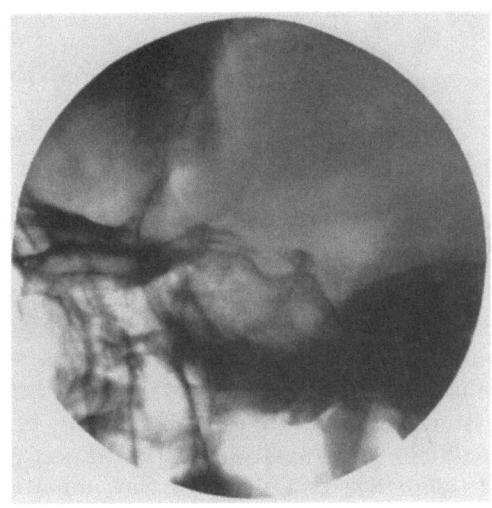

Abb. 147   Abb. 148

Abb. 147. Sagittale, kranial-exzentrische Aufnahme der Nebenhöhlen I. Serie. (Der Focus der Röhre stand
etwas links der Medianebene. *Ossifizierendes Fibrom bzw. Osteoidfibrom.* 16jähriges Mädchen, bei dem sich
innerhalb eines Jahres eine langsam zunehmende Auftreibung des linken Oberkiefers entwickelte. Das Röntgenbild zeigt eine Vergrößerung des linken Oberkiefers, seine lateral-dorsale und seine vordere Wand laden stärker
aus als die entsprechenden Wände der gesunden Gegenseite. Es besteht keine sehr intensive, jedoch vollkommen homogene Verdichtung. Das Lumen der linken Kieferhöhle ist hochgradig eingeengt. Der untere Orbitarand,
entsprechend dem vordersten Anteil des Kieferhöhlendaches, ist deutlich verdünnt und orbitawärts disloziert
Abb. 148. Seitliche Ansicht der Sella turcica bzw. der hinteren Nebenhöhlen (typische Einstellung). *Fibröse
Dysplasie des Keilbeines.* 32jähriger Mann, bei dem sich innerhalb von vielen Monaten eine Vergrößerung
des linken Unterkiefers entwickelt hatte. Die Röntgenuntersuchung des Unterkiefers ergab das typische Bild
einer fibrösen Dysplasie. Der Befund wurde histologisch bestätigt. Das Röntgenbild zeigt, daß der Keilbeinkörper in seiner Struktur verändert ist. Es besteht eine kleinfleckige Verdichtung der Knochenstruktur mit
kleinen, rundlichen Aufhellungen zwischen den Verdichtungen. Die große hellere Zone vorne und die etwas kleinere hinten sind durch lufthaltige Reste der Keilbeinhöhlen bedingt. Die vorliegenden Strukturveränderungen
sind denen, wie sie auch beim Meningeom vorkommen können, weitgehend ähnlich. Vergleiche auch Abb. 122 b

durch eine entsprechende Abbildung in ihrer Publikation, die unserer Abb. 147 vollkommen identisch ist. Demnach ist also eine fibröse Knochendysplasie und ein Osteoidfibrom röntgenologisch nicht auseinanderzuhalten. Ob dies pathohistologisch immer eindeutig möglich ist, entzieht sich unserer Kenntnis. Übrigens wird von manchen Autoren das Osteoidfibrom nicht als eigene Tumorart anerkannt, sondern als Variante der fibrösen Dysplasie aufgefaßt.

Schwierigkeiten in der Abgrenzung einer fibrösen Dysplasie gegenüber einer Meningeomhyperostose werden sich im Bereich der Schädelkapsel kaum je ergeben. Anders verhält sich hierbei die Schädelbasis. Hier kann die fibröse Dysplasie mit Sklerosierungsvorgängen einhergehen, die denen, wie sie bei Meningeomen vorkommen können, weitgehend gleichen können (s. Abb. 148). Eine Differentialdiagnose kann, wenn keine weiteren Herde einer fibrösen Dysplasie am übrigen Skelet vorhanden sind, unmöglich sein. Ferner kann das röntgenologische Erscheinungsbild der fibrösen Knochendysplasie vollkommen ähnlich sein den Veränderungen, wie man sie beim posttraumatischen Knochenhämatom und beim posttraumatischen Osteoklastom sehen kann. Während letzteres durch eine histologische Untersuchung diagnostiziert werden kann, ist die feingewebliche Unterscheidung zwischen fibröser Knochendysplasie, posttraumatischem Knochenhämatom und Osteoidfibrom oder ossifizierendem Fibrom nicht immer möglich.

Schwierigkeiten in der Abgrenzung einer fibrösen Dysplasie gegen eine Ostitis deformans Paget oder gegen eine Osteodystrophia fibrosa generalisata Recklinghausen scheinen unseres Erachtens nicht zu bestehen, besonders dann nicht, wenn man das Gesamtbild dieser Erkrankungen berücksichtigt, wie KLEINSASSER und FRIEDMANN ganz richtig feststellen. Da diese Erkrankungen in anderen Kapiteln dieses Handbuches eine eingehende Erörterung erfahren werden, braucht hier nicht näher auf sie eingegangen zu werden.

3. Die Ostitis deformans Paget

Das Krankheitsbild der Ostitis deformans Paget, das als bekannt vorausgesetzt wird, soll hier nur insofern eine Besprechung erfahren, als die Erkrankung den Gesichtsschädel bzw. die Nebenhöhlen betrifft. Der isolierte Befall eines Gesichtsschädelknochens ohne Erkrankung der Schädelkapsel ist ein sehr seltenes Ereignis, konnte aber bisher einige wenige Male beobachtet werden (KIENBÖCK, MOORE, NAGER). Es sind in erster Linie der Unterkiefer, der Oberkiefer und das Jochbein, die von der Krankheit erfaßt werden. Sind beide Oberkiefer erkrankt und besteht außer dem pathologischen Knochenumbau auch eine beträchtliche Hyperostose, so kommt es zu einer Deformierung des Gesichtsschädels, die als *Leontiasis ossea*[1] bezeichnet wird. KIENBÖCK hat in seinem Buch „Röntgendiagnostik der Knochen- und Gelenkskrankheiten" drei Fotos von Skeletschädeln mit Pagetscher Erkrankung (es handelt sich um Präparate aus dem Londoner Museum des R. College of Surgeons) abgebildet, die diese Verunstaltung eindrucksvoll wiedergeben. Wie schon im vorigen Kapitel erwähnt wurde, kann es im Verlaufe einer Ostitis deformans Paget des Gesichtsschädels zu einer knöchernen Veröhung der Nebenhöhlen kommen. Diese Obliteration der Nebenhöhlen ist den Pathoanatomen schon lange bekannt und von Röntgenologen öfter gesehen und beschrieben worden. BRUNNER und GLASSCHEIB haben sich in einer ausführlichen Arbeit mit den histogenetischen Vorgängen dieser Nebenhöhlenveröhung beschäftigt. Aus dieser Publikation sei folgendes mitgeteilt: „Die Ostitis deformans Paget der Schädelbasis führt in fortgeschrittenen Stadien zu einer Verengung der Nebenhöhlen, die bis zu einer vollkommenen Veröhung dieser Höhle fortschreiten kann. Dabei zeigen in unseren Fällen die Nebenhöhlen I. Serie (Stirnhöhle, vorderes Siebbein), die in enger topographischer Beziehung zum Schädelgewölbe stehen,

---

[1] Der Ausdruck „Leontiasis ossea" wird für verschiedene Erkrankungen verwendet, was zu großen Unklarheiten führt. Als „Leontiasis ossea" sollte man nur eine äußere Erscheinungsform und nicht eine bestimmte Krankheit bezeichnen, da der „Leontiasis ossea" verschiedene pathologische Prozesse zugrunde liegen können.

diese Verengung in weit höherem Maße, als die Nebenhöhlen der II. Serie (Keilbein, hinteres Siebbein), die mit dem Schädelgewölbe in keiner topographischen Beziehung stehen." Die Arbeit befaßt sich ausführlich mit der Art und Weise, wie diese Verengung der Nebenhöhlen zustande kommt. Der Vorgang ist in den einzelnen Nebenhöhlen keineswegs derselbe. Der Pagetprozeß beginnt in den Markräumen der Nebenhöhlenwände. Sind keine Markräume vorhanden, wie z. B. in der Lamina papyracea und im Septum sinuum sphenoidalium, so kann der Pagetprozeß entweder von dickeren — Markräume enthaltenden Nebenhöhlenwänden — auf diese dünnen Knochenplatten übergreifen, so z. B. vom Dach der Keilbeinhöhle auf das Septum oder aber der Pagetprozeß setzt in der Schleimhaut der Nebenhöhlen ein und greift von hier auf den Knochen über. Aber nicht nur die Nebenhöhlen, sondern auch die Nasenhöhle kann knöchern obliterieren (CALVET und LERESIA).

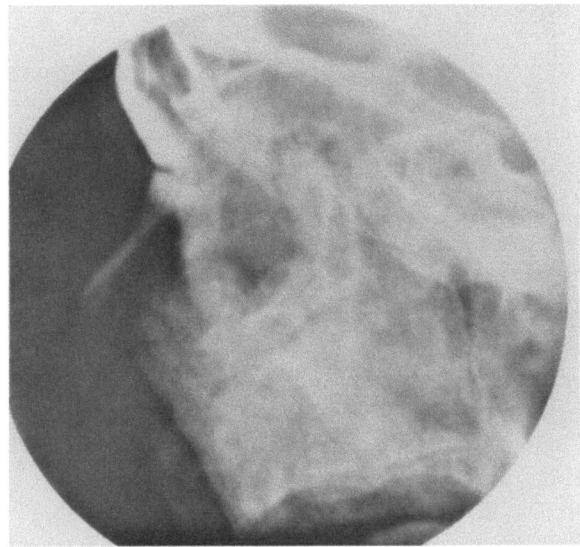

Abb. 149. Seitliche Aufnahme der Kieferhöhle, logetronisches Bild (typische Einstellung). *Ostitis deformans Paget des Oberkiefers.* Das Röntgenbild zeigt statt der hellen Lichtung der Kieferhöhle eine dichte Verschattung von inhomogenem Charakter in Form fleckiger Verdichtungen. (Sammlung E. G. MAYER)

a) Das Röntgenbild der Ostitis deformans Paget

Das unverkalkte Stadium der Ostitis deformans Paget ist unseres Wissens bisher im Bereiche des Gesichtsschädels nur einmal von SCHÜLLER und hier in Verbindung mit ausgedehnten Veränderungen der Schädelkapsel gesehen worden. Das Röntgenbild zeigt den verkalkten erkrankten Knochen verdichtet und verdickt (s. Abb. 149). Erreicht die Hyperostose bei Befall der Oberkiefer ein beträchtliches Ausmaß, so entsteht das Bild der Leontiasis ossea. In ausgeprägten Fällen können sämtliche Gesichtsknochen befallen sein (s. Abb. 150). Die Verödung der Nebenhöhle manifestiert sich durch eine intensive, meist homogene Verschattung ihres Bereiches. Am Siebbein kann man eine Verdickung der Lamina papyracea feststellen. Am Alveolarfortsatz konnte KIENBÖCK die Bildung von eigentümlichen kleinen Sequestern beobachten. Laut einer persönlichen Mitteilung von

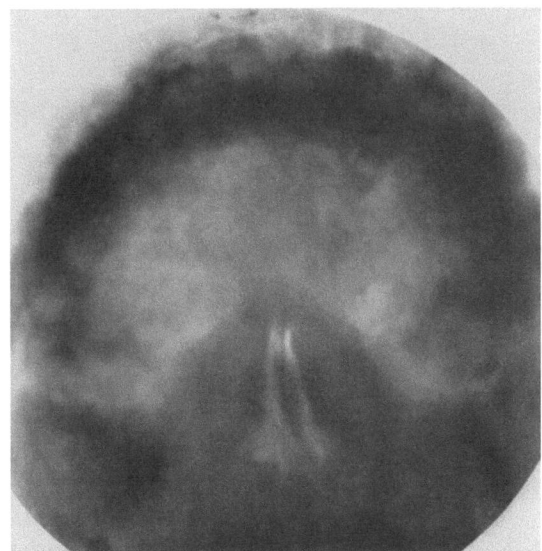

Abb. 150. Sagittale kranial-exzentrische Aufnahme der Nebenhöhlen I. Serie (typische Einstellung). *Ostitis deformans Paget des Hirn- und Gesichtsschädels.* Das Röntgenbild zeigt im Bereiche der Schädelkapsel die typischen Pagetstrukturen. Die Nasenbeine und die Processus frontales der Oberkiefer sind verdickt und verdichtet. Das Cavum nasi ist eingeengt. Auch das Septum nasi zeigt eine sklerosierende Hyperostose. Die Kieferhöhlen sind infolge knöcherner Verödung dicht und ziemlich homogen verschattet. (Sammlung E. G. MAYER)

K. WEISS (Wien) kann der Alveolarfortsatz isoliert an Paget erkranken. WEISS konnte einen Fall beobachten, bei dem man nur auf enoralen Zahnaufnahmen einen für

Paget typischen grobsträhnigen Umbau der Tela ossea feststellen konnte. Der Seltenheit halber sei noch ein Fall von Schmorl mitgeteilt, bei dem sich der Pagetprozeß außer an mehreren Wirbeln auch isoliert an der Schädelbasis bei vollkommen gesunder Schädelkapsel fand. Es waren die Pars basilaris des Hinterhauptbeines, der Körper des Keilbeines sowie die unmittelbar an ihn angrenzenden Abschnitte des Siebbeines und der großen Keilbeinflügel befallen.

b) Die Differentialdiagnose der Ostitis deformans Paget

Bezüglich der differentialdiagnostischen Möglichkeiten kommt bei solitärem Befall eines Gesichtsschädelknochens nur die fibröse Knochendysplasie in Frage. Da bisher nur wenige Fälle von isolierter Pageterkrankung der Oberkiefer bekannt wurden, ist es schwierig, entsprechende allgemeingültige Unterscheidungsmerkmale herauszustellen. Auf Grund der bisherigen Beobachtungen scheint die Sklerosierung bei der Ostitis deformans Paget wesentlich stärker ausgeprägt zu sein, als bei der fibrösen Knochendysplasie. Auch die hyperostotischen Vorgänge können beim Paget ein wesentlich beträchtlicheres Ausmaß erreichen, als bei der fibrösen Knochendysplasie. Im übrigen sei auf die Ausführungen im vorigen Kapitel verwiesen.

XII. Spezielle Untersuchungsmethoden

Über den Wert von Feinstfocus-, Vergrößerungsaufnahmen sowie von Aufnahmen, die mittels Hartstrahltechnik hergestellt werden und über die Möglichkeit von Schirmbilduntersuchungen der Nebenhöhlen haben wir uns schon eingangs auseinandergesetzt. Hier soll nun eine gesonderte Besprechung der Stereographie, der Kontrastmitteluntersuchung und der Schichtuntersuchung erfolgen.

1. Die Stereographie

Sehr bald, nachdem es aus technischen Gründen gelungen war, gute und brauchbare Bilder der Nebenhöhlen herzustellen, ist man auch darangegangen, stereoskopische Aufnahmen anzufertigen. Manche Autoren haben sich dann sehr für die Stereographie der Nebenhöhlen eingesetzt, ebensoviele haben aber gefunden, daß sie die konventionellen oder Standardaufnahmen nicht ersetzen können und daß man mit letzteren vollkommen sein Auslangen findet. Nach unserer Ansicht kommt man in der Röntgendiagnostik der Rhinologie mit den gewöhnlichen Aufnahmen in der überwiegenden Mehrzahl der Fälle vollkommen aus. Die Forderung, grundsätzlich nur stereoskopische Aufnahmen zu machen, ist sicher viel zu weitgehend. Nicht nur deshalb, weil sie ein Mehr an Kosten, Zeit und Strahlenbelastung bedeuten, sondern auch deshalb, weil sie nur in ganz wenigen bzw. vereinzelten Fällen Details zu erbringen vermögen, die auf den gewöhnlichen Aufnahmen nicht erkennbar sind. Zur exakten Lokalisation eines Fremdkörpers, eines Knochensplitters oder eines Sequesters vermag die Stereographie sehr gute Dienste zu leisten. Anders verhält es sich z. B., wenn bei mäßiger Schleimhautschwellung das Röntgenbild nur einen geringen, oft kaum abgrenzbaren, wandständigen Schatten zeigt. Diese Verschattung ist auf den Standardaufnahmen sicher besser zu sehen als auf stereoskopischen. Bei Vergleich eines stereoskopischen Siebbeinbildes mit einem gewöhnlichen sieht man eine Verschattung besser auf letzterem. Dies dürfte daher rühren, daß auf der einfachen Aufnahme eine Summierung der Schatten zustande kommt, die der pathologische Inhalt der einzelnen Zellen hervorruft. Im Stereobild wird gewissermaßen jede Zelle gesondert betrachtet und eine leichte Schleimhautschwellung ist dann nicht erkennbar. Eines ist sicher, daß die Betrachtung von Stereoaufnahmen dem Anfänger gute Dienste leisten wird, da man durch sie eine gute anatomische Vorstellung von den pneumatischen Räumen bekommt und manche anatomische Einzelheiten besser erfassen kann. Für den Erfahrenen bringt die Stereographie aber in der Regel keine Vorteile.

In Deutschland hat sich mit der praktischen Anwendung der Röntgenstereoskopie in der Rhinologie und Otologie vor allem TESCHENDORF befaßt. Es sei hier berichtet, zu welchen Ergebnissen dieser Autor kam: Für die Stereoskopie sind besondere Einstellungen erforderlich und zwar deshalb, weil ein Stereobild um so plastischer erscheint, je mehr Linien sich auf ihm zu Flächen ergänzen. Zum Unterschied von der gewöhnlichen Aufnahmetechnik, die für die meisten Untersuchungsgänge eine symmetrische Projektion vorschreibt, sind daher für stereoskopische Zwecke Schrägaufnahmen vorteilhafter. Man kann manche Nebenhöhlen allerdings auch bei symmetrischer stereoskopischer Projektion gut übersehen. So sind z. B. die Stirnhöhlen sowohl auf Schrägaufnahmen in der Projektionsrichtung nach RHESE als auch auf sagittalen Aufnahmen gut beurteilbar. Im letzten Falle ist nur darauf zu achten, daß der Zielstrahl über der Schädelbasis durch die Stirnhöhlen verläuft. Für die Kieferhöhle ist es zweckmäßig, eine Schrägprojektion zu verwenden, um sie von störenden Überlagerungen frei zu projizieren. Dies geschieht dadurch, daß der Kopf derart um 25° gedreht wird, daß die aufzunehmende Kieferhöhle von der Kassette abgewandt wird. Der Zielstrahl verläuft so, daß die Pyramiden im Röntgenbild unterhalb der Kieferhöhle zu liegen kommen. Man kann jedoch auch eine sagittale caudal-exzentrische Projektion anwenden. Die Überlagerung der Kieferhöhlen bei dieser Aufnahmerichtung von der oberen Halswirbelsäule stört im Stereobild deshalb nicht, weil sie von den Kieferhöhlen weit entfernt ist. Die Keilbeinhöhle ist bei dieser Einstellung je nach Betrachtung vor oder hinter dem Siebbein zu sehen. Für das Siebbein verwendet man am besten eine Schrägprojektion in der Aufnahmerichtung nach RHESE. Die Keilbeinhöhle ist sehr gut bei seitlicher Projektion zu überblicken. Sie wird derart angeordnet, daß die Zielstrahlen vor und hinter der Höhle hindurchtreten, weil dann die Höhle in der Mitte des Blickfeldes liegt. Bemerkt sei noch, daß sich für eine stereoskopische Darstellung der Stirn- und Kieferhöhlen die axiale Aufnahme des Gesichtsschädels bestens eignet.

2. Die Kontrastmittelfüllung der Nebenhöhlen

a) Allgemeine Vorbemerkungen

Die einst so viel gerühmte Kontrastmittelfüllung der Nebenhöhlen hat kaum einen Fortschritt in der Diagnostik der rhinologischen Erkrankungen zu erbringen vermocht. Sie wurde seinerzeit von vielen mit Begeisterung aufgenommen, hat aber dann mancherorts bald einer Enttäuschung Platz gemacht. Derjenige, der die Klinik und Röntgenologie der Nebenhöhlenaffektionen beherrscht, hat äußerst selten einmal das Bedürfnis nach einer Kontrastmittelfüllung der pneumatischen Hohlräume des Gesichtsschädels. In Amerika wird sie im Gegensatz zu Europa, insbesondere zu Österreich und Deutschland, auch heute noch häufig geübt. Voraussetzung zur Anwendung dieser speziellen Untersuchungsmethode ist eine exakte Indikationsstellung, da die Einbringung von Kontrastmittel in die Nebenhöhlen wohl keine gefährliche, aber durchaus auch keine harmlose Angelegenheit darstellt. E. G. MAYER, der mehrere Jahre in Amerika war, berichtet, daß er keinen einzigen Fall sah, bei dem sich Kliniker und Röntgenologe über die medizinische Indikation der Kontrastmittelfüllung im klaren waren. Außerdem sind, wenn auch nicht häufig, Fälle bekannt geworden, bei denen es, besonders wenn das Kontrastmittel nicht ausgeschieden wurde, zu Schädigungen gekommen ist. So teilt unter anderen THEISSING Fälle mit, bei denen es zu nicht unbedenklichen Folgezuständen gekommen war. Dieser Autor sah einmal ein akutes Kieferhöhlenempyem nach einer Kontrastfüllung mit Lactobaryt, ein anderesmal eine Verschlimmerung einer polypösen Schleimhautentzündung. Auch die in einzelnen Fällen beobachtete Abwanderung des Kontrastmittels in die abführenden Lymphbahnen ist nach THEISSING ein Zustand, der nicht als harmlos bezeichnet werden darf. TOBEK gibt einen Fall bekannt, bei dem es an der Außenseite der Kieferhöhlenschleimhaut zu einer prallen Füllung der Lymphgefäße mit Kontrastmittel gekommen war, wobei sich eine ausgedehnte Phagocytose des Kontraststoffes durch Freßzellen zeigte. Außerdem war es noch zu Sensationen in der Umgebung des Auges gekommen. Wieweit sich die Lymphgefäße darstellen können, konnte Pfahler in einem Fall beobachten. Zehn Wochen nach einer Lipiodolfüllung beider Kieferhöhlen waren die Lymphgefäße der linken Halsseite bis zur Einmündung in den Ductus thoracicus und die der rechten bis zur Einmündung in die Venen zu sehen.

In allen jenen Fällen, wo sich die pathologisch veränderten Weichteile gegen den noch vorhandenen Luftrest der erkrankten Höhle abheben, bedarf man keines stark schattenden Kontrastmittels; hier kann ein solches nur Details verdecken, welche vorher durch das negative Kontrastmittel „Luft" noch erkennbar waren. Bei einer kompletten Verschattung einer Nebenhöhle, z. B. der Kieferhöhle, kann sich mitunter die Frage erheben, ob ein Tumor vorliegt, hier kann die Kontrastmittelfüllung die Differentialdiagnose zwischen Entzündung und Neubildung ermöglichen. Es kommen aber nur vereinzelte Fälle vor, in denen der Kliniker die Diagnose eines Tumors nicht zu stellen vermag. Die Dicke einer entzündlichen Schleimhautschwellung durch eine Kontrastmittelfüllung zu bestimmen, wird kaum von Bedeutung sein. Zur differentialdiagnostischen Klärung einer halbkugeligen Verschattung im unteren Anteil einer Kieferhöhle kann auch die Kontrastfüllung der Höhle nichts beitragen. Das Röntgenbild zeigt, gleichgültig ob es sich um ein akutes Schleimhautödem, um einen Polypen, um einen gutartigen Tumor, um eine Schleimhautcyste oder um eine Zahncyste handelt, lediglich eine uncharakteristische Aussparung im Füllungsbild. Die Füllung einer vermutlichen Zahncyste mit Kontrastmittel, wie dies mancherorts empfohlen und geübt wird, erübrigt sich auf jeden Fall. Erstens ist eine Zahncyste, wie bereits berichtet wurde, in der Regel ohne weiteres im Standardbild zu erkennen

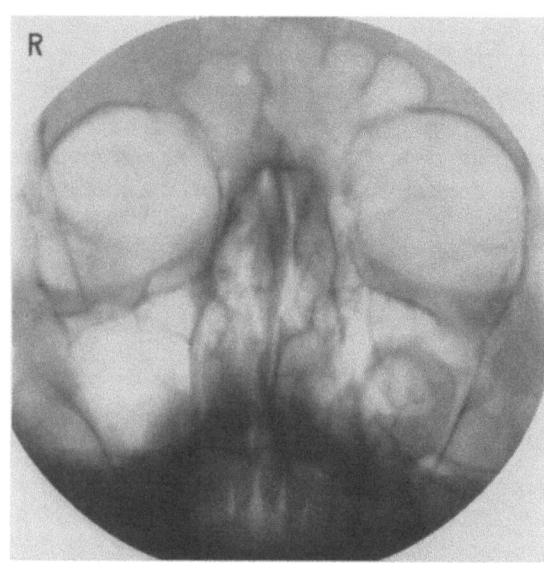

Abb. 151. Sagittal kranial-exzentrische Aufnahme der Nebenhöhlen I. Serie (der Focus der Röhre stand etwas rechts der Medianebene). *Pflasterepithelcyste in der linken Kieferhöhle.* 27jährige Frau, bei der seit längerer Zeit eine Antrumfistel besteht. Das Röntgenbild zeigt ein kugeliges Gebilde im Bereiche der linken Kieferhöhle, das dem Höhlenboden aufsitzt und im Inneren eine Luftblase und ein Flüssigkeitsniveau aufweist. (Zustand nach Punktion und teilweiser Entleerung)

und zweitens genügt eine Punktion, da diese dann den flüssigen Inhalt des fraglichen Gebildes ergibt. Bei nicht vollständiger Entleerung der Cyste ist dieselbe im gewöhnlichen Röntgenbild auch ohne Kontrastmittelfüllung erkennbar (s. Abb. 151).

Nun gibt es allerdings ab und zu Fälle, bei denen Zweifel bestehen, ob überhaupt eine Verschattung, also Erkrankung der Weichteile besteht oder nicht. Hier versagt das einfache Röntgenbild und hier kann eine Kontrastmittelfüllung den Nachweis erbringen, ob eine krankhafte Schwellung der Schleimhaut vorliegt oder nicht. Diese zweifelhaften Fälle betreffen hauptsächlich die Stirn- und Keilbeinhöhle, kaum das Siebbeinlabyrinth und die Kieferhöhle, vorausgesetzt, daß die Aufnahmen unter optimalen Bedingungen hergestellt wurden. Die Kontrastmittelfüllung gestaltet sich aber noch am einfachsten bei den Kieferhöhlen, während die Füllung der übrigen Nebenhöhlen mit geringeren oder größeren Schwierigkeiten verbunden ist.

b) Die Technik der Kontrastmittelfüllung

Die Durchführung einer Kontrastmitteluntersuchung ohne vorherige Anfertigung von Standardaufnahmen ist auf alle Fälle abzulehnen. Erstens, weil sich ein eindeutig normaler

Befund ergeben kann, welcher eine Kontrastmittelfüllung als unnötig erweist und zweitens, weil, wie schon berichtet wurde, durch den dichten Kontraststoff einzelne oft wichtige Details nicht mehr erkennbar sein können. Die ersten Versuche, die Nebenhöhlen durch schattengebende Flüssigkeiten darzustellen, gehen auf den Anfang dieses Jahrhunderts zurück. WEIL (zit. nach BEELER u. Mitarb.) war der erste, der diese Untersuchungsmöglichkeit für die Kieferhöhle aufdeckte. Er verwendete wäßrige Bleisulfatlösung. Viele Jahre später injizierte man Wismut, Jodsalze und wäßriges Bariumsulfat. Nachdem die öligen, jodhaltigen Kontrastmittel entwickelt worden waren, wurden diese angewandt. Hier sind zu nennen Jodipin, Lipiodol und Jodoformglycerin. Heute stehen außerdem auch wasserlösliche Kontraststoffe wie Uroselectan, Abrodil, Umbrenal, Hippodin, Campiodol, dann wäßrige Aufschwemmungen von Lactobaryt und Umbrathor in Gebrauch. Umbrathor enthält 23% ThO_2, ist also radioaktiv, ist daher wegen der Möglichkeit einer Strahlenschädigung auf alle Fälle abzulehnen. Die Durchführung der Kontrastmittelfüllung obliegt dem Rhinologen. Es genügt daher, eine kurze Beschreibung der Technik der Füllung mitzuteilen. Eine diesbezügliche ausführliche Publikation bzw. monographische Darstellung stammt von dem Amerikaner PROETZ aus dem Jahre 1931, in der auch die gesamte Literatur berücksichtigt wird.

Wie schon erwähnt, gestaltet sich die Füllung der Kieferhöhlen noch am einfachsten. Die Injektion kann entweder durch das normale Ostium oder nach Durchstoßen der nasalen Wand mittels Kanüle erfolgen. Zur kompletten Auffüllung werden je nach Größe der Kieferhöhle 3—15 cm³ Kontrastmittel benötigt. Vor der Füllung muß die Höhle trocken sein, es ist also vorher eine gründliche Spülung und Austrocknung mit Luftgebläse erforderlich, da einerseits der am Boden der Höhle oft in Kugeln und rundlichen Massen angesammelte Eiter als Füllungsdefekt Anlaß zu Fehldiagnosen geben kann, andererseits verhindern Rückstände der Spülflüssigkeit bei Verwendung von Jodölen eine klare Darstellung der Sinuskonturen, da sich das Öl in Wasser nicht löst. Auch Blutgerinnsel können Ursache von diagnostischen Irrtümern sein. Die Angaben, in welcher Zeit jodhaltige Kontrastmittel durch die Tätigkeit des Flimmerepithels wieder aus der Kieferhöhle entfernt werden — ein rein mechanisches Abfließen durch das Ostium maxillare ist nach MULLER nicht möglich —, schwanken zwischen 1 und 12 Tagen. Die längste Zeit der Ausscheidung betrug nach JONES 3 Monate. Eine Verlängerung der Ausscheidungszeit über 48 Std soll für eine Schädigung der Schleimhaut bzw. ihres Flimmerepithels sprechen. Eine solche Schädigung kommt hauptsächlich im Verlaufe von chronisch-atrophischen Formen der Entzündung vor. Manche Autoren bevorzugen ölige, andere wäßrige Kontrastmittel. Letztere sollen an der Schleimhaut besser haften (RIECKER), sich außerdem besser verteilen und sind leichter entfernbar (RICHTER). Bei Verwendung von wäßrigen Kontraststoffen und zusätzlicher Lufteinblasung bekommt man einen leichten Wandbeschlag, der gute Auskünfte über die Beschaffenheit der Schleimhaut geben soll.

Für die röntgenologische Beurteilung der kontrastmittelgefüllten Kieferhöhle sind mindestens drei Aufnahmen in verschiedenen Projektionsrichtungen notwendig und zwar eine sagittale, eine axiale und eine seitliche. Werden beide Höhlen gleichzeitig gefüllt, so sind zwei seitliche Aufnahmen erforderlich, eine dextro-sinistrale und eine sinistro-dextrale, wobei der Kopf jedesmal so weit von der Kassette abgedreht werden muß, daß die filmnahe Kieferhöhle größtenteils vor der filmfernen zur Abbildung gelangt. Der Verlauf des Zielstrahles zur Deutschen Horizontalebene bei der sagittalen Aufnahme spielt keine große Rolle, da infolge des dichten Kontrastschattens keine Störung durch die die Kieferhöhle überlagernden Skeletteile der Schädelbasis erfolgt.

Für die Kontrastmittelfüllung der Stirnhöhle empfehlen ANDERSON u. MacDOUGAL die Verwendung eines Ureterenkatheters und für die Keilbeinhöhle eines Metallkatheters. Nach gelungener Füllung der Stirnhöhle ergeben sich für die nun anzufertigende Aufnahme insofern Schwierigkeiten, als das Kontrastmittel nur schwer in der Höhle festgehalten werden kann und in den meisten Fällen wieder ausfließt. Auch durch die im

Anschluß gleich zu besprechende Proetzsche Verdrängungsmethode kann man eine Kontrastmittelfüllung der Stirnhöhle erzielen. Für die röntgenologische Beurteilung der Stirnhöhle sind eine sagittale, etwas kranial-exzentrische und eine seitliche Aufnahme anzufertigen. Auch eine axiale Aufnahme der Höhle kann sehr vorteilhaft sein.

Für die Kontrastmittelfüllung des Siebbeinlabyrinthes und der Keilbeinhöhle hat Proetz die sog. Verdrängungsmethode angegeben. Mit ihr können, allerdings durch entsprechende Modifikation auch Kiefer- und Stirnhöhlen, also sämtliche Nebenhöhlen, gefüllt werden. Für die Füllung der Keilbeinhöhle und des Siebbeinlabyrinthes liegt der Patient auf dem Rücken, sein Kopf hängt so stark über, daß die Deutsche Horizontalebene parallel zur Tischebene verläuft. Patient muß das Gaumensegel anspannen, was dadurch geschieht, daß er den Buchstaben K sagt. Und nun wird mit einer Saugpumpe durch das eine Nasenloch Luft aus den Nebenhöhlen angesaugt und gleichzeitig wird durch das andere Nasenloch mit einer Druckspritze 5 cm³ Kontrastmittel in die Nase gespritzt, das sich dann infolge des verminderten Druckes in die Keilbeinhöhle und das hintere Siebbein ergießt. Bei Verabreichung von weiteren 5 cm³ Kontrastmittel und neuerlichem Absaugen von Luft füllen sich dann auch die vorderen Siebbeinzellen. Für die Füllung der Stirn- und Kieferhöhle liegt Patient auf dem Bauch, es wird wieder in das eine Nasenloch Kontrastmittel eingeträufelt, das dann zugehalten werden muß, damit der Kontraststoff nicht wieder sofort ausfließt und durch das andere Nasenloch wird Luft angesaugt. Ist die Füllung der einen Seite beendet, wird dann unter denselben Bedingungen die andere Seite gefüllt. Soll nur die Keilbeinhöhle mit Kontrastmittel dargestellt werden, so wird wieder bei überhängendem Kopf Kontraststoff in den

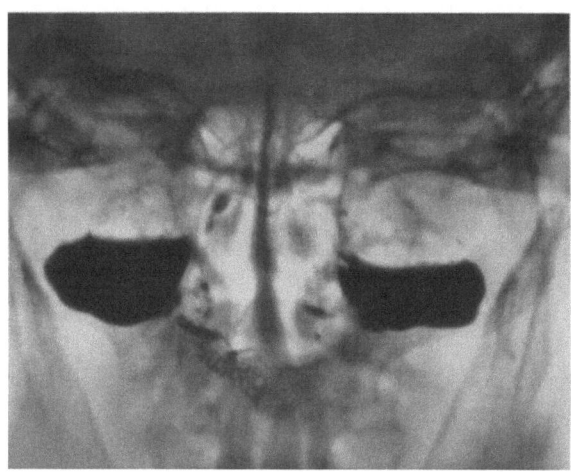

Abb. 152a. Sagittal-caudal-exzentrische Aufnahme der Nebenhöhlen (typische Einstellung). *Zustand nach Kontrastmittelfüllung beider Kieferhöhlen in einem normalen Falle.* Die Füllung der Höhlen ist nicht vollständig, die rechte Kieferhöhle enthält etwas mehr Kontrastmittel als die linke. Die Begrenzung des Kontrastmittelschattens ist überall vollkommen regelmäßig und scharf. Zwischen Kieferhöhlenwand und Rand des Kontrastmittelschattens erkennt man einen schmalen, überall gleich breiten, hellen Saum, der der normalen Schleimhaut entspricht. In der Nasenhöhle finden sich noch Reste des Kontrastmittels

Epipharynx eingebracht. Dann wird Luft aus der Nase und dem Nasenrachen angesaugt, worauf sich dann die Keilbeinhöhle füllt. Für diese Art der Kontrastfüllung sind dünnflüssige Kontrastmittel besser geeignet als die dickflüssigen. Die Methode wurde auch von anderen Autoren aufgegriffen und hat von einigen geringe Änderungen erfahren. Zur röntgenologischen Beurteilung der kontrastgefüllten Nebenhöhlen sind wieder drei, eine sagittale, eine seitliche und eine axiale Aufnahme notwendig. Abgesehen davon, daß diese Methode für den Patienten sehr unangenehm ist, birgt sie noch eine Gefahr in sich und zwar die, daß eitriges Sekret, welches sich in der Nase befindet, in bis dahin gesunde Nebenhöhlen und Mittelohrräume befördert wird und es so zu einem Propagieren des Entzündungsprozesses kommt. Aus diesem Grunde kann diese Art der Untersuchung auch nicht empfohlen werden (E. G. Mayer). Vor jeder Kontrastmittelfüllung müssen die Nase und der Nasenrachen anaesthetisiert werden.

c) Das Röntgenbild der kontrastmittelgefüllten Nebenhöhlen

Die komplette Auffüllung eines pneumatischen Hohlraumes gibt einen guten Überblick über seine Lumenmodellierung. Zwischen dem Rande des Kontrastmittelschattens und der

Höhlenwand findet sich ein schmaler, etwa 1—2 mm überall gleichmäßig dicker, heller Saum, der der normalen Schleimhaut entspricht (s. Abb. 152a—c). Das normale Füllungsbild erfährt natürlich nur dann eine Änderung, wenn der krankhafte Prozeß zu einer Veränderung der Schleimhautdicke Anlaß gibt. Diese Verdickungen der Schleimhaut zeigen sich im Füllungsbild als wandständiger Füllungsdefekt bzw. als Verkleinerung des Lumens (s. Abb. 153). Diese können natürlich ganz verschieden sein, je nachdem, ob es sich um eine hochgradige oder um eine geringgradige, oft nur eine Wand betreffende Schleimhautschwellung handelt. Es wurde schon besprochen, daß ein akutes, umschriebenes Schleimhautödem, ein Polyp, ein gutartiger Tumor, eine Schleimhaut- oder Zahncyste auch im Füllungsbild der Kieferhöhle nicht zu unterscheiden sind. Besseren

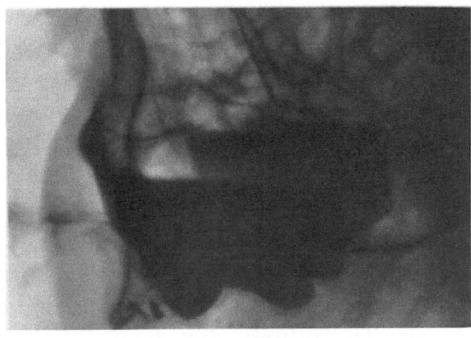
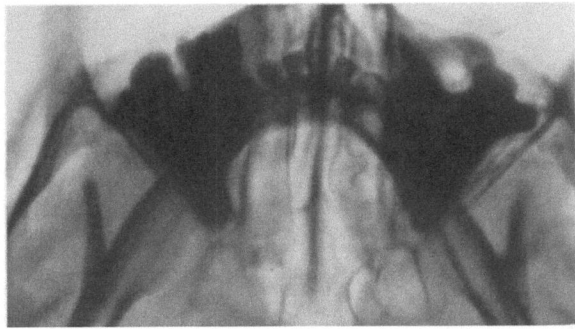

Abb. 152 b   Abb. 152 c

Abb. 152 b. Seitliche Aufnahme beider Kieferhöhlen. (Der Kopf war etwas von der Kassette abgedreht, damit die filmnahe Kieferhöhle etwas vor der filmfernen zur Ansicht kommt, außerdem stand der Focus der Röhre weiter caudal als gewöhnlich, dadurch kommt die filmnahe Kieferhöhle etwas unterhalb der filmfernen zur Darstellung.) *Zustand nach Kontrastmittelfüllung beider Kieferhöhlen in einem normalen Falle.* Auch hier erkennt man zwischen dem vollkommen regelmäßig verlaufenden und scharf konturierten Rand des Kontrastschattens und der Wand der Kieferhöhle den schmalen, hellen, überall gleich breiten Saum, der die Dicke der normalen Schleimhaut wiedergibt. Man sieht außerdem, daß der Boden der Kieferhöhle eine leichte Erhebung aufweist. Im vorderen Anteil des Alveolarfortsatzes finden sich zwei Metallsplitter nach einer Explosionsverletzung

Abb. 152 c. Teilansicht einer axialen Aufnahme der Schädelbasis bzw. der hinteren Nebenhöhlen (typische Einstellung). *Zustand nach Kontrastmittelfüllung beider Kieferhöhlen in einem normalen Falle.* Auch hier ist die Begrenzung des Kontrastmittelschattens überall vollkommen scharf und regelmäßig. Die rundliche Aussparung an der Vorderwand der linken Kieferhöhle ist durch den Canalis infraorbitalis bedingt. Die ovale Aussparung an der Vorderwand der rechten Kieferhöhle ist zum Teil ebenfalls durch den Canalis infraorbitalis, zum Teil durch einen septenartigen Vorsprung bedingt

Dienst vermag die Kontrastfüllung der Kieferhöhle, wie ebenfalls schon erwähnt wurde, bei der Differentialdiagnose zwischen Tumor und Entzündung zu leisten. Während die Begrenzung der wandständigen Defekte im Falle einer entzündlichen Affektion immer scharf ist, findet man beim Tumor ein völlig zerrissenes Füllungsbild. Nach KUBO soll es durch die Kontrastmittelfüllung der Kieferhöhle möglich sein, ein Kieferhöhlencarcinom sehr frühzeitig zu erkennen.

Von manchen Autoren wird angenommen, daß in den Fällen, bei denen es nach Durchführung der Proetzschen Verdrängungsmethode zu keiner Kontrastmittelfüllung der Nebenhöhlen kommt, ihre Ostien infolge Schleimhautschwellung blockiert und ihre Lichtungen durch verdickte Schleimhaut obliteriert oder von Flüssigkeit erfüllt sind. Dieser Schluß erscheint zu weitgehend. Denn eine Füllung kann auch bei normalen Nebenhöhlenverhältnissen ausbleiben, wenn der erzielte negative Druck zu gering ist oder wenn die Lichtungen der Ostien so eng sind, daß das Kontrastmittel nicht hindurch kann. Nach GUYOT sind die Stirn- und die Keilbeinhöhle wegen der Kleinheit der Öffnungen und der Schwierigkeit der Luftaustreibung besonders schwer zu füllen.

Abschließend kann nun zur Kontrastmitteluntersuchung der Nebenhöhlen folgendes festgestellt werden: 1. Es wird nur sehr selten der Fall sein, daß man zu einer Kontrastmitteluntersuchung greifen muß. Eine technisch einwandfreie gewöhnliche Röntgenaufnahme wird in der überwiegenden Mehrzahl der Fälle die vorliegenden Veränderungen mit genügender Deutlichkeit wiedergeben. Ein Kontrastbild ist natürlich eindrucksvoll und leicht zu interpretieren. Aber auch hier gibt es Täuschungsmöglichkeiten. So berichtet Jungmayer über einen Fall, bei dem die Kontrastmittelfüllung der Kieferhöhle das

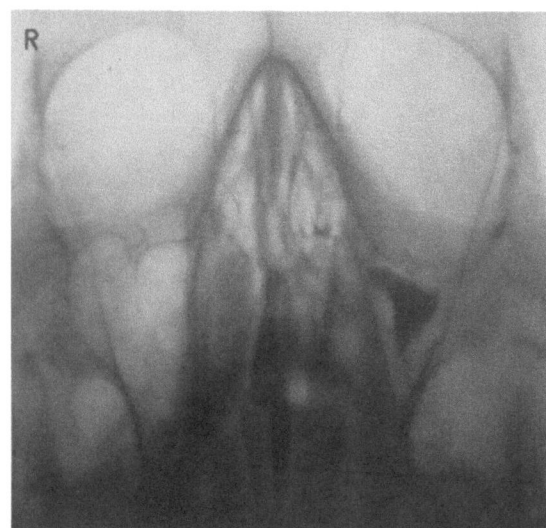

Abb. 153. Ausschnitt aus einer sagittalen, kranial-exzentrischen Aufnahme der Nebenhöhlen I. Serie (typische Einstellung). Zustand nach Kontrastmittelfüllung der linken Kieferhöhle bei einem 38jährigen Mann mit Oculomotoriusparese. Das Röntgenbild zeigt, daß die linke Kieferhöhle weniger gut entwickelt ist als die rechte. Der Raum zwischen den Rändern des Kontrastmittelschattens und den Kieferhöhlenwänden ist vergrößert, als Ausdruck einer Verbreiterung der Schleimhaut. Die Begrenzung des Kontrastmittelschattens ist ziemlich regelmäßig. Durch die mangelhafte Entwicklung der linken Kieferhöhle hat sich die linke Orbita stärker nach unten ausdehnen können und erscheint daher im vertikalen Durchmesser erweitert, ein Befund, der nicht als pathologisch aufgefaßt werden darf

Bild eines Polypen ergab, die Operation jedoch eine normale Schleimhaut in einer hypoplastischen Höhle aufdeckte. Auf die Irrtumsmöglichkeiten durch eingedickte Sekrete und durch Blutgerinnsel wurde schon hingewiesen. 2. Eine eindeutige medizinische Indikation zur Kontrastmitteluntersuchung ist nur in ganz wenigen Fällen gegeben. Eine routinemäßige Anwendung ist unbedingt abzulehnen. Daran ändert auch die Tatsache nichts, daß durch die Kontrastfüllung in einigen Fällen eine günstige therapeutische Beeinflussung des entzündlichen Nebenhöhlenprozesses beobachtet werden konnte. Am einfachsten und gefahrlosesten ist noch die Kontrastmittelfüllung der Kieferhöhlen. Sie wurde und wird daher auch am meisten geübt. 3. Wenn nicht sehr viele Fälle von Schädigungen bis heute bekannt wurden, so ist das dadurch zu erklären, daß nach der Füllung meist operiert wurde. Sollte sich auf Grund der Kontrastmittelfüllung einer Kieferhöhle ein normaler Befund ergeben, so ist unbedingt eine Kontrolluntersuchung durchzuführen, um zu sehen, ob das Kontrastmittel ausgeschieden wurde. Sollte dies nicht der Fall sein, so empfiehlt Teissing eine Radikaloperation, da das Kontrastmittel mit der Zeit eindickt und dann als Fremdkörper mit allen seinen Folgen wirken kann. 4. Die Verdrängungsmethode nach Proetz kann wegen der bestehenden Gefahr einer Propagation der Entzündung nicht empfohlen werden. Zum Schluß sei noch erwähnt, daß man die Kontrastmittelfüllung der Nebenhöhlen mit einer Stereoskopie kombinieren kann.

3. Die Darstellung des Nasopharynx mittels Kontraststoffen

In manchen Fällen kann es sich als notwendig und nützlich erweisen, bei gut- und bösartigen Tumoren des Nasopharynx, wenn aus irgendwelchen Gründen die Rhinoscopia posterior keinen genügenden Aufschluß zu geben vermag, zur Kontrastmittelfüllung des Nasopharynx zu greifen. Rüedi und Zuppinger haben als erste auf die Möglichkeit einer Kontrastmitteluntersuchung des Nasopharynx hingewiesen. Die Technik ist folgende: Es werden zunächst weicher Gaumen und hintere Pharynxwand anaesthetisiert. Die Injektion des Kontrastmittels erfolgt am hängenden Kopf, des sich in Rückenlage befindlichen Patienten. Ölige Kontraststoffe eignen sich besser als flüssige, es werden davon etwa 12—15 cm³ benötigt. Für die röntgenologische Beurteilung sind zwei Aufnahmen erforderlich, die am hängenden Kopf gemacht werden und zwar eine axiale Aufnahme des Gesichtsschädels in submento-vertikaler Richtung und eine seitliche Aufnahme des Nasopharynx. Auf dem ersten Bild sieht man im oberen Anteil des Bildes die kontrastgefüllte rechte und linke Nasenhälfte, die durch den hellen Streifen des Septum nasi getrennt sind und in denen die Muscheln als Aussparungen in Erscheinung treten. In Fortsetzung des Füllungsbildes der Nase kommt dann als einheitlicher Kontrastmittelschatten der Nasopharynx zur Darstellung, der vielfach rechts und links die Rosenmüllerschen Gruben in Form kleiner, glatt begrenzter Höcker erkennen läßt. Gegen den Mesopharynx zu verliert sich der Schatten allmählich (Rüedi und Zuppinger). Im Seitenbild zeigt der Kontrastmittelschatten gegen die Schädelbasis zu einen flach konvexen Bogen, wobei die Rachentonsille zu kleinen Unregelmäßigkeiten der Randkontur Anlaß geben kann. Die Kontur erhebt sich dann etwas gegen die Keilbeinhöhle zu und verläuft je nach der Konfiguration des Nasopharynx mehr oder weniger unregelmäßig. In normalen Fällen sind die Konturen sowohl am axialen als auch am Seitenbild immer glatt und scharf. In pathologischen Fällen kann man einen Verschluß einer Choane und Aussparungen im Füllungsbild des Nasopharynx sehen. Bei gutartigen Tumoren (Nasen-Rachenfibrom) sind die Füllungsdefekte scharf und regelmäßig begrenzt, bei malignen Neubildungen unregelmäßig, wie ausgefranst. Die Kontrastmittelfüllung des Nasopharynx gibt eine gute Übersicht über Sitz, Form und Ausdehnung der Geschwülste. Sie ermöglicht topographische Feststellungen, die durch eine Rhinoscopia posterior nicht immer möglich sind (Rüedi und Zuppinger). Die Methode wurde von verschiedener Seite aufgegriffen und hat sich als harmlos und aufschlußreich erwiesen.

Huber, ebenfalls aus dem Röntgeninstitut Zuppinger, konnte in einem klinisch geklärten Falle eines Nasen-Rachenfibroms durch Kontrastfüllung der Arteria carotis externa die Ausdehnung des Tumors in eindrucksvoller Weise darstellen. Es fanden sich hierbei neben einer erweiterten Arteria maxillaris stark erweiterte Arterien im Tumor selbst. An letzteren saßen wie Beeren an einer Traube zahlreiche reiskorngroße, sackförmige bzw. aneurysmatische Gefäßerweiterungen. Die Zirkulationsgeschwindigkeit im Tumor war sehr hoch, es kam zu keiner sichtbaren diffusen Kontrastmittelanreicherung in einzelnen Tumorpartien. Abführende Venen kamen nicht mit Sicherheit zur Darstellung (Huber). Durch diese Untersuchung konnte der Tumor, der wegen abnorm starker Blutung, die nach jeder Entfernung der Tamponade einsetzte, einer genauen rhinoskopischen Untersuchung nicht zugängig war, in seiner Lage und Ausdehnung gut übersehen werden. Es wurde weiterhin durch eine Kontrastmittelfüllung der Arteria carotis externa der gesunden Seite festgestellt, daß keine Verbindung zwischen der Arteria carotis externa der gesunden Seite und dem Tumor bestanden. Es wurde daher die Arteria carotis externa auf der kranken Seite ligiert, worauf der Tumor ohne Gefahr entfernt werden konnte.

Zum Schluß sei noch auf die Möglichkeit der röntgenologischen Darstellung des weichen Gaumens mittels Kontrastmittel — es wurde Bariumsulfat verwendet — hingewiesen. Die Methode wurde von Green angegeben, um die Erfolge nach operativen Behandlungen von Gaumenspalten zu demonstrieren. Die Arbeit war uns im Original leider nicht zugänglich, daher kann über die Technik der Kontrastfüllung nichts Näheres berichtet werden. Sie wird jedoch so ähnlich sein, wie die von Rüedi und Zuppinger mitgeteilte Kontrastmittelfüllung des Nasopharynx. Diese Autoren weisen schon darauf hin, daß es bei Verwendung einer größeren Menge von Kontrastmittel gelingt, daß dasselbe in die Mundhöhle übertritt. Das Kontrastmittel sammelt sich dann am überhängenden Kopf am Dach des Cavum oris an, wodurch der weiche Gaumen als Aussparung zwischen kontrastgefülltem Nasopharynx und kontrasthaltigem Cavum oris zur Darstellung kommt.

4. Das Röntgenschichtverfahren

a) Allgemeine Vorbemerkungen

Es besteht kein Zweifel, daß die Entdeckung des Körperschichtaufnahmeverfahrens in der Röntgendiagnostik ganz wesentliche Fortschritte brachte. Diese Fortschritte sind aber nicht bei allen röntgenologischen Untersuchungsmöglichkeiten dieselben. Während in der Diagnostik der Lungenerkrankungen, besonders der Tuberkulose und der Tumoren, eine Körperschichtdarstellung nicht mehr wegzudenken ist, besteht die Notwendigkeit und das Bedürfnis nach Schichtaufnahmen in der Diagnostik rhinologischer Erkrankungen nicht in so hohem Maße. Das Schichtverfahren vermag jedoch auch in der Diagnostik rhinologischer Affektionen, allerdings nur in wenigen Fällen, eine wertvolle Bereicherung der Morphologie zu erbringen, d. h., es können Röntgensymptome aufgedeckt werden, die auf dem gewöhnlichen Röntgenbild nicht oder zumindest nicht so eindeutig zu erkennen sind. Man darf aber nicht, um den Wert einer Methode zu demonstrieren, und dies geschah mancherorts, technisch einwandfreie Körperschichtaufnahmen technisch mangelhaften Standardaufnahmen gegenüberstellen oder gar mit unter anderen Projektionsrichtungen gewonnenen Aufnahmen vergleichen. Eine Tatsache soll besonders hervorgehoben werden und zwar die, daß man nach unseren Erfahrungen nie einen positiven Befund erheben kann, wenn die Standardaufnahmen nicht wenigstens einen kleinen Hinweis oder den Verdacht auf einen pathologischen Prozeß ergaben. Daher dürfen die Körperschichtaufnahmen nur als zusätzliche Unterstützung für die Standardprojektionen herangezogen werden, auf letztere zu verzichten, wäre ein großer Fehler. Außerdem ergibt sich erst auf Grund der Standardaufnahmen, unter welchen technischen Bedingungen die Schichtbilder angefertigt werden müssen. Um durch das Körperschichtverfahren zu optimalen Ergebnissen zu kommen, muß man sich über die verschiedenen Möglichkeiten und die Art ihrer technischen Durchführung vollkommen im klaren sein. Für die richtige Auswertung eines Körperschichtbildes ist es unbedingt notwendig, das normale und das pathologische Schichtbild der Nebenhöhlen vollständig zu beherrschen, d. h., man muß sich gründliche Kenntnisse der normalen Anatomie des Schichtbildes sowie der krankhaften Symptomatologie, die das Schichtbild zu geben vermag, aneignen. Der Fortschritt der Technik enthebt uns nicht der grundlegenden Kenntnis vom krankhaften Geschehen und von seinem Ausdruck im Röntgenbild (E. G. Mayer).

b) Die verschiedenen Möglichkeiten der Darstellung einer Körperschicht der Nebenhöhlen im Röntgenbild und die Technik ihrer Durchführung

Die Grundlagen und das Prinzip der Körperschichtdarstellung werden als bekannt vorausgesetzt. Auf einige Details muß aber doch eingegangen werden, damit die nachfolgenden Ausführungen verständlich sind. Wie bekannt, wandert die Röhre bzw. der Focus der Röhre während der ganzen Exposition entweder geradlinig, eine Sinuskurve beschreibend oder polycyclisch von der Ausgangsstellung zur Endstellung. Die Bewegung des Röhrenfocus wird als Verwischungsbahn oder Pendelrichtung bezeichnet. Wir haben also im ersten Falle eine geradlinige, im zweiten Falle eine sinoidale und im dritten Falle eine polycyclische Verwischungsbahn. Beispiele entsprechender Geräte sind neben anderen der klassische Tomograph, der Planigraph in seiner ursprünglichen Ausführung und das moderne Polytom. Ein gutes Schichtaufnahmegerät muß folgende Bedingungen erfüllen: 1. Für rhinologische Untersuchungen muß eine möglichst dünne Schicht scharf zur Abbildung kommen. 2. Der Verwischungsgrad der außerhalb der Schichtebene im Objekt gelegenen schattengebenden Teile muß möglichst groß sein. Bezüglich scharfer Abbildung einer möglichst dünnen Schicht sind der Tomograph und der Planigraph in seiner alten Ausführung gleichwertig. Der Verwischungsgrad ist beim ursprünglichen Planigraphen für die in der Verwischungsrichtung gelegenen Objekte besser als beim Tomographen, für die senkrecht zur Verwischungsrichtung verlaufenden Objektteile ist es umgekehrt. Das Polytom ist beiden Apparaten in beiden Beziehungen überlegen.

Bei Anordnung von Schichtaufnahmen ist darauf Bedacht zu nehmen, daß möglichst wenig Störschatten und möglichst wenig Störlichter mit abgebildet werden, weil sonst der diagnostische Wert der Schichtaufnahme sehr gering ist oder die Aufnahme überhaupt unbrauchbar sein kann. Genau wie die Standardaufnahmen werden auch die Körperschichtaufnahmen nach der Strahlenrichtung mit der sie hergestellt werden, bezeichnet. Es gibt also eine sagittale, eine frontale (seitliche) und eine axiale Schichtaufnahme. Bezüglich der Bewegung des Focus der Röhre zum menschlichen Körper bzw. zum untersuchten Organ unterscheidet man eine Längs- und eine Querverwischung. Im ersten Falle bewegt sich der Focus der Röhre parallel zur Längsachse des Körpers, im zweiten senkrecht auf die Längsachse. Bei sagittaler Aufnahme bewegt sich der Focus der Röhre bei Längsverwischung in der Medianebene von kranial nach caudal oder umgekehrt und bei Querverwischung in der Deutschen Horizontalebene von rechts nach links oder umgekehrt. Bei seitlicher Aufnahme bewegt sich der Focus der Röhre bei Längsverwischung in einer Frontalebene von kranial nach caudal oder umgekehrt und bei Querverwischung in der Deutschen Horizontalebene von ventral nach dorsal oder umgekehrt. Bei axialer oder halbaxialer Aufnahme bewegt sich der Focus der Röhre bei Längsverwischung in der Medianebene von ventral nach dorsal oder umgekehrt und bei Querverwischung in einer Frontalebene von rechts nach links oder umgekehrt. Nachdem unserem Institut nur ein Tomograph zur Verfügung steht, können wir nur zu den Bildern Stellung nehmen, die uns dieser Apparat anzufertigen erlaubt. Zunächst muß die Anordnung der einzelnen Aufnahmemöglichkeiten besprochen werden.

Sagittale Schichtbilder, hergestellt mit Längsverwischung. Patient befindet sich in Bauchlage, Stirn und Nase der Tischplatte anliegend. Die Deutsche Horizontalebene verläuft senkrecht auf die Tisch- bzw. Kassettenebene. Der Focus der Röhre bewegt sich von kranial nach caudal oder umgekehrt. Das Strahlenbündel durchsetzt den Schädel in der Medianebene in posterior-anteriorer Richtung. Die erste Schichtaufnahme wird in 0,5 cm Entfernung von der Tischebene angefertigt. Der Abstand zwischen den einzelnen Schichten beträgt 0,5 cm. Wenn alle Nebenhöhlen aufzunehmen sind, muß man nach occipital bis in die Gegend der hinteren Begrenzung der Keilbeinhöhle schichten, das sind maximal 9 cm von der Tischebene.

Sagittale Schichtbilder, hergestellt mittels Querverwischung. Die Lage des Patienten ist dieselbe wie oben. Der Focus der Röhre bewegt sich von rechts nach links oder von links nach rechts. Das Strahlenbündel verläuft in der Deutschen Horizontalebene. Anzahl und Anordnung der Schichten wie oben.

Seitliche Schichtbilder, hergestellt mit Längsverwischung. Der Patient befindet sich in Seitenlage, die Medianebene verläuft parallel zur Tischebene. Die Deutsche Horizontale steht senkrecht auf die Tischebene. Der Focus der Röhre bewegt sich von kranial nach caudal oder von caudal nach kranial. Das Strahlenbündel verläuft frontal senkrecht auf die Medianebene und zwar je nach Lage des Patienten von rechts nach links oder von links nach rechts. Die erste Schicht wird in die Medianebene gelegt, die weiteren Schichten werden gegen die Tischebene zu angefertigt. Der Abstand zwischen den einzelnen Schichten beträgt 0,5 cm.

Seitliche Schichtbilder, hergestellt mit Querverwischung. Die Lage des Patienten ist dieselbe wie vorher angegeben. Der Focus der Röhre bewegt sich von frontal nach occipital oder von occipital nach frontal. Das Strahlenbündel durchsetzt den Schädel seitlich und zwar je nach der Lage des Patienten von rechts nach links oder von links nach rechts und verläuft in der Deutschen Horizontalebene senkrecht auf die Medianebene. Anzahl und Anordnung der Schichten wie bei den seitlichen Schichtbildern mittels Längsverwischung.

Bei der Anfertigung seitlicher Schichtbilder wird der Patient immer auf die zu untersuchende Seite gelegt. Sind Vergleichsaufnahmen von der anderen Seite notwendig, so muß der Patient auf die andere Seite gedreht werden, damit die entsprechenden Schichttiefen auch in ihrer Größenordnung vergleichbar sind.

Axiale Schichtbilder, hergestellt mit Längsverwischung. Der Patient befindet sich in Rückenlage, die Schultern werden durch Keilpolster so stark erhöht, daß der nach hinten überhängende Schädel so gelagert werden kann, daß die Deutsche Horizontalebene parallel zur Tischebene verläuft. Die Bauchlage ist deshalb nicht vorteilhaft, weil hier die Deutsche Horizontalebene nur dann in die Parallele zur Tischebene gebracht werden kann, wenn das Kinn je nach Länge des Halses mehr oder weniger angehoben wird, was eine oft beträchtliche Vergrößerung des Abstandes zwischen aufzunehmendem Objektteil und Kassette und damit eine Verschlechterung der Qualität der Aufnahme bedingt. Bei Patienten mit sehr kurzem Hals gelingt es auch in Rückenlage nicht immer, die Deutsche Horizontalebene parallel zur Tischebene zu bringen Der Focus der Röhre bewegt sich von frontal nach occipital oder von occipital nach frontal. Das Strahlen-bündel durchsetzt den Schädel in der Medianebene und verläuft senkrecht auf die Deutsche Horizontalebene. Die erste Schicht wird in die Höhe der Deutschen Horizontalebene gelegt. Die weiteren Schichten erfolgen nach kranial, bis die Stirnhöhle nicht mehr zur Abbildung gelangt, und nach caudal bis zum Alveolarrand des Oberkiefers. Der Abstand zwischen den einzelnen Aufnahmen beträgt 0,5 cm.

Axiale Schichtbilder, hergestellt mit Querverwischung. Die Lage des Patienten ist dieselbe wie vorher angegeben. Der Focus der Röhre bewegt sich von rechts nach links oder von links nach rechts. Das Strahlenbündel durchsetzt den Schädel axial und verläuft senkrecht auf die Deutsche Horizontalebene. Anzahl und Anordnung der Schichten wie bei axialen Schichtbildern mit Längsverwischung.

Halbaxiale Schichtbilder, hergestellt mit Längsverwischung. Der Patient befindet sich entweder in Bauchlage, das Kinn der Tischplatte anliegend oder in Rückenlage, mit nach hinten überhängendem Kopf, das Hinterhaupt der Tischplatte anliegend. Die Deutsche Horizontalebene bildet im ersten Falle mit der Tischebene bzw. der Kassette einen nach dorsal-caudal, im zweiten Falle einen nach ventral-caudal offenen Winkel von etwa 45°. Der Focus der Röhre bewegt sich von ventral nach dorsal oder von dorsal nach ventral. Das Strahlenbündel verläuft in der Medianebene und bildet mit der Deut-schen Horizontalebene bei Bauchlage einen nach hinten-oben und bei Rückenlage einen nach vorne-oben offenen Winkel von etwa 45°. Die erste Schicht wird bei Bauchlage in die Höhe des äußeren Gehörganges gelegt. Es werden so viele Aufnahmen gemacht, bis das Gebiet der Nebenhöhlen durchgeschichtet ist. Der Abstand zwischen den einzelnen Aufnahmen beträgt 0,5 cm.

Halbaxiale Schichtbilder, hergestellt mit Querverwischung. Die Lage des Patienten ist dieselbe wie vorher angegeben. Der Focus der Röhre bewegt sich von rechts nach links oder von links nach rechts und bildet mit der Deutschen Horizontalebene bei Bauchlage einen nach hinten-oben und bei Rückenlage einen nach vorne-oben offenen Winkel von etwa 45°. Die Anordnung und Anzahl der Aufnahmen wie vorher.

c) Die Bedingungen zur Darstellung von Objektteilen, der Wert der Schichtaufnahmen und die Indikation zur Schichtuntersuchung

Die besten Bedingungen zur Darstellung von Objektteilen auf einem Schichtbild sind dann gegeben, wenn die darzustellenden Objektteile senkrecht zur Schichtebene und parallel zur Pendelrichtung verlaufen. Dünne und wenig dichte Objektteile gelangen, auch wenn sie in der Schichtebene liegen, nicht immer zur Abbildung. Andererseits bewirken dicke und stark die Strahlen absorbierende Objektteile, auch wenn sie außerhalb der Schichtebene gelegen sind, aber parallel zur selben und in der Pendelrichtung verlaufen, die sog. Stör-schatten. Die für Röntgenstrahlen stark durchlässigen Objektteile erzeugen unter denselben Bedingungen die sog. Störlichter. Da ein großer Teil der Nebenhöhlenwände sehr dünn ist und manche Nebenhöhlenwände mehr oder weniger nach verschiedenen Richtungen gekrümmt verlaufen, sind die Bedingungen für ihre Darstellung im Schichtbild nicht sehr günstig. Dies sowie die oft nicht auszuschaltenden Störschatten und Störlichter, ferner Asymmetrien des Gesichtsschädels und asymmetrische Einstellung schränken den Wert der Schichtuntersuchung stark ein. Dazu kommt noch, daß auf sagittalen Schicht-bildern die Vorder- und Hinterwand, auf seitlichen Schichtbildern die mediale und laterale

Wand und auf axialen Schichtbildern das Dach und der Boden der zu untersuchenden Nebenhöhlen nicht zur Abbildung gelangen. Um nun alle Nebenhöhlenwände eindeutig im Schichtbild beurteilen zu können, muß man mindestens in zwei verschiedenen Richtungen schichten. Die sagittalen und axialen Schichtbilder haben gegenüber den seitlichen den Vorteil, daß man hier auf ein- und demselbem Bild zwischen rechts und links vergleichen kann. Dies ist bei seitlichen Bildern nicht möglich. Hier müssen, wenn ein Vergleich notwendig ist, die beiden Seiten gesondert aufgenommen werden und hierbei ist es nicht immer möglich, die Aufnahmebedingungen bzw. Lage des Patienten vollkommen identisch zu gestalten. Die Verwischungsrichtung ist so zu wählen, daß die Nebenhöhlenwände, die besonders beurteilt werden sollen, senkrecht auf die Schichtebene und parallel zur Pendelrichtung verlaufen.

Die Indikation zur Untersuchung mittels Körperschichtaufnahmen obliegt allein dem Röntgenologen und ergibt sich auf Grund von pathologischen Veränderungen, die die Standardaufnahmen zeigen. Wenn man die oben angeführten Momente der Schwierigkeiten, die sich beim Körperschichtverfahren ergeben, berücksichtigt, wird man in der Indikationsstellung zu dieser Untersuchungsmethode sehr zurückhaltend sein, d. h., es wird nur selten einmal ein Fall vorkommen, der diese langwierige Untersuchungsmethode in bezug auf die zu erwartenden Ergebnisse rechtfertigt. Man kann von vornherein keine allgemeingültigen Regeln aufstellen, wann geschichtet werden soll und wann nicht. Es ist also unbillig, wenn der Kliniker oder der zuweisende Arzt von vornherein eine Schichtuntersuchung verlangt. Es sei nochmals betont, daß wir niemals auf Schichtaufnahmen einen krankhaften Befund erheben konnten, wenn die Standardaufnahmen negativ waren.

d) Die normalen Röntgenschichtbilder der einzelnen Nebenhöhlen

α) Die Stirnhöhle

Die Aufnahmen werden so angeordnet, daß immer auch das vordere Siebbein mit abgebildet ist. Für die Beurteilung der Stirnhöhlen sind sagittale Schichtbilder, hergestellt mit Längsverwischung, und seitliche Schichtbilder, hergestellt mit Querverwischung geeignet. Sagittale Schichtbilder, hergestellt mit Querverwischung sind infolge der hierbei durch den Processus zygomaticus des Os frontale bedingten Störschatten ungeeignet. Ebenso sind seitliche Schichtbilder, hergestellt mit Längsverwischung nicht geeignet, da hier die Stirnhöhlenvorder- und -hinterwand quer zur Pendelrichtung verlaufen und daher nicht scharf abgebildet werden. Auf sagittalen Schichtbildern sind die Stirnhöhlen meist auf Schicht 1—1,5 cm von der Tischebene am besten zu übersehen. Je nach ihrer Tiefenausdehnung verschwinden die Höhlen bei 2,5—3 cm. Lediglich ihre mediale-untere Bucht kann auch noch auf Schicht 3 cm von der Tischebene gut abgebildet sein. Ein weit nach dorsal reichender Recessus supraorbitalis kommt natürlich auch auf noch weiter hinten angefertigten Schichtbildern zur Abbildung. Die Grenze zwischen Stirnhöhlenboden und vorderen Siebbeinzellen ist auf seitlichen Schichtbildern in der Regel besser, aber auch nicht immer eindeutig zu erkennen. Manchmal gelingt es auch, den Ductus naso-frontalis zur Ansicht zu bringen (BAYER). Weiter sind auf den seitlichen Schichtbildern der Stirnhöhlen ihre Vorder- und Hinterwand und ihr Dach gut zu beurteilen.

β) Die Kieferhöhle

Die Kieferhöhlen sind am besten auf sagittalen, axialen und halbaxialen Schichtbildern, hergestellt mit Längsverwischung, zu übersehen. Die seitlichen Schichtbilder der Kieferhöhlen haben nur einen beschränkten Wert, da nur ihr inneres Drittel in beurteilbarer Weise zur Darstellung kommt und da sowohl bei Quer- als auch bei Längsverwischung immer Störschatten vorhanden sind und zwar im ersten Falle durch das Jochbein und zum Teil durch den Arcus infraorbitalis und im zweiten Fall durch den vorderen und hinteren Rand des Processus frontalis des Jochbeines und durch den den medialen unteren Orbitabogen bildenden Teil des Processus frontalis des Oberkiefers. Jedenfalls sind die Bilder mit Längsverwischung noch aufschlußreicher als die mit Querverwischung (s. Abb. 154). Auf den sagittalen Schichtbildern erscheint die Kieferhöhle ungefähr bei Schicht 4 cm von der Tischebene und ist dann in der Regel bis zu einer Schichttiefe von 6 cm gut abgebildet. Oberhalb der Kieferhöhlen kommen auf den Schichten 5,5 cm oder 6 cm von der Tischebene rechte und linke Fissura orbitalis inferior gut zur Darstellung. Die unmittelbar daran anschließenden Schichtaufnahmen lassen den rechten und linken Processus pterygoideus gut erkennen. Häufig kommt in dieser Höhe auch die Choane als längsovale Aufhellung zur Ansicht. Noch weiter rückwärts gelangt dann das Foramen rotundum häufig zur Abbildung. Auf den sagittalen Schichtbildern der Kieferhöhlen (Längsverwischung) findet sich in ihren medialen Anteilen immer

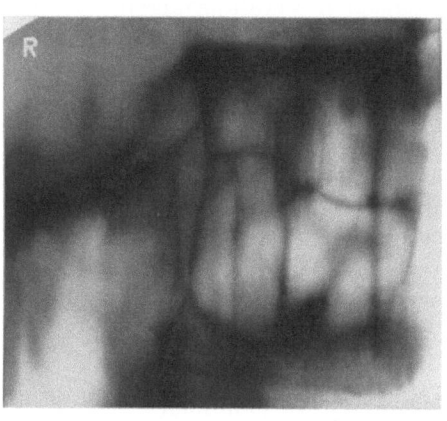

Abb. 154. Seitliche Schichtaufnahme der rechten Kieferhöhle in einem normalen Falle (sinistro-dextraler Strahlengang, Längsverwischung, Schichttiefe 4 cm von der Tischebene). Die Kieferhöhle ist von mehreren vertikal verlaufenden Störschatten durchsetzt. Das Dach, der Boden, die Vorder- und die Hinterwand der Höhle sind jedoch ziemlich gut zu beurteilen

ein Störschatten, der auf den vorderen Schichten durch den Alveolarfortsatz des Oberkiefers bedingt und im unteren Anteil intensiver als im oberen Anteil ist. In den rückwärtigen Schichten der Kieferhöhle tritt dann der Processus pterygoideus als Störschatten in Erscheinung. Da, wie schon erwähnt, auf den sagittalen Schichtbildern Vorder- und Hinterwand nicht zur Darstellung kommen, muß man für deren Abbildung seitliche oder axiale Schichtaufnahmen anfertigen. Bei seitlicher Projektion kommt die Kieferhöhle meist am besten bei Schicht 4 cm von der Tischebene zur Abbildung (s. Abb. 154). Über die hier auftretenden Störschatten wurde schon gesprochen. Hinter der Kieferhöhle sieht man die Fossa pterygopalatina und dahinter den Processus pterygoideus. Oberhalb der Kieferhöhle sind öfter einige Siebbeinzellen zu sehen. Axiale Schichtbilder der Kieferhöhle zeigen je nach Schichttiefe einen stärkeren oder geringeren Störschatten durch den Alveolarfortsatz des Oberkiefers, der eine Beurteilung der gesamten oder eines Teiles der lateral-dorsalen Kieferhöhlenwand unmöglich machen kann. Auf halbaxialen Schichtaufnahmen kommt besonders gut das Dach der Kieferhöhle zur Abbildung, was auf sagittalen Schichtbildern nicht immer der Fall ist. Über die ganzen Probleme, die sich bei der Schichtuntersuchung der Kieferhöhle ergeben, gibt es eine aus letzter Zeit stammende, sehr ausführliche und ausgezeichnete Publikation von BURRAGGI.

γ) Das Siebbeinlabyrinth

Für die Darstellung des Siebbeinlabyrinthes sind sagittale Schichtaufnahmen, gleichgültig, ob sie mit Längs- oder Querverwischung hergestellt werden, nicht geeignet, nur die Lamina papyracea kommt bei dieser Projektion mit Längsverwischung immer gut zur Darstellung, während von den Siebbeinzellen sich nur die eine oder andere abbildet. Wesentlich besser und vollständiger gelangt das Siebbeinlabyrinth auf seitlichen Schichtaufnahmen und zwar sowohl bei Längs- als auch bei Querverwischung zur Abbildung. Die erste Schichtebene wird 0,5 cm paramedian gelegt. Die Schichtaufnahme 1 cm paramedian zeigt das Siebbein meist am besten getroffen (s. Abb. 155). Es sind hierbei allerdings nur die vorderen, hinteren, oberen und unteren, nicht aber die medialen und lateralen Zellwände zu erkennen. Um auch die mediale und laterale Begrenzung der einzelnen Zellen beurteilen zu können, muß man entweder axiale oder halbaxiale Schichtaufnahmen anfertigen (s. Abb. 156). THIEBAUT u. Mitarb. konnten auf horizontalen

Schichtaufnahmen der Schädelbasis außer der Stirn- und Keilbeinhöhle auch das Siebbein-labyrinth zur Darstellung bringen. Zur Abbildung des Tegmen des Siebbeines eignen sich nur sagittale Schichtbilder, die mit Querverwischung hergestellt wurden (s. Abb. 157).

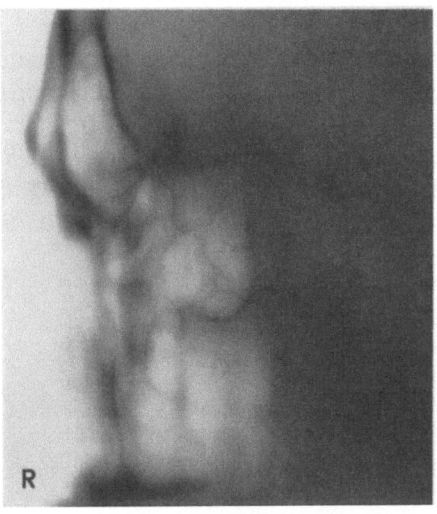
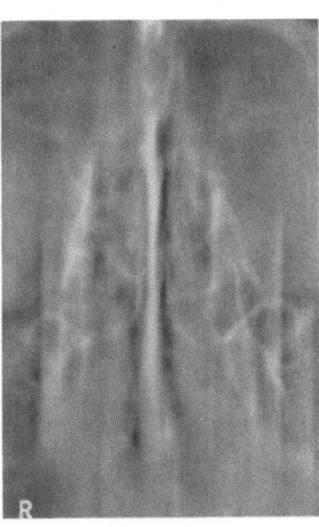

Abb. 155   Abb. 156

Abb. 155. Seitliche Schichtaufnahme des linken Siebbeines in einem normalen Falle (dextro-sinistraler Strahlen-gang, Längsverwischung, Schichttiefe 4,5 cm von der Tischebene, das sind 1,5 cm paramedian). Der vordere Anteil des Siebbeinlabyrinthes kommt gut zur Darstellung, während die hinteren Partien durch Störschatten überlagert sind

Abb. 156. Halbaxiale Schichtaufnahme des Siebbeines in einem normalen Fall. Logetronisches Bild (sub-mento-vertikaler Strahlengang, Längsverwischung, Schichttiefe 14 cm von der Tischebene). Das Röntgenbild läßt das Siebbein beiderseits in ganzer Ausdehnung erkennen

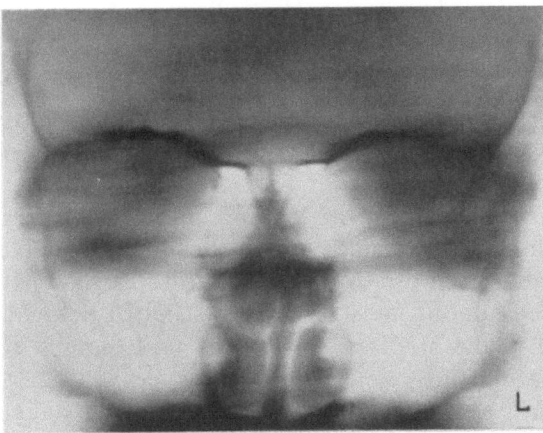
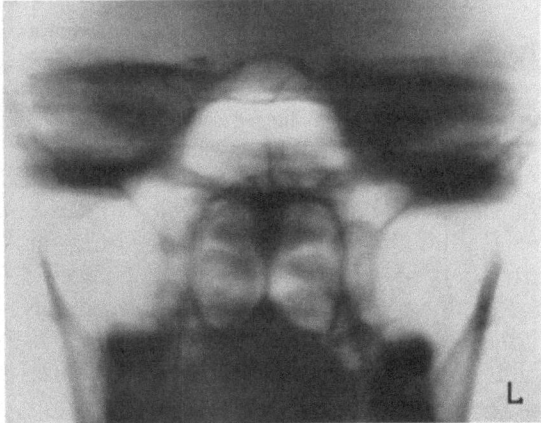

Abb. 157   Abb. 158

Abb. 157. Sagittale Schichtaufnahme des Tegmen des Siebbeines in einem normalen Falle (postero-anteriorer Strahlengang, Querverwischung, Schichttiefe 4,5 von der Tischebene). Das Tegmen des Siebbeines kommt beiderseits als dichter, horizontal verlaufender, kurzer, linearer Knochenschatten zur Darstellung

Abb. 158. Sagittale Schichtaufnahme der Keilbeinhöhle in einem normalen Falle mit großer Keilbeinhöhle (posterior-anteriorer Strahlengang, Querverwischung, Schichttiefe 7,5 cm von der Tischebene). Das Dach der Keilbeinhöhle kommt als nach oben konvex gekrümmter Schatten gut zur Darstellung. Außerdem sieht man sowohl rechts als auch links je einen großen Recessus pterygoideus, der breit mit der Keilbeinhöhle kommuniziert

Die Lamina cribrosa ist in der Regel nicht nachweisbar. Zum Schluß sei noch erwähnt, daß auch auf in der Projektionsrichtung nach RHESE angefertigten Schichtaufnahmen die Siebbeinzellen darstellbar sind.

δ) Die Keilbeinhöhle

Für die Beurteilung der Keilbeinhöhle eignen sich sowohl sagittale als auch seitliche und axiale Schichtbilder. Ob man hierzu die Längs- oder Querverwischung verwenden soll, hängt ganz davon ab, welche Wand klar dargestellt werden soll. Auf sagittalen Schichtbildern erscheint die Keilbeinhöhle in einer Tiefe von ungefähr 5,5 cm von der Tischebene und ist bei großen Höhlen oft noch auf Schicht 8,5 cm nachweisbar. Der Boden der Keilbeinhöhle, der auf der gewöhnlichen Aufnahme nicht immer eindeutig abgrenzbar ist, dessen Beurteilung aber in manchen Fällen sehr wichtig sein kann, kommt besonders gut auf seitlichen Schichtbildern, hergestellt mit Längsverwischung zur Darstellung, während das Dach der Höhle auf sagittalen Schichtbildern mit Querverwischung gut zur Abbildung gelangt (s. Abb. 158). Das Dach ist auch auf seitlichen Schichtbildern

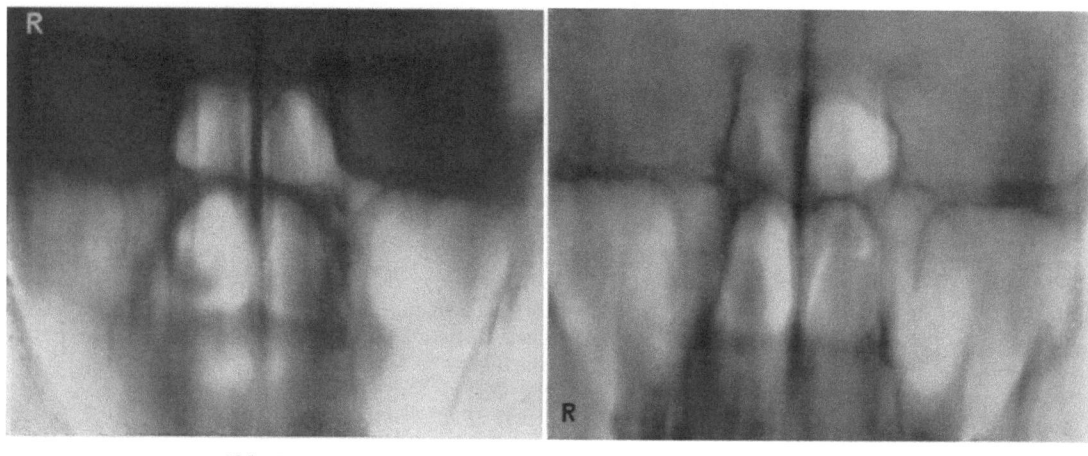

Abb. 159   Abb. 160

Abb. 159. Sagittales Schichtbild der Keilbeinhöhle (postero-anteriorer Strahlengang, Längsverwischung, Schichttiefe 7,5 cm von der Tischebene). Das Schichtbild zeigt linkerseits einen kleinen Recessus pterygoideus, der auf den Standardaufnahmen nicht nachweisbar war

Abb. 160. Sagittale Schichtaufnahme der Keilbeinhöhlen (postero-anteriorer Strahlengang, Längsverwischung, Schichttiefe 7 cm von der Tischebene). *Polsterartige Schleimhautschwellung in der rechten Keilbeinhöhle.* 22jähriger Mann, der schon seit langer Zeit an Kopfschmerzen leidet. Das Röntgenschichtbild zeigt deutlich die der Schleimhautschwellung entsprechende, wandständige Verschattung im Bereiche der rechten Keilbeinhöhle

mit Längsverwischung immer einwandfrei beurteilbar. Um die Vorder- und Hinterwand der Keilbeinhöhle gut zur Darstellung zu bringen, muß man ein seitliches Schichtbild mit Querverwischung herstellen. Hier sind dann auch die Verhältnisse hinteres Siebbein und Keilbeinhöhle einwandfrei übersehbar; man kommt meist mit drei seitlichen Schichtbildern aus. Die erste Schichtaufnahme wird in die Medianebene gelegt und dann wird noch je eine Aufnahme 0,5 cm paramedian angefertigt.

Bezüglich des Cavum nasi sei erwähnt, daß auf sagittalen Schichtbildern desselben die untere und mittlere Muschel inklusive ihrer knöchernen Unterlage und das Nasenseptum in klarer Weise zur Abbildung gelangen. Da diese Gebilde durch die Rhinoskopie gut überblickbar sind, wird eine röntgenologische Untersuchung derselben wohl kaum in Frage kommen. Sollte einmal der Einblick in das Naseninnere infolge hochgradiger Schwellung der Weichteile, die auch durch abschwellende Maßnahmen nicht zu beeinflussen sind, unmöglich sein, so wird in diesen Fällen auch eine Schichtuntersuchung der Nasenhöhle keine Details, sondern nur eine mehr oder weniger homogene Verschattung ergeben, weil die Luft als Kontrastmittel fehlt.

Hier soll noch kurz eine Publikation von DE SERIO Erwähnung finden. DE SERIO hat unter Verwendung der kraniometrischen Lokalisationsmethode von MARTINO mit Hilfe des Körperschichtverfahrens eine Systematisierung der anatomischen Strukturen des Gesichtsschädels ausgearbeitet und in einer Tabelle, die für diese einzelnen Strukturen jeweils in Betracht kommende Schichtebene in den Martinoschen Zahlen (Hekatimeren) ausgedrückt und zusammengestellt. Das gewählte System besitzt für Schädel von verschiedenen Volumen und Typus allgemeine Gültigkeit. MARTINO hat die kraniometrische Methode zur Messung der Ausdehnung der Stirnhöhlen nach oben und unten angegeben. Das Verfahren hat unseres Wissens, zumindest im deutschen Sprachraum keine Verbreitung erfahren und hat nach unserer Ansicht in der rhinologischen Röntgendiagnostik wohl eine wissenschaftliche aber keine praktische Bedeutung.

Zum Schlusse dieses Abschnittes sei kurz noch angeführt, daß durch eine Schichtuntersuchung normaler Nebenhöhlen anatomische Details nachweisbar sein können, die auf den Standardaufnahmen nicht erkennbar sind. Es wurde schon berichtet, daß es BAYER gelang, auf seitlichen Schichtbildern der Stirnhöhle ihren Ausführungsgang, den Ductus naso-frontalis zur Darstellung zu bringen. Weiterhin ist es möglich, auf sagittalen Schichtbildern eine Bulla ethmoidalis zu erkennen. Ein weiteres Beispiel, die anatomischen Verhältnisse eindeutig zu erkennen, wird durch die

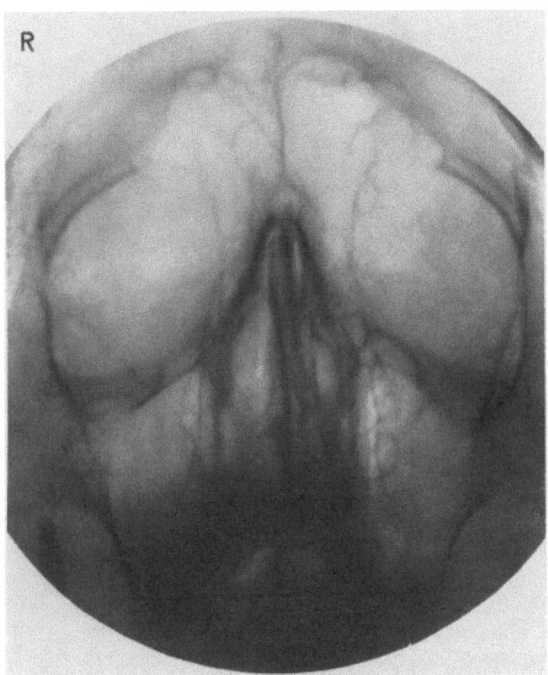

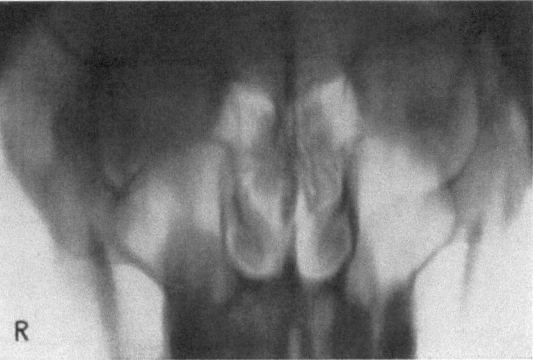

Abb. 161 a   Abb. 161 b

Abb. 161a. Sagittale kranial-exzentrische Aufnahme der Nebenhöhlen I. Serie (typische Einstellung). *Umschriebene Verschattung beider Kieferhöhlen.* 27jähriger Mann, der seit längerer Zeit an Kopfschmerzen leidet. Das Röntgenbild zeigt im unteren Anteil der rechten Kieferhöhle, sowie an der lateralen Wand der linken Kieferhöhle je ein halbkugeliges Schattengebilde

Abb. 161b. Sagittale Schichtaufnahme der Kieferhöhlen (postero-anteriorer Strahlengang, Längsverwischung, Schichttiefe 4,5 cm von der Tischebene) desselben Falles wie Abb. 161a. Während das Schattengebilde am Boden der rechten Kieferhöhle gut zur Darstellung kommt, ist das Schattengebilde in der linken Kieferhöhle weder auf dieser noch auf weiteren sagittalen Schichtbildern zur Abbildung gelangt

Abb. 159 demonstriert. Der kleine Recessus pterygoideus war weder auf der axialen, noch auf der seitlichen gewöhnlichen Aufnahme nachweisbar. Größere Recessus pterygoidei projizieren sich zum Teil immer in die medialen Partien der Kieferhöhlen und sind dann als solche zu erkennen.

e) Beispiele pathologischer Schichtbilder der Nebenhöhlen

Es wurde schon erwähnt, daß man für die Indikation, wann geschichtet werden soll, keine allgemein gültigen Regeln aufstellen kann. Es bleibt immer dem Untersuchenden überlassen, ob er glaubt, bei unklaren Fällen durch eine zusätzliche Schichtuntersuchung weiterzukommen. Genauso wie die Standardaufnahme, ist auch das Schichtbild sowohl bezüglich des Inhalts als auch bezüglich der Wandverhältnisse der Nebenhöhle zu beurteilen. Wenn es sich nun um die Klärung eines pathologischen Inhalts einer Nebenhöhle handelt, so genügen in der Regel sagittale, mittels Längsverwischung hergestellte Schichtbilder. Handelt es sich um die Beurteilung einer Nebenhöhlenwand, so ist die Projektion und die Verwischungsrichtung so zu wählen, daß die betreffende Wand senkrecht auf die Schichtebene und parallel zur Pendelrichtung verläuft.

Es ist allgemein bekannt, daß eine Schleimhautschwellung einer Nebenhöhle, die zu keiner vollständigen Verdrängung der Luft geführt hat, im Röntgenbild einen wandständigen Schatten erzeugt. Diese wandständigen Schatten sind in der Kieferhöhle in der Regel gut, in der Stirn- und Keilbeinhöhle jedoch wesentlich seltener klar erkennbar. Durch eine Schichtuntersuchung kann es, wie Abb. 160 zeigt, auch im Bereiche der

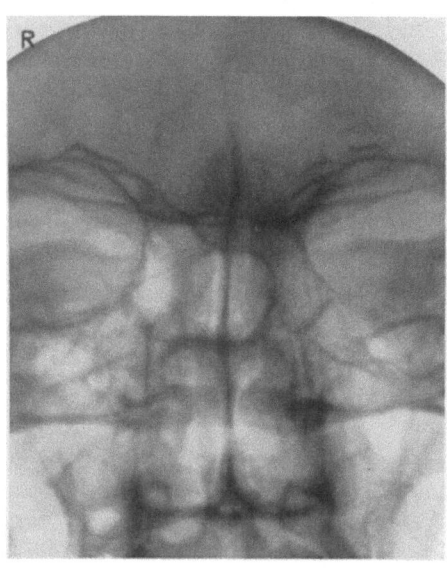 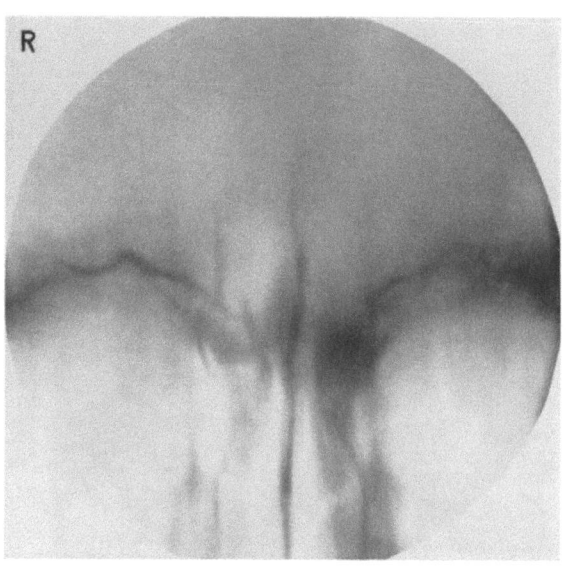

Abb. 162a   Abb. 162b

Abb. 162a. Sagittal-horizontale Aufnahme der Nebenhöhlen (typische Einstellung). *Je ein Osteom im rechten und linken Siebbein.* 36jährige Patientin, seit einigen Wochen sehr starke Kopfschmerzen. Das Röntgenbild zeigt im linken Siebbein einen bohnengroßen, nur undeutlich erkenn- und abgrenzbaren, knochendichten Schatten. Ein ebensolcher, jedoch wesentlich kleinerer findet sich im rechten Siebbein. Die beiden Stirnhöhlen sind verschattet
Abb. 162b. Sagittales Schichtbild (posterior-anteriorer Strahlengang, Längsverwischung, Schichttiefe 2 cm von der Tischebene) desselben Falles wie Abb. 162a. Das Schichtbild läßt die beiden Schattengebilde wesentlich besser erkennen und als Osteome identifizieren

Keilbeinhöhle gelingen, eine Schleimhautschwellung einwandfrei festzustellen. Es sei jedoch gleich durch ein weiteres Beispiel demonstriert, daß nicht jeder Weichteilschatten auf jedem Schichtbild in Erscheinung treten muß (s. Abb. 161a und b). Im Falle der Abb. 160b wird der Weichteilschatten durch Störlichter weggeleuchtet. In unklaren Fällen, bei welchen man nicht sicher entscheiden kann, ob eine mangelhafte Helligkeit in den Randpartien einer Kieferhöhle durch eine leichte Schleimhautschwellung oder durch eine etwas dickere Wand bedingt ist, vermögen Schichtaufnahmen auch keine Klärung zu bringen. Im Siebbein versagt die Schichtuntersuchung für die Weichteildiagnose vollkommen. In manchen Fällen von umschriebenen, nicht deutlich in Erscheinung tretenden Verschattungen im Bereiche der Nebenhöhle können Schichtaufnahmen eine Klärung bringen (s. Abb. 162a und b). Im Falle der Abb. 162a traten die kleinen, je einem Osteom entsprechenden Schattengebilde beiderseits im Siebbein auf keiner sagittalen Aufnahme so klar in Erscheinung wie auf der Abb. 162b. Bayer gelang es, auf einem seitlichen Schichtbild der Stirnhöhle ein kleines Osteom zu diagnostizieren, welches am Eingang des Ductus naso-frontalis saß. Der dichte, höckerige, über bohnengroße Schatten der Abb. 163a an der Grenze linke Stirnhöhle-Siebbein erweckt den Eindruck eines kompakten Osteoms. Auf der Schichtaufnahme (s. Abb. 163b) konnte

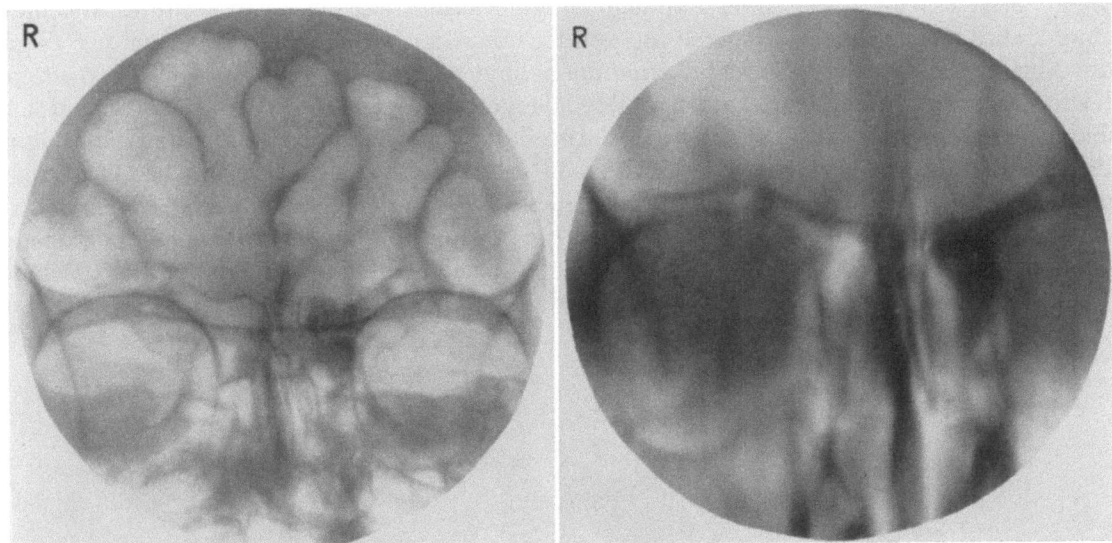

Abb. 163 a   Abb. 163 b

Abb. 163. Sagittal-horizontale Aufnahme der Stirnhöhlen und des Siebbeinlabyrinthes. (Der Focus der Röhre stand etwas links von der Medianebene.) *Dystope Zähne im linken Siebbein und Bodenanteil der linken Stirnhöhle.* 56jähriger Mann, der wegen Kopfschmerzen zur Röntgenuntersuchung zugewiesen wurde. Man sieht im obersten Anteil des linken Siebbeines ein größeres, unregelmäßig geformtes Schattengebilde, das sich nach oben in den untersten Anteil der linken Stirnhöhle hinein erstreckt

Abb. 163 b. Sagittales Schichtbild (postero-anteriorer Strahlengang, Längsverwischung, Schichttiefe 4,5 cm von der Tischebene) desselben Falles wie Abb. 163 a. Man sieht, daß sich das Schattengebilde im linken Siebbein aus zwei Schatten zusammensetzt, wobei jedes eine dichte Krone und weniger dichte Wurzeln erkennen läßt

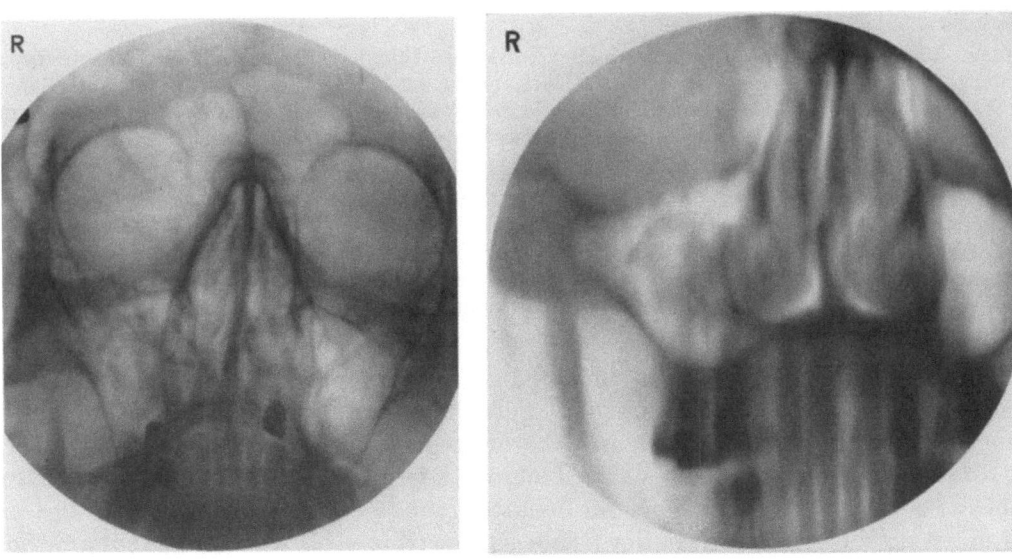

Abb. 164 a   Abb. 164 b

Abb. 164 a. Sagittale kranial-exzentrische Aufnahme der Nebenhöhlen I. Serie (typische Einstellung). *Osteom der rechten Kieferhöhle.* 48jähriger Mann, seit einem Jahr Kopfschmerzen, rhinologischer Befund normal. Das Röntgenbild zeigt, daß der größte Teil der rechten Kieferhöhle von einem nicht sehr dichten, inhomogenen Schattengebilde eingenommen ist, das sich gegen die Umgebung teilweise nur schlecht abgrenzen läßt. Die Oberfläche dieses Schattens ist unregelmäßig aber scharf konturiert und läßt stellenweise einen Kalksaum erkennen

Abb. 164 b. Sagittale Schichtaufnahme (postero-anteriore Längsverwischung, Schichttiefe 3,5 cm von der Tischebene desselben Falles wie Abb. 164 a. Das Schichtbild zeigt, daß das Schattengebilde in der rechten Kieferhöhle ihrer medialen Wand aufsitzt. Es ist gegen die Umgebung besser abgrenzbar. Seine unregelmäßige Begrenzung und die Kalkschale im oberen Anteil kommen noch besser zur Darstellung

dieser Schatten als durch zwei Zähne bedingt erkannt werden. Ein weiteres Beispiel eines Falles einer gegen die Umgebung nicht eindeutig abgrenzbaren Verschattung zeigt die Abb. 164a. Durch die Schichtaufnahme gelingt es, das den größten Teil der rechten Kieferhöhle einnehmende Schattengebilde als von der medialen Wand ausgehend zu diagnostizieren, die Kalkschale im oberen Anteil der Verschattung und die unregelmäßige Begrenzung an ihrer caudalen Oberfläche sind wesentlich besser zu erkennen; alles Symptome, die einen von der Schleimhaut ausgehenden Prozeß ausschließen und die Diagnose eines Osteom erlauben (s.Abb.164b). Auch bei kompletten Verschattungen einer Nebenhöhle mit unklaren Wandverhältnissen kann eine Schichtuntersuchung die pathologischen Veränderungen in eindrucksvoller Weise wiedergeben, wie die Abb. 165a und b sowie die

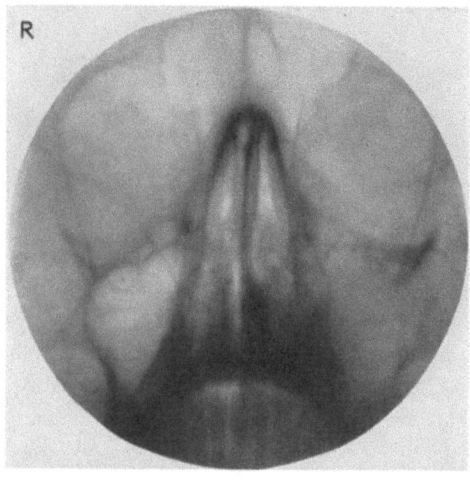 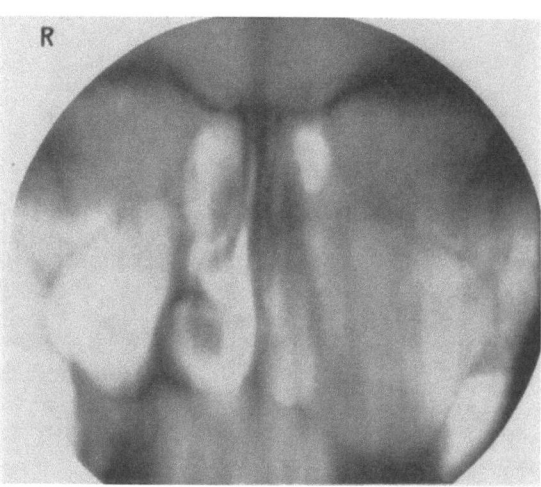

Abb. 165a   Abb. 165b

Abb. 165a. Teilansicht aus einer sagittal kranial-exzentrischen Aufnahme der Nebenhöhlen I. Serie (typische Einstellung). *Pyocele der linken Kieferhöhle.* 25jährige Frau, seit 5 Tagen Schmerzen und Schwellung der linken Wange. Das Röntgenbild zeigt eine komplette Verschattung der linken Kieferhöhle, die etwas geräumiger erscheint als die rechte und deren Wände etwas undeutlich sind

Abb. 165b. Sagittale Schichtaufnahme (postero-anteriorer Strahlengang, Längsverwischung, Schichttiefe 4 cm von der Tischebene desselben Falles wie Abb. 165a. Das Röntgenbild zeigt eindrucksvoll eine beträchtliche Vergrößerung bzw. Ausweitung der linken Kieferhöhle. Ihre Wände sind überall intakt. Die gleichmäßige Ausweitung der Höhle bei intakten Wänden spricht für einen gutartigen, expansiv wachsenden Prozeß, wobei differentialdiagnostisch in erster Linie eine Pyo- oder Mucocele und erst in zweiter Linie ein benigner Tumor in Frage kommt

Abb. 166a und b demonstrieren. In vielen Fällen ist der einzige Vorteil, den eine Schichtaufnahme gegenüber den gewöhnlichen Aufnahmen zu erbringen vermag, nur eine eindeutige Lokalisation und eine klare Abgrenzung gegen die Umgebung. So zeigt die Abb. 167a eine inhomogene, die ganze rechte Kieferhöhle einnehmende Verschattung, die auf der seitlichen Aufnahme als ein Schattengebilde erkannt werden kann, das nicht dem Lumen angehört, sondern vor der Höhle gelegen ist (s. Abb. 167b). Das entsprechende Schichtbild läßt dies in klarer Weise erkennen (s. Abb. 167c). Welches pathologische Substrat diesem Schattengebilde zugrunde liegt, ist jedoch auch durch die Schichtaufnahme nicht zu entscheiden, dieselbe läßt nur die Diagnose eines gutartigen, expansiv wachsenden Prozesses zu, der, vor der Kieferhöhle gelegen, dieselbe von vorn her einbuchtet und einengt.

Bezüglich des Nachweises von Wanddefekten ist zu sagen, daß nicht jeder auf den Standardaufnahmen nicht nachweisbare Defekt auf Schichtbildern in Erscheinung treten muß. Der Defekt muß eine bestimmte Größe haben und muß von den Strahlen so getroffen werden, daß die physikalischen Möglichkeiten für seinen Nachweis gegeben sind. Es gilt also für das Schichtbild genau dasselbe wie für die Summationsaufnahme, nur mit dem Unterschied, daß auf ersterer auch kleinere, im Summationsbild nicht in Erscheinung tretende Defekte nachweisbar sein können. Bei BAYER findet man Angaben, wie groß z. B. ein Defekt in der Stirnhöhlenvorder- oder -hinterwand sein muß, damit er im Schichtbild zur Darstellung kommt. Die Ausführungen von BAYER sind jedoch unklar, zum Teil widersprechend und die beigefügten Abbildungen in keiner Weise überzeugend. Für den Nachweis feinerer Strukturveränderungen ist, wie allgemein bekannt, das Schichtverfahren ungeeignet. Nur selten einmal mag es der Fall sein, daß die Schichtaufnahme die pathologischen Veränderungen in so klarer Weise erkennen

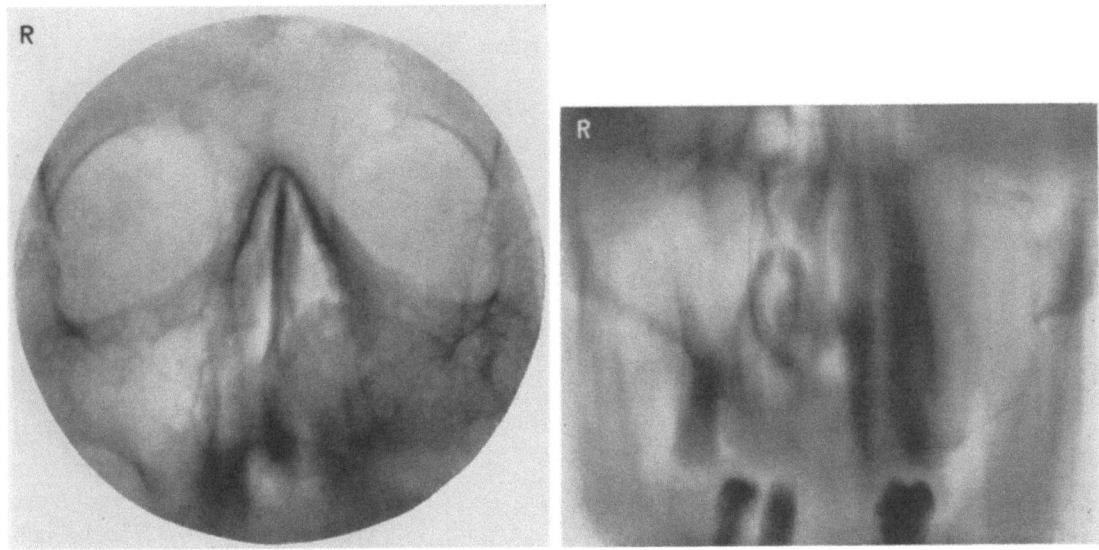

Abb. 166 a   Abb. 166 b

Abb. 166a. Teilansicht einer sagittal kranial-exzentrischen Aufnahme der Nebenhöhlen I. Serie (der Focus der Röhre stand etwas links der Medianebene). *Pflasterepithelcyste der linken Kieferhöhle.* 65jähriger Mann, seit 2 Monaten Schwellung im Bereiche des linken Oberkiefers, die rhinologische Untersuchung ergab eine Schwellung im linken Vestibulum oris und im linken Cavum nasi. Das Röntgenbild zeigt eine komplette Verschattung der linken Kieferhöhle, deren Wände undeutlich sind. Die Verschattung erstreckt sich ohne Unterbrechung nach medial in das Cavum nasi. Nach kranial ist die Verschattung von einer zarten Kalkschale begrenzt

Abb. 166b. Sagittales Schichtbild (postero-anteriorer Strahlengang, Längsverwischung, Schichttiefe 6 cm von der Tischebene) desselben Falles wie Abb. 166a. Das Schichtbild zeigt eine Ausweitung der linken Kieferhöhle im Bereiche der alveolaren Bucht. Die laterale Wand der Höhle ist hier verdünnt und nach außen disloziert. Nach oben geht die verdünnte und dislozierte Kieferhöhlenwand in einen zarten Kalkschatten über, der bogenförmig verlaufend sich im medialen Anteil der Höhle verliert. Das Schichtbild gestattet die Diagnose eines cystischen, expansiv wachsenden Gebildes

läßt, wie dies die Abb. 168b demonstriert. Auf Grund der Abb. 168a war es nicht sicher zu entscheiden, ob rechts überhaupt eine Stirnhöhle vorhanden ist oder nicht, was von größter Bedeutung ist. Ist nämlich eine Stirnhöhle vorhanden, dann ist sie verschattet, also krank. Die Schichtaufnahme ließ nun eindeutig erkennen, daß sich tatsächlich eine verschattete Höhle mit einer im ganzen Bereich undeutlichen Corticalis findet und daran anschließend sieht man eine schmale, aufgehellte Zone als Ausdruck einer Knochenaffektion im benachbarten Schuppenteil. Es handelt sich also bereits um eine Osteomyelitis.

Sehr bewährt haben sich nach BAYER Schichtuntersuchungen, um postoperative Verhältnisse zu klären. Nach diesem Autor gelingt es, operative Defekte am Stirnhöhlenboden, am Processus frontalis des Oberkiefers und im Bereiche der vorderen Siebbeinzellen, die auf den Standardaufnahmen nicht erkennbar sind, im Schichtbild zur

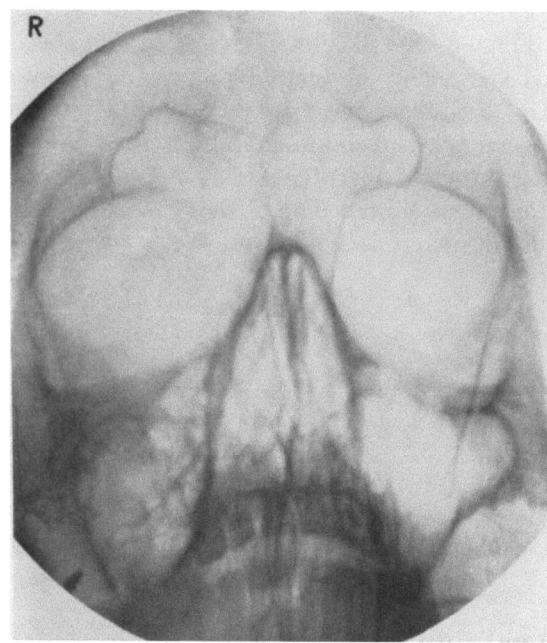

Abb. 167a. Sagittal kranial-exzentrische Aufnahme der Nebenhöhlen I. Serie (der Focus der Röhre stand etwas links der Medianebene). *Unklare Verschattung der rechten Kieferhöhle.* 26jährige Frau, bei der seit 1 Jahr eine Schwellung des rechten Oberkiefers besteht, die nur langsam an Ausdehnung zunahm. Das Röntgenbild zeigt eine inhomogen-fleckige Verschattung der rechten Kieferhöhle, deren Wände intakt sind

Darstellung zu bringen. Weiterhin konnten Bayer und Werner zeigen, daß in Fällen, in denen der Kliniker annahm, das Siebbein total ausgeräumt zu haben, durch die Schichtuntersuchung nachgewiesen werden konnte, daß noch Siebbeinzellen vorhanden waren. Der Nachweis noch vorhandener Siebbeinzellen nach anscheinend radikaler Ausräumung ist im Falle des Fortbestehens der Krankheitssymptome von großer Wichtigkeit, weil diese Restzellen die Ursache der nicht erfolgten Heilung sein können. Um aber eindeutig entscheiden zu können, ob nach einer radikalen Ausräumung doch noch Siebbeinzellen zurückgeblieben sind, muß die Schichtuntersuchung in allen gegebenen Projektionen durchgeführt werden. Es wurde berichtet, daß nach Radikaloperationen der Kieferhöhle ein operativer Defekt nicht oder nur undeutlich im gewöhnlichen Röntgenbild nachweisbar ist. Im Schichtbild der Kieferhöhle kommt der Defekt als solcher zur Darstellung (s. Abb. 169). Seine exakte Abgrenzung gegen die Umgebung ist jedoch auf Grund einer Projektion nicht möglich, dazu sind

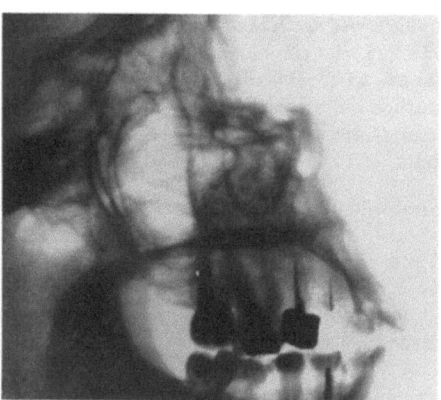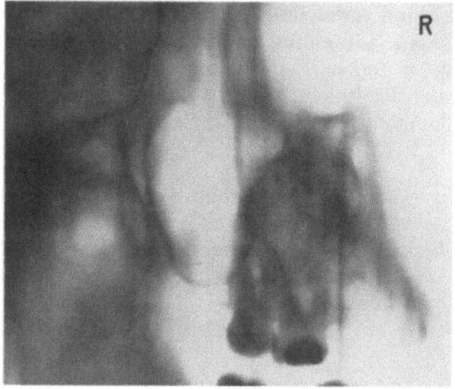

Abb. 167b 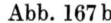   Abb. 167c

Abb. 167b. Seitliche Ansicht der rechten Kieferhöhle desselben Falles wie Abb. 167a. Das Röntgenbild zeigt im rechten Oberkiefer, vor der Kieferhöhle gelegen, ein dieselbe vorne einbuchtendes angedeutet kugeliges Schattengebilde, das allseits von einem zarten Kalksaum umgeben ist und im Inneren kleine, unregelmäßige, dichtere Einlagerungen aufweist

Abb. 167c. Seitliches Schichtbild (sinistro-dextraler Strahlengang, Längsverwischung, Schichttiefe 4,5 cm von der Tischebene) desselben Falles wie Abb. 167a und b. Das Schichtbild läßt die Ausdehnung des Gebildes noch besser erkennen. Die fleckige Struktur im Inneren kommt jedoch nicht so deutlich zur Darstellung. Eine Diagnose ist auch auf Grund des Schichtbildes nicht möglich. Es läßt sich lediglich die Feststellung treffen, daß es sich um einen gutartigen, expansiv wachsenden Prozeß handelt, was aber schon auf Grund der gewöhnlichen Aufnahmen möglich ist. In Frage kommen ein Chondrom, ein ossifizierendes Fibrom und eine fibröse Dysplasie

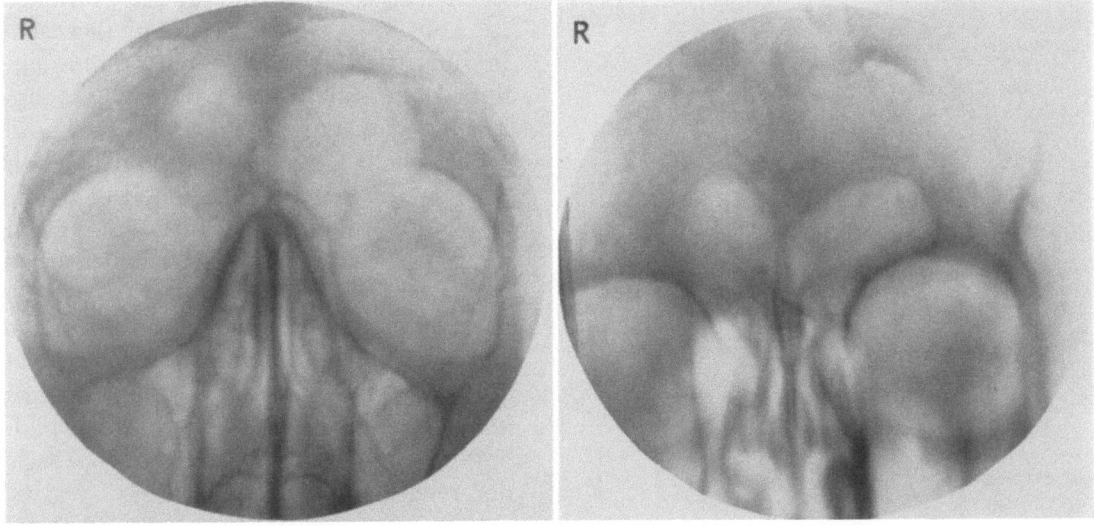

Abb. 168a   Abb. 168b

Abb. 168a. Teilansicht einer sagittal kranial-exzentrischen Aufnahme der Nebenhöhlen I. Serie (typische Einstellung). *Nekrotisierende Sinusitis der rechten Stirnhöhle mit Knochenaffektion.* 68jährige Frau, seit 4 Monaten ständig Kopfschmerzen, in der Nase kein freies Sekret. Das Röntgenbild läßt keine sichere Entscheidung zu, ob rechts eine Stirnhöhle vorhanden ist

Abb. 168b. Sagittale Schichtaufnahme (postero-anteriorer Strahlengang, Längsverwischung, Schichttiefe 1 cm von der Tischebene) desselben Falles wie Abb. 168a. Das Schichtbild zeigt, daß rechts eine Stirnhöhle vorhanden ist, deren Corticalis undeutlich ist und stellenweise kleine Unterbrechungen aufweist. Anschließend an die Kontur der rechten Stirnhöhle erkennt man eine schmale Aufhellungszone als Ausdruck resorptiver Knochenveränderungen

Schichtaufnahmen in verschiedenen Projektionsrichtungen notwendig. Zum Abschluß sei noch ein Fall demonstriert, der zeigen soll, daß man sich bei unklaren Wandverhältnissen nicht mit Schichtaufnahmen begnügen darf, die nur in einer Projektionsrichtung gemacht wurden, da man sonst großen Irrtümern anheimfallen kann. Wie die Abb. 170a zeigt, besteht rechts eine Verschattung der Kieferhöhle mit etwas undeutlichen Wandverhältnissen im Bereiche ihres Daches. Ein eindeutiger Wanddefekt ist jedoch nicht erkennbar. Da klinisch der Verdacht auf einen Tumor bestand, wurde eine Schichtuntersuchung durchgeführt. Diese ergab in den vorderen Anteilen der rechten Kieferhöhle keinen abnormen Befund. Auf der hier wiedergegebenen Schicht durch den rückwärtigen Anteil beider Kieferhöhlen zeigt die linke Kieferhöhle normale Verhältnisse, während rechts überhaupt keine Kieferhöhlenkonturen erkennbar sind (s. Abb. 170b). Dies könnte den Verdacht auf Destruktion der Wand ergeben. Wie die Operation dieses Falles zeigte, lag aber kein Defekt und kein Tumor vor. Die Erklärung für das Fehlen der Kieferhöhlenkonturen im

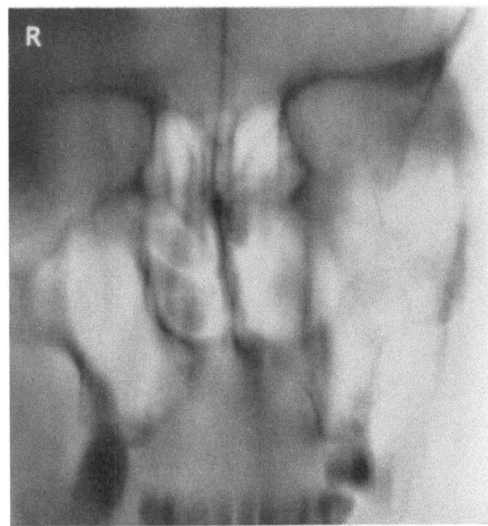

Abb. 169. Sagittale Schichtaufnahme der Kieferhöhlen (postero-anteriorer Strahlengang, Längsverwischung, Schichttiefe 4,5 cm von der Tischebene). *Status nach Radikaloperation der linken Kieferhöhle nach* DENKER. Der die linke Kieferhöhle vom Cavum nasi trennende Knochenschatten — er setzt sich aus der medialen Kieferhöhlenwand und Teilen des Processus frontalis des Oberkiefers zusammen — fehlt in großer Ausdehnung

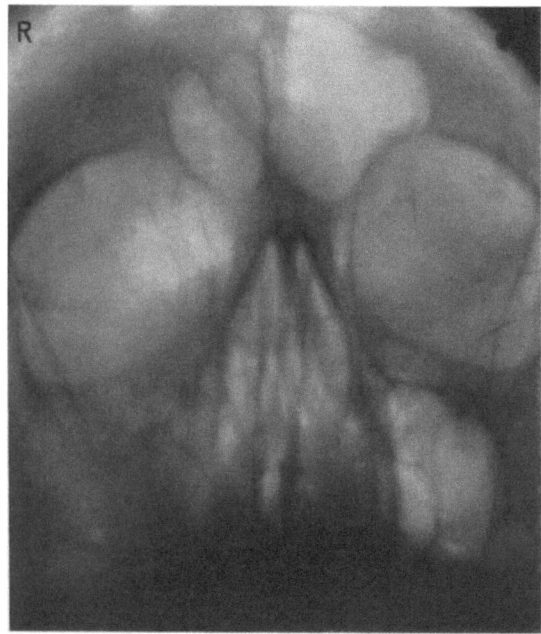

Abb. 170a. Sagittal-kranial-exzentrische Aufnahme der Nebenhöhlen I. Serie (typische Einstellung). *Status nach Radikaloperation der rechten Kieferhöhle.* 48jähriger Mann, bei dem vor 4 Tagen eine Schwellung der rechten Wange aufgetreten war, die klinisch den Verdacht eines Tumors erweckte. Das Röntgenbild zeigt eine komplette Verschattung der rechten Kieferhöhle, die das Dach der Kieferhöhle bildende Kontur ist nicht erkennbar

Schichtbild ergibt die axiale Aufnahme (s. Abb. 170c). Man sieht auf dieser Abbildung, daß die rechte Kieferhöhle nach dorsal zu sich stark verschmälert bzw. kleiner wird und daß der hintere Pol der Höhle nicht so weit nach dorsal reicht, wie der der gesunden linken. Der Schnitt war nun gerade so geführt, daß er links noch innerhalb der Kieferhöhle verlief, rechts aber in einem Bereiche verlief, in dem keine Kieferhöhle mehr vorhanden war oder in dem sie so schmal war, daß sie nicht mehr zur Abbildung gelangen konnte. Seitliche und axiale Schichtbilder ergaben keine Veränderungen von seiten der rechten Kieferhöhlenwände.

Die wiedergegebenen Ausführungen über das Körperschichtverfahren in der Rhinologie können keinen Anspruch auf Vollständigkeit erheben. Die Probleme, die sich bei Schichtuntersuchungen ergeben, sind vielgestaltig und können von Fall zu Fall sehr verschieden sein, daher ist eine vollständige Behandlung auch nicht möglich. Es konnten nur einige Beispiele herausgegriffen und zu den Gegebenheiten kritisch Stellung genommen werden. Der Wert der Schichtuntersuchung in der Rhinologie ist

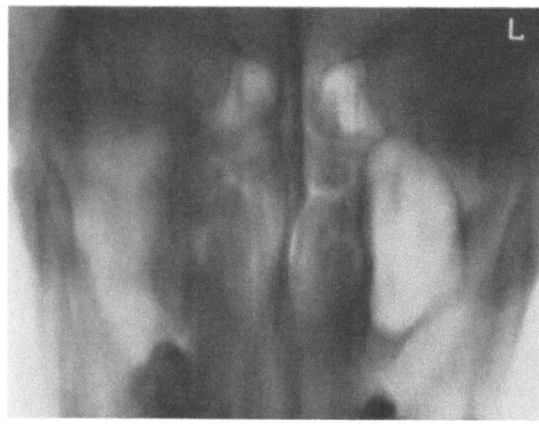

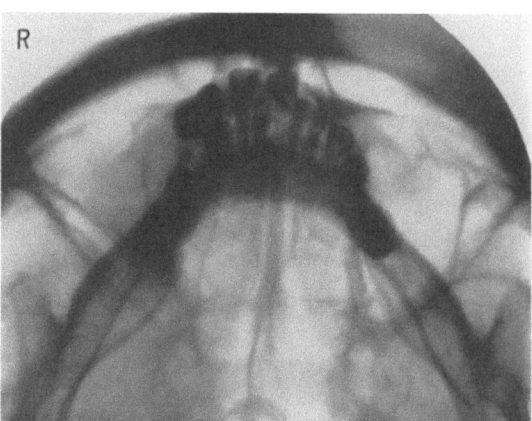

Abb. 170b 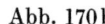   Abb. 170c

Abb. 170b. Sagittale Schichtaufnahme der Kieferhöhlen (posterior-anteriorer Strahlengang, Längsverwischung, Schichttiefe 5,5 cm von der Tischebene) desselben Falles wie Abb. 170a. Das Schichtbild zeigt links normale Kieferhöhlenkonturen, während rechts überhaupt kein Kieferhöhlenlumen abgrenzbar ist. Das Fehlen der rechtsseitigen Kieferhöhlenwände ließ uns zunächst an eine Tumordestruktion denken. Die Operation ergab jedoch keinerlei Veränderungen an den Wänden der rechten Kieferhöhle

Abb. 170c. Vertiko-submentale Aufnahme der hinteren Nebenhöhlen desselben Falles wie Abb. 170a (typische Einstellung). Das Röntgenbild zeigt außer der Verschattung der rechten Kieferhöhle, daß dieselbe im rückwärtigen Anteil wesentlich schmäler ist als die linke Kieferhöhle und daß sie auch nicht so weit nach hinten reicht wie die linke Kieferhöhle. Dies erklärt das Fehlen einer Abbildung der rechten Kieferhöhle im Schichtbild

trotz positiver Ergebnisse in einigen wenigen Fällen nur ein sehr beschränkter. Es sei nochmals erwähnt, daß sich unsere Erfahrungen nur auf Schichtbilder beziehen, die mittels des Tomographen gewonnen werden können. Das Grundsätzliche des Schichtverfahrens und somit eine Anleitung ist aus den gemachten Ausführungen zu entnehmen. Für den sich speziell für das Körperschichtverfahren in der Rhinologie Interessierenden sei auf die zahlreichen Publikationen besonders im italienischen und französischen Schrifttum hingewiesen. Eine kritische Betrachtung über die Licht- und Schattenseiten des Körperschichtverfahrens findet man bei VALLEBONA.

Literatur

Handbücher, Lehrbücher und Monographien

ACKERMANN, L. V., and A. DEL REGATO: Cancer, II. Aufl. St. Louis: C. V. Mosby Company 1954.

AGAZZI, C., e L. BELLONI: Gli odontomi duri dei mascellari. Contributo clinico-roentgenologico e anatomo-miscroscopico con particolare riguardo alle forme ad ampia estensione e alle comparsa familiare. Arch. ital. Otol. 64, Suppl. 16 (1953).

ALBERTINI, A. v.: Histologische Geschwulstdiagnostik. Stuttgart: Georg Thieme 1955.

AUBANIAC, R., et J. POROT: Radio-anatomie générale de la Tête. 37 groupes anatomiques dans le trois plans de l'espace dessinées, radiographiées et comentées. Paris: Masson & Cie. 1955.

BATAILLE, BÉAL, BUREAU, CERMÉA, DESROCAILLES, LAMBERT et PARANT: Les tumeurs des maxillaires (Conférences des stomatologistes des Hopitaux de Paris). Paris: Masson & Cie. 1952.

BERBLINGER, W.: Die Störungen des Formwechsels, Mißbildungen der Nase. In HENKE-LUBARSCH Handbuch der speziellen pathologischen Anatomie, Bd. III. Berlin: Springer 1928.

BERGSTRAND, H., H. OLIVECRONA u. W. TÖNNIS: Gefäßmißbildungen und Geschwülste des Gehirns. Leipzig: Georg Thieme 1936.

BERTINI: Beobachtungen über die röntgenologische Anatomie der Keilbeinhöhlen des menschlichen Schädels. Diss. Modena 1911.

BERTOLOTTI, M.: Lezioni di craniologia Roentgen. Torino: Minerva med. ediz. 1929.

BÉTOULIÈRES, P.: La radiographie du nez et des fosses nasales. In J. TERRACOL, Les maladies des fosses nasales. Paris: Masson & Cie. 1953.

BISTOLFI, F., e P. BISTOLFI: La stratigrafia della base de cranio (Tomography of the skull base). Genova: Grafitecnica 1959.

BLONDEAU, A.: L'exploration radiologique des sinus de la face. Diagnostic radiologique, anatomie radiologique, technique. Préface par André Moulonguet. Paris: A. Legrand 1929.

BORST, M.: Pathologische Histologie. München: J. F. Bergmann 1950.

BOUCHET, M., et G. DULAC: Anatomie radiographique du massif facial. Paris: Masson & Cie. 1955.

BRAILSFORD, J. F.: The radiology of bones and joints. London: J. & A. Churchill 1953.

CARLSTEN, B.: Röntgenologie der Nasennebenhöhlen. Stockholm: Marcus 1917.

CLARA, M.: Entwicklungsgeschichte des Menschen. Leipzig: Georg Thieme 1955.

COHN, M.: Atlas der Röntgenstereoskopie. Leipzig: Georg Thieme 1931.

—, u. W. BARTH: Lehrbuch der Röntgenstereoskopie. Leipzig: Georg Thieme 1931.

DANDY, E.: Hirnchirurgie. Leipzig: Johann Ambrosius Barth 1938.

DANISCH, F.: Fremdkörper, Zahnheterotopien und Steinbildungen in der Nase und ihren Nebenhöhlen. In HENKE-LUBARSCH, Handbuch der speziellen pathologischen Anatomie, Bd. III. Berlin: Springer 1928.

DENKER-KAHLER: Handbuch der Hals-, Nasen- und Ohrenheilkunde mit Einschluß der Grenzgebiete. Berlin: Springer, u. München: J. F. Bergmann, Bd. 2, Bd. 4: 1928; Bd. 5: 1929.

EPSTEIN, B. S., and L. M. DAVIDOFF: An atlas of skull roentgenograms. Philadelphia: Lea & Febiger 1953; London: Henri Kimpton 1953.

FISCHER-WASELS, B.: Allgemeine Geschwulstlehre. In Handbuch der normalen und pathologischen Physiologie. Berlin: Springer 1927.

GABRIEL, G.: Die Technik der Röntgenuntersuchung. In: Radiologische Praktika. Kempten: Otto Nemnich 1928.

GERBER, P.: Die Syphilis der Nase, des Halses und des Ohres, II. Aufl. Berlin: S. Karger 1910.

GOLDEN, R.: Diagnostic roentgenology. Baltimore: Williams & Wilkins Company 1952.

GRASHEY, R.: Allgemeine Aufnahmetechnik und Deutung der Röntgenbilder. In Handbuch der biologischen Arbeitsmethoden. Berlin u. Wien: Urban & Schwarzenberg 1926.

HAJEK, M.: Pathologie und Therapie der entzündlichen Erkrankungen der Nebenhöhlen der Nase. Leipzig u. Wien: Franz Deuticke 1926.

HARTMANN, E.: La radiographie en ophthalmologie. Paris: Masson & Cie. 1936.

HENKE, F., u. O. LUBARSCH: Handbuch der speziellen pathologischen Anatomie und Histologie, Bd. 3. Berlin: Springer 1928.

HERRMANN, R.: Die rhinogenen Entzündungen der Orbita. Stuttgart: Georg Thieme 1958.

KARTAGENER, M.: Die Bronchiektasien. In Handbuch der inneren Medizin, Bd. 4. Berlin-Göttingen-Heidelberg: Springer 1956.

KAUFMANN, E.: Lehrbuch der speziellen pathologischen Anatomie, Bd. II, Teil 3. Herausgeg. von M. STAEMMLER. Berlin: W. de Gruyter 1960.

Kienböck, R.: Röntgendiagnostik der Knochen- und Gelenkserkrankungen, H. 6. Berlin u. Wien: Urban & Schwarzenberg 1940.

Kohlmann, G.: Kurzes Handbuch der gesamten Röntgendiagnostik mit einem Anhang über die therapeutische Verwendung radioaktiver Substanzen. Berlin: S. Karger 1928.

Le Dinh: Radiographie de sinus de la face et du crane. I. Technique radiologique. Paris: Varia 1957.

Leicher, H.: Die Vererbung anatomischer Variationen der Nase, ihrer Nebenhöhlen und des Gehörorganes. In Ohrenheilkunde der Gegenwart und ihre Grenzgebiete. München: J. F. Bergmann 1928.

Lièvre, C. A., et H. Fischgold: Crâne et face dans la maladie de Paget. Paris: Masson & Cie. 1959.

Lindgreen, E.: Röntgenologie. In Handbuch der Neurochirurgie von Olivecrona-Tönnis, Bd. II Berlin-Göttingen-Heidelberg· Springer 1955.

Loepp, W., u. R. Lorenz: Röntgendiagnostik des Schädels. Stuttgart: Georg Thieme 1954.

Marx, H.: Die Nasenheilkunde in Einzeldarstellungen der Nase und deren Nebenhöhlen. Sechs Liefg. Jena: Gustav Fischer 1949—1953.

Masson, P.: Le tumeurs. Paris: A. Maloine & Fils 1924.

Mayer, E. G.: Diagnose und Differentialdiagnose in der Schädelröntgenologie. Wien: Springer 1959.

—, u. J. Zakovsky: Anordnung der normalisierten Röntgenaufnahmen. Wien: Urban & Schwarzenberg 1950.

Meyer, M.: Die Hals-, Nasen- und Ohrenkrankheiten des Kindes, Teil 2. Berlin S. Karger 1933.

Mittermaier, R.: Die Erkrankungen der Nasennebenhöhlen, des Ohres und des Halses im Röntgenbild. Stuttgart: Georg Thieme 1952.

Neumayer, H.: Die Röntgenuntersuchung in der Rhino-Laryngologie. In H. Rieder u. J. Rosenthal, Lehrbuch der Röntgenkunde, Bd. II. Leipzig: Johann Ambrosius Barth 1925.

Offret, G.: Les tumeurs de l'Orbite. Paris: Masson & Cie. 1951.

Onodi, A.: Die Nebenhöhlen der Nase beim Kinde. Würzburg: Curt Kabitzsch 1911.

Pautrier, L. M.: Une nouvelle grande réticulo-endothéliose. La maladie de Besnier-Boeck-Schauшann. Ses manifestations cutanées, ganglionaires, pulmonaires, osseuses, oculaires, glandulaires, viscérales, nasales, nerveuses. Paris: Masson & Cie. 1940.

Pendergrass, E. P., J. P. Schaeffer and P. S. Hodes: The head and neck in Roentgendiagnosis. Springfield (Ill.): Ch. C. Thomas 1956.

Proetz, A. W.: The displacement method of sinus diagnosis an treatment. A practical guide to the radiopaques in the nasal sinuses. St. Louis: Annals publishing Comp. 1931.

Ringertz, N.: Pathology of malignant tumours arising in the nasal and paranasal cavities an maxilla. Acta oto-laryng. (Stockh.) Suppl. 27 (1938).

Roussel, J.: Cliniques radiologiques. L'agrandissement radiographique direct dans l'examen de la base du crane et des micro-fractures du rocher. Paris: Masson & Cie. 1959.

Runge, H. G.: Die entzündlichen Erkrankungen der Nase und ihrer Nebenhöhlen. In Henke-Lubarsch, Handbuch der speziellen pathologischen Anatomie, Bd. III. Berlin: Springer 1928.

Schaefer, J. P.: The nose, paranasal sinuses, naso-lacrimal passage ways and olfactors organ in man. Philadelphia: Bealinton 1926.

Schinz, H. R., W. E. Baensch, F. Friedl u. E. Uehlinger: Lehrbuch der Röntgendiagnostik. Stuttgart: Georg Thieme 1952.

Schlosshauer, B.: Röntgenaufnahmetechnik in der Hals-, Nasen- und Ohrenheilkunde. Stuttgart: Georg Thieme 1956.

Schmidtmann, M.: Hyperplasien, Regenerationen und Gewächse. In Henke-Lubarsch, Handbuch der speziellen pathologischen Anatomie, Bd. III. Berlin: Springer 1928.

Schüller, A.: Die Schädelbasis im Röntgenbild. Hamburg: L. Gräfe u. Sillern 1905.

— Röntgendiagnostik der Erkrankungen des Kopfes. Wien u. Leipzig: Alfred Hölder 1912.

Schwarz, M.: Die Schleimhäute des Ohres und der Luftwege. Berlin-Göttingen-Heidelberg: Springer 1949.

Seifert, O.: Syphilis der Atmungsorgane: Nase, Nasenrachenraum, Larynx und Trachea. In Handbuch der Geschlechtskrankheiten, Bd. III. Wien u. Leipzig: Alfred Hölder 1913.

Serio de, N.: La cancellazione obliqua nell'indagine stratigrafica del cranio. Bari: Ditta Vedova Trizio 1956.

Shanks, S. C., and P. Kerley: A text-book of X-ray diagnosis. London: Lewis & Co. 1951.

Siccard, J. A., et J. Forestier: Diagnostic et thérapeutique par le lipiodol. Clinique et radiologie. Paris: Masson & Cie. 1928.

Sigmund, H., u. Weber: Pathologische Histologie der Mundhöhle. Leipzig: S. Hirzel 1926.

Sonnenkalb: Die Röntgendiagnostik des Nasen- und Ohrenarztes. Jena: Gustav Fischer 1914.

—, u. Beyer: Die Röntgendiagnostik von Ohr, Nase und Nebenhöhlen, Mund und Zähne. In Handbuch der gesamten medizinischen Anwendung der Elektrizität, Bd. III. Leipzig: W. Klinkhardt 1923.

Steurer, O.: Die Röntgendiagnostik der Nase und der Nasennebenhöhlen. In: Ergebnisse der medizinischen Strahlenforschung, Bd. III. Leipzig: Georg Thieme 1928.

Terracol, J.: Les maladies des fosses nasales. Paris: Masson & Cie. 1953.

—, et Y. Guerrier: Les sinusites de l'enfance. Paris: Masson & Cie. 1958.

Thiel, R.: Röntgendiagnostik des Schädels bei Erkrankungen des Auges und seine Nachbarorgane. Berlin: Springer 1932.

Throst, A.: Die Röntgenuntersuchung der Ohren, der Nase und des Halses. In Schittenhelms

Jahrbuch der Röntgendiagnostik, Bd. I. Berlin: Springer 1924.

TORRIELLI, A., e F. BISTOLFI: Pathologia de mascellari e stratigrafia. Genova: Universitaria P. Cherchi 1958.

VOGT, A.: Über Kiefercysten. Basel: Philogr. Verlag 1934.

WEBER: DieSäugetiere.Jena: GustavFischer 1927.

WERNER, K.: Anatomische Schädelschnitte im Röntgenbild als Grundlage des Schädelschichtbildes. Heidelberg: Alfred Hüthig 1961.

WESSELY, E. A.: Klinik der Hals-, Nasen- und Ohrenerkrankungen. Berlin u. Wien: Urban & Schwarzenberg 1942.

YOUNG, B. R.: The skull sinuses and mastoids. A handbook of Roentgendiagnosis. Chicago: Year Book Publishers Inc. 1951.

Zeitschriften

ABBOT, W. D.: Angioma of the skull. Ann. Surg. **106**, 1100—1105 (1937).

ABOULKER, P., DJLAN et CREMER: Images radiologiques des niveaux liquides dans certaines formes de sinusites. Ann. Oto-laryng. **64**, 308—310 (1947).

ACKER, R. B.: Osteoma of frontal sinus. J. Indiana med. Ass. **21**, 332—334 (1928).

ADAM, B.: Über vergleichende Kieferhöhlen-Diagnostik. Z.Laryng. Rhinol. **32**, 202—206 (1953).

ADAMS, R., and E. D. CHURCHILL: Situs inversus, sinusitis, bronchiectasis. A report of five cases, including frequency statistics. J. thorac. Surg. **7**, 206—217 (1937).

ADLAND, S. A., and R. A. S. EINSTEIN: Kartagener Robert's triad. Situs inversus viscerum, bronchiectasis and paranasal sinusitis. Amer. J. Dis. Child. **61**, 1034—1036 (1941).

ADLING, N.: The roentgenological findings of the nasal sinuses in uveitis. Acta ophthal. (Kbh.) **33**, 151—154 (1955).

AGATI, D., Ipertrofie etmoido-sfenoidali a protundenza endocranica. Radiol. med. (Torino) **32**, 151—154 (1946).

—, e R. BERTOLOTTI: Protrusione endo- cranica di cellule etmoidosfenoidali con sin- drome oculo-chiasmatica. Arch. Radiol. (Napoli) **16**, 24—31 (1940).

AGAZZI, C., u. L. BELONI: Osteosklerosierende Veränderungen der fibrösen Dysplasie der Knochen (JAFFÉ u. LICHTENSTEIN) in ihren Beziehungen zur Leontiasis ossea. Arch. Ohrenheilk. **165**, 428—437 (1954).

— — Contribution a l'étude anatomo-pathologique et clinique des odontomes durs des maxillaires. Proc. 5. Internat. Congr. of Oto-Rhino-Laryng. 1955, p. 470—477.

AGRA, A., J. COUZO et J. HALPERN: Contribución al estudio de las sinusitis odontógenas. Rev. argent Oto-rino-laring. **16**, 25—33 (1947).

AIMÉ, P., et A. BLONDEAU: La radiographie des sinus postérieurs par film intrabuccal. J. Radiol. Électrol. **10**, 267—271 (1926).

AISENBERG, M. S., and C. L. INMAN: Tumors that have metastasized to the jaws. J. Amer. dent. Ass. **53**, 1210—1217 (1956).

ALAJOUANINE, L., P. MILLIEZ et S. P. MARTIN: Forme osseuse pure de la maladie de Besnier-Boeck-Schaumann. Bull. Soc. Méd. Paris **57**, 561—565 (1941).

ALEXANDER, A.: Contributo all studio del canale naso-frontale nell'uomo. Ot. ecc. ital. **4**, 156—173 (1934).

ALLEN, B.: Nebenhöhlen im Kindesalter. Radiology **3**, 134—142 (1924).

— The nasal sinuses: Roentgenographic and clinical observations. Amer. J. Roentgenol. **26**, 214—222 (1931).

ALMEIDA, T. P. DE, u. C. GAMA: Klinisch-röntgenologische Studien der Tumoren der Schädel-Pharynxwand. Zbl. ges. Radiol. **29**, 249 (1939) [Spanisch].

ALONSO, J. M., u. R. PIETRA: Die Solitärpolypen der Nebenhöhlen. Zbl. ges. Radiol. **18**, 620 (1934) [Spanisch].

ANDERSON, H., and C. MACDOUGAL: The use of iodized oil in the diagnosis of nasal sinus disease. Arch. Otolaryng. **7**, 514—523 (1928).

ANTHONY, W. P., and H. L. WILLIAMS: Unilateral pansinal mucocele simulating malignant neoplasm. Report of a case. Arch. Otolaryng. **53**, 189—194 (1951).

ANTON, u. HERRMANN: Über seltene Erkrankungen des knöchernen Schädels. Z. Laryng. Rhinol. **19**, 503—509 (1930).

APFELSTAEDT, O.: Beitrag zum Krankheitsbilde der Osteomyelitis cranii rhinogenen Ursprungs. Arch. Ohr- usw. Heilk. **144**, 315—336 (1838).

ARMITAGE, G.: Osteoma of the frontal sinus: With particular reference to its intracranial complications and with the report of a case. Brit. J. Surg. **18**, 565—580 (1930/31).

ARNTZ, CH.: Experimentelle Untersuchungen über die Entstehung des Cholesteatoms der Nebenhöhlen. Arch. Ohr.-, Nas.- u. Kehlk.-Heilk. **137**, 228—250 (1933).

ARONS, I.: Neoplasms of the antrum, nasopharynx and hard palate. Laryngoscope (St. Louis) **51**, 61—76 (1941).

ARSENI, C., et S. IONESCO: Les ostéomes craniens. Acta chir. belg. **57**, 150—161 (1958).

ASPRAY, J., u. F. K. HERPEL: Technik der röntgenologischen Untersuchung der Nebenhöhlen. Amer. J. Roentgenol. **12**, 573—582 (1924).

AUER, K.: Beitrag zur Analyse der projektionsbedingten Verdunkelungen der Kieferhöhlen auf Röntgenaufnahmen im occipito-nasalen Strahlengang bei halbaxialer Kopfhaltung. Z. Laryng. Rhinol. **31**, 507—509 (1952).

— Beitrag zur Topographie der Kieferhöhlen im Röntgenbild. Z. Laryng. Rhinol. **32**, 206—211 (1953).

AVAKJAN, M.: Zur Kasuistik der malignen Tumoren von Hals, Nase und Ohr in jugendlichem Alter. Zbl. ges. Radiol. **40**, 69 (1953) [Russisch].

AZUMI, T., u. A. SUZUMURA: Ein Fall von merkwürdigem Fremdkörper in der Kieferhöhle und statistische Beobachtungen über die während der letzten 10 Jahre in der japanischen Literatur gefundenen Fälle von Fremdkörpern in den

Nebenhöhlen der Nase. Zbl. ges. Radiol. **33**, 313 (1941) [Japanisch].

Bachi, S.: Carcinome primitivo del sino sfenoidale. Valsalva **14**, 390—398 (1938).

Baclesse, F.: Les cancers du rhinopharynx. Étude radiographique. Résultats éloignés par la radiotherapie. Ann. Oto-Laryng. (Paris) **73**, 509—520 (1956).

—, et G. Dulac: Étude radiologique du rhinopharynx normal. Arch. Élect. méd. **46**, 161—178 (1938).

— — Le radiodiagnostic des tumeurs malignes du rhinopharynx. J. Radiol. **29**, 24—36 (1948).

Bader, W., H. Masing, I. Meier u. K. Werner: Die Übersichtstomographie in der Horizontalebene der Schädelbasis- und Nebenhöhlendiagnostik. Z. Laryng. Rhinol. **35**, 336—340 (1956).

Bahr, W.: Bericht über einen Fall zahlreicher überzähliger und verlagerter Zähne des Unter- und Oberkiefers. Dtsch. zahnärztl. Wschr. **1939**, 924—928.

Bailliart, P., et L. Baldenweck: Ostéome de l'ethmoide á développement orbitaire. Ann. Oto-Laryng. (Paris) **5**, 536—539 (1931).

Bajkay, T.: Beiträge zur Kenntnis der Maxillarosteome. Arch. Ohr., -Nas.- u. Kehlk.-Heilk. **138**, 153—157 (1934).

— Über Hämangiome der Nasenhöhle. Mschr. Ohrenheilk. **33**, 83—86 (1949).

Baker, J., K. M. Simonton and D. F. Fisher: Pneumocephalus with hemiplegia secundary to osteoma of the frontal sinus: Report of a case. Proc. Mayo Clin. **23**, 528—531 (1948).

Baklanova, F. V., u. R. A. Saenko: Röntgendiagnostik der Adenoide bei Kindern. Zbl. ges. Radiol. **47**, 85 (1955) [Russisch].

Baldenweck, L., Mallet, Thévenard et Jouveau-Dubreuil: Pneumatocèle frontale interne au cours de l'èvolution d'un ostéome du sinus frontal. Ann. Oto-Laryng. (Paris) **7**, 657—668 (1934).

—, et D. de Prades: Diagnostic radiologique des sinusites. Paris med. **17**, 127—130 (1927).

Ball, F.: Aspergillosis and other mycosis in the sinuses of the nose. Acta otolaryng. (Stockh.) **29**, 129—136 (1941).

Ball, S.: Ossifying fibroma of the frontal sinus. Arch. Otolaryng. **53**, 460—465 (1951).

Balogh, K., F. Skaloud u. E. Vàlyi: Bösartige Kiefergeschwülste des Kindesalters. Dtsch. Zahn-, Mund- u. Kieferheilk. **20**, 1—20 (1954).

Balzer, R.: Zwei Fälle von echtem Fibrom der Nasennebenhöhlen. Z. Hals-, Nas.- u. Ohrenheilk. **45**, 307—311 (1939/40).

Banfi, A., et A. Guzzon: Considerazioni sull'utilitá dell'esame radiologico con mezzo di contrasto radiopaco nello studio dei tumori epifaringei. Arch. ital. Otol. **70**, 865—892 (1959).

Barbieri, P. L., et M. Guttadauro: Ricerche radiografiche sul faringe. I. Vari aspetti morfologici del cavo epifaringo. II. Modificazioni del faringe nella respirazione e nel canto. Radiologia **11**, 801—827 (1955).

Barmwater, K.: Röntgenuntersuchung der Kieferhöhlen nach Injektion mit Kontraststoff. Hals-, Nas.- u. Ohrenarzt **27**, 5—18 (1936).

Barr, B., H. Koch and S. Welin: Roentgen diagnosis of secundary mucocele occurring in the frontal sinuses following radical operation. Acta oto-laryng. (Stockh.) **43**, 495—502 (1953).

Bársony, Th., u. M. Weiss: Beitrag zur Analyse der projektionsbedingten Verdunkelung der Nasennebenhöhlen. Röntgenpraxis **10**, 5—8 (1938).

Barta, M., u. H. Venclik: Die Vorteile des direktvergrößerten Röntgenbildes in der Diagnostik des Felsenbeines. Zbl. ges. Radiol. **66**, 286 (1960) [Tschechisch].

Bartelink, D. L.: Einige Affektionen aus dem Bereiche des Gesichtsschädels und ein röntgenologisches Merkmal. Röntgenpraxis **2**, 36—45 (1930).

Barth, H.: Diphtherie der Stirnhöhle. Z. Laryng. Rhinol. **26**, 57—60 (1936).

—, Über den Einfluß der Nebenhöhlenentzündung im Kindesalter auf die Pneumatisation der Stirnhöhlen. Z. Hals-, Nas.- u. Ohrenheilk. **43**, 149—162 (1937).

— Die Pneumatisation der Stirnhöhlen bei der Rhinitis atrophicans simplex bzw. Ozaena. Hals-, Nas.- u. Ohrenheilk. **44**, 135—147 (1938).

Baruzzi, A.: L'aspetto radiologico del canale della vena diploica frontale. Ann. Radiol. diagn. (Bologna) **25**, 26—29 (1953).

Batson, O. V., and L. M. Ennis: A roentgenological and anatomical study of the maxillary sinus. Amer. J. Roentgenol. **35**, 586—590 (1936).

Bauer, W.: Die ausgebreitete dentale Oberkiefer-Osteomyelitis und retinierte Zähne. Z. Stomat. **35**, 281—288 (1937).

Baum, H. L.: A new apparatus for roentgenography of the sinuses. Arch. Otolaryng. **11**, 90—94 (1930).

Baum, W.: Roentgenography of the sinuses. Description of a new apparatus. Arch. Otolaryng. **12**, 822—828 (1930).

Baumeister, A.: Das Knochenhämangiom. Diss. Münster i.W., 1939.

Baxer, H. G.: Die Osteomyelitis des Stirnbeines. Z. Hals-, Nas.- u. Ohrenheilk. **47**, 202, 220, 221—253, 254—332 (1940).

Bayer, H.: Beitrag zu klinisch-röntgenologischen Untersuchungen des Nasen-Rachenraumes. Z. Hals-, Nas.- u. Ohrenheilk. **45**, 247—259 (1940).

— Die Osteomyelitis des Stirnbeines. Z. Hals-, Nas.- u. Ohrenheilk. **47**, 202—332 (1941).

— Planigraphische Darstellung des Ausführungsganges des Sinus frontalis. Z. Hals-, Nas.- u. Ohrenheilk. **48**, 333—336 (1942a).

— Beitrag zur Klinik und Röntgenologie des Nasen-Rachenraumes. Z. ärztl. Fortbild. **39**, 151—154 (1942b).

— Die Darstellung des Stirnhöhlenausführungsganges im Röntgenschichtbild. Z. Hals-, Nas.- u. Ohrenheilk. **48**, 333—336 (1942c).

BAYER, L.: Eine große, nach außen durchgewachsene Mucocele der Stirnhöhle. Röntgenpraxis 8, 610—611 (1936).

BAYER, u. WERNER: Vergleichende Untersuchungen über das Siebbein und über Siebbeindefekte im Röntgenbild und im Röntgenschichtbild. Fortschr. Röntgenstr. 65, 22—29, 29—32 (1942).

— Schichtuntersuchung der Kieferhöhle und ihre Fehlerquellen. Fortschr. Röntgenstr. 66, 132—135 (1942).

BEAU, H., L. GALLY et P. L. GÉRARD: Technique d'exploration du rhinopharynx par niveaux progressifs de lipiodol. J. Électrol. 33, 677—678 (1952).

BECK, J.: Kombination von Pansinusitis und Carcinom. Z. Laryng. Rhinol. 19, 346—349 (1930).

BECK, J. C.: Some uncommon types of neoplasms about the head. Laryngoscope (St. Louis) 40, 511—524 (1930).

BECK, u. LEDERER: Deutung von Röntgenbildern des Halses und Kopfes vor und nach der Operation. Radiology 3, 323—331 (1924).

BECKER, A.: Zur Osteomyelitis der flachen Schädelknochen. HNO (Berl.) 1, 69—80 (1948).

BÉCLÈRE, H., P. PORCHER et R. GUEULETTE: Recherches anatomo-radiologiques sur les sinus de la face. Ann. Anat. Path. 3, 49—53 (1926).

BEDONI, C.: Sugli osteomi giganti dei seni frontali. Considerazioni su 2 casi personali. Ann. Laring. (Torino) 56, 180—191 (1957).

BEELER, R. C., L. A. SMITH and J. N. COLLINS: The use of opaque oils in the diagnosis of maxillary sinus disease. Amer. J. Roentgenol. 26, 202—213, 220—222 (1931).

BEHRMANN, A.: Über die Symptomentrias situs inversus, Bronchiektasien und Polyposis nasi. Beitr. Klin. Tuberk. 86, 161—163 (1935).

BELAKHIAN, N.: Über isolierte Ostitis fibrosa des Schädels. Zbl. ges. Radiol. 24, 561 (1937) [Russisch].

BENJAMIN: Zit. nach HAJEK.

BENJAMINS, C.: Pneumo-sinus frontalis dilatans. Zbl. Röntgenstr. 10, 346 (1919).

— Das Osteoid-Fibrom mit atypischer Verkalkung im Sinus frontalis. Acta oto-laryng. (Stockh.) 26, 26—44 (1938).

BENJAMINS, E.: Ein Fall von angeborener Nasenanomalie. Zbl. Hals-, Nas.- u. Ohrenheilk. 12, 544 (1928).

BENJAMINS, C. E., et F. A. L. S. VERBECK: Pneumatocèle frontale interne et ostéome du sinus frontal. Ann. Oto-laryng. (Paris) 9, 881—892 (1936).

BENÖLKEB, W.: Über die Ursachen der Nebenhöhlenverschattungen im Röntgenbild. Arch. Laryng. Rhin. (Berl.) 33, 130—144 (1920).

BERAND, Cl., P. MOREL et R. BOYER: Ostéome géant fronto-ethmoidal decouvert sur un crâne médiéval du var. J. Radiol. Électrol. 42, 45—47 (1961).

BÉRAUD, CL.: Deux cas de tumeurs craniennes rares chez l'enfant. Plasmocytom maxillaire et réticulo-sarcome frontal. J. Radiol. Électrol. 35, 325—326 (1954).

BERBLINGER: Zit. nach ECKERT-MÖBIUS.

BERENDES, J.: Über eine Mucocele der Keilbeinhöhle. Arch. Ohr.-, Nas.- u. Kehlk.-Heilk. 146, 189—190 (1939).

BERETTA, L.: Il mucocele fronto-etmoidale. Studia ghisleriana 1, 235—260 (1951).

BEREZNIAK, I.: Die Bedeutung der Röntgenographie für die Diagnostik der Krankheit der Nasennebenhöhlen bei Säuglingen und Kleinkindern. Zbl. ges. Radiol. 40, 171 (1953) [Russisch].

BERGER, M.: Les ostéomes des sinus pericranniens (Sinus frontaux, cellules ethmoidales, sinus sphénoidaux). Le diagnostic des néoformations osseuses cranio-faciales. Rev. Laryng. (Bordeaux) 71, 218—270 (1950).

BERGER, L., et H. COUTARD: L'esthésioneurocytome olfactif. Bull. Ass. franç. Cancer 15, 404—414 (1926).

BERGERA, R. A.: Die Kieferhöhle und ihre Beziehungen zur Entwicklung des Zahnsystems; ihre chirurgische Wichtigkeit. Zbl. ges. Radiol. 21, 404 (1936) [Spanisch].

BERGSTRAND, H.: Über eine eigenartige, wahrscheinlich bisher nicht beschriebene osteoblastische Krankheit in den langen Knochen der Hand und der Füße. Acta radiol. (Stockholm) 11, 596—613 (1930).

BERNARD, B.: Quelque cause d'erreur dans l'interprétation des radiographies sinusiennes. Ann. Oto-laryng. (Paris) 3, 314—315 (1936).

BERNARD, P. M., et SOURICE: Utilisation du „deplacement" ou méthode de PROETZ pour l'exploration des sinus du crane. Bull. Soc. Radiol. méd. France 19, 454—457 (1931).

BERNARDI, E. DE: Sull'aspetto radiografico normale e sulle variazioni patologiche della „cellula" apofisi crista galli. Radiol. med. (Torino) 28, 276—286 (1941).

BERTEL, G.: Contributo allo studio radiografico degli aspetti patologici della fissura orbitale inferiore. Boll. Soc. med.-chir. Modena 34, 397—403 (1934).

BERTELNIK, D. L.: Einige Affektionen aus dem Bereiche des Gesichtsschädels und ein röntgenologisches Merkmal. Röntgenpraxis 2, 36—45 (1930).

BERTOLOTTI, M.: La diagnosi radiologica de tumori basilari (riassunto della relazione). Atti Soc. ital. otol. ecc. 1926, 101—111 (Kongreßheft).

— Quadro radiologico della nevriti ottiche retrobulbari d'origine parasinusale. Riv. oto-neuro-oftal. 4, 353—393 (1927).

— Morfologia dello sfenoide e della sella turcica nell'acidismo e nel basofilismo pituitario. Riv. oto-neuro-oftal. 10, 497—504 (1933).

BÉTOULIÈRES, P., et R. PALEIRAC: A propos de la tomographie cranienne. Confrontation anatomo-radiologique. J. belge Radiol. 35, 172—175 (1952).

— — et Y. BONNET: Quelques pièces de l'exploration radiologiques des sinus. Montpellier méd. 62, 157—170 (1957).

BEUTEL, A.: Zur Röntgendiagnose der Dermoide und Cholesteatome der Orbita. Fortschr. Röntgenstr. 60, 360—370 (1939).

BEYER, T. E., S. R. BLAIR and R. LIPSCOMB: Intranasal meningocele. Laryngoscope (St. Louis) 61, 917—922 (1951).

BILANCIONI, G.: Rapporti tra l'ampiezza della cavità rino-faringee e dei seni accessori e quelli della mastoide. Riv. Radiol. e Fisica med. 5, 328—337 (1931).

BILLING, L., and N. RINGERTZ: Fibro-Osteoma. A pathologico-anatomical and roentgenological study. Acta. radiol. (Stockh.) 27, 129–152 (1946).

BIRKHOLZ: Ein neues Gerät zu Schädelröntgenaufnahmen. Z. Laryng. Rhinol. 16, 426—427 (1928).

BISTOLFI, F.: Anatomie tomographique du crane suivant les plans transversaux. J. Radiol. Électrol. 41, 540—546 (1960).

—, e P. BISTOLFI: La stratigrafia assiale dei seni paranasali. Minerva med. 50, 3617 (1959).

—, e M. MELAMPI: Considerazioni su alcuni casi tumori maligni rinofaringei studiati comparativamente con i due metodo stratigrafici pluridirezionale ed unidirezionale. Radiol. prat. 9, 248—261 (1959).

BITTROLFF, R.: Über Odontome des Oberkiefers. Dtsch. Z. Chir. 237, 760—767 (1932).

BJALIK, G. S.: Eine Nähnadel in der Highmoreshöhle. Z. Stomat. 31, 1013—1015 (1933).

BLACK, H., and G. A. SMITH: Nasal glioma. Arch. Neurol. Psychiat. (Chic.) 64, 614—630 (1950).

BLAINE, E. S.: Die übliche Röntgenuntersuchung der Nebenhöhlen in vier Richtungen. J. Radiol. 4, 323—330 (1923).

BLATT, N., et M. ATHANASIUS: Étude radiologique des corrélations entre le canal optique et le sinus sphénoidal. J. Radiol. Électrol. 38, 158—168 (1957).

BLOCHER, J. D.: Head clamps for a fenestradet shield for roentgenography of the nasal accessory sinuses. Radiology 16, 554—556 (1931).

BLÜMLEIN, H.: Die Röntgendiagnostik im Bereiche von Nase und Nebenhöhlen. Z. Laryng. Rhinol. 33, 149—155 (1954).

BLUM, TH.: Oral surgery of interest to the rhinologist. Internat. J. Orthodont. ect. 17, 59—77 (1931).

BOCZOŃ, ST.: Possibilities of tomography in otolaryngology. Zbl. ges. Radiol. 43, 212 (1954) [Polnisch].

BOENNINGHAUS, H. G.: Beitrag zur Röntgendiagnose einer Stirnhöhlenerkrankung mit Hilfe der überkippten axialen Aufnahmerichtung. Z. Laryng. Rhinol. 29, 398—401 (1950).

— Zur Darstellung der Stirnhöhlen durch die überkippte axiale Röntgenaufnahme. Z. Laryng. Rhinol. 33, 167—172 (1954).

— Über mediane Epidermoidfisteln und -zysten der Nase. Z. Laryng. Rhinol. 34, 800—807 (1955).

BOLDREY, E., and J. McNALLY: Chordoma of the basiocciput and basisphenoid. Report of four cases. Arch. Otolaryng. 33, 391—400 (1941).

BOMBELLI, U.: Contributo allo studio dei tumori del cavo rino-faringeo. Riv. oto-neuro-oftal. 8, 334—360 (1931).

— Anomalia anatomica dei seni frontali e sua importanza patogenetica in uno caso grave di pansinusito. Valsalva 14, 57—72 (1938).

BOMPET, R.: Entwicklung der Stirnhöhlen beim Kind und ihre Bedeutung für die Chirurgie. Ref. Zbl. ges. Radiol. 13, 689 (1932) [Spanisch].

BONNAFOUS: Considérations anatomiques sur le développment des sinus frontaux. Rev. Laryng. (Bordeaux) 59, 99—101 (1938).

BONELLI, L., e D. FIANDESIO: Iperpervietà nasali inferiori e sinusopatie mascellari. Studio stratigrafico. Fondamenti clinico-radiologici per una terapia nasale vasodilatatrice e secretiva. Minerva med. 1958, 3740—3746.

BONNET, P.: Les sinus périorbitaires (Étude topographique). Ann. Anat. path. 9, 23—36 (1932).

BORDET, S., et A. DEVRIENDT: Dysplasie fibreuse polyostosique en syndrom d'Albright. Acta paediat. belg. 12, 21—36 (1958).

BOUCHET, M., G. DULAC et R. PAILLER: Note sur incidences en craniographie. Ann. Oto-laryng. (Paris) 70, 775—779 (1953).

—, VIAL, LAQUERRIÈRE et DELIENCOURT: Radiographie de l'ethmoid. Bull. Soc. Radiol. med. France 19, 39—41 (1931).

BOURGEOIS, BEAU et GÉRARD: Exploration radiologique de l'ethmoid. Bull. Soc. Radiol. med. France 19, 560—568 (1931).

BRACKMANN: Myxom des Schädels. Z. Laryng. Rhinol. 26, 95—99 (1936).

BRÄUNER, H.: Ein Myxofibrom der rechten Kieferhöhle. Mschr. Ohrenheilk. 81, 141—145 (1947).

BRAUN, R.: Senkungsabscesse in der Orbita bei Osteomyelitis tuberculosa mit Knochenneubildung in der Stirnhöhle. Z. Augenheilk. 89, 257—265 (1936).

BROCK, B. L., and J. C. BELL: Disease of accessory nasal sinuses. Its incidence in a tuberculosis sanatorium. Amer. Rev. Tuberc. 38, 321—319 (1938).

BROMBART, M., et J. SCHUERMANS: Nouveaux produits de contraste pour le radiodiagnostic en O.R.L. J. belge Radiol. 37, 481—489 (1954).

BROSCH, F.: Diagnostik von ins Antrum verlagerten Zahnwurzelstücken. Dtsch. zahnärztl. Wschr. 1938, 559—561.

BROWN, R. G.: The surgico-pathological interpretation of X-ray appearances of antral (Highmore) diseases. J. Coll. Surg. Aust. 3, 151—192 (1930).

— Skiagrams in diseases of the maxillary sinus, their surgical and pathological significance. J. Laryng. 46, 670—691, 736—763 (1931).

BRÜGGEMANN: Cholesteatom der Stirnhöhle. Dtsch. med. Wschr. 48, 1153 (1922).

BRUNETTI, L.: Kurze Bemerkung zu CLAUSS Mitteilung „Über die Gestalt von Flüssigkeitslinien auf Röntgenplatten erkrankter Nasennebenhöhlen." Fortschr. Röntgenstr. 34, 726—727 (1926).

— Nochmalige Erwiderung an CLAUS bezüglich seiner Mitteilung: „Über die Gestalt von

Flüssigkeitslinien auf Röntgenplatten erkrankter Nasennebenhöhlen." Fortschr. Röntgenstr. **35**, 283—286 (1926).

BRUNNER, H., u. E. GRABSCHEID: Zur Kenntnis der Ostitis deformans (Paget) der Schädelbasis. II. Die vordere Schädelgrube mit besonderer Berücksichtigung der Nebenhöhlen der Nase. Virchows Arch. path. Anat. **301**, 237—263 (1938).

BRUNNER, H., u. J. G. SPIESMAN: Osteoma of the frontal and ethmoid sinuses. Ann. Otol. (St. Louis) **57**, 714—737 (1948).

BRUZZONE, C.: Osteoma dell'etmoide. Ann. Laring. (Torino) **5**, 24—29 (1929).

BUCH, A.: On the occurence of non-diagnosed maxillary sinusitis. Acta oto-laryng. (Stockh.) Suppl. **74** (1948).

BUCHMANN, A.: Über die Möglichkeiten der Fluorographie in der Diagnostik von Erkrankungen der Nebenhöhlen. Radiol. diagn. (Berl.) **3**, 327—344 (1961).

BUCY, P., and CH. CAPP: Primary haemangioma of bone, with special reference to the roentgenologic diagnosis. Amer. J. Roentgenol. **23**, 1—33 (1930).

BÜRGEL, E., u. H. G. OLECK: Familiäre metaphysäre Dysplasie. Fortschr. Röntgenstr. **94** 460—471 (1961).

BÜRGSTEIN, A.: Neurofibromatose Recklinghausen der linken Gesichtshälfte mit Knochenveränderungen am Schädel. Dtsch. Z. Chir. **257**, 322—329 (1943).

BUFALINI, G. N., e M. FALCINELLI: Displasia fibrosa di Jaffé-Lichtenstein a localizzazione unilaterale poliostotica. Radiologia (Roma) **14**, 725—744 (1958).

BUFFÉ, GALLOUIN et AUBERT: Application des méthodes de radiographie en coupes à l'examen du squelette. Presse méd. **1938**, 1717—1720.

BUGYI, B.: La radio-anatomic métrique du sinus maxillaire. J. Radiol. Électrol. **41**, 360—362 (1960).

— Röntgenologische Größenbestimmung der Stirnhöhlen. Arch. Ohr., Nas.- u. Kehlk.-Heilk. **174**, 419—422 (1959).

BUKHMAN, A.: Die Bedeutung der Schirmbilduntersuchung bei der Erkennung der Erkrankungen der Nasennebenhöhlen. Zbl. ges. Radiol. **62**, 154 (1959) [Russisch].

BULLO, E., e R. D'ALÓ: Elementi di anatomica stratigrafica dello scheleto. Milano: Ambrosiana 1949.

BULSON jr., A. E.: Osteomyelitis of the frontal bone as a complication of frontal sinusitis. J. Amer. med. Ass. **86**, 246—250 (1926).

BURAGGI, G.: Cause di errore nella stratigrafia dei seni paranasali: considerazioni generali. Radiologia (Roma) **15**, 319—333 (1959).

— Osservazioni sulla indagine stratigrafia del seno mascellare in condizioni di normalità e sulle principali cause di errore. Radiol. med. (Torino) **46**, 44—64 (1960).

BUREAU, P., et J. PARRET: Ostéopathies fibreuses des maxillaires. Rev. Stomat. (Paris) **54**, 741—847 (1953).

BURGER, H.: Pyo-pneumatocele carcinomatosa der Stirn- und Siebbeinhöhlen. Acta oto-laryng. (Stockh.) **17**, 1—5 (1932).

— Akute Stirnbeinosteomyelitis im Röntgenbild. Arch. Ohr.-, Nas.- u. Kehlk.-Heilk. **165**, 423—428 (1954).

CALDAS, S.: Von dem künstlichen Kontrast bei der Röntgenaufnahme der Highmore-Höhle, Technik der Imprägnation. Zbl. ges. Radiol. **23**, 38 (1936) [Portugiesisch].

CALDWELL, E.: Skiagraphy of accessory sinuses of nose. Amer. J. Roentgenol. **5**, 343—351 (1918).

CALDWELL, J. B., and H. C. THOMPSON: Bilateral multilocular follicular cysts of the maxilla and mandibule. J. oral. Surg. **13**, 102—107 (1955).

CALLE, R., et G. CHAVANNE: Considerations radiocliniques a propos de quelques tumeurs rares du maxillaire superieur. J. Radiol. Électrol. **41**, 247—253 (1960).

CALOGERO, B.: Sulle analogie di sviluppo di alcuni seni paranasali. Arch. ital. Laring. **66**, 379—418 (1958).

— Sull'identificatione di alcune linee fondamentali per lo studio anatomo-radiografico della regione etmoido-sfenoidale. Arch. ital. Laring. **67**, 131—145 (1959).

CALTHROP, G.: Radiological demonstration of adenoids. Lancet **1940 I.**, 1005.

CALVET, J., u. CH. BIMES: Zit. nach KAUFMANN.

—, et LERESIA: Leontiasis ossea: osservazioni di una forma pagetoide. Clin. otorinolaring. **10**, 351—374 (1958).

—, et A. RIBET: Un cas de cylindrome des sinus frontaux. J. franç. Oto-rhino-laryng. **1**, 138—150 (1952).

CAMERINI, R.: Rilievi obbiettivi e osservazioni critiche su certi aspetti radiografici di dispneumatosis craniofaciali. Folia endocr. (Roma) **3**, 613—622 (1950).

CAMINO: Tomographie des sinus craniens. Bull. Soc. Radiol. méd. France **25**, 469—472 (1937).

CAMPBELL, E. H., and R. B. GOTTSCHALK: Osteoma of frontal sinus and penetration of lateral ventricle with intermittent pneumocephalus. J. Amer. med. Ass. **111**, 239—241 (1938).

CANUYT, G., et GUNSETT: L'utilité de la tomographie dans certains cas de corps étrangers. A propos d'un corps étranger rare du nasopharynx. Ann. Oto-laryng. (Paris) **8**, 724—728 (1938).

CAPON, N. B.: A case of leontiasis ossea (diffuse osteitic form). Arch. Dis. Childh. **3**, 285—291 (1928).

CAPPELIN, M., e F. HUEBER: Sui rapporti tra il grado della pneumatizzazione del temporale e la ampiezza dei seni paranasali nell'uomo adulto. Radiol. sper. (Parma) **2**, 335—342 (1948).

CAPPS, et al.: Disenssion on malignant diseases of the nasal cavity and sinuses. Proc. roy Soc. Med. **42**, 665—674 (1950).

CARINI, F.: Proposta di applicazione sistematica dell'esame stratigrafico nell'indagine radiologica della regione naso-paranasale. Minerva otorinolaring. **3**, 113—117 (1953).

Carmack, J. W.: Sinus disease with bloodstream infection. Ann. Otol. (St. Louis) **41**, 439—452 (1932).

Carmody, T.: The development of the sinuses after birth. Ann. of Otol. **38**, 130—151 (1929).

— Osteoma of nasal accessory sinuses. Ann. Otol. (St. Louis) **42**, 911—914 (1933).

Carri, V. R., y E. O. Bergaglio: Las etmoiditis y su vinculacion con las diversas sinospatias de la infancia. Ann. Oto- ect. Uruguay **17**, 135—139 (1947).

Carter, W. W.: The ultimate fate of bone when transplanted into the nose for the purpose of correcting a deformity. Arch. Otolaryng. **15**, 563—573 (1932).

Casati, A.: La stratigrafia dei seni della facia. Studio anatomo-radiologico. Radiol. med. (Torino) **26**, 546—549 (1939).

Castex, M. R.: Fokalinfektion. Die Infektion der paranasalen Sinus. Pren. méd. argent. **17**, 1141—1165, 1189—1229 (1931).

Catalano, D., e D. Napoli: Sulla diagnosi radiologica dei piccoli osteomi del seno frontale. Radiologia (Roma) **9**, 61—69 (1953).

Cathala, J., Duhem et Odinet: Sarcome nasopharyngien. Bull. Soc. Pédiat. Par. **25**, 199—200 (1927).

Cavallo, A., e P. C. Monateri: Il contributo della stratigrafia nella diagnostica della affezioni dei seni mascellari. Ann. Laring. (Torino) **27**, 80—97 (1953).

— — La diagnostica differenziale radiologica delle alterazioni dei seni mascellari. Minerva otorinolaring. **4**, 168—175 (1954).

Cavanaugh, J. A.: Mucoceles of the frontal sinus. Laryngoscope (St. Louis) **45**, 105—213 (1935).

Chalmagne, J.: A propos de la radiographie du sinus frontal. Acta oto-rhino-laryng. belg. **7**, 280—286 (1953).

Chanh Duc, Nguyen et I. Bernard: Osteome éburné de l'ethmoide. Rev. d'Otol. etc. **61**, 50—56 (1940).

Chase, S.: Roentgen ray in the diagnosis of sinus disease. J. Iowa med. Soc. **10**, 404—408 (1920).

Chatellier, H. P.: Du procédé stéréoscopique de l'éxamen radiographique du crâne et de la face. Paris méd. **16**, 198—201 (1926).

—, et A. Dariaux: La stéréo-radiographie, moyen d'exploration des sinus du crane. Arch. int. Laryng. **5**, 9—23 (1926).

Chatton, P., L. Beltrando et M. Pèlissier: Les kystes non sécrétants des cavités pneumatiques de la face. J. Radiol. Électrol. **34**, 847—849 (1953).

Chaumet, G.: Précisions sur la radiographie des sinus; quelques erreurs à éviter dans l'interprétation des clichés. J. Radiol. Électrol. **12**, 1—15 (1928). — Rev. dent. Électrol. **3**, 29—39, 61—69 (1928a).

— La radiographie verticale du crâne sur le film courbe. Bull. Soc. Radiol. méd. France **16**, 254—258 (1928b).

Chaumet, G.: Images radiologiques d'éthmoidites. Bull. Soc. Radiol. méd. France **19**, 68—70 (1931a).

— La recherche des lésions de l'éthmoide par la radiographie. J. Radiol. Électrol. **15**, 337—344 (1931b).

Chaussé, J.: Étude anatomo-clinique des tumeurs osseuses dysgénétiques ou ostéomes du sinus frontal. Ann. Oto-laryng. (Paris) **11**, 1113—1149 (1934).

—, et H. Guillon: Analyse stéréoradiographique longitudinale de la région fronto-ethmoidale. Acta oto-rhino-laryng. belg. **7**, 287—293 (1953).

Childrey, J.: Osteoma of the sinuses, the frontal and the sphenoid bone. Report of fifteen cases. Arch. Otolaryng. **30**, 63—72 (1939).

Chisolm, J.: Otorhinologic aspects of Hand-Schüller-Christian's disease. Laryngoscope (St. Louis) **64**, 486—496 (1954).

Chizzola, G.: Seno frontale accessorio os sopranumerario. Valsalva **8**, 241—247 (1932).

Chobot, R.: The incidence of sinusitis in asthmatic children. Amer. J. Dis. Childh. **39**, 257—264 (1930).

Chodjakov, D.: Zur Frage der Entwicklung der Mucocele. Ref. Zbl. ges. Radiol. **7**, 503 (1930) [Russisch].

Christensen, R.: Complex composite odontoma involving the maxilla and maxillary sinus. Report of a case. Oral. Surg. **9**, 1156—1164 (1956).

Citelli, S.: Alcuni rilievi sul valore diagnostico dei raggi X della diafanoscopia nelle malattie dei seni perinasali. Otorinolaring. ital. **1**, 118—123 (1930).

— Zit. nach Runge.

Claus, G.: Über besondere Röntgenbefunde bei erkrankten Nasennebenhöhlen. Z. Hals-, Nas.- u. Ohrenheilk. **10**, 384—390 (1924).

— Über die Gestalt der Flüssigkeitslinien auf Röntgenplatten erkrankter Nasennebenhöhlen. Fortschr. Röntgenstr. **34**, 262—264 (1926a).

— Erwiderung auf Brunettis Einwendungen bezüglich meiner Arbeit „Über die Gestalt der Flüssigkeitslinien auf Röntgenplatten erkrankter Nasennebenhöhlen". Fortschr. Röntgenstr. **34**, 727 (1926b).

— Entgegnung auf Brunettis vorstehende Erwiderung. Fortschr. Röntgenstr. **35**, 286—287 (1926c).

— Über Exostosenbildungen in den Nasennebenhöhlen und Warzenfortsatzzellen. Z. Hals-, Nas.- u. Ohrenheilk. **22**, 223—227 (1928).

Clementschitsch, F.: Über die Röntgendarstellung bei Erkrankungen und Verletzungen der Kiefer. Dtsch. zahnärztl. Z. **10**, 380—396 (1955a).

— Über die präoperative Röntgenuntersuchung maligner Oberkiefertumoren. Dtsch. zahnärztl. Z. **10**, 408—415 (1955b).

Clerf, L. H.: Bronchiectasis associated with disease of the nasal accessory sinus (etiology and bronchoscopie treatment of bronchiectasis). Arch. Otolaryng. **6**, 28—35 (1927).

COATES, G.: Cholesteatoma of the frontal sinus. Arch. Otolaryng. **26**, 29—37 (1937).

—, and F. KRAUSS: Osteoma of the frontal sinus. Ann. Otol. (St. Louis) **50**, 450—457 (1941).

COCCHIAROLE, G.: L'esame radiografico del seno mascellare. Importanza e valutazione critica dei varii metodi d'indagine al controllo clinico e chirurgico. Ann. Laring. (Torino) **35**, 127—148 (1935).

COLE, BEELER and SMITH: Roentgenological evidence of nasal sinus disease. Its importance in post ocular affections. J. Indiana med. Ass. **20**, 55—61 (1927).

COLICO, G.: Le sinusiti odontogene. Ann. Stomat. (Roma) **8**, 1027—1041 (1959).

COLLINS, E. G.: Osseous affections of the maxillary sinus. J. Laryng. **54**, 121—132 (1939).

COLUCCI, G.: Studio radiologico della sella turcica e dei seni sfenoidali nelle meno-metrorragie della pubertá. Riv. Obstet. Ginec. **4**, 510—520 (1949).

CONE, A. J., SHERWOOD, MOORE and L. W. DEAN: Relationship of paranasal sinus disease to ocular disorders. A new critical of investigation by laminagraphs. Laryngoscope (St. Louis) **49**, 347—393 (1939).

COOKE, B.: Benign fibro-osseous enlargements of the jaws. Brit. dent. J. **102**, 1—14, 49—59 (1957).

COQUI, L.: Proetz contrast method of studying sinuses. Cirugy Ciruj. **12**, 41—59 (1944). — Gac. méd. Mex. **74**, 14—21 (1944).

CORBOZ-OETTINGER: Studien zur Tomographie des Ethmoids. Pract. oto-rhino-laryng. (Basel) **13**, 106—127 (1951).

CRESPI-REGIZZI, A.: Aplasia bilaterale dei seni frontale (contributo clinico). Osped. maggiore **27**, 287—290 (1939).

CRISTIANI, M.: Reperto radiologico ed operatorio in un caso di septimentazione ossea del seno mascellare. Valsalva **15**, 212—218 (1939).

CROSS, K. ST.: Radiography of nasal accessory sinuses. Med. J. Aust. **2**, 569—571 (1927).

— Radiography of nasal accessory sinuses. Americ. J. phys. Ther. **4**, 503—504, 514 (1928).

— The rapidity wich mucosal can take place in the nasal accessory sinuses. Aust. N.Z. J. Surg. **4**, 424 (1935).

CULLOM, M.: The association of sinus disease and middle ear infection. J. Amer. med. Ass. **103**, 1695—1700 (1934).

CURRARINO, G., and F. N. SILVERMAN: Orbital hypotelorism, arhinencephaly and trigono-cephaly. Radiology **74**, 206—217 (1960).

CUSHING, H.: Experiences with orbito-ethmoidal osteomata having intracranial complications. With the report of four cases. Surg. Gynec. Obstet. **44**, 721—742 (1927).

CZURDA, O.: Zur Klinik der Blastomykose der Nasennebenhöhlen. Arch. Ohr., Nas.- u. Kehlk.-Heilk. **159**, 301—304 (1950).

DAHM, M., u. A. MEYER: Zur Klinik und Strahlenbehandlung des Granuloma gangraenescens. Strahlentherapie **72**, 617—632 (1943).

DAHMANN, H.: Über das Osteom der Nasennebenhöhlen. Zwei neue Beiträge und ein kritisches Sammelreferat. Z. Hals-, Nas.- u. Ohrenheilk. **1**, 261—284 (1922).

DANIS, P., et M. VAN EYCK: Volumineux myxo-chondrome du carrefour ptérygo-maxillaire à symptomatologie réduite (névrite optique rétro-bulbaire). Acta neurol. belg. **55**, 581—585 (1955).

DANN, D. S., S. RUBIN, I. BIRENBOIM and A. AUSTIN: Value of roentgen study of ethmoid sinuses through the orbital window. Amer. J. Roentgenol. **70**, 226—236 (1953).

DARGENT, PAPILLON et GAILLARD: L'incidence de Hirtz dans l'étude des tumeurs malignes du sinus maxillaire. J. Radiol. Électrol. **30**, 573—574 (1949).

DAVENPORT, L. F., and O. RENFROE: Adolescent development of the sella turcica and the frontal sinus based on consecutive roentgenograms. Amer. J. Roentgenol. **44**, 665—679 (1940).

DEAN jr., A. C.: Paranasal sinus disease in infants and young children. J. Amer. med. Ass. **85**, 317—321 (1925).

— Nasal accessory sinus disease clinically and roentgenographically correlated. Radiology **21**, 183—185 (1933).

—, and CH. F. NORSMAN: Lipiodol as a diagnostic aid in chronic paranasal sinus disease an bronchiectasis. Laryngoscope (St. Louis) **41**, 196—202 (1931).

DECHAUME: Tumeurs hyperplasiques des maxillaires (ostéites fibreuses localisées). Méd. Acad. Chir. **68**, 278—280 (1942).

DECHAUME, M., M. BONNEAU et J. PAYEN: Quelques „images lacunaires" des maxillaires. Atlas Radiol. clin. **78**, 1—4 (1957).

—, M. GRELLET, J. PAYEN, M. BONNEAU et M. MARIE: Dysembryoplasies épidermiques des maxillaires. Kystes avec dents vivantes. Kystes épidermoides. Cholesteatomes. Rev. Stomat. (Paris) **59**, 185—310 (1958).

DECLOUX, P., C. PATOIR et J. BÉDRINE: L'ostéo-myelite diffuse envahissante des os du crane, consécutive aux suppurations sinusiennes ou otiques. J. Chir. (Paris) **47**, 232—247 (1936).

DEDICK, A., and J. CAFFEY: Roentgenfindings in the skull and chest in 1030 new born infants. Radiology **61**, 13—20 (1953).

DEILEN, A. W. VON: Use of radiopaque solutions in the diagnosis of pathologie conditions of the maxillary sinus. J. Amer. met. Ass. **20**, 284—287 (1933).

DEL BO, M.: Aspetti radiologici della cavità frontali nei gemelli monozigoti. Folia hered. path. (Milano) **2**, 171—176 (1953).

DEL BUONO, P.: Le basi anatomiche e l'evoluzione clinica di alcune nevriti retrobulbari studiate col metodo radiologico. Boll. Accad. pugl. Sci. **6**, 164—173 (1931).

DELL jr., S.: Demonstration of sinus tracts, fistulas and infected cavities by lipiodol. Amer. J. Roentgenol. **61**, 223—231 (1949).

DESAIVE, P.: Les tumeurs „lentes" des maxillaires. Acta. chir. belg. **54**, 27—71 (1955).

DICKSON, J. CH., and W. J. MARQUIS: Visualization of accessory sinuses by the Proetz method. Arch. Otolaryng. **20**, 188—194 (1934).

Dillon, I., and I. B. Gourevitch: Research on the pneumatization of the nasal accessory sinuses and of the mastoid process and the shape and dimensions of the sella turcica in twins. Amer. J. Roentgenol. **35**, 782—784 (1936).

Diveley, R.: X-ray study of 500 medical cases for paranasal sinus infection. J. Missouri med. Ass. **19**, 21—23 (1922).

Dobben, G.: Leiomyosarcoma of the nasopharynx. Arch. Otolaryng. **68**, 211—213 (1958).

Dobromylskij, F. I., and M. M. Balin: Klinisch-röntgenologische Charakteristik und Diagnose der Mucocele der Nasennebenhöhlen. Zbl. ges. Radiol. **38**, 178 (1952) [Russisch].

Dodd, G. D., L. C. Collins, R. L. Egan and J. R. Herrera: The systematic use of tomography in the diagnosis of carcinoma of the paranasal sinuses. Radiology **72**, 379—393 (1959).

Dörner, D.: Über Tuberkulose der Nasennebenhöhlen. Arch. Laryng. Rhin. (Berl.) **27**, 446—458 (1913).

Donelly, J.: Nasal foreign bodies. Arch. Otolaryng. **34**, 349—353 (1941).

Dorello, U., et G. Geist: Osteoma dello sfenoide. Riv. oto-neuro-oftal. **34**, 669—679 (1959).

Dorm, J.: Fremdkörper in der Kieferhöhle und dentales Empyem. Diss. Kiel 1933.

Doub, H. P., and A. R. McGree: The Roentgen ray diagnosis of polypi of the maxillary antra. Amer. J. Surg., N. s. **8**, 1039—1042 (1930).

Dowling, J.: Osteoma of the frontal sinus. Arch. Otolaryng. **41**, 99—108 (1945).

Drea, W. F.: Polypoid tissue in maxillary antra; X-ray diagnosis. Ann. Otol. (St. Louis) **36**, 341—360 (1927).

Dreyfus, G., H. Fischgold, M. Zara et S. J. Frank: Absence des sinus crâniens dans le myxoedème congénital. Ann. Endocrinol. **11**, 423—426 (1950).

Drumm, R.: Weiterentwicklung einer äußeren Craniomengoenzephalozele im Schädelbasis- und Nebenhöhlenbereiche innerhalb von 18 Jahren. Z. Laryng. Rhinol. **41**, 175—182 (1962).

Dubrovskij, A., u. A. Sikorskij: Zur Frage der Röntgenographie und der Diaphanoskopie der Stirnhöhlen. Ref. Zbl. ges. Radiol. **8**, 349 (1930) [Russisch].

Düringer, E.: Oberkieferzyste und Röntgenbild. Dtsch. zahnärztl. Wschr. **31**, 984—986 (1928).

Duhamel, J.: La radiographie en coupes en 1956. (Limites, possibilités erreurs.) Presse méd. **1956**, 1331, 1332, 1376—1378.

Dulac, G. L., et R. Pailler: Évolution de la radiologie en oto-rhino-laryngologie au cours de ces dernières années. J. franç. Oto-rhino-laryng. **4**, 364—386 (1955a).

— — Nécessité de la tomographie dans l'exploration radiologique du massif facial. J. franç. Oto-rhino-laryng. **4**, 421—433 (1955b).

Du Mesnil de Rochemont, R., u. W. Schermuly: Radiologischer Beitrag zur Klinik der Riesenzelltumoren. Strahlentherapie **111**, 492—509 (1960).

Dupuy, H.: New method for measuring intranasal distance to sphenoid sinus. Sth. med. J. (Bgham, Ala.) **20**, 536—538 (1927).

— Further experience with a new method for measuring intranasal distance to the sphenoid sinus. Sth. med. J. (Bgham, Ala.) **23**, 193—195 (1930).

Durando, F.: Neuriti ottiche retrobulbari da sinusite ed astenopia accomodativa. Riv. oto-neuro-oftal. **12**, 675—701 (1935).

Dusbaba, M., u. J. Klempfner: Beitrag zur Zusammenarbeit des Otolaryngologen mit dem Lungenarzt unter besonderer Berücksichtigung der stratigraphischen Untersuchung. Zbl. ges. Radiol. **62**, 57 (1959) [Tschechisch].

Dworacek, H.: Über die vielgestaltige Symptomatik der malignen Nasenrachenraumgeschwülste. Mschr. Ohrenheilk. **89**, 48—53 (1955).

Eckert-Möbius, A.: Solitäre Schleimhautzyste der Oberkieferhöhle. HNO (Berl.) **2**, 369—376 (1951).

Edwards, J. G.: Radiotherapy as an aid into oto-rhino-laryngology. Med. J. Aust. **2**, 44—47 (1926).

Egger von Blatten, P.: Über hyperostotische trockene Kieferosteomyelitis und Hyperostosen nicht entzündlicher Natur. Langenbecks Arch. klin. Chir. **199**, 260—302 (1940).

— Die trockene, hyperostotische Kieferosteomyelitis. Schweiz. med. Wschr. **1941**, 1498—1502.

Eggimann, P.: Les tumeurs des fosses nasales et de l'ethmoide. Étude radiologique. Essai de classification topographique. Radiol. clin. (Basel) **22**, 65—96 (1953).

Egmond, A. van: Osteomyelitis des Schädeldaches, ausgehend von einer entzündeten Stirnhöhle. Ned. T. Geneesk **1940**, 4594—4602.

Eicken, C. v.: Zit. nach Gögl u. nach Schwarz.

— Über rhinogene Osteomyelitis cranii. Z. Hals-, Nas.- u. Ohrenheilk. **38**, 187—188, 193—194 (1935).

—, u. P. Schürmann: Zur Klinik und pathologischen Anatomie der knochenhaltigen gutartigen Gewächse der Nebenhöhlen. Z. Hals-, Nas.- u. Ohrenheilk. **41**, 291—298 (1937).

Eigler, G.: Über die Entstehung von Mucocelen in operierten Kieferhöhlen. HNO (Berl.) **4**, 103—106 (1954).

Ellis, M.: Malignant granuloma of the nose. Ann. Otol. (St. Louis) **66**, 1002—1008 (1957).

Epstein, B.: Nasopharyngeal fibrosarcome in a child extending into cerebellopontine angle. Amer. J. Roentgenol. **71**, 60—63 (1954).

Epstein, B. S., and J. Sloven: Body-section radiography. With special reference to the skeleton. Med. Radiogr. Photogr. **32**, 2—12 (1956).

Erdélyi, M.: Von der Schichtuntersuchung des Schädels. Zbl. ges. Radiol. **37**, 43 (1943). [Ungarisch].

Erich, J.: Benign and malignant tumors of the jaws. Surg. Clin. N. Amer., 1159—1175 (1952).

Ernst, E.: Sinus diagnosis. Verh. 3. internat. Kongr. Radiol. **2**, 180 (1934).

ERSNER, M. S.: Diagnosis of antral infection. Ann. Otol. (St. Louis) **38**, 87—108 (1929).

—, and M. SALTZMAN: Osteoma of sinuses. Laryngoscope (St. Louis) **48**, 29—37 (1938).

ESCHER, FR.: Spontane cerebrospinale Rhinorrhoe bei basaler intrasphenoidaler Enzephalocele. Arch. Ohr.-, Nas.- u. Kehlk.-Heilk. **152**, 55—67 (1943).

ESCHWEILER, H.: Die angeborenen Lymphangiome des Gesichtsschädels. Z. Hals-, Nas.- u. Ohrenheilk. **45**, 91—108 (1940).

ETTER, L.: Radiographic anatomic studies of the skull sphenoid, frontal and ethmoid bones. Med. Radiogr. Photogr. **27**, 102—113, 129 (1951).

— Detailed roentgen anatomy of the orbits. Radiology **59**, 489—503 (1952).

EULER, H.: Zur Diagnose und Operation großer Oberkieferzysten. Dtsch. zahnärztl. Wschr. **1933**, 347—351.

EWING, J.: Zit. nach H. G. RUNGE.

EYCK, M. VAN: A propos du radiodiagnostic pour injection de lipiodol dans le sinus maxillaire. Bull. Soc. belge Otol. Lar. Rhin. **3**, 387—389 (1936).

FAABORG-ANDERSEN: Roentgenologic examination of maxillary sinuses following injection of contrast solution. Acta oto-laryng. (Stockh.) Suppl. **109**, 27—32 (1953).

— La radiographie des sinus paranasaux. Acta oto-rhino-laryng. belg. **7**, 299—312 (1953).

— Roentgenologic examination of inflamatory affections of the ethmoid cells. Acta otolaryng. (Stockh.) **43**, 371—374 (1953c).

FABRONI, M.: Sinusite fronto-etmoidale purulenta cronica sinistra a forma produttiva e terebrante. Valsalva **4**, 78—80 (1928).

— Lo studio radiologico dei seni della faccia in rapporto alle alterazioni del naso-faringe. Valsalva **8**, 274—281 (1932).

FAGIANO, E.: Osteoma del palato. Atti Clin. otol. ecc. **5**, 494—499 (1940).

FAJULLIN, M.: Zur Röntgendiagnostik der Sinusitiden der Oberkieferhöhlen. Zbl. ges. Radiol. **55**, 174 (1957) [Russisch].

FALK, P.: Die bösartigen Geschwülste im Hals-Nasen-Ohrengebiet. Med. Klin. **1954**, 1566—1576 u. 1580.

FARJAT, F. P., u. J. C. CANALE: Vorteile der Kochschen Projektion bei der radiographischen Darstellung aller Schädel-Gesichts-Sinus einschließlich des Sinus sphenoidalis. Zbl. ges. Radiol. **23**, 576 (1936) [Spanisch].

FARRIOR, J. B.: Advantage of external route in operative treatment of chronic maxillary sinusitis diagnosed by X-ray. Sth. med. (Bgham, Ala.) J. **21**, 926—931 (1928).

FAUR, A.: La localisation radiologique des corps étrangers en odonto-stomatologie. Schweiz. Mschr. Zahnheilk. **68**, 802—810 (1958a).

— Nouvelle incidence unilaterale pour l'éxamen radiologique des féntes spheno-maxillaires. J. Radiol. Électrol. **39**, 746—748 (1958b).

FAW, F.: Erros interpretations of lesions of the sinuses. Amer. J. Roentgenol. **10**, 301—303 (1923).

FEBBRARO, E.: Exploration radiografica del cavum empleando una nueva substancia radiopaca. (Communicacion previa.) Pren. méd. argent. **1954**, 1084—1095.

FEDERICI, F.: Un rarissimo caso de dente della saggezza sopranumario cresciuto verso la fossa nasale. Arch. ital. Otol. **48**, 461—471 (1936).

FEHR, A.: Das Corticalis-Osteoid. Ein Beitrag zur Differentialdiagnose von Knochenveränderungen. Schweiz. med. Wschr. **23**, 1298—1299 (1942).

FELDMANN, A.: Pneumosinus und Pneumatocele. Zbl. ges. Radiol. **3**, 179 (1927) [Russisch].

FELDMANN, M. H.: Definite localization of supernumerary tooth in the maxillary sinus. Int. J. Orthodont. etc. **15**, 603—604 (1929).

FERENCZY, K.: Die Einteilung der Zysten vom Gesichtspunkt der dentalen Röntgenologie. Dtsch. Zahn-, Mund- u. Kieferheilk. **30**, 10—23 (1959).

FERRARI, C., e M. MARCATO: Rilievi clinico-radiografici sugli osteomi del seno sfenoidale. Otorinolaring. ital. **27**, 35—49 (1958).

FERRERI, G., and A. CAPUA: On a particular aspect of the posterior wall of the frontal sinus in lateral radiographic projection. Acta oto-laryng. (Stockh.) **43**, 239—252 (1953).

—, e L. PAROLA: L'ozena all ésame radiologico. Atti clin. oto- ecc. iatr. Univ. Roma **24**, 291—319 (1926).

FERRERI, L.: Sulla cosidetta craniopatia metabolica. Arch. Radiol. (Napoli) **21**, 170—171 (1947).

FETISSOF, A. G.: Pathogenesis of osteomas of the nasal accessory sinuses. Ann. Otol. (St. Louis) **38**, 404—420 (1929).

FINEMAN, S.: Evaluation of roentgenology in otolaryngology. I. The teeth in relation to oto-rhinology. Laryngoscope (St. Louis) **42**, 901—908 (1932).

— A radiographic device for the anteroposterior mensuration of the ethmoid and sphenoid. Radiology **28**, 238—239 (1937).

FINK, K.: Solitäres Plasmocytom im Oberkiefer. Medizinische **1955**, 812—814 u. 816.

FINSTERER, H.: Ein Fall von Chlorosarkom des Oberkiefers. Bruns' Beitr. klin. Chir. **81**, 190—197 (1912).

FISCHER, B.: Pathologie des Chondroms und Osteoms. Ergebn. allg. Path. path. Anat. **10**, 678—700 (1904/05).

FISCHER, C.: Zur Diagnose und Therapie großer Oberkiefercysten. Dtsch. zahnärztl. Wschr. **1937**, 490—494.

FIUMICELLI, A.: Note sullo studio radiologico delle osse nasali. Nunt. radiol. (Roma) **6**, 211—214 (1938).

FLEISCHMANN, L.: Osteomyxom der Siebbeinzellen. Mschr. Ohrenheilk. **81**, 349—352 (1947).

FLISS, A.: Manifestations orbitaires d'origine sinusale. Quelques cas rares. Ann. Oto-laryng. (Paris) **77**, 53—61 (1960).

FOÀ, A., e P. C. BORSOTTI: Ricerche di morfologia radiologica dei seni sfenoidali coi mezzi di contrasto. Radiol. med. (Torino) **17**, 1117—1126 (1930). — Atti Congr. ital. Radiol. med. Pt. 2, 12—13 (1930).

Forschner, L.: Zwei Fälle von Rhinolithen. Mschr. Ohrenheilk. **71**, 108—110 (1937).

Franceschetti, A., et R. Guyot: Mucocèle du sinus maxillaire à symptomatologie oculaire. Pract. oto-rhino-laryng. (Basel) **3**, 329—341 (1941).

Frang, G.: Der Wert der Röntgenaufnahme für die Diagnose von Erkrankungen der Nasennebenhöhlen. Diss. Königsberg 1931.

Frankenberg, B. E., u. V. P. Panov: Gesichtsschädelhämangiome und ihr röntgenologisches Erscheinungsbild. Zbl. ges. Radiol. **61**, 264 (1959) [Russisch].

Fraser, R. H.: Iodized oil (lipiodol) in otolaryngologic diagnosis-opaque injection study of thirty-five maxillary sinuses. J. Mich. med. Soc. **25**, 270—274 (1926).

— Diagnostic uses of lipiodol in the paranasal sinuses. Radiology **12**, 6—26 (1929).

Freundlich, J. M., and Ph. J. Hodes: A nasopharyngeal fibroma presenting with pituitary and optic nerve symptomatology. Amer. J. Roentgenol. **89**, 41—44 (1963).

Freydtadl, B.: Zit. nach Steurer.

Friedl: Maligner Epipharynxtumor (Carcinom) mit Durchbruch in das Schädelinnere. Röntgenpraxis **6**, 132—133 (1934).

Frigyesi, G.: Cherubismus. Familiäre fibröse Dysplasie der Kiefer. Fortschr. Röntgenstr. **84**, 613—617 (1956).

Fritz, H.: Schädelschichtuntersuchung. Kongr.-Ber. 1. Tagg Med. Wiss. Ges. Röntgenol. DDR 24.—26. 3. 1955 in Leipzig. S. 1—3 (1957).

Fröhlich, E.: Atypische Befunde bei der röntgenologischen Darstellung der Kiefercysten. Zahnärztl. Welt **9**, 143—147 (1954).

Frostberg, N.: Das Röntgenbild bei Muco-Pyocele und Cholesteatom im Sinus frontalis. Acta radiol. (Stockh.) **25**, 493—503 (1944).

Frühling, L., u. C. Wild: Olfactory esthesioneuroepitheliomas of Louis Berger. Arch. Otolaryng. **60**, 37—48 (1954).

Fürst, J., u. V. Stepanek: Die Anwendung der Methode der direkten Röntgenvergrößerung in der Otolaryngologie. Zbl. ges. Radiol. **66**, 286 (1960) [Tschechisch].

Fugazzola, F.: In tema di craniosi. Radiologia (Roma) **4**, 241—258 (1948).

Fulton, J. S.: A simple method of sinus radiography in the erect posture. Brit. J. Radiol. **8**, 48—52 (1935).

Gabka, J., u. H. Singer: Zur Problematik der Kiefercarcinome. Wien. med. Wschr. **109**, 821—824 (1959).

Gafafer, W. M.: Transillumination and roentgenography of the maxillary sinuses. A review. Arch. Otolaryng. **14**, 737—754 (1931).

Ganev, P.: Sinus frontalis. Zbl. ges. Radiol. **36**, 257 (1943) [Bulgarisch].

Garrett, M. J.: Metastatic tumours of the paranasal sinuses simulating primary growths. J. Fac. Radiol. (Lond.) **10**, 151—155 (1959).

Garrettson, W. T.: Osteoma of the frontal, the maxillary and the sphenoid sinuses. With report of cases. Arch. Otolaryng. **5**, 135—142 (1927).

Garrido Lestache, J.: Angeborene Anomalie der Nase. Zbl. ges. Radiol. **36**, 402 (1943) [Spanisch].

Garzoni, A.: Riesenzelltumoren der Nase und der Nasennebenhöhlen. Diss. Zürich 1952.

Gatewood, W. L., and N. Settel: Osteoma of the frontal sinus. Review of the literatur and report of a case presenting extended invasion of the orbit. Arch. Otolaryng. **22**, 154—164 (1935).

Gaus: Ein Beitrag zur Pathologie und Klinik der sog. gutartigen Nasenrachengeschwülste. Z. Hals-, Nas.- u. Ohrenheilk. **43**, 444—450 (1938).

Geissler, W.: Zur Behandlung der Stirnhöhlenosteome. Zbl. Chir. **77**, 1135—1138 (1952).

Geist jr., R. M., and W. H. Mullen jr.: Roentgenologic aspects of letal granulomatous ulceration of the midline facial tissues. Amer. J. Roentgenol. **70**, 566—571 (1953).

Gentile, A.: Contributo allo studio delle atresie coanali. Atti Clin. otol. ecc. **2**, 174—203 (1935).

Genz, H.: Der röntgenologische Nachweis von adenoiden Vegetationen. Kinderärztl. Prax. **22**, 327—330 (1954).

Gerber, P.: Zit. nach H. Marx.

Gerke, J.: Röntgenologische Betrachtung anatomisch-pathologischer Vorgänge im Raume Zahnsystem und Kieferhöhle. Zahnärztl. Welt **9**, 198—202 (1954).

Gerlings, P. G., u. D. den Hood: Diagnostik und Therapie der bösartigen Nasen-Rachengeschwülste. Z. Hals-, Nas.- u. Ohrenheilk. **41**, 385—398 (1937).

Gerst, E.: Erscheinungsformen der Nasentuberkulose. Arch. Laryng. Rhin. (Berl.) **21**, 309—324 (1909).

Geschelin, A.: Zur Klinik der bösartigen Neubildungen in den Nebenhöhlen der Nase. Primäres Carcinom der Stirnhöhle. Acta otolaryng. (Stockh.) **21**, 351—359 (1934a).

— Pyo-Mucocele fronto-ethmoidalis. Acta otolaryng. (Stockh.) **21**, 377—385 (1934b).

— Cholesteatoma of the frontal sinus. Acta otolaryng. (Stockh.) **25**, 207—211 (1937).

Geschickter, Ch.: Primary tumors of the cranial bones. Amer. J. Cancer **26**, 155—180 (1936).

Ghislanzoni, R.: Contributo all studio radiologico della affezioni dei seni mascellari. Ann. Radiol. diagn. (Bologna) **24**, 188—205 (1952).

Giaccai, L.: Rapporti di grandezza tra sella turcica e seni sfenoidali. Radiologia (Roma) **14**, 233—340 (1948).

Giacobbi, L.: Sui rapporti tra abnorme pneumatizzazione dei seni sfenoidali e neurite ottica. Riv. oto.-neuro-oftal. **14**, 317—322 (1937).

Giggberger, H.: Röntgenpathologie am Keilbeinkörper. Klin. Mbl. Augenheilk. **130**, 44—59 (1957a).

— Röntgenologische und ophthalmologische Befunde bei Knochengeschwülsten des Schädels. Klin. Mbl. Augenheilk. **130**, 310—328 (1957b).

Gignoux, A.: Troubles causés par l'absence unilatérale de sinus frontal. Ann. Oto-laryng. (Paris) **3/4**, 213—217 (1940).

GIOVINE, G.: Sindrome visiva ed oculo simpatica da mucocele del seno sfenoidale. Chirurgia (Pavia) 1, 179—183 (1946).

GIRAUD, M., P. BRET, A. ANJOU, L. CHOLLAT et R. BIESSY: L'apport de la tomographie á l'etude radiologique des otorrhées chroniques. Ann. Radiol. 3, 73—88 (1960).

GIROLAMO E MARULLO: Le cistirino-faringeo. Considerazioni clinicoradiologiche e contributo personale. Nunt. radiol. (Firenze) 26, 899—921 (1961).

GLANINGER, J.: Über Kieferhöhlenosteome anläßlich eines zur Beobachtung gelangten Falles. Mschr. Ohrenheilk. 86, 297—300 (1952).

GLASER, M. A., u. G. W. RAIZISS: Campiodol (jodisiertes Rübsamenöl) und seine Anwendung in der Röntgenographie von Körperhöhlen. Röntgenpraxis 4, 754—758 (1932).

—, CH. E. FUTCH and H. SNURE: Iodized rapeseed oil (campiodol) in the diagnosis of chronic maxillary sinusitis. Ann. Otol. (St. Louis) 38, 1067—1094 (1929).

GLAY, A.: Karthageners's Syndroma, report of a case. J. Canad. Ass. Radiol. 12, 22—25 (1961).

GLEICHSNER, E.: Über Mucocelen der Stirnhöhle. Hals-, Nas.- u. Ohrenarzt, 29, 213—244 (1938).

GOALWIN, H. A.: Some of the newer methods of the X-ray examination of the paranasal sinuses, the optic canals, the pharynx and larynx. Laryngoscope (St. Louis) 36, 235—250 (1926).

GOECKE, H., u. H. WÜRTZ: Entkalkung des Türkensattels bei Sinusitis sphenoidalis. Fortschr. Röntgenstr. 88, 621—622 (1958).

GÖGL, H.: Das Psammo-Osteoid. Fibrom der Nase und ihrer Nebenhöhlen. Mschr. Ohrenheilk. 83, 1—10 (1949).

GÖTZMANN, K.: Supraorbitalneuralgie und Stirnhöhlenaplasie. Arch. Ohr.-, Nas.- u. Kehlk.-Heilk. 138, 170—171 (1934).

GOLDMANN, R.: Demonstration zur Röntgendiagnose von Kieferhöhlenerkrankungen. Z. Laryng. Rhinol. 19, 44—49 (1929).

— Röntgendiagnose der Oberkiefercysten. Z. Hals-, Nas.- u. Ohrenheilk. 29, 393—396 (1931).

GONDA, J.: X-ray photographie of the ethmoidal cells with special reference to the tegmen. J. Oto- ect. Soc. 53, 311—315 (1930).

GOODYEAR, H. M.: Use of iodized oil in diagnostis of nasal sinus conditions. Further observations. J. Amer. med. Ass. 95, 1002—1007 (1930).

— Nasal sinuses; practical considerations of general interest. Laryngoscope (St. Louis) 43, 482—495 (1933).

GORDON, E.: Casuistique des tumeurs des maxillaires supérieurs. Pract. oto-rhino-laryng. (Basel) 17, 111—115 (1955).

GORDON, I.: The radiology of malignant tumours of the nose. J. Laryng. 69, 786—806 (1955).

GORNONEC: Ostéom du maxillaire supérieure. Rev. Stomat. (Paris) 28, 691—697 (1926).

GOSSEREZ, M., M. ANTOINE, P. MALRAISON et TRÉHEUX: Radiologie de la pyramide nasale. J. Radiol. Électrol. 37, 638—643 (1956).

— — et TRÉHEUX: Hémangiomes osseux de la pyramide nasale. J. Radiol. Électrol. 39, 196—198 (1958).

GRAIN, et BOUCHE: Présentation de clichés intéressant les sinus de la face et les rochers. J. Radiol. Électrol. 29, 138—142 (1948).

GRANDELAUDE, CH., et G. MAUREL: Rapport des kystes paradentaires et du sinus maxillaire. Rev. Stomat. (Paris) 32, 528—544 (1930).

GRANGER, A.: A new technique for the positive identification of the sphenoid sinus and the ethmoid cells. J. Radiol. Omaha 4, 105—112 (1923).

— Roentgenographic examination of the sphenoid sinuses. Radiology 6, 23—33 (1926).

— Roentgen examination of the paranasal sinuses and mastoids. J. Amer. med. Ass. 95, 1332—1335 (1930).

— Deutliche Darstellung der Keilbein- und Siebbeinhöhlen. J. Amer. med. Ass. 81, 1336—1341 (1932).

— One thousand sphenoids on both the granger and mento-vertex position. Radiology 24, 357—359 (1935).

GRAUER, S.: Zur Darstellung des Nasenskeletes im Röntgenbild. Röntgenpraxis 5, 607—610 (1933).

GRAUPNER: Klinische Diagnostik der Ohren-, Nasen- und Kehlkopfkrankheiten. Beih. z. Med. Klin. 23, 135—136 (1927).

GREENFIELD, S. D.: Acute sinusitis in children associated with orbital complications. The conservative treatment. Report of ten cases. Laryngoscope (St. Louis) 44, 683—716 (1934).

GREIFENSTEIN, A.: Die Mitbeteiligung des Gehörorgans, der Nebenhöhlen und der Kiefer bei der Schüller-Christianschen Krankheit, nebst einer neuen eigenen Beobachtung. Arch. Ohr.-, Nas.- u. Kehlk.-Heilk. 132, 37—342 (1932).

— Über Muco-, Pyo- und Pneumatocelen. Hals-, Nas.- u. Ohrenarzt 29, 243—268 (1938).

GRENN, R.: The radiological appearances of the soft palate with reference to the treatment of cleft palate. J. Fac. Radiol. (Lond.) 10, 27—39 (1959).

GRIEBEL, R.: Nasenerkrankungen und Asthma mit chemischen und physikochemischen Untersuchungen über Polypen. Arch. Ohr.-, Nas.- u. Kehlk.-Heilk. 138, 178—183 (1934).

GRIER, G. W.: Röntgendiagnose der Nasennebenhöhlenerkrankungen. Poston med. Surg. J. 193, 50—60 (1925).

— Stereoscopy of the accesory sinuses. Amer. J. Roentgenol. 10, 497—500 (1923).

— The interpretation of sinus roentgenograms. Amer. J. Roentgenol. 24, 21—28 (1930).

GROSS, K.: Radiographie of nasal accessory sinuses. Amer. J. phys. 4, 503—504 (1928).

GROTH, K. E.: Röntgendiagnose der adenoiden Wucherungen im Epipharynx. Acta radiol. (Stockh.) 14, 463—469 (1933).

GROVE, R. C.: The use of colloidal thorium dioxide in roentgenography of the sinuses. Laryngoscope (St. Louis) 50, 1165—1166 (1940).

GRUNNER, R.: Reaktionstyp und chronische Nebenhöhlenentzündung. Eine konstitutionsanalytische Untersuchung. Arch. Ohr.-, Nas.- u. Kehlk.-Heilk. 151, 197—222 (1942).

Guarnaccia, E.: Tumore bruno fronto-etmoidale. Contributo alla conoscenza della localizzazioni craniche delle osteopatie fibroso-cistiche. Otol. ecc. **21**, 175—189 (1953).

Günter, G.: Über die Notwendigkeit der zusätzlichen Kieferhöhlenaufnahme. Zahnärztl. Welt **58**, 191 (1957).

Güttner, H. G.: Formbeeinflussung der Nebenhöhlen des Schädels durch vorzeitige Nahtsynostosen. Beitr. path. Anat. **107**, 271—299 (1942).

Gumperz, R.: Ulzeriertes Hämangiom der Kieferhöhlenschleimhaut mit massenhaften Fibrinabscheidungen in Nase und Kieferhöhle. Passow-Schaefers Beitr. **23**, 460—464 (1926).

Gunn, L.: Mucocele of the frontal and ethmoid sinuses. Canad. med. Ass. J. **41**, 387 (1939).

Gunsett, A., D. Sichel et E. Bouton: Une méthode simple pour la radiographie des sinus maxillaires et frontaux en position assise. Bull. Soc. Radiol. méd. France **20**, 561—564 (1932).

— — — et Cornu: Perfectionnement de notre appareillage pour la radiographie des sinus frontaux et maxillaires en position verticale (avec démonstration). Bull. Soc. Radiol. méd. France **21**, 669—671 (1933).

— — Schneider et Gassmann: Suppurations du sinus maxillaire et de l'orbite. Un cas de suppuration du sinus maxillaire avec destruction étendue des parois du simulant un cancer du maxillaire. Bull. Soc. Radiol. méd. France **24**, 170 (1936).

Guyot, F.: Le lipiodol dans les voies aériennes supérieurs et les poumons. J. Radiol. Électrol. **13**, 660—665 (1929).

Haas, L.: Über die Entwicklung der Nasennebenhöhlen (mit Rücksicht auf die Aplasie der Stirnhöhlen). Fortschr. Röntgenstr. **49**, 203 (1934b) (Sitzungsbericht).

— Die supraorbitalen Pneumatisationen im Röntgenbild. Fortschr. Röntgenstr. **50**, 71—78 (1934a).

— Radiographic visualization of the frontal bone. Med. Radiogr. Photogr. **31**, 70—72 (1955).

Haase, E.: Beitrag zur Kenntnis der Osteome der Stirnhöhle. Unter besonderer Berücksichtigung eines selbst beobachteten Falles. Diss. Hamburg 1932.

Habbe, J. E.: Malignant tumor of the ethmoid. Radiology **16**, 548—553 (1931).

Hacke, W.: Seltene angeborene Schädelmißbildungen bei Neugeborenen. Zbl. allg. Path. path. Anat. **87**, 26—34 (1951).

Hadschidekow, G.: Tomographische Bilder des normalen und pathologischen Ethmoids. Zbl. ges. Radiol. **57**, 170 (1958) [Bulgarisch].

Hajek, M.: Zwei verschiedene, bisher nicht beschriebene Tumorarten der Stirnhöhle und des Siebbeinlabyrinthes in ein und demselben Individuum. Passow-Schaefers Beitr. **23**, 465—470 (1926).

Hallberg, O. E., and J. W. Begley: Origin and treatment of osteomas of the paranasal sinuses. Arch. Otolaryng. **51**, 750—762 (1950).

Halphen, et Morel-Kahn: De l'introduction de lipiodol dans les sinus maxillaires en vue de l'examen radiographique. Arch. int. Laryng. etc. **46**, 624—626 (1927).

— — De l'introduction de lipiodol dans les sinus maxillaires en vue de l'examen radiographique. Ann. Mal. Oreil. Larynx **46**, 615—617 (1927b).

Hammer, F.: Röntgennachweis latenter entzündlicher Prozesse der Kieferhöhlen. Fortschr. Röntgenstr. **64**, 25—35 (1941).

— Latente produktive Sinusitis im Röntgenbild. Radiol. aust. **2**, 7 (1949) (Kongreßbericht).

— Die transversale Tomographie des Schädels. Acta neurochir. (Wien), Suppl. **3**, 62—66 (1956).

Hammer, G., u. C. Radberg: Anatomisch röntgenologische Studien über die Verhältnisse zwischen Sella turcica und Sinus sphenoidalis. Arch. Ohr.-, Nas.- u. Kehlk.-Heilk. **173**, 278—282 (1958).

— — The sphenoidal sinus. An anatomical and roentgenologic study with reference to transphenoid hypophysectomy. Acta radiol. (Stockh.) **56**, 401—422 (1961).

Hammer, H.: Die bösartigen Geschwülste des Kiefers und ihre Differentialdiagnose. Med. Welt (Berl.) **1938**, 261—264.

Handousa, A.: Primary malignant disease of the frontal sinus. J. Laryng. **64**, 249—251 (1950).

— Primary benign neoplasms of the nose. J. Laryng. **66**, 421—436 (1952).

Hannemann, B.: Ein Papilloma durum der Siebbein- und Keilbeingegend mittels Denkerscher Operation entfernt. Z. Ohrenheilk. **65**, 1—10 (1912).

Hardy, G.: Benign cysts of the antrum. Ann. Otol. (St. Louis) **48**, 649—657 (1939).

Harkins, W. B.: Zit. nach Kaufmann.

Harrison, M., and A. Young: Pneumosinus frontalis. J. Laryng. **69**, 108—114 (1955).

Hartung, A., u. Tl. Wachowski: Mucocele of the frontal sinus. With special reference to the Roentgen aspects and report of four cases. Amer. J. Roentgenol. **34**, 30—36 (1935).

Hartung, K.: Über die Verwertbarkeit von Röntgendurchleuchtungsbefunden der Kieferhöhlen bei Kindern. Fortschr. Röntgenstr. **84**, 243—245 (1956).

Haucke, W.: Über trockene, hyperostotische Kieferhöhlenosteomyelitis. Zbl. Chir. **1941**, 2017—2019.

Hauenstein, K.: Zur Wertung und Diagnostik der adamantinomartigen Kiefertumoren. Dtsch. Zahn-, Mund- u. Kieferheilk. **4**, 387—406 (1937).

Havens, F.: Bening cysts and adamantinomas of the jaws. Arch. Otolaryng. **30**, 762—774 (1939).

Heatly, C. A.: Adamantinoma of the maxillary sinus. Arch. Otolaryng. **45**, 141—142 (1947).

Heckmann, K.: Die Darstellung der Siebbeinzellen mittels der bivisuellen Technik. Fortschr. Röntgenstr. **87**, 765—769 (1957).

Heidsieck, C.: Die fibröse Dysplasie Jaffé-Lichtenstein im Bereiche des Gesichtsschädels und ihre Differentialdiagnose. Zbl. Chir. **79**, 1473—1488 (1954).

HELLMANN, K.: Einmaliges Chordom des Nasenrachenraumes. Verh. dtsch. Ges. Ohrenärzte **1**, 111—117 (1921).

HELM, M.: Radiography of the paranasal and mastoid region in the erect position. Med. Radiogr. Photogr. **30**, 40—42 (1954).

HELSMOORTEL jr., P. J.: Aspect radiographique des sinus de la face au cours d'un syndrome du ganglion sphéno-palatin. Ann. Mal. Oreil. (Larynx) **48**, 897—899 (1929).

—, et L. VAN BONGAERT: Aspect radiographique des sinus de la face au cours d'un syndrome du gangliom sphéno-palatin. J. Neurol. (Brux.) **28**, 569—571 und 575 (1928).

HEMSTEAD, B.: Osteomas of paranasal sinuses and the mastoide process. Report of cases. J. Amer. med. Ass. **111**, 1273—1276 (1938).

HENRY C. BOWDLER: Displaced wisdom teeth and the oto-rhino-laryngologist. J. Laryng. **51**, 293—307 (1936).

HENSEN: Ein Beitrag zu den Gesichtsmißbildungen. Diss. Rostock 1906.

HERBERTS, G.: Tuberculosis in the maxillary sinus. Acta oto-laryng. (Stockh.) **29**, 297—302 (1941).

HERMAN, M., and I. M. HALL: Sphenoid mucocele as a cause of the „ophthalmoplegic migrain syndrom". Trans. ophthal. Soc. U.K. **64**, 154—164 (1945).

HERNAMAN-JOHNSON, F.: Some experiments in the projections of the sphenoid sinus through the orbit. Brit. J. Radiol. **5**, 458—459 (1932).

HERNANDEZ, A.: Roentgenexamination of sinuses. Indications and practical significance. Pren. med. argent. **32**, 1069—1073 (1945).

— Nueva técnica radiografica para la proyección de las celdas etmoidales anteriores (tecnica de Esteban Hernández) y dispositivo auxiliar para el enfoque y sujeción del cráneo (craneostato del Dr. HERNANDEZ). Acta ibér. radiolcancer **13**, 471—490 (1957). — Zbl. ges. Radiol. **60**, 109 (1959).

HERPEL, F. K.: Roentgenologic examination of the nasal accessory sinuses in infants and children. Radiology **20**, 181—185 (1933).

HERRMANN, A.: Schleimhautablösungen und Hämatome in den Nasennebenhöhlen bei Fliegern. Z. Hals-, Nas.- u. Ohrenheilk. **47**, 103—110 (1940).

— Die Schleimhautablösung in den Nasennebenhöhlen bei Sturzfliegern, ihre Ursache und ihre Behandlung. Luftf.med. **5**, 271—277 (1941a).

— Das Krankheitsbild der Schleimhautablösungen und der submukösen Hämatome in den Nasennebenhöhlen bei Sturzfliegern. Z. Hals-, Nas.- u. Ohrenheilk. **48**, 87—107 (1941b).

HERRNHEISER, G.: Der Röntgenbefund bei der Mucocele oder Pyocele der Stirnhöhle. Z. Hals-, Nas.- u. Ohrenheilk. **18**, 319—334 (1926).

HERSKOVITS, E.: Füllungsdefekt der Kieferhöhle infolge einer bösartigen Geschwulst des Oberkiefers. Röntgenpraxis **11**, 94 (1939).

HESSBERG, K.: Diagnose und Behandlung der bösartigen Geschwülste der Nasennebenhöhlen. Dtsch. med. J. **11**, 106—108 (1960).

HESSBERG, R. VON: Zur Differentialdiagnose neoplastischer Prozesse im Bereich der Schädelbasis. HNO (Berl.) **7**, 289—292 (1959). — Hals-, Nas.- u. Ohrenarzt **10**, 289—292 (1959).

HESSE, W.: Zur Ätiologie der Keilbein-Osteomyelitis. Arch. Ohr.-, Nas.- u. Kehlk.-Heilk. **137**, 94—104 (1933).

HEYNG, F.: Ein Beitrag zu den sog. Nasenzähnen. Diss. Bonn 1932.

HICKEY, H.: Chondroma of the ethmoid. With report of a case. Arch. Otolaryng. **31**, 645—652 (1940).

HIELSCHER, W.: Der Sinus maxillaris im intraoralen Röntgenbild. Dtsch. Zahn- usw. Heilk. **23**, 185—196 (1955).

HILTEMANN, H.: Fonticulus metopicus und Sutura frontalis persistens mit Hypoplasie der Sinus frontales. Fortschr. Röntgenstr. **81**, 407—409 (1954).

HIRANO, K.: Study on Daito's test of the excretory function in maxillary sinus. Zbl. ges. Radiol. **58**, 159 (1958) [Japanisch].

HIRSCH, O.: Cholesteatome der Stirnhöhle. Zbl. Hals-, Nas.- u. Ohrenheilk. **12**, 734—737 (1928).

HIRST, O. C.: Osteomyelitis of the skull complicating mastoiditis and frontal sinusitis. Report of two cases. Arch. Otolaryng. **29**, 24—38 (1939).

HIRTZ, E.: Le diagnostic radiologique de sinusitis. Bull. Soc. radiol. Méd. de France **10**, 232—237 (1922).

— Les signes radiologiques de l'extension des infections sinusiennes profondes à la base du crâne et au mésencéphale. J. Radiol. Électrol. **11**, 305—320 (1927).

HIRTZ, E. J., et G. WORMS: Des périsinusites profondes. Leur image radiologique. Leur valeur clinique. Ann. Mal. Oreil. Larynx **45**, 833—845 (1926). — Arch. int. Laryng. **5**, 114—116 (1926).

HOBEK, A.: Fibrous dysplasia, fibro-osteoma, osteoma of the facial bones and the skull. Acta radiol. (Stockh.) **36**, 97—113 (1951).

HODGES, F. J.: Polypi of the accessory nasal sinuses. Radiology **15**, 660—663 (1930).

HODGSON, H. G.: The radiography of the accessory nasal sinuses. A new standardised technique for the exact projection of all the accessory nasal sinuses, together with the demonstration of fluid levels. Brit. J. Radiol. **4**, 421—431 (1931a).

— Sinusitis and its radiological demonstration. J. Laryng. **46**, 729—734 (1931b).

— Sinusitis an its radiological demonstration. Proc. roy. Soc. Med. **24**, 1579—1586 (1931). — Brit. J. Radiol. **5**, 728—729 (1932). — Brit. med. J. **1933**, No 3757, 5—8.

HOEPFEL, W.: Fremdkörper dentaler Herkunft in der Kieferhöhle. Dtsch. zahnärztl. Wschr. **1935**, 387—392.

Hörbst, L.: Zur Frage des weichen Odontoms der Kieferknochen. Arch. Ohr.-, Nas.- u. Kehlk.-Heilk. **138**, 30—36 (1934).
— Über das Plasmocytom des Nasenrachens. Mschr. Ohrenheilk. **81**, 316—323 (1947).

Hofmann, S.: Zur Röntgenuntersuchung der Nebenhöhlen. Z. Laryng. Rhinol. **37**, 424—429 (1958).

Holland, D.: Plasmocytoma of maxilla. With a discussion by Lester R. Cahn and Kurt H. Thoma. Oral. Surg. **8**, 1218—1223 (1955).

Hollevoet, A.: L'importance de l'incidence oblique de Rhese dans le diagnostic des polysinusitis. J. belge Radiol. **25**, 199—301 (1936).

Holmes, E. M., W. H. Sweet and G. Kelemen: Hemangiomas of the frontal bone. Ann. Otol. (St. Louis) **61**, 45—61 (1952).

Holmgreen, G.: Diagnose, Behandlung und Prognose der malignen Oberkiefertumoren. Z. Laryngol. Rhinol. **16**, 8—20 (1927).

Holvey, E. H., and L. M. Rosenthal: Tomography of the maxillary sinus. Radiology **42**, 458—465 (1944). — Rev. Radiol. Fisioter. **12**, 118—124 (1945).
— — and B. J. Anson: Tomography of the skull. Radiology **44**, 425—448 (1945).

Hommerich, K.: Zur Kenntnis sekundärer Geschwülste der Nasennebenhöhlen. Arch. Ohr.-, Nas.- u. Kehlk.-Heilk. **166**, 229—239 (1954).

Honda, M.: Über die röntgenologischen Untersuchungen der Stirnhöhlen bei den Japanern. Zbl. ges. Radiol. **7**, 30 (1930) [Japanisch].

Hondelink, H.: Das Lactobaryt zur Reliefdarstellung von umschriebenen Veränderungen an der Schleimhaut der Kieferhöhle. Hals-, Nas.- u. Ohrenarzt **28**, 34—36 (1937).

Hoover, W. B., and G. Horrax: Osteomas of the nasal accessory sinuses. With report of a case illustrating the transcranial approach to orbital structures. Surg. Gynec. Obstet. **61**, 821—826 (1935).

Hopman, E.: Enchondrom des Keilbeines, der Siebbeine und der Nasenscheidewand. Z. Laryng. Rhinol. **21**, 454—458 (1931).

Hopmann, E.: Zit. nach Runge.

Hore, W. G. R., u. W. Kirchenberger: Fall von Nasentuberkulose. Ref. Zbl. Hals-, Nas.- u. Ohrenheilk. **39**, 39 (1949).

Horejs, J.: Remarks on the X-ray diagnostics of cancer of the jaw cavity. Zbl. ges. Radiol. **59**, 75 (1958) [Tschechisch].

Housser, K. M.: Iodized oil as an aid in the diagnosis of sinus disease (Campiodol-Lipiodol). Ann. Otol. (St. Louis) **38**, 1052—1066 (1929).

Hoven, J. L. van der: Das Röntgenbild der Stirnhöhle. Zbl. ges. Radiol. **5**, 243 (1928) [Holländisch].

Huber, P.: Angiographische Darstellung eines Nasenrachenfibroms. Fortschr. Röntgenstr. **92**, 109—111 (1960).

Hug, O.: Krebsbildung in einem pinealen Epidermoid. Virchows Arch. path. Anat. **308**, 679—689 (1942).

Huizinga, E.: Diagnostische Schwierigkeiten bei malignen Nasennebenhöhlentumoren. Acta oto-laryng. (Stockh.) **25**, 296—309 (1937).

Hume, J. R.: The surgical diagnosis of paranasal sinus disease. Radiology **9**, 415—417 (1927).

Hurter, K.: Die Pneumatisationshemmung der Schädelnebenhöhlen als Zeichen von Disposition zu Bronchiektasien. Tuberk.-Arzt **7**, 61—73 (1953).

Iannetti, D., e G. Ferrari-Lelli: Sull'-Osteomielite delle ossa piatte del cranio. Otorinolaryng. ital. **11**, 483—505 (1941).

Ibsen, B.: Contrast roentgenography in sinusitis of the maxillary sinus. Nord. Med. **23**, 1511—1512 (1944).

Iinuma, T., u. S. Iriyama: Röntgenologische Studien über die Verhältnisse zwischen den Zähnen und dem Oberkieferhöhlenboden. Zbl. ges. Radiol. **34**, 439—440 (1942) [Japanisch].

Israel, S.: Some observations in the diagnosis and treatment of chronic maxillary sinus disease. Radiol. Rev. **49**, 272—279 (1927).
— A vertical roentgenographic unit. Roentgen examination of the head and other parts of the body in the upright position. Amer. J. Roentgenol. **20**, 481—486 (1928).
— The upright position and a vertical radiographic unit for Roentgenray examination of the nasal accessory sinuses. Laryngoscope (St. Louis) **38**, 585—596 (1928).

Jacobs, M. H., and H. Stone: Cysts of the jaws. Amer. J. Orthodont. **26**, 690—711 (1940).

Jacod, M., et J. Bussy: Le toumeurs à myéloplaxes de l'ethmoide. Ann. Oto-laryng. (Paris) **13**, 337—343 (1946).

Jaffe, H. N.: Zur Tuberkulose der knöchernen Nase. Z. Laryng. Rhinol. **16**, 428—431 (1928).

Jaffe, H. L., and L. Lichtenstein: Chondromyxoid fibroma of bone; a distinctive benign tumor likely to be mistake especially for chondrosarcoma. Arch. Path. **45**, 541—551 (1948).

Jalet, J.: Considérations sur les modifications de la circulation du diploé dans les infections chroniques de la mastide et des sinus. J. Radiol. Électrol. **28**, 502—503 (1947).

Jermann, E. C.: Frontal sinus and mastoid technic. Radiology **7**, 164—165 (1926).

Jeschek, J.: Über das Verhalten der Stirnhöhle beim Osteom. Mschr. Ohrenheilk. **68**, 1107—1111 (1934).

Jönsson, G.: Röntgenological findings in malignant tumors of the nasopharynx. Acta radiol. (Stockh.) **15**, 1—7 (1934).
— The roentgenographic diagnosis of pathologic conditions in the nasopharynx. Acta radiol. (Stockh.) **22**, 651—664 (1941).

John, E. G., and Zing-Pah. Woo: Rhabdomyosarcoma of the nasopharynx. Radiology **65**, 218—222 (1955).

Johnes, W. I.: Foreign objects in the antrum of Highmore. Amer. J. Orthodont. **25**, 380—382 (1939).

Johnson, H. P.: Diagnosis of chronic maxillary sinusitis. Comparative value of roentgenographie and physical observations. Arch. Otolaryng. **5**, 309—316 (1927).

JOHNSON, L. F.: Possible deductions of endocrine significance from roentgenograms of the sinuses and mastoid. Arch. Otolaryng. **33**, 725—733 (1941).

JOHNSON, V. C.: The value of Roentgen examination of the paranasal sinuses. Radiology **32**, 303—310 (1939).

JOISTEN, E.: Zwei ätiologisch unklare Fälle von gangraeneszierender Entzündung der Nase. Z. Hals-, Nas.- u. Ohrenheilk. **41**, 105—128 (1937).

JONATA, R.: Sull'importanza del rilievo radiologico di vegetazioni adenoidi specie nei reguardi di alcuni affezioni del segmento craniofaciale. Ann. Radiol. e Fisica med. **8**, 469—479 (1934).

JONES, E. L.: Jodized oil as an aid in the diagnosis chronic maxillary sinus disease. Arch. Otolaryng. **11**, 475—484 (1930).

JUNGMAYR, H.: Hochgradige einseitige Hypoplasie des Sinus maxillaris, eine Täuschungsmöglichkeit bei der Röntgenkontrastdarstellung der Kieferhöhle. HNO (Berl.) **3**, 217 (1952).

KAFKA, M.: The relationship of sinus diseases to the diseases of the eye with review of 52 cases. Laryngoscope (St. Louis) **47**, 272—279 (1937).

KAHLER, O.: Zur Frage der Entstehung der Pneumatozelen der Stirnhöhle. Z. Laryng. Rhinol. **29**, 363—370 (1937).

KANEKO, Z., and C. HAGIO: Roentgenographical study of the paranasal sinuses in children. On the head position and irradiation condition. Zbl. ges. Radiol. **58**, 326 (1958) [Japanisch].

KANTHAK, F. F., W. G. HAMM and CH. P. YARN jr.: Fibrous dysplasia of the facial bones. Plast. reconstr. Surg. **15**, 41—55 (1955).

KARPAWICH, A.: Paget's disease with osteogenic sarcoma of maxilla. Oral Surg. **11**, 827—834 (1958).

KARTAGENER, M.: Zur Pathogenese der Bronchiektasien. Verh. 4. internat. Kongr. **2**, 230—233 (1934).

— Das Problem der Kongenitalität und Heredität der Bronchiektasien. Erg. inn. Med. Kinderheilk. **49**, 378—442 (1935).

—, u. A. HORLACHER: Bronchiektasien bei Situs viscerum inversus. Schweiz. med. Wschr. **16**, 782—784 (1935).

KASSAY, D.: Der Nasenpolyp von Kindern. Mschr. Ohrenheilk. **76**, 468—479 (1942).

KAULICH, P.: Beitrag zum Vorkommen des sog. Glomustumor. Mschr. Ohrenheilk. **81**, 576—579 (1947).

KECHT, B.: Über einen Fall von Cholesteatom der Kieferhöhle. Z. Hals-, Nas.- u. Ohrenheilk. **46**, 184—189 (1939) (Kongreßheft).

KEEGAN, J. J., and C. P. BACKER: Giantcelltumor of the frontelbone. J. Lab. clin. Med. **26**, 319—322 (1940).

KERLEY, CH. G., and E. J. LORENZE jr.: An X-ray and clinical study of the accessory sinuses in 430 infants an children. J. Pediat. **2**, 175—186 (1933).

KERLI, CH. G.: A radiographic study of the normal sinuses in infants and children. Arch. Pediat. **50**, 323—329 (1933).

KERN, R. A., and H. P. SCHENCK: The relative effeciency of the clinical and the roentgenologic methods for sinus disease diagnosis. With observations on the incidence of sinus disease: Based on the findings in 200 asthmatics and 50 so-called „normals". Amer. J. med. Sci. **178**, 168—190 (1929).

KESSEL, F.: Osteome der Nasennebenhöhlen. Helv. chir. Acta **20**, 83—106 (1953).

KETTEL, K.: Über Röntgenuntersuchungen von Kieferhöhlen nach der Füllung mit Kontrastflüssigkeit. Acta oto-laryng. (Stockh.) **23**, 353—369 (1936).

KIETZMANN, L.: Ein Beitrag zur primären Schleimhauttuberkulose der Nase. HNO (Berl.) H, 313—316 (1954).

KILLIAN G.: Zit. nach MARX.

KINDLER, W.: Ostitis fibrosa des Gesichtsschädels, zur Diagnose und Behandlung. Z. Laryng. Rhinol. **25**, 54—59 (1934).

— Weitere Beobachtungen über Ostitis fibrosa localisata im Schädelgebiet. Arch. Ohr.-, Nas.- u. Kehlk.-Heilk. **152**, 39—48 (1943).

— Zur Klinik der selbständigen Odontome im Bereiche der Nase und ihrer Nebenhöhlen. Arch. Ohr.-, Nas.- u. Kehlk.-Heilk. **155**, 341—356 (1949).

KING, E.: Roentgenologic examination of the maxillary sinus before and after operation. Arch. Otolaryng. **20**, 842—848 (1934).

KING, N. E.: Osteoma of the frontal sinus. Report of five cases. Arch. Otolaryng. **51**, 316—324 (1950).

KJELLBERG, S. R.: Kombination von Sinusitis und nicht spezifisch entzündlichen Lungenaffektionen. Acta radiol. (Stockh.) **20**, 147—149 (1939).

KLAUE, H.: Ein Chondrom des rechten Siebbeines. Z. Laryng. Rhinol. **13**, 121—127 (1924/25).

KLEINSASSER, O.: Das Osteoidfibrom der Nasennebenhöhlen. Eine parasinösen Meningiomen ähnliche, vorwiegend bei Jugendlichen auftretende, eigene Form gutartiger Knochengeschwülste. Arch. Ohr.-, Nas.- u. Kehlk.-Heilk. **174**, 76—85 (1958).

—, u. H. ALBRECHT: Die gutartigen, fibroossären Tumoren des Schädels. Ein Beitrag zur Klinik und Pathologie der knochengewebsbildenden Gewächse des Schädeldaches und der Nasennebenhöhlen. Langenbecks Arch. klin. Chir. **285**, 274—307 (1957a).

— — Die Epidermoide des Schädelknochens. Langenbecks Arch. klin. Chir. **285**, 498—515 (1957b).

— — Zur Kenntnis der Osteosarkome des Stirn- und Keilbeines. Arch. Ohr.-, Nas.- u. Kehlk.-Heilk. **170**, 595—603 (1957c).

— — Die Hämangiome und Osteohämangiome der Schädelknochen. Langenbecks Arch. klin. Chir. **285**, 115—133 (1957d).

— — Die Riesenzelltumoren der Schädelbasis. Arch. Ohr.-, Nas.- u. Kehlk.-Heilk. **172**, 246—256 (1958).

Kleinsasser, O., u. G. Friedmann: Die Knorpelgeschwülste der Schädelbasis. Dtsch. Z. Nervenheilk. 177, 378—404 (1958a).
— — Die Chordome der Schädelbasis. Ein Beitrag zur Klinik, Pathologie und zur Differentialdiagnose am Röntgenbild. Dtsch. Z. Nervenheilk. 177, 263—285 (1958b).
— — Die fibröse Knochendysplasie des Gesichts- und Hirnschädels. Z. Laryng. Rhinol. 39, 201—220 (1960).
—, u. P. Nigrisoli: Das sog. Osteoid-Osteom und seine Entwicklungsstadien. Frankfurt. Z. Path. 68, 1—10 (1957).
Knapp, E.: Über ein Stirnhöhlenosteom. Mschr. Ohrenheilk. 67, 903—906 (1953).
Knauth, W.: Zur Frühdiagnose der Nebenhöhlentumoren. Diss. Jena 1936.
Knetsch, A.: Beitrag zum Emissarium frontale. Fortschr. Röntgenstr. 73, 503—504 (1950).
Knick: Zur Röntgendiagnostik der Keilbeinhöhlenerkrankung. Verh. Dtsch. Otol. Ges. zu Kissingen 1923.
Knutsson, F.: Einiges über Röntgenbilder der Nasenhöhle, deren Nebenhöhlen, des Nasopharynx und des Temporalbeines im ersten Lebensjahr. Zbl. ges. Radiol. 27, 677 (1938) [Schwedisch]. — Nord. med. Hdskr. 13, 606—669 (1937).
Koch, C. E.: Darstellung der Nasennebenhöhlen einschließlich Keilbeinhöhle auf einer Übersichtsaufnahme. Röntgenpraxis 7, 259—262 (1935).
Koch, H.: Fibrosarcoma of the upper jaw. Report of an unusual case. Acta oto-laryng. (Stockh.) 29, 14—19 (1941).
Koch, S. L., and J. H. McCready: The relationship between ethmoiditis and ocular disturbances. Amer. J. Roentgenol. 35, 215—217 (1936).
Kolba, V.: Über die Osteome der Nasennebenhöhlen. Mschr. Ohrenheilk. 77, 117—121 (1943).
Kopp, M. M., and H. Levy: Foreign body in the nose (report of a case). Laryngoscope (St. Louis) 48, 819—821 (1938).
Kornblum, K., and P. S. Hodes: The roentgenologic aspects of osteomyelitis of the skull. Radiology 25, 566—579 (1935).
Kovàcs, A.: Seltener vorkommende Tumoren der Stirngegend. Fortschr. Röntgenstr. 58, 125—129 (1938).
Kramer, R., and M. L. Som: Actinomycosis of the sphenoid with actinomycotic meningitis and brain abscess. Ann. Otol. (St. Louis) 44, 973—983 (1935).
Kraus, L.: Histologische Kontrolle der Röntgenbilder bei einem Epipharynxtumor. Fortschr. Röntgenstr. 53, 114—121 (1936).
Kravitz, D.: Mucocele of the frontal sinus. Amer. J. Ophthal. 34, 985—989 (1951).
Kretschmann: Diphtherie der Nase und ihrer Nebenhöhlen. Z. Hals-, Nas.- u. Ohrenheilk. 4, 42—46 (1923).
Kriebel, A.: Traumatische Mucozelen der Nebenhöhlen der Nase. Z. Laryng. Rhinol. 19, 341—342 (1930).

Kriegsmann, G.: Zur Klinik und Histologie der Nasennebenhöhlenosteome. Passow-Schaefers Beitr. 31, 143—147 (1934).
Kryze: Zit. nach Eckert-Möbius im Handbuch Denker-Kahler, Bd. V, 1929.
Kubo, I.: Röntgenologische Untersuchungen der Oberkieferhöhle mit Hilfe von Kontrastmitteln. 1. Kongr. internat. d'Oto ect. 1929, S. 904—909.
Kubo, S.: Über die Sphenochoanalpolypen. Arch. Laryng. Rhin. (Berl.) 27, 213—223 (1913).
Küstner, W.: Zur Diagnostik der Nebenhöhlenmucocelen. HNO (Berl.) 4, 303—305 (1954).
Kuhlmann, F., B. Rating u. W. Schneider: Die Bedeutung der Schnittaufnahmen für die Diagnostik der Nasen-Nebenhöhlenerkrankungen. Arch. Ohr.-, Nas.- u. Kehlk.-Heilk. 148, 252—263 (1940).
Kurata, H.: Roentgenologic studies of chronic sinusitis in children. Part I. Functional examination of the maxillary sinus with a contrast medium. Zbl. ges. Radiol. 56, 165 (1957/58a) [Japanisch].
— Roentgenologic studies of chronic sinusitis in children. Part II. Evaluation of routine roentgenography. Zbl. ges. Radiol. 56, 165 (1957/58b) [Japanisch].
— Roentgenologic studies of chronic sinusitis in children. Part III. Observation by random sampling method. Zbl. ges. Radiol. 56, 165 (1957/58c) [Japanisch].
Kurzack, H.: Die Tuberkulose des Keilbeines usw. Z. Tuberk. 34, 433—442 (1921).
Kuttner, A.: Die Syphilis der Nebenhöhlen der Nase. Arch. Laryng. Rhin. (Berl.) 24, 266—289 (1911).
—, u. J. Lachmann: Nebenhöhlenerkrankungen. Z. ärztl. Fortbild. 23, 109—113 (1926).
Labayle, M.: Mucocele du sphénoide. Les. ann. d'Oto-laryngol. 66, 683—685 (1949).
Laborie, B. de: Pénétration d'un molaire dans le sinus maxillaire, au cours d'une tentative d'extraction. J. Radiol. Électrol. 16, 75—76 (1932).
Lachapèle, A. P., C. Vaillant et C. Chupin: De l'intérêt de la tomographie frontal du pharyngo-larynx dans certaines adénopathies cervicales. J. Radiol. Électrol. 33, 477 (1952).
Landete, R.: Kieferhöhleneiterung und Röntgenstrahlen. Rev. esp. Electrol. y Radiol. Med. 56, 113—121 (1917).
Landow, M.: Über einen seltenen Fall von Mißbildung der Nase nebst einigen Bemerkungen über die seitlichen Nasenspalten. Dtsch. Z. Chir. 30, 544—560 (1890).
Landsberger, R.: Das Breitenwachstum der Oberkiefer, des Vomer und die Crista septi. Arch. Anat. u. Physiol. 1917, 150—162 (1918).
Langenbeck, B.: Eine einfache Methode zur Herstellung stereoskopischer Röntgenbilder. Z. Hals-, Nas.- u. Ohrenheilk. 26, 399—417 (1930).
— Erfahrungen bei Röntgenaufnahmen der Keilbeinhöhlen. Z. Hals-, Nas.- u. Ohrenheilk. 31, 468 (1932) (Kongreßbericht).
Langenberg, F.: Das Sarkom des Oberkiefers. Ein Beitrag unter Berücksichtigung der Ober-

kiefersarkome der Chirurgischen Universitäts-Klinik während der letzten 10 Jahre. Diss. Münster i.W. 1940.

LARRONDÈ, C.: Les sinusites maxillaires chroniques. Ann. Oto-laryng. (Paris) 2, 113—168, 222—251 (1938).

LARSSON, L. G.: Nasopharyngeale Läsionen bei Sarkoidosis. Acta radiol. (Stockh.) 36, 361—373 (1951).

LASKIEWICZ, A.: Sul valore della radiologia del seno mascellare con l'uso dei liquidi di contrasto, lipjodolo, jodipina. Arch. ital. Otol. 44, 182—192 (1933).

— Sur les empyémes enkystés du sinus frontal (pyocèlè frontale). Rev. Laryng. (Bordeaux) 56, 561—576 (1935).

— Über die Radiographie und konservative Therapie der Nebenhöhlen der Nase, mittels der „Déplacement"-Methode nach PROETZ-LEE MÉE, auf Grund des Beobachtungsmaterials der Otorhinolaryngologischen Universitätsklinik in Poznan (Posen)-Polen. Mschr. Ohrenheilk. 70, 834—850 (1936).

LASZLO, A.: So-called mucoid cysts of the nose. Arch. Otolaryng. 21, 41—52 (1935).

LATTÈS, A., et R. BATAILLE: Tumeurs bénignes maxillaires. Étude radiologique. Presse méd. 1952, 258—261.

— — ACHARD et DEFFEZ: Trois observations de kystes épidermoides. Rev. Stomat (Paris) 59, 211—212 (1958).

LAUTENSCHLÄGER, A.: Rhinitis atrophicans und Nasennebenhöhlen. Z. Hals-, Nas.- u. Ohrenheilk. 19, 20—26 (1928a).

— Das Cholesteatom der Nasennebenhöhlen, seine Entstehung und seine Wachstumsbedingungen. Z. Hals-, Nas.- u. Ohrenheilk. 19, 286—294 (1928b).

LAW, F.: Interpreting sinus roentgenograms. Ann. Otol. (St. Louis) 40, 82—87 (1931).

LAW, P.: Stereoskopie der Nebenhöhlen und gewöhnliche Aufnahmen. Ann. Oto-laryng. (Paris) 53, 531—535 (1944).

LAYERA, J., u. R. BRACHT: Das Lipiodol bei Kieferhöhleneiterung. Pren. méd. argent. 18, 1343—1351 (1932) [Spanisch].

LECHNER, M.: Über zwei Fälle von Cavernomen des Schädeldaches. Diss. München 1931.

LEDERER, L.: Über ein ausgedehntes expansiv-destruierend wachsendes Fibrom der Nasennebenhöhlen. Z. Laryng. Rhinol. 33, 94—100 (1954).

LEDOUX-LEBARD, R., et J. GARCIA-CALDERON: Technique d'examen du crâne et de la face. J. Radiol. Électrol. 23, 481—495 (1939/40).

LE GÉNISSEL, et BADAROUX: Le sinusite maxillaire. Intéret de son diagnostic radiologique. J. Radiol. Électrol. 30, 474—476 (1949).

LEIBER, R.: Die Röntgendurchleuchtung der Nasennebenhöhlen beim Kinde. (Ein diagnostischer Beitrag zur rhinogenen Fokalinfektion.) Ärztl. Wschr. 5, 185—188 (1950).

—, u. R. PABST: Die Röntgendurchleuchtung der Nasennebenhöhlen als Teil der Allgemeinuntersuchung. Medizinische 1953, 121—124.

LEICHER, H.: Zähne in der Nase. Z. Laryng. Rhinol. 22, 335—351 (1932).

— Pyocele des Siebbeines und der Stirnhöhle mit Mucocele des anderseitigen Siebbeines. Z. Laryng. Rhinol. 26, 426—431 (1936).

LEITHOFF, O.: Tumoren der Schädelknochen. Acta neurochir. (Wien) 4, 287—319 (1956).

LE JEUNE, F. E.: Lipiodol in otolaryngology. New Orleans med. surg. J. 82, 379—383 (1929).

LE MÈE, J. M: Au sujet de la présentation d'un appareil permettant l'exploration radiologique des sinus du crâne préablement remplis de liquide opaque (méthode de Proetz). Bull. Soc. méd. France 20, 22—26 (1932).

— On the elimation of lipiodol from the nasal sinuses. Ann. Otol. (St. Louis) 42, 712—713 (1933).

—, et M. BOUCHET: Diagnostic et traitment des sinusites par la méthode de déplacement ou de Proetz. Ann. Oto-laryng. (Paris) 6, 635—655 (1932).

— — La méthode de „déplacement" ou de Proetz dans le diagnostic et le traitment des sinusites. Presse méd. 1932, 393—396.

LEMOINE, A. N.: Lesion of the optic tract. Probably the result of infected sphenoid sinuses. Arch. Ophthal. 20, 966—973 (1938).

LEPNEFF, P. G.: Zur Frage der Variabilität der Stirnhöhlen. Arch. Ohr.-, Nas.- u. Kehlk.-Heilk. 123, 1—49 (1929).

LEROUX, L. H.: Le diagnostic des sinusites polypeuses. Ann. Oto-laryng. (Paris) 1, 26—38 (1932).

LEROUX-ROBERT, J., et A. ENNUYER: Cancers du massif ethmoid-maxillaire. Classification anatomo-clinique. Mode de traitments chirgicaux. Resultates. Statistique des 104 cas. Ann. Oto-laryng. (Paris) 68, 617—688 (1951).

LICHTENSTEIN, E.: Röntgendiagnostik bösartiger Geschwülste des Nasen-Rachenraumes. Zbl. ges. Radiol. 62, 155 (1959) [Russisch].

LIECHTI, A.: Über die Schädellokalisation der fibrösen Dysplasie des Knochens. Radiol. med. (Torino) 15, 191—214 (1946).

LIESS, G.: Emissarium frontale. Fortschr. Röntgenstr. 77, 233—234 (1952).

LILLIE, H. I., and C. M. ANDERSON: Osteoma of the frontal sinus without external manifestation. Laryngoscope (St. Louis) 36, 668—674 (1926).

LIMA, E. DE: Variante de la methode de Proetz. Ann. Oto-laryng. (Paris) 10, 929—939 (1938).

LINCK, A.: Röntgenbild, Empyem und Frühdiagnose bei Nebenhöhlengeschwülsten. Ein Beitrag zur rhinologischen Geschwulstdiagnostik. Z. Hals-, Nas.- u. Ohrenheilk. 21, 321—336 (1928).

LINDBLOM, A.: Sinusitis Highmori calcificans. Acta radiol. (Stockh.) 10, 210—218 (1929).

LINTHICUM, RAND and REEVES: Mucocele of the sphenoid-sinus. Report of a case with autopsy findings. J. Neurosurg. 3, 444—453 (1946).

LIVERIERO, E.: Tomografia nel campo dell'otolaringologia. Valsalva 13, 305—311 (1937).

LOBELL, A.: The injection of iodized oil into the sinuses, with special reference to the technique in the sphenoidal sinuses. Laryngoscope (St. Louis) 37, 473—485 (1927).

Loch, W.: Beitrag zur Röntgenuntersuchung der Kieferhöhlen. Radiol. clin. (Basel) 8, 369—383 (1939).

Loepp, W.: Die Cholesteatome des Schädels. Arch. Ohr.-, Nas.- u. Kehlk.-Heilk. 138, 65—78 (1934).

— Die Fissura orbitalis im Röntgenbild. Röntgenpraxis 7, 262—263 (1935).

— Beiträge zur Röntgendiagnostik in der Augenheilkunde. Z. Augenheilk. 95, 188—199 (1938).

— Die Pathologie der Schädelbasis im Röntgenbild. Fortschr. Röntgenstr. 59, 451—474 (1939).

— Die klinische Bedeutung und Bewertung der axialen Schädelbasisaufnahme. Z. Hals-, Nas.- u. Ohrenheilk. 45, 291—306 (1940).

Lorè, J. M.: Diseases of the maxillary sinus and their relationship to the oral cavity. Laryngoscope (St. Louis) 48, 291—306 (1940).

Lücke, A.: Ein Fall von Angioma ossificans in der Highmorshöhle. Dtsch. Z. Chir. 30, 85—90 (1890).

Lugli, G.: Condroma dell-etmoide. Arch. ital. Otol. 50, 135—140 (1931).

— Osteoma dell-etmoide. Riv. oto-neuro-oftal. 16, 118—128 (1939).

Lupo, M.: Frequenza di quadro di sinu-perisinusite e cranite croniche in sindromi neurovegetative. Gazz. med. ital. 107, 250—251 (1948).

—, e G. Rossi: I piccoli segni radiografici della cosidetta „endocraniosi" nella realta anatomica e istologica. Riv. ital. Radiol. clin. 1, 28—54 (1951).

Lyons don Chalmers: Multiple osteomas of the mandible and maxilla. Oral. Surg. 8, 738—742 (1955).

Macmillan, A.: Osteomyelitis of the skull following frontal sinusitis. J. Amer. med. Ass. 115, 1176—1178 (1940).

Madonia, T., e S. Signorelli: Considerazioni anatomo-radiologiche e cliniche su un caso di meningioma della fossa nasale. Clin. otorinolaring. 11, 223—239 (1959).

Maffi, A.: Contributo allo studio radiologico dei tumori dell-ipofaringe. Tumori 42, 178—201 (1956).

Magnoni, A.: Su di un caso di osteoma del palato duro. Boll. Mal. Orecch. 57, 201—208 (1939).

Magnotti, T.: L'indagine radiologica dei seni etmoidali e sfenoidali. Arch. Radiol. (Napoli) 7, 817—848 (1931).

Magyary, G.: Erfahrungen mit dem Holzknecht-Mayerschen Aufnahmeverfahren der Nebenhöhlen. Zbl. ges. Radiol. 10, 317 (1931) [Ungarisch].

Maikova-Stroganova, W.: Emissarium frontale und einige Einzelheiten am Stirnbein. Röntgenanatomische Untersuchung. Zbl. ges. Radiol. 33, 163 (1941) [Russisch].

Maitland, G. R.: Atypical adamantinoma of the maxilla: report of a case. J. oral Surg. 5, 351—355 (1947).

Majer, E. H.: Hirnabszeß nach Stirnbeinosteomyelitis. Mschr. Ohr.-, Nas.- u. Kehlk.-Heilk. 81, 385—391 (1947).

Malan, A.: Del mucocele dei seni paranasali. Atti Clin. oto-ecc. 2, 98—134 (1935).

Malan, E.: Chirurgia degli osteomi delle cavità pneumatiche perifaciale. (Contributo anatomo-clinico.) Arch. ital. Chir. 48, 1—124 (1938).

Malaspina, A., e L. Portigliotti: Un caso di displasia osteo-fibrosa a localizzazione fronto-etmoidale. Minerva otorinolaring. 8, 177—182 (1958).

Manasse, P.: Die pathologische Anatomie der Nebenhöhlenerkrankungen. Z. Hals-, Nas.- u. Ohrenheilk. 4, 473—489 (1923) (Referate).

— Über die akute Osteomyelitis des Gesichtsschädels bei akuten Nebenhöhleneiterungen. Zbl. allg. Path. path. Anat. Sonderbd. zu Bd. 33, 240—251 (1923).

Manci, F.: Linfogranuloma maligno clinicamente primitivo del rino-faringe. Otorinolaryng. ital. 22, 480—490 (1954).

Manecke, H.: Die Routinedurchleuchtung der Nasennebenhöhlen. Münch. med. Wschr. 104, 393—397 (1962).

Mangabeira-Albarnaz, P.: Its posible to make an early diagnosis of frontal osteomyelitis by X-ray? Excerpta med. (Amst.), Sect. XIV 4, 518 (1950) [Spanisch].

— Le canal maxillofrontal. Rev. Laryng. (Bordeaux) 58, 77—89 (1957).

— Von der Verdoppelung des Sinus frontalis. Zbl. ges. Radiol. 28, 621 (1938) [Spanisch].

— Zwei Fälle von Stirnhöhlen-Siebbeinentzündung mit Orbitalfistel, geheilt durch die Operation von Ermiro de Lima kombiniert mit der Eröffnung auf externem Wege. Zbl. ges. Radiol. 33, 20 (1941) [Portugiesisch].

Manges, W. F.: Accessory nasal sinus disease and associated lung lesions in children. Arch. Pediat. 49, 141—681 (1955).

Marciani, C.: Sulle necessità dell'esame sistematico e completo dei seni paranasali posteriori. Boll. Mal. Orecch. 52, 337—369 (1934).

Marciniak, R., and C. Nizankowski: The persistence of the frontal suture on the skull X-ray picture and its relation to the frontal sinus development. Zbl. ges. Radiol. 61, 90 (1959) [Polnisch].

Maresh, M.: Paranasal sinuses from birth to late adolescence. 1. Size of the paranasal sinuses as observed in routine posteroanterior roentgenograms. Amer. J. Dis. Child. 60, 55—78 (1940).

—, and A. H. Wahsburn: Paranasal sinuses from birth to late adolescence. 2. Clinical and roentgenographic evidence of infection. Amer. J. Dis. Child. 60, 841—861 (1940).

Markus, H.: Beitrag zur Kenntnis der Schädel-Osteomyelitis infolge Entzündung der Nasennebenhöhlen. Münch. med. Wschr. 1941, 1105—1108.

Marquès, J., et J. Bellosi: La tomographie horizontale en incidence de Hirtz dans l'étude des tumeurs malignes du sinus maxillaire. J. Radiol. Électrol. 40, 608—609 (1959).

Marr, J.: Stone in the maxillary sinus. Radiology 64, 718—720 (1955).

MARTENSSON, G.: Cysts and carcinoma of the jaws. Oral. Surg. 8, 673—681 (1955).

MARTIN, D. D., and J. D. DICKISON: Diseases of the nasal accessory sinuses in children. Sth. med. J. (Bgham, Ala.) 25, 659—662 (1931).

MARTIN, J. F., M. DARGENT et L. GIGNAUX: Les tumeurs nerveuses des fosses nasales. Ann. Oto-laryng. (Paris) 66, 253—266 (1949).

MARTIN, P. L., et J. DUHAMEL: Quelques applications de la tomographie du crane. J. Radiol. Électrol. 33, 190—191 (1952).

MARTINAUD, G., et P. KAGI: La radiographie dans le diagnostic des sténoses du nasopharynx. Rev. Laryng. (Bordeaux) 50, 63—68 (1929).

MARTIN-REITH, M.: Über das Emissarium frontale. Fortschr. Röntgenstr. 71, 127—133 (1949).

MARTINO, L.: La technica ecatomerica nell'esame radiologico delle volte orbitarie. Arch. Radiol. (Napoli) 2, 472—478 (1953).

— Publicazioni del Prof. LUIFI MARTINO su il metodo di craniometro localizzazione. Bari: Industria Tipografica Ditta Ved. Trizio 1954.

MARX, H.: Zur Diagnose der Polyposis der Kieferhöhle. Arch. Ohr.-, Nas.- u. Kehlkopf-Heilk. 115, 123—126 (1926).

— Ein echtes Cholesteatom des Stirnbeines. Beitr. Anat. etc. Ohr. 23, 273—286 (1926).

MASSIER, A., et J. DUGUET: Considération sur un cas de neuroépithéliome des fosses nasales; esthésioneuroépithéliome olfactif. Ann. Otolaryng. (Paris) 54, 829—834 (1937).

MASSIONE, G.: Raro caso di tuberculosi osteocartilaginea della fosse nasali a tuberculosi del palato duro e a otomastoidite specifica bilaterale. Valsalva 8, 247—258 (1932).

MATHÈ, K.: Über Wandbegleitschatten bei Röntgenaufnahmen der Kieferhöhlen. Z. Hals-, Nas.- u. Ohrenheilk. 48, 211—217 (1943).

MATHERS, R. P., and D. F. CAPELLI: Osteoclastoma of frontal bone in hyperparathyroidism. J. Laryng. 53, 656—667 (1938).

MATHEY, E.: Die Tumoren der Kieferknochen unter besonderer Berücksichtigung des Röntgenbildes bei ihrer Diagnose und Lokalisation. Diss. Bern 1952. — Schweiz. med. Wschr. 62, 1—41 (1952).

MATHIS, H., u. F. HAMMER: Ist die derzeitige röntgenologische Kieferhöhlendiagnostik ausreichend. Z. Stomat. 39, 587—602 (1941a).

— — Über die Möglichkeiten der Tomographie in der Stomatologie. Z. Stomat. 39, 749—779 (1941b).

— Die Kontrastmittelfüllung der Kiefercysten und ihre praktische Bedeutung. Z. Stomat. 40, 243—255 (1942).

MATOLCSY, T. v.: Über Nebenhöhlenosteome. Langenbecks Arch. klin. Chir. 184, 451—458 (1936).

MATZKER, J.: Die schräg-axiale Aufnahme der Stirnhöhle. Z. Laryng. Rhinol. 40, 197—202 (1961).

MAXWELL-MALTZ: Neue Methode der Aufnahmen von Röntgenphotographien der Nasennebenhöhlen. Z. Hals-, Nas.- u. Ohrenheilk. 12, 404 u. 407—413 (1925).

MAYER, E. G.: Zur Röntgenuntersuchung der Nasennebenhöhlen. Fortschr. Röntgenstr. 36, 425 (1927a) (Sitzungsbericht).

— Kritische Betrachtungen zur röntgenologischen Untersuchungstechnik der Nasennebenhöhlen. Mschr. Ohrenheilk. 61, 626—636 (1927b).

— Über Röntgenbefunde bei retrobulbären Erkrankungen unklarer Ätiologie und ihre differentialdiagnostische Wertung. Acta. radiol. (Stockh.) 9, 383—398 (1928a).

— Über Röntgenbefunde bei Erkrankungen der Nasennebenhöhlen. (Untersuchungstechnik, Symptomatologie und Differentialdiagnose.) Fortschr. Röntgenstr. 38, 1079—1101 (1928b).

— Zur Diagnose und Differentialdiagnose der Tumoren des Epipharynx. Fortschr. Röntgenstr. 39, 262—280 (1929a).

— Über die diagnostische Wertung des röntgenologischen Befundes der Nebenhöhlenverschattung bei retrobulbären Affektionen. Mschr. Ohrenheilk. 63, 60—67 (1929b).

— Über die röntgenologische Diagnose der malignen Tumoren der Nasennebenhöhlen. Mschr. Ohrenheilk. 66, 303—309 (1932).

— Über Lageanomalien des Planum sphenoidale und ihre diagnostische Bedeutung. Röntgenpraxis 6, 427—431 (1934).

— Eigenartiger Röntgenbefund am Stirnbein. Fortschr. Röntgenstr. 62, 204—205 (1940).

— Fortschritte in der Röntgenologie der Hals-, Nasen- und Ohrenheilkunde. Mschr. Ohrenheilk. 89, 1—9 (1955).

MAYER, J. J.: Ein Beitrag zur Bewertung der Röntgendiagnostik bei Erkrankung der Kieferhöhlen. Mschr. Ohrenheilk. 73, 651—656 (1939).

McCART, H.: Fibrous dysplasia. Laryngoscope (St. Louis) 62, 496—513 (1952).

McCORNACK, L. J., and H. F. HARRIS: Neurogenic tumors of the nasal fossa. J. Amer. med. Ass. 157, 318—321 (1955).

McCREADY, P. B.: Iodized oil as an aid in the diagnosis of chronic sinusitis and of maxillary cysts. Boston med. surg. J. 195, 464—467 (1926).

MEDA, P.: Le syndrome neuro-radiologique dans le diagnostic du cancer ethmoido-maxillaire. J. franç. Oto-rhino-laryng. 2, 282—291 (1953).

MEHMKE, S., u. K. NEHLS: Die Reichweite der Röntgendurchleuchtung der Nasennebenhöhlen. HNO (Berl.) 4, 174—178 (1954).

MEISELS, E. L.: Mucocele der Keilbeinhöhle. Fortschr. Röntgenstr. 34, 905—908 (1926).

MEISNER, W.: Neuritis retrobulbaris und Nasennebenhöhlenleiden. Arch. Ohr.-, Nas.- u. Kehlk.-Heilk. 152, 314—321 (1943).

MEIWES, A.: Zahncyste im Kindesalter. Diss. Münster i.W. 1940.

MELLBYE, A.: Die Schüller-Christiansche Erkrankung. Zwei Fälle bei Erwachsenen. Acta radiol. (Stockh.) 30, 279—290 (1948).

MELLER, H.: Ein Fall von malignem Tumor der Schädelbasis mit Behrschem Symptomenkomplex. Mschr. Ohrenheilk. 70, 540—543 (1936).

MELOT, G. J., R. POTVLIEGE, J. BRIHAYE et PH. MARTIN: Les extensions intracraniennes des tumeurs de l'ethmoide, de l'orbite et du cavum. Étude angiographique. Acta radiol. (Stockh.) **50**, 137—150 (1958).

Mendeloff, J.: The olfactory neuroepithelial tumors. Canca **10**, 944—956 (1957).

Menne, F. R., and W. W. Frank: So called primary chondrome of the ethmoid. Arch. Otolaryng. **26**, 170—178 (1937).

Menning, H.: Pathogenese der Kieferhöhlenmucocelen. Zbl. Hals-, Nas.- u. Ohrenheilk. **53**, 282 (1955).

Menniti-Ippolito, R.: L'esame radiografico della cavità accessoria del naso nei portatori di cannula tracheale. Arch. ital. Otol. **46**, 617—639 (1934).

— Atresia coanale sinistra da corpo estraneo rimasto in sito per circa 13 anni. Rinasc. med. **14**, 587—588 (1937).

Menzel, K.: Über Veränderungen an der äußeren Nase, an deren Schleimhaut und im Rachen bei Sclerodermia diffusa. Mschr. Ohrenheilk. **70**, 1409—1418 (1936).

Merkel: Über Osteomyelitis cranii nach Nebenhöhleneiterung. Diss. Würzburg 1936.

Messe, G.: L'epifaringografia opaca nelle neoplasie del rinofaringe. Progr. med. (Napoli) **18**, 207—210 (1962).

Metianu, N., N. Nedelcu u. C. Gaitulescu: Betrachtungen in Verbindung mit Röntgenuntersuchungen bei Erkrankungen der Nase und des Pharynx. Zbl. ges. Radiol. **20**, 111 (1935) [Rumänisch].

Meyer, F.: Bronchiektasie und das Syndrom Kartageners. Dtsch. Mil.arzt 8, 197—198 (1943).

Meyer, W.: Die Beteiligung des Schädels an der Ostitis fibrosa und Ostitis deformans unter gleichzeitiger Beteiligung eines Falles von isolierter Erkrankung des linken Stirnbeines und Siebbeines. Arch. Ohr.-, Nas.- u. Kehlk.-Heilk. **128**, 169—179 (1931).

Mihail, C., A. S. Faur, J. Sand, C. Burlibasa et C. Stieber: Considérations cliniques et radiographiques sur les corps étrangers de la région bucco-maxillo-faciale. Zbl. ges. Radiol. **52**, 101 (1956/57) [Rumänisch].

Mishima, H.: Method roentgenographic examination of the nasal accessory sinuses and the Shiroiwa Uemura's view (especially its anatomical observations.) Zbl. ges. Radiol. **53**, 302 (1957) [Japanisch].

Mittermaier, R.: Über axiale Röntgenaufnahmen des Schädels. Z. Hals-, Nas.- u. Ohrenheilk. **28**, 15—21 (1930).

— Methods of radiography in sinus affections. J. Laryng. **46**, 661—669 (1931).

— Über das Problem der Entstehung von Nasenpolypen. Z. Hals-, Nas.- u. Ohrenheilk. **34**, 434—439 (1933).

— Zur Reliefdarstellung polypös-entarteter Schleimhaut der Nebenhöhlen. Hals-, Nas.- u. Ohrenarzt, **27**, 2—4 (1936).

— Über Polyposis nasi und Ödembereitschaft. Z. Hals-, Nas.- u. Ohrenheilk. **44**, 239—243 (1938).

Miyagi, G.: Über die röntgenologische Diagnose von Sinusitis sphenoidalis chronica mit dem

schattengebenden Mittel Lipiodol. Zbl. ges. Radiol. **6**, 33 (1929) [Japanisch].

Möhlmann, Th.: Die Röntgenuntersuchung der Nasennebenhöhlen. Röntgenpraxis **1**, 193—214 (1929).

Mollison, W.: Case of suppuration in the right frontal sinus not revealed by X-ray: Sudden death. Large abscess in frontal lobe. J. Laryng. **49**, 48 (1934).

Molt, F.: Oral roentgenography in maxillary sinus disease. J. Amer. dent. Ass. **16**, 1481—1485 (1929).

Montero, J.: Zahnektopie in der Kieferhöhle. Zbl. ges. Radiol. **24**, 167 (1937) [Spanisch].

Montgomery, W.: Osteoma of the frontal sinus. Ann. Otol. (St. Louis) **69**, 245—255 (1960).

Monti, P.: Il metodo di spostamente o die Proetz nelle pratica otorinolaringoiatrica. Arch. ital. Otol. **48**, 705—720 (1936).

Montresor, D.: Esoftalmo unilaterale della cellula etmoidale ectopica simulante un tumore orbitario. Riv. oto-neuro-oftal. **29**, 519—531 (1954).

Moore, L.: Body section roentgenography with laminagraph. Amer. J. Roentgenol. **39**, 514—522 (1938).

Moore, Sh.: Osteitis deformans and the eye, ear, nose and throat specialities. Ann. Otol. (St. Louis) **36**, 662—668 (1927).

—, and A. J. Cone: Body section roentgenography as a diagnostic aid to the otolaryngologist. Surg. Gynec. Obstet. **71**, 514—522 (1941).

Moritz: Malignes Granulom. Hals-, Nas.- u. Ohrenarzt **48**, 35—36 (1939).

Moscatelli, G., e R. Venturi: Osteomi dei seni paranasali a prevalento sviluppo endocranico. Otorinolaring. ital. **28**, 492—514 (1959).

Mosher, H.: Applied anatomy and intra-nasal surgery of ethmoidal labyrinth. Tr. Amer. laryng. Ass. **34**, 25—45 (1912).

Mounier-Kuhn, P., C. Beraud et A. Persillon: Note sur les aspects radiographiques pathologiques des sinus maxillaires d'après 570 observations. (A propos de l'étiologie des sinusites maxillaires chroniques.) J. franç. Oto-rhino-laryng. **2**, 708—714 (1953).

—, J. Gaillard, J. Bonnefoy et H. Lafon: Les tomographies du cavum, de la face et de la base du crâne en position de Hirtz. Ann. Oto-laryng. (Paris) **75**, 582—591 (1958).

Mourte, J.: Critique des signes qui servent à porter le diagnostic de sinusite frontale chronique. Consequénces opératoires. Sud. méd. chir. **58**, 473—484 (1926).

Mühlen, v. zur: Ein Fall von Steinbildung in der Kiefer- und Keilbeinhöhle. Arch. Laryng. Rhin. (Berl.) **21**, 371—374 (1909).

Mülfay, L., u. S. Darvas: Zur Röntgendiagnostik und Therapie der Kieferhöhleneiterungen. Wien. klin. Wschr. **72**, 229—233 (1960).

Müller, E.: Zur physiologischen Pathologie der Kieferhöhle. Arch. Ohr.-, Nas.- u. Kehlk.-Heilk. **145**, 248—258 (1938).

Müller, H.: Jodipinfüllung und Kieferhöhlenempyem. Ein Beitrag zur Anwendung von

Kontrastfüllungen der Kieferhöhle. Diss. Freiburg i. Br. 1939.

MÜNDNICH, K.: Zur Röntgendiagnostik und Operation maligner Oberkiefer- und Flügelgaumengrubentumoren. Z. Laryng. Rhinol. **33**, 125—127 (1954).

MUNDT, G. H.: The value of the roentgenogram in sinus and mastoid surgery. Arch. Otolaryng. **6**, 100 (1927).

MUNGO, A., e G. SESSA: Modificazioni radiografiche dei seni paranasali nei lavoratori dei cassoni. Folia med. (Napoli) **41**, 307—315 (1958).

— — Les modifications radiographiques des sinus chez les travailleurs des caissons. Ann. Oto-laryng. (Paris) **76**, 464—471 (1959).

MUNK, J., E. PEYSER and B. GELLER: Osteoid-Osteoma of the frontal bone. Brit. J. Radiol. **33**, 328—330 (1960).

MUNSON, F.: Angiofibroma of the left maxillary sinus. Ann. Otol. (St. Louis) **50**, 561—569 (1941).

MUNTEAN, E.: Die Röntgenschichtuntersuchung der Schädelbasis. Wien. klin. Wschr. **69**, 664—665 (1957).

MURPHEY, H.: Osteoma of the frontal sinus with eye displacement. Arch. Otolaryng. **62**, 432—435 (1955).

MUSCETTOLA, G.: Su alcuni casi di sinusito odontogene dell-antro d'higmoro. Arch. Radiol. (Napoli) **8**, 372—384 (1932).

— Il quadro clinico-radiologico del mucocele fronto-etmoidale. Riv. oto-neuro-oftal. **22**, 103—123 (1947a).

— Le attuali redute sul quadro Röntgen delle craniosi. Arch. Radiol. (Napoli) **21**, 11—54 (1947b).

— Sul quadro anatomo-radiografico degli osteomi giganti della cavità pneumiche dell faccia. Arch. Radiol. (Napoli) **3**, 3—22 (1954).

MUSSGNUG, H.: Über Mißbildungen des Schädels bei Encephalocele nasoorbitalis. Frankfurt. Z. Path. **42**, 138—249 (1931).

MYERSON, M. C.: Foreign body in nose, diagnosed as carcinoma, unexpectedly removed. Laryngoscope (St. Louis) **38**, 390—392 (1928).

NÄÄTÄNEN, E., u. Y. PAATERO: Stirnhöhlentypen. Zbl. ges. Radiol. **30**, 228 (1940) [Finnisch].

NAGER, F.: Weitere oto-rhinologische Befunde bei seltenen Skeleterkrankungen. Schweiz. med. Wschr. **56**, 300—301 (1926).

NEELY, J. MARSCHALL: A „bite-type" sinus-mastoid head rest. Radiology **30**, 244—245 (1938).

NÈGRE, A., et R. FONTAN: Aspects radiologiques des lésions osseuses de la lèpre. J. Radiol. Électrol. **36**, 141—154 (1955).

NEHLS, K.: Beitrag zur Röntgendiagnostik der Stirnhöhlen. Z. Laryng. Rhinol. **35**, 303—305 (1957).

— Zur Technik der axialen Stirnhöhlendarstellung. Fortschr. Röntgenstr. **94**, 751—755 (1961).

NELVERT, H., and A. B. BILCHICK: Primary haemangioma of the nasal bone. Arch. Otolaryng. **24**, 495—501 (1936).

NEUBERGER, F.: Nebenhöhlenveränderungen beim Situs inversus viscerum totalis. Mschr. Ohrenheilk. **89**, 69—70 (1955a).

— Sinusitis und Bronchiektasien. Wien. Z. inn. Med. **36**, 118—136 (1955b).

NEUMANN, H.: Zwei Fälle von Nebenhöhlenosteomen. Mschr. Ohrenheilk. **68**, 1523—1525 (1934).

NEUMANN, K.: Vergleichende Untersuchungen über einige Kontrastmittel und eine Methode zur Kontrastdarstellung von Kieferzysten. Diss. Kiel 1937.

NEUSS, O.: Anatomische Varianten und Fehlbildungen des Epipharynx und ihre klinische Bedeutung. Z. Laryng. Rhinol. **34**, 563—566 (1955).

NEW, G. B., and Y. DEVINE: Neurogenic tumors fo the nose and throat. Arch. Otolaryng. **46**, 163—179 (1947).

NICOTRA, A.: L'osteoma del seno frontale nel referto radiografico. Arch. Radiol. (Napoli) **4**, 296—298 (1928).

— Reazioni da sinusite cronica indagine ed radiologica. Atti Congr. ital. Radiol. med. Pt. 2, 54—56 (1930). — Riv. Radiol. e Fisica med. **3**, 1—22 (1931).

NIEDERMOWE, W.: Oberkiefer-Carcinom nach Trauma. Ärztl. Wschr. **1955**, 688—690.

NIERLICH, K., u. L. PSENNER: Zur Röntgendiagnostik der Enzephalomeningocele. Radiol. Austriaca **1**, 105—111 (1948).

NOVICK, J.: Osteoma of frontal sinuses. Arch. Otolaryng. **46**, 655—669 (1947).

NOWOTNY, K., u. A. SCHÜLLER: Subduraler Pneumocephalus bei ethmoidalem Osteom. (Status epilepticus letalis nach lumbaler Luftfüllung bei altem Morbus sacer.) Röntgenpraxis **8**, 107—108 (1936).

NOVOTNY, O.: Chronische Stirnhöhleneiterung. Verdacht auf Schüller-Christiansche Erkrankung. Mschr. Ohrenheilk. **79/80**, 527—531 (1946).

NUNZIANTE CESÁRO, A., V. GRAMIGNANIE e BONASERA: Contributo radiologico sul compatimento dei seni paranasali e dell'endocranico in soggetti addetti alla lavorazione del solfo. Folia med. (Napoli) **42**, 1153—1167 (1956).

NUVOLI, U.: Sinusite chroniche, reazioni meningee ottiche retrobulbari. Arch. Radiol. (Napoli) **4**, 588—591 (1928).

O'CONNELL, D.: Metasstasis in the nasal bones. J. Fac. Radiol. (Lond.) **9**, 97—98 (1958).

ODQUIST, H.: A device for the exact placing and fixation of the head in skiagraphy, with particular reference to the examination of the accessory nasal cavities. Acta. radiol. (Stockh.) **5**, 565—570 (1926).

OETTLI, O.: Bronchiektasien bei Situs inversus (Sektionsbefund). Beitr. Klin. Tuberk. **97**, 655—660 (1942).

OLIVÈ LEITE, A.: Doppelte Oberkieferhöhlen. Ein seltener Fall von Höhlenentzündung in einer anormalen Höhle des Oberkiefers. Zbl. ges. Radiol. **20**, 111 (1935) [Portugiesisch].

OLSSON, O.: Echtes Cholesteatom des Stirnbeines. Röntgenpraxis **14**, 387—390 (1942).

Oppikofer, E.: Mikroskopische Untersuchungen der Schleimhaut von 165 chronisch eiternden Nebenhöhlen der Nase nebst Beitrag zur Genese der Plattenepithelkarzinome der Nebenhöhlen. Arch. Laryng. Rhin. (Berl.) 21, 422—452 (1909).

— Die Nebenhöhlenerkrankungen im Röntgenbild. Schweiz. med. Wschr. 1925.

— Das Plasmocytom. Passow-Schaefers Beitr. 23, 574—594 (1926).

— Die Hypernephrommetastasen in den oberen Luftwegen und im Gehörorgan. Arch. Ohrenheilk. 129, 271—292 (1931).

O-Sea, H.: Pulsating exophthalmus due to sphenoidal sinus mucocele. Lancet 1932 I, 1253—1254.

Otrich: Zit. nach Arntz.

Overbosch, H.C., and A.A.Rap: X-ray enlargement technique in otorhinolaryngology. Proc. of 5. Internat. Congr. of Oto-Rhino-Laryng. 1955, p. 931—935.

Overgaard, A.P.: Roentgenograms of the sphenoid and ethmoid sinuses. The oblique method. Arch. Otolaryng. 8, 663—674 (1928).

Padgett, E.: Osteomyelitis of the jaws. An analysis of fifty-nine patients. Surgery 8, 821—831 (1940).

Pagano, A.: Cefalea da aplasia dei seni frontali. Arch. ital. Laring. 61, 133—139 (1953).

Pahl, W.: Beobachtungen bei sog. gutartigen Riesenzellgeschwülsten der Knochen und ihre malignen Varianten. Strahlentherapie 110, 378—385 (1959).

Palmer, D.L.: Roentgenology of the accessory nasal sinuses. Amer. J. Surg., N. s. 8, 657—660 (1930).

— Observations on the Roentgen pathology of ethmoid labyrinth and sphenoid sinuses. Amer. J. Roentgenol. 34, 181—189 (1935).

Panow, W.P., et L.M.Rosenfeld: Les lésions syphilitiques des os du nez, du palais dur et des machoires dans l'image radiologique. Zbl. ges. Radiol. 31, 61—62 (1940) [Russisch].

Panse: Keilbeinhöhlentuberkulose. Arch. Laryng. Rhin. (Berl.) 11, 478—479 (1901).

Paradzik: Über ein Chondrom des Siebbeines. Z. Hals-, Nas- u. Ohrenheilk. 22, 505—506 (1929).

Parma, C.: Die normale Kieferhöhle an enoralen Röntgenaufnahmen. Z. Stomat. 26, 472—491 (1928).

Paschke, H.: Über die Bedeutung und Operationstechnik apikaler Herde im Bereich der Kieferhöhle. Dtsch. zahnärztl. Wschr. 1941, 705—709.

Payne, A.E., and W.D.Jeans: A case of intracranial pneumatocele. Brit. J. Surg. 23, 679—682 (1935/36).

Perachia, G.: L'epischiografia di seni fistolari e di cavità accesuceli coll'olio iodato. Arch. Radiol. (Napoli) 1, 732—738 (1925).

Perlberg, H.J., and A.L.Kruger: Osteoma of the skull. Amer. J. Roentgenol. 41, 587—591 (1939).

Peruzzi, G., e A.Bosatra: I mezzi radiopachi idrosolubili nella diagnostica dei seni paranasali. Nunt. radiol. (Roma) 21, 360—375 (1955).

Pescetti, V.: Le cisti del mascellare superiore. Ann. Laring. (Torino) 36, 192—213 (1936).

Pesti, L.: Vergleichende Röntgenuntersuchungen auf die Pathogenese der Ozaena. Mschr. Ohrenheilk. 72, 409—416 (1938).

— Über das Röntgenbild und ein operatives Heilverfahren des membranösen Choanalverschlusses. Mschr. Ohrenheilk. 73, 245—252 (1939).

Peter, K.: Über die Polypose der Kieferhöhlenschleimhaut. Langenbecks Arch. klin. Chir. 169, 393—399 (1932).

Petit-Dutaillis, D., Schiff-Wertheimer, M. Aubry et J. Metzger: Syndrome de compression d'un nerf optique par une mucocèle sphenoidale latente. Intervention par vie para-latero-nasale, importance des signes radiologiques pour la diagnostic. Neuro-chirurgie 4, 81—94 (1958).

—, F.Thiebaut et H.Fischgold: Contribution à l'étude de compression intracranniennes des nerfs optiques par les abscés ou les mucocèles extradurales d'origine sphénoethmoidale. Rev. neurol. 83, 315—341 (1950).

Petriková, J.: Ein Fall von kongenitalen Bronchiektasien verbunden mit Lorrainschem Nanismus. Zbl. ges. Radiol. 35, 455 (1942) [Tschechisch].

Peyser, A.: Die Röntgenuntersuchung der Nasennebenhöhlen. Arch. Laryng. Rhin. (Berl.) 21, 126—143 (1909).

Pfahler, G. E.: Die isolierte Aufnahme einer Oberkieferhälfte und die isolierte Aufnahme des Processus styloideus. Fortschr. Röntgenstr. 17, 369—371 (1911).

— Roentgenographic study of accessory sinuses with special reference to new technique for examination of sphenoid. Ann. Otol. (St. Louis) 30, 379—385 (1921)

— New technique for the vertical examination of the sphenoids and ethmoids, with demonstration of special films holder. Amer. J. Roentgenol. 9, 183—185 (1922).

— Roentgenologic signs which indicate extension of infection from the ethmoid an sphenoid sinuses to the base of the skull. Arch. Otolaryng. 8, 638—646 (1928).

— The study of the base of the skull, with special reference to deep perisinusitis. Technic and special table attachment. Radiology 15, 339—352 (1930).

— A demonstration of the lymphatic drainage from the maxillary sinuses. Amer. J. Roentgenol. 27, 352—356 (1932).

Pfander, K.: Röntgenvergrößerungsaufnahmen mittels Feinfokusröhren sowie Hartstrahltechnik im HNO-Gebiet. Arch. Ohr.-, Nas.- u. Kehlk.-Heilk. 163, 361—363 (1953), Diskussion S. 368.

Pfeiffer, K.: Die Schichtuntersuchung der Kieferhöhle. Kongr.-Ber. 3. Tagg Med.-Wissensch. Ges. für Röntgenologie der DDR 1959, S. 32—42.

PFEIFFER, R.: Roentgenography of exophthalmus with notes on the Roentgen-ray in ophthalmology. Amer. J. Ophthal. **26**, 724—741, 816—833 (1943).

PFEIFFER, W.: Über die „Cylindrome" der oberen Luftwege. Arch. Laryng. Rhin. (Berl.) **27**, 516—525 (1913).

PHEMISTER, D. R., and K. S. GRIMSON: Fibrous osteoma of the jaws. Int. J. Orthodont. ect. **23**, 912—931 (1937).

PHLEPS, E.: Über angeborene Atresie der vorderen Nasenöffnung. Bekanntgabe eines neuen Falles: Beiderseitig und total. Z. Hals-, Nas.- u. Ohrenheilk. **4**, 298—314 (1923).

PICH, G.: Über das Osteoangiom des Schädeldaches. Beitr. path. Anat. **101**, 181—188 (1938).

PICHLER, H.: Zur Bedeutung des Röntgenbefundes für die Frühdiagnose der Epipharynxtumoren. Wien. klin. Wschr. **67**, 256—258 (1955).

PIERGROSSI, A.: Sulle modificazioni dei seni paranasali nella osteite deformante di Paget a localizzazione cranio-faciale. Arch. Radiol. (Napoli) **17**, 150—158 (1941).

PIERITZ, G.: Zur Diagnostik der bösartigen Geschwülste des Gesichts- und Kieferbereiches. Eine Betrachtung für den Truppenarzt. Z. Stomat. **40**, 885—902 (1942).

PIERSON, J. W., G. FARBER and J. E. HOWARD: Multiple haemangiomas of the bone, probably congenital. J. Amer. med. Ass. **116**, 2145—2148 (1941).

PIETRANTONI, L.: Le reazioni allergiche della mucosa dei seni mascellari. Otorinolaring. ital. **4**, 223—250 (1934).

PIJADE, R., and J. NOVAK: Our experience in the tomography of maxillary sinus. Zbl. ges. Radiol. **52**, 101 (1956/57) [Serbisch].

PINDBORG, J.: Fibrous dysplasie or fibro-osteoma (report of a case). Acta radiol. (Stockh.) **36**, 196—204 (1951).

PINELES, P., M. RADULESCU u. D. CRAIOVEANU: Röntgendiagnose der Cavum-Geschwülste. Zbl. ges. Radiol. **55**, 42 (1957) [Rumänisch].

PIQUET, J.: Kyste dermoide du maxillaire supérieur. Ann. Oto-laryng. (Paris) **46**, 381—385 (1936).

— Neurinomes du rhinopharynx. Ann. Oto-laryng. (Paris) **67**, 730—731 (1950).

PIRODDA, A.: Su di un segno radiografico per l'esame differenziale della cisti paradentarie del mascellare superiore. Valsalva **16**, 366—373 (1940).

PISANI, G.: Contributo allo studio clinico-radiologico dei tumori maligni dell-epifaringe a propagazione endocranica. Nunt. radiol. (Roma) **18**, 8—46 (1952).

PODESTÀ, E.: Sul valore diagnostico differenziale dell'opacità del seno sfenoidale. Riv. oto-neuro-oftal. **5**, 66—75 (1928).

PODVINEC, S.: Beitrag zur röntgenologischen Darstellung der Nasennebenhöhlen. Zbl. ges. Radiol. **24**, 315 (1937) [Serbokroatisch].

POLÉDNÁK, L.: Die röntgenologische Diagnose von Erkrankungen der Nasennebenhöhlen mit Hilfe von Kontrastfüllung. Excerpta med. (Amst.), Sect. XIV 2, 154 (1948) [Tschechisch].

POMBET, R.: Diagnose und Behandlung der Sinusitis durch das Verfahren von PROETZ. Zbl. ges. Radiol. **16**, 159 1934) [Spanisch].

POMERANZ, R.: Roentgendiagnosis of disease at the base of the skull. Arch. Otolaryng. **13**, 63—72 (1931).

POND, C. W.: Paget's disease, pituitary tumor and abscess of the sphenoid sinus. Report of a case. Ann. Otol. (St. Louis) **49**, 500—509 (1940).

PORCHER: Appareil pour la radiographie des sinus de la face. J. Radiol. Électrol. **10**, 175—176 (1926).

PORRO, G.: Sui tumori maligni dei seni mascellari. Contributo alla diagnostica e alla terapia radiologica. Minerva otorinolaring. **8**, 162—172 (1958).

PORTA, C. F.: Sinusite fronto-etmoidale in soggetto con rare anomalie dell'etmoide. Boll. Mal. Orecch. **53**, 408—418 (1935).

— Mieloplaxoma del seno frontale. Arch. ital. Otol. **1**, 33—44 (1950).

PORTMANN, M., M. BONNARD et MOREAU: Sur un cas de tumeur nerveuse des fosses nasales (esthésioneuroblastome). Acta oto-laryng. (Stockh.) **13**, 52—56 (1929).

—, et P. E. CAYE: Les tumeurs fibreuses hyperplasiques du massif maxillaire supérieur. Rev. Laryng. (Bordeaux) **56**, 773—831 (1935).

POSTMANN, M., et G. GUILLEN: Intéret de la tomographie horizontale dans le diagnostic des tumeurs des sinus de la face. Rev. Laryng. (Bordeaux) **75**, 59—68 (1954).

POTTER, H. E.: The grid diaphragm principle applied to roentgenography of the paranasal sinuses. Amer. J. Roentgenol. **25**, 814—816 (1931).

PREVENDI, G., e R. TASSI: La stratigrafia nei tumori maligni del seno mascellare. Ann. Radiol. diagn. (Bologna) **22**, 436—458 (1950).

PROBY, H.: L'ostéite syphilitique du crâne et de l'os frontal (ses formes classiques, sa forme congénitale tardive mono-perforante). Ann. Oto-laryng. (Paris) **11**, 1290—1307 (1933).

PROETZ, A. W.: Further data on the displacement method in sinuses. Ann. Otol. (St. Louis) **36**, 297—323 (1927).

— Displacement method in sinus diagnosis and treatment its advantages and limitations. Tr. Amer. laryng. Ass. **52**, 121—140 (1930).

— An evaluation of the displacement method with a review of the literature. Ann. Otol. (St. Louis) **46**, 699—734 (1937).

—, and A. C. ERNST: Sinus mapping my the displacement method. Radiology 8, 502—511 (1927).

PSENNER, L.: Osteomyelitis der Schädelkapsel. Fortschr. Röntgenstr. **63**, 141—154 (1941).

— Die Hämangiome im Bereich des Kopfes und ihre Erkennung aus den Nativbildern des Schädels. Klin. Med. (Wien) 1, 164—186 (1946).

— Über seltene Erkrankungen der Stirnhöhlen und ihre Diagnose und Differentialdiagnose aus dem Röntgenbild. Radiol. clin. (Basel) 8, 65—77 (1949).

Psenner, L.: Ein Beitrag zur Diagnose und Differentialdiagnose der Meningeome. Fortschr. Röntgenstr. 76, 567—579 (1952a).

— Beitrag zur Klinik und zur Röntgendiagnostik der Chordome der Schädelbasis. Fortschr. Röntgenstr. 77, 425—433 (1952b).

— Über einige seltene Kieferhöhlenerkrankungen. Fortschr. Röntgenstr. 78, 582—588 (1953).

— Ein weiterer Bericht über ein rein intraossäres Meningeom. In Radiol. aust., Bd. VII. Wien: Urban & Schwarzenberg 1954.

— Beitrag zur Röntgensymptomatologie der raumbeengenden Prozesse der Orbita. Fortschr. Röntgenstr. 85, 125—141 (1956).

— Die Mischtumoren (Cylindrome im eigentlichen Sinne) des Oberkiefers. Radiol. Austriaca 12, 211—217 (1961).

—, u. F. Heckermann: Beitrag zur röntgenologischen Diagnose und Differentialdiagnose der fibrösen Dysplasie, des Skeletsystems. Fortschr. Röntgenstr. 74, 265—288 (1951).

Quiz, F. H.: Stereoskopische Röntgenphotos des Schädels. Zbl. ges. Radiol. 2, 247 (1927) [Holländisch].

Raab, H.: Über symmetrische, tumorbildende, ossifizierende Ostitis des Oberkiefers bei Lues congenita tarda. Z. Stomat. 34, 923—936 (1936).

Radcliffe, A., and I. Friedmann: Reperative giant-cell granuloma of the jaw. Brit. J. Surg. 45, 50—54 (1957).

Raider, L.: Spontaneous Pneumocephalus. Report of a case occuring in the course of carcinoma of the nasopharynx. Amer. J. Roentgenol. 66, 231—235 (1951).

Rainer, E. H., and J. C. Burne: Fronto-ethmoidal carcinoma. J. Laryng. 70, 420—425 (1956).

Ramos, A., u. A. Sampaio Tavares: Die Projektion des Sinus maxillaris in der intraoralen Technik. An. Fac. Med. Santiago Compostela 2, 187—202 (1957) [Portugiesisch].

Rand, C.: Osteoma of the skull. Report of two cases, one being associated with a large intracranial endothelioma. Arch. Surg. 6, 573—586 (1923).

Rappe, A.: A case of roentgenologically diagnosed osteoma of the superior maxilla. Acta radiol. (Stockh.) 3, 161—163 (1924).

Ratti, A.: Röntgenologischer Beitrag zur Diagnosestellung der malignen Oberkiefergeschwülste. Verh. 4. internat. Kongr. Radiol. 2, 180—181 (1934).

— Contributo radiologico allo studio dei tumori maligni del seno mascellare. Radiol. med. (Torino) 22, 1—25 (1935).

Rauch, S.: Die Leontiasis ossea maxillaris hereditaria. Radiol. clin. (Basel) 24, 100—105 (1955).

Rawlins, A.: Osteoma of the maxillary sinus. Ann. Otolaryng. 47, 735—753 (1938).

Reaves, W. P.: A radiographic angle head table and radiographscope for stereo shadographs of paranasal sinus, mastoids ect. Trans. Amer. Acad. Ophthal. Otolaryng. 355—361 (1927).

Rechow, J. v.: Ein Beitrag zum Carcinom des Oberkiefers. Dtsch. Mschr. Zahnheilk. 47, 949—959 (1929).

—, u. H. Heuser: Über Bodensenkungen an Kieferhöhlen bei Erwachsenen und deren Bedeutung für die Zahnheilkunde. Dtsch. zahnärztl. Wschr. 1935, 866—870.

Redoglia, F.: Contributo alla conoscenza della embriogenesi del seno frontale. Boll. Mal. Orecch. 60, 3—11 (1942).

Regules, P., u. N. Caubarrere: Der klinische Wert einiger Einzelheiten im Röntgenbild der Stirnhöhle. Zbl. ges. Radiol. 18, 450 (1934) [Spanisch].

Reich, L.: Lokalisation im Oberkiefer verlagerter Zähne. Röntgenpraxis 1, 853—854 (1929).

Reichel, R.: Ein „Sarkoma psammosum" der Nasen-, Kiefer- und Siebbeinhöhle. Diss. Erlangen 1934.

Reinike, A.: Über Röntgenvergrößerungs- und Hartstrahlaufnahmen im Hals-, Nasen- und Ohrenbereich. Arch. Ohr.-, Nas.- u. Kehlk.-Heilk. 163, 363—368 (1953).

Reiser, E.: Die sichere Einstellung schwieriger Schädelaufnahmen. Fortschr. Röntgenstr. 37, 652—662 (1928).

Renander, A.: Skelettveränderungen bei einem Fall von Cutis verticis gyrata. Acta radiol. (Stockh.) 9, 399—409 (1928).

Reuter, G.: Nasengerüstmetastase eines Lungentumors. Krebsarzt 15, 61—63 (1960).

Reuter, R.: Über die Beziehungen der Nasennebenhöhlen zur Orbita und zum N. opticus. Z. Laryng. Rhinol. 29, 224—230 (1950).

Rèvèsz, V.: Die Röntgenuntersuchung der Nasennebenhöhlen nach der Mayerschen Methode. Fortschr. Röntgenstr. 41, 814 (1930) (Sitzungsbericht).

Reynolds, D. F., and H. J. Groves: A clinical and radiological study of choanal polypi. J. Fac. Radiol. (Lond.) 7, 278—285 (1956).

Rhese: Die chronische Entzündung der Siebbeinzellen und der Keilbeinhöhle mit besonderer Berücksichtigung ihrer Beziehungen zur allgemeinen Medizin und ihrer Diagnostik durch das Röntgenverfahren. Arch. Laryng. Rhin. (Berl.) 24, 383—448 (1910/11).

Ribbing, S.: Über die Röntgenuntersuchung der Nasennebenhöhlen. Zbl. ges. Radiol. 22, 217 (1936). — Upsala Läk.-Fören. Förh. 41, 369—382 (1935).

Riccabona, A.: Drei seltene Befunde bei Kieferhöhleneiterung (Diphtherie, Aspergillose und Sinusitis caseosa). Mschr. Ohrenheilk. 81, 564—571 (1947).

— Mucocele der Kieferhöhle. Mschr. Ohrenheilk. 89, 69 (1955).

Richards, G. E.: Chronic infections of the maxillary antra in systemic disease a radiological study. Brit. J. Radiol. 4, 120—126 (1931).

Richards, W.: Situs inversus viscerum, absent frontal sinuses with ethmoid and maxillary infection, and bronchiectasis. Kartageners trias. Tubercle (Edinb.) 25, 27—29 (1944).

RICHTER, H.: Über Technik und Ergebnisse der occipito-frontalen Röntgengenographie des Schädels für die Diagnose von Nebenhöhlen-, insbesondere Siebbeinzellenentzündungen. Münch. med. Wschr. **73**, 941—942 (1926a).
— Beitrag zur Röntgenographie der Nasennebenhöhlen. Z. Hals-, Nas.- u. Ohrenheilk. **13**, 191—203 (1926b).
— Beitrag zur Röntgendiagnostik der Stirnhöhlen. Z. Hals-, Nas.- u. Ohrenheilk. **14**, 456—462 (1926c).
— Beitrag zur Röntgenographie der Kieferhöhlen. Gleichzeitig Bericht über Uroselectan als Kontrastmittel. Z. Hals-, Nas.- u. Ohrenheilk. **26**, 181—193 (1930).
— Über die Osteomyelitis des Stirnbeines. Hals-, Nas.- u. Ohrenarzt, **29** 346—348 (1938).
— Pulsierende Mucocele. Arch. Ohr.-, Nas.- u. Kehlk.-Heilk. **147**, 61—65 (1940).
— Über ein Myxom der Oberkieferhöhle. Arch. Ohr.-, Nas.- u. Kehlk.-Heilk. **151**, 351—355 (1942).
— Über eine Meningoenzephalocele innerhalb der Stirnhöhle. Z. Laryng. Rhinol. **30**, 41—43 (1951).
RICHTER, S.: Ein Beitrag zur Entwicklung der Stirnhöhlen nach Beobachtungen an Röntgenbildern. Z. Hals-, Nas.- u. Ohrenheilk. **23**, 487—506 (1929).
RIECKER, O.: Zur Indikation für die Anwendung von Röntgenkontrastmitteln. Hals-, Nas.- u. Ohrenarzt **29**, 75—81 (1938).
RIEDER, W.: Seltene Adamantinome. Bruns' Beitr. klin. Chir. **162**, 7—14 (1935).
RIGHETTI, C.: L'osteoma primitivo del seno frontale. Ann. ital. Chir. **5**, 971—890 (1926).
RIGLER, L. G.: Roentgen studies of twins and triplets. Radiology **30**, 461—470 (1938).
ROBINSON, I.: Über ein anscheinend unbekanntes, zahnröntgenologisches Symptom der beginnenden Kieferhöhlenentzündung. Das Röntgenbild der initialen und terminalen odontogenen Veränderungen der Kieferhöhlenwand und regionären Schleimhaut. Mschr. Ohrenheilk. **67**, 145—152 (1933).
ROCKENBACH: Über Nasentuberkulome. Arch. Laryng. Rhin. (Berl.) **24**, 231—248 (1910).
ROHRER, A.: Indikation für die rhinologischen und odontologischen Operationsmethoden der Kieferhöhlenzysten. Dtsch. zahnärztl. Wschr. **31**, 245—264 (1928).
RÒNA, A.: Das Röntgenbild invertierter und retinierter Zähne. Zbl. ges. Radiol. **4**, 89 (1928) [Ungarisch].
— Seltene Kieferbefunde. Fortschr. Röntgenstr. **42**, 264—265 (1930).
RONA, M.: Device for roentgenography of the head in the erect posture. Amer. J. Roentgenol. **36**, 692—693 (1936).
ROSEDALE, R. S., and S. W. SHELDON: Nontumorous cysts of the maxilla: Interesting cases and discussion. Ann. Otol. (St. Louis) **46**, 652—672 (1937).
ROSSI, E. DE: Un caso di osteoma dei seni frontali. Arch. ital. Otol. **47**, 657—660 (1935).

ROSSI, T. E.: Contributo all'applicazione della stratigrafia in pathologia otorinolaringea. Boll. Mal. Orecch. **56**, 6—20 (1938).
— e S. TORTACOLO: Reazioni di adiacenza (sinusali ed endocraniche) nei bambini adenoidotonsillopatici. Arch. ital. Otol. **68**, 179—189 (1957).
ROSSMANN, B.: Über die Technik der Nasen-Nebenhöhlenaufnahmen im Kindesalter und bei Säuglingen. Fortschr. Röntgenstr. **98**, 163—169 (1963).
ROUSSEL, J., P. SCHOUMACHER et PERNOT: La radiographie d'agrandissement direct apliquée à la base du crâne. J. Radiol. Électrol. **37**, 652—655 (1956).
— — — et MATHIEU: Agrandissement direct et tirage logetronique dans l'étude de l'envahissement néoplasique de la base du crâne. J. Radiol. Électrol. **41**, 308—311 (1960).
RUBATELLI, E.: Voluminoso condroma etmoidale sinistro con mucocele pan-sinusuale e grave sindrome oculare. Riv. oto-neuro-oftal. **14**, 48—52 (1937).
RÜBE, W., u. E. KROKOWSKI: Strahlenbelastung bei Durchleuchtung der Nasennebenhöhlen. Fortschr. Röntgenstr. **86**, 374—376 (1957).
RÜEDI, L., u. A. ZUPPINGER: Zur Röntgenkontrastuntersuchung des Nasopharynx. Z. Hals-, Nas.- u. Ohrenheilk. **35**, 500—507 (1934).
RUSKIN, S. L.: Sinusitis in Children. Amer. J. Dis. Child. **36**, 1020—1036 (1928).
RUSSO: Röntgenstereoskopie. Fortschr. Röntgenstr. **37**, 735—741 (1928).
RYAN, E.: Sieben Zahnkeime im Oberkiefer. Zbl. Röntgenstr. **8**, 36 (1917).
SABBADINI, D.: Contributo alla terapia del mucocele etmoidale. Saggi Oftalm. **3**, 561—570 (1928).
SACK: Cholesteatom der Stirnhöhle. Röntgenpraxis **9**, 645—646 (1937).
SÄTTLER, A.: Osteome der Stirnhöhlen. Z. Hals-, Nas.- u. Ohrenheilk. **43**, 464—479 (1938).
SALINGER, S.: The paranasal sinuses. Arch. Otolaryng. **24**, 204—240, 343—386 (1936).
SALOMONI, I.: Su di un caso localizzazione luetica della base cranica (con alterazioni sellari). Nunt. radiol. (Roma) **22**, 558—570 (1956).
SALVADORI, G.: Contributo allo studio degli osteomi del seno frontale. Arch. ital. Otol. **52**, 539—554 (1940).
SALZBERGER, M.: Über zwei Fälle von atypisch gelegenen (traumatischen) Mucocelen der Nase. Mschr. Ohrenheilk. **62**, 213—217 (1928).
SAMUEL, E.: The opaque maxillary antrum. Brit. J. Radiol. **26**, 465—473 (1953a).
— Macroradiography (enlargement technique) in the radiology of the ear, nose and throat. Brit. J. Radiol. **26**, 558—567 (1953b).
SANGIOVANNI, V.: Sulla eliminazione dei liquidi di contrasto dalle cavità paranasali. Arch. ital. Otol. **50**, 485—496 (1938).
— La radiografia del seno mascellare con mezzi di contrasto. Arch. ital. Otol. **51**, 553—562 (1939).

Sardi, F.: Anomalie multiple di un cranio infantile. Diario radiol. 10, 10—16 (1931).

Scalori, G.: Osteoma etmoida-mascellare recidivo con lesione della dura madre. Valsalva 15, 193—204 (1939).

Scanlon, P.W., K.J. Devine and L.B. Woolner: Malignant lesions of the nasopharynx. Ann. Otol. (St. Louis) 67, 1005—1021 (1958).

Scarpa, G.: Radiografia transorale dei fori laceri posteriori e dei seni sfenoidali a tubo ravvicinato. Nunt. radiol. (Roma) 21, 880—890 (1955).

—, e R. N. Vallesi: Visualizzazione radiologica con mezzo di contrasto dell'epifaringe (epifaringografia). Boll. Mal. Orecch. 73, 459—481 (1955).

Schalit, A.: Über einen diagnostisch bemerkenswerten Fall von Oberkieferzyste. Z. Stomat. 25, 882—887 (1927).

Scharper, G.: Zum Verhalten der Stirnhöhlen beim angeborenen und erworbenen Myxödem. Kinderärztl. Prax. 21, 22—27 (1953).

Scheider, M.: Die Diagnostik der Empyeme der nasalen Nebenhöhlen und das Röntgenverfahren. Arch. Laryng. Rhin. (Berl.) 21, 525—531 (1909).

Schidlowsky, P.: Die Stirnhöhle. Langenbecks Arch. klin. Chir. 141, 204—209 (1941).

Schiffer, H. K.: Cerebrale Frühschädigung und Schädelbasisdysplasie. Fortschr. Röntgenstr. 75, 54—59 (1951).

Schiller, E.: Über den Wert der axialen Schädelaufnahme bei Nebenhöhleneiterungen. Arch. Laryng. Rhin. (Berl.) 33, 19—29 (1920).

Schillinger, R.: An opaque survey of the nasal sinuses. A method for diagnosis of the anatomic state of the sinuses and of the functional capability of their membrane. Radiology 35, 1—16, 35—38 (1940).

Schlander, E.: Atypisch lokalisierte Mucocele der Stirnhöhle mit seltenem Retinabefund. Wien. klin. Wschr. 61, 718—719 (1949).

Schlitter, E.: Über das Enchondrom der Nasennebenhöhlen. Z. Laryng. Rhinol. 10, 495 (1922).

Schlossauer, B.: Die Grenzen der Nebenhöhlen und Nasenrachenraumdiagnostik mit Hilfe der Röntgendurchleuchtung. HNO (Berl.) 4, 291—293 (1954).

— Was leistet die überkippte axiale Röntgenaufnahme und direkte Vergrößerungsaufnahme bei der Stirnhöhlendiagnostik. Fortschr. Röntgenstr. 82, 674—679 (1955).

Schlungbaum, W.: Die Röntgendarstellung der Nasennebenhöhlen. Röntgen- u. Lab.-Prax. 7, 33—38, 97—103 (1954).

Schmidl, G.: Kieferhöhlenfremdkörper. Z. Laryng. Rhinol. 33, 674—676 (1945).

Schmidt, B.: Ein seltener Fall von Mißbildung der Nase. Mschr. Ohrenheilk. 72, 880—893 (1938).

Schmidt, B. B.: Zit. nach Eckert-Möbius.

— Allgemeine Pathologie und pathologische Anatomie der Knochen. Ergebn. allg. Path. path. Anat. 7, 221—361 (1900/01).

Schmorl, G.: Über Ostitis deformans Paget. Virch. Arch. path. Anat. 283, 695—751 (1932).

Schneider, E.: Zur Kenntnis der Schädelosteome und der Hyperostosis frontalis. Med. Klin. 1936, 478—490.

Schneider, O.: Beitrag zur Klinik der Kieferzahncysten unter besonderer Berücksichtigung der Kieferhöhlenzysten; ihre Behandlung und deren Heilerfolge. Dtsch. Mschr. Zahnheilk. 51, 673—690 (1933).

Schoger, G.: Die Erkennung der Nebenhöhlenerkrankungen bei Seriendurchleuchtungen. Dtsch. med. Wschr. 79, 52 (1954).

Scholtz, A.: Über das Osteom der Stirnhöhle. Röntgenpraxis 13, 213—216 (1941).

Scholz, W.: Isoliertes Siebbeinosteom in der Orbita. Med. Klin. 1936, 487—490.

Schousboe: Über den Wert der Röntgenphotographie für die Diagnose Nasennebenhöhlenleiden. Zbl. ges. Radiol. 1, 662 (1926). [Dänisch].

Schreyer, W.: Über orbitale Komplikationen bei Nasennebenhöhlenentzündungen. Z. Hals-, Nas.- u. Ohrenheilk. 41, 432—442 (1937).

Schröder, F.: Diffuse Osteomyelitis der Schädelkapselknochen im Anschluß an eine Nasennebenhöhlenerkrankung. Chirurg 6, 412—415 (1934).

Schröder, R.: Genetische Betrachtungen über die Knochengeschwülste der Nasennebenhöhlen. Arch. Ohr.-, Nas.- u. Kehlk.-Heilk. 166, 161—178 (1954).

Schubert, K.: Schleimhauttuberkulose der Kieferhöhle. HNO (Berl.) 1, 91—93 (1948).

— Die Osteomyelitis des Stirnbeines nach Kieferhöhlenoperationen. Arch. Ohr.-, Nas.- u. Kehlk.-Heilk. 155, 1—14 (1949).

— Über Lues II der Stirnhöhle und des Siebbeines. Arch. Ohr.-, Nas.- u. Kehlk.-Heilk. 155, 52—63 (1949).

Schubert, W. D.: Zur Fehldeutung von Röntgenkontrastaufnahmen der Kieferhöhle. HNO (Berl.) 10, 200—205 (1962).

Schüle, H.: Zur Röntgendiagnostik der Kieferhöhle. Z. Laryng. Rhinol. 32, 518—525 (1953).

Schüller, A.: Über circumscripte Osteoporose. Med. Klin. 25, 615—616 (1929a).

— X-Ray examination of deformaties of the nasopharynx. Ann. Otol. (St. Louis) 38, 109—130 (1929b).

— Sphenoidale Mucocele oder zystischer Hypophysentumor? Mschr. Ohrenheilk. 66, 166—172 (1932).

— Fehlerquellen der Röntgendiagnose von Nebenhöhlenaffektionen. Acta oto-laryng. (Stockh.) 27, 159—164 (1939).

— Identifizierung von Schädeln durch Röntgenaufnahmen des Sinus frontalis. Med. J. Aust. 1, 554—556 (1943).

Schuermans, J.: Ostéomes du sinus maxillaire. A propos d'un cas. Bull. Soc. belge Otol. Lar. Rhin. 1, 145—157 (1936).

— La place de la radiologie en O.R.L. Acta oto-rhino-laryng. belg. 12, 351—353 (1958).

Schul, J.: Beitrag zur Klinik des Xanthoms des Sinus frontalis. Diss. Köln 1934.

Schulz, W.: Die Röntgendurchleuchtung der Nasennebenhöhlen. Z. ges. inn. Med. 6, 573—576 (1951).

SCHURICHT, H.: Das intraorale Bild der Oberkieferhöhle. Diss. Tübingen 1934a.
— Das intraorale Röntgenbild des Oberkiefers. Dtsch. zahnärztl. Wschr. 1934b, 401—405.
SCHWAB, W.: Über maligne Schädelchordome. HNO (Berl.) 2, 6—8 (1950).
— Über Myxome der Nasennebenhöhlen. HNO (Berl.) 2, 285—288 (1951).
— Über ein echtes Stirnhöhlenfibrom. Z. Laryng. Rhinol. 32, 23—27 (1953).
SCHWARTZ, CH.: Vascular tumors and anomalies of the skull and brain. From a roentgenologic viewpoint. Amer. J. Roentgenol. 41, 881—900 (1939).
— Cranial osteomas. From a roentgenologic viewpoint. Amer. J. Roentgenol. 44, 188—196 (1940). — Amer. J. Orthodont. a. or. Surgery 26, 1199—1210 (1940).
SCHWARTZ, L.: Plasmocytoma of upper respiratory tract and oral cavity. Arch. Otolaryng. 60, 573—589 (1954).
SCHWARTZ, V. J.: A rare hitherto unrecorded cavity with fluid in the bony nasal septum and the crista galli. Laryngoscope (St. Louis) 38, 347—356 (1828).
SCHWARZ, E.: Craniometaphysal dysplasia. Amer. J. Roentgenol. 84, 461—466 (1960).
SCHWARZ, M.: Entwicklung der Nasennebenhöhlen und individuelle Varianten der Pneumatisation beim Menschen. Z. Hals-, Nas.- u. Ohrenheilk. 36, 296—304, 312—314 (1934) (Kongreßbericht).
SCHWERDTFEGER: Beitrag zur Pathologie und Therapie der Chondrome der Nase und ihrer Nebenhöhlen. Z. Laryng. Rhinol. 3, 581—595 (1911).
SCIARRA, P.A., and O.E. HALLBERG: Primary squamous cell carcinoma of the frontal sinus. Ann. Otol. (St. Louis) 65, 225—229 (1956).
SCOTT, K.: The Edward Stirling lectures. Lecture I: Tumours of the alveolar processes. Med. J. Aust. 1955, 789—795.
SEAMAN, W.: Olfactory esthesioneuroepitheliomas. Radiology 57, 541—546 (1951).
SEBASTIAN, G.: La repleción de los senos faciales con sustancias radiopacas. Su valoración. Bol. cult. Cons. Col. méd Esp. 10, 31—35 (1951).
SECRETAN, J.: A propos d'ostéite fibrokystique localisée á l'éthmoide. Acta oto-laryng. (Stockh.) 29, 360—384 (1941).
SEDWICK, H. J.: Form, size and position of the maxillary sinus at various ages studied by means of roentgenograms of the skull. Amer. J. Roentgenol. 32, 154—160 (1934).
SEEBOHM, R.: Einseitige Aplasie der Kieferhöhle. HNO (Berl.) 1, 273—274 (1949).
SEEMAN, G. F.: Report of four follicular cysts-dentigenous. Int. J. Orthondont. etc. 23, 1138—1140 (1937).
SELBACH, P.: Ein Beitrag zur Erkennung und Behandlung der extraduralen Mucocele. Diss. Erlangen 1940.
SERIO, N. DE: Ricerche di stratigrafia analitica delle fosse nasali e dei seni etmoido-sfenoidali. Arch. Radiol. (Napoli) 2, 227—247 (1953).

SERRA, G.: Contributo allo studio degli osteomi dei seni frontali. Arch. ital. Otol. 37, 557—567 (1926).
SEUNTJENS, H.: Tomographies des sinus paranasaux chez le normal. Bull. Soc. belge Otol. Lar. Rhin. 1, 54—57 (1939).
SHANNON, E. H.: The radiologic investigation of the superior maxillary antrum. J. Amer. med. Ass. 106, 599—601 (1936).
SHEA, J.: Entwicklung der Nebenhöhlen und Röntgenbefunde. Sth. med. J. (Bgham, Ala.) 17, 810—813 (1924).
SHEBESTA, E.: Gangrene of face produced by lymphosarcoma. Radiology 29, 33—36 (1937).
SHERMANN, A., and D. WILDNER: The roentgen diagnosis of hemangioma of bone. Amer. J. Roentgenol. 86, 1146—1159 (1961).
SHERMAN, R. S., and F. C. H. CHU: Carcinomatous invasion of the jaw bones roentgenographically considered. Radiology 65, 581—586 (1955).
—, and O. J. GLAUSER: Radiological identification of fibrous dysplasie of the jaw. Radiology 71, 553—558 (1958).
SHKLAR, G., and I. MEYER: A giant-cell tumor of the maxilla in an area of osteitis deformans (Paget's disease of bone). Oral Surg. 11, 835—842 (1958).
SICHEL, D., CL. WILD, G. KLOTZ et M. VOEGTLIN: Radiographies et tomographies de tumeurs du cavum. J. Radiol. Électrol. 38, 760—762 (1957).
— — et M. VOEGTLIN: Intéret de la radiographie et de la tomographie dans le diagnostic des mucocèles ethmoidales. J. Radiol. Électrol. 36, 219—221 (1955).
— — et J. WITZ: Ostéomes des sinus (examen radiographique et tomographique). J. Radiol. Électrol. 33, 613—614 (1952).
SIEBEMANN: Zit. nach HAJEK.
SIEWERT, K.: Über einen Fall von Bronchiektasien bei einem Patienten mit Situs inversus viscerum. Berl. klin. Wschr. 41, 139—141 (1904).
SIKORSKI, J.: Röntgendiagnostik der Tumoren des Nasenrachenraumes. Zbl. ges. Radiol. 43, 332 (1954) [Polnisch].
SIMON, H. M., and F. R. TINGWALD: Syndrome associated with mucocele of the sphenoid sinus. Report of two cases and their radiographic findings. Radiology 64, 538—545 (1955).
SIMONTON, K. M., and J. X. MEDWICK: Epidermoidlike lesions of the frontal bone simulating mucocele. Report of two cases. Amer. Otol. etc. 57, 473—482 (1948).
SIMPSON, W.L., D. G. GRAHAM and S. H. SANDERS: Fibroma of the ethmoid and frontal region with a case report. Ann. Otol. (St. Louis) 53, 344—348 (1944).
—, R. I. WILLIAMS: Osteoma of the nose and accessory sinuses with report of cases. Ann. Otol. (St. Louis) 49, 949—960 (1940).
SISCHKA, O.: Drei Fälle von Fibroepitheliom der Kieferhöhle. Mschr. Ohrenheilk. 89, 114—116 (1955).
SITSEN, A. E.: Über den Zusammenhang zwischen Glabella und Stirnhöhlen. Z. Anat. Entwickl.-Gesch. 103, 384—392 (1934).

Skillern jr., R. S.: Clinical versus X-ray diagnosis of sinusitis. Ann. Otol. (St. Louis) 41, 1096—1102 (1932).

— Obliterative frontal sinusitis. Arch. Otolaryng. 23, 267—284 (1936).

Skinner, E.: The possibilities of the X-ray in the diagnosis of eye, ear, nose and throat conditions. J. Mo. med. Ass. 10, 759—764 (1909).

Smith, A. G., and A. Zavaleta: Osteoma, ossifying fibroma and fibrous dysplasia of facial and cranial bones. Arch. Path. 54, 507—527 (1952).

Smith, A. T.: Osseous lesions of nose and sinuses. With special reference to hypertrophic changes and tumor formations. Arch. Otolaryng. 31, 289—312 (1940).

Smith, F.: Roentgen study of the spheno-ethmoid sinus. Arch. Otolaryng. 24, 762—764 (1936).

Soldatini, V.: Studio radiologico delle malformazioni sinusali front-etmoido-mascellari e dei loro rapporti con le sinusiti. Arch. ital. Otol. 47, 349—377 (1935).

Sommer, G.: Über das primäre kavernöse Hämangiom der Schädelknochen. Bruns' Beitr. klin. Chir. 168, 101—113 (1938).

Sourice, A.: Présentation d'un appareil permettant l'exploration radiologique des sinus du crâne préablement emplis de liquide opaque (méthode de Proetz). Bull. Soc. Radiol. méd. France 19, 494—497 (1931).

— Quelques notions nouvelles à propos de l'exploration radiologique des sinus. Arch. Élect. méd. 42, 145—151 (1934).

Speight, A. E.: Apparatus and technique for radiography of the accessory sinuses. Brit. J. Radiol. 22, 151—156 (1926).

Spielberg, W.: Chronic sinusitis in children. Diagnosis and treatment. Laryngoscope (St. Louis) 45, 114—137 (1935).

Spiess, H.: Über die Osteome der Nasennebenhöhlen. Diss. Basel 1940.

Sprowl, F.: Orbito-ethmoidal osteoma, with a report of the case. Ann. Otol. (St. Louis) 45, 886—890 (1936).

Ssamyolenko, M.: Postoperative Verödung der Stirnhöhle. Experimentelle Untersuchung. Arch. Laryng. Rhin. (Berl.) 27, 137—154 (1913).

Staerkle, A., u. W. Pulver: Spontaner Pneumocephalus internus ventriculus. Praxis 38, 855—858 (1949).

Stamm, C.: Fibrous dysplasie of facial bones. Arch. Otolaryng. 64, 293—306 (1956).

Starke, H.: Zur Genese der Cholesteatome des Gesichtsschädels. Z. Laryng. Rhinol. 11, 189—196 (1923).

Steht, L.: Die Feststellung von Nasennebenhöhlenkrankheiten durch die Röntgenuntersuchung. Münch. med. Wschr. 1938, 1189—1195.

Steiner, G.: Zur Röntgendiagnostik der knöchernen Orbita. Röntgenpraxis 6, 150—157 (1934).

Stepánek, V., u. J. Metelka: Ein Beitrag zur tomographischen Untersuchung der Nasennebenhöhlen. Zbl. ges. Radiol. 56, 74 (1957/58) [Tschechisch].

Stephan, G., u. A. Schaeffer: Zur Röntgendiagnostik der Nebenhöhlen. Röntgen-Bl. 11, 83—87 (1958).

Stern, K.: Bestehen Beziehungen zwischen Nebenhöhlenentzündungen und der Pneumatisation von Kiefer- und Stirnhöhle? Eine röntgenologische Studie. Hals-, Nas.- u. Ohrenarzt, 30, 301—327 (1939).

Stern, L.: Röntgenologische Betrachtungen der Entwicklung und Ausdehnung der Nasennebenhöhlen. Hals-, Nas.- u. Ohrenarzt 30, 169—181 (1939).

Sternberg, H.: Zur formalen Genese der vorderen Hirnbrüche. Wien. med. Wschr. 79, 462—466 (1929).

—, u. L. Satz: Ein Beitrag zur Jodipinfüllung der Nebenhöhlen der Nase. Mschr. Ohrenheilk. 64, 1384—1390 (1930).

Steurer, O.: Zur Frage der Entstehung von Extraduralabscessen bei Stirnhöhlenentzündung. Z. Hals-, Nas.- u. Ohrenheilk. 38, 189—194 (1935).

Stolz, E., et R. Fontaine: Chondromatose du squelette avec grand chondrome de l'éthmoide. Ref. Bull. Soc. anat. Paris 93, 291—297 (1923).

Stouth, Ph. S.: Chronic maxillary antrum diseases diagnosed with Roentgen-ray opaque substances. Int. Clin. 3, 109—110 (1930).

Streit: Das Sklerom. Im Handbuch Denker-Kahler, Bd. 4.

Süsse, H. J.: Über das Emissarium frontale. Fortschr. Röntgenstr. 89, 202—212 (1958).

— Ist die Asymmetrie der Stirnhöhlen von pathologischer Bedeutung. Fortschr. Röntgenstr. 92, 165—170 (1960).

Süssenguth: Zit. nach Eckert-Möbius.

Suné, et Medán: Présentation de radiographies du sinus de la face et de la région pétromastoidienne. 1. Kongr. Internat. d'Oto ect. 1929, p. 671—675 (Kopenhagen).

Surrel, et Meyer: La radiographie des sinus sphénoidaux. Nouvelle technique. Bull. et mém. Soc. Radiol. méd. Fr. 14, 22—25 (1926).

Suzuki, T.: Röntgenologische Untersuchung über die Follikularzyste. Zbl. ges. Radiol. 27, 19 (1938) [Japanisch].

Synder, R. G., S. Fineman and C. Traeger: Importance of roentgenologic examination of the sinuses in chronic arthritis. With special reference to cases in which the sinuses are a silent focus of infection. Arch. Otolaryng. 19, 23—39 (1934).

Szekàcs-Friedmann, H.: Die röntgenologische Untersuchung der adenoiden Vegetationen. Mschr. Ohrenheilk. 66, 1527—1536 (1932).

Szeker, J.: Operativ geheilter Fall von Chordom des Nasenrachenraumes. Mschr. Ohrenheilk. 71, 4136—4144 (1937).

— Nasenrachenchordom. Zbl. ges. Radiol. 26, 104 (1938) [Ungarisch].

Szende, B.: Die bösartigen Geschwülste der Nasennebenhöhlen. Mschr. Ohrenheilk. 72, 925—936 (1938).

Szepes, I.: Die submucösen Hämatome der Stirnhöhle. Zbl. ges. Radiol. **38**, 319 (1952) [Tschechisch].

Tänzer, A.: Die diagnostischen Vorteile der axialen Aufnahme der Stirnhöhlen. Röntgen-Bl. **7**, 282—287 (1954).

— Beitrag zum Osteoid-Osteom des Schädels. Fortschr. Röntgenstr. **91**, 135—137 (1959).

Tagami, M.: Ein Fall von Augenaffektion bei Mucocele der Oberkieferhöhle. Zbl. ges. Radiol. **35**, 69 (1942) [Japanisch].

Takahashi, R., T. Hagiware, Y. Honda u. K. Onmoyji: Resultate radiologischer Untersuchungen über die Funktion der Kieferhöhlenschleimhaut bei Ozaena und über die Einbeziehung der Schleimhaut der Kieferhöhlen in den Krankheitsprozeß. Zbl. ges. Radiol. **55**, 280 (1957) [Japanisch].

—, S. Uno and S. Yamazaki: Researches for unilateral chronic sinusitis functionally observed by x-ray. Zbl. Radiol. **53**, 302 (1957) [Japanisch].

Takasuka, N.: Tomography of upper jaw cancer. Zbl. ges. Radiol. **58**, 159 (1958) [Japanisch].

Talamo, L.: Su di un nuovo segno radiologico riscontrato a carico del cranio nei casi di eritremia cronica tipo cooley. Bull. Soc. med.-chir. **6**, 86—88 (1938).

Tanew, N.: Entwicklung und Anomalien der Stirnhöhlen. Radiol. aust. **1**, 113—130 (1948).

Tanturri, V.: Forme et extension des sinus frontaux en rapport avec les traumatismes du nez. Rev. Laryng. (Bordeaux) **53**, 73—90 (1932).

Tartarini, E. A., A. Muratorio and R. Crudeli: Giant-cell tumor of the sphenoid bone (osteoclastoma). Report of a case. Zbl. Neurochir. **15**, 323—329 (1955).

Tassman, J.: Complete unilateral ophthalmoplegia due to primary carcinoma of sphenoidal sinus; sphenoidal fissure-optic canal syndrome with complete ophthalmoplegia. Report of a case. Arch. Ophthal. **37**, 249—303 (1947).

Tato, J. M., O. E. Bergaglio y M. J. Zamboni: Procedimientos para la determinación pre-operatoria de las médidas y limites del seno frontal. Oto-laringologia (B. Aires) **2**, 107—108 (1950).

Teed, R.: Primary osteoma of the frontal sinus. Arch. Otolaryng. **33**, 255—292 (1941).

Terracol, et Camps: Le cancer du sinus frontal. Ann. Oto-laryng. (Paris) **73**, 396—406 (1956).

—, et Lamarque: Un cas d'ostéome des sinus frontaux. Bull. Soc. Radiol. méd. France **19**, 357—358 (1931).

Terrafranca, R. J., and A. Zellis: Rhinolith. Radiology **58**, 405—407 (1952).

Teschendorf, W.: Die praktische Anwendung der Röntgenstereoskopie. Fortschr. Röntgenstr. **39**, 915—917 (1929); **41**, 17—34 (1930).

Testa, G.: Contributo anatomo-radiologico alla conoscenza dei canali vasali dello squama frontale. (A propositio di una vena emissaria anomala orbito-frontale e di una vena diploetica fronto-frontale. Arch. Radiol. (Napoli) **16**, 191—198 (1940).

Tharker, E.: Epidermoid tumors of the frontal bone, sinus and orbit. Arch. Otolaryng. **51**, 400—413 (1950).

Theessen, S.: Kasuistischer Beitrag zur Frage der Choanalatresien. Z. Laryng. Rhinol. **15**, 193—208 (1927).

Theissing, G.: Lokalisierte Osteodystrophie fibrosa am Boden der Kieferhöhle. Hals-, Nas.- u. Ohrenarzt, **31**, 386—392 (1941).

— Ein Beitrag zur Frage der Schädigungen durch Kontrastfüllung der Kieferhöhle. Arch. Ohr.-, Nas.- u. Kehlk.-Heilk. **151**, 356—364 (1942).

— Zur Differentialdiagnose von Schädelknochenerkrankungen. Z. Laryng. Rhinol. **35**, 616—629 (1956).

Thiebaut, F., A. Wackenheim, J. P. Walter, J. Milhau et C. Vrousos: Tomographies horizontales de la base du crâne. Ann. Radiol. **2**, 229—248 (1959).

Thienpont, R.: L'anatomie radiologique de crâne. J. belge Radiol. **17**, 18—26 (1928a).

— Réflexions au sujet du radiodiagnostic dans les complications orbito-oculaires des sinusites. Bull. Soc. belge Ophthal. **57**, 117—121 (1928b).

— Le radio-diagnostic des affections allergiques du nez et des sinus. Bull. Soc. belge Or. etc. **1**, 32—45 (1939a).

— Radiodiagnostic des sinusites de la face. Scalpel (Brux.) **80**, 731—734 (1927). — J. belge Radiol. **28**, 113—127 (1939b).

Thierrée, R.: Curieux corps étranger des fosses nasales. J. Radiol. Électrol. **34**, 349 (1953).

Thiess, O.: Der Wert des Röntgenbildes bei rhinogener Neuritis retrobulbaris. Albrecht v. Graefes Arch. Ophthal. **120**, 728—732 (1928).

Thoma, K. H.: Cementoblastom. Int. J. Orthodont. etc. **23**, 1127—1137 (1937).

Thompson and Elstron: Radiography of nasolacrimal passage ways. Radiogr. and clin. Photogr. **25**, 66—69 (1949).

Tiefenthal: Totale Aplasie einer Nasenhälfte. Mschr. Ohrenheilk. **44**, 1071—1075 (1910).

Tobeck, A.: Sklerom der Kieferhöhle. Passow-Schaefers Beitr. **27**, 513—520 (1929).

— Über das Vorkommen und die Entstehung neurogener Geschwülste. Z. Hals-, Nas.- u. Ohrenheilk. **23**, 329—339 (1929).

— Über Schädigungen nach Kieferhöhlenkontrastfüllung. Arch. Ohr.-, Nas.- u. Kehlk.-Heilk. **147**, 154—163 (1940).

Todd, H. C.: A simplified method for X-ray studies of the accessory nasal sinuses. Laryngoscope (St. Louis) **38**, 688—689 (1828).

Torgersen, J.: The frontal sinuses in bronchiectasis. A study on the morphological basis of lung disease. Acta radiol. (Stockh.) **32**, 185—192 (1949).

Torrigiani, C. A.., e L. Castaldi: Rapporti di forma e di grandezza fra sella turcica, seni sfenoidali e cranio. Riv. oto-neuro-oftal. **3**, 475—482 (1926).

Tosabayashi, T.: Lithiasis of the maxillary sinus. Excerpta med. (Amst.), Sect. XIV **5**, 373 (1951) [Japanisch].

Tosch, R.: Doppelseitiges Kieferhöhlenosteom mit Bemerkungen über Höhlenosteome. HNO (Berl.) 4, 303—305 (1954).

Toyomasin, G.: Study on roentgenological observation of chronic maxillary sinusitis. Zbl. Radiol. 73, 287 (1962) [Japanisch].

Trauner, R.: Differentialdiagnose von Erkrankungen der Kieferknochen. Z. Stomat. 40, 437—478, 505—561, 565—606 (1942).

Treer, J.: Untersuchungen an dem Antrum Highmori. Vorl. Mitt. Mschr. Ohrenheilk. 66, 173—174 (1932).

Trible, G. B.: X-ray an the sinuses. Int. J. Orthondont. etc. 16, 561—565 (1930).

Tschebull, H.: Eine neue Darstellung der Nebenhöhlen. Fortschr. Röntgenstr. 28, 222—226 (1921).

Tschipper, W.: Ein Fall von zentralem Oberkieferfibrom. Mschr. Ohrenheilk. 65, 1160—1167 (1931).

Tsunooka, S.: Röntgenologische und pathohistologische Untersuchungen über die Beziehung zwischen den Alveolarfortsätzen und der Oberkieferhöhle. Zbl. ges. Radiol. 22, 435 (1936) [Japanisch].

— Röntgenologische und patho-histologische Untersuchung über die Beziehung zwischen den Alveolarfortsätzen und der Oberkieferhöhle. II. Mitt. Zbl. ges. Radiol. 28, 552 (1938) [Japanisch].

—, u. K. Hatano: Über die Röntgenbilder von Alveolarfortsätzen und Kieferhöhlen bei intraoraler Aufnahme. Zbl. ges. Radiol. 30, 577 (1940) [Japanisch].

Turesson, D.: The roentgendiagnosis of fluid in the frontal and sphenoidal sinuses. Acta radiol. (Stockh.) 29, 215—220 (1948).

Üstel, S. A.: Ein Fall von Epipharynxtumor. Röntgenpraxis 9, 619—621 (1937).

Uffenorde, W.: Die Chondrome der Nasenhöhle und Mitteilung eines Falles von Enchondrom des Siebbeines mit allgemeiner Besprechung der Operationsmethode für die Nasennebenhöhlen. Arch. Laryng. Rhinol. (Berl.) 20, 255—274 (1908).

— Die verschiedenen Entzündungsformen der Nasennebenhöhlenschleimhaut und ihre Behandlung. Z. Ohrenheilk. 72, 132—159, 192—218 (1915).

— Das Röntgenbild bei Nasennebenhöhlenentzündung. Z. Hals-, Nas.- u. Ohrenheilk. 3, 388—393 (1923).

— Nachträge zur Klinik der serösen Nebenhöhlenentzündung. Hals-, Nas.- u. Ohrenarzt, 27, 142—151 (1936).

— Seltene Geschwulstbildungen im Stirnhöhlengebiet. Hals-, Nas.- u. Ohrenarzt 30, 246—269 (1939).

Ullmann, H. J.: Roentgen-diagnosis of nasal sinus disease. Radiology 9, 408—409 (1927).

Ungerecht: Spätmetastase eines Mammacarcinoms in der Kieferhöhle. Zbl. Hals-, Nas.- u. Ohrenheilk. 40, 130 (1950).

Urban, N.: Zur Beurteilung röntgenoskopischer Kieferhöhlen-Verschattungen beim Kinde. Z. Kinderheilk. 78, 104—110 (1956).

Vail, H.: Retrobulbar optic neuritis originating in the nasal sinuses. A new method of demonstrating the relation between the sphenoid sinus an the optic nerv. Arch. Otolaryng. 13, 846—863 (1931).

Vallebona, A.: Luci et ombre della stratigrafia. Nunt. radiol. (Roma) 25, 569—578 (1959).

—, e A. Passeri: La stratigrafia del cranio e dell'encefalo. Acta neurochir. (Wien) 2, 458—475 (1952).

Vandenber, H. S., and B. L. Coley: Primary tumors of the cranial bones. Surg. Gynec. Obstet. 90, 602—612 (1950).

Vándor, F.: Über die Zusammenhänge zwischen Röntgenbefunden und klinischen Symptomen der Epipharynxtumoren. Fortschr. Röntgenstr. 86, 556—566 (1857).

Vándory, W.: Über zwei Fälle von Plasmocytom im Kieferknochen. Z. Stomat. 39, 921—932 (1941).

Vega-Goicoechea, S. de: Estudio radiólogico del laberinto etmoidal. Rev. esp. Oto-neurooftal. 10, 175—179 (1953).

Veis: Gumma der Stirnhöhle und der Siebbeinzellen beiderseits. Arch. Laryng. Rhin. (Berl.) 21, 532—534 (1909).

Venco, L.: Considerazioni tratte dell'esame di tre casi di atrofia del nervo ottico origine rino-sinusale. Boll. Oculist. 13, 267—314 (1934).

Ventura-Gregorini, F.: Osteite fibrosa destruente del seno frontale. Studio anatomo clinico. Arch. ital. Otol. 51, 303—322 (1939).

Vernieuwe: Quelques sources d'erreurs dans l'interprétation des images radiographiques des sinus de la face. Rev. Laryng. (Bordeaux) 61, 130—135 (1940).

Vespignani, L.: Dispositivi per l'esamen radiografico in posizione eretta dei seni paranasali. Radiol. prat. 5, 35—38 (1955).

Vialett, P., et Ch. Gaudin: Sinusite frontale gauche fistulisée dans l'orbite avec propagation au sinus droit. Étude radiologique au lipiodol. Bull. Soc. Radiol. méd. France 20, 359—361 (1932).

Videau, G.: Contributo allo studio degli osteomi del frontale e dell'etmoide. Atti. Clin. oto-ecc. iatr. 34/36, 9—39 (1940).

Vilar, R.: Recherches anatomiques sur le sinus maxillaire en relation avec l'ethmoide et le sinus frontal. Rev. Laryng. (Bordeaux) 49, 675—715 (1928).

Vilenski, J., J. Bara et J. Vigneul: A propos des trois observations des kystes epidermoides des maxillaires. Rev. Stomat. (Paris) 59, 213—215 (1958).

Vincent, C., et P. Bregeat: A propos d'un cas de nevralgie du trijumeau droit avec hemangiome osseux du bissphenoide droit. Rev. neurol. 71, 433—439 (1939).

—, et D. Mahoudeau: Sur un cas d'ostéome éthmoide-orbitaire avec pneumatocèle opérée par la méthode de Cushing. Revneurol. 3, 993—1002 (1935).

VISALLI, F.: Papilloma frontale che si presenta con il quadro clinico dell'osteomielite. Policlinico, Sez. chir. 48, 385—388 (1941).

VISLONCIL, E.: Über die Entwicklung der Nasennebenhöhlen bei chronischen Otitiden im Kindesalter. Mschr. Ohrenheilk. 89, 45—48 (1955).

VITEBSKIJ, J.: Osteome des Schädels. Zbl. ges. Radiol. 46, 359 (1955) [Russisch].

VOCK: Zur Diagnose der latenten, serösen Nebenhöhlenentzündung. Z. Laryng. Rhinol. 19, 396—399 (1930).

VONDRA, J., u. V. VINDUSKA: Die Problematik der malignen Nasennebenhöhlengeschwülste. Čs. Rentgenol. 11, 35—41 (1957) [Tschechisch].

WALDAPFEL, R.: Die klinische Bedeutung der röntgenologischen Darstellung der vordersten Anteile des Nasenskeletes. Mschr. Ohrenheilk. 72, 160—175 (1938).

— Is the X-ray examination of the maxillary sinus superior to the simple transillumination? Laryngoscope (St. Louis) 50, 63—66 (1940).

WALDAPFEL, R., u. H. BRUNNER: Die röntgenologische Darstellung der vordersten Anteile des Nasenskeletes. Röntgenpraxis 7, 478—481 (1935) u. Mschr. Ohrenheilk. 69, 1001—1002 (1935).

WALDROM, CH.: Fibrous and granulomatous lesions of the jaws bones (Symposium on maxillofacial surgery). Amer. J. Surg. 94, 907—910 (1957).

WALSH, TH. W., and O. O. MEYER: Coexistence of bronchiectasis and sinusitis. Arch. intern. Med. 61, 890—897 (1938).

WANG, CHING-SHANG, and CHU-PIN CHANG: The roentgenological diagnosis of the malignant naso-pharyngeal tumors. Acta prim. secund. Acad. Med. Shanghai 1959, 51—58 mit engl. Zus.fass. [Chinesisch].

WANGERMEZ, CH., M. PORTMANN et G. GUILLEN: Le radiodiagnostic en O.-R.-L. Présentation du cranio-tomographie universel du Dr. GUILLEN. J. Radiol. Électrol. 38, 227—230 (1957).

WARBERG, K. A.: Tuberculosis in Epipharynx. Zbl. Radiol. 31, 243 (1940) [Schwedisch].

WASS, S.: Simple tumors and hyperostoses of the upper jaw. J. Laryng. 66, 165—174 (1952).

WASSMUND, M.: Die röntgenologische Kontrastdarstellung mit Jodipin und die Behandlung großer Oberkiefercysten. Vjschr. Zahnheilk. 43, 524—551 (1927).

WASSON, W.: A developmental study of the nasal accessory sinuses. Radiology 8, 398—408 (1927).

— A study of the maxillary sinuses by repeated radiographs from birth to seven years. Int. J. Orthondont. etc. 16, 768—779 (1930).

— Changes in the nasal accessory sinuses after birth. Arch. Otolaryng. 17, 197—211 (1933).

—, and H. WALTZ: The relationship of sinus disease to chest disease in children. Radiology 22, 432—444 (1934).

WATERS, J. W., and C. W. WALDRON: Roentgenology of accessory nasal sinuses describing modifications of occipito-frontal positions. Amer. J. Roentgenol. 2, 633—639 (1915).

WEBER, H.: Die Sinusitis maxillaris und das postsinusitische Lungensyndrom in der Röntgenpraxis. Schweiz. med. Wschr. 81, 207—210 (1951).

WEICHMANN, M., u. E. HOHLBAUM: Nasopharyngeale Meningoenzephalocele in Gemeinschaft einer allgemeinen Gesichtsschädelmißbildung. Z. Laryng. Rhinol. 33, 525—527 (1954).

WEIL, A. L., and W. F. HENDERSON: The use of lipiodol and an aid to diagnosis of nasal sinus conditions. A preliminary report. New Orleans med. surg. J. 81, 426—432 (1928).

WEIL, M.: Ein Fall von angeborener Choanalatresie nebst Demonstration von Röntgenbildern. Wien. med. Wschr. 76, 800 (1926).

WEINHOLD, H.: Beitrag zur Unterscheidung der primären hämatogenen und sekundären fortgeleiteten Stirnbeinosteomyelitis. Arch. Ohr.-, Nas.- u. Kehlk.-Heilk. 149, 377—389 (1941).

WELIN, S.: The Roentgen ray examination of the paranasal sinuses with particular reference to the frontal sinuses. Brit. J. Radiol. 21, 431—435 (1948a).

— Fibroosteome der Nebenhöhlen, die röntgenologisch maligne Neoplasmen vortäuschen. Acta radiol. (Stockh.) 30, 457—463 (1948b).

— Overshot axial projection. Its value in the Roentgen examination of the accessory sinus. Acta radiol. (Stockh.) 31, 92—96 (1949).

WELKER, K.: Das Schädelröntgenbild bei mongoloider Idiotie. Diss. Hamburg 1931.

WERTHEIM, E.: Über die Beziehungen der Neuritis optica retrobulbaris zu den Nebenhöhlenerkrankungen der Nase. Arch. Laryng. Rhin. (Berl.) 27, 162—179 (1913).

WESSELY, E.: Ein Fall von Ostitis fibrosa localisata des Stirnbeines. Mschr. Ohrenheilk. 76, 76—82 (1942).

WHITE, J. D.: Bone lesions in tropical diseases. Proc. roy. Soc. Med. 22, 1541—1546 (1929).

WHITEHOUSE, W. M., and F. HOLT: Paradoxical expiratory ballooning of the hypopharynx in siblings with bilateral choanal atresia. Radiology 59, 216—220 (1952).

WIDENMANN, L.: Occipito-dentale Nasennebenhöhlenaufnahme. Röntgen- u. Lab.-Praxis 11, 70—72 (1958).

WIEGMANN, H.: Über einen Fall von Sarkom des Nasen-Rachenraumes. Hals-, Nas.- u. Ohrenarzt 30, 139—146 (1939).

WIGH, R.: Mucoceles of the fronto-ethmoidal sinuses. Analysis of roentgen criteria. Relation of frontal bone mucoceles to ethmoidal sinuses. Radiology 54, 579—590 (1950).

— Air cells in the great wing of the sphenoid bone. Amer. J. Roentgenol. 65, 916—923 (1951).

WILD, CH., D. SICHEL et G. KLOTZ: Intéret de la tomographie dans le diagnostic des mucocèles éthmoidales. Ann. Oto-laryng. (Paris) 72, 63—69 (1955).

WILDEGANS, H.: Intrakranielle Pneumatocele. Langenbecks Arch. klin. Chir. 183, 414—417 (1935).

WILDENBERG, VAN DER: Ostéome palatoptérygoidien. Ann. Mal. Oreil. Larynx 47, 736—739 (1928).

Wilkerson jr., W.: Mucocele of the nasal accessory sinuses. Laryngoscope (St. Louis) 55, 294—308 (1945).

Wilson, C.: Malignant disease of the superior maxilla. Ann. roy. Coll. Surg. (Engl.) 14, 285—302 (1954).

Winkel, H., van, et R. Maertens: Les sinus maxillaires voilés chez l'enfant: leur rapport avec les bronchites subaigues et chroniques. Acta paediat. belg. 12, 78—92 (1958).

Witteler, E.: Osteochondrom des weichen Gaumens. Zbl. Chir. 1939, 1841—1844.

Woddruf, G.: Ossifying fibroma of the ethmoid cells and the frontal sinus. Ann. Otol. (St. Louis) 54, 582—585 (1945).

Wolf, G. D.: The study of antrum disease with the aid of injection of iodized oil. N. Y. St. Med. 29, 193—198 (1929).

Wolfe, J.: Unusual foreign body in the nose. Arch. Otolaryng. 26, 736—737 (1937).

Wolffheim, W.: Über Röntgenaufnahmen bei akuten Stirnhöhleneiterungen. Röntgenpraxis 1, 786—788 (1929).

Womack, D. R., and J. R. Hume: Neosolvol in sinography. Laryngoscope (St. Louis) 41, 203—208 (1931).

Worms, M. G.: L'exploration radiographique appliquée au diagnostic des lésions de la base du crâne. Bull. Soc. nat. Chir. 54, 436—452 (1928).

— La radiographie verticale du crâne sur filme courbe. Ann. Mal. Oreil. Larynx 48, 820—823 (1929).

— Exploration radiologique du sinus maxillaire dans les différentes conditions pathologiques. Oto-rhino-laring. int. 16, 417—436 (1932).

— Fibrome nasopharyngien à prolongement ethmoido-sphénoidal. Considérations diagnostiques et thérapeutiques. Ann. Otol.-laryng. (Paris) 3, 273—276 (1936).

—, et G. Chaumet: La radiographie des sinus de la face. Arch. int. Laryng. 29, 385—408 (1923).

Worth, H.: Radiological findings in some less common jaw affections. Proc. roy. Soc. Med. 32, 331—343 (1939).

Wüst: Untersuchungen über den Wert des Röntgen-Schichtverfahrens für die Diagnostik des Hals-, Nasen- und Ohrenarztes. Fortschr. Röntgenstr. 59, 509—551 (1939).

Wunderer, S.: Seltene Geschwülste der Kiefer. Öst. Z. Stomat. 53, 478—485 (1956a).

— Das eosinophile Granulom der Kiefer. Stoma (Heidelb.) 9, 184—189, 216—222 (1956b).

— Die fibröse Dysplasie (Jaffé-Lichtenstein) der Schädelknochen unter Berücksichtigung der Kiefer. Öst. Z. Stomat. 53, 85—103, 147—155 (1956c).

Wuttge, K. H.: Über den Wert der Röntgenvergrößerungsaufnahmen in der Otologie. Arch. Ohr.-, Nas.- u. Kehlk.-Heilk. 163, 453—457 (1953), Diskussion S. 466.

Yamaguchi, K.: Die röntgenologischen Messungen der Stirn- und Oberkieferhöhlen der Japaner. Zbl. ges. Radiol. 28, 516 (1938) [Japanisch].

Yankelevich, E.: Lateral de nariz, anatomia radiológica. Zbl. ges. Radiol. 53, 321 (1957) [Spanisch].

Yano, T.: Anatomical and roentgenological investigation of the maxillary sinus. I. The relation between the roots of upper molars and maxillary sinus floor. Zbl. ges. Radiol. 63, 157 (1960) [Japanisch].

— Anatomical and roentgenological investigation of the maxillary sinus. II. The relationship between the relief mucosus membrane in maxillary sinus and the chronic paranasal sinusitis. III. On the bony floor of the maxillary antrum observed from intraoral roentgenography. Zbl. ges. Radiol. 64, 179 (1960) [Japanisch].

Yorke, H. E.: „Upright" radiography with special reference to the investigation of the accessory nasal sinuses. Brit. J. Radiol. 8, 439—448 (1935).

Yoshiye, Y.: Über die Röntgendiagnostik der Keilbeinhöhleneiterung. Zbl. ges. Radiol. 28, 516 (1938) [Japanisch].

Zange, J.: Krebsgeschwülste des Nasenrachens. Münch. med. Wschr. 1957, 1936—1938, 1954.

Zanni, G.: Su tre casi di mucocele fronto-etmoidale (osservazioni cliniche-radiologiche-chirurgiche). Otorinolaring. ital. 6, 522—535 (1936).

Zdansky, E.: Diagnostische Möglichkeiten der Tomographie. Wien. med. Wschr. 106, 769—770 (1956).

Ziedses de Plantes, G. B.: Eine neue Methode zur Differenzierung in der Röntgenographie (Planigraphie). Acta radiol. (Stockh.) 13, 182—192 (1932).

— Planigraphie. Fortschr. Röntgenstr. 47, 407—411 (1933).

Zimmer, E. A.: Die praktische Anwendung und die Ergebnisse der radiologischen Vergrößerungstechnik. Fortschr. Röntgenstr. 78, 164—169 (1953).

Zimmer-Leibovici, J.: Des ostéo-périostites tuberculeuses primitives des os du nez. Ann. Oto-laryng. (Paris) 5, 534—561 (1932).

Zimmermann, A., and D. C. Dahlin: Myxomatous tumors of the jaws. Oral Surg. 11, 1069—1080 (1958).

Zöllner, F.: Verschlüsse des Ductus naso-frontalis und Pyocelenbildung. Passow-Schaefers Beitr. 31, 47—68 (1933).

Zorzoli, E.: Ricerche craniometriche e radiologiche sulla evolzione postnatale all-osso mascellare. Boll. Mal. Orecch. 67, 136—142 (1949).

Zuppinger, A., u. L. Rüedi: Zur Darstellung des Sinus maxillaris, des Epipharynx und der Trachea mit Kontrastmittel. Fortschr. Röntgenstr. 49, 176—190 (1934).

Zurhausen, A.: Die Tuberkulose der Kieferhöhle. Hals-, Nas.- u. Ohrenarzt 32, 421—427 (1942).

Zwaluwenburg, J. G. van: Die Röntgendiagnostik der Nebenhöhlenentzündungen. Amer. J. Roentgenol. 9, 1—10 (1922).

C. Die Röntgendiagnostik des Schläfenbeines

Von

L. Psenner

Mit 309 Abbildungen in 501 Einzeldarstellungen

Zum Unterschied zur rhinologischen Röntgendiagnostik, von der bis heute noch keine handbuchmäßige Bearbeitung vorlag, ist über das Schläfenbein bzw. das Gehörorgan schon vor vielen Jahren eine handbuchmäßige Darstellung von E. G. Mayer die „Otologische Röntgendiagnostik" erschienen. Dieses Standardwerk der Röntgenologie des Schläfenbeines besitzt auch heute noch allgemeine Gültigkeit und ist in keiner Weise veraltet. Nur einige wenige Teilgebiete sind nicht mehr ganz vollständig und erfuhren eine Ergänzung. Dies betrifft erstens die in den letzten drei Dezennien erschienenen Mitteilungen über sog. „neue" Aufnahmen des Schläfenbeines, bei denen es sich aber in Wirklichkeit nur um Projektionsvarianten schon längst bekannter Aufnahmerichtungen handelt, und zweitens die Schichtuntersuchung. Nicht erörtert wurden in der „Otologischen Röntgendiagnostik" die Labyrinthitis und die Glomustumoren. Beide Erkrankungen finden hier eine entsprechende Bearbeitung.

In der otologischen Röntgendiagnostik ist durch die Entdeckung und Anwendung der Antibiotica insofern eine Änderung eingetreten, als sich das Krankengut, das man zur Untersuchung bekommt, vorwiegend aus chronischen Otitiden und Cholesteatomen zusammensetzt, während die Mastoiditis oder der Verdacht einer solchen nur mehr selten aufscheint. Trotz Antibiotica gibt es aber immer wieder Fälle mit Komplikationen, deren Besonderheit mitunter darin liegt, daß durch die konservative Behandlung die subjektiven und objektiven Symptome vollkommen verschwinden, der Entzündungsprozeß im Mastoid aber weiterbestehen kann, eine Erscheinung, die auch früher beobachtet werden konnte. In diesen Fällen obliegt dem Röntgenologen eine große Verantwortung, deren Schwierigkeit darin besteht, daß häufig den jüngeren Röntgenologen eine entsprechende Erfahrung fehlt. Die röntgenologische Diagnose eines Cholesteatom ist, sofern nicht typische Veränderungen vorhanden sind, nach wie vor schwierig und hier hat sich auch durch neue Aufnahmerichtungen und Untersuchungsmöglichkeiten (Schichtverfahren) gegenüber früher nichts geändert. Schwierigkeiten bereiten nicht die Fälle, die entweder nur klinisch oder nur röntgenologisch — beides kommt vor — einwandfrei diagnostizierbar sind, sondern jene Fälle, die weder klinisch noch röntgenologisch eindeutig sind. Hier hilft einzig und allein eine entsprechende Erfahrung, die sowohl der Kliniker als auch der Röntgenologe besitzen muß. Sie ermöglicht dem Röntgenologen, in einem hohen Prozentsatz doch noch die Diagnose bzw. die Vermutungsdiagnose eines Cholesteatom zu stellen. Der erfahrene Kliniker vermag andererseits auf Grund seines klinischen Befundes zusammen mit einem nicht ganz eindeutigen Röntgenbefund ebenfalls zu einer entsprechenden Diagnose zu kommen.

Auch die Fortschritte in der Otologie betreffs gehörverbessernder Operationen haben an die Röntgenuntersuchung größere Anforderungen gestellt. Auf diese wird in den entsprechenden Kapiteln noch näher eingegangen werden.

Der Aufbau und die Wiedergabe der Röntgendiagnostik des Schläfenbeines erfolgt mit Zustimmung des Autors der „Otologischen Röntgendiagnostik", meines Lehrers und Chefs Prof. Dr. E. G. Mayer, weitgehend in Analogie an das vorliegende Werk, wobei Teilabschnitte wörtlich übernommen und Skizzen in identischer Weise wiedergegeben wurden.

I. Die Technik der einfachen Röntgenuntersuchung

1. Allgemeine Vorbemerkungen

Die diagnostische Befunderstellung in der Otologie gehört nach wie vor zu einem der schwierigsten Teilgebiete der Röntgendiagnostik. Die Ursachen der Schwierigkeiten liegen einerseits in dem komplizierten anatomischen Bau des Schläfenbeines, wobei kaum eines dem anderen gleicht, andererseits in der versteckten Lage dieses Organes innerhalb der Schädelbasis. Diese versteckte Lage bereitet der Darstellung schwierige Probleme, die bei der Aufnahme anderer Organe kaum bestehen und die sich in den zahlreichen bisher angegebenen Projektionsrichtungen kundtut. Eine Grundbedingung, um die bestmöglichen diagnostischen Ergebnisse zu erzielen, ist die Herstellung einwandfreier Röntgenbilder. In keinem Spezialgebiet der Röntgendiagnostik können einstell- und phototechnisch mangelhafte Aufnahmen, die oft gar nicht ohne weiteres als solche erkennbar sind, zu diagnostischen Irrtümern Anlaß geben, wie in der otologischen Röntgendiagnostik.

Der Wert einer Röntgenuntersuchung in der Ohrenheilkunde liegt nicht im Nachweis schwerer pathologischer Veränderungen, die sich aus irgendwelchen Gründen der klinischen Diagnose entziehen, sondern im Nachweis geringfügiger Details klinisch unklarer Fällen, die, nachdem sie als vom Normalen abweichende Veränderungen erkannt wurden, eine Identifizierung mit bestimmten pathologischen Zuständen oder Krankheitsbildern erlauben.

Alle in der Literatur veröffentlichten Aufnahmerichtungen genau zu kennen, ist heute schon schwierig, aber auch gar nicht unbedingt notwendig, denn praktisch weichen alle der sog. neuen Projektionen von den ursprünglichen, sich diagnostisch als wertvoll erwiesenen nur geringgradig ab, bzw. stellen nur Projektionsvarianten dar, ohne daß sie wesentliche Vorteile in der Art der Herstellung der Aufnahmen oder in diagnostischer Hinsicht zu erbringen vermögen. Im folgenden werden die verschiedenen Projektionen teils ausführlicher besprochen, teils nur kurz erwähnt. In Österreich und Deutschland haben sich vor allem die Aufnahmen nach Schüller und Stenvers und E. G. Mayer durchgesetzt. In den nordischen Ländern werden die von Runström, in den romanischen Ländern die von Chaussé bekanntgegebenen Aufnahmerichtungen bevorzugt.

2. Die Aufnahmerichtungen der Literatur[1]

Die Aufnahmen kann man zwanglos in zwei Gruppen ordnen, erstens in solche, die zur Darstellung eines Schläfenbeines oder von Teilen desselben dienen und zweitens in solche, bei denen beide Schläfenbeine oder Teile von ihnen gleichzeitig symmetrisch zur Darstellung gebracht werden. Man kann also folgende Gruppen von Aufnahmen unterscheiden:

a) Seitliche bzw. halbseitliche Aufnahmen des Schläfenbeines,
b) sagittale bzw. halbsagittale Aufnahmen des Schläfenbeines,
c) axiale bzw. halbaxiale Aufnahmen des Schläfenbeines,
d) Aufnahmen zur isolierten Darstellung des Warzenfortsatzes,
e) Aufnahmen zur Darstellung des Processus styloideus,
f) Vergleichsaufnahmen von beiden Schläfenbeinen oder von Teilen derselben.

Die Besprechung der einzelnen Aufnahmen erfolgt nicht in chronologischer Reihenfolge, sondern der Zweckmäßigkeit und besseren Übersicht halber nach den Strahlenrichtungen, mit denen sie hergestellt werden. Als Orientierungsebene kommt neben der Mediansagittalebene und der Deutschen Horizontalebene noch die Ohrvertikale in Frage, eine Ebene, die senkrecht zur Deutschen Horizontalebene durch die Mitte der beiden äußeren Gehörgänge gelegt wird.

---

[1] Die Angaben über die Anordnung bzw. die Durchführung der Aufnahmen sind in diesem Abschnitt nicht vollständig. Bei Aufnahmen, die bei uns nicht geübt werden, finden sich nur kurze Hinweise. Aufnahmen, die auch bei uns ab und zu verwendet werden, werden insoweit besprochen, daß sie ohne weiteres angefertigt werden können. Die genaue Besprechung der in der täglichen Praxis notwendigen Aufnahmen erfolgt in einem eigenen Abschnitt.

a) Die seitlichen bzw. halbseitlichen Aufnahmen

1. Die Schläfenbeinaufnahme nach Henle (1904). Patient liegt auf der Seite des zu untersuchenden Ohres, welches der Kassette anliegt. Die Mediansagittalebene befindet sich parallel zur Kassette. Der Zielstrahl verläuft annähernd in der Deutschen Horizontalebene, er bildet mit der Ohrvertikalen einen nach dorsal-lateral offenen Winkel von etwa 15⁰ und zielt auf den äußeren Gehörgang des zu untersuchenden Schläfenbeines (s. Abb. 1)[1].

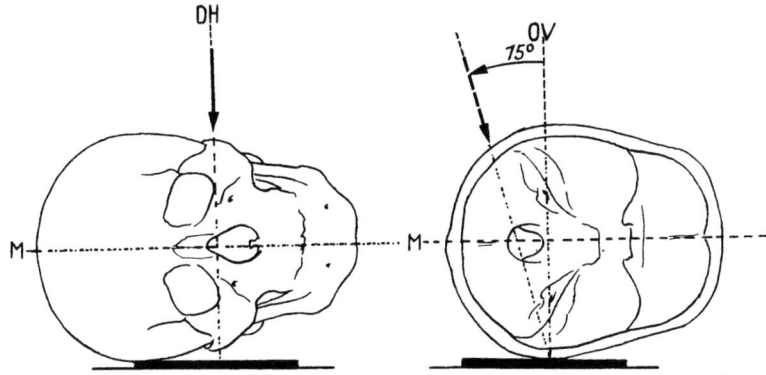

Abb. 1. Verlauf des Zielstrahles bei der Schläfenbeinaufnahme nach Henle. *M* Mediansagittalebene; *DH* Deutsche Horizontalebene; *OV* Ohrvertikale

2. Die Schläfenbeinaufnahme nach Schüller (1905). Patient liegt auf der Seite des zu untersuchenden Ohres, welches der Kassette anliegt. Der Zielstrahl verläuft in der Ohrvertikalen, er bildet mit der Deutschen Horizontalebene einen nach kranial offenen Winkel von 25⁰ und zielt auf den äußeren Gehörgang des zu untersuchenden Schläfenbeines (s. Abb. 2).

3. Die Schläfenbeinaufnahme nach Lange (1909). Diese Aufnahme stellt einen Kompromiß zwischen den beiden erstgenannten Aufnahmen dar. Patient liegt auf der Seite des zu untersuchenden Ohres, welches der Kassette anliegt. Die Mediansagittalebene befindet sich parallel zur Kassette. Der Zielstrahl bildet mit der Deutschen Horizontalebene einen nach kranial offenen Winkel von 25⁰ und mit der Ohrvertikalen einen nach dorsal-lateral offenen Winkel von 20⁰ und zielt auf den äußeren Gehörgang des zu untersuchenden Schläfenbeines (s. Abb. 3).

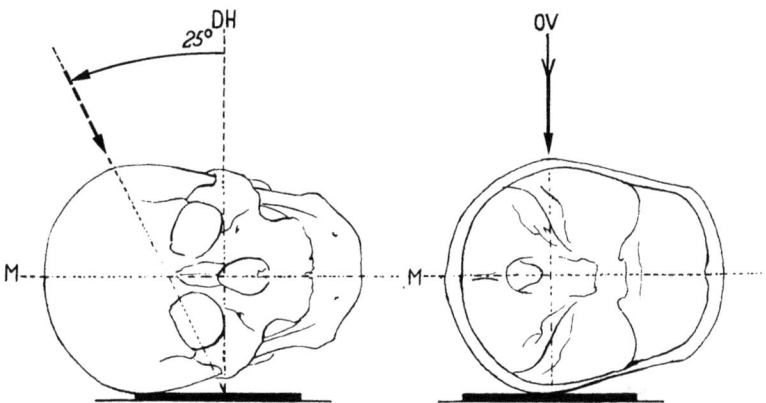

Abb. 2. Verlauf des Zielstrahles bei der Schläfenbeinaufnahme nach Schüller. *M* Mediansagittalebene; *DH* Deutsche Horizontalebene; *OV* Ohrvertikale

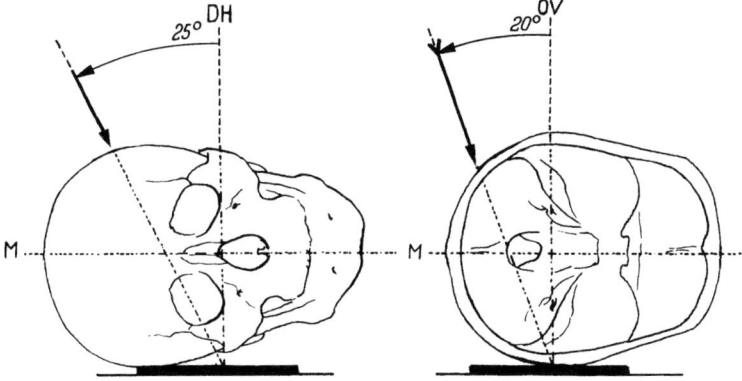

Abb. 3. Verlauf des Zielstrahles bei der Schläfenbeinaufnahme nach Lange. *M* Mediansagittalebene; *DH* Deutsche Horizontalebene; *OV* Ohrvertikale

4. Die Schläfenbeinaufnahme nach Sonnenkalb (1913). Diese Aufnahme ist lediglich eine Modifikation der von Lange angegebenen Projektionsrichtung. Patient liegt auf der Seite des zu untersuchenden Ohres, welches der Kassette anliegt. Der Zielstrahl bildet

---

[1] Bei den Abb. 1—24 verläuft der gestrichelte Pfeil in der Bildebene, der Pfeil mit Schwanz ist zum Beschauer geneigt und der einfache, nicht unterbrochene Pfeil in entgegengesetzter Richtung.

mit der Deutschen Horizontalebene einen nach kranial offenen Winkel von 15⁰ und mit der Ohrvertikalen einen nach dorsal-lateral offenen Winkel von ebenfalls 15⁰ (s. Abb. 4).

5. Die Schläfenbeinaufnahme nach Law (1920). Die Aufnahme ist ähnlich der Aufnahme Sonnenkalbs. Auch hier bildet der Zielstrahl sowohl mit der Deutschen Horizontalebene als auch mit der Ohrvertikalen je einen Winkel von 15⁰. Als Fußpunkt des Zentralstrahles gibt Law einen Punkt 5 cm über und 5 cm hinter dem äußeren Gehörgang der kassettenfernen Seite an.

6. Die Schläfenbeinaufnahme nach Feretti (1926). Patient befindet sich in Bauchlage, der Kopf liegt mit dem Processus frontalis des Jochbeines, dem Processus zygomaticus des Stirnbeines und der Schläfe auf. Patient liegt somit sowohl hinsichtlich seines bitemporalen als auch hinsichtlich seines axialen Durchmessers nicht rein seitlich zur Kassettenebene, sondern etwas schräg. Die Mitte der Platte muß senkrecht unter einem Punkt am hinteren Rande des kontralateralen Warzenfortsatzes in Höhe des äußeren Gehörganges liegen. Der Focus der Röhre steht senkrecht über diesem Punkt (s. Abb. 5).

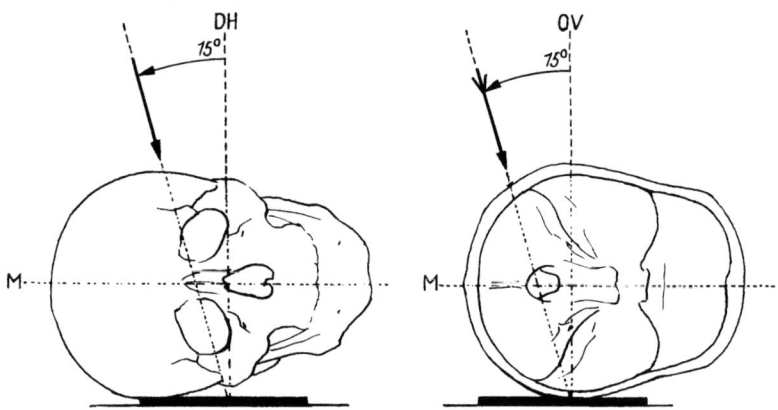

Abb. 4. Verlauf des Zielstrahles bei der Schläfenbeinaufnahme nach Sonnenkalb. *M* Mediansagittalebene; *DH* Deutsche Horizontalebene; *OV* Ohrvertikale

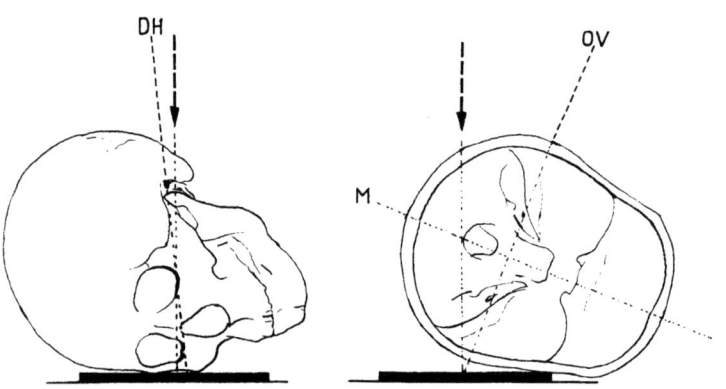

Abb. 5. Verlauf des Zielstrahles bei der Schläfenbeinaufnahme nach Feretti. *M* Mediansagittalebene; *DH* Deutsche Horizontalebene; *OV* Ohrvertikale

7. Die Schläfenbeinaufnahmen nach Runström (1930, 1933). Runström hat für das Schläfenbein vier Aufnahmen bekanntgegeben, die als Runström I bis IV bezeichnet werden. Bei der Aufnahme nach Runström I handelt es sich um eine der Schüllerschen Aufnahme analoge Projektion, nur mit dem Unterschied, daß der nach kranial offene Winkel, den der Zielstrahl mit der Deutschen Horizontalebene bildet, nicht 25⁰, sondern 15⁰ beträgt. Die Aufnahme nach Runström II weicht von der Aufnahme nach Runström I insofern ab, als der Zielstrahl nicht auf den äußeren Gehörgang des zu untersuchenden Schläfenbeines, sondern auf einen Punkt 2 cm caudal davon zielt und die Neigung des Zielstrahles zur Deutschen Horizontalebene 35⁰ beträgt. Wenn man die Aufnahme nach Runström II genau analysiert, dann kommt man zu dem Schluß, daß der Zentralstrahl nicht in der Ohrvertikalen verlaufen ist, sondern daß der Focus der Röhre nach ventral verschoben wurde und daß die Neigung des Zielstrahles zur Deutschen Horizontalebene mehr als 35⁰ betragen haben muß. Die Aufnahme nach Runström III ist eine annähernd sagittale Aufnahme des Schläfenbeines und die Aufnahme nach Runström IV eine axiale Vergleichsaufnahme beider Schläfenbeine. Auf beide Aufnahmen kommen wir später noch zurück. Hier sei nur noch erwähnt, daß Runström die Aufnahmen am Lysholm-Tisch anfertigt. Der Lysholm-Tisch bietet den Vorteil, daß der Zentralstrahl immer auf die Mitte der Kassette trifft, er hat aber den Nachteil, daß er die Handlungsfreiheit beim Einstellen einschränkt. Beim Lysholm-Tisch kann nicht die Filmkassette entsprechend dem Patienten angeordnet werden, sondern der Patient muß nach dem Film gelagert werden.

8. Die Schläfenbeinaufnahme nach GRANGER (1932). Es handelt sich um eine der Lawschen Projektion ähnliche, nur mit dem Unterschied, daß bei GRANGER die Winkel nur 13⁰ betragen. Außerdem gibt GRANGER eine spezielle Apparatur zur Fixierung des Schädels an.

9. Die Schläfenbeinaufnahme nach ROSSMANN (1957). Die von ROSSMANN mitgeteilte Projektionsrichtung dient der Untersuchung des Säuglingsohres. Der Säugling befindet sich in Bauchlage, der Kopf wird gegen die zu untersuchende Seite gedreht, wobei die vom Kinde spontan eingenommene natürliche Kopfhaltung beibehalten wird. Der Schädel liegt dann nicht rein seitlich zur Kassettenebene. Die Mediansagittalebene bildet mit der Kassettenebene einen nach kranial offenen Winkel von etwa 15⁰ und einen nach dorsal offenen Winkel von etwa 10⁰. Die Röhre wird außerdem derart gekippt, daß der Tubus caudalwärts geneigt mit der Raumvertikalen einen nach unten offenen Winkel von 15⁰ bildet. Der Zielstrahl tritt über

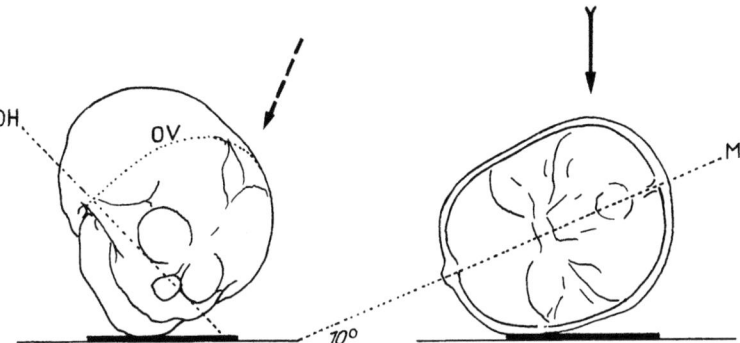

Abb. 6. Verlauf des Zielstrahles bei der Schläfenbeinaufnahme nach ROSSMANN. *M* Mediansagittalebene; *DH* Deutsche Horizontalebene; *OV* Ohrvertikale

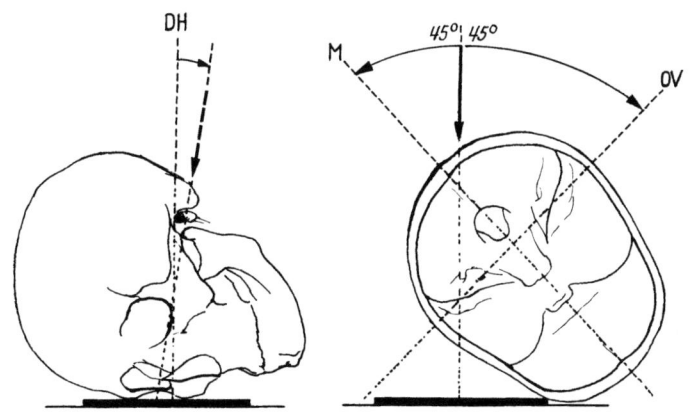

Abb. 7. Verlauf des Zielstrahles bei der Schläfenbeinaufnahme nach STENVERS. *M* Mediansagittalebene; *DH* Deutsche Horizontalebene; *OV* Ohrvertikale

dem Tuber parietale der plattenfernen Seite ein und wird auf das zu untersuchende Zellsystem (ROSSMANN) gerichtet. Der Zielstrahl bildet also mit der Deutschen Horizontalebene einen nach kranial offenen Winkel von etwa 30⁰ und mit der Ohrvertikalen einen nach dorsal-lateral offenen Winkel von etwa 10⁰. Die Projektion entspricht der schon von LANGE angegebenen, nur befindet sich der Schädel in geneigter Position und die Winkelmaße sind bei ROSSMANN etwas anders (s. Abb. 6).

b) Die sagittalen bzw. halbsagittalen Aufnahmen

1. Die Schläfenbeinaufnahmen nach STENVERS (1917). Der Patient befindet sich in Bauchlage. Der Kopf wird um 45⁰ gedreht, so daß die zu untersuchende Seite der Kassette genähert wird. Der Zielstrahl bildet mit der Mediansagittalebene einen Winkel von 45⁰ und mit der Deutschen Horizontalebene einen nach hinten-unten offenen Winkel von etwa 12⁰, er zielt, die Gegend der Protuberantia occipitalis externa durchsetzend, auf den Mittelpunkt der Verbindungslinie zwischen der Mitte des äußeren Orbitarandes und dem äußeren Gehörgang (s. Abb. 7).

2. Die Schläfenbeinaufnahme nach Lannois und Arcelin (1922). Die Aufnahme ist der von Stenvers weitgehend ähnlich, nur drehen diese Autoren den Kopf des Patienten nicht um 45⁰, sondern um 50⁰. Der Zielstrahl verläuft senkrecht auf die Längsachse der Pyramide. Die Neigung desselben zur Deutschen Horizontalebene ist etwas stärker, so daß der Fußpunkt des Zielstrahles in die Gegend des 4. oder 5. Halswirbeldornfortsatzes zu liegen kommt.

3. Die Schläfenbeinaufnahme nach Fischer und Sgalitzer (1922). Diese Projektion ist ebenfalls nur eine Modifikation der Stenvers-Aufnahme, und zwar insofern, als der Patient nicht Bauch-, sondern Seitenlage einnimmt, und zwar auf der Seite des zu untersuchenden Ohres liegt. Die Mediansagittalebene befindet sich parallel zur Kassettenebene. Der Zielstrahl zielt — einen Punkt, der drei Querfinger breit kranial- und dorsalwärts von der Spitze des plattenfernen Processus mastoideus gelegen ist, durchsetzend — zum Mittelpunkt der Verbindungslinie zwischen Mitte des äußeren Orbitarandes und dem äußeren Gehörgang (s. Abb. 8).

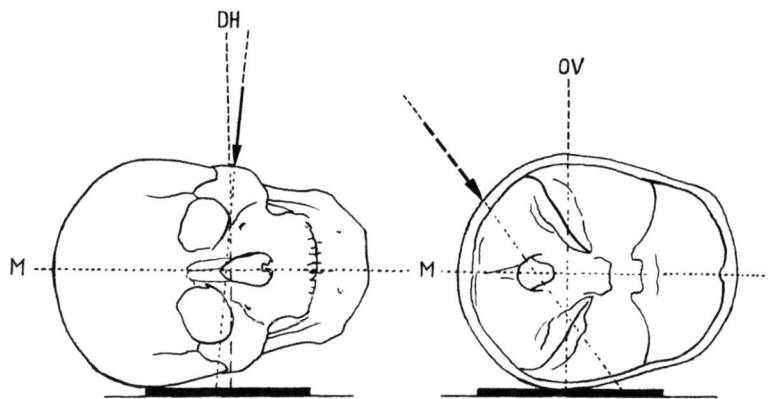

Abb. 8. Verlauf des Zielstrahles bei der Schläfenbeinaufnahme nach Fischer-Sgalitzer. *M* Mediansagittalebene; *DH* Deutsche Horizontalebene; *OV* Ohrvertikale

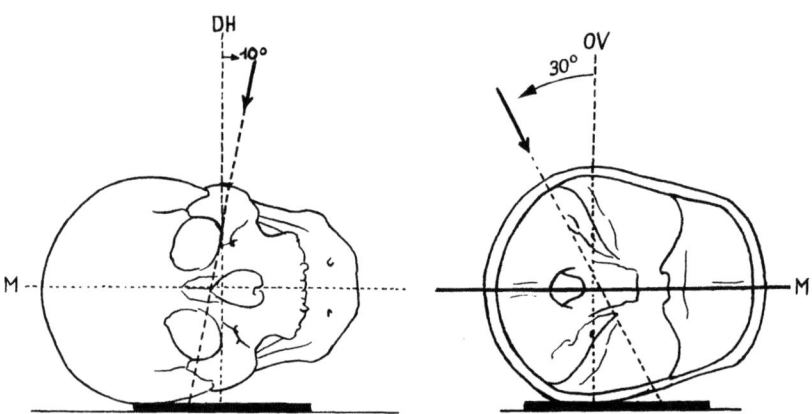

Abb. 9. Verlauf des Zielstrahles bei der Schläfenbeinaufnahme nach Runström III. *M* Mediansagittalebene; *DH* Deutsche Horizontalebene; *OV* Ohrvertikale

4. Die Schläfenbeinaufnahme nach Löw-Beer (1929). Diese Projektion ist eine Modifikation der Aufnahme nach Fischer und Sgalitzer. Patient liegt auf der Seite des zu untersuchenden Ohres. Die Mediansagittalebene befindet sich parallel zur Kassettenebene. Der Zielstrahl bildet mit der Ohrvertikalen einen nach dorsal offenen Winkel von 33—35⁰ und mit der Deutschen Horizontalebene einen nach caudal offenen Winkel von 10—12⁰ und zielt, durch einen Punkt verlaufend, der vier Querfinger breit hinter dem äußeren Gehörgang des plattenfernen Ohres gelegen ist und ungefähr dem hinteren Rande des Warzenfortsatzes des abliegenden Ohres entspricht, auf einen 2 cm vor und 1 cm über dem äußeren Gehörgang des anliegenden äußeren Gehörganges gelegenen Punkt.

5. Die Schläfenbeinaufnahme nach Runström III (1930). Diese Projektion ist weitgehend ähnlich der von Fischer und Sgalitzer angegebenen Aufnahme. Patient liegt auf der Seite des zu untersuchenden Ohres. Die Mediansagittalebene befindet sich parallel zur Kassettenebene. Der Zielstrahl bildet mit der Ohrvertikalen einen nach dorsal offenen Winkel von etwa 30⁰, mit der Deutschen Horizontalebene einen dorsalcaudal offenen Winkel von 10⁰ und zielt auf einen Punkt, der 2 cm vor und 1 cm oberhalb des äußeren Gehörganges der plattennahen Seite gelegen ist (s. Abb. 9) (zit. nach Welin).

6. Die Schläfenbeinaufnahme nach Chaussé III (1938). Chaussé hat für das Schläfenbein vier Aufnahmen bekanntgegeben, die als Chaussé I bis IV bezeichnet werden. Bei den Aufnahmen I und IV handelt es sich um Stenvers-Projektionen, die mit verschiedenen Winkeleinstellungen zur Mediansagittalebene gemacht werden und hauptsächlich zum Nachweis von Frakturen sowie von Acusticus- und Kleinhirnbrückenwinkeltumoren dienen sollen. Es werden mehrere Aufnahmen angefertigt, wobei die Röhre jeweils um bestimmte Grade einerseits gegen die Pyramidenspitze andererseits gegen den Warzenfortsatz gerichtet wird. Bei der Projektion nach Chaussé II handelt es sich um eine Aufnahme des Foramen jugulare. Wir kommen später noch einmal darauf zurück. Die Aufnahme nach Chaussé III ist eine Modifikation der Stenvers-Aufnahme. Patient nimmt Rückenlage ein. Mediansagittalebene und Deutsche Horizontalebene verlaufen senkrecht zur Tischebene bzw. senkrecht auf die Kassette. Der Zielstrahl verläuft, die Fossa temporalis tangierend, gegen den äußeren Gehörgang des zu untersuchenden Ohres, wobei er mit der Mediansagittalebene einen Winkel von 15⁰ und mit der Deutschen

Horizontalebene einen nach vorne-oben offenen Winkel von 10—20⁰ bildet (s. Abb. 10).

7. Die Schläfenbeinaufnahme nach Wullstein (1948). Es handelt sich bei dieser Projektion um eine Modifikation der Stenvers-Aufnahme. Für die Anordnung der Aufnahme teilt Wullstein folgendes mit: „Der Kopf liegt dabei seitlich flach auf wie zur Schüller-Aufnahme, der Fußpunkt des Zielstrahles auf der Tangente der Hinterwand des äußeren Gehörganges, etwa 1 cm über dem oberen Ansatz der Ohrmuschel, die nach vorne unten umgelegt wird. Die Röhre wird um 16—18⁰ fußwärts

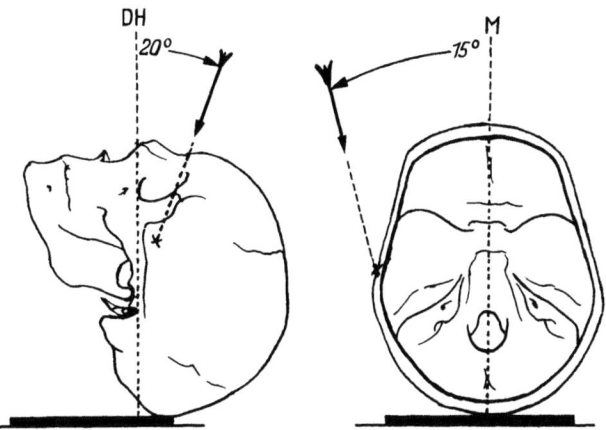

Abb. 10. Verlauf des Zielstrahles bei der Schläfenbeinaufnahme nach Chaussé III. *M* Mediansagittalebene; *DH* Deutsche Horizontalebene

gekippt, der Zielstrahl weist also kopfwärts. Sein Eintrittspunkt wird am gegenüberliegenden Ohr dort gesucht, wo der hintere Rand des Warzenfortsatzes aus der Schädelbasis entspringt; die Stelle ist deutlich zu tasten. Um die Überlagerung der kranken Seite durch die gesunde, anderseits aber auch eine zweite Neigung der Röhre wegen der Blende zu vermeiden, wird jetzt zum Schluß der Kopf etwas mit dem Gesicht nach dem Tisch zu gedreht, so weit, daß der Zielstrahl darauf 1 cm hinter dem plattenfernen Warzenfortsatz eintritt (bei starker Pneumatisation des gesunden Ohres etwas mehr, bei fehlender nur wenig). Auf diese Weise wird das gesunde Ohr nach vorne oben neben das kranke projiziert. Durch diese unvermeidliche Drehung wird zwar um eine Kleinigkeit aus der Winkelhalbierenden der beiden vertikalen Bogengänge herausgegangen, doch zugunsten des *hinteren* Bogenganges."

8. Die Schläfenbeinaufnahme nach Biesalski (1952). Diese Aufnahme dient hauptsächlich der Untersuchung des Säuglingsohres. Es handelt sich ebenfalls nur um eine Modifikation der Stenvers-Aufnahme. Zur Anfertigung der Aufnahme benötigt man ein Lagerungsgerät, das von Biesalski und Fiedler konstruiert wurde. Die Angaben der beiden Autoren über die Durchführung der Projektion sind unvollständig. Der Kopf des auf dem Bauche liegenden Kindes liegt innerhalb des Lagerungsgerätes derart nach der zu untersuchenden Seite gedreht, daß der äußere-obere Augenhöhlenrand, die seitliche Nasenfläche und die seitliche Kinnpartie aufliegen. Der Zielstrahl ist senkrecht auf den Gehörgang des aufzunehmenden plattennahen Ohres gerichtet. Angaben über den Fußpunkt des Zielstrahles und über seine Neigung zur Mediansagittalebene und zur Deutschen Horizontalebene fehlen. Auf Grund der wiedergegebenen Röntgenbilder handelt es sich um eine annähernd sagittale bzw. halbsagittale Aufnahme.

9. Die Schläfenbeinaufnahme nach Rosendahl und Ewertsen (1952). Es handelt sich um eine sagittale Aufnahme der Pyramide, und zwar wird dieselbe innerhalb der Orbita zur Darstellung gebracht. Exakte Angaben fehlen. Patient liegt auf dem Rücken, der Kopf wird etwas nach der zu untersuchenden Seite gedreht. Der Zielstrahl zielt, durch die Mitte der Orbita verlaufend, senkrecht auf die Pyramide.

10. Die Schläfenbeinaufnahme nach Guillen (1955). Es handelt sich um eine transorbitale Aufnahme der Pyramide. Der Zielstrahl zielt, die seitliche Nasenwand tangierend, auf das Mittelohr der aufzunehmenden Pyramide. Es sollen besonders gut die Gehörknöchelchen zur Darstellung kommen. Genaue Angaben können nicht gemacht werden, da die Arbeit im Original nicht zugängig war.

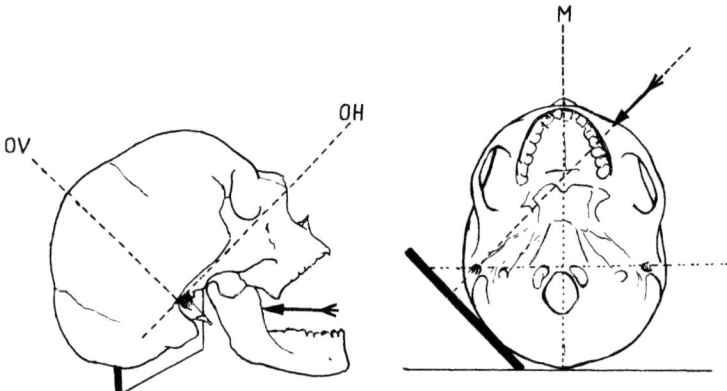

Abb. 11. Verlauf des Zielstrahles bei der Schläfenbeinaufnahme nach Busch. *M* Mediansagittalebene; *DH* Deutsche Horizontalebene; *OV* Ohrvertikale

c) Die axialen bzw. halbaxialen Aufnahmen

1. Die Schläfenbeinaufnahme nach Busch (1910). Der Patient sitzt vor der Röhre, die mit einem Bleizylinder adjustiert ist, der in den Mund des Patienten eingeführt wird. Die Kassette liegt dem Hinterhaupt der zu untersuchenden Seite tangential an. Der Kopf wird etwas nach der kranken Seite gedreht und etwas nach rückwärts geneigt. Der Zielstrahl zielt auf die Mündung des äußeren Gehörganges der aufzunehmenden Seite (s. Abb. 11).

2. Die Schläfenbeinaufnahme nach E. G. Mayer (1923). E. G. Mayer hat folgende Angaben zur Darstellung des Schläfenbeines gegeben: „Der Patient befindet

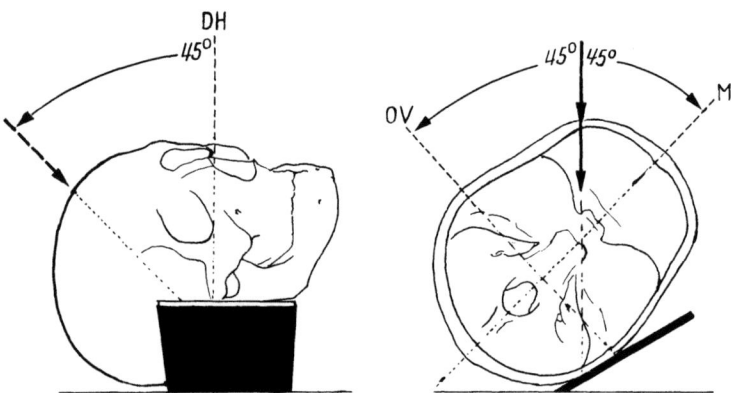

Abb. 12. Verlauf des Zielstrahles bei der Schläfenbeinaufnahme nach E. G. Mayer. *M* Mediansagittalebene; *DH* Deutsche Horizontalebene; *OV* Ohrvertikale

sich in Rückenlage, der Kopf ist um 45⁰ nach der zu untersuchenden Seite gedreht, das Kinn leicht angezogen. Die Platte liegt, durch einen Sandsack unterstützt, dem Ohr an. Die Ohrmuschel ist nach vorne umgelegt. Der Zielstrahl verläuft in einer senkrecht zur Deutschen Horizontalebene, durch den Warzenfortsatz der zu untersuchenden Seite und den äußeren Orbitarand der entgegengesetzten Seite gelegten Ebene. Er zielt auf den zu untersuchenden Warzenfortsatz und bildet dabei mit der Deutschen Horizontalen einen Winkel von 45⁰" (s. Abb. 12).

3. Die Schläfenbeinaufnahme nach Owen (1947). Diese Aufnahme ist weitgehend analog der von E. G. Mayer angegebenen. Ein Unterschied besteht darin, daß der Winkel, den der Zielstrahl mit der Deutschen Horizontalebene bildet nicht 45⁰, sondern nur 38⁰ beträgt bzw. 28⁰ zu der 10⁰ geneigten Kassettenebene. Die Aufnahme wird sitzend an einem eigenen Aufnahmegerät gemacht.

d) Aufnahmen zur isolierten Darstellung des Warzenfortsatzes

1. Die Aufnahme des Warzenfortsatzes nach GRASHEY (1905). Die Aufnahme kann im Liegen oder Sitzen gemacht werden. Stirn und Nase liegen der Kassette an, die exzentrisch zur Mediansagittalebene gegen die zu untersuchende Seite gelagert wird. Der Zielstrahl verläuft in postero-anteriorer Richtung in der Deutschen Horizontalebene, parallel zur Mediansagittalebene tangential zum Warzenfortsatz (s. Abb. 13).

2. Die Aufnahme des Warzenfortsatzes nach SONNENKALB (1913). Die von SONNENKALB angegebene Projektion stellt eine Verbesserung der Aufnahme nach GRASHEY dar. Patient befindet sich in Bauchlage, der leicht nach vorne überhängende Kopf wird nach der zu untersuchenden Seite gedreht. Der auf die Spitze des Warzenfortsatzes gerichtete Zielstrahl bildet mit der Mediansagittalebene einen Winkel von etwa 35⁰ und mit der Deutschen Horizontalebene einen nach hintenunten offenen Winkel von etwa 20⁰ (s. Abb. 14).

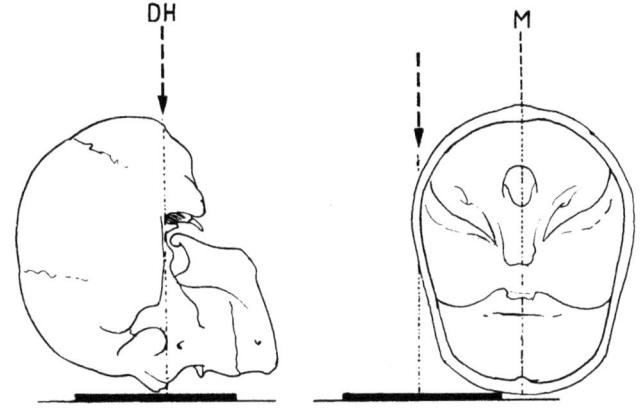

Abb. 13. Verlauf des Zielstrahles bei der Warzenfortsatzaufnahme nach GRASHEY. *M* Mediansagittalebene; *DH* Deutsche Horizontalebene

3. Die Aufnahme des Warzenfortsatzes nach STAUNIG und GATSCHER (1919). Diese beiden Autoren stellen den Warzenfortsatz mit Hilfe des antero-posterioren Strahlenganges dar. Sie durchleuchten zunächst den Patienten, um sich über die von Fall zu Fall sehr verschiedene Form und Stellung des Warzenfortsatzes zu orientieren. Hierbei wird der Austrittspunkt des Zielstrahles — sein Fußpunkt ist der äußere Gehörgang — bei jener Stellung markiert, bei welcher der Processus mastoideus am stärksten aus der Schädelbasis herausprojiziert wird. Patient befindet sich in Rückenlage, der Kopf wird etwas nach der dem zu untersuchenden Warzenfortsatz entgegengesetzten

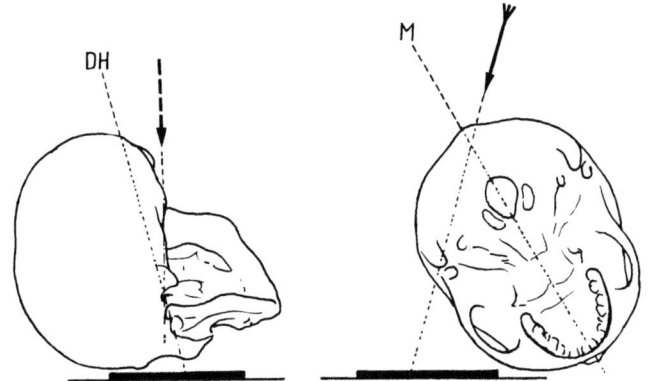

Abb. 14. Verlauf des Zielstrahles bei der Warzenfortsatzaufnahme nach SONNENKALB. *M* Mediansagittalebene; *DH* Deutsche Horizontalebene

Seite gedreht. Die Kassette liegt auf einem Holzkeil, der einen Keilwinkel von 25⁰ aufweist, und wird der Nackengegend fest angelagert. Die Kassette bildet also mit der Tischebene einen nach lateral offenen Winkel von 25⁰. Der laterale Rand der Kassette schneidet mit dem lateralen Ohrrand ab, der obere Kassettenrand soll, von oben her gesehen, einen Querfinger über dem oberen Ohrrand postiert sein. Der Zielstrand verläuft in der Ziellinie, die bei der Durchleuchtung festgestellt wurde (s. Abb. 15).

4. Die Aufnahme des Warzenfortsatzes nach GRAUPNER (1920). Der Patient sitzt vor dem Aufnahmegerät. Stirn und Nase liegen zunächst der Kassette an, deren eine Hälfte mit Blei abgedeckt ist. Der Zielstrahl verläuft in horizontaler Richtung zunächst in der Mediansagittalebene in der Höhe des oberen Gehörgangsrandes. Nun wird der Kopf um 15⁰ gegen die abgedeckte Kassettenhälfte gedreht und die Aufnahme des Warzenfortsatzes der von der Kassette etwas abgehobenen Seite gemacht. Dann wird die andere Hälfte der Kassette abgedeckt, der Kopf wird um 15⁰ aus der Mediansagittalebene auf die andere Seite gedreht, dann folgt die Exposition des zweiten Warzenfortsatzes. Durch diese Anordnung bekommt Graupner beide Warzenfortsätze in identischer Weise auf den gleichen Film. Es handelt sich also um eine Vergleichsaufnahme (s. Abb. 16).

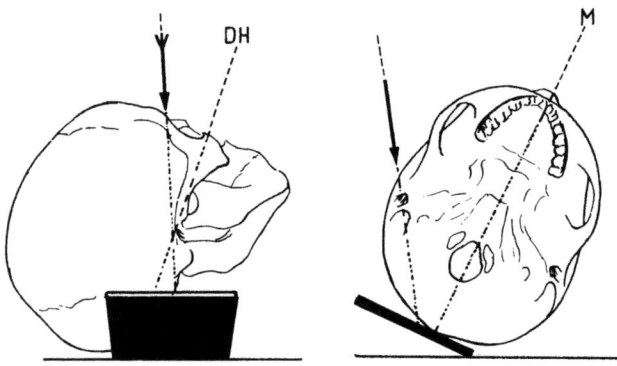

Abb. 15. Verlauf des Zielstrahles bei der Warzenfortsatzaufnahme nach Staunig und Gatscher. *M* Mediansagittalebene; *DH* Deutsche Horizontalebene

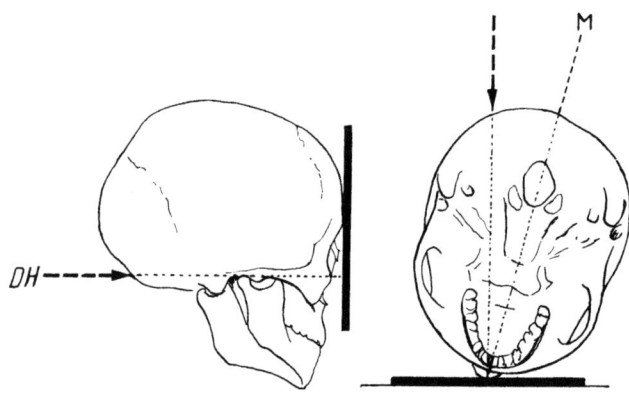

Abb. 16. Verlauf des Zielstrahles bei der Warzenfortsatzaufnahme nach Graupner. *M* Mediansagittalebene; *DH* Deutsche Horizontalebene

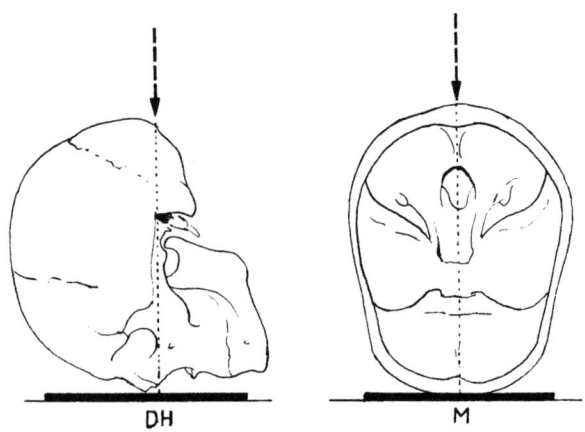

Abb. 17. Verlauf des Zielstrahles bei der sagittalen Vergleichsaufnahme der Schläfenbeine nach Schüller. *M* Mediansagittalebene; *DH* Deutsche Horizontalebene

5. Die Aufnahme des Warzenfortsatzes nach Pankrac (1957). Die Aufnahme wird derart gemacht, daß der Processus mastoideus innerhalb der Kieferhöhle der Gegenseite zur Darstellung gebracht wird. Patient liegt auf dem Rücken, der Kopf wird um 45° zur untersuchenden Seite gedreht. Der Zentralstrahl verläuft durch die Kieferhöhle und zielt auf den zu untersuchenden Warzenfortsatz. Die Aufnahme versagt bei verschatteten oder schlecht entwickelten Kieferhöhlen.

e) Aufnahmen zur Darstellung des Processus styloideus

1. Die perorale Aufnahme des Processus styloideus nach Pfahler (1911). Die Kassette wird am Nacken in die Gegend des zu untersuchenden Processus styloideus postiert, das Kinn wird so weit als möglich vom Hals weggestreckt. Der Zentralstrahl zielt durch den maximal geöffneten Mund auf den Processus styloideus, er bildet mit der Mediansagittalebene einen nach vorne offenen Winkel von etwa 30°. Die Aufnahme — sie kann sitzend oder liegend gemacht werden — wurde später derart modifiziert, daß der Kopf nach der zu untersuchenden Seite um etwa 30° gedreht wird und daß der Zielstrahl, der auf die Tonsillengegend zielt, senkrecht auf die Kassette auftrifft.

2. Die sagittale Vergleichsaufnahme der Processus styloidei. Es handelt sich hier um eine Aufnahme, wie wir sie auch zur Darstellung des Unterkiefers in postero-anteriorer Richtung verwenden. Patient befindet sich in Bauchlage, Kinn und Nase liegen der Kassette an, deren oberer Rand etwas oberhalb der äußeren Gehörgänge liegen soll. Der Zielstrahl zielt auf die Kinnmitte und verläuft hierbei parallel zur Deutschen Horizontalebene. Diese Aufnahme gibt eine gute Vergleichsmöglichkeit zwischen rechtem und linkem Griffelfortsatz.

3. Die seitliche Aufnahme des Processus styloideus. Sie ist ähnlich einer seitlichen Halswirbelsäulenaufnahme und wird am besten stehend oder sitzend gemacht. Der

Kopf wird nach hinten gebeugt, das Kinn wird nach vorne gestreckt. Der Zielstrahl verläuft, den hinteren Rand des aufsteigenden Unterkieferastes in mittlerer Höhe tangierend, senkrecht auf die Kassette.

f) Die Vergleichsaufnahmen der Schläfenbeine oder von Teilen von solchen

1. Die sagittale Vergleichsaufnahme der Schläfenbeine nach SCHÜLLER (1905). Es handelt sich hier um eine ausgeblendete sagittale Schädelübersichtsaufnahme, die sowohl mit postero-anteriorem als auch mit antero-posteriorem Strahlengang angefertigt werden kann. Die Anordnung der Aufnahme wurde bereits im Nebenhöhlenkapitel besprochen (s. Abb. 17).

GEFFERTH hat 1944 die sagittale antero-posteriore Aufnahme für die Untersuchung der Säuglinge bis zu einem Jahr empfohlen. Die Aufnahme ist leicht durchführbar und läßt in vielen Fällen außer dem Innenohr auch das Antrum und eventuell schon vorhandene Zellen erkennen.

2. Die axiale Vergleichsaufnahme der Schläfenbeine nach SCHÜLLER (1905). Die Aufnahme kann sowohl mit submento-vertikalem als auch mit vertico-submentalem Strahlengang hergestellt werden. Die Anordnung dieser Aufnahme wurde ebenfalls schon im Nebenhöhlenkapitel besprochen. Es besteht nur ein geringer Unterschied insofern, als der Zielstrahl bei der Vergleichsaufnahme der Schläfenbeine weiter dorsal, und zwar in der Ohrvertikalen und nicht in der Mitte der Verbindungslinie zwischen äußerem Orbitarand und äußerem Gehörgang verläuft (s. Abb. 18).

Weitgehend ähnliche Projektionsrichtungen wurden später von LUPO (1920), von HIRTZ (1922) sowie von RUNSTRÖM (1933) angegeben. Die Aufnahme des letzteren wird als Runström IV bezeichnet.

3. Die sagittale Vergleichsaufnahme der Schläfenbeine nach KÜHNE und PLAGEMANN (1908). Es handelt sich hauptsächlich um die Darstellung des Warzenfortsatzes. Patient befindet sich in Bauchlage, Kinn und Nase liegen der Kassette an. Der Zielstrahl verläuft in der Medianebene, bildet mit der Deutschen Horizontalebene einen nach hinten-oben offenen Winkel von 15⁰ und zielt auf die

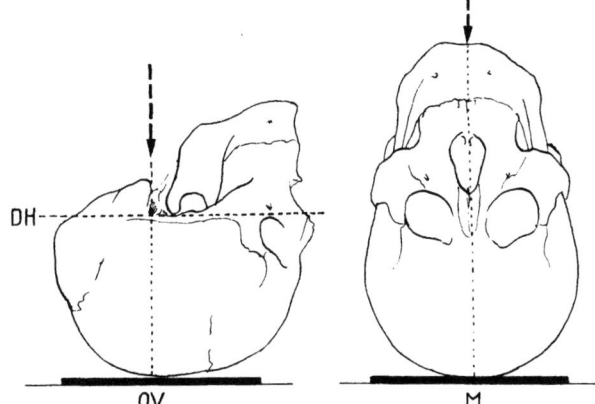

Abb. 18. Verlauf des Zielstrahles bei der axialen Vergleichsaufnahme der Schläfenbeine nach SCHÜLLER. *M* Mediansagittalebene; *OV* Ohrvertikale

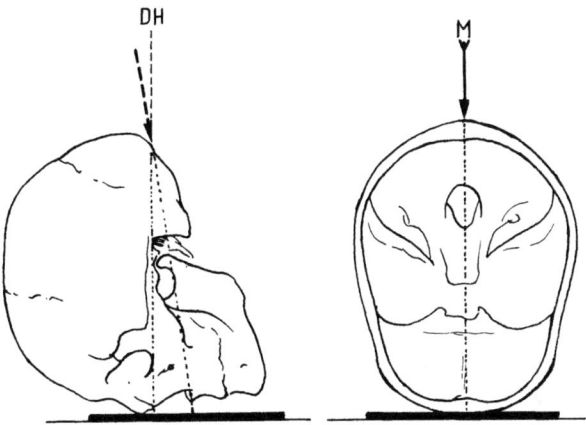

Abb. 19. Verlauf des Zielstrahles bei der sagittalen Vergleichsaufnahme der Schläfenbeine nach KÜHNE und PLAGEMANN. *M* Mediansagittalebene; *DH* Deutsche Horizontalebene

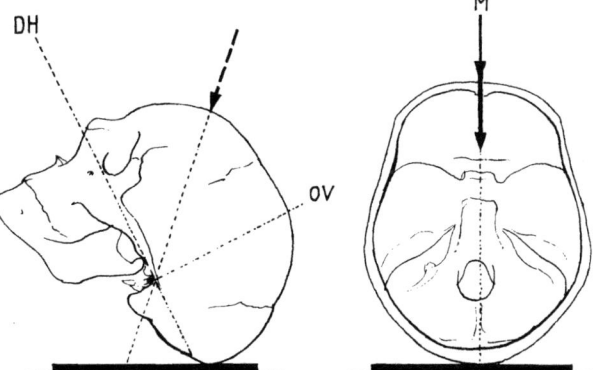

Abb. 20. Verlauf des Zielstrahles bei der kranial-exzentrischen Vergleichsaufnahme der Schläfenbeine nach GRASHEY (halb-axiale Aufnahme der Pyramiden). *M* Mediansagittalebene; *DH* Deutsche Horizontalebene; *OV* Ohrvertikale

Verbindungslinie beider unterer Orbitaränder. E. G. Mayer hat darauf hingewiesen, daß es bei dieser Aufnahme notwendig ist, eine kurze Focus-Hautdistanz (etwa 35 cm) zu wählen, um die Warzenfortsätze gut aus den aufsteigenden Unterkieferästen herauszu-projizieren (s. Abb. 19).

4. Die Vergleichsaufnahme der Schläfenbeine nach Grashey (1912). Es handelt sich um eine halbaxiale Aufnahme der Pyramiden und der hinteren Schädelgrube. Patient befindet sich in Rückenlage, das Kinn ist stark der Brust genähert. Die Kassette liegt dem Hinterhaupt an. Der Zielstrahl verläuft in der Mediansagittalebene, bildet mit der Deutschen Horizontalebene einen nach vorne-oben offenen Winkel von 45° und zielt auf das Foramen occipitale magnum (s. Abb. 20).

Ähnliche Aufnahmen haben 1926 Altschul, Gonsalez Rincones sowie Worms und Breton angegeben. Die Aufnahme nach Altschul wurde von Uffenorde noch modi-fiziert und ist heute im deutschen Sprachraum als Aufnahme nach Altschul-Uffenorde bekannt. Im amerikanischen Schrifttum wird diese Projektion als Townesche oder Stuartsche Aufnahme bezeichnet. Sie wurde aber von Grashey *erstmalig* angegeben.

3. Kritische Stellungnahme zu den verschiedenen Aufnahmerichtungen

Der Zweck der nun folgenden Ausführungen ist, aus der Vielzahl der für die Unter-suchung des Schläfenbeines bekanntgewordenen Aufnahmerichtungen die herauszusuchen, die sich für die tägliche Routineuntersuchung am zweckmäßigsten erwiesen haben, wobei zwei Momente als maßgebend in Betracht zu ziehen sind: Erstens die leichte und exakte Durchführung der Aufnahmen und zweitens ihre diagnostische Ausbeute. Bezüg-lich des ersten Momentes bestehen keine wesentlichen Unterschiede, da die Herstellung der einzelnen im vorhergehenden Abschnitt besprochenen Aufnahmen bezüglich ihrer einwandfreien Anordnung ohne Schwierigkeiten möglich ist und keine von ihnen — von Ausnahmefällen abgesehen — besondere Anforderungen an den Patienten stellt. Ganz anders aber verhält es sich bezüglich des zweiten Momentes. In der diagnostischen Ausbeute bestehen bei den einzelnen Projektionsrichtungen nicht nur zwischen den ver-schiedenen Gruppen, sondern auch innerhalb einer Gruppe große Unterschiede. Infolge des komplizierten anatomischen Baues des Schläfenbeines ist es vollkommen unmöglich, auf einer einzigen Aufnahme alle anatomischen Einzelheiten in beurteilbarer Weise zur Darstellung zu bringen. Dazu sind mindestens drei Aufnahmen erforderlich, die in den drei zueinander senkrechten Richtungen hergestellt werden müssen. Außer diesen Spezialaufnahmen wird es in vielen Fällen notwendig sein, auch Vergleichsaufnahmen zu Rate zu ziehen. Die einzeitige Vergleichsaufnahme, bei der der Zielstrahl in der Mediansagittalebene verlaufen muß, besitzt nur beschränkten Wert, d. h. sie eignet sich nur für ganz bestimmte Zwecke. Es ist selbstverständlich, daß die zweizeitig angefertigten Vergleichsaufnahmen mit symmetrischer Projektion, mit gleicher Exposition und mit gleichem lichtempfindlichem Material hergestellt werden müssen, sollen ganz geringe Ab-weichungen von der Norm durch den Vergleich mit der gesunden Seite erkannt werden. Die einzeitigen Vergleichsaufnahmen können die Spezialaufnahmen nicht ersetzen und umgekehrt. Beide haben ein verschiedenes und eindeutig indiziertes Anwendungsgebiet. Unter Umständen ist es notwendig, eine Spezialaufnahme noch durch eine Vergleichs-aufnahme zu ergänzen.

Auf den seitlichen Aufnahmen gelangen die Ausdehnung und die Struktur des pneu-matischen Systems, der Verlauf des Sinus und bei entsprechender Neigung des Ziel-strahles das Tegmen zur Darstellung, auf den sagittalen Aufnahmen sind die Innenohr-räume, der innere Gehörgang und die Pyramide, auf der axialen Aufnahme die Mittelohr-räume und auf den tangentialen Aufnahmen die Warzenfortsatzspitze abgebildet. Es sind also immer nur einzelne Teile des Schläfenbeines, die auf den Spezialaufnahmen in beurteilbarer Weise zur Ansicht kommen. Hierbei ist wichtig, daß der darzustellende Abschnitt des Schläfenbeines tunlichst in ganzer Ausdehnung und möglichst ohne wesentliche Gestaltsveränderungen durch die Projektion abgebildet wird. Daher ist z. B. die Aufnahme nach E. G. MAYER und die tangentiale Aufnahme des Warzenfortsatzes für die übersichtliche Darstellung des Zellsystems nicht geeignet, da bei diesen Projektionen nur ein Teil der pneumatischen Hohlräume zu sehen ist. Während das pneumatische System nach vorne, oben, hinten und unten in seiner ganzen Ausdehnung frei von Überlagerungen durch andere Skeletteile abgebildet werden soll, sollen die Strahlen die Zellen der Pars mastoidea bezüglich ihrer Ausdehnung in die Tiefe also in der Strahlenrichtung in der geringsten räumlichen Ausdehnung durchsetzen, weil pathologische Veränderungen an einzelnen der vielen Zellbälkchen um so eher zu erkennen sind, je weniger eine gegenseitige Überlagerung oder eine Überlagerung durch andere Skeletteile besteht. Diese Forderungen werden am weitgehendsten durch die seitlichen Aufnahmen erfüllt. Zur einwandfreien Darstellung der Pyramide und der in ihr untergebrachten Innenohrräume eignen sich am besten die sagittalen Aufnahmen, da bei entsprechendem Strahlengang das Felsenbein aus der Schädelbasis herausprojiziert wird, ohne hierbei durch die Projektion eine wesentliche Gestaltsveränderung zu erfahren, welche bei seitlicher Projektion in geringem Maße, bei axialer Projektion in hohem Maße vorhanden ist, so daß diese Aufnahmerichtungen für die Darstellung der Pyramide und ihrer Details nicht in Frage kommen. Das Verhalten der Mittelohrräume läßt sich eindeutig nur auf axialen Bildern beurteilen. Es wurde schon erwähnt, daß sich die einzelnen Aufnahmen einer Gruppe bezüglich ihrer diagnostischen Ausbeute verschieden verhalten. Darauf soll nun im folgenden näher eingegangen werden.

a) Die seitlichen bzw. halbseitlichen Aufnahmen

Bei den seitlichen Aufnahmen handelt es sich, wie schon aus der zweiten Beifügung ersichtlich, nicht um eine rein seitliche Projektion, bei welcher der Zielstrahl in der Schnittlinie der Deutschen Horizontalebene mit der Ohrvertikalen verläuft. Bei einer solchen Projektion überlagern sich rechtes und linkes bzw. plattenfernes und plattennahes Schläfenbein vollständig. Auch bei bester Blendung würde sich aus einer derartigen Aufnahme kein brauchbarer Befund erheben lassen. Es muß also das zu untersuchende Schläfenbein frei von Überlagerungen durch das andere zur Darstellung gebracht werden, d. h. die beiden Schläfenbeine müssen nebeneinander oder übereinander abgebildet werden. Dies erreicht man dadurch, daß man den Focus der Röhre entweder nach dorsal oder ventral bzw. nach kranial oder caudal verschiebt. Auch alle dazwischenliegenden Verschiebungen sind möglich. Die Aufnahmen müssen also mit exzentrischem Strahlengang gemacht werden. Von allen Möglichkeiten kommen für den praktischen Gebrauch nur der kranial- und der dorsal-exzentrische Strahlengang in Frage, da bei der Verschiebung der Röhre nach caudal die Pars basilaris und die Unterschuppe des Os occipitale sowie Halswirbelsäule und Unterkiefer, bei Verschiebung nach ventral Keilbein, Jochbein und Unterkiefer das Schläfenbein überlagern würden. So wurden nun auch die ersten Aufnahmen mit dorsal-exzentrischem (HENLE) und kranial-exzentrischem Strahlengang (SCHÜLLER) hergestellt.

Wie verhält sich nun die Übersichtlichkeit des Zellsystems bei diesen beiden Projektionen? Bei einer dorsal-exzentrischen Aufnahme wird die Pyramide etwas nach vorne projiziert, wodurch nicht nur die hinteren, sondern auch die an der Vorderseite des Warzenfortsatzes gelegenen Zellen besser zur Abbildung gelangen. Eventuell vorhandene Zellen in der Zygomaticuswurzel werden aber bei dieser Projektion von der Pyramidenspitze überlagert und die Spitze des Warzenfortsatzes wird von Knochenleisten um das Foramen occipitale magnum überdeckt. Dasselbe gilt für die von FERETTI angegebene Aufnahme, da sie der HENLEs weitgehend ähnlich ist. Sie braucht daher nicht eigens besprochen werden. Wenn man nun statt der dorsal-exzentrischen eine kranial-exzentrische Projektion wählt, wie dies SCHÜLLER getan hat, so werden diese störenden Skeletteile nach abwärts projiziert, wodurch die betreffenden Abschnitte des pneumatischen

Systems gut zur Abbildung kommen. Durch Verschiebung der Röhre nach dorsal und nach kranial (Lange) werden die Vorteile beider Aufnahmerichtungen vereint. Tatsächlich gibt auch die dorsokranial-exzentrische Aufnahme die beste übersichtliche Darstellung des Zellsystems. Die Aufnahmen nach Sonnenkalb, Law und Granger haben gegenüber der Aufnahme nach Lange den Nachteil, daß bei ersteren die Neigung des Zielstrahles sowohl zur Ohrvertikalen als auch zur Deutschen Horizontalebene zu gering ist. Es muß der vom Zielstrahl mit der Deutschen Horizontalebene gebildete, nach kranial offene Winkel mindestens 25⁰ betragen, weil sonst die vorderen-oberen Teile des Zellsystems und die Warzenfortsatzspitze nicht gut übersehbar sind. Dieser Forderung wird auch die Aufnahme nach Runström I nicht gerecht, da bei dieser der nach kranial offene Winkel, den der Zielstrahl mit der Deutschen Horizontalebene bildet, nur 15⁰ beträgt. Auch die Aufnahme nach Runström II, bei der der nach kranial offene Winkel 35⁰ beträgt, bietet bezüglich der Übersichtlichkeit des pneumatischen Systems keinen Vorteil. Auf ihr gelangen jedoch der Kuppelraum der Paukenhöhle mit den Gehörknöchelchen, der Aditus ad antrum und meist auch das Antrum zur Abbildung. Für die Darstellung der Mittelohrräume besitzen wir aber bessere Projektionen, auf die später eingegangen wird. Wenn man die Bilder in der Monographie von Runström durchsieht, so fällt auf, daß sich unter den seitlichen Schläfenbeinaufnahmen mehr typische Einstellungen nach Schüller als nach Runström I und II finden. Bezüglich der von Rossmann für die Untersuchung von Säuglingen mitgeteilten Projektionsrichtung wurde schon erwähnt, daß sie weitgehend der von Lange angegebenen gleicht, nur sind die Winkelmaße etwas anders. Der große Vorteil der Aufnahme nach Rossmann besteht darin, daß man die auf dem Bauche liegenden Kinder die natürliche bzw. eine spontane Kopfhaltung einnehmen läßt, sie also nicht zwingt, auf dem Tuber parietale der zu untersuchenden Seite zu liegen. Der Verlauf des Zielstrahles wird dementsprechend angeordnet. Außerdem erzielt Rossmann durch den an der Röhre angebrachten Tubus, dessen untere Öffnung bis an den Kopf des Säuglings herangebracht wird, eine Fixierung.

Aus dem bisher Gesagten ist zu entnehmen, daß für die beste Darstellung des pneumatischen Systems bei Erwachsenen die Aufnahme nach Schüller und Lange und bei Kindern die Aufnahme nach Rossmann in Frage kommt. Auf der Aufnahme nach Lange gelangt das pneumatische System am übersichtlichsten zur Abbildung, da auf ihr auch die retrofacial gelegenen Zellen gut kenntlich sind und Zellen im Bereiche des Bulbus venae jugularis von Zellen in der Warzenfortsatzspitze differenziert werden können. Wenn dies auf der Aufnahme nach Schüller auch nicht möglich ist, so besitzt diese andererseits doch wesentliche Vorteile bezüglich der Darstellung anderer Details. So sind auf der Aufnahme nach Schüller der äußere Gehörgang, die Kontur des Tegmen und der knöchernen Sinusschale viel besser erkennbar als auf der Aufnahme nach Lange, weil auf ersterer die Gehörgangswände, die Tegmenplatte und die vordere Wand der knöchernen Sinusschale von den Strahlen mehr oder weniger tangential getroffen werden, während auf letzterer die Strahlen schräg zu diesen Gebilden verlaufen, die dadurch eine ziemlich starke Verzeichnung erfahren. Die Aufnahme nach Schüller ist also der nach Lange bezüglich der Möglichkeit der genauen Bestimmung der topographischen Verhältnisse, wie z. B. der Entfernung des Sinus von der hinteren Gehörgangswand und der Lage des Tegmen im Verhältnis zur oberen Gehörgangswand überlegen und außerdem läßt sie eventuell vorhandene peritubare, in der Pyramidenspitze gelegene Zellen gut erkennen. Die Klärung der topographischen Verhältnisse ist sicher wesentlich wichtiger als die Unterscheidung zwischen Zellen, die am Bulbus venae jugularis gelegen sind, von solchen der Warzenfortsatzspitze. Als Ergebnis der eben gemachten Feststellung kommt man zu dem Schluß, daß der Aufnahme nach Lange, obwohl sie am besten und übersichtlichsten das pneumatische System der Pars mastoidea zur Darstellung bringt, in der Praxis die Aufnahme nach Schüller, die ja das Zellsystem in ausreichend beurteilbarer Weise wiedergibt, Zellen der Pyramidenspitze erkennen läßt und die topographischen Verhältnisse in klarer Weise zu zeigen vermag, vorzuziehen ist.

b) Die sagittalen bzw. halbsagittalen Aufnahmen

Diese Gruppe umfaßt alle jene Aufnahmen, bei denen der Zielstrahl in postero-anteriorer oder antero-posteriorer Richtung die Längsachse der Pyramide mehr oder weniger senkrecht durchsetzt, es handelt sich also auch um keine reinen sagittalen Projektionen. Der Unterschied zwischen den Aufnahmen nach STENVERS und FISCHER u. SGALITZER besteht nur in einer anderen Kopflage. Bei Patienten, die nicht auf dem Bauche zu liegen vermögen, kann man die Aufnahme auch in Rückenlage mit antero-posteriorem Strahlengang machen. Die Qualität des Bildes leidet darunter in keiner Weise. Die übrigen in dieser Gruppe bekanntgegebenen Aufnahmen unterscheiden sich nur durch verschiedene Neigungen des Zentralstrahles zu den Orientierungsebenen des Schädels. Bei der typischen Stenvers-Aufnahme soll theoretisch der Zielstrahl in der Schnittlinie jener Ebenen verlaufen, in welchen der laterale und der obere Bogengang liegen. Der Verlauf dieser Linie zur Mediansagittalebene ist je nach der Form des Schädels verschieden, dementsprechend läßt sich auch kein absolut bestimmter Winkel für den Verlauf des Zentralstrahles angeben. Dieser Winkel ist im Durchschnitt 45°, er ist jedoch bei Dolichocephalen kleiner als bei Brachycephalen, was bei der Anordnung der Aufnahme berücksichtigt werden soll. Im wesentlichen sind die Projektionen nach STENVERS, nach FISCHER u. SGALITZER, nach LANNOIS u. ARCELIN, nach LOEW-BEER und nach Runström III gleichwertig. Die Aufnahme nach Chaussé III steht bezüglich ihrer diagnostischen Bedeutung zwischen den Aufnahmen nach STENVERS und E. G. MAYER. Auf der Aufnahme nach Chaussé III kommen außer den Innenohrhohlräumen und dem inneren Gehörgang wesentlich besser als auf der Aufnahme nach STENVERS, das Antrum, der Aditus ad antrum und der Kuppelraum der Paukenhöhle mit den Gehörknöchelchen zur Darstellung. Auch das ovale Fenster der medialen Paukenhöhlenwand gelangt häufig zur Abbildung. Diese Aufnahme, die besonders bei der Untersuchung von chronischer Otitis und Mißbildungen empfohlen wurde, kann eventuell die Aufnahme von STENVERS, aber niemals die E. G. MAYERs ersetzen, da die laterale Attikwand nur auf letzterer erkennbar ist. Außerdem sind hier die gesamte Paukenhöhle, der äußere Gehörgang und das Os tympanicum zu sehen. Die Verwendung der Aufnahme nach WULLSTEIN unterliegt, wie der Autor selbst mitteilt, nur ganz bestimmten, sehr weitgehenden Einschränkungen, sie soll nicht mehr als ein Behelf sein, um mit einfachen Mitteln das Bogengangsystem aus einer zweiten Richtung übersehen zu können. Dadurch, daß WULLSTEIN den Zielstrahl nicht in der Schnittlinie der Ebenen des oberen und lateralen Bogenganges, sondern in der Winkelhalbierenden dieser beiden Bogengänge verlaufen läßt, kommen das Crus commune und die beiden Schenkel des oberen Bogenganges getrennt zur Darstellung. Auch der Tractus subarcuatus ist gut zu sehen. Vom lateralen Bogengang, dessen beide Schenkel auf der Aufnahme nach WULLSTEIN übereinanderprojiziert werden, sind hauptsächlich die Rundung und nicht so sehr wie auf der Stenvers-Aufnahme der vordere Schenkel mit der Ampulle abgebildet. WULLSTEIN empfiehlt seine Aufnahme, die er als halbschräge Labyrinthaufnahme bezeichnet, bei Verdacht auf paralabyrinthäre Resorption und besonders nach Operationen, wenn Labyrinthkomplikationen bestehen. Zur Aufnahme nach BIESALSKI, die ursprünglich für die Untersuchung des Säuglingsohres entwickelt wurde, aber in gewissen Fällen bei Erwachsenen die Standardaufnahmen ersetzen können soll, ist folgendes zu sagen: Die Aufnahme bietet in keiner Weise irgendwelche Vorteile. Wenn es sich um die Beurteilung des pneumatischen Systems handelt, dann vermag die Aufnahme nach ROSSMANN weit mehr zu leisten und ist in der Anordnung einfacher, da sie wohl einen Kassettentunnel, aber kein Lagerungsgerät benötigt. Davon, daß die Aufnahme nach BIESALSKI bei Erwachsenen in gewissen Fällen eine bzw. die Standardaufnahmen ersetzen kann, kann nicht die Rede sein. Sie kann höchstens ein Notbehelf sein, in Fällen, bei denen es nicht gelingt, die üblichen Aufnahmen anzufertigen. Auf der Aufnahme nach ROSENDAL und EWERTSEN tritt das Antrum etwas besser in Erscheinung als auf der typischen Stenvers-Aufnahme. Sie bietet aber keine weiteren Vorteile, da es für die Darstellung des Antrum

eine bessere Projektion gibt. Rosendal und Ewertsen vergleichen ihre Projektion mit
der nach Chaussé III und kommen zu dem Ergebnis, daß die beiden Aufnahmen ziemlich
gleichwertig sind. Allerdings betonen diese Autoren, daß sie zweimal eine Fistel am
lateralen Bogengang nur auf ihrer Aufnahme sichtbar machen konnten. Diese Autoren
fordern, daß in unklaren Fällen die Stenvers-Aufnahme durch weitere Aufnahmen
(eigene und nach Chaussé III) ergänzt werden sollen. Der Nachweis so kleiner Details,
wie z. B. einer Fistel am Bogengang, ist vielfach dem Zufall unterworfen und es ist von
vornherein niemals möglich zu entscheiden, bei welcher Projektion die Fistel eventuell
nachweisbar sein wird. Natürlich ist es möglich, daß eine Fistel am lateralen Bogengang
auf der Stenvers-Aufnahme nicht, aber auf einer anderen Aufnahme zu erkennen ist,
aber auch das Gegenteil kann der Fall sein. Es ist jedoch in der Praxis unmöglich, bei
klinisch positivem Fistelsymptom und negativem Röntgenbefund außer einer typischen
Aufnahme nach Stenvers alle anderen bisher bekannten Projektionsrichtungen anzuwenden, da der Nachweis der Fistel trotz alledem nicht immer gelingen muß. Wenn
einmal die eine, ein anderes Mal eine andere Projektion ein Detail besser erkennen läßt,
so liegt das nicht immer an der angewandten Aufnahmerichtung, sondern kann seine
Ursache in der Schädelform des Untersuchten haben. Auf Grund der eben angestellten
Betrachtungen kommt man nun zu dem Schluß, daß die brauchbarste Aufnahme die
von Stenvers ist. Auf ihr lassen sich die Innenohrhohlräume, der innere Gehörgang,
eventuell vorhandene Zellen in der Pyramide und die obere Pyramidenkante gut beurteilen. In manchen Fällen gibt sie auch eine gute Darstellung des Tegmen, letzteres
kommt allerdings auf der Aufnahme nach Loew-Beer in der Regel besser zur Abbildung.
Für den Nachweis einer paralabyrinthären Resorption erscheint die Aufnahme nach
Wullstein sicher geeignet. Die Aufnahme nach Chaussé III bietet den Vorteil, daß auf
ihr häufig das ovale Fenster zu erkennen ist.

c) Die axialen bzw. halbaxialen Aufnahmen

Hier sind zu besprechen die axiale Aufnahme nach Busch und die halbaxiale Aufnahme nach E. G. Mayer, zwei Projektionen, die untereinander vollkommen verschieden
sind. Die Aufnahme nach Owen stellt nur eine gering modifizierte Aufnahme nach
E. G. Mayer dar und braucht daher nicht eigens besprochen zu werden. Auf der Aufnahme nach Busch kommt der Warzenfortsatz frei von Überlagerungen zur Darstellung,
während das übrige pneumatische System nicht sehr gut zu übersehen ist, da durch den
Strahlengang von medial-caudal nach lateral-kranial eine reichliche gegenseitige Überlagerung zustande kommt. Von der Paukenhöhle, die fast in ganzer Ausdehnung nachweisbar ist, sind besonders gut das Promontorium der medialen Wand und ihr Dach,
das Tegmen zu erkennen. Manchmal sind auch Gehörknöchelchen abgrenzbar, jedoch
sind sie nicht immer von Zellbälkchen zu differenzieren. Das Antrum wird zum Teil
von der Paukenhöhle, zum Teil vom äußeren Gehörgang überlagert, ist im übrigen aber
ganz gut zu überblicken. Der Verlauf des Sinus und seine topographischen Beziehungen
zu den Mittelohrräumen läßt sich meist unschwer feststellen. Auf der Aufnahme nach
E. G. Mayer gelangen gut das Antrum, in vielen Fällen auch der Aditus ad antrum,
der Kuppelraum der Paukenhöhle mit den Gehörknöchelchen (Hammer, Amboß), der
obere Teil des Anulus tympanicus, das Lumen des äußeren Gehörganges und dessen
Wände mit Ausnahme der unteren Gehörgangswand zur Abbildung. Die medialen und
unteren Partien der Paukenhöhle kommen, da sie vom Os tympanicum überdeckt werden,
nicht sehr gut zur Ansicht. Von den Zellen des pneumatischen Systems sind nur die im
oberen Anteil der Pars mastoidea und die nach dorsal-medial gegen die Sutura occipito-
mastoidea gelegenen gut zu überblicken. Der Verlauf des Sinus ist nur im obersten
Anteil in der Gegend des oberen Sinusknies zu erkennen. Es besteht demnach wohl
kein Zweifel, daß die Aufnahme nach E. G. Mayer zum Nachweis von Veränderungen
im Kuppelraum der Paukenhöhle, im Antrum mastoideum, im äußeren Gehörgang und

im oberen Teil des pneumatischen Systems wesentlich geeigneter ist, als die Aufnahme nach BUSCH, die nur gut die Warzenfortsatzspitze, die Paukenhöhle mit ihrer medialen und oberen Wand und die knöcherne Sinusschale zu zeigen vermag. Wenn WULLSTEIN von der Aufnahme nach E. G. MEYER behauptet, daß sie unserem Vorstellungsvermögen nur wenig entgegenkommt, so gilt dies im selben Maße für die Aufnahme nach BUSCH. Veränderungen am Tegmen und der Sinusschale sind auf der Aufnahme nach E. G. MAYER nur selten erkennbar, ihr kommt also für die Beurteilung dieser Gebilde keine praktische Bedeutung zu. Tegmen und Sinus sind aber auf der Schüller-Aufnahme, die ja bei jeder Affektion angefertigt wird, gut zu übersehen. Es wurde schon erwähnt, daß der Attik mit den Gehörknöchelchen, der Aditus ad antrum und häufig auch das Antrum auf der Aufnahme nach Runström II zur Darstellung kommen. Geringe Veränderungen im Kuppelraum, besonders aber an der lateralen Attikwand, werden jedoch auf der Aufnahme nach E. G. MAYER eher nachweisbar sein als auf der Aufnahme nach Runström II, obwohl sich auch letztere für die Beurteilung der eben erwähnten Gebilde in vielen Fällen eignet.

d) Die tangentialen Aufnahmen des Warzenfortsatzes

Die verschiedenen Aufnahmen des Warzenfortsatzes sind mit Ausnahme der von GRASHEY alle gleichwertig. Die Aufnahme von GRASHEY ist deshalb weniger geeignet, da bei ihr der Warzenfortsatz zu wenig aus der Schädelbasis herausprojiziert wird. E. G. MAYER bevorzugt daher die Aufnahme nach SONNENKALB, weil sie sich an die oft zu gebrauchende Aufnahme nach STENVERS anschließt und weder in ihrer technischen Anordnung noch in der Orientierung auf dem erzielten Bilde Schwierigkeiten bereitet.

e) Die Vergleichsaufnahme

Als Indikation zur Anfertigung einer Vergleichsaufnahme können folgende Punkte gelten:

1. Der Nachweis einer nur geringen Verschattung des Zellsystems einer Seite. Die intensive Verschattung wird aus Spezialaufnahmen diagnostiziert.

2. Der Nachweis einer eine akute Entzündung der Pyramidenspitze charakterisierenden Porose.

3. Der Nachweis eines unterschiedlichen Verlaufes der oberen Pyramidenkante bei der Frage eines basalen Tumors.

4. Der Nachweis von Asymmetrien der Schädelbasis als Folge einer Stellungsanomalie einer oder beider Pyramiden.

Die Fragen, die durch eine Vergleichsaufnahme gelöst werden können oder sollen, betreffen also das pneumatische System und die Pyramiden, nicht aber die Mittel- oder Innenohrräume.

Um eine wenig intensive Verschattung auf Grund einer Vergleichsaufnahme feststellen zu können, müssen die Warzenfortsätze symmetrisch aufgebaut sein, insbesondere darf keine Differenz in der Dicke ihrer Corticalis bestehen. Es ist also nur eine derartige Vergleichsaufnahme verwertbar, die zunächst erkennen läßt, daß symmetrische Warzenfortsätze mit gleicher Wanddicke vorliegen. Eine solche Projektion stellt die sagittale (postero-anteriore) Vergleichsaufnahme beider Schläfenbeine nach KÜHNE u. PLAGEMANN dar, auf der die Warzenfortsätze aus der Schädelbasis herausprojiziert sind. Für die Beurteilung der Pyramidenspitzen eignet sich die sagittale Vergleichsaufnahme der Schläfenbeine nach SCHÜLLER sowie die Vergleichsaufnahmen nach GRASHEY, ALTSCHUL-UFFENORDE, GONZALES RINCONES, WORMS u. BRETON. Die axialen Vergleichsaufnahmen der Schläfenbeine nach SCHÜLLER und Runström IV sind heranzuziehen zur Beurteilung von Veränderungen in der Tubengegend und der benachbarten Gebiete des großen Keilbeinflügels sowie bei Mißbildungen. Für die Feststellung einer entzündlichen Porose der Pyramidenspitzen sind sie jedoch ungeeignet, da sich dieselben auf den Luftraum des Epipharynx projizieren. Bei asymmetrischer Konfiguration des Epipharynx ist der Luftraum rechts und links verschieden groß, was sich in einer verschieden stark aufhellenden Wirkung auf die Pyramidenspitzen äußert, so daß diese mit verschiedener Schattenintensität zur Darstellung kommen.

4. Die Standardaufnahmen

Es wurde schon erwähnt, daß es schwierig, aber nicht unbedingt notwendig ist, alle bisher bekanntgewordenen Aufnahmerichtungen genau zu kennen, wobei diese Kenntnisse nicht nur die Anfertigung des Bildes (Lagerung des Patienten und der Kassette, Verlauf des Zielstrahles zu den Orientierungsebenen des Schädels, Fußpunkt und Zielpunkt des Zielstrahles), sondern auch die Erfassung aller anatomischen Details, die das Bild zu geben vermag, umfassen müßten. In der überwiegenden Mehrzahl der Untersuchungen genügt die Kenntnis einer bestimmten kleinen Anzahl von Projektionsbildern. Meist findet man sein Auskommen mit einer Aufnahme aus jeder Gruppe der unter verschiedenen Strahlengang (in den drei Ebenen des Raumes) angefertigten Bilder. Als *Standardprojektionen* des Schläfenbeines sollen die Aufnahmen nach Schüller, Stenvers und E. G. Mayer gelten, und zwar aus folgenden Gründen: Erstens haben diese Autoren ihre Projektion jeweils als erste angegeben (die Aufnahme nach Busch ist vorwiegend eine axiale Aufnahme des Warzenfortsatzes und nicht des gesamten Schläfenbeines). Zweitens haben sich diese Aufnahmen als durchaus brauchbar, bzw. am brauchbarsten erwiesen, und drittens sind alle später veröffentlichten Aufnahmerichtungen nichts anderes als Projektionsvarianten der drei Standardaufnahmen. Als vierte Standardaufnahme kommt dann die Aufnahme des Warzenfortsatzes nach Sonnenkalb noch in Frage. Es soll jedoch nicht behauptet werden, daß alle übrigen Projektionen wertlos sind. Die Verhältnisse liegen wohl so, daß derjenige, der auf eine bestimmte Projektion eingestellt ist, aus dem mit dieser Strahlenrichtung erzielten Bilde zu denselben Ergebnissen kommen wird wie ein anderer aus einem mit einer etwas anderen Projektion hergestellten, von ihm bevorzugten Bilde, vorausgesetzt, daß beide über dieselben Kenntnisse und Erfahrungen verfügen. Es bleibt also dem Gutdünken und dem Temperament des einzelnen überlassen, welche spezielle Aufnahmerichtung er bevorzugt. In unklaren Fällen wird man außer den Standardaufnahmen noch die eine oder andere Projektion zusätzlich zur Befundung heranziehen, und zwar die, von der man glaubt, daß sie weitere Details aufzuzeigen vermag. Grundbedingung des Erkennens pathologischer Veränderungen ist die genaue Kenntnis des normalen Bildes und man wird weniger leicht einem Irrtum verfallen, wenn man immer wieder gleiche Projektionsbilder vor sich hat.

Die Aufnahmen von Schüller und Stenvers zeigen folgende Einzelheiten: den größten Teil des pneumatischen Systems, die ganze Pyramide, den Sulcus sinus sigmoidei, das Tegmen und das Labyrinth. Die Aufnahme nach E. G. Mayer bringt den Kuppelraum der Paukenhöhle, das Antrum, häufig auch den Aditus ad antrum, den äußeren Gehörgang, die periantralen Zellen sowie die gegen die Schuppen und die nach hinten zu gelegenen Zellen gut zur Darstellung. Falls notwendig, wird man noch eine tangentiale Aufnahme des Warzenfortsatzes nach Sonnenkalb als Ergänzung anfertigen. Mit diesen drei bzw. vier Standardaufnahmen wird es in der überwiegenden Mehrzahl der Fälle gelingen, eine Klärung, soweit dies röntgenologisch möglich ist, herbeizuführen.

Als zusätzliche Aufnahmen sind dann unter Umständen noch die Vergleichsaufnahmen der Schläfenbeine oder Aufnahmen des Foramen jugulare anzufertigen.

5. Die Anordnung der Standardaufnahmen

Über die Anfertigung der Standardaufnahmen muß man sich vollkommen im klaren sein, nicht nur um bei notwendigen Kontrollen ein möglichst identisches Bild herstellen zu können, sondern auch um bei unabsichtlich atypischer Projektion, den Verlauf des

Zielstrahles rekonstruieren zu können, bzw. um unter gegebenen Umständen von vornherein eine etwas atypische Projektion in Anwendung zu bringen. Wenn man die Literatur über die verschiedenen Aufnahmerichtungen genau studiert, so kann man wiederholt die Beobachtung machen, daß die angegebene Strahlenrichtung mit dem wiedergegebenen Bild bzw. der wiedergegebenen Skizze bei weitem nicht übereinstimmt.

Die wiedergegebenen Lagesituationen des Schädels sollen die Orientierung über die Aufnahmeanordnung erleichtern, die Skizzen der Röntgenbilder sollen zur Kontrolle dienen, ob man die Aufnahme richtig gemacht hat.

1. Die Schläfenbeinaufnahme nach SCHÜLLER. Patient befindet sich in Seitenlage. Die Kassette (13/18) liegt horizontal unter dem zu untersuchenden Ohr, dessen Muschel nach vorne umgeklappt wird. Der äußere Gehörgang ist in der Mitte der Kassette. Die Medianebene verläuft parallel zur Kassettenebene. Der Zielstrahl zielt auf den äußeren Gehörgang des zu untersuchenden Ohres und bildet in der Ohrvertikalen verlaufend mit der Deutschen Horizontalebene einen nach kranial offenen Winkel von 25—30° (s. Abb. 21). Eine stärkere Neigung des Zielstrahles als 30° stört weniger als eine unter 25°. Bei der akuten Otitis soll der Focus eher etwas hinten stehen, bei chronischer Otitis soll er genau in der Ohrvertikalen verlaufen. Dadurch, daß die Aufnahme bei geöffnetem

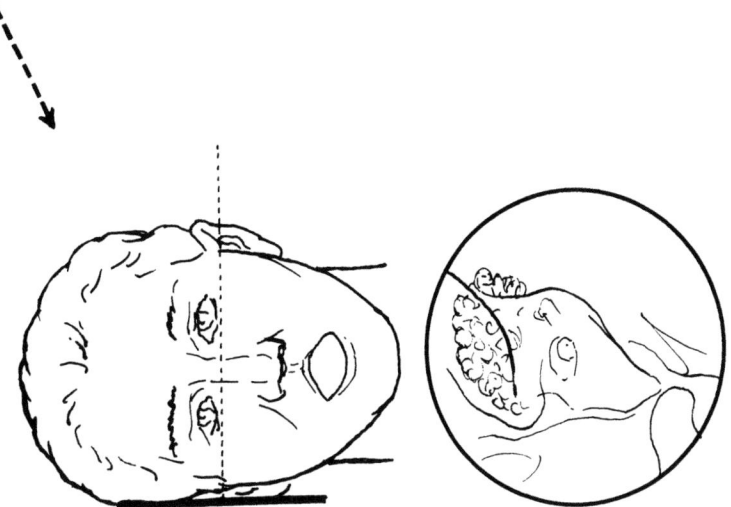

Abb. 21. Positionsskizze zur Schläfenbeinaufnahme nach SCHÜLLER und anatomische Skizze derselben. Der Pfeil bezeichnet den Verlauf des Zielstrahles. Die strichlierte Linie markiert die Deutsche Horizontalebene

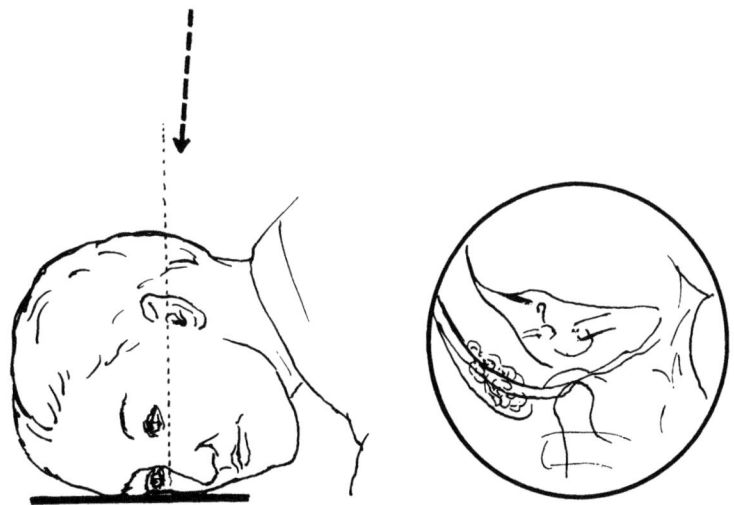

Abb. 22. Positionsskizze zur Schläfenbeinaufnahme nach STENVERS und anatomische Skizze derselben. Der Pfeil bezeichnet den Verlauf des Zielstrahles. Die strichlierte Linie markiert die Deutsche Horizontalebene

Mund gemacht wird, kommt die Pyramide weitgehend vom Unterkieferköpfchen freiprojiziert zur Darstellung. Die Aufnahme nach SCHÜLLER wird mancherorts bei „geneigter Position" des Schädels angefertigt. Es bildet dann die Mediansagittalebene mit der Tischebene einen nach kranial offenen Winkel von etwa 30°. Der Zielstrahl verläuft in der Raumvertikalen und zielt auf den äußeren Gehörgang des zu untersuchenden Ohres. Die Aufnahmen sind bei beiden Anordnungen natürlich identisch.

2. Die Schläfenbeinaufnahme nach STENVERS. Patient befindet sich in Bauchlage, der Kopf ist um 45° gedreht, so daß die zu untersuchende Seite der Kassette (13/18) genähert wird. Der Kopf liegt mit der Nasenspitze, oberem Orbitarand und dem

Jochbein der horizontal gelagerten Kassette an. Der obere Kassettenrand reicht drei Querfinger breit über den oberen Orbitarand, der vordere Kassettenrand überragt etwas die Nasenspitze. Der Ziel-

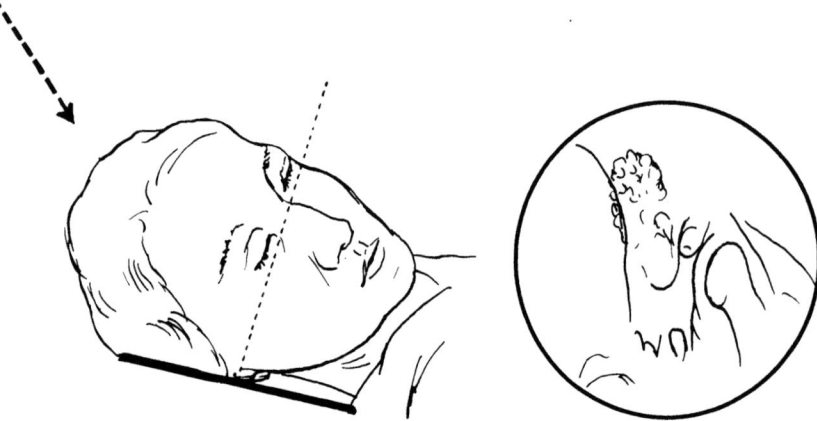

Abb. 23. Positionsskizze zur Schläfenbeinaufnahme nach E. G. Mayer und anatomische Skizze derselben. Der Pfeil bezeichnet den Verlauf des Zielstrahles. Die strichlierte Linie markiert die Deutsche Horizontalebene

strahl zielt, die Gegend der Protuberantia occipitalis externa durchsetzend, auf die Mitte der Verbindungslinie zwischen äußerem Gehörgang und äußerstem Orbitarand der der Kassette anliegenden Gesichtshälfte und bildet mit der Mediansagittalebene einen Winkel von 45° und mit der Deutschen Horizontalebene einen nach dorsal-caudal offenen Winkel von 12° (s. Abb. 22). Je nachdem, ob nun die Untersuchung der Pyramidenspitze oder dem Warzenfortsatz gilt, ist folgende geringe Änderung der Anordnung vorzunehmen: Im ersten Falle ist der Kopf eher zu stark als zu wenig zu drehen und der nach dorsal-caudal offene Winkel, den der Zielstrahl mit der Deutschen Horizontalebene

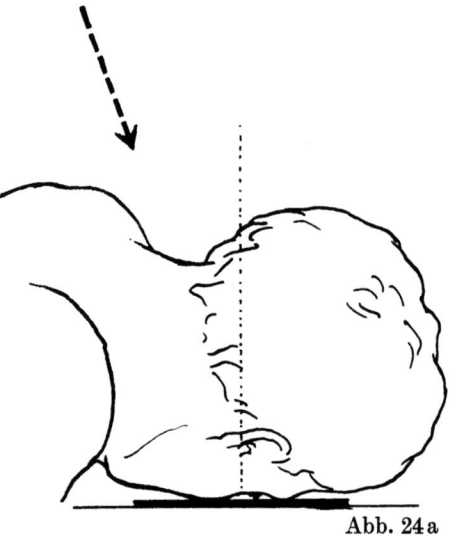

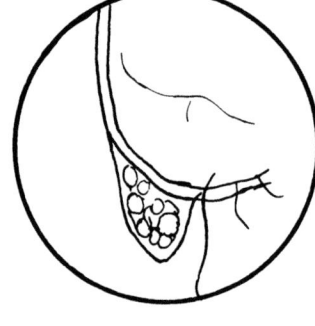

Abb. 24a

bildet, soll eher kleiner sein als 12°. Im zweiten Falle ist der Kopf etwas weniger zu drehen und der nach dorsal-caudal offene Winkel soll etwas mehr als 12° sein. Die Aufnahme kann auch im Sitzen am Aufnahmegerät gemacht werden.

3. Die Schläfenbeinaufnahme nach E. G. Mayer.
Patient befindet sich in Rückenlage, der Kopf wird um 45° nach der zu untersuchenden Seite gedreht. Der Kopf ist dann richtig gedreht, wenn

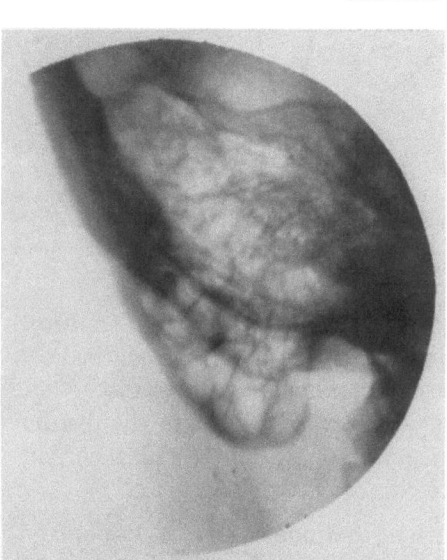

Abb. 24b

Abb. 24. Positionsskizze, anatomische Skizze und tangentiale Aufnahme des Warzenfortsatzes nach Sonnenkalb. Der Pfeil bezeichnet den Verlauf des Zielstrahles. Durch entsprechende Aufnahmetechnik (weiche oder folienlose Aufnahme) sind an den äußeren Weichteilen am Planum mastoideum drei Schichten zu differenzieren und zwar die äußere Hautschicht, eine mittlere, hellere, dem subcutanen Fettgewebe entsprechende und eine innere, dichtere, die Periost-Muskelschicht. Die strichlierte Linie markiert die Deutsche Horizontalebene

der äußere Orbitarand der abliegenden Seite senkrecht über dem Warzenfortsatz der zu untersuchenden Seite steht, da die Längsachse der Pyramide in ihrer Verlängerung durch den äußeren Orbitarand der Gegenseite zieht. Die durch einen Sandsack oder ein kleines Keilkissen schräg gelagerte Kassette (13/18) liegt dem Ohr an, dessen Muschel nach vorne umgeklappt wird. Der obere Kassettenrand findet sich drei Querfinger breit oberhalb des auf der Kassette liegenden äußeren Gehörganges, rechter und linker Kassettenrand sind gleich weit vom äußeren Gehörgang entfernt. Der Zielstrahl verläuft in einer senkrecht zur Deutschen Horizontalebene durch den Warzenfortsatz der zu untersuchenden Seite und den äußeren Orbitarand der entgegengesetzten Seite gelegten Ebene. Er zielt auf den zu untersuchenden Warzenfortsatz und bildet mit der Deutschen Horizontalebene einen Winkel von 45° (s. Abb. 23).

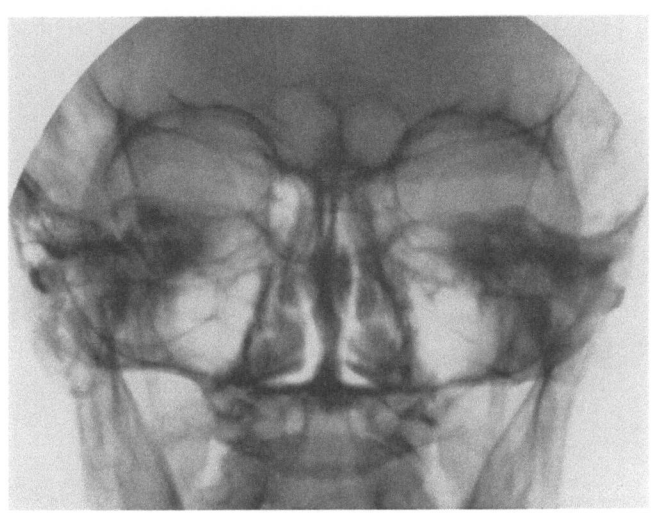

Abb. 25. Sagittale Vergleichsaufnahme beider Pyramiden nach SCHÜLLER

4. Die tangentiale Aufnahme des Warzenfortsatzes nach SONNEN-KALB. Patient befindet sich in Bauchlage. Der Kopf soll etwas nach vorne überhängen und wird um 35° so gedreht, daß die zu untersuchende Seite der Kassette genähert wird. Die horizontal liegende Kassette (13/18) wird so postiert, daß ihr oberer Rand vier Querfinger breit über dem oberen Orbitarand und ihr lateraler Rand drei Querfinger breit lateral vom Warzenfortsatz zu liegen kommt. Der Zielstrahl zielt auf die Spitze des Warzenfortsatzes und bildet mit der Mediansagittalebene einen Winkel von etwa 35° und mit der Deutschen Horizontalebene einen nach dorsal-caudal offenen Winkel von etwa 20° (s. Abb. 24a und b).

6. Die Anordnung der übrigen Aufnahmen

1. Die sagittale und die axiale Vergleichsaufnahme der Pyramiden nach SCHÜLLER (s. Abb. 25 und 26a und b). Die Anordnung dieser Aufnahmen wurde schon besprochen.

2. Die Vergleichsaufnahme der Warzenfortsätze nach KÜHNE-PLAGEMANN. Patient befindet sich in Bauchlage. Stirn und Nase liegen der Kassette (18/24) an. Der obere Kassettenrand reicht bis ungefähr in die Mitte der Stirne, rechter und linker Kassettenrand sind gleich weit von der Mediansagittalebene entfernt. Der Zielstrahl verläuft in der Mediansagittalebene, er zielt auf die Nasenspitze und bildet mit der Deutschen Horizontalebene einen nach dorsal-kranial offenen Winkel von 20°. Der Focus-Filmabstand muß auf 35 cm verkürzt werden (s. Abb. 27a und b).

3. Die halbaxiale Vergleichsaufnahme der Pyramiden (kranial-exzentrische Vergleichsaufnahme der Pyramiden nach GRASHEY bzw. Hinterhauptsaufnahme). Patient befindet sich in Rückenlage. Das Hinterhaupt liegt der schräg gelagerten Kassette (18/24) an. Der untere Kassettenrand wird so weit als möglich nackenwärts geschoben. Rechter und linker Kassettenrand sind gleich weit von der Mediansagittalebene entfernt. Der Zielstrahl verläuft in der Mediansagittalebene, zielt auf das Foramen occipitale magnum und bildet mit der Deutschen Horizontalebene einen nach kranial-ventral offenen Winkel von 35° (s. Abb. 20 und 28a und b).

4. Die Aufnahme des rechten und linken Foramen jugulare. Patient befindet sich in Rückenlage, der Kopf ist derart nach hinten gebeugt, daß die Deutsche Horizontalebene mit der Raumvertikalen einen nach kranial-dorsal offenen Winkel von 45⁰ bildet. Der obere und untere Rand der horizontal gelagerten Kassette (13/18) sind gleich weit vom äußeren Gehörgang, rechter und linker Kassettenrand sind gleich weit von der Mediansagittalebene entfernt. Der Zielstrahl verläuft in der Mediansagittalebene und zielt durch die Mitte des maximal geöffneten Mundes auf die Mitte der Verbindungslinie beider äußerer Gehörgänge. Die Aufnahme kann auch im Sitzen am Aufnahmegerät gemacht werden (Abb. 29). Gelangen die beiden Foramina jugularia nicht vollkommen freiprojiziert von

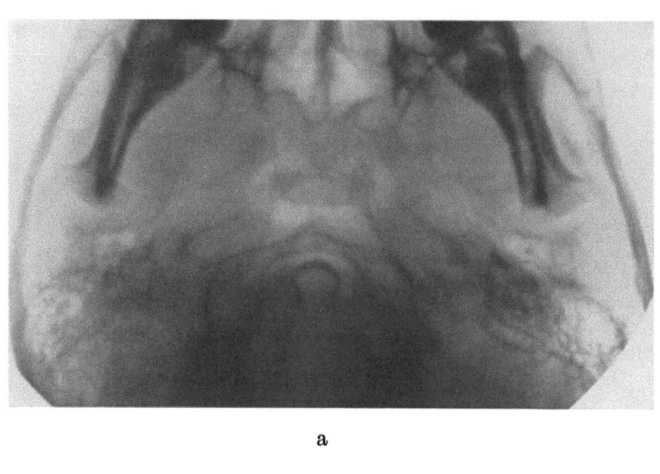

a

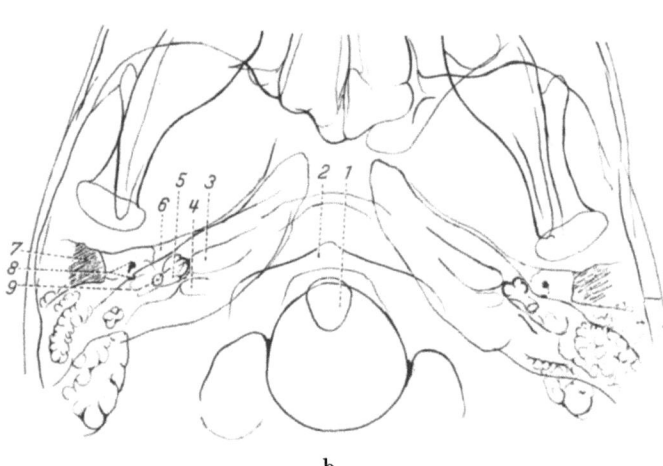

b

Abb. 26a. Axiale Vergleichsaufnahme beider Pyramiden nach Schüller und 26b Skizze zu 26a: *1* Dens epistrophei; *2* vorderer Atlasbogen; *3* Canalis caroticus; *4* innerer Gehörgang; *5* Labyrinthhohlräume; *6* Eustachische Röhre; *7* knöcherner Anteil des äußeren Gehörganges; *8* Cavum tympani mit Gehörknöchelchen; *9* Vestibulum

den Zähnen zur Abbildung, muß jedes Foramen jugulare gesondert dargestellt werden. Zu diesem Zwecke wird der Kopf zunächst um 25⁰ nach der einen Seite gedreht und eine Aufnahme gemacht und dann um dieselben Grade nach der anderen Seite gedreht und es wird die zweite Aufnahme gemacht. Das jeweilige Foramen jugulare kommt dann im Bilde in der Mitte zwischen oberer und unterer Zahnreihe, die hier am weitesten auseinanderstehen, zur Darstellung. Porcher, Porot und Rossand haben eine Projektion zur Darstellung eines Foramen jugulare angegeben. Patient liegt auf dem Rücken, der Kopf hängt so weit nach hinten über, daß die Deutsche Horizontalebene mit der Raumvertikalen einen Winkel von etwa 45⁰ bildet. Außerdem wird der Kopf um 25⁰ nach der dem aufzunehmenden Foramen jugulare abgewandten Seite gedreht. Der Zielstrahl zielt, senkrecht im Raum verlaufend, durch die Mitte des aufsteigenden Unterkieferastes der zu untersuchenden Seite auf das Foramen jugulare. Das Foramen jugulare kommt dann in Deckung mit dem aufsteigenden Unterkieferast, jedoch gut abgrenzbar zur Darstellung. Außerdem sind die Pyramidenspitze, die Synchondrosis petro-occipitalis und der angrenzende Teil der Pars basilaris des Hinterhauptbeines gut zu erkennen.

Die Schläfenbeinaufnahme nach STENVERS, die Warzenfortsatzaufnahmen nach SONNENKALB, die sagittalen und axialen Vergleichsaufnahmen der Pyramiden nach

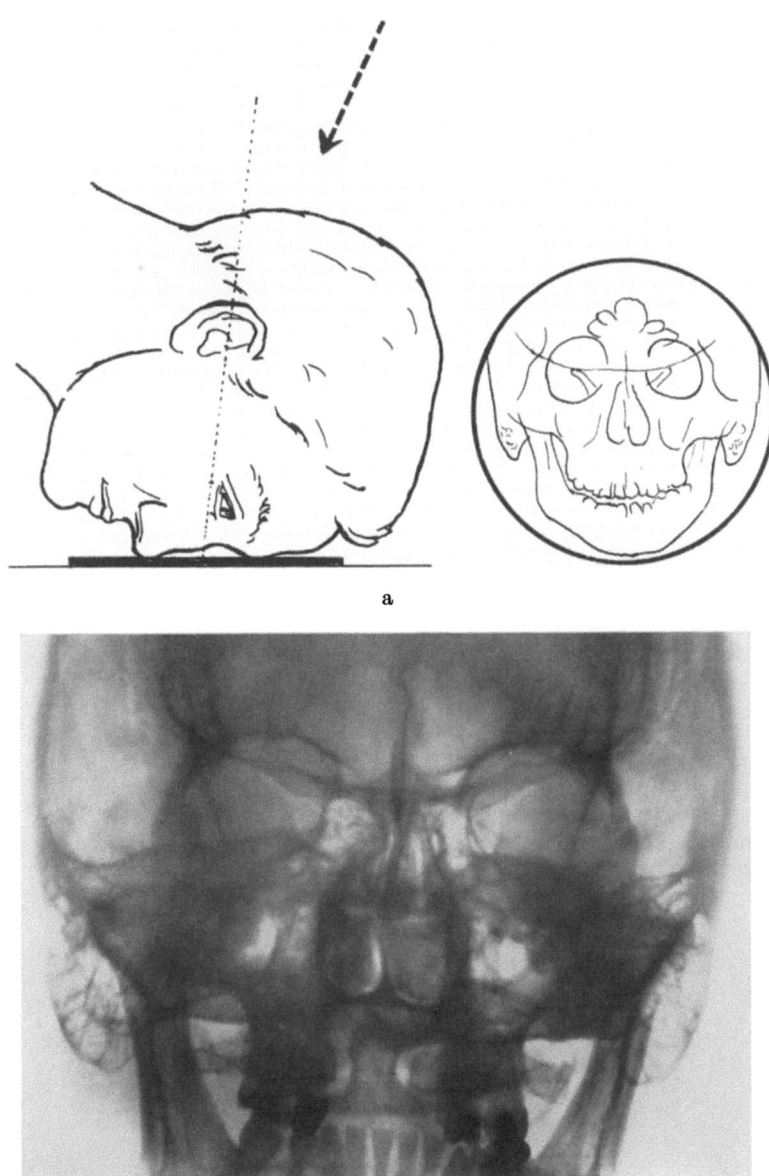

a

b

Abb. 27. Positionsskizze, anatomische Skizze und Röntgenbild einer sagittalen Vergleichsaufnahme der Warzenfortsätze nach KÜHNE-PLAGEMANN. Der Pfeil bezeichnet den Verlauf des Zielstrahles. Die strichlierte Linie markiert die Deutsche Horizontalebene

SCHÜLLER können bei entsprechender Änderung der Anordnung mit entgegengesetztem Strahlengang gemacht werden, ohne daß die Qualität der Bilder wesentlich leidet. Die sagittale Vergleichsaufnahme gibt bei antero-posteriorem Strahlengang einen besseren Überblick über die Pyramiden, d. h. sie kommen in größerer Ausdehnung zur Darstellung. Beim axialen Pyramidenvergleich muß die vertiko-submentale Richtung dann gewählt werden, wenn der Patient nicht imstande ist, den Kopf so weit nach hinten überhängen zu lassen, wie es die Aufnahme erfordert.

7. Die Durchführung der Aufnahmen

Über die technischen Behelfe, die bei der Anfertigung der Aufnahmen zur Hilfe genommen werden müssen, wie Fixation, Blenden, Einstellvorrichtungen, wurde bereits im

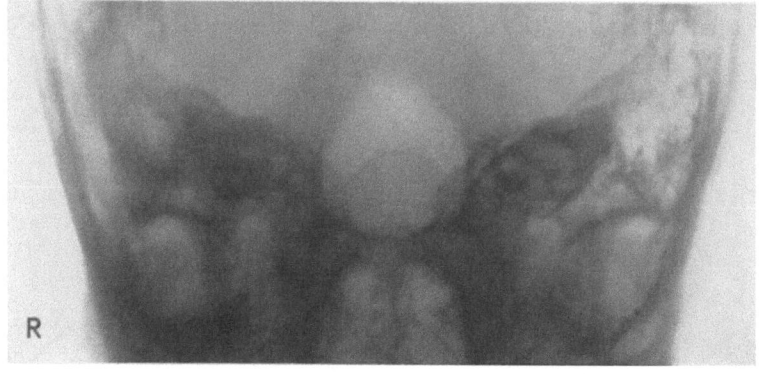

a

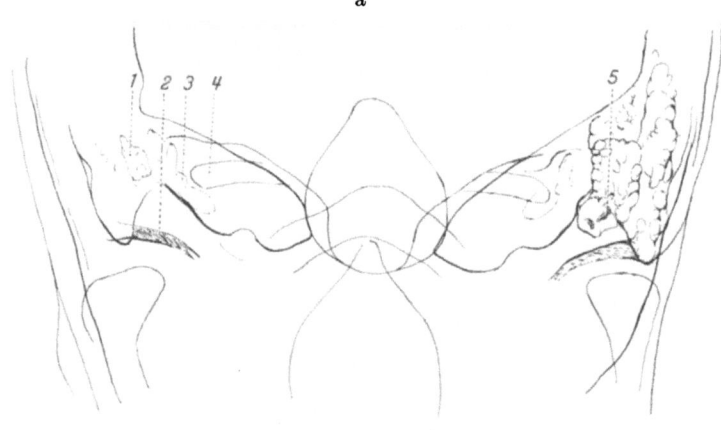

b

Abb. 28 a. Halb-axiale Aufnahme der Pyramiden nach Grashey und 28 b Skizze zu 28 a: *1* Antrum mastoideum (es ist rechts erkennbar, da hier ein gehemmter Warzenfortsatz vorliegt); *2* Boden der Paukenhöhle und des äußeren Gehörganges; *3* Vestibulum; *4* innerer Gehörgang; *5* Cavum tympani mit Gehörknöchelchen, es ist rechts nicht gut erkennbar

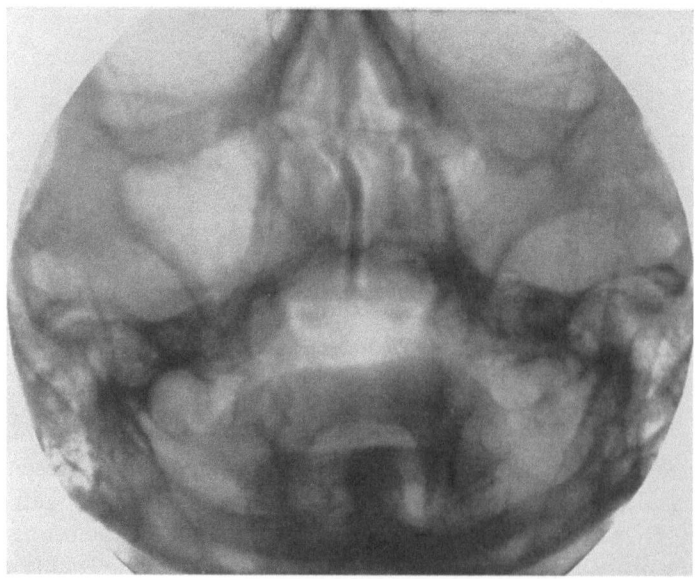

Abb. 29. Sagittale, caudal-exzentrische (perorale) Aufnahme des Hinterhauptbeines zur Darstellung des *Foramen jugulare*

Kapitel über die Röntgendiagnostik der Nase, der Nasennebenhöhlen und des Epipharynx ausführlich berichtet. Es erübrigt sich also, noch einmal darauf einzugehen. Nur bezüglich der Blenden ist noch zu sagen, daß wir in unserem Institut für die Spezialaufnahmen des Schläfenbeines einen konisch geformten Tubus von 45 cm Länge verwenden. Die obere Blendenöffnung beträgt 2 cm, die untere 7,5 cm. Außerdem wird bei den Aufnahmen nach SCHÜLLER und STENVERS zusätzlich noch eine Bucky-Blende verwendet. Bezüglich der Einstellvorrichtung sei noch erwähnt, daß eine solche vor Jahren schon von HERRNHEISER angegeben wurde, daß sie sich aber nicht allgemein durchgesetzt hat. In den letzten Jahren wurden Einstellvorrichtungen von KOCH, LIEBSCHER und VIETEN, HINZE u. HEISE sowie KRIEG bekanntgegeben. Wieweit diese Einstellvorrichtungen in Deutschland im Gebrauch stehen, entzieht sich unserer Kenntnis. In Österreich wird kaum eine verwendet, ziemlich häufig aber in Amerika. Bezüglich unserer Ansicht zu den Einstellvorrichtungen sei auf die entsprechenden Ausführungen im Nebenhöhlenkapitel verwiesen.

Abschließend kann gesagt werden, daß zur Untersuchung des Schläfenbeines keine besonderen technischen Behelfe notwendig sind, daß aber auf nichts verzichtet werden soll, was geeignet ist, technisch hochwertige Aufnahmen herzustellen.

II. Die normale Röntgenanatomie des Schläfenbeines

1. Anatomische Vorbemerkungen

Zum Verständnis der Erkrankungen des Schläfenbeines erscheint es erforderlich, aus der normalen Anatomie alle jene Teile dieses ziemlich kompliziert gebauten Organes, die im Röntgenbild nachweisbar sind, zu rekapitulieren, also jene Teile, bei denen im Falle einer krankhaften Affektion der pathologische Prozeß im Röntgenbild seinen Ausdruck findet.

a) Die Lage und der äußere Aufbau des Schläfenbeines
(s. Abb. 30a—d, 31a—d und 32a—d)[1]

Das Schläfenbein, Os temporale, ist aus folgenden Teilen aufgebaut:
1. Aus der Pars petrosa oder dem Felsenbein (Pyramide),
2. aus der Pars mastoidea oder dem Warzenteil,
3. aus der Pars squamosa oder der Schuppe,
4. aus der Pars tympanica (Os tympanicum) oder dem Paukenteil,
5. aus dem Processus styloideus oder dem Griffelfortsatz.

1. Die Pars petrosa. Die dreikantige in die Schädelbasis eingefügte Pyramide ist zwischen Keilbein und Hinterhauptbein gelegen und ist mit letzterem durch die *Synchondrosis petro-occipitalis* verbunden. Die Längsachse der Pyramide verläuft schräg zur Mediansagittalebene und bildet mit ihr einen nach dorsal offenen Winkel von im Durchschnitt 45°, wobei die Spitze des Felsenbeines nach ventral-medial gegen die Sella turcica und die Basis nach dorsal-lateral gerichtet ist. Die drei Kanten der Pyramide, eine vordere, eine obere und eine hintere, begrenzen drei Flächen, eine vordere, eine hintere und eine untere. Die vordere, gleichzeitig etwas kranialwärts gerichtete Fläche bildet mit ihrer oberen Kante die Grenze zwischen mittlerer und hinterer Schädelgrube. Etwas lateral des Apex der Pyramide findet sich an der vorderen Pyramidenfläche eine individuell verschieden tief ausgeprägte Eindellung, in deren Bereich auch die obere Pyramidenkante eine Einsenkung aufweist, die *Impressio trigemini* für das Ganglion semilunare (GASSERI) des Nervus trigeminus. In die Bezeichnung Impressio trigemini ist gleichzeitig auch die in ihrem Bereiche immer vorhandene mehr oder weniger stark ausgeprägte Stufenbildung der oberen Pyramidenkante miteinbezogen. Die Engländer haben für

[1] Die Abbildungen wurden der „Otologischen Röntgendiagnostik" von E. G. MAYER entnommen.

diese Stufenbildung den Namen „trigeminal notche" geprägt. E. G. Mayer nennt sie *Incisura trigemini*. Sie ist in den deutschsprachigen anatomischen Lehrbüchern nicht zu finden. Ungefähr in der Mitte der ebenfalls etwas kranialwärts gerichteten hinteren Felsenbeinfläche findet sich der *Porus acusticus internus* zum *Meatus acusticus internus*. Etwas kranial und lateral vom inneren Gehörgang zeigt die hintere Pyramidenfläche eine von Fall zu Fall verschieden stark ausgeprägte Einsenkung, die *Fossa subarcuata*. Sie reicht bis nahe an die obere Pyramidenkante, häufig ist dieselbe sogar in die Grube miteinbezogen. Die untere, sehr unregelmäßig gestaltete Felsenbeinfläche ist in ihrem medialen Anteil rauh und weist in ihrem lateralen Anteil mehrere Austrittstellen für Gefäße und Nerven auf. Während die kurze vordere Pyramidenkante keine Besonderheiten zeigt, findet sich im lateralen Anteil der hinteren Kante eine individuell sehr verschieden tiefe Einkerbung, die *Incisura jugularis*, welche die vordere Begrenzung des *Foramen jugulare* bildet. Die obere Pyramidenkante läßt mehrere Eindellungen erkennen, auf die später noch eingegangen wird. Der Ursprung der oberen Pyramidenkante an der seitlichen Schädelwand liegt etwas vor dem *Asterion*, dem Knotenpunkt der Sutura lambdoidea, parieto-mastoidea und occipito-mastoidea. Die Stelle, an welcher vordere und hintere Pyramidenfläche und seitliche Schädelwand zusammentreffen, wird als *Citelli-Winkel* bezeichnet, während der *Petrosuswinkel* jenen Bereich umfaßt, der von der vorderen und hinteren Fläche der Basis der Pyramide gebildet wird und dessen Scheitel die obere Pyramidenkante von der seitlichen Schädelwand bis zur Gegend der *Eminentia arcuata* darstellt. Der Citelli-Winkel ist demnach der äußerste Teil des Petrosuswinkels.

2. **Die Pars mastoidea.** Die Pars mastoidea ist eine dicke Knochenplatte, die sich, eine Fortsetzung des hinteren Teiles der Schuppe bildend, unmittelbar an die Basis der Pyramide anschließt, also eine kontinuierliche Fortsetzung derselben darstellt. Sie geht nach caudal in den konisch gestalteten, aus der Schädelbasis herausragenden *Processus mastoideus* über, der an seiner inneren Begrenzung eine tiefe, sagittal verlaufende Furche, die *Incisura mastoidea* aufweist, die im otologischen Schrifttum auch als *Sulcus digastricus* oder *Fossa digastrica* bezeichnet wird. Der die Incisura mastoidea medial begrenzende Höcker kann besonders, wenn er pneumatisiert ist, stark entwickelt sein, er wird dann im otologischen Schrifttum *Processus duplex* oder *Torus digastricus* oder *Bulla digastrica* genannt. Die Pars mastoidea, deren rauhe Außenfläche *Planum mastoideum* genannt wird, ist durch die *Sutura occipito-mastoidea* mit der Unterschuppe des Hinterhauptbeines und durch die *Sutura parieto-mastoidea* mit dem hinteren-unteren Anteil des Scheitelbeines verbunden.

3. **Die Pars squamosa.** Die Schläfenbeinschuppe läßt zwei ungleich große, stumpfwinkelig gegeneinander abgebogene Teile unterscheiden. Der große, ungefähr halbkreisförmig gestaltete, vertikal verlaufende Teil fügt sich der seitlichen Schädelwand ein, ist durch die *Sutura squamosa* mit dem Scheitelbein und durch die *Sutura spheno-squamosa* mit dem großen Keilbeinflügel verbunden. Die *Sutura petro-squamosa*, die Verbindung der Schuppe mit Felsenbein, ist bei Erwachsenen nicht mehr vorhanden. Nach hinten setzt sich der obere Rand der Schläfenbeinschuppe durch die *Incisura parietalis* gegen die Pars mastoidea ab. Die Außenseite der Schuppe, das *Planum temporale* ist glatt, während ihre Innenfläche durch die Juga cerebralia und die Impressiones digitatae modelliert sein kann. Der kleine, ungefähr horizontal verlaufende Anteil der Schuppe ist in der Gegend des Ursprunges des Jochbogens gegen die Schädelbasis zu abgebogen und bildet einen kleinen Teil derselben im Bereiche des Bodens der mittleren Schädelgrube. An diesem, der Schädelbasis angehörenden Abschnitt, liegt an der Außenseite vor dem äußeren Gehörgang die Gelenkpfanne für das Kiefergelenk, die *Fossa mandibularis*. Über derselben findet sich der Jochfortsatz, *Processus zygomaticus*, der aus einer hinteren über der Kiefergelenkspfanne gelegenen und aus einer vorderen vor derselben gelegenen Wurzel entsteht. Die hintere Wurzel entspringt aus einer über dem äußeren Gehörgang sagittal verlaufenden Knochenleiste, der *Linea temporalis*, und aus einer zweiten, die, nach medial ziehend, den äußeren Gehörgang vom Kiefergelenk trennt.

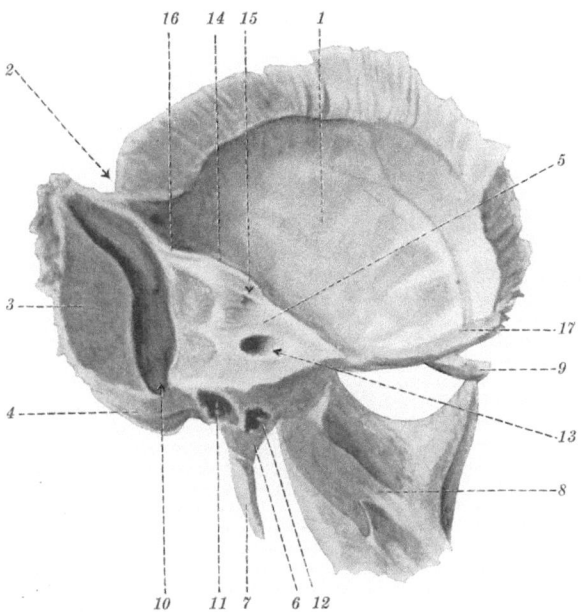

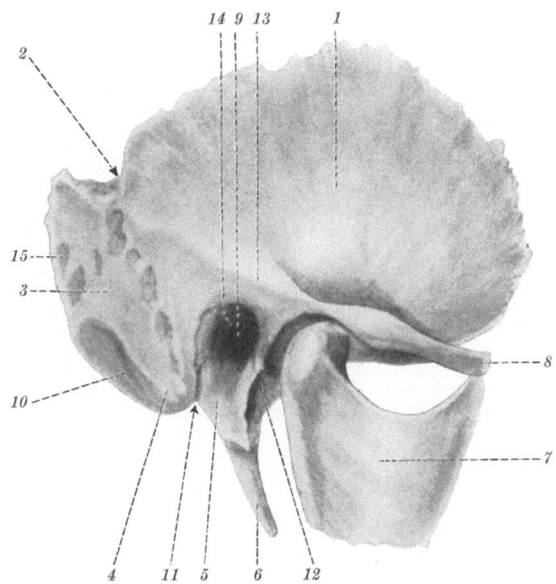

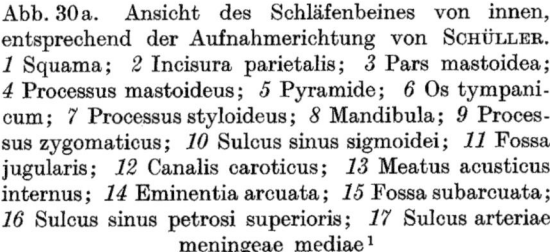

Abb. 30a. Ansicht des Schläfenbeines von innen, entsprechend der Aufnahmerichtung von Schüller. *1* Squama; *2* Incisura parietalis; *3* Pars mastoidea; *4* Processus mastoideus; *5* Pyramide; *6* Os tympanicum; *7* Processus styloideus; *8* Mandibula; *9* Processus zygomaticus; *10* Sulcus sinus sigmoidei; *11* Fossa jugularis; *12* Canalis caroticus; *13* Meatus acusticus internus; *14* Eminentia arcuata; *15* Fossa subarcuata; *16* Sulcus sinus petrosi superioris; *17* Sulcus arteriae meningeae mediae[1]

Abb. 30b. Ansicht des Schläfenbeines von außen, entsprechend der Aufnahmerichtung von Schüller. *1* Squama; *2* Incisura parietalis; *3* Pars mastoidea; *4* Processus mastoideus; *5* Os tympanicum; *6* Processus styloideus; *7* Mandibula; *8* Processus zygomaticus; *9* Meatus acusticus externus; *10* Incisura mastoidea; *11* Fissure tympano-mastoidea; *12* Fissura petro-tympanica Glaseri; *13* Linea temporalis; *14* Anulus tympanicus; *15* Foramen mastoideum

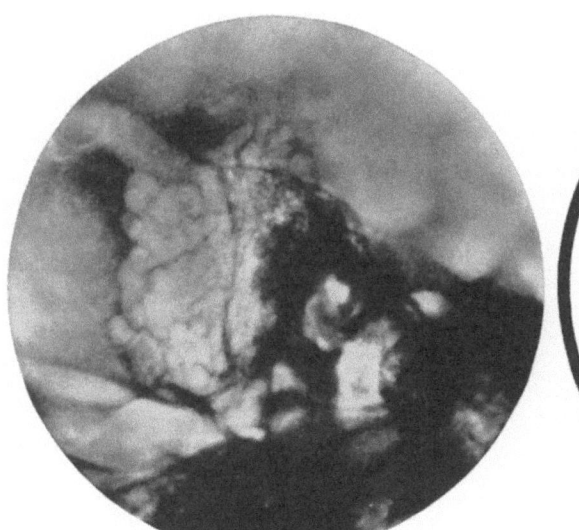

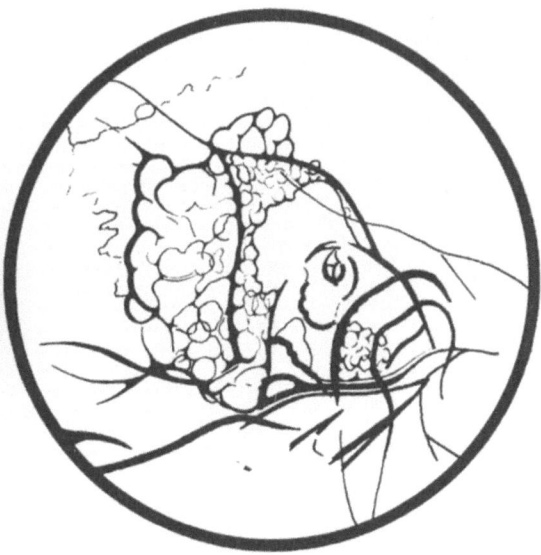

Abb. 30c. Schläfenbeinaufnahme nach Schüller

Abb. 30d. Skizze zur Schläfenbeinaufnahme nach Schüller

---

[1] Die Abb. 30—39, 41—44, 49—52 sowie 57—60 sind der „Otologischen Röntgendiagnostik" von E. G. Mayer entnommen.

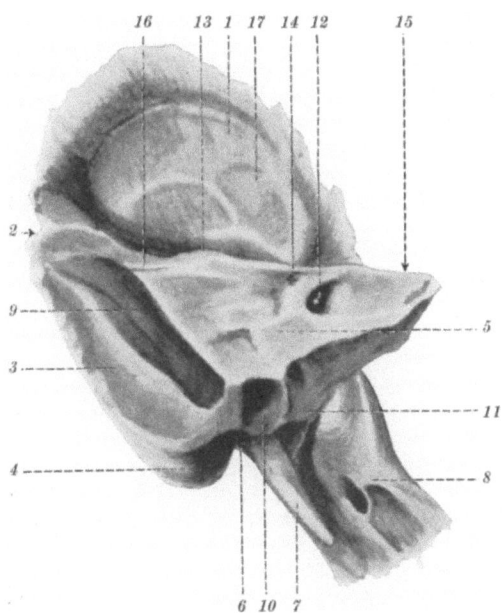

Abb. 31 a. Ansicht des Schläfenbeines von innen, entsprechend der Aufnahmerichtung von STENVERS. *1* Squama; *2* Incisura parietalis; *3* Pars mastoidea; *4* Processus mastoideus; *5* Pyramide; *6* Os tympanicum; *7* Processus styloideus; *8* Mandibula; *9* Sulcus sinus sigmoidei; *10* Fossa jugularis; *11* Canalis caroticus; *12* Meatus acusticus internus; *13* Eminentia arcuata; *14* Fossa subarcuata; *15* Incisura trigemini; *16* Sulcus sinus petrosi superioris; *17* Sulcus arteriae meningeae mediae

Abb. 31 b. Ansicht des Schläfenbeines von außen entsprechend der Aufnahmerichtung von STENVERS. *1* Squama; *2* Incisura parietalis; *3* Pars mastoidea; 4 Processus mastoideus; *5* Os tympanicum; *6* Processus styloideus; *7* Processus zygomaticus; *8* Meatus acusticus externus; *9* Linea temporalis; *10* Pyramidenspitze; *11* Canalis caroticus; *12* Incisura trigemini; *13* Impressio trigemini

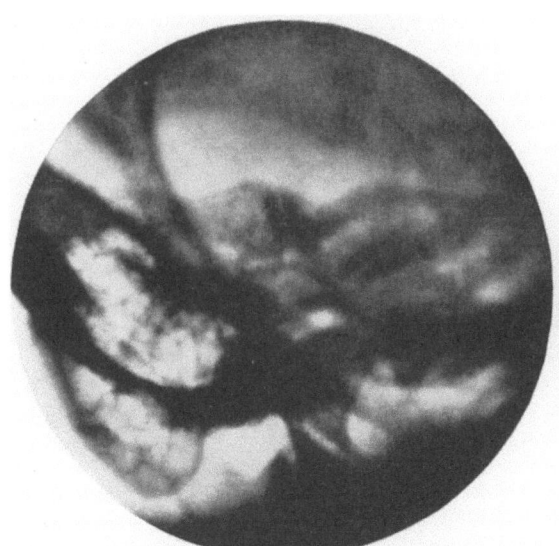

Abb. 31 c. Schläfenbeinaufnahme nach STENVERS

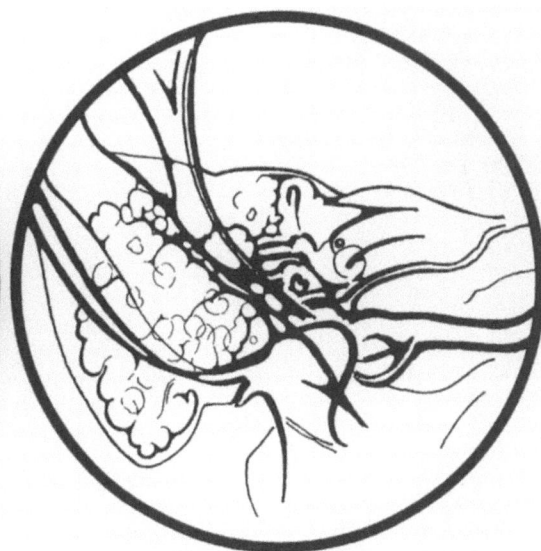

Abb. 31 d. Skizze zur Schläfenbeinaufnahme nach STENVERS

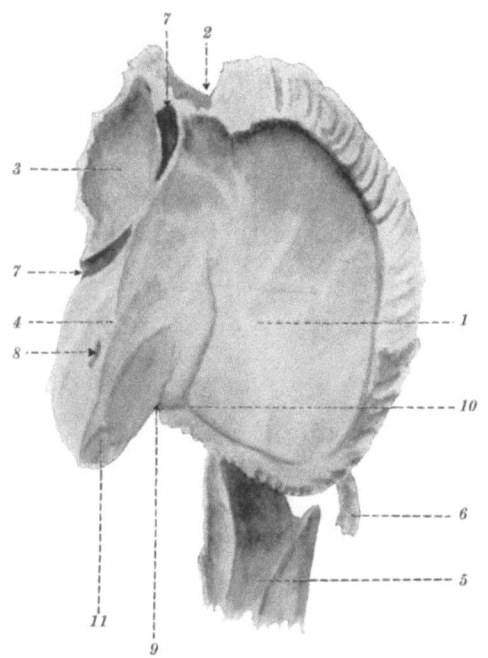

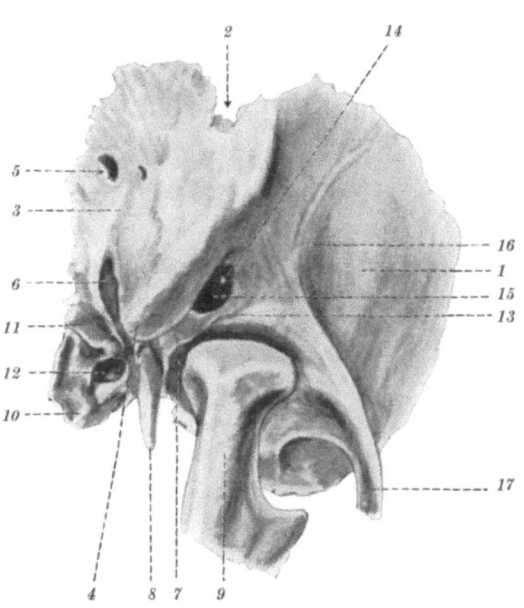

Abb. 32a. Ansicht des Schläfenbeines von innen, entsprechend der Aufnahmerichtung von E. G. MAYER. *1* Squama; *2* Incisura parietalis; *3* Pars mastoidea; *4* Pyramide; *5* Mandibula; *6* Processus zygomaticus; *7* Sulcus sinus sigmoidei; *8* Meatus acusticus internus; *9* Fissura petro-squamosa; *10* Sulcus arteriae meningeae mediae: *11* Impressio trigemini

Abb. 32b. Ansicht des Schläfenbeines von außen entsprechend der Aufnahmerichtung von E. G. MAYER. *1* Squama; *2* Incisura parietalis; *3* Pars mastoidea; *4* Processus mastoideus; *5* Foramen mastoideum; *6* Incisura mastoidea; *7* Os tympanicum; *8* Processus styloideus; *9* Mandibula; *10* Pyramidenspitze; *11* Fossa jugularis; *12* Canalis caroticus; *13* Fissura petro-tympanica Glaseri; *14* Meatus acusticus externus; *15* Anulus tympanicus; *16* Linea temporalis; *17* Processus zygomaticus

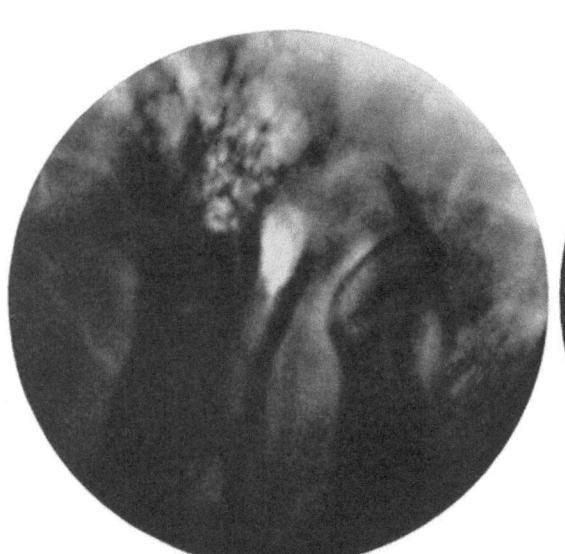

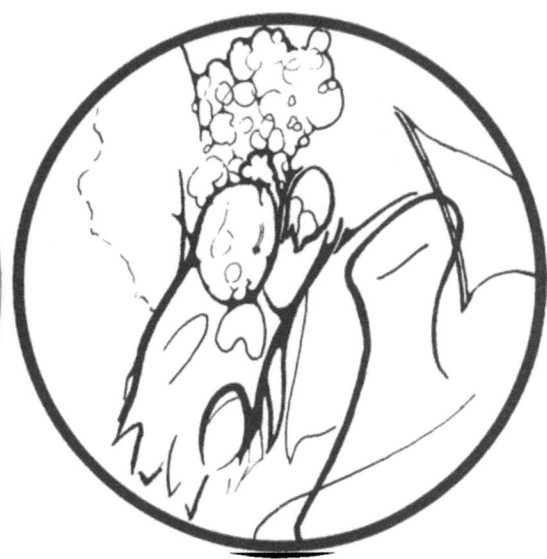

Abb. 32c. Schläfenbeinaufnahme nach E. G. MAYER

Abb. 32d. Skizze zur Schläfenbeinaufnahme nach E. G. MAYER

Die vordere Wurzel ist zum Teil die Fortsetzung der hinteren, zum Teil geht sie aus dem *Tuberculum articulare*, einem der Kiefergelenkspfanne vorgelagerten Knochenhöcker hervor.

4. Die Pars tympanica (Os tympanicum). Das Os tympanicum ist eine eigenartig geformte Knochenplatte, die beim Erwachsenen mit der Pyramide verschmolzen und zwischen Pars mastoidea und Kiefergelenkspfanne gelegen ist. Es bildet mit dem Schuppenteil des Processus mastoideus die *Fissura tympano-mastoidea* und mit der Pyramide die *Fissura petro-tympanica Glaseri*.

5. Der Processus styloideus. Der Griffelfortsatz entspringt etwas medial und ventral des Processus mastoideus und liegt dem Os tympanicum hinten an. Er ist individuell sehr verschieden lang und verläuft schräg nach ventral-medial.

b) Der innere Aufbau des Schläfenbeines

Man kann hier drei Abschnitte unterscheiden:

1. die Auris externa oder das äußere Ohr,
2. die Auris media oder das Mittelohr und
3. die Auris interna oder das Innenohr (Labyrinth).

1. Die Auris externa. Sie umfaßt die *Choncha auriculae* und den *Meatus acusticus externus*. Eine röntgenologische Untersuchung der Ohrmuschel wird nur sehr selten verlangt, meist handelt es sich um den Nachweis von Verkalkungen nach Erfrierungen. Eine genauere Besprechung erübrigt sich daher. Vom äußeren Gehörgang ist für den Röntgenologen nur der knöcherne Anteil desselben von Wichtigkeit. Er umfaßt zwei Drittel des ganzen Meatus acusticus externus und stellt den Zugang zur Paukenhöhle dar. Seine hintere Wand wird zum größten Teil durch die vordere Begrenzung des Warzenfortsatzes und zum geringen Teil vom Os tympanicum gebildet, welches im übrigen die knöcherne Begrenzung des Gehörganges nach unten und vorne darstellt. Sein Dach wird vom unteren Teil der Schläfenbein-

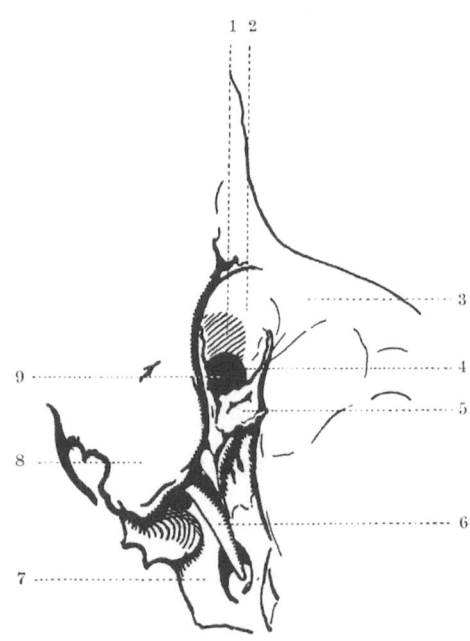

Abb. 33. Ansicht des Schläfenbeines schräg von unten-lateral, entsprechend der Projektionsrichtung nach E. G. MAYER. *1* Laterale Attikwand (schraffiert); *2* obere Gehörgangswand; *3* hintere Zygomaticuswurzel; *4* Anulus tympanicus; *5* Os tympanicum; *6* Processus styloideus; *7* Pyramide; *8* Warzenfortsatz; *9* Paukenhöhle

schuppe gebildet (s. Abb. 33). Die Grenze zwischen Meatus acusticus externus und Cavum tympani bildet das Trommelfell, welches im *Anulus tympanicus* eingespannt, schräg zur Achse des Gehörganges verläuft, und zwar derart, daß seine Außenfläche nach vorneunten-außen gerichtet ist. Form und Weite des äußeren Gehörganges sind sehr variabel.

2. Die Auris media. Dazu gehören das *Cavum tympani* mit den *Ossicula auditus*, die *Tuba auditiva*, das *Antrum mastoideum* und die *Cellulae mastoideae* (s. Abb. 34). Das *Cavum tympani*: Die Pauken- oder Trommelhöhle liegt zentral in den pneumatischen Räumen des Mittelohres zwischen Pyramide und Trommelfell. Sie wird in drei etagenartig übereinanderliegende Abteilungen unterteilt, und zwar in das *Mesotympanon*, in das darübergelegene *Epitympanon* und in das daruntergelegene *Hypotympanon*. Das Mesotympanon ist jener Raum, der lateral vom Trommelfell und medial von der Facies tympanica der Pyramide begrenzt wird. Das Cavum tympani erstreckt sich aber um ein gutes Stück höher hinauf als der obere Rand des Trommelfelles, und dieser Raum stellt das Epitympanon oder den *Atticus* dar. Seine laterale Wand wird von jenem kleinen Teil der Schläfenbeinschuppe gebildet, der vom Dach der Paukenhöhle bis zum

Trommelfellring herabreicht. Sie zeigt eine flache Einbuchtung nach außen, die zum Teil über dem äußeren Gehörgang gelegen, als *Recessus epitympanicus* bezeichnet wird. Nach oben zu vertieft sich dieser Recessus zu einem halbkugeligen Raum, der *Kuppelraum* oder *Pars cuppularis* genannt wird (s. Abb. 35). Im anatomischen Schrifttum wird

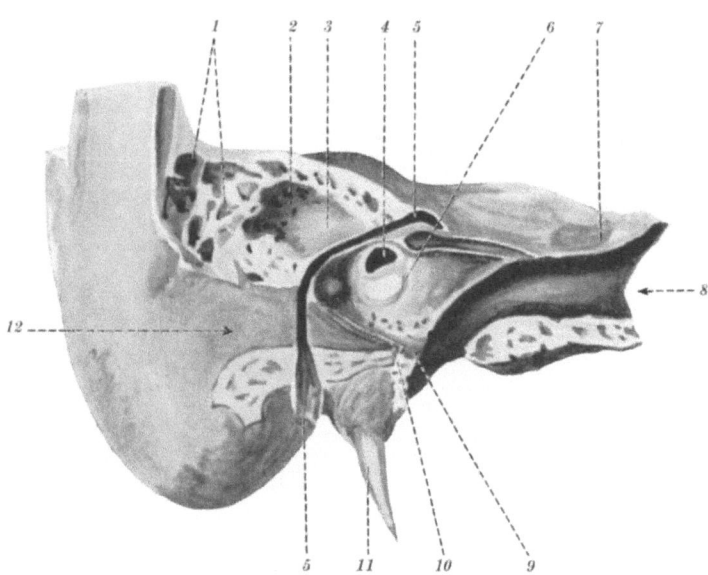

häufig keine Unterscheidung zwischen Recessus epitympanicus und Pars cuppularis bzw. Atticus gemacht. Der Attik erstreckt sich also einerseits nach kranial über das Niveau der oberen Gehörgangswand, andererseits nach lateral als Recessus epitympanicus über das innere Ende des äußeren Gehörganges. Letzteres ist dadurch ein Teil der lateralen Paukenhöhlenwand und wird als *laterale Attikwand* bezeichnet. Im Recessus epitympanicus finden sich Hammerkopf und Amboßkörper. Das Hypotympanon ist jener Teil der Paukenhöhle, der sich unter das Niveau des unteren Randes des Trommelfelles erstreckt. Das Cavum tympani hat sechs Wände, welche ohne scharfe Grenzen ineinander übergehen. Die laterale Wand wird zum größten Teil vom Trommelfell und nur zu einem kleinen Teil von der Schläfenbeinschuppe gebildet, und zwar von jenem Teil,

Abb. 34. Ansicht des Schläfenbeines von vorne-lateral. Die Paukenhöhle ist nach Abtragung der lateralen und der angrenzenden Teile der vorderen und oberen Wand eröffnet. Außerdem wurden der Canalis caroticus und der Canalis facialis eröffnet. *1* Cellulae mastoideae; *2* Antrum mastoideum; *3* Prominentia canalis semicircularis lateralis; *4* Fenestra ovalis (vestibuli); *5* Canalis facialis; *6* Promontorium; *7* Impressio trigemini; *8* Canalis caroticus; *9* Hypotympanon; *10* unterer Teil des Anulus tympanicus; *11* Processus styloideus; *12* Meatus acusticus externus

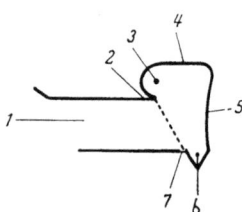

Abb. 35. Schematischer Querschnitt durch die Paukenhöhle. *1* äußerer Gehörgang; *2* laterale Attikwand; *3* Attik (Recessus epitympanicus); *4* Tegmen tympani; *5* mediale Paukenhöhlenwand; *6* Hypotympanon; *7* Anulus tympanicus

der den äußeren Gehörgang vom Recessus epitympanicus abgrenzt. Die mediale Wand, die *Facies tympanica* der Pyramide zeigt ungefähr in der Mitte das von einem knöchernen Wall umrahmte, querovale Vorhoffenster, die *Fenestra vestibuli*. Unter dem Vorhoffenster findet sich eine durch die Basalwindung der Schnecke hervorgerufene Vorwölbung das *Promontorium*. Knapp hinter und unterhalb desselben liegt in einer tiefen Nische das Schneckenfenster, die *Fenestra cochleae*. Die mediale und laterale Wand verlaufen nicht parallel und rein senkrecht, sondern konvergieren nach unten und vorne. Das Dach der Trommelhöhle wird durch eine dünne Knochenplatte, das *Tegmen tympani* gebildet, welche das Cavum tympani von der mittleren Schädelgrube trennt. Die das Tegmen darstellende Knochenlamelle erstreckt sich vom vorderen, lateralen Anteil der Pyramide zum unteren Ende der Tabula interna der Schläfenbeinschuppe, die hier nach medial umbiegt. Die ursprüngliche Verbindung dieser beiden Knochenabschnitte, die Sutura petrosquamosa, kann bisweilen persistieren. Der Boden der Paukenhöhle ist ganz unregelmäßig gestaltet. In seinem lateralen Anteil findet sich das stumpfe obere Ende des Griffelfortsatzes in Form eines sich kranialwärts vorwölbenden Höckers. Gegen die Fossa jugularis zu ist der Boden je nach Größe bzw. Ausdehnung des Bulbus venae jugularis ganz verschieden dick bis durchscheinend. Die vordere Wand der Trommelhöhle wird vom aufsteigenden Teil des hier rechtwinkelig abgebogenen Canalis caroticus gebildet. Lateral von dessen Krümmungsscheitel liegt die Tubenmündung, das *Ostium tympanicum tubae auditivae*. Die hintere Wand grenzt die Paukenhöhle gegen die Pars mastoidea ab. Im oberen Anteil dieser Wand findet sich der Zugang zum Antrum, der *Aditus ad antrum*, der die Verbindung zwischen Kuppelraum der Trommelhöhle und dem *Antrum mastoideum* darstellt. Die Wände des Cavum tympani, vorwiegend die vordere und hintere, aber auch ihr Dach und ihr Boden, können zahlreiche kleine, pneumatische Hohlräume, die *Cellulae tympanicae* enthalten, die sich wieder längs der Wand der knöchernen Tube in die *Cellulae tubariae*, innerhalb des Tegmen in die *Cellulae tegmentales* und in die im Jochfortsatz gelegenen *Cellulae zygomaticae* fortsetzen können. Die räumliche Ausdehnung der Paukenhöhle ist sehr verschieden. Ihre Höhe kann bis zu 15 mm, ihre Länge bis zu 13 mm betragen. Der quere Durchmesser schwankt zwischen 2 und 5 mm, die engste Stelle findet sich zwischen Promontorium und Trommelfell.

Die Ossicula auditus. Die Kette der Gehörknöchelchen, bestehend aus Hammer (Malleus), Amboß (Incus) und Steigbügel (Stapes), stellt die Verbindung zwischen Trommelfell und Innenohr dar. Der Kopf des mit seinem langen Griff am Trommelfell haftenden Hammers artikuliert mit dem Amboß, der wieder mit dem Steigbügel verbunden ist, dessen Platte sich in das Vorhoffenster der medialen Paukenhöhlenwand einfügt. Bezüglich der Gehörknöchelchen ist folgendes von Wichtigkeit: Die Indikation für eine gehörverbessernde Operation bei angeborenen Mißbildungen des Schläfenbeines ist dann gegeben, wenn der betreffende Patient eine Paukenhöhle mit Gehörknöchelchen besitzt. Diese Frage zu lösen, ist Sache der röntgenologischen Untersuchung. Nun gelingt es auf Grund der Standardaufnahmen oder auf Grund von axialen bzw. halbaxialen Vergleichsaufnahmen der Pyramiden in vielen Fällen, besonders bei Kindern, ein Cavum tympani und auch Gehörknöchelchen nachzuweisen. So konnten SAMUEL und THERON nicht nur das Fehlen der Gehörknöchelchen bei Mißbildungen, sondern angeblich auch eine Destruktion derselben sowie eine Verlagerung nach Traumen feststellen. Ihr Fehlen im gewöhnlichen Röntgenbild schließt ihr Vorhandensein nicht aus. In fraglichen Fällen wird man das Schichtverfahren zu Hilfe nehmen. Darauf kommen wir im Kapitel über die Spezialuntersuchungen noch zurück.

Die Tuba auditiva Eustachii. Die im Bereiche der Vorderwand der Paukenhöhle am Tubenostium entspringende Ohrtrompete stellt eine Verbindung zwischen Cavum tympani und Epipharynx dar. Ihre Lichtung tritt auf der axialen Vergleichsaufnahme der Pyramiden als Aufhellungsstreifen häufig recht gut in Erscheinung. In vielen Fällen ist auch der ihrem knöchernen Anteil entsprechende Schatten zumindest teilweise abgrenzbar. Zellen in der knöchernen Wand der Tube und in den angrenzenden Teilen der Pyramide werden als die schon erwähnten Cellulae tubariae bezeichnet.

Das Antrum mastoideum. Das Antrum ist beim Erwachsenen unter normalen Verhältnissen etwa bohnengroß. Es liegt hinter dem Attik in gleicher Höhe wie der Recessus epitympanicus dem medialen Teil der hinteren Gehörgangswand meist nahe an.

Die Cellulae mastoideae. Unmittelbar an das Antrum anschließend finden sich zahlreiche, weitere lufthaltige Räume, die Cellulae mastoideae, die bei guter Pneumatisation den ganzen Warzenfortsatz erfüllen, durch zarte Knochenbälkchen voneinander getrennt sind und durch siebartige Knochenlöcher mit dem Antrum und untereinander kommunizieren. Innerhalb der Zellbälkchen bestehen kleine Lücken, die rotes Knochenmark enthalten. Ist der Warzenfortsatz zur Gänze durchpneumatisiert, so ist er nach außen nur durch eine dünne Corticalis abgeschlossen.

3. Die Auris interna. Vom Innenohr bzw. dem Labyrinth sind im Röntgenbild nur die Innenohrhohlräume als Aufhellungen und die Labyrinthkapsel als dichter Schatten abgrenzbar. Das knöcherne Labyrinth hat beim Neugeborenen schon seine endgültige Größe und besitzt eine Längsausdehnung von 17—20 mm. Man kann an ihm drei Teile unterscheiden: Die Bogengänge *Canales semicirculares*, den Vorhof *Vestibulum* und die Schnecke *Cochlea* (s. Abb. 36). Das Labyrinth ist mit seiner Achse derart in die Pyramide eingebaut, daß die Schnecke vorne-unten und die Bogengänge hinten-oben zu liegen kommen. Da die Pyramide mit der Mediansagittalebene einen nach hinten offenen Winkel von 45⁰ bildet, sind die Schnecke medial und die Bogengänge lateral gelegen (s. Abb. 37). Die mediale Wand des Vorhofes und die Schnecke sind dem Fundus des

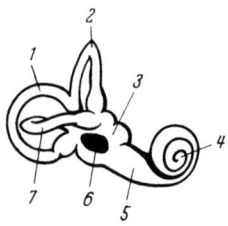

inneren Gehörganges zugewandt, die laterale Wand des Labyrinthblockes bildet, wie schon erwähnt, die mediale Wand des Cavum tympani, deren wesentliche Einzelheiten bereits beschrieben wurden. Das Vorhoffenster stellt die Verbindung der Paukenhöhle mit dem Vestibulum her. Das Vestibulum ist ein kleiner, ovaler Hohlraum, dessen hinterer-oberer Abschnitt, drei größere und zwei kleinere Öffnungen, die Zugänge zu den Bogengängen aufweist. Vorne-unten ist der Vorhof etwas weniger geräumig, hier findet sich der Zugang zur *Basalwindung* der Schnecke. Die Bogengänge sind etwas mehr als halbkreisförmige in der Richtung ihrer Krümmungsachsen abgeflachte Röhrchen, die in den drei zueinander senkrechten Ebenen des Raumes liegen. Von den zwei vertikalen Bogengängen verläuft der *Canalis semicircularis anterior* senkrecht zur oberen Pyramidenkante, steht mit seiner Krümmungsachse quer zur Längsachse der Pyramide und wölbt mit seinem Scheitel die obere Pyramidenkante und die ventrale Fläche des Felsenbeines in der Eminentia arcuata vor. Der zweite vertikale Bogengang, der *Canalis semicircularis posterior*, liegt mit seiner Krümmungsachse parallel der dorsalen Pyramidenfläche. Bei aufrechter bzw. normaler Körperhaltung stehen beide Bogengänge senkrecht, und zwar derart, daß der rechte vordere und der linke hintere in einer Ebene liegen und umgekehrt. Der dritte Bogengang, der *Canalis semicircularis lateralis*, ist zwischen den beiden vertikalen gelegen, mit seiner Konvexität nach außen gerichtet und wölbt die Paukenhöhle am Zugang zum Antrum mastoideum als *Prominentia canalis semicircularis lateralis* über den Wulst des Canalis facialis vor. Der seitliche Bogengang ist der kürzeste bzw. besitzt den kleinsten Krümmungsradius und findet sich etwas unter der Mitte des hinteren Bogenganges. Jeder Bogengang weist ein schlichtes und ein ampullär ausgeweitetes Ende auf. Die nicht erweiterte Schenkelenden des vorderen und hinteren Bogenganges münden, nachdem sie sich zu einem gemeinsamen Gang dem *Crus commune* vereinigt haben, gemeinsam in den Vorhof. Die ampullär erweiterten Mündungen des vorderen und seitlichen Bogenganges sind an der der Paukenhöhle zugekehrten Wand des Vestibulum nahe beieinander gelegen. Der vordere Bogengang mündet etwas oberhalb des seitlichen in das Vestibulum, während sich die Mündung des hinteren Bogenganges an der unteren Vorhofswand befindet. Die Öffnung des seitlichen Bogenganges liegt zwischen den beiden Mündungen des hinteren. Die Schnecke oder

Abb. 36. Skizze eines Ausgusses des knöchernen Labyrinthes von vorne-lateral gesehen. *1* hinterer Bogengang; *2* vorderer Bogengang; *3* Vestibulum; *4* Schnecke; *5* Basalwindung der Schnecke; *6* Gegend des ovalen Fensters; *7* seitlicher Bogengang

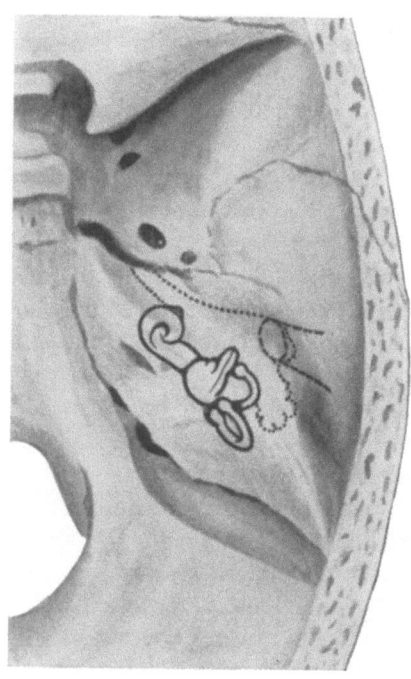

Abb. 37. Ansicht des Felsenbeines und der angrenzenden Skeletpartien von oben. Die Projektion des äußeren Gehörganges (gestrichelt), der Mittelohrräume (punktiert) und des Labyrinthes ist eingezeichnet

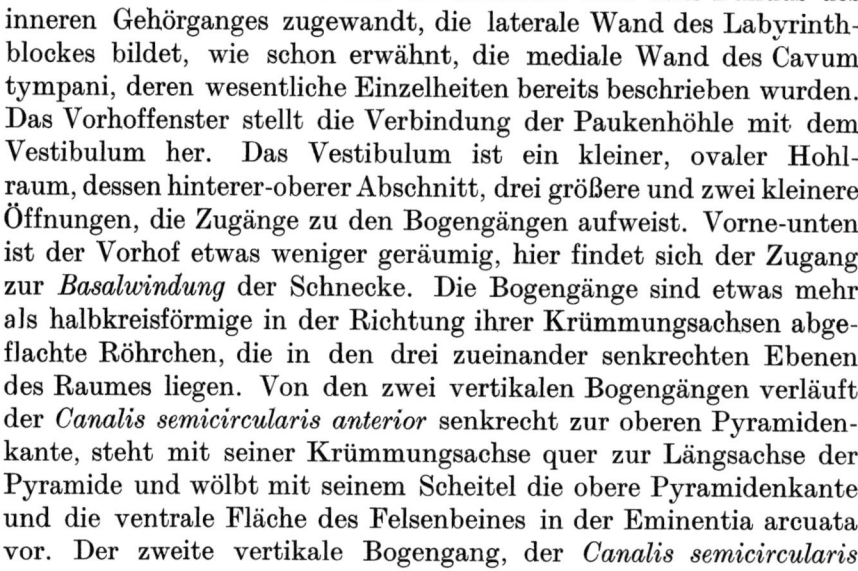

Cochlea, ein nur zweieinhalbmal aufgerolltes Rohr, beginnt mit einem der Pyramidenlängsachse parallel nach ventral-medial ziehenden Abschnitt der *Basalwindung*. Sie entspringt aus dem untersten Teil der vorderen Vorhofswand, wobei sie im Bereiche der medialen Paukenhöhlenwand, diese vorwölbend, das Promontorium hervorruft. Durch eine entsprechende Krümmung kommt die Schnecke derart zu liegen, daß ihre Kuppel gegen den vorderen Anteil der Paukenhöhle und ihre Basis gegen den inneren Gehörgang gerichtet sind. Durch das Schneckenfenster kommuniziert das Innenohr mit der Trommelhöhle.

c) Die Gefäßkanäle und die Gefäßfurchen

Der Canalis caroticus. Der Knochenkanal für die Arteria carotis interna ist der größte der Schläfenbeinkanäle. Er beginnt an der cervicalen Fläche der Pyramide, ungefähr in ihrer Mitte in Form einer kreisrunden Öffnung. Der knieförmig abgebogene Kanal besitzt einen kurzen, vertikal und einen längeren horizontal verlaufenden Schenkel. Der kurze Schenkel zieht mit seiner lateralen-dorsalen Begrenzung in engster Nachbarschaft der Paukenhöhle nach oben, biegt dann lateral der Schnecke, dieser vorne-unten anliegend, fast rechtwinkelig gegen die Felsenbeinspitze um und öffnet sich gegen den Sulcus caroticus am Keilbeinkörper.

Die Arteria meningea media. Die Arteria meningea media, ein Ast der Arteria maxillaris, zieht durch das Foramen spinosum in die Schädelhöhle. Im weiteren Verlauf bildet sie eine deutliche Furche bzw. einen Halbkanal an der Innenseite des vorderen Anteiles der Schläfenbeinschuppe und teilt sich in einen vorderen und einen hinteren Ast. Der vordere Ast verläßt gleich nach der Teilung die Schläfenbeinschuppe, der hintere Ast biegt nach der Teilung nach dorsal um und zieht, einen nach kranial konvexen Bogen bildend, quer über die Schuppe.

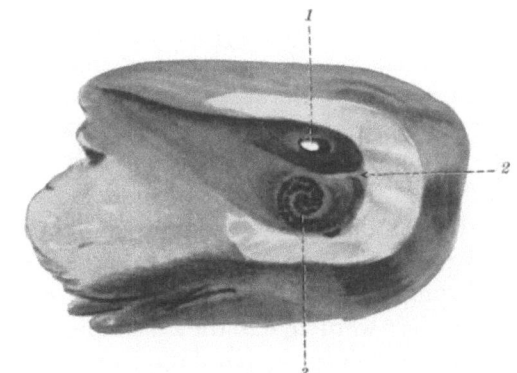

Abb. 38. Ansicht der Pyramidenspitze von medial nach Abtragung der hinteren Wand des inneren Gehörganges. *1* Öffnung des Canalis facialis; *2* Crista transversa; *3* Area cochleae

Der Sulcus sinus sigmoidei. Der Sulcus sinus sigmoidei, ein ganz verschieden stark ausgeprägter Halbkanal für den Sinus sigmoides, bildet die Fortsetzung des Sulcus transversus. Er beginnt ungefähr im Bereiche des Angulus mastoideus des Scheitelbeines und zieht an der Übergangsstelle der hinteren Pyramidenfläche in die seitliche Schädelwand nach abwärts. Die obere Krümmung dieses Blutleiters wird als *oberes Sinusknie* bezeichnet. Etwas unterhalb desselben mündet die von hinten-außen kommende *Vena emissaria mastoidea* in den Sinus ein. In Höhe des Bodens der hinteren Schädelgrube bildet der Blutleiter, sich auf das Os occipitale erstreckend, einen flachen, nach dorsal konvexen Bogen und steigt dann, das *untere Knie* bildend, geringgradig gegen das *Foramen jugulare* an. Von hier an führt dann der venöse Blutleiter die Bezeichnung *Vena jugularis interna.* Die Übergangsstelle des Sinus sigmoides in die Vena jugularis interna findet sich im Bereiche der *Fossa jugularis*, einer tiefen Grube an der Unterfläche der Pyramide zur Aufnahme des *Bulbus venae jugularis.*

Der Sulcus sinus petrosi superioris. In diesem, nur in vereinzelten Fällen stärker ausgeprägten und dann im Röntgenbild nachweisbaren Halbkanal liegt der *Sinus petrosus superior.* Der Sulcus verläuft entlang der oberen Pyramidenkante und stellt eine Verbindung zwischen Sinus cavernosus und Sinus sigmoides dar, in dessen oberes Knie er mündet. Der *Sulcus sinus petrosi inferioris* bildet sich normalerweise auf der Röntgenaufnahme nicht ab. Er stellt den unteren Abfluß des Sinus cavernosus dar und zieht am vorderen-unteren Rande der Pyramide zum Foramen jugulare.

d) Die Nervenkanäle

Der Meatus acusticus internus. Der innere Gehörgang dringt an der dorsalen Pyramidenfläche, schräg lateral verlaufend, etwa 1 cm tief in den Knochen ein. Er liegt mit dem äußeren Gehörgang in der gleichen frontalen Ebene. Das blinde Ende wird durch eine quere Leiste, die *Crista transversa*, in eine obere und untere Hälfte geteilt. Im Fundus findet die Vereinigung der aus der Schnecke kommenden Nervenfasern des

Nervus cochlearis mit den aus dem Vorhof kommenden Nervenfasern des *Nervus vestibularis* zum *Nervus stato-acusticus* statt (s. Abb. 38).

Der Canalis facialis. Er beginnt am *Foramen faciale,* das sich im oberen Anteil des Fundus des inneren Gehörganges findet. Er zieht zunächst quer zur oberen Pyramidenkante unter der vorderen Pyramidenfläche zwischen Schnecke und Bogengängen nach lateral, biegt dann, das *Geniculum canalis facialis* bildend, scharf nach dorsal um, umkreist in der medialen Paukenhöhlenwand verlaufend, den oberen und hinteren Umfang des Vorhoffensters. Hier springt er deutlich unterhalb des Wulstes des lateralen Bogenganges gegen die Paukenhöhle, die *Prominentia canalis facialis* bildend, vor. Der Kanal verläuft dann unterhalb des Aditus ad antrum weiter, biegt nach caudal um und gelangt längs der hinteren Wand der Trommelhöhle zum *Foramen stylomastoideum,* das dorsal vom Processus styloideus gelegen ist.

2. Das Röntgenbild des Schläfenbeines in den Standardaufnahmerichtungen[1]

Zur Besprechung der normalen Röntgenanatomie des Schläfenbeines sollen die drei „typischen" Aufnahmen, die von Schüller, Stenvers und E. G. Mayer herangezogen werden, da sie einen Überblick über das ganze Schläfenbein ermöglichen und alle praktisch wichtigen Details erkennen lassen. Die Abb. 30a—d, 31a—d und 32a—d zeigen je eine entsprechende Normalaufnahme vom Lebenden und die dazugehörige Skizze, welche — durch Pause gewonnen — sich mit der Originalaufnahme vollkommen deckt. Die Abb. 30a und b, 31a und b und 32a und b sind anatomische Bilder des Schläfenbeines, und zwar immer zwei korrespondierende Ansichten, je eine von außen und von innen, entsprechend den drei, den folgenden Erläuterungen zugrunde liegenden Aufnahmerichtungen. Die drei Normalaufnahmen der Abb. 30c, 31c und 32c sollen in der Weise analysiert werden, daß die Zusammensetzung der dazugehörigen Skizzen aus ihren Komponenten Strich für Strich dargelegt und durch entsprechende Erklärungen erläutert werden.

a) Die seitliche Ansicht des Schläfenbeines in der Aufnahmerichtung nach Schüller
(s. Abb. 30a—d)

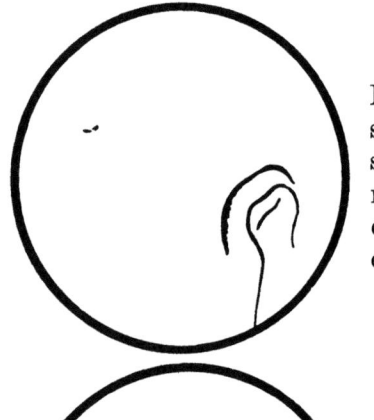

Man beginne mit der Orientierung mit einer markanten, selten durch pathologische Prozesse veränderten und auch selten Variationen unterworfenen Kontur, hier am besten mit der *Kiefergelenkspfanne,* unter welcher das Kieferköpfchen mit einem Teil des aufsteigenden Unterkieferastes zu erkennen ist.

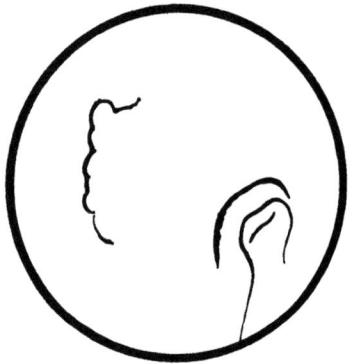

Nach hinten zu — im Bilde links — tritt *die rückwärtige Grenze des pneumatischen* Systems deutlich hervor. Sie ist durch eine zarte Schattenlinie gebildet, die durch die Corticalis der randständigen Zellen zustande kommt, und ist durch eine unregelmäßig, bogig verlaufende Kontur gekennzeichnet, der die hellen Partien des Zellsystems gegen die dichteren des nichtpneumatisierten Knochens abtrennt.

---

[1] Die hier folgenden Skizzen und der Text sind der „Otologischen Röntgendiagnostik" von E. G. Mayer entnommen. Der ganz hervorragende und in seiner Art einmalige Aufbau der Röntgenanatomie des Schläfenbeines kann in keiner anderen Weise besser wiedergegeben werden.

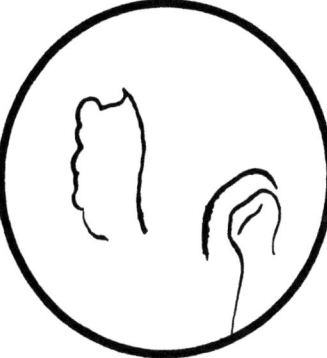

Durch das pneumatische System verläuft fast senkrecht nach abwärts eine leicht S-förmig gekrümmte Linie, die uns die *hintere Grenze der Pyramide* angibt und jener Stelle entspricht, an welcher die hintere Pyramidenfläche in den *Sulcus sigmoides* übergeht.

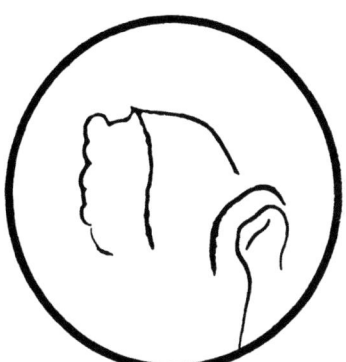

Verfolgen wir die rückwärtige Kontur der Pyramide nach oben bis an die Grenze des pneumatischen Systems, so kommen wir an eine Stelle, wo sie sich mit einer zweiten Linie vereinigt, die in leichtem Bogen von vorne-unten kommend nach hinten-oben aufsteigt und die *obere Abgrenzung der Pyramide im lateralen Anteil und im Bereiche der Eminentia arcuata* darstellt, die Gegend, wo diese beiden Linien zusammenstoßen, entspricht dem *Citelli-Winkel*.

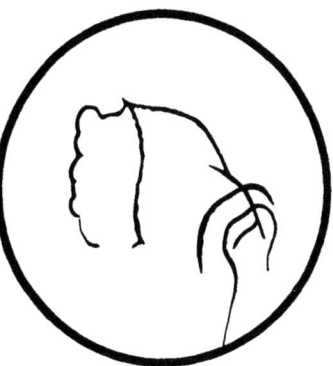

Folgen wir der Kontur der Eminentia arcuata nach vorne-unten, so können wir feststellen, daß sie hinten-oben vom Kiefergelenksspalt in eine dichte Schattenlinie übergeht, die etwas weniger steil nach abwärts verlaufend, gegen das Kieferköpfchen hinzieht und im Bereiche desselben endet. Diese Linie, die *obere Kante der Pyramidenspitze*, verliert sich nach hinten-oben in dichtem Schatten, der unter der Eminentia arcuata gelegen ist. Dort, wo dieselbe — nur undeutlich erkennbar — innerhalb des Kieferköpfchens endet, ist die Spitze der Pyramide.

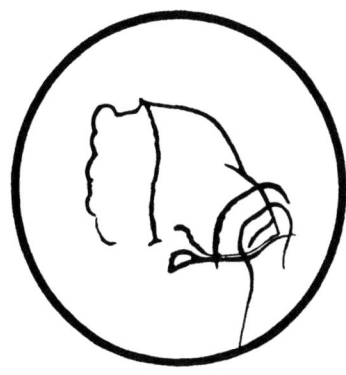

Die *Abgrenzung der Pyramidenspitze nach unten* ist durch einen schmalen, hellen, in flachem, nach unten konvexen Bogen verlaufenden Streifen markiert, einer Aufhellung, die der *Synchondrosis petro-occipitalis* entspricht und demgemäß oben vom Schatten der Pyramide, unten vom Schatten des eben noch sichtbaren Randes des *Clivus* begleitet ist. Diese beiden Schatten weichen nach rückwärts in der Gegend des Foramen jugulare etwas auseinander.

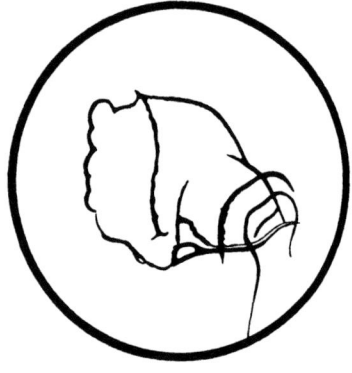

Der *Rand des Warzenfortsatzes* beginnt etwa 8 mm vor der unteren Hälfte der hinteren Pyramidenkontur als zarte Schattenlinie, die erst in leichtem Bogen von vorne-oben nach hinten-unten und dann senkrecht nach abwärts verläuft bis in den Bereich des Hinterhauptbeines. Dort beschreibt diese Linie, die *Warzenfortsatzspitze* markierend, einen kleinen halbkreisförmigen Bogen und zieht dann schräg nach hinten-oben weiter.

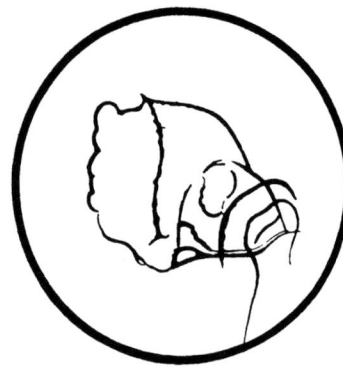

Hinten-oben vom Kieferköpfchen ist nahe dem Kiefergelenkspalt und von diesem nur durch einen dichten, etwa 2 mm breiten Schatten getrennt, eine größere, sowohl in ihrer Konfiguration als auch in ihrer Schattengebung unregelmäßige Aufhellung zu sehen, welche durch die sich übereinander projizierende *Lufträume des äußeren Gehörganges und der Paukenhöhle* erzeugt wird.

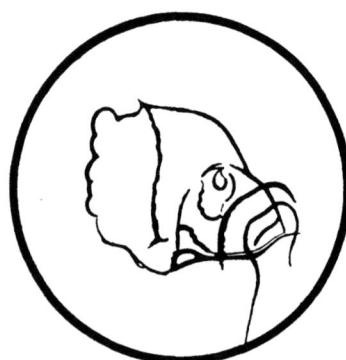

Im oberen Anteil des Areales der Paukenhöhle und des äußeren Gehörganges ist eine kleine, rundliche, ziemlich scharf und regelmäßig abgegrenzte, besonders intensive Aufhellung zu erkennen. Sie kommt dadurch zustande, daß sich hier auf äußeren Gehörgang und Paukenhöhle noch der in der Richtung seiner Achse getroffene *innere Gehörgang* und das *Vestibulum* projizieren.

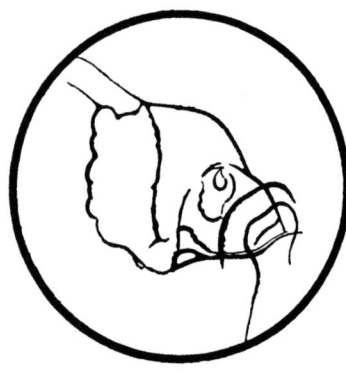

Von dort aus, wo obere und hintere Pyramidenkontur zusammenstoßen, läßt sich eine gemeinsame Fortsetzung dieser Linien nach hinten-oben erkennen. Sie bezeichnet den oberen Rand des *Sulcus sigmoides* bzw. *Sulcus transversus*. Bisweilen — so in unserem Bilde — ist auch der untere Rand erkennbar, so daß diese beiden Linien einen bandförmigen Aufhellungsstreifen, welcher uns den Verlauf des Sulcus transversus angibt, begrenzen. Die unmittelbare Fortsetzung des letzteren nach vorne-unten ist der Sulcus sigmoides, dessen vorderer Rand sich meist in Deckung mit der rückwärtigen Pyramidengrenze befindet.

Im rechten oberen Quadranten des Bildes ist über dem Kieferköpfchen der obere Rand des *Processus zygomaticus* zu sehen, der nach rückwärts in die Linea temporalis ausläuft. Der Teil des Processus zygomaticus, welcher vor dem Kieferköpfchen liegt, entspricht der vorderen, der hinter demselben gelegene der hinteren Zygomaticuswurzel.

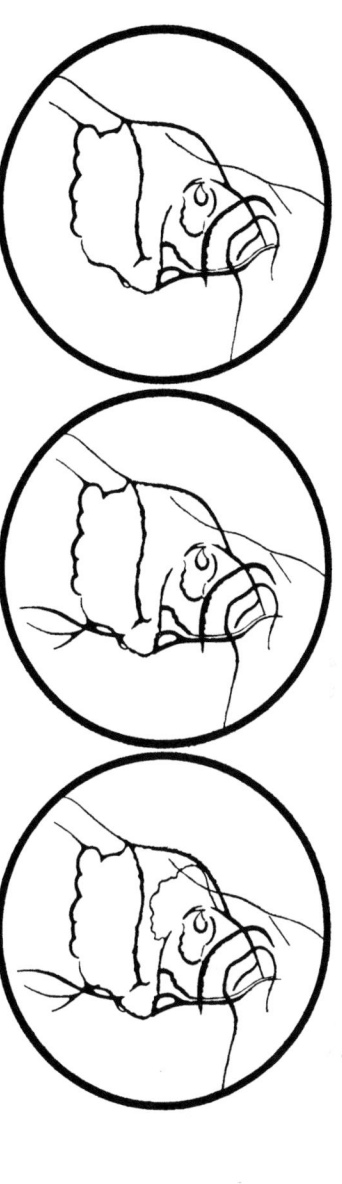

Wenn wir den Rand der Warzenfortsatzspitze nach hinten verfolgen, so stoßen wir auf Schattenlinien, die, vom Warzenfortsatz ausgehend und mehr oder weniger horizontal verlaufend, nach hinten ziehen. Sie werden durch *Knochenleisten* hervorgerufen, die an der Außenseite des Schädels die *Incisura mastoidea* begleiten.

Von den feineren Details innerhalb des Schläfenbeines ist zuerst die Abgrenzung des kompakten, dicht schattenden *Labyrinthkernes* gegen die hellen Partien des pneumatischen Systems zu nennen. Wir sehen diese Grenze hinten-oben von der Paukenhöhle.

In der ganzen Pars mastoidea und im basalen Anteil der Pyramide sind die zarten Zellwände als feine, unregelmäßige, wabenartige Schattenzeichnungen zu sehen. Auch gegen die Schuppe zu ist, insbesonders über dem Citelli-Winkel, *Zellstruktur* erkennbar. Die Zellen im rückwärtigen Anteil des pneumatischen Systems, die lateral und hinten vom Sinus gelegen sind, bezeichnet man als *Marginal-* oder, weil sie am Emissarium mastoideum gelegen sind, als *Emissarzellen*. Die an der hinteren Gehörgangswand, also am vorderen Rand des Warzenfortsatzes gelegenen, heißen wegen ihrer Nachbarschaft zum Canalis facialis *retrofaciale Zellen*. Die Hohlräume in der Warzenfortsatzspitze werden als *Terminalzellen* bezeichnet, die an der Fossa jugularis gelegenen als *epi-* oder *peribulbäre Zellen*. Die beiden letzteren Zellkomplexe projizieren sich zum Teil übereinander. Weitere Zellkomplexe, die des öfteren nach ihrer anatomischen Lage vom Kliniker gesondert bezeichnet werden, sind die *periantralen Zellen* in der unmittelbaren Umgebung des Antrums. *Zellen am Petrosuswinkel*, also jene, welche unmittelbar unter der oberen Pyramidenkante zwischen dem vorderen und hinteren Corticalisblatt der Pyramide gelegen sind und endlich *Zellen in der hinteren und vorderen Zygomaticuswurzel*.

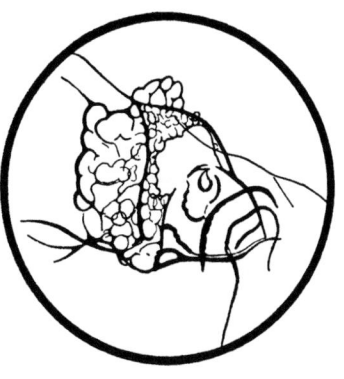

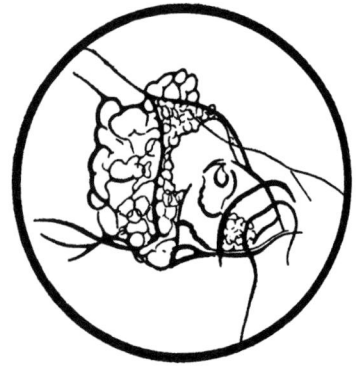

Ein kleiner Zellkomplex befindet sich auch im unteren Anteil der Pyramidenspitze, im Bilde hinter dem Kieferköpfchen und zum Teil auch noch innerhalb desselben. Es sind dies *peritubare Zellen*.

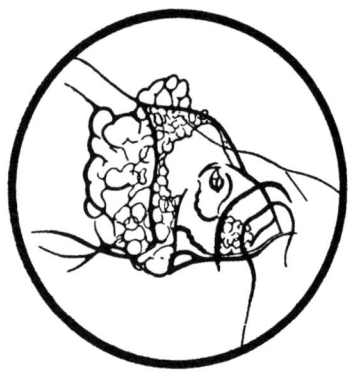

Wenn wir uns die Gegend des inneren Gehörganges genauer betrachten, so können wir hier innerhalb der intensiven Aufhellung zwei zarte Leisten erkennen. Die eine, deutlichere verläuft in nach hinten konvexem Bogen von oben nach unten. Sie wird vom lateralen und hinteren Rand der *Schneckenwindung* gebildet. Die zweite Leiste verläuft horizontal und entspricht der *Crista transversa* am Boden des inneren Gehörganges.

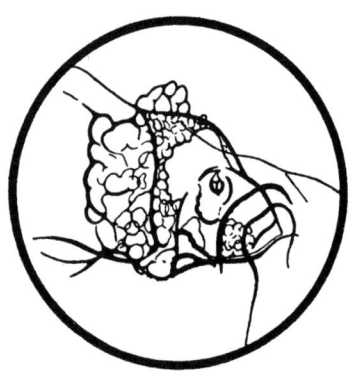

Hinten-unten von der dem äußeren Gehörgang und der Paukenhöhle entsprechenden Aufhellung befindet sich eine weitere, die schon erwähnte Aufhellung des *Foramen jugulare*, die mit der der Synchondrosis petro-occipitalis in Verbindung steht. Sie setzt sich nach oben in eine weniger intensive und undeutlich abgegrenzte Aufhellung fort, die gegen die Paukenhöhle heran reicht und durch die *Fossa jugularis* bedingt ist. Der dichte Schatten in ihrer Umgebung, der auch die Paukenhöhle und den äußeren Gehörgang nach unten abgrenzt und zwischen Warzenfortsatz und Kiefergelenk liegt, wird durch das *Os tympanicum* hervorgerufen.

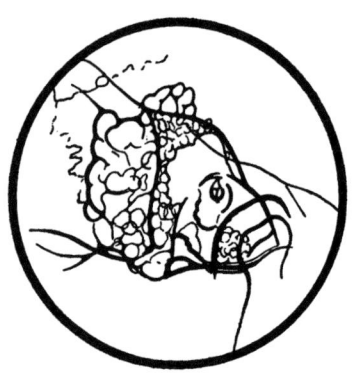

Hinter dem Zellsystem ist schräg nach abwärts verlaufend, die feine, zackige, helle Linie der *Sutura occipito-mastoidea* zu sehen. Etwas unter dem Sinus transversus vereinigt sie sich mit der *Sutura parieto-mastoidea*. Diese Stelle — von welcher aus nach hinten die Occipitoparietalnaht zieht — wird *Asterion* genannt.

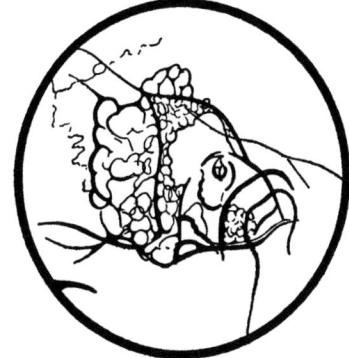

Hinten-unten vom Warzenfortsatz kommen die um das *Foramen occipitale magnum ziehenden Knochenleisten* zur Abbildung.

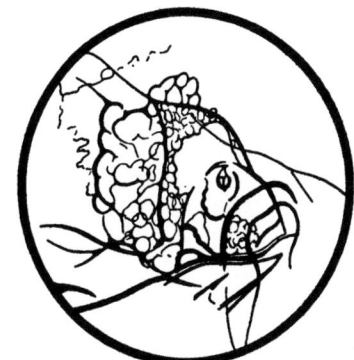

Unterhalb des darzustellenden Schläfenbeines ist — im unteren Anteil des Bildes — die *Pyramide der plattenfernen Seite* als unregelmäßiger, dichter Schatten zu sehen.

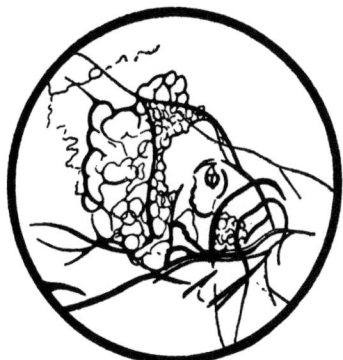

Vorne-unten vom Kieferköpfchen kann man — meist nicht sehr deutlich — die Umrisse der *Keilbeinhöhle* und eventuell auch des *Keilbeinkörpers* erkennen.

Die Deutlichkeit, mit welcher die hier an Hand der Abbildungen besprochenen Details bei Aufnahmen verschiedener, normaler Schläfenbeine zur Darstellung gelangen, ist verschieden. Die vorstehende Analyse gibt daher nur allgemeine Anhaltspunkte zur Orientierung. Auf die wesentlichen Abweichungen wird bei der Besprechung der projektivischen und anatomischen Varianten noch genau eingegangen werden.

Zum vollen Verständnis des Bildes ist es nötig, sich auch über die Projektion jener Gebilde im klaren zu sein, welche normalerweise in dieser Aufnahmerichtung nicht zur Darstellung gelangen. So projiziert sich das Antrum mastoideum in die Gegend hinten-oben von der Paukenhöhle. Es liegt also gegen den Citelli-Winkel zu, und zwar meist derart, daß es zum Teil noch vom kompakten Labyrinthkern verdeckt ist. Das Labyrinth ist so gelegen, daß die Schnecke vorne-unten, die Bogengänge hinten-oben vom inneren Gehörgang zu liegen kommen und das Vestibulum von diesem völlig überlagert wird. In Abb. 39 ist die Projektion der Mittelohrräume und des Labyrinthes eingezeichnet. Das Tegmen deckt sich in dieser Aufnahmerichtung meist

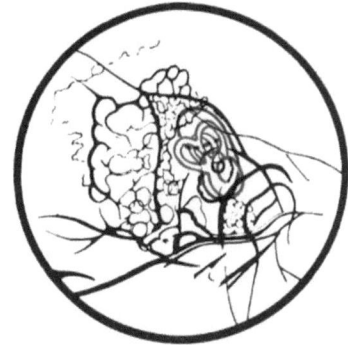

Abb. 39. Skizze eines Röntgenbildes des Schläfenbeines in der Projektionsrichtung SCHÜLLERs. Es ist die Projektion des Labyrinthes (rot) und der Mittelohrräume (blau) eingezeichnet.

mit der oberen Kontur des lateralen Anteiles der Pyramide. Ist jedoch die Eminentia arcuata stark prominent, dann erscheint das Tegmen unter derselben als dickere oder feinere Schattenlinie, die ziemlich gerade, schräg von hinten-oben nach vorne-unten zieht, als Sehne zu dem von der Eminentia arcuata gebildeten Bogen. Der Processus styloideus ist, wenn er überhaupt zur Darstellung gelangt, als länglicher Schatten zu sehen, der von dem Winkel zwischen Warzenfortsatz und Os tympanicum schräg nach vorne-unten zieht. Wird die Ohrmuschel bei der Aufnahme nicht nach vorne-unten umgelegt, so erscheint ihr Schatten vorwiegend hinter der Pyramide im Bereiche der Pars mastoidea. Die Luft in der Choncha bewirkt dann eine unmittelbar hinter der Pyramide gelegene, nach hinten konvex begrenzte Aufhellung, die nicht mit einem Einschmelzungsherd verwechselt werden darf (s. Abb. 40).

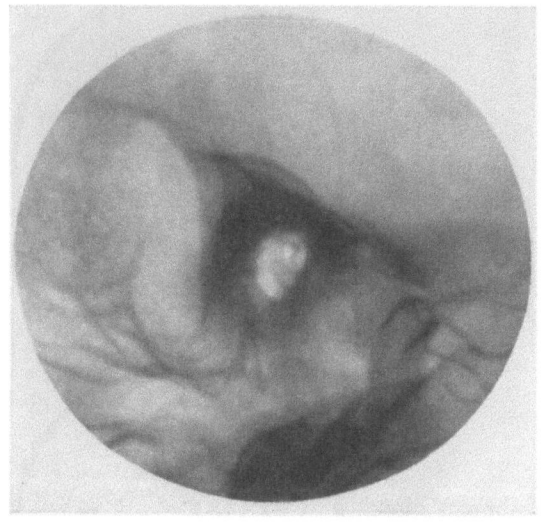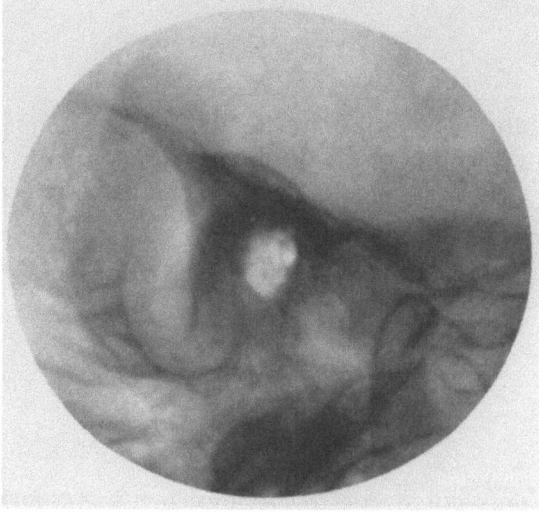

a   b

Abb. 40a u. b. Aufnahme des rechten Schläfenbeines (typische Einstellung), a mit umgelegter Ohrmuschel, b ohne umgelegte Ohrmuschel

b) Die sagittale Ansicht des Schläfenbeines in der Aufnahmerichtung nach Stenvers
(s. Abb. 31a—d)

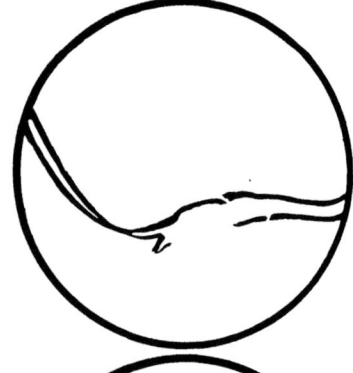

Bei der Orientierung geht man am zweckmäßigsten von der *seitlichen Schädelwand* aus, die im Bilde linkerseits als dichter Schattenstreifen von links oben nach rechts unten zieht. Dieser geht in einen ähnlichen Schattenstreifen über, der fast horizontal nach rechts und etwas nach oben verläuft. Er entspricht dem tiefsten Teil des *Bodens der mittleren Schädelgrube.*

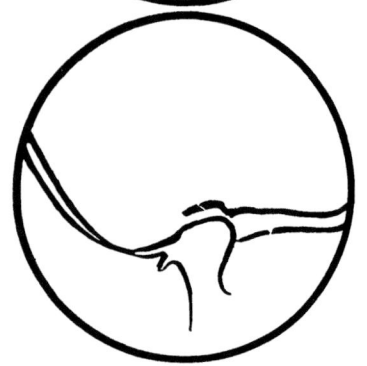

Den Schatten des Bodens der mittleren Schädelgrube kreuzt etwas rechts und unten von der Mitte des Bildes das Kiefergelenk.

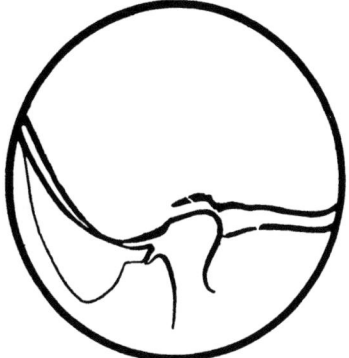

Dort, wo die seitliche Schädelwand in den Boden der mittleren Schädelgrube übergeht, ragt der konische *Warzenfortsatz* an der Schädelbasis vor.

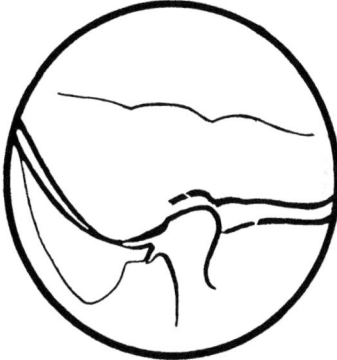

In der oberen Hälfte des Bildes sieht man von links nach rechts fast horizontal die gewellte Linie der *oberen Pyramidenkontur* ziehen. Die mittlere Prominenz entspricht der *Eminentia arcuata*, die darauf folgende Einsenkung der Gegend der *Fossa subarcuata*. Die letzte Einsenkung ganz rechts in der Gegend der Pyramidenspitze ist durch die *Incisura trigemini* bedingt.

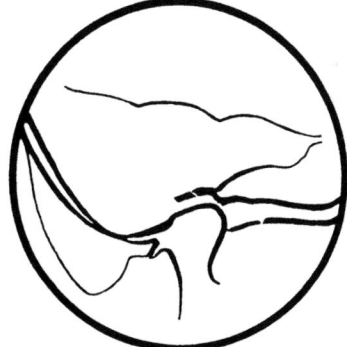

Von der Spitze der Pyramide aus läßt sich die *untere Kontur* derselben gegen das Kieferköpfchen zu verfolgen.

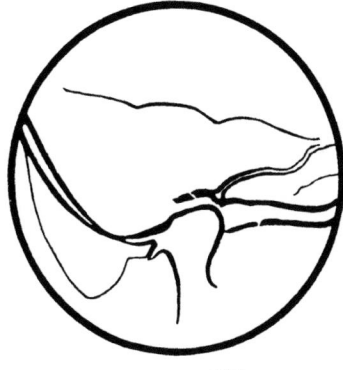

Der unteren Kontur der Pyramidenspitze parallel verläuft der Rand des *Clivus* und zwischen beiden tritt als feine, handförmige Aufhellung die *Synchondrosis petro-occipitalis* in Erscheinung.

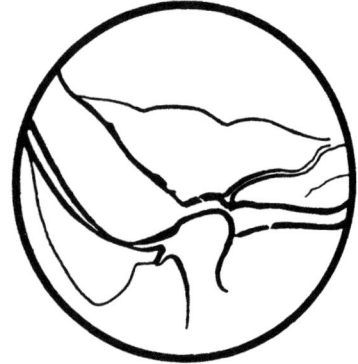

In der linken Hälfte des Bildes zieht fast parallel zur Schädelwand, etwa 2 cm schädeleinwärts eine dichte Schattenlinie schräg von außen-oben nach innen-unten in die Gegend des Kieferköpfchens. Es ist dies der mediale Rand des *Sulcus sinus sigmoidei*.

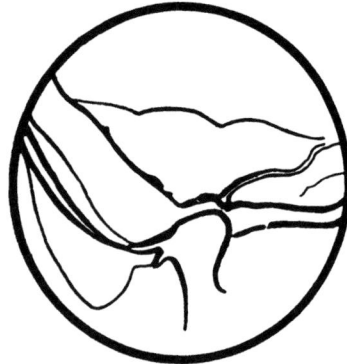

Parallel zu der eben beschriebenen Linie zieht eine zweite, wesentlich undeutlichere nahe der Schädelwand, sie markiert den *lateralen Rand des Sulcus sinus sigmoidei*, und zwischen diesen beiden Linien verläuft der Sinus sigmoides an der hinteren Pyramidenfläche zum Foramen jugulare, welches sich in dieser Aufnahmerichtung gerade in die Gegend des Kiefergelenksspaltes projiziert.

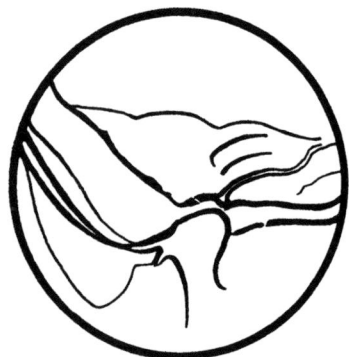

Betrachten wir uns die einzelnen Details innerhalb der Pyramide, so sehen wir hier vor allem ungefähr in der Mitte derselben eine bandförmige Aufhellung, die in unserem Bilde parallel zur unteren Kontur der Pyramidenspitze verläuft. Sie ist durch den *inneren Gehörgang* bedingt.

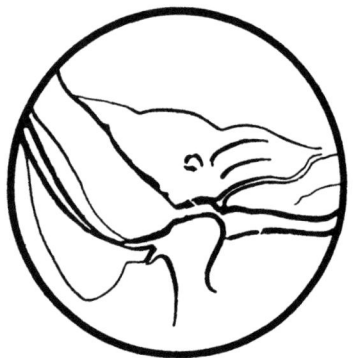

In der Höhe des lateralen Endes des inneren Gehörganges liegt, weniger Millimeter von demselben entfernt, gegen die Pars mastoidea zu, eine kleine, regelmäßige, rundliche, ziemlich intensive Aufhellung, die dem *Vestibulum* entspricht.

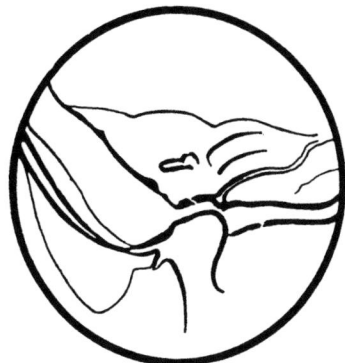

Vom Vestibulum aus läßt sich ein horizontal verlaufender, etwa 1 cm langer, geradliniger Aufhellungsstreifen nach links verfolgen. Es ist dies die Projektion des *lateralen Bogenganges*.

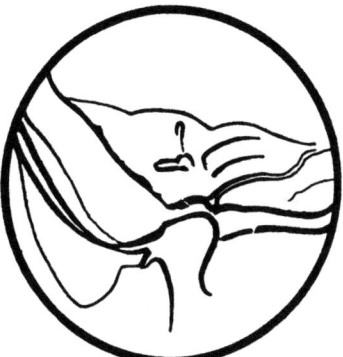

Der *vordere Bogengang* wird durch einen, in unserem Bilde etwas undeutlicheren Aufhellungsstreifen dargestellt, der vom Vestibulum senkrecht nach oben bis nahe an die obere Pyramidenkontur zieht.

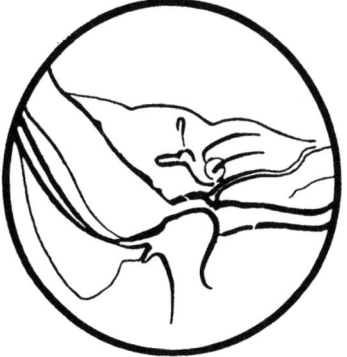

Die Basalwindung der *Schnecke*, die vom Vestibulum aus nach unten und innen zieht, ist hier nicht deutlich zu erkennen. Dagegen ist die eigentliche Schnecke gut zu sehen. Sie ist von einer kreisrunden Aufhellung dargestellt, deren obere Hälfte sich in den unteren Teil des inneren Gehörganges projiziert.

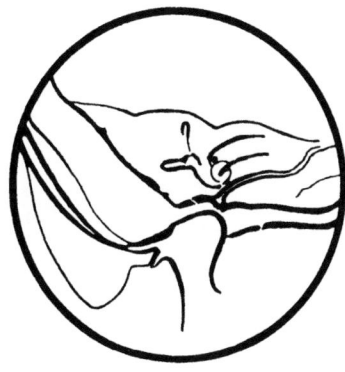

Oben und außen von der Schnecke ist, noch im Bereich des inneren Gehörganges, eine stecknadelkopfgroße Aufhellung zu sehen, die durch jenen Teil des *Canalis facialis* zustande kommt, der vom inneren Gehörgang, die Schnecke kreuzend nach vorne-lateral zieht.

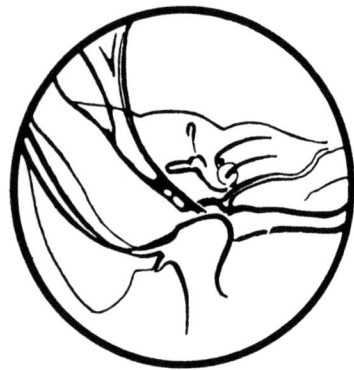

Eine bogenförmige, dichte Schattenlinie, die lateral vom Labyrinth schräg von oben nach unten zieht, entspricht der *Crista sagittalis*. Sie projiziert sich in unserem Bilde so über die Pars mastoidea, daß sie sich innerhalb des Schläfenbeines zum großen Teil mit dem medialen Rand des Sulcus sinus sigmoidei deckt.

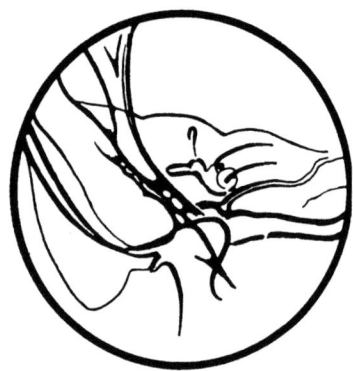

In dem Bereiche, wo sich Crista sagittalis und medialer Rand des Sulcus sinus sigmoidei überlagern, ist noch eine weitere von links oben nach rechts unten verlaufende Schattenlinie feststellbar, die, etwas mehr lateral gelegen, isoliert beginnt, sich dann bald mit den erwähnten Linien vereinigt, im weiteren Verlauf jedoch den Kiefergelenksspalt überschreitet und sich durch das Kieferköpfchen hindurch nach abwärts verfolgen läßt. Es ist dies der Schatten des *Processus zygomaticus* mit seinen Wurzeln und der nach hinten-oben auslaufenden *Linea temporalis*.

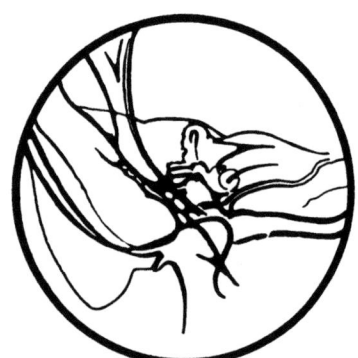

Das ganze Labyrinth ist von einem dichten Sklerosamantel umgeben, den wir als *Labyrinthkern* bezeichnen.

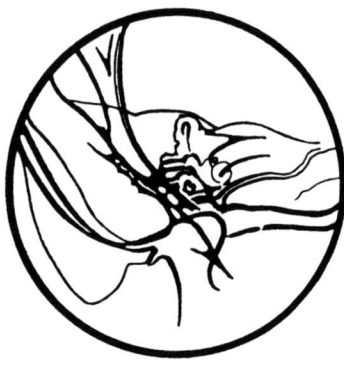

Unter dem Vestibulum ist eine kleine Aufhellung zu sehen, die oben und medial vom kompakten Labyrinthkern, lateral vom Schatten der Crista sagittalis und unten von der Kiefergelenkspfanne abgegrenzt wird und in der ein kleiner, unregelmäßig konfigurierter Schatten zu erkennen ist. Es handelt sich hier um den oberen Anteil der *Paukenhöhle* mit den Gehörknöchelchen.

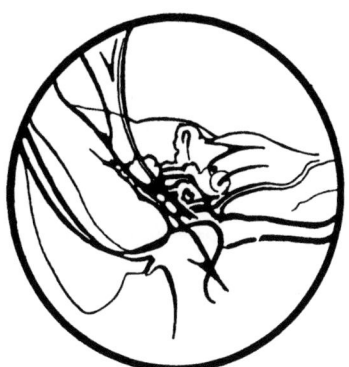

Lateral vom horizontalen Bogengang ist ebenfalls eine kleine Aufhellung zu sehen, die jedoch zum Teil durch die Crista sagittalis verdeckt wird. Sie entspricht dem *Antrum mastoideum*.

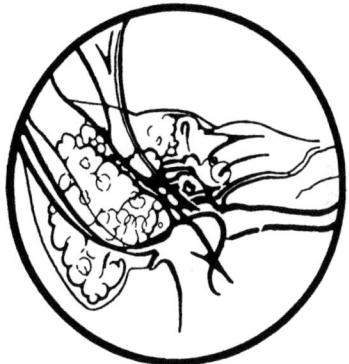

Die ganze Pars mastoidea ist bis an das Labyrinth heran von der feinen Strukturzeichnung des Bälkchenwerkes des *Zellsystems* erfüllt.

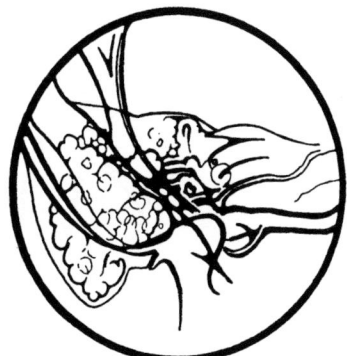

Unmittelbar rechts vom Kieferköpfchen ist, zum Teil innerhalb des Schattens des Bodens der mittleren Schädelgrube, eine rundliche, von Sklerosa umgebene Aufhellung zu sehen, die dem in diesem Falle sehr großen *Canalis hypoglossi* des Hinterhauptbeines entspricht.

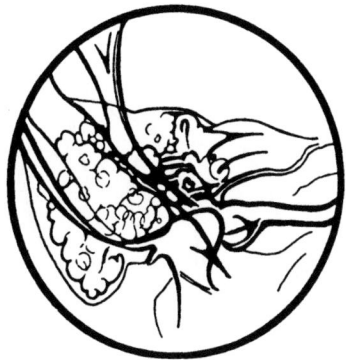

Unterhalb der dichten Schattenlinie des Bodens der mittleren Schädelgrube sind undeutliche Knochenkonturen zu erkennen, die teils Vorsprüngen an der Unterseite der Schädelbasis, teils *Wirbelkörpern* entsprechen. So entspricht insbesondere der Schatten, welcher über den Unterkiefer linkerseits vorragt, dem Bogen des Atlas.

Hinsichtlich der Projektion derjenigen Gebilde, welche in dieser Aufnahmerichtung nicht zur Darstellung gebracht werden, ist hier nur der Canalis caroticus zu erwähnen, der in der unteren Hälfte der Pyramidenspitze verläuft, und die Fossa jugularis, die sich, wenn sie tief ausgeprägt ist, in Paukenhöhle und Kiefergelenksspalt projiziert.

c) Die axiale Ansicht des Schläfenbeines in der Aufnahmerichtung nach E. G. Mayer

(s. Abb. 32a—d)

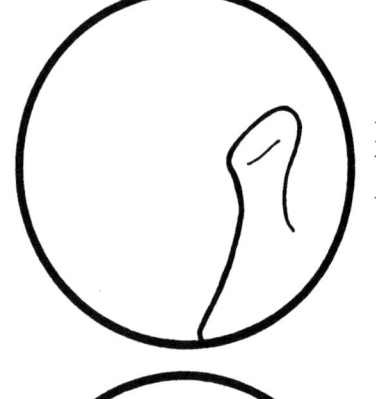

Bei dieser Aufnahme beginnt man mit der Orientierung am besten so wie bei der Schüllers mit dem *Unterkiefer*, welcher im Bilde rechterseits deutlich zu erkennen ist.

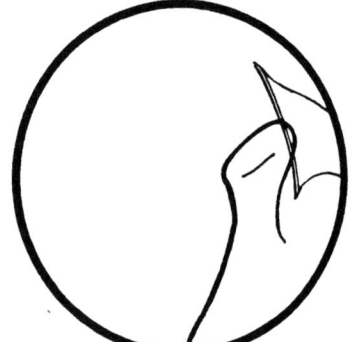

Vor dem Kieferköpfchen, dieses zum Teil noch überdeckend, erkennt man den Ansatz des *Processus zygomaticus*.

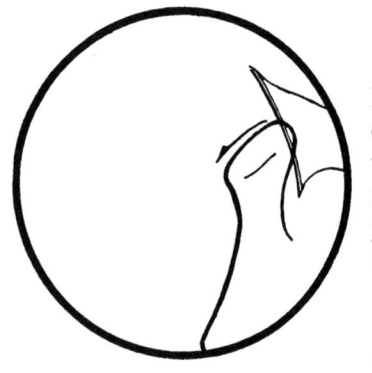

Die *Kiefergelenkspfanne* wird von der Schuppe gebildet und erscheint im Röntgenbild meist als ziemlich dichter Schatten, der — über dem Kieferköpfchen gelegen — nach vorne zu in die Jochbogenwurzel übergeht, nach hinten-unten jedoch fast immer durch die *Fissura Glaseri* deutlich von der Pyramide und dem Os tympanicum abgetrennt ist.

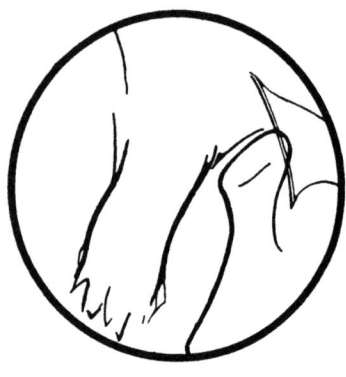

Hinter dem aufsteigenden Unterkieferast zieht eine dichte Schattenlinie schräg nach abwärts. Sie gibt uns die *vordere Grenze der Pyramide* an, doch werden die oberen zwei Drittel dieser Linie vom *Os tympanicum* gebildet. Sie stellt im oberen Teil die *vordere Gehörgangswand* und die *vordere Paukenhöhlenwand* dar. Hinter ihr zieht fast parallel die *rückwärtige Kontur der Pyramide* schräg von oben nach unten. Sie strahlt nach hinten-oben in die seitliche Schädelwand aus und markiert hier die Lage des *oberen Sinusknies*. Die Begrenzung der im Bilde durch die Projektion stark verbreiterten *Pyramidenspitze* ist im unteren Anteil des Bildes zwischen vorderer und hinterer Pyramidenkontur undeutlich zu erkennen.

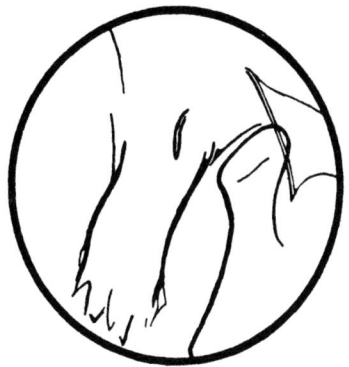

Hinter der vorderen Gehörgangswand liegt, von dieser durch eine intensive Aufhellung getrennt, die *hintere Gehörgangswand*, die in unserem Bilde durch zwei parallele Linien gekennzeichnet ist, von denen die eine dem *Os tympanicum*, die andere dem *vorderen Rand des Warzenteiles* entspricht.

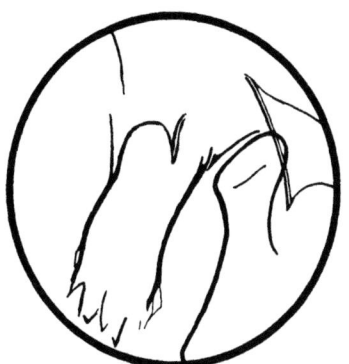

Eine nach oben konvexe Linie, welche von der hinteren Gehörgangswand zur hinteren Pyramidenkontur zieht, grenzt den kompakten Knochen der Pyramide gegen die Pars mastoidea ab, und zwar entspricht diese Kontur dem Rande jenes Teiles des *Labyrinthkernes*, in welchem vorderer und lateraler Bogengang gelegen sind.

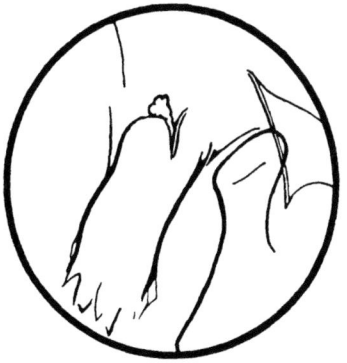

Gerade in der Kuppel der eben beschriebenen Grenzlinie liegt eine kleine, bogig begrenzte, intensive Aufhellung, das *Antrum mastoideum*. Es setzt sich nach unten in eine, zwischen hinterer Gehörgangswand und Labyrinthkern gelegenen Aufhellung fort, die durch den *Aditus ad antrum* hervorgerufen wird.

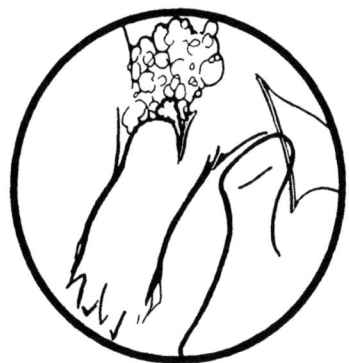

Über dem kompakten Pyramidenknochen ist reichlich *Zellstruktur* erkennbar, innerhalb welcher das Antrum mastoideum nur eine etwas größere und daher auch hellere Zelle darstellt. Die in dieser Aufnahmerichtung zur Ansicht gebrachten Zellen gehören dem oberen Teil des pneumatischen Systems an.

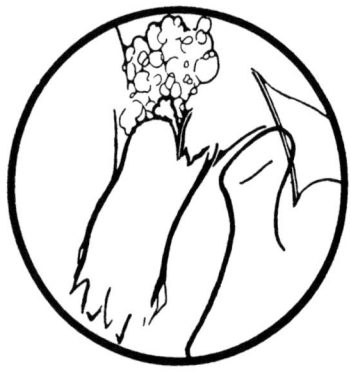

Zwischen vorderer und hinterer Gehörgangswand befindet sich eine intensive Aufhellung, welche durch den *äußeren Gehörgang* und die zum großen Teil darüber projizierte *Paukenhöhle* bedingt ist. Die untere, weniger helle Partie ist nach oben durch eine konkave, unregelmäßige Linie abgegrenzt, die von der vorderen zur hinteren Gehörgangswand zieht und den äußeren Rand des *Os tympanicum* darstellt.

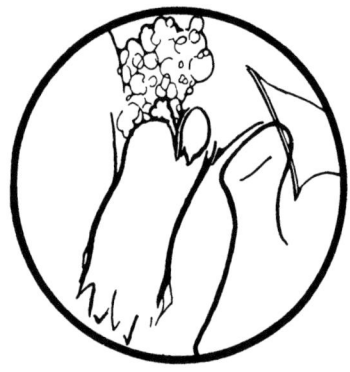

Unmittelbar an die äußere Kontur des Os tympanicum anschließend, ist die Aufhellung besonders stark. Diese Aufhellung ist nach oben durch eine konvex laufende Linie abgegrenzt, die wiederum von der vorderen zur hinteren Gehörgangswand zieht. Diese, meist scharfe Linie, gibt die laterale Grenze des *Kuppelraumes der Paukenhöhle* (Recessus epitympanicus, Attik) an.

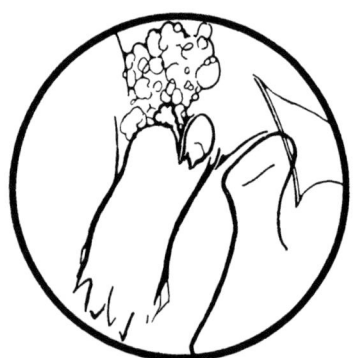

Eine etwas unterhalb gegen die Pyramidenspitze zu fast parallel verlaufende, meist undeutliche Kontur wird durch den *Anulus tympanicus* gebildet. Der Bereich zwischen diesen beiden Linien entspricht der *lateralen Attikwand* (s. auch Abb. 33, S. 391).

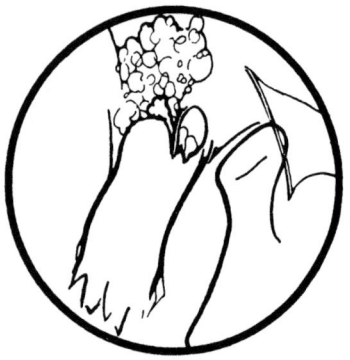

Ganz an die hintere Gehörgangswand angeschmiegt sieht man im Bereiche des Attik oft — hier in der Reproduktion kaum kenntlich — die *Gehörknöchelchen*, d. h. in erster Linie den Hammerkopf, den langen Hammergriff und den Amboß.

Von der hinteren Gehörgangswand aus, die ja zum Teil von der vorderen Wand des Warzenfortsatzes gebildet wird, läßt sich die *Kontur der Warzenfortsatzspitze* finden, die vom kompakten Labyrinthkern überlagert wird. Sie verläuft erst in der Verlängerung der hinteren Gehörgangswand nach abwärts, bildet dann einen halbkreisförmigen Bogen und zieht endlich nach hinten-oben gegen die hintere Schädelgrube.

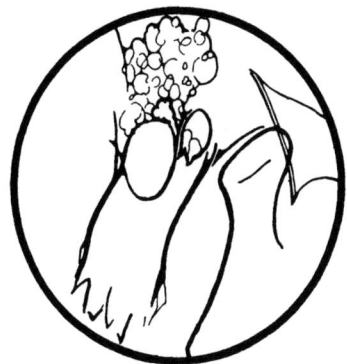

Die *mediale Wand der Paukenhöhle* ist durch eine Linie markiert, die den dichten Labyrinthknochen von der lateral davon gelegenen Aufhellung der Paukenhöhle und des äußeren Gehörganges trennt.

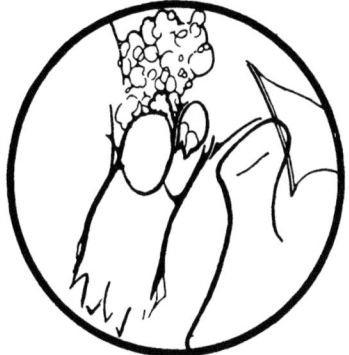

An der Vorderseite der Pyramidenspitze ist eine ovale, scharf umschriebene Aufhellung, das Lumen des *Canalis caroticus*, zu sehen.

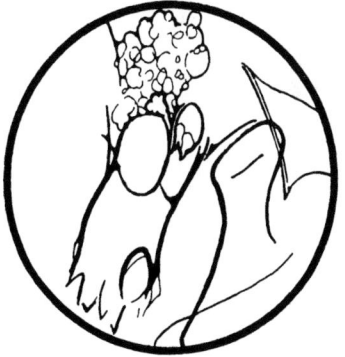

Derjenige Anteil des *kompakten Labyrinthkernes*, in welchem sich die Bogengänge befinden, überlagert die Warzenfortsatzspitze. Die Bogengänge sind normalerweise nur beim Kinde zu erkennen. Die zahlreichen, unregelmäßigen Aufhellungen, die in unserem Bilde an jener Stelle zu sehen sind, entsprechen den durchscheinenden Zellen der Warzenfortsatzspitze. Die nach oben konvexe Grenzlinie zwischen Labyrinthkern und pneumatischem System wird je nach der Neigung des Zielstrahles zur Pyramidenachse vom vorderen oder lateralen Bogengang gebildet. Bei idealer Einstellung sollten beide Bogengänge genau übereinanderprojiziert werden.

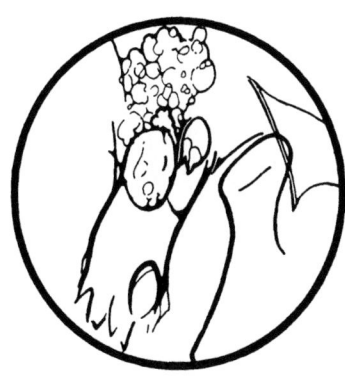

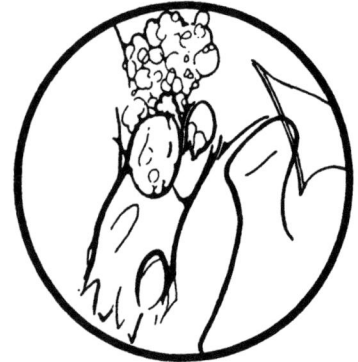

Gegen die Pyramidenspitze zu ist im rückwärtigen Anteil des Felsenbeines im kompakten Knochen eine längliche Aufhellung zu sehen, die dem *inneren Gehörgang* entspricht.

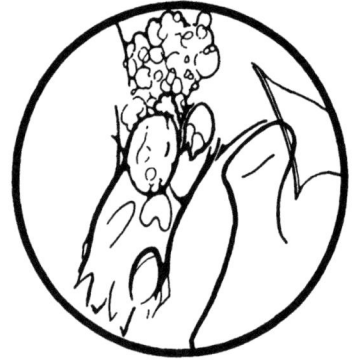

Vor dem inneren Gehörgang liegt gegen die Paukenhöhle zu, etwas über dem Canalis caroticus, eine zweite, ziemlich scharf abgegrenzte Aufhellung, die der *Schnecke* angehört.

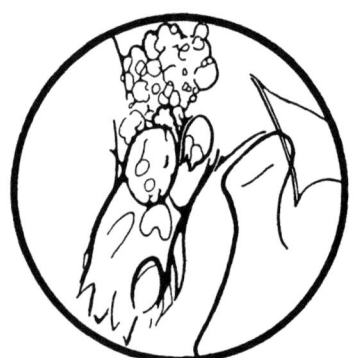

Vor der Pyramidenspitze kommt als länglicher, spitz zulaufender Schatten der *Processus styloideus* zur Darstellung.

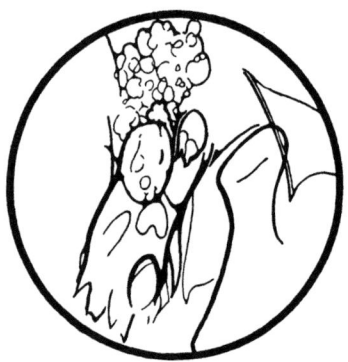

Zwischen Pyramide und Kieferköpfchen ist der *hintere Rand des großen Keilbeinflügels* als regelmäßige, fast senkrecht nach abwärts verlaufende Linie zu sehen.

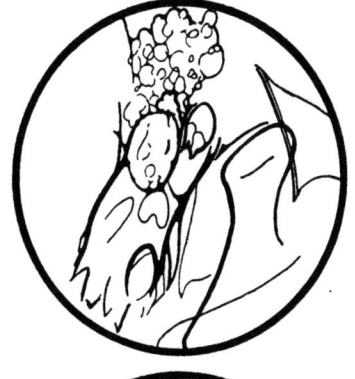

Rechts unten im Bilde kommt der *Rand des kleinen Keilbein-flügels* mit dem Processus clinoideus anterior zur Abbildung.

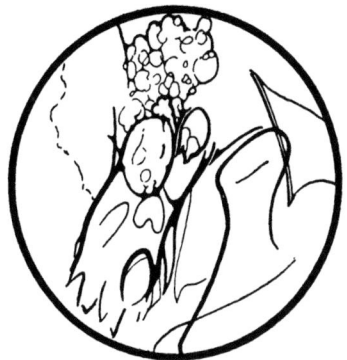

Die *Sutura occipito-mastoidea* zieht von links oben schräg nach abwärts und verschwindet unter der Pyramidenspitze

Der Sinus sigmoides ist in dieser Aufnahmerichtung nur in der Gegend des oberen Sinusknies zu sehen. Der weitere Verlauf wird durch die Pyramide verdeckt. Die Fossa jugularis, die hier ebenfalls meist nicht zur Darstellung kommt, liegt in der Projektion innerhalb der Pyramide ungefähr an jener Stelle, auf welche sich auf unserer Aufnahme auch der innere Gehörgang projiziert.

Es sind noch die Zellen der zweiten Etage zu nennen. Es handelt sich um Zellen, die in der Tiefe zwischen Sulcus digastricus und Foramen jugulare gelegen sind. Sie kommen auf der Aufnahme nach E. G. MAYER unmittelbar hinter der rückwärtigen Kontur der Pyramide zur Darstellung.

3. Das Röntgenbild der Projektionsvarianten der Standardaufnahmen

Trotz Verwendung von Einstellvorrichtungen gelingt es nicht immer, typische Einstellungen zu erzielen, d. h. Aufnahmen herzustellen, bei denen der Zielstrahl dem vorgeschriebenen Verlaufe eindeutig entsprochen hat. Mit Projektionsvarianten ist also häufig zu rechnen. Sind die ungewollten Abweichungen von der typischen Projektion nur geringgradig, so wird die Aufnahme trotzdem zur Befundabgabe brauchbar sein, vorausgesetzt, daß durch die atypische Einstellung die Möglichkeit der Orientierung im Bilde weiter besteht. Bei einem so kompliziert gebauten Organ wie das Schläfenbein bewirkt schon ein geringes Abweichen des Zentralstrahles aus dem vorgeschriebenen Verlaufe eine wesentliche Änderung in der Darstellung der einzelnen Gebilde zueinander. Es ist also notwendig, Projektionsvarianten als solche zu erkennen und analysieren zu können, dies um so mehr, als sie in manchen Fällen, bei denen die typischen Aufnahmen keine Klärung zu bringen vermögen, bisweilen eine solche ermöglichen. Die erste gedankliche Tätigkeit beim Betrachten eines Bildes soll nicht im Suchen nach pathologischen Veränderungen, sondern in der *Rekonstruktion des Verlaufes des Zielstrahles* durch das untersuchte Organ bestehen, d. h. man muß zunächst feststellen, ob eine typische oder eine atypische Einstellung vorliegt. Man soll sich also zunächst eine allgemeine orientierende Übersicht verschaffen und dann erst auf Einzelheiten der Bilder eingehen. Dies ist ein Grundsatz, den man stets beachten soll. Immer wieder bekommt man Fälle zur

Begutachtung vorgelegt, bei denen der Voruntersucher infolge Nichtbeachtung der Projektionsverhältnisse einen pathologischen Befund erhoben hat, der sich dann als Projektionsvariante herausstellt. Auf Grund der parallaktischen Verschiebung, den die filmnahen und die filmfernen Gebilde bei Änderung des Verlaufes des Zielstrahles erfahren, ist sein tatsächlicher Verlauf auf dem vorliegenden Bilde durch genaue Analyse desselben ohne weiteres möglich. Es sind also in erster Linie jene Gebilde zu berücksichtigen, welche weit voneinander entfernt sind, aber doch gut zur Abbildung gelangen, das sind also jene Gebilde, die außerhalb des zu untersuchenden Schläfenbeines gelegen sind. In zweiter Linie wird man erst das zu untersuchende Schläfenbein selbst analysieren. Hier ist natürlich die Verschiebung der einzelnen Teile zueinander eine geringere und daher nicht so in die Augen springend, jedoch bei genauer Kenntnis der einzelnen Details, die das Bild zu geben vermag, ohne weiteres zu erfassen. Bei den im folgenden wiedergegebenen Projektionsvarianten sind die Abweichungen von der typischen Einstellung hochgradig, damit der Unterschied zwischen der typischen und der atypischen Projektion deutlich erkennbar ist.

E. G. Mayer empfiehlt zur Erleichterung des Verständnisses der einzelnen Bilder einen Skeletschädel zu durchleuchten und am Leuchtschirm die Verschiebung der einzelnen Skeletteile bei Verschiebung des Focus der Röhre zu beachten. Durch die Entwicklung des Bildwandlers kann man heute auch den Schädel eines Lebenden durchleuchten und kann dasselbe durch verschiedene Neigungen und Drehungen des Kopfes erreichen. Außerdem kann man feinere anatomische Details, wie z. B. das Antrum und das Labyrinth, erkennen. Mit dem Bildwandler kann man nach Koch und Zeegelaar auch durchleuchtungsgezielte Aufnahmen machen, wobei sich die verschiedenen Projektionen schneller und verläßlicher einstellen lassen. Man muß hierzu zwischen Bildverstärker und Patienten einen Kassettentunnel anbringen, der um eine horizontale Achse drehbar ist. Es lassen sich dann die verschiedenen Schrägprojektionen einstellen und man erhält Bilder, die den Aufnahmen nach Schüller, Stenvers und E. G. Mayer genau entsprechen. Letztere ist am sitzenden Patienten gut durchführbar.

a) Die Projektionsvarianten der Schläfenbeinaufnahme nach Schüller[1]

Da auf der halbseitlichen Aufnahme des Schläfenbeines nach Schüller auch die Pyramidenspitze der filmfernen Seite mit abgebildet wird bzw. werden soll, erfolgt die Orientierung nach den beiden Felsenbeinspitzen. Bei typischer Projektion gelangt die filmferne knapp unter der filmnahen zur Abbildung. Erstere wird bei Verschiebung der Röhre aus dem vorgeschriebenen Bereiche nach irgendeiner Richtung die stärkste Lage-, eventuell auch Formveränderung im Bilde aufweisen. Die filmnahen Gebilde, wie die Schläfenbeinschuppe mit dem Processus zygomaticus, der Processus mastoideus, das Os tympanicum mit dem Meatus acusticus externus und die Kiefergelenkspfanne mit dem Kieferköpfchen erfahren auf der Aufnahme erst bei stärkerem Abweichen von der normalen Projektion eine Lage- bzw. Formveränderung. Während eine solche an der Pyramidenspitze und am Meatus acusticus internus meist gut erkennbar ist, tritt dieselbe an der Basis der Pyramide und am Labyrinthkern weit weniger eindrucksvoll in Erscheinung (s. Abb. 41—44). Wird nun stärker geneigt, so daß der Winkel, den der Zielstrahl mit der Deutschen Horizontalebene bildet, um einiges mehr als 30^0 beträgt, so wandert die filmferne Pyramide im Bilde nach abwärts, die beiden Felsenbeine rücken weiter auseinander und zwischen ihnen kommt der größte Teil des Clivus zur Ansicht. Die Spitze der zu untersuchenden Pyramide wandert im Bilde ebenfalls nach abwärts, wodurch über der oberen Pyramidenkante der Kuppelraum der Paukenhöhle und ein Teil des äußeren Gehörganges sichtbar wird. Das Bild wird dann ähnlich der Aufnahme nach Runström II. Die Lichtung des inneren Gehörganges kommt im untersten Anteil

---

[1] Die Abb. 41—44, 49—52 und 57—60 wurden der „Otologischen Röntgendiagnostik" von E. G. Mayer entnommen.

der Lichtung des äußeren Gehörganges oder etwas darunter zur Darstellung (s. Abb. 45). Ist der Winkel, den der Zielstrahl mit der Deutschen Horizontalebene bildet, um einiges kleiner als 25⁰, dann wird der filmnahe Warzenfortsatz von der nun im Bilde wesentlich höher zur Darstellung gelangenden filmfernen Pyramide überlagert. Das filmnahe Felsenbein, im Bilde nun höher als bei normaler Projektion gelegen, verdeckt

mit seinem medialen Teil das Kiefergelenk und die Zygomaticuswurzel. Der untere Teil der Trommelhöhle und der äußere Gehörgang können dagegen deutlicher hervortreten, besonders, wenn durch die in der Projektionsrichtung gelegene Fossa jugularis — bei entsprechender Ausdehnung derselben — eine stärkere aufhellende Wirkung bzw. eine Verminderung der Schattendichte der überlagernden Knochenschichten zustande kommt (s. Abb. 46). Wird der Focus der Röhre aus der Ohrvertikalen nach ventral verschoben, wandern sowohl filmferne als auch filmnahe Pyramidenspitze — erstere in höherem Maße als letztere, welche im Projektionsbild gleichzeitig eine Verkürzung erfährt — im Bilde nach rückwärts. Dadurch kommt einerseits die filmferne Pyramidenspitze wieder in den Bereich des filmnahen Schläfenbeines, andererseits wird die Pars mastoidea der zu untersuchenden Seite stärker von der gleichseitigen Pyramide überlagert. Kiefergelenk und Zygomaticuswurzel sind schlecht übersehbar. Der innere Gehörgang kommt hinter dem äußeren Gehörgang zur Abbildung (s. Abb. 47).

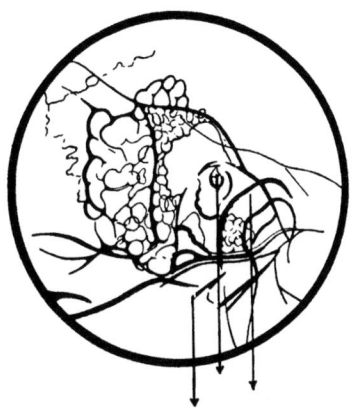

Abb. 41. Skizze einer Schläfenbeinaufnahme nach SCHÜLLER. Die Pfeile bezeichnen die Richtung, in welcher die plattenfernen Gebilde bei Verschiebung des Focus der Röhre nach kranial verschoben werden

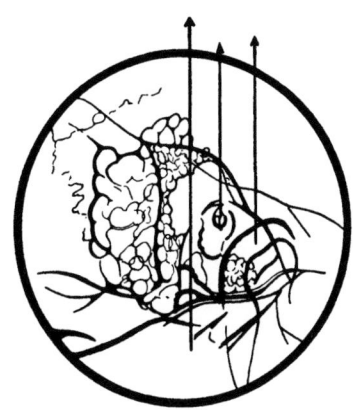

Abb. 42. Skizze einer Schläfenbeinaufnahme nach SCHÜLLER. Die Pfeile bezeichnen die Richtung, in welcher die plattenfernen Gebilde bei Verschiebung des Focus der Röhre nach caudal verschoben werden

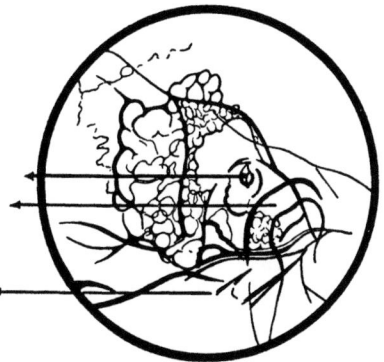

Abb. 43. Skizze einer Schläfenbeinaufnahme nach SCHÜLLER. Die Pfeile bezeichnen die Richtung, in welcher die plattenfernen Gebilde bei Verschiebung des Focus der Röhre nach ventral verschoben werden

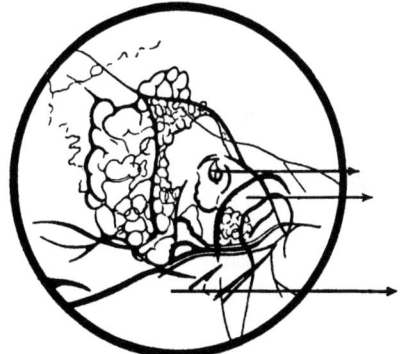

Abb. 44. Skizze einer Schläfenbeinaufnahme nach SCHÜLLER. Die Pfeile bezeichnen die Richtung, in welcher die plattenfernen Gebilde bei Verschiebung des Focus der Röhre nach dorsal verschoben werden

Bei Verschiebung des Focus der Röhre nach dorsal (Aufnachme nach LANGE) wandern die beiden Pyramidenspitzen im Bilde nach vorne, die filmnahe kommt verlängert zur Darstellung und überlagert nun kaum mehr die Pars mastoidea. Dadurch wird der Überblick in die vorderen Teile des Warzenfortsatzes (Bereich der retrofacialen Zellen) frei. Äußerer und innerer Gehörgang kommen bei dieser Projektion meist sehr schlecht zur Darstellung. Auch das Kiefergelenk und die angrenzenden Partien der Zygomaticuswurzel sind nur mangelhaft freiprojiziert. Die knöcherne Sinusschale ist meist schlecht, das Foramen jugulare und seine Umgebung sind hingegen besser abgrenzbar (s. Abb. 48). Die Darstellbarkeit des inneren

Gehörganges leidet bei kranial- und ventral-exzentrischer Projektion meist nicht so stark wie bei caudal- und dorsal-exzentrischer Projektion. Dies hängt natürlich einerseits vom Grade der Verschiebung des Focus der Röhre und andererseits von der Konfiguration des inneren Gehörganges ab. Ist derselbe nicht rund, sondern längsoval, dann wirkt sich der schräge Verlauf des Zentralstrahles zu seiner Längsachse bei ventraler und dorsaler Verschiebung stärker aus als bei kranialer und caudaler Verschiebung. Auf Bildern, die mit einer zu starken oder zu geringen Neigung des Zielstrahles zur Deutschen Horizontalebene angefertigt wurden, kann man in dem durch die Paukenhöhle und den äußeren Gehörgang hervorgerufenen Aufhellungsbereich an Stelle der kleinen, rundlichen,

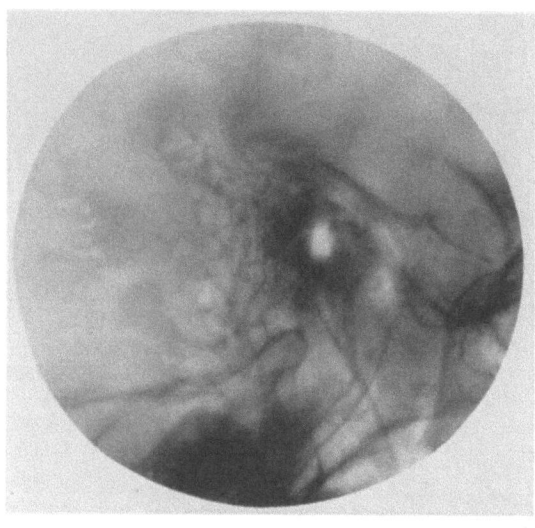 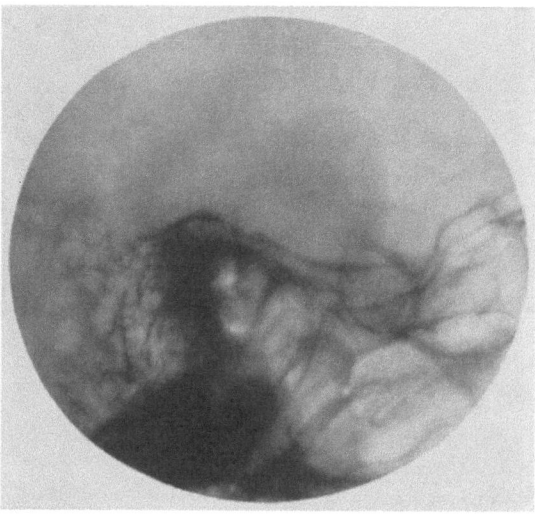

Abb. 45   Abb. 46

Abb. 45. Aufnahme des rechten Schläfenbeines nach Schüller. Die Neigung des Zielstrahles zur Deutschen Horizontalebene war um einiges mehr als 30°. Die filmferne Pyramide liegt weit unten im Bilde. Über ihr erkennt man den Clivus und das Dorsum sellae. Der mediale Anteil der filmnahen Pyramide zieht im Bilde steil nach vorne-unten. Die Kontur der Eminentia arcuata verläuft nach vorne gegen die Zygomaticuswurzel. Der Zusammenhang zwischen der Kontur der Eminentia arcuata und der oberen Kante der Pyramide ist verlorengegangen. Knapp ventral der höchsten Erhebung der Eminentia arcuata und knapp unterhalb ihrer Kontur kommt im Bilde eine kuppelförmige Aufhellung zur Darstellung, die nach caudal von der oberen Pyramidenkante begrenzt ist und dem oberen Anteil der Paukenhöhle und des äußeren Gehörganges entspricht. Die untere rundliche, wesentlich intensivere Aufhellung, etwas unterhalb der oberen Pyramidenkante ist durch den inneren Gehörgang bedingt

Abb. 46. Aufnahme des rechten Schläfenbeines nach Schüller. Die Neigung des Zielstrahles zur Deutschen Horizontalebene war um etliches weniger als 25°. Der dichte Schatten der filmfernen Pyramide überlagert die filmnahe Warzenfortsatzspitze. Zygomaticuswurzel und Kiefergelenk sind von der filmnahen Pyramide verdeckt. In dem dem äußeren Gehörgang und der Paukenhöhle entsprechenden Aufhellungsbereich sieht man zwei kleinere, intensive Aufhellungen. Die obere entspricht dem in der Projektion verkleinerten Lumen des inneren Gehörganges, während die untere der Kuppel der Fossa jugularis entspricht, die sich bei dieser Einstellung auf den unteren Anteil des äußeren Gehörganges und der Paukenhöhle projiziert

intensiven, den inneren Gehörgang markierenden Aufhellung zwei ähnliche sehen. War der Winkel, den der Zielstrahl mit der Deutschen Horizontalebene gebildet hat, größer als 30°, dann entspricht die obere Aufhellung dem oberen Anteil der Paukenhöhle und des äußeren Gehörganges, sie liegt oberhalb des Schattens der Pyramide, zeigt die Form einer Kuppel und ist nach caudal geradlinig durch die obere Felsenbeinkante begrenzt. Etwas darunter findet sich dann die kleine, intensive, dem inneren Gehörgang entsprechende Aufhellung (s. Abb. 45). War der Winkel, den der Zielstrahl mit der Deutschen Horizontalebene gebildet hat, kleiner als 25°, dann sind beide Aufhellungen innerhalb des Schattens der Pyramide gelegen, die obere entspricht dem inneren Gehörgang, während die untere dadurch zustande kommt, daß sich nun unterer Anteil des äußeren Gehörganges und der Paukenhöhle sowie die Kuppel der Fossa jugularis ineinanderprojizieren (s. Abb. 46). Eine wesentliche Änderung im Bilde erfährt bei Abweichen von der typischen Projektion die obere Kontur der Pyramide. Auf einer exakt eingestellten Schüller-Aufnahme entspricht die obere Pyramidenkontur im inneren und äußeren Drittel der oberen Felsenbeinkante, nicht aber im Bereiche der Eminentia arcuata, da dieselbe die obere Kante etwas überragt und daher letztere vom Schatten der Eminentia arcuata überdeckt wird. Auf der typisch eingestellten Aufnahme geht — wenn keine abnorme Konfiguration der Pyramide vorliegt — die Kontur der Eminentia arcuata in die der oberen Pyramidenkante über, obwohl diese beiden Gebilde räumlich

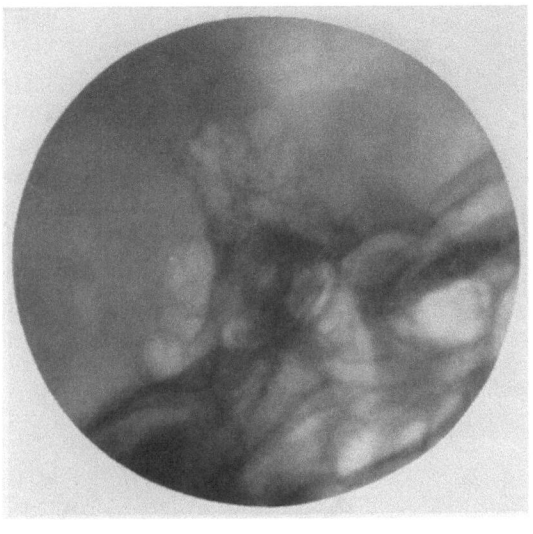 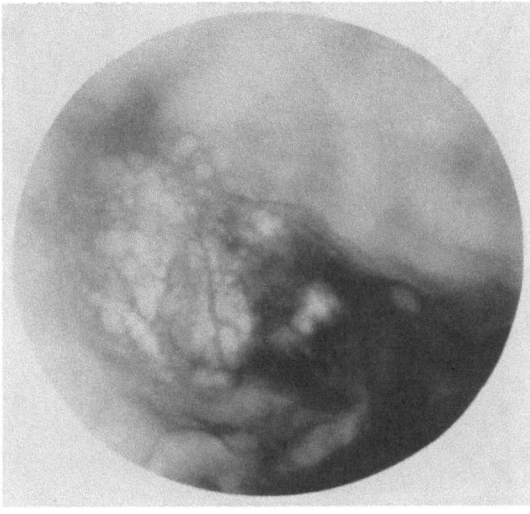

Abb. 47   Abb. 48

Abb. 47. Aufnahme des rechten Schläfenbeines nach Schüller. Der Focus der Röhre stand ventral von der Ohrvertikalen. Die Pyramidenspitze der Gegenseite verdeckt die unteren Partien des zu untersuchenden Schläfenbeines. Die Pars mastoidea ist von der gleichseitigen Pyramide stärker überlagert. Kiefergelenk, Zygomaticuswurzel und Lichtung des äußeren und inneren Gehörganges kommen verzerrt zur Darstellung. Der innere Gehörgang ist hinter dem äußeren zur Abbildung gelangt

Abb. 48. Aufnahme des rechten Schläfenbeines nach Schüller. Der Focus der Röhre stand dorsal von der Ohrvertikalen. Die filmferne Pyramide findet sich nun ganz vorne-unten im Bilde. Die filmnahe kommt verlängert zur Darstellung. Die Lichtung des äußeren Gehörganges und der Paukenhöhle sind verzerrt, der innere Gehörgang ist nicht zu sehen. Das Bild gibt aber einen guten Überblick über das gesamte pneumatische System der Pars mastoidea, insbesondere auch über die Umgebung des Foramen jugulare

etwas auseinanderliegen. Im Röntgenbild erscheint daher die Pyramide nach oben einheitlich abgegrenzt. Bei zu starker Neigung des Zielstrahles zur Deutschen Horizontalebene, wird der filmfernere mediale Anteil der Pyramide stärker nach abwärts projiziert als der filmnahe laterale Anteil. Als Folge davon geht die Kontur der Eminentia arcuata nicht mehr in die Kontur der oberen Pyramidenkante über, sondern verläuft gegen das Dach des Kiefergelenkes bzw. strahlt in den Boden der mittleren Schädelgrube aus. Die obere Kontur des medialen Anteiles der Pyramide, die im Bilde tief steht, hat den Zusammenhang mit der übrigen Pyramidenkante verloren (s. Abb. 45). Eine obere Pyramidenkante im Bereiche der Eminentia arcuata und der Fossa subarcuata kommt nicht zur Darstellung. Ist die Neigung des Zielstrahles zur Deutschen Horizontalebene gering, gelangt die Pyramidenspitze wesentlich höher oben zur Abbildung und es kommt zur Überschneidung der oberen Kontur der Eminentia arcuata und der oberen Pyramidenkante.

Auf Grund der geschilderten Verhältnisse, die einzelnen Projektionsvarianten betreffend, kommt man zu dem Ergebnis, daß ein Teil von ihnen diagnostisch unbrauchbar ist, während der andere Teil in bestimmten Fällen mit Vorteil angewendet werden kann.

So ist z. B. die Aufnahme, bei der der Winkel des Zielstrahles mit der Deutschen Horizontalebene um einiges kleiner als 25⁰ ist (Aufnahme nach Runström I), ziemlich wertlos, weil die Pyramide der Gegenseite Teile des zu untersuchenden Schläfenbeines bereits überlagert und weil die Pyramidenspitze der filmnahen Seite die gleichseitige Zygomaticuswurzel verdeckt. Auf der Aufnahme, die mit ventral-exzentrischen Strahlengang hergestellt wurde, überlagern sich gleichseitige Pyramide und Warzenfortsatz weitestgehend. Zu geringe Neigung und ventrale Verschiebung des Focus der Röhre aus der Ohrvertikalen sind also auf alle Fälle zu vermeiden, da die mit dieser Projektion erzielten Bilder diagnostisch ziemlich wertlos sind. Mit kranial-exzentrischem Strahlengang gemachte Bilder stören weniger (Aufnahme nach Runström II), solche mit dorsalexzentrischem Strahlengang angefertigte können sogar von Vorteil sein, und zwar dann, wenn es erforderlich ist, einen besonders guten Überblick über die Umgebung des Foramen jugulare zu bekommen.

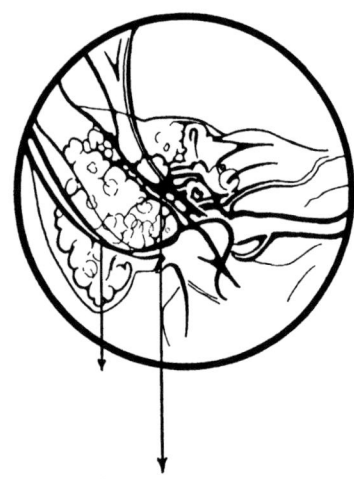

Abb. 49. Skizze einer Schläfenbeinaufnahme nach STENVERS. Die Pfeile bezeichnen die Richtung, in welcher die plattenfernen Gebilde bei Verschiebung des Focus der Röhre nach kranial verschoben werden

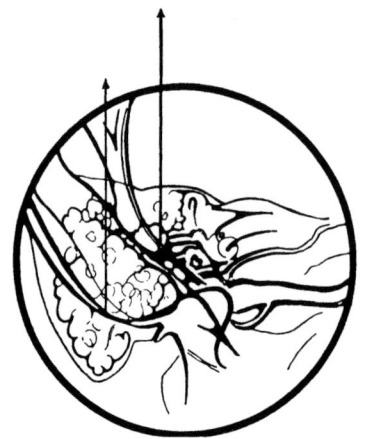

Abb. 50. Skizze einer Schläfenbeinaufnahme nach STENVERS. Die Pfeile bezeichnen die Richtung, in welcher die plattenfernen Gebilde bei Verschiebung des Focus der Röhre nach caudal verschoben werden

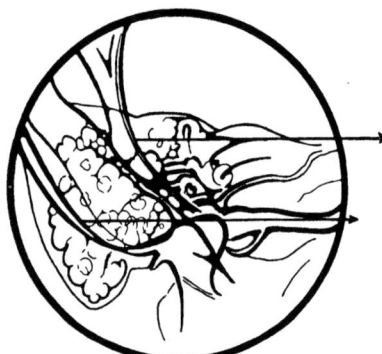

Abb. 51. Skizze einer Schläfenbeinaufnahme nach STENVERS. Die Pfeile bezeichnen die Richtung, in welcher die plattenfernen Gebilde bei Verschiebung des Focus der Röhre nach der Seite des plattennahen Schläfenbeines verschoben werden.

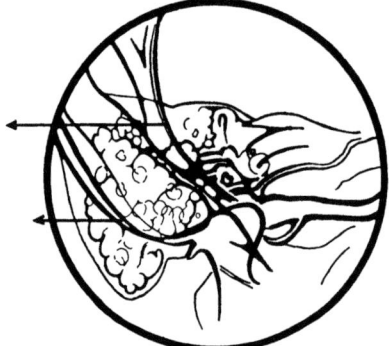

Abb. 52. Skizze einer Schläfenbeinaufnahme nach STENVERS. Die Pfeile bezeichnen die Richtung, in welcher die plattenfernen Gebilde bei Verschiebung des Focus der Röhre nach der Seite des plattenfernen Schläfenbeines verschoben werden

b) Die Projektionsvarianten der Schläfenbeinaufnahme nach STENVERS

Die Feststellung, ob eine typische oder atypische Projektion vorliegt, gelingt leicht, wenn mit der Pyramide auch noch der äußerste Anteil der gleichseitigen Orbita mit zur Abbildung gelangt. Da Felsenbein und lateraler Orbitarand räumlich weit auseinanderliegen, ersteres eine durchschnittliche Entfernung von etwa 8 cm von der Kassette aufweist, letzterer aber bei der Aufnahme der Kassette fast unmittelbar anliegt, wird jede Änderung der Projektion sich deutlich auf diese beiden Gebilde auswirken. Steht der Focus der Röhre zu weit kranial, gelangt die Pyramide im Verhältnis zur Orbita unterhalb derselben zur Darstellung, steht der Focus der Röhre zu weit caudal, wird die Pyramide oberhalb der Orbita abgebildet. Steht der Focus der Röhre zu weit nach der zu untersuchenden Seite, so wird die Pyramidenspitze im Bilde vom lateralen Orbitarand mehr oder weniger überlagert, steht der Focus der Röhre zu weit nach der dem zu untersuchenden Schläfenbein entgegengesetzten Seite, kommt die Pyramidenspitze in größerer Entfernung vom lateralen Orbitarand zur Abbildung. Wenn der Orbitarand infolge enger Blendung nicht mehr dargestellt ist, kann die Orientierung aus dem Verhalten bzw. dem Verlaufe der Crista sagittalis zur Pyramide erfolgen. Bei Verschiebung des Focus der Röhre nach kranial und gegen die filmferne Seite, wird die Crista sagittalis mehr nach unten und außen vom Schläfenbein projiziert; bei Verschiebung des Focus nach caudal und gegen die filmnahe Seite, wandert die Crista sagittalis nach kranial und pyramidenspitzenwärts (s. Abb. 49—52). Die Abb. 53 zeigt eine Aufnahme der Pyramide,

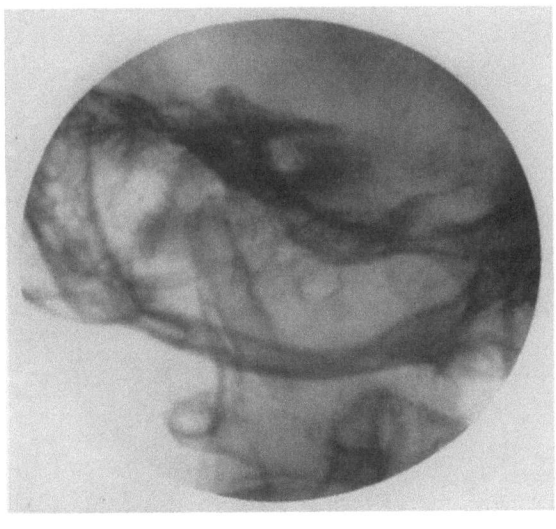 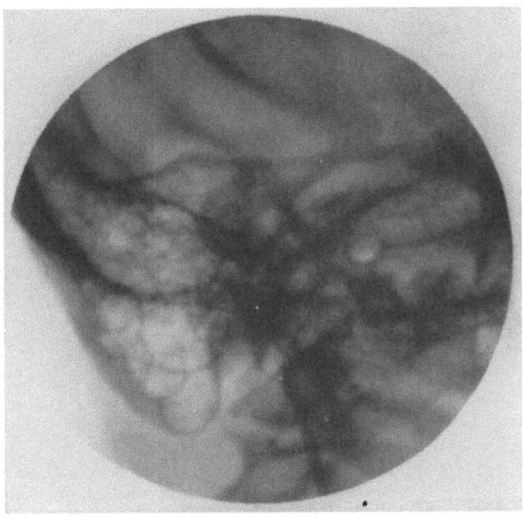

Abb. 53   Abb. 54

Abb. 53. Aufnahme des rechten Schläfenbeines nach STENVERS. Der Focus der Röhre stand zu weit kranial. Der Warzenfortsatz wird von dem die seitliche Schädelwand bildenden Teil der Hinterhauptschuppe weitgehend verdeckt und ist kaum erkennbar. Der Boden der hinteren Schädelgrube, der bei typischer Projektion nicht zur Abbildung gelangt, ist nun tief unten im Bilde als dichter, nach caudal konvex verlaufender Schatten zu sehen. Basalwindung der Schnecke und Kuppelraum der Paukenhöhle sind vom dichten Schatten der Zygomaticuswurzel überlagert. Vorderer und lateraler Bogengang, Vestibulum und Schnecke sind undeutlich nachweisbar.

Abb. 54. Aufnahme des rechten Schläfenbeines nach STENVERS. Der Focus der Röhre stand zu weit caudal. Der Warzenfortsatz kommt gut zur Darstellung. Große Teile der Pyramide sind vom Foramen occipitale magnum und von den ihm benachbarten Knochenpartien überlagert. Die Labyrinthdetails und der innere Gehörgang sind verzerrt zur Abbildung gelangt und nicht eindeutig beurteilbar. Lediglich das Vestibulum ist gut zu sehen

bei der der Winkel des Zielstrahles nicht nach caudal, sondern nach kranial offen stand. Der mediale Anteil der Pyramide wird dadurch nicht wesentlich verändert. Hingegen ist der Warzenfortsatz vom Schuppenteil des Hinterhauptbeines weitgehend verdeckt. Es kommt zur Darstellung des Bodens der hinteren Schädelgrube tief unten im Bilde. Bei typischer Einstellung geht die Kontur der rückwärtigen seitlichen Schädelwand in die Kontur des tiefsten Teiles des Bodens der mittleren Schädelgrube über. Die Basalwindung der Schnecke und der Kuppelraum der Paukenhöhle sind vom Schatten der Zytomaticuswurzel überlagert. Die Abb. 54 zeigt eine Aufnahme der Pyramide, bei welcher der nach hinten-unten offene Winkel des Zielstrahles mit der Deutschen Horizontalebene um etliches zu groß war. Dadurch kommt der Schatten der Crista sagittalis oberhalb der Pyramide zur Darstellung. Die medialen Partien der Pyramide werden von Knochenleisten der Umgebung des Foramen occipitale magnum verdeckt und die Pyramidenspitze wird vom Foramen occipitale magnum selbst überlagert. Innenohr und innerer Gehörgang sind dann oft kaum mehr beurteilbar. Abb. 55 zeigt eine

Aufnahme der Pyramide, bei welcher der Winkel des Zielstrahles mit der Mediansagittalebene kleiner als 45⁰ war bzw. bei welcher der Focus der Röhre zu weit nach der zu untersuchenden Seite stand. Dadurch wird die Pyramidenspitze nicht vollkommen freiprojiziert, sie wird von Teilen der seitlichen Orbitawand verdeckt. Die Crista sagittalis überlagert die Pyramide im Bereiche der Bogengänge und des Kuppelraumes der Paukenhöhle. Bei typischer Einstellung soll die Crista sagittalis die Pyramide hinter diesen Gebilden kreuzen und soll sich größtenteils mit dem medialen Rande des Sulcus sinus sigmoidei decken. Die Abb. 56 zeigt eine Aufnahme der Pyramide, bei welcher der Winkel des Zielstrahles mit der Deutschen Horizontalebene größer als 45⁰ war, bzw. bei welcher der Focus der Röhre zu weit gegen die filmferne Seite stand. Die Crista

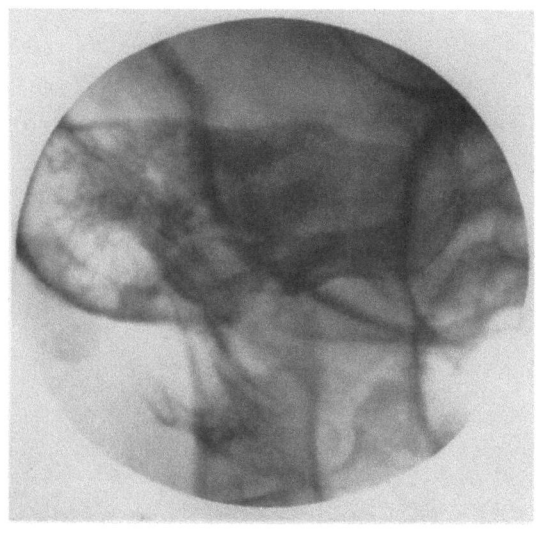 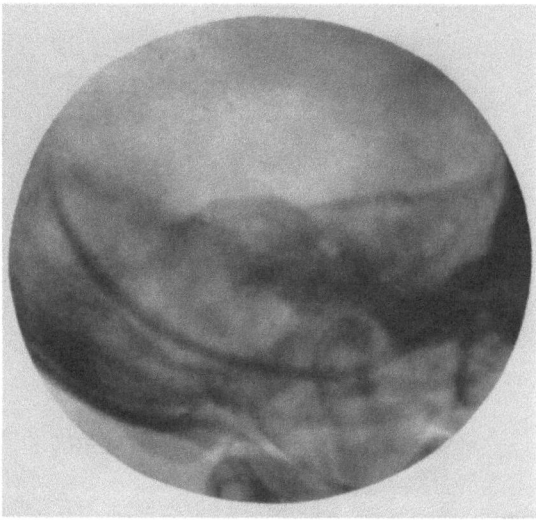

Abb. 55   Abb. 56

Abb. 55. Aufnahme des rechten Schläfenbeines nach Stenvers. Der Focus der Röhre stand zu weit gegen die zu untersuchende Seite. Der Winkel des Zielstrahles mit der Mediansagittalebene war kleiner als 45⁰, bzw. der Kopf war zu wenig gedreht. Die Pyramidenspitze ist von Teilen der seitlichen Orbitawand verdeckt. Der dichte Schatten der Crista sagittalis überlagert die Pyramide im Bilde zu weit vorne und projiziert sich auf das Labyrinth und den Kuppelraum der Paukenhöhle. Die gesamten Innenohrhohlräume sind nur undeutlich, der innere Gehörgang ist etwas besser abgrenzbar

Abb. 56. Aufnahme des rechten Schläfenbeines nach Stenvers. Der Focus der Röhre stand zu weit gegen die dem zu untersuchenden Schläfenbein abgekehrte Seite. Der Winkel des Zielstrahles mit der Mediansagittalebene war größer als 45⁰, bzw. der Kopf war zu stark gedreht. Die Crista sagittalis kreuzt die Pyramide im Bilde weiter hinten. Der Processus mastoideus kommt kaum zur Darstellung. Die Pyramidenspitze ist gut übersehbar. Die Innenohrhohlräume und der innere Gehörgang sind schlecht erkennbar

sagittalis kreuzt nun die Pyramide im Bilde weiter hinten, und zwar im Bereiche der durch den Sulcus sinus sigmoidei bedingten Aufhellung. Das Gesamtbild der Pyramide ist nicht unwesentlich verändert.

Hinsichtlich des Bilddetails der Pyramide ist zu sagen, daß die Darstellung der Innenohrhohlräume auf allen Aufnahmen, die nicht mit typischem Strahlengang eingestellt wurden, mehr oder weniger leidet, und zwar im stärkeren Maße als die Darstellung des inneren Gehörganges, was ja durch die verschiedene räumliche Ausdehnung dieser Gebilde verständlich ist. Das Labyrinth und der Meatus acusticus internus sind dann besonders undeutlich oder gar nicht abgrenzbar, wenn die Pyramide von Teilen der Pars basilaris des Hinterhauptbeines überlagert wird. Da die Aufnahme nach Stenvers hauptsächlich eine einwandfreie Darstellung der Pyramide und des in ihr untergebrachten Innenohres und des inneren Gehörganges und weniger des Warzenfortsatzes geben soll, ist eine Verschiebung des Focus der Röhre nach caudal und gegen die filmnahe Seite auf alle Fälle zu vermeiden. Eine Verschiebung der Röhre nach kranial und gegen die filmferne Seite stört weniger.

c) Die Projektionsvarianten der Schläfenbeinaufnahme nach E. G. Mayer

Die Orientierung über den Verlauf des Zielstrahles muß auf der Aufnahme nach E. G. Mayer nach dem speziellen Bild erfolgen, und zwar nach der Lage und der Konfiguration der Pyramide (s. Abb. 57—60). Die Bezugnahme eines anderen Gebildes zum untersuchten Schläfenbein zur Rekonstruktion des Verlaufes des Zielstrahles ist deshalb nicht möglich, da auf der Aufnahme nach E. G. Mayer alle anderen nicht das zu untersuchende Schläfenbein betreffenden Gebilde eine zu starke Verzerrung erfahren.

Bei richtiger Projektion muß der Zielstrahl senkrecht auf die Halbierungslinie des Winkels verlaufen, den die Längsachse der Pyramide in der Projektionsrichtung mit der Kassettenebene bildet. Auf einer typischen Aufnahme wird der Processus mastoideus von der Pyramide vollständig überlagert. Wird der Focus der Röhre gegen die Spitze des zu untersuchenden Schläfenbeines verschoben, was einer Verkleinerung des Winkels zwischen Zielstrahl und Deutscher Horizontalebene gleichkommt, so erfährt die Pyramide im Röntgenbild eine Verkürzung (s. Abb. 61). Wird der Focus bis hinter den Warzenfortsatz verschoben, was einer Vergrößerung des Winkels zwischen Zielstrahl und Deutscher Horizontalebene gleichkommt, so ist die Pyramide auf der Aufnahme in die Länge ge-

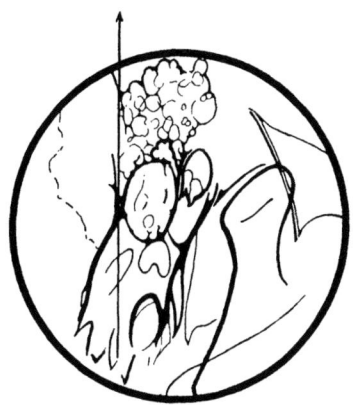

Abb. 57. Skizze einer Schläfenbeinaufnahme nach E. G. Mayer. Der Pfeil bezeichnet die Richtung, in welcher die Pyramidenspitze bei zu geringer Neigung des Zielstrahles zur Längsachse der Pyramide verschoben wird

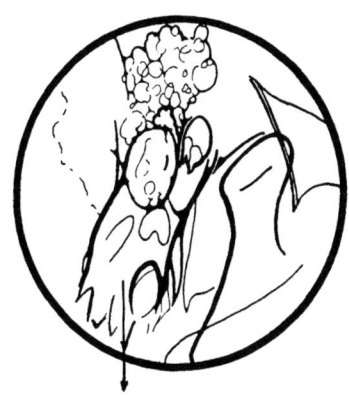

Abb. 58. Skizze einer Schläfenbeinaufnahme nach E. G. Mayer. Der Pfeil bezeichnet die Richtung, in welcher die Pyramidenspitze bei zu starker Neigung des Zielstrahles zur Längsachse der Pyramide verschoben wird

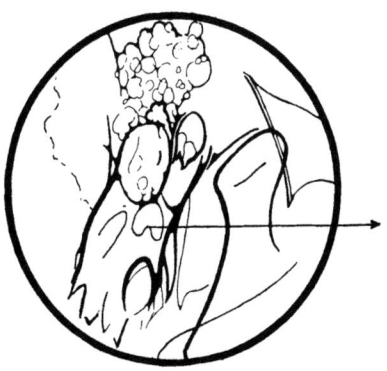

Abb. 59. Skizze einer Schläfenbeinaufnahme nach E. G. Mayer. Der Pfeil bezeichnet die Richtung, in welcher die Pyramidenspitze bei Verschiebung des Focus der Röhre nach dorsal verschoben wird

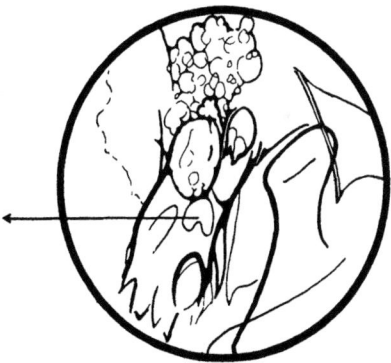

Abb. 60. Skizze einer Schläfenbeinaufnahme nach E. G. Mayer. Der Pfeil bezeichnet die Richtung, in welcher die Pyramidenspitze bei Verschiebung des Focus der Röhre nach ventral verschoben wird

zogen (s. Abb. 62). Eine Verschiebung der Röhre nach ventral oder dorsal ist im Röntgenbild an der Lage des Felsenbeines zum Warzenfortsatz zu erkennen. Die Pyramide, insbesonders ihr Spitzenanteil, ist von der Kassette weit entfernt, während der Warzenfortsatz derselben anliegt. Erstere wird schon bei geringer Änderung der Projektion eine deutliche Lageveränderung aufweisen, während eine solche am Warzenfortsatz noch nicht erkennbar sein muß. Stand der Focus der Röhre zu weit hinten, wird die Pyramide nach vorne projiziert, der Warzenfortsatz kommt hinter ihr zur Darstellung. Die Längsachse von Pyramide und Warzenfortsatz bilden nun einen nach hinten-unten offenen Winkel und der äußere Gehörgang und die Paukenhöhle werden vom kompakten Labyrinthkern überlagert (s. Abb. 63). Stand der Focus der Röhre zu weit vorne, dann wird

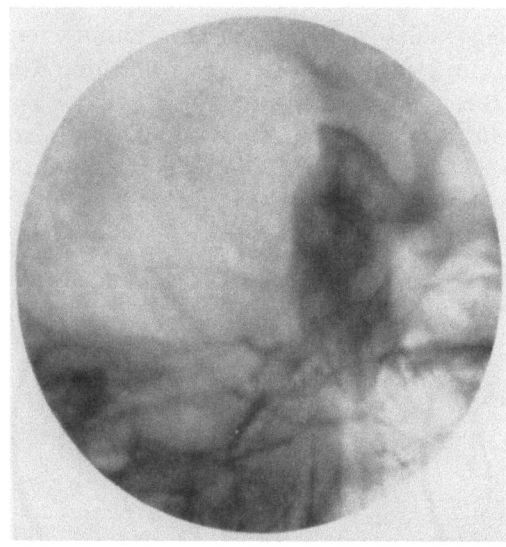 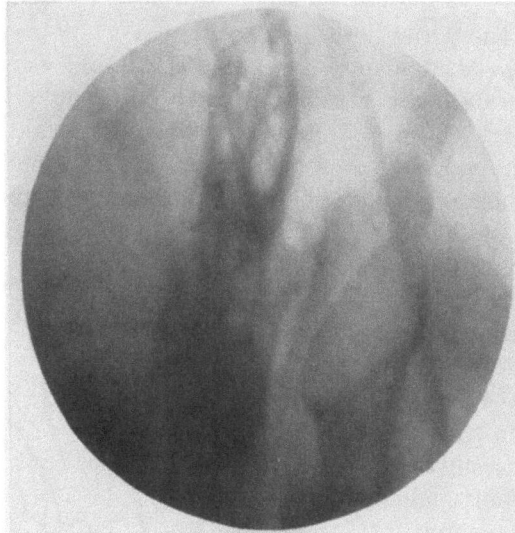

Abb. 61   Abb. 62

Abb. 61. Aufnahme des rechten Schläfenbeines nach E. G. Mayer. Der Winkel des Zielstrahles mit der Deutschen Horizontalebene bzw. der Längsachse der Pyramide war wesentlich kleiner als 45⁰. Die Pyramide ist auf der Aufnahme verkürzt. Das Antrum ist vom Labyrinth überlagert und daher nicht mehr erkennbar. Der dichte Schatten des Labyrinthblockes ist im Bilde nach oben von einer deutlich hervortretenden von hinten-oben nach vorne-unten verlaufenden Verdichtungslinie abgegrenzt, die der tangential getroffenen Eminentia arcuata entspricht. Kranial davon ist ein Aufhellungsband erkennbar, es entspricht der Einsenkung der Pyramide, unmittelbar medial vom Petrosuswinkel

Abb. 62. Aufnahme des rechten Schläfenbeines nach E. G. Mayer. Der Winkel des Zielstrahles mit der Deutschen Horizontalebene bzw. mit der Längsachse der Pyramide war größer als 45⁰. Die Pyramide ist auf der Aufnahme in die Länge gezogen. Das Antrum kommt in seiner größten Ausdehnung zur Darstellung

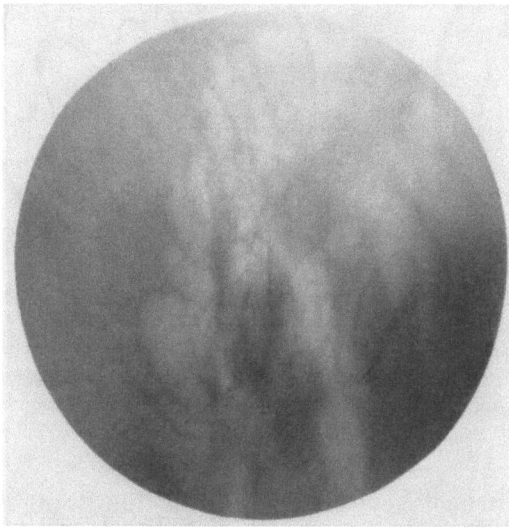 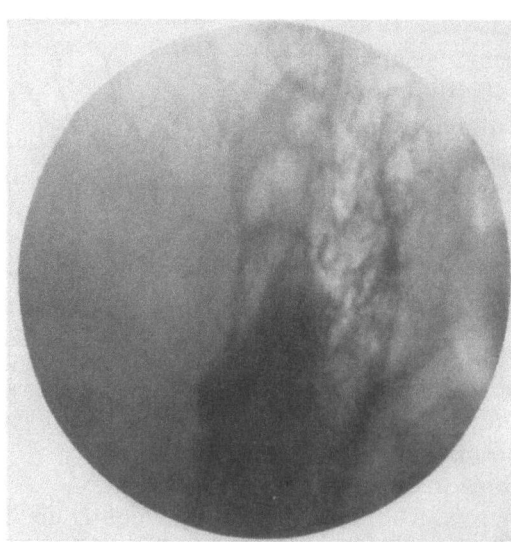

Abb. 63   Abb. 64

Abb. 63. Aufnahme des rechten Schläfenbeines nach E. G. Mayer. Der Focus der Röhre stand zu weit dorsal. Die Längsachse der Pyramide und des Warzenfortsatzes bilden einen nach hinten-unten offenen Winkel. Der äußere Gehörgang und die Paukenhöhle sind zum Teil vom kompakten Labyrinthkern überlagert. Der Bereich des Antrum ist nicht wesentlich verändert

Abb. 64. Aufnahme des rechten Schläfenbeines nach E. G. Mayer. Der Focus der Röhre stand zu weit ventral. Die Längsachse der Pyramide und des Warzenfortsatzes bilden einen nach vorne-unten offenen Winkel. Der Warzenfortsatz verdeckt weitgehend den äußeren Gehörgang und die Paukenhöhle. Der Bereich des Antrum ist nicht wesentlich verändert

die Pyramide nach hinten projiziert und kommt nicht mehr wie bei typischer Anordnung mit dem Warzenfortsatz zur Deckung. Die Längsachse der Pyramide und des Warzenfortsatzes sind nicht mehr durch eine einheitliche Linie dargestellt, sondern bilden auf der Aufnahme einen nach vorne-unten offenen Winkel. Der Warzenfortsatz verdeckt hierbei einen größeren oder kleineren Teil — je nach Stärke der Verschiebung — des äußeren Gehörganges und der Paukenhöhle (s. Abb. 64). Die hintere Gehörgangswand, in der Längsachse der Pyramide verlaufend, deckt sich bei richtiger Anordnung mit der vorderen Kontur des Warzenfortsatzes. Bei exzentrischer Projektion erfährt sie dieselben Veränderungen wie die Pyramide, nur in geringerem Ausmaße. Wird nun der Focus der Röhre ventralwärts verschoben, rückt das mediale Ende der hinteren Gehörgangswand von der Kontur des Warzenfortsatzes nach hinten ab; wird der Focus dorsalwärts verschoben, dann wird der innere Anteil der hinteren Gehörgangswand nach vorne verlagert. Die Darstellung des Antrum leidet bei ventral- und dorsal-exzentrischem Strahlengang nicht wesentlich, anders verhält es sich jedoch, wenn der Focus zu weit gegen die Pyramidenspitze oder gegen den Warzenfortsatz zu steht, bzw. wenn der Winkel des Zielstrahles mit der Deutschen Horizontalebene zu klein bzw. zu groß ist. Ist der Winkel größer als 45⁰, dann wird das Antrum von den Strahlen in der Richtung seiner größten räumlichen Ausdehnung durchsetzt und vom dichten Labyrinthkern vollständig freiprojiziert. Ist der Winkel kleiner als 45⁰, so wird das Antrum je nach Verkleinerung des Winkels mehr oder weniger vom kompakten Labyrinthkern verdeckt. Ist das Antrum von ihm vollkommen überlagert, dann wird im oberen Teil des pneumatischen Systems die Eminentia arcuata als bogig verlaufende Schattenlinie, die an der hinteren Begrenzung der Pyramide beginnt und nach vorne zu gegen den Bereich der mittleren Schädelgrube zu verläuft, erkennbar (s. Abb. 61). Diese Linie entspricht der von den Strahlen tangential getroffenen äußeren Fläche der Eminentia arcuata, sie tritt aber nur dann in Erscheinung, wenn die Eminentia deutlich ausgeprägt ist. Die Verkleinerung des Winkels zwischen Zielstrahl und Deutscher Horizontalebene hat aber den Vorteil, daß bei einer solchen Projektion die Verhältnisse im Attik besser zu beurteilen sind, da dann sein Lumen, seine laterale Wand, die Gehörknöchelchen und der obere Rand des Anulus tympanicus deutlicher zur Darstellung kommen. Bezüglich der Projektionsvarianten der Aufnahme nach E. G. MAYER ist folgendes zu sagen: Soll das Antrum einwandfrei zur Abbildung gelangen, muß der Winkel des Zielstrahles mit der Deutschen Horizontalebene eher etwas mehr als 45⁰ betragen; ist hauptsächlich der Attik zu beurteilen, so muß der Winkel etwas kleiner gewählt werden. Eine Verschiebung des Focus der Röhre nach dorsal ist weniger nachteilig als eine solche nach ventral.

III. Die anatomischen Varianten des Schläfenbeines

1. Variationen der Stellung der Pyramiden

Stellungsvarianten der Pyramiden sind auf einer sagittalen Übersichtsaufnahme des Schädels gut feststellbar. In der Mehrzahl der Fälle verlaufen die Längsachsen der Felsenbeine von dorsal-caudal-lateral nach ventral-kranial-medial. Sie bilden mit der Sagittal- bzw. Frontalebene einen Winkel von ungefähr 45⁰, mit der Deutschen Horizontalebene einen solchen von 5—10⁰. Der mit der Sagittalebene gebildete Winkel ist bei dolichocephalen Schädeln etwas kleiner, bei brachycephalen etwas größer als 45⁰. Die Neigung der Längsachse der Pyramide zur Deutschen Horizontalebene zeigt größere individuelle Unterschiede. Diese lassen sich aus dem Verlauf der oberen Pyramidenkanten leicht feststellen. Die oberen Pyramidenkanten verlaufen dann nicht in der Horizontalen, sondern ziehen von lateral-kranial nach medial-caudal oder von lateral-caudal nach medial-kranial (s. Abb. 65 und 66). Ersteres kommt bei Schädeln mit hohem, letzteres bei Schädeln mit geringerem Höhendurchmesser vor. Durch diese Stellungsvariante der Felsenbeine erfährt die Schädelbasis in ihrer Gesamtkonfiguration eine

Änderung. Weiterhin gibt es Fälle, in denen die beiden Pyramiden verschieden hoch stehen; dies weist auf eine Asymmetrie der Schädelbasis hin. Als Folge dieser Parallelverschiebung steht ein Felsenbein oft wesentlich höher bzw. tiefer als das andere (s. Abb. 67).

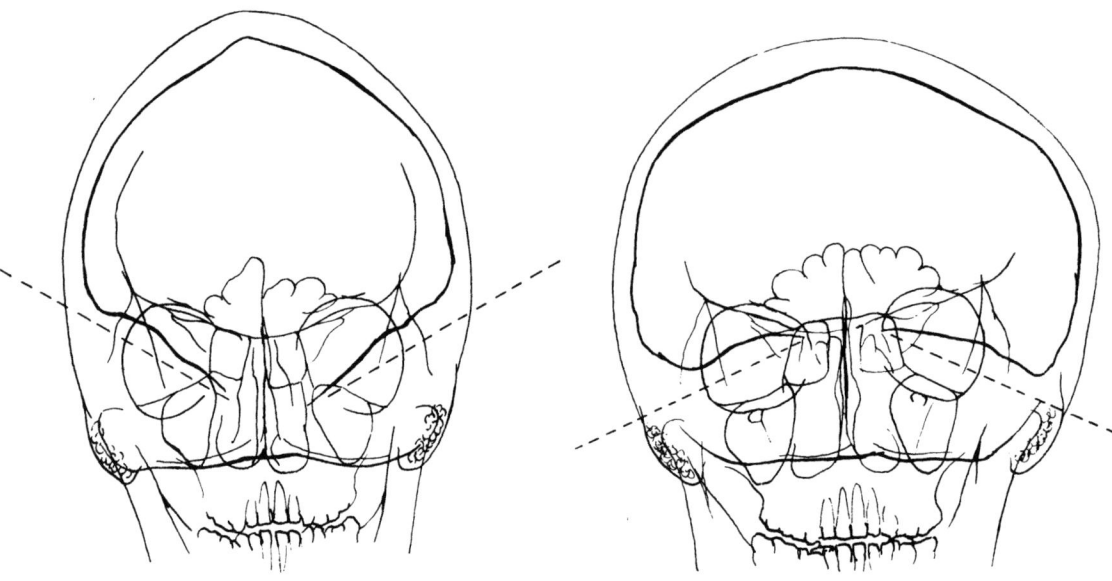

Abb. 65. Skizze einer sagittalen Schädelübersichtsaufnahme (Vergleichsaufnahme beider Pyramiden). Die oberen Pyramidenkanten verlaufen steil von lateral-kranial nach medial-caudal (Längsachse der Pyramiden punktiert)

Abb. 66. Skizze einer sagittalen Schädelübersichtsaufnahme (Vergleichsaufnahme beider Pyramiden). Die oberen Pyramidenkanten verlaufen schräg von lateral-caudal nach medial-kranial (Längsachse der Pyramiden punktiert)

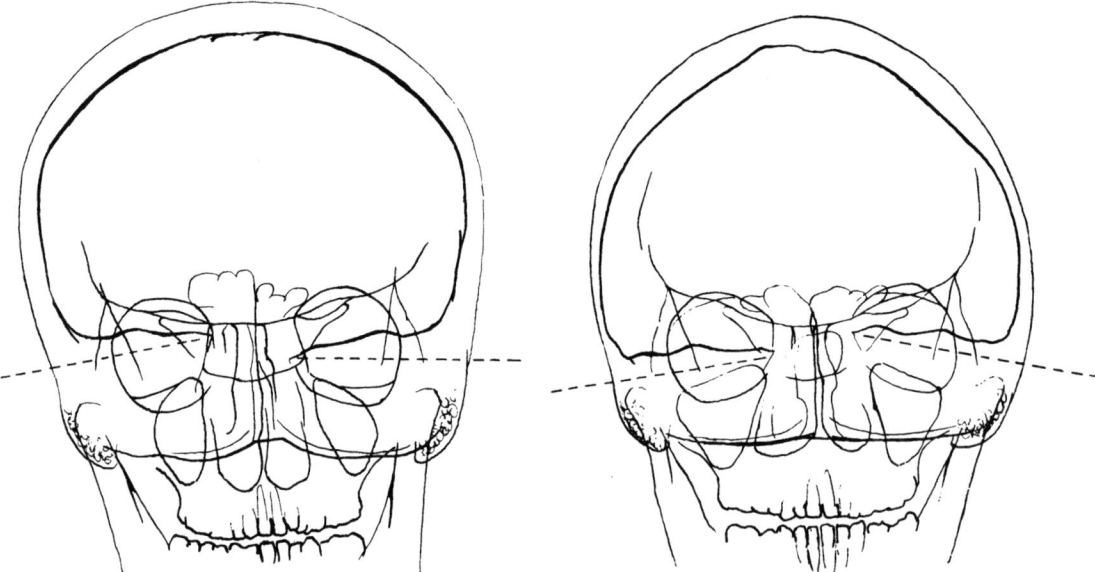

Abb. 67. Skizze einer sagittalen Schädelübersichtsaufnahme (Vergleichsaufnahme beider Pyramiden). Die rechte Pyramide steht höher als die linke. (Längsachse der Pyramiden punktiert)

Abb. 68. Skizze einer sagittalen Schädelübersichtsaufnahme (Vergleichsaufnahme beider Pyramiden). Die rechte Pyramide steht normal, die linke ist von lateral-caudal nach medial-kranial gerichtet (Längsachse der Pyramiden punktiert)

Auch der Winkel, den die Pyramidenachse mit der Deutschen Horizontalebene bildet, kann rechts und links verschieden sein. In einem solchen Falle verläuft dann die obere Felsenbeinkante der einen Seite mehr oder weniger horizontal, die der Gegenseite aber schräg von lateral-caudal nach medial-kranial (s. Abb. 68). Nicht ohne weiteres feststellbar ist die

Drehung einer Pyramide um ihre Längsachse, was zur Folge hat, daß im Röntgenbild eine andere Kontur randbildend wird, und was eine differente Konfiguration der oberen Pyramidenkante nach sich zieht. Die Torsion erfolgt meist derart, daß die vordere Felsenbeinfläche mehr nach oben sieht, d. h. sich der Horizontalen nähert. Zwangsläufig muß dadurch die hintere Fläche der Pyramiden steiler verlaufen, d. h. sie nähert sich der Vertikalen. Im Röntgenbild ist dies dadurch erkennbar, daß die Eminentia arcuata und die Impressio trigemini auf der entsprechenden Seite stärker als auf der anderen Seite hervortritt. Eine Drehung in entgegengesetzter Richtung kommt jedoch auch vor. Man kann also eine Torsion einer Pyramide um ihre Längsachse nur dann feststellen, wenn die Konfiguration der oberen Kante der einen Seite wesentlich von der der anderen abweicht. Da aber — wie eben erwähnt wurde — sowohl eine Drehung nach vorne als auch nach hinten vorkommt, läßt sich nicht eindeutig entscheiden, welche Pyramide normal steht und welche die Torsion mitgemacht hat.

2. Variationen der Konfiguration und des Aufbaues der Pyramiden, der Canales carotici, der inneren Gehörgänge und der Innenohrräume

1. Die Pyramiden. Da sich die unterschiedlichen Formen der Pyramiden in der Konfiguration ihrer oberen Kante manifestieren, sind sie schon auf einer sagittalen Schädelübersichtsaufnahme, noch besser aber auf der Schläfenbeinaufnahme nach STENVERS zu erkennen. Selten verläuft die obere Pyramidenkante geradlinig, meist weist sie drei mehr oder weniger stark ausgeprägte Einsenkungen auf, und zwar die erste zwischen seitlicher Schädelwand und *Eminentia arcuata*, die zweite medial der Eminentia arcuata in der Gegend über der *Fossa subarcuata* und die dritte entsprechend der *Impressio trigemini* bzw. der *Incisura trigemini*. Da diese Einsenkungen rechts und links verschieden tief sein können, läßt auch eine stärkere Ausprägung einer oder mehrerer dieser Vertiefungen auf einer Seite nicht den Schluß zu, daß eine Drehung der Pyramide um ihre Längsachse stattgefunden hat. Der lateral zwischen seitlicher Schädelwand und Eminentia arcuata gelegene Teil der oberen Pyramidenkante kann bei atypischer Konfiguration und etwas zu starker Drehung des Kopfes auf der Schläfenbeinaufnahme nach STENVERS nicht sichtbar sein. Man darf hier das Fehlen der oberen Pyramidenkontur nicht als Folge einer Usur auffassen. Die mittlere Einsenkung ist bei Neugeborenen oft stark ausgeprägt, sie wird jedoch später im Laufe der Entwicklung mehr oder weniger mit Knochensubstanz ausgefüllt. Sie kann aber auch beim Erwachsenen in Form einer stärkeren Vertiefung vorhanden sein (s. Abb. 69). Dies ist dann der Fall, wenn die über die Pyramidenkante verlaufende A. cerebri post. sich stärker in den Knochen einprägt. Eine solche Stufenbildung kann sich als Folge einer endokraniellen Drucksteigerung erst entwickeln und ist dann als pathologischer Befund zu werten. Ob es sich nun beim Bestehen einer tieferen Einsenkung medial der Eminentia arcuata lediglich um eine anatomische Variante oder um eine Druckusur handelt, ist, wenn andere Zeichen einer endokraniellen Drucksteigerung fehlen, nur durch eine Verlaufsbeobachtung zu entscheiden. Ist der mittlere Einschnitt der oberen Pyramidenkante stark entwickelt, dann springt die Eminentia arcuata deutlich vor. Findet sich eine tiefe Impressio trigemini, so tritt etwas dorsal-lateral derselben an der oberen Pyramidenkante ein kleiner Knochenwulst in Erscheinung, der besonders dann gut entwickelt ist, wenn es oberhalb des inneren Gehörganges zu einer stärkeren Knochenbildung gekommen ist, die diesen tuberculumartigen Knochenwulst, der meist sklerotisch, nur selten einmal pneumatisiert ist, miteinbezieht. Ein Seitenunterschied in der Tiefe der der Impressio trigemini entsprechenden Einsenkung kommt vor. Es ist wichtig zu wissen, daß ein Neurinom des Ganglion Gasseri anfangs nur zu einer Vertiefung der Impressio trigemini Anlaß geben kann. Bei älteren Individuen sieht man häufig strich- bzw. bandförmige Kalkschatten, die in der Gegend des oben beschriebenen Knochenwulstes inserierend gegen die Processus clinoidei post. gerichtet sind. Es handelt sich um eine teilweise Verkalkung der *Ligamenta petroclinoidea,* welche von diesem Tuberculum zu den Processus clinoidei post. ziehen und welche den Ansatzstellen des Tentoriums an Pyramide und Dorsum sellae entsprechen. Diese Ligamenta petroclinoidea können aber auch im Bereiche der Ansatzstelle am Dorsum sellae oder in ihrem ganzen Verlaufe verkalken. Im letzten Falle ist dann die Impressio trigemini durch einen Kalkschatten vollständig überbrückt. Diesen Verkalkungen kommen, wenn es sich um ältere Individuen handelt, keinerlei pathologische Bedeutung zu. Darüber wurde bereits im Kapitel über die Nebenhöhlen berichtet. Die Form der Felsenbeinspitze ist sehr variabel. Die obere Pyramidenkante kann hier horizontal verlaufen oder kann entsprechend der Impressio trigemini steil abfallen. Es erscheint dann das Ende der Pyramide abgestumpft. In anderen Fällen beginnt sich die obere Pyramidenkante schon von der Eminentia arcuata an allmählich zu senken, was zu einer Zuspitzung des Apex führt, einer Formveränderung, wie sie auch durch eine endokranielle Drucksteigerung zustande kommen kann. Manchmal steigt die obere Pyramidenkontur knapp vor der

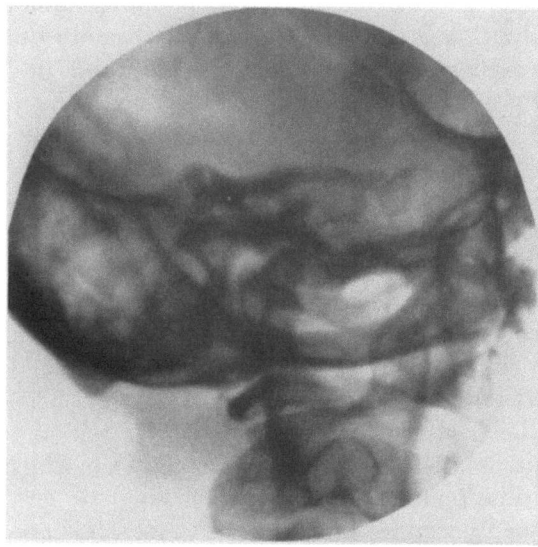

Abb. 69. Aufnahmen des linken Schläfenbeines nach Stenvers. (Typische Einstellung.) Die obere Pyramidenkante zeigt medial der Eminentia arcuata eine tiefe Stufenbildung

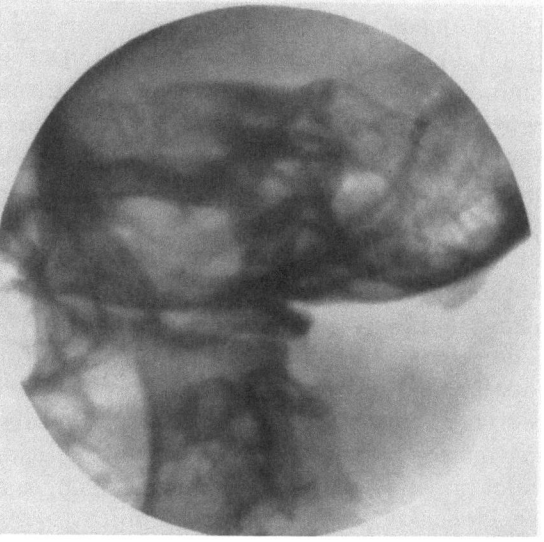

a   b

Abb. 70a u. b. Aufnahme beider Schläfenbeine nach Stenvers, a rechte, b linke Seite. (Der Focus der Röhre stand beiderseits zu weit kranial und links außerdem zu weit nach der filmfernen Seite.) *Isolierte Pyramidenspitzen beiderseits.* 33jährige Frau, die an Kopfschmerzen, Ohrensausen und Innenohrschwerhörigkeit leidet. Das Innenohr und der innere Gehörgang sind beiderseits unauffällig. Der Apex der Pyramide ist beiderseits durch einen schmalen Aufhellungsstreifen vom übrigen Felsenbein getrennt. Rechts ist die isolierte Spitze außerdem etwas gekippt

Spitze wieder etwas an, wodurch die Pyramide eine schnabelartige Gestalt erhält. In ganz seltenen Fällen ist die Felsenbeinspitze durch einen schmalen Spalt vom übrigen Teil der Pyramide getrennt (s. Abb. 70a und b). Es ist dies der einzige Fall, den wir bisher beobachten konnten und auch aus der Literatur ist uns kein identischer Fall bekannt. Wieso es zu dieser Anomalie kommt, ist uns nicht bekannt. Einen eigenen Knochenkern soll die Pyramidenspitze, wie uns auf Befragen von den Anatomen mitgeteilt wurde, nicht besitzen. Ein Trauma wurde von der Patientin verneint. Die Beschaffenheit der Pyramide ist von Individuum zu Individuum sehr verschieden. Einmal ist das Felsenbein rein spongiös, ein andermal mehr oder weniger sklerotisch. Auch Zellen können in verschiedenster Zahl, Größe und Anordnung vorhanden sein. Sind nur einige Zellen vorhanden, so findet man sie am häufigsten in dem Winkel zwischen oberem Bogengang und innerem Gehörgang, der Fossa subarcuata entsprechend, oder im unteren Anteil der Pyramide, in der Umgebung der Tube als sog. peritubare Zellen (s. Abb. 71). Auf die verschiedenen Pneumatisationsformen der Pyramide wird später noch eingegangen werden.

2. Die Canales carotici. Der Canalis caroticus, im caudalen Anteil der Pyramide verlaufend, gelangt im Röntgenbild einmal gut, einmal weniger deutlich und mitunter gar nicht zur Darstellung. In manchen Fällen reicht der Canalis caroticus mit seiner kra-

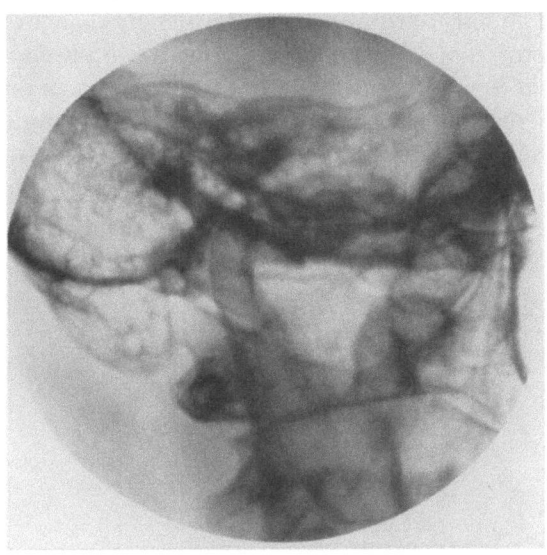

Abb. 71. Aufnahme des rechten Schläfenbeines nach STENVERS. (Typische Einstellung.) *Peritubare Zellen.* Man sieht eine Kette von mittelgroßen Zellen an der Unterseite der Pyramide, der Tubengegend entsprechend. Auch medial vom oberen Bogengang, der Fossa subarcuata entsprechend, finden sich kleine Zellen

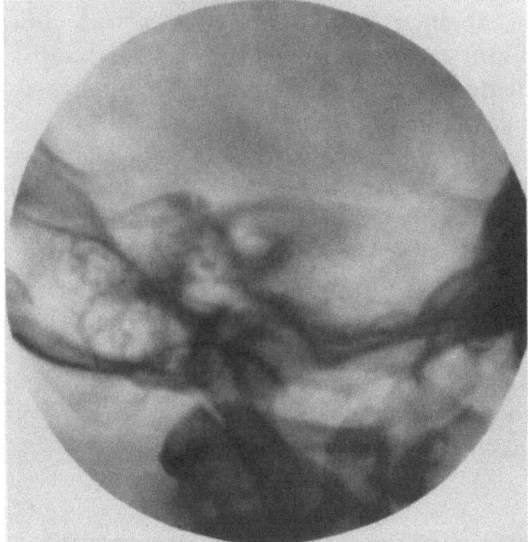

Abb. 72. Aufnahme des rechten Schläfenbeines nach STENVERS. (Typische Einstellung.) *Sehr weiter innerer Gehörgang.* Der hier nicht abgebildete innere Gehörgang der linken Seite ist vollkommen identisch. 24jährige Frau, die ein menièriformes Zustandsbild aufweist

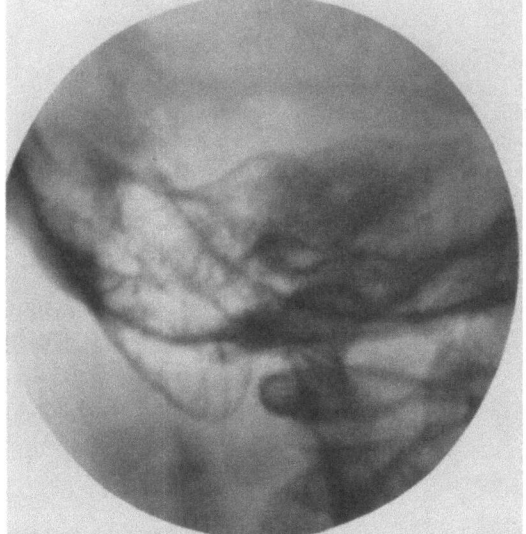

Abb. 73. Aufnahme des rechten Schläfenbeines nach STENVERS. (Typische Einstellung.) *Sehr enger innerer Gehörgang.* Der hier nicht abgebildete innere Gehörgang der linken Seite ist vollkommen identisch. Es handelt sich um eine 64jährige Frau, die an Otosklerose leidet

nialen Begrenzung höher hinauf und ist dann der oberen Pyramidenkante stärker genähert. Diese Variation ist an sich bedeutungslos und, wenn sie symmetrisch besteht, auch leicht als solche zu erkennen. Sie kommt aber auch einseitig vor. In einem solchen Falle findet sich auf der Aufnahme des Schläfenbeines nach STENVERS im unteren Anteil der Pyramide eine ungewöhnlich deutliche Aufhellung, die eine Ähnlichkeit mit einer Arrosion des Felsenbeines durch einen Epipharynxtumor haben kann. Die durch den Canalis caroticus bedingte Aufhellung weist zum Unterschied gegenüber einer durch einen Epipharynxtumor hervorgerufenen Usur immer eine scharfe Begrenzung auf, die sich bei letzterem höchstens ausnahmsweise einmal finden kann. Im sagittal-horizontalen Vergleichsbild beider Pyramiden kommt der höher hinaufreichende Canalis caroticus zur Überlagerung mit dem inneren Gehörgang und kann eine Erweiterung desselben vortäuschen. Für die Beurteilung der inneren Gehörgänge ist daher die sagittal-horizontale Vergleichsaufnahme der Pyramiden ungeeignet.

3. Die inneren Gehörgänge. Eine ausführliche Studie über den normalen inneren Gehörgang und seine Variationen findet man bei GRAF. Die lichte Weite der inneren Gehörgänge ist individuell sehr verschieden (s. Abb. 72 und 73) und es läßt sich röntgenologisch bei Fehlen eines Seitenunterschiedes nicht entscheiden, ob ein sehr enger oder ein sehr weiter innerer Gehörgang schon als pathologisch anzusprechen ist oder nicht. Der engste Meatus acusticus internus, den wir sahen, betrug 3 mm, der weiteste 7 mm. Dieselben Maße finden sich auch bei GRAF. Dieser Autor konnte Seitenunterschiede zwischen 0,5 und 1,0 mm feststellen, in keinem normalen Falle aber mehr als 1,5 mm. Im Gegensatz dazu fand EBENIUS Seitendifferenzen bis zu 3 mm. Auch CAMP (zit. nach SCHLUNGBAUM) konnte an normalen Felsenbeinen Seitenunterschiede bis über 2,5 mm feststellen. Deutliche Größenunterschiede zwischen rechts und links sind unserer Ansicht nach immer pathologisch bzw. als Restzustand nach einem pathologischen Prozeß, z. B. als Folge einer bestandenen Verquellung der Cisterna meatus acustici interni aufzufassen. Die Crista transversa, in der Regel nur am Grunde des Meatus acusticus

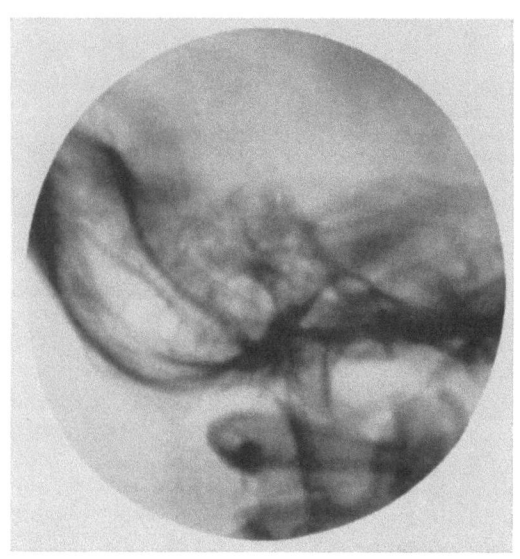

Abb. 74. Aufnahme des rechten Schläfenbeines nach STENVERS. (Der Focus der Röhre stand etwas zu weit nach der filmfernen Seite.) *Crista transversa.* Man erkennt im gesamten Verlaufe des inneren Gehörganges den der Crista transversa entsprechenden zarten Verdichtungsstreifen

internus mehr oder weniger deutlich erkennbar, kann auch einmal im gesamten Verlaufe des inneren Gehörganges als zarte Leiste in Erscheinung treten (s. Abb. 74).

4. Die Innenohrräume. In der lichten Weite der Bogengänge bestehen individuell nur geringe Unterschiede. Eine Differenz der Lichtung der Bogengänge untereinander, sowie zwischen rechts und links bei ein und demselben Individuum kommt normalerweise nicht vor.

3. Variationen der Stellung und Konfiguration von Schuppe, Mastoid, Os tympanicum und Processus styloideus

1. Die Schuppe. Die Stellung der Schuppe zur Sagittalebene und der Grad ihrer Wölbung sind von Individuum zu Individuum verschieden. Diese Variationen sind jedoch vollkommen bedeutungslos. Eine besonders bei alten Leuten öfter zu beobachtende, ebenfalls harmlose anatomische Variante ist der sog. Schuppenwall, eine Verdichtung und Verdickung in unmittelbarer Nachbarschaft der Temporalnaht. Dieser Schuppenwall tritt auf einer seitlichen Schädelaufnahme als halbkreisförmiger Schatten deutlich in Erscheinung. Zentral in der Schuppe kann man in seltenen Fällen eine kleine Aufhellung, das *Foramen meningicum* sehen, durch welches ein akzessorischer Ast der A. meningea media von innen kommend, nach außen durchtritt (Neiss). Von hier aus können zwei Nähte nach oben und vorne gegen die Sutura parieto-temporalis bzw. spheno-temporalis ausstrahlen. Eine weitere von Anatomen mehrmals beschriebene Skeletvariation ist das *Os temporale bipartitum*. Es entsteht dadurch, daß eine die Schläfenbeinschuppe quer durchsetzende Naht dieselbe in eine obere große und in eine untere kleine Hälfte teilt. Die Naht verläuft bogig, kann gezackt oder ungezackt sein und kann in letzterem Falle einer Fissurlinie ähneln (Gruber).

2. Das Mastoid. Die Größe und die Stellung des Warzenfortsatzes ist sehr variabel. Er ist bei guter Pneumatisation in der Regel besser ausgebildet als bei schlechter. Die Warzenfortsatzspitze ragt einmal stark, einmal nur gering aus der Schädelbasis hervor und ist entweder rein caudalwärts oder etwas ventralwärts gerichtet. Der Zug des am Processus mastoideus ansetzenden M. sternocleidomastoideus soll auf dessen Größenentwicklung von Einfluß sein. Die *Incisura mastoidea*, auch *Sulcus digastricus* genannt, bildet in manchen Fällen eine flache, in anderen Fällen wieder eine tiefe, nach dorsal sich verbreiternde Mulde. Im Röntgenbild kommt ein tief ausgeprägter Sulcus digastricus auf der Aufnahme nach Schüller im rückwärtigen, unteren Anteil der Pars mastoidea in Form einer ovalen, von dorsal-kranial nach ventral-caudal verlaufenden Aufhellung zur Darstellung (s. Abb. 75). Die durch den Sulcus bedingte Aufhellung ist bei sklerotischen Warzenfortsätzen nicht sehr intensiv, ihre Abgrenzung nach kranial und caudal ist immer scharf, nach dorsal und ventral aber weniger deutlich. Man darf diese Aufhellung nicht mit einer großen, verschatteten Zelle verwechseln und die undeutliche Abgrenzung nach hinten und vorne als Zeichen einer Knochenaffektion auffassen. Die Lage und das spitzwinkelige Zusammenlaufen der oberen und unteren Begrenzung

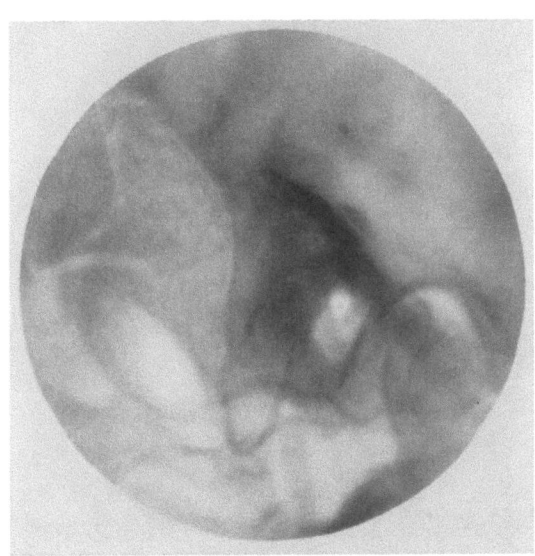

Abb. 75. Aufnahme des rechten Schläfenbeines nach Schüller. (Typische Einstellung.) *Incisura mastoidea bzw. Sulcus digastricus.* Im hinteren-unteren Anteil der Pars mastoidea sieht man die dem Sulcus entsprechende, schräg von dorsal-kranial nach ventral-caudal verlaufende ovale Aufhellung

nach ventral wird die Natur dieser Aufhellung klarstellen. Im Zweifelsfalle wird man zur Klärung eine weitere Aufnahme heranziehen, am besten eine tangentiale Aufnahme des Warzenfortsatzes, die den Sulcus an seiner Innenseite erkennen läßt. Nach medial ist der Sulcus digastricus öfters durch einen stärkeren Knochenvorsprung begrenzt, der noch dem Schläfenbein angehört und pneumatisiert sein kann. Diese Protuberanz darf nicht mit dem *Processus paracondyloideus* bzw. dem *Processus paramastoideus* verwechselt werden. Diese beiden Processus werden, wie H. Schmidt berichtet, im anatomischen Schrifttum streng unterschieden, während dies im röntgenologischen Schrifttum in der Regel nicht geschieht. Der Processus paramastoideus kommt nur bei Tieren häufig vor, er sitzt außen an der Schädelbasis an der Pars lateralis des Hinterhauptbeines am dorsalen Rand des Foramen jugulare, weit ventral der Ebene des Processus transversus atlantis. Er gehört also gar nicht mehr dem Schläfenbein an. Der Processus paracondyloideus entspringt von der dorsalen Hälfte der lateral des Condylus occipitalis gelegenen Fläche, der Facies paracondyloidea und nimmt Richtung zum Processus transversus atlantis. Le Double, der als einer der ersten diesen Fortsatz beschrieben hat, unterscheidet zwei Formen: eine gelenkige und eine nicht gelenkige. Im ersten Falle besteht zwischen dem Processus paracondyloideus und dem Processus transversus atlantis eine gelenkige Verbindung, im zweiten Falle endigt der Fortsatz frei. Durch die gelenkige Verbindung wird die Beweglichkeit zwischen Os occipitale und Atlas aufgehoben. Der Processus paracondyloideus wurde bisher am Lebenden nur selten beobachtet. H. Schmidt sowie Laurent und Caels haben in letzter Zeit entsprechende Röntgenbilder veröffentlicht. Für den Otologen ist von Wichtigkeit zu wissen, daß ein Processus paracondyloideus die Ligatur der Vena jugularis an ihrem Austritt aus der Schädelbasis sehr schwierig gestalten kann. Der Nachweis dieses Fortsatzes gelingt auf sagittalen oder axialen Aufnahmen der Schädelbasis, sowie auf der Schläfenbeinaufnahme nach Stenvers, am besten jedoch durch Schichtaufnahmen.

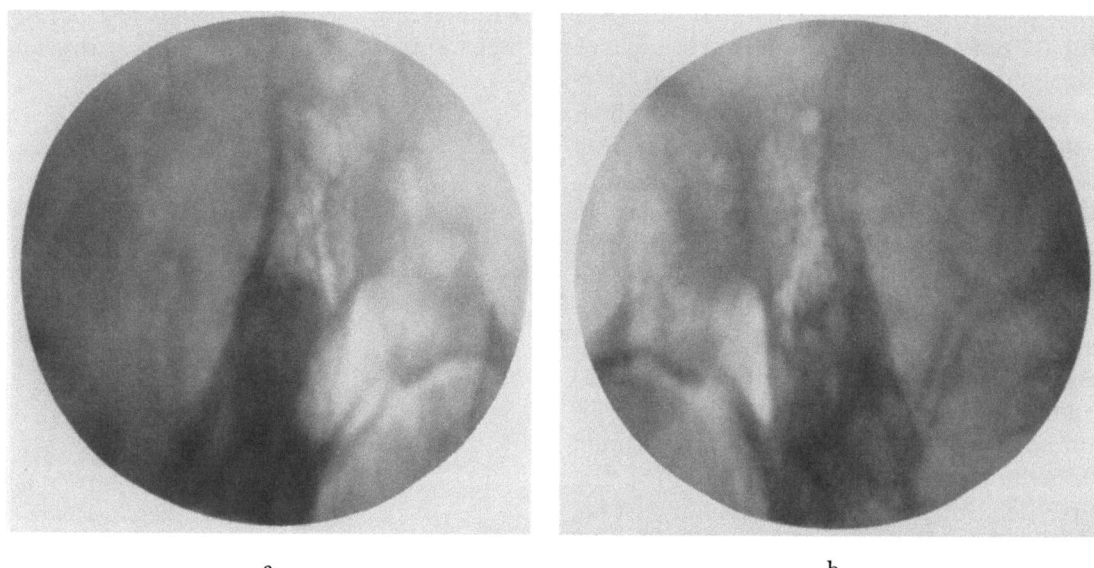

a   b

Abb. 76a u. b. Aufnahmen beider Schläfenbeine nach E. G. Mayer. (Der Focus der Röhre stand beiderseits — rechts mehr als links — etwas zu weit ventral), a rechte, b linke Seite. *Atypische Konfiguration des rechten Os tympanicum.* Die durch das Cavum tympani bedingte Aufhellung ist rechts wesentlich geräumiger als links. Der vordere Anteil des rechten Os tympanicum zeigt eine doppelte Kontur, von denen die eine, die weiter dorsal gelegene, denselben Verlauf wie links zeigt, während die andere mehr ventral gelegene Kontur, einen nach ventral konvexen Boden bildet. Sie entspricht dem inneren-vorderen Anteil des Os tympanicum, während die erste Kontur dem äußeren vorderen Anteil entspricht. Das Bild spricht nicht eindeutig für eine anatomische Variante, da ein gutartiger expansiv wachsender Prozeß der Paukenhöhle identische Veränderungen hervorrufen kann. Im abgebildeten Falle ergab die Operation normale Verhältnisse

Kurz erwähnt sei noch der *Processus retromastoideus*, der an der Hinterhauptschuppe lokalisiert, bei Darstellung im sagittalen Bild von einem Processus paracondyloideus nicht unterschieden werden kann. Sein genauer Ursprung ist die Stelle, an der sich die Linea nuchae superior mit dem oberen Schenkel der Linea nuchae inferior trifft, entsprechend dem Ansatz des M. obliquus capitis superior (H. Schmidt). Der Processus retromastoideus kommt ein- und beidseitig vor und erreicht eine Höhe von 0,5—2 cm. Seine Form ist einmal rundlich, einmal mehr länglich, er ist manchmal gut abgegrenzt, manchmal geht er fließend in den benachbarten Knochen über. Er kommt bei Europäern sehr selten, bei Ozeaniern sehr häufig vor.

3. Das Os tympanicum. Die Größe und Konfiguration des Os tympanicum ist in der überwiegenden Mehrzahl der Fälle seitengleich. Da das Os tympanicum einen Teil der Paukenhöhlenwände bildet, ist seine endgültige Gestalt von der Ausbildung, d. h. der endgültigen Größe des Cavum tympani abhängig. Ist nun die Paukenhöhle einer Seite wesentlich geräumiger als die der anderen, so besteht auch ein Unterschied in der Größe und Konfiguration des Os tympanicum (s. Abb. 76a und b). Letzteres wird dann in seinem vorderen Anteil nicht wie gewöhnlich durch eine, sondern durch zwei Konturen dargestellt. Es ist jedoch aus dem Röntgenbild nicht immer eindeutig zu erkennen, ob, wie im abgebildeten Falle, nur eine anatomische Variante oder ob ein gutartiger, expansiv wachsender Prozeß der Paukenhöhle vorliegt. Eine weitere harmlose Anomalie, die ebenfalls eine doppelte Kontur des vorderen Anteiles des Os tympanicum bedingt, besteht darin, daß die dem Kiefergelenk zugekehrte Fläche eine starke Eindellung aufweist.

4. Der Processus styloideus. Der Processus styloideus, das oberste Element des Hyoidbogens, hat eine mittlere Länge von 1,5—3 cm. Er kann jedoch auch kürzer und wesentlich länger sein. Seine Dicke und sein Verlauf sind sehr variabel (s. Abb. 77 und 78). Bei stark verlängertem Griffelfortsatz können Beschwerden, wie ins Ohr ausstrahlende Spontanschmerzen und Schmerzen beim Kauen und Schlucken in der Tonsillengegend, Dysphagie, Fremdkörpergefühl, Kopfschmerzen bestehen. Die Kopfschmerzen werden durch Druck des Fortsatzes auf die A. carotis externa oder interna erklärt. Im ersten Falle treten die Kopfschmerzen in der Temporalgegend, im zweiten Falle in der Orbital- und Parietalregion auf. MARUCCI und MARCATO, die sich mit dieser Symptomatologie in letzter Zeit eingehender befaßt haben, berichten, daß sie unter 2300 untersuchten Personen, bei 25 eine offensichtliche Anomalie des Processus styloideus finden konnten. Von diesen 25 Fällen wiesen aber nur 8 Fälle eine Symptomatologie auf, und zwar fanden diese Autoren besonders bei jenen Fällen Beschwerden, bei denen der verlängerte bzw. abnorm lange Griffel-

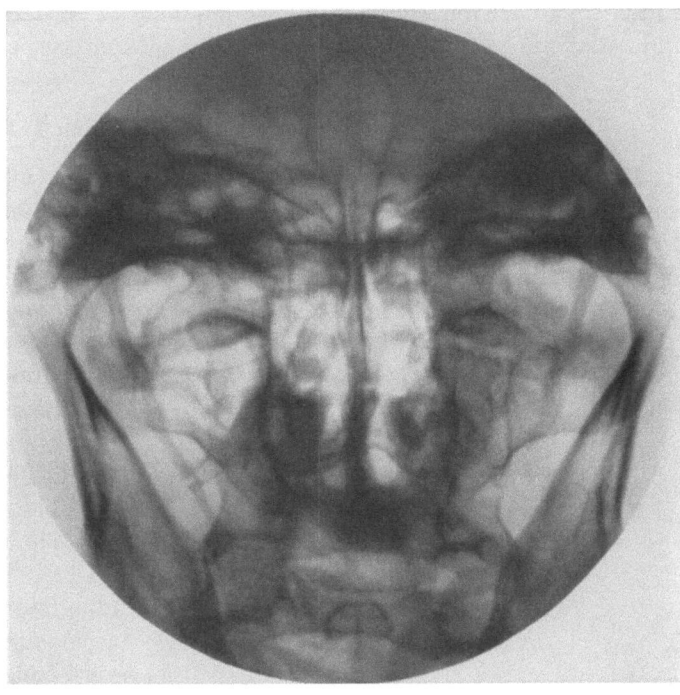

Abb. 77. Sagittale Aufnahme der *Processus styloidei*. Medial des aufsteigenden Unterkieferastes sieht man beiderseits den aus der Schädelbasis kommenden schmalen, nach caudal sich verjüngenden, von außen-oben nach innen-unten verlaufenden Schatten des Griffelfortsatzes. Er ist rechts wesentlich länger als links und läßt rechts zwei gelenkige Verbindungen erkennen. Der Teil unterhalb der ersten gelenkigen Verbindung entspricht dem verkalkten Ligamentum stylohyoideum

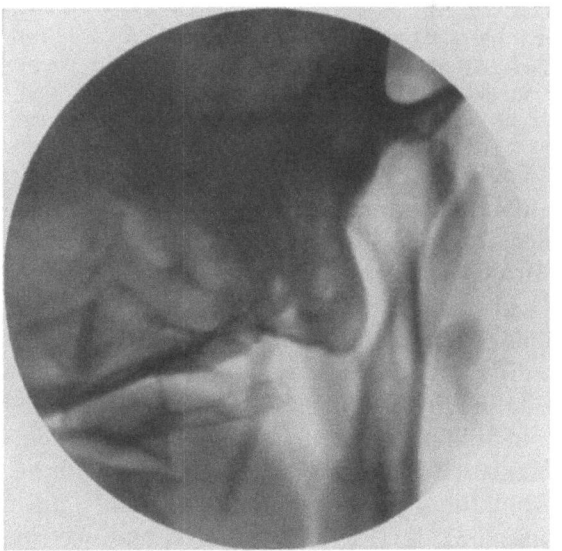

Abb. 78. Perorale Schrägaufnahme des linken *Processus styloideus*

fortsatz stärker medianwärts gerichtet war. Einmal konnten sie auch eine Vorwölbung an der seitlichen Rachenwand beobachten. Das den Processus styloideus mit dem kleinen Zungenbeinhorn verbindende Ligamentum stylohyoideum kann verknöchert sein und in gelenkiger Verbindung mit dem Griffelfortsatz stehen. Bei entsprechenden

Fällen sollen Verwechslungen mit verschluckten Gräten und ähnlichem vorgekommen sein und Anlaß zur operativen Entfernung des „Fremdkörpers" gegeben haben (DE CUVELAND).

4. Der Tiefstand des Tegmen

Die Kenntnis der Lage des Tegmen ist für den Operateur von Wichtigkeit, da es bei einem Tiefstand desselben geschehen kann, daß bei der Operation unvermutet die Dura der mittleren Schädelgrube freigelegt wird. Der Tiefstand kann die gesamte Tegmenplatte (s. Abb. 79) oder nur einen Teil derselben betreffen, da ja das Dach von Antrum und Cavum tympani von je einem Knochenkern gebildet wird. Die Bestimmung der Lage des Tegmen erfolgt aus der Schläfenbeinaufnahme nach SCHÜLLER. Bezogen wird die Lage zur Deutschen Horizontalebene bzw. zur oberen Gehörgangswand. Die Deutsche Horizontalebene verläuft in Höhe des oberen Randes des äußeren Gehörganges sowie in Höhe des unteren Randes der gleichseitigen Orbita. Da letztere auf der ausgeblendeten Aufnahme des Schläfenbeines nicht mit abgebildet wird, verwendet man als Bezugslinie den oberen Rand des Jochbogens und seine Verlängerung nach dorsal. Sie entsprechen ungefähr der Deutschen Horizontalebene. In der Mehrzahl der Fälle deckt sich die Kontur der Eminentia arcuata mit dem Tegmen. Bei starker Vorwölbung der Eminentia arcuata kommt das Tegmen etwas unterhalb derselben als feine Schattenlinie zur Darstellung. Man kann also in beiden Fällen die Entfernung des Tegmen von der Deutschen Horizontalebene bzw. von der Verlängerungslinie des oberen Randes des Jochbogens nach hinten bestimmen. Der hintere Anteil der Tegmenplatte, entsprechend dem Tegmen

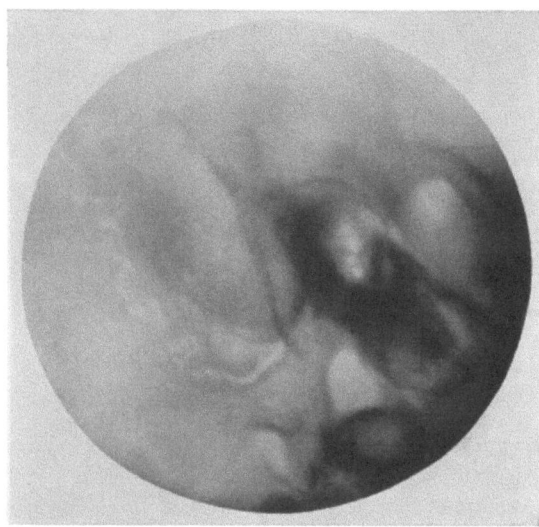

Abb. 79. Aufnahme des rechten Schläfenbeines nach SCHÜLLER. (Der Focus der Röhre stand etwas zu weit dorsal). *Tiefstand der gesamten Tegmenplatte.* Der obere Rand des Jochbogens ist rechts oben im Bilde auf eine kurze Strecke noch zu sehen. Wenn man ihn nach hinten verlängert, so sieht man, daß die das Tegmen markierende Kontur unterhalb dieser Verlängerungslinie zu liegen kommt

antri, soll normalerweise 5—10 mm oberhalb derselben liegen. Findet sie sich in Höhe der Deutschen Horizontalebene oder darunter, so besteht ein Tiefstand. Der vordere Anteil der Tegmenplatte, entsprechend dem Tegmen tympani, liegt knapp unterhalb der Deutschen Horizontalebene. In den Fällen, in denen das Tegmen nicht zur Abbildung kommt, da seine Fläche von den Strahlen nicht tangential, sondern schräg getroffen wurden, muß seine Lage indirekt, und zwar aus der Lage und der Konfiguration des Citelli-Winkels erschlossen werden. Die den Citelli-Winkel — Treffpunkt der vorderen und hinteren Pyramidenfläche im Bereich der seitlichen Schädelwand — darstellenden Konturen gelangen im Röntgenbild immer, auch bei starker Pneumatisation, gut zur Abbildung. Ein Tiefstand des Tegmen am Citelli-Winkel bedingt einen flacheren Verlauf des Winkels. Ein weiteres Merkmal, welches auf einen Tiefstand hinweist, besteht darin, daß die das Tegmen markierende Linie die Kontur des Sulcus sinus sigmoidei nicht im Bereiche der stärksten Krümmung des oberen Sinusknies erreicht, sondern tiefer unten auf die vertikale Kontur des Sulcus sinus sigmoidei stößt. Der Citelli-Winkel liegt also tiefer als normal. Aber auch bei normaler Lage des Citelli-Winkels kann ein Tiefstand des Tegmen bestehen, wenn die vordere Pyramidenfläche im lateralen Bereiche von der oberen Pyramidenkante zunächst steil nach caudal abfällt und erst etwas weiter medial in der Gegend des Tegmen flach weiter verläuft. Dies ist daran zu erkennen, daß die obere und hintere Kontur des Felsenbeines am Citelli-Winkel nicht wie normalerweise einen breiten, sondern einen spitzen Winkel bilden, d. h. zunächst fast parallel nach caudal ziehen. Man muß dann von jener Stelle messen, an der die steil nach caudal ziehende Kontur der Pyramide nach horizontal umbiegt. Bei einem isolierten Tiefstand des Tegmen antri beginnt die Kontur des Tegmen caudal von der Krümmung des Sinus sigmoides und unterhalb der Deutschen Horizontalebene (Verlängerung des oberen Randes des Jochbogens nach hinten), steigt dann gegen die Eminentia arcuata an und verläuft dann normal weiter (s. Abb. 80). Liegt ein isolierter Tiefstand

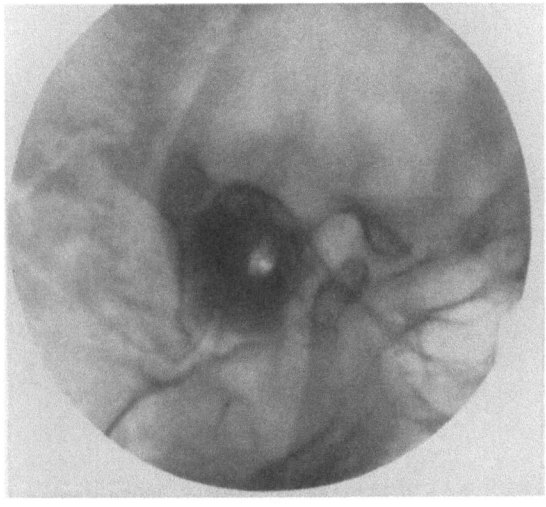 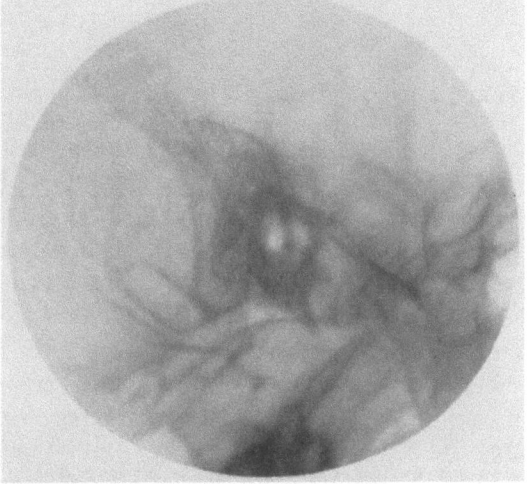

Abb. 80. Aufnahme des rechten Schläfenbeines nach Schüller. (Typische Einstellung.) *Isolierter Tiefstand des Tegmen antri.* Die Kontur des Tegmen beginnt caudal der Verlängerungslinie des oberen Jochbogenrandes und steigt dann steil gegen die Eminentia arcuata auf

Abb. 81. Aufnahme des rechten Schläfenbeines nach Schüller. (Typische Einstellung.) *Isolierter Tiefstand des Tegmen tympani.* Die Tegmenlinie verläuft im dorsalen Anteil in normaler Höhe, fällt aber über der Paukenhöhle steil nach dorsal ab. (Das Bild stammt aus der Sammlung von E. G. Mayer)

des Tegmen tympani vor, dann verläuft die Tegmenlinie im hinteren Anteil oberhalb der Deutschen Horizontalebene, fällt aber dann über dem Cavum tympani steil nach caudal ab, statt allmählich nach vorne-unten zu ziehen (s. Abb. 81).

5. Die Variationen im Verlaufe der venösen Blutleiter

1. Die Ante- und Lateralposition des Sinus sigmoides. Für den Operateur ist nicht nur die Kenntnis des eben beschriebenen Tiefstandes des Tegmen von Wichtigkeit, sondern auch das Verhalten des Sinus sigmoides zur hinteren Gehörgangswand und zur seitlichen Schädelwand. Es handelt sich hierbei um zwei Varianten, die von Bedeutung sind: Erstens die Annäherung des Sinus sigmoides an die hintere Gehörgangswand (Vorlagerung, Anteposition) und zweitens die Annäherung des Sinus sigmoides an die äußere Corticalis der Pars mastoidea (Lateralposition). Beide Lageanomalien können kombiniert vorhanden sein. Die Anteposition des Sinus ist die häufigste Variante im Verlaufe der venösen Blutleiter. Sie bedeutet eine Einengung des Operationsfeldes, erschwert die Aufsuchung des Antrum mastoideum und macht manchmal die Anlegung und Ausführung einer atypischen Operation notwendig (Eisinger). Die Röntgenuntersuchung, die über die abnorme Lage des Sinus Aufschluß zu geben vermag, gibt dem Operateur die Möglichkeit, eine unbeabsichtigte Freilegung oder Verletzung desselben zu vermeiden, oder kann, wie oben erwähnt, Anlaß sein, die Operation anders als unter gewöhnlichen Verhältnissen durchzuführen. So kann es z. B. in Fällen, in denen der Sinus sigmoides unmittelbar der hinteren Gehörgangswand anliegt, notwendig sein, daß die Eröffnung des Antrum von der Paukenhöhle aus erfolgt. Eine Vorlagerung des Sinus sigmoides findet sich bei fehlender oder gehemmter Pneumatisation der Pars mastoidea häufiger als bei gut entwickeltem pneumatischem System, wo sie viel seltener zu sehen ist. Die Anteposition, zu deren Feststellung man die Schläfenbeinaufnahme nach Schüller heranzieht, kann den gesamten Sulcus sinus sigmoidei oder nur einen Teil desselben betreffen. Im letzten Falle ist der Blutleiter häufiger im unteren als im oberen Bereiche vorgelagert. Normalerweise verläuft der Sulcus sinus sigmoidei in einer Entfernung von 10—15 mm von der hinteren Gehörgangswand leicht schräg von dorsal-kranial nach ventral-caudal. Die Messung erfolgt in der Gegend der Spina supra meatum, der Übergangsstelle der hinteren in die obere Gehörgangswand, eine Stelle, die im Röntgenbild dadurch zu finden ist, daß man die vordere Kontur des Warzenfortsatzes nach kranial bis zur oberen Gehörgangswand weiter verfolgt. Wenn diese Stelle im Röntgenbild nicht immer eindeutig feststellbar ist — sie kann vom kompakten Labyrinthkern verdeckt sein —, so läßt sie sich doch ohne weiteres rekonstruieren, da ja der gut abgrenzbare vordere Rand des Processus mastoideus ohne Unterbrechung in die ebenfalls gut nachweisbare obere Gehörgangswand übergeht. In all den Fällen, in denen die hintere Kontur des lateralen Teiles der Pyramide den vorderen Rand des Sulcus sinus sigmoidei darstellt, und dies ist häufig der Fall, kann seine Entfernung vom oberen Anteil der hinteren Gehörgangswand ohne Schwierigkeiten gemessen werden. Die Anteposition kann mit einer Verschmälerung der gesamten Pyramidenbasis verbunden sein, was auf der Schläfenbeinaufnahme nach Schüller eindrucksvoll in Erscheinung tritt. Der Übergang der hinteren Pyramidenfläche in den vorgelagerten Sulcus kann durch eine scharfe Kante markiert sein, die oft Unregelmäßigkeiten in Form von Zackenbildungen am oberen und unteren Sinusknie aufweist. Dadurch wird die hintere Abgrenzung der Pyramide unregelmäßig gestaltet. Es kann aber auch sein, daß sich der Sinus sigmoides tief in die Basis der Pyramide eingegraben hat, ohne daß eine Verschmälerung derselben besteht; dann sind hintere Fläche des Felsenbeines und vorderer Rand des Sulcus sinus sigmoidei nicht mehr durch eine einheitliche Linie dargestellt. Man erkennt nun zwei nach vorne konvexe, fast parallel verlaufende Konturen, von welchen die vordere innerhalb des Pyramidenschattens verlaufend dem vorderen Rand des Sulcus sinus sigmoidei, die hintere der lateralen Begrenzung der dorsalen Pyramidenfläche entspricht. Es können aber auch dann zwei Konturen im dorsalen-basalen Anteil der Pyramide vorhanden sein, wenn keine Vorlagerung des Sinus sigmoides besteht. Es handelt sich dann um eine anatomische Variante, die dadurch zustande kommt, daß die hintere Felsenbeinfläche im lateralen Anteil eine Eindellung aufweist. Die vordere dieser beiden Konturen entspricht der medialen Begrenzung dieser Eindellung, sie wird vorwiegend vom Labyrinthkern gebildet, verläuft innerhalb des Pyramidenschattens und kann eine Ähnlichkeit mit der Kontur eines tief einschneidenden Sulcus sinus sigmoidei haben. Eine Unterscheidung ist meist dadurch gegeben, daß diese Kontur im caudalen Anteil wieder nach dorsal verläuft, während die Kontur des Sulcus weiter nach caudal zieht. Bei maximaler Vorlagerung ist die Kontur des Sulcus sinus sigmoidei unmittelbar der Kontur der hinteren Gehörgangswand genähert oder geht sogar in dieselbe über (s. Abb. 82a und b). Durch das tiefe Einschneiden des Sulcus sinus sigmoidei im oberen lateralen Anteil der hinteren Pyramidenfläche kann der Sinus in diesem Bereiche von der hinteren Pyramidenfläche dachartig überlagert sein. Sind die Verhältnisse auf der Aufnahme des Schläfenbeines nach Schüller nicht zu klären, so muß man die Schläfenbeinaufnahme nach E. G. Mayer zur Hilfe nehmen, auf welcher im Falle einer Vorlagerung das obere Sinusknie und der obere Anteil des Sulcus sinus sigmoidei in Form einer feinen Schattenlinie in Erscheinung tritt, die von der Gegend des Citelli-Winkels im Bogen nach ventral-caudal verlaufend, das Antrum mastoideum durchsetzt und dann im Schatten des Labyrinthkernes verschwindet. In Höhe des Antrum läßt sich die Distanz dieser Linie von der hinteren Gehörgangswand ohne weiteres bestimmen (s. Abb. 83). Im allgemeinen wird diese Projektion zur Lagebestimmung des Sinus sigmoides deshalb nicht verwendet, weil, wie schon erwähnt, nur der obere Anteil des Blutleiters, nicht aber der mittlere und untere zur Abbildung gelangen und daher eine Anteposition dieser beiden letzten Abschnitte sich dem Nachweis entzieht. Bisweilen ist im Röntgenbild überhaupt kein Sulcus sinus sigmoidei abgrenzbar, sei es, weil eine Hypoplasie oder Aplasie des Sinus sigmoides vorliegt, sei es, weil eine bestehende intensive Sklerosierung von Pyramide und Mastoid eine Abbildung des Sulcus sinus sigmoidei verhindert. Aber auch dann ist kein Sulcus sinus sigmoidei zu sehen, wenn die hintere Pyramidenfläche im lateralen Anteil eingedellt ist und dadurch kontinuierlich in den kaum angedeuteten Sulcus übergeht. In einem solchen Falle ist im Röntgenbild weder die hintere Grenze der Pyramide

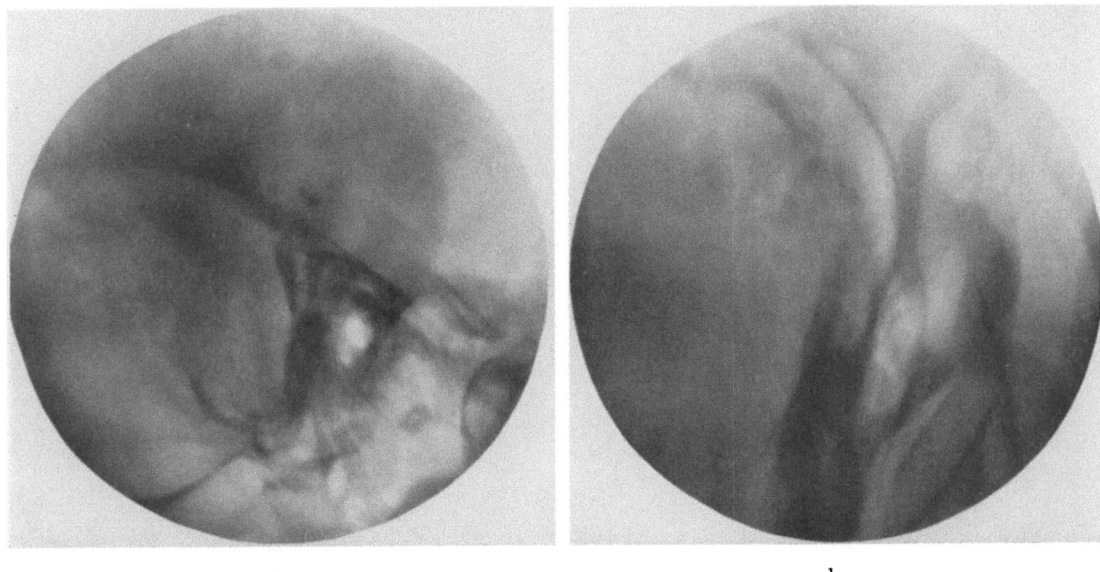

a   b

Abb. 82a u. b. a Aufnahme des rechten Schläfenbeines nach Schüller (typische Einstellung). b Aufnahme desselben Schläfenbeines nach E. G. Mayer (typische Einstellung). *Abnorm starke Vorlagerung des Sinus sigmoides.* Die Abb. a zeigt, daß die Pyramide im basalen Anteil stark verschmälert ist. Die Kontur des Sulcus sinus sigmoidei ist im Bereiche des oberen Sinusknies gut zu erkennen, dann ist sie innerhalb des Pyramidenschattens nur mehr undeutlich und nach unten zu gar nicht mehr nachweisbar. Die Abb. b läßt die Kontur des Sulcus im Bereiche des oberen Sinusknies ebenfalls gut erkennen. Sie verläuft im Bilde in der vorderen Begrenzung der Pyramide und findet nach caudal ihre Fortsetzung in der Kontur der hinteren-oberen Gehörgangswand

noch die Kontur des Sulcus sinus sigmoidei eindeutig feststellbar und es ist dann unmöglich, die Lage des Sinus zu bestimmen. Fälle mit vollständigem Fehlen des Sinus sigmoides finden sich im anatomischen und otologischen Schrifttum nicht allzuselten. Bezüglich der Genese der Aplasie dieses Blutleiters findet man bei Kaulich folgende Angaben: ,,Wird der vorderste Abschnitt des Sinus transversus, etwa vom oberen Sinusknie bis zum Foramen jugulare (welcher sich normalerweise aus der embryonalen V. cerebralis post. zum Sinus sigmoides weiterentwickelt) nicht oder nur mangelhaft ausgebildet, so kann das venöse Abflußsystem auf einer Stufe stehenbleiben, wo das Blut unter Umgehung des Foramen jugulare auf Bahnen von Art der Emissarvenen nach außen abströmt. Solche kommen in diesem Bereiche zwei in Betracht: Der Sinus petrosquamosus und das Emissarium mastoideum, von denen nur das letztere postembryonal bestehenbleibt. Während ein Fall eines auf dem Wege eines persistierenden Sinus petro-squamosus vikariierend abströmenden Blutes bisher nicht beobachtet wurde (van Gelderen), ist — wie eingangs schon erwähnt — die Benutzung der Vena emissaria mastoidea als einzigen Abflußweg von Anatomen, in vereinzelten Fällen auch von Klinikern beschrieben.'' Bei Aplasie des Sinus sigmoides geht die hintere Pyramidenfläche kontinuierlich

in die Seitenwand der hinteren Schädelgrube über, wobei die dorsale Felsenbeinfläche nicht oder nur undeutlich zur Darstellung kommt. Dadurch läßt sich allerdings
eine Aplasie des Sinus sigmoides röntgenologisch nicht eindeutig diagnostizieren, sie
kann nur vermutet werden, wenn gleichzeitig eine beträchtliche Erweiterung der Vena
emissaria mastoidea besteht, durch welches ja das Blut abfließt; eine Vorlagerung des
Sinus läßt sich jedoch ausschließen, da bei einer solchen der Sulcus sinus sigmoidei
vertieft ist und dadurch deutlich sichtbar wird. Es wurde schon erwähnt, daß der Sulcus
sinus sigmoidei vom dichten Schatten der Pyramide vollkommen verdeckt werden kann,
seine Lage ist dann im Röntgenbild nicht nachweisbar und eine Anteposition kann dann

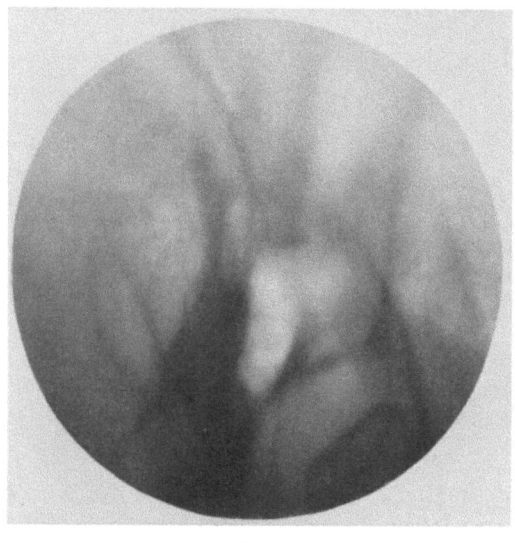
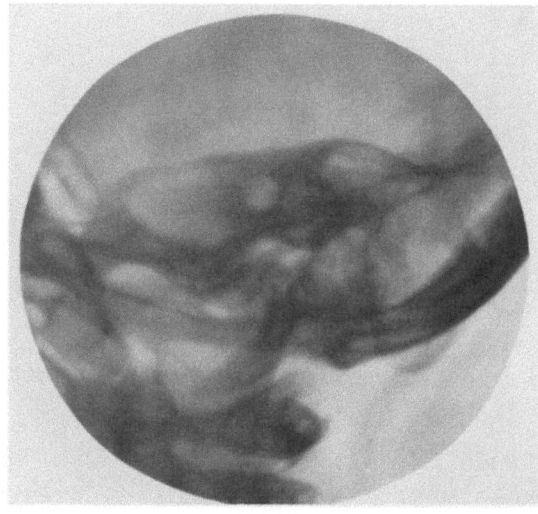

Abb. 83   Abb. 84

Abb. 83. Aufnahme des rechten Schläfenbeines nach E. G. Mayer (typische Einstellung). *Vorlagerung des
Sinus sigmoides.* Die Kontur des Sulcus sinus sigmoidei verläuft im Bereiche des oberen Sinusknies in der
Projektion schon innerhalb des Schattens der Pyramide. Sie tritt als zarte, nach vorne konvexe, im Bilde das
Antrum durchsetzende Schattenlinie deutlich in Erscheinung

Abb. 84. Aufnahme des linken Schläfenbeines nach Stenvers. (Der Focus der Röhre stand zu weit kranial.)
Vorlagerung des Sinus sigmoides. Die Sinusvorlagerung kommt hier nicht durch eine Aufhellung zur Darstellung, sie ist aber durch eine feine Schattenlinie erkennbar, die in Höhe der lateralen oberen Pyramidenkante
beginnt, im weiteren Verlauf einen nach vorne konvexen Bogen bildend in der Projektion hinter dem Labyrinth
nach abwärts verläuft

leicht übersehen werden. In einem solchen Fall kann aber die Kontur des oberen Sinusknies, wenn sie die Linie des Tegmen etwas überragt, doch noch erkennbar sein und
aus deren Verlauf vor der hinteren Kontur der Pyramide ist die Verlagerung des Sinus
sigmoides zu erkennen. Ist das obere Sinusknie jedoch nicht erkennbar, muß man die
Schläfenbeinaufnahme nach E. G. Mayer zu Rate ziehen. Eine starke Anteposition des
Sinus sigmoides ist auch auf der Schläfenbeinaufnahme nach Stenvers als eine intensive, der seitlichen Schädelwand anliegende Aufhellung im Bereiche der Pars mastoidea
erkennbar, nur kann hier der Abstand zwischen Sinus und hinterer Gehörgangswand
nicht gemessen werden, weil sich der Sulcus und der äußere Gehörgang überlagern.
Die Aufhellung hat eine längliche bzw. ovale Form und ist durch eine feine, den tangential
getroffenen Teilen entsprechende Schattenlinie nach medial, kranial und lateral abgrenzbar. Die Vorlagerung ist aber auch dann zu erkennen, wenn keine Aufhellung in
Erscheinung tritt, und zwar dadurch, daß die mediale, von den Strahlen tangential getroffene Begrenzung des Sulcus als feine Schattenlinie zur Abbildung gelangt. Diese
Schattenlinie beginnt an der oberen Pyramidenkante und zieht in nach vorne konvexem
Bogen im Röntgenbilde hinter dem Labyrinth nach abwärts (s. Abb. 84). Eine Annäherung des Sinus sigmoides an die hintere Gehörgangswand kann auch dann bestehen,

wenn ein außerordentlich geräumiger äußerer Gehörgang vorhanden ist. Zum Schlusse sei noch erwähnt, daß es auch eine Verdoppelung des Sinus sigmoides gibt. Ein diesbezüglicher Röntgenbefund ist uns nicht bekannt.

Die Lateralposition besteht darin, daß sich der Sinus sigmoides tief in die seitliche Schädelwand eingräbt, was zu einer Verdünnung jenes Knochens führt, der den Sinus von den äußeren Weichteilen trennt. Äußerst selten kommt es auch vor, daß der Knochen in geringerer oder größerer Ausdehnung fehlt, also Lückenbildungen aufweist. Bei Lateralposition des Sinus sigmoides besteht bei einer Operation ebenfalls die Möglichkeit einer Verletzung oder einer unbeabsichtigten Freilegung; diese Möglichkeit wird durch

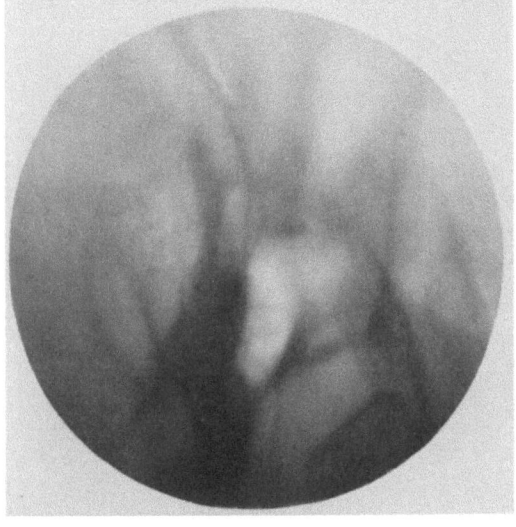
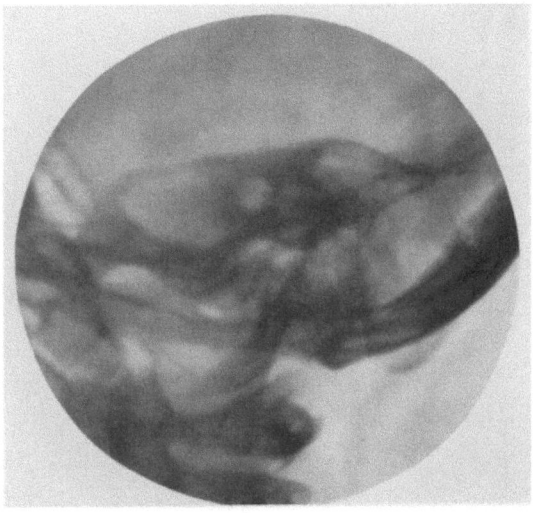

Abb. 85   Abb. 86

Abb. 85. Aufnahme des rechten Schläfenbeines nach SCHÜLLER. (Die Neigung des Zielstrahles zur Deutschen Horizontalebene war etwas zu gering. Der Focus der Röhre stand etwas zu weit hinten.) *Lateralposition des Sinus sigmoides.* Der Verlauf des Sinus ist durch ein deutliches Aufhellungsband gekennzeichnet als Folge der Verdünnung der seitlichen Schädelwand durch den tief eingegrabenen Sinus. Der Sulcus sinus sigmoidei ist nicht nur wie normalerweise nach oben und vorne, sondern auch nach hinten und unten durch eine deutliche Verdichtungslinie abgegrenzt. Außerdem besteht eine Anteposition des Sinus, die im unteren Anteil desselben stärker ist als im oberen

Abb. 86. Aufnahme des linken Schläfenbeines nach SCHÜLLER. (Die Neigung des Zielstrahles zur Deutschen Horizontalebene war etwas zu stark.) *Partielle Lateralposition im Bereiche des oberen Sinusknies und geringe Vorlagerung des Sinus sigmoides. Sulcus digastricus.* Im Bereiche des oberen Sinusknies erkennt man die durch die umschriebene Verdünnung der Schädelwand bedingte Aufhellung. Sie ist nach oben und vorne scharf begrenzt, nach hinten und unten geht sie ohne scharfe Grenzen in den normal dichten Knochen über. Die im unteren Anteil der Pars mastoidea sich findende, schräg von hinten-oben nach vorne-unten verlaufende, spindelförmige Aufhellung ist durch den Sulcus digastricus hervorgerufen. Im Bereiche beider Aufhellungen ist keine Knochenstruktur zu sehen. Sie dürfen nicht mit einer Knochenaffektion verwechselt werden

die präoperative Kenntnis der Lage des Sinus weitgehend eingeschränkt. Die röntgenologisch festgestellte Lateralposition des Sinus muß dem Kliniker intra operationem nicht immer als solche imponieren. Dies hat folgende Gründe: Für das Vorliegen einer Lateralposition ist für den Kliniker die Tatsache maßgebend, daß der Sinus im Bereiche des Warzenfortsatzes, also des Operationsgebietes, oberflächlich liegt, während vom Röntgenologen entsprechend der anatomischen Definition ein Sinus dann als lateralponiert angesprochen wird, wenn er einen tief eingegrabenen Sulcus sinus sigmoidei besitzt. Solch ein tief eingegrabener Sulcus kann aber bei einer Hyperostose der Schädelknochen noch von einer ziemlich dicken Knochenschicht bedeckt sein und daher dem Operateur als normal erscheinen. Umgekehrt kann bei dünnen Schädelknochen ein oberflächlich gelegener Sinus sigmoides mit flachem Sulcus röntgenologisch als normal imponieren, dem Operateur aber als lateralponiert. Die Lateralposition kann sowohl den Sinus transversus als auch den Sinus sigmoides oder nur letzteren betreffen. Zu ihrer Feststellung bedient man sich der Schläfenbeinaufnahme nach Schüller, welche den Verlauf des Sinus als bandförmige Aufhellung erkennen läßt (s. Abb. 85). Diese Aufhellung ist im Bereiche des Sulcus transversus nach oben und unten im Bereiche des Sulcus sinus sigmoidei nach vorne und hinten scharf abgesetzt, wobei die Abgrenzung an der Konvexseite des Aufhellungsbandes immer sehr deutlich ist, während die Abgrenzung nach hinten im unteren Anteil des Sulcus sinus sigmoidei nicht immer sehr scharf ist. Hier kann die Aufhellung mehr diffus in den benachbarten Knochen übergehen. Eine weitere Variation besteht darin, daß der Sinus sigmoides nur partiell lateralponiert ist. Dies findet sich häufiger in der Gegend des oberen Sinusknies, seltener am absteigenden Teil des Sinus oder in der Gegend des unteren Sinusknies. Die teilweise Lateralposition zeigt

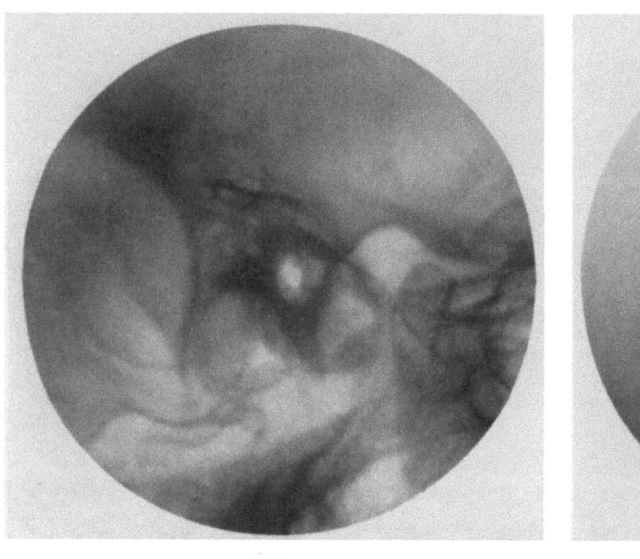 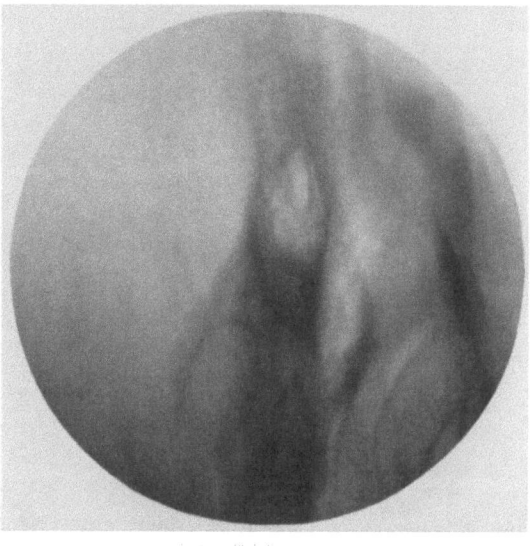

a   b

Abb. 87a u. b. a Aufnahme des rechten Schläfenbeines nach Schüller, b Aufnahme desselben Schläfenbeines nach E. G. Mayer. (Typische Einstellung beider Aufnahmen.) *Hochstand des Bulbus venae jugularis.* Die Abb. a zeigt hinter der durch den äußeren Gehörgang, die Paukenhöhle und den inneren Gehörgang bedingten Aufhellung eine weitere Aufhellung, die innerhalb des Pyramidenschattens gelegen ist, die Form einer Fingerkuppe aufweist und nach oben, hinten und vorne gut abgrenzbar ist. Diese Aufhellung entspricht einer tief ausgeprägten Fossa jugularis. Die Abb. b zeigt die entsprechende fingerkuppenförmige Aufhellung im hinteren Anteil der Pyramide

eine der Stelle der lokalen Verdünnung der Sinusschale entsprechende, umschriebene Aufhellung, die nicht mit einem Einschmelzungsherd verwechselt werden darf (s. Abb. 86).

2. **Der Hochstand des Bulbus venae jugularis.** Hat sich der Bulbus venae jugularis stark in die untere Pyramidenfläche eingegraben, so kommt es zu einer Vertiefung der Fossa jugularis und damit zu einem Hochstand des Bulbus venae jugularis. Eine Verletzung des Bulbus bei einer Paracentese passiert selten, für ihr Zustandekommen ist der Hochstand des Bulbus allein nicht ausschlaggebend. Letzterer ist aber in Fällen, in denen eine Bulbus- oder Labyrinthoperation in Frage kommt, von Bedeutung, da bei der Abmeißelung der hinteren Pyramidenfläche die Verletzung des hochstehenden Bulbus die Operation behindern kann. Der Hochstand des Bulbus venae jugularis ist sowohl auf der Schläfenbeinaufnahme nach Schüller als auch auf der Schläfenbeinaufnahme nach E. G. Mayer gut zu erkennen. Auf ersterer stellt sich der hochstehende Bulbus als fingerkuppenartige Aufhellung dar, die sich vom Foramen jugulare nach oben bis in die Gegend der Paukenhöhle erstreckt. Die Aufhellung ist nach kranial scharf kuppelförmig abgegrenzt, ihre seitlichen Ränder sind geringgradig gekrümmt. Die Aufnahme nach E. G. Mayer läßt die durch die vertiefte Fossa jugularis bedingte Aufhellung im hinteren Teil der Pyramide ungefähr in der Gegend des hinteren Gehörganges erkennen (s. Abb. 87a und b).

3. Blindsäcke des Sinus. Bei den Blindsackbildungen handelt es sich um umschriebene Ausbuchtungen im Verlaufe des Sulcus transversus oder des Sulcus sinus sigmoidei. Sie entsprechen bulbusartigen Erweiterungen des venösen Blutleiters. Sie können zu Verletzungen des Sinus bei der Operation Anlaß geben. Die bulbusartigen Erweiterungen sind an und für sich belanglos, nur in Fällen einer Sinusaffektion begünstigen sie das Zustandekommen einer Sinusthrombose. Die Blindsackbildung findet sich am häufigsten in der Gegend des oberen Sinusknies im Bereiche seiner stärksten Krümmung. Sie kommt am besten auf der Schläfenbeinaufnahme nach SCHÜLLER zur Darstellung, ist jedoch auch auf der Aufnahme nach E. G. MAYER in der Regel gut erkennbar. An der Stelle des Blindsackes zeigt die Kontur des Sinus eine Ausbuchtung nach vorne-oben (s. Abb. 88). Dadurch kann trotz sonst normaler Lage der Sinus im Bereiche der Ausstülpung der hinteren Gehörgangswand genähert sein. Wird die Blindsackbildung

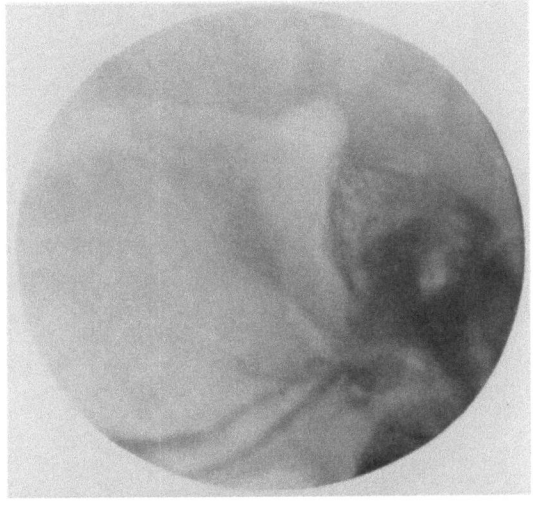

Abb. 88. Aufnahme des rechten Schläfenbeines nach SCHÜLLER. (Typische Einstellung.) *„Blindsackbildung am Sulcus sinus sigmoidei* im Bereiche des oberen Knies. Der obere Kontur des Sinus transversus geht nicht wie normal kontinuierlich in den rückwärtigen Kontur der Pyramide über, sondern zeigt im Bereiche des oberen Sinusknies eine Ausbuchtung nach vorne oben" (aus „Otologische Röntgendiagnostik" von E. G. MAYER)

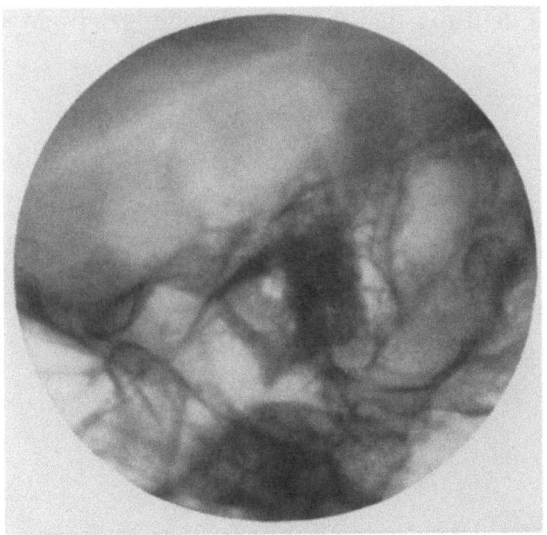

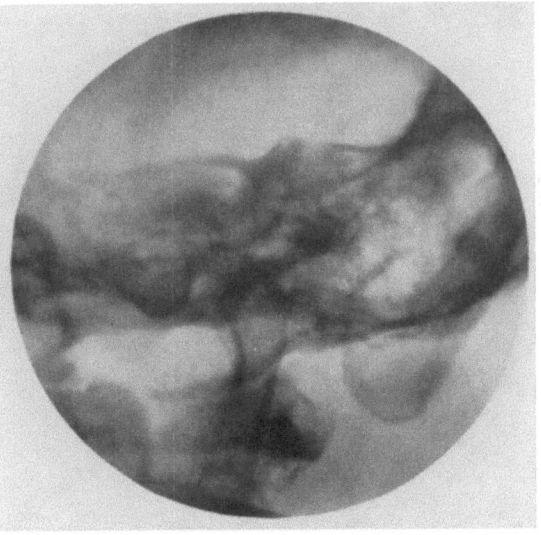

a   b

Abb. 89a u. b. a Aufnahme des linken Schläfenbeines nach SCHÜLLER, b Aufnahme desselben Schläfenbeines nach STENVERS. (Typische Einstellung beider Aufnahmen.) *Blindsackbildung am Sinus sigmoides* bzw. *umschriebene Lateralposition.* Die Aufnahme a zeigt eine gehemmte, vorwiegend kleinzellige Pneumatisation von annähernd normalem Luftgehalt. Die obere Hälfte des absteigenden Teiles des Sulcus sinus sigmoidei ist infolge einer lokalen Verdünnung des Knochens abnorm hell. Die Aufnahme b zeigt diese Aufhellung im rechten Anteil des Bildes in Projektion auf die Pars mastoidea, sie ist gegen die Umgebung fast allseits von einer zarten Verdichtungslinie abgesetzt, die bei dieser Aufnahmerichtung der tangential getroffenen Begrenzung des Blindsackes entspricht. Die Aufnahme nach E. G. MAYER kann in unklaren Fällen ebenfalls weiterhelfen. Bei dieser Projektion kommt die durch den Blindsack bedingte Aufhellung auch im Verlaufe des Sinus zur Darstellung. Für den Fall, daß diese Aufhellung einem Einschmelzungsherd entspräche, wären die angrenzenden Zellen, die auf der Aufnahme nach E. G. MAYER bei der vorliegenden Lokalisation der Aufhellung klarer zur Darstellung kommen, sicher verschattet

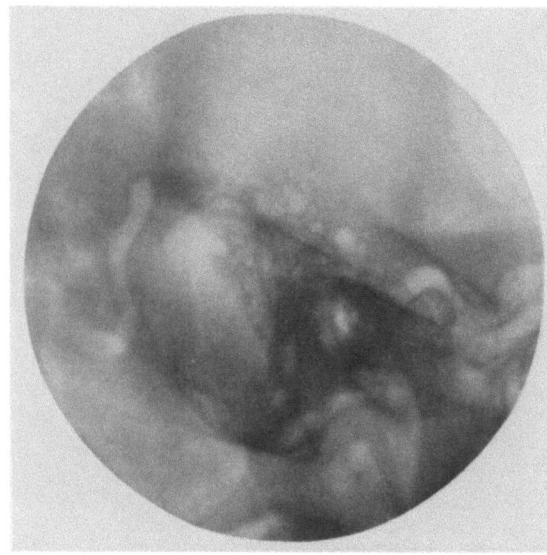

Abb. 90. Aufnahme des rechten Schläfenbeines nach
SCHÜLLER. (Der Focus der Röhre stand zu weit dorsal.)
Atypisch verlaufende *V. emissaria mastoidea*. Die durch
die Emissarvene bedingte Aufhellung ist im hinteren-
oberen Anteil der Pars mastoidea gut zu erkennen.
Die Emissarvene ist etwas weiter als normal und zieht
nicht wie gewöhnlich mehr oder weniger horizontal
zum Sulcus sinus sigmoidei, sondern verläuft steil nach
oben und mündet knapp vor dem oberen Sinusknie
in den Sinus transversus

von den Strahlen in Aufsicht getroffen, was
dann der Fall ist, wenn sich die bulbusartige
Erweiterung an der lateralen Begrenzung
des absteigenden Teiles des Sinus oder im
Bereiche des unteren Sinusknies findet,
dann stellt sie sich nicht als Aussackung des
Sulcus sinus sigmoidei, sondern als umschriebene Aufhellung dar und entspricht
dann einer umschriebenen Lateralposition
und ist von einer solchen nicht zu unterscheiden (s. Abb. 89a und b). Am Sinus
transversus kommt eine Blindsackbildung
seltener vor, sie ist hier daran zu erkennen,
daß der Knochen in ihrem Bereiche
eine Verdünnung erfährt, die sich im
Röntgenbild als rundliche, scharf begrenzte Aufhellung manifestiert, wobei
der Durchmesser dieser Aufhellung den
des normalen Sulcus transversus überschreitet.

4. Atypische Vena emissaria mastoidea.
Die Lage, der Verlauf und das Lumen der
Vena emissaria mastoidea zeigen große Variationen. Ihre röntgenologische Darstellung ist für die Operation von gewisser Bedeutung, da bei der Ausräumung der hinter

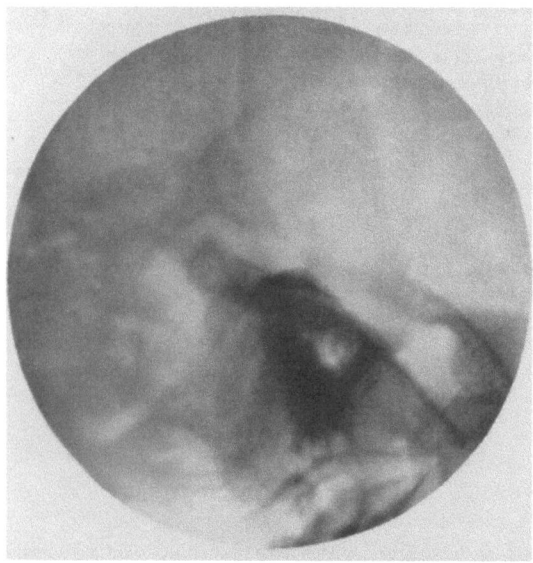

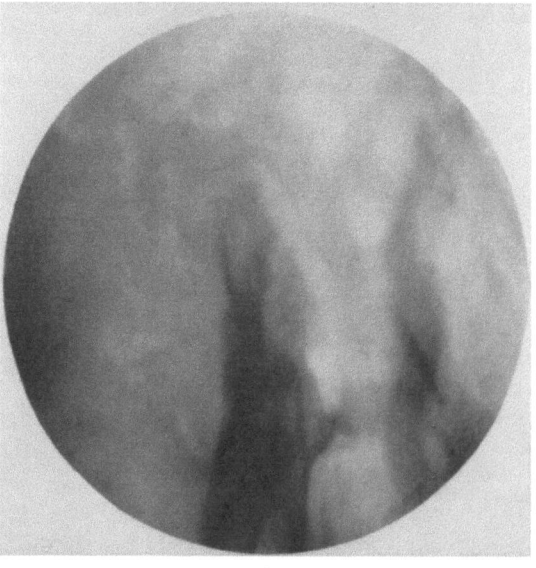

a   b

Abb. 91a u. b.   a Aufnahme des rechten Schläfenbeines nach SCHÜLLER. (Typische Einstellung.)
b Aufnahme desselben Schläfenbeines nach E. G. MAYER. (Der Focus der Röhre stand etwas zu weit ventral.)
Sinus petro-squamosus. Die Aufnahme nach SCHÜLLER zeigt etwas hinten-oben von der Gegend des Citelli-
Winkels das dem Sinus petro-squamosus entsprechende Aufhellungsband. Es beginnt im Bereiche des oberen
Sinusknies, zieht zunächst schräg nach vorne-oben, biegt dann nach vorne-unten um und verschwindet hinter
dem Schatten der Pyramide. Auf der Aufnahme nach E. G. MAYER ist das Aufhellungsband in größerer
Ausdehnung zu sehen. Es beginnt am oberen Sinusknie, biegt nach kurzem, leicht schräg nach vorne-oben
gerichtetem Verlauf rechtwinkelig nach vorne-unten um und zieht vor der Pyramide steil nach abwärts und
läßt sich im Bilde bis vor die durch den äußeren Gehörgang und die Paukenhöhle gebildete Aufhellung
verfolgen. Das Aufhellungsband ist von einer zarten Verdichtungslinie begrenzt

dem Sinus gelegenen sog. Marginalzellen eine Verletzung dieser Vene möglich ist. Das Emissar ist im Röntgenbild (Aufnahme nach SCHÜLLER und E. G. MAYER) gewöhnlich gut erkennbar, zeigt im Durchschnitt eine lichte Weite von 2—3 mm und mündet nach kürzerem oder längerem geschlängeltem Verlauf in mittlerer Höhe in den Sinus sigmoides. Es kann aber auch sehr hoch im Bereiche des oberen Sinusknies (s. Abb. 90) oder tief unten einmünden. Das Lumen kann in seltenen Fällen Kleinfingerdicke betragen, was besonders bei Aplasie des Sinus sigmoides vorkommt. Es können mehrere Emissarvenen

vorhanden sein. Zwischen Lage der Vena emissaria mastoidea und Lageanomalien des Sulcus sinus sigmoidei (Ante- und Lateralposition) soll keine Beziehung bestehen. Dagegen kann man häufig beobachten, daß bei breitem Sinus eine enge Emissarvene und bei schmalem Sinus eine weite Emissarvene vorhanden ist. Bei mangelhafter Pneumatisation des Warzenfortsatzes kommen Anomalien, besonders eine geringe Weite, häufig vor, oder die Emissarvene fehlt manchmal vollständig. Bei mittlerer Pneumatisation sind alle Anomalien zahlenmäßig gleich häufig vertreten.

5. Der Sinus petro-squamosus. Die röntgenologische Feststellung eines persistierenden Sulcus petro-squamosus ist für den Kliniker insofern von Bedeutung, als durch ihn unter Umständen eine Überleitung der Entzündung aus dem Mittelohr auf den Schläfenlappen erfolgen kann. Dieses atypische venöse Gefäß stellt eine Verbindung zwischen dem Sinus sigmoides und dem Sinus cavernosus dar. Es beginnt am oberen Sinusknie und verläuft am Boden der mittleren Schädelgrube zum Sinus cavernosus. Im Röntgenbild stellt sich der Sulcus petro-squamosus als schmale, bandförmige, meist von zarten Verdichtungslinien begrenzte Aufhellung dar, die von der Gegend des oberen Sinusknies entweder gerade oder geschlängelt verlaufend

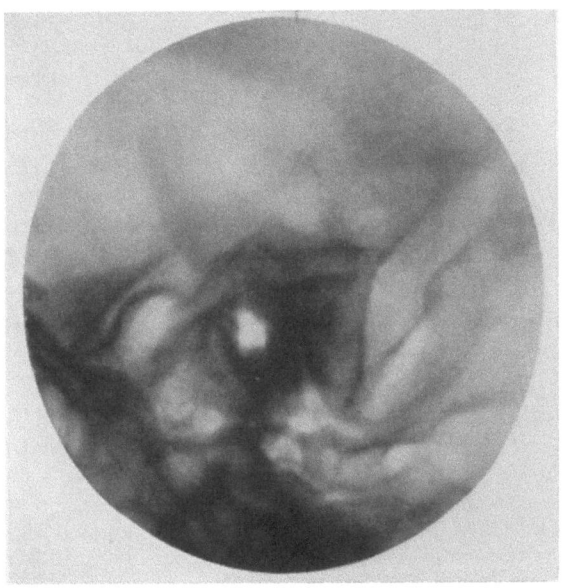

Abb. 92. Aufnahme des linken Schläfenbeines nach SCHÜLLER. (Typische Einstellung.) *Atypischer Verlauf des Sinus petrosus superior.* Der tief eingegrabene Sinus petrosus sup. hat im oberen Anteil der Pyramide eine bandförmige Aufhellung hervorgerufen, die im Bilde leicht schräg von hinten-oben nach vorne-unten zieht. Das Aufhellungsband beginnt an der vorderen Begrenzung des oberen Sinusknies, läßt sich nach vorne bis über die durch den äußeren Gehörgang, die Paukenhöhle und den inneren Gehörgang bedingte Aufhellung verfolgen und ist nach oben und unten durch einen deutlichen Verdichtungsstreifen begrenzt. Es findet sich außerdem ein lateralponierter Sinus sigmoides, der besonders im unteren Anteil auch anteponiert ist. Außerdem ist ein schmaler Sulcus digastricus zu erkennen

im Boden der mittleren Schädelgrube nach ventral-medial zieht. Dieses Aufhellungsband ist besonders gut auf der Schläfenbeinaufnahme nach E. G. MAYER, häufig aber auch auf der Schläfenbeinaufnahme nach SCHÜLLER zu erkennen (s. Abb. 91a und b).

6. Anomalien des Sinus petrosus superior et inferior. Ein atypischer Verlauf des Sulcus sinus petrosi superioris ist weniger für den Kliniker als für den Röntgenologen von Interesse. Derselbe kann sich vor seiner Einmündung in den Sinus sigmoides tiefer in die Pyramide eingraben. Dies zeigt sich im Röntgenbild durch ein schräg von dorsal-kranial nach ventral-caudal verlaufendes, bis 3 mm breites Aufhellungsband unterhalb der oberen Pyramidenkante. Nach caudal zu ist dieses Aufhellungsband durch eine Verdichtungslinie begrenzt (s. Abb. 92). Am Sulcus sinus petrosi inferioris kommen ab und zu Blindsackbildungen vor. STENVERS hat eine derartige Beobachtung mitgeteilt. Bei Fällen mit Ohrgeräuschen kann eine derartige Blindsackbildung von diagnostischer Bedeutung sein.

7. Das Foramen jugulare. Die Größe des Foramen jugulare ist nicht nur bei den einzelnen Individuen großen Schwankungen unterworfen, sondern es bestehen auch bei ein und demselben Individuum große Unterschiede zwischen rechts und links. Diese sich in Normalfällen findenden Größendifferenzen betreffen fast ausschließlich den lateralen venösen und kaum den medialen nervösen Anteil des Foramen.

Weitere anatomische Varianten, die sich aus dem verschiedenen Verhalten der Pneumatisation ergeben, werden im Abschnitt über die Pneumatisationsstörungen besprochen.

IV. Die Pneumatisation

1. Die Entwicklung des pneumatischen Systems

Es ist heute ziemlich allgemein anerkannt, daß die Pneumatisation des Schläfenbeines eine Funktion der Schleimhaut ist, bzw. das Ergebnis einer Lebensäußerung des Epithels und des subepithelialen Gewebes darstellt. Die Wittmaacksche Lehre, daß die normale Pneumatisation durch eine aktive Tätigkeit der Schleimhaut zustande kommt, besitzt jedenfalls die größte Allgemeingültigkeit. Nach diesem Autor dringt das subepitheliale Gewebe der Schleimhaut des Antrum und der Paukenhöhle unter Knochenarrosion in die benachbarten Räume vor und verdrängt den Markinhalt. Das Epithel folgt nach und kleidet den neugebildeten Hohlraum aus.

Der Vollständigkeit halber müssen aber auch andere Meinungen über die Entwicklung der normalen Pneumatisation angeführt werden. So hat KRAINZ den Anschauungen WITTMAACKs nur insofern beigepflichtet, als er nur für die Entstehung des das Antrum und die Paukenhöhle auskleidenden Epithelsackes eine aktive Tätigkeit des Tubenepithels anerkennt. Im postfetalen Leben entstehen nach KRAINZ die lufthaltigen Zellen durch Ausstülpung des Epithelsackes von Antrum und Paukenhöhle in die markhaltigen Spongiosaräume des Warzenteiles als Folge des im Mittelohr herrschenden Binnendruckes, welcher den Epithelsack gegen die Mündung der angrenzenden Markräume drängt. Dies verursacht eine Stauung im venösen Kreislauf, die wieder eine Rückstauung von Gewebsflüssigkeit und ein kollaterales Ödem zur Folge hat. Unter deren Einfluß gehen die Markzellen verloren, lacunäre Resorptionsvorgänge erweitern die Markräume und ihre Zugänge, das lockere endostale Fasergerüst wird von dem angedrängten Epithelsack an die Wand gedrückt und bildet die unmittelbare Unterlage des Epithels der solcherart entstandenen Zellen. Unter gleichartig weiterschreitenden Einwirkungen wird der gesamte Warzenteil mit lufthaltigen Zellen erfüllt, bis die geschlossene Wand der Corticalis ein Weitervordringen mechanisch verhindert. Die Struktur des stehenbleibenden knöchernen Gebälkes entwickelt sich einerseits unter den durch Druck resistierenden Einflüssen des angedrängten Epithelsackes, andererseits unter der Knochenneubildung auslösenden Wirkung funktioneller Beanspruchung, die sich in den ersten Lebensjahren mit dem wachsenden Zug des Kopfnickers verstärkt und die Ausbildung des Processus mastoideus verursacht. Die Auskleidung der lufthaltigen Zellen ist nach KRAINZ keine Schleimhaut, sondern ein einfaches Epithel und darunter eine Endostgerüstlage, also eine von Epithel überzogene Endostgerüstlage, die wohl spezifische osteoplastische Fähigkeiten, aber keine der Schleimhaut eigenen Eigenschaften besitzt. Nach KRAINZ ist also erstens nur die Bildung von Paukenhöhle und Antrum im fetalen Leben auf eine aktive Tätigkeit der Schleimhaut zurückzuführen, die postfetale Pneumatisation ist die Folge des Binnendruckes und zweitens sind die lufthaltigen Zellen des Warzenteiles nicht von einer Schleimhaut, sondern von einer dem Knochen wesentlich zugehörenden Endostlage, auf der ein einfaches Epithel aufliegt, ausgekleidet. Der mechanische Deutungsversuch von KRAINZ über die Entwicklung der Pneumatisation als Folge des Binnendruckes ist wenig einleuchtend, da ja der Binnendruck bei allen Individuen derselbe ist, es sei denn, daß ein dauernder Verschluß der Tube bestünde. Es ist sehr unwahrscheinlich, daß bei allen Individuen mit gestörter Pneumatisation im Sinne einer mehr oder weniger starken Hemmung eine dauernd undurchgängige Tube vorlag.

Eine weitere Ansicht über das Zustandekommen der Pneumatisation vertritt ECKERT-MÖBIUS. Nach diesem Autor ist die Pneumatisation nicht ausschließlich oder wesentlich eine Angelegenheit der Schleimhaut. Es sollen wachstumsmäßig bedingte örtliche Stoffwechselstörungen Anlaß zum Einsetzen und zum Fortschreiten der Pneumatisation des Knochens geben. Auf die einzelnen Gedankengänge und Beweisführungen, die ECKERT-MÖBIUS für seine Pneumatisationstheorie bekanntgibt, kann hier nicht näher eingegangen werden. Für den sich Interessierenden sei auf die Originalarbeit dieses Autors verwiesen. Es sei hier nur so viel erwähnt: „Die durch die Stoffwechselstörung entstandenen Stoffwechselprodukte führen zum Einwuchern von Gefäßprozessen, welche dann die dystrophischen Knochenbälkchen abbauen und damit erst das weitere Vordringen der Schleimhaut ermöglichen. Die wesentliche Ursache der eigentlichen Pneumatisation des Warzenfortsatzes und der Gesichtsknochen ist also sicher im Knochen selbst zu suchen. Daß überhaupt eine Pneumatisation zustande kommt, ist darauf zurückzuführen, daß diese Knochen mit statisch-dynamisch unbelasteten Knochenmassen an lufthaltige Räume angrenzen. Die bekannten verschiedenen Pneumatisationsbilder, die unter normalen und pathologischen Verhältnissen im Schläfenbein und in einzelnen Knochen des Gesichtsschädels gefunden werden, lassen sich unter Berücksichtigung der im wachsenden Knochen auftretenden dysfunktionell-dystrophischen und funktionell-trophischen Stoffwechselwirkungen einheitlich und umfassender deuten als es bisher der Fall war . . .‟ So die Ansicht von Eckert-Möbius über das Zustandekommen der Pneumatisation. Daß seine Konzeption einheitlicher und umfassender als die Lehre Wittmaacks sein soll, ist schwer einzusehen, jedenfalls werden wesentlich kompliziertere Vorgänge für das Einsetzen und das Fortschreiten als auslösende Faktoren herangezogen, als dies bei Wittmaack der Fall ist.

Wagener vertritt die Ansicht, daß der Knochenaufbau der wesentliche bestimmende Faktor für die Zellentwicklung des Warzenfortsatzes sei. Nach Rüedi werden die pneumatischen Zellen vom Knochen selbst bei der Ausformung und während des Wachstums der Schläfenbeine gebildet. Demnach wäre die Pneumatisation mehr ein Knochen- als ein Schleimhautproblem und das Epithel hätte nur eine raumauskleidende und keine raumbestimmende Aufgabe. Daß die Beschaffenheit des zu pneumatisierenden Knochens für das Zustandekommen der Pneumatisation eine Rolle spielen kann, wurde bereits im Kapitel über die Röntgendiagnostik der Nase, der Nasennebenhöhlen und des Nasenrachens erwähnt (s. dort S. 176). Auch hormonelle Faktoren mögen bei der Pneumatisation des Schläfenbeines eine Rolle spielen (Püschel und Schlosshauer). Mit der Frage Schädelmaße (Schädelform) und Pneumatisation des Warzenfortsatzes hat sich E. Bauer beschäftigt. Auf Grund seiner Studie kommt der Autor zu folgendem Schluß: „Unsere Untersuchungen haben also zu dem Ergebnis geführt, daß wir weder den Autoren beipflichten können, welche behaupten, daß die gute Pneumatisation hauptsächlich bei Langschädeligen zu finden sei, noch auch denen, die zu den gegenteiligen Resultaten gekommen sind. Es scheint wohl eine gewisse Tendenz in dem Sinne vorzuliegen, daß zumindest bei den Männern die Brachycephalen schlechter pneumatisierte Warzenfortsätze besitzen. Doch hat die Berücksichtigung der Streuung ergeben, daß sich auf Grund des von uns verwendeten Zahlenmaterials dieser Schluß nicht mit absoluter Sicherheit ziehen läßt, so daß eine einheitliche Tendenz in dem von uns vermuteten Sinne nicht nachgewiesen werden kann. Der Grund dieser Ergebnisse mag einerseits darin liegen, daß uns für unsere Untersuchungen zu wenig Dolichocephale zur Verfügung standen; andererseits ist es klar, daß die groben anthropologischen Messungen nur einen geringen Teil der konstitutionellen Eigentümlichkeit zu erfassen imstande sind.‟

Die Schläfenbeine der einzelnen ohrgesunden Individuen zeigen im Aufbau des pneumatischen Systems außerordentlich große Unterschiede. Von exzessiv stark entwickelter Zellbildung findet man alle Übergänge bis zum vollständigen Fehlen jeglicher Zelle. Aber auch in der Größe der einzelnen pneumatischen Lufträume, in ihrer Anordnung und Abgrenzung gegeneinander bestehen sehr große individuelle Schwankungen. *Abweichung in der normalen Verteilung der Zellen, von der normalen Größe und von der normalen Beschaffenheit der Zellsepten bezeichnet man als Pneumatisationsstörung.* Sie kann ganz verschiedene Ausmaße zeigen. Eine leichte Art der Störung ist z. B. das Vorhandensein großer präformierter Hohlräume oder eine unregelmäßige Abgrenzung eines im übrigen gut entwickelten pneumatischen Systems. *Eine mangelhafte Ausbildung von Zellen ist ebenfalls eine Pneumatisationsstörung, sie wird als Pneumatisationshemmung bezeichnet und kann ganz verschiedene Grade umfassen.* Den stärksten Grad stellt die komplette Hemmung dar, bei welcher keine einzige Zelle vorhanden ist. Die Pneumatisationsstörung ist also der übergeordnete Begriff und die Pneumatisationshemmung ist eine Form derselben.

Nachdem die Theorien über die kausale Genese der Pneumatisation bereits bekanntgegeben wurden, muß zum Verständnis der später zu besprechenden Pneumatisationsstörungen auch die formale Genese der Pneumatisation besprochen werden. Nach Wittmaack vollzieht sich die Pneumatisation des Schläfenbeines innerhalb dreier Perioden. Wenn auch die die einzelnen Perioden charakterisierenden Vorgänge den Tatsachen entsprechen, so entspricht die zeitliche Ausdehnung der Perioden, wie die klinische und röntgenologische Erfahrung lehrt, nicht ganz den Ausführungen Wittmaacks, was aber dem Wert seiner Forschungsergebnisse keinen Abbruch tut.

1. Periode. Sie beginnt im intrauterinen Leben, im 5.—6. Embryonalmonat, und erstreckt sich bis ans Ende des 1. Lebensjahres. Die Haupträume des Mittelohres — Paukenhöhle, Recessus epitympanicus und Antrum — sind vor Einsetzen des Pneumatisationsvorganges bereits präformiert vorhanden, doch von embryonalem Bindegewebe erfüllt. Durch Einwachsen von Epithel aus der Tube in die Paukenhöhle wird einerseits das embryonale Füllgewebe schrittweise ersetzt und andererseits wird die Trommelhöhle unter Bildung eines freien Lumens von Epithel ausgekleidet. Im weiteren Verlaufe erstreckt sich dieser Prozeß auf den Recessus epitympanicus und das Antrum, wobei letzteres auf Kosten des umgebenden Knochens eine Erweiterung erfährt. Die erste Periode, die nach Wittmaack bis Ende des 1. Lebensjahres dauert, ist also durch Ersatz des embryonalen Bindegewebes und durch Bildung eines freien Lumens in der Paukenhöhle, in ihrem Kuppelraum und im Antrum charakterisiert. Die Zellbildung, auf die wir gleich zu sprechen kommen, setzt nach Wittmaack erst im 2. Lebensjahr ein. Nun weiß man aber auf Grund klinischer und insbesondere aber röntgenologischer

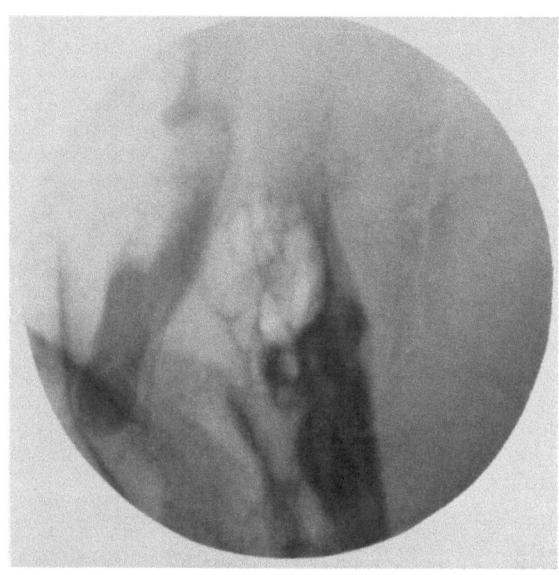

Abb. 93. Aufnahme des linken Schläfenbeines nach E. G. Mayer. (Der Focus der Röhre stand etwas zu weit ventral.) Man sieht schon *ziemlich reichlich Zellbildung im Falle eines 8 Monate alten Kindes*

Untersuchungen, daß die Ausbildung von Zellen schon viel früher beginnen kann (siehe Abb. 93). So konnte Welin bei Durchsicht von 100 Schwangerschaftsaufnahmen in vier Fällen im Schläfenbein der Frucht bereits eine Zellbildung erkennen. Andere Autoren fanden den Beginn der Pneumatisation um die Zeit der Geburt oder innerhalb des 1. Lebensjahres. Nach Rossmann erscheinen die ersten Zellen durchschnittlich im 3. Lebensmonat, nach dem 3. Lebensmonat ist nach diesem Autor in der überwiegenden Mehrzahl der Fälle bereits ein gut entwickeltes Zellbild sichtbar. Ein voll ausgebildetes pneumatisches System am Ende des 2. Lebensjahres wurde öfters beobachtet. Andererseits sind Fälle bekannt, bei welchen sich der Ersatz des embryonalen Füllgewebes der Haupträume zur Zeit der Geburt noch nicht restlos vollzogen hatte.

2. Periode. Diese umfaßt nach Wittmaack den Zeitraum vom Ende des 1. Lebensjahres bis zum 4. oder 5. Lebensjahr. Sie ist charakterisiert durch die Ausbildung des Zellsystems, wobei sich hier drei Etappen unterscheiden lassen. In der ersten Etappe werden von einem epithelisierten Hauptraum des Mittelohres aus an verschiedenen Stellen unter Erhaltenbleiben lumenwärts gerichteter Knochenspangen mehrere Markräume durch aktive Tätigkeit des subepithelialen Gewebes zu einem einheitlichen Hohlraum eingeschmolzen. In der zweiten Etappe bildet sich das die Knochennischen erzeugende und sie ausfüllende subepitheliale Gewebe zurück, das Epithel senkt sich in die so entstandenen Räume hinein und kleidet sie aus. Dadurch, daß sich dieser Vorgang an mehreren Stellen gleichzeitig abspielt, weist nun der ursprünglich einheitliche Hauptraum zahlreiche Ausbuchtungen auf. Im weiteren Verlaufe wachsen von den Rändern dieser Ausbuchtungen Knochenspangen lumenwärts und führen dadurch, daß sie miteinander verschmelzen, zur Bildung zahlreicher neuer Hohlräume, der pneumatischen Zellen, welche untereinander und mit dem ursprünglichen Hauptraum der „Mutterzelle" durch kleine Lücken in den Wänden in Verbindung bleiben. Die dritte Etappe ist dadurch charakterisiert, daß sich der ursprünglich hohe Schleimhautpolster in eine ganz niedere Schleimhautschicht umwandelt. Am Zustandekommen der Pneumatisation sind also sowohl resorptive als auch appositionelle Knochenvorgänge beteiligt und man bezeichnet die Bildung von Knochennischen mit sekundärer Einsenkung der Schleimhaut als „*exzentrische Zellbildung*" und die Abschnürung durch Knochenspangen als „*konzentrische Zellbildung*". Die erstere bedingt eine immer stärkere Ausdehnung der Pneumatisation, die letztere führt zur Unterteilung der schon vorhandenen Hohlräume und zur Verkleinerung des zu Beginn der Pneumatisation außerordentlich geräumigen Antrum. Der größte Teil der Zellen wird vom Antrum aus, der kleinere Teil von der Paukenhöhle aus gebildet. Die Zellen an der Vorderseite des Warzenfortsatzes und meist auch die terminalen Zellen sind vom Cavum tympani aus entstanden. Eine Pneumatisation der Pyramidenspitze erfolgt entweder vom Epi- oder Hypotympanon oder vom Antrum aus. Zahlreiche Autoren haben sich mit Untersuchungen beschäftigt, um die Anzahl dieser Wege festzustellen (LANGE, RAMADIER, TOBECK, LUND, O. MAYER, SCHMIDT, UFFEN-ORDE, WORCH u. a.) und sind zu den verschiedensten Ergebnissen gekommen, von denen die von TOBECK, der sie auf Grund einer ausführlichen anatomischen Studie gewann, mitgeteilt werden sollen. TOBECK unterscheidet vier Zellzüge:

a) „Ein Zellzug, als hinterer zu bezeichnen, geht vom Antrum aus, umgreift den hinteren Bogengang, verläuft in der hinteren oberen Pyramidenfläche, zieht am Dach des inneren Gehörganges weiter und gelangt unter Umständen bis zur eigentlichen Pyramidenspitze."

b) „Ein Zellzug, als oberer zu bezeichnen, schiebt sich vom Recessus epitympanicus aus über das Bogengangsmassiv entweder lateral — es soll wohl dorsal heißen — vom vertikalen Bogengang, dann ist gewöhnlich eine Zellschicht zwischen dem Scheitel dieses Bogenganges und der Pyramidenoberfläche vorhanden, oder medial — es soll wohl ventral heißen — vom vertikalen Bogengang, dann stößt in der Regel dieser Bogengang direkt an die Pyramidenoberfläche. Dieser Zellzug verläuft wie der hintere zur Pyramidenspitze, liegt dabei aber mehr unter der vorderen oberen Pyramidenfläche.

Die beiden Zellzüge können sich vereinigen; in der Regel ist es sogar so, daß man sie nicht mehr trennen kann. Oft ist es auch schwer zu sagen, ob nur ein hinterer oder ein oberer Zellzug allein vorliegt oder ob beide Zellzüge gemeinsam vorhanden sind. Es ist in diesen Fällen ratsam, von einem hinteren-oberen Zellzug zu sprechen."

c) „Ein Zellzug, als unterer zu bezeichnen, der sich vom Recessus hypotympanicus unter das Labyrinthmassiv schiebt, von dort unter die Wand des inneren Gehörganges gelangt und sich schließlich bis zur Felsenbeinspitze ausdehnen kann."

d) „Ein Zellzug, als vorderer zu bezeichnen, der zunächst die Unterwand der knöchernen Tube pneumatisiert, sich dann in die Vorderwand des aufsteigenden und des horizontalen Teiles des Carotiskanals einsenkt, von dort in die Unterwand des horizontalen Teiles des Carotiskanals gelangt und schließlich bis in die hinter dem Canalis caroticus liegenden Felsenbeinabschnitte vordringen kann."

„Der untere und der vordere Zellzug können direkt ineinander übergehen. Selbstverständlich können sich auch alle vier Zellzüge vereinigen; die Folge davon ist dann in der Regel ein sehr ausgedehnt pneumatisiertes Felsenbein . . . Die Zellzüge, besonders die hintere-obere Gruppe und die vordere-untere Gruppe, können aber durch Spongiosaschichten getrennt bleiben." Weiter führt TOBECK aus, daß bei allen vier Zellzügen bemerkenswert ist, daß die Zellen, die dem Ursprungsherd, Antrum, Epitympanon und Hypotympanon nahe liegen, in der Regel ziemlich klein sind. Dies hänge zweifellos mit den anatomisch bedingten engen räumlichen Verhältnissen zusammen. Erst wenn diese räumliche Beengtheit überwunden ist, werden die Zellen größer. Da der meiste Raum für eine Zellentwicklung in den medialen Abschnitten der Pyramide medial vom inneren Gehörgang vorhanden ist, sind auch hier die Zellen am größten. In den lateralen Abschnitten der Pyramide dagegen ist der für eine eventuelle Pneumatisation zur Verfügung stehende Raum durch das Labyrinthmassiv und durch das Knochenmassiv des inneren Gehörganges beschränkt. Eine Bevorzugung eines Zellzuges wurde nicht gefunden. Von jedem Zellzug aus kann wieder eine weitgehende Pneumatisierung des Felsenbeines stattfinden (TOBECK). Zu den Ausführungen TOBECKs wäre nur zu bemerken, daß die Zellen des vorderen Zellzuges von der Tube aus gebildet werden.

Im otologischen Schrifttum findet man öfters den Ausdruck „tiefe Schwellenzellen oder hypolabyrinthäre bzw. sublabyrinthäre oder epitubare Zellgruppe". Darunter wird eine Reihe von pneumatischen Hohlräumen zusammengefaßt, die aus den mittleren und tiefen Schwellenzellen, teilweise retrofacialen, epibulbären und peribulbären Zellen bestehen. Diese Zellgruppe liegt unter dem horizontalen und hinteren Bogengang, also vom Antrum nach abwärts gegen die Warzenfortsatzspitze zu, zwischen hinterer Gehörgangswand und aufsteigendem Sinusast. Sie nehmen an Ausdehnung gegen die Tiefe der Pyramide zu. In ihrem innersten untersten Anteil sind sie dann vom aufsteigenden Sinusast begrenzt, der in den Bulbus mündet. Die Zellen setzen sich oft an der Unterfläche der Felsenbeinpyramide und unter dem Labyrinthkern bis in die Pyramidenspitze fort und können im Falle einer Erkrankung zu endokraniellen Komplikationen Anlaß geben. Zellen, die in unmittelbarer Nähe des Sinus sigmoides und des Bulbus venae jugularis liegen, können bei Eiterretention zur Sinus-Bulbusthrombose führen (KRAUS). Als Schwellenzellen werden aber auch diejenigen pneumatischen Räume bezeichnet, die vom horizontalen Bogengang bis zur Spitze des Warzenfortsatzes reichen, wo sie Terminalzellen heißen. Die wichtigsten von ihnen sind die in der Rinne zwischen hinterer Gehörgangswand und zweitem Sinusknie gelegenen (Kraus). Die untere Gruppe der perilabyrinthären Zellen geht von den Schwellenzellen aus bzw. geht in sie über, weshalb sie auch zu diesen gerechnet werden.

Von den in der Pyramide vorkommenden verschiedenen Zellgruppen müssen im Röntgenbild nicht alle erkennbar sein. So sind z. B. Zellen in der Nachbarschaft des Canalis caroticus, sowie die hinter und unter dem Labyrinthmassiv gelegenen sehr schwierig oder überhaupt nicht nachweisbar. Nach G. Schmidt sind dann perilabyrinthäre Zellen anzunehmen, wenn der Labyrinthblock nicht völlig massiv erscheint. Gut zu erkennen sind Zellen, die in der Nachbarschaft des oberen Bogenganges, über dem inneren Gehörgang und unter der oberen Pyramidenkante spitzenwärts von letzterem gelegen sind. Auch die peritubaren Zellen treten meist gut in Erscheinung.

3. Periode. Sie umfaßt die Zeit nach dem 4. oder spätestens 5. Lebensjahr, in welchem die Pneumatisation voll ausgebildet zu sein pflegt. Der Pneumatisationsprozeß geht jedoch auch dann noch weiter, nur in wesentlich geringerem formalem und zeitlichem Ausmaß, so daß das makroskopische Erscheinungsbild des Warzenfortsatzes keine Änderung mehr erfährt. In dieser Periode findet sich auch die *„interstitielle Zellbildung"*. Darunter versteht man die Pneumatisation, die von den innerhalb der Zellsepten verlaufenden Gefäßwänden ihren Ausgang nimmt. Es bildet sich zunächst in der Umgebung eines Gefäßkanales eine kleine Knochennische, die dann von einer benachbarten Zelle in typischer Weise pneumatisiert wird. Diese interstitielle Zellbildung kommt besonders in den Knotenpunkten der Zellwände vor.

Die normale Pneumatisation ist im Röntgenbild durch folgende Merkmale gekennzeichnet (E. G. Mayer):

a) „Vom 5. Lebensjahr an ist der ganze Warzenfortsatz mit Zellen erfüllt.

b) Das pneumatische System ist gegen die Umgebung gleichmäßig abgegrenzt.

c) Die Zellen sind regelmäßig konfiguriert und gleichmäßig angeordnet. Sie sind meist an der Peripherie etwas größer als in den zentralen Partien.

d) Die Corticalis des Warzenfortsatzes ist dünn, die Zellbälkchen sind zart, die dem nicht pneumatisierten Knochen anliegende Wand der peripheren Zellen ist nach Art einer Corticalis leicht verdichtet.

e) Die Zellumina heben sich infolge ihres guten Luftgehaltes deutlich und klar vom Knochen ab."

2. Die Störung der Pneumatisation

Es sei trotz divergierender Ansichten daran festgehalten, daß die Zellbildung im Schläfenbein das Ergebnis einer aktiven Tätigkeit des die Hohlräume des Mittelohres (Paukenhöhle, Antrum und Tube) auskleidenden Epithels ist. Eine gute bzw. normale Entwicklung von lufthaltigen Räumen setzt aber eine normale Beschaffenheit der Schleimhaut voraus. Eine minderwertige Schleimhaut führt je nach dem Grade ihrer verminderten Potenzen zu einer geringergradigen oder höhergradigen Pneumatisationsstörung. Der Nachweis einer solchen im Röntgenbild berechtigt daher den Schluß, daß in den Mittelohrräumen keine im biologischen Sinne vollwertige Schleimhaut vorhanden ist, daß also die Schleimhaut irgendwie verändert ist.

Als Ursache für diese Veränderungen der Schleimhaut, die sich in einer Variabilität ihrer Pneumatisationsfähigkeit äußert, werden von Wittmaack äußere, paratypische Einflüsse (Peristase) verantwortlich gemacht, während Albrecht und Schwarz analoge, aber idiotypisch bedingte Einflüsse in den Vordergrund stellen. Die äußeren Einflüsse, die die Schleimhaut derart verändern, daß sie ihre plastische Kraft zu pneumatisieren mehr oder weniger verliert, sieht Wittmaack in abakteriellen und bakteriellen Entzündungen, die in den ersten Lebenstagen bzw. der frühesten Jugend auftreten und die Wittmaack als *„Säuglingsotitiden"* bezeichnet. Die abakterielle Entzündung wird hervorgerufen durch eine Fremdkörperreizung als Folge von Aspiration von Fruchtwasserschuppen, Vernix caseosa und Meconium oder von Mageninhalt beim Brechakt, während die bakterielle Entzündung die Folge einer Infektion durch Eitererreger ist. Die Säuglingsotitis tritt also in zwei Formen auf, wobei die abakterielle Entzündung nach Wittmaack schleichend, oft nicht erkennbar verläuft und mit einer ausgesprochenen Neigung zu einer hyperplastischen Umwandlung der Schleimhaut einhergeht, während die bakterielle, infektiöse oder eitrige Entzündung akut einsetzt, in der Regel rasch abklingt und zu atrophisch-fibrösen Veränderungen der Schleimhaut führt.

Nach WITTMAACK erfährt also die Schleimhaut eine durch äußere Noxen bedingte Änderung im Sinne einer Hyperplasie oder einer Atrophie bzw. Fibrose, was wieder eine Änderung der Pneumatisations-fähigkeit nach sich zieht, die sich in einer Pneumatisationsstörung äußert. Letztere hat also ihre Ursache in einer während des postfetalen Lebens durch entzündliche Erkrankungen erworbenen pathologischen Veränderung der Schleimhaut. Es handelt sich demnach stets um eine „krankhafte Hemmung". Anlagemäßig bedingte Ursachen werden weitgehend abgelehnt. Diese Ansichten WITTMAACKs sind nicht unwidersprochen geblieben. So lehnen ALBRECHT und SCHWARZ auf Grund von Zwillings- und Sippenforschungen die entzündliche Pathogenese der Pneumatisationsstörungen ab und rücken als Ursache für die Variabilität der Pneumatisation vor allem genotypische Momente in den Vorder-grund der Betrachtung, wobei sie allerdings sekundäre, peristatische Einflüsse keineswegs völlig ausschließen. Nach diesen beiden Autoren ist die plastische Kraft der Schleimhaut, die sich in der Fähigkeit zu pneumatisieren äußert, von vorwiegend erblichen Faktoren abhängig. SCHWARZ unter-scheidet drei Phänotypen der Schleimhaut: a) eine normo- oder mesoplastische, b) eine hyper-plastische und c) eine hypoplastische Schleimhaut. Die normoplastische Schleimhaut ist biologisch hochwertig, besitzt eine gute Pneumatisationsfähigkeit und vermag die sie treffenden Infekte gut, bzw. ohne anhaltende Schädigungen, zu überstehen, d. h. es kommt zu keiner Änderung ihres bio-logischen Charakters und ihrer Leistungsfähigkeit, was sich trotz überstandenem Insult in einer unverminderten Pneumatisationspotenz äußert. Sie zeigt einen mittleren Schleimhautpolster und eine gut durchblutete Submucosa. Die hyper- und hypoplastischen Schleimhäute sind biologisch minderwertig, vermögen daher nur mangelhaft oder überhaupt nicht zu pneumatisieren und neigen zu häufigen Erkrankungen, die je nach der Reaktionslage des Mesenchyms eine Vermehrung oder einen Schwund der Gewebssubstanz bedingen. Sie werden daher von SCHWARZ auch als hyper-trophische bzw. atrophische Schleimhäute bezeichnet, und ihre Entstehung ist nicht nur von der Art des Infektes, sondern vom Grade der biologischen Schleimhautwertigkeit, also vom Reaktionstyp, d. h. von der Reaktionsfähigkeit des Gewebes, abhängig. Die hyperplastische Schleimhaut neigt zur produktiven Reaktion, es entwickelt sich eine Schleimhauthypertrophie, die in ausgesprochenen Graden einen polypösen Charakter annehmen kann. Die hyperplastische Schleimhaut ist charakteri-siert durch einen locker gebauten, zellreichen, gut durchbluteten, geringe Neigung zu Fibrillenbildung zeigenden Grundstock mit hohem Schleimhautpolster. Die hypoplastische Schleimhaut neigt zur alternativen Reaktion, der entzündliche Reiz führt zum Schwund des Gewebes, zur Schleimhaut-atrophie, dies um so mehr, wenn virulente Keime, wie dies bei der exsudativen Säuglingsotitis der Fall ist, im Spiele sind. Diese atrophische Schleimhaut trägt die Merkmale der „fibrösen", wie sie WITTMAACK beschrieben hat, d. h. der bindegewebige Grundstock ist sehr dünn, relativ zell- und gefäßarm und derb-fibrillär. Der Unterschied in der Auffassung von WITTMAACK einerseits und ALBRECHT und SCHWARZ andererseits besteht darin, daß ersterer eine angeborene Schleimhaut-konstitution ablehnt. Kommt es zu keiner Einwirkung der Peristase, so bleibt nach WITTMAACK die Schleimhaut mesoplastisch, während sie durch paratypische Einflüsse (abakterielle und bakterielle Entzündungen in der Entwicklungsperiode) hyper- oder hypoplastisch wird, also erst durch die Umwelteinflüsse ihre Konstitution erlangt, d. h. die Schleimhaut erfährt unter pathologischen Be-dingungen eine charakteristische Umwandlung, die sich dann in einer veränderten Pneumatisations-fähigkeit äußert. WITTMAACK erkennt nur bezüglich der individuell verschiedenen Reaktion auf äußere Einflüsse eine erbliche Disposition an, während er eine solche für die Variabilität im Aufbau der Schleimhaut ablehnt. Nach ALBRECHT und SCHWARZ, die den Einfluß einer Entzündung auf die Zellbildungspotenz der Schleimhaut keinesfalls ablehnen, ist jedoch nicht die verschiedene Reaktion auf äußere Einflüsse anlagemäßig bedingt, sondern die primäre Beschaffenheit der Schleimhaut. Ob sich nun eine Schleimhauthypertrophie oder eine Schleimhautatrophie (-fibrose) entwickelt, hängt nicht von der Art der Entzündung (abakterielle[1] oder bakterielle Entzündung), sondern von der erblichen Schleimhautkonstitution ab. Nach WITTMAACK ist also der Nachweis einer Pneumati-sationsstörung gleichbedeutend mit dem Vorhandensein einer durch äußere Einflüsse pathologisch veränderten Schleimhaut, während ALBRECHT und SCHWARZ wohl mit Recht behaupten, daß eine Pneumatisationsstörung auch dann vorkommen kann, wenn niemals äußere Einflüsse wirksam waren, was dafür spricht, daß die Ursache der Pneumatisationsstörung weitgehend in der erblich bedingten verschiedenen Beschaffenheit der Schleimhaut zu suchen ist. SCHWARZ unterscheidet ja nach der Pneumatisationsfähigkeit eine hochwertige, eine mittelwertige und eine minderwertige Schleimhaut. Die hochwertige Schleimhaut vermag gut zu pneumatisieren und wird in dieser Fähig-keit durch äußere Reize nicht weiter beeinflußt. Die minderwertige Schleimhaut hat nur eine mangel-hafte oder überhaupt keine Pneumatisationspotenz, sie ist empfindlich und anfällig auf Infekte und neigt daher leicht zu Erkrankungen. Die mittelwertige Schleimhaut kann so lange gut pneumati-sieren, als sie keinen Infekten ausgesetzt wird; wenn sie ohne Schädigung bleibt, vermag sie ein normales pneumatisches System zu entwickeln. Sie ist jedoch ebenfalls empfindlich und anfällig gegen äußere Reize, die, wenn sie einen gewissen Grad erreichen, die Schleimhaut weitgehend ihrer plastischen Kraft berauben. Schleimhäute, die überhaupt nicht zu pneumatisieren vermögen, werden

---

[1] Das Vorkommen einer abakteriellen Entzündung (Fremdkörperentzündung) wird von vielen abgelehnt.

nach Schwarz in ihrer Entwicklungsfunktion überhaupt nicht beeinflußt. Sowohl Wittmaack als auch Albrecht und Schwarz haben für ihre Lehre Anhänger und Gegner gefunden und die Diskussion über die Ursache der unterschiedlichen Entwicklung des Zellsystems ist durch Jahrzehnte nicht abgebrochen und auch heute noch nicht beendet. Für die Ansichten Wittmaacks haben sich in den letzten Jahren unter anderen Hachfeld, Ojala und Steurer, gegen sie Diamant und Rüedi eingesetzt. Bezüglich der älteren Literatur sei auf die ausführlichen Erörterungen von Eisinger in der „Otologischen Röntgendiagnostik" von E. G. Mayer verwiesen. Die Streitfrage ist auch heute noch nicht endgültig entschieden, wenn auch die meisten Forscher dazu neigen, konstitutionelle Momente in den Vordergrund zu stellen. Den letzten Beweis für die Richtigkeit der einen oder der anderen Lehre vermochte noch keiner zu erbringen, da jede bisher vertretene Meinung irgendeinen schwachen Punkt aufweist und daher nur größere oder geringere Gültigkeit besitzt. Wenn auch die Pneumatisationslehre von Wittmaack nicht in allen Punkten den Tatsachen entspricht, so gebührt diesem Autor doch das große Verdienst, als erster die mikroskopische Erforschung histologischer Schnitte systematisch durchgeführt zu haben, was einerseits das grundlegende Ergebnis erbrachte, daß einer normalen Pneumatisation auch eine normale Schleimhaut im Mittelohr und in den Zellen des Warzenfortsatzes entspricht und andererseits die Möglichkeit gab, die Zusammenhänge zwischen Mittelohreiterung und Beschaffenheit des Warzenfortsatzes zu klären. Eine ganz andere Ansicht vertritt Wagener. Er ist der Meinung, daß für die Art und Stärke der Pneumatisation der dem betreffenden Individuum eigentümliche ererbte Knochenbau maßgebend sei. Bei grazilem Knochenbau soll eine starke Pneumatisation zustande kommen, bei derbem Knochenbau soll eine Pneumatisation anscheinend ganz verhindert werden können.

Die Lehre von der Pneumatisation und von den Ursachen der Pneumatisationsstörung wurde deshalb ausführlicher besprochen, da einerseits die Röntgenuntersuchung die einzige Möglichkeit darstellt, am Lebenden das Strukturbild des Warzenfortsatzes eindeutig und in klarer Weise wiederzugeben, und da andererseits besonders von Schwarz und seinen Anhängern Röntgenbilder für die Richtigkeit ihrer Behauptungen gezeigt wurden. Neuberger und Moritsch haben die Pneumatisationsentwicklung an Röntgenbildern von Kindern studiert, die innerhalb der ersten beiden Lebensjahre eine einmalige akute, mit Antibiotica kupierte ein- oder beidseitige Mittelohrentzündung durchgemacht haben. Da keinerlei Veranlassung besteht anzunehmen, daß eine akute Otitis, sofern sie im Zeitpunkt der Zellbildung abläuft, von geringerem Einfluß auf die Pneumatisation ist als die sog. Säuglingsotitis, müßte, wenn die Wittmaacksche Lehre von der pathologischen Pneumatisation zu Recht bestünde, der unter antibiotischer Therapie wesentlich mildere und abgekürzte Verlauf der akuten Otitiden, sich auf das Zellsystem in normalisierender Weise auswirken. Es dürfte also bei diesen Kindern in späteren Jahren keine wesentliche Hemmung gefunden werden. Die beiden Autoren fanden aber bei Nachuntersuchungen sowohl gehemmte als auch gut pneumatisierte Warzenfortsätze. Besonders eindrucksvoll waren die Fälle, bei welchen beide Warzenfortsätze gehemmt oder gut pneumatisiert waren, aber nur an einem Schläfenbein eine akute Otitis bestanden hatte. Trotz verkürztem und milderem Verlauf der mit Antibiotica behandelten Mittelohrerkrankungen müßte doch in dem einen oder anderen Falle ein geringer Unterschied zwischen gesunder und ehemals kranker Seite zu finden sein. Neuberger und Moritsch betonen wohl mit Recht, daß die Schädigung der Schleimhaut durch eine in wenigen Tagen kupierte Entzündung niemals dieses Ausmaß erreichen kann wie durch eine in der vorantibiotischen Zeit oft sich über Wochen erstreckende Entzündung, welche die Widerstandskraft der Schleimhaut bis zum äußersten erschöpfte und daher zu einer vollständigen Pneumatisationshemmung führen konnte. Die beiden Autoren ziehen auf Grund ihrer Untersuchungsergebnisse wohl mit Berechtigung den Schluß, daß die biologische Wertigkeit der Schleimhaut genotypisch verankert ist und durch paratypische Reize, sofern es sich nicht um übermäßig starke Reize handelt, nicht beeinflußt wird. Eisinger hat schon lange vor der antibiotischen Ära auf das verschiedene Verhalten der Pneumatisation nach akuten Mittelohrentzündungen aufmerksam gemacht. Dieser Autor konnte auf Grund von Röntgenbefunden zeigen, daß einerseits selbst nach schwersten, mit Knochennekrosen einhergehenden Entzündungen im Säuglingsalter die Zellbildung normal weiterschreitet und daß andererseits nach klinisch viel benigner verlaufenden Otitiden schwere Pneumatisationshemmungen zu sehen waren. Eisinger kommt daher zu dem Ergebnis, daß in beiden Fällen die Schleimhaut eine verschiedene Vitalität haben muß, was wieder die Annahme berechtigt, daß diese Schleimhaut auch ohne Hinzutreten einer entzündlichen Noxe eine verschiedene Pneumatisationspotenz besitzen müsse. Im selben Sinne sprechen auch die zahlreichen Fälle von gehemmten Warzenfortsätzen, die jeder Röntgenologe Gelegenheit hat zu sehen, deren Träger nie eine Otitis durchgemacht haben. RUCKENSTEINER und PRIETZEL, die die Beeinflussung der Pneumatisation des Schläfenbeines nach Mastoidektomie im frühesten Kindesalter untersuchten, kommen zu dem Ergebnis, daß die Bedeutung erworbener, in der ersten Wittmaackschen Entwicklungsphase wirksam werdender Einflüsse auf den Zustand des Warzenfortsatzes (gemeint ist der spätere Pneumatisationszustand) gegenüber der Anlage zurücktreten. In der zweiten Entwicklungsperiode er-

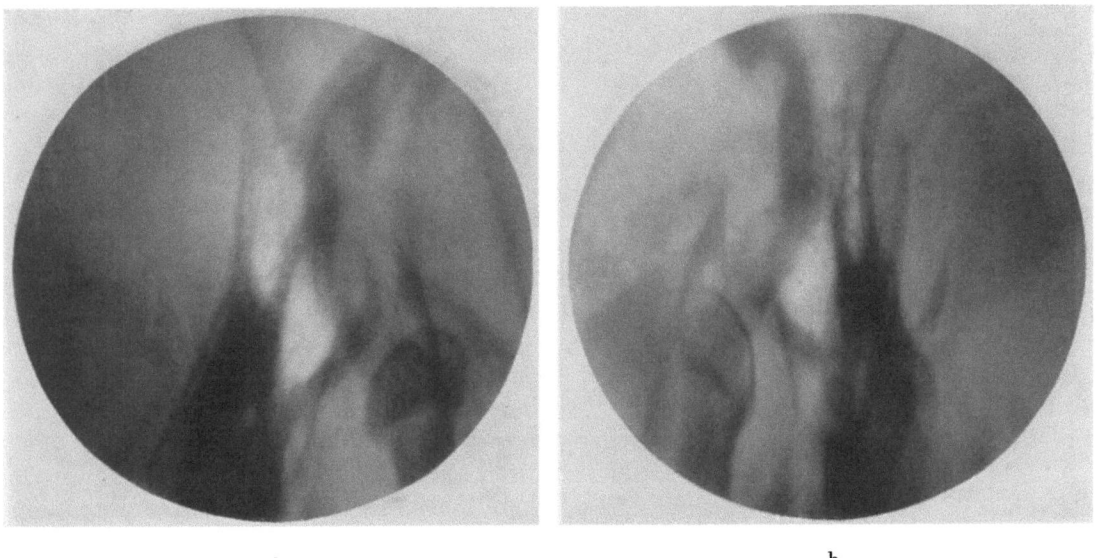

a   b

Abb. 94a u. b. Aufnahmen beider Schläfenbeine nach E. G. MAYER. (Beiderseits typische Einstellung.) a — rechte — operierte, b — linke — gesunde Seite. Die Abb. a zeigt einen Defekt nach Antrotomie, an dessen Circumferenz kleine, lufthaltige Zellen vorhanden sind. Die Abb. b zeigt ein schmales, längliches, lufthaltiges Antrum und nach vorne zu über dem äußeren Gehörgang eine kleine Gruppe kleiner lufthaltiger Zellen. *Trotz Operation in frühester Jugend ist es noch zu einer geringen Zellbildung gekommen, die ungefähr dasselbe Ausmaß zeigt wie die nicht operierte Seite.* Dies besagt, daß die an und für sich nur geringe Pneumatisationspotenz auch durch die Operation nicht geschädigt wurde

scheint die Pneumatisation durch die Entzündung und durch die Operation leichter hemmbar. Die beiden Autoren nehmen daher an, daß der Einfluß von Umweltfaktoren in der Phase, in der die Entwicklung in vollem Gange ist, an Bedeutung gewinne. Unter den von uns beobachteten Fällen von in frühester Kindheit operierten Otitiden sei nur eine sehr instruktive Beobachtung mitgeteilt. In dem Falle der Abb. 94a und b wurde das rechte Schläfenbein in der frühesten Kindheit operiert. Es zeigt jetzt im Röntgenbild einen Defekt nach Antrotomie mit einigen kleinen Zellen an der oberen und vorderen Begrenzung des Operationsdefektes. Das linke Schläfenbein, das anamnestisch nie erkrankt war und auch jetzt klinisch gesund ist, zeigt ein schmales, helles Antrum und einige wenige kleine Zellen an seiner vorderen Circumferenz. Diese Beobachtung läßt den Schluß zu, daß die Schleimhaut dieses Individuums nur eine sehr geringe Pneumatisationspotenz besitzt und daß diese geringe plastische Kraft auch durch die Operation nicht weiter beeinträchtigt wurde. Dieses Verhalten der Schleimhaut ist aber am ehesten noch durch eine im Genotypus verankerte Beschaffenheit verständlich.

Für die nun zu besprechende pathologische Pneumatisation bei Schleimhauthyperplasie und bei Schleimhautatrophie (-fibrose) ist es zunächst gleichgültig, ob der abnorme Zustand der Schleimhaut in der Anlage verankert ist oder ob er erst im postfetalen Leben durch die Peristase erworben wurde. Wie schon berichtet, sind bei der Zellbildung zwei Vorgänge zu unterscheiden. Der erste besteht in der Einschmelzung von Knochensubstanz in den dem Antrum, der Paukenhöhle oder ihrem Kuppelraum unmittelbar angrenzenden Markräumen durch die osteoklastische Tätigkeit der Submucosa. Der zweite Vorgang umfaßt die Rückbildung des subepithelialen Gewebes und nachfolgende Einsenkung des Epithels, also die eigentliche Hohlraumbildung.

Die *pathologische Pneumatisation bei Schleimhauthyperplasie* ist dadurch charakterisiert, daß die Knochennischenbildung durch das subepitheliale Gewebe ungestört vor sich geht, daß aber des letzteren Rückbildung sowie die Einsenkung der hyperplastischen Schleimhaut und damit die Hohlraumbildung und ihre Auskleidung mit Epithel unterbleibt. Die Submucosa, nach Krainz nur eine Endostgerüstlage darstellend, besitzt außer osteoklastischen auch osteoplastische Fähigkeiten, wobei für die letzteren von Krainz allerdings entzündliche Vorgänge (Zustände der Phlegmasie) verantwortlich gemacht werden. Da nun die Umwandlung der Markräume (Spongiosa) in bindegewebig erfüllte Knochenhöhlen weiter fortschreitet, die Rückbildung des subepithelialen Gewebes und die Einsenkung des hyperplastischen Epithels ausbleibt, kommt es durch die nun einsetzende osteoplastische Tätigkeit der Submucosa zur Knochenneubildung, wodurch der ursprünglich spongiös gebaute Warzenteil eine durchgreifende Änderung seiner Struktur im Sinne einer Sklerosierung erfährt. In extremen Fällen der Pneumatisationshemmung sind nur die drei Haupträume des Mittelohres, nämlich die Paukenhöhle, ihr Kuppelraum und das Antrum vorhanden. Der diesen Räumen benachbarte Knochen ist dann in geringerem oder größerem Umfange hyperostotisch umgebaut. Die Größe des Antrum ist ganz verschieden, je nachdem ob es noch zu einer Vergrößerung desselben gekommen ist oder ob eine solche unterblieben ist. In weniger schweren Fällen von Pneumatisationshemmung ist es in unmittelbarer Nachbarschaft des Antrum doch noch zur Ausbildung einzelner Zellen gekommen. In wieder anderen Fällen findet man eine oder mehrere sehr geräumige Zellen, deren Entstehung man sich derart vorstellen kann, daß sich durch die fortschreitende Resorption von Knochensubstanz große Höhlen gebildet haben, in welche sich dann die hyperplastisch verdickte Schleimhaut doch noch einsenken konnte, eine Unterteilung durch Spangenbildung aber unterblieben ist. Genauso wie die Schleimhautbeschaffenheit der Nasenhöhle, von der die Pneumatisation ihrer Nebenhöhlen ihren Ausgang nimmt, nicht an allen Stellen dieselbe sein muß, kann dies auch für die die Mittelohrräume auskleidende Schleimhaut zutreffen. Dadurch, daß sich nun von Stellen mit normaler oder leicht hyperplastischer Schleimhautbeschaffenheit eine gute Zellbildung entwickelt, kommt es zur Ausbildung mitunter weit vorgeschobener Ausläufer. Die Septen zwischen den einzelnen Hohlräumen sind, wenn die interstitielle Pneumatisation ebenfalls gestört ist, oft dick und dicht. Diese Formen der Pneumatisationsstörung sind weniger durch eine Hemmung der Zellbildung als vielmehr durch die Irregularität des Zellnetzes charakterisiert, dessen einzelne Zellen in der Weite ihrer Lumina große Differenzen aufweisen und das gegen den nicht pneumatisierten Knochen eine unregelmäßige Abgrenzung zeigt. Bei geringen Formen der Schleimhauthyperplasie kann es zu einer annähernd normalen Pneumatisation kommen, bzw. es besteht sogar die Möglichkeit einer übermäßig reichlichen Zellbildung.

Die *pathologische Pneumatisation bei Schleimhautatrophie (-fibrose)* kann ebenfalls verschiedene Formen aufweisen. Die Minderwertigkeit der Schleimhaut kann so beträchtlich sein, daß sie überhaupt nicht zu pneumatisieren vermag. Es findet sich dann ebenfalls eine komplette Hemmung mit spongiösem Warzenfortsatz. Da auch die Funktion des subepithelialen Gewebes darniederliegt, kommt es weder zur Knochennischenbildung noch zur nachfolgenden Sklerosierung. Besitzt diese Schleimhaut anlagemäßig noch eine geringe Zellbildungskraft, so kann diese durch einen exogenen Infekt verlorengehen. In diesen Fällen hängt das Strukturbild des Warzenfortsatzes ganz davon ab, zu welchem Zeitpunkt der äußere Reiz wirksam wird. War noch keine Zellbildung vorhanden, so resultiert ebenfalls eine komplette Hemmung mit spongiösem Warzenfortsatz, war es jedoch schon zur Zellbildung gekommen, dann erfolgt die Unterbrechung ziemlich plötzlich mit dem Einsetzen des Infektes. Das zu dieser Zeit vorhandene Strukturbild bleibt dann zeitlebens bestehen und unterscheidet sich von einer normalen Pneumatisation nur dadurch, daß sie mit dem Alter des Trägers nicht im Einklang steht. Geringe Grade von Schleimhautatrophie (-fibrose) können sich lediglich in einem langsameren Ablauf der Pneumatisation äußern. Die Größe des Antrum ist verschieden, je nach dem Zeitpunkt, in welchem die Hemmung einsetzt.

Wie schon erwähnt, zeigt die die Mittelohrräume auskleidende Schleimhaut nicht in allen Abschnitten dieselbe Beschaffenheit. Stellen normaler Schleimhaut können mit solchen hyper- oder hypoplastischer wechseln. Die Pneumatisation eines solchen Schläfenbeines zeigt dann die Zeichen der Störung bei Schleimhauthyperplasie und Schleimhautatrophie (-fibrose). Spielt sich in der Entwicklungsperiode in so einer Schleimhaut ein

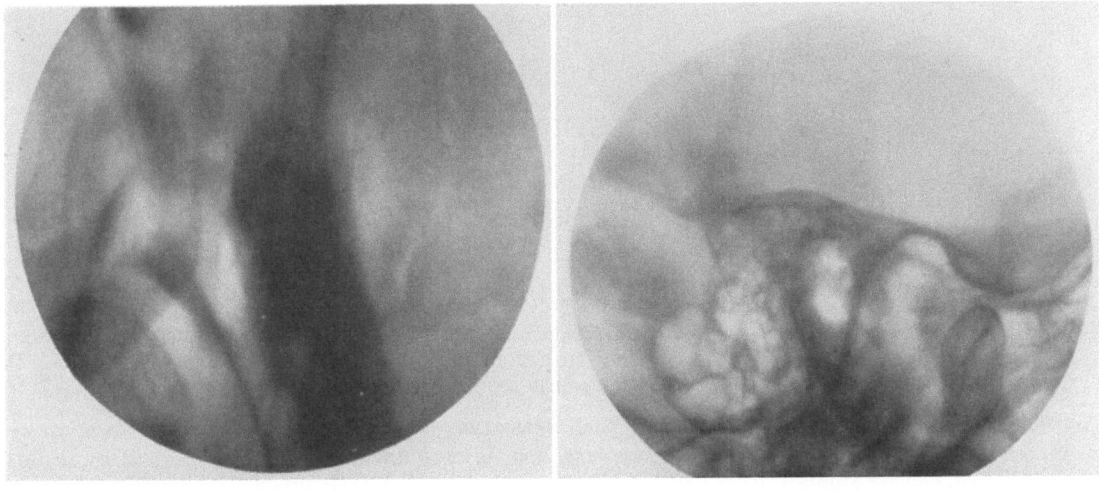

Abb. 95   Abb. 96

Abb. 95. Aufnahme des linken Schläfenbeines nach E. G. Mayer. (Der Focus der Röhre stand zu weit ventral.) *Komplette Pneumatisationshemmung vom Typus der Schleimhauthyperplasie.* Der Warzenteil ist hochgradig sklerotisch. Das Antrum ist innerhalb des verdichteten Knochens nur sehr undeutlich erkennbar

Abb. 96. Aufnahme des rechten Schläfenbeines nach Schüller. (Die Neigung des Zielstrahles zur Deutschen Horizontalebene war etwas zu gering.) *Pneumatisationsstörung vom hyperplastischen Typ.* Die Ausdehnung des Zellnetzes ist nur im unteren Anteil der Pars mastoidea normal, seine Abgrenzung ist daher unregelmäßig. Die Zellen weisen stark unterschiedliche Größe auf und zeigen stellenweise verdickte Wände

akut entzündlicher Prozeß ab, so zeigt dann der Warzenfortsatz fast ausschließlich nur das Strukturbild der Schleimhauthyperplasie. Die Schleimhautatrophie (-fibrose) äußert sich lediglich in einer Verlangsamung oder auch in einem vollständigen Sistieren der Zellbildung, was in einer mangelhaften Ausdehnung des pneumatischen Systems zum Ausdruck kommt.

Wenn wir das bisher Besprochene kurz zusammenfassen, so kommen wir zu folgenden Ergebnissen (s. Abb. 95—104):

1. Das *Strukturbild des Warzenfortsatzes bei Schleimhauthyperplasie* kann folgende Veränderungen zeigen:

a) Eine komplette Hemmung, es sind nur die drei Haupträume des Mittelohres, die Paukenhöhle, ihr Kuppelraum und das Antrum vorhanden. Das Antrum kann verschieden groß sein, der periantrale Knochen ist mehr oder weniger verdichtet, die Corticalis des Warzenfortsatzes ist verdickt (s. Abb. 95).

b) Eine inkomplette Hemmung mit ganz verschiedener Ausdehnung des pneumatischen Systems, das infolge oft weit vorgeschobener Ausläufer gegen die Umgebung unregelmäßig abgegrenzt ist und das eine starke unterschiedliche Größe der einzelnen Zellen

29*

aufweist, die in buntem Wechsel angeordnet sind. Die Zellsepten sind verdickt, zwischen einzelnen Zellen können sich Bezirke sklerotischen Knochens finden. Das in die Augen springendste Merkmal ist die Irregularität des pneumatischen Systems. Auch die Kon-

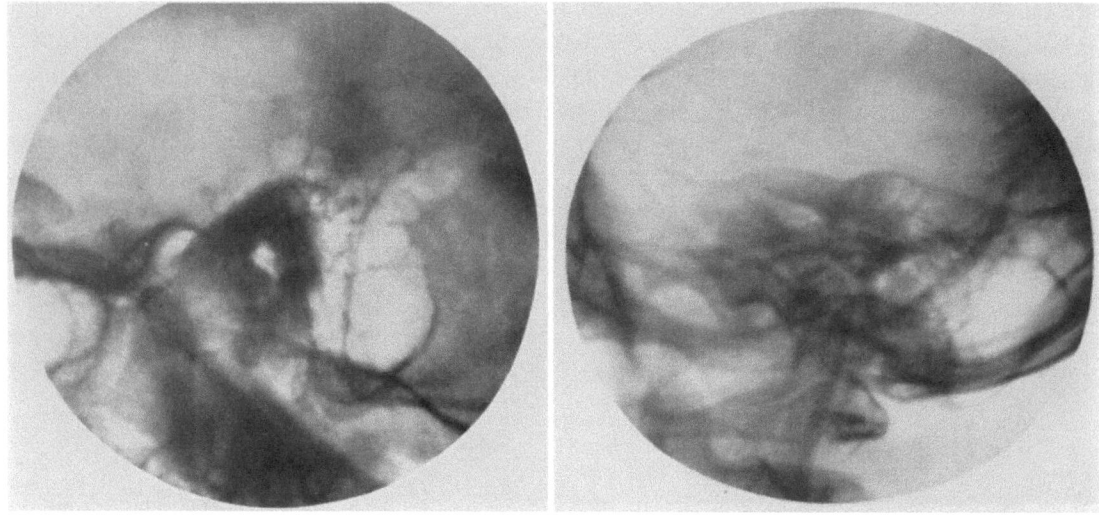

Abb. 97   Abb. 98

Abb. 97. Aufnahme des linken Schläfenbeines nach SCHÜLLER. (Typische Einstellung.) *Pneumatisationsstörung vom hyperplastischen Typ* bei normaler Ausdehnung und regelmäßiger Abgrenzung des Zellsystems mit Bildung eines abnorm großen präformierten Hohlraumes im unteren Anteil der Pars mastoidea. Die Warzenfortsatzspitze selbst ist nicht pneumatisiert

Abb. 98. Aufnahme des linken Schläfenbeines nach STENVERS. (Der Focus der Röhre stand etwas zu weit nach der filmfernen Seite.) *Pneumatisationsstörung vom hyperplastischen Typ.* Die Störung ist dadurch charakterisiert, daß der größte Teil der Pars mastoidea von einem einheitlichen großen Hohlraum eingenommen ist, der dadurch zustande gekommen ist, daß eine Unterteilung durch Spangenbildung unterblieben ist

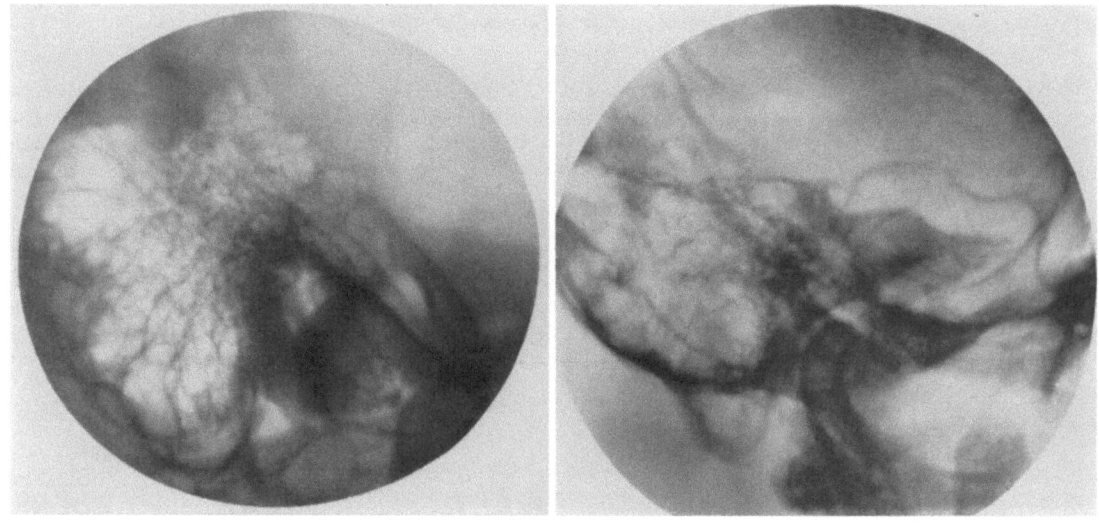

Abb. 99   Abb. 100

Abb. 99. Aufnahme des rechten Schläfenbeines nach SCHÜLLER. (Typische Einstellung.) *Pneumatisationsstörung in Form einer abnorm starken Zellbildung* mit größeren präformierten Hohlräumen im hinteren-oberen und unteren Anteil der Pars mastoidea. Im Bereiche der Pyramidenspitze findet sich ein Komplex peritubarer Zellen

Abb. 100. Aufnahme des rechten Schläfenbeines nach STENVERS. (Typische Einstellung.) *Pneumatisationsstörung in Form einer abnorm starken Zellbildung* nicht nur im Bereiche der Pars mastoidea, sondern auch im Bereiche der gesamten Pyramide

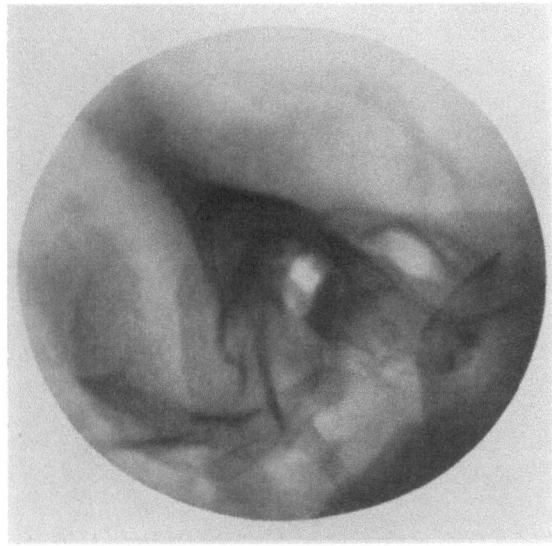
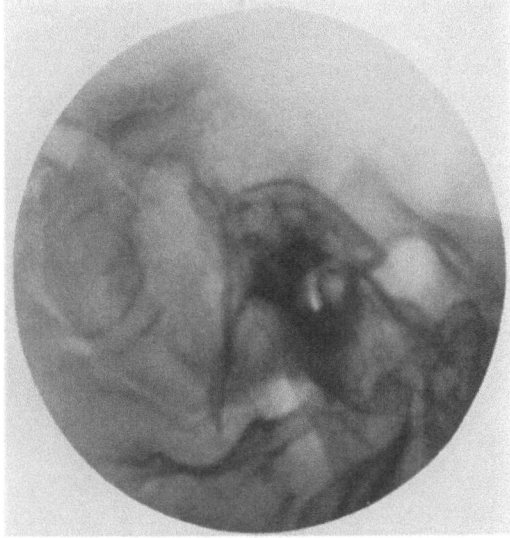

Abb. 101   Abb. 102

Abb. 101. Aufnahme des rechten Schläfenbeines nach SCHÜLLER. (Typische Einstellung.) *Komplette Pneumatisationshemmung vom Typ der Schleimhautatrophie (-fibrose)*. Es ist keine Zellstruktur vorhanden. Der nicht pneumatisierte Knochen ist spongiös. Hoher Bulbus venae jugularis

Abb. 102. Aufnahme des rechten Schläfenbeines nach SCHÜLLER. (Der Focus der Röhre stand etwas zu weit dorsal.) Höhergradige *Pneumatisationshemmung vom Typus der Schleimhautatrophie (-fibrose)*. Es sind nur periantral, oberhalb des Petrosuswinkels und unterhalb des Antrum in mittlerer Sinushöhe einige kleine bis mittelgroße Zellen vorhanden. Die Zellen sind lufthaltig, ihre Scheidewände sind zart. Der nicht pneumatisierte Knochen ist spongiös. Flache Blindsackbildung am oberen Sinusknie

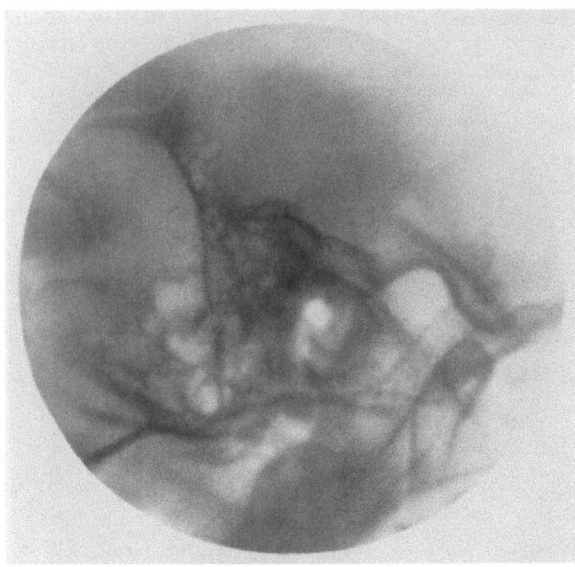
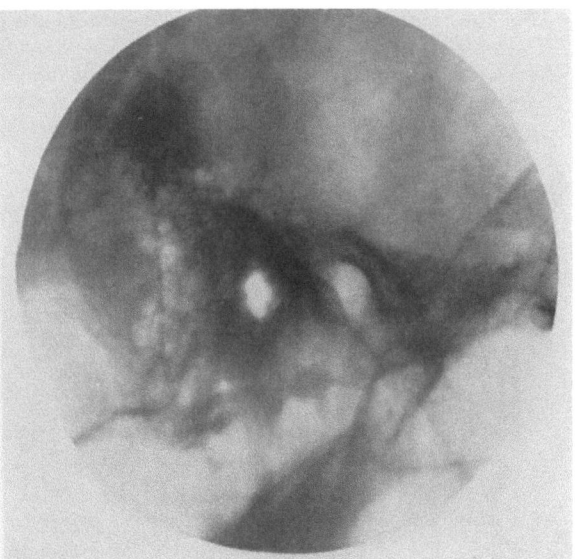

Abb. 103   Abb. 104

Abb. 103. Aufnahme des rechten Schläfenbeines nach SCHÜLLER. (Typische Einstellung.) *Pneumatisationsstörung* vom *Kombinationstyp*. Es besteht eine Hemmung der Zellbildung mittleren Grades. Periantral und gegen den Petrosuswinkel zu finden sich ausschließlich kleine, lufthaltige Zellen. Im unteren Anteil der Pars mastoidea sieht man wesentlich größere Zellen. Das pneumatische System ist im oberen Anteil stärker gehemmt als im unteren und ist dadurch unregelmäßig abgegrenzt. Die Bälkchen der großen Zellen sind zum Teil verdickt und verdichtet. Der nicht pneumatisierte Knochen ist spongiös

Abb. 104. Aufnahme des rechten Schläfenbeines nach SCHÜLLER. (Typische Einstellung.) *Pneumatisationsstörung* vom *Kombinationstyp*. Die Zellbildung ist nur im mittleren und unteren Anteil der Pars mastoidea gehemmt, dadurch ist das Zellnetz unregelmäßig abgegrenzt. Periantral finden sich ausschließlich kleine Zellen, in der Peripherie wesentlich größere Zellen. Der nicht pneumatisierte Knochen ist spongiös

figuration der einzelnen Zellen ist sehr different, ihre Luftgehalt ist infolge der oft verdickten Wände und des hohen Schleimhautpolsters herabgesetzt (s. Abb. 96—98).

c) Eine extrem starke Pneumatisation mit großen präformierten Endzellen, als Folge
eines leichten Grades von Schleimhauthyperplasie (s. Abb. 99 und 100).

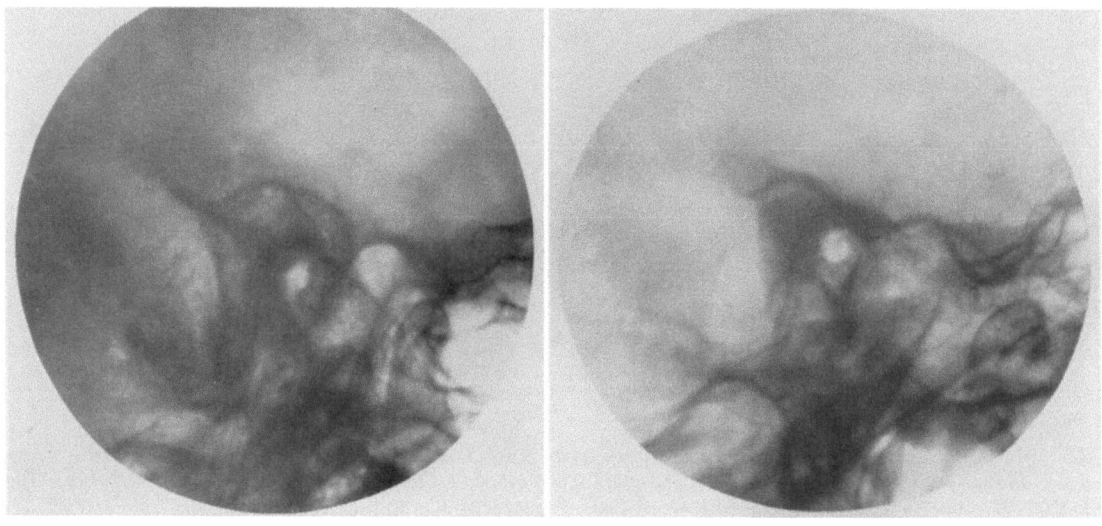

Abb. 105	Abb. 106

Abb. 105. Aufnahme des rechten Schläfenbeines nach SCHÜLLER. (Typische Einstellung.) *Höhergradige Pneumatisationsstörung* bei mittelgradiger Hemmung. Es finden sich vorwiegend kleine Zellen, die teilweise verschattet sind und deren Wände stellenweise ziemlich dick und dicht sind. Die Abgrenzung des Zellsystems ist etwas unregelmäßig. Der rückwärtige und untere Teil der Pars mastoidea sind sklerotisch verdichtet

Abb. 106. Aufnahme des rechten Schläfenbeines nach SCHÜLLER. (Die Neigung des Zielstrahles zur Deutschen Horizontalebene war etwas zu gering.) *Die Pneumatisation ist fast komplett gehemmt,* nur lateral vom Sinus findet sich in mittlerer Höhe ein *größerer, gut lufthaltiger Hohlraum,* der nirgends eine deutliche Corticalis erkennen läßt. Im Falle einer krankhaften Verschattung der Zelle wird man geneigt sein, eine Knochen-affektion ihrer Wände anzunehmen

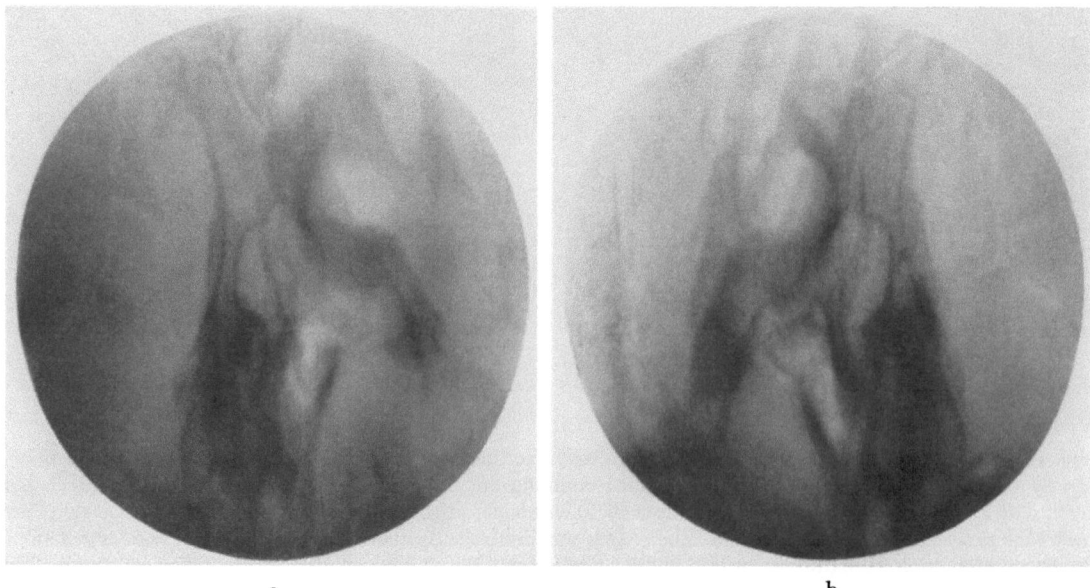

a	b

Abb. 107a u. b. Aufnahmen beider Schläfenbeine nach E. G. MAYER. (Beiderseits typische Einstellung.) Zwei-jähriges Kind. *Das Antrum ist beiderseits abnorm geräumig von rundlicher Form,* wie es vor Beginn der Zell-bildung beobachtet werden kann. Die Abb. a — rechtes Schläfenbein — zeigt im oberen Anteil des Antrum eine kleine Nischenbildung als Ausdruck einer beginnenden Pneumatisation

2. Das *Strukturbild des Warzenfortsatzes bei Schleimhautatrophie (-fibrose)* kann folgende Veränderungen zeigen:

a) Eine komplette Hemmung, es sind ebenfalls nur die drei Haupträume des Mittelohres ausgebildet. Das Antrum kann ganz verschieden groß sein. Der nicht pneumatisierte Knochen zeigt seine ursprüngliche spongiöse Beschaffenheit (s. Abb. 101).

b) Eine inkomplette Hemmung von verschiedenem Ausmaße, bei nicht sehr starker Schädigung der Schleimhaut fällt vorwiegend die Kleinheit der Zellen auf, sie zeigen eine regelmäßigere Anordnung und sind gut hell. Der nicht pneumatisierte Knochen bleibt auch hier spongiös (s. Abb. 102).

3. Das Strukturbild des Warzenfortsatzes bei Kombination von Schleimhauthyperplasie und Schleimhautatrophie (-fibrose) kann die Merkmale der pathologischen Pneumatisation bei Schleimhauthyperplasie und Schleimhautatrophie (-fibrose) zeigen, wenn die Schleimhaut in der Entwicklungszeit keinem Insult ausgesetzt war (s. Abb. 103 und 104). Gesellt sich aber ein entzündlicher Reiz hinzu, dann zeigt die pathologische Pneumatisation vorwiegend die Zeichen der Schleimhauthyperplasie.

Nicht jedes Schläfenbein läßt sich in eines der drei beschriebenen Strukturbilder

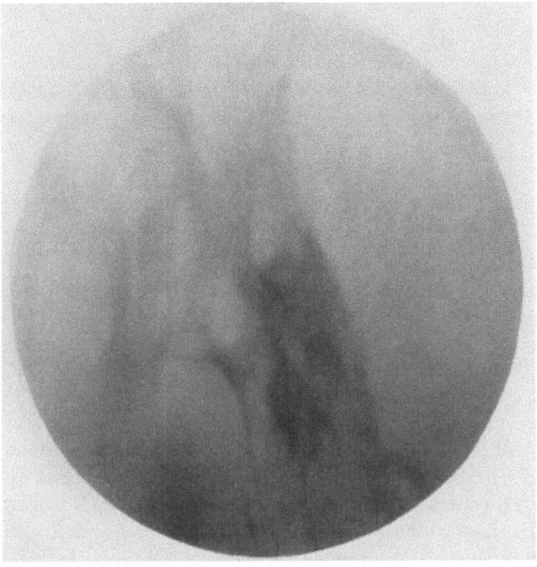

Abb. 108. Aufnahme des linken Schläfenbeines nach E. G. Mayer. (Typische Einstellung.) *Komplette Pneumsatisationshemmung* bei einem Erwachsenen. Das sehr geräumige Antrum reicht nach oben bis in die Gegend des oberen Sinusknies

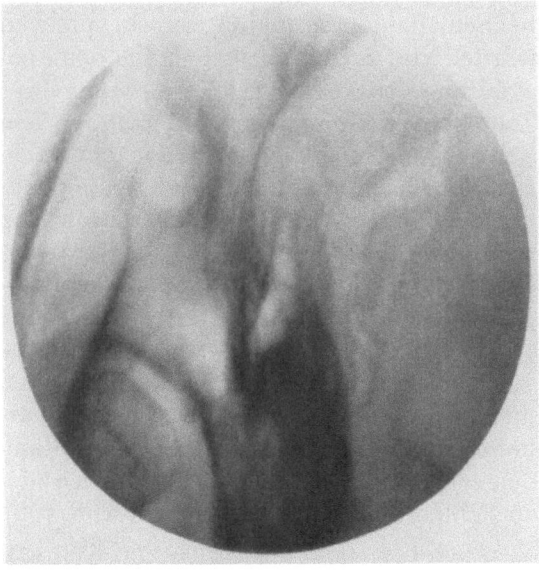

Abb. 109

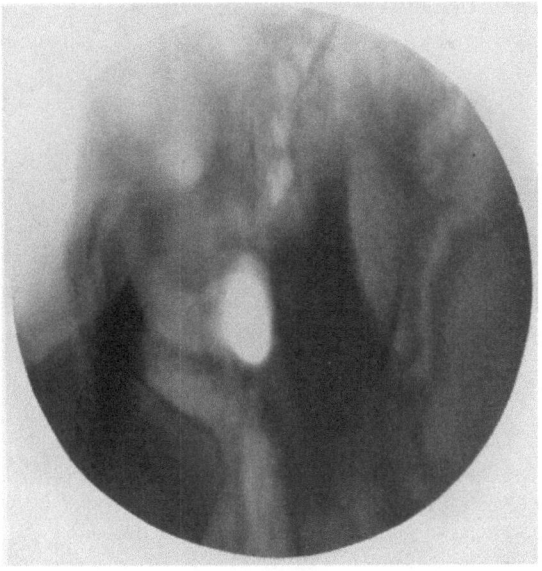

Abb. 110

Abb. 109. Aufnahme des linken Schläfenbeines nach E. G. Mayer. (Typische Einstellung.) *Fast komplette Pneumatisationshemmung* bei einem Erwachsenen. Der sich gegen den Petrosuswinkel erstreckende Teil des Antrum ist infolge konzentrischer Zellbildung in zwei kleine Hohlräume unterteilt

Abb. 110. Aufnahme des linken Schläfenbeines nach E. G. Mayer. (Die Neigung des Zielstrahles zur Deutschen Horizontalebene war etwas zu gering.) „*Fast komplette Pneumatisationshemmung.* Vom Antrum zieht eine perlschnurartige Kette von Zellen nach hinten-oben gegen das obere Sinusknie." (Aus „Otologische Röntgendiagnostik" von E. G. Mayer)

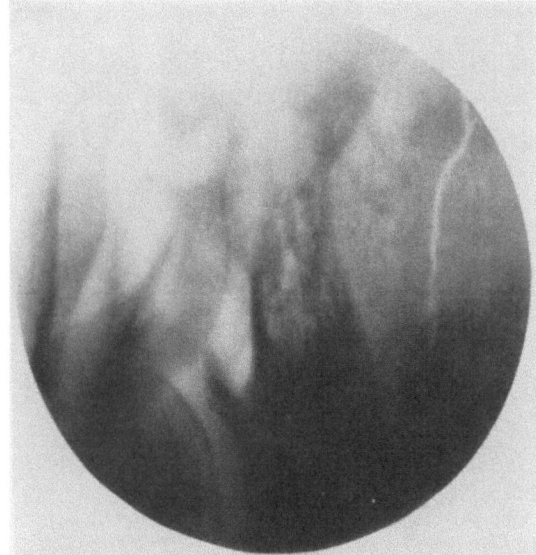
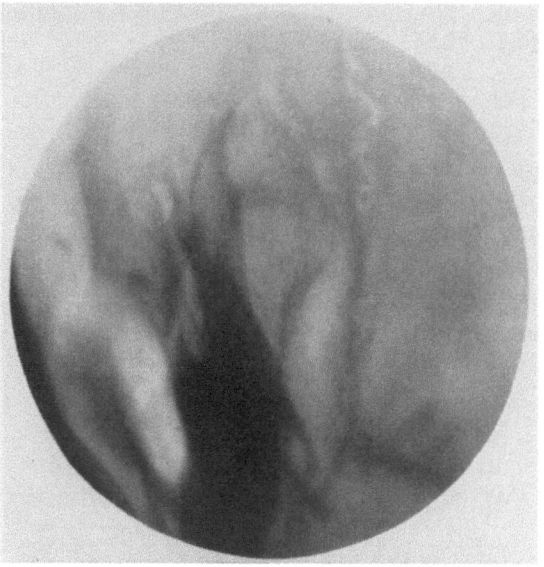

Abb. 111. Aufnahme des linken Schläfenbeines nach
E. G. Mayer. (Der Focus der Röhre stand etwas zu
weit ventral, die Neigung des Zielstrahles zur Deutschen
Horizontalebene war etwas zu gering.) Es handelt sich
um einen Erwachsenen. *Komplette Pneumatisationshemmung.* Das rundliche Antrum entsendet nach oben
einen kürzeren fingerförmigen Fortsatz, der sich aus der
ursprünglich größeren Ausbuchtung durch konzentrische Verkleinerung ohne Zellbildung entwickelt hat

Abb. 112. Aufnahme des linken Schläfenbeines nach
E. G. Mayer. (Die Neigung des Zielstrahles zur Deutschen Horizontalebene war etwas zu gering.) *„Komplette Pneumatisationshemmung.* Schmales, spaltför-
miges Antrum, das sich weit nach hinten-oben
erstreckt und das aus seiner ursprünglichen Form
durch gleichmäßige Einengung ohne Unterteilung entstanden ist." (Aus „Otologische Röntgendiagnostik"
von E. G. Mayer)

einordnen. So sieht man mitunter pneumatische Systeme von vorwiegend kleinzelliger
Struktur und ziemlich regelmäßiger Anordnung und Abgrenzung, was für eine Störung
bei Schleimhautatrophie (-fibrose) sprechen würde. Nun zeigen solche Schläfenbeine sowohl eine Verdickung und Verdichtung ihrer Zellbälkchen als auch eine Sklerose der dem
Zellsystem benachbarten Knochenpartien (s. Abb. 105). Andererseits findet man pneumatische Systeme von geringer Ausdehnung und unregelmäßiger Abgrenzung, entsprechend dem Typus der Schleimhauthyperplasie, jedoch ist nirgends eine Sklerosierung
zu finden. Hier kann sogar die Corticalis, welche die pneumatischen Hohlräume gegen
den spongiösen Knochen abgrenzt, nicht er-
kennbar sein. Bei derartigen Störungen kann
eine solche Zelle leicht übersehen werden oder
zu Fehlbefunden Anlaß geben (s. Abb. 106).

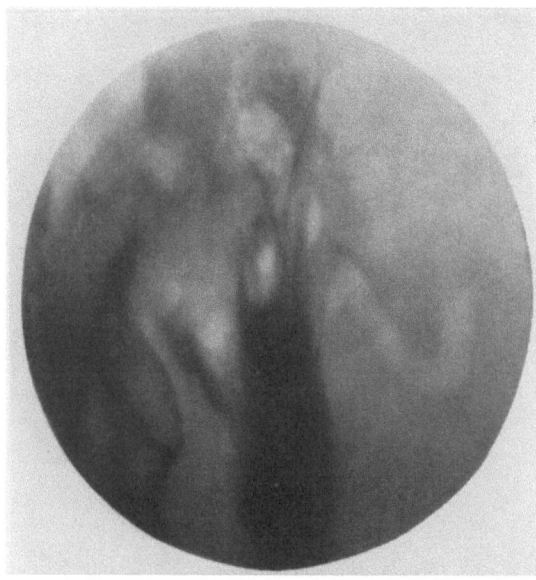

Abb. 113. Aufnahme des linken Schläfenbeines nach
E. G. Mayer. (Typische Einstellung.) *„Fast komplette
Pneumatisationshemmung.* Das Antrum ist etwas
größer als normal. Vor dem oberen Sinusknie liegt
fast isoliert eine große Zelle." (Aus „Otologische
Röntgendiagnostik" von E. G. Mayer)

Auch bezüglich der Größe und Konfiguration des Antrum kann man verschiedene
Bilder beobachten. Zur Zeit der Geburt ist
das Antrum meist von rundlicher Form und
mittlerer Größe, eher klein. Vor Beginn
der Zellbildung vergrößert sich das Antrum
(s. Abb. 107a und b), es dehnt sich zunächst
vorwiegend gegen den Petrosuswinkel zu

aus und bekommt dann eine mehr ovale Form, wobei sich die in den Petrosuswinkel erstreckende Ausbuchtung durch eine leichte Einschnürung vom übrigen Antrum absetzt. Diese Form des Antrum kann bei schweren Pneumatisationsstörungen zeitlebens bestehenbleiben (s. Abb. 108). In leichteren Fällen der Störung kann man beobachten, wie dieser rückwärtige Teil des Antrum durch konzentrische Zellbildung abgetrennt wird (s. Abb. 109). Wenn es zu keiner weiteren Pneumatisation kommt, findet sich dann eine perlschnurartige Kette von Zellen, die vom Antrum bis zum Petrosuswinkel reichen (s. Abb. 110). In wieder anderen Fällen kommt es ohne Zellbildung zu einer Verkleinerung der gegen den Petrosuswinkel vorgeschobenen Ausbuchtung (s. Abb. 111 und 112), so daß das Antrum hier nur mehr einen spaltförmigen Fortsatz aufweist, oder man findet einen isolierten Zellkomplex in der Gegend des oberen Sinusknies, der im Röntgenbild keinen Zusammenhang mit dem Antrum mehr erkennen läßt (s. Abb. 113).

Alle die zuletzt besprochenen Formen der Pneumatisationsstörung lassen sich weder allein durch Schleimhauthyperplasie noch durch Schleimhautatrophie (-fibrose), gleichgültig ob diese anlagemäßig bestehen oder erst in der frühesten Kindheit erworben wurde, erklären. Es müssen hier wohl noch andere Momente wirksam werden, die vielleicht in der Peristase verankert sind, vielleicht aber doch auch eine Knochenangelegenheit sind.

3. Die klinische Wertung des Pneumatisationszustandes des Schläfenbeines

EISINGER, der versucht hat, die verschiedenen Pneumatisationstypen graphisch darzustellen, kommt zu dem Ergebnis, daß der ideale pneumatisierte, der vollkommen sklerotische und der vollkommen diploetische Warzenfortsatz als Extremtypen aufzufassen sind und daß sämtliche Übergangsformen zwischen den verschiedenen Typen beobachtet werden können. Wie es zu diesen verschiedenen Strukturbildern des Warzenfortsatzes kommen kann, wurde unter Berücksichtigung der Lehre von WITTMAACK bereits berichtet. Bezüglich des sklerotischen Warzenfortsatzes muß aber noch auf die Ausführungen WITTMAACKs eingegangen werden. WITTMAACK behauptet, daß der sklerotische Warzenfortsatz nicht die Folge einer chronischen Entzündung sei, sondern, daß er bereits vorgelegen haben muß, als infolge einer hinzutretenden Infektion bei bestehender Schleimhauthyperplasie die chronische Entzündung sich entwickelte. Die Möglichkeit einer sekundären Sklerosierung des pneumatischen Systems wird abgelehnt. Daß aber eine solche tatsächlich vorkommt, hat KRAINZ auf Grund seiner histologischen Untersuchungen beweisen können und EISINGER und E. G. MAYER konnten zeigen, daß bei akuten Otitiden, die klinisch und röntgenologisch mit den Zeichen einer Knochenaffektion einhergingen, jedoch nicht operiert wurden, selbst größere Teile des pneumatischen Systems knöchern veröden können, womit aber nicht behauptet werden soll, daß alle sklerotischen Warzenfortsätze auf diese Weise entstanden sind.

Aus den bisherigen Ausführungen ist zu entnehmen, daß durch das Röntgenverfahren die Theorie der Wittmaackschen Pneumatisationslehre in vielen Punkten bejaht, in anderen widerlegt werden konnte. Die Lehre von der Schleimhautkonstitution von ALBRECHT und SCHWARZ stützt sich zum Teil auf Röntgenuntersuchungen. Aber nicht darin liegt die Bedeutung der Röntgenologie, sondern in dem Umstand, daß das Röntgenbild die Anwendung der Pneumatisationslehre auf die Klinik ermöglichte. Aus dem Strukturbild des Warzenfortsatzes kann auf die Beschaffenheit der Schleimhaut geschlossen werden und dies läßt wieder gewisse Folgerungen auf den Verlauf und die Prognose der akuten Otitis zu. Wenn auch diese Tatsachen heute in der Ära der Antibiotica wesentlich an Bedeutung eingebüßt haben, so sollen sie doch noch kurz besprochen werden. Eine normale Pneumatisation spricht dafür, daß eine normale Schleimhaut vorliegt, sie übersteht eine Otitis meist ohne Komplikation. Findet sich ein hoher Schleimhautpolster, greift der Entzündungsprozeß kaum einmal in die Tiefe, er hat jedoch die Neigung chronisch zu werden. Bei mittlerem Schleimhautpolster und gut durchbluteter Submucosa neigt die Entzündung am häufigsten zu Komplikationen. Bei niedrigem Schleimhautpolster und niedriger, schlecht durchbluteter Submucosa kommt es zu keinen tiefer greifenden Veränderungen. Auf Grund der Pneumatisationstypen sind nun folgende Schlüsse möglich: Otitiden in sklerotischem bzw. gemischt sklerotisch-pneumatischem Warzenfortsatz haben die Tendenz, schleppend zu verlaufen oder in ein chronisches Stadium überzugehen. Otitiden bei mittelschweren Formen der Pneumatisationsstörung, wozu auch die abnorm starke Zellbildung gehört, führen am häufigsten zur Mastoiditis. Otitiden in diploetischen Warzenfortsätzen verlaufen leicht, sie stellen die sog. Abortivformen dar. Ein Mittelohr mit einem ideal normal pneumatisierten Warzenfortsatz erkrankt nach WITTMAACK nur unter besonderen Umständen und die fibröse Mittelohrschleimhaut des diploetischen Warzenfortsatzes sehr selten. Man muß sich aber hüten, auf Grund der Feststellung des Strukturbildes des Warzenfortsatzes weitgehende Schlüsse bezüglich des Ablaufes und des Ausganges einer Otitis zu ziehen. Von großer Bedeutung ist WITTMAACKs Feststellung, daß ein Zusammenhang zwischen Pneumatisation und endokraniellen Komplikationen besteht; so sollen Gefäßbahnen, die für eine Überleitung der Infektion von der Schleimhaut auf die Hirnhäute in Frage kommen, nur bei stark hyperplastischer Schleimhaut mit entsprechendem Warzenfortsatz zu beobachten sein.

Zum Schluß dieses Abschnittes muß noch kurz auf die Pneumatisation und die heute sehr häufig vorkommenden Lärmschädigungen eingegangen werden. Nach LINK und HANDL kommt dem pneumatischen System des Schläfenbeines eine Schallschutzwirkung zu. Diese Autoren fanden, daß *Lärmschädigungen* bei den gut pneumatisierten Warzenfortsätzen wesentlich weniger häufig auftraten, als bei schlecht pneumatisierten bzw. gehemmten Warzenfortsätzen. Selbstverständlich handelte es sich um eine Untersuchungsreihe gleichaltriger Individuen mit gleich langer und gleich starker Exposition. Ebenso soll eine gute Pneumatisation einen Schutz gegen Hörermüdung darstellen. LANGRAF, der sich ebenfalls mit der Untersuchung von Hörschäden befaßte, kommt zum selben Ergebnis und fand außerdem, daß bei vegetativ stabilen Individuen eine Pneumatisationshemmung äußerst selten zu beobachten ist.

V. Die unspezifischen entzündlichen Erkrankungen des Schläfenbeines

Die Einteilung der Mittelohrentzündungen stößt nach MARX auf große Schwierigkeiten, was daraus hervorgeht, daß keine zwei Autoren die gleiche Einteilung geben und daß in den Lehr- und Handbüchern die Nomenklatur keineswegs einheitlich ist. MARX unterscheidet vier Hauptformen:

Die akute einfache Mittelohrentzündung — Otitis media simplex acuta. Die chronische einfache Mittelohrentzündung — Otitis media simplex chronica.

Die akute Mittelohreiterung — Otitis media purulenta acuta. Die chronische Mittelohreiterung — Otitis media purulenta chronica.

Im folgenden sollen der besseren Übersichtlichkeit halber zuerst die akuten und dann die chronischen Mittelohrentzündungen besprochen werden.

1. Die einfache akute Mittelohrentzündung
(Otitis media simplex acuta, sog. akuter Tuben-Mittelohrkatarrh)

Für den Röntgenologen spielt diese Form der Entzündung keine Rolle, da sie sich einerseits an Stellen abspielt, die der Röntgenuntersuchung schlecht oder gar nicht zugänglich sind, und da andererseits bei dieser Erkrankung keine Knochenveränderungen vorkommen.

2. Die akute Mittelohreiterung
(Otitis media purulenta [exsudativa] acuta)

a) Pathogenetische und pathoanatomische Vorbemerkungen

Die akute exsudative Entzündung der Mittelohrschleimhaut beruht auf einer Infektion der Paukenhöhle durch Bakterien. Von den Infektionskeimen, die hierbei gefunden werden, überwiegen bei weitem die Eitererreger, und zwar wird am häufigsten der Staphylococcus und etwas weniger häufig der Streptococcus und Pneumococcus angetroffen. Von besonderem Interesse ist der Streptococcus mucosus, da die durch ihn hervorgerufenen Otitiden einen von der üblichen Form abweichenden Verlauf zeigen, der darin besteht, daß die entzündlichen Veränderungen am Trommelfell wenig eindrucksvoll sind, obwohl in der Tiefe des Zellsystems schwere, eitrige mit Knochenaffektion einhergehende Prozesse bestehen können. Ähnliche Erscheinungen kommen auch bei Infektion mit dem Friedländerschen Bacillus vor; diese Otitiden sind sehr bösartig, wurden bisher aber nur selten beobachtet. Als Infektionsweg kommen zwei Möglichkeiten in Betracht, der Weg durch die Tube (salpingogene Infektion) und der Blutweg (hämatogene Infektion).

Das pathoanatomische bzw. pathohistologische Bild der Otitis media exsudativa acuta unterscheidet sich in nichts von akuten exsudativen Entzündungen anderer Schleimhäute. Obwohl heute durch die antibiotische Behandlung der Otitiden diese kaum mehr eine ernstliche Erkrankung darstellen und ihre klinischen Erscheinungsformen infolge rascher günstiger Beeinflussung des pathoanatomischen Prozesses durch irgendein Antibioticum wesentlich von denen der vorantibiotischen Zeit abweichen, so muß der Vollständigkeit halber und da es Ausnahmen von der Regel gibt — es kommen auch heute noch Komplikationen vor — eine ausführliche Besprechung aller jener Momente erfolgen, die für das richtige Verständnis und für die richtige Interpretation eines abnormen Röntgenbildes erforderlich sind.

Das Ausmaß der Entzündung, ihr zeitlicher Ablauf und der endgültige Ausgang ist individuell sehr verschieden und ist vom Pneumatisationszustand bzw. der Schleimhautkonstitution, von der Virulenz der Bakterien und vom Allgemeinzustand des Erkrankten abhängig. Eine normale Pneumatisation läßt den Schluß zu, daß eine normale Schleimhaut vorliegt. Eine Otitis zeigt hier meist einen komplikationslosen Verlauf. Bei höhergradigen Pneumatisationshemmungen, bedingt durch Schleimhautfibrose mit keiner oder nur sehr mangelhafter Zellbildung, kommt es nur selten zu einer Miterkrankung des Warzenteiles, da sich bei niedriger Schleimhaut und schlecht durchbluteter Submucosa selten tiefgreifende Veränderungen entwickeln. Bei hohem Schleimhautpolster bzw. Epithelschicht und normaler Submucosa (gehemmte Warzenfortsätze bei Schleimhauthyperplasie) greift der Entzündungsprozeß nicht leicht in die Tiefe, er wird chronisch. Zu Komplikationen neigen die Schläfenbeine, bei denen sich ein mittlerer Schleimhautpolster und eine gut durchblutete Submucosa findet.

Nach der räumlichen Ausdehnung hat man eine vorwiegend in der Tube und in der Paukenhöhle lokalisierte Mittelohrentzündung und eine in den Nebenräumen gelegene, also eine *tubo-mesotympanale* und eine *epi-retrotympanale Otitis* unterschieden. Erstere wurde auch als vordere (Otitis anterior), letztere als hintere (Otitis posterior) bezeichnet. Die vordere Mittelohrentzündung, bei welcher sich der Prozeß ausschließlich in der Tube und in der Paukenhöhle abspielt, geben außer einer Verschattung der Trommelhöhle keine röntgenologischen Symptome. Die Feststellung einer Verschattung des Cavum tympani ist aber eine sehr unsichere Angelegenheit, so daß in Fällen, bei welchen aus irgendwelchen Gründen eine Otoskopie nicht möglich ist, die röntgenologische Entscheidung, ob eine Verschattung und damit eine Entzündung der Paukenhöhle vorliegt, nur äußerst selten möglich sein wird. Der Nachweis einer Verschattung gelingt manchmal auf einer axialen Aufnahme der Schädelbasis bzw. der Pyramiden oder auf einer Hinterhauptaufnahme, bei der das Cavum tympani mit abgebildet wird. Nach MÜNDNICH kann eine Verschattung der Paukenhöhle durch das Körperschichtverfahren festgestellt werden. Es wird sich aber kaum einmal die Notwendigkeit ergeben, dieses Verfahren bei einer akuten Otitis anwenden zu müssen. Daher spielen die vorderen Otitiden in der Röntgenologie keine Rolle. Anders verhält es sich bei den hinteren, den epi-retrotympanalen Mittelohrentzündungen, weil es bei ihnen zu einer Komplikation im Warzenfortsatz, zu einer *Mastoiditis* kommen kann. Der Warzenteil ist der röntgenologischen Exploration gut zugänglich, nicht aber einer direkten klinischen Untersuchung. Nach MARX sind bei jeder exsudativen Entzündung der Paukenhöhle auch die Hohlräume des Warzenfortsatzes beteiligt und es wäre schwer einzusehen, wenn der Prozeß besonders bei vorwiegender Lokalisation im Recessus epitympanicus an der Antrumschwelle haltmachen sollte. Die Nebenräume erkranken mit dem Hauptraum der Pauke, bei hämatogener Infektion in der Regel gleichzeitig, während bei salpinogener Infektion die Entzündung wohl erst sekundär nach Befall der Trommelhöhle in den Warzenteil fortschreitet. Unter *Mastoiditis* wird nun nicht die einfache Mitbeteiligung der Schleimhaut der Warzenzellen, sondern eine Miterkrankung des Knochens (der Zellsepten) verstanden. Nach Wittmaack ist die Mastoiditis charakterisiert durch „eine an die Miterkrankung der Schleimhaut der pneumatischen Zellen des Warzenfortsatzes sich anschließende Knocheneinschmelzung und die hieraus resultierenden Folgezustände". Vorbedingung zur Entwicklung einer Mastoiditis ist das Vorhandensein von lufthaltigen Zellen im Warzenfortsatz. Die Bezeichnung *Endostitis mastoidea*, von Krainz vorgeschlagen, da nach diesem Autor, wie schon berichtet, die Auskleidung der pneumatischen Zellen ein Endost darstellt, hat sich nicht durchgesetzt.

Eine Miterkrankung des Knochens (der Zellsepten) kann sich auf zweierlei Weise entwickeln. Die eine Art wird von Scheibe beschrieben. Nach diesem Autor kommt es durch die entzündliche Schwellung der Schleimhaut der pneumatischen Zellen zu einem Verschluß ihrer Ausführungsgänge bzw. ihrer Kommunikationsöffnungen im Bereiche der Zellsepten. Wenn nun in das Lumen derartiger, gegen die benachbarten pneumatischen Hohlräume abgeschlossener Zellen eine stärkere Eiterabsonderung erfolgt, so entsteht in den betreffenden Zellen ein gesteigerter Druck. Als Folge dieser Drucksteigerung entwickeln sich lacunäre Resorptionsvorgänge an den knöchernen Zellwänden, die zur teilweisen oder vollständigen Destruktion derselben führen können. Dadurch kann der Prozeß auf benachbarte Räume übergreifen. Erfolgt keine Druckentlastung, so schreitet der Prozeß bis an die Corticalis des Warzenfortsatzes weiter und kann hier zum Durchbruch führen. Das Wesentliche der von Scheibe beschriebenen Art der Knochenaffektion besteht darin, daß die Voraussetzung für ihr Zustandekommen ein „*Empyem*" der Zellen ist und daß die Knochenresorption vom Zellumen aus erfolgt. Die zweite Art der Knochenarrosion wurde von Krainz folgendermaßen beschrieben: „Sie (die Mastoiditis) entsteht durch Übergreifen entzündlicher Drucksteigerungen im Gefäßsystem vom Mittelohr auf die Pars mastoidea. Sie beginnt mit dadurch ausgelösten rarefizierenden Vorgängen in Form cellulärer und vasculärer Osteoklase in den Gefäßkanälen des Warzenteiles. Ihr voraus geht ein entzündliches Ödem, das je nach der durch den Pneumatisationsgrad dargebotenen Gefäßwegezahl mehr oder minder rasch an das Periost der Warzenteiloberfläche sich fortsetzen kann. Bis dadurch der Krankheitszustand der klinischen Beobachtung bemerkbar wird, kann die Rarefikation bereits weitgehende Zerstörung des knöchernen Gebälkes verursacht haben. Zuerst werden die Gefäß- und kleinen Markräume in den Knochenabbau einbezogen. In den pneumatischen Zellen pflegt indessen eine entzündliche Schwellung der Auskleidung einzutreten. Letztere ist eine wesentlich dem Knochen zugehörende Endostlage, von einem dünnen Epithel überzogen. In den pneumatischen Räumen tritt erst dann Knochenabbau ein, wenn sie durch Erfüllung des Lumens Möglichkeit der Auswirkung gesteigerter Druckzustände auf die Knochenwände darbieten. Das erfolgt immer aber erst später als in den Mark- und Gefäßräumen." Nach Krainz entwickeln sich also die Knochenabbauvorgänge nicht als Folge einer Drucksteigerung im Zellumen, sondern im Gefäßsystem, die Knochenresorption beginnt in den den Gefäß- und Markräumen angrenzenden Knochenpartien und erfolgt erst sekundär vom Zellumen aus. Die ursprüngliche Meinungsverschiedenheit, welche von diesen beiden patho-histologischen Prozessen zur Mastoiditis führt, konnte Wittmaack dadurch aus der Welt schaffen, daß er nachweisen konnte, daß beide Formen des Knochenabbaues vorkommen, wobei jedoch das Scheibesche Empyem wesentlich seltener zu finden ist. Die Knochenarrosion kann kleinere oder größere Bereiche der Pars mastoidea einnehmen, ja sie kann in ausgeprägten Fällen das ganze pneumatische System betreffen und kann in weiterem Verlauf zum Durchbruch führen, der sowohl nach innen als auch nach außen erfolgen kann. Der Durchbruch nach innen soll nach Krainz öfter vorkommen als der Durchbruch nach außen. Im ersten Falle entwickelt sich zunächst ein *extraduraler Absceß*, an welchen sich als weitere Komplikationen eine Meningitis, ein Hirnabsceß und eine Sinusthrombose anschließen können. Ab und zu kann ein extraduraler Absceß nach außen durchbrechen und spontan abheilen. Der Durchbruch nach außen, der mit Bildung eines *subperiostalen Abscesses* einhergeht und der sich klinisch durch eine entsprechende Schwellung manifestiert, kann am Planum mastoideum, im Bereiche der Schuppe, an der Zygomaticuswurzel und im Bereiche der Warzenfortsatzspitze erfolgen. Im letzten Falle findet sich der Durchbruch aber nicht lateral, sondern medial gegen den Sulcus digastricus zu (Bezoldsche Mastoiditis). Hierbei kann sich das Exsudat entlang des Musculus sternocleidomastoideus nach unten senken und kann bis an die obere Thoraxapertur und in das Mediastinum reichen. Dies kommt allerdings sehr selten vor. Ist der den Sulcus digastricus medial abgrenzende Knochenhöcker pneumatisiert (Zellen der zweiten Etage), kann auch hier, also noch weiter medial ein Durchbruch eintreten (Mouretsche Mastoiditis). Als weitere Durchbruchstelle kommt die hintere-obere Gehörgangswand in Betracht. Klinisch zeigt sich diese Art der Knochenaffektion durch eine „*Senkung*" der hinteren-oberen Gehörgangswand. Es handelt sich hierbei um eine lokale Vorwölbung infolge entzündlicher Verdickung des Periostes und entzündlicher Infiltration der Haut des Gehörganges. Nach MARX liegt jedoch nicht jeder Senkung tatsächlich eine Periostitis oder eine Knochenzerstörung zugrunde. Diese Veränderungen können nämlich spontan wieder zurückgehen. Es dürfte in diesen Fällen lediglich ein Übergreifen der Infiltration des Trommelfelles auf die hintere-obere Gehörgangswand vorgelegen haben. Im Gegensatz zu den Formen, bei welchen der otoskopische Befund auf eine Warzenfortsatzerkrankung hinweist, gibt es auch Mastoitiden mit auffallend geringem Befund (MARX). So kann man bei Säuglingen und jüngeren Kindern häufig eine Mastoiditis mit subperiostalem Absceß beobachten, ohne daß das Ohr vorher geronnen wäre. Bei Erwachsenen sind Fälle von Mastoiditis ohne Ausfluß oder sonstige Anzeichen einer starken Paukenhöhleneiterung viel seltener (MARX). Die Erscheinungen der Mastoiditis mit Durchbruch nach außen treten beim Erwachsenen in der Regel erst in der dritten Krankheitswoche oder noch später auf, während dies bei Kindern schon in der ersten Woche der Fall sein kann. Man nimmt hierbei an, daß sich der Eiter ohne Knochenzerstörung durch die Sutura mastoideo-squamosa nach außen entleert. Von MARX wird diese Möglichkeit allerdings abgelehnt, da er nie mit Sicherheit einen derartigen Fall beobachten konnte, bzw. stets auch bei Kindern eine kleine Fistel fand, welche die dünne Knochenwand des Antrum durchbrochen hatte. Sollten tatsächlich noch vorhandene Nähte bei Säuglingen oder Kindern oder persistierende Nähte bei Erwachsenen nicht als präformierte Bahnen für das Übergreifen des Entzündungsprozesses nach außen oder in das Schädelinnere in Frage kommen, so bieten doch die Gefäßkanäle und Dehiszenzen im Knochen die Möglichkeiten des Fortschreitens ohne direkten Durchbruch. Einen weiteren bedeutungsvollen Überleitungsweg stellt das Labyrinth dar. Die Entzündung des Mittelohres kann auf dasselbe übergreifen und zu einer Labyrinthitis Anlaß geben, die wieder Ursache einer Meningitis sein kann.

Identische pathohistologische Veränderungen, wie sie die Mastoiditis charakterisieren, können sich auch in den Zellen abspielen, die außerhalb des Warzenfortsatzes angeordnet sind. So im Bereiche von Zellen der Schläfenbeinschuppe, der Zygomaticuswurzel und der Pyramidenspitze. Man spricht dann von *Squamitis, Zygomaticitis* und *Petrositis*. Auch die Bezeichnungen *Cellulitis mastoidea, zygomatica* und *petrosa* sind geläufig. Die Petrositis kann durch eine lokale Meningitis über die Pyramidenspitze zu dem sog. *Gradenigoschen* Symptomenkomplex führen. Die pneumatischen Hohlräume der Pyramidenspitze sind ihrer Entstehung nach entweder als peritubare oder als translabyrinthäre Zellen zu bezeichnen. Über die verschiedenen Entstehungswege wurde bereits berichtet. Es sei nur eine kurze Wiederholung gestattet. Die peritubaren Zellen werden vom Tubenostium der Paukenhöhle oder vom Hypotympanon, die translabyrinthären Zellen vom Epitympanon oder vom Antrum aus gebildet. Dementsprechend finden sich erstere an der Unterseite der Pyramide, letztere sind in ihrem oberen Anteil über dem inneren Gehörgang und weiter spitzenwärts gelegen. Der Nachweis des

Entstehungsweges gelingt röntgenologisch in vielen Fällen; er ist für den Kliniker insofern von Wichtigkeit, als im Falle einer Erkrankung dieser Zellen die Drainage ihrem Entstehungswege entsprechend erfolgt.

Der Durchbruch bei einer Petrositis kann nach außen gegen den Epipharynx und nach innen in die Schädelhöhle erfolgen und kann zur lokalen Absceßbildung führen. Die Erkrankung kann aber auch hier entlang präformierter Bahnen bis zu den Meningen fortschreiten.

Neben knochendestruierenden Prozessen kommen bei der Mastoiditis auch produktive Vorgänge vor. Diesbezüglich berichtet Marx: „Einmal kommt es zur Organisation der Exsudatmassen in den Zellen. Von der subepithelialen Schicht der Schleimhaut dringen Capillarsprossen und Fibroblasten in den Exsudatklumpen ein und so findet eine Umwandlung in Granulationsgewebe und dann in Bindegewebe statt. Der Zellraum kann dadurch vollkommen ausgefüllt werden und erscheint dann ähnlich wie ein Markraum (‚sekundärer Markraum‘, Krainz). Häufiger bleiben als Reste des Lumens einzelne kleine Hohlräume zurück, die vom gewucherten Schleimhautepithel ausgekleidet werden.

Weiter kommt es auch zur *Neubildung von Knochen*, zur *produktiven* Ostitis. Dieser Knochenanbau bei der Mastoiditis ist sehr häufig und steht in vielen Fällen bei längerer Dauer der Erkrankung im Vordergrund. So fand ihn Krainz bei Untersuchungen in 100 Fällen 88mal. Einmal findet sich flächenförmiger Anbau von jungem Knochen an der Zellwand. Viel ausgeprägter ist aber die Bildung von geflechtartigem Knochen in Form von verästelten Bäumchen in den durch Bindegewebe ausgefüllten Hohlräumen, und zwar sowohl in den präformierten Zellen als auch in den sekundär durch Zerstörung des Knochens gebildeten Hohlräumen. Bei größerer Zerstörung findet man so in der Peripherie neugebildeten Knochen, dann Bindegewebe und Granulationsgewebe und in der Mitte Eiter. Durch den Knochenanbau kann ein primär ideal pneumatisierter Warzenfortsatz sekundär zum Teil kompakt werden. Auch am Periost kommt Knochenanbau vor, wobei Verdickungen des Knochens durch periostale Osteophyten entstehen. Wir haben es hier mit einer Art Heilungsvorgang zu tun; bei Durchbrüchen nach außen kann die Fistel sekundär durch Knochenanbau wieder verschlossen werden.

Die drei Veränderungen — die exsudative Schleimhauterkrankung, die destruktive und produktive Ostitis — können als verschiedene Stadien zeitlich nacheinander auftreten. Häufig sind sie auch miteinander kombiniert, besonders die beiden letzteren Veränderungen. Wir können dann in demselben Präparat nebeneinander Knochenanbau und Knochenabbau sehen, ja nicht selten kommt es sogar sekundär wieder zum Abbau des pathologisch angebauten Knochens.“

Diese Ausführungen Marx’, die zum Teil auf Grund eigener Untersuchungen, zum Teil auf den Untersuchungsergebnissen von Krainz basieren, stehen, soweit sie die Knochenneubildung betreffen, im krassen Widerspruch zu der Ansicht Wittmaacks, der eine Sklerosierung auf entzündlicher Basis ablehnt und die Knochenverdichtung nur als Begleiterscheinung der kompletten Pneumatisationshemmung bei hyperplastischer Schleimhaut gelten lassen will. Auf diese Streitfrage wird später auf Grund von Röntgenbildern noch einmal eingegangen werden.

b) Aufnahmetechnische Vorbemerkungen

Zunächst sollen alle jene Momente angeführt werden, die für den Kliniker, der eine akute Mittelohrentzündung zur Röntgenuntersuchung überweist, von Wichtigkeit sind. Der Röntgenbefund muß folgende Punkte beinhalten:

1. Die Ausdehnung des pneumatischen Systems, wobei besonders bei ausgedehnter Pneumatisation die Grenzen desselben genau zu vermerken sind.

2. Die Abgrenzung des pneumatischen Systems, ob regelmäßig oder unregelmäßig; es sind besonders atypische Ausläufer und isolierte Zellkomplexe anzugeben.

3. Die Struktur des pneumatischen Systems, ob klein-, mittel- oder großzellig, und die Beschaffenheit der Zellbälkchen, ob zart oder verdickt. Wichtig ist zu vermerken, wenn

sich bei unregelmäßiger Ausdehnung und Struktur innerhalb des Zellsystems z. B. periantral nicht pneumatisierter Knochen in größerem Ausmaße findet; sind atypische große Hohlräume vorhanden, ist ihre Lage genau zu verzeichnen.

4. Den Luftgehalt des pneumatischen Systems. Besteht eine Verschattung, so ist ihre Intensität anzugeben.

5. Die Beschaffenheit der Zellbälkchen bei Bestehen einer Knochenaffektion. Es muß festgestellt werden, ob es sich um resorptive oder appositionelle Knochenvorgänge handelt, es muß die Lokalisation und das Ausmaß der Knochenaffektion genau beschrieben werden.

6. Den Verlauf des Tegmen und des Sinus sigmoides.

Weitere Punkte richten sich nach den Besonderheiten des Einzelfalles.

Um all diese Fragen genau und exakt beantworten zu können, müßten bei jedem Falle einer akuten Mittelohrentzündung eine größere Anzahl von Aufnahmen angefertigt werden. Die beste Projektion zur übersichtlichen Darstellung des pneumatischen Systems ist, wie schon früher bekanntgegeben, die seitliche Schrägaufnahme nach LANGE. Da diese aber bezüglich der Topographie des Tegmen und des Sinus sigmoides keine zuverlässige Beurteilung zuläßt, ist ihr die seitliche Schläfenbeinaufnahme nach SCHÜLLER vorzuziehen, da sie das pneumatische System mit genügender Deutlichkeit wiedergibt und über die Lage und den Verlauf des Tegmen und des Sinus sigmoides in exakter Weise Aufschluß zu geben vermag. Eine Vergleichsaufnahme der gesunden Seite in der Projektionsrichtung nach SCHÜLLER ist zweckmäßig. Eine vergleichende Betrachtung mit entsprechenden Schlußfolgerungen ist aber nur in jenen, nicht sehr häufig vorkommenden Fällen möglich, bei welchen rechts und links eine annähernd identische Pneumatisation besteht. Bei starken Pneumatisationsdifferenzen der beiden Seiten können aus dem Vergleich des gesunden mit dem kranken Schläfenbein keine entsprechenden Schlußfolgerungen gezogen werden. Sie würden häufig zu Fehlbefunden Anlaß geben. In unserem Institut wird eine seitliche Vergleichsaufnahme immer gemacht, da man ja zunächst nicht weiß, was für Pneumatisationsverhältnisse vorliegen, und zweitens die Vergleichsaufnahme die Möglichkeit bietet, eventuelle technische Mängel der kranken Seite zu erkennen. Es braucht wohl nicht betont zu werden, daß die Vergleichsaufnahmen unter identischen Aufnahmebedingungen hergestellt werden müssen bzw. sollen. Für die Darstellung des periantralen Gebietes verwenden wir die Aufnahme nach E. G. MAYER. Sie gestattet eine Beurteilung der Größe und der Konfiguration des Antrum und den Nachweis umschriebener Veränderungen im periantralen Gebiete. Außerdem stellt sie die einzige Projektion dar, bei welcher Zellen der zweiten Etage einwandfrei zur Ansicht gelangen. Eine Vergleichsaufnahme ist hier nicht nötig, weil bei dieser Projektion technische Mängel weniger leicht pathologische Veränderungen vorzutäuschen vermögen. Mit diesen drei Aufnahmen findet man in der überwiegenden Mehrzahl der Fälle sein Auslangen. Allerdings ist hierbei eine exakte Beurteilung der Warzenfortsatzspitze, der Pyramidenspitze und der Nachbarschaft des Foramen jugulare nicht möglich. Ergibt sich die Notwendigkeit einer genauen Exploration der Warzenfortsatzspitze und kommt dieselbe auf der Aufnahme nach SCHÜLLER nicht mit ausreichender Deutlichkeit zur Darstellung, so ist als ergänzende Projektion eine tangentiale Ansicht des Processus mastoideus erforderlich. Für die Beurteilung der Pyramidenspitze ist die Aufnahme nach STENVERS heranzuziehen, wobei bei Verdacht auf eine Petrositis zusätzlich noch eine einzeitige Vergleichsaufnahme der Pyramiden in sagittaler Richtung gemacht werden muß. Ergibt sich die Notwendigkeit, die Gegend am Foramen jugulare bzw. des epibulbären Abschnittes (sublabyrinthäre Zellen) eindeutig zu analysieren, so ist die Aufnahme nach LANGE anzufertigen. Eine einzeitige Vergleichsaufnahme der Warzenfortsätze ist nur in jenen Fällen notwendig, bei welchen der Verdacht einer Otitis media acuta besteht, der Otologe aber infolge einer Stenose des äußeren Gehörganges nicht otoskopieren kann und bei welchen man auf Grund der Standardaufnahmen zu keinem eindeutigen Ergebnis gelangen konnte. Sollen bei einer Schwellung am Planum mastoideum die

Weichteile berücksichtigt werden, so ist von diesser Gegend eine tangentiale Aufnahme mit Weichteiltechnik anzufertigen. Zum Schlusse dieses Absatzes sei noch erwähnt, daß die Zellbälkchen im Röntgenbild normalerweise scharf und regelmäßig begrenzt sind und dort, wo sie von den Strahlen tangential oder in der Richtung ihrer Flächenausdehnung durchsetzt werden, einen intensiven, scharf begrenzten Schatten erzeugen. Das normale pneumatische System stellt sich als charakteristische, wabenartige Zeichnung dar.

c) Das Röntgenbild der akuten Mittelohreiterung

α) Die unkomplizierte Mittelohreiterung

Die mancherorts beschriebene Verschattung der Paukenhöhle bei einer akuten Mittelohreiterung ist, da die Trommelhöhle von allen Teilen des Schläfenbeines der gewöhnlichen röntgenologischen Untersuchung am wenigsten zugänglich ist, mit großer Zurückhaltung zu werten, da die Feststellung einer Verschattung der Paukenhöhle, wie schon erwähnt, wohl manchmal, aber nicht immer gelingt. Über die Vorgänge im Cavum tympani vermag das Trommelfellbild wesentlich besser Aufschluß zu geben als das einfache Röntgenbild. In Fällen, bei welchen der Otologe infolge Stenose des äußeren Gehörganges nicht zu otoskopieren vermag, ist auch durch das einfache Röntgenverfahren über das Verhalten der Paukenhöhle kein allzu verläßliches Urteil möglich. Anders verhält es sich bezüglich des Zellsystems des Warzenfortsatzes.

Das erste Symptom eines pathologischen Prozesses in den Warzenzellen ist eine *Verschattung* derselben. Die Feststellung einer Verschattung der Zellen und des Antrum — letzteres ist eigentlich nichts anderes als eine große Zelle der Pars mastoidea — spricht in der überwiegenden Mehrzahl der Fälle dafür, daß sich im Mittelohr ein krankhafter Prozeß abspielt. Eine diesbezügliche Ausnahme bilden nur die seltenen Fälle, bei welchen eine in der Nachbarschaft des pneumatischen Systems lokalisierte Erkrankung, z. B. eine Osteomyelitis, auf dasselbe übergegriffen hat. Auch eine das Schläfenbein durchsetzende Fraktur kann durch Blutaustritt eine Verschattung der dem Frakturspalt benachbarten Zellen herbeiführen. Die isolierte Erkrankung der Warzenzellen durch eine übergreifende Osteomyelitis oder durch eine dieselben durchsetzende Fraktur bietet weder klinisch noch röntgenologisch diagnostische Schwierigkeiten. Mitunter ist eine Otitis externa von einer Verschattung von Zellen begleitet, die aber nicht sämtliche Hohlräume betrifft und die insbesondere das Antrum freiläßt. Besteht bei einer Otitis externa eine retroauriculäre Schwellung und ist es nicht möglich, einen otoskopischen Befund zu erheben, welcher eine Entscheidung erlaubt, ob diese Schwellung durch eine vielleicht gleichzeitig bestehende Otitis media bedingt ist, so kann letztere, wenn bei guter Pneumatisation ein normal helles Zellsystem nachweisbar ist, ausgeschlossen werden. Bei einer durch eine Mittelohrentzündung bedingten Schwellung der retroauriculären Weichteile findet sich immer eine mindestens ausgedehnte Verschattung sämtlicher Zellen inklusive des Antrum. Eine tangentiale Aufnahme der Weichteile am Planum mastoideum gestattet nur selten — bei geringer Schwellung überhaupt nicht — die Differenzierung, ob eine retroauriculäre Schwellung durch eine Verdickung der oberflächlichen Weichteile, wie sie bei Otitis externa vorkommen kann, bedingt ist, oder ob ein subperiostaler Abszeß als Folge eines Durchbruches einer Mastoiditis vorliegt. Das Warzenfortsatzbild ist in solchen Fällen viel verläßlicher, da es bei Bestehen eines subperiostalen Abscesses stets deutliche Veränderungen zeigt. Allerdings schließt das Fehlen einer Verschattung des Zellsystems eine Mittelohrentzündung nicht aus, da eine solche auch ohne Beteiligung der Hohlräume des Warzenteiles bestehen kann. In diesen Fällen fehlt aber auch eine Weichteilschwellung.

Die Verschattung des pneumatischen Systems kann sich auf verschiedene Art manifestieren. Im Beginn sieht man oft nur eine leichte Helligkeitsverminderung, die gleichmäßig sämtliche Hohlräume betreffen kann. In der weiteren Folge kann diese Helligkeitsverminderung in eine intensive Verschattung übergehen (s. Abb. 114a). Letztere entwickelt sich um so schneller, je stürmischer der Entzündungsprozeß verläuft. Es gibt aber auch Fälle, bei welchen die Verschattung zunächst an einer oder mehreren Stellen des pneumatischen Systems auftritt, um sich dann im weiteren Verlauf auf sämtliche Hohlräume des Warzenteiles auszubreiten. Dies kann in relativ kurzer Zeit vor sich gehen.

Die Verschattung besagt zunächst nichts anderes, als daß der Luftgehalt der Zellen durch ein anderes, dichteres Medium ersetzt wurde. Aus welchem Substrat sich dieses Medium zusammensetzt, ist nicht eruierbar. Es kann sich um eine Hyperämie oder um eine Schwellung der Schleimhaut, um ein Transudat, ein Exsudat oder auch um ein Granulationsgewebe handeln. Der weitere Verlauf zeigt ein verschiedenes Verhalten.

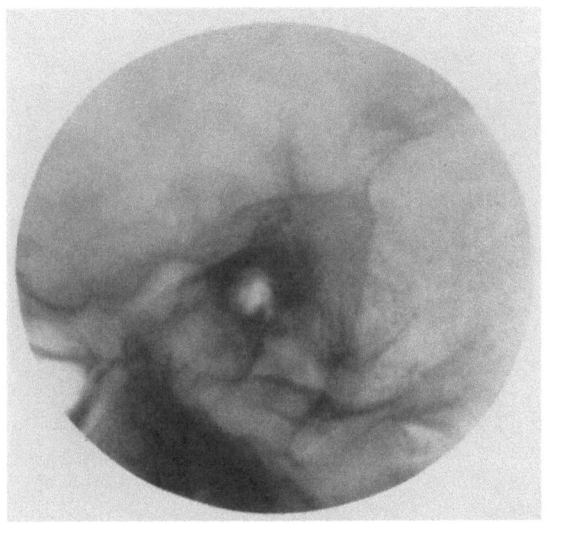 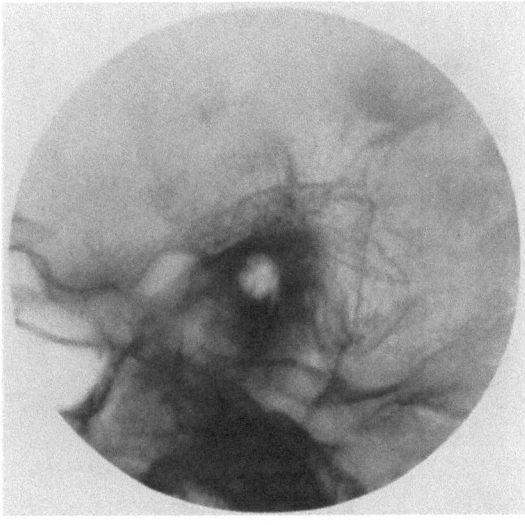

a   b

Abb. 114a u. b. Aufnahmen des linken Schläfenbeines nach SCHÜLLER. (Typische Einstellung.) Beide Aufnahmen vom gleichen Schläfenbein, a im Stadium der akuten Entzündung, b nach klinischer Heilung. 10jähriger Bub mit einer 15 Tage alten *akuten Mittelohrentzündung*. Die Abb. a zeigt ein pneumatisches System von mittlerer Ausdehnung und vorwiegend kleinzelliger Struktur. Die Zellen reichen nach vorne bis in die hintere Zygomaticuswurzel, nach hinten bis lateral vom Sinus. Die Zellen sind dicht verschattet. Es bestehen keine Zeichen einer Knochenaffektion. Der Sinus befindet sich in normaler Lage. Abb. b: Das pneumatische System ist wieder normal hell

Einmal sieht man, daß unter gleichzeitigem Abklingen der klinischen Symptome die Verschattung verschwindet und das Zellsystem wieder normalen Luftgehalt aufweist (s. Abb. 114b). Dies kann man in seltenen Fällen schon zu einer Zeit beobachten, in der klinisch noch keine vollkommene Heilung feststellbar ist. Häufiger bildet sich die Verschattung erst allmählich nach dem Verschwinden der klinischen Symptome zurück. Der Zeitabschnitt, innerhalb dessen das Röntgenbild wieder normale Verhältnisse zeigt, ist ganz verschieden lang. Durch die heute allgemein übliche antibiotische Behandlung kann dies schon in kurzer Zeit geschehen. Die Verschattung kann aber trotz dieser Therapie mehrere Wochen nachweisbar sein. Für dieses verschiedene Verhalten dürften mehrere Momente in Frage kommen: Unter anderem die Intensität und die Natur des zugrunde liegenden Prozesses, die Schleimhautbeschaffenheit und besonders ihre Durchblutung. In der vorantibiotischen Ära konnte man beobachten, daß die Verschattung dauernd in der gleichen Intensität bestehenblieb, der Prozeß klinisch zwar abklang, aber nicht zur völligen Ausheilung kam (E. G. MAYER). Ein derartiger Verlauf kommt jedoch selten vor. In der Regel ist das Fortbestehen der Verschattung das erste Zeichen einer sich entwickelnden Knochenaffektion.

β) Die Mastoiditis

Die Feststellung einer Verschattung des pneumatischen Systems des Schläfenbeines ist im Gegensatz zur Feststellung einer Verschattung der Nasennebenhöhlen von untergeordneter Bedeutung. Wichtig ist der Nachweis einer *Knochenaffektion*, also das Bestehen einer Mastoiditis. Zur Krankheitsbezeichnung sei folgendes gesagt: Die Mastoiditis ist ein pathoanatomisches Zustandsbild und eine eventuell klinische, aber keine röntgenologische Diagnose. Das, was das Röntgenbild zu zeigen vermag, sind die Zeichen der Knochenaffektion innerhalb des pneumatischen Systems. Da die Zellsepten, in deren Bereich sich der Prozeß abspielt, stellenweise auch Markräume enthalten, handelt es sich

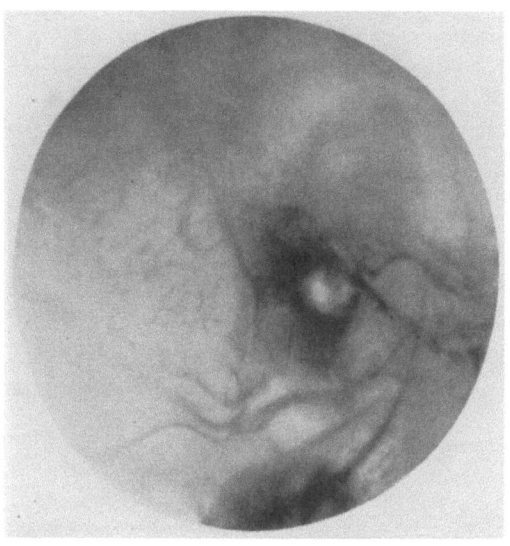
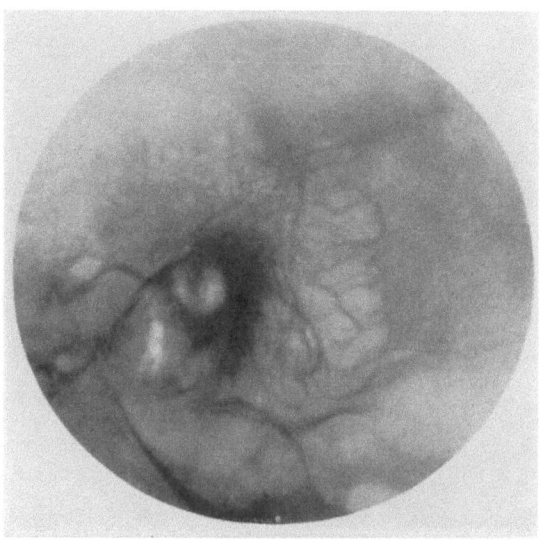

a   b

Abb. 115a u. b. Aufnahmen beider Schläfenbeine nach Schüller. (Beiderseits typische Einstellung.) a — rechts — kranke, b — links — gesunde Seite. *„Akute Mittelohrentzündung.* Das pneumatische System ist beiderseits gut entwickelt und etwas unregelmäßig, mittel- bis großzellig strukturiert. Die Zellen reichen nach vorne bis in die vordere Zygomaticuswurzel, nach hinten insbesondere links bis an die Sutura occipitomastoidea. Die Zellen sind rechterseits dicht verschattet. Die Zellbälkchen sind zwar größtenteils von normaler Schattendichte, doch unregelmäßig begrenzt, stellenweise unterbrochen. Der Sinus ist etwas vorgelagert. Der Röntgenbefund spricht für eine vom Zellumen ausgehende *Arrosion der Zellbälkchen* im größten Teil des pneumatischen Systems" (Aus „Otologische Röntgendiagnostik" von E. G. Mayer)

eigentlich um eine Osteomyelitis. Das pneumatische System des Schläfenbeines betreffend, spricht man aber erst dann von einer Osteomyelitis, wenn die Knochenaffektion die Grenzen des Zellsystems gegen die benachbarte Diploë überschritten hat.

Zunächst sei erwähnt, daß die Ausführungen Wittmaacks, daß für das Übergreifen der Entzündung von der Schleimhaut sowohl der von Scheibe als auch der von Krainz angegebene Vorgang in Frage kommt, durch die Röntgenuntersuchung ihre Bestätigung erfahren konnten. Entsprechend den pathohistologischen Befunden am Knochen beim Scheibeschen Empyem sieht man im Röntgenbild, daß die Schattendichte der Zellbälkchen unverändert bleibt, daß sie aber infolge der Arrosion vom Zellumen aus angenagt, unregelmäßig konturiert und verschmälert erscheinen (s. Abb. 115a und b). In fortgeschrittenen Fällen sind die Zellbälkchen stellenweise durchbrochen und es entsteht dann ein Bild, welches an Stelle der normalen Zellstruktur nur mehr kleinste, fleckige Kalkschatten erkennen läßt. Sonnenkalb hat diesen Zustand als „körnige Struktur" bezeichnet. Da hierbei Knochensubstanz zugrunde gegangen ist, ist der erkrankte Bereich trotz Verschattung der Zellen etwas aufgehellt. Handelt es sich um einen umschriebenen Herd, so ist er gegen die noch normale Zellbälkchen aufweisende Nachbarschaft deutlich abgegrenzt (s. Abb. 116a und b und Abb. 117a und b). Ist das ganze pneumatische System gleichmäßig befallen, dann fehlt die Vergleichsmöglichkeit mit der noch keine Knochenveränderungen zeigenden Umgebung, und die Knochenaffektion ist dann, besonders wenn es sich um ein Anfangsstadium handelt und die Veränderungen noch nicht sehr ausgeprägt sind, schwer zu erkennen. Hier kann in manchen Fällen der Vergleich mit der gesunden Seite weiterhelfen. Schwierig zu beurteilen sind immer die Fälle mit Pneumatisationsstörung, da dieselbe mit einer Unregelmäßigkeit der Zellwände verbunden sein kann. Es kann dann eine Knochenaffektion sogar mit Sequesterbildung nicht immer eindeutig von einer Pneumatisationsstörung auseinandergehalten werden. Wenn eine genaue Analyse des Röntgenbildes mit sorgfältigem Absuchen des ganzen

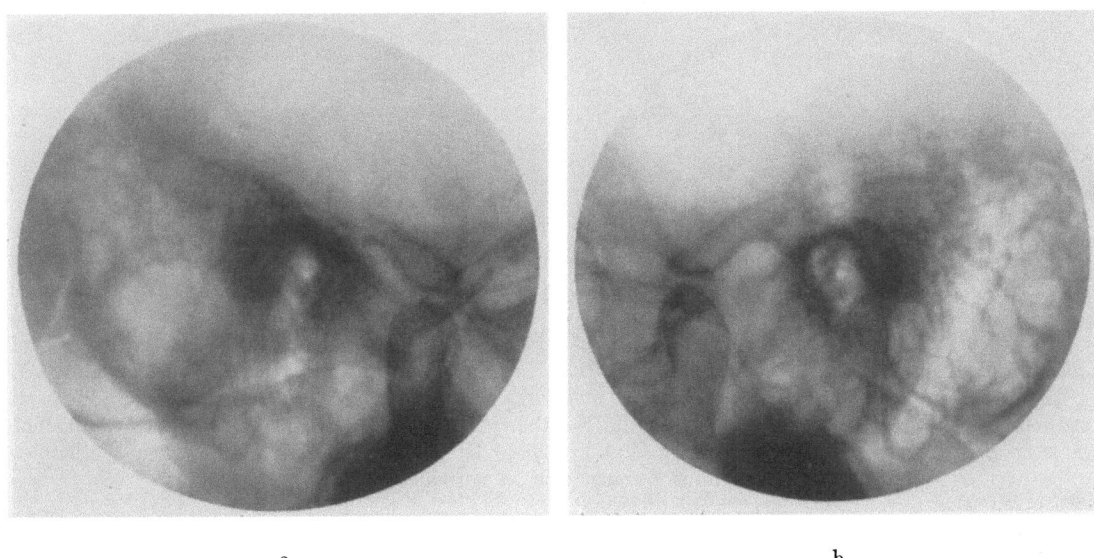

a   b

Abb. 116a u. b. Aufnahmen beider Schläfenbeine nach SCHÜLLER. (Beiderseits typische Einstellung.) a — rechts — kranke, b — links — gesunde Seite. 72jährige Frau mit einer 14 Tage alten *akuten Mittelohr-entzündung* mit einem Subperiostalabsceß rechts. Das pneumatische System ist beiderseits gut entwickelt, die Zellen reichen nach vorne bis in die hintere Zygomaticuswurzel, nach hinten bis hinter den Sinus. Im oberen Anteil der Pars mastoidea sind rechts die Zellen dicht verschattet. In der unteren Hälfte der Pars mastoidea findet sich als Ausdruck einer *Knochenaffektion* ein über haselnußgroßer Aufhellungsherd, in dessen Bereich keine Zellstruktur mehr erkennbar ist. Der Sinus ist nicht abgrenzbar

pneumatischen Systems eine plötzliche unvermittelte Unterbrechung von Zellbälkchen erkennen läßt, so spricht dies für eine Arrosion bzw. Knochenaffektion. Auf Grund von Verlaufsbeobachtungen gelingt es oft frühzeitiger und eindeutiger, das vollständige oder teilweise Verschwinden einzelner Zellsepten oder von Teilen von solchen festzustellen und damit das Übergreifen des Entzündungsprozesses auf den Knochen zu erkennen (s. Abb. 118a und b). Das Zeitintervall, innerhalb dessen eine Röntgenaufnahme wiederholt werden soll, richtet sich nach dem klinischen Verlaufe. Bei nicht allzu stürmischen Verlaufsformen werden Veränderungen meist nach 8 Tagen nachweisbar sein (s. Abb. 119a, b und c). Doch gibt es auch Fälle, bei welchen Kontrollen in zweitägigen Intervallen ein deutliches Fortschreiten des Prozesses erkennen lassen.

Die zweite Form der Knochenaffektion, welche von den Gefäß- und Markräumen der Zellsepten ausgeht (KRAINZ), manifestiert sich im Röntgenbild dadurch, daß die Zellbälkchen scharf und regelmäßig begrenzt bleiben, ihre Schattendichte aber fortschreitend abnimmt, bis sie letzten Endes nicht mehr nachweisbar sind (s. Abb. 119b und c und Abb. 120a und b). Man findet dann anstatt der ehemaligen wabigen Strukturzeichnung eine strukturlose Aufhellung, die gegen die noch nicht vollkommen zerstörte Umgebung nicht scharf abgegrenzt ist (s. Abb. 121a und b).

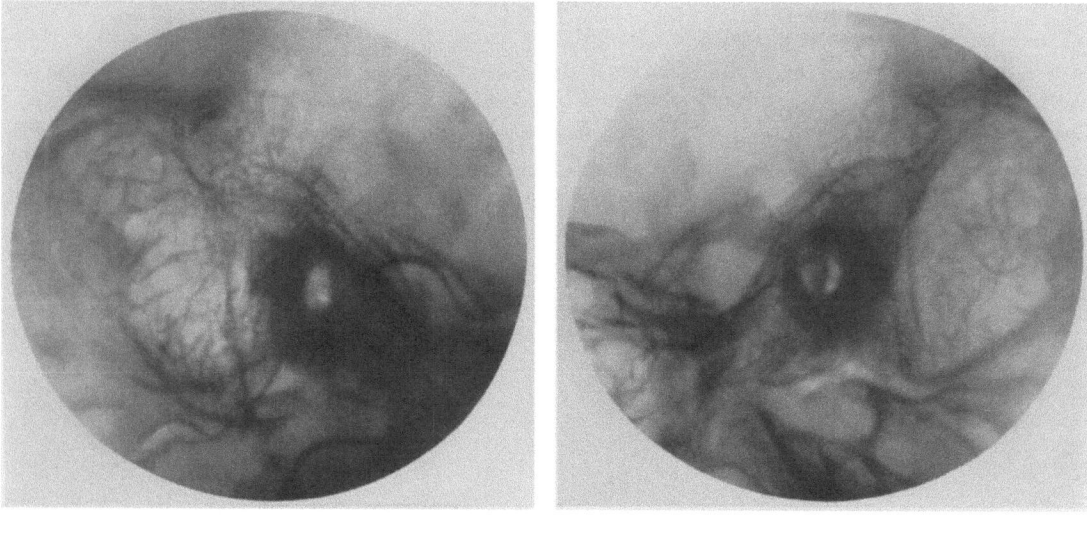

a   b

Abb. 117a u. b. Aufnahmen beider Schläfenbeine nach SCHÜLLER. (Beiderseits typische Einstellung.) a — rechts — gesunde, b — links — kranke Seite. 10jähriges Mädchen mit einer seit 8 Tagen bestehenden *akuten Mittelohrentzündung* links. Seit 2 Tagen ist das linke Mastoid druckschmerzhaft. Das pneumatische System ist beiderseits sehr gut entwickelt und von klein- bis mittelzelliger Struktur. Die Zellen reichen mit einem größeren Ausläufer in die Schuppe nach vorne bis in die hintere Zygomaticuswurzel, nach hinten bis an die Sutura occipito-mastoidea. Die Zellen sind links verschattet. Unten marginal besteht links als Ausdruck einer *Knochenaffektion* eine gegen die Nachbarschaft ziemlich deutlich abgegrenzte Aufhellung von über Bohnengröße. In ihrem Bereiche sind nur mehr Reste der ehemaligen Zellstruktur vorhanden. Der Sinus befindet sich in normaler Lage

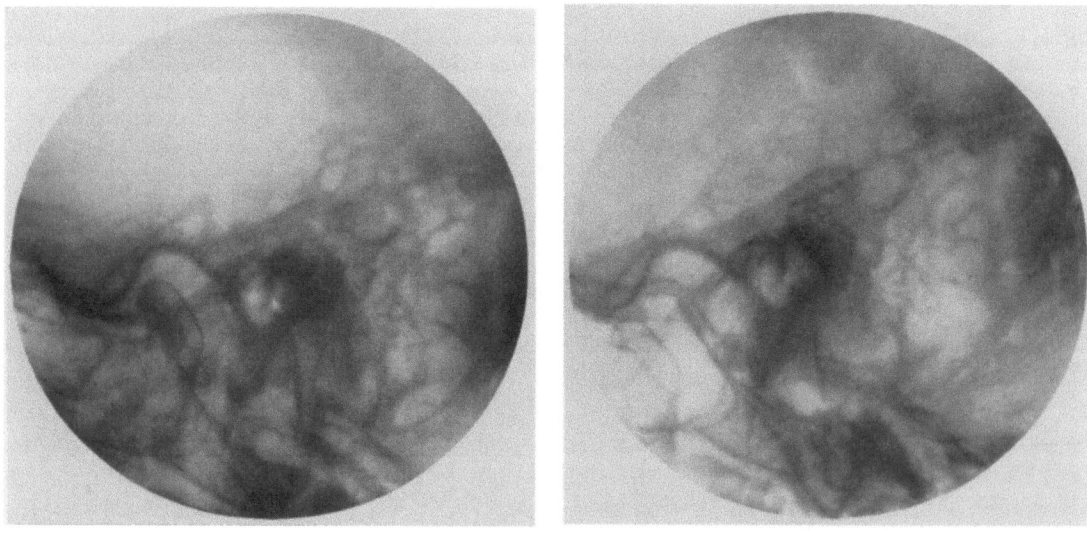

a   b

Abb. 118a u. b. Aufnahmen des linken Schläfenbeines nach SCHÜLLER. (Typische Einstellung beider Aufnahmen.) Beide Aufnahmen vom gleichen Schläfenbein. a 6 Tage nach Beginn der Erkrankung. b 2 Wochen später. *Entwicklung einer Knochenaffektion*, bei einer 70jährigen Frau mit einer *akuten Mittelohrentzündung.* Gut entwickeltes pneumatisches System von gemischtzelliger Struktur. Die Zellen reichen nach vorne bis über den äußeren Gehörgang, nach hinten bis hinter den Sinus. Die Zellen sind verschattet. Keine Zeichen einer Knochenaffektion, der Sinus befindet sich in normaler Lage. Die Abb. b zeigt als Ausdruck einer Knochenaffektion im hinteren-unteren Anteil der Pars mastoidea einen größeren, unregelmäßigen Aufhellungsherd, innerhalb dessen keine eindeutige Zellstruktur mehr erkennbar ist und dessen Abgrenzung gegen den nicht pneumatisierten Knochen undeutlich ist

Diese beiden eben beschriebenen bezüglich ihrer Genese ganz verschiedenen Arten der Knochenaffektion gelangen in reiner Form ganz selten zur Beobachtung. In der Mehrzahl der Fälle sieht man Mischformen mit Überwiegen der einen oder der anderen Art. Man findet dementsprechend dann im Röntgenbild gleichzeitig eine unscharfe Konturierung der Zellbälkchen und eine Verminderung ihrer Schattendichte.

Die Knochenaffektion kann die ganze Pars mastoidea bzw. auch das ganze pneumatische System umfassen. Hierbei kann die dünne Corticalis, welche das Zellsystem gegen die Diploë des nicht pneumatisierten Knochens begrenzt, erhalten bleiben (s. Abb. 122a und b). Ist diese Corticalis in größerer Ausdehnung durchbrochen und hat der Entzündungsprozeß bereits auf den benachbarten Knochen übergegriffen, so besteht bereits eine Osteomyelitis. Auf diese Krankheit wird später noch näher eingegangen werden. Die Knochenaffektion kann aber auch nur einen kleineren oder größeren Abschnitt des pneumatischen Systems betreffen und ihre ersten Zeichen sind beim Erwachsenen meist in der Peripherie des Zellsystems zu finden. Dies hat zweierlei Gründe: Erstens entwickeln sich die ersten Einschmelzungsherde beim Erwachsenen häufig in der Peripherie und zweitens sind die marginalen und terminalen Zellen wesentlich besser der

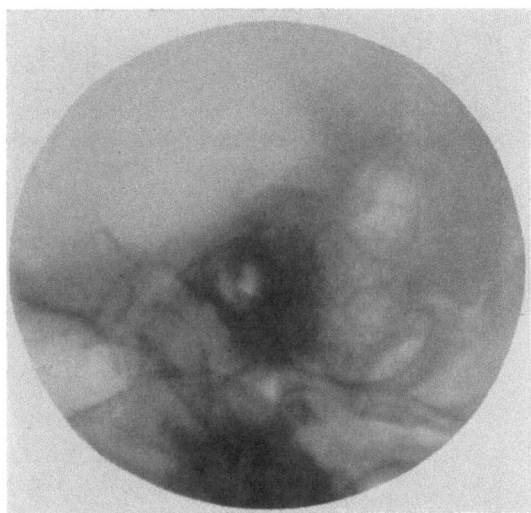

Abb. 119a. Aufnahme des linken Schläfenbeines nach SCHÜLLER. (Typische Einstellung.) 67jährige Frau, die wegen einer 3 Wochen alten *akuten Mittelohrentzündung* überwiesen wurde. Das pneumatische System ist gut entwickelt, etwas unregelmäßig abgegrenzt, von gemischtzelliger Struktur mit größeren Zellen in der Peripherie und ist verschattet. Die Zellstruktur ist in den hinteren Partien der Pars mastoidea im Bereiche der größeren Endzellen als Ausdruck einer *Knochenaffektion* undeutlich und aufgehellt. Der Sinus ist nicht eindeutig abgrenzbar

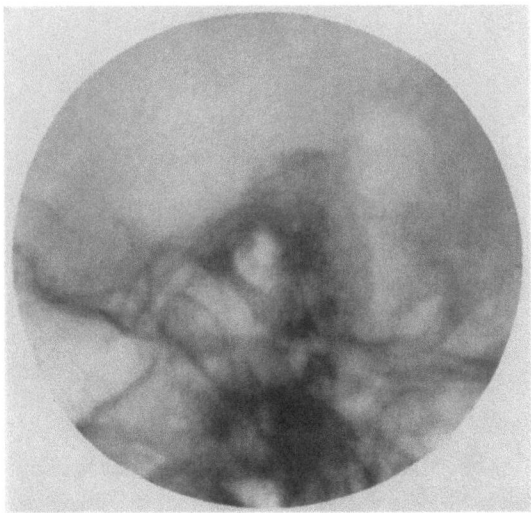

Abb. 119b

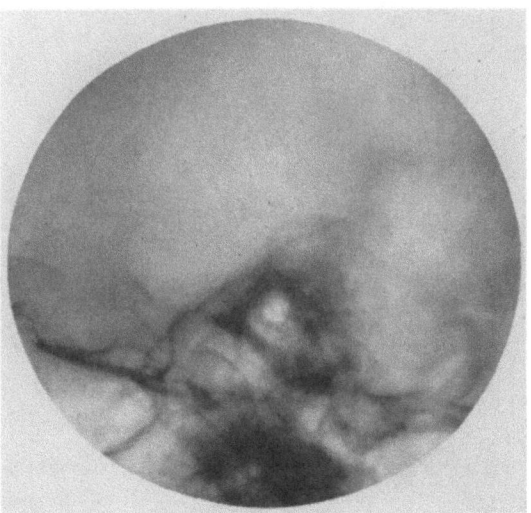

Abb. 119c

Abb. 119b. Aufnahme des linken Schläfenbeines nach SCHÜLLER, desselben Falles wie Abb. 119a, (Typische Einstellung), in der 4. Woche nach Krankheitsbeginn. Als Ausdruck einer *fortschreitenden Knochenaffektion* ist im Bereiche der ehemaligen größeren Endzellen eine stärkere Aufhellung aufgetreten, in deren Bereich die Zellstruktur nur mehr andeutungsweise erkennbar ist

Abb. 119c. Aufnahme des linken Schläfenbeines nach SCHÜLLER desselben Falles wie Abb. 119a. (Typische Einstellung), in der 5. Krankheitswoche. Als Ausdruck einer *weiter fortschreitenden Knochenaffektion* ist nun überhaupt keine Zellstruktur mehr erkennbar

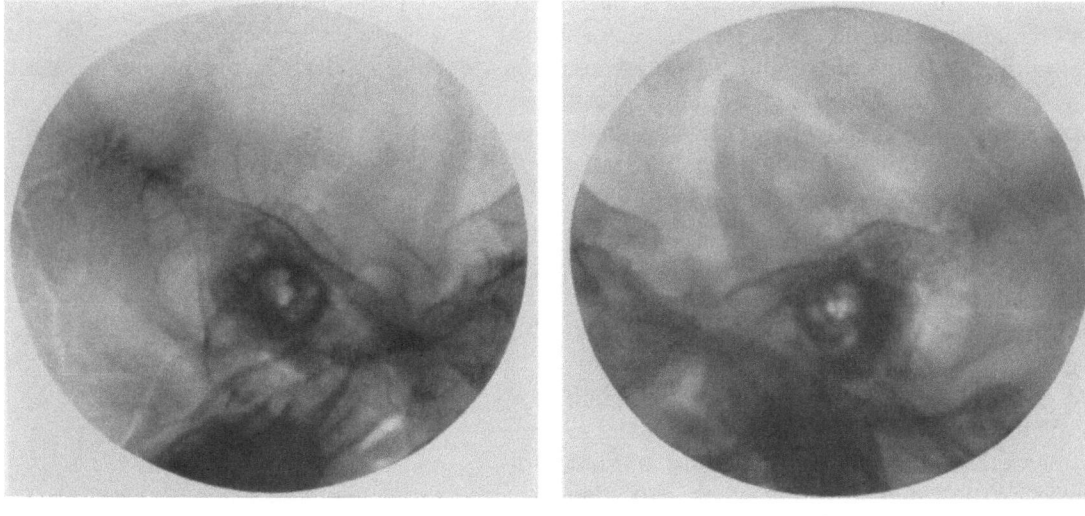

a   b

Abb. 120a u. b. Aufnahmen beider Schläfenbeine nach SCHÜLLER. (Beiderseits typische Einstellung.) a — rechts — kranke, b — links — gesunde Seite. 2jähriger Bub mit einer 3 Wochen alten *akuten Mittelohrentzündung* rechts. Seit 3 Tagen *Subperiostalabsceß*. Temperatur 39⁰. Nie Ausfluß aus dem Ohr. Das pneumatische System ist für das Alter des Kindes beiderseits schon sehr gut entwickelt, rechts noch besser als links und von klein- bis mittelzelliger Struktur. Die Zellen reichen rechts mit einem Ausläufer in die Schuppe nach vorne bis in die hintere Zygomaticuswurzel, nach hinten bis knapp hinter den Sinus. Die Warzenfortsatzspitze ist nicht pneumatisiert. Die Zellen sind rechts verschattet. Lateral vom Sinus erkennt man in mittlerer Sinushöhe als Ausdruck einer *Knochenaffektion* einen über bohnengroßen Aufhellungsherd, in dessen Bereiche die Zellstruktur nur mehr als angedeutete Schatten erkennbar ist. Der Sinus befindet sich in normaler Lage. Der Röntgenbefund spricht für eine vorwiegend von den Mark- und Gefäßräumen ausgehende Knochenaffektion

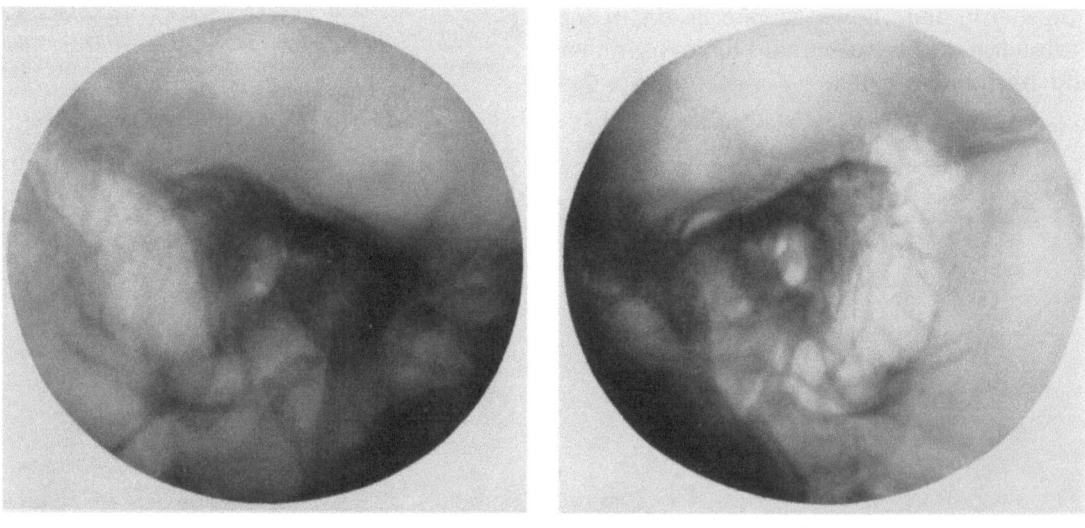

a   b

Abb. 121a u. b. Aufnahmen beider Schläfenbeine nach SCHÜLLER. (Die Neigung des Zielstrahles zur Deutschen Horizontalebene war beiderseits etwas zu gering und der Focus der Röhre stand beiderseits etwas hinter der Ohrvertikalen.) a — rechts — kranke, b — links — gesunde Seite. 15jähriger Junge mit einer 14 Tage alten *akuten Mittelohrentzündung* rechts. Das pneumatische System ist rechts gegenüber links etwas gehemmt, leicht unregelmäßig, gemischtzellig. Die Zellen reichen rechts nach vorne bis in die hintere Zygomaticuswurzel, nach hinten bis knapp hinter den Sinus. Die Warzenfortsatzspitze ist nicht pneumatisiert. Die Zellen sind rechts verschattet. Die Zellstruktur ist im ganzen Bereich der Pars mastoidea als Ausdruck einer *Knochenaffektion* undeutlich, aufgehellt, stellenweise nicht mehr erkennbar. Die im oberen Anteil der Pars mastoidea noch erhaltenen Zellbälkchen sind ziemlich scharf und regelmäßig begrenzt. Die Abgrenzung des strukturlosen Bereiches gegen den noch Zellbälkchen zeigenden Bereich ist undeutlich. Der Sinus ist besonders im unteren Anteil vorgelagert. Der Röntgenbefund spricht für eine vorwiegend von den Mark- und Gefäßräumen ausgehende Knochenresorption

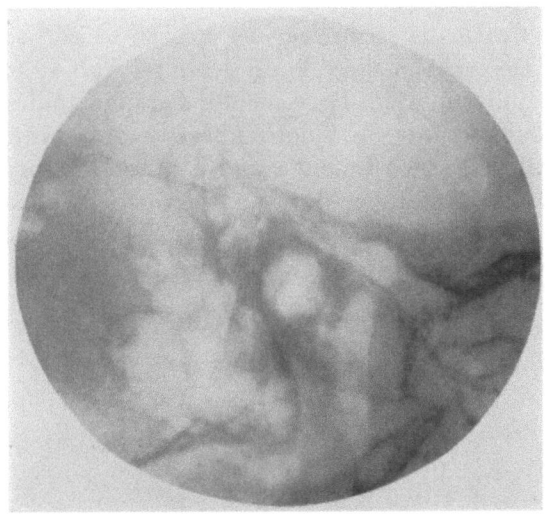 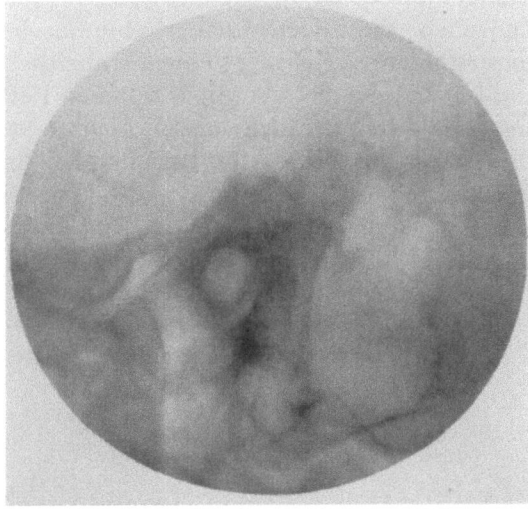

a   b

Abb. 122a u. b. Aufnahmen beider Schläfenbeine nach SCHÜLLER. (Beiderseits typische Einstellung.) a — rechts — gesunde, b — links — kranke Seite. 64jährige Frau mit einer 3 Wochen alten *Otitis media acuta sinistra*. Links sind die Grenzen des pneumatischen Systems noch gut erkennbar. Es ist bzw. war gut entwickelt und ist verschattet. Im gesamten Bereich der Pars mastoidea ist als Ausdruck einer *hochgradigen Knochenaffektion* keine Zellstruktur mehr erkennbar. Die das pneumatische System gegen die Diploë des nicht pneumatisierten Knochens abgrenzende Corticalis ist vollkommen intakt

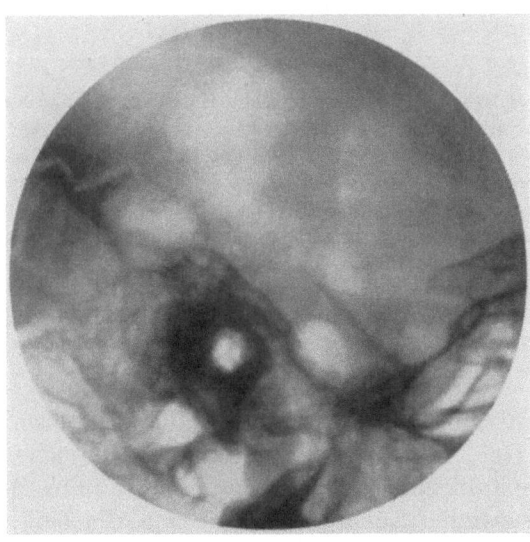 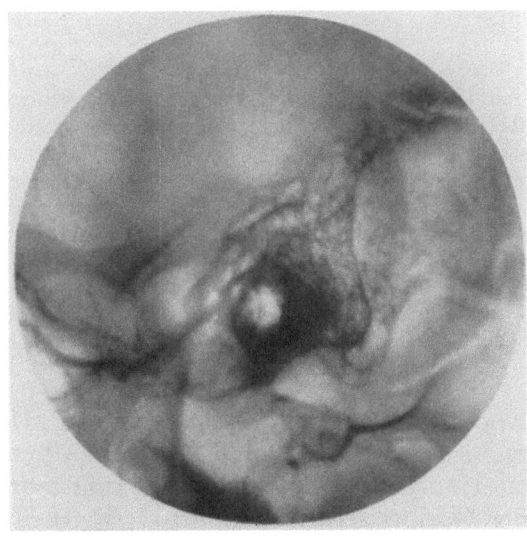

a   b

Abb. 123a u. b. Aufnahmen beider Schläfenbeine nach SCHÜLLER. (Beiderseits typische Einstellung.) a — rechts — kranke, b — links — gesunde Seite. 8jähriger Bub mit einer 4 Wochen alten, *akuten Mittelohrentzündung* rechts. Seit 3 Tagen besteht rechts retroauriculär eine Schwellung. Die Aufnahme a zeigt ein etwas gehemmtes pneumatisches System von vorwiegend kleinzelliger Struktur. Die Zellen reichen nach vorne bis in die hintere Zygomaticuswurzel, nach hinten bis knapp hinter den Sinus. Die Zellen sind verschattet. Oberhalb des Petrosuswinkels erkennt man als Ausdruck einer *umschriebenen Knochenaffektion* einen haselnußgroßen Aufhellungsherd, der gegen die Umgebung wohl gut abgrenzbar ist, in dessen Bereiche aber keine Zellstruktur erkennbar ist. Die Zellsepten im übrigen Anteil der Pars mastoidea sind zum Teil undeutlich und unscharf begrenzt und zum Teil verdickt. Diese Veränderungen sind teilweise die Folge der Pneumatisationsstörung, teilweise die Folge resorptiver und teilweise die Folge appositioneller Knochenveränderungen. Der Sinus ist im unteren Anteil etwas vorgelagert. Die Operation ergab im Bereiche des Aufhellungsherdes eine Einschmelzungshöhle, aus der sich unter Druck Eiter entleerte. Die übrigen Zellen der Pars mastoidea waren teilweise zerstört, die Zellumina waren mit Eiter und Granulationen gefüllt

Röntgenuntersuchung zugänglich als die periantralen Zellen. Bevorzugt werden die großen Endzellen. Sie zeigen zunächst eine unscharfe Corticalis. Schreitet der Prozeß weiter, so können mehrere Zellen zu einem einheitlichen Destruktionsherd konfluieren (s. Abb. 123a und b). In anderen, allerdings seltenen Fällen findet man im Bereiche der Pars mastoidea mehrere, durch röntgenologisch nicht wesentlich veränderte Knochenbezirke getrennte, Destruktionsherde (s. Abb. 124a und b), die, falls der Prozeß nicht zum Stillstand kommt, zu einem einheitlichen Herd zusammenschmelzen können (s. Abb. 119a—c). Nicht allzu selten sieht man einen isolierten Einschmelzungsherd im Bereiche der Zygomaticuszellen (s. Abb. 125) oder der Schläfenbeinschuppe (s. Abb. 126). Bei Kindern beginnt die

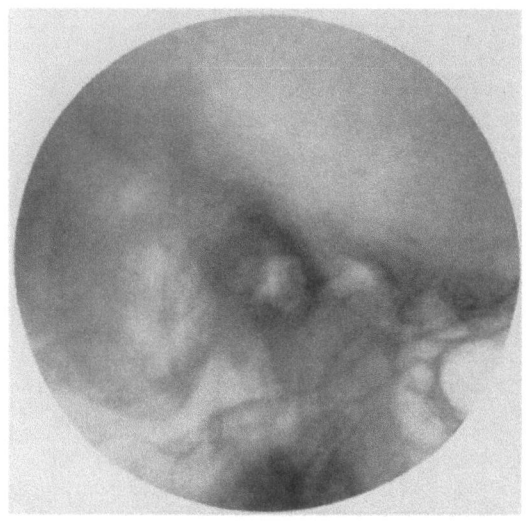
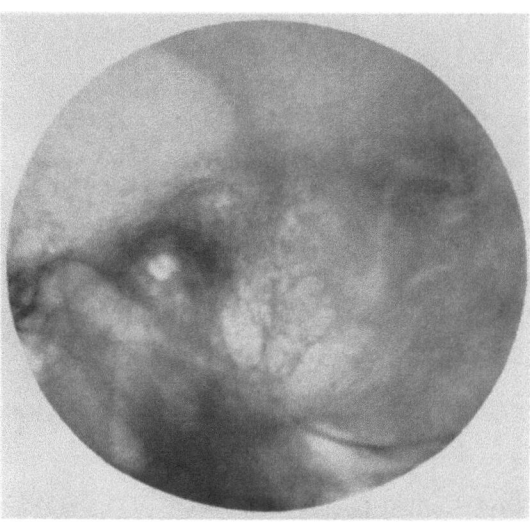

a   b

Abb. 124a u. b. Aufnahmen beider Schläfenbeine nach SCHÜLLER. (Rechts typische Einstellung, links war die Neigung des Zielstrahles zur Deutschen Horizontalebene etwas zu gering.) a — rechts — kranke, b — links — gesunde Seite. 65jähriger Mann, seit über 3 Wochen *akute Mittelohrentzündung*, mit der Diagnose *Mastoiditis* mit subperiostalem Absceß zur Röntgenuntersuchung überwiesen. Die Grenzen des pneumatischen Systems, das verschattet ist, sind rechts nicht mehr eindeutig erkennbar. Gegenüber links besteht jedoch sicher eine Hemmung. Entlang des Sinus, und zwar lateral von demselben sieht man rechts als Ausdruck einer *Knochenaffektion* drei untereinander liegende kleine, umschriebene Aufhellungsherde. Der mittlere und der untere Aufhellungsherd lassen keine Zellstruktur mehr erkennen und sind gegen die Umgebung unscharf abgegrenzt. Der oberste Aufhellungsherd zeigt noch eine undeutliche Corticalis. Die Sinusschale ist im Bereich der Aufhellungsherde undeutlich. Der Sinus ist rechts im unteren Anteil etwas vorgelagert. Rechts besteht ein Hochstand des Bulbus venae jugularis

Knochendestruktion häufig periantral. Das Antrum erscheint dann auffallend geräumig und ist unregelmäßig und unscharf begrenzt. Der Nachweis einer periantralen Knocheneinschmelzung gelingt viel schwieriger bzw. erst in einem ausgeprägteren Stadium, als der Nachweis einer peripheren Knochendestruktion. Auch hier kann man die beiden verschiedenen Formen der Knochenarrosion beobachten. Man findet einerseits die noch erhaltenen Zellbälkchen normal dicht, jedoch unregelmäßig begrenzt, sie sind mitunter unterbrochen oder ragen gegen das Lumen des Antrum vor. Andererseits kann man beobachten, daß die Umgebung des Antrum diffus aufgehellt ist, oder aber daß das Antrum in eine diffuse Aufhellung übergeht (s. Abb. 127).

Sehr selten sind Fälle zu beobachten, bei welchen es nur in einem kleineren oder größeren Abschnitt des pneumatischen Systems zur Verschattung und im weiteren Verlauf zu einer Knochendestruktion kommt und die übrigen Zellen zunächst noch lufthaltig bleiben (s. Abb. 128a und b).

γ) Die Petrositis

Es wurde schon berichtet, daß in der Pyramide im Verlaufe einer Mittelohrentzündung analoge Veränderungen auftreten können wie im Warzenfortsatz und daß sich diese

Veränderungen klinisch durch den *Gradenigoschen Symptomenkomplex* manifestieren können. Dieser Symptomenkomplex besteht aus einer Abducensparese und einer Trigeminusneuralgie mit Lokalisation der Schmerzen im Auge. Aber nicht jede *Petrositis* zeigt dieses Symptom, manchesmal sind nur Schmerzen, manchesmal ist nur eine Abducensparese vorhanden, manchesmal fehlen beide Symptome (NOVOTNY). Negative Röntgenbefunde bei klinisch positiven Befunden scheinen nicht vorzukommen. Röntgenologisch findet man als Zeichen der Knochendestruktion eine unscharf begrenzte Aufhellung von verschiedener Ausdehnung (s. Abb. 129a und 130). Schreitet der Prozeß weiter, so können die obere und untere Pyramidenkante in die Aufhellung, d. h. in die

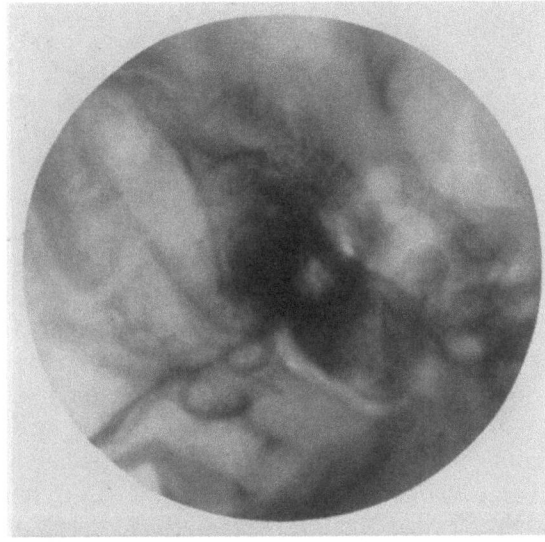

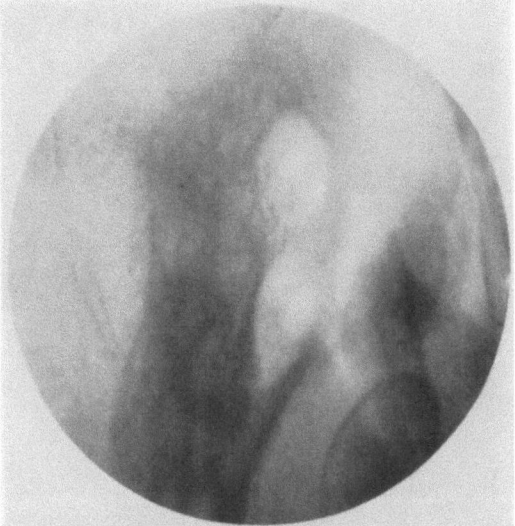

Abb. 125. Aufnahme des rechten Schläfenbeines nach SCHÜLLER. (Der Focus der Röhre stand etwas zu weit kranial.) 35jähriger Mann mit einer 3 Wochen alten *akuten Mittelohrentzündung.* Das pneumatische System ist stark gehemmt, es findet sich lediglich ein Zellkomplex in der Schläfenbeinschuppe über dem äußeren Gehörgang. Im Bereiche der hinteren Zygomaticuswurzel erkennt man als Ausdruck einer umschriebenen entzündlichen Knochenaffektion *(Zygomaticitis)* eine etwa bohnengroße Aufhellung, innerhalb der keine Zellstruktur zu erkennen ist

Abb. 126. Aufnahme des rechten Schläfenbeines nach E. G. MAYER. (Typische Einstellung.) 58jähriger Mann mit einer 14 Tage alten *akuten Mittelohrentzündung.* Seit 2 Tagen Schwellung über dem äußeren Gehörgang. Das pneumatische System ist stark gehemmt, lediglich periantral sind mehrere kleine, verschattete Zellen vorhanden. Über dem äußeren Gehörgang im untersten Anteil der Schläfenbeinschuppe erkennt man als Ausdruck einer umschriebenen Knochenaffektion eine über haselnußgroße Aufhellung, innerhalb der keine Zellstruktur erkennbar ist *(Squamitis)*

Knochenzerstörung mit einbezogen werden (s. Abb. 129b) und können in ausgeprägten Fällen in geringerer oder größerer Ausdehnung überhaupt nicht mehr nachweisbar sein (s. Abb. 131a). Beim Gradenigoschen Symptomenkomplex findet man in der Mehrzahl der Fälle eine Pneumatisation in der Pyramide. Es kommen aber auch Einschmelzungsherde in nicht pneumatisierten Pyramiden vor. Hier handelt es sich dann eigentlich um eine Osteomyelitis des Felsenbeines. Eine Pyramidenspitzeneiterung kann auch bei gesundem Mittelohr vorkommen. ALLEN und LOBB haben zwei derartige, nicht otogen bedingte Fälle beschrieben. Es handelte sich um eine metastatisch bzw. hämatogen entstandene Entzündung. ALLEN und LOBB nehmen in ihren Fällen eine hämatogene Aussaat bei einer bestehenden Zahninfektion an. Nicht jeder Aufhellungsherd in der Pyramide muß durch einen Einschmelzungsvorgang im Sinne resorptiver Knochenveränderungen bedingt sein, es kann sich auch um eine Porose in der Nachbarschaft eines entzündlichen Knochenprozesses handeln. So eine sekundäre Porose dürfte in jenen Fällen vorliegen, bei welchen im Röntgenbild eindeutige Veränderungen nachweisbar sind, klinisch aber keine oder nur geringe Symptome bestehen. Ein Einschmelzungsherd der Pyramidenspitze kann, wie schon erwähnt, sowohl in das Schädelinnere als auch gegen den Epipharynx durchbrechen und zur lokalen Absceßbildung führen. FLEISCH-MANN und DEAK beschreiben einen Fall einer Petrositis, bei welcher ein Extraduralabsceß an der Schädelbasis die Mittellinie überschritten und zur Miterkrankung der kontralateralen Pyramidenspitze geführt hat.

Von der Pyramidenspitzeneiterung (Petrositis) zu unterscheiden sind die *perilabyrinthären Eiterungen*, die sich durch ihre unterschiedliche klinische Symptomatologie differenzieren lassen. Über diese beiden Krankheitsbilder hat NOVOTNY ausführlich berichtet. Der Wert der Röntgenuntersuchung bei der Pyramidenspitzeneiterung steht einwandfrei fest. In den von NOVOTNY mitgeteilten Fällen konnte die Petrositis in 100% röntgenologisch diagnostiziert werden. Anders verhält es sich bezüglich der perilabyrinthären Eiterung, da der Nachweis perilabyrinthärer Zellen und somit auch perilabyrinthärer Herde nicht immer gelingt. Besonders die Zellgruppen in den basalen Abschnitten der Pyramide sind häufig nicht erkennbar. WORCH und SCHMIDT (beide zitiert nach NOVOTNY) teilen mit, daß es nur in 83% der Fälle gelang, histologisch nachgewiesene perilabyrinthäre Zellen auch röntgenologisch zur Darstellung zu bringen. Die Ursache liegt einerseits in der Kleinheit dieser Zellen, andererseits in dem Umstand, daß sie zum Teil vom Carotiskanal und vom dichten Labyrinthkern überlagert werden. Einwandfrei nachweisbar sind die Zellen, die medial vom oberen Bogengang und über dem inneren Gehörgang liegen und die NOVOTNY als medio-labyrinthäre Zellen bezeichnet hat (s. Abb. 131 und 132). Die Bedeutung der Röntgenuntersuchung liegt nicht nur in der Feststellung einer entzündlichen Erkrankung der Pyramiden, sondern in der exakten Lokalisation des Herdes, da die notwendigen operativen Maßnahmen ganz verschieden sind, je nachdem, ob ein richtiger Spitzenherd oder ein erkrankter perilabyrinthärer Zellkomplex vorliegt.

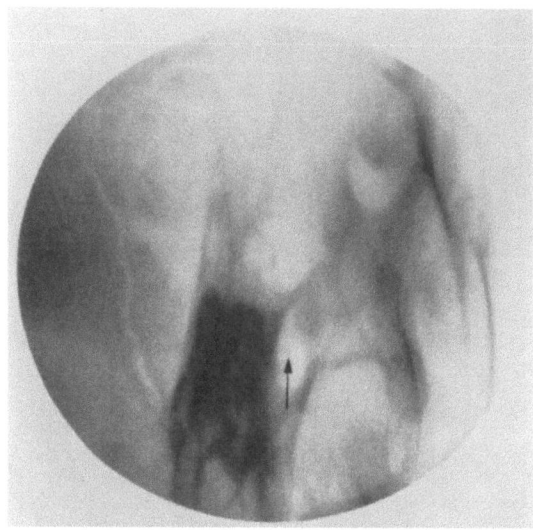

Abb. 127. Aufnahme des rechten Schläfenbeines nach E. G. MAYER. (Typische Einstellung.) 4jähriges Mädchen mit einer 4 Wochen alten *akuten Mittelohrentzündung.* Seit 3 Tagen besteht eine *Senkung der hinteren Gehörgangswand.* Die Aufnahme zeigt ein gehemmtes pneumatisches System. Das verschattete Antrum läßt nur nach rückwärts eine Abgrenzung erkennen. Nach vorne und oben geht das Antrum in eine über dem äußeren Gehörgang gelegene, unscharf begrenzte Aufhellung über, in deren Bereiche keine Zellstruktur erkennbar ist und die einem *Einschmelzungsherd* entspricht. In die von der Paukenhöhle und dem äußeren Gehörgang hervorgerufene Aufhellung senkt sich von oben her ein weichteildichter, nach unten bogenförmig begrenzter Schatten, der durch eine Verbreiterung der Weichteile im Bereiche der hinteren Gehörgangswand bedingt ist. Der Pfeil weist auf den unteren Rand der Weichteilschwellung der hinteren oberen Gehörgangswand

Auch hier kann das Röntgenbild schon höhergradige Zeichen einer Knochendestruktion aufweisen, ohne daß diesbezüglich klinische Symptome bestünden (s. Abb. 133).

δ) Die Abheilung der Mastoiditis und Petrositis

Schon vor der Einführung der modernen Chemotherapie und der Antibiotica in die Behandlung der entzündlichen Erkrankungen des Schläfenbeines hat es Fälle von Mastoiditis gegeben, die selbst dann, wenn schon ausgesprochene Knochenveränderungen bestanden hatten, spontan abgeheilt sind. Seit der Verwendung der Antibiotica hat sich nicht nur die Dauer einer akuten Otitis media verkürzt, sondern auch die Fälle, die zu einer Mastoiditis führen, sind sehr rar geworden. Bei letzterer vermag eine antibiotische, also konservative Behandlung auch dann noch in der Regel eine Heilung zu

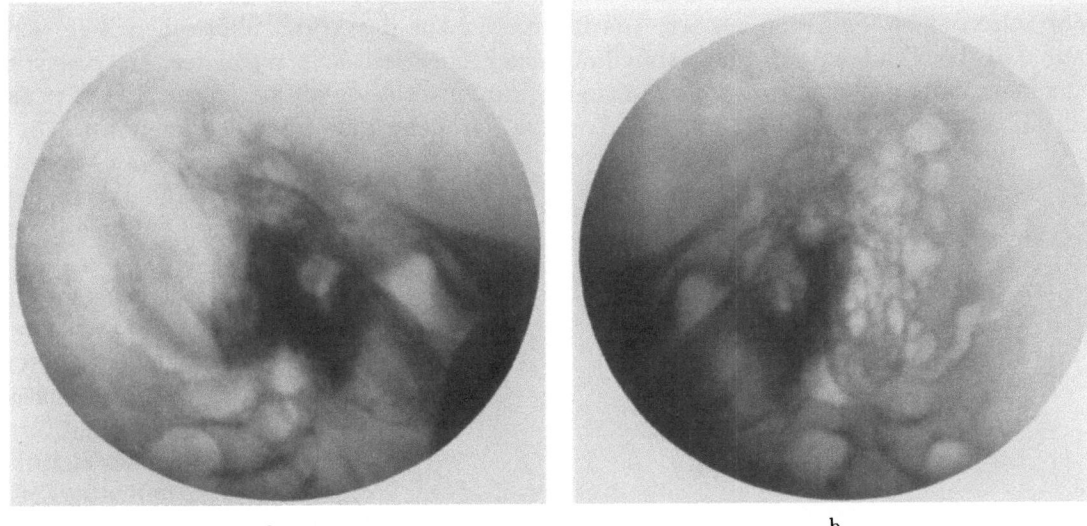

a   b

Abb. 128a u. b. Aufnahmen beider Schläfenbeine nach SCHÜLLER. (Beiderseits typische Einstellung.)
a — rechts — kranke, b — links — gesunde Seite. 33jährige Frau mit einer 3 Wochen alten *akuten Mittelohrentzündung*. Das pneumatische System ist rechts deutlich gehemmt, von klein- bis mittelzelliger Struktur.
Die Zellen reichen nach vorne bis in die hintere Zygomaticuswurzel, nach hinten läßt sich im oberen Anteil
der Pars mastoidea ein Zellkomplex bis an das obere Sinusknie verfolgen. Diese Zellen sind noch lufthaltig.
Weiter unten ist eine eindeutige Pneumatisation nicht mehr erkennbar. In mittlerer Sinushöhe findet sich
als Ausdruck einer *Knochenaffektion* ein etwa haselnußgroßer, gegen die Umgebung größtenteils unscharf
abgegrenzter Aufhellungsherd, in dessen Bereich keine Zellstruktur nachweisbar ist. In Höhe des Aufhellungsherdes, der nach hinten bis lateral vom Sinus reicht, ist die knöcherne Sinusschale infolge Knochenresorption
undeutlich. Der Sinus ist oberhalb des oberen Sinusknies lateralponiert, sonst in normaler Lage. Die durch die
Lateralposition bedingte Aufhellung darf nicht als Folge einer Knochenresorption aufgefaßt werden

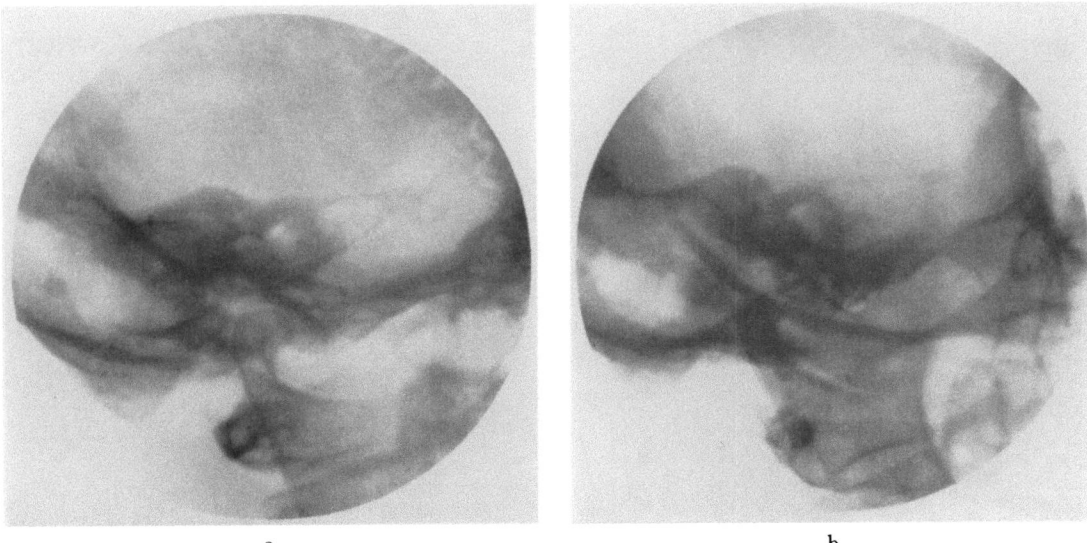

a   b

Abb. 129a u. b. Aufnahmen des rechten Schläfenbeines nach STENVERS. (a typische Einstellung, b der Focus
der Röhre stand etwas zu weit kranial.) Beide Aufnahmen vom gleichen Schläfenbein. *Petrositis*. 25jähriger
Mann, der seit Jahren an einer chronischen Otitis leidet. Seit 2 Tagen besteht rechts ein Gradenigoscher Sym-
ptomenkomplex. a 2 Tage nach Manifestwerden der klinischen Symptome, b 8 Tage später. Die Abb. a zeigt
etwas medial der Lichtung des inneren Gehörganges eine ungefähr bohnengroße, leicht unscharf begrenzte
Aufhellung, die bis unmittelbar an die obere und hintere Pyramidenkante reicht und durch einen entzündlichen
Destruktionsherd bedingt ist. Die Abb. b zeigt — Patient wurde inzwischen radikal operiert, — daß der
Destruktionsherd als Ausdruck des Fortschreitens des Prozesses beträchtlich an Ausdehnung zugenommen hat,
seine Begrenzung ist ganz unscharf. Die obere und hintere Pyramidenkante sind nun in den Destruktionsherd
mit einbezogen. Sie sind zum Teil undeutlich, zum Teil nicht mehr erkennbar. Innerhalb der Aufhellung sind
kleinste, dichtere Kalkschatten abgrenzbar, die Sequestern entsprechen

erzielen, wenn schon schwerste Knochenveränderungen bestanden hatten. Es gibt nur mehr selten einen Fall, der operiert werden muß. Aus der vorantibiotischen Zeit weiß man, daß die Tendenz zur Spontanheilung einer Mastoiditis je nach der Art des vorliegenden anatomischen Prozesses verschieden war. Diesbezüglich berichtet E. G. Mayer, daß das Scheibesche Empyem mit der Arrosion der Zellwände vom Zellumen aus selten

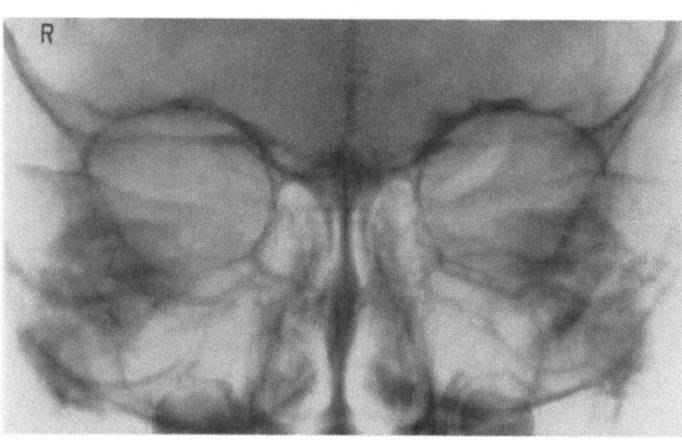

spontan heilte. Man konnte zwar in solchen Fällen bisweilen lang dauernde Remissionen sehen, früher oder später stellte sich aber doch wieder ein Rezidiv ein. Dieser Typus der Mastoiditis ist also durch einen protrahierten Verlauf, langsames, aber kontinuierliches Fortschreiten des Prozesses charakterisiert. Weiter berichtet E. G. Mayer: „Im Gegensatz dazu verlaufen jene Fälle, in welchen die Arrosion von den Gefäß- und Markräumen aus erfolgt, oft stürmisch, die Veränderungen im Röntgenbild sind viel ausgebreiteter und doch sehen wir gerade in diesen Fällen viel eher eine Spontanheilung einsetzen."

Abb. 130. Sagittale Vergleichsaufnahme der Pyramidenspitzen. (Typische Einstellung.) *Petrositis rechts.* 14jähriges Mädchen, das 8 Tage nach der Operation des rechten Schläfenbeines einen rechtsseitigen Gradenigoschen Symptomenkomplex aufwies. Das Röntgenbild zeigt als Ausdruck eines entzündlichen Prozesses der rechten Pyramidenspitze eine Aufhellung mit ganz unscharfer Abgrenzung nach lateral

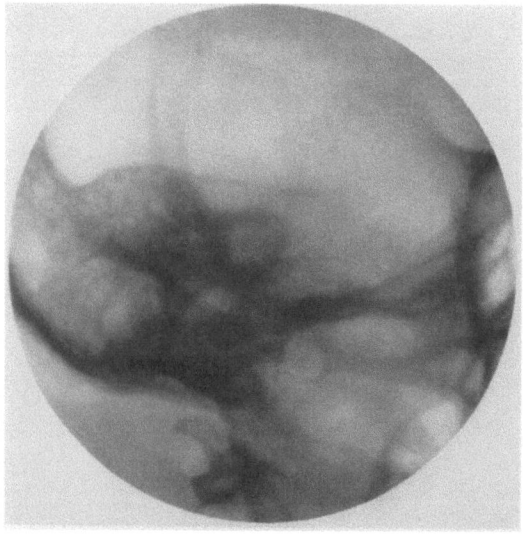
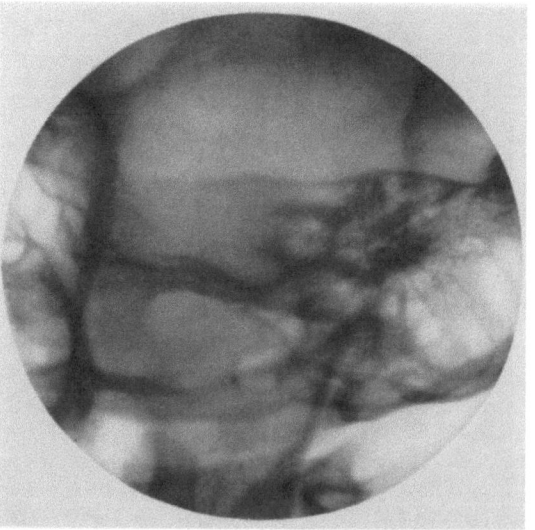

a   b

Abb. 131a u. b. Aufnahmen beider Schläfenbeine nach Stenvers. (Der Focus der Röhre stand rechts etwas zu weit nach der zu untersuchenden Seite und links etwas zu weit kranial.) a — rechts — kranke, b — links — gesunde Seite. *Petrositis.* 11 Jahre alter Knabe, der vor 3 Wochen eine Masern-Otitis bekam, seit 8 Tagen Gradenigoscher Symptomenkomplex. Auf der Abb. a ist die Pyramidenspitze infolge eines *entzündlichen Destruktionsprozesses* nicht mehr erkennbar. Die Grenze der Arrosion ist nur im Bereiche der oberen und hinteren Pyramidenkante feststellbar. Medial vom oberen Bogengang und über dem inneren Gehörgang findet sich eine ovale, unscharf begrenzte Aufhellung ohne deutliche Abgrenzung gegen die Umgebung. Die Aufhellung entspricht einem erkrankten pneumatischen Hohlraum, dessen Corticalis eine Knochenaffektion zeigt. Im Bereiche der Aufhellung ist die obere Pyramidenkante etwas undeutlich, ebenfalls als Ausdruck einer geringen Knochenaffektion

Heilt eine akute Otitis media, die zu einer Verschattung des pneumatischen Systems geführt hat, ab, so sieht man im Röntgenbild, daß das Antrum und die Zellen wieder lufthaltig werden. Dies läßt sich aber in der überwiegenden Mehrzahl der Fälle erst einige Zeit nach der klinisch bereits erfolgten Heilung feststellen, der Röntgenbefund hinkt also nach. Das Gegenteil kommt auch vor, aber wesentlich seltener. Die Abheilung einer Mastoiditis kann sich im Röntgenbild auf zweierlei Arten manifestieren. In dem einen Falle erfolgt eine vollkommene *restitutio ad integrum*, d. h. daß nicht nur

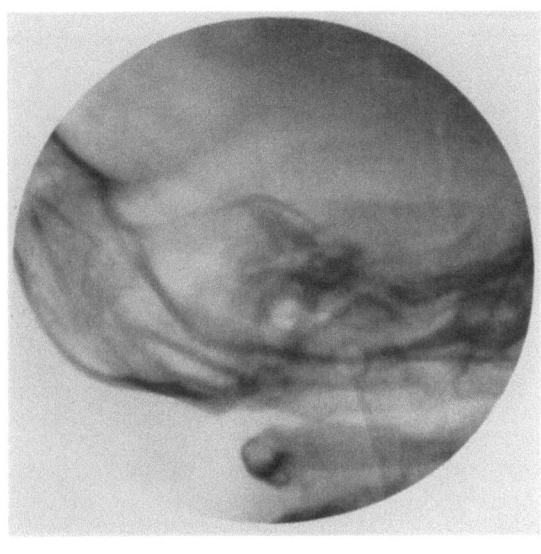 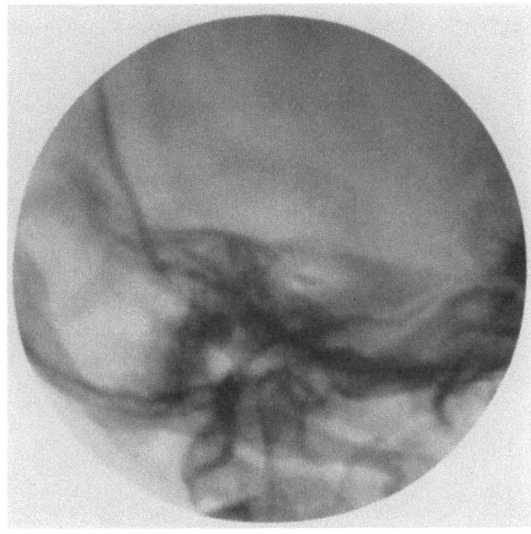

Abb. 132   Abb. 133

Abb. 132. Aufnahme des rechten Schläfenbeines nach STENVERS. (Der Focus der Röhre stand etwas zu weit kranial und nach der Seite des filmfernen Schläfenbeines.) *Knochenaffektion* der Wände einer *medio-labyrinthären Zelle.* 3jähriger Knabe, der vor 3 Tagen wegen einer akuten Mittelohrentzündung und Mastoiditis operiert worden war. Trotzdem weiter Temperatur bis 39°. Medial vom oberen Bogengang und über dem inneren Gehörgang erkennt man eine längliche, unscharf begrenzte, einer erkrankten Zelle entsprechende Aufhellung, in deren Bereiche die obere Pyramidenkante zerstört ist

Abb. 133. Aufnahme des rechten Schläfenbeines nach STENVERS. (Typische Einstellung.) „*Petrositis.* 12jähriges Mädchen, das vor 2 Jahren eine Pansinusitis acuta sowie eine Otitis media acuta bilateralis mit Spitzensymptomen rechts durchgemacht hatte. Nach rechtsseitiger Mastoidektomie kam der Prozeß klinisch zur Ausheilung und das Kind war gesund. Seit 3 Tagen wieder Zeichen einer Pansinusitis acuta. Anläßlich der röntgenologischen Untersuchung der Nebenhöhlen wurde ein Herd in der rechten Pyramide festgestellt, der klinisch keinerlei Symptome verursachte. Erst 8 Tage nach der röntgenologischen Feststellung des Herdes in der Pyramide traten die Zeichen einer Labyrinthitis auf. Das Röntgenbild zeigt im Bereiche des inneren Gehörganges als Ausdruck einer *entzündlichen Knochendestruktion* eine über bohnengroße, gegen die Umgebung ziemlich deutlich abgesetzte Aufhellung mit einem länglichen dichten Kalkschatten in Zentrum, der einem Sequester entspricht und der aus der Wand des inneren Gehörganges stammen dürfte, der selbst nicht mehr abgrenzbar ist". (Aus „Diagnose und Differentialdiagnose in der Schädelröntgenologie" von E. G. MAYER)

der Luftgehalt der Zellen wieder zur Norm zurückkehrt, sondern daß auch die Zeichen der Knochenaffektion verschwinden, die Zellbälkchen sind wieder in normaler Weise abgrenzbar (s. Abb. 134a und b). Solche idealen Ausheilungen kann man heute auf Grund der antibiotischen Therapie häufig beobachten, und zwar in jenen Fällen, bei welchen die Knochenarrosion von den Gefäß- und Markräumen aus erfolgte. Dies ist ohne weiteres verständlich, da ja die heilende Substanz durch die Gefäßräume herangebracht wird. Bei der zweiten Form der Abheilung kommt es zu einer *Sklerosierung* des Knochens im erkrankten Bereiche. Im Röntgenbild sieht man dort, wo eine Knochenusur zu erkennen war, eine Zunahme der Dichte der Verschattung. Da die Zellen schon vorher keine Luft mehr enthielten, so kann dieses Dichterwerden der Verschattung nur durch Kalkablagerung in dem die Zellumina ausfüllenden Gewebe erklärt werden. Auf Grund von histologischen Untersuchungen weiß man, daß bei einer Mastoiditis schon frühzeitig als Reaktion auf den Entzündungsprozeß eine lebhafte Knochenneubildung einsetzt. Es kommt also zur Bildung von reichlich osteoidem Gewebe, welches im Falle der Ausheilung Kalk aufnimmt. Diese Dichtenzunahme der Verschattung ist ein charakteristisches Zeichen, daß es zu reparativen Vorgängen gekommen ist. Hat man Gelegenheit, solche Fälle weiter zu verfolgen, so sieht man, daß die dichte Verschattung, innerhalb welcher noch Zellbälkchen abgrenzbar sein können, längere Zeit hindurch unverändert bestehenbleibt. Im weiteren Verlauf kommt es dann entweder zur weitgehenden Sklerosierung in Form einer starken Einengung der Lumina der Zellen (s. Abb. 135a—c), die dann meist verschattet bleiben. Eine Verschattung bleibt immer dann, wenn eine

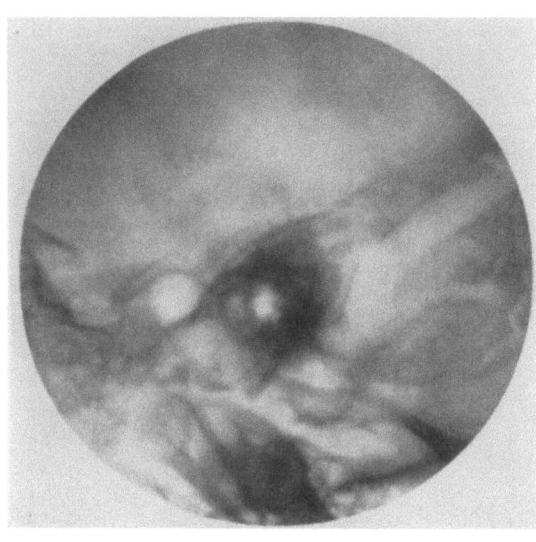
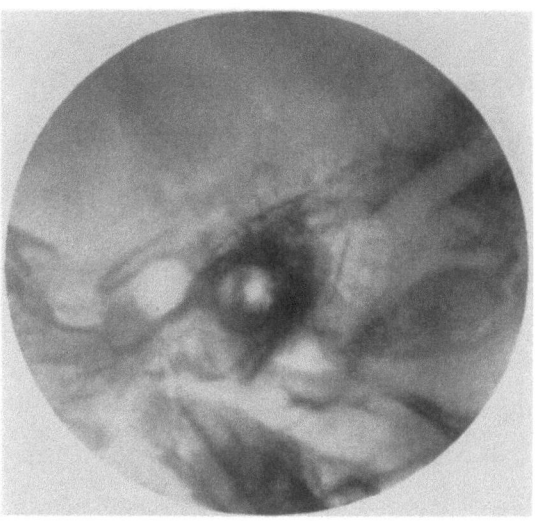

a   b

Abb. 134a u. b. Aufnahmen des linken Schläfenbeines nach Schüller. (Typische Einstellung beider Aufnahmen.) Beide Aufnahmen vom gleichen Schläfenbein. *Ausheilung einer Knochenaffektion.* Abb. a im Stadium der akuten Entzündung, Abb. b nach klinischer Heilung. 4jähriger Bub mit einer 17 Tage alten, akuten Mittelohrentzündung links. Das Mastoid ist seit 2 Tagen druckschmerzhaft. Die Aufnahme a zeigt ein ungefähr dem Alter des Kindes entsprechend entwickeltes pneumatisches System mit — soweit noch erkennbar — vorwiegend kleinzelliger Struktur. Das pneumatische System erstreckt sich nach vorne bis in die hintere Zygomaticuswurzel, nach hinten bis knapp hinter den Sinus. Die Zellen sind verschattet. Im mittleren Anteil der Pars mastoidea findet sich als Ausdruck einer *Knochenaffektion* eine größere Aufhellung, innerhalb der keine Zellstruktur mehr erkennbar ist. Der Sinus ist im unteren Anteil etwas vorgelagert. Die Aufnahme b zeigt normalen Luftgehalt des pneumatischen Systems und läßt im Bereiche der ehemaligen Aufhellung Zellsepten erkennen

höhergradige Einschmelzung vorhanden war. Die röntgenologischen Zeichen einer Besserung stellen sich in diesen Fällen auch bei antibiotischer Behandlung nur langsam ein. Es gibt aber auch Fälle, bei welchen infolge neuerdings einsetzender Pneumatisation nach Jahren wieder ein völlig normales Bild zustande kommt. Die Ausheilung mit reparativen Knochenveränderungen, die zur Einengung oder vollkommenem Schwund der Zellumina führt, konnten wir in jenen Fällen von Knochenaffektion beobachten, bei welchen die Arrosion der Zellbälkchen vom Zellumen aus erfolgte, also beim Scheibeschen Empyem. Die Ausheilung einer Mastoiditis stärkeren Grades mit einer restitutio ad integrum war in der vorantibiotischen Ära selten, heute kann man dies — wie schon erwähnt — häufig beobachten, selbst in Fällen mit ausgedehnter Knochendestruktion. Bei gehemmten Warzenfortsätzen hat nach Hager Penicillin nur geringe Heilungsaussichten. Durch die röntgenologischen Verlaufsbeobachtungen von mit Sklerosierung ausheilenden Mastoiditiden konnte die Behauptung Wittmaacks, daß es eine Knochenverdichtung mit Verödung von Zellen als direkte Folge einer Mastoiditis nicht gäbe, eindeutig widerlegt werden. Eine vollständige Verödung des pneumatischen Systems

infolge sekundärer Sklerosierungsvorgänge
— eine Möglichkeit, die KRAINZ annimmt —
konnte von röntgenologischer Seite bisher
nicht beobachtet werden. In der Regel
bleibt ein, wenn auch nur kleiner Teil der
Zellen erhalten, die dann wohl verschattet
und unscharf begrenzt bleiben können, oder
aber es werden wieder einige neue, lufthaltige Zellen gebildet.

Auf einen wichtigen Umstand muß noch
hingewiesen werden. Beim Nachweis eindeutiger und reichlicher appositioneller
Knochenveränderungen ist darauf zu achten,

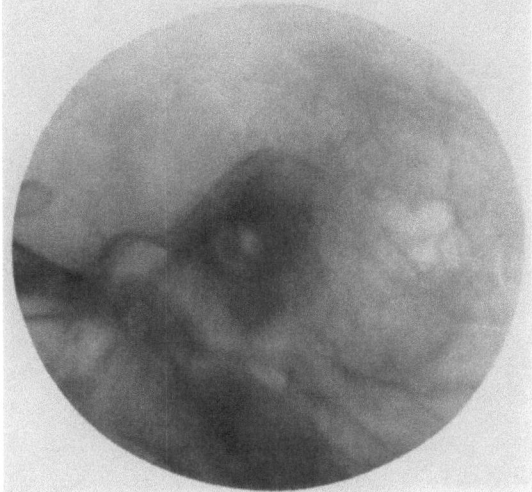

Abb. 135a

Abb. 135a. Aufnahme des linken Schläfenbeines nach
SCHÜLLER. (Typische Einstellung.) 14jähriger Junge
mit einer seit 4 Wochen bestehenden *akuten Mittelohrentzündung.* Klinisch Zeichen einer Mastoiditis.
Das pneumatische System ist gut entwickelt, von
gemischtzelliger Struktur und etwas unregelmäßiger
Abgrenzung. Die Zellen reichen mit einem Ausläufer
in die Schuppe nach vorne bis in die hintere Zygomaticuswurzel, nach hinten bis hinter den Sinus.
Marginal und terminal finden sich größere präformierte Hohlräume. Die Zellen sind verschattet. Die
Zellbälkchen sind im mittleren Abschnitt der Pars
mastoidea zum Teil noch von normaler Schattendichte, aber verdünnt, angenagt und unregelmäßig
begrenzt. Es handelt sich also um eine Knochenaffektion mit Arrosion der Zellbälkchen vom Zellumen
aus. In mittlerer Sinushöhe ist die Knochenstruktur
außerdem etwas aufgehellt, während darüber und
darunter die Verschattung als Ausdruck *reparativer Knochenveränderungen* besonders dicht ist. Die
Knochenbälkchen sind hier zum Teil undeutlich

Abb. 135b. Aufnahme des linken Schläfenbeines nach
SCHÜLLER desselben Falles wie Abb. 135a. (Typische
Einstellung.) 6 Wochen später. Patient ist beschwerdefrei, das Ohr ist trocken. Hörvermögen 80 cm. Der
Röntgenbefund ist nur insofern verändert, als die
Dichte der Verschattung noch zugenommen hat und
dieselbe nun auch die ehemals aufgehellte Knochenpartie betrifft. Die Knochenbälkchen sind nach wie
vor zum Teil undeutlich

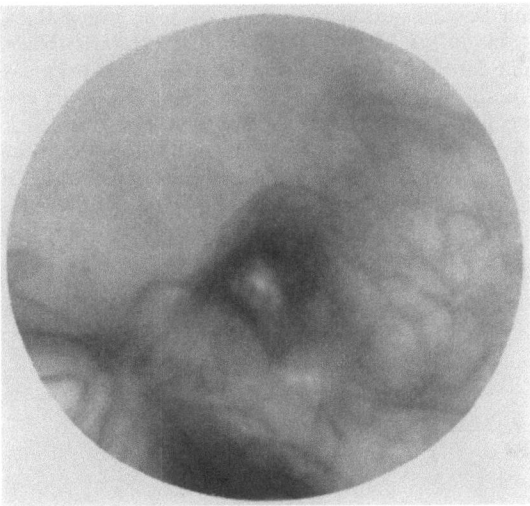

Abb. 135b

Abb. 135c. Aufnahme des linken Schläfenbeines nach
SCHÜLLER desselben Patienten wie Abb. 135a (Typische Einstellung) 4 Jahre später. Patient war bis vor
5 Tagen beschwerdefrei. Nun wird er mit einer 5 Tage
alten akuten Mittelohrentzündung mit Verdacht auf
Mastoiditis neuerdings zur Untersuchung überwiesen.
Das Röntgenbild zeigt als Ausdruck stärkerer Sklerosierungsvorgänge eine beträchtliche Zunahme der
Dichte der Verschattung. Die großen Zellen in der
Peripherie sind infolge *Knochenneubildung* hochgradig
eingeengt und verschattet. Die Zellbälkchen der in
die Schläfenbeinschuppe vorgeschobenen Zellkomplexe
sind besser abgrenzbar, die Zellen hier teilweise lufthaltig. Durch Penicillinbehandlung wird Patient in
kürzester Zeit beschwerdefrei

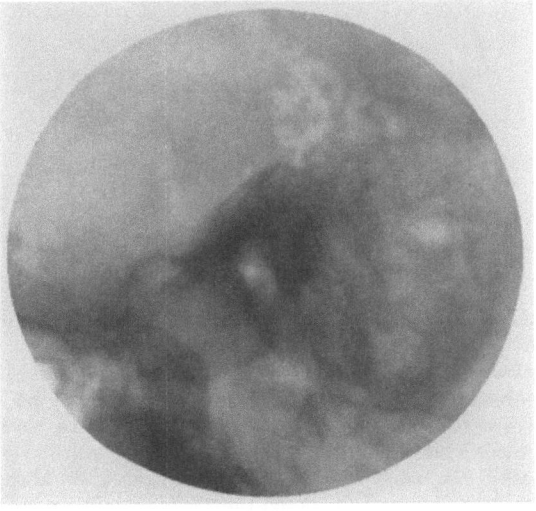

Abb. 135c

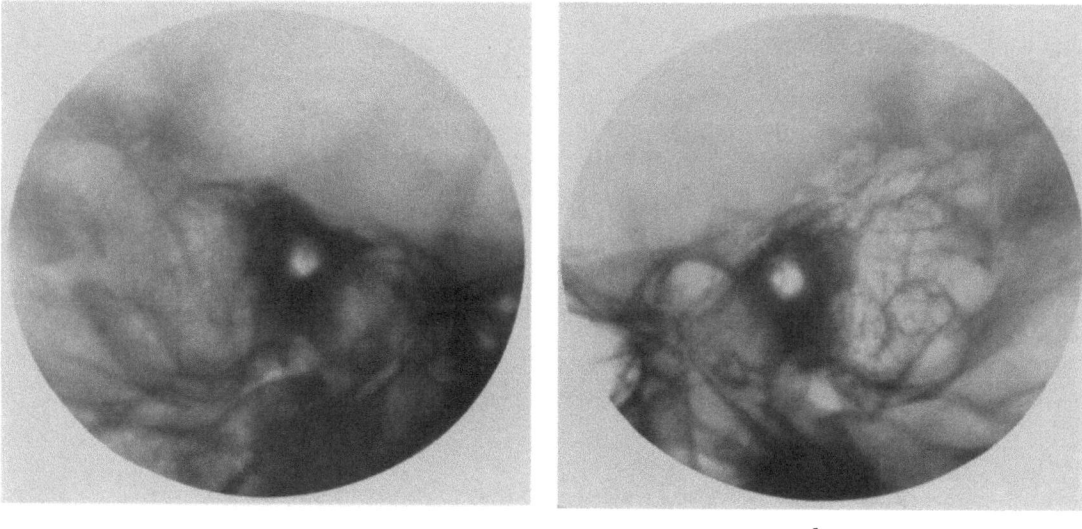

a   b

Abb. 136a u. b. Aufnahmen beider Schläfenbeine nach Schüller. (Rechts war die Neigung des Zielstrahles zur Deutschen Horizontalebene etwas zu gering, links typische Einstellung.) a — rechts — kranke, b — links — gesunde Seite. Über 9 Wochen alte *rezidivierende, akute Mittelohrentzündung* bei einem 46jährigen Mann mit der Verdachtsdiagnose Mastoiditis. Das pneumatische System ist rechts gegenüber links deutlich gehemmt, von klein- bis mittelzelliger Struktur. Die Zellen reichen nach vorne bis zum äußeren Gehörgang, nach hinten bis lateral vom Sinus. Die Zellen sind als Ausdruck *reparativer Knochenprozesse* besonders im unteren Anteil der Pars mastoidea dicht verschattet. Die Zellbälkchen sind hier nur mehr andeutungsweise erkennbar. Im oberen Anteil der Pars mastoidea erscheint die Knochenstruktur in einem kleinen, umschriebenen Bereich etwas aufgehellt, die Zellbälkchen sind undeutlich. Es liegen hier also *resorptive Knochenveränderungen* vor. Der Befund wurde durch die Operation bestätigt

a   b

Abb. 137a u. b. Aufnahmen beider Schläfenbeine nach Schüller. (Beiderseits typische Einstellung.) a — rechts — gesunde, b — links — kranke Seite. 55jähriger Mann, der 2 Wochen nach *klinisch abgeheilter akuter Mittelohrentzündung* zur Untersuchung kam. Das pneumatische System ist links deutlich gehemmt, unregelmäßig, gemischtzellig, nur im oberen Anteil der Pars mastoidea ausgebildet. Die Zellen reichen hier nach vorne bis zum äußeren Gehörgang, nach hinten bis knapp lateral bzw. hinter den Sinus. Die Zellen sind als Ausdruck *reparativer Knochenveränderungen* dicht verschattet. Knapp vor dem Petrosuswinkel findet sich als Ausdruck *resorptiver Knochenveränderungen* ein kleiner, umschriebener aufgehellter Bereich, der zwei mittelgroße Zellen umfaßt, deren Corticalis undeutlich ist. Der Sinus ist etwas vorgelagert. Patient kam an einer otogenen Meningitis auswärts ad exitum. Der Pfeil weist auf den kleinen Einschmelzungsherd

ob nicht auch Zeichen resorptiver Knochenvorgänge vorhanden sind (s. Abb. 136a und b). Die Zeichen resorptiver Knochenveränderungen können hierbei sehr gering sein und daher leicht übersehen werden. Ihre Feststellung ist in jenen Fällen von großer Bedeutung, bei welchen der Prozeß klinisch als abgeheilt imponiert, tatsächlich aber im Warzenfortsatz noch weiterschreitet (s. Abb. 137a und b). Wenn auch heute eine tödliche Komplikation zu den größten Seltenheiten gehört, so ist doch mit der Möglichkeit des Auftretens einer solchen zu rechnen. Das vollständige Verschwinden von Zeichen resorptiver Knochenveränderungen im Röntgenbild kann erst einige Zeit nach der schon erfolgten klinischen Heilung feststellbar sein. Der Röntgenbefund kann also nachhinken.

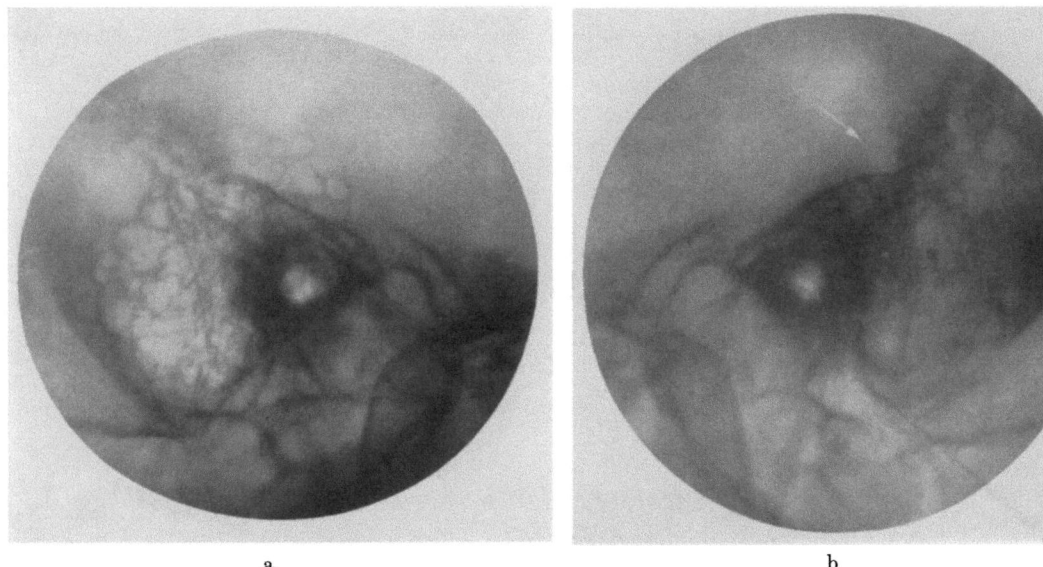

a   b

Abb. 138a u. b. Aufnahme des linken Schläfenbeines nach STENVERS. (Der Focus der Röhre stand bei beiden Aufnahmen etwas zu weit kranial.) Beide Aufnahmen vom gleichen Schläfenbein. *Petrositis*. Abb. a im Stadium der akuten Entzündung, Abb. b nach klinischer Heilung. 10jähriges Mädchen, vor 3 Tagen wegen einer akuten Mittelohrentzündung operiert, nun mit den Zeichen einer Meningitis zur Röntgenuntersuchung überwiesen; klinisch jedoch keinerlei Anzeichen einer Pyramidenspitzeneiterung. Die Abb. a zeigt als Ausdruck einer entzündlichen *Knochendestruktion* eine Aufhellung im Bereiche der Pyramide. Die Aufhellung erstreckt sich vom Apex, der selbst noch in Form eines kleinen, dreieckigen Kalkschattens erhalten ist, nach lateral bis zum Porus acusticus internus. Die obere und hintere Pyramidenkante sind in den Destruktionsprozeß mit einbezogen. Die Abb. b (3 Monate später) zeigt eine wieder normal kalkhaltige Pyramide. Auf beiden Aufnahmen ist das Lumen des hinteren Bogenganges zu erkennen. Auf der Abb. a erscheint seine Kapsel etwas undeutlich und weniger dicht (entzündliche Porose) als auf der Abb. b. Auch der Canalis facialis ist zu sehen

Die Abheilung einer Petrositis zeigt sich im Röntgenbild dadurch, daß die ehemalige aufgehellte Zone verschwindet und wieder normal kalkdichtem Knochen Platz macht. Waren die Pyramidenkanten in den Aufhellungsbereich mit einbezogen, so treten sie nun wieder in Erscheinung (s. Abb. 138a und b). Sklerosierungsvorgänge konnten wir bei Rückbildung entzündlicher Destruktionsherde in der Pyramide bisher nicht beobachten. Erwähnt sei noch, daß auch die Petrositis spontan abheilen kann.

3. Die einfache chronische Mittelohrentzündung
(Otitis media simplex chronica)

Eine eindeutige Abgrenzung der zu diesem Formenkreis der Entzündung gehörenden bzw. zugeordneten Prozesse stößt nach MARX auf große Schwierigkeiten, da es für die einzelnen Formen keine typischen patho-anatomischen Veränderungen gibt, weshalb auch die Klinik dieser Erkrankungen auf unsicherem Boden steht. Wohl lassen sich, wie MARX weiter berichtet, zwei Krankheitsbilder mit einiger Sicherheit voneinander unterscheiden: Die *einfache chronische Mittelohrentzündung* ohne wesentliche Adhäsivprozesse und die *Residuen* nach perforativer Mittelohrentzündung mit oder ohne Adhäsivprozeß. Es bleibt dann noch eine Gruppe übrig, bei welcher weder klinisch noch pathoanatomisch zu entscheiden ist, ob sie ihrer Genese nach zu der einfachen chronischen Mittelohrentzündung oder als Residuen zur eitrigen nicht perforativen Form gehören (MARX). Aus praktischen klinischen Gründen unterscheidet MARX:

1. die Otitis media simplex chronica,
2. die Adhäsivprozesse und
3. die Residuen.

1. Die Otitis media simplex chronica. Diese Mittelohrentzündung kann sich nach MARX aus einer akuten entwickeln, wenn die Schädigung, die sie hervorruft, lange Zeit einwirkt, wobei aber das Bestehen einer abnormen Reaktionsform der Paukenhöhlenschleimhaut anzunehmen ist.

2. Die Adhäsivprozesse. Adhäsionen oder bindegewebige Verwachsungen können nach jeder akuten exsudativen Mittelohrentzündung zurückbleiben, wenn sie nicht sehr rasch zur Ausheilung kommt (MARX). Am häufigsten findet man sie nach den schleichend verlaufenden Formen der frühesten Kindheit. Weiter können die Adhäsionen Restzustände von organisiertem Exsudat einer chronischen Mittelohreiterung darstellen. Der Kliniker vermag nicht immer festzustellen, auf welche Weise sie zustande gekommen sind, d. h. ob sie Folgezustände einer früher durchgemachten exsudativen Mittelohrentzündung oder nur eines sog. chronischen Katarrhs sind.

3. Die Residuen. Als Residuen werden die klinisch feststellbaren Folgezustände einer perforativen Mittelohreiterung bezeichnet. Sie finden sich naturgemäß am Trommelfell.

Die eben besprochenen Krankheitsbilder sind für den Röntgenologen von geringem Interesse, da sie sich, wie die einfache Mittelohrentzündung, in Räumen abspielen, die der Röntgenuntersuchung schlecht zugänglich sind. Nur manchmal kann die Erhebung eines Röntgenbefundes der Pars mastoidea für den Kliniker von Bedeutung sein, und zwar in Otosklerose verdächtigen Fällen, die infolge früher durchgemachter Mittelohrentzündungen einen pathologischen Trommelfellbefund zeigen, wobei dann der Kliniker mitunter die Differentialdiagnose zwischen einem Adhäsivprozeß und einer Otosklerose nicht eindeutig stellen kann. Hier spricht der Nachweis einer guten bzw. idealen Pneumatisation mehr für die Otosklerose, da bei Adhäsivprozessen fast stets ein mehr oder weniger gehemmter Warzenfortsatz gefunden wird. Wir kommen auf die Otosklerose noch einmal zurück.

4. Die chronische Mittelohreiterung

(Otitis media purulenta [exsudativa] chronica)

a) Pathogenetische und pathoanatomische Vorbemerkungen

Bei der chronischen Mittelohreiterung sind zwei Formen zu unterscheiden: die *einfache chronische Schleimhauteiterung* und die *epidermisierenden chronischen Mittelohreiterungen*.

α) Die einfache chronische Schleimhauteiterung

Diese Entzündung entwickelt sich primär gleich chronisch. Die Annahme, daß sie aus einer vorangegangenen akuten Mittelohrentzündung entstünde, und zwar entweder als Folge von Umwelteinflüssen oder als Folge einer ungeeigneten Behandlung, wird heute allgemein abgelehnt. Die akute eitrige Mittelohrentzündung heilt, wie schon berichtet, entweder ab, oder es entwickelt sich eine Mastoiditis. Lediglich die akuten Otitiden, die bei Allgemeinerkrankungen, besonders bei den Infektionskrankheiten auftreten, können in eine chronische Eiterung übergehen. Die Ursache des gleich primär chronischen Verlaufes liegt nach SCHWARZ auch nicht im angreifenden Erreger, sondern in der an Ort und Stelle von der Schleimhaut erfolgenden Abwehr. Der Charakter der Schleimhaut und damit der Zustand der Pneumatisation sind zur Zeit des Einsetzens der entzündlichen Erkrankung bereits vorgebildet. Die Reaktion der Schleimhaut ist verschieden, je nachdem, ob sie hyperplastisch oder fibrös ist. Die Ansicht, daß die hyperplastische Schleimhaut schon in den oberflächlichen Gewebsschichten den Infekt abfängt und lokalisiert, wird von SCHWARZ, ebenso wie die entsprechende Reaktion einer niedrigen Gewebsschicht bei Schleimhautfibrose als zu rein mechanistische Auslegung abgelehnt. Anerkannt wird von SCHWARZ hingegen eine Abhängigkeit zwischen dem Aufbau der Schleimhaut einerseits und der Art der entzündlichen Erscheinungen im Mittelohr andererseits. Er erklärt dies aber nicht aus mechanistischen Gründen, sondern macht hierfür die Reaktionsfähigkeit (Abwehrfähigkeit) des bindegewebigen Grundstockes bzw. des aktiven Mesenchyms verantwortlich. Was immer auch die Ursache des sich nur in den oberflächlichen Schichten der Schleimhaut abspielenden entzündlichen Prozessen sein mag, im pathoanatomischen Charakter unterscheidet sich die chronische Entzündung von der akuten nicht prinzipiell, sondern nur graduell. Knochenarrosion kommt bei der einfachen chronischen Schleimhauteiterung nicht vor. Im engen Zusammenhang mit der hyperplastischen Beschaffenheit der Schleimhaut bei der chronischen Schleimhauteiterung findet man hier starke und stärkste Grade der Pneumatisationshemmung mit mehr oder weniger stark ausgeprägtem sklerotischem Warzenfortsatz. Diese Tatsache ist schon lange bekannt und man nahm früher an, daß die Sklerosierung ein durch die Entzündung hervorgerufener reaktiver Prozeß sei. WITTMAACK hat dies jedoch strikte abgelehnt und sieht den sklerotischen Warzenfortsatz lediglich als Folge der Pneumatisationshemmung an. Da durch röntgenologische Verlaufsuntersuchungen von Mastoiditiden eindeutig nachgewiesen werden konnte, daß es im Verlauf einer Entzündung zu reaktiver Knochenneubildung kommen kann, wäre es ohne weiteres denkbar, daß auch der gehemmte, sklerotische Warzenfortsatz nicht nur durch die Pneumatisationsstörung, sondern vielleicht auch durch eine schleichend verlaufende chronische Entzündung zustande gekommen sei.

β) Die epidermisierenden chronischen Mittelohreiterungen

Hier sind wieder zwei Formen zu unterscheiden. Die *desquamative Mittelohreiterung* und die *Cholesteatomeiterung*. Beiden Formen ist gemeinsam, daß sie ihre Entstehung der Einlagerung von verhornenden, geschichteten Plattenepithelien in die Mittelohrräume verdanken, d. h. daß das Schleimhautepithel des Mittelohres durch reguläres Plattenepithel ersetzt wird.

1. Die desquamative Mittelohreiterung. Diese Form der Entzündung entwickelt sich auf einer ähnlichen Grundlage wie die einfache chronische Schleimhauteiterung. Man findet auch hier schwere und schwerste Pneumatisationshemmungen bei Schleimhauthyperplasie. Das Eindringen des Plattenepithels in die Mittelohrräume erfolgt durch eine Perforation des Trommelfelles. Die Auffassung, daß das Plattenepithel durch eine Epithelmetaplasie der Mittelohrschleimhaut entstünde, wird von SCHWARZ strikte abgelehnt, von MARX für möglich gehalten. Nur für die Entstehung der Nebenhöhlencholesteatome bei Ozaena läßt SCHWARZ eine Metaplasie gelten. Bei diesem Vordringen des Plattenepithels handelt es sich nach SCHWARZ um ein einfaches Überwachsen einer granulierenden epithelentblößten Stelle und nicht um einen ausgesprochenen Kampf zweier differenter Epithelformen (WITTMAACK), wobei sich das Plattenepithel als das stärkere erweist. Dieses Problem wird bei der Besprechung der Cholesteatomeiterung noch einmal Erwähnung finden. An der Oberfläche des vorgedrungenen Plattenepithels kommt es zu einer stärkeren Epitheldesquamation in Form reichlicher Schuppenbildung, daher auch die Bezeichnung desquamative Entzündung. Die dem vordringenden Plattenepithel benachbarte Schleimhaut weist häufig eine höckerige, papilläre, granulierende Beschaffenheit auf, wobei es in manchen Fällen, besonders dort, wo Epitheldefekte vorliegen, zu reichlicher Granulationsgewebsbildung in Form hochroter, leicht blutender, schon makroskopisch deutlich in Erscheinung tretender Gewebsmassen kommen kann. Diese Gewebsmassen setzen sich aus einem meist sehr gefäß- und zellreichen Granulationsgewebe zusammen, enthalten reichlich Leukocyten und Lymphocyten und lassen in der Regel einen Epithelüberzug vermissen. Sie werden nicht ganz mit Recht als Granulationspolypen — der Ohrpolyp ist eine entzündliche Neubildung und keine echte Geschwulst — bezeichnet und können sich mitunter bis weit in den äußeren Gehörgang hinein entwickeln. Sie entstehen entweder aus dem subepithelialen Bindegewebe oder aus dem die Demarkationszone aufbauenden Gewebe, welches sich in der Nachbarschaft von Nekrosen gebildet hat und welches innerhalb der Gefäßkanäle des anliegenden gesunden Knochens entstanden ist. Nach Aufsaugen oder Ausstoßung des der Nekrose anheimgefallenen Gewebes, bei Knochen in Form von Sequestern, kommt es vielfach zur Rückbildung der Granulationsgewebsbildung und zur Epithelisierung desselben mit Plattenepithel. Die desquamative Mittelohreiterung unterscheidet sich also von der einfachen chronischen Schleimhauteiterung durch das Auftreten von Knochenusuren.

2. Die Cholesteatomeiterung. Diese Form der chronischen Mittelohrentzündung hat mit der chronischen desquamativen Otitis die Plattenepitheleinwanderung gemeinsam. Das Cholesteatom ist ein geschwulstartiges Gebilde, das sich aus verhornten, zwiebelschalig angeordneten Epidermismassen, Fetttropfen, Fettnadeln und Cholesterinkristallen zusammensetzt und von einer Membran, der sog. Cholesteatommatrix, umgeben ist. Diese Matrix weist den Bau der äußeren Haut auf, es fehlen aber Drüsen und Haare. Über die Unterscheidung in *echte* oder *primäre Cholesteatome*, die heute allgemein als *Epidermoide* bezeichnet werden, und in *falsche* oder *sekundäre Cholesteatome* wurde schon im Kapitel über die Nebenhöhlen berichtet. Die Bezeichnung sekundäres Cholesteatom oder Cholesteatomeiterung rührt daher, daß primär eine schwere Mittelohreiterung besteht, die in gleicher Weise wie die desquamative Otitis entsteht und unterhalten wird und die nicht nur zu großen Perforationen oder zum Totaldefekt des Trommelfelles führt, sondern auch das Schleimhautepithel der Paukenhöhle in großer Ausdehnung zerstören kann, beides Momente, die die Einwanderung von Plattenepithel sehr begünstigen. Es kommen aber sicher auch Epidermoide im Schläfenbein vor, die ihre Entstehung einer embryonalen Keimversprengung verdanken. Wir kommen später noch darauf zurück. Über die Pathogenese der Cholesteatomeiterung äußert sich SCHWARZ folgendermaßen:

„Alle Theorien einer Erklärung der Cholesteatomeiterung müssen, so viel ist sicher, in erster Linie den Umstand berücksichtigen, wonach die Natur versucht, Krankheitszustände durch zweckmäßige Maßnahmen auszugleichen. Die Einwucherung des geschichteten Plattenepithels ist daher, falls sie in dieser Weise auftritt, als ein Heilungsversuch zu deuten und dies um so mehr, als wir überall an der Körperoberfläche, auch dort, wo die Epidermis normalerweise in die Tiefe reicht, immer wieder beobachten können, wie granulierende Wundflächen in gleicher Weise überhäutet werden. Bei der Cholesteatomeiterung liegen parallele Verhältnisse vor. Die chronische Entzündung bewirkt eine entzündliche Gewebsneubildung, d. h. ein Aufschließen von Granulationen aus der Schleimhaut und auch aus dem Knochen. Zwar ist nicht eindeutig geklärt, wie die randständigen Defekte im Trommelfell als Voraussetzung für die Einwucherung des Plattenepithels zustande kommen, es liegt aber nahe anzunehmen, daß toxische Einflüsse die Ursache der Einschmelzung sind. Das geschichtete Plattenepithel versucht dann die gewucherten Granulationen zu überhäuten, um eine Ausheilung zu erreichen. Die Annahme eines Kampfes verschiedener Epithelarten muß demgegenüber als problematisch erscheinen.

Das wogende Hin und Her der krankhaften Erscheinungen, die sich bei der Cholesteatomeiterung im klinischen Bilde wie auf histologischen Schnitten finden, möge den Gedanken an einen Kampf Epidermis gegen Schleimhaut geweckt und gefördert haben... Werden aber auf diese Weise die granulierenden, d. h. von Schleimhaut entblößten Stellen im Mittelohr überhäutet, so ist dadurch praktisch die Ausheilung erreicht. Die minderwertige Schleimhaut, die einer chronischen Entzündung nicht mehr Herr werden konnte, wird durch geschichtetes Plattenepithel ersetzt. Nur die besonderen räumlichen Verhältnisse des Mittelohres sind es, die eine völlige Ausheilung nicht nur erschweren, sondern so gut wie unmöglich machen, denn schließlich wird das abgeschuppte Epithel seinerseits zum Entzündungsfaktor, und zwar durch den Reiz, den es auf die Schleimhaut ausübt. Rezidive sind unausbleiblich, weil Reste der minderwertigen Schleimhaut im Mittelohr stehenbleiben, und so entsteht das Auf und Nieder der Entzündung einerseits und der Heilung durch Überhäutung andererseits, das sich nicht nur zeitlich verschieden verhält, sondern auch im Mittelohr wechselnde Verhältnisse schafft. Es ist also *ein Kampf um die Ausheilung*, kein Kampf Epidermis gegen Schleimhaut. Die Schleimhaut aber unterliegt gewissermaßen nur, weil sie in ausgesprochenem Maß zur chronischentzündlichen Erkrankung neigt, entsprechend krank bleibt und schließlich durch Plattenepithel ersetzt wird." Man hat daher auch von einer epithelialen Substitution gesprochen.

Demgegenüber vertritt MARX den Standpunkt, daß man doch von einem Kampf der beiden Epithelarten sprechen kann und begründet dies damit, daß das Cylinderepithel primär gar nicht zugrunde zu gehen braucht. Das einwuchernde Plattenepithel kann sogar unter das Cylinderepithel der Schleimhaut vordringen. Das Epithel der Paukenhöhle ist in manchen Fällen sogar gut erhalten. Die durchwuchernde Epidermis und die Cholesteatommassen können das Paukenhöhlenepithel gewissermaßen vor sich herstülpen (MARX), es bildet sich dann eine Cholesteatomkugel, die außen von Schleimhautepithel überzogen ist.

Für das Zustandekommen des Cholesteatom ist es offenbar notwendig, daß die Desquamationsprodukte der Epidermis an Ort und Stelle liegenbleiben. Dies kann dann

der Fall sein, wenn sich die Abschilferung der Epidermis in einem kleinen Hohlraum
vollzieht, oder wenn der Hohlraum durch Gewebsbrücken einen zumindest vorübergehenden Abschluß erfährt. Im ersten Falle ist der Abtransport der Schuppen nach
außen erschwert, im zweiten Falle unmöglich. Da kleine Räume für die Cholesteatom-
entwicklung disponieren, findet man sie häufig in den engen Hohlräumen des Epitympanon.
Die abgelagerten und abgestorbenen Epidermisprodukte bedingen einen dauernden Reiz,
der wieder zur weiteren Epidermisproduktion führt. Durch die Retention der Entzündungsprodukte kann die Entzündung nicht zur Ruhe kommen und wird weiterhin
unterhalten. Der Unterschied gegenüber der desquamativen Otitis besteht darin, daß
die Epidermis bei der Cholesteatomeiterung eine starke Wucherungstendenz entwickelt.
Dieses eigenartige Verhalten des Epithels beim Cholesteatom ist nach MARX nicht wie
bei einem malignen Tumor auf eine Veränderung des Epithelcharakters zurückzuführen,
es ist vielmehr nur eine Reaktion auf die äußeren Reize durch die Entzündung und die
tote meist zersetzte Epidermismasse. Dies ergibt sich schon daraus, daß nach Beseitigung des Reizes durch entsprechende therapeutische Maßnahmen die Wucherung des
Plattenepithels sistiert. Und weiter berichtet MARX: „Es ist daher zur Heilung gar
nicht notwendig, daß die Matrix des Cholesteatoms vollkommen entfernt wird. Von
dem zurückgelassenen Epithel geht in der Regel eine reguläre Epidermisierung aus, die,
wenn sie vollkommen ist, wirklich zur Heilung führt. So zeigt die klinische Erfahrung,
daß die Cholesteatombildung tatsächlich, wie die alten Autoren angenommen haben,
eine Art Heilungsvorgang ist, man muß nur der Natur nachhelfen und die Hindernisse,
die in Form des beschriebenen ‚Circulus vitiosus‘ (REZOLD) dem Heilungsvorgang im
Wege stehen, beseitigen."

Für die lebhafte Proliferation des eingewanderten Plattenepithels spielt aber nicht nur der Ent-
zündungsreiz, sondern auch die Beschaffenheit des subepithelialen Bindegewebes, das beim Cholesteatom die sog. Cholesteatommatrix bildet, eine Rolle. Diese subepitheliale Schicht pflegt beim
Cholesteatom ein besonders stark hyperplastisches, lockeres, zartes und gefäßreiches Gewebe zu sein,
auf welchem das vordringende Plattenepithel besonders lebhafte Lebensäußerungen zu entfalten
vermag. Sie zeigen sich in einer beträchtlichen Ausbreitungstendenz der eingewanderten Epidermis,
dessen einzelne Epithellagen abnorm hohe Schichten bilden, deren Desquamationstendenz erhöht ist.
Hierauf beruht wohl hauptsächlich die Größenzunahme der Cholesteatomhöhle, deren Wachstum
auf Kosten des benachbarten Knochens erfolgt. In dieser Beziehung verhält sich das Cholesteatom
wie eine echte Neubildung, die, unaufhaltsam weiterwachsend, den angrenzenden Knochen zum
Schwund bringt. Die Knochenzerstörung geht vom subepithelialen Gewebe aus. Die Epithelproli-
feration und die Ansammlung der Desquamationsprodukte innerhalb der Cholesteatomhöhle üben
einen Druck auf das subepitheliale Gewebe aus, der mit Regenerationsvorgängen beantwortet wird.
Diese Regenerationsvorgänge nehmen, ganz ähnlich wie beim eitrigen Zerfall des subepithelialen
Gewebes, ihren Ausgang vom perivasculären Bindegewebe der Gefäßkanäle der angrenzenden Knochenschichten. Hierbei bilden sich zunächst im Umkreis dieser Gefäßkanäle die charakteristischen
Knochenarrosionsherde, die von gefäßreichen Bindegewebe ausgefüllt sind, das die dazwischenliegenden Knochenschichten durch Osteoclastentätigkeit aufsaugt, bis in die subepithelialen Schichten
vordringt und mit ihnen zusammenfließt. Dadurch kann sich die Cholesteatomhöhle auf Kosten
des anliegenden Knochens vergrößern. Es ist ohne weiteres einzusehen, daß die Knochenzerstörung
um so leichter vor sich gehen wird, je zarter und gefäßreicher die angrenzenden Knochenschichten
sind und um so langsamer, wenn sklerotischer Knochen die Cholesteatomhöhle umgibt. In der überwiegenden Mehrzahl der Fälle von Cholesteatomeiterung findet man einen hochgradig oder komplett
gehemmten Warzenfortsatz, der, soweit er nicht von der Cholesteatomhöhle eingenommen ist, meist
eine kompakte bzw. sklerotische Beschaffenheit zeigt. Nur in vereinzelten Fällen sind noch einige
Überreste eines pneumatischen Systems zu sehen, die jedoch keineswegs einen normalen Luftgehalt
aufweisen, sondern von einer zähflüssigen Masse erfüllt sind und dadurch als cystenähnliche Räume
imponieren.

Bei andauerndem Wachstum kann der Knochen im Laufe der Zeit in ausgedehntem
Maße der Destruktion anheimfallen. Sehr häufig kommt es zur Zerstörung eines Teiles
oder der gesamten lateralen Recessuswand oder auch der ganzen hinteren-oberen Gehörgangswand, wodurch eine breite Kommunikation zwischen Kuppelraum und äußeren
Gehörgang entsteht, ein Zustand, der als „natürliche Radikaloperation" bezeichnet wird.
Der Warzenteil kann in geringerem oder größerem Ausmaße destruiert werden, Tegmen
und knöcherne Sinusschale können in die Arrosion mit einbezogen werden. Auch die

mediale Paukenhöhlenwand kann usuriert werden, was zur Eröffnung des Labyrinthes bzw. zur Ausbildung einer Labyrinthfistel führt. Dies kommt besonders im Anschluß an eine akute Exacerbation vor.

Die auf Grund des Wachstums des Cholesteatom entstehenden Knocheneinschmelzungsherde werden vielfach sekundär vom entzündlichen Prozeß mitbefallen. Es kann dann, wie bei der einfachen desquamativen Otitis eine reichliche Granulationsgewebsbildung einsetzen. Durch eine frische Infektion mit virulenten Keimen kann sich eine akute Exacerbation der Eiterung mit tiefer greifenden Entzündungsprozessen entwickeln, wobei ihr Verlauf und die Art der reaktiven Vorgänge denen identisch sind, wie sie beim akuten eitrigen Gewebszerfall auftreten. Die akute Exacerbation führt zu einer akut einsetzenden Exsudation der tiefer gelegenen epidermisierten Schleimhautschichten, die, da ja die Abflußwege für das Exsudat durch den Cholesteatominhalt verlegt sind, zu einer erheblichen Drucksteigerung innerhalb der Cholesteatomhöhle führt. Durch die profuse Exsudation wird der Cholesteatominhalt zur Quellung und Erweichung gebracht und kann gleichzeitig durch eine Kommunikationsöffnung, die sich zwischen Cholesteatomhöhle und Gehörgang findet, teilweise oder zur Gänze herausgepreßt werden. Dies kann, wenn die akute Exacerbation sonst komplikationslos verläuft, heilungsfördernd wirken. Werden auch die in der Nachbarschaft einer sich noch im Wachstum befindenden Cholesteatomhöhle vorhandenen Knochenresorptionsherde vom akuten Schub mit ergriffen, so kann es zu einem eitrigen Zerfall derselben kommen, was mit Knochennekrose und Sequesterbildung verbunden ist. Auf diese Weise kann der Prozeß in wichtige Nachbarregionen fortschreiten, es kann zur Entstehung eines subperiostalen Abscesses, zur Miterkrankung des Labyrinthes und zum Durchbruch in die Schädelhöhle mit Ausbildung eines perisinuösen oder extraduralen Abscesses kommen. Die schwersten Folgen sind das Auftreten einer Meningitis oder die Entwicklung eines Hirnabscesses.

Wie schon erwähnt, entsteht ein Cholesteatom häufig im Antrum-Recessusraum. Das weitere Wachstum erfolgt meistens in den Warzenfortsatz. Es gibt aber auch Fälle, bei welchen sich der Prozeß nach medial vorne in die Pyramide oder gegen die vordere Gehörgangswand bis zur Cavitas glenoidalis ausdehnt. Sehr selten sind die Cholesteatome der Paukenhöhle und die sog. Anhangscholesteatome, die in unmittelbarer Nachbarschaft der eigentlichen Cholesteatomhöhle nach Art pneumatischer Zellen zur Ausbildung gelangen (E. G. Mayer).

Erwähnung finden muß noch das sog. *genuine, primäre* oder *Flaccidacholesteatom*, das im jüngeren otologischen Schrifttum aus genetischen und anatomischen Gründen vom sekundären Cholesteatom abgegrenzt wird (Schwarz) und das im Attik zur Entwicklung gelangt. Seine Genese ist noch nicht vollkommen geklärt. Es handelt sich hier um ein Cholesteatom, das sich nach Marx allmählich und schleichend entwickelt, ohne daß vorher ein eitriger nekrotisierender Prozeß sich bemerkbar gemacht hätte. Auch fehlen mitunter Perforationen im Trommelfell. Die Ansichten über die Genese des Flaccidacholesteatom sind verschieden. Es kann hier nicht näher auf den Entwicklungsgang dieser Cholesteatomform eingegangen werden. Für den sich Interessierenden sei auf die entsprechenden Ausführungen von Marx und Schwarz hingewiesen, in denen auch die diesbezügliche Literatur zu finden ist. Wir kommen später noch einmal darauf zurück.

b) Aufnahmetechnische Vorbemerkungen

Die Fragen, die bei Bestehen einer chronischen Mittelohrentzündung durch die Röntgenuntersuchung beantwortet werden sollen, sind folgende:

1. Die Ausdehnung des pneumatischen Systems, wobei infolge der häufig zu findenden Pneumatisationshemmung eventuell vorhandene Zellen genau zu beurteilen sind.

2. Die Struktur des nicht pneumatisierten Knochens. Er kann spongiös oder sklerotisch (kompakt) sein.

3. Die Beschaffenheit der vorhandenen Zellen bezüglich Luftgehalt und Zellstruktur.

4. Die Beschaffenheit der Mittelohrräume bezüglich Größe und Begrenzung.

5. Die Beschaffenheit des Tegmen und der knöchernen Sinusschale.

6. Der Verlauf des Tegmen und des Sinus sigmoides.

Die Fragen 1, 2, 3, 5 und 6 können durch die Schläfenbeinaufnahme nach SCHÜLLER beantwortet werden. Zur Beantwortung der Frage 4 ist die Aufnahme nach E. G. MAYER heranzuziehen. Besteht auf Grund der Zuweisung eine Beteiligung des Innenohres, so ist eine Aufnahme nach STENVERS erforderlich. Wegen der meist vorhandenen Pneumatisationsstörung erübrigt sich eine Vergleichsaufnahme mit der gesunden Seite. Bei kompletter Pneumatisationshemmung ist ein Vergleich unnötig, weil die Veränderungen in den Mittelohrräumen so hochgradig sein müssen, daß differentialdiagnostisch eine Pneumatisationsstörung nicht mehr in Frage kommt. Geringe Differenzen in der Ausdehnung und der Art der Begrenzung der Mittelohrräume lassen noch keinen sicheren Schluß zu, daß sie pathologisch verändert seien. Eine Vergleichsmöglichkeit bei unvollständiger Pneumatisationshemmung fehlt meist deshalb, weil die pneumatischen Systeme beider Schläfenbeine einen verschiedenen Aufbau zeigen. In manchen Fällen kann sich die Hinterhauptsaufnahme (Vergleichsaufnahme der Schläfenbeine nach GRASHEY) als nützlich erweisen. Auf dieser Projektion kommt das Antrum besonders bei gehemmter Pneumatisation oft gut zur Darstellung, wobei gleichzeitig ein Vergleich zwischen rechts und links möglich ist. WELIN empfiehlt zum Nachweis einer Usur an der Tegmenplatte die axiale Aufnahme beider Schläfenbeine.

c) Das Röntgenbild der einfachen chronischen Schleimhauteiterung

Die einfache chronische Schleimhauteiterung ist im Röntgenbild in der Regel durch eine mehr oder weniger stark ausgeprägte *Pneumatisationshemmung* charakterisiert, während eine normale oder annähernd normale Pneumatisation nur ausnahmsweise zu sehen ist. Dies kommt nur in jenen Fällen vor, bei welchen sich der Entzündungsprozeß ausschließlich in der Paukenhöhle abspielt und der Warzenteil unbeeinflußt bleibt. Der gehemmte Warzenfortsatz bei der chronischen Otitis kann sklerotisch oder spongiös sein (s. Abb. 95 und 101). Ist die Pneumatisationshemmung nicht komplett, sind also einige Zellen vorhanden, so handelt es sich in der Regel um eine Pneumatisationsstörung vom Typus der Schleimhauthyperplasie, d. h. die Zellen sind ganz unregelmäßig innerhalb des Warzenteiles angeordnet. Bleibt der chronische Entzündungsprozeß auf die Paukenhöhle beschränkt, dann sind das Antrum und die eventuell vorhandenen Zellen normal hell. Ist es zur Miterkrankung dieser Räume gekommen, dann sind sie verschattet. Die Feststellung einer Verschattung des Antrum und vorhandener Zellen bei einer chronischen Otitis besagt aber nicht, daß sich der Entzündungsprozeß auch auf diese Hohlräume erstreckt hat, da die Verschattung lediglich die Folge der Pneumatisationsstörung, also der Schleimhauthyperplasie sein kann. Knochenveränderungen kommen bei der einfachen Schleimhauteiterung nicht vor, da der Entzündungsprozeß auf die oberflächlichen Schichten der verdickten Schleimhaut beschränkt bleibt.

d) Das Röntgenbild der desquamativen Mittelohreiterung

Auch bei dieser Entzündungsform findet man in der überwiegenden Mehrzahl der Fälle *höhergradige Pneumatisationshemmungen* und nur in ganz seltenen Ausnahmefällen, bei welchen sich der entzündliche Prozeß auf die Paukenhöhle beschränkt, kommt eine gute Pneumatisation vor. Das Röntgenbild der desquamativen Mittelohreiterung unterscheidet sich im Anfangstadium in keiner Weise von dem, welches bei der einfachen chronischen Schleimhauteiterung zu sehen ist. Das Vorliegen einer Verschattung erlaubt auch hier nicht die Feststellung, daß dieselbe durch den Entzündungsprozeß bedingt ist, da sie lediglich die Folge einer hyperplastischen Schleimhaut sein kann. Sind das Antrum und eventuell vorhandene Zellen gut lufthaltig, so kann ein entzündlicher Prozeß im Mastoid ausgeschlossen werden. Ein solcher kann auf Grund des Röntgenbildes erst dann diagnostiziert werden, wenn dasselbe Zeichen einer Knochenaffektion erkennen läßt. Dies äußert sich im Falle einer kompletten Hemmung dadurch, daß das verschattete *Antrum* und eventuell auch der *Attik* eine *Ausweitung* und *unscharfe Begrenzung* zeigen. Da das Antrum bei gehemmter Pneumatisation auch ohne krankhaften Prozeß sehr groß sein kann (s. Abb. 139) — die jeweilige Größe des Antrum hängt ganz davon ab, zu welchem Zeitpunkt die Pneumatisationshemmung eingesetzt hat —, muß die Ausweitung des Antrum eine beträchtliche sein, damit sie als pathologisch angesprochen

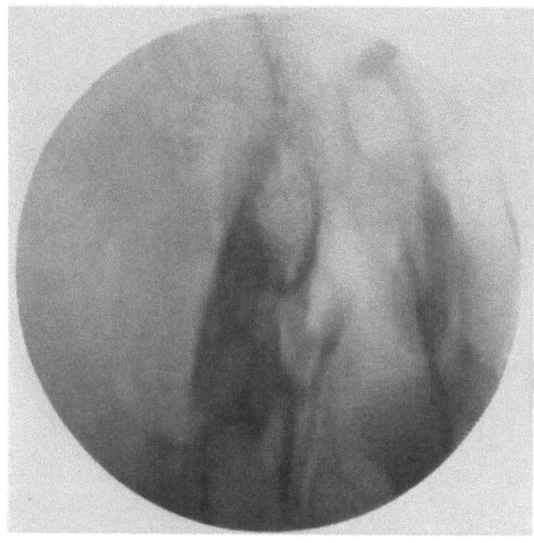

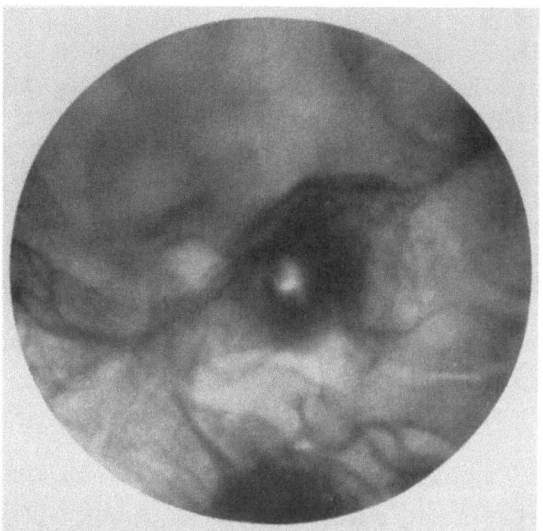

Abb. 139. Aufnahme des rechten Schläfenbeines nach E. G. MAYER. (Typische Einstellung.) 12jähriger Bub, bei welchem seit frühester Kindheit eine *chronische Otitis* besteht. Die Pneumatisation ist komplett gehemmt. Das verschattete Antrum ist sehr groß, von ampullärer Form, nach hinten-oben gegen den Petrosuswinkel etwas unregelmäßig, sonst regelmäßig begrenzt. Aus der Größe des Antrum läßt sich noch nicht der Schluß ziehen, daß es sekundär durch eine Knochenusur seiner Wände ausgeweitet wurde (vgl. hierzu Abb. 107a und b)

Abb. 140. Aufnahme des linken Schläfenbeines nach SCHÜLLER. (Typische Einstellung.) 29jähriger Mann, mit einer seit Kindheit bestehenden *chronischen Otitis*. Das pneumatische System ist höhergradig gehemmt. Die Zellen reichen nach vorne bis zum äußeren Gehörgang, nach hinten bis knapp lateral vom Sinus. Die Zellen sind verschattet. Die Zellstruktur ist stellenweise undeutlich, daraus kann jedoch noch nicht der Schluß gezogen werden, daß eine Knochenaffektion vorliegt, da die undeutliche Knochenstruktur auch nur die Folge der Pneumatisationsstörung sein kann. Der Sinus findet sich in normaler Lage

werden kann. Auch eine unscharfe Begrenzung, ja selbst das Unkenntlichsein der das Antrum gegen den benachbarten Knochen begrenzenden Corticalis oder bei vorhandenen Zellen eine undeutliche Zellstruktur, kann lediglich die Folge der Pneumatisationsstörung sein (s. Abb. 140). In vielen Fällen ist es nicht zu entscheiden, ob das Antrum zur Zeit der Untersuchung infolge einer Usur oder nur infolge der Pneumatisationsstörung geräumig ist. Auch auf Grund von Kontrolluntersuchungen ist, sofern nicht eine akute Exacerbation der Eiterung zu einer Knochenarrosion führt, nur selten einmal eine Knochenaffektion feststellbar, da der Prozeß sehr langsam fortschreitet. Selbst bei durch Jahre hindurch fortgesetzten Kontrollen ist besonders bei Patienten, die wegen ihres Leidens in Behandlung stehen, meist keine Änderung des Röntgenbefundes nachweisbar. Trotzdem können sich Kontrolluntersuchungen als nützlich erweisen, da durch sie das eine oder andere Mal doch ein Fortschreiten des Prozesses erkennbar sein kann bzw. die Feststellung einer Knochenaffektion erst möglich wird (s. Abb. 141a und b). Vollkommen identische Bilder kann man im Falle einer akuten Exacerbation der chronischen Mittelohreiterung, auf die noch später näher eingegangen werden wird, beobachten. Sonst kann man die Diagnose einer Knochenarrosion erst dann stellen, wenn die Veränderungen ein derartiges Ausmaß erreicht haben, daß kein Zweifel mehr besteht, daß es sich um eine Knochenaffektion handelt, oder wenn sich letztere an einer Stelle findet, die der Röntgenuntersuchung gut zugänglich ist und sich in einer Weise zu erkennen gibt, daß eine Pneumatisationsstörung nicht mehr in Frage kommt. Sind Zellen vorhanden, so wird eine Usur ihrer Wände früher nachweisbar sein als eine Arrosion der Wände des Antrum, die erst bei hochgradiger Erweiterung desselben diagnostizierbar ist. Die *Knochenzerstörung* im Bereiche der Zellen zeigt sich, ähnlich wie bei der Mastoiditis, durch größere unregelmäßige und unscharf begrenzte Aufhellungen, die durch Konfluieren

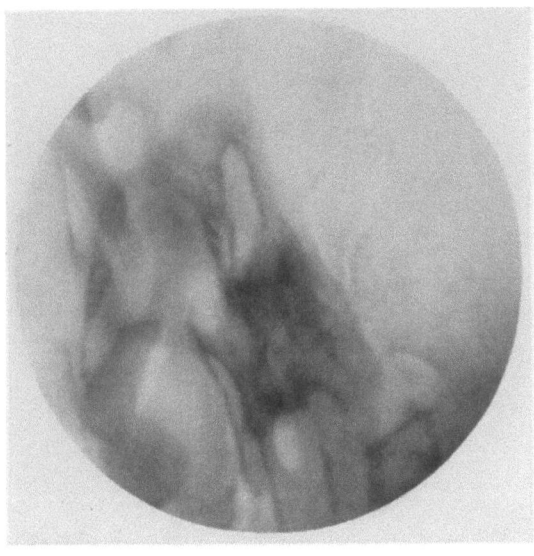 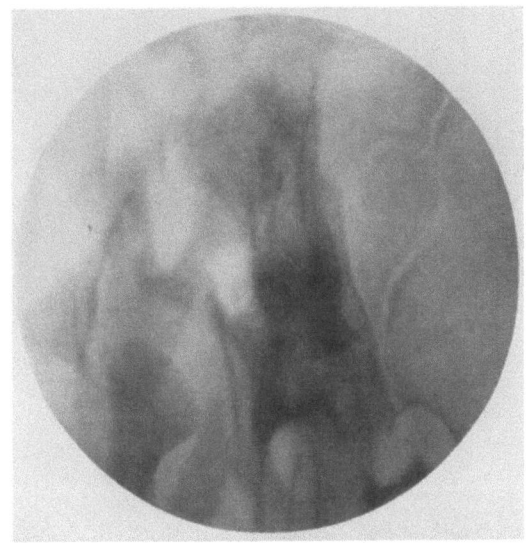

a   b

Abb. 141a u. b. Aufnahmen des linken Schläfenbeines nach E. G. MAYER. (Typische Einstellung beider Aufnahmen.) Beide Aufnahmen vom selben Patienten. *Akute Exacerbation einer chronischen Otitis.* 9jähriger Junge, der seit dem 1. Lebensjahr an einer chronischen Mittelohrentzündung leidet. Die Aufnahme a zeigt eine komplette Pneumatisationshemmung. Das sehr geräumige Antrum ist von länglicher Form und ist verschattet. Die das Antrum gegen den benachbarten Knochen begrenzende Corticalis ist allseitig gut erkennbar, was dagegen spricht, daß ein durch Knochenusur sekundär ausgeweitetes Antrum vorliegt. Die Aufnahme b (4 Jahre später) zeigt, daß die Verschattung des Antrum wesentlich dichter geworden ist und daß die dasselbe begrenzende Corticalis nicht mehr erkennbar ist. Daß auf der Aufnahme b eine Knochenarrosion vorliegt, die zur Zerstörung der Corticalis des Antrum geführt hat, ist nur durch die Vergleichsmöglichkeit mit dem früheren Bilde (Aufnahme a) möglich, da die Veränderungen, wie sie die Abb. b zeigt, auch durch die Pneumatisationsstörung bedingt sein können

mehrerer pneumatischer Hohlräume entstanden sind, wobei der Abbau vom Zellumen aus erfolgt (s. Abb. 142). Diese die Destruktionsherde darstellenden Aufhellungen können an mehreren Stellen in Erscheinung treten, da ja die hier meist bestehende Pneumatisationsstörung dadurch charakterisiert sein kann, daß mehrere oft voneinander getrennte Zellkomplexe vorhanden sind. Ein einheitlicher größerer Zerfallsherd ist seltener zu beobachten. Im Gegensatz zur Mastoiditis fehlt meist eine Aufhellung der dem Destruktionsherd angrenzenden Knochenpartien. Ist auch die dem erkrankten Zellkomplex benachbarte Diploë erkrankt, dann sind die Aufhellungen sehr undeutlich begrenzt. Bei kompletter Pneumatisationshemmung kann es zu einer *Usur des Tegmen* oder der *knöchernen Sinusschale* kommen. Letztere kann auch von einem am Sinus gelegenen erkrankten Zellkomplex ausgehen. Der Defekt am Tegmen (s. Abb. 143) und an der knöchernen Sinusschale muß aber so gelegen sein, daß er von den Strahlen tangential getroffen wird. Dies ist jedoch nicht immer der Fall. Außerdem kommt im Röntgenbild auch eine normale Tegmenplatte nicht in allen Fällen einwandfrei zur Darstellung. Es ist daher ein negativer Röntgenbefund bezüglich fehlender Veränderungen am Tegmen und an der knöchernen Sinusschale nicht beweisend, daß dieselben auch tatsächlich intakt sind. Welin empfiehlt die Anfertigung einer axialen Aufnahme. Dieser Autor konnte im Falle einer Usur des Tegmen tympani einen scharf begrenzten Defekt in der Gegend der Paukenhöhle feststellen, wobei als besonders typisch für die Usur des Tegmen das Erkennen der Gehörknöchelchen sein soll. Dazu ist folgendes zu sagen: Die Gehörknöchelchen können einerseits bei der mit Knochenresorption einhergehenden chronischen Otitis teilweise oder ganz zerstört sein und andererseits gelangen dieselben manchmal auch in Normalfällen, also bei intakter Tegmenplatte zur Darstellung. Außerdem kommt

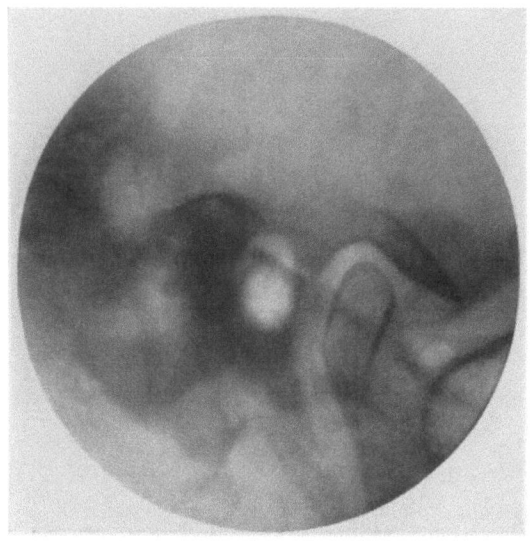

Abb. 142. Aufnahme des linken Schläfenbeines nach Schüller. (Typische Einstellung.) „*Chronische Otitis.* Starke, aber nicht komplette Pneumatisationshemmung. Es findet sich je ein unregelmäßig konfigurierter, großer Hohlraum vor dem oberen Sinusknie und lateral der Mitte des Sinus sigmoides, also hintenoben und hinten-unten vom Antrum mastoideum. Diese Hohlräume sind verschattet und unscharf begrenzt. Sie sind wahrscheinlich durch *Konfluieren* mehrerer Zellen auf Grund entzündlicher Knochenresorption entstanden. In ihrer Umgebung ist der Knochen verdichtet. Der Sinus befindet sich in normaler Lage." (Aus „Otologische Röntgendiagnostik" von E. G. Mayer)

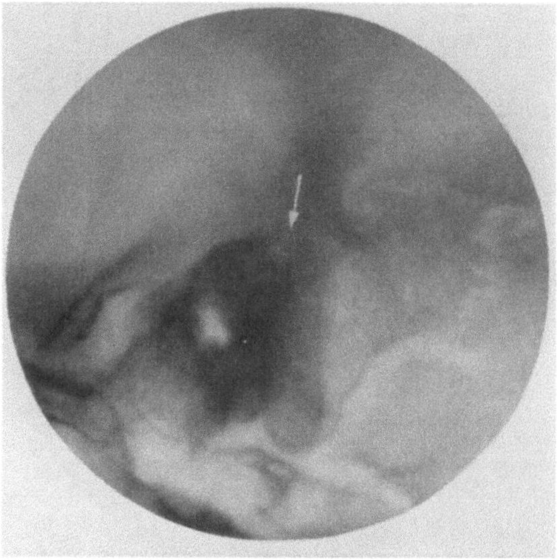

Abb. 143. Aufnahme des linken Schläfenbeines nach Schüller. (Typische Einstellung.) 71jähriger Mann, der seit Jahren an einer *chronischen Otitis* leidet. Vor 3 Wochen trat eine akute Exacerbation ein. Die Pneumatisation ist komplett gehemmt. Das Antrum ist auf dieser Aufnahme nicht abgrenzbar. Es ist, wie die Aufnahme nach E. G. Mayer zeigt, besonders nach hinten-oben gegen den Petrosuswinkel ausgeweitet und sehr unscharf begrenzt. Die Aufnahme nach Schüller zeigt, daß der obere Pyramidenkontur, der hier dem Tegmen antri entspricht, infolge einer *Knochenusur* unvermittelt abbricht. Der Sinus befindet sich in normaler Lage. Der Pfeil weist auf die vordere bzw. mediale Grenze der Usur

es im Attik ab und zu zu einer Osteophytenbildung, die im Röntgenbild eine gewisse Ähnlichkeit mit den Gehörknöchelchen aufweisen können (E. G. Mayer). Die Osteophyten sind allerdings meist durch ihre größere Schattendichte und durch ihre ganz unregelmäßige, zackige Konturierung auf einer Aufnahme nach E. G. Mayer als solche zu erkennen.

Eine *Knochenusur* kann sich auch im Bereiche des *Attik* entwickeln. Ihr Nachweis, der nicht in allen Fällen gelingt, wird durch das Verhalten der lateralen Attikwand ermöglicht. Für die Beurteilung der letzteren eignet sich die Aufnahme nach E. G. Mayer, auf der die laterale Attikwand flächenhaft abgebildet wird. Eine Usur in ihrem Bereiche kommt dadurch zum Ausdruck, daß die dem Kuppelraum der Paukenhöhle entsprechende Aufhellung abnorm intensiv ist. Die Schwierigkeit der Diagnose einer Usur der lateralen Attikwand liegt darin, daß infolge der individuell sehr variablen Höhe des Kuppelraumes seine Schattendichte sehr verschieden ist, und daß die durch einen normalen Attik hervorgerufene Aufhellung ganz unregelmäßig sein kann. Eine Usur der

lateralen Wand des Kuppelraumes durch einen entzündlichen Prozeß ist daher nur dann
feststellbar, wenn sie so hochgradig ist, daß dadurch im Röntgenbild eine große, intensive,
unscharf begrenzte Aufhellung entsteht, die den oberen Anteil des Anulus tympanicus
miteinbezieht und die dieselbe Intensität aufweist, wie die unter dem Anulus tympanicus
gelegene, durch die Paukenhöhle und den
äußeren Gehörgang gebildete Aufhellung
(s. Abb. 144).

e) Das Röntgenbild der Cholesteatomeiterung

Bei der Cholesteatomeiterung findet man
meist eine *komplette* Pneumatisationshemmung und nur selten einige oder mehrere
Zellen. Genauso wie die chronische desquamative Mittelohreiterung anfangs einen
uncharakteristischen, von einer Pneumatisationsstörung nicht zu unterscheidenden
röntgenologischen Befund ergibt, ist auch
das Röntgenbild am Beginn einer Cholesteatomeiterung uncharakteristisch und von
einer Pneumatisationsstörung ebenfalls
nicht abzugrenzen. In sehr seltenen Fällen
kommt es vor, daß beim Cholesteatom eine
Knochenusur schon erkennbar ist, die sich
in derselben Art manifestiert wie die chronische desquamative Mittelohreiterung,
nämlich in einer von Zellkomplexen ausgehenden Knochenarrosion mit unregelmäßiger und unscharfer Begrenzung des
Destruktionsherdes (E. G. MAYER).

Das Cholesteatom kann im Antrum, im
Attik oder im übrigen Teil der Paukenhöhle
entstehen. Letztere Lokalisation kommt
äußerst selten vor. Am häufigsten entwickeln
sich die Cholesteatome im Antrum-Attik-
bzw. im Antrum-Recessusraum. Für ihre

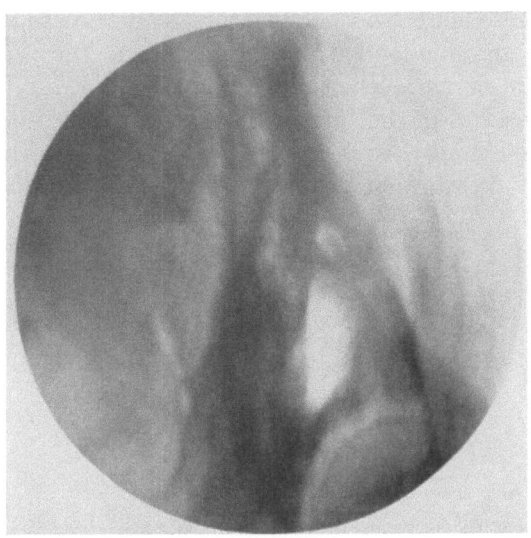

Abb. 144. Aufnahme des rechten Schläfenbeines nach
E. G. MAYER. (Der Focus der Röhre stand etwas zu
weit ventral und die Neigung des Zielstrahles zur
Längsachse der Pyramide war etwas zu stark.) *Usur
der lateralen Attikwand.* 70jähriger Mann mit einer seit
Jahren bestehenden *chronischen Otitis.* Fast komplette
Pneumatisationshemmung, nur periantral sind einige
wenige, kleine, verschattete Zellen vorhanden. Der
Attik ist sehr geräumig, die laterale Attikwand ist
größtenteils zerstört, an ihrer Stelle findet sich als
Ausdruck der Knochenusur eine intensive, unregelmäßige Aufhellung, die dieselbe Intensität aufweist,
wie die unterhalb des Annulus tympanicus gelegene,
durch die Paukenhöhle und den äußeren Gehörgang
bedingte Aufhellung

röntgenologische Darstellung eignet sich am besten die Aufnahme nach E. G. MAYER.
Mit zunehmendem Wachstum des Cholesteatom treten Veränderungen auf, die in einer
deutlichen Vergrößerung dieser Räume bestehen und die auf Kosten der angrenzenden
Knochenpartien zustande gekommen sind. Die Grenzen der Usur sind hierbei regelmäßig,
scharf, oft buchtig und sind durch einen schmalen, das Cholesteatom charakterisierenden
Verdichtungsstreifen markiert, welcher durch eine dünne Schicht sklerotischen Knochens
dargestellt wird und welcher sich dort bildet, wo Cholesteatommatrix und Knochen
sich berühren. Entsteht ein Cholesteatom im Antrum, so erfährt dasselbe eine gleichmäßige Ausweitung und seine Begrenzung wird regelmäßiger und schärfer. Je nach der
Größe des Cholesteatom findet man dann eine verschieden große Aufhellung, die die
Gegend des Antrum und kleinere oder größere Partien seiner Umgebung miteinbezieht
(s. Abb. 145). Kommt ein Cholesteatom ausschließlich im Attik zur Entwicklung, so
wird derselbe nach oben hin ausgeweitet und an Stelle der hinteren-oberen Gehörgangswand findet sich eine nach kranial kuppelförmig und scharf begrenzte Aufhellung, die
wieder eine verdichtete Randzone erkennen läßt (s. Abb. 146). Eine Zerstörung der
Zelltrabekel im Aditus ad antrum, wie sie WELIN als wichtiges röntgenologisches Symptom
beim Attikcholesteatom beschreibt, konnten wir niemals feststellen, wohl aber die Ausweitung des Aditus, sie kommt aber auch bei der chronischen desquamativen Mittelohr-

entzündung vor, wobei der ausgeweitete Aditus unscharf begrenzt ist, während er beim
Cholesteatom scharf begrenzt bleibt, sofern keine akute Exacerbation eintritt. Im
weiteren Verlauf kann sowohl das im Antrum als auch das im Attik entstandene Cholesteatom zu einer Usur der hinteren-oberen Gehörgangswand führen, und zwar meist im
innersten Anteil derselben, seltener weiter lateral. Dadurch wird der diese beiden Räume
trennende Knochen zerstört, so daß diese nun einen gemeinsamen, in den äußeren Gehörgang mündenden Hohlraum bilden. Dies wird als „*natürliche Radikaloperation*" bezeichnet.
In einem solchen Falle läßt sich die durch das Cholesteatom bedingte Aufhellung nach
ventral-medial bis in die Paukenhöhle hinein verfolgen, wobei diese Aufhellung im Bereiche des Attik infolge Zerstörung der hinteren-oberen Gehörgangswand bzw. lateralen
Attikwand eine sehr starke Intensität aufweist (s. Abb. 147). Wenn die Destruktion der

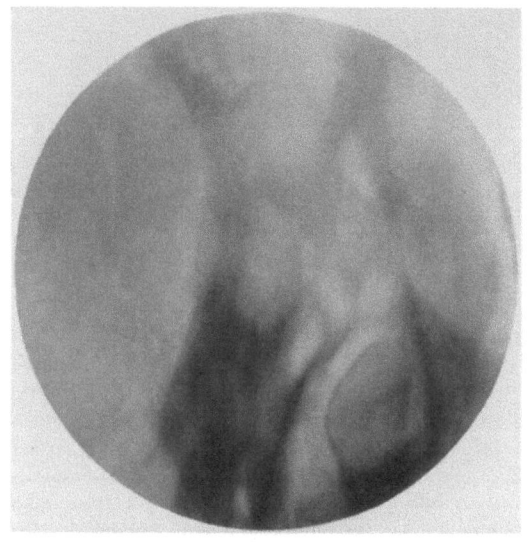 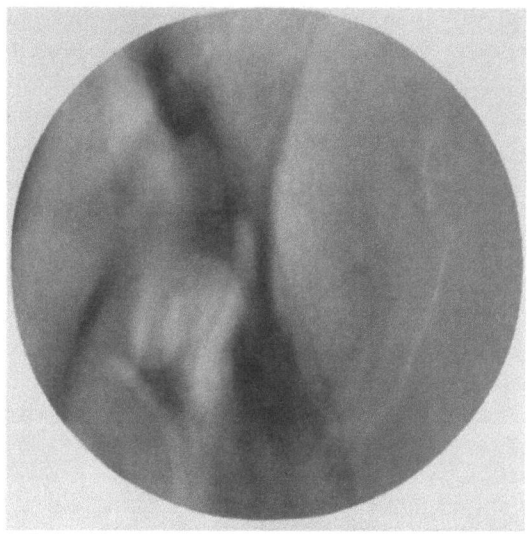

Abb. 145   Abb. 146

Abb. 145. Aufnahme des rechten Schläfenbeines nach E. G. MAYER. (Typische Einstellung). 38jähriger Mann,
der seit vielen Jahren an einer *chronischen Otitis* leidet. An Stelle des Antrum sieht man eine große, ovale,
nach oben hin abgerundete, von einem zarten Verdichtungssaum umgebene Aufhellung, die einem Defekt
durch ein großes *Antrumcholesteatom* entspricht. Der Aditus ad antrum ist ausgeweitet. Die laterale Attikwand
ist nicht nachweisbar verändert. Der Sinus ist im Bereiche des oberen Knies vorgelagert

Abb. 146. Aufnahme des linken Schläfenbeines nach E. G. MAYER. (Typische Einstellung). 31jähriger Mann,
der seit Kindheit an einer *chronischen Otitis* leidet. Die Pneumatisation ist komplett gehemmt. Das Antrum
ist nicht erweitert, es ist unauffällig begrenzt, aber verschattet. Im Bereiche des Attik und darüber sieht man
eine große, kuppelförmige, scharf begrenzte Aufhellung, die stellenweise durch eine verdichtete Randzone
gegen die Umgebung abgegrenzt ist. Im Bereich der Aufhellung fehlt der Schatten der gesamten hinteren-
oberen Gehörgangswand, sie wird nur vom Schatten der Ohrmuschel durchsetzt. Die Aufhellung hat dieselbe
Intensität wie die durch den äußeren Gehörgang und die durch den unterhalb des Annulus tympanicus
gelegenen Teiles der Paukenhöhle hervorgerufene Aufhellung. Diese Aufhellung ist durch einen großen Defekt
bedingt, der die ganze hintere-obere Gehörgangswand mit einbezieht, daher breit in den äußeren Gehörgang
übergeht und durch ein großes *Attikcholesteatom* bedingt ist

inneren-oberen Gehörgangswand vom Attik ihren Ausgang nimmt, dann fehlt im Röntgenbild zunächst die die Aufhellung des äußeren Gehörganges und der Paukenhöhle nach
oben begrenzende Kontur des Anulus tympanicus und an Stelle des Schattens der lateralen Attikwand sieht man dann eine Aufhellung, die ebenso intensiv ist wie die durch
den äußeren Gehörgang und die Paukenhöhle bedingte (s. Abb. 146 u. 148). Eine Zerstörung
der lateralen Attikwand kommt, wie schon erwähnt, auch bei der chronischen desquamativen Mittelohrentzündung vor. Hier zeigt die Usur unscharfe, unregelmäßige und undeutliche Grenzen, während der Defekt beim Attikcholesteatom scharf und regelmäßig
begrenzt ist, manchmal wie ausgestanzt erscheint. Er ist daher leichter als solcher erkennbar. Doch ist auch bei der Cholesteatomeiterung die Defektbildung im Attik nicht

immer einwandfrei feststellbar, was ohne weiteres verständlich ist, wenn man bedenkt, daß die laterale Attikwand ein kleines, wenig schattendes Gebilde ist, das außerdem noch flächenhaft zur Darstellung kommt. Ein glattwandiger, hoher Attik kann ein identisches Bild ergeben, wie ein Defekt der Attikwand durch ein Cholesteatom. Sind in einem solchen Falle die Gehörknöchelchen zu sehen, so ist ein Cholesteatom unwahrscheinlich, da sie bei Bestehen eines solchen im Bereiche des Attik meist, aber auch nicht immer, zerstört sind. Das Nichtsichtbarsein der Gehörknöchelchen spricht nicht für das Vorliegen eines Cholesteatom, da sie auch in Normalfällen nicht immer zur Abbildung gelangen.

Die durch den Defekt der lateralen Attikwand bedingte Aufhellung wird mit fortschreitender Destruktion größer, sie kann die gesamte hintere-obere Gehörgangswand,

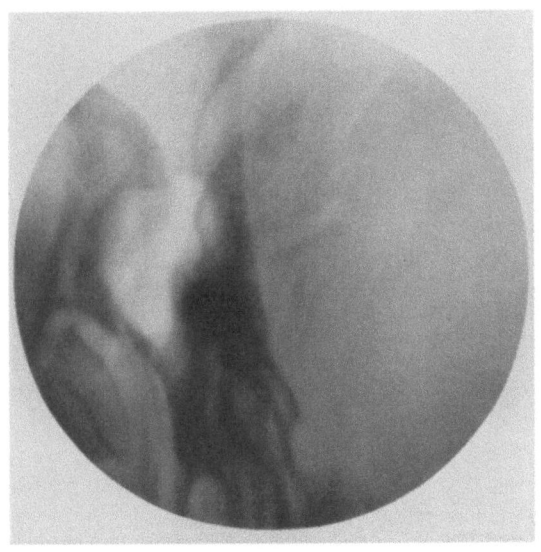 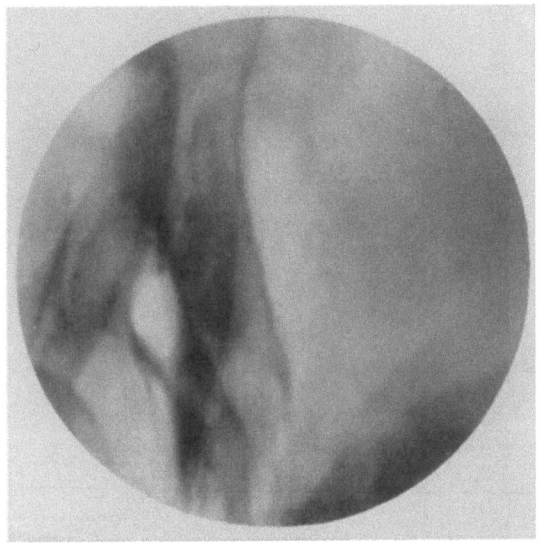

Abb. 147   Abb. 148

Abb. 147. Aufnahme des rechten Schläfenbeines nach E. G. MAYER. (Die Neigung des Zielstrahles zur Längsachse der Pyramide war etwas zu gering.) 63jähriger Mann, der seit Kindheit an einer *chronischen Otitis* leidet. Die Pneumatisation ist komplett gehemmt. Das Antrum ist stark erweitert, regelmäßig begrenzt und geht breit in den Attik über, der infolge Zerstörung der gesamten hinteren-oberen Gehörgangswand abnorm hell ist. Es handelt sich um ein *Cholesteatom* mit „natürlicher Radikaloperation". Der Sinus ist im Bereich des oberen Knies vorgelagert

Abb. 148. Aufnahme des linken Schläfenbeines nach E. G. MAYER. (Typische Einstellung). 48jährige Frau, die seit Kindheit an einer *chronischen Otitis* leidet. Komplette Pneumatisationshemmung. Das Antrum ist sehr geräumig, etwas unregelmäßig begrenzt und verschattet. An Stelle des Attik findet sich eine scharf begrenzte Aufhellung, die breit in die durch den äußeren Gehörgang und die Paukenhöhle bedingte Aufhellung übergeht, die normalerweise durch den Anulus tympanicus nach oben begrenzt ist. Es handelt sich um ein *Attikcholesteatom* mit Defekt der lateralen Attikwand

selten auch die vordere Gehörgangswand umfassen, es findet sich dann wieder das Bild einer natürlichen Radikaloperation, das sich von dem früheren nur dadurch unterscheidet, daß die Ausweitung des Antrum nur gering ist (s. Abb. 149). Erfolgt die Zerstörung der lateralen Attikwand durch ein im Antrum entstandenes Cholesteatom, so ist das Antrum immer mehr oder weniger stark erweitert, d. h. die Pars mastoidea ist in geringerem oder größerem Umfang in die Destruktion mit einbezogen. Es gibt jedoch auch große Cholesteatomhöhlen, die den ganzen Warzenteil einnehmen können, ohne nach vorne in den äußeren Gehörgang durchzubrechen. Das Wachstum eines Antrumcholesteatom erfolgt dann zunächst in der Regel auf Kosten der Pars mastoidea, ohne vorerst den kompakten Labyrinthknochen in erkennbarer Weise in Mitleidenschaft zu ziehen. Bei fortschreitendem Wachstum kommt es früher oder später zu einem Durchbruch in die mittlere oder hintere bzw. beide Schädelgruben. Für den Nachweis eines solchen ist die

seitliche Schläfenbeinaufnahme nach Schüller heranzuziehen. Bei entsprechender Ausweitung des Antrum tritt dasselbe auf der Schüllerschen Aufnahme in dem Winkel
zwischen oberer und hinterer Kontur der Pyramide als mehr oder weniger deutliche
Aufhellung in Erscheinung. Nach vorne läßt sich die durch das Cholesteatom bedingte
Aufhellung mitunter bis zur Aufhellung des Attik, die über dem äußeren Gehörgang
zur Ansicht kommt und in die sie übergeht, verfolgen. Die Destruktion der hinteren-
oberen Gehörgangswand ist allerdings auf der Aufnahme nach Schüller nicht sichtbar.

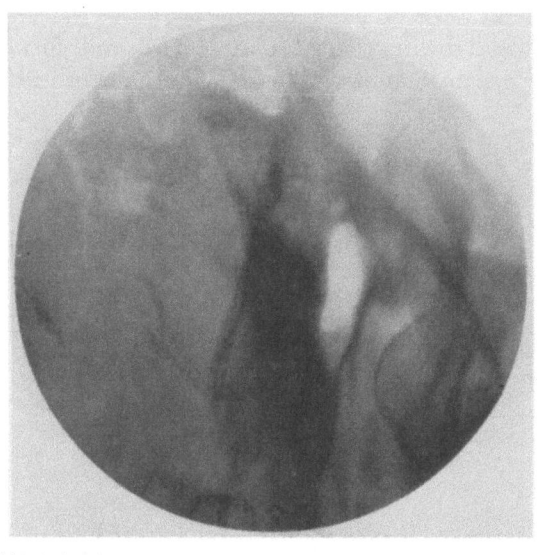 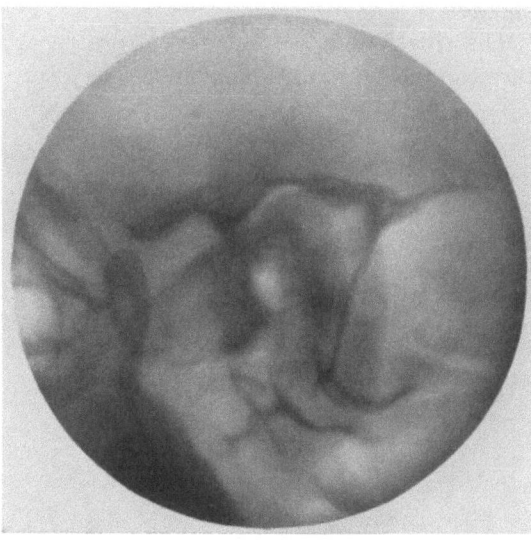

Abb. 149   Abb. 150

Abb. 149. Aufnahme des rechten Schläfenbeines nach E. G. Mayer. (Die Neigung des Zielstrahles zur
Längsachse der Pyramide war etwas zu gering.) 65jähriger Mann, der seit dem 5. Lebensjahr an einer *chronischen Otitis* leidet. Komplette Pneumatisationshemmung. Das Antrum ist mäßig erweitert, stellenweise
buchtig und scharf begrenzt und verschattet. An Stelle des gesamten Bereiches der hinteren-oberen Gehörgangswand sieht man eine intensive, scharf begrenzte Aufhellung. Es handelt sich um eine *Totaldestruktion*
der *hinteren-oberen Gehörgangswand* durch ein *Cholesteatom*

Abb. 150. Aufnahme des linken Schläfenbeines nach Schüller. (Typische Einstellung). 32jähriger Mann
mit seit Jahren bestehender *chronischer Otitis* bzw. *Cholesteatomeiterung*. Im Winkel zwischen oberer und
hinterer Pyramidenkontur ist die Aufhellung des stark erweiterten Antrum deutlich erkennbar. Sie ist scharf
begrenzt und läßt sich nach vorne bis über den äußeren Gehörgang, also bis in den Bereich des Attik verfolgen.
Über dieser Aufhellung tritt die Schattenlinie des Tegmen sowohl im Bereiche des Antrum als auch in dem der
Paukenhöhle deutlich hervor. Das Tegmen ist im ganzen Bereiche etwas verdünnt. In analoger Weise wie das
Tegmen ist hinter der Aufhellung des erweiterten Antrum die knöcherne Sinusschale erkennbar, sie trennt
das Antrum von der hinteren Schädelgrube und erscheint nicht verdünnt. Der Sinus ist besonders im unteren
Anteil vorgelagert

In manchen Fällen kommt die kompakte Knochenschicht, welche die Cholesteatomhöhle
von der mittleren und hinteren Schädelgrube trennt, als dichter Schattenstreifen über
bzw. hinter der durch das Cholesteatom bedingten Aufhellung so gut zur Darstellung,
daß man ihre Dicke messen kann (s. Abb. 150). Bei großen Cholesteatomen kann die
Kontur des Tegmen und der knöchernen Sinusschale teilweise oder vollständig verschwinden (s. Abb. 151). Erfolgt auch ein Durchbruch nach außen, was bisweilen beim
Cholesteatom vorkommt, so ist dies daran erkennbar, daß die Durchbruchstelle im
Röntgenbild als intensive Aufhellung in Erscheinung tritt, da ja hier die Usur die ganze
Schädeldicke betrifft (s. Abb. 152). Eine derartige Durchbruchstelle kommt auf einer
tangentialen Ansicht des Schläfenbeines einwandfrei zur Darstellung. Die Verhältnisse
für den Nachweis eines Durchbruches in die mittlere und hintere Schädelgrube sind
bei der Cholesteatomeiterung wesentlich günstiger als bei der chronischen desquamativen
Entzündung, bei welcher die Arrosion des Knochens durch ein entzündliches Granu-

lationsgewebe erfolgt. Die scharfen Grenzen der Cholesteatomdefekte ergeben ein klares und eindrucksvolles Bild. Kleine Durchbrüche am Tegmen und an der knöchernen Sinusschale können sich aber auch bei der Cholesteatomeiterung dem Nachweis entziehen. Grundbedingung für die Darstellbarkeit von Defekten ist, daß sie von den Strahlen tangential getroffen werden, was bei der Aufnahmerichtung nach SCHÜLLER häufig, aber doch nicht immer der Fall ist. Weiter können sich Defekte hinter dichten Knochenpartien verstecken. Bei stark vorgelagertem Sinus kann selbst eine große Usur in seinem

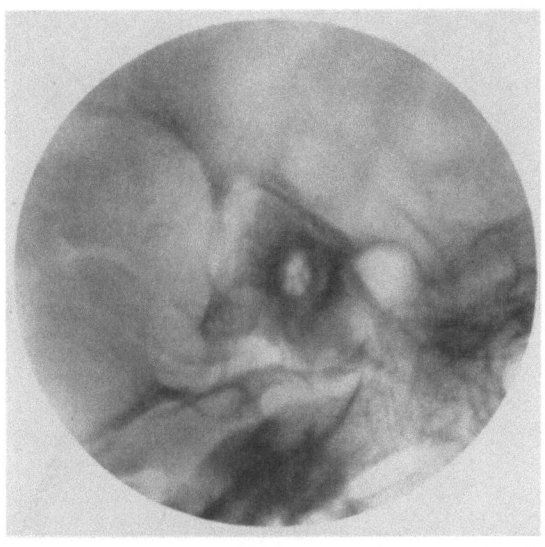 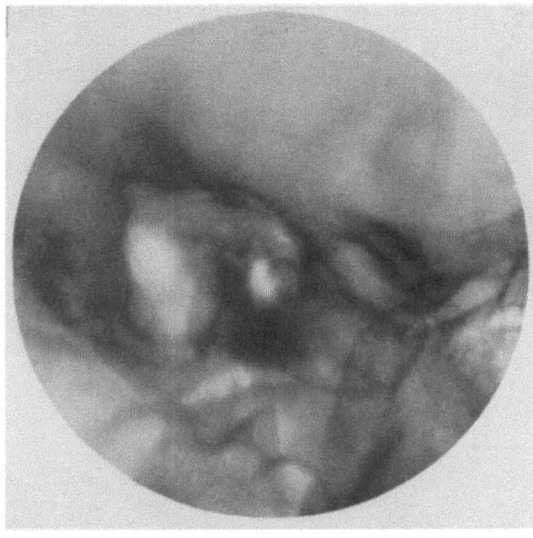

Abb. 151   Abb. 152

Abb. 151. Aufnahme des rechten Schläfenbeines nach SCHÜLLER. (Typische Einstellung). 36jährige Frau, die seit Kindheit an einer *chronischen Otitis* leidet. Komplette Pneumatisationshemmung. Ein großer Teil der Pars mastoidea ist von einer Aufhellung eingenommen, die allseitig scharf begrenzt ist. Die obere Pyramidenkante ist im Bereich des Tegmen antri als Ausdruck eines Durchbruches unterbrochen. Der mittlere Teil der knöchernen Sinusschale liegt im Bereich der Aufhellung und ist als Folge einer nicht die ganze Breite des Sinus einnehmenden Usur undeutlich. Es liegt also eine ziemlich große *Cholesteatomhöhle* vor, die in die *mittlere und hintere Schädelgrube durchgebrochen* ist. Der Sinus ist vorgelagert

Abb. 152. Aufnahme des rechten Schläfenbeines nach SCHÜLLER. (Typische Einstellung). 37jähriger Mann, der seit Kindheit an einer *chronischen Otitis* leidet. Komplette Pneumatisationshemmung. Die gesamte Pars mastoidea mit Ausnahme der Warzenfortsatzspitze ist von einer großen Aufhellung eingenommen, die nach oben gegen die Schuppe und nach hinten gegen das Planum mastoideum von einer verdichteten, schmalen Randzone begrenzt ist. Nach vorne geht die Aufhellung in die des Attik über. Die obere Pyramidenkante ist im Bereich der Eminentia arcuata noch erkennbar. Im Bereich des Tegmen antri ist sie unterbrochen. Die knöcherne Sinusschale ist in ganzer Ausdehnung zerstört. Der Verlauf des Sinus ist nicht mehr erkennbar. Im rückwärtigen Anteil der Aufhellung findet sich in mittlerer Höhe eine haselnußgroße, intensive, ziemlich scharf begrenzte Aufhellung als Ausdruck einer Destruktion des Knochens in seiner ganzen Dicke. Es liegt also eine große *Cholesteatomhöhle* mit *Durchbruch* in die *mittlere* und *hintere Schädelgrube* und *nach außen* durch das Planum mastoideum vor

Bereiche kaum zu erkennen sein, da sie von den benachbarten dichten Knochenpartien des Felsenbeines überlagert wird. Liegt ein Defekt hoch oben in der Gegend des oberen Sinusknies, so kann er unter günstigen Umständen auf der Aufnahme nach E. G. MAYER nachweisbar sein. Außer zur mittleren und hinteren Schädelgrube kann ein Cholesteatom auch zum Labyrinth in röntgenologisch erkennbarer Weise in Beziehung treten. Darauf wird bei der Innenohrentzündung noch näher eingegangen werden.

Cholesteatome der Paukenhöhle, die hauptsächlich nach unten wachsen, sind selten. Sie zerstören den oberen Anteil des Os tympanicum. Im Röntgenbild ist dies auf der Aufnahme nach SCHÜLLER daran zu erkennen, daß der dichte Schatten der oberen Partien des Os tympanicum, welcher die Aufhellung der Paukenhöhle und des äußeren Gehörganges nach unten begrenzt, fehlt. Auf der Aufnahme nach E. G. MAYER sieht man, daß die Aufhellung, welche unterhalb des oberen Teiles des Anulus tympanicus zur Darstellung kommt, im Bilde eine beträchtliche Ausweitung gegen die Pyramidenspitze zu erfahren hat (s. Abb. 153a und b). Nach Wellauer und Alesch können sich Cholesteatome auch gegen die Tube zu ausdehnen, sie sollen zu einer Erweiterung ihres knöchernen Anteiles führen. Wir konnten einen derartigen Fall nie beobachten. Eine entsprechende Abbildung ist der Arbeit der oben genannten Autoren nicht beigegeben.

Cholesteatome des äußeren Gehörganges kommen selten vor. Sie werden klinisch ohne weiteres erkannt. Die Röntgenuntersuchung dieser Cholesteatome hat die Aufgabe, das Ausmaß der Zerstörung des äußeren Gehörganges und ein eventuelles Übergreifen

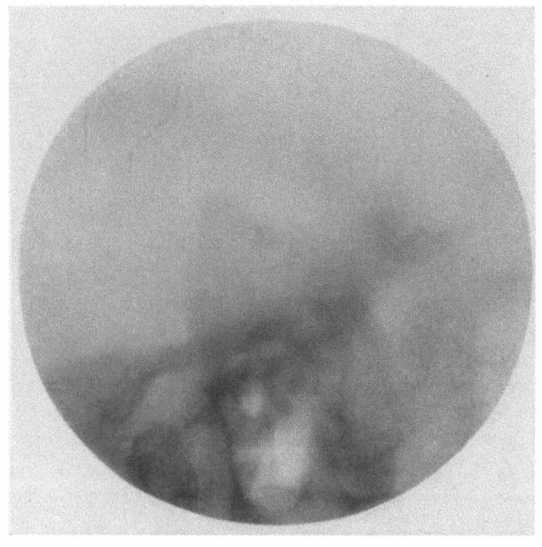
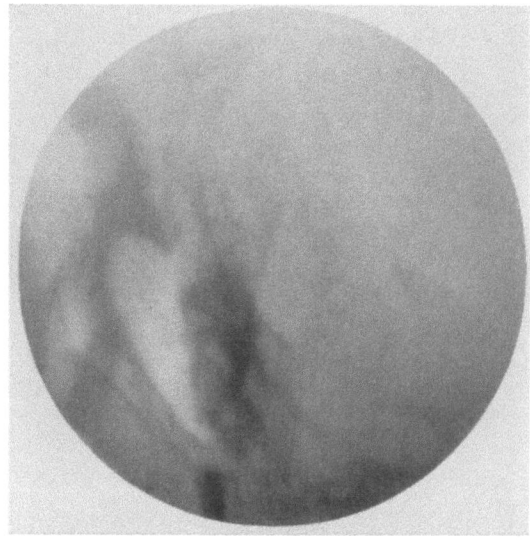

a   b

Abb. 153a u. b. Aufnahmen des linken Schläfenbeines. a In der Projektionsrichtung nach Schüller. b In der Projektionsrichtung nach E. G. Mayer. (Typische Einstellung beider Aufnahmen.) 68jährige Frau, die seit vielen Jahren an einer *chronischen Otitis* leidet. Die Aufnahme a zeigt im Bereiche der Paukenhöhle eine längliche, fast nußgroße, allseitig regelmäßig und scharf begrenzte Aufhellung mit verdichteter Randzone. Diese Aufhellung ist durch eine beträchtliche Ausweitung der Paukenhöhle bedingt, an der Epi-, Meso- und Hypotympanon in gleicher Weise beteiligt sind. Das Os tympanicum ist infolge Usur von innen her verdünnt. Die Pneumatisation ist höhergradig gehemmt, nur in den mittleren Partien der Pars mastoidea sind einige mittelgroße, verschattete Zellen mit etwas undeutlicher Corticalis erkennbar. Der Sinus ist vorgelagert. Die Aufnahme b zeigt, daß das verschattete, etwas unregelmäßig begrenzte Antrum nicht erweitert ist, es geht jedoch infolge Usur der hinteren-oberen Gehörgangswand breit in den Attik über. Es liegt also ein Befund wie bei natürlicher Radikaloperation vor. Es handelt sich um ein *Cholesteatom* der *Paukenhöhle*, das in das Antrum durchgebrochen ist

auf die Nachbarschaft festzustellen. Neben der Aufnahme nach Schüller, die auf alle Fälle angefertigt werden soll, werden Veränderungen des äußeren Gehörganges und seiner Nachbarschaft, auf der Aufnahme nach E. G. Mayer gut erkennbar sein. Auch eine axiale Vergleichsaufnahme beider Pyramiden nach Schüller und Grashey mit entsprechend großem Filmformat, auf dem die äußeren Gehörgänge mit abgebildet werden, kann von Vorteil sein. Diese beiden Aufnahmen bieten außerdem die Möglichkeit eines Vergleiches zwischen kranker und gesunder Seite, was die Auffindung und Erkennung von krankhaften Veränderungen immer erleichtert.

Antrumcholesteatome bei guter Pneumatisation des Warzenteiles kommen ebenfalls selten vor. Im Anfangstadium, wenn das Cholesteatom noch auf das Antrum beschränkt ist, besteht nur eine Verschattung desselben, während das übrige pneumatische System normale Helligkeit zeigt. Das Antrum selbst braucht in seiner Form und Größe noch keine Änderung erfahren zu haben. Der Befund einer isolierten Verschattung des Antrum bei klinisch bestehender chronischer Mittelohrentzündung muß an die Möglichkeit eines

Cholesteatom dieses Raumes denken lassen. Ist es zu einer Ausweitung des Antrum gekommen, dann besteht meist infolge der begleitenden Entzündung auch eine Verschattung des pneumatischen Systems. Ist die Begrenzung des erweiterten Antrum gegenüber der pneumatisierten Nachbarschaft ziemlich scharf und regelmäßig und ist es zu einer Destruktion der hinteren-oberen Gehörgangswand, also zur Ausbildung einer natürlichen Radikaloperation gekommen, dann besteht an der Diagnose eines Antrum-Cholesteatom bei gut pneumatisiertem Warzenteil kein Zweifel (s. Abb. 154a und b). Die Cholesteatomhöhle kann aber eine scharfe und regelmäßige Begrenzung vermissen lassen, was besonders im Zustand einer akuten Exacerbation der Fall ist. Dann ist die

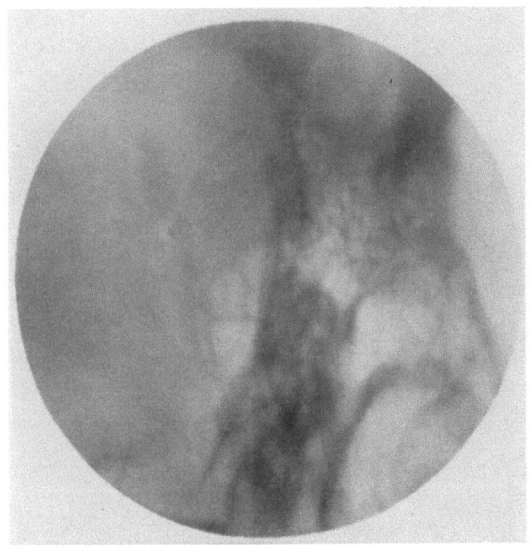 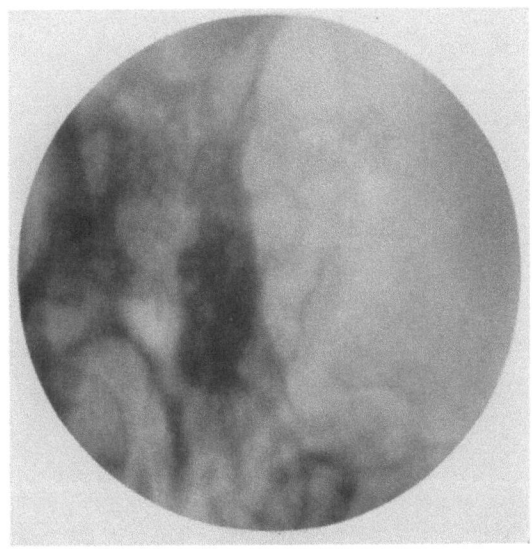

a   b

Abb. 154a u. b. Aufnahmen beider Schläfenbeine nach E. G. MAYER. (Der Focus der Röhre stand bei beiden Aufnahmen etwas zu weit ventral.) a — rechts — gesunde, b — links — kranke Seite. *Antrum-Attikcholesteatom* in einem *gut pneumatisierten Schläfenbein.* 66jährige Frau, die wegen einer Gehörgangsfistel zur Röntgenuntersuchung geschickt wurde. Das pneumatische System ist beiderseits gut entwickelt, links noch besser als rechts und ist links verschattet. In der zweiten Etage findet sich beiderseits große präformierte Hohlräume. Die Aufnahme b zeigt an Stelle des Antrum einen rundlichen, ziemlich scharf und regelmäßig begrenzten verschatteten Einschmelzungsherd, der einer Cholesteatomhöhle entspricht, die sich infolge Usur der hinteren-oberen Gehörgangswand breit in den Attik öffnet. Es liegt also ein Befund wie bei natürlicher Radikaloperation vor

Diagnose schwieriger und nur dann noch mit gewisser Wahrscheinlichkeit gegeben, wenn ein *breiter glatter Durchbruch in den Attik* besteht, da ein solcher bei der chronischen desquamativen Mittelohrentzündung nicht vorkommt. Zur Ausbildung einer verdichteten Randzone in der Umgebung eines Antrumcholesteatom bei gut pneumatisiertem Warzenteil besteht infolge der benachbarten Zellen keine Möglichkeit.

Noch seltener als die Antrumcholesteatome im gut pneumatisierten Warzenfortsatz sind die reinen *Attik(Flaccida-)cholesteatome* in gut pneumatisierten Schläfenbeinen. Sie zeigen sich im Röntgenbild lediglich durch eine Usur der lateralen Attikwand, die nur auf der Aufnahme nach E. G. MAYER einwandfrei zu erkennen ist (s. Abb. 155a und b), wobei das pneumatische System normalen Luftgehalt zeigen kann. Diese Art der Cholesteatome kann leicht übersehen werden. Ist es jedoch zu einer Ausweitung des Attik mit typischer scharfer Begrenzung mit verdichteten Randsaum gekommen, so ist die Diagnose leicht. Bezüglich der Attik(Flaccida-)cholesteatome sind wir der Ansicht, daß es sich um primäre Cholesteatome im Sinne einer Keimversprengung, also um Epidermoide handelt. Dafür spricht der vollkommen normale Luftgehalt des Antrum und insbesondere der dem Attik benachbarten Zellen sowie das Fehlen von Perforationen oder Residuen nach solchen im Bereiche des Trommelfelles. Es besteht also gar keine Möglichkeit für eine Epitheleinwanderung. Die Erklärung, die Schwarz für die Entstehung der Flaccida-Cholesteatome gibt, mag ihre Richtigkeit haben, die Pathogenese, wie sie Schwarz schildert, ist ziemlich kompliziert. Eine Keimversprengung vermag ohne weiteres die Entstehung dieser Cholesteatome zu erklären. So faßt z. B. Mündnich das Cholesteatom der Paukenhöhle als ein Hamartom auf, also als einen Tumor, der seine Entstehung einer Keimversprengung verdankt. Sind am Trommelfell Perforationen vorhanden, so können diese durch eine sekundär sich hinzugesellte Entzündung entstanden sein. Auch bei den Antrumcholesteatomen im gut pneumatisierten Warzenteil dürfte es sich zumindest in einem Teil der Fälle um Epidermoide, also um ein angeborenes Leiden handeln.

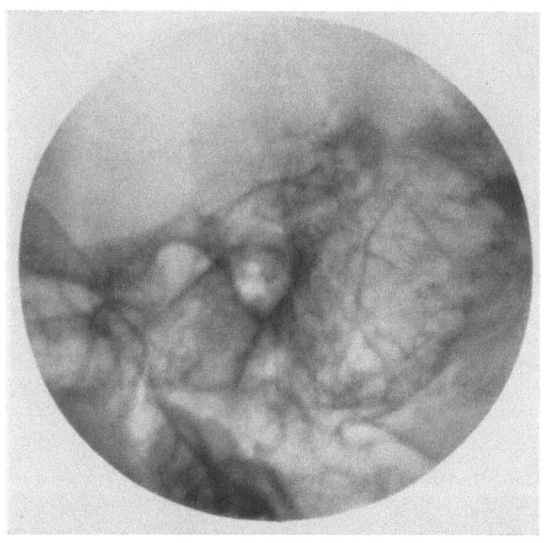 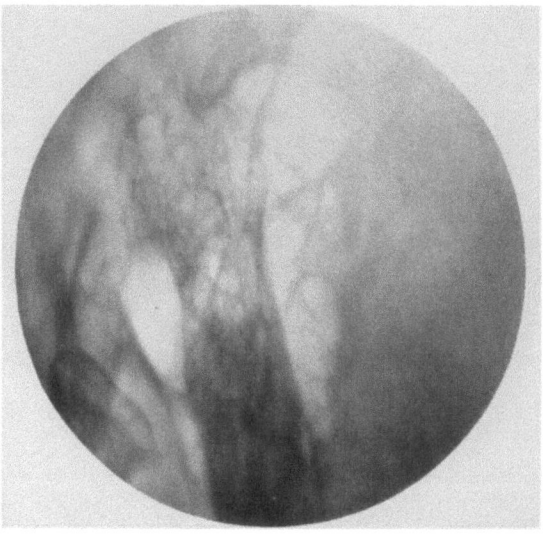

a   b

Abb. 155a u. b. Aufnahmen des linken Schläfenbeines. a nach Schüller. b nach E. G. Mayer. (Typische Einstellung beider Aufnahmen.) *Attikcholesteatom* (sog. *Flaccida-Cholesteatom* nach Schwarz) in einem sehr gut pneumatisierten Schläfenbein. 50jährige Frau, die mit der Diagnose Zerstörung der lateralen Attikwand eingewiesen wurde. Die Aufnahme a zeigt ein sehr gut entwickeltes pneumatisches System, welches eine leichte Störung in Form sehr kleiner und sehr großer Zellen erkennen läßt, wobei die Zellen zum Teil verschattet sind und die Zellbälkchen stellenweise etwas unscharf sind. Über dem äußeren Gehörgang, dem Attik entsprechend, sieht man eine Aufhellung, über die sich auf der Aufnahme nach Schüller nichts weiteres aussagen läßt. Die Aufnahme b zeigt im Bereiche des Attik als Ausdruck einer Usur der lateralen Attikwand eine intensive Aufhellung, die breit in die durch den äußeren Gehörgang und die Paukenhöhle bedingte Aufhellung übergeht. Der Anulus tympanicus ist im oberen Anteil nicht mehr erkennbar. Die Usur zeigt die für ein Cholesteatom charakteristische glatte, regelmäßige und scharfe Begrenzung

Bezüglich der Veränderungen, wie sie Abb. 156a und b zeigten, sind wir der Ansicht, daß es sich um ein Epidermoid handle, und zwar deshalb, weil das Antrum in diesem Falle zum Teil wenigstens in normaler Größe erhalten ist. Es ist anzunehmen, daß das Epidermoid primär im Felsenbein entstanden ist und erst sekundär auf die Pars mastoidea übergegriffen hat. Natürlich ist auch der umgekehrte Weg möglich, d. h. daß einmal ein Mittelohrcholesteatom nach medial wachsend zur ausgedehnten Destruktion der Pyramide führen kann. In einem solchen Falle wird aber das Antrum nicht mehr erkennbar sein. Kraus schreibt, daß große Cholesteatome, die nach medial vordringend das Labyrinth und die Pyramide zerstören, von Epidermoiden der Pyramide, die den umgekehrten Weg nehmen, nicht zu unterscheiden sind. Epidermoide der Pyramide sind gar nicht so selten. Die durch sie hervorgerufenen Defekte sind genauso wie die Cholesteatomdefekte, scharf begrenzt, oft wie ausgestanzt (s. Abb. 157). Einen ähnlichen Fall, wie Abb. 157, hat Beck beschrieben. Es fand sich eine strukturlose Aufhellung, die das mediale Drittel der Pyramide einnahm. Die Pyramidenkante war über der Aufhellung wohl noch zur Gänze erhalten, aber hochgradig verdünnt. Die Pars mastoidea war gut pneumatisiert und die

Zellen waren normal hell. Nach BECK läßt sich ein sekundäres Cholesteatom dann mit Sicherheit ausschließen, wenn keine Zeichen einer bestehenden oder früher bestandenen Mittelohrentzündung vorhanden sind und wenn das „Cholesteatom" an einer Stelle sitzt, die in keiner topographischen Beziehung zu den Mittelohrräumen steht. Einen weiteren Fall eines Epidermoids der Pyramide hat STEURER veröffentlicht, wobei er hervorhebt, daß auf Grund des Operationsbefundes der Ausgangspunkt des Tumors nicht festgestellt werden konnte. Er kann von einem in das Felsenbein selbst versprengten Epidermiskeim oder von der Dura aus entstanden sein und erst sekundär auf die Pyramide übergegriffen haben. Epidermoide der Kleinhirnbrückenwinkelgegend sind gar nicht so selten. Weiter

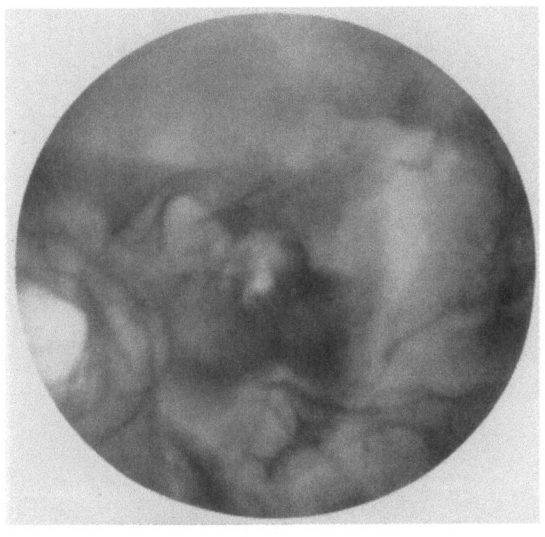 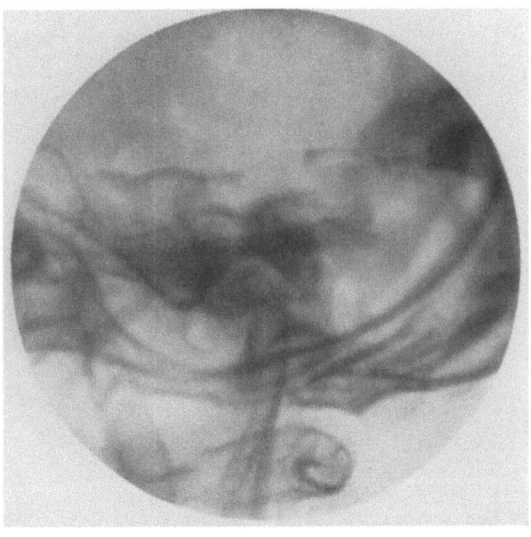

a   b

Abb. 156a u. b. Aufnahmen des linken Schläfenbeines. a nach SCHÜLLER und b nach STENVERS. (Der Focus der Röhre stand bei der Aufnahme a etwas zu weit dorsal und bei der Aufnahme b etwas zu weit kranial.) *Cholesteatom* bzw. *Epidermoid* des *Schläfenbeines* bei einem 50jährigen Patienten. Seit einiger Zeit Ohrfluß und seit 6 Wochen Facialisparese links. Die Aufnahme a zeigt einen ausgedehnten Defekt der Pars mastoidea, der nicht vom Antrum ausgeht, da dasselbe, wie die hier nicht wiedergegebene Aufnahme nach E. G. MAYER zeigt, zum Teil noch in normaler Größe erhalten ist. Das Tegmen, die Spange und die knöcherne Sinusschale sind in den Defekt mit einbezogen. Der Defekt zeigt nach kranial scharfe, kleinbuchtige Begrenzung, nach dorsal ist er nur undeutlich abgrenzbar. Die Aufnahme b zeigt einen ausgedehnten Defekt der Pyramide. Die obere Pyramidenkante ist an mehreren Stellen zum Teil verdünnt, zum Teil gänzlich zerstört, das Labyrinth ist größtenteils destruiert, es sind nur mehr Reste der Lichtung des vorderen und lateralen Bogenganges erkennbar. Die Labyrinthkapsel selbst ist nicht mehr nachweisbar. Der innere Gehörgang ist noch intakt

ist hier noch ein Fall von BERGER zu erwähnen. Es handelte sich um ein Epidermoid im Bereiche des Labyrinthes mit Usur des oberen vertikalen Bogenganges und der oberen Pyramidenkante im Bereiche der Eminentia arcuata. In der Paukenhöhle (Kuppelraum) und im Antrum waren keine Cholesteatomschuppen, es bestand lediglich ein Defekt der lateralen Attikwand als Folge einer chronischen Mittelohrentzündung. Es lagen also zwei voneinander unabhängige Erkrankungen vor. Weiter kommen Epidermoide in der Schläfenbeinschuppe entfernt vom pneumatischen System vor, sie sind genauso wie die im übrigen Anteil der Schädelkalotte auftretenden Epidermoide durch scharf begrenzte, oft buchtige Defekte mit verdichteter Randzone charakterisiert (s. Abb. 158). Das Zusammentreffen eines Mittelohrcholesteatoms mit einem Epidermoid wurde auch von anderer Seite beschrieben. So teilt AMERSBACH einen der Abb. 158 ähnlichen Fall mit. Ein Unterschied bestand nur insofern, als das Epidermoid, welches keine Verbindung mit den Mittelohrräumen hatte, hinter der Pars mastoidea in der Hinterhauptschuppe lokalisiert war. Eine Unterscheidung zwischen einem Cholesteatom und einem Epidermoid ist weder makroskopisch noch mikroskopisch möglich. Lediglich die Lokalisation ist für

32*

die richtige Diagnose maßgebend. Die Cholesteatommatrix kann an Stellen, an welchen sie nicht an Knochen grenzt, verkalken.

f) Das Röntgenbild der akuten Exacerbation der chronischen Mittelohreiterung

Eine akute Exacerbation kommt besonders im Anschluß an Infektionskrankheiten, wie z. B. Grippe und Angina, vor. Das Erkennen einer Knochenaffektion als Folge einer akuten Exacerbation gehört zu den schwierigsten röntgenologischen Diagnosen und setzt eine große Erfahrung voraus, da Vergleichsmöglichkeiten infolge der in der Regel vorhandenen Unterschiede in der Ausbildung des Zellsystems beider Seiten nicht gegeben

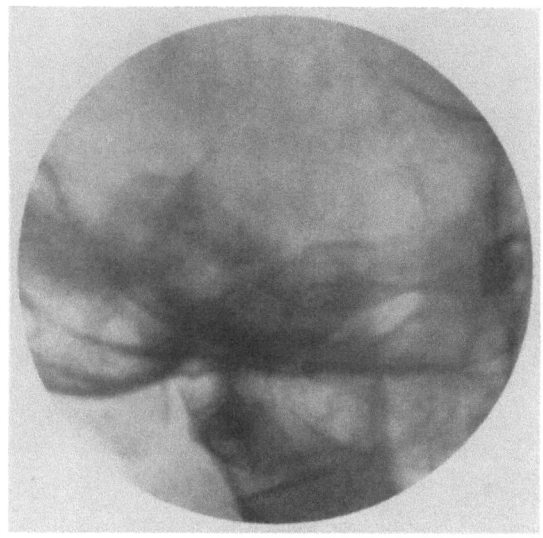 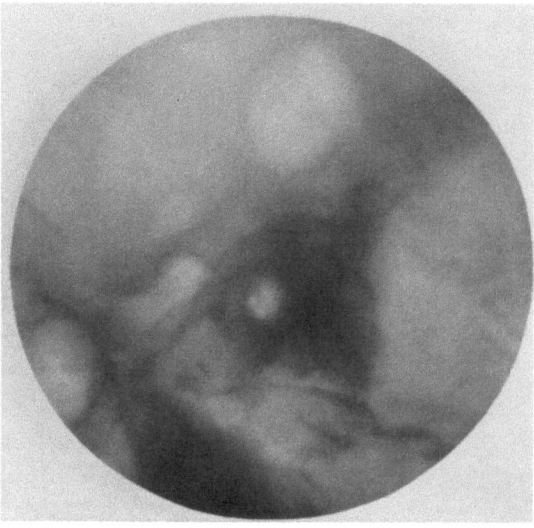

Abb. 157   Abb. 158

Abb. 157. Aufnahme des rechten Schläfenbeines nach Stenvers. (Der Focus der Röhre stand etwas zu weit kranial und etwas zu weit nach der Seite des filmfernen Schläfenbeines.) *Epidermoid der Pyramide.* 51jähriger Mann, bei welchem klinisch seit einigen Jahren eine chronische Mittelohrentzündung besteht. Das Labyrinth ist vollkommen ausgeschaltet. Seit 23 Jahren hat Patient eine rechtsseitige Facialisparese. Die Aufnahme zeigt eine ausgedehnte Destruktion der Pyramide, die von der Gegend des inneren Gehörganges nach medial bis nahe an den Apex reicht und hier gegen den noch erhaltenen Teil der Pyramidenspitze durch eine verdichtete Randzone begrenzt ist. Auch nach lateral gegen das Labyrinth ist der Defekt ziemlich scharf und bogenförmig begrenzt. Die obere Pyramidenkante fehlt im Bereiche der Destruktion. An der lateral-kranialen Begrenzung des Defektes findet sich ein kleiner, nach innen-oben gerichteter Kalkschatten, der dislozierten oberen Pyramidenkante entsprechend. Der innere Gehörgang und die Schnecke sind nicht mehr erkennbar. Obwohl bei diesem Patienten eine chronische Otitis bestand, liegt hier sicher ein Epidermoid der Pyramide vor. Dafür spricht die schon lange vor der chronischen Mittelohrentzündung bestehende Facialisparese

Abb. 158. Aufnahme des linken Schläfenbeines nach Schüller. (Typische Einstellung.) *Epidermoid der Schläfenbeinschuppe.* 32jähriger Mann, der seit Jahren an einer chronischen Mittelohrentzündung leidet. Das Antrum (Aufnahme nach E. G. Mayer) war röntgenologisch nicht vergrößert und von unauffälliger Begrenzung. Die Operation ergab ein kleines Antrum-Cholesteatom und ein Epidermoid der Schläfenbeinschuppe, das keinen Zusammenhang mit den Mittelohrräumen hatte.

sind. Ein chronischer Entzündungsprozeß kann sich in seltenen Fällen nur in der Paukenhöhle und hier oft nur im Epitympanon, also in einem eng umschriebenen Raume abspielen, und zwar in Schläfenbeinen mit guter Pneumatisation. Das Röntgenbild zeigt unter diesen Umständen normale Verhältnisse, da die Verschattung der Paukenhöhle bzw. ihres Kuppelraumes röntgenologisch kaum je zum Ausdruck kommt. Tritt in solchen Fällen eine akute Exacerbation ein und greift der Prozeß auf das Mastoid über, so wird man eine Verschattung des pneumatischen Systems finden.

Entwickelt sich die akute Exacerbation einer chronischen Mittelohreiterung in einem mehr oder weniger gehemmten Warzenfortsatz, so ist röntgenologisch so lange keine

Änderung des gewohnten Bildes feststellbar, als die akute Exacerbation auf die Weichteile beschränkt bleibt. Erst wenn der Prozeß auf den Knochen übergegriffen hat, können im Röntgenbild Veränderungen in Erscheinung treten, die deswegen von großer Bedeutung sind, weil sich klinisch die nun bestehende Knochenaffektion nicht immer durch entsprechende Krankheitszeichen manifestiert. Die nun auftretenden röntgenologischen Symptome sind sowohl bei der epidermisierenden chronischen Mittelohrentzündung als auch bei der Cholesteatomeiterung prinzipiell dieselben. Geht die Eiterung von den Zellen aus, so läßt eine geringe Unschärfe der Konturen der verschatteten Zellen noch nicht den Schluß einer Knochenaffektion zu, da die Unschärfe der Zellbälkchen in gehemmten Warzenfortsätzen lediglich die Folge der Pneumatisationsstörung sein kann.

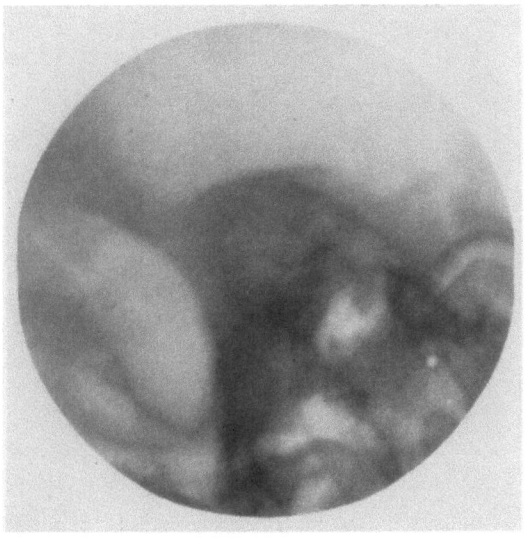 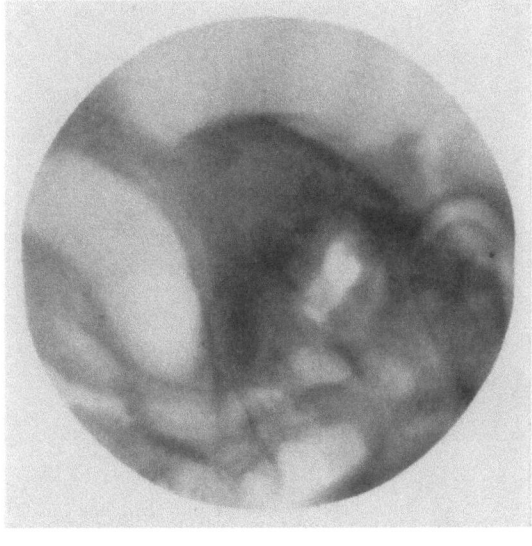

a   b

Abb. 159a u. b. Aufnahmen des rechten Schläfenbeines nach SCHÜLLER. (Typische Einstellung beider Aufnahmen.) „*Chronische Otitis.* a Vor der akuten Exacerbation. b 4 Monate später im Stadium der akuten Exacerbation. Die Aufnahme a zeigt eine komplette Pneumatisationshemmung. Das erweiterte Antrum ist als undeutliche Aufhellung innerhalb des Schattens der Pyramide zu sehen. Sonst keine Besonderheiten. Die Aufnahme b zeigt als Ausdruck einer *akuten Knochenaffektion* im unteren Anteil der Pars mastoidea lateral vom Sinus sigmoides eine unscharf begrenzte Aufhellung. Der Sinus ist etwas lateral poniert." (Aus „Otologische Röntgendiagnostik" von E. G. MAYER)

Eine Knochenaffektion ist erst dann zu diagnostizieren, wenn infolge der akuten Knochenresorption die Verschattung einer Aufhellung Platz macht und die Grenzen der Aufhellung besonders unscharf sind. Hierbei ist vor allem der Gegend des Petrosuswinkels große Aufmerksamkeit zu widmen, da erfahrungsgemäß Zellen dieses Bereiches Anlaß zu Komplikationen geben, weil diese Zellen meist isoliert, ohne Zusammenhang mit den Haupträumen des Mittelohres angeordnet sind und daher im Falle einer Knochenresorption keine Drainagemöglichkeit in das Antrum oder die Paukenhöhle besteht. In komplett gehemmten Warzenfortsätzen kann eine akute Knochenaffektion auch nach Art einer Osteomyelitis in Form einer umschriebenen, unscharf begrenzten Aufhellung sichtbar werden (s. Abb. 159a und b).

Tritt bei einer Cholesteatomeiterung, bei welcher schon vorher eine röntgenologisch nachweisbare Cholesteatomhöhle bestanden hat, eine akute Exacerbation ein, so kommt die nun frische Knochenaffektion im Röntgenbild dadurch zum Ausdruck, daß die scharfe Begrenzung der durch das Cholesteatom bedingten Aufhellung einer vollkommen unscharfen Konturierung Platz macht und daß insbesondere der feine Sklerosasaum verschwindet. Handelt es sich um ein Antrumcholesteatom, welches bereits auf Kosten des periantralen Knochens zu einer beträchtlichen Vergrößerung bzw. Ausweitung des Antrum geführt hatte, so findet sich nun an Stelle des Antrum eine große, unscharf begrenzte Aufhellung, deren Ausdehnung die Größe auch eines sehr geräumigen Antrum bei weitem überschreitet (s. Abb. 160).

Das Hauptmerkmal der Knochenaffektion bei einer akuten Exacerbation ist, wie schon erwähnt, die Aufhellung des Knochens in der unmittelbaren Umgebung des Entzündungsherdes, wobei die Aufhellung in der Peripherie von größerer Intensität sein kann, als die der ursprünglichen Cholesteatomhöhle. Der Übergang von den gesunden zu den kranken Knochenbezirken kann hierbei so allmählich erfolgen, daß die Grenzen

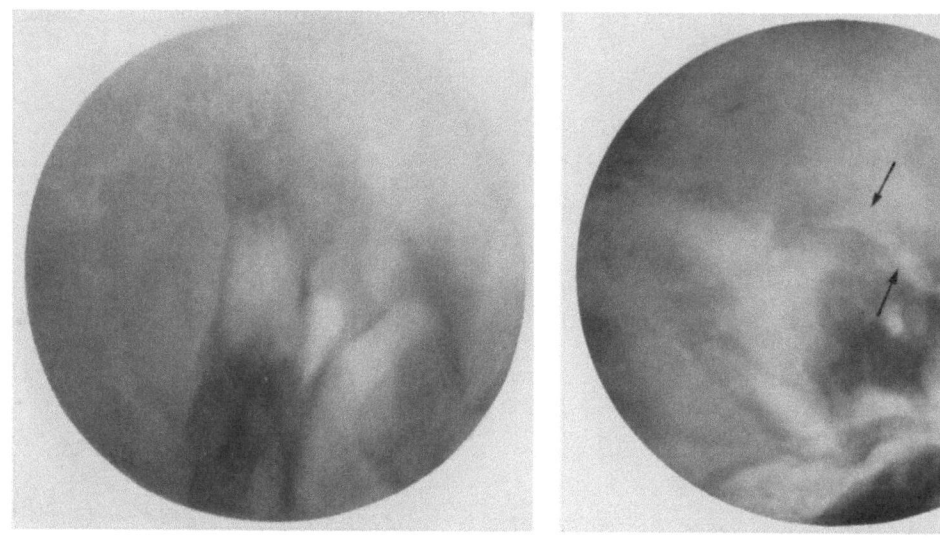

Abb. 160   Abb. 161

Abb. 160. Aufnahme des rechten Schläfenbeines nach E. G. Mayer. (Typische Einstellung.) *Akute Exacerbation eines Antrumcholesteatom.* An Stelle des Antrum findet sich eine große, größtenteils unscharf begrenzte Aufhellung, innerhalb der das ehemalige Antrum als intensivere Aufhellung gerade noch abgrenzbar ist. Die hintere-obere Gehörgangswand ist als Ausdruck eines Durchbruches des Entzündungsprozesses in den äußeren Gehörgang zerstört. (Aus der Sammlung von E. G. Mayer)

Abb. 161. Aufnahme des rechten Schläfenbeines nach Schüller. (Die Neigung des Zielstrahles zur Deutschen Horizontalebene war etwas zu stark.) *Akute Exacerbation eines Cholesteatom.* 60jährige Frau mit einer seit 1 Jahr bestehenden chronischen Otitis. Die Pneumatisation ist komplett gehemmt. Im Bereiche der Pars mastoidea findet sich eine Aufhellung, die nach vorne-oben bis in die Schläfenbeinschuppe reicht und hier stellenweise noch eine verdichtete, schmale Randzone erkennen läßt. Das Tegmen antri ist verdünnt, jedoch nicht nachweisbar durchbrochen, das Tegmen tympani ist als Ausdruck eines Durchbruches in die mittlere Schädelgrube zerstört. Nach hinten reicht die Aufhellung bis lateral vom Sulcus sinus sigmoidei und ist so unscharf konturiert, daß die Grenze zwischen gesunden und kranken Knochen nicht mehr eindeutig feststellbar ist. Die Kontur der knöchernen Sinusschale ist als Ausdruck einer Destruktion in mittlerer Höhe nicht mehr erkennbar. Der Sinus ist vorgelagert. Infolge Verdünnung der Labyrinthkapsel durch die Knochenaffektion treten die Bogengänge als schmale, bogenförmige Aufhellungen in Erscheinung. Der obere Pfeil weist auf die Grenze der Usur im Bereiche der Schläfenbeinschuppe, der untere Pfeil auf die Usur des Tegmen tympani

der Destruktion nicht mehr überall erkennbar sind (s. Abb. 161). Im Verlaufe der akuten Exacerbation können auch das Tegmen und die knöcherne Sinusschale einer mehr oder weniger ausgedehnten Zerstörung anheimfallen. In einem solchen Falle zeigt das Röntgenbild nicht wie beim Cholesteatom ohne akute Exacerbation einen scharf abgegrenzten Defekt, sondern die Kontur der Tegmenplatte bzw. des Sulcus sinus sigmoidei wird allmählich undeutlich, um letzten Endes ganz zu verschwinden (s. Abb. 161). Wird der Knochen im Verlaufe des Sulcus sinus sigmoidei oder an einer anderen Stelle der Pars mastoidea oder im Bereiche der Schläfenbeinschuppe in seiner ganzen Dicke zerstört (Bildung einer Knochenfistel), so kommt es zur Freilegung des Sinus bzw. der Dura der hinteren oder mittleren Schädelgrube. Dieser Durchbruch nach außen und nach innen zeigt sich im Röntgenbild durch eine intensive Aufhellung (s. Abb. 162 und 163). In einem solchen Falle ist das Bestehen eines extraduralen Abscesses außerordentlich wahrscheinlich. Wir kommen später noch auf diese Angelegenheit zurück.

g) Das Röntgenbild der reparativen Veränderungen der chronischen Mittelohreiterung

In seltenen Fällen kann die durch eine akute Exacerbation entstandene Knochenaffektion in derselben Weise wie eine Mastoiditis ohne operativen Eingriff abheilen, ja selbst dann noch, wenn es schon zu endokraniellen Komplikationen gekommen war.

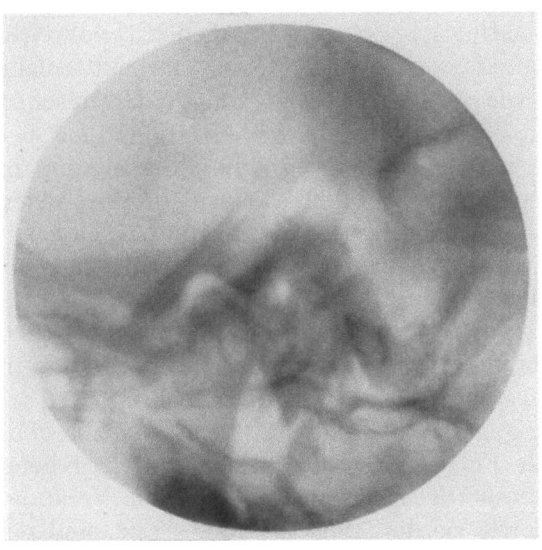 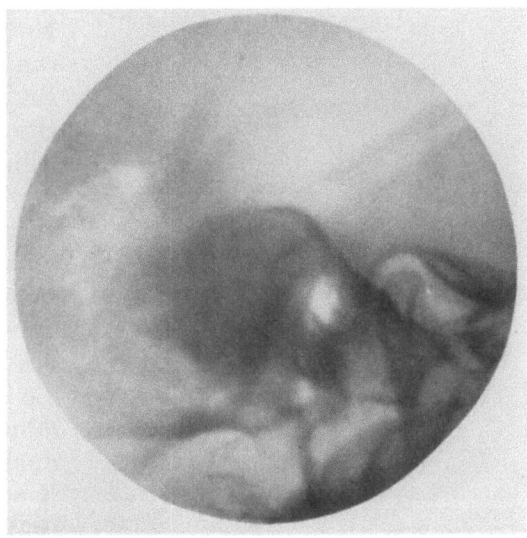

Abb. 162   Abb. 163

Abb. 162. Aufnahme des linken Schläfenbeines nach SCHÜLLER. (Typische Einstellung.) *Akute Exacerbation einer Cholesteatomeiterung.* 45jährige Frau mit einer seit 6 Jahren bestehenden chronischen Otitis. Es ist keine Zellstruktur erkennbar. Im Bereiche der Pars mastoidea und darüber findet sich eine große, unregelmäßige, allseits sehr unscharf begrenzte Aufhellung, die hinten-oben vom äußeren Gehörgang in einem etwa bohnengroßen Bereiche als Ausdruck eines Durchbruches des Entzündungsprozesses nach innen und nach außen besonders intensiv ist. Die Tegmenplatte ist in ganzer Ausdehnung zerstört. Der Kontur des Sulcus sinus sigmoidei ist im mittleren Drittel infolge Destruktion des Knochens nicht mehr erkennbar. Der Defekt ist nach oben und nach unten undeutlich abgegrenzt. Die Lage des Sinus ist nicht eindeutig feststellbar

Abb. 163. Aufnahme des rechten Schläfenbeines nach SCHÜLLER. (Typische Einstellung.) „*Chronische Otitis.* Alter perisinuöser, spontan geheilter Absceß. Im hinteren-oberen Anteil des Pyramidenschattens ist undeutlich die durch das stark erweiterte Antrum bedingte, regelmäßig begrenzte Aufhellung zu sehen. Der hintere Pyramidenkontur ist nicht erkennbar. Es findet sich in seinen Bereiche ein unregelmäßig abgegrenzter, dichter Schatten, der zum Teil wohl durch Kalkeinlagerungen im thrombosierten Sinus sigmoides, zum Teil durch Knochenneubildung bedingt ist. Etwas über der Gegend des oberen Sinusknies ist eine kleinerbengroße, runde Aufhellung zu sehen, die einer *Fistel* entspricht, die von der hinteren Schädelgrube nach außen führt. Unterhalb dieser Fistel ist der Knochen in einem pflaumenkerngroßen Bereich infolge geringer, flächenhafter Usur aufgehellt." (Aus „Otologische Röntgendiagnostik" von E. G. MAYER)

Während die spontane Abheilung einer Mastoiditis, wie gezeigt wurde, mit einem charakteristischen Röntgenbefund einhergeht, kommt ein solcher bei der spontanen Abheilung einer durch eine akute Exacerbation hervorgerufenen Knochenaffektion bei einer chronischen Mittelohreiterung nur dann zustande, wenn eine endokranielle Komplikation vorgelegen hatte. Die in stark gehemmten Warzenfortsätzen in der Nachbarschaft entzündlich veränderter Zellen oft zu findenden Verdichtungen des Knochens müssen nicht die Folge reaktiver Knochenveränderungen sein, sondern können lediglich durch die Pneumatisationsstörung bedingt sein. Eine Unterscheidung zwischen diesen beiden Möglichkeiten ist dann gegeben, wenn man auf Grund von Kontrolluntersuchungen die Entwicklung einer Sklerose im Anschluß an eine durch die akute Exacerbation hervorgerufene Knochenaffektion beobachten kann. Der dünne Verdichtungssaum, der die Cholesteatomhöhle umgibt, entsteht sicher durch den direkten Einfluß des Cholesteatom auf den Knochen, denn er kommt auch bei den Epidermoiden vor, bei welchen eine begleitende Entzündung fehlt. Eine höhergradige Sklerose des Knochens in der Nachbarschaft eines Cholesteatom kann ebenfalls sowohl die Folge der Pneumatisationsstörung als auch das Ergebnis eines entzündlich reaktiv bedingten Vorganges sein. Auch hier besteht keine Möglichkeit, diese beiden Formen im Röntgenbild auseinanderzuhalten. Hat jedoch eine endokranielle Komplikation (perisinuöser Absceß) bestanden, dann ist man berechtigt, sklerotische Knochenveränderungen in der Nachbarschaft des Sinus als Folge einer durch eine akute Exacerbation bedingten Knochenaffektion einer chronischen Mittelohreiterung aufzufassen. Nach E. G. Mayer sind solche Bilder, wie sie Abb. 163 zeigt, nur bei chronischen Otitiden zu sehen, die in frühester Kindheit begonnen haben. Die ausgeprägte Sklerosierung in der Umgebung des Sinus ist einerseits durch eine ausgedehnte Verkalkung eines Thrombus, andererseits durch starke reaktive Knochenverdichtung als Folge eines in der Kindheit aufgetretenen perisinuösen Abscesses aufzufassen. Das Zurückverlegen des Ablaufes der endokraniellen Komplikation in die früheste Jugend ist deshalb berechtigt, weil erfahrungsgemäß die Tendenz zur Knochenneubildung als Folge eines entzündlichen Reizes beim Kinde größer ist als beim Erwachsenen. Veränderungen, wie sie die Abb. 163 wiedergibt, sind bei Erwachsenen, bei welchen die chronische Mittelohrentzündung erst in späteren Lebensjahren aufgetreten ist, nicht zu finden.

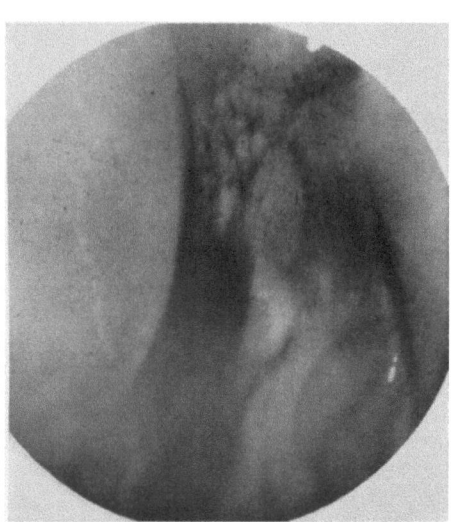

Abb. 164. Aufnahme des linken Schläfenbeines nach E. G. Mayer (seitenverkehrt). (Typische Einstellung.) „*Chronische Otitis, Pseudomucocele*. Die Pneumatisation ist etwas gehemmt. Das Antrum ist klein, gut hell, daher anscheinend lufthaltig. Die hintere Gehörgangswand ist nicht erkennbar. Vor dem Antrum sieht man in der Gegend der hinteren Gehörgangswand eine pflaumenkerngroße, regelmäßig begrenzte Aufhellung, die von einem schmalen, durch etwas verdichteten Knochen bedingten Schattenstreifen umgrenzt ist und der Pseudomucocele entspricht." (Aus „Otologische Röntgendiagnostik" von E. G. Mayer)

Ein sehr seltenes Ereignis ist die Entwicklung einer Pseudomucocele im Verlaufe einer chronischen Otitis. Deutsch und E. G. Mayer haben einen derartigen Fall beschrieben, bei welchem die Röntgenuntersuchung in der Aufnahmerichtung nach E. G. Mayer zwischen dem äußeren Gehörgang und dem Antrum eine pflaumenkerngroße, scharf begrenzte Aufhellung aufdeckte. Diese Aufhellung war von einem, einer Corticalis entsprechenden, schmalen, dichten Schattenstreifen umgrenzt und hatte das Aussehen einer regelmäßig geformten, großen Zelle (s. Abb. 164). Einen zweiten Fall einer Mucocele im Verlaufe einer chronischen Otitis hat Amersbach bekanntgegeben. Das Röntgenbild zeigte im Bereich der Pars mastoidea eine ziemlich scharf begrenzte Aufhellung, die sich ziemlich weit nach hinten-oben und nach vorne erstreckte, wobei die Dura der mittleren Schädelgrube und das obere Drittel des Sinus sigmoides freigelegt waren.

5. Die Komplikationen der entzündlichen Erkrankungen des Mittelohres

Der schon besprochene Subperiostalabsceß stellt eine nicht sehr ernste Komplikation dar. Wesentlich schwerwiegender bzw. gefährlicher sind die *endokraniellen Komplikationen* sowie die *Osteomyelitis* der Schädelkapsel. Letztere hat allerdings seit Entdeckung der Antibiotica an Gefährlichkeit verloren. Zu den endokraniellen Komplikationen gehören:

der Extraduralabsceß (Epiduralabsceß), meist mit einer Pachymeningitis externa verbunden,

der Subduralabsceß,

der Hirnabsceß,

die Sinusthrombose,

die Meningitis.

Für den Röntgenologen wichtig ist lediglich der Extraduralabsceß, der Durchbruch in die Schädelhöhle, da er mit Veränderungen von seiten des Schädelskeletes einhergehen kann. Erfolgt der Durchbruch in die hintere Schädelgrube im Bereiche des Sinus sigmoides, so spricht man von einem *perisinuösen Absceß*. Er kann Ursache einer Sinusthrombose sein, die selbst röntgenologisch keine Symptome macht. Zu einer Thrombose des Sinus cavernosus kann eine Pyramidenspitzenaffektion Anlaß geben. Die Cavernosusthrombose kann zu einer Verschattung des gleichseitigen Siebbeinlabyrinthes und der gleichseitigen Keilbeinhöhle führen. Sie kann also im Röntgenbild ein indirektes bzw. ein Fernsymptom hervorrufen.

a) Der Extraduralabsceß (perisinuöser Absceß)

Der *Extraduralabsceß* ist die bei weitem häufigste endokranielle Komplikation, wobei die primäre Erkrankung öfter eine akute als eine chronische Otitis ist. Er entsteht dadurch, daß es, nachdem der Entzündungsprozeß des Knochens die Tabula interna zerstört hat, zur Eiteransammlung an der Außenfläche der Dura kommt. Die Größe des Durchbruches nach innen ist sehr verschieden. Neben makroskopisch faßbaren Defekten kommen kleinste, kaum erkennbare Fisteln in der Ein- und Mehrzahl vor. Manchmal ist bei der Operation eine makroskopisch nachweisbare Knochenusur überhaupt nicht feststellbar. Bei größeren Zerstörungen liegt die Dura in großer Ausdehnung frei. Der Absceß kann intrakraniell die Grenzen der Knochenarrosion weit überschreiten, weil der Eiter zwischen Dura und Knochen weiterkriechen kann. Am häufigsten kommt es zu einem Durchbruch in die hintere Schädelgrube, und zwar besonders am Sinus sigmoides und man spricht dann, wie schon erwähnt, vom perisinuösen Absceß. Seltener sind Durchbrüche in die mittlere Schädelgrube am Tegmen antri und am Tegmen tympani. Im Anschluß an eine Petrositis kann sich ebenfalls sowohl gegen die hintere als auch gegen die mittlere Schädelgrube ein Extraduralabsceß entwickeln. Sie gehen in der Regel von erkrankten Zellen der Pyramidenspitze, seltener von einer Labyrintheiterung aus. Durch die natürlichen Öffnungen der Schädelbasis können extradurale Eiteransammlungen durchtreten, so durch das Foramen ovale, durch das Foramen lacerum und Foramen occipitale magnum und können als Senkungsabscesse im Bereich des Halses und des Retropharyngealraumes in Erscheinung treten. Als seltenes Ereignis kann ein Extraduralabsceß sekundär nach außen den Knochen durchbrechen, während innen die Dura standhält (MARX). Die Reaktionen von seiten der Dura auf den Absceß sind verschieden. Man findet neben oberflächlichen Granulationen streifenförmige Infiltrationen in der Dura und interlamelläre Abscesse. In schweren Fällen kann die Dura eitrig zerfallen und nekrotisch sein. Als Ausgang der Pachymeningitis externa kommt es durch Bindegewebsbildung zu einer Art Narbenbildung an der Dura, wodurch die Dura in eine bindegewebige Schwarte umgewandelt wird (MARX). In dieser Schwarte kann es sekundär zu Kalkablagerungen und zu Knochenneubildungen kommen.

Das Röntgenbild kann bei Bestehen eines ausgedehnten extraduralen bzw. perisinuösen Absceß vollkommen negativ sein, was auf Grund der vorstehenden Ausführungen ohne weiteres verständlich ist. Außerdem muß ganz besonders betont werden, daß der akute Extraduralabsceß röntgenologisch keinerlei Symptome macht. Entsprechende Mitteilungen in der Literatur sind unrichtig und überschreiten die Grenzen, welche dem Röntgenverfahren gesetzt sind (E. G. MAYER). Was man röntgenologisch feststellen kann, ist das Bestehen einer Knochenusur infolge einer Knocheneiterung. Letztere ist der primäre Vorgang. Die Knochenarrosion kann sich röntgenologisch im Bereiche der knöchernen Sinusschale, der Tegmenplatte, der oberen Pyramidenkante und auch der Schläfenbeinschuppe finden. Wenn man an einer dieser Stellen einen Knochendefekt nachweisen kann, so weiß der Kliniker, daß ein Extraduralabsceß bestehen kann und wahrscheinlich auch vorhanden sein wird (s. Abb. 165). Es ist daher nicht notwendig, die Diagnose Extraduralabsceß im Befund niederzulegen, schon deshalb nicht, weil einerseits solche Abscesse, wie schon erwähnt, ohne makroskopisch nachweisbare Knochenveränderungen vorkommen und weil andererseits nicht jede Knochenzerstörung

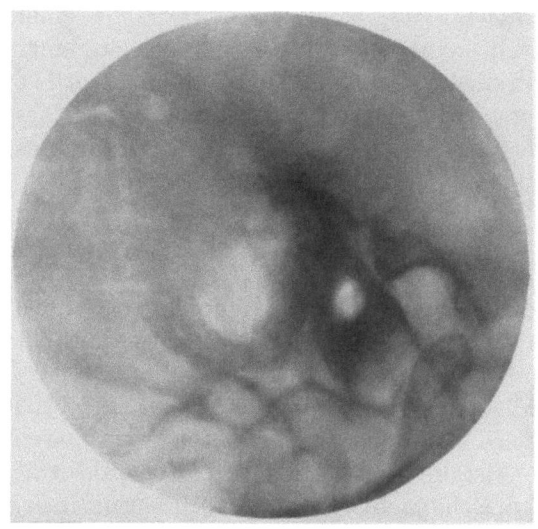

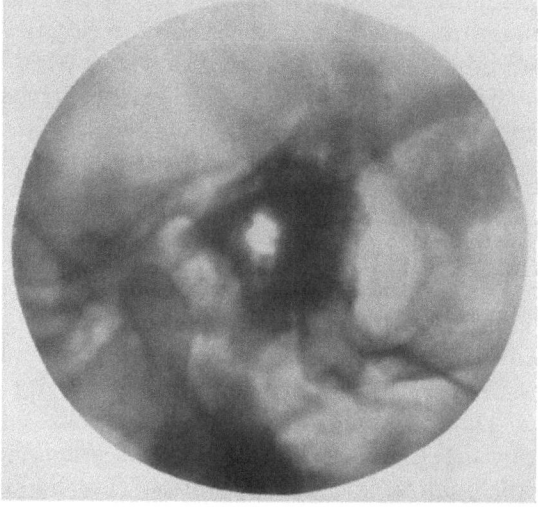

Abb. 165. Aufnahme des rechten Schläfenbeines nach SCHÜLLER. (Typische Einstellung.) 33jähriger Mann mit einer 3 Monate alten *chronischen Mittelohrentzündung mit Knochenaffektion*. Das Antrum und die wenigen vorhandenen Zellen sind verschattet. Im unteren Anteil der Pars mastoidea findet sich als Ausdruck der Knochenaffektion eine haselnußgroße, größtenteils unscharf begrenzte Aufhellung. Bei einer derartigen Lokalisation einer frischen Knochendestruktion ist mit großer Wahrscheinlichkeit das Bestehen eines *perisinuösen Abscesses* anzunehmen. Letzterer ist aber nicht die Ursache der Knochenaffektion, sondern ihre Folge. Die knöcherne Sinusschale ist nur andeutungsweise erkennbar, ob infolge Arrosion oder nur infolge der anatomischen Verhältnisse, läßt sich hier nicht entscheiden

Abb. 166. Aufnahme des linken Schläfenbeines nach SCHÜLLER. (Typische Einstellung.) *Umschriebene Lateralposition* bzw. *Blindsackbildung des Sulcus sinus sigmoidei*. Klinisch gesundes Schläfenbein. Komplette Pneumatisationshemmung. Im Verlaufe des Sulcus sinus sigmoidei findet sich eine seine unteren zwei Drittel einnehmende Aufhellung als Folge der lokalen Verdünnung der knöchernen Sinusschale durch die umschriebene Lateralposition bzw. Blindsackbildung. Im Falle des Bestehens einer Mittelohrentzündung kann die Differentialdiagnose zwischen einer Knochenaffektion und einer Blindsackbildung sehr schwierig sein. Man wird in einem solchen Falle selbstverständlich die Aufnahme nach E. G. MAYER zu Rate ziehen, auf welcher der Blindsack als solcher erkennbar sein kann. Auch die Aufnahme nach STENVERS kann zur Klärung beitragen (vgl. auch Abb. 89a und b)

einen Extraduralabsceß zur Folge haben muß. Die die Vorderwand des Sulcus sinus sigmoidei markierende Kontur kann im Bereiche des Abscesses unterbrochen sein, sie kann aber auch vollkommen erhalten sein, wenn der Durchbruch bei stark in die Pyramidenhinterfläche einschneidendem, also vorgelagertem Sinus an der medialen oder lateralen Begrenzung der knöchernen Sinusschale erfolgt. Man kann hier wohl unter Umständen eine umschriebene Aufhellung des Knochens infolge einer umschriebenen Einschmelzung feststellen, wobei die auf der Schüller-Aufnahme tangential getroffene vordere Wand der knöchernen Sinusschale sogar als dichterer Schatten innerhalb dieser Aufhellung abgrenzbar sein kann (WELIN). Identische Aufhellungen, wie sie bei Bestehen eines perisinuösen Abscesses zur Darstellung gelangen, können aber ihre Ursache in einer umschriebenen Lateralposition bzw. Blindsackbildung des Sulcus sinus sigmoidei haben (s. Abb. 89a und b sowie Abb. 166) oder nur die Folge einer Pneumatisationsstörung sein. Auch ein Sulcus digastricus kann manchmal eine ähnliche Aufhellung erzeugen (s. Abb. 86). Schwierig zu erkennen ist eine am Bulbus venae jugularis gelegene Knochenarrosion. Außerdem sei noch erwähnt, daß es auch, allerdings nur selten, angeborene Defekte der knöchernen Sinusschale gibt.

b) Die Osteomyelitis

Von einer *Osteomyelitis* spricht man nach WITTMAACK dann, wenn die Entzündung die Grenzen des pneumatischen Systems gegen die Diploe zu überschritten hat. Man findet diese Komplikation bei Erwachsenen häufiger nach Operationen als gleich primär. Sie zeigt sich im Röntgenbild durch die typischen Einschmelzungsherde, innerhalb derer in der Regel auch kleine Sequester vorhanden sind (s. Abb. 167). Eine häufige Begleiterscheinung der Knochenmarkseiterung ist eine Miterkrankung der Knochenvenen in Form einer Thrombophlebitis, die infolge des sich daran anschließenden Zerfalles die Ursache des Fortschreitens des Prozesses bildet. Die Thrombophlebitis kann sich auf angrenzende große Blutleiter erstrecken. Es ist noch zu erwähnen, daß auch einmal eine außerhalb des pneumatischen Systems hämatogen oder von den Weichteilen nach Infektion oder Trauma entstandene Osteomyelitis sekundär auf das Zellsystem übergreifen, also den umgekehrten Weg nehmen kann. In solchen Fällen sind die Veränderungen des nicht pneumatisierten Knochens wesentlich ausgeprägter als die Veränderungen des erst sekundär in Mitleidenschaft gezogenen pneumatischen Systems. Der Weg einer derartigen Infektion geht meist über eine Thrombophlebitis der Vena emissaria mastoidea, wobei der Beginn der Knochenaffektion im Röntgenbild daran zu erkennen sein kann, daß die durch die Emissarvene bedingte, bandförmige und normalerweise scharf begrenzte Aufhellung, unscharfe und undeutliche Konturen aufweist (E. G. MAYER).

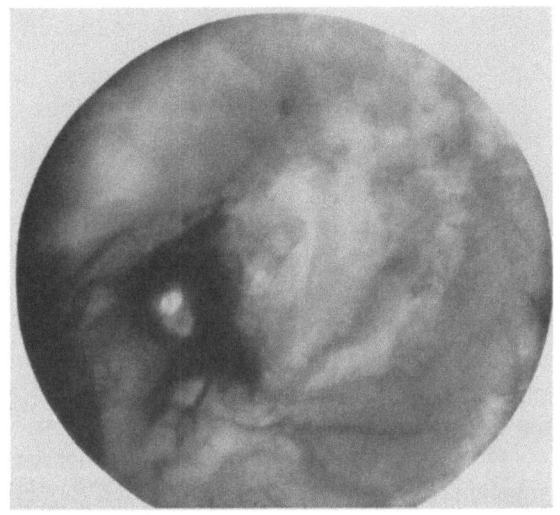

Abb. 167. Aufnahme des linken Schläfenbeines nach SCHÜLLER. (Typische Einstellung.) *Osteomyelitis.* 35jähriger Mann, der 14 Tage nach Mastoidektomie mit andauerndem Fieber, schweren Allgemeinerscheinungen und reichlich eitriger Sekretion zur Untersuchung geschickt wurde. Die Pars mastoidea ist von einem ziemlich großen Operationsdefekt eingenommen, der unscharfe Begrenzung zeigt, was kurze Zeit nach der Operation noch nichts besagt, da sich die Ränder erst später glätten. Über dem äußeren Gehörgang und retrofacial sind noch je ein Komplex kleiner bis mittelgroßer, verschatteter Zellen erkennbar. Angrenzend an den rückwärtigen Teil des Operationsdefektes ist der Knochen im Bereiche der Hinterhauptschuppe und des Scheitelbeines von zahlreichen, sehr unscharf begrenzten, zum Teil konfluierenden Aufhellungsherden durchsetzt. Stellenweise sind auch kleine, dichten Sequestern entsprechende Schatten zu erkennen

Eine Osteomyelitis kann sich in jedem Lebensalter entwickeln. Die typisch perakut verlaufende Form findet sich nahezu ausschließlich bei Kindern; man könnte sie direkt als eine Erkrankung des frühesten Kindesalters bezeichnen (MARX). Das häufige Auftreten der Knochenmarkseiterung bei Kindern wird auf den besonderen Bau des kindlichen Schläfenbeines zurückgeführt. Der jugendliche Warzenfortsatz besteht zum größten Teil aus spongiösem Knochen, der während des Pneumatisationsvorganges eine besonders innige Verbindung zwischen der Auskleidung der vorhandenen Hohlräume und den Markräumen des Knochens aufweist. Ähnliche Verhältnisse zeigt auch der spongiös-pneumatische Warzenfortsatz der Erwachsenen, der ebenfalls für diese Komplikation disponiert sein soll.

Als Folge einer Sinusthrombose kann es zu Verkalkungen im Thrombus kommen. Diese Verkalkung tritt dann im Röntgenbild als umschriebener, dichter, bizarr geformter Schatten im Verlaufe des Sulcus sinus sigmoidei in Erscheinung und ist, was wichtig für die Diagnose ist, aus dem Sulcus in keiner Projektionsrichtung herauszuprojizieren. Der Nachweis solcher Verkalkungen erlaubt die Feststellung, daß hier eine Sinusthrombose bestanden haben muß. Auch Hirnabscesse können verkalken und dann als solche erkennbar sein. Als seltene Komplikation muß noch eine von Winkler mitgeteilte otogene Orbitalphlegmone, die im Anschluß an ein Cholesteatomrezidiv auftrat, Erwähnung finden. Bei der Operation fand sich ein ausgedehnter Extraduralabsceß der mittleren Schädelgrube, der unter Bildung einer Knochenfistel in die gleichseitige Orbita eingebrochen war. Auch über eine Cavernosusthrombose im Anschluß an eine Petrositis kann sich eine Orbitalphlegmone oder ein Orbitalabsceß entwickeln.

6. Die häufigsten Ursachen röntgenologischer Irrtümer

Mangelhafte Bilder als Folge von technischen Fehlern dürfen heute nicht mehr Ursache von Fehldiagnosen sein, vorausgesetzt, daß technisch nicht einwandfreie Bilder als solche erkannt werden. Das Erkennen von technischen Fehlern kann aber gerade bei den Schläfenbeinaufnahmen mitunter sehr schwierig sein. Dies ist mit ein Grund, daß man bei der akuten Otitis unter möglichst gleichen Bedingungen eine Aufnahme der klinisch gesunden Seite, in der Regel in der Projektionsrichtung nach Schüller, machen und sie mit der kranken Seite vergleichen soll. Es ist hierbei aber immer zu berücksichtigen, daß ein zweizeitiger Vergleich, wie ihn die Schläfenbeinaufnahmen erfordern, nie von der gleichen Wertigkeit sein kann wie ein einzeitiger.

Große Irrtumsmöglichkeiten sind bei der Untersuchung von kindlichen Schläfenbeinen gegeben. Und gerade hier steht auch der Kliniker manchmal vor großen Schwierigkeiten. So kann einerseits trotz bestehender Einschmelzung im Mastoid ein entsprechender Trommelfellbefund fehlen, andererseits erlaubt ein pathologischer otologischer Befund keinen Rückschluß auf die Ausdehnung des dahintergelegenen Prozesses (Külz). Eine solche ohne lokale Symptome verlaufende retrotympanale Otitis kann als zusätzlicher Faktor bei der Entstehung einer akuten Ernährungsstörung und Toxikose oder einer chronischen Gedeihstörung in Frage kommen. Eine erfolgreiche Therapie derartiger Fälle ist aber nur durch eine Operation zu erzielen (Külz). Neben Eisinger und E. G. Mayer haben sich mehrere andere Autoren mit der Röntgenuntersuchung des kindlichen Schläfenbeines bei Mittelohreiterung befaßt. Aus den meisten Arbeiten, insbesondere aber aus der von Eisinger und E. G. Mayer, spricht eine kritische Vorsicht in der Begutachtung des Röntgenbildes des Schläfenbeines von Kindern. In den letzten Jahren hat sich vor allem Rossmann in mehreren größeren wertvollen Publikationen mit der Röntgenuntersuchung gesunder und kranker kindlicher Schläfenbeine beschäftigt. Kleinere Beiträge stammen von Seyss und von Rajner u. Mitarb. Es besteht kein Zweifel, daß die Röntgenuntersuchung des Mittelohres bei Säuglingen und Kleinkindern eine wichtige und wertvolle Untersuchungsmethode darstellt. Bezüglich der zu erzielenden Ergebnisse können wir aber den optimistischen Standpunkt der beiden letztgenannten Autoren nicht teilen. Bei manchen Autoren ist der Optimismus auf eine mangelhafte Erfahrung zurückzuführen. Otologen, die sich die Röntgenbefunde selbst machen, verfallen leicht der Tendenz, eine Bestätigung ihrer klinischen Diagnose aus dem Röntgenbild herauszulesen, auch in Fällen, in denen das Röntgenbild dazu nicht in der Lage ist. Die Ursachen, warum das Röntgenverfahren, welches beim Erwachsenen auf Grund der Zusammenarbeit zwischen Otologen und Röntgenologen eine ganz bedeutende Höhe erreicht hat, bei Kindern aber keineswegs dasselbe zu leisten vermag, sind mehrere. Einer dieser Gründe ist der Umstand, daß der wachsende Warzenfortsatz bei normaler Pneumatisation sich im Zustande einer dauernden Strukturveränderung befindet. Bei gehemmter Pneumatisation kommen noch dazu die durch die Pneumatisationsstörung bedingten individuell sehr variablen Verhältnisse der Pneumatisationshemmung. Die Interpretation dieser sowohl bei guter als auch bei gehemmter Pneumatisation schon ohne krankhafte Veränderungen sehr wechselvollen Bilder wird bei Hinzutreten eines pathologischen Prozesses noch schwieriger. Es ist eine bekannte Tatsache, daß bei Kindern Vergleichsaufnahmen der gesunden Seite sowohl in der Projektionsrichtung nach SCHÜLLER als auch nach E. G. MAYER genauso aussehen können wie die kranke Seite. Die Kleinheit der Zellen läßt keine richtige Aufhellung zustande kommen. Der ablaufende Pneumatisationsvorgang, der in Knochenanbau- und -abbauvorgängen besteht, kann eine Unschärfe der Zellstruktur erzeugen, ja sie kann stellenweise sogar fehlen. Jedenfalls ist es sehr begrüßenswert, wenn sich Otologen und Röntgenologen bemühen, das Röntgenverfahren bei Kindern weiter auszubauen, und zwar, wie EISINGER und E. G. MAYER betonen, aus folgenden Gründen: „Bei Kindern sind die subjektiven Angaben häufiger unverläßlicher als bei Erwachsenen, weshalb der Wunsch nach Objektivierung der Symptome berechtigt erscheint; dazu kommt, daß bei Kindern der relativ enge und empfindliche Gehörgang die Otoskopie infolge Ekzems und Externa häufiger verhindert als bei Erwachsenen." Die mancherorts vorgeschlagene *Antrumpunktion* — sie wird in Österreich nicht gemacht — zur Klärung unklarer Verhältnisse scheint uns ein Eingriff, der wohl strengste Indikation erfordert. Die großen Schwierigkeiten bei der Untersuchung von Säuglingen und Kleinkindern bestehen meist darin, daß eine Ruhigstellung nicht zu erzielen ist. Man kann dann versuchen, die Aufnahmen am narkotisierten Kinde zu machen. Aber auch in den Fällen, bei welchen es gelingt, einwandfreie Bilder herzustellen, können die diagnostischen Schwierigkeiten noch groß sein, weil, wie schon erwähnt, das kindliche Schläfenbein zuwenig Kontrast gibt. So kann z. B. eine Osteomyelitis nach ausgedehnter Zerstörung des pneumatischen Systems kaum zu erkennen sein, weil ein deutlicher Kontrastunterschied zwischen der durch die Destruktion bedingten Aufhellung und dem benachbarten Knochen fehlt. Oder es kann eine Cholesteatomhöhle im Falle einer akuten Exacerbation der Eiterung, wenn der zarte Sklerosasaum und damit die scharfe Abgrenzung verschwunden ist, als solche überhaupt nicht mehr zu erkennen sein. Eine Fehldiagnose im entgegengesetzten Sinne ist ebenfalls möglich. Die Spongiosazeichnung des nicht pneumatisierten Knochens kommt beim Kinde nicht immer einwandfrei zur Darstellung. An ihrer Stelle kann eine gleichmäßige Aufhellung in Erscheinung treten, die manchmal von Leisten an der Außenseite des Warzenfortsatzes oder durch Verdichtungen im Bereiche der Nähte eine scheinbare Abgrenzung erfährt und dadurch einen Destruktionsherd vortäuschen kann. In derartigen unklaren Fällen kann die Aufnahme nach E. G. MAYER für die Entscheidung, ob eine komplette Pneumatisationshemmung oder eine ausgedehnte Destruktion vorliegt, von ausschlaggebender Bedeutung sein. Ist auf der Aufnahme nach E. G. MAYER kein Antrum abgrenzbar und zeigt die Pars mastoidea an dieser Stelle eine homogene, wenig dichte Verschattung, so liegt eine Destruktion vor (s. Abb. 168a und b). Besteht bereits eine Knochenzerstörung in größerem Ausmaße, so kann an Stelle des Antrum eine Aufhellung zu sehen sein, die keine Abgrenzung erkennen läßt. Ist aber das Antrum nachweisbar und gegen die Umgebung gut abgrenzbar, dann kann eine ausgedehnte Destruktion ausgeschlossen werden.

An dieser Stelle muß nochmals auf die ausführlichen und lesenswerten Arbeiten von ROSSMANN eingegangen werden. Dieser Autor gibt eine auf Grund von röntgenologischen Symptomen gestützte Einteilung der Mastoiditis und versucht, die zwischen Pathologen, Otologen und Röntgenologen bestehende verschiedene Auffassung der Begriffsbestimmung der entzündlichen Ohrenerkrankungen auf einen einheitlichen Nenner zu bringen. ROSSMANN unterscheidet bei der kindlichen Mastoiditis eine *Antrocellulitis catarrhalis*, *necroticans* et *scleroticans*, teilt jede dieser Erkrankungen in drei Stadien und gibt die entsprechenden röntgenologischen Veränderungen dazu an. ROSSMANN hat auf dem Gebiete der Röntgendiagnostik der entzündlichen Erkrankungen des kindlichen Schläfenbeines sicher eine große Erfahrung, aber es ist und bleibt fraglich, ob es ihm in allen Fällen gelingt, die einzelnen eben angeführten Prozesse eindeutig auseinanderzuhalten bzw. zu differenzieren. Wir sind hier weit zurückhaltender und sind befriedigt, wenn wir eine Verschattung des kindlichen pneumatischen Systems als pathologisch erkennen können und wenn es uns gelingt, eine Knochenaffektion einwandfrei zu diagnostizieren. Die Ausdrücke Antritis, Cellulitis und Mastoiditis vermeiden wir in der röntgenologischen Befundabgabe, da diese Begriffe eine patho-anatomische bzw. klinische Diagnose beinhalten.

Nicht nur das Schläfenbein des Kindes, sondern auch das des Greises kann infolge seniler Veränderungen diagnostische Schwierigkeiten bereiten. So sieht man nicht allzu

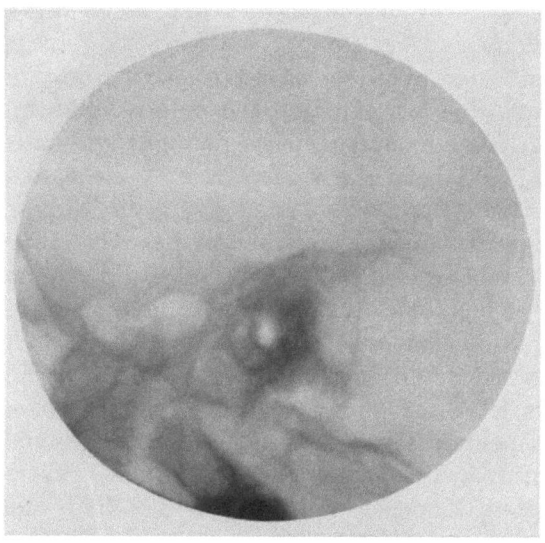 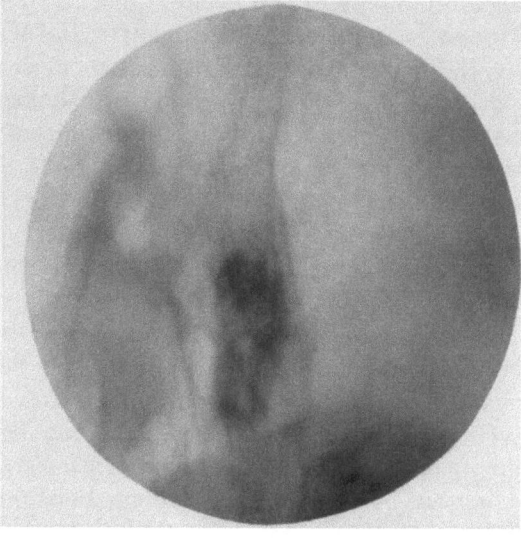

Abb. 168a   Abb. 168b

Abb. 168a. Aufnahme des linken Schläfenbeines nach SCHÜLLER. (Typische Einstellung.) Dreijähriges Kind mit einer 4 Wochen alten *akuten Masern-Otitis*. Über dem äußeren Gehörgang und im Bereiche des Petrosuswinkels sind einige kleine, verschattete Zellen vorhanden. Nach hinten ist eine Grenze eines pneumatischen Systems nicht erkennbar. Es läßt sich also nicht sagen, ob die Pars mastoidea pneumatisiert war und die Zellen durch eine Knochenaffektion zerstört sind oder ob eine Pneumatisationshemmung der Pars mastoidea vorliegt. In mittlerer Sinushöhe erscheint der Knochen wohl etwas aufgehellt. Dieser Befund läßt jedoch in keiner Weise schon die Diagnose einer Knochenaffektion zu, da diese geringe Aufhellung auch noch im Rahmen des Normalen vorkommen kann

Abb. 168b. Aufnahme des linken Schläfenbeines nach E. G. MAYER, desselben Falles wie Abb. 168a. (Typische Einstellung.) Die Aufnahme läßt kein Antrum erkennen, die Pars mastoidea zeigt an Stelle des Antrum einen mäßig dichten, homogenen Schatten. Der Befund spricht für eine *Destruktion* in der Nachbarschaft des Antrum

selten bei älteren Leuten eine mehr oder weniger ausgeprägte Verschattung des Zellsystems in klinisch gesunden Schläfenbeinen. Weiter können, so wie am übrigen Skelet, auch am Warzenteil Sklerosierungsvorgänge auftreten, was zu einer Verschattung und unscharfen Begrenzung mancher Zellkomplexe, ähnlich einer Knochenaffektion führen kann. Zeigt die Vergleichsaufnahme des klinisch gesunden Ohres dieselben Veränderungen, so wird man mit der Diagnose einer Knochenaffektion vorsichtig sein.

Die häufigsten Ursachen, die zu diagnostischen Irrtümern Anlaß geben können, sind durch die Pneumatisationsstörungen gegeben. Ist z. B. bei einer hochgradigen bzw. kompletten Pneumatisationshemmung der Warzenteil locker spongiös gebaut, so gibt er einen wenig dichten Schatten. Findet sich in einem solchen Falle weiter hinten, z. B. entlang der Sutura occipito-mastoidea, dichterer Knochen, so erscheint der locker gebaute Warzenteil aufgehellt, was einen Destruktionsherd vortäuschen kann (s. Abb. 169). Auch Knochenleisten an der Außenseite des Warzenfortsatzes können in identischer Weise Grenzen eines Aufhellungsherdes vortäuschen. Die Unterscheidung zwischen Destruktion und nicht pneumatisiertem Warzenfortsatz kann unter Umständen außerordentlich schwierig sein. Auch in diesen Fällen kann die Aufnahme nach E. G. MAYER vielfach die Entscheidung herbeiführen. Zeigt dieselbe ein allseits gut abgegrenztes Antrum, so ist ein Destruktionsherd eher auszuschließen, da bei Bestehen eines solchen anzunehmen ist, daß das Antrum auch Veränderungen an seinen Wänden zeigen wird. Ist überhaupt kein Antrum zu sehen, sondern nur eine undeutliche Verschattung an seiner Stelle, so spricht dies für das Vorliegen eines Einschmelzungsherdes.

In gut pneumatisierten Warzenfortsätzen sind bei großzelliger Struktur pathologische Veränderungen in der Regel leichter zu erkennen als bei kleinzelliger Struktur. In letztem Falle kann sich ein kleiner Destruktionsherd eher dem Nachweis entziehen. Bei an sich ausgedehnter Pneumatisation kann sich eine Störung in einer mangelhaften Ausbildung der Zellbälkchen äußern. Es kann ein Warzenfortsatz vorliegen, der von einem fast einheitlichen Hohlraum eingenommen ist und in dem nur vom Rande her einige rudimentäre Zellsepten spornartig vorragen (s. Abb. 170). Besteht in einem solchen Falle eine akute Mittelohrentzündung mit Verschattung des pneumatischen Systems, so ist die Entscheidung, ob nur ein großer mangelhaft unterteilter Hohlraum oder ein großer Einschmelzungsherd vorliegt, nicht möglich. Ähnlich liegen die Verhältnisse, wenn nur ein Teil des Warzenfortsatzes von einem größeren, mangelhaft unterteilten pneumatischen Hohlraum eingenommen ist und die Zellbälkchen, in denselben konzentrisch vorragend, plötzlich eine Unterbrechung zeigen (s. Abb. 171). Auch hier ist im Falle einer Verschattung bei akuter Mittelohrentzündung die Differentialdiagnose zwischen Pneumatisationsstörung und Knochenaffektion nicht möglich. Große einheitliche, keine Septierung zeigende Zellen, welche als präformierte Hohlräume bezeichnet werden, sind

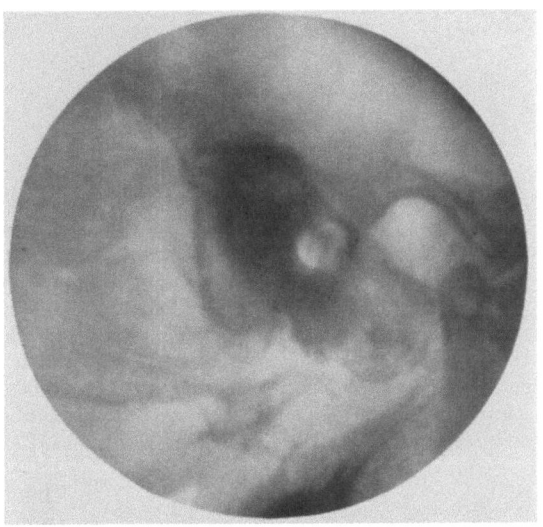

Abb. 169. Aufnahme des rechten Schläfenbeines nach SCHÜLLER. (Typische Einstellung.) Klinisch gesundes Ohr. *Komplette Pneumatisationshemmung* mit *locker gebautem* und daher *hellem Warzenteil*. Nach hinten zu gegen die Sutura occipito-mastoidea ist der Knochen wesentlich dichter, wodurch der locker gebaute Teil der Pars mastoidea als Aufhellung in Erscheinung tritt. Diese Aufhellung kann im Falle einer Mittelohrerkrankung einen Destruktionsherd vortäuschen

im Falle einer Verschattung von einem Einschmelzungsherd, der durch Konfluieren mehrerer Zellen entstanden ist, nicht immer zu differenzieren. Weiter können große, in der Tiefe gelegene und von kleinen Zellen überlagerte pneumatische Hohlräume dadurch resorptive Knochenveränderungen vortäuschen, daß die Zellbälkchen der überlagernden Zellen durch den dahintergelegenen, präformierten Hohlraum eine Aufhellung erfahren und im Falle einer Verschattung weniger Kontrast geben als die benachbarten Zellen. Zellen im vorderen-oberen, dem Boden der mittleren Schädelgrube benachbarten Anteil der Schläfenbeinschuppe können durch vertiefte Impressiones digitatae, die eine umschriebene Verdünnung der Schädelkapsel hervorrufen, im Falle einer Verschattung heller erscheinen als die Umgebung bzw. nur eine geringe Dichte ihrer Zellbälkchen aufweisen.

Weitere Irrtumsmöglichkeiten sind durch das Verhalten des Sinus sigmoides gegeben. Eine Lateralposition des Sinus bei guter Pneumatisation — dies kommt allerdings selten vor — kann infolge verminderter Dicke des Knochens zu einer Aufhellung der dem Sinus anliegenden Zellen bzw. ihrer Wände Anlaß geben, d. h. im Falle einer Verschattung wird dieser Bereich heller erscheinen. Die Lateralposition des Sinus ist aber durch die sie kennzeichnende bandförmige Aufhellung als solche erkennbar, was man dann bei der

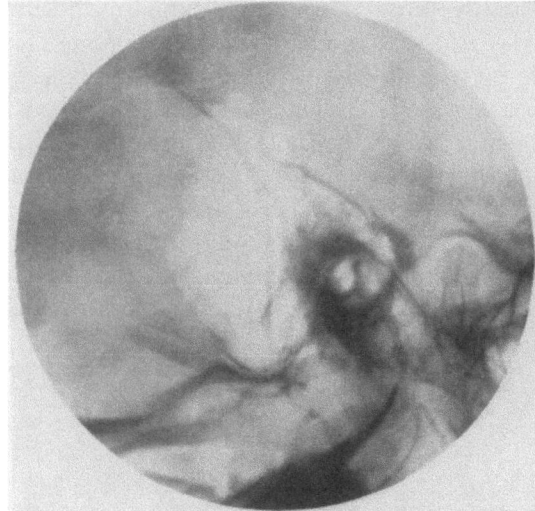

Abb. 170. Aufnahme des rechten Schläfenbeines nach SCHÜLLER. (Typische Einstellung.) Klinisch gesundes Ohr. *Höhergradige Pneumatisationsstörung* in Form mangelhafter Ausbildung der Zellsepten. Die Pars mastoidea ist ausgedehnt pneumatisiert, die Unterteilung durch Zellsepten ist weitgehend ausgeblieben. Im Falle einer Verschattung bei akuter Mittelohrentzündung ist eine Unterscheidung zwischen großem Einschmelzungsherd und Pneumatisationsstörung nicht möglich. Vergleiche hierzu die Abb. 122b (Sammlung E. G. MAYER)

Abb. 171. Aufnahme des linken Schläfenbeines nach SCHÜLLER. (Die Neigung des Zentralstrahles zur Deutschen Horizontalebene war etwas zu gering.) Klinisch gesundes Ohr. *Pneumatisationsstörung.* Die Entwicklung des pneumatischen Systems ist etwas gehemmt. Im mittleren Anteil der Pars mastoidea finden sich größere, nur mangelhaft unterteilte pneumatischen Hohlräume, in die die Zellsepten teils spornartig vorragen. Im Falle einer Verschattung bei akuter Mittelohrentzündung ist auch hier die Differentialdiagnose zwischen Knochenaffektion und Pneumatisationsstörung nicht möglich (Sammlung E. G. MAYER)

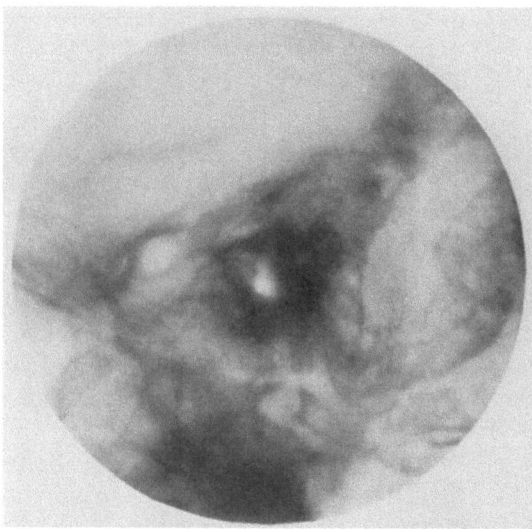
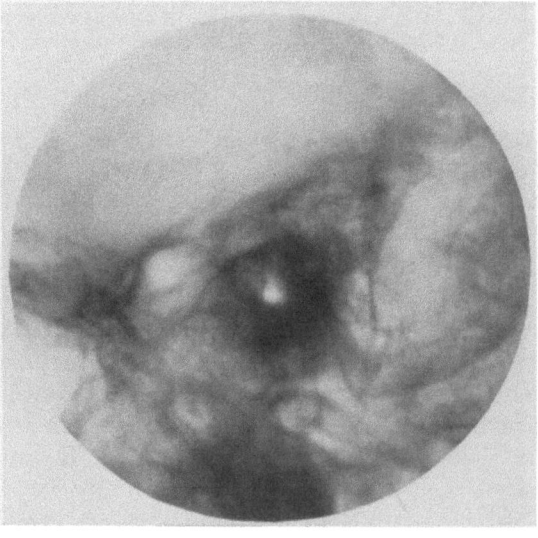

a   b

Abb. 172a u. b. Aufnahmen des linken Schläfenbeines nach SCHÜLLER. (Typische Einstellung bei beiden Aufnahmen). a Im Stadium der akuten Entzündung, b 4 Monate später nach klinischer Abheilung. *Höhergradige Pneumatisationshemmung* und *Lateralposition des Sinus.* 16jähriger Knabe, der mit 8 und 12 Jahren je eine Mittelohrentzündung links durchmachte und der vor 8 Wochen wieder mit einer chronischen Mittelohrentzündung erkrankte. Die Aufnahme a läßt nur an der Vorderseite des Warzenfortsatzes, also retrofacial einen kleinen, verschatteten Zellkomplex mit undeutlichen Zellstrukturen erkennen. Die durch die Lateralposition des Sinus hervorgerufene Aufhellung darf nicht mit einem Einschmelzungsherd verwechselt werden. Die bandförmige Konfiguration dieser Aufhellung schützt vor diesem Irrtum. Der Sinus ist auch etwas vorgelagert. Die Aufnahme b zeigt, daß sich der Zellkomplex aufgehellt hat und daß die Zellgrenzen wieder besser erkennbar sind

Analyse des Röntgenbildes berücksichtigen wird. Auch bei gehemmter Pneumatisation kann ein lateral-ponierter Sinus durch die durch ihn hervorgerufene Aufhellung einen Einschmelzungsherd vortäuschen (s. Abb. 172a und b). Weit größere diagnostische Schwierigkeiten können sich bei der umschriebenen Lateralposition bzw. der Blindsackbildung des Sinus ergeben. Dies wurde bereits bei Besprechung des perisinuösen Abscesses erörtert und durch die Abb. 165 und 166 demonstriert. Große Ähnlichkeit können eine isolierte Zelle oder lateral vom Sinus gelegene präformierte Hohlräume im Falle einer Verschattung und undeutlicher Corticalis mit einem Einschmelzungsherd aufweisen (s. Abb. 173 und 174). Die Aufhellung der Abb. 173 zeigt überall eine normale Corticalis

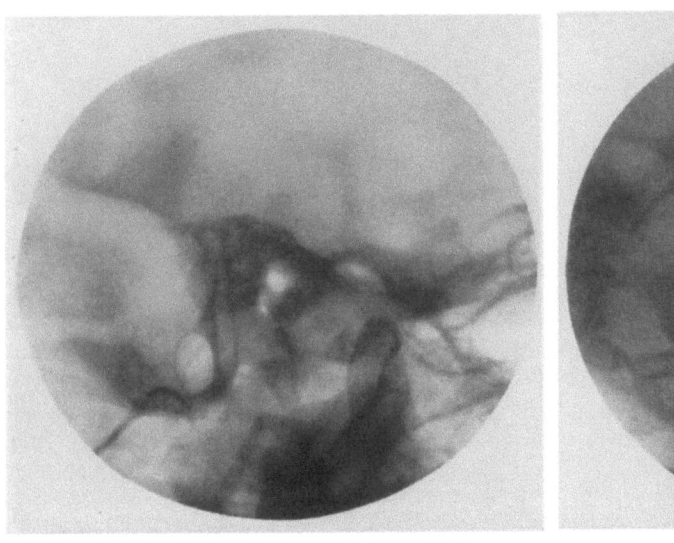 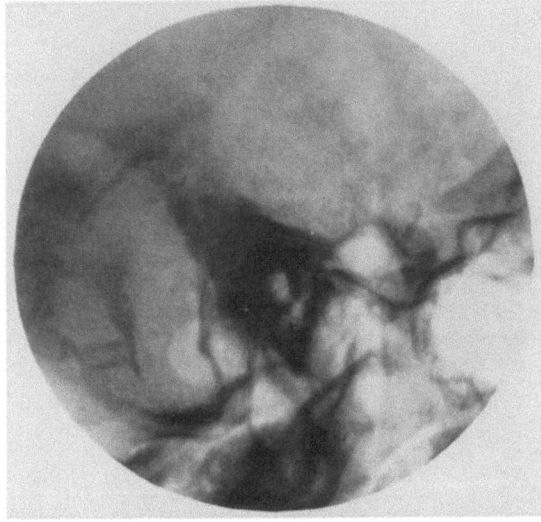

Abb. 173   Abb. 174

Abb. 173. Aufnahme des rechten Schläfenbeines nach SCHÜLLER. (Die Neigung des Zielstrahles zur Deutschen Horizontalebene war etwas zu gering.) Klinisch gesundes Ohr. *Isolierte Zelle* lateral vom unteren Sinusdrittel. Die überall vorhandene Corticalis läßt den Hohlraum als Zelle erkennen. Der Sinus ist stark vorgelagert und lateralponiert.

Abb. 174. Aufnahme des rechten Schläfenbeines nach SCHÜLLER. (Der Focus der Röhre stand etwas zu weit ventral.) *Einschmelzungsherd* im Bereiche des unteren Sinusdrittels. 7jähriges Mädchen mit einer 4 Wochen alten, akuten Mittelohrentzündung. Seit 4 Tagen besteht rechts eine retroauriculäre Schwellung. Man sieht die dem Einschmelzungsherd entsprechende Aufhellung im Bereiche des unteren Sinusdrittels, die Aufhellung überragt den vorderen Rand des Sinus nach ventral und reicht bis unmittelbar an die vordere Begrenzung des Warzenfortsatzes, sie läßt nirgends eine Corticalis erkennen. Der Sinus ist etwas vorgelagert und lateral poniert

und entspricht daher einer isolierten Zelle, während die Aufhellung der Abb. 174 nirgends eine Corticalis erkennen läßt. Große, lateral vom Sinus gelegene, präformierte Hohlräume können einer Blindsackbildung oder einer umschriebenen Lateralposition sehr ähnlich sein (s. Abb. 175 und 176). Der Rest von eventuell vorhandenen Septen spricht für das Vorliegen von präformierten Hohlräumen. Häufiger als im unteren Anteil des Sinus finden sich die Blindsackbildungen im Bereiche des oberen Sinusknies. Die durch sie bedingte Aufhellung kann der Aufhellung durch eine isolierte Zelle, deren Wand gegen den Sinus zu zerstört ist, sehr ähnlich sein. Eine diesbezügliche Unterscheidung ist durch die Aufnahme nach E. G. MAYER möglich. Bei dieser Aufnahme geht die Kontur des Sulcus sinus sigmoidei kontinuierlich in bogenförmiger Krümmung in die des Blindsackes über, während bei Vorliegen einer Zelle sich die Reste der noch erhaltenen medialen Wand spornförmig an der Grenze zwischen Sulcus und Zelle vorschieben. Bei starker Vorlagerung des Sinus schon im oberen Anteil wird derselbe von der Pyramide in Form einer Platte dachartig überlagert. Dies führt dazu, daß das Antrum in der Aufnahmerichtung nach E. G. MAYER nach hinten-oben zu ausgeweitet erscheint

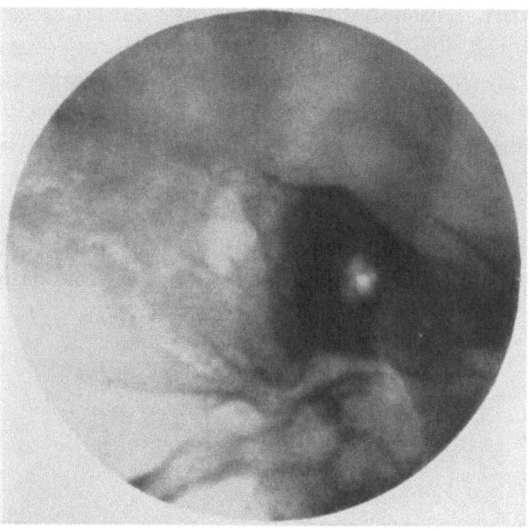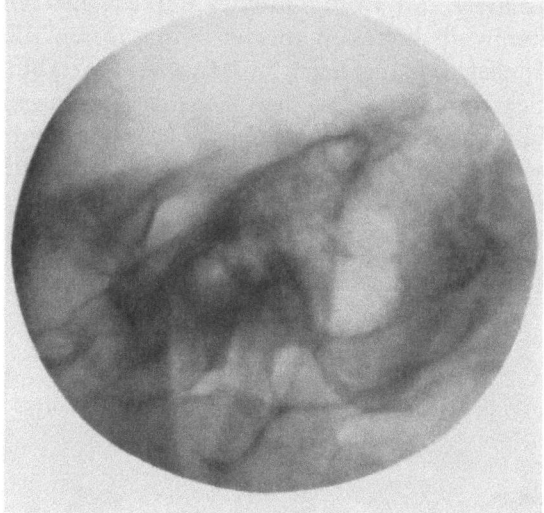

Abb. 175   Abb. 176

Abb. 175. Aufnahme des rechten Schläfenbeines nach Schüller. (Typische Einstellung.) Klinisch gesundes Ohr. Die Pneumatisation ist hochgradig gehemmt. Lateral vom oberen Drittel des absteigenden Sinusanteiles findet sich ein *größerer präformierter, ziemlich gut lufthaltiger Hohlraum*, in welchem von unten vorne ein kleines Septum spornartig vorragt. Dieser kleine Septumrest spricht für das Vorliegen einer großen Zelle und gegen eine umschriebene Lateralposition bzw. Blindsackbildung des Sinus. Der Sinus ist etwas vorgelagert

Abb. 176. Aufnahme des linken Schläfenbeines nach Schüller. (Der Focus der Röhre stand etwas zu weit hinten.) Zwei große *präformierte Hohlräume* lateral vom Sinus. 37jähriger Mann mit einer 21 Tage alten, akuten Mittelohrentzündung. Die lateral vom Sinus gelegene, große Aufhellung wird etwas oberhalb ihrer Mitte von einem Septum, das infolge einer *Knochenaffektion* sehr undeutlich ist, durchsetzt. Die den oberen Hohlraum nach kranial begrenzende Corticalis ist ebenfalls als Ausdruck einer Knochenaffektion undeutlich. Das gerade noch erkennbare Septum spricht für das Vorliegen von zwei großen präformierten Hohlräumen und gegen eine große Blindsackbildung des Sinus. Der Sinus ist im unteren Anteil stark vorgelagert

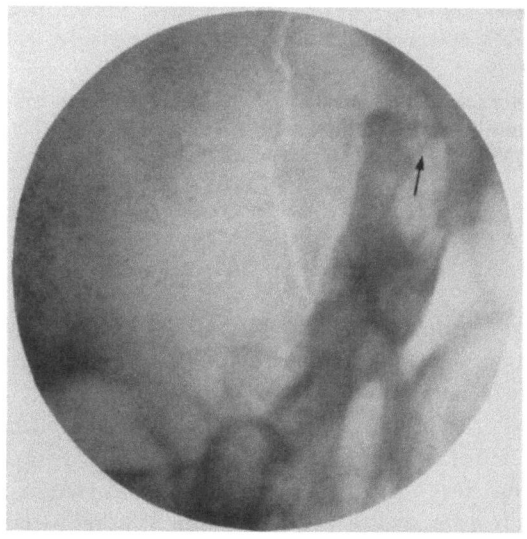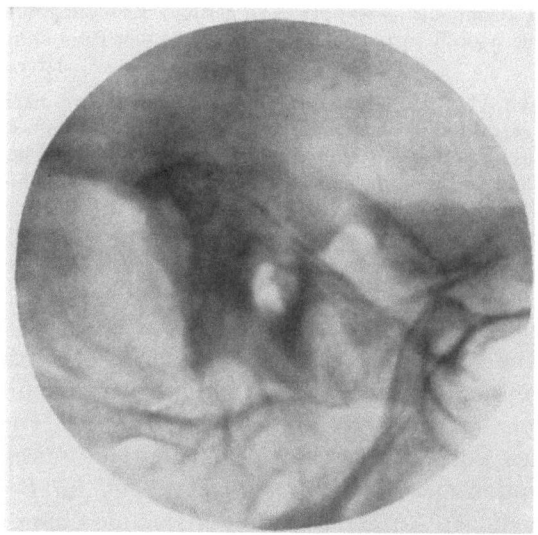

a   b

Abb. 177a u. b. a Aufnahme des rechten Schläfenbeines nach E. G. Mayer. (Der Focus der Röhre stand zu weit ventral.) b Aufnahme desselben Schläfenbeines nach Schüller. (Typische Einstellung.) Die Aufnahme a zeigt ein großes, unauffällig begrenztes Antrum. An die das Antrum markierende Aufhellung schließt sich unmittelbar eine zweite, ähnliche, jedoch bedeutend kleinere Aufhellung an, die gegen das obere Sinusknie zu gelegen ist. Dadurch wird ein abnorm großes Antrum vorgetäuscht. Diese zweite Aufhellung ist — wie die Aufnahme b zeigt — dadurch bedingt, daß der Sinus hier tief in die Pyramide einschneidet, wodurch das obere Sinusknie wie von einer Knochenplatte überdeckt wird. Der Pfeil weist auf die hintere obere Grenze des Antrum

(s. Abb. 177a und b). Die Klärung, daß es sich hier nicht um eine Ausweitung des Antrum handelt, bringt die Aufnahme nach SCHÜLLER, die die Vorlagerung des Sinus und die dachartige Überlagerung der hinteren Pyramidenfläche eindeutig erkennen läßt.

Die durch den Sulcus digastricus hervorgerufene Aufhellung darf, wie bereits erwähnt, nicht mit einem Destruktionsherd verwechselt werden. Die diesbezügliche Unterscheidungsmöglichkeit wurde schon besprochen.

7. Die Innenohrentzündung (Otitis interna bzw. Labyrinthitis)

a) Pathogenetische und pathoanatomische Vorbemerkungen

Die Labyrinthitis ist stets eine sekundäre Erkrankung. Eine primäre Innenohrentzündung bei sonst gesunden Menschen konnte bisher nicht mit Sicherheit beobachtet werden. Am häufigsten entsteht die Otitis interna durch Fortschreiten einer Mittelohrentzündung auf das Innenohr, seltener durch Übergreifen einer Meningitis auf das Labyrinth und am seltensten metastatisch auf dem Blutwege bei akuten Infektionskrankheiten und anderen Affektionen. Dementsprechend unterscheidet man eine *tympanogene*, eine *meningogene* und eine *hämatogene* oder *metastatische Labyrinthitis.* Von ihnen ist die erste Form die wichtigste und die am häufigsten auftretende. Der primäre Mittelohrprozeß, der zur Innenohrentzündung Anlaß gibt, ist häufiger eine chronische als eine akute Mittelohreiterung, wobei wieder häufiger eine Cholesteatomeiterung und seltener eine desquamative Mittelohreiterung vorliegt. Handelt es sich um eine akute Otitis, so zeigt diese einen meist schleichenden, mucosusartigen Verlauf (NOVOTNY). Die Infektion erfolgt bei der akuten Mittelohreiterung und bei der akuten Exacerbation der chronischen Schleimhauteiterung hauptsächlich durch das ovale und seltener durch das runde Fenster. Das Übergreifen der Cholesteatomeiterung kommt in der Regel durch Arrosion der Labyrinthkapsel zustande, die sich in erster Linie am horizontalen Bogengang und weit weniger häufig im Bereich der Schnecke und am seltensten im Bereich einer der vertikalen Bogengänge findet. Ab und zu bricht ein Cholesteatom auch auf dem Wege eines Fensters in das Innenohr durch.

Die meningogene Labyrinthitis entwickelt sich am häufigsten im Anschluß an eine epidemische Meningitis cerebrospinalis und ist die häufigste Ursache der erworbenen Taubstummheit. Andere Meningitisformen greifen nur selten auf das Labyrinth über. Als Infektionsweg kommen der innere Gehörgang und der Aquaeductus cochleae in Betracht. In einigen wenigen Fällen konnte auch ein Durchbruch eines Extraduralabscesses in das Innenohr beobachtet werden.

Die hämatogene oder metastatische Labyrinthitis ist eine sehr seltene Erkrankung. So konnte MARX überhaupt nie eine solche beobachten. Es liegen jedoch Mitteilungen von Innenohrentzündungen vor, die im Anschluß an Typhus, Lues, Nephritis und Septicämien aufgetreten sind. Auch im Verlaufe von Bluterkrankungen, wie Leukämien und perniciösen Anämien, wurden Innenohrentzündungen beobachtet.

Das Übergreifen des Entzündungsprozesses bei der tympanogenen Labyrinthitis erfolgt entweder durch eine Zerstörung der Labyrinthkapsel durch eine granulierende Ostitis oder auf dem Wege präformierter Bahnen. Letztere sind die Fenstermembran, Gefäßverbindungen am Promontorium sowie der Lymph- und Liquorweg. Der Durchbruch als Folge einer granulierenden Entzündung, die als Kapselarrosionslabyrinthitis bezeichnet wird, erfolgt meist nur an einer oft kleinen Stelle. Doch kommen auch multiple Einbrüche vor. Nimmt die rarefizierende granulierende Ostitis ausgedehntere Formen an, so ist auch die Knochenzerstörung der Labyrinthkapsel dementsprechend ausgedehnter. Eine Labyrinthinfektion durch das runde Fenster kann bei erhaltener Membran stattfinden, wobei die Möglichkeit in Erwägung gezogen wird, daß allein die Diffusion von Toxinen eine Innenohrentzündung hervorrufen kann. Bei länger dauernden Entzündungen kommt es im weiteren Verlaufe zur Zerstörung der Fenstermembran und damit zum offenen Durchbruch bzw. zur offenen Verbindung zwischen Mittelohr und Labyrinth. Am ovalen Fenster kann sich nach Zerstörung des Ringbandes und Dislokation oder Zerstörung des Steigbügels ebenfalls ein Durchbruch entwickeln. In späteren Stadien, wenn die granulierende Entzündung bereits auf das Labyrinthinnere übergegriffen hat, kann der Knochen auch von innen her arrodiert werden und es kommt zum sekundären Ausbruch aus dem Labyrinth in das Mittelohr. Die Otitis interna kann entweder umschrieben bleiben oder sich diffus über das gesamte Innenohr ausbreiten.

Je nach der Art der Entzündung im Innenohr unterscheidet man pathoanatomisch eine *seröse*, eine *eitrige*, eine *granulierende* und eine *nekrotisierende* bzw. *sequestrierende* Labyrinthitis. Die seröse Labyrinthitis kann, muß aber nicht, das ganze Innenohr betreffen und findet sich bei mehr oder weniger intakter Fenstermembran *(induzierte seröse Labyrinthitis)*. Sie kann bei allen Formen der Mittelohreiterung auftreten, auffallend ist, daß sie gerade bei der schweren nekrotisierenden Scharlachotitis häufig vorkommt (Marx). Bei einer umschriebenen granulierenden Labyrinthitis kann in den übrigen Innenohrhohlräumen eine seröse Entzündung bestehen *(sekundäre seröse Labyrinthitis)*. Die eitrige Labyrinthitis kann sich im gesamten Labyrinth abspielen, sie kann aber auch auf den Perilymphraum, manchmal auch auf den Endolymphraum *(Peri- bzw. Endolabyrinthitis)* beschränkt sein (Marx). Der eitrige Prozeß kann ganz umschrieben bleiben, während das übrige Labyrinth eine seröse oder eine fibrinöse Entzündung zeigt. Neben der eitrigen kann auch eine granulierende Entzündung bestehen. Es handelt sich hier zum Unterschied von der primären, den Durchbruch herbeiführenden granulierenden Ostitis um ein erst später auftretendes Granulationsgewebe, welches wieder von innen heraus die knöcherne Labyrinthkapsel zerstören kann. Die Nekrosen bei der sequestrierenden Labyrinthitis können nur kleine, umschriebene Stellen der Labyrinthkapsel betreffen, sie können aber auch große Abschnitte bzw. das gesamte Labyrinth umfassen. Kleine Nekrosen finden sich vor allem bei einer nekrotisierenden Mittelohreiterung, welche zur sog. *„primären Labyrinthnekrose“* Anlaß geben. Ausgedehntere Nekrosen haben ihre Ursache in höhergradigen Zirkulationsstörungen als Folge von Gefäßkompressionen durch das Exsudat oder als Folge von Gefäßthrombosen, sie werden als sog. *„sekundäre Labyrinthnekrosen“* bezeichnet. Hierbei müssen nicht nur die ernährenden Gefäße im inneren Gehörgang, sondern auch die des Mittelohres komprimiert oder obliteriert sein. Außerdem muß eine nekrotisierende Mittelohrentzündung vorliegen, die leicht auf den Knochen übergreifen kann. Letzteres ist dann der Fall, wenn der Spongiosamantel der Labyrinthkapsel noch erhalten ist. Kleine Nekrosen werden vom Granulationsgewebe resorbiert. Größere Nekrosebezirke werden durch die demarkierende Entzündung bzw. durch das Granulationsgewebe vom umgebenden, noch gesunden Knochen getrennt; es kommt somit zur Sequesterbildung. Hierbei sind kleinere, nur Teile der Labyrinthkapsel umfassende Sequester häufiger zu sehen, und zwar wie das histologischen Bild zeigt, öfter am Kapselteil der Schnecke als an dem der Bogengänge. Die Sequestration kann aber auch das gesamte Labyrinth und große Teile der Pyramide, mitunter die ganze Pyramide betreffen.

b) Aufnahmetechnische Vorbemerkungen

Die Röntgenuntersuchung soll Aufschluß bringen:

1. über Veränderungen der Labyrinthkapsel und
2. über die Beschaffenheit der Labyrinthhohlräume.

Die hierzu geeignetste und von uns daher bevorzugteste Projektion ist die Schläfenbeinaufnahme nach Stenvers. Natürlich kann man auch die Aufnahmen nach Rundström III, Chaussée III, Wullstein oder irgendeine andere der zahlreichen angegebenen sagittalen Projektionsvarianten verwenden. Einen wesentlichen Vorteil bietet keine dieser Aufnahmen. Ob z. B. eine kleine Labyrinthfistel zur Abbildung gelangt oder nicht, ist vollkommen dem Zufall überlassen. Dies gilt für alle Aufnahmen des Innenohres.

Nach unseren Erfahrungen ist die Stenvers-Aufnahme immer noch die aufschlußreichste. Eine Vergleichsaufnahme der gesunden Seite wird bei einer Erstuntersuchung zweckmäßig bzw. vorteilhaft sein, sie erübrigt sich bei Kontrolluntersuchungen.

c) Das Röntgenbild der Labyrinthitis

Von den verschiedenen Formen der Otitis interna sind im Röntgenbild nur jene erkennbar, die Veränderungen an der Labyrinthkapsel oder an den in ihr vorhandenen Hohlräumen hervorrufen. Die ersten größeren Arbeiten, die sich mit der Röntgenologie des Labyrinthes bei entzündlichen Affektionen befassen, stammen von KRAUS. Dieser Autor berichtet bereits über Zerstörungen und sequestrierende Prozesse des Labyrinthes im Anschluß an chronische und subakute Otitiden. Auch eine Ausweitung der Bogengänge und eine knöcherne Verödung der Innenohrhohlräume hat KRAUS schon beschrieben. Eine ausgezeichnete monographische Abhandlung der entzündlichen Innenohrveränderungen stammt von WULLSTEIN. In dieser Monographie werden die Pathologie und Klinik der Labyrinthitis und Paralabyrinthitis auf Grund des Röntgenbildes abgehandelt.

Die Otitis interna ist heute in unseren Gegenden eine seltene Erkrankung geworden, kommt aber ab und zu doch noch vor. Die Kenntnisse der im Röntgenbild nachweisbaren Veränderungen sind daher nach wie vor großer Bedeutung und scheinen keineswegs Allgemeingut der Radiologen zu sein. Die nun folgende Wiedergabe der Röntgensymptomatologie der Labyrinthitis erfolgt einerseits entsprechend den vorher erörterten pathoanatomischen Veränderungen, andererseits in Anlehnung an die monographische Darstellung von WULLSTEIN.

α) Die paralabyrinthäre Entzündung (sog. Kapselarrosionslabyrinthitis)

Die von außen auf das Innenohr übergreifende unspezifische Otitis interna beginnt nach ZANGE immer am Bogengangsystem mit bevorzugter Lokalisation am lateralen Bogengang, was infolge seiner topographischen Beziehung zur Paukenhöhle und zum Antrum ohne weiteres verständlich ist. Am häufigsten findet sich eine *Fistel* an der Kuppe des Bogenganges, aber auch die Kapsel seines vorderen Schenkels fällt häufig der Resorption anheim, die Zerstörung erfolgt vorwiegend von unten her. Nur ausnahmsweise mag es einmal gelingen, den ersten Durchbruch durch die Labyrinthkapsel im Röntgenbild zu erkennen, wobei der Nachweis einer kleinen umschriebenen Arrosion röntgenologisch noch keineswegs den Schluß erlaubt, daß es sich tatsächlich um einen primären Einbruch und nicht um einen sekundären Ausbruch handelt, der nach erfolgter Infektion des Innenohres durch die vielleicht sogar intakte Fenstermembran entstanden ist. Auch auf Körperschichtaufnahmen ist es nur ein Zufall, wenn die Fistel zur Darstellung gelangt. Dies bedeutet keinen wesentlichen Nachteil. Die Fistel stellt wohl einen umschriebenen Knochenherd dar, aus dem sich jedoch nach WULLSTEIN niemals unmittelbar und fortlaufend eine totale Aufzehrung des Innenohres zu entwickeln vermag. Die Fistel kann sich lange Zeit stationär erhalten und kann einerseits unter Erhaltung des Innenohres wieder abheilen, andererseits stellt sie aber eine ständige Gefahrenquelle dar, da sie für das Übergreifen frischer entzündlicher Schübe auf die Innenohrhohlräume eine offene Pforte bildet. Eine weitere Prädilektionsstelle für den Durchbruch ist der Teil der Labyrinthkapsel, der von zahlreichen kleinen Gefäßkanälen durchsetzt ist, das sind die Umgebung des ovalen Fensters und die dem Labyrinth benachbarten Abschnitte des Canalis facialis. Auch der *Tractus subarcuatus*, ein Bindegewebsstrang, der von der Fossa subarcuata horizontal zwischen den beiden Schenkeln des vorderen Bogenganges gegen das Antrum zieht und im Röntgenbild häufig als schmale, scharf begrenzte, strichförmige, die Lichtung des oberen Bogenganges quer durchsetzende Aufhellung erkennbar ist, kommt als bevorzugte Durchbruchstelle in Frage. Der Tractus wandelt sich nach erfolgter Infektion in ein Granulationsgewebe um, das den benachbarten Knochen arrodiert, was im Röntgenbild in manchen Fällen durch eine Ausweitung und unscharfe Begrenzung des den Tractus darstellenden zarten Aufhellungsstreifen zum Ausdruck kommt. Im weiteren Verlauf werden dann die beiden Schenkel des vorderen Bogenganges durchtrennt, was zur Abschnürung seiner Kuppe führt (Wullstein). Eine flächenhafte Resorption des unteren Kapselteiles des vorderen Schenkels des lateralen Bogenganges, wie sie Wullstein beschreibt, konnten wir nie im Anfangsstadium, sondern erst in fortgeschrittenen Stadien feststellen. Ein weiteres Symptom, das die Diagnose einer paralabyrinthären Resorption zuläßt, ist — anscheinend erstmalig von Wullstein be-

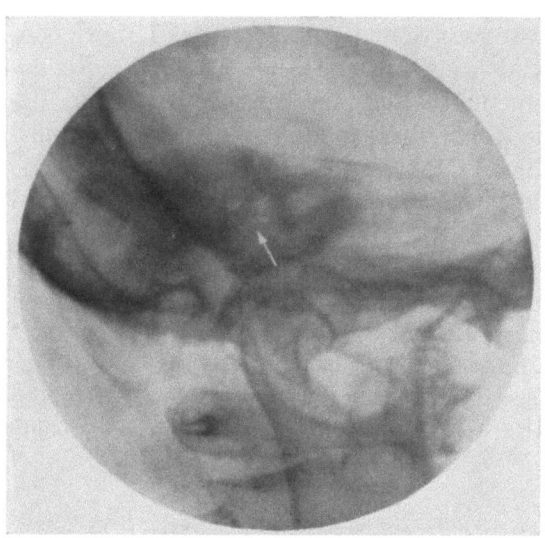

Abb. 178. Aufnahme des rechten Schläfenbeines nach Stenvers. (Typische Einstellung.) *Otitis interna, Kapselarrosionslabyrinthitis.* 80jährige Frau, die seit Jahren an einer Cholesteatomeiterung leidet. Derzeit bestehen Schwindel und positives Fistelsymptom. Das Röntgenbild zeigt eine normale lichte Weite der Innenohrhohlräume. Die Kapsel im Bereiche des lateralen Bogenganges läßt die normale Dichte vermissen. Man erkennt die Lichtung des hinteren Bogenganges und des Canalis facialis an der Stelle, an welcher er von medial kommend im Bogen nach abwärts zieht. Die mangelhafte Dichte der Kapsel des lateralen Bogenganges, mehr aber noch das Sichtbarsein eines Teiles des Canalis facialis, sprechen für eine paralabyrinthäre Resorption. Der Pfeil weist auf den sichtbaren Anteil des Canalis facialis

schrieben — das Sichtbarsein des Lumen des Canalis facialis, und zwar an der Stelle, wo er lateral vorn bzw. hinter dem Labyrinth den Bogen bildet, um dann nach abwärts zu verlaufen. Normalerweise bildet sich der Canalis facialis bei Erwachsenen im Röntgenbild nicht ab. Kommt es aber zur Resorption des ihn umscheidenden Knochens, so kann, infolge der verminderten oder fehlenden Strahlenabsorption der Wände des Kanales, derselbe als schmaler, gebogener Aufhellungsstreifen in Erscheinung treten (s. Abb. 178). Dasselbe gilt auch mit einem gewissen Vorbehalt für den hinteren Bogengang. Da derselbe jedoch in seltenen Fällen auch normalerweise erkennbar ist, darf das Sichtbarsein seines Lumen nur dann als pathologisch aufgefaßt werden, wenn ein Bild von früher vorhanden ist, auf welchem der Bogengang noch nicht nachweisbar war. Es ist also nicht das Sichtbarsein, sondern das Sichtbarwerden des hinteren Bogenganges — identische Aufnahmeverhältnisse vorausgesetzt — als pathologischer Befund zu werten. Die Bogengangslichtungen zeigen bei ausgesprochener paralabyrinthärer Resorption keine Veränderungen, sie bleiben schmal und scharf begrenzt. Kommt es zum Durchbruch, so wird die innere Begrenzung unscharf.

β) Die endolabyrinthäre Entzündung (Endolabyrinthitis)

Hier spielt sich der Entzündungsvorgang zunächst nur an den Innenohrweichteilen ab. Im weiteren Verlauf kann die Labyrinthkapsel teilweise oder ganz zerstört werden. Das Röntgenbild der endolabyrinthären Entzündung ist charakterisiert durch eine Erweiterung der Bogengangslichtungen. Die Ausweitung kann nur einen Bogengang in seiner gesamten Ausdehnung oder nur einen Teil desselben betreffen (s. Abb. 179). Es können aber auch alle Bogengänge oder mehrere Abschnitte derselben (s. Abb. 180) exkaviert sein. Sind alle Bogengänge ausgeweitet, so ist dies besonders gut am vorderen und lateralen Bogengang zu erkennen, während die Exkavation des hinteren, obwohl er in gleicher Weise befallen sein kann, nur selten zur Darstellung gelangt. Im weiteren Verlaufe kann sich eine Ausweitung des Vestibulum und der Basalwindung der Schnecke einstellen (s. Abb. 181). Als Ursache der Erweiterung der Labyrinthhohlräume kommen einerseits Drucksteigerungen in Frage, die zur Druckatrophie der angrenzenden Knochenpartien führen, wobei sich nach NOVOTNY die endostale Labyrinthkapsel viel widerstandsfähiger erweist als die enchondrale, andererseits kann die Usurierung auch durch Granulationsgewebe erfolgen. Im ersten Falle ist die Begrenzung der ausgeweiteten Bogengänge scharf und regelmäßig, im zweiten Falle unscharf bzw. unregelmäßig. Die Druckatrophie kann bis zur fast vollkommenen Aufsaugung der Labyrinthkapsel fortschreiten. Häufig besteht eine Kombination von para- und endolabyrinthärer Entzündung und der in ihrem Gefolge einsetzenden Resorptionsvorgänge. Wir sehen dann

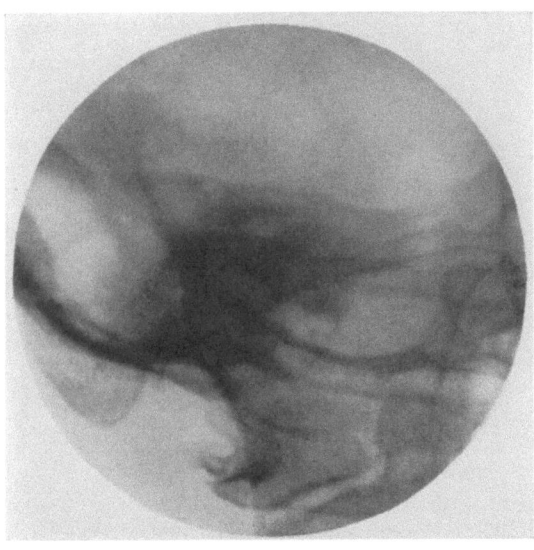 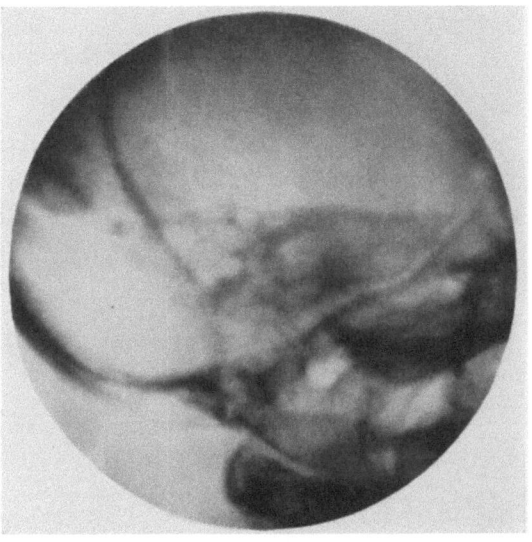

Abb. 179   Abb. 180

Abb. 179. Aufnahme des rechten Schläfenbeines nach STENVERS. (Der Focus der Röhre stand etwas zu weit kranial.) *Endolabyrinthitis*. 50jähriger Mann, vor 6 Monaten rechts wegen einer chronischen Otitis Radikaloperation; in den darauffolgenden Tagen Zeichen einer Innenohrentzündung. Patient ist jetzt taub und ausgeschaltet. Das Röntgenbild zeigt eine scharf begrenzte Ausweitung des Kuppenanteiles des vorderen Bogenganges. Innerhalb der Aufhellung ist ein winziger, dichter, einem Sequester entsprechender Schatten zu erkennen. Die Schenkel des vorderen Bogenganges und die Lichtung des lateralen Bogenganges sind bereits knöchern verödet und daher im Röntgenbild nicht mehr nachweisbar. Vestibulum, Basalwindung und Schnecke sind — in der Reproduktion allerdings kaum mehr — noch differenzierbar

Abb. 180. Aufnahme des rechten Schläfenbeines nach STENVERS. (Typische Einstellung.) *Endolabyrinthitis*. 28jährige Frau, vor 6 Wochen wegen akuter Otitis media rechts mastoidektomiert. Patientin ist jetzt taub und ausgeschaltet. Das Röntgenbild zeigt als Ausdruck der endolabyrinthären Knochenresorption je eine kreisrunde, scharf begrenzte Aufhellung im Kuppenteil des vorderen und lateralen Bogenganges. Vestibulum, Basalwindung und Schnecke sind nicht nachweisbar verändert. Die Kapsel der Bogengänge ist von innen her verdünnt

im Röntgenbild neben einer diffusen oder auch nur umschriebenen Ausweitung der Hohlräume eine Zerstörung und Annagung der Labyrinthkapsel von außen her (s. Abb. 182).

γ) Die Innenohrsequestration

Die Innenohrsequestration ist wegen der Voraussetzung, die zu ihrem Zustandekommen gegeben sein müssen, selten. Darüber wurde bereits im pathoanatomischen Abschnitt berichtet. Im Röntgenbild kann man zwei Arten unterscheiden: Einerseits die Sequestration von Teilen des Labyrinthblockes in Form von größeren oder kleineren Stücken, andererseits die Sequestration des gesamten Labyrinthblockes. So kann z. B. je ein großer Sequester den Bogengangsblock und die Schnecke umfassen. Auch Teile dieser beiden Abschnitte können der Nekrose anheimfallen. Ist es zur totalen Sequestration des Innenohres gekommen, so ist auch der Fundus des inneren Gehörganges oder der ganze innere Gehörgang mitbetroffen (s. Abb. 183). Die Kapselteile, die von der das Felsenbein bedeckenden Dura ernährt werden, bleiben erhalten, weshalb die Eminentia arcuata und oft auch die Kuppe des vorderen Bogenganges nicht in die Sequestration miteinbezogen werden. Erfolgt die Abstoßung in einzelnen Stücken, so sind es zunächst immer die Bogengänge (s. Abb. 184) oder Teile von solchen, die der Nekrose anheimfallen, während die Schnecke und ihre Basalwindung oft noch lange Zeit oder überhaupt erhalten bleiben. Häufig sieht man eine Kombination von endolabyrinthären Resorptionsvorgängen mit Sequesterbildung (s. Abb. 179, 185—187).

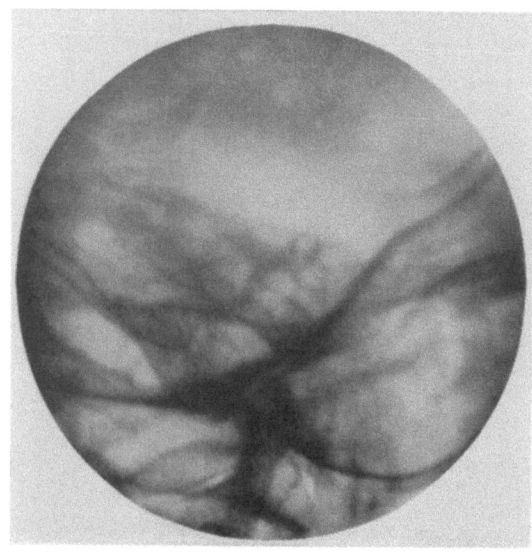   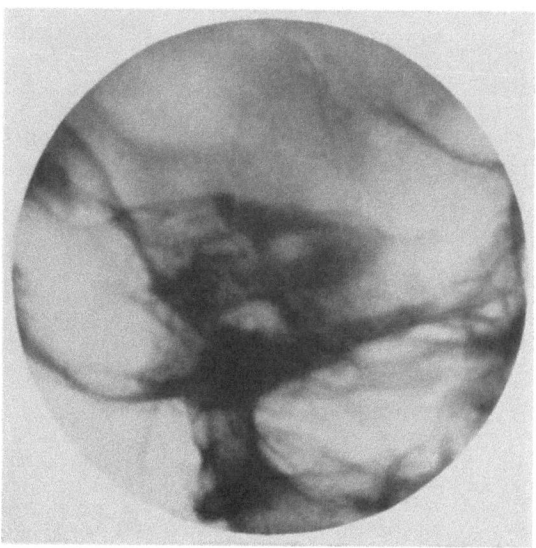

Abb. 181   Abb. 182

Abb. 181. Aufnahme des linken Schläfenbeines nach Stenvers. (Der Focus der Röhre stand etwas zu weit kranial.) *Endolabyrinthitis*. 61jähriger Mann, vor Wochen auswärts wegen einer linksseitigen Otitis media und Labyrinthitis mastoidektomiert. Nach vorübergehender Besserung traten Drehschwindel und eine Facialisparese auf. Patient ist taub. Das Röntgenbild zeigt der endolabyrinthären Knochenresorption entsprechend eine scharf begrenzte Ausweitung aller zur Darstellung gelangenden Labyrinthhohlräume. Die Labyrinthkapsel ist mehr oder weniger verdünnt

Abb. 182. Aufnahme des rechten Schläfenbeines nach Stenvers. (Typische Einstellung.) *Endolabyrinthitis*. 42jähriger Mann, vor 4 Monaten Antrotomie wegen Otitis media mit labyrinthären Symptomen. Patient ist jetzt taub und ausgeschaltet. Das Röntgenbild zeigt, daß der laterale Bogengang, dessen Lichtung gut zu erkennen ist, deutlich ausgeweitet ist. Die die Lichtung des Bogenganges begrenzende Labyrinthkapsel ist innen und außen leicht unregelmäßig begrenzt und erscheint inhomogen von kleinen Aufhellungen durchsetzt. Es handelt sich also um eine para- und endolabyrinthäre, durch Granulationsgewebe hervorgerufene Knochenresorption. Die Lichtung des ebenfalls ausgeweiteten, jedoch scharf begrenzten vorderen Bogenganges ist nur undeutlich abgrenzbar, möglicherweise infolge beginnender knöcherner Obliteration. Vestibulum, Basalwindung und Schnecke sind nicht nachweisbar verändert

δ) Das Innenohrcholesteatom

Es wurde schon darauf hingewiesen, daß Cholesteatome zum Innenohr in röntgenologisch erkennbarer Weise in Beziehung treten können. Auch hier kommen neben sekundären Cholesteatomen, die auf Grund eines entzündlichen Prozesses in den Mittelohrräumen entstanden sind und dann bei ihrem weiteren Wachstum auf das Innenohr übergegriffen haben, Epidermoide vor, die ihre Entstehung einer Keimversprengung verdanken, in der Nachbarschaft des Labyrinthes zur Entwicklung gelangt sind und dasselbe, falls nicht eine operative Entfernung erfolgte, früher oder später miteinbeziehen. Eine eindeutige Entscheidung, ob ein Cholesteatom oder ein Epidermoid vorliegt, ist weder röntgenologisch noch intra operationem möglich.

Die Zerstörung am Labyrinth erfolgt entweder durch das Cholesteatom selbst, wobei Cholesteatomzapfen in das Innenohr einwachsen können (Novotny) oder im Falle einer akuten Exacerbation der Cholesteatomeiterung durch die granulierende Begleitostitis.

Eine solche kann auch beim Epidermoid entstehen, wenn es zu einer sekundären Infektion gekommen ist.

Eine bevorzugte Lokalisation für das Vordringen eines Cholesteatom ist die Tractusnische. Hier kann sich z. B. ein Antrumcholesteatom in die Tiefe entwickeln und den weniger widerstandsfähigen Knochen des paraantralen Tractusendes arrodieren, wodurch der Prozeß in unmittelbare Labyrinthnähe vorgedrungen ist. WULLSTEIN bezeichnet

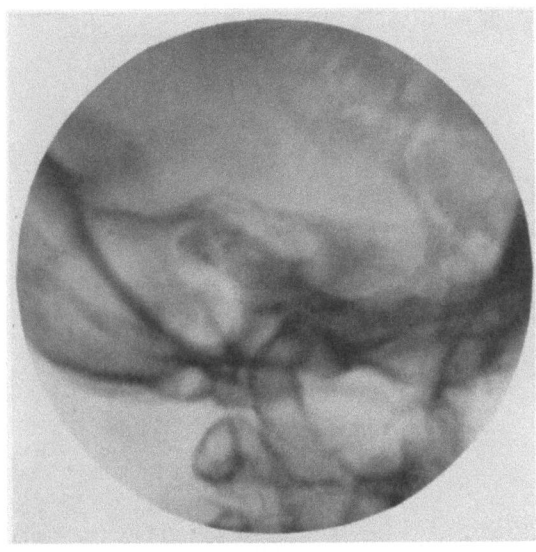 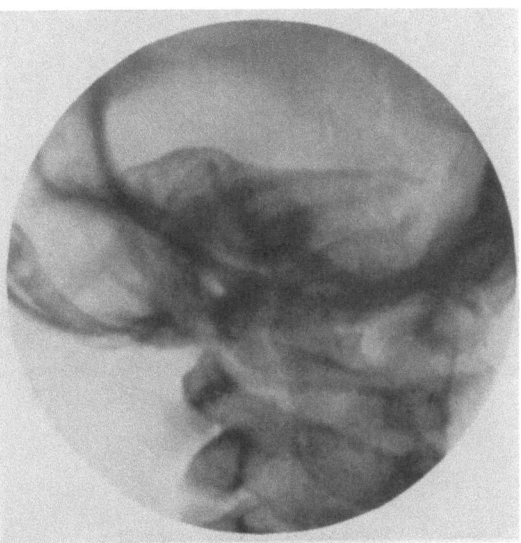

Abb. 183   Abb. 184

Abb. 183. Aufnahme des rechten Schläfenbeines nach STENVERS. (Typische Einstellung.) *Totalsequestration des Labyrinthes.* 39jähriger Mann, vor 7 Monaten am rechten Ohr wegen einer chronischen Otitis Radikaloperation. Seit 1 Woche besteht starke Sekretion aus dem rechten Ohr. Patient ist taub und ausgeschaltet und hat eine Facialisparese, die alle drei Äste betrifft. Das Röntgenbild zeigt, daß der gesamte Labyrinthblock von einer einige Millimeter breiten Aufhellungszone, die der demarkierenden Entzündung entspricht, umgeben ist. Auch der gesamte innere Gehörgang ist in die Sequestration mit einbezogen. Von den Innenohrdetails ist nichts mehr erkennbar. Die obere Pyramidenkante ist im Bereich der Eminentia arcuata verdünnt

Abb. 184. Aufnahme des rechten Schläfenbeines nach STENVERS. (Typische Einstellung.) *Innenohrsequestration.* 28jähriger Mann, vor 1 Jahr wegen einer chronischen Otitis Radikaloperation rechts; im Anschluß daran Zeichen einer Innenohrentzündung. Patient ist jetzt taub und ausgeschaltet. Das Röntgenbild zeigt, daß das Bogengangsystem, dessen Lichtung nicht mehr vorhanden ist, lateral und kranial von einer schmalen, einer Resorptionszone entsprechenden Aufhellung umgeben ist. Einem Teil der Kapsel des oberen Bogenganges entsprechend, sieht man den dichten, länglichen Schatten eines Sequesters. Ein weiterer, leicht gekrümmter, ebenso dichter Schatten eines Sequesters findet sich der Gegend des hinteren Bogenganges entsprechend. Vestibulum, Basalwindung und Schnecke sind noch erkennbar

diese Cholesteatome als labyrinthgefährdende Cholesteatome (s. Abb. 188). Im weiteren Verlauf können der gesamte Bogengangsblock oder Teile desselben dem vordringenden Cholesteatom zum Opfer fallen. In anderen Fällen kann das Cholesteatom, den Labyrinthblock umgreifend, gegen die Pyramidenspitze vordringen (s. Abb. 189 und 190).

Die röntgenologische Diagnose eines Innenohrcholesteatom ist leicht, wenn dasselbe die typische regelmäßige und scharfe Begrenzung mit verdichteter Randzone zeigt. Da, wo sich die Cholesteatommatrix direkt der Dura anlegt, fehlt die verdichtete Randzone. Dies ist, wie wir noch hören werden, differentialdiagnostisch von Wichtigkeit. Erfolgt jedoch die Zerstörung nicht durch das Cholesteatom selbst, sondern durch eine granulierende Ostitis im Anschluß an eine akute Exacerbation, so fehlen diese typischen Symptome. Der Cholesteatomdefekt zeigt dann unregelmäßige und unscharfe Grenzen und ist von einem Defekt anderer Genese nicht zu unterscheiden. Ein Innenohrcholesteatom kann nach oben durch die obere Pyramidenkante, nach vorne in die mittlere

Schädelgrube und nach rückwärts in die hintere Schädelgrube durchbrechen. Der Durchbruch nach oben ist auf einer sagittalen Aufnahme der Pyramide meist erkennbar. Durchbrüche in die vordere oder mittlere Schädelgrube sind, solange sie klein sind, röntgenologisch überhaupt nicht und bei größerer Ausdehnung auch nicht immer einwandfrei zu
diagnostizieren. Besonders die häufigen vom inneren Gehörgang ausgehenden Durchbrüche in die hintere Schädelgrube sind kaum je einmal — auch nicht auf Schichtaufnahmen — röntgenologisch nachweisbar. Man wird in fraglichen Fällen selbstverständlich auch eine Hinterhauptsaufnahme und eine axiale Aufnahme der Schädelbasis

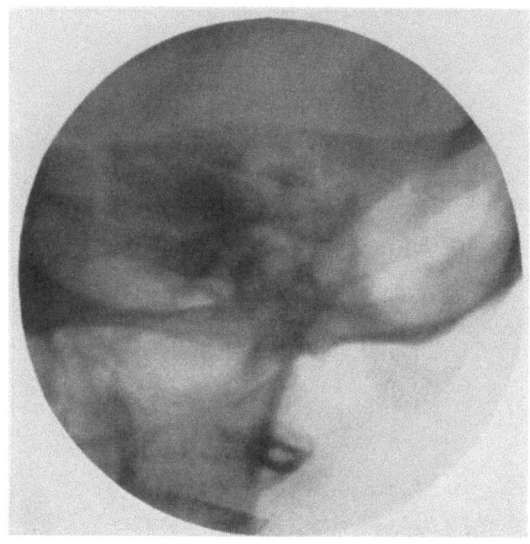
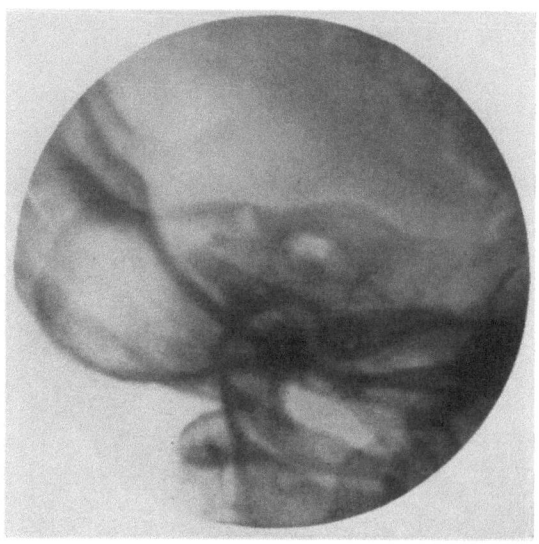

Abb. 185   Abb. 186

Abb. 185. Aufnahme des linken Schläfenbeines nach Stenvers. (Der Focus der Röhre stand etwas zu weit
kranial.) *Endolabyrinthitis und Innenohrsequestration.* 55jähriger Mann, der vor 9 Monaten eine Mittelohrentzündung durchmachte, an die sich eine Labyrinthitis anschloß, die zu Taubheit und Ausschaltung führte.
Seit 14 Tagen besteht eine linksseitige Facialisparese. Das Röntgenbild zeigt an Stelle des Labyrinthblockes
eine buchtig begrenzte Aufhellung. Von den Labyrinthdetails ist nichts mehr erkennbar. Innerhalb
der Aufhellung findet sich der dichte Schatten eines Sequesters. Auch innerhalb des erweiterten oberen
Bogenganges ist ein kleiner Sequester nachweisbar

Abb. 186. Aufnahme des rechten Schläfenbeines nach Stenvers. (Typische Einstellung.) *Endolabyrinthitis
und Innenohrsequestration.* 24jähriger Mann, der bereits eine Radikaloperation wegen chronischer Otitis und
zwei Labyrinthoperationen wegen Otitis interna durchgemacht hat. Patient ist taub und ausgeschaltet, es
besteht eine Facialisparese. Das Röntgenbild zeigt, daß von den Innenohrdetails nur mehr die erweiterte
Kuppe des oberen Bogenganges erkennbar ist. Im Bereiche des Fundus des inneren Gehörganges findet sich
eine kleine, scharf begrenzte Aufhellung als Ausdruck einer Knochendestruktion daselbst. Lateral vom vorderen
Bogengang bzw. oberhalb des nicht mehr sichtbaren lateralen Bogenganges findet sich ein etwa linsengroßer,
unregelmäßig konfigurierter, aber dichter Knochenschatten, der einem Sequester entspricht

mit zu Rate ziehen. Auf einen Umstand sei hier besonders hingewiesen. Findet sich z.B.
im Bereich des Labyrinthblockes ein großer Destruktionsherd und ist innerhalb desselben
wohl die Schnecke, nicht aber der Fundus des inneren Gehörganges noch erkennbar, so
spricht dies dafür, daß der Prozeß nach rückwärts in die hintere Schädelgrube durchgebrochen ist. Ist umgekehrt noch der innere Gehörgang, aber nicht mehr die Schnecke
nachweisbar, so spricht dies für einen Durchbruch nach vorne in die mittlere Schädelgrube.

ε) Die Ausgänge der Labyrinthitis

Eine Arrosionslabyrinthitis mit ausgedehnter Zerstörung der Labyrinthkapsel, von
Wullstein paralabyrinthäre Totalresorption genannt, kann nach diesem Autor in seltenen Ausnahmefällen bei Erhaltung des Endolymphschlauches mit dem Sinnesorgan
und bei Erhaltung des Endostes mit einer Wiederherstellung eines regelrechten knöchernen

Innenohres ausheilen, wobei nach abgeschlossener Heilung der Labyrinthkapsel bereits erloschene cochleare und vestibuläre Funktionen wieder auftreten können. Weiter berichtet WULLSTEIN, daß jede Innenohrentzündung mit Ausnahme des in das Innenohr eingedrungenen (oder dort entstandenen) Cholesteatom die Fähigkeit zu einer spontanen Ausheilung besitzt, entweder in Form einer Restitutio ad integrum oder in Form einer Defektheilung; die Labyrinthitis heile immer aus, wenn sie nicht in diesem Vorgang durch eine tödliche Komplikation unterbrochen wird. Art und Dauer der Ausheilung seien allerdings verschieden. Häufiger sieht man eine vollständige Wiederherstellung bei

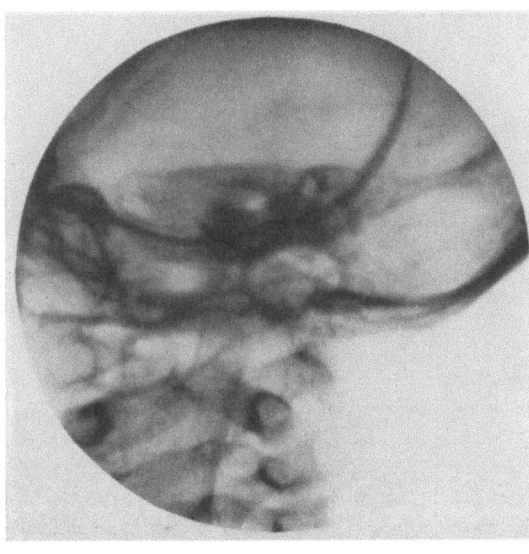 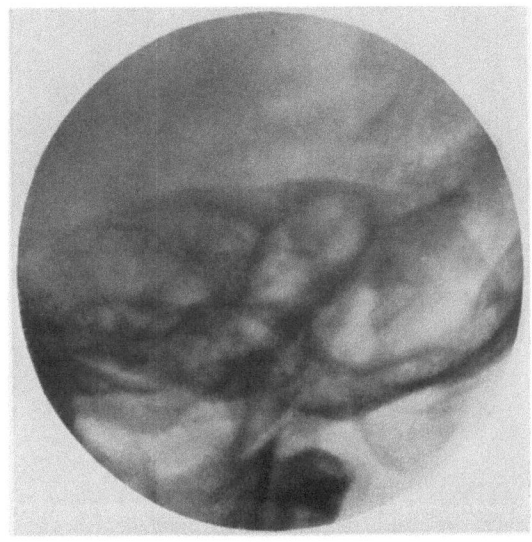

Abb. 187   Abb. 188

Abb. 187. Aufnahme des linken Schläfenbeines nach STENVERS. (Der Focus der Röhre stand etwas zu weit nach der Seite des filmnahen Schläfenbeines.) *Endolabyrinthitis und Innenohrsequestration.* 8jähriges Mädchen, das vor 6 Wochen eine Scharlachotitis durchgemacht hat. Das Röntgenbild zeigt, daß der obere Bogengang als Ausdruck einer endolabyrinthären Resorption deutlich ausgeweitet ist. Von den übrigen Labyrinthdetails sind nur andeutungsweise das Vestibulum, die Basalwindung und die Schnecke noch zu erkennen. Dem Verlaufe des hinteren Bogenganges entsprechend sieht man einen leicht gekrümmten, länglichen, dichten Schatten, der einem Sequester entspricht, der aus einem Teil der Kapsel des hinteren Bogenganges stammt

Abb. 188. Aufnahme des linken Schläfenbeines nach STENVERS. (Der Focus der Röhre stand etwas zu weit kranial.) *Labyrinthgefährdendes Cholesteatom.* 31jähriger Mann, der beiderseits an Ohrfluß leidet und mit der Diagnose chronische Otitis beiderseits zugewiesen wurde. Lateral vom Bogengangsystem zeigt das Röntgenbild eine fast haselnußgroße, buchtig und scharf begrenzte Aufhellung mit verdichteter Randzone. Diese Aufhellung entspricht der Cholesteatomhöhle, sie reicht bis unmittelbar an die Kapsel der Bogengänge heran. Klinisch bestehen noch keine Zeichen einer Innenohraffektion

den leichten, serösen Formen einer Endolabyrinthitis. In vielen Fällen tritt aber innerhalb der Hohlräume eine Bindegewebswucherung auf. Bei der eitrigen Labyrinthitis wandelt sich das Granulationsgewebe stets in Bindegewebe um. Sehr häufig kommt es dann im weiteren Verlauf zur Knochenneubildung, die auf zweierlei Arten vor sich gehen kann. Sie kann einerseits durch Metaplasie des Bindegewebes zustande kommen, andererseits kann sie vom alten, gesund gebliebenen Knochen selbst ausgehen. Die erste Form findet sich hauptsächlich, wenn die Labyrinthitis mehr chronisch verlaufen ist und keinen schweren Grad erreicht hatte, die zweite Form tritt besonders nach eitrigen Innenohrentzündungen mit rarefizierender Ostitis auf. Die Knochenneubildung kann zu einer vollständigen Obliteration der Labyrinthhohlräume führen. Handelt es sich hierbei um eine Metaplasie von Bindegewebe, kann die Form des Labyrinthes erhalten bleiben, da der neugebildete Knochen nicht in den alten Knochen übergeht. Erfolgte die Knochenneubildung vom alten, gesund gebliebenen Knochen, so kann an Stelle des Labyrinthes eine kompakte, unförmige Knochenmasse vorhanden sein. Die knöcherne Verödung beginnt im Bogengangsgebiet und endet innerhalb der Schnecke. In röntgenologisch erkennbarer Weise ist sie nach Novotny erst in 8—24 Monaten nach der Innenohreiterung nachweisbar. Das Vestibulum bleibt, sofern es nicht operativ eröffnet wurde, in der Regel frei. In seltenen Fällen kommt es auch zu einer Verengung des inneren

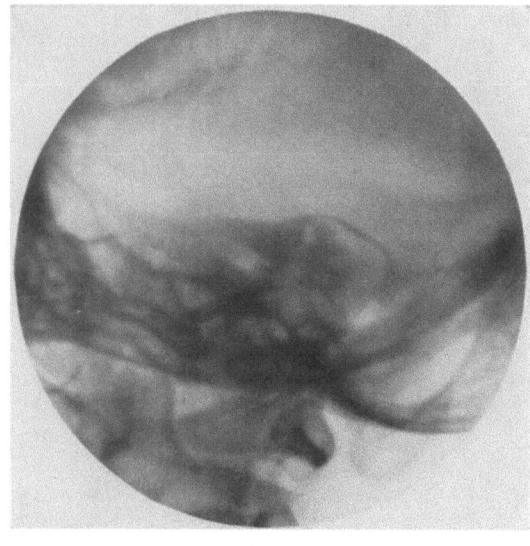 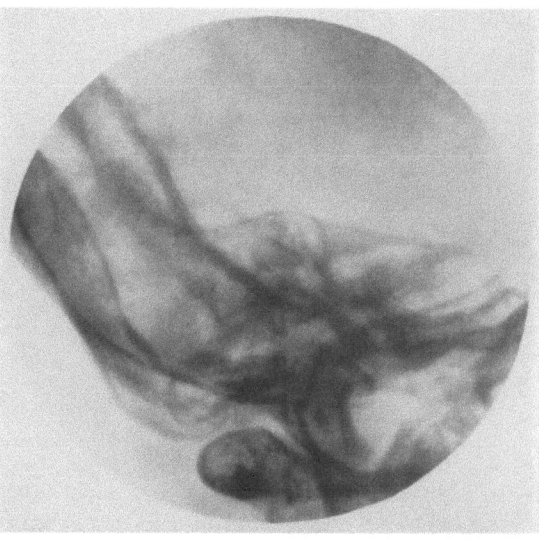

Abb. 189   Abb. 190

Abb. 189. Aufnahme des linken Schläfenbeines nach Stenvers. (Der Focus der Röhre stand etwas zu weit nach der Seite des filmfernen Schläfenbeines.) *Innenohrcholesteatom.* 18jähriges Mädchen, vor mehreren Jahren links wegen einer Cholesteatomeiterung Radikaloperation. Jetzt bestehen Schwindel und ein positives Fistelsymptom. Das Röntgenbild zeigt in der dem Antrum entsprechenden Gegend einen großen Defekt, der im oberen Anteil pyramidenspitzenwärts bis an die Kuppe des vorderen Bogenganges reicht. Die obere Pyramidenkante ist im Bereiche des Defektes verdünnt und hierbei etwas verdichtet. Nach lateral ist der Defekt durch eine bogenförmig verlaufende Verdichtungslinie begrenzt. Nach caudal ist die Grenze des Defektes nicht feststellbar. Die Kuppe des oberen Bogenganges ist mäßig ausgeweitet. Die Verdichtung der oberen Pyramidenkante über dem Defekt und die zarte, denselben lateral begrenzende Verdichtungslinie sprechen für ein Cholesteatom

Abb. 190. Aufnahme des rechten Schläfenbeines nach Stenvers. (Typische Einstellung.) *Innenohrcholesteatom,* wahrscheinlich *Epidermoid.* 41jähriger Mann, seit 1 Jahr Ohrfluß. Seit einigen Tagen Nackensteifigkeit und Nystagmus nach rechts. Das Röntgenbild zeigt im Bereiche des vorderen Bogenganges, denselben pyramidenspitzenwärts umgreifend, einen über bohnengroßen Defekt. Derselbe reicht nach kranial bis an die etwas verdünnte, jedoch leicht verdichtete, obere Pyramidenkante und ist nach medial gegen die Pyramidenspitze durch eine zarte, bogenförmig verlaufende Verdichtungslinie begrenzt. Nach lateral und caudal läßt sich der Defekt nicht abgrenzen. Das Labyrinth selbst ist nicht nachweisbar verändert. Die geringe Verdichtung der oberen Pyramidenkante im Bereiche des Defektes und die denselben nach medial begrenzende, zarte Verdichtungslinie sprechen für ein Cholesteatom bzw. Epidermoid. Die Aufnahmen nach Schüller und E. G. Mayer ergaben in diesem Falle einen ziemlich stark gehemmten Warzenfortsatz von vorwiegend klein- bis mittelzelliger Pneumatisation und einer größeren Zelle gegen die Warzenfortsatzspitze zu. Die Zellen sind zum Teil noch lufthaltig, das annähernd normal große Antrum jedoch verschattet. Der oben beschriebene Defekt hängt mit dem Antrum zusammen. Es ist anzunehmen, daß es sich um ein Epidermoid handelt, das in der Nachbarschaft des Labyrinthes entstanden und im weiteren Verlauf in das Antrum durchgebrochen ist. Eine sekundäre Infektion führte dann zum Manifestwerden der klinischen Symptomatologie

Gehörganges. Eine spontane Abheilung der Innenohrsequestration — es ist immer nur eine Defektheilung möglich — nach Resorption oder Ausstoßung der Sequester wurde röntgenologisch bisher nicht beobachtet. Es könnte sich hier nur um Fälle handeln, bei denen eine Operation verweigert wurde.

An dieser Stelle erscheint es wichtig zu erwähnen, daß unter allen knochenzerstörenden Labyrintherkrankungen nur beim Innenohrcholesteatom erhaltene cochleare und vestibuläre Funktionen oder Funktionsreste auf längere und unbestimmte Zeit beobachtet werden können (WULLSTEIN). Auch jede Sekretion kann fehlen, so daß, wie WULLSTEIN ausführt, nicht nur der Kranke, sondern auch der Facharzt getäuscht werden kann, bis sich das Cholesteatom eines Tages durch eine oft tödlich verlaufende Komplikation zu erkennen gibt. Der röntgenologische Nachweis eines Innenohrcholesteatom ist also von

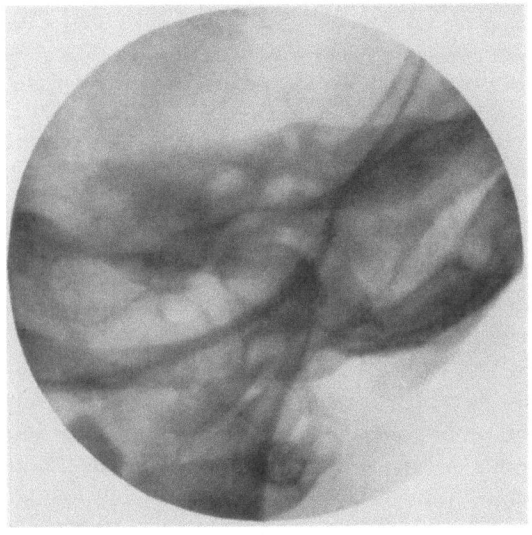 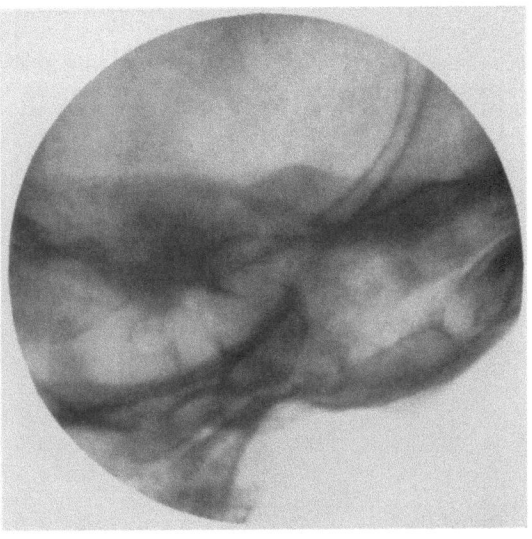

a   b

Abb. 191a u. b. Aufnahmen des linken Schläfenbeines nach STENVERS. (Der Focus der Röhre stand bei beiden Aufnahmen etwas zu weit kranial.) *Otitis interna (Endolabyrinthitis.)* a Im Stadium der akuten Entzündung, b 15 Monate später nach Abheilung der Labyrinthitis. Die Aufnahme a zeigt als Ausdruck einer endolabyrinthären Resorption eine Ausweitung des gesamten lateralen und des Kuppenanteiles des vorderen Bogenganges. Vestibulum, Schnecke und ihre Basalwindung sind unauffällig. Die Aufnahme b zeigt eine vollständige knöcherne Verödung sämtlicher Labyrinthhohlräume

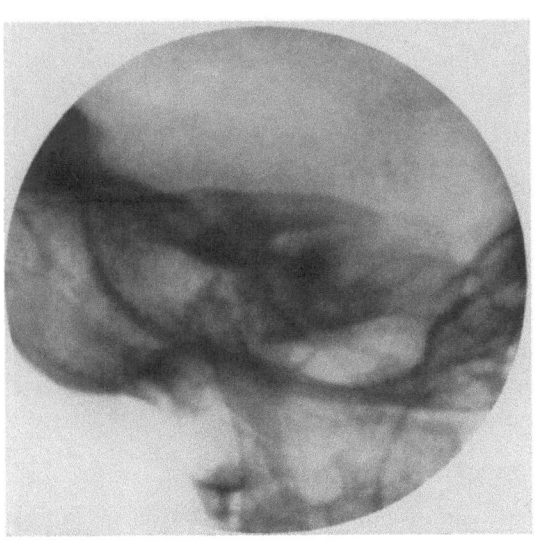 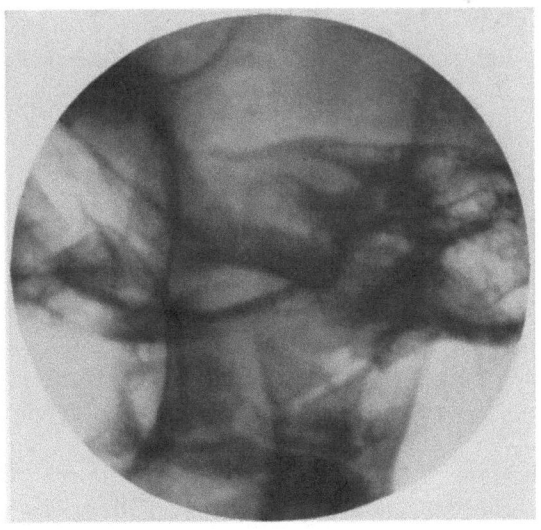

a   b

Abb. 192a u. b. Aufnahme beider Schläfenbeine nach STENVERS. (Der Focus der Röhre stand bei a etwas zu weit kranial und nach der Seite des filmfernen Schläfenbeines, bei b etwas zu weit nach der Seite des filmnahen Schläfenbeines). a — rechts — kranke, b — links — gesunde Seite. *Knöcherne Obliteration* der *Innenohrhohlräume* und *Verengung* des *inneren Gehörganges.* 67jährige Frau, die vor 36 Jahren eine Otitis interna durchgemacht hatte. Patientin ist taub und ausgeschaltet. Die Abb. a läßt die Umrisse des Labyrinthblockes noch erkennen. Von den Innenohrhohlräumen sind nur mehr die Schnecke und andeutungsweise das Vestibulum und die Kuppe des vorderen Bogenganges zu differenzieren. Der rechte innere Gehörgang ist gegenüber dem linken deutlich enger

entscheidender Bedeutung, nicht weil es — wenn auch manchmal nur sehr langsam — ständig weiterwächst, sondern besonders deshalb, weil es keine Spontanheilung gibt. Es kommt früher oder später immer zu einer Komplikation.

Röntgenologisch kann man nach einer abgeheilten Labyrinthitis folgende Befunde erheben.

1. Ein vollkommen normales Innenohr bezüglich Kapsel und Hohlräume, wobei man allerdings über den Zustand der Labyrinthweichteile nichts aussagen kann.

2. Eine vollständige oder teilweise knöcherne Veröddung der Innenohrhohlräume, mitunter mit Verengung des inneren Gehörganges, bei in seiner Form erhaltenem Labyrinthblock (s. Abb. 191 a und b und 192 a und b).

3. Einen Totaldefekt ohne jegliche Innenohrstruktur infolge Knochenneubildung oder nach stattgehabten Operationen (s. Abb. 193).

4. In seltenen Fällen Partialdefekte eines Kapselstückes.

Zum Schlusse dieses Abschnittes sei noch eine kurze zusammenfassende Darstellung über den zeitlichen Ablauf, die Dauer der Zerstörung und der Heilung der einzelnen Innenohrentzündungen angeführt. Bezüglich der Kapselarrosionslabyrinthitis (paralabyrinthäre Resorption) schreibt Wullstein: „Nach $1^1/_2$—2 Monaten ist das Bogengangsystem völlig zerstört, nach reichlich $^1/_4$ Jahr auch weitgehend die Schnecke, die Ausheilung des Bogengangkernes aber eingeleitet. Nach insgesamt $^1/_2$ Jahr ist die Ausheilung am Bogengangkern sehr weitgehend, an dem der Schnecke jedoch noch nicht ganz abgeschlossen. Komplikationsgefährliche Störungen sind zu dieser Zeit im Innenohr sicher nicht mehr vorhanden. Von diesem zeitlichen Verlauf gibt es bei der Totalresorption keine Ausnahme." Bei der akut verlaufenden Endolabyrinthitis kann nach 2 Wochen schon eine beginnende Ausweitung feststellbar sein. Nach Wullstein

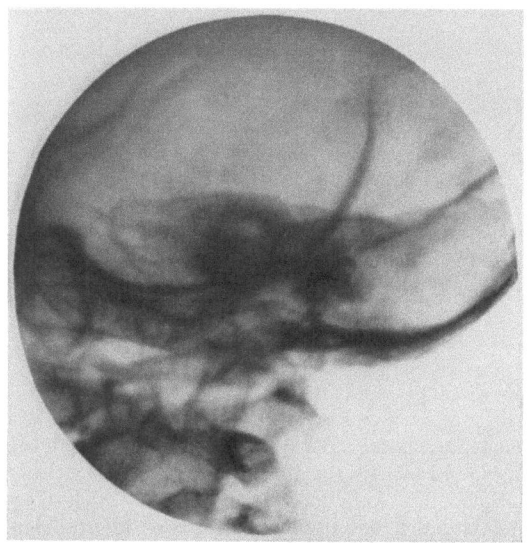

Abb. 193. Aufnahme des linken Schläfenbeines nach Stenvers. (Der Focus der Röhre stand etwas zu weit nach der Seite des filmnahen Schläfenbeines.) Derselbe Fall wie Abb. 187, 7 Monate später. *Knöcherne Obliteration* der *Innenohrhohlräume.* Das Röntgenbild zeigt an Stelle des Labyrinthblockes eine unförmige, dichte Knochenmasse. Von den Innenohrhohlräumen sind nur mehr andeutungsweise das Vestibulum, die Basalwindung und die Schnecke noch erkennbar. Die den Bogengängen entsprechenden Aufhellungen sind infolge knöcherner Veröddung nicht mehr nachweisbar

scheint nach 6—10 Wochen der Höhepunkt der endostalen Aufzehrung in den Bogengängen erreicht zu sein, an der Innenschicht des Vestibulum und der Basalwindung zieht sie sich über die 12. Woche hin, im Schneckeninneren läßt sie sich praktisch nicht beobachten. Die Ausheilung erfolgt unmittelbar anschließend, im Röntgenbild an einer zunehmenden Dichte der Lichtungen der erkrankten Bogengänge zu erkennen. Dies ist ab dem 3. Monat zu beobachten. Über die Dauer der chronischen Verlaufsformen, die sich selbst überlassen sind, ist noch nichts bekannt. Während die akuten Formen innerhalb einer Beobachtungszeit von $^3/_4$ Jahren abheilen, sind bei der chronischen Labyrinthitis im Röntgenbild immer noch Zeichen eines langsamen Fortschreitens zu bemerken. Der Beginn der Sequestration ist im Röntgenbild nicht zu erkennen. Wenn ein Sequester nachweisbar ist, ist der Abschluß der Demarkation erreicht. Der Demarkationsprozeß wird für die allgemeine Knochenpathologie mit ungefähr 3 Monaten angegeben. Ob dies auch für das Innenohr zutrifft, ist noch nicht entschieden. Bei der Ganzsequestration ist nach Wullstein die Spontanheilung durch Resorption und Ausstoßung möglich. Auf Grund pathoanatomischer

Angaben nimmt sie viele Jahre, sogar Jahrzehnte in Anspruch. Im Röntgenbild konnte sie bisher, wie schon berichtet, nicht beobachtet werden, da es ja nach der Feststellung der Sequestration nicht verantwortlich ist, so lange ohne Eingriff zuzuwarten. Dies gilt auch für die Teilsequestration. Bezüglich des Innenohrcholesteatom berichtet WULL- STEIN, daß die röntgenologische Verlaufsbeobachtung das einzige sichere Mittel ist, festzustellen, ob die Erkrankung vom Cholesteatom oder der begleitenden Entzündung beherrscht wird. Zeigt sich eine schnell fortschreitende Zerstörung, so greift nicht das Cholesteatom selbst, sondern der von ihm ausgelöste zusätzliche rarefizierende Knochen- prozeß das Labyrinth an. Über Verlauf und Dauer von Innenohrcholesteatomen ist nichts bekannt, da dieselben, sobald sie diagnostiziert sind, sofort operiert werden müssen. Eine Spontanheilung gibt es nicht.

VI. Die spezifischen entzündlichen Erkrankungen des Schläfenbeines

1. Die Tuberkulose des Mittel- und Innenohres

a) Pathogenetische und pathoanatomische Vorbemerkungen

Tuberkulöse Erkrankungen des Mittel- und Innenohres kamen nicht sehr häufig vor und werden heute kaum mehr gesehen. Genauere Angaben über die frühere Häufigkeit lassen sich nicht machen, da die in der Literatur mitgeteilten Zahlen in sehr weiten Grenzen variieren (MARX). Sicher ist, daß die Tuberkulose des Schläfenbeines bei Kin- dern zwischen dem 3. und 8. Lebensjahre viel öfter zu finden war, als bei Erwachsenen. Während die Erkrankung bei ersteren keinen bevorzugten Befall eines Geschlechtes zeigte, waren bei letzteren Männer häufiger befallen als Frauen. Nach WITTMAACK findet sich die Mittelohrtuberkulose in erster Linie bei jenen Schläfenbeinen, die eine hyperplastische Schleimhautbeschaffenheit aufweisen. Primäre Mittelohrtuberkulosen wurden bisher nur bei Kindern bzw. bei Säuglingen eindeutig beobachtet, wobei die Infektion auf dem Wege der Tube intra partum oder schon vor der Geburt durch Aspira- tion bacillenhaltigen Fruchtwassers zustande kommen soll. In späterem Alter, besonders bei Erwachsenen, sind primäre Infektionen des Mittelohres bis heute noch nicht bekannt geworden, weshalb man berechtigt ist, jede nach dem Säuglingsalter auftretende Mittel- ohrtuberkulose als eine Tuberkulose der Sekundärperiode anzusehen (MARX). Die Aus- breitung der Erkrankung auf das Schläfenbein erfolgt in der Mehrzahl der Fälle auf dem Blut- oder Lymphwege und nur selten auf dem Wege über die Tube. Vorbedingung für letzteren Infektionsmodus ist das Bestehen einer offenen Lungentuberkulose, wobei angenommen wird, daß durch Hustenstöße bacillenhaltiges Sputum durch die Tube in das Mittelohr geschleudert wird. Bei tuberkulösen Erkrankungen der Rachenschleim- haut kann sich der Prozeß per continuitatem durch die Eustachische Röhre in die Paukenhöhle fortpflanzen.

Bezüglich der primären Lokalisation der Tuberkulose innerhalb des Schläfenbeines stehen sich zwei Meinungen gegenüber. Während ein Teil der Autoren die Ansicht vertritt, daß es sich zunächst um eine in der Schleimhaut lokalisierte Erkrankung handle, ist ein anderer Teil der Autoren der Meinung, daß ein primärer ossärer Befall vorgelegen haben müsse. Nach MARX darf angenommen werden, daß beide Ansichten zu Recht bestehen, daß aber häufiger die Erstansiedlung der Tuberkel- bacillen in der Schleimhaut des Mittelohres erfolgt. Für die Richtigkeit dieser Annahme spricht der Umstand, daß man sowohl Fälle mit ausgedehnter Schleimhauttuberkulose ohne Beteiligung des Knochens, als auch selten Fälle von isolierter Tuberkulose in der Spongiosa des Schläfenbeines fest- stellen konnte. Bei letzteren Fällen handelt es sich stets um eine Miterkrankung des Ohres bei all- gemeiner Miliartuberkulose, wobei allerdings klinische Erscheinungen des Ohres überhaupt nicht vorhanden waren, oder gegenüber den der Allgemeinerkrankung in den Hintergrund traten (MARX). Die primäre ossäre Form spielt jedenfalls in der Pathogenese der Mittelohrtuberkulose eine unter- geordnete Rolle.

Wie auch an allen übrigen Organen des menschlichen Körpers tritt die Tuberkulose des Mittelohres in zwei verschiedenen Formen auf. Man unterscheidet eine *benignere produktive* und eine *malignere exsudative Form*. Die erste ist charakterisiert durch

Neubildung von tuberkulösem Granulationsgewebe, die zweite durch Zerfallsprozesse, bei denen Verkäsungen, Nekrosen und Ulcerationen in den Vordergrund treten. Beide Arten der Tuberkulose können sich im selben Schläfenbein nebeneinander finden und man spricht dann von Mischformen. Die reine produktive Form kann infolge Abnahme der Abwehrkräfte des Organismus durch sekundären Zerfall in einen ulcerösen Prozeß übergehen. Die produktive Tuberkulose ist gekennzeichnet durch das Auftreten typischer Tuberkel, die sich in großer Zahl in der subepithelialen Schicht der Schleimhaut des Mittelohres finden, oder durch eine mehr diffuse Infiltration, weshalb man auch von einer *infiltrativ-indurativen Form* spricht. Das tuberkulöse Granulationsgewebe kann sich an einzelnen Stellen besonders stark entwickeln, entweder nach Art von Polypen oder als typischer tuberkulöser Fungus. Auch zu den tumorartigen Bildungen der Tuberkulome kann es kommen. Bei der exsudativen Form tritt sehr rasch ein Zerfall und dadurch Geschwürsbildung auf, weshalb sie auch als *ulcerös-nekrotisierende Tuberkulose* bezeichnet wird.

Die produktive Tuberkulose gesellt sich nach Wittmaack häufig als Zweiterkrankung einer unspezifischen, akuten oder subakuten bzw. chronischen Mittelohrentzündung tuberkulöser Individuen, unter Bevorzugung von Kindern, hinzu. Der Ablauf des Entzündungsprozesses wird durch die Aufpfropfung einer tuberkulösen Infektion auf eine vorbestehende Eiterkokkeninfektion meist nur im Sinne einer Verzögerung beeinflußt. Die tuberkulösen Veränderungen der produktiven Form sind in der Regel örtlich begrenzt, sie greifen selten auf das Zellsystem über und führen zu keinen wesentlichen Knochenveränderungen. Lediglich die Tuberkulombildung ist häufig mit einer größeren Knochenzerstörung verbunden. Die exsudative Tuberkulose breitet sich ziemlich rasch über das ganze pneumatische System aus und führt zu ausgedehnten Knochenveränderungen. Infolge des käsigen Zerfalles entwickeln sich beträchtliche Schleimhautnekrosen, dadurch wird der Knochen seiner ernährenden Endostlage beraubt und verfällt ebenfalls der Nekrose. Betrifft die Knochenzerstörung den Paukenhöhlenboden gegen die Pyramidenspitze zu, kann es zur Freilegung und zur Arrosion der Carotis kommen.

Bei der tuberkulösen Erkrankung des Warzenfortsatzes sind bei der produktiven Form klinisch oft nur geringe Veränderungen von seiten der Paukenhöhle vorhanden. Sie werden von manchen als primäre tuberkulöse Mastoiditis aufgefaßt. Die exsudative Tuberkulose des Warzenfortsatzes geht mit mehr oder weniger ausgedehnten Einschmelzungsherden mit Sequesterbildung einher.

Eine Beteiligung des Labyrinthes kommt bei beiden Formen vor, wobei die exsudative Tuberkulose zu weit um sich greifender Sequestrierung Anlaß gibt, der die ganze Labyrinthkapsel anheimfallen kann. Der Zustand der Gewebsnekrose kann über viele Wochen unverändert bestehenbleiben. Durch eine früher oder später einsetzende demarkierende Entzündung kann es zur Loslösung der nekrotischen Knochenpartien in Form von Sequestern kommen. Es können hierbei kleinere oder größere Teile der Labyrinthkapsel abgestoßen werden. Die bei der tuberkulösen Eiterung mitunter auffallend großen Sequesterbildungen erklären sich dadurch, daß der nekrotisierende Vorgang besonders tief greift und am Labyrinth alle ernährenden Gefäße in Mitleidenschaft zieht.

Bei günstiger Reaktionslage des Organismus kann es nach Abstoßung der Sequester zu einer Ausheilung des tuberkulösen Prozesses kommen. Als Ausdruck der Ausheilung entwickelt sich aus dem ursprünglichen Granulationsgewebe ein Narbengewebe, wobei es nicht selten zu ausgedehnten Knochenneubildungen kommen kann. Die Knochenapposition führt zu einer Verdickung der knöchernen Wände der Mittelohrräume, die bis zur vollständigen Obliteration derselben fortschreiten kann. Dies ist aber nur selten der Fall. Viel häufiger fällt das neugebildete demarkierende Granulations- bzw. Narbengewebe wieder der Infektion anheim, die wiederum von Verkäsung und nekrotischem Gewebszerfall begleitet ist. Dadurch nimmt der Einschmelzungsvorgang weiterhin an Ausdehnung und Umfang zu und führt früher oder später über die Dura, den Bulbus venae jugularis oder den Sinus sigmoides zu einer endokraniellen oder sonstigen tödlichen Komplikation. Die bei einer gewöhnlichen Eiterkokkeninfektion vorkommenden Komplikationsmöglichkeiten, wie Extraduralabsceß, perisinuöser Absceß, Subduralabsceß, Sinusthrombose und Meningitis, können auch im Verlaufe einer tuberkulösen Mittelohrerkrankung auftreten. Der Prozeß kann die Grenzen des pneumatischen Systems gegen die Diploe zu überschreiten und kann zu einer Osteomyelitis tuberculosa der Schädelkapsel führen. Alle diese Komplikationsmöglichkeiten kommen aber heute in der Zeit der Tuberkulostatica kaum mehr vor.

b) Aufnahmetechnische Vorbemerkungen

Neben der Klarstellung der Pneumatisations- und der topographischen Verhältnisse ist durch die Röntgenuntersuchung in erster Linie Aufschluß zu geben, ob und in welchem Ausmaße Knochenveränderungen vorhanden sind. Hierzu benötigt man die Aufnahme von SCHÜLLER und E. G. MAYER. Besteht eine gute Pneumatisation und sind nur geringe Knochenveränderungen erkennbar, so ist eine Vergleichsaufnahme der gesunden Seite in der Projektionsrichtung nach SCHÜLLER zu machen. Bestehen klinisch Zeichen einer Innenohrerkrankung oder einer Pyramidenspitzenaffektion, so ist die Schläfenbeinaufnahme nach STENVERS anzufertigen, wobei sich mitunter zusätzlich eine Vergleichsaufnahme der Pyramidenspitzen in sagittaler Richtung als notwendig erweisen kann.

c) Das Röntgenbild der Mittel- und Innenohrtuberkulose

Die Tuberkulose des Mittelohres bzw. der Pars mastoidea ist heute, wie schon erwähnt, eine sehr selten vorkommende Erkrankung geworden. Wir konnten seit dem Jahre 1945 bisher lediglich einen einzigen derartigen Fall beobachten. Auch in der Literatur findet man in den Nachkriegsjahren nur vereinzelte Publikationen, die sich mit der Röntgensymptomatologie der Tuberkulose des Schläfenbeines befassen. Bevor die röntgenologischen Symptome der Mittelohrtuberkulose besprochen werden, sollen einige klinische Momente vorausgeschickt werden, die für die Interpretation der Röntgenbilder dieser heute so selten gewordenen Erkrankung von Nutzen sein können. Klinisch kann man nach MARX verschiedene Formen der Mittelohrtuberkulose unterscheiden. Hier ist zunächst eine besonders charakteristische Form, die Mittelohrtuberkulose der Säuglinge zu nennen. Sie entwickelt sich in der Regel unter dem Bilde einer akuten Otitis media, führt dann im weiteren Verlauf unter den Erscheinungen einer exsudativ-nekrotisierenden Entzündung zu einer hochgradigen Zerstörung und in kürzerer oder längerer Zeit zum Exitus. Diese Form ist also als ausgesprochen bösartig zu bezeichnen. Zum Unterschied stellt die Mittelohrtuberkulose des höheren Kindesalters eine gutartige Erkrankung dar. Sie tritt meist als subakute Entzündung auf, oft unter dem Bilde der sog. „primären" Mastoiditis, d. h. daß die Erscheinungen von seiten der Paukenhöhle zurücktreten oder klinisch überhaupt kaum nachweisbar sind. Pathoanatomisch handelt es sich um eine produktive Tuberkulose (MARX). Als dritte charakteristische Gruppe wird von MARX die Mittelohrtuberkulose bei schwerer allgemeiner Phthise besonders im letzten Stadium der Lungentuberkulose hervorgehoben. Es liegt eine exsudativ-nekrotisierende Entzündung vor, die manchmal langsam, manchmal rasch fortschreitet und von einer auffallenden Reaktionslosigkeit des Gewebes begleitet ist. Höhergradige Knochennekrosen mit ausgedehnter Sequesterbildung und Übergreifen auf das Innenohr sind öfter festzustellen. Fälle mit tödlicher Carotisblutung sind in dieser Gruppe häufig zu finden. Die übrigen, bei den Erwachsenen zu beobachtenden Formen der Tuberkulose lassen sich viel schwieriger in große Gruppen einteilen, doch kann man auch hier mehr gutartige Tuberkulosen von vorwiegend produktivem Charakter mit mehr schleichendem Beginn und chronischem Verlauf von mehr bösartigen mit vorwiegend exsudativ-nekrotisierendem Charakter unterscheiden. Letztere beginnt häufig unter den Erscheinungen einer akuten Mittelohrentzündung.

Die Tuberkulose kann ein gesundes oder ein an einer akuten, subakuten oder chronischen Eiterkokkenentzündung erkranktes Ohr tuberkulöser Individuen befallen. Im zweiten

Falle zeigt das Röntgenbild durch die Aufpfropfung einer Tuberkulose auf die Eiter-kokkeninfektion zunächst keine Änderung, weshalb die Sekundärinfektion durch die Tuberkulose zunächst auch nicht zu erkennen ist. Beginnt die Erkrankung unter dem Bilde einer akuten Mittelohrentzündung in einem gut pneumatisierten Schläfenbein — bei Mittelohrtuberkulosen ist nach E. G. Mayer häufig eine annähernd normale Ausdehnung der pneumatischen Systeme zu beobachten — und ist es zur Verschattung der Zellen gekommen, dann zeigt der weitere Verlauf, wenn es sich um eine produktive Tuberkulose handelt, ein Verhalten, wie man es bei einer unspezifischen Erkrankung nicht sieht. Man findet bei durch Monate hindurch fortgesetzten Kontrolluntersuchungen, daß die Verschattung andauernd bestehenbleibt, wobei die Zellbälkchen eine geringe Unschärfe zeigen können. Bei guter Pneumatisation ist ein solches Verhalten für eine unspezifische Otitis media ganz atypisch, denn entweder kommt es zur Abheilung der Entzündung und damit wieder zur Aufhellung des Zellsystems oder es entwickelt sich eine Mastoiditis. Liegt jedoch eine gestörte Pneumatisation vom hyperplastischen Typ vor, dann kann unter Umständen ein derartiger protrahierter Verlauf auch bei unspezifischer Entzündung vorkommen. Auch eine mit zu geringen Dosen von Antibiotica behandelte akute Otitis kann manchmal ein ähnliches Verhalten zeigen. Eine produktive Mittelohrtuberkulose in einem vorher gesunden Schläfenbein führt im Röntgenbild eben-falls zu keinen charakteristischen Veränderungen, da sie die Tendenz hat, örtlich begrenzt zu bleiben, und daher nur selten in größerem Ausmaße auf das Zellsystem übergreift. Aber auch bei Lokalisation im Warzenteil findet man in der Regel keine ausgeprägten Zeichen einer Knochenaffektion, sondern nur eine Verschattung der erkrankten Zellen, die eine geringe Unschärfe ihrer Bälkchen aufweisen können. Ein ganz anderes Verhalten zeigt die exsudative Form der Tuberkulose. Sie hat die Neigung, sich rasch auszubreiten und mit ausgedehnteren Knochenzerstörungen einherzugehen. Das erste röntgenologische Symptom ist auch hier die Verschattung der Zellen, sofern solche vorhanden sind. Im weiteren Verlaufe kommt es dann zur unscharfen Konturierung der Zellbälkchen und zu einer diffusen Aufhellung derselben. Sowohl bei guter als auch bei fehlender Pneumati-sation manifestiert sich die makroskopisch nachweisbare Knochendestruktion zuerst durch eine Ausweitung des Antrum. Diese Ausweitung muß aber genauso wie bei der unspezifischen chronischen Otitis media ein beträchtliches Ausmaß erreichen, damit man sie in Fällen von stärkerer Pneumatisationshemmung eindeutig als pathologisch und nicht als Folge der Pneumatisationsstörung ansehen darf. Die Begrenzung des Antrum ist hierbei immer unscharf, dies ist aber auch bei der unspezifischen periantralen Knochen-resorption der Fall. Der spezifische Prozeß ist erst dann zu diagnostizieren, wenn er zu einer diffusen Rarefikation des nicht pneumatisierten Knochens geführt hat. Unter Rarefikation verstehen wir eine Verminderung von kalkhaltigem Knochen. Der hierfür gebrauchte bzw. geläufige Ausdruck Atrophie ist vom patho-anatomischen Standpunkt aus nicht ganz richtig. Besser ist der Ausdruck entzündliche Porose. Diese Verminderung an kalkhaltiger Knochensubstanz ist besonders gut an der knöchernen Labyrinthkapsel feststellbar und ist sowohl auf der Aufnahme nach E. G. Mayer als auch auf der Auf-nahme nach Schüller dadurch erkennbar, daß sämtliche Bogengänge infolge des herab-gesetzten Kalkgehaltes ihrer knöchernen Kapsel mit auffallender Deutlichkeit in Er-scheinung treten. Zeigt bei kompletter Pneumatisationshemmung die Pars mastoidea eine entzündliche Porose, so ist dies daran zu erkennen, daß die die obere und hintere Pyramidenkontur markierende Corticalis als feine Schattenlinie mit ungewohnter Deut-lichkeit (s. Abb. 194) hervortritt. E. G. Mayer hat dieses Bild mit der Schalenatrophie kurzer Knochen verglichen. Der Beginn einer Knochenusur erfolgt in der Mehrzahl der Fälle im Bereiche der Wände der Haupträume des Mittelohres. Da die Paukenhöhle der röntgenologischen Untersuchung schlecht zugänglich ist, ist diese Knochenarrosion zu-nächst, wie schon erwähnt, an den Wänden des Antrum durch eine Ausweitung desselben inklusive des Aditus ad antrum feststellbar. Es kommt also zu einer deutlichen Ver-größerung der dem Antrum und dem Aditus ad antrum entsprechenden Aufhellung, in die bei guter Pneumatisation, nach Zerstörung der diese Räume begrenzenden zarten Knochenlamelle, die wenig dichten Schatten angrenzender usurierter Knochenbälkchen hineinragen, was zu einer unregelmäßigen Begrenzung dieser Aufhellung führt. Bei fehlender Zellbildung ist die Begrenzung regelmäßig aber unscharf, wie bei akuter Exacerbation einer chronischen Mittelohreiterung. Da die Usur im Anfangstadium Antrum und Aditus ad antrum in gleicher Stärke betrifft, bleibt im Gegensatz zur Cholesteatomeiterung die Form dieser Räume zunächst noch längere Zeit erhalten, da ja nur das Ausmaß der Hohlräume verändert wird. Durch die in weiterem Verlauf in der Umgebung des Antrum einsetzende entzündliche Porose werden die Kontraste vermindert, was besonders bei guter Pneumatisation dazu führt, daß die Lichtung des Antrum nicht mehr abgrenzbar ist. Die entzündliche Porose kann sich in ausgeprägten Fällen auf die gesamte Pyramide erstrecken und kann so hochgradig sein, daß das Felsenbein infolge der geringen Schattendichte kaum mehr abgrenzbar ist. Der knochendestruierende Prozeß kann, von den Haupträumen weiterschreitend, auf das Tegmen, die knöcherne Sinusschale und auf die Labyrinthkapsel übergreifen und kann durch die äußere Corticalis des Warzenfortsatzes nach außen durchbrechen. Es sind dieselben Komplikationen wie sie auch bei einer akuten Exacerbation einer chronischen Mittelohreiterung beobachtet werden können. Am Labyrinth kann es zu einer Verschmälerung der dichten knöchernen Kapsel kommen, von der mitunter nur noch Reste in Form eines die Bogengänge und die Schnecke umgebenden schmalen Saumes übrigbleiben. In anderen Fällen ist ein großer oder der gesamte Bereich des Labyrinthes inklusive des inneren Gehörganges von einer großen Aufhellung eingenommen, innerhalb der Reste der Kapsel als Sequester erkennbar sind (s. Abb. 195a und b). In wieder anderen Fällen wird das Labyrinth nicht direkt vom

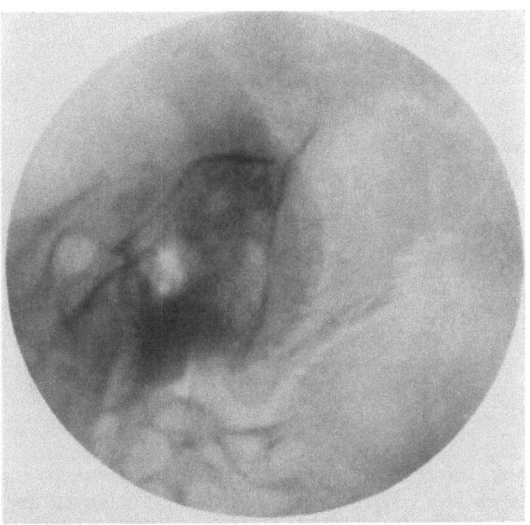

Abb. 194. Aufnahme des linken Schläfenbeines nach SCHÜLLER. (Typische Einstellung.) „*Tuberkulose des Mittelohres (Schalenatrophie.)* Die hinteren-oberen Partien der Pyramide erscheinen auffallend hell und der hintere und obere Pyramidenkontur tritt im Bereiche der knöchernen Sinusschale und des Tegmen als feine Schattenlinie mit besonderer Deutlichkeit hervor." (Aus „Otologische Röntgendiagnostik" von E. G. MAYER)

tuberkulösen Prozeß zerstört, wird aber von einer hochgradigen entzündlichen Porose befallen, die mit einer derartigen Schattenminderung einhergehen kann, daß die Innenohrhohlräume nicht mehr abgrenzbar sind. Ist das Labyrinth von Zellen umgeben, so findet man die Knochenusur im Bereiche dieser Zellen, deren Bälkchen rascher der Nekrose anheimfallen, als der kompakte Knochen der Labyrinthkapsel. Letztere kann von einer verschieden breiten Resorptionszone umgeben sein, die sich im Röntgenbild als heller Saum darstellt und die zur Sequestration des ganzen Labyrinthes führen kann. Ein derartiger Fall findet sich bei E. G. MAYER in „Diagnose und Differentialdiagnose in der Schädel-Röntgenologie" und ist in seinem röntgenologischen Erscheinungsbild fast vollkommen der Abb. 183 identisch, bei der es sich um eine unspezifische Sequestration handelte. Auch der umgekehrte Weg ist möglich, und zwar dann, wenn die Infektion frühzeitig auf die Innenohrweichteile übergegriffen hat. Es entsteht dann eine Labyrinthitis, die zur Zerstörung der Labyrinthkapsel von innen heraus führt. Im Röntgenbild sieht man eine Erweiterung des Vestibulum, das unscharf begrenzt ist, an Stelle der Bogengänge finden sich unregelmäßig und unscharf begrenzte Aufhellungen, die Teile einzelner Bogengänge, einen gesamten Bogengang oder alle Bogengänge betreffen können. Im letzten Falle ist vom ehemaligen Labyrinth nichts mehr nachweisbar. SEYSS hat einen

34*

Fall einer tuberkulösen Labyrinthitis beschrieben, bei welchem sich eine Ausweitung des vorderen und hinteren Bogenganges und des Vestibulum fand, aber keine entzündliche Porose, die auf die spezifische Genese der Labyrinthitis hingewiesen hätte. Eine ausführliche Arbeit über die tuberkulöse Otitis media und Mastoiditis wurde in den letzten Jahren von Habermann veröffentlicht. In dieser Arbeit werden die schon bekannten Röntgensymptome bestätigt und zum Teil ergänzt und erweitert.

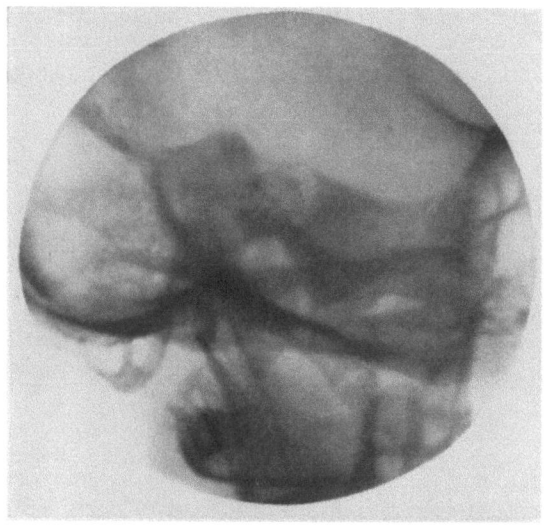 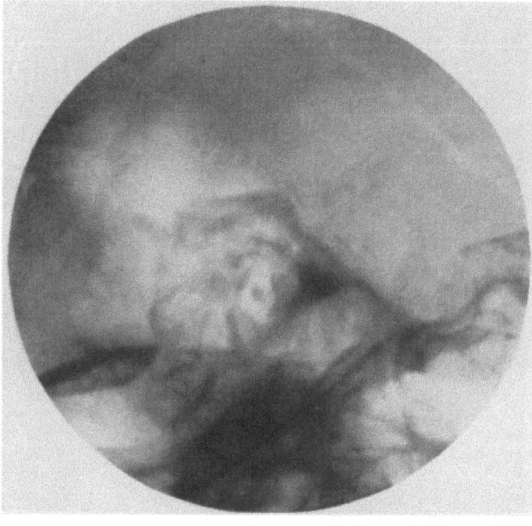

Abb. 195a   Abb. 195b

Abb. 195a. Aufnahme des rechten Schläfenbeines nach Stenvers. (Typische Einstellung.) *Tuberkulose des Innenohres.* 57jährige Frau, vor 10 Monaten am rechten Ohr wegen einer chronischen Otitis radikal operiert. Damals wurden auch cervical Lymphdrüsen entfernt, deren histologische Untersuchung eine Lymphadenitis tuberculosa ergab. Patientin ist jetzt taub und leidet an einer Facialisparese. Der Bereich des Labyrinthes und des inneren Gehörganges ist von einer über bohnengroßen, unregelmäßigen und größtenteils unscharf begrenzten Aufhellung eingenommen, in deren Bereich mehrere dichtere, Sequestern entsprechende Schatten abgrenzbar sind. Sie entsprechen Resten der Labyrinthkapsel und der Wände des inneren Gehörganges. Von den Innenohrdetails ist nur mehr der oberste Anteil des vorderen Bogenganges erhalten. Die obere Pyramidenkante ist medial der Eminentia arcuata in einer Ausdehnung von etwa 1 cm zerstört. Es besteht also eine ausgedehnte Destruktion des Innenohres und des inneren Gehörganges. Der Befund ist in keiner Weise typisch für eine entzündliche (spezifische) Destruktion. Ein maligner Tumor kann ein vollkommen identisches Bild hervorrufen. Die Diagnose wurde durch eine Probeexcision aus der Paukenhöhle gestellt

Abb. 195b. Aufnahme des rechten Schläfenbeines nach Schüller, desselben Falles wie Abb. 195a. (Die Neigung des Zielstrahles zur Deutschen Horizontalebene war etwas zu gering.) *Fortschreitende Mittelohrtuberkulose nach Radikaloperation.* Das Röntgenbild zeigt im oberen Anteil der Pars mastoidea einen operativen Defekt von etwas ungewöhnlicher Ausdehnung. Er reicht weit in die Schuppe und zeigt ganz unregelmäßige und unscharfe (angenagte) Grenzen, ein Befund, der eindeutig für eine postoperative Knochenaffektion spricht. Im unteren Anteil der Pars mastoidea und in der Warzenfortsatzspitze findet sich ein Komplex kleiner bis mittelgroßer, verschatteter Zellen mit undeutlicher Corticalis. Die Tegmenplatte fehlt im rückwärtigen Anteil. Die knöcherne Sinusschale ist in den oberen $^2/_3$ aufgehellt. An Stelle des dichten Schattens des Labyrinthblockes besteht eine ungleichmäßige Aufhellung, in der nur mehr einige unregelmäßige, dichtere Schatten abgrenzbar sind. Die Differentialdiagnose zwischen entzündlicher und blastomatöser postoperativer Knochenaffektion kann aus dem Röntgenbild nicht gestellt werden

Aus der Publikation von Habermann seien folgende wesentliche Details zitiert: „Auch als frühestes Zeichen einer exsudativen Verlaufsform sehen wir im Röntgenbildnegativ eine Aufhellung der Zellen. Je weiter der nekrotisierende Prozeß von der Schleimhautoberfläche in die Tiefe dringt, je mehr er das den Knochen ernährende Peri- und Endost in Mitleidenschaft zieht, um so deutlicher treten im Röntgenbild dann Knochenveränderungen zutage. Wir finden eine geringe Unschärfe der Bälkchenzeichnung und eine diffuse Aufhellung derselben. Das einzelne Zellbälkchen erscheint mangels einer scharfen Abgrenzung zum Lumen zu verdickt und das Zellumen verkleinert. Dadurch, daß sich dieses Bild der erkrankten Einzelzelle und ihrer verdickten Wandbegrenzung an den Zellen eines größeren Bereiches in gleicher Weise, aber wechselndem Ausmaß wiederholt, und sich so im Erscheinungsbild vielfach summiert, erscheint der erkrankte Warzenfortsatz gewissermaßen kleinzelliger pneumatisiert als ein gesundes pneumatisches System der Gegenseite mit gleichem Pneumatisationstyp. Solche Veränderungen, vor allem im Bereich der vorderen Winkelzellen von uns beobachtet, bieten das Bild einer gewissen Unruhe und des aktiven Geschehens am Knochen trotz objektiv geringer Progredienz bei Kontrolluntersuchungen in größeren Abständen. Sie sind nicht ohne weiteres den bekannten Bildern entstehender Einschmelzungsherde gleichzusetzen. Wir wissen aus histologischen Untersuchungen dieser Zustandsbilder, daß sich neben dem Vordringen des Knochenabbaues an den Zellbälkchen auch gleichzeitig junges, osteoides Gewebe findet, dessen endgültiges Schicksal wiederum selbst noch ungewiß ist. Knochenabbau und -anbau sind gleichzeitig vorhanden, ohne daß sie sich deshalb die Waage zu halten brauchen. Der für die tuberkulöse Warzenfortsatzentzündung typische Befund einer unscharfen Verbreiterung der Zellbälkchen mit dadurch resultierender Einengung der Zellumina, im Grade seiner Ausbildung in engbenachbarten Zellgruppen sprunghaft wechselnd, wird unseres Erachtens durch den Begriff des ,Umbaues' für die praktisch-diagnostische Vorstellung zweckmäßig charakterisiert, wobei wir uns dessen bewußt sind, daß damit das tatsächliche pathologisch-anatomische Geschehen nur grob gekennzeichnet wird. Es wird noch davon zu sprechen sein, daß das unveränderte Bestehenbleiben dieses Umbaues über längere Zeiträume ohne sichtbares Fortschreiten der Destruktion oder Reparation als ein entscheidender diagnostischer Gesichtspunkt für die Warzenfortsatztuberkulose anzusehen ist." Und weiter unten führt HABERMANN aus: „Die Ausbreitung des nektrotisierenden Prozesses im Warzenfortsatz führt zu fortschreitender Aufhebung aller am gesunden pneumatischen System zu beobachtenden Strukturelemente. Es kommt dabei nicht zu Bildern scharf umschriebener Einschmelzungshöhlen, weil infolge der Caries der Umgebung der Schatten des noch gesund gebliebenen Knochens ganz allmählich in die Aufhellung des Destruktionszentrums übergeht. Solche Erscheinungen lassen sich z. B. an der undeutlichen Darstellung oder dem Schwinden der hinteren Pyramidenkontur beobachten. Ein grobfleckiges Aussehen des Warzenfortsatzes im Röntgenbild, bedingt durch mehrfache, räumlich getrennte Einschmelzungsherde und Zentren der Verkäsung, mit auffallend unscharfen Begrenzungen und weichen Übergängen auch zum gesunden Knochen zu, fanden wir wiederholt bei fortgeschrittenen und heftig verlaufenden Ohrtuberkulosen. Das grobfleckige Aussehen dieser Warzenfortsätze verdient als charakteristischer Befund hervorgehoben zu werden." Und weiter lesen wir: „Finden wir als Zeichen der Erkrankung des gut pneumatisierten Warzenfortsatzes eine Verschleierung der Zellen im ganzen Warzenfortsatz oder von Zellgruppen, dazu dann noch Knochenveränderungen im Sinne einer meist geringgradigen und diffusen Knochenarrosion und -apposition, charakterisiert durch eine leichte Aufhellung der Zellbälkchen und unscharfe Begrenzung derselben, so kann es sich nur um eine subakut verlaufende Mastoiditis, das Übergreifen einer chronischen Entzündung von der Paukenhöhle auf das Mastoid im Stadium der akuten Exacerbation handeln, oder aber, und das mit weit größerer Wahrscheinlichkeit, um eine spezifische tuberkulöse Entzündung. Zur Gewißheit muß sich dieser Verdacht erhärten, wenn wir in monatelanger Beobachtung immer wieder beinahe unverändert ein für die akute oder subakute Mastoiditis charakteristisches Röntgenbild beobachten können. Das Fehlen einer Progredienz einerseits und Fehlen jeglicher als Endzustand aufzufassender reparativer Veränderungen andererseits, ist das entscheidende Merkmal. Immer aber ist ausschließlich das Verhältnis des röntgenologischen Befundes zur Dauer der Erkrankung maßgebend, da ja ein akuter, unspezifischer Entzündungsprozeß in einem bestimmten Stadium der Erkrankung, und zwar bei beginnender Mastoiditis, den gleichen Befund ergeben kann. Die unspezifische Entzündung heilt aber in relativ kurzer Zeit mit einer Restitutio ad integrum ab, oder sie führt allmählich zu reaktiver Knochenneubildung oder endlich zu fortschreitender Knochenzerstörung. Sie zeigt niemals Monate hindurch das Bild einer ,beginnenden Mastoiditis'."

Genauso wie bei den unspezifischen Mittelohrentzündungen eine Beteiligung der Pyramidenspitze vorkommt, kann dies auch bei der Tuberkulose der Fall sein. Der Prozeß geht hier in der Regel vom Mittelohr aus, schreitet längs der Tube weiter und greift auf die Pyramide über. Dies ist besonders dann zu beobachten, wenn peritubare Zellen vorhanden sind und wenn die Pyramidenspitze pneumatisiert ist. Hierbei kann der Prozeß in der Pyramidenspitze ein beträchtliches Ausmaß erreicht haben, ohne daß die Pars mastoidea höhergradige Veränderungen aufweisen muß. Die Destruktion der Felsenbeinspitze durch eine spezifische Entzündung läßt sich von der durch eine unspezifische Entzündung im Röntgenbild nicht unterscheiden.

Tritt eine Tuberkulose in einem operierten Schläfenbein in Erscheinung — es handelt sich hier vorwiegend um Fälle, bei denen schon vor der Operation eine Tuberkulose bestand, dieselbe aber nicht erkannt wurde —, so zeigt sich dies im Röntgenbild an der Ausdehnung und an der Begrenzung des Operationsdefektes. Die Begrenzung eines gewöhnlichen Operationsdefektes ist etwas unscharf, aber regelmäßig. Ist es zu einer neuerlichen Arrosion des dem operativen Defekt benachbarten Knochens gekommen, so findet man einerseits einen Defekt, der ein Ausmaß zeigt, wie man es postoperativ nicht zu sehen gewohnt ist, andererseits sind die Ränder des Defektes nun wesentlich unschärfer, erscheinen wie angenagt bzw. zerfressen und sind daher ganz unregelmäßig (s. Abb. 195b). Das Röntgenbild ist in keiner Weise pathognomonisch, ein maligner Tumor kann einen vollkommen identischen Befund ergeben. Wir kommen darauf bei der Begrenzung des operierten Schläfenbeines noch zurück.

Hat der entzündliche Prozeß die Grenzen des pneumatischen Systems überschritten, so finden sich in der Nachbarschaft der Pars mastoidea oder in der Schläfenbeinschuppe die den Resorptionsherden entsprechenden Aufhellungen, ähnlich den Aufhellungen, wie sie bei einer akuten Osteomyelitis auftreten. Die Osteomyelitis tuberculosa ist aber häufig von einer entzündlichen Porose in der näheren und weiteren Umgebung der Einschmelzungsherde begleitet, wobei in ausgeprägten Fällen eine Abgrenzung des Krankheitsherdes auf Schwierigkeiten stoßen kann. Die vom Mittelohr aus entstandene Tuberkulose der Schädelkapsel kann an Ausdehnung den primären Herd weit übertreffen.

In den seltenen Fällen, in welchen es zu einer Ausheilung des Krankheitsprozesses kam, wurden die resorptiven Veränderungen von reparatorischen Vorgängen abgelöst, wobei eine ausgedehnte Knochenneubildung feststellbar war. Dieser appositionelle Knochenprozeß kann zu einer starken Sklerosierung mit knöcherner Obliteration der Mittel- und Innenohrräume führen. Im Röntgenbild sieht man als Ausdruck der Heilung wie der ursprüngliche Resorptionsherd durch Knochenneubildung vom Rande her verkleinert wird, wobei die Begrenzung regelmäßiger und schärfer und von sklerotischem Knochen umgeben wird. Die gesamte Pars mastoidea kann hierbei wie eburnisiert bzw. strukturlos erscheinen. Kommt es im Bereiche der Innenohrhohlräume durch knöcherne Obliteration derselben zur Abheilung einer produktiven Otitis interna, so zeigt das Röntgenbild im Bereiche des Labyrinthblockes einen dichten, gleichmäßigen Schatten an Stelle der charakteristischen Aufhellungen.

Zum Schlusse dieses Abschnittes muß noch die Möglichkeit der Entstehung von Cholesteatomen auf dem Boden einer tuberkulösen Mittelohreiterung Erwähnung finden. Über die Zusammenhänge zwischen Ohrtuberkulose und Cholesteatom hat Fleischer in einer lesenswerten Arbeit unter Berücksichtigung der Literatur und auf Grund eigener Untersuchungen kritisch Stellung genommen. Es kann hier nicht näher auf diese Arbeit eingegangen werden, es sei nur hervorgehoben, daß eine Cholesteatombildung bei der Tuberkulose selten und nur bei der produktiven bzw. ausheilenden oder abgeheilten Tuberkulose vorkommt.

2. Die Lues des Mittel- und Innenohres

a) Pathogenetische und pathoanatomische Vorbemerkungen

Bei Luikern mit syphilitischen Veränderungen in der Nase und im Rachen hat man ziemlich häufig Mittelohrentzündungen beobachten können. Nach Marx steht hierbei die Otitis media wohl in ursächlichem Zusammenhange mit der Lues, es handelt sich aber in der Regel um keine spezifische Erkrankung des Ohres, weshalb dieselbe nicht als luische Otitis, sondern als Otitis bei Luikern bezeichnet werden soll. Weiter berichtet Marx, daß das Vorkommen spezifischer Mittelohraffektionen als sicher gelten kann, da bei der syphilitischen Durchseuchung des Körpers jedes Organ von spezifischen Veränderungen befallen werden kann und gerade die Schleimhäute sehr häufig betroffen werden. Es liegen die Verhältnisse hier also ähnlich wie sie bereits bezüglich der Sinusitis bei Luikern besprochen wurden.

Über die pathoanatomischen bzw. pathohistologischen Veränderungen bei der luischen Mittelohrentzündung des Sekundärstadiums ist wenig bekannt und unser Wissen darüber wird sich schwer erweitern lassen, da eine Mittelohrlues in unseren Gegenden kaum mehr auftreten wird. Nach Wittmaack sollen sich die syphilitischen Veränderungen der Lues II besonders auf einer hyperplastischen Schleimhaut entwickeln, wobei sich eine diffuse Erkrankung der Mittelohrschleimhaut und des Trommelfelles ähnlich der infiltrativen Form der Tuberkulose finden soll. Bei Lues III konnten öfter patho-anatomische Befunde erhoben werden, doch zeigten die Veränderungen im Mittelohr im allgemeinen nichts Charakteristisches, wenn man von den hierbei nachweisbaren stärkeren periostitischen Verdickungen und Knochenneubildungen in Form von Exostosen am Promontorium, die als spezifische Veränderungen aufgefaßt wurden, absieht. Sie spielen in der Röntgenologie insofern keine Rolle, als ja die Paukenhöhle der Röntgen-untersuchung schlecht zugänglich ist. Luische Prozesse am Warzenfortsatz konnten einige Male beobachtet werden, sie kommen wesentlich seltener vor als im Bereiche der Calvaria. Eine Mastoiditis als Komplikation einer eitrigen Mittelohrentzündung bei einem Luiker ist natürlich keine spezifische Erkrankung. Bekannt wurden einige Fälle von gummösen Periostitiden und Ostitiden über und im Warzenfortsatz, sowie gummöse Herde im Spongiosagerüst des letzteren. Eine Zusammenstellung von Gummen des Warzenfortsatzes findet sich in der älteren Literatur bei HABERMANN zit. nach MARX. So, wie in den Haupträumen des Mittelohres, fand man auch im Bereiche der Pars mastoidea öfter reichliche appositionelle Knochenneubildung. Auch ausgedehnte Destruktionen im Warzenteil wurden beschrieben sowie osteomyelitische Herde in der Spongiosa der angrenzenden Knochenpartien.

Pathohistologische Labyrinthbefunde bei Luikern sind nur in geringer Zahl erhoben worden. O. MAYER fand in der Schnecke und im Vorhof endostale miliare Gummen und eine dadurch hervorgerufene seröse Entzündung. Für die Bogengänge ist die produktive Entzündung charakteristisch, die sich in den den Knochen anliegenden Schichten der Weichgewebe entwickeln und durch stetige Neubildung von Bindegewebe und Knochen zu einer konzentrischen Verengung des Lumens führt. In der Labyrinthkapsel kommt es infolge einer Osteomyelitis und einer Ostitis zu einem ausgedehnten Umbau, zu Labyrinthdefekten und Ausbrüchen.

b) Aufnahmetechnische Vorbemerkungen

Hier gilt im Prinzip dasselbe, was bei der Tuberkulose bereits erörtert wurde. Es sind vom kranken Schläfenbein die Aufnahmen nach SCHÜLLER, E. G. MAYER und STENVERS anzufertigen, Vergleichsaufnahmen der gesunden Seite in der Projektions-richtung nach SCHÜLLER und STENVERS können von Nutzen sein.

c) Das Röntgenbild der Mittel- und Innenohrlues

Röntgenbefunde bei luischen Prozessen des Mittel- und Innenohres sind in der Literatur nur vereinzelt zu finden. BORRI (zit. nach E. G. MAYER) konnte in einem Falle einen ausgedehnten Destruktionsprozeß der Pars mastoidea nachweisen, eine eingehende Beschreibung des Röntgenbildes fehlt, so daß es nicht möglich ist, festzustellen, ob sich für Lues charakteristische Veränderungen fanden oder nicht. Einen weiteren Fall gibt BRUZZONE bekannt. Hier bestand eine umschriebene Destruktion der Zellen des oberen Anteiles der Pars mastoidea, die nichts Charakteristisches aufwies. Nach antiluischer Behandlung wurde der Herd durch sklerotischen Knochen ersetzt. DROESBEQUE be-schreibt zwei Fälle, von denen einer einer Röntgenuntersuchung unterzogen worden war. Es fand sich eine Verschattung der Zellen mit etwas unscharfen Zellstrukturen. Bei der Operation waren die Zellumina von Granulationsgewebe ausgefüllt, Eiter wurde nicht gefunden. Positive Röntgenbefunde bei luischen Innenohrerkrankungen sind unseres Wissens bisher nicht bekanntgeworden. MORTON berichtet, bei angeborener spät-syphilitischer Taubheit an den Hohlräumen des Labyrinthes und in ihrer Umgebung keine Veränderungen gefunden zu haben. Über eigene Röntgenbefunde bei luischen Er-krankungen des Mittel- und Innenohres können wir nichts bekanntgeben, da wir keine Gelegenheit hatten, derartige Fälle zu untersuchen. Man kann aber folgende Über-legungen anstellen: Der durch einen gummösen Prozeß des Warzenfortsatzes hervor-gerufene Destruktionsherd dürfte nichts Charakteristisches bieten. Anders dürfte es sich

bezüglich der bei der Lues früh einsetzenden Knochenneubildung verhalten, da eine
solche bei einer unspezifischen Entzündung erst sehr spät einzusetzen pflegt und bei der
Tuberkulose selten vorkommt. Eine spezifische luische Innenohrentzündung, die zur
Obliteration der Labyrinthhohlräume geführt hat, ist als solche nicht zu diagnostizieren,
da eine unspezifische Entzündung denselben Endzustand zeigen kann. Dasselbe gilt für
die Zerstörungen der Labyrinthkapsel, sofern dieselben im Röntgenbild überhaupt nachweisbar sind.

Anhang

Die Aktinomykose des Ohres

Die Aktinomykose des Ohres ist sehr selten, nach Marx finden sich etwa 20 Fälle
in der Literatur. Die Infektion erfolgt am häufigsten durch die Tube. Auch ein Übergreifen einer Aktinomykose des Rachens auf die Felsenbeinspitze wurde beobachtet.
Weiter kann eine Aktinomykose der Parotis in den Gehörgang durchbrechen und endlich
kann auch eine direkte Infektion des letzteren erfolgen. Eine hämatogene Infektion ist
bisher nicht eindeutig erwiesen.

Pathoanatomische Befunde wurden nur in einigen wenigen Fällen bekannt. Es findet
sich eine starke Entwicklung von Granulationsgewebe, welches die Hohlräume des Mittelohres ausfüllen kann. In der Folge setzt eine bindegewebige Organisation ein. Der
Prozeß greift auf den Knochen über, derselbe wird durch eine granulierende Ostitis oft
in großer Ausdehnung mitunter mit Sequesterbildung zerstört (Marx).

Die meisten Erkrankungen verliefen unter dem Bilde einer chronischen schleichenden
Mittelohrentzündung, die trotz ausgedehnter Destruktion oft auffallend wenig klinische
Symptome zeigte. Fistelbildungen über dem Warzenfortsatz wurden beobachtet. Einzelne
Fälle verliefen nahezu symptomlos und wurden erst durch plötzlich einsetzende schwere,
meist endokranielle Komplikationen entdeckt (Marx). Bei Befall des Mittelohres mit
Beteiligung des Knochens ist die Prognose sehr schlecht.

Röntgenbefunde bei Aktinomykose sind uns nicht bekannt. Die hierbei nachweisbare
Knochendestruktion dürfte nichts Charakteristisches bieten und wahrscheinlich von einer
Tumordestruktion, wenn nicht Sequester vorhanden sind, nicht zu unterscheiden sein.

VII. Die Wertung und Verwendung des Röntgenbefundes bei entzündlichen Erkrankungen

Der Inhalt dieses Abschnittes ist nicht so sehr für den Röntgenologen als vielmehr
für den Kliniker von Wichtigkeit und daher hauptsächlich für letzteren geschrieben.
Des inneren Zusammenhanges und zum Teil auch der Wichtigkeit halber sind Wiederholungen der einen oder anderen bereits erwähnten Tatsachen unvermeidlich.

a) Die Struktur bzw. das Zellbild des Warzenfortsatzes

Der Zustand der Pneumatisation läßt einen Schluß auf den Schleimhautcharakter
zu und dadurch sind auch beschränkte Folgerungen bezüglich des Ablaufes einer Mittelohrentzündung möglich. Außer den diesbezüglichen schon bei der Besprechung der Pneumatisationsstörungen wiedergegebenen Ausführungen muß hier eine klinische und röntgenologische Studie von Barth über die Beziehung der Pneumatisation zu dem Ablauf
einer akuten Mittelohrentzündung Erwähnung finden. Barth unterscheidet fünf Gruppen
von Pneumatisationstypen:

Gruppe I: Außergewöhnlich starke Zellentwicklung,
Gruppe II: Noch sehr gute Zellentwicklung,
            a) mit regelmäßiger Zellentwicklung,
            b) mit unregelmäßiger Zellentwicklung,

Gruppe III: Nur der Warzenfortsatz ist pneumatisiert,
Gruppe IV: Es ist nur mehr ein periantraler Zellkomplex vorhanden,
Gruppe V: Der Warzenfortsatz ist vollständig gehemmt.

Eine akute Mittelohrentzündung kann bei allen Gruppen auftreten, bei Gruppe IV und V kommt sie häufiger spontan zur Ausheilung, die Krankheitsdauer ist aber länger. Gruppe IV und V geben bei der Operation häufig keine Zeichen einer Knocheneinschmelzung. Bei ein und demselben Individuum war das Ohr mit schlechter Pneumatisation häufiger erkrankt als das Ohr mit besserer Zellentwicklung. Subperiostalabscesse kommen bei allen Gruppen mit Ausnahme der Gruppe V besonders bei Kindern im Alter von 5—9 Jahren vor, während sie bei Kindern im Alter von 2—4 Jahren seltener sind. In späteren Lebensjahren tritt der Subperiostalabsceß seltener auf. Eine Abhängigkeit der Mitbeteiligung des Sinus vom Pneumatisationsgrad ist nicht feststellbar. Auffallend war nur, daß bei fehlender Pneumatisation der Sinus relativ häufig in Mitleidenschaft gezogen war. Meningitis, Labyrinthitis und Extraduralabsceß kommen bei Patienten mit guter Pneumatisation häufiger vor als bei solchen mit schlechter oder fehlender. Dem widersprechend berichtet RICHTER, daß endokranielle Komplikationen bei gehemmten Warzenfortsätzen häufiger zu sehen sind als bei gut pneumatisierten.

Ein Umstand muß noch Erwähnung finden, und zwar der, daß es nicht immer möglich ist, bei gehemmtem, aber grob spongiösem Warzenfortsatz zu entscheiden, ob es sich tatsächlich um eine grobe Spongiosa oder um kleine Zellen handelt. Diese Entscheidung ist aber auch intra operationem nicht möglich.

b) Die Verschattung

Die Feststellung einer Verschattung besagt, daß die Luft in den pneumatischen Hohlräumen durch ein dichteres Medium ersetzt wurde. Es kann sich hierbei — wie schon früher ausgeführt wurde — um eine Hyperämie der Schleimhaut, um eine Schleimhautschwellung, ein Transsudat, ein Exsudat und um Granulationsgewebe handeln. Ist die Verschattung besonders intensiv oder läßt sich auf Grund von Kontrolluntersuchungen eine Zunahme der Dichte der Verschattung feststellen, so spricht dies für reparatorische Knochenveränderungen im Sinne von Knochenneubildungsvorgängen; sonst sind aus der Intensität der Verschattung keine Schlüsse auf das vorliegende Substrat möglich. Folgendes muß aber berücksichtigt werden: Bei Bestehen einer Pneumatisationshemmung ist eine Verschattung des pneumatischen Systems mit Vorsicht zu werten, da sie lediglich die Folge der Pneumatisationsstörung sein kann. Bei Kindern ist der Wert der Feststellung einer Verschattung sehr gering, da eine solche gerade zur Zeit der Entwicklung des pneumatischen Systems auch in klinisch gesunden Schläfenbeinen gefunden werden kann. Weiter kommt beim sekretorischen Katarrh des Mittelohres eine Verschattung der Zellen vor, die weiter nichts besagt. Bei Otitis externa furunculosa mit retroauriculärem Ödem kann unter Umständen durch eine Zirkulationsstörung eine Verschattung der Warzenfortsatzzellen auftreten. Eine Verschattung kann noch längere Zeit nach klinisch erfolgter Heilung bestehenbleiben, ohne daß diesem Umstand eine größere Bedeutung beizumessen ist. Das Fortbestehen einer Verschattung kann aber auch trotz klinisch scheinbar abklingendem Mittelohrbefund der Ausdruck einer Fortdauer der Entzündung sein. Beim Chronischwerden einer Otitis ist es selbstverständlich, daß die Verschattung weiterbesteht. Zeigt ein entzündlicher Prozeß bei guter Pneumatisation einen protrahierten Verlauf, dann muß das monatelange Fortbestehen einer Verschattung den Verdacht auf eine spezifische Otitis erwecken, weil eine unspezifische Mittelohrentzündung im gleichen Zeitraum ausheilt oder zur Mastoiditis führt.

c) Die Knochenaffektion

Die Verschattung des pneumatischen Systems stellt kein Zeichen dar, welches im Sinne der Erkrankung des Knochengefüges des Warzenfortsatzes gewertet werden darf.

Die Knochenaffektion zeigt sich entweder in einer Verminderung der Schattendichte
oder in einer Verdünnung und unscharfen Konturierung der Zellbälkchen. Hierbei ist
zu bedenken, daß die immer bestehende, mehr oder weniger dichte Verschattung der
Hohlräume zu einer Verminderung des Kontrastes der Zellbälkchen und damit auch zu
einer leichten Unschärfe ihrer Ränder führt. Dies ist besonders bei Kindern zu beachten,
bei welchen die Kontraste schon an und für sich geringer sind als beim Erwachsenen.
Unscharfe Zellstrukturen bei Kindern kommen auch ohne Bestehen einer Knochenaffektion vor. Ein diesbezüglicher Röntgenbefund ist daher nur mit Vorsicht zu verwerten. Die Knochenaffektion tritt in der Regel — ausgenommen nur die Fälle von
Frühmastoiditis — röntgenologisch erst in der dritten Woche in Erscheinung. Die bei
Erwachsenen prognostisch ungünstige Tatsache einer röntgenologisch frühzeitig feststellbaren Knochenaffektion, spielt bei Kindern nicht dieselbe Rolle, da Fälle mit röntgeno-
logisch nachgewiesener Knochenaffektion, die ohne Operation zur Heilung kamen, bei
Kindern häufiger zu beobachten sind als bei Erwachsenen. Darauf haben Eisinger und
E. G. Mayer hingewiesen und betont, daß nicht nur der röntgenologische Nachweis der
Knochenaffektion an sich, sondern auch die Zeit ihres Auftretens beim Kinde anders zu
werten ist als beim Erwachsenen. Beides natürlich unter Berücksichtigung des klinischen
Befundes, was besagt, daß die Forderung, den Röntgenbefund nur im Zusammenhang
mit dem klinischen Befund zu werten, bei Kindern noch mehr zu Recht besteht als bei
Erwachsenen. Eine sich über Wochen erstreckende geringe Knochenaffektion im Sinne
einer mäßigen diffusen Aufhellung der Zellbälkchen in einem gut pneumatisierten Warzenfortsatz und ein entsprechender torpider klinischer Verlauf rechtfertigen die Annahme
einer Tuberkulose. In einem stärker gehemmten Warzenfortsatz muß die undeutliche
Struktur der verschatteten pneumatischen Hohlräume nicht durch eine Knochenaffektion
bedingt sein, sie kann lediglich die Folge der Pneumatisationsstörung sein. Es handelt
sich hierbei in der Mehrzahl der Fälle um chronische Mittelohrentzündungen. Hier eine
Knochenaffektion im Bereiche einer oder weniger Zellen eindeutig als solche zu erfassen,
erfordert, wie E. G. Mayer betont, eine große persönliche Erfahrung.

d) Die akute Otitis

Die Frage nach dem Zustand des Mittelohres wird in der überwiegenden Mehrzahl
der Fälle durch die Otoskopie beantwortet. Ist letztere infolge Verengung oder Verschlusses des äußeren Gehörganges nicht möglich oder besteht eine ätiologisch unklare
retroauriculäre Schwellung, oder ist die Anamnese nicht entsprechend dem Trommelfellbefund, so erwartet der Otologe durch die Röntgenuntersuchung Aufschluß über den
Zustand des Mittelohres. Die Paukenhöhle und ihre Inhaltsgebilde sind im Röntgenbild
wohl erkennbar, eine Verschattung der Trommelhöhle durch entzündliche Schleimhautschwellung oder Sekretstauung ist röntgenologisch selten einwandfrei feststellbar. In
manchen Fällen gelingt es auf der halbaxialen Vergleichsaufnahme beider Pyramiden
nach Grashey, wenn die Paukenhöhle hier zur Abbildung gelangt (s. Abb. 28), eine
Verschattung der kranken Seite, wenn die Gegenseite gesund ist, zu erkennen. Da
jedoch die akute Entzündung des Mittelohres gewöhnlich von einer Schleimhautschwellung
der Warzenfortsatzzellen oder/und einer Exsudation in dieselben begleitet ist, läßt das Verhalten dieser Zellen einen Schluß auf den Zustand des Mittelohres zu. Werden das Antrum
und die Zellen normal lufthaltig gefunden, so besteht entweder keine Otitis oder sie ist
nur auf das Mittelohr beschränkt, sind jedoch Antrum und Zellen verschattet, so ist
anzunehmen, daß sich im Mittelohr ein entzündlicher Prozeß abspielt. Fehlt eine Zellbildung, so kann das Verhalten der Zellen für die Beurteilung des Zustandes des Mittelohres nicht herangezogen werden und doch kann auch hier die Röntgenuntersuchung
mitunter in differentialdiagnostischer Hinsicht wertvoll sein. Bei Bestehen einer retroauriculären Schwellung z. B. und bei Unmöglichkeit zu otoskopieren, schließt ein gehemmter, aber sonst normaler Warzenfortsatz einen Subperiostalabsceß (Mastoiditis) mit
großer Wahrscheinlichkeit aus, nicht aber das Bestehen einer Otitis media.

e) Die Petrositis

Pyramidenspitzenaffektionen treten fast ausschließlich bei sehr gut pneumatisierten Warzenfortsätzen auf. Die Symptome der Petrositis werden erst nach längerem Bestehen der Otitis deutlich, da es nicht nur zur Erkrankung der Schleimhaut der Zellen der Pyramidenspitze, sondern auch zur Knochenaffektion kommen muß. In allen Fällen von akuter Otitis, in deren Verlauf Trigeminusschmerzen oder eine Abducensparese auftreten, ist eine Röntgenuntersuchung mit besonderer Berücksichtigung der Pyramidenspitze zu veranlassen. Besteht nur eine einfache Verschattung der Pyramidenspitzenzellen, so ist diesem Umstand keine andere Bedeutung beizumessen, wie dem analogen Befund bei einer Warzenfortsatzerkrankung. Der Röntgenbefund bei entzündlichen Affektionen der Pyramidenspitze kann schon vor Bestehen klinischer Symptome positiv sein, er kann bei sicheren klinischen Symptomen auch negativ sein, und zwar meist dann, wenn eine Pneumatisation der Pyramidenspitze fehlt. Jedoch kann es im weiteren Verlauf zu röntgenologisch nachweisbaren Herden kommen, es handelt sich dann um eine Osteomyelitis der Pyramidenspitze.

f) Die chronische Otitis

Bei den auf die Paukenhöhle beschränkten chronischen Mittelohrentzündungen und gut pneumatisierten Warzenfortsätzen zeigt das Röntgenbild normalen Luftgehalt von Antrum und Zellen. Bezüglich des Nachweises einer Verschattung der Paukenhöhle gilt dasselbe, was vorhin erwähnt wurde. Bei gehemmten Warzenfortsätzen ist das röntgenologische Verhalten von Paukenhöhle, Attik und Antrum von Wichtigkeit. Während bei der akuten Otitis der Otologe durch das Röntgenbild Aufklärung über die Ausdehnung sowie über die Struktur und den Zustand des pneumatischen Systems sowie über die Lage von Sinus und Tegmen wünscht und weiter wissen möchte, ob Zeichen einer Knochenaffektion bestehen oder nicht, erwartet er bei der chronischen Otitis Aufschluß, ob der Entzündungsprozeß auf die laterale Attikwand, das Tegmen, die knöcherne Sinusschale oder das Labyrinth übergegriffen hat. Die Knochenarrosion kann jedoch so geringfügig und derart lokalisiert sein, daß sie im Röntgenbild nicht faßbar ist. Besonders eine Usur der lateralen Attikwand ist lange nicht in allen Fällen erkennbar. Eine Usur am Tegmen oder der knöchernen Sinusschale muß von makroskopischer Größe sein, und muß derart gelegen sein, daß sie von den Strahlen tangential getroffen wird, damit sie im Röntgenbild ihren Ausdruck findet. Dort, wo eine Usur des Tegmen einwandfrei nachweisbar ist, bedeutet sie eine wertvolle Unterstützung in der Beurteilung des klinischen Befundes, besonders hinsichtlich der Beurteilung von Kopfschmerzen. Wenn sich auch ein krankhafter Prozeß am Sinus klinisch gewöhnlich in viel deutlicherer Weise bemerkbar macht als ein solcher am Tegmen, so ist doch der röntgenologische Nachweis einer Erkrankung der knöchernen Sinusschale bzw. die röntgenologische Aufdeckung erkrankter Zellen in der Nachbarschaft des Sinus von großer Bedeutung, besonders wenn Fieber von nicht ganz einwandfreier Ätiologie besteht (EISINGER).

Eine höhergradige Ausweitung des Cavum tympani durch ein Cholesteatom — es kommt sehr selten vor — ist röntgenologisch gut nachweisbar. Was den Attik betrifft, so ist dieser von Fall zu Fall sehr verschieden groß bzw. hoch. Es kann sich hier die Tatsache ergeben, daß ein hoher Attik von einem durch ein Cholesteatom ausgeweiteten Attik röntgenologisch nicht zu unterscheiden ist (s. Abb. 196). Bezüglich des Antrum können sich ebenfalls differentialdiagnostische Schwierigkeiten ergeben. Die Größe des Antrum in gehemmten Warzenfortsätzen ist von Fall zu Fall sehr verschieden, dies hängt ganz davon ab, zu welchem Zeitpunkt die Pneumatisationshemmung eingesetzt hat. Die Größe des Antrum muß ein beträchtliches Maß erreicht haben, daß man berechtigt ist, eine Ausweitung dieses Hohlraumes und damit eine Knochenaffektion zu diagnostizieren. Eine unregelmäßige und unscharfe Begrenzung allein besagt noch nichts, sie kann lediglich die Folge einer Pneumatisationsstörung sein. Anders verhält es sich bezüglich der Form des Antrum. Zeigt ein geräumiges Antrum eine mehr ovale Konfiguration und reicht es bis in die Gegend des hinteren Petrosuswinkels, so spricht dies mehr für die Folge einer Pneumatisationsstörung (s. Abb. 197). Ist das Antrum aber mehr rundlich und scharf und ziemlich regelmäßig begrenzt, so ist die Annahme, daß es sich um eine Ausweitung durch ein Cholesteatom handle, berechtigt (s. Abb. 198).

Für die Differentialdiagnose, ob eine akute oder eine chronische Otitis vorliegt, ist das Röntgenverfahren dann heranzuziehen, wenn die Otoskopie nicht möglich ist und die Anamnese im Stiche läßt. Die bloße Angabe des Pneumatisationszustandes bedeutet hierbei noch keine Hilfe für den Kliniker, da sich ja eine akute Otitis in jedem Warzenfortsatz entwickeln kann. Maßgebend für die Diagnose ist der röntgenologische Nachweis charakteristischer Knochenveränderungen. Auch die Frage, ob eine spezifische Entzündung oder ein Tumor vorliegt, kann durch die Röntgenuntersuchung in manchen Fällen beantwortet werden.

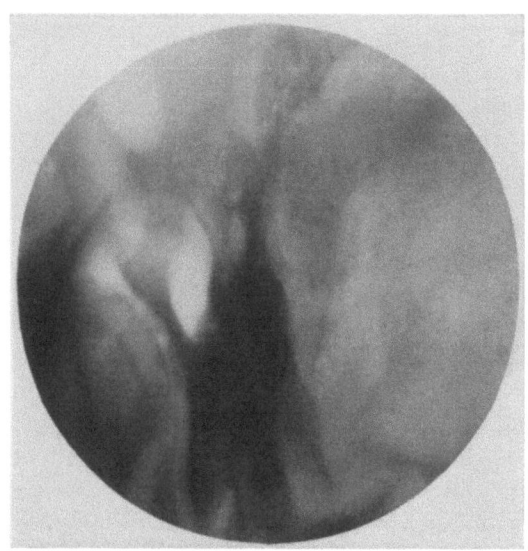

Abb. 196. Aufnahme des linken Schläfenbeines nach E. G. Mayer. (Typische Einstellung.) 45jähriger Mann, der seit vielen Jahren an einer *chronischen Otitis* leidet. Vom rückwärtigen Teil des kleinen, verschatteten, unauffällig begrenzten Antrum hat sich eine kleine Zelle abgeschnürt. Darüber und davor findet sich noch ein kleiner Komplex kleiner, verschatteter Zellen, sonst ist keine Zellstruktur erkennbar. Der periantrale Knochen ist verdichtet. Die den Attik markierende Aufhellung reicht hoch hinauf, seine laterale Grenze ist durch eine feine Schattenlinie gekennzeichnet. Es läßt sich in diesem Falle nicht entscheiden, ob lediglich ein abnorm hoher oder durch ein Cholesteatom ausgeweiteter Attik vorliegt. Der Attik ist zum Teil vom Schatten der Ohrmuschel überlagert

g) Die Otitis interna

Bei einer umschriebenen Otitis interna mit noch lebendem Innenohr ist mit Ausnahme des Innenohrcholesteatom der Röntgenbefund immer negativ, ebenso bei einer diffusen Otitis interna, die nur das häutige Innenohr betrifft, also bei einer Weichteillabyrinthitis infolge Fensterinfektion oder infolge einer Bogengangsfistel. Im Falle einer Nekrose der Labyrinthweichteile kommt es an der endostalen Knochenschicht der Labyrinthkapsel zu kleinen örtlichen Nekrosen. Die von der äußeren Kapselschicht einsetzende Demarkation und Resorption muß jedoch keine makroskopischen und damit röntgenologisch nachweisbaren Formen annehmen.

Ein positiver Röntgenbefund bedeutet für den Kliniker eine wertvolle Unterstützung, der ja nicht in der Lage ist, die Art und die Ausdehnung des vorliegenden Prozesses zu erkennen. Der Röntgenbefund ist jedoch am Beginn einer Labyrinthitis noch nicht positiv. Mikroskopisch ist allerdings bereits 3 Tage nach Eintritt der Innenohreiterung eine Arrosion an der Kapsel feststellbar (Zange). Für den röntgenologischen Nachweis müssen die Veränderungen ein makroskopisches Ausmaß erreicht haben, was eine gewisse Zeit in Anspruch nimmt. Nach den Untersuchungen von Novotny beträgt diese Zeit 2—14 Wochen.

Bezüglich ab und zu vorkommender Diskrepanzen zwischen Röntgen- und Operationsbefund äußert sich Wullstein folgendermaßen: „Im Röntgenbefunde, vor allem der paralabyrinthären Totalresorption, kann es vorkommen, daß die Innenohrstruktur zwar nicht mehr ganz einwandfrei ist, aber selbst die Bogengänge noch gut zu erkennen sind; bei der anschließenden Operation ist dagegen mit freiem Auge von ihnen nichts mehr zu sehen. Das histologische Bild zeigt jedoch, daß noch größere Reste der Bogengänge vorhanden sind. Die paralabyrinthäre Ostitis hat den Labyrinthblock schon soweit aufgelöst, Granulationsgewebe die Bogengangslumina erfüllt, daß die makroskopische Aufsicht keine Einzelheiten mehr unterscheidet. Der mikroskopische Nachweis ist in seiner Bildauflösung natürlich weit genauer. Das Röntgenbild gibt die Summe aller Schichten des Felsenbeines wieder, das freie Auge hat dagegen nur den Aufblick auf eine von ihnen. Während auf diese Weise schon nichts mehr zu erkennen zu sein braucht, ist die knöcherne Struktur eines Bogenganges in allen Schichten zusammen noch ausreichend erhalten, um ihn auf dem Röntgenbilde eben darzustellen."

h) Die Notwendigkeit von Kontrolluntersuchungen

Eine Kontrolluntersuchung ist dann notwendig, wenn ein Fall klinisch nicht ganz klar ist und derselbe durch die erste Röntgenuntersuchung nicht ganz geklärt werden

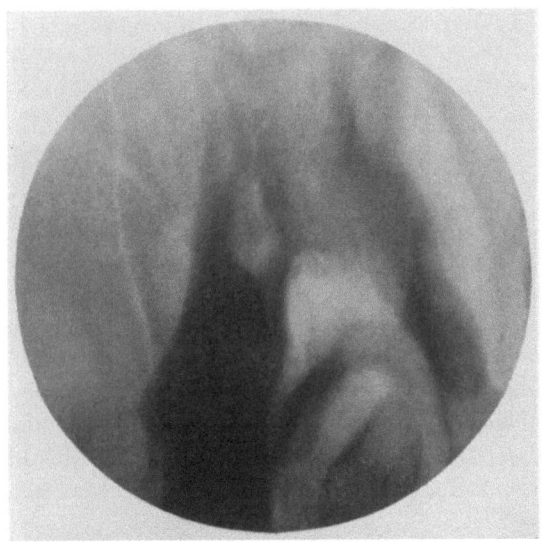 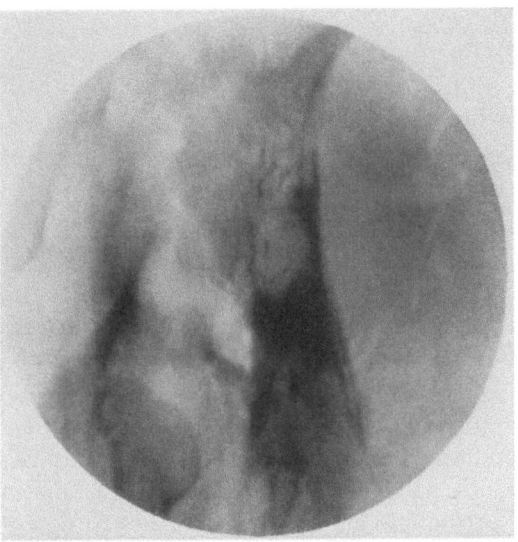

Abb. 197. Aufnahme des rechten Schläfenbeines nach E. G. Mayer. (Der Focus der Röhre stand etwas zu weit ventral.) 32jährige Frau, seit 1 Jahr *chronische Otitis*. Die Pneumatisation ist komplett gehemmt. Das Antrum ist sehr geräumig, von ovaler Form, bis in die Gegend des Petrosuswinkels reichend, nicht sehr intensiv verschattet und unauffällig begrenzt. Es liegt lediglich eine *Pneumatisationsstörung* vor, wobei die Hemmung zu einer Zeit einsetzte, als das Antrum sehr geräumig war. Es findet sich ein hoher Attik

Abb. 198. Aufnahme des linken Schläfenbeines nach E. G. Mayer. (Typische Einstellung.) 11jähriger Knabe mit einer seit 1 Jahr bestehenden *chronischen Otitis. Antrumcholesteatom.* Das verschattete Antrum ist geräumig, von mehr rundlicher Form und scharf und regelmäßig begrenzt. Vor und über dem Antrum findet sich ein größerer Komplex kleiner, verschatteter Zellen mit unauffälliger Zellstruktur. Der Vergleich mit der Abb. 197 zeigt deutlich den Unterschied in der Form des Antrum

konnte. Weiter ist eine Wiederholung der Röntgenaufnahme dann angezeigt, wenn die erste röntgenologische Untersuchung keine Knochenaffektion erkennen ließ und sich der klinische Befund verschlechtert, oder wenn infolge einer Gehörgangsentzündung im Verlaufe einer akuten Otitis kein einwandfreier Trommelfellbefund zu erheben und die Hörprüfung nicht verläßlich ist (EISINGER).

Es ist wichtig zu wissen, um Kontrollbefunde richtig zu werten, daß der krankhafte Prozeß im Mastoid meist rascher eine Veränderung der klinischen Symptome als des Röntgenbildes zur Folge hat, d. h. daß der Röntgenbefund gegenüber dem klinischen nachhinkt, bzw. daß klinische und röntgenologische Symptome zeitlich nicht immer parallel gehen. So kann z. B. bei Ausheilung der akuten Mittelohrentzündung nicht nur, wie schon erwähnt, die Verschattung, sondern auch die röntgenologisch festgestellte Knochenaffektion längere Zeit nachweisbar sein. Eine Besserung des Röntgenbefundes bei Verschlechterung des klinischen Befundes kommt äußerst selten vor. Das Gegenteil ist eher der Fall, d. h. die Röntgenkontrolle kann Zeichen der Progredienz ergeben, während sich der Zustand klinisch bereits gebessert hat. Es kann hierbei der Prozeß im Warzenfortsatz auch tatsächlich fortschreiten. Bezüglich der Otitis interna sei hier WULLSTEIN zitiert: „*Die Röntgenuntersuchung* ist die beherrschende Methode für alle vollentwickelten Knochenerkrankungen, sie werden von ihr sicher erfaßt, die beginnenden aber nur durch die *Verlaufsbeobachtung.* Dazu ist die Kontrolle jedes frisch erloschenen Innenohres nötig, nach Antrotomie, Radikaloperation oder ohne Operation, aber auch jeder alten, unklaren Radikaloperationshöhle, sei es mit Funktionsresten oder bei totem Sinnesorgan auf die Gefahr einer Otitis oder eines Innenohrrezidivcholesteatom. Diese Kontrolle muß schon bei totwundem Innenohr beginnen und im Hinblick auf die ostitischen Formen während der ersten 4—6 Wochen nach dem Erlöschen kurzfristig, etwa jede Woche wiederholt werden. Wenn auch nur die leichteste Sekretion fortbesteht, kann sie danach noch nicht ganz unterbleiben, sondern ist während eines weiteren Vierteljahres ungefähr im Abstand eines Monats notwendig, um die beginnende Demarkation einer Ganzsequestrierung zu erfassen." Nach NOVOTNY sollen Röntgenkontrollen in zweiwöchigen Abständen bis zur Dauer von 3 Monaten durchgeführt werden, um Innenohrveränderungen nicht zu übersehen. Diese Kontrollen sind deshalb von Wichtigkeit, weil ein Teil der Labyrinthentzündungen im Anschluß an den Funktionsverlust in ein latentes Stadium übergeht, d. h. es fehlen klinische Symptome, die ein Fortschreiten des Prozesses anzeigen würden.

j) Die röntgenologischen Irrtümer

Neben den bereits erwähnten Tatsachen kann ein röntgenologischer Fehlbefund dadurch bedingt sein, daß sich der pathologische Prozeß in einem Teil des Zellsystems abspielt, der der röntgenologischen Untersuchung nicht in ausreichendem Maße zugänglich ist. Dies kommt fast nur bei Pneumatisationshemmungen stärkeren Grades vor. Bei guter Pneumatisation ist es selten der Fall, daß eine höhergradige Knochenveränderung nur auf einen kleinen röntgenologisch schlecht übersehbaren Bereich beschränkt bleibt. Es sind hier immer auch Abschnitte befallen, die der röntgenologischen Exploration gut zugänglich sind.

In Warzenfortsätzen mit gestörter Pneumatisation kann ein großer, atypisch konfigurierter Hohlraum vorhanden sein, der als Destruktionsherd imponiert. Seltener wird ein tatsächlich vorhandener Destruktionsherd als präformierter Hohlraum aufgefaßt werden. Im ersten Falle bestehen dann klinisch und röntgenologisch differente Befunde. Zeigt ein solcher Hohlraum eine scharfe Abgrenzung, so soll man in erster Linie an einen röntgenologischen Fehlbefund denken, die Möglichkeit des tatsächlichen Vorhandenseins eines Einschmelzungsherdes jedoch nicht ganz außer acht lassen. Zeigt der Hohlraum aber unscharfe Grenzen, so spricht dies bei sonst annähernd normaler Pneumatisation für eine Affektion seiner Wände. In diesem Falle ist es dann nicht zu entscheiden, ob dieser Hohlraum durch Konfluieren von Zellen entstanden ist, oder ob er präformiert vorhanden war und es nur zu einer Erkrankung seiner Wände gekommen ist. In unklaren Fällen soll sich der Röntgenologe weder aus eigenem noch auf Verlangen des Klinikers in irgendeiner Weise festlegen, sondern auf die Tatsache der verschiedenen Möglichkeiten hinweisen, was für den Otologen von größerem Nutzen ist als ein Fehlbefund, der in der Hand eines wenig erfahrenen Klinikers dem Patienten zum Schaden gereichen kann.

Es wurde schon erwähnt, daß Lageanomalien am Sinus leicht Anlaß von Fehlbefunden sein können, so kann z. B. die lokale Verdünnung bei umschriebener Lateralposition einen Destruktionsherd vortäuschen. In unklaren Fällen soll sich der Röntgenologe auch hier nicht in dem einen oder anderen Sinne festlegen.

Die Irrtumsmöglichkeit bei kindlichen Schläfenbeinen wurde bereits eingehend erörtert. Bei Wertung der Befunde seniler Schläfenbeine muß ebenfalls Vorsicht am Platze sein.

k) Die Bedeutung des Röntgenbefundes für die Indikation zur Operation

Der Röntgenbefund kann und darf bezüglich der Operationsindikation nur im Zusammenhang mit dem klinischen Befund verwertet werden. Einem positiven klinischen Befund ist größerer Wert beizumessen als einem negativen Röntgenbefund. Ein positives Ergebnis der Röntgenuntersuchung allein darf aber nicht das therapeutische Vorgehen maßgebend beeinflussen, es kann niemals eine absolute Operationsindikation zur sofortigen Eröffnung des Warzenfortsatzes darstellen. Umgekehrt kann es ohne röntgenologisch nachweisbare Zeichen einer Knochenaffektion zu endokraniellen Komplikationen kommen, also in Fällen, bei welchen röntgenologisch lediglich eine Verschattung feststellbar ist, ein Befund, der keine Operationsindikation bedeutet. Weiter ist zu bedenken, daß auf Grund einer einmaligen Röntgenuntersuchung nur ein momentanes Zustandsbild erfaßt wird, das keinen Schluß auf den weiteren Verlauf (Progredienz oder Rückbildung) zuläßt. Hierbei ist immer auch das Alter des Patienten und der anatomische Bau des Warzenfortsatzes zu berücksichtigen, sowie die Tatsache, daß die klinischen Symptome durch Vorgänge im Mastoid hervorgerufen werden können, die im Röntgenbild zur Zeit der Untersuchung noch nicht ihren Ausdruck gefunden haben. Die Verwertung der im Röntgenbild erhobenen Veränderungen unterscheidet sich hinsichtlich der Indikationsstellung zur Warzenfortsatzoperation von anderen klinischen Symptomen in bemerkenswerter Weise. Diesbezüglich äußert sich Eisinger folgendermaßen: „Die klinischen Symptome gewinnen bei gleichbleibender Intensität mit zunehmendem Alter der Otitis an Dignität; hingegen ist eine röntgenologisch festgestellte Veränderung im Warzenfortsatz, die trotz zunehmenden Alters der Otitis gleichbleibt, prognostisch eher günstig zu werten." Bei höhergradiger Diskrepanz zwischen klinischem und röntgenologischem Befund sollen beide revidiert werden, die Ursache kann einerseits in einer mangelhaften klinischen Beobachtung, andererseits in falscher Interpretation des Röntgenbefundes gelegen sein. Es kann aber auch der Fall sein, daß sich bei einer auf Grund einer entsprechenden Indikation durchgeführten Operation makroskopisch keine Veränderungen im Knochen erkennen lassen, daß aber mikroskopisch Knochenabbau nachweisbar ist. Dies erklärt den positiven klinischen als auch den negativen Röntgen- und Operationsbefund. Umgekehrt konnte E. G. Mayer einmal einen eindeutigen Knochenherd an der knöchernen Sinusschale in einem gehemmten Warzenfortsatz feststellen, bei der Operation war der Knochen makroskopisch nicht verändert, nur der Sinus ließ an der Stelle des Herdes einen fibrinösen Belag und eine beginnende Thrombose erkennen. Richter kommt auf Grund einer Studie über die Berücksichtigung der anatomischen Struktur des Schläfenbeines bei der Anzeige zur Operation der akuten Mittelohrentzündung zu folgendem Ergebnis: „. . . unregelmäßige und gehemmte Pneumatisation vor allem des Warzenfortsatzes erhöht die Gefahr für das Leben des Kranken, indem sie einerseits Stauungen des Eiters und damit die allmähliche Bildung versteckt gelagerter Empyemhöhlen erleichtert, andererseits den rechtzeitigen klinischen Nachweis dieser Veränderungen erschwert, daher ist das Röntgen zur Operationsindikation mit heranzuziehen." Dies gilt im Falle eines klinisch nicht eindeutigen Befundes. So kann z. B. die Progredienz eines Herdes der Pyramidenspitze die Indikation zur Operation wesentlich unterstützen. Auch bei der Otitis interna kommt dem Röntgenbefund für die Indikation zur Operation eine gewisse Bedeutung zu. Zeigen fortlaufende Röntgenuntersuchungen bei einer schleichenden Labyrinthitis, die bereits zur Taubheit und Ausschaltung geführt hat, bei vorher negativem Röntgenbefund eine Ausweitung oder bei schon bestandener Ausweitung eine Zunahme derselben, so besagt dies, daß die klinisch anscheinend latente Erkrankung progredient ist. In diesen Fällen wird der positive Röntgenbefund die Indikation zur Eröffnung des Innenohres wesentlich beeinflussen (Novotny).

Abschließend ist folgendes festzulegen. Der Otologe darf sich bei Bestehen einer absoluten Indikation zur Eröffnung des Warzenfortsatzes durch einen in bezug auf eine Knochenaffektion negativen Röntgenbefund hinsichtlich seiner Indikation nicht beeinflussen lassen (Eisinger).

VIII. Die Tumoren des Schläfenbeines

1. Die benignen Tumoren

a) Allgemeine Vorbemerkungen

Die benignen Tumoren des Schläfenbeines kann man ganz allgemein einteilen in solche, die von den Weichteilen der Ohrmuschel, des äußeren Gehörganges, des Planum mastoideum oder der Fossa temporalis ausgehen, und in solche, die vom Knochengewebe ihren Ursprung nehmen, wobei bei letzteren sowohl die Hartsubstanz als auch die Weichgewebe der Tela ossea den Ausgangspunkt der Neubildung darstellen können. Als dritte Gruppe sind dann die *Neurinome (Gliome)* des N. acusticus, trigeminus et facialis, sowie das *Meningeom*, soweit es das Schläfenbein betrifft, zu nennen. Die Neurinome gehen allerdings nicht vom Schläfenbein selbst aus, sondern von den dasselbe durchsetzenden bzw. ihm benachbarten Hirnnerven. Sie können aber am Felsenbein röntgenologisch mehr oder weniger typische Veränderungen erzeugen und dadurch diagnostizierbar werden. Unter den von den Weichteilen ausgehenden Geschwülsten kommen *Fibrome, Papillome, Keratome, Angiome, Atherome, Dermoide, Epidermoide, Leiomyome* und die *Glomustumoren* in Frage. Von diesen Tumoren wurden die Epidermoide bereits bei den Cholesteatomen besprochen, weshalb sich eine neuerliche Erörterung erübrigt. Die Dermoide sitzen meist hinter der Ohrmuschel, entweder oberflächlich oder in einer Vertiefung des Knochens, ganz selten auch im Inneren des Warzenfortsatzes (MARX). Keratome und Atherome lassen den Knochen in der Regel unbeeinflußt, weshalb ihnen auch keine röntgenologische Bedeutung zukommt. Die restlichen von den Weichgeweben ausgehenden Geschwülste können den benachbarten Knochen auf Grund ihres expansiven Wachstums durch Druckusur in geringerem oder größerem Ausmaße zerstören. Die durch eine Druckusur hervorgerufenen Defekte können z. B. Cholesteatomdefekten äußerst ähnlich sehen. So konnte E. G. MAYER einen Fall eines Leiomyoms des äußeren Gehörganges und der Paukenhöhle beobachten, bei welchem der Tumor außer zu einer Verdünnung der vorderen Gehörgangswand und zu einer Zerstörung des lateralen Teiles des Bodens des äußeren Gehörganges, auch noch zu einer Usurierung der lateralen Attikwand Anlaß gegeben hatte, wobei der Defekt der lateralen Attikwand dem eines Cholesteatomdurchbruches vollkommen ähnlich war. Gegen einen Cholesteatomdurchbruch sprach in dem Falle von E. G. MAYER lediglich der Umstand, daß die Gehörknöchelchen noch sichtbar, also nicht zerstört waren. Zu den vom Knochen bzw. von seinen Weichgeweben ausgehenden Tumoren sind die *Osteome* und die *Chondrome* zu nennen. Im folgenden soll nun mit der Besprechung der beiden letztgenannten Tumoren begonnen und daran anschließend die Angiome und Glomustumoren sowie die Neurinome und das Meningeom abgehandelt werden.

b) Aufnahmetechnische Vorbemerkungen

Da die von den Weichteilen ausgehenden Tumoren des Schläfenbeines sowohl am Außen-, Mittel- und Innenohr Veränderungen hervorrufen als auch die dem Schädelinneren zugekehrten Flächen der Pyramiden usurieren können, so sind zur Röntgenuntersuchung alle drei Standardaufnahmen heranzuziehen. Wenn auf Grund des klinischen Befundes der Sitz des Tumors einwandfrei gegeben ist, so kann man im speziellen Falle auf die eine oder andere Aufnahme verzichten. Dies kann ab und zu der Fall sein. So ist z. B. die Exostose des äußeren Gehörganges in vielen Fällen allein durch die Aufnahme nach E. G. MAYER eindeutig zu erfassen. Die Aufnahme nach SCHÜLLER eignet sich hierzu am wenigsten, sie kann höchstens einmal über den Ausgangspunkt Auskunft geben. Exostosen des inneren Gehörganges sind in der Regel am besten auf der Aufnahme nach STENVERS zu erkennen. Man sieht auf ihr auch gut größere Exostosen des äußeren Gehörganges. Kleine Exostosen desselben kommen manchmal auf der Aufnahme nach E. G. MAYER nicht klar zur Darstellung. In einem solchen Falle wird man die halbaxiale Aufnahme der Pyramiden nach GRASHEY zu Rate ziehen. Auf ihr sind besonders gut Veränderungen am Boden der Paukenhöhle und des äußeren Gehörganges erfaßbar. Hat sich ein Prozeß gegen das Foramen jugulare zu ausgebreitet oder ist er primär hier entstanden, so muß zusätzlich unbedingt die Aufnahme des Foramen jugulare gemacht werden. Weiter kann in speziellen Fällen eine axiale Aufnahme der Pyramiden weiterhelfen bzw. sich als nützlich erweisen. Tumoren des Planum mastoideum bzw. der Pars mastoidea gelangen auf der Aufnahme nach SCHÜLLER einwandfrei zur Darstellung. Man wird es hierbei nie unterlassen, auch eine tangentiale Aufnahme anzufertigen. Dies ist z. B. besonders für die Erkennung eines parostalen Osteom von Wichtigkeit. Welche Aufnahme noch zu ergänzen ist, wird sich in vielen Fällen erst auf Grund der durch eine oder mehrere Standardaufnahmen festgestellten Veränderungen ergeben. Bei der Besprechung der einzelnen Tumoren werden die notwendigen Ergänzungsaufnahmen noch Erwähnung finden.

c) Die einzelnen Tumoren[1]

α) Die Osteome des Schläfenbeines

Pathoanatomische Vorbemerkungen. Eine Lieblingslokalisation der Osteome des Schläfenbeines ist der äußere Gehörgang. Diese häufiger als Exostosen bezeichnete Tumoren stellen rundliche oder ovale Gebilde von Stecknadelkopf- bis Haselnußgröße dar. Sie sitzen entweder dem Knochen breitbasig auf, wobei sie ohne markante Grenzen in die Umgebung übergehen können, oder besitzen nur eine schmale Basis bzw. nur einen Stiel. Doch kommen auch, wie NOVOTNY zeigen konnte, frei im Gehörgang liegende, d. h. keine knöcherne Verbindung zeigende, nur von Haut überzogene Osteome vor. Die Knochengeschwulst kann solitär oder multipel oder auch symmetrisch auf beiden Seiten auftreten. Auf Grund anatomischer Untersuchungen weiß man, daß die Exostosen

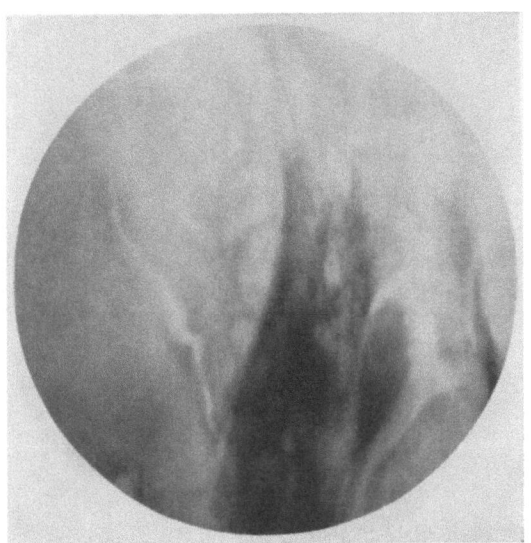

Abb. 199. Aufnahme des rechten Schläfenbeines nach E. G. MAYER. (Typische Einstellung.) *Osteom bzw. Exostose des äußeren Gehörganges.* 15jähriges Mädchen, das klinisch das Bild einer Gehörgangsatresie und einer kombinierten Schwerhörigkeit bot. Das Röntgenbild zeigt, daß die ganze den äußeren Gehörgang markierende Aufhellung von dem dichten, scharf begrenzten Schatten des Tumors eingenommen ist.

des äußeren Gehörganges in der Regel von einem der Ränder der Pars tympanica des Schläfenbeines ihren Ursprung nehmen, die sich an die benachbarten Teile der Pars squamosa et petrosa anlegen und mit ihr verschmelzen. Bisweilen sind die Exostosen mit einer diffusen Hyperostose des betreffenden Knochens kombiniert. Es kommen Übergänge mit den Hyperplasien vor, die eine angeborene Anomalie darstellen. Große Osteome finden sich an der Außenseite des Warzenfortsatzes, seltener im Bereich der Schuppe. Auch sie können mit einer breiteren oder schmäleren Basis dem Knochen aufsitzen oder gestielt sein. Eine Kombination mit diffuser Hyperostose kommt ebenfalls vor: Weiter gibt es die sog. parostalen Osteome, das sind Tumoren, die vom Periost ausgehen, wobei der darunterliegende Knochen vollkommen intakt ist. Kleine Osteome kann man, allerdings sehr selten, innerhalb des pneumatischen Systems finden, sie werden als Enostosen bezeichnet. Die Enostosen der Paukenhöhle, sie sind röntgenologisch

---

[1] Bezüglich der pathoanatomischen Vorbemerkungen zu den einzelnen Tumoren sei auch auf die entsprechenden Abschnitte im Kapitel „Die Röntgendiagnostik der Nase, der Nasennebenhöhlen und des Epipharynx" hingewiesen, da eine Wiederholung des dort bereits Besprochenen nicht erfolgen kann.

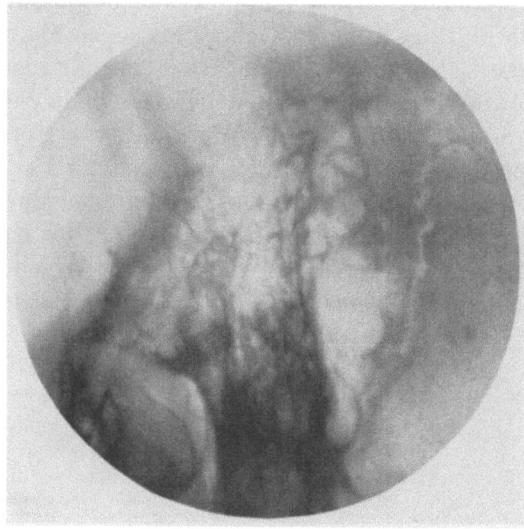
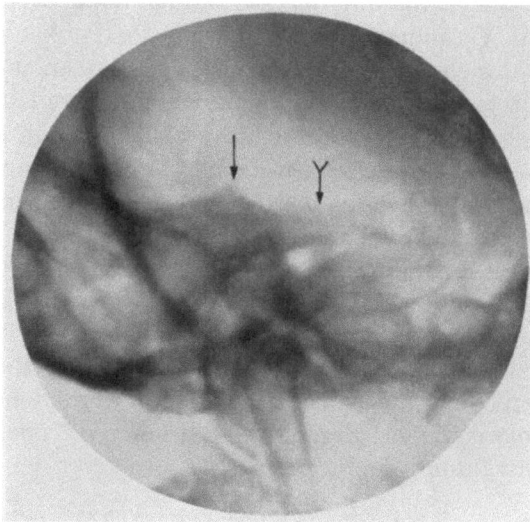

Abb. 200   Abb. 201

Abb. 200. Aufnahme des linken Schläfenbeines nach E. G. Mayer. (Die Neigung des Zielstrahles zur Deutschen Horizontalebene war etwas zu gering.) *Exostosen des äußeren Gehörganges.* 18jähriges Mädchen mit kompletter Gehörgangsstenose und kombinierter Schwerhörigkeit. Das Röntgenbild zeigt im Bereiche des äußeren Gehörganges, seiner vorderen Wand breitbasig aufsitzend, den dichten, etwa erbsgroßen Schatten des Tumors. Ein zweiter ähnlicher Schatten findet sich in gleicher Höhe an der hinteren Gehörgangswand

Abb. 201. Aufnahme des rechten Schläfenbeines nach Stenvers. (Typische Einstellung.) *Exostosen am inneren Gehörgang.* Zufallsbefund. Das Röntgenbild zeigt medial der Eminentia arcuata, die obere Pyramidenkante einige Millimeter überragend, einen breiten Knochenschatten. Eine zweite wesentlich kleinere pyramidenförmige Exostose findet sich über der Eminentia arcuata. Der einfache Pfeil weist auf die kleine pyramidenförmige, der gefiederte Pfeil auf die breite Exostose

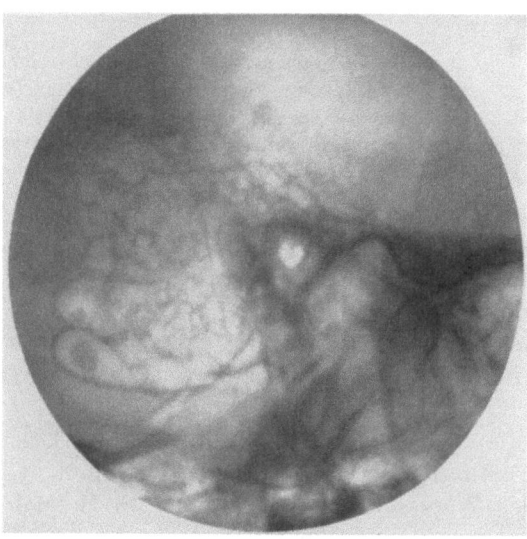
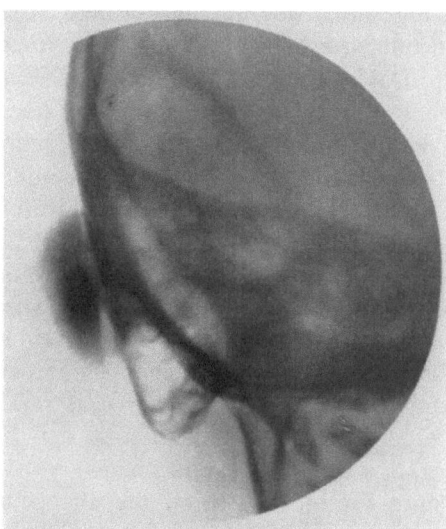

Abb. 202   Abb. 203

Abb. 202. Aufnahme des rechten Schläfenbeines nach Schüller. (Typische Einstellung.) *Enostosen im Bereiche der Pars mastoidea.* 70jährige Frau mit einem Gehörgangsfibrom. Das Röntgenbild zeigt ein gut entwickeltes pneumatisches System von gemischtzelliger Struktur mit größeren präformierten Hohlräumen marginal und terminal. In den zwei großen hintersten, untersten Zellen findet sich je ein kleinerbs- bzw. stecknadelkopfgroßer, dichter, dem jeweiligen Tumor entsprechender Schatten

Abb. 203. Tangentiale Aufnahme des Warzenfortsatzes. *Parostales Osteom der Pars mastoidea.* 53jährige Frau, am Planum mastoideum ein seit Jahren bestehender und langsam größer werdender Tumor. Das Röntgenbild zeigt am Planum mastoideum, von demselben durch einen schmalen Aufhellungsstreifen getrennt, den dichten kalottenförmigen Schatten des Tumors

kaum einmal faßbar, werden bei Operationen häufig gefunden. Meist handelt es sich hierbei nicht um echte Tumoren, sondern um *Osteophytenbildungen* als Folge einer chronischen Eiterung. Exostosen können weiter an den der mittleren und hinteren Schädelgrube zugekehrten Flächen der Pyramiden auftreten. Von besonderer Bedeutung sind die Exostosen am inneren Gehörgang, weil sie zu einer Schädigung des 7. und 8. Gehirnnerven führen können.

Das Röntgenbild der Osteome des Schläfenbeines. Die Osteome bzw. Exostosen des äußeren Gehörganges sind, wenn sie eine bestimmte Größe erreicht haben, auf Grund ihrer dichten Schattengebung ohne weiteres zu diagnostizieren. Der den Tumor charakterisierende, dichte, scharf begrenzte Schatten kann bisweilen die ganze, den äußeren Gehörgang darstellende Aufhellung einnehmen (s. Abb. 199). Kleine Exostosen treten, besonders wenn sie gegen den Anulus tympanicus zu liegen, im Röntgenbild nicht so deutlich in Erscheinung (s. Abb. 200). Bei großen, den ganzen Gehörgang einnehmenden Osteomen gelingt es, wenn sie sehr dicht sind, nicht immer, den Ausgangspunkt festzustellen, weil in ihrem dichten Schatten die verschiedenen Teile des Gehörganges nicht mehr zu differenzieren sind. Geht der Tumor von der vorderen Gehörgangswand aus, so kann dies auf der Aufnahme nach SCHÜLLER zu erkennen sein. Die Exostosen am inneren Gehörgang sind auf der Aufnahme nach STENVERS gut zu sehen. Sie kommen in der Ein- und Mehrzahl vor (s. Abb. 201). Die kleinen, stecknadelkopf- bis erbsengroßen Enostosen des pneumatischen Systems treten bei normalem Luftgehalt der Zellen als entsprechende, kalkdichte, rundliche oder halbkugelige Schatten in Erscheinung (siehe Abb. 202). Ihr Nachweis kann allerdings im Falle einer dichten Verschattung der Zellen Schwierigkeiten bereiten. Enostosen der Paukenhöhle dürften nur ausnahmsweise einmal als solche zu erkennen sein. Keinerlei diagnostische Schwierigkeiten bieten die Osteome der Pars mastoidea (s. Abb. 203). Die diffusen Hyperostosen lassen die scharfe, markante Grenze der Osteome vermissen und gehen allmählich mit mehr unscharfen Grenzen in den benachbarten, gesunden Knochen über.

Anhang

Osteoidbildender Tumor des Schläfenbeines

Es muß hier ein Fall Erwähnung finden, den wir Gelegenheit zu untersuchen hatten und über den VYSLONZIL in einer ausführlichen klinischen und histologischen Publikation berichtet hat. Der Fall ließ sich weder klinisch noch feingeweblich in eine der bisher bekannten bzw. fest umschriebenen Tumorarten einreihen, weshalb VYSLONZIL die Neubildung mit dem unverbindlichen Namen „*osteoidbildender Tumor*" des Schläfenbeines bezeichnet hat. Da es sich unseres Wissens nach um einen bisher einzigartigen Fall handelt, muß derselbe etwas ausführlicher besprochen werden:

Es handelt sich um ein 6jähriges, in gutem Ernährungszustand befindliches Mädchen, das keinerlei Kinderkrankheiten durchgemacht hatte, nur mit 4 Jahren eine schwere Malaria aquirierte. Seit 3 Wochen besteht eine deutliche Facialislähmung aller drei Äste auf der rechten Seite. Der Umgebung des Kindes war eine leichte Gesichtslähmung schon seit 3 Monaten aufgefallen. Klinisch wird außer der Facialisparese rechts eine Schalleitungsschwerhörigkeit leichten Grades derselben Seite festgestellt. Bei Einblick in den äußeren Gehörgang sieht man in seinem innersten Anteil einen blauroten, kugeligen Tumor, welcher von fester Konsistenz ist, von der hinteren Gehörgangswand seinen Ausgang nimmt und das Trommelfell völlig verdeckt. Es gelingt von diesem Tumor mit einer scharfen Schlinge etwas abzutragen, doch fällt hierbei ein starker Widerstand auf. Anschließend blutet es so stark, daß kein Einblick über die Trommelfellgegend gewonnen werden kann. Die Röntgenuntersuchung ergibt folgenden Befund: Auf der Aufnahme nach SCHÜLLER sieht man, daß rechts der durch das Os tympanicum hervorgerufene dichte Schatten fehlt. Dadurch tritt der Bereich des Foramen jugulare im Bilde besonders deutlich in Erscheinung. Das etwas gehemmte pneumatische System zeigt annähernd normalen Luftgehalt (s. Abb. 204a und b). Die Aufnahme nach E. G. MAYER läßt, abgesehen von einer etwas erhöhten Strahlendurchlässigkeit des die hintere Gehörgangswand bildenden Teiles des Os tympanicum, keinen auffälligen Befund erkennen, insbesondere ist das Antrum normal hell und im Attik kann man Gehörknöchelchen differenzieren. Auf der Aufnahme nach STENVERS sieht man unterhalb des Labyrinthes, in dieser Projektion der Paukenhöhle entsprechend, eine etwa bohnengroße, unregelmäßig begrenzte Aufhellung, die im Bilde vorne und unten keine Grenzen erkennen läßt und sich nach hinten etwas in die Pars mastoidea hinein erstreckt. Die an die Aufhellung angrenzenden Zellen sind gut lufthaltig. Das Innenrohr und der innere Gehörgang sind nicht nachweisbar verändert (s. Abb. 205a und b). Die Röntgenuntersuchung ergibt also die Zeichen einer Usur im Bereiche des inneren Anteiles des äußeren Gehörganges und des Cavum tympani, wobei die Usur nach hinten bis in die Gegend des absteigenden Teiles des Canalis facialis reicht, also die

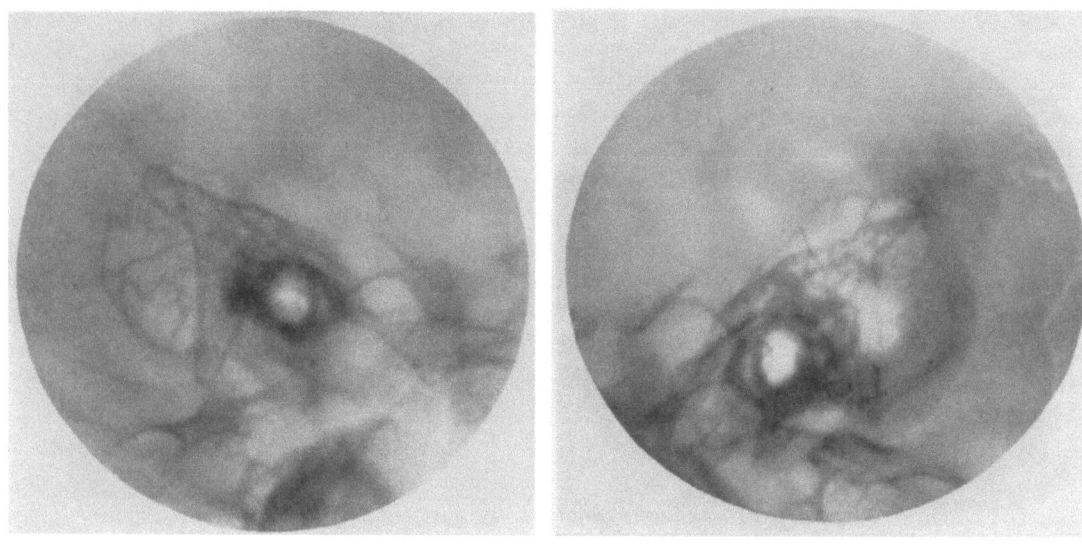

a   b

Abb. 204a u. b. Aufnahmen beider Schläfenbeine nach SCHÜLLER. (Beiderseits typische Einstellung.) a — rechts — kranke, b — links — gesunde Seite. *Osteoidbildender Tumor*. Die Aufnahme a zeigt, daß der größte Teil des dichten Schattens des Os tympanicum fehlt. Dadurch treten sowohl der vordere Rand des Warzenfortsatzes, als auch die Gegend des Foramen jugulare deutlich in Erscheinung, was besonders bei Vergleich mit der gesunden Seite gut zu erkennen ist. Das pneumatische System ist gut entwickelt und annähernd normal lufthaltig. Der Sinus ist im unteren Anteil vorgelagert

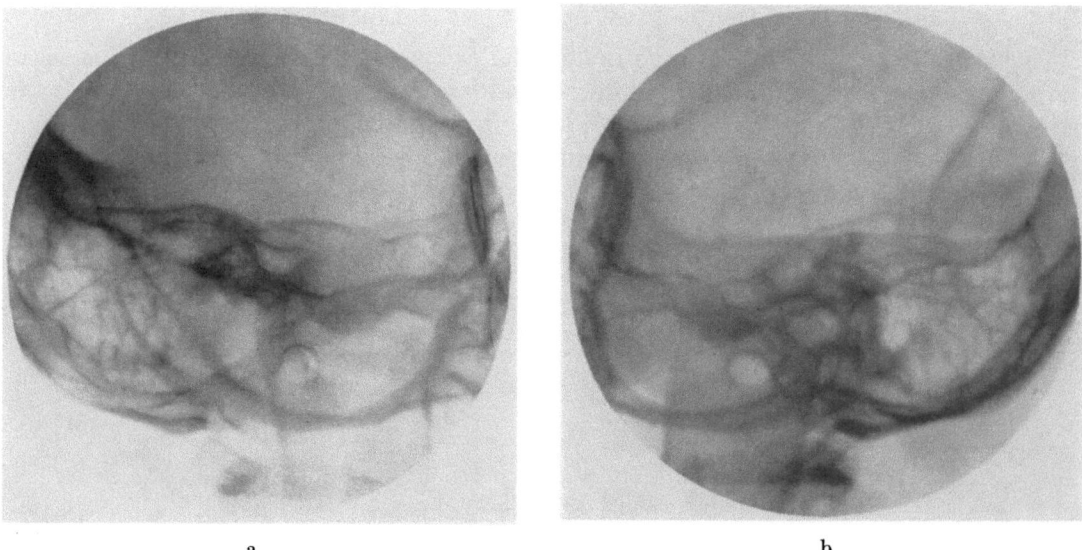

a   b

Abb. 205a u. b. Aufnahme beider Schläfenbeine nach STENVERS. (Der Focus der Röhre stand bei beiden Aufnahmen zu weit kranial.) Derselbe Fall wie Abb. 204a u. b. a — rechts — kranke, b — links — gesunde Seite. Die Aufnahme a zeigt als Ausdruck einer Usur eine Aufhellung unterhalb des Labyrinthblockes, bei dieser Projektion der Gegend des Cavum tympani entsprechend. Die Usur ist nach vorne und unten nicht abgrenzbar, nach hinten erstreckt sie sich etwas in den Warzenfortsatz, umfaßt also den Bereich der hinteren Gehörgangswand. Die an die Usur angrenzenden Zellen sind lufthaltig. Die Veränderungen sind besonders bei Vergleich mit der gesunden Seite gut zu erkennen

hintere Gehörgangswand zum Teil miteinbezieht. An der blastomatösen Genese der Usur wurde nicht gezweifelt, doch wurde hervorgehoben, daß der normale Luftgehalt der unmittelbar an die Destruktion angrenzenden Zellen sowie das Sichtbarsein der Gehörknöchelchen gegen einen malignen Tumor spricht. Die histologische Untersuchung der Probeexcision brachte Differenzen in der Auffassung über die Natur des Prozesses. Von einer Seite wurde ein osteoides Sarkom, von einer anderen Seite wurde ein knochenbildender mesenchymaler Prozeß diagnostiziert.

Des weiteren berichtet VYSLONZIL folgendes: „Auf Grund unserer Untersuchungen mußten wir einen die anatomischen Grenzen überschreitenden autonomen Wachstumsprozeß annehmen. Da das Röntgenbild auf die hintere knöcherne Gehörgangswand, den Hauptsitz (Gegend des absteigenden N. facialis) hinweist, versuchten wir im Rahmen einer Radikaloperation das entsprechende Gebiet zu erfassen. Dabei fanden wir nach der Abtragung der Mastoidcorticalis das Trautmannsche Dreieck von einem weißlich-grauroten Gewebe erfüllt, das stark blutete und beim Entfernen mit dem scharfen Löffel eigenartig knirschte. Dieser Prozeß fand sich auch im Bereich des innersten Teiles der hinteren Gehörgangswand und war hier ins Gehörgangslumen durchgebrochen. Das Trommelfell war in seinem dorsalen Anteil zerstört und die Pauke von dem gleichen osteoiden Gewebe erfüllt. Beim Ausräumen mit dem scharfen Löffel fanden sich hier, von dem Tumorgewebe umgeben, die noch intakten Gehörknöchelchen. Nach Abtragung der lateralen Attikwand erschien die mediale Attik- und Paukenhöhlenwand tumorfrei und unauffällig. Nun legten wir den von seinem äußeren Knie an von Tumor erfüllten N. facialis frei, wobei hier eine makroskopisch radikale Tumorentfernung möglich schien, obwohl ansonsten makroskopisch keine scharfe Grenze zwischen Tumorgewebe und dem übrigen Knochen feststellbar war. Von der Warzenfortsatzspitze gegen das Foramen jugulare zu war jedoch reichlich osteoides Gewebe vorhanden, das so heftig blutete, daß eine weitere Ausräumung nicht möglich war. 5 Wochen später unterbanden wir die V. jugularis distal der Einmündung der V. facialis, stellten das alte Operationsgebiet wieder dar, eröffneten und tamponierten den Sinus sigmoides und konnten nun restliches Tumorgewebe bis ans Foramen jugulare hin entfernen, wobei wir uns in dieser Tiefe die Beurteilung, wirklich alles herausoperiert zu haben, versagen mußten."

Bezüglich des Ergebnisses der mikroskopischen Untersuchung schreibt VYSLONZIL:

„Die histologische Untersuchung des bei der Probeexcision aus dem äußeren Gehörgang entfernten Tumoranteils ergibt einen von einem etwas druckatrophischen, geschichteten Plattenepithel bzw. Epidermis überdeckten und auch von der Cutis deutlich geschiedenen Tumorknoten, der sich zu etwa gleichen Teilen aus einem primitiv gebauten Knochengewebe bzw. einer zelligen Matrix zusammensetzt. Abgesehen von der Epithelbedeckung entspricht auch das in Form von Spänen bei der Radikaloperation gewonnene Material dem Befund des Gehörgangtumors, so daß von einer getrennten Darstellung der Befunde Abstand genommen werden kann.

Eine besondere Anordnung der Knochenstruktur ist nicht erkennbar, höchstens ist in den Randgebieten eine mehr senkrecht zur Oberfläche erfolgte Orientierung der Knochenbälkchen bemerkbar. Die Knochenbälkchen bestehen durchaus aus einem keinerlei lamelläre Struktur aufweisenden, also primitiv gebauten Knochengewebe, das zu unregelmäßig verzweigten, wurzelstockartigen Bildungen aufgebaut ist, wobei die einzelnen Ausläufer eines Bälkchens im allgemeinen nicht viel mehr als etwa fünf Knochenzellen enthalten. Vielfach scheinen die einzelnen Bälkchen durch zarte, zum Teil verzweigte, in der Schnittebene aber kernlose Spangen miteinander in Verbindung zu stehen. Die Spangen gehen oft auch in faseriges Gewebe über, wie es bei der desmogenen Knochenbildung zu beobachten ist. Die größten dieser Knochenbälkchen enthalten in der Schnittebene bis an 100 Knochenzellen, wobei die Distanz der Knochenzellen, vielfach nur den Durchmesser einer Knochenzelle oder weniger beträgt. Nicht selten liegen auch drei oder mehr Zellen in einer Höhle, so daß die Formation eine gewisse Ähnlichkeit mit einem aus Knorpelgewebe hervorgegangenen Ossifikationsprodukt gewinnt. Die Knochengrundsubstanz zeigt bei der Hämalaunfärbung einen mehr blauen Ton, im unentkalkten Material sogar überwiegend ausgesprochen blauen Ton, was für Verkalkung spricht. Bloß da und dort an den Wänden, die zum Teil faserig in das Weichgewebe überleiten, färbt sich das Gewebe nur rot, ist also noch unverkalkt. Diese Stellen sind aber nur gering, so daß der knöcherne Anteil des Tumors als zumindest normal verkalkt betrachtet werden muß.

An vielen Stellen ist die Einbeziehung der randständigen Zellen des Weichgewebes in die Knochengrundsubstanz zu beobachten, wobei die Zellen oft eine Reihenstellung nach Art der Osteoblasten einnehmen. Unmittelbar den Knochenoberflächen anliegende Osteoclasten sind im Gesichtsfeld nicht feststellbar, doch finden sich vereinzelt im Weichgewebe des Tumors mehrkernige Riesenzellen. Mithin findet kein lebhafter Abbau von Knochensubstanz innerhalb des Tumors statt.

Der weichgewebige Tumoranteil — wie erwähnt annähernd die Hälfte, zuweilen auch weniger als die Hälfte des Gesichtsfeldes — besteht aus einem mesenchymalen Grundgewebe mit ziemlich großen, teils runden, teils mehr spindeligen bzw. ovalen Zellen mit großen, bläschenförmigen Kernen, deren Plasmabegrenzung nicht sehr deutlich ist, vielfach aber doch den Charakter eines Syncytiums erkennen läßt. Im allgemeinen gleichen die Kerne Fibroblasten bzw. Fibrocyten. Mitosen sind nicht feststellbar. Durch vielfach starke Schrumpfung der Zelleiber ist die Beurteilung der Zellengrenze etwas erschwert. Es kann gesagt werden, daß der Charakter der Zellen, die den weichgewebigen Anteil bilden und derjenigen, die in die Knochengrundsubstanz einbezogen werden, dem morphologischen Verhalten nach der gleiche ist. In einzelnen Abschnitten des Tumors sind ziemlich große, weite Gefäßräume feststellbar, deren Begrenzung durch eine mehr dem Bindegewebe gleichende, dünne, endothelführende Gewebslage gebildet wird, die sich gegenüber dem mehr syncytialen Anteil deutlich abhebt.

Im großen betrachtet liegt ein unvollkommenes Knochengewebe bildender Tumor vor, dessen weichgewebiger Anteil keinerlei auffällige Zell- oder Kernatypien erkennen läßt und, soweit er in den Gehörgang ragt, von einem gut erhaltenen Gehörgangsepithel bzw. -epidermis in scharfer Abgrenzung bedeckt ist.

Es entspricht die Knochenformation im allgemeinen dem Bild, wie es unter anderem auch als heterotope Knochenbildung faserigen Charakters beobachtet wird. Der zellige Anteil des Tumors läßt keine auffälligen Atypien bezüglich Kerngröße und -beschaffenheit erkennen, so daß es nicht möglich ist, den Tumor als bösartig zu klassifizieren. Es kann aber auch nicht eindeutig gesagt werden, in welcher der bekannten Gruppen er eingereiht werden könnte."

Eine Kontrolluntersuchung nach 7 Jahren ergab eine reizlose retroauriculäre Narbe und eine epithelisierte, trockene Radikaloperationshöhle, die Facialislähmung hat sich vollständig zurückgebildet. Eine briefliche Mitteilung der Mutter des Kindes ergibt weiterhin einen guten allgemeinen und lokalen Zustand. Dies schließt einen bösartigen Prozeß wohl mit großer Wahrscheinlichkeit aus, zumal der Operateur nicht den Eindruck hatte, bei der Operation wirklich radikal gewesen zu sein.

β) Die Chondrome des Schläfenbeines

Pathoanatomische Vorbemerkungen. Chondrome im Bereiche des Gehörorganes sind sehr selten. Bekannt sind bisher einige Fälle von Chondromen des äußeren Gehörganges und der Ohrmuschel. Einen bisher unseres Wissens nach einzigartigen Fall eines *Chondroms der Pyramide* hat Falkenberg veröffentlicht. Es handelt sich um einen Tumor, der vom medialen Anteil der hinteren Pyramidenfläche ausging, klinisch die Zeichen eines Kleinhirnbrückenwinkeltumors bot und auch bei der Operation als solcher imponierte. Erst die Obduktion konnte die wahre Natur der Geschwulst klären.

Das Röntgenbild der Chondrome des Schläfenbeines. Eine Röntgensymptomatologie der Chondrome des Schläfenbeines ist bis heute nicht bekannt. Wir verfügen auch über keine eigenen Erfahrungen. Der Publikation von Falkenberg sind leider keine Abbildungen beigegeben. Es wird lediglich mitgeteilt, daß die Pyramidenspitze, von der der Tumor ausging, usuriert und atrophisch war. Es läßt sich also nicht sagen, ob nicht vielleicht doch in der Art oder der Begrenzung der Usur irgendein Hinweis gewesen wäre, der unter Umständen eine Verdachtsdiagnose der vorliegenden Neubildung erlaubt hätte. Einen weiteren Fall ohne Röntgenbefund teilt Lüscher mit. Es handelt sich um ein isoliertes Chondrom im knöchernen Anteil des äußeren Gehörganges (klinische Studie).

γ) Die Hämangiome (Angiome) des Schläfenbeines

Pathoanatomische Vorbemerkungen. Knochenhämangiome bevorzugen Skeletabschnitte, die das zentrale Nervensystem umgeben. Sie sind allerdings im Bereich der Wirbelsäule häufiger anzutreffen als im Bereich des Schädels. Hier bevorzugen sie wieder die Kapsel und sind am häufigsten an den Scheitelbeinen, selten am Stirn- und Hinterhauptbein zu finden. An der Schädelbasis sind nach Tänzer bisher neun Fälle von Hämangiomen beschrieben worden, wobei achtmal das Felsenbein und einmal das Keilbein Sitz der Erkrankung war. Dazu kommt dann noch der von Tänzer mitgeteilte Fall, auf den später noch näher eingegangen werden wird. Die erste Mitteilung über ein Hämangiom der Pyramide stammt von Pollitzer aus dem Jahre 1901.

Das Röntgenbild der Hämangiome des Schläfenbeines. Wie schon im Nebenhöhlenkapitel mitgeteilt wurde, sind es vier Symptome, die, allein oder in verschiedener Kombination auftretend, eine Blutgeschwulst charakterisieren können. Dies sind *Verkalkungen, Knochenusuren, Knochenneubildung* und *atypische Gefäßbildung*. Verkalkungen sind bisher nur in Angiomen, die sich innerhalb des Gehirnes oder in der Augenhöhle entwickelt haben, beschrieben worden. Atypische Gefäßbildungen sind bei Hämangiomen der Schädelkapsel, besonders wenn es sich um auf den Knochen übergreifende Weichteilangiome handelt, häufig zu sehen, bei Sitz des Tumors an der Schädelbasis scheinen sie sehr selten aufzutreten. Die Knochenusuren und die Knochenneubildung können bei Lokalisation der Geschwulst an der Schädelkapsel, wie ebenfalls schon ausgeführt wurde, typisch für ein Hämangiom sein und dadurch eine eindeutige Diagnose erlauben. Bei Sitz des Tumors im Bereiche des Schläfenbeines kann die durch das Angiom gesetzte Usur uncharakteristisch sein (s. Abb. 206a und b). Ein Hämangiom der Paukenhöhle beschreiben BECKER und WIELAND. Der Tumor war vom Boden des Cavum tympani ausgegangen und war in den äußeren Gehörgang durchgebrochen. Die Röntgenuntersuchung dieses Falles ergab einen negativen Befund.

Hier muß nun der von TÄNZER mitgeteilte Fall noch etwas ausführlicher Erwähnung finden, erstens wegen der Seltenheit der Hämangiome der Schädelbasis und zweitens, weil der Fall über

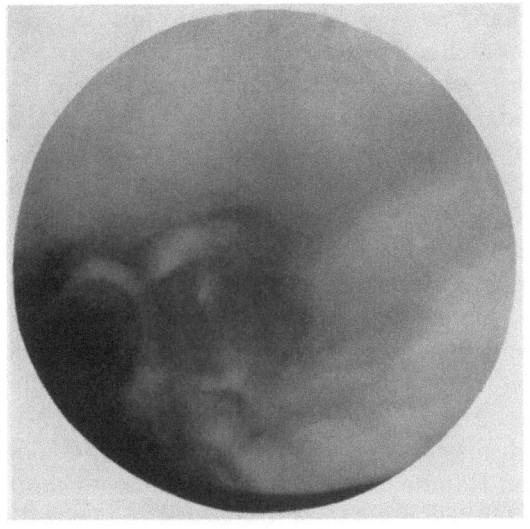 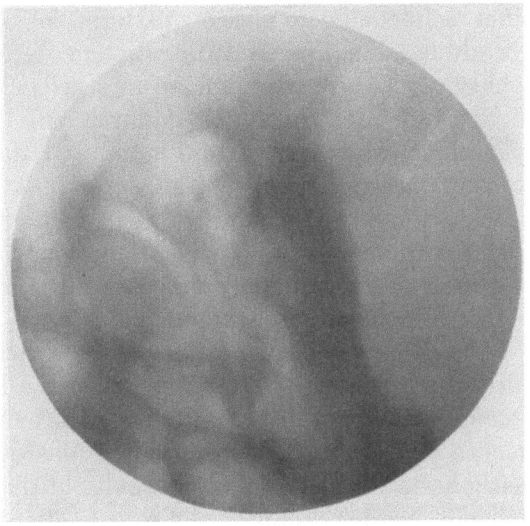

a   b

Abb. 206a u. b. a Aufnahme des linken Schläfenbeines nach SCHÜLLER, b Aufnahme desselben Schläfenbeines nach E. G. MAYER. (Typische Einstellung beider Aufnahmen.) „Anamnese: Als Kind operative Entfernung eines präauriculär gelegenen *Hämangiom*. Derzeitiger Befund: Hochgradige Stenose des äußeren Gehörganges. Die Schläfenbeinaufnahme nach SCHÜLLER zeigt über dem äußeren Gehörgang eine scharf begrenzte, intensive Aufhellung, die weit nach rückwärts bis in die Gegend des Antrum reicht. Das Tegmen ist intakt. Die Schläfenbeinaufnahme nach E. G. MAYER zeigt einen großen, scharf begrenzten Defekt, der vorwiegend die obere Gehörgangswand und die angrenzenden Partien derselben umfaßt. Der Defekt reicht nach hinten bis an die vordere Antrumwand, die zum Teil schon zerstört ist. Das Antrum selbst ist nicht wesentlich verändert. Nach vorne reicht der Defekt bis an die Kiefergelenkspfanne, nach medial bezieht er die Paukenhöhle mit ein und reicht bis in die Tubengegend. Die scharfe Begrenzung des Defektes spricht für eine Destruktion durch einen benignen Tumor. Wahrscheinlich handelt es sich um ein Rezidiv des Hämangiom, doch ist ein atypisch lokalisiertes Cholesteatom mit ausgedehnter Destruktion nicht absolut auszuschließen."
(Aus „Otologische Röntgendiagnostik" von E. G. MAYER)

8 Jahre beobachtet bzw. verfolgt werden konnte. In dieser Zeit hat die Tumordestruktion auf die mittlere und hintere Schädelgrube und auf die gleichseitige Massa lateralis des Atlas übergegriffen und war im Epipharynx als scharf begrenzter, weichteildichter Schatten in Erscheinung getreten. Während die Knochenusur im Bereiche des Mittelohres und der Pyramide nichts Charakteristisches bot, zeigten die Jahre später nachweisbaren Veränderungen in der Unterschuppe des Hinterhauptbeines eine strahlenartige Bälkchenzeichnung, ein Befund, der neben Usuren von honigwabenartigem Aussehen für ein Knochenhämangiom typisch ist. TÄNZER weist noch auf ein weiteres charakteristisches Symptom hin, und zwar auf eine Erweiterung der Vena emissaria mastoidea, die im Verlaufe der später durchgeführten Kontrolluntersuchung festgestellt werden konnte. Diese Ausweitung des Gefäßkanales haben schon HAMPTON und SAMPSON als charakteristisches Zeichen für ein Hämangiom des Felsenbeines angegeben. Es sei hier aber auf die schon erwähnte Tatsache wiederholt, daß ein abnorm weites Emissarium mastoideum bei Aplasie des Sinus sigmoides vorkommt. Während im Falle TÄNZERs die Destruktion auch den kompakten Anteil des Felsenbeines, den Labyrinthblock nicht verschont hatte, weist WYKE darauf hin, daß die dichte Knochenkapsel des Labyrinthes dem Vordringen des Hämangioms einen großen Widerstand entgegensetzt. Es braucht wohl nicht erwähnt zu werden, daß die Osteoangiome auch einen verschieden großen extraossären Anteil haben können. Zusammenfassend kann festgestellt werden, daß ein Hämangiom des Schläfenbeines erst dann röntgenologisch zu diagnostizieren ist, wenn der Prozeß von Mittelohr und Pyramide auf benachbarte

Knochen, wie Schuppenanteil, Scheitelbein, Hinterhaupt, übergegriffen und hier zu typischen Veränderungen Anlaß gegeben hat. Dies traf auch im Falle von Jünemann und Rennert zu, bei welchen das Cavernom des äußeren Ohres und der Paukenhöhle auf den hinteren-unteren Anteil des gleichseitigen Scheitelbeines übergegriffen und hier zu einem typischen wabenartigen Defekt geführt hatte. Es ist selbstverständlich, daß bei der Ausdehnung eines Hämangioms auf die hintere oder mittlere Schädelgrube entsprechende Ergänzungsaufnahmen anzufertigen sind.

δ) Die Xantome des Schläfenbeines

Pathoanatomische Vorbemerkungen. Nach Borst sind die Xanthome gelbgefärbte Neubildungen, die durch den Befund großer, rundlicher Zellen ausgezeichnet sind, welche Lipoide gespeichert haben (sog. Schaumzellen). Die Berechtigung, vom Xanthom als einer selbständigen Geschwulstform zu sprechen, ist bestritten worden mit der Begründung, daß lipoide Infiltrationen der Tumorzellen in Geschwülsten von sehr verschiedener Genese vorkommen und gelegentlich solchen Umfang annehmen können, daß die betreffenden Blastome dadurch ein besonderes Aussehen gewinnen. Auch Borst bezweifelt, ob neben dem Lipom und dem lipoplastischen Sarkom das Xanthom als selbständige Geschwulstart anzuerkennen ist. Was früher unter dem Namen Xanthom beschrieben wurde, entsprach nur selten einer Geschwulst. Meist handelt es sich bei den sog. Xanthomen um Lipoidspeicherung in den Zellen auf Grund von Stoffwechselstörungen (Xanthome bei Diabetes, Ikterus, senile Xanthome). Solche Bildungen werden besser Xanthelasmen genannt

Das Röntgenbild der Xanthome des Schläfenbeines. Auf Grund der uns zugängigen Literatur konnten wir einen einzigen Fall eines Xanthom des Warzenfortsatzes finden. Derselbe wurde von Poch-Vinals veröffentlicht. Die Röntgenuntersuchung dieses Falles deckte eine Zerstörung des rechten Mastoid auf, die bis an die Corticalis reichte. Gleichzeitig bestand eine Verbreiterung der lufthaltigen Räume, so daß an ein Pneumocephalum gedacht werden konnte. Es wurde die Verdachtsdiagnose auf Cholesteatom gestellt. Bei der Operation sah man, daß die äußere Corticalis des Warzenfortsatzes nach außen verlagert, verdickt und hyperämisch war. Nach Durchmeißelung der Corticalis stellte sich eine Höhle dar, die sich als stark erweitertes Antrum erwies, das von einer fleischartigen Masse ausgefüllt war. Die periantralen Zellen waren im weiten Umfange zerstört. Die Dura der mittleren Schädelgrube lag frei. Die Tumormassen drangen bis zum Schläfenlappen vor, der selbst von Tumorgewebe nur schwer abgrenzbar war. Das operativ gewonnene Präparat ließ an ein eosinophiles Granulom oder an ein Xanthom denken. Die histologische Untersuchung ergab ein Xanthom mit fibröser Reaktion.

Eine eigene Beobachtung eines Xanthoms des Schläfenbeines konnten wir bisher nicht machen.

ε) Die Glomustumoren des Schläfenbeines

Pathoanatomische Vorbemerkungen. Die Glomustumoren sind erst in den letzten drei Dezenien näher bekannt geworden. Sie haben besonders im otologischen Fachgebiet, zum Teil auch im neurologischen, eine zunehmende Beachtung gefunden. In dieser Zeitspanne sind eine große Anzahl von Publikationen aus dem angloamerikanischen Sprachgebiet erschienen. Im deutschen Schrifttum sind hingegen bezüglich dieser Tumoren nur wenige Mitteilungen zu finden. Hier sind vor allem die Arbeiten von Kleinsasser und von Neuberger zu erwähnen, in denen sich diese beiden Autoren in erschöpfender Weise mit den Glomustumoren beschäftigen und in denen auch ausführliche Literaturangaben zu finden sind. Eine weitere Publikation aus der letzten Zeit stammt von Schinz und Wellauer.

Die Glomustumoren entstehen aus den zahlreichen am N. vagus und glossopharyngeus liegenden sog. nicht chromaffinen Paraganglien. Sie werden auch als *tympanale Paragangliome* bezeichnet. Weitere Synonyma sind *Chemodectome* bzw. *Receptome*[1], Tumoren

---

[1] Die nicht chromaffinen Paraganglien werden als Chemoreceptoren betrachtet, die über den Blutchemismus die Durchblutung im zugehörigen Körpergebiet regeln und den jeweiligen Erfordernissen anpassen sollen, daher die Namen Chemodectome und Receptome.

des *Corpus jugulare* oder kurz *Glomustumoren.* Letztere Bezeichnung soll hier beibehalten werden, da, wie noch berichtet werden wird, die Zellformationen, aus denen sich der Glomustumor entwickelt, an mehreren bzw. verschiedenen Stellen des Schläfenbeines vorkommen.

Die paraganglionären Zellformationen sind bereits seit über 100 Jahren bekannt. Sie wurden erstmalig 1840 von VALENTIN (zit. nach NEUBERGER) im Canaliculus tympanicus des Felsenbeines gefunden und beschrieben. Auf ihren stark vasculären Charakter und die Ähnlichkeit mit dem Gewebe des Glomus caroticum hat KRAUSE (zit. nach NEUBERGER) bereits 1878 hingewiesen. VALENTIN nannte diese Strukturen im Canaliculus tympanicus „Gangliolum tympanicum" und KRAUSE bezeichnete sie als „Glandula tympanica". Diese anatomischen Tatsachen sind bald nach ihrer Entdeckung wieder in Vergessenheit geraten. GUILD (zit. nach KLEINSASSER) berichtete dann anscheinend in Unkenntnis der Arbeiten von VALENTIN und KRAUSE von einer „bisher unbekannten Struktur des Glomus jugulare beim Menschen". Von WATZKA (zit. nach KLEINSASSER) wurde in einer im Jahre 1932 erschienenen Publikation die Existenz eines „Paragangliom tympanicum" bezweifelt. GUILD verglich dann seine histologischen Befunde mit den alten Beschreibungen und stellte 1953 fest, daß VALENTIN nur die am Nervus tympanicus vorkommenden Nervenzellen beschrieben hatte, KRAUSE hingegen nur das perineurale gefäßreiche Bindegewebe.

Nach KLEINSASSER wurde die erste richtige Diagnose eines Felsenbeintumors als Glomustumor vom Holländer LUBBERS 1937 gestellt. Letzterer glaubte allerdings, da er das Glomus jugulare nicht kannte, daß die Geschwulst von einem hochgelegenen Glomus caroticum ausgegangen sei und wurde in seiner Auffassung noch dadurch bestärkt, daß derselbe Patient einen Tumor des Glomus caroticum der anderen Seite hatte. ROSENWASSER hat dann 8 Jahre später das Glomus jugulare als Ausgangspunkt der Glomustumoren richtig erkannt. Heute würden eine ganze Reihe von Felsenbeintumoren, die früher als angiomatöse Ohrpolypen, Angiome, Angiosarkome, Hämangioendotheliome, Peritheliome, Myoblastome usw. angesehen wurden, sicher als Glomustumoren erkannt werden. Sie werden mancherorts in neuromatöse, epitheloide oder vasculäre Geschwulsttypen unterteilt und es wird von einigen Autoren das sich aus der arteriovenösen Gefäßstrecke entwickelnde Angioma neuromyoarteriale (Tumeur glomique Masson, Angiomyoneurom) auf die gleiche Matrix zurückgeführt.

Unter den nicht chromaffinen Paraganglien sind als selbständige Gebilde das Paraganglion oder Glomus caroticum, jugulare, tympanicum, vagale (intravagale, juxtavagale), aorticum und supracardiale bekannt. Es wird vermutet, daß es beim Menschen auch ein Paraganglion ciliare gibt. Ein solches wurde beim Schimpansen nachgewiesen (BOTAR und PRIBEK zit. nach KLEINSASSER).

Das Glomus jugulare ist ein kaum reiskorngroßes in der Fossa jugularis über der Kuppel des Bulbus venae jugularis im periadventitiellen Bindegewebe gelegenes Knötchen. Nicht chromaffine Paraganglien kommen aber nicht nur am Bulbus venae jugularis, sondern auch entlang des Nervus tympanicus bis zum Ganglion geniculatum vor. Sie können hierbei im Lumen des Canaliculus tympanicus oder in der Submucosa der Paukenhöhlenschleimhaut lokalisiert sein. Sie werden als Glomera tympanica bezeichnet. Weiter kommen identische Strukturen auch am Ramus auricularis des N. vagus vor. Das Glomus vagale, unmittelbar unter dem Foramen jugulare gelegen, kann ebenfalls Ausgangspunkt eines Glomustumors sein. SCHINZ und WELLAUER haben einen derartigen Fall beschrieben.

Das Wachstum der Glomustumoren erfolgt äußerst langsam, Anamnesen von drei und mehr Jahren sind häufig. Sie können in jedem Lebensalter auftreten, am häufigsten jedoch zwischen 45. und 50. Lebensjahr. Das weibliche Geschlecht wird bevorzugt befallen. Frauen erkranken zweimal so häufig als Männer. Familiär gehäuftes Auftreten wurde beobachtet. Doppelseitiges, also multiloculäres Auftreten von Glomustumoren sowie eine Kombination von Tumoren des Glomus jugulare und des Glomus caroticum sowie anderweitige Kombinationen wurden gesehen, ein Umstand, der einige Autoren auf den Gedanken brachte, daß die Glomustumoren keine echten Geschwulstbildungen, sondern geschwulstähnliche Hyperplasien seien. Gegenüber der Nachbarschaft zeigen die Glomustumoren ein ausgesprochen destruierendes Wachstum, wobei Zeichen reaktiver Knochenveränderungen in der Regel fehlen. CAPPS unterscheidet je nach Ursprungsart des Tumors eine tympanale und eine jugulare Form. Geschwülste, die ihren Ausgang vom Glomus jugulare nehmen, können, den Boden des Hypotympanon zerstörend, in die Paukenhöhle einwachsen. Sie imponieren dann als Tumoren des Mittelohres. Nach Zerstörung des Trommelfelles kann das Gewächs als polypöse Wucherung im äußeren

Gehörgang in Erscheinung treten. Von der Paukenhöhle aus kann die Neubildung unter Destruktion des Knochens sowohl in den Warzenfortsatz als auch gegen die Pyramide vordringen. Die Corticalis des Warzenfortsatzes kann durchbrochen und die angrenzenden Weichteile können infiltriert werden. Die Pyramide kann in ihren basalen Abschnitten auf eine größere oder kleinere Strecke zerstört werden. Auch ein Einwachsen in den Epipharynx, in die Flügelgaumengrube wurde beobachtet. Weiter kann der im Foramen jugulare entstandene Tumor nicht nur in die Paukenhöhle, sondern auch in die hintere Schädelgrube einwachsen und hier zu mehr oder weniger ausgedehnten Zerstörungen am Boden derselben Anlaß geben. In weit vorgeschrittenen Fällen kann der Tumor eine große Ausdehnung einnehmen; so ist ein Fall bekannt, bei welchem sich die Geschwulst vom Foramen occipitale magnum bis zum Foramen lacerum erstreckte.

Die Glomustumoren sind als bedingt gutartige Neubildungen anzusehen. Allerdings sind einige wenige Fälle eindeutiger Metastasierungen beobachtet worden. Es sind bis heute Metastasen im Bereiche der Halslymphdrüsen, am Schädeldach und in der Lunge festgestellt worden.

Das Röntgenbild der Glomustumoren des Schläfenbeines. Zunächst einige kurze Bemerkungen zur klinischen Symptomatologie.

Es werden vier klinische Gruppen unterschieden:
1. Solche mit nur otologischen Symptomen.
2. Solche mit neurologischen Symptomen (Syndrom des Foramen jugulare), die Jahre nach Einsetzen der otologischen Krankheitszeichen auftreten.
3. Solche mit gleichzeitigem Auftreten von otologischen und neurologischen Symptomen.
4. Solche mit Auftreten neurologischer Symptome vor den otologischen.

Diese verschiedene Symptomatologie beruht auf dem wechselnden Ausgangspunkt und der verschiedenen Ausbreitungstendenz des Tumors. In manchen Fällen kann die Geschwulst klinisch als hochsitzender Halstumor oder als primärer Hirntumor (Kleinhirnbrückenwinkeltumor) mit Zeichen einer endokranialen Drucksteigerung oder auch als Epipharynxtumor in Erscheinung treten.

Das Röntgenbild kann trotz klinisch eindeutiger Symptome negativ sein, wie Neuberger durch drei von ihm operierte und von uns untersuchte Fälle zeigen konnte. Es wurde schon erwähnt, daß tympanale und jugulare Formen von Glomustumoren unterschieden werden. Bei den drei Fällen von Neuberger war ein Fall sicher ein tympanaler Glomustumor und die anderen zwei wahrscheinlich, da eine vom Glomus jugulare ausgehende Neubildung, wenn sie klinische Symptome von seiten des Mittelohres verursacht, bereits in dasselbe durchgebrochen sein muß und dann das Röntgenbild Veränderungen an der Fossa jugularis und am Boden der Paukenhöhle zeigen wird. Der Durchbruch in die Trommelhöhle — manchmal erfolgt ein solcher auch in den äußeren Gehörgang — ist auf der Aufnahme nach Schüller dadurch zu erkennen, daß der dichte Schatten des Os tympanicum und dadurch die Abgrenzung der Cavum tympani und des äußeren Gehörganges nach unten fehlen. Gleichzeitig tritt der vordere Rand des Warzenfortsatzes sowie der Bereich der Fossa jugularis mit auffallender Deutlichkeit in Erscheinung (s. Abb. 207a und 208a). Stets werden sich in einem solchen Falle destruktive Veränderungen im Bereiche der Foramen jugulare nachweisen lassen, wobei die Grenzen der Destruktion nicht immer und nicht an allen Stellen eindeutig feststellbar sind. Aber nicht nur in der Paukenhöhle, sondern auch längs der Synchondrosis petro-occipitalis kann der Glomustumor vordringen und hierbei die der Synchondrosis benachbarten Knochenabschnitte, das sind der laterale Rand der Pars basilaris et lateralis des Hinterhauptbeines sowie der hinteren Kante der Pyramide, in geringem oder größerem Umfang zerstören (s. Abb. 208b und c). Die Pyramide kann weiterhin dadurch usuriert werden, daß der in die Paukenhöhle eingebrochene Tumor längs der Tube weiter wächst. Die Destruktion der Pyramide kann ein beträchtliches Ausmaß erreichen, wobei das Labyrinth meist nicht verschont bleibt. Wir konnten einen derartigen Fall beobachten, bei welchem die Pyramide inclusive des Labyrinthblocks fast zur Gänze destruiert waren. Von letzterem waren nur noch einige schattenhafte Umrisse nachweisbar. Einen ähnlichen Fall teilt Riemenschneider u. Mitarb. mit, bei welchem nur die obere Pyramidenkante erhalten war. Von der Paukenhöhle kann der Tumor in die mittlere Schädelgrube durchbrechen und kann Teile des Bodens derselben arrodieren. Von der Pars lateralis des Hinterhauptbeines kann die Destruktion sowohl auf die Unterschuppe, als auch auf den Atlas übergreifen. Die Grenzen des Defektes sind immer unregelmäßig und unscharf. Von manchen Autoren wurden bei Glomustumoren eine Verschattung des Zellsystems und eine Sklerosierung des Warzenfortsatzes beschrieben. Dazu ist folgendes zu sagen: Die Sklerosierung des Warzenfortsatzes hat sicher nichts mit dieser Neubildung zu tun. Eine Verschattung könnte dadurch zustande kommen, daß der Tumor in das pneumatische System einwächst und dadurch die Luft aus den Zellen verdrängt. Es könnte sich aber auch lediglich um eine toxische Schädigung der Schleimhaut, die zur Anschwellung

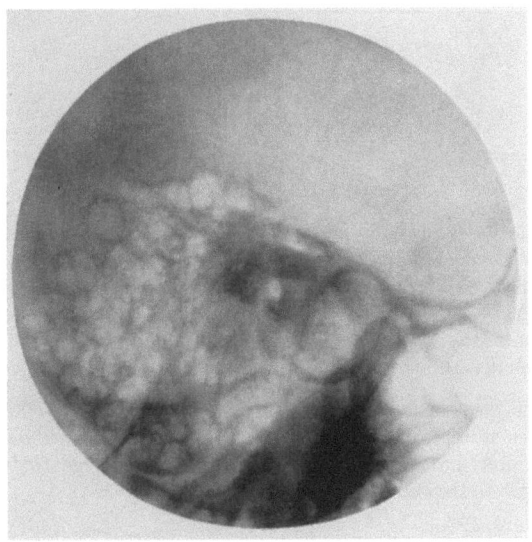 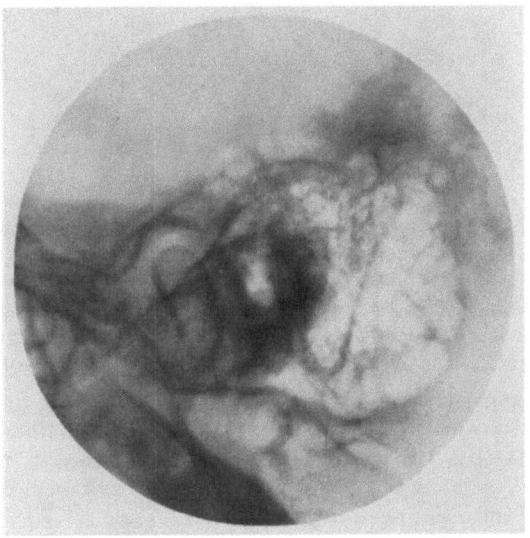

a   b

Abb. 207a u. b. Aufnahmen beider Schläfenbeine nach SCHÜLLER. (Beiderseits typische Einstellung.) a — rechts — kranke, b — links — gesunde Seite. *Glomustumor*. 44jährige Frau, seit 1 Jahr Hörverschlechterung rechts, seit 11 Tagen Facialisparese rechts. Im äußeren Gehörgang ist Tumorgewebe zu sehen. Die Aufnahme a zeigt, daß der dichte Schatten des Os tympanicum fehlt, der äußere Gehörgang ist nach unten nicht mehr abgrenzbar. Der vordere Rand des Warzenfortsatzes tritt mit auffallender Deutlichkeit in Erscheinung. Die Veränderungen sind besonders bei Vergleich mit der linken, gesunden Seite gut zu erkennen. Es handelt sich also um eine Usur des Bodens des äußeren Gehörganges und wohl auch der Paukenhöhle, sowie von Teilen der hinteren Gehörgangswand. Die hier nicht wiedergegebene perorale Aufnahme des rechten Foramen jugulare zeigt eine Ausweitung desselben infolge Usur seiner Ränder

derselben führt, handeln. Im zweiten Falle stellt dann die Verschattung ein indirektes Symptom dar. Wir konnten einmal eine Verschattung eines retrofacial gelegenen Zellkomplexes beobachten. Da aber in diesem Falle eine Pneumatisationsstörung (-hemmung) vorlag, so war es nicht zu entscheiden, ob die Verschattung als Folge der Pneumatisationsstörung oder vielleicht als indirekte Folge des Tumors aufgetreten war.

ζ) Die Neurinome des N. stato-acusticus

Pathoanatomische Vorbemerkungen. Die Acusticusneurinome stellen das größte Kontingent der sog. Kleinhirnbrückenwinkeltumoren dar. Sie haben im Schrifttum eine ausführliche Bearbeitung gefunden. Erwähnt sei hier eine in den letzten Jahren erschienene ausgezeichnete Monographie von GRAF, in der auch die Literatur weitestgehend berücksichtigt wurde. Zunächst seien einige kurze Bemerkungen zur Anatomie des Kleinhirnbrückenwinkelraumes gestattet. Es handelt sich um eine Bucht im vorderen Anteil der hinteren Schädelgrube, die hinter der Pyramide, lateral der Brücke und vor und unter der Kleinhirnhemisphäre gelegen ist. Sie hat Rautenform, wobei deren lange

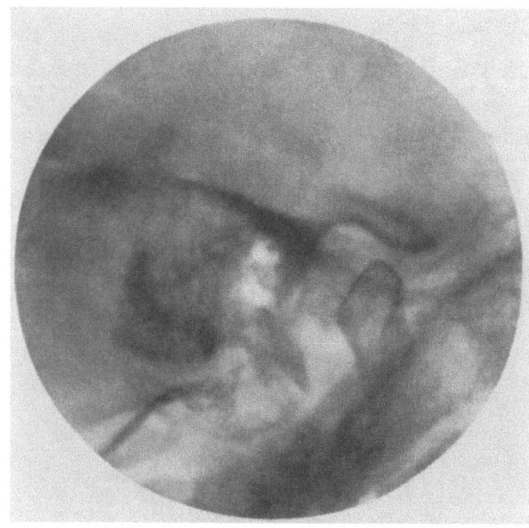 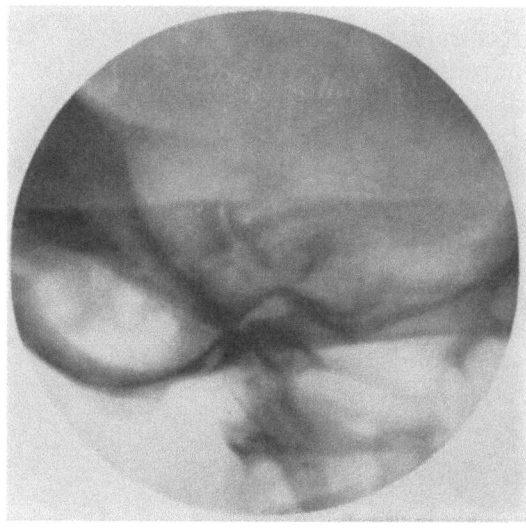

Abb. 208a   Abb. 208b

Abb. 208a. Aufnahme des rechten Schläfenbeines nach Schüller. (Die Neigung des Zielstrahles zur Deutschen Horizontalebene war etwas zu gering.) *Rezidiv eines Glomustumors.* 53jähriger Mann, vor 5 Jahren wegen eines Glomustumors operiert, in letzter Zeit starke Hörverschlechterung. Außer der schon vor der Operation bestandenen Abducens- und Hypoglossusparese besteht jetzt auch eine Recurrensparese. Das Röntgenbild zeigt, daß der dichte Schatten des Os tympanicum größtenteils fehlt, lediglich sein nach unten gerichteter Fortsatz ist gut erkennbar. Es liegt also eine Usur des Bodens des äußeren Gehörganges und der Paukenhöhle vor

Abb. 208b. Aufnahme des rechten Schläfenbeines nach Stenvers. (Typische Einstellung.) Derselbe Fall wie Abb. 208a. Das Röntgenbild zeigt einen Defekt des unteren Anteils der Pyramide in ihrem medialen Drittel. Die Knochenusur ist gegen die gesunde Umgebung nur schlecht abgrenzbar. Die Pars mastoidea zeigt den operativen Defekt

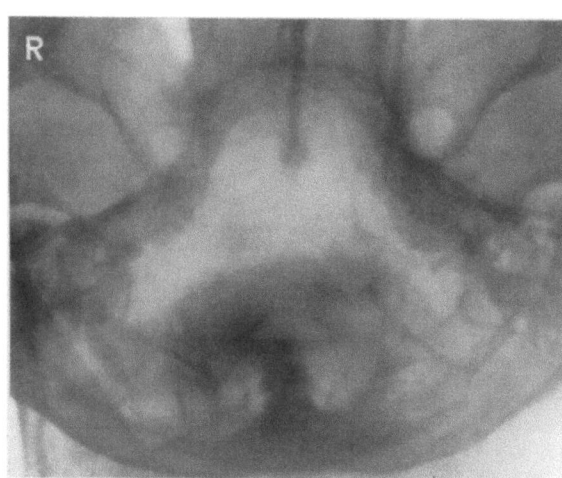

Abb. 208c. Perorale Aufnahme des Foramen jugulare. (Symmetrische Einstellung.) Derselbe Fall wie Abb. 208a. Rechts ist das Foramen jugulare infolge Destruktion seiner Ränder nicht mehr abgrenzbar. An seiner Stelle sieht man eine größere, unregelmäßig und unscharf begrenzte Aufhellung. Die Usur reicht nach medial-caudal bis an die Pars lateralis des Hinterhauptbeines. Die hintere-untere Pyramidenkante ist ebenfalls zerstört. Auch hier zeigt die Usur unregelmäßige und unscharfe Grenzen

Diagonale von vorne nach rückwärts und deren kurze Diagonale parallel dem Acusticusfacialisbündel verläuft. Der Raum ist stellenweise nur ein Spalt, da das Kleinhirn der Pyramidenhinterfläche eng anliegt. In der Tiefe erweitert sich dieser Spalt zu einem echten Raum mit Buchtenbildung und ist nach vorne durch die starre Wand des medialen Abschnittes der hinteren Pyramidenfläche und nach unten durch den dem Felsenbein angrenzenden Teil der Pars basilaris des Hinterhauptbeines begrenzt.

Im Kleinhirnbrückenwinkel kommen, allerdings wesentlich seltener, auch andere Neubildungen vor, und zwar *Meningeome* — sie werden im Anschluß an die Neurinome noch Erörterung finden — und *Epidermoide* bzw. *Cholesteatome.* Sie wurden, soweit sie von der Pyramide ausgehen, schon besprochen. Außer den echten Neubildungen kommen dann noch andere raumfordernde Prozesse vor, und zwar *Liquorcysten, Aneurysmen der A. basilaris* und Granulationsgeschwülste wie *Tuberculome* und *Syphilome.*

Makroskopisch stellen die Acusticustumoren weißliche oder rötliche Gebilde von knolliger Beschaffenheit dar, sie besitzen eine meist sehr blutgefäßreiche Kapsel, können bis über eigroß werden und treten sowohl als solitäre Geschwülste einseitig oder gar nicht so selten auch doppelseitig auf. Im letzten Falle handelt es sich wohl stets um eine Neurofibromatosis Recklinghausen, wobei zusätzlich noch Gliome des Zentralnervensystems und Tumoren der Hirnhäute (Meningeome) und der peripheren Nerven vorhanden sein können. GAUPP gibt einen autoptisch untersuchten Fall einer zentralen Neurofibromatose Recklinghausen bekannt, bei welchem sich außer je einem Neurinom des rechten N. acusticus und des linken N. trigeminus, sowie einem Meningeom (Psammom) der linken Fossa Sylvii eine ausgedehnte Knochenwucherung der rechten mittleren Schädelgrube und der Vorderfläche der gleichseitigen Pyramide mit Ausdehnung zwischen die Blätter des rechten Tentorium cerebelli fand. GAUPP bezeichnet den Prozeß als Rheostose des Felsenbeines. Auch noch weitere Hirnnerven können Geschwulstbildungen aufweisen, so wurden solche am Hypoglossus (HENNEBERG und KOCH), am Opticus (SOYDA zit. nach GRAF) und am Oculomotorius (WESTPHAL) beschrieben. Es soll eine reine zentrale Form der Recklinghausenschen Krankheit geben, die sich nur durch einen doppelseitigen Acusticustumor manifestiert. Von mancher Seite wird sogar der einseitige Acusticustumor als ebenfalls zur Recklinghausenschen Krankheit gehörig angesehen, wobei es sich um eine abortive Form, den schwächsten Grad dieser Erkrankung handeln soll. Beim solitären Acusticustumor kommt eine maligne Entartung nie vor, während eine solche bei der Neurofibromatose in 10% der Fälle eintritt (GRAF). Bei der Recklinghausenschen Krankheit konnte zum Unterschied vom solitären Acusticustumor ein Erbgang durch mehrere Generationen festgestellt werden.

Histologisch handelt es sich beim Acusticustumor um eine Neubildung, die aus gewucherten Schwannschen Zellen unter Zunahme des Bindegewebes entstanden ist, weshalb auch der Name Neurofibrom berechtigt erscheint. Für den vom VIII. Hirnnerven ausgehenden Tumor hat sich jedoch die Bezeichnung Neurinom eingebürgert. Das Gewächs kann einmal mehr, einmal weniger Bindegewebe enthalten, immer aber überwiegt das Neurinomgewebe. Die Geschwulst läßt sich gegen die Umgebung scharf abgrenzen. Ein malignes Verhalten im Sinne von infiltrativem Wachstum und Metastasenbildung kommt beim solitären Acusticusneurinom nach STOUT nicht vor. GRAF konnte in einem Fall eines Rezidivtumors Zeichen von infiltrativem Wachstum feststellen. Der dem Tumor benachbarte Knochen kann infolge der Druckwirkung durch das expansive Wachstum der Neubildung, durch lacunären Abbau eine Arrosion erfahren und in die so entstandenen Knochennischen kann das Geschwulstgewebe mit kleinen Ausläufern vordringen. Ein Einwachsen von Tumorgewebe in die Labyrinthhohlräume ist beim solitären Acusticusneurinom bis heute nicht beobachtet worden, dagegen konnten bei zentraler Neurofibromatose mehrmals kleine Tumoren im Ohrlabyrinth gefunden werden. Nach dem Ausgangspunkt des Tumors kann man *laterale* und *mediale Acusticusneurinome* unterscheiden. Erstere führen in der Regel zu ausgedehnten Zerstörungen des Felsenbeines, die vor allem den inneren Gehörgang betreffen und auch noch seine nähere und weitere Umgebung umfassen können. Große Neurinome können zu höhergradigen Usuren an der Hinterfläche der Pyramide Anlaß geben, sie können sich gegen das Foramen jugulare ausbreiten und den Bulbus venae jugularis komprimieren. Weiter kann ein Tumorzapfen unter der Labyrinthkapsel vordringend in das Hypotympanon einbrechen. Die Labyrinthkapsel selbst kann so weitgehend arrodiert werden, daß das häutige Labyrinth freiliegt. In seltenen Fällen kann auch die Wand des Canalis caroticus zerstört werden, was zu einer Freilegung der A. carotis interna führt. Die medialen Acusticustumoren können, solange sie klein sind, das Felsenbein unbeeinflußt lassen, oder sie verursachen nur eine Erweiterung des Porus acusticus internus, nicht aber des Meatus acusticus internus, indem sie nur einen Geschwulstzapfen in den inneren Gehörgang entsenden. Hierbei kann es in dem zwischen Spitze des Geschwulstzapfens und Fundus des Meatus acusticus gelegenen tumorfreien Raum zu einer Hyperostose kommen. Eine solche wurde sowohl von Brunner als auch von Graf im histologischen Schnitt gesehen. Es kann aber auch zur Bildung einer arachnoidealen Cyste im Bereich der Cysterna meatus acustici interni oder zu einer Verdickung der Arachnoidea kommen. Die verdickte Arachnoidea kann hierbei hernienartig durch die Dura in den umgebenden Knochen eindringen.

Die Mehrzahl der Acusticustumoren führen zu einer *endokraniellen Drucksteigerung*, als deren Folge es zur Ausbildung von Gehirnhernien kommen kann. Es handelt sich hierbei um kolbige Hirnteilchen, die durch den gesteigerten Hirndruck in die Dura hineingepreßt werden und mit dieser zusammen den darunterliegenden Knochen grubig usurieren (Graf). Solche Hirnhernien kommen nach Bebeke (zit. nach Graf) nur an Stellen vor, wo Pacchionische Granulationen vorhanden sind, da sich eine Hirnhernie immer in eine solche Granulation hineinentwickelt. Hirnhernien finden sich am Schläfenbein im Bereich des Daches der Paukenhöhle und der Tube, im Gebiete des Sinus petrosquamosus und der Sutura petro-squamosa. An der der hinteren Schädelgrube zugekehrten Pyramidenfläche kommen sie nicht vor. Im Bereich des Tegmen tympani kann eine Hirnhernie zu einem ausgedehnten Knochendefekt führen, so daß dann Dura und Mittelohrschleimhaut direkt aufeinanderliegen.

Weiter kann es im Gefolge einer Hirndrucksteigerung zu *Labyrinthveränderungen* kommen, sie sollen ihre Ursache in einer Blutstauung haben. Es entwickelt sich ein Stauungshydrops des Innenohres, der, wenn er hochgradig ist und lange Zeit besteht, in gleicher Weise ausheilen kann wie eine entzündliche Erkrankung des Innenohres, nämlich unter Bildung von Bindegewebe und Knochen in den perilymphatischen Räumen (Brunner).

Das Röntgenbild der Neurinome des Nervus stato-acusticus. Das klassische Symptom eines Acusticustumors ist die *Ausweitung des inneren Gehörganges.* Henschen hat 1910 als erster diese Exkavation gesehen und beschrieben. Er bediente sich für ihren Nachweis der Schläfenbeinaufnahme nach Schüller. Doch waren die Resultate, die mit dieser Projektion erzielt werden konnten, wenig befriedigend. Erst als es Stenvers 1917 durch die von ihm angegebene Aufnahme gelang, den Meatus acusticus internus und die Pyramide in klarer und einwandfreier Weise zur Darstellung zu bringen, hat die Röntgenuntersuchung der Acusticustumoren wesentlich an Bedeutung gewonnen und konnte in zahlreichen Fällen zu positiven Ergebnissen kommen. Es wäre vollkommen unzulänglich, die Aufnahme nach Stenvers nur von der kranken Seite zu machen, es ist stets eine Vergleichsaufnahme von der gesunden Seite mitanzufertigen, da, wie schon berichtet wurde, die Weite des inneren Gehörganges große individuelle Schwankungen aufweist. Auch auf einer halb-axialen Vergleichsaufnahme der Pyramiden nach Grashey kann die Ausweitung gut erkennbar sein. Diese Projektion bietet zusätzlich den Vorteil, daß auf ihr in manchen Fällen eine Arrosion der Hinterfläche der Pyramiden nachweisbar sein kann. Da Acusticustumoren häufig durch Störung der Liquorzirkulation zu endokraniellen Drucksteigerungen und damit zu indirekten Veränderungen am ganzen Schädel Anlaß geben können, darf die Röntgenuntersuchung nicht auf die Pyramiden allein beschränkt bleiben, sondern es ist immer der gesamte Schädel zu berücksichtigen. Es sind also die zwei Übersichtsaufnahmen des Schädels und eine axiale Aufnahme der Schädelbasis anzufertigen. Letztere kann einerseits die Erweiterung des inneren Gehörganges gut wiedergeben, andererseits vermag sie Aufschluß über das Verhalten des Bodens der mittleren Schädelgrube besonders der hier vorhandenen Foramina zu erbringen. Dies kann, wie später noch berichtet wird, für die Lokalisation des raumbeengenden Prozesses von großer Bedeutung sein.

Das klassische röntgenologische Bild des Acusticustumor ist also die Ausweitung des inneren Gehörganges. In fortgeschrittenen Fällen besteht auch eine Arrosion der Hinterfläche der gleichseitigen Pyramide. Es ist aber gleich festzustellen, daß nicht jeder Acusticustumor zu einer Erweiterung des inneren Gehörganges oder zu sonstigen Veränderungen an der Pyramide führen muß. Nach Schlungbaum ist die Exkavation in knapp 50 % der Fälle vorhanden und tritt nur in Ausnahmefällen als einziges Zeichen auf. Die Ausweitung des inneren Gehörganges kann sich im Röntgenbild in verschiedener Weise zeigen (s. Abb. 209). Diese verschiedenen Formen der Exkavation hängen wohl mit der von Fall zu Fall verschiedenen Ausbreitungs- und Wachstumstendenz des Tumors zusammen. Am häufigsten sieht man eine den ganzen inneren Gehörgang gleichmäßig betreffende Erweiterung, wobei dessen ursprüngliche Form und Konturierung erhalten bleibt (s. Abb. 209b und 210a). Ziemlich oft findet sich eine ampulläre Ausweitung, die dadurch zustande kommt, daß der Meatus acusticus internus im mittleren Abschnitt am stärksten, im Bereich des Fundus und Porus aber weniger stark exkaviert wird (s. Abb. 209c). Seltener erfolgt die Ausweitung in der Weise, daß der innere Gehörgang im Röntgenbild als große, regelmäßige, runde oder ovale Aufhellung in Erscheinung tritt (s. Abb. 209d und 211a und b). Die Aufhellung kann nach kranial bis unmittelbar an die obere Pyramidenkante heranreichen, die hierbei verdünnt (s. Abb. 212) oder auch schon durchbrochen sein kann (s. Abb. 213). Die nur den Porus betreffende Exkavation ist noch seltener zu sehen, sie kann sich im Röntgenbild auf zweierlei Arten manifestieren. Bleiben die Konturen der erweiterten Mündung erhalten, so zeigt der innere Gehörgang Flaschenform (s. Abb. 209e). Oder es kommt zu einer Verkürzung der oberen und/oder unteren Begrenzungslinie des Meatus, die sich dann, eine atypische Kontur bildend, nach oben bzw. nach unten verfolgen läßt (s. Abb. 209f). Diese Art der Usur ist leicht zu übersehen, besonders wenn keine Vergleichsaufnahme der gesunden Seite vorliegt. Bei hochgra-

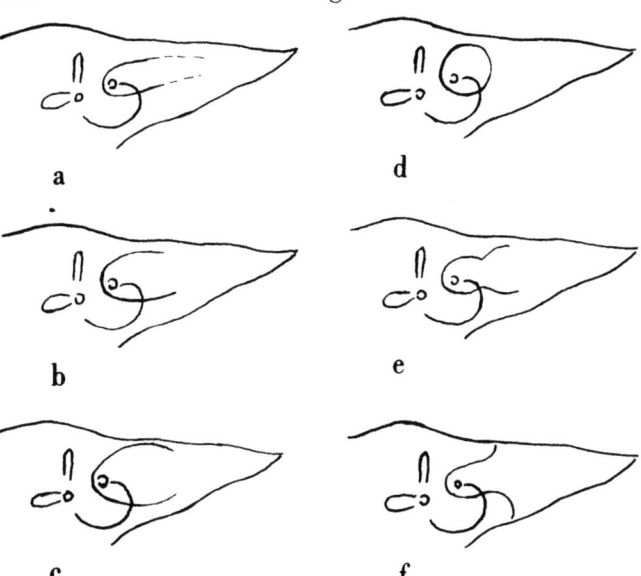

Abb. 209. Schematische Skizze von sechs Pyramidenspitzen mit innerem Gehörgang, die die verschiedenen Formen des erweiterten inneren Gehörganges demonstriert. a Normal weiter innerer Gehörgang, b gleichmäßige Ausweitung des inneren Gehörganges, c ampulläre Ausweitung des inneren Gehörganges, d kreisrunde Ausweitung des inneren Gehörganges, e flaschenförmige Ausweitung des inneren Gehörganges, nur seine Mündung (den Porus) betreffend, f Ausweitung des Einganges des inneren Gehörganges, charakterisiert durch eine Verkürzung der oberen und unteren Kontur des Meatus, der in atypischer Weise nach oben bzw. unten verläuft

diger Exkavation des inneren Gehörganges kann seine obere Begrenzung mit der oberen Pyramidenkante zusammenfallen, gleichzeitig kommt es auch zu einer abnormen Strahlendurchlässigkeit der Pyramidenspitze (s. Abb. 214). In noch fortgeschritteneren Fällen können die Konturen des Meatus acusticus vollkommen verschwunden sein (s. Abb. 215). Die Knochenusur am inneren Gehörgang ist entsprechend dem expansiven Wachstum des Acusticusneurinom regelmäßig und ihre Konturen sind bzw. bleiben scharf. Stenvers und E. G. Mayer konnten jedoch je einen Fall mit unscharfer Konturierung beobachten, in beiden Fällen lag aber eine gliomähnliche Neubildung vor. Unregelmäßige oder leicht unscharfe Grenzen der Usur dürfen nicht dazu verleiten, ein malignes Blastom (Metastase) anzunehmen. Eine Arrosion der Labyrinthkapsel durch einen Acusticustumor, wie sie die Abb. 216 demonstriert, ist selten zu beobachten.

Die Exkavation des Meatus acusticus internus muß nicht immer die Folge einer direkten lokalen Usur durch einen Acusticustumor sein. Sie kommt auch als Folge einer allgemeinen endokraniellen Drucksteigerung ohne Vorhandensein eines Tumors beiderseits oder als Folge einer lokalen Drucksteigerung einseitig vor. So kann man z. B. bei Bestehen einer höhergradigen Kraniostenose des öfteren eine beträchtliche Ausweitung beider innerer Gehörgänge feststellen. Ein lokaler gesteigerter Hirndruck kann durch einen gleichseitigen Tumor über eine lokale Liquorstauung oder aber auch durch einen gegenseitigen raumfordernden Prozeß indirekt durch Massenverschiebung des Gehirnes

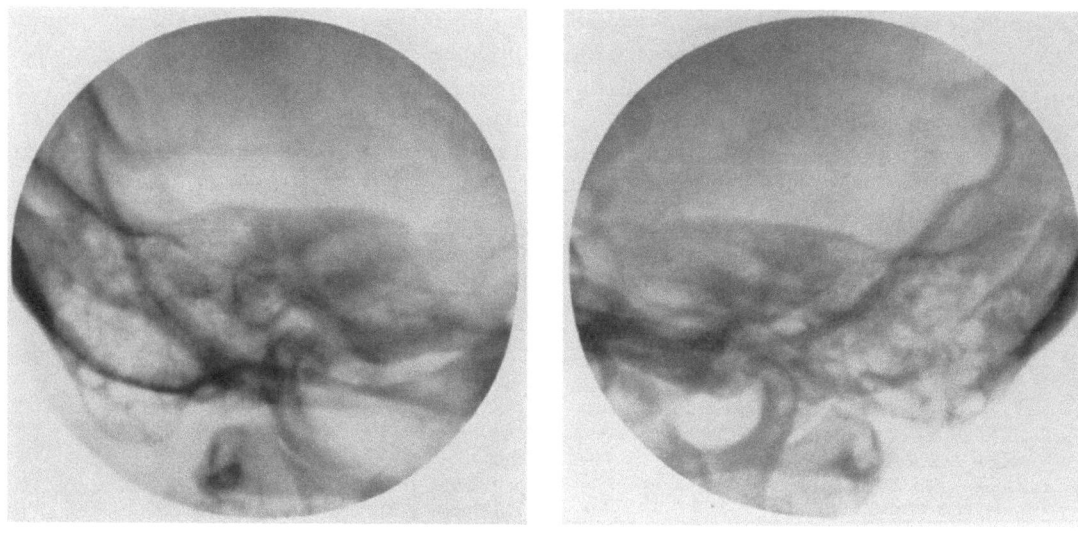

a   b

Abb. 210a u. b. Aufnahmen beider Schläfenbeine nach Stenvers. (Typische Einstellung beiderseits.) a — rechts — kranke, b — links — gesunde Seite. *Acusticusneurinom.* 39jährige Frau, seit 7 Jahren Schwindelanfälle, in letzter Zeit Ohrensausen und Schwerhörigkeit rechts. Die Abb. a zeigt eine ziemlich gleichmäßige Ausweitung des ganzen inneren Gehörganges. Die Ausweitung ist nicht hochgradig und ist als solche nur durch den Vergleich mit der gesunden Seite eindeutig feststellbar. Auch das Vestibulum ist rechts etwas weiter als links

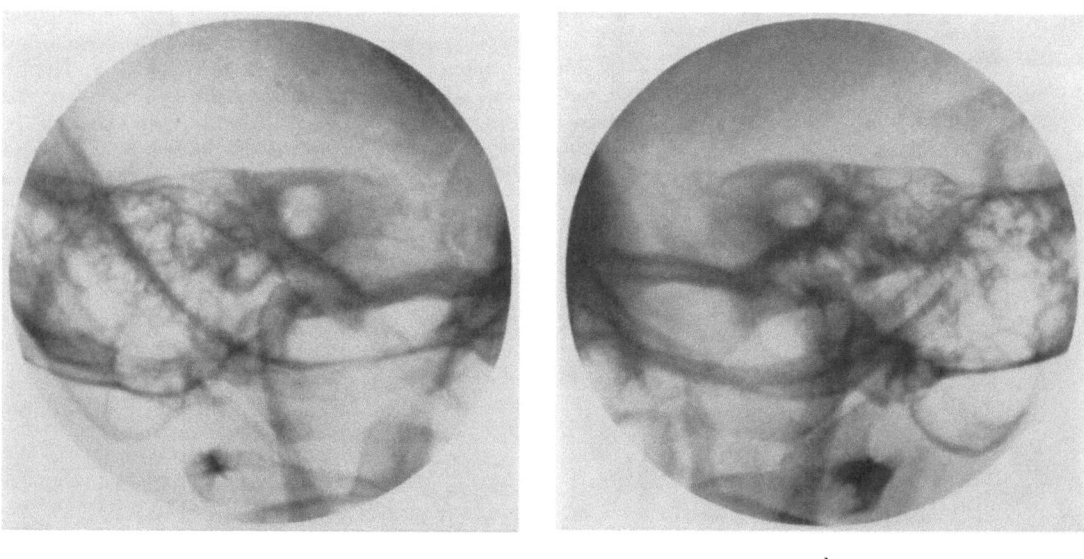

a   b

Abb. 211a u. b. Aufnahme beider Schläfenbeine nach Stenvers. (Der Focus der Röhre stand bei beiden Aufnahmen etwas zu weit caudal und nach der Seite des filmfernen Schläfenbeines.) a rechte, b linke Seite. *Beiderseitiges Acusticusneurinom* bei Morbus Recklinghausen. 21jähriges Mädchen mit einer nicht ganz charakteristischen Symptomatik der hinteren Schädelgrube beiderseits. Es besteht eine beiderseitige, annähernd kreisrunde Ausweitung der inneren Gehörgänge

zustande kommen. Für die Entstehung einer Ausweitung des inneren Gehörganges als Folge einer lokalen Liquorstauung ist die durch letztere bedingte Verquellung der Cisterna meatus acustici interni von maßgebender Bedeutung. Die auf diese Weise entstandene Ex-

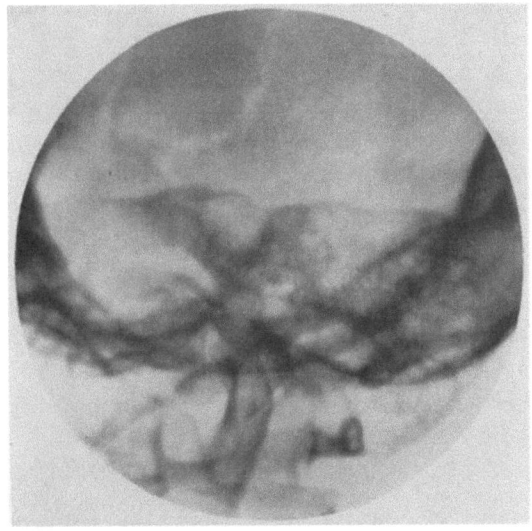

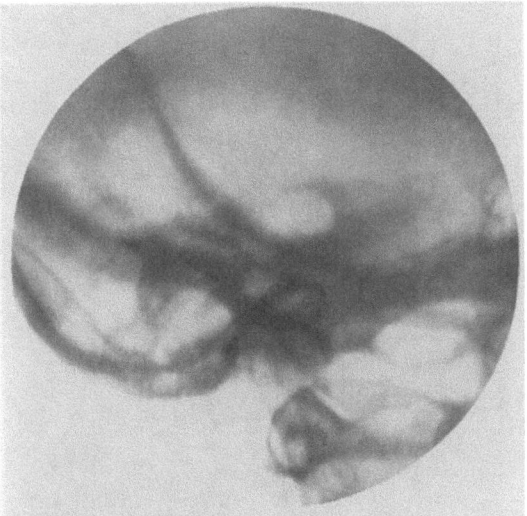

Abb. 212. Aufnahme des linken Schläfenbeines nach STENVERS. (Typische Einstellung.) *Acusticusneurinom.* 35jährige Frau, seit fast 1 Jahr Ohrensausen, Gleichgewichtsstörungen und rechtsseitige Schwerhörigkeit. Das Röntgenbild zeigt eine annähernd kreisrunde Ausweitung des inneren Gehörganges. Die untere Kontur des Gehörganges liegt noch an normaler Stelle, die obere Kontur wird durch die obere Pyramidenkante gebildet

Abb. 213. Aufnahme des rechten Schläfenbeines nach STENVERS. (Der Focus der Röhre stand etwas zu weit nach der Seite des filmnahen Schläfenbeines.) *Acusticusneurinom.* 67jähriger Mann, seit 3 Jahren Facialisparese rechts. Es bestehen Schwindel, Schwerhörigkeit und Gleichgewichtsstörungen. Das Röntgenbild zeigt an Stelle des inneren Gehörganges eine intensive Aufhellung, die medial von der Eminentia arcuata auf eine kurze Strecke auch die obere Pyramidenkante miteinbezieht

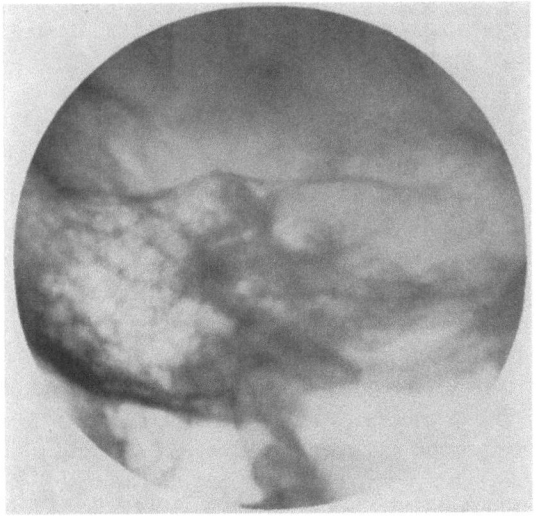

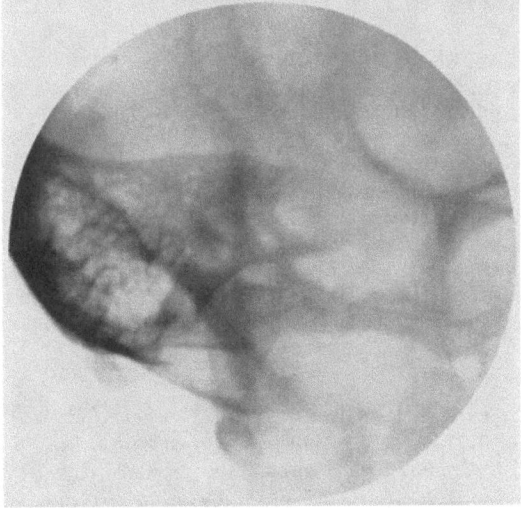

Abb. 214. Aufnahme des rechten Schläfenbeines nach STENVERS. (Typische Einstellung.) *Acusticusneurinom.* 32jährige Frau, seit über 2 Jahren Schwindel, Ohrensausen und rechtsseitige Schwerhörigkeit, Facialisparese rechts. Das Röntgenbild zeigt eine hochgradige Ausweitung des inneren Gehörganges. Seine obere und untere Begrenzung sind noch erhalten, seine obere Begrenzung fällt mit der oberen Pyramidenkontur zusammen. Die Pyramide ist medial vom Labyrinth als Ausdruck einer Usur an ihrer Hinterfläche abnorm strahlendurchlässig. Die Schnecke tritt mit großer Deutlichkeit in Erscheinung. Da sie in der Strahlenrichtung vor dem inneren Gehörgang liegt, kann die Usur nur die Hinterfläche der Pyramide betreffen

Abb. 215. Aufnahme des rechten Schläfenbeines nach STENVERS. (Der Focus der Röhre stand etwas zu weit caudal.) *Acusticusneurinom.* 38jährige Frau, die seit 2 Jahren an rechtsseitiger Schwerhörigkeit, Kopfschmerzen und Schwindel leidet. Die Pyramide ist medial vom Labyrinth infolge Usur durch den Tumor hochgradig strahlendurchlässig. Die Konturen des inneren Gehörganges sind nicht mehr erkennbar. Hingegen tritt die Schnecke mit auffallender Deutlichkeit in Erscheinung. Da sie in der Strahlenrichtung vor dem inneren Gehörgang liegt, kann die Usur nur die Hinterfläche der Pyramide betreffen

kavation des oder der inneren Gehörgänge ist von einer solchen, die durch einen Tumor selbst hervorgerufen wird, röntgenologisch nicht zu unterscheiden. Auch hier ist der erweiterte Gehörgang regelmäßig und scharf begrenzt. Eine vollständige Zerstörung seiner Wände durch Liquorstauung (indirekte Usur) ist aber bisher nicht beobachtet worden. Findet sich auf der klinisch kranken Seite eine deutliche Ausweitung des inneren Gehörganges, so ist auf Grund des Röntgenbildes nicht feststellbar, wieweit die Exkavation durch das expansive Wachstum des Tumors bzw. durch Liquorstauung bedingt ist. Ein mediales Acusticusneurinom oder ein anderer Kleinhirnbrückenwinkeltumor können den gleichseitigen Meatus selbst unbeeinflußt lassen, sie können aber indirekt über eine Verquellung der Cisterna meatus acustici interni denselben exkavieren. Die Verhältnisse können aber noch viel komplizierter sein. So kann z. B. ein dem Gehörgang aufsitzender Acusticustumor denselben weder direkt noch indirekt arrodieren, er kann aber durch Masseverschiebung des Gehirnes auf die Gegenseite über eine dadurch hervorgerufene Liquorstauung zu einer Ausweitung des inneren Gehörganges der gesunden Seite führen. Ein Umstand kann hier mitunter weiterhelfen. Bei einem Acusticus- oder anderen Kleinhirnbrückenwinkeltumor kann sich als Fernsymptom eine Ausweitung des Foramen ovale der Gegenseite entwickeln. Eine Erweiterung des Foramen ovale der gleichen Seite kommt nach E. G. Mayer nicht vor. Besteht also neben einer Exkavation des inneren Gehörganges auch eine gleichseitige Erweiterung des Foramen ovale, so spricht dies gegen einen Tumor des Kleinhirnbrückenwinkels dieser Seite. Am wahrscheinlichsten ist es dann, daß es sich bei beiden Veränderungen um ein Fernsymptom eines raumbeengenden Prozesses der Gegenseite handelt, der aber, wie wir gleich hören werden, auch frontal gelegen sein kann. Es wurden nämlich Fälle bekannt, bei denen

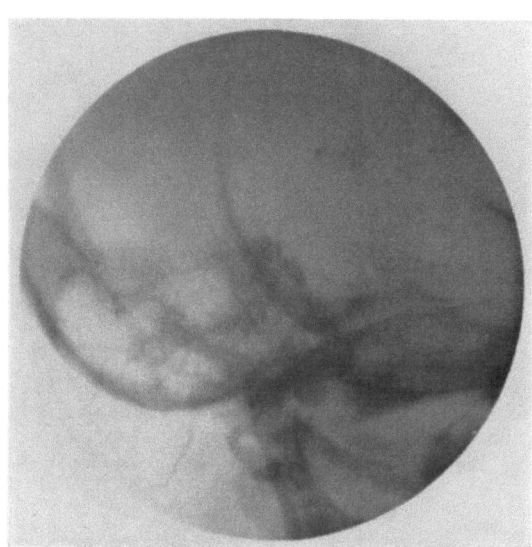

Abb. 216. Aufnahme des rechten Schläfenbeines nach Stenvers. (Der Focus der Röhre stand etwas zu weit nach der Seite des filmnahen Schläfenbeines.) „*Acusticusneurinom*. Etwas atypische Usur im Bereiche des inneren Gehörganges, dessen Konturen nicht mehr erkennbar sind. Auch die obere Pyramidenkante ist spitzenwärts vom oberen Bogengang in größerer Ausdehnung zerstört. Ebenso ist der kompakte Labyrinthkern schon etwas usuriert. Die Usur zeigt unregelmäßige Grenzen." (Aus „Diagnose und Differentialdiagnose in der Schädelröntgenologie" von E. G. Mayer)

ein raumfordernder Prozeß des Stirnhirnes zu Symptomen eines Kleinhirnbrückenwinkeltumors der Gegenseite geführt hat. Die Klärung für dieses abnorme Verhalten fand sich in einer Liquorcyste der Gegend des Kleinhirnbrückenwinkels, die durch eine Liquorzirkulationsstörung infolge Masseverschiebung des Gehirnes entstanden war. Ist in einem solchen Falle der innere Gehörgang erweitert, so ist es vom röntgenologischen Standpunkt aus nicht möglich, die Exkavation als indirekte Usur aufzufassen, wenn nicht das Röntgenbild an der Stelle des Tumors, also am Boden der vorderen Schädelgrube der Gegenseite, eindeutige Veränderungen erkennen läßt. Weiter besteht die Möglichkeit, daß die Ausweitung des Foramen ovale durch einen gleichseitigen raumfordernden Prozeß der mittleren Schädelgrube bedingt ist und daß der Tumor in der dahinterliegenden hinteren Schädelgrube zu einer Liquorstauung und dadurch zu einer Ausweitung des inneren Gehörganges daselbst geführt hat (E. G. Mayer). Solche Fälle sind wohl große Seltenheiten, im Zweifelsfalle wird eine Kontrastmitteluntersuchung die Lage zu klären vermögen.

Findet sich eine symmetrische Exkavation beider innerer Gehörgänge und besteht kein Anhaltspunkt für eine endokranielle Drucksteigerung, so ist die Annahme, daß ein doppelseitiges Acusticusneurinom vorliegt, berechtigt. Hierbei handelt es sich wohl immer um eine zentrale Neurofibromatose (s. Abb. 211a und b). Hat ein einseitiger Acusticustumor zu einer Erweiterung des gleich- als auch des gegenseitigen inneren Gehörganges geführt, so kann es unter Umständen schwierig sein, wenn keine weiteren lokalen Symptome vorhanden sind, den Tumor seitenrichtig zu lokalisieren. Es wurde schon erwähnt, daß bei einer durch Liquorstauung bedingten Ausweitung bisher niemals ein vollständiges Verschwinden der Konturen des Meatus beobachtet werden konnte. Besteht also auf einer Seite eine deutliche Ausweitung des inneren Gehörganges und ist

derselbe auf der Gegenseite überhaupt nicht mehr abgrenzbar, so ist letzterer Sitz des Tumors.

Ein weiteres Symptom, das sich bei Acusticus- bzw. Kleinhirnbrückenwinkeltumoren finden kann, ist eine Usur im medialen Bereiche der Pyramide. Der durch die Arrosion hervorgerufene Defekt kann auf einer halbaxialen Aufnahme nach GRASHEY als Eindellung in der Gegend des Porus oder medial davon in Erscheinung treten. Seltener stellt sich so eine Usur auf der axialen Vergleichsaufnahme der Pyramiden dar (s. Abb. 217). Auf einer Aufnahme nach STENVERS kann die Ar-

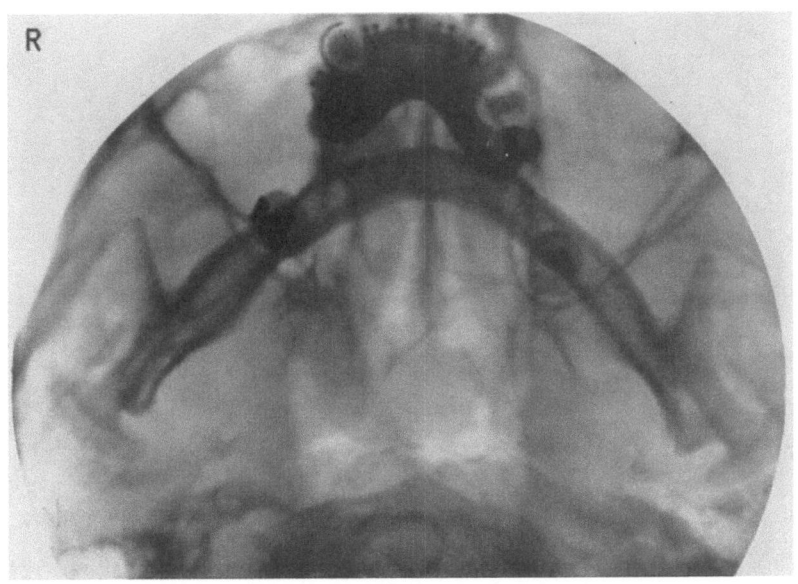

Abb. 217. Vertico-submentale Aufnahme der Schädelbasis. (Der Focus der Röhre stand etwas zu weit rechts der Medianebene.) *Acusticusneurinom* rechts bei einer 42jährigen Frau, die seit über 2 Jahren an Kopfschmerzen, Schwindel und Gleichgewichtsstörungen leidet. Außerdem allmähliche Abnahme des Hörvermögens rechts. Das Röntgenbild zeigt an der Hinterfläche der rechten Pyramide, der Gegend des inneren Gehörganges entsprechend einen flachen, muldenförmigen Defekt mit scharfen Grenzen

rosion des medialen Anteils der Pyramide durch eine erhöhte Strahlendurchlässigkeit zum Ausdruck kommen. Diese abnorme Strahlendurchlässigkeit als Osteoporose zu bezeichnen, ist unrichtig, da man unter Osteoporose eine Verminderung von kalkhaltiger Tela ossea ohne vollständigen Schwund von Knochengewebe versteht. Eine Osteoporose kann man z.B. bei entzündlichen Affektionen beobachten. Auch die obere und hintere Pyramidenkante können in geringerem oder größerem Ausmaße zerstört werden. Eine Arrosion der oberen Pyramidenkante ist häufiger zu sehen als eine der hinteren. Dies ist einerseits dadurch zu erklären, daß der im Niveau des inneren Gehörganges entstandene Acusticustumor die obere Kante früher erreicht als die hintere, andererseits tritt letztere im Röntgenbild weniger gut in Erscheinung als erstere. Die Usur der oberen Pyramidenkante betrifft am häufigsten die Gegend medial von der Eminentia arcuata, sie gibt sich röntgenologisch dadurch zu erkennen, daß die Kontur hier unregelmäßig und unscharf wird, oft wie angenagt aussieht (s. Abb. 218). In ähnlicher Weise zeigt sich die Arrosion der hinteren Pyramidenkante (s. Abb. 219). In fortgeschrittenen Fällen sieht man außer der Usur der oberen oder hinteren Pyramidenkante eine Zerstörung der hinteren Partien der Felsenbeinspitze, während ihr vorderer Anteil zunächst noch erhalten sein kann. In noch weiter fortgeschrittenen Stadien fällt auch dieser Rest der Destruktion anheim. Es fehlt dann die ganze Pyramidenspitze als Ausdruck des Tumordurchbruches in die mittlere

36*

Schädelgrube (s. Abb. 220). Bei Sitz der Geschwulst tief unten am Boden der hinteren Schädelgrube werden die unteren Partien der Pyramidenspitze stärker arrodiert als die oberen, die obere Felsenbeinkante ragt dann in der Regel spornartig über den Defekt (s. Abb. 220 und 221). Auf einen Umstand muß noch besonders hingewiesen werden. Es wurde schon erwähnt, daß sich eine Usur der Pyramide im Röntgenbild durch eine erhöhte Strahlendurchlässigkeit zu erkennen gibt. Diese Usur kann sowohl die vorderen als auch die hinteren Partien des Felsenbeines betreffen. Für die Diagnose, ob nun ein Kleinhirn-brückenwinkeltumor vorliegt, ist es unbedingt erforderlich, die Usur zu lokalisieren, das heißt, dieselbe kann nur die hintere Pyramidenfläche betreffen. Diese Lokalisation ist

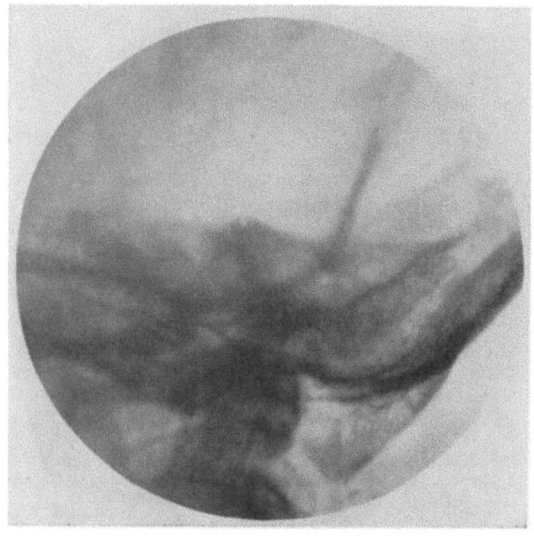   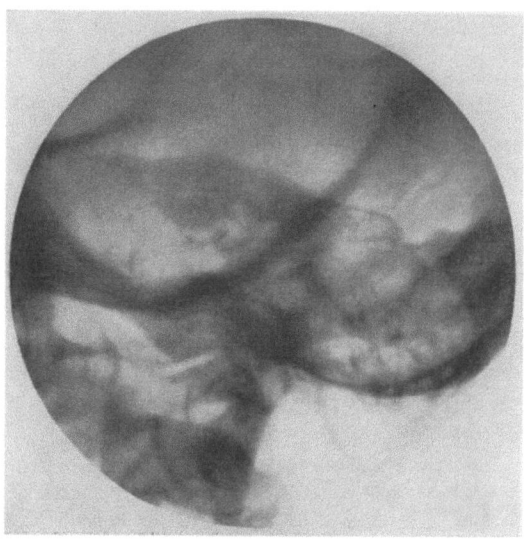

Abb. 218   Abb. 219

Abb. 218. Aufnahme des linken Schläfenbeines nach STENVERS. (Der Focus der Röhre stand etwas zu weit nach der Seite des filmnahen Schläfenbeines.) *Acusticusneurinom.* 48jähriger Mann, seit etwa 2¹/₂ Jahren zunehmende linksseitige Hörstörungen, Kopfschmerzen und Schwindelanfälle. Der innere Gehörgang ist nicht mehr abgrenzbar, die Pyramide ist in seinem Bereich infolge Usierung abnorm strahlendurchlässig. Die Schnecke ist gut erkennbar. Das Vestibulum ist deutlich ausgeweitet. Die obere Pyramidenkante ist medial der Eminentia arcuata in größerer Ausdehnung zerstört

Abb. 219. Aufnahme des linken Schläfenbeines nach STENVERS. (Der Focus der Röhre stand zu weit nach der Seite des filmnahen Schläfenbeines.) *Acusticusneurinom.* 38jährige Frau, seit über 2 Jahren linksseitige Schwerhörigkeit und Schwindel. Es besteht eine Facialisparese links. Der innere Gehörgang ist nicht mehr abgrenzbar, die Schnecke ist noch gut erkennbar. Die untere Pyramidenkante fehlt, an ihrer Stelle sieht man als Ausdruck einer Usur eine gegen die Umgebung unregelmäßig und zum Teil auch unscharf begrenzte Aufhellung. Der Knochen sieht hier wie angenagt aus

leicht, wenn der Bereich des inneren Gehörganges in die Arrosion miteinbezogen ist, da er dann nur mehr undeutlich oder gar nicht mehr abgrenzbar ist. Gleichzeitig tritt dann die Schnecke, da sie vor dem inneren Gehörgang liegt, mit auffallender Deutlichkeit in Erscheinung. Ist der Bereich des Meatus acusticus internus nicht verändert, sondern nur der eigentliche Apex der Pyramide zerstört, dann verläuft die Grenze der Usur von lateral-caudal nach medial-kranial, wobei die obere Pyramidenkante den Defekt oft spornartig überragt. Bei einem Tumor der mittleren Schädelgrube, der zu einer Destruktion der Pyramidenspitze geführt hat, verläuft die Grenze des Defektes von lateral-kranial nach medial-caudal.

Eine Usurierung der Pyramidenspitze kann aber auch durch eine allgemeine oder lokale endokranielle Drucksteigerung zustande kommen. Im ersten Falle sind beide Felsenbeinspitzen in der Regel symmetrisch betroffen, im zweiten Falle nur die der Tumorseite. Man kann hier nach E. G. MAYER folgende Veränderungen sehen:

1. Eine Zuspitzung der Pyramiden durch Usurierung ihrer oberen Kante im medialen Anteil.

2. Einen rechtwinkeligen Defekt an der oberen Pyramidenkante in der Gegend der Fossa subarcuata oberhalb des inneren Gehörganges. Die obere Pyramidenkante verläuft dann vom Defekt spitzenwärts horizontal.

3. Eine Erweiterung des Canalis caroticus.

4. Eine Usur der Pyramidenspitze in der Nachbarschaft des Foramen lacerum.

Es wurde schon erwähnt, daß es im tumorfreien Anteil des inneren Gehörganges zu einer Hyperostose kommen kann und daß eine solche sowohl von BRUNNER als auch von

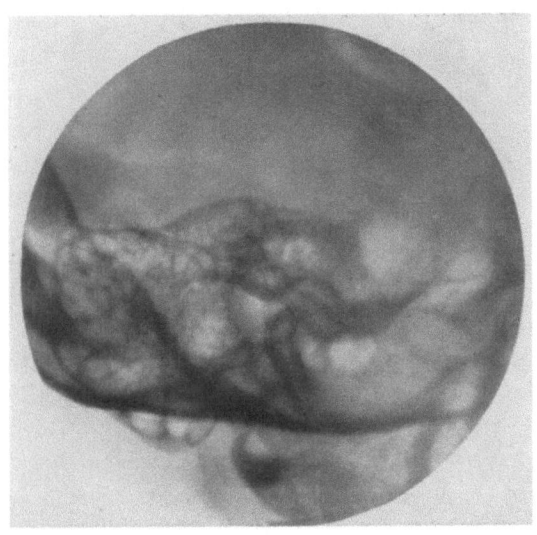
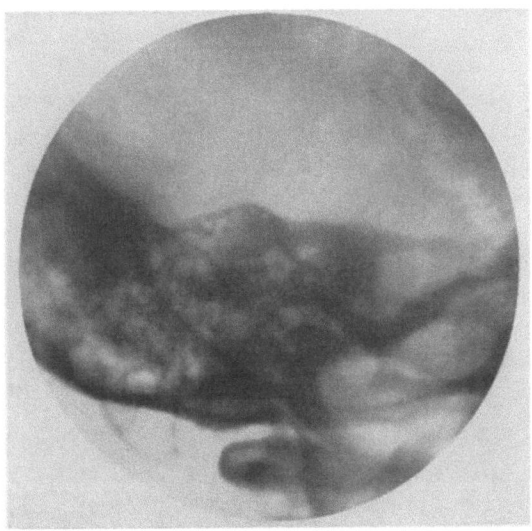

Abb. 220   Abb. 221

Abb. 220. Aufnahme des rechten Schläfenbeines nach STENVERS. (Der Focus der Röhre stand zu weit nach der Seite des filmfernen Schläfenbeines.) *Acusticusneurinom.* 59jährige Frau, seit 3 Monaten rechtsseitige Schwerhörigkeit und Schwindel. Das Röntgenbild zeigt einen scharf begrenzten Defekt der Pyramidenspitze, sie ist in ihrer ganzen Ausdehnung zerstört, als Ausdruck, daß der Tumor in die mittlere Schädelgrube durchgebrochen ist. Die obere Pyramidenkante ist zum Teil noch erhalten und überragt spornartig den Defekt. Der innere Gehörgang ist nur undeutlich erkennbar

Abb. 221. Aufnahme des rechten Schläfenbeines nach STENVERS. (Der Focus der Röhre stand etwas zu weit kranial.) *Kleinhirnbrückenwinkeltumor (Acusticusneurinom?).* 43jährige Frau, seit Monaten rechtsseitige Schwerhörigkeit, Kopfschmerzen, Schwindelanfälle und Gleichgewichtsstörungen. Das Röntgenbild zeigt im Spitzenbereich der Pyramide einen etwa erbsgroßen, scharf begrenzten Defekt. Die obere Pyramidenkante ist in seinem Bereich noch vollkommen intakt, der innere Gehörgang ist nicht abgrenzbar. Sein Bereich erscheint aber abnorm dicht, was dagegen spricht, daß hier eine Usur vorliegt, als deren Folge die Wände des Meatus nicht mehr nachweisbar wären. Es handelt sich wohl um eine Hyperostose im inneren Gehörgang. Das Vestibulum ist auffallend weit

GRAF im histologischen Schnitt gesehen werden konnte. Nach SCHÜLLER soll sie auch im Röntgenbild ihren Ausdruck finden. Wir konnten einen Fall beobachten, bei welchem dies wahrscheinlich zutraf, es fehlte allerdings die histologische Bestätigung. Es handelte sich um einen klinisch eindeutigen Kleinhirnbrückenwinkeltumor. Das Röntgenbild zeigte einen etwa erbsgroßen, scharf begrenzten Defekt im unteren Anteil des Spitzenbereiches der Pyramide, die obere Kante war erhalten und ragte dachartig über den Defekt. Der innere Gehörgang war nicht abgrenzbar, sein Bereich war abnorm dicht, was dagegen spricht, daß die fehlende Darstellbarkeit des Meatus durch Usur seiner Wände bedingt sei (s. Abb. 221). Eine Usur, wie sie die Abb. 220 und 221 zeigen, ist selten zu beobachten. SCHLUNGBAUM hat eine ähnliche Usur, bei normalem innerem Gehörgang gesehen.

Ein röntgenologischer Nachweis von Hirnhernien im Bereiche des Schläfenbeines ist unseres Wissens bis heute nicht bekanntgeworden. Auch wir konnten in diesem

Bereiche bei Tumoren keine entsprechenden Befunde erheben. Des öfteren kann man aber Hirnhernien am großen Keilbeinflügel, und zwar besonders an seinem, die laterale Orbitawand bildenden Teil, sowie am Keilbeinkörper und auch an der Schädelkapsel beobachten. Nach E. G. Mayer bestehen Hirnhernien wesentlich häufiger, als sie diagnostizierbar sind. Im Röntgenbild manifestieren sie sich als multiple, kleine, rundliche, intensive Aufhellungen. Größere Defekte kommen selten vor.

Eine Verödung der Labyrinthhohlräume bei Acusticusneurinomen, wie sie im histologischen Schnitt nachweisbar sind, konnten wir bisher nicht feststellen, auch ist uns aus dem Schrifttum keine entsprechende röntgenologische Beobachtung bekannt. Wohl aber kann man ziemlich häufig eine Ausweitung des Vestibulum sehen (s. Abb. 210, 218 und 221).

Eine Differentialdiagnose zwischen den Acusticustumoren und den anderen im Kleinhirnbrückenwinkel zur Entwicklung gelangenden Neubildungen ist auf Grund der Röntgenuntersuchung nicht immer möglich. Dies ist aber auch nicht von sehr großer Bedeutung. Wenn eine Geschwulst, die zu einer starken Hyperostose oder zu einer ausgedehnten Destruktion der Pyramidenspitze geführt hat, den inneren Gehörgang aber unbeeinflußt gelassen hat, dann ist die Annahme, daß kein Acusticusneurinom vorliegt, berechtigt. Eine bestehende stärkere Hyperostose spricht mit großer Wahrscheinlichkeit für ein Meningeom und schließt ein Epidermoid der Pyramide aus. Liegt eine Destruktion vor, so kann dieselbe sowohl durch ein Meningeom als auch durch ein Epidermoid hervorgerufen sein. Der Defekt beim Epidermoid ist immer scharf und regelmäßig begrenzt und läßt zumindest stellenweise eine verdichtete Randzone erkennen. Eine vorhandene Kalkschale in der Kapsel des Tumors spricht für ein Meningeom.

Der Vollständigkeit halber sei noch erwähnt, daß ein Kleinhirnbrückenwinkeltumor, wie Schüller zeigen konnte, zu einer Eindellung am Clivus und zu einer Verdünnung und Vorwärtsneigung des Dorsum sellae führen kann. Es sind dann die Processus clinoidei posteriores den Processus clinoidei anteriores genähert. Diese Symptome sind jedoch nur äußerst selten zu sehen. Abschließend sei noch angeführt, daß das Ausmaß einer Usur keinen Schluß auf die Größe des Tumors zuläßt; wohl sind ausgedehnte Veränderungen immer durch eine große Geschwulst bedingt, eine Usur geringer Ausdehnung kommt aber nicht nur bei kleinen, sondern auch bei großen Tumoren vor.

η) Die Neurinome des N. trigeminus

Pathoanatomische Vorbemerkungen. Nach dem N. acusticus kommt als nächst häufigste Lokalisation eines Neurinom unter den Hirnnerven der N. trigeminus in Frage. Die erste größere Mitteilung über die Trigeminusneurinome stammt von Altmann. Krayenbühl hat dann Jahre später die bis zu seiner Publikation erschienenen Fälle der Literatur zusammengestellt und noch zwei eigene hinzugefügt. Auch Graf hat sich in seiner Monographie „Geschwülste des Ohres und des Kleinhirnbrückenwinkels" mit diesen Tumoren befaßt. Weiter gibt es aus der letzten Zeit noch je eine Arbeit von Rausch und Axmann und Danes. Hier sowie bei Graf finden sich auch ausführliche Literaturangaben.

Das Trigeminusneurinom geht entweder vom juxtaganglionären Anteil des Nerven oder vom Ganglion Gasseri selbst aus, und zwar vom sensiblen Anteil des Nerven, der motorische Anteil bleibt in der Regel frei. Nimmt der expansiv wachsende Tumor seinen Ausgang vom Ganglion Gasseri, so wird er durch die über ihm gelegene Dura und das Ligamentum petro-clinoideum nach abwärts gegen den Knochen gedrückt. Entwickelt sich die Geschwulst aus der Trigeminuswurzel, hat sie die Möglichkeit, sich frei zu entfalten und wächst dann hauptsächlich gegen die hintere Schädelgrube. Größere Neurinome können zwerchsackartig der oberen Pyramidenkante in ihrem Spitzenanteil aufsitzen. Bei stärkerer Entwicklung in die hintere Schädelgrube können ausgesprochene Kleinhirnbrückenwinkelsymptome in Erscheinung treten. Es soll hierbei jedoch nie zu einer Ausweitung des inneren Gehörganges kommen, was eine differentialdiagnostische Abgrenzung gegenüber einem Meningeom dieser Gegend oder gegenüber einem Acusticustumor erlauben soll. Der Ansicht von LINDGREN, daß bei einem Acusticustumor, der zu einer Destruktion der Pyramidenspitze geführt hat, immer auch eine Erweiterung des inneren Gehörganges vorhanden sein muß, können wir nicht ganz zustimmen.

Das Röntgenbild der Neurinome des N. trigeminus. Das Röntgenbild des Trigeminusneurinom kann so charakteristisch sein, daß die Diagnose ohne weiteres gestellt werden kann. Man findet im Bereiche der Impressio trigemini einen scharf begrenzten Defekt, der sich auf der Aufnahme nach STENVERS durch eine erhöhte Strahlendurchlässigkeit

zu erkennen gibt und nach lateral durch eine meist vertikal verlaufende, deutlich in Erscheinung tretende Linie gegen den gesunden Knochen abgesetzt ist. Die Incisura trigemini, das ist, wie schon erwähnt, die Stufenbildung der oberen Pyramidenkante über der Impressio, kann, muß aber nicht immer vertieft sein (s. Abb. 222). Ist die Incisura trigemini vertieft, spricht das dafür, daß der Tumor in die hintere Schädelgrube einwächst. Der Defekt der Impressio ist auf der axialen Aufnahme der Schädelbasis ebenfalls gut zu erkennen und zeigt auch hier eine auffallend scharfe, geradlinige oder leicht bogenförmig verlaufende Begrenzung (s. Abb. 223). Neurinome, die sich nach vorne zu stark ausdehnen, zerstören den Boden der mittleren Schädelgrube, und zwar sowohl im parasellären Anteil, also im Bereich des Foramen ovale et spinosum, als auch zum Teil noch in dem die laterale Orbitawand bildenden Teil des großen Keilbeinflügels. Da gleichzeitig des öfteren der kleine Keilbeinflügel usuriert und nach oben disloziert ist, resultiert dann eine beträchtliche Ausweitung der Fissura orbitalis superior. Die Begrenzung des Defektes am Boden der mittleren Schädelgrube ist immer vollkommen

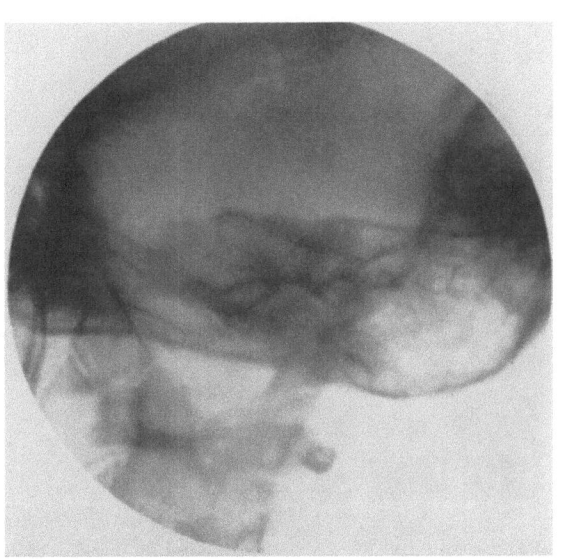

Abb. 222. Aufnahme des linken Schläfenbeines nach STENVERS. (Typische Einstellung.) *Neurinom des Trigeminus.* 51jährige Frau, seit 5 Monaten Störungen von seiten des linken Trigeminus. Zur Zeit Abducensparese links und Schwäche der linken Hand. Keine Hirndruckerscheinungen. Das Röntgenbild zeigt eine Vertiefung der Incisura trigemini. Der Spitzenteil der Pyramide ist gegenüber den übrigen Partien strahlendurchlässiger. Die Grenze zwischen aufgehelltem und normal dichtem Bereich ist durch eine vertikal verlaufende Linie deutlich markiert. Dies spricht dafür, daß auch die Impressio trigemini vertieft ist. Der Befund ist typisch für ein Neurinom des Trigeminus

scharf und regelmäßig. Ist die obere Pyramidenkante im Bereiche der vertieften bzw. usurierten Impressio erhalten, besteht also keine Vertiefung der Incisura trigemini, so liegt nach LINDGREN eindeutig ein Neurinom des Trigeminus (Ganglion Gasseri) vor, da derartige Defekte bei keinem anderen Tumor vorkommen. Besteht nur eine Usur der oberen Pyramidenkante im Bereich der Impressio, d. h. ist nur die Incisura trigemini vertieft bzw. usuriert, kann nach LINDGREN auch ein Meningeom vorliegen, das auf der oberen Pyramidenkante reitet und das sowohl von der mittleren als auch von der hinteren Schädelgrube ausgegangen sein kann. Größere Neurinome können das Dorsum sellae von der Seite her zerstören, es ist dann in frontaler Richtung verkürzt, was sich in einer erhöhten Strahlendurchlässigkeit des normal dicken Dorsum zeigt. Es fehlt dann auf der entsprechenden Seite der Processus clinoideus posterior. Wächst der Tumor in die Sella turcica ein, so kann er dieselbe asymmetrisch exkavieren. Dies muß jedoch auch bei großen Geschwülsten, die nach vorne bereits in die Orbita eingebrochen sind, nicht eintreten.

Wenn auch die eben beschriebenen Veränderungen für ein Neurinom des Trigeminus in der Mehrzahl der Fälle so charakteristisch sind, daß kaum eine andere krankhafte Affektion in Frage kommt, so gibt es doch einen expansiv wachsenden Prozeß, der unter Umständen zu weitgehend ähnlichen Veränderungen führen kann, und zwar das *Aneurysma der Carotis interna*. Die Differentialdiagnose ist dann ohne weiteres zu stellen, wenn das Aneurysma Wandverkalkungen zeigt, da solche beim Neurinom nie vorkommen. Sind keine Kalkschatten vorhanden, was besonders bei jungen Aneurysmaträgern der Fall ist, so muß man andere Umstände berücksichtigen. Die bei einem Aneurysma vorhandenen Defekte sind nie so scharf und regelmäßig begrenzt wie beim Neurinom, sie zeigen bei ersterem besonders am kleinen Keilbeinflügel im Bereich seiner unteren Wurzel öfters kleine Unregelmäßigkeiten, und bisweilen finden sich auch geringe Verdichtungen am Rande der Usur, ein Befund, der beim Neurinom nicht zu beobachten ist. Rauch beschreibt allerdings ohne Wiedergabe von entsprechenden Bildern eine Sklerosierung der Defektgrenzen. Weiter ist zu bedenken, daß die Knochenarrosion beim Neurinom des N. trigeminus immer zunächst an der Pyramidenspitze entsteht, während das Aneurysma der Carotis interna zuerst die Orbitaspitze und dann erst die Pyramidenspitze und diese nur in seltenen Fällen zerstört. Wenn man alle diese Umstände in Erwägung zieht, so wird die röntgenologische Differentialdiagnose in den meisten Fällen möglich sein (E. G. Mayer).

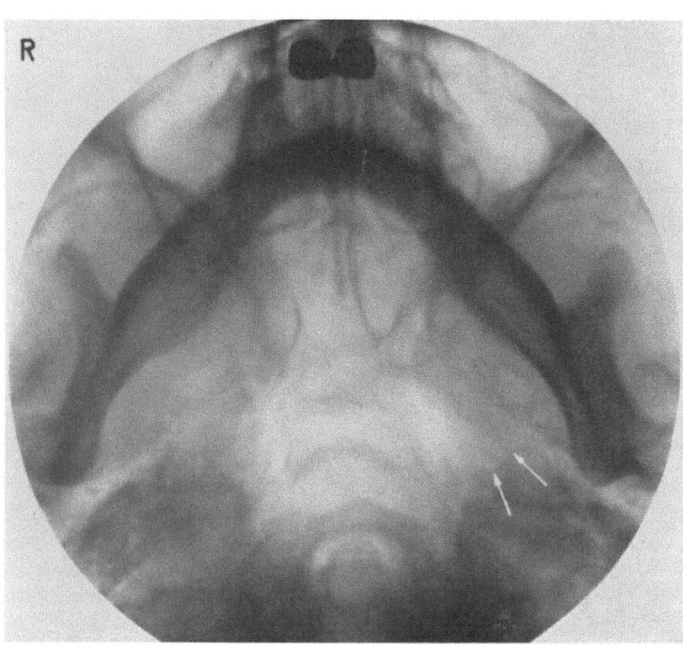

Abb. 223. Axiale (vertico-submentale) Vergleichsaufnahme der Pyramiden. (Der Focus der Röhre stand etwas rechts der Medianebene.) Derselbe Fall wie Abb. 222. Man sieht, daß die linke Pyramide deutlich strahlendurchlässiger ist als die rechte. Der aufgehellte Teil ist auch hier durch eine scharfe und regelmäßige Linie vom normal dichten Knochen abgegrenzt. Der Befund ist typisch für eine Usur der Impressio trigemini. Die Pfeile weisen auf die Grenze der Usur

ϑ) Die Neurinome des N. facialis

Pathoanatomische Vorbemerkungen. Die Facialisneurinome liegen bezüglich der Häufigkeit der Hirnnervenneurinome weit hinter den Acusticus- und Trigeminusneurinomen. Das über diesen Tumor vorhandene Schrifttum ist nicht sehr reichlich. Altmann brachte 1935 als einer der ersten eine größere Zusammenstellung der klinischen Symptomatologie und bringt einige diesbezügliche Röntgenbefunde. Loelinger berichtet 1947 über 16 Fälle von Facialisneurinomen, die er aus der Literatur zusammenstellte. Eine ausführliche Arbeit aus den letzten Jahren stammt von Kleinsasser und Friedmann, in der auch die Literatur weitgehend berücksichtigt ist. Das Erkrankungsalter liegt nach diesen Autoren zwischen dem 15. und 45. Lebensjahr. Frauen sind häufiger betroffen als Männer. Die Geschwulst kann an verschiedenen Stellen des Nerven zur Entwicklung gelangen, dementsprechend sind auch die durch den Tumor hervorgerufenen Krankheitserscheinungen verschieden. Als Ausgangspunkt kommen in Frage:

1. Der vor dem Ganglion geniculi liegende horizontale Schenkel des Facialisstammes.
2. Der absteigende Teil des Facialis.
3. Der extrakranielle Teil des Facialishauptstammes.

4. Der N. petrosus superficialis major, er geht vom Ganglion geniculi ab und führt hauptsächlich parasympathische Fasern.

Zu 1. Die dünne Wand des Fallopischen Kanals wird vom Tumor meist sehr rasch durchbrochen, er dringt dann in die Paukenhöhle vor und kann hier die Gehörknöchelchen und bei entsprechender Ausdehnung eine oder mehrere Wände der Paukenhöhle zerstören.

Zu 2. Diese Lokalisation kommt am häufigsten vor, es besteht meist schon frühzeitig eine Facialislähmung. Der Tumor führt zu einer umschriebenen Zerstörung, wobei in der Regel die Hinterwand des knöchernen Teiles des äußeren Gehörganges mit einbezogen ist. Dementsprechend kann die Geschwulst als flache, buckelige Vorwölbung der hinteren Gehörgangswand vor dem Trommelfell sichtbar werden.

Zu 3. Die am extrakraniellen Teil des Facialishauptstammes zur Entwicklung gelangenden Tumoren haben für den Röntgenologen wenig Interesse. Sie finden sich hinter oder innerhalb der Parotis und sind vielfach tastbar.

Zu 4. Die Tumoren des N. petrosus superficialis major wachsen nach KLEINSASSER und FRIEDMANN vorwiegend gegen die Pyramidenspitze, sollen, wie die bisherigen Beobachtungen zeigen, die Paukenhöhle verschonen, können aber die Labyrinthkapsel arrodieren.

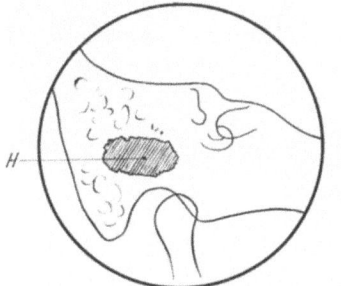 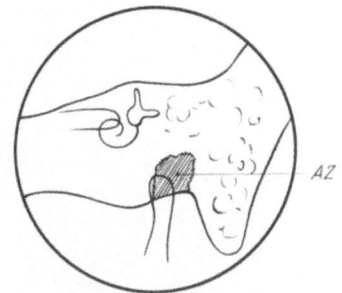

Abb. 224. Skizze eines Röntgenbildes (Aufnahme nach STENVERS). *H* Höhlenbildung oberhalb des Foramen stylomastoideum. (Aus LOELINGER „Über Facialisneurinome")

Abb. 225. Skizze eines Röntgenbildes (Aufnahme nach STENVERS). *AZ* Aufhellungszone oberhalb des Foramen stylomastoideum. (Aus LOELINGER „Über Facialisneurinome")

Das Röntgenbild der Neurinome des N. facialis. Das Röntgenbild ist verschieden, je nachdem von welchem Abschnitt des Nerven der Tumor ausgeht. Da wir darüber keine eigenen Erfahrungen besitzen, sollen die Schilderungen von KLEINSASSER und FRIEDMANN wiedergegeben werden: Röntgenologisch sind in den Fällen, bei welchen das Neurinom vom horizontalen Schenkel des Facialisstammes ausgeht, abgesehen von wohl entzündungsbedingten Sklerosierungen, keine charakteristischen Knochenveränderungen erkennbar, außer wenn der Tumor so groß geworden ist, daß er zur Zerstörung des Paukenhöhlendaches geführt hat. Die am absteigenden Facialisabschnitt entstehenden Neurinome erzeugen charakteristische, röntgenologisch gut erkennbare, scharf, aber meist nicht ganz glatt begrenzte, rundliche Defekte oberhalb des Foramen stylomastoideum. Bei LOELINGER finden sich zwei entsprechende Skizzen von Röntgenbildern, die hier wiedergegeben werden sollen (s. Abb. 224 und 225). In die Zerstörung ist meist regelmäßig die Hinterwand des knöchernen Teiles des äußeren Gehörganges einbezogen. Die vom N. petrosus superficialis major ausgehenden Neurinome erzeugen röntgenologisch gut erkennbare Defekte an der cerebralen Seite des Felsenbeines. Sie drängen die Dura gegen die mittlere Schädelgrube und zeigen in der Peripherie schalenförmige Kalkeinlagerungen. KLEINSASSER und FRIEDMANN haben einen entsprechenden Fall abgebildet. Leider sind die Reproduktionen nicht sehr gut, so daß die von den Autoren bekanntgegebenen Veränderungen nicht klar in Erscheinung treten. Die Neurinome des N. petrosus superficialis major sind nach KLEINSASSER und FRIEDMANN differentialdiagnostisch gegenüber Meningeomen, Epidermoiden und Metastasen abzugrenzen. Eine Zerstörung und schalenförmige Verkalkung in der Peripherie des Tumors kommen, wie wir später noch hören werden, auch bei Meningeomen vor, daher ist eine Differentialdiagnose gegenüber diesem Tumor unmöglich. Epidermoide zeigen keine Kalkschalen in der Peripherie, obwohl auch bei diesen Tumoren Verkalkungen, aber von scholligem Charakter (ZAUNBAUER) vorkommen. Die Epidermoide sind in der Regel durch den charakteristischen, zarten Verdichtungssaum an der Grenze der Knochenusur als solche zu erkennen. Die Defekte an der Pyramide beim Neurinom des N. petrosus superficialis major sind nach Kleinsasser und Friedmann wohl unregelmäßig, aber scharf begrenzt, während sie bei Metastasen unregelmäßig und unscharf begrenzt sind.

ι) Die Neurinome des N. glossopharyngeus, des N. vagus und des N. hypoglossus

Die vom 9., 10. und 12. Hirnnerven ausgehenden Neurinome sind sehr selten. Das Glossopharyngeus- und Vagusneurinom kann im Kleinhirnbrückenwinkel sitzen und dementsprechende Symptome erzeugen, wobei aber die Gehstörung nicht das erste Symptom darstellt. Die Geschwulst ist häufig nicht auf das Schädelinnere beschränkt, sondern erstreckt sich durch das Foramen jugulare in die Nackengegend. Röntgenologisch sind in einem solchen Falle Veränderungen am Foramen jugulare zu erwarten. Entsprechende Röntgenbefunde sind uns allerdings nicht bekannt. Über ein Neurinom des N. hypoglossus berichtet Rausch. Der Tumor soll zu destruktiven Veränderungen der hinteren Schädelgrube Anlaß gegeben haben, die den Veränderungen, wie sie beim Trigeminusneurinom in der mittleren Schädelgrube vorkommen, ganz ähnlich sein sollen. Rausch schreibt: „Es fand sich auch bei dem Neurinom eine ganz homogene, scharf begrenzte Aufhellung rechts in der hinteren Schädelgrube bis an die Pyramide heran. Das Felsenbein wies

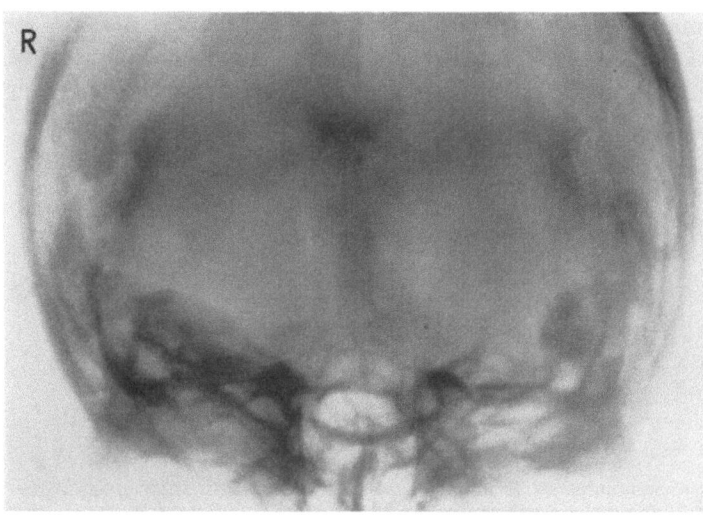

Abb. 226. Hinterhauptaufnahme nach Grashey. (Symmetrische Einstellung.) *Meningeom der linken Pyramide*. 64jähriger Mann mit einer seit 15 Jahren bestehenden Facialisparese. Patient ist taub und ausgeschaltet. Man sieht einen das ganze mittlere Drittel der linken Pyramide einnehmenden Defekt, der den gesamten Bereich des inneren Gehörganges umfaßt und ziemlich scharfe Grenzen zeigt. Der eigentliche Apex ist in Form eines dreieckigen Kalkschattens noch erhalten. Sowohl an der medialen als auch an der lateralen, oberen Begrenzung des Defektes findet sich je ein zarter, nach oben konvex gekrümmter Kalkschatten. Durch ergänzende Aufnahmen konnte außerdem festgestellt werden, daß auch der an die hintere Kante der Pyramide angrenzende Teil des Bodens der hinteren Schädelgrube destruiert war

einen scharf begrenzten Defekt entlang seiner gesamten Unterfläche auf. An der rechten-hinteren Clivuskante zeigte sich ein ausgestanzter bogiger Defekt. Bei der Operation ließ sich ein ausgedehntes Neurinom nachweisen, das vom N. hypoglossus ausging." Die wiedergegebenen Bilder sind nicht sehr überzeugend. Von den insgesamt bekanntgewordenen 9 Fällen von Hypoglossusneurinomen betrafen 7 den intrakraniellen und 2 den extrakraniellen Anteil des Nerven. Die bisher beschriebenen Fälle stammen von Kapeller, Friedmann und Eisenberg, von Mailey, Buchanan und Buchy, von de Martel, Subirana und Guilaume, von Henschen, von Haase und von Scott und Wyclin. Dazu kommt noch als 10. Fall der von Rausch mitgeteilte.

×) Die Meningeome des Schläfenbeines

Pathoanatomische Vorbemerkungen. Die Pathoanatomie der Meningeome kann hier nicht ausführlich wiedergegeben werden. Es soll nur das Wesentliche, soweit dies das Schläfenbein betrifft, erörtert werden.

Die Meningeome sind in der hinteren Schädelgrube wesentlich seltener anzutreffen als in der mittleren und vorderen Schädelgrube. Bezüglich des Entstehungsortes kann

man zwei Gruppen von Meningeomen
unterscheiden: Erstens solche, die in
der hinteren oder mittleren Schädelgrube, also außerhalb des Schläfenbeines, entstanden sind und erst sekundär auf dasselbe übergegriffen
haben, und zweitens solche, die sich
primär im oder am Schläfenbein
entwickelt haben, wobei die Pyramide wesentlich häufiger befallen ist
als die Schläfenbeinschuppe oder die
Pars mastoidea. Meningeome der
hinteren Pyramidenfläche können
mit Symptomen eines Kleinhirn-
brückenwinkel- bzw. eines Acusticustumors einhergehen. Meningeome
des großen Keilbeinflügels, die auf
die Pyramide übergegriffen haben,
können in das Mittelohr einbrechen.
Die kompakte Labyrinthkapsel setzt
dem Tumor längere Zeit Widerstand
entgegen, kann aber schließlich auch
zerstört werden.

**Das Röntgenbild der Meningeome
des Schläfenbeines.** Die Meningeome
können im Röntgenbild in vielen
Fällen dadurch erkannt bzw. diagnostiziert werden, daß sie entweder
typische Verkalkungen aufweisen,
oder dadurch, daß sie zu charakteristischen Reaktionen von seiten des
Knochens Anlaß geben. Es sind vier
Symptome, die man bei diesem
Tumor finden kann, die entweder
einzeln oder in verschiedener Kombination auftreten. Diese vier Symptome sind *Verkalkungen* im Tumor
oder in seiner Kapsel, *Hyperostosen,
Usuren* und *atypische Gefäßbildung*
im Bereiche des Knochens. Es sind
also dieselben Krankheitszeichen,
wie sie auch beim Hämangiom auftreten können. Die Verkalkungen
kommen in zwei verschiedenen Arten
vor, und zwar entweder als zentrale Kalkablagerungen innerhalb
der Neubildung in Form der sog.
Psammomkugeln, die einzeln oder

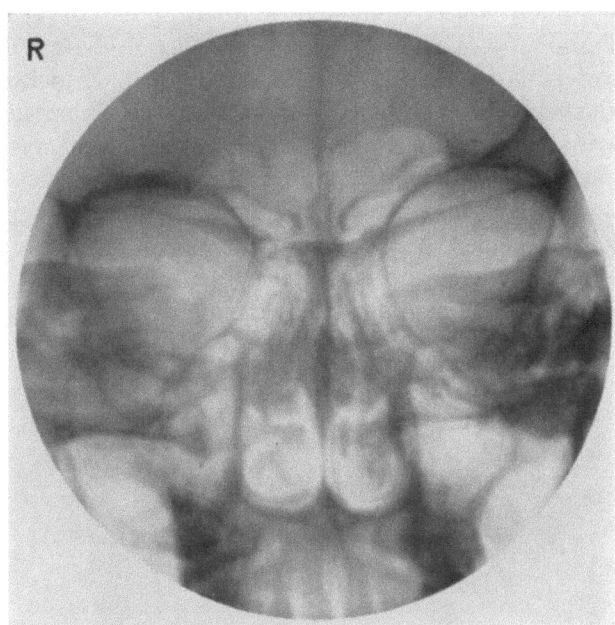

Abb. 227a. Sagittale Vergleichsaufnahme beider Pyramiden.
(Der Focus der Röhre stand ganz geringgradig links von der
Medianebene.) *Meningeom* der *rechten Pyramidenspitze.* 22jäh-
rige Frau, die vor 10 Jahren eine beiderseitige Otitis media
hatte. Derzeit bestehen beiderseits ein chronischer Adhäsivprozeß sowie die Zeichen eines Pyramidenspitzenprozesses
rechts. Das Röntgenbild zeigt, daß die rechte Pyramidenspitze strahlendurchlässiger ist als die linke, besonders die
obere Pyramidenkante ist im Spitzenbereich sehr undeutlich.
Die Grenze zwischen krankem und gesundem Knochen ist
nicht eindeutig feststellbar

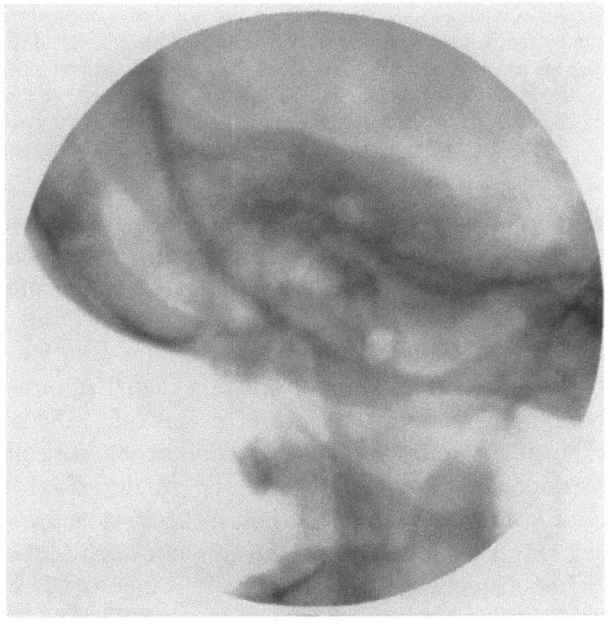

Abb. 227b. Aufnahme des rechten Schläfenbeines nach STENVERS. (Der Focus der Röhre
stand etwas zu weit nach der Seite des filmfernen Schläfenbeines.) Derselbe Fall wie Abb. 227a. Die Pyramidenspitze ist infolge einer Usur nur mehr als undeutlicher Schatten erkennbar. Die obere und hintere
Kante sind im Bereiche der Usur zerstört und daher nicht nachweisbar

zahlreich vorhanden sein können, oder in Form von Kalkhüllen in der Kapsel des Tumors (s. Abb. 226). Bei den Pyramidenmeningeomen scheinen nur letztere aufzutreten. Die Reaktion von seiten des Knochens kann osteoplastischer oder osteoklastischer Natur sein. Erstere führt zu Sklerosierungsvorgängen bzw. zu Hyperostosen, wobei der erkrankte Knochen verdickt und verplumpt sein kann. Es kann sich eine umschriebene osteomartige Verdickung entwickeln, und es kann zusätzlich zur Bildung von sog. Spicula kommen. Die Sklerosierungsvorgänge haben meist einen fleckigen, seltener einen homogenen Charakter. Zwischen den verdichteten Knochenpartien sind häufig kleine, rundliche Aufhellungen zu sehen, die zum Teil Gefäßlücken entsprechen. An den Meningeomen der Pyramide kann man sowohl endostale als auch exostale

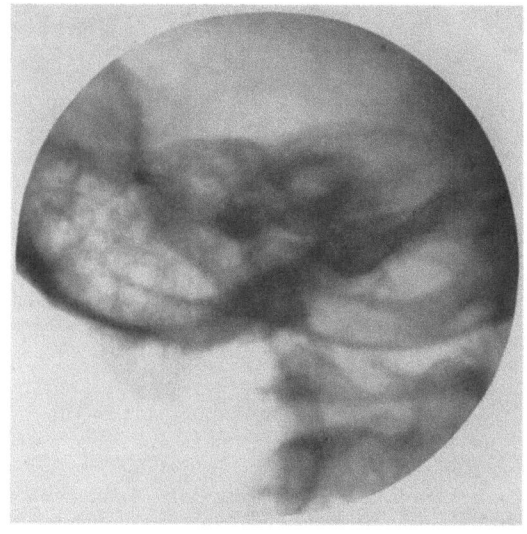
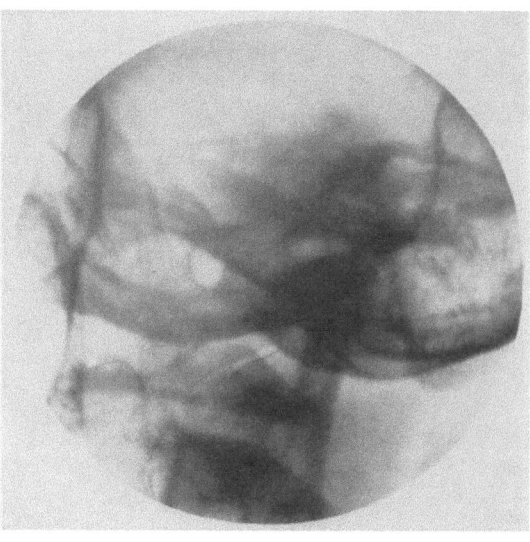

a   b

Abb. 228a u. b. Aufnahmen beider Schläfenbeine nach STENVERS. (Der Focus der Röhre stand bei beiden Aufnahmen etwas zu weit caudal.) a — rechts — gesunde, b — links — kranke Seite. *Meningeom des Kleinhirnbrückenwinkels.* 59jährige Frau, die mit den Symptomen eines linksseitigen Kleinhirnbrückenwinkeltumors zur Untersuchung überwiesen wurde. Die Abb. b zeigt, daß die linke Pyramide im mittleren Anteil wesentlich dichter ist als die rechte. Die obere Pyramidenkante ist zum Teil ebenfalls verdichtet, zum Teil etwas unscharf konturiert. Der Bereich der Eminentia arcuata ist von einem unregelmäßigen, kuppenförmigen, knochendichten Schatten überragt, der einer Tumorhyperostose entspricht. Es handelt sich um eine ziemlich typische Meningeomhyperostose

Hyperostosen beobachten. Bezüglich der Usuren muß man unterscheiden zwischen solchen, die durch Tumorinfiltration im Knochen entstehen, und solchen, die lediglich durch den Druck der Neubildung hervorgerufen werden. Letztere finden sich hauptsächlich im Bereiche der Schädelkapsel und hier vorwiegend am Scheitelbein. Die durch ein Meningeom hervorgerufenen Usuren können ein ganz verschiedenes Ausmaß erreichen, sind fast immer uncharakteristisch und oft nicht von einer durch eine Metastase bedingten Destruktion zu unterscheiden. Die abnorme Gefäßbildung, hauptsächlich bei Sitz des Tumors in der Schädelkapsel vorkommend, äußert sich in einer regionären Vermehrung der Gefäßzeichnung in der Nachbarschaft des Tumors. Die Gefäßkanäle oder -furchen können hierbei verbreitert sein oder einen stärker geschlängelten Verlauf zeigen. Manchmal sieht man nur ein atypisches Gefäßband in Richtung auf den Tumor ziehen. Solche Gefäßanomalien kommen bei Lokalisation der Neubildung an der Schädelbasis äußerst selten vor.

Die Meningeome der Pyramide können sich röntgenologisch auf verschiedene Art äußern. Am häufigsten sieht man eine Destruktion des Felsenbeines ohne Zeichen von Knochenneubildung. Im sagittalen Vergleichsbild beider Pyramiden kann eine nicht sehr ausgedehnte Usur der Pyramidenspitze lediglich eine erhöhte Strahlendurchlässigkeit bedingen (s. Abb. 227a). Die Grenze zwischen erhöhter und normaler Strahlendurchlässigkeit kann im Röntgenbild oft kaum erkennbar sein. Eine Spezialaufnahme der Pyramide wird die Arrosion ihrer Spitze deutlicher erkennen lassen (s. Abb. 227b). Man beachte besonders immer die obere Pyramidenkante, da hier eine Usur oft zuerst auftritt und hier auch am ehesten zu erkennen ist. Ein vom Tentorium ausgehendes Meningeom kann als einziges Symptom lediglich eine Arrosion der oberen Pyramidenkante verursachen. Selten geschieht es, daß die ganze Pyramidenspitze zerstört wird, meist bleibt vom eigentlichen Apex ein größeres oder kleineres Knochenstück erhalten (s. Abb. 226). Der innere Gehörgang kann in die Destruktion mit einbezogen sein. Er kann aber auch durch lokale Liquorstauung (Verquellung der Cisterna meatus acusticus interni) eine Erweiterung erfahren. Auch isolierte Usuren in Form einer umschriebenen Aufhellung im Bereich der hinteren Pyramidenkante kommen vor. In anderen Fällen sind Knochenneubildungen zu sehen. Dadurch wird die normale Struktur der Pyramide verändert. Das Bild des Felsenbeines wird dadurch undeutlich und unregelmäßig, und Details, z. B. die Konturen des inneren Gehörganges, können dann oft nicht mehr differenzierbar sein. Eine höhergradige Knochenneubildung bei Meningeomen des Kleinhirnbrückenwinkels scheint selten vorzukommen. Wir konnten bisher nur einen einzigen Fall mit deutlicher Hyperostose beobachten (s. Abb. 228b). Sehr selten sind die Meningeome der Pars mastoidea. Wenn sie sich durch rein osteolytische Knochenprozesse manifestieren, sind sie durch die Röntgenuntersuchung nicht nur nicht diagnostizierbar, sondern erlauben auch keine Differentialdiagnose zwischen einer entzündlichen oder neoplastischen Destruktion (s. Abb. 229).

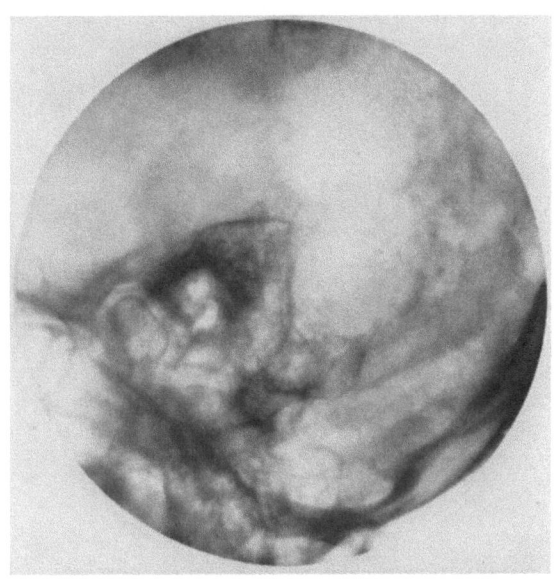

Abb. 229. Aufnahme des linken Schläfenbeines nach SCHÜLLER. (Die Neigung des Zielstrahles war etwas zu gering.) *Maligne degeneriertes Meningeom.* 55jähriger Mann, der vor 4 Monaten links hinter dem Ohr eine Geschwulst bemerkte, die ziemlich rasch an Größe zunahm. Seither bestehen Kopfschmerzen. Das Röntgenbild zeigt im oberen Anteil der Pars mastoidea und daran anschließend in den hinteren-unteren Partien des Os parietale zwei ineinander übergehende, annähernd runde, etwa schillingstückgroße, unscharf begrenzte Aufhellungen. Innerhalb der Aufhellungen sind stellenweise noch kleine, unregelmäßige Kalkschatten erkennbar, die Resten des ursprünglichen Knochens entsprechen und Sequestern sehr ähnlich sehen. Die untere Aufhellung reicht nach vorne unmittelbar bis an das Zellsystem heran, bzw. umfaßt bereits einen Teil desselben. Das Zellsystem ist nicht gut hell. Der Defekt ist vollkommen uncharakteristisch. Röntgenologisch könnte es sich auch um entzündliche Defekte handeln. Die Probeexcision ergab ein sarkomatös entartetes Meningeom

2. Die semimalignen Tumoren

Die Osteoklastome des Schläfenbeines

Pathoanatomische Vorbemerkungen. Die Osteoklastome treten bevorzugt im dritten Lebensjahrzehnt auf, jedoch werden auch Kinder, seltener Erwachsene über 40 Jahre befallen. Eine Geschlechtsdisposition scheint nicht zu bestehen. Der Tumor wächst vorwiegend destruierend, dementsprechend zeigt der Knochen an der erkrankten Stelle eine einem Hohlraum entsprechende Aufhellung, die gekammert sein kann, wobei zarte Knochenwände die einzelnen Kammern trennen. Nach MÖLLER-FLEMMING kommen die Tumoren im Bereiche des Hirnschädels und der Schädelbasis an den knorpelig

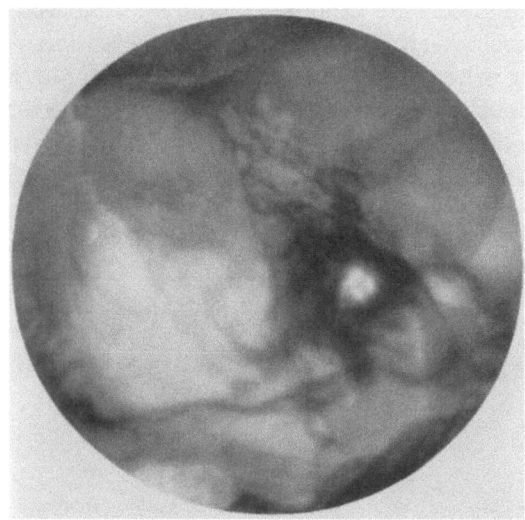

Abb. 230a. Aufnahme des rechten Schläfenbeines nach Schüller. (Typische Einstellung.) *Osteoklastom des Hinterhauptbeines* und der *Pars mastoidea.* 6jähriger Knabe mit einer seit 2 Monaten bestehenden Schwellung rechts retroauriculär. Das Röntgenbild zeigt im unteren Anteil der Pars mastoidea lateral vom Sinus und im daran anschließenden Teil des Hinterhauptbeines eine große, einem Destruktionsherd entsprechende Aufhellung mit unregelmäßigen und in dieser Projektion auch unscharfen Grenzen. Das pneumatische System ist gehemmt und verschattet. Der Destruktionsherd ist vollkommen uncharakteristisch und erlaubt höchstens eine Vermutungsdiagnose

vorgebildeten Knochen vor. Sie entwickeln sich am Schläfenbein viel seltener als z. B. am Siebbein oder Keilbeinkörper. Am Os temporale sitzen sie meist im Bereiche der Pars mastoidea oder haben von der Nachbarschaft auf dieselbe übergegriffen. Sie können hier nach außen wachsend tastbar werden. Manchmal ist eine begleitende Otitis media oder Mastoiditis die Ursache, die den Erkrankten zum Arzt führen. Die Literatur über die Osteoklastome des Schläfenbeines ist nicht sehr umfangreich. Meist handelt es sich um kasuistische Mitteilungen (Möller-Flemming, Ramadier-Tourney, Shrivastay und Sharma, Synder u. a.). Je eine größere Arbeit stammen von Cavazza und Frazoni, von Kleinsasser und Albrecht sowie von Lord und Stewart. Die klinische Diagnose eines Osteoklastoms des Schläfenbeines ist nur durch eine Probeexcision oder postoperativ durch eine histologische Untersuchung möglich. Wohl wird das Vorliegen eines Tumors klinisch feststellbar sein.

Aufnahmetechnische Vorbemerkungen. So wie bei jedem klinisch unklaren Tumor müssen zunächst die drei Standardaufnahmen angefertigt werden, die je nach den sich ergebenden Veränderungen durch entsprechende Zusatzaufnahmen zu ergänzen sind.

Das Röntgenbild der Osteoklastome. Die Tumoren wachsen vorwiegend destruierend, dementsprechend zeigt der Knochen an der erkrankten Stelle eine einem Hohlraum entsprechende Aufhellung, die allerdings gekammert sein kann, wobei zarte Knochenwände die einzelnen Kammern trennen. An der Schädelkapsel kann die Lamina interna et externa

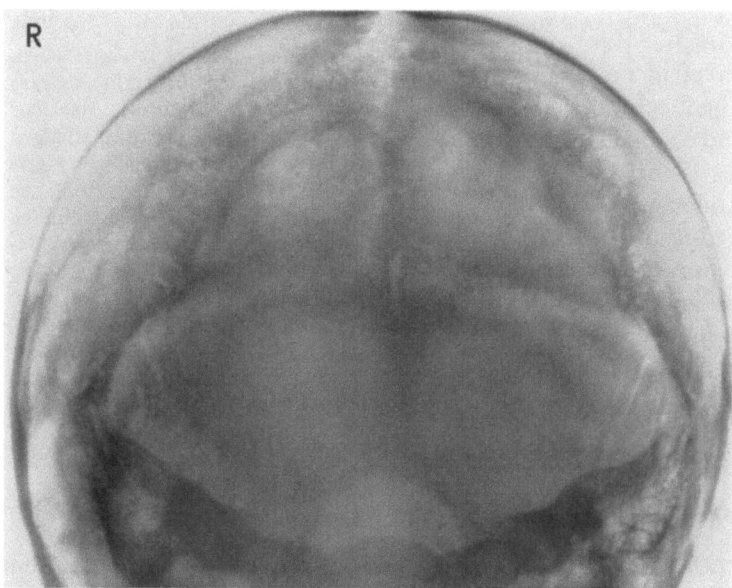

Abb. 230b. Halb-axiale Aufnahme der Pyramiden nach Grashey.
(Der Focus der Röhre stand etwas links von der Medianebene.) Derselbe Fall wie Abb. 230a. Man sieht hinter der rechten Pyramide, im Bilde oberhalb derselben, die dem Destruktionsherd entsprechende Aufhellung. Die Grenze gegen den gesunden Knochen verläuft bogig und weist eine verdichtete Randzone wechselnder Dicke und Dichte auf. Dieser letzte Umstand spricht mehr für ein Osteoklastom und gegen ein Epidermoid. Ein eosinophiles Granulom zeigt kaum jemals so einen verdichteten Randsaum. Dieser spricht auch gegen das Vorliegen eines malignen primären oder sekundären Neoplasmas

zum Teil verdünnt, zum Teil vorgewölbt bzw. schalenartig aufgetrieben und stellenweise ganz zerstört sein. Die Grenzen der Usur sind, wenn sie von den Strahlen tangential getroffen werden, scharf, oft buchtig und können eine verdichtete Randzone aufweisen (s. Abb. 230a und b). Am Hinterhaupt wurde von LEITHOLF, WARD und HENDRICK ein seifenblasenartiges Bild beschrieben. Wo der Tumor der Abb. 230a und b entstanden ist, läßt sich nicht mehr entscheiden. Da jedoch die Unterschuppe des Hinterhauptbeines in größerer Ausdehnung zerstört ist als die Pars mastoidea, ist anzunehmen, daß die Geschwulst im Os occipitale entstanden ist und erst beim weiteren Wachstum auf das Mastoid übergegriffen hat. Differentialdiagnostisch kann ein Epidermoid in Frage kommen. Doch ist die verdichtete Randzone beim Osteoklastom nicht so regelmäßig, wie dies beim Epidermoid meist der Fall ist, sie ist beim Osteoklastom an verschiedenen Stellen oft verschieden stark ausgeprägt und kann übrigens auch vollkommen fehlen. Im letzten Falle kann dann ein eosinophiles Granulom, eventuell eine Metastase und bei entsprechender Lokalisation auch ein Glomustumor in Frage kommen. Manchmal schließt das Alter des Patienten die eine oder andere Möglichkeit aus. Es kann jedoch Fälle geben, bei welchen die röntgenologische Diagnose unsicher bleibt.

3. Die malignen Tumoren

a) Die Carcinome des Schläfenbeines

Pathoanatomische Vorbemerkungen. Je nach Ausgangsort unterscheidet man Carcinome des äußeren Ohres und solche des Mittelohres. Primäre Carcinome des Innenohres sind bis heute nicht bekannt geworden. Im Bereiche des äußeren Ohres stellt die Ohrmuschel den häufigeren Ausgangspunkt dar als der äußere Gehörgang. Histologisch handelt es sich in der überwiegenden Mehrzahl der Fälle um *Plattenepithelcarcinome*, seltener um *Basaliome* und äußerst selten um *Adenocarcinome*. Von letzteren sind bisher in der Weltliteratur nur zwei Fälle beschrieben worden (MILLER). Nach MARX kommen im äußeren Gehörgang auch *Zylinderzellencarcinome* vor. Erwähnt sei noch, daß maligne Tumoren der Parotis gar nicht so selten auf das Schläfenbein übergreifen können. Die Carcinome des äußeren Ohres wachsen in der Regel langsam und setzen kaum Metastasen, können jedoch große Dimensionen einnehmen und zu ausgedehnten lokalen Zerstörungen Anlaß geben. Die Destruktionen betreffen häufiger den knöchernen Anteil des äußeren Gehörganges und die Schläfenbeinschuppe, seltener die Pars mastoidea und die Pyramide.

Die primären Carcinome des Mittelohres sind in der Regel Plattenepithelcarcinome. Der Tumor entsteht also auf einem Boden, der normalerweise kein Plattenepithel aufweist. Diese auffallende Tatsache hat zu verschiedenen Theorien über die Entstehung der Mittelohrcarcinome Anlaß gegeben. Schon frühzeitig wurde auf die Bedeutung einer vorhergehenden, langdauernden chronischen Mittelohrentzündung hingewiesen. SCHLITTER (zit. nach MARX) kam bei kritischer Sichtung der gesamten Literatur zu dem Ergebnis, daß keine einzige einwandfreie Beobachtung von primärem Mittelohrcarcinom ohne vorausgegangene Eiterung vorgelegen habe. Demnach glaubt man, daß das bei einer chronischen Mittelohreiterung eingewucherte Epithel des äußeren Gehörganges den Mutterboden des Mittelohrcarcinomes darstelle. Diese Tumoren sind durch ein langsames, aber unaufhaltsam fortschreitendes, zu ausgedehnten Knochenzerstörungen führendes Wachstum charakterisiert, welches nach MITTERMAIER vollkommen regellos erfolgt; eine bevorzugte Richtung lasse sich nicht feststellen. Den geringsten Widerstand findet der Tumor beim Vordringen in die angrenzenden Hohlräume und Gänge, z. B. in die Tube. Neben der Knochendestruktion kommt es infolge Gefäßunterbrechung zur Bildung von kleineren oder größeren Sequestern. Wuchert die Geschwulst nach innen, dann führt sie meist zu beträchtlichen Arrosionen an der Schädelbasis. Der Labyrinthblock setzt in manchen Fällen dem Vordringen des Tumors einen Widerstand entgegen, so daß er wie ausgestanzt in eine Knochenlücke hineinragen kann. Oder man findet einen großen, das Labyrinth bergenden Sequester der Pyramide. Es gibt aber auch Fälle, bei welchen

gerade das Labyrinth in ausgedehntem Maße zerstört wird. Die Destruktion des Laby-
rinthes kann aber auch durch eine gleichzeitig vorhandene Entzündung erfolgen. Bei
Tumorentstehung im Warzenfortsatz kann klinisch zunächst das Bild einer einfachen
Mastoiditis vorgetäuscht werden.

Aufnahmetechnische Vorbemerkungen. Da die Carcinome des Ohres, sowohl am
äußeren Ohr als auch am Mittel- und Innenohr zu Veränderungen Anlaß geben können,
so sind in jedem Falle, bei welchem klinisch ein Carcinom diagnostiziert wird oder der

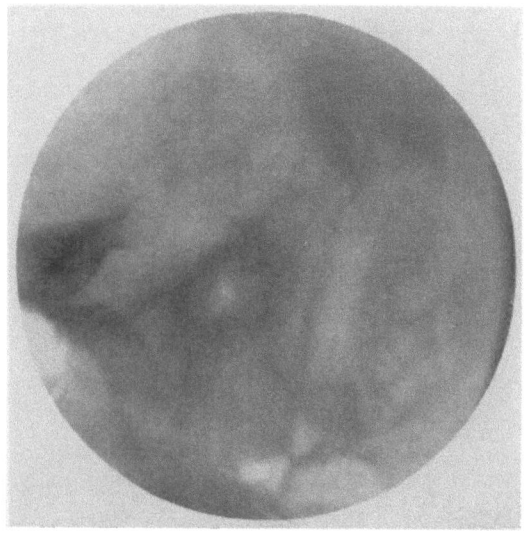
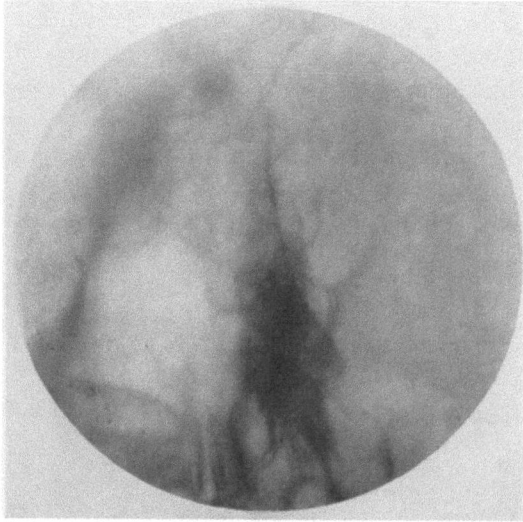

Abb. 231 a   Abb. 231 b

Abb. 231 a. Aufnahme des linken Schläfenbeines nach SCHÜLLER. (Typische Einstellung.) *Carcinom des*
äußeren Gehörganges auf das Mittelohr, die Pars mastoidea und das Zellsystem im vorderen Anteil übergreifend.
72jährige Frau mit einer seit über 1 Jahr bestehenden, in letzter Zeit blutigen Sekretion aus dem linken Ohr,
Abnahme des Hörvermögens, in letzter Zeit stärkere Schmerzen. Im äußeren Gehörgang finden sich reichlich
„Granulationen". Das pneumatische System ist gut entwickelt, von gemischtzelliger Struktur. Die Zellen
reichen nach vorne bis in die hintere Zygomaticuswurzel, nach hinten bis hinter den Sinus. Die Zellen sind
verschattet. Über dem äußeren Gehörgang, der hinteren Zygomaticuswurzel entsprechend, findet sich als
Ausdruck einer Knochendestruktion ein unregelmäßig und unscharf begrenzter, aufgehellter Bezirk, in dessen
Bereich keine Zellstruktur mehr erkennbar ist. Ein zweiter ebensolcher Aufhellungsbezirk findet sich in
mittlerer Sinushöhe. Auch hier ist keine Zellstruktur mehr erkennbar. Von hinten her ragen einige Reste von
Zellsepten spornartig in den Defekt

Abb. 231 b. Aufnahme des linken Schläfenbeines nach E. G. MAYER. (Typische Einstellung). Derselbe Fall
wie Abb. 231 a. An Stelle des äußeren Gehörganges und der Paukenhöhle findet sich eine große, unscharf
und unregelmäßig begrenzte Aufhellung, die einem Destruktionsherd entspricht. Der Defekt umfaßt fast das
gesamte Os tympanicum. Er erstreckt sich nach vorne bis in die hintere Zygomaticuswurzel, nach oben zum
Teil in die Schuppe, nach unten in den basalen Anteil der Schuppe und nach hinten bis zur medialen Wand
der Paukenhöhle, die ebenfalls größtenteils schon zerstört ist. Auch die Kiefergelenkspfanne ist weitgehend
destruiert

Verdacht auf ein solches besteht, die Aufnahmen nach SCHÜLLER, E. G. MAYER und
STENVERS anzufertigen. Als Zusatzaufnahmen, die sich mitunter als sehr aufschlußreich
erweisen können, kommen je nach Lokalisation der Knochenveränderungen eine tangentiale Aufnahme des Warzenfortsatzes bzw. des Planum mastoideum, eine axiale Aufnahme der Schädelbasis nach SCHÜLLER (axiale Vergleichsaufnahme der Pyramide) oder
auch eine halbaxiale Aufnahme der Pyramiden nach GRASHEY in Frage.

Das Röntgenbild der Carcinome des Schläfenbeines. Das Übergreifen eines *Carcinomes*
des äußeren Ohres auf benachbarte Knochenpartien kann an verschiedenen Stellen erfolgen.
Ist der Tumor im äußeren Gehörgang entstanden, so werden zunächst dessen knöcherne
Wände teilweise und im weiteren Verlauf vollständig zerstört. In fortgeschrittenen Fällen

sind die angrenzenden Partien der Schläfenbeinschuppe in geringerem oder größerem Ausmaße in den Defekt mit einbezogen. Außer dem knöchernen Gehörgang können die Kiefergelenkspfanne und größere Teile der Schläfenbeinschuppe destruiert sein, und nach rückwärts kann der Prozeß auf die Pars mastoidea übergegriffen haben (s. Abb. 231a und b). Auch zu einer Zerstörung der medialen Paukenhöhlenwand und des knöchernen

Anteiles der Eustachischen Röhre kann es kommen. Letzteres ist eindeutig nur auf einer axialen Vergleichsaufnahme beider Pyramiden nachweisbar (s. Abb. 232). Derartig ausgedehnte Defekte, wie sie die Abb. 231a und b und die Abb. 232 zeigen, sind selten zu beobachten, da die Patienten meist früher den Arzt aufsuchen. Eine in ihrem Ausmaß wesentlich geringere Destruktion zeigt die Abb. 233. Hier findet sich eine Usur im Bereiche des Attik sowie im basalen Anteil der Schläfenbeinschuppe. Außerdem ist es zu einer Sequestration des vorderen Anteiles des im übrigen arrodierten Os tympanicum gekommen. Die Carcinome des hinteren Anteiles der Ohrmuschel können den äußeren Gehörgang intakt lassen, können aber von außen her in die Pars mastoidea vordringen und den Knochen hier zerstören. Hierbei kann man häufig Veränderungen feststellen, die für ein Carcinom am Schädel charakteristisch sind, und zwar kleine, unscharf begrenzte, rundliche Aufhellungen in der Nachbarschaft des durch den Tumor gesetzten einheitlichen De-

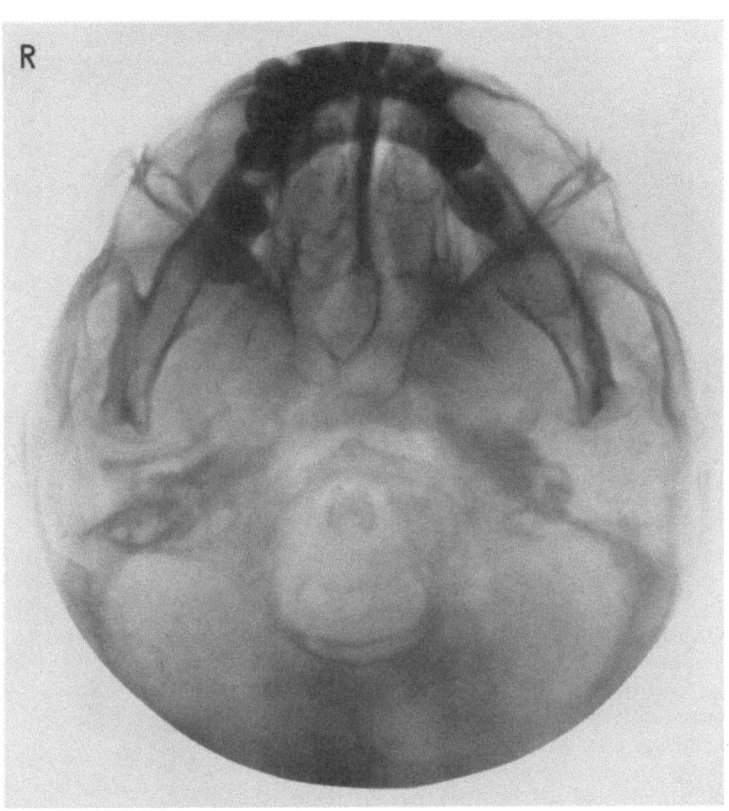

Abb. 232. Axiale Vergleichsaufnahme beider Pyramiden nach SCHÜLLER. (Symmetrische Einstellung.) *Carcinom des äußeren Gehörganges mit ausgedehnter Destruktion der Umgebung desselben.* 48jährige Frau, vor 2¹/₂ Jahren wegen einer seit 3 Monaten bestehenden chronischen Mittelohreiterung operiert (Radikaloperation). In letzter Zeit starke Schmerzen im linken Ohr, blutige Sekretion und beträchtliche Hörverminderung. Im äußeren Gehörgang finden sich reichlich „Granulationen". Das Röntgenbild zeigt als Ausdruck einer Destruktion im Bereich des äußeren Gehörganges und seiner Umgebung eine vollkommen strukturlose Aufhellung. Der Defekt umfaßt den gesamten knöchernen Anteil des äußeren Gehörganges und der Tube. Er reicht nach medial bis an die mediale Paukenhöhlenwand, die zum Teil schon arrodiert ist. Nach hinten greift der Defekt auf die Pars mastoidea über. Diese Projektion ist aber für die Beurteilung der Pars mastoidea nicht geeignet

fektes. Diese kleinen Aufhellungen entsprechen neuen Wachstumszentren der infiltrierend vordringenden Geschwulst (s. Abb. 234a und b). Ob ein Durchbruch in die mittlere oder hintere Schädelgrube stattgefunden hat, läßt sich, wenn derselbe im Bereiche der Schläfenbeinschuppe oder der Pars mastoidea erfolgte, nicht immer eindeutig feststellen, da die die Usur charakterisierende Aufhellung der seitlichen Schädelwand nicht stets erkennen läßt, ob die Lamina interna des Schuppenanteiles oder die Pars mastoidea noch intakt ist oder nicht. Ist jedoch ein Durchbruch im Bereiche der vorderen oder hinteren Pyramidenfläche vorhanden und wird er von den Strahlen tangential getroffen, so ist er im Röntgenbild nachweisbar. Das Fehlen einer höhergradigen

Zerstörung der Mittelohrräume bei ausgedehnter Knochendestruktion der seitlichen Schädelwand weist darauf hin, daß das Carcinom vom äußeren Ohr seinen Ausgang genommen hat.

Das *Carcinom des Mittelohres* entsteht, wie schon erwähnt, häufig auf der Basis einer chronischen Entzündung. Dementsprechend zeigen die von einem Tumor befallenen Schläfenbeine meist auch eine komplette oder zumindest höhergradige Pneumatisations-

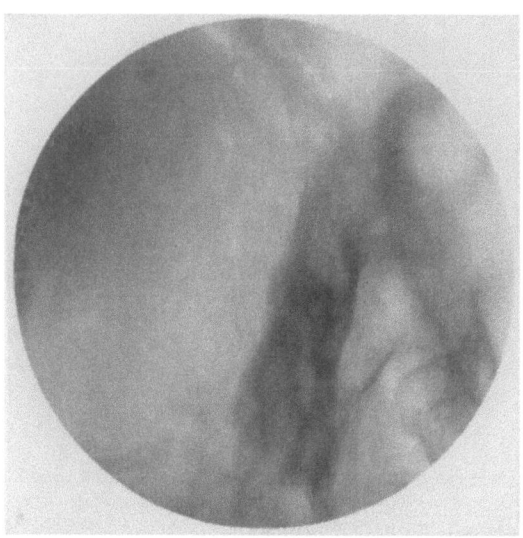

hemmung. In einem gut entwickelten pneumatischen System kann es dann zu einer Carcinombildung in der Paukenhöhle kommen, wenn die vorhergehende chronische Entzündung auf das Cavum tympani beschränkt war. Es gibt jedoch auch Fälle von akuten Eiterungen mit einem gut entwickelten pneumatischen System, bei welchen ein Carcinom auftreten kann. Das Röntgenbild zeigt in einem solchen Falle eine ganz unregelmäßige, strukturlose Aufhellung am Sitz des Tumors (s. Abb. 235a und b). Die in unmittelbarer Nachbarschaft des Tumors vorhandenen Zellen können als Folge einer begleitenden Entzündung eine Verschattung und meist auch eine etwas undeutliche Zellstruktur zeigen. Sind bereits ausgedehnte Zerstörungen vorhanden, dann läßt sich der Ausgangspunkt der Geschwulst — Paukenhöhle, Antrum, eventuell Zellsystem selbst — nicht mehr feststellen. Entwickelt sich ein Carcinom im Anschluß an eine chronische Mittelohreiterung, also in einem komplett oder stark gehemmten Warzenfortsatz, dann ist das Röntgenbild, solange keine makroskopisch erkennbare Arrosion besteht, vollkommen uncharakteristisch. Ist jedoch eine ausgedehntere Knochenusur vorhanden, so kann man verschiedene Bilder beobachten, je nachdem, in welcher Richtung die destruierend wachsende Neubildung vorgedrungen ist. Bei Ausdehnung in die Pars mastoidea findet sich hier eine der Tumordestruktion entsprechende verschieden große, meist unregelmäßige, strukturlose Aufhellung, die das Tegmen, die Sinusschale, die hintere Gehör-

Abb. 233. Aufnahme des rechten Schläfenbeines nach E. G. Mayer. (Typische Einstellung.) *Carcinom des äußeren Gehörganges mit Sequestration des Os tympanicum.* 51jährige Frau, seit Jahren chronische Mittelohrentzündung, in letzter Zeit starke Schmerzen im rechten Ohr und blutige Sekretion. Beträchtliche Hörverminderung. Das Röntgenbild zeigt eine teilweise Arrosion des Os tympanicum. Der noch vorhandene Rest, den vorderen Anteil desselben betreffend, stellt sich als isolierter zarter, jedoch abnorm dichter, also in Sequestration befindlicher Schatten dar. Im basalen Anteil der Schläfenbeinschuppe, im Bilde vor dem sequestrierten Os tympanicum und zum Teil in Deckung mit dem Kieferköpfchen findet sich als Ausdruck einer Knochenusur eine etwa bohnengroße, gegen die Umgebung unscharf und nur undeutlich in Erscheinung tretende Aufhellung. Der Attik ist infolge einer Usur ausgeweitet, gegen die Umgebung unscharf abgegrenzt, die laterale Attikwand ist nicht mehr erkennbar

gangswand und auch das Os tympanicum betreffen kann (s. Abb. 236a und b). Wächst die Geschwulst nach ventral-medial, kann sie den Labyrinthblock vollkommen zerstören oder unter teilweiser Destruktion denselben umwachsen und in die Pyramidenspitze vordringen (s. Abb. 237). Fälle, bei welchen das Carcinom die Pars mastoidea unbeeinflußt läßt und lediglich die mediale Paukenhöhlenwand und damit den Labyrinthblock angreift, sind selten. Hierbei muß es nicht immer zu einer vollständigen Zerstörung der Labyrinthkapsel kommen. Die den Tumor begleitende Entzündung kann zu einer ossifizierenden Labyrinthitis Anlaß geben. Man sieht dann im Röntgenbild an Stelle der Innenohrlichtung einen dichten, strukturlosen Schatten. Hat das Carcinom auf die platten Schädelknochen übergegriffen, so kann man in der Umgebung des einheitlichen Defektes die schon beschriebenen, kleinen, rundlichen unscharf begrenzten Aufhellungen finden, die neuen

Wachstumszentren des infiltrierend wachsenden Tumors entsprechen. Solche kleine rundliche Aufhellungen konnte E. G. MAYER auch innerhalb der Labyrinthkapsel an Stelle der Bogengänge beobachten.

b) Die Mischtumoren (Cylindrome im engeren Sinne) des Schläfenbeines

Pathoanatomische Vorbemerkungen. Wie schon im Nebenhöhlenkapitel erwähnt wurde, entstehen die Mischtumoren durch gleichzeitiges Wuchern von Epithel- und Bindegewebe. Sie rezidivieren nach operativen Eingriffen sehr häufig, metastasieren

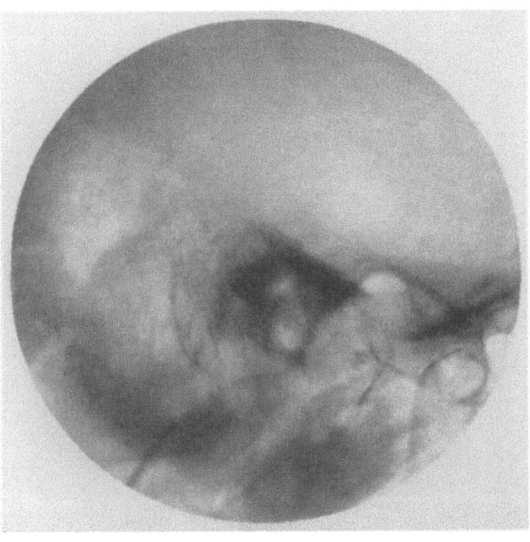 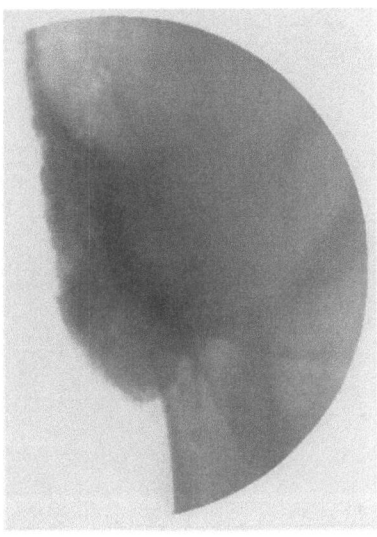

Abb. 234 a   Abb. 234 b

Abb. 234a. Aufnahme des rechten Schläfenbeines nach SCHÜLLER. (Die Neigung des Zielstrahles zur Deutschen Horizontalebene war etwas zu gering.) *Carcinom der Ohrmuschel auf den Knochen übergreifend.* 83jähriger Mann, seit mehreren Monaten im hinteren-oberen Anteil der Ohrmuschel eine Geschwulst, in letzter Zeit stärkere Schmerzen. Das pneumatische System ist höhergradig gehemmt, von klein- bis mittelzelliger Struktur. Die Zellen reichen nach vorne bis zum äußeren Gehörgang, nach hinten bis lateral vom Sinus. Die Zellen sind verschattet und zeigen eine etwas undeutliche Struktur, was jedoch die Folge der Hemmung und des Alters des Patienten sein dürfte. Im hinteren-oberen Anteil der Pars mastoidea erkennt man als Ausdruck einer Knochendestruktion einen unregelmäßig und unscharf gegen die Umgebung abgegrenzten Aufhellungsbezirk, der sich aus einer größeren einheitlichen und mehreren kleineren rundlichen Aufhellungen zusammensetzt. Die kleinen Aufhellungen entsprechen Wachstumszentren des infiltrativ vordringenden Tumors. Der laterale Anteil der oberen Pyramidenkante und das obere Drittel der hinteren Begrenzung der Pyramide (vorderer Rand des Sinus) sind ebenfalls zerstört

Abb. 234b. Tangentiale Aufnahme der Pars mastoidea. Derselbe Fall wie Abb. 234a. Man sieht am Planum mastoideum zahlreiche kleine, randständige Usuren mit vollständiger Zerstörung der Tabula externa und teilweiser Zerstörung der darunterliegenden Knochenpartien. Der Tumor dürfte bereits in die hintere Schädelgrube durchgebrochen sein, jedoch ist dies aus dem Röntgenbild nicht sicher zu entnehmen

aber nur ausnahmsweise. Nach FINI STORCHI entwickeln sich die Mischtumoren (Cylindrome) mit Vorliebe an Stellen, wo sich undifferenzierte embryonale Keime angesiedelt haben, die dann bei tumorartigem Wachstum sowohl epitheliale als auch mesenchymale Bestandteile aufweisen können.

Das Auftreten einer Mischgeschwulst im Bereiche des Schläfenbeines ist ein sehr seltenes Ereignis. Das Vorkommen dieser Geschwulst am Os temporale ist auf Grund der Entwicklungsgeschichte erklärbar, da die Speicheldrüse und Teile des Schläfenbeines (Trommelfellanlage) genetisch enge Beziehungen aufweisen. Der in der Paukenhöhle entstehende Tumor kann die Pyramide durchbrechen und kann sowohl in die mittlere, als auch in die hintere Schädelgrube durchbrechen. RISSING beschreibt pathoanatomisch einen derartigen Fall, bei welchem eine Mischgeschwulst vom Typus des Cylindrom,

vom Cavum tympani ausgehend, sich nach vorne in die mittlere Schädelgrube ausgebreitet hat. Es waren hierbei große Teile der Pyramide, insbesondere das Labyrinth,
das Dorsum sellae, der Boden der gleichseitigen mittleren Schädelgrube und der Processus
clinoideus anterior der gleichen Seite zerstört.

Aufnahmetechnische Vorbemerkungen. Da sich der Mischtumor nach allen Richtungen ausbreiten kann, sind selbstverständlich alle drei Standardaufnahmen des Schläfenbeines anzufertigen, wobei sich dann die Notwendigkeit ergeben kann, noch verschiedene

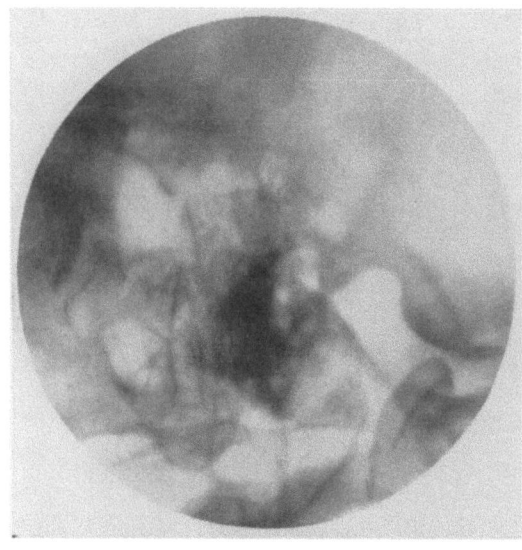 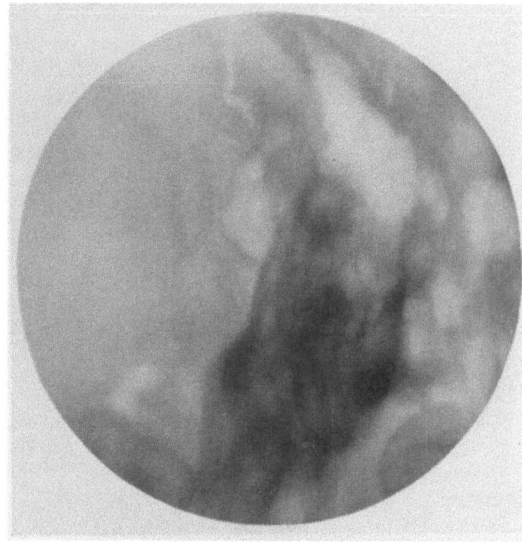

Abb. 235a   Abb. 235b

Abb. 235a. Aufnahme des rechten Schläfenbeines nach Schüller. (Typische Einstellung.) *Carcinom des
Mittelohres*. 41jährige Frau, bei der wegen klinischen Verdachts auf eine Mucosusotitis auswärts eine Antrotomie durchgeführt worden war. Bald darauf traten Kopfschmerzen und Ohrgeräusche auf und es bildete
sich eine Fistel im Bereich der retroauriculären Narbe. Das Röntgenbild zeigt ein pneumatisches System
von mittlerer Ausdehnung und unregelmäßiger, gemischtzelliger Struktur. Die Zellen reichen nach vorne
bis in die hintere Zygomaticuswurzel, nach hinten bis knapp hinter den Sinus. Lateral vom oberen Sinusknie
erkennt man als Ausdruck einer Knochendestruktion einen größeren, unregelmäßigen, in dieser Projektion
jedoch ziemlich scharf begrenzten Aufhellungsherd, der für einen Operationsdefekt vollkommen atypisch
ist. Die dem Defekt benachbarten Zellen sind verschattet und zeigen stellenweise eine etwas undeutliche
Struktur. Die Zellen in der Peripherie des pneumatischen Systems sind gut lufthaltig. Ein Befund, der für
eine entzündliche Knochenaffektion mit einem umschriebenen Einschmelzungsherd vollkommen atypisch ist

Abb. 235b. Aufnahme nach E. G. Mayer. (Der Focus der Röhre stand etwas zu weit ventral.) Derselbe
Fall wie Abb. 235a. An Stelle des Antrum sieht man einen kleinen, operativen Defekt. Derselbe geht nach
hinten-oben in einen großen, unregelmäßig begrenzten Destruktionsherd über. Es handelt sich um ein solides
spindelzelliges Carcinom. Wovon dasselbe seinen Ausgang genommen hat, ob vom Antrum oder vom
Zellsystem selbst, läßt sich aus dem Röntgenbild nicht entnehmen

Zusatzaufnahmen zu machen (Vergleichsaufnahmen beider Pyramiden nach Schüller
und Grashey usw.).

Das Röntgenbild der Mischtumoren des Schläfenbeines. Die klinische Diagnose eines
Mischtumors ist nur auf Grund einer histologischen Untersuchung möglich. Wohl kann
im speziellen Falle der Verdacht auf einen Tumor des Schläfenbeines ausgesprochen
werden. Röntgenologische Arbeiten über Mischtumoren des Schläfenbeines sind in der
uns zugänglichen Literatur nur vereinzelt zu finden. Über Cylindrome des äußeren Gehörganges berichten unter anderem Nussbaum, Oltersdorf, Fabre und Jost sowie Fini
Storchi. Im Falle Nussbaums bestanden an der hinteren Gehörgangswand rötliche
Granulationen, die leicht bluteten. Über dem Warzenfortsatz bestand eine Periost-
verdickung, sowie intensive Druckschmerzhaftigkeit desselben. Weiter fand sich eine komplette Facialislähmung. Das Röntgenbild zeigte eine Verschleierung des ganzen Warzen-

fortsatzes. Dieser erschien aufgetrieben. Es ergab sich aber kein Anhaltspunkt für eine
Einschmelzung oder einen Tumor. Die Operation deckte einen gut pneumatisierten
Warzenfortsatz auf, in welchem die Zellen überall von dunkelrot aussehenden Granulationen erfüllt waren. Es fand sich kein freier Eiter. Im Falle von OLTERSDORF bestand
eine komplette Stenose des äußeren Gehörganges durch Tumorgewebe. Eine Röntgenuntersuchung war nicht durchgeführt worden. FABRE und JOST beschreiben ein Cylindrom,
welches sich, von den Weichgeweben ausgehend, im Niveau des äußeren Gehörganges
fand; es war auf der Unterlage verschieblich und war nicht von der Parotis ausgegangen

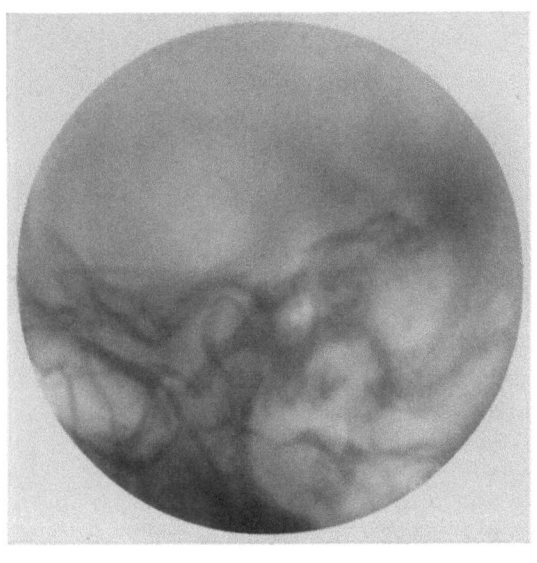 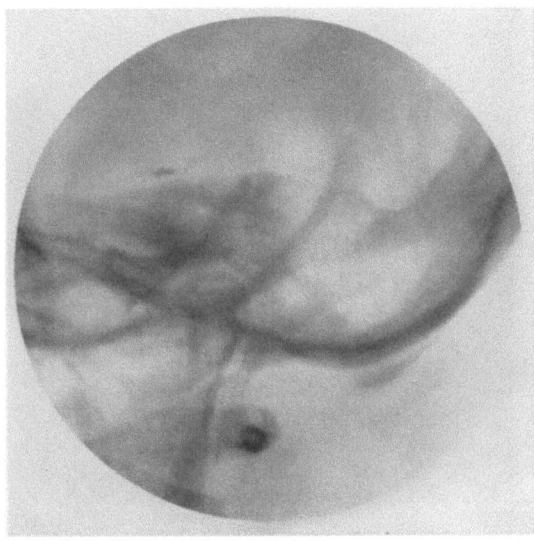

a   b

Abb. 236a u. b. Aufnahmen des linken Schläfenbeines, a nach SCHÜLLER, b nach STENVERS. (Typische
Einstellung beider Aufnahmen.) *Carcinom des Mittelohres.* 49jährige Frau, seit Jahren linksseitige chronische
Mittelohreiterung. In letzter Zeit starke Schmerzen und Sekretion aus dem linken Ohr. Im äußeren Gehörgang sind „Granulationen" sichtbar. Die Abb. a zeigt, daß keine Zellstruktur vorhanden ist. Fast die gesamte
Pars mastoidea ist infolge einer Destruktion von einer großen, strukturlosen Aufhellung eingenommen, die
sich nach unten bis in die Warzenfortsatzspitze erstreckt, welche nicht mehr abgrenzbar ist. Das Os tympanicum ist zum Teil arrodiert. Infolge Zerstörung des Warzenfortsatzes und von Teilen des Os tympanicum
tritt der im vorliegenden Falle abnorm hohe Bulbus venae jugularis bzw. die denselben bergende Grube mit
auffallender Deutlichkeit in Erscheinung. Die Sinusschale ist nicht mehr abgrenzbar. Das Tegmen tympani
ist zerstört, der Tumor ist also bereits in die mittlere Schädelgrube durchgebrochen. Die Abb. b zeigt wieder
den die ganze Pars mastoidea einnehmenden Destruktionsherd. Er reicht nach medial bis unmittelbar an den
Labyrinthblock, der jedoch noch erhalten ist. Die obere Pyramidenkante ist über dem Destruktionsherd
deutlich verdünnt, aber nicht nachweisbar durchbrochen

Dies wurde durch eine Sialographie der Speicheldrüse festgestellt. Eine Röntgenuntersuchung des Schläfenbeines ist nicht erfolgt. Nach FABRE und JOST gibt es Cylindrome
der Parotis, deren erste klinische Manifestation sich im äußeren Gehörgang findet. Daher
ist in allen Fällen eines Cylindrom des äußeren Gehörganges eine Kontrastfüllung der
Parotis zu machen. FINI STORCHI gibt einen Fall bekannt, bei welchem gleichzeitig je
ein Cylindrom des rechten Tränensackes und des linken äußeren Gehörganges bestand.
Über eine Röntgenuntersuchung ist in der Arbeit aber nichts zu finden. RAUSCH gibt
vier Fälle von Cylindromen bekannt. Es fanden sich hierbei Knochenveränderungen
im Bereiche der mittleren Schädelgrube und zwar einmal eine Erweiterung des Foramen
ovale auf Bohnengröße, bei sonst normalem Schädelbefund. Bei den übrigen Fällen
zeigten sich unregelmäßig begrenzte, wolkige Aufhellungen am Boden der mittleren
Schädelgrube, sowie eine Entkalkung der Pyramidenspitze. Das Röntgenbild hat nach
RAUSCH am meisten Ähnlichkeit mit Veränderungen wie man sie bei malignen Knochen-
prozessen, vor allem bei Metastasen, aber auch bei Nasen-Rachentumoren sieht. Die

Lokalisation entspräche der eines Trigeminusneurinom. RAUSCH macht keine Angaben über den Ausgangspunkt der vier Tumoren, er bringt eine Abbildung — die jedoch die angeführten pathologischen Veränderungen nicht erkennen läßt — das heißt, es werden unregelmäßige, fleckige Aufhellungen rechts bei einem Cylindrom im Bereiche des Foramen ovale beschrieben, de facto zeigt das Röntgenbild aber Verdichtungen. Es wäre denkbar, daß es sich um Mischgeschwülste der Parotis gehandelt habe, die nach oben in die mittlere Schädelgrube durchgebrochen sind. Wir selbst konnten bis heute keinen Fall einer Mischgeschwulst des äußeren Gehörganges, der Paukenhöhle bzw. des Schläfenbeines beobachten. Es wäre denkbar, daß bei Lokalisation einer Mischgeschwulst im äußeren Gehörgang oder in der Paukenhöhle destruktive Knochenveränderungen an den entsprechenden Wänden vorkommen und demnach auch feststellbar sein könnten.

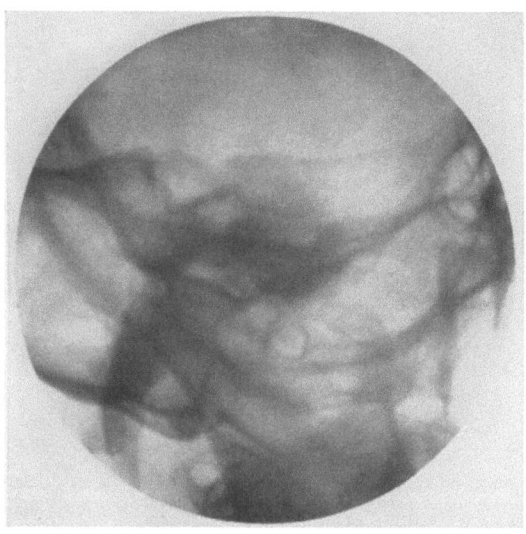

Abb. 237. Aufnahme des rechten Schläfenbeines nach STENVERS. (Der Focus der Röhre stand zu weit kranial.) *Carcinom des Mittelohres.* 75jährige Frau, die seit Jahren an einer chronischen Mittelohreiterung leidet. Seit mehreren Wochen stärkere, zum Teil blutige Sekretion und Schmerzen. Facialisparese rechts. Das Röntgenbild zeigt, daß die Pars mastoidea von einer großen, einem Defekt entsprechenden Aufhellung eingenommen ist. Nach medial reicht der Defekt bis über das Labyrinth hinaus. Die Lichtung des vorderen und des lateralen Bogenganges sind noch erkennbar, ihre Kapsel ist jedoch weitgehend arrodiert. Die obere Pyramidenkante ist medial von der Eminentia arcuata als Ausdruck eines Durchbruches in die Schädelhöhle zerstört

c) Die Sarkome des Schläfenbeines

Pathoanatomische Vorbemerkungen. Am Gehörorgan kommen Sarkome des Bindegewebes *(Spindel-* und *Rundzellsarkome, Riesenzellsarkome),* des Gefäßgewebes *(Hämangioendotheliome, Peritheliome),* des blutbildenden Gewebes *(Lymphosarkome, Chlorome, Retothelsarkome)* und des pigmentbildenden Gewebes *(malignes Melanom)* vor. Als Ursprungsort eines primären Sarkoms des Schläfenbeines kommen das Mittelohr, die Tube, das Periost, die Dura und das Knochenmark in Frage. Von den primären Schläfenbeinsarkomen sind die Sarkome zu unterscheiden, die in der Nachbarschaft, wie Schädelbasis, Nasen-Rachen und Parotis entstanden sind und erst sekundär auf das Schläfenbein übergegriffen haben. Die als primäre Mittelohrsarkome imponierenden Neubildungen erweisen sich meist bei genauer klinischer Untersuchung als Geschwülste, die von der Dura ihren Ausgang genommen haben und nach Zerstörung der entsprechenden Knochenpartien im äußeren Gehörgang als Tumor sichtbar werden.

Die durch ein Sarkom gesetzten Knochendestruktionen unterscheiden sich bezüglich Art und Ausdehnung kaum oder gar nicht von den durch ein Carcinom hervorgerufenen Defekten. Das Sarkom kann sowohl eine umschriebene Ausbreitungstendenz, als auch ein diffus infiltrierendes, in die Richtung des geringsten Widerstandes vordringendes Wachstum zeigen, wobei kompakter Knochen oft längere Zeit geschont wird. In fortgeschrittenen Stadien kommen ausgedehnte Defekte vor. Bei einem Durchbruch eines Sarkom nach außen kann der Tumor das Periost abheben, dasselbe kann hierauf verknöchern. Man findet dann über dem Tumor eine Knochenschale. Eine äußerst seltene Erkrankung ist das Chlorom des Schläfenbeines. KÖRNER sowie KREPUSKA haben darüber berichtet. Nach KREPUSKA kann das Chlorom als Geschwulsterkrankung oder als Abart einer Leukämie (Systemerkrankung des lympho-poetischen Apparates) in Erscheinung treten. Im letzten Falle bestehen Lymphdrüsenvergrößerung, ein Milztumor und ein lymphoides oder myeloisches Knochenmark. Nach BORST gehören die durch eine grau-grüne Farbe gekennzeichneten Chlorome zu den myeloblastischen Sarkomen, wobei es eine lymphoide und eine myeloische Form gibt. Der Tumor kann solitär oder generalisiert auftreten. Bevorzugt befallen ist das Skelet und hier wieder am häufigsten der Schädel. Mit der Geschwulsterkrankung kann eine lymphatische oder myeloische Leukämie verbunden sein. Auch das maligne Melanom des Gehörorganes ist eine seltene, jedoch nicht so seltene Erkrankung wie das Chlorom. Melanome findet man als primäre Geschwülste sowohl in der Ohrmuschel als auch wesentlich weniger häufig im äußeren Gehörgang. Primärer Befall des Knochens selbst kommt nicht vor.

Aufnahmetechnische Vorbemerkungen. Beim Sarkom des Schläfenbeines sind genau so wie beim Carcinom die drei Standardaufnahmen in der Projektionsrichtung nach

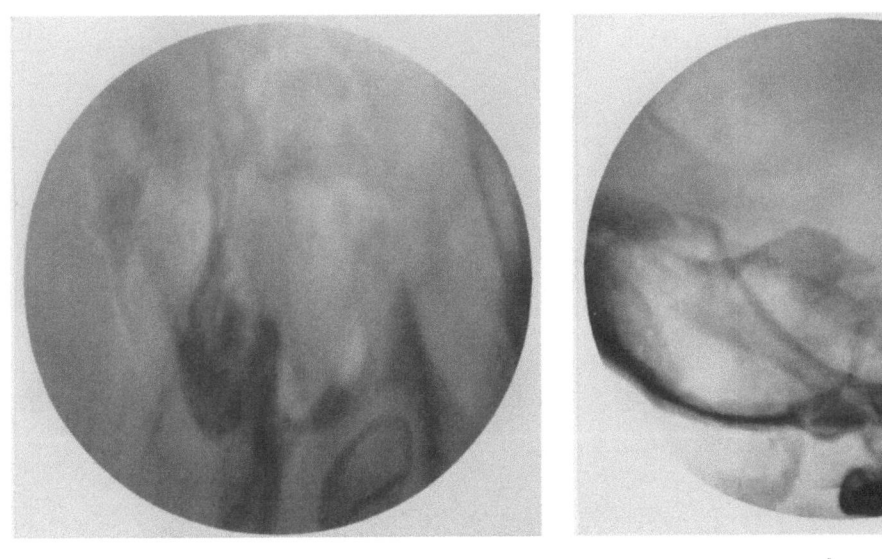

a   b

Abb. 238a u. b. a Aufnahme des rechten Schläfenbeines nach E. G. MAYER, b Aufnahme desselben Schläfenbeines nach STENVERS. (Typische Einstellung beider Aufnahmen.) *Hämangioendotheliom.* Es handelt sich um eine erwachsene Frau, nähere Angaben sind verlorengegangen. Die Abb. a zeigt über dem äußeren Gehörgang eine große, gegen die Umgebung teils gut, teils schlecht abgrenzbare, strukturlose Aufhellung, die den unteren Anteil der Schläfenbeinschuppe einnimmt und nach rückwärts auch den größten Teil des Antrum miteinbezieht. Diese Aufhellung entspricht einem Destruktionsherd. Nach vorne reicht der Defekt bis in die hintere Zygomaticuswurzel und nach unten bis an die laterale Grenze des Kuppelraumes, welche noch erhalten ist. In der Paukenhöhle sieht man noch die Schatten von Gehörknöchelchen. Eine Zellbildung ist nicht erkennbar. Die Abb. b zeigt an Stelle des Antrum eine strukturlose Aufhellung, die bis an die Kuppe des lateralen Bogenganges reicht. Derselbe ist undeutlich abgrenzbar, sonst ist die Kapsel der Bogengänge unauffällig. Außerdem sieht man eine, die ganze Pyramide betreffende, teils diffuse, teils kleinfleckige Aufhellung, entsprechend einer ausgedehnten Destruktion der Pyramide, der innere Gehörgang und die Schnecke sind nicht mehr erkennbar, sie sind in den Defekt miteinbezogen. In diesem Falle handelt es sich also um ein im Bereich der Schuppe und des Antrum umschrieben und im Bereich der Pyramide diffus wachsendes Sarkom

SCHÜLLER, E. G. MAYER und STENVERS anzufertigen. In vielen Fällen sind Zusatzaufnahmen notwendig, wie tangentiale und einzeitige Vergleichsaufnahmen beider Pyramiden bei sagittaler und axialer Projektion.

Das Röntgenbild der Sarkome des Schläfenbeines. Röntgenologische Arbeiten über Sarkome des Schläfenbeines sind kaum zu finden. Diese Tumoren stellen ja eine seltene Erkrankung dar. Besonders selten sind die vom Mittelohr ausgehenden Sarkome. Nur wenige Röntgenologen hatten oder werden Gelegenheit haben, ein Mittelohrsarkom zu sehen. Wesentlich häufiger kommen die von der Dura oder vom Knochenmark ausgehenden Sarkome vor. Hat sich ein Sarkom in einem gut pneumatisierten Schläfenbein entwickelt und hat es noch zu keiner Knochenzerstörung Anlaß gegeben, so findet man als erstes, aber ganz uncharakteristisches Zeichen eine Verschattung der Zellen, die zunächst lediglich durch eine mangelhafte Ventilation der Zellen bedingt sein kann. Ist es zu einer Knochenusur gekommen und liegt ein Sarkom vor, das die Tendenz hat, nach allen Richtungen infiltrierend gegen den geringsten Widerstand zu wachsen, so findet man im Röntgenbild Veränderungen, wie sie eine akute Mittelohreiterung mit Knochenaffektion zeigt, nämlich eine Verschattung, sowie eine Aufhellung und unscharfe Begrenzung der Zellbälkchen. Im weiteren Verlaufe können die Zellbälkchen vollständig zerstört werden, und man kann dann, besonders bei Kindern, beobachten, wie die etwas dickere Antrumwand längere Zeit erhalten bleibt. Man sieht dann im Röntgenbild eine die Pars mastoidea einnehmende, strukturlose, einer Destruktion entsprechende Aufhellung, innerhalb der die Antrumwand noch als undeutlicher Schatten erkennbar sein

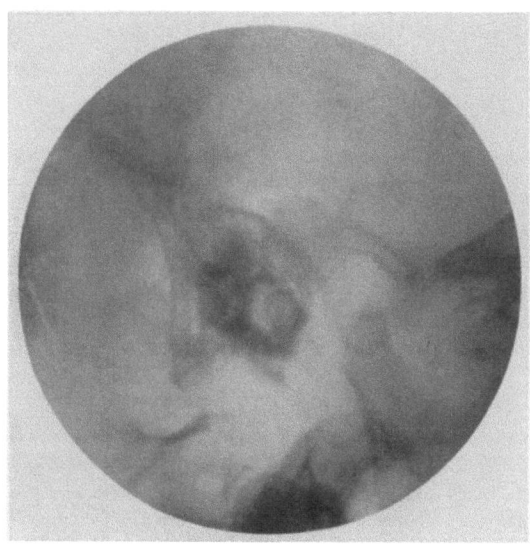
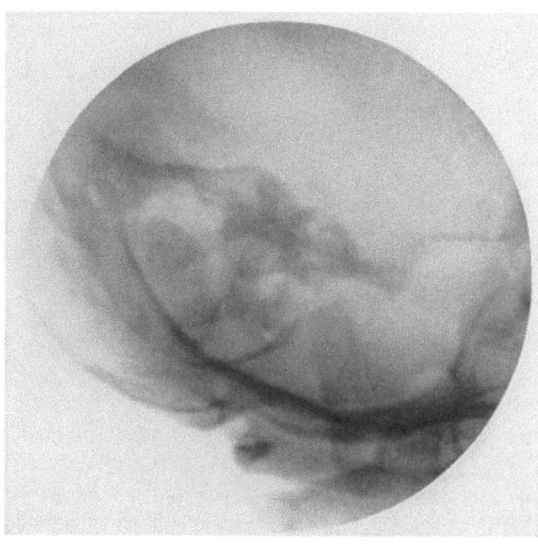

a   b

Abb. 239a u. b. a Aufnahme des rechten Schläfenbeines nach Schüller, b Aufnahme desselben Schläfenbeines nach Stenvers. (a Typische Einstellung, b der Focus der Röhre stand zu weit kranial.) *Sarkom der Pyramide, von der Tube ausgehend.* 11jähriger Knabe, vor 1 Monat wegen einer Mittelohrentzündung auswärts operiert. Die Abb. a zeigt unterhalb des äußeren Gehörganges eine einem ausgedehnten Defekt entsprechende Aufhellung. Der Schatten der Pyramide, der in dieser Projektion immer mehr oder weniger gut zu sehen ist, fehlt vollkommen. Die Destruktion reicht im Bilde weit nach unten, sie erstreckt sich auf den Boden der mittleren Schädelgrube, sie läßt sich hier nicht weiter abgrenzen. Der Tumor hat also weit auf den Boden der mittleren Schädelgrube übergegriffen. Nach rückwärts reicht der Defekt bis an die hintere Begrenzung des Bulbus venae jugularis, entsprechend einer Ausbreitung der Geschwulst in die hintere Schädelgrube. Die Pars mastoidea zeigt keine Zellbildung. Man erkennt hinter dem Antrum undeutlich eine kleine Aufhellung, entsprechend einem kleinen Defekt nach Antrotomie. Die Abb. b zeigt, daß die gesamte Pyramide medial vom vorderen Bogengang und vom inneren Gehörgang fehlt. Das Labyrinth und der Fundus des inneren Gehörganges sind noch intakt. Im Bereiche der Pars mastoidea sieht man die dem Operationsdefekt entsprechende Aufhellung

kann. Über die weitere Entwicklungsmöglichkeit berichtet E. G. Mayer folgendes: „Bricht das Sarkom durch das Planum mastoideum nach außen durch, so geschieht dies bei der vorliegenden Art des Wachstums in der Weise, daß die Tumorzellen entlang präformierter Bahnen nach außen wuchern, den Knochen vorläufig noch wenig zerstören und das ebenfalls ziemlich widerstandsfähige Periost von seiner Unterlage abheben und vorwölben. Wächst der Tumor nicht allzu rasch, so reagiert das Periost auf diesen Insult mit Ossifikation, mit einer Schalenbildung. Wir sehen dann im Röntgenbild auf einer tangentialen Aufnahme am Planum mastoideum einen nach außen konvexen, halbkugeligen, breitbasig aufsitzenden Schatten, ähnlich wie bei einem subperiostalen Abszeß, doch von etwas größerer Dichte und nach außen zu von einem schmalen, dichten Schattenstreifen, bedingt durch die tangential getroffenen Teile der neugebildeten Knochenschale, umgrenzt — das typische Bild des Schalensarkoms." Sarkome mit einer umschriebenen Wachstumstendenz verursachen umschriebene Defekte, die in ihrem röntgenologischen Erscheinungsbild von Carcinomdefekten oft nicht zu unterscheiden sind (a. Abb. 238a). Handelt es sich hierbei um ein Kind bzw. um einen Jugendlichen, wird man eher ein Sarkom in Erwägung ziehen. Ein Sarkom des Mittelohres kann sowohl über das Labyrinth hinweg, als auch über die Tube gegen die Pyramidenspitze vordringen, was zu einer meist diffusen Aufhellung der letzteren führt. Sarkome, die von der Tube ihren Ausgang nehmen, zerstören nicht nur die Pyramide, sondern meist auch den angrenzenden Teil des Bodens der mittleren und hinteren Schädelgrube (s. Abb. 239a und b). Die vom Knochenmark ausgehenden Sarkome der Pyramidenspitze setzen Defekte, die durch eine gleichmäßige bzw. strukturlose Aufhellung charakterisiert sind

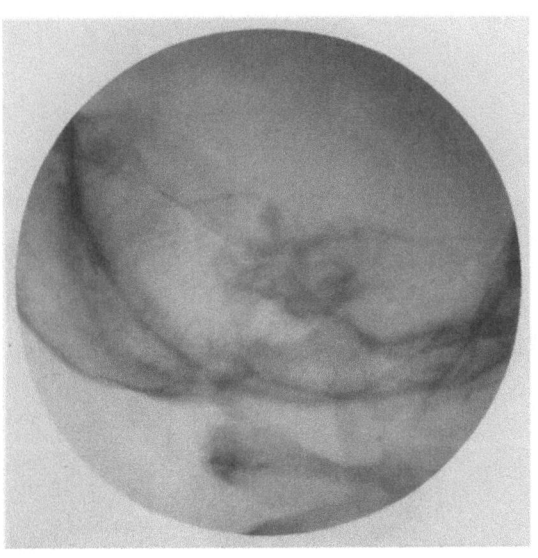 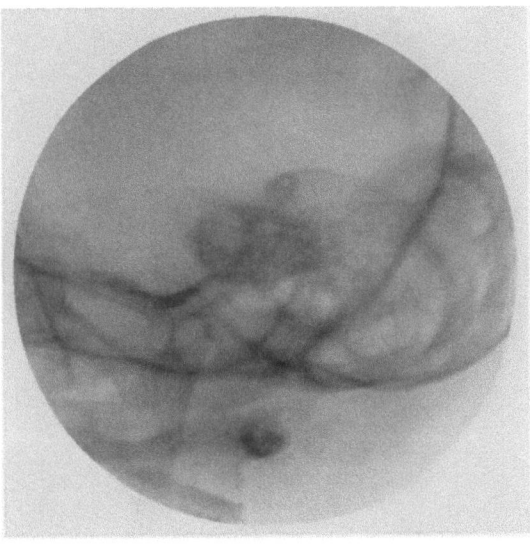

a   b

Abb. 240a u. b. Aufnahmen beider Schläfenbeine nach STENVERS. (Der Focus der Röhre stand bei beiden Aufnahmen etwas zu weit nach der Seite des filmfernen Schläfenbeines.) a — rechts — gesunde, b — links — kranke Seite. *Ewingsarkom der linken Pyramide.* 4jähriger Knabe, der wegen einer linksseitigen Otitis media acuta zur Untersuchung geschickt wurde. Abducensparese links. Die Abb. b zeigt die linke Pyramide als Ausdruck einer Destruktion hochgradig aufgehellt, sie ist kaum mehr erkennbar. Der Defekt reicht vom eigentlichen Apex der Pyramide nach lateral bis zum inneren Gehörgang. Derselbe sowie der Labyrinthblock sind intakt. Die Pars mastoidea ist gut pneumatisiert. Die Zellen sind verschattet. Es bestehen, wie die Aufnahme nach SCHÜLLER zeigt, keine Zeichen einer Knochenaffektion im Bereiche der Pars mastoidea. Dieser Umstand spricht mit großer Wahrscheinlichkeit gegen das Vorliegen einer Petrositis, die röntgenologisch ein vollkommen identisches Bild zeigen kann

(s. Abb. 240a und b). Diese Aufhellung ist aber keinesfalls pathognomonisch für einen malignen Tumor, eine Petrositis kann ein vollkommen identisches Röntgenbild zeigen.

4. Die Myelome bzw. Plasmocytome

Pathoanatomische Vorbemerkungen. Diese Tumoren laufen unter den verschiedensten Namen, neben *Myelom* und *Plasmocytom* findet man noch die Ausdrücke *plasmocelluläres Myelom, Myelocytom, Myeloblastom, Myelocytoblastom* und *Lymphocytoblastom.* Es wurde schon erwähnt, daß man vorgeschlagen hat, diese Geschwülste als Plasmocytome zu bezeichnen. Sie können sowohl von der Pars mastoidea, von der Pyramide und von der Schläfenbeinschuppe ihren Ausgang nehmen. Wie allgemein bekannt, kommt es früher oder später in den meisten Fällen zum multiplen Auftreten bzw. zur Generalisation der Geschwulst. Das Schläfenbein stellt selten die primäre Lokalisation dar. Am Knochen führt der Tumor zu ausgedehnten Zerstörungen ohne Reaktion bzw. nennenswerte Reaktion von seiten des benachbarten Knochens.

Aufnahmetechnische Vorbemerkungen. Hier gilt dasselbe, was bereits bei den Carcinomen und Sarkomen des Schläfenbeines ausgeführt wurde.

Das Röntgenbild der Plasmocytome. Die durch den Tumor hervorgerufenen Defekte des Mittelohres und der Pars mastoidea sind durch Aufhellungen gekennzeichnet, die meist eine unscharfe und unregelmäßige Begrenzung zeigen, ähnlich den Defekten, wie man sie auch bei den Carcinomen beobachten kann. Greift der Tumor auf den platten Knochen über, zeigt die Destruktion eine ziemlich scharfe und bogige Begrenzung, was ihn dann von einem Carcinomdefekt unterscheidet (s. Abb. 241a). Eine gleiche Art

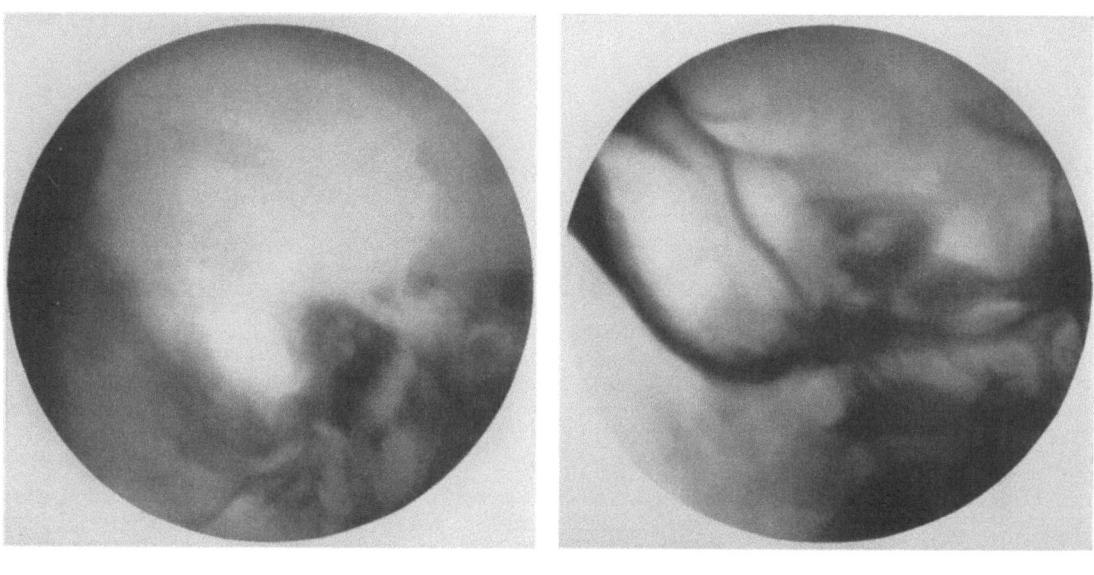

a   b

Abb. 241a u. b. a Aufnahme des rechten Schläfenbeines nach Schüller, b Aufnahme desselben Schläfenbeines nach Stenvers. (Bei beiden Aufnahmen typische Einstellung.) *Rezidiv-Plasmocytom (Myeloblastom)* mit ausgedehnter Destruktion. 41jähriger Mann, vor 1 Jahr wegen eines Tumors des rechten Schläfenbeines operiert. Die histologische Untersuchung ergab ein Plasmocytom (Myeloblastom). Abb. a zeigt eine einer ausgedehnten Destruktion entsprechende Aufhellung, die die gesamte Schläfenbeinschuppe und noch angrenzende Teile des Scheitelbeines umfaßt. Die Grenzen des Defektes sind ziemlich scharf und zeigen einen bogigen Verlauf. Die Zygomaticuswurzel und Teile der Kiefergelenkspfanne sind in die Destruktion mit einbezogen. Nach hinten-unten umfaßt der Defekt die gesamte Pars mastoidea. Die Spange ist ebenfalls zerstört. Die intensivere Aufhellung im Bereiche des Sinus und darüber entspricht dem operativen Defekt. Der Sinus wurde hier breit freigelegt. Auch die Dura der mittleren Schädelgrube ist in einem kleinen Bereiche freigelegt. Abb. b zeigt eine ausgedehnte Zerstörung der Pyramide. Der Labyrinthblock ist in den Defekt miteinbezogen. Es sind lediglich der innere Gehörgang, das Vestibulum, die Schnecke und die Mündung des Canalis facialis noch erkennbar. Das linke Schläfenbein dieses Falles, das ebenfalls an einem Plasmocytom (Myeloblastom) erkrankt war, hat E. G. Mayer in seinem Buche „Diagnose und Differentialdiagnose in der Schädelröntgenologie" abgebildet

der Begrenzung kann allerdings das eosinophile Granulom aufweisen. Die Knochenzerstörung beim Plasmocytom schont in keine Weise den sklerotischen Knochen und kann den ganzen Labyrinthblock und die großen Teile der oberen Pyramidenkante zerstören (s. Abb. 241b). E. G. Mayer konnte die Beobachtung machen, daß ein Myeloblastom symmetrisch an beiden Schläfenbeinen auftreten kann.

5. Die sekundären Tumoren (Metastasen) des Schläfenbeines

Es sind zwei Gruppen von sekundären Tumoren zu unterscheiden. Die erste Gruppe umfaßt alle jene malignen Geschwülste, die außerhalb des Gehörorganes in dessen Nachbarschaft (Boden der mittleren und hinteren Schädelgrube, Epipharynx, Parotis) entstanden sind und im weiteren Verlaufe ihres Wachstums dann auf das Schläfenbein übergegriffen haben. Sie sollen hier keine weitere Erörterung erfahren. Bei der zweiten Gruppe handelt es sich um Fernmetastasen einer irgendwo im Körper sitzenden malignen Neubildung. Die Absiedelung einer Tochtergeschwulst kann in jedem Teil des Gehörorganes erfolgen, also im äußeren Gehörgang, in der Schuppe, im Mittelohr, im pneumatischen System, in der Pars mastoidea und in der Warzenfortsatzspitze gehemmter Warzenfortsätze, in der Pyramide und im inneren Gehörgang. Die Metastasen bevorzugen den medialen Anteil des Schläfenbeins, also die Pyramide. Des Interesses halber sei erwähnt, daß sich auch innerhalb des N. acusticus eine Metastase entwickeln kann. Ein Tumor, der sehr häufig in das Schläfenbein metastasiert, ist das Hypernephrom.

Weitere maligne Blastome, bei welchen Metastasen im Schläfenbein gefunden worden sind, sind — die Aufzählung erfolgt alphabetisch, nicht nach der Häufigkeit der Metastasierung — das Bronchuscarcinom, der Brustkrebs, der Kehlkopfkrebs, der Magenkrebs, das Prostatacarcinom, der Schilddrüsenkrebs. Unter den Sarkomen sind es besonders die Melanome, die häufig zu Tochtergeschwülsten im Schläfenbein führen.

Nach HELLMANN kann die Metastasierung eines Carcinoms in das Schläfenbein auf zweierlei Arten erfolgen. Erstens in Form einer umschriebenen Tumormetastase und zweitens in Form einer Otitis interna carcinomatosa als Teilerscheinung einer Meningitis carcinomatosa. Letztere macht im Röntgenbild keine Symptome.

Aufnahmetechnische Vorbemerkungen. Wenn auch die sekundär-blastomatöse Erkrankung durch die klinische Untersuchung vermutet und in das äußere, Mittel- oder Innenohr lokalisiert werden kann, wird man bei der Röntgenuntersuchung eines solchen Falles die drei Standardaufnahmen des Schläfenbeines nach SCHÜLLER, E. G. MAYER und STENVERS machen.

Das Röntgenbild der Metastasen. Die Tochtergeschwülste maligner Neubildungen führen von Fall zu Fall zu ganz verschieden großen Defekten im Schläfenbein, die sich durch eine unscharf begrenzte Aufhellung an der Stelle der Metastase zu erkennen

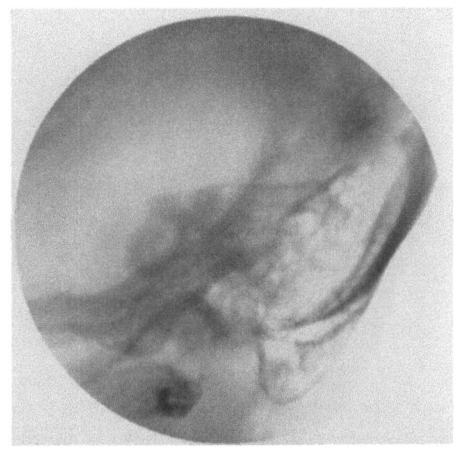

Abb. 242. Aufnahme des linken Schläfenbeines nach STENVERS. (Der Focus der Röhre stand etwas zu weit auf der Seite des filmnahen Schläfenbeines.) „*Metastase eines Mammacarcinoms in der Pyramidenspitze.* Klinisch bestanden Läsionen von seiten des II.—VI. Hirnnerven. Es besteht ein vollständiger Defekt der Pyramidenspitze. Der Defekt zeigt eine ziemlich scharfe, jedoch unregelmäßige Begrenzung. Der obere und laterale Kontur des inneren Gehörganges ist noch gut zu sehen. Der untere Kontur desselben ist nicht erkennbar." (Aus „Diagnose und Differentialdiagnose in der Schädelröntgenologie" von E. G. MAYER)

geben. Solange eine Metastase, im Inneren einer Pyramide sitzend, noch zu keinem Durchbruch nach außen geführt hat, ist ihre Entdeckung ein Zufallsbefund, da ein Blastom dieser Ausdehnung noch keine Symptome macht. Auch wenn die Oberfläche der Pyramide bereits zerstört ist, müssen noch keine klinischen Symptome bestehen, da die Dura infolge ihrer Widerstandskraft lange Zeit erhalten bleiben kann. Sind klinische Symptome vorhanden, so findet man röntgenologisch häufig eine bereits ausgedehnte Zerstörung, die die gesamte Pyramide oder große Teile derselben betreffen kann (s. Abb. 242). Der blastomatöse Prozeß kann das Labyrinth oben und unten umwachsen und gegen die Pars mastoidea und in das Mittelohr vordringen. Manchmal manifestiert sich eine Metastase der Pyramidenspitze als diffuse Aufhellung derselben, wobei das Röntgenbild dem einer Petrositis äußerst ähnlich sein kann (s. Abb. 243a und b). Bei Lokalisation einer Metastase in der Schläfenbeinschuppe oder in der Pars mastoidea findet man ebenfalls unscharf begrenzte Aufhellungsherde von wechselnder Ausdehnung. Die Aufhellungsherde in der wenig dichten Schläfenbeinschuppe können infolge des geringen Kontrastes zwischen ihnen und dem Schatten des noch gesunden Knochens im Röntgenbild sehr schlecht

zu erkennen sein. Da es sich meist um ältere Patienten mit einer Altersporose der Schädelkapsel handelt, werden die Verhältnisse noch ungünstiger. Fehre konnte eine Metastase
eines Magencarcinom in der Spitze des Warzenfortsatzes histologisch untersuchen, wobei

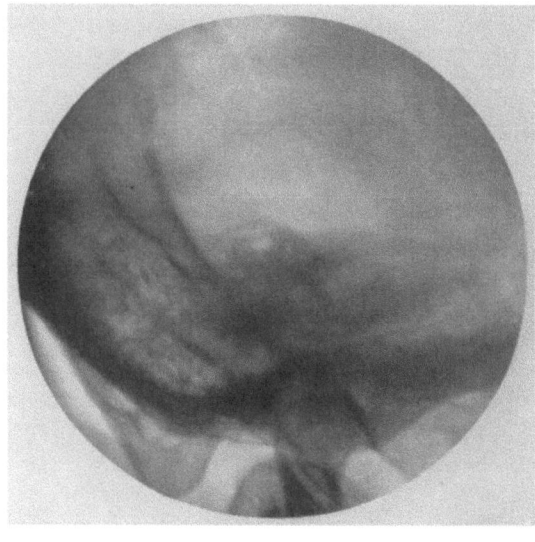
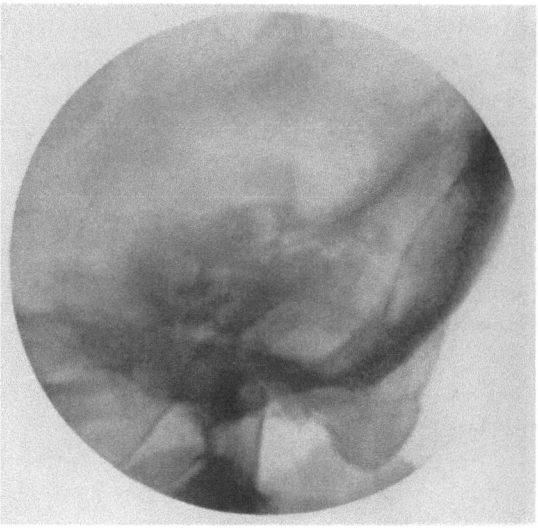

a   b

Abb. 243a u. b. Aufnahmen beider Schläfenbeine nach Stenvers. (Typische Einstellung beider Aufnahmen.)
a — rechts — gesunde, b — links — kranke Seite. *Metastase eines Magencarcinoms in der linken Pyramidenspitze.* Klinisch bestand eine Parese des V., VI., VII. und VIII. Hirnnerves. Das Magencarcinom wurde
erst autoptisch festgestellt. Es bestand keine Magenanamnese, weshalb auch keine Röntgenuntersuchung des
Magens vorgenommen worden war. Die Abb. b zeigt eine diffuse Aufhellung der Pyramidenspitze, der Apex
selbst ist nicht mehr erkennbar. Die Pyramidenkanten sind im Bereiche der Aufhellung undeutlich, nach
lateral geht die Aufhellung allmählich in den normal dichten Knochenschatten über. Lateral vom Labyrinth
erkennt man einige normal helle Zellen. Dieser Umstand spricht gegen eine entzündliche Knochenaffektion
der Pyramide als Folge einer Mittelohreiterung. Trotzdem ist rein röntgenologisch die Differentialdiagnose
zwischen entzündlicher Knochenaffektion und blastomatösem Prozeß nicht möglich, denn es könnte sich auch
um einen metastatisch entstandenen entzündlichen Herd in der Pyramidenspitze handeln. (Aus der Sammlung
von E. G. Mayer)

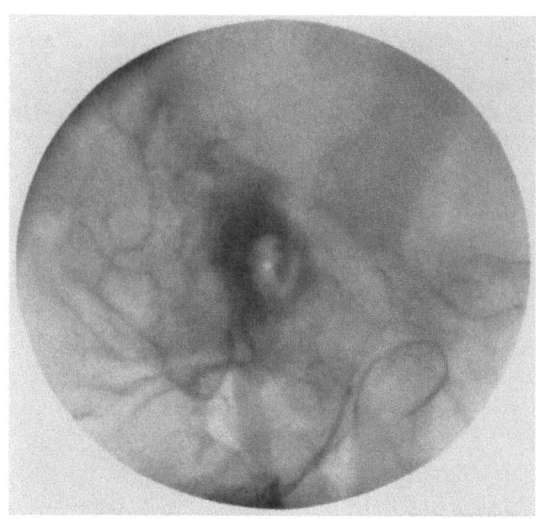

Abb. 244

Abb. 244. Aufnahme des rechten Schläfenbeines
nach Schüller. (Typische Einstellung.) *Metastase
eines Prostatacarcinoms über dem äußeren Gehörgang
und in der hinteren Zygomaticuswurzel.* 68jähriger
Mann, vor 2 Monaten beginnende Ertaubung rechts,
die in der Folgezeit langsam zunahm. Vor etwa
1 Woche nach kurzdauernden heftigen Schmerzen
rechtsseitiger Ohrfluß, in den letzten Tagen Ohrensausen, halbseitige Kopfschmerzen und Schwellung
der rechten Schläfengegend. Das Röntgenbild zeigt
eine etwas gehemmte und gestörte Pneumatisation
von mittelzelliger Struktur. Die Zellen reichen nach
vorne bis über den äußeren Gehörgang und nach
hinten bis lateral vom Sinus. Die Zellen sind verschattet. Über dem äußeren Gehörgang und im
Bereiche der hinteren Zygomaticuswurzel ist in
einem kleinen, umschriebenen Bereich keine Zellstruktur mehr erkennbar. Sonst bestehen keine
Zeichen einer Knochenaffektion. Es handelt sich
also um einen umschriebenen Einschmelzungsherd
über dem äußeren Gehörgang und in der hinteren

Zygomaticuswurzel. Nach oben läßt sich der Einschmelzungsherd infolge der geringen Schattendichte der
Schläfenbeinschuppe nicht abgrenzen. Eine röntgenologische Differentialdiagnose zwischen entzündlicher
Einschmelzung und blastomatösem Defekt ist nicht möglich

er neben Knochenzerstörung auch Knochenneubildung fand. Entwickelt sich eine Metastase innerhalb des pneumatischen Systems, so findet man im Röntgenbild eine umschriebene Aufhellung, innerhalb der keine Zellstruktur mehr erkennbar ist, ähnlich einer umschriebenen Knochenaffektion einer Mittelohreiterung (s. Abb. 244). In den Aufhellungsherd können vom Rande her Reste der Zellwände septenartig hineinragen. In der Nachbarschaft des Destruktionsherdes sind die Zellen immer verschattet. Metastasen im inneren Gehörgang und im Kleinhirnbrückenwinkel sind röntgenologisch in der Regel nicht diagnostizierbar. In der uns zugänglichen Literatur fand sich nur ein Fall von Melanosarkommetastasen in beiden inneren Gehörgängen mit Veränderungen von seiten des Knochens (HAMBERGER und ENGSTRÖM). Der Röntgenbefund ergab in diesem Falle eine Erweiterung des gesamten rechten Meatus acusticus internus und von den Knochengrenzen seines Fundus fanden sich nur mehr Reste der Crista transversa; ähnliche Veränderungen, aber in stärkerem Ausmaße zeigte auch der linke Meatus acusticus internus: er war stärker und zwar trichterförmig ausgeweitet und die Crista transversa war kaum mehr zu erkennen. Die dem Falle beigegebenen Röntgenbilder lassen aber die beschriebenen Veränderungen nicht erkennen.

6. Die Granulomatosen und Reticulosen
a) Das eosinophile Granulom

Das eosinophile Granulom kann, an verschiedenen Stellen des Schläfenbeines auftretend, zu ausgedehnten Zerstörungen der Squama, des Mastoid und der Labyrinthkapsel Anlaß geben. Der Prozeß kann in den äußeren Gehörgang unter Umgehung des Trommelfelles durchbrechen. Durch eine solche Gehörgangsfistel oder durch die Tube kommt es früher oder später zu einer Infektion. Die nun einsetzende Mittelohreiterung überlagert den primären Krankheitsprozeß und führt den Patienten dann zum Arzt. Die Diagnose kann nur durch eine histologische Untersuchung sichergestellt werden, sie ist klinisch kaum zu stellen, kann aber röntgenologisch vermutet werden, wenn der mitgeteilte, meist geringe Mittelohrbefund — es handelt sich durchwegs um Kinder bzw. Jugendliche — mit dem erhobenen Röntgenbefund, der eine ausgedehnte Destruktion zeigt, nicht in Einklang zu bringen ist. Röntgenologisch findet man ausgedehnte Defekte, die, wenn sie in der Pars mastoidea oder in der Schläfenbeinschuppe lokalisiert sind, eine bogige Begrenzung und eine zarte, verdichtete Randzone aufweisen (s. Abb. 245 und 246). GARSCHE berichtet über ein doppelseitiges eosinophiles Granulom mit Ertaubung.

b) Die Hand-Schüller-Christiansche Erkrankung

Diese Erkrankung tritt nicht so häufig in dem frühen Kindesalter auf wie das eosinophile Granulom. Die Befallenen finden sich meist schon im Pubertätsalter oder darüber. Der Befall des Schläfenbeines erfolgt entweder durch Übergreifen eines Herdes der Schädelkalotte oder durch primäre Entstehung innerhalb des Gehörorganes. Letzteres scheint selten der Fall zu sein. Es kommt dann zum Ohrfluß und im weiteren Verlauf zur Ertaubung. Das Röntgenbild zeigt ähnliche ausgedehnte Defekte, wie sie beim eosinophilen Granulom vorkommen (s. Abb. 247). Eine röntgenologische Differentialdiagnose zwischen diesen beiden Erkrankungen ist nicht möglich.

c) Die Lymphogranulomatose

Diese Erkrankung kann mit Hautmanifestationen einhergehen, wobei der äußere Gehörgang Sitz des Prozesses sein kann. GERBAUT u. Mitarb. haben einen derartigen Fall beschrieben. Es handelte sich um einen Kranken mit cervicalen und mediastinalen Drüsen. Zwei Monate nach Strahlenbehandlung derselben trat eine Veränderung an der Haut des äußeren Gehörganges und zwar im Niveau desselben auf, die sich als lymphogranulomatöses Infiltrat erwies, aber keine Verbindung mit dem Knochen hatte. Es handelte sich also um eine reine Hautlokalisation. Eine Röntgenuntersuchung wurde

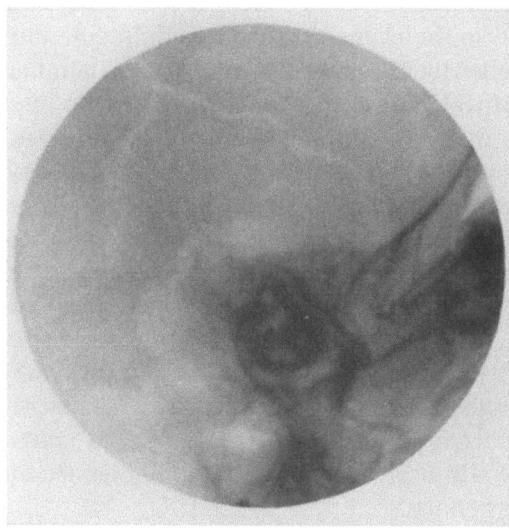 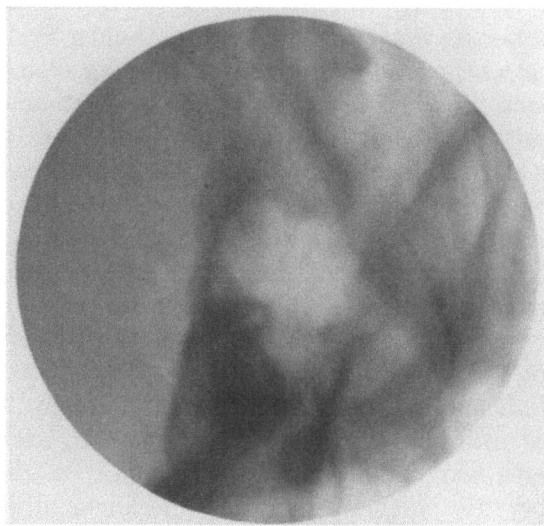

Abb. 245   Abb. 246

Abb. 245. Aufnahme des rechten Schläfenbeines nach Schüller. (Die Neigung des Zielstrahles zur Deutschen Horizontalebene war zu stark.) *Eosinophiles Granulom.* 24 Monate altes Mädchen, bei welchem seit 1 Woche eine Sekretion aus dem rechten Ohr besteht. Retroauriculär eine leichte Schwellung. Das Röntgenbild zeigt als Ausdruck einer ausgedehnten Destruktion eine große Aufhellung, die fast die ganze Pars mastoidea einnimmt und die sich oben nach vorne bis über den äußeren Gehörgang in die Schläfenbeinschuppe erstreckt. Eine Zellstruktur ist nicht erkennbar. Die knöcherne Sinusschale und die Spange sind nicht abgrenzbar. Die Begrenzung des Defektes ist bogenförmig und scharf, stellenweise besteht eine verdichtete Randzone. Diese Art der Begrenzung spricht gegen eine entzündliche Knochenaffektion und spricht bei dem Alter der Patientin mit großer Wahrscheinlichkeit für ein eosinophiles Granulom

Abb. 246. Aufnahme des rechten Schläfenbeines nach E. G. Mayer. (Die Neigung des Zielstrahles zur Deutschen Horizontalebene war zu gering.) *Eosinophiles Granulom.* 1 Jahr und 9 Monate alter Knabe, seit 2 Monaten rechtsseitiger Ohrfluß, im äußeren Gehörgang ein Polyp. Das Röntgenbild zeigt im Bereiche der Pars mastoidea als Ausdruck einer Destruktion eine große, buchtig begrenzte Aufhellung, wobei stellenweise eine verdichtete Randzone zu erkennen ist. Das Antrum ist in die Destruktion miteinbezogen. Der Defekt reicht nach vorne bis in die Paukenhöhle, die ganze hintere Gehörgangswand ist zerstört. Nach rückwärts erstreckt sich die Destruktion, wie die Aufnahme nach Schüller zeigte, bis lateral vom Sinus, der an einer kleinen Stelle freigelegt war

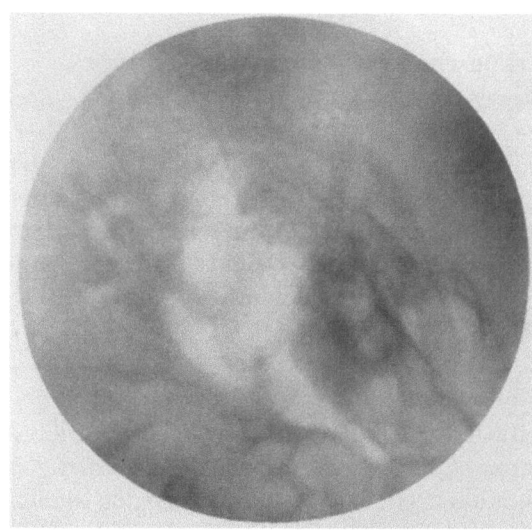

Abb. 247. Aufnahme des rechten Schläfenbeines nach Schüller. (Die Neigung des Zielstrahles zur Deutschen Horizontalebene war etwas zu stark, der Focus der Röhre stand etwas hinter der Ohrvertikalen.) *Hand-Schüller-Christiansche Erkrankung.* 12jähriger Knabe, der infolge eines Schwindelanfalles vom Rad stürzte. Die otologische Untersuchung ergab lediglich die Zeichen einer leichten katarrhalischen Entzündung des Mittelohres. Das Röntgenbild zeigt als Ausdruck einer ausgedehnten Destruktion eine große Aufhellung, die die unteren $^2/_3$ der Pars mastoidea inklusive der Warzenfortsatzspitze einnimmt. Die Begrenzung der Aufhellung ist ziemlich scharf, stellenweise buchtig. Der Sinus ist infolge Zerstörung seiner knöchernen Schale in großer Ausdehnung freigelegt. Nach medial — im Bilde nach vorne — reicht der Defekt bis unmittelbar an das Labyrinth. Unterhalb desselben ist der Prozeß schon etwas weiter nach medial vorgedrungen. Eine Zellstruktur ist nur im oberen Anteil der Pars mastoidea erkennbar. Die Zellen

Abb. 247

sind verschattet, das Röntgenbild läßt eine Differentialdiagnose zwischen Hand-Schüller-Christianscher Erkrankung und eosinophilem Granulom nicht zu.
(Aus der Sammlung von E. G. Mayer)

deshalb nicht veranlaßt. Es wäre denkbar, daß auch einmal ein Übergreifen auf den Knochen vorkommen kann. Bei Generalisation der Lymphogranulomatose könnte auch einmal das Schläfenbein Sitz eines Herdes sein.

IX. Der diagnostische Wert des Röntgenbefundes bei den Tumoren des Schläfenbeines

Die im äußeren Gehörgang vorkommenden Osteome bzw. Exostosen sind meist klinisch ohne Röntgenuntersuchung zu erkennen. Trotzdem kann ihre röntgenologische Darstellung von Bedeutung sein. Exostosen können nämlich mit Störungen wie Ekzembildung, ständige Cerumenanhäufung im äußeren Gehörgang, Sekretionsstauung einhergehen, dadurch eine Behinderung der Untersuchung und Behandlung verursachen und müssen dann operiert werden. Für den Operateur ist es wichtig, daß man ihm Angaben über die Größe der Neubildung und über ihre Verhältnisse zur Unterlage macht. Allerdings ist es röntgenologisch nicht immer möglich, den Ausgangspunkt eines Osteom eindeutig zu bestimmen und festzulegen, ob die Exostose breitbasig oder gestielt der Unterlage aufsitzt. Das Körperschichtverfahren vermag hier meist Klarheit zu verschaffen. Der Nachweis der wesentlich seltener vorkommenden Exostosen am Warzenfortsatz, in den Warzenfortsatz-zellen und im inneren Gehörgang bleibt allein der Röntgenuntersuchung vorbehalten. Nach CLAUS sollen Exostosen der pneumatischen Zellen wesentlich häufiger sein, als sie diagnostiziert werden, sie sind röntgenologisch nur dann nachweisbar, wenn sie in größeren Hohlräumen liegen. Ihre Diagnose ist aber von keiner großen klinischen Bedeutung. Anders verhält es sich mit den Exostosen am oder im inneren Gehörgang, da sie eine Erklärung für eine bestehende Innenohrschwerhörigkeit geben können. Der Nachweis von Exostosen im Mittelohr wird röntgenologisch kaum einmal möglich sein. Es wurde schon erwähnt, daß es fließende Übergänge vom Osteom zu den diffusen Hyperostosen gibt, diese Prozesse finden sich aber nur am Planum mastoideum.

Außer den Knochentumoren sind alle anderen Neubildungen des Schläfenbeines nur dann röntgenologisch faßbar, wenn sie im Verlaufe ihres Wachstums auf den Knochen übergegriffen bzw. denselben angegriffen haben. Ist ein Fall eines Tumors durch die klinische und histologische Untersuchung schon geklärt, so ist die röntgenologische Feststellung des Ausmaßes einer eventuell vorhandenen Knochendestruktion für den Kliniker von Bedeutung. In klinisch unklaren Fällen kann die röntgenologische Klarstellung der Art des Defektes in vielen Fällen die Differentialdiagnose gegenüber anderen Erkrankungen, wie unspezifische oder spezifische Otitis oder auch gegenüber anderen Neubildungen ermöglichen.

Bezüglich der Prognose von Carcinomen und Sarkomen des äußeren Ohres ist es wichtig, ob dieselben auf den Knochen übergegriffen haben oder nicht. Im ersten Falle ist die Prognose ungünstig.

Carcinome und Sarkome des Mittelohres sind meist mit einer Eiterung verbunden. Ob dieselbe schon primär bestanden hat, oder ob sie sich erst sekundär aufgepfropft hat, ist röntgenologisch nicht zu entscheiden. Diese Carcinome und Sarkome können manchmal röntgenologisch früher erkannt werden als klinisch. Ihre Erkennung ist besonders dann von Wichtigkeit, wenn in einem unklaren Falle eine Probeexcision nicht möglich ist. In klinisch klaren Fällen wird den Kliniker die genaue Lokalisation und Ausdehnung des Tumors interessieren. Der Nachweis des Fortschreitens eines bereits operierten Tumors ist wegen der notwendigen Weiterbehandlung von Wichtigkeit.

Die klinische Diagnose eines Acusticustumors kann bei Bestehen einer chronischen Otitis oder einer anderen Ohraffektion sehr erschwert sein. Bezüglich der Ausweitung des inneren Gehörganges sei nochmals vermerkt, daß sie bei einem Acusticustumor fehlen kann und daß sie auch bei anderen endokraniellen Prozessen vorkommt. Da es außer dem Acusticusneurinom noch andere Affektionen im Kleinhirnbrückenwinkel mit gleicher

Symptomatologie gibt — Epidermoide, Meningeome, Metastasen, Aneurysmen, Tuberculome und Syphilome —, interessiert natürlich den Kliniker, welche von den genannten Möglichkeiten im speziellen Falle in Frage kommt. Hier kann durch eine einfache Röntgenuntersuchung in vielen Fällen eine eindeutige Diagnose gestellt werden, in manchen Fällen wird allerdings eine Kontrastmitteluntersuchung notwendig sein.

X. Die Differentialdiagnose der entzündlichen und geschwulstartigen Erkrankungen des Schläfenbeines

Die Notwendigkeit, in klinisch unklaren Fällen von Mittelohrerkrankungen röntgenologische Symptome für die Differentialdiagnose heranzuziehen, wird sich nur selten ergeben. Die Fragen, die hierbei auftauchen können, sind folgende: 1. Liegt bei Bestehen einer unspezifischen Mittelohrentzündung ein akuter oder ein chronischer Prozeß vor? 2. Ist die bestehende Mittelohrentzündung unspezifischer oder spezifischer Natur? 3. Liegt überhaupt eine entzündliche unspezifische oder spezifische Erkrankung oder vielleicht ein Tumor vor?

Die erste Frage ist auf Grund der Röntgenuntersuchung nur selten eindeutig zu beantworten. Man findet zwar bei akuten Mittelohrentzündungen vorwiegend eine gute Pneumatisation und bei chronischen eine schlechte oder fehlende Pneumatisation, Ausnahmen von diesem Verhalten sind aber gar nicht so selten, d. h. man kann einerseits bei einer akuten Mittelohrentzündung Röntgenbilder mit kompletter Pneumatisationshemmung beobachten, andererseits kann eine chronische Entzündung des Mittelohres auch in einem gut pneumatisierten Warzenfortsatz vorkommen. Der vorliegende Pneumatisationszustand erlaubt keine Rückschlüsse auf die Art der bestehenden Entzündung. Anders liegen die Verhältnisse, wenn röntgenologisch das Bestehen einer Knochenusur in einem hochgradig oder komplett gehemmten Mastoid feststellbar ist. In einem solchen Falle kann es sich, sofern ein Tumor differentialdiagnostisch ausgeschlossen werden kann, nur um einen *chronisch* entzündlichen Prozeß handeln, da bei kompletter Pneumatisationshemmung ein akuter entzündlicher Prozeß nicht auf den Knochen übergreift. Findet man die charakteristischen Zeichen eines Cholesteatom in einem gehemmten Warzenfortsatz, so handelt es sich in der überwiegenden Mehrzahl der Fälle um eine chronische Mittelohrentzündung, also um eine Cholesteatomeiterung. Freilich kann auch einmal ein Epidermoid, ein echter Tumor, der seine Entstehung einer Keim versprengung verdankt, vorliegen. Dies ist unserer Ansicht nach häufig dann der Fall, wenn ein Attik- oder Antrumcholesteatom in einem gut pneumatisierten Warzenfortsatz festgestellt werden kann.

Findet man bei einer Mittelohrentzündung ein gut entwickeltes pneumatisches System mit normalen Luftgehalt der Zellen, so besagt dies, daß der krankhafte Prozeß, einerlei ob spezifischer oder unspezifischer Natur, auf die Paukenhöhle beschränkt ist. Besteht eine Verschattung der Zellen und lassen die Zellbälkchen keine Zeichen einer Knochenaffektion erkennen, kann man einen chronisch entzündlichen unspezifischen Prozeß im Mastoid ausschließen. Wenn nämlich in einem gut pneumatisierten Warzenfortsatz ein chronisch-entzündlicher Prozeß abläuft, was mitunter der Fall sein kann, dann kommt es zu reaktiven Knochenveränderungen in Form von Knochenneubildung, was zu einer unscharfen Begrenzung und Verdickung der Zellbälkchen führt. Es besteht also ein Bild, wie man es im reparativen Stadium einer akuten Mittelohrentzündung mit Mastoiditis sehen kann. Ein solches Bild kann sich aber auch bei einer chronischen Mittelohrentzündung entwickeln und zwar dann, wenn die vorerst auf die Paukenhöhle beschränkte chronische Entzündung im Stadium der akuten Exacerbation auf den pneumatisierten Warzenfortsatz übergreift. Diese nicht allzu häufig vorkommende Möglichkeit erklärt uns die Tatsache, daß man manchmal bei einer chronischen Otitis einen Befund erheben kann, der einer akuten Otitis weitgehend ähnlich ist. Einen röntgenologisch vollkommen normalen Befund hinsichtlich Entwicklung des pneumatischen Systems, Luftgehaltes der Zellen und Zellbälkchen kann man bei einer chronischen Otitis des öfteren sehen.

Für die differentialdiagnostische Klärung eines Falles sind nicht nur der vorliegende Röntgenbefund, sondern auch der klinische Befund und der Verlauf der Erkrankung von ausschlaggebender Bedeutung. Zeigt das Röntgenbild bei einer chronischen Mittelohreiterung ein gut ausgebildetes, verschattetes pneumatisches System mit zarten Zellbälkchen und besteht klinisch kein Zeichen für eine akute Exacerbation der Eiterung, dann kann mit großer Wahrscheinlichkeit angenommen werden, daß keine unspezifische Entzündung vorliegt, sondern daß es sich um einen spezifischen Prozeß des Mittelohres handelt. Auf diese Tatsache wurde schon bei der Besprechung der Tuberkulose des Mittelohres hingewiesen. Auch die nun folgenden Ausführungen wurden zum Teil schon erwähnt, sollen aber der Wichtigkeit halber nochmals erörtert werden. Bestehen im Falle einer chronischen Mittelohrentzündung außer einer Verschattung im gut pneumatisierten Warzenfortsatz auch Zeichen einer leichten Knochenaffektion in Form einer geringen Aufhellung der Zellbälkchen mit etwas unscharfer Begrenzung derselben, handelt es sich, wenn keine Zeichen einer akuten Exacerbation des chronischen Prozesses vorliegen, mit ziemlicher Sicherheit um eine spezifische Entzündung, also um eine Tuberkulose. Im Falle einer akuten Exacerbation wird man hingegen eher bzw. zunächst eine unspezifische Entzündung mit Übergreifen des Prozesses von der Paukenhöhle auf das Mastoid annehmen. Findet man auf Grund wiederholter, sich über Monate erstreckender Kontrolluntersuchungen immer wieder dasselbe röntgenologische Bild und zwar eine Verschattung der Zellen, eine mäßige Aufhellung der Zellbälkchen mit etwas unscharfer Begrenzung, dann ist die Diagnose Tuberkulose ziemlich eindeutig gegeben, denn nur bei dieser Erkrankung kann man das Fehlen jeglicher Progredienz sowie das Fehlen reparatorischer Veränderungen feststellen. Das Wesentliche für die Diagnose Tuberkulose liegt im Verhalten des röntgenologischen Befundes zur Dauer der Erkrankungen. Die unspezifische Entzündung heilt entweder in einer bestimmten Zeit ab oder sie führt zur ausgedehnteren Knochenzerstörung oder aber zu reaktiver Knochenneubildung. Niemals aber findet man bei ihr durch Wochen und Monate hindurch dasselbe Bild einer beginnenden Mastoiditis.

Für die Differentialdiagnose zwischen Entzündung (unspezifisch oder spezifisch) und Geschwulstbildung (benigne oder maligne) ist das Verhalten der Tela ossea, sofern dieselbe vom krankhaften Prozeß angegriffen wird, von großer Bedeutung. Diesbezüglich wurden schon im entsprechenden Abschnitt des Kapitels „Die Röntgendiagnostik der Nase, Nasennebenhöhlen und des Epipharynx" ausführliche Erörterungen angestellt. Sie gelten auch für die Differentialdiagnose der entzündlichen und geschwulstartigen Erkrankungen des Schläfenbeines und können dort nachgelesen werden. Hier seien nur noch einige Bemerkungen hinzugefügt, wobei sich die eine oder andere Wiederholung nicht vermeiden läßt.

Eine Entzündung kann mit einer umschriebenen Destruktion des Knochens oder mit einer diffusen Ausbreitung innerhalb desselben einhergehen. Die circumscripte Defektbildung spricht für einen nicht oder nur wenig floriden Prozeß, also für einen solchen, der die Tendenz hat, lokalisiert zu bleiben, und der die Umgebung nur wenig in Mitleidenschaft zieht. Scharfe und regelmäßige Begrenzung spricht für einen Stillstand der entzündlichen Affektion. Man sieht sie bei alten Destruktionsherden. Unscharfe und unregelmäßige Begrenzung deutet auf eine lokale Aktivität des Prozesses. Natürlich ist immer auch die anatomische Beschaffenheit des Knochens, in der sich sowohl eine Entzündung als auch eine Neubildung abspielt, zu berücksichtigen. Die Ausbreitung eines Entzündungsprozesses und auch mancher maligner Geschwulstbildung wird wesentlich leichter und rascher erfolgen können, wenn der pathologische Prozeß in einem locker gebauten Knochen mit reichlich Gefäß- und Markräumen lokalisiert ist. Ein dichter, gefäßarmer Knochen wird der Ausbreitung stärkeren Widerstand entgegensetzen. Man kann aus der Begrenzung eines Defektes wohl lange nicht immer die Diagnose der ihn verursachenden Affektion stellen, man kann aber gewisse Rückschlüsse auf das biologische Verhalten derselben ziehen, was wiederum die Differentialdiagnose einzuengen vermag, indem man z. B. im Falle eines Tumors imstande ist, zu entscheiden, ob es sich um einen gutartigen oder bösartigen Tumor handelt. Der unregelmäßig und unscharf begrenzte Defekt charakterisiert den floriden bzw. agressiven Prozeß, also entweder eine foudroyant verlaufende Entzündung oder eine maligne Geschwulstbildung. Der scharf und regelmäßig begrenzte Defekt zeigt, wenn es sich um eine Entzündung handelt, ihren Stillstand an; wenn eine Neubildung vorliegt, deutet er auf rein expansives Wachstum derselben hin, charakterisiert also den benignen Tumor. Es wurde schon erwähnt, daß es zwischen unregelmäßig und unscharf sowie zwischen regelmäßig und scharf alle möglichen Übergänge und Zwischenstufen gibt und daß z. B. ein Tumor sowohl Stellen rein expansiven, als auch Stellen rein destruktiven Wachstums zeigen kann. Auch eine sich zu einer Geschwulst hinzugesellende Entzündung wird die Art der Begrenzung des Defektes beeinflussen. Außerdem darf niemals außer Acht gelassen werden, welchen Verlauf die Röntgenstrahlen zu den Rändern einer Destruktion genommen hatten. Auch er beeinflußt die röntgenologische Wiedergabe der Konturen des Defektes.

Differentialdiagnostische Schwierigkeiten können sich ergeben zwischen jenen Formen der chronischen Otitis, bei welchen es zur Bildung unregelmäßig und unscharf begrenzter, mit Granulationsgewebe erfüllter Einschmelzungsherde kommt und jenen bösartigen Geschwülsten, die den Knochen unregelmäßig arrodieren und bei welchen es sich meist um Carcinome handelt. Findet man eine Destruktion der medialen Paukenhöhlenwand, also eine Annagung des Labyrinthblockes, so spricht dieser Umstand mehr für den malignen Tumor. Hat ein Cholesteatom infolge einer akuten Exacerbation seine verdichtete Randzone verloren, so zeigt sich im Röntgenbild eine meist ganz uncharakteristische Destruktion, die mitunter auch einem Tumordefekt gleichen kann. Mehrere unscharf begrenzte Einschmelzungsherde sprechen mit großer Wahrscheinlichkeit für eine entzündliche Affektion. Bei einem solitären Einschmelzungsherd im Bereiche des pneumatischen Systems kann die röntgenologische Differentialdiagnose zwischen blastomatöser und entzündlicher Destruktion unmöglich sein (s. Abb. 244). Besteht bei einem Defekt im Bereiche der Pars mastoidea eine Zerstörung der oberen Pyramidenkante in ihrem lateralen Anteil, also zwischen seitlicher Schädelwand und Eminentia arcuata und ist auch der Labyrinthblock angegriffen oder in stärkerem Umfange arrodiert, so spricht dieser Befund für einen malignen Tumor. Finden sich in der Nachbarschaft eines größeren einheitlichen Defektes multiple kleine Aufhellungen als Ausdruck kleiner Knochenusuren, dann haben wir Veränderungen vor uns, die für ein Carcinom ziemlich typisch sind. Diese kleinen Usuren entsprechen, was schon des öfteren erwähnt wurde, neuen Wachstumszentren (lokalen Metastasen) des infiltrierend vordringenden Tumors. Sie kommen nach unseren Erfahrungen nur beim Carcinom vor.

Ein Sarkom der Pyramide, das lediglich zu einer diffusen Aufhellung des Knochens geführt hat, ist, besonders wenn gleichzeitig die Zeichen einer Mittelohrerkrankung bestehen, röntgenologisch von einer Petrositis nicht zu unterscheiden (s. Abb. 240b). Die Differentialdiagnose zwischen Sarkom und Tuberkulose ist mitunter äußerst schwierig bzw. unmöglich. Beide Erkrankungen können mit einer ausgedehnten, über den eigentlichen Krankheitsherd weit hinausgehenden, durch giftige Stoffwechselprodukte bedingten Porose, die sowohl die Pars mastoidea als auch die Pyramide betreffen können, einhergehen. Hierbei können folgende Umstände manchmal differentialdiagnostisch weiterhelfen. Da die Tuberkulose in der Regel ihren Ausgang von den Haupträumen des Mittelohres nimmt, so sind, wenn es zu röntgenologisch nachweisbaren Knochenveränderungen kommt, dieselben in der Umgebung des Antrum am stärksten entwickelt. Man sieht dann auf der Aufnahme nach E. G. Mayer ein erweitertes und unscharf begrenztes Antrum oder an seiner Stelle eine diffuse gegen die Umgebung nicht deutlich abgrenzbare Aufhellung. Ist hingegen das Antrum nicht erweitert und sind seine Wände noch gut

erhalten, so spricht dies mehr für ein Sarkom, da die dichten Knochenpartien der Antrum-
wände demselben längere Zeit Widerstand zu leisten vermögen als der spezifischen Entzündung. Eindeutig ist die Diagnose Sarkom dann gegeben, wenn es zur Abhebung und
damit zur Verkalkung des Periosts am Planum mastoideum gekommen ist. Es findet sich
dann das Bild des sog. „Schalensarkom". Ein von den Hirnhäuten ausgehendes Sarkom
der hinteren Schädelgrube kann sich im Röntgenbild durch einen Defekt manifestieren,
der von einem Defekt, wie er bei der Hand-Schüller-Christianschen Erkrankung vorkommt, nicht zu unterscheiden ist. Das eosinophile Granulom und der braune Tumor

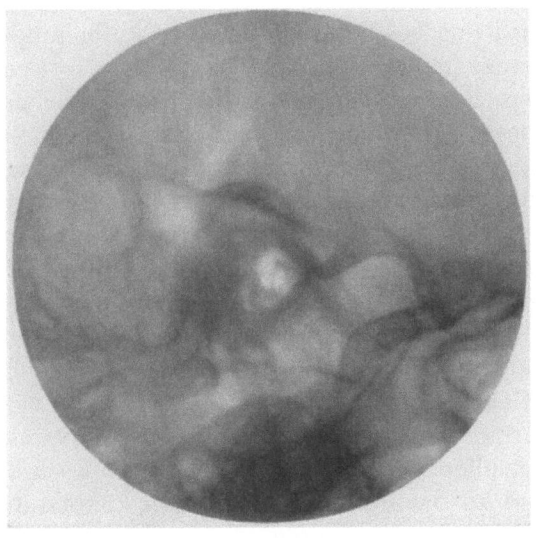 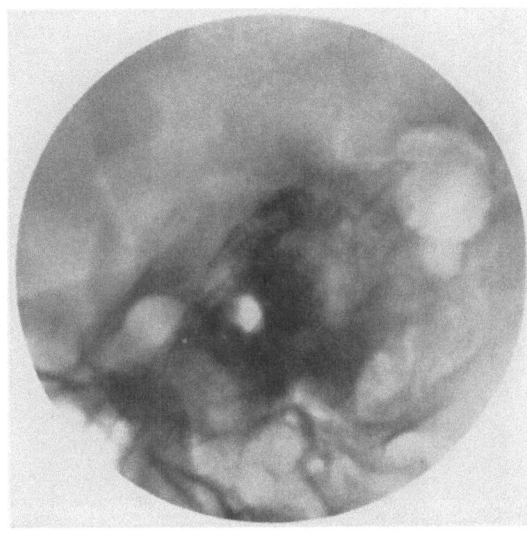

Abb. 248   Abb. 249

Abb. 248. Aufnahme des rechten Schläfenbeines nach SCHÜLLER. (Typische Einstellung.) *Cholesteatom bzw.*
Epidermoid der Pars mastoidea. 28jährige Frau, vor Jahren wegen einer chronischen Otitis radikal operiert.
Das Röntgenbild zeigt im oberen Anteil der Pars mastoidea lateral vom oberen Sinusknie eine haselnußgroße,
runde, scharf und regelmäßig begrenzte, nicht sehr intensive Aufhellung mit verdichteter Randzone, also
den typischen Befund eines Cholesteatom bzw. Epidermoid. Die im Bilde vor dem Cholesteatom gelegene
Aufhellung entspricht dem Operationsdefekt

Abb. 249. Aufnahme des linken Schläfenbeines nach SCHÜLLER. (Typische Einstellung.) *Großer, präformierter*
Hohlraum. 26jähriger Mann, der seit Jahren an linksseitigem Ohrfluß leidet. Das Röntgenbild zeigt ein etwas
gehemmtes und gestörtes pneumatisches System von klein- bis mittelzelliger Struktur. Die Zellen sind ver-
schattet. Die Zellbälkchen sind verdickt. Im hinteren-oberen Anteil der Pars mastoidea, lateral vom oberen
Sinusknie, findet sich eine über haselnußgroße, runde, ziemlich regelmäßig und scharf begrenzte Aufhellung
mit verdichteter Randzone. Unmittelbar darunter findet sich eine zweite bedeutend kleinere Aufhellung.
Das röntgenologische Erscheinungsbild gleicht vollkommen dem eines Cholesteatom- bzw. Epidermoiddefektes.
Die Operation ergab zwei mit Granulationsgewebe erfüllte präformierte Hohlräume

können Destruktionsherde erzeugen, die keine unterscheidenden Merkmale aufweisen
(s. Abb. 230b und 245). Durch die bogigen Konturen der Defekte, die meist auch eine
verdichtete Randzone aufweisen, sind sie aber gegenüber einem Sarkom abzugrenzen.
RUCKENSTEINER betont mit Recht, daß das eosinophile Granulom am Schläfenbein viel
häufiger zu finden ist als der braune Tumor. Außerdem können beim ersteren Lungenveränderungen vorkommen, was beim braunen Tumor nicht der Fall ist.

Ein Cholesteatom bzw. Epidermoid des Schläfenbeines ist auch bei atypischer Lokalisation durch die scharfe Begrenzung und die verdichtete Randzone der durch den Tumor
hervorgerufenen Destruktion als solches zu erkennen (s. Abb. 248). Ganz ähnliche Bilder
können aber auch atypische, präformierte, pneumatische Hohlräume zeigen (s. Abb. 249).
Eine diesbezügliche röntgenologische Differentialdiagnose kann unmöglich sein.

Es sind nun noch die differentialdiagnostischen Möglichkeiten bei Defektbildungen
in der Pyramide zu besprechen. Es kommen hier eine Reihe pathologischer Prozesse

38*

in Frage, die in ihrem röntgenologischen Erscheinungsbild weitgehend ähnlich sein können, ja mitunter überhaupt keine unterscheidenden Symptome aufweisen. Von den in Frage kommenden Affektionen sind zu nennen: Die Petrositis oder Osteomyelitis der Pyramidenspitze, eine Metastase, das nur mit Osteolyse einhergehende Meningeom der Pyramide, das Neurinom des N. acusticus, ein durchbrechendes Epipharynxcarcinom und endlich ein Epidermoid des Kleinhirnbrückenwinkels. Für die Differentialdiagnose aller dieser Möglichkeiten ist neben der klinischen Symptomatologie die Lokalisation des durch diese Erkrankung hervorgerufenen Defektes von ausschlaggebender Bedeutung.

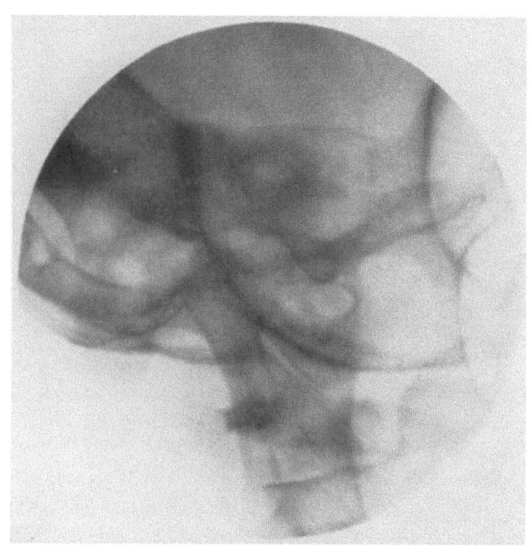

Abb. 250. Aufnahme des rechten Schläfenbeines nach Stenvers. (Der Focus der Röhre stand zu weit kranial und zu weit nach der Seite des filmnahen Schläfenbeines.) *Metastase eines Mammacarcinoms.* 50jährige Frau, vor 1 Jahr wegen eines Brustdrüsenkrebses operiert. Seit einigen Wochen Kopfschmerzen. Im Bereiche der Pyramidenspitze erkennt man als Ausdruck einer Knochenusur eine unregelmäßige und unscharf begrenzte Aufhellung, in deren Bereich die obere Pyramidenkante noch erhalten ist, während die hintere Kante zerstört ist. Der innere Gehörgang ist intakt. Eine Differentialdiagnose zwischen Metastase und Meningeom ist röntgenologisch nicht möglich (vgl. hierzu Abb. 227 b)

Das Auftreten eines Gradenigo-Komplexes im Anschluß an eine akute Mittelohrentzündung wird uns bei Feststellung eines Aufhellungsherdes in der Pyramidenspitze der Notwendigkeit einer Differentialdiagnose entheben. Dieser Symptomenkomplex tritt bei endzündlichen Pyramidenspitzenprozessen sehr rasch auf, oft noch bevor der Röntgenbefund positiv ist, letzterer kann sogar ständig negativ bleiben. Für diese Fälle nimmt man an, daß der Gradenigo-Komplex auf toxischem Wege entstanden ist. Viel schwieriger ist die Differentialdiagnose, wenn sich die entzündliche Affektion der Pyramide im Anschluß an eine chronische Mittelohrentzündung entwickelt, was allerdings selten, aber immerhin doch ab und zu der Fall sein kann. Hier können die klinischen Symptome wesentlich unklarer sein und dem Röntgenologen kann dann die schwerwiegende Aufgabe gestellt werden, zu entscheiden, ob die erkennbare Usur der Pyramidenspitze entzündlicher oder blastomatöser Natur ist. Dies wird nicht immer möglich sein. Findet man in einem solchen Falle ein Übergreifen der Pyramidenspitzenaffektion auf den Keilbeinkörper, spricht dieser Umstand für das Bestehen eines Tumors, da die Petrositis selten und erst in einem sehr späten Stadium auf das Keilbein übergreift, also zu einer Zeit, in der der Befund klinisch eindeutig ist. In vielen Fällen sind die Schwierigkeiten, die sich bei der Differentialdiagnose von Pyramidenspitzenveränderungen ergeben, technischer Natur, da es nicht immer gelingt, die eine Destruktion charakterisierende Aufhellung genau zu lokalisieren. Aus der Lokalisation der Aufhellung ist es aber in vielen Fällen möglich, auf das ihr zugrunde liegende pathologische Substrat zu schließen. Zunächst muß man sich im klaren sein, wie die Aufhellung zustande gekommen ist. Sie kann ihre Entstehung einem Destruktionsherd verdanken, der innerhalb der Felsenbeinspitze, also zentral gelegen oder an ihrer ventralen oder dorsalen Fläche lokalisiert ist. Ein im Inneren der Pyramide sitzender Defekt kann sowohl durch eine entzündliche Knocheneinschmelzung als auch durch eine Metastase bedingt sein. Eine Metastase von einer solchen Ausdehnung wird aber niemals klinische Symptome ähnlich dem *Gradenigo-Komplex* verursachen. Letzterer tritt bei einem Blastom erst dann auf, wenn es zur ausgedehnten Destruktion der Pyramidenspitze gekommen ist, also im Verhältnis zur Dauer der Erkrankung sehr spät, da sich die Dura gegen Tumoren widerstandsfähiger erweist als gegen eine Entzündung, bei welcher auch toxische Produkte für das Zustandekommen der klinischen Symptomatologie mit eine Rolle spielen. Der durch eine Metastase hervorgerufene Defekt läßt sich von einer durch ein Neurinom des N. acusticus gesetzten Usur in der Regel unterscheiden. Die Metastase sitzt meist im Apex der Pyramide, während sich der Acusticustumor mehr medial entwickelt. Erstere läßt den inneren Gehörgang zunächst intakt (s. Abb. 250), letzterer exkaviert oder zerstört häufig den Meatus (s. Abb. 251a und b). Ausnahmen von dieser Regel kommen vor. Die Usur bei einem Acusticustumor findet sich immer an der dorsalen Pyramidenfläche und läßt ihre ventrale Fläche intakt. Eine vollkommene Zerstörung der Pyramide kommt bei diesem Tumor kaum vor. Das Meningeom der Pyramide usuriert dieselbe zunächst je nach seinem Sitze, also entweder an der

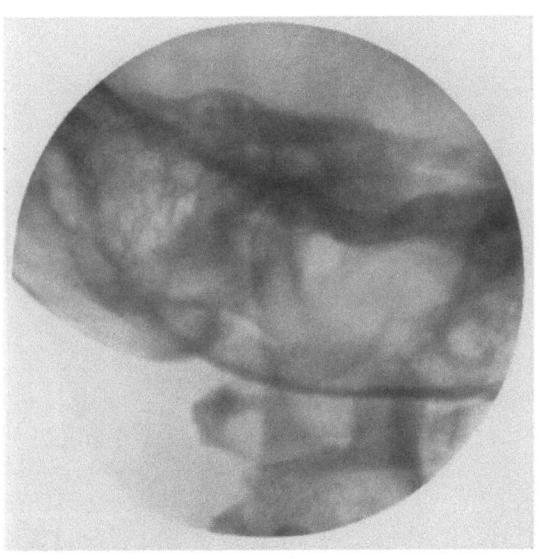
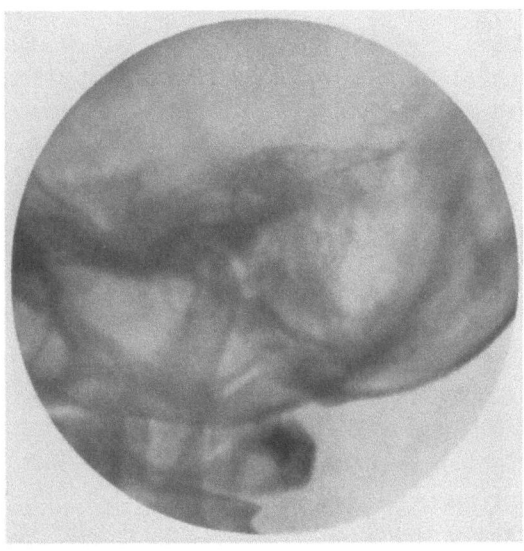

a   b

Abb. 251a u. b. Aufnahme beider Schläfenbeine nach STENVERS. a — rechts — gesunde, b — links — kranke Seite. (Der Focus der Röhre stand bei beiden Aufnahmen zu weit kranial.) *Neurinom des linken N. acusticus.* 35jährige Frau mit den klinischen Zeichen eines Kleinhirnbrückenwinkeltumors. Die Abb. b zeigt medial der Eminentia arcuata als Ausdruck einer Knochenusur eine längliche, über bohnengroße Aufhellung, in deren Bereich die obere Pyramidenkante gerade noch erkennbar ist, was dafür spricht, daß die Pyramide im Bereiche ihrer hinteren Fläche zerstört ist. Nach unten umfaßt die Destruktion fast den ganzen Gehörgang, lediglich im Fundusteil sind noch Reste seiner Wände erhalten. Die Schnecke und die Mündung des Canalis facialis sind noch gut erkennbar. Die starke Mitbeteiligung der Wände des inneren Gehörganges an der Knochenusur spricht für einen vom N. acusticus ausgehenden Tumor

Vorderfläche oder an der Hinterfläche oder an der oberen oder hinteren Kante. Hat ein Meningeom die Pyramide vollkommen destruiert, dann ist der nun bestehende Defekt von dem einer Metastase nicht zu unterscheiden. Bei einem Epipharynxcarcinom, welches zur Arrosion der Pyramidenspitze geführt hat, wird man in der Regel Veränderungen von seiten des gleichseitigen Foramen ovale finden, ein Befund, der dann die Diagnose klarstellt. Ein Epidermoid des Kleinhirnbrückenwinkels kann, was allerdings selten vorkommt, die Pyramide usurieren. Der Defekt zeigt aber die typische scharfe Begrenzung mit einer verdichteten Randzone, also das typische Bild dieses Tumors.

XI. Das operierte Schläfenbein und die Bedeutung der Röntgenuntersuchung für die Darstellung der Operationsdefekte und für den postoperativen Verlauf

1. Vorbemerkungen zur Anatomie der typischen Schläfenbeinoperationen

Die hier zu besprechenden Operationen kommen als Therapie akuter und chronischer Mittelohrentzündungen sowie von Innenohrentzündungen und Tumoren in Frage. Auf die gehörverbessernden Operationen wird erst im letzten Abschnitt (Röntgenschicht-verfahren) eingegangen werden.

α) Die Aufmeißelung des Warzenfortsatzes oder Antrotomie

Bei dieser Operation wird das Antrum freigelegt, und es werden sämtliche Zellen des Warzenfortsatzes ausgeräumt, weshalb vielfach auch der Name *Mastoidektomie* gebräuchlich ist. Von manchen wird jedoch die Ansicht vertreten, daß es nicht notwendig sei, das Antrum zu eröffnen und den ganzen Warzenfortsatz auszuräumen. Der Zweck der Operation ist eine Drainage des Mittelohres und seiner lufthaltigen Nebenräume nach außen. Die von Fall zu Fall verschieden große Operationshöhle hat die Form eines Trichters, dessen Spitze gegen das Antrum gerichtet ist. Ihre Wände werden medial von der Lamina interna der hinteren Schädelgrube, vorne von der hinteren Gehörgangswand gebildet. Die übrigen Grenzen entsprechen den ehemaligen Grenzen des pneumatischen Systems. Falls sich die Notwendigkeit ergibt, kann die Antrotomiehöhle gegen die Zygomaticuswurzel zu erweitert werden, es kann die Warzenfortsatzspitze reseziert, es können Dura und Sinus sigmoides freigelegt werden. Letzteres kommt bei endokraniellen Komplikationen in Frage.

β) Die Totalaufmeißelung oder Radikaloperation

Durch die Radikaloperation sollen alle pneumatischen Räume des Schläfenbeines — mit Ausnahme eventuell vorhandener Räume der Pyramidenspitze — zu einer einheitlichen Höhle vereinigt werden. Diese Höhle ist vom äußeren Gehörgang aus zugänglich und kann daher von hier gut übersehen werden. Die Operationstechnik ist folgende: Es wird zunächst das Antrum aufgesucht, nach Eröffnung desselben wird die hintere Gehörgangswand abgemeißelt. Es wird dann die laterale Begrenzung des Attik, also die Knochenlamelle, die die Fortsetzung der hinteren Gehörgangswand, die sog. Brücke, bildet, entfernt. Hierauf wird der noch stehengebliebene Rest der hinteren Gehörgangswand etwas weniger als bis zur Höhe des horizontalen Bogengangwulstes abgetragen. Zum Schluß wird auch der vordere Teil der lateralen Attikwand entfernt. Es findet sich dann ein etwa nierenförmiger Operationsdefekt, der Antrum, eventuell vorhanden gewesene Zellen, Aditus ad antrum, Paukenhöhle mit Kuppelraum und äußeren Gehörgang umfaßt. Als Modifikation der Radikaloperation sind zu nennen die Radikaloperation mit Erhaltung der Gehörknöchelchen und die Radikaloperation vom äußeren Gehörgang aus. Erstere läuft auch unter den Bezeichnungen *konservative* oder *partielle Radikaloperation, Attikotomie, erweiterte Antrotomie* usw. Die Technik ist mit Ausnahme der Behandlung der Paukenhöhle dieselbe, wie bei der gewöhnlichen Radikal-operation. Trommelfell und Gehörknöchelchen bleiben erhalten. Bei der Radikal-operation vom äußeren Gehörgang aus wird zunächst der Knochen im Operationsgebiet, also der äußere Gehörgang, freigelegt. Bei engem Gehörgang wird sein Eingang erweitert, indem man die hintere Wand von der Gegend der Spina supra meatum abträgt. Dann wird die laterale Attikwand abgetragen, anschließend wird das Antrum freigelegt und, wenn notwendig, werden nach Entfernung der hinteren Gehörgangswand noch weitere erkrankte Partien des Warzenfortsatzes ausgeräumt. Auch bei dieser Operation können je nach Lage des Falles Trommelfell und Gehörknöchelchen erhalten bleiben.

γ) Die Labyrinthoperation

Der Zweck einer Labyrinthoperation ist die Herstellung einer Drainage der Bogengänge und der Schnecke nach außen. Von den hierzu angegebenen Operationsmethoden sind nur zwei, die von Neumann und die von Uffenorde, die allgemeine Verbreitung gefunden haben. Bei der Neumannschen Methode werden nach durchgeführter Radikal-operation die Lumina des hinteren und lateralen Bogenganges dargestellt, und dann wird das Vestibulum freigelegt. Zum Schluß wird das Promontorium angeschlagen, wodurch die Schnecke bzw. ihre Basalwindung eröffnet wird. Wenn die Infektion bereits bis in den inneren Gehörgang vorgedrungen ist, dann kann es sich als notwendig erweisen, denselben zu eröffnen. Dies geschieht nach NEUMANN dadurch, daß aus der hinteren Pyramidenfläche ein Keil ausgemeißelt wird, dessen Spitze im inneren Gehörgang gelegen ist. Bei der Methode nach UFFENORDE erfolgt ebenfalls zunächst die Radikaloperation, dann wird der Canalis facialis freigelegt, hierauf werden die Teile des Labyrinthes, die über, vor und hinter dem Kanal gelegen sind, entfernt und auf diese Art Vestibulum und Cochlea eröffnet. UFFENORDE eröffnet grundsätzlich den inneren Gehörgang, und zwar dadurch, daß er nach Abtragung des Promontorium durch die Schnecke in die Tiefe dringt und auf diese Weise den inneren Gehörgang im Bereiche seines Fundus erreicht. Der Operationsdefekt ist bei der Methode nach UFFENORDE wesentlich kleiner als bei der Methode nach NEUMANN.

δ) Die Operation nach RAMADIER

Diese Operation kommt bei einer Eiterung weit medial in der Pyramidenspitze gelegener Zellen (Petrositis) in Frage und soll eine Drainage dieser Zellen nach außen bzw. in die Radikaloperationshöhle ermöglichen. Die Technik ist folgende: Nach durchgeführter Radikaloperation werden zunächst die vordere Gehörgangswand, dann die laterale Tubenwand abgetragen, dadurch wird der Carotiskanal freigelegt. Die A. carotis wird nun aus ihrem Kanal herausgehoben, dann wird die hintere oder mediale Wand des Kanales durchschlagen, wodurch man von lateral-vorne in die Pyramidenspitze gelangt und die vorhandenen Zellen ausräumen kann.

ε) Die Operation nach FRENCKNER

Sie kommt bei erkrankten Pyramidenzellen in Frage, die medial vom oberen Bogengang über dem inneren Gehörgang gelegen sind. Hier wird nach durchgeführter Radikaloperation zwischen den beiden Schenkeln des oberen Bogenganges, längs des Tractus subarcuatus eingegangen, dadurch wird eine Drainage dieser Zellen nach außen bzw. mit der Radikaloperationshöhle hergestellt.

2. Aufnahmetechnische Vorbemerkungen

Die Fragen, die durch eine Röntgenuntersuchung eines operierten Schläfenbeines beantwortet werden sollen, sind folgende:

1. Was für eine Operation liegt vor?

2. Sind noch Zellstrukturen vorhanden? Wenn ja, dann müssen diese Zellen genau lokalisiert werden. Solche Zellnester können an verschiedenen Stellen gefunden werden, so z. B. in der Warzenfortsatzspitze, in der Zygomaticuswurzel, retrofacial, epibulbär an der oberen Begrenzung des Operationsdefektes, im Petrosuswinkel, hinter dem Sinus und in der zweiten Etage.

3. Wurden die Dura und der Sinus freigelegt? Wenn ja, an welcher Stelle und in welchem Ausmaße?

4. Zeigt der Operationsdefekt unauffällige Grenzen oder sind Veränderungen vorhanden, die auf ein Fortbestehen der Erkrankung oder auf ein Wiederauftreten einer solchen schließen lassen?

Die Entscheidung, ob eine Antrotomie oder eine Radikaloperation vorliegt, ist einzig und allein nur durch die Aufnahme nach E. G. MAYER möglich, weil auf ihr die Verhältnisse der hinteren Gehörgangswand klar in Erscheinung treten, was auf keiner der übrigen Aufnahmen der Fall ist. Für die Feststellung der Ausdehnung des Operationsdefektes nach hinten und oben, sowie nach vorne besonders gegen die Zygomaticuswurzel zu, eignet sich am besten die Aufnahme nach SCHÜLLER. Sie vermag auch in der Regel die Freilegung von Sinus und Dura aufzuzeigen. Bei der Frage, ob das Fortbestehen einer Eiterung ihre Ursache in erkrankten Zellkomplexen der Pyramide hat, ist immer die Pyramidenspitze anzusehen, also eine Aufnahme nach Stenvers zu machen, ebenso nach Pyramidenspitzen- und nach Labyrinthoperationen. Nach Operation eines malignen Tumors kann es sich als notwendig erweisen, alle drei Standardaufnahmen anzufertigen.

3. Das Röntgenbild des operierten Schläfenbeines

Manchmal findet sich retroauriculär eine Narbe, und klinisch und anamnestisch kann es unmöglich sein, zu eruieren, ob überhaupt eine Knochenoperation durchgeführt wurde.

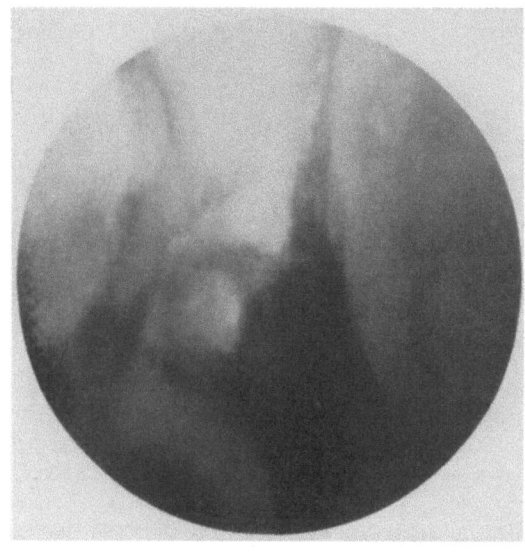
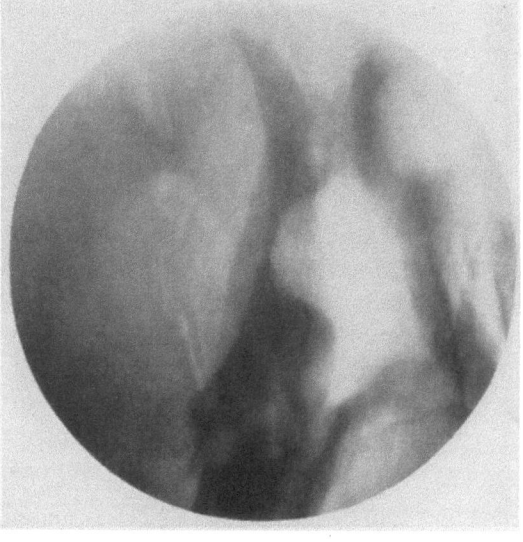

Abb. 252   Abb. 253

Abb. 252. Aufnahme des linken Schläfenbeines nach E. G. Mayer. (Der Focus der Röhre stand etwas zu weit ventral.) Kleiner Defekt nach *Antrotomie*. 38jähriger Mann, vor 30 Jahren wegen einer akuten Otitis operiert. An Stelle des Antrum sieht man eine intensive, etwas unregelmäßig begrenzte Aufhellung, die durch den Operationsdefekt bedingt ist. Vor und hinter demselben sowie im Bereiche des Petrosuswinkels finden sich noch ziemlich zahlreiche, größtenteils nicht eröffnete, gut lufthaltige Zellen mit unauffälliger Corticalis

Abb. 253. Aufnahme des rechten Schläfenbeines nach E. G. Mayer. (Der Focus der Röhre stand etwas zu weit ventral.) Ziemlich großer Defekt nach *Radikaloperation*. 67jährige Frau, vor 5 Jahren wegen einer chronischen Otitis operiert. Auch hier sieht man wie bei einer Antrotomie eine intensive, in diesem Falle aber ziemlich regelmäßig begrenzte Aufhellung, die die Gegend des ehemaligen Antrum einnimmt, jedoch nach vorne zu den Bereich der hinteren-oberen Gehörgangswand miteinbezieht und in die Aufhellung der Paukenhöhle übergeht

Die Art der durchgeführten Operation ist in manchen Fällen weder anamnestisch noch durch die otologische Untersuchung einwandfrei feststellbar. Besonders die Unterscheidung zwischen einer konservativen Radikaloperation und einer Antrotomie kann unmöglich sein. Auch die Frage, ob einer Radikaloperation eine Labyrinthoperation angeschlossen wurde, kann durch den Otologen nicht immer beantwortet werden. Alle diese Fragen können durch die Röntgenuntersuchung in der überwiegenden Mehrzahl der Fälle, d. h. also mit wenigen Ausnahmen geklärt werden. Es wurde schon erwähnt, daß für die Feststellung, ob eine Antrotomie oder eine Radikaloperation vorliegt, ausschließlich die Aufnahme nach E. G. Mayer geeignet ist, da man durch diese Projektion eindeutig entscheiden kann, ob die hintere Gehörgangswand bzw. die laterale Attikwand vorhanden ist oder nicht. Bei einer Antrotomie sieht man an Stelle des Antrum eine durch den Operationsdefekt bedingte Aufhellung, die ein sehr verschiedenes Ausmaß zeigen kann (s. Abb. 252). Dies hängt ganz von dem Grade der vorher bestandenen Pneumatisation ab. War das pneumatische System sehr gut entwickelt, findet sich ein ausgedehnter operativer Defekt, waren nur wenige Zellen vorhanden, so wird auch die Operationshöhle klein sein, sofern nicht besondere Umstände die Notwendigkeit einer ausgedehnteren Operation ergaben. Der Operationsdefekt kann so klein sein, daß er die Größe eines geräumigen Antrum kaum übertrifft. Er ist dann oft nur durch eine abnorme Helligkeit oder durch die von der Form des Antrum abweichende Konfiguration dieser Aufhellung als solcher erkennbar.

Die Radikaloperationshöhle unterscheidet sich von der Antrotomiehöhle dadurch, daß die durch erstere bedingte Aufhellung weiter nach vorne-medial in den Bereich der Paukenhöhle reicht, da der Schatten des inneren Anteiles der hinteren-oberen Gehör-

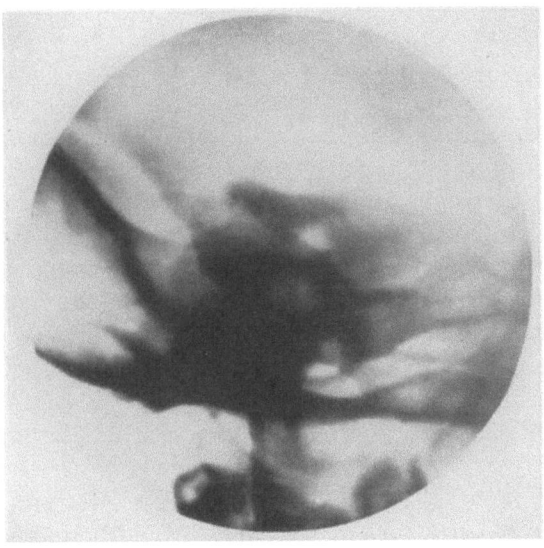 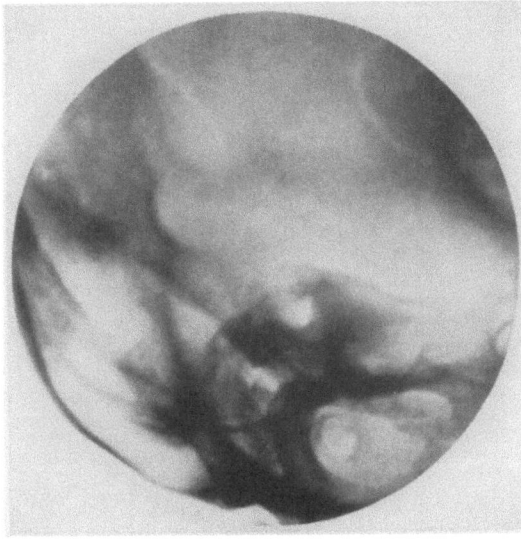

Abb. 254   Abb. 255

Abb. 254. Aufnahme des rechten Schläfenbeines nach STENVERS. (Der Focus der Röhre stand etwas zu weit nach der Seite des filmfernen Schläfenbeines.) Zustand nach *Radikal- und Labyrinthoperation.* Nähere Daten fehlen. Im Bereiche der Pars mastoidea findet sich ein ausgedehnter operativer Defekt, der nach medial bis an das Labyrinth heranreicht, welches größtenteils in den Defekt miteinbezogen ist. Von den Labyrinthdetails sind lediglich die Kuppe des oberen Bogenganges und die Schnecke noch erkennbar

Abb. 255. Aufnahme des rechten Schläfenbeines nach STENVERS. (Der Focus der Röhre stand etwas zu weit cranial.) Zustand nach *Radikal- und Labyrinthoperation mit Freilegung des inneren Gehörganges.* 44jährige Frau, vor 1 Monat operiert. Das Röntgenbild zeigt im Bereiche der Pars mastoidea eine große, durch den Operationsdefekt bedingte Aufhellung, welcher den Labyrinthblock vollständig miteinbezieht. Im Bereiche des inneren Gehörganges sieht man eine intensive, ovale Aufhellung als Ausdruck der Eröffnung des Meatus. Der bogenförmige von der Gegend des inneren Gehörganges nach hinten und unten verlaufende Verdichtungsstreifen entspricht der Wand des Canalis facialis

gangswand fehlt (s. Abb. 253). Es ist fast dasselbe röntgenologische Bild, wie man es bei einem größeren Cholesteatom mit „natürlicher Radikaler" finden kann. Durch die Aufnahme nach SCHÜLLER sind die Antrotomie und die Radikaloperation nicht voneinander zu unterscheiden. Man sieht bei dieser Projektion lediglich die Aufhellung im Bereich der Pars mastoidea, die von Fall zu Fall verschieden groß ist (s. Abb. 257, 259a, 260 und 262).

Über das Röntgenbild des nach NEUMANN und UFFENORDE operierten Labyrinthes hat NOVOTNY ziemlich ausführlich berichtet. Zunächst muß betont werden, daß kleine operative Defekte im Bereich des Labyrinthes keineswegs in allen Fällen bezüglich Ausdehnung und Grenzen exakt differenziert werden können. Auch können operativ gesetzten Veränderungen am Labyrinth röntgenologisch nicht immer von sich hier abspielenden entzündlichen Veränderungen unterschieden werden. Immer ist natürlich die Radikaloperationshöhle eindeutig erkennbar. Der Nachweis ausgedehnter operativer

Defekte gelingt ohne Schwierigkeiten, wobei sich hier am besten die Aufnahme nach Stenvers eignet (s. Abb. 254 und 255). Der Operationsdefekt am Labyrinth, welches nach der Methode von Neumann operiert wurde, findet sich hauptsächlich an der hinteren Pyramidenfläche, da ja vorwiegend die hintere Labyrinthwand abgetragen wird. Dieser Defekt kommt in der Projektionsrichtung nach Stenvers nicht zur Darstellung. Man kann ihn in manchen Fällen auf der Aufnahme nach E. G. Mayer erkennen. Man sieht dann, wie die durch den Radikaloperationsdefekt bedingte Aufhellung, das Labyrinth an seiner dorsalen Fläche umgreifend, sich spitzenwärts vorschiebt. Dies findet im Röntgenbild dadurch seinen Ausdruck, daß die auf der Aufnahme nach E. G. Mayer nach oben konvexe Linie, die von der hinteren Gehörgangswand zur hinteren Pyramidenfläche zieht und im Bilde der Abgrenzung des Labyrinthblockes gegen die Pars mastoidea entspricht, im hinteren Anteil der Gegend des hinteren Bogenganges entsprechend eine Unterbrechung erfährt durch eine spitzenwärts gerichtete Aufhellung (s. Abb. 256). Der operative Defekt am lateralen Bogengang zeigt sich auf der Aufnahme nach Stenvers dadurch, daß die seinem Lumen entsprechende Aufhellung verkürzt ist und kontinuierlich in die des Operationsdefektes der Pars mastoidea übergeht. Der operative Defekt im Bereich der Bogengäge bei der Labyrinthoperation nach Uffenorde gelangt auf der Aufnahme nach Stenvers in der Regel zur Abbildung. Die operative Abtragung des Promontorium ist auf keiner Projektionsrichtung nachweisbar, was verständlich ist, da ja das Promontorium nicht erkennbar ist. Lediglich die Zeichnung der Schnecke bzw. ihrer Basalwindung erscheint postoperativ undeutlich bzw. ist nicht mehr differenzierbar. Die Eröffnung des inneren Gehörganges ist, wenn sie nach der Methode von Uffenorde erfolgte, nicht erkennbar, da einerseits der operative Defekt zu klein ist, andererseits das dünne Knochenplättchen, welches den Fundus des Meatus gegen die Cochlea abschließt, nicht abgrenzbar ist. Anders verhält es sich, wenn die Freilegung nach der Methode von Neumann erfolgte. Man sieht dann auf der Aufnahme nach Stenvers eine intensive Aufhellung, die den Bereich des inneren Gehörganges einnimmt (s. Abb. 255). Sie kann auch auf der Aufnahme nach Schüller erkennbar sein. Das unmittelbar nach

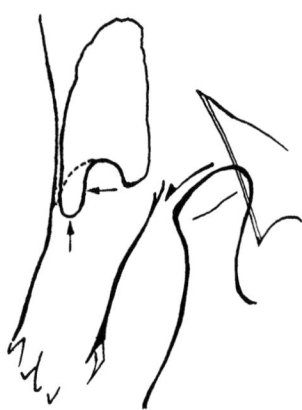

Abb. 256. Skizze einer Schläfenbeinaufnahme nach E. G. Mayer. Zustand nach *Radikal- und Labyrinthoperation.* Die Radikaloperationshöhle umgreift den Labyrinthblock im hinteren Anteil, der Gegend des hinteren Bogenganges entsprechend spitzenwärts (s. die Pfeile). Die den Labyrinthkern gegen die Pars mastoidea abgrenzende Linie ist im Bereiche ihrer Unterbrechung gestrichelt gezeichnet

der Labyrinthoperation angefertigte Röntgenbild erfährt im weiteren Verlauf Veränderungen. Die zunächst scharfen Ränder werden als Folge entzündlicher Knochenresorption unscharf. Die noch erkennbaren bzw. vorhandenen Labyrinthhohlräume verschwinden infolge einsetzender knöcherner Verödung allmählich und zwar zuerst die Bogengänge, dann das Vestibulum und als letztes die Schnecke. Vor dieser Obliteration kann als Zwischenphase eine vorübergehende Ausweitung der noch vorhandenen Bogenlumina und eventuell auch eine Sequestration von Teilen des Labyrinthblockes nachweisbar sein.

Die Operation nach Ramadier ist von einer gewöhnlichen Radikaloperationshöhle dadurch zu unterscheiden, daß bei ersterer auch die vordere Gehörgangswand fehlt. Die Ausräumung der erkrankten Pyramidenspitzenzellen muß im Röntgenbild nicht erkennbar sein, wenn schon vor der Operation im erkrankten Bereiche eine Aufhellung bestand. Allerdings können vorher noch nachweisbare Zellstrukturen nun fehlen und die Aufhellung kann intensiver sein. Der weitere postoperative Verlauf zeigt, daß in den meisten Fällen die Aufhellung allmählich kleiner wird und mit der Zeit ganz verschwindet, was besagt, daß der Defekt durch Knochenneubildung ausgefüllt wird. Manchmal kann der Operationsdefekt längere Zeit oder auch ständig bestehen bleiben. Novotny konnte eine Repneumatisation nach einem operierten Spitzenempyem feststellen.

Die Eröffnung medio-labyrinthärer Zellen (Zellen über dem inneren Gehörgang) durch die Frencknersche Operation ist im Röntgenbild meist nicht erkennbar. Ist sich der Operateur nicht im Klaren, alle Zellen erreicht zu haben, dann führt er längs des Operationsweges eine Sonde ein und läßt mit liegender Sonde eine Röntgenaufnahme machen. Nun ist es leicht zu entscheiden, ob die am weitesten medial gelegene Zelle eröffnet wurde. Die Untersuchung mit liegender Sonde wird ab und zu auch nach der Pyramidenspitzenoperation nach RAMADIER verlangt.

Der Nachweis von Teilen des pneumatischen Systems, die bei der Operation zurückgelassen wurden — sie können die Ursache eines gestörten Heilungsverlaufes sein, wobei

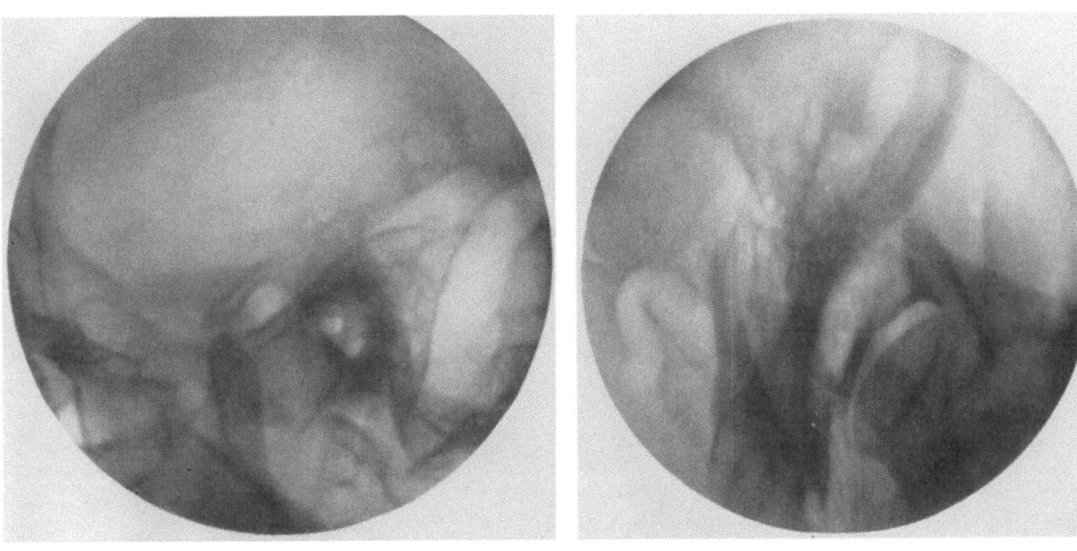

Abb. 257   Abb. 258

Abb. 257. Aufnahme des linken Schläfenbeines nach SCHÜLLER. (Typische Einstellung.) Zustand nach *Antrotomie mit reichlich Restzellen*. 28jährige Frau, vor 19 Tagen wegen einer akuten Otitis operiert. Immer noch reichlich Sekretion. Man sieht die durch den Operationsdefekt bedingte Aufhellung in der Pars mastoidea. Es findet sich je ein Zellkomplex über dem äußeren Gehörgang, über dem Petrosuswinkel, in der Warzenfortsatzspitze und retrofacial. Die Zellen sind verschattet. Sichere Zeichen einer Knochenaffektion bestehen nicht

Abb. 258. Aufnahme des rechten Schläfenbeines nach E. G. MAYER. (Typische Einstellung.) „Befund nach vor 20 Jahren durchgeführter *Radikaloperation*. Der Operationsdefekt ist nicht kenntlich. Er ist vollständig von neugebildetem Knochen ausgefüllt, in dessen Bereich sich vereinzelte Zellen finden. Ein Antrum ist nicht zu erkennen.“ (Aus „Otologische Röntgendiagnostik“ von E. G. MAYER)

eine einzige Zelle genügen kann — gelingt leicht, wenn die *Restzellen* in der Peripherie des Operationsdefektes gelegen sind. Hierfür eignet sich besonders gut die Aufnahme nach SCHÜLLER (s. Abb. 257). Schwierigkeiten können sich dann ergeben, wenn man Zellstrukturen an der hinteren Pyramidenfläche, am Tegmen, im Petrosuswinkel oder epibulbär feststellen kann und zwar insofern, als es nicht immer eindeutig möglich ist, auf Grund des Röntgenbildes zu entscheiden, ob diese Zellen bei der Operation unberührt geblieben sind oder ob sie doch eröffnet wurden, wobei aber die Ansätze der Zellbälkchen an der hinteren Pyramidenfläche, am Tegmen oder am Labyrinth stehen gelassen wurden, der Operationsdefekt also nicht geglättet wurde. Innerhalb von Operationsdefekten kann es, besonders wenn der Eingriff in der Kindheit erfolgte, zu weitgehenden Knochenneubildungen kommen. Wie dieselbe zustande kommt, konnte bisher röntgenologisch nicht verfolgt werden. Die Operationshöhle kann hierbei vollständig mit neugebildetem Knochengewebe ausgefüllt werden (s. Abb. 258). Ein Antrum ist in solchen Fällen röntgenologisch nicht mehr zu finden. Hingegen kann es im neugebildeten Knochen zu einer reichlichen Zellbildung (Repneumatisation) kommen, oder wenn noch keine

Zellen vorhanden waren, kann sich nach abgeheilter Antrotomie eine fast normale Pneumatisation entwickeln (s. Abb. 259a und b). Zeigt ein Röntgenbild einen kleinen Defekt nach Antrotomie mit Zellstrukturen in seiner Umgebung und liegt die Operation schon Jahre zurück, so ist es röntgenologisch nicht zu entscheiden, ob es sich um Restzellen oder um eine Repneumatisation handelt. Innerhalb dieser Zellen können sich Entzündungsvorgänge abspielen, die denen, wie sie bei der Mastoiditis vorkommen, identisch sind. Es kann sich also sowohl um resorptive als auch um appositionelle Knochenveränderungen handeln. Es besteht dann eine Verschattung der Zellen mit undeutlichen und eventuell aufgehellten Zellbälkchen im ersten Falle und eine intensive Verschattung

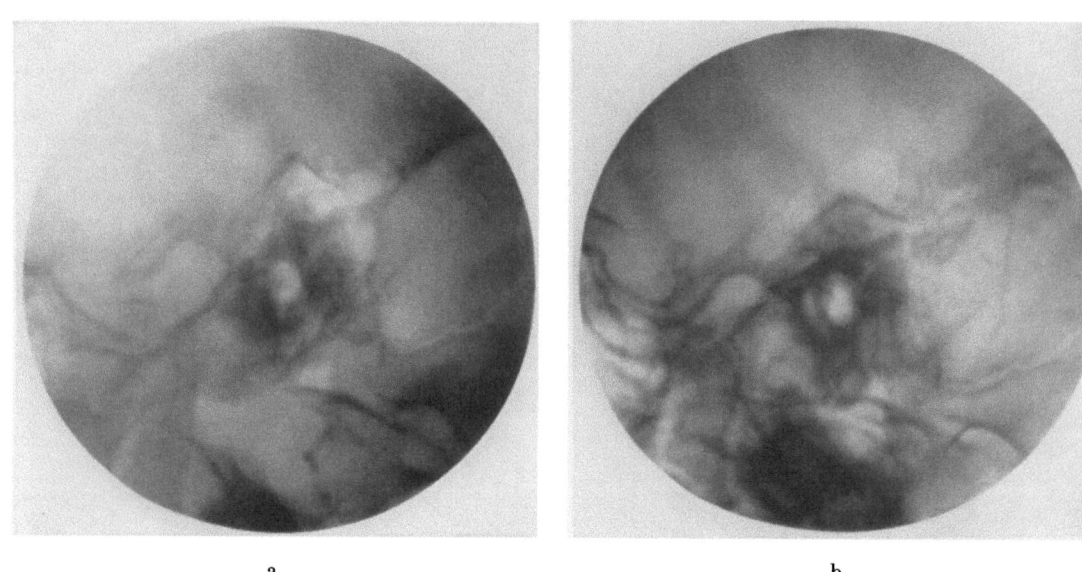

a   b

Abb. 259a u. b. Aufnahmen des linken Schläfenbeines nach Schüller. (Typische Einstellung beider Aufnahmen.) *Repneumatisation.* 3jähriges Kind, wegen einer akuten Otitis operiert. a Drei Wochen nach der Operation, b 5 Jahre später. Die Aufnahme a zeigt als Ausdruck des Operationsdefektes eine Aufhellung im Bereich der Pars mastoidea, der Stelle des Antrum und seiner Umgebung entsprechend. An der oberen Circumferenz des Operationsdefektes sind einige kleine, verschattete Zellen mit unauffälliger Corticalis zu erkennen. Der Bereich lateral vom Sinus und die Warzenfortsatzspitze sind spongiös gebaut. Es bestand also hier noch keine Pneumatisation. Die Abb. b zeigt ein gut entwickeltes pneumatisches System von gemischtzelliger Struktur. Die Zellen reichen mit einem Ausläufer in die Schuppe nach vorne bis in die hintere Zygomaticuswurzel, nach hinten bis hinter den Sinus. Marginal finden sich größere präformierte Hohlräume. Die Zellen sind gut lufthaltig. Trotz der im 3. Lebensjahr durchgeführten Antrotomie ist es also zu einer normalen Ausbildung eines pneumatischen Systems gekommen

als Ausdruck der Knochenapposition im zweiten Falle. Hierbei kann es zur Einengung oder vollkommenen Verödung der Zellumina kommen (s. Abb. 260). Auch innerhalb des Operationsdefektes der platten Schädelknochen, also im Bereiche der Schläfenbein- und Hinterhauptschuppe kann eine Knochenneubildung beobachtet werden. Sie geht vom Zentrum aus. Man sieht dann innerhalb des Defektes einen zarten — selten mehrere — regelmäßigen oder unregelmäßigen, scharf begrenzten Kalkschatten, der einem Ossifikationszentrum entspricht und im weiteren Verlaufe an Größe und Intensität zunimmt.

Es muß noch erwähnt werden, daß der Nachweis von verschatteten Restzellen noch nicht besagt, daß dieselben die Ursache einer bestehenden Komplikation sein müssen. Unmittelbar nach der Operation sind diese Zellen immer verschattet und meist auch etwas unscharf begrenzt. Bestehen außer der Verschattung auch noch die Zeichen einer Knochenaffektion im Bereiche der zurückgebliebenen Zellstrukturen, dann vermag dieser Röntgenbefund z. B. das Fortbestehen von Temperaturen, Sekretion und Schmerzen zu erklären. Wenn es zu einer völligen Einschmelzung des Knochens im Bereiche zurückgebliebener Zellnester kommt, dann ist der so entstandene Defekt von dem operativ gesetzten — falls die Operation nicht schon Jahre zurückliegt — nicht zu unterscheiden. Eine in diesem Stadium durchgeführte Röntgenuntersuchung erlaubt nicht die Feststellung einer fortschreitenden Knochenresorption. Eine diesbezügliche Ausnahme bilden jene Fälle, bei welchen man eine Einschmelzung an Zellkomplexen erkennen kann, die in keinem direkten Zusammenhang mit der Operationshöhle stehen, also bei Zellkomplexen, die medio-labyrinthär, in der Pyramidenspitze oder peritubar gelegen sind. Von besonderer Bedeutung sind die perilabyrinthären Einschmelzungen. Die restlose Entfernung auch der kleinsten, in der engsten Nachbarschaft des Labyrinthes lokalisierten Zellen

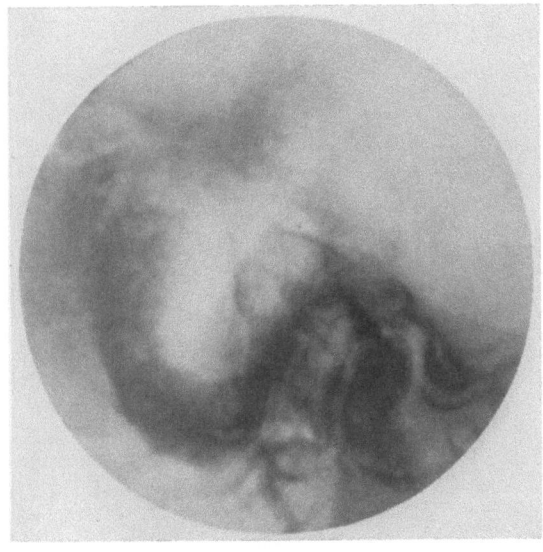 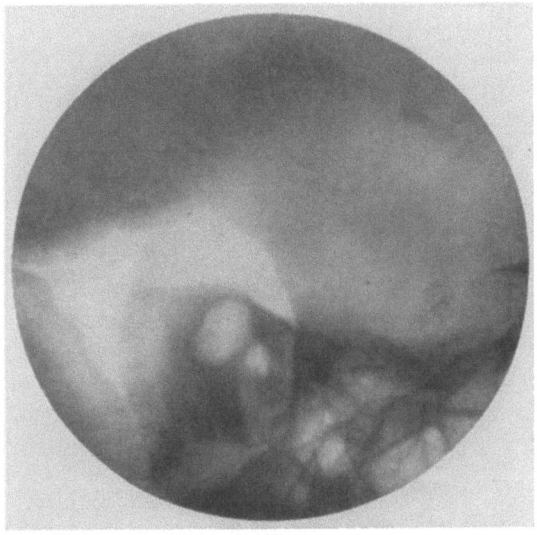

Abb. 260   Abb. 261

Abb. 260. Aufnahme des rechten Schläfenbeines nach SCHÜLLER. (Typische Einstellung). *Knöcherne Verödung von Restzellen.* 35jähriger Mann, vor Jahren wegen einer akuten Otitis antrotomiert. Man sieht dem Operationsdefekt entsprechend eine große Aufhellung im Bereiche der Pars mastoidea. Der Sinus ist in großer Ausdehnung freigelegt. Im Bereiche der gesamten rückwärtigen Begrenzung des Operationsdefektes und in der Warzenfortsatzspitze findet sich als Ausdruck einer beträchtlichen Knochenneubildung eine intensive Verdichtung. Innerhalb des oberen Anteiles der Verdichtung, erkennt man noch die Lumina ziemlich zahlreicher kleiner, verschatteter Zellen mit stellenweise etwas verdickten Zellbälkchen

Abb. 261. Aufnahme des rechten Schläfenbeines nach SCHÜLLER. (Die Neigung des Zielstrahles zur Deutschen Horizontalebene war etwas zu gering.) Ausgedehnte *Freilegung der Dura* der mittleren Schädelgrube durch Abtragung eines Teiles der Schläfenbeinschuppe, *Freilegung des Sinus sigmoides und der Dura* der hinteren Schädelgrube im Bereich des oberen Sinusknies und seiner Nachbarschaft. *Abtragung der Spange.* Außerdem besteht eine *Hirnhernie* an der ventralen Fläche der Pyramide in der Gegend des Labyrinthes. Es handelt sich um einen 37jährigen Mann, von dem man nur erfahren konnte, daß er vor 10 Jahren auswärts operiert worden war. Welche Operation durchgeführt wurde, wußte der Patient nicht. Eine Otoskopie war infolge spaltförmiger Verengung des äußeren Gehörganges nicht möglich. Patient ist taub und ausgeschaltet. Das Röntgenbild zeigt die dem Operationsdefekt entsprechende intensive Aufhellung im Bereiche der Pars mastoidea und des hinteren Anteiles der Schläfenbeinschuppe. Die die vordere Sinuswand markierende Kontur fehlt, ebenso fehlt der äußere Teil der oberen Pyramidenkante. Unterhalb der Eminentia arcuata im Bereiche des Labyrinthes findet sich eine bohnengroße, intensive Aufhellung, die durch eine — wie die Aufnahme nach E. G. MAYER zeigte — grubenförmige Vertiefung an der ventralen Fläche der Pyramide bedingt ist und die, wie die neuerliche Operation zeigte, durch eine Hirnhernie zustande gekommen war. Die im Röntgenbild vor der Hirnhernie gelegene kleine Aufhellung entspricht dem Lumen des inneren Gehörganges

ist nicht möglich. Deshalb sind postoperativ unmittelbar am Labyrinth meist noch kleine Zellen zu erkennen. Entwickelt sich eine Knochenaffektion an diesen Zellen, so fehlt im Röntgenbild eine perilabyrinthäre Zellstruktur und man sieht statt dessen eine den Bogengängen benachbarte kleine Aufhellung, wodurch die Bogengangskapsel im erkrankten Bereiche wohl etwas unregelmäßig begrenzt ist, aber auffallend deutlicher in Erscheinung tritt.

Den Nachweis der Freilegung von Dura und Sinus vermag am besten, jedoch auch nicht in allen Fällen die Aufnahme nach Schüller zu erbringen. Immer zu erkennen ist die Abtragung der Spange, das ist der äußerste Teil der oberen Pyramidenkante, sie umfaßt den Bereich vom Antrum bis zur seitlichen Schädelwand und trennt die hintere von der mittleren Schädelgrube. Eine breite Freilegung der Dura der mittleren und hinteren Schädelgrube, ein operatives Vorgehen, das sich bei Bestehen eines Hirnabscesses als notwendig erweisen kann, ist bei Erwachsenen im Röntgenbild durch die ziemlich ausgedehnte und intensive Aufhellung, die der Operationsdefekt hervorruft, leicht zu erkennen (s. Abb. 261). In Fällen, in welchen die Seitenwand der mittleren und hinteren Schädelgrube sehr dünn ist, was bei Kindern der Fall ist, kann es vorkommen,

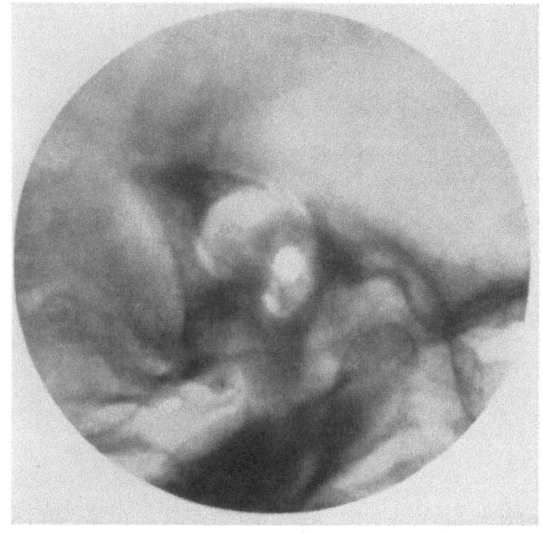

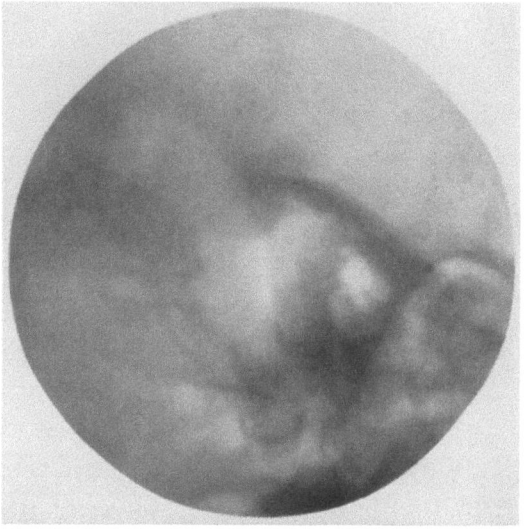

Abb. 262. Aufnahme des rechten Schläfenbeines nach Schüller. (Typische Einstellung.) Derselbe Fall wie Abb. 253. Operationsdefekt im Bereiche der Pars mastoidea mit *Freilegung der Dura* der mittleren Schädelgrube. Die durch den Operationsdefekt bedingte Aufhellung umfaßt nach vorne-oben den Bereich des Tegmen tympani, dasselbe wurde also operativ entfernt

Abb. 263. Aufnahme des rechten Schläfenbeines nach Schüller. (Typische Einstellung.) „*Freilegung des Sinus sigmoides.* Man sieht eine dem Operationsdefekt entsprechende Aufhellung im Bereiche der Pars mastoidea. Die knöcherne Sinusschale zeigt in Höhe des Operationsdefektes eine Unterbrechung ihres Kontur." (Aus „Otologische Röntgendiagnostik" von E. G. Mayer)

daß die Freilegung der Dura in diesem Bereiche nur undeutlich oder überhaupt nicht erkennbar ist, weil die Strahlenabsorption im dünnen umgebenden Knochen kaum stärker ist als im Bereiche des Operationsdefektes. Um einen kleinen operativen Defekt am Tegmen nachweisen zu können, muß derselbe von den Strahlen tangential getroffen werden (s. Abb. 262). Es gelten hier dieselben Bedingungen, wie sie bereits bei der Besprechung des Durchbruches eines Cholesteatom in die mittlere Schädelgrube erörtert wurden. Dasselbe gilt besonders auch für den Nachweis der Freilegung des Sinus sigmoides. Die Kenntlichkeit der Freilegung des Sinus hängt zum Teil von der Art und Weise ab, wie der Eingriff ausgeführt wurde. Erfolgte die Abtragung der Sinusschale an seiner Vorderwand, so ergibt sich daraus die große Wahrscheinlichkeit, daß der Defekt von den Strahlen tangential getroffen wird. Es findet sich dann eine Unterbrechung der Kontur der knöchernen Sinusschale, was im Röntgenbild meist gut zum Ausdruck kommt (s. Abb. 263). Hinten außen liegende operative Defekte der Sinusschale kommen röntgenologisch flächenhaft zur Darstellung. Sie können sich leicht dem Nachweis entziehen. Dies ist besonders dann der Fall, wenn der Knochen auch in der Umgebung des Sinus flach abgetragen wurde, weil dann der Kontrastunterschied zwischen der Stelle der Freilegung, besonders wenn dieselbe klein ist, und dem nur verdünnten Knochen der

Nachbarschaft zu gering ist. Die Freilegung im untersten Abschnitt des Sinus sigmoides ist ebenfalls röntgenologisch schwer festzustellen. Wurde die Knochenschale des Sinus in großer Ausdehnung entfernt, dann ist der so gesetzte Defekt im Röntgenbild gut abgrenzbar. Der Nachweis der Freilegung der Hirnhäute in größerem Ausmaße kann Kopfschmerzen, die lange Zeit nach der Radikaloperation auftreten und für die klinisch keine Ursache besteht, klären: außerdem wird er bei Nachoperationen zur größeren Vorsicht mahnen.

Bezüglich des Fortbestehens der Erkrankung nach operativen Eingriffen wegen einer akuten Mittelohrentzündung wurde schon erwähnt, daß der Nachweis von zurückgebliebenen *erkrankten Restzellen* einen gewissen ursächlichen Hinweis zu geben vermag.

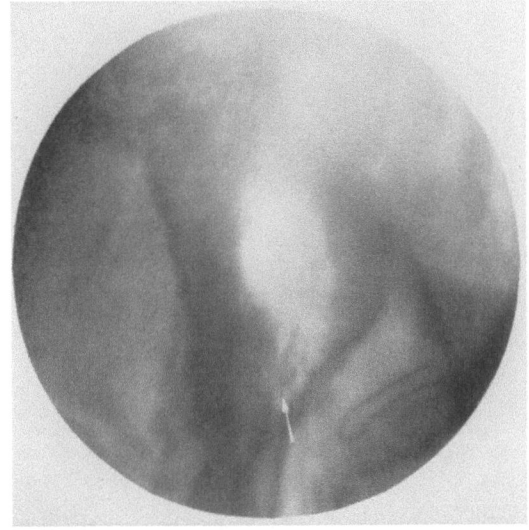

Abb. 264. Aufnahme des rechten Schläfenbeines nach E. G. MAYER. (Typische Einstellung.) „*Knochensequester*. Es findet sich ein typischer Defekt nach Radikaloperation, in dessen Umgebung keine Zellstruktur mehr erkennbar ist. Dort, wo der Operationsdefekt in die Paukenhöhle übergeht, also im Bilde im unteren Anteil des Operationsdefektes, sieht man einen unregelmäßig begrenzten Kalkschatten, der einem sequestrierten Teil des Os tympanicum entspricht. Der Pfeil weist auf den Sequester." (Aus „Diagnose und Differentialdiagnose in der Schädelröntgenologie" von E. G. MAYER)

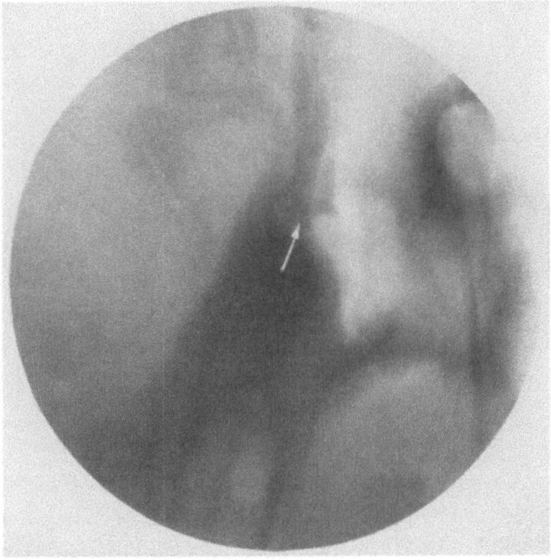

Abb. 265. Aufnahme des rechten Schläfenbeines nach E. G. MAYER. (Der Focus der Röhre stand etwas zu weit ventral.) *Knochensequester*. 42jähriger Mann, vor mehreren Jahren wegen chronischer Otitis operiert. Ständige Sekretion aus dem Ohr. Das Röntgenbild zeigte einen kleinen Defekt nach Radikaloperation ohne Restzellen in seiner Umgebung. Man sieht im Bilde oberhalb des dichten Schattens des Labyrinthblockes einen länglichen, quergestellten, halbmondförmigen Kalkschatten, der von einem schmalen Aufhellungssaum umgeben ist und einem Sequester der Pars mastoidea entspricht. Als Nebenbefund ist eine Hyperostose des Os tympanicum zu erkennen. Der Pfeil weist auf den Sequester

Postoperativ kann sich auch einmal eine *Osteomyelitis* entwickeln. Über die röntgenologische Diagnose dieser Erkrankung wurde bereits anläßlich der Besprechung der Komplikationen der entzündlichen Erkrankungen des Schläfenbeines berichtet.

Auch nach Operationen, die wegen einer chronischen Mittelohrentzündung durchgeführt wurden, kann mitunter die Ursache mangelnder Heilungstendenz durch die Röntgenuntersuchung eine Klärung erfahren oder es kann auch ein Rezidiv festgestellt werden. Eine der Ursachen der ausbleibenden Heilung kann eine *Knochennekrose* mit Bildung eines *Sequesters* sein. Dies kommt allerdings sehr selten vor. Der röntgenologische Nachweis einer Knochennekrose gelingt, was ja allgemein bekannt ist, erst dann, wenn der abgestorbene Knochenbezirk durch die von der Nachbarschaft einsetzenden Entzündungsvorgänge (demarkierende Entzündung) vom gesunden Knochen geschieden wurde. Man sieht dann von Fall zu Fall verschieden große und verschieden geformte von einer Aufhellungszone umgebene bzw. isolierte Kalkschatten (s. Abb. 264 und 265).

Da schattengebende Gaze und Salben bzw. Reste von solchen im Röntgenbild einem Sequester täuschend ähnlich sein können, sind dieselben vor der Röntgenuntersuchung sorgfältig zu entfernen. Nach der früher häufig durchgeführten Behandlung mit Argentum nitricum kann man im Röntgenbild einen charakteristischen Schatten von strichförmiger und regelmäßiger Beschaffenheit, entsprechend einer von den Strahlen tangential getroffenen Oberfläche der Weichteile sehen.

Nicht gar zu selten kann man als Ursache des Fortbestehens der klinischen Erscheinungen ein *Rezidivcholesteatom* finden. Es wurde schon erwähnt, daß die durch eine

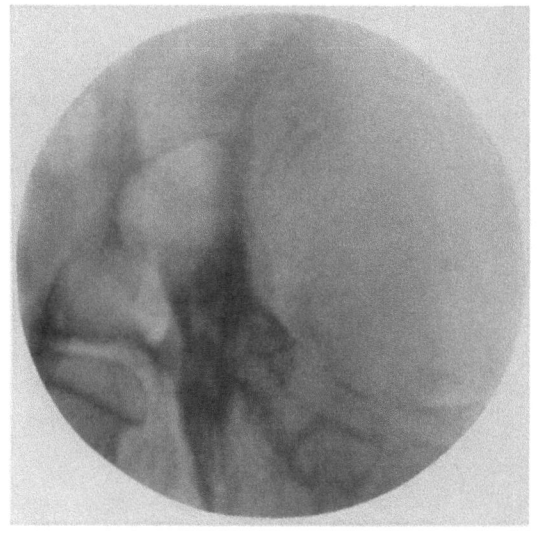 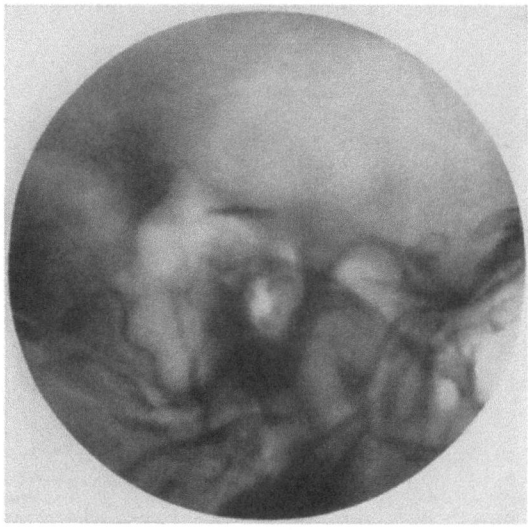

Abb. 266   Abb. 267

Abb. 266. Aufnahme des linken Schläfenbeines nach E. G. MAYER. (Die Neigung des Zielstrahles zur Deutschen Horizontalebene war etwas zu gering.) *Cholesteatombildung* in einer *Antrotomiehöhle.* 38jähriger Mann, der in seinem 5. Lebensjahr wegen einer akuten Mittelohrentzündung antrotomiert worden war. Seit 2 Jahren bestehen Ohrfluß und die Zeichen einer chronischen Otitis. Im Bereiche der Pars mastoidea, der Gegend der Antrotomiehöhle entsprechend und weiter darüber hinaus sieht man eine große, einem Defekt entsprechende Aufhellung, die allseits von einer verdichteten Randzone umgeben ist, ein Befund, der für ein Cholesteatom typisch ist. Das Cholesteatom wölbt sich von oben her in den Kuppelraum der Paukenhöhle vor

Abb. 267. Aufnahme des rechten Schläfenbeines nach SCHÜLLER. (Typische Einstellung.) *Rezidivcholesteatom nach Radikaloperation.* 25jähriger Mann, der vor 10 Monaten wegen einer Cholesteatomeiterung operiert worden war. Seit mehreren Wochen besteht eine höhergradige Sekretion. Das Röntgenbild zeigt im Bereiche der Pars mastoidea eine ausgedehnte, dem operativen Defekt entsprechende Aufhellung, die buchtige Grenzen mit verdichteter Randzone aufweist, ein Befund, der eindeutig für ein Rezidivcholesteatom spricht. Die Spange ist nicht mehr nachweisbar, ob es sich hier um einen postoperativen Zustand oder um eine Usur durch das Cholesteatom handelt, läßt sich röntgenologisch nicht entscheiden. Der Sinus sigmoides ist knapp unterhalb seines oberen Knies freigelegt, kenntlich an einer etwa erbsgroßen, intensiven Aufhellung und an der Unterbrechung der die vordere Sinuswand markierenden Linie. Auch hier ist die Entscheidung, ob es sich um einen postoperativen Zustand oder um eine Usur durch das Rezidivcholesteatom handelt, nicht möglich

Cholesteatomeiterung gesetzte „natürliche Radikale" der Radikaloperation weitgehend ähnlich ist. Wenn die Operation vom äußeren Gehörgang aus erfolgte, fehlt auch der Defekt an der äußeren Corticalis des Warzenfortsatzes, der unter Umständen eine Unterscheidung erlauben könnte. Eine solche ist jedoch häufig durch die Art der Begrenzung der beiden Defekte gegeben. Der operative Defekt zeigt wohl regelmäßige, aber meist etwas unscharfe Grenzen. Nur selten finden sich scharfe Randkonturen und zwar dann, wenn die Operation lange zurückliegt und in der Jugend durchgeführt wurde oder bei idealer Heilung. Die scharfe Begrenzung ist dem Cholesteatom eigen mit Ausnahme des Stadiums der akuten Exacerbation. Es läßt also eine auffallend scharfe Begrenzung einer Radikaloperationshöhle, wenn der Eingriff noch nicht lange zurückliegt und keine ideale Heilung erfolgte, an die Möglichkeit eines Rezidivcholesteatom denken. Manchmal läßt auch die Größe des Defektes, wenn sie das gewohnte Maß eines operativen Defektes weit überschreitet, gewisse diagnostische Schlüsse zu und zwar besonders dann, wenn die Operation in frühester Kindheit gemacht wurde und besonders, wenn nicht eine Radikaloperation, sondern eine Antrotomie durchgeführt wurde. Auf die Entstehungsmöglichkeit eines Cholesteatom in Antrotomiehöhlen wird gleich anschließend noch näher eingegangen werden. Sicher wird die Diagnose eines Rezidivcholesteatom dann, wenn es zur Bildung des für das Cholesteatom typischen Verdichtungssaumes bzw. einer verdichteten Randzone gekommen ist (s. Abb. 266) oder wenn die Operationshöhle Buchtenbildungen aufweist (s. Abb. 267), da solche postoperativ nie zu sehen sind, da ja der Operateur bestrebt ist, eine möglichst regelmäßig begrenzte Höhle zu bilden.

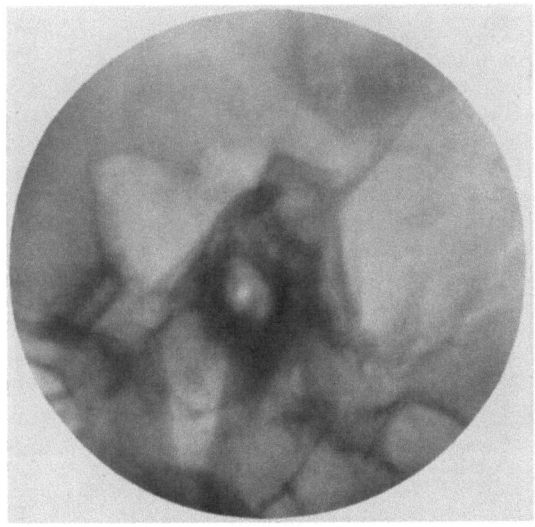
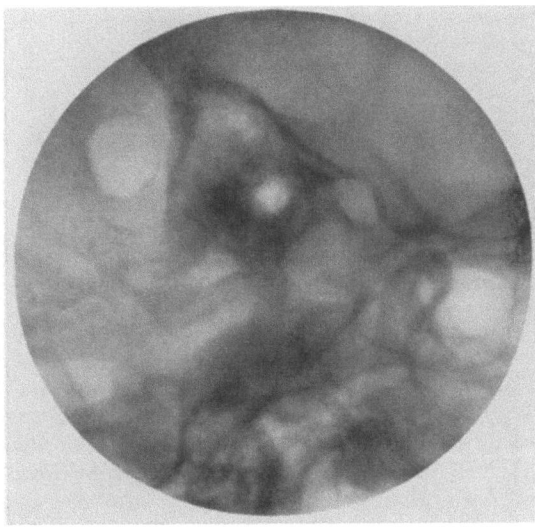

Abb. 268   Abb. 269

Abb. 268. Aufnahme des linken Schläfenbeines nach SCHÜLLER. (Typische Einstellung.) *Rezidivcholesteatom nach Radikaloperation* in der *Peripherie* des Defektes. 19jähriger Mann, der vor 14 Jahren wegen einer Cholesteatomeiterung operiert worden war. Jetzt bestehen klinisch wieder die Zeichen einer Cholesteatomeiterung. Das Röntgenbild zeigt eine dem Operationsdefekt entsprechende, nicht sehr intensive Aufhellung der Pars mastoidea. Die Aufhellung bzw. der Defekt erstreckt sich nach vorne weit in die Schläfenbeinschuppe und zeigt hier die für ein Cholesteatom charakteristische scharfe Begrenzung mit verdichteter Randzone. Die hintere Zygomaticuswurzel ist vollkommen zerstört

Abb. 269. Aufnahme des rechten Schläfenbeines nach SCHÜLLER. (Typische Einstellung.) *Cholesteatom* bzw. *Epidermoid* im Bereiche der *Pars mastoidea* nach Radikaloperation. 36jähriger Mann, der vor Jahren wegen einer chronischen Otitis operiert worden war. Jetzt besteht eine mäßige Sekretion. Das Röntgenbild zeigt, der Gegend des Antrum entsprechend, eine undeutliche, durch den operativen Defekt bedingte Aufhellung. Lateral und hinter dem Sinus findet sich in mittlerer Höhe eine runde, kleinhaselnußgroße, scharf begrenzte Aufhellung mit verdichteter Randzone, ein Befund, der typisch für ein Cholesteatom ist. Da dasselbe keine sichere Verbindung mit der Operationshöhle aufweist, handelt es sich wohl eher um ein Epidermoid

Bezüglich der Cholesteatombildung nach Antrotomien wird von STEURER eine Metaplasie der Schleimhaut als unwahrscheinlich abgelehnt. Über die Entstehungsbedingungen berichtet STEURER folgendes: „Bei von innen heraus schlecht granulierenden Antrotomiewundhöhlen, bei denen der Wundtrichter hinter dem Ohr sehr lange offen bleibt, kann von den Wundrändern aus Plattenepithel in die Operationshöhle hineinwachsen. Wird in einem solchen Falle die Wundfistel, um sie endlich zum Verschluß zu bringen, nur oberflächlich ausgekratzt, so kann sich die Fistel zwar schließen, in der Tiefe aber bleiben Plattenepithelien zurück, von denen aus sich dann im Laufe der Zeit unter der geschlossenen vernarbten Wunde ein Cholesteatom entwickeln kann. Da bei solchen Fällen außer der Operationswunde hinter dem Ohr auch die Trommelfellperforation vernarben kann, sieht man den Fall als vollkommen geheilt an, bis schließlich — oft erst nach Jahren — das in der Operationshöhle sich bildende Cholesteatom nach vorne in die Paukenhöhle und von hier durch das Trommelfell oder hinten durch die deckende Narbe durchbricht.

Eine ganz andere Entstehungsart eines Cholesteatom nach Antrotomie ist bei den Fällen anzunehmen, die nach Aufmeißelung des Warzenfortsatzes bei akuter Mittelohrentzündung folgenden Verlauf nehmen: Die Antrotomiewunde heilt zunächst in normaler Zeit glatt zu, ohne daß

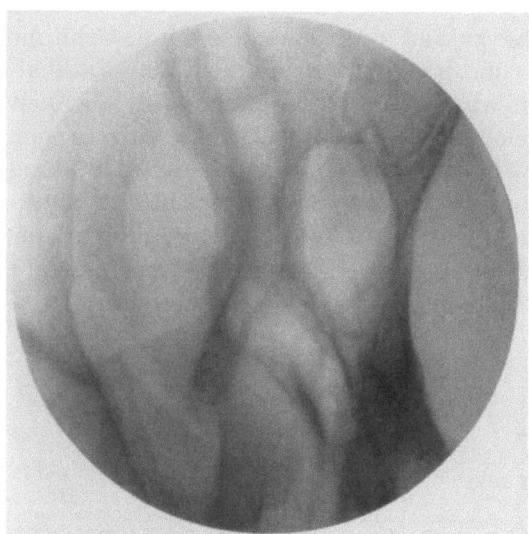

Abb. 270. Aufnahme des linken Schläfenbeines nach
E. G. MAYER. (Typische Einstellung.) „*Cystenbildung*
im Operationsdefekt nach Mastoidektomie. Man sieht
im Bereich der Pars mastoidea einen großen Defekt,
dessen Aussehen von dem eines normalen Mastoidek-
tomiedefektes insofern abweicht, als die Begrenzung
eine vollkommen glatte und regelmäßige ist und am
Rande des Defektes eine feine Verdichtungszone
besteht. Die Begrenzung des Defektes ist ähnlich wie
bei einem Cholesteatomrezidiv." (Aus Diagnose und
Differentialdiagnose in der Schädelröntgenologie"
von E. G. MAYER)

Auskratzungen des Wundtrichters notwendig werden, das Trommelfell blaßt ab und die bestehende
zentrale Trommelfellperforation schließt sich, so
daß der Fall als vollkommen ausgeheilt angesehen
werden kann. Später, oft erst nach langer Zeit,
tritt allmählich eine fötide Sekretion von typischem Cholesteatomeiter auf, das Trommelfell zeigt
eine Perforation der Shrapnellschen Membran
oder eine randständige Perforation im hinteren,
oberen Trommelfellabschnitt und die Nachopera-
tion deckt ein Cholesteatom in der früheren
Antrotomiehöhle auf. Für diese Fälle ist anzunehmen, daß sie in der gleichen Weise entstehen
wie die sog. genuinen Cholesteatome ohne voran-
gegangene Antrotomie, also entweder durch tiefe,
blindsackartige Einstülpung der Shrapnellschen
Membran, oder in der Weise, daß von der Shrapnellschen Membran aus — möglicherweise angeregt
durch die vorher durchgemachte Entzündung oder
auch durch den Operationsreiz — Plattenepithel
in das der Shrapnellschen Membran anliegende,
bereits vor der Operation vorhanden gewesene
embryonale oder bei der früheren Mittelohrentzündung neugebildete Bindegewebe hineinwuchert;
bei konstitutionell starker Wachstumsneigung
verbreitet sich das wuchernde Plattenepithel von
dem Prussackschen Raum weiter nach hinten aus
und führt schließlich zu einer Cholesteatombildung
in der früheren Antrotomiehöhle."

Nach unseren Erfahrungen ist es bezüglich der zweiten Entstehungsmöglichkeit gar
nicht notwendig, einen derartig komplizier-

a 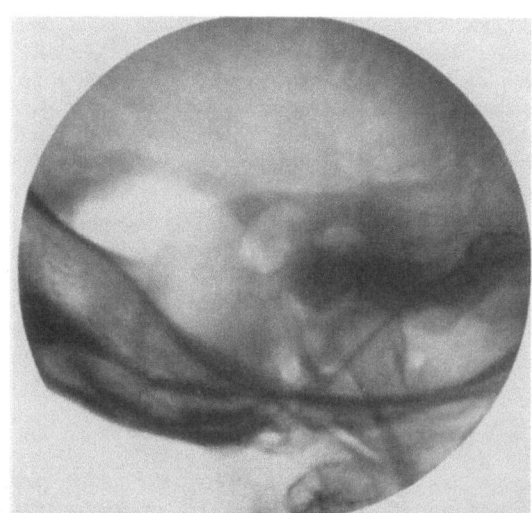   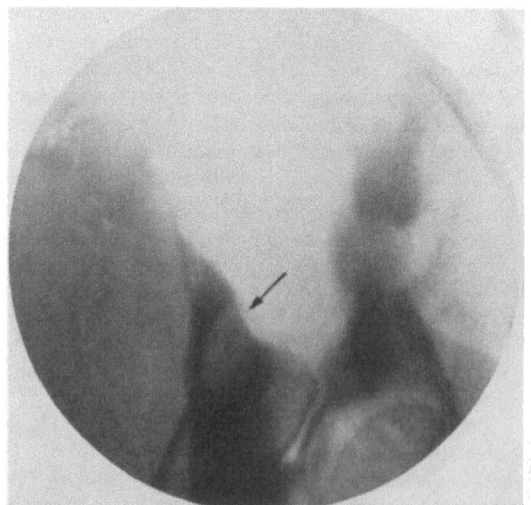 b

Abb. 271a u. b. Aufnahme des rechten Schläfenbeines, a nach STENVERS, b nach E. G. MAYER. (Der Focus
der Röhre stand bei a etwas zu weit kranial, bei b typische Einstellung.) Derselbe Fall wie Abb. 261. *Hirnhernie* der vorderen Pyramidenfläche gegen das Labyrinth zu entwickelt. Die Abb. a zeigt eine dem operativen
Defekt entsprechende intensive Aufhellung der Pars mastoidea. An Stelle des Labyrinthes sieht man eine
etwa haselnußgroße, scharf begrenzte, von einer verdichteten Randzone umgebene Aufhellung, die dem durch
die Hirnhernie bedingten Defekt entspricht. Von den Labyrinthhohlräumen ist nur mehr die Schnecke erkennbar. Die Abb. b zeigt einen großen Defekt nach Radikaloperation mit unauffälligen Grenzen. In der
Gegend, in der sich bei dieser Projektion der Labyrinthblock gegen die Pars mastoidea abgrenzt, sieht man
einen tiefen, muldenförmigen scharf begrenzten Defekt, der sich in den Bereich des Labyrinthes erstreckt.
Als Nebenbefund besteht eine hochgradige Einengung des äußeren Gehörganges durch einen abnorm entwickelten Processus mastoideus, dessen vordere Begrenzung sich gegen den äußeren Gehörgang zu entwickelt
hat. Der Pfeil weist auf den Eingang des durch die Hirnhernie bedingten Defektes

ten Vorgang zu konstruieren. Es ist viel näherliegend, anzunehmen, daß es sich entweder um eine durch die Operation gesetzte oder um eine angeborene Keimversprengung handelt.

Das Rezidivcholesteatom muß nicht immer die ganze Operationshöhle einnehmen, es kann sich auch nur in einem Teil derselben entwickeln bzw. von irgendeiner Stelle der Peripherie ausgehen. Die röntgenologische Symptomatologie besteht auch hier in der verdichteten Randzone und in dem Umstand, daß sich der Cholesteatomdefekt an einer Stelle findet, an der durch eine übliche Operation normalerweise kein Defekt gesetzt wird (s. Abb. 268). Ein Cholesteatom kann weiter auch außerhalb des Operationsdefektes

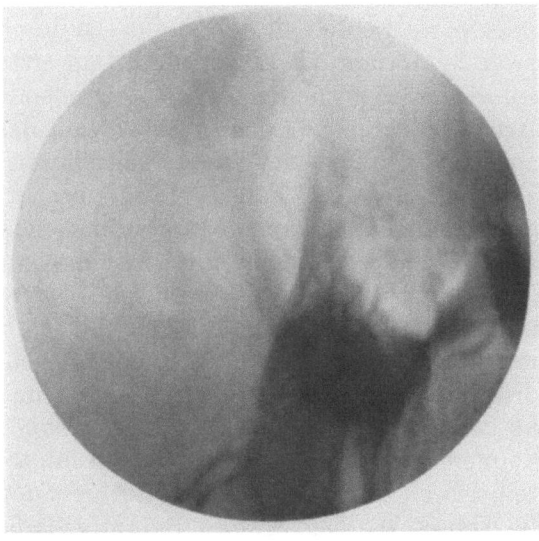
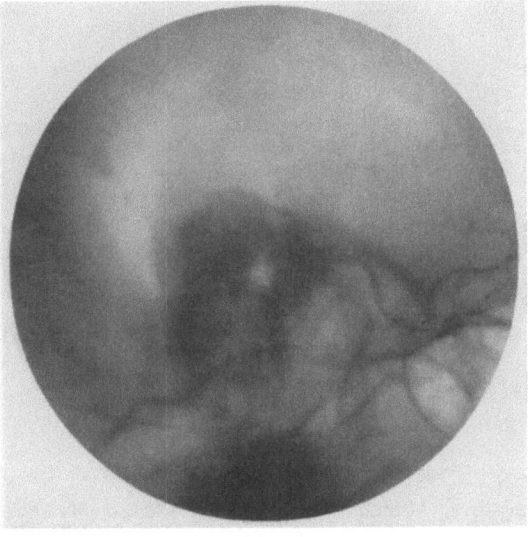

Abb. 272   Abb. 273

Abb. 272. Aufnahme des rechten Schläfenbeines nach E. G. MAYER. (Der Focus der Röhre stand etwas zu weit ventral.) *Carcinom nach Radikaloperation.* 74jähriger Mann, der vor 35 Jahren wegen einer chronischen Mittelohrentzündung operiert worden war. Seit mehreren Wochen bestehen wieder starke Sekretion und Schmerzen. Das Röntgenbild zeigt eine kleine, dem operativen Defekt entsprechende Aufhellung, die unregelmäßige und unscharfe, wie zernagte Grenzen aufweist, ein Befund, der für das Bestehen eines malignen Tumors spricht

Abb. 273. Aufnahme des rechten Schläfenbeines nach SCHÜLLER. (Die Neigung des Zielstrahles zur Deutschen Horizontalebene war etwas zu gering.) *Sarkom nach Radikaloperation.* 49jähriger Mann, der vor 20 Jahren wegen einer chronischen Mittelohrentzündung operiert worden war. Jetzt bestehen Schmerzen, Sekretion und ein Narbenabsceß. Das Röntgenbild zeigt im Bereich der Pars mastoidea und des hinteren Anteiles der Schläfenbeinschuppe eine nicht sehr deutlich in Erscheinung tretende Aufhellung mit unauffälligen Rändern. Die Tegmenplatte fehlt vollständig, die Spange ist stellenweise unterbrochen, sie sieht wie zernagt aus, ein Befund, der für das Vorliegen eines malignen Tumors spricht

auftreten und einen Zusammenhang mit derselben vermissen lassen (s. Abb. 269). In einem solchen Falle läßt es sich nicht entscheiden, ob es sich um eine postoperative Folge oder eventuell um ein Epidermoid, also um einen echten Tumor handelt.

Als sehr seltene Komplikation kann es nach Antrotomie, die in der Jugend erfolgte, zu einer *Cystenbildung* in der Operationshöhle kommen. Eine derartige Cyste kann einen dem Cholesteatom vollkommen identischen Röntgenbefund zeigen (s. Abb. 270). Eine Differentialdiagnose zwischen Rezidivcholesteatom und postoperativer Cyste ist nicht möglich. Ein äußerst seltenes Ereignis — bisher einziger von uns beobachteter Fall, wobei auch in der uns zugänglichen Literatur kein identischer Fall zu finden war — ist die Entstehung einer *Hirnhernie* in einem operierten Schläfebein. Es wurde bereits bei der Besprechung der Hirnhernien berichtet, daß dieselben wohl an der ventralen, nicht aber an der dorsalen Pyramidenfläche vorkommen. Das röntgenologische Erscheinungsbild der Hirnhernien sind meist multiple, kleine, rundliche Aufhellungen, die man vorwiegend an den Orbitaldächern, am großen Keilbeinflügel, an den Wänden des Keilbeinkörpers und seltener auch an der Schädelkapsel findet. Im Bereiche der Pyramiden sind sie dem Pathoanatomen wohl bekannt, scheinen aber zu Lebzeiten kaum je diagnostiziert worden zu sein. An der Pyramide sieht man eine scharf begrenzte, der Usur entsprechende Vertiefung, die sich nach vorne gegen die mittlere Schädelgrube zu öffnet (s. Abb. 271a und b).

Manchmal kann man als Ursache des Ausbleibens der Heilung oder des Neuauftretens von Symptomen nach erfolgter Heilung das Vorhandensein eines Tumors diagnostizieren, wobei es sich hauptsächlich um Carcinome und ganz selten um Sarkome handelt. Das röntgenologische Erscheinungsbild eines postoperativ entstandenen Tumors ist durch zwei Symptome charakterisiert. Das erste ist die vom gewohnten Bilde abweichende Art der Begrenzung des Defektes, und das zweite ist seine atypische Ausdehnung. Der in normalen Fällen etwas unscharf aber regelmäßig begrenzte Operationsdefekt zeigt im Falle einer Usur durch eine maligne Neubildung zernagte und zerfressene Ränder und wird dadurch im Röntgenbild ganz unregelmäßig (s. Abb. 272). Die Knochenarrosion kann sich auch am Tegmen und an der Spange manifestieren. Diese Gebilde können ganz fehlen oder sie zeigen infolge teilweiser Destruktion eine Unterbrechung (s. Abb. 273). Das zweite Symptom, die Diskrepanz zwischen dem operativ gesetzten und dem röntgenologisch nachweisbaren Defekt muß allerdings auffallend sein und die Zeitspanne zwischen Operation und Röntgenuntersuchung muß relativ kurz sein (s. Abb. 274). Die Ausweitung eines operativen Defektes kann auch durch ein Cholesteatom zustande kommen, sie geht aber hier wesentlich langsamer vor sich und braucht mindestens mehrere Monate, bis sie im Röntgenbild kenntlich wird, während sich die fortschreitende Arrosion durch eine maligne Geschwulst schneller entwickelt und daher schon nach wenigen Wochen röntgenologisch nachweisbar wird.

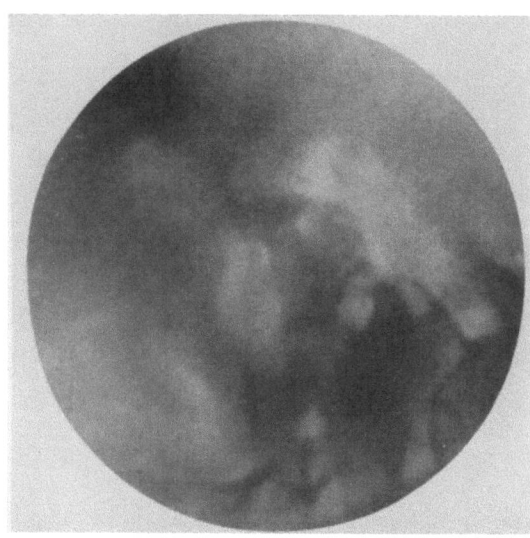

Abb. 274. Aufnahme des rechten Schläfenbeines nach SCHÜLLER. (Typische Einstellung.) *„Carcinom nach Radikaloperation.* Es handelt sich um eine Frau, die wegen einer chronischen Otitis erst vor kurzem operiert worden war und die wegen verzögerter Heilung zur Röntgenuntersuchung überwiesen wurde. Die histologische Untersuchung einer bei der Operation gewonnenen Granulation hatte einen negativen Befund ergeben. Das Röntgenbild zeigt die dem Operationsdefekt entsprechende Aufhellung im Bereiche der Pars mastoidea ohne Zellstruktur in ihrer Umgebung. Die Aufhellung reicht nach vorne weit in die Schuppe, umfaßt die hintere Zygomaticuswurzel und zeigt zernagte, zerfressene Ränder, ein Befund, der für das Bestehen eines malignen Tumors charakteristisch ist. Dazu kommt noch, daß anamnestisch kein Anhaltspunkt bestand, daß ein krankhafter Prozeß in der mittleren Schädelgrube vorgelegen" hätte. (Aus „Otologische Röntgendiagnostik" von E. G. MAYER)

XII. Die Fremdkörper des Schläfenbeines, ihre Lokalisation und die diesbezügliche Verwertung des Röntgenbefundes

Fremdkörper können auf verschiedene Weise in das Schläfenbein gelangen, entweder entlang der beiden natürlichen Zugänge, also entlang des äußeren Gehörganges und der Tube oder durch eine Wunde bei einer Verletzung. Fremdkörper im äußeren Gehörgang sind ein außerordentlich häufiges Ereignis, während Fremdkörper in der Tube sehr selten vorkommen. Es kann sich z. B. um Instrumententeile (abgebrochene Bougies) handeln. Sie werden meist spontan wieder ausgestoßen. Auch ein Durchwandern von Fremdkörpern vom Rachen durch die Tube in die Paukenhöhle ist möglich. Der Seltenheit halber sei ein Fall erwähnt, bei welchem ein Milchzahn nach ungeschickter Extraktion durch die Tube in die Paukenhöhle gelangte und von dort operativ entfernt wurde. Ein zweiter Fall betrifft einen Spritzenteil, der beim Ausspülen der Nase abgebrochen und der 3 Tage später durch das Trommelfell nach Parazentese entfernt werden konnte. Fälle von Fremdkörpern, die von außen durch Wunden in das Ohr dringen, sind in Friedenszeiten selten. Meist handelt es sich um Steckschüsse.

Der Nachweis und die Lokalisation von schattengebenden Fremdkörpern ist fast ausschließlich Aufgabe des Röntgenverfahrens. Die anatomische Lage des Fremdkörpers ist genauestens zu bestimmen. Drei Möglichkeiten stehen uns dafür zur Verfügung:

1. Die Durchleuchtung bei stetiger Drehung des Kopfes,
2. das stereoskopische Verfahren,
3. die Anfertigung von mindestens zwei oder von drei Aufnahmen in möglichst zueinander senkrechten Richtungen.

Die Durchleuchtung spielt eine untergeordnete Rolle, ihr kommt nur die Aufgabe zu, sich eine orientierende Übersicht zu verschaffen. Kleine, innerhalb oder am Schläfenbein gelegene Fremdkörper sind bei der Durchleuchtung genau so wenig zu erfassen, wie feine, anatomische Details des Schädels. Ein außerhalb der Schädelkapsel, in den Weichteilen sitzender Fremdkörper ist, auch wenn er klein ist, dann gut zu sehen, wenn der unter ihm liegende Teil der Schädelkapsel von den Strahlen tangential getroffen wird. Dies kann man bei der Durchleuchtung durch ein stetiges Drehen des Kopfes erreichen. Die hautnächste Stelle wird markiert. Senkrecht unter ihr liegt der Fremdkörper. Am Planum temporale versagt das Verfahren der rotierenden Durchleuchtung, weil es nicht gelingt, dasselbe tangential freizuprojizieren, da es bei horizontalem Verlauf der Strahlen vom Os zygomaticum verdeckt wird. Man kann daher bei einem am Planum temporale liegenden Fremdkörper nicht immer eindeutig feststellen, ob derselbe außerhalb oder innerhalb der Schädelkapsel gelegen ist. Dazu kommt noch, daß kleine, penetrierende Defekte, die einen Hinweis geben könnten, daß der Fremdkörper die Schädelkapsel durchschlagen hat, wegen eines fehlenden Kontrastunterschiedes zwischen Defekt und benachbartem gesundem Knochen im Bereich der dünnen Schläfenbeinschuppe nicht nachweisbar sein müssen. Man kann eine Aufnahme zur isolierten Darstellung des Jochbogens machen. Da hier das Planum temporale teilweise tangential zur Darstellung gelangt, kann es einmal sein, daß es gelingt, die extra- oder intrakranielle Lage eines Fremdkörpers eindeutig festzulegen. Liegt der Fremdkörper weiter vorne in dem vom großen Keilbeinflügel gebildeten Teil der Fossa temporalis, so versagt auch dieses Verfahren. Auf den Wert von stereoskopischen Aufnahmen zur Fremdkörperlokalisation wird in einem eigenen Abschnitt noch näher eingegangen werden. Die exakte Lagebestimmung eines Fremdkörpers durch die Anfertigung zweier oder mehrerer Aufnahmen, bei welchen der Verlauf des Zielstrahles bekannt ist bzw. rekonstruiert werden kann, beruht darauf, daß die Lage eines Punktes durch zwei oder mehrere sich schneidende Gerade, deren Verlaufsrichtung gegeben ist und die in unserem Falle dem Verlauf des Zielstrahles der einzelnen Aufnahmen entspricht, eindeutig bestimmt ist.

Wenn man einen Fremdkörper auf zwei in verschiedenen Projektionen angefertigten Aufnahmen an identischer Stelle nachweisen kann, dann entspricht diese Stelle auch seiner Lage. Letztere ist um so leichter festzustellen, je mehr sich der Winkel, den die beiden Aufnahmerichtungen miteinander einschließen, 90⁰ nähert. Dies hängt mit der „tiefenauflösenden" Wirkung zusammen, die am größten ist, wenn zwei Bilder in einem zueinander senkrechten Winkel angefertigt wurden. Wenn aber der Fremdkörper auf einem der beiden Bilder in Deckung mit einem Knochen oder Knochenanteil zur Darstellung kommt, der auf der Aufnahme nicht mit der notwendigen Deutlichkeit differenziert werden kann, dann versagt das Zweiplattenverfahren. Dies kommt häufig am Schädel vor, weshalb es dann erforderlich ist, noch eine dritte Aufnahme heranzuziehen, die in möglichst senkrechter Richtung zu den beiden ersten herzustellen ist. Am Schläfenbein ist es nicht möglich, diagnostisch verwertbare Aufnahmen in zueinander senkrechten Richtungen anzufertigen. Bei den drei Standardaufnahmen (SCHÜLLER, E. G. MAYER, STENVERS) sind jedoch die Projektionsunterschiede groß genug, damit eine entsprechende

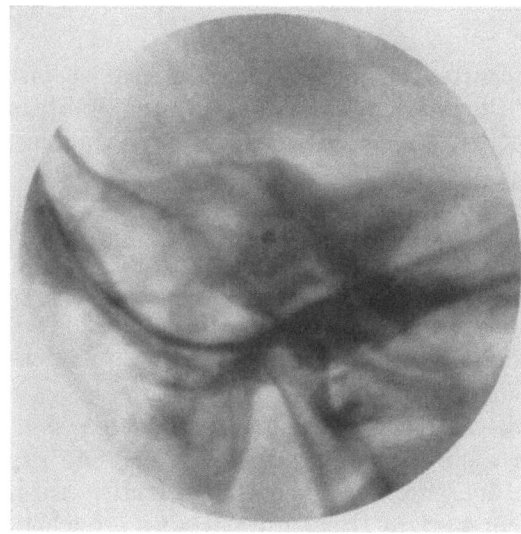

a

tiefenauflösende Wirkung in Erscheinung tritt. Außerdem kommen auf diesen Aufnahmen alle wesentlichen anatomischen Details mit ausreichender Deutlichkeit zur Darstellung, so daß man die Lage eines schattengebenden Fremdkörpers auch anatomisch festlegen kann. Man geht hierbei am besten folgendermaßen vor: Findet sich z. B. auf der Aufnahme nach STENVERS ein Fremdkörper in Deckung mit dem Labyrinth, so kann er tatsächlich im Labyrinth, er kann aber auch davor und dahinter, also in der mittleren oder hinteren Schädelgrube gelegen sein. Bei bekanntem bzw. rekonstruiertem Verlauf des Zielstrahles läßt sich zunächst also nur sagen, daß der Fremdkörper irgendwo auf der Linie Fokus-Labyrinth und ihrer Verlängerung postiert

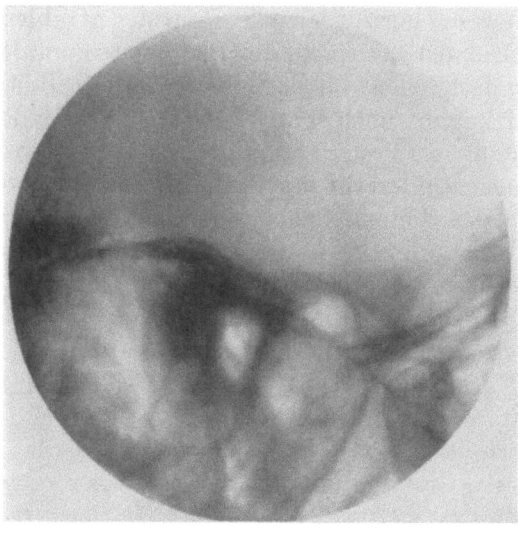

b

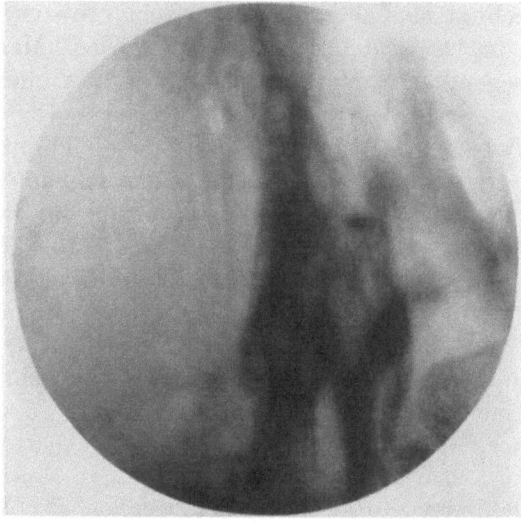

c

Abb. 275a—c. Aufnahmen des rechten Schläfenbeines, a nach STENVERS, b nach SCHÜLLER, c nach E. G. MAYER. (a Typische Einstellung, b die Neigung des Zielstrahles zur Deutschen Horizontalebene war etwas zu gering, c der Focus der Röhre stand zu weit ventral.) *Metallischer Fremdkörper* im Antrum bzw. im Aditus ad antrum. 34jähriger Mann, der vor 16 Jahren auswärts wegen einer Granatsplitterverletzung antrotomiert worden war. Seit 3 Wochen starke Sekretion, Schwindel und Kopfschmerzen. Die Aufnahme a zeigt einen stecknadelkopfgroßen, metallischen Fremdkörperschatten knapp unterhalb des lateralen Bogenganges, einer Gegend, die in dieser Projektion dem Aditus ad antrum entspricht. Die Aufnahme b zeigt den Fremdkörper knapp medial und oberhalb der durch den äußeren Gehörgang und die Paukenhöhle bedingten Aufhellung, dies entspricht ebenfalls bei dieser Projektion der Gegend des Aditus. Die Aufnahme c läßt den Fremdkörper an einer Stelle erkennen, wo sich bei dieser Projektion der Aditus ad antrum findet und vielfach auch zur Abbildung gelangt. Somit ist die Lokalisation des Fremdkörpers eindeutig gegeben

sein muß. Projiziert sich nun dieser Fremdkörper auf der Aufnahme nach SCHÜLLER hinter das Labyrinth, so besagt dies, daß er nur hinter dem Labyrinth, also in der hinteren Schädelgrube gelegen sein kann. Würde man nur die Aufnahme nach SCHÜLLER allein vor sich haben, so könnte man nicht entscheiden, ob der Fremdkörper in der hinteren Schädelgrube oder in der Pars mastoidea liegt. Man wird natürlich immer versuchen, auch die Entfernung eines festgestellten Fremdkörpers zu anatomisch geläufigen Orientierungspunkten zu messen. Solche Orientierungspunkte sind z. B. der Boden der Schädelgruben, die obere Pyramidenkante, die Pyramidenflächen oder eventuell die Ohrvertikale. Liegt ein Fremdkörper innerhalb des Schläfenbeines, so ist es immer zweckmäßig, alle drei Standardaufnahmen zu machen, da dadurch eine exakte anatomische Lokalisation möglich ist (s. Abb. 275a—c und Abb. 276a—c). Es braucht wohl nicht erwähnt zu werden, daß vor der Röntgenuntersuchung, die zum Nachweis eines Fremdkörpers vorgenommen wird, alle schattengebenden Substanzen, die therapeutisch Anwendung finden, wie Jodoformgaze, Zinksalben usw., gründlichst entfernt werden müssen. Salben können allerdings nach längerer Anwendung in die Haut eindringen und lassen sich dann nicht mehr durch eine oberflächliche Reinigung entfernen. Man findet an Stellen, an denen die Salbe zur

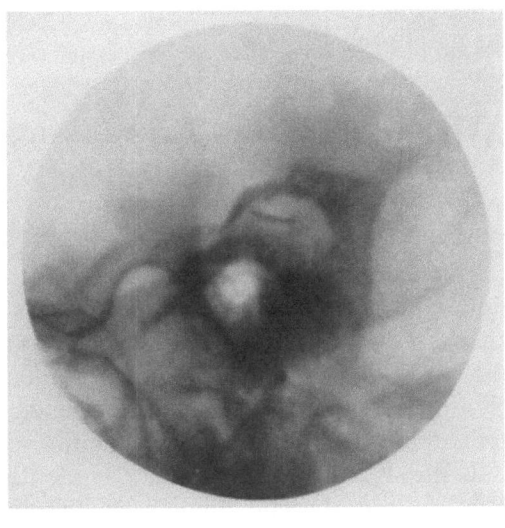

a

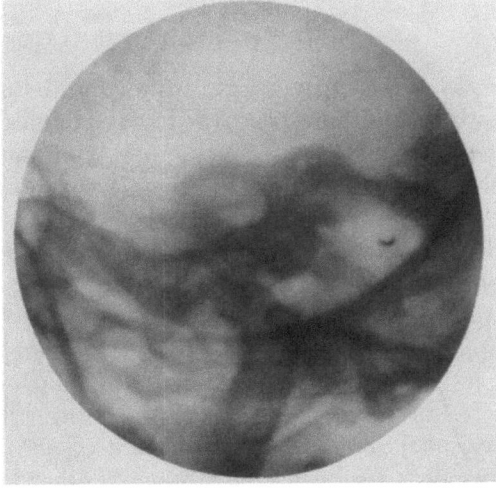

b   c

Abb. 276a—c. Aufnahme des linken Schläfenbeines, a nach SCHÜLLER, b nach E. G. MAYER, c nach STENVERS. (a und c Typische Einstellung, b der Focus der Röhre stand etwas zu weit ventral.) *Metallischer Fremdkörper* in der Operationshöhle. 38jährige Frau, die vor einiger Zeit wegen einer chronischen Mittelohrentzündung operiert worden war. Seither ständig Otorrhoe und Schwindelanfälle. Auf allen drei Aufnahmen sieht man innerhalb der durch den Operationsdefekt bedingten Aufhellung einen metallischen, länglichen, nadelförmigen Fremdkörperschatten

Anwendung gekommen ist, zarte, fleckige Schatten. Ist man sich über die Ursache nicht im klaren, so wird eine diesbezügliche Rückfrage die Sache zu klären vermögen.

Für den Nachweis eingedrungener oder eingeführter Fremdkörper in den äußeren Gehörgang kommt eine Röntgenuntersuchung nur dann in Frage, wenn infolge entzündlicher oder traumatischer Veränderungen eine Otoskopie nicht möglich ist. So ist ein Fall bekannt, bei welchem einem Arbeiter flüssiges Metall in den Gehörgang eindrang. Im Anschluß daran entwickelte sich eine Stenose des äußeren Gehörganges und eine langwierige Mittelohrentzündung. Durch eine Röntgenuntersuchung konnte dann die Sache eindeutig geklärt werden. Die genaue Lokalisation von Fremdkörpern mit Angaben über topographische Beziehungen zu seinen Nachbarorganen ist für die Technik eines notwendigen operativen Eingriffes und seiner Aussicht auf Erfolg von entscheidender Bedeutung. In anderen Fällen wird man auf Grund des Röntgenbefundes von einer Operation Abstand nehmen, wenn sie sich als nicht notwendig, als zwecklos oder aber als zu gefährlich erweist.

XIII. Anderweitige Erkrankungen mit Beteiligung des Schläfenbeines und die diesbezügliche Verwertung des Röntgenbefundes

a) Die Ménièrsche Erkrankung

Man versteht darunter einen Symptomenkomplex, der sich aus Schwindel, Erbrechen und Ohrensausen mit Schwerhörigkeit zusammensetzt und dessen Ätiologie, wenn es sich um eine genuine Ménièrsche Erkrankung handelt, unbekannt ist. Das Röntgenbild des Schläfenbeines ist in diesen Fällen immer negativ, d. h. es läßt keine für diesen Symptomenkomplex charakteristischen Veränderungen erkennen. Wenn vom Kliniker trotzdem eine Röntgenuntersuchung verlangt wird, so hat dies seinen Grund darin, daß der Kliniker nicht immer eindeutig zu entscheiden vermag, ob eine genuine oder eine symptomatische Ménièrsche Erkrankung vorliegt. Letztere tritt entweder als Folge einer Erkrankung des Labyrinthkernes oder als Folge eines Kleinhirnbrückenwinkeltumors auf. Diese Prozesse sind aber in den meisten Fällen durch eine Röntgenuntersuchung zu erfassen.

b) Die Ostitis deformans Paget

Das Wesen dieser Erkrankung und ihr röntgenologisches Erscheinungsbild wird als bekannt vorausgesetzt. Am Paget-Umbau können alle knöchernen Anteile des Schläfenbeines beteiligt sein. Es können vom alten Knochen nur mehr geringe Reste in der nächsten Umgebung des häutigen Labyrinthes und des äußeren Gehörganges übrig bleiben. An der Vorder- und Hinterfläche der Pyramide kann sich ein appositioneller Knochenumbau entwickeln, wobei jedoch eine wesentliche Verdickung (Volumenzunahme) der Pyramide nicht feststellbar ist (Brunner und Grabscheid). Es kann aber zu einer Verengung des inneren Gehörganges, vorwiegend seines Porus, und des Canalis caroticus kommen. In der Pars mastoidea können die Knochenbälkchen ebenfalls den typischen Paget-Umbau erleiden, ohne daß die Form der Bälkchen und die von ihnen eingeschlossenen Lufträume irgendeine Änderung erfahren (Brunner und Grabscheid). An der Labyrinthkapsel kann der pathologische Knochenprozeß alle Schichten betreffen und kann unter gewissen Umständen zu einer Otitis interna serosa Anlaß geben. Die gewissen Umstände sind nach Brunner und Grabscheid dann gegeben, wenn der Knochenumbau an der Labyrinthkapsel bis zum Endost reicht. Diese serösen Ergüsse können bindegewebig substituiert werden. Die seröse Labyrinthitis oder auch die Einengung des inneren Gehörganges sind die Ursache der beim Paget zu beobachtenden Gehörstörungen. Während bei den Nebenhöhlen eine abnorme Wucherung ihrer Wände mit Einengung oder vollständiger Veröcung ihres Lumen im Verlaufe eines Paget eintreten kann, zeigen die Mittelohrräume (Paukenhöhle, Antrum, Cellulae) keine Einengung. Im Anschluß an eine seröse Labyrinthitis kann sich eine knöcherne Obliteration der Innenohrhohlräume einstellen.

Eine Miterkrankung des Schläfenbeines bei der Ostitis deformans Paget ist gar nicht so selten zu sehen. Entsprechende Mitteilungen stammen von Beck, Kettunen, Neumann und Rechtschaffen, Venclik und Svoboda u. a. Das röntgenologische Erscheinungsbild ist dasselbe wie am übrigen Skelet. Auch hier findet man sowohl den kalklosen — von K. Weiss als kalkarmes Umbaufeld bezeichnet — als auch den verkalkten

Paget-Knochen (s. Abb. 277 und 278). Meist werden die Ausdrücke primär porotischer und sklerotischer Typ verwendet. Da der Paget-Knochen genauso dem physiologischen Umbau wie die gesunde Tela ossea unterworfen ist, kann sich auch in ihm eine Altersinvolution entwickeln. Es kommt also zu einer Verminderung an Knochensubstanz des erkrankten Knochens, und sie wird als sekundär porotischer Typ bezeichnet. Schwierigkeiten in der Diagnose eines Paget im Bereiche des Schläfenbeines bestehen insofern nicht, als eine isolierte Erkrankung des Schläfenbeines bisher nicht beobachtet wurde und die am übrigen Skelet vorhandenen Veränderungen eine Diagnose in der Regel erlauben.

c) Die fibröse Dysplasie

Auch hier wird die Kenntnis dieser Erkrankung und ihr röntgenologisches Erscheinungsbild als bekannt vorausgesetzt. Im Nebenhöhlenkapitel dieses Handbuches wurde etwas näher auf diese Krankheit eingegangen. Eine Mitbeteiligung des Schläfenbeines scheint nach den bisherigen Beobachtungen nicht allzu häufig vorzukommen. In der uns zugängigen Literatur fanden sich nur zwei diesbezügliche Mitteilungen, und zwar von ROBL sowie von SKOLNIK u. Mitarb. Unter den eigenen, ziemlich zahlreichen Fällen konnten wir bisher nur ein einziges Mal eine Ausdehnung der fibrösen Dysplasie auf die Pars mastoidea des Schläfenbeines feststellen (s. Abb. 279). Ein isolierter Befall des Schläfenbeines scheint nicht vorzukommen bzw. ist unseres Wissens bisher nicht gesehen worden. Die Diagnose der Schläfenbeinveränderungen verursacht daher, wenn sich an anderen Skeletabschnitten die charakteristischen Symptome einer fibrösen Dysplasie finden, keine Schwierigkeiten.

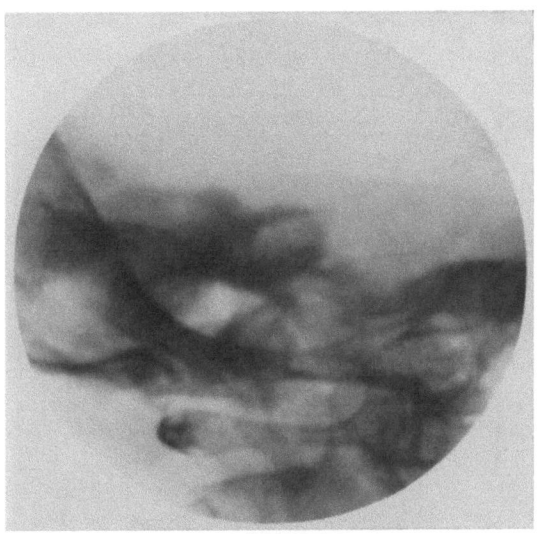

Abb. 277. Aufnahme des rechten Schläfenbeines nach STENVERS. (Typische Einstellung.) *Ostitis deformans Paget.* 64jährige Frau mit rechtsseitigen Hörstörungen. Der mediale Anteil der Pyramide ist hochgradig strahlendurchlässig. Es liegt also ein kalkarmes Umbaufeld vor. Die Wände des inneren Gehörganges und die Labyrinthkapsel sind abnorm dicht, die Lumina der Bogengänge sind nicht mehr differenzierbar. Die Pars mastoidea zeigt außer einer kompletten Pneumatisationshemmung einen fleckigen, sklerotischen Umbau. Es handelt sich also um kalkhaltigen Paget-Knochen. Die Diagnose war insofern leicht, als sich in der Schädelkapsel und am übrigen Skelet typische Veränderungen einer Ostitis deformans fanden

d) Die Marmorknochenkrankheit (ALBERS-SCHÖNBERG)

Das röntgenologische Erscheinungsbild dieser in der Regel große Skeletabschnitte umfassenden Erkrankung ist ziemlich charakteristisch. Der pathologische Knochenprozeß kann auch die Schädelbasis inklusive der Pyramide befallen. Das Felsenbein zeigt dann eine außerordentliche Dichte. Als Folge davon ist der kompakte Labyrinthkern vom umgebenden Knochen nicht mehr oder nur sehr undeutlich abgrenzbar (s. Abb. 280). Eine ausführliche anatomische und klinische Studie der Schläfenbeinveränderungen bei der Marmorknochenkrankheit stammt von ALTMANN.

e) Die Osteomalacie

Der pathologische Knochenprozeß bei der Osteomalacie kann sich auch auf das Schläfenbein erstrecken. LÖW-BEER fand eine starke Entkalkung des Felsenbeines bei normaler Strahlendichte der Labyrinthkapsel, so daß das Innenohr in einer Weise zur Darstellung kam, wie man es sonst nur bei Neugeborenen sieht. LÖW-BEER erklärt die normale Strahlendichte der Labyrinthkapsel bei Osteomalacie dadurch, daß die enchondrale Schicht, die ja die dickste der drei die Labyrinthkapsel aufbauenden Schichten ist, infolge mangelnder Gefäße aus dem Stoffwechsel ausgeschaltet ist und daher durch pathologische Prozesse unbeeinflußbar bleibt. Röntgenologische Veränderungen am Schläfenbein bei Rachitis sind unseres Wissens bis heute nicht bekanntgeworden.

f) Die Osteopsatyrosis idiopathica

Diese Erkrankung äußert sich klinisch in Knochenbrüchigkeit, blauen Skleren und zunehmender Schwerhörigkeit. Sie verläuft häufig unter dem Bilde der Otosklerose. Histologisch sind reichlich Kalkablagerungen um das Labyrinth nachweisbar. Sie werden

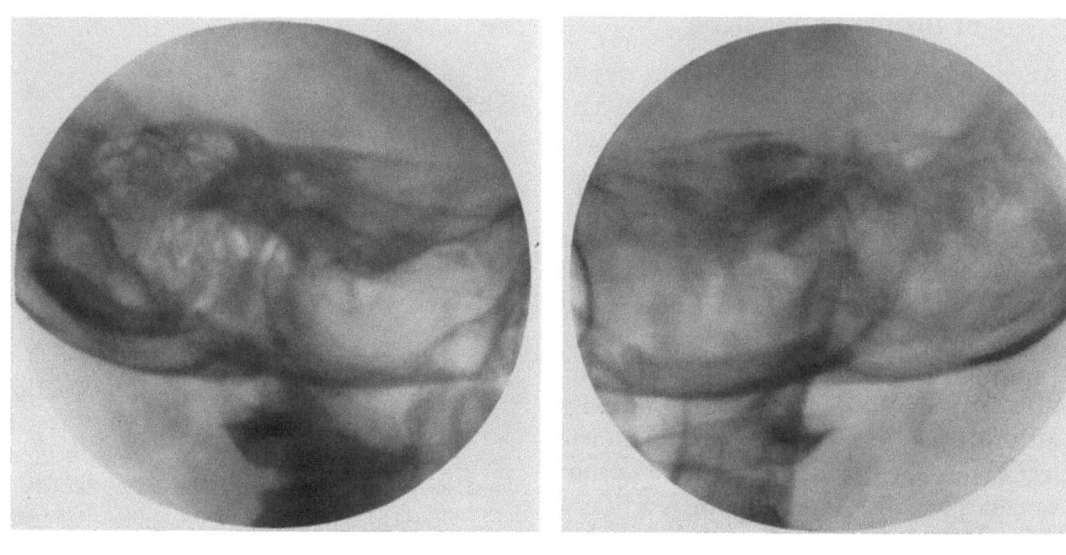

a   b

Abb. 278a u. b. Aufnahme beider Schläfenbeine nach STENVERS. a — rechts — gesunde, b — links — kranke Seite. (Der Focus der Röhre stand bei beiden Aufnahmen etwas zu weit kranial.) *Ostitis deformans Paget.* 52jährige Frau, die seit längerer Zeit an Hörstörungen leidet. Bei der Patientin bestand eine ausgedehnte Osteoporosis circumscripta, die große Teile des linken Scheitelbeines, der linken Schläfenbeinschuppe, die gesamte linke Hälfte des Hinterhauptbeines inklusive des Warzenfortsatzes umfaßte. Die Abb. b zeigt im oberen Anteil der Pars mastoidea eine geringe Zellbildung. Die Zellen sind verschattet. Der untere Teil der Pars mastoidea ist hochgradig strahlendurchlässig, entsprechend einem kalkarmen Umbaufeld. Der laterale Bogengang ist etwas weiter als der der gesunden Seite. Vom vorderen Bogengang ist nur mehr der laterale Teil seiner Kapsel zu differenzieren. Von hier erstreckt sich über den inneren Gehörgang eine Aufhellung spitzenwärts, die obere Pyramidenkante ist in ihrem Bereich und auch noch etwas lateralwärts vom oberen Bogengang nicht mehr zu erkennen. Auch hier handelt es sich um ein kalkarmes Umbaufeld

als Ursache der Schwerhörigkeit angesehen. Die von STENVERS gefundenen bzw. beschriebenen röntgenologischen Veränderungen . . ., „daß die ganze Labyrinthmasse von einer abnormen Kalkablagerung bedeckt ist" . . ., sind unseres Wissens von niemanden mehr gesehen worden. E. G. MAYER, der vier Fälle von Osteopsatyrosis idiopathica mit blauen Skleren und den typischen Skeletveränderungen beobachten konnte, konnte am Schläfenbein nichts Pathologisches nachweisen. Da die klinischen Symptome bei dieser Krankheit prävalieren, besitzt der Nachweis von Veränderungen, wie sie STENVERS zu sehen glaubte, um so weniger praktische Bedeutung, als ein großer Teil der Fälle keine Abweichungen von der Norm erkennen läßt (EISINGER).

g) Die Craniostenose

Die Besprechung der Craniostenose erfolgt nur in kurzen Zügen, da eine eingehende Behandlung den Rahmen dieses Handbuchartikels überschreiten würde. Da aber bei dieser Wachstumsstörung des Schädels auch Störungen von seiten des Schläfenbeines vorkommen können, muß das Krankheitsbild kurz Erwähnung finden.

Das Wesen der Craniostenose besteht in einer prämaturen Synostose der Nähte. Die Ursache, warum es zu einem vorzeitigen Nahtverschluß kommt, ist unbekannt. Die Folge der frühzeitigen Nahtverknöcherung ist eine Gestaltsänderung des Schädels, wobei man drei Grundtypen unterscheiden kann:

1. Den Turmschädel (Turricephalie);
2. den Kahnschädel (Scaphocephalie);
3. den Schiefkopf (Plagiocephalie).

Die Turricephalie, charakterisiert durch einen kurzen, breiten, abnorm hohen Schädel ist die häufigste Form der Kraniostenose. Sie kommt dadurch zustande, daß die frontal verlaufenden Nähte frühzeitig obliterieren.

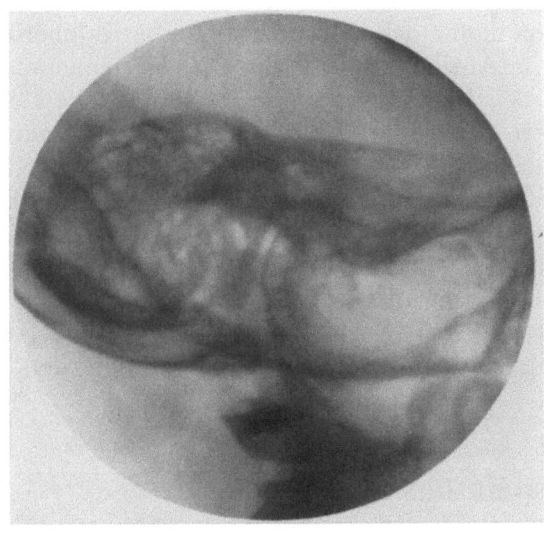 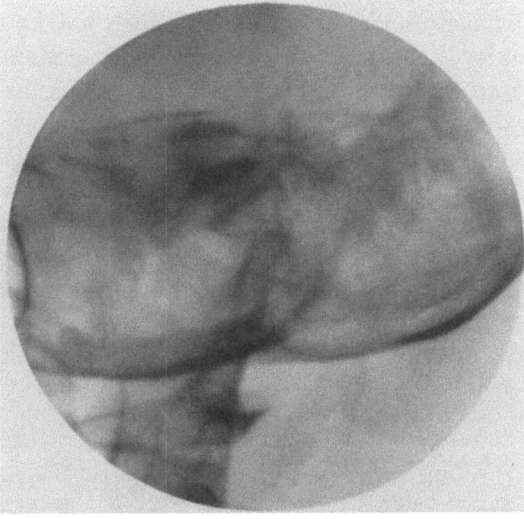

Abb. 279   Abb. 280

Abb. 279. Tangentiale Aufnahme des rechten Warzenfortsatzes und der angrenzenden Teile der Pars mastoidea. *Fibröse Dysplasie.* 16jähriger Knabe mit den typischen Veränderungen einer fibrösen Dysplasie des rechten Hirn- und Gesichtsschädels, des rechten Femur (Hirstenstab) und der rechten Tibia. Es lag also ein Halbseitentyp vor. Der obere Teil der Pars mastoidea ist verdickt und verdichtet und läßt die normale Spongiosastruktur vermissen. Die äußere Corticalis ist hochgradig verdünnt und zeigt welligen Verlauf. Die Zellen der Pars mastoidea sind im oberen Anteil in knöcherner Verödung begriffen. In der Warzenfortsatzspitze sind die Zellen normal lufthaltig

Abb. 280. Aufnahme des linken Schläfenbeines nach STENVERS. (Typische Einstellung.) *Marmorknochenkrankheit* (ALBERS-SCHÖNBERG). Es handelt sich um ein Kind, das am übrigen Skelet die typischen Veränderungen der Marmorknochenkrankheit zeigte. Nähere Angaben, besonders das Ohr betreffend, fehlen. Das Röntgenbild zeigte eine auffallende Dichte der gesamten Pyramide. Der kompakte Labyrinthkern ist vom umgebenden Knochen nicht mehr abgrenzbar

Die Scaphocephalie, charakterisiert durch einen abnorm langen und schmalen Schädel, wobei die Pfeilnaht kielartig vorspringt, entwickelt sich als Folge einer vorzeitigen Synostose der Pfeilnaht.

Die Plagiocephalie, der asymmetrisch synostosierte Schädel, entsteht infolge frühzeitiger Verknöcherung einer oder mehrerer Nähte nur einer Schädelhälfte.

Eine Beteiligung des Ohres bei den Craniostenosen ist bisher nur bei der Turricephalie bekannt und beschrieben worden, und zwar von BRUNNER. Der Autor berichtet folgendes: „Wir finden beim Turmschädel verschiedene Abnormitäten im Bereiche des Mittelohres, die sich vor allem in Hyperostosen der knöchernen Wände äußern, welche letztere so ausgedehnt sein können, daß sie zur Verlagerung des Antrums führen. Diese Hyperostosen sind wahrscheinlich auf die gleiche Ursache zurückzuführen wie der Turmschädel, sie sind daher der Schädeldeformität koordiniert. Folgeerscheinungen des Turmschädels bzw. des mit ihm verbundenen gesteigerten Hirndruckes finden sich in der firstförmigen Zuspitzung der oberen Pyramidenkante. Hingegen zeigen das häutige Labyrinth und die knöcherne Innenohrkapsel keine Veränderungen. Die Enge der inneren Gehörgänge sowie die mangelhafte Pneumatisation der Schläfenbeine lassen sich der Tendenz zur Bildung von Hyperostosen subsumieren. Nicht in jedem Falle von Turmschädel lassen sich die gleichen Veränderungen wie im Schläfenbein finden."

XIV. Die Erkrankungen der Ohrmuschel

Röntgenologische Untersuchungen der Ohrmuschel, die von praktischer Bedeutung sind, betreffen den Nachweis von Verkalkungs- und Verknöcherungsherden. Als Ursache hierfür kommen in erster Linie Erfrierungen, in zweiter Linie das Othämatom in Frage. Vorbedingung zur Verkalkung bzw. Verknöcherung dürften neben konstitutioneller Disposition eine mehr oder weniger starke Schädigung des Knorpels sein. Die Kalkherde finden sich am häufigsten im Helix, seltener im Antihelix und in der Concha, manchmal symmetrisch, sonst häufiger links als rechts, meist vereinzelt, selten multipel. Eine ausgedehnte Verknöcherung beider Ohrmuscheln nach Erfrierungen hat E. BAUER mitgeteilt. In dieser Arbeit ist auch das diesbezügliche Schrifttum zu finden. Eine Perichondritis ist im Röntgenbild nicht nachweisbar, da entsprechende Unterschiede in der Strahlenabsorption fehlen. Dasselbe gilt auch für die eitrige Entzündung der Ohrmuschel mit Ausbreitung auf den Knorpel, da gesunde, entzündlich veränderte Weichteile, Entzündungsprodukte, gesunder sowie entzündlich veränderter Knorpel dieselbe Strahlendurchlässigkeit besitzen. Lediglich wenn es zu einer Gasbildung in einem Furunkel oder in einer Phlegmone gekommen ist, kann man röntgenologisch eine entsprechende Aufhellung nachweisen.

XV. Spezielle Untersuchungsmethoden

1. Vergrößerungsaufnahmen

Für die Vergrößerungsaufnahmen gilt für das Schläfenbein prinzipiell dasselbe, was bereits für die Nasennebenhöhlen besprochen wurde. Erwähnt sei eine Arbeit von BÜCHNER, in welcher zu den Vergrößerungsaufnahmen kritisch Stellung genommen wurde. Der Autor kommt zu dem Ergebnis, daß zur Beurteilung kleiner Knochen mit ihrer Feinstruktur (Carpus, Metacarpus, Phalangen) die Vergrößerungsaufnahmen nicht nur unnötig, sondern schlechter und daher nicht indiziert sind. Das, was für die Struktur der Hand gilt, gilt im selben Maße für den feinen Bau (Struktur der Pars mastoidea) des Schläfenbeines. Mit dem Wert von Vergrößerungsaufnahmen in der Otologie hat sich WUTTGE befaßt. Der Verfasser glaubt mehr Struktureinheiten auf den Vergrößerungsaufnahmen zu erkennen. Dies entspricht nicht den Tatsachen. Erkennen kann man nur das, was zur Abbildung gelangt. Diesbezüglich besteht kein Unterschied, ob eine Aufnahme unter normalen Bedingungen oder bei vergrößertem Objekt-Filmabstand angefertigt wurde. Wenn man eine Aufnahme, unter normalen Bedingungen doppelt geblendet (Tubus plus Buckyblende), macht und dieselbe mit der Lupe betrachtet, so kann man genau so viele Details differenzieren wie auf einer Vergrößerungsaufnahme. Wenn WUTTGE glaubt, daß die Gehörknöchelchen nur auf einer vergrößerten Aufnahme des Schläfenbeines in der Projektionsrichtung nach WULLSTEIN zu sehen sind, dann irrt er, da ein oder mehrere Gehörknöchelchen bzw. Teile von solchen in vielen Fällen auf der Aufnahme nach STENVERS, E. G. MAYER oder auch auf einer axialen Aufnahme der Schädelbasis nachweisbar sind. WUTTGE bringt weiter ein Beispiel einer normalen Aufnahme und einer Vergrößerungsaufnahme in der Projektionsrichtung nach SCHÜLLER nach Radikaloperation. Abgesehen davon, daß diese Aufnahmerichtung für den Nachweis einer Radikaloperation ungeeignet ist und daß bei der gewöhnlichen Aufnahme die Ohrmuschel nicht nach vorne umgeklappt war, was auf der Vergrößerungsaufnahme der Fall war, bot letztere detail- oder kontrastmäßig keinerlei Vorteile. Bei einem weiteren

Beispiel, das Wuttge bringt, handelt es sich um eine Aufnahme nach Schüller mit gehemmter Pneumatisation. Hier sind die anatomischen Details auf der Normalaufnahme wesentlich klarer zur Darstellung gekommen als auf der Vergrößerungsaufnahme. Nach unseren Erfahrungen vermag letztere ihre Nachteile, wie größeres Filmformat, längere Belichtungszeit, größere Strahlenbelastung, schwierige Einstellung, besonders um identische Bilder bei Kontrolluntersuchungen zu erreichen, nicht aufzuwiegen. Weiter beschäftigt mit den Vergrößerungsaufnahmen haben sich Barta u. Venzlik, Blondeau u. Mitarb., Fischgold, Fischgold u. Metzger, Juster u. Mitarb., Kumagai u. Komiyama, Russel u. a. Durch ein Beispiel soll gezeigt werden, daß die Vergrößerungsaufnahme manchmal feine Details weniger gut wiedergibt als die Normalaufnahme

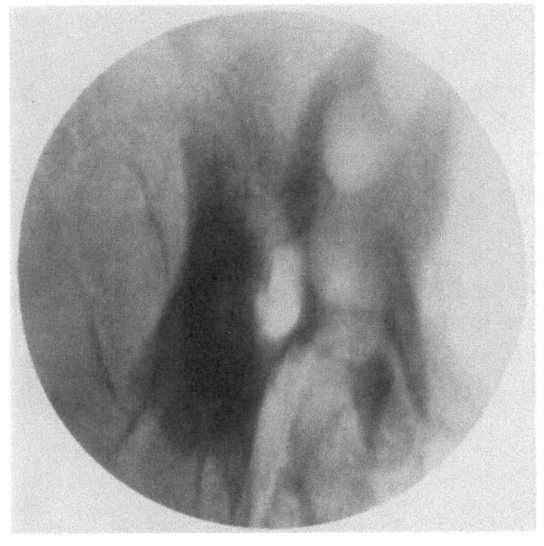 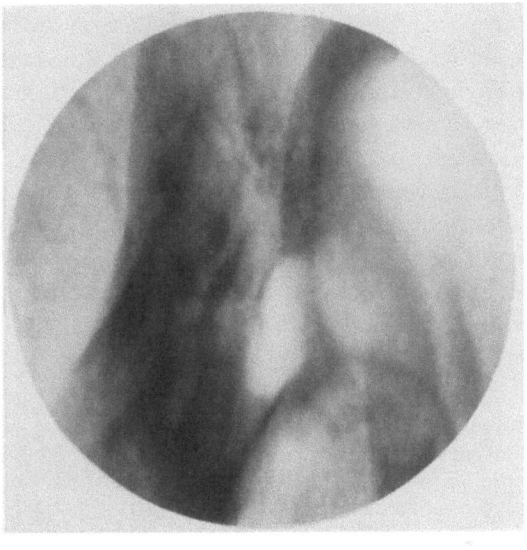

a   b

Abb. 281 a u. b. Aufnahmen des rechten Schläfenbeines nach E. G. Mayer. a normale Aufnahme, b vergrößerte Aufnahme im Maßstabe 1:1,5. (Typische Einstellung beider Aufnahmen.) *Sequestration des hinteren Anteiles der lateralen Attikwand.* 30jähriger Mann mit einer akuten Exacerbation einer seit Jahren bestehenden chronischen Mittelohrentzündung. Die Abb. a zeigt eine fast komplette Pneumatisationshemmung, nur vor dem mittelgroßen, verschatteten und unregelmäßig begrenzten Antrum finden sich einige wenige, kleine, verschattete Zellen mit unauffälliger Zellstruktur. Im hinteren Anteil des Attik erkennt man einen länglichen, isolierten, dichten Knochenschatten, der einem Sequester des hinteren Anteiles der lateralen Attikwand entspricht. Außerdem sieht man, daß die den Attik darstellende Aufhellung dieselbe Intensität zeigt, wie die durch den äußeren Gehörgang und die Paukenhöhle bedingte Aufhellung, was für eine Usur der lateralen Attikwand spricht. Die Abb. b läßt den Sequester wesentlich weniger deutlich erkennen

(s. Abb. 281 a und b). Zum Schluß sei noch angeführt, daß Fischgold u. Mitarb. durch eine Vergrößerungsaufnahme des Felsenbeines in der Projektionsrichtung nach Chausseé III die Fenestra vestibuli (ovale) zur Darstellung gebracht haben bzw. versucht haben, sie zur Darstellung zu bringen. Man muß aber, um die Fenestra vestibuli zu finden, zwei Linien konstruieren, deren Bezugspunkte auch nicht immer exakt zu finden sind. Zwischen diesen beiden Linien kann man dann die ovale Öffnung in der medialen Paukenhöhlenwand erkennen. Wenn man sich die Reproduktion bei Fischgold u. Mitarb. ansieht, so ist wohl der Bereich der Fenestra vestibuli abgebildet, die Öffnung selbst ist aber keineswegs gegen die Umgebung einwandfrei abzugrenzen. Damit ist auch der Wert der Aufnahme illusorisch.

Erwähnt muß noch werden, daß das Logetronic-Verfahren in der otologischen Röntgendiagnostik keine wesentlichen Vorteile bzw. Verbesserungen der Bildqualität zu bringen vermag.

2. Die Stereoskopie[1]

Die Ansichten über den Wert stereoskopischer Röntgenaufnahmen in der otologischen Röntgendiagnostik sind sehr verschieden. Die Wiener Schule nimmt hier eine mehr ablehnende Haltung ein, obwohl in keiner Weise bestritten wird, daß das stereoskopische Verfahren in mancher Hinsicht von außerordentlichem Wert sein kann bzw. ist und unter gegebenen Umständen auch von uns angewendet wird. So kann z. B. ein zarter, endokranieller Kalkschatten nur auf der seitlichen, nicht aber auf der sagittalen Aufnahme des Schädels sichtbar sein. Hier ermöglichen dann stereoskopische Bilder eine ziemlich exakte Lokalisation eines solchen Kalkschattens. Dasselbe gilt für die Klärung pathologischer Veränderungen, die nur in einer Strahlenrichtung zur Darstellung zu bringen sind. Voraussetzung hierfür ist, daß sich die Veränderungen nicht in nächster Nähe des Filmes finden und daß gut erkennbare Bezugspunkte vorhanden sind. Weiter vermögen stereoskopische Bilder besonders dem Anfänger eine gute plastische Vorstellung von der kompliziert gebauten Schädelbasis zu vermitteln, wodurch das Verständnis der Eigenart einfacher Röntgenbilder wesentlich erleichtert werden kann. Die Bedingungen für das stereoskopische Verfahren sind im Bereiche der Röntgenphotographie andere als bei der Photographie mit gewöhnlichem Licht. Im ersten Falle erfährt die Lichtquelle, im zweiten Falle die bildaufnehmende Schicht eine Verschiebung. Während die Röhrenverschiebung bei den filmfernen und daher nicht scharf gezeichneten und gar nicht der Untersuchung geltenden — da ja die kranke Seite filmnahe gebracht wird — Skeletpartien wirksam wird, werden bei der Verschiebung der bildaufnehmenden Schicht die räumlichen Differenzen am besten an den filmnahen und daher am deutlichsten zur Darstellung gebrachten Gebilden zur Geltung kommen.

E. G. MAYER, der sich in seinem Buch „Otologische Röntgendiagnostik" mit dem Wert der Stereoskopie kritisch auseinandergesetzt hat, führt folgendes aus: „Die Verhältnisse sind bei der Röntgenstereophotographie ähnlich jenen, welche wir vor uns haben, wenn wir eine Landschaft, in deren Hintergrund sich in weiter Ferne ein Gebirge befindet, stereoskopisch so aufnehmen wollen, daß die einzelnen Berge desselben noch plastisch hervortreten. Dies können wir nur durch ausgiebige Lageänderung der bildfangenden Fläche erreichen, wodurch die Plastik des Bildes stark übertrieben wird, allerdings unter Verzicht auf die Darstellung der nahe gelegenen Objekte, da sich in diesem Bereiche die Aufnahmen nicht mehr zur Deckung bringen lassen. Dieses Übertreiben der Plastik läßt sich jedoch bei Röntgenaufnahmen nicht in gleicher Weise bewerkstelligen. Denn wir haben es hier infolge der Zentralprojektion immer mit verzerrten Bildern zu tun. Übersteigt nun diese Verzerrung einen gewissen Grad, so gelingt es nicht mehr, die beiden Aufnahmen im notwendigen Ausmaß zur Deckung zu bringen, wodurch die Möglichkeit eines plastischen Hervortretens feiner Details an plattennahen Objekten genommen ist. Handelt es sich um den Nachweis grober, räumlicher Differenzen, dann sind wir allerdings nicht gezwungen, die Röhre um wesentlich mehr als die Pupillendistanz zu verschieben. Solche Aufnahmen werden dem Anfänger und dem gelegentlichen Beschauer sicher das Verständnis der Eigenart einfacher Röntgenbilder erleichtern. Sie werden sich sicher auch die Lage eines Fremdkörpers im Schläfenbein nach Betrachtung von stereoskopischen Bildern besser vorstellen können, als wenn sie gezwungen sind, sich dieselbe aus zwei Aufnahmen in wesentlich verschiedener Richtung — nach Möglichkeit bei zueinander senkrechtem Strahlengang — anatomisch zu rekonstruieren. Der Nachweis geringer räumlicher Differenzen erfordert aber, weil der stereoskopischen Lagebestimmung die notwendige Genauigkeit mangelt, unter allen Umständen solche Aufnahmen. Noch ein anderer Umstand, auf den Verfasser hingewiesen hat, macht die Anfertigung derselben notwendig. Es gibt anatomische Varianten, die, obwohl sie nicht das Schläfenbein betreffen, doch pathologische Veränderungen daselbst dadurch vorzutäuschen vermögen, daß sich die betreffenden Skeletpartien auf das Schläfenbein projizieren und das Bild desselben ändern. So beobachten wir z. B., zumal bei alten Leuten, oft eine partielle, hochgradige Verdünnung der Hinterhauptschuppe, insbesondere ihrer unteren, sich bei der Aufnahme nach STENVERS zum Teil über das Schläfenbein projizierenden Quadranten. Es kann nun geschehen, daß es infolge einer solchen partiellen Verdünnung zu einer lokalen Überexposition im Bereiche des Schläfenbeines kommt und diese eine pathologische Veränderung im Sinne einer erhöhten Strahlendurchlässigkeit daselbst vortäuscht. Stereoskopische Aufnahmen können uns vor einem solchen Irrtum nicht bewahren, doch werden wir ihn sofort erkennen, wenn wir über eine zweite Aufnahme z. B. in der Richtung SCHÜLLERs verfügen, bei welcher die das Schläfenbein abbildenden Strahlen das Hinterhaupt gar nicht durchsetzen. Auch ist daran zu denken, daß wir z. B. bei der Aufnahme nach SCHÜLLER das Antrum mastoideum

---

[1] Siehe auch den entsprechenden Abschnitt im Nebenhöhlenkapitel dieses Handbuches.

— natürlich auch bei stereoskopischen Aufnahmen — häufig nicht erkennen, weil es vom dichten Schatten kompakter Knochen verdeckt wird, seine Darstellung jedoch oft notwendig ist. Wir brauchen dazu noch eine zweite Aufnahme und damit ist die Möglichkeit räumlicher Orientierung schon gegeben und die Anfertigung stereoskopischer Aufnahmen überflüssig. Es läßt sich daher hinsichtlich des Stereoverfahrens auf unserem Spezialgebiete sagen, daß wir bei seiner Anwendung nicht auf die notwendigen Standardaufnahmen verzichten können. Die Anfertigung von Stereoaufnahmen in jeder Richtung wird zwar dem Anfänger das Auflösen der Röntgenbilder wesentlich erleichtern, bringt jedoch dem Erfahrenen so wenig Vorteile, daß der sich daraus ergebende Mehraufwand an Material und Zeit in der überwiegenden Mehrzahl der Fälle kaum gerechtfertigt erscheint. Kurz, die Stereoskopie hat hier fast nur eine didaktische, fast nie eine diagnostische Bedeutung."

3. Die Kontrastfüllung

a) Die Kontrastfüllung der Mittelohrräume

Auch in der otologischen Röntgendiagnostik hat es nicht an Versuchen gefehlt, mittels Kontrastfüllung eine bessere Darstellung des Attik-Antrumraumes, besonders bei Cholesteatomen dieser Hohlräume zu erzielen. Mit einer besonderen Spritze wird Jodöl (RUTTIN) oder Strontium jodatum (BERBERICH) oder Wismuth-Vaselinpaste (PAPSICKIJ) in den Attik und das Antrum eingespritzt. Um das Abfließen flüssiger Kontrastmittel zu verhindern, wird die Einspritzung bei auf die Gegenseite geneigtem Kopf vorgenommen, und der äußere Gehörgang wird in seiner ganzen Länge durch in Jod getauchte Wattepfropfen verschlossen. Durch die Kontrastfüllung erhoffte man die Verhältnisse im Attik-Antrumraum besser zu übersehen, als dies auf Grund der gewöhnlichen Aufnahmen möglich ist. Hierzu hat E. G. MAYER kritisch Stellung genommen, er schreibt: „Wir dürfen in erster Linie nicht übersehen, daß uns diese dichtschattenden Kontrastmittel manches verdecken, was wir ohne Zuhilfenahme derselben gut sehen könnten. Wir haben ferner nie die Gewißheit, daß die Füllung tatsächlich eine vollständige ist, und wissen daher auch nicht, ob die Ausbreitung des Kontrastschattens der tatsächlichen Ausdehnung von Destruktionshöhlen entspricht. So kann einerseits der Kontrastschatten z. B. einen Defekt der lateralen Attikwand, den wir in der Projektionsrichtung nach E. G. MAYER sonst sehen könnten, vollkommen verdecken, andererseits kann bei pathologisch erweitertem Attik eine mangelhafte Füllung zu der Annahme führen, daß keine Erweiterung vorliege. Besonders zu betonen ist auch, daß wir aus regelmäßiger oder unregelmäßiger Abgrenzung des Kontrastschattens im Röntgenbild keine zu weitgehenden Schlüsse ziehen dürfen. Die Konfiguration der Hohlräume des Mittelohres, insbesondere des Attik, ist auch in normalen Fällen außerordentlich verschieden und seine Wand bald glatt, bald unregelmäßig. Für die praktische Anwendung der Kontrastfüllung des Attik ist es daher notwendig, daß der Beweis für die Vorteile dieser Methode noch durch kritische Gegenüberstellung der mit und ohne sie erzielten Erfolge erbracht wird." Dieser Beweis ist aber, obwohl es nicht an weiteren Versuchen gefehlt hat (BOLLOBAS, FACCINI, MATHIESSEN, PAPSICKIJ, PIHRL u. a.) bis heute noch von niemanden erbracht worden. BOLLOBAS empfiehlt eine Kontrastfüllung des Mittelohres operierter Gehörorgane von Kindern nach einer Methode der Antrumperfusion, um dadurch die Menge und Beschaffenheit von Granulationen festzustellen. Die Methode ist nicht ganz ungefährlich. Über ihren Wert oder Unwert können wir nicht Stellung nehmen, da wir keine eigenen Erfahrungen besitzen. Allgemeine Anerkennung oder Nachahmung hat die Methode jedenfalls nicht gefunden. Bei der Antrumperfusion handelt es sich um ein Durchspülen operierter Schläfenbeine mit gewöhnlicher Flüssigkeit und mit Antibiotica. Erstere sollen auf mechanischem Wege das Exsudat entfernen. Vor der Verwendung von Antibiotica wird eine Lufteinblasung vorgenommen, um die Spülflüssigkeit zu beseitigen. Die Technik besteht darin, daß am Planum mastoideum die Corticalis oder die bindegewebige oder knorpelige Narbe durchstochen wird. Die eingespritzte Flüssigkeit strömt dann gegen den Aditus ad antrum, durchspült denselben und die Paukenhöhle und fließt über die Trommelfellöffnung oder durch die Tube ab. Zur Kontrastfüllung verwendete BOLLOBAS Lipiodol oder 70%iges

Joduron. Letzterem wird der Vorzug gegeben, obwohl das Lipiodol den besseren Schatten gibt. Es ist aber trotz Nachspülens nicht immer möglich, das Lipiodol vollständig zu entfernen. Joduron ist aber nach 1—2 Tagen absorbiert.

b) Die Kontrastfüllung der Tube

Mit der Kontrastfüllung der Tube haben sich unter anderen Welin und viele Jahre später Gaini ausführlich beschäftigt. Welin konnte in 30 Fällen von chronischer Otitis neunmal pathologische Veränderungen, wie Strikturen, Polypen oder entzündliche Prozesse der Schleimhaut, feststellen. Zur Beurteilung der kontrastgefüllten Tuben empfiehlt Welin eine axiale Aufnahme der Schädelbasis bei submento-vertikalem Strahlengang sowie eine halbaxiale Aufnahme der Pyramiden bei parieto-occipitalem Strahlengang. Letztere Projektion entspricht der halbaxialen Aufnahme der Pyramiden nach Grashey, wobei der Film nur entsprechend tief gelagert werden muß, damit die Pyramiden mit ihrer unteren Begrenzung zur Darstellung gelangen. Verwendet wird entweder ein 10—40%iges öliges Kontrastmittel (Jodipin) oder ein 35—50%iges wasserlösliches Kontrastmittel. Die Füllung der Tube kann nach Gaini bei perforiertem Trommelfell vom äußeren Gehörgang aus erfolgen, sonst durch einen Katheter, der in die Tube eingeführt wird.

c) Die Sinographie

Diese Methode hat Frenckner angegeben. Durch sie soll es möglich sein, eine Thrombose des Sinus sigmoides schon zu einer Zeit zu diagnostizieren, wenn andere Merkmale nur undeutlich darauf hinweisen. Frenckner hat die Methode zuerst bei Affen, denen er eine künstliche Sinusthrombose gesetzt hat, ausprobiert und sie dann später auch beim Menschen zur Anwendung gebracht. Die Technik besteht darin, daß etwas oberhalb der Protuberantia occipitalis externa in den Sinus sagittalis eingestochen wird, worauf dann die Injektion von 10 cm³ wäßrigem Kontrastmittel erfolgt. Ein vorhandener Thrombus stellt sich dann als Aussparung innerhalb des gefüllten Gefäßkanales dar. Die Methode hat sich nicht durchgesetzt. Die Sinusthrombosen sind heute allerdings äußerst selten geworden.

d) Die angiographische Darstellung von Glomustumoren

Da die Glomustumoren äußerst gefäßreich sind, kommt es bei einer Arteriographie der Carotis der erkrankten Seite zu einer meist ausgeprägten Anfärbung des Tumors, was differentialdiagnostisch von großem Wert bzw. von ausschlaggebender Bedeutung sein kann. Nach Tanner soll die angiographische Darstellung aber erst dann gelingen, wenn der Glomustumor über das Felsenbein hinausgewachsen ist.

4. Das Röntgenschichtverfahren[1]

a) Allgemeine Vorbemerkungen

Über den Wert des Körperschichtverfahrens als zusätzliche Untersuchungsmethode in der otologischen Röntgendiagnostik besteht kein Zweifel. Von Nutzen wird diese Untersuchungsmethode aber nur für denjenigen sein, der die diagnostischen Möglichkeiten der Standardaufnahmen des Schläfenbeines vollständig beherrscht, da ein röntgenologisches Spezialverfahren kein Ersatz für fehlende Grundkenntnisse sein kann. Wie allgemein bekannt, ist das Körperschichtverfahren mit vielen Täuschungsmöglichkeiten behaftet. Man muß ihre Ursachen und die Möglichkeiten ihrer Vermeidung kennen. Viele Autoren haben sich mit diesen Problemen befaßt, in letzter Zeit vor allem Gebauer. Dieser Autor, der sich besonders experimentell mit dem Schichtverfahren beschäftigte, berichtet unter anderem: ,,Schon diese einfachen Modelle lassen erkennen, wie mannig-

---

[1] Siehe auch die entsprechenden Ausführungen im Nebenhöhlenkapitel dieses Handbuches.

faltig die Kern- und Halbschatten sein können, die bei der Schichtdarstellung sehr inhomogener und stark strukturierter Objekte, vor allem des Skelets und dort namentlich des Schädels auftreten. Sie können die Schatten normaler Objekte abwandeln, pathologische Befunde vortäuschen, aber auch verdecken. Bei der Befunderhebung und Auswertung von Röntgenschichtbildern muß man daher auch die angewandte Verwischungsart, bei linearer Verwischung außerdem noch die Verwischungsrichtung kennen, um entscheiden zu können, welche Schatten von Objekten der gewählten Schicht verursacht und für die Befunderhebung bedeutsam sind." Und etwas später schreibt derselbe Autor: „Es gibt viele Fehlermöglichkeiten im Schichtbild. Die Hauptursachen sind die Verwischungsart und die durch sie entstehenden Störschatten. Anatomische Besonderheiten und pathologische Prozesse kommen summierend hinzu und erweitern die Variationsmöglichkeiten der Fehler im Schichtbild. Bei der Befunderhebung und Deutung der Röntgenschichtbilder ist daher Wachsamkeit notwendig. Veränderungen der Verwischungsrichtung und die Wahl anderer Schichtebenen bewahren uns in Zweifelsfällen vor Fehldeutungen."

Für jenen, der sich mit dem Körperschichtverfahren in der Otologie beschäftigt, sind neben genauen Kenntnissen der Anatomie des Schläfenbeines exakte Kenntnisse physikalisch-technischer Art sowie die Beherrschung der jeweils notwendigen Projektionsrichtungen, die Schichtaufnahmen betreffend, unbedingte Erfordernisse. Im europäischen Schrifttum finden sich zahlreiche Arbeiten, die sich mit dem Körperschichtverfahren des Schläfenbeines beschäftigen. Hier sind vor allem deutsche, französische und italienische Autoren zu nennen. Von ersteren ist besonders die monographische Darstellung „Das Röntgenschichtbild des Ohres" von MÜNDNICH und FREY erwähnenswert. Das Studium dieses Buches ist jedem, der sich mit dieser Materie beschäftigt, wärmstens zu empfehlen, da eine erschöpfende Abhandlung dieses Themas an dieser Stelle nicht möglich ist. Die Monographie gibt einen sehr guten Überblick über die Aufnahmetechnik, die normale Anatomie des Schichtbildes und über die pathologischen Veränderungen, die dasselbe erkennen läßt. Als Mangel mag man es empfinden, daß die Autoren neben dem Röntgenschichtbild des Schläfenbeines nicht auch die gewöhnlichen Aufnahmen wiedergeben, um nicht nur die Vorteile, sondern auch die Nachteile bzw. die Mängel dieses Verfahrens zu demonstrieren. In der Interpretation der Bilder sind den Autoren einige Irrtümer unterlaufen. Es wurde schon im Nebenhöhlenkapitel dieses Handbuches ausgeführt, daß es Apparate mit eindimensionaler (Tomograph) und mehrdimensionaler Verwischungsmöglichkeit (Polytom) gibt. Letztere bietet gegenüber der ersteren wesentliche Vorteile, was STIEVE experimentell beweisen konnte. Die mehrdimensionale (hypocycloide) Bewegung des Röhrenfocus vermittelt eine allseitige Verwischung ohne gerichtete Störschatten oder Störlichter, was allerdings den Nachteil hat, daß diese als solche zunächst nicht immer zu erkennen sein müssen. Es sind dann oft weitere Aufnahmen in anderen Projektionsrichtungen erforderlich. Der Verwischungsgrad ist bei hypocycloider Bewegungsbahn gegenüber der linearen wesentlich größer, dadurch werden geringere Schichtdicken erzielt, was besonders beim Felsenbein mit seinem komplizierten anatomischen Aufbau von Bedeutung ist. Ein Nachteil des Polytoms besteht darin, daß eine vollständige hypocycloide Bewegung 6 sec dauert, was bei unruhigen Patienten und bei Kindern, wenn eine entsprechende Ruhigstellung nicht zu erzielen ist, eine Unmöglichkeit der Anfertigung der notwendigen Aufnahmen ergibt. Und gerade bei Kindern, bei welchen es sich um die genaue Klärung vorhandener Mißbildungen handelt, vermag das Röntgenschichtbild ganz wesentliche, für die Behandlung wichtige Details zu erbringen.

b) Aufnahmetechnische Vorbemerkungen

Die Anzahl der erforderlichen Projektionen hängt einerseits ab von den diagnostischen Ergebnissen, die die Standardaufnahmen, auf die niemals verzichtet werden darf, zu geben vermögen, andererseits von den vorliegenden pathologischen Veränderungen bzw.

von der klinischen Fragestellung. MÜNDNICH und FREY haben sechs Projektionen bekanntgegeben. Die Schichtaufnahmen wurden von diesen Autoren alle mit dem Polytom der
Firma Massiot (Paris) angefertigt. Mit dem Tomographen lassen sich aber nicht in allen
Fällen in allen sechs Projektionsrichtungen brauchbare Bilder erzeugen. Es sollen nun
diese sechs Projektionen besprochen werden, wobei aber die Bezeichnung nicht nach
der Lage des Schädels bzw. des Felsenbeines, wie es MÜNDNICH und FREY gemacht haben,
sondern nach dem Verlaufe des Zielstrahles zu letzterem erfolgt. Die Art der Anfertigung
der Schichtbilder wird in der Weise wiedergegeben, wie es beim Tomographen möglich ist.

α) *Die halbsagittale Schichtaufnahme des Schläfenbeines bei senkrechtem Verlauf der*
Deutschen Horizontalebene zur Tischebene, Längsverwischung. (Nach MÜNDNICH und FREY
als „sagittale Schädellage mit anterior-posteriorem Strahlengang [a. p.]" bezeichnet)

Patient befindet sich in Rückenlage. Die Deutsche Horizontalebene verläuft senkrecht
zur Tischebene. Der Focus der Röhre bewegt sich in einer Ebene, die parallel zur Median-
sagittalebene etwas lateral der Mitte der Orbita der zu untersuchenden Seite verläuft,

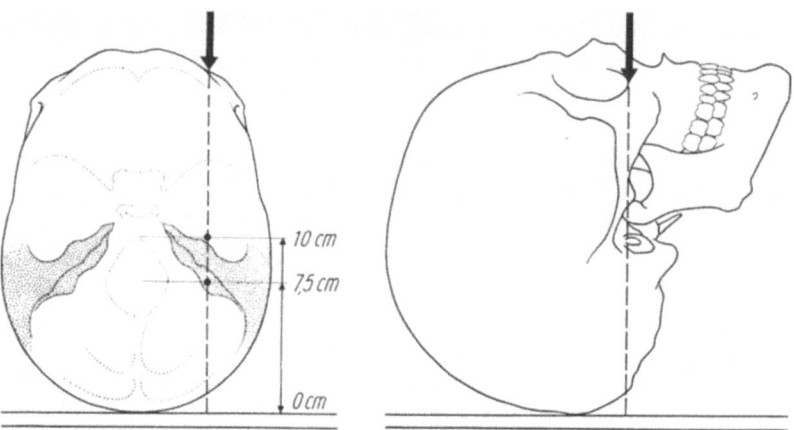

Abb. 282. Skizzen für die Anordnung halb-sagittaler Schichtaufnahmen des Schläfenbeines. Die gestrichelte
Linie in der linken Skizze gibt den Verlauf des Strahlenbündels an, in der rechten Skizze zeigt sie den Verlauf
der Deutschen Horizontalebene. (Aus „Das Röntgenschichtbild des Ohres" von MÜNDNICH und FREY)

von kranial nach caudal oder umgekehrt, Einstellpunkt knapp oberhalb der Deutschen
Horizontalebene. Das Strahlenbündel durchsetzt die Längsachse der Pyramide in einem
nach vorne-innen offenen Winkel von ungefähr 45°. Der Winkel hängt vom Verlauf
der Pyramidenachsen zur Mediansagittalebene ab. Wir nehmen meist beide Pyramiden
gleichzeitig auf, weil wir dadurch bei einseitiger Erkrankung eine Vergleichsmöglichkeit
besitzen und bei beidseitiger Erkrankung um die Hälfte weniger zu exponieren brauchen.
Der Focus der Röhre bewegt sich dann in der Mediansagittalebene. Die erste Schicht
wird in Höhe des äußeren Gehörganges gelegt. Hierauf werden die weiteren Schichtbilder
in Abständen von 2—2,5 mm nach vorne und hinten in bezug auf den Schädel bzw. nach
oben und unten, in bezug auf den Tisch, angefertigt. Der Bereich, der geschichtet werden
muß, hatte eine Ausdehnung von etwa 2,5 cm bis maximal 3 cm (s. Abb. 282).

Diese Projektion läßt sich bei allen Patienten leicht durchführen und kann im Falle
notwendiger Kontrolluntersuchungen meist wieder identisch reproduziert werden. Die
mit dieser Aufnahmerichtung erzielten Schichtbilder erlauben eine Beurteilung des
äußeren Gehörganges inklusive der lateralen Attikwand, des Mittelohres mit Hammer
und Amboß und ausnahmsweise des Steigbügels und des ovalen Fensters sowie des
Labyrinthes. Auch der Canalis facialis kann in Teilstücken sichtbar werden. Gut zur
Darstellung gelangt meist nur die dritte Verlaufsstrecke, also der absteigende Teil des
Facialiskanales. Die zweite Teilstrecke, in der medialen Paukenhöhlenwand verlaufend,
ist kaum einmal sichtbar. Die Mündung im inneren Gehörgang ist auch auf der Stenvers-

Aufnahme immer gut zu sehen. Defekte bzw. Fisteln am lateralen Bogengang sind nicht immer von durch Störlichter hervorgerufenen Aufhellungen zu unterscheiden. Hier ist besondere Vorsicht geboten, wenn sich in der Pars mastoidea ein Operationsdefekt befindet.

β) Die halbsagittale Schichtaufnahme des Schläfenbeines, bei welcher die Deutsche Horizontalebene mit der senkrecht zur Tischebene verlaufenden Ebene einen nach vorne-unten offenen Winkel von 15⁰ bildet, Längsverwischung. (Nach MÜNDNICH und FREY als „sagittale Schädellage, Kopf 15⁰ gebeugt, anterior-posteriorer Strahlengang [a.p. 15⁰]" bezeichnet)

Patient befindet sich in Rückenlage. Der Kopf wird so weit nach unten gebeugt, daß die Deutsche Horizontalebene mit der senkrecht zur Tischebene verlaufenden Ebene einen nach vorne-unten offenen Winkel von 15⁰ bildet. Einstellpunkt knapp unter der Orbita. Die Bewegung des Focus der Röhre, der Verlauf des Strahlenbündels zur Pyramidenachse, die Anordnung und die Anzahl der Schichtbilder wie unter α) angegeben (s. Abb. 283).

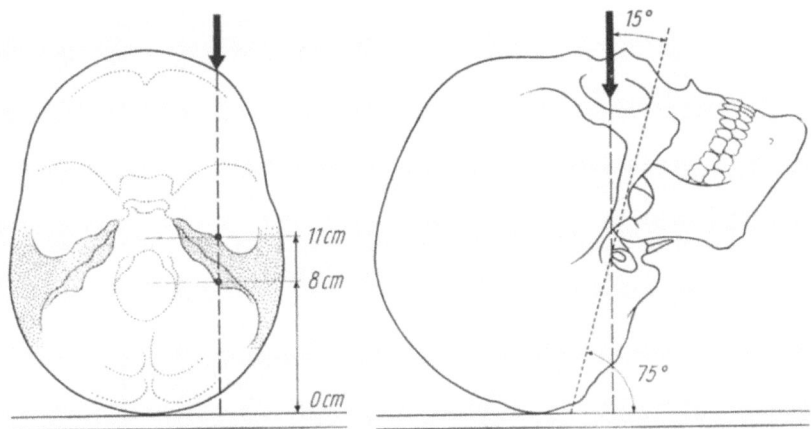

Abb. 283. Skizzen für die Anordnung halbsagittaler Schichtaufnahmen des Schläfenbeines bei nach vorne geneigter Deutscher Horizontalebene. Die gestrichelte Linie gibt den Verlauf des Strahlenbündels an, die punktierte Linie der rechten Skizze zeigt den Verlauf der Deutschen Horizontalebene.
(Aus „Das Röntgenschichtbild des Ohres" von MÜNDNICH und FREY)

Diese Projektion kann sich mitunter als Ergänzung der unter α) angeführten als nützlich erweisen. Sie gibt meist eine bessere Übersicht über das Antrum, den Aditus ad antrum und die Paukenhöhle.

γ) Die seitliche bzw. halbseitliche Schichtaufnahme des Schläfenbeines, in der Projektionsrichtung nach SCHÜLLER, Längsverwischung. (Nach MÜNDNICH und FREY als „seitliche Schädellage mit lateralem Strahlengang [lateral] bezeichnet)

Patient befindet sich in Seitenlage. Die Deutsche Horizontalebene verläuft senkrecht zur Tischebene. Der Focus der Röhre bewegt sich in der Ohrvertikalen von kranial nach caudal oder umgekehrt. Einstellpunkt äußerer Gehörgang. Das Strahlenbündel durchsetzt die Pars mastoidea seitlich, den äußeren Gehörgang axial und die Pyramide halbseitlich. Die erste Schicht wird in 1,5—2 cm Entfernung von der Tischebene gelegt. Die weiteren Schichten werden schädelwärts in Abständen von 2—2,5 mm angefertigt. Der Bereich, der geschichtet werden muß, hat eine Ausdehnung von ungefähr 3 cm (s. Abb. 284). Die mit dieser Projektion erzielten Schichtbilder geben eine gute Übersicht über das Kiefergelenk und erlauben eine Beurteilung des äußeren Gehörganges, insbesondere des Os tympanicum, des Processus mastoideus, des Tegmen und der knöchernen Sinusschale. Meist kommt auch der absteigende Teil des Canalis facialis zur Ansicht. Die durch ihn hervorgerufene, vertikal verlaufende Aufhellung darf nicht mit der durch die Fissura tympano-mastoidea bedingten verwechselt werden, eine Verwechslung, die manchen Autoren unterlaufen ist.

δ) Die quer zur Längsachse der Pyramide hergestellte Schichtaufnahme des Schläfenbeines in der Projektionsrichtung nach E. G. Mayer, *Längsverwischung.* (Nach Mündnich und Frey als „axiale Pyramideneinstellung [ax. Pyr.]" bezeichnet)

Der Patient befindet sich in Rückenlage. Der Kopf wird so weit nach der zu untersuchenden Seite gedreht, daß die Längsachse der Pyramide senkrecht zur Tischebene

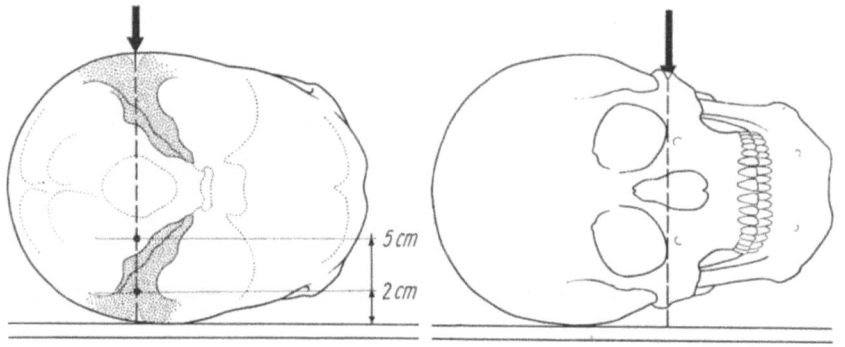

Abb. 284. Skizze für die Anordnung zur Anfertigung von seitlichen bzw. halbseitlichen Schichtaufnahmen des Schläfenbeines in der Projektionsrichtung nach Schüller. Die gestrichelte Linie der linken Skizze zeigt den Verlauf der Ohr-Vertikalen und gibt gleichzeitig den Verlauf des Strahlenbündels an. Dieselbe Linie der rechten Skizze zeigt den Verlauf der Deutschen Horizontalebene. (Aus „Das Röntgenschichtbild des Ohres" von Mündnich und Frey)

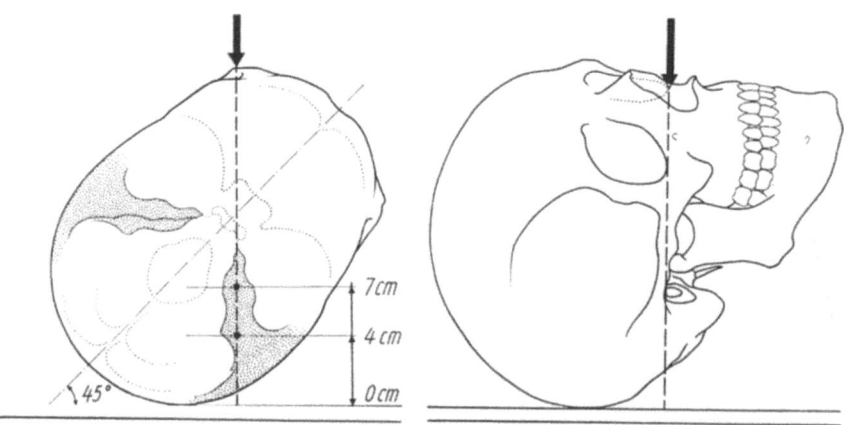

Abb. 285. Skizzen für die Anordnung von axialen Schichtaufnahmen des Schläfenbeines in der Projektionsrichtung nach E. G. Mayer. Die mit dem Pfeil versehene Linie der linken Skizze zeigt den Verlauf des Strahlenbündels, dieselbe Linie der rechten Skizze zeigt — nicht ganz richtig — den Verlauf der Deutschen Horizontalebene. (Aus „Das Röntgenschichtbild des Ohres" von Mündnich und Frey)

verläuft. Das sind im Durchschnitt 45°. Der Focus der Röhre bewegt sich in einer Ebene, die durch den oberen-äußeren Augenwinkel der abliegenden Seite und den Warzenfortsatz der anliegenden Seite gelegt wird, von kranial nach caudal oder umgekehrt. Einstellpunkt oberer-äußerer Orbitalwinkel. Das Strahlenbündel durchsetzt die Pyramide parallel zu ihrer Längsachse. Die erste Schicht wird in 4 cm von der Tischebene angelegt. Die weiteren Schichten erfolgen in Abständen von 2—2,5 mm nach vorne, in bezug auf den Schädel bzw. nach oben in bezug auf den Tisch. Der Bereich, der geschichtet werden muß, umfaßt ungefähr 3 cm (s. Abb. 285).

Die mit dieser Projektion erzielten Aufnahmen erlauben lediglich eine Beurteilung des Cavum tympani.

ε) Die sagittale Schichtaufnahme des Felsenbeines in der Projektionsrichtung nach STENVERS, *Längsverwischung.* (Nach MÜNDNICH und FREY als ,,Einstellung der Pyramide in ihrer Längsachse [STENVERS ohne 12⁰]" bezeichnet)

Patient befindet sich in Rückenlage, der Kopf wird so weit nach der gesunden Seite gedreht, bis die Längsachse der Pyramide parallel zur Tischebene verläuft, das sind im Durchschnitt 45⁰. Die Deutsche Horizontalebene verläuft senkrecht zur Tischebene. Der Focus der Röhre bewegt sich in einer Ebene, die durch den Mittelpunkt äußerer Gehörgang und äußerer Orbitarand auf die Längsachse der Pyramide gelegt wird, von kranial nach caudal oder umgekehrt. Einstellpunkt Mitte äußerer Gehörgang und äußerer Orbitarand. Das Strahlenbündel durchsetzt die Pyramide in horizontaler Richtung senkrecht zu ihrer Längsachse. Der erste Schnitt wird in der Höhe des äußeren Gehörganges gelegt. Die weiteren Schnitte erfolgen in Abständen von 2—2,5 mm nach vorne in bezug auf den Schädel bzw. nach oben in bezug auf den Tisch. Der zu untersuchende Bereich hat eine Ausdehnung von ungefähr 2,5 cm (s. Abb. 286).

Die mit dieser Projektion erzielten Bilder geben einen guten Überblick über das Labyrinth, den inneren Gehörgang und die Pyramidenspitze. Der Canalis facialis kommt

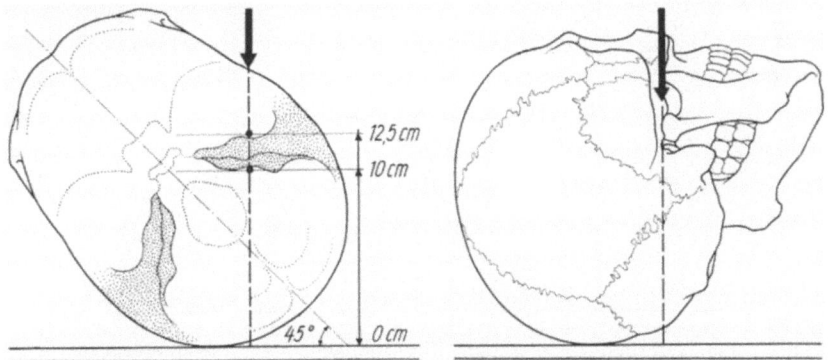

Abb. 286. Skizze für die Anordnung von sagittalen Schichtaufnahmen des Schläfenbeines in der Projektionsrichtung nach STENVERS. Die mit dem Pfeil versehene Linie der linken Skizze zeigt den Verlauf des Strahlenbündels, die entsprechende Linie der rechten Skizze zeigt den Verlauf der Deutschen Horizontalebene. (Aus ,,Das Röntgenschichtbild des Ohres" von MÜNDNICH und FREY)

in seinem absteigenden Teil, selten in seinem ganzen Bereich mehr oder weniger gut zur Darstellung. Mitunter ist auch das runde Fenster zu erkennen. Weiter gibt diese Projektion einen guten Überblick über das untere Sinusknie und die Fossa jugularis.

ζ) Die axiale Schichtaufnahme der Schädelbasis bzw. des Schläfenbeines, Längsverwischung. (Nach MÜNDNICH und FREY als ,,axiale Schädellage [Position nach HIRTZ; ax. Sch.]" bezeichnet)

Patient befindet sich in Rückenlage. Der Kopf muß so weit nach rückwärts gebeugt werden, daß die Deutsche Horizontalebene parallel zur Tischebene verläuft. Dies ist nur möglich, wenn der Patient einen langen Hals hat. Am Polytom kann die Aufnahme sitzend gemacht werden, am Tomographen ist dies unmöglich. In Bauchlage kann die Aufnahme deshalb nicht gemacht werden, weil die Deutsche Horizontalebene nur dann parallel zur Tischebene gebracht werden kann, wenn das Kinn, je nach Länge des Halses mehr oder weniger gehoben wird, was eine beträchtliche Vergrößerung des Abstandes zwischen aufzunehmendem Objekt und Filmkassette bedeutet. Diese vermehrte Distanz erlaubt keine Anfertigung von brauchbaren Aufnahmen. Der Focus der Röhre bewegt sich in einer Ebene, die parallel zur Median-Sagittalebene etwas lateral der Mitte der Orbita der zu untersuchenden Seite verläuft, von ventral nach dorsal bzw. umgekehrt. Auch hier nehmen wir aus den obenerwähnten Gründen meist beide Pyramiden gleichzeitig auf. Der Focus der Röhre verläuft dann in der Median-Sagittalebene. Einstellpunkt Mitte zwischen äußerem Gehörgang und äußerem Orbitarand. Der erste Schnitt wird am unteren Rande des äußeren Gehörganges angelegt. Die weiteren Schichten folgen in Abständen von 2—2,5 mm nach oben in bezug auf die Tischebene. Der zu untersuchende Bereich hat eine Ausdehnung von etwa 3—3,5 cm (s. Abb. 287).

Die mit dieser Projektion erzielten Bilder geben einen Überblick über das Cavum tympani.

Die Leistungsfähigkeit des Polytom läßt sich nach Mündnich bei der Schichtung der Gehörknöchelchen demonstrieren. Es ist möglich, Caput, Collum und Manubrium mallei, das Corpus incudis und das Crus longum incudis bei allen gesunden Schläfenbeinen zur Darstellung zu bringen. Der normale Steigbügel läßt sich nicht abbilden. Winzige Aufhellungsherde in der Labyrinthkapsel und zarte Verknöcherungen an der Stapes-

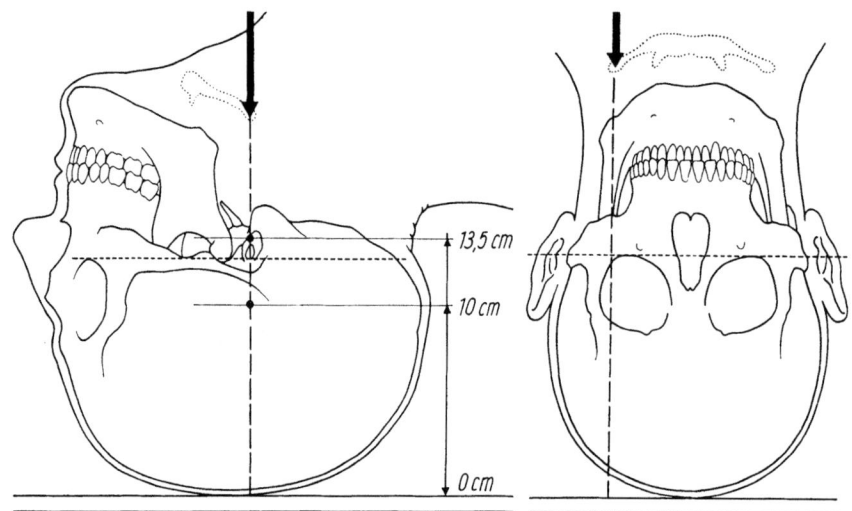

Abb. 287. Skizzen für die Anordnung axialer Schichtaufnahmen des Schläfenbeines bzw. der Schädelbasis. Die gestrichelte Linie der linken Skizze zeigt die Ohr-Vertikale, in der rechten Skizze zeigt sie den Verlauf des Strahlenbündels. Die punktierte Linie beider Skizzen zeigt den Verlauf der Deutschen Horizontalebene. (Aus „Das Röntgenschichtbild des Ohres" von Mündnich und Frey)

fußplatte sind nicht nachweisbar. Überschreiten sie ein bestimmtes Maß, dann sind sie im Schichtbild erkennbar. Knochendichte oder kalkdichte, körnige Einlagerungen können gegenüber Luft erst ab 1 mm Durchmesser nachgewiesen werden.

c) Die Indikation zur Anwendung des Körperschichtverfahrens

Mündnich und Frey schreiben im Vorwort ihrer oben zitierten Monographie, daß die Indikation zur Anwendung des Schichtverfahrens immer individuell bleiben wird. Sie richte sich nicht nur nach dem vorliegenden Falle, sondern auch nach der diagnostischen Erfahrung des Arztes, die ihn zur Heranziehung dieses Hilfsmittels veranlassen wird oder nicht. In besonderen Fällen werde man nicht darauf verzichten können. Dieser Ansicht der beiden Autoren ist vollkommen beizupflichten. Hinweise für die Indikation zur Anwendung des Schichtverfahrens wurden von diesen Autoren nicht gegeben. Diesbezüglich sollen daher im folgenden unsere Ansichten wiedergegeben werden.

Bei einer akuten Mittelohrentzündung inklusive einer Mastoiditis und Petrositis hat sich uns das Schichtverfahren als zusätzliche Untersuchungsmethode niemals als notwendig erwiesen. Es finden sich auch diesbezüglich keinerlei Hinweise in der Literatur. Anders liegen die Verhältnisse bei der chronischen Mittelohrentzündung. Hier wird bzw. wurde von Schichtbildern häufig Gebrauch gemacht. Wenn man die entsprechenden Publikationen ansieht, so kommt man zu dem Ergebnis, daß das Schichtverfahren nur geringe und meist unwesentliche, auf den Standardaufnahmen nicht zur Darstellung gelangende Veränderungen aufzudecken vermag oder aber wenig ausgedehnte Verände-

rungen auch nicht immer eindeutig wiederzugeben imstande ist. So ist z. B. das In-
erscheinungtreten kleiner Usuren des Tegmen oder der knöchernen Sinusschale genauso
dem Zufall überlassen, wie dies bei den Standardaufnahmen der Fall ist. Die Destruktion
der lateralen Attikwand, die MÜNDNICH und FREY in ihrer Monographie abbilden, hat
ein Ausmaß, daß sie auch auf der Aufnahme nach E. G. MAYER nachweisbar sein muß.
Bezüglich des Cholesteatom gilt dasselbe. Wenn eine Cholesteatomhöhle, gleichgültig
in welchem Hohlraum sie zur Entwicklung gelangt ist, nicht ein Ausmaß erreicht hat,
das die normale Ausdehnung des betreffenden Hohlraumes eindeutig überschreitet, so ist
auch auf Grund von Schichtbildern nicht zu entscheiden, ob im gegebenen Falle z. B. nur ein
großes Antrum als Folge einer Pneumatisationsstörung oder ein durch ein Cholesteatom ausgeweitetes Antrum vorliegt. Hier wird lediglich die Art der Begrenzung einen differentialdiagnostischen Schluß zulassen, und die Begrenzung ist auf dem Summationsbild gleich
gut oder besser zu erkennen wie auf dem Schichtbild. Die Feststellung einer Verschattung
der Paukenhöhle ist von untergeordneter Bedeutung, hingegen kann der Nachweis von
normalen oder pathologisch veränderten Gehörknöchelchen bzw. des Fehlens derselben
für die einzuschlagende Therapie wichtig sein. Der Nachweis des Vorhandenseins oder
Fehlens der Gehörknöchelchen gelingt auf Grund der gewöhnlichen Aufnahmen nur
selten und unvollständig, wohl aber in der Regel auf Grund von Schichtbildern. Hier
vermag also dieses Verfahren einen eindeutigen Vorteil zu bringen. Der Nachweis einer
perilabyrinthären Resorption von geringer Ausdehnung, z. B. einer kleinen Fistel, ist dem
Zufall überlassen, dies gilt in gleicher Weise für das Summations- wie für das Schichtbild. Ihre röntgenologische Feststellung ist im allgemeinen auch gar nicht notwendig.
Ausgedehnte Resorptionen sind auch auf der gewöhnlichen Aufnahme, gleichgültig ob
es sich um eine Aufnahme nach STENVERS, nach WULLSTEIN oder CHAUSSEÉ III handelt,
in der Regel zu erkennen. Der Nachweis des Facialiskanals, des ovalen und runden
Fensters besitzt mehr wissenschaftliches als praktisches Interesse. Bezüglich der gutartigen Tumoren, z. B. der Exostosen des äußeren Gehörganges, ist auf Grund von
Schichtbildern ihre Ausdehnung und insbesondere ihr Ausgangspunkt eindeutig feststellbar, was auf Grund der gewöhnlichen Röntgenbilder nicht immer gelingt. Bei den
bösartigen Tumoren ist von Schichtbildern kein Vorteil zu erwarten. Liegt eine Usur
von makroskopischer Ausdehnung vor, so tritt dieselbe auch auf den Standardaufnahmen
in Erscheinung, eine mikroskopische Infiltration vermögen auch Schichtbilder nicht aufzudecken. Die Lokalisation von Fremdkörpern gelingt auf Grund der gewöhnlichen
Röntgenbilder, dazu braucht man kein Schichtbild. Daß letzteres für den weniger
Erfahrenen eine Erleichterung bedeutet, steht außer Zweifel. Zur Klärung atypischer
Operationen kann das Schichtbild hingegen sehr nützlich sein. Auf Grund der Standardaufnahmen ist es, besonders wenn der operative Eingriff schon jahrelang zurückliegt,
nicht immer eindeutig möglich, zu entscheiden, ob z. B. das Antrum überhaupt nicht
oder an einer Stelle eröffnet wurde, die im gewöhnlichen Röntgenbild schlecht in Erscheinung tritt. So ein Bereich ist der Boden des Antrum. Auch die Feststellung, ob
nach einer Operation Gehörknöchelchen noch vorhanden sind oder nicht, gelingt sicherer
und eindeutiger durch die Schichtaufnahmen. Kein Zweifel über den Wert des Schichtverfahrens besteht in der Klärung von Mißbildungen des Schläfenbeines. Die Fragen,
sind ein Attik, Gehörknöchelchen, ein Antrum vorhanden oder nicht, sind in vielen
Fällen nur durch das Schichtbild zu beantworten. Erwähnt sei, daß MÜNDNICH und
FREY bei Kindern unter 3 Jahren jede röntgenologische Untersuchung von Ohrmißbildungen ablehnen. Bei 3jährigen Kindern schichten diese Autoren bei beiderseitigen
Mißbildungen, da sie solche Kinder in diesem Alter nach gewissen Voraussetzungen
operieren.

Nachdem das Wesentliche über das Körperschichtverfahren erörtert wurde, kommen
wir zum letzten Kapitel dieses Handbuchartikels, das jene Erkrankungen umfaßt, bei
denen diese Spezialuntersuchung Veränderungen aufzudecken vermag, die auf Grund
der gewöhnlichen Aufnahmen nicht immer eindeutig zu erkennen sind.

XVI. Die Mißbildungen des Schläfenbeines

1. Entwicklungsgeschichtliche Vorbemerkungen

Über die Entwicklungsgeschichte des Schläfenbeines finden sich in der „Otologischen Röntgendiagnostik" von E. G. Mayer folgende Ausführungen: „Das Schläfenbein ist ein Komplex verschiedener Knochen, die noch beim Neugeborenen zum größten Teil getrennt sind. Es entsteht aus drei Bildungskernen und zwar:

1. aus dem Primordial- oder Chondrocranium (Felsenbein mit Labyrinthkapsel, Warzenfortsatz und dorsaler Teil des Tegmens),
2. aus dem Desmocranium (Deckknochen: Schuppe, Paukenteil),
3. aus den Kiemenbögen (hintere und untere Paukenhöhlenwand, Gehörknöchelchen und Processus styloideus).

Das Felsenbein und der Warzenfortsatz entwickeln sich mit mehreren Knochenkernen aus jenem Teil des Primordialschädels, der das Gehörorgan, die Labyrinthanlage einschließt. Diese ist in frühen Entwicklungsstadien von embryonalem Bindegewebe umgeben, welches sich im zweiten Embryonalmonat in Knorpel umwandelt und dann auch als knorpelige Ohrkapsel bezeichnet wird. Von dieser wächst ein Fortsatz über die Gehörknöchelchenkette nach vorne (Processus perioticus superior Gradenigo), der sich dann ventralwärts in eine aus fibrösem Bindegewebe bestehende Platte fortsetzt. Aus dem Processus perioticus superior und der fibrösen Platte entsteht späterhin das Tegmen tympani. Im 5. Embryonalmonat geht der Knorpel durch enchondrale Verknöcherung in Knochen über.

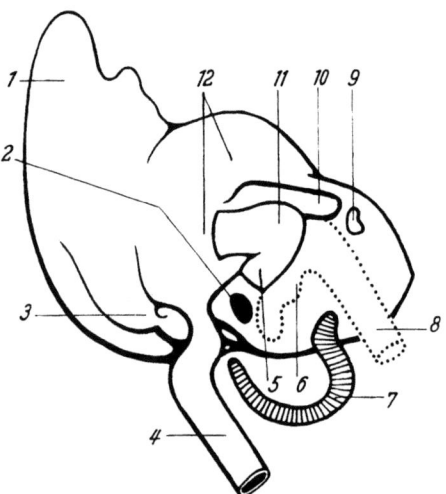

Abb. 288. Schematische Darstellung des Primordialkraniums eines 8 cm langen, menschlichen Embryos (nach Hertwig). *1* Tectum synoticum, *2* Fenestra rotunda, *3* Processus mastoideus, *4* Reichertscher Knorpel, *5* Stapes, *6* Malleus, *7* Annulus tympanicus, *8* Meckelscher Knorpel, *9* Foramen nervi facialis, *10* Processus perioticus superior Gradenigo, *11* Incus, *12* Labyrinthkapsel. (Aus G. Pollitzer und E. G. Mayer l. c.)

Zu den primordialen Knochen gesellen sich beim Menschen zwei Deckknochen — Schuppe und Paukenteil — und verschmelzen mit diesen bald nach der Geburt. Von diesen ist der Paukenteil anfänglich ein schmaler knöcherner Ring, welcher zur Einrahmung des Trommelfelles dient. Er entwickelt sich im Bindegewebe nach außen von den Gehörknöchelchen und verbreitet sich allmählich zu einer Knochenplatte, welche dem äußeren Gehörgang zur Stütze dient. Diese Platte verwächst dann mit dem Felsenbein bis auf eine enge Spalte, die Fissura petrotympanica Glaseri.

Incus und Malleus gehen aus dem hinteren Anteil des I. Kiemenbogens hervor. Dem II. Kiemenbogen gehört der Annulus stapedius an, der in frühem Entwicklungsstadium durch ein kurzes Zwischenstück (Interhyale) mit dem Hauptteil des II. Kiemenbogens verbunden ist. Lateral von diesen Skeletteilen differenziert sich ein länglicher Knochenstab, das Laterohyale, das später mit dem Hauptteil des II. Kiemenbogens und mit der Labyrinthkapsel verwächst. Da gleichzeitig das Interhyale verschwindet, bleiben zwei voneinander getrennte, knorpelige Bogengangsderivate zurück, der Annulus stapedius und ein nunmehr von der Labyrinthkapsel bis zur Kiemenbogenkopula reichender Stab, der als Reichertscher Knorpel bezeichnet wird. In diesem treten späterhin Verknöcherungszentren auf, eines für den dorsalen und oberen Teil, das Tympanohyale und eines für den anschließenden ventralwärts ziehenden Teil, das Stylohyale. Der vorderste Teil verknöchert gleichfalls und wird zum kleinen Zungenbeinhorn, während der zwischen ihm und dem Stylohyale gelegene Teil das Ligamentum stylohyoideum bildet. Aus dem Tympanohyale geht die hintere und untere Paukenhöhlenwand hervor, aus dem Stylohyale der Processus styloideus (zit. nach G. Politzer und E. G. Mayer)" (s. Abb. 288).

2. Pathoanatomische Vorbemerkungen

Die Mißbildungen des Schläfenbeines betreffen am häufigsten den äußeren Gehörgang, seltener das Mittelohr und äußerst selten das Innenohr. Kombinationen von Mittel- und Innenohrmißbildungen sind nur in einigen wenigen Fällen gesehen worden. Dies ist verständlich, da sich ja das Labyrinth selbständig und unabhängig von den Schlundbögen entwickelt. Rein äußerlich sind die Mißbildungen des Gehörganges in der Regel durch eine *Mikrotie* oder *Anotie* gekennzeichnet. Bei hochgradiger Verbildung der Ohrmuschel ist stets eine *Atresie des Gehörganges* vorhanden. Letztere kommt, allerdings nur sehr selten, auch bei einer normalen Ohrmuschel vor. Außer den angeborenen gibt es auch erworbene Atresien des äußeren Gehörganges. Die Gehörgangsverschlüsse werden in bindegewebige und knöcherne unterteilt, wobei man bei den erworbenen Atresien solche traumatischer und solche entzündlicher Genese unterscheidet. Bindegewebige traumatische Atresien bzw. Stenosen sind die Folge von abnormen Narbenbildungen. Sie entwickeln sich besonders nach Abrissen der Ohrmuschel. Knöcherne traumatische Atresien entstehen durch abnorme Callusbildung, vorwiegend des Os tympanicum. Bindegewebige entzündliche Atresien können entweder durch Epithelisierung eines obturierenden Polypen oder durch einen entzündlichen Prozeß des äußeren Ohres zustande kommen. So beschreibt Voss eine Atresie beider Gehörgänge als Folge einer Mycosis fungoides der Haut über beiden Warzenfortsätzen und der äußeren Gehörgänge. Eine Seite war außerdem durch ein Cholesteatom kompliziert. Sehr selten finden sich knöcherne Stenosen entzündlicher Genese. Sie entstehen entweder durch periostale Knochenneubildung oder durch Knochenbildung in einem Polypen. Bei den angeborenen Atresien ist die Unterscheidung in bindegewebige und knöcherne wenig zweckmäßig, es ist besser, von solchen mit und ohne wesentliche Beteiligung des knöchernen Skeletes zu sprechen. Vom röntgenologischen Standpunkt aus sind jene Verschlüsse wichtig, bei denen eine Mißbildung des Knochens besteht, während jene ohne Knochenanomalie röntgenologisch nichts Besonderes bieten. Die Knochenveränderungen betreffen vor allem das Os tympanicum. Es kann hyperplastisch sein, es kann mehr oder weniger verkümmert sein, oder es kann vollkommen fehlen. Zwischen Hyperplasien und Hyperostosen des Os tympanicum gibt es fließende Übergänge. In manchen Fällen mag es unmöglich sein, röntgenologisch zu unterscheiden, ob eine zu den Hyperplasien gehörende diffuse Hyperostose oder eine Neoplasie vorliegt. Ist das Os tympanicum überhaupt nicht angelegt, dann fehlt ein äußerer Gehörgang, findet sich ein verkümmertes Os tympanicum, kann ein rudimentärer Gehörgang vorhanden sein. Das mißbildete bzw. hypoplastische Os tympanicum kann mit dem basalen Anteil der Schläfenbeinschuppe oft derart verschmolzen sein, daß seine Differenzierung auch auf Grund von Schichtbildern nicht mehr möglich ist, es bildet dann mit dem basalen Schuppenanteil einen gemeinsamen Block, den man als „*Atresieblock*" bezeichnet hat. Die Hypoplasie des Os tympanicum kann mit einer Hyperplasie des Processus mastoideus kombiniert sein. In einem solchen Falle reicht dann die vordere Begrenzung des Warzenfortsatzes abnorm nahe an den aufsteigenden Unterkieferast heran. Auch eine Hyperplasie des Processus styloideus kommt vor. Normalerweise liegt der mit der Umgebung verschmolzene Kopf des Griffelfortsatzes dorsal vom inneren Anteil der hinteren Gehörgangswand und dorsal der angrenzenden Partien der Paukenhöhle sowie caudal vom Aditus ad antrum. Bei einer Hyperplasie dieses Teiles des Processus styloideus kann es zu einer hochgradigen Einengung oder vollkommenen Obliteration des äußeren Gehörganges und der angrenzenden Partien der Paukenhöhle sowie zu einem Verschluß des Aditus ad antrum kommen. Hierbei kann das Antrum vollständig fehlen. Eine Hypoplasie des Processus styloideus kommt vor, eine solche des Processus mastoideus ist selten.

Hochgradige Atresien des äußeren Gehörganges sind immer mit einer Mißbildung des Mittelohres verbunden. Letztere kommt aber auch — allerdings sehr selten — bei offenem Gehörgang und vorhandenem Trommelfell vor. Bei den Mittelohrmißbildungen kann man verschiedene Grade unterscheiden. Bei leichten Formen ist der Hohlraum der Paukenhöhle normal groß, das Trommelfell und die Gehörknöchelchen sind mehr oder weniger stark mißbildet. Bei schwereren Formen ist der Raum der Paukenhöhle geringgradig oder höhergradig verkleinert. Ein Trommelfell fehlt, die Gehörknöchelchen sind rudimentär, oder es sind nicht alle vorhanden. Hammer und Amboß können nur teilweise ausgebildet sein, Steigbügel und ovales Fenster können normal sein. Bei den schwersten Graden ist die Paukenhöhle nur mehr in Form eines spaltförmigen Hohlraumes vorhanden oder fehlt vollständig. Genetisch handelt es sich nach Marx um eine Entwicklungsstörung im Bereiche der ersten Kiemenspalte.

Mündnich und Frey bringen in ihrer Monographie folgende Unterteilung:

1. Mißbildungen des Mittelohres mit offenem Gehörgang und vorhandenem Trommelfell. Die Veränderungen finden sich an den Gehörknöchelchen. Dieselben können grob, auffallend gekantet sein, sie können deformiert sein und hierbei einen nach lateral konvexen Bogen bilden, sie können am Tegmen durch ein Knochenband fixiert sein.

2. Mißbildungen mit rudimentärem oder fehlendem Gehörgang und großem Cavum tympani. Ist ein Os tympanicum vorhanden, so ist es mit dem basalen Anteil der Schläfenbeinschuppe zu dem sog. Atresieblock verschmolzen. Letzterer kann einmal eine schmale, ein anderes Mal eine dicke Platte darstellen und kann in den Kopf des Processus styloideus übergehen. Fehlt der äußere Gehörgang, dann ist die Fossa mandibularis deutlich flacher und nach dorsal verlängert. Das Caput mandibulae und der aufsteigende Unterkieferast sind nach rückwärts versetzt. An Stelle der Gehörknöchelchen findet sich meist eine charakteristische Platte. Einmal konnten Mündnich und Frey bei fehlendem Gehörgang eine rudimentäre oberflächliche Bucht an seiner Stelle sehen. Die Paukenhöhle kann durch vorspringende Knochenwülste eingeengt sein. Ein Antrum kann fehlen.

3. Mißbildungen mit rudimentärem oder fehlendem Gehörgang und kleinem Cavum tympani.

Manchmal kommen Kombinationen von Mikrotie mit Atresie des äußeren Gehörganges und Mißbildungen des Mittelohres mit Asymmetrien der gleichseitigen Gesichtshälfte mit Dysostosis cleido-cranialis, mit Dysostosis cranio-facialis (Crouzon) vor. Mitunter können Reste des zweiten Kiemenbogens erhalten bleiben. Sind sie verkalkt, können sie im Röntgenbild nachweisbar sein. Ein derartiger Fall findet sich in der „Otologischen Röntgendiagnostik" von E. G. Mayer.

An der Schläfenbeinschuppe kommen Defektbildungen vor, sie betreffen vorwiegend die zentralen Abschnitte der Schuppe mit der Zygomaticuswurzel und können die angrenzenden Partien der Gelenkspfanne und der Gehörgangswand mit einbeziehen. Im vorderen Anteil des Tegmen, im inneren Anteil der vorderen Gehörgangswand und im angrenzenden Bereich der Kiefergelenkspfanne kann man sowohl Defekte als auch Knochenverdickungen beobachten. Liegt eine Hyperostose vor, kann dadurch der innere Anteil des äußeren Gehörganges und der anschließende Attik mehr oder weniger eingeengt sein.

Mißbildungen der Labyrinthkapsel sind selten, noch seltener Hypoplasien und Defekte der Pyramide.

Anhang

Zu den kongenitalen Mißbildungen sind auch die Fisteln im Bereiche des Ohres zu rechnen. Nach Marx ist die typische Form der „Fistula auris congenita" verhältnismäßig häufig anzutreffen. Der typische Sitz ist direkt vor dem aufsteigenden Helix, etwa 1 cm oberhalb des Tragus. Die äußere Öffnung ist kaum stecknadelkopfgroß und wird daher leicht übersehen. Der feine Fistelgang ist etwa 5—10 mm lang und endet in der Tiefe blind. Selten kommen auch Fisteln anderer Lokalisation vor, sie können gegen den äußeren Gehörgang oder gegen das Mittelohr verlaufen. Für den Röntgenologen kann sich die Notwendigkeit ergeben, so eine Fistel mit Kontrastmittel darzustellen. Außer dieser typischen Ohrfistel gibt es auch eine *Hals-Ohrenfistel*. Wyt hat über einen derartigen Fall berichtet und mitgeteilt, daß in der Literatur bisher erst drei derartige Fälle beschrieben wurden. Wyts Fall ist also der vierte. Es handelt sich um ein kräftiges, 13jähriges Mädchen von gutem Allgemeinzustand, welches seit frühester Kindheit im Bereiche der rechten Halsseite eine Fistelöffnung aufwies, die zeitweise sezernierte, zeitweise zu kleinen Retentionen Anlaß gab. Die etwa hanfkorngroße, gerötete Fistelöffnung fand sich am vorderen Rande des rechten Sternocleidomastoideus, in Höhe des Zungenbeines. Die Fistel wurde mittels Kontrastfüllung dargestellt. Sie verlief parallel zum aufsteigenden Unterkieferast nach oben und mündete an der Hinterwand des äußeren Gehörganges, knapp vor dem Trommelfell, an der sich dann auch bei einer neuerlichen Otoskopie eine schlitzförmige Fistelöffnung fand. WYT erörterte dann die Genese dieser Mißbildung und berichtet, daß es zwei Formen dieser Hals-Ohrenfisteln gibt und zwar: 1. solche, die die medialen Teile der I. Schlundtasche in die Mißbildung einbeziehen, wobei der Fistelgang medial vom Trommelfell mündet und 2. solche, bei denen der Fistelgang lateral vom Trommelfell austritt, also eine Störung der Hyomandibularfurche (Hyomandibularfistel) vorliegt.

3. Aufnahmetechnische Vorbereitungen

Die Röntgenuntersuchung muß im Falle einer Mißbildung das ganze Schläfenbein mit einbeziehen, es sind also alle drei Standardaufnahmen anzufertigen und zwar die Aufnahmen nach SCHÜLLER, STENVERS und E. G. MAYER. Bei einseitigen Mißbildungen ist es sehr zweckmäßig, die gesunde Seite zum Vergleich heranzuziehen. Sie erleichtert besonders dem weniger Geübten die Analyse des Bildes. Als weitere diagnostisch sehr aufschlußreiche Projektionen erweisen sich die halbaxiale Aufnahme der Pyramiden nach GRASHEY und die axiale Aufnahme der Schädelbasis nach SCHÜLLER. In den meisten Fällen wird es zweckmäßig sein, Schichtbilder anzufertigen, wobei man meist mehrere der möglichen Projektionen verwenden wird. Auf die Standardaufnahmen zu verzichten, wäre ein Fehler. Sie erlauben dem Kundigen einerseits eine weitgehende Analyse der vorliegenden abnormen Verhältnisse, andererseits ist erst auf Grund der Standardaufnahmen zu entscheiden, welche von den Schichtaufnahmen am zweckmäßigsten zur endgültigen Klärung mit herangezogen werden sollen. Bei schweren Mißbildungen ist es notwendig, den gesamten Schädel inklusive des Unterkiefers in die Untersuchung mit einzubeziehen. Die Fragen, die durch die Röntgenuntersuchung beantwortet werden sollen, sind: Worin besteht die Art einer vorliegenden Atresie, fehlt das Os tympanicum oder ist es nur verkümmert, findet sich ein äußerer Gehörgang, sind Paukenhöhle und Antrum vorhanden, wenn ja, sind sie normal oder mangelhaft ausgebildet, sind Gehörknöchelchen vorhanden oder fehlen sie teilweise oder ganz, sind vorhandene Gehörknöchelchen mißbildet, wie ist die anatomische Konfiguration des Warzenfortsatzes und der Pyramide, wie ist das topographische Verhalten der knöchernen Sinusschale und des Tegmen, ist das Labyrinth normal oder ebenfalls mißbildet? Die Beantwortung dieser Fragen ist für die Entscheidung, ob eine gehörverbessernde Operation in Frage kommt oder nicht, von ausschlaggebender Bedeutung. Wenn auch das Schichtverfahren in der Analyse von Mißbildungen weit mehr Aufschlüsse zu geben vermag als die Standardaufnahmen, so sind Schichtaufnahmen doch nicht in jedem Falle imstande, alle oben angeführten Fragen eindeutig zu beantworten. So ist es manchmal trotz Anfertigung von Schichtbildern in allen angeführten Projektionen nicht möglich, zu entscheiden, ob z. B. Gehörknöchelchen vorhanden sind oder nicht. Dies ist verständlich, wenn man von Otologen hört, daß es auch intra operationem nicht immer möglich ist, zu sagen, ob Gehörknöchelchen vorliegen oder ob sie fehlen.

4. Das Röntgenbild der Mißbildungen

Die das Os tympanicum betreffenden Veränderungen kommen am besten auf der Aufnahme nach E. G. MAYER zur Darstellung. Handelt es sich um eine *Hyperplasie* dieses Knochens, dann besteht je nach dem Ausmaß der Anomalie eine geringere oder stärkere Einengung der den äußeren Gehörgang charakterisierenden Aufhellung durch knochendichten Schatten. Die Hyperplasie kann sowohl den vorderen als auch den hinteren Teil des Os tympanicum umfassen, der äußere Gehörgang erfährt dann eine konzentrische Einengung und tritt dann in der Aufnahmerichtung nach E. G. MAYER nur mehr als ein schmales Aufhellungsband in Erscheinung (s. Abb. 289). Betrifft die Hyperplasie nur den vorderen Teil des Os tympanicum. dann sind lediglich die vordere

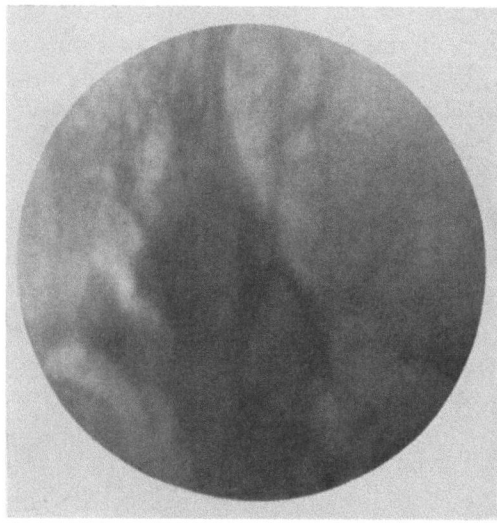

Abb. 289. Aufnahme des linken Schläfenbeines nach E. G. Mayer. (Typische Einstellung.) Hochgradige *konzentrische Hyperplasie des Os tympanicum*. 49jähriger Mann, bei dem eine Stenose des äußeren Gehörganges bestand. Das Röntgenbild zeigt, daß der äußere Gehörgang infolge abnormer Verdickung seiner vom Os tympanicum gebildeten Wände stark eingeengt ist. Seine lichte Weite beträgt kaum noch 3 mm. Auch die vom Os tympanicum gebildete vordere Paukenhöhlenwand ist verdickt

Gehörgangswand und die vordere Paukenhöhlenwand verdickt. Diese Verdickung zeigt sich im Röntgenbild als breites Schattenband (s. Abb. 290). Sind lediglich die unteren Partien des Os tympanicum hyperplastisch, dann ist der äußere Gehörgang normal weit, ist jedoch auf der Aufnahme nach E. G. Mayer kaum oder nur undeutlich erkennbar, weil er von dem dichten Schatten des abnorm verdickten Os tympanicum überlagert ist (s. Abb. 291). Auch der obere Anteil des Kieferköpfchens kann hierbei vom hyperplastischen Os tympanicum überlagert sein.

Bei *Aplasie* des Os tympanicum fehlt auf der Aufnahme nach E. G. Mayer vor allem jene Kontur, die, die vordere Gehörgangswand und die vordere Paukenhöhlenwand darstellend, vom hinteren Rand der Gelenkspfanne zur vorderen Begrenzung der Pyramide zieht, weiter fehlt die durch den äußeren Gehörgang bedingte Aufhellung (s. Abb. 292a). Auf der Aufnahme nach Schüller kommt die Aplasie des Os tympanicum dadurch zum Ausdruck, daß der dasselbe darstellende, dichte Schatten zwischen Unterkiefer und

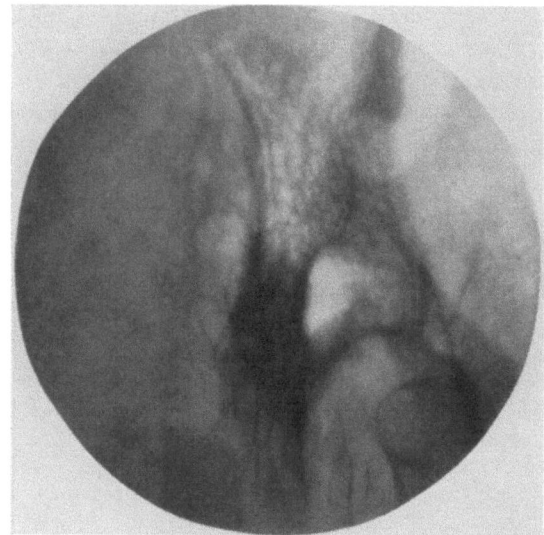

Abb. 290. Aufnahme des rechten Schläfenbeines nach E. G. Mayer. (Typische Einstellung.) Hochgradige *Hyperplasie* des vorderen Anteiles des *Os tympanicum*. 51jähriger Mann, bei dem eine mäßige Stenose des äußeren Gehörganges festgestellt wurde. In letzter Zeit zunehmende Schwerhörigkeit. Das Röntgenbild zeigt eine starke Verdickung des die vordere Gehörgangswand und die vordere Paukenhöhlenwand bildenden Teiles des Os tympanicum in Form eines breiten Schattenbandes

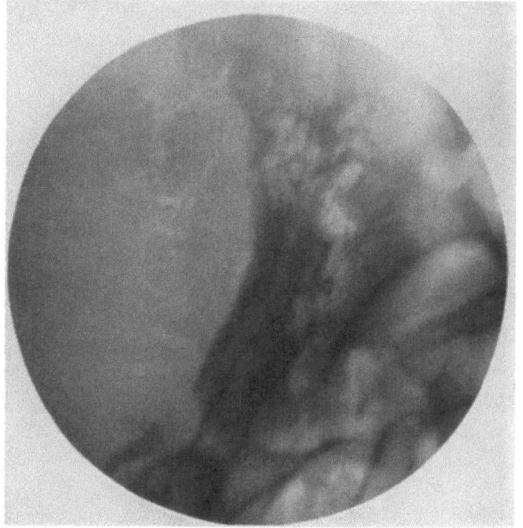

Abb. 291. Aufnahme des rechten Schläfenbeines nach E. G. Mayer. (Typische Einstellung.) „Hochgradige *exzentrische Hyperplasie des Os tympanicum*. Sowohl die vordere als auch die hintere Gehörgangswand ist noch zu erkennen. Auf den äußeren Gehörgang projiziert sich jedoch ein dichter Schatten, der zum Teil über diesen hinaus bis zum Kieferköpfchen reicht und dem im unteren Anteil stark hyperplastischen Os tympanicum entspricht." (Aus „Otologische Röntgendiagnostik" von E. G. Mayer)

Mastoid, sowie die Aufhellung des äußeren Gehörganges fehlen. Die Verhältnisse sind hier jedoch nicht so gut beurteilbar wie auf der Aufnahme nach E. G. MAYER, weil der Bereich des Os tympanicum vom dichten Schatten des kompakten Labyrinthkernes zum Teil überlagert ist (s. Abb. 293a). Hierbei kann auch der von der Pars mastoidea

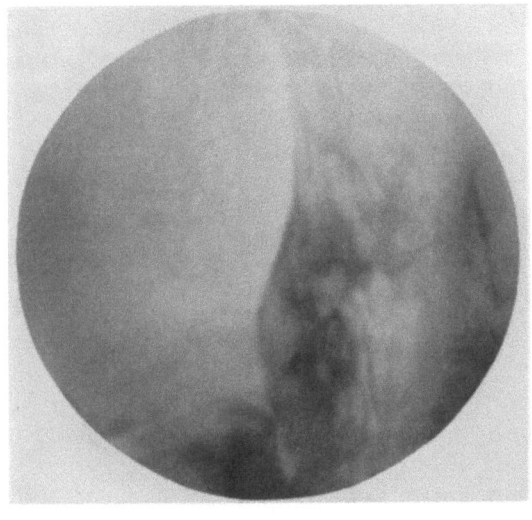
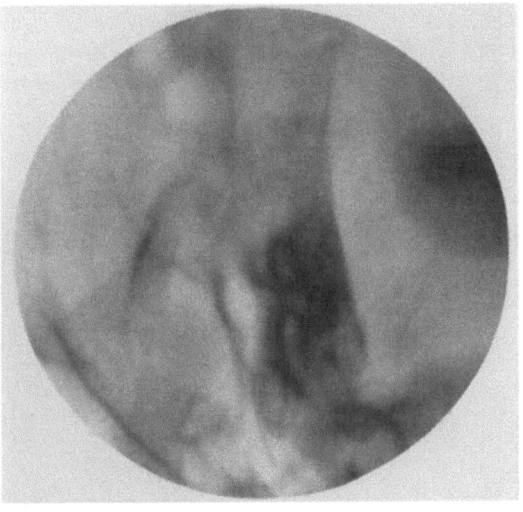

a   b

Abb. 292a u. b. Aufnahme beider Schläfenbeine nach E. G. MAYER. (Typische Einstellung beider Aufnahmen.) a — rechts — kranke, b — links — gesunde Seite. *Aplasie des rechten Os tympanicum.* 2jähriges Mädchen mit einer angeborenen Mißbildung der rechten Ohrmuschel und Atresie des rechten äußeren Gehörganges. Rechts fehlt der das Os tympanicum darstellende Schatten vollständig. Dies ist besonders bei Vergleich mit der linken, gesunden Seite, die bezüglich äußeren Gehörgang und Paukenhöhle röntgenologisch normale Verhältnisse zeigt, gut erkennbar. Eine kleine Paukenhöhle scheint rechts vorhanden. Das Antrum ist mittelgroß und ist verschattet. Während links der Processus styloideus durch den Schatten des Os tympanicum verdeckt ist, tritt er rechts infolge Aplasie des Os tympanicum deutlich in Erscheinung. Die Kontur der Kiefergelenkspfanne ist beiderseits gut erkennbar. Das rechte Kieferköpfchen ist infolge Hypoplasie kaum differenzierbar

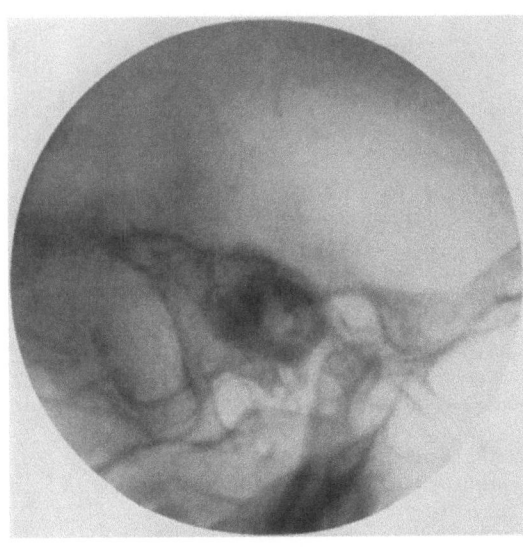
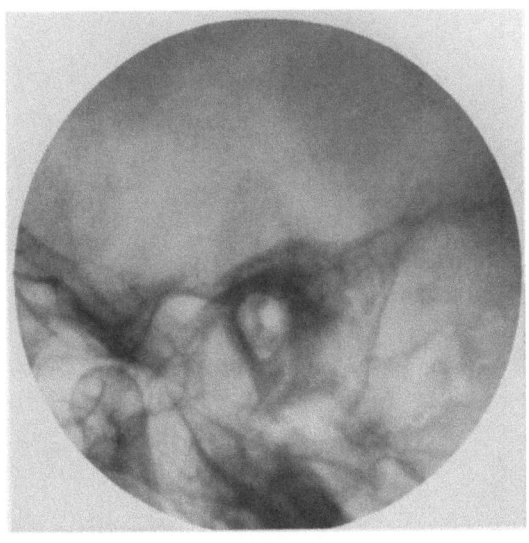

a   b

Abb. 293a u. b. Aufnahme beider Schläfenbeine nach SCHÜLLER. (Typische Einstellung beider Aufnahmen.) a — rechts — kranke, b — links — gesunde Seite. *Aplasie des rechten Os tympanicum.* 28jährige Frau, seit Geburt rechtsseitige Ohrmuschelmißbildung und Atresie des rechten äußeren Gehörganges. Außerdem leidet die Frau an einer Schizophrenie. Der das Os tympanicum darstellende, dichte Schatten zwischen Mastoid und aufsteigendem Unterkieferast fehlt auf der rechten Seite, während links diesbezüglich normale Verhältnisse bestehen. Das rechte Unterkieferköpfchen ist etwas hypoplastisch

bzw. der Schuppe gebildete Teil der hinteren Gehörgangswand im gewöhnlichen Röntgenbild nicht deutlich zur Abbildung gelangen. Eine einwandfreie Klärung der diesbezüglichen Verhältnisse vermag die seitliche Schichtaufnahme in der Projektionsrichtung

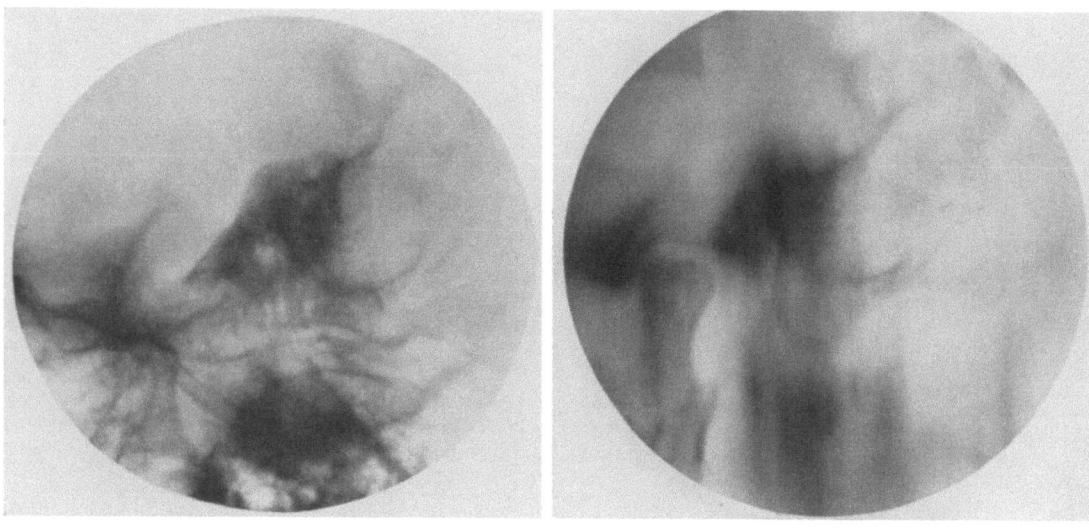

a   b

Abb. 294a u. b. a Aufnahme des linken Schläfenbeines nach Schüller. (Typische Einstellung.) b Seitliches Schichtbild desselben Schläfenbeines, Schichttiefe 2 cm von der Tischebene. *Aplasie des Os tympanicum.* 21jähriger Mann mit angeborener Mikrotie und Gehörgangsatresie links. Außerdem besteht eine Hemiatrophia faciei links. Die Abb. a zeigt, daß die durch den äußeren Gehörgang und die Paukenhöhle bedingte Aufhellung fehlt. Die Verhältnisse bezüglich des Os tympanicum und des Kieferköpfchens sind nicht einwandfrei beurteilbar. Die Abb. b zeigt, daß der Schatten des Os tympanicum und die durch den äußeren Gehörgang und die Paukenhöhle bedingte Aufhellung fehlen und daß die vordere Kontur des Warzenfortsatzes sich nach oben bis in das Niveau der oberen Gehörgangswand verfolgen läßt, hier einen Bogen bildend rechtwinkelig nach vorne umbiegt und in die Kontur der Kiefergelenkspfanne übergeht. Im Bereiche des äußeren Gehörganges findet sich ein Störschatten

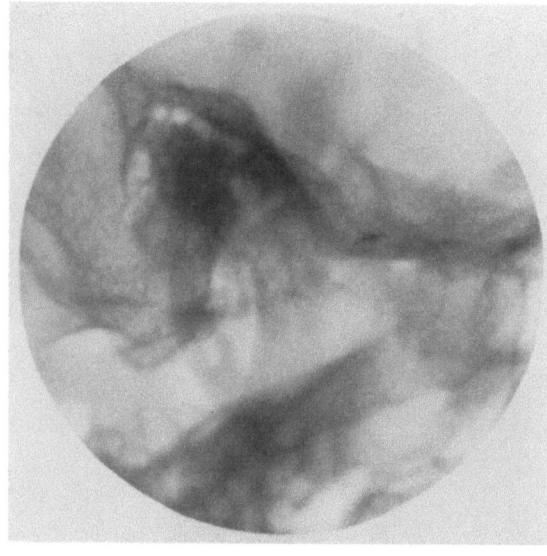

Abb. 295. Aufnahme des rechten Schläfenbeines nach Schüller. (Typische Einstellung.) *Aplasie des Os tympanicum, Hyperplasie des Processus mastoideus* und *Luxatio posterior des Kieferköpfchens.* Die durch den äußeren Gehörgang und die Paukenhöhle bedingte Aufhellung fehlt. Die Aufhellung des inneren Gehörganges ist erkennbar. Das Kieferköpfchen findet sich auf der Aufnahme knapp unterhalb der Aufhellung des inneren Gehörganges. Der Warzenfortsatz ist hyperplastisch, dadurch und durch die Luxatio posterior des Kieferköpfchens ist der vordere Rand des Warzenfortsatzes dem aufsteigenden Unterkieferast abnorm genähert. Der Raum zwischen diesen beiden Gebilden, der normalerweise 15 mm beträgt, ist auf knapp 7 mm verkürzt. (Aus der Sammlung von E. G. Mayer)

Abb. 295

nach Schüller zu bringen. Man sieht dann, daß sich die vordere Kontur des Warzenfortsatzes bis in das Niveau der oberen Gehörgangswand verfolgen läßt, um dann nach vorne umzubiegen und in die Kontur der Kiefergelenkspfanne überzugehen (s. Abb. 294a und b). In vielen Fällen besteht gleichzeitig eine Verbildung des Kieferköpfchens und seltener auch eine Luxatio posterior desselben. Im letzten Falle zeigt die Aufnahme nach SCHÜLLER, daß das Kieferköpfchen im Bilde unmittelbar unter dem inneren Gehörgang liegt, also den Bereich des äußeren Gehörganges einnimmt (s. Abb. 295). Der

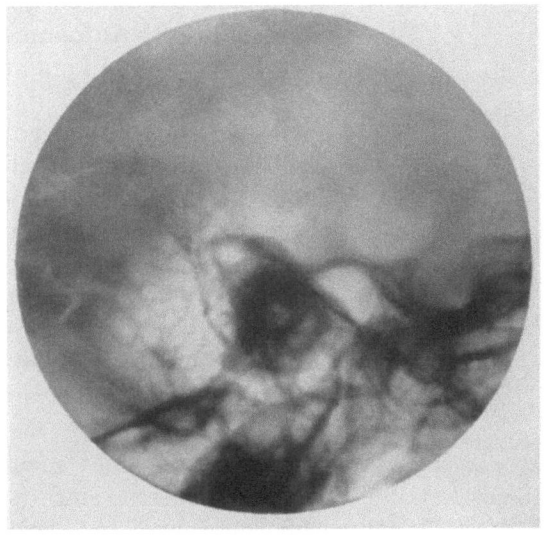 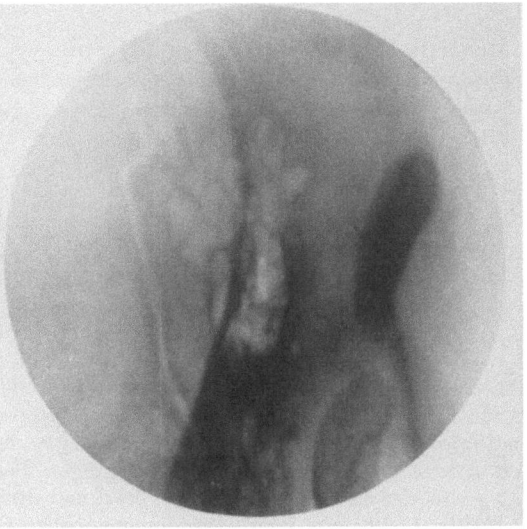

a   b

Abb. 296a u. b. a Aufnahme des rechten Schläfenbeines nach SCHÜLLER, b Aufnahme des rechten Schläfenbeines nach E. G. MAYER. (Typische Einstellung beider Aufnahmen.) *Hypoplasie des Os tympanicum.* 12jähriger Knabe mit angeborener Mikrotie und Atresie des äußeren Gehörganges rechts. Mittelgradige Schalleitungsstörung rechts. Die Aufnahme a zeigt ein normal entwickeltes pneumatisches System. Die Aufhellung des äußeren Gehörganges fehlt. Weitere Details sind nicht differenzierbar. Die Aufnahme b zeigt im Bereiche des Gehörganges einen knochendichten Schatten. Die Aufhellung des äußeren Gehörganges, seine sowie der Paukenhöhle vordere Wand fehlen. Das Antrum ist vorhanden. Der dichte, breite ovale Schatten über dem Kieferköpfchen entspricht der verbildeten Ohrmuschel

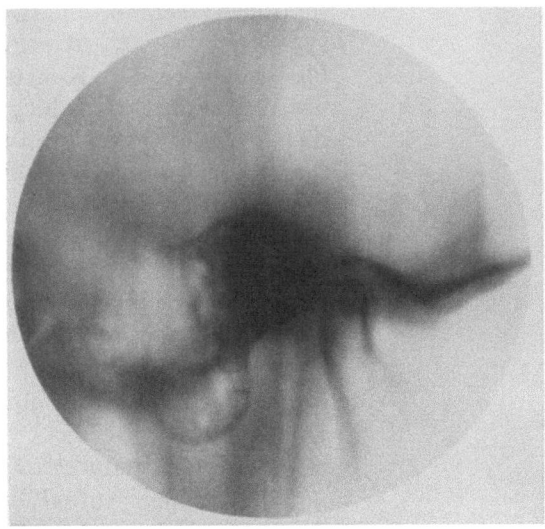 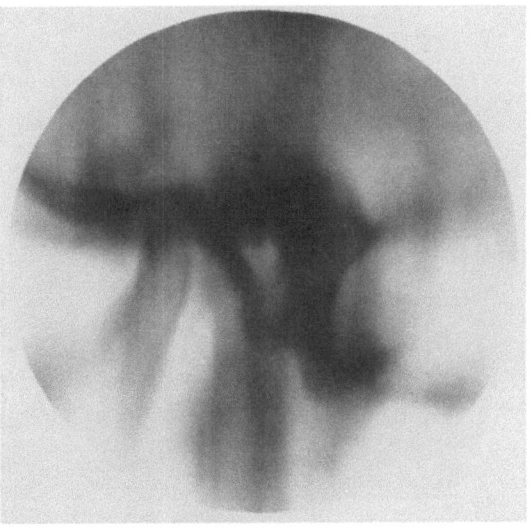

c   d

Abb. 296c u. d. Seitliche Schichtaufnahmen beider Schläfenbeine in der Projektionsrichtung nach SCHÜLLER. Schichttiefe 3 cm von der Tischebene. a — rechts — kranke, b — links — gesunde Seite. Derselbe Fall wie Abb. 296a u. b. Die Abb. d zeigt röntgenologisch normale Verhältnisse, die Abb. c zeigt an Stelle des äußeren Gehörganges einen dichten Schatten, der dem *Atresieblock* entspricht und dessen untere bogenförmige Grenzlinie nach unten in die vordere Kontur des Warzenfortsatzes und nach oben in die Kontur der Kiefergelenkspfanne übergeht

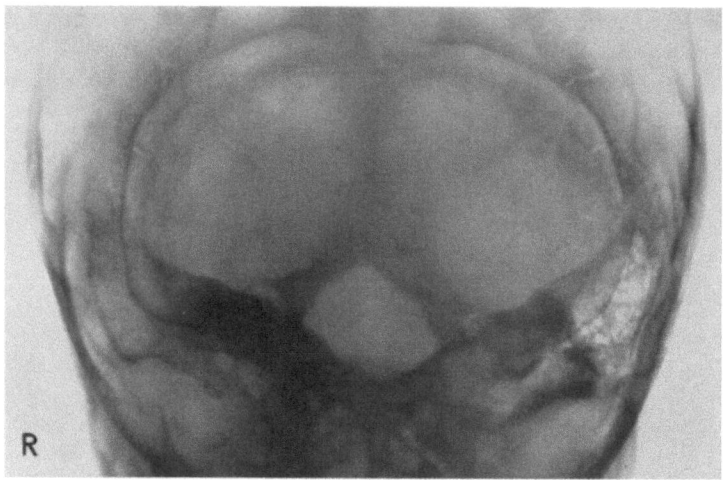

Abb. 297. Halb-axiale Aufnahme beider Pyramiden nach Grashey. (Symmetrische Einstellung.) *Hochgradige Hypoplasie des rechten Os tympanicum.* 7jähriges Mädchen mit angeborener rechtsseitiger Mikrotie und Atresie des rechten äußeren Gehörganges. Das Röntgenbild zeigt, daß rechts der die untere Gehörgangswand und den Paukenhöhlenboden darstellende Schatten fehlt. Das hypoplastische Os tympanicum, das auf Grund anderer Projektionen festgestellt werden konnte, ist auf der vorliegenden Aufnahme nicht zu erkennen

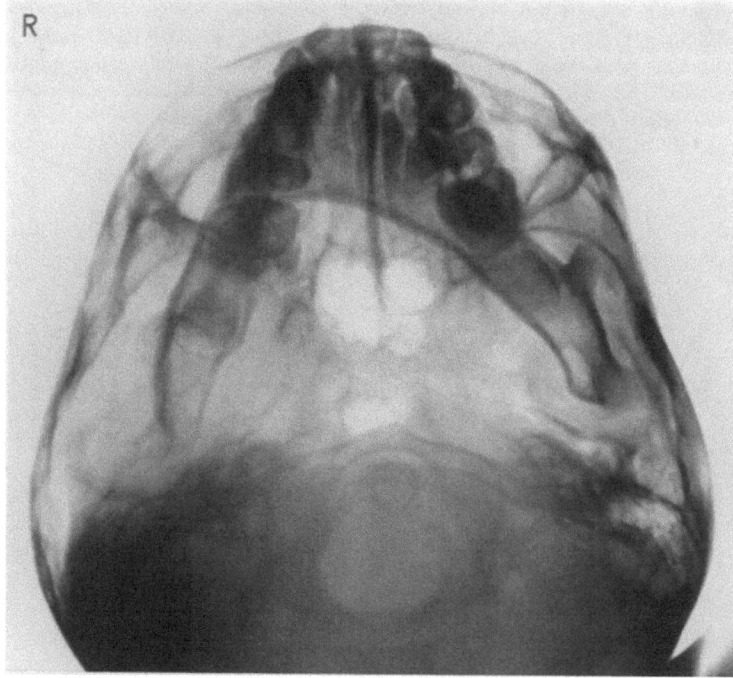

Abb. 298. Axiale, submento-vertikale Aufnahme der Schädelbasis bzw. der Pyramiden. (Symetrische Einstellung.) Derselbe Fall wie Abb. 297. Das Röntgenbild zeigt links in normaler Weise die Vorderwand der Paukenhöhle, den Anulus tympanicus und medial davon die Schatten der Gehörknöchelchen. Alle diese Details fehlen auf der rechten Seite. Auf Grund der vorliegenden Aufnahme ist aber nicht zu entscheiden, ob eine Aplasie oder eine Hypoplasie des Os tympanicum besteht. Es findet sich eine Asymmetrie des Unterkiefers

vordere Rand des Warzenfortsatzes und der hintere Rand des aufsteigenden Unterkieferastes sind dadurch einander abnorm genähert. Auf der Aufnahme nach E. G. Mayer kommt bei Luxatio posterior das Kieferköpfchen knapp vor dem Antrum zur Abbildung. Besteht eine Hypoplasie des Os tympanicum, so fehlt die durch den äußeren Gehörgang bedingte Aufhellung, an ihrer Stelle ist knochendichter Schatten zu sehen, wobei die vordere und hintere Gehörgangswand nicht mehr zu differenzieren sind (s. Abb. 296a und b). Auch hier sind die abnormen Verhältnisse durch seitliche Schichtaufnahmen klarer zur Darstellung zu bringen. An Stelle des äußeren Gehörganges findet sich der dichte Schatten des rudimentären, mit dem basalen Anteil der Schläfenbeinschuppe verschmolzenen Os tympanicum (sog. Atresieblock). Die vordere Kontur des Warzenfortsatzes biegt hier schon tiefer unten nach vorne um, verläuft dann schräg nach vorne-oben und geht dann ebenfalls in die Kontur der Kiefergelenkspfanne über (s. Abb. 296c). Eine Aplasie des Os tympanicum ist immer auch auf einer halbaxialen Aufnahme der Pyramiden nach Grashey und auf der axialen Aufnahme der Schädelbasis gut zu erkennen, besonders wenn die Affektion einseitig ist, da bei diesen Projektionen eine Vergleichsmöglichkeit mit der gesunden Seite besteht. Auf der halbaxialen Aufnahme der Pyramiden nach GRASHEY vermißt man den die untere Gehörgangswand und den Paukenhöhlenboden darstellenden Schatten (s. Abb. 297). Die axiale Aufnahme der Schädelbasis zeigt, daß die den äußeren Gehörgang und die Paukenhöhle markierende Aufhellung und der ihre Vorderwand darstellende Schatten auf der kranken Seite fehlen (s. Abb. 298). Diese Veränderungen sind bei Kindern in der Regel einwandfrei, beim Erwachsenen jedoch nicht immer eindeutig zu erkennen. Der die vordere Gehörgangswand darstellende Schatten kann aber auch in normalen Fällen nicht in Erscheinung treten. Vollkommen identische Verhältnisse finden sich auch bei Hypoplasie des Os

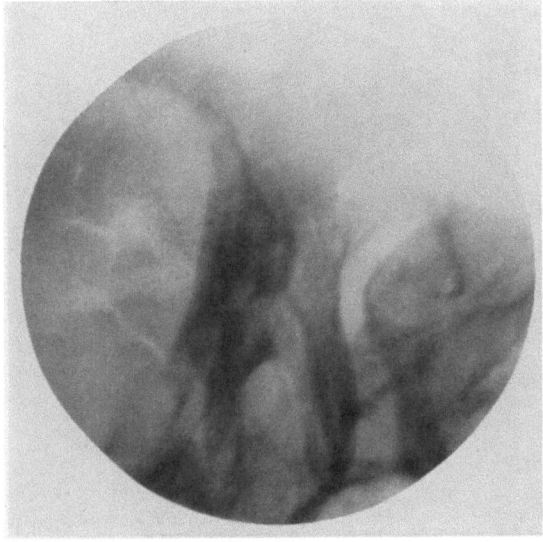 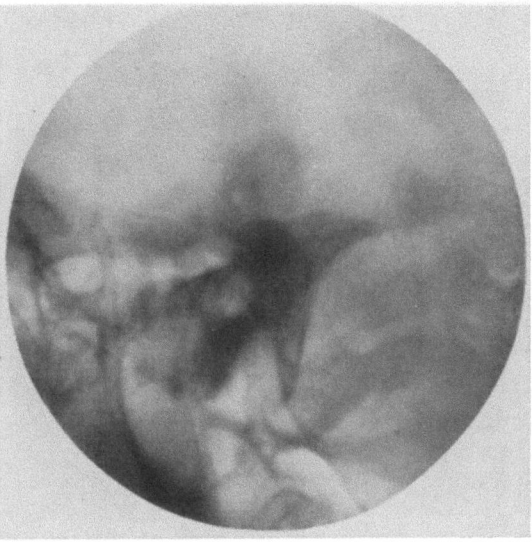

Abb. 299   Abb. 300

Abb. 299. Aufnahme des rechten Schläfenbeines nach E. G. MAYER. (Typische Einstellung.) *Aplasie des Os tympanicum mit hochgradiger Hyperplasie des Processus styloideus.* Der Schatten des Os tympanicum fehlt. Über den äußeren Gehörgang und die Paukenhöhle projiziert sich der Schatten des mächtig verdickten Processus styloideus. Die Pars mastoidea ist nicht pneumatisiert. Auch das Antrum ist nicht angelegt. Der Canalis caroticus ist abnorm weit." (Aus „Otologische Röntgendiagnostik" von E. G. MAYER)

Abb. 300. Aufnahme des linken Schläfenbeines nach SCHÜLLER. (Typische Einstellung.) *Aplasie des Os tympanicum, Verbildung der Schläfenbeinschuppe* im Bereich des äußeren Gehörganges und seiner Umgebung. *Hyperplasie des Processus mastoideus.* 33jährige Frau mit beiderseitiger Mikrotie und Atresie des äußeren Gehörganges. Das Röntgenbild zeigt, daß die Kiefergelenkspfanne nicht in der gewohnten Weise in Erscheinung tritt. Die Wurzel des Processus zygomaticus ist verbildet und daher als solche nicht erkennbar. An ihrer Stelle findet sich ein unförmiger Schatten, der nach vorne in den Schatten des verdickten Jochbogens übergeht. Die durch den äußeren Gehörgang und die Paukenhöhle bedingte Aufhellung fehlt. Ebenso der Schatten des Os tympanicum. Über dem Tegmen zeigt die Schläfenbeinschuppe eine umschriebene, rundliche Hyperostose. Das rechte Schläfenbein zeigte identische Verhältnisse

tympanicum. Deshalb sind diese beiden letztgenannten Aufnahmen zur Entscheidung, ob das Os tympanicum vollkommen fehlt oder ob es nur rudimentär angelegt ist, nicht brauchbar.

Zur Feststellung einer Hyperplasie des Processus mastoideus eignet sich am besten die Aufnahme nach SCHÜLLER; sie zeigt, daß die Entfernung zwischen vorderem Rand des Warzenfortsatzes und hinterem Rand des aufsteigenden Unterkieferastes auf weniger als 10 mm verringert ist. Besteht zusätzlich noch eine Luxatio posterior des Kieferköpfchens, dann wird diese Distanz, die normalerweise etwa 15 mm beträgt, noch mehr verkleinert sein (s. Abb. 295). Die Hyperplasie des Processus styloideus gelangt am eindrucksvollsten auf der Aufnahme nach E. G. MAYER zur Darstellung. Während der normale Griffelfortsatz in dieser Projektion nicht zu erkennen ist, sieht man ihn im Falle einer Hyperplasie als dichten, typischen griffelförmigen Schatten vom inneren-unteren Anteil der hinteren Gehörgangswand nach vorne-unten ziehen, wobei er im Bilde

hinter dem Unterkiefer zu liegen kommt und den äußeren Gehörgang und die Paukenhöhle überlagert (s. Abb. 299). Die Mißbildung kann bei Jugendlichen auch auf der
Aufnahme nach STENVERS ihren Ausdruck finden. Man sieht auf derselben den verdickten Kopf des Griffelfortsatzes neben dem Labyrinth und zwar unten-außen vom
Vestibulum als dichten Schatten in Erscheinung treten, wobei er allerdings von der
Labyrinthkapsel nicht vollkommen zu trennen ist. Bei einer Hyperplasie des Processus
styloideus kann auch das Mittelohr Veränderungen aufweisen, die Paukenhöhle kann
infolge Fehlens des Attik rudimentär sein, das Antrum kann fehlen.

Die Mißbildungen im Bereiche der Schläfenbeinschuppe und des Tegmen sind am
besten auf der Aufnahme nach SCHÜLLER nachweisbar, allerdings sind Defekte in den

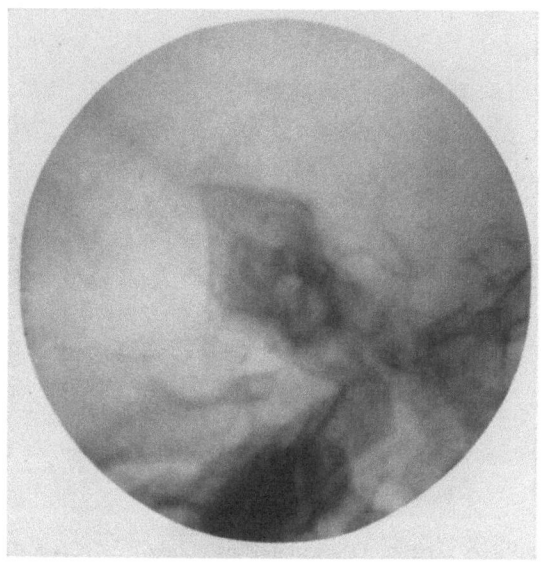 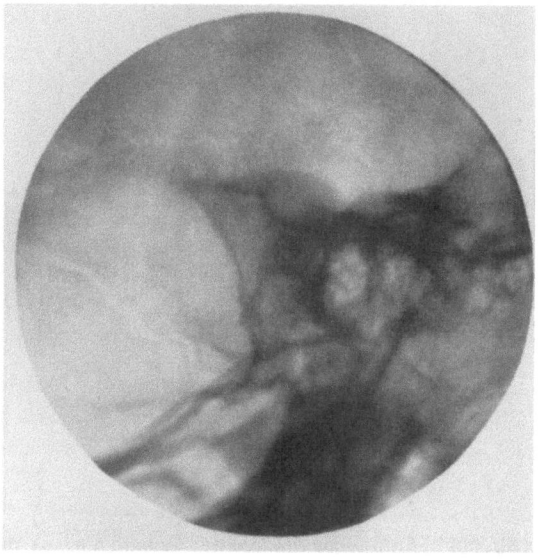

Abb. 301   Abb. 302

Abb. 301. Aufnahme des rechten Schläfenbeines nach SCHÜLLER. (Typische Einstellung.) *Defekt der Tegmenplatte*. Derselbe Fall wie Abb. 292. Die obere Pyramidenkontur verläuft nicht in normaler Weise, allmählich
nach vorne-unten sich senkend, sondern biegt über der Gegend der Paukenhöhle unvermittelt nach unten
um und zieht senkrecht nach abwärts. Die Wurzel des Processus zygomaticus ist etwas verbildet

Abb. 302. Aufnahme des rechten Schläfenbeines nach SCHÜLLER. (Typische Einstellung.) „*Hyperplasie der
Tegmenplatte*. Über dem äußeren Gehörgang und dem Kieferköpfchen sieht man einen nach oben scharf
abgegrenzten, dichten Schatten, der über dem Boden der mittleren Schädelgrube buckelig vorragend, einer
Hyperplasie jener Knochenplatte entspricht, aus der das vordere Tegmen, das Dach des Kiefergelenkes und
die angrenzende Partie der oberen Gehörgangswand gebildet wird." (Aus „Otologische Röntgendiagnostik"
von E. G. MAYER)

zentralen Partien der eigentlichen Schuppe infolge ihrer normalerweise geringen Schattendichte meist nur undeutlich oder gar nicht erkennbar. Hingegen gelangen die Defekte
oder Mißbildungen der Zygomaticuswurzel einwandfrei zur Darstellung (s. Abb. 300).
Auch die Veränderungen am Tegmen sind in der Schüller-Projektion gut zu erkennen.
Handelt es sich um einen Defekt im Bereiche des Tegmen, dann sieht man, daß die
obere Kontur der Pyramide in der Gegend der Paukenhöhle abrupt nach unten umbiegt
und steil nach abwärts zieht, anstatt allmählich sich senkend nach vorne-unten zu verlaufen (s. Abb. 301). Bei E. G. MAYER findet man bezüglich des Defektes des Tegmen
einen identischen Fall, zusätzlich fand sich ein vollständiger Defekt der Zygomaticuswurzel. Bei einer Hyperostose der Tegmenplatte findet sich auf der Aufnahme nach
SCHÜLLER vor der Eminentia arcuata über dem äußeren Gehörgang und den benachbarten Partien des Kieferköpfchens eine knochendichte Vorwölbung am Boden der
mittleren Schädelgrube, die eine buckelige Oberfläche zeigt und regelmäßig oder auch
unregelmäßig abgegrenzt sein kann (s. Abb. 302).

Für den Nachweis einer Hypoplasie der Pyramide oder von Defektbildungen ihrer Spitze kommt in erster Linie die Aufnahme nach Stenvers in Frage, weniger gut ist hierfür die Aufnahme nach E. G. Mayer und am wenigsten die Aufnahme nach Schüller geeignet. Diese Mißbildungen sind, wie erwähnt, äußerst selten. Stenvers beschreibt einen Fall von beiderseitiger kongenitaler Atresie, bei welchem auf der einen Seite ein kompletter Defekt der Pyramidenspitze bestand. E. G. Mayer sah ein einziges Mal eine Mißbildung der Pyramide, im Sinne einer ausgesprochenen Hypoplasie derselben,

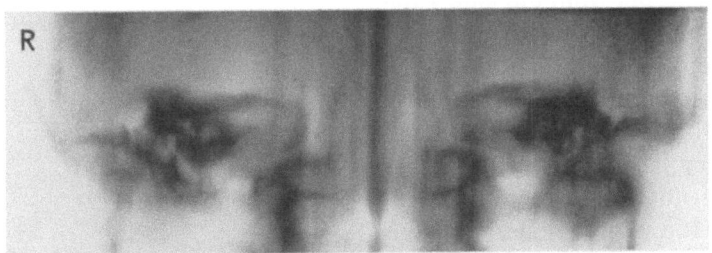

Abb. 303. Halb-sagittale Schichtaufnahme beider Schläfenbeine. Schichttiefe 9 cm von der Tischebene. Derselbe Fall wie Abb. 296. *Rudimentärer äußerer Gehörgang, rudimentäre Paukenhöhle und kleine, mißgebildete Gehörknöchelchen* rechts. Links normale Verhältnisse bezüglich äußeren Gehörganges, oberer und unterer Gehörgangswand, Attik und Gehörknöchelchen (Hammer). Rechts findet sich ein schmaler, äußerer Gehörgang und eine rudimentäre untere Gehörgangswand. Die obere Gehörgangswand ist normal entwickelt. Der Attik ist vorhanden, innerhalb desselben sieht man den Schatten eines mißbildeten Gehörknöchelchens

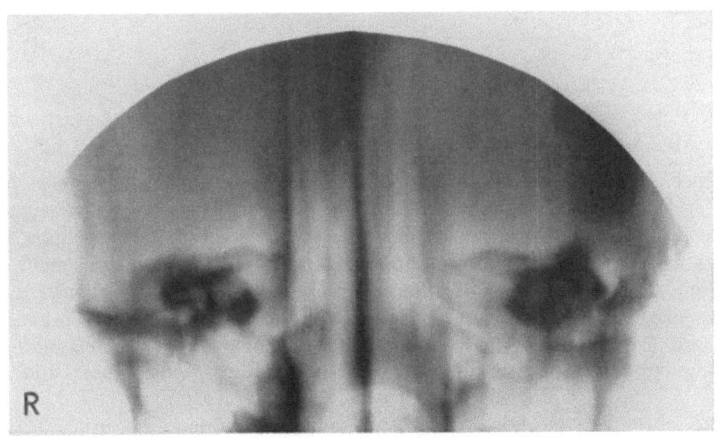

Abb. 304. Halb-sagittale Schichtaufnahme beider Schläfenbeine. Schichttiefe 7,5 cm von der Tischebene. Derselbe Fall wie Abb. 297 und 298. *Atresie des äußeren Gehörganges, hochgradige Hypoplasie des Os tympanicum. Aplasie der Paukenhöhle und der Gehörknöchelchen rechts.*. Links normale Verhältnisse bezüglich äußeren Gehörganges und Attik mit Gehörknöchelchen. Rechts fehlen der Schatten der unteren Gehörgangswand und die Aufhellung des äußeren Gehörganges. Die obere Gehörgangswand ist verdickt, infolge des mit ihr verschmolzenen, stark hypoplastischen Os tympanicum (schmaler *Atresieblock*). Der Attik und die Gehörknöchelchen fehlen

bei gleichzeitig bestehender Atresie des äußeren Gehörganges. Weitere diesbezügliche Fälle konnten wir in der uns zugänglichen Literatur nicht finden.

Eine genaue Analyse der anatomischen Verhältnisse bei Mißbildungen des Mittelohres ist auf Grund der Standardaufnahmen nur selten bzw. nur unvollständig möglich. Hier vermag das Schichtbild wesentlich mehr zu leisten. Man kann durch die Schichtaufnahmen in der Regel über Vorhandensein oder Fehlen der Paukenhöhle und der Gehörknöchelchen sowie des Antrum einwandfrei Aufschluß erhalten. Gleichzeitig sind auch die Verhältnisse des äußeren Gehörganges besser zu beurteilen (s. Abb. 303 und 304).

Der Unterkiefer ist bei Schläfenbeinmißbildungen häufig mitbeteiligt, es kommt meist eine mehr oder weniger stark ausgeprägte Hypoplasie vor. Die Veränderungen betreffen vorwiegend das Kieferköpfchen und den aufsteigenden Unterkieferast, seltener auch

den horizontalen Ast. Wie schon erwähnt, konnte E. G. Mayer einmal persistierende
Reste des zweiten Kiemenbogens in Form eines bandförmigen, knochendichten Schattens,
der von der Gegend des Processus styloideus gegen das in diesem Falle nicht erkennbare
Zungenbein zog, beobachten.

Mißbildungen des Labyrinthes — für ihre röntgenologische Darstellung eignen sich
die Aufnahmen nach Stenvers, Wullstein und Chausseé III — kommen gar nicht
so selten vor. Sie betreffen vorwiegend das Bogengangssystem und das Vestibulum.
Es handelt sich hierbei wohl um eine Ent-
wicklungshemmung. Die Schnecke ist meist
nur in geringerem Grade in die Anomalie
mit einbezogen. Der innere Gehörgang ist
fast stets außerordentlich eng. Im deutschen Schrifttum hat Barth eine Labyrinthmißbildung mitgeteilt, die folgendermaßen beschrieben wurde: Der vordere

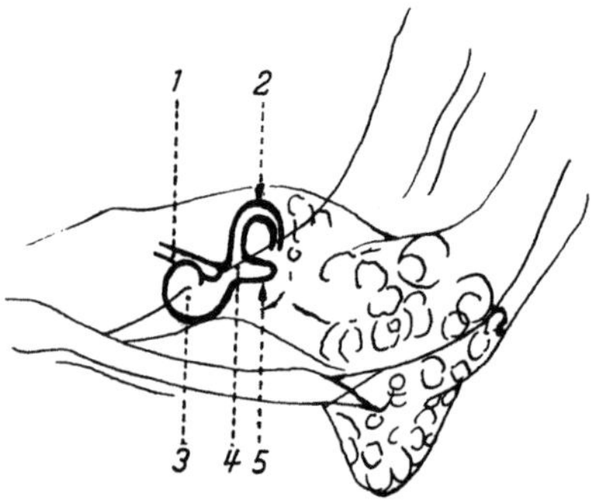

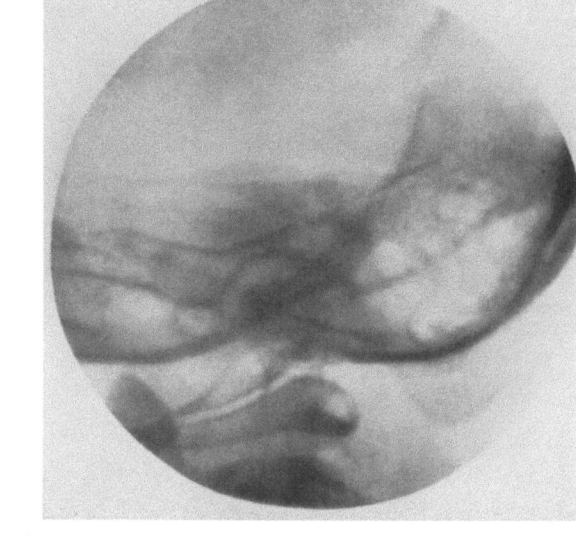

Abb. 305   Abb. 306

Abb. 305. Skizze einer Aufnahme des linken Schläfenbeines nach Stenvers. *Mißbildung des Labyrinthes.*
19jährige Frau, bei welcher eine Encephalitis zusammen mit den Ausfallserscheinungen der Labyrinthmißbildung das klinische Bild eines Acusticustumors bot. Die Skizze zeigt eine Abweichung der Labyrinthdetails.
Das Vestibulum setzt sich nicht deutlich gegen die Bogengänge ab (im Original zu sehen). Der laterale Bogengang ist kurz und breit. An Stelle des vorderen bzw. hinteren Bogenganges sieht man nur eine Lichtung, die
sich in Mittelstellung zwischen diesen beiden Bogengängen findet. Der innere Gehörgang ist außerordentlich
eng. Legende zur Skizze: *1* innerer Gehörgang, *2* atypischer Bogengang in der Mittelstellung zwischen vorderem
und hinterem Bogengang, *3* Schnecke, *4* deformiertes Vestibulum, *5* verkürzter und erweiterter lateraler
Bogengang. (Aus E. G. Mayer, l. c.)

Abb. 306. Aufnahme des linken Schläfenbeines nach Stenvers. (Typische Einstellung.) *Mißbildung des
Labyrinthes.* 53jähriger Mann, der auf dem linken Ohr seit Geburt taub ist. Im Röntgenbild an Stelle des
Labyrinthes eine unförmige Aufhellung, die sämtliche Innenohrhohlräume umfaßt. Die Schnecke ist nicht
erkennbar, an ihrer Stelle findet sich ein knochendichter Schatten. Der innere Gehörgang ist abnorm eng

Bogengang verlief normal, der einfache Schenkel des lateralen Bogenganges lag abnorm nahe
dem hinteren, vertikalen Bogengang, beide Bogengänge waren stellenweise nur durch ein
dünnes Knochenplättchen voneinander getrennt, stellenweise war überhaupt kein Knochen
mehr vorhanden, sondern nur mehr eine dünne Bindegewebsmembran. Ein zweiter
Fall wurde von E. G. Mayer bekanntgegeben (s. Abb. 305). Dieser Fall war insofern
von besonderem Interesse, als eine Encephalitis zusammen mit den Ausfallserscheinungen
der Labyrinthmißbildung zur klinischen Vermutungsdiagnose eines Acusticustumors
Anlaß gab.

Die fehlende Ausdifferenzierung des Innenohres kann alle Labyrinthhohlräume betreffen. Man sieht dann im Röntgenbild an ihrer Stelle eine unförmige Aufhellung
(s. Abb. 306). Selten findet man anstatt der Aufhellung knochendichten Schatten, der
den Bereich des Labyrinthes einnimmt (s. Abb. 307). In weniger ausgeprägten Fällen
ist nur der eine oder andere Bogengang inklusive des Vestibulum und mit oder ohne
Beteiligung der Schnecke von der Mißbildung befallen (s. Abb. 308 und 309a und b).

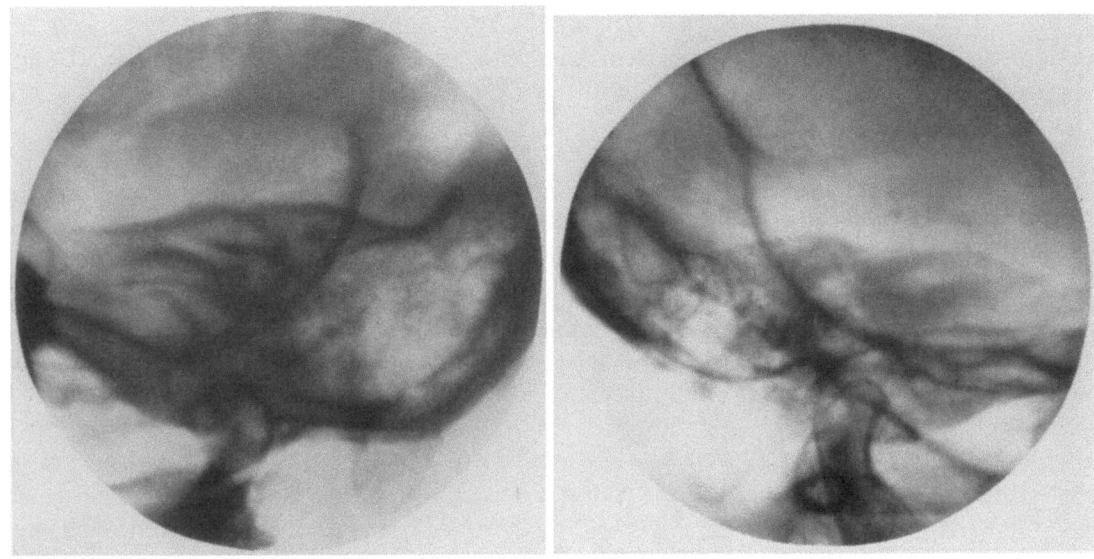

Abb. 307   Abb. 308

Abb. 307. Aufnahme des linken Schläfenbeines nach STENVERS. (Typische Einstellung.) *Mißbildung des Labyrinthes.* 29jährige Frau, die seit Geburt auf dem linken Ohr taub ist. Das Röntgenbild läßt keinerlei Labyrinthhohlräume erkennen, an ihrer Stelle findet sich knochendichter Schatten. Der Gegend des vorderen Bogenganges entsprechend sieht man eine stecknadelkopfgroße Sklerosainsel. Die Schnecke und ihre Basalwindung fehlen ebenfalls. Der innere Gehörgang ist abnorm eng. Die kleine, kreisförmige, durch den Canalis facialis bedingte Aufhellung liegt nicht im Fundus des inneren Gehörganges, sondern lateral davon. Die obere Pyramidenkontur zeigt einen etwas atypischen nach oben konvexen Verlauf

Abb. 308. Aufnahme des rechten Schläfenbeines nach STENVERS. (Typische Einstellung.) *Mißbildung des Labyrinthes.* 46jährige Frau, die seit Geburt taubstumm ist. Im Röntgenbild an Stelle des Labyrinthes ein größerer Hohlraum, der den Bereich des Vestibulum des lateralen Bogenganges umfaßt. Die Schnecke ist nur undeutlich abgrenzbar. Der innere Gehörgang ist sehr eng. Identische Veränderungen zeigt auch das linke Labyrinth

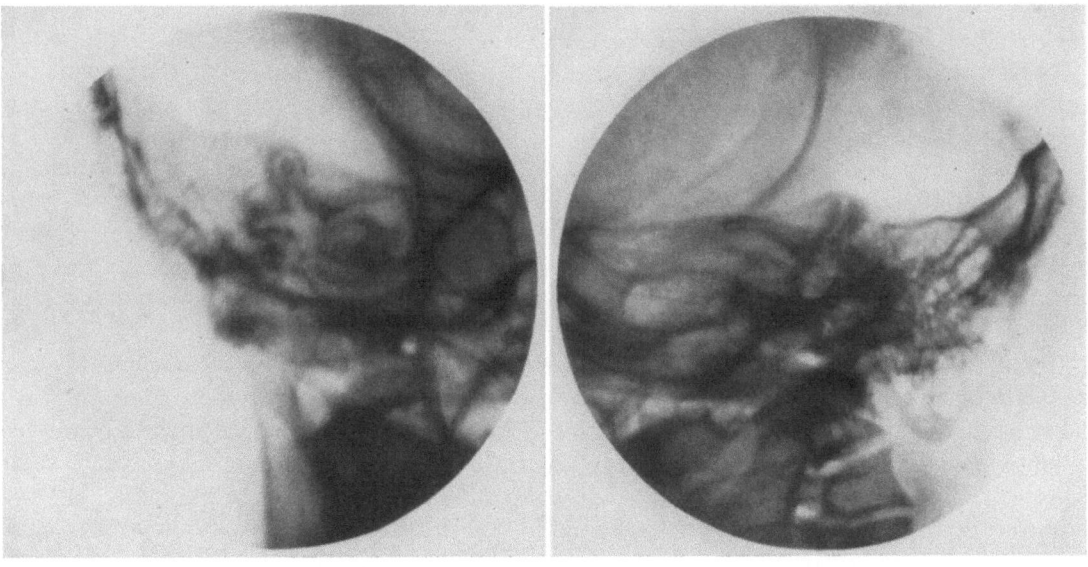

a   b

Abb. 309a u. b. Aufnahmen beider Schläfenbeine nach STENVERS. a rechte, b linke Seite. (Der Focus der Röhre stand bei der Abb. a zu weit nach der Seite des filmnahen Schläfenbeins und bei der Abb. b zu weit caudal.) *Beiderseitige Mißbildung des Labyrinthes.* 9jähriges Kind, das seit Geburt taubstumm ist. Die Abb. a zeigt ein weites, plumpes Vestibulum mit weiten Anfangsteilen der Bogengänge. Die beiden Schenkel des vorderen Bogenganges haben einen gemeinsamen Ursprung. Die Schnecke ist abnorm groß. Der innere Gehörgang ist annähernd normal. Die Abb. b zeigt ein unförmiges Vestibulum, das sich breit gegen die Basalwindung der Schnecke öffnet. Der laterale Bogengang ist auffallend kurz. Die Schnecke ist ebenfalls groß. Der innere Gehörgang ist sehr eng

XVII. Die Otosklerose

Über die Radiologie der Otosklerose hat Mündnich am 8. Internationalen Oto-Rhino-Laryngologen Kongreß in Paris ein Referat gehalten und einleitend gleich hervorgehoben, daß der Titel seines Referates ein Euphemismus ist, da es eine routinemäßig durchführbare Radiologie der Otosklerose noch nicht gibt. Unserer Meinung nach wird es eine solche auch nie geben. Die Veränderungen, wie sie Mündnich bringt, sind nur mit dem Polytom nachweisbar, einem Apparat, den infolge seiner enormen Anschaffungskosten immer nur ein großes Röntgeninstitut besitzen wird.

Es wurde bereits im Abschnitt über die einfache Mittelohrentzündung erwähnt, daß bei der Otosklerose häufig eine gute Pneumatisation zu finden sei. Da sich jedoch die Otosklerose unabhängig von der Pneumatisation entwickelt, wird eine Beziehung dieser Erkrankung zum Ausmaß der Zellbildung abgelehnt. Untersuchungen über den Pneumatisationsgrad bei operativ gesicherten Otosklerosen ergaben in 71,4% eine sehr gute und gute Pneumatisation, in 17,7% eine erhebliche Pneumatisationshemmung und in 10% eine fehlende Zellbildung (Mündnich).

Früher glaubten einige wenige Autoren (Beck, Stenvers, Grahem-Hodgson), bei der Otosklerose auf der Stenvers-Aufnahme Veränderungen feststellen zu können, die für die Krankheit typisch seien. Dies hat sich jedoch als Irrtum herausgestellt. Die beschriebenen Veränderungen konnten von erfahrenen Röntgenologen niemals gesehen werden. In vielen Fällen sind für diese Veränderungen gar nicht die physikalischen Voraussetzungen vorhanden, daß sie nachgewiesen werden könnten. So ist z. B. die Aufnahme nach Stenvers für die Beurteilung der tympanalen Labyrinthwand ungeeignet; wenn sie auch zur Abbildung gelangt, so ist sie doch als solche nicht abgrenzbar und ihre anatomischen Details sind nicht differenzierbar. Dasselbe gilt auch für die Aufnahmen nach Schüller und E. G. Mayer. Etwas anders liegen die Verhältnisse bei der Aufnahme nach Chausseé III und bei der nach Guillen modifizierten Aufnahme. Hier kommt z. B. der Bereich des ovalen Fenster klarer zur Darstellung und das Fenster mag ab und zu auch beurteilbar sein. Chausseé hat sich mehrfach mit röntgenologischen Studien bei Otosklerose beschäftigt und ist zu folgenden Ergebnissen gekommen:

1. Der dem ovalen Fenster entsprechenden Ausschnitt kommt nicht in der gewohnten Klarheit zur Darstellung. Er ist von einem Schatten verdeckt, der das Erkennen von Einzelheiten unmöglich macht.

2. Das ovale Fenster kommt zur Darstellung. Es findet sich aber eine Verdickung der äußeren Wand der basalen Schneckenwindung in Höhe des runden Fensters.

3. Es findet sich eine Verdickung und Eburnisierung der gesamten Labyrinthkapsel, wobei die Schnecke wie mit hellen Flecken gesprengelt erscheint.

4. Das Röntgenbild ist trotz klinisch und audiometrisch sicher bestehender Otosklerose normal.

Dazu ist folgendes zu sagen: Wir konnten in einer Reihe von klinisch normalen Schläfenbeinen nicht in jedem Falle eine klare Abgrenzung des ovalen Fensters feststellen. Dies mag einerseits an der Projektion liegen, andererseits in der auch in normalen Fällen variablen anatomischen Beschaffenheit der medialen Paukenhöhlenwand seine Ursache haben. Der Dichtegrad des Labyrinthblockes und seiner Umgebung ist von Individuum zu Individuum sehr verschieden. Man fragt sich immer wieder, wenn man liest, was einzelne Autoren alles zu erkennen glauben, ob nicht der Wunsch der Vater des Gedankens ist. Der Kliniker, der nicht über die Grundkenntnisse verfügt, wie ein Röntgenbild mit seinen verschiedenen Schattenabstufungen zustande kommt, verfällt sehr leicht dem Irrtum, aus dem Röntgenbilde das herauszulesen, was er gerne sehen möchte. Wenn man die entsprechende Reproduktion ansieht, so kann man vielfach nicht erkennen, was beschrieben wird. Es mag wohl sein, daß der Originalfilm mehr erkennen läßt. Wie bereits erwähnt, haben Fischgold u. Mitarb. versucht, das ovale Fenster mittels Vergrößerungsaufnahme zur Darstellung zu bringen. Es ist ihnen jedoch nicht gelungen, trotz Vergrößerung dasselbe einwandfrei gegen die Umgebung abzugrenzen, da sie dazu bestimmte Hilfslinien benötigen.

Mündnich hat nun versucht, durch das Körperschichtverfahren eine bessere Beurteilung der Labyrinthfenster zu erreichen. Es ist hier nicht möglich, auf die Technik der Untersuchung, die normale Anatomie und die normalen Variationen der medialen Paukenhöhlenwand, die in der Arbeit von Mündnich eine genaue Besprechung erfahren hat, näher einzugehen, erscheint aber auch gar nicht notwendig, da zur Zeit nur wenige über ein Polytom verfügen. Der sich Interessierende muß in der entsprechenden Publikation nachlesen. Es sollen nur die Ergebnisse Mündnichs, die er mittels der Schichtaufnahmen des Schläfenbeines erzielen konnte, mitgeteilt werden: ,,Eine röntgenologische Diagnose der Otosklerose ist nur möglich, wenn die Labyrinthfenster in stärkerem Ausmaß teilweise oder ganz knöchern verschlossen sind. Die Tomographie in polycyclischer Verwischung mit Schichtabständen von 0,5 mm läßt solche Veränderungen zusammen mit den Übersichtsaufnahmen nach Chaussée und nach Guillen am besten nachweisen. Da die Fenestra vestibuli senkrecht und die Fenestra cochleae im stumpfen Winkel zu ihren Ebenen tomographisch dargestellt werden, wird auf jedem Film nur ein kleiner Abschnitt der Fenster festgehalten; zu ihrer zuverlässigen Abbildung und zur Beurteilung aller Fensterabschnitte sind daher Schichtabstände von 0,5 mm erforderlich. Für die tomographische Darstellung der Fenestra vestibuli ist die anterior-posteriore Einstellung (sagittale Schädellage) besonders zuverlässig; die Fenestra cochleae konnten wir regelmäßig in Stenvers-Projektion darstellen, doch ließ sie sich auch häufig in anterior-posteriorem Strahlengang nachweisen.

Bei komplettem otosklerotischem Fensterverschluß mit stark verdickter Fußplatte fehlt im Tomogramm die typische Knochenlücke an der Stelle des Fensters. Wir schlossen auf Einengung des Fensters, wenn die Knochenlücke nur auf zwei bis drei statt vier bis fünf Schichtbildern zu erkennen war. Gelegentlich sieht man auch knochendichte Verstärkungen der Fensterrahmen.''

XVIII. Die gehörverbessernden Operationen

1. Die Tympanoplastik

Unter Tympanoplastik versteht man einen Sammelbegriff für alle Operationen, die der Wiederherstellung der Schalleitung bei durch entzündliche Prozesse hervorgerufenen Schalleitungsstörungen dienen. Die chronische Mittelohrentzündung wurde früher nur dann operiert, wenn sich eine Komplikation anbahnte oder eingetreten war. Heute wird sie vielerorts auch aus Gründen der Hörverbesserung operiert (funktionelle Indikation). Durch eine Tympanoplastik soll nicht nur der entzündliche Prozeß im Mittelohr beseitigt, sondern es soll auch eine abgeschlossene, durchlüftete Paukenhöhle und dadurch eine ungestörte Schalleitung hergestellt werden. Es soll also die Möglichkeit einer Schalltransformation geschaffen werden, welche die Übertragung des auftretenden Schalles auf die Gehörknöchelchenkette und dadurch über die Fußplatte des Steigbügels auf die Innenohrflüssigkeit ermöglicht. Bei der Tympanoplastik werden fünf Typen unterschieden.

Typ I kommt nur in Frage bei intakter Gehörknöchelchenkette. Diese Operation stellt den einfachsten Eingriff dar und wird als *Myringoplastik* bezeichnet. Sie besteht in einem plastischen Verschluß von Trommelfelldefekten. Die Myringoplastik ist sehr alt, sie wurde schon im vorigen Jahrhundert geübt, ist dann in Vergessenheit geraten und wurde von Wullstein wieder entdeckt. Die die Perforation begrenzenden Ränder des Trommelfelles werden ausgeschnitten und mit Thiersch'schen Läppchen bespickt. Bei großen oder totalen Trommelfelldefekten wird entweder auf retroauriculärem oder endauralem Wege durch einen Hautspaltlappen oder durch einen Gehörgangslappen die Trommelfellplastik so vorgenommen, daß weite Bezirke des mitanliegenden Knochens mit bedeckt werden. Manchmal ist eine Teileröffnung des knöchernen Gehörganges — nach Zöllner Meatantrotomie genannt — dem endauralem Vorgehen bzw. der transmeatalen Verschlußplastik vorzuziehen.

Typ II kommt in Frage, wenn der Steigbügel und der Amboß sowie Teile des Hammers intakt und daher verwertbar sind. Die Operation besteht in einer Attik-Antrotomie (konservative Radikaloperation), wobei zusätzliche plastische Veränderungen am Schallleitungsapparat, wie Verschlußplastiken von Trommelfellperforationen, Verlagerung von Gehörknöchelchen, Verlagerung des Trommelfelles oder Interposition einer Columella, vorgenommen werden.

Typ III kommt in Frage, wenn Hammer und Amboß fehlen, der Steigbügel aber erhalten ist. Die Operation besteht in einer Attik-Antrotomie und Trommelfellplastik, wobei letztere an den Steigbügel fixiert wird.

Typ IV kommt in Frage, wenn nur mehr die Steigbügelfußplatte vorhanden ist. Der Eingriff besteht in einer Radikaloperation. Die Fußplatte des Steigbügels wird freigelegt, das runde Fenster wird durch das Trommelfell bzw. durch ein neues Transplantat abgedeckt, damit die Schallwellen nicht gleichzeitig auf das runde und ovale Fenster treffen, da sonst keine für den Hörvorgang notwendige Flüssigkeitsbewegung auftritt (Schallprotektion).

Typ V kommt bei Fixation des Steigbügels in Frage. Die Operation besteht in der Fenestration am lateralen Bogengang. Es handelt sich hier meist um radikal operierte Schläfenbeine.

Bei den Operationen des Typ II—V müssen natürlich alle vorhandenen entzündlichen Herde exakt ausgeräumt bzw. entfernt werden.

2. Die Stapeschirurgie

Der Eingriff besteht entweder in der Stapesmobilisation oder in der Stapedektomie, wenn erstere nicht gelingt. Die Operation kommt nur bei den nicht entzündlichen Schallleitungsstörungen, also bei der Otosklerose und den Adhäsivprozessen in Frage.

Wie allgemein bekannt, handelt es sich bei der Otosklerose um einen Umbauprozeß in der Labyrinthkapsel, der zu einer Fixation des Steigbügels im ovalen Fenster führt, wodurch die Schalleitung an der Grenze vom Mittel- zum Innenohr unterbrochen wird. Die Idee, die Verknöcherung am ovalen Fenster zu lösen oder durch eine Anlage eines neuen Fensters die Störung der Schalleitung zu umgehen, ist nicht neu. Entsprechende operative Eingriffe wurden schon Ende des vorigen Jahrhunderts versucht, mußten aber aufgegeben werden, da damals eine sich einstellende Labyrinthitis nicht beherrscht werden konnte. Während noch vor 4—5 Jahren bei der Otosklerose hauptsächlich die Fenestration durchgeführt wurde, steht heute die Stapeschirurgie im Vordergrund. Hierbei soll eine natürliche Schalltransformation über die Gehörknöchelchenkette erreicht werden. Die Fenestration tritt immer mehr in den Hintergrund und ist nur für ganz besondere Situationen vorbehalten. Gelingt die Stapesmobilisation nicht, dann wird nach Entfernung des fixierten Steigbügels oder nur seiner Fußplatte das ovale Fenster entweder mit Bindegewebe, mit einem Venentransplantat, mit Fettgewebe oder mit anderen hierzu geeigneten Geweben abgedeckt. Als Überbrückung und als Ersatz für den Stapes, falls der alte Steigbügel nicht verwendet werden kann, werden nichtrostender Stahldraht, Polyäthylenröhrchen, Knochen oder Knorpel verwendet. Der Eingriff erfolgt durch den äußeren Gehörgang. Das Trommelfell wird mit einer entsprechend großen Gehörgangsmanschette im oberen Drittel zurückgeschlagen, von der hinteren Gehörgangswand wird, wenn notwendig, ein schmaler Saum entfernt, wodurch ein guter Einblick in die Paukenhöhle erreicht wird. Der Eingriff bei der Fenestration erfolgt von retroauriculär aus. Das Zellsystem wird nur soweit entfernt, bis ein ausreichender Zugang zum lateralen Bogengang geschaffen ist.

Zum Schlusse noch einige Bemerkungen über die sog. *Columella*-Operation. Vögel haben für die Transmission von Schallwellen nur ein einziges Gehörknöchelchen, die Columella. Man hat nun gesehen, daß die Herstellung einer so einfachen Verbindung beim Menschen nur eine geringe Beeinträchtigung des Hörvermögens hervorruft. Bei der Stapesmobilisation ist es wiederholt vorgekommen, daß die Schenkel abbrachen. Da jedoch für eine optimale Hörfunktion eine ununterbrochene Knochenkette erforderlich ist, muß dieselbe wieder hergestellt werden. Diese Notwendigkeit kann man durch die Columella-Operation realisieren. Ist es zu einer Fraktur der Steigbügelschenkel gekommen, werden dieselben entfernt und in die Fußplatte des Steigbügels wird ein Fenster gemacht. Hierauf wird der Amboß, nachdem er mobilisiert wurde, derart eingebaut, daß er mit einem Schenkel mit dem ovalen Fenster und mit dem anderen Schenkel oder mit seinem Körper mit dem zurückgeschlagenen Trommelfell Kontakt bekommt. Der Hammer bleibt hierbei unberührt. Auf diese Weise wird eine neue Brücke, eine sog. Columella hergestellt, über welche die Schwingungen des Trommelfelles auf das ovale Fenster und damit auf die Innenohrflüssigkeit weitergeleitet werden. In Fällen, bei welchen der Incus zerstört wurde, kann der Hammer als Columella verwendet werden, indem sein Kopf in das ovale Fenster gebracht wird.

XIX. Der Wert und die Verwertung des Röntgenbefundes bei den Mißbildungen, der Otosklerose und den gehörverbessernden Operationen

Die Frage, ob bei den Atresien eine gehörverbessernde Operation notwendig ist, kann nur durch den Kliniker beantwortet werden. Zur Beantwortung der Frage, ob durch eine Operation auch ein entsprechender Erfolg zu erwarten sein wird, kann die Röntgenuntersuchung, insbesondere das Körperschichtverfahren, einen wesentlichen Beitrag leisten. Eine Operation ist dann angezeigt, wenn die Mißbildung doppelseitig ist. Bei einseitigen Mißbildungen kommt ein Eingriff nur dann in Frage, wenn das nichtmißbildete Ohr in seiner Funktion hochgradig gestört ist. Vorbedingung für eine Operation ist eine normale Innenohrfunktion. Bei doppelseitigen Atresien vermag nur die Röntgenuntersuchung festzustellen, ob beide Schläfenbeine in demselben Maße befallen sind oder nicht. Bestehen Unterschiede zwischen rechts und links, so wird der Eingriff, falls nicht andere Umstände dagegen sprechen, am weniger gestörten Ohr erfolgen. Vor der Operation wünscht sich der Kliniker genaue Auskunft über das Os tympanicum. Es kann, wie schon erwähnt, hyperplastisch oder hypoplastisch sein, es kann vollständig fehlen. Eine weitere Frage, die durch die Röntgenuntersuchung beantwortet werden kann, betrifft das Verhalten des äußeren Gehörganges, er kann vollständig fehlen oder er ist in rudimentärer Form vorhanden. Weiter kann durch das Röntgenbild festgestellt werden, ob eine Paukenhöhle und ein Antrum ausgebildet sind, und ob sich in ersterer Gehörknöchelchen finden oder nicht. Insbesonders muß auch das Ausmaß des Kuppelraumes der Pauke bestimmt werden. Durch das Körperschichtverfahren ist es Mündnich gelungen, den Zustand der beiden Labyrinthfenster bei schweren Ohrmißbildungen zu erfassen. Der Autor konnte in einem Falle das Fehlen des ovalen Fensters nachweisen, während das runde Fenster vorhanden war[1]. Sowie vor jeder anderen Operation interessieren den Kliniker auch die anatomische Beschaffenheit des Warzenfortsatzes und das topographische Verhalten von Sinus und Tegmen.

Bei den erworbenen Atresien vermag der Röntgenbefund ebenfalls manch wertvollen Aufschluß zu erbringen, der sowohl für die Indikationsstellung für eine Operation als auch für die Art der durchzuführenden Operation entscheidend sein kann. Neben der anatomischen Beschaffenheit des Schläfenbeines wird für den Kliniker die Art und der Sitz der Veränderungen von Wichtigkeit sein.

---

[1] Briefliche Mitteilung.

Bei der Otosklerose wird der Kliniker nur in Einzelfällen das Bedürfnis haben, seine klinische Diagnose durch eine zusätzliche Röntgenuntersuchung zu sichern. Hier vermögen Röntgenschichtbilder in einzelnen Fällen Veränderungen am ovalen Fenster aufzudecken. Man darf jedoch das Schichtverfahren nicht überwerten. MÜNDNICH selbst gibt Fälle bekannt, bei welchen der Röntgenbefund negativ war, obwohl bei der nachfolgenden Operation geringe Veränderungen am ovalen Fenster nachweisbar waren. Aber gerade der Nachweis von geringen Veränderungen wäre besonders wichtig, da es sich hierbei ja meist um Fälle handelt, die klinisch nicht ganz klar sind. Hier versagt auch das Röntgenschichtbild. Dasselbe gilt auch für postoperative Kontrolluntersuchungen, bei welchen es kaum einmal möglich ist, die operativ gesetzten Veränderungen genau zu differenzieren.

Für die Fälle, bei welchen eine Tympanoplastik in Frage kommt, ist es für den Operateur von Vorteil, wenn man ihm präoperativ eine Aussage über das Verhalten der Gehörknöchelchen machen kann. Hammer und Amboß sind im Schichtbild, auch bei einfacher Verwischung, in der Regel gut zu differenzieren, nicht aber der Steigbügel und auf diesen kommt es ja hauptsächlich an. Ebenso ist im Schichtbild, das mit dem Polytom hergestellt wurde, der Steigbügel kaum einmal zu erkennen. Auch hier versagt dieses Sonderverfahren.

Was nun die Columella-Operation betrifft, so vermögen nach LANGFELDT die Schichtbilder des Schläfenbeines vor der Operation nicht nur den Zustand der Gehörknöchelchen festzustellen, sondern auch ihre Eignung für die Autotransplantation zu bestimmen. Nach der Operation aber sollen die Schichtbilder die genaue Lage der durch die Autotransplantation versetzten Gehörknöchelchen erkennen lassen. Wenn man die entsprechenden Reproduktionen in der Publikation von LANGFELDT ansieht, muß man den Optimismus bewundern, mit welchem der Autor die Verhältnisse zu erblicken glaubt.

BRÜNNER u. Mitarb. berichten über Dislokationen im Gelenk zwischen Amboß und Hammer einerseits, sowie zwischen Amboß und Steigbügel andererseits, die sie im Röntgenbild zu erkennen glaubten. Als Ursache dieser Dislokationen werden sowohl Traumen als auch vorhergegangene unzulängliche Operationsmethoden angeführt. Wenn es auch das eine oder andere Mal möglich sein mag, eine solche Dislokation röntgenologisch festzustellen, so lassen sich jedoch die von BRÜNNER u. Mitarb. beschriebenen Veränderungen auf den ihrer Arbeit beigegebenen Reproduktionen nicht eindeutig erkennen. Die klinische Feststellung einer Schalleitungsstörung ist nicht schwierig, anamnestisch kann nach einem Trauma oder nach einer Operation eine Veränderung der Gehörknöchelchenkette angenommen werden, wenn sonst keine Veränderungen von seiten des Mittelohres vorhanden waren. Und nun wird versucht, aus dem Röntgenbild das herauszulesen, was man gerne sehen möchte. Bei den meisten Publikationen fehlt der Vergleich mit der gesunden Seite, der noch am ehesten eine Abweichung von der Norm erkennen lassen würde. Es ist schade, wenn eine so wertvolle Untersuchungsmethode, die das Körperschichtverfahren darstellt, auf diese Art und Weise in Mißkredit gebracht wird.

Literatur[1]

I. Teil

Handbücher, Lehrbücher und Monographien

ALESCH, H.: Die Röntgenuntersuchung des Felsenbeines mit Hinsicht auf die Pneumatisation und das Mittelohrcholesteatom. Diss. Zürich 1957.

BALEY, P.: Die Hirngeschwülste. Stuttgart: Ferdinand Enke 1936.

BROCHER, J.: Die Occipitocervicalgegend. Erg.-Bd. 74 zu den Fortschr. Röntgenstr. Stuttgart: Georg Thieme 1935.

BRUNNER, H.: Otologische Diagnostik der Hirntumoren. Wien: Urban & Schwarzenberg 1936.

---

[1] Die Literaturangaben erfolgen ab 1930, dem Erscheinungsjahr des Handbuches „Otologische Röntgendiagnostik" von E. G. MAYER. Publikationen, die eine Erkrankung erstmalig beschreiben, sind verzeichnet. Arbeiten, die bereits im Nebenhöhlenkapitel dieses Handbuches angeführt sind, sind nicht mehr angegeben.

CEMACH, A. J.: Das Problem der Mittelohrtuberkulose. Berlin u. Wien: Urban & Schwarzenberg 1926.
— Die Tuberkulose des Ohres. In DENKER-KAHLER, Bd. 7. Berlin: Springer u. München: F. J. Bergmann 1926.
CHAUSSÉ, C.: La stéréographie de l'os temporal. Ses avantages, sa simplicité. Paris: H. Le Soudier 1936.
— Application de la méthode de centrage au deux temps ou anatom-géométrique et du centreur radio-stéréographique à l'examen radiographique de l'os temporal. Paris: H. Le Soudier 1937.
— Premiers elements de radio-otologie. Édité par l'auteur. Paris 1950.
—, AUBRY, BARON, BOUCHET, GUILLON et TERRACOL: Acquisitions nouvelles de la Radio-Otologie. Paris: Arneth 1953.
CLARA, M.: Die arterio-venösen Anastomosen. Wien: Springer 1956.
COLEY, W. B.: Tumors of bone. New York: Hoeber 1959.
CONRAD, H.: Vergleichende Betrachtung über Röntgen- und Operationsbefunde bei der akuten Mittelohreiterung. Diss. Erlangen 1934.
CUSHING, H.: Tumors of the nervous acusticus and the syndrome of the cerebellopontineangle. Philadelphia: B. W. Saunders Company 1917.
— Intracranielle Tumoren. Berlin: Springer 1953.
— Meningiomas. Springfield (Ill.): Cl. C. Thomas 1938.
DIAMANT, M.: Chronic Otitis. Basel: S. Karger 1952.
EISINGER, K.: Die Wertung und Verwertung des Röntgenbefundes in der Otologie. In: Otologische Röntgendiagnostik von E. G. MAYER. Wien: Springer 1930.
ETTER, C.: Atlas of Roentgen anatomy of the skull. Springfield (Ill.): Ch. C. Thomas 1955.
FISCHGOLD, H., J. METZGER et G. SALOMON: Les neurinomes du VIII (diagnostic radiografique). Edit. Heures de France D. Jean Garnier, Paris 1961.
GEBAUER, A., E. MUNTEAN, E. STUTZ u. H. VIETEN: Das Röntgenschichtbild. Stuttgart: Georg Thieme 1959.
GOERKE, M.: Die Geschwülste des Ohres. In DENKER-KAHLER, Bd. 7. Berlin: Springer u. München: F. J. Bergmann 1926.
GRAF, K.: Geschwülste des Ohres und des Kleinhirnbrückenwinkels. Stuttgart: Georg Thieme 1952.
GUILLEN, G.: La tomographie du rocher. Thèse Bordeaux 1955.
— La chirurgie de la surdité. Paris: Arnette 1959.
HENSCHEN, F.: Über die Geschwülste der hinteren Schädelgrube, insbesondere des Kleinhirnbrückenwinkels. Jena: Gustav Fischer 1910.
HERRMANN, R.: Pathogenese des Mittelohrcholesteatoms. Fortschr. Hals-Nas.-Ohrenheilk. 7 (1961).

JUSTER, M., et A. FISCHGOLD: Etude radio-anatomique de l'os temporal. Avec la collaborat. techn. de G. KORACH. (Radio-diagnostic et radio-anatomie de précision). Paris: Masson & Cie. 1955.
KOHL, E.: Über die röntgenologische Darstellung des Felsenbeines mit Hilfe automatischer Vorrichtungen. Diss. Düsseldorf 1939.
LE DOUBLE, A. F.: Traité des variations des os du crâne. Paris: Vigot Frères 1903.
MANASSE, P.: Handbuch der pathologischen Anatomie des menschlichen Ohres. Wiesbaden 1917.
MARX, H.: Die Geschwülste des Ohres. In HENKE-LUBARSCH, Bd. 12. Berlin: Springer 1926.
— Kurzes Handbuch der Ohrenheilkunde. Jena: Gustav Fischer 1938.
MAYER, E. G.: Otologische Röntgendiagnostik. Wien: Springer 1930.
MÜNDNICH, K.: Die Radiologie der Otosklerose. Fortschr. Hals-Nas.-Ohrenheilk. 8, 328—347 (1961).
—, u. K.-W. FREY: Das Röntgenschild des Ohres. Fortschr. Röntgenstr., Erg.-Bd. 83 (1959).
NAGER, F. R., u. J. P. REYNIER: Das Gehörorgan bei den angeborenen Kopfmißbildungen. Pract.oto-rhino-laryng. (Basel), Suppl. 10 (1948)
OJALA, L.: Contribution to the physiology and pathology of mastoid air cell formation. Acta oto-laryng. (Stockh.), Suppl. 86 (1950).
POLITZER, A.: Lehrbuch der Ohrenheilkunde. Stuttgart 1901.
PORTMAN, M., et G. GUILLEN: Le radio-diagnostic en otologie. Paris: Masson & Cie. 1959.
RAMADIER, J.: L'ostéite profonde du rocher. Paris 1934.
ROUSSEL, J.: Cliniques radiologiques. L'agrandissement radiographique direct dans l'examen de la base du crâne et des micro-fractures du rocher. Paris: Masson & Cie. 1959.
RÜEDI, L.: Die Mittelohrraumentwicklung vom 5. Embryonalmonat bis zum 10. Lebensjahr. Acta oto-laryng. (Stockh.), Suppl. 22 (1927).
— Pathogenese des Mittelohrcholesteatoms. Basel: S. Karger 1961.
RUNSTRÖM, G.: A roentgenological study of acute and chronic otitis media. Acta radiol. (Stockh.), Suppl. 17 (1933).
SAMUEL, E.: Clinical radiology of the ear, nose and throat. London: H. K. Lewis 1952.
SCHÜLLER, A.: Röntgendiagnose der Acusticustumoren. Ergebn. med. Strahlenforsch. 3 (1928).
SIEGLBAUER, F.: Lehrbuch der normalen Anatomie des Menschen. Wien u. Berlin: Urban & Schwarzenberg 1935.
SPONSEL, H.: Schläfenbeinpneumatisation und Mucoseiterung. Diss. Erlangen 1939.
STENVERS, H.: Röntgenologie des Felsenbeines und des bitemporalen Schädelbildes. Berlin: Springer 1928.
WARD, G. E., and J. U. HENDRICK: Diagnosis and treatment of tumors of the head and neck. Baltimore: Williams & Wilkins Company 1950.

Welin, S.: Beiträge zur Röntgendiagnostik der Otitis media acuta und ihrer Komplikationen im Schläfenbein. Acta radiol. (Stockh.), Suppl. 42 (1941).

Winderen, L., and J. Zimmer: Cholesteatome of the middle ear. A clinical and roentgenologic study. Acta radiol.(Stockh.), Suppl. 111 (1954).

Wittmaack, K.: Über die normale und pathologische Pneumatisation des Schläfenbeines. Jena: Gustav Fischer 1918.

Wullstein, H.: Die Klinik der Labyrinthitis und Paralabyrinthitis auf Grund des Röntgenbildes. Stuttgart: Georg Thieme 1948.

— Audiologie. Stuttgart: Georg Thieme 1954.

Zange, J.: Pathologische Anatomie und Physiologie der mittelohrentspringenden Labyrinthentzündungen. Wiesbaden 1919.

II. Teil
Einzelarbeiten

Agazzi, C., e E. Bullo: Repetti stratigrafici nell'atresia auris congenita. Atti Soc. lombarda Sci. med.-biol. 5, 102 (1949/50).

— — L'indagine radiologica stratigrafica dell'atresia congenita. Arch.ital. Otol. 41, 507—532 (1950).

—, P. J. Cova e M. Senaldi: L'indagine stratigrafica delle finestre labirinthiche. Atti Soc. lombarda Sci. med.-biol. 11, 234—237 (1956).

— — — Demonstration of microfractures of the temporal bone of stratigraphic investigation. Pract. oto-rhino-laryng. (Basel) 19, 143—158 (1957).

— — — Valeur clinique de la tomographie du rocher. Acta oto-rhino-laryng. belg. 12, 354 bis 362 (1958).

Alézais et A. Peyron: Contribution à l'étude des chordomes. Chordome de la région occipitale. Bull. Ass. franç. Cancer 7, 194—217 (1934).

Allen, J. H., and C. A. Cobb: Petrositis. Case report and review. Amer. J. Roentgenol. 84, 488—491 (1960).

Almeida Toledo, P. de: Die Röntgenologie des Schläfenbeines. Zbl. ges. Radiol. 26, 692 (1938) [Portugiesisch].

Almour, R.: Empyema of petreus apex: Operation, recovery. Ann. Otol. (St. Louis) 41, 405—411 (1932).

Alonso, J. M., et P. Regules: Les pétrosites. Rev. Laryng. (Bordeaux) 57, 898—929 (1936).

— — Die Felsenbeinentzündungen. Zbl. ges. Radiol. 26, 379 (1938) [Spanisch].

Altmann, F.: Zur Kenntnis der primären Geschwülste des Trigeminus und des Ganglion Gasseri. Beitr. path. Anat. 80, 361—404 (1928).

— Ein Beitrag zur Frage der primären Mittelohrtuberkulose. Mschr. Ohrenheilk. 65, 460—471 (1931a).

— Zur Anatomie und Klinik der Schläfenbeinveränderungen bei der Marmorknochenkrankheit (Albers-Schönberg). Mschr. Ohrenheilk. 65, 1281—1308 (1931b).

— Über neurogene Tumoren des absteigenden Facialisastes. Mschr. Ohrenheilk. 69, 1032—1048 (1935).

Altmann, F.: Zur Kenntnis der Tumoren des absteigenden Facialisastes. Mschr. Ohrenheilk. 71, 1287—1292 (1937).

Amersbach: Zur Bedeutung der Röntgenaufnahmen für die klinische Otologie. Fortschr. Röntgenstr. 41, 796—797 (1930).

— Über Sequestration im Bereiche des Felsenbeines und die Bedeutung der Röntgendarstellung für deren Diagnose. Arch. Ohr.-, Nas.- u. Kehlk.-Heilk. 133, 253—264 (1932).

— Mucocele des Warzenfortsatzes. Epidurales Cholesteatom des Schläfenbeines. Z. Hals-, Nas.- u. Ohrenheilk. 35, 272—278 (1934).

Angaard, G.: Beitrag zur Klinik der Apicitiden. Acta oto-laryng. (Stockh.) 23, 101—112 (1935).

Anglade, L.: A propos de deux cas de mastoidite laterale révélés par la radiographie. Bull. Soc. Radiol. méd. France 24, 102—103 (1936).

Antognolo, G.: Fistola latero-cervicale da osteite della base cranica in individuo affeto da mastoidite spezifica. Valsalva 9, 834—842 (1933).

Antoine, M., R. Grimaud, M. Wayoff et B. Moley: Fausses image de cholestéatom. J. Radiol. Electrol. 39, 167—168 (1958).

Arauz, S. L., u. J. M. Tato: Wert der Röntgenuntersuchung beim Gradenigoschen Symptomenkomplex. Zbl. ges. Radiol. 18, 641 (1934) [Spanisch].

— — u. Del Campo: Radiologische Anatomie der Schädelbasis im occipito-posterioren Strahlengang nach Worms und Bretton. Zbl. ges. Radiol. 9, 271 (1931) [Spanisch].

Arendt, W.: Zur Phylogenese des Hyoidbogens. Fortschr. Röntgenstr. 90, 606—611 (1959).

— Partielle und komplette Ossifikation im Gebiete des 2. Schlundbogens beim Menschen. Beitr. Orthopädie 6, 1—18 (1959).

Arnold, R., and G. Baylin: Destructiv lesions of the temporal bone. Laryngoscope (St. Louis) 69, 766—788 (1959).

Asherson, N.: Gloss-pharyngeal neuralgia (otalgia) and the elongated styloid process, a report of five cases. J. Laryng. 71, 453—470 (1957).

Auersperg, A.: Ein Fall von Neurinom des N. trigeminus. Nervenarzt 10, 341—347 (1937).

Axmann, K.: Zwei Fälle eines solitären Plasmocytoms in der Hals-Nasen-Ohren-Praxis (röntgenologisches und klinisches Bild). Radiol. diagn. (Berl.) 3, 99—103 (1962).

—, u. K-Danes: Beitrag zur Diagnostik der Neurinome des N. trigeminus. Röntgenologische und klinische Symptomatologie. Fortschr. Röntgenstr. 91, 273—276 (1959).

Balaban, N., E. Cadarin, N. Glavan u. D. Medianu: Die Röntgenuntersuchung der Mastoiditis bei Säuglingen mit 1. Projektion nach Gheffert-Suhat, 2. transocularer Projektion nach I. N. Balaban. Zbl. ges. Radiol. 47, 85 (1955) [Rumänisch].

Baldenweck, L., et J.Leroux-Robert: La radiographie de la mastoide dans les indications operatoires des oto-mastoidites aigues et chroniques. Ann. Oto-laryng. (Paris) 7, 613—645, 836—866 (1938).

BALLI, C.: Neurinoma dell'angolo ponto-cerebellare in due fratellí (Particolarita radiografiche e ventriculografiche). Riv. sper. Freniat. **62**, 577—585 (1938).

BANYAI, J., u. F. JANOTA: Ein mandelförmiges, obturierendes Osteom des äußeren Gehörganges. Mschr. Ohrenheilk. **67**, 983—984 (1931).

BARBEY, E.: A propos d'un cas de mastoidite à èvolution lente et insidieuse. Rev. med. Suisse rom. **58**, 589—602 (1938).

BARDEN, R. P.: The multiple myelome syndrome and its implications. Amer. J. Roentgenol. **87**, 1140—1145 (1962).

BARKHORN, CH.: The acutely involved mastoid (without complications) before and after operation. A clinical and roentgenologic study. Arch. Otolaryng. **34**, 69—87 (1941).

BAROCCI, C., e L. MASSACESI: Contributo allo studio dei tumori del glomo-carotideo. Minerva med. **51**, 309—315 (1960).

BARTA, M., u. H. VENZLICK: Das Mittelohr im direkt vergrößertem Bild. Radiol. clin. (Basel) **28**, 78—87 (1959).

BARTH, H.: Über melanotische Geschwülste des Ohres. Z. Hals-, Nas.- u. Ohrenheilk. **25**, 369—382 (1930).

— Über eine anatomische Anomalie des Bogengangsapparates. Z. Hals-, Nas.- u. Ohrenheilk. **31**, 375—379 (1932).

— Aktinomykose des Schläfenbeines. Z. Laryng. Rhinol. **24**, 376—381 (1933).

— Über Carcinommetastasen im Felsenbein. Z. Hals-, Nas.- u. Ohrenheilk. **37**, 181—211 (1935a).

— Pneumatisation und Antrotomie. Z. Hals-, Nas.- u. Ohrenheilk. **38**, 137—149 (1935b) (Kongreßbericht).

— Klinische und röntgenologische Untersuchungen über die Beziehungen der Pneumatisation zu dem Ablauf einer akuten Mittelohrentzündung. Z. Hals-, Nas.- u. Ohrenheilk. **41**, 137—158 (1936).

— Aktinomykose des Felsenbeines, klinisch unter dem Bilde der Pyramidenspitzeneiterung. Z. Hals-, Nas.- u. Ohrenheilk. **42**, 157—172 (1937) (Kongreßbericht).

BARTOLOZZI, P.: La radiologia del temporale. Boll. Mal. Orecch. **60**, 28—43 (1942a).

— Un nuovo metodo di precisione per la radiografia dei temporale. Arch. ital. Otol., V. s., **54**, 252—259 (1942b).

BAUER, E.: Ausgedehnte Verknöcherung beider Ohrmuscheln nach Erfrierungen. Mschr. Ohrenheilk. **71**, 104—105 (1937a).

-- Über Schädelmaße und Pneumatisation des Warzenfortsatzes. Mschr. Ohrenheilk. **71**, 1457—1476 (1937b).

— Zur Osteomyelitis des Schläfenbeines. Mschr. Ohrenheilk. **82**, 1—9 (1948).

BECK, J.: Zur Klinik und Röntgenologie der Ostitis deformans (PAGET) der Innenohrkapsel. Z. Hals-, Nas.- u. Ohrenheilk. **379**—845, (1933).

— Über einen operierten Fall von primärem Cholesteatom an der Felsenbeinspitze.

Z. Hals-, Nas.- u. Ohrenheilk. **37**, 117—121 (1935).

BECK, M. E.: Chemodectoma of the glomus intravagale. A case report and review. Clin. Radiol. **12**, 219—220 (1961).

BECKER, J. A., and H. J. WOLOSHIN: Mastoiditis and cholesteatoma: A roentgen approach. Amer. J. Roentgenol. **87**, 1019—1033 (1962).

BECKER, W., u. H. WIELAND: Zur Differentialdiagnose und Therapie leicht blutender Mittelohr-Gehörgangstumoren. Z. Laryng. Rhinol. **34**, 105—114 (1955).

BEHREND u. BARTH: Über ein das Felsenbein völlig durchwachsendes Meningeom der rechten mittleren Schädelgrube. Z. Hals-, Nas.- u. Ohrenheilk. **46**, 145—163 (1939).

BELOT, J.: Stéréoradiographie de l'os temporal par le docteur CHAUSSÉ. Bull. Soc. Radiol. méd. France **25**, 112 (1937).

BENESI, O.: Hypernephrom des äußeren Gehörganges. Mschr. Ohrenheilk. **71**, 961—969 (1920).

BENSCH, L.: Röntgenbild und Operationsbefund des Warzenfortsatzes bei Otitis media acuta. Z. Hals-, Nas.- u. Ohrenheilk. **39**, 502—520 (1936).

BERBERICH, J.: Zwei seltene Tumoren im Bereiche beider Felsenbeine. Z. Laryng. Rhinol. **20**, 136—141 (1931).

— Zit. nach E. G. MAYER.

BERENDES, J.: Über einseitige pathologische Pneumatisation des Hinterhauptes und Scheitelbeines mit Bildung eines subperiostalen Luftbruches. Arch. Ohr-, Nas.- u. Kehlk.-Heilk. **148**, 51—57 (1940).

BERG, H. M., and G. M. CONSTANS: The clinical, roentgenological and operative findings in 158 cases of mastoiditis. A description of a new sign of early cell necrosis. Amer. J. Roentgenol. **30**, 452—457 (1933).

BERGER, M.: Á propos de la genèse structural de l'os mastoido-temporal. Rev. Laryng. (Bordeaux) **63**, 249—264 (1942).

BERGER, W.: Zur Methodik der Röntgenstereoaufnahmen. Z. Hals-, Nas.- u. Ohrenheilk. **33**, 282—292 (1933).

— Ein atypisches Cholesteatom. Z. Laryng. Rhinol. **26**, 39—41 (1935).

BERGERA, A.: Der Sinus lateralis und der Sinus jugularis. Zbl. ges. Radiol. **17**, 112 (1934) [Spanisch].

BERGERA, P. u. C. BERGERA: Primäres Angiom des Mittelohres. Rev. argent. Oto.-rino-laring. **2**, 407 bis 424 (1939) [Spanisch].

BERK, M.: Chemodectoma of the glomus intravagale: A case report and review. Clin. Radiol. (Edinb.) **12**, 219—226 (1961).

BERNASCONI, V., I. PAPO, A. BEDUSCHI e F. D'ANDREA: I neurinomi del trigemino. Chirurgia (Milano) **12**, 405—426 (1957).

BERNFELD, K.: Symptomatology of atresia auris congenita unilateralis. Fol. oto-laryng. orient. (Pal.) **2**, 140—147 (1935).

BÉTOULLIÉRES, P.: L'exploration radiologique de la mastoide pathologique chez l'enfant. Bull. Soc. Radiol. méd. France **25**, 542—548 (1937).

Bétoulliéres, P.: L'incidence de Mayer dans l'exploration radiologique de l'oreille du nourisson. Rev. Laryng. (Bordeaux) 59, 16—24 (1938).

—, et J. Balmés: L'exploration radiologique de la mastoide chez l'enfant. Bull. Soc. Radiol. méd. France 24, 88—100 (1935).

Bickerstaff, E. R., and J. S. Howell: The neurological importance of tumors of the glomus jugulare. Brain 76, 576—593 (1953).

Biesalski, P.: Zur Röntgendiagnostik der okkulten Mastoiditis der Säuglinge. Arch. Ohr.-, Nas.- u. Kehlk.-Heilk. 159, 316—321 (1951).

— Die Diagnostik okkulter Ohrherde im Säuglingsalter. Z. Kinderheilk. 71, 525—540 (1952).

— Eine neue Projektion mit einfachem Lagerungsgerät für Röntgenaufnahmen des Felsenbeines besonders von Säuglingen. Röntgenu. Lab.-Prax. 6, 225—228 (1953).

— Eine einfache Röntgentechnik mit Hilfsgerät für orientierende Ohraufnahmen. Z. Laryng. Rhinol. 34, 203—208 (1955).

—, u. H. Richarz: Zur röntgenologischen Darstellung des Warzenfortsatzes von Säuglingen. (Ein Zusatzgerät zur Vereinfachung der Aufnahmetechnik und zur Sicherung einer genauen Projektion.) Kinderärztl. Prax. 21, 273—277 (1953).

Bigler, M.: Zur röntgenologischen Darstellung eines Knochenabscesses in der Felsenbeinspitze beim Gradenigoschen Symptomenkomplex. Z. Hals-, Nas.- u. Ohrenheilk. 25, 249—255 (1930).

Bignami, C.: Technica et anatomica radiografica della piramide temporale. Radiol. med. (Torino) 25, 495—528 (1938).

Bilancioni, G.: Casi singolari di cholesteatoma dell'orecchio. Valsalva 8, 581—587 (1932).

Birell, J.: The jugular body and its tumour. Austr. N. Z. J. Surg. 24, 195—206 (1955).

Birkner, R.: Der tomographische Horizontalschnitt des Felsenbeines. Klin. Wschr. 26, 35—36 (1948).

Biró, J.: Über eine neue Technik für otologische Röntgenaufnahmen mittels retrograder Einstellung. Zbl. ges. Radiol. 43, 332 (1954) [Ungarisch].

Blondeau, A., Y. Bénéjam et J. Zeraffa: De l'agrandissement radiologique direct de l'os temporal. J. Radiol Electrol. 35, 622—624 (1954)

Blondeau, P.: Présentation de stratigraphies sériées de la mastoide et du rocher. Bull. Soc. Electroradiol. méd. France 27, 305—307 (1939).

—, Un cas de rhinolithiase. Acta oto-rhinolaryng. belg. 15, 224—227 (1961).

Bödecker, F.: Röntgenuntersuchungen am gesunden und kranken Warzenfortsatz. Röntgenpraxis 4, 145—151 (1932).

Boland, J., and H. R. Paterson: Cancer of the middlear and external auditory meatus. J. Laryng. 69, 468—478 (1955).

Bollobás, B.: Das Anfüllen des Mittelohrsystems mit Röntgenkontrastmitteln. Fortschr. Röntgenstr. 83, 323—329 (1959).

Bonomo, B.: Il quadro radiologico della esostosi del condotto uditivo esterno. Nunt. radiol. (Firenze) 22, 550—557 (1958).

Borriglioni, G.: Mixosarcoma della mastoide. Ann. Laring. (Torino) 42, 70—78 (1942).

Boutton, E.: E'examen radiologique de l'apophyse mastoide chez l'enfant. Bull. Soc. Radiol. méd. France 23, 531—536 (1935).

—, et A. Gunsett: Remarques sur la radiodiagnostic des cholestéatomes de l'antre pétreuse. Verh. 4. Internat. Kongr. Radiol. 2, 181—182 (1934).

Bradley, W. H., and J. H. Maxwell: Neoplasms of the middle ear and mastoid. Report of fourty-four cases. Laryngoscope (St. Louis) 64, 533—556 (1954).

Brekel, B. A. M. van, et L. B. W. Jongkees: La radiographie du canal facial. Acta oto-rhinolaryng. belg. 12, 400—406 (1958).

Brocher, J.: Le processus paracondyleus apophyse paramastoide (dans un cas de dystose mandibulo faciale unilatérale.) Radiol. clin. (Basel) 16, 393—394 (1947).

Brünner, S., Ojvind Petersen and P. Stocksted: A lesion of the facial nerve localized by means of tomography of the inner ear. Zbl. ges. Radiol. 64, 76 (1960) [Dänisch].

— — — Laminagraphy of the temporal bone. Amer. J. Roentgenol. 86, 281—291 (1961).

— — — Tomography of the auditory ossicles. Acta radiol. (Stockh.) 56, 20—29 (1961a).

— — — Laminagraphie of the temporal bone. Amer. J. Roentgenol. 86, 281—291 (1961b).

Brunetti, F.: Mastoiditi latenti e radiografia mastoidea. G. veneto Sci. 5, 66—71 (1931).

Brunner, H.: Über eitrige Erkrankungen an der Felsenbeinspitze. Z. Hals-, Nas.- u. Ohrenheilk. 25, 383—423 (1930).

— Ein Fall von Ostitis fibrosa (Paget) des Schläfenbeines. Z. Hals-, Nas.- u. Ohrenheilk. 30, 110—128 (1931a).

— Über die Beteiligung des Ohres beim Turmschädel. Mschr. Ohrenheilk. 65, 1021—1044 (1931b).

— Zur Pathologie des Schläfenbeines bei den Akusticustumoren. Mschr. Ohrenheilk. 69, 257—284 (1935).

— Basal-cell carcinoma of the external auditory canal and middle ear. Arch. Otolaryng. 58, 665—676 (1953).

— Diagnosis of cholesteatoma of middlear. Eye, Ear, Nose Thr. Monthly 33, 665—670 (1954).

Brunner, H., u. E. Grabscheid: Zur Kenntnis der Ostitis deformans (Paget) der Schädelbasis I. Das Schläfenbein. Virchows Arch. path. Anat. 298, 195—227 (1936).

Bruzzone, C.: Osteomastoidite luetica con sindrome di ipertensione. Reperti radiologici. Ann. Laring. (Torino) 5, 309—313 (1929). — Atto Congr. ital. Radiol. med. Pt. 2, 78—81 (1930).

Buch, A.: Petrositis der vordersten Zellen. Zbl. ges. Radiol. 33, 691 (1941) [Dänisch].

Büchner, H.: Die Indikation zur direkten Röntgenvergrößerung bei Knochenaufnahmen. Radiologe 1, 222—229 (1961).

Buffet, Worms et Aubert: La stratigraphie de la boite cranienne et de la colonne cervicale ses applications à l'étude des cavités l'oreille et des sinus. Ann. Oto-laryng. (Paris 11, 1118 (1938).

BULLO, E.: Valore della stratigrafia nella diagnostica radiologica dell'orecchio. Radiol. med. (Torino) 37, 877—900 (1951).

BURAGGI, G., e L. CAPELLI: Osservationi salla stratigrafia del seno mescellare un condizioni patologiche. Radiol. med. (Torino) 47, 1162—1182 (1961).

BURCHELL, E.: Evaluation of roentgenology in oto-laryngology. VI. The temporal bone and its variations. Laryngoscope (St. Louis) 42, 921—922 (1932).

BURGER, H.: Inneres Osteom des Warzenfortsatzes. Mschr. Ohrenheilk. 65, 1447—1450 (1931).

— Die röntgenographische Diagnose des Syndrom von GRADENIGO. Acta oto-laryng. (Stockh.) 13, 353—361 (1932).

BUSACHI, T.: Cilindroma del condotto uditivo esterno. Atti 23, Congr. Sic. ital. Laryng., Venezia 1927, p. 466—470.

CAMP, J.D., and E.P.ALLEN: Microtia and congenital atresia of the external auditory canal. Demonstration of the external auditory canal by means of tomography. Amer. J. Roentgenol. 43, 201—203 (1940).

—, and C.GIANTURCO: A localizer for the roentgenographic examination of the temporal bone in Stenvers position. Amer. J. Roentgenol. 34, 700—701 (1935).

CAPPS, F.: Two cases of haemangio-endothelioma of the middle ear. J. Laryng. 59, 342—346 (1944).

— Glomus jugulare tumours of the middle ear. J. Laryng. 66, 302—314 (1952).

— Tumours of the glomus jugulare or tympanic body. J. Fac. Radiol. (Lond.) 8, 312—324 (1957).

— Chemodectoma of tumor of the glomus jugulare and tympanic body. Arch. Otolaryng. 67, 556—559 (1958).

CARCO,P., e G.MOTTA: I carcinomi tiroidei dell' osso temporale. Otorinolaryng. ital. 26, 413—429 (1958).

CARINI, F.: Metodo semplificato per l'esame del temporale. Nunt. radiol. (Firenze) 19, 653—659 (1953).

CASTRUCCI, A.: Studio stratigrafico dell'osso temporale con apparecchio a traiettoria pluridiregionale. Roentgen-Europ. 2, 102—112 (1961).

CAVAZZA,F., e F.FRANZONI: Tumore e cellule giganti della rocca petrosa. Gaz. int. Med. Chir. 58' 98—105 (1953).

CAWTHORNE,T., and A.GRIFFITH: Primary cholesteatoma of the temporal bone. Arch. Otolaryng. 73, 252—261 (1961).

CECCHINI, A.: Il quadro radiologico del neurinoma del nervo acustico, considerazioni in 68 casi. Radiol. med. (Torino) 46, 183—199 (1960).

CELLA,C., e A.TOSCANO: Osservazioni sull'indagine stratigrafica in casi di mastoidite e di petrosite. (Riscontro operatorio). Ann. Radiol. diagn. (Bologna) 24, 206—223 (1952).

CHANTRAINE, H.: Ein Einstellgerät für otologische Aufnahmen. Röntgen- u. Lab.-Praxis 5, 56—58 (1953).

CHAUSSÉ, C.: Sur une nouvelle technique radiographique applicable en particulier au temporal. J. belge Radiol. 27, 29—37 (1938).

— Aperçu sur l'évolution du radiodiagnostic en otologie. Rev. Laryng. (Bordeaux) 61, 401—436 (1940).

— Une notion de radio-otologie à connaitre. Ann. Méd. lég. 22, 205—208 (1942).

— La place de l'incidence III dans le radiodiagnostic des otorhées et dans la radio-otologie. Communic. au Congr. France d'O.R.L. 54, 191—197 (1947).

— Les aspects radiologiques du massif pétromastoidien. II. La radiographie de précision du temporal. Confin. neurol. (Basel) 19, 177—201 (1950a)

— Trois incidence pour l'examen du rocher. Acta radiol (Stockh.) 34, 274—287 (1950).

— Le syndrome radio-otoscopique du trou déchiré postérieur est-il patholognomonique ? Acta oto-rhino-laryng. belge 6, 324—337 (1952).

— Les syndromes radio-otologiques de Chaussé-Terracol. (A propos d'un cas rare). Rev. Oto.-neuro-ophthal. 28, 449—455 (1956).

—, M.AUBRY, P.PILAOUX, J.BOUCHET et CH. THOMAS: Considerations sur la radiographie du temporal dite „de précision". Acta oto-rhino-laryng. belge 12, 376—384 (1958).

—, F.BARON et H.BUILLON: Ce que la praticien otologiste peut demander l'analyse stéréoradiographique. J. franc. d'Oto-Rhino-Laryng. 4, 387—410 (1955).

CHIAT, H., and R.D. KITTREDGE: Cholesteatoma of the temporal bone. Radiology 71, 559—562 (1958).

CHILDREY, J.: Ossification in the auricle. Seven cases. Laryngoscope (St. Louis) 48, 339—345 (1938).

CIAFALONI, G., e A.TATTONI: Sulle malformazioni congenite dell'orecchio. (Contributo clinico, radiologico, anatomico). Osped. psichiat. 8, 411—424 (1940).

CLAUS, G.: Über Exostosenbildung in Nasennebenhöhlen und Warzenfortsatzzellen. Z. Hals-, Nas.- u. Ohrenheilk. 22, 223—227 (1928).

CLERC,P., et R.DEUMIER: La surdité dans dysplasie osseusses et les dysmorphies craniofaciales. Ann. Oto-laryng. (Paris), 75, 852—874 (1958).

CLIMELLI, D.: L'ascesso di Citelli (Contributo clinico). Arch. ital. Otol., V. s., 53, 23—39 (1941).

COATES, G.: Osteoma growing from the mastoid cortex. Arch. Otolaryng. 28, 27—28 (1938).

—, M. S.ERSNER and D. MYERS: Roentgen changes in the petrous portion of the temporal bon without clinical manifestations. Arch. Otolaryng. 20, 615—648 (1934).

COMEL, G.: Cholesteatoma gigante dell'osso temporale. Valsalva 8, 587—595 (1932).

COMPERE jr., W.: The roentgenologic aspects of tympanoplastic. An otologist's viewpoint. Amer. J. Roentgenol. 81, 956—963 (1959).

Conte, E.: Intorno ad un caso di tumore del nervo acustico. Radiol. med. (Torino) 20, 121—137 (1933).

— La radiologica dei processi infiammatori dell'osso temporale. Atti Clin. otol. ecc. Univ. Torino 2, 71—97 (1935).

Cooper, K.: Acute mastoiditis complicated by Schüller-Christian disease. Arch. Otolaryng. 33, 1028—1032 (1941).

Cottenot, P.: La radiographie de la mastoide. Son role dans la diagnostic des mastoidites aigues. Paris med. 1934a, 95—99.

— La stéréographie de la mastoid. Technique et instrumentation pour la prise et l'examen des cliches. Bull. Soc. Radiol. méd. France 22, 268—273 (1934b).

Cova, P.L., e M. Senaldi: Anatomia stratigrafia del temporale. Riv. Audiol. prat. 4, 5—20 (1954).

Crain, C.: Roentgenologic considerations in infant mastoiditis. Amer. J. Roentgenol. 38, 592—601 (1937).

Crespellani, C.: Imagine simmetriche comparative delle due mastoidi attenute con incidenza sagittale obliqua antero-posteriore. Atti Congr. ital. Radiol. med. Pt. 2, 6—9 (1930).

— Pratiques et avantages de l'emploi de l'incidence sagittale oblique antéro-postérieure dans l'étude radiologique comperative des apophyses mastoides. J. belge Radiol. 20, 228 (1931).

Crichlow, T.: Discussion on mastoid radiology. J. Laryng. 63, 531—550 (1955).

Cusatelli, A.: Sopra tre casi di carzinoma dell'orecchio medio. Contributo clinico ed anatomopatologico. Arch. ital. Otol., V. s., 54, 91—122 (1942).

Cuttilo, S., D. Catalano e L. Esposito: Sulla evoluzione clinico-radiologica del granuloma eosinofile. Pediatria (Napoli) 68, 553—573 (1960).

Cuveland, E. de: Beitrag zu den Anomalien der Abkömmlinge der zweiten Kiemenspangen. Fortschr. Röntgenstr. 84, 646—647 (1956).

Czurda, O.: Angiomatöse Tumoren des Schläfenbeines. Mschr. Ohrenheilk. 82, 164—168 (1948).

Daggett, W.: Mastoid radiology: The clinical aspect. J. Laryng. 69, 526—530 (1955).

Dalley, V.: Cancer of the middle ear. J. Fac. Radiol. (Lond.) 4, 193—196 (1953).

De Cigna: Gli esami radiologici in oto-rhinolaryngologia. Valsalva 10, 234—238 (1934).

Del Buono, G.: Gezieltes Messen bei der Tomographie des Schläfenbeines. Fortschr. Röntgenstr. 78, 531—553 (1953).

Diamant, M.: Otitis and size of the air cellsystem. Acta radiol. (Stockh.) 21, 543—547 (1940).

— Carcinoma in the middle ear. Case report. Acta oto-laryng. (Stockh.) 29, 77—79 (1941).

— Zur Frage der Pneumatisationsentwicklung des Warzenfortsatzes. Arch. Ohr.-, Nas.- u. Kehlk.-Heilk. 166, 369—374 (1954/55).

Diamant, M., and B. Lilja: Chronic mastoiditis and its Roentgen picture. Acta radiol. (Stockh.) 29, 37—56 (1948).

Diamant, M., G. Rubensohn and A. Walander: Otosalpingitis and mastoid pneumatisation. Acta oto-laryng. (Stockh.) 49, 381—388 (1958).

Djian, A., et P. Scali: Le tomogramme de la base du crane sur le vivant. J. Radiol. Électrol. 31, 271—276 (1950).

Dillon, J., u. B. S. Preobraschensky: Über Pneumatisation des Schläfenbeines nach Ergebnissen der Röntgenographie. Z. Hals-, Nas.- u. Ohrenheilk. 26, 537—548 (1930).

Disegni, E.: Étude radiologique de la mastoide pathologique chez l'adulte. Bull. Soc. Radiol. méd. France 21, 364—365 (1933).

Dixon, G.: Evaluation of roentgenology in oto-laryngology. III. Mastoid. Laryngoscope (St. Louis) 42, 911—914 (1932).

Dobrzanski, A., W. Grabowski u. K. Szumowski: Radiologische Diagnostik des Gehörorganes. Zbl. ges. Radiol. 21, 162 (1936) [Polnisch].

Dohlmann, G.: What can Roentgen examination contribute at present in acute and chronic otitis? Acta oto-laryng. (Stockh.) 20, 471—476 (1934).

— Some views on the radiology of the ear from a clinical aspects. Acta radiol. (Stockh.) 16, 635—638 (1935).

Droesbeque: Ostéites syphilitiques de la région mastoidienne. Documents radiographiques. Bull. Soc. belge Otol. Lar. Rhin. 3, 261—264 (1938).

Dulac, G.: Incidences analytiques dans la tomographie des osselets moyenne. J. Radiol. Électrol. 42, 84—87 (1961).

—, et R. Pailler: Evolution de la radiologie en oto-rhino-laryngologie au cours des ces dernières années. J. franç. Oto-rhino-laryng. 4, 364—386 (1955).

Ebenius, B.: The results of examinations of the petrous bone in auditory nerve tumors. Acta radiol. (Stockh.) 15, 184—190 (1934).

Eberl, J.: Zur röntgenologischen Darstellung des Mittel- und Innenohres. Röntgen-Bl. 8, 33—42 (1955).

Eckert-Möbius, A.: Grundsätzliches zum Pneumatisationsproblem. Arch. Ohr.-, Nas.- u. Kehlk.-Heilk. 142, 43—49 (1937).

Eisinger, K., u. E. G. Mayer: Röntgenologische Beobachtungen über die Ausheilung entzündlicher Erkrankungen der Felsenbeinspitze. Fortschr. Röntgenstr. 54, 258—263 (1936).

— — Über die Röntgenuntersuchung des kindlichen Schläfenbeines bei Mittelohrerkrankungen. Mschr. Ohrenheilk. 72, 218—221 (1938).

Engström, A., C. A. Hamberger and S. Welin: A roentgen-ray microspectrograhpy investigation of the inflammatory destruction of the mastoid bone. Brit. J. Radiol. 22, 309—324 (1949).

Eppstein, B.: The roentgenologie manifestation of acoustic neurinomas. Amer. J. Roentgenol. 64, 165—276 (1950).

Eppstein, H.: Röntgenologischer Beitrag zum Gradenigo-Symptomenkomplex. Arch. Ohr.-, Nas.- u. Kehlk.-Heilk. 135, 351—358 (1933).

ERASO, S.: Roentgen and clinical diagnosis of glomus jugulare tumors. Radiology 77, 252—256 (1961).

ERSNER, M. S., and D. MYERS: An aid to interpretation of intracranial complications resulting from venous circulatory disturbance of the temporal bone, offered by X-ray of the lateral sinus and jugulare foramens. Laryngoscope (St. Louis) 43, 800—818 (1933).

ETTER, H.: Die Tomographie des Felsenbeines bei Verdacht auf Cholesteatom. Radiol. clin. (Basel) 26, 334—343 (1957).

FABIAN, G.: Pneumatisation und postoperatives Hörvermögen bei Otosklerose. Z. Laryng. Rhinol. 33, 223—228 (1954).

FABRE et JOST: Cylindroma du conduit auditif externa. Ann. Oto-laryng. (Paris) 73, 955—957 (1956).

FACCINI, M.: Visualizazzione con mezzi di contrasto opachi della tuba auditiva e della cavità dell'orecchio medio. Radiol. med. (Torino) 37, 908—916 (1951).

FALKENBERG, K.: Chondrom des Kleinhirnbrückenwinkels. Mschr. Ohrenheilk. 75, 343—350 (1941).

FEHRE, W.: Beitrag zur Kasuistik der primären und sekundären Tumoren des Schläfenbeines. Z. Hals-, Nas.- u. Ohrenheilk. 45, 442—451 (1940).

FERRERI, G., R. LIBERTI e G. CARFAGNI: Lipogranulomatosis a localizzazione esclusiva temporo-mastoidea bilaterale. Valsalva 26, 5—23 (1950).

FICKENTSCHER, H.: Die Röntgendiagnostik im Bereiche des Ohres. Z. Laryng. Rhinol. 33, 156—166 (1954).

FIGI, F. A., and B. E. HEMPSTEAD: Malignant tumors of the middle ear and the mastoid process. Arch. Otolaryng. 37, 149—168 (1943).

FILIPO, D.: Valore del reperto radiologico della mastoide nelle forme mastoiditi acute e subacute, suscettibili di guarigione. Valsalva 11, 585—605 (1935).

FINI STORCHI, O.: Cilindromi contemporanei del condotto uditivo esterno. Boll. Mal. Orecch. 75, 365—373 (1957).

FINZE, H.: Exostosen der oberen Pyramidenkante. Fortschr. Röntgenstr. 87, 415—416 (1957).

FISCHEDIK, O.: Technik und Indikation der Felsenbeinuntersuchung nach CHAUSSÉ. Röntgen-Bl. 10, 97—107 (1957).

FISCHGOLD, A.: Acquisition nouvelles de la radiologie. J. Radiol. Électrol. 35, 593—596 (1954).

—, M. JUSTER et I. METZGER: Image radiographique de la fenêtre ovale. Acta radiol. (Stockh.) 44, 33—38 (1955).

—, et I. METZGER: Agrandissement radiologique direct du rocher. Incidences neurologiques et otologiques. Presse méd. 62, 990—992 (1954).

— — et M. JUSTER: Radiographie segmentaire du conduit auditif interne dans les neurinomes de la 8. paire. Acta radiol. (Stockh.) 46, 130—142 (1956).

FISHER, E. D., and P. J. VOGEL: Epidermoid arising from the petrous portion of the temporal bone. Report of a case. Bull. Los Angeles neurol. Soc. 16, 357—361 (1951).

FLEISCHER, K.: Über die Zusammenhänge zwischen Ohrtuberkulose und Cholesteatom. Arch. Ohren- usw. Heilk. u. Z. Hals- usw. Heilk. 166, 304—318 (1954/55).

FLEISCHMANN, L.: Beiträge zur Kenntnis der Pyramidenspitzeneiterung. Mschr. Ohr.-, Nas.- u. Kehlk.-Heilk. 81, 36—40 (1947).

—, u. P. DEAK: Seltene Röntgenbefunde bei Erkrankungen des Gehörorganes. Mschr. Ohrenheilk. 89, 9—10 (1955).

FOMIN, G., u. S. WULFSON: Die Röntgendiagnostik der chronischen Erkrankungen des Schläfenbeines. Zbl. ges. Radiol. 13, 61 (1932) [Russisch].

— — Die Röntgendiagnostik der chronischen Erkrankungen des Schläfenbeines. Mschr. Ohrenheilk. 67, 969—977 (1933).

FOWLER, E.: Otosclerosis complicated by other lesions: A study of roentgenograms, audiograms laboratory and clinical findings. Ann. Otol. (St. Louis) 42, 714—740 (1933).

FOX, S. L., and E. A. NEWELL: Sclerosis of the antrum. Ann. Otol. (St. Louis) 60, 61—74 (1951).

FRÄNKEL, I.: Osteom des Processus mastoideus. Z. Hals-, Nas.- u. Ohrenheilk. 30, 623—626 (1932).

FRANCHI, B.: Importanza della stratigrafia nello studio della rocca petrolabirintica. Radiol. med. (Torino) 41, 247—258 (1955).

FRANCOIS, S., et J. BARROIS: Anatomie tomographique de l'os temporal normal. Ann. Radiol. 2, 71—98 (1959).

FRENCKNER, P.: Some experiments with venosinography. A contribution to the diagnosis of otogenous sinus thrombosis. Acta otolaryng. (Stockh.) 20, 477—485 (1934).

— Clinical aspects of the radiology of the ear. Acta radiol. (Stockh.) 16, 634—635 (1935).

— Sinography: A method of radiography in the diagnosis of sinus thrombosis. Proc. roy. Soc. Med. 30, 413—422 (1937).

— Einige neue Bemerkungen über die Behandlung von Apicitiden (Petrositiden). Acta otolaryng. (Stockh.) 28, 1—54 (1940).

FRENZEL u. KÜNZEL: Zur Technik der Stereoröntgenaufnahmen des Felsenbeines nach STENVERS. HNO (Berl.) 1, 255—260 (1949).

FREY, W.: Metastatische Tumoren des Schläfenbeines. Mschr. Ohrenheilk. 67, 750—752 (1931).

— Schichtaufnahmen des Felsenbeines mit polyzyklischer Verwischung. Fortschr. Röntgenstr. 85, 433—447 (1956).

—, u. K. MÜNDNICH: Schichtaufnahmen des Felsenbeines mit polyzyklischer Verwischung bei angeborenen Ohrmißbildungen. Fortschr. Röntgenstr. 87, 164—176 (1957).

FRIEDBERG, S.: Osteoma of the mastoid process. Arch. Otolaryng. 28, 20—26 (1938).

FRIEDMANN, L., and A. A. EISENBERG: Neurofibroma of hypoglossal nerve. Ann. Surg. 101, 834—838 (1935).

FRIESNER, L., and J. G. DRUSS: Osteitis of the petrous pyramid of the temporal bone associated with paralysis of the external rectus. Arch. Otolaryng. 12, 342—365 (1930).

FROMMHOLD, W.: Diagnostische Einstelltechnik bei Ohrerkrankungen. Röntgenphoto 3, 180—192 (1950).

FROSTE, N.: Studien über die Einwirkung der Pneumatisation des Felsenbeines auf den Verlauf der Otitiden. Acta oto-laryng. (Stockh.) 30, 394—430 (1942).

GAINI, G.: L'indagine radiologica con mezzo contrasto come mezzo atto a stabilire la pervietà della tuba Eustachio. Arch. ital. Otol. 67, 427—444 (1956).

GALL, A.: Zur Röntgendiagnose des Neurinoma trigemini. Röntgenpraxis 7, 546—550 (1935).
— Über die Bedeutung der Röntgenuntersuchung bei der Differentialdiagnose der Trigeminusneuralgie. Fortschr. Röntgenstr. 56, 732—743 (1937).

GALLIAN, O. W.: Radiography of the mastoids with a modified gianturco unit. Ann. Otol. (St. Louis) 71, 242—246 (1962).

GARSCHE, R.: Über das eosinophile Granulom des Knochens. Arch. Kinderheilk. 145, 115—137 (1952).

GAUGER, K.: Beitrag zur Kasuistik eines von der Keilbeinhöhle ausgehenden Felsenbeincarcinoms. Arch. Ohr-, Nas.- u. Kehlk.-Heilk. 145, 420—425 (1938).

GAUPP, R.: Rheostose des Felsenbeines bei intracranieller Neurinomatose (RECKLINGHAUSEN). Nervenarzt 20, 29—31 (1949).

GAUS, W.: Zur Klinik und Therapie der septischen Osteomyelitis im Bereiche des Schläfenbeines. Arch. Ohr-, Nas.- u. Kehlk.-Heilk. 145, 366—376 (1938).

GEBAUER, A.: Fehlerquellen im Röntgenschichtbild. Röntgen-Bl. 13, 145—160 (1961).
— Täuschungsmöglichkeiten im Röntgenschichtbild, ihre Ursachen und ihre Vermeidung. Fortschr. Tuberk.-Forsch. 11, 264—279 (1961).

GEFFERTH, CH.: A method for the radiographical diagnosis of ear diseases in infants. Excerpta med. (Amst.), Sect. XIV, 3, 197 (1949).

GERBAUT, P., M. WAYOFF, J. LORRAIN, J. MONTANT et J. MATTHIEU: Localisation cutanée d'une lymphogranulomatose maligne au niveau du conduit auditif. Bull. Soc. franç. Derm. Syph. 4, 484—485 (1957).

GERLACH, H.: Die Beziehungen der Innenohrschwerhörigkeit zu Anomalien des Schädels und der Halswirbelsäule. Arch. Ohr-, Nas.- u. Kehlk.-Heilk. 163, 466—470, 478—482 (1953).
— Fensterungsoperationen bei Otosklerose. Visum (Das medizinische Bildjournal) 1, 17—19 (1961a).
— Neue Wege zur operativen Hörverbesserung. Visum (Das medizinische Bildjournal) 1, 73—76 (1961b).
— Trommelfellplastik. Visum (Das medizinische Bildjournal) 1, 114—116 (1961c).
— Tympanoplastik. Visum (Das medizinische Bildjournal) 1, 174—179 (1961d).

GERMANO, G., e F. STOPPANI: Contributo radiologico allo studio della affezioni mastoidea. Diario radiol. 10, 129—147 (1931).

GEYMAN, M. J., and D. M. CLARK: The Roentgen demonstration of petrositis. Acta radiol. (Stockh.) 13, 125—133 (1932).

GHIRARDI, L.: Cholesteatomi (veri) della testa. Radiol. med. (Torino) 35, 614—621 (1949).

GINZBURG, V. G., and T. F. ROSTOVTSEVA: On the technique of temporal bone sectional radiography. Zbl. ges. Radiol. 68, 62 (1961) [Russisch].

GIRAUD, M., P. BRET, L. ANJOU, L. CHOLLAT et R. BIESSY: L'apport de la tomographie a l'étude radiologique des otorrhées chroniques. Ann. Radiol. 3, 73—88 (1960).
— — — — and CH. FEUILLADE: Radiographic exploration and tomography of the normal and pathological jugular foramen. Ann. Radiol. 4, 543—558 (1961).
— — — J. DUQUESNEL et M. OGIER: L'exploration tomographique du rocher et de la mastoide. J. Radiol. Électrol. 37, 293—299 (1956).
— — — et G. GOSTAZ: Étude radiologique et tomographique des tumeurs glomiques tympano-jugulaire. J. Radiol. Électrol. 37, 931—934 (1956).

GIRAUDI, G.: La sindrome dei tumori dell'apice della piramide temporale. Riv. oto-neuro-oftal. 8, 1—61 (1931).

GIUMTOLI, L.: Limitatore goniometrico e centratore per lo studio del temporale. Note di technica. Ann. Radiol. diagn. (Bologna) 15, 180—183 (1941).

GIVRE, A.: La radiologia de los tumores del nervio acustico. Pren. méd. argent. 38, 199—208 (1951).

GOTO, T.: Röntgenologische Studien über das Ohr der Taubstummen unter Berücksichtigung der Funktion des Innenohres. Zbl. ges. Radiol. 22, 620 (1936) [Japanisch].

GRAF, K.: Meningeome des Felsenbeines. Pract. oto-rhino-laryng. (Basel) 11, 322—333 (1949).
— Über die nicht chromaffinen Paragangliome des Ohres (Glomustumor). Z. Laryng. Rhinol. 32, 619—626 (1953).

GRAHE, K.: Pneumatisation der Schläfenbeinschuppe als Ursache von Komplikationen bei akuter Mittelohreiterung (Squamitis), darunter ein Fall von Hirnabszeß mit Ventrikeleinbruch. Z. Laryng. Rhinol. 26, 365—372 (1936).

GRASHEY, R.: Röntgenologie des Felsenbeines. Z. ges. Neur. Psychiat. 165, 176—179 (1930).

GREEF, P.: Die Röntgenuntersuchung auf dem Gebiete der Ohren-, Nasen- und Kehlkopfkrankheiten. Zbl. Ohrenheilk. 33, 277—291 (1931).

GREIFENSTEIN, A.: Röntgenologische Veränderungen am Schläfenbein bei zwei Fällen von Schüller-Christianscher Krankheit. Z. Laryng. Rhinol. 24, 384—391 (1933).
— Zur Kenntnis der isolierten Facialisneurinome. Arch. Ohr-, Nas.- u. Kehlk.-Heilk. 142, 50 (1936).

GROS, CH., J. P. WALTER, J. BLOCH et P. BOURJAT: La paroi labyrinthique normale: aspects tomographiques. J. Radiol. Électrol. 43, 253—258 (1962).

GROSSMANN, B., u. R. LEIDLER: Drei Tumoren des Ohres. Mschr. Ohrenheilk. 67, 353 (1932).

GRUBER, W.: Über einen anomalen Kanal für eine aus der A. meningea media innerhalb der Schädelhöhle entspringenden A. temporalis profunda. Virchows Arch. path. Anat. 63, 100—103 (1875).

— Zweigeteilte Temporalschuppe. Virchows Arch. path. Anat. 72, 486—488 (1878).

GRUPPE, K.: A case of petrositis with surgical drainage and recovery. J. Amer. med. Ass. 104, 1225—1226 (1935).

GUILLAIN, G., et M. AUBRY: Le labyrinth dans la maladie de Paget. Presse méd. 1936, 889—891.

GUILLEN, G.: Quelques rapports aux techniques radiologiques modernes. L'incidence transorbitaire. La tomographie. Rev. Laryng. (Bordeaux) 76, 395—446 (1955).

—, et P. DALMAS: La radiographie des osselets de l'oreille aspects anatomo-radiologiques. Rev. Laryng. (Bordeaux) 80, 727—753 (1959).

—, et TH. VOGELSANGER: Radiodiagnostic de précision du cholestéatome. Clin. Oto-Rhino-Laryng. etc. 77, 92—115 (1956).

GUNSET, A., SICHEL et E. BOUTON: La radiographie simple et la radiographie stéréoscopique du massif petro-mastoidien dans le diagnostic des otites moyennes. J. belge Radiol. 18, 1—20 (1934).

— — — P. CORNU et LEWIN: La radiographie et la stéréoradiographie du massif mastoidien. Bull. Soc. Radiol. méd. France 22, 514—516 (1934).

HAASE, E.: Neurinoma of the twelfth nerve. J. Neuropath. exp. Neurol. 5, 66—71 (1946).

HABERMANN, G.: Das Röntgenbild der tuberkulösen Otitis media und Mastoiditis. HNO (Berl.) 1, 340—344 (1949).

HACHFELD, F.: Zur Frage der Pneumatisationsstörungen des Warzenfortsatzes. Arch. Ohr.-, Nas.- u. Kehlk.-Heilk. 166, 223—228 (1954/55).

HAESSLER, P.: Un cas de cholestéatome avec destruction du canal semi-circulaire horizontale et paralysie faciale gauche périphérique. J. Radiol. Électrol. 28, 11—12 (1947).

HAGEN, K., and F. SCHWEITZER: Landmarks in the mastoid X-ray film. Eye, Ear, Nose, Thr. Monthly 37, 682—684, 691 (1958).

HAGER, A.: Die Röntgenuntersuchung bei konservativer Behandlung der Mastoiditis. Z. Laryng. Rhinol. 34, 171—174 (1955).

HAIDU, I., and A. NAKO: Extensive destruction of the petrous bone. Excerpta med. (Amst.), Sect. XIV 4, 146 (1950) [Ungarisch].

HAMBERGER, C. A., u. A. ENGSTRÖM: Ein Fall von Melanosarkom mit Metastasen in der Chochlea und dem Vestibularapparat. Acta oto-laryng. (Stockh.) 29, 216—226 (1941).

HAMPTON, O. A., and D. A. SAMPSON: Roentgendiagnosis and treatment of angiome of the tympanic cavity. Amer. J. Roentgenol. 29, 25—31 (1939).

HANDL, K., u. R. LINK: Pneumatisation des Schläfenbeines-Schutz gegen Hörermüdung. Arch. Ohr.-, Nas.- u. Kehlk.-Heilk. 167, 613—615 (1955).

HANSE, W.: Akute Mittelohrentzündung und Pneumatisation des Warzenfortsatzes. Z. Hals-, Nas.- u. Ohrenheilk. 25, 424—430 (1930).

HARDCASTLE, B.: X-ray diagnosis of cholesteatoma. J. Laryng. 73, 564—568 (1959).

HASTY, F.: Roentgenology as an aid in the practice of otology and rhinology. Laryngoscope (St. Louis) 41, 747—753 (1931).

HAUG, R.: Ein Fall von Verknöcherung der Ohrmuschel. Mschr. Ohrenheilk. 73, 287—289 (1939).

HAWKINS, T. D.: Glomus jugulare and carotid body tumors. Clin. Radiol. 12, 199—213 (1961).

HAYASHI, S.: Roentgenological study of mastoid cell development in chronic Otitis media. Excerpta med. (Amst.), Sect. XIV, 6, 449 (1952) [Japanisch].

HECK, K.: Über ein Choristom der Warzenfortsatzgegend. Passow-Schaefers Beitr. 31, 426—430 (1935).

HEEGE, F.: Die Gehörknöchelchen im Röntgenbild. Arch. Ohr.-, Nas.- u. Kehlk.-Heilk. 137, 367—373 (1933).

HEIMENDINGER, E.: Étude radiographique de la trompe d'eustache. Rev. Oto-neuro-ophthal. 58, 303—310 (1938).

HELLMANN, K.: Zur Lehre von metastatischen Carcinomen des Hörnerven. Z. Hals-, Nas.- u. Ohrenheilk. 4, 157—162 (1923).

HEMPSTEAD, B.: Osteomas of paranasal sinuses and the mastoid process. J. Amer. med. Ass. 111, 1273—1276 (1938).

HENNEBERG, u. KOCH: Über zentrale Neurofibromatose und die Geschwülste des Kleinhirnbrückenwinkels (Acusticus-Neurinome). Arch. Psychiat. Nervenkr. 36, 251—304 (1903).

HENRARD, E.: L'intéret de la stéréographie analytique comperative des mastoides. J. belge 28, 347—438 (1938).

HENZE, TH.: Otograph. Ein neues Einstellgerät für Schädelaufnahmen. Röntgen- u. Lab. Prax. 6, 58—62 (1953).

—, u. O. HEISE: Erfahrungen mit neuem Einstell-Hilfsgerät für Schädel-, insbesondere für Ohraufnahmen. Röntgen-Bl. 5, 234—240 (1952).

HERBST, K.: Ein Fall von Sinus petro-squamosus. Mschr. Ohrenheilk. 89, 69 (1955).

HERRNHEISER, G.: Vereinfachung der röntgenologischen Aufnahmetechnik des Gehörorganes. Fortschr. Röntgenstr. 984—999 (1929).

HERTLE, W.: Ein Beitrag zur Kasuistik der verlängerten Griffelfortsätze. Z. Laryng. Rhinol. 34, 708—710 (1955).

HEUPER, R.: Glomus jugulare tumours of the temporal bone. J. Fac. Radiol. (Lond.) 8, 325—334 (1957).

HIPPE, H., u. K. HÄHLE: Tomographie des Warzenfortsatzes. Röntgenpraxis 10, 393—394 (1938).

HIRSCH, J. F., J. METZGER, A. CALABRO et D. DOYON: Problémes posés par l'association d'un neurinome de l'acustique et d'un méningiome temporal. J. Radiol. Électrol. 43, 871—876 (1962).

HLADKÝ, R.: Diagnostic radiographique des inflammations du rocher. Acta radiol. boemosl. 1, 74—80 (1938).

Hladký, R.: Resorption of the osseous labyrinth in x-ray pictures. Zbl. ges. Radiol. 50, 77 (1956) [Tschechisch].

—, u. E.Brosch: Röntgenuntersuchung von Felsenbeinen bei Otosklerose und Schallleitungstaubheit entzündlichen Ursprungs. Zbl. ges. Radiol. 62, 234 (1959) [Tschechisch].

Hodes, Ph.J., J.O.Perritt and R.L.Tondreau: Roentgen manifestations of eighth nerve tumors. Zbl. ges. Radiol. 52, 97 (1956/57). — Indian. J. Radiol. (Souvenir) 278—288 (1956).

Hodgson, H.: Radiology of the mastoid process. Proc. roy. Soc. Med. 32, 126—132 (1938).

— Cholesteatomata of the temporal bone. Brit. J. Radiol. 20, 202—204 (1947).

Hoffmann, K.: Röntgenbilder von Sinus petrosquamosus. Zbl. ges. Radiol. 62, 208 (1959) [Tschechisch].

Hofmann, L.: Primäre metastatische Petrositis mit konsekutiver Meningitis und Otitis. Arch. Ohr.-, Nas.- u. Kehlk.-Heilk. 145, 356—365 (1938).

Hofmann, S.: Die Verwertbarkeit der Röntgenaufnahme von E. G. Mayer beim Cholesteatom. Z. Laryng. Rhinol. 31, 387—395 (1952).

Hohlbrugger, H.: Bedeutung der röntgenologischen Untersuchungen bei otogenen, nicht eitrigen, endokraniellen Komplikationen. Mschr. Ohrenheilk. 89, 10 (1955).

Holmes, E.: A reviews of three hundred and three cases of cholesteatoma. Ann. Otol. (St. Louis) 47, 135—143 (1938).

Honjo, A.: Röntgenologische Untersuchungsmethode des Attik und seiner Umgebung. Zbl. ges. Radiol. 25, 620 (1937).

Hopper, R.: The glomus jugulare tumour. Clinical and radiological features. J. Fac. Radiol. (Lond.) 7, 77—89 (1955).

Hubin, E.: Tumeur du rocher et de la fosse temporo-pariétale. J. belge Neurol. Psychiat. 36, 754—758 (1936).

Hutchinson, C.: Die Röntgenaufnahme als Hilfsmittel in der Differentialdiagnose zwischen Otosklerose und chronischen Adhäsivprozessen. J. Laryng. 69, 616—624 (1955).

Hybasek, I., C.Krc u. J.Hubacek: Pozdni Rentgenove nalezy u' antrotomovanych. Čs. Otolaryng. 5, 277—282 (1960).

Imhof, F.: Röntgenbild und Operationsbefund bei Antrotomien. Z. Hals-, Nas.- u. Ohrenheilk. 48, 192—200 (1941).

Inferrera, A.: Contributo clinico radiografico alla patogenesi della paralisis del VI di origine otitica. Arch. ital. Otol. 44, 338—344 (1933).

Irgens, E.: Haemangioma of skull involving right petrous and occipital bone. Arch. Otolaryng. 29, 709—712 (1939).

Isingrud, J.: A case of generalized lipoidosis of the temporal bone, type Hand-Schüller-Christian's disease. Acta oto-laryng. (Stockh.) 37, 315—522 (1949).

Jackson, C.: Morphologic and roentgenologic aspects of the temporal bone. Study of 536 bones with special reference to pneumatisation. Arch. Otolaryng. 28, 561—580 u. 748—767 (1938).

Jacob, W., u. W.Lemcke: Beitrag zur exakten Röntgendiagnose der Acusticusneurinome mit Hilfe der Tomographie. Fortschr. Röntgenstr. 81, 409—411 (1954).

James, D. C.: Tomography of temporal bone in disease of middle ear. Brit. J. Radiol. 30, 148—152 (1957).

Jensen, G., Chr.Jespersen and S.Brunner: Value of different projections in diagnosis cholesteatoma. Acta radiol. (Stockh.) 54, 177—185 (1960).

Jéquier, M., et J.R.Helg: A propos de la radiographie des rochers (incidence de Steenhuis). Praxis (Bern) 37, 144—145 (1948).

Jervey, J.: Osteoma of the mastoid. Ann. Otol. (St. Louis) 53, 180—181 (1944).

Jeschek, J., u. E. Muntean: Die Schichtuntersuchung des fenestrierten Labyrinthes. Fortschr. Röntgenstr. 87, 512—517 (1957).

Jezegabel, C.: Manifestation oculaire du pneumo-sinus dilatans. Étude clinique et étiopathologique. Arch. Ophtal. (Paris), N.S. 20, 28—47 (1960).

Jognson, V.: Roentgen signs of mastoiditis and its complications. J. Amer. med. Ass. 115, 510—513 (1940).

Johnson, W.: The radiographie demonstration of the jugular foramina. Radiography 14, 110—112 (1948).

Jünemann, W., and H.Rennert: Cavernoma teleangiectaticum fissurale am Ohrschädel mit cerebraler Beteiligung. Arch. Ohr.-, Nas.- u. Kehlk.-Heilk. 166, 288—296 (1954/55).

Juster, M., J.Michel, H.Fischgold et J.A. Liévre: La radiographie agrandie du rocher dans l'osteite déformante de Paget. Presse méd. 1955, 308—311.

Kaczurba, A.: Perisinusal abscesses with few symptoms. Zbl. ges. Radiol. 40, 252 (1953).

— Cholesteatoma in X-ray picture. Pol. Przegl. radiol. 26, 181—197 mit engl. Zus.fass. (1962) [Polnisch].

Kafka, M.: The correlation of clinical and roentgenoligical findings. Arch. Otolaryng. 55, 110—114 (1938).

Kaneda, H.: Kritik der Röntgenaufnahme des Schläfenbeines. Zbl. ges. Radiol. 21, 230 (1936) [Japanisch].

Kaplan, J., D.Rochlin u. S.Reinberg: Die Röntgendiagnostik der akuten Mastoiditis. Zbl. ges. Radiol. 11, 759 (1932) [Russisch].

Kaulich, F.: Zur Aplasie des Sinus sigmoideus. Mschr. Ohrenheilk. 77, 225—229 (1943).

Kemper, H.: Die Bedeutung des Röntgenbildes für die Ohrbegutachtung. Z. Laryng. Rhinol. 31, 264—274 (1952).

Kepes, P.: Hämangiom des Ohres. Mschr. Ohrenheilk. 72, 798—808 (1938).

Kettunen, K.: Roentgen demonstration of the semicircular canales in Paget's disease. Amer. J. Roentgenol. 70, 564—565 (1953).

Kidokoro, S., u. M.Yuasa: Über neue stereoskopische Röntgenaufnahmen des Gehörorganes. Zbl. ges. Radiol. 25, 434 (1937) [Japanisch].

KINDLER, W.: Die durch Detonation entstandene Mittelohreiterung, ihre Besonderheiten und Verlauf. Arch. Ohr.-, Nas.- u. Kehlk.-Heilk. **151**, 52—56 (1942).

KING, E. S. J.: Glomustumor, Practitioner **173**, 687—695 (1954).

KINKADE, J.: Angiosarkoma of the petrous portion of the temporal bone. Ann. Otol. (St. Louis) **57**, 235—240 (1948).

KLEINSASSER, O.: Die Tumoren des Glomus jugulare und die anderen nicht chromaffinen Paraganglien im Bereiche der Schädelbasis. Zbl. Neurochir. **17**, 155—168 (1956).

—, u. H.ALBRECHT: Die Riesenzelltumoren des Schläfenbeines. Arch. Ohr.-, Nas.- u. Kehlk.-Heilk. **172**, 246—256 (1958).

—, u. G.FRIEDMANN: Über Neurinome des N. facialis. Zbl. Neurochir. **19**, 49—59 (1959).

KLICPERA, L.: Primäres Carcinom des Larynx mit Metastasen im Keilbein und der Pyramidenspitze rechterseits. Mschr. Ohrenheilk. **71**, 1258—1259 (1937).

KOCH, C.: Objektive Stereoröntgenographie des Schädels, insbesondere des Schläfenbeines mit schräg gerichtetem Strahlenkegel. Röntgenpraxis **3**, 358—363 (1931).

— Objektive Stereoskopie in der Oto-Röntgenologie. Passow-Schaefers Beitr. **30**, 1—12 (1932).

— Objective otologic Roentgen stereoscopy and its significans for the Roentgen diagnosis of diseases of the mastoid process. Radiology **23**, 75—79 (1934).

— Röntgendiagnostik des Felsenbeines. Röntgen-Bl. **9**, 377—394 (1956).

—, u. F. J.ZEEGELAAR: Röntgenaufnahmen des Ohrgebietes mittels Bildwandler. Fortschr. Röntgenstr. (Beih.) Bd. 38, 60 (1956) (Tagungsbericht).

KÖHLMEIERS, W.: Über glomusartige Tumoren im Bereiche des Ohres. Mschr. Ohrenheilk. **82**, 158—164 (1948).

KÖRNER, O.: Ein Fall von Chlorom beider Schläfenbeine, beider Sinus sigmoidei und beider Orbitae, eine otitische Phlebitis des Sinus cavernosus vortäuschend. Mschr. Ohrenheilk. **30**, 462—463 (1896).

KOMENDANTOV, L.: Über Indikation zur operativen Behandlung bei Ohraffektionen und über die Bedeutung der Röntgenographie des Schläfenbeines. Zbl. ges. Radiol. **11**, 176 (1932) [Russisch].

KOPETZKY, S.J., and R.ALMOUR: Empyema of the petrous apex: Further observations and cases reports. Ann. Otol. (St. Louis) **42**, 802—828 (1933).

KOWATSCHEFF, L.: Intrakranielle Komplikationen der akuten Otitis im Röntgenbild. Z. Hals-, Nas.- u. Ohrenheilk. **48**, 236—259 (1941).

KRAINZ, W.: Über die Auskleidung der lufthältigen Warzenzellen. Ein Beitrag zur Kenntnis der Pneumatisation des Schläfenbeines. Z. Hals-, Nas.- u. Ohrenheilk. **8**, 46—92 (1924).

— Entstehung und Verlauf der Mastoiditis. Z. Hals-, Nas.- u. Ohrenheilk. **12**, 488—492 (1925).

KRAMM, H.: Über Erkrankungen der Zellen an der vorderen oberen Gehörgangswand. Arch. Ohr.-, Nas.- u. Kehlk.-Heilk. **138**, 312—323 (1934).

KRAUS, L.: Felsenbeinsequestration im Röntgenbild. Passow-Schaefers Beitr. **28**, 431—448(1931).

— Die Pyramidenspitzenpneumatisation im Röntgenbild. Arch. Ohr.-, Nas.- u. Kehlk.-Heilk. **128**, 307—338 (1931 b).

— Röntgenbefunde beim Gradenigo. Arch. Ohr.-, Nas.- u. Kehlk.-Heilk. **130**, 349—357 (1932).

— Zur Röntgenologie des Labyrinthkernes bei chronischen Otitiden. Z. Hals-, Nas.- u. Kehlk.-Heilk. **33**, 343—373 (1933).

— Zur Röntgendiagnostik des Mastoids. Röntgenpraxis **6**, 497—508 (1934).

— Neuere Gesichtspunkte bei der Beurteilung der röntgenologischen Felsenbeinaufnahmen. Med. Klin. **1935**, 517—519.

— Röntgenologische und histologische Untersuchungen zur Petrositis. Z. Laryng. Rhinol. **26**, 209—236 (1935b).

— Über Pyramidenveränderungen im Röntgenbild. Arch. Ohr.-, Nas.- u. Kehlk.-Heilk. **142**, 15—27 (1936).

— Zur röntgenologischen Diagnose der Labyrinthitis. Z. Hals-, Nas.- u. Ohrenheilk. **42**, 218—232 (1937) (Kongreßbericht).

— Über große Cholesteatome. Arch. Ohr.-, Nas.- u. Kehlk.-Heilk. **149**, 46—55 (1941).

—, u. D. J.WIRKNER: Anatomische und röntgenologische Untersuchungen über das Emissarium mastoideum. Z. Hals-, Nas.- u. Ohrenheilk. **25**, 270—279 (1930).

KRAYENBÜHL, H.: Primary tumours of the root of the fifth cranial nerve: their destruction from tumours of the Gasserian ganglion. Brain **59**, 337—352 (1936).

KREPUSKA, ST.: Chlorom des Gehörganges. Z. Hals-, Nas.- u. Ohrenheilk. **11**, 196—205 (1925).

KRIEG, R.: Hilfsvorrichtung zur Einstellung des Schädels bei Spezialaufnahmen, insbesondere nach STENVERS. Röntgen- u. Lab.-Prax. **11**, 105—107 (1958).

KRIEGSMANN, G.: Röntgenologische Untersuchungen an Warzenfortsätzen nach durchgemachter Otitis. Z. Hals-, Nas.- u. Ohrenheilk. **29**, 259—276 (1931).

— Über Pyramidenspitzenentzündungen und -operationen. Hals-, Nas.- u. Ohrenarzt, **31**, 1—11 (1940).

KRIZ, L.: Röntgenologische Diagnostik in der Otologie. Zbl. ges. Radiol. **24**, 644 (1937) [Serbokroatisch].

KRÖHNKE, J., u. F. KULLMANN: Beiträge zur Röntgendiagnose der Felsenbeinerkrankungen. Z.Hals-, Nas.- u. Ohrenheilk. **35**, 526—532 (1934).

KRUPINSKY, Z.: Übermäßig langer Griffelfortsatz des Schläfenbeines. Zbl. ges. Radiol. **27**, 548 (1938) [Polnisch].

KÜLZ, J.: Beitrag zur röntgenologischen Diagnose der okkulten Mastoiditis im Kindesalter. Z. ärztl. Fortbild. **53**, 854—857 (1959).

KUMAGAI, K., and K.KOMIYAMA: The direct enlargement radiography applied at the temporal bone. Zbl. ges. Radiol. **54**, 36(1957) [Japanisch].

Kulessa, J.: Über seltene Lokalisation von Cholesteatomen. Z. Laryng. Rhinol. 33, 678—682 (1954).

Kurato, T.: Röntgenologische Untersuchungen über die pneumatische Zellen des Schläfenbeines (Drei Mitteilungen). Zbl. ges. Radiol. 27, 219 u. 220 (1938) [Japanisch].

Lachapéle, A.: Les trois incidences fondamentes d'exploration radiologique de l'os temporal. Leurs indications resepctives. Rev. Laryng. (Bordeaux) 65, 501—521 (1941).

Laitiner, L., a. S. Pakarinen: On symptoms and diagnosis of acoustic neurinoma. Zbl. ges. Radiol. 64, 178 (1960) [Finnisch].

Land, R.: Glomus jugulare tumor of the middle ear. A case report. Radiology 59, 70—76 (1952).

Langer, W.: Tiefgelegene Entzündungsherde im Schläfenbein. Z. Hals-, Nas.- u. Ohrenheilk. 32, 99—109 (1932).

Langfeldt, B.: Tomography of the middle ear in columella operations. Stapedectomy and autotransplantation of the ossicles. Acta radiol. (Stockh.) 53, 129—136 (1960).

Langraf, F.: Diskussionsbemerkung. Arch. Ohr.-, Nas.- u. Kehlk.-Heilk. 167, 616—617 (1955).

Lapayowka, M. S., B. L. Cartér and M. S. McGann: The use of plesiosectional tomographic in the diagnosis of eight nervetumors. Amer. J. Roentgenol. 88, 1187—1193 (1962).

Larkin, J.: Aero-otitis media, roentgenological study. Amer. J. Roentgenol. 51, 179—185 (1944).

Laskiewicz, A.: La valeur de la radiographie dans les complications endocraniennes d'origine otique. Otolaryng. slav. 3, 544—567 (1931).

— Du cholestéatome congénital. Rev. Laryng. (Bordeaux) 58, 281—298 (1937).

Lattes, R., and J. G. Waltner: Nonchromaffin paraganglioma of middle ear (carotidbody like tumor; glomus jugulare tumor). Cancer 2, 447—468 (1949).

Laurent, Y., u. F. Caels: Processus paracondylicus mit Gelenkbildung. Fortschr. Röntgenstr. 93, 136—137 (1960).

Law, F.: Symposium on mastoiditis. Diagnostic aids in acut mastoiditis: X-ray. Laryngoscope (St. Louis) 43, 784—787 (1933).

— Roentgen examination of the mastoid processes. Amer. J. Roentgenol. 31, 482—486 (1934).

Lecco, V., e G. Cardinali: Considerazioni ezioistopatogenetiche e cliniche sull'osteoma della mastoide e sulla esostosi del condutto. Boll. Mal. Orecch. 78, 3—20 (1960).

Legré, J., G. Salamon, J. Bonnal et J. Serratrice: Aspects radiologiques du rocher dans les neurinomes de l'acoustique. Ann. Radiol. 5, 211—224 (1962).

Leichner, Z.: Epidermoid of the skull. Excerpta med. (Amst.), Sect. XIV, 6, 249 (1952) [Ungarisch].

Leitholf, O.: Tumoren der Schädelknochen. Acta neurochir. (Wien) 4, 287—319 (1956).

Lejeune-Laoureux, J.: L'incidence III dans le radiodiagnostic otologique. Acta oto-rhinolaryng. belg. 1, 311—320 (1947).

Lemahieu, S.: Valeur respective de l'incidence III de Chaussé et de la tomographie dans l'étude radiologique du rocher. Acta oto-rhinolaryng. belge 6, 463—517 (1952).

Lévy, A., et J. Botelli: Signes radiologiques des neurinomes de l'acoustique. Arguments statistiques. J. Radiol. Électrol. 34, 842—843 (1953).

Lewis, D.: Eosinophilic granuloma of temporal bone associated with diabetes insipidus. A case report. Ann. Otol. (St. Louis) 57, 531—537 (1948).

Liebschner, K., u. H. Vieten: Ein Hilfsgerät zur Einstellung von Spezialaufnahmen des Schädels. Röntgen-Bl. 5, 25—35 (1952).

Lillie, H. I., and H. L. Williams: Osteoma of the external auditory canal; mastoiditis with perijugular bulb abscess and meningitis; chronic suppurative otitis media with cholesteatome and circumscribed labyrinthitis; chronic suppuration mastoiditis with complete destruction of the auricle and atresia of the external auditory canal from gunshot wound. Surg. Clin. N. Amer. 11, 801—808 (1931).

Lindgren, E.: Das Röntgenbild bei Tumoren des Ganglion Gasseri. Acta. chir. scand. 85, 181—194 (1941).

Link, R., u. K. Handl: Die Pneumatisation des Schläfenbeines, ein Schutz gegen Lärmschwerhörigkeit. Arch. Ohr.-, Nas.- u. Kehlk.-Heilk. 167, 610—613 (1955).

Lipschitz, R.: Angiographic study of a carotid body tumour. Brit. J. Radiol. 31, 105—106 (1958).

Lisa, De, D. A.: Tumor of the glomus jugulare. Arch. Otolaryng. 51, 925—927 (1950).

List, C.: Trigeminusneuralgie, verursacht durch Exostose des Felsenbeines. Nervenarzt 4, 27—34 (1931).

Loebell, H.: Ohroperation im frühen Kindesalter und Pneumatisationsentwicklung. Z. Laryng. Rhinol. 21, 326—334 (1931).

Die funktionelle Architektur des Warzenfortsatzes. Acta oto-laryng. (Stockh.) 25, 240—252 (1937).

— Niemann-Picksche Erkrankung und Ohr. Hals-, Nas.- u. Ohrenarzt, 29, 119—123 (1938).

Loeliger, H.: Über Facialisneurinome. Acta oto-laryng. (Stockh.) 35, 541—555 (1935).

Loepp, W.: Die Cholesteatome des Schädels. Arch. Ohr.-, Nas. u. Kehlk.-Heilk. 138, 56—78 (1934).

— Röntgenologische Beobachtungen über die Veränderungen an der Pyramidenspitze beim Gradenigo-Komplex. Fortschr. Röntgenstr. 54, 604—607 (1936a).

— Vorzüge und Grenzen der röntgenologischen Untersuchungsmethode bei entzündlichen Mittelohrerkrankungen. Med. Klin. 1936, 1496—1497.

— Die Pathologie der Pyramidenspitze im Röntgenbild. Fortschr. Röntgenstr. 61, 196—222 (1940).

Löw, F.: Operative Behandlungsmöglichkeiten der Tumoren der Schädelbasis. Langenbecks Arch. klin. Chir. 273, 716—720 (1952/1953).

—, u. W. Tönnis: Klinik und Behandlung der Neurinome des Nervus trigeminus. Zbl. Neurochir. 14, 32—41 (1954).

Löw-Beer, H.: Beiträge zur Röntgendiagnostik des Ohres. Fortschr. Röntgenstr. **41**, 795—796 (1930).
— Veränderungen am Schläfenbein bei florider Osteomalazie. Fortschr. Röntgenstr. **42**, 102—107 (1930).
Lombardi, G.: I tumori glomici timpano-giugulare. Radiol. med. (Torino) **42**,1089—1100(1956).
Loughery, Th. P., and W. R. Stecher: An improved stereoscopie mastoid examination. Amer. J. Roentgenol. **29**, 112—115 (1933).
Lord, O.C., and M. J. Stewart: Osteoclastoma of the temporal bone. J. Laryng. **58**, 363—381 (1943).
Lossen, H.: Gerät für röntgenologische Schädelaufnahmen. Z. Hals-, Nas.- u. Ohrenheilk. **37**, 459—462 (1935).
Lucarelli, U., et G. Pompili: La studio stratigrafica del condutto uditivo interno. Act. ital. Otol. **72**, 680—690 (1961).
Ludovico, N.: L'indagine radiologica dei canali laceri posteriori; utilità di una nuova incidenza e dell' impiego della stratigrafia obliqua a strato presso. Radiol. med. (Torino) **47**, 700—610 (1961).
Lüscher, E.: Isoliertes Chondrom im knöchernen Teil des äußeren Gehörganges („Aurikuläranhang ?"). Arch. Ohrenheilk. **129**, 63—68 (1931).
— Die Bedeutung der Pneumatisation des Warzenfortsatzes bei den entzündlichen Mittelohrerkrankungen. Schweiz. med. Wschr. **1943**, 901—902.
Lund, R.: Zit. nach Welin, Acta radiol. (Stockh.), Suppl. **42**.
Lundgren, N.: Neurinoma nervi facialis. Acta oto-laryng. (Stockh.) **35**, 535—537 (1935).
— Tympanic body tumors in the middle ear. Tumors of the carotid body type. Acta oto-laryng. (Stockh.) **37**, 367—369 (1949).
Lysholm, E.: Contribution to the technique of projection in roentgenological examination of pars petrosa. Acta radiol. (Stockh.) **9**, 54—61 (1931).
— Skeletveränderungen bei zwei Fällen mit einem, einen Acusticustumor vortäuschenden Brückenwinkelmeningeom. Acta chir. scand. **85**, 195—197 (1941).
Maciel, P.: Die röntgenologische Untersuchung der Felsenbeinmastoideusgegend. Zbl. ges. Radiol. **15**, 710 (1932) [Portugiesisch].
Maingot, G., et Sourice: Exploration radiologique du rocher. J. belge Radiol. **20**, 227 (1931).
Majer, E. H.: Totaldestruktion der Pyramidenspitze durch Cholesteatom. Mschr. Ohrenheilk. **83**, 282—287 (1949).
— Carotisdrüsenähnliche Tumoren des Mittelohres (nicht chromaffine Paragangliome). Arch. Ohr.-, Nas.- u. Kehlk.-Heilk. **159**, 277—283 (1959).
Malan, A.: Paralisi dell'ipoglosso da osteite della rocca petrosa. Atti Congr. ital. Radiol. med. Pt. 2, 74—76 (1930).
— Syndrome de Gradenigo bilateral. De l'importance de l'examen radiologique des pyramides pétreuses dans ce syndrome. Ann. Oto-laryng. (Paris) **2**, 129—135 (1931).

Marcato, D.: Studio microradiografico sullo sviluppo et accrescimento della capsula labirintica. Arch. ital. Laring. **66**, 137—152 (1958).
Marque, A.M., J.M.Tato u. R.A.Atucha: Die radiologische Untersuchung der Pyramide. Zbl. Radiol. **23**, 357 (1936) [Spanisch].
Martel De, T., A. Subirana y J. Guillaume: Voluminosa neurinoma del ipogloso con desarollo juxta-bulboprotuberantial. Ars. Med. (Barcelona) **8**, 416 (1933).
Martilotti, F.: Sulle malformazioni congenite dell'orrecchio esterno. Pediatria (Riv.) **45**, 337—344 (1937).
Martin, P.L., et J.Duhamel: Quelques applications de la tomographie du crane. J. Radiol. Électrol. **33**, 190—191 (1952).
Marucci, L., e M.Marcato: Indagine clinico-radiologica sulla „Sindrome da apofisi stiloide anomale". Ateneo parmense **30**, 951—969 (1959).
Marullo, L., e C.Silvagni: La proiezione III. di Chausé e la transorbitaria unilaterale obliqua di Rosenthal-Ewerthsen nella otite media purulenta cronica. Nunt. radiol. (Firenze) **26**, 467—483 (1960).
Masson, P.: Le glomus neuro-myo-arteriel des regions tactiles et ses tumeurs. Lyon chir. **21**, 257—263 (1924).
Massonnaud: Incidences unilatérales de la mastoide. Notes de pratique. Technique dans appareil special. Arch. Élect. méd. **39**, 405—410 (1931).
Masuda, T., u. Yoshie: Über Röntgenbilder der otogenen Extraduralabszesse. Zbl. ges. Radiol. **17**, 113 (1934) [Japanisch].
Mathiessen, H.: Roentgen examination of the temporal bone with contrast medium in certain ear affections. Excerpta med. (Amst.), Sct. XIV, **3**, 501 (1949).
Mattik, W. L., and E. M. Burke: Glomus jugulare tumors. Laryngoscope (St. Louis) **62**, 311—322 (1952).
—, and J.W.Mattick: Some experiences in management of cancer of middle ear and mastoid. Arch. Otolaryng. **53**, 610—621 (1951).
Mayer, E. G.: Über eine seltene Mißbildung des Schläfenbeines. Arch. Ohr.-, Nas.- u. Kehlk.-Heilk. **135**, 226—231 (1933).
— Über die röntgenologische Diagnose und Differentialdiagnose der Tumoren des Kleinhirnbrückenwinkels. Radiol. Rdsch. **5**, 269—274 (1937).
— Der diagnostische Wert des einfachen Röntgenbildes des Schädels. Acta neurochir. (Wien), Suppl. **3**, 41—54 (1955).
— Fortschritte in der Röntgenologie der Hals-, Nasen- und Ohrenheilkunde. Mschr. Ohrenheilk. **89**, 3—9 (1955).
Mayer, O.: Zur Kenntnis der pathologischen Veränderungen im Gehörorgan bei der Lues congenita tarda. Z. Hals-, Nas.- u. Ohrenheilk. **37**, 2—30 (1935).
— Die Pyramidenzelleneiterung. Z. Hals-, Nas.- u. Ohrenheilk. **42**, 1—86 (1937) (Kongreßbericht).

Mayer, O.: Über die Entstehung des Cholesteatoms des äußeren Gehörganges. Hals-, Nas.-Ohrenarzt, 29, 283—302 (1938).

—, u. A. Riccabona: Über die Ursachen und Behandlung der chronischen Mittelohreiterung ohne Cholesteatom. Arch. Ohr.-, Nas.- u. Kehlk.-Heilk. 151, 189—196 (1942).

Mazza, A.: Il quadro radiologico et stratigrafico del cholesteatoma dell'orechio medio. Arch. ital. Otol. 64, 575—588 (1953).

McGann, M. S.: Plesiosectionaltomography of the temporal bone. Amer. J. Roentgenol. 88, 1183—1186 (1962).

McGovern, F. H., F. Shaugther, G. Hugh and Js. Cooper: Skull roentgenograms of interest to the otolaryngologist. Ann. Otol. (St. Louis) 57, 387—396 (1948).

McMillan, A. S.: Cholesteatoma in chronic otitis media. Amer. J. Roentgenol. 36, 747—750 (1936).

Means, R. G., and J. Gersten: Primary carcinoma of the mastoid process. Case report. Ann. Otol. (St. Louis) 62, 93—100 (1954).

Meda, P., G. B. Leonardelli and P. L. Gova: Tumors of the temporal bone. Arch. Otolaryng. 70, 471—484 (1959).

Meller, H.: Zur Kenntnis der Osteodystrophia fibrosa des Schläfenbeines. Mschr. Ohrenheilk. 71, 1293—1303 (1937).

— Zur Pathologie des Cholesteatoms des Scheitelbeines. Mschr. Ohrenheilk. 72, 791—797 (1938).

Meyer, M.: Über Entstehung, knochenzerstörende Ausbreitung und theoretische Einordnung des sekundären Cholesteatoms und über seinen Einfluß auf die Pneumatisation des Warzenfortsatzes. Arch. Ohr.-, Nas.- u. Kehlk.-Heilk. 139, 127—149 (1935).

Meyer, W.: Ergebnisse röntgenologisch-klinischer Untersuchungen zur Frage der sekundären Sklerosierung des Warzenfortsatzes. Arch. Ohr.-, Nas.- u. Kehlk.-Heilk. 130, 292—301 (1932).

Miceli, R., e A. Silimbani: L'indagine radiologica nei carcinomi dell'orecchio medio. Otorinolaring. ital. 25, 243—281 (1957).

Mifka, P.: Zur röntgenologischen Diagnostik des Foramen jugulare. Wien. klin. Wschr. 61, 742—744 (1949).

Milanesi, S.: Metastasi all'ossi temporale de carcinoma mammario. Riv. oto-neuro-oftal. 36, 503—511 (1961).

Miller, D.: Cancer of the external auditory meatus. Laryngoscope (St. Louis) 65, 448—461 (1955).

Minakawa, T.: Röntgenologische Betrachtungen über den Verlauf des Fallopschen Kanals. Zbl. ges. Radiol. 61, 298 (1959) [Japanisch].

Mishima, N.: Röntgentomographie des Gehörorganes. Zbl. ges. Radiol. 64, 290 (1960) [Japanisch].

Miskolczy-Fodor, F., and J. Biró: The roentgen-diagnosis of otogenous perisinous abscess. Excerpta med. (Amst.), Sect. XIV, 6, 117 (1952) [Ungarisch].

Mittermaier, R.: Zur röntgenologischen Diagnostik und Therapie der angeborenen knö-

chernen Gehörgangsatresie. Z. Laryng. Rhinol. 24, 213—221 (1933).

Mittermaier, R.: Über den Wert der Röntgenuntersuchung in der Oto-Rhinologie. Röntgenpraxis 7, 577—588 (1935).

— Röntgenologischer Beitrag zur Frage der Knochenneubildung bei Mastoiditis. Z. Hals-, Nas.- u. Ohrenheilk. 45, 214—227 (1940a).

— Über Zerstörungen des Schläfenbeines, hervorgerufen durch Geschwülste. Arch. Ohr.-, Nas.- u. Kehlk.-Heilk. 147, 271—280 (1940).

Moatti, L.: Considérations cliniques sur la radiographie dans les mastoidites aigues. Ann. Otolaryng. (Paris) 4, 411—433 (1931).

Möller-Flemming, P.: Zwei Fälle von Riesenzelltumoren im Os occipitale. Fortschr. Röntgenstr. 53, 465—470 (1936).

Montandon, A., et L. Mausse: Les aspects radiologiques du massif pétromastoidien. I. Les acquisitions de la radiologie du temporal selon les incidences fondamentales. Confin. neurol. (Basel) 19, 155—176 (1950).

Moriya, M.: Morphologische Studien über die Pyramidenzellen im Schläfenbein bei Japanern, insbesondere über die Einteilung der Pyramidenzellen als Zellgruppen, sowie Vergleich dieser Zellzüge mit den röntgenologischen Befunden. Zbl. ges. Radiol. 33, 392 (1941) [Japanisch].

Morton, R.: Radiology in late congenital syphilitic nerve deafness. Brit. J. vener. Dis. 32, 162—164 (1956).

Moser, K., u. L. Loepp: Über die röntgenologischen Veränderungen am Felsenbein bei Hirnerkrankungen. Dtsch. Z. Nervenheilk. 133, 1—34 (1933).

Motta, G.: La stratigrafia della regione petromastoidea. Radiologia (Roma) 8, 505—537 (1952).

—, e G. Sulsenti: Le metastasi nell'osso temporale dei tumori pulmonari. Minerva otorinolaring. 11, 113—119 (1961).

Mündnich, K.: Zur Frage der Entwicklung der Pneumatisation des Warzenfortsatzes und seines Wachstums. Z. Hals-, Nas.- u. Ohrenheilk. 42, 193—217 (1937) (Kongreßbericht).

— Über das Hamartom im Bereiche der Paukenhöhle. Mschr. Ohrenheilk. 73, 239—244 (1939a).

— Rückläufige Veränderungen im Pneumatisationsbild des Warzenfortsatzes. Mschr. Ohrenheilk. 73, 513—541 (1939b).

Munk, J.: Apical petrositis. Brit. J. Radiol. 18, 309—312 (1945).

Muntean, E.: Der Wert der Tomographie für die Erkennung pathologischer Veränderungen des Labyrinthes und des Facialiskanals. Fortschr. Röntgenstr. 64, 109—121 (1941).

— Der Beitrag zur Röntgenschichtuntersuchung zur Frühdiagnose des „Cholesteatoms". Fortschr. Röntgenstr. 65, 279—290 (1942).

— Ein Anwendungsgebiet der Röntgenschichtuntersuchung: Die Atresie des äußeren Gehörganges. Fortschr. Röntgenstr. 65, 291—293 (1942).

— Die Anwendung der Schichtuntersuchung bei akuten und chronischen entzündlichen Erkrankungen des Felsenbeines. Acta radiol. (Stockh.) **44**, 479—504 (1955).

MUNTEAN, E., u. J. FINK: Das Röntgentomogramm des Felsenbeines. Technik, Analyse des normalen Bildes. Klinische Anwendungsmöglichkeit. Fortschr. Röntgenstr. **63**, 183—194 (1941).

MYERSON, M.: Suppuration of the petrous pyramid. Some views on its surgical management. Arch. Otolaryng. **26**, 42—48 (1937).

—, and H. RUBIN: Further experiences with suppuration of the petrous pyramid. Arch. Otolaryng. **25**, 525—538 (1937).

— — and S. G. GILBERT: Anatomic studies of the petrous portion of the temporal bone. Arch. Otolaryng. **20**, 195—210 (1934).

— — — Subcortical fistulas of the anterior surface. Their management in suppuration of the petrous pyramid. Arch. Otolaryng. **21**, 677—685 (1935).

NAGER, F.: Die Bedeutung der Röntgenuntersuchung bei den Eiterungen der Felsenbeinspitze. Acta radiol. (Stockh.) **15**, 475—487 (1934).

— Zur Diagnose und Therapie der Eiterungen in der Felsenbeinspitze. Schweiz. med. Wschr. **1935**, 615—616.

NATHAN, M. H., W. P. RADMAN and H. L. BARTON: Osseous actinomycosis of the head and neck. Amer. J. Roentgenol. **87**, 1048—1053 (1962).

NATHANSON, L., and S. LOSNER: Ossification of auricles of external ears associated with acromegaly. Radiology **48**, 66—68 (1947).

NEIL, J.: Osteoma of the mastoid process. J. Laryng. **66**, 519—521 (1952).

NEISS, A.: Nachweis eines Schaltknochens an der Spitze des Felsenbeines. Fortschr. Röntgenstr. **88**, 368—370 (1958).

— Über wenig bekannte Skeletvariationen. Fortschr. Röntgenstr. **94**, 227—232 (1961).

NEHMER, W.: Über eine zentrale Aktinomykose des Felsenbeines. Z. Hals-, Nas.- u. Ohrenheilk. **41**, 320—328 (1937).

NEUBERGER, F.: Drei Frühbeobachtungen tympanaler Paragangliome. Mschr. Ohrenheilk. **92**, 72—80 (1958).

—, u. E. MORITSCH: Über die formalen Hemmungspotenzen penicillinbehandelter frühkindlicher Otitiden auf die Warzenfortsatzpneumatisation. Z. Laryng. Rhinol. **34**, 727—733 (1955).

NEUMANN, H.: Welche Bedeutung hat die Röntgenuntersuchung für die Beurteilung der akuten Mittelohrentzündung. Wien. klin. Wschr. **1935**, 373—374.

— Zylindromatöse Basalzellencarcinome des äußeren Gehörganges. Mschr. Ohrenheilk. **71**, 1127—1128 (1937).

NEWMAN, E. B., and J. S. RECHTSCHAFFEN: Roentgenologic visualization of the semicircular canal in an case of Paget's disease. Amer. J. Roentgenol. **63**, 210—211 (1950).

NICOLLE, A.: La radiographie dans les mastoidites latentes. J. belge Radiol. **21**, 371—378 (1932).—Arch. Électr. méd. **40**, 417—421 (1932).

NIEDERMOWE, W.: Metastatisches Mittelohrcarcinom nach operiertem Mammacarcinom. Z. Laryng. Rhinol. **32**, 609—613 (1953).

NOVOTNY, O.: Osteoma liberum des äußeren Gehörganges. Arch. Ohr.-, Nas.- u. Kehlk.-Heilk. **149**, 5—9 (1941).

— Operativ geheilter Pyramidenspitzenprozeß und postoperative Carotisblutung. Mschr. Ohrenheilk. **76**, 325—331 (1942).

— Klinische Erfahrungen an Pyramidenzelleneiterungen. Arch. Ohr.-, Nas.- u. Kehlk.-Heilk. **154**, 367—389 (1944).

— Zur Diagnostik und Therapie perilabyrinthärer Eiterungen. Mschr. Ohrenheilk. **79/80**, 381—403 (1946).

— Zum Ablauf der Labyrinthentzündung im Röntgenbild. Mschr. Ohrenheilk. **81**, 81—88 (1947a).

— Das Röntgenbild des operierten Labyrinthes. Mschr. Ohrenheilk. **81**, 544—551 (1947b).

— Über den Endzustand nach Ramadier-Operation. Mschr. Ohrenheilk. **82**, 204—215 (1948).

— Prostatacarcinom, Metastase im Schläfenbein. Mschr. Ohrenheilk. **83**, 31—33 (1949).

— Die Labyrintheiterung im Röntgenbild. Wien. klin. Wschr. **62**, 32—33 (1950).

ODY, F.: Mastoidite ancienne droite avec osteomyélite chronique du rocher droit à pneumocoques, provoquant des poussées aigues de méningite. — Suppuration de l'acquéduc du vestibule avec séquestre. — Drainage et curettage de la face supéropostérieure du rocher. — Guérison. Rev. Oto-neuro-ophtal. **17**, 164—167 (1939).

OESTERLE, F.: Zwei Fälle von Enostosen des Warzenfortsatzes. Hals-, Nas.- u. Ohrenarzt, **30**, 97—101 (1939).

OETTINGER, E.: Über den Sinus petrosquamosus. Z. Hals-, Nas.- u. Ohrenheilk. **38**, 100—106, 108—121 (1935) (Kongreßbericht).

OFFENHAMMER, K.: Zur Histologie der Gehörgangsexostosen. Z. Laryng. Rhinol. **32**, 361—365 (1953).

OHNISHI, Y.: Ein Fall von Facialisneurinom mit Facialislähmung. Ref. Zbl. Hals-, Nas.- u. Ohrenheilk. **28**, 669 (1937).

OHRT, H.: Maligne Tumoren im Mittelohr. Zbl. ges. Radiol. **45**, 237 (1954/55) [Dänisch].

OKASAKI, M.: Röntgenologische Studien über die Bedeutung der Erbfaktoren bei der Pneumatisation der Warzenfortsätze. (II. Mitt.: Zwillingsforschung.) Zbl. ges. Radiol. **25**, 304 (1937) [Japanisch].

OLSSON, Y.: Un cas d'osteoite de la pyramide (du temporal) démonstrée par la radiographie. Acta radiol. (Stockh.) **18**, 163—171 (1932).

— On the value of Roentgen examination in chronic otitis. Acta radiol. (Stockh.) **16**, 632—634 (1935).

OLTERSDORF, U.: Morphologie und Klinik der sog. Zylindrome. Arch. Ohr.-, Nas.- u. Kehlk.-Heilk. **155**, 365—395 (1949).

OMBRÉDANNE, M., et J. FRANCOIS: Étude tomographique des aplasie de l'oreille par balayage hypocycloid. Ann. Oto-laryng. (Paris) **75**, 829—843 (1958).

Ombrédanne, M., et J. Francois: Malformations radiologiques de l'oreille interne dans les aplasies de l'oreille. Ann. Otolaryng. (Paris) **78**, 557—566 (1962).

— Poncet, Porcher et Gilles: Tomographies dans les aplasie d'oreilles. Ann. Otolaryng. (Paris) **69**, 564—573 (1952).

Onchi, Y., u. M. Honzyo: Über die röntgenologische Diagnostik der perisinuösen Entzündung. Zbl. ges. Radiol. **29**, 548 (1939) [Japanisch].

Opheim, O.: Chronic middle ear inflammation and the pneumatic cellular system in the mastoid process. Acta oto-laryng. (Stockh.) **29**, 56—76 (1941).

— Acute purulent middle ear lesions and the pneumatic cellular system in the mastoid process. Acta oto-laryng. (Stockh.) **29**, 251—272 (1941).

Oppikofer, E.: Die Hypernephrommetastasen in den oberen Luftwegen und im Gehörorgan. Arch. Ohr.-, Nas.- u. Kehlk.-Heilk. **103**, 271—292 (1931).

Orlandini, I., et C. Sbernini: Osservazioni microradiografiche sugli ossicini dell'udito. Ann. Radiol. diagn. (Bologna) **29**, 1—17 (1956).

Ottaviani, A., e G. F. Mazzoleni: Rapporto fra pneumatizzazione del temporale e lesioni cochleari da trauma sonoro. Riv. Audiol. prat. **9**, 1150 (1959).

Owen, G.: A simplified method of producing the axial view of Mayer in chronic mastoiditis and attic cholesteatoma. Amer. J. Roentgenol. **57**, 260—263 (1945).

Padoan, D.: Aspetti radiografici del labirinto auricolare normale nei primi due anni di vita. Arch. ital. Otol. IV, s. **50**, 231—242 (1938).

Pagano, A.: Sulla malattia di Hand-Schüller-Christian. Arch. ital. Laring. **62**, Suppl. 25—36 (1954).

Pan, G.: Osteom des Mastoids. Zbl. ges. Radiol. **64**, 290 (1960) [Chinesisch].

Pankrac, I.: Zur Röntgenographie des Processus mastoideus. Zbl. ges. Radiol. **56**, 165 (1957/58) [Russisch].

Papsickij, J.: Anwendung von Kontrastmittel bei der Röntgenuntersuchung der Schläfenknochen. Zbl. ges. Radiol. **49**, 60 (1956) [Russisch].

Pasini, C.: Considerazzioni di semeiotica stratigrafica della regione attico — epitimpanica in presenza di processi inflammatori cronici di tale regione. Arch. ital. Otol. **69**, 8—18 (1958).

Pavelic, F.: Pseudotumor des Ohres mit einem Sinus petrosquamosus. Mschr. Ohrenheilk. **76**, 95—98 (1942).

Pélissier, G.: Présentation d'un chassis pour radiographies symmétriques des mastoides en incidences obliques. Bull. Soc. Radiol. méd. France **24**, 101—102 (1936).

Pendergrass, E. P., Ph. J. Hodes, R. I. Tondrean and Ph. A. Marden: The tympanic cavity and auditory ossicles. Roentgen findings in health and disease. Amer. J. Roentgenol. **76**, 327—342 (1956).

Perez, P. E., E. G. Harrison and W. H. Re Mine: Vagal-body tumor (Chemodectoma of the glomus intravagale). New Engl. J. Med. **263**, 1116—1121 (1960).

Pesce, L.: Contributo allo studio radiologico dei neurinomi dell'acustico. Rif. med. **74**, 436—439 (1960).

Petersen, O., and P. Stocksted: Tomography of the normal temporal bone. Arch. Otolaryng. **73**, 37—42 (1961).

Petzl, S.: Beitrag zur Pneumatisation des Warzenfortsatzes nach Mittelohrentzündung im ersten Lebensjahr. Z. Hals-, Nas.- u. Ohrenheilk. **48**, 339—344 (1942).

Philip, M., et Mathey-Cornat: Sur l'exploration radiographique de la mastoide et du rocher chez l'enfant. Bull. Soc. Radiol. méd. France **24**, 469—472 (1936).

Piazza, A.: Studio stratigrafico della regione petro-mastoidea. Radiol. med. (Torino) **33**, 458—481 (1947).

Pietrantoni, L.: De alcuni particolari aspetti radiografici e clinici delle petrositi. Arch. ital. Otol. **47**, 599—652 (1935).

— An otologist's views in tomography of the temporal bone after five years experience. Pract. oto-rhino-laryng. (Basel) **19**, 136—143 (1957).

Pignataro, E.: Schichtaufnahmen mit dicker und dünner Schicht bei vielfacher Strahlenrichtungsänderung. Fortschr. Röntgenstr. **94**, 261—270 (1961).

Pihrl, J.: Die Kontrastmitteldarstellung des Mittelohres bei chronischer Entzündung. Zbl. ges. Radiol. **53**, 162 (1957) [Tschechisch].

Plester, D.: Mißbildungen des Stapes bei Dysostosis mandibulo-facialis. Acta oto-laryng. (Stockh.) **53**, 55—60 (1961).

Poch-Vinals, R.: Xantoma de la mastoides. Acta oto-rino-laring. ibero-amer. **11**, 417—447 (1960).

Podesta, R.: Akute eitrige Mittelohrentzündung, Mastoiditis. Absceß des oberen und seitlichen Teiles des Nackens. Eitrige Streptokokkenmeningitis. Operation nach Holmgren-Frenckner. Zbl. ges. Radiol. **25**, 620 (1937) [Spanisch].

Politti, L., e R. Rossoni: Nuova applicazione del craniostato a pallettoni per lo studio radiografico della rocca petrosa; proiettata in senso normale al suo asse longitudinale. Ann. Radiol. e Fisica, med. **11**, 117—125 (1937).

Pollitzer, G., u. E. G. Mayer: Über angeborenen Verschluß und Verengung des äußeren Gehörganges und ihre formale Genese. Virchows Arch. path. Anat. **258**, 206—231 (1925).

Porcher, P., J. Porot et L. Rossand: L'incidence trans-maxillaire. (Incidence facile et sure pour la mise an évidence de la pyramide pétreuse et du trou déchiré postérieur). J. Radiol. Électrol. **33**, 379—382 (1952).

Porta, C.: Contributo allo studio della morfologia e della patologia dell'osso temporale. I. Gli emissari venosi mastoidei. Otorinolaring. ital. **5**, 483—533 (1935a).

— Contributo allo studio della morfologia e della patologia dell'osso temporale. II. Gli emissari squamosi e petrosquamosi. Otorinolaring. ital. 5, 608—618 (1935b).

PORTMANN, M., et G. GUILLEN: Incidence III. de Chaussé. Diagnostic radiographique d'un abscess cerebral d'origine otitique. Re. Laryng. (Bordeaux) 74, 599—602 (1953).

POTTER, H.: The grid diaphragm applied to the stereographic study of the mastoids. Amer. J. Roentgenol. 26, 107—110 (1931).

PREUSSE, K. H.: Über Osteombildung am Warzenfortsatz des Felsenbeines. Passow-Schaefers Beitr. 31, 201—215 (1935).

PREVEDI, G., e D. MARCATO: Studio microradiografico sullo sviluppo ed accrescimento delle ossicine dell'orecchio e dell'anello timpanico. Arch. ital. Laring. 65, 189—214 (1957).

PROSKURJAKOW, S.: Über die Wirkung des einseitig gesteigerten Muskelzuges des Sternocleidomastoideus auf den Warzenfortsatz. Mschr. Ohrenheilk. 68, 808—813 (1934).

PSENNER, L.: Über die Zeichen des Aneurysma der Carotis interna im Röntgenbild ohne Kontrastmittelanwendung. Fortschr. Röntgenstr. 61, 131—143 (1940).

— Die Hämangiome im Bereiche des Kopfes und ihre Erkennung aus den Nativbildern des Schädels. Klin. Med. (Wien) 1, 164—186 (1946).

— Die Innenohrveränderungen im Röntgenbild. Mschr. Ohrenheilk. 81, 169—194 (1947a).

— Über einige Fälle von seltenen Cholesteatomformen des Schläfenbeines. Mschr. Ohrenheilk. 81, 313—315 (1947b).

— Bemerkung zur Abhandlung von W. KRAINZ: „Über Aufhellungsherde im Röntgenbild des Schläfenbeines." Mschr. Ohrenheilk. 81, 89—91 (1947c).

— Die Veränderungen am Schädelskelet bei parasellaren Tumoren. Radiol. Austriaca 2, 57—71 (1949).

— Ein Beitrag zur Diagnose und Differentialdiagnose der Meningeome. Fortschr. Röntgenstr. 76, 567—579 (1952).

PÜSCHEL, L., u. R. SCHLOSSHAUER: Über den Einfluß des somatotropen und androgenen Hormons auf die Pneumatisation. Arch. Ohr.-, Nas.- u. Kehlk.-Heilk. 167, 595—610 (1955).

PYGOTT, F.: The radiological anatomy of the labyrinth. Brit. J. Radiol. 20, 121—123 (1947).

RAGULES, P., u. N. L. CAUBARRERE: Die Radiographie der akuten Entzündung des Warzenfortsatzes. Zbl. ges. Radiol. 15, 680 (1933) [Spanisch].

RAINER, A.: Die Verknöcherung der Fossa subarcuata unter besonderer Berücksichtigung des knöchernen Feinbaues. Z. Hals-, Nas.- u. Ohrenheilk. 41, 446—463 (1937).

— Untersuchungen über die Entwicklung und den Ausbau der Pyramidenzellen. Arch. Ohr.-, Nas.- u. Kehlk.-Heilk. 145, 3—49 (1938).

RAJNER, V., L. KOZELKA u. V. STEPANEK: Röntgendiagnose der Otitis und Mastoiditis bei Säuglingen und Kindern unter zwei Jahren Zbl. ges. Radiol. 62, 234 (1959) [Tschechisch].

— — — Röntgendiagnostik der Mastoiditis bei Säuglingen und Kindern bis zum zweiten Lebensjahr. Radiol. clin. (Basel) 30, 46—51 (1961).

RAMADIER, J.: L'ostéite profonde du rocher. Ann. Oto-laryng. (Paris) 12, 1300—1330 (1931).

RAMADIER-TOURNEY, A.: Une observation de tumeur à myéloplaxes du rocher. Rev. Oto-neuro-ophtal. 15, 29 (1937).

RATTI, A.: Ricerche di tecnica, di anatomica e di semiotica radiografiche della rocca petrosa. Radiol. med. (Torino) 17, 916—932 (1930a).

— Il valore dell'esame radiografico nell'accertamento delle lesioni della rocca petrosa. Atti Congr. ital. Radiol. med. Pt. 2, 30—32 (1930b).

RAUSCH, F.: Typische Knochenveränderungen an der Schädelbasis beim Neurinom des Nervus V und XII. Acta neurochir. (Wien) 4, 432—448 (1956).

—, u. E. REMHOLD: Zur Röntgendiagnostik der Acusticusneurinome. Fortschr. Röntgenstr. 84, 702—705 (1956). — Zbl. Neurochir. 16, 220—229 (1956).

REBOUL, G., M. PÉLISSIER et L. BETRANDO: Tomographie du rocher en radio-otologie. J. Radiol. Électrol. 38, 292—293 (1957).

REEVES, R. S., and OWEN DOYLE: Glomus tumors. Their response to irradiation. J. Roentgenol. 81, 475—478 (1959).

REINIKE, A., u. H. SPRENGER: Zur Röntgenanatomie des Labyrinthes. Z. Laryng. Rhinol. 34, 361—371 (1955).

RENANDER, A.: Das Röntgenbild bei otogenen tiefen Felsenbein-Affektionen. Apicitis. Gradenigo-Syndrom. Acta radiol. (Stockh.) 13, 165—177 (1932).

RICCABONA, A.: Angeborenes Cholesteatom. Mschr. Ohrenheilk. 81, 305—312 (1947).

RICHTER, H.: Warzenfortsatzpneumatisation und Mucosuseiterung. Z. Hals-, Nas.- u. Ohrenheilk. 25, 74—87 (1930).

— Beiträge zur pathologischen Anatomie des Ohres. Hals-, Nas.- u. Ohrenarzt, 29, 43—57 (1938).

— Betrachtungen zur Entwicklung des Mittelohres. Hals-, Nas.- u. Ohrenarzt, 30, 375—386 (1939a).

— Der Einfluß der Pneumatisation des Schläfenbeines auf den Verlauf der akuten Mittelohrentzündung. Hals-, Nas.- u. Ohrenarzt, 30, 229—237 (1939b).

— Die Berücksichtigung der anatomischen Struktur des Schläfenbeines bei der Anzeige zur Operation der akuten Mittelohrentzündung. Z. Hals-, Nas.- u. Ohrenheilk. 45, 266—283 (1940a).

— Über Beziehungen der Pneumatisation des Schläfenbeines und den Komplikationen der akuten Mittelohrentzündung. Z. Hals-, Nas.- u. Ohrenheilk. 45, 421—427 (1940b).

— Kann man von dem Röntgenbefund auf den Zeitpunkt der Entstehung einer Schwerhörigkeit schließen? Münch. med. Wschr. 1958, 1237—1238.

RIECKER, O.: Ein klinischer Beitrag zur Diagnostik und Therapie der Pyramidenspitzeneiterung. Mschr. Ohrenheilk. 71, 1495—1504 (1937a).

Riecker, O.: Ein klinischer Beitrag zur Diagnostik und Therapie der Pyramidenspitzeneiterung. Mschr. Ohrenheilk. 71, 1495—1504 (1937b).

Riemenschneider, P. A., G. D. Hoople, D. Brewer, D. Jones and A. Ecker: Roentgenographic diagnosis of tumors of the glomus jugulare. Amer. J. Roentgenol. 69, 59—65 (1953).

Rissing, F.: Ein primärer maligner Tumor des Felsenbeines vom Typ der Speicheldrüsenmischgeschwulst. Beitr. path. Anat. 100, 582—597 (1938).

Robl, S.: Polyostotic fibrous dystrophy of mastoid complicated by acute mastoiditis. Ann. Otol. (St. Louis) 50, 330—335 (1941).

Rodriguez-Adrados, F., et E. VillalobosMier: Utilité de l'incidence transorbitaire en otologie. Rev. Laryng. (Bordeaux) 79, 250—253 (1958).

Romanowski, B.: Tomographische Aufnahmen bei Untersuchungen des Schläfenbeines und seiner Umgebung. Zbl. ges. Radiol. 42, 247 (1954) [Polnisch].

— Tomographische Untersuchungen des Felsenbeines und seiner Umgebung. Zbl. ges. Radiol. 64, 77 (1960) [Polnisch].

Rosendal, Th., and H. Ewertsen: Röntgen examination of the temporal bone for cholesteatoma. Acta radiol. (Stockh.) 37, 431—444 (1952).

Rosenwasser, H.: Glomus jugulare tumor of the middle ear. Laryngoscope (St. Louis) 62, 623—634 (1952).

Rossmann, B.: Einfache röntgenologische Aufnahmetechnik des Säuglingsohres. Fortschr. Röntgenstr. 86, 741—748 (1954).

— Über die Röntgenanatomie des Säuglingsohres. Fortschr. Röntgenstr. 89, 44—52 (1958a).

— Über das Röntgenbild des gesunden Säuglingsohres. Fortschr. Röntgenstr. 88, 162—167 (1958b).

— Das Röntgenbild des gesunden und kranken Säuglingsohres. Mschr. Kinderheilk. 108, 51—55 (1960).

— Über die Röntgendiagnostik des Säuglingsohres. Fortschr. Röntgenstr. 94, 232—243 (1961).

— Weitere Vereinfachung unserer Aufnahmetechnik bei der Röntgenuntersuchung des Säuglingsohres. Fortschr. Röntgenstr. 98, 58—61 (1963).

Rostovtseva, T.: Röntgendiagnose bei chronischer Epitympanitis. Zbl. ges. Radiol. 64, 179 (1960) [Russisch].

Rubin, H.: Metastasis to the petrous apex following carcinoma of the breast. Arch. Otolaryng. 24, 95—97 (1936).

Ruckensteiner, E.: Über die echten Osteome des Schädeldaches. Radiol. Austriaca 8, 87—92 (1955).

— Über das eosinophile Skeletgranulom mit Lungenveränderungen. Radiol. Austriaca 11, 191—207 (1961).

—, u. F. R. Prietzel: Untersuchungen über die Pneumatisation des Schläfenbeines nach Mastoidektomie im frühen Kindesalter. Mschr. Ohrenheilk. 81, 73—80 (1947).

Rüedi, L.: Mittelohrraumentwicklung und Mittelohrentzündung. Z. Hals-, Nas.- u. Ohrenheilk. 45, 175—213 (1940).

Runström, G.: A contribution to the roentgen-Technic for examination of the temporal bone, in cases of chronic changes originating from the ear. Acta radiol. (Stockh.) 11, 116—117 (1930).

— Beiträge zur Röntgendiagnostik chronischer vom Mittelohr ausgehender Veränderungen im Felsenbein. Acta oto-laryng. (Stockh.) 16, 389—391 (1931).

— On the Roentgendiagnostics of the ear. Technique and results. Acta radiol. (Stockh.) 16, 630—632 (1935).

Rusconi, M.: L'esame craniografico per confronto crociato delle imagini mastoidee. Arch. Radiol. (Napoli) 9, 1037—1044 (1934).

Ruttin, E.: Zit. nach E. G. Mayer.

Samuel, E., and Ch. Theron: The radiology of the auditory ossicles. Brit. J. Radiol. 25, 245—252 (1952).

Sans et Porcher: Polytome. J. Radiol. Électrol. 31, 300—302 (1950).

Scheibe: Zit. nach E. G. Mayer.

Scheuer, K.: Röntgenverfahren bei Mastoiditis. Z. Laryng. Rhinol. 20, 437—443 (1931).

Schilling, R.: Zur Frage der Pyramidenzelleneiterung. Hals-, Nas.- u. Ohrenarzt, 29, 27—37 (1938).

Schillinger, R.: Roentgenologic aspects of mastoiditis. Amer. J. Roentgenol. 39, 103—201 (1938).

— Pneumatisation of the mastoid. A Roentgenstudy. Radiology 33, 54—67 (1939).

Schlitter, E.: Über das metastatische Carcinom des Gehörorganes und über dessen Beziehungen zur Meningitis carcinomatosa. Arch. Ohrenheilk. 129, 121—161 (1919).

Schlossauer, B.: Zur Röntgendiagnostik des Antrumcholesteatoms mit Hilfe der „steilen Stenvers-Aufnahme" nach Wullstein. HNO (Berl.) 3, 136—139 (1952).

Schlungbaum, W.: Zur Röntgendiagnostik des Acusticusneurinoms. Radiol. clin. (Basel) 28, 139—149 (1959).

Schmidt, Chr.: Neurinom des Nervus facialis. Schweiz. med. Wschr. 8, 190—191 (1931).

Schmidt, G.: Über Pyramidenspitzenpneumatisation. Z. Hals-, Nas.- u. Ohrenheilk. 42, 93—108 (1937) (Kongreßbericht).

— Vergleichende röntgenologisch-histologische Untersuchungen an Felsenbeinpyramiden. Arch. Ohrenheilk. 146, 235—247 (1939).

Schmidt, H.: Röntgenologische Darstellung eines Processus retromastoideus. Fortschr. Röntgenstr. 88, 67—69 (1958).

— Occipitale Dysplasie. Fortschr. Röntgenstr. 90, 691—704 (1959).

Schroeder, A.: Die Prognose des Gradenigoschen Symptomenkomplexes. Zbl. ges. Radiol. 24, 201 (1937) [Spanisch].

Schüller, A.: Eine neue Modifikation der „Schüller-Aufnahme". Röntgenpraxis 10, 23—26 (1938).

Schütz, W.: Röntgenschichtaufnahme des normalen Warzenfortsatzes und der Felsenbeinpyramide. Z. Hals-, Nas.- u. Ohrenheilk. 43, 435—443 (1938).

SCHULZE, A.: Die Frühdiagnose der Acusticus-neurinome. HNO (Berl.) 5, 103—109 (1955).

SCHWAB, W.: Zur Pathologie und Klinik der Carcinommetastasen im Schläfenbein. HNO (Berl.) 2, 19—20 (1950).

SCOTT, M., and H. P. WYCIS: Intracranial neurinoma of the hypoglossal nerve; successful removal; case report. J. Neurosurg. 6, 333 (1949).

SEIFERTH, L.: Die Bedeutung objektiv richtiger, stereoskopischer Röntgenaufnahmen für die Diagnostik entzündlicher und traumatischer Warzenfortsatzerkrankungen. Passow-Schaefers Beitr. 30, 13—23 (1932).

SEKIYA, T.: Über das Röntgenbild bei der otogenen Sinusthrombose. Zbl. ges. Radiol. 33, 690 (1941) [Japanisch].

SEMERIA, C.: Statistische und anatomisch-röntgenologische Untersuchungen über den Pneumatisationsgrad des Warzenfortsatzes nach der Klassifikation von ODD-OPHEIM. Arch. ital. Otol. 61, 106—115 (1950).

SERIO, N. DE: Il canale carotico dell rocca petrosa del temporale nella diagnostica radiologica. Arch. Radiol. (Napoli), N.S. 4, 242—243 (1955).

— Valore e limiti dell'esame radiografico standard e stratigrafico nella diagnostica del canale carotideo della piramide temporale. Radiol. med. (Torino) 41, 981—1013 (1955).

SEYSS, R.: Ein Fall von tuberkulöser Labyrinthitis. Z. Laryng. Rhinol. 32, 614—617 (1933).

— Zur Röntgendiagnostik frühkindlicher Ohrerkrankungen. Arch. Ohr.-, Nas.- u. Kehlk.-Heilk. 168, 141—149 (1955).

SHAMBAUGH jr., G.: Involvement of the jaw joint in acute suppurative otitis media. Arch. Otolaryng. 33, 975—981 (1941).

SHEBESTA, E.: Temporal bone studies. Radiology 30, 110—116 (1938).

SHRIVASTAV, J. B., and K. D. SHARMA: Osteoclastoma from the temporal bone. Indian J. Surg. 16, 100—101 (1954).

SIGORA, B.: Röntgendiagnostik der Veränderungen des Felsenbeines. Zbl. ges. Radiol. 32, 231 (1941) [Ungarisch].

SKOLNIK, E. M., S. L. PERELLI and R. A. PORNOY: Fibrous dysplasia of the skull and temporal bone. Eye, Ear, Nose Thr. Monthly 37, 755—759 (1958).

SMERLINICH, G.: Radiogrami guida per l'orecchio medio. Nunt. radiol. (Firenze) 20, 732—741 (1954).

SMITH, C.: Von Recklinghausen's disease in otology. Laryngoscope (St. Louis) 51, 705—713 (1941).

SNYDER, H.: Giant cell tumor. Report of a case involving mastoid. J. Kans. med. Soc. 36, 189—192 (1935).

SOBIESKI, E. J., and R. E. WAUD: Radiologic clearing in subacut mastoiditis treated with antibiotics. U.S. armed. Forces med. J. 4, 1339—1345 (1953).

SOILA, P.: Congenital anomalies of the sound-conducting organ. Acta radiol. (Stockh.) 50, 444—452 (1958).

SONNAUER, P.: Beiträge zur Röntgendiagnostik der Otitis und Mastoiditis des Säuglings- und Kindesalters. Arch. Kinderheilk. 122, 77—85 (1941).

SONNAUER, P.: Radiographical diagnosis of mastoiditis in infants and children. Excerpta med. (Amst.), Sect. XIV, 2, 377 (1948).

SORENSEN, H.: Cancer of the middle ear and mastoid. Acta radiol. (Stockh.) 54, 460—468 (1960).

STARK, L., u. E. WEBER: Die Osteome der Schädelbasis. Zbl. Neurochir. 21, 126—144 (1961).

STENVERS, H.: Quelques anomalies du rocher: Hyperostose et cholésteatome. Acta radiol. (Stockh.) 34, 374—379 (1950).

— „Hyperostosis" du rocher. Folia psychiat. neerl. 32, 442—443 (1950).

STEPANEK, VL., V. RAJNER u. L. KOZELKA: Die Bedeutung der Röntgenuntersuchung des Processus mastoideus bei Mittelohrentzündungen bei Kindern bis zum zweiten Lebensjahr. Zbl. ges. Radiol. 69, 169 (1961).

STEURER, O.: Zur Frage der Pneumatisation des Warzenfortsatzes. Z. Hals-, Nas.- u. Ohrenheilk. 29, 113—123 (1931).

— Die Röntgendiagnostik des Ohres. Fortschr. Röntgenstr. 45, 715 (1932).

— Cholesteatomentstehung nach Antrotomie. Z. Hals-, Nas.- u. Ohrenheilk. 34, 316—325 (1933a).

— Das Röntgenbild, ein Hilfsmittel zur Frage der Otosklerose? Passow-Schaefers Beitr. 31, 1—7 (1935b).

— Über einen operierten Fall von wahren (echten) Cholesteatomen des Felsenbeines. Arch. Ohr.-, Nas.- u. Kehlk.-Heilk. 145, 377—381 (1938).

STIEVE, F.: Theoretische Überlegungen und praktische Winke zum Röntgenschichtverfahren. Röntgen-Bl. 7, 129—192 (1954).

— Vergleichende Untersuchungen über die Leistungsfähigkeit verschiedener Verwischungsarten beim normalen Schichtverfahren. Vortrag III. Internat. Kurs f. Stratigraphie in Genua. Inform. med. (Genova) 10, 404 (1956).

— La technique de radiographie en coupe et les divers modes d'effacement. J. Radiol. Électrol. 38, 49—61 (1957).

STIX, K.: Pneumatisationsverhältnisse des Warzenfortsatzes bei verschiedenen Mittelohrerkrankungen größerer Kinder. Passow-Schaefers Beitr. 31, 474—482 (1935).

STOUT, PH.: Comperative surgical anatomy of infant, child and young adult temporal bones and mastoid processes (lantern slides and specimens). Laryngoscope (St. Louis) 41, 313—321 (1931).

— The peripheral manifestations of the specific nerve sheath tumor (neurilemoma). Amer. J. Cancer 24, 751—796 (1935).

STUART, E.: Osteoma of the mastoid: Report of a case with an investigation of the constitutional background. Arch. of Otolaryng. 31, 838—854 (1940).

SUSSMAN, M.: A simple technique for roentgen examination of the petrous pyramid. Amer. J. Roentgenol. 30, 415—418 (1933).

SWART, B.: De la qualité et des renseignements donnés par les clichés tomographiques dans les divers types de la balayage. Roentgen-Europ. **2**, 13—32 (1961).

Szumsky, S., et N. Gaizewsky: Contribution à l'étude de la radiographie de l'os temporale. Ann. Oto-laryng. (Paris) **1**, 27—40 (1936).

Tajiri, M.: Röntgenologische Studien über die Sklerose des Schläfenbeines bei der chronischen Otitis in Abhängigkeit von ihrer Verlaufform. Zbl. ges. Radiol. **71**, 77 (1961) [Japanisch].

Takahata, N.: Klinisch röntgenologische Studien über die chronische Otitis. III. Der Wert der Röntgenuntersuchung für die endoaurale Operation des Mittelohres. Zbl. ges. Radiol. **59**, 75 (1958) [Japanisch].

Tamari, M., and J. A. Loewy: Roentgenologic demonstration of the facial nerve canal. Arch. Otolaryng. **53**, 34—40 (1951).

Tanturri, V.: Beitrag zur Symptomatologie der Neoplasmen der Pyramidenspitze. Mschr. Ohrenheilk. **66**, 798—808 (1932).

Tanner, K.: Angiographische Darstellung eines Glomustumors der Paukenhöhle. Bericht über einen Fall. HNO (Berl.) **5**, 85—86 (1955).

Tänzer, A.: Das Hämangiom der Schädelbasis und sein Röntgenbild. Fortschr. Röntgenstr. **91**, 633—638 (1959).

Tapia, M.: Geschichte, Einfallsrichtung und Brauchbarkeit der Röntgendiagnose des Schläfenbeines. Zbl. ges. Radiol. **33**, 392 (1941) [Spanisch].

Tarp, O.: Tomography of temporal bone with polytome. Acta radiol. (Stockh.) **51**, 105—116 (1959).

Tartagli, D.: La diagnosi radiologica del cholesteatoma. Radiol. med. (Torino) **26**, 339—342 (1939).

Tato, J.: Normaler und pathologischer Luftgehalt des Schläfenbeines. Zbl. ges. Radiol. **15**, 63 (1933) [Spanisch].
— Wichtigkeit der Röntgenuntersuchung bei den akuten entzündlichen Prozessen des Mittelohres. Zbl. ges. Radiol. **16**, 110 (1934) [Spanisch].
— Röntgenuntersuchungen der Pyramide eines ohne Eingriff geheilten Falles mit dem Gradenigoschen Symptomenkomplex. Zbl. ges. Radiol. **21**, 39 (1936a) [Spanisch].
— Zur Diagnostik und chirurgischen Behandlung der Petrositis. Hals-, Nas.- u. Ohrenarzt, **27**, 313—328 (1936).
— O. E. Bergaglio and M. J. Zamboni: Procedure to establish pre-operatively the measurements and boundaries of the frontal sinus. Excerpta med. (Amst.), Sect. XIV 6, 534 (1952) [Spanisch].
—, u. M. Malenchini: Die Röntgen-Tomographie des Schläfenbeines. Zbl. ges. Radiol. **31**, 436 (1940) [Spanisch].

Taylor, H.: The roentgen findings in suppuration of the petrous apex. Ann. Otol. (St. Louis) **40**, 367—395 (1931).
— Suppuration of the petrous pyramid. Roentgenologic problems. Arch. Otolaryng. **18**, 458—463 (1933).
— The roentgen findings in suppuration of the petrous apex. Amer. J. Roentgenol. **30**, 156—162 (1933).

Taylor, H.: Suppuration in pneumatic petrous apex. Amer. J. Roentgenol. **33**, 767—773 (1935).
— Suppuration in the mastoid and petrous of the temporal bone. Roentgen findings. Radiology **33**, 79—89 (1939).

Teed, A.: Cholesteatoma verum tympani, its relationship to the first epibranchial blacode. Arch. Otolaryng. **24**, 455—474 (1936).

Theissing, G.: Röntgenologische Untersuchungen über die Struktur des Warzenfortsatzes. (Ein Beitrag zur Frage der Beziehungen zwischen Knochenbau und Pneumatisation des Schädels.) Z. Hals-, Nas.- u. Ohrenheilk. **25**, 137—156 (1930).
— Ausgedehnte Schädeldachtuberkulose mit Beteiligung des Schläfenbeines. Z. Laryng. Rhinol. **32**, 135—140 (1953).

Thienpont, R.: La radiographie et la chirurgie endo-otique. J. belge Otol. **5**, 352—356 (1930).
— La technique de la radiologie de l'os temporale au moyen d'un dispositif simple. J. belge Radiol. **22**, 29—37 (1933).
— Abscessus encephalici in oto-rhinologia. L'examen radiographic dans les abscès encéphaliques. Acta Soc. otol. etc. **1**, 237—239 (1935).
— Base anatomo-pathologique de la pneumatisation de la mastoide dans l'étude des surdités chroniques progressives. J. belge Radiol. **25**, 291—298 (1936).
— Technique nouvelle de la radiographie de l'os temporal toutes les incidences faites la tête occupant la position de profil. Bull. Soc. belge Otol. Lar. Rhin. **1**, 45—49 (1938a). — J. belge Radiol. **27**, 38—42 (1938).
— Base anatomo-pathologique de la pneumatisation de la mastoide dans l'étude des surdités chroniques progressives. Bull. Soc. belge Otol. Lar. Rhinol. **1**, 75—94 (1938b).
— Radiographie d'un cas d'apexite avec Gradenigo. Bull. Soc. belge Otol. Lar. Rhin. **3**, 456—457 (1938).
— Au sujet de radiodiagnostic de la tuberculose de l'oreille. Ann. Oto-laryng. (Paris) **9/10**, 808—810 (1939).

Tobeck, A.: Zur Anatomie der Felsenbeinspitze nach röntgenologischen Untersuchungen. Z. Hals-, Nas.- u. Ohrenheilk. **36**, 384—394, 403—404 (1934) (Kongreßbericht).
— Anatomische Untersuchungen über die Pneumatisation von Felsenbeinen und die Wegleitung zur Spitze. Z. Hals-, Nas.- u. Ohrenheilk. **37**, 152—164 (1934).
— Über Seitenunterschiede nicht erkrankter Felsenbeinpyramiden im Röntgenbild. Hals-, Nas.- u. Ohrenarzt, **27**, 329—333 (1936).
— Über den Verlauf des Facialiskanales im Röntgenbild (Untersuchungen an mazerierten Schläfenbeinen. Arch. Ohr.-, Nas.- u. Kehlk.-Heilk. **144**, 276—289 (1938).
— Erfahrungen bei geheilten Pyramidenzelleneiterungen. Arch. Ohr.-, Nas.- u. Kehlk.-Heilk. **148**, 319—338 (1940).

Torp, O.: Tomography of the temporal bone with the polytome. Acta radiol. (Stockh.) **51**, 105—116 (1959).

TOSCANO, A., e C. CELLA: La diagnosi radiologica di mastoidite all luce del riscontro operatorio. Ann. Radiol. diagn. (Bologna) **22**, 412—435 (1950).

TRAINA, S.: Sui tumori cilindromatosi (cilindroma del seno mascellare, cilindroma del dorso del naso, cilindroma della faringe). Boll. Mal. Orecch. **53**, 169—184 (1935).

TREGUBOV, G. J.: Röntgenologische Darstellung der Stirnhöhlen mit axialer Projektion. Zbl. ges. Radiol. **73**, 69 (1962) [Russisch].

TREMBLE, G. E., and W. PENFIELD: Operative exposure of the facial canal. With removal of a tumor of the greater superfacial petrosal nerve. Arch. Otolaryng. **23**, 573—579 (1936).

TROICKAJA-TREGUBOVA, T.: Technik der Röntgenographie des Schläfenknochens. Zbl. ges. Radiol. **12**, 124 (1932) [Russisch].

ÜSTEL, S.: Beitrag zur Röntgendiagnose des Carcinoms des Mittelohres. Röntgenpraxis 7, 815—816 (1935).

UFFENORDE, W.: Die Entzündung in den Zellen des Felsenbeines. Hals-, Nas.- u. Ohrenarzt, **28**, 58—72 (1937).

— Induzierte Labyrinthentzündung und Taubstummheit. Z. Hals-, Nas.- u. Ohrenheilk. **44**, 199—225 (1938).

— Zur Bewertung des Röntgenbildes bei Ohrerkrankungen. Hals-, Nas.- u. Ohrenarzt, **30**, 149—162 (1939).

— Geschlossene Mittelohrentzündung und Taubheit. Z. Hals-, Nas.- u. Ohrenheilk. **46**, 278—289 (1939).

— Die Bedeutung des Röntgenbildes für die Begutachtung der erblichen Taubheit. Hals-, Nas.- u. Ohrenarzt, **30**, 88—96 (1939).

UNGER, H.: Über die Schwierigkeit der Deutung von Schädelröntgenbildern in oto-rhinologischem Gebiet. Schweiz. med. Wschr. **1938**, 110—111.

VASSALLO DE MUMBERT, A.: El sindrome de la osteitis profunda del penasco: petrositis. Bol. esp. Otorrinolaring. **6**, 29—46 (1953).

VENCLIK, H., and M. SVOBODA: Ostitis deformans Paget of the petrous bone. Zbl. ges. Radiol. **55**, 115 (1957) [Tschechisch].

VERNIEUWE: Communication du Dr. THIENPONT. Radiographie d'apexite avec Gradenigo. Bull. Soc. belge Otol. Lar. Rhin. **3**, 458—459 (1936).

VILA, F., R. MARQUES et G. OREJUDO: Nouvelles orientations dans le diagnostic radiologique de l'oreille. (Radiologie de la chirurgie auditive). Rev. Laryng. (Bordeaux) **80**, 1051—1058 (1959).

VOLKMANN, H.: Röntgenerfahrungen bei Cholesteatomen des Mittelohres. Z. Laryng. Rhinol. **21**, 424—437 (1931).

VORRTHUYSEN, D. VAN: Remarke on the X-ray findings and the X-ray results in another case of Gradenigo's syndrome. Acta oto-laryng. (Stockh.) **21**, 190—198 (1934).

VOSS, O.: Mitbeteiligung von Ohr bzw. Ohr und Nase an zwei seltenen Erkrankungen. Arch. Ohrenheilk. **129**, 79—90 (1931).

— Le suppurazioni della piramide (Petrositis). Atti Conv. internaz. Otorhinolaringol. **1939**, 131—165.

VOSS, O.: Beiträge zum malignen Melanom des Ohres. Mschr. Ohrenheilk. **92**, 65—72 (1958).

VYSLONZIL, E.: Osteoidbildender Tumor des Schläfenbeines. Klin. Med. (Wien) **10**, 251—257 (1955).

WACHTEL, W. S., et K. PLARIONOW: Contribution à l'étude de la question des variantes du développement des processus styloides des os temporaux. Zbl. ges. Radiol. **31**, 399 (1940). [Russiscd].

WACKENHEIM, A., et J. METZGER: Etude radiologique des albirations ossenses dans 65 cas de nerformations de l'angle ponto-cerebellum. J. Radiol. Électrol. **43**, 860—871 (1962).

WAGENER, O.: Zur Frage der Pneumatisation des Warzenfortsatzes. Verh. d. Ges. Dtsch. Hals- usw. Ärzte, Kongr.-Ber. S. 196—201. Verlag Kubitsch Leipzig 1921.

WALTNER, J.: Die Röntgendiagnose der Cholesteatome. Amer. J. Roentgenol. **62**, 674—682 (1949).

WAYOFF, M., J. TENENBAUM et PH. TENENBAUM: Fistule du canal semi-circulaire externe objectivée par la radiographie. J. Radiol. Électrol. **39**, 183—184 (1958).

WEBER, M.: Über den regelwidrigen Befund bei chronischer Mittelohrentzündung. Z. Hals-, Nas.- u. Ohrenheilk. **48**, 465—477 (1942).

WEISS, H.: Zur Klinik und Pathologie der Glomustumore (nicht chromaffine Paragangliome) des Mittelohres. Arch. Ohr-, Nas.- u. Kehlk.-Heilk. **168**, 150—167 (1955).

WEISS, K.: Über die Pathogenese der Ostitis deformans Paget. Radiol. Austriaca **1**, 2—25 (1948).

WELIN, S.: The roentgen diagnostics of perisinous abscesses. Acta radiol. (Stockh.) **20**, 490—498 (1939).

— Case of sequestration of semicircular canal diagnosed by radiography. (Verified by operation.) Acta oto-laryng. (Stockh.) **28**, 281—286 (1940).

— Über den röntgenologischen Nachweis des Zellsystems im Os temporale des Fetus. Acta radiol (Stockh.) **22**, 853—858 (1941).

— On the Roentgen diagnosis of cholesteatoma in the temporal bone. Acta radiol (Stockh.) **25**, 228—239 (1944).

— On the radiological examination of the eustachian tube in cases of chronic otitis. Acta radiol. (Stockh.) **28**, 95—103 (1947).

— The X-ray diagnosis of cholesteatoma in the temporal bone. Brit. J. Radiol. **20**, 192—201 (1947).

— Radiology of the temporal bone. J. Laryng. **69**, 515—525 (1955).

WELLAUER, J., u. H. ALESCH: Röntgenanatomische Studien der Pneumatisationsverhältnisse am normalen Felsenbein, bei Cholesteatom und unter Lärmeinwirkung. Fortschr. Röntgenstr. **87**, 605—613 (1957).

— — Die Röntgenuntersuchung des Mittelohrcholesteatoms. Fortschr. Röntgenstr. **90**, 599—605 (1959).

—, u. M. S. DEL BUONO: Über die Malignome des äußeren Gehörganges. Fortschr. Röntgenstr. **93**, 483—495 (1960).

Westing, S.: The submentovertex view as an aid in mastoid roentgenography. Amer. J. Roentgenol. **39**, 59—63 (1938).

Westphal, A.: Beitrag zur Kenntnis der Kleinhirnbrückenwinkeltumoren und der multiplen Neurofibromatose. Dtsch. Z. Chir. **95**, 403—417 (1908).

Wettstein, P.: Examen radiologique d'un cas de syndrome condylo-déchiré postérieur. Radiol. clin. (Basel) **19**, 321—325 (1950).

Wiegand, R.: Dysostosis craniofacialis (Morbus Crouzon 1913) mit beiderseitiger (häutiger) Gehörgangsatresie. Arch. Ohr.-, Nas.- u. Kehlk.-Heilk. **166**, 128—139 (1954/55).

Wieland, H.: Klinischer Beitrag zur Dysostosis mandibulofacialis. Z. Laryng. Rhinol. **33**, 739—746 (1954).

Williams, H. L., D. S. Childs, E. M. Parkhill and D. G. Pugh: Chemodectomas of the glomus jugulare with especial reference to their response to roentgen therapie. Ann. Otol. (St. Louis) **64**, 546—566 (1955).

Winkler, U.: Otogene Orbitalphlegmone und Orbitalabszeß. Arch. Ohr.-, Nas.- u. Kehlk.-Heilk. **155**, 189—193 (1949).

Wit, G. de, et G. A. Hoogland: Labyrinthite otogène latente et l'importance de la radiographie d'après Chaussé (incidence III). Acta otolaryng. (Stockh.) **43**, 72—79 (1953).

Wittmaack, K.: Wie entsteht ein genuines Cholesteatom? Arch. Ohr.-, Nas.- u. Kehlk.-Heilk. **137**, 306—332 (1933).

Wolke, K.: Roentgen-anatomical studies of the labyrinth. Acta radiol. (Stockh.) **16**, 668—672 (1935).

Worch, W.: Vergleich von anatomischen und röntgenologischen Untersuchungen der Felsenbeinzellen. Hals-, Nas.- u. Ohrenarzt, **29**, 123—140 (1938).

Worning, B., u. A. Jörgensen: Der Wert der Röntgenuntersuchung bei entzündlichen Erkrankungen im Os temporale. Z. Laryng. Rhinol. **26**, 325—343 (1935).

Wüstmann, G.: Zur Frage der Pneumatisation des Warzenfortsatzes beim Cholesteatom des Mittelohres. Zugleich Untersuchungen über die Doppelseitigkeit der Mittelohrcholesteatome. Hals-, Nas.- u. Ohrenarzt, **32**, 406—416 (1942).

Wulfson, S. I., A. L. Kaplan u. E. I. Jaroslawsky: Die Röntgenographie des Schläfenbeines und ihre klinische Bedeutung bei Ohrerkrankungen des frühen Kindesalters. Z. Hals-, Nas.- u. Ohrenheilk. **33**, 88—93 (1933).

Wullstein, H.: Die praktische Verwertbarkeit der Röntgenuntersuchung des inneren Ohres. Z. Hals-, Nas.- u. Ohrenheilk. **46**, 391—400 (1938).

— Funktionelle Operationen im Mittelohr mit Hilfe des freien Spaltlappen.Transplantates. Arch. Ohr.-, Nas.- u. Kehlk.-Heilk. **161**, 423 (1952).

Wuttge, K.: Über den Wert der Röntgenvergrößerungsaufnahmen in der Otologie. Arch. Ohr.-, Nas.- u. Kehlk.-Heilk. **163**, 453—457, 466 (1953).

Wyke, B.: Primary haemangioma ot the skull: A rare cranial tumor. Review of the literature and report of a case, with special reference to the roentgenographic appearances. Amer. J. Roentgenol. **61**, 302—316 (1949).

Wyt, L.: Ein Fall von kongenitaler Hals-Ohren-Fistel (Küttner). Mschr. Ohrenheilk. **89**, 164—166 (1955).

Yaskin, J. C., and K. Kornblum: Neurologic aspects of petrositis. Arch. Neurol. (Chir.) **37**, 307—333 (1937).

Yokodawa, Y.: Mischgeschwulst des äußeren Gehörganges. Zbl. Hals-, Nas.- u. Ohrenheilk. **20**, 699 (1933).

Yokoyama, M.: Klinische Studien über die Cholesteatomeiterung des Mittelohres speziell vom röntgenologischen Standpunkt aus. I. Klinische und röntgenologische Beobachtung einer Cholesteatomeiterung des Mittelohres. Zbl. ges. Radiol. **64**, 290 (1960) [Japanisch].

Yoshie, Y.: Beiträge zur Pathologie und Röntgenologie der otogenen Abducenslähmung. Zbl. ges. Radiol. **25**, 434 (1937) [Japanisch].

— Röntgenologische Studien am Gehörgang (III. Mitt.). Eine neue Methode zur röntgenologischen Darstellung der Pyramidenspitze. Zbl. ges. Radiol. **29**, 271 (1939) [Japanisch].

Yoshii, M., T. Sakakura, T. Ishibashi, H. Fukatsu, M. Nakamura and S. Kuwamoto: Studies on the tomography in otorhinolaryngology. Mie med. J. **10**, 133—145 (1960).

Yoshini, M.: Die röntgenologischen, statistischen Beobachtungen des Warzenfortsatzpneumatisationsgrades und einige klinische Bemerkungen des Konnexes zwischen der Mittelohrentzündung bzw. der Mastoiditis und dem Warzenfortsatzpneumatisationsgrad. Zbl. ges. Radiol. **29**, 568 (1939) [Japanisch].

Zachrisson, C.: A comperative study of radiograms and anatomical sections of the temporal bone. Acta radiol. (Stockh.) **19**, 55—66 (1938).

Zangemeister, H.: Pseudopneumatisation. Ein neuer Gesichtspunkt bei der Beurteilung der Skiagramme des Warzenfortsatzes. Arch. Ohr.-, Nas.- u. Kehlk.-Heilk. **140**, 187—189 (1935).

Zapletal, B., A. Kolek, V. Bohunĕk u. E. Klaus: Die Diagnostik und chirurgische Therapie der Neurinome des Nervus stato-acusticus. Zbl. ges. Radiol. **52**, 100 (1956/57) [Tschechisch].

Zaunbauer, W.: Über das Vorkommen von Verkalkungen bei Epidermoiden des Schädels. Fortschr. Röntgenstr. **82**, 548—549 (1955).

Ziegler, E.: Knochenneubildung bei Mastoiditis. Z. Hals-, Nas.- u. Ohrenheilk. **39**, 159—188 (1936).

Zimmer, J.: Planigraphy of the temporal bone. Acta radiol. (Stockh.) **37**, 419—430 (1952).

Zöllner, F.: Hörverbessernde Operationen bei entzündlich bedingten Mittelohrveränderungen. Arch. Ohr.-, Nas.- u. Kehlk.- Heilk. **171**, 1—62 (1957).

D. Röntgendiagnostik der Orbitae, der Augen und der Tränenwege

Von

A. Beutel und A. Tänzer

Mit 116 Abbildungen in 162 Einzeldarstellungen

Das verwendete Material stammt zum Teil aus dem Universitäts-Röntgeninstitut in Prag, von dessen großem Beobachtungsgut nur ein relativ kleiner Rest gerettet werden konnte. Der weitaus größte Teil wurde von uns gemeinsam im Röntgeninstitut und der Strahlenklinik der Städtischen Krankenanstalten Dortmund erarbeitet. Wichtige Beobachtungen wurden von TÄNZER auch aus der Neurologischen Universitätsklinik (Direktor: Prof. Dr. Dr. JANZEN) Hamburg-Eppendorf beigesteuert.

Für die histologischen Untersuchungen sind wir Prof. GHON, Prag, Prof. HAMPERL, Prag (jetzt Bonn) und Prof. BOEMKE, Dortmund, besonders dankbar.

Unsere Tendenz ging dahin, besonders schwierige und z. T. ausgefallene Gebiete ausführlich zu bearbeiten und bekanntere Dinge kürzer zu fassen, um mit dem zugebilligten Raum auskommen zu können.

Um das Lesen der einzelnen Abschnitte zu erleichtern, haben wir den Bildern ausführliche Legenden beigegeben und nur ausnahmsweise dieses Prinzip durchbrochen und Kleindruckabschnitte eingefügt.

Das Prager Beobachtungsgut reicht bis 1924 zurück, so daß einzelne Bilder (um so mehr, als diese 2 Jahre in einem Keller lagen) nicht ganz ideal sind. Wir hoffen jedoch im folgenden ein abgerundetes Bild der Orbitaveränderungen zu geben (abgeschlossen am 30. 6. 1961).

I. Anatomie und Entwicklungsgeschichte der Orbita

1. Die Orbita des Erwachsenen

Die Orbitae nehmen den kranialen Abschnitt des Gesichtsschädels ein. Sie stellen zwei knöcherne Gehäuse von der Form vierseitiger Hohlpyramiden dar, die zur Aufnahme der Augäpfel und deren Hilfsapparate dienen. Durch das Siebbeinlabyrinth und das Cavum nasi voneinander getrennt, sind beide Augenhöhlen symmetrisch derart zur Medianebene angeordnet, daß ihre Achsen nach medial und occipital konvergieren. Ihre Basis — Aditus orbitae — ist nach rostral gerichtet, ihre Spitze liegt im Bereich des Canalis nervi optici. Die Kanten der Orbitapyramiden sind mehr oder weniger abgerundet, so daß die Grenzen zwischen den Augenhöhlenwänden nur zum Teil genau definiert werden können (Abb. 1).

Das Orbitadach (Paries superior orbitae) wird von der Pars orbitalis des Stirnbeines und vom kleinen Keilbeinflügel gebildet und stellt eine leicht gebogene dreieckförmige Platte dar, deren Konkavität orbitawärts gerichtet ist. Es trennt die Augenhöhlen von der vorderen Schädelgrube und ist als Bestandteil der Schädelbasis dadurch gekennzeichnet, daß es relativ kräftig ausgeprägte Impressiones digitatae und Juga cerebralia aufweist. In Abhängigkeit von der Ausdehnung des Recessus orbitalis der Stirnhöhlen ist das Dach der Augenhöhlen in mehr oder weniger großem Ausmaß doppelwandig. Der vordere Rand des Orbitadaches (Margo supraorbitalis) stellt im Gegensatz zu dessen übrigen relativ dünnen, lamellenartigen Partien eine kräftige bogenförmige Knochenformation dar, die in ihren lateralen Abschnitten, d. h. im Bereich der Wurzel des Processus zygomaticus ossis frontalis als stärkster Teil des Stirnbeines anzusehen ist. An der Grenze zwischen medialem und mittlerem Drittel wird der gleichmäßige Schwung des Margo supraorbitalis von einem kleinen Einschnitt, der Incisura supraorbitalis, unterbrochen, in welchem die A. und der N. supraorbitalis die Augenhöhlen verlassen. Diese Incisur ist nicht selten zu einem Kanal geschlossen.

An der Bildung des Orbitabodens (Paries inferior orbitae) beteiligen sich der Oberkiefer und das Jochbein mit ihrer Facies orbitalis und das Gaumenbein mit seinem Processus orbitalis. Soweit vom Oberkiefer gebildet, stellt der Augenhöhlenboden als dünne Knochenlamelle auch das Kieferhöhlendach dar, trennt somit die Orbita von der

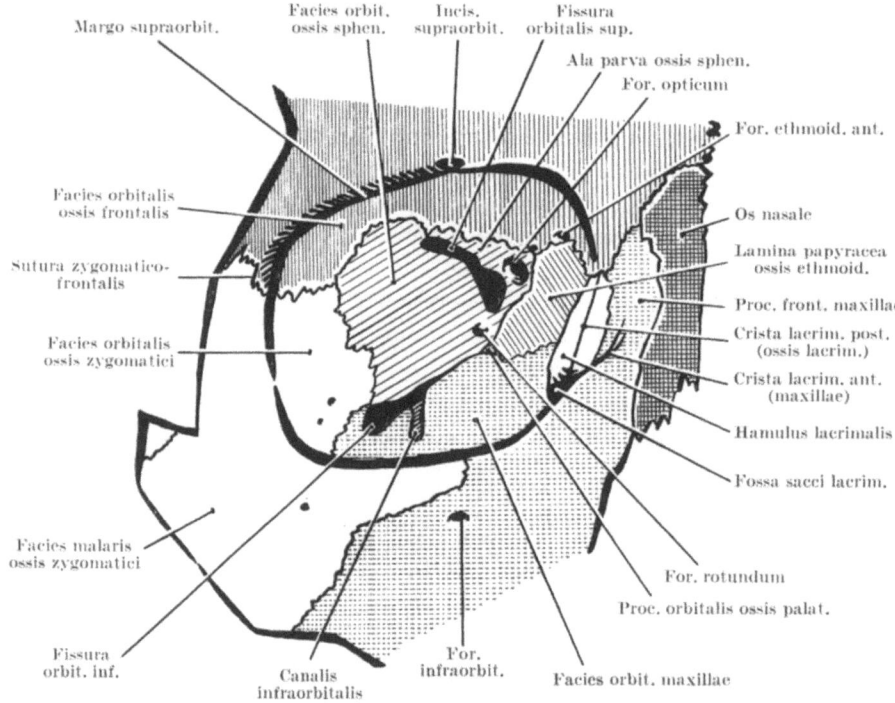

Abb. 1. Augenhöhle, von vorn gesehen. (Nach Corning, Lehrbuch der topographischen Anatomie)

Kieferhöhle. Die rostrale Hälfte des Orbitabodens schließt einen leicht schräg nach vorn und nach medial verlaufenden Kanal, den Canalis infraorbitalis ein, der etwa 5—10 mm unterhalb des relativ massiven Margo infraorbitalis im gleichnamigen Foramen an der Kieferhöhlenvorderwand ausmündet. Er wird von der A. und vom N. infraorbitalis eingenommen, die vor dem Eintritt in den Kanal in einer bis zur Fissura orbitalis inferior reichenden Rinne, dem Sulcus infraorbitalis eingebettet sind. Kranial vom Foramen infraorbitale erreicht die schräg verlaufende Sutura zygomatico-maxillaris den unteren Augenhöhlenrand, wo demnach die am weitesten nach medial reichende Kante des Jochbeines zu suchen ist.

Die äußere Augenhöhlenwand (Paries lateralis orbitae) wird vom Processus frontosphenoidalis des Jochbeines, vom Processus zygomaticus des Stirnbeines und von der Pars orbitalis des großen Keilbeinflügels gebildet. Sie trennt die Orbita von der Schläfengrube. Die Grenze zwischen ihr und dem Orbitadach wird in den occipitalen Partien durch die Fissura orbitalis superior genau abgesteckt. Die Fissura orbitalis inferior bildet die occipitalen Abschnitte der Grenze zwischen lateraler Orbitawand und Orbitaboden.

Die mediale Augenhöhlenwand (Paries medialis orbitae) erhält ihre Form und ihre Beschaffenheit durch folgende Knochen: in unmittelbarer Nähe des Opticuskanals durch die laterale Wand des Keilbeinkörpers. Rostral davon durch die Lamina papyracea des Siebbeines, an welche sich das Os lacrimale und der Processus frontalis des Oberkiefers anschließen. Die Lamina papyracea des Siebbeines und das Os lacrimale sind dünne Knochenlamellen, die zu den zartesten Knochenformationen überhaupt zählen. Os lacrimale und Processus frontalis maxillae bilden eine in kranio-caudaler Richtung verlaufende etwa 7 mm breite Rinne, die Fossa lacrimalis, die den Tränensack aufnimmt. Nach caudal geht die Fossa lacrimalis in den Canalis nasolacrimalis über, in welchem der Ductus nasolacrimalis verläuft, um in den unteren Nasengang zu münden. Nach vorn wird die Fossa lacrimalis durch die Crista lacrimalis anterior des Processus frontalis maxillae begrenzt und nach hinten durch die Crista lacrimalis posterior des Tränenbeines, an der auch das Septum orbitale inseriert. Die Sutura frontoethmoidalis wird am Übergang zum rostralen und occipitalen Drittel jeweils von einem kleinen Kanal durchbohrt, der manchmal septiert sein kann. Der vordere Kanal dient dem Nervus und der Arteria ethmoidalis anterior, der hintere dem Nervus und der Arteria ethmoidalis posterior als Austrittsstelle. Beide Kanäle haben keine röntgenologische Bedeutung.

Die Verbindung zwischen Orbita und Schädelhöhle wird durch den Opticuskanal und durch die Fissura orbitalis superior hergestellt. Beide dienen als Ein- und Austrittspforte für die den Bulbus und dessen Hilfsapparate versorgenden Gefäße und Nerven.

Der Opticuskanal durchbohrt in einer Länge von etwa 4—5 mm die Wurzel des kleinen Keilbeinflügels und hat einen Durchmesser von etwa 5—6 mm. Von der Fissura orbitalis superior trennt ihn eine 2—3 mm breite Knochenleiste. Seine Achse verläuft so, daß ihre Verlängerung den äußeren unteren Quadranten der Orbita in Nähe des Augenhöhlenrandes passiert. Durch den Opticuskanal tritt der N. opticus, begleitet von der A. ophthalmica, in die Orbita ein. Letztere entspringt dem Knie des Carotissiphon und kommt im Opticuskanal unterhalb und lateral des N. opticus zu liegen. Sie versorgt den Inhalt der ganzen Orbita und darüber hinaus mit einigen Ästen z. T. auch die periorbitalen Weichteile. Vom röntgenologischen bzw. angiographischen Gesichtspunkt verdient die A. ophthalmica nicht nur deshalb Interesse, weil sie die Versorgungsarterie der Orbita ist, sondern auch aus dem Grund, weil sie ein wichtiges Glied im Kollateralkreislauf zwischen der A. carotis interna und externa darstellt.

Die Fissura orbitalis superior stellt einen schräg verlaufenden keulenförmigen Spalt dar, der zwischen großem und kleinem Keilbeinflügel liegt. Sie bildet den occipitalen Abschnitt der äußeren oberen Kante der Orbitapyramide. Die Hirnnerven III, IV und VI sowie der N. ophthalmicus bzw. seine drei Äste (N. nasociliaris, N. supraorbitalis und N. lacrimalis) treten durch sie aus der mittleren Schädelgrube in die Orbita ein und die V. ophthalmica superior verläßt durch sie die Augenhöhle, um in den Sinus cavernosus einzumünden. Durch die lateralen Abschnitte der Fissura orbitalis superior zieht eine Anastomose zwischen der A. meningea media und der A. lacrimalis, die demnach eine der Verbindungsbahnen zwischen dem Kreislauf der A. carotis interna und externa bildet.

Die Fissura orbitalis inferior bildet die occipitalen Partien der äußeren unteren Kante der Orbitapyramide und schließt mit der Fissura orbitalis superior einen nach lateral offenen Winkel ein. Ihre Umrandung wird im wesentlichen vom großen Keilbeinflügel und vom Oberkiefer hergestellt, zu einem geringen Teil vom Processus orbitalis des Gaumenbeines und in nicht konstantem Ausmaß vom Jochbein. Ihre schmale spaltförmige mediale Hälfte stellt die Verbindung zwischen Orbita und Fossa pterygopalatina her und ihre breitere laterale Hälfte die zwischen Orbita und Fossa infratemporalis.

Über die Fossa pterygopalatina, deren sagittaler Durchmesser relativ klein ist, besteht indirekt noch eine weitere Verbindung zwischen der Schädelhöhle und der Orbita, und zwar über das Foramen rotundum, durch welches der 2. Ast des Trigeminus, der N. maxillaris die mittlere Schädelgrube verläßt.

2. Die Orbita des Neugeborenen und des Säuglings

Die Orbita des Neugeborenen bzw. des Säuglings unterscheidet sich von der Orbita des Erwachsenen nicht nur hinsichtlich ihrer absoluten und relativen, d. h. auf den Bulbus bezogenen Größe, sondern auch hinsichtlich ihrer Form. Während das Auge des Neugeborenen als Sinnesorgan in seiner Entwicklung bereits sehr weit fortgeschritten ist und in manchen Abschnitten das endgültige Ausmaß erreicht hat, hinken seine Adnexe und sein knöchernes Gehäuse in der Entwicklung nach (Heidrich). Der Inhalt der Augenhöhle des Neugeborenen beträgt etwa 6 cm³, der des Erwachsenen etwa 30 cm³. Während das Verhältnis zwischen dem Orbitainhalt des Neugeborenen und des Erwachsenen demnach wie 1:5 ist, verhalten sich die Volumina der Augäpfel wie 1:3. Die Orbita wächst beim Säugling sehr rasch und schon im zweiten Monat hat sie drei Viertel ihrer definitiven Größe erreicht. Beim Dreijährigen nähern sich Form und Größe der Augenhöhlen weitgehend denen des Erwachsenen. Endgültig wird das Wachstum der Augenhöhlen jedoch erst etwa im 18. Lebensjahr abgeschlossen.

Die Augenhöhle des Erwachsenen hat bekanntlich die Form einer vierseitigen, die des Neugeborenen die einer dreiseitigen Hohlpyramide. Der vertikale und der horizontale Durchmesser des Augenhöhleneinganges haben beim Erwachsenen das gleiche Ausmaß. Beim Neugeborenen ist die Breite des Aditus orbitae größer als die Höhe, so daß der Augenhöhleneingang im Gegensatz zu der runden Form des Erwachsenen querovale Form annimmt. Das Orbitadach steigt beim Neugeborenen nach lateral an und erreicht erst im äußeren Drittel seine maximale Höhe, um dann steil abzufallen. Das Augenhöhlendach des Erwachsenen hat eine gleichmäßige Krümmung, sein Scheitel liegt im mittleren Drittel. Die medialen Augenhöhlenwände des Erwachsenen und des Neugeborenen zeigen ebenfalls ein unterschiedliches Verhalten. Während sie beim Erwachsenen nach vorn leicht konvergieren, wobei die Interorbitalbreite vorn etwa 25 mm und hinten etwa 34 mm beträgt, divergieren sie beim Neugeborenen. Die entsprechenden Maße für die Interorbitalbreite betragen beim Neugeborenen 14 bzw. 10 mm. Die Distanz der Opticuskanäle mißt beim Säugling etwa 13 mm und beim Erwachsenen etwa 26 mm, sie gleicht etwa dem Abstand der Processus clinoidei anteriores. Die Fissura orbitalis superior und der Canalis opticus erreichen bereits beim Zweijährigen die endgültige Größe. Der Tränennasenkanal des Erwachsenen hat eine Weite von etwa 6,5 mm, des Zweijährigen etwa 3 mm und des Fünfjährigen etwa 4 mm.

3. Die Entwicklung der Orbita

Die Entwicklung der Orbita ist auf das engste mit der Entwicklung des Schädels verknüpft, dessen Bauplan in der Phylogenese entsprechend der z. T. sprunghaften Vergrößerung des Gehirns vielfachen Änderungen unterworfen wird (Grosser-Ortmann). Die Grundlage des Schädels bildet das knorpelige Primordialcranium. Dieses kann in einen neuralen und in einen visceralen Abschnitt unterteilt werden bzw. in Abhängigkeit vom Ursprung seiner Elemente in das Autocranium, den Urschädel, der niemals segmentiert war, und in das Spondylocranium, den Wirbelschädel, der aus der Anlage von mehreren Wirbeln hervorgegangen ist. Die von den einzelnen Autoren angenommene Anzahl der in den Schädel einbezogenen Wirbelanlagen schwankt von 3—5. Das Neurocranium selbst zerfällt in Abhängigkeit von der Ausdehnung der Chorda dorsalis in einen chordalen und in einen prächordalen Anteil. Die Grenze zwischen beiden bildet der Canalis craniopharyngeus. Im prächordalen Anteil differenzieren sich zwei wichtige, ursprünglich hintereinander liegende Zonen, nämlich die Regio ethmoidea und die Regio orbitalis.

Im Stadium des röhrenförmigen Urschädels besteht für die Unterbringung des Auges nicht einmal eine Andeutung einer Kapsel, höchstens eine flache Mulde, die, räumlich gesehen, auf Kosten des Primordialcranium und auf Kosten des Gehirns entsteht (Braus-Elzer). Der Abschnitt des Primordialcranium, der die primitive Orbita umfaßt, liefert die spätere Ala minor. Diese und die Lamina papyracea als seitliche Wand der Nasen-kapsel sind die einzigen Abschnitte des Primordialcranium, welche unmittelbar die definitive Orbita bilden helfen. Später wird noch ein Fortsatz des Primordialcranium hinzugezogen, der zur Ala magna umgeformt wird. Diese überflügelt hinsichtlich der Ausdehnung die ursprünglich größere Ala minor erst bei den Primaten.

Bei den Säugern wird die Orbita neu geformt. Statt der Einsenkung in den Urschädel wird eine Umwallung rings um das Auge geschaffen (BRAUS-ELZER). Zu den drei Ersatz-knochen des Primordialcranium (Lamina papyracea, Ala minor und Ala maior) werden noch fünf Deck- oder Belegknochen, die bindegewebigen Ursprungs sind, zur Gestaltung der Orbita herangezogen: das Stirnbein, das Tränenbein, das Gaumenbein, der Ober-kiefer und das Jochbein. Im zweiten Embryonalmonat beginnt die Verknöcherung des Oberkiefers, des Jochbeines und des Gaumenbeines. Im dritten Monat beginnt das Tränenbein zu verknöchern und auch im Keilbein treten die ersten Knochenkerne auf. Die Lamina papyracea beginnt im vierten Monat zu ossifizieren.

Im dritten Embryonalmonat ist die Augenhöhle noch sehr flach, so daß der größte Teil des Bulbus herausragt (NUSSBAUM). Im vierten und fünften Monat nimmt ihre Tiefe so weit zu, daß sie nicht nur den Bulbus vorn weitgehend bedeckt, sondern auch Raum für das sich entwickelnde retrobulbäre Fettgewebe bietet. Die definitive Form des oberen Augenhöhlenrandes ist zur Zeit der Geburt noch nicht erreicht, sein Ausladen nach vorn bildet sich erst später aus.

II. Aufnahmetechnik und Röntgenanatomie der Orbita

a) Sagittale Aufnahme der Orbitae

Auf der sagittalen Übersichtsaufnahme des Schädels projizieren sich die oberen Pyramidenkanten, vorausgesetzt, daß der Zentralstrahl parallel zur Deutschen Horizon-talen verläuft, etwa in die Mitte der Orbitae. Da die caudalen Abschnitte der Augen-höhlen von den Pyramiden überlagert werden, gestattet diese Aufnahme lediglich eine Beurteilung der kranialen Orbitapartien, wenn auch die Beurteilungsmöglichkeiten infolge projektivischer Verkürzung und entsprechender Ineinanderprojizierung des Orbitadaches erheblich eingeengt sind. Die tangential getroffenen Partien des Augenhöhlendaches ergeben auf dem Bild die kraniale Kontur der Orbita, deren Punkte anatomisch einer Linie angehören, die etwa 1—2 cm occipital vom oberen Augenhöhlenrand liegt. Dieser bildet sich caudal von der oberen Orbitakontur ab, wobei ihr gegenseitiger Abstand entsprechend der individuell wechselnden Wölbung des Orbitadaches gewissen Schwan-kungen unterworfen ist. Im lateralen Augenhöhlendrittel ist ihr Abstand am größten und beträgt hier bis zu 1 cm. Nach medial hin nimmt er allmählich ab, bis im Bereich des medialen Augenhöhlendrittels obere Orbitakontur und oberer Orbitarand identisch werden. Aus dem Raum zwischen der oberen Orbitakontur und der Kontur der oberen Pyramidenkante hebt sich auf der sagittalen Schädelübersichtsaufnahme fast horizontal gestellt der kleine Keilbeinflügel ab. Dicht caudal davon kommt als schräg gestellte Aufhellung die Fissura orbitalis superior zur Darstellung, deren medialen Partien infolge Überlagerung durch das Siebbein jedoch nicht mehr differenziert werden können.

Um die Orbitae im sagittalen Strahlengang von der Überlagerung durch die Pyra-miden zu befreien, muß der Zentralstrahl so eingestellt werden, daß er mit der Deutschen Horizontalen einen kranialwärts offenen Winkel von mindestens 10—15° einschließt. Dies kann, wenn man von der Grundeinstellung bei der Schädelübersichtsaufnahme ausgeht, entweder durch eine entsprechende Neigung der Röhre erzielt werden oder durch eine entsprechende Drehung des Kopfes im Sinne einer Dorsalflexion. Im ersten Fall muß bei aufliegender Stirn und Nase der Zentralstrahl mit der Filmebene einen Winkel von etwa 60—65° bilden. Im zweiten Fall muß bei senkrecht auf die Filmebene einfallendem Strahlengang der Kopf so eingestellt werden, daß bei leicht abgehobenem

Kinn die Nasenspitze aufliegt. In beiden Fällen projizieren sich die oberen Pyramidenkanten auf bzw. dicht unter den unteren Orbitarand, jedoch ist die Form, die die Augenhöhlen auf beiden Aufnahmen annehmen, verschieden. Bei kranial exzentrischem Strahlengang kommen die Gesetze der zentralen Schrägprojektion zur Geltung, so daß sich die Umrandung der Augenhöhlen als vertikal gestelltes Oval abbildet, während bei senkrecht auf den Film einfallendem Zentralstrahl die Augenhöhlenumrandung etwa die Form eines Kreises annimmt. Unter beiden beschriebenen Einstellungsbedingungen bilden sich entsprechend der schrägen Verlaufsrichtung der Augenhöhlenachsen von lateral und rostral nach medial und occipital, Dach und laterale Augenhöhlenwand flächenhaft ab, während Boden und mediale Augenhöhlenwand fast orthogonal getroffen werden. Der schräg von medial unten nach lateral oben verlaufende untere Rand des kleinen Keilbeinflügels unterteilt den Projektionsbereich der Orbita in zwei fast gleich große Abschnitte. Der mediale obere entspricht dem Orbitadach, der laterale untere der äußeren Augenhöhlenwand. Die Struktur des Orbitadaches wird von der Ausdehnung der Stirnhöhlen und vom Ausbildungsgrad der Impressiones digitatae und Juga cerebralia im Bereich des Bodens der vorderen Schädelgrube bestimmt. Der kleine Keilbeinflügel hebt sich vom übrigen Orbitadach durch eine größere Schattendichte und, da in seinem Bereich Impressiones digitatae kaum ausgeprägt sind, durch eine mehr homogene Struktur ab. Im medialen unteren Quadranten der Orbita stellt sich im Anschluß an den unteren Rand des kleinen Keilbeinflügels der keulenförmige Aufhellungsspalt der Fissura orbitalis superior dar, deren laterale Umrandung vom großen Keilbeinflügel hergestellt wird.

Die laterale Hälfte der Orbita wird von einer leicht schräg gestellten, von lateral oben nach medial unten verlaufenden Verdichtungslinie durchsetzt, der Linea innominata. Eine relativ umfangreiche Literatur beschäftigt sich mit dieser rein röntgenologischen Formation, insbesondere mit der Frage, welches anatomische Substrat ihr entspricht. Sämtliche Autoren sind sich darin einig, daß, analog dem Entstehungsmechanismus von Linien im Röntgenbild im allgemeinen, auch die Linea innominata einer tangential getroffenen Fläche entsprechen muß. Drexler hat in einer Studie in Übereinstimmung mit Cregg, Festimanni u. a. festgestellt, daß sie von der tangential getroffenen Compacta der Fossa temporalis gebildet wird. Dabei hängt es nicht nur vom Strahlengang, sondern auch von der Tiefe der Schläfengrube ab, welche Abschnitte der Compacta tangential getroffen werden. Beziehungen zwischen der Linea innominata und der Sutura zygomatico-sphenoidalis lassen sich nicht aufstellen, da die Beteiligung des großen Keilbeinflügels und des Jochbeines an der Bildung der lateralen Augenhöhlenwand nicht konstant ist und die Lage der von ihnen gebildeten Naht daher sehr variabel ist. Konstant ist lediglich die anatomische Zugehörigkeit des caudalsten Punktes der Linea innominata, er wird nach Drexler von der Spina infratemporalis des großen Keilbeinflügels gebildet. Die anatomische Zugehörigkeit der übrigen Punkte der Linea innominata hängt, wie bereits erwähnt, von der Projektionsrichtung und von der Form, d. h. von der Tiefe der Fossa temporalis ab. Im allgemeinen gehören sie bis zur Sutura fronto-sphenoidalis dem großen Keilbeinflügel und kranialwärts von der Sutur, d. h. im Bereich ihres kranialen Ausläufers, dem Stirnbein an. Nur wenn das Jochbein eine abnorm tiefe Ausdehnung in occipitaler Richtung aufweist, wenn es sich also an der Bildung der Schläfengrube auf Kosten des großen Keilbeinflügels beteiligt, können Teile der Linea innominata auch von ihm gebildet werden.

Der untere Rand des kleinen Keilbeinflügels läuft in eine bogenförmige, nach lateral ansteigende Verdichtungslinie aus, die den äußeren Augenhöhlenrand etwa in gleicher Höhe überschneidet wie die Linea innominata und die in ihrem weiteren Verlauf auf die Schläfengrube übergreift. Diese Verdichtungslinie entspricht der Verbindungsstelle des kleinen Keilbeinflügels, des großen Keilbeinflügels und des Stirnbeines. Caudal von ihr wird der äußere Augenhöhlenrand von der Sutura zygomatico-frontalis in Form einer Aufhellungslinie durchsetzt.

Die caudalen zwei Drittel der medialen Augenhöhlenwand werden auf der sagittalen Aufnahme der Orbitae von zwei fast vertikal gestellten Verdichtungslinien markiert, die etwa 1—2 mm voneinander entfernt sind. Da die medialen Wände beider Augenhöhlen beim Erwachsenen in occipitaler Richtung leicht divergieren, ist es naheliegend, daß die laterale Verdichtungslinie deren occipitalen und die mediale deren rostralen Partien entspricht. Rostral wird meist die Crista lacrimalis posterior des Tränenbeines konturbildend und occipital die laterale Wand des Keilbeinkörpers bzw. die hinteren Abschnitte der Lamina papyracea des Siebbeines. Die dazwischen liegenden Partien der medialen Augenhöhlenwand bilden sich nicht ab, pathologische Veränderungen in ihrem Bereich können deshalb nicht sichtbar werden. So zeigen die Aufnahmen beider Orbitae (Abb. 2a und b), daß sich ein größerer Defekt in der Lamina papyracea des Siebbeines, in den eine Sonde eingeführt wurde, nicht darstellt. Im Bereich des kranialen Drittels der medialen Augenhöhlenwand werden die Konturen der Orbitaumrandung von der Lamina papyracea des Siebbeines gestellt.

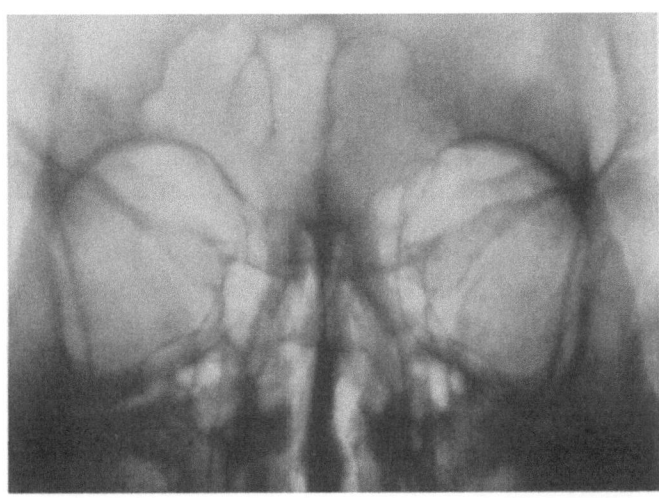

Abb. 2a. Aufnahme beider Orbitae, die das Ausmaß eines klinisch nachweisbaren Defektes in der rechten medialen Augenhöhlenwand erbringen sollte. Auf der Aufnahme kein pathologischer Befund

Der kranial exzentrische Strahlengang bei der sagittalen Aufnahme der Augenhöhlen bringt es mit sich, daß sich die Lambdanaht meist in die Orbitae projiziert. Dadurch wird die Beurteilung der Knochenstruktur mehr oder weniger beeinträchtigt, und zwar sowohl durch den Aufhellungsstreifen einer noch offenen, als auch durch den Verdichtungsstreifen einer randsklerosierten geschlossenen Naht. In solchen Fällen erreicht man günstigere Projektionsverhältnisse, wenn man den Winkel zwischen dem Zentralstrahl und der Deut-

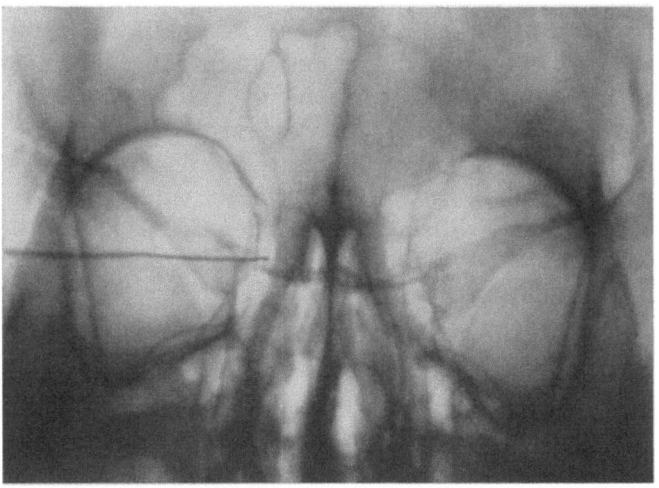

Abb. 2b. Markierung des Defektes mittels einer Sonde. Der Defekt ist unsichtbar, da außerhalb der konturbildenden Partien der medialen Augenhöhlenwand gelegen

schen Horizontalen vergrößert, wodurch nicht nur die Pyramiden, sondern auch die Lambdanaht in caudaler Richtung wandert. Bei einer Vergrößerung des Winkels um 10°, d. h. wenn Zentralstrahl und Deutsche Horizontale einen Winkel von 20 bis 25° einschließen, projizieren sich die oberen Pyramidenkanten auf bzw. dicht unter die caudale Kontur der Kieferhöhlen, und die Lambdanaht kommt in den Projektionsbereich der Kieferhöhlen zu liegen. Man erreicht so Projektionsverhältnisse, die sonst für die Darstellung der Nasennebenhöhlen gewählt werden. Unter diesen Bedingungen und bei noch weiterer Neigung des Zentralstrahles bis zu Projektionsverhältnissen, die denen bei der halbaxialen Gesichtsschädelaufnahme zur Anwendung kommenden entsprechen, zeichnen sich der vordere untere Augenhöhlenrand und das Foramen infraorbitale sehr deutlich ab.

b) Seitliche Aufnahme der Orbitae

Die seitliche Aufnahme der Augenhöhlen ist mit den gleichen Mängeln behaftet wie die seitliche Aufnahme der übrigen paarigen Formationen des Gesichtsschädels: infolge gegenseitiger Überlagerung lassen sich Form- oder Strukturveränderungen am Skelet nur in beschränktem Umfang erkennen, und auch die Seitenlokalisation der einzelnen Formationen ist mit Schwierigkeiten verbunden. Die Orbitadächer bilden sich als bogenförmige kranial-konvexe Linien ab, deren Struktur bzw. Dichte vom Ausbildungsgrad der Juga cerebralia abhängt. In occipitaler Richtung flacht sich die Wölbung der Orbitadächer ab, sie laufen hier in die Processus clinoidei anteriores aus. Ist der Zentralstrahl bei exakter seitlicher Einstellung des Patienten auf die Mitte der Orbitae gerichtet, wird sich aus geometrischen Gründen die Kontur des filmfernen Augenhöhlendaches dicht oberhalb der Kontur des filmnahen abbilden. Das gleiche gilt auch für die vorderen Klinoidfortsätze. Anders liegen die Verhältnisse auf der seitlichen Schädelaufnahme. Da man dabei am zweckmäßigsten den Zentralstrahl dicht oberhalb der Sella einfallen läßt, übernehmen Orbitadach und Processus clinoideus anterior der filmnahen, d. h. der anliegenden Seite die Bildung der oberen Kontur. Im Projektionsbereich der Orbitae kommen im seitlichen Strahlengang die Lamina cribrosa und die Siebbeinzellen zur Darstellung. Durch sie wird der Gesamteindruck des Bildes mitbestimmt.

Der äußere Augenhöhlenrand hebt sich aus den vorderen Partien der Orbitae als etwa vertikal gestellter, in occipitaler Richtung leicht konvexer Verdichtungsstreifen ab, der am Übergang zum kranialen Drittel von der Sutura zygomaticofrontalis in Form einer gezähnelten Aufhellungslinie durchsetzt wird. Diese Aufhellungslinie darf mit einem Frakturspalt nicht verwechselt werden.

Obwohl die Processus clinoidei anteriores nicht mehr zu den Orbitae gehören, verdienen sie als exponierte Formationen der sphenoorbitalen Übergangsregion ebenso wie das Planum sphenoidale erhöhtes Interesse.

Im occipitalen Drittel werden die Orbitadächer von einer dreieckförmigen Verdichtung überlagert bzw. überragt, die den in das Schädeldach auslaufenden Wurzeln des großen und kleinen Keilbeinflügels entspricht bzw. dem Zusammenschluß des großen und kleinen Keilbeinflügels mit dem Stirn- und Scheitelbein. Die Form und die Schattenintensität dieses Dreiecks — auch Trigonum alare genannt — sind erheblichen Schwankungen unterworfen.

c) Axiale Aufnahme der Orbitae

Infolge Überlagerung der Orbitae durch die Kieferhöhlen und das Schädeldach ist die Aufnahme wenig geeignet über Strukturverhältnisse am Skelet beider Augenhölen Auskunft zu geben. Tangential getroffen stellen sich die laterale und die mediale Augenhöhlenwand gut dar. Erstere ist von der lateralen Kieferhöhlenwand, die durch einen leichten S-förmigen Schwung gekennzeichnet ist, durch einen mehr geradlinigen Verlauf zu unterscheiden. Manchmal tritt die Sutura zygomatico-sphenoidalis als leichte Strukturunregelmäßigkeit in Erscheinung. Die Aufnahme kann nach der Methode von Beutel angefertigt werden oder als überkippte Aufnahme der Nebenhöhlen nach Welin. Bei der Methode nach Beutel legt der Patient das vorgeschobene Kinn im Sitzen auf, wobei der Unterkiefer bei senkrecht auf die Filmebene einfallendem Strahlengang mit dieser einen Winkel von 45° einschließt. Auf der Aufnahme nach Welin kommen die Canales nasolacrimales übersichtlich mit zur Darstellung.

d) Aufnahme des Canalis opticus

Um eine formgetreue bzw. orthogonale Darstellung der Opticuskanäle zu erreichen, muß der Zentralstrahl dem Verlauf der Achse des jeweiligen Opticuskanals folgen. Diese verläuft, wie bereits beschrieben, so, daß ihre Verlängerung den äußeren unteren Quadranten der Augenhöhle in Nähe des Orbitarandes passiert. Will man über die Opticuskanäle eine erschöpfende Auskunft erhalten, muß gefordert werden, daß auch deren Umgebung, insbesondere die Fissura orbitalis superior und der Processus clinoideus anterior mit dargestellt seien. Wird aber bei orthogonaler Darstellung der Opticuskanal in die peripheren Abschnitte des äußeren unteren Augenhöhlenquadranten projiziert, gehen die Fissura orbitalis superior und der Processus clinoideus anterior im Schatten des äußeren Augenhöhlenrandes unter.

Nach der Methode von RHESE-GOALWIN wird eine orthogonale Darstellung des Opticuskanals angestrebt, seine Projektion in den lateralen unteren Augenhöhlenquadranten ist erwünscht. Für die dabei zu wählende Einstellung des Zentralstrahles hat FAVA eine Hilfslinie angegeben, nämlich die Verbindung der Protuberantia occipitalis externa mit der Spitze des Warzenfortsatzes. Diese Linie verläuft parallel zur Achse des Opticuskanals und steht dann senkrecht zur Filmebene, wenn die Medianebene mit letzterer einen Winkel von etwa 50° einschließt. Nach der Einstelltechnik des Canalis opticus von RHESE-GOALWIN wird eine Drehung des Kopfes um diesen Winkel verlangt, wobei Kinn, Nasenspitze und lateraler Orbitarand aufliegen.

Um die Fissura orbitalis superior und den Processus clinoideus anterior auch noch übersehen zu können, muß der Opticuskanal aus dem Projektionsbereich der peripheren gegen den der zentralen Abschnitte des lateralen unteren Augenhöhlenquadranten verlagert werden. Dies wird erreicht, wenn man den Neigungswinkel der Medianebene auf 40—45° verringert. Dieses Ausmaß des Neigungswinkels finden wir in den Einstellungsangaben der Methode von HERRNHEISER und HARTMANN wieder. E. G. MAYER läßt den Kopf nur um 20—25° drehen, so daß der Opticuskanal der Orbitamitte noch stärker genähert wird.

HARTMANN beschreibt in seiner Monographie die bis 1936 bekannten 29 Methoden zur Darstellung des Canalis opticus sehr eingehend. Mit den anatomischen und technischen Grundlagen für die gleichzeitige röntgenologische Darstellung beider Opticuskanäle beschäftigte sich eingehend WIEGAND. RUGGIERO gab später eine Methode zur Darstellung beider Opticuskanäle mit symmetrisch geneigter Röhre und fixiertem Schädel an.

Auf der Aufnahme des Opticuskanals lassen sich die Orbitaränder gut übersehen. Eine etwa horizontal verlaufende, oder leicht nach lateral geneigte Linie in der medialen Orbitahälfte bietet für die Orientierung einen wichtigen Anhalt. Sie entspricht dem Planum sphenoidale, dessen Kontur in den meist nur wenig deutlich sich abhebenden oberen Rand des kleinen Keilbeinflügels fließend übergeht. Der obere Keilbeinflügelrand schließt mit der fast vertikal gestellten lateralen Kontur des Keilbeinkörpers einen spitzen Winkel ein, aus dem sich die Aufhellung des Opticuskanals abhebt (E. G. MAYER). Die Fissura orbitalis superior bildet einen parallel zum äußeren Orbitarand verlaufenden Aufhellungsspalt, in den der Processus clinoideus anterior von medial in Form einer breitbasig aufsitzenden Zacke vorragt. In gleicher Höhe trägt die Kontur des großen Keilbeinflügels manchmal einen kleinen spitzen Knochenvorsprung, der von lateral in die Fissura orbitalis superior vorspringt und der lateralen Portion des M. rectus lateralis als Insertionsstelle dient.

e) Aufnahme der Fissura orbitalis superior

Auf der sagittalen Aufnahme der Orbitae stellt sich die Fissura orbitalis superior als schräg gestellte keulenförmige Aufhellung dar. Die Aufnahme bietet den Vorteil, daß beide Seiten miteinander verglichen werden können. Wie bei den Varianten noch zu besprechen sein wird, kann der an die Fissur angrenzende Abschnitt des großen Keilbeinflügels so dünn sein, daß er sich auf der Orbitaaufnahme gar nicht abbildet, so daß die Kontur der Fissur hier zu fehlen scheint. Um eine Usur des Knochens auszuschließen, empfiehlt E. G. MAYER eine Schrägaufnahme der Augenhöhle zur Darstellung des Opticuskanals. In diesem Strahlengang wird der große Keilbeinflügel, auch wenn er sehr dünn ist, gut sichtbar, da ihn die Röntgenstrahlen in größerer Ausdehnung durchsetzen und dementsprechend stärker geschwächt werden.

Nach Chaumet wird die Fissura orbitalis superior in ihrer ganzen Ausdehnung unter folgenden Einstellungsbedingungen abgebildet: bei aufliegender Nase wird unter die Stirn eine 3 cm dicke Unterlage gebracht und der Kopf um etwa 10° zur untersuchten Seite gedreht. Dieser Drehungswinkel reicht schon aus, um die vom großen Keilbeinflügel gebildete Kontur der Fissura orbitalis superior übersichtlich auch dann darzustellen, wenn der große Keilbeinflügel, wie oben beschrieben, sehr dünn ist.

f) Aufnahme der Fissura orbitalis inferior

Loepp hat folgende Einstellung am sitzenden Patienten angegeben: Der Unterkiefer der zu untersuchenden Seite wird auf den Film gelegt, wobei der Kopf so geneigt wird, daß die Medianebene mit der Filmebene einen nach lateral offenen Winkel von 65—70° einschließt. Die Deutsche Horizontale soll mit dem Film einen frontalwärts offenen Winkel von etwa 20° bilden. Der Zentralstrahl tritt etwa drei Querfinger breit oberhalb des Foramen supraorbitale der filmfernen Seite ein und fällt senkrecht auf die Filmebene auf.

g) Aufnahme des Canalis nasolacrimalis

Kopylow hat 1930 für die Darstellung des Tränennasenkanals zwei Methoden angegeben:

1. Intraoral wird ein etwa 4:6 cm großer Film eingeführt und mit den Molaren fixiert. Der Zentralstrahl folgt dem Verlauf des Canalis nasolacrimalis: Er tritt, parallel zur Medianebene verlaufend, in der Gegend der Caruncula lacrimalis ein und ist auf die Nasolabialfalte gerichtet.

2. Bei axialem Strahlengang ist der Kopf maximal dorsal flektiert, wobei der Zentralstrahl senkrecht auf eine Ebene einfällt, die den oberen Rand der äußeren Gehörgänge und den unteren Rand der Jochbeine verbindet. Eine ähnliche Anordnung der drei Elemente des Aufnahmesystems — Röhre, Objekt und Film — besteht auch bei der überkippten axialen Aufnahme der Nasennebenhöhlen nach Welin.

Die Canales nasolacrimales haben einen Durchmesser von etwa 6—7 mm und liegen der medialen Kieferhöhlenwand eng an.

h) Schichtaufnahmen der Orbitae

Ähnlich wie im Bereich des übrigen Schädels bzw. ganz allgemein wie im Bereich der übrigen Körperregionen müssen Schichtaufnahmen auch im Bereich der Orbitae als ergänzende Untersuchungsmethode bezeichnet werden, die erst im Anschluß an eine subtile Nativdiagnostik zur Anwendung kommen soll. Das Ergebnis der Nativaufnahmen und die klinische Fragestellung werden bei der Wahl der zweckmäßigsten Schnittführung die bestimmenden Faktoren sein. Sieht man von einigen wenigen, nur ganz selten zur Anwendung kommenden Schnittführungen für besondere Elemente der Orbita, wie den Opticuskanal oder die Fissura orbitalis superior ab, bilden Schichtaufnahmen im sagittalen, frontalen und axialen Strahlengang die Standardmethoden des Schichtverfahrens der Augenhöhlen. Frontale Schnitte — im sagittalen Strahlengang — erfordern eine exakt symmetrische Einstellung des Kopfes, um die einander korrespondierenden Formationen beider Augenhöhlen miteinander vergleichen zu können. Es ist außerdem zweckmäßig, den Kopf so einzustellen, daß die Augenhöhleneingangsebene parallel zur Filmebene steht. Dies wird erreicht, wenn der Kopf — bei Rückenlage des Patienten — leicht dorsal flektiert wird. Die vorderen Abschnitte der Augenhöhlen ergeben unter diesen Umständen zusammenhängende Schnittfiguren von annähernd Kreisform. Die Schnittfiguren der occipitalen Abschnitte der Augenhöhlen nehmen die Form eines unregelmäßigen Vierecks mit abgerundeten Ecken an. Da bei dieser Einstellung auch die

Stirnhöhlen, die Siebbeinzellen und die Kieferhöhlen gut angeschnitten werden, gewinnt man von den Augenhöhlen eine günstige räumliche Vorstellung.

Während auf sagittalen Schnitten — im frontalen Strahlengang — Boden und Dach der Augenhöhlen gut getroffen zur Darstellung kommen, erscheint auf horizontalen Schnitten — im axialen Strahlengang — übersichtlich die Schnittfigur der medialen und der lateralen Augenhöhlenwand.

III. Varianten

Ein großer Teil der Orbita grenzt an das pneumatische System der Nasennebenhöhlen, welches in seiner Entwicklung bzw. Ausdehnung sehr variabel ist. Weitgehend konstante Verhältnisse bestehen im Bereich der medialen Augenhöhlenwand, die zum größten Teil vom Siebbein bzw. von dessen Lamina papyracea gebildet wird. Hier gibt es praktisch keine wesentlichen Form- oder Strukturanomalien des Knochens. Die Ausdehnung des Siebbeinlabyrinthes selbst ist dagegen inkonstant, es kann sich tief in das Orbitadach bis in den kleinen Keilbeinflügel erstrecken. Dabei lassen sich häufig die Grenzen zwischen Siebbeinlabyrinth einerseits sowie Stirnhöhle und Keilbeinhöhle andererseits nicht genau feststellen (E. G. MAYER), und zwar weder röntgenologisch noch anatomisch. Sehr variabel ist die Ausdehnung der Stirnhöhlen. Es gibt fließende Übergänge zwischen aplastischen und sehr geräumigen Sinus frontales, die sich mit dem lateralen Recessus bis in den Processus zygomaticus des Stirnbeines und mit dem supraorbitalen Recessus in das Orbitadach, manchmal bis zum hinteren Rand des kleinen Keilbeinflügels erstrecken. Zwischen dem Boden der vorderen Schädelgrube und dem eigentlichen Orbitadach befindet sich dann ein auch in seinem Höhendurchmesser erheblich variierender pneumatischer Hohlraum. Dadurch wird nicht nur die Struktur des eigentlichen Orbitadaches in Ermangelung von Impressiones digitatae und Juga cerebralia von der Norm abweichen, sondern auch seine Form, und zwar insofern, als es durch den lufthaltigen Raum modifiziert seine normale Wölbung z. T. einbüßen kann und entsprechend abgeflacht erscheint. Wie erwähnt, respektieren diese supraorbitalen Buchten die Naht zum kleinen Keilbeinflügel nicht. In diesen können sich aber auch das Siebbeinlabyrinth und die Keilbeinhöhlen ausdehnen. Durch die Pneumatisation kann er aufgetrieben bzw. aufgebläht werden, so daß die Fissura orbitalis superior sowohl auf der sagittalen Orbitaaufnahme als auch auf der Schrägaufnahme eingeengt erscheint (Abb. 3a und b). Diese Einengung ist nur eine scheinbare, eine projektionsbedingte, denn nie tritt dabei ein neurologisches Syndrom der Fissura orbitalis superior auf. Das pneumatische System kann sich bis in den Processus clinoideus anterior erstrecken und diesen, wie Abb. 3b zeigt, enorm aufblähen. Oft ist diese ausgedehnte Pneumatisation des kleinen Keilbeinflügels mit einem Pneumosinus dilatans der Keilbeinhöhle verbunden bzw. Ausdruck desselben. Die ganze Umgebung des Opticuskanals kann pneumatisiert sein, so daß sie unter Umständen heller erscheint als die Lichtung des Kanals selbst, die einen weichteildichten Schatten gibt (E. G. MAYER). Eine isolierte Zelle im Processus clinoideus anterior (Abb. 4) wird manchmal auch von nicht wenig erfahrenen Röntgenologen für den Opticuskanal gehalten, wenn man nicht den im Abschnitt Röntgenanatomie beschriebenen Angaben für das Auffinden des Canalis opticus folgt.

Die Keilbeinhöhlen können sich auch in den großen Keilbeinflügel erstrecken. Auf der sagittalen Orbitaaufnahme erkennt man dabei eine mitunter bis zum unteren Rand der Fissura orbitalis superior sich ausdehnende Aufhellung, deren Ränder scharf begrenzt sind und Corticalischarakter haben (Abb. 5). Die Corticalisstruktur der Aufhellungsränder ist für die differentialdiagnostische Abgrenzung gegenüber einem randverdichteten Defekt, hervorgerufen durch einen expansiv wachsenden raumbeschränkenden Prozeß, von entscheidender Bedeutung.

Nur unerheblichen Einfluß nimmt die Ausdehnung der Kieferhöhlen auf die Form des Orbitabodens. Auch bei hochgradiger Hypoplasie einer Kieferhöhle betreffen die damit verbundenen Asymmetrien nie den Orbitaboden (Abb. 6). Dieser projiziert sich auf der Nebenhöhlenaufnahme in die Kieferhöhle und wird weggeleuchtet. Ist der Luftgehalt der Kieferhöhle herabgesetzt, insbesondere nach Radikaloperation, kann der tiefste, tangential getroffene Abschnitt des Orbitabodens als bogenförmige Verdichtungs-

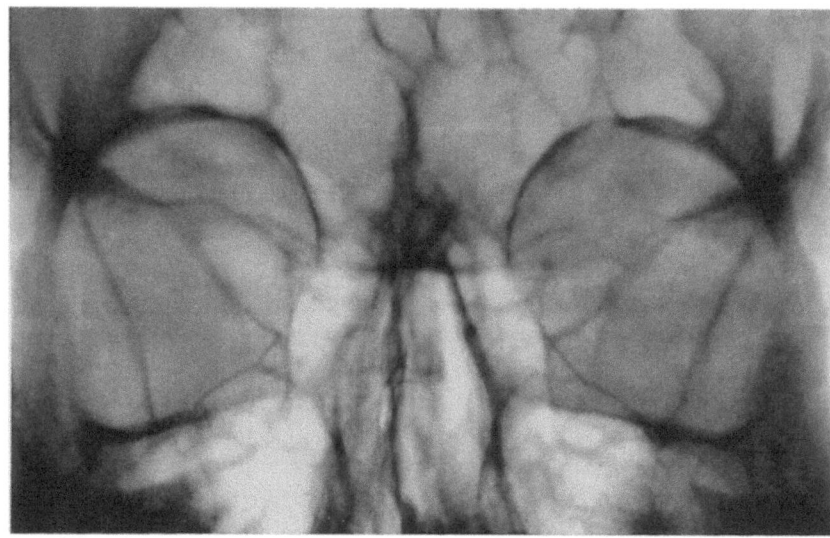

Abb. 3a. Ausgedehnte Pneumatisation des kleinen Keilbeinflügels, der vornehmlich auf der rechten Seite aufgetrieben ist, so daß die lateralen Abschnitte der Fissura orbitalis sup. eingeengt erscheinen

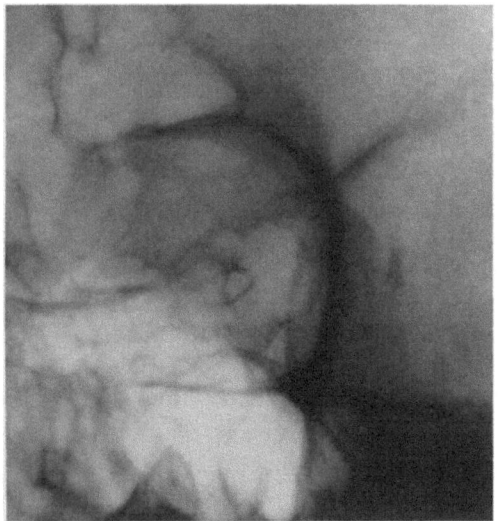

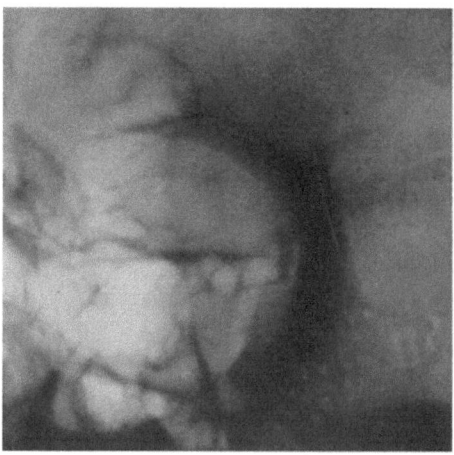

Abb. 3b. Pneumatisation der ganzen Umgebung des linken Opticuskanals mit Aufblähung des Processus clinoideus ant. und Auftreibung der Brücke zwischen Opticuskanal und Fissura orbitalis sup. Letztere ist auch in dieser Projektion eingeengt

Abb. 4. Isolierte pneumatische Zelle im Processus clinoideus ant. Nicht zu verwechseln mit dem medial davon liegenden Opticuskanal

linie etwa 1 cm unterhalb des unteren Augenhöhlenrandes zur Darstellung kommen und im Vergleich zur anderen Seite zu Täuschungen Anlaß geben.

Bestimmend für die Struktur des Augenhöhlendaches ist der Ausbildungsgrad der Impressiones digitatae und Juga cerebralia. Sind diese kräftig ausgeprägt, kann im lateralen Drittel des Orbitadaches eine bogenförmige, nach oben konkave Verdichtungslinie auftreten, die den Eindruck eines Tumorbettes macht.

Asymmetrien des Schädels können auch den Stand des Orbitadaches betreffen bzw. beeinflussen. Am stärksten kann dies bei einseitiger Hirnatrophie ausgeprägt sein. Die Ausbildung eines supraorbitalen Recessus der Stirnhöhle kann hier insofern eine Kompensation bedeuten, als zwar der Boden der vorderen Schädelgrube einen der Volumen-

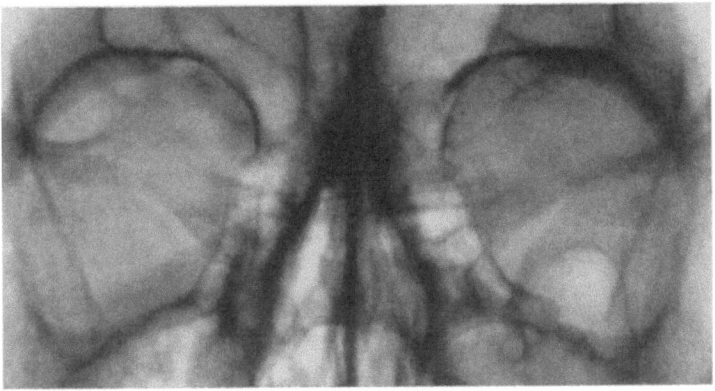

Abb. 5. Scharf begrenzte Aufhellung im linken großen Keilbeinflügel mit verdichteten Rändern fast bis zur Fissura orbitalis sup. reichend: große laterale Bucht der Keilbeinhöhle (Variante)

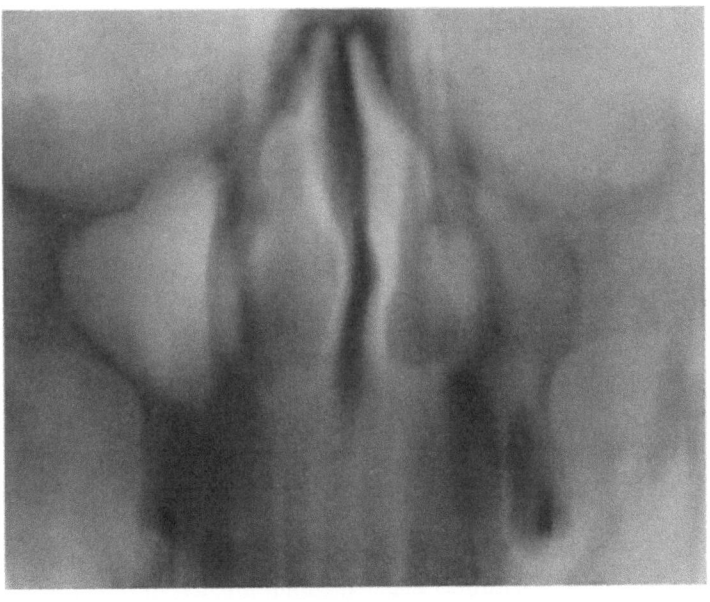

Abb. 6. Hochgradige Hypoplasie der linken Kieferhöhle ohne wesentlichen Einfluß auf den Stand des Orbitabodens

verminderung der Hirnhälfte entsprechenden Hochstand einnimmt, die Stellung des eigentlichen Orbitadaches aber unverändert bleibt.

Der Einfluß des pneumatischen Systems der Nasennebenhöhlen auf die Form der Fissura orbitalis superior und auf den Opticuskanal wurde schon erwähnt. Der Abschnitt des großen Keilbeinflügels, der an die Fissura orbitalis superior grenzt, kann so dünn sein, daß er im Schatten des Schädeldaches auf der Orbitaaufnahme untergeht und die Fissur selbst als erweitert imponiert (Abb. 7). Klärung bringt die Schrägaufnahme der Orbita (entweder in der Einstellung für die Fissura orbitalis superior nach Chaumet oder in der Einstellung für den Opticuskanal), auf der die an die Fissur angrenzenden Abschnitte des großen Keilbeinflügels schräg getroffen werden und daher wegen der größeren Schattendichte sich auch gut abgrenzen lassen. Aber auch auf der sagittalen

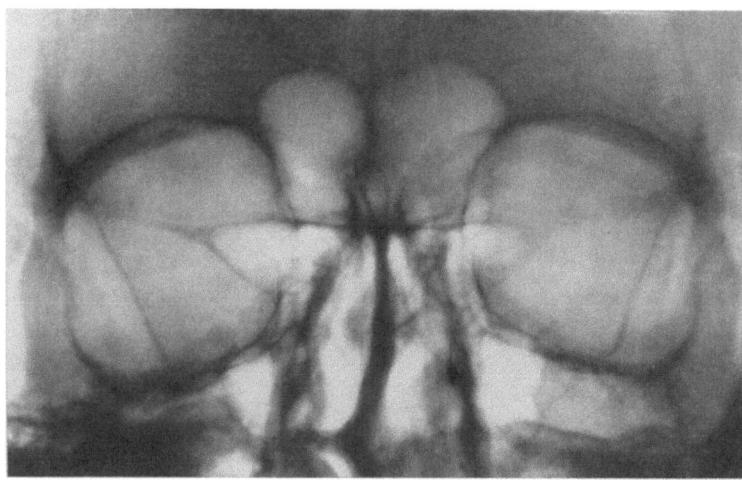

Abb. 7. Die an die Fissura orbitalis sup. angrenzenden Abschnitte des großen Keilbeinflügels sind vornehmlich auf der linken Seite so dünn, daß sie kaum einen Schatten geben. Die Fissur erscheint daher als erweitert und im Bereich des großen Keilbeinflügels unscharf begrenzt. Pneumatisation des kleinen Keilbeinflügels beiderseits und Hochstand des Planum bei Pneumosinus dilatans der Keilbeinhöhlen

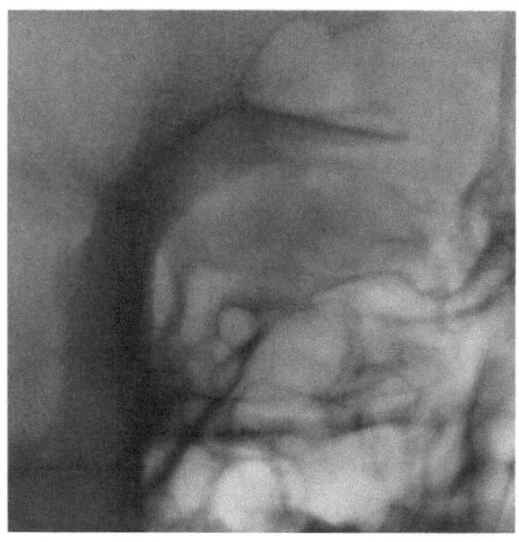

Abb. 8. Schrägaufnahme der rechten Orbita zur Darstellung des Opticuskanals: Die pneumatisierte untere Wurzel des kleinen Keilbeinflügels wird von einem 2 mm weiten Kanal durchbohrt, der vom Opticuskanal nur durch eine ganz schmale Knochenbrücke getrennt wird. Der Durchmesser des rechten Opticuskanals beträgt 5 mm und ist um 1 mm kleiner als der des linken. Lage und Kaliber des die untere Wurzel des kleinen Keilbeinflügels durchbohrenden Kanals und die Kaliberdifferenz zwischen beiden Opticuskanälen sprechen dafür, daß die A. ophthalmica nicht gemeinsam mit dem N. opticus in die Orbita eintritt, sondern eine eigene Eintrittspforte besitzt

Aufnahme der Orbitae fällt auf, daß die vom großen Keilbeinflügel gebildeten Konturen der vermeintlich erweiterten Fissura orbitalis superior unscharf und unregelmäßig begrenzt sind.

Die Breite der Brücke zwischen Fissura orbitalis superior und Canalis opticus, die vornehmlich bei parasellaren raumbeschränkenden Prozessen beeinträchtigt werden kann und entsprechende Beachtung verdient, kann auch unter normalen Bedingungen nicht unerhebliche Schwankungen zeigen. Diese können von leichten Verschmälerungen bis zum völligen Fehlen reichen, so daß die differentialdiagnostischen Schwierigkeiten recht erheblich sein können. Ein völliges Fehlen ist jedoch sehr selten (Beutel, Hartmann u. a.). Die Brücke kann relativ breit sein und in sehr seltenen Fällen eine isolierte Zelle beinhalten. Kürzlich sahen wir diese Variante auf der einen Seite und das Fehlen der Brücke auf der anderen Seite. Für eine Variante wird man sich entscheiden müssen, wenn die Veränderungen im Bereich dieser Brücke die einzigen der sphenoorbitalen Übergangsregion sind.

Der Canalis opticus ist im allgemeinen rund, selten nierenförmig oder dreieckförmig (Beutel). Projektionsbedingte Formveränderungen dürfen natürlich nicht als Variante bezeichnet werden (in den äußeren oberen Quadranten der Orbita projizierte Opticuskanäle erscheinen immer als mehr oder weniger schmales Oval). Abweichungen von der gleichmäßigen runden Form des Opticuskanals können durch die A. ophthalmica bedingt sein. Er kann durch sie eine Ausbuchtung erfahren, die so weit gehen kann, daß der relativ weite Kanal die Form einer nicht durchgeschnürten „8" erhält. Von lateral und medial ragt dabei je eine kleine Zacke in den Kanal vor und markiert die Grenze zwischen

N. opticus und A. ophthalmica. Das Vorhandensein eines selbständigen Kanals für die A. ophthalmica unterhalb des Canalis opticus (Abb. 8) fand sich in dem Material von Beutel nur einmal, es wurde auch von E. G. Mayer beschrieben. Nach Eisler kann eine Zweiteilung des Kanals durch eine Verknöcherung des den Kanal teilenden Durablattes bedingt sein. LE DOUBLE (zit. nach EISLER) weist darauf hin, daß die Zweiteilung auch so sein könne, daß der obere Kanalabschnitt der kleinere ist. Dies ist dann der Fall, wenn die Arterie atypisch schon im Kanal den Nerv von lateral oben umgreift und nicht erst in der Orbita. BEUTEL beschreibt eine kleine Zacke, die sich am unteren Um-

fang der orbitalen Öffnung des Opticuskanals erhebt und nach lateral und vorn vorragt. Sie wurde von NUSSBAUM als Spina fissurae medialis und von KISS als Tuberculum musculare bezeichnet. Nach KISS soll sie Muskelinsertionsstelle sein und auch bei Menschenaffen vorkommen (nicht zu verwechseln mit der Spina musculi recti lateralis). Sie tritt in 87% der Fälle auf, ist aber röntgenologisch offenbar wegen ihrer geringen Dimensionen nur selten sichtbar.

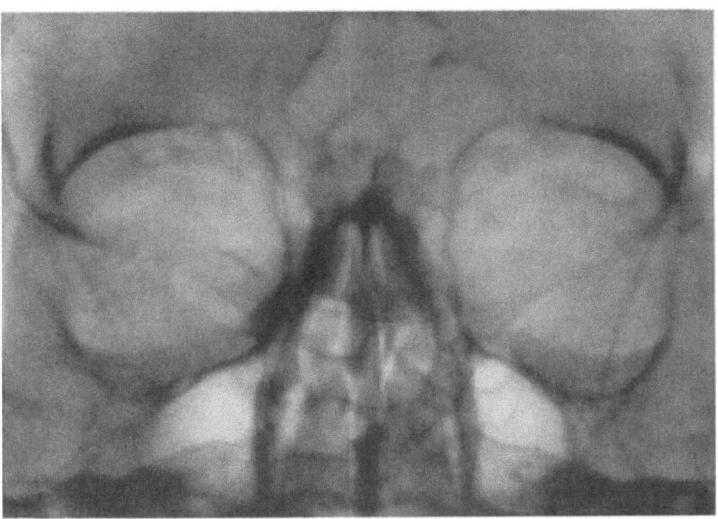

Abb. 9. Linke Linea innominata scharf gezeichnet und normal geformt. Die rechte im mittleren Drittel eben angedeutet, im unteren Drittel nicht zu differenzieren

Bei ungünstigen Projektionen können sich der Processus clinoideus anterior, das Tuberculum sellae, aber auch das Dorsum sellae in den Canalis opticus projizieren und Formveränderungen bzw. Einengungen durch Knochenzacken vortäuschen.

Als weitere Formation, die in ihrem Erscheinungsbild variieren kann, ist die Linea innominata zu erwähnen. Ihr anatomisches Substrat ist bekanntlich die tangential getroffene Corticalis des Bodens der Schläfengrube. Bei atypischer Form der Schläfengrube, insbesondere bei mehr oder weniger großer Abflachung derselben, kann nach E. G. MAYER die Linea innominata ganz oder zum Teil fehlen (Abb. 9).

Durch Abbildung der Lidränder können Strukturanomalien an den Knochen der Orbitae vorgetäuscht werden, die schon deshalb nicht skeletbedingt sein können, weil sie die Grenzen der einzelnen Knochen überschreiten. Bei tiefliegendem Bulbus kann sich, besonders wenn während der Belichtung der Blick

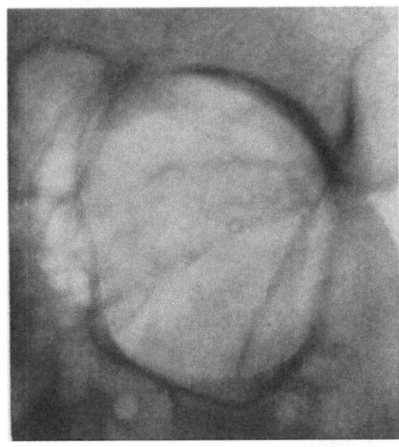

Abb. 10. Orthograd getroffener Gefäßkanal im kleinen Keilbeinflügel dicht lateral von der Orbitamitte täuschte Fremdkörper vor. Klärung durch folienfreie Orbitaaufnahme

nach oben gerichtet war, der Übergang des Oberlides in die Augenbraue als schmale Luftsichel unterhalb des oberen Augenhöhlenrandes abbilden.

Zu erwähnen sind noch rundliche mäßig intensive Schatten nach Art von Phlebolithen, die wir bei einer Patientin als durch pigmentierte kleine Warzen der Lidränder bedingt nachweisen konnten.

Kleine orthograd getroffene Gefäßkanäle im kleinen Keilbeinflügel können Fremdkörper imitieren. Die scharfe Strukturzeichnung einer folienfreien Aufnahme in einem einschlägigen Fall klärte sofort den wahren Sachverhalt (Abb. 10).

IV. Die Veränderungen der Orbita beim Turmschädel

Die Ansichten über die Genese des Turmschädels sind nicht einheitlich. Die älteste von Virchow aufgestellte Theorie besagt, daß eine vorzeitige Verknöcherung der Schädelnähte, eine prämature Nahtsynostose, die Ursache für diese Schädeldeformität abgebe. In Abhängigkeit davon, welche von den Nähten vorzeitig verknöchern und welche kompensatorisch ein verstärktes Wachstum zeigen, können verschiedene Formen des Turmschädels resultieren. Nach Günther soll eine Hypoplasie der Schädelbasis die primäre Ursache des Turmschädels sein. Die dadurch bedingte Minderung des Rauminhaltes wird durch ein gesteigertes Wachstum des Schädels im vertikalen Durchmesser kompensiert. Nach Stelzner soll allen Formen des Turmschädels eine Dysplasie des Schädelskeletes eigen sein, die wahrscheinlich auf einer Hypoplasie des prächordalen Mesenchyms, welches den Schädel bildet, beruhe. Sämtliche Verbildungen des Viscero- und Neurocranium vom Akrocephalus bis zum Trigonocephalus sind Folge dieser Fehlentwicklung. Allen Formen des Turmschädels, auch den klinisch schwer erfaßbaren Kümmerformen, ist eine Verkürzung des Abstandes zwischen Nasion und Tuberculum sellae gemeinsam. Dieser beträgt normalerweise 6,5—7 cm,

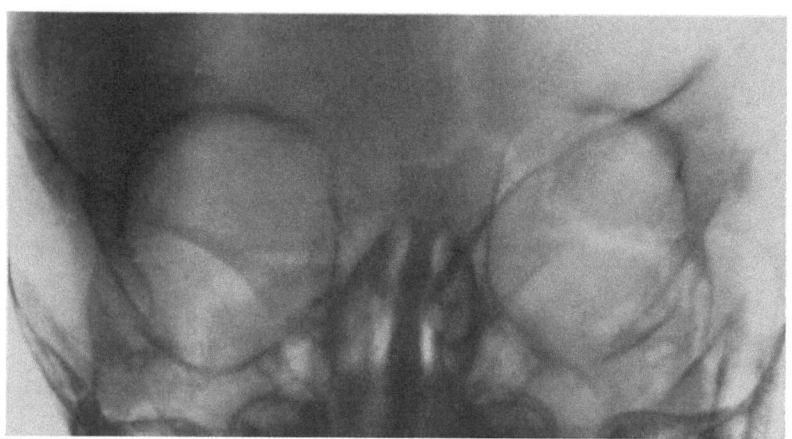

Abb. 11. 7 Monate altes Mädchen. Wegen zunehmender Asymmetrie des Kopfes mit Abflachung der linken Stirnhälfte Klinikaufnahme. Rö: Leicht S-förmig geschwungene Verdichtungslinie, die parallel zum hinteren Rand des linken kleinen Keilbeinflügels verläuft, entspricht einem Hochstand der Sutura frontosphenoidalis und der angrenzenden Abschnitte der Pars orbitalis des Stirnbeines und des kleinen Keilbeinflügels. Asymmetrie des Schädeldaches an der Asymmetrie der Lambdanaht erkennbar. Die linke Hälfte der Kranznaht erwies sich röntgenologisch und auch bei der Operation als geschlossen. Der horizontale Durchmesser der linken Orbita ist eingeengt (Plagiocephalus)

er kann beim Turmschädel bis um 1,5 cm verringert sein. Für alle Formen des Turmschädels ist ferner charakteristisch, daß die Schädelbasis steil verläuft mit kaskadenförmiger Anordnung der drei Schädelgruben. In Abhängigkeit von der kompensatorischen Ausdehnung des Schädeldaches ergeben sich nach Stelzner verschiedene Formen des Turmschädels: der brachycephale, der dolichocephale und der mesocephale Turmschädel.

Von diesen einfachen Turmschädelformen müssen die Dysostosis craniofacialis *Crouzon* und die Akrocephalosyndaktylie *Apert* getrennt werden, die ebenfalls turricephale Schädelform aufweisen. Erstere ist im Gegensatz zu dem einfachen Turmschädel erblich, eine Hypoplasie des Oberkiefers, Hypertelorismus, Progenie und Dentitionsstörungen ergänzen das Krankheitsbild. Die Akrocephalosyndaktylie ist, wie schon der Name sagt, neben der turricephalen Schädelform durch häutige und knöcherne Syndaktylien an den oberen und unteren Extremitäten charakterisiert.

Vertiefte Impressiones digitatae besonders frontal sind ein häufiges, jedoch nicht obligates Begleitsymptom des Turmschädels, zu dem klinisch ein mehr oder weniger stark ausgeprägter Exophthalmus und häufig auch eine Opticusatrophie gehören.

Die Verkürzung der vorderen Schädelgrube und der steile Verlauf der Schädelbasis sind mit charakteristischen Deformitäten der Orbita verbunden. Schüller hat bereits 1912 die für den Turricephalus typischen röntgenologisch faßbaren Veränderungen an der Orbita hervorgehoben: Der sagittale Durchmesser der Augenhöhle ist verkürzt, die kurzen Orbitadächer, die hoch über dem Niveau der Schädelbasis zu liegen scheinen, fallen im Seitenbild steil ab. Ihre Struktur wird durch den Grad der Vertiefung der Impressiones digitatae bzw. durch die Juga cerebralia bestimmt. Die kleinen Keilbein-flügel steigen nach lateral steil an, die Lamina cribrosa des Siebbeines und das Planum sphenoidale stehen auffallend tief. Diese Deformitäten der Orbita sind so charakteristisch, daß durch sie das Bild des Turmschädels weitgehend geprägt wird und daher allgemein bekannt sind (Veränderungen am Canalis opticus s. Kapitel XVI).

Weniger bekannt sind Veränderungen im Bereich der Orbitae bei einseitiger Kranz-nahtsynostose, die zu dem Bild des Plagiocephalus führt. Nicht nur eine Abflachung der homolateralen Stirnhälfte, sondern auch ein kammartiger Anstieg des Bodens der vorderen Schädelgrube im Bereich der Sutura frontosphenoidalis sind Ausdruck der entsprechenden Wachstumshemmung. Auf der seitlichen Aufnahme erkennt man eine Verdichtung und Überhöhung des Trigonum alare (WILLICH). Auf der Orbitaaufnahme manifestiert sich die Deformierung des Bodens der vorderen Schädelgrube bzw. des Orbitadaches in einer geschwungenen Verdichtungslinie, die parallel zur Fissura orbitalis superior bzw. zu dem sonst normal stehenden hinteren Rand des kleinen Keilbeinflügels verläuft. Während der vertikale Durchmesser der Orbita etwa normal ist, ist der hori-zontale meist etwas eingeengt. Das asymmetrische Bild der noch offenen Nähte ist mit Ausdruck der Plagiocephalie (Abb. 11).

Die Literatur über den Turmschädel ist sehr umfangreich (GÜNTHER, SERFLING, STELZNER, VIRCHOW, WANKE, WANKE und DIETHELM u. a.). LAITINEN bringt in seiner monographischen Abhandlung über die Kraniosynostosis eine umfassende Zusammen-stellung des Schrifttums.

V. Verkalkungen

1. Lider

In der ophthalmologischen Literatur finden sich Beobachtungen von Lidverkalkungen, die wohl röntgenologisch faßbar gewesen wären, wenn eine skeletfreie Aufnahme der Lider angefertigt worden wäre. LÖHLEIN führt in seinem Handbuchartikel Gebilde der Conjunctiva an, die Kalk oder Knochen in Bezirken *amyloider* bzw. *hyaliner* Degeneration zeigen. Diese erreichen bisweilen eine erhebliche Größe, bleiben aber meist auf die Lid-bindehaut beschränkt. Nur selten greifen sie auf die Conjunctiva des Bulbus über und sind meist nur einseitig lokalisiert. Diese Erkrankung kommt häufiger in Rußland zur Beobachtung, in unseren Gebieten scheint sie äußerst selten zu sein. Es sind auch Ver-kalkungen in Trachomnarben beschrieben.

STANKA hat 1923 einen erbsgroßen knochenharten Tumor des Tarsus beobachtet, dessen histologische Untersuchung Knochengewebe erbrachte. Der Autor nimmt an, daß der Tumor auf der Basis einer länger zurückliegenden Tarsitis durch Metaplasie entstanden ist. Verknöcherungen in der Größe, wie sie von STANKA erstmalig beschrieben wurden, sind natürlich röntgenologisch erfaßbar. WAGENFELD hat eine Knocheneinlage-rung in einem Dermoid des Limbus gefunden. Lipodermoide und sog. Osteome der Conjunctiva (Dermoide mit Knocheneinlagerung) zeigen die gleiche Lokalisation zwischen M. rectus externus und M. rectus superior. NOBBE hat schon 1897 darauf hingewiesen, daß die Größenzunahme dieser Gebilde nach Abschluß des Wachstums zum Stillstand kommt.

ASASHINA beschreibt einen kleinen Tumor im Unterlid, in dem mehrere knochenharte Kugeln zu tasten waren. Die histologische Untersuchung ergab Phlebolithen. BURNETT teilte bereits 1897 mit, daß er zwei Phlebolithen in einem Varix einer Conjunctival-vene beobachten konnte. WILDI berichtete über einen erbsgroßen harten Tumor, der seit Geburt bestand und der histologisch aus Knochen, Knorpel und Knochenmark zusammengesetzt war (Osteochondrom). Er nimmt an, daß es sich um einen Tumor aus einem versprengten Knorpelkeim der Kieferanlage handelte. Der Autor zitiert ferner GALLENGA: Bericht über eine Knochenbildung in einem Fibrom. FRANKLIN, SCOTT und CORDES konnten ein verknöchertes Chalazion beobachten (17 Jahre bestehendes steinhartes Chalazion im Unterlid).

2. Bulbus

a) Hypercalcämie

Eine sehr wichtige und interessante Beobachtung stammt von FLEISCHNER und SHALEK. Diesen Autoren gelang es erstmalig röntgenologisch in der Conjunctiva, im Gebiet der Lidspalte, Kalkeinlagerungen bei der Hypercalcämie zu erfassen. Auf der Orbitaaufnahme finden sich bogenförmige zarte Kalkstreifen in beiden Orbitae, die durch Verkalkungen im Limbusgebiet, besonders auf der medialen und lateralen Seite gelegen, bedingt sind. Die skeletfreie Aufnahme läßt zwei verschiedene Typen differenzieren: 1. stabförmige, plumpe Verkalkungen von 2 mm Breite und 3—4 mm Länge, strichförmig in einer geschwungenen Linie in der Conjunctiva angeordnet; 2. homogene, solide, dünne, muschelförmige Verkalkungen im Bereich des Cornea-Limbusgebietes. Chemisch handelt es sich um phosphorsauren Kalk. Die Hypercalcämie wurde unter anderem bei der Vitamin-D-Überdosierung und beim klinischen Bild des Hyperparathyreoidismus beobachtet. Außerdem kommen chronische Alkalose, chronische Niereninsuffizienz sowie Knochenprozesse mit hochgradiger Decalcination ursächlich in Frage. Nach Entzug des Vitamin D sind Rückbildungen der Verkalkungen beobachtet worden. AXENFELD berichtete 1916 in der ophthalmologischen Gesellschaft in Heidelberg über eine primär fortschreitende Verkalkung des Hornhautparenchyms. Es fanden sich massenhaft Einlagerungen von Kalkschollen (chemisch phosphorsaurer Kalk). Im Limbusgebiet traten die Verkalkungen, die sonst ziemlich tief liegen, besonders medial und lateral mehr an die Oberfläche; oben und unten ist der Abstand vom Limbus größer. Mit der Binocularlupe war zu erkennen, daß die Anordnung der Schollen in Form von Geldrollen und dichter feiner Striche erfolgt war. 1917 publizierte dann AXENFELD ausführlich diese Beobachtung unter dem Titel „Über doppelseitige primäre progressive Verkalkung (Dystrophia calcarea) der Cornea". Einleitend weist der Autor darauf hin, daß es in sehr seltenen Fällen an gesunden Augen eine band- oder gürtelförmige Trübung der Cornea gibt, deren anatomisches Substrat eine Verkalkung der Bowmanschen Membran ist. Die von AXENFELD gegebene Beschreibung der Dystrophia calcarea deckt sich weitgehend mit den von FLEISCHNER und SHALEK erstmalig röntgenologisch nachgewiesenen Veränderungen. Es ist wohl anzunehmen, daß die auslösende Ursache ebenfalls eine Hypercalcämie war (eine Untersuchung des Blut-Calciumspiegels wurde in AXENFELDs Fall nicht vorgenommen).

b) Fibroplasia retrolenticularis

TAYEBI berichtete als erster über röntgenologisch nachgewiesene Verkalkungen bei der Fibroplasia retrolenticularis, die auch als Retinoplasie der unreif Geborenen bezeichnet wird. TERRY beschrieb bereits 1945 dieses Krankheitsbild und nahm an, daß es sich um eine Überwachsung der Linse oder um eine Persistenz embryonalen mesodermalen Gewebes handelte. Er konnte einen Erstbericht schon aus dem Jahre 1873 auffinden. In der älteren Literatur wurden all diese Fälle als Mißbildungen gedeutet und unter dem Namen atypischer Glaskörper, embryonale Linsenscheide, Gefäßstrang im Glaskörper oder Persistenz der A. hyaloidea beschrieben. Es ist bekannt, daß bei der Persistenz der A. hyaloidea Verkalkungen auftreten, doch sind im erreichbaren Schrifttum röntgenologische Untersuchungen nicht auffindbar.

In letzter Zeit wurde die Pathologie der Fibroplasia retrolenticularis, die sich im voll ausgebildeten Stadium durch eine vascularisierte, undurchsichtige Membran hinter der

Linse auszeichnet, in Amerika eingehend studiert. Es ergab sich, daß sie unreif geborene Kinder, die längere Zeit mit Sauerstoff beatmet wurden, befällt. Die Verkalkung tritt erst im Endstadium auf und ist auch erst dann röntgenologisch erfaßbar. Interessant ist, daß die Kinder dadurch auffallen, daß sie trotz ihrer Erblindung auffallend lichtscheu sind. Die Erkrankung muß das Endstadium, in dem die Verkalkung nachweisbar wird, nicht immer erreichen. Wenn auch die Unreife der Früchte der erste Grund für die Krankheit zu sein scheint, sind doch auch einzelne Fälle bei voll ausgetragenen Kindern bekanntgeworden. Die Hyperoxie scheint ursächlich eine wesentliche Rolle zu spielen, wobei der Effekt des Sauerstoffs nicht völlig geklärt ist. Ob es sich um eine einfache Intoxikation, um Veränderungen der Körpertemperatur, des Elektrolytgleichgewichtes, der Hämoglobinkonzentration oder um einen Kombinationsschaden handelt, ist heute noch nicht zu beantworten.

TAYEBI berichtet über 35 Kinder im Alter von 1—9 Jahren, deren Geburtsgewicht zwischen 835—1917 g schwankte. Alle Patienten haben während ihres frühen Lebens Sauerstoff über Tage oder Wochen bekommen. Nur bei zwei Patienten trat die Erkrankung einseitig auf, die übrigen waren vollständig blind. Fast alle hatten eine Mikroophthalmie und ein Zurückbleiben des Wachstums der Orbitae.

Die Kinder über 4 Jahre wurden röntgenologisch untersucht: bei 41 untersuchten Augen ergaben sich in 46% röntgenologisch faßbare Verkalkungen. Es konnten isolierte Verkalkungen der Linse nachgewiesen werden, und zwar rundliche, kalkdichte Schatten in Form und Größe der Linse mit dichterem Rand bis zu einer Größe von 7 mm Durchmesser. In einem Falle war eine halbbogenförmige Verkalkungen erkennbar, die sich zu einem vollständigen Rundschatten bis auf Linsengröße ergänzen ließen. In drei Augen fanden sich auch typische Veränderungen im Sinne einer Verkalkung der Chorioidea. In fünf Fällen wurden bis 3 mm große Kalkflecke nachgewiesen, die in Linsennähe lagen und offenbar dem Glaskörper zuzuordnen sind.

KAUFMANN berichtet über eine verkalkte Linse bei einer Fibroplasia retrolenticularis.

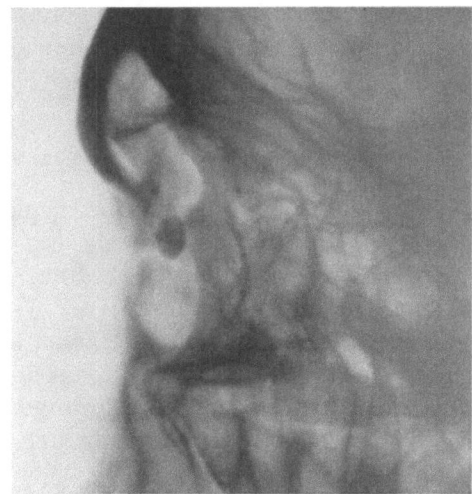

Abb. 12. Verkalkung der Linse

c) Verkalkungen der Linse

Für Verkalkungen der Linse (Cataracta calcarea) sind ursächlich Verletzungen und entzündliche Schädigungen wie auch Blitz-, Röntgen- und Radiumschäden verantwortlich zu machen. Die Verkalkung der Linse kommt auf der skeletfreien Aufnahme der vorderen Bulbusabschnitte wesentlich deutlicher zur Darstellung als auf der Orbitaaufnahme. Eine gute Abbildung gelingt auch mit Hilfe der axialen Orbitaaufnahme, der Opticusaufnahme und mit Hilfe des Schichtverfahrens. Röntgenologisch stellt sich die verkalkte Linse als kalkdichte rundliche Verschattung dar. Sie kann mehr oder weniger homogen sein mit dichterem Rand oder aber als zarter Kalkring sich dokumentieren, wobei dieser Ring auch Unterbrechungen aufweisen kann. Die Verkalkung kann die Größe einer normalen Linse zeigen, sie kann jedoch auch kleiner sein. Die Diagnose ist unter Berücksichtigung der Form und der Lage leicht (Abb. 12). Der erste röntgenologische Nachweis gelang 1913 ROLLET und MALOT, die in der wissenschaftlichen Gesellschaft von Lyon das Bild der Verkalkung von Aderhaut und Linse demonstrierten. WEEKUS und DUMONT berichteten 1934 über nachgewiesene Linsenverkalkungen. Es handelte sich um eine 4 Jahre zuvor unter die Bindehaut luxierte Linse in einem unterdessen phthisisch gewordenen Bulbus und um eine Verkalkung der Linse in einem Glaukomauge. v. ENGELMAYER beobachtete eine Linsenverkalkung nach Luftdruckschädigung bei Granateinschlag, die eine Zerreißung der Linsenkapsel und ausgedehnte traumatische Veränderungen der nasalen Wand und des Daches der Orbita hervorgerufen hatte. DIETHELM beobachtete eine verkalkte Linse neben einem Granatsplitter aus dem ersten Weltkrieg.

Vogler beschrieb 1951 vier Fälle; drei traumatischer und einen entzündlicher Genese. Der Autor weist mit Recht darauf hin, daß bei der klinisch erkennbaren kreideweißen bis gelblich-weißen Verfärbung der Linse der röntgenologische Nachweis nicht immer gelingen wird. Erst nach mehreren Jahren wird eine hinreichende Intensität der Verkalkung erreicht, die den Nachweis gestattet. Bei einer Schrumpfung der Linse werden die Verkalkungen entsprechend deformiert sein. Zuppinger bildet die skeletfreie Aufnahme einer traumatischen Linsenverkalkung ab (22 Jahre nach Schlag auf das Auge) und eine der sehr seltenen röntgenologisch erfaßbaren Verkalkungen bei Altersstar (65 Jahre). Die chemische Untersuchung ergab Apatit. Ruth Börner untersuchte 513 enucleierte Bulbi und konnte 21mal Verkalkungen nachweisen. Als Ursache fanden sich meist Verletzungen und Entzündungen, selten Mißbildungen. Einmal bestand der Zustand nach Operation wegen Netzhautablösung. Die Autorin weist darauf hin, daß eine diskus- oder eine ringförmige Verkalkung im vorderen Bulbusabschnitt nicht immer durch eine verkalkte Linse bedingt sein muß. In ihrem Material fand sie solche Verkalkungen auch dann, wenn die Linse nicht mehr vorhanden war. Es ist verständlich, daß in phthisischen Augen bei der Schrumpfung Kalkschollen aus den hinteren Bulbusabschnitten in die vordersten verlagert werden können. — Verkalkungen in der gefäßlosen Linse sind natürlich nur dann möglich, wenn entzündliche Verwachsungen mit der Uvea das Einsprossen von Gefäßen ermöglichen.

d) Verkalkungen des Glaskörpers

Schüller beschreibt eine typische Linsenverkalkung, kombiniert mit mehreren (2—5 mm großen) kreisförmig um die Linse angeordneten Kalkschatten, die in der Mehrzahl lateral gelegen waren. Sie werden in das Corpus vitreum lokalisiert. Hartmann zitiert Terrien, der Verkalkungen im Glaskörper röntgenologisch erst in einem enucleierten Bulbus erfassen konnte. Hartmann und Gilles zeigen ein Bild, das dem von Schüller mitgeteilten sehr ähnelt. Auch hier bestanden in einem kreisförmigen Areal des Glaskörpers punktförmige Verkalkungen. Reuter und Brückner berichteten 1926 über eine Verknöcherung der Linse, die mit einer totalen Glaskörperossifikation kombiniert war.

e) Verkalkungen der Aderhaut

Verkalkungen in den hinteren Bulbusabschnitten betreffen die Aderhaut und die benachbarte Glaskörperschwarte. Verkalkungen der Chorioidea können im normal großen Augapfel zur Beobachtung kommen, wenn auch wesentlich häufiger eine Phthisis bulbi vorhanden sein wird. Issatschenko und Filatow berichteten 1936 über zwei Fälle; bei dem einen wurde die Untersuchung 36 Jahre nach Glassplitterverletzung durchgeführt: in der sehr starken Verkalkung war das Näpfchen mit dem Loch für den Sehnervdurchtritt deutlich erkennbar. Einen ähnlichen Fall beschreibt Bormacher (42 Jahre nach Stoß). Weitere Mitteilungen stammen von Del'Duca, Stehr, Beutel, Straub und Möckel, Vieten u. v. a. Die Verschattung ist ringförmig, meist inhomogen mit dichterem verhältnismäßig scharf begrenztem Rand. Histologisch findet man relativ häufig Knochengewebe, das durch Metaplasie entsteht. Es ist selbstverständlich, daß das Röntgenogramm des enucleierten Bulbus die Verkalkungen wesentlich besser zur Darstellung bringt als die Orbitaaufnahme. Bekannt ist ferner, daß ein negativer Röntgenbefund Verkalkungen nicht ausschließt (Imai, Pitsch, Börner). Nicht selten sind Verkalkungen von Aderhaut und Linse kombiniert, besonders bei der Phthisis bulbi. Kaufmann berichtet über einen 42jährigen Patienten, dessen Auge nach einer Lungenentzündung im 3. Lebensjahr erblindete. Der Bulbus war normal groß, er zeigte eine ausgedehnte Verkalkung im Bereich der Aderhaut und der Linse. Appelmans beschreibt zwei Fälle nach perforierender Verletzung. Bei gleichzeitigem Bestehen von Verkalkungen in Aderhaut und Linse kann eine eigenartige Siegelringform zur Abbildung kommen, wobei die Aderhaut den Ring und die Linse den Schmuckstein bzw. die Ringplatte bildet (BEUTEL) (Abb. 13). Über die Häufigkeit der Verkalkung bzw. Verknöcherung der Aderhaut und der Linse gehen die Meinungen auseinander. Wir stimmen mit BETSCH überein, daß diese gar nicht selten sind. Er weist darauf hin, daß die erste Knochenbildung in der Linse 1851 von RUDOLF WAGNER beschrieben wurde und pflichtet BUSSY bei, daß Aderhaut- und Linsenverkalkungen bzw. -verknöcherungen häufiger im geschrumpften Bulbus als im normal großen vorkommen.

f) Verkalkungen in Netzhautgliomen (Retinoblastom)

1949 wies KREIBIG als erster im deutschen Schrifttum darauf hin, daß histologisch in Netzhautgliomen vorkommende Verkalkungen röntgenologisch nachweisbar sein können. Diese relativ ausgedehnten Verkalkungen finden sich nur dann, wenn der Tumor in den Glaskörper eingebrochen ist und betreffen fast ausschließlich nur diesen exophytischen Teil des Netzhautglioms. Dagegen zeigen die Tumoren in der Aderhaut oder die in den Sehnerven eingebrochenen Tumorteile zwar manchmal Nekrosen, jedoch nie Verkalkungen. Wie KREIBIG ausführt, ist die Diagnose des Glioma retinae in den Anfangsstadien klinisch ohne weiteres möglich, in den meisten Fällen kommen die Kinder aber erst dann zur Untersuchung, wenn der Prozeß weit fortgeschritten ist. Erst wenn der Tumor sich in den Glaskörper ausgebreitet hat, werden die Eltern durch den gelben Reflex (amaurotisches Katzenauge) aufmerksam. In solchen Fällen ist die Differentialdiagnose gegenüber dem Pseudogliom rein klinisch oft außerordentlich schwierig, ja unmöglich. Nach KREIBIG haben sich laut älteren Statistiken etwa 25% der unter der Diagnose „Netzhautgliom" enucleierten Augen histologisch als Pseudogliom entpuppt. Die Augen mit Pseudogliom sind blind oder wertlos, dagegen ist die Prognose des fortschreitenden Netzhautglioms für den Träger äußerst ernst.

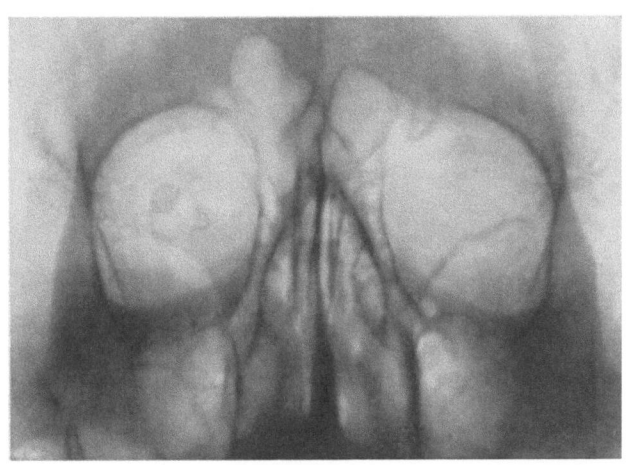

Abb. 13. 48jährige ♀. Vor 18 Jahren Entzündung des rechten Auges mit nachfolgender Erblindung. Ophthalmologisch: Bulbus weiß, verkleinert, reizlos. Hornhaut abgeflacht, getrübt, Gefäße einwachsend. Rö: Verkalkung in Aderhaut und Linse (Siegelring)

Es ist daher naheliegend zu versuchen, die beim Netzhautgliom vorhandenen Verkalkungen röntgenologisch zu erfassen. Diese lassen sich sowohl auf der Orbitaaufnahme als auch auf der des Canalis opticus gut darstellen. Sie erscheinen als kleine spritzerförmige oder feinkörnige bzw. mehr gesprenkelte Schatten im hinteren Bulbusabschnitt. Beim Vergleich mit dem Röntgenogramm des Präparates ist erkennbar, daß ein Teil dieser feinen Verkalkungen im Knochenschatten untergeht (Abb. 14 a und b). Sie können ein umschriebenes Areal einnehmen, können jedoch auch durch kalkfreie Abschnitte voneinander getrennt sein. Es ist selbstverständlich, daß nur der positive Nachweis von Verkalkungen die Diagnose „Retinoblastom" gestattet. Mit Hilfe der modernen Apparatur, die ja kürzeste Expositionszeiten zuläßt und eine entsprechende Variation der Aufnahmebedingungen ermöglicht, ist die röntgenologische Ausbeute auch bei sehr unruhigen Kindern gestiegen, so daß man oft auf die Narkose-Untersuchung verzichten kann. Das Glioma retinae kann ein, aber auch beide Augen befallen. Nach NONNENMACHER tritt es in den Gliomfamilien meist doppelseitig auf. Im 1. Lebensjahr ist es am häufigsten. Kreibig fand unter 20 enucleierten Bulbi 16mal histologisch Verkalkungen, und nur in vier Fällen fehlten sie; bei diesen bestand kein wesentlicher Einbruch in den Glaskörper.

Pfeiffer konnte in 75% seiner Fälle Verkalkungen nachweisen (1936). Bullock und Reeves analysierten 138 Fälle von einseitigem Exophthalmus (1947 — 1958), wobei sich mehrere Fälle von Verkalkungen in Retinoblastomen fanden. Einmal wurde auch eine Erweiterung des Canalis opticus mit Arrosion der medialen und lateralen Wand gefunden, hier bestand ein Einwuchern des Glioms in den Nervus opticus. Loepp und Lorenz bilden eine Verkalkung in einem Gliom der Retina mit einer Erweiterung des Canalis opticus ab. Es ist daher empfehlenswert, bei der Suche nach Gliomverkalkungen auch Aufnahmen der Opticuskanäle anzufertigen, um eventuell pathologische Veränderungen auch an diesen festzustellen. Weitere Mitteilungen stammen von Swan und

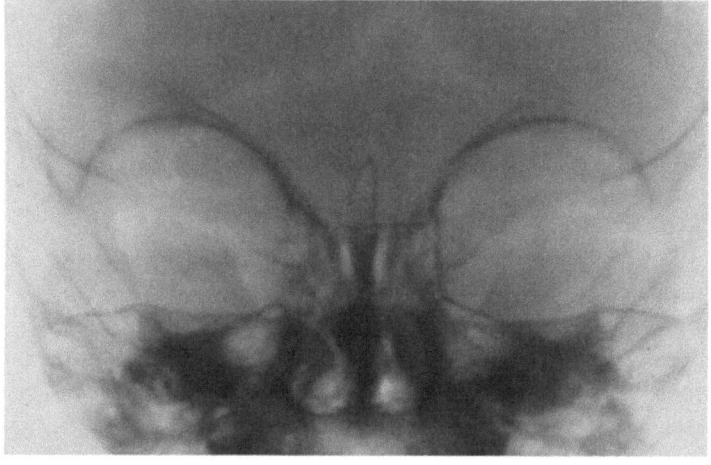 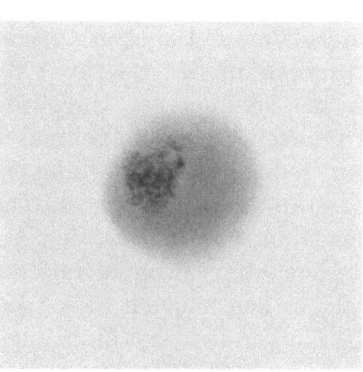

Abb. 14a   Abb. 14b

Abb. 14a. 14 Monate altes Mädchen. 3 Monate nach der Geburt wurde Schielen des rechten Auges beobachtet. Rö: Feinkörnige, wenig intensive Verkalkung in Nähe der rechten Orbitamitte

Abb. 14b. Röntgenogramm des enucleierten Bulbus: deutlicher und zahlreicher kommen die beschriebenen Verkalkungen zur Darstellung — Glioma retinae

Hyman sowie von Esposito u. a. Auch diese Autoren betonen den Wert des röntgenologischen Kalknachweises für die Differentialdiagnose.

Bei der Differentialdiagnose zwischen Glioma retinae und Pseudogliom ist der röntgenologische Nachweis von feinen spritzerförmigen oder kleinkörnigen zarten Verkalkungen von ausschlaggebender Bedeutung, da in Pseudogliomen praktisch Verkalkungen nicht vorkommen; ein negatives Ergebnis hat keine Dignität.

3. Extrabulbäre intraorbitale Verkalkungen

a) Gefäßverkalkungen

1930 berichtete De Vries über ein Angiom bei einem 64 Jahre alten Patienten. Es handelte sich um einen angeborenen Tumor, der langsam wuchs, zu einer Erweiterung der Orbita geführt hatte und in dem rundliche Kalkschatten nachweisbar waren; histologisch kavernöses Hämangiom mit Phlebolithen. Hiermit waren erstmals Phlebolithen in der Orbita röntgenographisch nachgewiesen worden. 1932 publizierte Gastreich einen Fall von intermittierendem Exophthalmus, bedingt durch Orbitalvaricen. Röntgenologisch waren Phlebolithen erkennbar. Nach Ribbert entstehen die Phlebolithen aus Kugelthromben. Diese gehen aus Fibrinausscheidungen hervor, die später konzentrisch organisiert werden und dann von innen nach außen verkalken. Lüdin demonstrierte 1933 einen intermittierenden Exophthalmus mit zwölf bis erbsgroßen Phlebolithen.

Ursächlich wurden Orbitalvaricen mit Venensteinen angenommen. THIEL fand bei einem 20jährigen Mann in der Orbita und in der linken Stirnhöhle (1932) mehrere Phlebolithen. Im Alter von 3¹/₂ Jahren wurde er wegen einer seit Geburt bestehenden Protrusio bulbi mit Verdacht auf retrobulbären Tumor operiert. Histologisch Angiom. HARTMANN und

GILLES berichten über eine orbitale Varicocele mit Phlebolithen, die zu einer Excavation der Orbita und Usur deren lateralen Wand geführt hat. Mittels der Kontrastdarstellung ließ sich das Varicenpaket gut anfärben. LOEPP und LORENZ bringen ebenfalls einen Fall von Phlebolithen. HOFFMANN weist kurz darauf hin, daß auch bandartige Verkalkungen vorkommen können. HERRNHEISER nimmt mit Recht an, daß es sich auch bei diesen bandförmigen Verkalkungen analog den Phlebolithen um verkalkte Thromben handelt (Abb. 15 a und b). Weitere Mitteilungen stammen von BEUTEL, PÖSCHL, PSENNER u. a.

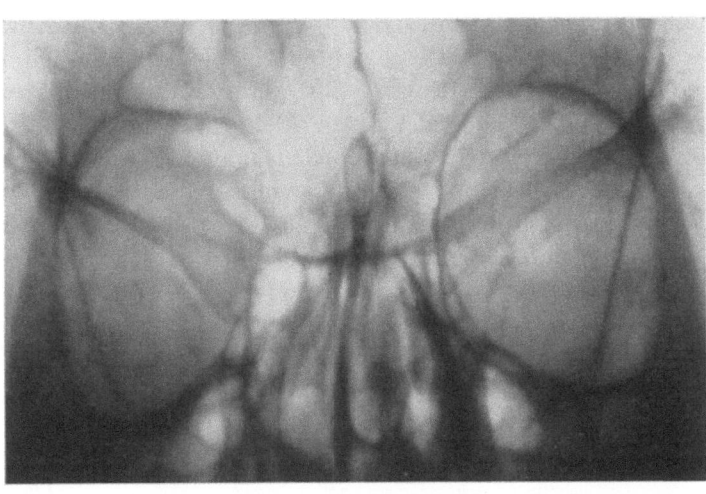

Abb. 15a. 46jährige ♀. Seit 10 Jahren Geschwulst am linken Oberlid, angeblich nach Trauma. In letzter Zeit kein weiteres Wachstum. Palpatorisch: taubeneigroße Geschwulst unter dem oberen Orbitarand mit einem nasenwärts gerichteten Fortsatz. Rö: Rundliche und bandförmige Verkalkungen in der medialen Hälfte der linken Orbita als Ausdruck verkalkter Thromben

Verkalkungen in den Arterien, insbesondere in der A. ophthalmica oder in Aneurysmen, sind äußerst selten. So berichtet DEL DUCA über Verkalkung in der A. ophthalmica ohne und mit gleichzeitiger Carotisverkalkung.

RAUERDINO beschreibt eine 3 cm lange Verkalkung der A. ophthalmica bei einem Carotisaneurysma.

Thrombose der A. ophthalmica nach Einbringungen von Thorotrast. Am ehesten ist es hier am Platz, über diese unikale Beobachtung von SCHNAUDIGEL zu berichten. Die Gefäße der Orbita, d. h. die A. ophthalmica und ihre Äste, waren nach Injektion von Thorotrast in die Schleimhaut der Nase mit Kontrastmittel ausgefüllt. Sofort nach dem Einbringen des Kontrastmittels kam es zur Thrombose der A. ophthalmica und zu schlagartigem Erblinden.

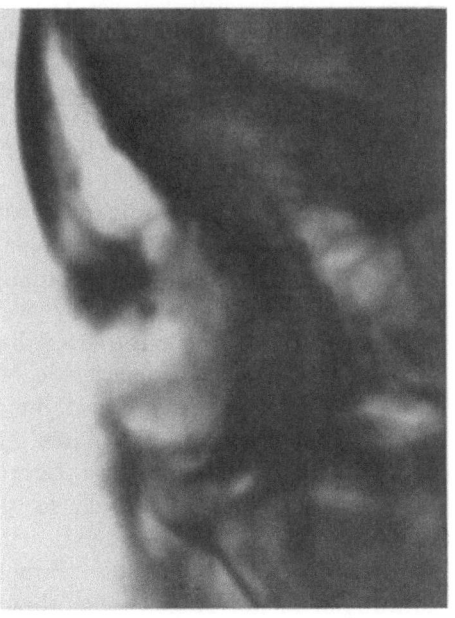

Abb. 15b. Auf der seitlichen Aufnahme projizieren sich die Phlebolithen der oberen Orbitaabschnitte in die Stirnhöhle

b) Verkalkungen der Tränendrüse

LOSSEN beobachtete eine haselnußkerngroße, maulbeerförmige Verkalkung in der Tränendrüse. IGERSHEIMER demonstrierte diese Beobachtung 1930. SCHNAUDIGEL bringt das Bild im Atlas GROEDEL-LOSSEN, dasselbe wird auch von HARTMANN und auch von LOEPP und LORENZ reproduziert. IGERSHEIMER diskutierte auch die Ätiologie (verkalkte tuberkulöse Tränendrüse, verkalkter Tumor derselben oder der Umgebung, Phlebolithen und Exostosenbildung); ersteres wird für wahrscheinlich gehalten. Das Gebilde stellt sich als inhomogener, kalkdichter, maulbeerförmiger Schatten von etwa Haselnußkerngröße dar. Form und Struktur sprechen für eine tuberkulöse Erkrankung (Abb. 16)[1].

Unter dem Prager Beobachtungsgut fand sich eine pfefferkorngroße Verkalkung in der Tränendrüse. Auf der axialen Orbitaaufnahme stellt sich eine kugelige inhomogene Verkalkung mit leicht gedellten Rändern dar. Die Entfernung wurde von der Patientin wegen der geringen Beschwerden abgelehnt. Wir nehmen an, daß es sich um eine Verkalkung in einer kleinen Cyste der nicht vergrößerten Tränendrüse handelt. Seidel führt einige Fälle von solch kleinen Cysten an. In sehr seltenen Fällen wurden Kalkkonkremente im Ausführungsgang der nicht vergrößerten Tränendrüse gefunden. Die Erstbeschreibung stammt wohl von Samelsohn 1880 (4:2 mm). Chemisch kohlensaurer und phosphorsaurer Kalk. Der Stein, über den Levi berichtete, zeigte eine konzentrische Schichtung und erfüllte fast vollkommen den Hauptausführungsgang.

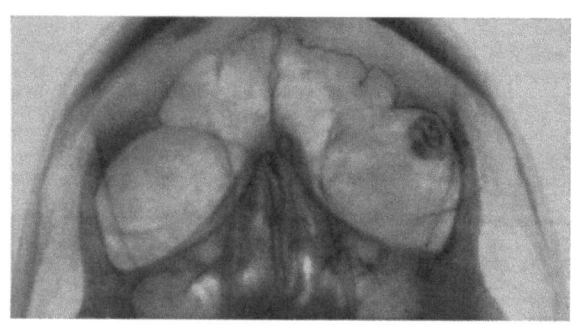

Abb. 16. 39jähriger ♂. Seit mehreren Jahren leichter linksseitiger Exophthalmus. Nach Entzündung des Auges und Schmerzhaftigkeit der Tränendrüse erhebliche Zunahme des Exophthalmus. Klinisch: derbe leicht druckschmerzhafte Resistenz im Bereich der linken Tränendrüse. Rö: Maulbeerförmige, haselnußkerngroße Verkalkung im äußeren oberen Quadranten der linken Orbita (Tuberkulose der Tränendrüse). (Prof. Lossen, Mainz)

Schließlich zitiert Seidel noch: „Außerdem sollen in der Tränendrüse Lipodermoidcysten, die den Tumoren zuzurechnen sind, vorkommen können, was aber sicher zu den größten Seltenheiten gehört (Kremencugskaja 1927)."

Da bei der eigenen Beobachtung eine operative Bestätigung nicht vorliegt, muß die Ätiologie offen bleiben, doch scheint uns die Kalkeinlagerung in einer kleinen Cyste das Wahrscheinlichste zu sein.

c) Verkalkungen in Parasiten

In den meisten Arbeiten über Verkalkungen in der Orbita wird am Rande vermerkt, daß solche auch in *Echinococcus*blasen und in Cysticerken vorkommen können. Birch-Hirschfeld führt an, daß sich der Inhalt der Blase, besonders der sog. sterilen Kapsel, eindicken kann und sich dann schließlich Fett, Cholesterin und Kalksalze ablagern können. Der Nachweis von Kalk in Orbitaechinokokken scheint immens selten zu sein. Offret zitiert als einzigen Fall die Mitteilung von Saint-Yves. Noch seltener als die Echinokokken sind die Cysticerken der Orbita. Birch-Hirschfeld konnte aus der gesamten Weltliteratur nur 21 Fälle zusammenstellen. Die Cysticerken scheinen sich öfter in den vorderen Orbitapartien in Nähe des vorderen Orbitalrandes anzusiedeln. Peters kann nur Pascheff anführen, in dessen Fall sich in der Kapsel des Cysticerken eine Kalkinkrustation fand. In einem eigenen Fall von ausgedehnter Cysticerkose der Thoraxmuskulatur (histologisch bestätigt) konnten in den Orbitae keine verkalkten Cysticerken nachgewiesen werden. Auch in dem von E. G. Mayer beobachteten Fall von ausgedehnter intracerebraler Cysticerkose waren die Orbitae frei. Bei einer eigenen Beobachtung von multiplen intrakraniellen Verkalkungen bei der *Toxoplasmose* waren Verkalkungen in der Augenhöhle ebenfalls nicht nachweisbar.

d) Zähne

Lapersonne, Velter und Prélat haben in der Sitzung der Medizinischen Akademie in Paris im März 1921 eine unikale Beobachtung demonstriert. Bei einem 15jährigen Mädchen mit leichtem rechtsseitigen Exophthalmus fanden sich röntgenologisch überzählige Zähne. Neben den normalen Zähnen des Oberkiefers kamen, in einer Kette vom

---

[1] Für die Überlassung des Bildes sind wir Prof. Lossen, Mainz, zu großem Dank verpflichtet.

Processus alveolaris bis in die hinteren Partien der Orbita angeordnet, mehrere ein-
und zweiwurzelige Zähne zur Darstellung. Die Zähne in der Orbita waren größer und in
ihrer Entwicklung weiter fortgeschritten als die übrigen ektopischen Zähne. Die Autoren
nehmen an, daß eine Zelleiste des Zahnwulstes durch die Fissura orbitalis inferior hin-

durch gemeinsam mit den hier verlaufenden Gefäßen in die Orbita eingetreten ist. CHOMICKI fand in zwei
Fällen (21jährige Rekruten) intraorbitale Zähne, verbunden mit leichtem
Exophthalmus. Ein Fall imponierte wie
ein Fremdkörper, der andere wie eine
Exostose. BUCCIOLINI berichtet über die
Extraktion eines Zahnes aus dem Orbitaboden, nachdem 3 Jahre vorher der Bulbus enucleiert worden war. Auch in orbitalen Dermoidcysten sind Zähne nachgewiesen worden. So berichtete VOLMER
über eine epibulbäre Dermoidcyste, die
einen Zahnkeim beinhaltete, und BAR-
NES über einen Schneidezahn ohne Wurzel in einem subconjunctivalen Dermoid.
v. D. STRAETEN und APPELMANS berichten über einen Tumor des Unterlids
bei einem 7jährigen Knaben. Er be-

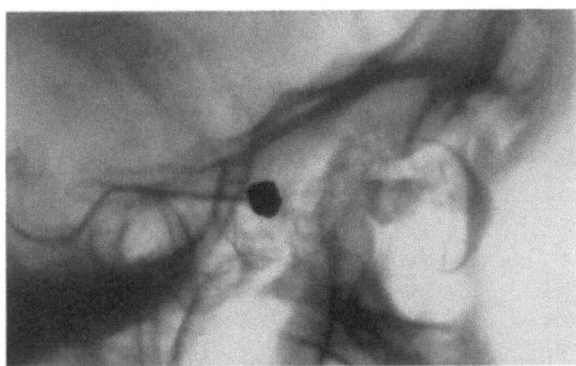

Abb. 17. 27jähriger ♂. Mit 10 Jahren Schußverletzung
des rechten Auges durch Kleinkalibergeschoß. Enucleation des Bulbus, trägt Prothese. Ophthalmologisch rechte
Augenhöhle reizlos. Neurologische Untersuchung wegen
Kopfschmerzen o. B. Rö: Etwa in der Mitte zwischen der
in der Orbitaspitze liegenden Spitzkugel und der Prothese,
d. h. in den Orbitaweichteilen, unregelmäßige Verkalkung
(verkalktes Hämatom ?)

stand aus einem typischen Zahnsäckchen mit vollkommen ausgebildetem, jedoch nicht
verkalktem Zahn. CARVER konnte bereits 1887 einen Zahn im Lid beobachten.

e) Rhinolithen

Sehr große Rhinolithen können in die Orbita durchbrechen und das Bild eines
osteomähnlichen Tumors imitieren. ABU-JAUDEH (Beirut) berichtet über einen sehr

großen Rhinolithen bei einem
50jährigen Araber, der seit
10 Jahren über Beschwerden
klagte. Es wurde ein 116 g schwerer Nasenstein entfernt, der in
die Kieferhöhle, in die Orbita und
in das Siebbein durchgebrochen
war. Es fand sich eine weitgehende Zerstörung der medialen
Kieferhöhlenwand, der medialen
Orbitawand und des Orbitabodens. In unseren Gebieten sind
Rhinolithen selten und meist
wesentlich kleiner.

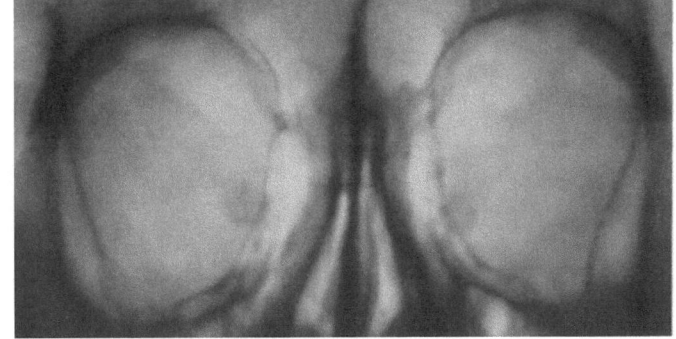

Abb. 18. 52jähriger ♂. Hochgradige Verkalkung des Carotissiphons
beiderseits

In mehreren Fällen, bei denen vor Jahren eine Enucleation des Bulbus vorgenommen
worden war, besonders jedoch dann, wenn es sich um gröbere Verletzungen gehandelt
hatte, fanden wir in der Orbitaspitze eine inhomogene bis haselnußgroße Verkalkung.
Diese *Verkalkungen* sind wohl als verkalkte Hämatome zu deuten (Abb. 17).

Die früher als Prothesenträger eingebrachten Elfenbeinkugeln, die aber meist nicht
einheilten, müßten röntgenologisch nachweisbar sein.

Im Anhang muß noch die Prothese erwähnt werden. Ihre Form gibt sowohl im
sagittalen als auch im frontalen Strahlengang ein so typisches Bild, daß eine Verwechslung mit intraorbitalen Verkalkungen kaum möglich ist.

Der Vollständigkeit halber sei die typische rundliche Luftaufhellung nach Enucleation des Bulbus oculi angeführt.

Nicht jede Verkalkung, die sich auf der Orbitaaufnahme darstellt, gehört — wie ja allgemein bekannt — der Orbita an; solche Verkalkungen erfordern eine genaue Lokalisation. Ausgedehnte Verkalkungen im Carotissiphon können als Kalkringe, öfter beidseitig, in Projektion auf die nasale Orbitawand in Erscheinung treten (Abb. 18). Auch die gyrusförmigen Verkalkungen bei der *Sturge-Weber-Krabbeschen* Erkrankung können, wie wir beobachten konnten, eine solche Ausdehnung haben, daß sie eben die Orbita projektivisch erfüllen und einen intraorbitalen Prozeß vortäuschen. Auch Verkalkungen des Plexus chorioideus können in Projektion auf die Fissura orbitalis superior bzw. auf die Wurzel der Keilbeinflügel zur Darstellung kommen. Verkalkungen in Aneurysmen, in parasellaren Tumoren, Cysten usw. gehören hierher. In Parenthese sei hier noch auf einen Befund hingewiesen, der nicht ganz geläufig ist: beidseitig, seltener einseitig, können sich im Bereich der Orbitae rundliche Aufhellungsfiguren abzeichnen, die dadurch entstehen, daß sich Foramina parietalia permagna in die Augenhöhlen projizieren.

VI. Cyclopie

Im ophthalmologischen Schrifttum findet sich eine große Anzahl von Arbeiten, die sich mit der Untersuchung von Cyclopen beschäftigen. Genaue Untersuchungen solcher Mißbildungen bei Menschen und Tieren wurden durchgeführt, aber auch die experimentelle

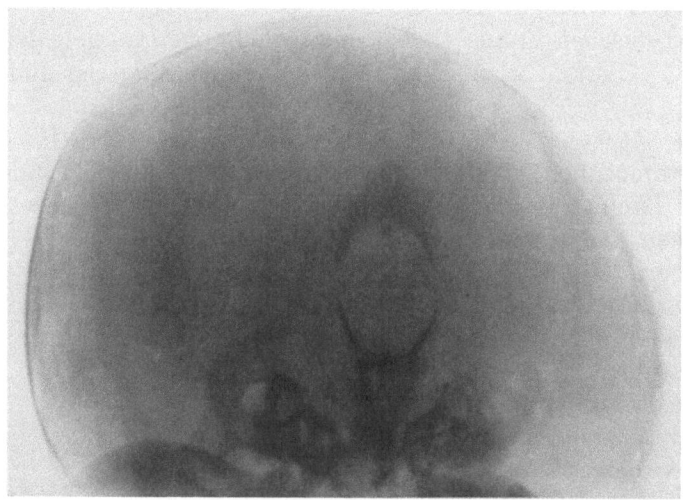

Abb. 19a. Diprosopus triophthalmus: Halbaxiale Aufnahme des diprosopen Schädels mit Freiprojizierung der zyklopen Orbita. Die Verdichtung oberhalb der Orbita entspricht einem rüsselförmigen Fortsatz

Erzeugung von Cyclopenaugen nimmt einen breiten Raum ein. Die Cyclopie stellt eine schwere Mißbildung des Schädels, des Gehirns und der Nase dar, die mit dem Leben nicht vereinbar ist. Ein rüsselförmiger Fortsatz oberhalb des Auges entspricht der Nase. v. HIPPEL weist darauf hin, daß viele Übergangsmöglichkeiten bestehen und zitiert BOCK, der verschiedene Formen angibt; vom Anophthalmus bis zum Vorhandensein von zwei Bulbusanlagen gibt es fließende Übergänge. Beim Einzelindividuum liegt das Cyclopenauge im unteren Teil der Stirn. Die Cyclopie kommt jedoch auch bei Doppelbildung vor, die als Diprosopus triophthalmus und als Cephalothoracopagus bezeichnet werden. Eine ausführliche Literaturübersicht bringt PALICH-SZÁNTÓ. In ihrem Fall bestand ein Mikrophthalmus des cyclopischen Auges bei einem reifen und sonst wohl ausgebildeten Kind. Die Orbita ist nach hinten meist weit offen, ein Opticuskanal ist nicht vorhanden. HILL macht darauf aufmerksam, daß die Nebennieren fehlen können. Er vertritt den von FISCHL eingenommenen Standpunkt, daß die Gegend des vorderen Wachstumspols in der Entwicklung behindert ist, so daß die Opticusanlagen nicht seitlich vorwachsen können. Die Cyclopie entsteht im frühesten Embryonalstadium. COSMET-TATOS führt an, daß sie beim Diprosopus triophthalmus durch eine Fusion von zwei Mikrophthalmen zustande komme. HARTMANN bildet in seinem Atlas einen Cyclopen ab.

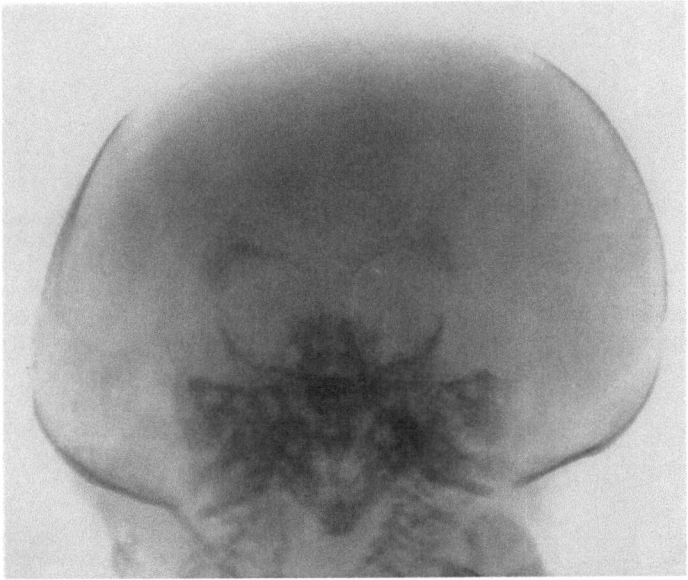

Abb. 19b. Halbaxiale Aufnahme mit Freiprojizierung der anderen Schädelhälfte, die zwei Augenhöhlen besitzt (vier Pyramiden und zwei Wirbelsäulen deutlich erkennbar)

Wir sind ebenfalls in der Lage, entsprechende Bilder zu bringen. Prof. BOEMKE, Direktor des pathologisch-anatomischen Institutes, hat uns freundlicherweise den seltenen Fall eines Januskopfes mit einseitiger Cyclopie überlassen (Abb. 19a und b).

VII. Dimensions- und Formveränderungen

Hier sollen nicht die Form- und Größenänderungen, die durch intraorbitale raumbeschränkende Prozesse oder durch Veränderungen der Orbitawände bedingt sind, abgehandelt werden, sondern nur solche, die durch angeborene oder erworbene Wachstumsstörungen hervorgerufen sind. Erhebliche Größendifferenzen haben große Dignität, geringe Unterschiede in Form und Größe sind nach ALBAN KÖHLER als physiologisch anzusehen.

a) Verkleinerungen

Angeborene Verkleinerungen. Beim *Anophthalmus und Mikrophthalmus congenitus* sind Orbitaverkleinerungen die Regel. In diesem Zusammenhang muß darauf hingewiesen werden, daß ein echter Anophthalmus eine immense Seltenheit ist. FISCHL fand bei genauer histologischer Analyse bei einem menschlichen Fetus einen echten Anophthalmus, ebenso OSTERTAG. Gewöhnlich werden als Anophthalmus congenitus alle die Fälle bezeichnet, bei denen makroskopisch kein Bulbus erkennbar ist. LYKOSTENES SCHENK ist wohl der erste, der 1609 den Anophthalmus beschrieb. Die Entstehungsursache dieser seltenen Mißbildung ist noch nicht geklärt, sie wird in die 2.—3. Embryonalwoche verlegt. PALICH-SZÁNTÓ führt als unikal die Mitteilung von MICHEL an, bei dessen Fall sich nur ein Knorpelstückchen an Stelle des Bulbus fand ($7\frac{1}{2}$ Monate alter Fetus).

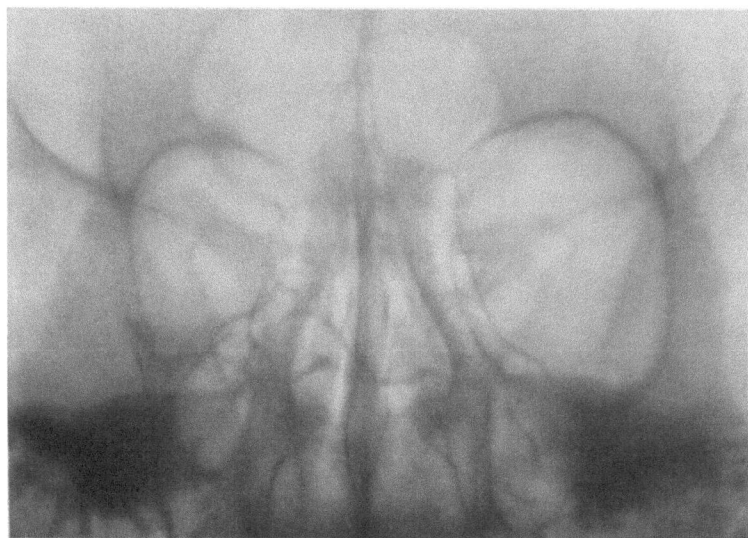

Abb. 20a. 18jährige ♀. Angeborener Anophthalmus rechts. Geschlossene Lider, kurze Lidspalte, kein Recessus, Bindehautsack 5 mm tief. Nur geringe Mitbewegung der Lider bei Bewegung des linken Auges. Zweimaliger Versuch einer Plastik für Prothese mißlingt. Rö: Erhebliche Verkleinerung der rechten Orbita. Leichte Hyperplasie der Siebbeinzellen und der rechten Stirnhöhle bei Hypoplasie der rechten Kieferhöhle. Die rechte Fissura orbitalis sup. ist relativ weit und plump

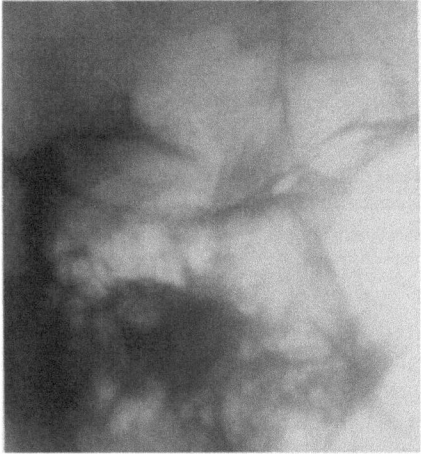

Abb. 20b. Anophthalmus congenitus rechts. Rechter Opticuskanal kleiner als der normal große linke

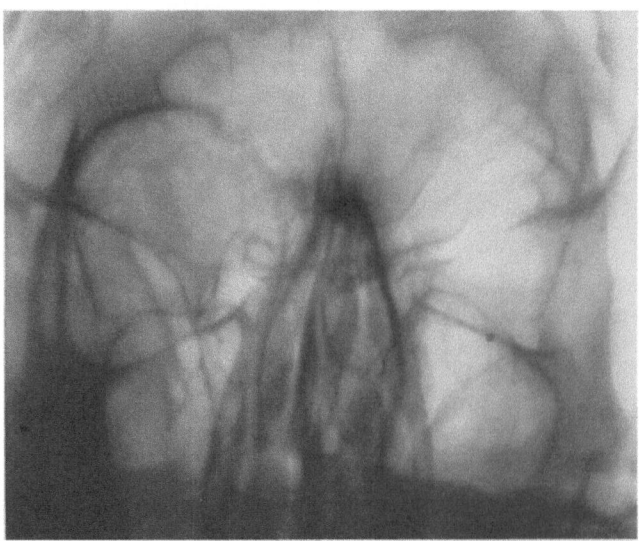

Abb. 21. 23jährige ♀. Mit 7 Jahren Exenteration der linken Orbita wegen retrobulbären Tumors. Rö: Rhombische Umformung und hochgradige Verkleinerung der linken Orbita. Hyperplasie der linksseitigen Nasennebenhöhlen, vornehmlich der Stirnhöhlen, die sich weit in den kleinen Keilbeinflügel erstrecken

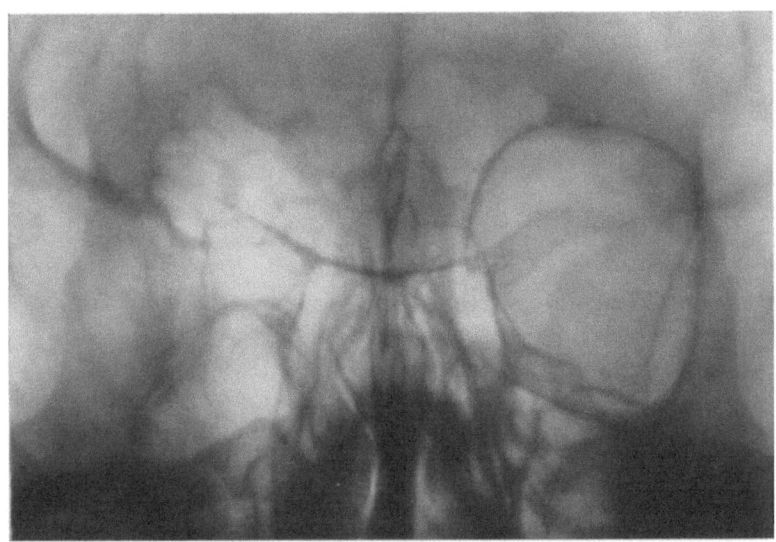

Abb. 22a. 28jährige ♀. Mit 8 Jahren Exenteration der rechten Orbita. Rö: Exzessive Verkleinerung der rechten Orbita, die durch das vicariierend vergrößerte pneumatische System der Nasennebenhöhlen fast vollkommen ausgefüllt ist. Auffallende Verbreiterung der lateralen Orbitawand

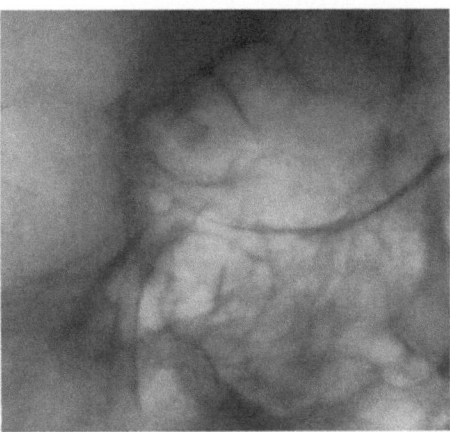

Abb. 22b. Aufnahme des rechten Opticuskanals: rechter Canalis opticus deutlich kleiner als der normal große linke

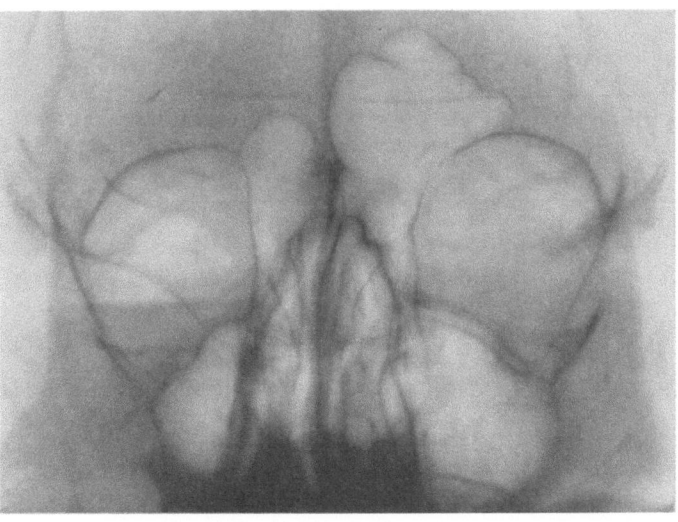

Abb. 23. 16jähriger ♂. Mit 6 Jahren Enucleation des rechten Bulbus wegen Glioma retinae. Innerhalb der folgenden 5 Jahren drei Röntgenbestrahlungsserien à 3000 r — HWS: 1,8 mm Cu. Rö: Geringe gleichmäßige Verkleinerung der rechten Orbita. Typische halbmondförmige Luftaufhellung in den zentralen Partien der Augenhöhle als Ausdruck der Enucleation. Hypoplasie der rechtsseitigen Nasennebenhöhlen, möglicherweise als Effekt der Röntgenbestrahlung

Röntgenologische Beobachtungen von Orbitaverkleinerungen bei An- bzw. Mikrophthalmus liegen nur wenige vor (HERRNHEISER, HARTMANN und GILLESS, THIEL, LOEPP und LORENZ, WESSELY, SCHWAAB und HOUSSET u. a.). Die Verkleinerung ist allseitig gleichmäßig, wie dies auch unsere eigene Beobachtung zeigt (Abb. 20a und b). Dagegen kann, wie BOREL behauptet, die Orbita auch eine vollständig normale Form und Größe zeigen. Sein Befund wurde bei einem sehr kräftigen Neugeborenen erhoben, der klinisch einen beidseitigen Anophthalmus aufwies. Der Vergleich mit einem Gleichaltrigen ließ keine Differenz in der Größe der Orbitae erkennen. Es kann im extrauterinen Leben zu einem sehr raschen Anwachsen des Augenrudimentes auf das Mehrfache kommen. Diese Mißbildung soll die Letztgeborenen betreffen, Konsanguinität der Eltern wird ursächlich angeschuldigt, ebenso werden Beziehungen zwischen Albinismus und Anophthalmus angegeben. Vor kurzem berichtete GISELA TIMM über Anophthalmie und Mikrophthalmie bei Anencephalie. Die Autorin weist der Hypoxie für die Entstehung solcher Mißbildungen eine wesentliche Rolle zu und stützt sich auf die bekannten experimentellen Arbeiten von BÜCHNER und seiner Schule.

Erworbene Verkleinerungen. Diese finden sich dann, wenn in frühester Jugend der Bulbus entfernt und keine Prothese getragen wurde. In solchen Fällen kann die verkleinerte Orbita durch eine verstärkte Entwicklung der gleichseitigen Nebenhöhlen zusätzlich erheblich eingeengt und deformiert werden. Auch die Impressiones digitatae im Bereich des Orbitadaches können vertieft sein (HERRNHEISER). Es kann zu einer vorwiegenden Vergrößerung der Stirnhöhlen kommen (Abb. 21). Wenn Stirn- und Kieferhöhlen und auch die Siebbeinzellen eine exzessive Entwicklung nehmen, wird das Lumen der verkleinerten Orbita fast vollkommen ausgefüllt. Zusätzlich ist die temporale Wand auf das Doppelte verdickt (Abb. 22a und b). Diese Veränderungen werden mit Recht als „Ex vacuo"-Wirkung aufgefaßt (HERRNHEISER).

Mäßige Verkleinerungen bestehen bei der Phthysis bulbi, die im Kindesalter zustande kam, wie auch bei solchen Patienten, denen der Bulbus entfernt und die Prothese dem Wachstum entsprechend nicht ausgetauscht wurde. Diese Formen der Orbitaverkleinerung und auch der Mikrophthalmus zeigen gewöhnlich keine kompensatorische Vergrößerung der Nebenhöhlen (Abb. 21). THIEL berichtet über eine *Hemiatrophia faciei* mit Defekt des Jochbeines und Orbitaverkleinerung. Eine unserer Beobachtungen ließ eine mäßige Orbitaverkleinerung erkennen, die mit einer Vergrößerung der Kieferhöhle vergesellschaftet war, obwohl der Oberkiefer selbst in die Hemiatrophie mit einbezogen war. Dagegen war in einem zweiten Fall die Orbita normal groß.

b) Vergrößerungen

Eine allgemeine Vergrößerung (Erweiterung) der Orbita beschreibt THIEL beim angeborenen Hydrophthalmus. Die gegebene Abbildung zeigt jedoch nur eine geringe Größendifferenz. WESSELY bringt eine deutliche Erweiterung der Orbita bei einem einseitigen kindlichen Buphthalmus. Auch beim sekundären (erworbenen) Hydrophthalmus kann es zu Orbitaausweitungen kommen. Der Hydrophthalmus wird als Begleitsymptom des Rankenneuroms, besonders der Hemihypertrophia faciei und der Angiome des Gesichtes und der Lider sowie der *Sturge-Weber-Krabbeschen* Erkrankung, beobachtet.

VIII. Raumbeschränkende expansive Prozesse

Klinisch findet sich als Ausdruck der Raumbeschränkung der Orbita oder ihrer Nachbarschaft eine mehr oder weniger starke Protrusio bulbi mit ihren Begleiterscheinungen. Gegebenenfalls läßt sich der Tumor auch palpatorisch nachweisen. Röntgenologisch müssen wir drei Gruppen von raumbeschränkenden expansiven Prozessen der Orbita unterscheiden:

1. Intraorbitale raumbeschränkende Prozesse von expansivem Charakter,

2. Prozesse, die von den Orbitawänden ausgehen und zu einer Einschränkung des Orbitalumens führen und

3. Prozesse, die sich von der Nachbarschaft her in die Orbita hinein entwickeln und einen Orbitatumor imitieren.

Die raumbeschränkenden intraorbitalen expansiven Prozesse bedingen oft eine Erweiterung der Orbita, besonders aber dann, wenn der Tumor sich schon in einer Zeit auszuwirken beginnt, in der der Organismus noch im Wachstum begriffen ist. Die Orbitaerweiterung kann jedoch auch sekundär durch Sprengung der Nähte wie auch durch Verdünnung der Wände zustande kommen. Je nach der Auswirkung der Expansion, einer allseitig gleichmäßigen oder einer einseitig gerichteten, resultiert eine entsprechende Umformung. Die expansiven Prozesse können eine Verdünnung des Knochens im Sinne einer Druckusur produzieren, ferner eine Vorwölbung des Knochens und schließlich einen Defekt hervorrufen. Der Defekt zeigt meist eine scharfe und regelmäßige Begrenzung und bei langsam wachsendem Tumor einen scharf begrenzten sklerotischen Rand. Bei der angegebenen Symptomatologie wird die röntgenologische Diagnose über die Befundfindung eines raumbeschränkenden expansiven intraorbitalen Prozesses nicht hinausgehen können. Eine ätiologische Klärung des raumbeschränkenden expansiven Prozesses im Sinne eines benignen Tumors wird bei dem einen oder anderen Fall im Rahmen des Einbaues des Röntgenbefundes in den klinischen Untersuchungsgang möglich sein. In vielen Fällen kommen jedoch beide über die Diagnosestellung eines expansiven Tumors nicht hinaus, und die letzte Klärung kann erst durch die histologische Untersuchung erbracht werden.

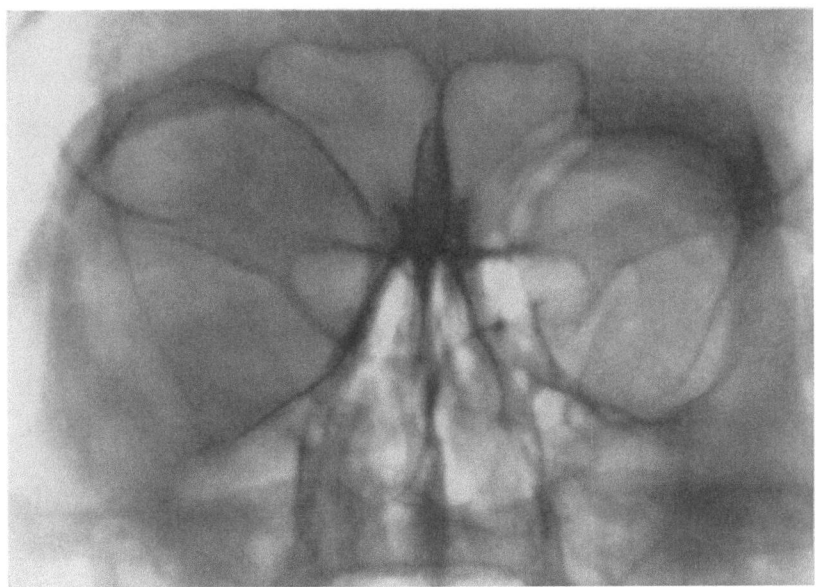

Abb. 24. 69jährige ♀. Seit mehreren Jahrzehnten allmählich zunehmende Protrusio des rechten Auges, deshalb vor 20 Jahren Röntgenbestrahlung. Die Protrusio nahm inzwischen exzessives Ausmaß an und bedingte öfter eine Luxation des Bulbus, welche die Patientin selbst reponierte. Palpatorisch steinharter retrobulbärer Tumor. Rö: Exzessive Exkavation der rechten Orbita (5,5:7 cm) mit hochgradiger Verdünnung der temporalen Wand und Sprengung der Sutura zygomatico-frontalis. Ausweitung der Fissura orbitalis superior und tiefe Usur im Jochbein. Kranzartiger Weichteilschatten rings um die Orbita (Fibrom?)

1. Fibrome

Die Fibrome der Orbita sind seltene und sehr langsam wachsende Tumoren. BIRCH-HIRSCHFELD stellte bis 1930 aus der Literatur 30 Fälle zusammen und OFFRET konnte bis 1951 weitere acht sowie eine eigene Beobachtung hinzufügen. Sie sind fast durchweg angeboren und treten im jugendlichen Alter, ja sogar schon beim Kleinkind in Erscheinung (COSSE, FEYER, COSMETTATOS, PERLS und STEINER; zit. nach OFFRET). Einige

Autoren berichten über ein posttraumatisch einsetzendes Wachstum. Sie zeigen eine sehr harte, bisweilen knorpelharte Konsistenz, ausgenommen in solchen Fällen, in denen eine zentrale Erweichung erfolgte. Häufig nehmen sie ihren Ausgang von den oberen medialen Orbitapartien (KRAUSE). Im Zuge des Wachstums können sie das Orbitadach zerstören und sekundär in die vordere Schädelgrube einwachsen (ROY; zit. nach DUKE-ELDER). DUKE-ELDER macht darauf aufmerksam, daß bei einigen publizierten Fällen

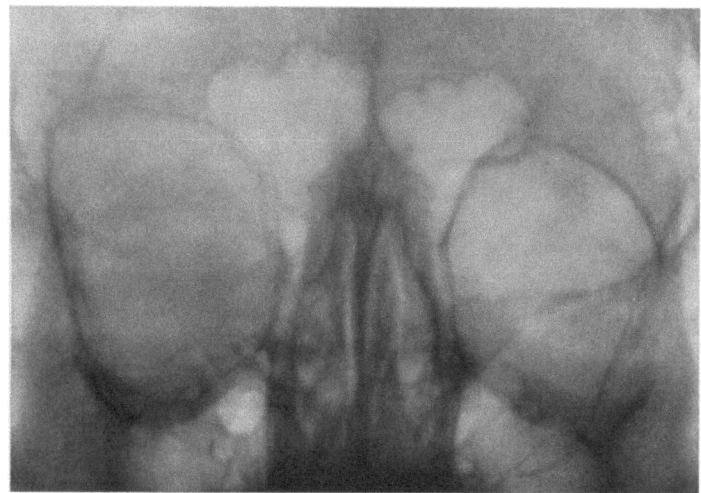

Abb. 25a. 10jähriges ♀. Seit dem 4. Lebensjahr Entwicklung einer Protrusio des rechten Bulbus mit Verdrängung nach unten (Hertel 8 mm). Rechte Hälfte der Papille auffallend blutreich. Rö: Ausweitung der rechten Orbita nach lateral oben mit Verdünnung des Processus zygomaticus ossis frontalis

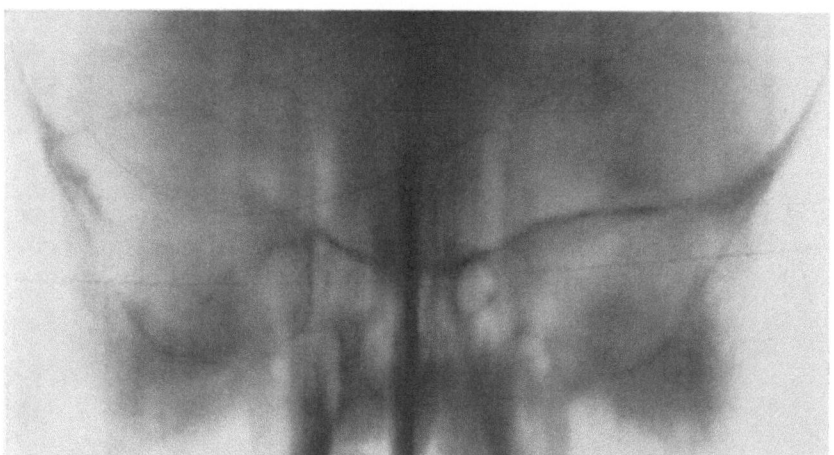

Abb. 25b. Frontaler Schnitt in 14¹/₂ cm Tiefe: Verdrängung der occipitalen Abschnitte des Orbitadaches — Bereich des kleinen Keilbeinflügels — nach oben ohne Kontinuitätsunterbrechung und Ausmuldung des großen Keilbeinflügels mit verdichteten Rändern; expansiv wachsender raumbeschränkender Prozeß. Histologisch: Angiofibrom

die histologische Untersuchung fehle, andere seien Fibroangiome oder auch Neurofibrome. Selten entwickelt sich das Fibrom intrakraniell extradural und bricht unter Zerstörung des Orbitadaches in beide Orbitae (DANDY) oder in eine Orbita (LYSHOLM) ein. Die Fibrome können eine immense Größe erreichen, die Protrusio bulbi kann hochgradige Ausmaße annehmen. KREIKER berichtet über ein sehr großes Fibrom bei einer 43jährigen Patientin. Der Tumor wurde seit 22 Jahren beobachtet, wobei es in den letzten 16 Jahren zu keinem weiteren Wachstum mehr gekommen war. Der entfernte Tumor wog 394 g, es handelte sich histologisch um ein Fibroma teleangiectaticum. Die Orbita war immens erweitert — auf 6:6,5 cm —, die temporale Wand stark verdünnt. Auffallend ist, daß diese Tumoren den Patienten trotz enormer Größe keine allzugroßen Schmerzen bereiten.

Unsere eigene Beobachtung betrifft eine 69jährige Frau, die angab, daß sie schon außerordentlich lange an einem langsam wachsenden, den Bulbus vortreibenden Tumor leide, der vor etwa 20 Jahren röntgenbestrahlt worden sei. Der Tumor war steinhart. Röntgenologisch fand sich eine Erweiterung der Orbita auf 5,5:7 cm und eine Sprengung der Sutura zygomatico-frontalis. Die Orbitawände, besonders die temporale, sind hochgradig verdünnt, und im Bereich des unteren lateralen Quadranten hat der Tumor eine tiefe Usur im Jochbein erzeugt. Die Fissura orbitalis superior ist erheblich erweitert (Abb. 24). Eine weitere histologisch verifizierte Beobachtung zeigen Abb. 25a und b.

Es kann also gesagt werden, daß sehr langsam wachsende harte Tumoren, die unter den Zeichen einer Expansion zu erheblicher Excavation der Orbita führen, als Fibrom angesprochen werden können.

2. Ossifizierende Fibrome (Osteoidfibrom)

GÖGL bezeichnet Tumoren der Kiefer- bzw. der Nebenhöhlen, die sich aus einem fibromartigen Grundgewebe aufbauen und in denen neben osteoidem Gewebe psammomkörperähnliche Kalkkugeln eingeschlossen sind, als Psammo-Osteoidfibrome. Dieser Autor faßte 1949 auf Grund von zwei eigenen Beobachtungen und der auffindbaren Mitteilungen in der Literatur diesen Geschwulsttyp als eigene Gruppe zusammen, der morphologisch und klinisch abgrenzbar ist und onkologisch zwischen Fibrom und Osteom steht. Er konnte aus der Literatur 13 einschlägige Fälle zusammenstellen (MOSER 1899 bis BALZER 1940) und bringt noch sieben weitere Hinweise aus der Literatur, die wohl auch dieser Gruppe zuzuordnen sind. KLEINSASSER fügte noch neun weitere Publikationen an. Interessant ist die Mitteilung von WILLIS, der beim Bericht über seine eigene Beobachtung in diesem Zusammenhang einen analog gebauten Tumor beim Hund anführt. Dieser Geschwulsttyp ist wohl noch nicht allgemein bekannt. Er scheint jedoch häufiger vorzukommen als nach den Literaturangaben angenommen werden müßte. Am häufigsten gehen diese Tumoren von der Stirnhöhle aus; sie dringen oft in die Nasenhöhle ein und zeigen durchschnittlich Mandarinengröße. Nicht selten wird die nasale Wand der Orbita geschädigt, sie wird im Sinne des expansiven Wachstums vorgewölbt oder durchbrochen, der Bulbus nach unten außen verdrängt. Sie können jedoch ihren Ausgang auch vom Siebbein nehmen und gegebenenfalls auch die Keilbeinhöhlen erfüllen. Der von TSCHIPPER mitgeteilte Fall bewirkte einen Defekt im Oberkiefer ohne Mitbeteiligung der Kieferhöhle. Diese Tumoren zeigen ein sehr langsames, offensichtlich kontinuierliches Wachstum. Sie kommen bisweilen vor dem 10. Lebensjahr zur Beobachtung, belästigen jedoch den Träger meistens erst im zweiten Lebensjahrzehnt und werden dann operiert. Sie sind derb, glatt und knollig; beim Durchschneiden knirscht das Messer wegen des Kalkgehaltes. In BOEMKEs Fällen mußte der Tumor wegen der Härte durchgesägt werden. Die Kalkeinlagerungen können bezüglich Form und Ausdehnung wechseln. KLEINSASSER führt an, daß die Verkalkungen meist zentral in fleckigstreifiger Form liegen. Zusätzlich können konzentrisch geschichtete, manchmal auch maulbeerförmige psammomkörperähnliche Kalkkugeln vorhanden sein (BOEMKE). Diese werden in der amerikanischen Literatur als „Calcium spheroids" bezeichnet. Es kann jedoch einmal die eine und zum anderen die zweite Form das Bild beherrschen. Bisweilen können die Verkalkungen auch ganz fehlen. BOEMKE ließ von einem seiner Tumoren ein Röntgenogramm herstellen, das ausgedehnte dichtere Verschattungen zeigte.

Genetisch leitet sich das Osteoidfibrom vom Periost der Nebenhöhlen ab, und zwar wahrscheinlich von der knochennahen zur Knochenbildung fähigen Cambiumschicht. KLEINSASSER ordnet Tumoren, die im Stirnbein saßen und die als Meningeome bzw. intraossäre Meningeome bezeichnet wurden, dieser Geschwulstgruppe zu. Es handelt sich um BENJAMINs (1938) Bericht über die Beobachtung von DIJKSTRA sowie um die Fälle von DAHLMANN und PSENNER.

Von röntgenologischer Seite liegen nur spärliche Mitteilungen über Osteoidfibrome vor. Es handelt sich um sehr langsam wachsende Tumoren, die das Bild des raumbeschränkenden expansiven Prozesses erzeugen, also Verdünnung der benachbarten Wand, Vorwölbung und Defekte. Solche Veränderungen sind in der nasalen Orbita operativ festgestellt worden. Wenn die Tumoren erhebliche Kalkeinlagerungen beinhalten, müssen sie einer röntgenologischen Differenzierung zugängig sein. Klein-

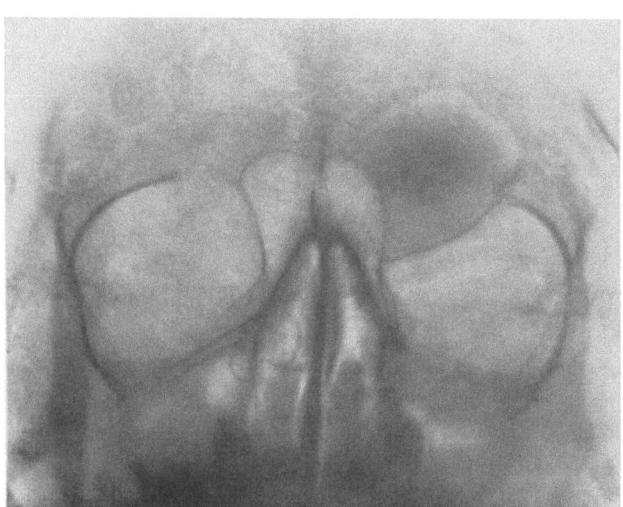

Abb. 26. 8jähriger ♂. Seit mehreren Jahren sei die linke Lidspalte enger als die rechte. Augenärztlicherseits sei jedoch kein pathologischer Befund erhoben worden. Wegen einer seit mehreren Wochen zunehmenden derben Schwellung im linken oberen inneren Augenwinkel Klinikeinweisung. Linker Bulbus nach außen unten etwas verdrängt. Die medialen Partien des linken Orbitadaches wölben sich orbitawärts vor, fühlen sich hart an. Motilität des linken Bulbus normal, Visus regelrecht. Rö: Die medialen Partien des linken Orbitadaches werden von einer etwa kastaniengroßen Formation orbitawärts verdrängt. Diese Formation wird von einem zarten Verdichtungssaum des Stirnbeines eingeschlossen und besteht aus einem inhomogen kalkdichten Zentrum, dessen Schattendichte gegen die Peripherie abnimmt und aus einem aufgehellten oberflächlichen Hof. Röntgenologisch wurde dieser expansiv wachsende Tumor als ossifizierendes Fibrom angesehen. Op.: Nach Abtragung einer dünnen Knochenschale konnte ein etwa kastaniengroßer derb-elastischer Tumor aus seinem Bett, das sich ziemlich weit in das Orbitadach erstreckte, luxiert werden. Eine schmale Knochenschale grenzt ihn von der Stirnhöhle und von der Dura ab. Histologisch: Osteoidfibrom

sasser berichtet über einen Fall, bei dem es zu einer Zerstörung des Orbitadaches gekommen war. Über Röntgenbefunde findet sich in der Literatur leider sehr wenig, z. B. Tschipper: großer scharf begrenzter Defekt im Oberkiefer, der als Zahncyste gedeutet wurde; Reichel: ungleichmäßige Verschattung von Aufhellungen durchsetzt; Balzer: Verschattung im Siebbein und der Kieferhöhle mit Aufhellung. Wiegmann berichtet über einen Fall im oberen inneren Augenwinkel bei einem 16jährigen Mädchen. Bei der Operation fand sich, daß der Tumor weit in die Stirnhöhle hineinreichte. Link konnte röntgenologisch bei Verschleierung des Siebbeines im Bereich der Orbita einen grob gekörnten Schatten nachweisen. Der Operationsbefund ergab, daß der Tumor sich von der Orbita aus entwickelt hatte, und zwar von den Nervenscheiden des Opticus und sekundär gegen das Siebbein vorgewachsen war. Bei Kenntnis dieses Krankheitsbildes wird bei entsprechender Lokalisation das Osteoidfibrom notwendigerweise in die differentialdiagnostischen Erwägungen einbezogen werden müssen. Wir glauben, daß bei einem Orbitatumor, der aus dem Nasennebenhöhlengebiet hervorgeht, das Vorliegen eines

Osteoidfibroms in Betracht gezogen werden muß. Besonders die Tumoren, die das Orbitadach beeinflussen, werden einer entsprechenden Analyse bedürfen. Rumpf berichtet über einen Tumor, der aus der Orbita in das Siebbein durchgebrochen war; histologisch psammöses Meningeom. Kleinsasser hält die histologische Differenzierung zwischen Osteoidfibrom und Meningeom für absolut gegeben. Bei starker Verknöcherung, also bei weitgehender Ausdifferenzierung, spricht man von ossifizierenden Fibromen. Schinz, Baensch, Friedl, Uehlinger bilden eine Beobachtung von Schirmer ab: der von der Maxilla ausgehende Tumor hatte die Orbita weitgehend ausgefüllt. Im Frühstadium bedingen diese Tumoren einen kugeligen, von einer geringen Knochenschale umgebenen Defekt (Schinz), bei zunehmendem Alter werden die Geschwülste dichter, erreichen jedoch nie die Dichte des normalen Knochens (Geschickter und Copeland). Die Knochenbälkchen können eine lichtbündelartige strahlige Anordnung zeigen, wie sie auch beim Osteohämangiom zu beobachten ist. v. EICKEN und SCHÜRMANN berichten über ein rezidivierendes Fibroosteom, ausgehend von der Stirnhöhle, das klinisch einem Osteom sehr ähnelte und aus einem Papillom hervorgegangen war. PSENNER berichtet

über ein ossifizierendes Fibrom der Orbita. Bei einer eigenen Beobachtung konnte röntgenologisch die Diagnose Osteoidfibrom gestellt werden (Abb. 26).

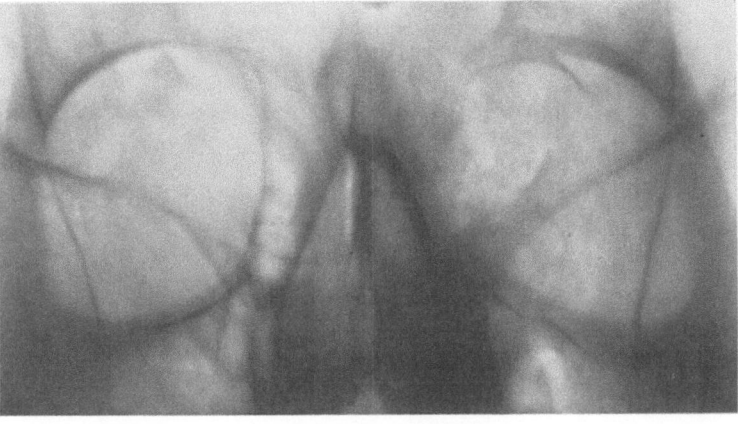

Abb. 27. 42jähriger ♂. Vor 6 Jahren allmähliches Vortreten des linken Auges. Seit 4 Jahren nußgroße, derbe unverschiebliche Geschwulst im inneren Lidwinkel. Rö: Polycyclisch begrenzter Bezirk im medialen Bereich der linken Orbita, in dem Aufhellungen, die von zarten Septen umgeben sind, mit Verdichtungen wechseln. Histologisch: Chondromyxom

3. Chondrome

Die Chondrome der Orbita gehören zu den seltensten Tumoren. WILDBRETT konnte 1939 neben seinem eigenen Fall in der Literatur nur noch sechs weitere auffinden. BIRCH-HIRSCHFELD konnte dagegen schon 1920 über acht aufgefundene Fälle berichten. BULLOCK und REEVES stellten unter 245 Fällen von Exophthalmus nur ein einziges Chondrom fest. Der obere nasale Quadrant ist der häufigste Ansiedlungsort. Klinisch finden sich Exophthalmus und häufig starke Schmerzen. HERRNHEISER konnte 1933 als erster röntgenologisch ein Chondrom diagnostizieren. SAUTTER hat 1939 über einen Fall berichtet und v. PANNEWITZ beschrieb 1942 ein Osteochondrom der Orbita, im oberen nasalen Gebiet gelegen. Der Autor hebt die immensen Kopfschmerzen hervor. Das Gebilde war wesentlich schattendichter als unsere Beobachtung, wohl infolge der ossären Komponente, zeigte aber auch die lückenförmigen Aufhellungen, auf die HERRNHEISER hingewiesen hat. OFFRET berichtet über einen Fall von DAVID, BRÉGEAT und FISCHGOLD aus dem Jahre 1949. FISCHER beschrieb 1954 ein Chondrom ebenfalls im oberen nasalen Quadranten mit größerem Knochendefekt (histologisch Chondroma myxomatodes ossificans). LOEPP und LORENZ bringen in ihrem Buch ein Myxochondrom der Orbita, das im äußeren unteren Quadranten liegt und caudalwärts auf den Oberkiefer übergreift. AHMAD BEY HANDOUSA berichtet über ein Chondrom im oberen inneren Orbitaquadranten, HOFFMANN über ein Fibroosteoidchondrom.

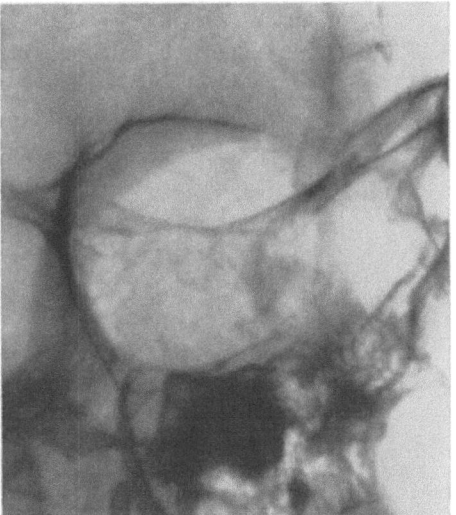

Abb. 28. 71jährige ♀. Vor 2 Jahren linksseitige Kieferhöhlenoperation — Chondrom. Seit einigen Wochen Sehverschlechterung beiderseits, seit dem Vortag rechtsseitige Erblindung. Rö: Ausgedehnte Zerstörung der Orbita bis zum Planum sphenoidale, wobei die medialen unteren Partien der Opticuskanalumrandung mit zerstört sind. Im Destruktionsbereich erkennt man einige zarte, leicht unregelmäßige Kalkringe

HERRNHEISER konnte als erster 1933 zeigen, daß Tumoren, die konvex polycyclisch begrenzt sind und insofern eine eigenartige Struktur aufweisen, als Verdichtungen und Aufhellungen, die von zarten Septen umgeben sind, wechseln, als Chondrome bzw. Chondromyxome anzusprechen sind. Eine eigene Beobachtung bestätigt die von HERRNHEISER angegebene Symptomatologie (Abb. 27). Bei dem Fall von DAVID, BRÉGEAT

45*

und Fischgold ließ sich röntgenologisch nur im Tumorbereich neben der Zerstörung der benachbarten Augenhöhlenwand ein zarter weichteildichter Schatten erkennen.

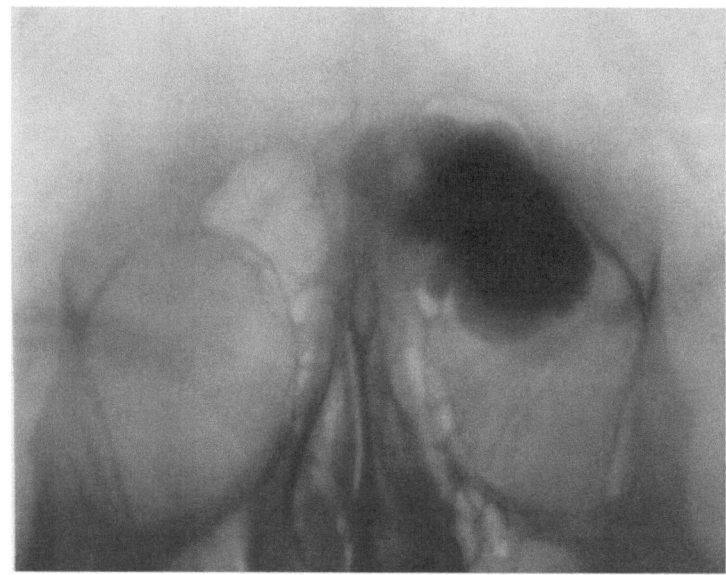

Abb. 29. 13jähriger ♂. Vor ¹⁄₂ Jahr Trauma. Später bemerkten die Eltern eine Geschwulst hinter dem linken Oberlid. Klinisch: Tiefstand des linken Bulbus mit Verdrängung nach außen. Ptosis links. Doppelbilder. Medial am Supraorbitalrand haselnußgroßer harter, nicht druckschmerzhafter Tumor. Rö: Osteom der linken Stirnhöhle mit Vorwachsen in die Orbita

Histologisch fanden sich unregelmäßige Knorpelformationen mit Nekrosen und nur ganz zarte Kalkeinlagerungen. Psenner hat darauf hingewiesen, daß die Verkalkungen im Chondrom ein unterschiedliches Ausmaß erreichen können. Nur wenn die Verkalkungen im Knorpel Septen bilden, wodurch eine wabige Struktur entsteht, ist eine röntgenologische Diagnose im Sinne Herrnheisers möglich. Die Chondrome der Nasennebenhöhlen — sog. Höhlenchondrome — können in die Orbita einwuchern und zu ausgedehnten Zerstörungen im Bereich der Orbitawände führen (Hellner und Poppe). Auch bei diesen kann, manchmal nur in bestimmten Projektionen, die für die Chondrome typische Symptomatologie sichtbar werden und die Diagnose ermöglichen (Abb. 28).

4. Osteome

a) Höhlenosteome

Es ist üblich, die Höhlenosteome (M. B. Schmidt), wenn sie auch ihren Ausgang von den Nebenhöhlen nehmen, bei den Orbitatumoren abzuhandeln. Häufig führen die Beschwerden den Patienten zum Augenarzt, da sie die gleichen Erscheinungen machen, wie sie durch Orbitatumoren hervorgerufen werden können. Durch Einwuchern des Tumors in die Orbita kommt es zu Protrusio, Augenmuskellähmungen, Papillenatro-

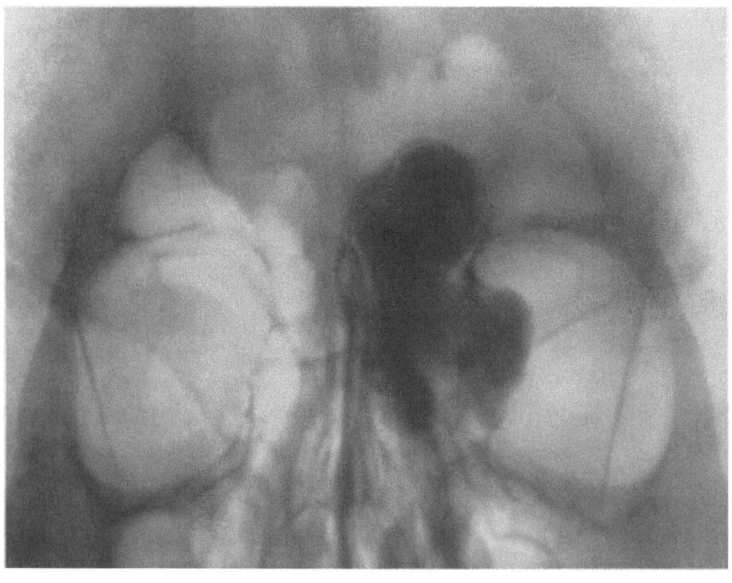

Abb. 30. Großes grobgelapptes Osteom des linken Siebbeines mit Einwuchern in die Orbita und in die Stirnhöhle. Ein Verdichtungssaum umschließt die oberen Anteile des Tumors. Herabgesetzter Luftgehalt in der linken Stirnhöhle, deren Wände usuriert sind und in deren Umgebung die Struktur verdichtet ist als Ausdruck eines chronisch entzündlichen Prozesses

phie, Netzhautfaltung, Verlegung des Canalis lacrimalis. Kleine Höhlenosteome können einen röntgenologischen Nebenbefund darstellen und klinisch erscheinungslos sein. Häufig besteht jedoch eine begleitende Sinusitis, die in seltenen Fällen zu einem Orbitaabsceß, einem rhinogenen Hirnabsceß oder auch zu einer Meningitis führen kann. Die Höhlen-osteome können jedoch nicht nur in die Orbita, sondern auch ins Schädel-innere durchbrechen. Im Gefolge der Osteome der Stirnhöhlen finden sich nicht allzuselten Muco-celen, die ebenfalls in die Schädelhöhle einbrechen können. KESSEL berichtet über drei Fälle von orbito-ethmoidalen Osteomen, die durch eine Pneumato-cele kompliziert waren.

Die meisten Osteome sind vollständig oder zum größten Teil eburnisiert, im Innern finden sich auch spongiöse Bezirke. Ihre Größe schwankt von der einer Erbse oder Bohne bis zum Ausmaß einer Orange. Die größe-ren Tumoren zeigen eine gelappte, knollige Ober-

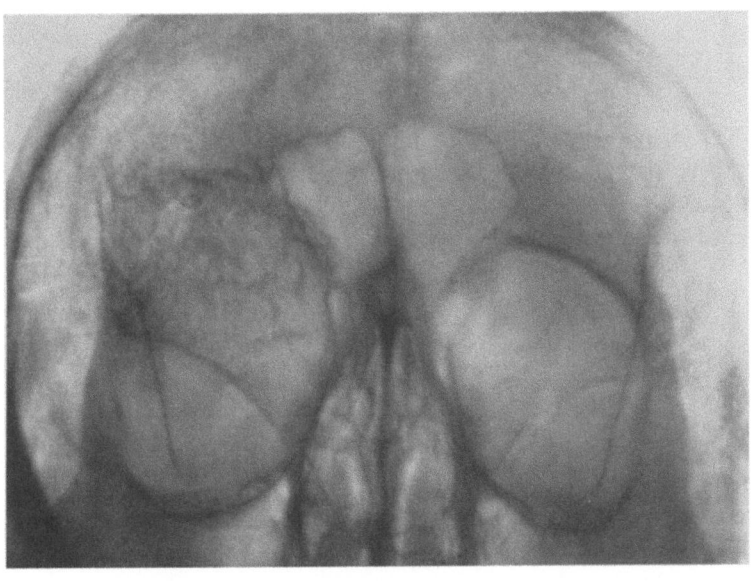

Abb. 31a. 62jährige ♀. Vor 38 Jahren Operation wegen eines Osteoms im Bereich des rechten oberen Augenhöhlenrandes. Gesichtsfeld und Fundus beiderseits o. B. Seit 1½ Jahren Kopfdruck und nachts Sausen im Kopf. Klinisch wesensverändert im Sinne eines Stirnhirnsyndroms. Rö: Struk-turverdichtung im Bereich der temporo-orbitalen Region von z. T. klein-wabigem Charakter. Orbita deutlich, rechte Stirnhöhle gering eingeengt

fläche. Diese Oberflächenform wird von BILLING und RINGERTZ auf die unregelmäßige Wachstums-tendenz zurückgeführt. Häufig hängen die Osteome an einem Stiel, der, wie ECKERT-MÖBIUS anführt, immer aus spongiösem Knochen besteht. Es gibt jedoch auch Formen, die breitbasig aufsitzen. Sie entwickeln sich meist so, daß der kleinere Teil des Tumors in der Orbita liegt und im inneren Winkel tastbar wird. Selten kann das Osteom ohne wesent-liche Ausdehnung im Nebenhöhlengebiet vorwie-gend in der Orbita wachsen (KASSAY).

Über die Größenzunahme des Osteoms liegt eine interessante Beobachtung von PFEIFFER vor, der über eine röntgenologische Verlaufsserie von über 5 Jahren berichtet: Bei der Erstuntersuchung Durch-messer von 5 mm, 2 Jahre später auf das Dreifache angewachsen, im 5. Jahr beginnendes Eindringen in die Orbita. Auch KLEINSASSER verfügt über einen Fall von kastaniengroßem Osteom bei einer Frau mittleren Alters, das vor 5 Jahren noch nicht be-stand. Die Höhlenosteome sind gar nicht so selten. Im älteren ophthalmologischen Schrifttum finden sich zahlreiche Mitteilungen über Einzelfälle. Aus späterer Zeit liegen außer den Hinweisen in den

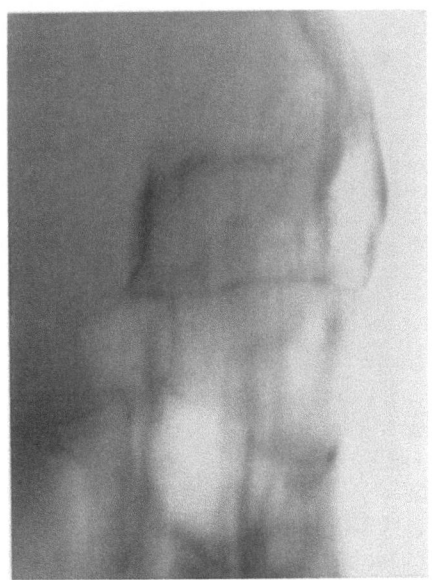

Abb. 31b. Die Schichtaufnahme zeigt deut-lich eine Abflachung des Orbitadaches mit Einengung der Orbitahöhe und die genaue Höhenausdehnung des spongiösen Osteoms. Carotisangiographie beiderseits o. B.

Monographien ausführliche Mitteilungen von KESSEL, ANDREW, PERUCCI und TESTANI, GUNS, LEITHOLF, GIGGLBERGER, PSENNER, HERRNHEISER und vielen anderen vor.

Männer sind wesentlich häufiger betroffen, der Altersgipfel liegt zwischen 21 und 30 Jahren. Die Stirnhöhlen sind am häufigsten, die Siebbeinzellen etwas seltener der Ausgangspunkt. Kieferhöhlenosteome sind sehr selten. Die röntgenologische Diagnose ist leicht (Abb. 29, 30). Bei größeren Tumoren ist es nicht immer möglich, den Ausgangspunkt und den eventuellen Stiel darzustellen; am ehesten kann dieses mittels des Schichtverfahrens gelingen.

b) Osteome der Orbitawandung

Sie können sich als spongiöse, seltener auch als eburnisierte Osteome dokumentieren. Nach Kleinsasser sind die des Stirnbeines am häufigsten. Gleich hier soll darauf hingewiesen werden, daß diese Tumoren selten sind. Das weibliche Geschlecht wird bevorzugt, die Anamnese ist lang. Analog der eigenen Beobachtung eines Osteoms des Orbitadaches (Abb. 31a und b) ist die Mitteilung von Dandy wie auch die von Cushing. Kleinsasser berichtet über ein von der Schläfengrube auf die Orbita übergreifendes Osteom. Besondere Raritäten stellen die vom Jochbein ausgehenden Osteome dar (unter 56 Fällen nur zwei in Kleinsassers Zusammenstellung). Sie wirken sich durch Expansion von lateral-caudal auf Orbita und Kieferhöhle aus (Abb. 32). Kleinsasser weist auf die lange Anamnese beim Erwachsenen (10 Jahre) hin. Ob Pubertät oder Menopause einen besonderen Wachstumsimpuls bewirken, ist noch nicht eindeutig geklärt, jedoch wahrscheinlich.

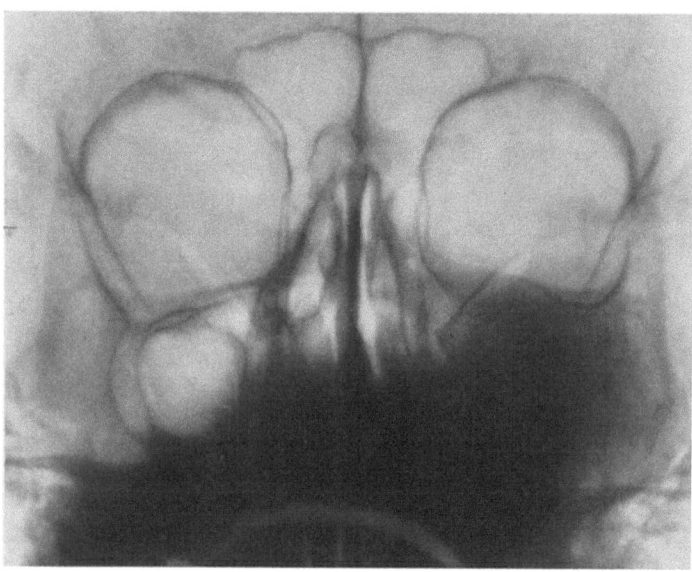

Abb. 32. 9jähriger ♂. Seit etwa 9 Monaten langsam zunehmende Schwellung der linken Gesichtshälfte. Keine Behinderung der Nasenatmung, kein Doppelsehen. Rö: Ausgedehntes Jochbeinosteom, das fast die ganze Kieferhöhle ausfüllt. Dabei ist die laterale Kieferhöhlenwand nach medial und der Augenhöhlenboden kranialwärts verlagert. Die Orbita ist entsprechend eingeengt. Operativ und histologisch Osteom

5. Sog. Hyperostosen

Es gibt im Bereich der Orbita Knochenverbreiterungen (Hyperostosen ohne Sklerosierung) und Hyperosteosklerosen. Ihre pathoanatomische Einordnung ist noch keineswegs geklärt. Eine traumatische Entstehung ist möglich (E. G. Mayer, Kleinsasser). Die von E. G. Mayer erstmals beschriebene „Idiopathische Hyperostose" läßt sich, wenn die Verdichtung vollständig homogen ist, bestimmt nicht als monotopische Form der fibrösen Dysplasie einordnen, wie dies von mancher Seite behauptet wird. Erhebliche differentialdiagnostische Schwierigkeiten können bei inhomogenen Sklerosierungen, die auch für Meningeome sprechen, auftreten.

Die Hyperostosen bewirken Symptome, wie sie für die Raumbeschränkung der Orbita typisch sind, auch können sie zu einer Einengung der Fissura orbitalis superior und des Canalis opticus führen. Wie E. G. Mayer anführt, kann auch eine Prostatacarcinommetastase eine Eburnisation hervorrufen. Circumscripte Hyperostosen sind auch bei der Frambösie beschrieben (E. G. Mayer, Oosthuizen). Zur Frambösie wird von einzelnen Autoren auch die „Gundu oder Anaktré" gerechnet. Diese ruft eine Verengerung der Orbita durch eine ossifizierende Periostitis hervor. Der eine von uns (TÄNZER) verfügt über zwei interessante Beobachtungen von umschriebener Hyperostose des kleinen Keilbeinflügels bei ausgedehnten temporalen Liquorcysten. In beiden Fällen ist der kleine Keilbeinflügel angehoben, wobei seine wurzelnahen Partien verbreitert und verdickt sind (Abb. 33 und 34a und b). Eine Klärung des Zusammenhanges zwischen Liquorcyste und den oben beschriebenen Veränderungen ist z. Z. noch nicht möglich. Wahrscheinlich sind mechanische Einflüsse ursächlich anzuschuldigen.

NOETZELs Deutung für die Größenänderung der Nebenhöhlen und die Aufwölbung der vorderen Schädelgrube bei einer Liquorcyste in der Fossa Sylvii dürfte für unsere Beobachtungen nicht eine hinreichende Erklärung erbringen.

Eine Verbreiterung (ohne Sklerosierung) des Processus zygomaticus ossis frontalis mit entsprechender Lumenverengerung der Orbita zeigt ein eigener Fall (Abb. 35); der Knochen ist bei normaler Struktur verbreitert, wahrscheinlich handelt es sich um eine Hyperplasie des Knochens, deren Ursache nicht zu klären ist.

6. Osteoidosteome

Das Osteoidosteom nimmt unter den Skeleterkrankungen insofern eine Sonderstellung ein, als seine Ätiologie und Pathogenese bisher ungeklärt sind und die

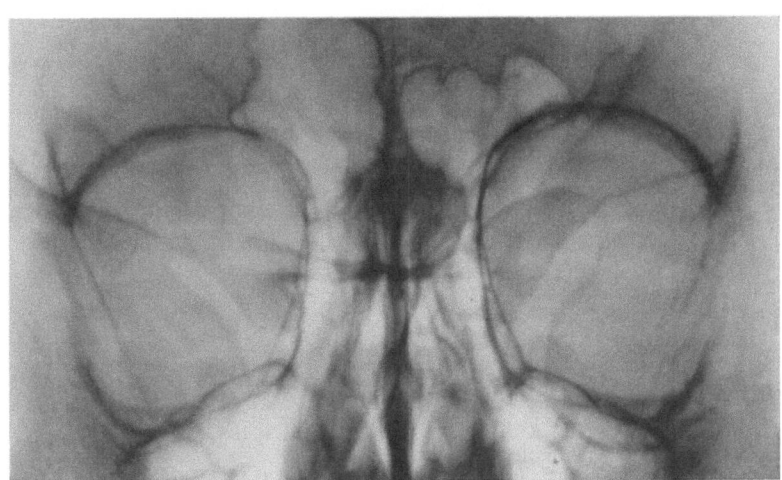

Abb. 33. 16jähriger ♂. 10 Wochen vor der Klinikaufnahme Schädelprellung beim Fußballspiel mit 10 min Bewußtlosigkeit. Nach 3 Wochen beim ersten Arbeitsversuch Erbrechen. Zunehmender Visusverfall, Stauungspapille rechts>links. Carotisangiographie beiderseits: bei Mittelständigkeit der Aa. cerebri antt. ist die A. cerebri media beiderseits angehoben. Op.: subdurales Hämatom rechts (40 cm³), riesige Subarachnoidalcyste links (210 cm³). Rö: Der linke kleine Keilbeinflügel ist angehoben, in den medialen Partien verbreitert und erscheint dadurch verdichtet (Hyperostose)

Frage, ob es eine echte Geschwulst oder einen entzündlichen Prozeß darstellt, noch nicht beantwortet werden kann. JAFFE, der 1935 an Hand von fünf Beobachtungen die Krankheit beschrieb und ihr auch den Namen gab, ist der Ansicht, daß es sich um einen gutartigen Tumor handle. Die gleiche Meinung vertreten auch die meisten übrigen amerikanischen Autoren, aber auch v. ALBERTINI, HASLHOFER u. a. sind Anhänger der Geschwulsttheorie. Andere europäische Autoren (GSCHNITZER und DE GENNARO, KLEINSASSER und NIGRISOLI, LÖFGREN, RAVELLI und JUD u. a.) vertreten die Ansicht, daß das Osteoidosteom ein chronisch entzündlicher Prozeß sei, ohne es jedoch beweisen zu können. Das charakteristische Merkmal des Osteoidosteoms ist der sog. Nidus, ein erbs- bis haselnußkerngroßer Herd in der Corticalis oder in der Spongiosa vornehmlich der langen Röhrenknochen. Histologisch besteht er aus einem reichlich vascularisierten Mesenchym, welches Osteoidbälkchen bildet. Schon JAFFE hat festgestellt, daß das zahlenmäßige Verhältnis zwischen dem osteogenen Bindegewebe und den Osteoidbälkchen sehr unterschiedlich sein kann. KLEINSASSER und NIGRISOLI konnten zeigen, daß das „junge Osteoidosteom" noch relativ arm an Osteoidbälkchen ist, während das „reife Osteoidosteom" durch einen größeren Reichtum an Osteoidbälkchen ausgezeichnet ist. Nach JAFFE und LICHTENSTEIN erfolgt im Endstadium des Osteoidosteoms, d. h. im reifen Stadium, ein Umbau in atypisches Knochengewebe. KLEINSASSER und NIGRISOLI führen an, daß im Rückbildungsstadium des Osteoidosteoms ein Abbau und Umbau in normal strukturiertes Knochengewebe stattfinde.

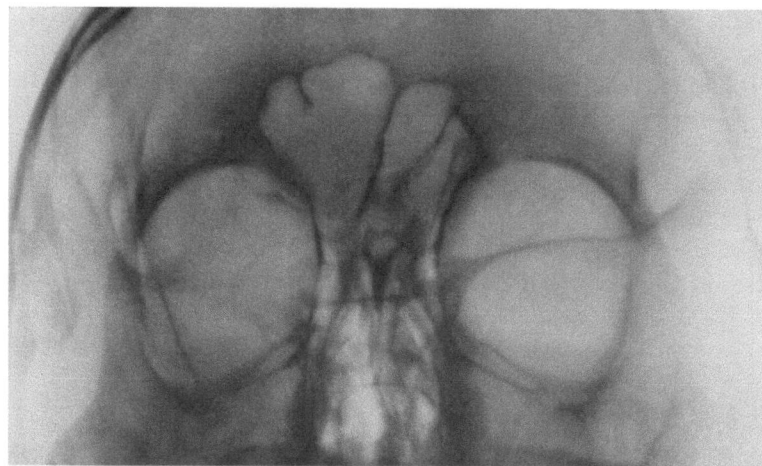

Abb. 34a. 25jähriger ♂. Im Laufe von mehreren Monaten Ausbildung einer flachen Vorwölbung in der linken Temporo-Parietalregion. Kopfdruck und Empfindungsstörungen. Affektlabil ohne sonstige neurologische Ausfallserscheinungen. Rö: Vorwölbung und Verdünnung des Schädeldaches in der linken Temporo-Parietalregion. Der linke kleine Keilbeinflügel ist im mittleren und lateralen Drittel angehoben und verschmälert. Seine medialen Partien sind verdichtet (meningeale Cyste der Fossa Sylvii)

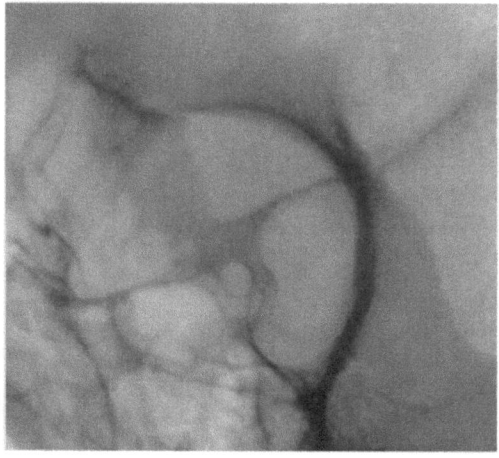

Abb. 34b. Verdichtung der wurzelnahen Partien des kleinen Keilbeinflügels

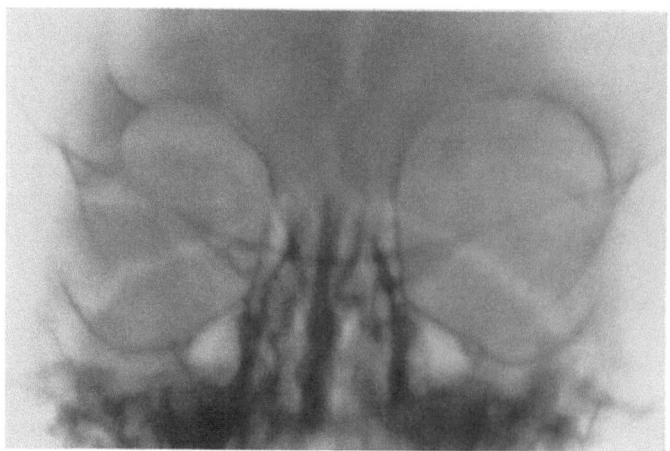

Abb. 35. 13 Monate altes Mädchen. Leichte Verlagerung des rechten Bulbus nach innen unten. Sonst klinisch o. B. Rö: Verbreiterung des Processus zygomaticus ossis frontalis rechts bei sonst normaler Struktur des Knochens (Hyperplasie). Einengung des äußeren oberen Quadranten der rechten Orbita

Röntgenologisch manifestiert sich der Nidus als rundliche Aufhellung, in deren Umgebung die Knochenstruktur mehr oder weniger verdichtet ist. Falls er in der Corticalis seinen Sitz hat, kann die Sklerose bzw. Hyperostose so stark ausgeprägt sein, daß er in der verdichteten Knochenstruktur untergeht.

Bei insgesamt fünf Beobachtungen am Schädel (mit Ausnahme des Unterkiefers) ist das Osteoidosteom im Bereich der Orbita bisher zweimal beschrieben worden. PAYRAU berichtete 1955 über einen 21jährigen Mann, der seit einigen Monaten über mäßige, aber konstante Schmerzen im Bereich der linken Orbita klagte. In dieser Zeit entwickelte sich supraorbital eine derbe Resistenz. Ein mäßiger Exophthalmus mit Verlagerung des Bulbus nach außen unten war nachweisbar. Röntgenologisch waren das Orbitadach und die Vorderwand der linken Stirnhöhle erheblich verdichtet. Im Zentrum der Verdichtung fand sich eine erbsgroße Aufhellung, die dem Nidus entsprach. TÄNZER konnte 1959 die zweite Beobachtung eines Osteoidosteoms im Bereich der Orbita mitteilen: bei einer 50jährigen Frau hatte sich unter zunehmenden, seit Monaten anhaltenden Schmerzen im linken inneren Augenwinkel eine etwa haselnußkerngroße, glatte, derbe Resistenz ausgebildet. Der Bulbus war gering nach außen verdrängt, seine Motilität war jedoch nicht beeinträchtigt. Die Aufnahme beider Orbitae läßt im linken Siebbein eine osteomartige Formation erkennen, deren Schattendichte jedoch geringer ist als die eines üblichen

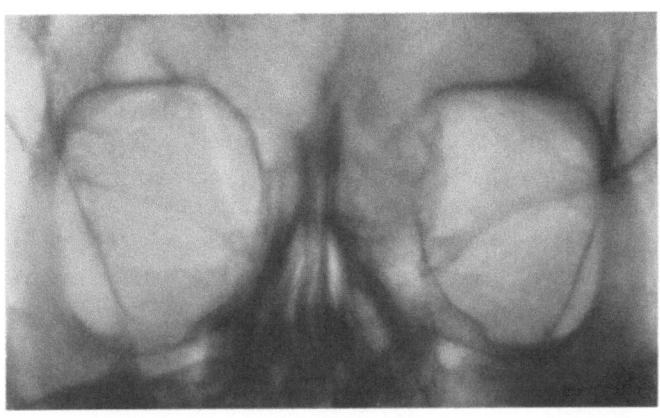

Abb. 36a. 50jährige ♀. Haselnußkerngroße, glatte, derbe Resistenz im linken inneren Augenwinkel. Geringe Verdrängung des Bulbus nach lateral ohne Störung seiner Motilität. Rö: Osteomartige Formation von nur mäßiger Schattendichte im oberen Bereich des linken Siebbeines. Trübung der linken Stirnhöhle mit kleinen Sequestern im Bereich ihres Bodens

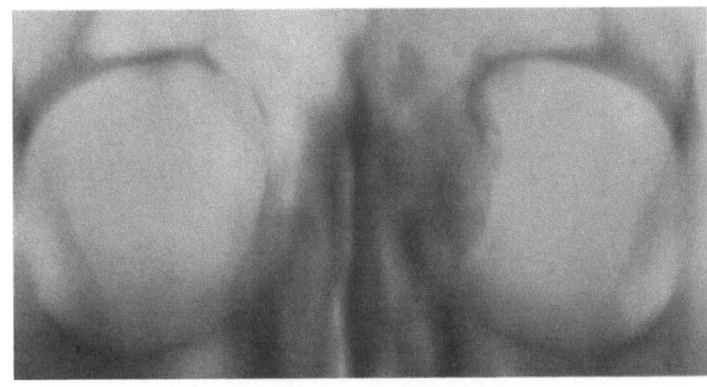

Abb. 36b. Im Schichtbild werden die oberen zwei Drittel des linken Siebbeines von einem ovalären, leicht höckrig, aber scharf begrenzten Gebilde eingenommen, in dessen Bereich Septen und Lamina papyracea des Siebbeines nicht zu differenzieren sind. Histologisch: Osteoidosteom

Höhlenosteoms. Die linke Stirnhöhle ist als Zeichen verminderten Luftgehaltes diffus getrübt, in Höhe ihres Bodens sieht man einige kleine Sequester (Abb. 36a). Schichtaufnahmen zeigen, daß die knochendichte Formation orbitawärts vorragt, so daß der horizontale Durchmesser der Augenhöhle eingeengt ist (Abb. 36b). Nach Kenntnis des histologischen Befundes konnten wir retrospektiv in der sonst homogenen Struktur des Gebildes eine wenig deutliche Aufhellung erkennen, die als Nidus angesprochen werden kann.

Die übrigen drei Beobachtungen eines Osteoidosteoms am Schädel sind zwei Fälle von EGGSTON und WOLFF im Bereich der Schädelbasis (zit. nach KLEINSASSER) und ein Fall von MUNK u. Mitarb. im Bereich des linken Stirnbeines.

Im Fall Payrau waren Nidus und perifokale Sklerose des Knochens im Röntgenbild gut zu differenzieren. Bei derart ausgeprägter Symptomatologie dürfte sich ein Osteoidosteom im Bereich des Schädels bzw. im Bereich der Orbita mit der gleichen Wahrscheinlichkeit diagnostizieren lassen wie am übrigen Skelet, sofern man daran denkt, daß es auch hier seinen Sitz haben kann. In unserem Fall ließ sich der Nidus nur wenig deutlich differenzieren, was offenbar mit der Struktur des Siebbeines zusammenhängt. Im Fall von Munk u. Mitarb. kamen Nidus und perifokale Sklerose des linken Stirnbeines zwar gut zur Darstellung, die Diagnose eines Osteoidosteoms wurde aber erst bei der histologischen Untersuchung gestellt, da den Autoren dessen Vorkommen am Schädel nicht bekannt war.

Das wichtigste klinische Symptom des Osteoidosteoms ist der Schmerz, welcher zu Beginn der Erkrankung nur gering ist, der aber später unter nächtlichen, den Schlaf störenden Exacerbationen an Intensität zunimmt. Auf Grund unseres Falles haben wir postuliert, daß beim Osteoidosteom des Schädels, speziell des Gesichtsschädels, der Schmerz infolge Beeinträchtigung der in mannigfacher Richtung reaktionsfähigen Umgebung des Prozesses uncharakteristische Formen annehmen kann. Durch Kompression sensibler Nerven oder durch Verlegung der Ausführungsgänge der Nasennebenhöhlen kann er so modifiziert werden, daß er seine führende Rolle in der klinischen Symptomatologie einbüßen kann. Der Patient von Munk u. Mitarb. hatte überhaupt keine lokalen Schmerzen. Er und auch unsere Patientin sind noch insofern uncharakteristisch, als ihr Alter (48 bzw. 50 Jahre) ungewöhnlich hoch ist. Denn sämtliche statistischen Untersuchungen ergeben, daß dieses monostotische Leiden fast ausnahmslos nur Kinder und jugendliche Personen befällt.

Differentialdiagnostisch wird das Osteoidosteom der Orbita von einem Meningeom oder einem Osteom abzugrenzen sein. Vor Jaffe hat Bergstrand (1930) zwei Fälle von Osteoidosteom unter der Bezeichnung „osteoblastische Krankheit" publiziert. Davor wurde es von Garré (1893) als seltene Form der akuten infektiösen Osteomyelitis und von Heine (1927) als einheilender Knochensequester beschrieben.

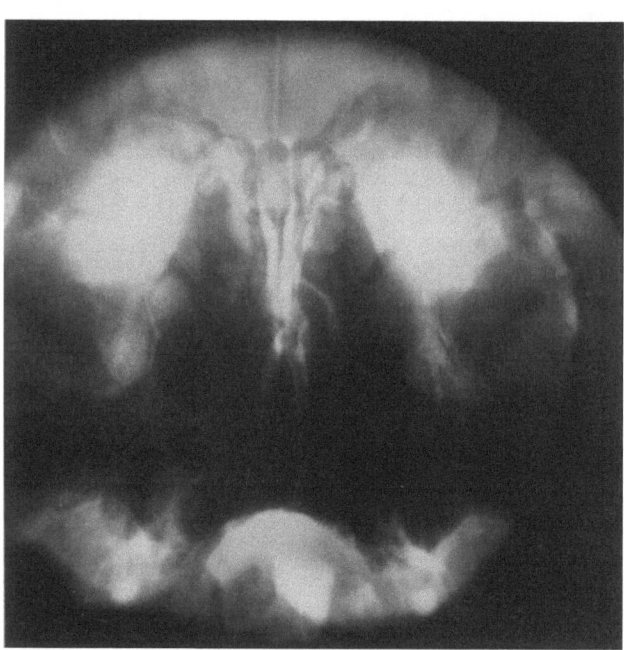

Abb. 37. Ilgscher Schädel (Anatomisches Institut Prag). Leontiasis ossea mit immenser Einengung der Orbitae

7. Leontiasis ossea

Die Leontiasis ossea muß hier kurz anhangsweise angeführt werden. Diese Bezeichnung wurde von Virchow 1896 geprägt, sie entspricht der Auffassung der Pathologen seiner Zeit, einen möglichst treffenden und bildhaften Namen für ein pathologisches Erscheinungsbild zu finden. Bei der Betrachtung des Schädels muß wohl beim Lebenden der Eindruck des Löwenhauptes entstanden sein. Die Anzahl der Beobachtungen einer den gesamten Schädel betreffenden Leontiasis ossea ist gering. In den einzelnen Handbüchern wird das Kapitel nur kurz gestreift und immer wieder der von Birch-Hirschfeld angezogene Fall mit dem Photogramm übernommen. Es handelt sich um den sog. Ilgschen Schädel der Sammlung des Prager Anatomischen Institutes. Durch das Entgegenkommen von Prof. GROSSER konnten wir den Schädel röntgenographisch analysieren. Der Ilgsche Schädel wurde von GOETHE während seines Prager Aufenthaltes genau untersucht. Die gesamten Schädelknochen (der Unterkiefer fehlt) sind immens verdickt und sklerosiert. Das Gewicht des Schädels ist so groß, daß angenommen werden kann, daß die Trägerin wohl kaum imstande war, ihren Kopf zu heben. Wie HERRNHEISER hervorhebt, sind die Orbitae, die basalen Foramina und die Opticuskanäle immens eingeengt (Abb. 37). HAMPERL bringt in seinem Lehrbuch die Abbildung eines Schädels mit einer erheblichen Einengung und Deformierung der linken Orbita, die er mit Recht dem Formenkreis der fibrösen Dysplasie einordnet. GERLACH und SIMON führen an, daß die Veränderungen nach COURVILLE auf einen chronisch-entzündlichen Prozeß zurückzuführen sind. DUKE-ELDER stützt sich in seinen Ausführungen auf die Arbeit von KNAGGS (1924). Dieser Autor unterscheidet eine periostitische Form, wozu die Leontiasis ossea Virchow zu rechnen ist und eine ostitische, die er als Leontiasis ossea circumscripta bezeichnet. Diese gehört zu der fibrösen Dysplasie. DUKE-ELDER bringt zwei Photogramme von Museumspräparaten des Royal College of Surgeons, außerdem die Zeichnung eines Patienten aus JOHN HOWSHIPs Observations on Surgery 1819. Dieser Autor zitiert auch HARMAN und MORELLI, die über Verengerungen des Canalis opticus in ihren Arbeiten berichten.

8. Marmorknochenkrankheit

Von ALBERS-SCHÖNBERG wurde 1904 dieses Krankheitsbild beschrieben. 1924 wiesen CLAIRMONT und SCHINZ als erste darauf hin, daß es sich um ein Erbleiden handelt. Das typische Bild zeigt die Symptomentrias: Allgemeine enostale Osteosklerose, abnorme Knochenbrüchigkeit und Anämie. Am Schädel kommt es zu mächtiger bis hochgradiger Sklerose der Knochen, auch kann das Bild des Bürstenschädels vorhanden sein (SCHINZ). Durch die Verdickung der Schädelbasis und Verkürzung der vorderen Schädelgrube erfolgt eine Umformung und Abflachung der Orbitae. Es kann jedoch auch eine Verdickung der gesamten Orbitawände vorkommen (PIETRUSCHKA). Bei Berücksichtigungen der Veränderungen des Gesamtskelets werden die Schädelveränderungen richtig zu interpretieren sein (ZWERG und LAUBMANN).

9. Osteopoikilie

1915 beschrieb ALBERS-SCHÖNBERG dieses Krankheitsbild: Eine seltene, bisher unbekannte Strukturanomalie des Skelets. LEDOUX-LEBARD, CHABANEIX und DESSANE (1916) berichteten unabhängig davon unter dem Titel: „L'ostéopoecilie. Forme nouvelle d'ostéite condensante généralisée sans symptomes cliniques" und gaben damit dem Krankheitsbild den heutigen Namen. Nach SCHINZ handelt es sich um eine generalisierte polytope enostale Osteosklerose. Die Sklerosainseln, die sich besonders in die Hände und Füße lokalisieren, sind so typisch, daß eine Fehldiagnose kaum möglich ist. Der Schädel bleibt meist frei, nur ERBSEN (1934) beschreibt zahlreiche Herde der Schädelkapsel, wobei auch das Stirnbein mitbetroffen war. Die streifige Form und die Mischformen wurden bisher am Schädel nicht beobachtet.

10. Melorheostose

LÉRI und JOANNY beschrieben 1922 als erste diese Knochenaffektion, die röntgenologisch ein sehr charakteristisches Bild bietet. In typischen Fällen sieht man einen Verdichtungsstreifen, der vom flachen Knochen der Extremitätenwurzel bis in die Endglieder der Phalangen zieht. Der von den Autoren gewählte Vergleich des fließenden Wachstropfens ist sehr zutreffend (Hyperostose en coulée). Eine Mitbeteiligung des Schädels scheint sehr selten zu sein. HÖFFKEN und HEIM berichten über eine Melorheostose der oberen Extremität, kombiniert mit einer Sklerosierung des großen Keilbeinflügels.

11. Neurogene Tumoren

a) Neurofibrome

Die Neurofibrome kommen einzeln oder in der Mehrzahl vorwiegend an den markhaltigen Nerven vor. Die rundlichen, spindeligen oder zylindrischen Tumoren können perlschnurartig aufgereiht sein. Es können Tumoren verschiedener Nerven durch Bindegewebe zu einem Konvolut vereinigt werden. Diese werden als Rankenneurome bezeichnet und finden sich vorwiegend im Gesicht. Am Aufbau dieser Tumoren sind sowohl das Nervenbindegewebe als auch die Zellen der Schwannschen Scheide beteiligt (Hamperl). Bei universeller Ausbreitung spricht man von einer Neurofibromatosis Recklinghausen (1882). Diese ist erblich, häufig mit Pigmentflecken der Haut und Tumoren des zentralen Nervensystems vergesellschaftet.

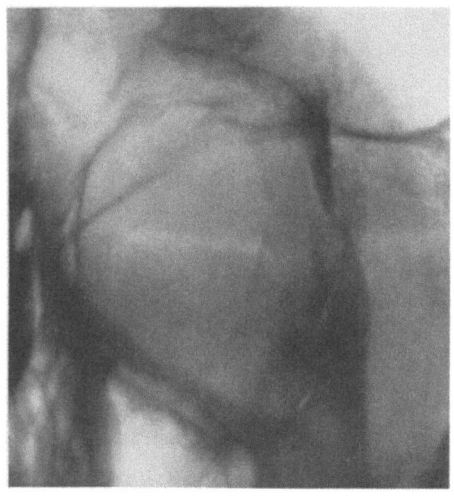   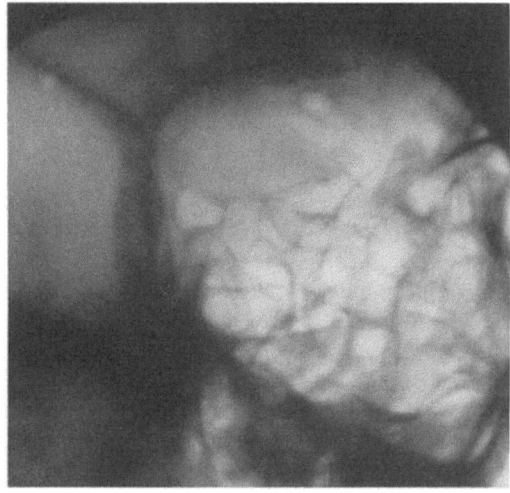

Abb. 38a   Abb. 38b

Abb. 38a. 18jähriger ♂. Seit Geburt linkes Auge geschwollen. Im 6. Lebensjahr (1923) Klinikaufnahme: linkes Oberlid verdickt und verlängert. Beim Ektropionieren erscheinen kleinlappige, glasig durchscheinende Tumormassen. Auf der Übergangsfalte leicht komprimierbare Geschwulst. Operation: Exstirpation eines Rankenneuroms, das sich innerhalb der Tränendrüse ausbreitete. Klinikaufnahme 1932: Seit 2 Jahren Visusverschlechterung. Vortreibung der Bulbi, das linke Auge kann nicht geschlossen werden. Rö: Ausgedehnter, scharf begrenzter Defekt im Bereich des linken großen und kleinen Keilbeinflügels, in welchen die Fissura orbitalis sup. und der Opticuskanal einbezogen sind. (Auch bestand eine erhebliche Exkavation der Sella.) Krönlein: großer Tumor, den N. opticus durchwachsend und von diesem nicht zu isolieren. Der Tumor wird soweit wie möglich excidiert, muß aber zum größten Teil zurückgelassen werden. Amaurose

Abb. 38b. Unregelmäßige Ausweitung des *rechten* Canalis opticus durch einen höckrigen Tumor — Neurofibromatose

Das Auftreten von Nervengeschwülsten im Bereich der Orbita und der Lider ist selten. In erster Linie sind es die sog. plexiformen Neurome oder Rankenneurome (Billroth). Diese Bildungen können ein-, aber auch doppelseitig bestehen. Sie kommen im Rahmen der generalisierten Form der Neurofibromatosis Recklinghausen zur Beobachtung (Hager und A. Schmidt), aber auch isoliert (Schmidt, Vancea, Accardi, Merkel). Die meisten Autoren fassen sie als „forme fruste" des Morbus Recklinghausen auf. In etwa 50 % der Fälle (Kreibig) findet sich ein Hydrophthalmus. Der Ausgangspunkt dieser Tumorgruppe sind die sensiblen Nerven, d. h. die Trigeminusäste, vor allem der 1. Ast — der N. ophthalmicus. Die erste Manifestation erfolgt meist in früher Jugend. Infektionskrankheiten, Pubertät, Schwangerschaft und Traumen scheinen einen wachstumsfördernden Einfluß zu haben. Sarkomatöse Formationen kommen relativ selten vor. Reuter berichtet über ein Fibrosarkom der rechten

Kieferhöhle und des rechten Siebbeines mit Einbruch in die Orbita im Rahmen einer Neurofibromatosis Recklinghausen.

Isolierte Neurofibrome der Orbita sind sehr selten. KREIBIG konnte ein Neurofibrom der Orbita beobachten, das seinen Ursprung im N. supraorbitalis hatte. Röntgenologisch fand sich eine Ausweitung der Orbita nach oben-außen und unten-außen. Klinisch handelte es sich um einen Tumor, der die ganze obere Hälfte der Orbita einnahm und gut abgrenzbar war, so daß eine benigne, langsam wachsende Geschwulst angenommen werden konnte. Die Operation ergab drei isolierte Tumoren mit Strängen, wovon der eine zur Incisura supraorbitalis zog, ein zweiter zur Mitte der Orbita und ein dritter zur Fissura orbitalis superior. BIRCH-HIRSCHFELD zitiert nur eine einzige ähnliche Beobachtung, nämlich die von TERTSCH. KREIBIG konnte noch weitere sechs Fälle aus der Literatur zusammenstellen. Bei der Beobachtung von CAMPBELL handelt es sich ebenfalls um einen Tumor des N. supraorbitalis, der bis in die Orbitaspitze reichte. Knochenveränderungen sind beim Rankenneurom nach der Zusammenstellung von BIRCH-HIRSCHFELD relativ häufig. Die röntgenologisch nachweisbaren Knochenalterationen können sich folgendermaßen demonstrieren: Excavation der Orbita, Verdünnung der Wand, Defekt mit relativ scharfen Rändern, lappiger Defekt mit verdichteten Rändern. HERRNHEISER fand einen Defekt mit zarten scharfen Rändern, der wie ausgestanzt wirkte.

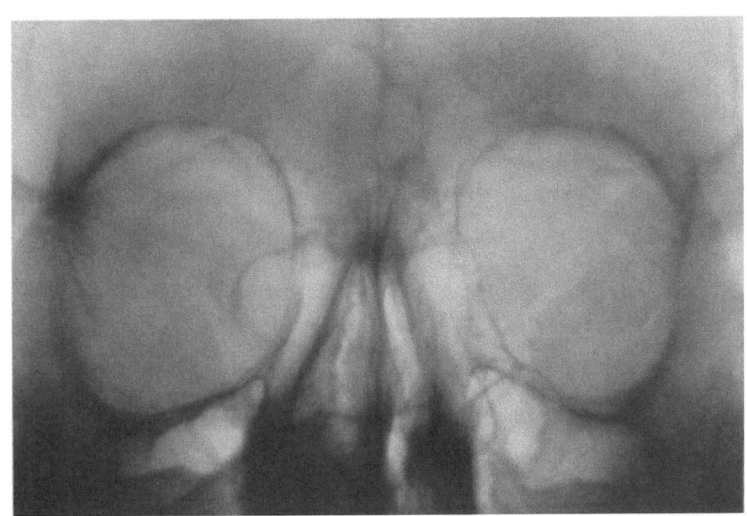

Abb. 39. 20jähriger ♂. Vor 4 Jahren allmähliches Vortreten des rechten Auges mit Visusverfall bis zur Erblindung. Klinisch: Exophthalmus von 12 mm mit Verdrängung des Bulbus nach unten. Amaurose, Pupille etwas weit. Papille: neuritische Atrophie ohne Beteiligung der Gefäße. Rö: Hochgradige Erweiterung des Opticuskanals, die schon auf der Orbitaaufnahme sichtbar wird. Histologisch: Neurocytom

Unsere eigene Beobachtung zeigt einen ausgedehnten scharf begrenzten Defekt mit z. T. sklerosiertem Rand im linken kleinen und großen Keilbeinflügel (Abb. 38a und b). MOORE beschreibt einen Fall mit erheblicher Excavation der Orbita und ausgedehntem Defekt ihrer Wände. FARBEROW und DUKE-ELDER machen darauf aufmerksam, daß bei der Neurofibromatosis Recklinghausen angeborene Knochendefekte vorkommen. Der nachweisbare Defekt muß daher nicht immer durch den Tumor bedingt sein, sondern kann auch Ausdruck der obengenannten Fehlbildung sein. Die Beobachtung von MOORE, ref. v. RECKLINGHAUSEN, ist deswegen besonders interessant, weil ein pulsierender Exophthalmus bestand. Bei der Größe des Defektes ist die Übertragung der intrakraniellen Pulsation auf den Bulbus nicht besonders verwunderlich. DUKE-ELDER konnte noch mehrere einschlägige Fälle auffinden. FARBEROW konnte über drei Beobachtungen berichten. Zweimal bestand ein Defekt im oberen temporalen Bereich der Orbita mit Erweiterung des Canalis opticus und einmal eine erhebliche Hypertrophie der Gesichtsseite mit weitgehender Verunstaltung. Besonderes Interesse erfordert jedoch die Beobachtung, bei der ein großer Defekt im großen und kleinen Keilbeinflügel nachgewiesen werden konnte. Die Orbitaspitze fehlt vollkommen, ebenso der Canalis opticus; der Defekt zeigt glatte, leicht sklerotische Ränder. Eine gleiche Beobachtung teilten SEAMAN und FURLOW mit (s. auch Abb. 59a und b).

b) Neurinome bzw. Neurocytome oder Schwannome
(Verocay, Masson, Willis)

Histologisch zeichnen sie sich durch die sog. Palisadenstellung der Zellkerne aus, ihre Muttersubstanz ist die Schwannsche Scheide. Sie kommen in jedem Alter und bei beiden Geschlechtern vor. Auch ihr Prädilektionssitz sind die oberen Orbitapartien; sie wachsen sehr langsam und können längere Zeit stationär bleiben. Röntgenologisch ist meist nur eine Erweiterung der Orbita erkennbar. Gerlach und Simon führen an, daß im Bereich der Auflagestelle die Orbitawand verdichtet sein kann. Eine hochgradige Erweiterung des Opticuskanals, die bei einem eigenen 20jährigen Patienten schon auf der Orbitaaufnahme sichtbar wird, war durch ein Neurocytom bedingt (Abb. 39). (Da seinerzeit — 1925 — eine Opticuskanalaufnahme nicht angefertigt worden war, wurde der Fall fehlgedeutet.)

Eine wohl unikale Beobachtung stammt von Reisner: fünfjähriges Mädchen mit langsamer Vortreibung des Bulbus, mächtige Verdickung des äußeren Augenhöhlenrandes. Röntgenologisch fand sich eine hochgradige Sklerosierung der lateralen Orbitawand und der lateralen Abschnitte des Daches und des Bodens der Augenhöhle sowie des kleinen Keilbeinflügels und des Os zygomaticum. Die Operation ergab einen marmorharten Tumor, histologisch Neuroma amyelinicum gangliocellulare.

12. Hämangiome

Bei den Hämangiomen der Orbita muß zwischen Weichteilhämangiomen und Knochenangiomen scharf differenziert werden, um Mißverständnissen vorzubeugen.

Pathologisch-anatomisch sind die kavernösen Angiome und die capillären Angiome zu unterscheiden. Die kavernösen Weichteilangiome bestehen aus weiten Bluträumen, die mit Blut, Thromben und oft schon mit Phlebolithen erfüllt sind. Die Räume kommunizieren untereinander, die Scheidewände sind in ihrer Dicke sehr variabel, entsprechen histologisch im Aufbau der Gefäßwand, eine eigentliche Geschwulstkapsel fehlt. Ist die Geschwulst vorwiegend aus Capillaren aufgebaut, so spricht man von capillären oder einfachen Hämangiomen. Wie Psenner anführt, können diese einfachen Hämangiome maligne degenerieren (s. auch Thomas).

Bei den Knochenhämangiomen unterscheidet Kleinsasser: 1. Das gewöhnliche kavernöse Hämangiom der Diploe oder des Periostes (Phlebolithen scheinen nicht vorzukommen), 2. Das kavernöse Hämangiom, bei dem es zwischen den Bluträumen zur Neubildung geschwulsteigenen Knochens kommt (Gertraude Pich 1938) und 3. Mischtypen zwischen kavernösem und capillärem Osteohämangiom; kavernöse Bluträume, präcapilläre Wucherungen und geschwulsteigene Knochenbälkchen (Abbotts, Herzog, Kleinsasser). 4. Das rein capilläre Hämangiom, wie es von Mary Scherman am Extremitätenskelet beschrieben und nach Kleinsasser am Schädel bisher nicht beobachtet wurde.

a) Weichteilhämangiome

Die Weichteilangiome der Orbita wirken sich wie die anderen raumbeschränkenden expansiven retrobulbären Prozesse aus. Sie bewirken eine Protrusio mit Verlagerung des Bulbus. Die Protrusio kann sich bei Lagewechsel ändern, beim Vorneigen, Pressen und Husten verstärken (intermittierender Exophthalmus). Auch durch die Menses soll eine Größenänderung eintreten. Der Tumor ist kompressibel, falls er sichtbar wird, zeigt er eine bläuliche Farbe. Bisweilen bestehen in der Nachbarschaft oder an anderen Körperstellen Hämangiome.

Röntgenologisch bedingt das Weichteilangiom durch sein langsames Wachstum eine Erweiterung der Orbita, eine Verdünnung und Vorwölbung der Wand, eventuell einen relativ scharfen Defekt. Beim Nachweis von verkalkten Thromben, sei es in Form von Phlebolithen, sei es in Form von Kalkbändern, ist die Diagnose eines intraorbitalen Weichteilangioms gesichert (Abb. 40a und b). Bei fehlenden Veränderungen an der Orbitawand, aber positivem röntgenologischem Kalknachweis muß die Expansion klein sein, in solchen Fällen kann eventuell nur ein varicöses Konvolut vorhanden sein.

PSENNER zitiert RHOO, der eine Übersicht über das gesamte Schrifttum der Hämangiome gab und in 2—3% Verkalkungen fand und führt an, daß HAENISCH bereits 1909 erstmalig Verkalkungen in Weichteilhämangiomen beschrieb. Er berichtet ferner über drei Weichteilhämangiome der Orbita, bei denen Usuren der Orbitawand in Form rundlicher, kleinfleckiger, ziemlich scharf begrenzter Aufhellungen vorhanden waren. Weitere Mitteilungen stammen von MILROY, PAUL und JENTZER. PÖSCHL weist darauf hin, daß periorbitale Gefäßgeschwülste, die bereits im frühesten Jugendalter auftreten, mit einer Entwicklungsstörung des Skelets einhergehen. In vier Fällen von histologisch gesicherten kavernösen Hämangiomen ergab sich eine deutliche Einengung der Orbita von lateral, die vom Verfasser im Sinne einer Wachstumshemmung gedeutet wird, analog der im Schrifttum niedergelegten Wachstumshemmungen der Extremitätenknochen bei ausgedehnten Weichteilhämangiomen. Nicht unerwähnt soll der Hinweis auf die Er-

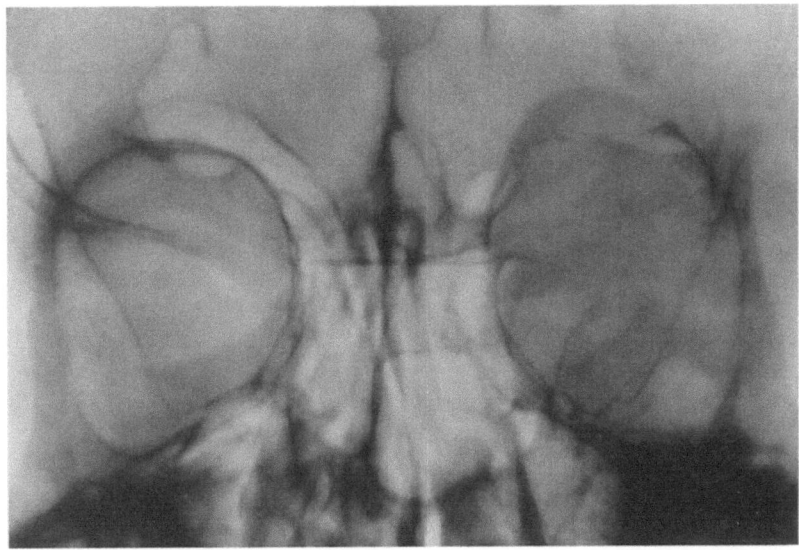

Abb. 40a. 56jährige ♀. Als Kleinkind Operation eines Hämangioms im Bereich der linken Stirnhaargrenze. Schon damals stand das linke Auge tiefer. In den letzten Monaten krampfartige Schmerzen im Bereich der linken Orbita. Bulbus nach unten verdrängt, zwischen ihm und dem Orbitadach mäßig derbe gut abgrenzbare Resistenz. Rö: Hochgradige Exkavation der linken Orbita mit erheblicher Vortreibung ihres Daches stirnhöhlenwärts bei komplexer Verdünnung sämtlicher Wände. Zarte kommaförmige Verkalkungen in der oberen Orbitahälfte. Linke Fissura orbitalis sup. verbreitert

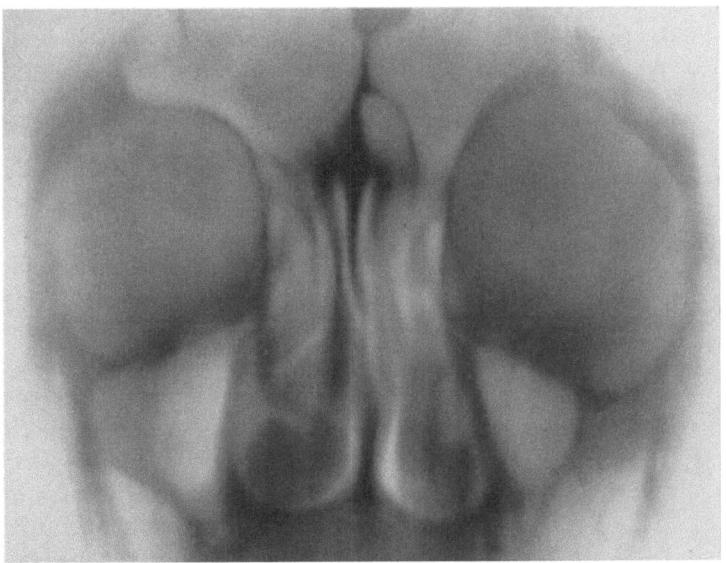

Abb. 40b. Die Schichtaufnahme zeigt neben der allgemeinen Exkavation der linken Orbita mit Verdünnung ihrer Wände eine umschriebene stumpfkegelförmige Ausbuchtung ihres Daches stirnhöhlenwärts. Der Orbitaboden ist deprimiert, die Kieferhöhle entsprechend eingeengt. Auffallende Dichte des Tumorschattens. Die röntgenologischen Veränderungen sprechen für ein großes, langsam wachsendes Weichteilhämangiom. Op.: taubeneigroßer Tumor — histologisch: kavernöses Hämangiom

weiterung der Emissarien der Nachbarschaft durch PÖSCHL sein, ein Befund, der für die Hämangiomdiagnose ausschlaggebend sein kann (TÄNZER).

b) Knochenhämangiome

Die Wirbelhämangiome stehen an der Spitze dieser Gruppe. Nach Schinz und Uehlinger, Kleinsasser und Albrecht sind die Schädelknochen, besonders das Parietale und das Frontale, am zweithäufigsten betroffen. Psenner konnte diese Angaben auf Grund seines Materials nicht bestätigen. Nach unseren Beobachtungen folgt der Schädel in Abstand von der Wirbelsäule, wobei die Hämangiome des Parietale einen erheblich größeren Raum einnehmen als die des Stirnbeines. Psenner hat mit Recht darauf aufmerksam gemacht, daß Weichteilhämangiome der Orbita wesentlich öfter zu beobachten sind als Knochenhämangiome. Nach Kleinsasser sind Frauen häufiger betroffen.

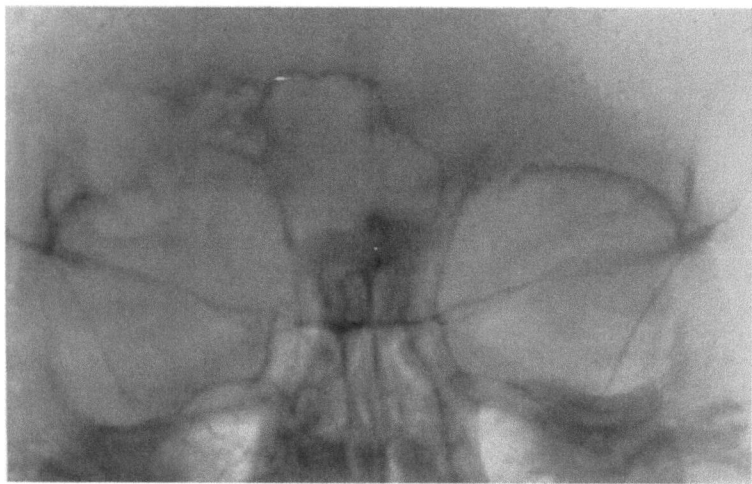

Abb. 41a. 63jährige ♀. Seit einigen Jahren leichte Schwellung des rechten Oberlides und der Augenbrauengegend. In beiden letzten Jahren pulsierender Exophthalmus mit leichter Verdrängung des Bulbus nach unten. Keine Motilitätsstörung des Bulbus, keine Doppelbilder. Durch Carotisdruck kann der Exophthalmus nicht unterdrückt werden. Keine Gefäßgeräusche. Im Liegen ist die Pulsation vermindert. Bei Jugularisdruck tritt rechts neben dem Auge in der Schläfe ein Venenkonvolut hervor. Rö: Das rechte Orbitadach und die supraorbitalen Partien des Stirnbeines zeigen in einem überkastaniengroßen Areal, das bis an die steilgestellte laterale Stirnhöhlenwand reicht, eine Aufhellung, deren Ränder z. T. scharf und z. T. unscharf begrenzte kleine Buchten aufweisen. Innerhalb der Aufhellung kommen zarte bogige Streifenschatten zur Abbildung. Medial bestehen einige geschlossene und einige z. T. eröffnete Gefäßkanäle

Wyke hat 1949 aus der Weltliteratur insgesamt 40 gesicherte Schädelhämangiome zusammenstellen können, unter denen zweimal die Orbita und zehnmal das Stirnbein betroffen waren. Das Hämangiom des Schädels macht 0,2% aller Knochen- und 10% der gutartigen Schädeltumoren aus. Frauen sind fast dreimal so häufig betroffen wie Männer. Wie dieser Autor anführt, wurde die erste richtige röntgenologische Diagnose von Kaplan und Kanzer 1939 gestellt.

Röntgenologisch finden sich beim Knochenhämangiom ganz verschiedene Bilder. Die so charakteristischen lichtbündelartigen Strahlen sind gar nicht so häufig, besonders nicht im Bereich der Orbita, ebenso die geflammte Struktur, wie sie ein Fall von Hellner sehr schön zeigt. Dieses Stirnbeinhämangiom, das auf das Orbitadach übergriff, ist natürlich leicht zu diagnostizieren. Schinz führt an, daß die Lichtstrahlenstruktur (,,Sunray haemangioma", ,,Sunburst appearance") nur bei den capillären Hämangiomen der flachen Knochen zu beobachten sei. Psenner beschrieb 1956 ein

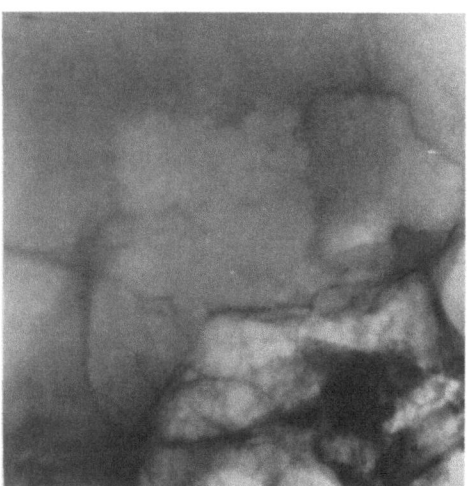

Abb. 41b. Schrägaufnahme der Orbita: Außer den oben beschriebenen Kriterien erkennt man deutlich oberhalb der Aufhellung einige bis mohnkorngroße Lücken (Hämangiom)

Hämangiom des großen und kleinen Keilbeinflügels, das in die Orbita vorwuchs. Außerdem konnte er einen sehr schönen Fall im oberen äußeren Quadranten der Orbita beobachten, bei dem die kleinsten Gefäßkanäle im verdichteten Bereich gut auszumachen sind. Schinz führt an, daß die Lichtstruktur auch beim Osteofibrom vorkommt. In dem von HELLNER beobachteten zweiten Fall bestanden größere rundliche, scharf begrenzte Aufhellungen, so daß eine grobe Gitterstruktur zustande kam. Die beim Durchbruch der Tabula externa öfter bestehenden Spiculae sind beim Orbitahämangiom selten erkennbar. Es gibt Fälle, bei denen das Hämangiom nur einen rundlichen Defekt mit relativ scharfer, bisweilen leicht sklerotischer Begrenzung erzeugt. Auch flache Ausbuchtungen kommen vor. Häufiger findet man eine feine Zähnelung und kleine auch bisweilen etwas unscharfe bis pfefferkorngroße Kerben. Feine Aufhellungsstreifen in der Umgebung bzw. auch kleine rundliche scharfe Aufhellungen (Gefäßkanäle) in der Nachbarschaft sind zu beobachten (Abb. 41a und b). Hier muß gleich auf Grund eigener Beobachtungen darauf hingewiesen werden, daß fast gleichartige Bilder auch beim gefäßreichen osteolytischen Meningeom vorkommen (s. Abb. 45). Wegen der außerordentlichen Seltenheit muß das von VINCENT und BRÉGEAT beobachtete Keilbeinhämangiom angeführt werden, welches eine Trigeminusneuralgie mit starken retro- und periorbitalen Schmerzen hervorrief. SCHINZ weist darauf hin, daß kavernöse Hämangiome einen osteolytischen Herd erzeugen können, der von einer Metastase nicht zu unterscheiden ist. Solche Bilder finden sich, wie KLEINSASSER und ALBRECHT anführen, nicht nur bei Metastasen, sondern auch beim eosinophilen Granulom und bei der Osteoporosis circumscripta cranii. Die netzige Struktur des Zentrums und die strahlige der Peripherie sind zwar ein Hinweis auf das Knochenhämangiom, jedoch für dieses keineswegs pathognomonisch, da solche Bilder auch bei Osteoidfibromen (SCHINZ), eosinophilen Granulomen (KLEINSASSER und ALBRECHT) wie auch bei Absiedlung einer metastasierenden Struma (BERGER und RAVELLI) zu finden sind.

13. Lymphangiome

PETERS führt an, daß BIRCH-HIRSCHFELD nur 15 Fälle dieser seltenen Tumorgruppe im Schrifttum auffinden konnte. Es handelt sich um einen sehr langsam wachsenden Tumor, der in verschiedenen Teilen der Orbita, auch im Muskeltrichter, sitzen und den Opticus schädigen kann. Nach WINTERSTEINER nehmen die Geschwülste ihren Ausgang von den perivasculären Lymphscheiden der hinteren Ciliararterien. Sie bestehen aus weitmaschigen Hohlräumen, die mit Endothel ausgekleidet sind. Die Bindegewebssepten können sehr dünn und defekt sein. Im röntgenologischen Schrifttum fanden sich nur zwei Angaben. HELLNER bildet eine erhebliche Erweiterung der Orbita besonders im oberen lateralen Quadranten ab mit großem scharf begrenztem Defekt im Bereich der Keilbeinflügel bei einem histologisch verifizierten Lymphangiom. PÖSCHL berichtet über eine Einengung der Orbita von lateral durch ein kavernöses Lymphangiom bei einem Elfjährigen. Es fanden sich grobwabige unregelmäßige Knochendefekte im Bereich des Orbitabodens. Klinisch Doppelbilder und Schwellung der Wange. Abb. 42 zeigt unsere eigene Beobachtung.

14. Meningeome

Die Meningeome stellen die Hauptgruppe der mesenchymalen Tumoren dar. Sie nehmen ihren Ausgang von den Pacchionischen Granulationen und den arachnoidalen Zellzapfen der Dura. BAILEY weist darauf hin, daß im Bereich der Lieblingssitze der Meningeome immer auch eine Anhäufung von Granulationen der Arachnoidea vorhanden ist, wie dies sehr instruktiv aus dem Bild von OAYAGI und KYUNO hervorgeht. Histologisch werden drei Hauptgruppen unterschieden: 1. endotheliomatöse, 2. fibromatöse und 3. angiomatöse Meningeome. Dazu kommen 4. noch die sarkomatösen (ZÜLCH). Von ZÜLCH wird jedoch ausdrücklich darauf hingewiesen, daß diese Einteilung nur den Histologen dient und daß für den Kliniker das Meningeom eine makroskopisch und biologisch fast einheitliche Gruppe bildet. CUSHING gibt an, daß die postoperative Lebensdauer für die Gruppe eins bis drei fast gleich ist. Zur 4. Gruppe bemerkt ZÜLCH, daß er die Bezeichnung malignes Meningeom vorzieht und grenzt die Fibrosarkome der Hirnhäute, da sie infiltrierend wachsen und keine Kapsel besitzen, scharf ab. Gleich hier muß angeführt werden, daß die malignen Meningeome metastasieren. Die Aussaat kann auf dem Liquorweg erfolgen (KALM), häufiger auf dem Blutweg in die inneren Organe (ZÜLCH, POMPEU und PINTO). Die Verschleppung von Tumormaterial bei der Operation kommt vor, es entstehen dann Knoten in der Galea.

Das Meningeom zeigt eine glatte oder grobknotige Oberfläche und besitzt eine Kapsel aus kollagenem Bindegewebe (BAILEY). Das Gehirn wird abgehoben und imprimiert, ein Einwachsen kommt jedoch nicht vor. Dagegen können die Meningeome in den Knochen einwuchern. Der Altersgipfel liegt zwischen 40 und 50 Jahren (WEBER, BAILEY). Frauen sind fast doppelt so häufig betroffen wie Männer. Die Meningeome zeichnen sich

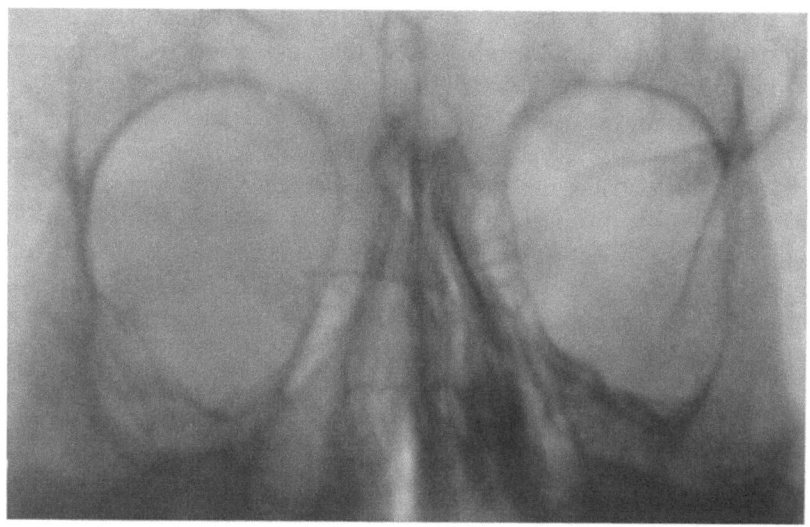

Abb. 42. 21jähriger ♂. Angeborenes Lymphangiom der rechten Orbita. Zustand nach Enucleation des Bulbus. Rezidiv mit sehr starken Schmerzen in der Orbita. Rö: Erhebliche Exkavation der rechten Orbita im vertikalen Durchmesser mit ausgedehntem Defekt im großen Keilbeinflügel. Sklerosierung des Knochens in der Umgebung des Defektes

durch ein sehr langsames Wachstum aus, entsprechend zeigt die klinische Symptomatologie nur eine langsame Progredienz. Die Operation muß radikal durchgeführt werden, da eine erhebliche Rezidivgefahr besteht (OLIVECRONA 10%). PENDERGRASS und PERRYMAN hatten in ihrem Beobachtungsgut von 1300 Tumoren 15% Meningeome.

RUCKENSTEINER führt die Publikationen von ABBOTT und COURVILLE sowie von ROGERS an. Die ersteren berichten über zwei in Kalifornien aufgefundene Indianerschädel, die Hyperostosen und Erosionen an der Innenseite im Sinne eines Meningeoms aufweisen. ROGERS veröffentlichte die Röntgenogramme von einem Schädel aus der Zeit der ersten Ägyptischen Dynastie (3400 v. Chr.) und einen aus der 20. Dynastie zwischen 1200 und 1100 v. Chr., die typische Knochenveränderungen im Sinne eines Meningeoms zeigten. Es kann also gesagt werden, daß das Meningeom schon vor mehr als 5000 Jahren vorkam.

Die Meningeome können sich als verschieden große Tumoren darstellen, jedoch auch ein rasenartiges Wachstum zeigen. Sie beeinflussen den Knochen im Sinne einer Hyperostose bzw. einer Sklerosierung mit oder ohne Spiculaebildung. KLEBS hat als erster die Spiculae 1889 beschrieben (ZÜLCH). Es kann jedoch auch zu Usuren kommen, ja der Knochen kann durchwachsen werden und ein Defekt entstehen, der von einer zarten Knochenschale umgeben sein kann (SCHINZ). Es können Verkalkungen auftreten, die aber so gering sein können, daß sie röntgenologisch nicht zu erfassen sind.

SCHINZ weist darauf hin, daß Verkalkungen in Gliomen häufiger sind als in Meningeomen. Die Bedeutung der Erweiterung und Vermehrung der Gefäßkanäle tritt für die Basismeningeome zurück. Durch stärkere Auffüllung der Markräume mit Tumorgewebe kann es zu erheblicher Osteoporose mit Ausbildung einer wabigen Struktur kommen (BUES, PIEPER und WOLFF). Wie diese Autoren glauben, gibt es Meningeome an den Keilbeinflügeln (zwei histologische Beobachtungen), die nur im Knochen sitzen, ohne daß ein Tumorrasen an der Dura nachweisbar wäre. Es kann jedoch auch zu einer Zer-

störung des Knochens im Bereich der Orbita kommen, die sogar den Canalis opticus betreffen kann (BULLOCK und REEVES). Die Hyperostosen können weit über den Orbitabereich hinausgehen.

Die Meningeome der Orbita sind in primäre, in der Orbita gelagerte und in sekundäre, die auf die Orbita übergreifen, zu unterteilen. Die intraorbitalen Meningeome sind sehr selten. Wie PSENNER beobachten konnte, führen sie manchmal nur zur Excavation der Orbita mit Verdünnung der Wände (7 Jahre Exophthalmus, Meningeom der Opticusscheide). Eigene Beobachtungen ließen röntgenologisch keinerlei Veränderungen an der Orbita

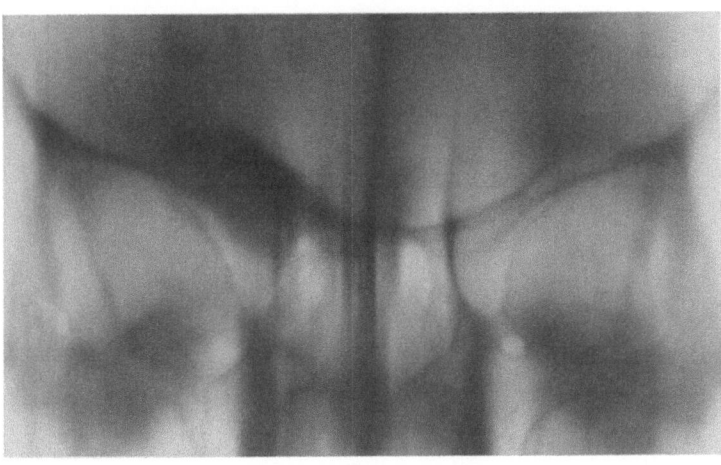

Abb. 43a. 49jährige ♀. Seit 11 Jahren Kopfschmerzen, seit 9 Monaten tonisch-klonische Krämpfe im Schlaf. Seit 6 Wochen Verlust des Riechvermögens, in den letzten Tagen verlangsamt bis desorientiert und somnolent. Rechtsseitige spastische Hemiparese. Pupillen reagieren nicht auf Licht. Rö: Auf der Orbitaaufnahme, noch deutlicher auf Schichtaufnahmen Hyperostose des rechten kleinen Keilbeinflügels mit Einengung der Fissura orbitalis superior und saumförmiger Hyperostose am großen Keilbeinflügel. Aus der Strukturverdichtung des kleinen Keilbeinflügels heben sich z. T. punktförmige, z. T. zarte streifenförmige Aufhellungen ab. Op.: großes Keilbeinflügelmeningeom

erkennen, auch eine Anfärbung bei der Angiographie bestand nicht. THIEL diagnostizierte ein Meningeom der Opticusscheide mittels der Orbitographie. OFFRET hat sich eingehend in seiner Monographie mit den Meningeomen der Opticusscheide beschäftigt. Sie können den Opticus ganz umwachsen (DANDY). Es gibt jedoch auch Meningeome, die von der Umgebung des Opticus ihren Ausgang nehmen (SCHRECK) oder frei in der Orbita liegen (BENEDICT, SCHRECK). HUET und VILLEDROUIN berichten über ein primäres Orbitameningeom, bei dem ein Defekt in der medialen Orbitawand bestand. Klinisch Protrusio und polypöses Gebilde im mittleren Nasengang. Die Operation erbrachte einen Durchbruch des histologisch nachgewiesenen Meningeoms ins Siebbein und in die Nase (klinisch war eine Mucocele vermutet worden). Die intraorbitalen Meningeome können durch den Canalis opticus ins Schädelinnere einwachsen.

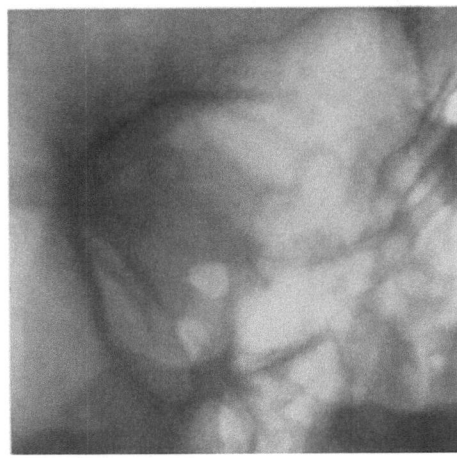

Abb. 43b. Entrundung des rechten Opticuskanals. Im sklerosierten Bereich des kleinen Keilbeinflügels treten punkt- und strichförmige Aufhellungen zutage

Die wichtigste Gruppe der sekundären, also von der Umgebung auf die Orbitawandung übergreifenden Meningeome sind die des kleinen Keilbeinflügels. Der kleine Keilbeinflügel wird durch die Hyperostose aufgetrieben, er kann auch infolge Sklerosierung verdichtet sein. Diese Veränderungen können auf den Processus clinoideus anterior beschränkt sein. Die Struktur ist im Gegensatz zur idiopatischen Hyperostose nicht homogen, sondern infolge kleiner rundlicher Aufhellungen inhomogen (Abb. 43a und b). Diese Aufhellungen können durch Einwachsen des Tumors in die Haveɪsschen Kanäle oder durch Gefäße bedingt sein (histologisch findet sich gar nicht selten kein Tumor im Knochen). Die Be-

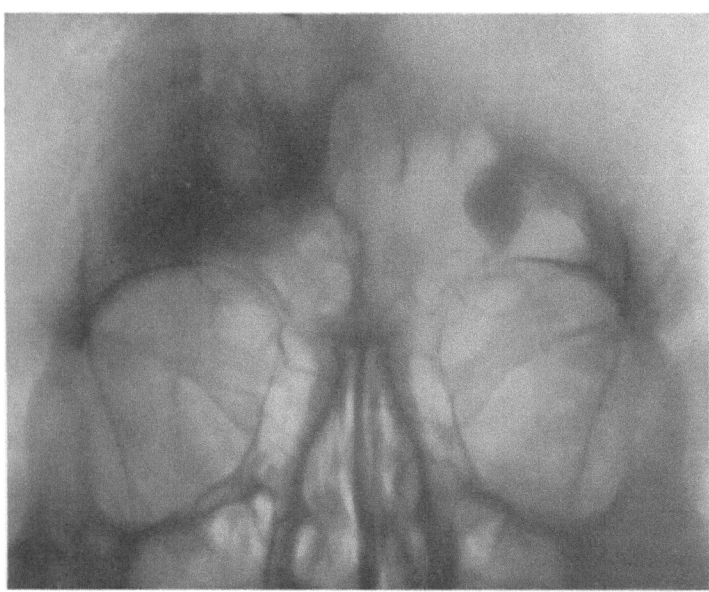

Abb. 44. 42jähriger ♂. Meningeom, ausgehend von der Olfactoriusrinne, mit Hyperostose des Stirnbeines und des Orbitadaches (Gewicht 165 g)

grenzung zur Fissura orbitalis superior wird wellig. Wird auch der große Keilbeinflügel mitbetroffen, kommt es gewöhnlich zu einer erheblichen Einengung der Fissura orbitalis superior, deren Begrenzung dann allseitig wellig ist. Doch auch diese Knochenstruktur garantiert nicht das Meningeom mit 100%. Korff teilt eine interessante Beobachtung mit. Auf Grund einer Verdichtung der Keilbeinflügel wurde ein Meningeom angenommen. Die Kraniotomie ergab keinen Tumor. Durch eine Krönleinsche Operation jedoch wurde ein haselnußgroßer Tumor der Opticusscheide entfernt (histologisch Fibro-Kapillar-Angiom).

Meningeome der Olfactoriusrinne sind die 2. Gruppe, die auf die Orbita übergreifen. Zaunbauer fand unter seinen 295 Meningeomfällen in 17,3% das Keilbein und in 8,7% die Olfactoriusrinne als Ausgangspunkt. Diese an einem Stiel sitzenden Tumoren zeigen

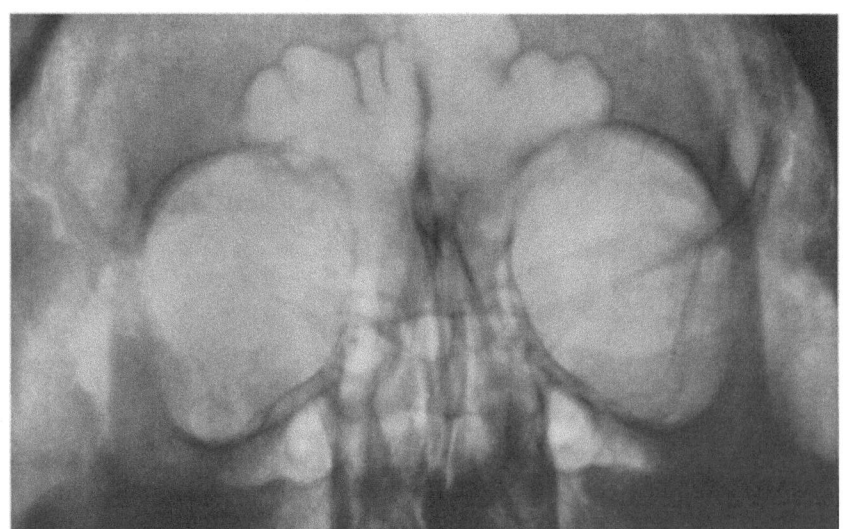

Abb. 45a. 50jährige ♀. Seit 1 Jahr allmählich sich vergrößernde Vorwölbung in der rechten Schläfengegend. Seit ½ Jahr Kopfschmerzen und Vortreten des rechten Auges, das sich allmählich zu einem pulsierenden Exophthalmus entwickelte, so daß augenärztlicherseits eine Unterbindung der Carotis vorgeschlagen wurde. Klinisch: Kastaniengroßer, synchron mit dem Bulbus pulsierender Tumor rechts temporal. Verdrängung des pulsierenden Bulbus nach medial unten. Rö: Kastaniengroßer Defekt in der rechten temporoorbitalen Region mit Übergreifen auf den kleinen Keilbeinflügel. Rechte Linea innominata ausgelöscht. (Meningeom — pseudopulsierender Exophthalmus)

an der Haftstelle eine kleine Hyperostose, die sich dem röntgenologischen Nachweis oft entzieht. Dagegen können sie sich mit unregelmäßigen Sklerosierungen am Stirnbein und Orbitadach auswirken und ganz erhebliche Größen erreichen (Abb. 44). RENARD, DAVID, FISCHGOLD und FISSORE berichten über ein Olfactoriusmeningeom mit einer Zwanzigjahranamnese, das zu einer enormen Hyperostose der Wandungen der Orbita geführt hatte, so daß das Lumen derselben auf ein Drittel eingeengt worden war. BERNASCONI konnte bei elf Olfactoriusmeningeomen eine Depression des Orbitadaches teils ein-, teils beidseitig mittels des Schichtverfahrens nachweisen. Daneben wurde auch eine Verdünnung gefunden. Es ist ja bekannt, daß große Tumoren der vorderen Schädelgrube sogar Defekte des Orbitadaches hervorrufen können.

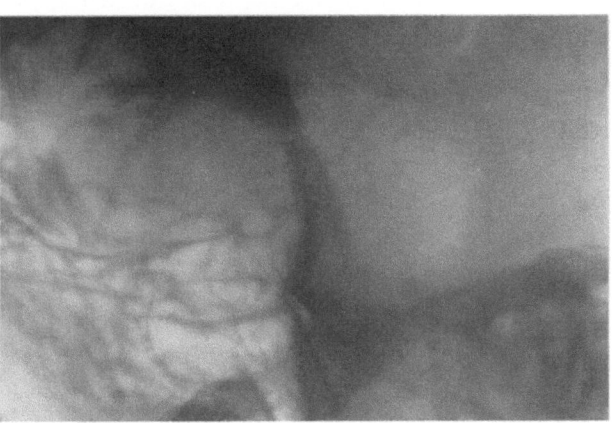

Abb. 45b. Die Schrägaufnahme der rechten Orbita (Bild seitenverkehrt) zeigt die wahre Ausdehnung des Tumors in der Schläfengrube. Die Ränder des Defektes zeigen eine leicht wellige Begrenzung mit z. T. tieferen Kerben. In der unmittelbaren Nähe des Defektes kleine Aufhellungen (Gefäße)

Schließlich sind noch die Meningeome des vorderen Chiasmawinkels zu nennen. Diese beeinträchtigen weniger die Orbitawände, als vielmehr die Orbitaspitze. PSENNER konnte vier Fälle in deren Umgebung

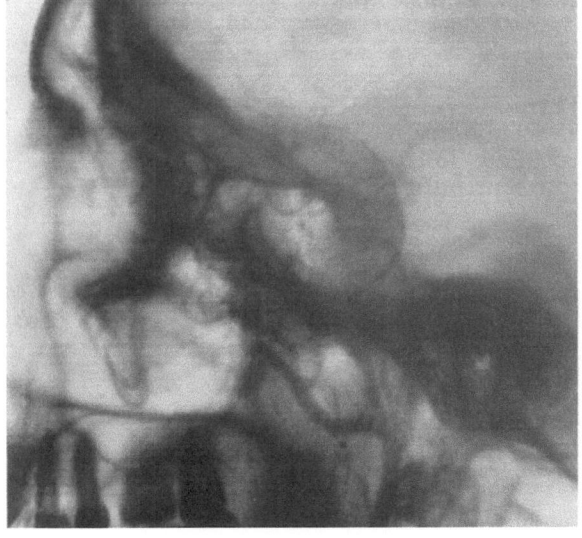

Abb. 45c. Angiogramm: Isolierte Füllung der relativ weiten Carotis externa mit gut abgegrenzter Tumoranfärbung

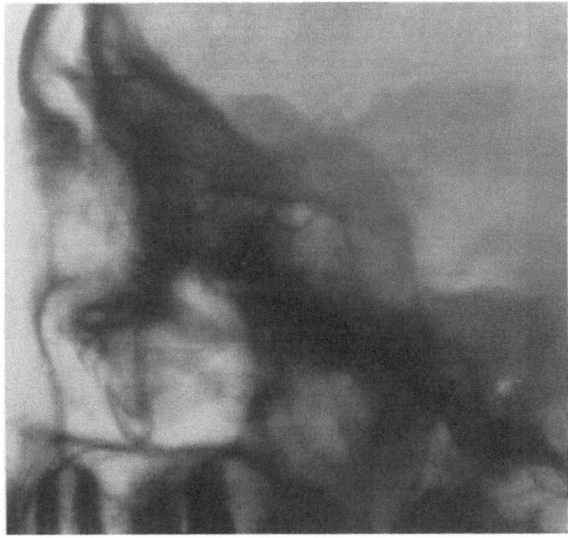

Abb. 45d. Spätphase mit typischer Anfärbung im Sinne eines Meningeoms

sehen. Dabei kann es beim Durchwachsen in die Orbita zu einer Erweiterung des Canalis opticus kommen. Es kann jedoch ein Keilbeinflügelmeningeom auch zu einer Verengerung des Kanals führen (E. G. MAYER).

Die rein osteolytischen Tumoren sind im Vergleich zu den angeführten Formen erheblich seltener. Der Defekt kann einen leicht sklerotischen Saum aufweisen. Bei bestehender Protrusio kann der Bulbus synchron mit dem tastbaren Tumor pulsieren (pseudopulsierender Exophthalmus) (Abb. 45a—d).

Die Meningeome erfordern eine exakte Schädelanalyse. Vor der Operation wird man mit Hilfe der Angiographie, gegebenenfalls der Encephalographie, eine genaue Klärung anstreben. Viele Meningeome sind durch einen großen Gefäßreichtum ausgezeichnet. Mit Hilfe der Angiographie gelingt es nicht nur die Verlagerung des Gehirns nachzuweisen, sondern auch das Meningeom selbst darzustellen. In der arteriellen Phase wird der Tumor durch die Gefäße abgegrenzt, in den späteren Phasen diffus angefärbt dargestellt. Die Versorgung kann über die A. carotis externa oder interna, manchmal auch über beide erfolgen. Über Einzelheiten siehe Decker. Die in die Augen springenden Veränderungen bei den Meningeomen haben verständlicherweise alle mit der Schädeldiagnostik beschäftigten Röntgenologen veranlaßt, sich eingehend mit dieser Tumorgruppe zu befassen. Grundlegende Arbeiten verdanken wir E. G. Mayer, Psenner, Tönnis, Olivecrona, Lindgren, Lysholm, Bailey, Ruckensteiner, Offret, Schinz u. v. a. Über die Keilbeinmeningeome liegt eine fast unübersehbare Zahl von Einzelmitteilungen vor, die z.T. im Schrifttum angeführt sind.

15. Lipome

Die Lipome der Orbita sind sehr selten. Offret berichtet in seiner Monographie nur über eine einzige Beobachtung. Bullock und Reeves führen in ihrer Statistik von 245 Fällen mit einseitigem Exophthalmus einen Fall an. Dagegen konnte Forrest unter 222 Orbitatumoren 19 Lipome auffinden. Die Geschwülste wachsen außerordentlich langsam und können eine erhebliche Größe erreichen. Sie sind meist in der Umgebung der Muskeln oder der Nerven gelagert. Es kann zu einer Erweiterung der Orbita kommen (Gerlach und Simon).

16. Myome

Auch Myome der Orbita sind äußerst selten. Forrest hat in seiner zitierten Aufstellung ein Rhabdomyom angeführt. Peters weist in seinem Handbuchartikel darauf hin, daß die mitgeteilten Fälle sehr gering sind und z. T. nicht hinreichend gesichert erscheinen (drei Leio- und vier Rhabdomyome). Bei entsprechender Größe werden sie sich röntgenologisch unter dem Bild eines expansiven Tumors darstellen.

17. Tränendrüsenmischtumoren

Diese sind relativ häufig, sie sind abgekapselt und liegen im oberen äußeren Quadranten der Orbita. Über ihre Histogenese sind die Akten noch nicht geschlossen. Es wird angenommen, daß sie ihren Ausgangspunkt von undifferenzierten versprengten Keimen nehmen. Der Bulbus wird zur Gegenseite nach innen unten verlagert. Ihr Wachstum ist sehr langsam, Walnußgröße wird selten überschritten, wenn auch hühnereigroße Tumoren beschrieben wurden (Birch-Hirschfeld). Die Anamnese ist gewöhnlich sehr lang, bis über 10 Jahre. Die Belästigung durch die Protrusio erfolgt sehr langsam, dadurch kommen die Tumoren häufig spät zur Operation. Diese muß radikal sein, da eine erhebliche Rezidivneigung besteht. Maligne Degeneration ist nicht zu selten. Röntgenologisch findet sich im oberen äußeren Quadranten der Orbita eine Vorwölbung und Verdünnung der Wand im Sinne einer flachen Mulde oder Grube, wobei leichte Sklerosierungen der Ränder und des Bodens der Mulde bestehen können. Mit Hilfe des Schichtverfahrens lassen sich diese Veränderungen gut darstellen (Abb. 46a und b). Die Diagnose ist leicht (infolge der relativen Häufigkeit sind in allen größeren einschlägigen Arbeiten Abbildungen gegeben).

18. Geschwulstähnliche Fehlbildungen
a) Epidermoide und Dermoide

Wenn es sich bei diesen geschwulstähnlichen Fehlbildungen (Kleinsasser) auch patho-anatomisch um zwei verschiedene Gruppen handelt, so ist es bei der gleichen röntgenologischen Symptomatologie wohl gestattet, sie gemeinsam abzuhandeln.

Epidermoide. Sie entstehen nach BOSTROEM (1897) aus versprengten Epidermiskeimen in der 3.—5. Embryonalwoche. 1829 wurden sie von CRUVEILHIER als Perlgeschwülste beschrieben. Da diese Gebilde neben den silbrig glänzenden platten Hornschuppen oft reichlich Cholesterinkristalle beinhalten, wurden sie von JOHANNES MÜLLER als Cholesteatome bezeichnet. KLEINSASSER will den Ausdruck nicht angewendet wissen, und in der neueren Literatur wird fast ausschließlich nur mehr von Epidermoiden gesprochen. Lieblingslokalisation in Orbitanähe ist am Stirnbein der Torus supraorbitalis mit oft großen Defekten im Orbitadach, weiter der Bereich des früheren Fonticulus sphenoidalis, also der Bereich der temporoorbitalen Region. KLEINSASSER berichtet über einen einschlägigen Fall, einen 28jährigen Mann,

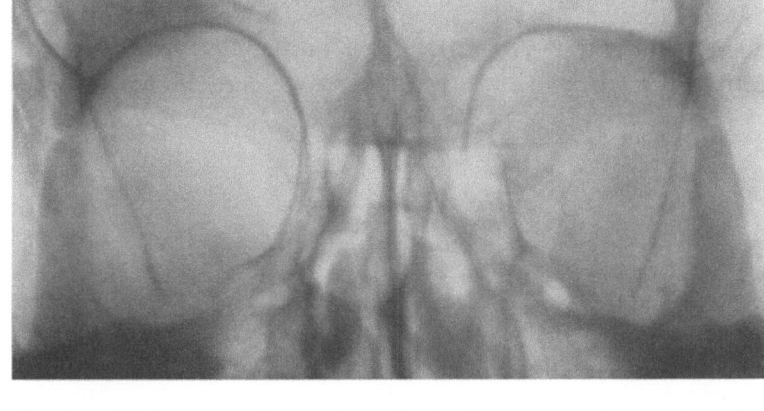

Abb. 46a. 52jähriger ♂. Phthisis des linken Bulbus aus unbekannter Ursache. Seit mehreren Jahren derbe Resistenz im Bereich der Tränendrüse mit Verdrängung des geschrumpften Augapfels. Kopfschmerzen. Rö: Leichte Verdichtung des linken äußeren oberen Augenhöhlenrandes. Weitere Differenzierung an Hand dieser Aufnahme nicht möglich

der seit 5 Jahren an einer Protrusio, seit 2 Jahren an Kopfschmerzen litt. Unter dem Schläfenmuskel fand sich ein hühnereigroßes Epidermoid mit großem Defekt in der temporalen Orbitawand.

Die überwiegende Zahl aller ossären Epidermoide finden sich am Schädel, wobei sich nach unseren Beobachtungen die Zahl derjenigen Fälle, die die Orbita mitbetreffen, zu den übrigen wie etwa 1:4 verhält.

BIRCH-HIRSCHFELD vertrat die Ansicht, daß die bei den Epidermoiden bestehenden Defekte nicht auf einem sekundären Schwund des Knochens infolge des Wachstums des raumbeschränkenden Prozesses, sondern auf einer Aplasie des Knochens im Bereich des verlagerten Keimes beruhe. LAPERSONNE hat bereits vor langem diese Ansicht zurückgewiesen und den Defekt auf die Größenzunahme des Epidermoids zurückgeführt. KLEINSASSER führt die histologischen Untersuchungen von ORLANDI als Gegenbeweis zur Ansicht BIRCH-HIRSCHFELDs an. Die röntgenologische Symptomatologie widerlegt einwandfrei die Ansicht von BIRCH-HIRSCH-FELD, denn niemals können solch ausgedehnte

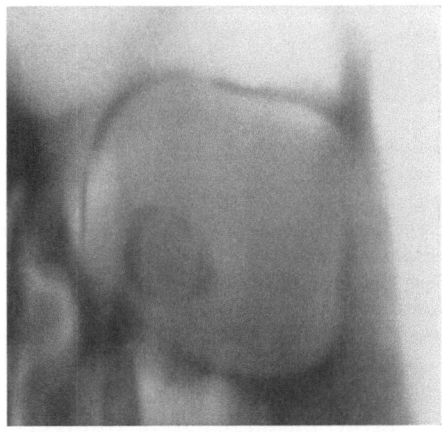

Abb. 46b. Schichtaufnahme: Umschriebene muldenförmige Aushöhlung der linken Orbita im äußeren oberen Quadranten als Ausdruck eines expansiv wachsenden Tumors der Tränendrüse. Im medialen unteren Quadranten der Orbita typische Verkalkung eines phthisischen Bulbus, die man retrospektiv auf der Übersichtsaufnahme gerade noch erkennen kann. Tränendrüsenmischtumor, operativ bestätigt

Sklerosierungen und astartige Knochenvorsprünge ohne eine langdauernde langsame Expansion entstehen.

Dermoide. Sie bestehen aus allen Schichten der Haut, zu denen auch noch Haarfollikel, Talg- und Schweißdrüsen kommen können. Das Innere ist mit abgestoßenen Hornschuppen erfüllt, öfter salbenartig und mißfarbig. Die größte Bedeutung haben die frontoorbitalen Dermoide; die sog. vordere Gruppe der kranialen Dermoide nach

Courville (1946), nämlich im Bereich des Auges und der Nase. Prädilektionsstellen sind die Furchen, die den Oberkiefer seitlich begrenzen. Beim Verschluß dieser Spalten — sog. Stirn-Oberkieferspalten — müssen abgesprengte Ektoderminseln eingeschlossen und in die Tiefe verlagert werden. Da diese Spalten in der 7.—8. Embryonalwoche bereits geschlossen sind, dürfte sich die Entstehungszeit der Dermoide mit der der Epidermoide decken (3.—5. Embryonalwoche). Unter den Dermoiden sind die im Bereich der temporo-orbitalen Region am wichtigsten. Nach Birch-Hirschfeld fanden sich unter 99 Fällen dieser „fissuralen" Gebilde 43 im oberen äußeren und 23 im inneren oberen Quadranten der Orbita. Klinisch dokumentieren sie sich als kugelige, ei- oder walzenförmige Tumoren, die auch Zwerchsackform aufweisen können. Ausbuchtungen oder Abschnürungen sind nach Kümmel häufig. Sie zeigen verschiedene Konsistenz und können derb, seltener weich-elastisch sein, sehr selten sind sie knorpel- oder gar knochenhart (Beutel und Kurz). Exophthalmus, der erhebliche Grade erreichen kann, Verdrängung des Bulbus nach unten innen und Beweglichkeitseinschränkung sind beschrieben. Durch Druck auf den Bulbus kann es zu Veränderungen der Brechkraft kommen, auch Stauungspapille, Gesichtsfeldeinschränkung und Opticusatrophie sind mitgeteilt.

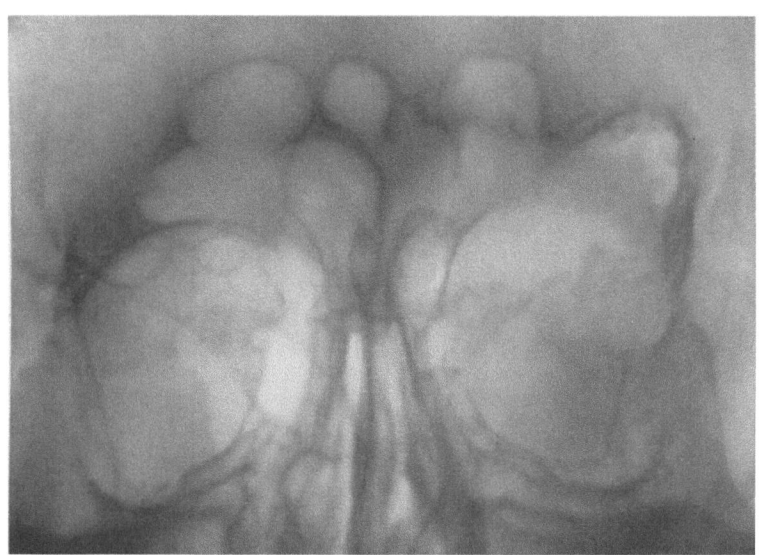

Abb. 47. 29jähriger ♂. Seit 10 Monaten Vortreten des linken Auges. In letzter Zeit Nebelsehen und Schmerzen im äußeren Bereich des linken oberen Augenhöhlenrandes, wo sich eine knochenharte Schwellung ausgebildet hat. Rö: Überpflaumengroßer Defekt im äußeren oberen Quadranten der linken Orbita mit Zerstörung des Augenhöhlendaches sowie der lateralen Abschnitte des kleinen Keilbeinflügels und der lateralen oberen Partien des großen Keilbeinflügels. Die Ränder des Defektes sind sklerosiert, die laterale linke Stirnhöhlenwand ist usuriert. Astartige Knochenvorsprünge ragen in den Defekt vor. Dermoid, operativ bzw. histologisch bestätigt

Beutel hat 1939 auf Grund von vier eigenen Fällen (ein Epidermoid und drei Dermoide) und auf Grund von in der Literatur niedergelegten Röntgenogrammen [Raueiser 1916, Golowin 1928, Pincus (zwei Fälle) 1933, Rintelen 1934, Wertheimer 1928, Stender 1937], bei denen die Diagnose jedoch erst histologisch erbracht wurde, die röntgenologische Symptomatologie der Epidermoide und der Dermoide herausarbeiten können.

Es handelt sich um Prozesse im temporo-orbitalen Gebiet, die als raumbeschränkende expansive Gebilde zu verschieden großen Knochendefekten führen. Diese sind charakterisiert durch sklerosierte lappige Ränder, brücken- oder astartige Knochenreste können in sie hineinragen. Diese Defekte können sich auch tief in den großen und kleinen Keilbeinflügel erstrecken. Wir konnten auf Grund dieser Symptome alle einschlägigen Fälle richtig diagnostizieren (Abb. 47, 48a und b). Auch spätere einschlägige Mitteilungen bestätigen diese Symptomatologie. In der älteren röntgenologischen Literatur findet sich nur die Angabe von E. G. Mayer in seiner Studie über die retrobulbären Erkrankungen unklarer Ätiologie: „Exzentrische Verdrängung der Orbitawände findet sich manchmal bei benignen, vor allem cystischen Tumoren (Dermoidcysten) der Orbita." Weitere röntgenologische Mitteilungen stammen von Kreibig, Panneton und Roux, Olsson, Constans, Krejci, Pfeiffer und Nicholl, Gigglberger, Düben, Thacker,

GIVNER und WIGDERSON, THORNHILL und ANDERSON, FELD und GUILLAUMAT, PISTO-
LESI und RUFFATO, PSENNER, DE VIDO, KLEINSASSER und ALBRECHT, KLEINSASSER
(1960) über Epidermoide, von KRAYENBÜHL und SCHMID, FORREST, CZURDA, KLEIN-
SASSER über Dermoide. Ausführliche Bearbeitungen stammen auch von OFFRET,
LOEPP und LORENZ sowie von HARTMANN und GILLES. KLEINSASSER weist darauf hin,

daß eine Eröffnung der Stirnhöhle meist fehlt, in einem eigenen Fall konnte sie beobachtet werden. STENDER befaßte sich näher mit der röntgeno-logischen Diagnosestellung und führt die Randverdich-tung auf eine Verkalkung der Cystenwand zurück. Es handelt sich hier um eine Fehldeutung: 1. ist bekannt, daß erhebliche Verkalkungen in diesen Ge-bilden meist fehlen, 2. zei-gen die histologischen Un-tersuchungen von ORLANDI und auch von MARX, die sich fast wörtlich decken, daß Kalkschollen in größe-rem Ausmaß nicht vorlie-gen, 3. läßt die eigene rönt-genologische postoperative Kontrolle solche ausschlie-ßen. Auch zeigen die von KLEINSASSER mitgeteilten Röntgenogramme der Ope-rationspräparate eine er-hebliche Sklerosierung der Knochenränder und die spießartigen Knochenreste.

Ganz besonderes Inte-resse erfordert die medial lokalisierte Dermoidcyste (STENDER). Im eigenen Beobachtungsgut findet sich kein einschlägiger Fall. Die Abgrenzung gegenüber einer Mucocele, jedoch be-

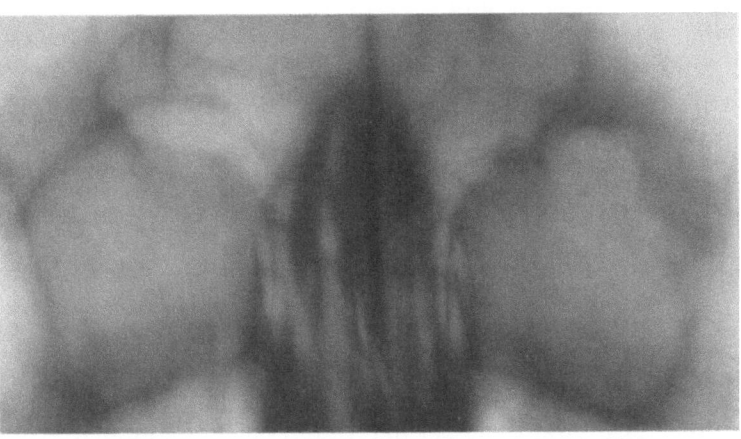

Abb. 48a. 26jähriger ♂. Seit der Geburt stand das linke Auge tiefer. Im Laufe der letzten 2 Jahre Entwicklung einer langsam wachsenden Ge-schwulst über dem linken Oberlid. Keine Schmerzen, kein Doppelsehen. Rö: Die Schichtaufnahme zeigt die typischen Veränderungen eines Dermoids mit polycyclischer Begrenzung des Tumorbettes

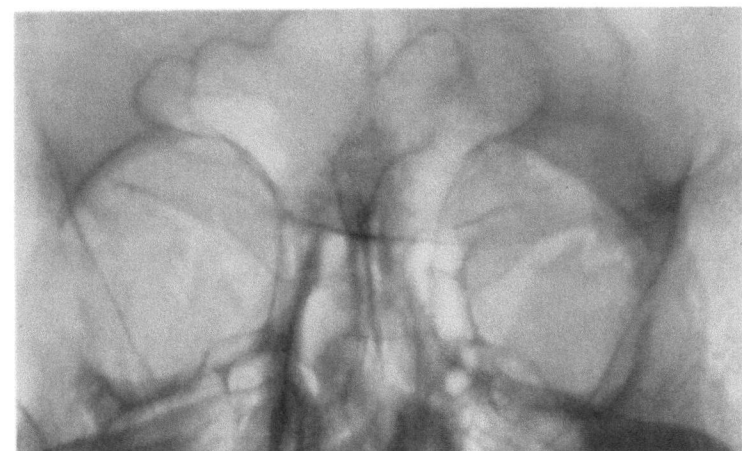

Abb. 48b. Auffallende Verdichtung und Verbreiterung des äußeren oberen Orbitarandes, der dachartig den Tumor deckt. Der untere Rand des Tumorbettes ist gut markiert, im übrigen ist es jedoch infolge Über-lagerung durch den verdichteten und verbreiterten oberen Orbitarand weniger gut sichtbar als auf der Schichtaufnahme (Nativaufnahme läßt die Diagnose nicht zu). Op.: Dermoid

sonders gegenüber einer Encephalocele, könnte röntgenologisch auf unüberwindbare
Schwierigkeiten stoßen.

Einen besonderen Seltenheitswert hat die Beobachtung von KALT, die OFFRET ausführlich mitteilt. Es handelt sich um eine „untere Form" der Dermoidcysten, die zu
einem mäßigen *Enophthalmus* führte und eine transversale Ausweitung der Orbita ohne
Knochenusur bedingte. Wie die Operation zeigte, reichte der cystische Tumor bis zum
Äquator des Bulbus und inserierte am unteren nasalen Winkel der Orbita.

OFFRET grenzt außerdem eine „tiefe Form" ab, die sehr selten ist. Mit Hilfe von
Schichtaufnahmen konnte der Knochendefekt genau lokalisiert werden, wobei auffällt,

daß er weit occipital reicht. Diese Lokalisation läßt vermuten, daß dieses Dermoid offenbar der Gruppe zuzuordnen ist, die ihren Ursprung aus dem Gebiet des Fonticulus sphenoidalis nimmt. Einen ähnlichen Fall führt Kleinsasser an.

Kleinsasser weist darauf hin, daß es intraorbitale Epidermoide gibt, die nicht von Periost überzogen sind und den Knochen nicht beeinträchtigen. Er zitiert Samuels, New und Devine und Pfeiffer (1943) bzw. Pfeiffer und Nicholl (1948). Diese tiefliegenden Tumoren der Orbita können, wie Sweet (zit. von Offret) beobachten konnte, sich gegen die Orbitaspitze entwickeln und die Fissura orbitalis superior erheblich erweitern (auf das Vierfache). Bei der Operation fand sich ein riesiger Tumor, der sich in die vordere und mittlere Schädelgrube und in die Kieferhöhle erstreckte. Solche ausgedehnten, ungewöhnlich großen, ins Schädelinnere einwuchernden Tumoren gehören in die Hand des Neurochirurgen.

b) Teratome

Die Teratome sind Tumoren, die Abkömmlinge aller drei Keimblätter enthalten. v. Hippel berichtete 1906 über ein apfelgroßes Teratom, in dem Knochen und in nekrotischen Partien Kalk histologisch nachweisbar waren. Die echten Teratome sind sehr selten. Der Tumor ist bei der Geburt schon ziemlich groß und wächst dann meist sehr rasch. Mizuo teilte 1910 einen Fall mit, bei dem aus der Orbita ein Parasit herauswuchs, wobei dieses Gebilde mit einer Nabelschnur in der Orbita fixiert war. Es handelte sich um einen 54 Tage alten Säugling mit normaler Geburt, das 12. Kind seiner Eltern. Bei der Geburt fand sich ein kleiner Tumor, der rasch wuchs. Durch Punktion am 2. und 10. Tag durch den Hausarzt entleerte sich trübe Flüssigkeit. Aus der Punktionsöffnung trat am 50. Tag ein Fuß hervor. Bei raschem Wachstum kam es zu rudimentärer Ausbildung der oberen Extremitäten, einem rumpfähnlichen Gebilde mit Penis und der unteren Extremitäten mit je fünf Zehen mit Nägeln. Das Röntgenogramm ließ in den unteren Extremitäten je zwei Röhrenknochen erkennen, außerdem fanden sich Knochenteile der Schädelbasis. Der Parasit wurde, da er infolge Stieldrehung Ernährungsstörungen zeigte, entfernt. Die Orbita war klinisch erweitert und vertieft. Der Eingriff gelang, der Säugling gedieh gut. Mizuo bezeichnet diese Form als Orbitopagus parasiticus. Eine gewisse Ähnlichkeit mit diesem hat eine Beobachtung von Ahlfeld (1880). Diese wird als 2. Gruppe der Orbitateratome abgegrenzt: aus der Orbita hängen Körperteile eines zweiten Fetus heraus. Einen einschlägigen Fall teilt Kirwan mit. 3. Gruppe: Tumoren der Orbita, die sich histologisch als Teratome erweisen. Was die röntgenologische Diagnose betrifft, ist zu sagen: falls es möglich ist, größere Knochenteile darzustellen, ist die Diagnose möglich; ansonsten wird die Diagnose über einen raumbeschränkenden expansiven Prozeß nicht hinausgehen können. Eine der eigenen Beobachtungen zeigte eine gleichmäßige Excavation der Orbita, eine weitere eine deutliche Ausweitung des Opticuskanals.

19. Eosinophiles Knochengranulom

1940 beschrieben fast gleichzeitig Otani und Ehrlich sowie Lichtenstein und Jaffe einen osteolytischen Prozeß am Skelet, der vom Knochenmarkreticulum ausgeht und histologisch weitgehend abgrenzbar ist. Die Ätiologie ist noch vollkommen ungeklärt. Das eosinophile Knochengranulom bevorzugt das jugendliche Alter, besonders die ersten 15 Lebensjahre, wenn es auch in jedem Lebensalter vorkommen kann. Das männliche Geschlecht ist häufiger betroffen. Das eosinophile Knochengranulom ist gar nicht so selten, wie dies in einzelnen Arbeiten hervorgehoben wird. Vor allem wird der Schädel befallen, es können aber auch andere Skeletteile ergriffen sein. In zwei Drittel der Fälle verläuft der Prozeß monostotisch, es werden jedoch auch multiple Herde beschrieben. Zahlreiche Herde beobachtete Althoff.

Das eosinophile Knochengranulom der Orbita ist wesentlich seltener als das des übrigen Schädels und bevorzugt die lateralen Partien des Orbitadaches. Wie MERTENS und ULLERICH hervorheben, ist die *klinische Symptomatologie* sehr typisch. Da der Knochenprozeß den inneren oder den äußeren Teil des Orbitadaches befällt, kommt es zu einer Infiltration im betroffenen Orbitaquadranten. Diese bedingt eine Ptose und ein Ödem des Oberlids, eine Protrusio und eine Bulbusverlagerung zur Gegenseite. Relativ häufig bestehen erhebliche Schmerzen, die auch anfallsweise auftreten können. Die Schwellung kann flach, derb, prall elastisch, jedoch auch hart sein. GARSCHE hebt hervor, daß das eosinophile Knochengranulom der Orbita bisher nur einseitig beobachtet wurde.

Röntgenologisch findet sich ein rundlicher oder nierenförmiger osteolytischer Herd mit relativ scharfen Rändern, aber auch z.T. unscharfe und z.T. leicht verdichtete Konturen wurden beobachtet (Abb. 49).

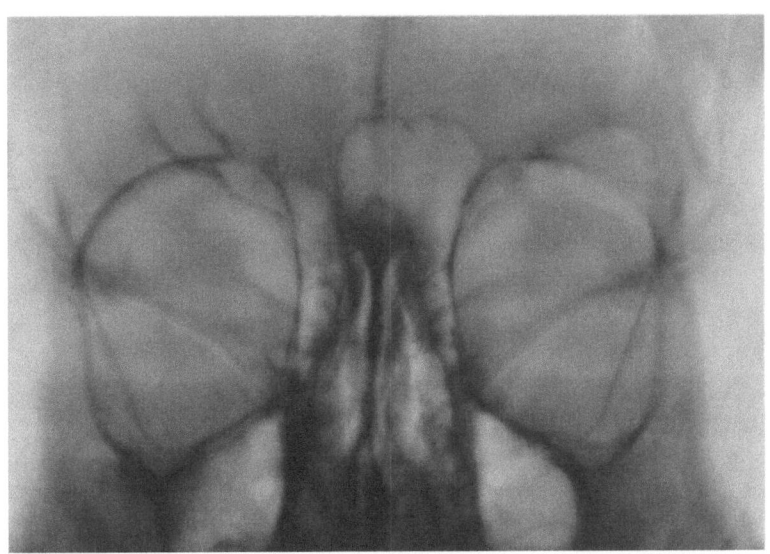

Die unscharfe Begrenzung zeigt an, daß das Wachstum in dieser Richtung erfolgt, eine scharfe Kontur spricht für einen stationären Prozeß (MERTENS und ULLERICH). Über röntgenologische Beobachtungen berichten ZUPPINGER, BABEL, HADDERS, SCHUKNECHT und PERLMAN, WHEELER, HERTLE, MERTENS und ULLERICH (im inneren Quadranten). Auch der als eosinophiles Myelom der Orbita von KRÜMMEL beschriebene Fall ist hierher zu rechnen. Weitere Berichte liegen von OFFRET, GROSS und JACOX, HARTMANN und GILLES, PSENNER, DOLLFUS, LEGRAND und BACLESSE u. a. vor.

Abb. 49. 13jähriger ♂. Seit 3 Wochen schmerzhafte Schwellung im Bereich des linken oberen Augenhöhlenrandes und des Oberlides. Linkes Auge steht etwas tiefer und bleibt beim Blick nach oben etwas zurück. Geringer Exophthalmus, Lidspalte etwas verengt. Rö: Etwa fingerkuppengroßer rundlicher osteolytischer Herd in der lateralen Hälfte des linken Orbitadaches mit z. T. scharfen und leicht verdichteten, z. T. aber auch unscharfen Rändern. Eosinophiles Granulom, histologisch bestätigt

Histologisch lassen sich beim eosinophilen Knochengranulom vier Phasen unterscheiden: 1. proliferative Phase, 2. granulomatöse Phase mit massenhaft eosinophilen Leukocyten, 3. xanthomatöse Phase mit Auftreten von Schaumzellen, 4. Phase mit Übergang in Narbengewebe, das sich sekundär wieder in Knochen umwandelt.

Während die überwiegende Zahl der Autoren das eosinophile Knochengranulom als eine Krankheit sui generis betrachten (abgesehen von den seltenen Übergangsformen), wird von FARBER, jedoch auch von THANNHAUSER, HELLNER, SANTELMANN und GIRGENSOHN u. a. insofern eine unitarische Auffassung vertreten, als sie das eosinophile Knochengranulom als leichteste Form, die Hand-Schüller-Christiansche Krankheit als die Mittelstufe der Verlaufsform und die Abt-Letterer-Siwesche Krankheit als schwerste Erscheinungsform *ein und derselben* Grundkrankheit ansehen. Diese Ansicht wird von seiten der meisten Pathohistologen, unter anderen von GÜTHERT, abgelehnt.

Das eosinophile Knochengranulom kann sich spontan zurückbilden (SCHINZ), es spricht auf Röntgentherapie gut an, größere chirurgische Eingriffe sind nicht notwendig.

20. Xanthomatosen

a) Morbus Hand-Schüller-Christian

Das voll entwickelte Krankheitsbild ist charakterisiert durch die Trias: Landkarten-schädel, Diabetes insipidus, Exophthalmus. Schüller beschrieb 1915 diese Erkrankung und unabhängig von ihm Christian. Chester hat darauf aufmerksam gemacht, daß Hand schon 1893 einen autoptisch untersuchten Fall mitteilte, der diese Symptomentrias zeigte. Die Krankheit hat keinen familiären Charakter, befällt öfter Männer, zeigt die ersten Erscheinungen im Kindesalter und verläuft eminent chronisch. Die Hyper-cholesterinämie ist nicht obligat. Es kommen dabei Hautxanthome vor, die häufig in

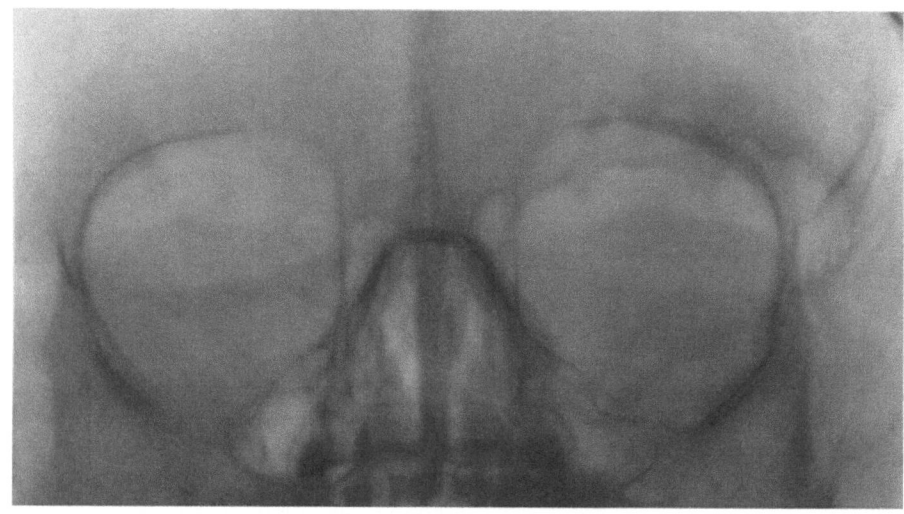

Abb. 50a. 2¹/₂jähriges Mädchen. Seit 6 Monaten Schmerzen am Hinterkopf. Seit 4 Wochen leichter Exo-phthalmus links, ab und zu Kopfschmerzen und vermehrtes Ruhebedürfnis. Gesteigertes Durstgefühl, wollte nach Angabe der Eltern immer viel trinken. Klinisch: leichte Protrusio des linken Bulbus. Augenbeweglichkeit nicht eingeschränkt, Pupillenreaktionen seitengleich, keine Hirnnervenausfälle. Linkes Auge: unscharfe Papille, Venenstauung und Stauungspapille von 1 dptr. Rechtes Auge: nur angedeutete Stauungspapille. Rö: ausgedehnte Zerstörung des Daches und der lateralen Wand der linken Orbita mit Übergreifen der Destruk-tion auf die linke Schläfengrube. Größerer Destruktionsherd auch im Bereich der rechten Orbitaspitze, vor-nehmlich die medialen Partien des kleinen Keilbeinflügels betreffend. Die Ränder der Destruktion sind polycyclisch und relativ scharf begrenzt

den Lidern gelagert sind (Thiel und Treixler u. a.). Histologisch sind besondere groß-kalibrige polygonale oder abgerundete Xanthomzellen, sog. Schaumzellen, typisch für diese Gebilde. Die Schaumzellen haben ihren Namen deshalb bekommen, weil ihr Proto-plasma bei den üblichen Bearbeitungsmethoden stark vacuolisiert ist. Spezielle Fixie-rungs- und Färbemethoden zeigen jedoch, daß die Schaumzellen einen Artefakt dar-stellen, der durch die Auslösung der lipoiden Substanzen zustande kommt. Auffallend ist die gelbe Farbe der Tumoren. Im Laufe der Zeit wurde klar, daß die voll ent-wickelte Trias des öfteren nicht zur Ausbildung kommt. So tritt das Diabetes insi-pidus nur dann auf, wenn das Granulationsgewebe vom Keilbeinkörper auf die Dura übergreift und den Hypophysenstiel, die Hypophyse und den Boden des 3. Ventrikels miterfaßt. Eine Excavation der Sella mit Usur des Dorsum wird dann röntgenologisch nachweisbar. Greifen die Zerstörungen des Knochens auf das Orbitadach über oder werden kleiner bzw. großer Keilbeinflügel destruiert, sind die Voraussetzungen für den Exophthalmus gegeben (Abb. 50a, b und c). Fehlen diese Veränderungen, dann dokumentiert sich die Hand-Schüller-Christiansche Erkrankung nur durch den Land-kartenschädel. An Stelle des Diabetes insipidus kann es ausnahmsweise zu einer Dystrophia adiposo-genitalis kommen (Schinz), ebenso zum Zwergwuchs (Hellner).

Sehr selten kann sich eine Simmondsche Krankheit entwickeln (HOCHSTÄTTER, VEIT). Der Diabetes insipidus tritt in etwa 50% der Fälle auf (LIVINGSTON), der Exophthalmus in etwa 40% (FROEHLICH). LETTERER hat 1938 in seinem Referat die Zahl der publizierten Fälle mit 150 angegeben, sie wird jetzt auf etwa 400 geschätzt. Eine ausführliche Arbeit aus der letzten Zeit stammt von ARCOMANO, BARNETT und WUNDERLICH. Die röntgenologische Diagnose kann sehr schwierig sein. Beim Jugendlichen sind große, scharf begrenzte, an den Rändern reaktionslose Defekte vorhanden. Die Zerstörung kann so weit gehen, daß nur mehr schmale Knochenbrücken übrigbleiben. Diese Veränderungen sind viel eher in den Symptomenkomplex einzuordnen als die nach Eintritt von Knochenreaktionen sich entwickelnden. Auch die Abgrenzung gegenüber dem Anfangsstadium des Morbus Paget, der Osteoporosis circumscripta cranii (SCHÜLLER), kann sehr schwierig sein. WETZEL und NORDMANN beschrieben einen Fall mit Zerstörung des Augenhöhlendaches. Ähnliche Beobachtungen mit Befall des Orbitadaches und Exophthalmus liegen von ROWLAND sowie auch von SOSMAN vor. LAZAREWA beobachtete einen großen Defekt im Stirnbein und in der temporalen Orbitawand. MAURER fand eine Destruktion des kleinen Keilbeinflügels. DECKER berichtet über völlige Zerstörung der Orbita bis auf kleine Reste des kleinen Keilbeinflügels (Protrusio, keine Visusstörung,

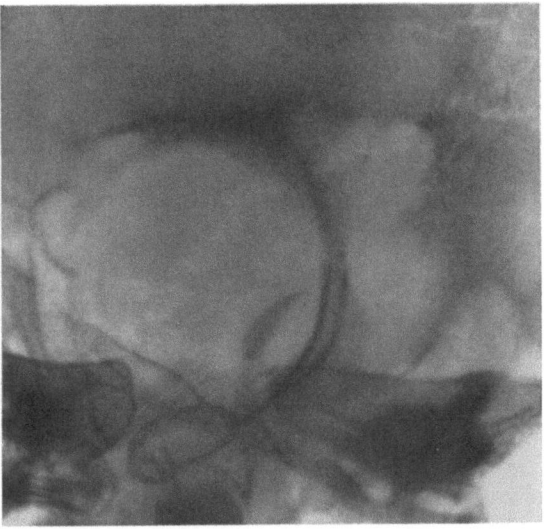

Abb. 50b. Schrägaufnahme zur Darstellung des Opticuskanals: weitgehende Zerstörung der Wände der linken Orbita einschließlich des Opticuskanals. Übergreifen der Destruktion auf die linke Schläfengrube in Form ausgedehnter serpiginös begrenzter und z. T. konfluierender Herde (Landkartenschädel). Ähnliche Herde bestehen auch in der Pars mastoidea beider Schläfenbeine und eine ausgedehnte Destruktion im Sinne eines Landkartenschädels findet sich auch im Hinterhauptbein. (Histologisch: Hand-Schüller-Christiansche Erkrankung)

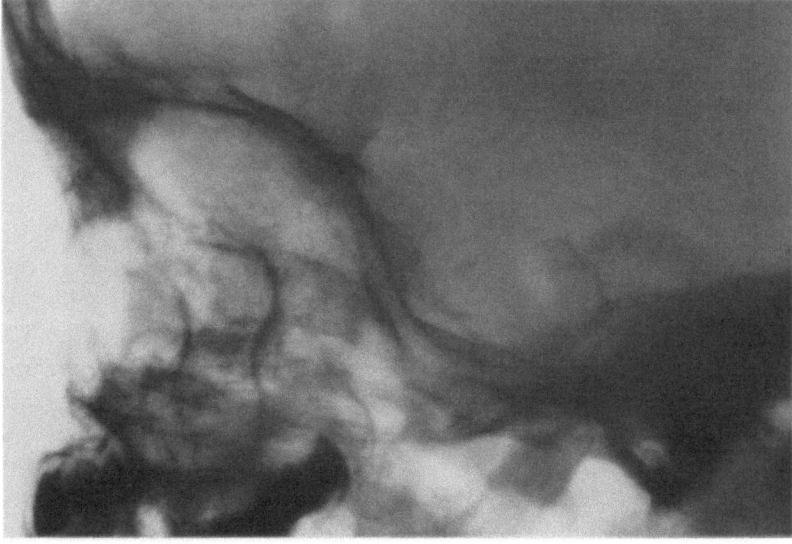

Abb. 50c. Destruktion des Bodens und der Vorderwand der Sella sowie des Tuberculum sellae und des Planum sphenoidale. Die vorderen Klinoidfortsätze sind bis auf einen winzigen Rest ebenfalls zerstört. Größere Aufhellung im Bereich der Orbitadächer als Ausdruck der hier lokalisierten Destruktion

kein Funktionsausfall der Hirnnerven, 4 Jahre). Eine auffällige Diskrepanz zwischen dem Ausmaß der Knochenzerstörung und den geringen klinischen Erscheinungen kann die Diagnose erleichtern.

b) Xanthomatöse Tumoren der Orbita

Babel hat sich 1954 eingehender mit dieser Tumorgruppe beschäftigt und sie mit Recht als eine monosymptomatische Form der Hand-Schüller-Christianschen Erkrankung bezeichnet, wenn er auch selbst diese Formulierung mit einem Fragezeichen versieht. Peters führt an, daß vor der Arbeit von Kirch diese Tumoren unbekannt waren.

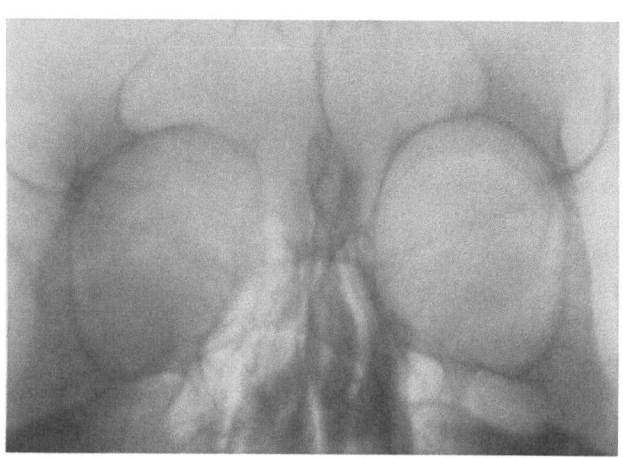

Abb. 51. 61jährige ♀. Seit 1 Jahr Geschwulst am rechten äußeren unteren Augenhöhlenrand. Motilität des rechten Bulbus eingeschränkt, dementsprechend seit 6 Monaten Doppelbilder. Klinisch: Über dem rechten Infraorbitalrand höckriger, derber Wulst. Rö: Expansiv wachsender Prozeß in der rechten Orbita mit Erweiterung der Fissura orbitalis sup. durch halbkugeligen glattrandigen Defekt im großen Keilbeinflügel. Kleinere Mulde mit bogigen, leicht verdichteten Rändern im lateralen unteren Bereich des großen Keilbeinflügels bis zur Linea innominata reichend. Histologisch: Xanthomatöse Wucherung von blastomartigem Charakter
(Cholesterinspiegel im Blut: 274 mg-%)

Eine ausführliche Beschreibung stammt von Feigenbaum und Sondermann 1924. Es wurde ein gelber Tumor aus der Tiefe der Orbita entfernt. Der klinische Verlauf sprach für einen benignen Tumor, histologisch konnte die Abgrenzung zwischen Xanthofibrom und xanthomatösem Sarkom nicht einwandfrei erfolgen. Soweit wir die Literatur überblicken können, sind diese Tumoren außerordentlich selten. Weitere Beobachtungen wurden von H. Elschnig, Kubick, Wätzold, Franklin und Cordes, Knapp, Offret (zwei Fälle) mitgeteilt. Nover berichtete über einen einseitigen Exophthalmus durch einen quittegelben Tumor, der histologisch reichlich Schaumzellen zeigte. Die Autopsie ergab typische Veränderungen der inneren Organe. Die xanthomatösen Tumoren der Orbita sind meist einseitig, selten beidseitig, und kommen anscheinend erst nach dem 30. Lebensjahr zur Beobachtung. Die histologische Differenzierung gelingt heute ohne größere Schwierigkeiten im Sinne eines Granuloms. Röntgenologisch bestehen die Symptome eines raumbeschränkenden expansiven Prozesses (Abb. 51).

21. Pseudotumoren

Die *Lymphome* bzw. *Lymphocytome* werden den Pseudotumoren zugerechnet. Die im ophthalmologischen Schrifttum niedergelegten Fälle betreffen Einzeldarstellungen, die sich vorwiegend mit der Histologie beschäftigen. Klinisch kann es zum Exophthalmus, zur Schädigung des Sehnerven und zu erheblicher Bewegungseinschränkung des Bulbus kommen. Röntgenologisch bestehen Veränderungen expansiven Wachstums. Im röntgenologischen Schrifttum konnten wir nur Psenner auffinden, der eine Excavation der Orbita mit flachen Defekten am unteren äußeren Rand beschrieb. Unsere eigene Beobachtung zeigt einen ähnlichen Befund mit Usur am unteren inneren Rand. Kürzlich wurde eine weitere klinisch und röntgenologisch als Tränendrüsenmischtumor imponierende Geschwulst histologisch ebenfalls im Sinne eines Lymphoms geklärt. Hervorgehoben werden muß die gute Strahlenempfindlichkeit dieser Gebilde, so daß es zur vollständigen Rückbildung kommen kann.

Anhangsweise sollen noch die entzündlichen Pseudotumoren angeführt werden, die klinisch das Bild eines retrobulbären Tumors bieten. Ursächlich kommen Entzündungen der Nachbarschaft, vor allem der Nase und ihrer Nebenhöhlen in Frage. Histologisch ähnlich gebaute Gebilde werden auch im Gefolge von Verletzungen und Fremdkörpereinsprengungen beschrieben, wie durch Holzsplitter und durch Tintenstift. Röntgenologisch wird der Befund bei längerem Bestehen gegebenenfalls eine leichte Excavation erbringen können, bei Traumen die mitbedingten Frakturen.

22. Systemhyperplasien des Knochenmarks

a) Leukämien

Heute werden die Leukämien als Tumoren betrachtet und mit den Myelomen in der Gruppe der „Primär multiplen Geschwülste des Knochenmarks" zusammengefaßt (KLEIN-

SASSER). Bezüglich der klinischen Differenzierung sei auf den Handbuchartikel von HEILMEYER und BEGEMANN hingewiesen. Im Erwachsenenalter sind Knochenveränderungen bei der Lymphadenose (lymphatische Leukämie) selten, bei der Myelose (myeloische Leukämie) sehr selten (SCHINZ). Bei der Myelose wird im Laufe der Erkrankung ein großer Teil des Knochenmarks durch myeloische Infiltrate ersetzt. Röntgenologisch finden sich 1. fleckige osteolytische Herde, 2. eine diffuse Osteoporose und 3. Misch-

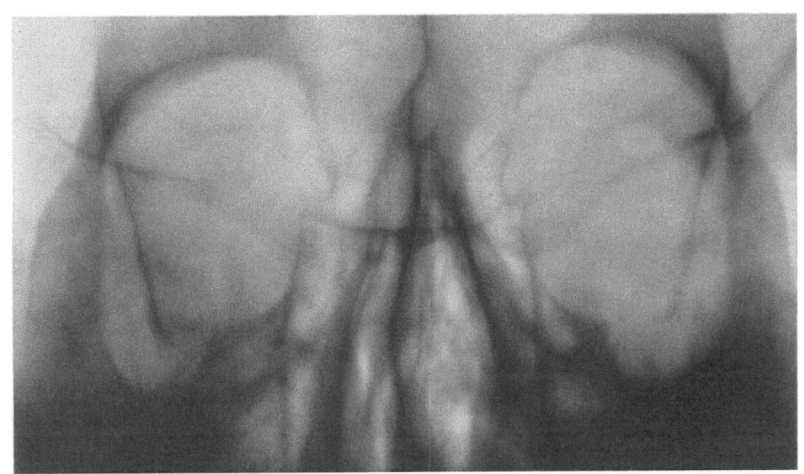

Abb. 52. 76jähriger ♂. Seit 3—4 Jahren langsam zunehmende Schwellung der Lymphknoten in den Achselhöhlen und in den Leisten. Seit 1 Jahr geringer Exophthalmus links. Beim Blick nach links Doppelbilder. Klinisch: Flacher Tumor, der sich schalenförmig von lateral um den linken Bulbus legt. Senkung: 105/60. Blutbild: 185200 Leukocyten — Lymphocyten: 98%. Lymphknotenschwellung auch im Bereich des linken Hilus. Klinische Diagnose: lymphatische Leukämie. Rö: Defekt in der linken lateralen unteren Orbitawand mit destruktiver Komponente in den temporalen Partien. Die lateralen Abschnitte des kleinen Keilbeinflügels sind von unten leicht ausgenommen

formen. Am Schädel sind die Veränderungen selten lokalisiert, sie kamen nur in einem der 82 Fälle in der Aufstellung von CRAVER und COPELAND (1935) vor. Bei der Lymphadenose fanden diese Autoren in 86 Fällen sechsmal Knochenbeteiligung. Neuere Arbeiten stammen von HARTMANN und von BARTH (Abb. 52).

Bei den akuten und subakuten Leukämien des Kindesalters kommt es zu sehr schnell wachsenden Infiltraten von bisweilen tumorartigem Charakter, die den Knochen rasch zerstören. Am Schädel treten sie relativ selten auf. Spiculae können sich bilden, ebenso Sklerosierungen (LANDOLF) (Abb. 53a und b).

b) Chlorome

Die Chlorome werden heute als eine Sonderform der Leukämie aufgefaßt. Sie bilden tumorförmige Infiltrate bei akut oder subakut verlaufenden Myelosen (Lymphadenose?, Erythrose?) (KLEINSASSER). Die Tumoren zeigen eine grüne Farbe, die durch Protoporphyrin bedingt ist, die jedoch durch Oxydation bei der Autopsie sehr rasch verloren geht. Das Chlorom ist eine Erkrankung der Kinder, besonders des 5. und 6. Lebensjahres, es kommt aber auch bei Erwachsenen vor. Lieblingslokalisation sind Hirn- und Gesichtsschädel und das retrobulbäre Gewebe. Es finden sich aber auch Veränderungen am Sternum, an Wirbelsäule und Rippen wie auch an inneren Organen (Niere, Lunge, Leber und Lymphknoten). Am Schädel kommt es zu großen, die Kopfschwarte vorwölbenden, blau-rötlich verfärbten Tumoren, die in der Mehrzahl auftreten. Dabei können ähnliche Defekte zustande kommen, wie sie beim Caput geographicum bekannt sind. Das Chlorom kann aber auch solche Veränderungen hervorrufen wie osteo-lytische Metastasen. Das Chlorom der Orbita hat schon seit langem das Interesse der Ophthalmologen geweckt. Malkin hat 1925 die erreichbaren Berichte gesammelt und konnte 72 Fälle von Orbitachloromen auffinden. Die erste Mitteilung stammt von Allan Burus (zit. nach Malkin). Das männliche Geschlecht ist etwa dreimal so oft betroffen wie das weibliche. Nach dem 30. Lebensjahr werden Chlorome praktisch nicht mehr beobachtet. Bei der Lokalisation im retrobulbären Gewebe ist immer eine Protrusio vorhanden. Nach van der Hoewe muß man an Chlorom denken, wenn Schwellungen im Bereich der Schläfe und der Nasenwurzel neben Exophthalmus bestehen. Eingehende Berichte stammen von Zeiss, Blatt, Mylius, Bartartschu-kow. Das Chlorom wächst in die Scheide des Opticus ein, erfüllt den Canalis opticus, auch kann es zur Zerstörung der Orbitawände führen.

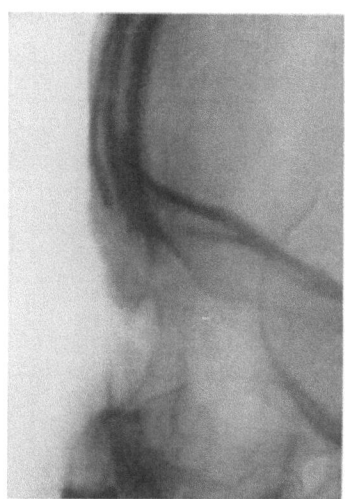 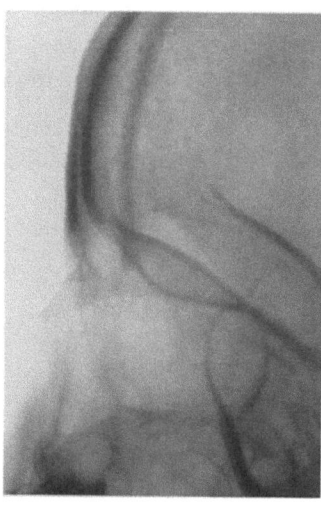

Abb. 53a   Abb. 53b

Abb. 53a. 5jähriges ♀. Während der klinisch-stationären Behandlung wegen einer lymphatischen Leukämie trat eine Weichteilschwellung in der supraorbitalen Region auf mit bläulicher Verfärbung der Haut. Rö: Usur der Corticalis in den supraorbitalen Partien bis zum oberen Augenhöhlenrand reichend mit angedeuteter Spiculabildung und erheblicher Weichteilschwellung

Abb. 53b. Cavum nasi und Siebbein verschattet mit längsovaler Destruktion der medialen Augenhöhlenwand beiderseits

c) Myelome (Plasmocytom, Kahlersche Krankheit)

Während die einen das Myelom als einen primären monostotischen monotopen Tumor des Knochenmarks, der aus Plasmazellen aufgebaut ist, ansehen, wird von anderen eine plurizentrische Entstehung angenommen, die durch eine zusätzliche Metastasierung kompliziert sein kann (Hittmair). Kahler veröffentlichte 1883 einen Fall von multiplen Knochentumoren, bei dem der Bence-Jones-Eiweißkörper nachgewiesen werden konnte. Das Myelom dürfte der häufigste primäre maligne Knochentumor sein (Kleinsasser). Die Erkrankung wird vorwiegend vom 40.—70. Lebensjahr beobachtet. Männer sind wesentlich häufiger betroffen. Klinisch finden sich rheumatoide Schmerzen, die bei Auf-treten von Spontanfrakturen sich plötzlich steigern. Es besteht eine erhebliche Anämie, im Generalisationsstadium eine Plasmazellenleukämie. Im Sternalpunktat sind Plasma-zellnester nachweisbar. Die Senkungsgeschwindigkeit ist deutlich, oft immens gesteigert. Der elektrophoretischen Untersuchung der Serumeiweißkörper kommt eine wichtige Be-deutung zu. Am häufigsten findet sich eine Vermehrung der γ-Globuline, seltener sind β_1- und β_2-Globuline vermehrt, während eine Steigerung der α-Globulinfraktion am seltensten ist. Schinz weist darauf hin, daß eine Erhöhung der α-Globulinwerte bei den unreifen, atypischen, rasch ad exitum führenden Formen besteht, während die γ-Globulinämie bei den sehr reifen Formen mit protrahiertem Verlauf vorkommt. Die β_1- und β_2-Plasmocytome nehmen eine Mittelstellung ein. Es besteht meist eine starke Albuminurie, die zu Verstopfung der Nierenkanälchen führt und eine Vernichtung der Epithelien bedingen kann (Nephrohydrose). Bei rascher Generalisation im Skelet kommt es zur

Steigerung des Blutcalciumspiegels bei normalen Phosphatwerten. Dieses Zusatzsyndrom von Hypercalcämie, Hypercalcariurie, Nephrocalcinose und Nephrolithiasis wird von SCHINZ als Pseudohyperparathyreoidismus bezeichnet. Der Bence-Jones-Eiweißkörper wird in etwa 50% der Fälle gefunden, wobei er jedoch auch wieder zeitweise verschwinden kann. Der Verlauf ist je nach dem Vorliegen der Eiweißfraktion zeitlich verschieden.

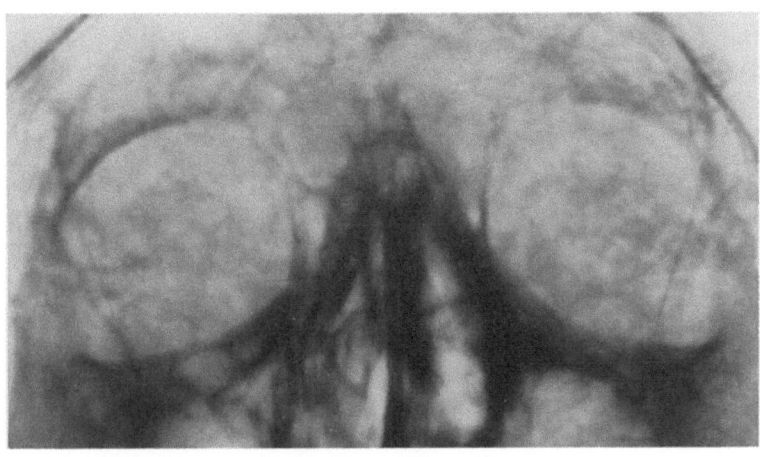

Abb. 54. 69jährige ♀. Multiple Myelomatose. Rö: Unzählige bis pfefferkorngroße Herde in sämtlichen Schädelknochen, z. T. unter dem Bild des Mottenfraßes

SCHINZ sagt, daß nach einem von Fall zu Fall verschieden langen Intervall, das Monate, Jahre, ja Jahrzehnte (bis zu 15 Jahre und länger) dauern kann, die Generalisierung eintritt. Damit wird die immer wieder angeführte Form des solitären Myeloms sehr fragwürdig.

Bei der Streuung wird die Schädelkalotte nicht allzuselten mitbetroffen. Röntgenologisch bewirkt das Myelom am Schädel scharfe, bisweilen ausgestanzte Herde von Pfeffer-

korn- bis Erbs-, selten bis Bohnengröße, ohne reaktive Veränderung an den Rändern. Solche Defekte können auch im Bereich der Orbitawände nachweisbar werden (Abb. 54). Größere Defekte entstehen durch Konfluenz mehrerer Herde, die dann eine polycyclische Begrenzung zeigen (Abb. 55). Bei dem Bild des sog. Mottenfraßes, also bei der Entwicklung unzähliger kleinster Herde, ist eine Differenzierung gegenüber einer universellen Carcinose unmöglich. Auch bei der universellen Infiltration des gesamten Knochenmarks kommt man rein röntgenologisch über die Diagnose einer hochgradigen universellen Osteoporose nicht hinaus.

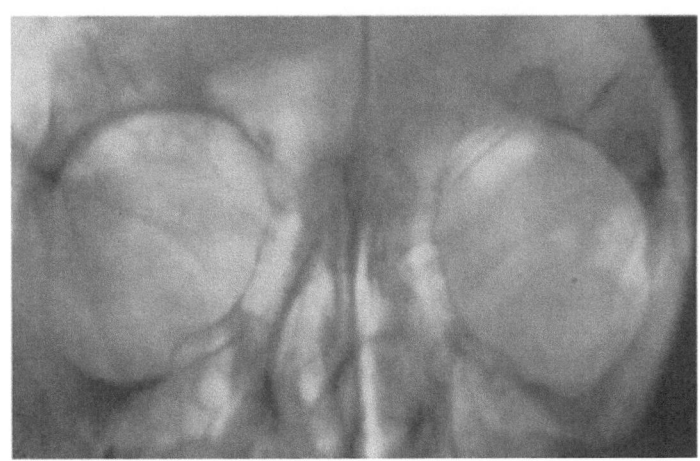

Abb. 55. 40jährige ♀. Klinisch multiples Myelom. Bence-Jonesscher Eiweißkörper positiv. Rö: Multiple, in der Größe etwas variierende bis kirschkerngroße, leicht unscharf und z. T. polycyclisch begrenzte Aufhellungen im Bereich des ganzen Schädels. Einige Herde im Bereich der Orbita beiderseits (nicht aus dem Schädeldach hineinprojiziert)

Eine eigene Beobachtung zeigt, daß das Myelom im Bereich der Orbita bzw. des Schädels eine für diese Lokalisation ganz ungewöhnliche Ausdrucksform annehmen kann. Wie die Abb. 56a—c zeigen, kann es zur Ausbildung einer unregelmäßigen grobmaschigen Struktur unter Auftreibung des Knochens kommen, wobei die Septen usuriert und unterbrochen sein können. Dieser eigenartige Befund konnte erst durch die histologische Untersuchung geklärt werden. Auffallenderweise konnte bei der Durchuntersuchung kein weiterer Herd aufgefunden werden und auch die übrigen klinischen Untersuchungen brachten nicht weiter.

Die klinisch nachweisbaren Veränderungen im Bereich der Orbita können einmal durch multiple kleine oder durch größere konfluierende Herde in den Orbitawänden zustande kommen. Der Exophthalmus kann das Leitsymptom sein, und erst die Analyse der Schädelknochen ergibt gegebenenfalls mit der Durchuntersuchung des Gesamtskelets die Diagnose. Einschlägige Fälle wurden von Lorenzen, wie auch von Rouillard, Hauswald, Levy und Muller u. Mylius mitgeteilt. G. Riehm berichtet über

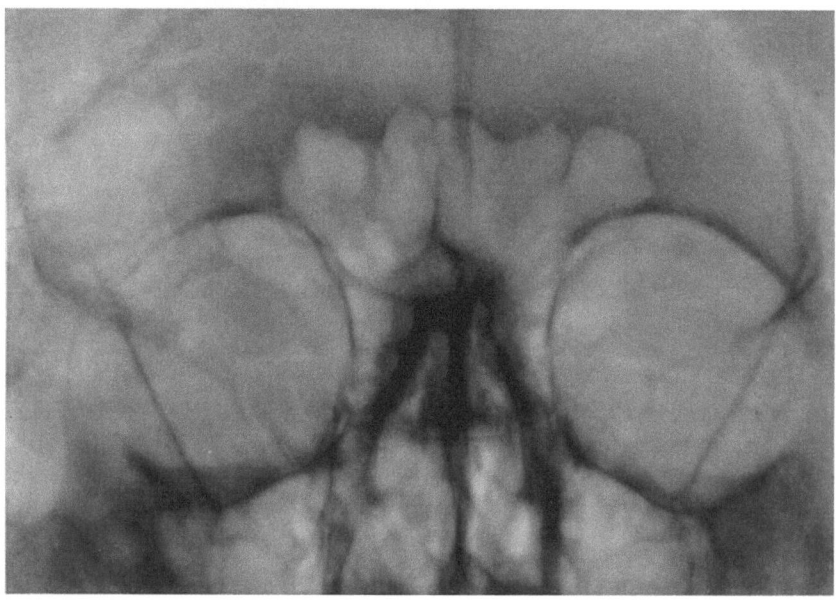

Abb. 56a. 54jähriger ♂. Seit 4 Monaten zunehmende Schwellung im Bereich des rechten äußeren Orbitarandes. Hier besteht eine etwa taubeneigroße, wenig druckschmerzhafte derbe Resistenz. Motilität des Bulbus und Visus normal. Rö: Etwa taubeneigroße unregelmäßig geformte Aufhellung in der rechten temporoorbitalen Region unter Einbeziehung des äußeren oberen Orbitarandes. In der Aufhellung sind zarte, unscharf begrenzte, z. T. unterbrochene Septen sichtbar, die Ränder der Aufhellung sind an einigen Stellen leicht verdichtet

einen retrobulbären Tumor, dessen histologische Untersuchung ein Myelom ergab. Die röntgenologisch in der Schädelkapsel gefundenen scharf begrenzten Herde wurden gemeinsam mit dem Tumor der Orbita als Metastasen gedeutet, da die Laboruntersuchungen keinen Hinweis auf das Bestehen eines Myeloms gaben. Eine weitere Probeexcision aus einem Schädelherd bestätigte die Diagnose Myelom. Wie die Beobachtung von G. Riehm zeigt, kann ein Myelomknoten ohne Irritation des Knochens als intraorbitaler raumbeschränkender Prozeß in Erscheinung treten. Abzugrenzen ist dieser Befund multipler Skeletherde der Orbita vom sog. Weichteilmyelom der Augenhöhle. Diese Sonderform läßt Veränderungen am Skelet vermissen. Auch im Generalisationsstadium, das diese Tumorform ebenfalls erreichen kann, fehlen Knochenherde (Schinz). McEvoy hat 1949 einen solchen isolierten Myelomtumor in der Orbita beschrieben.

d) Lymphogranulomatose

Die Lymphogranulomatose des Schädels ist an sich selten, die der Orbita eine große Rarität. In einem eigenen Fall mit Beteiligung der Schädelkonvexität bestand ein großer Tumor mit starker Sklerosierung des Knochens. Es kann jedoch auch zu multiplen Herden kommen, die Metastasen ähneln. Craver beobachtete zwei Herde im Stirnbein.

Sowohl multiple Herde als auch polycyclisch begrenzte osteolytische Veränderungen werden eine röntgenologische Diagnose nicht zulassen. Unsere einzige Beobachtung, bei der die Probeexcision bzw. die histologische Untersuchung eine Lymphogranulomatose ergab, ließ bei deutlicher Protrusio röntgenologisch Veränderungen an der Orbitawand nicht erkennen. PRIESEL und WINKEL-BAUER beschrieben eine hochgradige Verengerung der Orbita bei einem placentar infizierten Säugling. Die lymphogranulomatösen Knoten hatten das Orbitalumen in eine 1,5 cm breite Sichel umgewandelt.

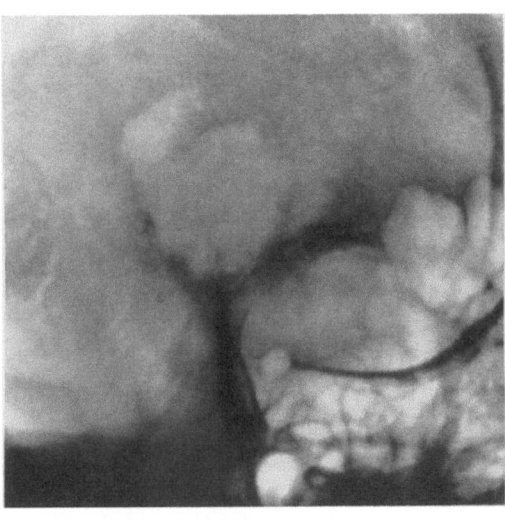

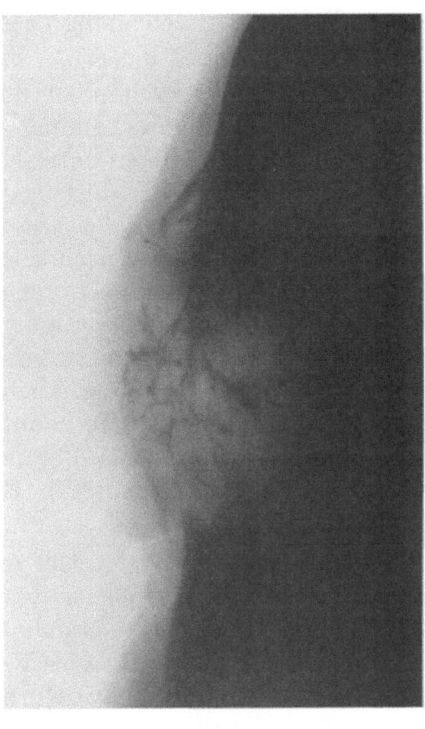

Abb. 56b Abb. 56c

Abb. 56b. Auf der Schrägaufnahme der Orbita hat die Aufhellung gelappte Form mit einem größeren astartigen Ausläufer

Abb. 56c. Folienfreie tangentiale Aufnahme des äußeren Orbitarandes: Der Tumor wird von einem grobmaschigen Netzwerk durchsetzt (Bild der zerbrochenen Eierschalen), wobei in die vorgewölbten Weichteile einige isolierte zarte Knochenlamellen hineinragen. Die Ränder des Tumors werden durch abgehobene Knochensporne markiert. Op.: Entfernung des Tumors, der aus grau-rötlichen Massen besteht. Histologisch: Plasmocytom

23. Die Cephalocelen

MUSCATELLO hat 1894 als erster versucht, Ordnung in die Einteilung der Cephalocelen zu bringen, und unterscheidet bezüglich ihrer Lokalisation drei Gruppen:

    1. eine vordere oder sincipitale,

    2. eine basale und

    3. eine occipitale.

Die Orbitae werden nur bei den beiden ersten Gruppen beeinträchtigt, die ihrerseits wieder kein einheitliches Krankheitsbild erzeugen, sondern, in Abhängigkeit von der anatomischen Lage ihrer Durchtrittspforte, in mehreren Formen in Erscheinung treten können.

Die sincipitalen Cephalocelen können entweder durch eine Knochenlücke in den untersten Partien der Stirnbeinschuppe im Bereich der Stirnnaht aus dem Schädel austreten, oder durch eine Lücke in der Sutura frontonasalis. Die erste Form wird als Cephalocele interfrontalis und die zweite als Cephalocele frontonasalis bezeichnet.

Die basalen Cephalocelen können — wieder in Abhängigkeit von ihrer Lokalisation — in mehrere Untergruppen unterteilt werden. Die Augenhöhlen werden nur bei den beiden rostralen Untergruppen in Mitleidenschaft gezogen, nämlich bei den vorderen und bei den hinteren orbitalen Cephalocelen, die in ihrer Erscheinungsform ebenfalls nicht einheitlich sind.

Die Austrittspforte der vorderen orbitalen Cephalocele wird von Lücken im Bereich der Sutura frontoethmoidalis bzw. ethmoidolacrimalis gebildet. Die Hernie selbst kann sich in die Orbita, in die Nase oder auch in beide gleichzeitig vorwölben. Stadfeldt hat für diese Form die Bezeichnung Cephalocele frontoethmoidalis vorgeschlagen.

Bei den weit rostral gelegenen vorderen orbitalen Cephalocelen können differentialdiagnostische Schwierigkeiten zu den frontonasalen Cephalocelen auftreten. Während beiden ein Tiefstand der Lamina cribrosa gemeinsam ist, sind ihre topographischen Beziehungen zum Nasenbein unterschiedlich. Bei der Cephalocele frontonasalis liegt das Nasenbein unterhalb der Austrittspforte bzw. es hilft deren unteren Rand bilden. Bei der Cephalocele orbitalis anterior liegt das Nasenbein vor der Austrittspforte, es wird mehr oder weniger nach vorn verdrängt und deformiert, wobei die Einsenkung zwischen Stirn und Nase verlorengeht (E. G. Mayer, Nierlich und Psenner). Der Nasenrücken erscheint verbreitert und der Abstand der Orbitae als Folge einer Verlagerung der medialen Orbitawände nach lateral vergrößert. Eine ähnliche Deformierung können die Orbitae auch bei der sincipitalen Cephalocele erfahren, wie Nierlich und Psenner zeigen konnten. Manche von den in die Nase sich erstreckenden Cephalocelen werden oft als Polypen angesehen und als solche operiert (Ostertag, Gerlach und Simon, Fleischer). Erst die histologische Untersuchung klärt den wahren Sachverhalt.

Die sincipitalen Cephalocelen und die rostralen Formen der vorderen orbitalen Cephalocelen können erhebliches Ausmaß annehmen. Sie bilden dann eine weiche, prall elastische, manchmal fluktuierende, median oder paramedial gelegene Vorwölbung, in deren Bereich die Haut atrophisch, aber auch angiomatös verändert sein kann. Die Nasenwurzel ist entsprechend deformiert, die Bulbi sind mehr oder weniger auseinander gedrängt, die Lidspalte kann verengt sein. Kleinere laterale frontoethmoidale Cephalocelen können einseitig oder beidseitig (Peters) vorkommen. Sie bilden unterschiedlich große elastische Vorwölbungen im inneren oberen Quadranten der Orbita mit entsprechender Verlagerung des Bulbus.

Die hintere orbitale Cephalocele (Cephalocele orbitalis posterior oder Cephalocele sphenoorbitalis) tritt aus dem Schädelinneren entweder durch den erweiterten Opticuskanal aus (Cohen) oder durch die verbreiterte Fissura orbitalis superior (Luz) oder durch angeborene Knochenlücken bzw. Knochendefekte. Diese Defekte können die Keilbeinflügel betreffen, können aber darüber hinaus auch auf das übrige Orbitadach und den übrigen Orbitaboden sowie auf die mediale Orbitawand und nur selten auf die laterale Augenhöhlenwand übergreifen. Auf diese Weise kann die ganze Spitze der Orbitapyramide fehlen (Erkelenz, Jaensch, Sculica). Im Röntgenbild sind die Ränder des Defektes scharf und glatt begrenzt sowie leicht verdichtet (Beutel, Sunder-Plassmann und Tiwisina, Voisin, Jaensch u. a.).

Es besteht gewöhnlich ein erheblicher Exophthalmus, der auch pulsierend sein kann (falscher pulsierender Exophthalmus). Im Liegen geht er meist zurück, es kann sogar durch Kompression ein Enophthalmus bewirkt werden. Dabei kann es zu Hirnsymptomen kommen, was gelegentlich nach Peters die klinische Vermutungsdiagnose erleichtern kann. In ganz seltenen Fällen kann der Exophthalmus schon bei der Geburt bestehen, meist tritt er aber erst später auf.

Pathologisch-anatomisch besteht die Wand der Cephalocele aus fibrösem Gewebe, die in Nähe der glattwandigen Knochenlücke in die Dura übergeht. Diese ist an die Ränder der Knochenlücke fixiert. An die fibröse Wand schließen sich die weichen Hirnhäute an, die verdickt, ödematös durchtränkt oder cystisch degeneriert sein können. Enthält die Cephalocele nervöses Gewebe, so kann dieses hirnähnlichen Aufbau zeigen (Gerlach). Es kann Degenerationszeichen aufweisen, wobei es oft zu Wucherungen des gliösen Gewebes kommen kann. Wenn Ventrikelabschnitte Bestandteile der Cephalocele sind, kann die Hirnsubstanz so weit schwinden, daß Meningocelen, die nach PETERS in reiner Form nicht existieren, vorgetäuscht werden. Falls eine Kommunikation zwischen Cephalocele und Ventrikelsystem vorhanden ist, besteht die Möglichkeit einer encephalographischen Darstellung der Hernie.

Differentialdiagnose. Die röntgenologische Differentialdiagnose zwischen den sincipitalen und den vorderen orbitalen Cephalocelen wurde bereits oben diskutiert. Die Abgrenzung dieser beiden Cephaloceleformen von anderen cystischen Gebilden dieser Region kann unter Umständen erhebliche Schwierigkeiten bereiten. Gelingt es, die Durchtrittspforte nachzuweisen, wird die Deutung des Befundes im Sinne einer Encephalocele erfolgen können. Lassen sich im Bereich des cystischen Gebildes Verkalkungen erkennen, so ist nach E. G. MAYER ein Dermoid gesichert. Von den übrigen intraorbitalen Cysten einschließlich der parasitären, lassen sich die Cephalocelen nur durch den Nachweis der Austrittspforte abgrenzen.

Die typische röntgenologische Symptomatologie einer posterioren orbitalen Cephalocele, wie sie bereits oben hervorgehoben wurde, deckt sich mit der eines retroorbitalen raumbeschränkenden Prozesses. So können Trigeminusneurinome und angeborene Defekte der Orbitaspitze bei der Neurofibromatose das gleiche Bild ergeben. Nur durch den Einbau des Röntgenbefundes in den gesamten klinischen Untersuchungsgang kann eine Differenzierung erreicht werden. Einen Sonderfall stellt wohl die Mitteilung von KLEBERGER und STOLOWSKY dar, die eine exzessiv große Cyste bei einem Neugeborenen beobachten konnten. Die Orbita zeigt eine enorme Excavation mit Defekt ihrer

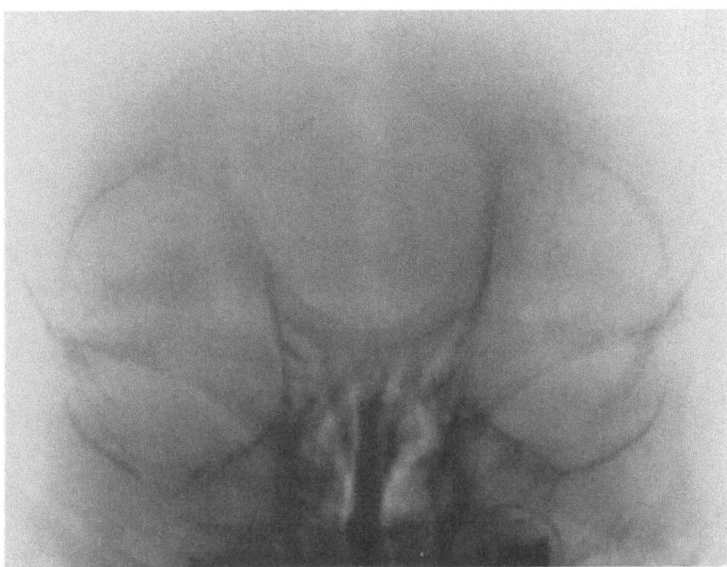

Abb. 57a. 16 Monate alter Knabe. Seit Geburt bestehende, etwa kastaniengroße Vorwölbung oberhalb der nach unten verdrängten Nasenwurzel. In den letzten Monaten leichte Größenzunahme der Vorwölbung. Rö: Etwa walnußgroßer, runder, scharf begrenzter Knochendefekt zwischen den oberen Abschnitten beider Augenhöhlen mit Verdrängung der Nase und des Siebbeines nach unten. Die Orbitae sind auseinandergedrängt und entrundet, ihr Querdurchmesser ist eingeengt

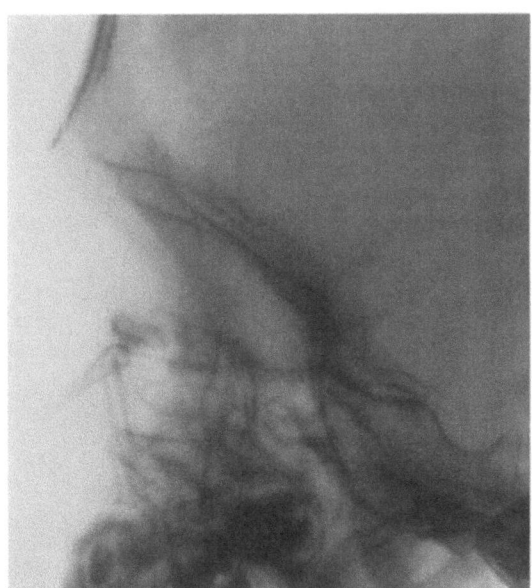

Abb. 57b. Im Seitenbild erkennt man, daß der Knochendefekt nicht bis zur Sutura nasofrontalis reicht, von der ihn ein kleiner, dem Stirnbein angehörender Knochen trennt. Das Nasenbein und die Lamina cribrosa des Siebbeines sind deprimiert. — Cephalocele sincipitalis. Op.: Ein Sinus sagittalis sup. ist nicht angelegt. Das Gehirn erstreckt sich mit einem daumengliedgroßen unpaaren Zapfen in die Bruchpforte, die vor der Crista galli zwischen den Orbitadächern liegt. In der Lamina cribrosa sieht man einen mißgebildeten Olfactorius. Plastik

Spitze. In diesem Fall konnte durch die Punktion der Cyste und die Kontrastdarstellung derselben durch Oeser eine Cephalocele ausgeschlossen werden.

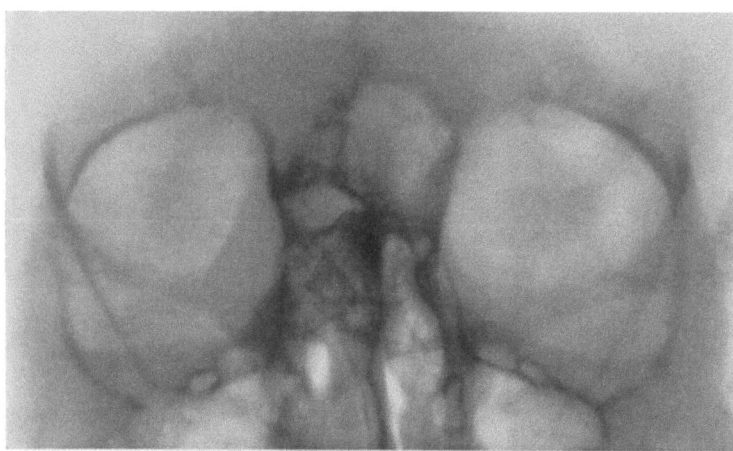

Abb. 58a. 27jährige ♀. Zangengeburt. Mehrere Nasenoperationen in der Kindheit. Seit 3 Jahren Dämmerattacken. Während einer Gravidität vor 1½ Jahren Anfälle von Bewußtlosigkeit mit Zungenbiß. Nasenwurzel verbreitert. Rö: Entrundung des medialen oberen Quadranten beider Orbitae mit Verdrängung der oberen Hälfte der medialen Augenhöhlenwand beiderseits orbitawärts. Zwischen beiden Augenhöhlen eine fast fingergliedgroße Aufhellung, die, wie die seitliche Aufnahme zeigt, einem Defekt im Boden der vorderen Schädelgrube entspricht. Auf der rechten Seite erstreckt sich der Defekt auch auf die mediale Augenhöhlenwand

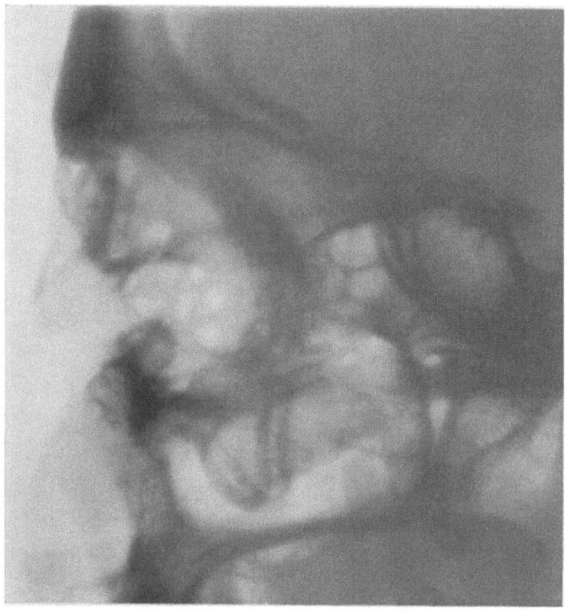

Abb. 58b. Tiefstand der Lamina cribrosa des Siebbeines mit Kontinuitätsunterbrechung im Boden der vorderen Schädelgrube am Übergang zum Stirnbein. Deformierung des Nasenbeines und Aplasie der Stirnhöhlen (Cephalocele orbitalis anterior)

Im eigenen Beobachtungsgut finden sich drei Fälle von Cephalocelen, die in die drei wichtigsten, die Orbita beeinträchtigenden Gruppen gehören, nämlich eine sincipitale sowie eine vordere und eine hintere orbitale Cephalocele. Abb. 57a und b zeigen einen kirschgroßen Defekt in den medialen untersten Partien der Stirnbeinschuppe. Von der Sutura nasofrontalis wird der Defekt durch ein kleines Knochenstück getrennt, als Ausdruck dessen, daß es sich hier um die interfrontale Form einer sincipitalen Cephalocele handelt. Die Auseinanderdrängung und Deformierung der Orbitae und der Tiefstand der Lamina cribrosa des Siebbeines sind deutlich zu erkennen. Abb. 58 a—c zeigen wieder einen erheblichen Tiefstand der Lamina cribrosa, die keinen Anschluß an das Stirnbein findet, so daß ein etwa daumengliedgroßer Defekt in den vorderen Partien des Bodens der vorderen Schädelgrube resultiert. Das Nasenbein ist deformiert und liegt vor dem Defekt bzw. vor der Austrittspforte (innere Bruchpforte) als Zeichen dafür, daß hier eine vordere orbitale Cephalocele besteht. Einen zweiten Defekt erkennt man in der medialen rechten Orbitawand (wahrscheinlich zwischen Nasenbein und Tränenbein), welcher der äußeren Bruchpforte entspricht. Das Photo ergibt eine deutliche Verbreiterung der Nasenwurzel mit Vergrößerung des Orbitaabstandes und eine Asymmetrie der Lidspalten.

Abb. 59a und b ergeben einen ausgedehnten Defekt im Bereich der linken Orbita und im Bereich der linken mittleren Schädelgrube (hintere orbitale Cephalocele mit pseudopulsierendem Exophthalmus bei Neurofibromatosis Recklinghausen). Der Orbitadefekt umfaßt den großen und kleinen Keilbeinflügel und erstreckt sich auch auf die mediale Wand unter Einbeziehung der Fissura orbitalis superior und des Opticuskanals. Der

Defekt im Boden der mittleren Schädelgrube betrifft, wie die Basisaufnahme zeigt, sowohl den großen Keilbeinflügel als auch Teile des Keilbeinkörpers. Die Sella war hochgradig erweitert, die Pyramidenspitze usuriert. Der bei dem Patienten bestehende pulsierende Exophthalmus von 11 mm ließ sich durch Druck in einen Enophthalmus umwandeln. Im Rahmen der klinischen Symptomatologie lassen sich die röntgenologisch nachgewiesenen Veränderungen im Sinne einer hinteren orbitalen Cephalocele bei einer Neurofibromatosis Recklinghausen deuten.

24. Cysten

Die *Orbitacysten* sind sehr selten. Die sog. serösen Cysten gehen von versprengter Schleimhaut aus. Wegen der großen Seltenheit soll auf unsere einzige Beobachtung etwas näher eingegangen werden.

20jähriger Fleischer; seit 5 Jahren entwickelt sich in der medialen Hälfte der rechten Orbita eine Geschwulst, die das Oberlid vorwölbt und das Auge nach unten verdrängt. Exophthalmus von 5 mm nach unten und 4 mm nach außen. Im inneren oberen Orbitaanteil, hinter der Sehne des M. obliquus superior, ein weicher, bis in die Hälfte der Lidspalte reichender Tumor. Die Sehne geht glatt über den Tumor hinweg und ist als Strang zu tasten. Röntgenologisch bestand eine mäßige Excavation der Orbita. Histologisch handelt es sich um eine von zwei- und mehrreihigem zylindrischem Epithel ausgekleidete Cyste. Die bindegewebige Wand der Cyste ist vorwiegend in den äußeren Schichten von Rundzellen stark durchsetzt, die einen völligen Mantel bilden.

Bulbuscysten werden gleich nach der Geburt beobachtet. Der Bulbus kann normal groß, jedoch auch sehr klein sein.

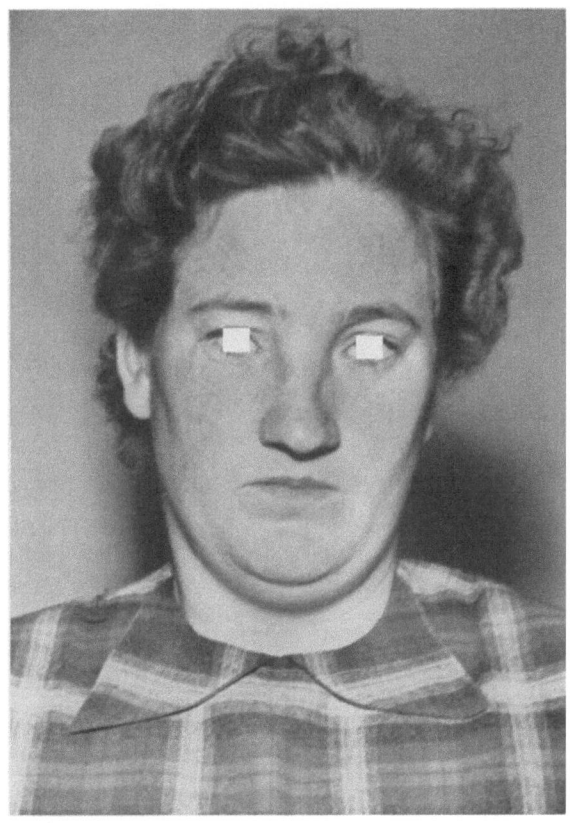

Abb. 58c. Verbreiterung der Nasenwurzel und geringe Verdrängung des rechten Bulbus nach lateral. Die rechte Lidspalte ist enger als die linke

Die Cystenwand enthält Gliagewebe und Nervenfasern. Diese Cysten können erhebliche Größe erreichen und die Wände der Orbita usurieren (PETERS).

Eine immens große *Orbitalcyste* beschreiben KLEBERGER und STOLOWSKY. Es fand sich eine fast faustgroße prall-elastische Geschwulst mit Verdrängung des *vergrößerten* Bulbus um 3 cm nach vorn und oben. Die Punktion ergab 40 cm³ einer klaren gelben Flüssigkeit. Röntgenologisch fand sich eine hochgradige Excavation der Orbita mit weitem Klaffen der Nähte und ein großer Defekt der Hinterwand. Die Kontrastdarstellung durch OESER ergab, daß sich der Hohlraum bis zum Dorsum sellae erstreckte. Durch Clauden wurde die Cyste verödet. Die Autoren nehmen an, daß es sich um eine vom Sehnerven ausgehende Mißbildung handelt.

Die Röntgenuntersuchung muß Form und Größe der Defekte sowie das Ausmaß der Orbitaausweitung erbringen. Besonders die Kontrastfüllung wird die Ausdehnung solcher Cysten gut klären können.

Die *Echinococcuscysten* sind in Europa selten. Am häufigsten ist diese Krankheit in Island, Rußland, Ungarn, Bulgarien sowie in Griechenland zu finden. Die Echinococcusblase stellt die Finne des im Hundedarm lebenden Bandwurmes, der Taenia echinococcus dar. Nach etwa 5 Monaten sind die Brutkapseln mit den Scolices entwickelt. SAMIY weist darauf hin, daß 85% der Embryonen bei der Passage durch das Capillarsystem der Leber und der Lunge abgefangen werden. Klinisch ist bei Echinococcuscysten der Orbita eine große Schmerzhaftigkeit auffällig. Der Exophthalmus fehlt fast nie. Die Eosinophilie im Blut ist nicht konstant. Der positive Ausfall der Cutanreaktion oder

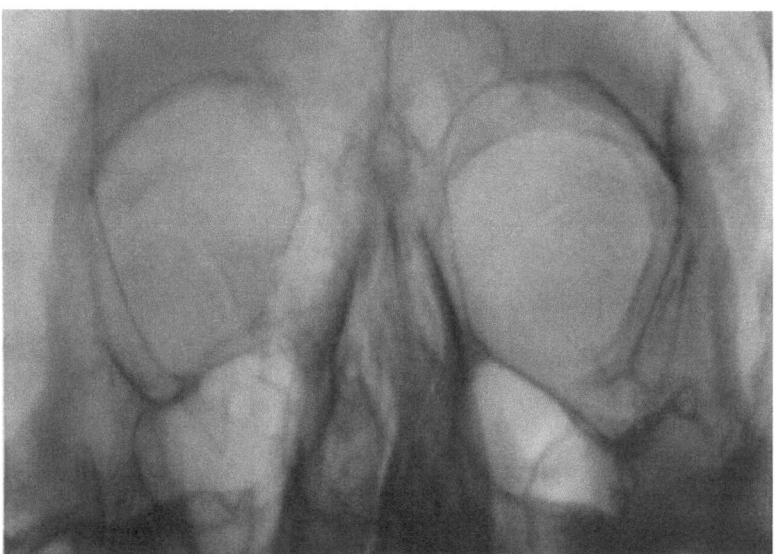

Abb. 59a. 23jähriger ♂. Etwa zu Beginn der Schulzeit allmähliches Vortreten des linken Auges bis zu einem Exophthalmus von 11 mm, der mit der Zeit ein pulsierender wurde. Rö: Ausgedehnter Defekt im Bereich sämtlicher Orbitawände links. Die Defektränder sind glatt und z. T. sklerosiert

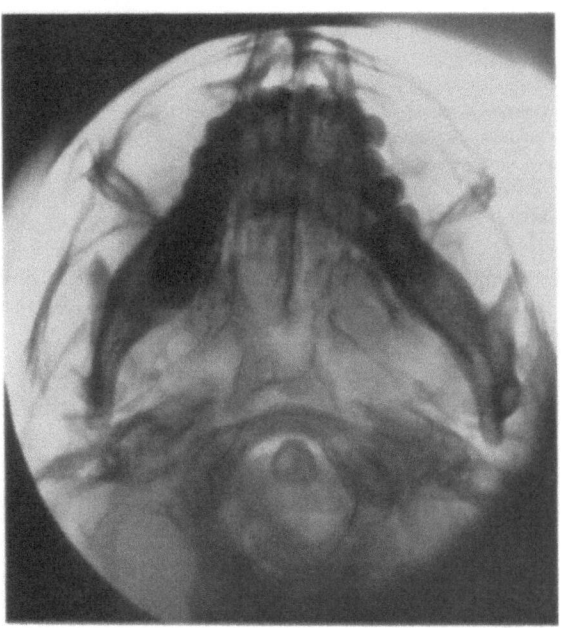

Abb. 59b. Der beschriebene Defekt erstreckt sich bis zur Pyramidenspitze, die exkaviert ist. Die linke Crista alaris fehlt

der Komplementablenkung erleichtert die Diagnose, ebenso der Nachweis von Lungenechinokokken. Die Punktion ist mit dem Risiko der Anaphylaxie verbunden. ANICETO-SOLARES stellte aus der Literatur (1921) 117 Fälle zusammen, wobei er betont, daß der multiloculare Echinococcus in der Orbita nicht vorkommt. Seine eigenen vier Beobachtungen stammen aus Argentinien. ASUNCE berichtet über drei Fälle. Bis 1950 erhöhte sich nach OFFRET die Zahl der mitgeteilten Fälle auf etwa 350.

HARTMANN und GILLES berichten über einen Fall aus Algerien mit einer Destruktion der lateralen und unteren Orbitawand. JUDIN konnte den Durchbruch eines intrakraniellen Echinococcus in die Orbita beobachten. Beim Durchbruch in die Schädelhöhle kann es zum pulsierenden Exophthalmus kommen (MARQUES und FERREIRA 1956). Auch Einbrüche in die Stirn- und Kieferhöhle sind beschrieben (OFFRET), ebenso in die Nasenhöhle (CHARAMIS und ADAMANTIADES). Auch kann der Durchbruch in die Fossa temporalis erfolgen (VASQUES-BARIÉRE, zit. nach OFFRET).

IX. Raumbeschränkende, aus dem Nasennebenhöhlengebiet auf die Orbita übergreifende Prozesse

1. Benigne (expansive) Prozesse

Mucocelen. Diese kommen in der überwiegenden Zahl zuerst zum Augenarzt und dann über den Röntgenologen in die Hand des Rhinologen. Die klinische und röntgenologische Diagnose bereitet meist keine Schwierigkeiten. Die Mucocelen, um deren röntgenologische Differenzierung sich HERRNHEISER (1926) große Verdienste erworben hat, sind nicht selten. Am häufigsten entwickeln sie sich aus der Stirnhöhle, seltener aus dem Siebbeinbereich. Die Mucocelen der Kieferhöhlen sind sehr, die der Keilbeinhöhlen äußerst selten (im übrigen sei auf die Bearbeitung im Kapitel B dieses Bandes verwiesen).

Nasenrachenfibrom (Basalfibroid). Diese sind sehr selten. Im Prager Beobachtungsgut fanden sich zwei einschlägige Fälle mit Orbitabeteiligung, beide betrafen junge Männer. Der Tumor war durch die Fissura orbitalis inferior in die Orbita eingewachsen, hatte deutliche Zerstörungen hervorgerufen und bewirkte eine Verdrängung des Bulbus. Die histologische Untersuchung zeigte in beiden operierten Fällen ein Basalfibroid. Gleiche Mitteilungen stammen von MÜLLER, LOEPP und LORENZ u. a. Nach KLEINSASSER sind in 80—90% männliche Personen betroffen, wobei sich die Erkrankung meist im Pubertätsalter manifestiert. Zwischen dem 20. und 25. Jahr sollen sich diese Gebilde spontan zurückbilden. Die Operateure fürchten die infolge der sehr reichen Capillarisierung oft starken Blutungen. Eine heftige Spontanblutung kann das erste Alarmsymptom der Erkrankung sein.

2. Semimaligne Prozesse

a) Riesenzellentumoren (Osteoklastome)

Da für diese Tumorgruppe verschiedene Namen in Gebrauch sind, hat sich, wie DUKE-ELDER mit Recht hervorhebt, eine erhebliche Konfusion ergeben. Die Franzosen sprechen von *Myeloplaxom*, die Engländer von *Giantcell-tumor*. SCHINZ-BAENSCH-FRIEDL-UEHLINGER benutzen den Ausdruck *Osteoklastom*. Aber auch von Riesenzellgranulom und Riesenzellfibrom wird gesprochen, während die Ausdrücke wie braune Tumoren und Ostitis fibrosa localisata heute weitgehend verschwunden sind. Streng abzugrenzen sind die Riesenzellentumoren von den braunen Tumoren bei der Engel-v. Recklinghausenschen Erkrankung, der Ostitis fibrosa generalisata, die ja bekanntlich durch einen Hyperparathyreoidismus bedingt ist. Nach Entfernung des Nebenschilddrüsentumors heilen die braunen Tumoren ab.

Die Riesenzellentumoren haben den Pathologen erhebliche Probleme aufgegeben. Lange Zeit wurden sie als Sarkome angesehen, wenn auch seinerzeit der Sarkombegriff eine ganz andere Bedeutung hatte als heute. KONJETZNY kommt das große Verdienst zu, nachgewiesen zu haben, daß die Riesenzellentumoren keine malignen Tumoren sind. Heute wird von den meisten Autoren der Standpunkt vertreten, daß es sich um echte Tumoren handelt (HELLNER und POPPE, HERZOG, KLEINSASSER und ALBRECHT, GESCHICKTER und COPELAND u. a.). Die Auslösung durch ein Trauma (KONJETZNY, POMMER

u. a.) wird abgelehnt. Krauspe spricht in Anlehnung an Hamperl von „hyperplasiogenen Knochentumoren". Histologisch handelt es sich um ein Geflecht von Spindelzellen, in das die Riesenzellen eingelagert sind. Die Riesenzellen können sehr groß werden und bis 100 Kerne beinhalten. Da ihre Abstammung von den Osteoklasten nicht bewiesen ist, verwendet Kleinsasser den Ausdruck Osteoklastom nicht. Histologisch wird zwischen benignen, semimalignen und malignen Formen unterschieden; allgemein werden die Riesenzellentumoren unter den semimalignen Tumoren abgehandelt. Coley hat die Riesenzellentumoren auch noch der fibrösen Dysplasie zugeordnet, eine Ansicht, die jedoch nur wenig Anhänger gefunden hat.

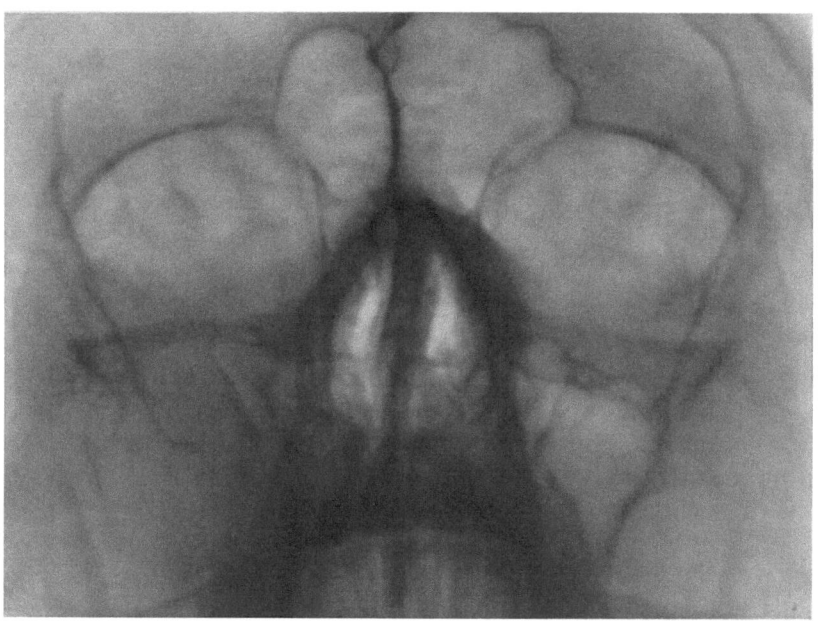

Abb. 60. 18jähriger Maurer, nach Tritt gegen die rechte Wange sei eine Schwellung aufgetreten, die sich seit 4 Jahren nicht zurückgebildet hat. Bei der Aufnahme findet sich eine taubeneigroße Geschwulst im Vestibulum oris, die sich eindrücken läßt. Rö: Verschattung der rechten Kieferhöhle mit Deformierung ihres Daches und Einengung der Orbita. Wie die Schichtaufnahmen zeigen, sind die Wände z. T. haardünn, stark vorgewölbt; auch die Vorderwand. Diese, die laterale und die Unterwand zeigen kleine Unterbrechungen. Die distale Wurzel des 5 ist abgeschrägt, die des 7 gekappt, der 6 fehlt. Es wird eine große Zahncyste angenommen, ausgehend vom 7. Das bei der Operation gewonnene Material imponiert als maligne, daher werden mit dem Chaoul in die Operationswunde 3000 r eingestrahlt. Histologisch: Riesenzellentumor (5 Jahre rezidivfrei)

Das Vorkommen der Riesenzellentumoren am Schädel ist, abgesehen vom Unterkiefer, selten. Befallen werden die knorpelig vorgebildeten Teile des Schädels. Handousa (zit. nach Kleinsasser) glaubt, daß einzelne Stellen der Maxilla enchondral ossifizieren und damit den Mutterboden für die Riesenzellentumoren dieses Gebietes bilden. Das bevorzugte Alter liegt zwischen 15 und 30 Jahren, vor dem 5. Lebensjahr sind sie sehr selten (Konjetzny) (der älteste Patient Geschickters war 70, der jüngste Echols 12 Jahre, zit. nach Kleinsasser). Eine Geschlechtsbegünstigung besteht nicht.

Röntgenologisch besteht eine circumscripte Osteolyse ohne periostale Reaktion. Die für die langen Röhrenknochen typischen gekammerten Seifenblasenfiguren finden sich am Schädel nur am Hinterhauptbein (Leitholf). Schinz, Baensch, Friedl, Uehlinger zeigen ein Osteoklastom am Scheitelbein, Giggelberger am oberen lateralen Orbitarand. Am häufigsten ist der Siebbein-Keilbeinbezirk befallen. Die Keilbein-Riesenzellentumoren wirken sich durch eine Zerstörung der Sella aus und können bei entsprechender Ausdehnung in die Orbita einwachsen. Die rostralen Riesenzellentumoren des Siebbeines wuchern nach vorn durch, zerstören die Orbita und drängen den Bulbus nach vorn.

GESCHICKTER und WIDENHORN erwähnten 1932 sechs Oberkiefer-Riesenzellentumoren. VOGEL beschrieb drei Fälle von Riesenzellentumoren im Bereich des Oberkiefers mit Übergreifen auf die Orbita und betont ihre Seltenheit. Der erste bereits von KLAUE ausführlich publizierte Fall betraf einen 13jährigen Jungen, der zweite eine 54jährige Frau und der dritte ein 6jähriges Mädchen. Unser Beobachtungsgut umfaßt drei Fälle davon ein Fall von Cherubismus. 1. 10jähriges Mädchen. Weichteilschwellung der linken Wange, intensive Verschattung der linken Kieferhöhle, die eine deutliche Ausweitung in allen Richtungen mit Hochdrängung des Orbitabodens und einen Durchbruch der Vorderwand zeigt. 2. 18jähriger Maurer. Erhebliche Einengung der Orbita von unten und Zerstörung im Bereich der lateralen Partien des Oberkiefers (Abb. 60). VOGEL hebt die

Schwierigkeiten bei der klinischen Diagnosestellung hervor, eine röntgenologische Diagnose der Riesenzellentumoren ist in dieser Region meist unmöglich.

Unter *Cherubismus* wird eine symmetrische Tumorbildung im Bereich der Ober- und Unterkiefer verstanden. Die Kinder haben einen charakteristischen Gesichtsausdruck, sie sind pausbäckig und ähneln den barocken Kirchenengeln. Da die Augen nach oben blicken wie beim Gebet (eyes raised to heaven), wurde von JONES diese Erkrankung als Cherubismus bezeichnet. Er hat 1933 als erster in Amerika diese Erkrankung beschrieben und fand sie bei drei von fünf Kindern einer aus Rußland eingewanderten jüdischen Familie. JONES führt THOMAS an, der die typischen Veränderungen bei einem 11jährigen Knaben sah, wobei die Erkrankung in fünf Generationen nachweisbar war. FRIGYESI zitiert

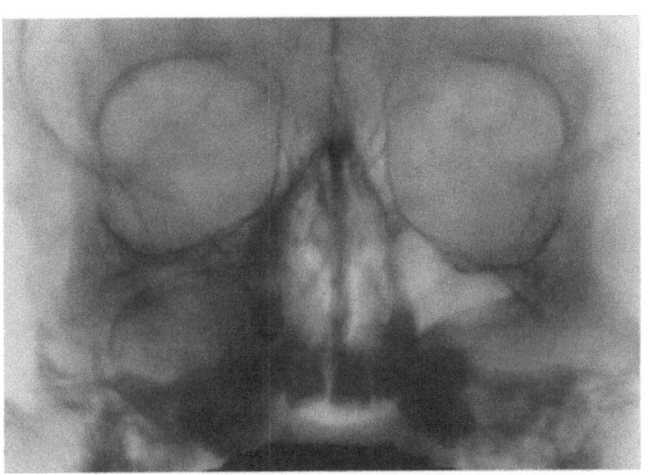

Abb. 61. 8jähriges Mädchen, bei dem sich symmetrisch im Ober- und Unterkiefer allmählich Vorwölbungen entwickelten. Am Hals beiderseits große, indolente Lymphknoten, Aussehen eines Barockengels. Die Operation der Tumoren des Unterkiefers beiderseits ergab Riesenzellengeschwulst. Beiderseits im Bereich des Oberkiefers Tumor, der rechts besonders zur Einengung der Orbita führt und die Kieferhöhle nach lateral vorwölbt. Angedeutetes Seifenblasenbild. Auch hier histologisch Riesenzellentumor (Cherubismus)

CAFFEY und WILLIAMS, die bei zwei Knaben die Veränderungen beschrieben. Eine Kette großer indolenter Halslymphknoten kann vorhanden sein. Die ersten Veränderungen treten gewöhnlich im 2.—3. Lebensjahr auf, bei der Geburt sind die Kinder unauffällig. Im späteren Alter und bei Vergrößerung der Tumoren kommt es zu grotesken Entstellungen. FRIGYESI beschreibt ein 18jähriges Mädchen; im 3. Lebensjahr wurden drei Cysten des Unterkiefers operiert. Röntgenologisch zeigten sich die Maxilla und die Mandibula seifenblasenartig aufgetrieben mit grober Netzstruktur. Solche typischen Veränderungen konnten bei unserem 8jährigen Mädchen nicht gefunden werden, nur der rechte Oberkiefer zeigte eine Auftreibung mit einer angedeuteten Seifenblasenstruktur (die Unterkiefer waren bereits operiert) (Abb. 61).

JONES bezeichnet in seinen beiden ersten Publikationen (1933 und 1938) die Erkrankung als multilokuläre cystische Veränderungen der Kiefer und denkt an Entwicklungsanomalien der Zähne. FRIGYESI sagt, daß sowohl das Röntgenbild als auch der histologische Befund seiner Beobachtung am ehesten für Riesenzellentumoren sprechen. Da aber THOMA und JONES 1952 von einer familiären fibrösen Dysplasie sprechen, teilt FRIGYESI letztlich diese Ansicht. Wie FRIGYESI hervorhebt, fehlen bei den Fällen von THOMA und JONES histologische Untersuchungen. Auf Grund unserer eigenen Beobachtungen, wobei sich die beiden Unterkiefer- und der rechte Oberkiefertumor histologisch als Riesenzellentumoren herausstellten, möchten wir den Cherubismus den Riesenzellentumoren zuordnen und handeln ihn daher hier ab.

b) Cylindrome

Diese Tumoren sind histologisch wohl charakterisiert, ihre Einordnung in das System der Geschwülste jedoch umstritten. Sie werden unter die semimalignen Tumoren eingereiht. Klinisch sind die Cylindrome gefürchtet, da sie eine erhebliche Neigung zum Rezidiv haben; außerdem zeigen sie nur eine geringe Strahlensensibilität. Sie können auch Metastasen setzen, meistens in der Lunge (Swik, Offret u. a.), sie können aber auch in den Schädel, metastasieren, wie Montag und Nittinger zeigen konnten. Sie wuchern aus den Nebenhöhlen in die Orbita ein, können auch von der Parotis her in die Orbita einbrechen und als Tumoren der Tränendrüse den benachbarten Knochen zerstören. Eine röntgenologische Diagnose ist nicht möglich, wenn es auch auffällig ist, daß die Begrenzung der Defekte relativ scharf sein kann und daß der Luftgehalt der Kieferhöhlen nur wenig herabgesetzt sein muß, wenn sie dort ihren Ursprung haben (Abb. 62). Es besteht hier eine erhebliche Diskrepanz zwischen Knochenzerstörung und Schleimhautschwellung.

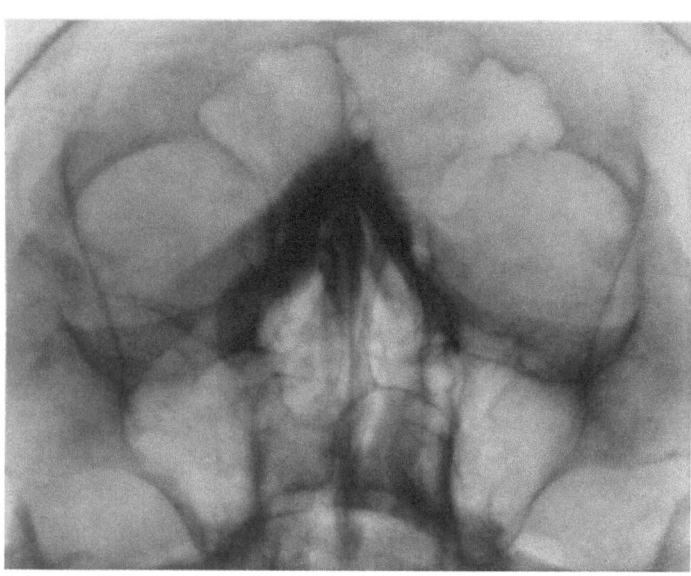

Abb. 62. 66jähriger ♂. Klinische Angaben fehlen. Rö: Destruktion im Bereich des rechten Kieferhöhlendaches bzw. Orbitabodens und im Bereich der medialen Kieferhöhlenwand. Erhebliche Weichteilschwellung (Unterlid und Wange), nur geringe Schleimhautschwellung in der Kieferhöhle. Histologisch: Cylindrom

X. Entzündungen

1. Unspezifische Osteomyelitis

Am häufigsten wird in unserem Gebiet die Osteomyelitis, ausgehend von der Stirnhöhle, im Stirnbein und in der oberen Orbitawand beobachtet. Schöne Bilder bringen Herrnheiser, Theissing. Röntgenologisch dokumentiert sich die Osteomyelitis im Bereich der Orbita in der Verlaufsform der eitrigen Entzündung der flachen Knochen. Es kann dabei zu grubigen konfluierenden Defekten kommen, wobei Sequester fehlen (Schinz). Periostale Reaktionen sind gering oder nicht nachweisbar. Schinz weist darauf hin, daß dabei eine rein röntgenologische Abklärung gegenüber Tuberkulose unmöglich sein kann. Erst beim Auftreten von größeren Sequestern und bei einer sklerotisch-porotischen Struktur wird die Diagnose möglich. Der Befall der lateralen Orbitawand ist sehr selten (Abb. 63). Hertle, der diesen Fall vom klinischen Standpunkt aus publizierte, weist darauf hin, daß bei der völlig leeren Vorgeschichte mit auch sonst negativen Befunden der Fall nicht einzuordnen ist (hämatogene, fortgeleitete, traumatische Form) und kommt zu dem unbefriedigenden Schluß einer sog. idiopathischen Osteomyelitis. Bues, Pieper und Wolff machen auf die außerordentlichen Schwierigkeiten bei der Differentialdiagnose zwischen Meningeom des kleinen Keilbeinflügels, das infolge Auffüllung der Markräume mit Tumorgewebe mit einer Osteoporose einhergeht, und entzündlichen Veränderungen aufmerksam (der relativ rasche Verlauf spricht für Entzündung). Über eine ähnliche Beobachtung verfügen auch wir. Bei einer 68jährigen Frau mit einer mäßigen Protrusio fand sich eine wurmstichige Struktur des großen Keilbeinflügels mit kleinsten rundlichen Aufhellungen in der Wurzel desselben. Die Begrenzung zur Fissura orbitalis superior war unregelmäßig. Auch wir nahmen ein Meningeom an, die Operation ergab jedoch einen entzündlichen

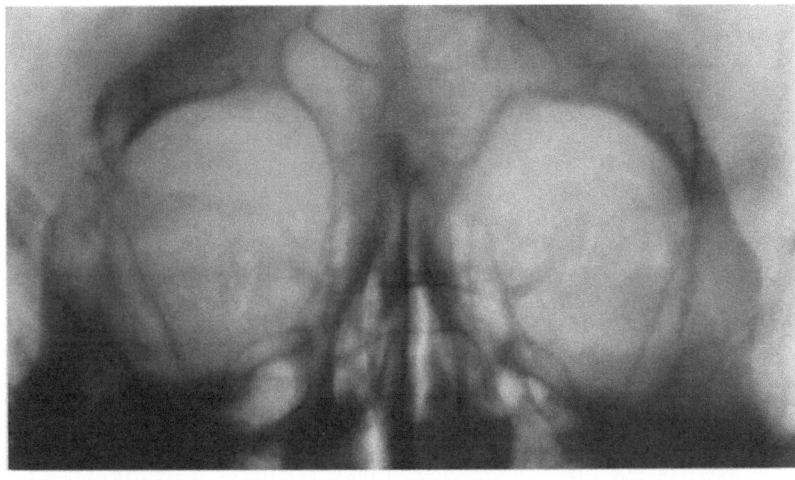

Abb. 63. 30jähriger ♂. Vor 4 Wochen Schmerzen und Schwellung im Bereich der rechten äußeren Augenbrauengegend. Nach Incision Fistel, deswegen Klinikeinweisung. Rö: Bohnengroßer Sequester in einer unscharf und unregelmäßig begrenzten, lateral eröffneten Höhle in der rechten äußeren Orbitawand (sequestrierende Osteomyelitis). Op.: Sequestrotomie

Prozeß mit dickem Granulationsgewebe. ELSE PULVERMACHER beschreibt mehrere rundliche, erbsgroße Aufhellungen, die als Metastasen angesprochen wurden. Die Autopsie ergab jedoch eine granulombildende Meningitis. PSENNER sah bei einer Arachnoiditis optico-chiasmatica kleine Randdefekte an der Wand des Canalis opticus und kleinste Aufhellungen in der Umgebung. Er diskutiert differential-diagnostisch das Meningeom und Metastasen. Die Beschreibung deckt sich weitgehend mit dem von BEUTEL mitgeteilten Fall von Sarkommetastasen am Opticuskanal. Die von PSENNER vertretene Ansicht, daß bei der Arachnoiditis die Protrusio fehlt, trifft nicht immer zu. In der Zusammenstellung von NIEBELING fand sich in mehr als der Hälfte eine solche. Die Arachnoiditis optico-chiasmatica ist sehr selten. In der Aufstellung von TÖNNIS beträgt sie bei seinem sehr großen Beobachtungsgut nur 0,5%. Röntgenologisch findet sich bei dieser Erkrankung oft gar nichts. In NIEBELINGs Fällen waren alle Röntgenuntersuchungen negativ. Die Diagnose ist klinisch und röntgenologisch sehr schwierig und muß oft offen bleiben. LANGHAMMEROWA berichtet über eine Osteomyelitis der Augenhöhle, die mit sklerotisch-osteoporotischen Veränderungen der Ala magna und Sequesterbildungen einherging (Abb. 64

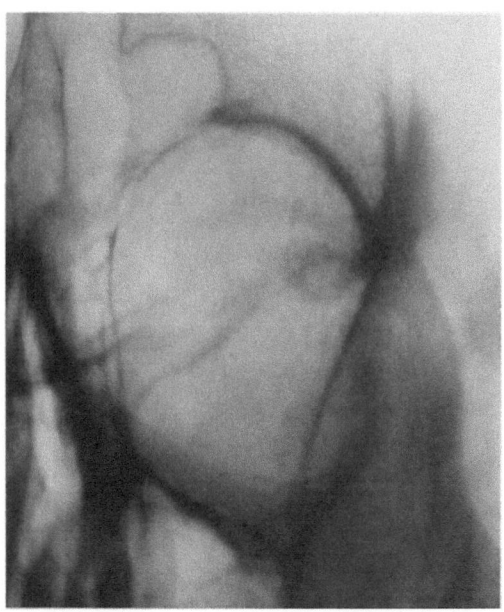

Abb. 64. 18jähriger ♂. Vor etwa 6 Monaten Biß-verletzung (durch Freund am Biertisch) im Bereich des linken lateralen unteren Orbitarandes. Danach wiederholte Eiterung. Klinisch: Eingezogene Narbe mit zentraler Fistel am äußeren unteren Orbitarand. Rö: Destruktion des linken großen Keilbeinflügels von der Fissura orbitalis superior bis zur Linea innominata mit Ausbildung kleinster Sequester im lateralen Bereich der Destruktion (Osteomyelitis). Op.: Excision der Fistel und Excochleation des erweichten Knochens

zeigt einen ähnlichen Fall). Auch kleinere Usuren der Orbitawand bei chronischen Nebenhöhlenentzündungen konnten wir beobachten. BIRNMEYER beschreibt eine solche am Dach und am Orbitaboden.

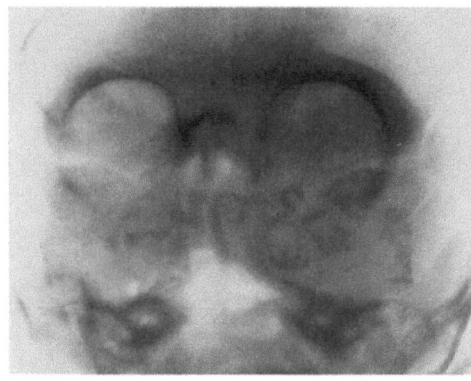

Abb. 65. 6 Wochen alter Knabe. Fieberhafter entzündlicher Prozeß im Bereich der linken Gesichtshälfte mit Abscedierung und Ausbildung von drei Fisteln unterhalb des linken unteren Orbitarandes. Rö: Ausgedehnte *sequestrierende Osteomyelitis* des linken Oberkiefers mit Zerstörung des Orbitabodens und der angrenzenden Abschnitte der medialen Augenhöhlenwand. Hochgradige Weichteilschwellung im Bereich der linken Orbita. Op.: Sequestrotomie, in Granulationen eingebettete Zahnkeime müssen mit entfernt werden

Sequestrierende Zahnkeimentzündung oder Oberkieferosteomyelitis des Säuglings. Die Erkrankung tritt meist im 3. Lebensmonat auf. Es kommt zu einer Schwellung der Zahnleiste des Oberkiefers, die meist unbemerkt bleibt. Plötzlich entsteht unter hohem Fieber eine Schwellung der Wange, der Lider und der Schläfengegend, es kann zu einem Durchbruch in den harten Gaumen, in die Nase und in die Orbita kommen. Die Zahnkeime sequestrieren, es entwickeln sich Fisteln und Knochensequester (Abb. 62). Als Erreger kommen Strepto- und Staphylokokken in Frage. Ursächlich werden Stomatitis, Verletzungen der Mundschleimhaut durch Auswischen, Mastitis der Mutter, Furunkel des Gesichtes angegeben (Leonhardt, Weyers u. a.).

2. Mykosen

Der Erreger der *Strahlenpilzkrankheit* ist der Actinomyces hominis. Die Infektion erfolgt durch Verletzungen des Zahnfleisches oder über cariöse Zähne. Die Actinomycesdrusen sind kleinste, weißgelbliche Körperchen, die mikroskopisch die typische Strahlenform der Mycelfäden zeigen. Der Erreger wächst anaerob. Es kommt zu bretthartten, von Fisteln durchsetzten Infiltraten. Etwa 60% der Aktinomykose kommt als cervicofaciale Form vor. Der Unterkiefer ist häufiger betroffen. Von der Wange kann der Prozeß auf die Orbitawand übergreifen. Es kommt zur ossifizierenden Periostitis, Osteosklerose (Abb. 63), seltener zur Osteomyelitis. Berichte stammen von de Rezende und Beigelmann. Die Aktinomykose ist bei uns recht selten, in den skandinavischen Ländern kommt sie häufiger vor (Mogens Glahn). Die Diagnose kann nur durch den Pilznachweis erhärtet werden.

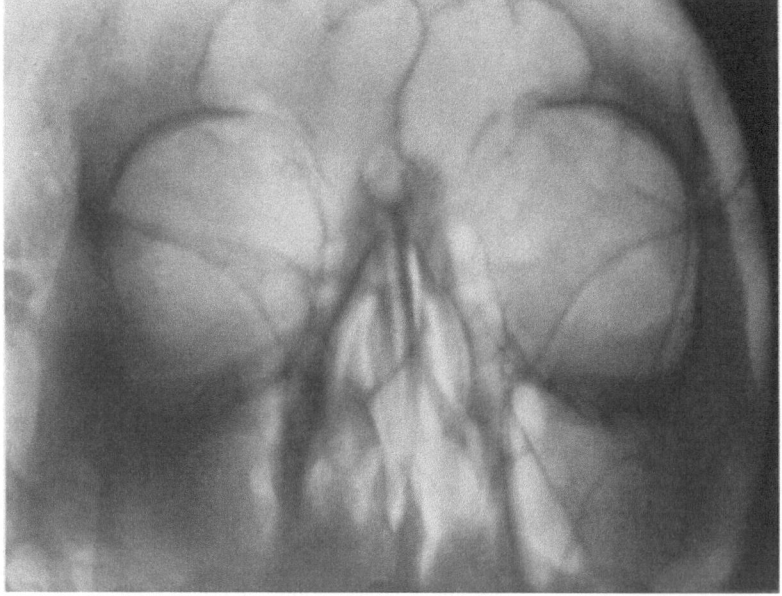

Abb. 66. 23jährige landwirtschaftliche Arbeiterin. Vor $1^1/_2$ Jahren entwickelte sich allmählich eine Schwellung der Wange. Zur Zeit der Untersuchung blaurotes brettthartes Infiltrat der rechten Wange und der rechten Schläfengegend mit Fistelbildungen. Im Eiter Actinomyces nachgewiesen. Rö: Chronisch sklerosierende Osteomyelitis im Bereich des rechten Oberkiefers und des rechten Jochbeines bzw. im Bereich der rechten lateralen und unteren Orbitawand

Es sei noch die *Aspergillose* angeführt. Nur ein kleiner Teil dieser Pilze sind menschenpathogen. Der Prozeß kann von der Nase auf die Orbita übergreifen. Just beschrieb eine Aspergillus-Osteomyelitis mit Zerstörung des Orbitadaches.

Die *Sporotrichose* wird durch den Sporotrix Beurmanni hervorgerufen. Einen einschlägigen Fall bringt THEISSING, ausgehend von den Nasennebenhöhlen und auf die Orbita übergreifend.

Die *Nocardiose* wird durch den saprophytär lebenden Spaltpilz Nocardia-Asteroides verursacht und kann auch die Orbita befallen. FRANCOIS, HOFFMANN, VERIEST und CONDAELE berichten über eine diffuse Nocardiose der Lungen und eine umschriebene der Orbita mit Infiltration der Tränendrüse, des Orbitagewebes und Zerstörung der Orbitawandung und Durchbruch in den Schädel.

Die *Blastomykose* (Nord- und Südamerika), hervorgerufen durch Blastomyces Dermatitidis und Brasiliensis und die *Coccidioidomykosen* (Südwestamerika) bewirken auch Schädelherde. Berichte über Orbitaveränderungen konnten wir nicht auffinden.

HELLNER berichtete 1958 über einen osteolytischen Herd des Stirnbeines bei einer europäischen *Blastomykose* (Cryptococcose-Torulosis).

3. Tuberkulose der Orbita

Die Tuberkulose der Schädelknochen ist selten. STRAUSS, zitiert nach THEISSING, konnte 1933 200 Fälle zusammenstellen. Die Knochen des Gesichtsschädels werden wesentlich seltener befallen als die der Schädelkapsel. Unter ihnen erkranken am ehesten das Jochbein und der äußere Orbitarand, wobei die untere Hälfte öfter befallen wird als die obere (Abb. 67). Die Orbitatuberkulose macht etwa 1% der Knochentuberkulose aus. Sehr langsam entwickelt sich eine druckempfindliche Rötung und eine Lidschwellung, dann bildet sich ein kalter Absceß aus, Perforation und Fistelbildung, eventuell Sekundärinfektion folgen. Die Entstehung ist immer eine hämatogene (KONSCHEGG). Bevorzugt werden das 1. und 2. Lebensjahrzehnt. SCHINDLER hat jedoch

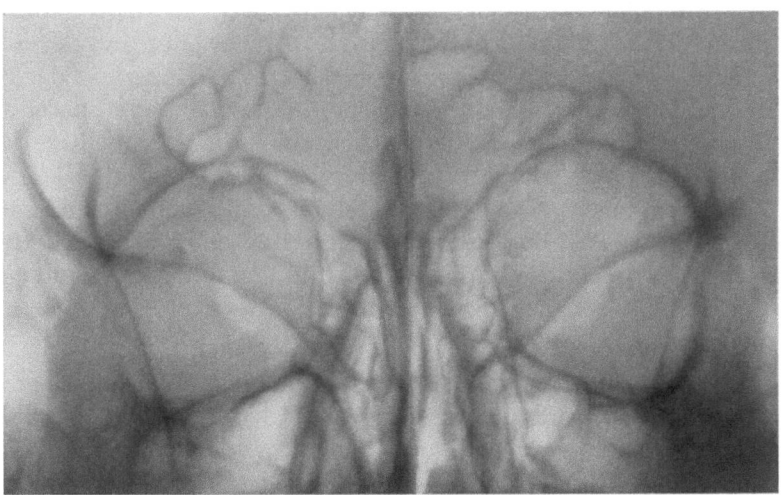

Abb. 67. 17jährige ♀. Vor 3 Jahren Auftreten einer höckrigen Schwellung am rechten äußeren unteren Augenhöhlenrand. Nach einer Tuberkulinprobe nach MORO, die stark positiv war, erhebliche Störung des Allgemeinbefindens und deutliche Reaktion im Bereich der Schwellung. Lunge: Hiluslymphknotenschwellung beiderseits. Rö: Chronisch entzündlicher Prozeß im Bereich des Proc. frontosphenoidalis des rechten Jochbeines mit Ausbildung kleinster Sequester am inneren Rand (Tb-Osteomyelitis). Nach einjähriger Behandlung in Tuberkulose-Augenklinik Davos bei unverändert geringem Exophthalmus ist röntgenologisch nur mehr eine leichte Strukturverdichtung mit welligen Konturen zu sehen

über drei mehr als 70 Jahre alte Patienten berichtet, die an einer Tuberkulose des Orbitarandes litten. Ob der Ausgangspunkt das Periost oder der Orbitaknochen ist, läßt sich nicht immer entscheiden. Die Periostitis bzw. Ostitis tuberculosa produziert sehr kleine Sequester, wodurch rein röntgenologisch eine gewisse Differenzierung möglich wird. PETERS gibt als auslösendes Moment für manche Fälle eine Kontusion an. Ganz besonders selten entwickelte sich eine Orbitatuberkulose auf dem Boden einer Tuberkulose der Nebenhöhlen (LINCK). BRAUN berichtet über eine eigenartige Beobachtung:

37jährige Patientin, 1925 im 8. Schwangerschaftsmonat Protrusio rechts. Wegen des starken Exophthalmus wurde ein schwammiger Tumor in der Gegend der äußeren Orbitawand incidiert, reichlich Eiter, kein Tumor der Tränendrüse. 1930 Siebbeinzellenoperation, Siebbein o. B. Bei der Eröffnung der Orbita im Raum zwischen Knochen und Orbitainhalt über dem rechten Bulbus sehr reichlich Eiter. Vorher Protrusio und Doppelbilder. Dezember 1935 erneute Schmerzen. Protrusio mit Verlagerung des Bulbus nach unten außen. Röntgen: Defekt im Stirnhöhlenboden; in den medialen Partien der Stirnhöhle knochendichter Schatten. Operation: zweimarkstückgroßer Defekt im Orbitadach hinter dem oberen Orbitarand. Der Orbitainhalt liegt unmittelbar der Stirnhöhlenschleimhaut an. 1. Der Knochen zeigt in den medialen Partien histologisch unregelmäßige Appositionen neugebildeten Knochens, unregelmäßige Kittlinien, der Markraum ist von Bindegewebe erfüllt, typische Tuberkel mit Epitheloid- und Riesenzellen. 2. Tuberkulöses Empyem mit Perforation des Stirnhöhlenbodens zur Orbita. 3. Senkungsabsceß zwischen Periost und Knochen des Orbitadaches mit Fortleitung bis ins Oberlid.

Diese Beobachtung von Braun zeigt, daß eine primäre Orbitatuberkulose zu einer sekundären Beteiligung der Stirnhöhle mit nachfolgendem Durchbruch zur Orbita führen kann. Kutscher berichtet über eine Tuberkulose des Orbitarandes bei einem 13jährigen Mädchen. Thiel beschreibt eine circumscripte tuberkulöse Meningitis, die einen ausgedehnten Defekt der Orbitarückwand an Stelle des Sehnervenkanals erzeugt hatte.

4. Lues

Knochenveränderungen im Sekundär- bzw. am Ende des Primärstadiums sind sehr selten. Eine eigene Beobachtung (Beutel) betrifft ein 22jähriges Mädchen, bei dem sich etwa 8 Wochen nach der Infektion und noch vor Auftreten des Sekundärexanthems eine fünfmarkstückgroße und eine 5 mm hohe Schwellung an der Stirn entwickelte. Röntgenologisch fand sich ein erbsgroßer Herd mit Auflockerung der Struktur und eine unregelmäßige Apposition an der Lamina interna. 25 Tage später (nach Einleitung der antiluischen Kur) ist der Herd deutlich größer, zeigt buchtige Begrenzung und beinhaltet mehrere stecknadelkopfgroße Sequester; er durchsetzt die Lamina externa und vitrea. Die einen Monat später durchgeführte Untersuchung zeigt eine unscharfe Begrenzung der Ränder, die Buchten und Sequester sind verschwunden, der Herd ist deutlich größer geworden, die Lamina interna aufgerauht. Die Kontrollen nach 11 Monaten bzw. nach 2 Jahren ergaben eine Restitutio ad integrum (Patientin hat inzwischen ein gesundes Mädchen geboren).

Schwarzkopf und Westerburg, die diese Beobachtung vom klinischen Standpunkt aus mitteilten, sind der Ansicht, daß es sich um einen Frühtertiarismus handelt und setzen die Veränderungen denen bei einer Transfusionslues gleich. Es handelt sich dabei nicht um das Eindringen eines besonders virulenten Spirochätenstammes im Sinne einer malignen Lues, sondern um eine Überschwemmung mit infektiösem Material bei verminderter Abwehrlage des Gesamtorganismus.

Der Kliniker ist immer wieder überrascht, daß bei der Rückbildung der klinisch erkennbaren Veränderungen der röntgenologische Befund einen diametralen Gegensatz bietet. Während sich bei unserer Patientin durch die Therapie die Weichteiltumoren zurückbildeten, wurde der Knochenherd größer und tiefer, es kam zum Auftreten von Sequestern und deren Resorption. Der Herd heilte ohne Knochennarbe (Sklerosierung) ab. Auch Campbell stellte mit Verwunderung fest, daß bei seinem Fall, bei dem es sich um ein späteres Stadium der Lues II handelte, diese Diskrepanz zwischen klinischen und röntgenologischen Befunden klaffte. Klinisch muß auf die äußerst heftigen, sich nächtlich steigernden, kaum erträglichen Kopfschmerzen hingewiesen werden, die in Campbells Fall auch mit Morphium nicht zu beherrschen waren (Dolores osteocopi). Bagnoli, Campbell, v. Braunbehrens und Pfister berichten über ähnliche Fälle. Pfisters Beobachtung ist deswegen so interessant, weil die Schädelherde röntgenologisch von einer Seite als Metastasen, von anderer als blande Osteomyelitis aufgefaßt wurden.

Clogne (1911) sah unter 2112 Fällen von Knochensyphilis zwölfmal eine Manifestation im Sekundärstadium. Es handelt sich zwar meist um nichtgummöse Periostitiden, doch sind auch osteolytische Herde beobachtet worden (Gauschner und Clogne). Bei der Transfusionssyphilis kommt es zum Knochenbefall, der der tertiären Lues sehr ähnelt (SCHINZ, BAENSCH, FRIEDL, UEHLINGER). Die ersten Erscheinungen treten meist 6—8 Wochen nach der Blutübertragung auf.

Die *tertiäre Knochensyphilis* läßt eine Bevorzugung des Schädels erkennen. Prädilektionsstellen sind das Stirnbein, die Orbita, die Nase und außerdem die Tibia. Bereits in der ersten Hälfte des 16. Jahrhunderts wird die Syphilis der Knochen beschrieben. JOHANNES DE VIGO (1514), ALEXANDER BENEDICTUS (1528), VIDUS VIDIUS (1550). Von FALLOPPIO stammt die erste anatomische Beschreibung, von VIRCHOW (1858) wurde die erste mikroskopische mitgeteilt. Die erste Beobachtung von syphilitischen Veränderungen der Orbitawände stammt von BOERHAVE (1794). SOLOWEITSCHIK

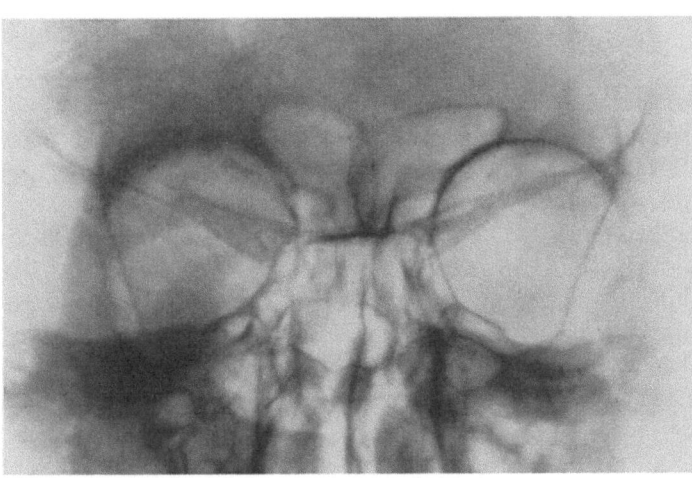

Abb. 68. 49jährige ♀. Seit ½ Jahr Schwellung im Bereich der rechten Augenbraue mit leichter Verdrängung des Bulbus nach unten. Ophthalmologisch sonst o. B. WaR: stark positiv. Rö: Ungleichmäßige Sklerosierung des rechten oberen Orbitarandes mit serpinginöser Begrenzung und Ausbildung feinster Sequester — luische Ostitis bzw. Osteomyelitis

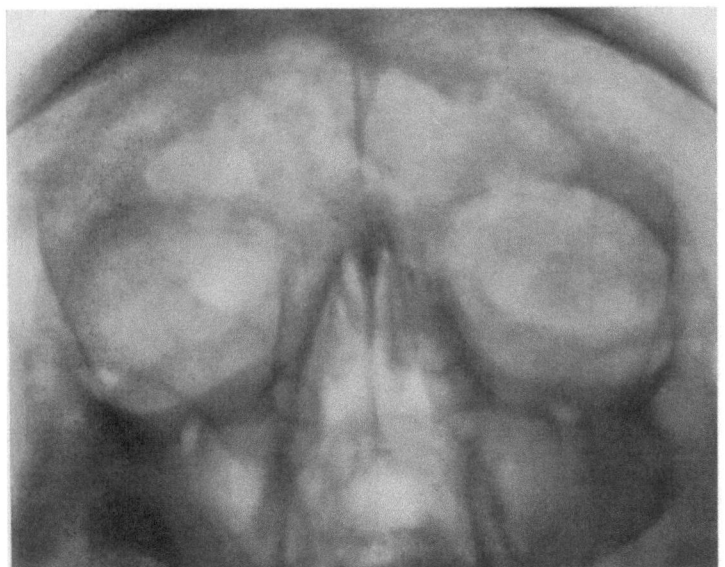

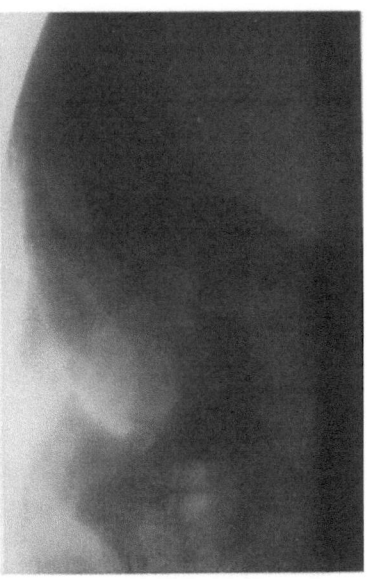

Abb. 69a. 50jährige ♀. Vor 1 Jahr Auftreten von Geschwüren im Gesicht, die seit 6 Wochen als Lupus behandelt wurden. Überweisung in die Hautklinik, da sämtliche Luesreaktionen im Blut stark positiv. Klinisch: Am Nasenrücken und am rechten äußeren Augenwinkel mehrere rötlich braune Ulcerationen mit zentraler Narbenbildung. Ectropium beider Unterlider. Unter einer Ulceration an der linken Nasenseite Knochendestruktion mit Fistel zur Nasenhöhle. Diagnose: Gummata. Rö: Destruktion im Bereich der linken Nasenhälfte mit Übergreifen auf das linke Siebbein bzw. die linke Orbita. Weitgehende Zerstörung im Bereich der Stirnhöhlen mit Übergreifen auf die rechte Orbita. Unregelmäßige, fleckförmige Verdichtung des Knochens im Sinne einer luischen Osteomyelitis

Abb. 69b. Ausgedehnte Zerstörung der Stirnhöhle mit Sequestrierung ihrer Vorderwand. (1 Jahr nach antiluetischer Behandlung Ausheilung sämtlicher Gummen mit reaktionslosen Narben. Fistel unverändert. Röntgenologisch weitgehende Normalisierung der Knochenstruktur unter Rückbildung der sklerotischen Veränderungen)

bezeichnet auf Grund von vier eigenen Fällen die Orbita als Lieblingssitz der Erkrankung. Chaigneau stellte 1909 49 Beobachtungen zusammen, darunter 17 eigene (zit. nach Beitzke).

Die Lues III kann sich in folgenden Formen manifestieren: 1. nichtgummöse luische Periostitis. Falls sich der Prozeß nicht zurückbildet, kommt es zur Ausbildung von circumscripten Sklerosierungen und Exostosen (Tophi). 2. Ostitis. Der Prozeß führt zu circumscripten, bimssteinartigen Veränderungen mit erheblichen sekundären Knochenverdickungen, so daß ein elfenbeinartiger, beträchtlich verdickter Knochen resultiert. Wir besitzen nur eine einzige hierher gehörige Beobachtung. Bei solchen Veränderungen ist die röntgenologische Diagnose unmöglich. Wie wir glauben, ist hier auch die Beobachtung von Pfeiffer einzuordnen. 3. Die im Vordergrund stehenden gummösen Veränderungen nehmen ihren Ausgang vom Periost, Endost und den Markräumen. Es kommt zu unregelmäßigen, manchmal auch serpiginösen Begrenzungen der Herde. Bei der gummösen Osteomyelitis führen die multiplen Herde zu ausgedehnten Destruktionen. Die Sequester können eingebaut, jedoch auch ausgestoßen werden.

Die röntgenologisch erkennbaren Veränderungen lassen eine sichere Diagnose nicht zu. Die gleichen Veränderungen können auch bei der Tuberkulose und bei der Osteomyelitis vorkommen. Die Wassermannsche Reaktion oder besser der Nelson-Test werden eine Klärung bringen. Infolge der modernen Therapie ist die Lues III der Knochen sehr selten geworden. Die Tuberkulose ist eine Erkrankung des Jugendalters, die Lues jedoch des Erwachsenenalters. Die röntgenologisch nachweisbaren Veränderungen sitzen entweder in der Orbitawandung selbst oder greifen sekundär von der Nase auf diese über. Osteolyse, Osteosklerose und Sequester beherrschen das Bild (Abb. 68, 69 a und b). Wie jedoch Abb. 88 zeigt, darf auch bei positiver Wassermannscher Reaktion nicht eine Lues angenommen werder, wenn ein maligner destruierender mit Sequestrierung vergesellschafteter Prozeß vorliegt.

5. Osteoradionekrose

Baensch beschrieb 1927 als erster eine doppelseitige Spontanfraktur des Schenkelhalses nach Röntgenradiumbestrahlung wegen Uteruscarcinom. Birkner und Schaaf berichteten 1954 über neun Fälle von Strahlenschädigung der Rippen. Über Radiumnekrosen des Schädels liegen nur wenige Mitteilungen vor. Knittel berichtet über solche nach Bestrahlung von Hypophysentumoren; histologisch bestand eine Osteoporose mit reaktiver Markraumfibrose. Rübe publizierte 1957 vier Fälle der Schädelkalotte. Histologisch decken sich die Befunde am flachen Knochen mit den am Schenkelhals (Baensch, Diethelm) erhobenen. Es handelt sich um eine Osteoporose bzw. Osteonekrose, Zerstörung des Markes und um Ausbildung eines zellarmen Bindegewebes. Es bestehen schwere Gefäßschädigungen. Die Gefäße sind sklerosiert, z. T. vollständig obliteriert (Dalby, Jacox und Miller). Truelsen weist auf das Fehlen der Osteoblasten und Osteoclasten hin. Die Veränderungen treten meist nach einem Intervall von 2—3 Jahren auf, dieses kann jedoch auch 12 bis zu 20 Jahre betragen.

Röntgenologisch finden sich in einem osteoporotischen Gebiet rundliche Aufhellungen, die anfangs scharf begrenzt sind. Später werden die Ränder unscharf, die Herde größer, oval- oder nierenförmig, es kommt zu streifigen Verdichtungen.

Der erste von Rübe mitgeteilte Fall betraf die Orbita. Es bestand eine Protrusio. Die Probeexcision ergab ein Sarkom. Bestrahlung von zwei Feldern. Da die Protrusio zunahm, wurde eine 2. Serie verabreicht, Gesamtdosis 17460 r (Bestrahlungen in der Augenklinik). Nach 12 Jahren fand sich ein zweimarkstückgroßes Röntgenulcus, in dessen Mitte der nekrotische Knochen frei lag. Unsere einzige Beobachtung deckt sich weitgehend mit der von Rübe. Auch im eigenen Fall bestand ein etwa fünfmarkstückgroßes Strahlenulcus der lateralen Orbitawand mit freiliegendem nekrotischen Knochen in einer von Teleangiektasien durchsetzten, epilierten Haut. Die Patientin erhielt nach

Angaben des Sohnes drei Röntgenserien. Schätzungsweise etwa 12 000 r (genaue Dosen konnten nicht ermittelt werden). Wegen einer schweren Psychose lag die Patientin in der Psychiatrischen Klinik. Die nach großen Bemühungen beigebrachten Aufnahmen zeigten ebenso wie in Rübes Fall ein einwandfreies Meningeom des Keilbeinflügels. Es stellte sich später heraus, daß der Fall von Shoda (,,Tumoren der Orbita'' aus der Universitäts-Augenklinik in Prag) als Sarkom beschrieben worden war. Hartmann bringt in seinem Atlas das Bild eines $8^1/_2$jährigen Kindes, bei dem wegen eines Opticustumors im Alter von $2^1/_2$ Jahren eine Enucleation durchgeführt worden war. Die angeschlossene intraorbitale Radiumeinlage führte zu einer schweren Osteoradionekrose.

Während es sich bei dem von Rübe angeführten und unserem Fall um einwandfreie Überdosierungen handelt, weist Rübe auf Grund weiterer drei Beobachtungen darauf hin, daß Osteoradionekrosen auch bei den üblichen Dosen eintreten können und macht dafür eine individuelle Disposition verantwortlich. Knüpffer beschreibt zwei Fälle, bei denen sich nach der Bestrahlung Knochensequester abstießen. Einmal im Augenwinkel und beim zweiten Fall ein großer Sequester des Stirnbeines und des oberen Orbitarandes. Da jedoch die histologische Untersuchung ergab, daß ein ausgedehntes Carcinomrezidiv vorlag, muß angenommen werden, daß die Sequestration tumorbedingt ist.

XI. Die Ostitis deformans Paget

Die Ostitis deformans — erstmalig 1876 von Paget beschrieben — ist eine chronisch verlaufende monostotische oder polyostotische Skeleterkrankung, die mit einer groben Deformierung der befallenen Knochen einhergeht. Ihre Ätiologie ist bisher unbekannt. Paget selbst nahm an, daß sie einen chronisch entzündlichen Prozeß darstelle, so daß er für sie die Bezeichnung ,,Ostitis'' wählte.

Klinisch ist die Ostitis deformans Paget in der Mehrzahl der Fälle gekennzeichnet durch rheumatoide Schmerzen und durch eine schleichend einsetzende Verdickung und Verbiegung der langen Röhrenknochen sowie eine Vergrößerung des Schädelumfanges. Nicht selten wird sie zufällig entdeckt ohne Beschwerden gemacht zu haben, in anderen Fällen wird sie als Ursache einer Spontanfraktur festgestellt. Nur ganz selten tritt sie vor dem 40. Lebensjahr auf, braucht zur vollen Entwicklung meist mehrere Jahrzehnte, so daß ihre Häufigkeit im 6. und 7. Dezennium am größten ist.

Bezüglich der Lokalisation des Morbus Paget wird in fast allen einschlägigen Arbeiten eine auf 138 Sektionsfällen beruhende Statistik von Schmorl angeführt, die besagt, daß die Häufigkeit des Befalls in der Reihenfolge Kreuzbein, Wirbelsäule, rechter Oberschenkel, Schädel abnimmt, wobei letzterer in 28 % der Fälle beteiligt war. Nach Kleinsasser soll der Schädel in etwa 60 % der polyostotischen Form befallen sein, sein ausschließlicher Befall sei wesentlich seltener.

Am Schädeldach dürfte die von Schüller beschriebene und nach ihm benannte Osteoporosis circumscripta cranii obligat die erste Phase oder die Frühform der Ostitis deformans Paget sein (K. Weiss, Meyer-Borstel u. a.). Seit den Arbeiten von K. Weiss ist bekannt, daß die Osteoporosis circumscripta in Form eines Aufhellungsherdes in Erscheinung tritt, dessen Grenzen sich jährlich um etwa 1 cm gegen den benachbarten gesunden Knochen vorschieben. Im Bereich der Schädelbasis ist die Osteoporosis circumscripta bisher nicht gesehen worden. In unserem Beobachtungsgut schneidet sie mit den oberen Orbitarändern ab und läßt die Orbitadächer frei. Diesen Eindruck gewinnt man auch von den Abbildungen der einschlägigen Publikationen. Nach etwa 5—6 Jahren treten im Zuge des Knochenumbaues in den zentralen, d. h. ältesten Partien des osteoporotischen Feldes Verdichtungsherde auf, die wegen ihres Aussehens auch als rosinenähnliche Skleroseherde bezeichnet werden. Die Struktur des Knochens bekommt dadurch ein wattebauschähnliches Aussehen. Durch perikranielle Knochenanlagerungen kommt es zu einer Auftreibung der Kalotte, deren Dicke bis auf 7—8 cm ansteigen kann. Da die Dickenzunahme des Knochens in der Regel nach außen erfolgt, sind Einengungen des intrakraniellen Raumes durch Appositionen nach innen sehr selten. Die Schädelbasis kann durch die umbaubedingte Minderung der Knochenfestigkeit eine Deformierung im Sinne einer Platybasie bzw. einer basilaren Impression erfahren, wodurch es ebenfalls zu einer intrakraniellen Raumbeengung kommen kann. Durch die Auftreibung des Knochens können die Foramina der Schädelbasis eingeengt werden. Im Bereich der Orbitae gilt das nicht nur für den Canalis opticus, sondern auch für die Fissura orbitalis superior. In diesem Zusammenhang zitiert Kleinsasser Gregg, v. Lehoczky, Mufson und Chodoff, die über Erblindung infolge Stenose der Opticuskanäle bei Morbus Paget berichtet haben. Anosmie bei Beteiligung des Siebbeines wurde ebenfalls beschrieben (Nonne, Dietrich und Gregg).

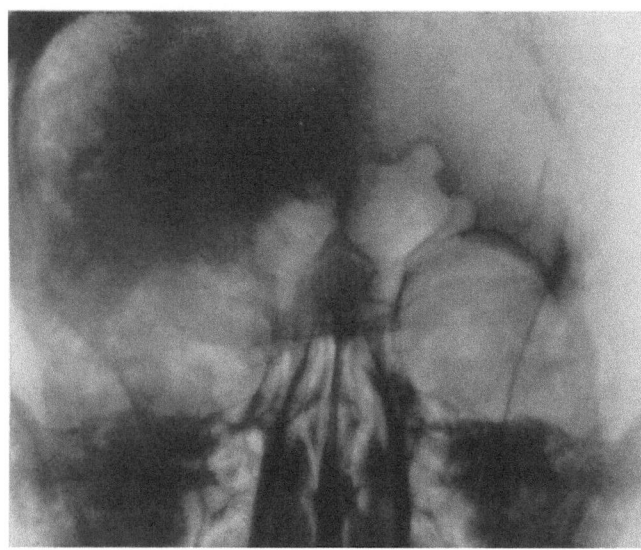

Abb. 70. 47jähriger ♂. Im Alter von 37 Jahren Motorradunfall mit Schädelprellung. Wegen einer danach festgestellten Verdickung der rechten Supraorbitalregion Probeexcision, die histologisch eine Ostitis deformans Paget ergab. Die Knochenauftreibung hat seither zugenommen, Klagen über Kopfschmerzen in der rechten Stirn- und Schläfengegend werden vorgebracht. Rö: Erhebliche Auftreibung der rechten supraorbitalen Stirnbeinpartien und des rechten Orbitadaches mit beträchtlicher Einengung der Orbita. Die Struktur des Knochens ist fleckförmig verdichtet. Ähnliche Strukturveränderungen auch im kleinen und großen Keilbeinflügel und im Jochbein. Rechte Stirnhöhle eingeengt

Die Ostitis deformans Paget befällt zwar in erster Linie den Gehirnschädel, sie kommt aber auch im Bereich des Gesichtsschädels vor, ganz selten hier auch isoliert, z. B. als isolierter Paget der temporoorbitalen Region (Beutel, Schüller). Die Gesichtsschädelknochen sind aufgetrieben bzw. vergrößert, so daß man auch von einer Leontiasis ossea im weiteren Sinne des Wortes spricht. Die Orbitae werden eingeengt, die Nasennebenhöhlen verkleinert bis zur völligen Zumauerung (K. Weiss). Wir konnten einen Patienten mit einem histologisch verifizierten Morbus Paget in der rechten Fronto-Orbito-Temporalregion beobachten. Nach einem im Alter von 36 Jahren erlittenen Motorradunfall wurde eine Verdickung der supraorbitalen Partien des rechten Stirnbeines festgestellt, die Anlaß zu einer Probeexcision gab, wodurch die Diagnose bereits

in diesem Stadium gesichert wurde. 10 Jahre später konnten wir eine hochgradige Verdickung der supraorbitalen Stirnbeinpartien, des Orbitadaches einschließlich des kleinen Keilbeinflügels, von Teilen des großen Keilbeinflügels und des Processus frontosphenoidalis des Jochbeines feststellen. Als Folge der Verdickung des Orbitadaches war der vertikale Durchmesser der Orbita erheblich verringert. Die rechte Stirnhöhle schien eingeengt zu sein (Abb. 70). Einen ähnlichen Fall bilden Gerlach und Simon ab. Sie berichten ferner über einen wegen Druck auf den Sehnerven operierten Patienten mit isolierter Lokalisation der Ostitis deformans Paget am Keilbeinflügel.

Das histologische Bild der Ostitis deformans Paget ist so charakteristisch, daß es nach Kleinsasser kaum zu verkennen ist. Das erste Zeichen ist eine Erweiterung der Venensinus und eine Eröffnung der sog. Doanschen Schlummercapillaren. Später beginnen die Arteriolen und in geringem Umfang auch die Venensinus zu sprossen. Im Knochenmark kommt es zu einer Zell- und Faservermehrung. Durch Osteoblasten- und Osteoclastentätigkeit erfolgt ein völlig ungeordneter Knochenumbau, wobei die daraus resultierende histologische Struktur von Schmorl mit einem Mosaik verglichen wurde. Erst im Spätstadium verliert das Knochenmark seinen Faser- und Capillarreichtum.

Der auffallende Reichtum an Blutgefäßen und die Neubildung von Capillaren im Knochenmark erklärt eine Beobachtung, die nach Snapper bereits Paget gemacht haben soll und später auch von anderen Autoren bestätigt wurde: der befallene Knochen sei hyperämisch und die über dem erkrankten Knochen liegende Haut sei wärmer als über gesundem Knochen. Nach Edholm u. Mitarb. (zit. nach Snapper und Kleinsasser) soll ein von Ostitis deformans befallener Knochen 20mal stärker durchblutet sein als ein gesunder Knochen bzw. eine erkrankte Gliedmaße zehnmal mehr Blut erhalten als eine gesunde. Wenn man berücksichtigt, daß die Sauerstoffausnutzung dabei weit unter dem Normalen liegt, wird man an Zirkulationsverhältnisse erinnert, wie sie bei einem arteriovenösen Shunt vorliegen — Vergrößerung des Herzminutenvolumens und entsprechende Hypertrophie des Herzens.

Blutchemisch sind bei der Ostitis deformans der Calcium- und der Phosphorspiegel normal. Die alkalische Serumphosphatase ist als Ausdruck der gesteigerten Osteoblastentätigkeit vermehrt, sie erreicht nach Snapper bei Patienten mit ausgedehntem Morbus Paget die höchsten Werte, die überhaupt gemessen wurden.

XII. Die fibröse Dysplasie

Seit den Publikationen von Albright u. Mitarb. (1937), Lichtenstein (1938), Uehlinger (1940) u. a. stellt die fibröse Dysplasie ein wohl definiertes Krankheitsbild dar, das charakterisiert ist durch typische Störungen der Skeletentwicklung. Nach Lichtenstein kann man drei Formen der Erkrankung unterscheiden, deren histologisches Erscheinungsbild jedoch das gleiche ist:

1. das Albright-Syndrom,
2. die polyostotische Form der fibrösen Dysplasie und
3. die monostotische Form der fibrösen Dysplasie.

Von Albright, Butler, Hampton und Smith wurde 1937 ein Syndrom beschrieben, welches sich aus der Trias Pubertas praecox, Skeletveränderungen im Sinne einer fibrösen Dysplasie und Pigmentnaevi zusammensetzt. Als *Albright-Syndrom* oder *Albrights Disease* ist es in die Literatur eingegangen und wurde bisher nur bei Mädchen beobachtet. Über die gleiche Symptomkombination, jedoch unter anderen Aspekten und unter anderen Bezeichnungen, berichteten bereits 1922 Weil und 1934 Goldhamer.

Die *polyostotische Form der fibrösen Dysplasie* unterscheidet sich vom Albright-Syndrom nur durch das Fehlen der Pubertas praecox. Die Pigmentnaevi — Café-au-lait-Flecke verschiedener Tönung — treten dabei um so stärker in Erscheinung, je mehr Knochen befallen sind (Kleinsasser). In seltenen Fällen können sie auch ganz fehlen. Meist ist die eine Körperhälfte bevorzugt oder ausschließlich befallen. Auf dieser Seite sind dann auch die Pigmentflecke stärker oder ausschließlich entwickelt. Nach Albright unterscheiden sich die Pigmentflecke bei der fibrösen Dysplasie durch eine unscharfe Konturierung von den glatt und regelmäßig umrandeten Café-au-lait-Flecken der Neurofibromatose. Es sind bei der fibrösen Dysplasie auch Pigmentierungen der Wangenschleimhaut beschrieben worden (Vines).

Die *monostotische Form der fibrösen Dysplasie* bietet histologisch und auch röntgenologisch das gleiche Bild wie der Einzelherd der polyostotischen Form. Ein Übergang der monostotischen Form in die polyostotische wurde nach Schlumberger bisher nicht gesehen. Der Häufigkeit nach tritt die monostotische Form gegenüber der polyostotischen deutlich in den Hintergrund.

Pathologisch-anatomisch beruht die Erkrankung auf einem Ersatz des Knochenmarks im Markraum der Diaphysen der langen Röhrenknochen und in den zentralen Markräumen der platten Knochen durch ein zellarmes, faserreiches Bindegewebe. Der Knochen wird abgebaut, seine Compacta wird verschmälert, aber in ihrer Kontinuität nie unterbrochen, da das funktionstüchtige Periost für den Ersatz des abgebauten

Knochens aufkommt. Der Ersatz erfolgt unregelmäßig, so daß der Knochen selbst ungleichmäßig aufgetrieben ist.

Die Erscheinungsformen der röntgenologischen Veränderungen erlauben nach Hopf folgende Einteilung der fibrösen Dysplasie:

1. Die Skleroseform, bei der das fibröse Mark eine feinporige Spongiosa bildet, die den ganzen Querschnitt des Knochens einnimmt,

2. die Seifenblasenform, deren charakteristisches Merkmal Cysten bzw. wabige Aufhellungen sind,

3. die Mischform, die eine Kombination der beiden genannten Formen darstellt und aus der Skleroseform hervorgehen soll.

Die ersten klinischen Zeichen der fibrösen Dysplasie treten meist zwischen dem 5. und 15. Lebensjahr auf (Heidsieck, Serfling und Parnitzke, Schinz u. a.). Noch

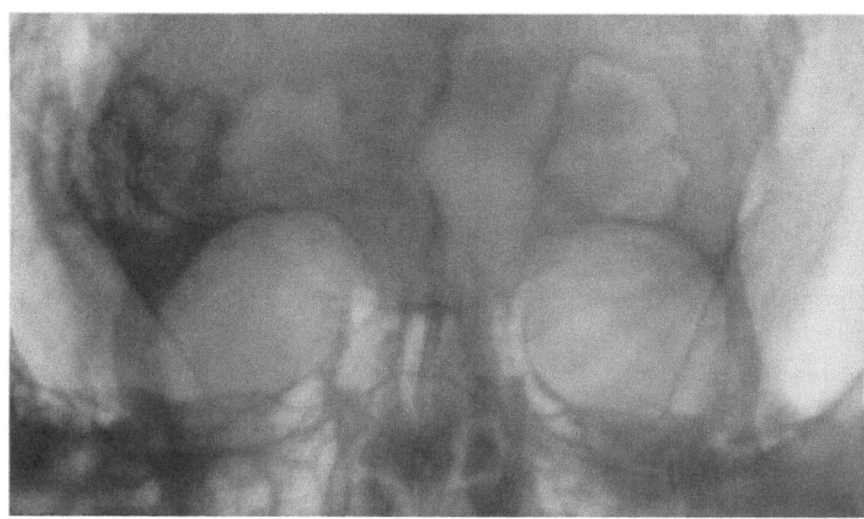

Abb. 71. 44jähriger ♂. Mit 29 Jahren wegen Morbus Basedow strumektomiert. Heftige Kopfschmerzen rufen bei venerischer Infektion in der Vorgeschichte den Verdacht auf Neurolues hervor. Neurologisch kein pathologischer Befund. Eine Knochenvorwölbung rechts frontoparietal gab Anlaß zu dreimaliger Operation. Angeforderte Operationsberichte und histologische Befunde lassen sich ohne Zwang einer fibrösen Dysplasie zuordnen, die auf Grund unserer nachträglich durchgeführten Röntgenuntersuchung anzunehmen ist: Blasige Auftreibung der rechten supraorbitalen Stirnbeinpartien mit erheblicher Verdickung des Processus zygomaticus und entsprechender Einengung des äußeren oberen Quadranten der Orbita

im 2. oder auch im 3. Lebensjahrzehnt kommt der Prozeß zum Stillstand, er kann nach Kleinsasser aber auch später noch einmal aufflackern oder auch kontinuierlich weiter fortschreiten. Oft wird die monostotische Form erst im späteren Alter bemerkt.

Blutchemisch bestehen bei der fibrösen Dysplasie meist normale Verhältnisse. Der Wert für Calcium und Phosphor ist in der Regel normal. Unterschiedlich sind die Angaben über die Werte der alkalischen Serumphosphatase, die von manchen Autoren (Dockerty u. Mitarb., Falconer u. Mitarb., Vines u. a.) als erhöht angegeben werden. Vines zitiert Murray u. Mitarb. sowie Albright, die je einen Patienten beobachten konnten mit Bence-Jonesschem Eiweißkörper im Urin.

Die Ätiologie der fibrösen Dysplasie ist noch ungeklärt. Eine anlagebedingte Entwicklungsstörung bzw. Fehldifferenzierung des Knochenmarks wird von Uehlinger als Ursache der Skeletveränderungen angenommen. Nach Lichtenstein und Jaffe soll eine abnorme Entwicklung des knochenbildenden Mesenchyms vorliegen, welches nicht imstande ist, eine normale Spongiosa und ein normales Knochenmark zu liefern. Beziehungen zur Osteopsathyrose (Weil) und Neurofibromatose (Thannhauser), aber auch zur Ollierschen Erkrankung (Furst und Shapiro) wurden vermutet. Von Hoff wird ursächlich eine Fehlsteuerung am Hypophysenzwischenhirn erwogen. Albright und seine Mitarbeiter erörtern die Möglichkeit, daß das Gesamtsyndrom einen Defekt darstellt, der mehrere Systeme betrifft. Sie vermuten eine übergeordnete neurale Störung

— von ihnen in den Hypothalamus verlegt — sowohl für die Knochenveränderungen und Pigmentherde als auch für die endokrinen Störungen.

Bezüglich der Lokalisation der fibrösen Dysplasie steht der Schädel hinter den Oberschenkelknochen und Oberarmknochen der Häufigkeit nach an dritter Stelle. Er ist beim Albright-Syndrom so gut wie immer betroffen, bei der polyostotischen Form in etwa 50% der Fälle und bei der monostotischen Form in etwa 10% der Fälle. Die Bevorzugung der linken Seite, die auch HEIDSIECK hervorhebt, ist in unserem Krankengut bei Beteiligung des Gesichtsschädels und der Fronto-Temporo-Orbitalregion ganz evident, eine Besonderheit, die die fibröse Dysplasie mit dem Epidermoid und Dermoid des Stirnbeines gemeinsam hat. Da von den Schädelknochen der Oberkiefer, das Jochbein und das Stirnbein am häufigsten betroffen sind, ist die Orbita in einem hohen Prozentsatz in Mitleidenschaft gezogen. Die Verdickung bzw. Auftreibung des Knochens führt zu einer Einengung der Augenhöhle und zu einem mehr oder weniger stark ausgeprägten Exophthalmus. In Abhängigkeit von der Beteiligung des Stirnbeines, des großen Keilbeinflügels oder des Oberkiefers und des Jochbeines wird der Bulbus auch noch eine entsprechende Verlagerung nach unten, nach innen oder nach oben erfahren. Der Opticuskanal und der Tränennasenkanal können ebenfalls verengt sein. Bei frühzeitigem Auftreten der Erkrankung werden die ihrer Lokalisation

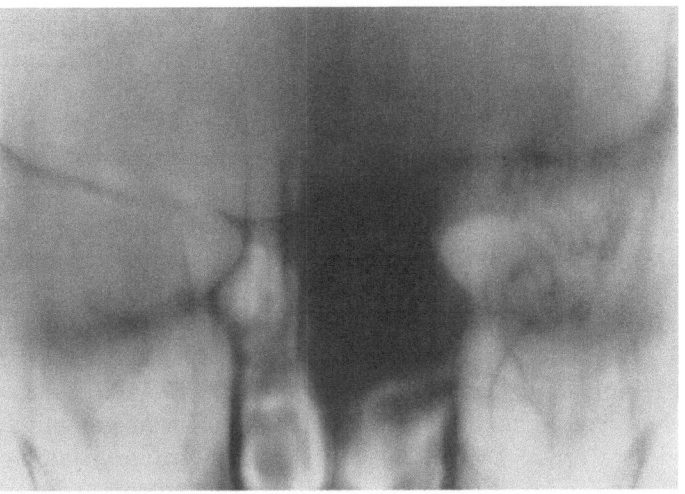

a

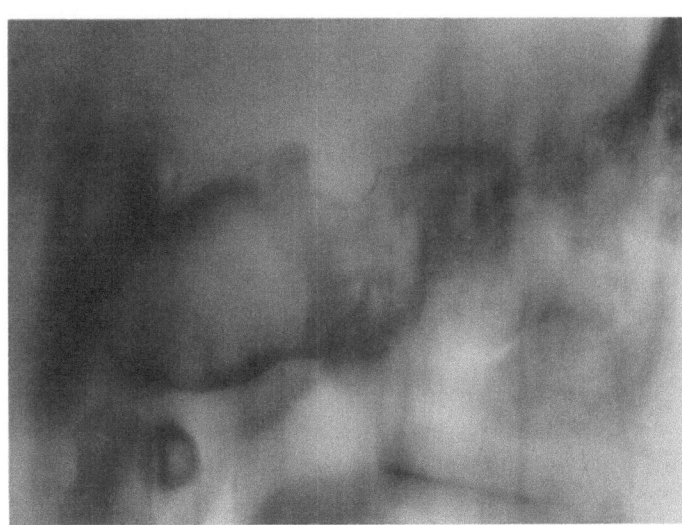

b

Abb. 72a u. b. 62jährige ♀. Menarche mit 9 Jahren, danach immer regelmäßig menstruiert. Mit 40 Jahren Strumektomie wegen Überfunktion der Schilddrüse. Ein Jahr später wegen Kopfschmerzen und Erbrechen Krankenhausbehandlung, wobei auch eine Liquorentnahme vorgenommen wurde. Seit 10 Wochen heftiger Druck über der Stirn und über dem Scheitel links, später Gangunsicherheit mit häufigerem Erbrechen. Zwei Anfälle von Bewußtlosigkeit. Klinisch: Das linke Auge steht tiefer als das rechte, die linken oberen Gesichtspartien sind mäßig vorgetrieben. Ausgedehnter Pigmentnaevus in der linken Lendengegend, der sich auf das Gesäß und den Oberschenkel fortsetzt. Rö: Auftreibung und Sklerosierung der linken Hälfte des Keilbeinkörpers mit Obliteration der linken Keilbeinhöhle. Blasige Auftreibung des kleinen und großen linken Keilbeinflügels. Weitere Herde im Sinne einer fibrösen Dysplasie im Clivus, im linken Unterkiefer, in mehreren Rippen rechts, in mehreren Brustwirbeln, in der linken Beckenhälfte, im linken Femur und in der linken Tibia, sowie im linken Metatarsale I und im linken Radius sprechen im Verein mit dem Pigmentnaevus und der Pubertas praecox für das Vorliegen eines Albright-Syndroms

entsprechenden Nebenhöhlen der Nase gar nicht angelegt, bei späterem Einsetzen des Prozesses können sie obliterieren.

Am Schädeldach ist die Seifenblasenform der fibrösen Dysplasie häufiger, insbesondere am Hinterhauptbein, wobei das Areal der wabigen Aufhellungen meist von einem dichteren Knochensaum umgeben wird. In den supraorbitalen Partien des Stirnbeines ist dagegen diese Form selten (Abb. 71), denn hier, am Gesichtsschädel und an der Schädelbasis tritt die fibröse Dysplasie meist in der Skleroseform auf, bei der der Knochen hochgradig verdickt und verdichtet ist (Windholz). Nicht selten ist in unserem Krankengut die Skleroseform als monostotische fibröse Dysplasie des Keilbeines vertreten mit Beteiligung der Keilbeinflügel und der angrenzenden Abschnitte des Keilbeinkörpers. Diese Form und Lokalisation der fibrösen Dysplasie bereitet erhebliche differentialdiagnostische Schwierigkeiten gegenüber der osteoplastischen Form eines Keilbeinflügelmeningeoms. Weder eine genaue neurologische Exploration noch die angiographische Untersuchung vermögen eine Abgrenzung herbeizuführen, da sich rasenförmig wachsende Meningeome nicht anfärben müssen. Bei Mischformen der Schädelbasis einschließlich der Orbitae können die Verhältnisse oft sehr gut mit Hilfe von Schichtaufnahmen analysiert werden (Abb. 72 a und b). Die Differentialdiagnose zwischen fibröser Dysplasie einerseits und Leontiasis ossea, Ostitis deformans Paget, Osteodystrophia fibrosa generalisata, Lipoidgranulomatose, Osteom und Osteofibrom andererseits diskutieren eingehend Rosen, Lachman und Laufer. Mit den differentialdiagnostischen Kriterien gegenüber einem Meningeom bei Lokalisation der fibrösen Dysplasie am Schädel beschäftigen sich Psenner und Heckermann sowie Serfling und Parnitzke. E. G. Mayer weist darauf hin, daß die Bilder bei fibröser Dysplasie und altem Knochenhämatom im Bereich des Schädels sehr ähnlich sein können. Schwierig, oft unmöglich ist rein röntgenologisch die Abgrenzung der fibrösen Dysplasie gegenüber den im Kapitel der sog. Hyperostosen beschriebenen Veränderungen im Bereich der Orbitae. Die genannten Autoren führen an, daß unter Berücksichtigung des Alters und der Anamnese des Patienten sowie der Lokalisation des Prozesses und des Blutchemismus eine differentialdiagnostische Abgrenzung der fibrösen Dysplasie möglich sei, nach Schinz soll sie sogar leicht sein.

XIII. Raumbeschränkende destruierende Prozesse

Die malignen Tumoren (Carcinome, Sarkome) erzeugen an den Orbitawänden Defekte mit unregelmäßigen, unscharfen und zackigen Rändern, bisweilen produzieren sie eine unregelmäßige wurmstichige Struktur.

a) Primäre maligne Tumoren

Diese können ihren Ausgangspunkt von den Lidern, vom Bulbus und der Bindehaut, vom orbitalen Gewebe oder von den Wänden der Orbita nehmen. Die Plattenepithelcarcinome der Lider können bei entsprechender Ausdehnung in die Orbitaränder einwuchern und den Knochen zerstören (Herrnheiser — Unterlid, Loepp und Lorenz —, Rohrschneider — Lidwinkel, Falk — Lupus-Carcinom) (Abb. 73). Tumoren des Bulbus können durchbrechen und Destruktionen an der Orbita erzeugen. Wir sahen solche zweimal bei Melanoblastom. Dieses kann sich jedoch auch in den Geweben der Orbita entwickeln und den Knochen zerstören (Herrnheiser). Schließlich kann es entlang des Opticus weiterwachsen und ohne Destruktion den Canalis opticus erweitern (Abb. 91). Die malignen Tränendrüsenmischtumoren destruieren den oberen äußeren Orbitaquadranten, sie sind oft, wie im eigenen Fall, Carcinome (Abb. 74). Offret bringt die Abbildungen mehrerer Beobachtungen, z. T. mit sehr ausgedehnten Zerstörungen. Auch Barberi, Hartmann, Jaentsch, Rohrschneider, Knapp, v. d. Hoeve, Damel, Grüninger u. a. haben über maligne Tränendrüsenmischtumoren berichtet. Auch von der Conjunctiva können Carcinome ausgehen.

E. G. MAYER weist darauf hin, daß bei Kindern das Sarkom auch zu einer Excavation der Orbita führen kann und die Defekte eine relativ scharfe Begrenzung zeigen können. Bei Carcinomen, die vorwiegend in den vorderen Orbitaabschnitten gelegen sind, lassen sich in der Umgebung des Destruktionsherdes kleine unscharf begrenzte Aufhellungen nachweisen, die den Wachstumszentren des infiltrierend einwachsenden Tumors entsprechen (E. G. MAYER), ein Befund, der beim Sarkom fehlt. Ansonsten dürfte eine Differentialdiagnose zwischen Sarkom und Carcinom unmöglich sein.

Die Mehrzahl der Tumoren der hinteren Orbitaabschnitte sind Sarkome; sie befallen besonders Kinder und Jugendliche. Im Vordergrund stehen undifferenzierte Sarkome, es finden sich jedoch auch Angio-, Fibro-, Lipo- und Lymphosarkome. Eine Sonderform stellt das Rhabdomyosarkom dar. Es soll besonders vom M. rectus internus ausgehen. Der rasch wachsende Tumor zerstört die Umgebung und setzt sehr bald Metastasen. Die Sarkome der knöchernen Orbitawände gehen vom Periost aus (außer in den Monographien finden sich zahlreiche Einzelbeobachtungen mit einschlägigen Berichten). Aus unserem reichen Beobachtungsgut sollen Abb. 75—78 als Beispiele dienen.

b) Metastasen

Die Tochtergeschwülste können im Bulbus (BOEMKE, ROHRSCHNEIDER u. a.) sitzen, sie können auch ohne den Knochen zu beeinflussen die Orbita erfüllen. Nur die Knochenmetastasen haben röntgenologisches Interesse, bzw. Metastasen des Orbitainhaltes, die auf den Knochen übergreifen.

Es ist üblich, zwischen osteolytischen (osteoclastischen) und osteoplastischen Metastasen zu unterscheiden. Die röntgenologisch erfaßbare Veränderung im Sinne eines osteolytischen oder eines osteoplastischen Herdes ist Ausdruck des gleichen Geschehens, nämlich der Absiedlung des Tumors. Nur die Reaktion des Knochens ist verschieden, einmal Zerstörung bei fast fehlender Knochenreparation, zum zweiten ein starker Reparationsprozeß. Die Metastasierung in die Orbita ist eine hämatogene. COLEY unterscheidet

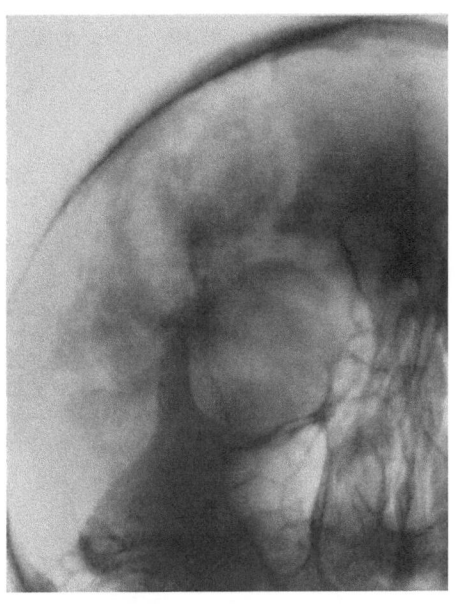

Abb. 73. 73jährige ♀. 1949 trat ein kleiner Hauttumor an der rechten Schläfe auf, der mit 800 r bestrahlt wurden. Die Hautveränderungen sind etwas abgetrocknet, haben sich jedoch nicht zurückgebildet. Neuerliche unterschwellige Bestrahlungen 1955, 1956 und 1957. Das rechte Oberlid fehlt vollkommen. Ein bimssteinartiger Knochen liegt bis zur Coronarnaht in einem überhandtellergroßen Bereich frei. Protrusio nach unten-innen. Das blaurot verfärbte Unterlid ist stark geschwollen und deckt weitgehend den Bulbus. Rö: Ausgedehnter destruierender Prozeß des rechten Stirnbeines bis zur Coronarnaht mit weitgehender Zerstörung des Orbitadaches. Histologisch: Basaliom mit ausgedehnten entzündlichen Veränderungen

Tumoren, die eine große Tendenz zur Skeletmetastasierung haben (ossophile) und solche, bei denen die Absiedlung ins Skelet selten ist (ossophobe). Die ossophilen Tumoren, wie Mamma-, Prostata-, Bronchus- und Schilddrüsencarcinome, Hypernephrome und die Neuroblastome des Sympaticus sind vor allem der Mutterboden für die Orbitametastasen. Die Mammacarcinome können ihre Metastasen im Bulbus, im Orbitagewebe wie auch in den Orbitawänden absiedeln (ROHRSCHNEIDER, MICHAIL, GIGGLBERGER). Über Metastasen der Orbitawände berichten GROS, BURG und BRINI u.a. Eine Mammacarcinommetastase im kleinen Keilbeinflügel bringen MITTERMAIER, PSENNER.

Die Metastasen der Prostatacarcinome sind teils osteoplastisch, teils osteolytisch. Bei unserer Beobachtung besteht eine relativ große, osteolytische Metastase (Abb. 79). Eine

Orbitametastase beim Schilddrüsencarcinom konnten wir nicht beobachten. Im eigenen Krankengut sind Metastasen des Bronchialcarcinoms sehr selten (nur ein Fall). KLEIN-SASSER weist darauf hin, daß histologisch die Metastase eines anaplastischen Bronchial-

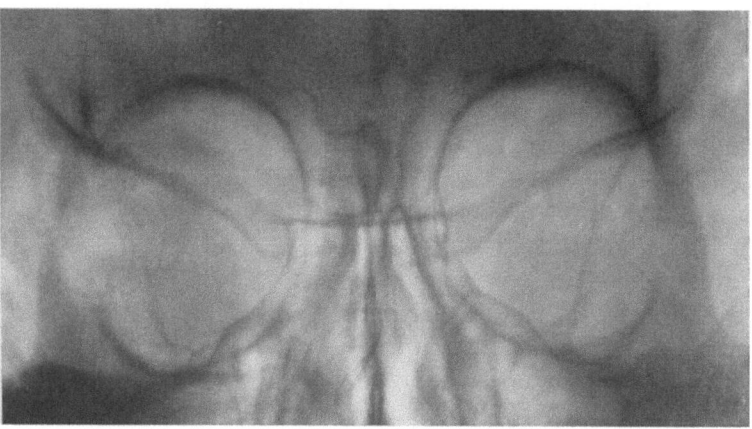

Abb. 74. 58jährige ♀. 9 Monate vor der Klinikaufnahme wegen Schwellung des rechten Oberlides und zunehmender Protrusio des rechten Bulbus in augenärztlicher Behandlung. Ophthalmologisch bei der Klinikaufnahme: Verdrängung des rechten Bulbus nach innen und unten. Fundus o. B. Rö: Ausgedehnter destruierender Prozeß vom Typus eines malignen Tumors im Bereich der lateralen rechten Orbitawand. Op.: Resektion der temporalen Orbitawand und z. T. auch des Orbitadaches. Histologisch: Carcinomatöser Mischtumor der Tränendrüse

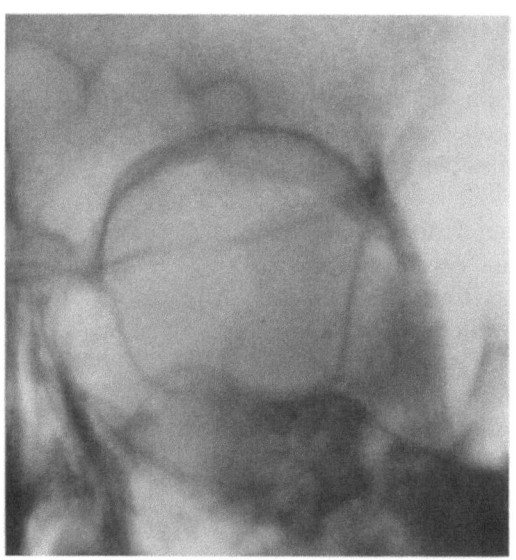

Abb. 75. 38jähriger ♂. Seit 3 Jahren in ärztlicher Behandlung. Klinisch: Höckriger, mit der nasalen linken Orbitawand fest verwachsener Tumor, der oben weit in die Augenhöhle reicht. Rö: Deutliche Erweiterung der linken Fissura orbitalis sup. mit Usur der angrenzenden Abschnitte des großen und kleinen Keilbeinflügels. Histologisch: Spindelzellensarkom

carcinoms (oat-cell carcinoma) mit kleinzelligen Sarkomen (Ewingsarkom) verwechselt werden kann.

Metastasen des bösartigen Neuroblastoms des Sympathicus kommen bevorzugt beim Kleinkind und beim Jugendlichen zur Beobachtung. Diese Tumoren entstehen aus den Vorstufen der Ganglienzellen des Sympathicus und nehmen ihren Ursprung vom Grenzstrang oder häufiger vom Mark der Nebenniere. Sie treten meist vor dem 6. Lebensjahr auf, können jedoch auch schon beim Neugeborenen vorhanden sein. Beide Geschlechter sind gleich häufig betroffen. Die Metastasierung erfolgt bis zum 2. Lebensjahr, meist nach dem Typ *Pepper* zur Leber und in die Lymphknoten (bei dieser Form lassen sich durch die Röntgentherapie gute Erfolge erzielen, zwei eigene Beobachtungen bestätigen

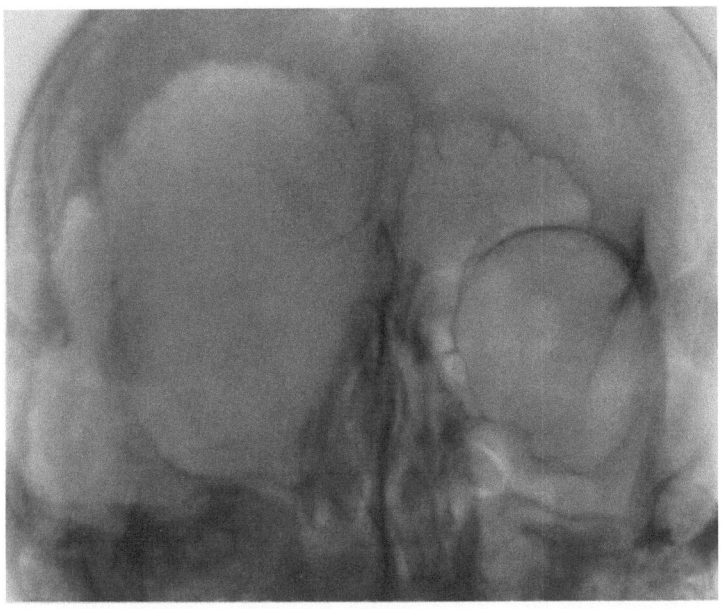

Abb. 76. 54jährige ♀. Vor 8 Monaten Abnahme des Gehörs links. Nach Behandlung Besserung. Vor 4 Monaten Doppelbilder, die sich aber auch wieder besserten und nur beim Blick nach oben auftraten. Vor 3 Wochen wieder akute Verschlechterung des Sehvermögens, vornehmlich auf dem rechten Auge. Rö: Die rechte Orbita ist praktisch vollständig zerstört, nur geringe Reste des unteren Augenhöhlenrandes und der Linea innominata sind übriggeblieben. Die Destruktion geht auf die supraorbitalen Partien des Stirnbeines über mit fast völliger Zerstörung der Stirnhöhle, ferner auf die temporo-orbitale Region und die rechte Hälfte der Schädelbasis. Destruiert sind auch das rechte Siebbein einschließlich der Crista galli und die linke Orbitaspitze. Histologisch: Sarkom

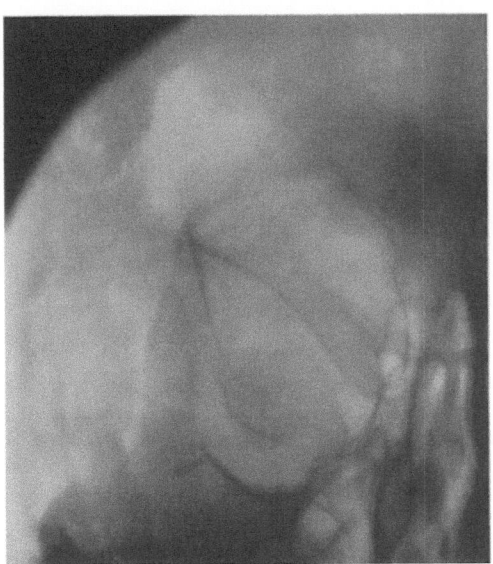

Abb. 77. ♂. Ausgedehnte Destruktion im Bereich des Orbitadaches und im Bereich der angrenzenden supra-orbitalen Stirnbeinpartien. Die Ränder der Destruktion sind unscharf, in ihrer Umgebung ist die Struktur des Knochens wurmstichig. In der weiteren Umgebung fallen relativ weite Gefäßkanäle auf. Histologisch: Gefäßreiches kleinzelliges Sarkom

die Angaben im Schrifttum. Wir waren überrascht über die erheblichen Verkalkungen, die wir bei den Kontrollen sahen). Wesentlich häufiger erfolgt die Metastasierung nach dem Typ *Hutchinson* auf hämatogenem Wege. Bei der Skeletmetastasierung ist nach Bethge in 57% der Schädel betroffen. In 26% der Fälle tritt zuerst ein Exophthalmus

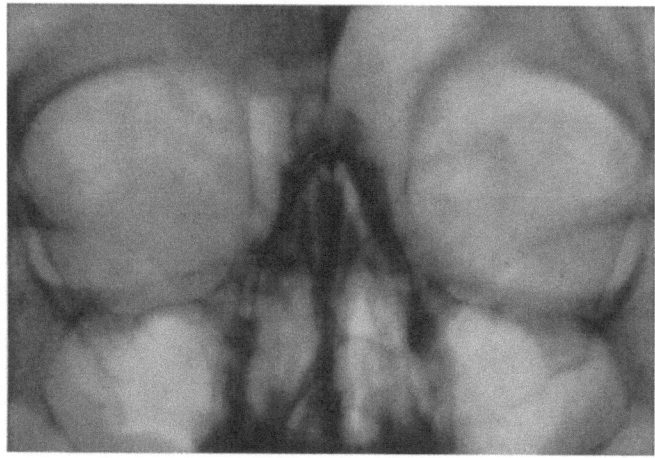

Abb. 78a. 33jähriger ♂. Etwa 9 Monate vor der Klinikeinweisung ambulante Behandlung wegen erschwerter Nasenatmung rechts und Tränenfluß rechts. Nach Tränensackspülung trat ein Ödem der Lider auf. Klinikaufnahme: Leichte Protrusio des rechten Bulbus. Hals-Nasen-Ohren-Untersuchung zunächst o. B. Rö: Kleine polypöse Schleimhautschwellung in der rechten Kieferhöhle, geringe diffuse Schleimhautschwellung in der linken Kieferhöhle bei sonst normalem Luftgehalt der Nasennebenhöhlen

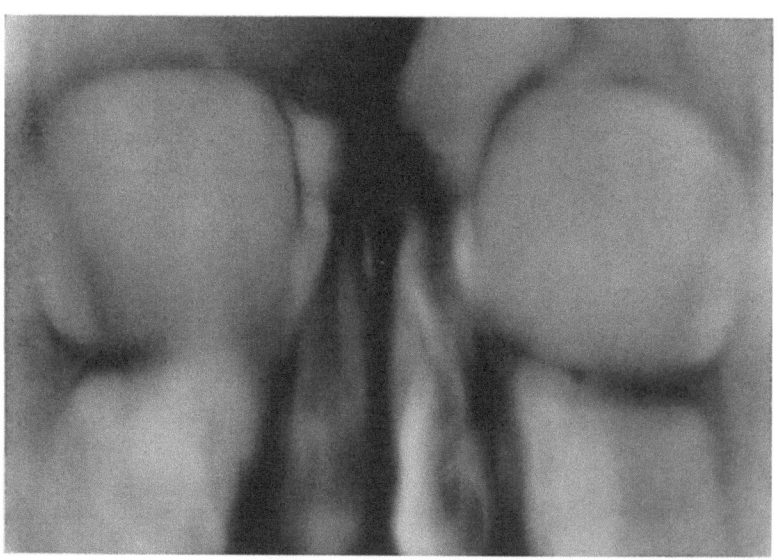

Abb. 78b. Erneute Hals-Nasen-Ohren-Untersuchung 12 Tage später ergab einen kleinen höckrigen Tumor am Septum rechts. Probeexcision: Verdacht auf bösartigen Tumor. Rö: Schichtaufnahmen der Orbitae ergeben eine Destruktion des medialen unteren Quadranten der rechten Orbita bzw. der entsprechenden Abschnitte der Kieferhöhlen- und Nasenhöhlenwand. Verschattung der rechten Nasenhöhlenhälfte. Op.: Ausgedehnter Tumor im Bereich der medialen unteren Abschnitte der rechten Orbita und der vorderen Siebbeinpartien. Histologisch: Sarkom

auf (Olesen und Sjøntoft). Klinisch stehen der ein- oder beiderseitige oft erhebliche Exophthalmus und Blutungen in den Lidern im Vordergrund. Diese Veränderungen sind oft die erste klinische Dokumentation. Bamert berichtet über zwei Fälle: 15 Jahre bzw. 10 Monate alter Knabe. Weitere Mitteilungen stammen von Duke-Elder sowie von RINDELEN und auch von HINZBERG (zit. nach BAMERT). FANKONI und WALLGREEN führen in ihrem Lehrbuch an, daß sie in 10 Jahren über 30 Fälle beobachten konnten. Die Patienten kommen alle ziemlich rasch ad exitum. Röntgenologisch können öfter große Defekte nachgewiesen werden.

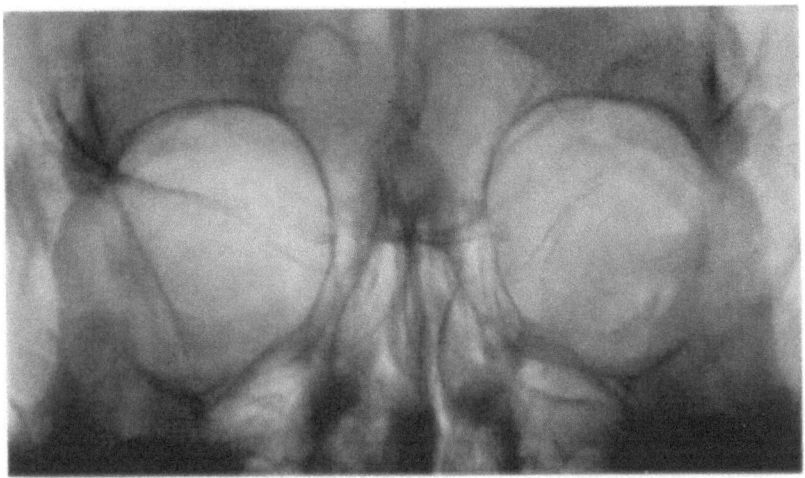

Abb. 79. 66jähriger ♂. Vor 1 Jahr Prostatacarcinom operiert. Seit einigen Wochen zunehmende Kopfschmerzen und leichte Protrusio bulbi links. Rö: Größerer Destruktionsherd im linken großen Keilbeinflügel, der bis zur Fissura orb. sup. reicht. Die Linea innominata ist fast vollständig ausgelöscht, der untere Rand des Herdes wird von einem Verdichtungssaum umgeben (Metastase)

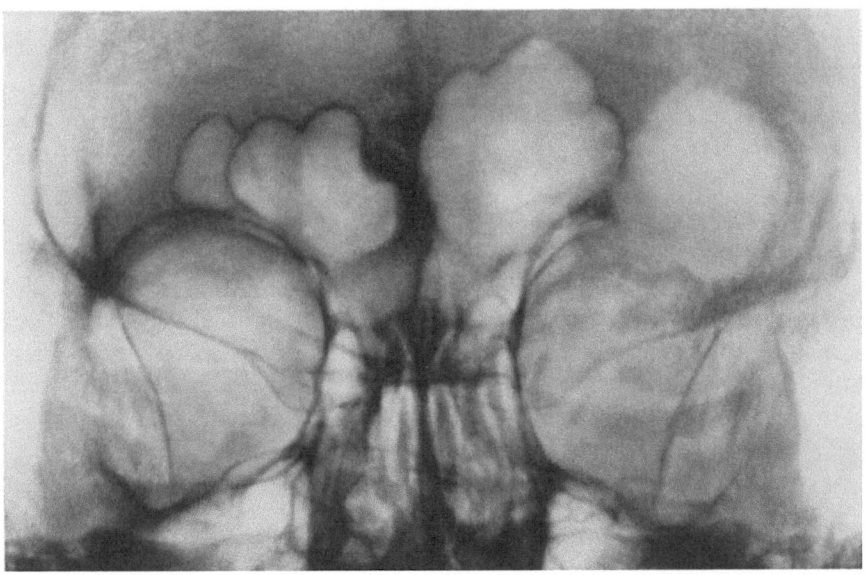

Abb. 80. 63jähriger ♂. Multiple Lungenmetastasen — Primärtumor unbekannt (Patient wurde ambulant untersucht, eine genaue und komplette Untersuchung war nicht möglich). Rö: Großer, unscharf begrenzter Destruktionsherd im äußeren oberen Quadranten der linken Orbita mit Zerstörung des Processus zygomaticus ossis frontalis und Übergreifen der Destruktion auf die supraorbitalen Stirnbeinpartien. Mehrere kleinere Herde auch im Processus frontosphenoidalis des Jochbeines (osteolytische Metastasen)

Die Hypernephrommetastasen nehmen insofern eine Sonderstellung ein, als sie oft relativ lange solitär bleiben. Die Hypernephrome metastasieren sehr früh, da sie in die Nierenvenen einwachsen. Die Metastase in der Orbita kann die erste Erscheinungsform der Erkrankung sein. BIENDARA hat die Literatur zusammengestellt und fand in zwölf Fällen dreimal Destruktionen der Orbitawand und dreimal des Stirnbeines. Weitere

Mitteilungen stammen von Burch, von Stuhl und C. Vincent. Die Tumoren können auch pulsieren, so daß auch an ein Aneurysma gedacht wurde. Die cystisch wabige Form, wie sie die Metastasen des Hypernephroms an der Schädelkapsel zeigen (Beutel), ist bisher an der Orbitawand nicht beobachtet worden.

Wir verfügen über mehrere Beobachtungen von Orbitametastasen, bei denen trotz genauer Durchuntersuchung der Primärtumor latent blieb (Abb. 80). Es ist selbstverständlich, daß beim Verdacht auf Orbitametastasen eine Thoraxuntersuchung durchgeführt werden muß, wobei sich gar nicht so selten ebenfalls Metastasen nachweisen lassen. Selten metastasieren in die Orbita Magentumoren (Stuhl), Carcinome des Colon und des Uterus. Als besondere Seltenheiten seien angeführt: die Metastase eines Seminoms (Béclére) und die Metastase eines Carcinoms der Bartholinischen Drüsen (Roliakoff), ferner die Metastase eines Speicheldrüsenmischtumors (Herrnheiser). Lattes, McDonald und Sproul berichteten über eine sich langsam vergrößernde Geschwulst am Hals. In der Orbita fand sich eine zweite Geschwulst mit starker Protrusio und Zerstörung der Orbitawand, da der Tumor nach temporal durchwuchs. Probeexcision: Glomustumor. Da aber ein Paraganglion ciliare beim Menschen nicht existiert (Watzka), ist der Orbitatumor als Metastase aufzufassen.

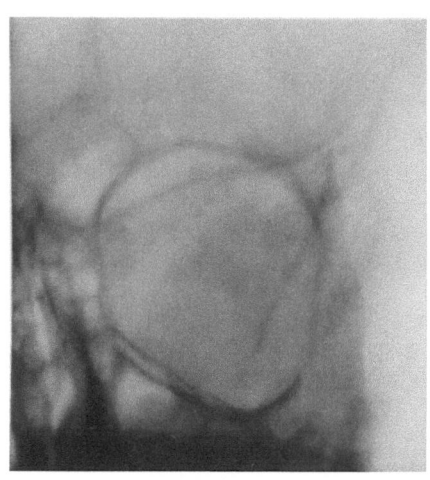

Abb. 81. 18jährige ♀. Allmähliche Sehverschlechterung links mit Vortreten des Bulbus. Die Durchuntersuchung ergab ein klinisch erscheinungsloses periostales Sarkom des rechten Oberschenkels. Rö: Teils osteoclastische, teils osteoplastische Metastasen im großen und kleinen Keilbeinflügel

Wie die Carcinome können auch die Sarkome Tochtergeschwülste in der Orbita absiedeln. Sie können osteoclastischen oder osteoplastischen Charakter haben, es können aber auch beide Formen gleichzeitig auftreten (Abb. 81). Theissing berichtet über eine Orbitametastase bei einem Retothelsarkom (Ileocöcaltumor) und Hartmann über eine große Metastase in der linken Orbita mit Durchbruch der temporalen Wand, ausgehend von einem Sarkom der Lendenwirbel 2—4. Er zitiert Polignani, der eine Metastase eines Melanoms des Penis beobachtete. Einen ähnlichen Fall beschreibt Stellwag. Meiggs-Schweinitz sah eine Metastase eines Rundzellensarkoms des Mediastinums. Forster berichtet über eine Metastase eines Sarkoms des rechten Fußes und eine nach Hodensarkom. Buendia teilt eine Orbitametastase nach Lungensarkom mit. Endlich berichtet Bourget über eine osteoplastische Sarkommetastase.

XIV. Aus der Nachbarschaft übergreifende maligne Tumoren

a) Maligne Nasennebenhöhlentumoren

Diese sind häufiger als die primären Orbitatumoren. In der Mehrzahl sind es Carcinome, meist Plattenepithelcarcinome, seltener Adenocarcinome, die ihren Ausgang von der Nase nehmen. Die Sarkome sind seltener. Es kommen undifferenzierte, aber auch Fibro- und Lymphosarkome vor. Auch Melanome werden beobachtet. Die Nasennebenhöhlencarcinome befallen am häufigsten die Kieferhöhle, seltener die Siebbeinzellen, am wenigsten häufig sind die Stirnhöhlen befallen. Die betroffene Höhle ist dicht verschattet, die Wände unscharf und verwaschen begrenzt. Die Siebbeinzellsepten werden zerstört, das Carcinom bricht in die Nachbarschaft ein, die Orbitawand wird ganz oder teilweise zerstört, Zeichen der Expansion fehlen (Abb. 82).

Die Sarkome der Oberkiefer bei Kindern wachsen meist sehr rasch und zerstören in großem Umfang die Orbitawand. Die Abgrenzung gegen eine Zahnkeimosteomyelitis

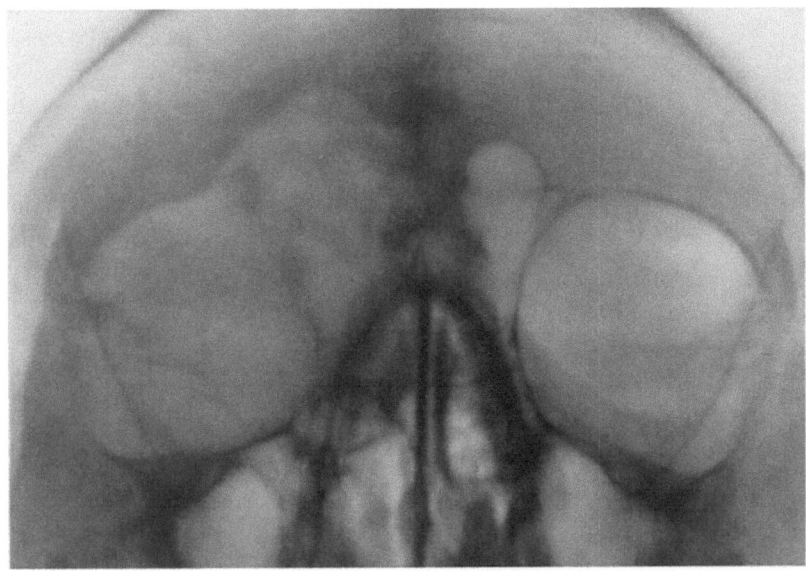

Abb. 82. 81jährige ♀. Seit mehreren Wochen größere Schwellung im rechten inneren Augenwinkel und in den angrenzenden Partien der Stirn. Rö: Destruktion der rechten Stirnhöhle mit Verlagerung von Resten ihres Bodens orbitawärts. Übergreifen der Destruktion auf das Siebbein (Stirnhöhlencarcinom)

kann, da auch die Sarkomkranken fiebern, besonders wenn Fisteln fehlen, klinisch und röntgenologisch schwierig sein. Auch die Melanoblastome der Nase können über das Siebbein in die Orbita durchbrechen (bei einer eigenen Beobachtung wuchsen die schwarzen Massen aus den Nasenlöchern heraus, die Nase war auf Faustgröße aufgetrieben, der Tumor hatte die mediale Orbitawand und den Nasenflügel der Gegenseite durchbrochen).

b) Nasenrachentumoren

Die malignen Nasenrachentumoren machen im Anfang nur ganz geringe Symptome (FALK). Sie sind oft auf der seitlichen Schädelaufnahme als Weichteiltumoren erkennbar, die Luftsäule des Epipharynx wird eingeengt, gegebenenfalls auch verlagert. Klinisch kommt es zu häufigem Nasenbluten, Kopfschmerzen, behinderter Nasenatmung. Öfter finden sich schon Lymphknotenmetastasen am Hals. Sarkome sind seltener als Carcinome. Die Retothelsarkome bevorzugen die Tonsille. Beide Tumorarten können in den Schädel einwuchern und große Defekte der Schädelbasis erzeugen, die von der Pyramidenspitze bis zum Processus pterygoideus reichen können. Aber auch die Orbita einschließlich des Canalis opticus kann in die Destruktion einbezogen werden (Abb. 83).

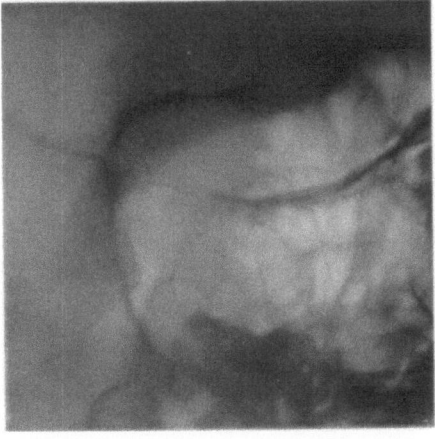

Abb. 83. 40jähriger ♂. Seit etwa 9 Monaten Schmerzen in der rechten Gesichtshälfte. Klinisch: Rechtsseitiger Exophthalmus, Horner rechts, Atrophie der rechten Wange. Rhinologisch: Pflaumengroßer Tumor im rechten Nasenrachenraum. Histologisch: Carcinom. Rö: Destruktion der unteren Wand des rechten Opticuskanals

XV. Raumbeschränkende retroorbitale Prozesse

Diese wurden ebenso wie die Epipharynxtumoren schon vor längerer Zeit von E. G. MAYER eingehend analysiert. Außerdem werden sie im Rahmen der Schädelbasis abgehandelt. Wir können und müssen uns daher auch wegen des Platzmangels kurz fassen.

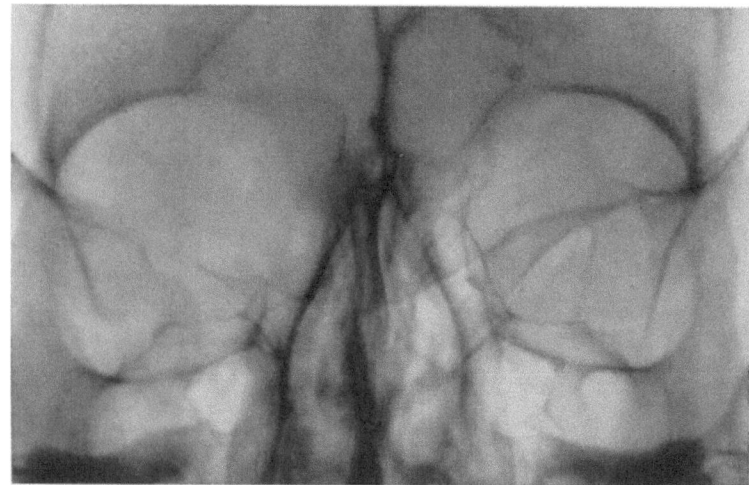

Abb. 84a

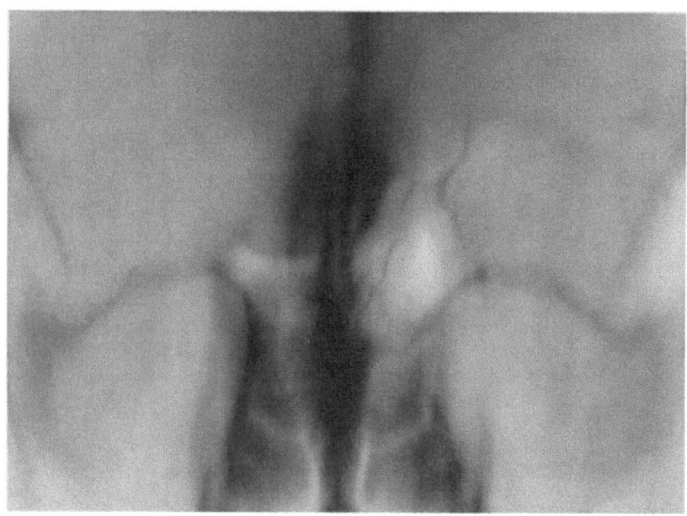

Abb. 84b

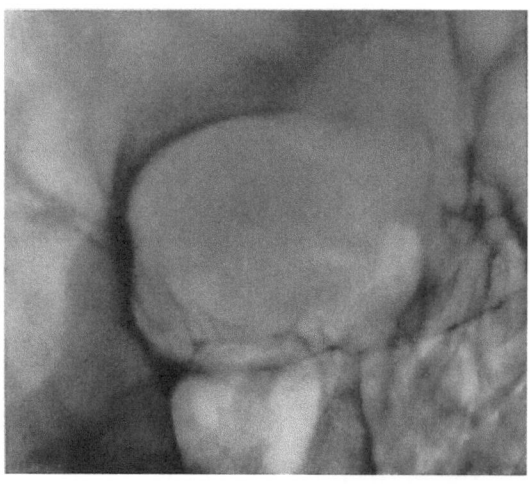

Abb. 84c

Raumbeschränkende expansive Prozesse. Langsamwachsende Tumoren der vorderen Schädelgrube können das Orbitadach deprimieren und zu Defekten führen (Oligodendrogliom, Abb. 84a—c). Von den Gebilden der mittleren Schädelgrube wurden die posterioren orbitalen Cephalocelen bereits abgehandelt. Kurz müssen die Trigeminusneurinome genannt werden. Diese können von der Pyramidenspitze vorwachsen und die Orbita irritieren (E. G. MAYER, LINDGREEN u. a.). Dabei kann ein verschieden großer Defekt mit scharfen, z. T. sklerotischen Rändern entstehen (Abb. 85), es kann jedoch auch zur Amputation der Orbitaspitze kommen (Abb. 86a und b). Solche Defekte sind auch bei der posterioren orbitalen Cephalocele wie auch bei der Neurofibromatose bekannt. LOEPP und LORENZ berichten über einen Kleinhirnbrückenwinkeltumor, der

Abb. 84a. 53jährige ♀. Seit 1¹/₂ Jahren anfallsartige Zustände mit Zittern der Hände und psychomotorischen Dämmerattacken. Opticusatrophie rechts und Stauungspapille links. Rö: Hochgradige Atrophie des rechten Orbitadaches mit Usur und Depression des kleinen Keilbeinflügels sowie des Planum sphenoidale

Abb. 84b. Frontaler Schnitt durch die vordere Schädelgrube: Tiefe Impression der rechten Hälfte der Lamina cribrosa mit Defekt der medialen Orbitawand als Ausdruck eines expansiv wachsenden raumbeschränkenden Prozesses in der rechten vorderen Schädelgrube. Op.: Frontales Oligodendrogliom

Abb. 84c. Schrägaufnahme der rechten Orbita zur Darstellung des Opticuskanals: Die laterale Begrenzung der Fissura orbitalis sup. ist regelrecht abgebildet. Die mediale Begrenzung ist nur in der unteren Hälfte sichtbar und läuft spießartig aus. Der Bereich des Processus clinoideus ant. und des Foramen opticum wird von einem Defekt eingenommen, der sich weit in die mediale Orbitawand erstreckt. (Auf der Originalaufnahme treten die Konturen des Opticuskanals noch schemenhaft hervor)

bis in die Orbita vorwuchs; wegen der Seltenheit soll er angeführt werden. Ein ähnliches Verhalten konnten wir bei einem Epidermoid der mittleren Schädelgrube feststellen, welches die Fissura orbitalis superior ausweitete und den Opticuskanal deformierte (Abb. 87, a—c). Liquorcysten der mittleren Schädelgrube können durch Druck den großen Keilbeinflügel verdünnen und den kleinen anheben (Abb. 33 und 34a und b).

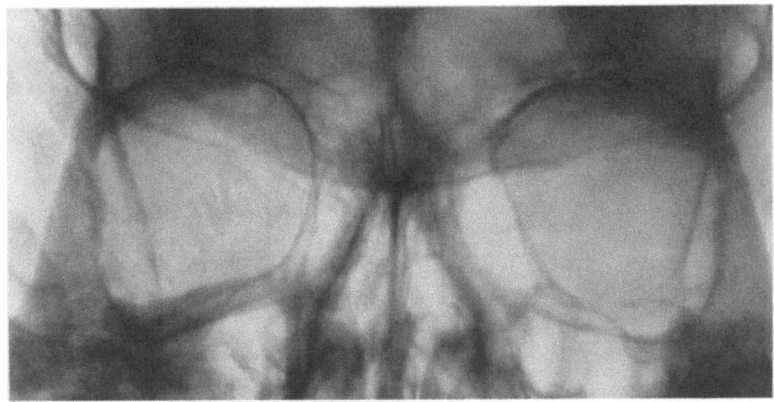

Abb. 85. 30jähriger Mann mit Schluckbeschwerden und Sprachschwierigkeiten. Klinisch geringe Protrusio des linken Bulbus, Abducensschwäche rechts, mimische Facialisschwäche rechts, Schwerhörigkeit links, progrediente links-betonte Tetraspastik und hochgradige cerebellare Ataxie. Rö: Größerer, relativ scharfrandiger Defekt im linken großen Keilbeinflügel. Exkavation des linken Proc. clin. ant., der angehoben ist (Erweiterung der Fissura orb. sup.). Im Zusammenhang mit einem Defekt im Boden der mittleren Schädelgrube und der Pyramidenspitze wurde ein Trigeminusneurinom angenommen und operativ bestätigt

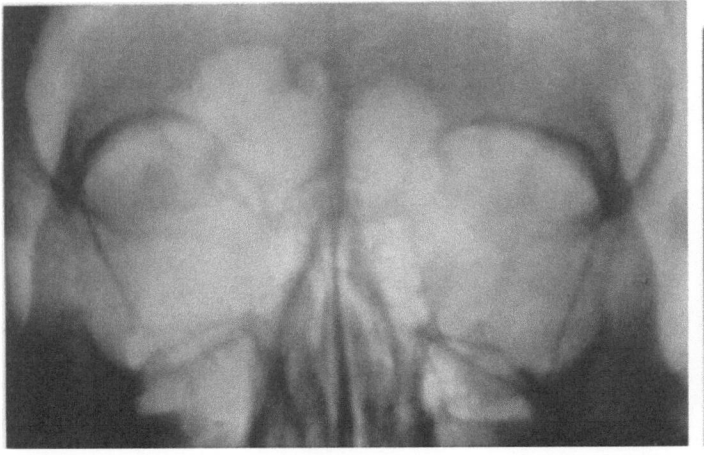

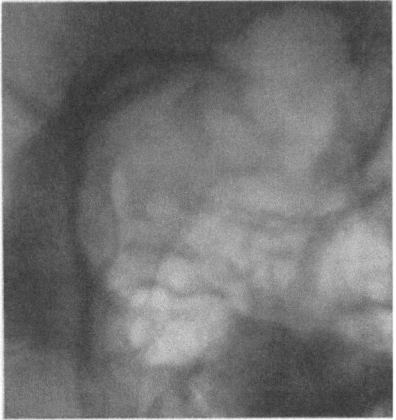

Abb. 86a   Abb. 86b

Abb. 86a. 32jährige ♀. Im Alter von 8 Jahren Schieloperation. Schon damals konnte auf dem rechten Auge nur hell und dunkel unterschieden werden. Seit 7 Jahren Entwicklung einer Protrusio bulbi rechts. Seither Allgemeinkopfschmerz, Kribbeln im rechten Oberkiefer und in der rechten Zungenhälfte. Wegen Steigerung des Kopfschmerzes und beginnender Sehverschlechterung auf dem linken Auge Einweisung in die Augenklinik. Klinisch: Protrusio bulbi rechts, geringer auch links. Rechtes Auge fast unbeweglich. Rechts Sehnervenatrophie, links Papillenunschärfe. Keine Störungen im Trigeminusgebiet, auch übrige Hirnnerven o.B. Rö: Amputation der rechten Orbitaspitze. Im Verein mit großem Defekt im Boden der rechten Schläfengrube sowie der rechten Hälfte des Keilbeinkörpers und der Pyramidenspitze wurde ein Trigeminusneurinom diagnostiziert, das durch die Operation bestätigt wurde

Abb. 86b. 6 Jahre vorher bestand ein Defekt der unteren Wand des rechten Opticuskanals mit Erweiterung der Fissura orbitalis superior

Raumbeschränkende destruierende Prozesse. Alle malignen Prozesse der Basis können bei entsprechender Größenausdehnung den Canalis opticus und die Orbitawände mitergreifen und destruieren. Auch die seltenen Chordome, um deren Pathologie sich

Boemke und Joest und um deren röntgenologische Differenzierung sich Psenner große Verdienste erworben haben, können die Orbita befallen (Argaud und Calmette). Wegen der Nachbarschaft brechen sowohl die Carcinome der Keilbeinhöhlen wie die Sarkome

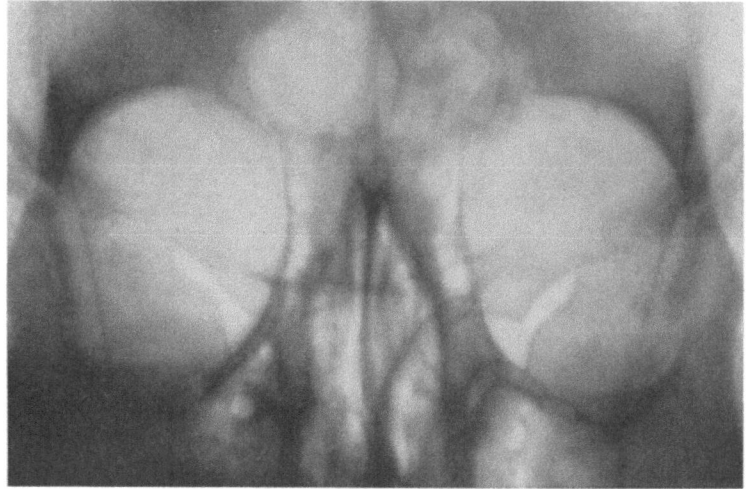

Abb. 87a. 52jähriger ♂. Wegen einer seit der Kindheit bestehenden linksseitigen Oculomotoriuslähmung Einweisung in die neurologische Klinik. Luesreaktionen im Blut positiv. Opticusatrophie links. Rö: Ausweitung der medialen Partien der linken Fissura orbitalis sup. mit Usur bzw. Defekt in den medialen Abschnitten des kleinen Keilbeinflügels. Die Ränder des Defektes sind scharf begrenzt und verdichtet als Zeichen dafür, daß er durch einen expansiv wachsenden raumbeschränkenden Prozeß bedingt ist. Nach medial setzen sich die Defektränder in einen bogigen Verdichtungsstreifen fort, der dafür spricht, daß der Defekt auch den Keilbeinkörper betrifft. Das linke Foramen rotundum ist normal geformt

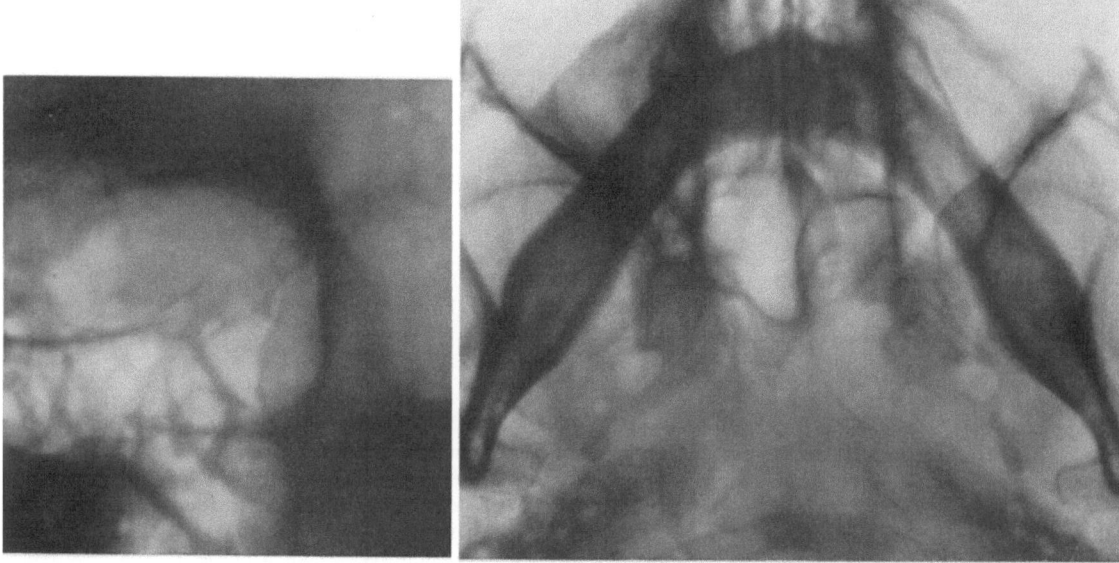

Abb. 87b   Abb. 87c

Abb. 87b. Die Schrägaufnahme der linken Orbita zur Darstellung des Opticuskanals zeigt wieder die erhebliche Ausweitung der medialen Partien der Fissura orbitalis sup. und eine hochgradige Verschmälerung der Brücke zum Opticuskanal, der von lateral unten eingeengt ist. Der Processus clinoideus ant. ist usuriert und von unten exkaviert. Obduktion: Pflaumengroßes Dermoid der linken mittleren Schädelgrube

Abb. 87c. Scharf begrenzter, etwa pflaumengroßer Defekt in der linken Hälfte des Keilbeinkörpers, der auf den Clivus übergreift und bis zur Pyramidenspitze reicht. Die linke Keilbeinhöhle ist wesentlich kleiner als die rechte, auch sie ist in den Defekt des Keilbeines einbezogen als Zeichen dafür, daß der expansiv wachsende Tumor bereits vorhanden war, als die Keilbeinhöhlen noch nicht angelegt waren

des Keilbeines ein- oder beidseitig in die Orbita ein und können weitgehende Zerstörungen bedingen. Als Beispiel diene Abb. 88.

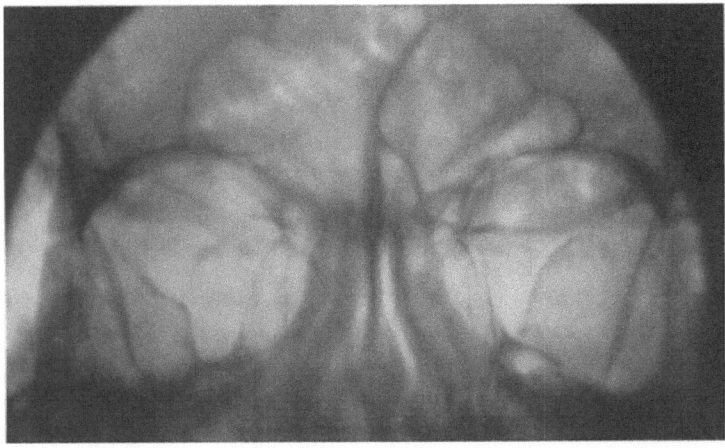

Abb. 88. 33jährige ♀. Seit 5 Jahren Flimmern vor den Augen. Seit 1 Jahr Kopfschmerzen und zunehmende Sehverschlechterung sowie allmähliches Vortreten des rechten Auges. Klinisch: Bitemporale Hemianopsie und Opticusatrophie beiderseits. Exophthalmus rechts. Seit 10 Jahren seropositive Lues, so daß klinischerseits trotz des Röntgenbefundes der Prozeß als luisch angesehen und behandelt wurde (Hautklinik Prag). Rö: Destruktion des kleinen Keilbeinflügels beiderseits, besonders rechts. Defekt im rechten großen Keilbeinflügel mit verdichteten Rändern, als Ausdruck dessen, daß sich der Prozeß hier mehr expansiv auswirkt. Kleine isolierte Sequester rechts. Ausgedehnte Zerstörung der Sella und des rechten Opticuskanals. (Destruierender Tumor.) Autopsie: Sarkom des Keilbeines

XVI. Pathologische Veränderungen am Canalis opticus

1. Verengerungen

Während eine Erweiterung des Opticuskanals niemals durch Einstellfehler vorgetäuscht werden kann, können Verzerrungen desselben durch eine ungünstige Projektion bzw. fehlerhafte Einstellung bedingt sein. Diese sog. Pseudoverengerungen (HERRNHEISER) bilden eine wichtige Täuschungsquelle.

a) Kongenitale Verengerungen

Bei dem seltenen Anophthalmus bzw. Mikrophthalmus bleibt der Opticuskanal sehr klein (Abb. 20b). Kongenitale Verengerungen finden sich beim Turmschädel und auch bei der Dysostosis cranio-facialis Crouzon. Über solche wurde von MONTHUS, CADILHAC und CHENNEVIÈRE, THIEL u. a. berichtet. Beim Turmschädel wurden von mehreren Autoren die Sehstörungen auf ein Mißverhältnis zwischen dem Kaliber des Kanals und der Dicke des Sehnerven (Durchmesser nach PIERSOL 3—4 mm) zurückgeführt. Eine Kompression der Nerven ist nach GOALWIN jedoch nur dann anzunehmen, wenn der Kanaldurchmesser in einer Richtung unter 2,8 mm sinkt. Gerade beim Turmschädel sind infolge projektivischer Verzerrungen „Pseudoverengerungen" leicht möglich. Auf Grund unseres Materials möchten wir nachdrücklich die Meinung von HERRNHEISER unterstützen, daß bei vorsichtiger Beurteilung das Vorkommen einer tatsächlichen Verengerung des Opticuskanals lange nicht so häufig ist wie manche Autoren angeben. Die Kanäle sind häufig dreieckig oder elliptisch, aber fast nie so eng, daß eine Nervenkompression angenommen werden könnte. Auch von MEZZATESTA, DAVIS u. a. wird diese Meinung vertreten. Beim Pneumosinus dilatans sind die Opticuskanäle infolge der hochgradigen Pneumatisation der Umgebung sehr klein, ihr Durchmesser liegt an der unteren Grenze der Norm (Abb. 89).

Eine Einengung der Opticuskanäle wurde auch bei der kranialen Manifestation der familiären Metaphysendysplasie — Morbus Pyle — beschrieben (Mori und Holt). Diese äußerst seltene Skeleterkrankung geht mit einer symmetrischen Hyperostose des Schädeldaches, der Schädelbasis und des Gesichtschädels einher. Hypertelorismus, Aplasie bzw. Obliteration der Nasennebenhöhlen und Einengung der Foramina der Schädelbasis sind Folge dieser Hyperostose und lassen im Zusammenhang mit einer Verbreiterung bzw. Verplumpung der Metaphysen der langen Röhrenknochen rein röntgenologisch den Morbus Pyle diagnostizieren. Die Einengung der Opticuskanäle führt zu Opticusatrophie mit Störungen des Sehvermögens (Mori und Holt u. Podlaha und Kratochvíl), die Einengung der übrigen Foramina der Schädelbasis ist mit entsprechenden Hirnnervenausfällen verbunden.

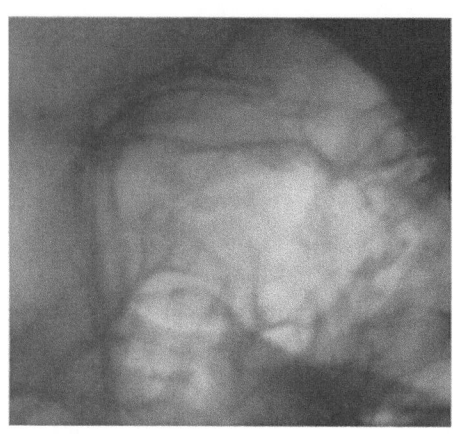

Abb. 89. 46jähriger ♂. Hochgradige Erweiterung des pneumatischen Systems der Nasennebenhöhlen im Sinne eines Pneumosinus dilatans. Durchmesser des Canalis opticus an der unteren Grenze der Norm

b) Erworbene Verengerungen

Wird in frühestem Kindesalter der Bulbus enucleiert oder die Orbita exenteriert, fehlt der Wachstumsimpuls und der Opticuskanal bleibt klein (Abb. 22b). Ist seine Wandung als Folge einer Hyperostose verdickt, kann sein Lumen eingeengt werden. Die idiopathische (sklerosierende) Hyperostose (E. G. Mayer, Herrnheiser, Beutel, Baltin u. a.), der Morbus Paget (van der Hoeve, Thiel, Moore u. a.) und die Leonthiasis ossea (Herrnheiser, Morelli) können eine Verkleinerung hervorrufen. Wir sahen bei einem Paget (Schädelumfang 64 cm, -dicke 32 mm) eine Kanalweite von 3:3 mm. Ebenso sind die fibröse Dysplasie und die Marmorknochenkrankheit hier anzuführen. Verengerungen des Opticuskanals durch tumorbedingte Hyperostosen beim Meningeom bringt E. G. Mayer (Abb. 43b). Bei chronischen Entzündungen unspezifischer Art wie auch bei der Lues (Farberow) sind Kanalverengerungen ebenfalls beschrieben. Blatt, Athanasiu und Popovici berichten über Erblindungen nach Streptomycinbehandlung bei Kanälen, deren Lumen an der unteren Grenze der Norm lag. Sie empfehlen vor der Applikation immer erst eine dahingehende Untersuchung.

2. Erweiterungen

Die von Goalwin vertretene Ansicht, daß eine kreisförmige Erweiterung des Opticuskanals einen Sehnerventumor beweist, ist irrig. Eine solche Ausweitung kann bei allgemein erhöhtem Hirndruck, wie bei direkt fortgeleitetem Druck bei kanalnahen raumbeschränkenden Prozessen und auch bei Tumoren des Sehnerven beobachtet werden. Gemeinsam ist diesen Prozessen die Expansion, die die Vergrößerung des Sehnervenkanals bedingt.

a) Tumoren

Die Gliome des N. opticus sind eine Erkrankung des Kindes und der Jugendlichen. Sie sind keine großen Raritäten, aber auch nicht gerade häufig. Es liegt eine große Anzahl von Berichten vor: Knapp, van der Hoeve, Stuhl, Hansen, Del Duca, Bormacher, Thiel, Hartmann und Gilles, Herrnheiser, Beutel, Ardouin und Loisance, Dodge, Love, Craig, Dockerty, Kearns, Holman und Hayles, Fowler und Matson, Martin und Cushing (1923), Brunner, Taveras, Mount und Wood, Rand, Irvine und Reewes. Die Mitbeteiligung des Chiasma und Übergreifen auf die andere Seite oder primäre Tumoren des Chiasma mit Erweiterung beider Opticuskanäle (Abb. 90a und b) sind beschrieben: van der Hoeve, Holmann, Vincent und Hartmann, Paillas, Guillot und Bonnal, Stuhl, Bloch und Walter u. a. Auch das Glioma retinae kann zentral vorwachsen und den Opticuskanal erweitern (Stuhl, Herrnheiser, Beutel u. a.). Nicht allzuselten ist bei der Neurofibromatose der Opticus mitergriffen: Farberow

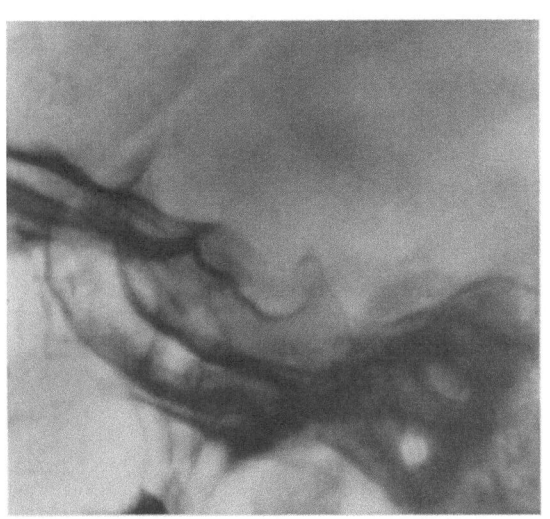

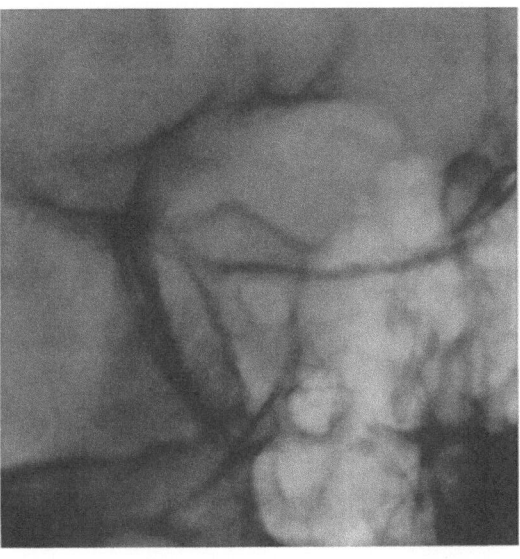

Abb. 90a. 7jähriger ♂. Seit längerer Zeit langsam zunehmende Sehverschlechterung. Keine neurologischen Ausfallserscheinungen. Rö: Depression des Tuberculum sellae und Ausweitung des Sulcus chiasmatis, dessen Konturen verdichtet sind. Vorspringender und relativ dichter Limbus sphenoidalis

Abb. 90b. Deutliche symmetrische Erweiterung der Opticuskanäle, die im Verein mit Abb. 90a für expansiven raumbeschränkenden Prozeß im Bereich des Chiasma spricht. Encephalographie: Blockade der Cisterna chiasmatis. Op.: Chiasmagliom mit Beteiligung des N. opticus beiderseits

publizierte mehrere Fälle, Holmström (zwei Schwestern), Hartmann, van der Hoeve u. v. a. (Abb. 38b). Auch andere intraorbitale Tumoren können zur Opticuskanalerweiterung führen. Solche sahen Thiel und Farberow bei orbitalen Hämangiomen. Beutel berichtete 1933 über ein intraorbitales Teratom mit Erweiterung des Kanals. Aber auch äußerst bösartige Tumoren, wie das Melanoblastom, müssen nicht immer destruieren, sondern können auch einmal nur eine Ausweitung bedingen (Abb. 91). Die sehr seltenen hinteren orbitalen Cephalocelen können den Opticus als Austrittspforte benützen. Cohen berichtete über einen solchen Fall. Einen ähnlichen publizierten Appelmans und Puffet. Meningeome können vom Chiasma oder von der Scheide des intraorbitalen N. opticus her einwachsen (Paillas, Guillot und Bonnal, E. G. Mayer, Psenner u. a.).

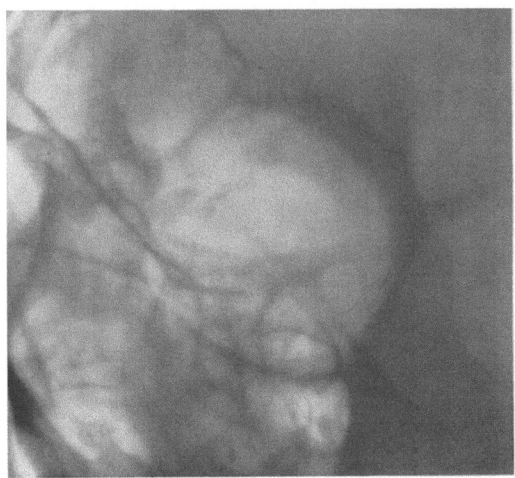

Abb. 91. 51jähriger ♂. Vor 4 Jahren heißer Eisensplitter ins linke Auge geflogen, Erblindung. 2 Jahre später sekundäres Glaukom. Plötzliche Sehverschlechterung rechts. Enucleation des linken Auges. Malignes Melanom des linken Auges mit Übergreifen auf den N. opticus bis zum Chiasma. Rö: Erhebliche Erweiterung des linken Canalis opticus ohne Destruktion

b) Erweiterung durch Druckerhöhung

Auf Erweiterungen infolge erhöhten intrakraniellen Druckes ist schon vor längerer Zeit von Schüller, später von E. G. Mayer, van der Hoeve, Del Duca u. a. aufmerksam gemacht worden. Einen ganz exzessiven Fall bildet E. G. Mayer ab. Die

Erweiterung kann beidseitig, sie kann jedoch auch einseitig sein. Sie kann — wie auch bei den anderen Foramina der Basis (E. G. Mayer) — Ausdruck einer Druckwirkung der Gegenseite sein, also gekreuzt sich auswirken. Die höchsten Maße betrugen in unserem Beobachtungsgut 9:8 mm. Daß sich die Ausweitung der Foramina relativ rasch entwickeln kann, zeigt Beutel. Er berichtet über eine beidseitige Kanalausweitung von 7:8 mm, kombiniert mit einer Drucksella bei einem orbitogenen Hirnabsceß 8 Monate nach dessen ersten klinischen Erscheinungen.

Bei den Tumoren der Nachbarschaft kann die Ausweitung des Opticuskanals durch direkt fortgeleiteten Druck entstehen, z. B. bei parasellären Tumoren (Herrnheiser, Thiel, Psenner), bei Cholesteatomen (Olivecrona, eigene Beobachtung) und bei suprasellären Tumoren (van der Hoeve). Be-

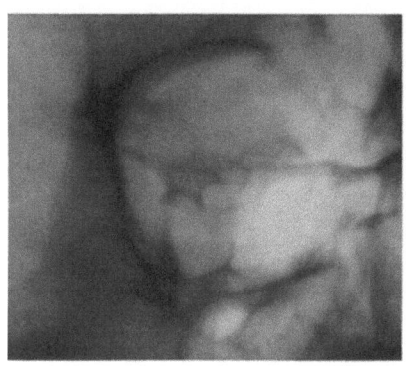

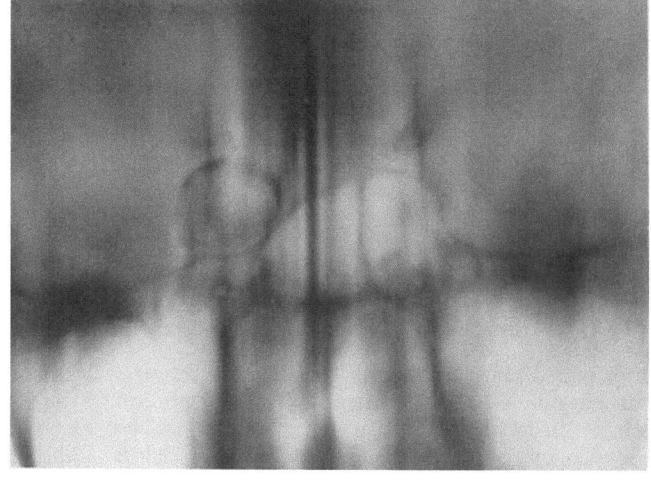

Abb. 92   Abb. 93 a

Abb. 92. 51jährige ♀. Seit 12 Jahren linksseitige Kopfschmerzen. Vor 2 Monaten gestürzt, danach Zunahme der Kopfschmerzen und Störung der Augenbewegungen links. Neurologisch: Leichte Nackensteife, Anisokorie, fast vollkommene Einschränkung der Augenbewegungen und Ptosis links. Rö: Usur und Decalcination der Brücke zwischen Opticuskanal und Fissura orbitalis sup. links. Der linke Processus clinoideus ant. ist angehoben und von unten usuriert, die Fissura orbitalis superior ist ausgeweitet. (Außerdem bestand eine Exkavation der linken Sellahälfte, eine Usur der Wurzel des großen Keilbeinflügels und des Processus pterygoideus, sowie ein Defekt der linken Dorsumhälfte und der Pyramidenspitze.) Angiographisch wurde ein gut walnußgroßes Aneurysma des Cavernosusabschnittes der Carotis interna festgestellt. (Bild seitenverkehrt)

Abb. 93a. 26jähriger ♂. Mit 12 Jahren Orbitalphlegmone links mit meningoencephalitischen Reaktionen. Seither rechtsseitige Hemiparese. In das klinische Bild nicht einzuordnen ist ein verkalktes Aneurysma der Carotis int. im Cavernosusabschnitt. Frontale Schichtaufnahmen in Höhe der vorderen Klinoidfortsätze zeigen eine ringförmige Verkalkung im Bereich des rechten Sinus cavernosus mit Exkavation der lateralen Abschnitte des Keilbeinkörpers und Usur der Unterfläche des Processus clinoideus ant.

richte über verschiedene Hirntumoren mit Kanalausweitung stammen von Engeset und Torkildsen, Hertz und Rosendal, Lindgren und Chiro, Lysholm und Olivecrona, Pancoast u. a. Petit-Dutaillis, Thiébaut und Fischgold berichten über eine Erweiterung des Opticuskanals mit Usur des Daches bei einer hinteren ethmoidalen Mucocele. Nicht unerwähnt soll die Mitteilung von Igersheimer bleiben: Ein Meningeom der Opticusscheide war unter Entwicklung eines Zwerchsackes ohne Kanalerweiterung durchgewachsen und hatte unter Erweiterung der Sella und der Fissura orbitalis superior auf den anderen Opticus übergegriffen. Der Nachweis der Kanalerweiterung ist von wesentlicher Bedeutung, die weitere röntgenologische Schädelanalyse und die klinische Untersuchung werden eine abschließende Diagnose ermöglichen.

3. Raumbeschränkende, expansive Prozesse

Diese machen glatte, scharf begrenzte Defekte. Sie können, wenn der Einfluß auf den Kanalrand nicht sehr ausgesprochen ist, neben der Erweiterung kleine Randusuren erzeugen, wie dies ein Gliom, das mit seinem vorderen Pol dem inneren Rand des Opticus-

kanals anlag, zeigte. Trigeminusneurinome können große Teile der Kanalwände zerstören, so daß nur kleinere Zacken übrigbleiben. Auch Fibrome des Rachendaches
können die Unterwand schädigen. Am wichtigsten sind aber die Aneurysmen. Französische Autoren haben sich eingehend mit
dieser Frage befaßt (FISCHGOLD, METZGER
und FISSORE, HARTMANN und GILLES
u. a.). Auch JEFFERSON, E. G. MAYER,
TÄNZER, PSENNER, DECKER, LOEPP und
LORENZ berichten über die Zerstörung
der Brücke zur Fissura orbitalis superior
mit und ohne Veränderungen am Proc. clin.
ant. (Abb. 92). Der Befund erlaubt aber
nur eine Vermutungsdiagnose und muß
durch die Hirnangiographie verifiziert werden. Der Sitz des Aneurysmas ist ausschlaggebend, da auch relativ große Aneurysmen Veränderungen an der Kanalwand
vermissen lassen (Abb. 93a und b). Unsere
Beobachtungen bei chromophoben Hypo-
physenadenomen zeigen, daß jeder raumbeschränkende Prozeß eine Irritation der
Brücke zwischen Opticuskanal und Fissura orbitalis superior hervorrufen kann,
wenn er sich in diesem Gebiet auswirkt
(Abb. 94a und b).

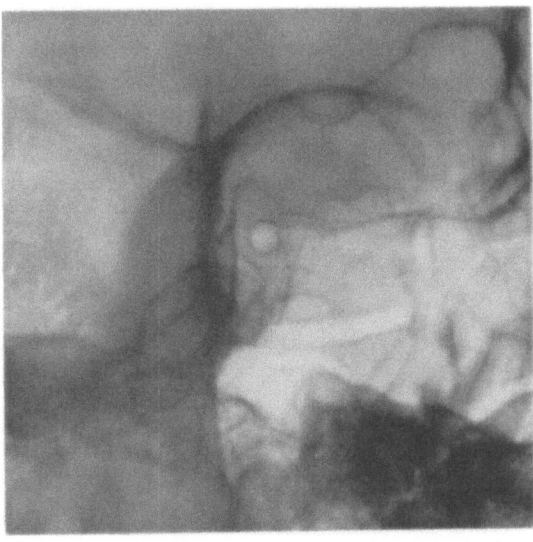

Abb. 93b. Der rechte Opticuskanal ist normal groß
und scharf umrandet. Die Brücke zwischen ihm und
der Fissura orb. sup. ist normal breit und scharf begrenzt, sie wird von dem verkalkten Aneurysma nicht
ganz erreicht und nicht alteriert

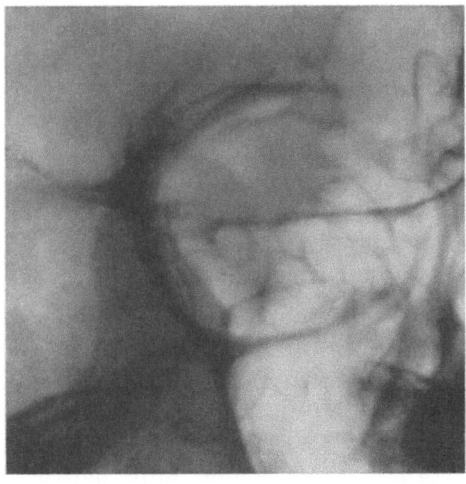
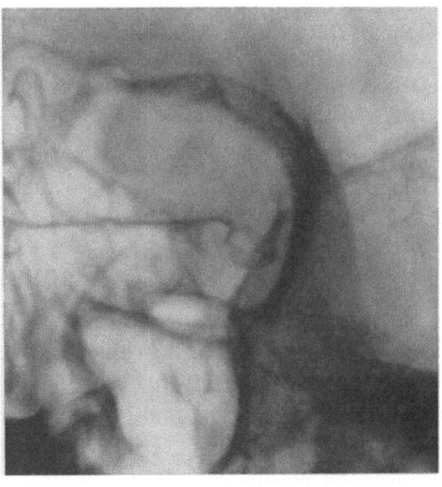

a   b

Abb. 94a u. b. 23jährige ♀. Endokrine Störungen im Sinne einer Amenorrhoe seit 2 Jahren. Keine Visus-
störungen bzw. Gesichtsfeldausfälle. Rö: Bei hochgradiger Exkavation der Sella im Sinne eines intrasellaren
expansiv wachsenden raumbeschränkenden Prozesses ist der rechte Proc. clin. ant. von unten exkaviert,
wobei die Brücke zwischen Fissura orb. sup. und Canalis opticus verschmälert ist. Links ist die Brücke zwischen
Fissura orbitalis sup. und Canalis opticus erheblich usuriert, so daß die untere Umrandung des Opticuskanals
unterbrochen ist. Op.: Chromophobes Hypophysenadenom

4. Destruierende Prozesse

a) Tumoren

Die destruktiven Prozesse produzieren am Opticuskanal entweder Defekte, die unregelmäßige, zackige und unscharf begrenzte, wie angefressene Konturen zeigen, oder
nur mehr oder weniger deutliche Randusuren. Die malignen Epipharynxtumoren wachsen

paramedian durch und zerstören die Kanalwand von unten. Schon vor langem hat E. G. Mayer auf dieses Verhalten hingewiesen (Abb. 83). Aber auch Tumoren der Schädelbasis erzeugen am Opticuskanal Destruktionen. Aus dem Sitz derselben kann die Wachstumsrichtung erkannt werden. Die weitere röntgenologische Analyse kann den Ausgangsort erbringen. Der Prozeß kann solche Ausmaße annehmen, daß der Kanal überhaupt nicht mehr differenzierbar ist, auch können nur noch Trümmer des zerstörten Keilbeinflügels als entkalkte, angenagte Reste erkennbar sein. Falls sich Metastasen in der Nähe des Opticuskanalrandes lokalisieren, kann es zu mehreren Randdefekten verschiedener Größe und Ausdehnung kommen (Beutel 1933). Solche Fälle sind immens selten, denn wir haben in der Zwischenzeit keinen mehr gesehen. Van der Hoeve macht darauf aufmerksam, daß Tumoren, die die Nervenscheide durchbrechen, die Kanalwand usurieren können. Bei den wenigen Fällen von Metastasen im N. opticus sind solche Befunde nicht angegeben, wenn sie auch durchaus vorstellbar sind.

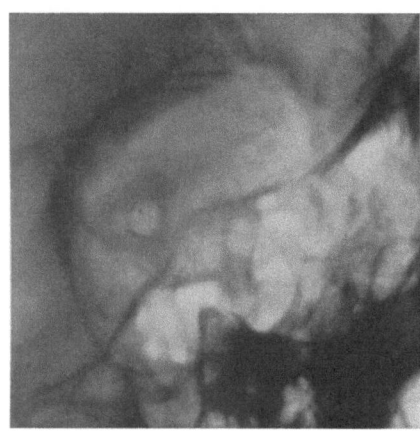

Abb. 95. 33jähriger ♂. Verkehrsunfall mit Schädelbasisfraktur und sofortiger Erblindung. Rö: Der rechte Opticuskanal ist mit seiner Umgebung einschließlich des Processus clinoideus ant. herausgebrochen und nach oben verlagert. (Die Verlängerung des Planum trifft nicht wie normal die obere, sondern als Ausdruck der Verlagerung die untere Umrandung des Opticuskanals tangential)

b) Entzündungen

Entzündliche Arosionen des Opticuskanals sind kaum mitgeteilt. Thiel beschrieb eine Zerstörung des Kanals bei einer circumscripten tuberkulösen Meningitis. Bei der von E. G. Mayer mitgeteilten Caries des kleinen Keilbeinflügels finden sich keine Angaben über Veränderungen am Kanal. Da die mediale Wand des Canalis opticus gleichzeitig die laterale der Keilbeinhöhle bzw. der hinteren Siebbeinzellen ist, können sich entzündliche Prozesse dieses Gebietes auf die mediale Wand des Kanals erstrecken. E. G. Mayer und auch wir sahen bei chronischen Empyemen der Nebenhöhlen teils Wanddestruktionen, teils Sklerosierungen. Die von Petit-Dutaillis, Thiébaut und Fischgold beschriebene hintere ethmoidale Mucocele führte zur Erweiterung des Kanals mit Zerstörung des Daches.

5. Traumatische Veränderungen

Der Opticuskanal ist infolge seiner relativ geschützten Lage nicht häufig Sitz von Frakturen. Obwohl wir eine große Anzahl von Betriebs- und Verkehrsunfällen röntgenologisch untersuchen konnten, ist die Anzahl der Frakturen des Opticuskanals klein. Als Folge der Fragmentverschiebung kommt es zu einer Einengung des Kanals. Einschlägige Befunde bei Speciale-Picciché, Thiel u. a. Ein eigener Fall von posttraumatischer Amaurose zeigte eine Kanalweite von 3:2 mm. Der Kanal muß jedoch nicht so weitgehend deformiert sein. Bei erhaltener Form und Größe können die Fissurlinien in den Kanal einstrahlen oder in der Umgebung verstreichen (Thiel, Farberow, Aybek, van der Hoeve, O. Barkan und H. Barkan, Heckel und alle Monographien). Wie Speciale-Picciché experimentell nachgewiesen hat, ist der negative Röntgenbefund kein Beweis für das Fehlen einer Fraktur. Van der Hoeve führt an, daß nur eine von sechs vom Ophthalmologen angenommenen Frakturen röntgenologisch nachgewiesen werden konnte. Der Nachweis von Kompressionsfrakturen sei besonders wichtig, da eine Operation innerhalb von 14 Tagen das Augenlicht noch retten könne. Wir bringen eine Fraktur, bei der der ganze Block, der den Kanal beinhaltet, herausgebrochen und verlagert ist (Abb. 95). Durch Callus können unregelmäßige Konturen der Ränder des Kanals entstehen, auch kann der N. opticus irritiert werden. Lillie und Adson beobachteten bei einem derartigen operativ bestätigten Fall ein zentrales und ein ringförmiges Skotom.

XVII. Tränenwege

Anatomische Vorbemerkungen. Die Tränenwege beginnen mit den Tränenpunkten, die an der inneren Kante des Ober- und Unterlidrandes in der Nähe der medialen Commissur liegen, wo die Tränenkanälchen ausmünden (Abb. 96). Diese verlaufen zunächst vertikal, um nach 2 mm rechtwinkelig nach nasal umzubiegen und unter leichter Konvergenz entweder vereint als kurzes Sammelrohr oder getrennt in den Tränensack zu münden. Tränensack und Tränengang bilden ein einheitliches Organ ohne genaue Grenze, so daß MEISNER für beide die Bezeichnung Tränenschlauch gebraucht. Als Grenze zwischen beiden kann der Übergang zwischen der Fossa lacrimalis und dem knöchernen Canalis nasolacrimalis angenommen werden, wo vornehmlich bei Jugendlichen eine leichte physiologische Enge besteht, die durch einen Wulst in der Wand des Tränennasenganges bedingt ist. Der Tränensack hat eine Länge von etwa 10—12 mm und der Tränengang von etwa 10 mm. Die Weite des Tränenschlauches beträgt in den oberen Partien etwa 5 mm, um sich nach unten allmählich zu verjüngen. Der Tränengang mündet in den unteren Nasengang aus und bildet hier eine Falte, die Plica lacrimalis von HASNER.

Die Geschichte der Röntgendiagnostik der Tränenwege ist auf das engste mit der Entwicklung brauchbarer Kontrastmittel verknüpft. EWING gelangen 1909 die ersten Kontrastdarstellungen normaler und pathologisch veränderter Tränenwege mit einer Suspension von Bismutum subnitricum. AUBARET benutzte 1911 die Becksche Paste (Bismutum subnitricum, Paraffin und Vaseline). v. SZILY gebührt das Verdienst, die Kontrastuntersuchung der Tränenwege mit besonderer Beharrlichkeit gefördert zu haben, ihm stand als Kontrastmittel Thorium oxydatum suspendiert in Paraffin zur Verfügung. Dieses besitzt im Vergleich zur Beckschen Paste eine wesentlich günstigere Viscosität und gibt einen intensiven Schatten. Einen erheblichen Fortschritt bedeutete die Einführung des Lipiodols in die Röntgendiagnostik der Tränenwege durch BOLLACK. Die beiden pflanzlichen Jodöle Lipiodol und Jodipin waren jahrzehntelang die am meisten verwendeten Kontrastmittel, sie wurden erst in letzter Zeit ergänzt bzw. ersetzt durch wasserlösliche Kontrastmittel, wie Diodone, Oparenol, Umbradil, die etwa die gleiche Viscosität besitzen wie die Tränenflüssigkeit. Eine wesentlich geringere

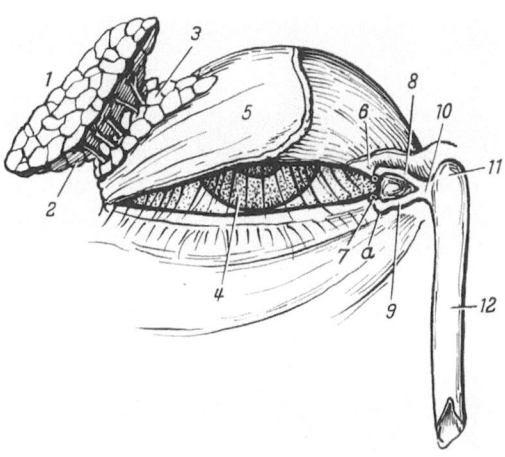

Abb. 96. Tränenapparat. *1* Obere Tränendrüse; *2* deren Ausführungsgänge; *3* Läppchen der unteren Tränendrüse; *4* Lidspalte; *5* oberes Lid, teilweise von Haut entblößt; *6, 7* Tränenpunkte; *8, 9* Tränenkanälchen; *α* Ampulle des unteren Tränenkanälchens; *10* Sammelrohr; *11* Tränensack; *12* Tränennasengang mit unterer Mündung. (Aus RAUBER-KOPSCH. Lehrbuch und Atlas der Anatomie des Menschen)

Viscosität als die pflanzlichen Jodöle hat das amerikanische Pantopaque (Äthyl-Jodphenylundecylate), dessen Hauptanwendungsgebiet bekanntlich die Myelographie ist.

Die Technik der Dakryocystographie. Sie ist bei den einzelnen Autoren fast einheitlich. Nach Anaesthesie der Bindehaut wird der Tränenpunkt des Unterlides dilatiert, wonach in das untere Tränenkanälchen etwa 0,5—1 cm³ des Kontrastmittels injiziert werden. Es ist zu beachten, daß keine Luftblasen eingebracht werden. Falls der Tränensack Eiter oder Schleim enthält, soll der Kontrastuntersuchung eine Spülung desselben vorausgehen. Sofort nach Injektion des Kontrastmittels sowie 5 und 15 min p. i. werden jeweils Röntgenaufnahmen angefertigt. Eine sagittale Aufnahme in der Projektion der Orbita- bzw. der Nasennebenhöhlenaufnahme und eine seitliche Aufnahme bilden die Standardprojektionen. Manche Autoren wählen als dritte Projektion eine Schrägaufnahme, die an Stelle der seitlichen Aufnahme anzufertigen ist, wenn beide Seiten gleichzeitig untersucht werden.

Die Form des Kontrastschattens der Tränenwege hängt von deren Füllungszustand ab. Da das Kontrastmittel mit unterschiedlicher Geschwindigkeit abfließt, ist es nur natürlich, daß viele Autoren eine erhebliche Polymorphie der Tränenwege finden konnten (DREUSCHUCH und ŠÁCHA u. a.). Ein Kontrastbeschlag der Lidränder ist zur besseren Orientierung nicht unerwünscht (MILDER und DEMOREST). Der Tränensack und der Tränengang stellen sich als Kontraststreifen von 1—2 mm Breite dar, dessen Kontur-

welligkeit Schleimhautwulstungen entspricht (v. Szily). Im Seitenbild und im Schräg-
bild ist die Breite des Kontrastmittelschattens größer und beträgt 2—4 mm (Abb. 97 a und b).
Die Kuppel des Tränensackes, d. h. der Teil, der oberhalb der Einmündung der Tränenkanäl-
chen liegt, füllt sich nach Hanney in etwa 8% der Fälle. Die Tränenkanälchen erweisen sich in etwa 17% der Fälle als kontrastgefüllt. Bei Stenosen der Tränenabflußwege sind Kuppel und Tränenkanälchen häufiger gefüllt. Hanney hat die Verweildauer des Jodipins in den Tränenwegen untersucht und kommt zu dem Ergebnis, daß nach 10 min das Kontrastmittel in 90% der Fälle den Tränensack verlassen hat, während der Tränengang erst in 66% vom Kontrastmittel passiert wurde. Die Passage erfolgt bei Kontrastmitteln mit geringer Viscosität rascher als bei Jodölen, sie lassen sich entsprechend früher im unteren Nasengang nachweisen. An die Viscosität des Kontrastmittels muß sich auch der Rhythmus der Kontrollaufnahmen anpassen.

Nach Schwarz wird der Tränennasengang zunächst als solider Strang angelegt, der bis an die Nasenschleimhaut heranwächst. Nachdem er sich zu einem Schlauch entwickelt hat, gewinnt er im Laufe der letzten vier Fetalmonate Anschluß und freie Passage in die Nasenhöhle. Schwarz konnte feststellen, daß in den letzten drei Fetalmonaten in 35% der Fälle noch keine freie Kommunikation besteht. Da angeborene Atresien relativ selten sind, dürfte in den letzten Schwangerschaftswochen bzw. während und kurz nach der Geburt die Durchgängigkeit des nasalen Ostium des Ductus nasolacrimalis freigegeben werden. Nach Comberg kann dies bis zum 4. Lebensmonat erfolgen.

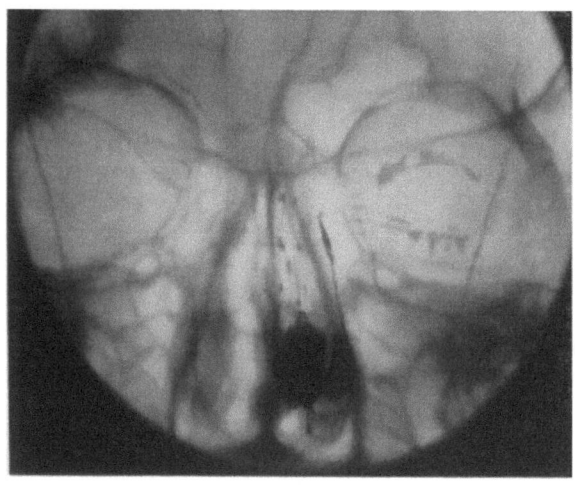

a

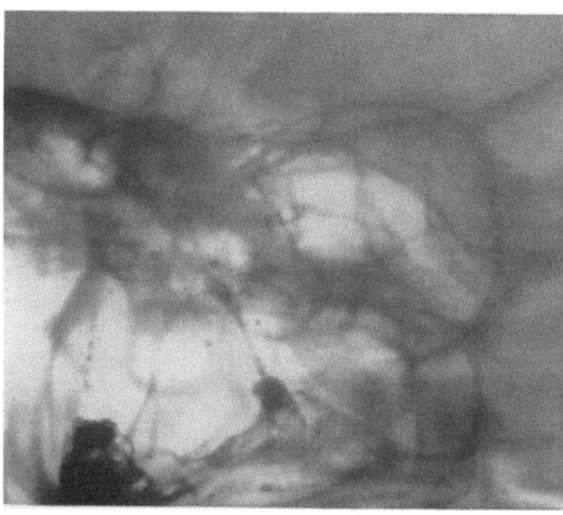

b

Abb. 97 a u. b. Normale Darstellung der linksseitigen
Tränenwege im sagittalen und im schrägen Strahlengang. Kontrastmittelbeschlag an den Lidrändern bzw.
an den Wimpern. Zarte Füllung des unteren Tränenkanälchens. Das Kaliber des Tränensackes unterscheidet sich im sagittalen Strahlengang nur wenig, im
schrägen Strahlengang deutlich von dem des Tränenganges. Der Kontrastschatten des Tränensackes und
des Tränenganges ist wellig begrenzt. Größere Kontrastmittelansammlungen in der Nase sind Ausdruck
der freien Passage

Von den Erkrankungen der Tränenwege bildet *die Stenose* den häufigsten Anlaß zur Kontrastuntersuchung. Sie kann im Bereich sämtlicher Abschnitte des Tränenableitungssystems liegen, sie ist jedoch an der Grenze zwischen Tränensack und Tränengang am häufigsten
(Demorest und Milder, Del Duca u. a.). Eine Stenose der Tränenpunkte scheidet
für die Röntgenuntersuchung von vornherein aus, die Inspektion und der Sondierungs-
versuch klären den Sachverhalt.

Proximal einer Stenose tritt, analog den übrigen caniculären bzw. schlauchförmigen
meist einer Flüssigkeitspassage dienenden Organen, auch im Bereich der Tränenwege

eine Dilatation bzw. eine Ektasie auf — prästenotische Erweiterung. Das Ausmaß der Ektasie hängt vom Grad der Stenose ab, entsprechend wächst auch die Verweildauer des Kontrastmittels.

Die Ursache für eine Stenose können abgeben:

1. kongenitale Anomalien;

2. entzündliche Prozesse, sei es durch Schleimhautschwellung bzw. -wucherung oder durch Narbenbildung;

3. traumatische bzw. posttraumatische Alterationen;

4. Tumoren;

5. Fremdkörper u. a.

SCHWARZ hat sich mit dem Entstehungsmechanismus der prästenotischen Ektasie im Bereich der Tränenwege beschäftigt. Analog zu anderen canaliculären Organen kann eine Ektasie nur dann entstehen, wenn der Inhalt einen Druck auf die Wände der ableitenden Tränenwege ausübt. Die aktive Rolle bei der Erzeugung dieses Druckes spielt seiner Ansicht nach die zu Kontraktionen befähigte quergestreifte Muskulatur der Tränenröhrchen.

Nach DEL DUCA kann der ektatische Tränensack verschiedene Formen annehmen: er kann rund bzw. oval sein (Abb. 98), er kann nierenförmig sein (Abb. 99) oder auch birnenförmige Gestalt besitzen. Nicht selten entwickeln sich bei angeborenen Stenosen bzw. Atresien der distalen Abschnitte der Tränenwege Ektasien des Tränensackes, verbunden mit Divertikeln (Abb. 100).

Bei tumorbedingter Stenose kann im Kontrastschatten des Tränensackes eine Aussparung sichtbar werden, wie man sie auch bei anderen kontrastgefüllten Hohlräumen zu sehen bekommt. Maligne Tumoren werden sich von Polypen nur dann differenzieren lassen, wenn die Kontrastaussparung unscharf und unregelmäßig

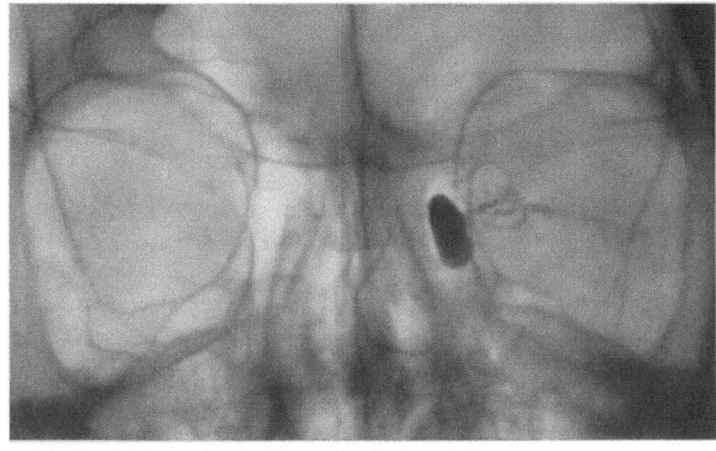

Abb. 98. Ovale Form eines ektatischen Tränensackes bei Stenose im proximalen Abschnitt des Tränennasenganges

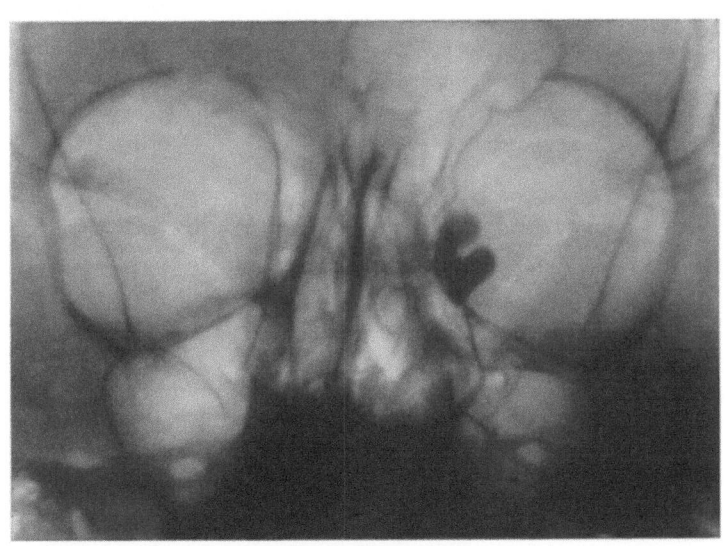

Abb. 99. Stenose im oberen Abschnitt des Tränennasenganges, Nierenform des ektatischen Tränensackes

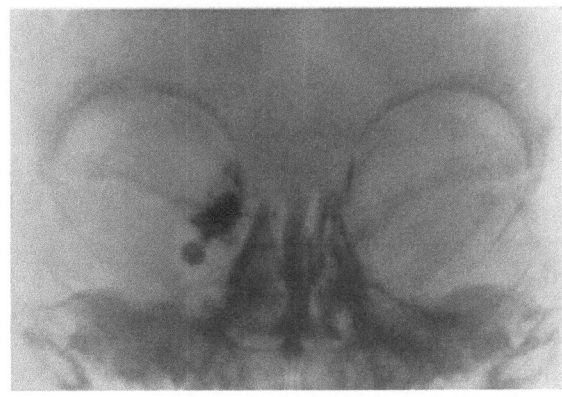

Abb. 100. 2 Monate altes Mädchen mit angeborener Stenose des Tränennasenganges. Birnenform des ektatischen Tränensackes mit gestieltem Divertikel

begrenzt ist (Radnót und Remenár). Von der Umgebung auf die Tränenwege über-greifende maligne Tumoren, die relativ spät zu einer kompletten Stenose führen, werden sich an Hand der Destruktion des Knochens, insbesondere des Canalis nasolacrimalis, diagnostizieren lassen. Destruktionen des knöchernen Tränennasenkanals sahen wir bei Sarkomen des Oberkiefers, aber auch bei Carcinomen der Kieferhöhle. Sie führen relativ spät zu Stenoseerscheinungen.

Fremdkörper in den ableitenden Tränenwegen können verschiedenen Ursprungs sein; auch sie können Ursache einer Stenose sein. Bei erweitertem nasalen Ostium können

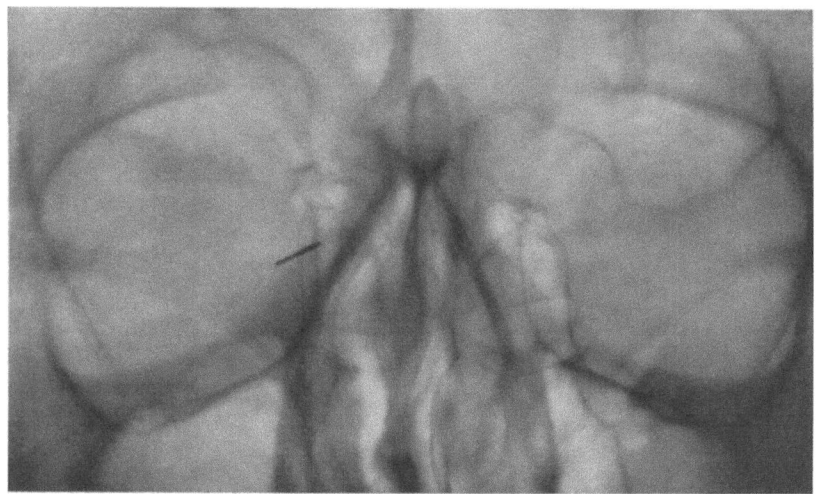

Abb. 101. Abgebrochene Sonde im rechten unteren Tränenkanälchen

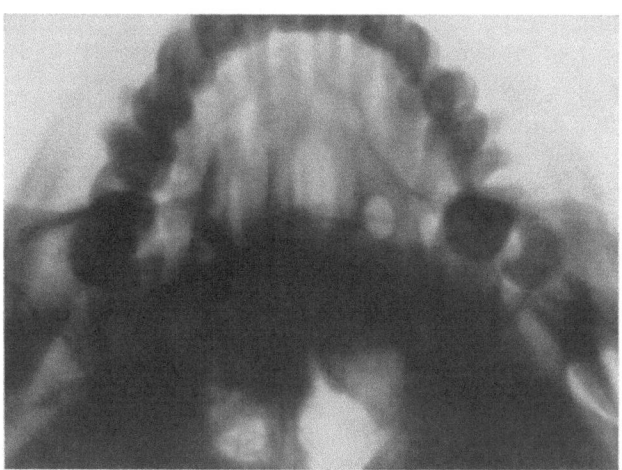

Abb. 102. 26jähriger ♂. Zustand nach Fraktur des rechten Oberkiefers. Vergleichsaufnahme der Tränen-nasenkanäle: Während der linke Canalis nasolacrimalis an normaler Stelle, d. h. neben der medialen vorderen Ecke der Kieferhöhle als ovale Aufhellung zur Darstellung kommt, ist der rechte deformiert und eingeengt und als Folge der Fragmentverlagerung in occipitaler Richtung disloziert

aus der Nase Fremdkörper in den Tränengang eindringen, sich mit Kalk inkrustieren und zu Dacryolithen Anlaß geben (Duke-Elder). In die oberen Tränenwege können Wimpern, Haare, Borsten und andere Fremdkörper eindringen. Gutzeit berichtet über einen Solitärstein im unteren Tränenröhrchen von 3 mm Durchmesser. Ein ähn-licher Stein wurde von E. Kessler (3 mm Länge und 1 mm Höhe) beschrieben. v. Papolczy fand bei einer Friseuse in einem erbsgroßen Absceß des unteren Tränen-röhrchens zehn farbige bis stecknadelkopfgroße sehr harte Steinchen. Von chirurgischen Instrumenten sind es vornehmlich abgebrochene Sonden (Abb. 101).

Frakturen des Tränennasenkanals sind immer Teil einer Gesichtsschädelfraktur, speziell einer Oberkieferfraktur. Durch Verlagerung der Fragmente kann es neben einer Deformierung der knöchernen Wände auch zu einer Kompression des Tränenganges kommen (Abb. 102).

EWING hat 1909 zwei Tränensackabscesse kontrastgefüllt darstellen können. v. SZILY gelang der Nachweis einer inneren Fistel des Tränensackes, DREUSCHUCH und ŠÁCHA

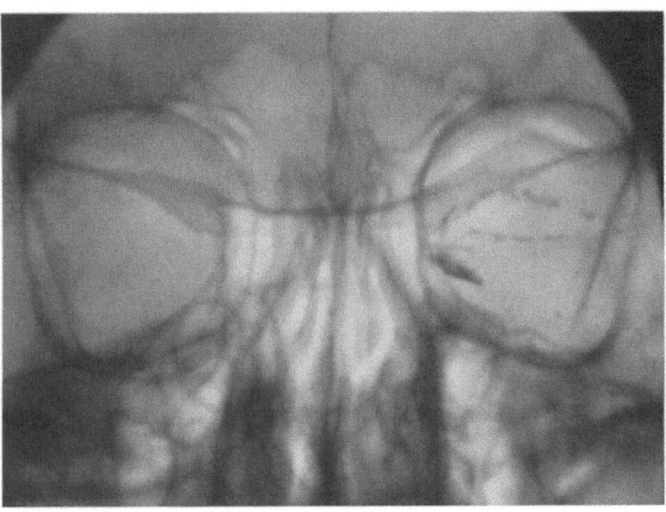

Abb. 103. Zustand nach phlegmonöser Tränensackentzündung. Bei der Kontrastfüllung der Tränenwege vom unteren Tränenkanälchen aus füllt sich ein unregelmäßig begrenzter etwa 1 cm langer Fistelgang, der vom offenbar geschrumpften Tränensack ausgeht und nach lateral unten gerichtet ist. Markierung der Lidränder durch Kontrastmittelbeschlag

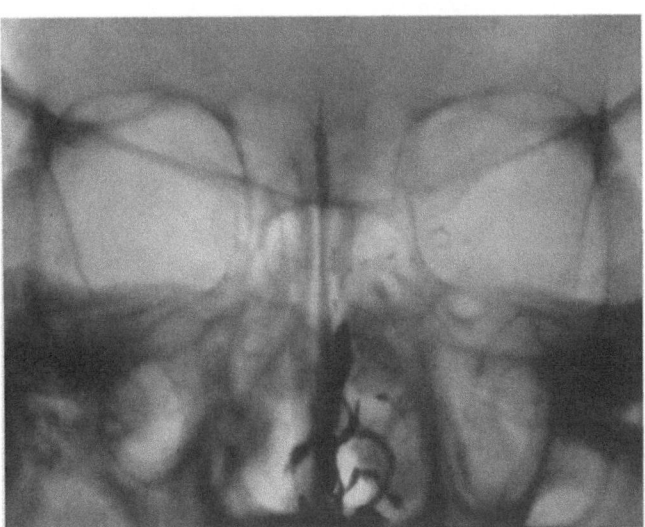

Abb. 104. Zustand nach Dacryocystorhinostomie nach TOTI. Das in das linke untere Tränenkanälchen injizierte Kontrastmittel entleert sich aus dem Tränensack sofort in die Nasenhöhle

konnten eine dreifache Fistel mit Öffnung an der Haut und Kommunikation mit der Nase und den Nebenhöhlen feststellen. Das Füllungsbild von in die Lider sich erstreckenden Fistelgängen ist unregelmäßig begrenzt und meist auch inhomogen (Abb. 103).

Eine artefizielle Kommunikation zwischen Tränensack und Nasenhöhle wird bei der Dacryocystorhinostomie (nach TOTI oder Modifikationen anderer Autoren) hergestellt. Bei der Kontrastuntersuchung ergießt sich das Kontrastmittel sofort in die Nasenhöhle (Abb. 104). Anatomische Untersuchungen, die auf Veranlassung von ELSCHNIG von dem

Prager Anatomen Frick vorgenommen wurden, haben ergeben, daß in 20% der Fälle der Boden der Fossa lacrimalis bereits von Siebbeinzellen umgeben wird, daß aber in 80% der Fälle durch eine Trepanation der Fossa lacrimalis eine Kommunikation zur Nasenhöhle hergestellt wird. Die anatomischen Beziehungen der Fossa lacrimalis zur mittleren Nasenmuschel sind ebenfalls unterschiedlich.

Eine gleichmäßige Einengung des knöchernen Tränennasenkanals konnten wir bei der Marmorknochenkrankheit finden.

XVIII. Fremdkörper. Nachweis und Lokalisation

Die erste röntgendiagnostische Maßnahme im Bereich der Orbita betraf den Fremdkörpernachweis bzw. die Fremdkörperlokalisation und erfolgte bereits wenige Monate nach Entdeckung der Röntgenstrahlen. Schon im August 1896 erschien ein Artikel von Lewkowitsch, in welchem eine neue Methode zur Lokalisation von Fremdkörpern im Auge beschrieben wurde. Er führte eine kleine photographische Platte zwischen Bulbus und nasaler Orbitawand ein, fertigte also als erster skeletfreie Aufnahmen des Bulbus an. Er hat außerdem erkannt, daß man das Ausmaß der bei diesem Verfahren röntgenologisch erfaßbaren Bulbusanteile vergrößern kann, wenn man Aufnahmen bei extremem Blick in nasaler und temporaler Richtung anfertigt. Über den erfolgreichen Nachweis bzw. auch über erfolgreiche Lokalisation von Fremdkörpern im Auge berichteten in den folgenden Jahren Dahlfeld und Pohrt, Fridenberg, Stöckl, Sweet u. a.

Die röntgenologische Fremdkörperdiagnostik im Bereich der Orbita hat folgende Aufgaben zu lösen:

1. Sie muß entweder den sicheren Nachweis erbringen, daß ein schattengebender Fremdkörper vorhanden ist, oder sie muß mit Sicherheit das Vorliegen eines Fremdkörpers ausschließen.

2. Falls ein Fremdkörper nachgewiesen wird, muß sie die sichere Entscheidung treffen, ob er intra- oder extrabulbär liegt, gegebenenfalls muß sie eine genaue Lokalisation des Fremdkörpers im Bulbus ermöglichen.

Der Nachweis, ob ein schattengebender Fremdkörper im Bereich der Orbita vorliegt oder nicht, kann mit einer Übersichtsaufnahme der Orbitae erbracht werden. Daß dabei nicht nur der Kopf, sondern auch die Bulbi absolut ruhig gehalten werden müssen, ist selbstverständlich. Es ist zunächst noch zu beachten, daß winzige Fremdkörper infolge ihrer geringen Schattenintensität und infolge Material- und geometrischer Unschärfe sich dem röntgenologischen Nachweis entziehen können. Für den Nachweis dieser winzigen Fremdkörper, die wegen ihrer geringen kinetischen Energie in den vorderen Bulbusabschnitten steckenbleiben, bedeutet die skeletfreie Aufnahme nach Vogt, die noch weiter unten erörtert werden soll, einen wesentlichen diagnostischen Fortschritt. Ferner ist zu beachten, daß durch Film-, besonders jedoch durch Folienfehler, Fremdkörper vorgetäuscht werden können. Um eine Täuschung durch Folienfehler zu vermeiden, muß gefordert werden, daß für den Fremdkörpernachweis bzw. für den Fremdkörperausschluß folienfreie Aufnahmen der Orbita angefertigt werden. Um eine Täuschung durch Filmfehler auszuschließen, sollen gleichzeitig zwei übereinanderliegende Filme belichtet werden, eine Maßnahme, die Vogt auch für die skeletfreien Aufnahmen fordert.

Für die *Lokalisation intraorbitaler bzw. intraocularer Fremdkörper* wurden eine Vielzahl von Verfahren bzw. Methoden angegeben, die hinsichtlich ihrer Genauigkeit und ihres technischen Aufwandes unterschiedlich zu beurteilen sind. Nach Hartmann kann man mehrere Formen von Lokalisationsmethoden unterscheiden:

1. Physiologische Methoden (Altschul, Belot, Dor, Grudzinski, Holzknecht, Köhler u. a.).

Allen diesen Methoden ist gemeinsam, daß bei wechselnder Blickrichtung, aber konstanter Stellung des Schädels und der Röntgenröhre mehrere Aufnahmen gemacht werden.

Zu den ältesten physiologischen Methoden gehört das Blickwechselverfahren von ALBAN KÖHLER: ein Film wird zweimal belichtet, und zwar das eine Mal bei Blick nach oben und das andere Mal bei Blick nach unten. Nach der ursprünglichen Ansicht von KÖHLER sollte eine doppelte Abbildung des Fremdkörpers für intraocularen Sitz sprechen. HAENISCH konnte jedoch zeigen, daß ein Geschoß auch nach Enucleation des Bulbus einen doppelten Schatten gab. Fremdkörper, die sich in den Augenmuskeln, in der Tenonschen Kapsel, im N. opticus und im bulbusnahen Gewebe befinden, können durch ihre doppelte Abbildung einen intraocularen Fremdkörper vortäuschen. Ein negativer Ausfall der Untersuchung spricht noch nicht unbedingt dafür, daß der Fremdkörper extrabulbär liegt, denn er bildet sich auch dann einfach ab, wenn er sich in der Drehachse des Auges befindet.

Nach der Methode von HOLZKNECHT werden fünf Aufnahmen mit Hilfe einer Schiebekassette gemacht. Die erste mit Blick geradeaus, die übrigen vier mit Blick nach oben, nach unten, nach nasal und nach temporal.

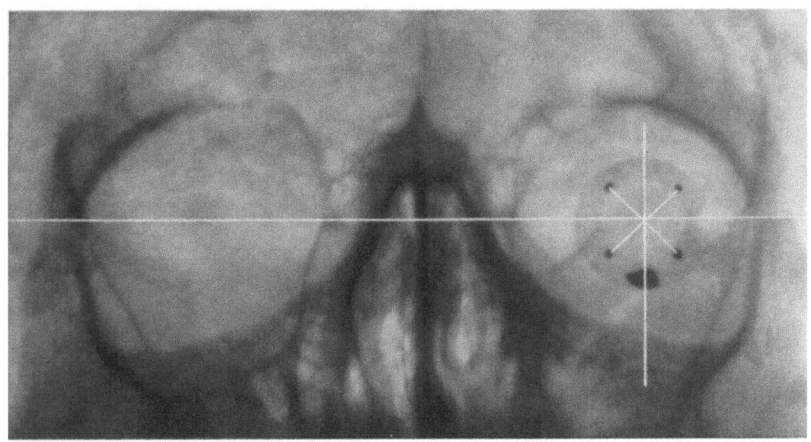

Abb. 105a. Fremdkörperlokalisation nach COMBERG: Ein gut stecknadelkopfgroßer Metallsplitter liegt im Meridian von 270⁰ und ist etwa 7 mm von der Bulbusachse entfernt

ALTSCHUL ermittelte aus fünf Aufnahmen mit Blickrichtung wie beim Verfahren von HOLZKNECHT, aber mit konstanten Exkursionen um 30⁰ den Drehpunkt des Auges und bezieht auf diesen die errechnete Lage des Fremdkörpers.

2. Geometrische Methoden (LEWKOWITSCH, SWEET u. a.).

Blickrichtung und Lage des Kopfes ändern sich während der Untersuchung nicht. Durch Änderung der Röhrenstellung fällt der Zentralstrahl für zwei Aufnahmen aus zwei verschiedenen Richtungen ein. Als fixer Punkt dient ein Indicator bzw. Lokalisator, auf ihn wird konstruktiv die Lage des Fremdkörpers bezogen.

3. Stereoskopische Methoden, z. T. mit Durchleuchtung, sind ebenfalls ungenau (DAVIDSON, ENGELBRECHT, HOLTH u. a.).

4. Einfache Methoden mit Aufnahmen der Orbita in zwei Ebenen, entweder mit oder ohne Markierung des vorderen Bulbusabschnittes (COMBERG, GOLDMANN, LEHMANN und COWL, WESSELY, WEBSTER, FOX u. a.). Die beste von diesen Methoden ist die von COMBERG angegebene, bei der die Lage des Fremdkörpers mit Hilfe von drei Koordinaten genau definiert wird (zwei Längenmaße und ein Winkelmaß). Der vordere Bulbuspol wird mittels einer Kontaktglasprothese, in die vier Bleipunkte eingelassen sind, markiert. Bei der ersten Aufnahme steht die anatomische Bulbusachse, bei der zweiten Aufnahme die Limbusebene senkrecht zur Filmebene. Aus der sagittalen Aufnahme geht hervor, wie groß der Abstand des Fremdkörpers von der Bulbusachse ist und in welchem Meridian er sich befindet (Winkel, den die Verbindungslinie zwischen Fremdkörperschatten und Mitte der Kontaktglasprothese einerseits und die Verbindungslinie zwischen beiden

Suturae zygomaticofrontales andererseits einschließen). Die seitliche Aufnahme ergibt den Abstand des Fremdkörpers von der Limbusebene, also seine Tiefenlage. Die Aufnahmen werden bei einem Focus-Filmabstand von 60 cm gemacht. Nimmt man an, daß das Objekt etwa 6 cm vom Film entfernt ist, kann der gemessene Abstandswert gekürzt um 10 % in das Schema von Comberg eingetragen werden, aus dem die Lage des Fremdkörpers anschaulich hervorgeht (Abb. 105a—c). Folgende Momente können zu einem ungenauen Ergebnis der Untersuchung führen:

a) Der Durchmesser des Bulbus wird mit 24 mm im Durchschnitt als gegeben angenommen;

b) die Kontaktglasprothese kann sich verschieben und wird dann, vornehmlich bei verletztem Bulbus, nicht exakt zentrisch sitzen;

c) bei der Feststellung des Meridians, in welchem der Fremdkörper liegt, bezieht man sich auf eine Linie, die außerhalb des Auges liegt (Verbindungslinie der Suturae zygomaticofrontales).

Diese Mängel versucht Goldmann dadurch z. T. zu eliminieren, daß er für die Markierung des vorderen Bulbuspols bzw. der Limbusebene einen Aluminiumring wählt, dessen innerer Durchmesser dem Durchmesser der Hornhaut entspricht und

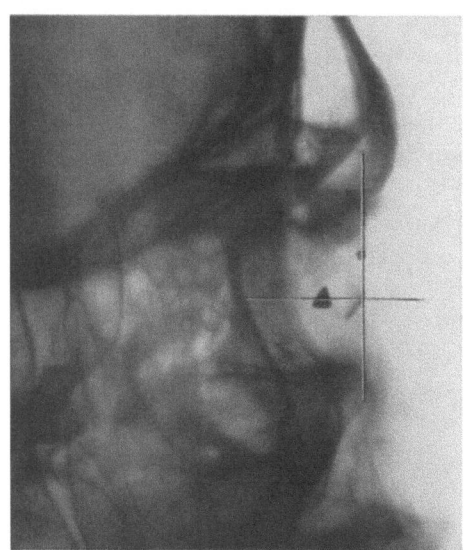

Abb. 105b. Der Fremdkörper ist 6 mm von der Limbusebene entfernt

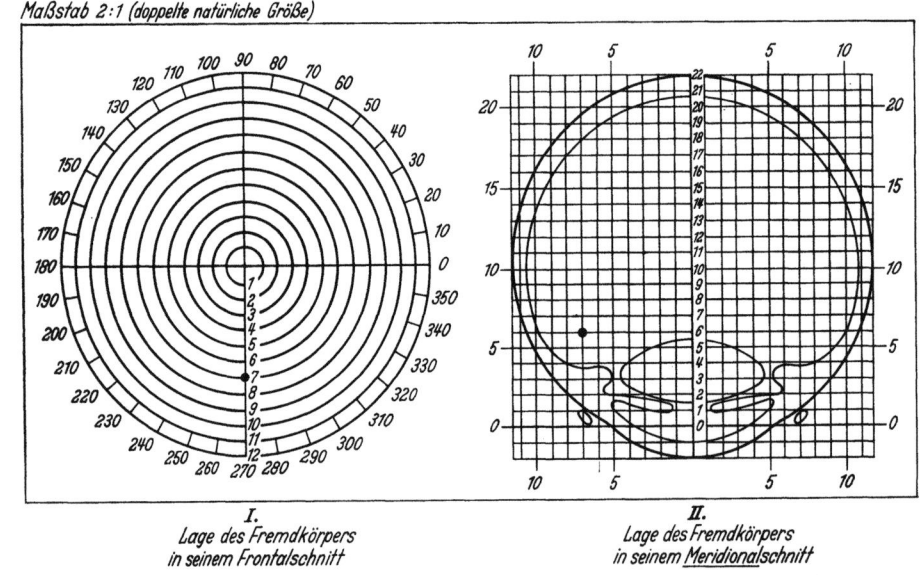

Maßstab 2:1 (doppelte natürliche Größe)

I.
Lage des Fremdkörpers
in seinem Frontalschnitt

II.
Lage des Fremdkörpers
in seinem *Meridionalschnitt*

Abb. 105c. Die gemessenen Abstände — eingetragen in das Comberg-Schema — ergeben, daß der Fremdkörper in den vorderen unteren Abschnitten des Glaskörpers liegt

der mit vier kleinen Häkchen versehen ist. Diese Häkchen bilden die vier Markierungspunkte am Film, sie hinterlassen aber auch, da vor dem Aufsetzen auf den Bulbus in Tusche getaucht, am Limbus bleibende Orientierungsmarken, von denen bei der Operation ausgegangen werden kann. Wenn die vier Markierungspunkte auf der sagittalen Aufnahme ein Quadrat bilden und auf der seitlichen Aufnahme in einer Linie liegen, waren Blickrichtung und Zentrierung richtig.

Die Meßergebnisse mit dem Goldmann-Ring können in das Comberg-Schema eingetragen werden oder in das Schema von Dufour, welches in einem Maßstab von 1,1:1

gezeichnet ist, so daß die Meßwerte, unter denselben Projektionsbedingungen wie beim Verfahren nach COMBERG gewonnen, direkt eingetragen werden können. Dieses Schema hat außerdem noch den Vorteil, daß es Bulbusdurchmesser von 22, 24 und 26 mm berücksichtigt.

GOLDMANN hat für die exakte Lokalisation von Fremdkörpern, die sich bei der Extraktion in der Sklera befinden, eine besondere Methode angegeben: nachdem der Fremdkörper annähernd lokalisiert wurde, wird auf diese Stelle der Sklera ein Aluminiumring, dessen innerer Durchmesser 2 mm beträgt und der mit kleinen Häkchen versehen ist, aufgelegt. Danach wird eine Aufnahme auf einen halben Zahnfilm, der parallel zur Ringebene liegt, gemacht, wobei der Zentralstrahl senkrecht auf die Ringebene bzw. Filmebene einfällt. Der Ring wird so lange verschoben, bis sich der Fremdkörper in seine Mitte projiziert, was spätestens beim dritten Versuch gelingt. Das Zentrum des Ringes wird mit Tusche markiert und dann bei der operativen Extraktion des Fremdkörpers excidiert.

5. *Die skeletfreie Aufnahme des Bulbus nach* VOGT. Nach Anaesthesie der Bindehaut wird ein Spezialfilm mit Hilfe eines Filmhalters oder ein Zahnfilm in den Conjunctivalsack an der nasalen bzw. kaudalen Seite des Bulbus tief vorgeschoben und von temporal bzw. von kranial belichtet. Es gelingt die vorderen Bulbuspartien, im günstigsten Fall bis zum Äquator, darzustellen und auch kleinste Fremdkörper nachzuweisen. VOGT konnte Kupfersplitterchen mit einer Ausdehnung von 0,05—0,1 mm abbilden (Abb. 106). FRANCESCHETTI incidiert die Bindehaut und kann den Film dann so tief vorschieben, daß er auch die hinteren Abschnitte des Augapfels abzubilden vermag. VAN DUYSES Vorschlag, durch Injektion von Flüssigkeit in die Tenonsche Kapsel eine Protrusion des Bulbus zu erzeugen und so einen größeren Anteil des Auges zu erfassen, wurde zwar von DAHLFELD und POHRT 1897 für abenteuerlich gehalten, erfuhr aber auf Vorschlag von VOGT durch Marguerite KAELIN-SULZER insofern eine Modifizierung, als sie 3 cm³ 1% Novocain injiziert, wodurch sie zusätzlich eine Anaesthesie und eine eingeschränkte Muskelaktion erzielt.

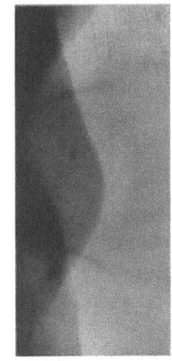

Abb. 106. Skeletfreie Aufnahme des Bulbus nach VOGT: Winziger Metallsplitter in der oberen Hornhauthälfte, ein etwas größerer Splitter in der Sklera in Nähe der unteren Limbusabschnitte

Die skeletfreie Aufnahme nach VOGT gestattet zwar keine exakte Lokalisation von winzigen Fremdkörpern in den vorderen Bulbusabschnitten, ihre Ungenauigkeit spielt aber nur bei amagnetischen Fremdkörpern eine Rolle. Diese können mit Hilfe des Goldmann-Ringes lokalisiert werden. Dabei werden in zwei Ebenen Aufnahmen auf senkrecht zur Ringebene gestellte Filme gemacht. Auf diesen beiden Aufnahmen lassen sich die Koordinaten des Fremdkörperschattens, bezogen auf den Limbus corneae, genau ermitteln.

6. *Methoden, die die hintere Bulbuswand* mit Hilfe von negativen oder positiven Kontrastmitteln *darstellen* (GASTEIGER und GRAUER, STAUNIG und HERRENSCHWAND u. a.), haben keine breite Anwendung gefunden. Die Darstellung der hinteren Bulbuswand bei der Carotisangiographie durch Anfärbung der Chorioidea könnte auch in diese Gruppe gerechnet werden (DECKER). Eine neue Methode, während der Extraktion einen Fremdkörper exakt zu lokalisieren bzw. in Beziehung zu der bekannten Lage eines chirurgischen Instrumentes zu bringen, haben TIMM wie auch RATJEN 1959 angegeben. Auf einem Durchleuchtungsschirm, besser noch auf dem Schirm eines Bildverstärkers, wird das Bild des Fremdkörpers jeweils von zwei Röntgenröhren erzeugt. Die Röhren müssen so eingestellt werden, daß sich die Zentralstrahlen im Fremdkörper kreuzen, so daß der Fremdkörperschatten jeweils in der Mitte beider Bilder liegt. Aus der topischen Beziehung des Fremdkörperschattens zu dem Schatten der Spitze des chirurgischen Instrumentes auf beiden Bildern kann auf deren räumliche Beziehung geschlossen werden bzw. bei bekannter Lage des chirurgischen Instrumentes auf die genaue Lage des Fremdkörpers selbst.

Bei größeren Fremdkörpern ist die Lokalisation insofern einfach, als sie meist nicht auf den Bulbus, der oft schwer verletzt ist, bezogen werden muß, sondern auf die Orbitawände. Die Beziehungen des Fremdkörpers zu den Orbitawänden stehen somit im Vordergrund. Es wird vor allem die Frage zu beantworten sein, ob sie frakturiert bzw. perforiert wurden. Hierher gehören vornehmlich Fremdkörper, die von Schuß- oder Stichverletzungen herrühren sowie von Pfählungen.

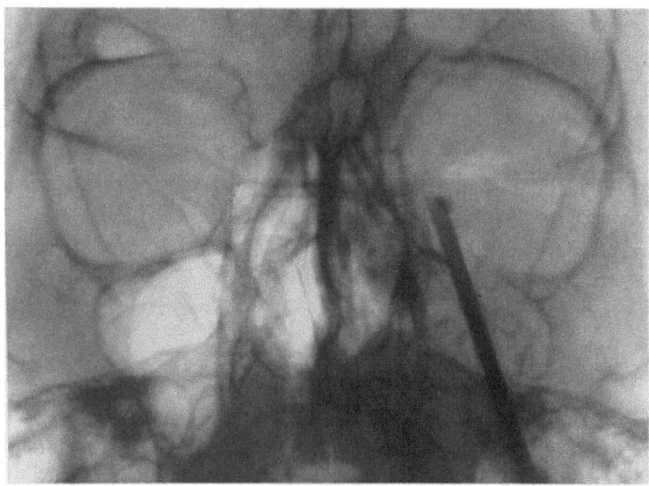

Abb. 107. 24jähriger ♂. Verletzung der linken Gesichtsschädelhälfte durch eine mit 2000 Umdrehungen pro Minute rotierende Schleifscheibe, die beim Anlaufen geborsten war. Der orthogonal getroffene Fremdkörper blieb tief in der Kieferhöhle und in der Orbita stecken, wobei auch der Boden der mittleren Schädelgrube verletzt wurde. Trübung der frakturierten linken Kieferhöhle und der linksseitigen Siebbeinzellen als Ausdruck eines Hämatoms

So berichtet Pfingst von einer quer in der Orbita liegenden Messerklinge, die erst 4 Monate nach einer Stichverletzung entfernt wurde, nachdem sich eine Opticusatrophie ausgebildet hatte. Es wurde angenommen, daß die Opticusatrophie durch Druck des Hämatoms entstanden sei.

Wir konnten eine ausgedehnte Verletzung der linken Gesichtsschädelhälfte einschließlich der Orbita durch eine geborstene Schneidscheibe beobachten. Der Fremdkörper war durch die Orbita

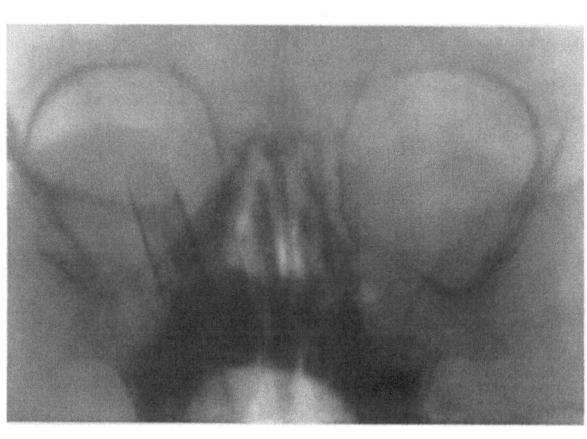

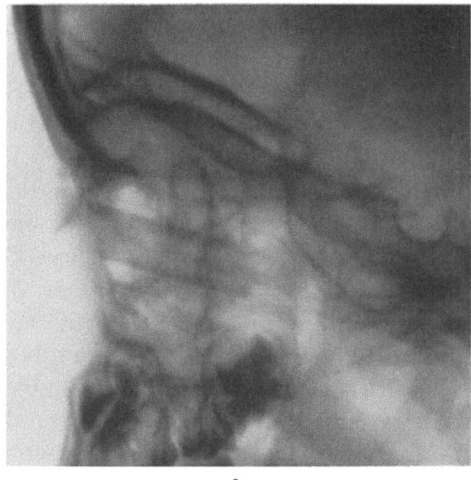

a   b

Abb. 108a u. b. 2jähriges ♀. Abgebrochener, tief in die Orbita eingedrungener Bleistift mit Verletzung des Augenhöhlenbodens

bis in die mittlere Schädelgrube vorgedrungen, nachdem er die linke Kieferhöhle und die Orbita durchschnitten bzw. durchsägt hatte (Abb. 107).

Bei kleinen Kindern können die mannigfaltigsten Fremdkörper, meist als Spielzeug benutzte Gegenstände, in die Augenhöhle eindringen. Abb. 108a und b zeigen einen tief in die Augenhöhle eingedrungenen Bleistift mit Verletzung ihres Bodens. Zu erwähnen sind noch iatrogene Fremdkörper in der Orbita. Meist sind es abgebrochene Nadeln und Kanülen. Als Rarität ist die Abb. 101 zu betrachten, sie stellt das abgebrochene Ende einer Sonde im Tränenkanälchen dar.

Zu den Fremdkörpern müssen auch *Luftansammlungen in den Weichteilen der Orbitae* gezählt werden, wie man sie nach Frakturen der Nasennebenhöhlen beobachten kann. JAENSCH konnte nach einer Stabbrandbombenexplosion, die zu einer Verletzung der Stirnhöhlen und der Siebbeinzellen geführt hatte, einen Exophthalmus infolge Einströmens von Luft in die orbitalen Weichteile sehen. Er hält für diese traumatische Luftansammlung in den orbitalen Weichteilen die Bezeichnung Pneumatocele für besser als die meist gebrauchte Bezeichnung Emphysem.

XIX. Die Angiographie der Orbita

Die Carotisangiographie gestattet ein genaues Studium des Kontrastmitteldurchlaufes durch das von der A. carotis interna versorgte Gefäßsystem. Ganz besonders im Serienangiogramm ist es bei entsprechender Wahl der Bildfrequenz möglich, die arterielle, die capilläre und die venöse Phase der Kontrastfüllung so gut wie sicher zu erfassen. Diese Gesetzmäßigkeit gilt für die A. ophthalmica als größerem intrakraniell abgegebenem Ast der Carotis interna, welcher die Orbita und ihre nähere Umgebung versorgt, nicht in vollem Umfang. Schon ihre Kontrastfüllung tritt nicht ganz konstant ein. Sie erfolgt bei hochprozentigem Kontrastmittel regelmäßiger und häufiger und erreicht bei Anwendung von 60%igem Urografin nach DECKER und YASARGIL eine Häufigkeit von etwa 98%. Auf Grund unserer Erfahrungen am AOT-Filmwechsler ist die A. ophthalmica immer gefüllt. Die Konzentration des Kontrastmittels im venösen Blut der Orbita reicht bei der Carotisangiographie jedoch nicht aus, um auch die Venen der Augenhöhle kontrastgefüllt zur Darstellung zu bringen. Dies ist auch dann nicht der Fall, wenn das Kontrastmittel sowohl in die Carotis interna als auch in die Carotis externa gelangt, d.h., wenn die Injektion in die Carotis communis erfolgte. Will man das venöse Gefäßsystem der Augenhöhlen kontrastgefüllt zur Darstellung bringen, muß eine Phlebographie durchgeführt werden.

Für das Verständnis des normalen und pathologischen Arteriogramms und Phlebogramms der Orbita muß eine Besprechung der Anatomie des orbitalen Gefäßsystems vorausgeschickt werden.

Die A. ophthalmica entspringt als erster größerer Ast aus der Carotis interna, nachdem diese in das Cavum leptomeningeum eingetreten ist. Ihr Ursprung liegt meist an der medialen Seite des Siphonknies, etwa in Höhe des Processus clinoideus anterior. An der lateralen unteren Seite des N. opticus liegend, tritt sie durch den Opticuskanal in die Orbita ein. Dort ist ihr Verlauf zunächst

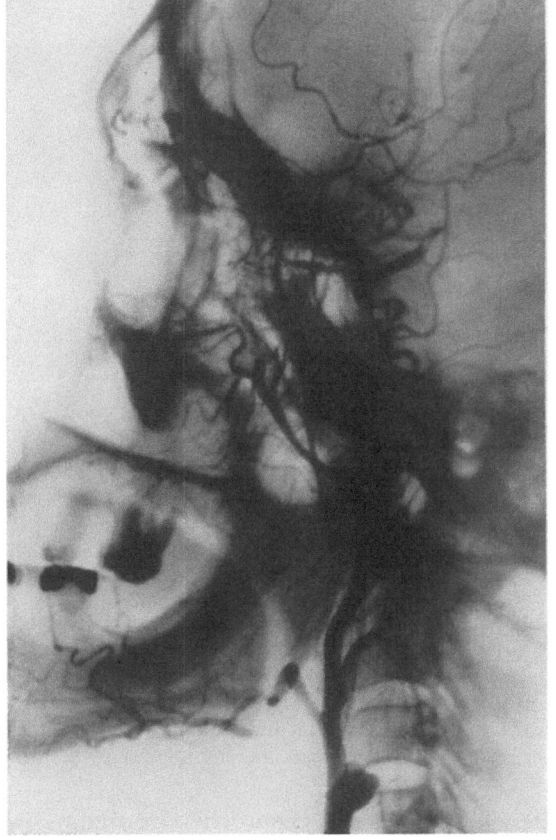

Abb. 109. 53jähriger ♂. Seit 1½ Jahren Kopfschmerzen, rechtsseitige homonyme Hemianopsie und Halbseitenparese rechts sowie Sensibilitätsstörungen des rechten Armes. Nachdem sich die Symptomatik teilweise zurückgebildet hatte, trat vor 2 Monaten erneut Verschlechterung ein, zu der beschriebenen neurologischen Symptomatologie trat eine schwere Sprachstörung hinzu. Rö: Verschluß der Carotis int. an typischer Stelle. Kollateralkreislauf von der Carotis ext. über die A. maxillaris ext., die A. dorsalis nasi und über die auffallend kaliberkräftige A. ophthalmica zum Carotissiphon

50*

nach lateral gerichtet, sie biegt dann um den N. opticus nach oben und nach medial um und verläuft mehr oder weniger sinuslinienförmig geschwungen entlang der medialen Augenhöhlenwand nach vorn. Hier teilt sie sich in ihre Endäste, in die nach oben gerichtete A. frontalis und in die nach unten verlaufende A. dorsalis nasi auf. Vorher gibt sie eine Reihe von Ästen ab, die sich angiographisch nur zum Teil erfassen lassen. Der erste nach lateral abgehende Ast ist die A. lacrimalis, welche die Tränendrüse versorgt und welche über eine durch die Fissura orbitalis superior ziehende Anastomose mit der A. meningea media in Verbindung steht. Weitere Äste sind die A. centralis retinae, die Aa. chorioideae, die Aa. musculares, die Aa. ethmoideae, die A. frontalis lat. und die Aa. palpebrales.

An dieser Stelle soll zusammenfassend die Bedeutung der A. ophthalmica als wichtigstem Glied der Kollateralverbindungen zwischen dem Gefäßsystem der Carotis int. und

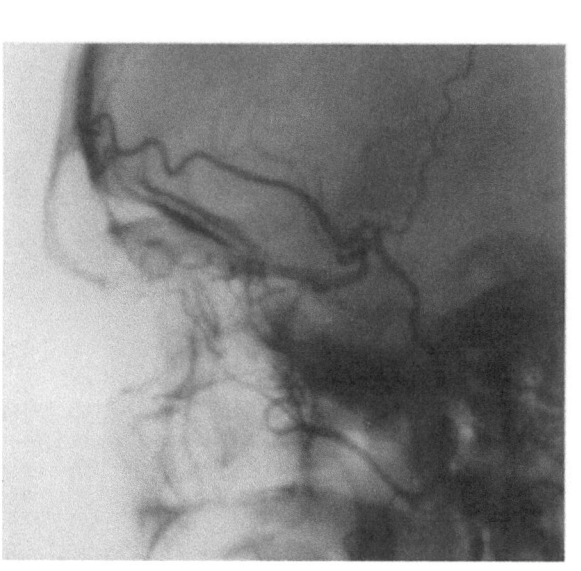
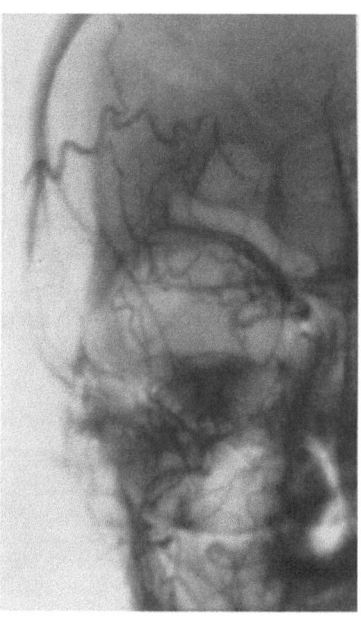

a   b

Abb. 110a u. b.   62jähriger ♂. Vor 2 Wochen plötzliche rechtsseitige Hemiplegie und Aphasie. Vor 5 Tagen Paresen auch an den linksseitigen Extremitäten und zunehmende schwere Bewußtseinsstörung. Die Angiographie ergibt einen Verschluß der linken Carotis communis und einen Verschluß der rechten Carotis int. Leistungsfähiger Kollateralkreislauf von der rechten Carotis ext. zur Carotis int. einmal über die auffallend kräftige A. temporalis ant. und zum anderen über die A. lacrimalis. Über die A. ophthalmica füllen sich die Carotis int. (beginnend vom oberen Siphonschenkel) sowie beide Aa. cerebri antt. und die rechte A. cerebri media

dem der Carotis ext. besprochen werden. Diese Kollateralverbindungen erlangen besondere Bedeutung, wenn die Carotis int. verschlossen ist und wenn die Mitversorgung des Gehirns aus der gegenseitigen Carotis int. über die Communicans ant. und aus dem Vertebralis-Basilaris-System über die Communicans post. versagt oder nicht ausreicht. Den Anatomen sind sie längst bekannt (Zuckerkandl). Von den Ophthalmologen hat Elschnig bereits 1893 die Bedeutung dieses Kollateralkreislaufes erkannt, durch dessen Einsetzen ein Erblinden bei Verschluß der Carotis int. so gut wie nie eintritt. Angiographisch wurden Kollateralverbindungen zwischen dem System der Carotis int. und der Carotis ext. erst 1949 von Marx festgestellt. Folgende Verbindungen können in Funktion treten:

1. A. carotis ext. — A. maxillaris int. — vorderer Ast der A. meningea media — A. lacrimalis — A. ophthalmica — A. carotis int.

2. A. carotis ext. — A. maxillaris ext. — A. angularis — A. dorsalis nasi — A. ophthalmica — A. carotis int.

3. A. carotis ext. — A. temporalis ant. — A. supraorbitalis — A. ophthalmica — A. carotis int.

Die Kollateralverbindung über die A. temporalis ant. wurde angiographisch erstmalig von FINKEMEYER gesehen (Abb. 109 und 110a und b).

Die beiden wichtigsten Venen der Orbita sind die V. ophthalmica sup. und inf., welche konstant durch Anastomosen miteinander in Verbindung stehen. Die V. ophthalmica superior als stärkstes venöses Gefäß der Orbita verläuft unterhalb des Augenhöhlendaches, um die Orbita durch die lateralen Partien der Fissura orbitalis sup. zu verlassen und in den Sinus cavernosus einzumünden. Die V. ophthalmica inf. zieht entlang dem Orbitaboden, tritt durch die Fissura orbitalis inf. aus der Orbita aus und mündet meist in den Plexus venosus pterygoideus. Von den Verbindungen zwischen dem venösen System der Orbita und dem Venengeflecht des Gesichtes ist hinsichtlich der Phlebographie bzw. der phlebographischen Technik die Verbindung zur V. angularis die wichtigste.

Die angiographisch erfaßbaren pathologischen Alterationen im Bereich der Orbita manifestieren sich

1. in einer Änderung des Kalibers und des Verlaufs der A. ophthalmica und ihrer Äste,

2. in einer Änderung des Kalibers und des Verlaufs der orbitalen Venen und

3. im Auftreten pathologischer Gefäße im Sinne einer Tumoranfärbung.

1. Arteriographie

Kaliberänderungen der A. ophthalmica können einmal in Form einer allgemeinen oder umschriebenen Einengung, zum anderen in Form einer diffusen oder lokalen Erweiterung in Erscheinung treten.

Die Feststellung einer diffusen Verengung oder Erweiterung des Gefäßquerschnittes setzt voraus, daß der Bereich des Normalen bzw. noch Normalen gut definiert werden kann. Nach LOMBARDI, CECCHINI und DE DONATO beträgt der Durchmesser der A. ophthalmica im Bereich ihres Ursprunges durchschnittlich etwa 1,7 mm mit einer Variationsbreite von 1,3—2,3 mm. Nach unseren Erfahrungen ist die obere Grenze der Norm zu hoch gesetzt. Messungen an 50 Arteriogrammen von Patienten ohne klinisch nachweisbare krankhafte Veränderungen im Bereich der Orbita haben Durchmesser von maximal 1,9 mm ergeben.

Eine *diffuse Erweiterung* der A. ophthalmica im Sinne einer Hypertrophie tritt bei gefäßreichen orbitalen und periorbitalen Tumoren auf, zu denen auch die Angiome zu zählen sind. Die Kaliberzunahme geht meist auch mit einer Änderung des Gefäßverlaufes einher. Die A. ophthalmica verliert dabei ihren mehr oder weniger gleichmäßigen welligen Kurs, um eine gewisse Rigidität mit winkeligen Knickungen anzunehmen. Keilbeinflügelmeningeome mit intraorbitaler Ausdehnung können nicht nur zu einer Hypertrophie, sondern auch zu Verlagerungen der A. ophthalmica führen und zum Auftreten pathologischer Gefäße im Sinne einer intraorbitalen Tumoranfärbung (Abb. 111). Bei gefäßreichen Tumoren der vorderen Schädelgrube — meist handelt es sich wieder um Meningeome — ist eine Kaliberzunahme der A. ophthalmica dann zu erwarten, wenn die Aa. ethmoidales an der Blutversorgung der Geschwulst teilnehmen. Diese hypertrophieren dann ebenfalls und können im Angiogramm, sofern nicht ungünstige Überlagerungseffekte durch das Siebbein wirksam werden, zur Darstellung kommen (Abb. 112). LOMBARDI u. Mitarb. haben eine durchschnittliche Beteiligung der A. ophthalmica von etwa 26% an der Mitversorgung frontaler Meningeome, Olfactoriusmeningeome und Keilbeinflügelmeningeome gefunden. YAMAMOTO berichtet über einen Exophthalmus, hervorgerufen durch eine erhebliche Erweiterung der A. ophthalmica.

Eine erhebliche Kaliberzunahme der A. ophthalmica fanden wir bei einem subfrontalen bis in die Sellaregion reichenden Angiom. Die enorme Hypertrophie der A. ophthalmica ist in Anbetracht des Sogs, den die Angiome auf das Gefäßsystem ausüben, leicht verständlich (Abb. 113).

Weitere Untersuchungen erfordert noch der Befund, den wir bei einem 58jährigen Patienten mit einem Hortonsyndrom erheben konnten: Die homolaterale A. ophthalmica bot im Vergleich zur gesunden Seite eine deutliche Erweiterung, und zwar sowohl im Stadium des Schmerzanfalles als auch im anfallsfreien Stadium.

An dieser Stelle soll auf den Einfluß des Eingriffs und des Kontrastmittels auf das Kaliber der Arterien bei der Angiographie im allgemeinen kurz hingewiesen werden. Es ist bekannt, daß die Zusammensetzung, die Temperatur und die Viscosität des Kontrastmittels sowie der bei der Injektion angesetzte Druck das Gefäßkaliber beeinträchtigen können. DECKER hebt hervor, daß der osmotische und chemische Reiz des Kontrastmittels, eine ungeeignete Temperatur desselben, aber auch ein übermäßiger Druck bei Anwendung einer starken Nadel am Halsteil der Carotis eine lokale Reaktion im Sinne eines Spasmus hervorrufen können. Daß Spasmen an der Vertebralis bei der Angiographie noch häufiger auftreten, ist ebenfalls bekannt. Über den Einfluß des Kontrastmittels auf das Kaliber der A. ophthalmica, welche den unmittelbaren Einwirkungen der Punktion und Injektion nicht ausgesetzt wird, sind uns Untersuchungen nicht bekannt. Dagegen weiß man, daß die A. frontalis medialis, ein Ast der A. ophthalmica, sowohl auf die Injektion von physiologischer Kochsalzlösung als auch auf die Injektion von Kontrastmittel mit

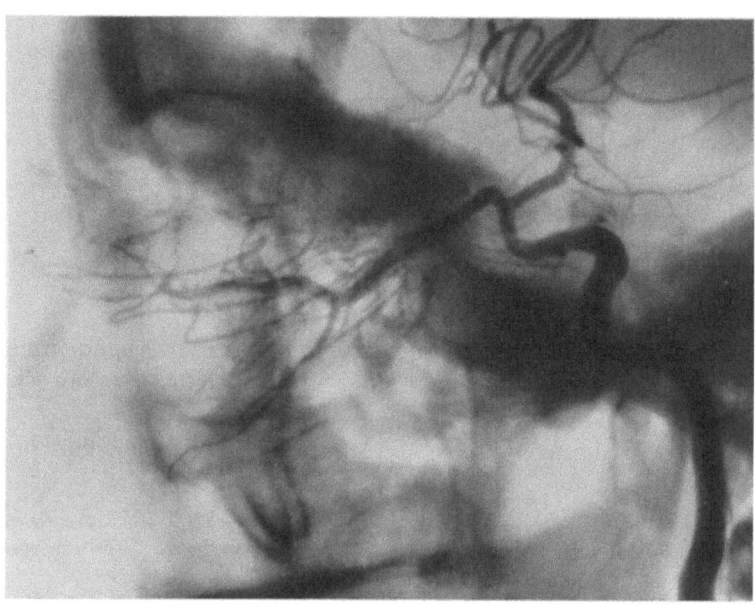

Abb. 111. 64jährige ♀. Rezidiv eines ausgedehnten Keilbeinflügelmeningeoms. Hochgradige Protrusio des rechten Bulbus, der völlig amaurotisch ist. Hochgradige Hyperostose des rechten Orbitadaches, aber auch des großen Keilbeinflügels. Mächtige Hypertrophie der A. ophthalmica und Verdrängung derselben nach unten. Tumoranfärbung im ganzen hinteren oberen Orbitabereich

einem Spasmus reagiert, dem eine Dilatation des Gefäßes folgt. Diese Reaktion ist um so stärker ausgeprägt, je kälter die injizierte Flüssigkeit ist. Auf dieser Erscheinung beruht der sog. „Frontalistest" bei der Carotisangiographie (WENDE). Es ist naheliegend, von der A. ophthalmica eine ähnliche Verhaltensweise zu erwarten.

Mit den Komplikationen am Auge bei der cerebralen Angiographie hat sich BRAUN beschäftigt. Im Gegensatz zu FALLS u. Mitarb., die in 81% der Fälle Komplikationen am homolateralen Auge im Sinne von Petechien an der Conjunctiva bzw. von Netzhautblutungen sahen, konnte BRAUN nur bei 2 von 50 untersuchten Patienten Hämorrhagien am Papillenrand feststellen. In beiden Fällen handelte es sich um vorgeschädigte Augen. Die Mitteilung von FALLS u. Mitarb. beruht auf Erfahrungen mit Thorotrast und Diodrast, während die Patienten von BRAUN mit Urografin als Kontrastmittel untersucht wurden.

Aneurysmen der A. ophthalmica sind sehr selten. OFFRET und GODDÉ-JOLLY haben die gesamte Literatur durchgesehen und konnten nur sechs Fälle finden, die als echte Aneurysmen der A. ophthalmica bezeichnet werden können. DEMPSEY beschrieb ein mandarinengroßes Aneurysma der A. ophthalmica mit Zerstörung der Orbitawände und Ausbildung eines echten Exophthalmus pulsans. Das Aneurysma der A. ophthalmica kann das volle Bild: Exophthalmus, Pulsation und Geräusche hervorrufen, doch fehlen Stauungen in der Bindehaut, im Lid und in den Netzhautvenen. Mehrere andere Fälle, die ebenfalls als Aneurysmen der Ophthalmica mitgeteilt wurden, waren in Wirklichkeit Aneurysmen der Carotis int., die auf die Ophthalmica übergriffen. Diese Autoren berichten über einen 52jährigen Patienten mit Sehverschlechterung, Abblassen der linken Papille und konzentrischer Gesichtsfeldeinengung. Bei der Carotisangiographie fand sich ein Aneurysma der A. ophthalmica, welches sich bei der Operation als thrombosiert erwies.

Aneurysmen des Anfangsabschnittes der A. ophthalmica können eine Usur des Processus clinoideus anterior zur Folge haben, oder eine Erweiterung des Opticuskanals. Einer der von OFFRET und GODDÉ-JOLLY referierten Fälle aus der Literatur, der ein 9jähriges Mädchen betraf, zeigte einen Exophthalmus mit Motilitätsstörungen des Bulbus.

Kalibereinengungen der A. ophthalmica sind nicht leicht zu erkennen, da das Ausmaß des Gefäßquerschnittes eine nicht unerhebliche Variationsbreite nach unten aufweist. Die Deutung von Stenosen wird weitgehend von adäquaten Veränderungen im Bereich der A. cerebri ant. und media sowie deren Ästen bestimmt sein. Ursächlich kommt für Stenosen in erster Linie eine Arteriosklerose in Frage, für die auch eine vermehrte Schlängelung der A. ophthalmica charakteristisch ist. Über Stenosen und Verschlüsse der A. ophthalmica beim Krankheitsbild der Arteriitis temporalis, die zu Opticomalacie (KREIBIG) führen, liegen unseres Wissens arteriographische Befunde nicht vor. Da

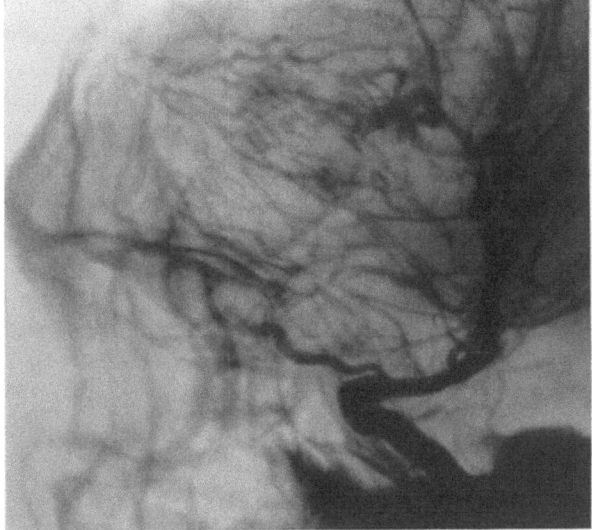

Abb. 112. 28jähriger ♂. Seit 3 Jahren Kopfschmerzen und zunehmende Wesensveränderung. Vor 2 Monaten innerhalb weniger Tage völliger Visusverfall. Neurologisch: Anosmie beiderseits, linkes Auge amaurotisch, am rechten Auge wird noch Lichtschein wahrgenommen. Papillen atrophisch. Fingerkuppengroßer Defekt im rechten Stirnbein mit pulsierendem Gefäß. Anschwellen der Umgebung beim Pressen. Lautes pulssynchrones Geräusch. Rö: Hochgradige Verdrängung der A. cerebri ant. nach hinten. Ausgedehnte Tumoranfärbung frontal, die sowohl von der Carotis int. als auch von der Carotis ext. mit Blut versorgt wird. Hypertrophie der A. ophthalmica als Zeichen dessen, daß sie an der Blutversorgung des Tumors mitbeteiligt ist. Op.: Faustgroßes parasagittales frontales Meningeom rechts. Histologisch: Endothelioplastisches Meningeom

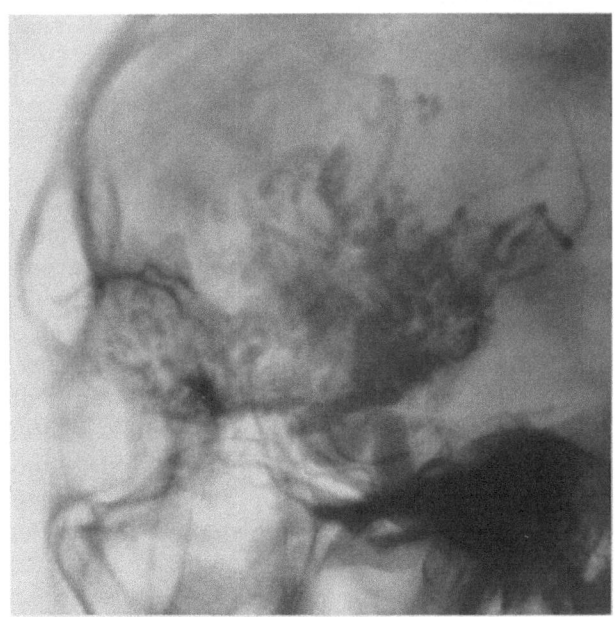

Abb. 113. 35jähriger ♂. Seit 12 Jahren „vegetative Attacken" mit Schweißausbrüchen, Gesichtsblässe und Rauschen im Kopf. Kopfdruck. Neurologisch: Geringe rechtsbetonte Halbseitenzeichen, lautes pulssynchrones Geräusch vornehmlich über den frontalen Schädelpartien. Rö: Ausgedehntes subfrontales Angiom, das sich bis in die suprasellare Region erstreckt. Hypertrophie der A. ophthalmica, die an der Versorgung des Angioms mitbeteiligt ist. In der Orbita kein Angiom

klinisch die sichtbaren Arterien an der Papille und in der Netzhaut relativ gut durchblutet sind, muß angenommen werden, daß der Verschluß proximal von der Siebplatte bzw. noch vor dem Eintritt der Ophthalmica in den N. opticus erfolgt ist, wobei die Blutversorgung der Netzhaut Kollateralen übernehmen.

Bei langsam sich entwickelnden *intraorbitalen Tumoren*, aber auch bei allmählich zunehmender Raumbeengung der Augenhöhle durch extraorbitale Prozesse, kann es zu einer erheblichen Kalibereinengung der A. ophthalmica kommen, so daß sie nach Decker oft nur noch ein feines Gefäß ist, das sich schwer verfolgen läßt. Bei einem frontalen Oligodendrogliom, welches zu einer beträchtlichen Depression der rechten Lamina cribrosa des Siebbeines und der medialen Partien des Orbitadaches geführt hatte, fand sich eine auffallend engkalibrige A. ophthalmica. Diese ist außerdem als Folge des Tumoreinbruchs in die medialen oberen Partien der Orbita unter Verlust ihrer physiologischen Schlängelung nach unten verdrängt und zeigt einen bogig gespannten Verlauf, der offenbar die Tumorränder markiert (Abb. 114).

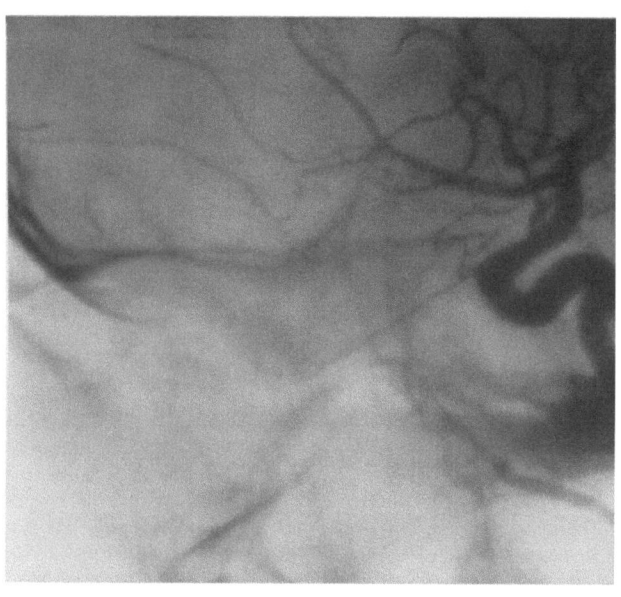

Abb. 114. 53jährige ♀. Seit 1½ Jahren anfallsartige Zustände mit Zittern der Hände und psychomotorischen Dämmerattacken. Leichter Exophthalmus rechts. Opticusatrophie rechts und Stauungspapille links. Rö: Verdrängung der auffallend engen und gestreckt bzw. gespannt verlaufenden A. ophthalmica bei frontalem Oligodendrogliom, welches unter Depression des Orbitadaches in die Orbita z. T. eingebrochen ist (s. auch Abb. 84 a—c)

Da die A. ophthalmica entlang der medialen Augenhöhlenwand verläuft, wird sie durch die Mehrzahl der intraorbitalen Tumoren kaum verlagert, wohl aber durch Tumoren, die von den Nebenhöhlen auf die Orbita übergreifen (Decker und Metzger). Dies gilt auch, wie am Beispiel des Oligodendroglioms gezeigt werden konnte, für intrakranielle raumbeschränkende Prozesse, sofern sie die Orbita von medial oben einengen. Es ist naheliegend, daß Keilbeinflügelmeningeome mit intraorbitaler Ausdehnung auch die A. ophthalmica verlagern können (Abb. 111).

Abgang und Verlauf des Anfangsabschnittes der A. ophthalmica zeigen zahlreiche *Varianten* (Decker und Schlegel). Ein atypischer Verlauf der Ophthalmica in diesem Abschnitt muß daher mit großer Vorsicht gedeutet werden. Engelhardt, Remky und Röper sehen einen spitzwinkeligen Abgang der Ophthalmica als charakteristisch für die Arachnopathia optochiasmatica an. Riechert fand einen steil nach unten gerichteten Anfangsteil der Ophthalmica bei Hypophysentumoren. Die Ophthalmica bildet dabei mit der Carotis nicht wie normal einen rechten, sondern einen spitzen Winkel, so daß beide hier fast parallel verlaufen. Tiwisina und Haar u. a. konnten diese Formveränderung des Abganges der A. ophthalmica bei Hypophysentumoren nicht immer feststellen.

Eine intraorbitale Anfärbung pathologischer Gefäße tritt bei gefäßreichen Tumoren und bei Angiomen auf. Die Mehrzahl der intraorbitalen Tumoren entzieht sich in Ermangelung einer ausreichenden Vascularisation dem direkten angiographischen Nachweis. Auch die Affektionen des Bulbus, selbst vasculärer Natur, ergeben kein für die Klärung des Prozesses brauchbares angiographisches Bild. Röttgen berichtete 1949 über einen angiographisch nachgewiesenen Tumor bei pulsierendem Exophthalmus, der sich histologisch als Angioendotheliom erwies. Im gleichen Jahr veröffentlichten Grino und BILLET eine Arbeit über die Diagnose von orbitalen Tumoren mit Hilfe der Angiographie, nachdem es ihnen gelungen war, ein gegen die Orbita vorwachsendes Meningeom des kleinen Keilbeinflügels und eine Metastase angiographisch nachzuweisen. YASARGIL fand in neun Fällen von primären Orbitatumoren siebenmal einen deutlichen und zweimal einen verdächtigen pathologischen angiographischen Befund. Eine Anfärbung konnte er bei einem Retinoblastom, bei einem Meningeom und bei einer Carcinommetastase feststellen. Abb. 111 zeigt eine erhebliche Verdrängung der hypertrophischen A. ophthalmica und intraorbital pathologische Gefäße bei einem Rezidiv eines Keilbeinflügelmeningeoms mit intraorbitaler Ausdehnung.

Eine physiologische Anfärbung ist noch zu erwähnen, nämlich die der Aderhaut des Bulbus, die etwa in der 3. sec des Phasenablaufes (DECKER, SCHURR u. a.) am deutlichsten in Erscheinung tritt. Sie hat im Seitenbild die Form eines zarten halbkreisförmigen Schattens, der praktisch die Bulbushinterwand markiert. Es ist möglich, Verlagerungen des Bulbus in der sagittalen Ebene auf dieser Basis ebenso festzuhalten, wie unter Umständen auch Beziehungen von Fremdkörpern zum Augapfel zu analysieren.

Die Angiographie nimmt in der Diagnostik derjenigen Fälle von *Exophthalmus* eine entscheidende Stellung ein, die Folge eines *Aneurysma zwischen der Carotis int. und dem Sinus cavernosus* — Carotis-Cavernosusfistel sind. In der überwiegenden Mehrzahl der

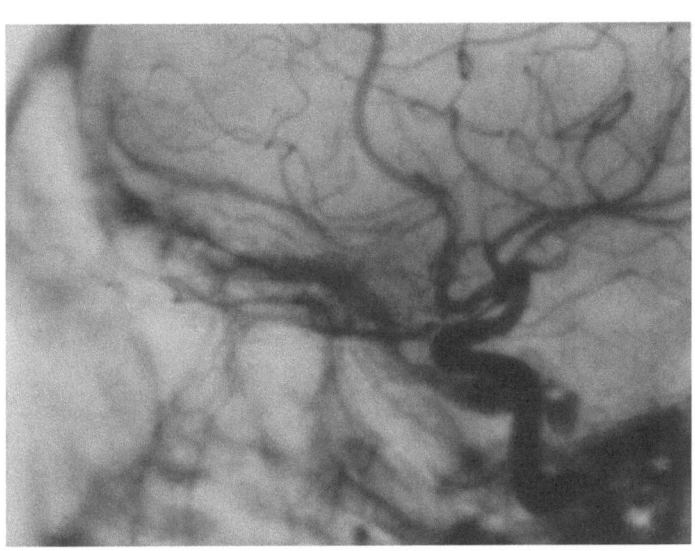

Abb. 115. 58jährige ♀. Vor einem Jahr heftige Kopfschmerzen mit Erbrechen. Im Laufe der folgenden Monate Müdigkeit im rechten Oberlid. Später Rötung des Auges und Protrusio. Kein Trauma. Klinisch: Exophthalmus von 6 mm mit eingeschränkter Beweglichkeit des Bulbus. Miosis, starke conjunctivale Injektion. Übergangsfalten verstrichen, Stauungspapille. Angiographie: Gleichzeitig mit der A. ophthalmica füllt sich vom Sinus cavernosus her die fast bleistiftdicke V. ophthalmica sup. (Carotis-Cavernosus-Fistel)

Fälle ist ein Trauma — mit oder ohne Fraktur der Schädelbasis — Ursache dieser pathologischen Verbindung zwischen der A. carotis int. und dem Sinus cavernosus. Arterielles Blut ergießt sich in den Sinus cavernosus und von hier in die Venen der Schädelbasis, die durch den unphysiologischen Druck erweitert werden. Der häufigste Abflußweg sind jedoch die orbitalen Venen, entweder die V. ophthalmica sup. allein, oder auch gemeinsam mit der V. ophthalmica inf. (Abb. 115). Die Erweiterung der Orbitalvenen führt zu einem Exophthalmus, der pulsierend oder nicht pulsierend sein kann. Eine venöse Stauung in der Netzhaut, in der Bindehaut und in den Lidern sowie fast regelmäßig ein pulssynchrones Geräusch über dem Bulbus und in der Umgebung sind Ausdruck der arteriovenösen Fistel. Nicht selten pflanzt sich die Pulsation bis in die V. angularis fort.

2. Phlebographie

Die Kontrastdarstellung der orbitalen Venen erfolgt durch Injektion des Kontrastmittels in die V. angularis. DEJAN und BOUDET, von denen die ersten Mitteilungen über die orbitale Phlebographie stammen, legen die V. angularis frei und instillieren bis zu 20 cm³ Kontrastmittel. YASARGIL, GLONING u. KLAUSBERGER und HAYDEN punktieren die Vene percutan und injizieren 8—10 cm³ des Kontrastmittels unter mäßigem

Druck. Um den Abfluß des Kontrastmittels über die V. frontalis, die mit der V. angularis anastomosiert, zu verhindern, wird diese während der Injektion komprimiert, von Boudet sogar unterbunden. Serienaufnahmen erweitern, analog den angiographischen Untersuchungsmethoden ganz allgemein, die diagnostische Ausbeute (Abb. 116a und b). Die ursprünglich auf die Diagnostik der Erkrankungen des venösen Gefäßsystems der Orbita, insbesondere der orbitalen Varicen, ausgerichtete Untersuchungsmethode, wurde

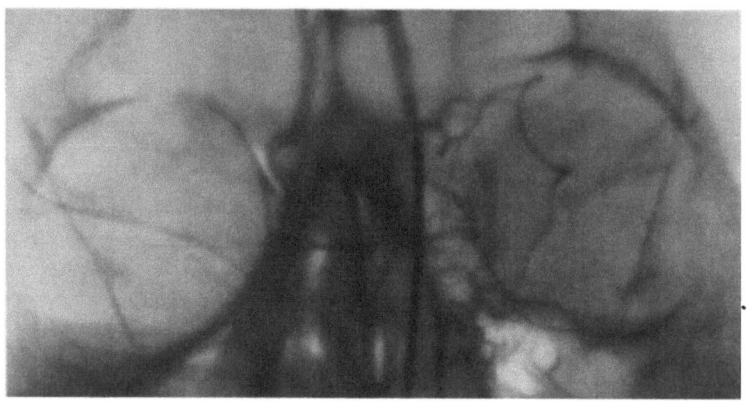

a

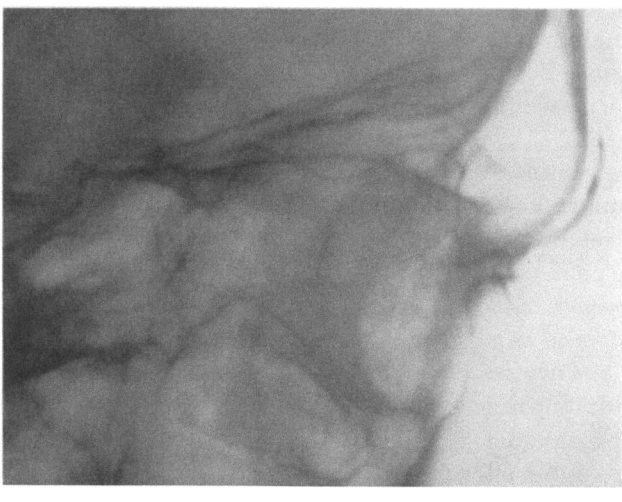

b

Abb. 116a u. b. Normales Phlebogramm der linken V. angularis. Der größte Teil des Kontrastmittels fließt durch die V. frontalis ab, die Anastomosen zur rechten Seite entsendet. In beiden Ebenen zeigt die V. ophthalmica superior typische Biegungen bzw. Windungen: Im Sagittalbild ist in Höhe des Orbitadaches ein halbkreisförmiger nach lateral offener Bogen charakteristisch und im Seitenbild ein sinuslinienförmiger Verlauf der Vene unterhalb des Augenhöhlendaches

vornehmlich von Boudet auch für die Tumordiagnostik ausgebaut. Bei experimentellen Studien an der Leiche hat er bezüglich der Verlagerung der V. ophthalmica sup. nur dann typische Bilder erhalten, wenn die Expansion von oben und von medial erfolgte. Uncharakteristische Bilder entstehen, wenn der Druck von unten und von lateral einwirkt. Für den arteriographischen Nachweis expansiver Prozesse haben sich, wie weiter oben dargelegt wurde, ebenfalls nur solche als günstig erwiesen, die sich im oberen und medialen Bereich der Orbita raumbeengend auswirkten. Die Ergebnisse beider Methoden stehen demnach mehr parallel als ergänzend zueinander. Ganz evident und ohne Konkurrenz sind die Erfolge der Phlebographie in der Diagnostik der orbitalen Varicen, die die häufigste Ursache des intermittierenden Exophthalmus sind (Krayenbühl, Yarsagil).

XX. Die Orbitographie

Für die Kontrastdarstellung des retrobulbären Raumes eignen sich sowohl positive als auch negative Kontrastmittel. Die Suche nach einem retrobulbären Tumor und die Frage, ob ein Fremdkörper intra- oder extrabulbär liegt, deren exakte Beantwortung mit den konventionellen Methoden der Fremdkörperlokalisation jedoch nicht möglich ist, können die Indikation für eine Kontrastdarstellung der Augenhöhle abgeben. Da diese Untersuchungsmethode nicht ganz ungefährlich ist, soll ihre Anwendung auf die Fälle beschränkt bleiben, die mit den übrigen Untersuchungsverfahren (s. Abschnitte Fremdkörperlokalisation und Angiographie der Orbita) nicht geklärt werden können.

Luft als Kontrastmittel wurde 1927 erstmalig von STAUNING und HERRENSCHWAND im Tierexperiment verwendet. 1929 konnten GASTEIGER und GRAUER eine Doppelperforation des Bulbus mit Hilfe einer Luftinsufflation in die Tenonsche Kapsel nachweisen.

DE ABREU (1952), DUBILIER u. Mitarb. (1956) sowie BERTELSEN u. Mitarb. (1957) stellen übereinstimmend fest, daß das Lesen der bei der orbitalen Pneumographie gewonnenen Röntgenbilder infolge Überlagerung von Luft, Weichteilen und Knochen sehr schwierig sei. Analog zu pneumographischen Untersuchungen im Bereich anderer Körperregionen war es daher naheliegend, zu versuchen, die störende Überlagerung mit Hilfe von Schichtaufnahmen (TOTI) zu beseitigen. So konnte DE ABREU bei einem 10jährigen Mädchen an Hand einer orbitalen Pneumotomographie einen retrobulbären Tumor bezüglich seiner Lage und seiner Ausdehnung genau umschreiben. Von allen Autoren werden für eine genaue Analyse sagittale und seitliche Schichtaufnahmen mit Schichtabständen von 0,5 cm für erforderlich gehalten. Nach DE ABREU sollen frontale Schnitte in occipitomentalem und occipitofrontalem Strahlengang angefertigt werden. Nach DUBILIER u. Mitarb. sowie BERTELSEN u. PETERSEN ist es vorteilhaft, die Einstellung so zu wählen, daß die Achse der Orbitapyramide senkrecht zur Schichtebene stehe.

Bei Geschwülsten, die mit dem Bulbus zusammenhängen oder in seiner unmittelbaren Nähe liegen, empfiehlt es sich, die Luft in die Tenonsche Kapsel zu injizieren. Wird der Tumor weiter entfernt vom Bulbus vermutet, oder hängt er sogar mit den Orbitawänden zusammen, ist die Insufflation der Luft in das retrobulbäre Fettgewebe vorteilhafter. FRIEDMAN (zit. nach BERTELSEN u. Mitarb.) verwendet für die Injektion von Luft in die Tenonsche Kapsel folgende Technik: nach Anaesthesie der Bindehaut wird der Bulbus in einer Rotationsstellung mit Blick nach innen unten fixiert. Vom oberen temporalen Quadranten des Augapfels wird eine gebogene Kanüle unter der Fascia bulbi bis zum hinteren Bulbuspol vorgeschoben, und nachdem man sich vergewissert hat, daß sie nicht in einem Blutgefäß liegt, werden 5—6 cm³ Luft injiziert.

Für die Injektion von Luft in den retrobulbären Raum verwendet man eine 4—5 cm lange Kanüle und wählt als Punktionsstelle den lateralen Anteil des Unterlides dicht neben dem Augenhöhlenrand. Nachdem man die Kanüle wie für eine tiefe Anaesthesie gegen die Orbitaspitze vorgeschoben hat, werden 10—15 cm³ Luft möglichst rasch injiziert (DUBILIER u. Mitarb. sowie BERTELSEN u. Mitarb.).

Die mit der Pneumographie verbundenen Störungen — Exophthalmus, Doppelsehen und Emphysem der Lider — belästigen zwar den Patienten, bilden aber keine Gefahr (SACHSENWEGER). Innerhalb von 24 Std wird die Luft meist vollständig resorbiert, ganz besonders wenn ein Druckverband angelegt wird.

THIEL hat 1939 mit Thorotrast als dem seinerzeit verwendeten positiven Kontrastmittel einen retrobulbären Tumor feststellen können, der sich als Neurinom des N. opticus erwies.

Die Anwendung öliger Kontrastmittel muß abgelehnt werden, da sie mit einer nicht unerheblichen Schmerzhaftigkeit verbunden sind und zu chronischen Entzündungen mit Bildung von Fremdkörpergranulomen und Adhäsionen führen, die heute eine nicht mehr vertretbare Komplikation im Zusammenhang mit einer Kontrastuntersuchung darstellen.

Über ihre Erfahrungen mit wasserlöslichen Kontrastmitteln (Nosydrast, Joduron, Perabrodil und trijodierte Präparate) haben Koenig, Lombardi, Sachsenweger sowie Vannini und Pettinati berichtet. Sie werden in Mengen von 3—4 cm³ verwendet, ein Anaestheticum (Novocain, Procain u. a.), gegebenenfalls Hyaluronidase werden zugesetzt. Um ein gleichmäßiges Verteilen des Kontrastmittels im orbitalen Fettgewebe zu erreichen, soll die Injektion in mehreren Portionen in verschiedene Abschnitte der Orbita erfolgen (Sachsenweger sowie Vannini und Pettinati).

Aufnahmetechnik. Eine sagittale, eine seitliche und eine Schrägaufnahme der Orbita lassen den Bulbus und den N. opticus gut abgrenzen. Die besten Ergebnisse werden bei Tumoren des N. opticus erzielt: Auf der Schrägaufnahme der Orbita zur Einstellung des Opticuskanals erscheint dann im Kontrastmittelschatten eine dem Tumor entsprechende Aussparung, die sich durch ihre Größe von der Aufhellung des normalen N. opticus unterscheidet. Sachsenweger empfiehlt die Verwendung von kleineren Kontrastmittelmengen, da sonst die Aufhellung des geschwungen verlaufenden N. opticus infolge Überlagerung undeutlich wird.

Über *Komplikationen* nach Orbitographie berichtet Koenig: Amaurose bei einer 74jährigen Frau mit einem Plasmocytom der Orbita, die sich nach einer Woche auf einen Visus von 1/60 besserte. Hansen referiert über eine 57jährige Frau, bei der es unmittelbar nach einer Kontrastfüllung der linken Kieferhöhle mit 2 cm³ 50% Joduron zu einem heftigen Schmerz im linken Auge, zu einer Protrusio bulbi, zu einem Ödem des Unterlides und sehr rasch zu einer Amaurose gekommen war. Die Röntgenuntersuchung zeigte eine Füllung der basalen Anteile der Orbita mit Kontrastmittel, das Foramen opticum blieb jedoch frei. Am nächsten Tag Protrusio nur noch angedeutet, amaurotische Pupillenstarre, in der Orbita nur noch geringe Kontrastmittelmengen. Nach 9 Tagen zwischen Papille und Macula einzelne kleine Entartungsherde, nach 3 Wochen beginnende Opticusatrophie. Dieser Fall dürfte mit dem von Sachsenweger erwähnten identisch sein. Wir selbst verfügen über keinen Fall, der nach Erschöpfung der Anamnese, der Klinik und der Ergebnisse der röntgenologischen Nativdiagnostik und angiographischen Diagnostik eine Orbitographie mit all ihren negativen Seiten gerechtfertigt hätte.

Literatur

A text-book of X-ray diagnosis, 2. ed. London: Lewis & Co. Ltd. 1951.

Abbotts, W. D.: Angioma of the skull. Amer. Surg. **106**, 1100—1105 (1937); **113**, 306—333 (1941).

Abreu, M. de: Orbital emphysema. Amer. J. Ophthal. **35**, 1269—1272 (1952).

Abu-Jaudeh, C.: A giant rhinolith. Laryngoskope (St. Louis) **61**, 271—277 (1951).

Accardi, V.: Neurofibroma dell'orbita. Boll. Oculist. **6**, 110—124 (1927). Ref. Zbl. ges. Ophthal. **18**, 695 (1927).

Adamantiades, B.: Kyste hydatique de l'orbite. Perforation de l'orbite et issue du kyste par la narine. Arch. Ophtal. (Paris) **46**, 368—371 (1929). Ref. Zbl. ges. Ophthal. **22**, 337 (1930).

Agazzi, C., et L. Belloni: Cisti ossea solitaria della regione fronto-etmoido-orbitaria. Pract. oto-rhino-laryng. (Basel) **12**, 207—224 (1950).

Albers-Schönberg, H.: Eine bisher noch nicht beschriebene Allgemeinerkrankung des Skelettes im Röntgenbild. Fortschr. Röntgenstr. **11**, 261—263 (1907).

— Eine seltene bisher nicht bekannte Strukturanomalie des Skelettes. Fortschr. Röntgenstr. **23**, 174—175 (1915/16).

Albertini, A. v.: Histologische Geschwulstdiagnostik. Stuttgart: Georg Thieme 1955.

Albright, F., A. M. Butler, A. O. Hampton and P. Smith: Syndrome characterized by osteitis fibrosa disseminata, areas of pigmentation and endocrine dysfunction, with precocious puberty in females. Report of five cases. New Engl. J. Med. **216**, 727—746 (1937).

Althoff, H.: Zur röntgenologischen Diagnose und zur Therapie des „eosinophilen Granuloms" des Knochens. Z. Kinderheilk. **73**, 487—499 (1933).

Altschul, W.: Lokalisation intraokularer Fremdkörper. Fortschr. Röntgenstr. **29**, 441—464 (1922).

— Erfahrungen mit meiner Methode der Lokalisation von Fremdkörpern des Auges. Klin. Mbl. Augenheilk. **82**, 526 (1929).

— Klinische Erfahrungen mit meiner Methode der röntgenologischen Lokalisation intraokularer Fremdkörper. Klin. Mbl. Augenheilk. **84**, 538—845 (1930).

Amsler, M., u. A. Brückner: Lehrbuch der Augenheilkunde. Basel - Freiburg i. Br. - New York: S. Karger 1961.

ANDREW, J.: Osteomata of the paranasal sinuses. Brit. J. Surg. **43**, 489—497 (1956).

ANSPACH, W. E.: Sunray hemangioma of bone with special reference to roentgen signes. J. Amer. med. Ass. **108**, 617—620 (1937).

APPELMANS, M.: L'ossification intra-oculaire. Examen radiographique et histo-pathologique. Bull. Soc. belge Ophtal. **75**, 88—96 (1937).

—, et E. PUFFET: Méningocèle à travers le trou optique. Bull. Soc. belge Ophtal. **78**, 138—143 (1939). Ref. Zbl. ges. Ophthal. 46346, (1941).

ARCOMANO, J., J. BARNETT and H. WUNDERLICH: Histiocytosis X. Amer. J. Roentgenol. **85**, 663—679 (1961).

ARDOUIN, M., et Y. LOISANCE: Le diagnostic des agrandissiments des canaux optiques (à propos d'une tumeur du nerf optique propagée au chiasma). J. Radiol. Électrol. **31**, 368—371 (1950).

ARGAUD, R., GORSE et CALMETTE: Chordome intraorbitaire chez un enfant de trois ans. Ann. Anat. path. **14**, 419—422 (1937). Ref. Zbl. ges. Opthalh **39**, 527 (1937).

ASASHINA, J.: Über einen Fall von Phlebolithen in dem subcutanen Gewebe des unteren Lides. Acta Soc. ophthal. jap. **34**, 1627—1629 (1930). Ref. Zbl. ges. Ophthal. **24**, 742 (1931).

ASBURY, MARY KNIGHT: Visualization of the lacrimal passages by the use of lipiodol. Trans. Amer. Acad. Ophthal. Otolaryng. (32. ann. meet., Detroit, 12.—17. 9. 1927) 85—101 (1927). Ref. Zbl. ges. Radiol. **6**, 641 (1929).

ASUNCE: Echinokokken in der Orbita. Arch. Oftal. hisp.-amer. **23**, 419 (1923). Ref. Klin. Mbl. Augenheilk. **71**, 508 (1923).

AURITI, G.: Cisti dermoide paramediana della radice del naso. Clin. otorinolaring. **6**, 335—341 (1954).

— Rara osteodistrofia giovanile del mascellare superiore. Ann. Laring. (Torino) **54**, 72—80 (1955).

AXENFELD, TH.: Über doppelseitige primäre progressive parenchymatöse Verkalkung (Dystrophia calcarea) der Cornea. Klin. Mbl. Augenheilk. **58**, 58—65 (1917).

AYBEK, N. F.: Fraktur des Canalis opticus. Turk. oftal. Gaz. **3**, 314—319 (1940). Ref. Zbl. ges. Ophthal. **46**, 451 (1941).

BABEL, J.: Tumeur xanthomateuse de l'orbite. Arch. Ophtal. (Paris) **14**, 489—495 (1954).

— Une forme rare de tumeur orbitaire: Le granulome éosinophile. Arch. Ophtal. (Paris) **11**, 35—38 (1951).

BACLESSE, F.: L'examen radiographique de la base du crâne au cours des tumeurs malignes du rhinopharynx, plus particulièrement des épithéliomas tubaires. Ann. Oto-laryng. (Paris) **74**, 81—92 (1957).

BAENSCH, W. E.: Über Spontanfrakturen des Schenkelhalses nach Röntgenbestrahlung. Röntgenpraxis **4**, 716—718 (1932).

BAGNOLI, B.: Contributo allo studio della sifilide ossea. Arch. ital. Derm. **7**, 166—187 (1931). Ref. Zbl. ges. Radiol. **11**, 659—660 (1932).

BAILEY, P.: Die Hirngeschwülste. 2. Dtsch. Aufl. Stuttgart: Ferdinand Enke 1951.

BALDINI, G., e L. FERRI: Sui tumori angioblastici dell'osso. Radiol. med. (Torino) **42**, 561—581 (1956).

BALTIN, M. M.: Orbitahyperostose. Sbornik vosn. sorok nauc. dejat. sasl. dejat. nauki M. J. Averbach **53**, 53—59 (1935). Ref. Zbl. ges. Ophthal. **36**, 440 (1936).

BALZER, R.: 2 Fälle von echtem Fibrom der Nasennebenhöhlen. Z. Hals-, Nas.- u. Ohrenheilk. **45**, 307—311 (1939/40).

BAMERT, W.: Zur Pathologie sekundärer Orbitaltumoren im Säuglingsalter. Schweiz. med. Wschr. **87**, 1201—1202 (1957).

BANGERTER, A.: Vereinfachtes genaues Lokalisationsverfahren intraokularer Fremdkörper. Ophthalmologica (Basel) **101**, 139—147 (1941).

BARBERI, G.: Tumore misto a sede orbitale con infiltrazione cranica. Otorinolaring. ital. **24**, 536—543 (1957).

BARKAN, O., and H. BARKAN: Fracture of the optic canal. Amer. J. Ophthal. **11**, 767—774 (1928). Ref. Zbl. ges. Ophthal. **21**, 63 (1929).

BARTARTSCHUKOW, R.: Fall von Chlorom der Orbita. Sovetsk. Vestn. Oftal. **6**, 107—114 (1935). Ref. Zbl. ges. Ophthal. **34**, 683 (1935).

BARTELS, M., u. A. BIRCH HIRSCHFELD: Kurzes Handbuch der Ophthalmologie. Berlin: Springer 1930.

BARTH, J.: Leukämie und Orbita. Wien. klin. Wschr. **65**, 59—61 (1953).

BECK, E.: Skeletfreie Aufnahme des vorderen Bulbusabschnittes. Fortschr. Röntgenstr. **36**, 626—627 (1927).

BECK, J. C.: Osteoidoma of the frontal sinus. Laryngoscope (St. Louis) **40**, 511—524 (1930).

BECKER, W.: Über einen Fall familiärer Osteopoikilie (ALBERS-SCHÖNBERG). Medizinische **1936**, Nr 14, 526—527.

BÉCLÈRE: Die Röntgentherapie der Metastasen des Hodenepithelioms (Seminom). Fortschr. Röntgenstr. **30**, 127—133 (1922/23).

BEHR, C.: Über die Augenveränderungen bei der Schüller-Christian-Handschen Erkrankung. Albrecht v. Graefes Arch. Ophthal. **136**, 403—433 (1937).

BEITZKE, H.: Erworbene Syphilis der Knochen, Kap. 8. In Handbuch der speziellen pathologischen Anatomie und Histologie, Bd. IX/2. Berlin: Springer 1934.

— Aktinomykose der Knochen, Kap. 10. In Handbuch der speziellen pathologischen Anatomie und Histologie, Bd. IX/2. Berlin: Springer 1934.

— Lymphogranulomatose der Knochen und Gelenke, Kap. 12. In Handbuch der speziellen pathologischen Anatomie und Histologie, Bd. IX/2. Berlin: Springer 1934.

— Seltene Mykosen der Knochen und Gelenke, Kap. 15. In Handbuch der speziellen pathologischen Anatomie und Histologie, Bd. IX/2. Berlin: Springer 1934.

— Frambösie der Knochen und Gelenke, Kap. 16. In Handbuch der speziellen pathologischen

Anatomie und Histologie, Bd. IX/2. Berlin: Springer 1934.

Benedict, W. L.: Hyperostosis of the orbit. Amer. J. Ophthal. **24**, 1005—1013 (1941). Ref. Zbl. ges. Ophthal. **48**, 59 (1943).

— Diagnosis of the orbital tumors. J. Amer. med. Ass. **126**, 880—884 (1944).

Benjamins, C. E.: Das Osteoid-Fibrom mit atypischer Verkalkung im Sinus frontalis. Acta oto-laryng. (Stockh.) **26**, 26—44 (1938).

Berger, H., u. A. Ravelli: Beitrag zur Kenntnisse der Knochenabsiedlung von Schilddrüsengewebe. (Zur Frage des metastasierenden Adenoms und der metastasierenden Struma.) Bruns Beitr. klin. Chir. **184**, 341—351 (1952).

Bergerhoff, W.: Die Sella turcica im Röntgenbild. Beitr. Neurochir. H. 2 (1960). Leipzig: Johann Ambrosius Barth.

Bergstrand, H.: Über eine eigenartige, wahrscheinlich bisher nicht beschriebene osteoblastische Krankheit in den langen Knochen der Hand und des Fußes. Acta radiol. (Stockh.) **11**, 596—613 (1930).

Bernasconi, V.: Le alterazioni della base cranica nei meningiomi olfattori. Chirurgia (Pavia) **10**, H. 6 (1955).

Bernasconi, Cassinari e Migliavacca: Angiomi della teca cranica. Chirurgia (Pavia) **10** (1955). Separatum.

— — — Enorme mucocele del sistema sfeno etmoidale posteriore con sindrome ottico chiasmatica. Chirurgia (Pavia) **11** (1955). Separatum.

Bertelsen, T. J., and O. Petersen: Orbital pneumography. Acta radiol. (Stockh.) **47**, 426—432 (1957).

Bethge, J. F. J.: Die Ewing-Tumoren oder Omoblastome des Knochens, Differentialdiagnose gegenüber den Knochenmetastasen der Neuroblastome des Sympaticus. Bruns' Beitr. klin. Chir. **187**, 304—339 (1953).

Betsch, A.: Sieben Fälle von Knochenbildung in der Linse. Klin. Mbl. Augenheilk. **79**, 48—57 (1927).

Beutel, A.: Pathologische Veränderungen am Canalis opticus. Fortschr. Röntgenstr. **48**, 576—584 (1933a).

— Ergebnisse der röntgenologischen Schädeldiagnostik. Med. Klin. **1933**b, Nr 17.

— Benigne Tumoren der Orbita. Fortschr. Röntgenstr. **53**, 185—186 (1936).

— Röntgendiagnose der Meningeome. Fortschr. Röntgenstr. **55**, 480—481 (1937a).

— Röntgendiagnostik der Orbita. Fortschr. Röntgenstr. **56**, 56—57 (1937b).

— Dermoide der Orbita. Fortschr. Röntgenstr. **57**, 389—390 (1937c).

— Zur Röntgendiagnose der Dermoide und Cholesteatome der Orbita. Fortschr. Röntgenstr. **60**, 360—370 (1939).

— Zur Diagnose der raumbeschränkenden Prozesse der Orbita. Radiol. Austriaca **4**, 4—5 (1951).

— Röntgenologische Serienbeobachtung im Frühstadium der Lues acquisita. Radiol. clin. (Basel) **22**, 228—236 (1953).

Beutel, A.: Röntgenologische Beobachtungen beim sogenannten falschen pulsierenden Exophthalmus. Radiol. Austriaca **8** (1), 37—44 (1954).

—, u. Kurz: (Vortrag Ärzteverein Prag) Med. Klin. (P. A.) **1937**, 883.

Biendara, E.: Zur Klinik der Hypernephrommetastasen im Nasen-Nebenhöhlengebiet. Z. Laryng. Rhinol. **30**, 313—317 (1951).

Billing, L., and N. Ringertz: Fibro-Osteoma. A pathologico-anatomical and roentgenological study. Acta radiol. (Stockh.) **27**, 129—152 (1946).

Bing, R., u. R. Brückner: Gehirn und Auge, 3. Aufl. Basel: Benno Schwabe & Co. 1953.

Birch-Hirschfeld, A.: Beitrag zur Kenntnis des Osteoms der Orbita. Klin. Mbl. Augenheilk. **42**, 213—229 (1904).

— Krankheiten der Orbita. In Handbuch der gesamten Augenheilkunde, Bd. IX/I. Berlin: Springer 1930.

— Die Erkrankungen der Orbita. In Kurzes Handbuch der Ophthalmologie von Schieck und Brückner. Berlin: Springer 1930.

Birkner, R., u. J. Schaaf: Neun Fälle von Strahlenschädigung der knorpelig-knöchernen Brustwand. In einem Fall tödlicher Ausgang. Strahlentherapie **93**, 454—465 (1954).

Birnmeyer, G.: Besondere Formen des Durchbruchs in die Orbita bei chronischer und subakuter Sinusitis frontalis. Z. Laryng. Rhinol. **37**, 298—301 (1958).

Blatt, N.: Über das Chlorom der Orbita. Klin. Mbl. Augenheilk. **87**, 209—217 (1931).

— M. Athanasiu et V. Popovici: Les dimensions altérées et la forme anormale du canal optique, comme facteur prédisposant dans les affections du nerf optique. J. Radiol. Électrol. **31**, 267—271 (1950).

Bloch, J., et J. P. Walter: Gliome du chiasma. J. Radiol. Électrol. **41**, 461 (1960). Ref. Zbl. ges. Radiol. **69**, 59 (1961).

Böke, W.: Untersuchungen über die praktische Verwertbarkeit okulärer Symptome bei Hirntumoren. Klin. Mbl. Augenheilk. **118**, 113—133 (1951).

Boemke, F.: Zur Kenntnis der Kiefertumoren. Verh. Dtsch. Ges. Path. 30. Tagg Frankfurt/Main 1937, S. 352—360.

— Karzinommetastasen im Auge. Zbl. allg. Path. path. Anat. **90**, 269—272 (1953).

—, u. W. Joest: Chordome im Bereich des Schädels. Virchows Arch. path. Anat. **297**, 351—367 (1936).

Börner, Ruth: Die histologische und röntgenologische Darstellung von intraocularen Knochenbildungen. Albrecht v. Graefes Arch. Ophthal. **158**, 113—121 (1956).

Bösch, J.: Differentialdiagnose des Osteoid-osteoms. Z. Orthop. **85**, 185—212 (1955).

Bollack, I.: Sur l'exploration radiographique des voies lacrymales par l'injection d'huile iodée. Ann. Oculist. (Paris) **161**, 321—335 (1924).

Borel, G.: Anophtalme double avec radiographie cranienne d'un nouveau-né. (42. Congr.

Paris 15. 5. 1929.) Bull. Soc. franç. Ophtal. **42**, 461—469 (1929). Ref. Zbl. ges. Radiol. **9**, 264—265 (1931).

BORMACHER, H.: Zur röntgenologischen Darstellung des Canalis opticus. Z. Augenheilk. **75**, 27—32 (1931).

— Röntgenbefund bei Verknöcherung des Bulbus. II. Sitzg Ophth. Ges. für das rheinisch-westf. Industriegebiet 24. 1. 1931. Ref. Z. Augenheilk. **75**, 110 (1931).

BOSTROEM, E.: Über die pialen Epidermoide, Dermoide und Lipome und durale Dermoide. Zbl. allg. Path. path. Anat. **8**, 1—98 (1897).

BOUDET, CH.: La place du phlebogramme orbitaire dans le diagnostic des tumeurs de l'orbite. Arch. Ophtal. (Paris) **15**, 597—618 (1955).

— Phlébographie orbitaire. Montpellier 1956.

BRAUN, R.: Senkungsabzeß in der Orbita bei Osteomyelitis-tuberculosa mit Knochenneubildung in der Stirnhöhle. Z. Augenheilk. **89**, 257—265 (1936).

— Komplikationen am Auge bei der cerebralen Angiographie. Ärztl. Wschr. **11**, 886—888 (1956).

BRAUS, H., u. C. ELZE: Anatomie des Menschen. Berlin: Springer 1929.

BRÉGEAT, P., M. DAVID, H. FISCHGOLD et J. TALAIRACH: Opacification des vaisseaux orbitaires et de la choroide par l'angiographie carotidienne. Rev. neurol. **87**, 549—551 (1952).

BROUWER, B.: Meningocystocele nasoorbitalis. Psychiat. neurol. Bl. (Amst.) **33**, 651—652 (1930).

BRUNNER, A.: Zur Kenntnis der Opticustumoren. Helv. med. Acta **3**, 93—98 (1936). Ref. Zbl. ges. Ophthal. **35**, 125 (1936).

BRUWER, A. J., and R. R. KIERLAND: Neurofibromatosis and congenital unilateral pulsating and nonpulsating exophthalmos. Arch. Ophthal. **53**, 2—12 (1955).

BUCCIOLINI, M. G.: Dente sopranum erario nella cavità orbitaria. G. ital. Oftal. **3**, 59—66 (1950). Ref. Klin. Mbl. Augenheilk. **123**, 253 (1953).

BUCY, P. C., and C. S. CAPP: Primary hemangioma of bone. With special reference to roentgenographic diagnosis. Amer. J. Roentgenol. **23**, 1—33 (1930).

BÜRKI, E.: Über die Röntgenaufnahme des Canalis opticus und ihre klinische Bewertung. Schweiz. med. Wschr. **82**, 354—356 (1952).

BUES, E., H. F. PIEPER u. H. WOLFF: Keilbeinsyndrom. Chirurg **25**, 193—197 (1954).

BULLOCK, L. J., and R. J. REEVES: Unilateral exophthalmus. Amer. J. Roentgenol. **82**, 290—299 (1955).

BURCH, F. E.: Orbital metastases from malignant tumors of the suprarenal gland. Arch. Ophthal. **7**, 418—433 (1932).

BURNETT, S. M.: Phlebolith im Varix einer Conjunktivalvene. Ref. Arch. Augenheilk. **36**, 260 (1897).

BUSSOLA, E.: Osteoma eburneo, osteoma midollare della parete orbitaria. Boll. Oculist. **10**, 866—881 (1931). Ref. Zbl. ges. Ophthal. **26**, 485 (1932).

BUSSY: L'oeil osseux. Rev. gén. Ophtal. (Paris) **33**, 1—8 (1914). Ref. Zbl. ges. Ophthal. **1**, 173 (1914).

CAFFEY, J., and J. L. WILLIAMS: Familial fibrous swelling of the jaws. Radiology **56**, 1—14 (1951).

CAMPBELL, D.: Syphilis des Schädeldaches als Ursache von Kopfschmerzen. Röntgenpraxis **2**, 429—431 (1930).

CANUYT, G., J. TERRACOL et V. LÉGER: Le canal optique osseux. Bull. Soc. Anat. Paris **93**, 814—817 (1923). Ref. Zbl. ges. Ophthal. **13**, 356 (1925).

CARVER: A tooth growing from the right lower eyelid. Brit. med. J. **1887**, 833. Zit. nach KÜMMEL.

CASSOU, R.: De la radiographie du canal optique. Bull. Soc. Radiol. méd. France **19**, 225—230 (1931). Ref. Zbl. ges. Ophthal. **26**, 94 (1932).

CASTRESANA, A.: Die Radiographie des Tränensackes. Ref. Klin. Mbl. Augenheilk. **83**, 657 (1929).

CECCHETTO, E.: Dell'anoftalmo congenito familiare. Arch. di Ottal. **27**, 114—119 (1920). Ref. Zbl. ges. Ophthal. **4**, 487—488 (1921).

CHARAMIS, J. S.: Un cas de kyste hydatique de l'orbite. Arch. Ophtal. (Paris) **46**, 362—367 (1929). Ref. Zbl. ges. Ophthal. **22**, 337—338 (1930).

CHAUMET: Zit. nach H. FISCHGOLD, J. METZGER u. A. FISSORE.

CHIRO, G. DI: Cordomi intracranici. Radiologia (Roma) **9**, 29—39 (1953).

CHOMICKI, L. A.: Zwei Fälle von Entwicklung überzähliger Zähne in der Augenhöhle. Clin. oczna **1**, 29 (1923). Ref. Klin. Mbl. Augenheilk. **71**, 825 (1923).

CHRISTOPHE, L.: Radiologie des anévrysmes cérebraux. Acta neurol. belg. **50**, 465—526 (1950).

CLAIRMONT, P., u. H. R. SCHINZ: Klinische, röntgenologische und pathologisch-anatomische Beobachtungen zur Marmorknochenerkrankung. Langenbecks Arch. klin. Chir. **132**, 347—380 (1924).

CLAUSEN, A.: Augenärztliche Beobachtungen beim Krankheitsbild des Exophthalmus pulsans und seiner Therapie. Klin. Mbl. Augenheilk. **129**, 169—177 (1956).

CLAY, J. V. F.: Three cases of optic nerve involvement with radiographic measurement of the optic canal. J. Ophthal. **30**, 101—105 (1926). Ref. Zbl. ges. Ophthal. **17**, 700 (1927).

CLEMENTSCHITSCH, F.: Röntgendarstellung des Gesichtsschädels. Wien: Urban & Schwarzenberg 1948.

CLOGNE: Zit. nach H. BEITZKE, Handbuch der speziellen pathologischen Anatomie und Histologie, Bd. IX/2. 1934.

COHEN, M.: Orbital meningo-encephalocele associated with microphthalmia. Sect. ophthal. Amer. med. Ass. **89**, 746—749 (1927). Ref. Zbl. ges. Ophthal. **19**, 119—120 (1928).

COLEY, B. L.: Neoplasms of bone. New York: Paul B. Hoeber, Inc. 1949.

Comberg, W.: Ein neues Verfahren zur Röntgenlokalisation am Augapfel. Arch. Augenheilk. **118**, 175—194 (1927).
— Ein Hilfsgerät für mein Verfahren der Röntgenlokalisation und einige Bemerkungen über die Technik. Albrecht v. Graefes Arch. Ophthal. **124**, 665—667 (1930).
— Über die Ursachen von Komplikationen des Aneurysma arteriovenosum im Sinus cavernosus. Z. ges. inn. Med. **5**, 629—631 (1950).
Constans, G. M.: Cholesteatoma of the orbit. Arch. Ophthal. **30**, 236—246 (1943).
Corning, H. K.: Lehrbuch der topographischen Anatomie, 14. und 15. Aufl. München: J. F. Bergmann 1923.
Cory, J. W. E.: Unilateral exophthalmos resulting from sclerosis of the sphenoid bone. Brit. J. Ophthal. **41**, 434—437 (1957).
Cosmettatos, G. F.: De la cyclopie chez les monstres diprosopes triophtalmes. Ann. Oculist. (Paris) **158**, 349—367 (1921).
Craver, L. F., and M. M. Copeland: Changes of the bones in leukemias. Arch. Surg. **30**, 639—646 (1935).
Crocellà, A.: Anatomia radiografica delle suture del cranio. Arch. ital. Anat. Embriol. **60**, 201—225 (1955).
Crosta, A.: Contributo allo studio radiologico del granuloma eosinofilo osseo. Radiol. med. (Torino) **38**, 289—308 (1952).
Courville, C. B.: Notes on the pathology of cranial tumors. 5. Vascular anomaly, angiomas and angioblastic tumors of the skull and its investiments. Bull. Los Angeles neurol. Soc. **12**, 79—96 (1947).
Cregg, H.: The linea innominata. Radiology **55**, 274—276 (1950).
Cuboni, E.: Il toxoplasma gondii. Boll. Ist. sieroter. milan. **30**, 198—223 (1951).
Culp, W.: Über Arhinencephalie mit Defekt des mittleren Nasenfortsatzes nebst Bemerkungen über die Genese der Arhinencephalie und Cyclopie. Z. Anat. **8**, 1—14 (1921). Ref. Zbl. ges. Ophthal. **6**, 243 (1922).
Czurda, O.: Dermoidzyste der Fossa temporalis. Mschr. Ohrenheilk. **82**, 496—498 (1948).
Dahlfeld, C., u. N. Pohrt: Der Nachweis von Fremdkörpern im Auge mit Hilfe der X-Strahlen. Dtsch. med. Wschr. **23**, 282—283 (1897).
Dahlmann, J.: Osteoplastisches Meningeom im Orbitadach. Fortschr. Röntgenstr. **74**, 306—315 (1951).
— Zur Kenntnis der Albrights Disease. Fortschr. Röntgenstr. **82**, 723—740 (1955).
Dalby, R. G., H. W. Jacox and N. F. Miller: Fracture of the femoral neck following irradiation. Amer. J. Obstet. Dis. Wom. **32**, 50—59 (1936). Ref. Zbl. ges. Radiol. **24**, 213—214 (1937).
Damel, C. S.: Mixed tumor of the orbit. Arch. Oftal. B. Aires 8, 187—198 (1933). Ref. Arch. Ophthal. **12**, 963 (1934).
Dandy, W. E.: Orbital tumors. New York: Osker Piest 1951.

Dariaux, et E. Hartmann: Radiographies de canaux optiques élargis dans deux cas de maladie de Recklinghausen. Bull. Soc. Radiol. med. France **17**, 227—229 (1929). Ref. Zbl. ges. Radiol. **8**, 469 (1930).
David, M., H. Fischgold, P. Brégeat, J. Talairach et A. Fissore: Études radio-tomographiques de la pression tumorale dans l'exophtalmie unilaterale. Rev. neurol. **83**, 379—386 (1950).
—, et L. Stuhl: Les méningiomes de la petite aile du sphénoïd. Étude radiologique. J. Radiol. Électrol. **17**, 193—226 (1933). Ref. Zbl. ges. Ophthal. **30**, 439 (1934).
Davis, F. A.: Tower skull, oxycephalus. Amer. J. Ophthal. **8**, 513—541 (1925). Ref. Zbl. ges. Ophthal. **15**, 786 (1926).
Decker, K.: Befunde am Halsteil der A. carotis interna im Angiogramm. Fortschr. Röntgenstr. **87**, 693—706 (1957).
— Röntgendiagnostische Methoden in der Ophthalmoneurologie. In: Augenheilkunde in Klinik und Praxis, S. 302—318. Stuttgart: Ferdinand Enke 1958.
— Klinische Neuroradiologie. Stuttgart: Georg Thieme 1960.
—, u. H. J. Schlegel: Normbilder und Normvarianten der A. ophthalmica im Röntgenbild. Albrecht v. Graefes Arch. Ophthal. **159**, 302—310 (1957).
Dejean, Ch., et Ch. Boudet: Du diagnostic des varices de l'orbite et de leurs complications par la phlébographie. Bull. Soc. franç. Ophtal. **64**, 374—377 (1951).
Del Duca, M.: Diagnosi radiologica dell'ossificazione della corioide. Saggi Oftal. **5**, 547—566 (1930). Ref. Zbl. ges. Ophthal. **23**, 659 (1930).
— Ricerche anatomiche sul canale ottico. Riv. oto.-neuro-oftal. **6**, 215—237 (1929). Ref. Zbl. ges. Ophthal. **22**, 309 (1930).
— Considerazioni radiografiche e cliniche sul canale ottico. Riv. oto.-neuro-oftal. **6**, 307—339 (1929). Ref. Zbl. ges. Ophthal. **23**, 29 (1930) u. Zbl. ges. Radiol. **8**, 773 (1930).
— La radiografia previa irrigazione con lipiodol come mezzo di indagine nella patologia delle vie lacrimali. Ref. Zbl. ges. Ophthal. **25**, 375—376 (1931).
Demorest, B. H., and B. Milder: Dacryocystography. Arch. Ophthal. **54**, 410—421 (1955).
Dempsey: Aneurysma der Arteria ophthalmica in der Orbita. Zit. nach Duke-Elder.
— A case of orbital aneurism. Brit. med. J. **1886**, 541. Zit. nach Sattler.
Denker, A., u. D. Kahler: Handbuch der Hals-, Nasen- und Ohrenheilkunde, Bd. I—VIII. München 1925—1929.
Dieckmann, H., u. A. Tänzer: Zur Klinik der fibrösen Dysplasie und des Albright-Syndroms. Dtsch. Z. Nervenheilk. **176**, 617—636 (1957).
Diethelm, L.: Katarakta calcarea als Folge einer Fremdkörperverletzung des Auges. Röntgenpraxis **14**, 101—103 (1942).

DIETRICH, H.: Neuro-Röntgendiagnostik des Schädels. Jena: VEB Gustav Fischer 1954.

DIJKSTRA, O. H.: Zit. nach BENJAMINS. Ein weiterer Bericht über ein rein intraossäres Meningeom. Radiol. Austriaca 7, 91—94(1954).

DIKANSKY, M.: Zwei Fälle von Haemangioma cavernosum des Schädels. Dtsch. Z. Chir. **236**, 648—655 (1932).

DOBROMYLSKIJ, F. J., u. M. M. BALTIN: Klinisch-röntgenologische Charakteristik und Diagnose der Mucocele der Nasennebenhöhlen. Vestn. Otol. i.t.d. **14**, 53—59 (1952).

DOCKERTY, M. B., R. K. GHORMLEY, R. L. J. KENNEDY and D. G. PUGH: Albrights Syndrome. Arch. intern. Med. **75**, 357—375 (1945).

DODGE jr., H. W., J. G. LOVE, W. M. CRAIG, M. B. DOCKERTY, T. P. KEARNS, C. B. HOLMAN and A. B. HAYLES: Gliomas of the optic nerve. Arch. Neurol. Psychiat. (Chic.) **79**, 607—621 (1958).

DÖHMEN: Über den Nachweis von Wachstumsstörungen der Orbita durch das Röntgenbild. Klin. Mbl. Augenheilk. **102**, 563—564 (1939).

DÖRR, H., u. E. WEBER: Neurofibromatose des Neugeborenen. Zbl. Gynäk. **73**, 1549—1551 (1951).

DOLLFUS, M. A., LEGRAND et BACLESSE: A propos d'un cas de granulome eosinophile de l'orbite. Bull. Soc. franç. Ophtal. **69**, 192—202 (1956).

DREUSCHUCH, F., u. A. ŠÁCHA: Die Röntgenographie der Tränenwege. Bratisl. lek. listy **4**, 387—405 (1925). [Slowakisch.] Ref. Zbl. ges. Ophthal. **15**, 831—832 (1926).

DREXLER, L.: Linea innominata und großer Keilbeinflügel. Fortschr. Röntgenstr. **81**, 590—600 (1954).

DUBILIER, W., H. v. GAL, A. FREEMOND and J. A. EVANS: Orbital pneumotomography. Radiology **66**, 387—392 (1956).

DÜBEN, W.: Epidermoide des Schädelknochens und Wirbelkanals unter besonderer Berücksichtigung der Röntgenbefunde. Fortschr. Röntgenstr. **72**, 484—493 (1949/50).

DUKE-ELDER, W. S.: Text-book of ophthalmology. London: Henry Kimpton 1950.

DUYSE, VAN: Les rayons Röntgen en chirurgie oculaire. Arch. Ophtal. (Paris) **16**, 101—104 (1896).

DWORACEK, H.: Über die vielgestaltige Symptomatik der malignen Nasenrachenraumgeschwülste. Mschr. Ohrenheilk. **89**, 48—53 (1955).

ECKERT-MÖBIUS, A.: Beitrag zur Histologie und Pathogenese der Nasennebenhöhlen-Osteome. Z. Hals-, Nas.- u. Ohrenheilk. **1**, 68—82 (1922).

— Gutartige Geschwülste der inneren Nase und ihrer Nebenhöhlen. In DENKER-KAHLERS Handbuch der Hals-Nasen-Ohrenheilkunde, Bd. 5. Berlin: Springer 1929.

EGGERT, W.: Ein weiterer Fall von Opticusatrophie bei Marmorknochenkrankheit (Albers-Schönberg). Klin. Mbl. Augenheilk. **112**, 66—70 (1947).

EGGIMANN, P.: Les tumeurs malignes des fosses nasales et de l'ethmoïde. Radiol. clin. (Basel) **22**, 65—96 (1953).

EICKEN, C. v., u. P. SCHÜRMANN: Zur Klinik und pathologischen Anatomie der knochenhaltigen gutartigen Gewächse der Nebenhöhlen. Mschr. Ohrenheilk. **41**, 291—298 (1937).

EISLER, P.: Anatomie des menschlichen Auges. In SCHIECK u. BRÜCKNER, Kurzes Handbuch der Ophthalmologie, Bd. 1. Berlin: Springer 1930.

ELLINGER, ERIKA: Ein Fall echter Marmorknochenerkrankung. Röntgenpraxis **1**, 816—824 (1929).

ELSCHNIG, A.: Über den Einfluß des Verschlusses der A. ophthalmica und der Carotis auf das Sehorgan. Albrecht v. Graefes Arch. Ophthal. **39** (4), 151—177 (1893).

— Röntgentäuschung bei Orbitaltumor. Med. Klin. **44**, 1693 (P. A.) (1929).

ELSCHNIG, H.: Xanthomatöse Tumoren der Orbita. Albrecht v. Graefes Arch. Ophthal. **115**, 487—494 (1925).

— Xanthomatöses Fibrom im Muskeltrichter. Klin. Mbl. Augenheilk. **74**, 723—725 (1925).

ENGELHARDT, H., H. REMKY u. K. RÖPER: Diagnose der Arachnopathia optochiasmatica. Nervenarzt **24**, 370—376 (1953).

ENGELMAYER, E. v.: Röntgenbild der Cataracta calcarea. Röntgenpraxis **7**, 520—522 (1935).

ENGESET, A., and A. TORKILDSEN: On changes of the optic canal in cases of intracranial tumor. Acta radiol. (Stockh.) **29**, 57—64 (1948).

EPPLE, S., u. E. RUCKENSTEINER: Die Röntgendiagnose des Clivuschordoms. Schweiz. med. Wschr. **76**, 764—766 (1946).

ERBEN, W.: Ein Fall von halbseitiger Gesichtshypertrophie. Klin. Mbl. Augenheilk. **71**, 664—667 (1923).

ERBSEN, H.: Die Osteopoikilie (Osteopathia condensans disseminata). Ergebn. med. Strahlenforsch. **7**, 134—174 (1936).

ESPOSITO, A. C.: Retinoblastoma. W. Va med. J. **48**, 93—96 (1952). Ref. Radiology **60**, 294 (1953).

EWING, A. E.: Roentgen ray demonstrations of the lacrimal abscess cavity. Amer. J. Ophthal. **24**, 1—4 (1909).

FALCONER, M. A., C. L. COPE and H. T. ROBB-SMITH: Fibrous dysplasia of bone with endocrine disorders and cutaneous pigmentation (Albrights disease). Quart. J. Med. **11**, 121—154 (1942).

FALK, P.: Die bösartigen Geschwülste im Hals-Nasen-Ohrengebiet. Med. Klin. **49**, 1566—1576, 1580 (1954).

FALTA, L.: Irreführende Symptome bei Nasen-Rachen-Geschwülsten. Praxis **40**, 197—199 (1951).

FARBEROW, B. J.: Röntgenologisches Schädelbild bei Neurofibromatosis Recklinghausen. Z. Augenheilk. **89**, 81—95 (1936).

— Über den klinischen Wert einer Röntgenuntersuchung des Foramen opticum. Z. Augenheilk. **89**, 208—223 (1936).

Fava, C.: Una semplice tecnica par la radiografia dei canali ottici. Arch. Radiol. (Napoli) 10, 364—369 (1934).

Feigenbaum, A., u. G. Sondermann: Retrobulbäres Xanthoma orbitae. Klin. Mbl. Augenheilk. 73, 448—459 (1924).

Feist, J. H., and E. C. Lasser: Pheochromocytoma with large cystic calcification and associated sphenoid ridge malforation. Radiology 76, 21—31 (1961).

Feld, M., et L. Guillaumat: Deux cas de cholesteatome fronto-orbitaire. Sem. Hôp. Paris 1952, 3664—3667. Ref. Zentr.-Org. ges. Chir. 130, 164 (1953).

Ferner, H., u. R. Kautzky: Angewandte Anatomie des Gehirns und seiner Hüllen. In Handbuch der Neurochirurgie, Bd. I/1. Berlin-Göttingen-Heidelberg: Springer 1959.

Festimanni, G.: Precisazione definitiva sperimantale d'un importante dato anatomico del cranio ossa origina in alto dal contorno supero laterale dell'orbita. Radiol. med. (Torino) 38, 430—433 (1952).

Finkemeyer, H.: Der Kollateralkreislauf zwischen A. carotis externa und interna im Arteriogramm. Zbl. Neurochir. 16, 342—348 (1956).

Fischel, A.: Über normale und abnorme Entwicklung des Auges. I. Über Art und Ort der ersten Augenanlage sowie über die formale und kausale Genese der Cyklopie. Arch. Entwickl.-Mech. Org. 49, 383—462 (1921). Ref. Zbl. ges. Ophthal. 6, 482—485 (1922).

Fischer, H.: Ein Chondrom der Nase. Mschr. Ohrenheilk. 88, 196—199 (1954).

Fischgold, H., M. David et P. Bregeat: La tomographie de la base du crâne en neurochirurgie et neuroophtalmologie. Paris: Masson & Cie. 1952.

— J. Metzger et A. Fissore: La radiographie en ophtalmologie. Encyclopédie Médico-Chirurgicale-Ophtalmologie 1955, p. 9.

Fleischer, K.: Demonstration eines Falles von Schüller-Christianscher Krankheit. Ref. Zbl. ges. Ophthal. 49, 71 (1944).

— Zur Diagnose der intranasalen Cephalocelen. Z. Laryng. Rhinol. 30, 466—469 (1951).

Fleischner, F. G., and S. R. Shalek: Conjunctival and corneal calcification in hypercalcemia. New Engl. J. Med. 241, 863—865 (1949).

Forrest, A. W.: Intraorbital tumors. Arch. Ophthal. 41, 198—232 (1949).

Fowler, F. D., and D. D. Matson: Gliomas of optic pathways in childhood. J. Neurosurg. 14, 515—528 (1957).

François, J., G. Hoffmann, G. Veriest et N. Condaele: Nocardiose a localisation pulmonaire intracrannienne et orbitaire. Acta ophthal. (Kbh.) 35, 468—477 (1957). Ref. Zbl. ges. Ophthal. 73, 323—324 (1958).

—, et Fr. de Witte: Les données radiologiques et les calcifications intracérébrales dans la toxoplasmose congénitale. J. Ophtal. Bruxelles (sep. 1—35) (1954).

Franklin, W. S., and F. C. Cordes: Un unusal orbital Tumor. J. Amer. med. Ass. 79, 1038—1041 (1922).

— — Ossifikation in a Chalazion. J. Amer. med. Ass. 82, 512—519 (1924).

Franceschetti, A., u. E. B. Streiff: Tumor orbitae vaskulärer Natur. Klin. Mbl. Augenheilk. 97, 689 (1936).

Fridenberg, P.: Über einen Fall von Schrotschußverletzung beider Augen. Nachweis der Fremdkörper mittels Röntgenphotographie. Dtsch. med. Wschr. 23, 735—737 (1897).

Friedman, B.: Use of air injections into Tenon's capsule for localization of orbital foreign bodies. Arch. Ophthal. 38, 660—665 (1947).

Frigyesi, Gy.: Cherubismus — Familiäre fibröse Dysplasie der Kiefer. Fortschr. Röntgenstr. 84, 613—617 (1956).

Frimann-Dahl, J., and R. Forsberg: Xanthomatosis with defects in the cranial bones. Acta radiol. (Stockh.) 12, 254—262 (1931).

— — Roentgen treatment of xanthomatosis. Acta radiol. (Stockh.) 14, 506—511 (1937).

Froehlich, A. L.: Les xanthomatoses. Acta med. belg. Brüssel. Zit. nach Babel.

Furst, N. J., and H. Shapiro: Polyostotic fibrous dysplasia: review of literature with two additional cases. Radiology 40, 501—515 (1934).

Galeazzi, C.: Lymphosarcoma of the orbit occuring shortly after enucleation for metastatic ophthalmia. Arch. Ottal. 39, 454 (1932). Ref. Arch. Ophthal. 10, 558 (1933).

Gallenga: Ann. Ottal. Pavia 18, 372. Zit. nach Wildi.

Garré, C.: Über besondere Formen und Folgezustände der akuten infektiösen Osteomyelitis. Bruns' Beitr. klin. Chir. 10, 241—298 (1893).

Garsche, R.: Über das eosinophile Granulom des Knochens. Arch. Kinderheilk. 145, 115—137 (1952).

Gasteiger, H.: Über den Wert der Röntgendiagnose bei unklaren Sehnervenleiden. Klin. Mbl. Augenheilk. 96, 589—601 (1936).

—, u. S. Grauer: Zur Diagnose der Doppelperforation des Augapfels mit Hilfe von Lufteinblasung in den Tennonschen Raum. Fortschr. Röntgenstr. 40, 272—278 (1929).

— — Zur Darstellung der Tränenwege im Röntgenbild mit Hilfe eines neuen Kontrastmittels. Röntgenpraxis 3, 410—415 (1931).

Gastreich, C.: Phlebolithen bei Orbitalvarizen mit intermittierendem Exophthalmus. Klin. Mbl. Augenheilk. 88, 773—777 (1932).

Gebauer, A., E. Muntean, E. Stutz u. H. Vieten: Das Röntgenschichtbild. Stuttgart: Georg Thieme 1959.

Geisler: Zur röntgenographischen Lagebestimmung intraorbitaler Fremdkörper. Klin. Mbl. Augenheilk. 84, 87—91 (1930).

Gerlach, J.: Mißbildungen des Schädels und des Gehirns. In Handbuch der Neurochirurgie, Bd. IV/1. Berlin-Göttingen-Heidelberg: Springer 1960.

—, u. G. Simon: Erkennung, Differentialdiagnose und Behandlung der Geschwülste und Entzündungen der Schädelknochen einschließlich Orbita. In Handbuch der Neurochirurgie, Bd. IV/1. Berlin-Göttingen-Heidelberg: Springer 1960.

GESCHICKTER, C. F.: Tumors of the nasal and paranasal cavities. Amer. J. Cancer 24, 637—660 (1935).

—, and M. M. COPELAND: Tumors of bone. Amer. J. Cancer 1936, 489—562. Zit. nach KLEINSASSER.

—, u. H. WIDENHORN: Über Riesenzellentumoren der Knochen. Gleichzeitig ein Beitrag zur Histogenese der Ostitis fibrosa. Virchows Arch. path. Anat. 172, 694—717 (1933).

GIGGLBERGER, H.: Über das Cholesteatom der Orbita. Klin. Mbl. Augenheilk. 114, 206—221 (1949).

— Grundsätzliches zur Schädelröntgendiagnostik des Augenarztes. Klin. Mbl. Augenheilk. 121, 385—397 (1952).

— Beitrag zur Röntgendiagnostik des Schädels. Klin. Mbl. Augenheilk. 127, 390—399 (1955).

— Röntgenpathologie am Keilbeinkörper. Klin. Mbl. Augenheilk. 130, 44—59 (1957).

— Röntgenologische und ophthalmologische Befunde bei Knochengeschwülsten des Schädels. Klin. Mbl. Augenheilk. 130, 310—328 (1957).

GIVNER, J., and H. WIGDERSON: Cranial epidermoid with erosion of the roof of the orbit. Report of a case. Arch. Ophthal. 39, 300—304 (1948).

GLAHN, M.: Cervico-facial actinomycosis — typical and non-typical. Acta chir. scand. 99, 537—544 (1950).

— Cervico-facial actinomycosis — etiology and diagnosis. Acta chir. scand. 108, 183—192 (1954).

GLAUNER, R.: Zur Differentialdiagnose zystischer Knochentumoren. Röntgenpraxis 10, 811—824 (1938).

GLENN, J. C.: Eosinophilic granuloma of bone. N.C. med. J. 11, 653—657 (1950).

GLONING, K., u. K. HAYDEN: Angiographische Diagnose eines orbitalen Tumors. Wien. Z. Nervenheilk. 7, 58—61 (1953).

—, u. E. M. KLAUSBERGER: Die Kontrastfüllung der Vena angularis faciei. Wien. med. Wschr. 103, 942—945 (1953).

GOALWIN, H. A.: Die exakte radiographische Darstellung des Canalis opticus. Fortschr. Röntgenstr. 32, 218—222 (1924).

— The clinical value of optic canal roentgenograms. Arch. Ophthal. 55, 1—20 (1926). Ref. Zbl. ges. Radiol. 1, 91 (1926).

— One thousand optic canals. Amer. med. Ass. 89, 1745—1748 (1927). Ref. Zbl. ges. Radiol. 6, 124 (1929).

GOEDE, M.: Röntgenaufnahme des Schädels bei Augenerkrankungen (insbesondere bei Verkalkung der Arteria carotis interna). Klin. Mbl. Augenheilk. 102, 651—655 (1939).

GÖGL, H.: Das Psammo-Osteoid-Fibrom der Nase und ihrer Nebenhöhlen. Mschr. Ohrenheilk. 83, 1—10 (1949).

GOHRBANDT, E.: Sincipitale Encephalocele. Chir. Ges. Berlin 11. 1. 1937. Zbl. Chir. 1937, 1368.

GOLDHAMER, K.: Normale Anatomie des Kopfes im Röntgenbild, Teil 1 u. 2. Leipzig: Georg Thieme 1930.

— Osteodystrophia fibrosa unilateralis (kombiniert mit Pubertas praecox und mit gleichseitigen osteosklerotischen Veränderungen des Schädels). Fortschr. Röntgenstr. 49, 456—481 (1934).

GOLDMANN, H., u. A. BANGERTER: Zur Lokalisation intraokularer winziger Fremdkörper. Ophthalmologica (Basel) 101, 215—227 (1941).

GOLDSTEIN, I., and D. WEXLER: Tumor of the orbit in a case of osteochondrofibrosarcomatosis. Arch. Ophthal. 12, 201—206 (1934).

GOLLMITZ, H.: Die Oberkieferosteomyelitis der Säuglinge und Kleinkinder. HNO (Berl.) 6, 289—293 (1956/58).

— Zur Differentialdiagnose der Hemiatrophia faciei und sonstiger halbseitiger Gesichtsasymmetrien. Med. Klin. 52, 1256—1259 (1957).

GREGG, D.: Neurologic symptoms in osteitis deformans. Arch. Neurol. Psychiat. (Chic.) 15, 613—616 (1926).

GRINO, A., and E. BILLET: The diagnosis of orbital tumors by angiography. Amer. J. Ophthal. 32, 897—911 (1949).

GROEDEL, F., u. H. LOSSEN: Verkalkung der Tränendrüse. Riv. Radiol. fis. Med. 5, 391—393 (1931).

GROS, CH. M., S. BURG et A. BRINI: Radiographie d'un cancer occulte du sein: métastase orbitaire. Presse méd. 1957, 2188—2189. Ref. Zbl. ges. Radiol. 57, 251 (1958).

GROSS, P., and H. W. JACOX: Eosinophilic granuloma and certain other reticuloendothelial hyperplasias of bone. Amer. J. med. Sci. 203, 673—687 (1942). Zit. nach BABEL.

GROSSER, O., u. R. ORTMANN: Grundriß der Entwicklungsgeschichte des Menschen. Berlin-Göttingen-Heidelberg: Springer 1959.

GRUDZINSKI, Z.: Neue vereinfachte graphische Methode zur genauen Röntgenlokalisation metallischer Fremdkörper im Auge. Fortschr. Röntgenstr. 40, 468—474 (1929).

GRÜNINGER: Ein carcinomatös entartetes Cylindrom der Tränendrüse. Diss. Frankfurt/Main 1937.

GRUNDLER, E.: Über Marmorknochenkrankheit im Kindesalter. Angew. Med. 2, 71—75.

GSCHNITZER, F., u. P. F. DE GENNARO: Das Osteoid-Osteom. Z. Orthop. 86, 1—14 (1955).

GÜNTHER, H.: Der Turmschädel als Konstitutionsanomalie und als klinisches Symptom. Ergebn. inn. Med. Kinderheilk. 40, 40—135 (1931).

GÜTHERT, H.: Zur Morphologie des eosinophilen Granuloms des Knochens. Zbl. allg. Path. path. Anat. 89, 388—392 (1952).

GUNS, P.: Ostéome du sinus frontal. Acta otolaryng. (Stockh.) 42, 359—364 (1952).

GUTZEIT, R.: Solitärstein im rechten unteren Tränenröhrchen bei einem Manne mit beidseitigem Schichtstar. Klin. Mbl. Augenheilk. 116, 77—78 (1950).

Hacke, W.: Seltene angeborene Schädelspalt-mißbildung bei Neugeborenen. Zbl. allg. Path. path. Anat. 87, 26—34 (1951).

Hadders, H. N.: Eosinophiel granuloom van het skelett. New York: Van Gorcum & Comp. 1948.

Haenisch, G. F.: Beitrag zur röntgenologischen Lokalisation metallischer Fremdkörper im Auge. Münch. med. Wschr. 59, 2839 (1912).

Hager, G.: Augenärztliche Beobachtung und Probleme bei der v. Recklinghausenschen Erkrankung. Klin. Mbl. Augenheilk. 132, 350—363 (1958).

Hamburger, C.: Zum Nachweis intraokularer Fremdkörper mit Hilfe von Röntgenstrahlen. Klin. Mbl. Augenheilk. 45, 511—518 (1907).

Hamperl, H.: Lehrbuch der Allgemeinen Pathologie und der pathologischen Anatomie, 20. u. 21. Aufl. Berlin-Göttingen-Heidelberg: Springer 1954.

Handousa, Ahmad Bey: Osteoclastoma in relation to the nose. J. Laryng. 65, 549—559 (1951).

— Primary benign neoplasms of the nose. J. Laryng. 66, 421—436 (1952).

Hanney, F.: Zur Röntgenkontrastdarstellung der tränenableitenden Wege. Klin. Mbl. Augenheilk. 128, 336—340 (1956).

Hansen: Projektion einiger Röntgenaufnahmen vom Foramen nervi optici (Rhese). Klin. Mbl. Augenheilk. 84, 717 (1930).

Hansen, E.: Amaurose nach Kontrastmittelfüllung der Kieferhöhle. HNO (Berl.) 6, 17—18 (1956/58).

Harman: Proc. roy. Soc. Med. 14, 11 (1921). Zit. nach Duke-Elder.

Hartmann, E.: Élargissement du canal optique visible à la radiographie chez des malades atteinds de neuro-fibromatose avec tumeur de nerf optique. J. belge Neurol. Psychiat. 33, 763—772 (1933). Ref. Zbl. ges. Ophthal. 31, 734 (1934).

— La radiographie en ophthalmologie. Paris: Masson & Cie. 1936.

—, et E. Gilles: Radiodiagnostik en Ophthalmologie. Paris: Masson & Cie. 1955.

Hartmann, K.: Über einen ungewöhnlichen Fall von metastatischem Orbitasarkom nach Lendenwirbelsarkom. Klin. Mbl. Augenheilk. 114, 260—262 (1949).

— Über symmetrische, entzündliche Pseudotumoren der Orbita bei myeloischer Leukämie. Klin. Mbl. Augenheilk. 124, 38—45 (1954).

Heckel, E. B.: Fracture involving the apex of the orbit with little or no external evidence of trauma in blindness of one eye. Trans. Amer. Acad. Ophthal. Otolaryng. 256—260 (1926). Ref. Zbl. ges. Ophthal. 19, 271 (1928).

Heiderich, F.: Kopf, Hals, Bauch und Becken des Kindes. In Handbuch der Anatomie des Kindes von K. Peter, G. Wetzel u. F. Heiderich. München: J. F. Bergmann 1938.

Heidsieck, C.: Die fibröse Dysplasie Jaffé-Lichtenstein im Bereich des Gesichtsschädels und ihre Differentialdiagnose. Zbl. Chir. 79, 1473—1488 (1954).

Heilmeyer, L., u. H. Begemann: Blut und Blutkrankheiten. In G. V. Bergmann, W. Frey, H. Schwiegks Handbuch der inneren Medizin, Bd. II. Berlin-Göttingen-Heidelberg: Springer 1951.

Hellner, H.: Die Knochengeschwülste, 2. Aufl. Berlin-Göttingen-Heidelberg: Springer 1950.

— Die Osteofibrosis deformans juvenilis und ihre Differentialdiagnose. Langenbecks Arch. klin. Chir. 277, 160—189 (1953).

— Knochensystemmykose. Klin. Wschr. 36, 48 (1958).

—, u. H. Poppe: Röntgenologische Differentialdiagnose der Knochenerkrankungen. Stuttgart: Georg Thieme 1956.

Henschen, F.: Tumoren des Zentralnervensystems und seiner Hüllen. In Handbuch der speziellen pathologischen Anatomie und Histologie, Bd. XIII/3. Berlin-Göttingen-Heidelberg: Springer 1955.

Herdner, R.: Traité technique de tomographie osseuse. Paris: Masson & Cie. 1953.

Herrnheiser, G.: Die röntgenologische Darstellung des Canalis opticus. Klin. Mbl. Augenheilk. 71, 768 (1923).

— Der Röntgenbefund bei der Mukocele und Pyocele. Z. Hals-, Nas.- u. Ohrenheilk. (Festschrift für Piffl) 14, 319—334 (1926).

— Röntgendiagnostik der knöchernen Orbita. Röntgenpraxis 4, 770—778 (1932a).

— Röntgendiagnostik der knöchernen Orbita. Fortschr. Röntgenstr. 46, 337—338 (1932b).

— Röntgendiagnostische Leistungsmöglichkeiten und -Grenzen bei Untersuchung der knöchernen Orbita. Arch. Augenheilk. 107, 52—115 (1933).

Hertle, W.: Die Schädelosteomyelitis und das eosinophile (Knochen-)Granulom in der Hals-Nasen-Ohren-Heilkunde. Z. Laryng. Rhinol. 35, 44—53 (1956).

Hertz, H., and T. Rosendal: Roentgen changes in the cranium in 153 intracranial tumours in children aged 0—15 years. Acta radiol. (Stockh.), Suppl. 141, 1—54 (1956).

Herzog, G.: Spezielle Pathologie des Skeletts und seiner Teile. In Handbuch der speziellen pathologischen Anatomie und Histologie, Bd. IX/5. Berlin: Springer 1944.

Heublein, G. W., E. D. Pendergrass and B. P. Widmann: Roentgenographic findings in the neurocutaneous syndromes. Radiology 35, 701—727 (1940).

Hill, E.: Cyclopia, its bearing upon certain problems of teratogenesis and of normal embryology; with a description of cyclocephalic monster. Arch. Ophthal. 49, 597—620 (1920); 50, 52—80 (1921). Ref. Zbl. ges. Ophthal. 6, 45—46 (1922).

Hippel, E. v.: Hornhaut, Kap. 2. In Handbuch der speziellen pathologischen Anatomie und Histologie, Bd. XI/1. Berlin: Springer 1928.

Hittmair, A.: Die Frage der Metastasierung der Blutkrankheiten. Krebsarzt 5, 257—262 (1950).

Hochstetter, F.: Beitrag zur Klinik der multiplen Blutdrüsensklerose. Med. Klin. 21, 647 (1922).

HÖFFKEN, W., u. G. HEIM: Melorheostose mit Sklerosierung der Knochen im rechten oberen Körperquadranten, Schädelbeteiligung und Hautveränderungen. Fortschr. Röntgenstr. 74, 289—298 (1951).

HOEVE, J. VAN DER: Roentgenography of optic foramen in tumors and disease of optic nerve. Amer. J. Ophthal. 8, 101—112 (1925a).

— Röntgenphotographie des Foramen opticum bei Geschwülsten und Erkrankungen der Sehnerven. Albrecht v. Graefes Arch. Ophthal. 115, 355—369 (1925b).

— Vergrößerung des Foramen opticum. 45. Vers. der deutschen Ophthal.-Ges. Heidelberg 1925. Ref. Klin. Mbl. Augenheilk. 75, 217—218 (1925c).

— Radiographie du trou optique. 38. Congr. de la Societé ophtal. Bruxelles 1925. Ref. Zbl. ges. Ophthal. 16, 801 (1926).

— Glioma retinae. Trans. ophthal. Soc. Lond. 45, 256—266 (1925). Ref. Klin. Mbl. Augenheilk. 76, 906 (1926).

— Geschwülste der Orbita bei Leukämie. Ned. Maandschr. Geneesk. 14, 1—9 (1927). Ref. Zbl. ges. Ophthal. 18, 513 (1927).

— Exophthalmus bei Pagetscher Knochenerkrankung. Ned. T. Geneesk. 71, 2306 (1927). Ref. Zbl. ges. Ophthal. 19, 667 (1928).

— Diagnostic des tumeurs de la région suprasellaire. Ophthalmologica (Basel) 99, 258—264 (1940).

—, u. D. J. STEENHUIS: Tränenwege im Röntgenbild nach Füllung mit Lipiodol. Klin. Mbl. Augenheilk. 74, 671—681 (1925).

HOFF, F.: Knochendysplasie mit Pubertas praecox. Dtsch. med. Wschr. 1949, 595—599.

HOFFMANN, W.: Der Wert der Röntgenuntersuchung bei Erkrankungen der Augenhöhle. Z. Augenheilk. 75, 243—256 (1931).

HOLMAN, C. B.: Roentgenologic manifestations of glioma of the optic nerve and chiasm. Amer. J. Roentgenol. 82, 462—471 (1959).

HOLMES, E. M., W. H. SWEET and G. KELEMEN: Hemangiomas of the frontal bone. Ann. Otol. (St. Louis) 61, 45—61 (1952).

HOLMSTRÖM, M.: Zwei Fälle von Exophthalmus bei Neurofibromatosis Recklinghausen. Acta ophthal. (Kbh.) 6, 403—407 (1928). Ref. Zbl. ges. Ophthal. 21, 448 (1929).

HOLZKNECHT, G.: Röntgenologie, Teil 1. Berlin u. Wien: Urban & Schwarzenberg 1918.

HONERLA, H. G.: Dermoidzysten des Hirnschädels bei Geschwistern. Kinderärztl. Prax. 23, 112—114 (1955).

HOPF, M.: Zur Kenntnis der fibrösen Dysplasie des Knochens. Radiol. clin. (Basel) 18, 129—158 (1949).

HORNIKER: Demonstration von Röntgenbildern bei Sehnervenerkrankungen. Dtsch. Ophthalmol. Gesellschaft Heidelberg 1924. Ref. Zbl. ges. Ophthal. 12, 338 (1924).

HUBER, A.: Augensymptome bei Hirntumoren, Bd. VII, Sammlung innere Medizin und ihre Grenzgebiete. Bern u. Stuttgart: Hans Huber 1956.

HUET, P. C., et J. VILLEDROUIN: Méningoblastoma apparemment ethmoidal. Ann. Otolaryng. (Paris) 71, 957—959 (1954).

— L. WICART et F. LOISILLIER: Epithelioma de la glande lacrymale. Ann. Oto-laryng. (Paris) 71, 955—957 (1954).

HUGELMANN, M.: Über einen Fall von Riesenzellgeschwulst des Oberkiefers. Diss. Freiburg 1953. Ref. Zbl. Chir. 1956, 1917.

HUNT, J. C., and D. G. PUGH: Skeletal lesions in neurofibromatosis. Radiology 76, 1—20 (1961).

ICKEN, E.: Über einen Fall von Hämangio-Endotheliom der Orbita. Klin. Mbl. Augenheilk. 127, 472—473 (1955).

IGERSHEIMER, J.: Zur Pathologie und Therapie der Tumoren in der Chiasmagegend. Klin. Mbl. Augenheilk. 84, 161—189 (1930).

—, Beobachtungen von Erkrankung der Tränendrüse. 1. Verkalkung der Tränendrüse im Röntgenbild. Tagg der Verigg. hessischer und hessen-nassauischer Augenärzte 30. 12. 1931. Klin. Mbl. Augenheilk. 89, 814 (1932).

IMAI, R.: Röntgenbild der verkalkten Aderhaut und Linse. Chuo-Ganka-Iho 26, 121—122 (1934). Ref. Zbl. ges. Radiol. 19, 702 (1935).

ISAKOWITZ: Ein Fall von mehrjährigem Verweilen einer Sonde im Tränenkanal. Klin. Mbl. Augenheilk. 72, 457 (1924).

ISSATSCHENKO, N. N., u. W. P. FILATOW: Über die klinische Diagnostizierung von intraoculären Verknöcherungen. Klin. Mbl. Augenheilk. 84, 240—246 (1930).

JAENSCH, P. A.: Ein Blastom der Orbita vom Habitus eines karzinomatösen Parotismischtumors. Klin. Mbl. Augenheilk. 74, 716—723 (1925).

— Hydrophthalmus congenitus und Encephalocele orbitalis posterior. Ber. über die 47. Zusammenkunft der Dtsch. Ophthalm. Ges. Heidelberg 1928, S. 455—456.

— Cephalocele orbitae posterior. Klin. Mbl. Augenheilk. 107, 561—571 (1941).

— Pneumatocele der Orbita. Klin. Mbl. Augenheilk. 112, 62—65 (1947).

— Sehnervengeschwülste. Klin. Mbl. Augenheilk. 132, 617—625 (1958).

JAFFE, H. L.: „Osteoid-osteoma", a benign osteoblastic tumor composed of osteoid and atypical bone. Arch. Surg. 31, 709—728 (1935).

— Fibrous dysplasia of bone. A disease entity and specifically not an expression of neurofibromatosis. J. Mt Sinai Hosp. 11, 364—381 (1944).

— Osteoid-osteoma of bone. Radiology 45, 319—334 (1945).

JAFFE, H. L., and L. LICHTENSTEIN: Osteoidosteoma. Further experience with this benign tumor of bone. J. Bone Jt Surg. 22, 645—682 (1940).

— — Eosinophilic granulome of bone. Arch. Path. 37, 99—118 (1944). Zit. nach VOLLAND u. KLEINSASSER.

JEFFERSON, G.: Compression of chiasma, optic nerves and optic tracts by intracranial aneurysms. Brain 60, 444—497 (1937).

Jentzer, A.: Un cas d'hémangiome caverneux rétrooculaire simulant un méningiome. Opération par voi frontale. Bull. Soc. nat. Chir. **60**, 723—727 (1934).

Jimenez Cervantes, J.: Rhinolit sur dent ectopique. Ann. Oto-laryng. (Paris) **69**, 609—612 (1952).

Johnson, Ch. J.: Osteomyelitis of the frontal bone of rhinogenic origin. Ann. Otol. (St. Louis) **63**, 180—189 (1954).

Jones, I. S., and R. L. Pfeiffer: Lacrimal gland tumors: roentgenographic diagnosis. Trans. Amer. Acad. Ophthal. Otolaryng. **58**, 841—847 (1954).

Jones, W. A.: Familial multilocular cystic disease of jaws. Amer. J. Cancer **17**, 946—950 (1933).

— Further observations regarding familial multilocular cystic disease of jaws. Brit. J. Radiol. **11**, 227—240 (1938).

— J. Gerri and J. Pritchard: Cherubism — familial fibrous dysplasia of jaws. Oral Surg. **5**, 292—305 (1952).

Joy, H. H.: Suprasellar meningioma. Amer. J. Ophthal. **35**, 1139—1146 (1952).

Judin, K. A.: Über intracraniellen Echinokokkus mit Durchbruch in die Augenhöhle. Klin. Mbl. Augenheilk. **73**, 169—171 (1924).

Just, E.: Osteomyelitis aspergillina des Stirnbeines. Zit. nach Gerlach und Simon.

Kaelin-Sulzer, Marguerite: Technische Verbesserung der Vogtschen skeletfreien Bulbusaufnahme: Erzeugung eines Exophthalmus. Klin. Mbl. Augenheilk. **93**, 359—361 (1934).

Kahlstorf, A.: Zur Kenntnis der Melorheostose (Léri) und der generalisierten Ostitis condensans oder Osteopoikilie (Albers-Schönberg). Röntgenpraxis **2**, 721—732 (1930).

Kalm, H.: Ein malignes Tentoriummeningeom mit Metastasierung in die Oblongata und in die subarachnoidalen Liquorräume. Dtsch. Z. Nervenheilk. **163**, 131—140 (1950).

Kaplan, A., and M. Kanzer: Sunray haemangioma of the skull. Report of a case. Arch. Surg. **39**, 269—274 (1939).

Kassay, D.: Ein operierter Fall von Osteoma orbitale. Acta oto-laryng. (Stockh.) **29**, 348—352 (1941). Ref. Zbl. ges. Ophthal. **48**, 427 (1943).

Kaufmann, W.: Verknöcherung in Aderhaut und Linse. Röntgenpraxis **4**, 347—349 (1932).

— Intraokuläre Verkalkung nach retrolentaler Fibroplasie. Fortschr. Röntgenstr. **91**, 805—807 (1959).

Kautzky, R., u. K. J. Zülch: Neurologische und Neurochirurgische Röntgendiagnostik und andere Methoden zur Erkenntnis intracranieller Erkrankungen. Berlin-Göttingen-Heidelberg: Springer 1955.

Kessel, F. K.: Osteome der Nasennebenhöhlen. Helv. chir. Acta **20**, 83—106 (1953).

Kessler, E.: Ein Fall von Steinbildung im Tränenröhrchen. Klin. Mbl. Augenheilk. **115**, 74—75 (1949).

Kienböck, R., u. L. Meworach: Ein Fall von multiplen Xanthomen in den Knochen. Röntgenpraxis **4**, 76—78 (1932).

Kirch: Zystische xanthomatöse Geschwülste. Beitr. path. Anat. **70**, 75. Zit. nach Prtees.

Kirwan, E. W. O.: Orbital teratoma. Brit. J. Ophthal. **19**, 201—210 (1935).

Klaue, H. H.: Beitrag zur Klinik des sog. braunen Tumors im Schädelgebiet. HNO (Berl.) **6**, 35—42 (1956/58).

Kleberger, E., u. R.-B. Stolowsky: Eine außergewöhnlich große Orbitalcyste mit mächtiger Erweiterung der knöchernen Orbita. Klin. Mbl. Augenheilk. **133**, 218—227 (1958).

Kleijn, A. de, u. H. W. Stenvers: Weitere Beobachtungen über die genaue Lokalisation der Abweichungen im Bereich des Foramen opticum und der Ethmoidalgegend mit Hilfe der Radiographie. Albrecht v. Graefes Arch. Ophthal. **91**, 431—434 (1916).

— — Über das Foramen opticum und die Ethmoidalgegend. Albrecht v. Graefes Arch. Ophthal. **93**, 216—225 (1917).

Klein, A.: Zur Frage der Erblichkeit der Marmorknochenkrankheit. Fortschr. Röntgenstr. **76**, 366—371 (1952).

Kleinsasser, O.: Das Osteoid-Fibrom der Nasennebenhöhlen. — Eine psammöse meningeomähnliche, vorwiegend bei Jugendlichen auftretende eigene Form gutartiger Knochengeschwülste. Arch. Ohr.-, Nas.- u. Kehlk.-Heilk. **174**, 76—85 (1958).

— Pathologie der Geschwülste des Hirnschädels. In Handbuch der Neurochirurgie, Bd. IV/1. Berlin-Göttingen-Heidelberg: Springer 1960.

—, u. H. Albrecht: Die Hämangiome und Osteohämangiome der Schädelknochen. Langenbecks Arch. klin. Chir. **285**, 115—133 (1957a).

— — Die gutartigen fibro-ossären Tumoren des Schädels. — Ein Beitrag zur Klinik und Pathologie der knochengewebsbildenden Gewächse des Schädeldaches und der Nasennebenhöhlen. Langenbecks Arch. klin. Chir. **285**, 274—307 (1957 b).

— — Epidermoide der Schädelknochen. Langenbecks Arch. klin. Chir. **285**, 498—515 (1957c).

— — Riesenzelltumoren der Schädelbasis. Arch. Ohrenheilk. **172**, 246—256 (1957d).

— u. P. Nigrisoli: Das sog. Osteoid-Osteom und seine Entwicklungsstadien. Frankfurt. Z. Path. **68**, 1—10 (1957).

Knaggs: Brit. J. Surg. **11**, 347 (1924). Zit. nach Duke-Elder.

Knapp, A.: On the intracraniel extension of optic nerve tumors. Contr. ophthal. Sci. Jackson birthday-Bd. 69—73 (1926). Ref. Zbl. ges. Ophthal. **17**, 78 (1927).

— Xanthomatosis of the orbit. Arch. Ophthal. **11**, 141—147 (1934). Ref. Zbl. ges. Ophthal. **31**, 510 (1934).

— Orbital hyperostosis. Arch. Ophthal. **20**, 996—1005 (1938). Ref. Zbl. ges. Ophthal. **44**, 347 (1940).

Knittel, W.: Veränderungen der Calvaria im Röntgenbild bei Hypophysentumoren. Fortschr. Röntgenstr. **83**, 828—833 (1955).

KNÜPFFER, N.: Seltene Röntgenschäden am Auge und in seiner Umgebung. Klin. Mbl. Augenheilk. 116, 66—77 (1950).

KÖHLER, A.: Wichtiger Röntgenbefund bei Schrotschuß ins Auge. Berl. klin. Wschr. 41, 903—904 (1904).

— Zur röntgenologischen Differenzierung intra- oder extrabulbär sitzender Geschoßsplitter. Münch. med. Wschr. 65, 399—402 (1918).

KOENIG jr., F.: Zur Orbitographie. Ophthalmologica (Basel) 127, 283—287 (1954).

KONJETZNY, G. E.: Die typischen Riesenzellentumoren (sog. braune Tumoren) der Knochen. Neue med. Welt 1950, Nr 41.

KONSCHEGG, TH.: Die Tuberkulose der Knochen, Kap. 6. In Handbuch der speziellen pathologischen Anatomie und Histologie, Bd. IX/2. Berlin: Springer 1934.

— Pathologische Anatomie der Knochen- und Gelenktuberkulose (ohne Wirbelsäulentuberkulose). Ergebn. ges. Tuberk.-Forsch. 7, 432—492 (1935).

KOPSCH, FR.: RAUBER-KOPSCH, Lehrbuch und Atlas der Anatomie des Menschen, 19. Aufl., Bd. 1 u. 2. Stuttgart: Georg Thieme 1955.

KOPSTEIN, G.: Zur Röntgendiagnose der Zystizerken. Röntgenpraxis 1, 697—700 (1929).

KOPYLOW, M. B.: Ein neues Verfahren zur röntgenologischen Darstellung des Canalis nasolacrimalis. Röntgenpraxis 2, 686—692 (1930).

KORFF, J.: Fibro-Kapillar-Angiom des Opticus. Klin. Mbl. Augenheilk. 121, 68—70 (1952).

KRAUSE, J.: Ein reines Fibrom der Orbita. Klin. Mbl. Augenheilk. 110, 159—164 (1944).

KRAUSPE, C.: Über hyperplasiogene Knochentumoren. Frankfurt. Z. Path. 66, 124—134 (1955). Zit. nach KLEINSASSER.

— Schädelbildung und -verbildung. Med. Klin. 53, 568—578 (1958).

KRAUTZUM, K.: Leistung der einfachen Schädelaufnahme für die Hirntumordiagnostik. Röntgenpraxis 17, 335—351 (1948).

KRAYENBÜHL, H., u. HS. R. RICHTER: Die zerebrale Angiographie. Stuttgart: Georg Thieme 1952.

—, u. A. E. SCHMID: Zur Lokalisation intracranieller orbitaler Dermoide. Ophthalmologica (Basel) 106, 251—270 (1943).

KREIBIG, W.: Kenntnis seltener Orbitaltumoren. Z. Augenheilk. 95, 113—128 (1938).

— Über den klinischen Nachweis von Verkalkungen in Netzhautgliomen. Klin. Mbl. Augenheilk. 114, 84—89 (1949).

— Optikomalazie, die Folge eines Gefäßverschlusses im retrobulbären Abschnitt des Sehnerven. Klin. Mbl. Augenheilk. 122, 719—731 (1953).

KREIKER, A.: Ein Fall von Encephalocele nasoorbitalis. Klin. Mbl. Augenheilk. 68, 757—761 (1922).

— Eine seltene gutartige Geschwulst der Augenhöhle. Klin. Mbl. Augenheilk. 70, 371—372 (1923).

KREJCI, F.: Cholesteatom des Orbitadaches. Mschr. Ohrenheilk. 83, 395 (1947).

KRÜMMEL, H.: Eosinophiles Myelom (Plasmozytom) der Orbita. Klin. Mbl. Augenheilk. 117, 620—628 (1950).

KUBICK, J.: Xanthomatöse Tumoren der Orbita. Klin. Mbl. Augenheilk. 73, 508 (1924).

KÜCHLE, H. J., u. D. PESTALOZZI: Ein Beitrag zur Frage der Metastasierung von Hypernephromen in das Sehorgan. Klin. Mbl. Augenheilk. 138, 649—656 (1961).

KÜMMEL, R.: Lider, Kap. 9. In Handbuch der speziellen pathologischen Anatomie und Histologie, Bd. XI/2. Berlin: Springer 1931.

KÜSTNER, W.: Intracerebrale Hohlraumbildung bei penetrierendem Stirnhöhlenosteom und ihre Pathogenese. Nervenarzt 28, 32—35 (1957).

KUMM: Schädeldeformitäten und Orbita. Klin. Mbl. Augenheilk. 113, 176 (1948).

KUP, W.: Über ein Neurofibrom der Orbita. HNO (Berl.) 6, 180—181 (1956/58).

KUTSCHER, E.: Beitrag zur Klinik und Therapie der Tuberkulose des Orbitarandes. Klin. Mbl. Augenheilk. 121, 712—715 (1952).

LACHAPÉLE, A. P.: De l'ostéoporose circonscrite du crâne. J. Radiol. Électrol. 33, 179—181 (1952).

LAITINEN, L.: Craniosynostosis. Praemature fusion of the cranial sutures. Ann. Paediat. Fenn. 2, Suppl. 6 (1956).

LAMBERS, KL., u. J. C. ORTIZ DE ZARATE: Zentrale und periphere Neurofibromatose unter besonderer Berücksichtigung ihrer Beziehungen zur hypertrophischen Neuritis. Dtsch. Z. Nervenheilk. 169, 289—307 (1952).

LANDOLF, R. F.: Knochenveränderungen bei kindlicher Leukämie. Helv. paediat. Acta 1, 461—474 (1946).

LANGDON, H. M.: Fracture of the maxilla through the left optic foramen. Arch. Ophthal. 9, 980—981 (1933).

LANGHAMMEROWÁ, R.: Fall einer Osteomyelitis der Augenhöhle. Čs. Oftal. 2, 321—324 (1935). Ref. Zbl. ges. Ophthal. 36, 591 (1936).

LANGHOF, J.: Zur Kenntnis der Osteofibrosis deformans juvenilis (UEHLINGER). Zbl. Chir. 79, 840—853 (1954).

LAPERSONNE, F. DE, VELTER et PRÉLAT: Dents surnuméraires développés dans l'orbite. Académie de médecine, séance du 8 mars 1921. Arch. Ophtal. (Paris) 1921, 129—135.

LATTES, R., J. J. McDONALD and EDITH SPROUL: Non-chromaffin paraganglioma of carotid body and orbit. Ann. Surg. 139, 382—384 (1954). Zit. nach KLEINSASSER.

LAUPPERT V. PEHARNIK, W.: Metastasierendes Seminom mit lebensbedrohlicher Pharynx- und Larynxstenose. HNO (Berl.) 6, 208—209 (1956/58).

LAZAREWA, A.: Die Knochenform der Xanthomatose. Fortschr. Röntgenstr. 45, 692—703 (1932).

LEDERER, L.: Über ein ausgedehntes expansivdestruierend-wachsendes Fibrom der Nasennebenhöhlen. Z. Laryng. Rhinol. 33, 94—100 (1954).

Ledoux-Lebard, Chambaneix et Dessane: L'ostéopœcilie. Forme nouvelle d'ostéite condensante généralisée sans symptomes cliniques. J. Radiol. Électrol. 2, 133 (1916).

Ledoux-Lebard, R., et G. R. Ledoux-Lebard: Manuel de radiodiagnostik clinique. Paris: Masson & Cie. 1949.

Lehoczky, T. v.: Ostitis deformans (Paget) an den Schädelknochen mit neurologischen Symptomen. Orv. Hetil. 1939, 865—866. Zit. nach Kleinsasser u. Volland.

Leitholf, O.: Tumoren der Schädelknochen. Acta neurochir. (Wien) 4, 287—319 (1956).

Leonhardt, V. A.: Mitbeteiligung der Augen bei sequestrierender Zahnkeimentzündung im Säuglingsalter. Klin. Mbl. Augenheilk. 124, 560—567 (1954).

Léri, A., et. Joanny: Une affection non déscripte des os: Hyperostose „encoulée" sur toute la longueur d'un membre ou „Mélorhéostose". Bull. Soc. méd. Hôp. Paris 46, 1141 (1922).

—, et J. A. Liévre: La mélorhéostose (hyperostose d'un membre „en coulée"). Presse méd. 36, 801—805 (1928).

Levasseur, J. C., et J. Porot: Un procédé d'exploration radiologique du canal lacrymonasal osseux. Ann. Oculist. (Paris) 189, 303—310 (1956).

Levi, E.: Steinbildung im Ausführungsgang der Tränendrüse. Klin. Mbl. Augenheilk. 41, 214—222 (Beil.-H.) (1903).

Lewin, B.: Neurofibromatosis clinical and roentgen manifestations. Radiology 71, 48—58 (1958).

Lewis, R. W.: Osteoid-osteoma. Amer. J. Roentgenol. 52, 70—79 (1944).

Lewkowitsch, H.: Roentgen rays in ophthalmic surgery. Lancet 1896 II, 452—454.

Lichtenstein, L.: Polyostotic fibrous dysplasia. Arch. Surg. 36, 874—898 (1938).

Liebermann jr., L. v.: Zur Diagnostik der Fremdkörperverletzungen des Auges und über Indikation und Technik der Magnetextraktion mit besonderer Berücksichtigung der genauen Lokalisation. Arch. Augenheilk. 76, 177—225 (1914).

Liévre, J. A., et H. Fischgold: Les lacunes bénignes du crâne. Presse méd. 1953, 919—922.

Lillie, W. L., and A. W. Adson: Unilateral central and annular scotoma produced by callus from fracture extending into optic canal. Arch. Ophthal. 12, 500—508 (1934). Ref. Zbl. ges. Ophthal. 33, 111 (1935).

Lindgren, E.: Röntgenologie einschließlich Kontrastmethoden. In Handbuch der Neurochirurgie, Bd. II. Berlin-Göttingen-Heidelberg: Springer 1954.

—, and G. di Chiro: Suprasellar tumors with calcification. Acta radiol. (Stockh.) 36, 173—195 (1951).

Linck, A.: Röntgenbild, Empyem und Frühdiagnose bei Nebenhöhlengeschwülsten. Z. Hals-, Nasen- u. Ohrenheilk. 21, 321—336 (1928).

Livingston, S. K.: Schüller-Christian disease (xanthomatosis). J. Bone Jt Surg. 17, 1035—1040 (1935).

Löfgren, L.: Osteoid-Osteoma. Acta chir. scand. 104, 383—404 (1952).

Löhlein, W.: Bindehaut, Kap. 1. In Handbuch der speziellen pathologischen Anatomie und Histologie, Bd. XI/1. Berlin: Springer 1928.

Loepp, W., u. R. Lorenz: Röntgendiagnostik des Schädels. Stuttgart: Georg Thieme 1954.

Lombardi, G.: Orbitography with water-soluble contrast media. Acta radiol. (Stockh.) 47, 417—425 (1957).

— A. Cecchini et E. de Donato: L'artère ophtalmique dans les méningiomes péri-orbitaires. Ann. Radiol. 3, 165—172 (1960).

Lorenzen, U. K.: Über einen Fall von Plasmozytom der Orbita. Klin. Mbl. Augenheilk. 132, 731—735 (1958).

Lotin, A.: Über orbitale Cerebralhernien. Sovet. Vestn. Oftal. 9, 39—48 (1936). Ref. Zbl. ges. Neurol. Psychiat. 84, 247 (1937).

Lüdin: Ein Fall von Phlebolithen bei intermittierendem Exophthalmus. Mitteld. Ophth. Ges. 36. Tagg Leipzig. Klin. Mbl. Augenheilk. 90, 245 (1933).

Luz, F.: Meningocele sphenoorbitalis. Ref. Zbl. ges. Ophthal. 5, 332 (1921).

Lyle, D.: Neuro-Ophthalmologie, 2. ed. Springfield (Ill.): Ch. C. Thomas 1954.

Lysholm, E.: Röntgenologische Diagnostik in der Chirurgie der Gehirnkrankheiten. In Neue deutsche Chirurgie, Bd. 50/III. Stuttgart: Ferdinand Enke 1941.

—, and H. Olivecrona: On changes of the optic canals in cases of intracranial tumor. Acta chir. scand. 72, 197—209 (1932). Ref. Zbl. ges. Ophthal. 29, 308 (1933).

Mahmoud, M. El Sayed: The sella in health and disease. Brit. J. Radiol. Suppl. 8 (1958).

Malkin, B. M.: Das Chlorom der Augenhöhle. Klin. Mbl. Augenheilk. 74, 113—123 (1925).

Marinković, A.: Indagine stratigrafica dei canali ottici. Radiol. med. (Torino) 37, H. 12. (1951).

Marques, V., y M. Ferreira: Rev. esp. Oto-neuro-oftal. 9, 90 (1950). Zit. nach Duke-Elder.

Martin, P., and H. Cushing: Primary gliomas of chiasm and optic nerves in their intracranial portion. Arch. Ophthal. 52, 209—241 (1923).

Marx, F.: Ein echtes Cholesteatom des Stirnbeines. Beitr. Anat. etc. Ohr. 23, 273—286 (1926).

Marzio, Q. di: Encephalocistocele dell'orbita non communicante. Riv. oto-neuro-oftal. 1, 507—530 (1924).

Materna, A.: Die Augenhöhlen des Turmschädels und des Kahnschädels. Med. Klin. 1933 II 1519—1521.

Maurer, R.: Nosologie der Protrusio bulbi. Z. Laryng. Rhinol. 33, 469—473 (1954).

Mayer, E. G.: Allgemeinröntgenologische Fortschritte und ihre diagnostische und therapeutische Verwertung in der Ophthalmologie. Klin. Mbl. Augenheilk. 74, 612—622 (1925).

MAYER, E. G.: Röntgenographic examination of the base of the cranicum in presence of basal tumors. Radiology **10**, 319—341 (1928).

— Akut auftretende Retinitis retrobulbaris, als deren Ursache sich eine Karies des kleinen Keilbeinflügels feststellen ließ. Wien. Ophthal. Ges. Z. Augenheilk. **65**, 296 (1928a).

— Über Röntgenbefunde bei retrobulbären Erkrankungen unklarer Ätiologie und ihre differentialdiagnostische Wertung. Acta radiol. (Stockh.) **9**, 383—398 (1928b).

— Zur Diagnose und Differentialdiagnose der Tumoren des Epipharynx. Fortschr. Röntgenstr. **39**, 262—280 (1929a).

— Über die diagnostische Wertung des Röntgenbefundes der Nebenhöhlenverschattung bei retrobulbären Affektionen. Mschr. Ohrenheilk. **63**, 60—67 (1929b).

— Über Lageanomalien des Planum sphenoidale und ihre diagnostische Bedeutung. Röntgenpraxis **6**, 427—431 (1934).

— Über die röntgenologische Differentialdiagnose bei raumbeengenden retrobulbären Erkrankungen. Radiol. Rdsch. **5**, 274—281 (1936).

— Eigenartiger Röntgenbefund am Stirnbein. Wien. med. Wschr. **91**, 14 (1941).

— Diagnose und Differentialdiagnose in der Schädelröntgenologie. Wien: Springer 1959.

MAZZI, L.: Orientamenti nell'orbitografia con mezzi di contrasto liquido. Riv. oto-neuro-oftal. **30**, 1—22 (1955).

McEVOY, J.: Plasma cell myeloma of orbit. Amer. J. Ophthal. **36**, 1745—1746 (1949).

McKIPPEN, B. G., and E. R. CASEY jr.: Orbito-etmoidal osteoma. Arch. Otolaryng. **53**, 552—555 (1951). Ref. Radiology **58**, 445 (1952).

MEHNER, A.: Beiträge zu den Augenveränderungen bei der Schädeldeformität des sog. Turmschädels mit besonderer Berücksichtigung des Röntgenbildes. Klin. Mbl. Augenheilk. **67**, 204—207 (1921).

MEISNER, G., u. H. H. UNGER: Augenveränderungen bei Neurofibromatosis und Phäochromozytom. Klin. Mbl. Augenheilk. **124**, 466—473 (1954).

MEISNER, W.: Die Erkrankungen der Tränenorgane. In: SCHIECK u. BRÜCKNER, Kurzes Handbuch der Ophthalmologie. Berlin: Springer 1930.

MERKE, F.: Neurofibromatose der Orbita. Zbl. Chir. **66**, 2076 (1939). (26. Jahresverslg der Schweizer Ges. für Chirurgie vom 13. bis 14. 5. 1939 in Lausanne.)

MERKULOV, J. O.: Über Geschwülste des Sehnerven. Vop. Onkol. **6**, 184—196 (1935). Ref. Zbl. ges. Ophthal. **32**, 559 (1935).

MERTENS, H. G., u. K. ULLERICH: Die neurologische und ophthalmologische Klinik der eosinophilen Knochengranulome. Nervenarzt **25**, 97—104 (1954) (ausführl. Literatur).

MEWES, H.: In vivo nachgewiesene verkalkte Linse. Z. Augenheilk. **68**, 30—32 (1929).

MEYER-BORSTEL, H.: Die circumskripte Osteoporose des Schädels als Frühsymptom der Pagetschen Knochenerkrankung. Fortschr. Röntgenstr. **42**, 589—596 (1930).

MEZZATESTA, F.: Lesioni del nervo ottico nelle malforazioni craniche. Riv. neuro-oftal. **3**, 161—174 (1926). Ref. Zbl. ges. Ophthal. **18**, 109 (1927).

MICHAIL, D.: Cholesteathome dé l'orbite. Arch. Ophtal. (Paris) **48**, 743—755 (1931). Zit. nach RINDELEN.

— Cholesteatoma of orbit. Brit. J. Ophthal. **16**, 371 (1932).

— Metastatic carcinoma of the orbit. Brit. J. Ophthal. **16**, 537—545 (1932).

MIGNON, FR.: Ein Granulationstumor des Stirnbeines. Fortschr. Röntgenstr. **42**, 749—751 (1930).

MIKLÓS, A.: Über die Cephalocele orbitae anterior. Albrecht v. Graefes Arch. Ophthal. **137**, 222—232 (1937).

MILANO, E. M.: Zwei Fälle von nasoethmoidaler Encephalocele. Pediat. esp. **15**, 157—167 (1926). Ref. Zbl. ges. Neurol. Psychiat. **46**, 3 (1927).

MILDER, B., and B. H. DEMOREST: Dacryocystography: I. The normal lacrimal apparatus. Arch. Ophthal. **51**, 180—195 (1954).

— — Dacryocystography: II. The pathologic lacrimal apparatus. Arch. Ophthal. **54**, 410—421 (1955).

MILLETTI, M.: Die Differentialdiagnose der Gehirngeschwülste durch die Arteriographie. Acta neurochir. (Wien), Suppl. 1 (1950).

MINTON, J., and P. COLE: Retrolental fibroplasia. Brit. med. J. 1, 450—453 (1951).

MINTZ, M. J., and M. W. MATTES: Detection of foreign bodies in the anterior chamber of the bulbus oculi. Radiology **75**, 612—614 (1960).

MITTERMAIER, R.: Die Krankheiten der Nasennebenhöhlen, der Ohren und des Halses im Röntgenbild. Ergänzungsband der Fortschr. Röntgenstr. **45**, 2. Aufl. (1952).

MONBRUN, M.: Note sur quelques yeux d'anencephales. Arch. Ophtal. (Paris) **38**, 237—238 (1921).

MONTAG, C., u. D. NITTINGER: Zur Malignität der Cylindrome. Strahlentherapie **86**, 249—255 (1952).

MONTHUS, CADILHAC et CHENNEVIÈRE: Les manifestations occulaires dans la dysostose craniofaciale (maladie de Crouzon). Bull. Soc. Ophtal. (Paris) **1929**, 178—181.

MOORE, S.: Osteitis deformans and the eye, ear, nose und throat specialties. Ann. Otol. (St. Luis) **36**, 662—668 (1927).

— Diffuse Neurofibromatose with proptosis. Brit. J. Ophthal. **15**, 272—279 (1931).

—, and J. M. PEARCE: Hemangioma of the nasal bone. Ann. Otol. (St. Louis) **65**, 1012—1019 (1956).

MORELLI, E.: Aspetto leontisiaco con craniosclerosi e lesioni oculari. Ann. di Ottal. **53**, 773—787 (1925). Ref. Zbl. ges. Ophthal. **15**, 763 (1926).

MORI, P. A., and J. F. HOLT: Cranial manifestation of familial metaphyseal dysplasia. Radiology **66**, 335—343 (1956).

MOSER, E.: Zur Kasuistik der Stirnhöhlengeschwülste. Bruns' Beitr. klin. Chir. **25**, 503—525 (1899).

MOUNIER-KUHN, A., L. FRUHLING, CH. WILD et A. CHADLI: Les metastases bronchiques et pulmonaires des tumeurs malignes en oto-rhino-laryngologie. J. franç. Oto-rhino-laryng. **5**, 439—477 (1956).

MUFSON, J. A., and P. CHODOFF: Convulsions in Paget's disease. Electroencephalographic observations. Ann. intern. Med. **16**, 762—771 (1942).

MULERT, D.: Multilokuläre Ostitis fibrosa (Paget) des Gesichtsschädels in Verbindung mit Akromegalie und Stoffwechselstörungen. HNO (Berl.) **2**, 384—387 (1951).

MUNDT, E., u. A. SCHAEDE: Die Zwischen- oder Übergangsform der Reticuloendotheliome. Dtsch. Arch. klin. Med. **198**, 1—10 (1951).

MUNK, J., E. PEYSER and B. GELLEI: Osteoidosteoma of frontal bone. Brit. J. Radiol. **33**, 328—330 (1960).

MUSCATELLO: Über die angeborenen Spalten des Schädels und der Wirbelsäule. Langenbecks Arch. klin. Chir. **47**, 257—301 (1894).

MUSSGNUG, H.: Über Mißbildungen des Schädels bei Encephalocele nasoorbitalis. Frankfurt. Z. Path. **42**, 238—249 (1931).

MYLIUS, K.: Über die Bedeutung einiger Augenhöhlenerkrankungen für die tägliche Praxis. Dtsch. med. J. **7**, 10—16 (1956).

NEUPEL, J.: Beitrag zur Kasuistik der Speicheldrüsenmischtumoren an Orten ungewöhnlichen Sitzes. Diss. Göttingen 1952. Zbl. Chir. **1956**, 35, 1918.

NIEBELING, H. G.: Ophthalmologische Befunde bei Arachnoiditis optico-chiasmatica. Klin. Mbl. Augenheilk. **129**, 161—169 (1956).

NIERLICH, K., u. L. PSENNER: Zur Röntgendiagnostik der Encephalomeningozele. Radiol. Austriaca **1**, 105—111 (1948).

NOBBE, W.: Über Lipodermoide der Conjunctiva. Albrecht v. Graefes Arch. Ophthal. **44**, 334—357 (1897). Zit. nach VOLMER.

NOETZEL, H.: Die Asymmetrie der Stirn- und Keilbeinhöhle als Folge von Gehirnasymmetrien. Klin. Wschr. **27**, 181 (1949a).

— Über den Einfluß des Gehirns auf die Form der benachbarten Nebenhöhlen des Schädels. Dtsch. Z. Nervenheilk. **160**, 126—136 (1949b).

NONNE, M.: Die Ostitis fibrosa in ihren neurologischen Beziehungen. Dtsch. Z. Nervenheilk. **105**, 35—49 (1928).

NONNENMACHER, H.: Beitrag zum Glioma retinae, seiner Erblichkeit und Behandlung. Klin. Mbl. Augenheilk. **127**, 735—746 (1955).

NOVER, A.: Demonstration seltener Orbitatumoren: 1. Hand-Schüller-Christian beim Erwachsenen. Klin. Mbl. Augenheilk. **122**, 231 (1953).

NUSSBAUM, M.: Entwicklungsgeschichte des menschlichen Auges. In GRAEFE-SAEMISCH, Handbuch der gesamten Augenheilkunde, Bd. 2. Leipzig: Wilhelm Engelmann 1908.

OAYAGI u. KYUNO: Zit. nach P. BAILEY. Die Hirngeschwülste, 2. Aufl. Stuttgart: Ferdinand Enke 1951.

OEHLECKER, F.: Eine fibröse Knochendysplasie im Verlaufe von 40 Jahren. Zbl. Chir. **82**, 361—372 (1957).

OFFRET, G.: Les tumeurs primitives de l'orbite. Paris: Masson & Cie. 1951.

—, et D. GODDÉ-JOLLY: Les anévrysmes de l'artère ophtalmique. Arch. Ophtal. (Paris) **16**, 388—396 (1956).

OHNO, J.: Über 2 Fälle von Pagetscher Erkrankung mit Augenkomplikationen. Acta Soc. Ophthal. jap. **39**, 653—659 (1935). Ref. Zbl. ges. Ophthal. **34**, 523 (1935).

OLESEN, H., and F. SJØNTOFT: Sympathicoblastoma with metastases to the orbit. Acta ophthal. (Kbh.) **26**, 76—87 (1948).

OLSSON, O.: Echtes Cholesteatom des Stirnbeines. Röntgenpraxis **14**, 387—390 (1942).

OOSTHUIZEN, S. F.: Yaws. Brit. J. Radiol. **22**, 276—279 (1949).

OPPENHEIMER, E. H.: Der Wert der Radiographie bei Orbitaltumoren. Klin. Mbl. Augenheilk. **44**, 358—362 (1906).

O'RAHILLY, R., and M. J. TWOHIG: Foramina parietalia permagna. Amer. J. Roentgenol. **67**, 551—561 (1952).

ORLANDI, N.: Über ein echtes Cholesteatom des Scheitelbeines. Virchows Arch. path. Anat. **237**, 119—128 (1922). Zit. nach KLEINSASSER.

OSTERTAG, B.: Pathologie der raumfordernden Prozesse des Schädelinnenraumes. Neue Deutsche Chirurgie, Bd. 50/III. Stuttgart: Ferdinand Enke 1941.

— Mißbildungen, Kap. 10. In Handbuch der speziellen pathologischen Anatomie und Histologie, Bd. XIII/4. Berlin-Göttingen-Heidelberg: Springer 1956.

OTANI, S., and J. C. EHRLICH: Solitary granuloma of bone, simulating primary neoplasm. Amer. J. Path. **16**, 479—491 (1940). Zit. nach VOLLAND u. KLEINSASSER.

PAGET, J.: On a form of chronic inflammation of bones (osteitis deformans). Med.-chir. Trans. **60**, 37—64 (1876).

PAILLAS, J. E., P. GUILLOT et J. BONNAL: Tumeurs du chiasma. A propos de deux gliomes et d'un méningiome propre du chiasma. Presse méd. **59**, 625—627 (1951).

PALICH-SZÁNTÓ, O.: Über einen eigenartigen Fall zyklopischen Anophthalmus. Klin. Mbl. Augenheilk. **71**, 646—664 (1923).

PANCOAST, H. K.: Roentgendiagnostic significance of erosion of optic in study of intracranial tumors. Amer. Surg. **101**, 246—255 (1935).

PANNETON, P., et R. ROUX: Un cas très rare de cholesteatome de l'orbite. Un. méd. Can. **70**, 812 (1914). Zit. nach THACKER.

PANNEWITZ, G. v.: Arteriographie der Arteria carotis interna und externa bei Strumametastasen des Schädels. Röntgenpraxis **9**, 425—426 (1937).

— Intraorbitales Osteochondrom. Röntgenpraxis **14**, 110—111 (1942).

PAPOLCZY, F. V.: Durch massenhafte Steinbildung verursachte Tränenröhrencheiterung. Klin. Mbl. Augenheilk. 113, 269—271 (1948).

PARNITZKE, K. H.: Die Hirncysticerkose im Röntgenbild. Ärztl. Wschr. 9, 956—958 (1954).

PASCHEFF, H. C.: Cysticerque calcifié de l'orbite. Arch. Ophtal. (Paris) 1908, 518. Zit. nach PETERS.

PAYRAU, P.: Un cas d'ostéome-osteoide de l'orbite. Bull. Soc. Ophtal. Fr. 8, 1—9 (1955).

—, et G. PERDRIEL: L'ostéome ostéoide, tumeur primitive de l'orbite. Ann. Oculist. (Paris) 189 628—643 (1956).

PENDERGRASS, E. P., and CH. R. PERRYMAN: Röntgenologic aspects of meningiomas. Brit. J. Radiol. 25, No 293 (1952).

PERNKOPF, E.: Topographische Anatomie des Menschen, Bd. 4/I u. II, Der Kopf. München-Berlin-Wien: Urban & Schwarzenberg 1960.

PEROTTI, B.: Sulla „seconda malattia di Schüller". Ann. Radiol. diagn. (Bologna) 22, 163—185 (1950).

PERUCCI, U., et FR. TESTANI: Brevi considerazioni sugli Osteomi di un Decennio nella Clinica O.R.L. Dell'Universita di Modena. Oto-rinolaring. ital. 23 (Separatum).

PETER, K., G. WETZEL u. F. HEIDERICH: Handbuch der Anatomie des Kindes. München: J. F. Bergmann 1938.

PETERS, A.: Orbita, Kap. 11. In Handbuch der speziellen pathologischen Anatomie und Histologie, Bd. XI/2. Berlin: Springer 1931.

PETERS, R.: Über einen Fall von doppelseitiger Encephalocele der Orbita. Klin. Mbl. Augenheilk. 59, 553—572 (1917).

PETIT-DUTAILLIS, D., F. THIEBAUT et H. FISCHGOLD: Contribution à l'étude des compressions intracraniennes des nerfs optiques par les abcès ou les moucocèles extradurales d'origine sphéno-ethmoïdale. Rev. neurol. 83 325—341 (1950).

PETTINATI, S. e A. VANNINI: Flebografia ed orbitografia nello studio radiologico del cavo orbitario. Radiol. prat. 5, 3—15 (1955).

PFEIFFER, KL.: Ungewöhnlicher Schädeldachbefund bei tertiärer Knochenlues unter der Behandlung. Fortschr. Röntgenstr. 88, 574—578 (1958).

PFEIFFER, R. L.: Roentgenographic diagnosis of retinoblastoma. Arch. Ophthal. 15, 811—821 (1936).

— Roentgenography of exophthalmus with notes on the roentgen-ray in ophtalmology. Amer. J. Ophthal. 26, 816—833 (1943).

— and, R. J. NICHOLL: Dermoid and epidermoid tumors of orbit. Arch. Ophthal. 40, 639—664 (1948).

PFINGST, A. O.: Knife blade in the orbit. Ref. Klin. Mbl. Augenheilk. 71, 532 (1923).

PFISTER, R.: Herdförmige Aufhellungen der Schädelknochen bei Frühsyphilis. Arch. Derm. Syph. (Berl.) 193, 143—149 (1951).

PFLUGK, V.: Der röntgenphotographische Fremdkörpernachweis im Auge. Münch. med. Wschr. 64, 1050—1051 (1917).

PICH, GERTRAUDE: Über das Osteoangiom des Schädeldaches. Beitr. path. Anat. 101, 181—188 (1938).

PICKHAN, A., u. W. JOEL: Zur Frage des sogenannten Landkartenschädels. Röntgenpraxis 1, 791—796 (1929).

PIETRUSCHKA, G.: Über Marmorknochenkrankheit (Albers-Schönbergsche Krankheit) nebst Bemerkungen zur Differentialdiagnose. Klin. Mbl. Augenheilk. 123, 189—201 (1953).

PINCUS, F.: Über Cholesteatome der Orbita. Klin. Mbl. Augenheilk. 90, 145—153 (1933).

PINDBORG, J. J.: Fibrous dysplasia or fibroosteoma. Acta radiol. (Stockh.) 36, 196—204 (1951).

PISANI, G., e R. BOSSI: Osteoporosis circumscripta cranii. (Contributo di un caso.) Ann. Radiol. diagn. (Bologna) 26, 1—16 (1953).

PISTOLESI, G. F., e C. RUFFATO: Cisti epidermoide del'osso frontale. Riv. Anat. pat. 8, 1—10 (1954).

PITSCH, K.: Knochenbildung in der Linse des Auges. Klin. Mbl. Augenheilk. 77, 636—639 (1926).

PODLAHA, M., u. L. KRATOCHVÍL: Familiäre Metaphysendysplasie — Morbus Pyle. Fortschr. Röntgenstr. 98, 158—162 (1963).

PÖSCHL, M.: Skelettveränderungen am Schädel bei kavernösen Gefäßgeschwülsten. Fortschr. Röntgenstr. 84, 209—213 (1956).

PRIESEL, A., u. A. WINKELBAUER: Placentare Übertragung der Lymphogranulomatose. Virchows Arch. path. Anat. 262, 749—765 (1926). Zit. nach BEITZKE.

PSENNER, L.: Über die Zeicheu des Aneurysmas der Carotis interna im Röntgenbild ohne Kontrastmittelanwendung. Fortschr. Röntgenstr. 61, 131—143 (1940).

— Die Hämangiome im Bereich des Kopfes und ihre Erkennung aus den Nativbildern des Schädels. Klin. Med. (Wien) 1, 164—187 (1946).

— Differentialdiagnostische Bemerkungen zur partiellen Exkavation der Orbita. Klin. Med. (Wien) 2, 668—672 (1947).

— Zur röntgenologischen Fremdkörperlokalisation im Auge. Radiol. Austriaca 2, 267—276 (1949).

— Pathologische Veränderungen am Sulcus chiasmatis und am Canalis opticus. Radiol. Austriaca 3, 119—129 (1950).

— Die Bedeutung der Röntgenologie in der Augenheilkunde. Wien. klin. Wschr. 62, 824—829 (1950).

— Die anatomischen Varianten des Hirnschädels. Fortschr. Röntgenstr. 75, 197—214 (1951).

— Ein Beitrag zur Diagnose und Differentialdiagnose der Meningeome. Fortschr. Röntgenstr. 76, 567—579 (1952a).

— Beitrag zur Klinik und Röntgendiagnostik des Chordoms der Schädelbasis. Fortschr. Röntgenstr. 77, 425—433 (1952b).

Psenner, L.: Bemerkungen zur Arbeit von Dr. Hans Gigglberger: Grundsätzliches zur Schädelröntgendiagnostik des Augenarztes. Klin. Mbl. Augenheilk. 124, 89—93 (1954).
— Beitrag zur Röntgensymptomatologie der raumbeschränkenden Prozesse der Orbita. Fortschr. Röntgenstr. 85, 125—141 (1956).
—, u. F. Heckermann: Beitrag zur röntgenologischen Diagnose und Differentialdiagnose der fibrösen Dysplasie des Skelettsystems. Fortschr. Röntgenstr. 74, 265—288 (1951).
Pulvermacher, Else: Granulombildende Meningitis. Fortschr. Röntgenstr. 73, 771—772 (1950).
Pygott, F., and M. G. Scott: Leontiasis ossea (Virchow Type). Brit. J. Radiol. 27, 31—35 (1954).
Pyle, E.: A case of unusual bone development. J. Bone Jt Surg. 13, 874—876 (1931).
Radnót, M., u. L. Remenár: Beitrag zur Diagnostik der sog. prälakrimalen Tumoren. Klin. Mbl. Augenheilk. 118, 78—80 (1951).
Rand, C. W., R. Irvine and D. L. Reewes: Primary glioma of optic nerve: report of case. Arch. Ophthal. 21, 799—816 (1939).
Ratjen, E.: A stereoskopic method for the removal of radioopaque foreign bodies. Dan. med. Bull. 6, 273—277 (1959).
Rauch, R.: Tränenwegerkrankungen nach photographischen Aufnahmen. Wien. klin. Wschr. 32, 563—564 (1919).
Raueiser, A.: Über kommunizierende extra- und intraorbitale Dermoide (Zwerchsackdermoide der Orbita). Klin. Mbl. Augenheilk. 63, 118—130 (1919).
Ravelli, A., u. H. Jud: Ein Osteoid-Osteom Jaffé und zwei nichtossifizierende Knochenfibrome Jaffé-Lichtenstein an einem Femur. Wien. klin. Wschr. 68, 789—791 (1956).
Raverdino, E.: Calcificazione di vasi orbitari e endocranici in un ammalato con esoftalmo da aneurisma artero-venoso guarito spontaneamente. Riv. oto-neuro-oftal. 5, 155—165 (1928). Ref. Zbl. ges. Ophthal. 20, 591—592 (1929).
Reese, A. B., u. C. Blodi: Retrolentale Fibroplasien. Klin. Mbl. Augenheilk. 114, 18—24 (1949).
Reichel, R.: Ein „Sarkoma psammosum" der Nasen-, Kiefer- und Siebbeinhöhle. Diss. Erlangen 1934. Zit. nach Gögl.
Reisner, A.: Schädeldiagnostik. Fortschr. Röntgenstr. 57, 390—391 (1938).
Renard, G., M. David, H. Fischgold et A. Fissore: Radiotomographie d'un cas de méningiome olfactif operé avec exophtalmie résiduelle. Arch. Ophtal. (Paris) 12, 258—264 (1952). Ref. Zbl. ges. Radiol. 39, 377 (1952/53).
Reuter, G.: Außergewöhnliche, im Ohren-Nasen-Gebiet vorkommende Lokalisation von Rankenneurinomen und von Morbus Recklinghausen. Mschr. Ohrenheilk. 95, 176—183 (1961).
Reuter u. Brückner: Ein Fall von totaler Ossifikation des Bulbusinhaltes. Tagg der

Bayer. augenärztlichen Vereinigg, München 30. 2. 1926. Klin. Mbl. Augenheilk. 78, 86—87 (1927).
Rezende, M. G. de: Actinomycosis of the orbite. Arch. Ophthal. 10, 664 (1933). Ref. nach Gerlach u. Simon.
Rhese, H.: Die chronischen Entzündungen der Siebbeinzellen und der Keilbeinhöhle, mit besonderer Berücksichtigung ihrer Beziehungen zur allgemeinen Medizin und ihrer Diagnostik durch das Röntgenverfahren. Arch. Laryng. Rhin. (Berl.) 1911, 383—448.
Riccabona, A.: Siebbeinoperation und allergische Rhinitis. Mschr. Ohrenheilk. 88, 194—199 (1954).
Riechert, T.: Die Arteriographie der Hirngefäße. Berlin u. München: Urban & Schwarzenberg 1949.
Riehm, G.: Myelom der Orbita ohne internen Befund. Klin. Mbl. Augenheilk. 128, 82—83 (1956).
Rischbieth, R. H. C., and J. W. D. Bull: The significance of enlargement of the superior orbital (sphenoidal) fissure. Brit. J. Radiol. 31, 125—135 (1958).
Ristow, W.: Ein Fall von Sinusitis caseosa mit Meningitis und Stirnhirnabszeß. Z. Laryng. Rhinol. 30, 309—312 (1951).
Robertson, E. G.: Pulsating exophthalmos due of defective development of the sphenoid bone. Amer. J. Roentgenol. 62, 44—51 (1949).
Röttgen, P.: Pulsierender Exophthalmus. Klin. Mbl. Augenheilk. 114, 468 (1936).
Roggenkämper: Osteom in der Tränensackgrube. Klin. Mbl. Augenheilk. 102, 134—135 (1939).
Rohrschneider, W.: Die bösartigen Geschwülste des Auges und seiner Umgebung. Med. Klin. 49, 1560—1566 (1954).
Roliakoff: A rare case of metastatic carcinoma of the orbit. Sovetsk. vestn. Oftal. 1, 502 (1932). Ref. Arch. Ophthal. 10, 412 (1933).
Rollet et Malot: Demonstr. 1913 Med. Ges. Lyon. Jahresbericht für Ophthalmologie 1913.
Rosen, H., J. Lachman and A. Laufer: Fibrous dysplasia of bone. Cranio-facial localisation. Acta oto-laryng. (Stockh.) 42, 243—255 (1952).
Rosendal, T.: Some cranial changes in Recklinghausen's neurofibromatosis. Acta radiol. (Stockh.) 19, 373—390 (1938).
Rouillard, J. M., R. Hauswald, R. Levy et J. Muller: Localisation orbitaire d'une maladie de Kahler. Strasbourg méd., N. S. 5, 35—40 (1954).
Rowland, R. S.: Xanthomatosis and reticuloendothelial system; correlation of unidentified group of cases described as defects in membranous bones, exophthalmos ad diabetes insipidus (Christian's syndrome). Arch. intern. Med. 42, 611—674 (1928).
Ruckensteiner, E.: Über Kalkhüllen an Meningeomen. Krebsarzt 13, 161—168 (1948).
— Zur Differentialdiagnose der meningeomatösen Schädelveränderungen. Fortschr. Röntgenstr. 72, 698—703 (1949/50).

RUCKENSTEINER, E.: Über das eosinophile Skelett-granulom mit Lungenveränderungen. Radiol. Austriaca **11**, 191—207 (1961).

—, u. R. v. SALIS-SAMADEN: Röntgenologische Erfahrungen zur Artdiagnose des Meningeoms. Radiol. Austriaca **2**, 73—90 (1949).

RÜBE, W.: Osteoradionekrose der Schädelkalotte. Strahlentherapie **103**, 477—483 (1957).

RUF, H.: Raumbeengende Erkrankungen im Schädelinnern. In Handbuch der inneren Medizin, 4. Aufl., Bd. V/3. Berlin-Göttingen-Heidelberg: Springer 1953.

RUGGIERO, G.: A technique for the examination of the optic foramina. Acta radiol. (Stockh.) **53**, 120—124 (1960).

—, and F. CASTELLANO: Carotid — cavernous aneurysm. Acta radiol. (Stockholm) **37**, 121—140 (1952).

RUMPF, G.: Psammöse Geschwülste im Nasennebenhöhlengebiet. Z. Laryng. Rhinol. **37**, 163—167 (1958).

RUNGE, L.: Die malignen Tumoren bei Kindern im Hals-Nasen-Ohrengebiet an Hand zehnjähriger Beobachtung. Ärztl. Wschr. **12**, 351—353 (1957).

SACHSENWEGER, R.: Die röntgenologische Darstellung des orbitalen Optikus durch wasserlösliche Kontrastmittel. Klin. Mbl. Augenheilk. **133**, 195—202 (1958).

SAINT-IVES: Zit. nach G. OFFRET, Les tumeurs primitives de l'orbite 1951.

SAMELSOHN: Zur Kasuistik und Anatomie der Lithiasis der Glandula lacrimalis. Zbl. Augenheilk. 369 (1880). Zit. nach SEIDEL.

SAMIY, E.: Über die Echinokokkuskrankheit des Schädelknochens. Fortschr. Röntgenstr. **91**, 339—343 (1959).

SANDERA, R.: Pneumotenon. Röntgenpraxis **2**, 175—180 (1930).

SANTELMANN, TH., u. H. GIRGENSOHN: Die eosinophile Granulomatose und ihre Beziehungen zur Abt-Letter-Siweschen und Hand-Schüller-Christianschen Krankheit. Arch. Kinderheilk. **152**, 41—56 (1955).

SATTLER, C.: Pulsierender Exophthalmus. In Handbuch der gesamten Augenheilkunde von AXENFELD und ELSCHNIG. Berlin: Springer 1920.

SAUTTER, H.: Über Orbitalchondrom. Klin. Mbl. Augenheilk. **102**, 143—144 (1939).

SCHEIT, K., u. M. PLATZER: Familiäre Calcium-stoffwechselstörung mit Auftreten von Albers-Schönbergscher Marmorknochenkrankheit. Ärztl. Forsch. **2**, 229—232 (1948).

SCHENK, H.: 11 Jahre reaktionslos eingeheilter Fremdkörper in der durchsichtigen Linse. Klin. Mbl. Augenheilk. **129**, 259—261 (1956).

SCHILLING, FR.: Einige Bemerkungen über Fettgewebe, Knochen und Knochenmark im Augapfel. Klin. Mbl. Augenheilk. **77**, 161—166 (1926).

SCHIMMELPENNING, G. W.: Klinischer Beitrag zur Symptomatologie der Phakomatosen. Fortschr. Röntgenstr. **87**, 716—720 (1957).

SCHINDLER, E.: Beitrag zur Knochentuberkulose der Orbita im Greisenalter. Z. Augenheilk. **70**, 385—392 (1930).

SCHINZ, H. R., W. E. BAENSCH, E. FRIEDL u. E. UEHLINGER: Lehrbuch der Röntgendiagnostik, Bd. I u. II. Stuttgart: Georg Thieme 1952.

—, u. E. UEHLINGER: Zur Diagnose, Differentialdiagnose, Prognose und Therapie der primären Geschwülste und Zysten des Knochensystems. Ergebn. med. Strahlenforsch. **5**, 387—506 (1931).

SCHINZ, R.: 60 Jahre medizinische Radiologie. Stuttgart: Georg Thieme 1959.

SCHLORHAUFER, W.: Osteodysplasia fibrosa deformans juvenilis der rechten Schädelhälfte. Pract. oto-rhino-laryng. (Basel) **14**, 47—53 (1952).

SCHLUMBERGER, H. F.: Fibrous dysplasia (ossifying fibroma) of the maxilla and mandible. Amer. J. Orthodont. **32**, 579—587 (1946).

SCHMEDES, R.: Orbitale Komplikation durch follikuläre Zahnzyste des Oberkiefers. Klin. Mbl. Augenheilk. **126**, 77—79 (1955).

SCHMIDT, A.: Venöses Rankenangiom geheilt durch Röntgenstrahlen. Klin. Mbl. Augenheilk. **102**, 135—136 (1939).

SCHMIDT, M.: Vorweisungen zur Krankheitsgruppe der Phakomatosen. Klin. Mbl. Augenheilk. **102**, 286—287 (1939).

SCHMIDT, M. B.: Allgemeine Pathologie und pathologische Anatomie der Knochen. Ergebn. allg. Path. path. Anat. **7**, 221—361 (1900/01).

SCHMIDT, R.: Über zwei seltene Druckschädigungen des Sehnerven. Klin. Mbl. Augenheilk. **123**, 546—552 (1953).

SCHMÖGER, E.: Ophthalmologische Röntgendiagnostik. Halle (Saale): VEB Carl Marhold (1956).

SCHMORL, G.: Zur Kenntnis der Ostitis deformans Paget. Verh. dtsch. path. Ges. **25**, 205—214 (1930).

— Über Ostitis deformans Paget. Virchows Arch. path. Anat. **283**, 694—751 (1932).

SCHNAUDIGEL, O.: Die Röntgenuntersuchung in der Augenheilkunde. Kap. VI. In GROEDEL-LOSSEN, Lehrbuch und Atlas der Röntgendiagnostik in der inneren Medizin und ihren Grenzgebieten. München: Lehmann 1934.

SCHOEN, R., u. W. TISCHENDORF: Krankheiten der Knochen, Muskeln und Gelenke. In Handbuch der inneren Medizin von MOHR und STAEHELIN, Bd. 6, Teil I. Berlin-Göttingen-Heidelberg: Springer 1954.

SCHOEPS, J.: Über Veränderungen der Plexus choriodales bei und nach der Toxoplasma-Encephalitis. Fortschr. Röntgenstr. **76**, 528—532 (1952).

SCHRECK, E.: Zur Klinik und pathologischen Anatomie der Orbitaltumoren. Klin. Mbl. Augenheilk. **103**, 1—44 (1939).

— Das Meningeoma N. optici als Gegenstück zum Glioma (Oligodendrocytoma) N. optici. Klin. Mbl. Augenheilk. **110**, 164—169 (1944).

SCHREIER, W., u. W. SPRENGER: Über nasale Cephalocelen. Z. Hals-, Nas.- u. Ohrenheilk. **17**, 252—258 (1926).

SCHÜLLER, A.: Röntgendiagnostik der Erkrankungen des Kopfes. Suppl. IV/1 zu NOTNAGEL, Spezielle Pathologie und Therapie. Wien: Hölder 1912.

Schüller, A.: Über eigenartige Schädeldefekte im Jugendalter. Fortschr. Röntgenstr. **23**, 12—18 (1915).
— Fremdkörper des Gehirns. In Neue Deutsche Chirurgie, Bd. 18, Teil 1. Stuttgart: Ferdinand Enke 1920.
— Merkwürdige Röntgenbefunde bei Sehnervenschwund. Klin. Mbl. Augenheilk. **80**, 404—405 (1928).
— Über circumscripte Osteoporose des Schädels. Med. Klin. **25**, 631—632 (1929).
— Kurze Darstellung der Röntgendiagnostik kraniozerebraler Affektionen. Röntgenpraxis 2, 625—636 (1930).
— Über seltene pathologische Röntgenbilder. (2. über ungewöhnliche Verkalkungen.) Radiol. Austriaca 2, 35—41 (1949).
Schürmann, K.: Die prämaturen Kraniosynostosen und ihre chirurgische Behandlung. Chirurg **27**, 554—556 (1956).
Schuknecht, H. F., and H. B. Perlman: Hand-Schüller-Christian disease and eosinophilic granuloma of skull. Ann. Otol. (St. Louis) **57**, 643—678 (1948).
Schulte, D.: Pseudotumor des Auges und der Augenhöhle. Klin. Mbl. Augenheilk. **127**, 385—390 (1955).
Schulte, M.: Über die Differentialdiagnose der Opticustumoren und Kraniopharyngeome unter besonderer Berücksichtigung der Röntgenbefunde. Diss. Bonn 1953. Ref. Zbl. Chir. **1956**, Nr 35.
Schurr, P. H.: Angiography of the normal ophthalmic artery and chorioidal plexus of the eye. Brit. J. Ophthal. **35**, 473—478 (1951).
Schwaab u. Housset: Zit. nach Borrel.
Schwab, P.: Über die Behandlung von Tränenwegserkrankungen. Diss. Frankfurt/Main 1936. Ref. Zbl. ges. Ophthal. **41**, 306 (1938).
Schwartz, Ch. W.: Vascular tumors and anomalies of the skull and brain. Amer. J. Roentgenol. **41**, 881—900 (1939).
Schwarz, M.: Der angeborene Verschluß des Tränennasenkanals. Ber. 50. Vers. Dtsch. Ophthalm. Ges. Heidelberg 1934, S. 30—35.
Schwarzkopf, K., u. Fr. Westerburg: Über Knochen- und Periostveränderungen im Frühstadium der Lues acquisita. Hautarzt 1, 515—517 (1950).
Sculica, F.: Esoftalmo da meningocele della fossa cranica media. Ann. Ottal. **55**, 734—741 (1927).
Seaman, W. B., and L. T. Furlow: Anomalies of the bony orbit. Amer. J. Roentgenol. **71**, 51—59 (1954).
Seidel, E.: Tränenorgane, Kap. 10. In Handbuch der speziellen pathologischen Anatomie und Histologie, Bd. XI/2. Berlin: Springer 1931.
Sená, J. A.: El conducto optico. Sem. méd. (B. Aires) **1932**, 702—717. Ref. Zbl. ges. Ophthal. **28**, 29 (1933).
Serfling, H.-J.: Der Turmschädel und seine neueren operativen Behandlungsmethoden. Wiss. Z. Univ. Halle-Wittenberg 3, 421—429 (1953/54).

Serfling, H.-J. u. K. H. Parnitzke: Zur Diagnose der fibrösen Dysplasie (Jaffe-Lichtenstein, Uehlinger) des Schädels. Zbl. Chir. **79**, 1249—1263 (1954).
— — Über die arteriovenöse Fistel im Sinus cavernosus (Exophthalmus-pulsans-Syndrom). Klin. Mbl. Augenheilk. **128**, 641—657 (1956).
Shea, M.: Carotis-ophthalmic anastomoses. Frequency of external carotid and ophthalmic artery anastomoses. Brit. J. Ophthal. **40**, 497—501 (1956).
Shoda, M.: Tumoren der Orbita. Albrecht v. Graefes Arch. Ophthal. **116**, 327—375 (1926).
Sievers, R.: Über nasoorbitale Cephalocelen, mit besonderer Berücksichtigung eines durch Trepanation geheilten Falles. Dtsch. Z. Chir. **221**, 289—302 (1929).
Snapper, I.: Medical clinics on bone disease. New York: Interscience Publishers, Inc. 1949.
Solares, A.: Les kystes hydatiques de l'orbita. Arch. Ophtal. (Paris) **38**, 406—424 (1921).
Sommer, G.: Über das primäre kavernöse Hämangiom der Schädelknochen. Bruns' Beitr. klin. Chir. **168**, 101—139 (1938).
Sosman, M. C.: Xanthomatosis (Schüller's disease; Christian's syndrome); report of 3 cases treated with roentgen rays. Amer. J. Roentgenol. **23**, 581—597 (1930).
Spackman, E.: X-ray studies of the nasolacrimal duct. Amer. J. Ophthal. **21**, 518—524 (1938).
Speciale-Picciché, P.: Il canale ottico. Atti Congr. Oftal. (1927), 381—383. Ref. Zbl. ges. Radiol. **5**, 293 (1928).
— Radiogramma dell'occhio. Atti Congr. Oftal. (1927), 383—384. Ref. Zbl. ges. Radiol. **5**, 647—648 (1928).
— Sulla possibilita di ottenere radiogrammi del globo oculare. Ann. Oftal. **55**, 600—607 (1927). Ref. Zbl. ges. Ophthal. **6**, 102—103 (1929).
— Il canale ottico, dal punto di vista radiologica. Ann. Oftal. **55**, 769—801 (1927). Ref. Zbl. ges. Ophthal. **23**, 456 (1930).
Stanka, R.: Knochenbildung im Tarsus. Klin. Mbl. Augenheilk. **71**, 348—349 (1923).
Stark, L., u. E. Weber: Die Osteome der Schädelbasis. Zbl. Neurochir. **21**, 126—144 (1961).
Staunig, K., u. F. Herrenschwand: Experimentelle Versuche der Röntgendifferenzierung des Augapfels. Fortschr. Röntgenstr. **36**, 372—374 (1927).
Steenhuis, D. J.: Über die Röntgenuntersuchung des Os petrosum und des Canalis opticus. Fortschr. Röntgenstr. **34**, 113—116 (1926).
Stehr: Disk.-Bemerk. z. Ref. Beutel. Fortschr. Röntgenstr. **56**, 57 (1937) (K. H.).
Stelzner, F.: Über Entwicklungsstörungen bei Turmschädeln und ihre praktische Bedeutung. Langenbecks Arch. klin. Chir. **263**, 523—544 (1950).
Stemmermann, W.: Die Ostitis deformans Paget unter Berücksichtigung ihrer Vererbung. In Ergebnisse der inneren Medizin und Kinderheilkunde, Bd. 3. Berlin-Göttingen-Heidelberg: Springer 1952.

STENDER, A.: Über fronto-orbitale Dermoidzysten. Zbl. Neurochir. **2**, 114—123 (1937).

STERN, B.: Basilar artery aneurysm. Amer. J. Roentgenol. **71**, 428—443 (1954).

STILLING, H.: Über Osteitis deformans. Virchows Arch. path. Anat. **119**, 542—565 (1890).

STOBBE, H.: Zur Symptomatik und Zytologie des Plasmozytoms. Z. ges. inn. Med. **10**, 1085—1097 (1955).

STOCKER, F.: Über den Wert der skeletfreien Röntgenaufnahmen zum Nachweis und zur Lokalisation von intraokularen Fremdkörpern. Klin. Mbl. Augenheilk. **89**, 467—473 (1932).

STÖFFEL, H.: Zur skeletfreien Röntgenaufnahme des vorderen Bulbusabschnittes. Fortschr. Röntgenstr. **38**, 96—100 (1928).

STRAETEN, V. D., u. A. APPELMANS: Dent dans une paupiere et colobome palpebral. Arch. Ophtal. (Paris) **51**, 417—425 (1934). Ref. Zbl. ges. Ophthal. **32**, 416—417 (1935).

STRAUB, W., u. G. MÖCKEL: Beitrag zur röntgenologischen Darstellung von Verkalkungen des Augapfels. Fortschr. Röntgenstr. **90**, 642-643 (1959)

STRNAD, F.: Die Frühdiagnose der malignen Knochentumoren. Strahlentherapie **84**, 118—125 (1951).

STUHL, L., u. C. VINCENT: Zit. nach HARTMANN.

SUNDER-PLASSMANN, P., u. TH. TIWISINA: Die Behandlung der Aneurysmen im Sinus cavernosus (Exophthalmus pulsans). Chirurg **23**, 376—382 (1952).

SWAN, K. C., and SELMA HYMAN: Experimencies with tumors of the retina. Arch. Ophthal. **47**, 416—424 (1952). Ref. Radiology **60**, 294 (1953).

SWEET, W. M.: Der Werth und die Methode einer genauen Lokalisation metallischer Fremdkörper im Auge mit Hülfe der Röntgenstrahlen. Arch. Augenheilk. **38**, 275—276 (1899).

SWIK, A.: Über Drüsen- und Fernmetastasenbildungen bei Cylindromen in der Hals-, Nasen-, Ohrenheilkunde. Dtsch. med. J. **6**, 190—195 (1955).

SZILY, A. v.: Die Pathologie des Tränensackes und des Ductus nasolacrimalis im Röntgenbild. Klin. Mbl. Augenheilk. **52**, 847—854 (1914).

— Die Pathologie der Tränenwege im Röntgenbild. 40. Tagg Dtsch. Ophthal. Ges., Heidelberg 1916, S. 410—418.

— Neue Beiträge zur Pathologie der Tränenableitungswege im Röntgenbild. 41. Verslg Ophthal. Ges., Heidelberg 1918, S. 392—394.

— Zur Pathologie der Tränenwege im Röntgenbild. Klin. Mbl. Augenheilk. **64**, 31—45 (1920).

— Linse, Kap. 12. In Handbuch der speziellen pathologischen Anatomie und Histologie, Bd. XI/3. Berlin: Springer 1937.

TÄNZER, A.: Die diagnostischen Vorteile der axialen Aufnahme der Stirnhöhlen. Röntgen-Bl. **7**, 282—287 (1954).

— Beitrag zum Osteoid-Osteom des Schädels. Fortschr. Röntgenstr. **91**, 135—137 (1959).

— Das Hämangiom der Schädelbasis und sein Röntgenbild. Fortschr. Röntgenstr. **91**, 633—638 (1959).

TÄNZER, A.: Veränderungen im Bereich der Processus clinoidei anteriores durch expansiv wachsende Tumoren in ihrer Umgebung. Fortschr. Röntgenstr. **94**, 85—95 (1961).

—, u. H. DIECKMANN: Die Bedeutung der Tomographie im Bereich der Schädelbasis für die Tumordiagnostik. Dtsch. Z. Nervenheilk. **178**, 1—20 (1958).

TANKER: Cephalocele nasalis bei einer 30-jährigen Frau. Langenbecks Arch. klin. Chir. **61**, 347—375 (1900).

TANNDORF: Über die Entstehung der medianen Nasenfisteln und Dermoidcysten. Diss. Leipzig 1953.

TARTARINI, E., L. GHIRARDI e V. DAVINI: Quadri radiologici di meningiomi della case cranica. Chirurgia (Pavia) Fasc. Suppl. **7**, 137—140 (1952).

TAVERAS, J. M., L. M. MOUNT and E. H. WOOD: The value of radiation therapy in the menagement of glioma of the optic nerves and chiasma. Radiology **66**, 518—528 (1956).

TAYEBI, H.: Ocular calcification and retrolental fibroplasia. Amer. J. Roentgenol. **76**, 583—589 (1956).

TERRAFRANCA, R., and A. ZELLIS: Rhinolith. Radiology **58**, 405—407 (1952).

TERRY, T. L.: Retrolental fibroplasia in premature infants. Arch. Ophthal. **33**, 203—208 (1945).

TESCHENDORF, H. J.: Die Hand-Schüller-Christiansche Krankheit (Lipoidgranulomatose). Ergebn. med. Strahlenforsch. **6**, 43—94 (1936).

TEULIÈRES, M., et J. A. PARLANGE: Contribution à l'étude radiologique des voies lacrymales (normales et pathologiques). Arch. Élect. méd. **36**, 321—331 (1928). Ref. Zbl. ges. Radiol. **6**, 640 (1929).

THACKER, E. A.: Epidermoid tumors of the frontal bone, sinus and orbit. Arch. Otolaryng. **51**, 400—413 (1950).

THANNHAUSER, S. J.: Neurofibromatosis (von Recklinghausen) and osteitis fibrosa cystica localisata et disseminata (von Recklinghausen). A study of a common pathogenesis of both diseases. Differentiation between ... Medicine (Baltimore) **23**, 105—148 (1944).

— Eosinophilic granuloma of bone synonymous with Schüller-Christian disease, lipid granuloma, essential xanthomatosis of normocholesteremic type and eosinophilic xanthomatous granuloma. Arch. intern. Med. **80**, 283—285 (1947).

—, and H. MAGENDANTZ: Different clinical groups of xanthomatoses diseases; clinical physiological study of 22 cases. Ann. intern. Med. **11**, 1662—1746 (1938).

THEISSING, G.: Ausgedehnte Schädeldach-Tuberkulose mit Beteiligung des Schläfenbeines. Z. Laryng. Rhinol. **32**, 135—140 (1953).

— Zur Differentialdiagnose von Schädelknochenerkrankungen. Z. Laryng. **35**, 616—629 (1956).

THIEL, H. L., u. E. TREIXLER: Ungewöhnliche Ausbreitung einer Lipoidgranulomatose (Morbus Hand-Schüller-Christian) im Gesichtsbereich. Klin. Mbl. Augenheilk. **123**, 202—208 (1953).

Thiel, R.: Die Röntgendiagnostik des Schädels bei Erkrankungen des Auges und seiner Nachbarorgane. Berlin: Springer 1932.

— Zur Diagnose von Gefäßanomalien und Geschwülsten in der Augenhöhle und der mittleren Schädelgrube. Ber. 52. Verslg Dtsch. Ophthalm. Ges. Heidelberg 1938.

— Die bösartigen Geschwülste des Auges und seiner Umgebung. In: Bücherei des Augenarztes, H. 6. Stuttgart: Ferdinand Enke 1939.

— J. Otto u. L. Toppel: Statistische Untersuchungen über das intraokulare Melanoblastom und Retinoblastom. Klin. Mbl. Augenheilk. 138, 682—704 (1961).

Thoma, K. H.: Oral Pathology: A Histological, Roentgenological and Clinical Study of Diseases of the Teeth, Jaws and Mouth. 2. Auf. C. V. Mosby Comp. 1944. Zit. nach Frigyesi.

Thomas, A.: Vascular tumors of bone. A pathological and clinical study of 27 cases. Surg. Gynec. Obstet. 74, 777—795 (1942).

Thomson, J. L. G.: Thrombosis of major cerebral arteries. Brit. J. Radiol. 27, 553—564 (1954).

Thoral, R.: Atrophies optiques par fissures irradiées du canal optique. Clin. ophtal. 13, 192—200 (1924).

Thornhill, E. H., and B. Anderson: Extradural diploic epidermoids producing unilateral exophthalmus. Amer. J. Ophthal. 27, 477—483 (1944).

Timm, C.: Eindeutige röntgenologische Fremdkörperlokalisation. Röntgen-Bl. 12, 150—152 (1959).

Timm, Gisela: Über Anophthalmie und Mikrophthalmie bei Anenzephalie. Klin. Mbl. Augenheilk. 137, 430—439 (1960).

Tiwisina, Th., u. H. Haar: Die Geschwülste der Chiasmagegend im cerebralen Angiogramm. Nervenarzt 24, 58—63 (1953).

Tönnis, W.: Anzeigestellung zur operativen Behandlung der Geschwülste im Bereich des Türkensattels. Klin. Mbl. Augenheilk. 114, 1—18 (1949).

— Die Chirurgie des Gehirns und seiner Häute. In: Kirschner-Nordmann, Die Chirurgie, 2. Aufl., Bd. 3. Wien: Urban & Schwarzenberg 1948.

—, u. W. Schiefer: Zirkulationsstörungen des Gehirns im Serienangiogramm. Berlin-Göttingen-Heidelberg: Springer 1959.

Tóth, J.: Verkalkte Zystizerken im menschlichen Organismus. Röntgenpraxis 3, 229—232(1931).

Toti, A.: Pneumoretrobulbo e stratigrafia per la visualizzazione del nervo ottico. Radiol. med. (Torino) 41, 1—19 (1955).

— Pneumoretrobulbo e stratigrafia per la visualizzazione del nervo ottico. Radiol. med. 41, H. 8 (1955).

Truelsen, F.: Injury of bones by roentgen treatment of cancer of the uterine cervix. Acta radiol. (Stockh.) 23, 581—591 (1942).

Tschipper, W.: Ein Fall von zentralem Oberkieferfibrom. Mschr. Ohrenheilk. 65, 1166—1167 (1931).

Uehlinger, E.: Osteofibrosis deformans juvenilis (polyostotische fibröse Dysplasie Jaffé-Lichtenstein). Virchows Arch. path. Anat. 306, 255—299 (1940).

Uyama, Y., u. T. Mizukawa: Röntgenologischer Befund bei einem Fall von Pfeifen in den Tränenwegen. Chuo-Gauka-Iho 30, 43—46 (1938). Ref. Zbl. ges. Ophthal. 41, 172 (1938).

Vallière-Vialeix: Un cas d'ectasie géante du sac lacrymal. Bull. Soc. Ophtal. Paris 9, 696—699 (1937). Ref. Zbl. ges. Ophthal. 41, 74 (1938).

Vancea, P.: Beitrag zum Studium primitiver Opticustumoren. Clujul. med. 7, 398—402 (1926). Ref. Zbl. ges. Ophthal. 18, 110 (1927).

— Névrome plexiforme orbito-palpébral, associé à une forme fruste de la maladie Recklinghausen. Arch. Ophtal. (Paris) 44, 302—314 (1927). Ref. Zbl. ges. Ophthal. 18, 695 (1927).

Vannini, A., et S. Pettinati: Flebografia orbitaria e tomografia simultanea. Rassegna Ottal. 3, H. 4 (1957).

Veit, B.: Ein Beitrag zur pathologischen Anatomie der Hypophyse. Frankfurt. Z. Path. 28, 1—20 (1922).

Velhagen jr., K.: Zur Diagnostik von Keilbeinflügelbrücken. Arch. Augenheilk. 110, 365—372 (1937).

Velter, E.: Images radiographiques d'un cas d'ossification intraoculaire. Bull. Soc. Ophtal. Paris 1929, 670—672. Ref. Klin. Mbl. Augenheilk. 72, 207 (1930).

Vido, G. de: Il colesteatoma del seno frontale. Otorinolaring. ital. 21, 1—11 (1953).

Vieten, H.: Das Röntgenbild der Kalkeinlagerungen im Auge. Röntgenpraxis 15, 368—374 (1943).

Villard, H., et C. Déjean: Volumineux angiome de l'orbite. Arch. Ophtal. (Paris) 49, 638—643 (1932). Ref. Arch. Ophthal. 10, 412 (1933).

Villiers, P. D. de: Cerebral cysticercosis: an aspect of the diagnosis. S. Afr. med. J. 27, 1097—1098 (1953).

Vincent, C., et P. Brégeat: A propos d'un cas de névralgie du trijumeau droit avec hémangiome osseux du basisphenoid droit. Rev. neurol. 71, 433—439 (1939).

—, et E. Hartmann: Tumeur développée dans le canal optique. J. belge Neurol. Psychiat. 37, 455—461 (1937). Ref. Zbl. ges. Ophthal. 40, 254 (1938).

Vines, R. H.: Polyostotic fibrous dysplasia. Arch. Dis. Childh. 27, 351—355 (1952).

Vogel, K.: Über Riesenzellgeschwülste der Nebenhöhlen. HNO (Berl.) 6, 194—196 (1956/58).

Vogler, E.: Über Cataracta calcarea im Röntgenbild. Fortschr. Röntgenstr. 74, 87—91 (1951).

Vogt, A.: Skelettfreie Röntgenaufnahme des vorderen Bulbusabschnittes. Schweiz. med. Wschr. 7, 145—146 (1921).

— Praktische Bedeutung der Arteriographie für die Augenheilkunde. Klin. Mbl. Augenheilk. 102, 641—650 (1939).

Voisin, J., et F. Lepenetier: Une encephalocèle orbitaire postérieure. Presse méd. 1941, 1150—1152. Ref. Zbl. ges. Ophthal. 48, 58 (1943).

Volland, W., u. O. Kleinsasser: Sonstige Erkrankungen der Schädelknochen von gewisser neurologischer Bedeutung. In Handbuch der Neurochirurgie, Bd. IV/1. Berlin-Göttingen-Heidelberg: Springer 1960.

Volmer, W.: Ein Zahn in einer epibulbären, „komplizierten Dermoidcyste". Klin. Mbl. Augenheilk. 72, 181—187 (1924).

Voss: Die Meningeome der Orbita. Diss. Bonn 1953.

Vries, S. de: Angioma cavernosum der Orbita von 64jährigem Bestand mit röntgenologisch nachweisbaren Phlebolithen. Klin. Mbl. Augenheilk. 85, 538—540 (1930).

Vyslonzil, E.: Über ein intraossäres Meningeom des Stirnbeines und seine Beziehung zum Wachstum dieses Knochens. Krebsarzt 10, 169—172 (1955).

Wätzold: Geschwülste des Auges. Ergebn. path. Morph. Physiol. Sinnesorg., Erg.-Bd. 1927. Zit. nach Peters.

Wagenmann, A.: Über multiple Lipoiddermoide an einem Auge. Albrecht v. Graefes Arch. Ophthal. 74, 511—519 (1910).

— Über cystische Ektasie des Tränensackes durch Luft. Albrecht v. Graefes Arch. Ophthal. 105, 401—407 (1921).

Wagner: Göttinger Anz. 1851, 109. Zit. nach Betsch.

Wald, L. le: Congenital absence of the superior orbital wall associated with pulsating exophthalmos. Report of four cases. Amer. J. Roentgenol. 30, 756—764 (1933).

Walthard, B., u. A. Zuppinger: Das eosinophile Granulom des Knochens. Schweiz. med. Wschr. 79, 618—623 (1949).

Wanke, R.: Synostosis der Schädelnähte, Kraniostenosis und Kranznaht-Resektion (vertikale Kraniotomie). Dtsch. med. Wschr. 82, 797—802, 813—814 (1957).

—, u. L. Diethelm: Klinische und operative Bedeutung der Schädelnähte. Langenbecks Arch. klin. Chir. 289, 435—442 (1958).

—, u. R. Graf: Progressiver Exophthalmus und mittlere Schädelgrube. Dtsch. med. J. 8, 178—181 (1957).

Watzka, M.: Die Paraganglien. In Möllendorffs Handbuch der mikroskopischen Anatomie des Menschen, Bd. VI/4. Berlin: Springer 1943.

—, u. J. H. Scharf: Die Paraganglien am Ganglion nodosum vagi und dessen Umgebung beim erwachsenen Menschen. Z. Zellforsch. 36, 141—150 (1951).

Weber, G.: Zur Diagnose und Prognose intrakranieller Tumoren. Schweiz. Ophthal. Ges. 45. Tagg Genf 1952, S. 231—286.

— Zur Diagnose und Prognose intrakranieller Tumoren. Ophthalmoneurologie der Hirntumoren. 45. Tagg Schweiz. Ophthal. Ges. 1952.

Weeden, W. M., and J. J. Oliva: Osteoid-Osteoma. Amer. J. Surg. 71, 558—559 (1946).

Weekus, L., et P. Dumont: La calcification des cataractes décelée par la radiologie. Bull. Soc. belge Ophtal. 69, 17—20 (1934). Ref. Zbl. ges. Radiol. 20, 547 (1935).

Weichmann, M., u. E. Hohlbaum: Nasopharyngeale Meningoenzephalocele in Gemeinschaft einer allgemeinen Gesichtsschädelmißbildung. Z. Laryng. Rhinol. 33, 525—527 (1954).

Weil, A.: Pubertas praecox und Knochenbrüchigkeit. Klin. Wschr. 1922, 2114—2115.

Weiss, K.: Die Osteoporosis circumscripta Schüller: eine seltene aber typische Erscheinungsform der Pagetschen Knochenerkrankung. Fortschr. Röntgenstr. 41, 8—16; 42, 376—378 (1930).

— Über den Entwicklungsgang der Ostitis deformans Paget. Radiol. Rdsch. 5, 330—345 (1936).

— Über die diagnostische Bedeutung strahlentherapeutischer Effekte. Mschr. Ohrenheilk. 87, 213—219 (1953).

— Über die Pathogenese der Ostitis deformans Paget. Radiol. Austriaca 1, 3—25 (1948).

Welin, S.: „Overshot axial projection", its value in the Röntgen examination of the accessory sinuses. Acta radiol. (Stockh.) 31, 92—96 (1949).

Wende, S.: Der diagnostische Wert des „Frontalistestes" bei der Carotisangiographie. Fortschr. Röntgenstr. 93, 185—186 (1960).

Wertheimer, R.: Über ein Cholesteatom des Schädels. Fortschr. Röntgenstr. 38, 656—662 (1928).

Weskamp, Ch.: Méningoblastome de la petite aile du sphénoïde. Ann. Oculist. (Paris) 171, 579—587 (1934). Ref. Zbl. ges. Ophthal. 32, 648 (1935).

Wessely, K.: Ein Verfahren zur Kenntlichmachung der Bulbusoberfläche und der Hornhaut im Röntgenbild zwecks Lokalisierung von intraokularen Fremdkörpern. Arch. Augenheilk. 69, 161—163 (1911).

Wetzel, U., u. F. Nordmann: Ostitis deformans Paget im Frühstadium. Fortschr. Röntgenstr. 74, 315—320 (1951).

Weyand, R. D., and J. D. Camp: Roentgenographic examination in meningioma of the tuberculum sellae or olfactory groove. Amer. J. Roentgenol. 71, 947—957 (1954).

Weyers, H.: Zahnkeimentzündungen im Säuglingsalter. Arch. Kinderheilk. 141, 76—85 (1951).

Wheeler, J. M.: Exophthalmos associated with diabetes insipidus and large defects in skull bones. Arch. Ophthal. 5, 161—174 (1931).

Wheeler, M.: Exophthalmos caused by eosinophilic granuloma of bone. Trans. Amer. ophthal. Soc. 43, 319—324 (1945); — Amer. J. Ophthal. 29, 980—984 (1946).

White, L. E.: An anatomical and X-ray study of the optic canal in cases of optic nerve involvement. Surgery 189, 741—748 (1923). Ref. Zbl. ges. Ophthal. 12, 421 (1924).

Wiegand, H. R.: Die anatomischen und technischen Grundlagen für die gleichzeitige röntgenologische Darstellung beider knöcherner Canales fasciculi optici. Klin. Mbl. Augenheilk. 131, 452—487 (1957).

Wiegmann, E.: Ein Fall von Psammom der Orbita. Klin. Mbl. Augenheilk. 82, 232—236 (1929).

Wieser, St.: Weitere Mitteilungen über die skelettfreie Röntgenaufnahme des vorderen Bulbusabschnittes nach Prof. Dr. Vogt. Klin. Mbl. Augenheilk. 81, 234—253 (1928).

Wiesner, H.: Zur Frage der Schüller-Christian-Handscher Lipoidgranulomatose. Dis. Göttingen 1945.

— Ein Vorkommnis von Schüller-Christian-Handscher Lipoidgranulomatose. Z. ges. inn. Med. 5, 589—591 (1950).

Wildbrett: Über das Chondrom der Orbita. Diss. Tübingen 1939.

Wildi, G.: Osteochondrom des Unterlides. Klin. Mbl. Augenheilk. 74, 473—475 (1925).

Willich, E.: Über eine seltene Schädelfehlbildung — Plagiocephalie mit Dysostosis sphenoidalis. Arch. Kinderheilk. 150, 279—289 (1955).

Willis, A. G.: Pathology of tumours, 2. ed. London: Butterworth 1953. Zit. nach Kleinsasser.

Windholz, F.: Cranial manifestations of fibrous dysplasia of bone, their relation to leontiasis ossea and to simple bone cysts of the vault. Amer. J. Roentgenol. 58, 51—63 (1947).

Wyke, B. D.: Primary hemangioma of the skull: a rare cranial tumor. Review of the literature and report of a case with special reference to the roentgenographic appearances. Amer. J. Roentgenol. 61, 302—306 (1949).

Yamamoto, O.: Ein Fall von Exophthalmus durch abnorme Dilatation der Arteria ophthalmica. Acta Soc. Ophthal. jap. 41, Supp. 951—956. Ref. Zbl. ges. Ophthal. 40, 587 (1938).

Yasargil, M. G.: Die Röntgendiagnostik des Exophthalmus unilateralis. Bibl. ophthal. (Basel) Suppl. ad Ophthalmologica (Basel) Fasc. 50 (1957).

Zander, R.: Über einen Fall von generalisierter Zysticercose. Dtsch. Gesundh.-Wes. 23, 658—659 (1951).

Zaunbauer, W.: Zur Röntgendiagnose der Meningeome mit besonderer Berücksichtigung der Nativaufnahmen. Zbl. Neurochir. 12, 223—235 (1952).

Zeidler, M.: Encephalocele posterior orbitae. Klin. Mbl. Augenheilk. 77, 390—392 (1926).

Zeiss, E.: Ein Fall von Chlorom. Z. Augenheilk. 62, 373—381 (1927).

Zippel, R.: Zur tertiären Lues der Nase und ihrer Nebenhöhlen. HNO (Berl.) 6, 14—17 (1956/58).

Zöllner, F.: Über die phlegmonösen Prozesse in der Tiefe des Gesichtsschädels und daraus entspringende endocranielle Komplikationen. Z. Laryng. Rhinol. 29, 256—276 (1950).

— Die Entzündung des retropharyngealen Raumes bei Schädelbasis-Osteomyelitis. Z. Laryng. Rhinol. 29, 564—574 (1950).

Zuckerkandl, E.: Zur Anatomie der Orbitalarterien. Jb. Ges. Wien. Ärzte 1876, S. 343—350.

Zülch, K. J.: Biologie und Pathologie der Hirngeschwülste. In Handbuch der Neurochirurgie, Bd. III. Berlin-Göttingen-Heidelberg: Springer 1956.

— F. Pompeu u. F. Pinto: Über die Metastasierung der Meningeome. Zbl. Neurochir. 14, 253—260 (1954).

Zuppinger, A.: 12. Augen, Augenhöhlen, Augenfremdkörper und Tränenwege. In Lehrbuch der Röntgenologie von Schinz, Baensch, Friedl, Uehlinger, 5. Aufl., Bd. II, S. 1713—1726. Stuttgart: Georg Thieme 1952.

Zwerg, H. G., u. W. Laubmann: Die Albers-Schönbergsche Marmorknochenkrankheit. Ergebn. med. Strahlenforsch. 7, 95—174 (1936).

E. Die Röntgendiagnostik des Kiefers

I. Die Röntgendarstellung der Kiefergelenke

Von

F. Clementschitsch

Mit 37 Abbildungen

1. Einführende anatomische Betrachtung

(Hierzu die anatomischen Tafeln, Abb.1—6)

Die Besonderheit und Schwierigkeit der Röntgendarstellung der Kiefergelenke ergibt sich aus ihrer *Lage am Knochenmassiv der Schädelbasis.*

Von den Gebilden der „Schädelbasis" haben in diesem Zusammenhang, beidseits, im besonderen der große Keilbeinflügel und der anliegende Teil der Pars squamosa (ossis temporalis), welche die Facies infratemporalis bilden, Bedeutung: Die Tubercula articularia der temporalen Gelenkfläche liegen in der Ebene der Facies infratemporales, während die Fossae articulares sich nach cranial vorwölben und daher in die Schädelbasis eingelagert sind.

In latero-medianer Ausdehnung liegen die Kiefergelenke mit einem größeren Teil der temporalen Gelenkfläche, der von der Pars squamosa gebildet wird, unter dem Boden der mittleren Schädelgrube, während ein kleinerer, lateraler Anteil, von der nach caudal gerichteten Fläche des Jochbogenansatzes gebildet (Processus zygomaticus ossis temporalis), die Schädelkapsel nach lateral überragt.

Für die Röntgendarstellbarkeit der Kiefergelenke ist weiter, wegen der Möglichkeit projektorischer Überlagerungen, deren Lagebeziehung zur Halswirbelsäule, zu den Jochbeinen und den Processus mastoidei beachtenswert.

Die temporale Gelenkfläche. An der Unterfläche des Schläfenbeines wird von dessen Bestandteilen, dem Squamosum, dem Tympanicum und dem Petrosum eine grubenförmige Einsenkung gebildet, die in ihrer gesamten Ausdehnung als *Fossa mandibularis* bezeichnet wird. Nur die vorderen, dem Squamosum angehörenden Teile der Fossa sind in das Gelenk einbezogen und bilden, knorpelbedeckt, die Gelenkgrube, die „*Fovea articularis*".

Die *dorsale Begrenzung* der Fossa articularis wird — extraartikulär — median durch die Pars tympanica, weiter lateral durch das Tuberculum postglenoidale des Jochbogenansatzes gebildet.

Die *ventrale Begrenzung* der Fossa ist durch das Tuberculum articulare gegeben. Die nach dorso-caudal gewendete Fläche des Tuberculum senkt sich vom Dach der Fossa, s-förmig nach vorne abwärts und geht kontinuierlich in die Facies infratemporalis über.

An der *medianen Begrenzung* nimmt die Spina ossis sphenoidalis teil: sie ist dem Tuberculum median angelagert und überragt das Niveau der Facies infratemporalis meist spornförmig nach caudal.

Die *laterale Begrenzung* der Fossa articularis ist in unterschiedlicher Weise ausgeprägt. Bei der „geschlossenen Gelenkform" verbindet eine nach unten vorspringende Leiste die Prominentia articularis (s. unten) mit dem Tuberculum postglenoidale. Bei der „offenen Gelenkform" fehlt dieser seitliche Abschluß.

Die etwa quer ovale Fossa weist in sagittaler Ausdehnung eine starke, in frontaler Ausdehnung eine nur geringe, unten konkave Wölbung auf. Die Richtung der Längsachse, nach median verlängert, verläuft zum vorderen Umfang des Foramen occipitale magnum, liegt also nicht genau frontal.

Das *Tuberculum articulare* erstreckt sich von der Anlagerung des Squamosum an die Spina ossis sphenoidalis, median, bis auf den Jochbogenansatz lateral. Hier bildet es die „Prominentia articularis processus zygomatici"[1], eine Verstärkung der unteren

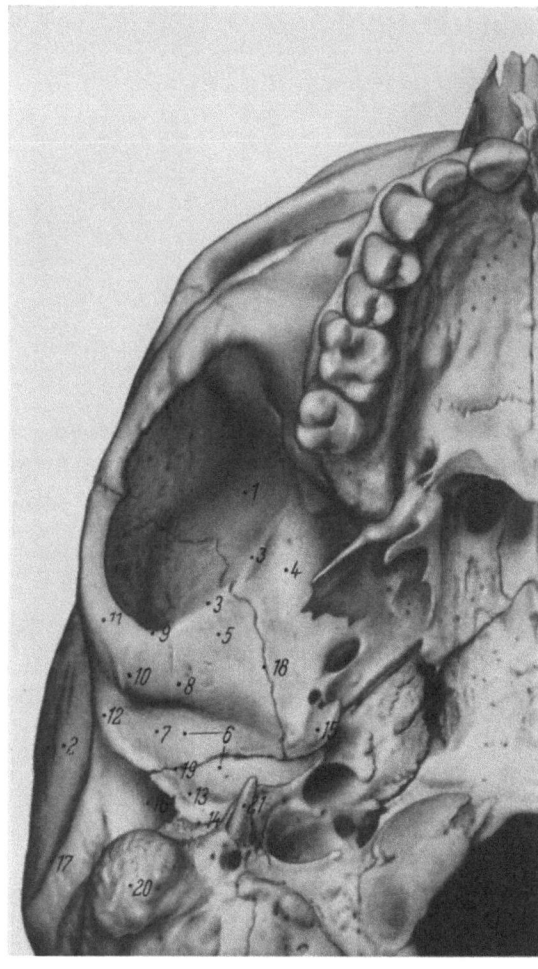 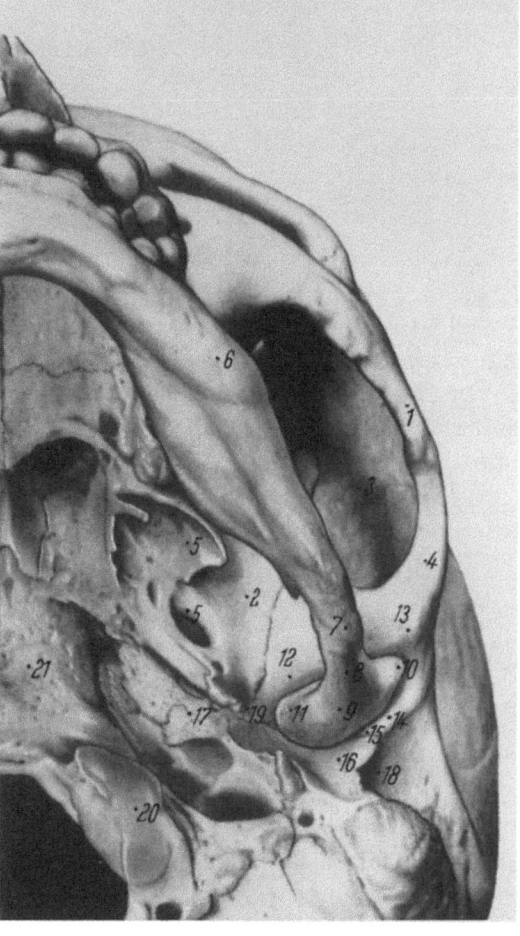

Abb. 1. *Teilansicht der Schädelbasis von caudal. 1* Ala major ossis sphenoidalis; *2* Os temporale (pars squamosa); *3* Crista infratemporalis ossis sphenoidalis; *4* Facies infratemporalis ossis sphenoidalis; *5* Facies infratemporalis ossis temporalis; *6* Fossa mandibularis; *7* Fovea articularis; *8* Tuberculum articulare; *9* vordere Begrenzung des Tuberculum articulare (lateral); *10* Prominentia articularis processus zygomatici; *11* Jochbogenwurzel; *12* laterale Begrenzung der Fovea articularis; *13* Pars tympanica ossis temporalis; *14* freier Rand der Pars tympanica; *15* Spina ossis sphenoidalis; *16* Porus acusticus externus; *17* Crista supramastoidea; *18* Sutura sphenosquamosa; *19* Sutura tympanosquamosa; *20* Processus mastoideus; *21* Processus styloideus

Abb. 2. *Teilansicht der Schädelbasis von caudal.* Der Unterkiefer in situ. *1* Arcus zygomaticus; *2* Facies infratemporalis; *3* Fossa temporalis; *4* Processus zygomaticus ossis temporalis; *5* Processus pterygoideus und Foramen ovale; *6* Corpus mandibulae; *7* Margo posterior rami mandibulae; *8* Collum mandibulae; *9* Caput („Capitulum") mandibulae; *10* lateraler Pol des Caput; *11* medianer Pol des Caput; *12* Tuberculum articulare; *13* Prominentia articularis processus zygomatici; *14* Processus retroarticularis (tuberculum postglenoidale); *15* Fissura tympanosquamosa; *16* Pars tympanica ossis temporalis; *17* Pars petrosa ossis temporalis; *18* Porus acusticus externus; *19* mediane Begrenzung der Fossa mandibularis; *20* Condylus occipitalis; *21* Pars basilaris ossis occipitalis

Jochbogenkante. Eine Abgrenzung des knöchernen Tuberculum articulare nach ventral gegen die Facies infratemporalis ist nicht gegeben. Lateral, an der Unterfläche des

---

[1] Die in Anführungszeichen gesetzten anatomischen Benennungen sind nicht in der P.N.A. 1955 enthalten; da sie jedoch im klinischen Sprachgebrauch fast ausschließlich benützt werden, erscheint ihre Verwendung gerechtfertigt.

Jochbogenansatzes, wird das Tuberculum articulare vorne von einer scharfen Kante begrenzt, die die Einstrahlung des unteren Jochbogenrandes in die Crista infratemporalis des Schläfenbeines darstellt.

Längsausdehnung und Verlaufsrichtung des Tuberculum articulare entsprechen jener der Fossa. Die Wölbung des Tuberculum articulare wird in zwei Ebenen beschrieben: in der sagittalen als caudal konvex, in der Richtung seiner Längsachse als schwach konkav.

Die *Begrenzung der temporalen Gelenkfläche* entspricht dem Ansatz der Gelenkkapsel und ist dort beschrieben.

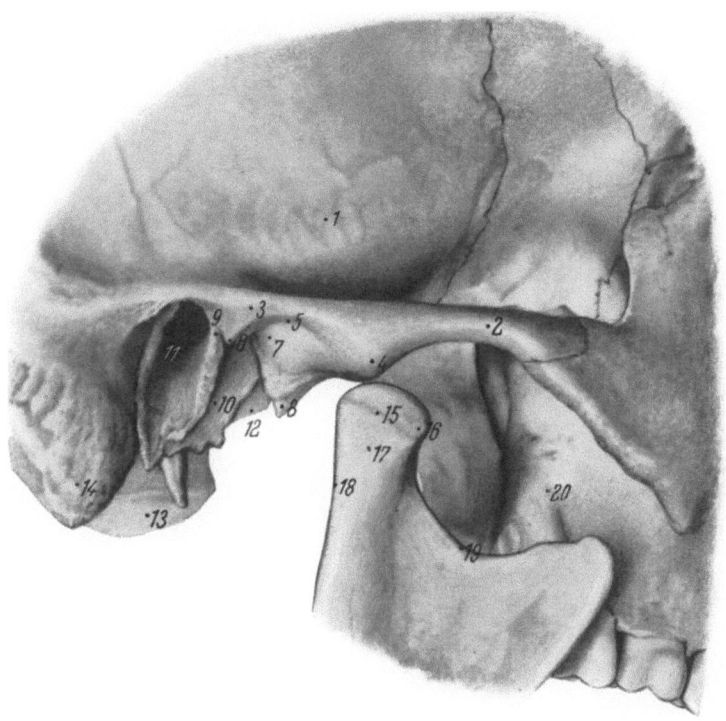

Abb. 3. *Teilansicht eines Skeletschädels von lateral.* Die Zeichnung entspricht etwa der Abbildung des Kiefergelenks in der Röntgenaufnahme nach PARMA. *1* Os temporale (pars squamosa); *2* Jochbogen; *3* Jochbogenwurzel; *4* Prominentia articularis; *5* laterale Begrenzung der Fovea articularis; *6* Tuberculum retroarticularis (Tuberculum postglenoidale); *7* Fossa mandibularis; *8* Spina ossis sphenoidalis; *9* Fissura tympanosquamosa; *10* Pars tympanica ossis temporalis; *11* Porus acusticus externus; *12* Pars basilaris ossis occipitalis; *13* Condylus occipitis; *14* Processus mastoideus; *15* Caput („Capitulum") mandibulae; *16* lateraler Pol des Caput; *17* Collum mandibulae; *18* Margo posterior des Kieferastes; *19* Incisura mandibulae; *20* Tuber maxillae

Der mandibulare Gelenkanteil. Die Form des „Capitulum mandibulae" ist beträchtlichen Schwankungen unterworfen. Die Facies articularis capituli weist zwischen lateralem und medianem Pol eine oben konvexe Wölbung unterschiedlichen Ausmaßes auf und wird dementsprechend in frontaler Ansicht treffend als köpfchen- bis walzenförmig beschrieben. Seitlich an die Gelenkfläche des Köpfchens gelegte Tangenten schließen einen Winkel von 140—160⁰ ein (BIEL 1954). Auf die Bedeutung dieser Abwinkelung für die Röntgendarstellung wird später hingewiesen. Bisweilen ziehen die Gelenkflächen an der Schmalseite, besonders lateral, zipfelartig gegen das Collum. Der quere Durchmesser des Köpfchens beträgt im Mittel 20 mm (PERNKOPF 1957). Die Längsachse des Köpfchens verläuft von lateral vorne nach median rückwärts: die Achsen beider Capitula schließen einen nach vorne offenen Winkel von 135—165⁰ ein.

In sagittaler Richtung, in „Profilansicht", weist das Capitulum eine nicht gleichmäßige, stark konvexe Wölbung auf. Der Capitulum-Durchmesser in dieser Richtung beträgt durchschnittlich 8 mm. Das Ausmaß und die Anordnung der Gelenkfläche in sagittaler Richtung ist variabel.

Das *Collum mandibulae* schließt sich kontinuierlich an das Capitulum an. Im Verlaufe nach abwärts wird sein querer Durchmesser schmaler, der postero-anteriore Durchmesser größer. Die an den Polen der Gelenkwalze entspringenden Knochenleisten gehen im

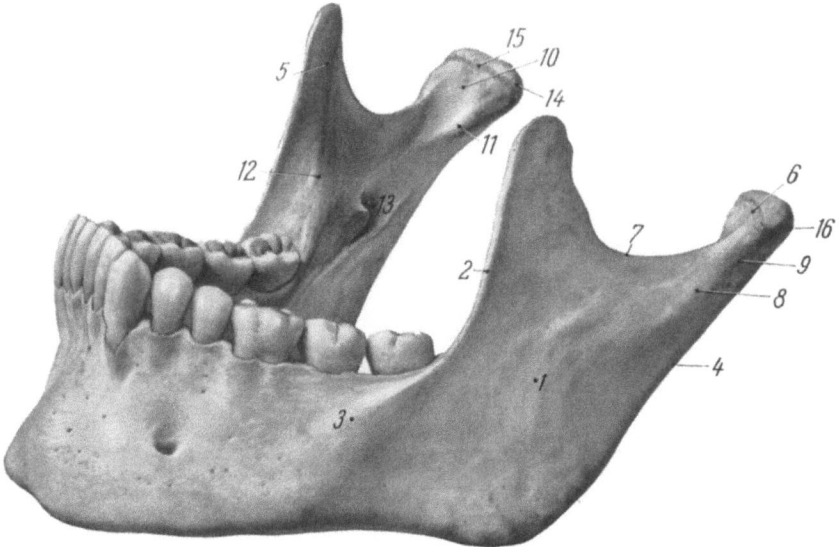

Abb. 4. *Ansicht eines Unterkiefers von seitlich vorne* (von lateral, ventral exzentrisch). *1* Ramus mandibulae; *2* Margo anterior mandibulae; *3* Linea obliqua; *4* Margo posterior des Kieferastes; *5* Processus coronoideus („muscularis"); *6* Processus condylaris („articularis"); *7* Incisura mandibulae; *8* „Crista colli lateralis"; *9* Collum mandibulae; *10* Fovea pterygoidea; *11* Crista colli („medialis"); *12* Crista temporalis; *13* Foramen mandibulae; *14* medianer Pol des Capitulum; *15* ventraler Rand der Gelenkfläche; *16* dorsaler Rand der Gelenkfläche

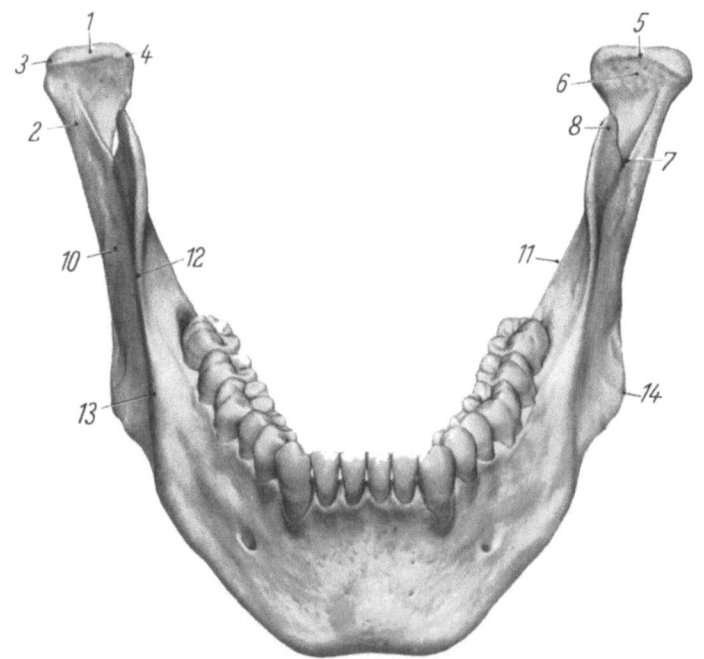

Abb. 5. *Ansicht eines Unterkiefers von vorne und oben* (von ventral, kranial exzentrisch). Die Zeichnung entspricht etwa der Ansicht des Unterkiefers in der „postero-anterioren, caudal exzentrischen Aufnahme der Kiefergelenke und Kieferäste". *1* Caput („Capitulum") mandibulae; *2* Collum mandibulae; *3* lateraler Pol des Capitulum; *4* medianer Pol des Capitulum; *5* Rand der Gelenkfläche; *6* Fovea pterygoidea; *7* Incisura mandibulae; *8* Processus coronoideus (muscularis); *9* Processus condylaris; *10* Ramus mandibulae; *11* Crista temporalis; *12* Margo anterior des Kieferastes; *13* Linea obliqua; *14* Angulus mandibulae

Collum zum Teil in den Margo posterior über, zum anderen Teil strahlen sie in die linguale bzw. buccale Fläche des Kieferastes ein.

Eine weitere Leiste entspringt an der vorderen Fläche des Capitulum lateral von der Fossa pterygoidea, sie bildet in ihrem Verlauf den freien Rand der „Incisura mandibulae".

Der Gelenkrand, in seinem Verlauf abhängig von der Form und Funktion des Gelenkes, liegt am vorderen Umfange des Köpfchens meist tiefer als dorsal.

In der Mehrzahl der Fälle ist das Köpfchen im Collum gegen die Längsachse des Kieferastes abgewinkelt. Diese Abwinkelung, als *Collumwinkel* bezeichnet, steht in beschriebener Abhängigkeit vom Bau und der Funktion des Kauorganes; die „Norm" wurde mit $161 \pm 2,5^0$ angegeben (HAUSSER 1952).

Der Discus articularis zwischen der temporalen Gelenkfläche und dem Capitulum interponiert und somit die Inkongruenz der Gelenkflächen ausgleichend, weist in den einzelnen Anteilen eine unterschiedliche Stärke auf; der rückwärtige und vordere Rand erscheint gegenüber den mittleren Partien wesentlich verdickt. Dehiszenzen in der Discusmitte gehören nicht zum normalen Befund. Im Sagittalschnitt zeigt der Discus, abhängig von der Form der Gelenkflächen, eine s-förmige Figur. Die verdickten Ränder des Discus articularis sind allseits mit der Gelenkkapsel verbunden, so daß der Gelenkraum in zwei getrennte Kammern unterteilt erscheint. Dabei haftet der Discus dorsal vorwiegend am Köpfchen, ventral am Tuberculum articularis.

Die Gelenkkapsel ein schlaffer, trichterförmiger Sack, der in einzelnen Partien durch kräftige Ligamente verstärkt ist, inseriert an der temporalen Gelenkfläche vor der Fissura tympanosquamosa (bzw. der Fissura petrosquamosa). Diese Fissur endet lateral mit einer deutlichen Kerbe zwischen der knöchernen Umrandung des Porus acusticus externus und der Wurzel des Processus zygomaticus, median an der Spina ossis sphenoidalis. Der Ansatz der Gelenkkapsel folgt weiter der Sutura sphenosquamosa bis vor das Tuberculum, biegt vor diesem nach lateral um und verläuft lateral am Jochbogenansatz bis zum Processus retroarticularis. Er folgt am Jochbogen einer Leiste, die im weiteren Verlauf als Crista supramastoidea in die Squamosa ossis temporalis einstrahlt.

An der Mandibula umfaßt die Kapsel eng die Gelenkfläche und setzt sich auf den Kieferhals, dorsal breiter als ventral, fort. Die Ansatzstelle des Musculus pterygoideus in der Fovea ist frei gelassen.

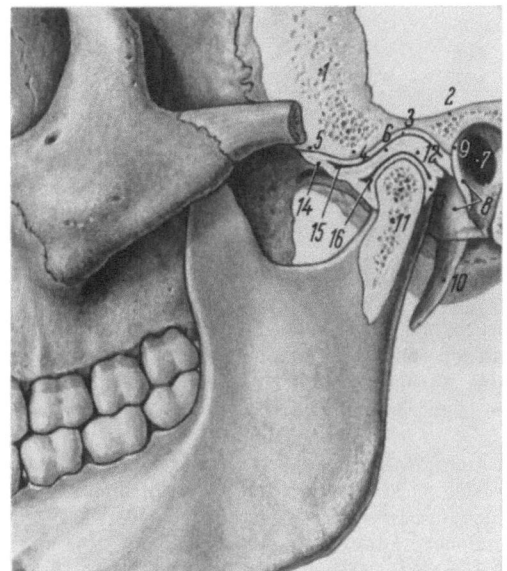

Abb. 6. *Ansicht des linken Kiefergelenkes von lateral.* Teile des Gelenkes sind durch einen sagittalen Schnitt abgesetzt. (Die Zeichnung des Skeletes entspricht etwa der Ansicht des Kiefergelenkes im seitlichen Schichtbild.) *1* Schnittfläche in der pars squamosa ossis temporalis; *2* Boden der mittleren Schädelgrube; *3* Dach der Fossa mandibularis; *4* Tuberculum articulare; *5* Facies infratemporalis; *6* temporale Gelenkfläche; *7* Porus acusticus externus; *8* Pars tympanica ossis temporalis (Ansicht und Schnittfläche); *9* Sutura tympanosquamosa; *10* Processus styloideus; *11* Schnittfläche im Caput und Collum mandibulae; *12* Discus articularis; *13* Ansatz des Discus am Collum und Caput mandibulae; *14* Ansatz des Discus an der temporalen Gelenkfläche; *15* Discotemporaler Gelenkraum; *16* Disco-mandibulärer Gelenkraum

Von den Verstärkungsbändern des Gelenkes interessieren hier die erwähnten Ligamenta collateralia, vor allem das stärker entwickelte laterale, das sich vom seitlichen Ende des Tuberculum zum Collum erstreckt.

Die Funktion der Kiefergelenke wird, in bewußter Schematisierung ihrer Vielfalt, für die Röntgenuntersuchung wie folgt beschrieben. Man betrachtet:

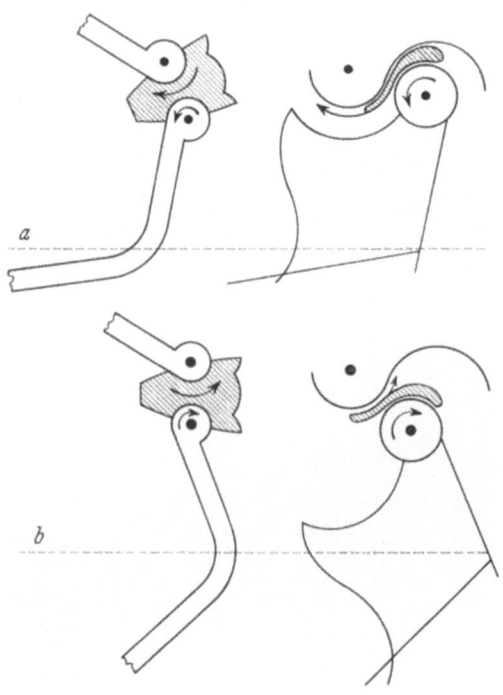

Abb. 7. Die Zeichnung interpretiert die Gelenkbewegung (Mundöffnung bei a, Schließbewegung
bei b) als Kombination zweier Rotationsbewe-
gungen um zwei gegeneinander verschiebliche
und aneinander fixierte Rotationszentren, die
im Tuberculum und Capitulum gedacht sind
(nach Hjortsjö)
Der Originaltext lautet: a Capitulumrotation vorwärts in Kombination mit Tuberculumrotation
mit Vorwärtsverschiebung des Discus; b Capitulumrotation rückwärts in Kombination mit
Tuberculumrotation mit Rückwärtsverschiebung
des Discus

Eine Rotationsbewegung im disco-mandibu-
lären Gelenk, um eine frontale, durch beide
Köpfchen gedachte Achse. Die Bewegung
entspricht einem Drehgleiten des Capitulum
in der Pfanne des Discus. Ihr entspricht die
„reine" (Scharnier-)Öffnungsbewegung des
Unterkiefers. Bei der Mundöffnung dreht
sich der Unterkiefer nach unten und dorsal.

Eine Vorschubbewegung im disco-temporalen Gelenk. Der Discus wird längs der
temporalen Fläche nach vorne und abwärts
gezogen. Mit dem Discus wird das Capitulum
nach vorne und abwärts verlagert. Dieser
Bewegung entspricht die Vorschubbewegung
des Unterkiefers. Dieser wird, längs der
Führungsflächen der oberen Schneidezähne,
nach vorne und unten geschoben. Eine reine
Vorschubbewegung kann nur stattfinden, wenn
das Tuberculum und die Führungsflächen der
Frontzähne dieselbe Neigung aufweisen. Andernfalls muß zur Schubbewegung im oberen,
eine Drehbewegung im unteren Gelenk treten.

Eine neuere Interpretation bezeichnet diese
Bewegung im oberen Gelenkanteil ebenfalls
als Drehbewegung (Abb. 7), „Nußknacker-
gelenk" (Hjortsjö 1960).

Eine kombinierte Bewegung. Sie setzt sich
aus der Vorschubbewegung im oberen und der
Drehbewegung im unteren Gelenk zusammen.
Die beiden Bewegungen können gleichzeitig
stattfinden oder in variablem Ausmaße aufeinander folgen. Diesen Bewegungen entspricht
die kombinierte Öffnungsbewegung des Unterkiefers. Bei der Mundöffnung
senkt sich das Kinn und wird
in unterschiedlichem Maße
nach vorne geschoben. Die
maximale Mundöffnungsbe-
wegung ist, normalerweise,
eine kombinierte Öffnungsbewegung.

Der Bewegungsablauf der
kombinierten Bewegung (Abbildung 8) kann jedoch auch
auf andere Weise beschrieben
werden (Zimmer 1953). Durch
Anspannen des Discus articularis, der dann die Fossa
sehnenartig überbrückt, ent-
ferne sich das Kieferköpfchen
zunächst von der temporalen
Gelenkfläche, der Abstand
der sichtbaren Gelenkflächen

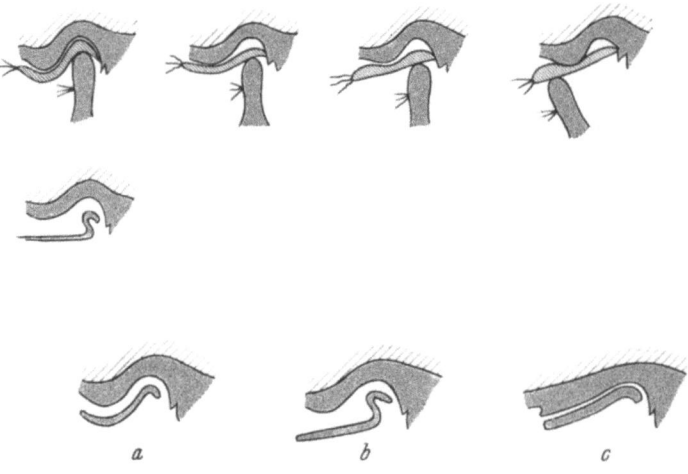

Abb. 8a—c. Die Interpretation der Öffnungsbewegung nach Zimmer,
gezeichnet nach Kymogrammen. Im Bilde oben der im Text beschriebene Bewegungsvorgang, im Bilde unten schematische Darstellung
der Achsenbahnkurven. a Nach der alten Auffassung, b nach der
beschriebenen, neuen Auffassung, c bei deformierender Arthrosis

vergrößere sich. Danach gleite das Capitulum in einer zweiten Phase längs des gespannten Discus nach vorne.

Seitschubbewegungen. Auf der sog. Balanceseite gleitet der Discus mit dem Capitulum nach vorne unten und einwärts. Der Drehpunkt der Einwärtsbewegung liegt etwa im Gelenk der anderen Seite. Auf der sog. Arbeitsseite verbleibt das Capitulum in der Gelenkgrube und vollführt eine Drehbewegung um eine etwa senkrecht stehende Achse, die mit einer lateralen Translation verbunden sein kann. Diesen Vorgängen im Gelenk entsprechen die Seitschubbewegungen des Unterkiefers, der (gegebenenfalls längs der Seitschubfacetten der Zähne) nach seitlich und zugleich nach vorne und abwärts bewegt wird.

Aus der Kombination der genannten Bewegungen ergeben sich vielfältige Bewegungsvorgänge, wie sie beim Beißen, „Abbeißen" und bei den Mahl- und Kaubewegungen vor sich gehen.

Phasen der Unterkieferbewegung: Da die Röntgenuntersuchung der Kieferbewegungen mittels kinematographischer Methoden nicht allgemein durchführbar ist, beschränkt man sich zur Beurteilung der Gelenkfunktion auf die Darstellung einzelner Bewegungsphasen. Das Kiefergelenk wird bei den nachfolgend beschriebenen Stellungen des Unterkiefers untersucht.

Die Ruhelage. Die Stellung des Unterkiefers bei fehlender aktiver Innervation der Muskulatur. Sie ist durch den Tonus der Kaumuskulatur, der Zungen- und Halsmuskulatur, durch den Bandapparat und durch das Gewicht des Unterkiefers gegeben. Die Occlusionsflächen der Zähne stehen nicht in Berührung. Die Ruhelage wird bei aufrechter, zwangsloser Haltung des Kopfes betrachtet. Änderungen der Kopfhaltung verändern die Stellungen des Unterkiefers und die Stellung der Capitula.

Die zentrale Occlusion. Durch Innervation der Schließmuskulatur werden die Zahnreihen in Kontakt gebracht. Diese Stellung des Unterkiefers wird durch das regelrechte Kauflächenrelief der Zahnreihen bestimmt.

Die habituelle Occlusion. Veränderungen im normalen Kauflächenrelief bewirken, daß der Unterkiefer bei Schlußbiß nicht in die zentrale Occlusionsstellung gelangt, sondern durch das Kauflächenrelief in eine andere, individuelle Stellung geführt wird.

Die maximale Mundöffnung. Durch Innervation der Mundöffnungsmuskulatur wird der Unterkiefer gesenkt, der Mund ist weit geöffnet, die Kondylen sind maximal nach vorne gebracht.

Von manchen Autoren werden nicht die maximale Mundöffnung, sondern einzelne Phasen der Öffnung, etwa bei 1, 2, 3 cm Schneidezahndistanz untersucht.

Der Kantenbiß. Der Unterkiefer wird durch eine kombinierte Bewegung längs der Schneidezahnführung so weit nach vorne geschoben, daß die Kanten der Schneidezähne aufeinander beißen.

2. Methodik der Röntgendarstellung der Kiefergelenke

Aus der beschriebenen, anatomischen Situation und komplexen Funktion der Kiefergelenke ergeben sich für die Röntgendarstellung Schwierigkeiten, auf welche immer wieder hingewiesen wird. Dazu kommt eine besondere Vielfalt der klinischen Fragestellungen: chirurgische, cephalometrische, kieferorthopädische, prothetische, mit unterschiedlichen Anforderungen bezüglich der Darstellung.

Als Ausdruck dieser Schwierigkeiten ist die Literatur erfüllt von Mitteilungen über Projektionen und Verfahren, durch welche die Kiefergelenke trotz ihrer ungünstigen Lage ungestört von Überlagerungen abgebildet werden sollen.

Zu den Bemühungen, das Kiefergelenk auf Grund anatomischer Überlegungen frei zu projizieren, treten weitere, auch sonst bekannte Verfahren, so daß man über folgende Untersuchungsmethoden verfügt:

a) Die Aufnahmen in „anatomischer Projektion"

Diese Aufnahmen sind dadurch charakterisiert, daß die bildgebende Strahlung jeweils auf Grund besonders sorgfältiger anatomischer Überlegungen auf das Kiefergelenk gerichtet wird, so daß dieses trotz der Nachbarschaft der Schädelbasis, der Wirbelsäule und des abliegenden Kieferastes ungedeckt zur Darstellung kommt.

Im folgenden sind die anatomischen Wege, auf welchen die Kiefergelenke in normalen Aufnahmen frei projiziert werden können, angeführt und in der Literatur mitgeteilte Aufnahmen nach den anatomischen Überlegungen, die ihnen zugrunde liegen, geordnet. Auf die Leistungsfähigkeit und den Verwendungsbereich der einzelnen Projektionen sowie auf besonders vorteilhafte Aufnahmeanordnungen wird hingewiesen.

Bei der Mitteilung dieser Röntgenaufnahmen der Kiefergelenke ist es vorteilhaft, die Projektion durch Beschreibung des Strahlenganges im Objekt an Hand anatomischer Angaben zu präzisieren. Für die Anfertigung identischer Aufnahmen ist zusätzlich die Angabe von Winkeln, die der Zentralstrahl mit Schädelbezugsebenen einschließt, notwendig.

Transfaciale Aufnahmen: Unter dieser Bezeichnung sind Kiefergelenkaufnahmen zusammengefaßt, bei welchen der Zentralstrahl von der abliegenden Seite des Gesichtes oder Halses den Gesichtsschädel annähernd quer oder schräg von caudal, durchsetzend zum Kiefergelenk gelangt. Der Zentralstrahl vermeidet dabei die Schädelbasis oben (cranial) und die Wirbelsäule dorsal. Den dichten Gebilden des Gesichtsschädels weicht der Zentralstrahl in den einzelnen Projektionen auf unterschiedlichem Wege aus, so daß ungedeckte Abbildungen des Kiefergelenks resultieren (Abb. 9).

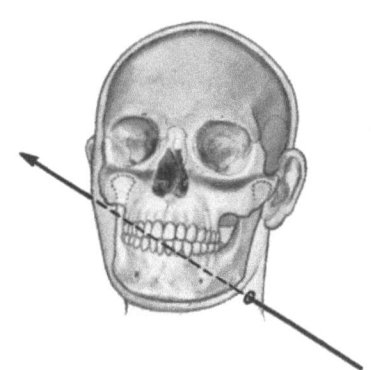

Da die Strahlen aus den angeführten Gründen in verschiedenem Ausmaße schräg („caudal und ventralexzentrisch") auf das Kiefergelenk gerichtet werden, zeigen die Bilder nicht die gewünschte „Profilansicht" (die genau seitliche Ansicht) des Capitulum, sondern mehr oder minder schräge Abbildungen. Im Bild sind nur das Capitulum und dessen Lagebeziehung an der temporalen Gelenkfläche gut zu beurteilen. Über die temporale Gelenkfläche geben diese Aufnahmen nicht Auskunft.

Abb. 9. Schema: Der Strahlengang bei transfacialen Gelenkaufnahmen

Die besondere Leistung dieser Projektion liegt in der gemeinsamen Darstellung des Kieferköpfchens und des Kieferastes, wobei die Struktur dieser Gebilde gut beurteilbar ist. Hierfür sind sie kaum entbehrlich.

Die Gelenkaufnahmen in transfacialer Projektion haben seit der Einführung des Schichtaufnahmeverfahrens an Bedeutung eingebüßt. Es kann jedoch für manche Fragestellungen auf ihre Anwendung nicht verzichtet werden.

Transfaciale Aufnahmen werden bei der Röntgenuntersuchung der Kiefergelenke mit leistungsschwachen Geräten (Dental-Röntgenapparaten) bevorzugt.

Eine der frühesten Mitteilungen einer transfacialen Gelenkaufnahme stammt von HAENISCH, der den Unterkieferast und das Kiefergelenk *von der abliegenden Halsseite* aus zur Darstellung brachte. Seitenlage, Hals überstreckt, nach rückwärts gebeugt, Kopf zur Unterlage gedreht. Mund weit geöffnet. Fußpunkt des Zentralstrahles: unter dem abliegenden Kieferrand. Röhre nach kranial gekippt, zur Darstellung der Kiefergelenke „mehr gegen die Wirbelsäule gerichtet".

SCHÖNBERG (1919) richtete den Strahlengang durch die *Incisura mandibulae* der abliegenden Seite zum darzustellenden Kiefergelenk, der Fußpunkt des Zentralstrahles lag $1\frac{1}{2}$—2 cm vor und unter dem abliegenden Kiefergelenk. Auch PORDES (1914) versucht die ungedeckte Darstellung des Kiefergelenks, indem er den Strahlengang, bei geschlossenem und bei geöffnetem Mund, durch die Lücke der *Incisura mandibulae* der abliegenden Seite auf das Kieferköpfchen richtet.

ALGYOGYI (1912) berichtet „über die isolierte, radiographische Darstellung des Kiefergelenkes", mittels einer Schrägaufnahme „*durch den geöffneten Mund*". Seitenlage, das Gesicht etwas von der Unterlage gedreht, Mundöffnung durch Stoppel fixiert, Kompressionsblende „schräg gerichtet", so daß der Hauptstrahl unterhalb des zweiten Mahlzahnes einfällt.

ALTSCHUL (1919) benützt eine Projektion *quer durch die dünne Knochenmasse der abliegenden Unterkieferhälfte* und weist dabei auf die Vorteile eines geringen Focus-Filmabstandes hin. Fußpunkt des Zentralstrahles: am Ansatz des Processus coronoides der abliegenden Seite, der Zentralstrahl wird unter einem Winkel von 25° von caudal und 20° von ventral auf das Kiefergelenk gerichtet.

ZANELLI (1929) richtet den Zentralstrahl von *submandibulär und retroangulär* unter einem Winkel von 30° auf das filmnahe Kiefergelenk. Diese Einstellung wird erreicht, indem der Zentralstrahl senkrecht auf die horizontal liegende Filmebene gerichtet ist, während die Median-Sagittalebene des Kopfes nicht parallel zum Film, sondern durch Überstrecken des Halses so gelagert wird, daß sie mit dem horizontalen Film einen nach caudal offenen Winkel von 30° einschließt.

In diese Gruppe gehören weiter die Aufnahmen nach WIESER, HAUBERISSER (1936), CIESZINSKY (1912), KÖHLER, QUIRING, HERRMANN (1933) und zahlreiche andere.

Die auf S. 837 zur Verwendung empfohlene und langjährig erprobte und bewährte „seitliche Aufnahme des Kieferastes und des Kiefergelenkes" gehört ebenfalls zu dieser Gruppe. Sie ist für das anatomische Einstellverfahren beschrieben (CLEMENTSCHITSCH), damit das Einstellen ohne schwierige Winkelmessung und unabhängig von der Lagerung des Patienten durchgeführt werden kann.

Subcranielle Aufnahmen: Unter dieser Bezeichnung sind Aufnahmen zusammengefaßt, bei welchen der Zentralstrahl sagittal oder annähernd sagittal, symmetrisch für die Darstellung beider Kiefergelenke oder asymmetrisch für die Darstellung eines Kiefergelenks, jedoch stets subcraniell, d. h. caudal von der Schädelbasis verläuft. Die bildgebende Strahlung meidet dabei die Schädelbasis oben (kranial) und die Wirbelsäule median (Abb. 10).

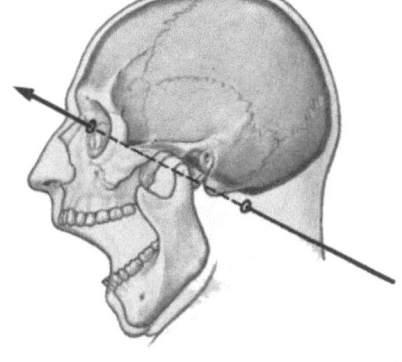

Abb. 10. Schema: Der Strahlengang bei subcraniellen Gelenkaufnahmen

Bei der symmetrischen Darstellung beider Gelenke können diese nicht von den Gebilden des Gesichtsschädels frei projiziert werden, sie sind in der Abbildung von den Jochbeinen, wenig störend, überlagert. Bei der Darstellung eines Kiefergelenks durch asymmetrische Einstellung wird das Gelenk durch die gleichseitige Augenhöhle besser frei projiziert.

Da die Strahlung von unten rückwärts nach vorne oben, oder in umgekehrter Richtung, verläuft (postero-anterior, caudal-exzentrisch bzw. antero-posterior cranial-exzentrisch), zeigen die Bilder eine schräge Ansicht des Capitulum. Diese Schräglage der Capitula und der Kieferäste zum Strahlengang wird durch die notwendige, weite Mundöffnung noch verstärkt.

Die Ausdehnung der Capitula von median nach lateral ist in der einseitigen asymmetrischen Aufnahme zufolge der Schrägstellung der Capitulumachsen exakt wiedergegeben. In den symmetrischen Aufnahmen erscheint die Längsausdehnung beider Köpfchen in geringem Ausmaße verkürzt.

Allen subcraniellen Aufnahmen ist gemeinsam, daß eine zufriedenstellende Abbildung der Capitula nur erfolgen kann, wenn dieselben bei weiter Öffnung des Mundes unter den Tubercula stehen. In der Fossa fixierte Kieferköpfchen können nicht beurteilt werden, da die Fossa, in das Niveau der Schädelbasis eingesenkt, im beschriebenen Strahlengang völlig vom Schatten der Basis gedeckt wird.

Die besondere Leistung der symmetrischen Aufnahmen liegt in der Vergleichbarkeit beider Gelenke in einer Aufnahme. Die Leistung der asymmetrischen Aufnahme liegt in der ungedeckten und unverzeichneten Darstellung eines Capitulum in sagittaler Richtung, wobei die Struktur gut beurteilbar ist.

Eine symmetrische postero-anteriore Projektion der Kiefergelenke wurde für das anatomische Einstellverfahren von CLEMENTSCHITSCH (1941) angegeben. *Die Aufnahme ist auf S. 838 beschrieben und zur Verwendung empfohlen.*

Eine frühe Mitteilung über eine asymmetrische postero-anteriore Aufnahme des Kiefergelenkes stammt von ZANELLI (1929). Bauchlage des Patienten, Film horizontal, Stirn und Nase aufliegend. Der Zentralstrahl schließt mit der Raumvertikalen einen nach oben und caudal offenen Winkel von 30° ein. Er verläuft etwa von der Gegend des Processus mastoideus zur Stirne: occipito-frontaler Strahlengang.

Zu den asymmetrischen, subcraniellen Projektionen gehört weiter die „occipito-frontale Aufnahme der Kiefergelenke" von Hofrath. Kinn und Nase liegen der Platte an, der Zentralstrahl wird unter einem Winkel von 15° zur Frankfurter Horizontalebene und unter einem Winkel von 15° zur Sagittalebene auf das darzustellende Gelenk gerichtet („caudal- und lateral-exzentrisch").
Eine Modifikation dieser Aufnahme für das anatomische Einstellverfahren ist auf S. 842 beschrieben und wird zur Verwendung empfohlen.
1939 teilte Zimmer eine antero-posteriore periorbitale Projektion des Kiefergelenkes mit und beschreibt die Ergiebigkeit dieser Aufnahme. Rückenlage. Die deutsche Horizontalebene und die Medianebene des Schädels stehen senkrecht zur Raumhorizontalen. Der Zentralstrahl verläuft von der Seite gesehen vom oberen Orbitalrand zum Tuberculum articulare und schließt dabei mit der Raumhorizontalen einen cranial offenen Winkel von 60° ein. Von oben gesehen zieht der Zentralstrahl von der Orbitamitte zum Kieferköpfchen, lateral am Processus mastoides vorbei und schließt dabei mit der Raumhorizontalebene einen median offenen Winkel von 70° ein.
Hausser (1951) zieht die Verwendung einer antero-posterioren Projektion der postero-anterioren Projektion vor. Patient sitzend. Filmkassette am Hinterkopf angelegt. Der Zentralstrahl verläuft vom oberen inneren Quadranten der Augenhöhle zum darzustellenden Gelenk der gleichen Seite.
Weitere antero-posteriore Gelenkaufnahmen: Grant und Lanting (1953): Der Zentralstrahl ist auf den inneren Lidwinkel der erkrankten Seite eingestellt und zielt auf den oberen Anteil des darzustellenden, gleichseitigen Unterkieferastes. Barton (1955): Der Patient im zahnärztlichen Stuhl sitzend, hält die Kassette selbst, retro-auriculär. Der Film sieht nach vorne und ist etwas zur Mitte und nach oben geneigt. Der Zentralstrahl verläuft vom inneren Canthus des gleichseitigen Auges zu einem Punkt ein Inch unterhalb des Condylus der darzustellenden Seite. Der Conus der Röhre liegt dem Fußpunkt des Zentralstrahles, dem inneren Augenwinkel, an.

Eine Betrachtung der referierten Aufnahmen zeigt, daß die Verlaufsrichtung des Zentralstrahles dabei nicht wesentlich variiert. Die Wahl des Strahlenganges posteroanterior oder antero-posterior ist für das Bild nicht entscheidend und sollte unter Berücksichtigung der jeweils vorteilhaften Lagerung des Patienten getroffen werden. Die Aufnahmen können, wenn sie für das anatomische Einstellverfahren beschrieben sind, sinngemäß in postero-anteriore oder antero-posteriore Richtung angefertigt werden.
Zur Verwendung empfohlen wird die postero-anteriore Aufnahme nach Hofrath, beschrieben auf S. 842, für die Einstellung nach Winkelangaben die Aufnahme nach Zimmer.

Transcranielle Aufnahmen: Unter dieser Bezeichnung sind Aufnahmen der Kiefergelenke zusammengefaßt, bei welchen der Strahlengang den Hirnschädel durchsetzend, von kranial auf den Boden der mittleren Schädelgrube trifft, an deren unteren Seite die Pfanne des Kiefergelenks eingelagert ist. Die von der Strahlung auf ihrem Weg zunächst durchsetzte Schädelkalotte, vom Film weit abliegend, beeinflußt das Bild kaum. Die Schädelbasis, in anderen Projektionen sorgfältig gemieden, wird von der Strahlung quer durchsetzt; bildunwichtige Partien der Schädelbasis können daher in dieser Projektion die Abbildung nicht stören. Die temporale Gelenkfläche wird gut beurteilbar gezeichnet.
Die Abbildung des Gelenkes auf diesem Wege kann jedoch in Abhängigkeit von der Einstellung des Strahlenganges von den Pyramiden, vom Keilbeinkörper oder vom gleichseitigen, aufsteigenden Ast überlagert werden.
Die transcraniellen Projektionen werden symmetrisch für beide Kiefergelenke oder asymmetrisch für die Darstellung eines Gelenkes ausgeführt. Unter die erstere fallen die axialen Schädelaufnahmen verschiedener Anordnung und die symmetrische Aufnahme der Schläfenbeine, zu den asymmetrischen Aufnahmen gehören die Aufnahmen des Schläfenbeines in ihrer Modifikation für die Darstellung des Kiefergelenks (Abb. 11).
Allen transkraniellen Aufnahmen ist die gute Beurteilbarkeit der temporalen Gelenkfläche und ihrer Umgebung hinsichtlich Struktur und Form gemeinsam.
Ein weiterer Vorzug liegt darin, daß ihre Ergiebigkeit nicht von der Möglichkeit, den Mund zu öffnen, abhängig ist.
Die besondere Leistung der symmetrischen transcraniellen Aufnahme (der axialen Aufnahme) liegt in der Vergleichbarkeit der Gelenke innerhalb einer Aufnahme; die Besonderheit der asymmetrischen transcraniellen Aufnahme in der besonders guten Beurteilbarkeit der Lage und Form des Capitulum mandibulae.
Durch Variation der Zentralstrahlneigung werden in den axialen Aufnahmen unterschiedliche Teile des Gelenkes als Konturen oder in der Durchsicht zur Ansicht gebracht

und die Überlagerung des Gelenkes durch die Abbildung des Kieferastes beeinflußt. Zusätzlich kann die Abbildung der Gelenke durch Verringerung des Röhrenabstandes verbessert werden; bei einem Focus-Filmabstand von nur 50 cm werden die filmferneren Capitula im Bilde nach lateral frei projiziert.

Bezüglich der Anordnung axialer Schädelaufnahmen wird auf einschlägige Anleitungen verwiesen.

Die Anordnung von zwei axialen Aufnahmen des Gesichtsschädels mit unterschiedlicher Neigung des Zentralstrahles und verringertem Focus-Filmabstand wurde von CLEMENTSCHITSCH (1948) für das anatomische Einstellverfahren beschrieben. Hinzuweisen ist weiters auf die axiale Aufnahme der Schläfenbeine nach UFFENORDE. *Die drei angeführten Aufnahmen haben sich für die Untersuchung der Kiefergelenke bewährt. Sie sind auf S. 841 beschrieben.*

Einseitige transcranielle Aufnahmen der Kiefergelenke können als Varianten der Schüllerschen Aufnahme des Schläfenbeines aufgefaßt werden. Sie gehörten bis zur Einführung der Schichtaufnahme zu den für die Untersuchung der Kiefergelenke häufigst verwendeten Projektionen.

Erste Angaben über eine Schläfenbeinaufnahme, der die späteren Aufnahmen für die Darstellung des Kiefergelenkes weitgehend entsprechen, stammen von SCHÜLLER (1905).

Ihre Anordnung wurde später präzisiert: „Schädel in Seitenlage, Medianebene parallel zur Unterlage, Mund so weit als möglich geöffnet, Zahnspatel, Zentralstrahl in der senkrecht zur Deutschen Horizontalebene durch beide Gehörgänge gelegten Ebene. Er zielt auf den äußeren Gehörgang der zu untersuchenden Seite und bildet mit der Deutschen Horizontalen einen nach oben offenen Winkel von 30⁰. Zu starke Neigung des Zielstrahles (Winkel mit der Deutschen Horizontalen größer als 30⁰) stört weniger als zu geringe Neigung. Der Focus der Röhre soll eher zu weit hinten als zu weit vorne stehen" (E. G. MAYER).

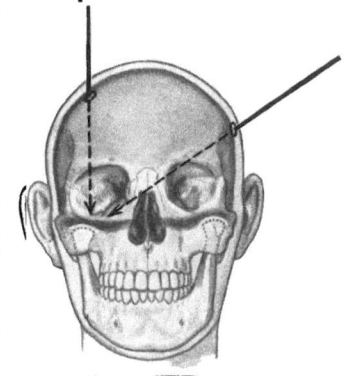

Abb. 11. Schema: Der Strahlengang bei transkraniellen Gelenkaufnahmen

Abänderungen der Schläfenbeinaufnahme für die Untersuchung der Kiefergelenke betreffen: die Winkeleinstellung des Zentralstrahles, die Lagerung des Patienten, die Stellung des Unterkiefers, die Lage des Filmes und den Focus-Filmabstand. Art und Ausmaß der Abänderungen hängen vom speziellen Verwendungszweck der Aufnahme ab.

Bei chirurgischen Fragen verlangt man eine übersichtliche Darstellung aller Gelenkanteile. Kieferorthopädische und ähnliche Fragestellungen verlangen vor allem eine exakte Darstellung der Form des Capitulum in möglichst seitlicher Ansicht und eine meßbar genaue Aufzeichnung der Lage der Kieferköpfchen an der temporalen Gelenkfläche.

In zahlreichen Mitteilungen über transcranielle Gelenkaufnahmen in der Schüllerschen Projektion werden Winkel von 10—45⁰ zwischen der Schädelhorizontalebene und dem Zentralstrahl und von 0—20⁰ zwischen der Frontalebene und dem Zentralstrahl angegeben.

LINDBLOM (1936) trachtet, das Capitulum in „reiner Profilansicht" abzubilden: da die Achsen der Condylen einen Winkel von 150⁰ im Mittel einschließen, verlaufe daher bei einer dorsal-exzentrischen Einstellung von 15⁰ der Zentralstrahl in der Condylusachse. Die vom selben Autor angegebene cranial-exzentrische Winkeleinstellung von 15⁰ entspricht der durchschnittlichen Wölbung der Artikulationsfläche des Capitulum in den lateralen Anteilen (bei raumhorizontaler Einstellung der Camperschen Ebene).

HAUSSER (1940) fand eine Winkeleinstellung 23⁰ von oben und 15⁰ von dorsal für Gelenkaufnahmen bei Kindern als besonders geeignet (Campersche Ebene raumhorizontal). Auch BEÄN (1955) verwendet bei Kindern einen Winkel von 25⁰ von oben (Frankfurter Horizontalebene raumhorizontal).

Die Abhängigkeit der Gelenkabbildungen von dem benützten Einfallswinkel des Zentralstrahles wurde von CLEMENTSCHITSCH (1948) zusammenfassend beschrieben.

STEINHARDT u. a. (1933) verwendet bei seinen grundlegenden Untersuchungen zum Teil ebenfalls perkraniale Aufnahmen.

DOUB und HENNY (1953) geben eine Winkeleinstellung von 15⁰ dorsal-exzentrisch und 23⁰ cranial-exzentrisch an.

PRESCOTT verwendet Winkel von 20—25⁰ nach abwärts und von 15—20⁰ von rückwärts (Einstellung der Schädel in die Frankfurter Horizontale).

Grant und Lanting (1953) benützen Winkel von 15° dorsal-exzentrisch und 10—15° cranial-exzentrisch.

Weitere Angaben über Gelenkaufnahmen mittels transcraniellem Strahlengang stammen von Bishop (1929), Highley (1941), Schlegel (1942), Grewcock (1953) u. a.

Die Mitteilungen über Variationen der Schüllerschen Aufnahme hinsichtlich der Lage des Patienten und der Kopfhaltung sind ebenfalls zahlreich.

Patient liegend, Kopf in Seitenlage, Median-Sagittalebene parallel zur Unterlage, parallel zum Film (Schläfenbeinaufnahme nach Schüller). Patient liegend, Kopf in Seitenlage, Keilpolster, Filmebene schließt mit der Median-Sagittalebene einen nach oben offenen Winkel ein, so daß der Zentralstrahl auch bei steilem Verlauf annähernd senkrecht auf die Filmebene trifft (Clementschitsch 1948).

Andere Autoren verändern die Seitlage des Kopfes, um die gewünschte Winkeleinstellung des Zentralstrahles zu erzielen (Doub und Henny 1953). Grant (1953) läßt den Kopf anheben, um die Winkelbildung von cranial-exzentrisch zu erreichen.

Updegrave (1950) stützt den Kopf auf ein 15° geneigtes Pult, Kieferwinkel und Jochbein ruhen auf, der Porus accusticus ist durch eine Ohrstütze gehoben. Unterschiedliche Einfallswinkel werden durch Verwendung verschieden hoher Ohrstützen erreicht.

Auf die Beeinflussung der Lage des Unterkiefers und der Kieferbewegungen durch die Stellung und Lagerung des Patienten wurde von Schwarz (1926 und 1961) hingewiesen. Die Bedeutung dieser Tatsache für die Röntgenuntersuchung der Kiefergelenke findet unter anderem bei Lindblom (1960) Erwähnung.

Am liegenden Patienten sinkt der Unterkiefer, der Schwerkraft folgend, ab, wenn die Zahnreihen nicht abgestützt sind. Manche Stellungen des Capitulum, so etwa die Ruhelage, lassen sich daher nicht ohne weiteres richtig darstellen. Als Abhilfe sollen Gips- oder Wachseinbisse dienen, die in normaler Haltung angefertigt, vom liegenden Patienten zwischen den Zähnen gehalten werden. Der Unterkiefer wird dadurch in gewünschter Stellung fixiert (Thompson 1946). Dieses Vorgehen ist schwierig und nicht fehlerfrei.

Bezüglich der Kopfhaltung bei Aufnahmen am sitzenden Patienten werden folgende Möglichkeiten in der Literatur angeführt: a) Ausrichten der Camperschen Ebene des Schädels raumhorizontal; b) Ausrichten der Frankfurter Ebene raumhorizontal; c) Einnehmen einer individuellen, ungezwungenen Haltung des Kopfes durch den Patienten, wie dies von Moorrees (1953) für cephalometrische Röntgenuntersuchungen beschrieben wurde. Lindblom bevorzugt die raumhorizontale Einstellung der Camperschen Ebene. Diese Einstellung gewährleistet eine entspannte Haltung des Kopfes und der Kiefer.

Andere Autoren bevorzugen die Einstellung mit Hilfe der Frankfurter Horizontalebene, so Highley (1936), Grewcock (1953) und Donovan (1954).

Auch über die Lage des Filmes zum Zentralstrahl liegen unterschiedliche Angaben vor.

Während in der Schüllerschen Schläfenbeinaufnahme der Zentralstrahl unter einem Winkel von 30° und mehr auf den Film trifft, wird für Gelenkaufnahmen, welche vorwiegend der metrischen Auswertung der Gelenkabbildung dienen, die Filmebene senkrecht zum Zentralstrahl fixiert (Aufnahmen nach Hausser 1940, Lindblom u. a.).

Vergleiche hierzu die auf S. 845 beschriebene und empfohlene Aufnahmeanordnung.

b) Die Nahaufnahmen

Das Prinzip der Nahaufnahme ist bekannt:

Durch eine stark divergente Strahlung werden filmferne, bildunwichtige Objektteile, die im Strahlengang liegen, im Bild stark vergrößert, unterbelichtet und unscharf abgebildet, so daß sie die Abbildung nicht stören, während das filmnahe, darzustellende Kiefergelenk gut eingezeichnet wird.

Die starke Divergenz der bildgebenden Strahlung wird durch einen geringen Focus-Filmabstand erreicht. Er beträgt bei Gelenkaufnahmen etwa 22 cm (kleinstmöglicher Focus-Objektabstand, apparatbedingt, etwa 7 cm, Dicke des Objektes etwa 15 cm).

Die Auflösung störender Schatten durch das Prinzip der Nahaufnahme bewährt sich bei Kiefergelenkaufnahmen jedoch nur für weit abliegende und wenig dichte Teile des Gesichtsschädelskeletes. Es gelingt nicht, auf diese Weise in seitlichen Aufnahmen den dichten Schatten der Schädelbasis zu beseitigen; die Schädelbasis muß auch bei Nahaufnahmen der Kiefergelenke von der bildwichtigen Strahlung „umgangen" werden.

Der Zentralstrahl ist also auch bei Nahaufnahmen nicht ausschließlich im Hinblick auf eine gewünschte Gelenkansicht einzustellen; auch hier muß das Gelenk zusätzlich auf Grund anatomischer Überlegungen „frei" projiziert werden.

Hierzu wird — für seitliche Aufnahmen — das Gelenkköpfchen durch weites Öffnen des Mundes aus der Gelenkgrube hervorgeholt oder die Schädelbasis wird durch Schrägeinstellung der Strahlung von unten-vorne umgangen.

Die störenden Objektteile der abliegenden Gesichtshälfte werden durch das Prinzip der Nahaufnahme ausgeschaltet: so die Abbildung des abseitigen Kieferköpfchens oder des abliegenden Kieferastes.

Nahaufnahmen eignen sich für Projektionen, bei welchen nicht hohe Expositionsdaten erforderlich sind; die Strahlenbelastung der Haut ist sorgfältig zu beachten.

Die besondere Leistung der Nahaufnahmen liegt in der ungedeckten Abbildung des (beweglichen) Capitulum in annähernd seitlicher Ansicht, in der Anschaulichkeit der Bilder, die kaum unwichtige Details aufweisen und in der Verwendbarkeit der Dentalapparate hierfür.

Die Aufnahmen eignen sich nicht für die Beurteilung der temporalen Gelenkfläche und für eine exakte Beurteilung der Lage des Capitulum an der temporalen Gelenkfläche.

Für die Röntgenuntersuchung der Kiefergelenke ist auf diese Aufnahmen, nicht zuletzt wegen des geringen Aufwandes, den ihre Anfertigung benötigt, kaum zu verzichten.

Ein früher Hinweis auf die Vorteile des geringen Focus-Filmabstandes ist bei ALTSCHUL (1919) zu finden. Fußpunkt des Zentralstrahles ist der Ansatz des Processus muscularis des abliegenden Kieferastes.

Auch ALGYOGYI (1912) verwendete einen geringen Focus-Filmabstand. Der Fußpunkt des Zentralstrahles liegt an der Wange gegenüber den Mahlzähnen.

Ein ähnliches Verfahren wurde von HAUBERISSER (1936) angegeben.

Weite Verbreitung, vor allem in der Stomatologie, fanden die von PARMA (1932 und 1937) angegebenen Aufnahmen des Kiefergelenkes. Der Autor verwendet zwei Projektionen: eine, frontal verlaufende „Tuberculum-Projektion" und eine dorsal-exzentrische „Capitulum-Projektion".

Diese und die nachfolgende Aufnahme sind auf S. 843 und 844 beschrieben und werden zur Verwendung empfohlen.

STEINHARDT (1934) richtet den Zentralstrahl von einem Punkt 5 cm vor und 5 cm unter dem abliegenden Tuberculum articulare auf das darzustellende Capitulum, wodurch der dichte Schatten der Schädelbasis vermieden wird; maximale Mundöffnung ist dabei nicht unbedingt erforderlich.

c) Das Schichtaufnahmeverfahren

Das Prinzip des Verfahrens darf als bekannt vorausgesetzt werden.

Es wurde darauf hingewiesen, daß es aus topographischen Gründen nicht möglich ist, das Kiefergelenk mittels „klassischer Röntgenaufnahmen" in den diagnostisch bestgeeigneten Projektionsrichtungen abzubilden.

Man trachtet, das Gelenk in jener Ebene, in welcher der Bewegungsablauf erfolgt, abzubilden und diese Ansicht durch weitere hierzu senkrechte Projektionen zu ergänzen. Solcherart werden die Form der Gelenkflächen, längs welcher sich die Bewegung vollzieht, die Ausmaße der Bewegung und die Lage der einzelnen Gelenkanteile in verschiedenen Bewegungsphasen dargestellt.

Für die Beurteilung der Kiefergelenke gilt die „Profilansicht" (die Betrachtungsrichtung liegt dabei in der Richtung der Capitulumachse) und Ansichten senkrecht dazu als bestgeeignet.

Die einzige Möglichkeit, Ansichten des Kiefergelenks in dieser bevorzugten Betrachtungsrichtung herzustellen, bietet das Röntgen-Schichtbildverfahren. „Seul l'examen tomographique permets d'obtenir une image fidèle et dynamique de l'articulation..." (REBOUL, DUHAMEL, HARRIBEY).

Das Schichtbild zeigt die Form der Gelenkflächen und die Lagebeziehung der einzelnen Anteile des Gelenkes zu einander unverzeichnet, in jeder gewünschten Betrachtungsrichtung. Daraus ergibt sich die Bedeutung des Verfahrens für Untersuchungen der Funktion der Gelenke und bei Erkrankungen, welche in besonderem Maße mit funktionellem Geschehen im Zusammenhang stehen. „Seule la tomographie donne des images condyliennes strictement superposites aux préparations anatomiques de STEINHARDT, sur lesquelles est posée la classification morphologique de stomatologistes".

Ein weiteres Anwendungsgebiet für das Schichtverfahren ist die Exploration komplizierter Deformitäten und schwierig zu lokalisierender Veränderungen der Kiefergelenke durch Serienschichtung.

Endlich gibt das Schichtverfahren, wie keine andere Methode, die Möglichkeit, gleichzeitig den Bau der Gelenke und ihre Einordnung in das Schädelskelet zu zeigen.

Diesem Vorteil stehen Nachteile gegenüber, die durch den Vorgang der Bildentstehung bedingt sind: Schichtaufnahmen der Kiefergelenke sind für die Beurteilung der Gewebsstruktur und feingeweblicher Veränderungen wenig geeignet. Untersuchungen dieser Art gehören auch weiterhin zum Aufgabenbereich der klassischen Röntgenaufnahmen.

Frühe Mitteilungen über die Verwendung des Schichtverfahrens für die Untersuchung des Kiefergelenks stammen von Bleiker (1938), Petrilli und Gurley (1939), Mathis und Hammer (1941) und Parma (1942).

Über die besondere Leistungsfähigkeit des Verfahrens berichten unter anderem Rebout (1955) in einer ausführlichen Mitteilung, während Lindblom (1960) die Zeichenschärfe der Gelenkabbildung in Schichtaufnahmen für nicht ausreichend hält, um Messungen mit einem hohen Grad von Genauigkeit durchzuführen.

Für die chirurgische und stomatologische Untersuchung der Kiefergelenke steht eine Kombination von Projektionen zur Verfügung, unter welchen die Schichtaufnahmen eine bevorzugte Bedeutung haben (Clementschitsch 1955).

Schönberger (1957) gibt einen umfassenden Bericht über die Schichtverfahren der Kiefergelenke, auch in technischer Hinsicht. Ricketts (1950) benützt eine genau beschriebene Schichtaufnahme für seine Untersuchungen.

Hinsichtlich der Technik des Schichtverfahrens beschränkt sich die Mitteilung auf Angaben, welche im besonderen für die Kiefergelenke von Bedeutung sind.

Als noch geeignete (maximale) Schichtdicke werden 0,5 cm angeführt. Diese Angabe kann für die sagittale Einzel- und Serienschichtung gelten. Für die Schichtung in frontalen Ebenen sind wegen der geringen postero-anterioren Ausdehnung des Capitulum dünnere Schichten notwendig. Auch für die sagittale Schichtung sind dünnere Schichten vorteilhaft.

Die Verwischungsrichtung ist bei der Untersuchung der Kiefergelenke von geringer Bedeutung. Veränderungen der Form sind jedoch besser zu erkennen, wenn die Verwischung senkrecht zur Oberfläche erfolgt.

Die Schichtebenen können, wie ausgeführt, beliebig gelegt werden. Im allgemeinen wünscht man seitliche und postero-anteriore Ansichten zu erhalten. Für das seitliche Schichtbild bewährt es sich, die Schichtebene nicht genau sagittal, sondern in der Fläche des Unterkieferastes einzustellen. Dadurch wird der Kieferast in einer flächenhaften Ausdehnung und das Capitulum exakt in „Profilansicht" abgebildet.

Für das postero-anteriore Schichtbild bewährt es sich, die Schichtebene in einer Ebene einzustellen, welche durch beide margines posteriores der aufsteigenden Äste verläuft. Die Orientierung in diesen eindrucksvollen Bildern fällt leicht.

Die seltene Einstellung einer dritten Projektion erfolgt nach den Anforderungen des jeweils vorliegenden Falles.

Die Anordnung der empfohlenen seitlichen Schichtaufnahmen ist auf S. 839 beschrieben. Der Wert des frontalen Schichtbildes (der postero-anterioren Schichtaufnahme) von manchen Autoren bezweifelt, erscheint doch für die Darstellung von Verletzungen und Verletzungsfolgen evident, *ihre Anordnung ist auf S. 840 mitgeteilt.*

Auf eine wesentliche Schwierigkeit bei der Untersuchung der Kiefergelenke mittels Schichtaufnahmen muß hingewiesen werden.

Die überwiegende Zahl der in Verwendung stehenden Röntgenapparate schichtet in liegender Stellung des Patienten. Für die Untersuchung chirurgischer Patienten liegt darin kein Nachteil. Die Beurteilung der Unterkieferstellung in einzelnen Bewegungsphasen ist jedoch am liegenden Patienten kaum möglich. Man hilft sich, indem am sitzenden Patienten Wachs- oder Gipseinbisse angefertigt werden, die während der Aufnahme am liegenden Patienten den Unterkiefer in gewünschter Stellung halten. Dieses Verfahren ist erprobt, bedeutet jedoch eine beträchtliche Erschwerung der Untersuchung und ist mit Fehlerquellen behaftet.

LINDBLOM (1960) weist auf die Schwierigkeiten der Röntgenuntersuchung am liegenden Patienten hin.

RICKETTS (1953) schichtet in Seitenlage und schaltet den störenden Einfluß der Seitenlage auf die Stellung des Unterkiefers durch Gipseinbisse, siehe oben, aus.

Für Untersuchungen dieser Art sind Universalschichtgeräte, welche Schichtaufnahmen in sitzender Haltung des Patienten ausführen können, von größtem Werte.

Auf den besonderen Wert von *Schichtbildserien* für die Exploration komplizierter Formen und für die Lokalisation von Veränderungen wurde bereits hingewiesen.

Die bestgeeignete Schichttiefe für die Anfertigung eines Funktionsröntgenogrammes kann mittels Serienschichtung ermittelt werden.

Für die Durchführung der Serienaufnahmen ist die Anwendung der Simultanschichtung im Hinblick auf die Gesamtstrahlenbelastung des Patienten von Vorteil.

d) Die Direktvergrößerungsaufnahmen

Die Technik der Direktvergrößerungsaufnahme wird als bekannt vorausgesetzt. Auf die Problematik des Verfahrens kann nur auszugsweise hingewiesen werden.

Die besondere Ergiebigkeit der Direktvergrößerungsaufnahmen bei Untersuchungen der Knochenstruktur und bei der Diagnose feiner Veränderungen der Struktur wurde vielfach hervorgehoben und ist auch für die Untersuchung der Kiefer und der Kiefergelenke beschrieben.

Über Feinstfocusvergrößerungsaufnahmen im Kieferbereich berichten WERNER und KIRSCH (1957) und verweisen auf die große differentialdiagnostische Ergiebigkeit dieses Verfahrens gegenüber Normalaufnahmen. In den Direktvergrößerungsaufnahmen werden mehr Einzelheiten der Knochenstruktur dargestellt.

Die Überlegenheit der Direktvergrößerungsaufnahme mit Feinstfocus und Universalfolien gegenüber normalen Röntgenaufnahmen wird von MUNTEAN (1953) und MONTAG (1956) bestätigt.

WOOD (1953) betont die Notwendigkeit von Direktvergrößerungsaufnahmen, welche erst manche suspekte Skeletveränderungen klären können. Bilder von Direktvergrößerungen des Kiefergelenkes in antero-posteriorer Projektion werden von ZIMMER (1960) gezeigt. Der Autor verweist weiter auf die Verwendung der Direktvergrößerung bei dem Kiefergelenk-Schichtverfahren.

Die Aufnahmebedingungen, unter welchen Direktvergrößerungsaufnahmen den normalen Röntgenaufnahmen in diagnostischer Hinsicht überlegen sind, wurden verschiedenenorts präzisiert und lassen sich wie folgt zusammenfassen: Verwendung des Feinstfocus, Verwendung hochverstärkender Folien, Vergrößerung auf das 1,6- bis 2fache.

Der Vorteil der Direktvergrößerungsaufnahme gegenüber der nachträglichen Lupenvergrößerung wird bei SCHOBER (1953) präzisiert.

GILLARDONI (1953) weist auf die Überlegenheit der Direktvergrößerung gegenüber der photographischen Vergrößerung hin.

Die Bedingungen, unter welchen Direktvergrößerungsaufnahmen vorteilhaft sind (BÜCHNER 1954): bei Verwendung hochverstärkender Folien (grobzeichnender Folien) sind Direktvergrößerungsaufnahmen den anderen überlegen. Vergrößerungsaufnahmen auf folienlosen Filmen bringen keinen diagnostischen Gewinn. Folienlose Aufnahmen mit einem Focus von 1—2 mm sind Direktvergrößerungsaufnahmen mit Folien und Feinstfocus überlegen. Folienlose Aufnahmen mit Feinstfocus sind technisch nicht durchführbar.

Wenn die Gesamtunschärfe nicht wesentlich größer als 0,3 mm werden soll, ist die Direktvergrößerung mit Feinstfocus auf das zweifache die Grenze (GILLARDONI 1953).

Auch ABEL (1956) hält die Direktvergrößerung mit Feinstfocus und Folien auf das zweifache für optimal.

Die beste Detailerkennbarkeit ist bei einer Vergrößerung von 1,5 bis zweifach gegeben (SCHOBER 1953).

Der routinemäßigen Verwendung der Direktvergrößerungsaufnahme für die Darstellung der Kiefergelenke stehen folgende Überlegungen entgegen.

Direktvergrößerungen bieten in projektorischer Hinsicht keinen Vorteil. Das Kiefergelenk muß in gleicher Weise wie in normalen Aufnahmen frei projiziert werden. Das Einstellen der Aufnahme ist jedoch durch die zusätzliche Anordnung, die der Vergrößerung dient, mühevoll.

Projektionen, in denen Direktvergrößerungen durchgeführt werden können, ergeben auch sonst recht gute Bilder des Kieferköpfchens und seiner Struktur. Die Schwierigkeiten der Röntgenuntersuchung der Kiefergelenke liegen nicht bei jenen Aufnahmen, für welche durch das Direktvergrößerungsverfahren eine zusätzliche Verbesserung der Ergiebigkeit möglich ist. Es ist daher die Frage, ob die bessere Ergiebigkeit der Direktvergrößerungsaufnahmen den wesentlich größeren Aufwand ihrer Anfertigung rechtfertigt.

In manchen Fällen wird man sich des Verfahrens mit Vorteil bedienen.

e) Die Kontrastdarstellung der Gelenkräume

In herkömmlichen Röntgenbildern sind weder die Knorpelbedeckung der Gelenkflächen noch der Discus articularis zu beurteilen. Gegebenenfalls kann aus der „röntgenologischen Gelenkspaltbreite" und aus der Stellung und Bewegung des Capitulum und des Unterkiefers, auf ihre Beschaffenheit geschlossen werden.

Für die Beurteilung der Gelenkkapsel und der Gelenkräume sind Anhaltspunkte nicht gegeben.

Selbst die gemeinsame klinische, stomatologische und röntgenologische Untersuchung kann daher nur unvollständige Vorstellungen über die Beschaffenheit dieser Gelenkanteile vermitteln.

Es war daher der Gedanke naheliegend, durch Kontrastfüllung der Gelenkräume die Form und Lage des Discus, die Form der Gelenkflächen und die Gelenkräume darzustellen.

Erste Angaben über die Kontrastfüllung der Kiefergelenke stammen von Zimmer (1941). Unabhängig davon veröffentlichte Noorgard eine Mitteilung über die Arthrographie der Kiefergelenke (1944).

Die Technik der Kontrastfüllung der Kiefergelenke nach Nørgaard: Rückenlage des Patienten, Kopf in Seitenlage. Desinfektion der Haut. Einstich in die Haut in der Mitte zwischen Tragus und tastbarem Capitulum. Mund mehr als halb geöffnet. Richtung der Nadel zur Rückfläche des Condylus. Lokalanaesthesie subcutan und periarticulär. Nach Auftreffen der Nadel an der dorsalen Fläche des Condylus oder Collum Vorschieben zum oberen rückwärtigen Rand der Artikulationsfläche. Leichte Öffnungs- und Schließbewegungen erleichtern die Lokalisation. Injektion von 0,8—1 cm³ Kontrastmittel (35%iges Perabrodil oder Uroselectan) in den Gelenkraum bis Schmerzen angegeben werden. Röntgenaufnahme ohne Nadel. Nach zufriedenstellender Füllung des unteren Gelenkraumes Darstellung des oberen. Einstich wie oben, weite Mundöffnung. Vorschieben der Nadel schräg aufwärts und einwärts in der Richtung zur Fossa mandibularis. Nach Erreichen des Daches Rückziehen der Nadelspitze 1—2 mm, Injektion von 1¹/₂—2 cm³ der Kontrastsubstanz, Gefühl der Spannung. Entfernen der Nadel, Anfertigung von Röntgenaufnahmen bei geschlossenem und weit offenem Mund.

Kommentar des Autors zur Technik: zu bevorzugen sind wäßrige Kontrastmittel, die rasch abgebaut werden. Ölige Kontrastmittel verbleiben längere Zeit im Gelenk und können Reizerscheinungen verursachen. Es ist vorteilhaft, die Gelenkräume nicht gleichzeitig zu füllen, da sie sich sonst im Bilde überdecken. Das obere Gelenk läßt sich leichter füllen, das untere Gelenk schwieriger. Es soll das untere Gelenk zuerst gefüllt werden, weil das restierende Füllmaterial im oberen die Abbildung des unteren überdecken würde. Die Beschwerden nach der Injektion: Spannung in der Gelenkgegend, Unmöglichkeit den Mund zu schließen, unangenehme Crepitation durch einen Tag oder länger.

Behandlung: Anaesthetica, lokale Wärme, weiche Kost.

Zur Röntgenuntersuchung: zu bevorzugen sind seitliche Ansichten, da der dünne Schatten des Kontrastmittels darin besser zur Darstellung kommt. Der Autor verwendet eine Modifikation der Schüllerschen Aufnahme. Die Verwendung von Bucky-Blenden wird empfohlen. Frontalansichten werden nur gemacht, wenn die Mundöffnung weit möglich ist.

Die Bilder (Abb. 12, 13) von kontrastmittelgefüllten Gelenken zeigen nach der Füllung des unteren Gelenkraumes einen kappenförmigen Schatten, der den Condylus überlagert bzw. auf diesem aufzusitzen scheint. Nach Füllung des oberen Gelenkraumes entsteht eine etwa s-förmige (in der Schüllerschen Projektion) Schattenfigur, die sich von der

Fossa articularis, unter dem Tuberculum, bis vor das Tuberculum erstreckt. Bei geöffnetem Mund ist der Großteil des Füllungsmateriales unter dem Tuberculum und in
der Fossa. Als pathologisch signifikant gilt die Füllung beider Gelenke durch eine Injektion (bei Dehiszenz des Discus) oder die nur partiell oder überhaupt nicht durchführbare Füllung eines oder beider Gelenkräume (bei Obliterationen und Adhäsionen).

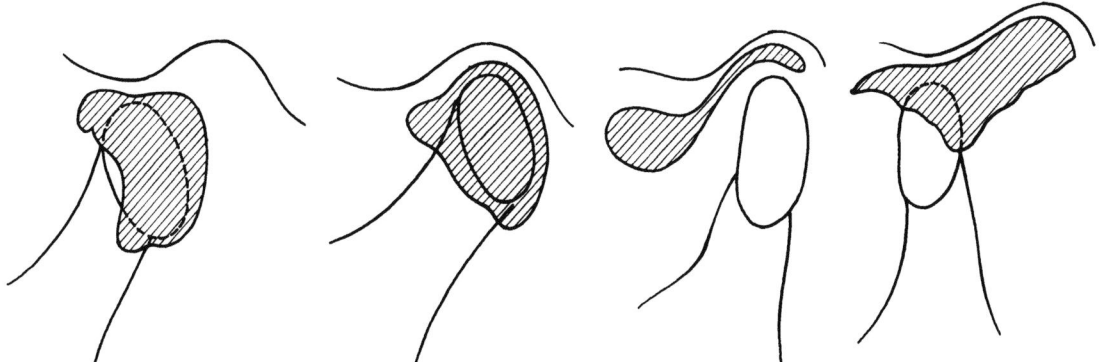

Abb. 12. Schematische Darstellung eines kontrastmittelgefüllten, normalen discomandibulären Gelenkraumes bei geschlossenem und offenem Munde
aus Husted (1960), nach Bildern Nørgaards

Abb. 13. Schematische Darstellung eines kontrastmittelgefüllten, normalen disco-temporalen Gelenkraumes bei
geschlossenem und offenem Munde. Aus Husted (1960)
nach Bildern Nørgaards

Eine weitere Publikation zur Technik Nørgaards stammt von Rezek (1958). Der Autor hätl
die Füllung ($1^{1}/_{2}$ cm³ 50%iges Joduron) des oberen Gelenkraumes für ausreichend. Die Anwendung
der Hartstrahltechnik wird empfohlen. Über Beschwerden des Patienten, Völlegefühl, Schmerzen,
wird berichtet. Husted (1960) nahm an einigen der nach Nørgaard untersuchten und kontrastgefüllten Gelenken Operationen vor und fand „ausnahmslos gute Übereinstimmung" zwischen dem
Operationsbefund und dem Befund der Arthrographie. Es bestätigten sich eine Reihe pathologischer
Befunde, die mit normaler Röntgentechnik nicht zu erhalten gewesen wären: Perforationen des
Discus, Verwachsungen des Discus mit dem Condylus und Atresien der Gelenkräume.

Durch die Arthographie könnte eine Lücke in der Diagnostik der Kiefergelenke
hinsichtlich der Discus- und Kapselbeschaffenheit geschlossen werden. Die Technik der
Arthrographie der Kiefergelenke ist jedoch nicht einfach. Es bedarf langer Übung um
zuverlässige Ergebnisse zu erhalten. Der Eingriff selbst ist für den Patienten mit beträchtlichen Beschwerden verbunden. Die Interpretation der Röntgenbilder von gelungenen Füllungen erfordert große spezielle Erfahrung.

Die gute Übereinstimmung zwischen dem arthrographischen Befund und der pathologischen Situation ist nachgewiesen und die diagnostische Ergiebigkeit der Kontrastfüllung bestätigt.

Zur Kenntnis der normalen Anatomie und Funktion der Kiefergelenke liefert das
Verfahren wertvolle Beiträge.

Eine zwingende Indikation für die klinische Anwendung der Arthrographie ist jedoch
nur selten gegeben. In der überwiegenden Zahl der Fälle, d. h. bei konservativen Behandlungen, ist die Anwendung des Verfahrens nicht durch den Gewinn zusätzlicher
Hinweise für die Therapie gerechtfertigt. Angezeigt erscheint die Kontrastdarstellung
in Grenzfällen, bei denen ein operativer Eingriff am Gelenk erwogen wird.

f) Das Röntgenstereoverfahren

Bezüglich der Technik der Stereountersuchung der Kiefergelenke wird auf Angaben
in der Literatur verwiesen.

Frühe Angaben finden sich bei Bowen und Bishop (1928) und bei Bishop (1929). Weitere Arbeiten stammen von Schier (1943) und Berghagen (1951, 1956), ein ausführlicher Bericht von
Lindblom (1960).

Die Betrachtung von Röntgen-Stereoaufnahmen der Kiefergelenke kann in eindrucksvoller Weise gewisse räumliche Vorstellungen hervorrufen, die sich allerdings, als

eine Folge der Röntgenentstehung der Bilder, auf wenige, als Konturen markant gezeichnete Details beschränken.

In der Praxis der Röntgenuntersuchung der Kiefergelenke ist eine überzeugende Indikation für die Verwendung des Stereoverfahrens nicht gegeben. Insbesondere ist die Anwendung des Verfahrens für Fragen der Lagebestimmung nicht zu empfehlen. Bei der Lagebestimmung von Fremdkörpern sind normale Röntgenaufnahmen eine Dokumentation und können unmittelbar als Unterlage für operative Eingriffe dienen, während Stereobilder, im Bereich des Gesichtsschädels, hierzu nicht geeignet sind.

g) Die Röntgenkinematographie

Das Verfahren der „cineradiographie" hat vor allem für das Studium der Kiefergelenksfunktion große Bedeutung. Es bietet eine instruktive Demonstration des Bewegungsablaufes in den Kiefergelenken, wie sie mittels Einzelaufnahmen in bestimmten Bewegungsphasen nicht gleichwertig erreicht werden kann.

Die Röntgenkinematographie ist ein Verfahren für Lehr- und Forschungsinstitute; für die Untersuchung der Kiefergelenke in der klinischen Praxis sind sie zunächst nicht in dem Maße geeignet wie andere, beschriebene Untersuchungsmethoden, etwa die Serienröntgenographie Updegraves (1950).

Bezüglich der Durchführung der Röntgenkinematographie und der hierfür benötigten Einrichtungen wird auf die einschlägige Literatur verwiesen.

Berry und Hofmann (1956) Lindblom (1951, 1957), Cooper und Hofman (1955), Janker (1954, 1950).

3. Zur Verwendung empfohlene Röntgenaufnahmen der Kiefergelenke

Aus der großen Zahl in der Literatur mitgeteilter und zum Teil oben angeführter Röntgenaufnahmen und Untersuchungsmethoden werden im folgenden einige ausführlich beschrieben und zur Anwendung empfohlen.

Da keine der angeführten Aufnahmen allein allen unterschiedlichen Anforderungen und Fragestellungen genügen kann, wird eine Gruppe von Aufnahmen mitgeteilt, aus welcher die im Einzelfalle am besten geeigneten zur Verwendung ausgewählt werden können.

Die empfohlene Gruppe von Röntgenaufnahmen wurde im Hinblick auf chirurgische und kieferchirurgische, auf kieferorthopädische und zahnärztlich prothetische Fragestellungen in der Praxis zusammengestellt. Für diese Aufgaben haben sie sich durch viele Jahre verschiedenenorts bewährt. Bezüglich ihrer Anwendung für spezielle Untersuchungen wird auf die einschlägigen, angeführten Arbeiten verwiesen (vgl. hierzu Kapitel 4).

Die Aufnahmen sind vorwiegend für das anatomische Einstellverfahren beschrieben, das sich bei chirurgischen Erkrankungen besonders bewährt hat. Für Untersuchungen, bei welchen es auf die Anfertigung identisch reproduzierbarer Aufnahmen ankommt, wurden hierfür geeignete Aufnahmeanordnungen angeführt bzw. auf diesbezügliche Angaben in der Literatur verwiesen.

1) Die seitliche Aufnahme des Kieferastes und Kiefergelenkes

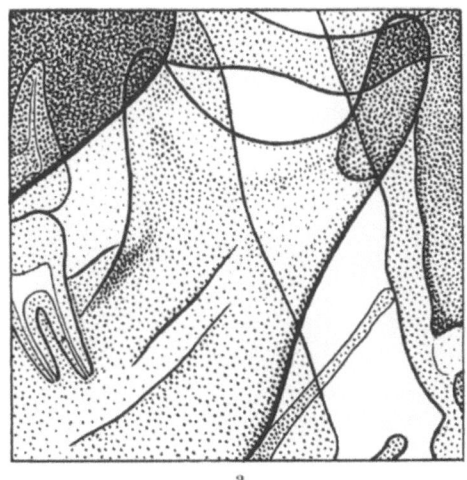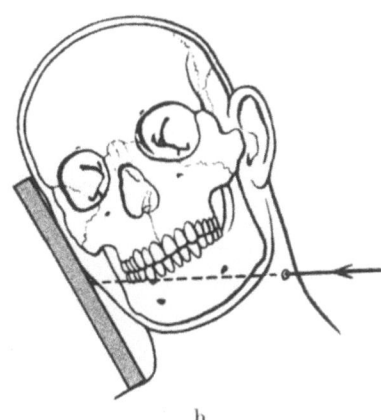

Abb. 14a u. b. Die seitliche Aufnahme des Kieferastes und Kiefergelenkes. a Durchpause der Aufnahme.
b Die Anordnung der Aufnahme

Die Anordnung der Aufnahme. Film 13 × 18, parallel zum aufsteigenden Ast, der Wange angelegt. Die Stellung des Patienten: sitzend oder liegend, der Kopf zur filmnahen Seite gedreht und geneigt. Der Zentralstrahl verläuft von einem Punkt fingerbreit unter dem Angulus mandibulae der filmfernen Seite zur halben Höhe des Kieferastes der filmnahen Seite. Focus-Filmabstand: 30—60 cm.

Es ist das *Prinzip der Aufnahme*, den Kieferast und das Kiefergelenk durch den Raum zwischen abliegendem Ast und Wirbelsäule in annähernd frontalem und caudal-exzentrischem Strahlengang frei zu projizieren.

Das Bild zeigt den Unterkieferast und das Kiefergelenk in schräg seitlicher Ansicht. *Das Wesentliche der Aufnahme* für die Untersuchung des Kiefergelenks ist die gleichzeitige Darstellung des Kieferköpfchens und des aufsteigenden Astes in einer, allerdings schräg seitlichen Ansicht, sowie die exakte Zeichnung der Knochenstruktur.

Die Aufnahme kann vorteilhafterweise mit Dentalröntgenapparaten durchgeführt werden, da mit einem geringen Focus-Filmabstand der Kieferast besonders gut frei projiziert werden kann.

Wo es auf eine genau seitliche Darstellung des Kiefergelenkes und Kieferastes ankommt, wird die Aufnahme besser durch Schichtaufnahmen ersetzt.

2) Die postero-anteriore Aufnahme der Kiefergelenke und Kieferäste nach Clementschitsch

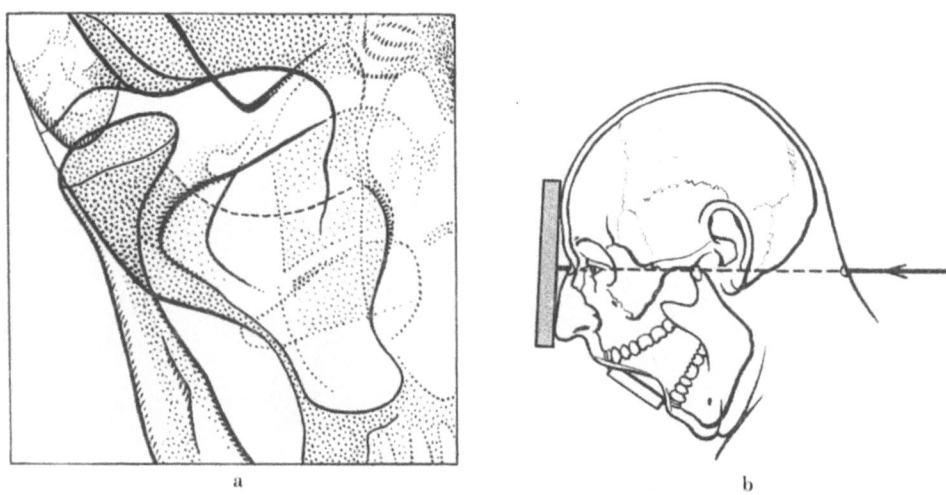

Abb. 15a u. b. Die postero-anteriore Aufnahme der Kiefergelenke und Kieferäste nach Clementschitsch.
a Durchpause der Aufnahme (Teilansicht einer Seite). b Die Anordnung der Aufnahme

Die Anordnung der Aufnahme. Film 13 × 18, quer gerichtet, im Schädelaufnahmegerät senkrecht fixiert oder schräg bzw. horizontal liegend. Patient aufrecht sitzend oder vorgebeugt sitzend oder Bauchlage. Der Kopf: mit Stirn und Nasenrücken an die Kassette gelegt. Der Mund maximal geöffnet. Der Zentralstrahl ist vom Nacken zur Nasenwurzel gerichtet und verläuft median-sagittal in einer Ebene, die das Tuberculum articulare beiderseits mit der Nasenwurzel verbindet. Focus-Filmabstand: 80 cm.

Es ist das *Prinzip der Aufnahme*, beide Kiefergelenke symmetrisch, seitenvergleichbar, darzustellen, indem sie subcraniell unterhalb des dichten Schattens der Schädelbasis in der kaum störenden Abbildung des Gesichtskeletes frei projiziert werden. Dazu müssen die Capitula durch weites Mundöffnen unter die Tubercula treten.

Die Abbildung entspricht einer Durchsicht der Colla und Capitula mandibulae von rückwärts unten nach vorne.

Das Bild zeigt beide Kieferköpfchen wenig gedeckt, unterhalb der Tubercula. Die Längsachse der Köpfchen erscheint etwas verkürzt. Als „obere" Kontur der Köpfchen ist im Bild die dorsale Knorpelgrenze eingezeichnet. Die Tubercula sind nicht ideal zu beurteilen, desgleichen der Gelenkslinienabstand.

Die Bedeutung der Aufnahme liegt in der Möglichkeit, die Köpfchen und Kieferäste in postero-anteriorer Richtung ungedeckt beurteilen zu können, in der Möglichkeit des Seitenvergleiches und in der Darstellung einseitiger Bewegungseinschränkung.

Für Fragestellungen, bei welchen Schichtaufnahmen verwendet werden können, ist diese Aufnahme durch die frontale Schichtaufnahme der Kiefergelenke vorteilhaft zu ersetzen.

3) Die seitliche Schichtaufnahme des Kiefergelenkes und Kieferastes (das sagittale Schichtbild der Kiefergelenke)

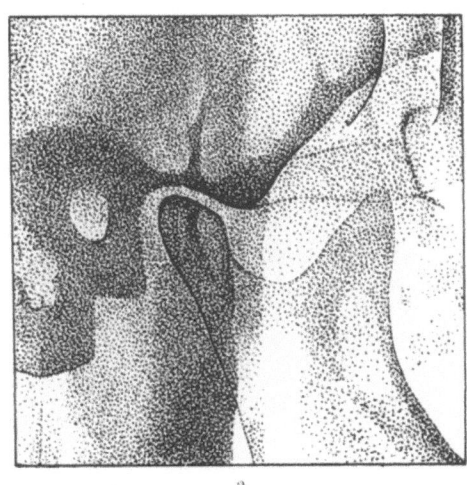 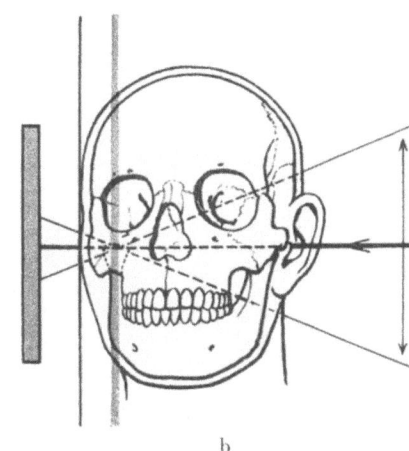

a   b

Abb. 16a u. b. Die seitliche Schichtaufnahme des Kiefergelenkes und Kieferastes (das sagittale Schichtbild der Kiefergelenke). a Durchpause der Aufnahme. b Die Anordnung der Aufnahme

Die Anordnung der Aufnahme. Schichtdicke 0,3 — maximal 0,5 cm. Verstreichungsrichtung von cranial nach caudal. Film: 13 × 18, längsgerichtet. Stellung des Patienten: in Abhängigkeit vom Schichtungsgerät, wenn möglich sitzend, sonst liegend (Bauchlage, die Hände neben der Brust aufgestützt, der Kopf zur Seite gedreht). Der Kopf liegt mit dem Schläfenbein, dem Jochbein und der Wange so auf der Unterlage, daß die Ebene des Unterkiefers parallel zur Unterlage liegt. Dazu wird der zunächst genau seitlich der Unterlage anliegende Kopf mit dem Gesicht um ein geringes zur Unterlage gedreht, so daß eine gedachte Ebene, in welcher das Kiefergelenk (die deckende Gewebsschichte wird mit 1—3 cm angenommen), der aufsteigende Kieferast und die lateralen unteren Segmente der Orbita liegen, parallel zur Unterlage ausgerichtet ist.

Die Schichten werden in 1, 2, 3 und 4 cm Abstand über der Unterlage eingestellt. Für Einzelaufnahmen sind die Schichten in 2 oder 3 cm, abhängig vom Schädelbau, besonders ergiebig.

Einzelschichtaufnahmen, welche das Capitulum im Bereich der medianen oder lateralen Wölbung zeigen, sind für die Beurteilung der Kiefergelenke, vor allem bei großer Schichtdicke (0,5 cm!) wegen täuschender Überlagerungen nicht brauchbar. Aufnahmen in diesen Schichtebenen können nur innerhalb einer Serienschichtung richtig beurteilt werden.

Für Aufnahmen in identischer Projektion wird der Kopf im Einstellgerät fixiert und der Abstand der Medianlinie des Gesichtes von der Unterlage registriert.

Das wesentliche der Aufnahme ist, daß durch das Schichtverfahren eine genau seitliche Ansicht, „Profilansicht" des Unterkieferastes und Kieferköpfchens erzielt wird, wie dies auf andere Weise, vor allem, wenn das Köpfchen in der Fossa fixiert ist, nicht erreicht werden kann. Da die Abbildung einem sagittalen Schnitt durch das gesamte Kiefergelenk entspricht, sind auch die Lagebeziehung des Köpfchens zur temporalen Gelenkfläche und die Form der temporalen Gelenkfläche gut zu beurteilen.

4) Die postero-anteriore oder antero-posteriore Schichtaufnahme der Kiefergelenke (das frontale Schichtbild der Kiefergelenke)

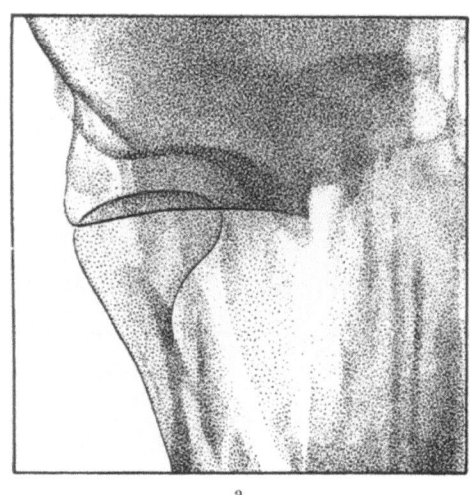 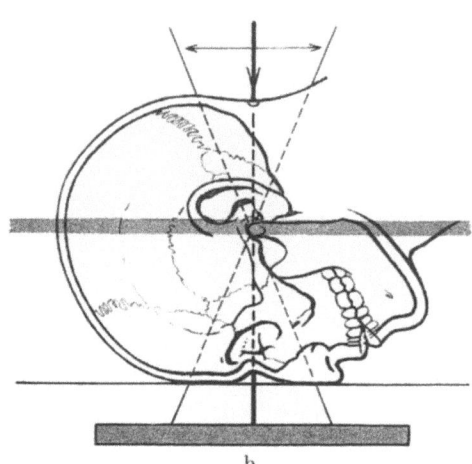

Abb. 17a u. b. Die postero-anteriore oder antero-posteriore Schichtaufnahme der Kiefergelenke (das frontale Schichtbild der Kiefergelenke). a Durchpause der Aufnahme (Teilansicht einer Seite). b Die Anordnung der Aufnahme

Die Anordnung der Aufnahme. Schichtdicke maximal 0,3 cm, Verstreichungsrichtung cranio-caudal. Film: 18 × 24 cm, längsgerichtet. Die Stellung des Patienten: in Abhängigkeit vom Schichtgerät, stehend oder liegend (Bauchlage besser als Rückenlage). Der Kopf liegt der Unterlage genau symmetrisch mit Stirne und Nase so an, daß der Margo posterior des aufsteigenden Kieferastes parallel zur Unterlage liegt.

Geschichtet wird in frontalen Ebenen, die parallel zum Margo posterior der Unterkieferäste verlaufen. Der Abstand der Schichtebene zur Unterlage ist am Patienten zu bestimmen.

Die erste Schicht wird in 0,5 cm Entfernung vor dem Tragus eingestellt. Die weiteren Aufnahmen folgen in regelmäßigen Abständen nach dorsal. Diese Abstände sollen wegen der geringen Ausdehnung des Capitulum maximal 0,5 cm betragen. Kleinere Abstände sind vorteilhaft. Das Einstellen der Schichtebene für eine einzelne Aufnahme ist aus dem angeführten Grunde schwierig; auf Serienschichtung ist kaum zu verzichten (vgl. Abb. 23).

Das wesentliche der Aufnahmen ist, daß durch das Schichtverfahren antero-posteriore Ansichten des Capitulum ungedeckt gegeben werden, wie sie in normalen Aufnahmen, sofern das Köpfchen in der Pfanne fixiert ist, nicht erzielt werden können. Da die Abbildung gleichsam einem Frontalschnitt durch beide Kiefergelenke entspricht, ist die Form der temporalen Gelenkfläche in latero-medianer Ausdehnung bestens zu beurteilen. In besonders exakter Weise ist, in der geeigneten Schichtebene, der Abstand der Gelenklinien zu erkennen.

5) Die axialen Aufnahmen der Kiefergelenke

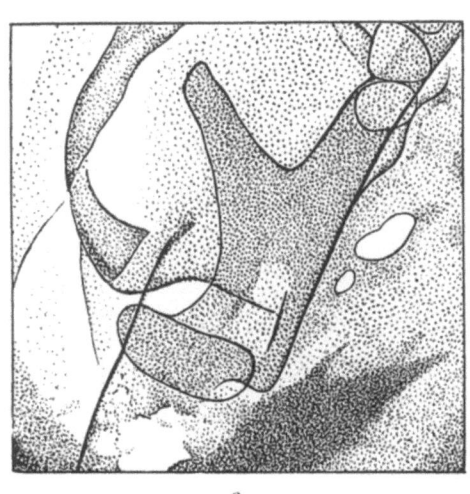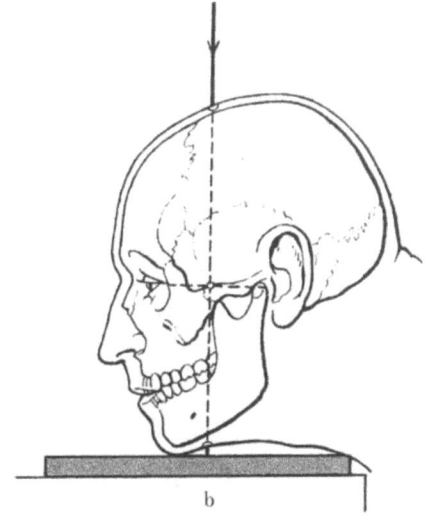

Abb. 18a u. b. Die axialen Aufnahmen der Kiefergelenke. a Durchpause der Aufnahme. b Die Anordnung der Aufnahme

Die Anordnung der Aufnahme. Film 18 × 24 cm, quer gerichtet, in horizontaler Lage. Die Stellung des Patienten: vorgebeugt sitzend oder Bauchlage. Der Kopf liegt symmetrisch mit Kinn und Zungenbein auf der Kassette. Der Zentralstrahl verläuft genau median in einer frontalen Ebene, die auf die beidseitigen Verbindungslinien zwischen lateralem Augenwinkel und Tragus senkrecht steht und diese halbiert. Focus-Filmabstand: 50 cm! Variante: Der Zentralstrahl verläuft genau median in einer frontalen Ebene, die auf die beidseitigen Verbindungslinien zwischen Margo infraorbitalis und Tragus senkrecht steht und diese halbiert.

Es ist *das Prinzip der Aufnahme*, den Gesichtsschädel in axialer Projektion 1. durch eine gering dorsal-exzentrische Einstellung so darzustellen, daß sich Stirn, Oberkiefer und Unterkiefer nicht im Bild überlagern, und 2. durch Verwendung eines verringerten Röhrenabstandes außerdem die filmfernen Teile des Gesichtsschädels im Bild nach außen zu projizieren. Die abstandbedingte, geometrische Unschärfe bei der Zeichnung der Kieferköpfchen kann durch Verwendung des Feinstfocus ausgeglichen werden.

Das Bild zeigt die Kiefergelenke in der Ausdehnung von lateral nach median, zeigt die temporale Gelenkfläche und Teile des Tuberculum articulare als Kontur. Sie zeigt die den Kiefergelenken benachbarten Regionen, den Jochbogenansatz, das Schläfenbein und den Keilbeinflügel.

In der Variante ist das Kiefergelenk noch besser zu beurteilen, weil das Capitulum und der aufsteigende Kieferast im Bilde einander nicht überdecken. Für die Beurteilung des Gesichtsschädels ist diese Projektion weniger gut geeignet.

Für Patienten, bei welchen die Untersuchung in Rückenlage durchgeführt werden muß, empfiehlt es sich, die beschriebenen axialen Aufnahmen durch die axiale Gelenkaufnahme nach UFFENORDE zu ersetzen.

Die Anordnung der Aufnahme. Rückenlage des Patienten, der Kopf stark angehoben, das Kinn an die Brust gepreßt. Der Film liegt unter dem Hinterkopf und Nacken, der Zentralstrahl wird von der Stirne zur Gegend des Foramen occipitale magnum, das sich in Seitenansicht in der Höhe der Processus mastoides projiziert, eingestellt. Bei dieser Anordnung ist eine Überlagerung des Gelenkes durch den Kieferast ausgeschlossen. Die Darstellung der temporalen Gelenkfläche erscheint ergiebiger als in den erstgenannten Projektionen.

6) Die postero-anteriore Aufnahme des Kiefergelenkes, modifiziert nach HOFRATH

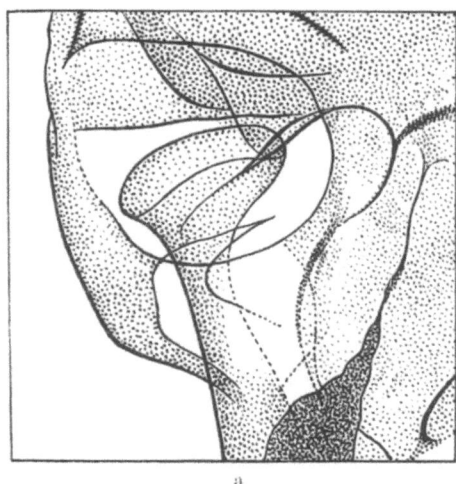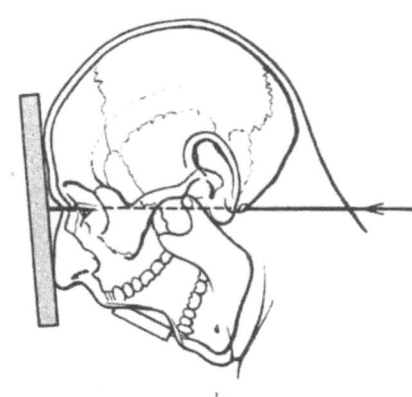

a   b

Abb. 19a u. b. Die postero-anteriore Aufnahme des Kiefergelenkes, modifiziert nach HOFRATH. a Durchpause der Aufnahme. b Die Anordnung der Aufnahme

Die Anordnung der Aufnahme. Film 13×18 cm. Die Kasette längsgerichtet, im Schädelaufnahmegerät senkrecht fixiert oder schräg bzw. horizontal liegend. Die Stellung des Patienten: aufrecht sitzend, vorgebeugt sitzend oder Bauchlage. Der Kopf mit Stirn und Nasenrücken der Kassette anliegend. Der Mund maximal geöffnet. Der Zentralstrahl verläuft vom Processus mastoides, in der Höhe des Tuberculum articulare, zur Mitte der gleichseitigen Augenhöhle, welche der Kassettenmitte anliegt. Focus-Filmabstand: 80 cm.

Wenn die Untersuchung in Rückenlage des Patienten durchgeführt werden muß, kann die Aufnahme in derselben Projektionsrichtung, jedoch mit antero-posteriorem Strahlengang, durchgeführt werden. Der Zentralstrahl wird dabei nach denselben Anhaltspunkten eingestellt.

Es ist *das Prinzip der Aufnahme*, das Kiefergelenk in sagittalem Strahlengang subcraniell, unterhalb des dichten Schattens der Schädelbasis durch die gleichseitigen Augenhöhlen frei zu projizieren. Dazu muß das Kieferköpfchen durch weites Öffnen des Mundes unter das Tuberculum articulare gebracht werden.

Die Abbildung ist eine Durchsicht durch das Kieferköpfchen und das Collum mandibulae von rückwärts nach vorne.

Das Bild zeigt das Capitulum und Collum mandibulae in seiner latero-medianen Ausdehnung, etwas vergrößert, unterhalb des Tuberculum articulare, nur gedeckt durch wenig störende Schatten des Gesichtsschädels. Der Abstand der Gelenklinien und die Wölbung des Tuberculum von median nach lateral sind erkennbar.

Da die Aufnahme wohl das Kieferköpfchen, nicht aber die Gelenkpfanne, beurteilen läßt und da die zufriedenstellende Darstellung des Köpfchens von dessen Beweglichkeit abhängt, ist die Indikation für diese Aufnahme eingeengt. Sie wird daher nicht routinemäßig verwendet, sondern nur als ergänzende Aufnahme, wenn es sich um eine Untersuchung der Form und Struktur des Capitulum handelt.

Die Projektion ist für Direktvergrößerungsaufnahmen geeignet.

7) Die Nahaufnahme des Kiefergelenkes nach Parma

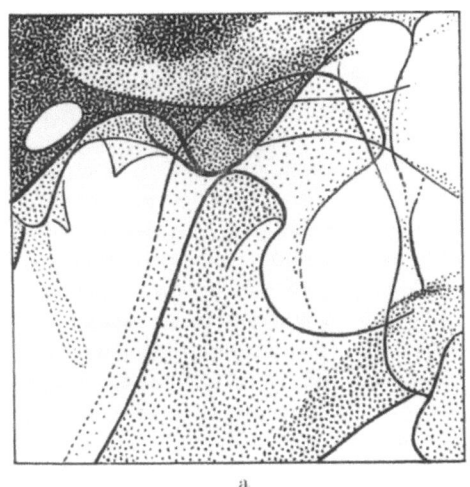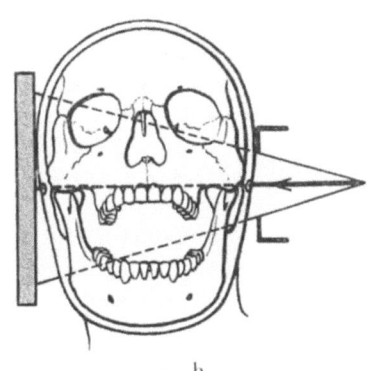

Abb. 20a u. b. Die Nahaufnahme des Kiefergelenkes nach Parma. a Durchpause der Aufnahme. b Die Anordnung der Aufnahme

Die Anordnung der Aufnahme. Ringblende 4 cm Durchmesser bei 7 cm Abstand vom Focus. Alu-Filter 2—4 mm. Film: 13 ×18 cm. Filmmitte dem darzustellenden Kiefergelenk angelegt. Die Stellung des Patienten: wenn möglich sitzend, sonst Seitenlage. Kopf vorgestreckt, Kinn angehoben. Der Mund maximal geöffnet. Der Zentralstrahl verläuft horizontal in einer Frontalebene unterhalb des abliegenden Tuberculum articulare zum Tuberculum der anliegenden Seite. Focus-Filmabstand: Nahaufnahme. Das Strahlenaustrittsfenster wird so dem Gesicht angelegt, daß sich die Mitte der Ringblende neben dem filmfernen Tuberculum befindet („Tuberculumprojektion" nach Parma).

Wenn es darauf ankommt, das Kieferköpfchen genau in Profilansicht darzustellen, wird die sog. „Capitulumprojektion" nach Parma angewendet. Der Zentralstrahl ist vom Tragus der abliegenden Seite auf das darzustellende Capitulum gerichtet. Er verläuft dabei in der Längsachse des Capitulum.

In den Aufnahmen wird das darzustellende Capitulum mandibulae nach dem *Prinzip der Nahaufnahme* von störenden Abbildungen des Gesichtskeletes frei projiziert. Dies ist nur bei maximaler Mundöffnung, wenn das Capitulum aus der Gelenkgrube unter das Tuberculum tritt, möglich.

Das Bild zeigt bei der Tuberculumprojektion das Kieferköpfchen etwas verplumpt unterhalb des Tuberculum und innerhalb der Aufhellung des Pharynx, der dichte Schatten des Tuberculum ist als Kontur beurteilbar. Die röntgenologische Gelenkspaltbreite ist nicht mit Sicherheit für korrespondierende Teile dargestellt. Bei der Capitulumprojektion ist das Köpfchen in seinem kleinsten postero-anterioren Durchmesser gezeichnet.

Der Vorzug dieser Aufnahmen besteht in der ausgezeichneten Darstellung beweglicher Kieferköpfchen, die auch hinsichtlich struktureller Details gut beurteilbar sind. Die Grenzen ihrer Leistungsfähigkeit liegen darin, daß die Aufnahme nur am beweglichen Gelenk gelingt und daß die temporale Gelenkfläche nicht brauchbar dargestellt ist.

Die Aufnahmen können in einfacher Weise mit Dentalröntgenapparaten durchgeführt werden und sind daher häufig verwendet.

8) Die Nahaufnahme des Kiefergelenkes, modifiziert nach Steinhardt

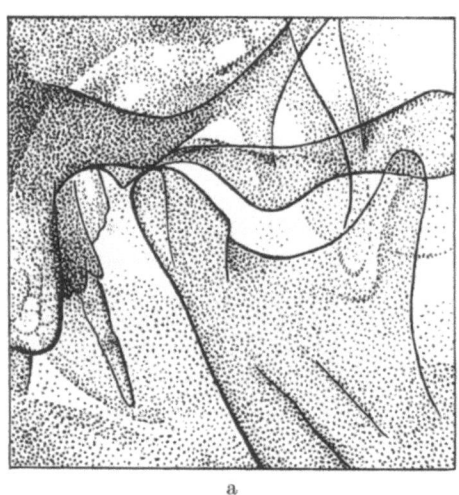 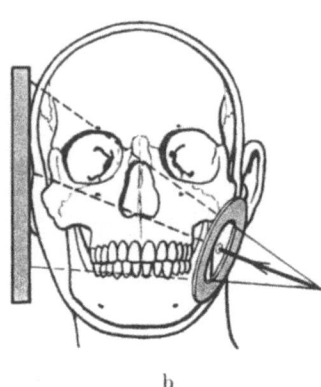

a   b

Abb. 21a u. b. Die Nahaufnahme des Kiefergelenkes, modifiziert nach Steinhardt. a Durchpause der Aufnahme. b Die Anordnung der Aufnahme

Die Anordnung der Aufnahme. Film 13 × 18 cm. Ringblende 4 cm Durchmesser bei 7 cm Abstand vom Focus. Alu-Filter 2—4 mm. Die Stellung des Patienten: wenn möglich sitzend, sonst Seitenlage. Kopf vorgestreckt, Kinn angehoben, Mund geöffnet (oder geschlossen). Der Zentralstrahl verläuft von einem Punkt der filmfernen Wange 3 cm vor und 3 cm unter dem abliegenden Tragus zum Tuberculum articulare der filmnahen Seite. Focus-Filmabstand: Nahaufnahme. Das Strahlenaustrittsfenster wird so an das Gesicht gelegt, daß sich die Mitte der Ringblende über dem bezeichneten Punkt der abliegenden Wange befindet. Die Röhre ist dabei etwas nach oben und hinten geneigt.

Es ist *das Prinzip der Aufnahme*, durch Änderung des Strahlenganges der Nahaufnahme nach Parma, der nun von seitlich-vorne und unten auf das erkrankte Gelenk gerichtet wird, auch bewegungsgehemmte Kiefergelenke, bei denen das Capitulum nicht aus der Gelenkgrube heraustritt, brauchbar darstellen zu können.

Die Abbildung entspricht einer Durchsicht des Kiefergelenks in der Richtung von seitlich vorne und unten.

Das Bild zeigt eine Schrägansicht des Capitulum, zeigt das Tuberculum als gut beurteilbare Kontur und zwischen beiden den Abstand der Gelenklinien. Die Stellung der Kieferköpfchen im Gelenk ist nicht zu präzisieren.

Die besondere Leistung dieser Aufnahme ist, daß mit geringem technischen Aufwand eine Untersuchung der Kieferköpfchen durchgeführt werden kann, auch wenn diese nicht frei beweglich sind. Die Grenzen der Leistungsfähigkeit der Aufnahme liegen darin, daß die Ansicht der Kieferköpfchen nicht optimal ist, weiter, daß der Gelenklinienabstand nur in günstigen Fällen, bei entsprechender Neigung des Tuberculum, richtig zur Darstellung kommt und daß die Lagebeziehung des Köpfchens zur temporalen Gelenkfläche nicht exakt beurteilt werden kann.

Die Aufnahme kann, wie die Parma-Aufnahme, mittels Dentalröntgenapparaten leicht durchgeführt werden und stellt eine zusätzliche Hilfe und Verbesserung der Parmaschen Aufnahmen bei bewegungsgehemmten Gelenken dar.

9) Die Aufnahme des Schläfenbeines nach Schüller, modifiziert für die Darstellung des Kiefergelenkes

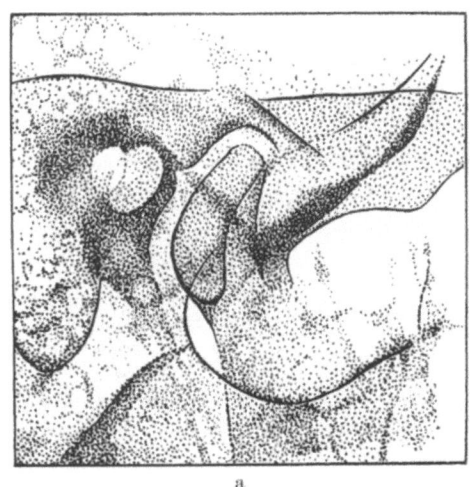
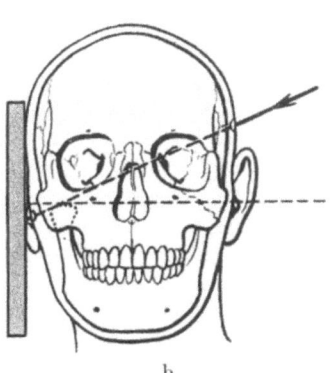

a   b

Abb. 22a u. b. Die Aufnahme des Schläfenbeines nach Schüller, modifiziert für die Darstellung des Kiefergelenkes. a Durchpause der Aufnahme. b Die Anordnung der Aufnahme

Die Anordnung der Aufnahme. Film 13×18 cm. Die Kassette senkrecht im Aufnahmegerät fixiert. Die Stellung des Patienten: sitzend, der Kopf gerade im Schädeleinstellgerät fixiert, so daß das darzustellende Gelenk der Filmmitte anliegt und die Median-Sagittalebene des Gesichtes parallel zur Filmebene liegt.

Variante: Die Stellung des Patienten: Seitenlage. Der Kopf ruht auf einem Keilpolster, welcher die Filmkassette trägt. Die höhere Seite des Keilpolsters ist gegen die Schulter, die niedrige gegen den Scheitel gerichtet. Die Medianlinie des Gesichtes liegt horizontal und schließt daher mit der Kassette einen nach cranial offenen Winkel ein. Die Filmebene ist nach median und cranial gewendet.

Empfohlen wird für chirurgische Fragestellungen die Aufnahme am liegenden Patienten und „steile" Einstellung des Zentralstrahles in der Frontalebene (30⁰ oder mehr).

Für Untersuchungen, bei denen die Darstellung der Gelenkbewegung im Vordergrund steht und identische Kontrollen durchgeführt werden müssen, werden die Aufnahmen am sitzenden Patienten durchgeführt und Einstellgeräte verwendet, welche eine entsprechende Haltung des Kopfes gewährleisten.

Der Zentralstrahl verläuft in einer Frontalebene und trifft unter einem Winkel von 15—40⁰ cranial-exzentrisch auf die Kassettenmitte. Focus-Filmabstand: 60—80 cm. Bilddurchmesser auf 9 cm eingeblendet.

Es ist *das Prinzip der Aufnahme*, durch einen cranial-exzentrischen Verlauf des Strahlenganges das Kiefergelenk von störenden Schatten der Schädelbasis frei zu projizieren. Der Strahlengang ist durch das abliegende, nicht störende Schläfenbein auf das filmnahe Kiefergelenk gerichtet und durchsetzt die Schädelbasis in der temporalen Gelenkfläche des abzubildenden Gelenkes.

Modifikationen der Aufnahmeanordnung betreffen die Größe des Winkels, unter welchem der Zentralstrahl cranial-exzentrisch (also schräg von oben) auf das Kiefergelenk gerichtet wird, weiter die Einstellung des Zentralstrahles in einer Frontalebene oder von dorsal-exzentrisch (also etwas von rückwärts) sowie die Lage des Filmes am Schädel.

Zu den Modifikationen ist folgendes anzugeben: Die steil cranial-exzentrische Einstellung zeigt das Kieferköpfchen übersichtlich und fast ungedeckt in einer Ansicht von schräg oben. Die wenig steilen Einstellungen (Winkel etwa 15⁰) zeigen eine mehr seitliche Ansicht des Kieferköpfchens, welches jedoch stärker durch die Umgebung verdeckt ist. Die Lagebeziehung des Köpfchens zur temporalen Gelenkfläche ist in den wenig steilen Aufnahmen günstiger zu beurteilen als in den steilen. Aufnahmen in frontal verlaufendem Strahlengang zeigen das Capitulum nicht in der Richtung seiner

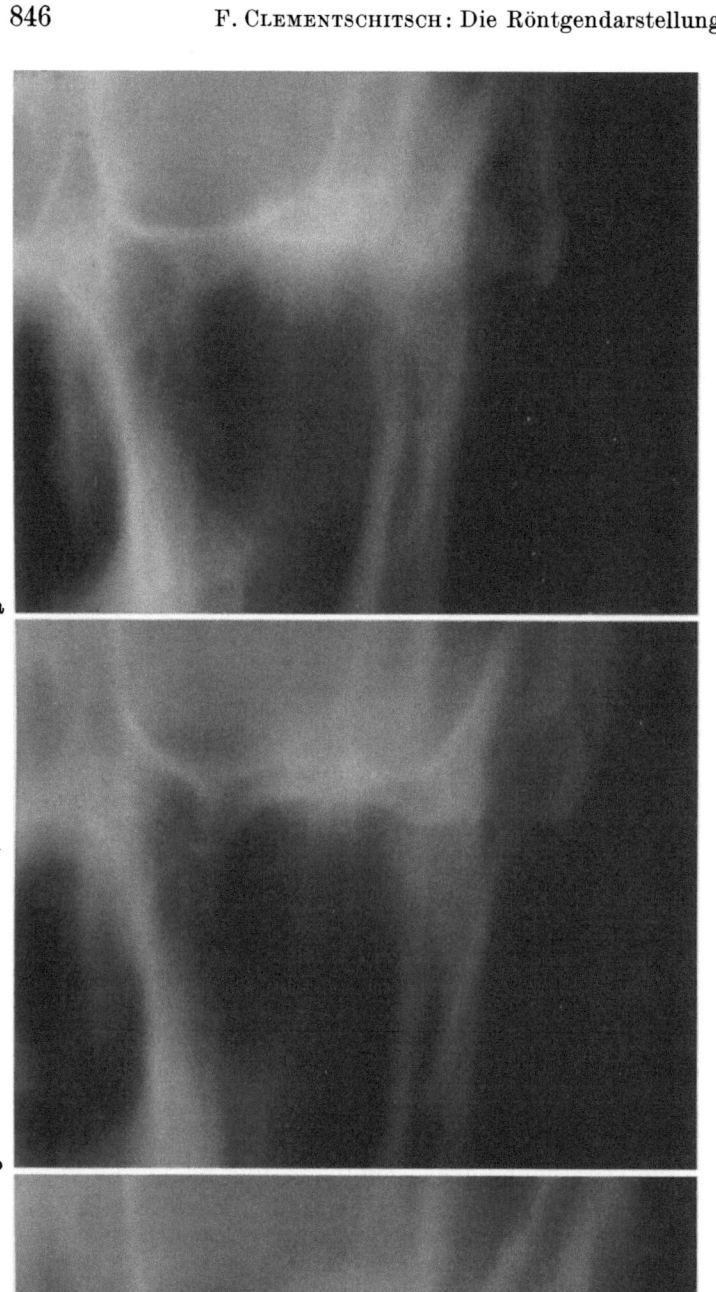

Längsachse, sondern geben eine schräge Ansicht. Dorsal-exzentrische Einstellungen treffen das Capitulum besser in seiner Längsachse, haben aber den Nachteil, eine zusätzliche Winkeleinstellung berücksichtigen zu müssen.

Das Bild zeigt das Capitulum mandibulae, je nach Winkeleinstellung von schräg seitlich oder fast axial. Es zeigt die Stellung des Capitulum an der temporalen Gelenkfläche je nach Winkeleinstellung als Abstand von den Konturen des Tuberculum oder von der Pars tympanica. Das Bild zeigt das Tuberculum in der Durchsicht. Der Abstand der Gelenklinien ist in den seitlichen Gelenkpartien gut zu beurteilen.

Die besondere Leistungsfähigkeit dieser Aufnahme besteht zunächst in der übersichtlichen Darstellung des Gelenkes, wie sie sonst in keiner Aufnahme erzielt wird. Es sind sowohl das Köpfchen als auch die temporale Gelenkfläche und der Gelenklinienabstand in dem Bilde beurteilbar. Weitere Vorteile der Aufnahme liegen darin, daß auch die Stellung des Köpfchens an der temporalen Gelenkfläche zu erkennen ist und daß die Abbildung des

Abb. 23a—f. *Serienschichtung des linken Kiefergelenkes in postero-anteriorer Projektion.* Die Bilder ergeben gemeinsam eine genaue räumliche Darstellung des Kiefergelenkes. Die Serienschichtung läßt weiter die für Einzelaufnahmen bestgeeignete Schichttiefe erkennen. a Schichtabstand von der Unterlage: 8 cm. Die Schicht verläuft vor der Jochbogenwurzel durch den freien Jochbogen und durch die Facies infratemporalis. b Abstand $8^1/_2$ cm. Die Schicht verläuft durch die Prominentia articularis proc. zygom. und durch das Tuberculum articulare und weiter durch die Facies infratemporalis. Gut geeignet für die Darstellung des Tuberculum und des Capitulum bei weit geöffnetem Mund. c Abstand 9 cm. Die Schicht verläuft durch die dorsale Fläche des Tuberculum articulare. Gelenkspalt, Tuberculum und Capitulum sind nicht gut zu beurteilen. Als Einzelaufnahme ungünstig.

Köpfchens (in der schwach cranial-exzentrischen Projektion) der als besonders vorteilhaft erwünschten „Profilansicht" nahekommt.

Nachteile der Aufnahme liegen darin, daß ein Teil des Gelenkes von benachbarten Gebilden überdeckt wird, vor allem in den flachen, für Lagebestimmungen und Messungen wichtigen Projektionen, weiter, daß das Tuberculum nur in den lateralen Anteilen als Kontur, also hinsichtlich der Lagebeziehung des Capitulum beurteilbar, abgebildet wird, daß es sich nicht um exakte Seitenaufnahmen handelt, sondern um Schrägaufnahmen und daß nicht alle Partien des Gelenkes mit gleicher Exaktheit zu beurteilen sind.

Über die Verwendung von Aufnahmekombinationen, Schichtbildserien und Funktionsröntgenogramm

Die Darstellung des Kiefergelenks in einer Projektion genügt zum Nachweis gröberer Veränderungen der Form und der Struktur des Kieferköpfchens sowie zum Nachweis extremer Stellungsänderungen.

Für *die genaue Exploration der Struktur und Form* der knöchernen Gelenkanteile ist die Verwendung von mindestens zwei Aufnahmen in verschiedenen Projektionsrichtungen, die Verwendung einer Aufnahmekombination, notwendig. Zur Klärung von

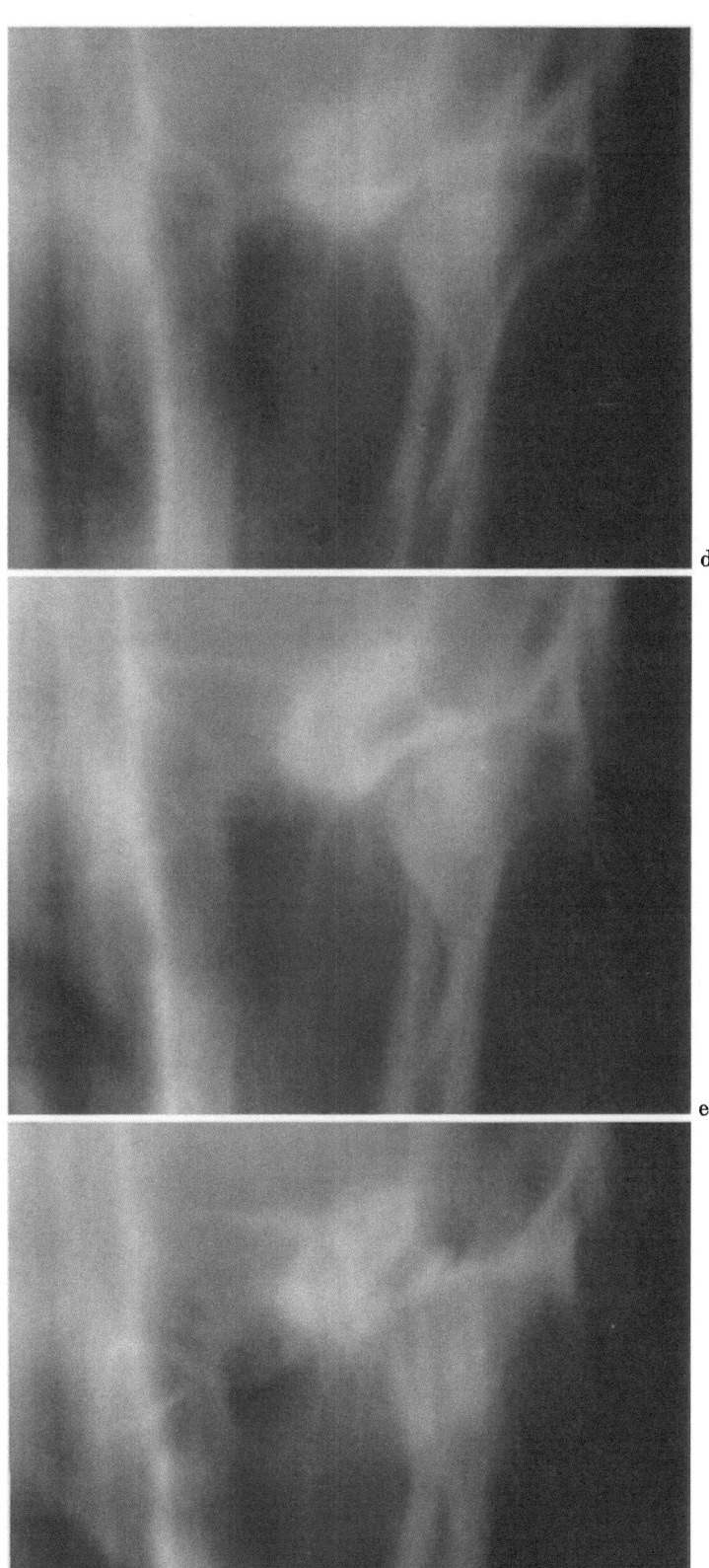

Abb. 23d—f. d Abstand 9¹/₂ cm. Die Schicht verläuft durch die Mitte der Fossa. Das Capitulum, die Fossa und der Gelenkspalt bestens zu beurteilen. e Abstand 10 cm. Die Schicht verläuft durch den dorsalen Anteil der Fossa und das Tuberculum postglenoidale. Das Kieferköpfchen und die Fossa dorsal gut zu beurteilen. f Abstand 11 cm. Die Schicht verläuft in der dorsalen Begrenzung der Fossa mandibularis. Als Einzelaufnahme nicht brauchbar

Lagebeziehungen und Stellungsänderungen dienen zwei oder mehr Projektionen in zueinander senkrechter Richtung.

Für *die Untersuchung der Gelenke bei komplizierten anatomischen Veränderungen*, die in den klassischen Aufnahmen oder im einzelnen Schichtbild nicht eindeutig zu beurteilen sind, bewährt sich die Serienschichtung: die Anfertigung mehrerer Schichtaufnahmen in zunehmendem Abstand der Schichtebenen von der Oberfläche. Schichtbildserien ergeben eine ideale Darstellung der Form und Beschaffenheit der Kiefergelenke. Die Bilder der Serien ergänzen sich zu einer idealen räumlichen Darstellung des gesamten Gelenkes.

Die Serienschichtung wird weiter dazu benützt, die diagnostisch ergiebigste Schichttiefe am Patienten zu ermitteln, die dann bei Kontrolluntersuchungen durch Einzelaufnahmen verwendet wird (Abb. 23).

Für *die Untersuchung der Gelenkfunktion* dienen Aufnahmen des Gelenkes in verschiedenen Bewegungsphasen des Unterkiefers, sog. Funktionsröntgenogramme (vgl. hierzu Abb. 24).

Man hat zunächst die Aufnahme des Kiefergelenks in zwei extremen Stellungen, im Schlußbiß und bei maximaler Mundöffnung als Funktionsröntgenogramm bezeichnet. Heute werden eine größere Anzahl von Unterkieferstellungen bzw. Bewegungsphasen zur Darstellung der Gelenkfunktion in Bildern festgehalten.

Es werden Aufnahmen in folgenden Stellungen der Unterkiefer angefertigt:

1. in Bißschwebe (in Ruhelage);
2. in zentraler Occlusion bzw. in habitueller Occlusion;
3. bei maximaler Mundöffnung;
4. in unterschiedlichen Zwischenstellungen, so bei Mundöffnung von 1, 2 oder 3 cm;
5. in Stellungen des Unterkiefers, die auf Grund der klinischen Untersuchung als diagnostisch ergiebig angesehen werden,
6. in Stellungen, die bei bestimmten Behandlungsmaßnahmen vom Unterkiefer eingenommen werden.

Die einzelnen Aufnahmen werden ohne Änderung der Kopfhaltung durchgeführt. Es wurde mehrfach darauf hingewiesen, daß die Untersuchung am zwanglos aufrecht gehaltenen Kopf besonders vorteilhaft sei. Die einzelnen Aufnahmen des Funktionsröntgenogrammes müssen die erklärende Beschriftung tragen, da sonst die einzelnen Stellungsunterschiede des Capitulum nicht richtig zu interpretieren sind.

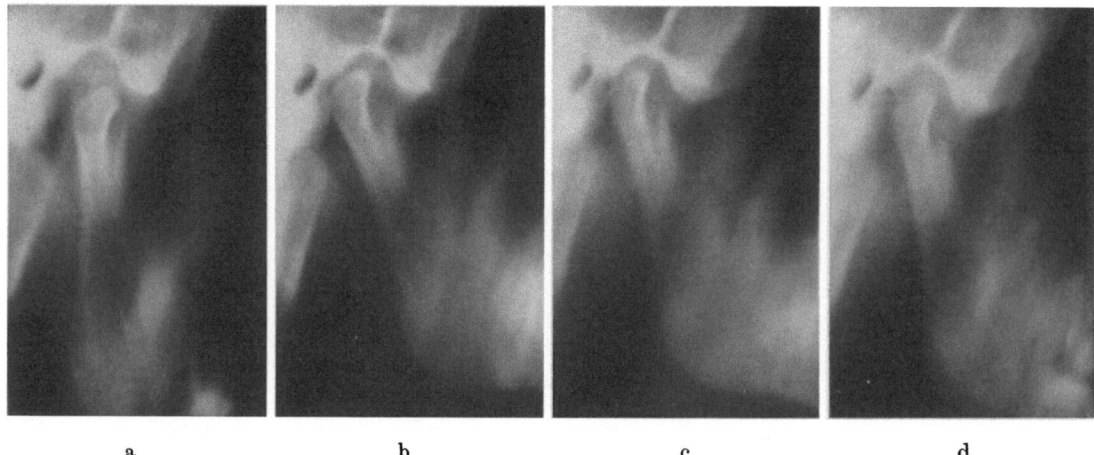

a   b   c   d

Abb. 24a—d. *Funktionsröntgenogramm eines Kiefergelenkes in sagittalen Schichtbildern.* Klinisch: Arthrosis deformans bei okklusionsbedingter traumatischer Distalposition des Unterkiefers. a *Bei maximaler Mundöffnung:* Die Öffnungsbewegung des Capitulum ist eingeschränkt. b *Bei Bißschwebe:* Das Kieferköpfchen steht weit dorsal in der Gelenkpfanne. c *In zentraler Occlusion:* Der Unterkiefer ist unter Belastung nach rückwärts und oben gedrängt. d *Bei eingesetztem kieferorthopädischem Behandlungsapparat:* Das Kieferköpfchen ist nach vorne und tiefer gebracht, das Gelenk entlastet

4. Die Darstellung der Gelenkeigenschaften

Das normale Kiefergelenk weist eine Vielzahl anatomischer, topographischer und funktioneller Einzelheiten und Verhaltensweisen auf, die im folgenden als „Gelenkeigenschaften" bezeichnet werden.

Diese Eigenschaften des Kiefergelenkes sind nicht insgesamt in einer Aufnahme oder mittels eines Untersuchungsverfahrens darzustellen. Vielmehr eignet sich jede der zur Verwendung empfohlenen Projektionen und jedes Verfahren für die Darstellung der einen oder der anderen Eigenschaft in besonders vorteilhafter Weise.

Andererseits besteht nur selten die Notwendigkeit, bei einer Fragestellung mehrere oder alle Eigenschaften des Gelenkes zu untersuchen.

Für die Ergiebigkeit der Röntgenuntersuchung der Kiefergelenke ist es maßgebend, im Einzelfall jene Eigenschaften darzustellen, an welchen der Fragestellung nach die charakteristischen Veränderungen zu erwarten sind, und diese Eigenschaft in bestgeeigneter Form aufzuzeigen.

Das folgende Kapitel befaßt sich mit der Beschreibung der Röntgendarstellbarkeit wichtiger Gelenkeigenschaften und Details, ohne auf pathologische Veränderungen der Kiefergelenke einzugehen.

a) Die Form des Condylus und Collum mandibulae

Vergleiche hierzu die einleitenden anatomischen Angaben auf S. 821.

Abhängig von der Fragestellung kommt es bei der Untersuchung der Form des Condylus und Collum auf folgendes an:

Bei chirurgischen Fragestellungen soll die Unversehrtheit der bestehenden Form, Größe und Kontinuität in üblicher Weise nachgewiesen bzw. Deformierungen, Größenungleichheit im Seitenvergleich, Dislokation von Fragmenten oder Destruktionen sowie Änderungen in der Struktur (s. dort) gezeigt werden.

Für diese Untersuchungen verwendet man die „seitliche Aufnahme des Unterkiefers und des Kiefergelenkes" (Nr. 1) und die „postero-anteriore Aufnahme der Kiefergelenke und Kieferäste" (Nr. 2) oder einzelne periorbitale Projektionen. Wenn es nicht auf die Darstellung der Struktur ankommt, sind seitliche Schichtaufnahmen zu empfehlen (Nr. 3).

In der Mehrzahl der chirurgischen Fälle können diagnostische Feststellungen allein an Hand der Röntgenbilder getroffen werden. Spezielle stomatologische Angaben über den Zustand des Kausystems sind dazu meist nicht erforderlich.

Anders bei kieferorthopädischen und prothetischen Fragestellungen und bei funktionellen Störungen. Hier sind die individuelle Form des Gelenkes und seiner einzelnen Teile, der Typus des Gelenkes und die Funktion darzustellen.

Röntgenbilder allein geben bei diesen Untersuchungen nicht oder nur in Spätfällen Aufschluß. Erst die Kombination des Röntgenbefundes und des stomatologischen Befundes ergibt ein Bild vom individuellen Zustand des Kausystems. In Kenntnis der bestehenden Abhängigkeit innerhalb des Kausystems zeigt die Gegenüberstellung der Befunde gegebenenfalls Inkongruenzen zwischen Teilen des Systems, welche Ursachen verschieden lokalisierter Störungen sein können. Sie zeigt Störungen an einzelnen Partien (etwa am Gebiß), welche in der Folge sekundäre Veränderungen an anderer Stelle (etwa am Gelenk) hervorrufen können.

In Anbetracht der großen Variationsbreite der Form „normaler" Kiefergelenke kann bei den genannten Fragestellungen nur die Betrachtung des gesamten Kausystems zu einer richtigen Beurteilung der Gelenke führen.

Was der Stomatologe von der Röntgenuntersuchung erwartet, „c'est de connaître l'aspect articulaire", gegeben durch eine exakte Beschreibung jener Gelenkeigenschaften, welche in Relation mit dem Befunde der stomatologischen Untersuchung eine Beurteilung des Kausystems — und der Kiefergelenke ergibt.

Der Röntgenologe seinerseits benötigt eine Information, welche Gelenkqualitäten, im Röntgenbilde dargestellt, in Kombination mit den Ergebnissen der Gebißuntersuchung für die klinische Diagnosestellung von Bedeutung sind, auch wenn in den Aufnahmen der Kiefergelenke röntgenologisch charakteristische Veränderungen nicht nachzuweisen sind.

Bezüglich des Capitulum und Collum sind zu beschreiben: Die Form des Capitulum im Profil und (eventuell) in sagittaler Ansicht, die Wölbungen der Gelenkfläche, die Gelenkränder und die Form und Abwinkelung des Collum.

Seit den grundlegenden Untersuchungen Steinhardts (1932, 1933, 1934) bemüht man sich um eine ordnende Beschreibung der vielfältigen Formen der Kiefergelenke, insbesondere auch der Capitula. Man bedient sich dabei der Einteilung in physiologische Gruppen, wobei der morphologische Befund am Gelenk in Beziehung zur Funktion des Kauapparates gesetzt wird. Über die Abhängigkeit zwischen der Form des Gelenkes und dem Gebiß als Teilen eines funktionellen Systems liegen zahlreiche Mitteilungen vor: Bauer (1932), Steinhardt (s. oben), Hausser (1952), Riesner (1936), Updegrave (1957), Reboul, Duhamel und Harribey (1955) und zahlreiche weitere.

Nachfolgend ein Schema, das in der Literatur mitgeteilte und bekannte Gruppeneinteilungen zusammenfassend wiedergeben soll. Seine Betrachtung läßt die Schwierigkeit, gültige Einteilungen zu treffen, erkennen, worauf verschiedentlich hingewiesen wurde.

Formen des Kieferköpfchens in seitlicher Ansicht bei differentem Gebißbefund

Jeder Gruppe sind drei, in der Literatur etwa synonym verwendete Bezeichnungen vorangestellt	I.	II.	III.
	Kiefergelenk bei Normalbiß. Bei Occlusion der Klasse I nach Angle. „Normal joint"	Kiefergelenk bei tiefem Biß. Bei Occlusion der Klasse II nach Angle. „Marked konvex joint"	Kiefergelenk bei Kopfbiß. Bei Occlusion der Klasse III nach Angle. „Flattened gliding joint"
1. Form des Condylus	leicht konvex, „normale Konvexität"	„très convexe", „betonte Konvexität"	plump bis zart, „flache Oberfläche"
2. Form des Collum	gerade oder leicht vorgeneigt, „mäßige Vorwärtsneigung"	„starke Abbiegung", „exaggerated forward tilting"	meist gerade oder vorgeneigt, „ein sehr flacher Neigungswinkel"
3. Knochenschlußplatte (Gelenkfläche)	leicht konvex	ausgesprochen konvex	Oberfläche plan., dorsales Profil häufig rechtwinkelig
4. Gelenkränder	deutlich, wenn abgewinkelt, nicht hervortretend, wenn gerade	eventuell deutlich hervortretend	—
5. Distanz der Knochenschlußplatten (röntgenologische Gelenkspaltbreite)	normal	meist vermindert, „reduced disk space"	„meist größer als normal"
6. Tuberculumneigung	mäßig geneigt	steiler Neigungswinkel, „betonte Konvexität des Tuberculum"	planere Form des Tuberculum
7. Form der Fossa	mäßig seicht	tiefe Fossa	seichte Fossa, flaches Dach
8. Ausmaß der Gelenkbewegung	erlaubt Gleitbewegungen	geht wenig nach vorne, „blocage articulaire"	passiert das Tuberculum, „glide forward excessively in the open position"

Es ist jedoch zu vermerken, daß andere Autoren das Bestehen signifikanter Abhängigkeiten zwischen einzelnen Gelenkeigenschaften untereinander und zwischen der Gelenkform und den Occlusionsverhältnissen nicht anerkennen oder zumindest nur für umschriebene Bereiche nachweisen konnten.

"The two elements of the joint, i. e., the condyle and eminence, in the samples studied showed no tendency to adapt themselves to each other, or to the occlusion" (RICKETTS 1950). Die Form folgt nicht sklavisch der Funktion (TODD 1930). Die Bedeutung der anlagebedingten Faktoren gegenüber den örtlichen Einflüssen wird betont (ANGLE 1948).

Eine Nachzeichnung von neun Kiefergelenken (Abb. 25), entnommen bei RICKETTS, weist auf die natürliche Vielfalt der Kiefergelenkformen hin und demonstriert die große Variationsbreite im Bau der Kiefergelenke. Sie zeigt weiter, daß die Größe der Condylen keineswegs regelmäßig mit der Größe der Fossae übereinstimmt und daß die Form des Condylus nicht zwangsläufig der Form der Fossa entspricht. Anzeichen beginnender funktioneller Anpassung an einzelnen Gelenken vervollständigen jedoch erst das Bild.

Zu den Mitteilungen über Formen des Condylus in Profilansicht treten Beschreibungen des Condylus in der sagittalen Ansicht. Der Umriß des Condyluskopfes in posteroanteriorer Ansicht wird als dachförmig beschrieben, wobei die laterale Neigung 15°, die mediane Abflachung 21° im Mittel gegen die Horizontale betrage (LINDBLOM 1960).

ZIMMER (1940) berichtet auf Grund von Untersuchungen mittels der von ihm angegebenen periorbitalen antero-posterioren Aufnahme des Kiefergelenkes über die Formen des Kieferköpfchens bei Ansicht von vorne. Die Form ist vielgestaltig. Es lassen sich zwei Grundtypen trennen: die Köpfchenform und die Walzenform. Reine Typen seien selten, meist handle es sich um Mischformen. Die Walzenformen lassen sich weiter unterteilen in symmetrische und exzentrische. Die obere Begrenzungslinie im Bilde wird als halbkugelig rund oder flachbogig bezeichnet. Sie kann „rillenförmige" Einbuchtungen zeigen. Abschrägungen des lateralen Teiles (zit. nach ZIMMER) kommen häufiger bei kräftig entwickeltem Tuberculum articulare vor. Es werden sechs typische Gelenkformen und Variationen in einer Zeichnung wiedergegeben und vergleichend dazu die Profilansicht dieser Gelenke abgebildet (Abb. 26).

Für die Klinik ergiebig ist die röntgenologische Beschreibung des Capitulum und Collum, wenn sie etwa die im Schema angeführten Charakteristika berücksichtigt und auf das Ausmaß der Übereinstimmung zwischen Condylus und temporaler Gelenkfläche hinsichtlich Größe, Form und Anpassung eingeht.

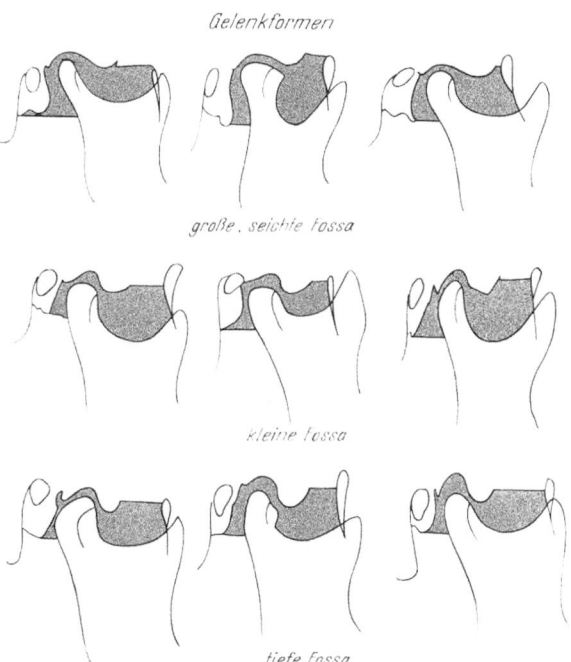

Abb. 25. Formvarianten des Kiefergelenkes nach RICKETTS. Nachzeichnung von Gelenkaufnahmen lassen erkennen: 1. eine mangelnde Übereinstimmung der Capitulum- und Fossagröße (oben und unten links); 2. eine geringe Übereinstimmung der Form der Gelenkkörper (Mitte links und oben rechts und 3. Varianten der Position der Capitula (unten rechts). Die natürliche funktionelle Anpassung ist, zur Abgrenzung gegen abnormale Gelenke, zu beachten (Mitte und Mitte rechts)

Über die Form des Capitulum gibt am besten die „Profilansicht" Aufschluß, wie sie im sagittalen Schichtbild gegeben ist (Nr. 3), diese Ansicht ist durch postero-anteriore Schichtaufnahmen (Nr. 4) zu ergänzen. Bei beweglichem Kiefergelenk kann statt der postero-anterioren Schichtaufnahme eine periorbitale Aufnahme nach ZIMMER oder HOFRATH (Nr. 6) angefertigt werden.

Bei richtig gewählter Schicht, genügt zum Nachweis der charakteristischen Form *eine* seitliche Aufnahme. Bei komplizierten Formveränderungen sind Serienschichtaufnahmen oder eine Mehrzahl normaler Projektionen notwendig.

b) Die Form der temporalen Gelenkfläche

Auch die Betrachtung der temporalen Gelenkfläche erfolgt abhängig von der Fragestellung in zwei Richtungen: a) einmal wird die Unversehrtheit der gegebenen Form untersucht und werden Deformierungen, Destruktionen, Verlagerungen von Fragmenten

54*

u. a. gezeigt; b) andererseits sind die individuelle Form und Auswirkungen der Funktion auf die Form darzustellen.

Für die unter a) genannte Untersuchung chirurgischer Fälle wird zunächst eine seitliche Schichtaufnahme (Nr. 3) angefertigt. Bei schwierigen Veränderungen der Form ist die Serienschichtung, in seitlichen Aufnahmen und gegebenenfalls auch in postero-anterioren Schichtaufnahmen, zu empfehlen. Aufnahmen in axialer Richtung werden als Ergänzungsaufnahmen anzufertigen sein.

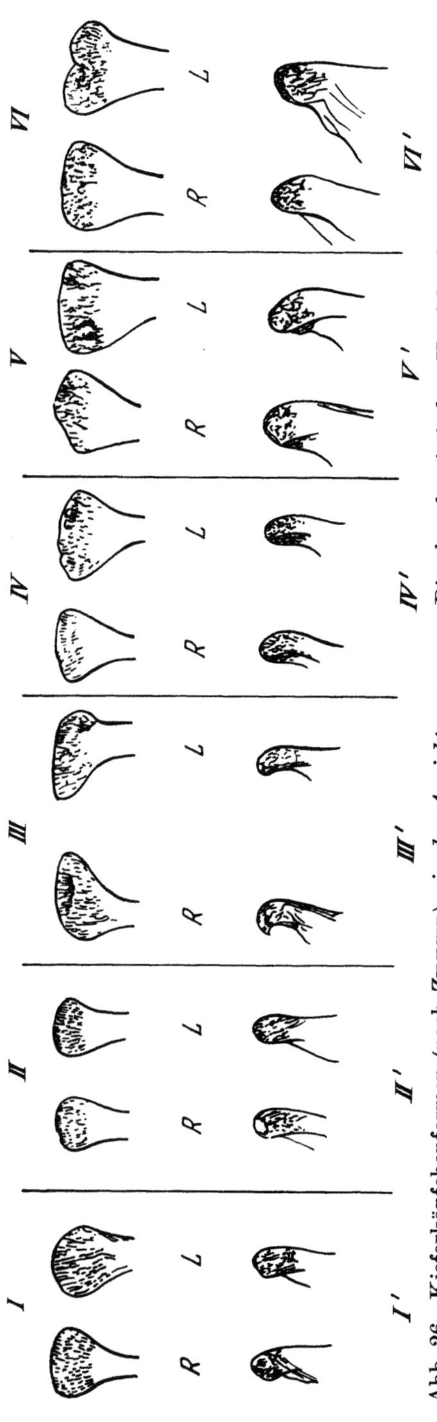

Für die unter b) angeführten Untersuchungen sind ebenfalls seitliche Schichtaufnahmen zu bevorzugen. Schüller-Aufnahmen, die, gerätbedingt, häufig für diese Untersuchung verwendet werden, zeigen die Form der temporalen Gelenkfläche nur in den weit lateral gelegenen Partien des Gelenkes und haben nicht den Wert der Schichtbilder.

Für Untersuchungen der Kiefergelenke als Teil des Kausystems, bei Vergleichsuntersuchung der Gelenke in unterschiedlichen Funktionsphasen und zur metrischen Auswertung der Abbildungen müssen die Gelenkaufnahmen im Schädelskelet orientiert werden, d. h. die Lage der Kiefergelenke zu Bezugsebenen des Schädels muß im Bilde erkenntlich sein. Hierfür dienen Einstell- und Fixationsgeräte. Die Aufnahmen müssen weiter untereinander vergleichbar, in identischer Projektion, angefertigt werden.

Über Untersuchungen der Form der temporalen Gelenkfläche liegen zahlreiche Mitteilungen vor. Die Angaben betreffen die Weite und die Tiefe der Fossa, die Neigung und Höhe des Tuberculum sowie die Wölbung der Fossa und des Tuberculum in sagittaler und frontaler Richtung und die Abhängigkeit dieser Eigenschaften von extraartikulären Faktoren.

Für *Messungen der temporalen Gelenkfläche* wurden unterschiedliche Methoden angegeben, unter anderem von ANDRES (1939), RICKETTS (1950) und LINDBLOM (1960) (Abb. 27).

ANDRES legt in die Abbildung des Gelenkes eine Basislinie, die von der unteren Umrandung des Porus acusticus externus zur Höhe des Tuberculum articulare verläuft. Das Vorgehen ist an Hand der Abbildung, welche die zu messenden Werte zeigt, verständlich.

Bei der Methode RICKETTS werden Durchpausen der Fossaabbildung auf translucentem Papier angefertigt. Die Projektion der Frankfurter Horizontalen (die Verbindung der oberen Umrandung des Porus mit dem Infraorbitale) teilt in der Zeichnung das Gelenk in einen oberen und einen unteren Anteil. Die Methode der Messungen und ihr Ergebnis sind in der Abbildung gezeigt.

Abb. 26. Kieferköpfchenformen (nach ZIMMER), *in der Ansicht von vorne:* Die charakteristische „Köpfchenform" I/L, die charakteristische symmetrische Walzenform IV/L, die charakteristische exzentrische Walzenform III. Eine „halbkugelig runde obere Kante" I/L, eine „flachbogige obere Kante" V/L. Rillenförmige Einbuchtungen an der Gelenkfläche VI/L, Abschrägung des lateralen Teiles der Gelenkrolle V/R. *Dieselben Capitula in Seitensicht:* Gestreckte Längsachse des Proc. articularis II/L, leicht nach vorne gebogene Längsachse I/R. „Gerundete obere Kante" IV/R, Abschrägung im „vorderen oberen Teil" I/R

LINDBLOM zieht, wie es die Abbildung zeigt, eine Parallele zur Camperschen Linie von der tiefsten Prominenz des Tuberculum articulare nach dorsal. Sie trifft etwa die Mitte des Porus acusticus.

Die Richtung der Camperschen Linie bzw. der Frankfurter Horizontalen ist durch den Rand des Filmes gegeben, wenn bei der Aufnahme sowohl der Kassettenrand als auch die Campersche Ebene bzw. die Frankfurter Ebene des Kopfes raumhorizontal orientiert sind. Die Verbindungslinie Porion—Orbitale läßt sich zudem durch die Mitabbildung dieser Bezugspunkte im Bilde feststellen. Die Richtung der Camperschen Linie kann im Bilde durch die Abbildung eines Metallstabes besonders eingezeichnet werden. Der Stab ist am Kassettenhalter angebracht, der Kopf des Patienten so ausgerichtet, daß die Median-Sagittale raumsenkrecht steht und die Camper-Linie der darzustellenden Seite parallel zum Stabe ausgerichtet ist (LINDBLOM).

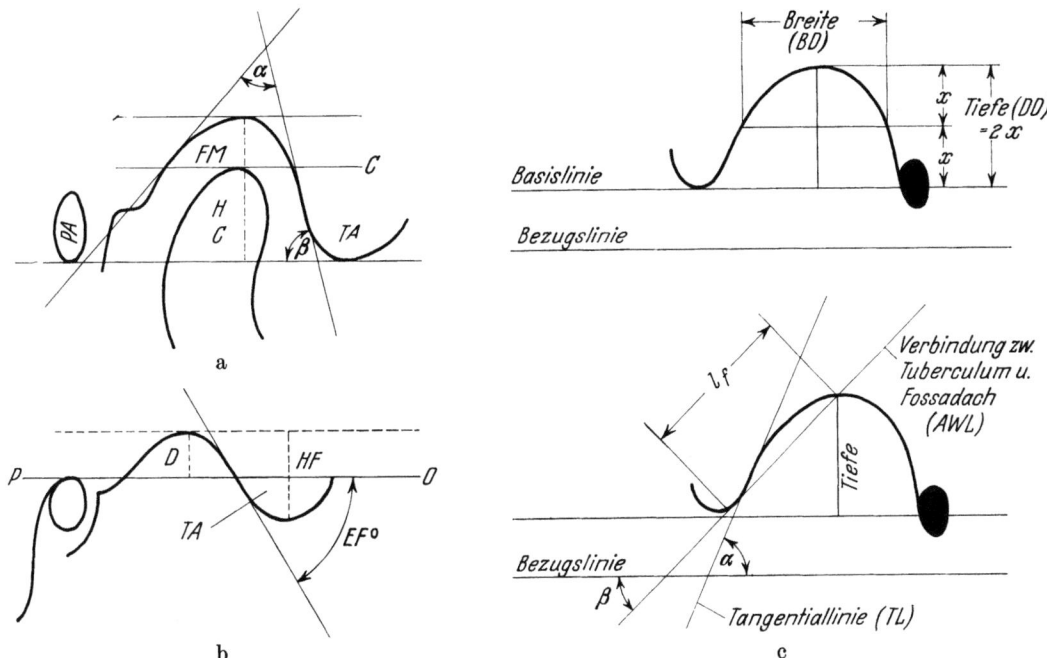

Abb. 27a—c. *Die Vermessung der temporalen Gelenkfläche.* a *Methode nach* ANDRES *(nach* LINDBLOM *1960):* *PA* Porus acusticus externus; *TA* Tuberculum articulare; *C* Capitulum; *FM* Fossa mandibularis; *H* Tiefe der Fossa; *c* Breite der Fossa. Die Basislinie verläuft als Tangente vom Tuberculum zur unteren Umrandung des Porus. b *Technik nach* RICKETTS *(nach* LINDBLOM*):* *PO* Basislinie, Frankfurter Horizontale; *TA* Tuberculum articulare; *HF* Tiefe der Fossa; *D* Abstand der Basislinie von der Tangente an das Dach der Fossa, Tangente an die dorsale Wand des Tuberculum; *EF⁰* Neigungswinkel des Tuberculum. c *Technik nach* LINDBLOM *(nach* LINDBLOM*):* Basislinie = parallel zur „reference line" (Campersche Ebene). *TDD* Tiefe der Fossa, Abstand der Basislinie von der Tangente an das Dach der Fossa; *BD* Breite der Fossa; *AWL* Anterior Wall Line (Verbindungslinie des Tuberculum mit dem Dach der Fossa); *TL* Tangente an die dorsale Fläche des Tuberculum. α, β Neigungswinkel der Tangenten

Ergebnisse von Untersuchungen der temporalen Gelenkfläche sind im folgenden auszugsweise angeführt, soweit hierfür breiteres Interesse anzunehmen ist. Erschöpfendere Mitteilungen sind bei den angeführten Stellen nachzusehen.

Auf Grund der beschriebenen Vorgehen wurden folgende mittlere Meßwerte (LINDBLOM 1960) angegeben: der Breitendurchmesser (BD) variiert von 9,5—11,5 mm, der Tiefendurchmesser (DD) von 5,5—9 mm, der mittlere Quotient (Qu = BD/DD) beträgt 1,3—1,8, die Länge des vorderen Gelenkwalles 11—13,5 mm, der Winkel α (die Tangente an die Fläche des Tuberculum) 44—72⁰, der Winkel β 31—44⁰.

Auch bei der Beurteilung der Form der Fossa war man geneigt, eine Unterteilung in verschiedene Typen vorzunehmen. So unterscheidet RIESNER (1936) drei deutlich zu trennende Qualitäten: normale, tiefe und flache Fossae. BAUER (1932) beschreibt die Abhängigkeit des Gelenkes von der Form des Gebisses; bei Kopfbiß sei die Fossa eher flach und breiter, während sie bei incisalem Überbiß kleiner wäre.

RICKETTS (1950) berichtet über die *morphologischen Variationen der temporalen Gelenkfläche* auf Grund ausgedehnter Untersuchungen. Untersucht wurden die Neigung der dorsalen Tuberculumfläche, die Höhe des Tuberculum und die Lage des Daches der Fossa zur Frankfurter Horizontalen. Die Ergebnisse, die berichteten Mittel- und Grenzwerte, sind aus der reproduzierten Originaltabelle (Abb. 28) zu ersehen.

Eine weitere Mitteilung befaßt sich mit Untersuchungen der genannten Gelenkeigenschaften *bei Dysocclusion des Gebisses*. Untersucht wurden Patienten mit Occlusion der Klasse II nach ANGLE und Klasse III nach ANGLE. Bei Klasse II zeigten der Winkel des Tuberculum, Höhe des Tuberculum und die Beziehung zur Frankfurter Horizontalebene nur geringen Unterschied gegenüber den Werten einer Kontrollgruppe. Wesentliche Unterschiede bestanden zu den Gelenken der Klasse III. Diese Gelenke zeigten flachere und niedrigere Tubercula bei einer Fossa, die höher über dem Meatus acusticus gelegen ist. Die zeichnerische Darstellung der Ergebnisse ist in Abb. 29 ersichtlich.

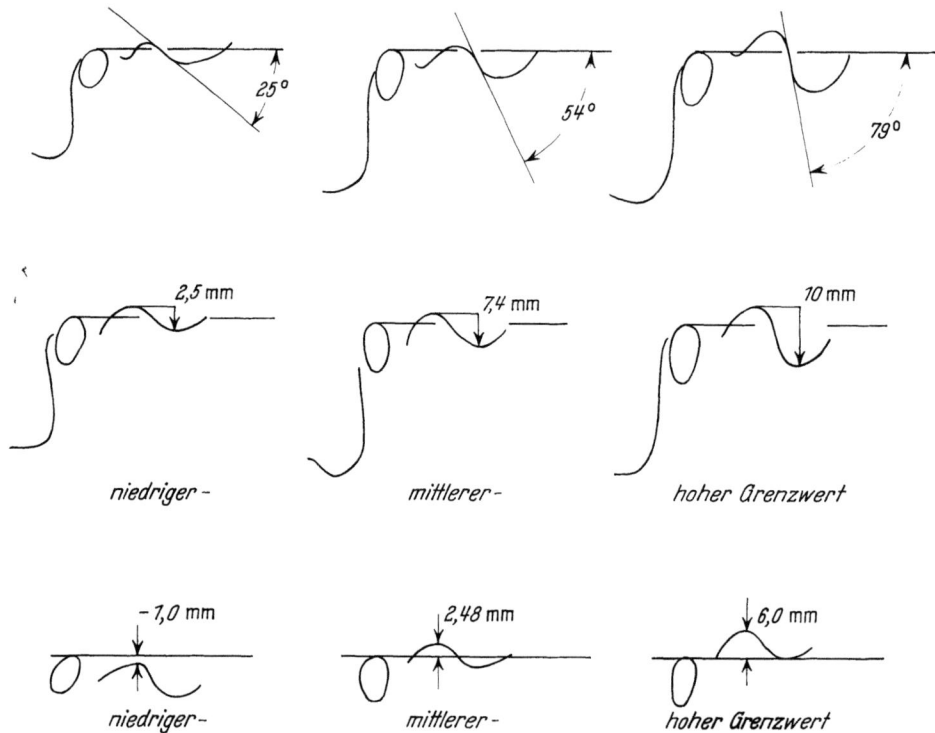

Abb. 28. *Variationsbreite der Meßwerte der temporalen Gelenkfläche:* Der Tuberculumneigung (obere Reihe), der Höhe des Tuberculum (mittlere Reihe) und der Lagebeziehung der Fossa zur Frankfurter Ebene (untere Reihe). In der Mitte die Durchschnittswerte, links die niedrigen, rechts die hohen Grenzwerte (nach RICKETTS)

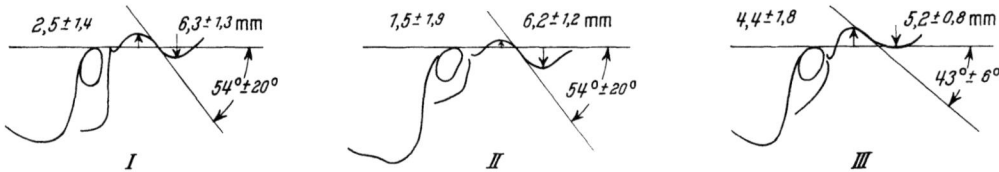

Abb. 29. *Variationen der Meßwerte in Abhängigkeit von der Occlusion des Gebisses.* Die Neigung des Tuberculum, die Höhe des Tuberculum und die Beziehung der Fossa zur Frankfurter Horizontalen, untersucht 1. bei einer Vergleichsgruppe, 2. bei Fällen mit Occlusion der Klasse II, 3. bei Fällen mit Occlusion der Klasse III nach ANGLE (nach RICKETTS)

Eine weitere Mitteilung betrifft den Einfluß des Alters auf die untersuchten Werte: die Steilheit des Tuberculum nimmt mit dem Alter zu, die Zunahme finde vor allem zur Zeit des Durchbruches der ersten Mahlzähne statt und halte dann gleichmäßig während des Wachstums an.

Über den Aufbau der Kiefergelenke bei verschiedenen Gebißanomalien berichtet HAUSSER (1952). Einzelne Befunde, welche geeignet sind, eine sinnvolle Relation zwischen der Form der temporalen Gelenkfläche und dem Gebißbefund zu demonstrieren, werden im folgenden angeführt. Einzelheiten sind in der Originalarbeit nachzulesen.

Untersucht wurden unter anderem *die Form und die Tiefe der Fossa* bei einzelnen Gruppen von Occlusionsanomalien: eine sehr niedrige Fossa articularis fand sich bei offenem Biß und bei Progenie mit neutralem Biß, eine besonders tiefe Fossa bei starkem frontalem Überbiß mit neutraler Occlusion.

Die Distalocclusion hatte bei Fällen mit frontalem Überbiß nur geringen Einfluß auf die Tiefe der Fossa.

Die Weite der Gelenkgrube, das Ausmaß in der Sagittalen, war in Fällen ohne frontaler Führung im allgemeinen groß. Bei Deckbiß mit Neutralbiß war die Weite wesentlich geräumiger als bei Deckbiß mit Distalbiß. Eine besondere Enge der Gelenkgrube fand sich beim genuinen Distalbiß. Bei Fällen mit Distalbiß war die Gelenkgrube in der Sagittalen geräumiger als bei anatomisch korrekter Occlusion bei sonst gleichen Symptomen.

Die Neigung der vorderen Wand, des Tuberculum articulare, war am geringsten, wenn eine Frontalführung fehlte. Bei mäßigem Überbiß war die Neigung nur wenig größer als bei Fällen ohne Abweichung. Bei Vergrößerung des horizontalen Schneidezahnabstandes wurde auch die Neigung der vorderen Gelenkbahn geringer, während bei starkem frontalem Überbiß die Neigung der vorderen Gelenkwand besonders groß erschien.

Das Tuberculum articulare war bei den Fällen ohne frontale Führung überwiegend niedrig, bei mäßigem Überbiß von mittlerer Höhe, ein sehr hohes Tuberculum fand sich bei starkem Überbiß. Lag eine mesiale Verschiebung des Unterkiefers vor, so nahm die Höhe des Tuberculum ab, während sie in distaler Lage des Unterkiefers zunahm.

LINDBLOM (1960) verweist auf die Schwierigkeit, die Formen der Fossa articularis beschreibend zu ordnen. Der Autor konnte zeigen, daß große Fossae tiefer und von einem steileren Tuberculum begrenzt sind als kleinere Fossae, die eine seichtere Form und weniger steile Tubercula aufweisen.

Derselbe Autor unternimmt es, die Proportionen zwischen Fossa und Condylusgröße durch planimetrische Messungen festzustellen. Der Raum zwischen Condylus und temporaler Gelenkfläche (Abb. 30) wird n ein prä- und ein retroarticuläres Gebiet unterteilt. Erstere können versuchsweise verwendet werden, um den Discus articularis zu vergegenwärtigen. Es bestünde ein gutes Abhängigkeitsverhältnis zwischen diesen Werten, die Größenänderungen gemeinsam unterworfen seien. „Größere Fossae besitzen einen stärkeren Discus". (Auf genaue Angaben hierzu im Original wird verwiesen.)

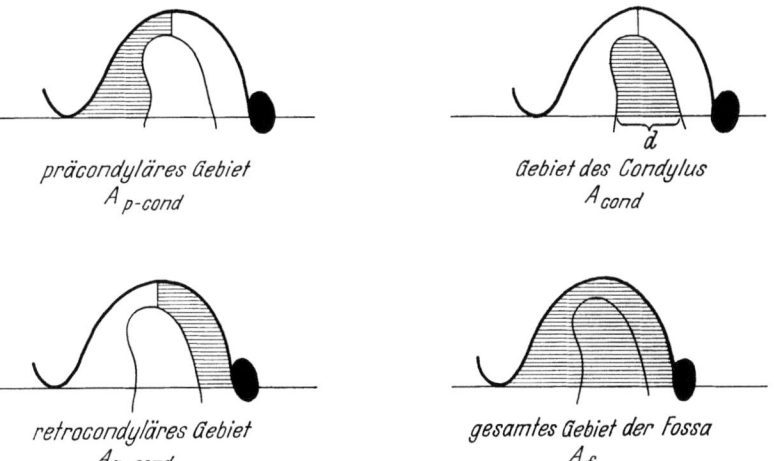

Abb. 30. Planimetrische Vermessung der Fossa mandibularis und des Condylus (nach LINDBLOM). Beschreibung im Text

Für die klinische Diagnostik sind Aufnahmen wertvoll, welche nach den Schädelbezugsebenen orientiert sind (s. oben) und eine Beschreibung der angeführten Eigenschaften der temporalen Gelenkfläche zulassen.

Für manche Fragestellungen ist die Kombination der Gelenkschichtaufnahmen mit seitlichen Fernröntgenaufnahmen des Schädels notwendig oder die Mitabbildung markierter Kennpunkte des Gebisses diagnostisch wertvoll.

Die metrische Auswertung der Gelenkaufnahmen dient vor allem den speziellen kieferorthopädischen Fragestellungen.

c) Die „röntgenologische Gelenkspaltbreite"

Das Ausmaß des „röntgenologischen Gelenkspaltes", des Abstandes zwischen den Grenzflächen des Capitulum und Tuberculum articulare wird von der Dicke der Gelenkknorpel an beiden Artikulationsflächen, vom interponierten Discus und den virtuellen oder räumlich entfalteten Gelenkräumen bestimmt.

Die Beurteilung der röntgenologischen Gelenkspaltbreite ist keinesfalls in allen Projektionen möglich. Fehlermöglichkeiten sind häufig gegeben. Bestgeeignet für die Darstellung des Gelenklinienabstandes sind seitliche Schichtaufnahmen.

Veranlassung zu einer unrichtigen Beurteilung des Knorpels und der Gelenkräume gaben Röntgenaufnahmen, in denen Partien der temporalen und condylären Gelenkfläche als Konturen abgebildet sind, die nicht korrespondierenden Partien des Gelenkes entsprechen.

In seitlichen Schichtaufnahmen ist der Gelenklinienabstand richtig eingezeichnet, wenn die Schichtebene senkrecht zu den Gelenkflächen verläuft und das Capitulum etwa in der Mitte durchsetzt.

Fehler durch Überlagerungen entstehen, wenn die Schichtdicke zu groß ist (Maximum 0,5 cm) oder die Schicht im Bereich der Köpfchenpole (bei sagittalen Schichtbildern) schräg zur Gelenkfläche verläuft.

In postero-anteriore Schichtaufnahmen ist der Gelenklinienabstand bei weiter Mundöffnung, wenn das Capitulum unter dem Tuberculum befindet, meist gut abgebildet, wenn das Capitulum in der Fossa steht, ist es schwierig, richtige Werte zu erhalten.

Aufnahmen des Kiefergelenkes nach Schüller zeigen den Gelenkspalt deutlich. Der eingezeichnete Abstand entspricht den Verhältnissen an der lateralen Wölbung der Gelenkfläche und ist nicht für alle Partien des Gelenkes gültig.

In Aufnahmen nach Parma sollte die „Gelenkspaltbreite" nicht beurteilt werden, da der abgebildete Gelenklinienabstand nicht mit Sicherheit von korrespondierenden Gelenkpartien begrenzt wird.

In Aufnahmen nach Steinhardt ist die Breite des Gelenkspaltes richtig abgebildet, sofern der Strahlengang parallel zur Rückfläche des Tuberculum verläuft. Sicherheit hierfür ist nicht gegeben.

In periorbitalen und symmetrischen postero-anterioren Gelenkaufnahmen ist die Breite des Gelenkspaltes bei maximaler Mundöffnung (Stand des Capitulum unter dem Tuberculum) gut dargestellt.

Die Beurteilung der individuellen Gelenkspaltbreite in *einer* Aufnahme unterliegt auch bei entsprechender Erfahrung gewissen projektionsbedingten Fehlermöglichkeiten. Der Vergleich mit den Verhältnissen des anderen Kiefergelenkes oder die vergleichende Betrachtung der Gelenkspaltbreite in verschiedenen Positionen ist von Vorteil. Ein sicheres Urteil erlaubt die Serienschichtung.

d) Die Stellung des Capitulum mandibulae an der temporalen Gelenkfläche. Die Bewegungen des Capitulum mandibulae

Vergleiche hierzu die einleitenden anatomischen Angaben auf S. 823—825.

Die Untersuchung richtet sich auch hier nach der Fragestellung: Bei chirurgischen Fällen handelt es sich vorwiegend darum, gröbere Veränderungen der Lage und des Verhaltens der Capitula bei Bewegung zu zeigen. Hierzu dienen üblicherweise Aufnahmen in mindestens zwei sich ergänzenden Projektionen. Zu empfehlen sind seitliche Schichtaufnahmen (Nr. 3) und die „postero-anterioren Aufnahmen der Kiefergelenke und Kieferäste" (Nr. 2). Die zusätzliche Anfertigung einer axialen Schädelaufnahme (Nr. 5) ist eine wertvolle Ergänzung.

Untersuchungen, welche subtilere Fragen der Gelenkfunktion betreffen, werden nachfolgend beschrieben.

Die Methode der Wahl für die Untersuchung der Gelenkfunktionen ist die Anfertigung von Funktionsröntgenogrammen, d. h. die Anfertigung von Aufnahmen des Gelenkes in mehreren Bewegungsphasen bei identischer Projektion, „serial roentgenogramms" nach Updegrave.

Im allgemeinen beschränkt man sich auf die Aufzeichnung der sagittalen Gelenkbewegungen. Bezüglich der Technik für die Untersuchung der Bewegungen in anderen Ebenen wird auf die einschlägige Literatur verwiesen (Lindblom 1957).

Bestgeeignet für das Funktionsröntgenogramm sind seitliche Schichtaufnahmen, die am aufrecht sitzenden Patienten bei individueller Haltung des Kopfes angefertigt werden. Die Anfertigung von Schichtaufnahmen am liegenden Patienten ist mit der beschriebenen Schwierigkeit, das Absinken des Unterkiefers zu verhindern, verbunden.

Projektionen, die von der Schüllerschen Aufnahme abgeleitet sind, zeitigen ebenfalls gute Ergebnisse. Die metrische Auswertung solcher „Schrägaufnahmen" ist jedoch schwierig. Fehlerquellen sind gegeben und beschrieben. Diesbezügliche Untersuchungen bei Lindblom (1960).

Die Beurteilung der Stellung des Capitulum an der temporalen Gelenkfläche bzw. die vergleichende Beurteilung einzelner Bewegungsphasen erfolgt meist unmittelbar im Röntgenbild.

Eine Hilfe für die Beurteilung der Capitulumstellung wurde von Updegrave gezeigt: Drähte, welche im Bildausschnitt der Tunnelkassette angebracht sind, werden als Linien in Form eines

Doppelkreuzes mitabgebildet und erleichtern die Beurteilung von Stellungsänderungen in den Bildern der Serie.

Bei anderen Vorgehen werden die Messungen in Durchpausezeichnungen des Röntgenbildes vorgenommen.

Eine von RICKETTS angegebene Methode, die Stellung des Condylus in der Fossa zu vermessen, ist in Abb. 31 gezeigt.

Für Messungen der Richtung und des Ausmaßes der Condylenbewegung, erscheint eine Methode LINDBLOM gut geeignet. Sie ist aus Abb. 32 ersichtlich.

Das Vorgehen bei der Analyse von Condylenbewegungen bei Fragen, für welche die Bewegungen größerer Anteile des Unterkiefers registriert werden müssen, wird durch die Abb. 33 und 34 veranschaulicht. Abb. 33 zeigt die gebräuchlichen Bezugspunkte und Bezugslinien in der Durchpause. Abb. 34 zeigt als Beispiel die Vermessung typischer Bewegungsvorgänge.

In der Literatur sind zahlreiche Vermessungsmethoden angegeben, ein umfassendes Literaturverzeichnis hierzu findet sich bei LINDBLOM.

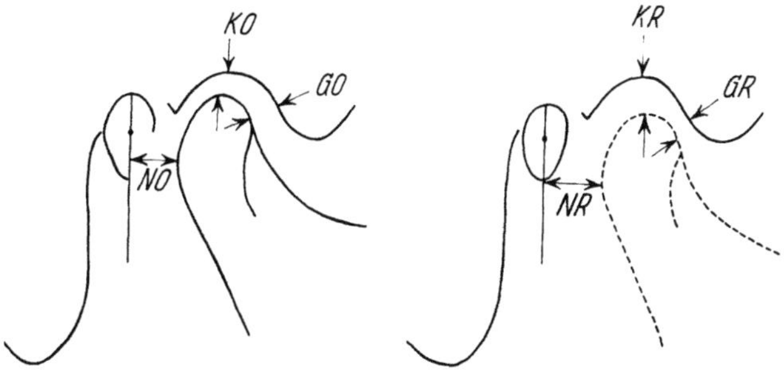

Ausgangspunkt der Untersuchung ist die Stellung des Capitulum bei Ruhelage des Unterkiefers (vgl. hierzu die Definition der Ruhestellung auf S. 825).

Das Capitulum des gut geformten Kauapparates steht im Durchschnitt „wohlzentriert" in der Fossa. Mittelwerte, die bei der Vermessung der Capitulumstellung an Personen ohne klinische Gelenkveränderungen gefunden wurden, sind in Abb. 35 angegeben. Die Bedeutung solcher Werte als Vergleichsbasis für Untersuchungen ist jedoch wegen der großen natürlichen Variationsbreite der Condylenstellung, die sich aus den ebenfalls eingezeichneten Grenzwerten erkennen läßt, gering.

Im Vergleich zu Gelenken bei Occlusionsbedingungen der Klasse I nach ANGLE steht der Condylus bei Klasse II tiefer am Tuberculum, bei Klasse III höher in der Fossa. Durchschnittswerte, gewonnen an hinlänglich großen Gruppen sind in Abb. 36 angegeben.

Durch Innervation der Schließmuskulatur („Beißen Sie fest zu") bewegt sich der Unterkiefer aus der Stellung

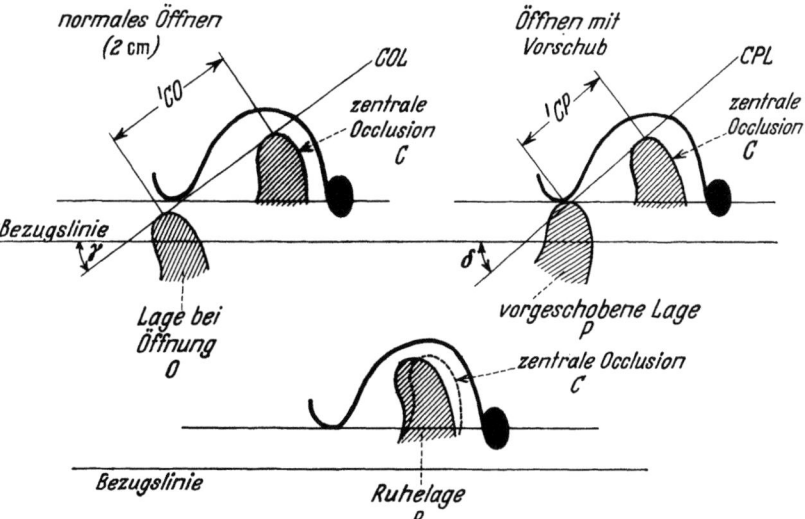

Abb. 31. *Die Vermessung der Stellung des Capitulum.* Gemessen wird: Der Abstand des Capitulum von der dorsalen Fläche des Tuberculum bei zentraler Occlusion, *GO* Im Bilde links und in Ruhelage, *GR* im Bilde rechts. Der Abstand des Condylus vom Dach der Gelenkgrube, *KO* bei zentraler Occlusion, *KT* im Bilde rechts und der Abstand des Condylus von einer Senkrechten durch die Mitte des Porus acusticus ext. bei zentraler Occlusionsstellung, *NO* im Bilde links und in Ruhelage, *NR* im Bilde rechts (nach RICKETTS)

Abb. 32. *Die Vermessung der Bewegung des Capitulum. COL* Capitulum-Öffnungslinie, verbindet das Capitulum in Occlusions- und Öffnungsstellung; *CPL* Capitulum-Vorschublinie, verbindet das Capitulum in Occlusions- und Vorschubstellung. Die Basislinie, parallel zur „reference line", welche der Richtung der Camperschen Ebene entspricht, ist tangential an das Tuberculum articulare gelegt und trifft etwa die Mitte des Porus (nach LINDBLOM 1960)

der Ruhelage zum Oberkiefer. Die Zähne treten in Berührung und gleiten durch das Kauflächenrelief geführt in die „zentrale Occlusion". Das Capitulum vollführt dabei eine unten beschriebene Bewegung von unterschiedlichem Ausmaß und Charakter.

Die Stellung des Capitulum bei zentraler Occlusion ist, abhängig unter anderem von den Gegebenheiten des Gebisses, unterschiedlich. Bei normaler Occlusion liegt das Capitulum etwa in der Mitte der Fossa. Sein Abstand von der dorsalen Tuberculumfläche ist im allgemeinen geringer als der Abstand vom Dach der Fossa, meist auch geringer als der Abstand zur dorsalen Umrandung.

Über die Stellung des Capitulum bei Gebißanomalien wurde berichtet (Hausser 1952). Die Mitteilung betrifft den Abstand des Condylus von der vorderen und rückwärtigen Begrenzung der Fossa und vom Dach der Fossa. In der Mehrzahl der Anomalieformen war das Capitulum „weiter vorne und unten" eingestellt als bei normaler Occlusion. Eine Haltung „mehr nach hinten und nach unten" wurde für die Gruppen von „Kieferkompression mit lückiger Protrusion bei Neutralbiß" beschrieben.

Die Bewegung des Condylus von der Stellung bei zentraler Occlusion zur Stellung bei Ruhelage, „small opening movement", ist in ihrem Ausmaß und Charakter unterschiedlich.

Der Analysierung dieser Bewegung als Rotation und Translationsvorgang ist eine ausgedehnte Literatur gewidmet (s. Literaturverzeichnis).

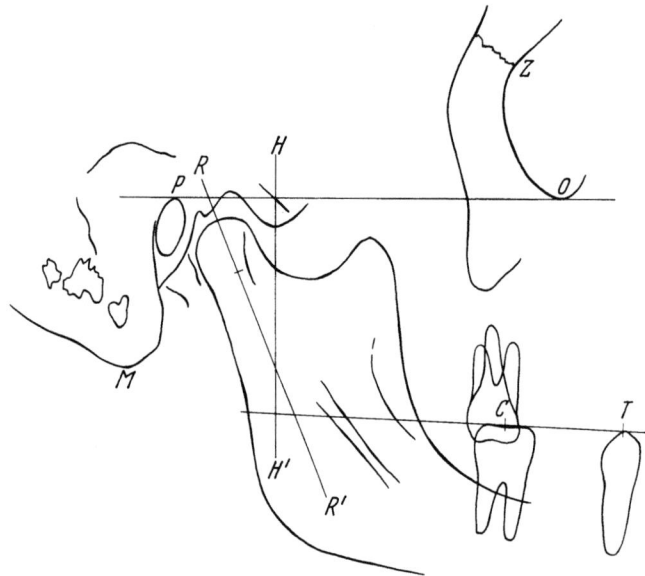

Diese „kleine Öffnungsbewegung" ist wegen ihrer geringen Ausmaße schwierig im Bilde darzustellen, jedoch praktisch bedeutungsvoll. Es besteht eine nachgewiesene Abhängigkeit dieser Bewegung von den Occlusionsverhältnissen des Gebisses: bei Patienten mit normaler Occlusion fand sich in 85% keine nennenswerte Bewegung, in 15% eine Strecke von 1,5—2 mm, während bei Patienten mit Klasse II Occlusion 68% eine Bewegung von 2—7 mm aufwiesen (Ricketts 1950, 1952). Bei Klasse II Patienten überwiege die Schubbewegung des Condylus, bei Klasse III die Rotation, während bei Klasse I eine Kombination beider zu sehen ist (Updegrave 1957).

Abb. 33. *Die Durchpause einer Schichtaufnahme.* Eingezeichnet sind die Bestimmungspunkte und die Bezugsebenen, die bei der Analyse der Condylen-(Unterkiefer)bewegung Verwendung finden (nach Ricketts). *P* Porion; *O* Orbitale; *Z* Sutura zygomatico frontalis; *M* Processus mastoideus; *C* Mesio-buccaler Höcker des unteren ersten Mahlzahnes; *T* Spitze des unteren Eckzahnes; *PO* Frankfurter Ebene; *HH′* Senkrechte durch *PO* auf der Höhe des Tuberculum articulare; *CT* Occlusionsebene; *RR′* Ebene parallel zur Längsachse des Köpfchenhalses (Collum)

Im Durchschnittswert wäre die Bewegung des Condylus von der zentralen Occlusion zur Ruhelage als Rotation von 2⁰, welche von einer Translation in einem nicht direkt meßbaren Ausmaße begleitet ist, zu beschreiben (Lindblom, dort ausführliche Berichte zu diesem Thema).

Veränderungen in den Zahnreihen, Veränderungen des Occlusionsreliefs können bewirken, daß der Unterkiefer im Schlußbiß nicht in die ideale zentrale Occlusionslage gelangt, sondern in eine

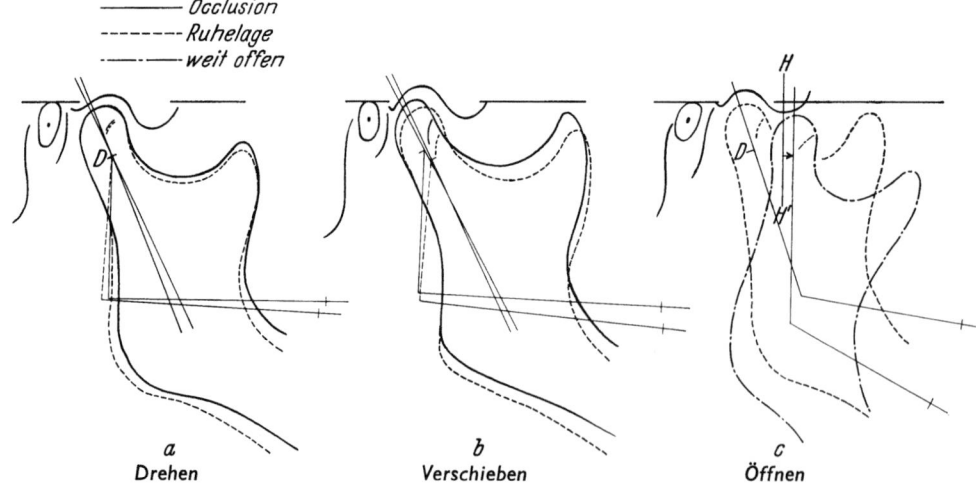

Abb. 34. *Methode zur Analyse der Capitulum-(Unterkiefer)bewegung.* Bei Rotation des Unterkiefers von der Ruhelage zur Occlusionsstellung erfährt Punkt D keine Lageänderung. Bei der Vorschubbewegung des Capitulum und des Unterkiefers wird Punkt D meßbar verlagert. Bei der Öffnungsbewegung Verlagerung des Punktes D vor die Linie HH′. In den Zeichnungen sind weiter die unterschiedlichen Lageänderungen des Mahlzahnpunktes festzustellen (nach Ricketts 1950)

habituelle Occlusion. In extremen Fällen wird der Unterkiefer durch „störende" Höcker in eine unrichtige Lage gedrängt, es besteht ein Zwangsbiß. Die Diagnose dieser Vorgänge im Munde und der daraus resultierenden Bewegungen im Gelenk und die Aufzeichnung der Stellungen des Condylus im Gelenk sind von großer praktischer Bedeutung.

Aus den genannten Anfangsposi-
tionen werden bei der Untersuchung die Mundöffnungsbewegungen die Vorschubbewegung und gegebenenfalls noch anders geartete Bewegun-
gen durchgeführt und in einzelnen Stadien im Bilde festgehalten.

Die Bewegung, die der Condylus *bei weitem Öffnen des Mundes* ausführt, „the large opening move-
ment", besteht aus einer Dreh-
und Verschiebekomponenten: *kombi-
nierte Öffnungsbewegung.* Der Anteil der einzelnen Bewegungsformen im Verlaufe der Mundöffnung wechselt. Ebenso bestehen bei verschiedenen Gebißtypen Unterschiede hinsichtlich der Bewegungsart und des Bewegungsablaufes.

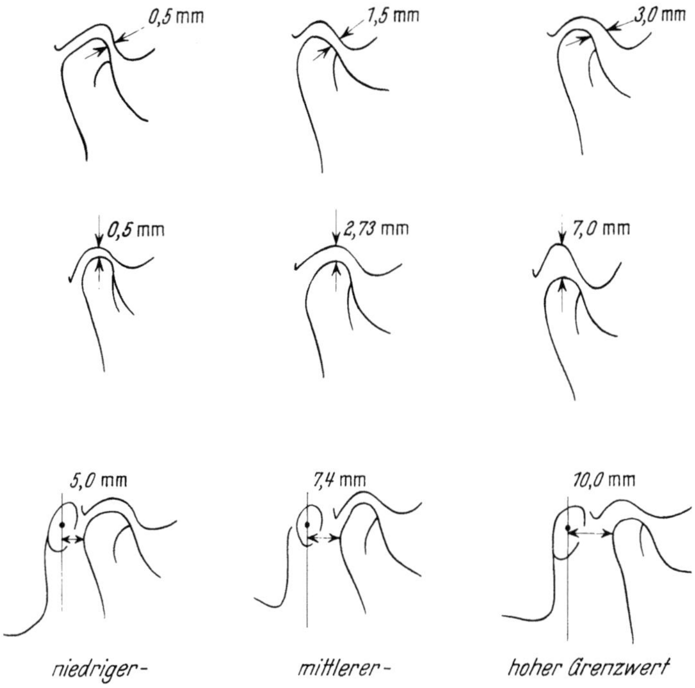

Bei Patienten der Bißlage der Klasse I nach ANGLE erfolgt die Öffnung vom Schlußbiß zur Ruhelage als Rotation, von der Ruhelage bis zur 1 Zoll (Inch) Öffnung besteht die Bewegung aus Rotation und Vor-
schub nach unten und vorwärts bis der Condylus unter dem Tuberculum steht. Zuletzt wird der Condylus durch eine Vorschubbewegung vor das Tuberculum gebracht.

Abb. 35. *Die Stellung des Capitulum in Ruhelage des Unterkiefers, Vermessungswerte einer normalen Untersuchungsgruppe.* Die mittlere senkrechte Reihe zeigt die Mittelwerte, die linke Reihe die niedrigen, die rechte Reihe die hohen Grenzwerte (nach RICKETTS)

Bei Klasse II ist die Bewegung vom Schlußbiß zur Ruhelage vorwiegend eine Schubbewegung nach vorne und abwärts, die sich überwiegend als Schubbewegung bis zur Mundöffnung von 1 Zoll fortsetzt.

Bei Patienten der Klasse III rotiere der Condylus bis zur Mundöffnung von 1 Zoll, danach, bis zur maximalen Mundöffnung steht die Vorschubbewegung nach abwärts im Vordergrund.

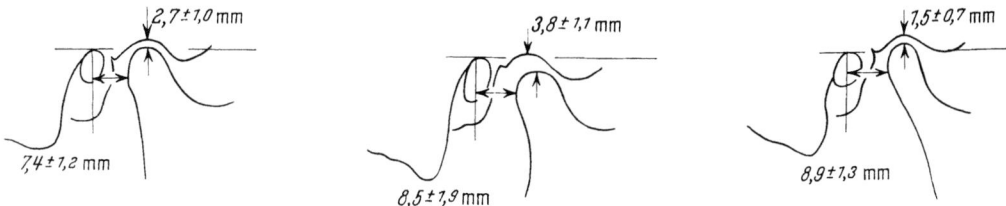

Abb. 36. *Die Stellung des Capitulum in Ruhelage des Unterkiefers, Vermessungswerte bei Occlusionsanomalien.* Im Bilde links die Werte bei Patienten einer neutralen Gruppe. In der Bildmitte die Werte bei Occlusions-
bedingungen der Klasse II. Im Bilde rechts die Werte bei Occlusionsbedingungen der Klasse III. Bei Klasse II steht der Condylus im Durchschnitt tiefer und weiter vorne als bei der Kontrollgruppe. Bei der Klasse III ist der Condylus im Durchschnitt lang und dünn und steht hoch in der Fossa (nach RICKETTS)

Dieses Verhalten erklärt die diagnostisch bedeutungsvolle Tatsache, daß bei halber Öffnung des Mundes das Capitulum bei Klasse II etwa die Hälfte des Weges vorgeschoben ist, während das Capitulum bei Klasse III bei halber Mundöffnung noch in der Fossa steht und erst in der zweiten Hälfte der Mundöffnung die Fossa verläßt.

Wenn das Ausmaß der Verschiebung des Condylus bei einer Mundöffnung von 30 mm gemessen wurde, zeigten 61 % einen Vorschub von 7—11 mm. Eine extreme Überbeweglichkeit (18—20mm) war selten zu sehen. Bißlagen der Klasse III zeigten geringe Vorwärtsbewegung (UPDEGRAVE).

Nach LINDBLOM beträgt die Verschiebung der Condylen bei einer Mundöffnung von 2 cm im Durchschnitt 9,9 mm, die Neigung der Bewegungsrichtung gegen die Campersche Ebene dabei 33°, die entsprechende Rotation ungefähr 10°.

Die Stellung des Capitulum bei maximaler Mundöffnung variiert zwischen 5 mm dorsal von der Prominenz des Tuberculum bis etwa 0,8 mm vor der Prominenz des Tuberculum (Abb. 37).

Die Vorwärtsbewegung erfolgt in der Mehrzahl der Fälle (bei 75%) symmetrisch (Updegrave), in 17% zeigten sich Differenzen von 3—5 mm, in 8% solche von 5—10 mm. Ungleiche Translationsbewegungen (Vorschubbewegung) zeigen Funktionsstörungen an.

Bezüglich einer speziellen Analysierung des Bewegungsvorganges bei der kombinierten Mundöffnungsbewegung muß auf die angeführte Literatur hingewiesen werden.

Während die kombinierte Öffnungsbewegung durch die Gelenkform und den Charakter der Muskelaktion bestimmt wird, ist für die *reine Vorschubbewegung* die Gelenkform und die Art der Zahnführung maßgebend.

Neben den bisher angeführten können gegebenenfalls noch weitere Bewegungsphasen untersucht werden, so die Stellung des Condylus im Zusammenhang mit Besonderheiten des Bewegungsablaufes oder nach therapeutischen Maßnahmen.

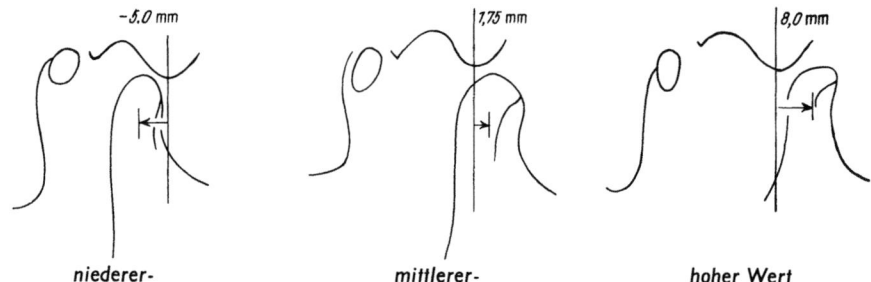

Abb. 37. *Variationsbreite der Capitulumstellung bei weiter Mundöffnung.* Die Stellung des Condylus in der mittleren Abbildung entspricht dem angegebenen Durchschnittswert, die linke Abbildung zeigt die niedrigen, die rechte Abbildung die hohen Grenzwerte. Die Werte sind an 100 Normalfällen gemessen (nach Ricketts)

e) Die Beschaffenheit des Discus articularis und der Gelenkkapsel

Es ist kein Verfahren bekannt, den Discus articularis selbst im Röntgenbild darzustellen.

Man beschränkt sich daher darauf, aus dem Abstand der Gelenklinien auf die Struktur des interponierten Discus zu schließen. Daraus und vor allem aus dem röntgenologischen und klinisch festzustellenden Bewegungsablauf und aus Störungen desselben, lassen sich in Kenntnis der pathologisch-anatomischen Bilder Schlüsse auf die Lage des Discus in den einzelnen Bewegungsphasen und auf die Beschaffenheit ziehen.

Aufschlußreich ist die Kontrastfüllung des Gelenkraumes, bei welcher der Discus als Füllungsdefekt zur Ansicht gebracht wird. Vergleiche S. 834.

f) Die Gewebsstruktur des Capitulum und der temporalen Gelenkfläche

Die Voraussetzung für die Beurteilung der Gewebsstruktur des Knochens ist die ungedeckte Darstellung der betreffenden Partie. Die Untersuchung erfolgt in normalen Aufnahmen. Die Verwendung eines Feinstfocus ist angezeigt, es wurde darauf hingewiesen. Die Verwendung des Direktvergrößerungsverfahrens ist vorteilhaft (vgl. S. 833). Schichtaufnahmen sind für diese Untersuchung nicht geeignet.

Für die Darstellung der Struktur des Capitulum eignen sich die Aufnahmen nach Parma oder Steinhardt (Nr. 7 und 8) und die periorbitalen Aufnahmen nach Zimmer oder Hofrath (Nr. 6). Für die Untersuchung des Capitulum und des Kieferastes in einem Bilde hinsichtlich der Knochenstruktur ist die seitliche Aufnahme des Kieferastes und -gelenkes besonders geeignet (Nr. 1).

Für die Darstellung der temporalen Gelenkfläche eignet sich die Schüller-Aufnahme (Nr. 9), besser noch axiale Aufnahmen (Nr. 5), mit Feinstfocus angefertigt.

g) Die Orientierung des Kiefergelenks im Schädelskelet

Bei kieferorthopädischen und cephalometrischen Fragen besteht das Bedürfnis, das Kiefergelenk im Gesichtsschädel bzw. Schädelskelet mittels der Röntgenaufnahmen meßbar orientieren zu können. Die Orientierung erfolgt durch Bestimmung der *Lage* der Kiefergelenke zu Bezugsebenen des Gesichtes und des Schädels und der *Neigung* des Gelenkes bzw. seiner Anteile, zu diesen Ebenen.

Von zahlreichen Autoren werden die Campersche Ebene[1] und die Frankfurter Ebene[2] (bzw. die H-Linie[3]) als Bezugsebenen(-linien) für die Untersuchung der Kiefergelenke verwendet. Insbesondere wird die Neigung der Gelenkflächen zu diesen Ebenen bestimmt und diese Linien bei Messungen der Form der Fossae mandibulares verwendet.

Bezüglich der Vermessung der Stellung der Kiefergelenke im Schädelskelet ist zu vermerken, daß in jüngerer Zeit die Eignung der H-Ebene als maßgebliche Bezugsebene für craniometrische Untersuchungen abgelehnt wurde (Schwarz 1958), weil die Lage ihrer Bestimmungspunkte, des Infraorbitale und des Porion, gemessen von einer wirklich verläßlichen Schädelbezugsebene, nicht konstant sei.

Als verläßliche Bezugsebene(-linie) gilt die NSe-Linie[4] (die Nasion-Sella-Linie, die modifizierte NS Broadbent's). „Von ihr aus wird die Lage des Gesichtsschädels mit dem Gebiß zum Hirnschädel beurteilt".

Als brauchbares Maß für die Höhenlage der Kiefergelenke im Schädel „erweist sich der Winkel, den die H mit der NSe einschließt" (Schwarz 1958).

Zur Darstellung der genannten Bezugsebenen dient das seitliche Fernröntgenbild.

Technisch liegen gewisse Schwierigkeiten darin, daß in Fernröntgenaufnahmen eine zufriedenstellende Beurteilung der Kiefergelenke, die im Bilde überdeckt sind, nicht erfolgen kann, während in Kiefergelenkaufnahmen verläßliche Bezugsebenen nicht abgebildet werden.

Die Abhilfe besteht meist darin, daß Details von Gelenkaufnahmen zeichnerisch in das Fernröntgenbild übertragen werden. Vorteilhafter scheint es, in einer seitlichen Schichtaufnahme des Gelenkes zwei Bezugspunkte, das Infraorbitale und Porion, mitabzubilden und die Gelenkabbildung mittels einer Durchpausezeichnung in das Fernröntgenbild zu übertragen. Auf diese Weise ist es möglich, eine bis ins Detail genaue Abbildung der Kiefergelenke in der Skizze der seitlichen Fernröntgenaufnahme beurteilen zu können.

Literatur

Abel, M. S.: Advantages and limitations of the 0.3 mm focal spot tube for magnification and other technics. Radiol. **66**, 747 (1956).

Albers-Schönberg, A.: Die Röntgentechnik. Hamburg: Lucas, Gräfe & Sillem 1919.

Algyogyi, H.: Über die isolierte röntgenologische Darstellung des Kiefergelenkes. In Röntgentaschenbuch, Bd. IV, hrsg. Sommer-Nemnich. Leipzig 1912.

Altschul, W.: Die radiologische Darstellung des Kiefergelenkes. Fortschr. Röntgenstr. **27**, 23—28 (1919). (Bei diesem Autor umfassendes Literaturverzeichnis.)

— Beitrag zur Röntgenologie des Gehörganges. Z. Hals-, Nas.- u. Ohrenheilk. **14**, 12, 335 (1926). Ref.: Zbl. Röntgenstr. **1**, 300 (1926).

Altschul, W.: Some new methods in roentgenography. Amer. J. Roentgenol. **17**, 6, 659—666 (1927).

— Kongreßber. von der 7. Tagg der Vereinigung dtsch. Röntgenologen in Prag. Ref. Fortschr. Röntgenstr. **41**, 798 (1930).

— Studies on the temporomandibular joint. Amer. J. Roentgenol. **26**, 452—455 (1931).

—, u. Uffenorde: Felsenbeinübersichtsaufnahme. Beschrieben bei H. Heuser. In: Zahnärztliche Röntgendiagnostik, H. 8, S. 106—107. Leipzig: Johann Ambrosius Barth 1952.

Andres, E.: Über die Einstellung bei der Röntgenaufnahme des Kiefergelenkes. Diss. Bonn 1939. Köln: Greven & Berchtold.

---

[1] Die Campersche Ebene wird bestimmt durch die beidseits gelegten Camperschen Linien. Die Campersche Linie verbindet den Nasenflügel mit dem Meatus acust. ext.

[2] Die Frankfurter Horizontalebene wird durch das linke und rechte Porion und durch das linke Orbitale bestimmt.

[3] Die H-Linie (Schädelhorizontale) „tritt für den Kieferorthopäden an Stelle der Frankfurter Horizontalen des Skelets". Sie ist die Verbindungsgerade vom Aug- und Ohrpunkt (Simon). Der Augpunkt (Orbitalpunkt) liegt genau eine Lidspaltenbreite unter dem ungezwungen geöffneten, geradeaus blickenden Auge. Dieser Punkt entspricht dem Rand der knöchernen Orbita unter der Pupille. Der Ohrpunkt entspricht dem Porion der Ohrmuschel, d. i. dem obersten Punkt des knorpeligen Gehöreinganges.

[4] Die NSe = Nasion-Sella-Gerade, ist die Verbindung vom vorderen oberen Ende der Sutura nasofrontalis (Punkt N) zur Mitte des Einganges der Sella turcica (Punkt Se).

Aprile, H.: Contribución anatomo-radiologica al estudio de la articulatión temporo maxilar. Rev. Odont. **10**, 887 (1930).

Barton, E. J.: Roentgenographic evidence of condylar neck fracture. Oral Surg. **8**, 58—63 (1955).

Bauer, W.: Röntgenaufnahme des Kiefergelenkes. Wiss. Ärzteges. Innsbruck **7**, H. 6 (1917). Ref. Wien. klin. Wschr. **1918**, 545.

— Anatomische und mikroskopische Untersuchungen über das Kiefergelenk, mit besonderer Berücksichtigung der Veränderungen bei Osteo-Arthritis deformans. Z. Stomat. **30**, H. 18, 1136; H. 20, 1279 (1932).

Beän, N.: Temporomandibular joint radiography with special reference to the Lindblom device. J. dent. Ass. S. Afr. **10**, No 1, 1 (1955).

Béal, Commisionat, Jardin: Radiographie du condyle mandibulaire par l'incidence transorbitaire antéro-postérieure. Intérêt. Technique. Indications. Rev. de Stomat., 1954, Nr. 1, 10.

Berghagen, N.: Photogrammetric principles appllied to intraoral radiodontia. Diss. Stockholm 1951.

—, and P. Hjelmstrom: Three-dimensional intraoral radiography. Acta odont. scand. **14**, No 3, 189 (1956).

Berry, H. M., and F. A. Hofmann: Cinefluorography with image intensification for observing temporomandibular joint movements. J. Amer. dent. Ass. **53**, No 5, 517 (1956).

— Preliminary work on cinefluorography with image intensification, in the study of the temporomandibular joint. Oral Surg. **10**, 10, 63 (1957).

Biel, G.: Untersuchungen über eine Relation zwischen der Form des Capitulum mandibulae und der individuellen Ausgestaltung des Kauflächenkomplexes. Diss. Zürich 1954.

Bishop, P. A.: A roentgen consideration of the temporomandibular joint. Amer. J. Roentgenol. **21**, No 6, 556—563 (1929).

Björk, A.: Cephalometric x-ray investigations in dentistry. Int. dent. **4**, 5, 718 (1954).

Bleiker, Rass. F.: Ear disturbances of temporomandibular origin. Amer. dent. Ass., **25**, 1390—1399 (1938).

Boca, R. del: Röntgenologische Untersuchung des Kiefergelenkes. Minerva stomat. **7**, 514 (1958).

Bowen, D. R., and D. A. Bishop: A routine stereoroentgenographic technique, in two or more planes for simultaneous viewing including a study of the mastoid process. Amer. J. Roentgenol. **20**, 58—64 (1928).

Brenner, F., u. H. Junck: Das Röntgenschnittaufnahmeverfahren und seine Verwendbarkeit im Kiefergebiet. Dtsch. zahnärztl. Wschr. **41**, 36, 845 (1938).

Broadbent, B. H.: A new x-ray technique and its application to orthodontia. Amer. Orthodont. **1**, 2 (1931).

Büchner, H.: Direkte Röntgenvergrößerung und normale Aufnahmen. Vergleichende Untersuchung zur klinischen Abgrenzung. Fortschr. Röntgenstr. **80**, 71, 502 (1954).

Chick, A. O.: The relation between mandibular movements and the occlusal form of teeth in man, I and II. Brit. dent. J. **92**, 2, 29; **93**, 8, 203 (1952).

Cieszinsky, A.: Über extraorale Kieferaufnahmen mittels Röntgenstrahlen. Fortschr. Röntgenstr. **18**, 123 (1912).

— In Rieder und Rosenthal, Lehrbuch der Röntgenkunde. Die Röntgenuntersuchung der Kiefer und Zähne. Leipzig: Johann Ambrosius Barth 1913.

— Zahnärztliche Röntgenologie und klinische Zahnheilkunde im Röntgenbild. Leipzig: Johann Ambrosius Barth 1926.

Clementschitsch, F.: Mitteilung einer symmetrischen Aufnahme beider Kiefergelenke in postero-anteriorer Richtung. Z. Stomat. **23**, 877—882 (1941).

— Die Röntgendarstellung des Gesichtsschädels. Wien: Urban & Schwarzenberg 1948.

— Über die Röntgendarstellung bei Erkrankungen und Verletzungen der Kiefer. Dtsch. zahnärztl. Z. **10**, H. 5, 380—396 (1955).

— Die Röntgendarstellung des Gesichtsschädels. In Zahn-, Mund- und Kieferheilk., in Vorträgen, H. 16. S. 47—63. München: Carl Hanser 1955.

— Aufgaben und Ausstattung des „stationseigenen Röntgen" an einer Kieferstation. Dtsch. zahnärztl. Z. **14**, H. 19, 1392—1399 (1959).

— Über die Röntgenologie des Kiefergelenkes in Fortschritt der Kiefer- und Gesichtschirurgie, Bd. 6, S. 46—63. Stuttgart: Georg Thieme 1960.

Collett, H. A.: The movements of the temporomandibular joint and their relation to the problem of occlusion. J. prosth. Dent. **5**, 4, 486 (1955).

Cooper, H. K., and F. A. Hofmann: The application of cinefluorography with image intensification in the field of plastic surgery, dentistry and speech. Plast. reconstr. Surg. **16**, No 8, 135 (1955).

Czunft, V.: Neue Einstellung zur isolierten Aufnahme des Kiefergelenkes. Magy. Röntgen. Közl. **1**, 10, 313—315.

Donovan, R.: A method of temporomandibular joint roentgenography for serial or multiple records. J. Amer. dent. Ass. **49**, No 4, 401 (1954).

Doub, H. P., and F. A. Henny: Radiological study of the temporomandibular joints. Radiol. **60**, 666—674 (1953).

Eisler: In: Anordnung der normalisierten Röntgenaufnahmen, Arbeitsvorschriften aus dem Institut Holzknecht. Verlag: Urban & Schwarzenberg.

Evers, E., u. H. Schober: Über den Einfluß der Focusgröße auf die Detailerkennbarkeit kleiner Objekte. Röntgen-Bl. **9**, 313 (1956).

Fleischmann, G.: Röntgenologische Methoden zur Darstellung des Kiefergelenkes. Inaug.-Diss. Würzburg 1934.

FRANK, L.: A report on the normal movements of the condyle. Dent. Dig. **54**, 12, 530 (1948).

GALLAVRESI, L.: Tecnica et anatomica radiografica dell'articulatione temporo-mandibulare. Riv. Radiol. e Fisica med. No 4, 477—495 (1932).

GILLARDONI, A.: Vergrößerung von Röntgenbildern auf röntgenologischem und optischem Wege. Radiol. med. (Torino) **39**, 48—57 (1953).

GRANT, R., u. H. LANTING: An improved technic for roentgenographic examination of the temporo-mandibular joint and condyle. J. oral Surg. **11**, 95—101 (1953).

GRAUER, S.: Über den Wert der axialen Unterkieferaufnahme. Fortschr. Röntgenstr. **37**, H. 4, 503 (1928).

GREWCOCK, R. J. G.: A simple technique for temporomandibular joint radiography. Brit. dent. J. **94**, No 6, 152 (1953).

GROHS, R.: Der richtige und falsche Biß beim Zahnlosen. Z. Stomat. **32**, 1, 1 (1934).

HAENISCH: Die isolierte Aufnahme einer Unterkieferhälfte, zugleich ein Beitrag zur Röntgendiagnostik der Unterkiefertumoren. Fortschr. Röntgenstr. **15**, 337.

HÄUPL, K.: Über Veränderungen des Kiefergelenkes mit besonderer Berücksichtigung der Arthritis deformans. Vjschr. Zahnheilk. **46**, H. 3, 356 (1930).

HAMMER, F.: Quere Schichtaufnahmen mit dem Transversotom. Wien. med. Wschr. **1953**, 464—466.

HAUSSER, E.: Zur röntgenographischen Darstellung des Kiefergelenkes und deren Bedeutung für die Kieferorthopädie. Dtsch. Zahn-, Mund- u. Kieferheilk. 7, H. 2, 117 (1940).

— Die röntgenologische Untersuchung des Kiefergelenkes in Zahn-, Mund- und Kieferheilkunde in Vorträgen, H. 6, S. 20—31. München: Carl Hanser 1951.

— Der Aufbau des Kiefergelenkes bei den verschiedenen Gebißanomalien. Dtsch. Zahn-, Mund- und Kieferheilk. **16**, H. 5 und 6, 177—210, H. 7 und 8, 266—289 (1952).

— Kiefergelenk und Bißlage. Z. Stomat. **54**, H. 5, 245—255 (1957).

HAUBERISSER: Zit. in C. PARMA, Röntgenographie der Zähne und der Kiefer. Wien: Urban & Schwarzenberg 1936.

HERMANN, M.: Zur Technik der Röntgenaufnahme des Kieferköpfchens. Dtsch. med. Wschr. **59**, H. 13, 515 (1933); **59**, H. 40, 1738 (1933).

HEUSER, H.: Röntgenologische Untersuchungen über die Erkrankungen im Bereich des Kiefergelenkes. Dtsch. Zahn-, Mund- und Kieferheilk. **14**, H. 3/4, 97—130, H. 5/6, 209—233 (1951).

— Zahnärztliche Röntgendiagnostik, H. 8. Leipzig: Johann Ambrosius Barth 1952.

HIGHLEY, L. B.: A head position for scientific radiographic and photographic purposes. Int. J. Orthodant. **22**, No 7, 699 (1936).

— Roentgenographic interpretation of certain condyle and menton movements. J. Amer. dent. Ass. **28**, 5, 779 (1941).

HIPPE, H., u. W. ROSCHER: Tomographie des Unterkiefers. Röntgenpraxis **11** (1939).

HJORTSJÖ, C.-H.: The mechanism in the temporomandibular joint. Acta odont. scand. **11**, H. 1, 5 (1953).

— Anatomie und Physiologie des Kiefergelenkes. In: Fortschritte der Kiefer- und Gesichtschirurgie, Bd. 6, S. 16—27. Stuttgart: Georg Thieme 1960.

— P. I. PERSSON et B. SONESSON: Studies on the shape of the articular eminence with its relation to the mechanism in the temporomandibular joint. Odont. Revy, 4, No 3, 187 (1953).

— — A. SONESSON et B. SONESSON: A tomographic study of the rotation movements in the temporomandibular joint during lowering and forward movement of the mandible. Odont. Revy **5**, No 2, 81 (1954).

HOFFER, O.: L'interpretation du teleradiogramme à l'aide du „radiogramme craniofacial", en orthopedie maxillo faciale. L'Orthodont. franç. (1954).

— Weitere Beobachtungen und Feststellungen an mit F.K.O.-Apparaturen beeinflußten Kiefergelenken. Dtsch. zahnärztl. Z. **10**, H. 1, 34—37 (1955).

HOFRATH, H.: Die Bedeutung der Röntgenfern- und Abstandaufnahme für die Diagnostik der Kieferanomalien. Fortschr. Orthodont. **1** (1931).

— Angeführt bei HEUSER, Zahn-, Mund- und Kieferheilk. in Vorträgen, H. 6, S. 20—31. München: Carl Hanser 1951.

HUSTED, E.: Die Arthographie in ihrer Bedeutung für die Diagnostik der Kiefergelenkserkrankungen. In: Fortschritt der Kiefer- und Gesichtschirurgie, Bd. VI, S. 77—83. Stuttgart: Georg Thieme 1960.

JANISCH, E.: Röntgendiagnostische Überlegungen usw. Z. Stomat. **20** (1923).

JANKER, R.: Die Röntgenkinematographie, ein Mittel zur Ausbildung in der Röntgendiagnostik. Fortschr. Röntgenstr. **73**, 652 (1950).

— Röntgenologische Funktionsdiagnostik mittels Serienaufnahmen und Kinematographie. Wuppertal-Alberfeld: W. Girardet 1954.

KELLER, A. W.: Technik und Leistungsfähigkeit der bisherigen Methoden der röntgenologischen Darstellung des Kiefergelenkes. Med. Diss. München 1938.

KEMÉNY, I., u. R. REHÁK: Die Zwangslagen der Kiefergelenkköpfchen. Dtsch. zahnärztl. Z. **13**, H. 12, 693—706 (1958).

KOPSCH, F., u. K. H. KNESE: Nomina Anatomica. Stuttgart: Georg Thieme 1957.

KORKHAUS, G.: Die Auswertung des Fernröntgenbildes in der Kieferorthopädie. Dtsch. Zahn-, Mund- und Kieferheilk. **2**, 11, 715 (1936).

LILIENFELD, Anordnung der normalisierten Röntgenaufnahme. Urban & Schwarzenberg 1932.

LINDBLOM, G.: Technique for roentgenphotographic registration of the different condyle positions in the temporomandibular joint. (Contains bibliogfraphy 72 names). Svensk tandläk.-T. arg. 29, H. 4, 273—300 (1936); — Dent. Cosmos 78, No 12, 1227 (1936).

Lindblom, G.: Roentgenkinematographic registration of the temporomandibular joint in function. Sagittal opening and closing. Film 1951. In author's possession. Described in Svensk tandläk.-T. 1951.

— Beitrag zum Verständnis des Ursachenkomplexes von Kiefergelenksbeschwerden und der Bedeutung von Röntgenaufnahmen des Kiefergelenkes für ihre Diagnose und Therapie. Acta odont. scand. 11, 61—94 (1953).

— Physiology of the temporomandibular joint and the relation between joint and teeth. T. Tandheelk. 53, H. 7, 505 (1956a).

— Roentgenkinematografiska studier ab käkledens rörelser (with engl. summary). Svensk. tandläk.-T. 49, 6, 321 (1956b).

— A cineradiographic study of the temporomandibular joint. Acta odont. scand. 15, No 2, 141—158 (1957).

— On the anatomy and function of the temporomandibular joint. Acta odont. scand. 17, Suppl. 28 (1960). (Enthält ein ausgedehntes Literaturverzeichnis.)

Maccaferri, D., e R. Raboni: L'importanza della tomografia nella diagnosi delle lesioni delle articolazioni temporomandibolari. Riv. ital. Stomat. 6, H. 2, 148 (1951).

Marolt, A.: Beitrag zu Röntgenographie des Kiefergelenkes. Dtsch. zahnärztl. Z. 12, 19, 1289 (1957).

Martin, P. L., et J. Duhamel: Quelques applications de la tomographie du crâne. J. Radiol. Électrol. 33, 190—191 (1952).

Mathis, H., u. F. Hammer: Über die Möglichkeiten der Tomographie in der Stomatologie. Z. Stomat. 39, 20, 749 (1941).

Mayer, E. G.: Anordnung der normalisierten Röntgenaufnahmen. Wien: Urban & Schwarzenberg 1939.

McCall, J. O., and S. St. Wald: Handbuch der klinischen dentalen Röntgenologie, 3. Aufl. Stuttgart u. Zürich: Medica Verlag 1954.

Montag, W. D.: Die Bedeutung der Röntgenfeinstfocusaufnahmen zur Erhöhung und Verfeinerung der Diagnose. Z. Orthop. 87, 550 (1956).

Moorrees, C. F. A.: Normal variation and its bearing on the use of the cephalometric radiographs in orthodontic diagnosis. Amer. J. Orthodont. 39, 12 (1953).

—, u. M. P. Kean: Die natürliche Kopfhaltung und ihre grundlegende Bedeutung für die Beurteilung cephalometrischer Röntgenaufnahmen. Fortschr. Kieferorthop. 20, 2 (1959).

—, u. P. K. Yen: Analyse der dentofacialen Schädelstruktur nach kieferorthopädischer Behandlung. Amer. J. Orthodont. 7 (1955).

Müller, H.: Die röntgenologische Darstellung der Kiefergelenke und ihre Bedeutung für die Kieferorthopädie. Zahnärztl. Welt 57, Nr 8, 201—206 (1956).

Muntean, E.: Klinische Erfahrungen mit dem Direktvergrößerungsverfahren. Fortschr. Röntgenstr. 81, 812—818 (1953).

Nevakari, K.: An analysis of the mandibular movement form rest to occlusal position. Diss. Acta odont. scand. 14, Suppl. 19, 1—129 (1956).

Norgaard, F.: Arthrography of the mandibular joint. Acta radiol. (Stockh.) 25, 678—685 (1944).

Paatero, Y. V.: A technique for pantomographic roentgenography of the temporomandibular joint. Suom. Hammestääk. Toim. 48, 4, 168 (1952).

— Pantomography in theory and use. Acta radiol. (Stockh.) 41, 4, 321 (1954).

Parma, C.: Die Röntgendiagnostik der Kiefergelenke. Röntgenpraxis 4, H. 15, 633—649 (1932).

— Röntgenographie der Zähne und der Kiefer. Bücher der zahnärztlichen Praxis, Bd. 7. Wien: Urban & Schwarzenberg 1937.

— Die Tomo- und Nahaufnahmen der Kiefergelenke. Z. Stomat. 40, 391 (1942).

Pernkopf, E.: Topographische Anatomie des Menschen, Bd. IV. Erste Hälfte, S. 276—286. München-Berlin-Wien: Urban & Schwarzenberg 1957.

— Anatomie und Physiologie des Kiefergelenkes. Dtsch. Zahn-, Mund- und Kieferheilk. 1, 41—53 (1958).

Petrilli, A., and J. E. Gurley: Tomography of the temporomandibular joint. J. Amer. dent. Ass. 26, 218—224 (1939).

Picardi, B.: Sulla morfoligica dell'articolazione temporo-mandibulare dell'uomo. Ann. Stomat. (Roma) 2, 121—143 (1953).

Pordes, F.: Röntgenaufnahme des Unterkiefers, insbesondere des Kiefergelenkes und des Processus coroneideus mandibularis in Rückenlage bei seitwärts gewendetem Kopf. Wien. med. Wschr. 1914, 34.

— Röntgenaufnahme des Kiefergelenkes in rein frontaler Richtung. Öst. Z. Stomat. H. 9, 165 (1916).

— Die radiographische Darstellung der einzelnen Zähne und der Kiefer. Berlin u. Wien: Urban & Schwarzenberg 1919.

Posselt, U.: Hinge opening axis of the mandible. Acta. odont. scand. 14, 1, 49 (1956).

Reckow, L. v.: Über die submaxilläre Röntgenaufnahmen. Zahnärztl. Rdsch. H. 11, 454 (1931).

Reboul, J., H. Duhamel et M. Harribey: Les lesions de l'arthrose temporo-mandibulaire â la lumière de la tomographie. J. Radiol. Électrol. 36, 1—12 (1955).

Rezek, J.: Die Arthrographie. Ref. Fortschr. Röntgenstr. 89, 319 (1958).

Ricketts, M. R.: Variations of the temporomandibular joint as revealed by cephalometric laminagraphy. Amer. J. Orthodont. 36, No 12, 877—898 (1950).

— A study of changes in the temporomandibular relations associated with the treatment of class II malocclusion. Amer. J. Orthodont. 38, No 12, 918—933 (1952).

— Laminagraphy in the diagnosis of temporomandibular joint. disorders. J. Amer. dent. Ass. 46, No 4, 620—648 (1953).

RICKETTS, M. R.: Abnormal function of the temporomandibular joint. Amer. J. Orthodont. **41**, No 6, 435—441 (1955a).
— Facial and denture changes during orthodontic treatment as analysed from the temporomandibular joint. Amer. J. Orthodont. **41**, 3, 153 (1955b).
— The role of cephalometrics in prosthetic diagnoses. J. prosth. Dent. **6**, 4, 488 (1956).
RIESNER, S. E.: Temporomandibular articulation: its consideration in orthodontic diagnosis. Int. J. Orthodont. **22**, No 1, 1 (1936).
SCHEFF, J., u. H. PICHLER: Handbuch der Zahnheilkunde, Bd. IV, Zahnersatzkunde. Berling u. Wien: Urban & Schwarzenberg 1929.
SCHIER, M. B. A.: A new technique for radiography of the temporomandibular articulation. Dent. Items **65**, No 4, 324, No 5, 419 (1943).
SCHLEGEL, W.: Die röntgenologische Ermittlung der sagittalen Kondylenbahn. Schweiz. Mschr. Zahnheilk. **52**, 1, 1 (1942).
SCHMUTH, G.: Über Röntgenaufnahmen zur Untersuchung der Kiefergelenksveränderungen bei orthopädischen Maßnahmen. Fortschr. Kieferorthop. **19**, H. 1—2, 20—30 (1958).
SCHOBER, H.: Die klinische Bedeutung der Feinstfocusröhre. Röntgen-Bl. **6**, H. 3, 101 (1953).
SCHÖNBERGER, A.: Tomographische Aufnahmen des Kiefergelenkes. Dtsch. Zahn-, Mund- und Kieferheilk. **27**, 164—174 (1957).
SCHÜLLER, A.: Die Schädelbasis im Röntgenbild. Hamburg: Lucas, Gräge & Sillem 1905.
— Röntgendiagnostik der Erkrankungen des Kopfes. Wien u. Leipzig: Hölder 1912.
SCHUMACHER, W.: Die röntgenologische Darstellung des Unterkiefers unter besonderer Berücksichtigung der Kiefergelenke. Diss. Marburg 1938.
SCHWARZ, A. M.: Kopfhaltung und Kiefer. Z. Stomat. **24**, H. 8, 669 (1926).
— Das Röntgenbild im Dienste der Gebißregelung. Z. Stomat. **34**, 513 (1936).
— Wie der angehende Kieferorthopäde Gesicht und Schädel verstehen lernt. Wien: Urban & Schwarzenberg 1955a.
— Die Bedeutung des Fernröntgenbildes für die Kieferorthopädische Praxis. Dtsch. zahnärztl. Z. H. 5, 355—378 (1955b).
— Die falschen Bißlagen im Fernröntgenbild. Z. Stomat. **55**, 175 (1958a).
— Die Röntgenstatik. Wien u. Innsbruck: Urban & Schwarzenberg 1958b.
— Lehrgang der Gebißregelung, Bd. 1. Wien u. Innsbruck: Urban & Schwarzenberg 1961.
—, u. A. W. SCHWARZ: Die automatisch reine Scharnierbewegung im Kiefergelenk. Z. Stomat. **25**, H. 4, 287 (1927).
SICHER, H.: Zur Mechanik des Kiefergelenkes. Z. Stomat. **27**, 1, 27 (1929).
— The biologic significance of hinge axis determination. J. prosth. Dent. **6**, 5, 616 (1956).
SONESSON, B.: The temporomandibular joint during lateral movement of the mandible. Odont. Revy **7**, 3, 369 (1956).

SPROUL, J.: Technique of Roentgen examination of the temporomandibular articulation. Amer. J. Roentgenol. **30**, 262—264 (1933).
STEINHARDT, G.: Zur Pathologie des Kiefergelenkes. In Paradentium, Bd. 4, Nr 4, S. 111, Nr 6, S. 153 (1932).
— Die praktische Bedeutung der Röntgenaufnahme des Kiefergelenksbereiches. Dtsch. zahnärztl. Z. **10**, H. 5, 349 (1955).
— Die Bedeutung der Kiefergelenksforschung für die totale Prothese, insbesondere für die Forderung nach individueller Gelenksbahnregistrierung. Dtsch. zahnärztl. Z. **11**, H. 15, 833—837 (1956).
— Die Bedeutung funktioneller Einflüsse für das jugendliche Kiefergelenk. Fortschr. Kieferorthop. **18**, 4, 297 (1957).
—, u. P. LANGEN: Vergleichende röntgenologische und anatomische Untersuchungen am Kiefergelenk. Fortschr. Röntgenstr. **48**, H. 2, 683—708 (1933).
— — Röntgenologische und vergleichende anatomische Untersuchungen zur Diagnostik des gesunden und kranken Kiefergelenkes. Dtsch. zahnärztl. Wschr. **37**, H. 2, 30 (1934).
SUMNER, C.: A cephalometric study of rest position in edentulous persons. J. prosth. Dent. **7**, 4, 467 (1957).
SVED, A.: Kritik der Kephalometrie. Amer. J. Orthodont. **40**, H. 8, 567 (1954).
TAKAHASKI SHINGII and JUMOSUKE OHARA: Rotary crossgraphy of head. Ref. Zbl. ges. Radiol. **41**, 80 (1953).
THIELEMANN, K.: Funktionelle Zusammenhänge von Zahnreihenformen, Kiefergelenken und Kieferbewegungen. Zahnärztl. Rdsch. Nr 7 (Paradentium) (1939).
— Abhängigkeit der Kiefergelenke von der Bezahnung. Z. Stomat. **49**, H. 9, 506—518 (1952). Ref. Schweiz. Mschr. Zahnheilk. **63**, Nr 6, 619 (1953).
THÖRNE, H.: The rest position of the mandible and the paths of closure from rest to occlusion position. Acta odont. scand. **11**, 2, 141 (1953).
TOUR, DE LA: Contribution à la realisation des radiographics de l'articulation temporomaxillaire. Rev. odont. **3**, 182 (1931).
UPDEGRAVE, W. J.: An improved roentgenographic technique for the temporomandibular articulation. J. Amer. dent. Ass. **40**, 4, 391 (1950).
— Evaluation of temporomandibular joint roentgenography. J. Amer. dent. Ass. **46**, 4, 408 (1953a).
— A radiographic technic for the temporomandibular articulation. Amer. J. Orthodont. **39**, 495—504 (1953b).
— Roentgenographic observations of functioning temporomandibular joints. J. Amer. dent. Ass. **54**, No 4, 488—505 (1957).
VOSS, H.: Mechanik der Kiefergelenke. In Zahn-, Mund- und Kieferheilk. in Vorträgen, H. 6, S. 11—19. München: Carl Hanser 1951.

Weber, R.: Three dimensional registration of the condylar course. Schweiz. Mschr. Zahnheilk. **65**, 6, 499 (1955).

Weingraber, H.: Die Funktionsprüfung in der Röntgenfrühdiagnose der Kiefergelenkserkrankungen. Fortschr. Röntgenstr. **74**, 84 (1951).

Werner, K., u. Th. Kirsch: Über die Röntgendiagnostik der Kiefertumoren mit Feinstfocusvergrößerungsaufnahmen. Z. Stomat. **10**, 59 (1957).

Zanelli, A.: Le proiezioni radiografiche dell'articolazione temporo-mandibulare. Radiol. med. (Torino) **16**, 495—499 (1929).

Zimmer, E. A.: Eine neue Aufnahmemethode des Kiefergelenkes. Sitzgsber. der Schweizer Röntgengesellschaft vom 3. 6. 1939. Ref. Fortschr. Röntgenstr. **60**, 100 (1939).

Zimmer, E. A.: Röntgenologische Untersuchungen bei gelenksnahen Unterkieferfrakturen. Radiol. clin. (Basel) **9**, Fasc. 4, 238—256 (1940a).

— Krankheiten des Kiefergelenkes. Radiol. clin. (Basel) **9**, 356—374 (1940b).

— Zur Darstellung des normalen Kiefergelenkes im Röntgenbilde. Radiol. clin. (Basel) **9**, Nr 3, 171—182 (1940c).

— Die Röntgenologie des Kiefergelenkes. Schweiz. Mschr. Zahnheilk. **51**, H. 12, 949 (1941).

— Etudes radiologiques des mouvements de l'articulation temporo-maxillaire normale et pathologique. J. Radiol. Électrol. tome **34**, No 5—6, 336—338 (1953).

— Möglichkeiten und Grenzen der röntgenologischen Darstellung pathologischer Zustände des Kiefergelenkes. Schweiz. Mschr. Zahnheilk. H. **70**, 232—238 (1960).

II. Pathologische Veränderungen der Kiefergelenke

Von

G. Steinhardt

Mit 18 Abbildungen

Die diesbezügliche Literatur ist relativ jung und nicht so umfangreich. Ich werde deshalb zu Anfang *keine* Literaturübersicht bringen, vielmehr jeweils im Text entsprechende Hinweise geben. Eine bessere Deutung der Röntgenbefunde erkrankter Kiefergelenke ist verständlicherweise dann eher möglich, wenn als Grundlagen die pathologische Anatomie und die Pathogenese bekannt sind.

Pathologisch-anatomisch ist mehr noch als bei anderen Gelenken zwischen Veränderungen bei *Jugendlichen* und bei *Erwachsenen* zu unterscheiden.

Bei den Kiefergelenken *Jugendlicher* sind vor allem zwei Faktoren zu beachten: Die intensive Gefäßversorgung und das Fehlen der Epiphysenfuge.

Durch den Gefäß- und Zellenreichtum im Bereich der Knorpel-Knochengrenze sind alle regeneratorischen Vorgänge schneller und ausgiebiger. Das kommt den Heilungsvorgängen zugute, kann aber auch gewisse Nachteile im Sinne der Funktionsstörung haben.

Abb. 1 a—c. Offene und geschlossene Gelenkform. a Offene Gelenkformen frontal gesehen. b Geschlossene Gelenkformen frontal gesehen. c Geschlossene Gelenkformen von lateral; es erscheinen dabei im Röntgenbild zwei Tuberculumlinien. Die markierten Stellen in b und c entsprechen einander. Bei der offenen Gelenkform erkennt man nur eine Tuberculumlinie

Eine Epiphysenfuge kennen wir am Kiefergelenk als Wachstumszentrum nicht. Die Wachstumsimpulse gehen vielmehr von der an Knorpelzellen reichen basalen Schicht der Gelenkdecke des Processus condylaris aus. Diese ist mehr als eine entfernt gelegene Epiphysenfuge allen Gelenkschäden ausgesetzt. Bei jedem, das jugendliche Gelenk treffenden Trauma ist also, neben dem augenblicklichen, der spätere Schaden im Sinne einer eventuellen Wachstumsstörung zu bedenken.

Bei Kiefergelenken der *Erwachsenen*, deren Wachstumsabschluß durch Bildung der Verkalkungszone charakterisiert ist, möchte ich zunächst feststellen, daß die Form der Kiefergelenke anlagebedingt bestimmt ist. So kennen wir offene und geschlossene Gelenkformen (PARMA, STEINHARDT) (Abb. 1).

Nach RICKETS bestehen primär nur geringe Unterschiede bei den einzelnen Bißanomalien, die sich allenfalls bei der Progenie etwas hervorheben. Die Funktion wirkt sich aber über längere Zeit hin auf die Form der Kiefergelenke — einschließlich Gelenkpfanne — aus und hat Anpassungserscheinungen oder auch Schäden zur Folge. Dies will besagen, daß das in Aufbau und Form anlagebedingte Kiefergelenk durch die Funktion *sekundär* umgeformt werden kann. Die komplizierte Kieferbewegung, z. B. bei der Mundöffnung, setzt sich aus einer Dreh- und einer Gleitkomponente zusammen. Im caudalen Gelenkabschnitt wird die Drehkomponente, im kranialen die Gleitkomponente ausgeführt. Die jeweils überwiegende Komponente wird als *Anpassungsvorgang* im zugehörigen Bereich eine entsprechende Gewebsreaktion — Verstärkung der Fibrillen und Vermehrung der Knorpelzellen — zur Folge haben. Bei vermehrter Drehbewegung können wir

z. B. ein- oder beiderseitig steilere vordere Gelenkhöcker, bei vermehrter Gleitkomponente flachere zu sehen bekommen. Entsprechend sehen wir im 1. Fall eine Umbiegung des Collum mandibulae nach ventral, während im 2. Fall ein mehr gerader Verlauf festzustellen ist (Abb. 2). Flachere Gelenkhöcker sprechen aber bei vermehrter Drehbewegung nicht gegen diese Deutung (Steinhardt).

Üblicherweise wird der Kaudruck von den Seitenzähnen aufgefangen. Die Gelenkflächen sind deshalb beim Schlußbiß keinem Druck ausgesetzt. Fallen diese seitlichen Stützzonen ein- oder beiderseitig aus und werden solche Patienten nicht bald prothetisch versorgt, treten die Gelenkköpfe aus ihrer Lage an der Rückfläche des Tuberculum articulare kranialwärts in die Fossa mandibularis. Hier stehen sie dann bei Aktion der Kiefer-Schließmuskeln unter Druck. Als Anpassung sehen wir Gewebsreaktionen im

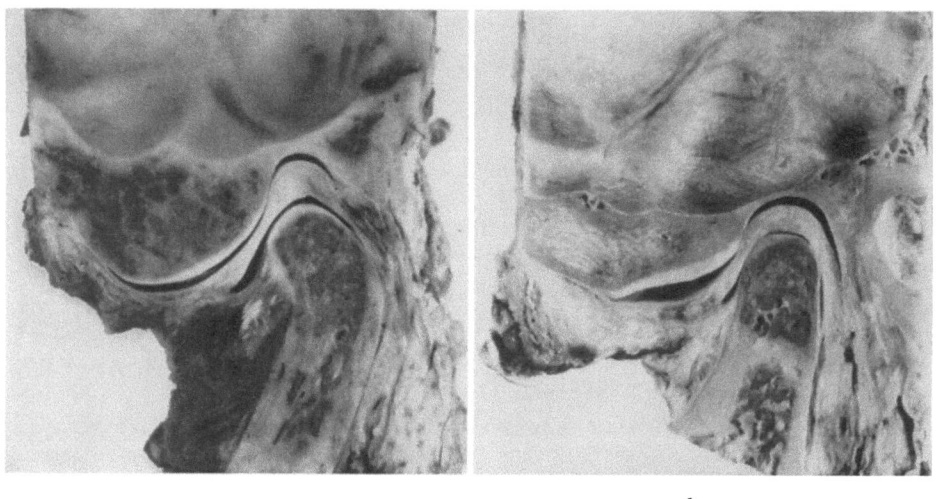

a   b

Abb. 2. a Sekundäre Formung des Kiefergelenkes bei Überwiegen der Drehkomponente; stärker konvexe Gelenkflächen und ventrale Umbiegung im Collum mandibulae. b Sekundäre Formung bei Überwiegen der Gleitkomponente; flacherer Verlauf des vorderen Gelenkhöckers und gerades Collum mandibulae

Sinne der Vermehrung der Knorpelzellen und eventuell der Verstärkung der kollagenen Fasern.

Kann die funktionelle Mehr- oder Andersbeanspruchung durch solche Anpassungsvorgänge bei konstitutionell guter Beschaffenheit ausgeglichen werden, liegt ein unschädliches Geschehen vor. Tritt in dieser Beziehung ein Mißverhältnis ein, ist der Gelenkschaden (Arthrosis) auf die Dauer unausbleiblich (Bauer, Häupl, Steinhardt). Dieser Schaden zeigt sich an den Kiefergelenken in gleicher Weise, wie das Pommer histologisch für die Arthropathia deformans aufgezeigt hat. Über geschädigte oder „nichtgeschädigte" Gelenkflächen wird es zu Markraumeröffnungen, Vascularisations- und Ossifikationsvorgängen, zu Schliffflächen und Randzackenbildungen kommen. Die Einbeziehung des Discus, bzw. der Verlust des Discus mit Planung der Gelenkflächen kann folgen. Solche Veränderungen können bisweilen mit erheblichen Schmerzen einhergehen. Dies wird verständlich, wenn man eine neuere Arbeit über die Innervation des Kiefergelenkes von Hromada berücksichtigt, der Nervenfasern auch im Discus nachweisen konnte (Abb. 3).

Pathogenetisch sollte man unterscheiden zwischen

a) primären Gelenkschäden, die in der Folge Bewegungsstörungen bedingen und
b) sekundären Gelenkschäden, die sich bei mandibulärer Dysfunktion einstellen können.

Bei Kindern spielen die primären Gelenkschäden, bei Erwachsenen die sekundären eine größere Rolle. Bei den primären Gelenkschäden ist der Röntgenbefund gewöhnlich eindrucksvoll, bei den sekundären entspricht das Röntgenbild meistens nicht den klinischen Beschwerden.

Auch bei Erkrankungen des Kiefergelenkes ist der *Röntgenbefund* nur ein Teil der Diagnostik. Neben der Anamnese, der klinischen Befunderhebung und der örtlichen Untersuchung am Gelenk durch Palpation und Auskultation ist vor

allem der Okklusionsbefund mit der Funktionsanalyse für die Deutung des Röntgenbildes entscheidend.

Die *Funktionsanalyse* hat besonders die Muskelaktion zu beachten. Es sind bei einem stark übergreifenden Biß, z. B. dem Deckbiß, größere Exkursionen zur Erreichung einer gewünschten Mundöffnung erforderlich als beim normalen Scherenbiß.

Öffnungs-, Vorschub- und Seitwärtsbewegungen nach rechts und links sind bei der Funktionsanalyse zu überprüfen. Aus ihrer Abwegigkeit (Einschränkung oder Vergrößerung mit entsprechender Seitenabweichung der Unterkiefermitte) lassen sich manche Schlüsse bezüglich des Orts der Schädigung ableiten.

Ist z. B. eine begrenzte Behinderung der Mundöffnung ohne Abweichung der Unterkiefermitte vorhanden, dürfen wir einen Ausfall der Funktion der *beiden* Mm. pterygoidei laterales oder eine partielle Verlötung *beider* Kiefergelenke annehmen. Gewöhnlich wird dann auch die Vorschub- und Seitwärtsbewegung unvollkommen oder gar nicht ausgeführt werden können.

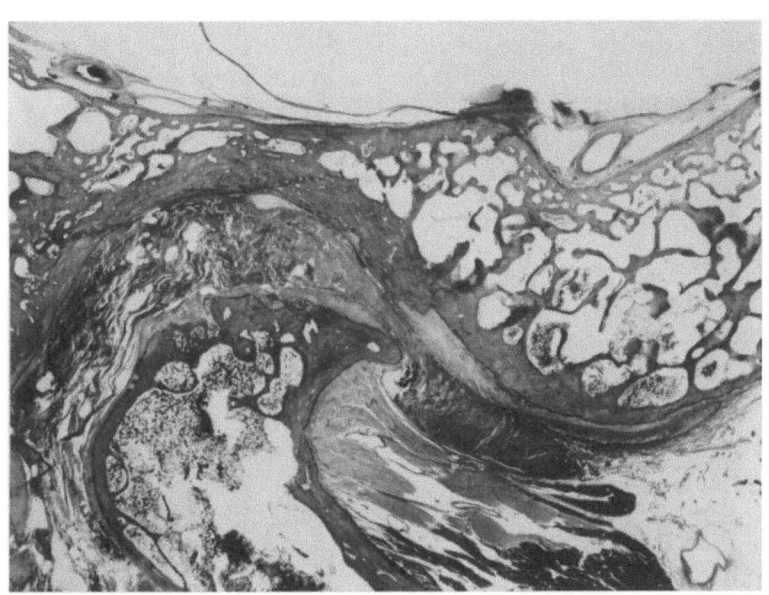

a

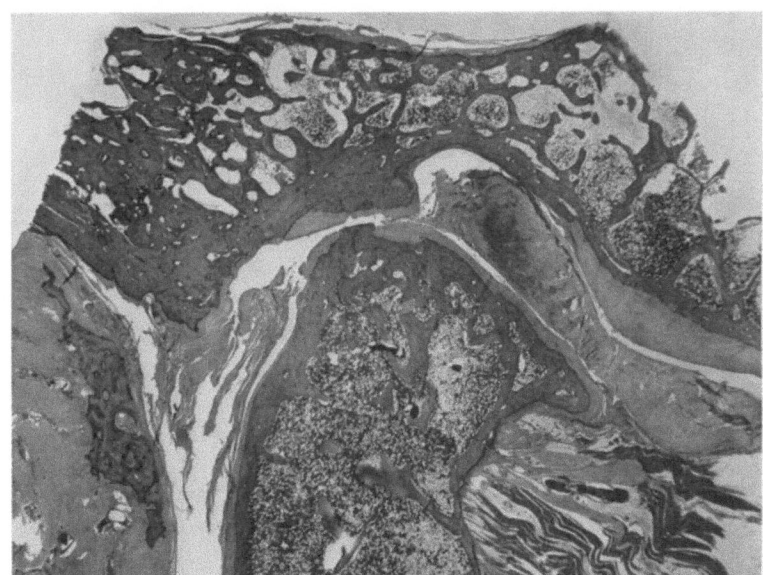

b

Abb. 3a u. b. Arthropathia deformans des Kiefergelenks. a Sagittalschnitt eines Kiefergelenkes mit vorderer Randzacke, die sich im Discus verhakt und ihn ventralwärts zerrt. b Sagittalschnitt eines Kiefergelenkes mit Gelenkhöcker und Schliffflächen in der Gelenkpfanne, die eine Zerreißung der dorsalen Kapselfasern zur Folge hatten

Ist eine begrenzte Behinderung der Mundöffnung nur einseitig vorhanden, dürfen wir eine Minderung oder einen Ausfall nur des *einen* M. pterygoideus lateralis, z. B. bei entzündlicher Kieferklemme (Dentitio difficilis Mol. III, Tonsillitis), bzw. eine partielle Verlötung auf dieser *einen* Gelenkseite annehmen. Es kommt zum Abweichen der

Unterkiefermitte nach der kranken Seite. Hier zeigt das Röntgenbild ein Zurückbleiben des Gelenkkopfes bei Aufnahme in Öffnungsstellung.

Bezüglich der *Röntgenbefunde* bei Erkrankungen der Kiefergelenke scheint es mir zweckmäßig, mehr auf ihre Grenze als auf ihre Möglichkeit hinzuweisen. Es ist ja verständlich, daß z. B. die histologischen Vorgänge im Beginn der Arthropathia deformans röntgenologisch nicht erkennbar sind. Auch spezielle Methoden: Arthrographie und Schichtbild helfen hier nur bedingt weiter. Erst die deformierenden Veränderungen geben im Röntgenbild in mancher Hinsicht eindeutige Hinweise. *Für jede differenzierte Befund-erhebung am Kiefergelenk sollten deshalb nach der Fragestellung bzw. nach den zu erwartenden charakteristischen pathologischen Veränderungen die geeignetsten Röntgenverfahren ausgewählt werden.* Ich werde für die einzelnen Kiefergelenkerkrankungen die jeweils bewährten Möglich-

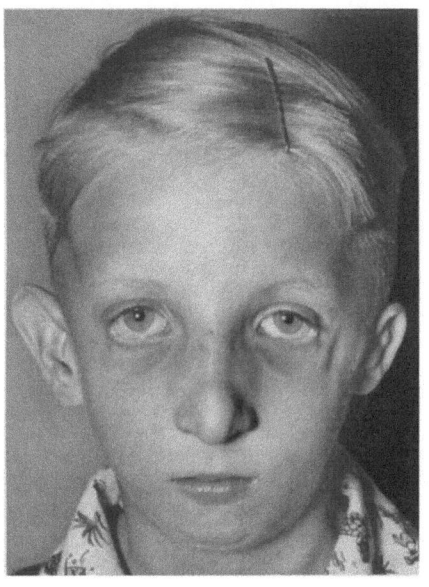
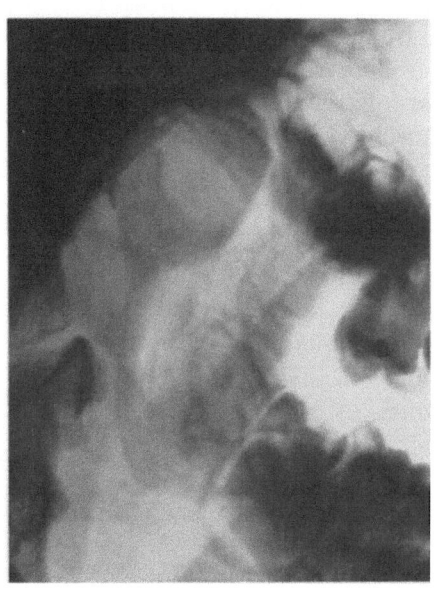

a   b

Abb. 4.   Patient D. R., 12 Jahre.   Dysostosis mandibulo-facialis.   Parma-Nahaufnahme des linken Kiefergelenkes ergibt normalen Gelenkbefund

keiten der Röntgendiagnostik aufzeigen. *Das Simultan-Schichtaufnahme-Verfahren ergibt die exakteste Wiedergabe der Gelenksituation in einzelnen Ebenen.*

Erst Anamnese, Kenntnis der klinischen Symptomatik und pathologisch-anatomischen Grundlagen gemeinsam mit verwertbaren Röntgendarstellungen ermöglichen eine Diagnostik.

Entwicklungsanomalien. Zu diesen gehört die *Dysostosis mandibulo-facialis.* Besteht bei einer Schiefstellung des Unterkiefers ein Hinweis auf eine Mißbildung: Ohrperle, Schräg-stellung der Lidspalte, Defekt am Jochbogen, sollte stets an diese embryonale Schädigung gedacht werden. Embryopathien dieser Art, die sich am 1. und 2. Visceralbogen abspielen, können auch die Kiefergelenke schädigen. Bei der Dysostosis mandibulo-facialis fanden wir dies auch histologisch bestätigt. Die Knorpelkuppe des Processus condylaris kann teilweise oder ganz fehlen. Auch der Discus und die Gelenkgrube brauchen nicht angelegt zu sein. Je nachdem, wie schwer sich im Röntgenbild die Schädigung zeigt (Hypoplasie, Aplasie), wird man auch etwas über die Größe der möglichen Wachstumsstörungen aussagen können. Deshalb ist ein Röntgenbild für die Klärung der Frage dringend angezeigt, ob das Kiefergelenk bei dem embryonalen Schaden betroffen ist oder nicht (Abb. 4).

Empfehlenswert sind bei geringeren und auch größeren — mit Defekten verbunden — Schäden typische seitliche Unterkieferaufnahmen, am besten in Öffnungsstellung, mit Einstellung des Zentralstrahles auf den Kieferwinkelbereich. Spezielle Aufnahmen

(Schichtaufnahmen) sind wünschenswert, aber bei dem Alter der Kinder schwer durchzuführen. Bisweilen muß man die Kinder mittels „Trapanal" im rectalen Einlauf dämpfen.

Prognostisch muß mit einem Zurückbleiben des Wachstums auf der betreffenden Kieferseite gerechnet werden. Geringere Wachstumsstörungen wird man durch kieferorthopädische Funktionsbehandlung auszugleichen suchen. Stärkere — auf Grund von Defekten — hat M. A. Entin z. B. durch Knochentransplantation zu verbessern versucht. Fortschritte einer solchen Therapie können in Vergleichsbildern derselben Einstellung kontrolliert werden.

Zu den Entwicklungsanomalien darf man vielleicht auch das *Syndrom Pierre Robin* zählen. Es handelt sich um eine meist doppelseitige Hypoplasie der Protraktoren der Kiefermuskulatur und der Muskulatur des Mundbodens mit Glossoptose. Auch eine mediale Gaumenspalte kann dabei sein. Die Processus condylares stehen dorsal in der Gelenkpfanne (pathologische Rücklage). Es muß sich auch um eine Minderung der Wachstumsimpulse an den Gelenkköpfen in der letzten Embryonalperiode handeln. Das Gesichtsprofil mit dem zurückliegenden Kinn ist unverkennbar.

Bei solchen Wachstumsstörungen ist die Röntgenuntersuchung angezeigt, weil vor allem der Nachweis normaler anatomischer Gelenkverhältnisse wichtig ist. Erst nach dieser Klärung wird man über den möglichen Erfolg therapeutischer Bemühungen etwas aussagen können. Empfehlenswert ist eine typische seitliche Unterkiefer-Aufnahme mit Einstellung des Zentralstrahles auf den Ramus ascendens, am besten in Öffnungsstellung. Spezielle Aufnahmen (Schichtaufnahmen) der Gelenke sind wünschenswert. Therapeutisch kann der Asphyxiegefahr beim *Syndrom Pierre Robin* durch ventrale Zugwirkung am Unterkiefer vorgebeugt und eine Beschleunigung bzw. ein Aufholen des zurückgebliebenen Unterkieferwachstums erreicht werden.

Bei Kindern mit dem *Syndrom Hurler* (Gargoylism) soll nach den Untersuchungen von Horrigan und Baker eine Abflachung der Funktionsfläche der Gelenkköpfe des Unterkiefers typisch sein. Bisweilen ist sogar eine konkave Formung zu erkennen. Beim Studium der in der Originalarbeit wiedergegebenen Röntgenbilder fällt mir noch eine Durchbiegung des Collum mandibulae nach dorsal auf. Die Erkrankung ist charakterisiert durch eine Überproduktion gewisser Mucopolysaccharide. Diese Störung betrifft fast alle Organsysteme einschließlich des Knorpel-Knochensystems. Neben den typischen klinischen Symptomen wird die Diagnose durch die vermehrte Ausscheidung der Polysaccharide im Harn gesichert.

Frakturen der Kiefergelenke. Die Kenntnis der Frakturen der Kiefergelenke ist besonders durch die Verbesserung der Röntgenmethoden erweitert werden. Es sollte zwischen Frakturen der Kiefergelenke bei *Kindern* und *Erwachsenen* unterschieden werden. Bei Kindern ist die klinische Untersuchung, d. h. die Funktionsprüfung erschwert. Die Symptomatik leichter Verletzungen ist auch nicht so eindeutig. Die Röntgenuntersuchung ist hier deshalb um so mehr angezeigt.

Durch Fall auf das Kinn kann es zu Kiefergelenkschäden: zu Stauchungen und zu Mikrofrakturen im Bereich der Knorpel-Knochengrenze kommen. Hier liegt aber bei Kindern die sog. Wachstumszone. Obgleich eine Fraktur röntgenologisch nicht nachweisbar zu sein braucht, kann der Schaden besonders bei Kindern und Jugendlichen im Sinne einer nachfolgenden Wachstumsstörung folgenschwer sein. Wichtig ist also, daß ein röntgen-*negativer* Befund jugendlicher Kiefergelenke bei Unfällen nicht überwertet werden darf. Andererseits sind auf Grund der guten Gefäßversorgung und des Knorpelzellreichtums jugendlicher Gelenkköpfe, der sog. „Knorpelstraße", bei sinnvoller funktioneller Behandlung erstaunliche Heilungsvorgänge zu erreichen.

Bei den Frakturen der Kiefergelenke unterscheidet man nach K. H. Thoma die *subkondylären* und die eigentlichen *kondylären* Frakturen. Die subkondylären Frakturen sind Brüche des Ramus ascendens. Sie brauchen keine klinischen Erscheinungen zu machen oder sie sind denen bei kondylären Frakturen ähnlich (s. dort)! Zur röntgenologischen

Darstellung genügen gewöhnlich typische seitliche Unterkieferaufnahmen. Ist die Dislokation der Fragmente nicht eindeutig erkennbar, wäre eine Röntgenaufnahme im posteroanterioren Strahlengang zusätzlich angezeigt.   Diese subkondylären Frakturen werden heute bei größerer Dislokation operativ reponiert und fixiert.

Die *kondylären* Frakturen werden in Collum- und kapituläre Frakturen unterteilt. Die *Collumfrakturen* machen folgende klinische Erscheinungen: Das gelenknahe Fragment kann durch den M. pterygoideus lateralis nach ventral und medial disloziert werden. Seltener sieht man als Folge des Frakturmechanismus eine laterale Dislokation dieses Bruchteiles. Der Ramus ascendens verkürzt sich durch die Kontraktion der Kieferschließmuskeln. Der Patient gibt deshalb an, auf der Bruchseite beim Zubiß früher Kontakt zu bekommen. Die Mundöffnung wird nicht so weit wie üblich möglich sein, und die Unterkiefermitte bei der Mundöffnung nach der verletzten Gelenkseite abweichen, weil der Zug des M. pterygoideus lateralis ausfällt. Das gleiche wird bei der

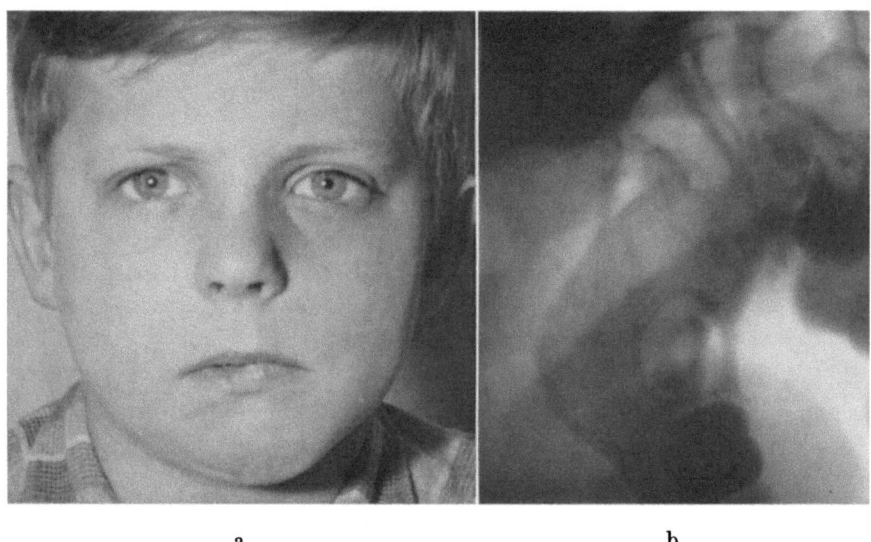

a   b

Abb. 5. Patient F. Atrophie des linken Gelenkkopfes nach nicht erkannter Gelenkkopffraktur. Wachstumsstörung mit Verschiebung der Kinnmitte nach der kranken Seite

Vorschubbewegung eintreten. Die Seitwärtsbewegung nach der gesunden Seite wird aus demselben Grunde behindert oder unmöglich sein.

Die *kapitulären Frakturen* können dagegen — abgesehen vom Bewegungsschmerz — hinsichtlich der Kieferfunktion symptomlos bleiben. Allerdings löst Druck auf das Kinn Schmerzen im Gelenk aus.

Im Röntgenbild ist die Diagnostik dieser Frakturen schwierig. Es muß bedacht werden, daß „kleinere" Verletzungen wie partielle Abrisse am Discus und Gelenkkopf, im Röntgenbild nicht erkennbar sind. Ebenso können Impressionsfrakturen der Gelenkdecke unerkannt bleiben; manchmal findet man klinisch einen Einbruch der vorderen knöchernen Gehörgangswand. Ein *negativer* Röntgenbefund sollte also auch bei Unfällen Erwachsener vorsichtig bewertet werden. Röntgenaufnahmen sind als Ausgangsbefund zur Bestätigung der klinischen Diagnostik und zur Objektivierung des Heilungsverlaufes angezeigt.

Empfehlenswert sind Röntgenaufnahmen in zwei Ebenen (Nahaufnahme und p.-a.-Aufnahme, eventuell perorbitale Aufnahme). Bei Verdacht auf kapituläre Frakturen sollte zusätzlich das sagittale Schichtbild verlangt werden.

Nach Abschluß der Behandlung ist zwecks Röntgenkontrolle eine Aufnahme erforderlich. Hierfür ist neben dem klinischen Befund eine Nahaufnahme in Öffnungs- und Schlußbißstellung angezeigt. Geht der Gelenkkopf in Öffnungsstellung ventralwärts, ist die Konsolidierung — besonders bei periostaler Callusbildung — sicher. Die Möglichkeit der Nekrose bei kapitulären Frakturen Jugendlicher muß bedacht werden (Abb. 5).

Luxationsfrakturen. Bei ihnen ist das gelenknahe Fragment durch den Bruchmechanismus und Muskelzug erheblich aus seiner Stellung gebracht, luxiert. Meistens ist es ventral und medial verlagert. Die Symptome sind denen bei Collumfrakturen ähnlich (Abb. 6).

Bei diesen Luxationsfrakturen ist bisweilen neben den orientierenden Aufnahmen in zwei Ebenen eine zusätzliche perorbitale Aufnahme, eventuell auch eine axiale Schädelaufnahme angezeigt. Hierauf ist besser zu erkennen, wohin der Gelenkkopf luxiert ist.

Eine Reposition des luxierten Gelenkkopfes ist nur auf operativem Wege möglich. Dies wird besonders in USA, allerdings nur bei *Erwachsenen*, empfohlen (K. H. THOMA u. a.). Auf jeden Fall ist eine Funktionsbehandlung durch kieferorthopädische Maßnahmen erforderlich, die der möglichen Behinderung der Mundöffnung und der Seitabweichung entgegenwirken soll. Erfolgt der Ausgleich nicht, kann es auf der Gegenseite und auch auf der Frakturseite zur Arthrosis kommen. Auf jeden Fall ist auch eine Röntgenaufnahme zwecks Kontrolle bei Abschluß der Behandlung erforderlich (MARKOWITZ und GERRY).

Die **Luxationen** sind durch die Okklusionsstörung der Zahnreihen bereits klinisch zu erkennen. Ich darf hier besonders auf die Möglichkeit der *Luxation als Geburtstrauma* hinweisen (CADENAT). Da der Unterkiefer frühestens in den ersten Lebensmonaten mehr ventral zu liegen kommt, bei der Geburt dagegen eine physiologische Rücklage besteht, fällt eine doppelseitige Luxation im Gesichtsprofil nicht auf. Funktionell ist die Anpassungsfähigkeit, besonders bei der dopp-

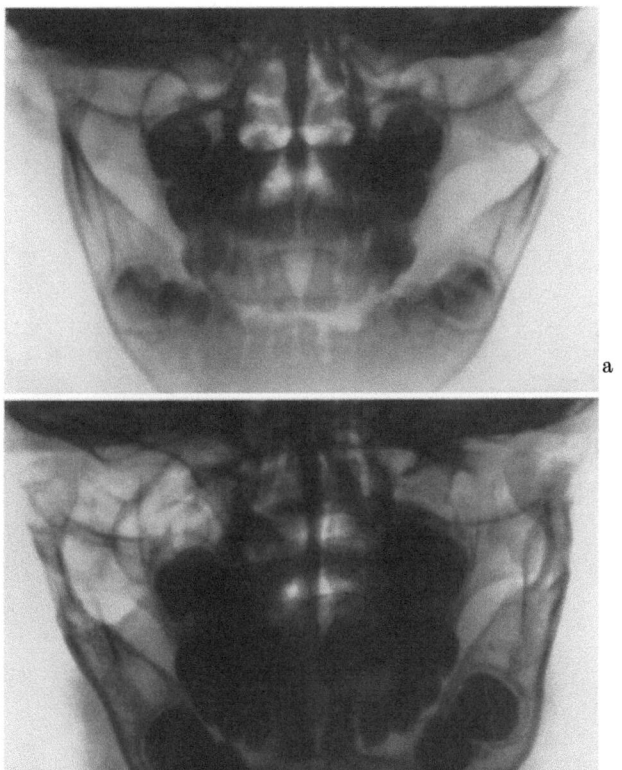

a

b

Abb. 6a u. b. Patientin J. Sch., 2½ Jahre. Frontale Röntgenaufnahme. Luxationsfraktur des linken Kiefergelenkkopfes bei einem Jugendlichen. a Zur Zeit des Unfalles. b 2 Jahre nach konservativer funktioneller Behandlung

pelseitigen Luxation, soweit möglich, daß der abnorme Zustand auch später übersehen werden kann. Allerdings kann es durch die geänderte topographisch-anatomische Situation, die eine gewisse Schädigung des Wachstumszentrums mit sich bringt, zur Minderung der Wachstumsimpulse kommen. Trotz ventral verlagertem Unterkiefer zeigt sich dann bei der doppelseitigen Luxation später unter Umständen das Bild der Mikrogenie (Abb. 7).

Diagnostische Schwierigkeiten können besonders bei einseitigen Luxationen zahnloser Patienten aufkommen. Sind Prothesen vorhanden, dürfte durch die gestörte Okklusion — wie bei Vorhandensein natürlicher Zähne — schnell jeder Zweifel geklärt werden (Abb. 8). Bei Verdacht auf Luxation ist also besonders bei Säuglingen und zahnlosen Patienten die Röntgenuntersuchung angezeigt. Röntgenbefunde dienen im Schadensfall als Ausgangsbefund, schließen weitere Verletzungen, z.B. Frakturen aus, und Vergleichsaufnahmen — besonders im Schlußbiß — zeigen uns den Erfolg der Einrenkung.

Die Röntgenaufnahmen sollten am besten in der durch die Luxation fixierten Stellung gemacht werden. Röntgenaufnahmen in einer anderen Position könnten Fehldeutungen zulassen. Der Gelenkkopf tritt bekanntlich bei manchen Patienten während einer weiten Mundöffnung physiologischerweise über den vorderen Höcker ventralwärts. Zur exakteren Beurteilung der topographisch-anatomischen Situation sollten seitliche Schichtaufnahmen, wenn möglich im Schlußbiß, angefertigt werden.

Die Subluxationen. Sie kommen — meist einseitig — häufig vor, werden bisher wenig erkannt und sollten mehr Beachtung finden. Es handelt sich darum, daß der Gelenkkopf seine Lage zum Discus verändert. Er kann einmal ventral des vorderen verdickten Anteiles oder dorsal des rückwärtigen verdickten Anteiles des Discus zu

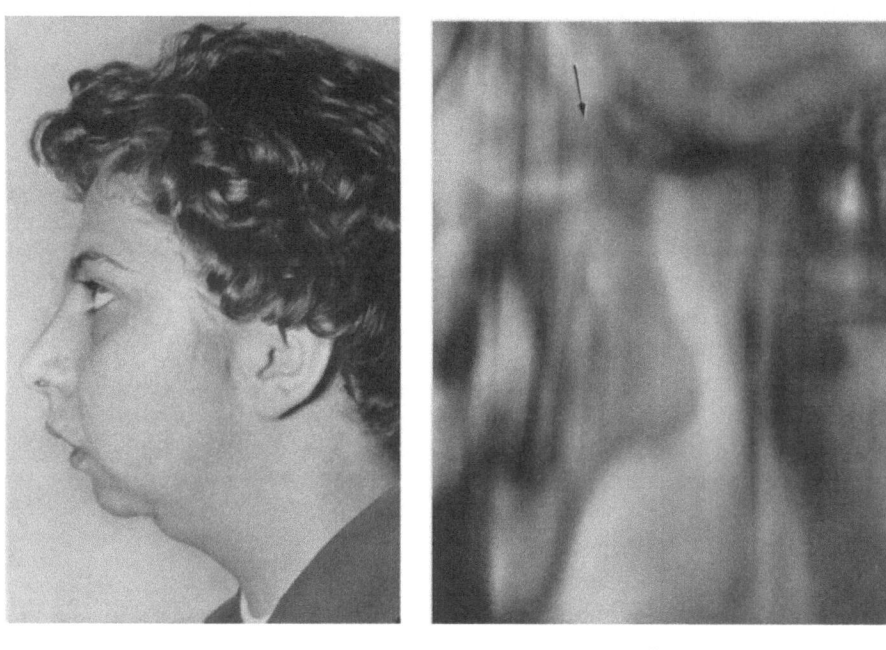

a   b

Abb. 7. Patientin G. K., 22 Jahre. Zustand nach doppelseitiger Luxation der Kiefergelenke als Geburtstrauma. Das Tomogramm zeigt einen luxierten Gelenkkopf vor dem Tub. art. (siehe Pfeil), übernormal distanziert vom Porus acusticus externus. Das Profilphoto zeigt die Wachstumsstörung im Sinne einer Mikrogenie (trotz doppelseitiger Luxation). Es bestand keine wesentliche Störung der Kieferfunktion

liegen kommen. Dabei wird auch der Discus reziprok gewisse Verschiebungen mitmachen. Im ersten Fall ist die physiologische Dorsalbewegung des Gelenkkopfes bei Kieferschluß nicht mehr ganz möglich. Der Patient gibt an, daß er auf der betroffenen Seite im Schlußbiß keinen Kontakt bekommt. Im zweiten Fall ist die physiologische Ventralverlagerung des Gelenkkopfes in der Öffnungsphase und damit die Öffnung auf der betreffenden Seite behindert. Die Unterkiefermitte weicht während der Mundöffnung nach der kranken Seite ab (Abb. 9).

Dieser Zustand kann beim Sprechen, Essen, bei zahnärztlicher Behandlung, d. h. bei jedweder Bewegungsphase eintreten. Gegenüber solchen eindeutigen klinischen Symptomen ist die röntgenologische Bestätigung schwieriger. Als Ausgangsbefund kann sie bei Schadenersatzfällen wichtig sein. Sie hat aber auch differentialdiagnostische Bedeutung, um andere Ursachen, z. B. Frakturen auszuschalten. Empfehlenswert ist eine Nahaufnahme nach Parma. Zur genauen Position des Gelenkkopfes dürfte aber gegebenenfalls besser eine seitliche Schichtaufnahme angezeigt sein. Im ersten Fall geht der Gelenkkopf in der Schlußbißstellung nicht so weit dorsal wie auf der intakten Seite. Im zweiten Fall tritt der Gelenkkopf in der Öffnungsstellung nicht so weit ventral wie auf der Gegenseite. Gelegentlich kommt diese Subluxation auch doppelseitig vor.

Nach der Wiedereinrenkung in Narkose zeigen auch die Röntgenbilder die wiederher-
gestellte topographisch-anatomische Situation.

Fremdkörper. Meist als Folgen von Kriegsverletzungen sieht man sie im Kiefergelenkbereich hin und wieder. Sie behindern die Kieferbewegung, bedingen Schmerzen und
können bekanntlich wandern. Ihre Entfernung kann deshalb notwendig werden. Die
Lokalisation ist wegen der Nähe großer Gefäße und Nerven besonders wichtig. Da die

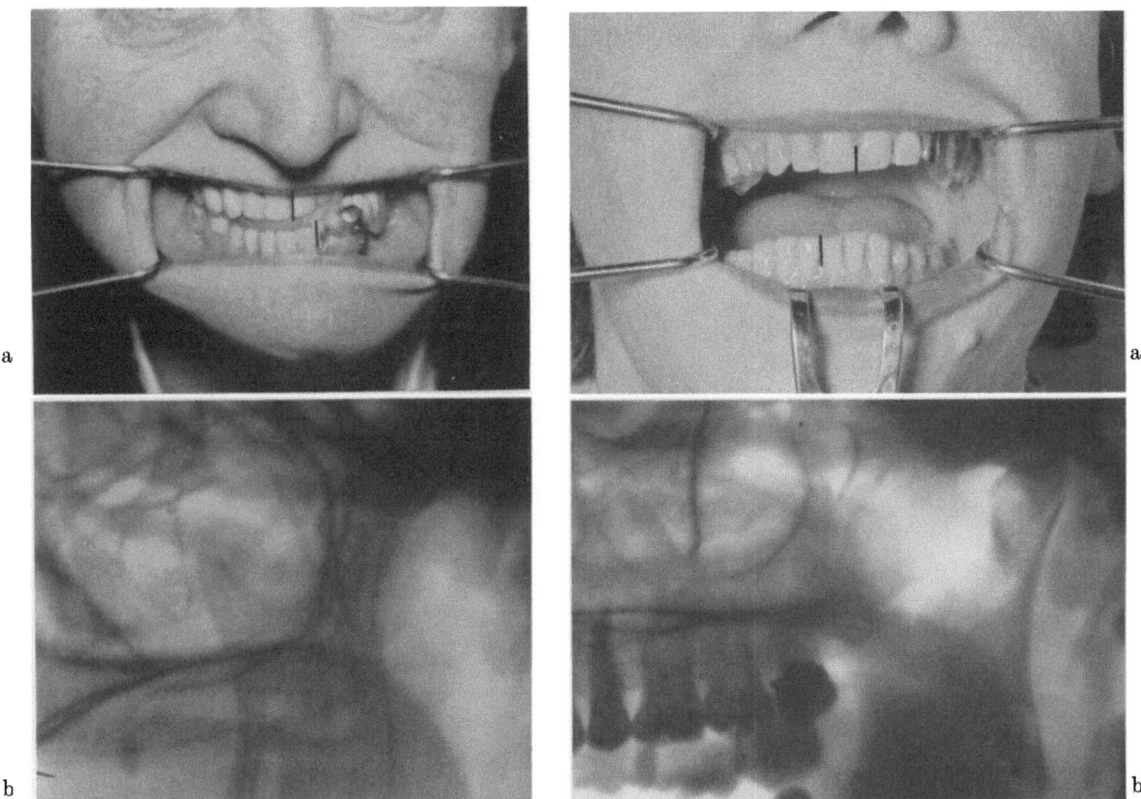

Abb. 8. Patientin St., 65 Jahre. Luxation des
rechten Gelenkkopfes. Die eingesetzten Prothesen
lassen die Verschiebung der Unterkiefermitte nach
der intakten Seite erkennen. Der Biß ist wegen
der altersbedingten Lockerung der Gelenkbänder
nur geringgradig gesperrt. Die Nahaufnahme
zeigt den rechten Gelenkkopf in Luxationsstellung
vor dem Tuberculum articulare

Abb. 9. Patientin H. Rechtsseitige Subluxation. Der
rechte Gelenkkopf steht dorsal vom Discus. Behinderung der Mundöffnung mit Seitenabweichung der
Unterkiefermitte nach der kranken Seite. Die Nahaufnahme zeigt lediglich, daß der rechte Gelenkkopf
in der möglichen maximalen Öffnungsstellung *nicht*
genügend ventral steht

Probleme der Fremdkörperlokalisation hier aber die gleichen sind wie an anderen Körperstellen, brauche ich nicht ausführlicher zu sein. Stereoskopie und Schichtaufnahme dürften
gegebenenfalls angezeigt sein.

Polyarthritis rheumatica. Bei ihr kann es zu serösem Erguß und eventuell „Trauma"
der Knorpeldecken kommen, die Demaskierung der kollagenen Fasern und schwerere
Schäden bedingen. Reaktive Erscheinungen von seiten der subchondralen Gewebe
folgen. Trifft der rheumatische Schaden bei *Kindern* die tieferen Gelenkschichten, sind
Ausfälle des Wachstumszentrums unausbleiblich. Es kann zu Hypoplasien und auch zu
Verlötungen kommen. Solche Schäden, die eine Hypoplasie des Processus condylaris
zur Folge hatten, zeigen gewöhnlich auch eine Hypoplasie des physiologischerweise vorhandenen Kinnvorsprunges (Abb. 10). Beim *Erwachsenen* werden sich lediglich im Verlauf der Arthritis rheumatica Narbenstränge bilden. Dies wird je nach dem Sitz des

Ergusses im menisko-temporalen oder im menisko-kondylären Raum oder in beiden stattfinden. Entsprechend sind die klinischen Symptome. Durch partielle Verlötung des oberen Gelenkraumes wird die Gleitkomponente der kombinierten Kieferfunktion, durch partielle Verlötung des unteren Gelenkraumes ihre Drehkomponente behindert. In jedem Falle bleibt die Unterkiefermitte bei einseitiger Affektion auf der kranken Seite zurück. Ist das rechte *und* linke Gelenk betroffen, wird eine Behinderung der Mundöffnung meist stärkeren Grades ohne Verschiebung der Unterkiefermitte folgen. Vorschub- und Seitwärtsbewegungen sind entsprechend behindert. Die Arthritis rheumatica wird klinisch diagnostiziert. Ihre Folgezustände können durch Arthrographie bestätigt werden. Bei Injektionen eines Kontrastmittels in den menisko-temporalen Gelenkspalt kommt

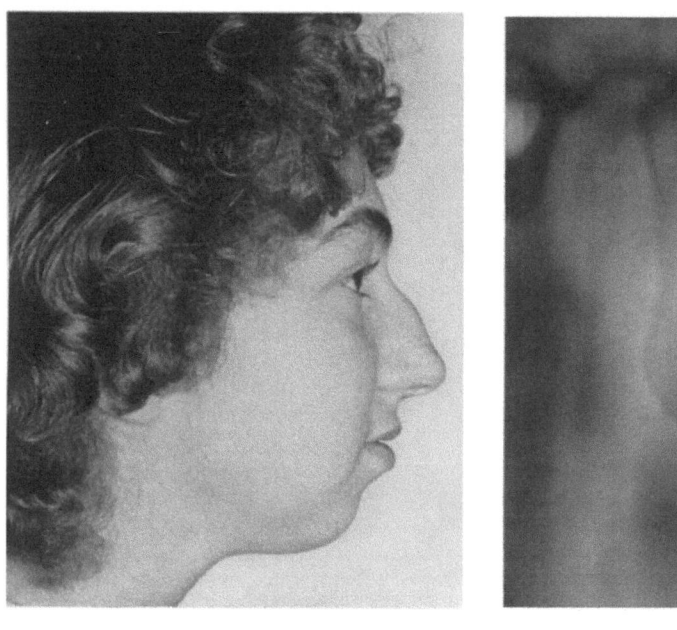
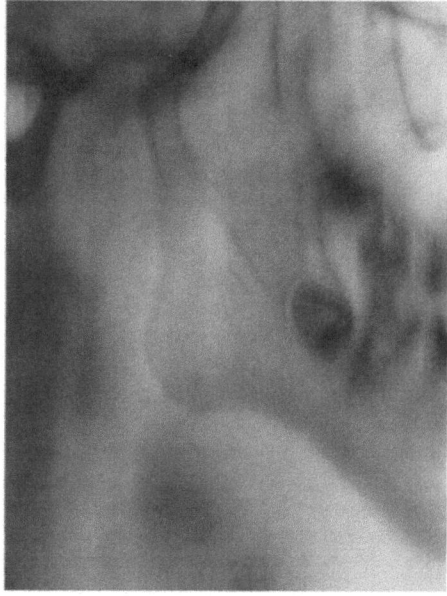

a   b

Abb. 10. Patientin R. K., 17 Jahre. Zustand nach Polyarthritis rheumatica im jugendlichen Alter. Im Profilphoto ist das hierbei oft vorhandene Fehlen der Kinnprominenz erkennbar. Das Schichtbild in Öffnungsstellung zeigt einen grazilen Gelenkkopf (Hypoplasie)

dieser in seinem ganzen Ausmaß zur Darstellung. Wird je eine Röntgenaufnahme in Öffnungs- und Schlußbißstellung gemacht, ist zu erkennen, ob das Kontrastmitteldepot am Ort seine Form verändert oder nicht, d. h. die Gleitkomponente behindert ist (Nørgaard) (Abb. 11). Zur genauen Beurteilung einer Hypoplasie des Gelenkkopfes und eventueller Schäden an der Knorpel-Knochengrenze sind Schichtaufnahmen empfehlenswert.

Pyogene Arthritis. Bei *akuter Arthritis* mit pyogenem Erguß sind die Schäden gewöhnlich schwerer. Wie bei der rheumatischen Arthritis sollte zwischen *Kindern* und *Erwachsenen* unterschieden werden. Glücklicherweise ist diese Erkrankung heute seltener geworden. Mit der erfolgreichen Behandlungsmöglichkeit der Otitis media ist auch deren Komplikation — die pyogene Arthritis des jugendlichen Kiefergelenkes — seltener geworden. Neben allgemeinen Symptomen: Abgeschlagenheit, Fieber und den entzündlich bedingten örtlichen Symptomen: Schwellung, Rötung, Schmerz, ist vor allem die Bonnetsche Stellung des Unterkiefers typisch.

Die Unterkiefermitte ist dabei nach der gesunden Seite verschoben und die Mundöffnung gewöhnlich behindert. Wird die Infektion nicht beherrscht, kommt es zu schweren Schäden der Gelenkflächen. Eine Verwachsung der Gelenkflächen im Sinne der Verlötung ist unvermeidlich, wenn nicht so bald wie möglich mit der Funktionsbehandlung begonnen wird. Eine Wachstumsstörung ist häufig die unvermeidbare Folge. Bei Erwachsenen ist die klinische Symptomatik gleich. In der Folge haben wir aber mit weniger schweren Schäden als bei Jugendlichen zu rechnen. Vor allem fehlt die Wachstumsstörung! Die akute pyogene Arthritis wird *klinisch* diagnostiziert. Der Röntgenbefund ist, bis auf die Bonnetsche Stellung, die im Röntgenbild den Gelenkkopf weiter ventral gelegen zeigt, meist enttäuschend. Die Röntgenaufnahme hat vor allem die Aufgabe, Ausgangsbefund zu sein und eventuell spätere Schäden aufzuzeigen. Empfehlenswert ist eine Nahaufnahme. Zur genaueren Beurteilung des Zustandes der Knorpel-Knochengrenze dürfte gegebenenfalls eine seitliche Schichtaufnahme angezeigt sein.

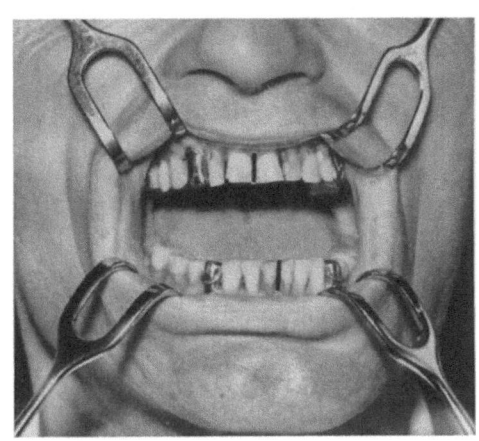

Die Ankylose. Auch bezüglich der Ankylose als Folge traumatischer oder infektiöser Schädigung ist zwischen *Kindern* und *Erwachsenen* zu unterscheiden. Bei Kindern müssen wir zusätzlich *Wachstumsstörungen* einkalkulieren.

Wird bei Capitulumfrakturen der Kinder nicht rechtzeitig eine Funktionsbehandlung mit Entlastung der Gelenkköpfe eingeleitet, oder bei pyogener Arthritis die Infektion nicht be-

a

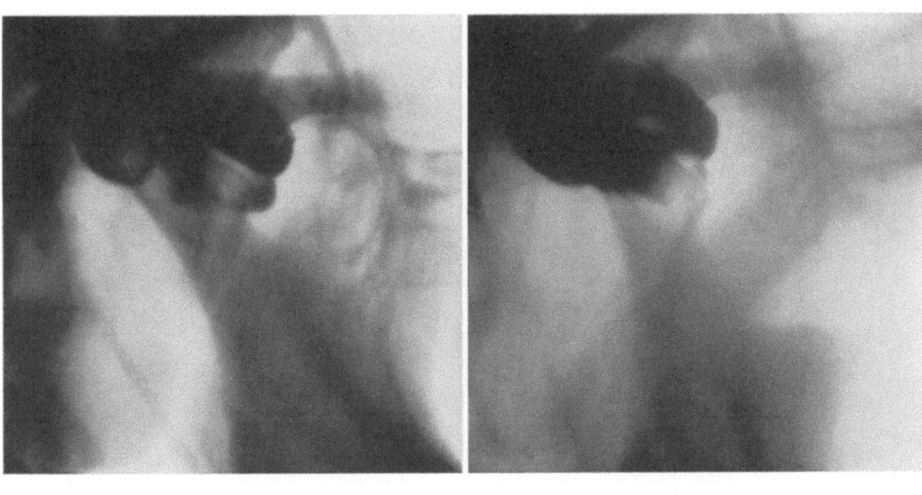

b   c

Abb. 11 a—c. Patient Z. A., 50 Jahre. a Behinderung der Mundöffnung und Abweichung der Unterkiefermitte nach links. b und c Ausfüllung des menisko-temporalen Gelenkspaltes mit Perabrodil. Die Nahaufnahmen b in Schlußbiß und c in Öffnungsstellung zeigen keine wesentliche Formveränderung des Kontrastmitteldepots. Wahrscheinlich Fixation des linken Discus im menisko-temporalen Gelenkraum

herrscht, kann es nach dem Verlust der knorpeligen Gelenkflächen zur Verwachsung und in der Folge zur Hypoplasie kommen.

Zur Deutung der knöchernen Gelenkversteifung ist eine Röntgenuntersuchung angezeigt, die typische Nahaufnahme nach PARMA aber nicht ausreichend. Wir wünschen eine Auskunft darüber, ob noch irgendwelche Teile des Spaltraumes intakt sind. Hier hilft — nach anderweitiger Bestätigung — die von STEINHARDT angegebene Modifikation der Nahaufnahme weiter. Diese ermöglicht eine Interpretation des Gelenkspaltes. Will man präoperativ detaillierte Angaben über noch vorhandene Reste des Gelenkspaltes haben, empfehlen sich Serien sagittaler Schichtaufnahmen, die gegebenenfalls durch frontale Schichtaufnahmen ergänzt werden können (Abb. 12).

Lassen sich mit Schichtaufnahmen keine knöchernen Verwachsungen feststellen, ist bei Ausschaltung myogener oder desmogener Behinderung an strangartige interartikuläre Verwachsungen zu denken.

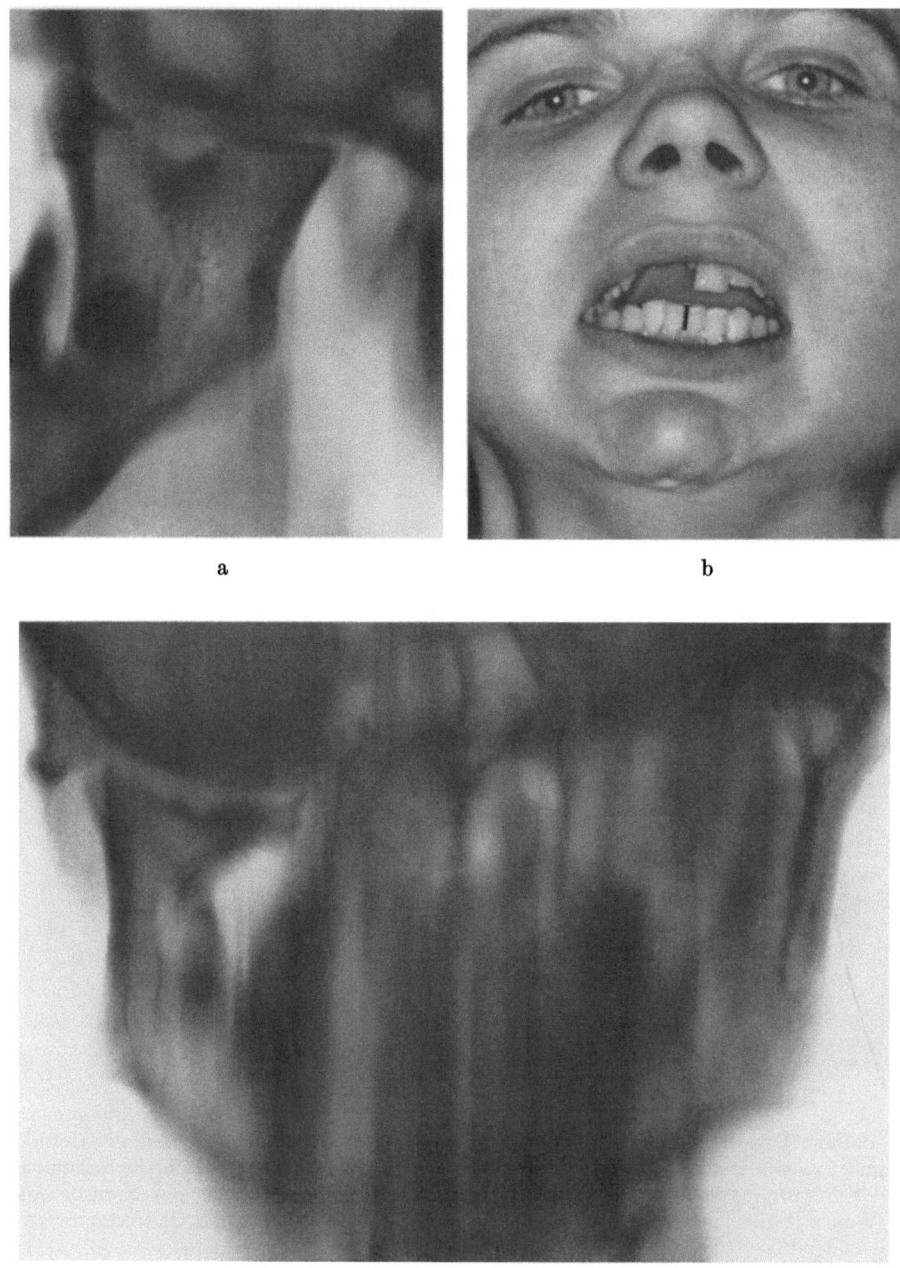

Abb. 12. Patientin K. J., 23 Jahre. Narbige Ankylose des rechten Kiefergelenks. Starke Behinderung der Mundöffnung mit geringer Seitenabweichung der Unterkiefermitte nach rechts (kranke Seite). Auf dem sagittalen und frontalen Schichtbild ist die Verkürzung und Verbreiterung des rechten Gelenkkopfes sichtbar. An einzelnen Stellen sind Reste des Gelenkspaltes erkennbar. Auf dem frontalen Schichtbild ist die Verkürzung des aufsteigenden Astes der kranken Seite gegenüber der gesunden Seite deutlich

Die Geschwülste. Von ihnen sollen hier nur die auf dem Boden der eigentlichen Gelenkgewebe (Gelenkkopf, Discuskapsel) entstandenen besprochen werden. Es wird also nicht über sog. Nachbarschaftstumoren berichtet, die auf das Kiefergelenk übergreifen. Ebenso möchte ich die metastatischen Bildungen übergehen, die gelegentlich auch im Kiefergelenk zu finden sind.

Als *Hyperplasie* kennen wir den hier gar nicht so seltenen „Riesenwuchs". Durch Vergrößerung und Verlängerung des Gelenkkopfes kommt es zu einer Verschiebung der Mittellinie zur gesunden Seite des Unterkiefers (Abb. 13).

Andere Bildungen sind von ÖHLECKER, IVY, RUSHTON, REICHENBACH, K. H. THOMA u. a. beschrieben worden. DUFOURMENTEL, FLOHR, IVY und RUSHTON haben auch über histologische Befunde berichtet. FLOHR deutete seinen Befund als epiphysäre Hyperplasie.

Pathogenetisch sehen wir solche Hyperplasien bei einseitigem Ausbleiben eines unbekannten Regulationsfaktors (H. WOLF) und nach Frakturen der Gelenkköpfe im jugendlichen Alter. Wir finden sie aber auch nach milde abgelaufenen Entzündungen, z. B. einer rezidivierenden Polyarthritis rheumatica (Abb. 14).

Hypertrophische Bildungen bei Arthropathia deformans (REICHENBACH) sollten von den obigen Hyperplasien abgegrenzt werden.

Im Röntgenbild dürften diese Hyperplasien nicht immer leicht von Osteomen zu unterscheiden sein. Sie haben wie diese Funktions- und

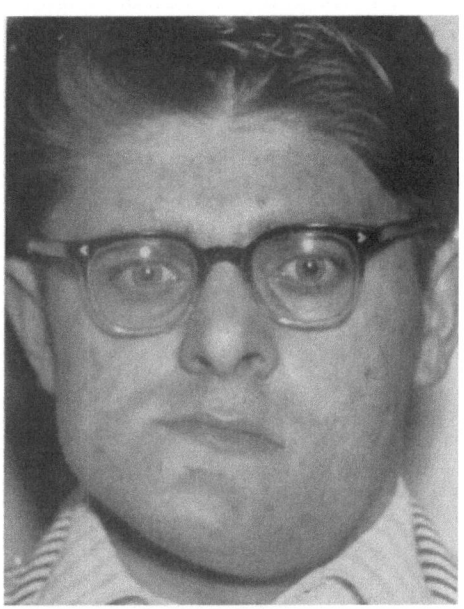

a

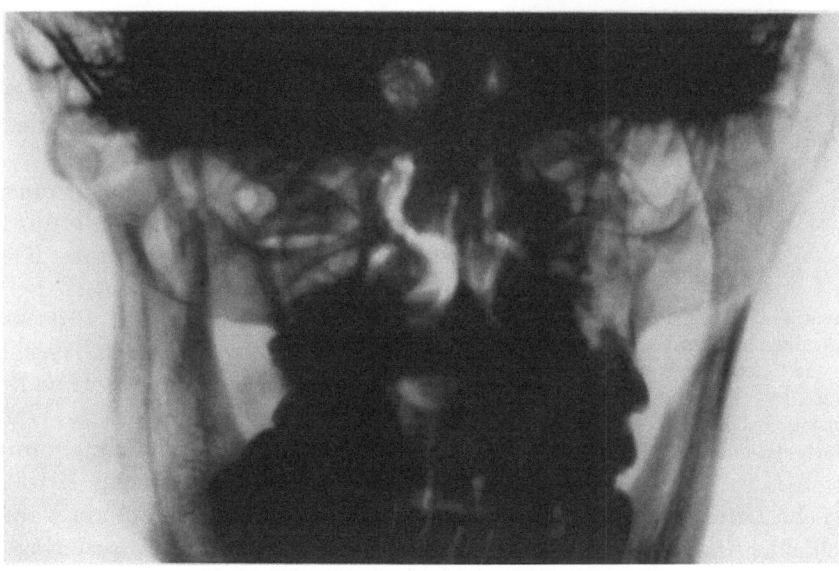

b

Abb. 13. Patient B. M., 22 Jahre. Riesenwuchs der linken Gesichtshälfte. Das Photo zeigt den einseitigen Riesenwuchs, der auch im Röntgenbild des linken Gelenkkopfes offensichtlich wird. Es besteht eine starke Verschiebung der Unterkiefermitte nach der intakten Seite und keine Behinderung der Mundöffnung

Okklusionsstörungen zur Folge. Die Anamnese und klinische Untersuchung wird aber vielfach klärend wirken können. Viele der in der Literatur klinisch beschriebenen Osteome dürften sich nach K. H. THOMA — histologisch kontrolliert — wohl als Hyperplasien erwiesen haben.

In den Übergangsbereich zwischen Hyperplasien und Geschwülsten gehören die sog. „Granulationsgeschwülste". Im Röntgenbild kommt es zur Auflösung der Spongiosa und zur Auftreibung der Compacta, die als Seifenblasenbild typisch ist. Bei solitärem Auftreten kann die Diagnose röntgenologisch gestellt, muß aber histologisch bestätigt werden (Abb. 15).

Von den *benignen Tumoren* ist über Osteome, Chondrome, Fibromyxome usw. vereinzelt berichtet worden. Schneider hat einen histologisch kontrollierten Fall von multipler Chondromatose publiziert.

Primäre *maligne Tumoren* sind ganz selten in der Literatur veröffentlicht worden. Es sind selbstverständlich nur solche maligne Geschwülste möglich, die sich histogenetisch von dem vorhandenen Muttergewebe (Knorpel-Knochen, Periost-, Discus- und Kapselgewebe) ableiten lassen. Wir werden also mesenchymale Geschwulstbildungen antreffen. K. H. Thoma berichtete über ein von der Kapsel oder dem Periost ausgegangenes Fibrosarkom, A. Lindemann über ein Osteochondrosarkom des Gelenkbereiches.

Die Geschwülste machen bekanntlich uncharakteristische Beschwerden. Da ihre Frühdiagnose aber so entscheidend ist, sollte bei unklaren Beschwerden im Kiefergelenkbereich immer eine Röntgenuntersuchung angezeigt sein. Zunächst ist eine seitliche Unterkieferaufnahme und eine p.-a.-Aufnahme im Interesse der Übersicht angebracht. Für eine exaktere Aussage hinsichtlich der vermutlichen Ausdehnung und der Art der Strukturveränderungen sind Serien sagittaler und eventuell frontaler Schichtaufnahmen zweckmäßig.

Eine histologische Kontrolle muß aber bei allen operierten Geschwülsten dieses Bereiches folgen, mögen die Röntgenbefunde auch noch so charakteristisch sein.

Veränderungen am Processus muscularis. Sie können bisweilen eine Behinderung der Mundöffnung oder auch eine totale Kieferklemme zur Folge haben. Es kann z. B. bei osteomyelitischen Restzuständen im Processus muscularis zu reflektorischen Muskelspasmen — auch über längere Zeit — kommen. Eine Behinderung der Mundöffnung ist die Folge. Wenn wir klinisch-diagnostisch nicht weiter kommen, ist auch aus differentialdiagnostischen Erwägungen die

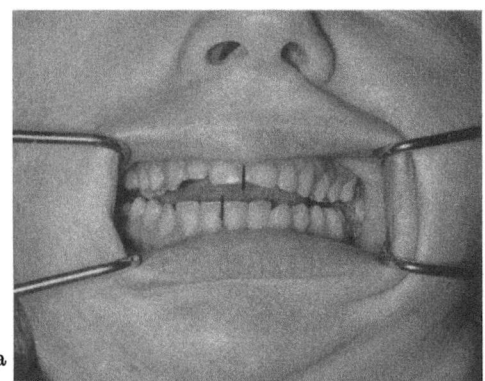

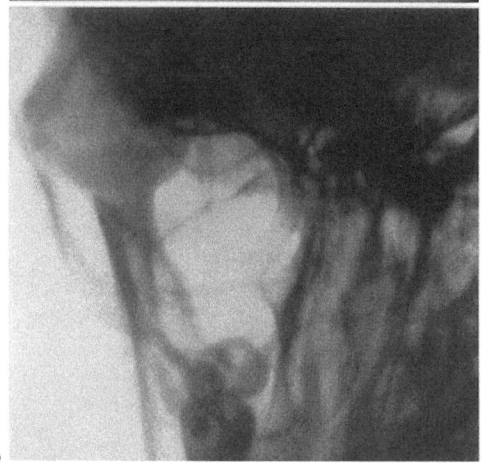

Abb. 14. Patientin v. H. Zustand nach Polyarthritis im jugendlichen Alter. Behinderung der Mundöffnung und Zurückbleiben der Unterkiefermitte auf der kranken Seite infolge Wachstumsstörung. Auf dem Röntgenbild ist der deformierte Gelenkkopf sichtbar

röntgenologische Untersuchung schon angezeigt. Zur Erkennung feinerer Veränderungen sind aber Schichtaufnahmen des entsprechenden Muskelfortsatzes erforderlich (Abb. 16). Manchmal genügt auch eine intraorale Aufnahme des Processus muscularis, wenn keine Behinderung der Mundöffnung vorliegt.

Nach chronischen osteomyelitischen Prozessen mit gleichen Begleiterscheinungen haben wir Veränderungen der Form der Muskelfortsätze beobachtet. Dieser wird besonders im Muskelansatzteil plumper. Die Incisura semilunaris erscheint bei der seitlichen Unterkieferaufnahme rechtwinkelig verformt. Zwecks Erkennung feinerer Veränderungen rate ich auch hier zu sagittalen Schichtaufnahmen.

Nach traumatischer dorsaler und caudaler Verlagerung des Jochbeins kann es zu einer Verwachsung zwischen diesem und dem Processus muscularis und damit ebenfalls zu einer Behinderung der Mundöffnung kommen. Solche Veränderungen werden am zweckmäßigsten mit Hilfe einer axialen oder halbaxialen Schädelaufnahme diagnostiziert

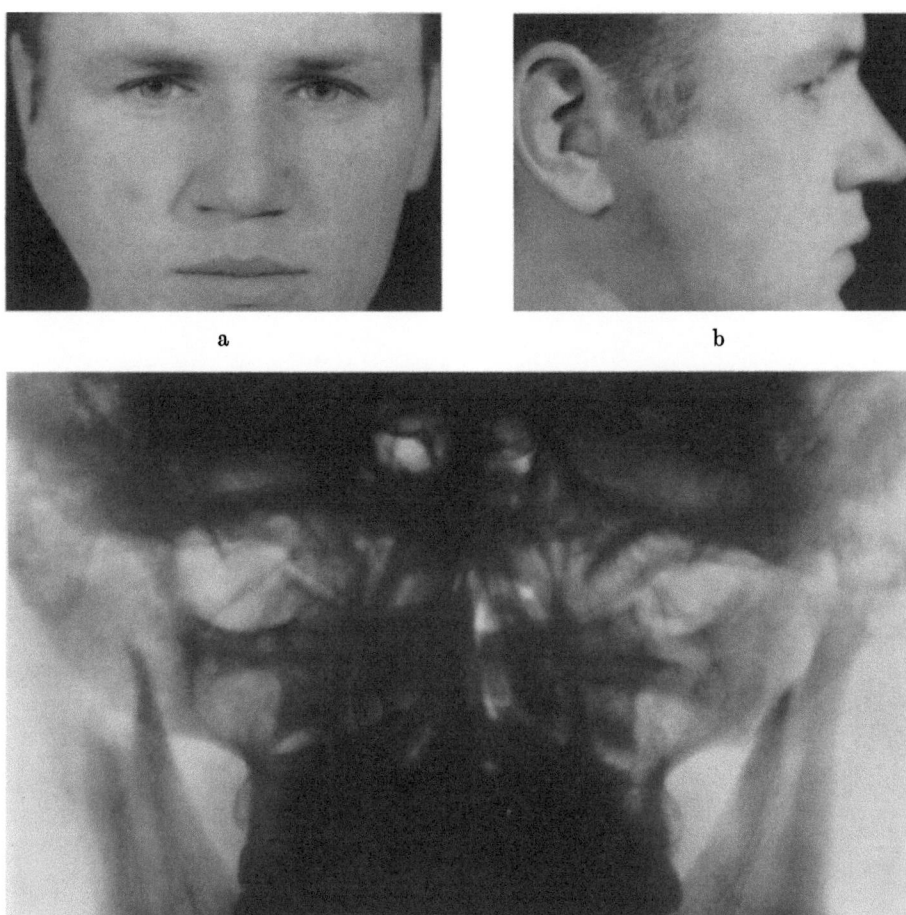

a   b

c

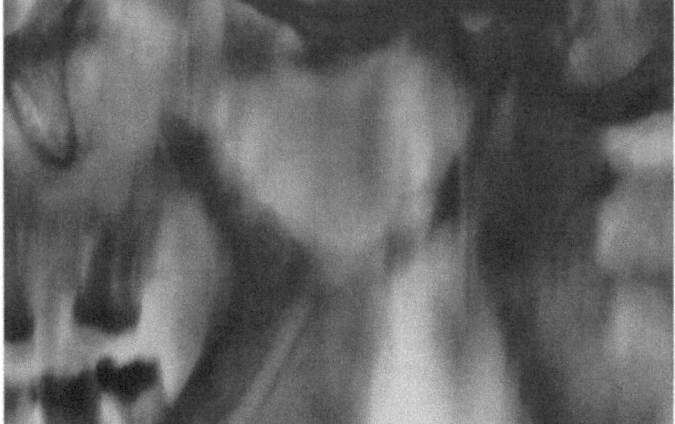

d

Abb. 15. Patient M. J., 21 Jahre. Vor $^1/_2$ Jahr bekam der Patient einen scharf getretenen Ball gegen die rechte Gesichtshälfte. Dabei Schmerz im rechten Kiefergelenkbereich, der 4 Monate später erneut auftrat. Dann zeigte sich vor dem Ohr eine etwa hühnereigroße, kugelige Schwellung (s. Photo). Die p.-a.-Aufnahme zeigt ein Fehlen des rechtsseitigen Gelenkkopfes, das auch operativ bestätigt wurde. Es lag eine relativ scharfkantige große Höhle vor, die sich über die Incisura semilunaris hinaus nach caudal ausgebuchtet hatte. Die histologische Untersuchung ergab einen Granulationstumor mit vielen Riesenzellen. Ein Morbus Reckling-hausen konnte ausgeschlossen werden. Diese Abbildungen wurden mir freundlicherweise von Prof. HOFER, Linz, zur Verfügung gestellt

(Abb. 17). Die Nichtbeteiligung des zugehörigen Kiefergelenkes sollte in Zweifelsfällen durch eine Schichtaufnahme gesichert werden. In den bisherigen Kapiteln wurden die *primären* Gelenkschäden besprochen.

Arthrose. Besteht ein Mißverhältnis zwischen dem Zustand der Gelenkflächen und ihrer Belastung durch die Kieferfunktion, können Schäden im Sinne der *Arthrosis* folgen.

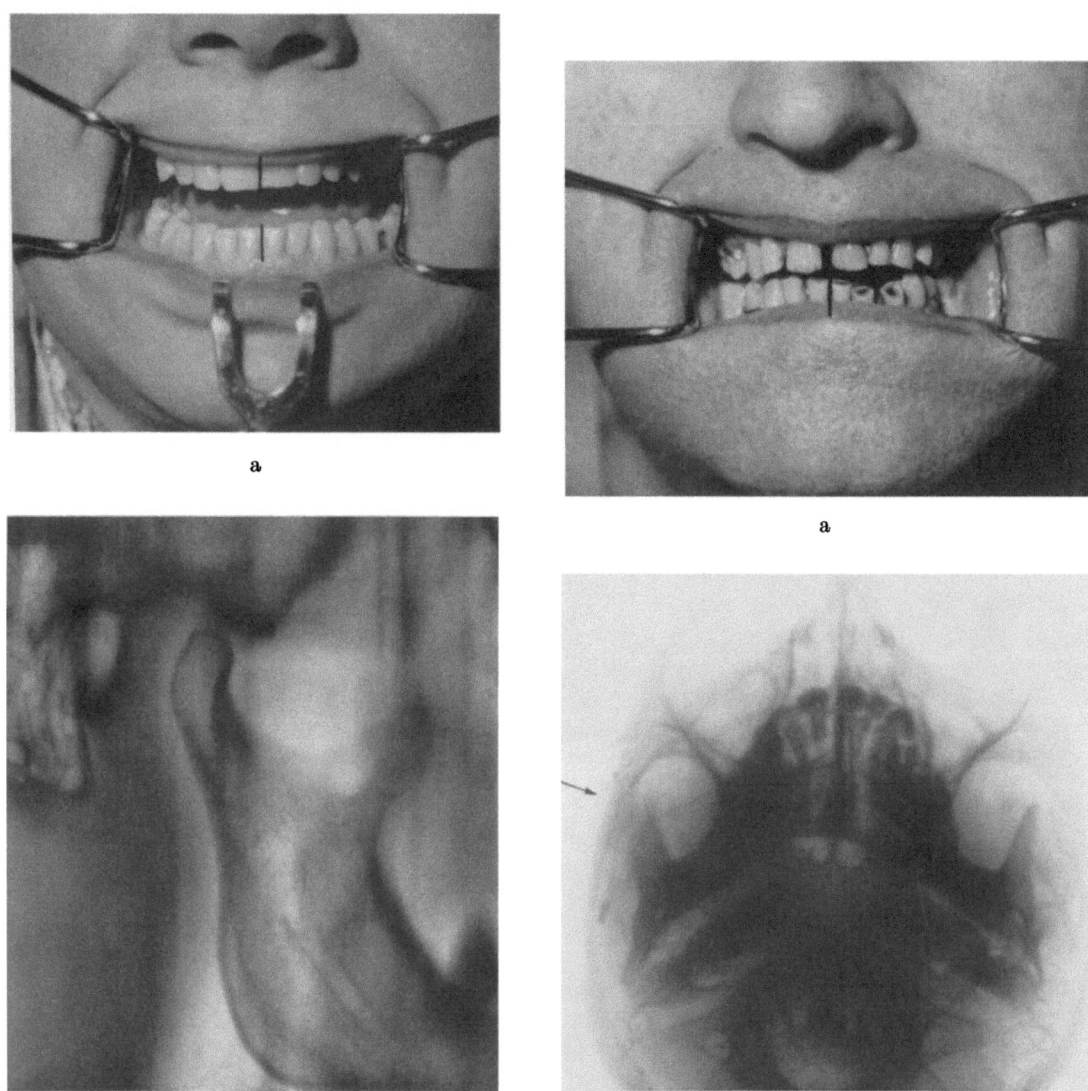

Abb. 16. Patientin K. H., 43 Jahre. Alter, entzündlicher Einschmelzungsherd am rechten Muskelfortsatz. Behinderung der Mundöffnung über mehrere Jahre. Die Schichtaufnahme zeigt im Proc. muscularis den etwa erbsengroßen Einschmelzungsereich

Abb. 17. Patientin B. W., 44 Jahre. Zustand nach altem Jochbeinbruch. Starke Behinderung der Mundöffnung ohne Abweichung der Unterkiefermitte. Die axiale Schädelaufnahme zeigt eine Verbreiterung der Spitze des rechten Proc. muscularis und knöcherne Verbindung zwischen Jochbein und Muskelfortsatz (→)

Der Zustand der Gelenkflächen kann bekanntlich nach Anlage, Trauma, Infektion usw. minderwertig sein oder werden. In diesen Fällen wird schon eine physiologische Beanspruchung bei der Kieferfunktion schaden können.

Wir sprechen dann von *sekundären* Gelenkschäden, bei länger oder kürzer bestehenden Funktionsstörungen des Gebißsystems.

Unter funktionellen Störungen verstehen wir sog. Parafunktionen, im englischen Sprachgebrauch Bruxismen, die ihre Ursache in psychischen, zum Teil emotionell

bedingten Spannungszuständen oder in örtlichen okklusalen und artikulären Dyshar-
monien haben.

Unbewußte Parafunktionen sind Zähnepressen und Knirschen (Karolyi-Phänomen),
Lippen- und Zungenpressen.

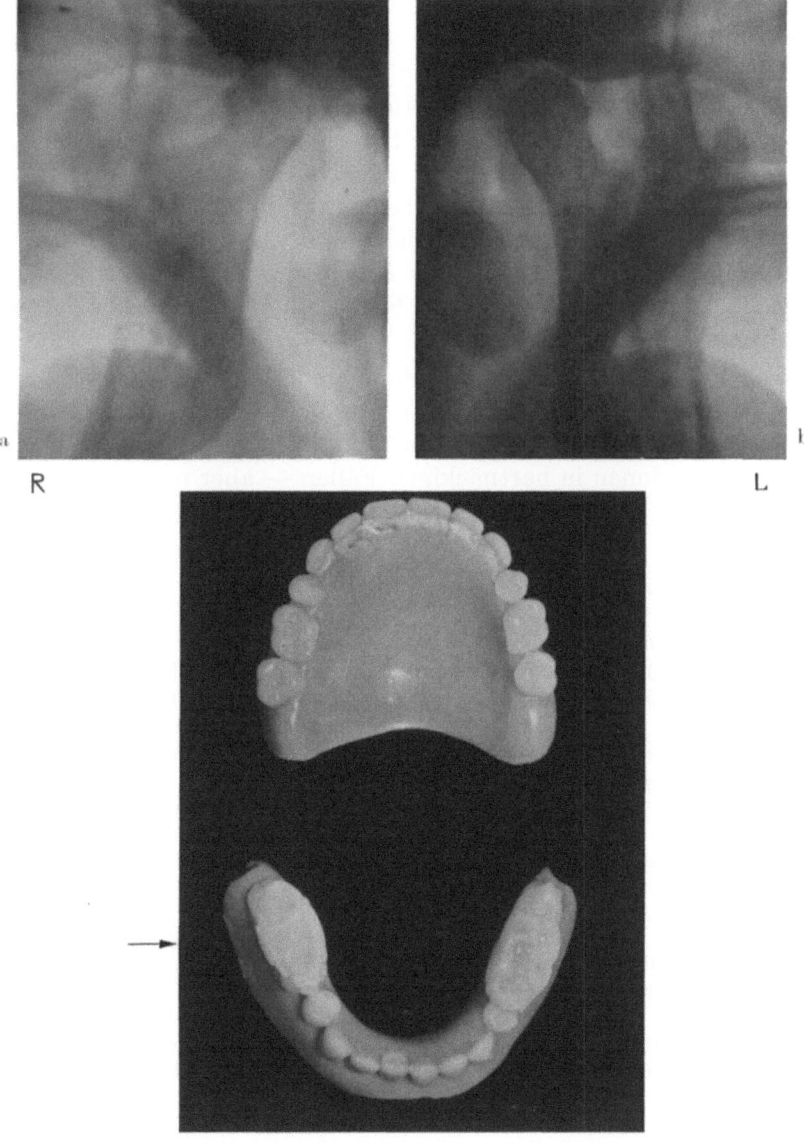

Abb. 18. Patientin D. M., 69 Jahre. Seit längerer Zeit bestehende Schmerzen des rechten Kiefergelenkes bei
Kaubewegungen. Die Nahaufnahmen nach PARMA in Öffnungsstellung zeigen einen stark vorspringenden
vorderen Gelenkrand des rechten Kiefergelenkkopfes und beiderseits nur ein geringes Vortreten des Proc. condylaris aus der Gelenkpfanne heraus. Die Patientin trug den im Photo gezeigten Zahnersatz seit etwa 20 Jahren.
Es konnte also eine sekundäre Bißsenkung und damit eine dorsal kraniale Verlagerung der Gelenkköpfe angenommen werden. Deswegen wurde auf den Molarenteil der unteren Prothese rechts wie links (s. Pfeil) zur
Bißerhöhung ein wenig Kunststoff aufgetragen. Durch diese Test-Entlastung wurde die Patientin innerhalb
weniger Tage schmerzfrei. Nach Versorgung mit veränderten Prothesen blieb sie auch weiterhin beschwerdefrei

Bewußte Parafunktionen sind Daumenlutschen, Nägelkauen, Pfeifenhalten. Bei den
Trägern dieser Gewohnheiten liegt gewöhnlich eine spastisch-neurotische Haltung zugrunde.

Unbewußte oder bewußte atypische Muskelkontraktionen können auch durch *örtliche* Faktoren okklusaler oder artikulärer Art ausgelöst werden. Mängel der Bißform, Dysgnathien, vorzeitiger okklusaler Kontakt, sekundäre Bißveränderungen oder -senkungen können über Änderungen der Muskelaktionen Schmerzen und schließlich im Sinne beginnender Arthropathia deformans Gelenkalterationen zur Folge haben.

Ich habe aber früher schon darauf hingewiesen, daß der Beginn solcher Abnutzungserscheinungen (Knorpelschäden, Markraumeröffnungen) im Röntgenbild nicht erkennbar ist. Gerade dies wäre aber im Hinblick auf prophylaktisch einzuleitende Maßnahmen besonders wichtig. Deformierende Veränderungen (Randzacken, Gelenkhöcker, Schlifffacetten) machen röntgendiagnostisch keine Schwierigkeiten. Der Discusverlust ist durch Annäherung der Knochenschlußplatten in der Nahaufnahme zu verifizieren. Zwecks detaillierter Beurteilung der Gelenkform und seiner krankhaften Veränderungen empfiehlt sich die sagittale Schichtaufnahme. Obgleich durch Analyse der Funktionsstörung ein Zusammenhang mit den Beschwerden der Gelenke selbst oder in Gelenknähe wahrscheinlich gemacht werden kann, ist der Röntgenbefund meistens — wenigstens im Beginn der Erkrankung — enttäuschend.

Therapeutisch haben sich hierbei Abstellung individueller Angewohnheiten, Beseitigung der Dysgnathie und gegebenenfalls prothetische Versorgung bei defektem Gebißsystem bewährt (Abb. 18). Injektionsbehandlung mit jeweils angezeigten Medikamenten und Discusexcisionen in hartnäckigen Fällen — aber nur bei älteren Personen — sollten nach vergeblicher konservativer Behandlung versucht werden.

Literatur

Axhausen, G.: Zur Frage der sogenannten Hypertrophie des Kiefergelenkköpfchens. Dtsch. zahnärztl. Z. 4, 670 (1949).

Bauer, W.: Anatomische und mikroskopische Untersuchungen über das Kiefergelenk mit besonderer Berücksichtigung der Veränderungen bei Osteo-Arthritis deformans. Öst. Z. Stomat. 30, 1136, 1279, 1334 (1932).

Beck, H.: Klinik und Therapie der Kiefergelenkluxationen. In: Fortschr. Kiefer-Gesichtschirurgie, Bd. IV. Stuttgart: Georg Thieme 1958.

Bomann, K.: Temporomandibular joint arthrosis and its treatment. Acta chir. scand. 95, Suppl. 115 (1947).

Bromberg, B. E.: Evaluation of micrognathia with emphasis on late development of the mandible. Plastic and Reconstructive Surgery, Vol. 28, No 5 (1961).

Cadenat: Le probleme étiologique de ancylosis temporo-maxillaires congenitales. Rev. Stomat. (Paris) Nr 7, 413—431 (1954).

Callister, A.: Hypoplasia of the mandible with cleft palate. Amer. J. Dis. Child. 53, 157 (1937).

Christen, A.: Die Faserstruktur des Discus temporo-mandibularis. Z. Anat. Entwickl.-Gesch. 133, 322—336 (1939).

Clementschitsch, F.: Röntgendarstellung des Gesichtsschädels. Wien: Urban & Schwarzenberg 1948.

— Über die Röntgenologie des Kiefergelenkes. In: Fortschritte der Kiefer-Gesichtschirurgie, Bd. VI. Stuttgart: Georg Thieme 1960.

Costen, J. B.: Syndrome of ear and sinus symptoms dependant on disturbed function of the temporomandibular joint. Ann. Otol. (St. Louis) 43, 1 (1934).

Dufourmentel, L.: Chirurgie de l'articulation temporo-maxillaire. Paris: Masson & Cie. 1929.

Entin, M. A.: Transactions. II. Internat. Congr. Plastic Surgeons.

Flohr, W.: Epiphysäre Hypertrophie des Unterkiefers durch enchondrale Knochenapposition am Processus articularis. Dtsch. zahnärztl. Z. 7, 1235 (1952).

Häupl, K.: Über Veränderungen des Kiefergelenkes mit besonderer Berücksichtigung der Arthritis deformans. Vjschr. Zahnheilk. 46, 356 (1930).

Hausser, E.: Der Aufbau des Kiefergelenkes bei den verschiedenen Gebißanomalien. Dtsch. Zahn-, Mund- u. Kieferheilk. 16, 177, 266 (1952).

Heuser, H.: Röntgenologische Untersuchungen über das Knacken im Kiefergelenk als Ausdruck der deformierenden Arthropathie und der Luxationserscheinungen. Dtsch. Zahn-, Mund- u. Kieferheilk. 10, 363 (1943).

Hielscher, W.: Ein Beitrag zur Diagnostik der Kiefergelenke. Dtsch. zahnärztl. Z. 15, 1259—1265, 1327—1337 (1960).

Hofer, O.: Zur Klinik und Therapie der zentralen Riesenzellgranulome der Kiefer. Öst. Z. Stomat. 49, 324—328 (1952).

Hoffer, O.: Gelenkveränderungen im Röntgenbild nach Beeinflussung mit funktionskieferorthopädischen Apparaten. Dtsch. zahnärztl. Z. 9, 995 (1954).

— Weitere Beobachtungen und Feststellungen an mit F.K.O.-Apparaturen beeinflußten Kiefergelenken. Dtsch. zahnärztl. Z. 10, 34(1955).

HORRIGAN, W. D., and D. H. BAKER: Gargoylism: A review of the roentgen skull changes with a description of a new finding. Amer. J. Roentgenol. **86**, No 3 (1961).

HROMADA, J.: Die Innervation des Kiefergelenks und einige anatomisch-klinische Bemerkungen. Dtsch. Zahn-, Mund- u. Kieferheilk. **34**, 19—28 (1960).

HUSTED, E.: Die Arthrographie in ihrer Bedeutung für die Diagnostik der Kiefergelenkerkrankungen. In: Fortschritte der Kiefer-Gesichtschirurgie, Bd. VI. Stuttgart: Georg Thieme 1960.

IVY, R. H.: Benign bony enlargement of the condyloid process of the mandible. Ann. Surg. **85**, 27 (1927).

KUSEN, G. J.: Fracturen van de processus condylaris mandibulae. Diss. Utrecht 1960.

LINDBLOM, G.: On the anatomy and function of the temporomandibular joint. Acta chir. scand. **17**, Suppl. 28 (1960).

LINDEMANN, A., u. O. LORENZ: Die Geschwülste der Mundhöhle, der Kiefer und des Gesichtes. Stuttgart: Wissenschaftliche Verlagsgesellschaft m.b.H. 1950.

LONGMIRE, W., and M. SANDFORD: Stimulation of mandibular growth in congenital micrognathia by traction. Amer. J. Dis. Child. **78**, 750 (1949).

MAROLT, A.: Beitrag zur Röntgenographie des Kiefergelenkes. Dtsch. zahnärztl. Z. **12**, 1289 (1957).

MENNIG, H.: Oto-laryngologische Beziehungen zu Luxationen, Luxationsfrakturen und gelenknahen Frakturen des Unterkiefers. In: Zahn-, Mund-Kieferheilkunde. München: Hanser 1951.

NØRGAARD, F.: „Temporomandibuläre Arthrographie". Diss. Munksgaard, Kopenhagen 1947.
— Die Arthrographie des Kiefergelenkes. In H. R. SCHINZ, W. E. BAENSCH, E. FRIEDL u. E. UEHLINGER: Lehrbuch der Röntgendiagnostik. Stuttgart: Georg Thieme 1952.

OEHLECKER, S.: Progenie und schiefer Biß durch Osteom des einen Unterkiefergelenkfortsatzes. Bruns' Beitr. klin. Chir. **163** (1936).

PARMA, C.: Zahnärztliche Röntgendiagnostik. Berlin-Wien: Urban & Schwarzenberg 1936.

POMMER, G.: Mikroskopische Befunde bei Arthritis deformans. Denkschr. Wien. Akad. Wiss. **89** (1913). In Kommission bei H. HÖLDER.

PUZANSKY and Y. RICHMOND: Growth of mandible in infants with micrognathia. Amer. J. Dis. Child. **88**, 29 (1954).

RANKOW, R. M.: Mikrognathia in the newborn: Pierre Robin syndrome. Plastic reconstr. Surg. **25**, 606—614 (1960).

REICHENBACH, E., u. H. SEIDLER: Über die sogenannte „Hypertrophie des Kiefergelenkköpfchens." Dtsch. zahnärztl. Z. **3**, 806 (1948).

ROBIN, P.: Glossoptosis due to atresia and hypotrophy of the mandible. Amer. J. Dis. Child. **48**, 541 (1934).

RUSTHON, M. A.: Unilateral hyperplasia of the jaws in the young. Int. dent. J. 2, 41.

SCHINZ, H. R., W. E. BAENSCH, E. FRIEDL u. E. UEHLINGER: Lehrbuch der Röntgendiagnostik. Stuttgart: Georg Thieme 1942.

SCHNEIDER, G.: Neubildungen und Fremdkörper im Bereiche des Kiefergelenks. In: Fortschritte der Kiefer-Gesichtschirurgie, Bd. VI. Stuttgart: Georg Thieme 1960.

SCHWARTZ, L.: Disorders of the temporomandibular joint. Philadelphia und London: W. B. Sounders Company 1959.

SCOTT: A contribution of study of mandibular-joint-function. Brit. dent. J. No 10, 345—348 (1955).

SHORE, N. A.: Occlusal equilibration and temporomandibular joint dysfunction. Philadelphia: J. W. Lippincott Company 1959.

SIEGMUND, H.: Pathologische und röntgenologische Untersuchungen zur Arthritis deformans des Kiefergelenkes (nach Untersuchungen von STEINHARDT und LANGEN). Münch. med. Wschr. **81**, 622 (1934).

STEINHARDT, G.: Die offenen und geschlossenen Kiefergelenkformen mit Bemerkung über ihre Erkennung und Bedeutung. Dtsch. zahnärztl. Wschr. **1939**, Nr 16.
— Die Bedeutung funktioneller Einflüsse für das jugendliche Kiefergelenk. Fortschr. Kieferorthop. **1957**, H. 4.
— Kiefergelenkerkrankungen. Im Handbuch der Zahn-, Mund- und Kieferheilkunde, Bd. III. München u. Berlin: Urban & Schwarzenberg 1958.

STELLMACH, R.: Die funktionell-mechanische Beeinflussung des Kiefergelenks, dargestellt an Fällen des Syndroms Pierre Robin. In: Fortschritte der Kiefer- u. Gesichtschirurgie, Bd. VI. Stuttgart: Georg Thieme 1960.

STUTEVILLE, O. H.: Surgical reconstruction of the temporomandibular joint. Amer. J. Surg. **90**, 940—950 (1955).

WARD, G., and J. HENDRICK: Tumors of the head and neck. Baltimore: Williams & Wilkins Company 1950.

WASSMUND, M.: Zur Chirurgie des Kiefergelenkes. In: Zahn-, Mund- und Kieferheilkunde, H. 6. München: Hanser 1951.

WOLF, H.: Über konstitutionelle einseitige Verriesungen der Kiefer (Hemihypertrophia). Dtsch. Zahn-, Mund- u. Kieferheilk. **27**, 180 (1957).

WOOLF, R. M.: Mikrognathia associated cleft palate (Pierre Robin Syndrom). Plastic reconstr. Surgery (1960).

ZENKER, W.: Das retroarticuläre plastische Polster des Kiefergelenkes und seine mechanische Bedeutung. Z. Anat. Entwickl.-Gesch. **119**, 378—388 (1956).

ZIMMER, E. A.: Die Röntgenologie des Kiefergelenks. Schweiz. Mschr. Zahnhk. **51**, 949 (1941).

III. Die Röntgendiagnostik der Kiefer und Zähne

Von

A. Sonesson

Mit 205 Abbildungen

Die Indikationen für Röntgenuntersuchungen der Kiefer und Zähne sind sowohl aus medizinischen als auch aus odontologischen Aspekten gegeben. Die ersteren sollen hier nicht weiter ausgeführt, die letzteren nur in Kürze genannt werden.

Innerhalb der Pädodontie und odontologischen Orthopädie hat die röntgenologische Untersuchung der Kiefer und des Zahnorganes große Bedeutung. Registrierungen von Anomalien und eventuellen Erkrankungszuständen im Gebiß während der Entwicklung geben die notwendige Auskunft für die Planung einer adäquaten Therapie. Außerdem sind periodisch-identische röntgenographische Kontrollen der Therapieresultate oft unentbehrlich.

Aus Erfahrung wissen wir, daß ein ungepflegtes Gebiß eine große Anzahl entzündlicher Prozesse aufweisen kann. Leider können ähnliche Verhältnisse bisweilen in einem Gebiß mit vielen Zahnrestaurierungen vorkommen. Vielleicht haben keine oder nur vereinzelte solcher Läsionen klinisch wahrnehmbare Symptome ergeben. Bei solchen Gebißzuständen sollte eine routinemäßige röntgenographische Ermittlung des ganzen Gebisses, ein sog. Röntgenstatus, durchgeführt werden. Indikationen, nach dentalen Infektionsfoci zu suchen, liegen im übrigen sehr oft vor.

Bei der Planung von prothetischen Gebißkonstruktionen — bei festen oder abnehmbaren — liegt immer eine Indikation für eine Röntgenuntersuchung der Kiefer und der restlichen Zähne vor, teils um eventuelle, vielleicht noch symptomfreie pathologische Prozesse, die sich im präsumtiven Prothesenlager verbergen, zu ermitteln, und teils um eine Auskunft darüber zu erhalten, ob diese Unterlage für eine bestimmte Konstruktion geeignet ist.

Die größten und am meisten variierenden Indikationsgebiete für die Röntgendiagnostik der Kiefer und Zähne liegen wohl innerhalb der Kieferchirurgie. Vor so gut wie allen chirurgischen Eingriffen in den Hartgeweben der Kiefer muß eine röntgenologische Untersuchung vorgenommen werden. Ob es sich um kleine pulpachirurgische oder größere kieferchirurgische Eingriffe oder um Frakturbehandlungen handelt, immer muß der Operateur vor dem Eingriff eine klare dreidimensionale Orientierung über das aktuelle Operations- oder Behandlungsgebiet erhalten.

Die Röntgendiagnostik der Kiefer und Zähne erfordert meistens eine spezielle Untersuchungstechnik. Dieses gilt besonders für das Zahnorgan und die zahntragenden Teile der Kiefer, wo eine intraorale Filmplazierung unbedingt notwendig ist, auch wenn oft außerdem komplettierende extraorale Übersichtsbilder verschiedener Art erforderlich sind. Die genannten Untersuchungsobjekte bestehen zur Hauptsache aus Hartgewebe mit variierendem Aufbau und mit reich detaillierten und oft grazilen Strukturen.

Viele pathologische Prozesse der Kiefer treten ebenfalls im Röntgenogramm als feinstrukturelle Veränderungen hervor. Das Röntgenbildmaterial muß darum hinsichtlich der Strukturwiedergabe und Schärfe von bester Qualität sein, um als Unterlage für eine zuverlässige diagnostische und differentialdiagnostische Analyse zu dienen. Die intraorale Technik ohne Anwendung von Verstärkungsfolien ist darum — richtig angewandt innerhalb der Kiefergebiete, bei denen es möglich ist — von unschätzbarem Wert.

1. Spezielle Apparatur und Untersuchungstechnik
a) Dentalröntgenapparate mit Hilfsanordnungen

Die dentalen Röntgenapparate sind in der Regel als Eintankapparate konstruiert. Die Röntgenröhre ist in den Tank eingebaut. Dieser Tank ist auf einem beweglichen Arm montiert, der gewöhnlich Einstellungen in allen gewünschten Strahlenrichtungen zuläßt. Der Arm ist entweder an einem beweglichen Bodenstativ, an einer Platte zur Wandmontage oder direkt an ein Dentalgerät (Unit) angebracht. Im Stativ sind gewöhnlich die Manöverorgane eingebaut. Der Handzeitschalter muß jedoch mit Rücksicht auf den notwendigen Strahlenschutz mit der Apparatur mittels eines 3 m langen Kabels verbunden sein, um bei den Aufnahmen vollkommen aus der Umgebungsstrahlung entfernt werden zu können.

Die dentalen Röntgenapparate sind Halbwellenapparate ohne Ventilröhre. Folglich muß die Röntgenröhre gleichzeitig als Gleichrichter dienen, was natürlich im gewissen Sinne ihren Wirkungsgrad einschränkt. Vielleicht kann man mit Hilfe von Sperrschichtgleichrichtern Verbesserungen erwarten.

Die dentalen Röntgenapparate sind gewöhnlich für eine konstante Röhrenspannung, von 50 bis 60 kV, und einen konstanten Röhrenstrom, von 10—15 mA, gebaut. In der letzten Zeit sind einzelne Konstruktionen herausgekommen, bei denen man die Röhrenspannung stufenweise von 60—90 kV und die Stromstärke zwischen 10—15 mA variieren kann.

Die Öffnungsgröße der Primärblende, die in einen Dentalröntgenapparat eingesetzt ist, ist wegen des Strahlenschutzes und der guten Bildstruktur außerordentlich wichtig. Sie wird von den Herstellern im allgemeinen zu groß gewählt. Die Blendenöffnung soll bei einer intraoralen Aufnahme der Zähne mit einem gewöhnlichen Zahnfilm, 3 × 4 cm, so abgepaßt sein, daß das kreisrunde Strahlenfeld an der Conusspitze einen Durchmesser hat, der 5 cm nicht übersteigt (SONESSON

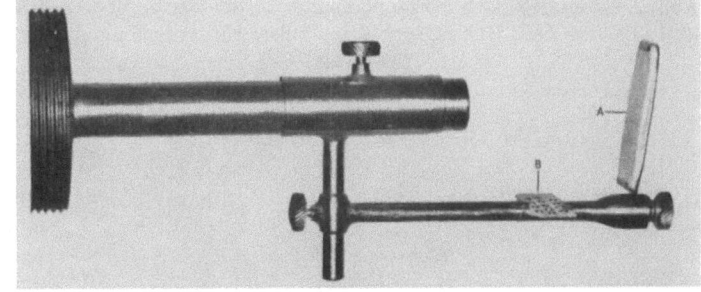

Abb. 1. Tubenblende mit Filmplanhalter nach LYSELL. *A* Filmplanhalter; *B* Aufbißplatte

1959). Ein Strahlenfeld von dieser Größe an der Spitze des Conus — welches praktisch derselben Größe auf der Gesichtshaut entspricht — deckt voll ausreichend die Fläche eines intraoralen Filmes von 3 × 4 cm. Voraussetzung ist nur, daß der Film richtig angebracht und der Zentralstrahl auf dessen Mittelpunkt eingerichtet ist. Bei größerer Blendenöffnung überdecken die verschiedenen Strahlenfelder auf den Wangen — z. B. bei Röntgenzahnstatusaufnahmen — einander in sehr großer Ausdehnung. Die Summe der Röntgendosen kann in solchen Fällen um ein vielfaches größer als notwendig werden (BJÄRNGARD, HOLLENDER, LINDAHL und SONESSON 1960). Da der Focus-Hautabstand bei der konventionellen dentalen Röntgenuntersuchung außerdem gewöhnlich 20 cm unterschreitet, ist die Forderung nach einer Reduzierung der Dosen berechtigt. Durch eine effektive Begrenzung des Umfanges des Strahlenbündels entgehen außerdem relativ strahlenempfindliche Organe — z. B. die Augen und regionäre Drüsen — unnötigen Strahlenbelastungen. Auch die angestrebte Reduzierung der Gonadendosen wird dadurch erreicht (BJÄRNGARD, HOLLENDER, LINDAHL und SONESSON 1959).

Durch die Erhöhung des Focus-Hautabstandes bei der sog. Langtubentechnik wird eine weitere Verminderung der Strahlendosen, die den Patienten treffen, ermöglicht. Diese Technik hat jedoch noch keine größere Anwendung gefunden, weil nur die ganz modernen Typen dentaler Röntgenapparate für dieses Vorgehen konstruiert sind. Auch bei dieser Technik soll natürlich die Begrenzung des Strahlenfeldes durchgeführt werden.

Eine wesentliche Reduzierung gewisser Strahlendosen, speziell Hautdosen, wird ebenfalls bei höherer Röhrenspannung und stärkerer Filterung (größere Halbwertschicht) erreicht als durch die, mit denen die jetzigen Dentalröntgenapparate gewöhnlich ausgerüstet sind (BJÄRNGARD, HOLLENDER, LINDAHL und SONESSON 1960).

Die Primärblende mit derselben Öffnungsgröße kann auch für intraorale Übersichtsbilder von etwas größerem Format vom Typ des Okklusalfilmes angewandt werden. Der Focus-Hautabstand muß jedenfalls im allgemeinen auf Grund von anatomischen Gegebenheiten so stark vergrößert werden, daß das Strahlenbündel bei diesen Abständen die hauptsächliche Fläche auch des größeren Filmes trifft.

Bisweilen werden Strahlenbündel mit einem Durchmesser auf der Haut von nur ein paar Zentimetern gefordert, um die allerbesten Feinstrukturbilder von begrenzten kleinen Gebieten im Alveolarfortsatz, z. B. periapikalen Regionen, hervorzubringen (LYSELL 1954). Für eine exakte Zentrierung dieser kleinen Blenden auf einen periapikalen Zahnfilm ist eine spezielle Hilfsanordnung oft wertvoll. Sie besteht aus einem durch eine Metallstange mit dem Röntgenapparat verbundenen intraoralen

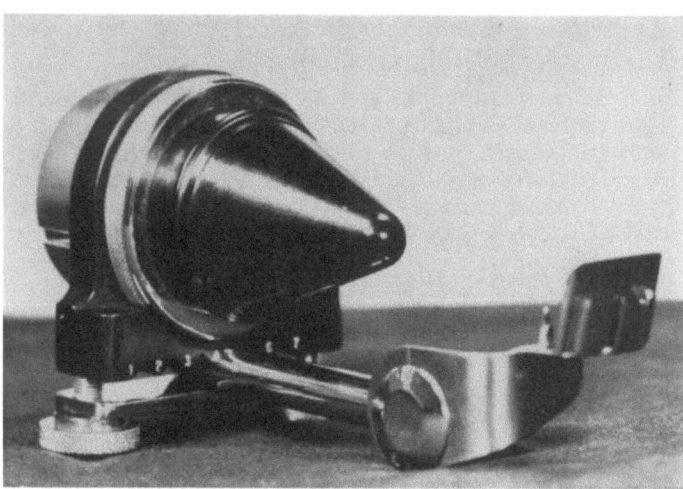

Abb. 2. Dentalconus mit Filmplanhalter für die Stereoröntgenographie (Tredex) nach BERGHAGEN. (Hersteller: Elema-Schönander AB, Schweden)

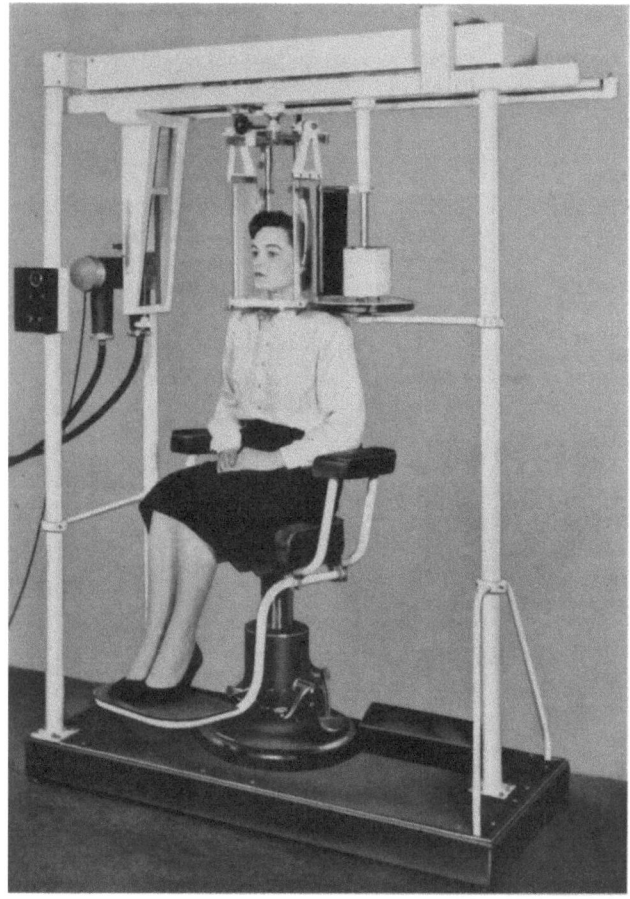

Abb. 3. Rotagraph (Watson, England), nach PAATERO

kleinen Filmplanhalter, welcher in der Richtung des Strahlenbündels plaziert ist (LYSELL 1955, 1957) (Abb. 1).

Die Hilfsanordnung des zuletzt genannten Typs kann in Vereinigung mit den austauschbaren Filmhaltern auch kleine Aufbißplatten haben, die dazu vorgesehen sind, vor dem Einbringen in den Mund mit einer kleinen Menge thermoplastischer Abdruckmasse (Kompositionsmasse oder ähnliches) belegt zu werden. Wenn nach dem Einbringen der Patient in die Masse beißt, bis sie erhärtet ist, wird ein Abdruck des okklusalen Umfanges der aktuellen Zähne erhalten. Solche Abdrücke tragen teils zur wirksamen Fixierung des Filmes während der Aufnahme bei, teils sind sie dazu vorgesehen, bei späteren Untersuchungen den Filmhalter wieder auf genau dieselbe Weise in den Mund einsetzen zu können. Durch eine solche Anordnung können identische Dentalröntgenogramme periodisch in der Absicht vorgenommen werden, eine eventuelle Entwicklung eines pathologischen Prozesses zu kontrollieren oder dem Verlauf einer Knochenheilung in einem Alveolarfortsatz zu folgen.

Auch eine *dentale Stereoröntgenographie* kann mit gewissen Hilfsanordnungen durchgeführt werden. Eine solche (Abb. 2) ist von BERGHAGEN (1951 und 1956) konstruiert worden. Andere sind von HIELSCHER (1955) und von BENKOW (1957) hergestellt. MATHIS u. HIELSCHER (1959) haben die Methodik hinsichtlich des Hielscher-Gerätes verbessert.

Für Dentalröntgenapparate sind auch für extraoralen Gebrauch Filmkassettenhalter von HERULF (1927), von LINDBLOM (1936) und von BRANDRUP-WOGNSEN (1945) herausgebracht worden. Der Kassettenhalter ist mit einem Metallbogen fest verbunden; dieser Metallbogen ist mit seinem anderen Ende um die Strahlenöffnung des Röntgentanks fixiert; der Kassettenhalter ist in der Richtung des Strahlenbündels plaziert. Diese Anordnungen sind zwar vor allem für die Röntgenuntersuchung der Kiefergelenke am Patienten in sitzender, aufrechter Stellung vorgesehen, sie können aber bei Bedarf auch an anderen Kieferabschnitten angewandt werden.

b) Hilfsgeräte für medizinische Röntgenapparate

PAATERO (1949—1957) hat ein spezielles Hilfsgerät für Röntgenaufnahmen der Zähne und Kiefer usw. konstruiert, welches auf früheren Gedanken von HECKMANN (1939) aufbaut. Im Prinzip ist es für Aufnahmen von gebogenen Schichten gebaut. Der Konstrukteur bezeichnet seinen Apparat als *Pantomograph* und die Methode als *Pantomographie*. Eine englische Version dieses Apparates wird Rotagraph benannt (Abb. 3). Der Pantomograph hat eine stillstehende Röntgenröhre, dagegen dreht sich das Objekt während der Aufnahme. Der Patient sitzt aufrecht auf einem Stuhl, mit seinem Kopf in einem Kopfhalter fixiert. Der Kopfhalter, ein Kephalostat, ist mit dem Stuhl vereinigt und diese Einheit wird synchron mit den Aufnahmen in Drehung gesetzt. Der runde, untere Teil des Kephalostaten — der sog. Halsring — steht in innigem Kontakt mit einem danebenstehenden Filmtisch von entsprechendem Umkreis. Auf Grund der auftretenden Friktion wird bei der Exposition dieser Tisch synchron gedreht. Der Röntgenfilm, der zwischen Verstärkungsfolien in einer gebogenen Kassette aus Plastik eingeschlossen ist, ist auf diesem Tisch mit der Filmebene vertikal um eine bogenförmige Filmstütze aufgestellt. Ihre Bogenform soll der gebogenen Schicht der Kiefer — oder des Kopfes —, was man nun abzubilden gedenkt, entsprechen. Wenn die Zähne das Objekt darstellen, muß die Beugung des Filmes also der Zahnbogenform entsprechen.

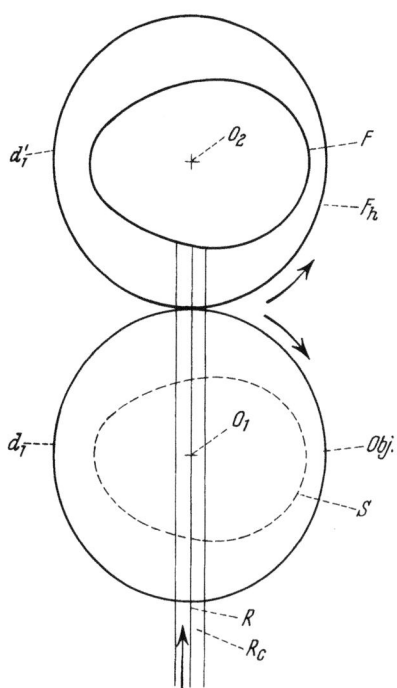

Im Prinzip arbeitet der Apparat, wie die Skizze in Abb. 4 zeigt. Eine Aufnahme der Kiefer von der einen zur anderen Seite wird während ungefähr 12 sec durchgeführt. Die Pantomographie ist darum auch für Reihenuntersuchungen geeignet (BLACKMAN 1956). Die Röntgenröhre dieses Apparates hat eine Primärblende mit einer schlitzförmigen, vertikal gestellten Öffnung. Durch diese tritt nur ein dünnes, scheibenförmiges Strahlenbündel, welches während der Drehung kontinuierlich das Objekt durchdringt.

Abb. 4. Die Wirkungsweise bei der Pantomographie (nach PAATERO). *Obj.* Objekthalter; *Fh* Kassettentisch; O_1 und O_2 Rotationsachsen des Objekthalters und des Kassettentisches; *R* Röntgenstrahlenbündel; *Rc* Zentralstrahl; *S* die gebogene Schicht im Schädel, die abgebildet wird; *F* Film; d_1 Halsring und d_1' die Kante des Kassettentisches

Durch diese Anordnung erhält man die gewünschte Schärfe auf den Schichtaufnahmen oder Pantomogrammen (Abb. 5).

Orthopantomograph nennt PAATERO (1959—1960) einen neukonstruierten Apparat (Abb. 6), der speziell für die Röntgenuntersuchung der Kiefer und Zähne vorgesehen ist. Das Schichtaufnahmeprinzip ist natürlich beibehalten worden. Der Name gibt an, daß eine orthoradiale Projektion in-

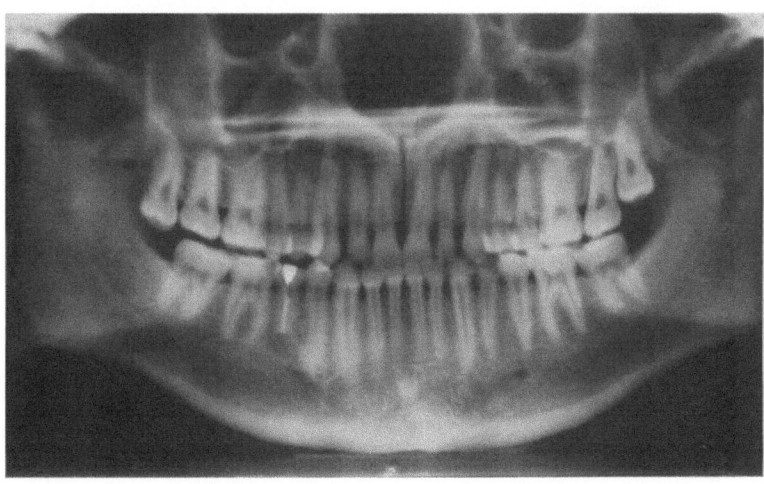

Abb. 5. Pantomogramm (PAATERO)

nerhalb der verschiedenen Zahnregionen des Gebisses erreicht wird. Mit früheren Konstruktionen war dies nicht ganz möglich. Es traten stellenweise kleinere Überlagerungen von Nachbarzähnen auf. Die Approximalräume wurden dann nicht zufriedenstellend freiprojiziert.

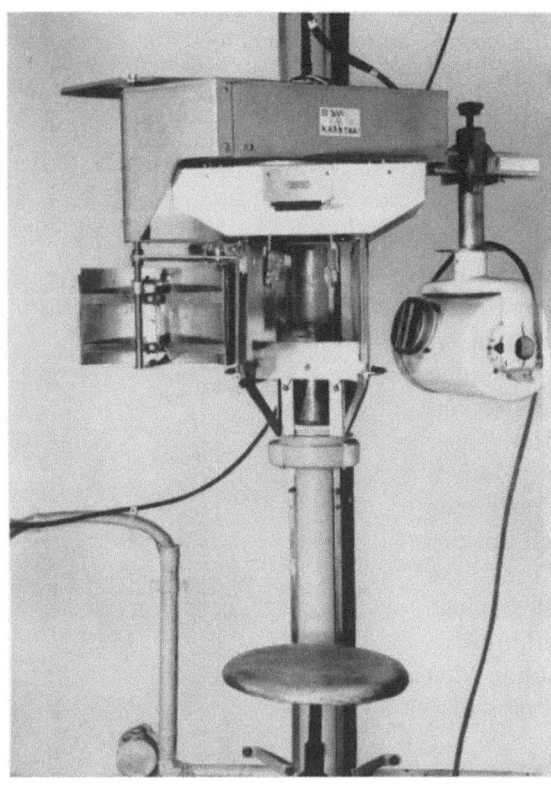

Abb. 6. Orthopantomograph (nach PAATERO)

Bei diesem neuen Apparat bewegt sich die Röntgenröhre während der Aufnahme. Das Objekt ist dagegen in Ruhe. Der Patient sitzt wie früher mit dem Kopf in einem Kephalostaten fixiert, der nun fest montiert ist.

Die Kiefer und ihre Zahnbogen haben, wie bekannt, eine parabelartige Form mit Radien verschiedener Größe an verschiedenen Zahnregionen. Darum muß die Röhre während ihrer Schwingung von der einen Seite des Patienten zu der anderen ihre Rotationsachse zwischen drei verschiedenen Lagen wechseln; eine Lage für die Seitenzahnregion der einen Seite, eine für die Frontregion und eine für die Seitenzahnregion der anderen Seite. In Abb. 7, die das Bewegungsprinzip der Orthopantomographen wiedergeben soll, sind diese drei Lagen mit den Punkten O_1, O_2 und O_3 bezeichnet. Die Röntgenröhre (R) befindet sich am Anfang der Aufnahme in Lage 1 und die Filmkassette (K) gegenüber in Lage 1'. Das schmale, scheibenförmige, vertikale Röntgenstrahlenbündel (X) trifft dorsal von der linken Kondyle längs der Rotationsachse O_1 den Anfang des Filmes. Synchron mit der Röhre dreht sich der Halter mit der Kassette um eine Achse (C). Gleichzeitig verschiebt sich diese Achse kontinuierlich auf der Bahn (T). Wenn die Röntgenröhre zur Lage 2 gelangt ist und der Kassettenhalter zur Lage 2', hat die Kassette sich so gedreht, daß ein Teil des Filmes exponiert ist (in Abb. 7 schwarz markiert). Wenn die Röntgenröhre Lage 3 und der Kassettenhalter Lage 3' erreicht hat, geht das Strahlenbündel fortwährend durch die Rotationsachse O_1, aber passiert auch die Achse O_2. Im selben Augenblick wird die Achse O_1 freigeschaltet und die Achse O_2 wird eingekoppelt, um während der Aufnahme der Front zu fungieren. Die Front hat eine schmalere Bogenform. Dieser Sektor

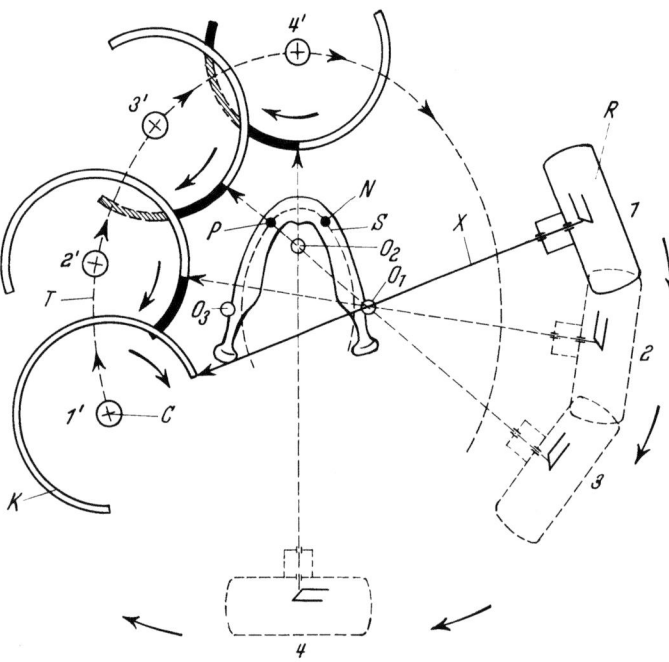

Abb. 7. Die prinzipielle Funktion des Orthopantomographen, nach PAATERO (Beschreibung im Text)

P—N hat nämlich die Achse O_2 als Zentrum. Wenn der ganze Kiefer dargestellt werden soll, setzt die Bewegung sich auf der rechten Seite in analoger Weise fort. Wenn das scheibenförmige Strahlenbündel während seiner Drehbewegung den Punkt N passiert,

geht es ebenfalls durch die
Achse O_3, welche momentan eingekoppelt wird. Diese fungiert
während der Aufnahme der
rechten Seite. Unter- und Oberkiefer werden gleichzeitig dargestellt.

Die gestrichelte Linie (*S*) im
Kiefer auf Abb. 7 markiert die
gebeugte Schicht, welche auf
dem Film wiedergegeben wird.
Die Drehgeschwindigkeit der
Kassette ist so eingestellt, daß
der Film sich in Ruhe im Verhältnis zu der Schicht der Kiefer, die gerade scharf abgebildet
werden soll, befindet. Die Strukturen in anderen Teilen des Objektes werden durch die Bewegung auf die gleiche Weise wie
bei anderen Formen der Schicht-
aufnahmenmethode verwischt.

Bei einem Focus-Filmabstand
von 50 cm, Röhrenspannung von
80—85 kV, Stromstärke von 13 mA
gibt der Konstrukteur an, daß die
Aufnahmezeiten für den ganzen Kiefer
bei verschiedenen Fällen zwischen
16—20 sec schwanken.

*Ein Röntgenkephalostat oder -kepha-
lometer* (BROADBENT 1931, WYLIE
1945, BJÖRK 1949) ist ein spezielles
Gerät zur Fixation des Kopfes in bestimmten Lagen, die periodisch-iden-
tisch wiederholt werden können (siehe
Abb. 8). Der Teil des Kopfes, der
gewöhnlich Gegenstand für röntgen-
kephalometrische Untersuchungen ist,
ist das Cranium viscerale, und von
diesem besonders die Kiefer. Periodisch-identische Einstellungen und
die röntgenographische Wiedergabe
der genannten Teile wird durch
bestimmte Fixationsanordnungen ermöglicht. Die erhaltenen Röntgenogramme, Kephalogramme, von verschiedenen Untersuchungen können
daher direkt miteinander verglichen
werden.

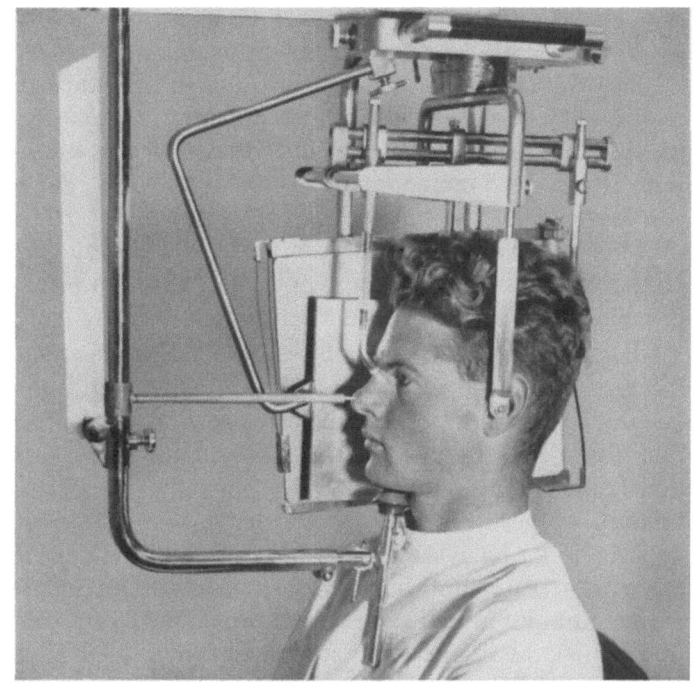

Abb. 8. Röntgenkephalostat, Typ BJÖRK

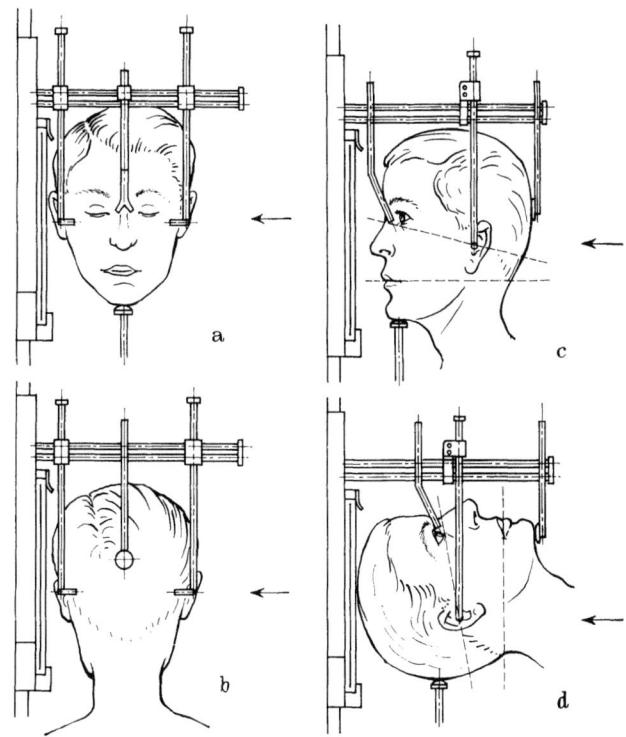

Abb. 9. Verschiedene Kopfeinstellungen in einem Kephalostaten (nach BJÖRK 1949)

In einem Röntgenkephalostaten wird der Kopf des Patienten nach gewissen anthro-
pometrischen Punkten und Ebenen orientiert und eingestellt. Von diesen können z. B.
die äußeren Gehörgangsöffnungen (Porion), der tiefste Punkt auf der Margo infraorbitalis

sin. (Orbitale), die Nasenwurzel (Nasion), die Spina nasalis anterior, die Frankfurter Horizontale, die Okklusionsebene und die Campersche Ebene genannt werden.

Die Röntgenkephalometrie hat, außer bei Studien von anthropometrischem Interesse während der letzten Jahrzehnte ein immer größeres Anwendungsgebiet gefunden, z. B. als diagnostisches Hilfsmittel auf verschiedenen klinisch-odontologischen Spezialgebieten, nämlich in der Orthodontie (Korkhaus 1955a), der Kinderzahnpflege, der Gebißanalyse, der Kieferchirurgie und der Zahnersatzkunde. Die Methode ist besonders für die Diagnostik von Kieferdeformitäten und Gebißanomalien wertvoll (Abb. 62 und 63). In der Orthodontie ist sie bei der Kontrolle des Behandlungsresultates während und nach abgeschlossener Therapie unentbehrlich.

Röntgenkephalostaten gibt es in mehreren verschiedenen Typen, einfache und kompliziertere (Sonesson 1952a). Die einfachen sind meist nur für Profilröntgenogramme gedacht, während die komplizierteren gewöhnlich für die Darstellung sowohl des Profils und des Cranium viscerale in postero-anteriorer als auch in axialer Strahlenrichtung konstruiert sind (s. Abb. 9). Die meisten Kephalostattypen sind für Fernaufnahmetechnik vorgesehen, um die geringste Vergrößerung des Objektes im Röntgenogramm zu erhalten. Es wird gewöhnlich mit einen Focusabstand von etwa 1,5 m (aber auch mehr) gearbeitet und mit dem Zentralstrahl auf beide Gehörgänge zentriert. Wenn man einen Aluminiumkeil von geeigneter Dicke an der Seite der Gesichtsfront anbringt (s. Abb. 8), kann im Profilröntgenogramm gleichzeitig mit dem Skeletprofil auch das Weichteilprofil registriert werden.

c) Intraorale Röntgenfilme

Der gewöhnliche intraorale Röntgenfilm ist, wie bekannt, immer kuvertverpackt (Briefchen). Er soll so genau wie irgendmöglich auch subtile Strukturen in meistens relativ dünnen Untersuchungsobjekten wiedergeben, welches am besten ohne Hilfe von Verstärkungsfolien erreicht wird. Es werden einfach- und doppelseitig begossene Filmtypen hergestellt. Für diagnostischen Gebrauch sollen mit Rücksicht auf den besseren Kontrast immer doppelschichtige Filme angewandt werden. Das Filmkuvert enthält entweder einen oder zwei Filme, von denen man einen archivieren kann.

Die bei weitem am meisten benutzten Filmgrößen sind die sog. „periapikalen", vom Format 3 × 4 cm für Erwachsene und 2 × 3 cm für Kinder. Bei größeren Kindern kann jedoch oft mit Vorteil der gleiche Typ wie für Erwachsene angewandt werden. Größere intraorale Typen (4 × 5 und 5 × 7 cm) werden als Okklusalfilme bezeichnet, weil sie bei der Aufnahme gewöhnlich in der Okklusionsebene plaziert werden (Abb. 18). Der kleinere dieser beiden Filme kann jedoch, wenn nötig, bei guten intraoralen Platzverhältnissen in gewissen Zahnregionen bisweilen wie ein Periapikalfilm verwandt werden, um ein größeres Objektgebiet zu erfassen. Die Okklusalfilme werden zu topographischen Übersichtsbildern (Abb. 57a und 174b) verwandt, die oft als Komplement zu den periapikalen Bildern wünschenswert sind. Außerdem sind sie notwendig bei Aufnahmen in rein axialer Strahlenrichtung, wenn es gilt, genaue dreidimensionale Verhältnisse des Zahnorganes und der Kiefer festzulegen (Abb. 48, 57b, 58b und 138a).

Im Oberkiefer wird bei rein axialer Strahlenrichtung das Objekt — vom Scheitel bis zur Okklusionsebene — oft so mächtig, daß der Strahlungseffekt eines gewöhnlichen dentalen Röntgenapparates für eine optimale Exposition eines kuvertverpackten Filmes nicht ausreicht. Hier müssen Verstärkungsfolien angewandt werden. Spezielle Okklusalkassetten sind darum im Handel zugänglich, passend für das größere Format der Okklusalfilme. Dieser Filmtyp, der für Fluorescenzlicht durch Verstärkungsfolien sensibilisiert sein soll, ist in einer Verpackung, die zwölf nicht-kuvertverpackte Filme enthält, auch im Handel vorhanden.

Hat man einen Schädeltisch nach Lysholm mit einem dazugehörigen größeren Röntgenapparat zur Verfügung, können jedoch die genannten rein axialen Okklusalbilder der Oberkiefer mit Vorteil auf einem gewöhnlichen kuvertverpackten Okklusalfilm abgebildet werden. Der Effekt dieser Apparatur ist ausreichend für die Exposition ohne Verstärkungsfolien. Mit dem Patienten in sitzender Stellung ist die Einstellung leicht ausführbar.

In der Zahnheilkunde werden auch kuvertverpackte sog. Bitewingfilme (Beißflügelfilme) verwandt. Sie sind z. B. für die Cariesdiagnostik und für die Feststellung der Topographie des marginalen Alveolarknochens vorgesehen (Abb. 66 und 67). Sie dienen gewöhnlich zur Komplettierung des konventionellen Röntgenzahnstatus, was die oben genannten Details anbetrifft. Bitewingfilme werden in vier verschiedenen Größen hergestellt, von denen zwei für die Backenzahnregion, eine — etwas schmaler — für die Front und dazu eine für Kinder gedacht sind. Der am meisten angewandte Typ hat die gleiche Größe wie der gewöhnliche Periapikalfilm (3×4 cm) und kann durch diesen ersetzt werden, wenn auf dieses Kuvert ein geeigneter Papierflügel geklebt wird.

Die Dentalröntgenfilme werden, gleich den anderen Filmen, von verschiedener Empfindlichkeit hergestellt; gering-, mittel- und hochempfindlich. Die Empfindlichkeit ist besonders während der letzten Jahre sehr gesteigert worden, weil angestrebt wird, die Strahlendosen in der Röntgendiagnostik zu reduzieren. Die empfindlichsten sind grobkörnig, aber doch wohl in der routinemäßigen Diagnostik anwendbar. Wenn eine genaue Wiedergabe von subtilsten Strukturen in einem pathologischen Knochengewebe angestrebt wird, sind jedoch die feinkörnigen, mittel- und geringempfindlichen Typen notwendig.

d) Einstellungstechnik bei der Aufnahme eines Röntgenzahnstatus

Bei jeder Routineuntersuchung soll die Technik standardisiert sein. So erhält man im Hinblick auf die Projektion ein gleichförmigeres Bildmaterial, das leichter zu analysieren ist.

Gewöhnliche Zahnröntgenogramme sind in der Regel dazu vorgesehen, sowohl periapikale als auch marginale Veränderungen zu registrieren. Dieses wird durch die Anwendung der Isometrie- und Tangentenregeln bei der Einstellung der Strahlenrichtung möglich gemacht. Die *Isometrieregel* gibt an, daß der Zentralstrahl rechtwinklig zur Winkelhalbierenden des Winkels, der von der Filmebene und der Längsachse des aktuellen Zahnes gebildet wird, eingerichtet werden soll. Weiter soll der Zentralstrahl die Apikalregion des aktuellen Zahnes passieren. Diese Regel gibt also die Einrichtung in der Vertikalebene an. Die *Tangentenregel* gibt dagegen die Einrichtung in der Horizontalen an. Nach dieser soll der Zentralstrahl rechtwinklig zu den Tangenten des Segmentes oder der Region des Zahnbogens, für den die Einstellung gilt, verlaufen. Das ist die sog. *orthoradiale Einstellung*. Wo man Parallelität zwischen der Filmebene und den Zahnachsen in einer Gebißregion (z. B. in der Molarenregion des Unterkiefers) erreichen kann, fällt die orthoradiale Projektion mit der in der medizinischen Röntgendiagnostik gewöhnlich erstrebten Zentralprojektion zusammen. In den übrigen Zahnregionen liefert die orthoradial-isometrische Einstellung bei traditioneller Technik in der Vertikalebene schiefe Projektionen von variierendem Ausmaß. Eine schiefe Projektion ergibt immer ein von der Zentralprojektion abweichendes Bild. Bei der traditionellen Technik soll man dafür sorgen, daß die Filmebene und die Längsachsen der in Frage kommenden Zähne keinen größeren Winkel als notwendig miteinander bilden. Auf diese Weise vermeidet man zu stark ausgesprochene und störende schiefe Projektionen auf dem Röntgenbild. Ein solches Ziel kann man z. B. dadurch erreichen, daß man Watterollen zwischen das Filmkuvert und die Zahnkronen legt. Dieses muß besonders bei solchen Fällen beachtet werden, bei denen die Untersuchung in erster Linie auf die marginalen Verhältnisse abzielt. *Mesial-* und *distalexzentrische* Projektionen sind schiefe Einstellungen in der Horizontalebene.

Ein Zahnstatus soll mindestens 14 periapikale Röntgenbilder umfassen. Bei deren Exposition muß das Filmkuvert richtig zu den Zahnregionen des Processus alveolaris plaziert sein. Sie sollen in erster Linie die jeweilige Zahnregion in den entsprechenden Molaren-, Prämolaren-, Eckzahn- und Schneidezahngebieten decken. Abb. 10 gibt an, wie die Filme in diesen verschiedenen Zahnregionen plaziert werden sollen.

Mit (winkelgebogenen) Dentalpinzetten sollen die intraoralen Filme in das Cavum oris ein- und ausgeführt werden. Diese irritieren den Patienten weniger und lassen dem Operateur einen besseren Überblick über das aktuelle Gebiet, als wenn seine eigenen Finger als Greifwerkzeug dienen. Für einen dentalen Mundspiegel, der auch als Zungenhalter bei dem Einführen des Filmes angewandt werden kann, hat man ebenfalls oft eine gute Verwendung. In der Prämolarenregion des Oberkiefers soll der Film so weit ventral angelegt werden, daß der distale Teil der Eckzähne auch noch darauf erscheint. Hiermit will man erreichen, daß das Interalveolarseptum distal vom Eckzahn zufriedenstellend auf dem Prämolarenbild frei projiziert wird. Oft muß ein kleiner Teil der oberen mesialen Ecke des Filmkuvertes (in oraler Richtung) scharf umgebogen werden. Am schwersten ist jedoch vielleicht, die Molarenfilme so weit nach dorsal einzuführen, daß retinierte Weißheitszähne bei orthoradialer Einstellung vollständig auf dem Film erscheinen.

Der Film muß auch während der Aufnahme plan gehalten werden. Hierzu tragen die in Abb. 11 markierten kleinen scharfen Abbiegungen von Ecken und Kanten bei. Diese geben dem Filmkuvert eine Form, die sich besser der entsprechenden Gaumen- und Kieferregion anpaßt. In stark gewölbten Gaumenpartien soll der Film außerdem z. B. durch eine Watterolle gestützt werden, so daß ein fixierender Daumen den Film nicht durchbiegt. Die Filme werden nämlich im allgemeinen im rechten Oberkiefer durch den linken Daumen des Patienten gehalten. Bei komplizierten Fällen können andere geeignete

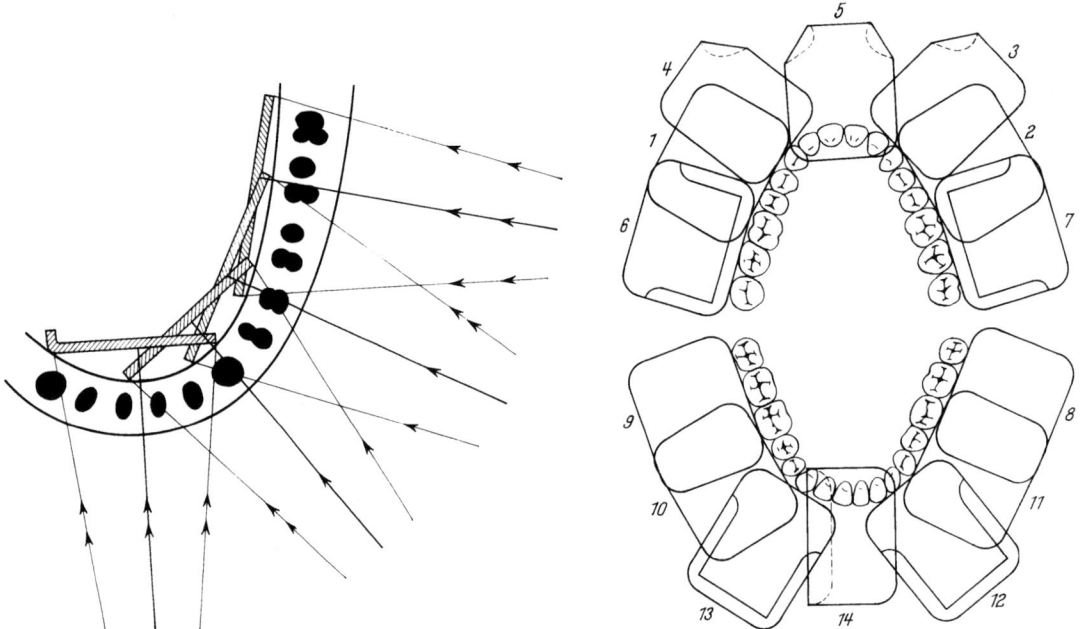

Abb. 10. Die Plazierung des Filmes in verschiedenen Zahnregionen   Abb. 11. Die Plazierung des Filmes bei der Röntgenzahnstatusaufnahme

Filmhalter angewandt werden. In der Molarenregion des Oberkiefers und dem Eckzahngebiet des Unterkiefers soll der Film durch besondere Planhalter (Sonesson 1950h) gestützt werden (s. Abb. 11 und 12). Andernfalls riskiert man, daß der Film durch starken Druck von reflektorischen Kontraktionen des weichen Gaumens bzw. des Mundbodens durchgebogen wird. Die gleiche Gefahr einer Durchbiegung liegt auch in der Schneidezahnregion des Unterkiefers vor. Wenn der Kieferbogen zu eng ist, muß das Filmkuvert an seiner einen Kante in Längsrichtung scharf umgebogen werden. Dadurch wird auch eine Durchbiegung erschwert. Im Unterkiefer werden die Filme in der Regel am besten mit Aufbißblöcken aus Holz oder anderem geeignetem Material fixiert (Abb. 14 und 15).

Nicht selten wird jedoch vom Operateur eine gewisse Findigkeit gefordert, um den Film recht plazieren und festhalten zu können. Besonders bei anomalem und defektem Biß und nicht zuletzt bei totalem Zahnverlust ist dieses der Fall. Es gibt eine Mehrzahl Typen von Filmhaltern für die intraorale Anwendung. Bisweilen können Peangs oder andere kleine Zangen angewandt werden. Oft muß die Aufbißplatte oder der Schaft des Filmhalters mit einer thermoplastischen Masse (zahnärztliches Wachs, s. g. Basiswachs, Kompositionsmasse oder ähnliches), in die der Patient hineinbeißen kann, umgeben werden, um eine gute Fixierung zu ermöglichen.

Die Standardisierung der Einstellungstechnik bei der Zahnstatusaufnahme fordert in erster Linie, daß der Kopf des Patienten vor jeder Einstellung der Röntgenröhre unbedingt in einer bestimmten Lage orientiert sein muß. Die *Sagittalebene* des Kopfes soll *vertikal* und die *Okklusionsebene horizontal* in dem Kiefer stehen, dessen Zähne untersucht werden sollen (s. Abb. 13).

In den Lehrbüchern über die dentale Röntgendiagnostik werden oft gewisse Gradzahlen für die Winkelrichtung des Zentralstrahles angegeben. Selbstverständlich sind diese nur approximative Zahlen, die in jedem einzelnen Fall nach der Bauart des Kiefers und der Stellung der Zähne modifiziert werden müssen.

Bei der Beschreibung der intraoralen Plazierung der Filme wurde hervorgehoben, daß diese ihre entsprechenden Zahnregionen decken. Dieses ist von Bedeutung, weil *der Zentralstrahl die Mitte der Filme treffen muß* (Abb. 10). Gleichzeitig soll derselbe orthoradial und isometrisch zur betreffenden Zahnregion eingerichtet sein. Die Querschnittsfläche eines optimal abgeblendeten Strahlenbündels deckt sonst nicht den Film, der dann nur teilweise belichtet wird.

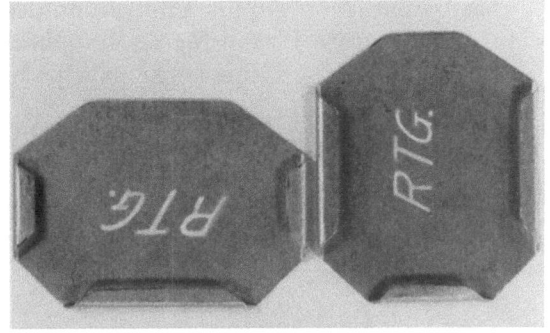

Die beste Gleichmäßigkeit des Filmmaterials wird erhalten, wenn die Einstellungen bei Aufnahme eines Status abwechselnd — einmal auf der rechten und einmal auf der linken Seite — ausgeführt werden. Mit dem *Oberkiefer* wird angefangen, z. B. mit der rechten Prämolarenregion (Abb. 11). Nach einer genauen Einführung des Filmes und

Abb. 12. Filmplanhalter aus einer Aluminiumplatte (nach SONESSON)

der Orientierung des Kopfes wird mit Sorgfalt die Einstellung nach der Isometrie- und Tangentenregel ausgeführt. Die nächste Einstellung gilt dann der linken Prämolarenregion des Oberkiefers. Die Röhre wird auf ihrem Arm dorthin geschwenkt, ohne daß ihre Höhenlage und Einwinklung in der Vertikalebene geändert wird. Nachdem der Film dieser Prämolarenregion angelegt wurde, wird eine erneute Orientierung des Kopfes

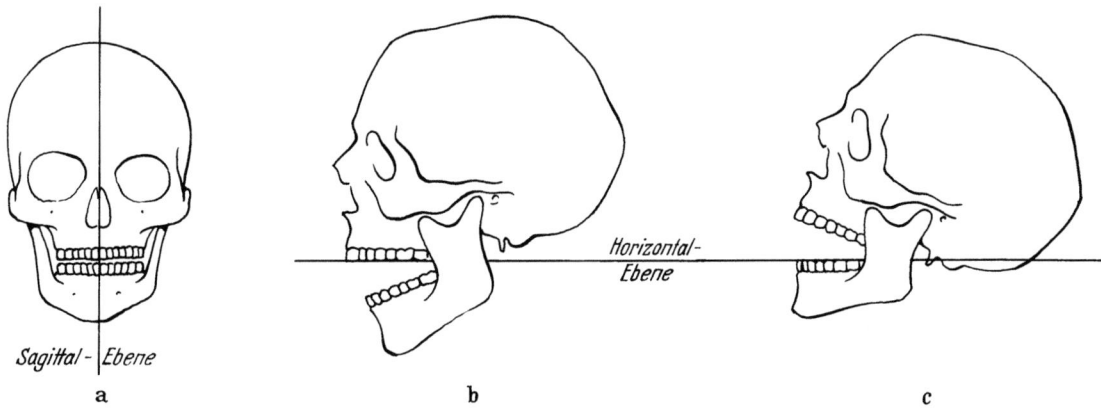

Abb. 13a—c. Die Orientierung des Kopfes bei der intraoralen Röntgenographie. a In sagittaler Richtung, b bei Aufnahmen im Oberkiefer, c bei Aufnahmen im Unterkiefer

vorgenommen. Die Röntgenröhre wird für die Einstellung nach der Tangentenregel gedreht und ihre Höhenlage in der Vertikalebene kontrolliert, so daß diese Einstellung auch für diese Region paßt. Nach der Aufnahme hier folgt die linke Eckzahnregion, wo der Einfallswinkel in der Vertikalebene gewöhnlich etwas erhöht werden muß. Nach erneuter Aufnahme wird die Röhre zur rechten Eckzahnregion geschwenkt. Die Kontrolle der Einstellung wird auf dieselbe Weise, wie oben betreffend der linken Prämolarenregion angegeben, ausgeführt. Die nächste Region sind die Schneidezähne. Die letzte im Oberkiefer ist die Molarenregion. Es erscheint vielleicht inkonsequent, daß die Molarenregion zuletzt folgt. Dieses hat jedoch seine praktische Ursache. Es zeigt sich nämlich, daß das

Einführen des ersten Filmes so weit dorsal, wie es gewöhnlich in der Molarenregion notwendig ist, bei Patienten mit leicht auslösbaren Reflexen eine Abwehr- und Schluckreaktion hervorruft. Dem kann man oft entgehen, wenn der Patient sich an weiter ventral eingeführte Filme gewöhnt. Sehr empfindliche und ängstliche Patienten reagieren schon bei der ersten Filmplazierung in der Prämolarenregion. Dieses gilt als Anzeichen, daß eine Anaesthesie der Mundhöhle und der Schleimhäute des Rachens vorgenommen werden muß. So kann die Untersuchung befriedigend durchgeführt werden.

Abb. 11 illustriert einen Vorschlag der Ordnungsfolge bei der Röntgenuntersuchung eines Zahnstatus aller Zahnregionen im Gebiß.

Im *Unterkiefer* kann der Film, zumindest in den Seitenpartien bei vollzähligem Gebiß, eine vorteilhaftere Plazierung als im Oberkiefer bekommen. Besonders in den Molarenregionen können die Filme leicht parallel mit der Längsachse der Zähne angelegt werden.

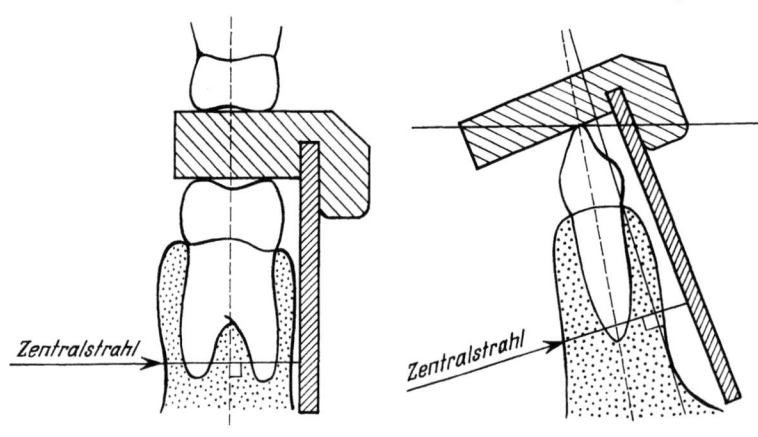

Abb. 14. Filmplazierung in der Molarenregion des Unterkiefers

Abb. 15. Filmplazierung in der Eckzahnregion des Unterkiefers

Der Zentralstrahl soll hier bei richtiger Orientierung des Kopfes gewöhnlich horizontal eingerichtet werden (Abb. 14).

Die Filme werden im Unterkiefer am einfachsten mit Hilfe von Aufbißblöcken aus Holz fixiert; in der Molaren- und Prämolarenregion mit kurzer, in der Eckzahn- und Schneidezahnregion mit langer Aufbißplatte. Die lange Aufbißplatte an den Blöcken ermöglicht es, daß der Film auch in den beiden zuletzt genannten Regionen beinahe parallel zur Längsachse der Zähne zu liegen kommt (Abb. 15).

Die Röntgenaufnahmen des ganzen Gebisses werden an Hand der hier beschriebenen Methode nach einiger Übung ziemlich schnell und sicher durchgeführt. Die Einstellung zur ersten Zahnregion in einem Kiefer ergibt einen festen Ausgangspunkt für die folgenden. Diese können mit gleicher Sorgfalt bei einem Minimum an Zeit ausgeführt werden. Dadurch, daß die Einstellungen wechselweise auf gleichartige Weise an beiden Hälften eines Kiefers und von einer Zahnregion zur nächsten gemacht werden, wird die Uniformität des Bildmaterials ein gutes Resultat zeigen.

In einem solchen Status, bei dem die Zahnröntgenogramme teilweise einander „überdecken" (Abb. 10 und 11), werden — außer den mittleren Schneidezähnen und den letzten Molaren in jeder Kieferhälfte — die Zähne in zwei verschiedenen Projektionsrichtungen wiedergegeben. Dieses ist deshalb wertvoll, weil der Untersucher auch eine Art dreidimensionaler Orientierung beinahe aller Zahnregionen erhalten kann. Wenn dies für die restlichen Teile als wünschenswert angesehen wird, kann dies auch leicht erreicht werden. Der Status wird hierbei mit exzentrischen Bildern über die letzten Molaren und die mittleren Schneidezähne erweitert.

Eine andere standardisierte Einstellungstechnik wurde von Herulf (1952) vorgeschlagen.

Zu schiefe Projektionen in der Vertikalebene sollen vor allem vermieden werden, wenn es gilt, ein Gebiß mit *marginalen Parodontopathien* zu untersuchen. Für diesen Zweck können im Oberkiefer Watterollen zwischen den Film und die Palatinalseiten der entsprechenden Zahnkronen gelegt werden. Auf diese Weise wird der Winkel zwischen dem Film und den Längsachsen der Zähne verkleinert. Im Unterkiefer werden die entsprechenden Plazierungen der Filme, wenn erforderlich, mit Hilfe von Aufbißblöcken mit langer Aufbißplatte vorgenommen. Eine solche Filmplazierung ist eine Modifikation der bei der Langtubentechnik angewandten (RITTER 1952, HIELSCHER 1955a, WUEHRMAN 1957 u. UPDEGRAVE 1961). Ist die Möglichkeit, die Langtubentechnik anzuwenden, vorhanden, steht dem natürlich nichts im Wege.

In technisch richtig hergestellten Röntgenogrammen, bei denen die Tangentenregel konsequent angewandt wurde, sollen alle Approximalräume mit den marginalen Grenzen der Interalveolarsepten bei normaler Zahnstellung freiprojiziert sein. Unregelmäßigkeiten der Zahnstellung müssen natürlich bei den Einstellungen beachtet werden. Diese müssen so angepaßt werden, daß an der Forderung der Freiprojektion der Septen festgehalten werden kann. Wenn ein exakteres Maß für die Tiefe der marginalen Destruktionen erforderlich ist, soll ein gewöhnlicher Status durch einen Bitewing-Status erweitert werden.

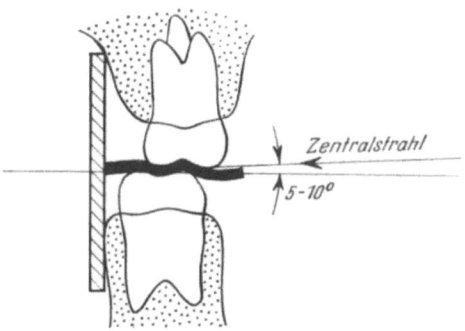

Abb. 16. Filmplazierung bei der Bitewing-Technik

Die röntgenologische *Cariesdiagnostik* erfordert oft auch eine Bitewing-Untersuchung, vor allem in den Seitenregionen des Gebisses.

Bei der *Bitewing-Technik* soll der Kopf nach derselben Norm, wie bei der oben für den Status beschriebenen, orientiert werden (Abb. 13). Die Okklusionsebene soll horizontal liegen. In Wirklichkeit hat ja diese Ebene als Ganzes eine gewisse Andeutung zur Schalenform, nach der die Projektionsrichtung angepaßt werden muß. Diese muß eine zentrale Seitenprojektion der okklusalen Zahnflächen ausmachen. Entsprechend der Neigung dieser Flächen wird der Zentralstrahl einen Winkel von 5—10° von oben gegen die Horizontalebene bilden (Abb. 16).

Die Röntgendiagnostik der *Sekundär-caries* unter approximalen Metallfüllungen und Metallkronen setzt voraus, daß die Strahlenrichtung so weit wie möglich die cervicale Grenze der Füllungen bzw. Kronen in bucco-lingualer Richtung tangiert oder mit ihr zusammenfällt. Sonst läuft man Gefahr, daß kleinere Cariesherde von diesen röntgendichten Metallteilen in Röntgenogrammen verdeckt werden.

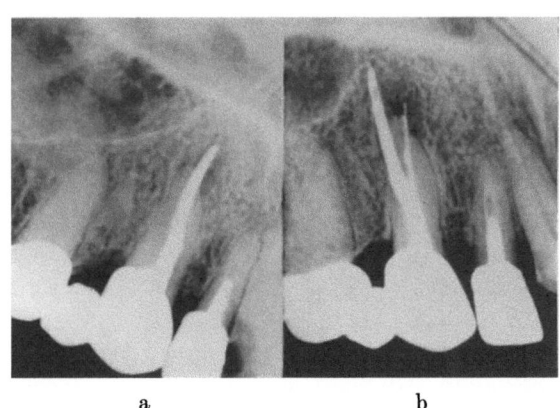

a   b

Abb. 17a u. b. Wurzelgefüllter +3. a In orthoradialer Projektion, b in exzentrischer Projektion. Beachte, daß erst die exzentrische Projektion eine Wurzelperforation und einen großen paradentalen Überschuß des Wurzelfüllungsmaterials aufdeckt

Es ist klar, daß nicht alle approximalen Füllungen oder Kronen eine horizontal-cervicale Grenze haben. Darum sind bisweilen bei einer genauen Ermittlung mehrere Bilder mit untereinander etwas verschiedener Winkelrichtung erforderlich. Besonders im Molarengebiet des Unterkiefers ergibt die gewöhnliche (horizontale) Strahlenrichtung sehr oft das beste Resultat.

Bei einer intraoralen Röntgenuntersuchung einzelner Zähne oder Zahngruppen (Zahnregionen) soll dieselbe Technik angewandt werden wie bei der Röntgenuntersuchung des ganzen Gebisses (Status). Es ist dann leicht, wenn erforderlich, die Untersuchung so zu erweitern, daß sie das ganze Gebiß umfaßt. Bei wiederholten Röntgenaufnahmen derselben Zahn- oder Kieferregion (z. B. Kontrolle von Erkrankungs- oder Heilungszuständen) wird mit einer standardisierten Technik im Hinblick auf die Projektion ein gleichartiges und darum besser vergleichbares Bildmaterial erhalten.

Auch wenn die Untersuchung hauptsächlich nur *einem* Zahn gilt — wenigstens bei der ersten Ermittlung eines Falles —, ist *ein Bild niemals ausreichend*; da man ja nur ein zweidimensionales Bild erhält. Eine *dreidimensionale Orientierung*, bei der zumindest zwei Bilder, aufgenommen in verschiedenen Strahlenrichtungen, erforderlich sind, *ist unbedingt notwendig*. Wichtige Einzelheiten können sonst durch Überlagerungen von röntgendichtem Formelement unserer Aufmerksamkeit entgehen (Abb. 17 und 99).

e) Spezialeinstellungen

Spezialeinstellungen — außer der oben beschriebenen Routinetechnik — sind oft bei differentialdiagnostischen Ermittlungen erforderlich, so z. B. bei der Lagebestimmung von retinierten Zähnen, Fremdkörpern und ähnlichem. Größere pathologische Prozesse

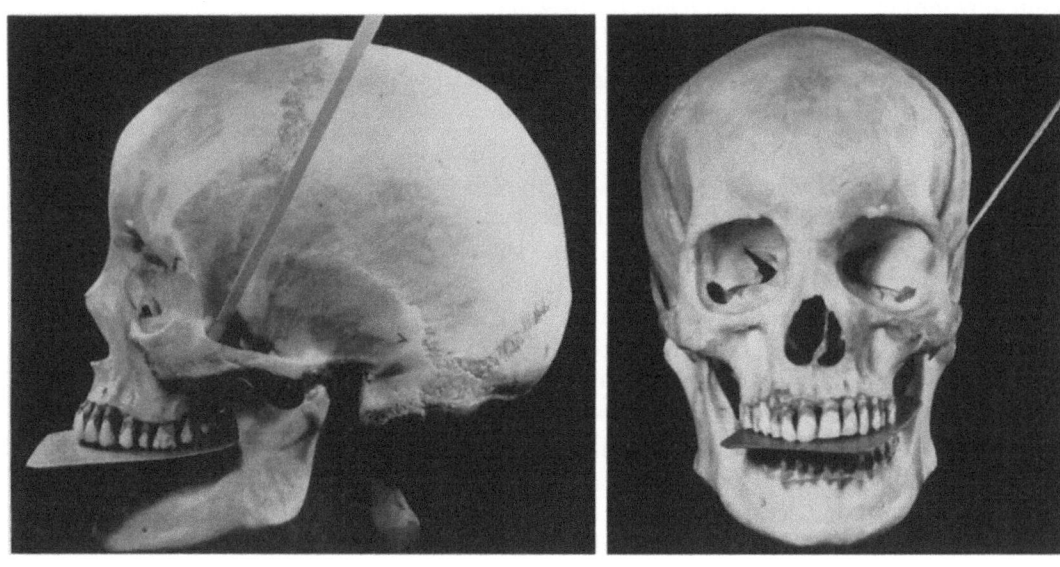

a   b

Abb. 18a u. b. Filmplazierung und Strahlenrichtung bei der Tubereinstellung. a Von der Seite, b von vorne

bedingen auch in der Regel eine genauere dreidimensionale Ermittlung. Die einfachsten Spezialeinstellungen sind die *steilen, flachen* und *rein axialen* sowie *mesial-* und *distalexzentrischen* Strahlenrichtungen. Die drei zuerst genannten sehen eine verschiedene Winkeleinstellung in der Vertikalebene vor und die beiden letzteren in der Horizontalebene. Die Begriffe steil und flach gruppieren sich um die isometrische Strahlenrichtung. Ist der in okklusal-buccaler Richtung offene Winkel, den ein einfallender Zentralstrahl mit der Winkelhalbierenden bildet, größer als ein rechter, so ist die Einstellung steil, ist er kleiner als ein rechter, so wird die Einstellung als flach bezeichnet. Rein axial ist die Strahlenrichtung, wenn sie mit der Längsachse des entsprechenden Zahnes oder der Zähne zusammenfällt. Welche dieser Strahlenrichtungen bei einem aktuellen Fall angewandt werden sollen, muß der Operateur auf Grund der Orientierung, die er an den nach der Statustechnik gemachten Routinebildern erhalten hat, beurteilen können.

Lagebestimmungen — besonders im Processus alveolaris — müssen oft auf eine *parallaktische Ermittlung* in einer Röntgenogrammserie gegründet werden. Bei einer solchen Serie werden die verschiedenen Bilder mit wechselnder Projektionsrichtung entweder in der Horizontal- oder Vertikalebene gemacht. Nach einer fundamentalen Regel der Projektionslehre werden bei geänderter Projektionsrichtung die am weitesten von der Filmebene entfernten Strukturteile mehr als die filmnahen verschoben.

Für Lagebestimmungen kann unter anderem auch die *röntgenostereoskopische Technik* wertvoll sein. Hilfsapparate für eine solche Technik lassen in der Regel ebenfalls wieder-

holte identische Röntgendarstellungen zu (BERGHAGEN 1951 u. 1956 (Abb. 2), BERGHAGEN
und HJELMSTRÖM 1956, BENKOW 1957, MATHIS u. HIELSCHER 1959 u. PAATERO 1959a).

Wenn es nur das Zahnorgan gilt, kann eine gute Röntgendiagnostik sehr oft nur mit
Hilfe der intraoralen Technik ausgeführt werden. Auch die größeren Typen des Okklusalfilmes müssen dann allerdings bei Bedarf zur Anwendung kommen. Das große Format
(5 ×7 cm) gibt wertvolle Übersichtsröntgenogramme über verschiedene Kieferregionen,
beispielsweise den frontalen Teil des Oberkiefers gerade von vorne-oben (Abb. 57a) oder
schief von rechts und/oder links. Bei diesen
Einstellungen sollte oft der Zentralstrahl so
steil eingerichtet sein, wie es die Form der
Stirn und des Gesichts zuläßt. Der Zentralstrahl sollte nach der Passage durch das
Objekt ungefähr mitten auf das in die Okklusionsebene hinreichend weit nach dorsal eingeführte Filmkuvert treffen. In den genannten Projektionsrichtungen erhält man im
Röntgenogramm auch einen Überblick von
oben über die ventralen Teile der Kieferhöhlen
(s. Abb. 35).

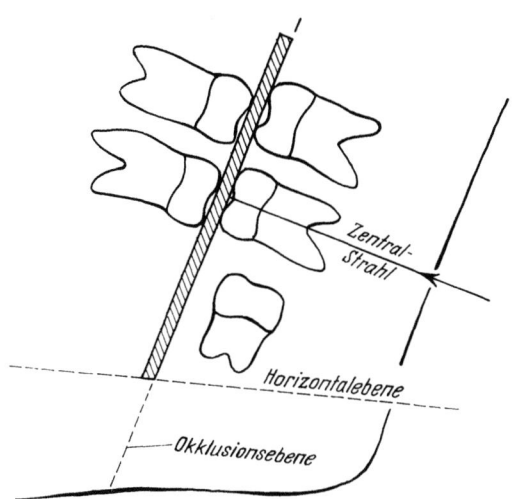

Einen ähnlichen Überblick über die dorsalen Teile der Kieferhöhlen kann man durch
eine sehr steile Einstellung gegen das entsprechende Tubergebiet der Maxilla bekommen. Das Strahlenbündel soll dann in den

Abb. 19. Rein axiale Projektion im Unterkiefer

vorderen Teil des Schläfengebietes
oberhalb des vorderen Jochbogen-
teiles eintreten, und es muß dann
eine caudal-frontal-mediale Richtung
durch die Muskelloge in der Fossa
infratemporalis gegen das Tuber
maxillae haben (Abb. 18). Der Okklusalfilm muß soweit nach dorsal eingeführt werden, daß seine hintere
Kante gegen die ventrale Kante
des Ramus mandibulae stößt. Vollkommen axiale Projektionen des
Oberkiefers und seiner Zähne mit
dem Einfall des Strahlenbündels vom
Scheitel können ebenfalls ausgeführt
werden (Abb. 57b und 58b). Mit
einem Dentalröntgenapparat können
jedoch längere Expositionszeiten als

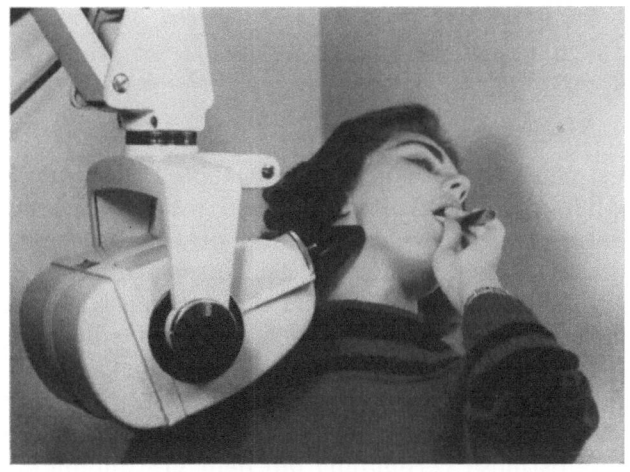

Abb. 20. Strahlenrichtung bei „axialer" Projektion des 8—

es die Zeituhr zuläßt, notwendig sein, wenn Okklusalkassetten ohne Verstärkungsfolien angewandt werden.

Im Unterkiefer sind ebenfalls Übersichtsbilder oft in rein axialer (Abb. 108b, 146 und
148b) und auch steiler Strahlenrichtung für eine vollständige dreidimensionale Orientierung erforderlich. Bei der Aufnahme der rein axialen Bilder im Unterkiefer soll der
Kopf des Patienten stark nach hinten gebeugt werden (Abb. 19). Wenn es sich um
retinierte Weißheitszähne im Unterkiefer handelt, muß der Zentralstrahl von schräg
dorsal-caudal eingerichtet werden, was nur möglich ist, wenn der Kopf gleichzeitig maximal
zur entgegengesetzten Seite gedreht wird (Abb. 20). Der Film kann dann nicht in der
Okklusionsebene plaziert werden, weil er nicht ausreichend weit nach dorsal geführt
werden kann. Seine hintere Kante muß in die Umschlagfalte *dorsal* vom Tuber maxillae

hinaufgeführt werden, was im allgemeinen möglich ist, wenn der Patient maximal den Mund öffnet. Die Filmebene bekommt dadurch auch eine vorteilhaftere Neigung gegen das von schräg dorsal-caudal einfallende Strahlenbündel (Abb. 21). Der Film sollte bei dieser Technik in einen Planhalter plaziert werden.

Bei der Frontpartie des Unterkiefers werden ebenfalls intraorale Okklusalfilme angewandt (Abb. 146). Der Film kann bisweilen auch unter das Kinn plaziert werden; die Strahlenrichtung muß danach angepaßt werden.

f) Röntgenuntersuchungen mit Verwendung von Kontrastmitteln

Die Röntgenuntersuchungen mit Verwendung von Kontrastmitteln sind auch in der dentalen Röntgendiagnostik in den dafür geeigneten Fällen wertvoll und in vielen Fällen unentbehrlich (MATHIS und HAMMER 1952).

Am einfachsten ist die Fistulographie z. B. im Processus alveolaris. Ein kontrastgebender steriler Guttaperchapoint (der in der Zahnheilkunde für Wurzelfüllungen angewandt wird) kann vorsichtig in die Fistel eingeführt werden (Abb. 22). (Man muß

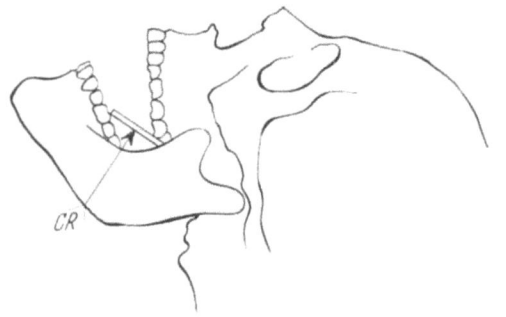

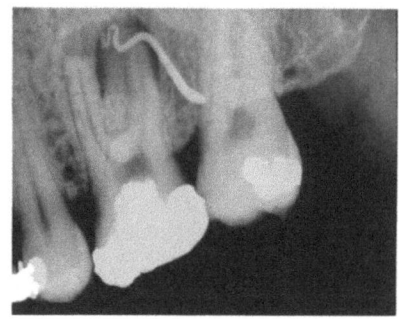

Abb. 21. Filmplazierung und Strahlenrichtung bei „axialer" Projektion eines Weisheitszahnes im Unterkiefer (nach HUNT-DONOVAN)

Abb. 22. Fistulographie mittels eines kontrastgebenden Points

bei einer langen Fistel darauf achten, daß der Point in ihr nicht verschwindet.) Man erhält dadurch Aufklärung, von welchem infektiösen Herd die Fistel ausgeht. Auch die Tiefe pathologischer parodontaler Knochentaschen kann man bisweilen besser beurteilen, wenn Points vor der Untersuchung in diese Taschen eingeführt werden.

Bei längeren Fisteln und tiefer in den Kiefer gelegenen Herden soll die Fistulographie natürlich auf die gewöhnliche Art mit einer Spritze und einer strahlenabsorbierenden Kontrastflüssigkeit vorgenommen werden.

Die Kontraströntgenuntersuchung von cystischen Prozessen ist sehr oft notwendig, um eine spezifizierte Diagnose stellen zu können (Abb. 139a, b und 147). Hat der Prozeß eine fistulöse Verbindung mit dem Vestibulum oder dem Cavum oris, so ist die gegebene Technik ähnlich wie bei der Fistulographie. Ist der Prozeß geschlossen, wie es sehr oft der Fall ist, muß erst eine Probepunktion vorgenommen werden. Liefert eine lege artis ausgeführte Probepunktion keine Cystenflüssigkeit, kann man an eine Weichteilgeschwulst denken. Eine Kontrastmittelinjektion muß hier als kontraindiziert angesehen werden (SONESSON 1960).

Die Probepunktion soll so ausgeführt werden, daß man mit der Nadel am wirksamsten die Entleerung der Cyste erwarten kann. Die Aspiration soll intermittierend geschehen. Zwischendurch muß also durch die Kanüle Luft einströmen können, da ein negativer Druck, der sonst in einer Knochenhöhle mit geringer oder fehlender Nachgiebigkeit der Wände auftritt, starke Schmerzen im Kiefergebiet hervorrufen kann. Die Entleerung gelingt am besten, wenn die Injektionsstelle in der Cyste caudal liegt.

Die nachfolgende Einspritzung der sterilen, bis zur Körpertemperatur erwärmten Kontrastflüssigkeit soll durch die Kanüle, die nach der Punktion liegenbleibt, erfolgen.

Die Lösung soll durch abwechselnde Injektion und Aspiration einige Male hinein- und herausgepumpt werden. Auf diese Weise erhält man eine befriedigende Mischung mit der eventuell nachgelassenen Cystenflüssigkeit. Gleichzeitig entfernt man so die Luft, die nach der Entleerung der Cyste in ihr noch vorhanden ist. Die Luftentfernung geschieht am leichtesten, wenn der Patient während der Injektion eine solche Lage einnimmt, daß die Einstichstelle in die Cyste sich im Vertex derselben befindet. Der Patient oder auf alle Fälle sein Kopf soll also seine Lage zwischen der Probepunktion und der Kontrastmittelinjektion ändern. Der Injektionsdruck, besonders während der Schlußphase der Einspritzung, soll gering sein, um unnötig starke Schmerzen und ein Herauspressen des Kontrastmittels in die umgebenden Gewebe zu vermeiden. Das Kontrastmittel soll nach abgeschlossener Untersuchung entfernt werden, um bei eventuell jodempfindlichen Patienten Gewebereizungen zu vermeiden.

Eine Technik, bei der gleichzeitig zwei Kanülen angewandt werden, ist auch zuweilen brauchbar. Die Absicht der Technik ist, daß man durch die eine Kanüle bei der Probepunktion Cystenflüssigkeit aspirieren kann, während durch die andere Luft hineinpassieren kann. Auf diese Weise kann auch eine Spülung z. B. mit physiologischer Kochsalzlösung vorgenommen werden. Die Aspiration muß selbstverständlich durch die caudale, am Cystenboden eingeführte Kanüle geschehen, um das beste Entleerungsresultat zu erhalten. Durch diese soll natürlich auch die nachfolgende Kontrastmitteleinspritzung erfolgen. In den Fällen, bei denen diese Technik ausgeführt werden kann, erspart man dem Patienten vielleicht einen unangenehmen Unterdruck während der Aspiration bzw. Überdruck bei der Injektion. Man kann aber auch bei gewissen ungeeigneten Gewebezuständen erleben, daß durch die zusätzliche Injektionsstelle das Kontrastmedium ausrinnt, bevor die Untersuchung zu Ende geführt ist.

Die Wahl des Kontrastmittels ist wichtig, wenn es sich um Cystenräume oder um paranasale Sinus handelt. Das Mittel soll gewebefreundlich und nicht reizend in den Räumen sein, in die es injiziert wird. Weiter soll es wasserlöslich sein, da es sich mit dem Rest der Cystenflüssigkeit mischen können soll. Auch bei lege artis durchgeführter Probepunktion einer Cyste kann diese gewöhnlich nicht ganz geleert werden. Ölige Kontrastmittel, z. B. Lipiodol, mischen sich nie homogen mit der nachgelassenen Cystenflüssigkeit. Diese Suspensionen bilden beinahe immer Tropfenformationen, die auf dem Röntgenbild störend wirken, besonders wenn es gilt, die Grenzen des zu untersuchenden Raumes wiederzugeben. Eine 35%ige Kontrastlösung vom Typ Umbradil gibt in den meisten Fällen eine voll befriedigende Kontrastwirkung (Abb. 143, 147 und 155).

KIVIMÄKI (1957) hat für Cysten im Oberkiefer vorgeschlagen, an Stelle der Flüssigkeitsinjektion das Einblasen von kontrastgebendem Pulver (Jodoform) anzuwenden. Das Pulver soll an den Kavitätenwänden haften und im Röntgenbild die Form und Größe der Cyste markieren. Es ist jedoch schwierig, eine gewünschte gleichmäßige Verteilung des Pulvers über den ganzen Umfang der Wände zu erhalten. Eine wichtige Voraussetzung scheint auch zu sein, daß man jede Spur der Cystenflüssigkeit vor dem Einblasen des Pulvers entfernt. PAATERO (1957) hat einige röntgenstereoskopisch untersuchte Fälle beschrieben, bei denen diese Technik angewandt wurde.

Die Kontraströntgenuntersuchung des Sinus maxillaris ist in vielen Fällen ebenfalls notwendig, um die Grenzen und die Größe der dort eingebuchteten, pathologischen Kieferprozesse zu bestimmen. Solche Veränderungen können vom Kiefer oder vom Zahnorgan ausgehen. Weiter kann man durch diese Technik differentialdiagnostisch zwischen cystischen Veränderungen und einem eventuellen Recessus der Kieferhöhle unterscheiden (Abb. 33 und 36). Die Kontrastlösung kann zwar in die Kieferhöhle eingeführt werden, indem man diese an einer geeigneten Stelle im unteren Nasengang oder buccal im Vestibulum oris mit einer Kanüle von passendem Kaliber punktiert. Teils ist jedoch ein solcher Eingriff gewöhnlich mit nicht geringem Unbehagen für den Patienten verbunden und teils kann man bei gewissen Fällen nicht vorher wissen, ob die Spitze der Kanüle eine Resthöhle des Antrums oder eine dort befindliche Cyste trifft. Mit einer spitzen Kanüle kann man versehentlich eine im Antrum befindliche Cyste perforieren und eine falsche Verbindung zwischen der Cyste und dem Restlumen des Antrums erreichen. Eine durch die Kanüle injizierte Kontrastlösung kann darum auf nicht gewünschte Weise sich in beide Hohlräume verteilen und so Anlaß zu Fehldeutungen des erhaltenen Röntgenogramms geben.

Man kann an Stelle dieser spitzen Instrumente stumpfe, spezialgebogene Kanülen (Abb. 23) anwenden, um solche störenden und vielleicht diagnostisch mißweisenden Eingriffe zu vermeiden. Diese stumpfen Kanülen können — nach Vorbehandlung der Nasenschleimhaut mit gewöhnlichen abschwellenden und schleimhautbetäubenden Mitteln — mit geringem Unbehagen für den Patienten in die Nase unter die mittlere Nasenmuschel eingeführt werden. Hier wählt man den Hiatus maxillaris als Einführungsstelle für die Kanüle zur Kieferhöhle. Ohne falsche Wege zu eröffnen, wird die gewünschte Menge Kontrastmittel ins Antrum mit einer solchen Kanüle leicht eingespritzt (Abb. 142). Befindet sich im Antrum eine Cyste oder eventuell eine Weichteilgeschwulst, so erhält

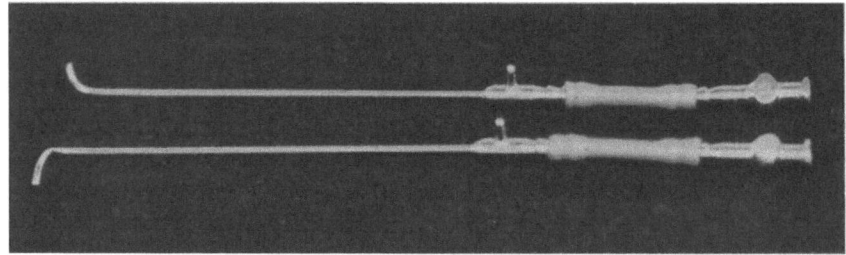

Abb. 23. Kanülen zum Einbringen der Kontrastlösung in den Sinus maxillaris

man eine Aussparung im Kontrastmittelschatten. Handelt es sich um einen Antrumrecessus, wird dieser in der Regel unmittelbar mit Kontrastlösung ausgefüllt (Abb. 33 und 36). Durch dieses Kontrastverfahren erhält man im Röntgenogramm ebenfalls eine wertvolle Information über die Beschaffenheit der Antrumschleimhaut: ob diese normal und dünn ist, oder ob sie verdickt ist und in einen pathologischen Prozeß mit einbegriffen ist (vgl. Abb. 33 und 36 mit Abb. 109).

g) Strahlenschädigung und Strahlenschutz

Biologische Strahlenschädigungen können von allen ionisierenden Strahlungen verursacht werden, wenn nicht die notwendigen Vorsichtsmaßnahmen getroffen werden. Diese Schäden werden als *somatische* bezeichnet, wenn sie sich auf den Körper eines einzelnen Individuums beschränken und als *genetische*, wenn sie auf dem Wege über die Gonaden bei fertilen Individuen in irgendeiner Form auch auf zukünftige Geschlechter überführt werden.

Somatische Strahlenschädigungen können lokaler und/oder allgemeiner Art sein. Sie können nach größeren Strahlendosen akut auftreten oder nach kleineren, während längerer Zeit wiederholten Dosen chronisch verlaufen. Zumindest bei ihren leichteren Formen ist man der Meinung, daß sie in gewissem Sinne reversibel sind. Diese Schäden wurden kurze Zeit nach der Entdeckung der Röntgenstrahlen bekannt.

Genetische Strahlenschäden brauchen nicht mit wahrnehmbaren somatischen Symptomen kombiniert zu sein. Die genetischen Strahlenschädigungen sind irreversibel. Diese Tatsache und ihre ungeheure Reichweite in die Zukunft des menschlichen Geschlechtes verpflichtet uns, besondere Schutzmaßnahmen gegen Röntgenstrahlen, die die Gonaden erreichen können, vorzunehmen. Genetische Strahlenschäden sind vor langer Zeit experimentell an niederen Tierarten nachgewiesen worden. Volle Aktualität bekamen diese Schäden für den Menschen jedoch erst mit dem Eintritt des sog. Atomzeitalters.

Vorbeugende Maßnahmen gegen diese beiden Strahlenschädigungsformen sollen auch in der odontologischen Röntgendiagnostik vorgenommen werden. Auch hier können sie sowohl den Patienten als auch das Personal treffen, wenn die geltenden nationalen und internationalen Strahlenschutzregeln sowie erprobte Erfahrungen nicht beachtet werden.

Sowohl in der medizinischen als auch odontologischen Röntgendiagnostik ist während der letzten Jahre die Notwendigkeit eines erhöhten Strahlenschutzes, einer intensiveren Strahlenhygiene, immer markanter geworden. In der Röntgendiagnostik ist besonders während der letzten Jahrzehnte eine schnelle und umfangreiche Entwicklung vor sich gegangen. Immer mehr Objekte im menschlichen Körper sind für die radiologische Untersuchung zugänglich geworden. Die Anzahl und der Umfang der Untersuchungen sind wesentlich gestiegen. Die Forderung an detaillierten röntgenographischen Analysen führt oft zu einer größeren Anzahl von Aufnahmen pro Untersuchung als früher, Nachkontrollen, um Heilungs- oder Krankheitsverläufe zu verfolgen, sind häufig und notwendig.

Das Aufkommen anderer Arten ionisierender Strahlungen während des „Atomzeitalters" hat die Notwendigkeit einer allseitigen und rationellen Strahlenhygiene aktualisiert. Mit dem Gedanken einerseits an das einzelne Individuum und andererseits an die Zukunft der menschlichen Population müssen solche Strahlungen optimal begrenzt werden. Erneuerte nationale und internationale geltende Strahlenschutzregeln haben ebenfalls darauf Rücksicht genommen.

Die gesamte Menge ionisierender Strahlung, welcher die Menschen ausgesetzt sind, darf gewisse Grenzen nicht übersteigen. Innerhalb dieses „Strahlungsrahmens" hat auch die Röntgendiagnostik ihren Lebensraum. Was die Strahlenmenge anbetrifft, muß diese ebenfalls künftig innerhalb vorgeschriebener Grenzen gehalten werden. Um eine fortgesetzte und angelegene Entwicklung der Röntgendiagnostik zu ermöglichen, ist eine optimale Reduzierung auch der diagnostischen Strahlendosen eine unumgängliche Forderung. Viele erfolgreiche Forschungsarbeiten zu dieser Frage sind von verschiedenen Kulturländern während der letzten Jahre veröffentlicht worden. Viele von ihnen sind z. B. in einem Literaturnachweis eines umfangreichen Buches über „Radiation Protection and Dentistry" von WUEHRMANN (1960) und in einem weniger umfassenden Buch von KIRSCH (1960) enthalten.

Auch innerhalb der odontologischen Röntgendiagnostik gibt es verschiedene, sowohl instrumentelle als auch technische Möglichkeiten, die Strahlendosen zu verringern. Wenn diese kombiniert werden, können sehr wesentliche Dosenreduktionen erreicht werden.

Jeder Dentalröntgenapparat soll natürlich immer mit einer Primärblende versehen sein.

Die Öffnungsgröße der Primärblende hat einen sehr wesentlichen Einfluß auf die Strahlendosen. Diese werden in Relation zur Verkleinerung des Strahlenfeldes reduziert. Bei der dentalen Röntgenographie entspricht die Größe des Strahlenfeldes im großen und ganzen der Querschnittfläche des Strahlenkegels in Höhe der Conusspitze. Der Umfang des Strahlenfeldes kann praktisch veranschaulicht werden, indem man z. B. einen Kuvertfilm von ausreichender Größe auf eine geeignete Unterlage plaziert. Dann richtet man den Strahlenconus perpendikulär mit seiner Spitze gegen das Filmkuvert und exponiert $1/4$—$1/2$ sec, wonach das Bild entwickelt wird.

Nach unserer Erfahrung wird der Größe des Strahlenfeldes bei der dentalen Röntgenographie noch nicht die gebührende Aufmerksamkeit geschenkt. Die Verwendung zu großer Strahlenfelder ist nur allzu häufig. Diese ergeben schon bei einzelnen Aufnahmen zu große Dosen. Bei den allermeisten Röntgenuntersuchungen wird der Patient einer kleineren oder größeren Serie solcher Strahlenfelder ausgesetzt, die in variierendem Umfang addiert werden, z. B. bei Statusaufnahmen decken einander in der Regel große Strahlenfelder in großer Ausdehnung. Die Totaldosen können dabei mehrfach größer werden, als es notwendig ist (BJÄRNGARD und HOLLENDER 1960).

Bei großen Strahlenfeldern werden auch relativ strahlenempfindliche Organe, die in der Nähe der Kiefer liegen, z. B. Augen, Speicheldrüsen, regionäre Lymphknoten und die Thyreoidea von unnötig hohen Strahlendosen getroffen. „Bleibrillen" sind unter anderen von KIRSCH (1960) empfohlen worden.

Schon durch eine Verkleinerung des Durchmessers eines Strahlenfeldes von 7 auf 5 cm kann man bei Statusaufnahmen (14 Aufnahmen) die Augendosen ungefähr auf den siebenten Teil reduzieren und hinsichtlich der regionären Lymphknoten und Thyreoidea ist die Tendenz ähnlich (BJÄRNGARD, HOLLENDER, LINDAHL und SONESSON 1960).

Die Sekundärstrahlung wird natürlich ebenfalls mit der Feldgröße verringert. Große Felder ergeben größere Gonadendosen, auch wenn die Geschlechtsdrüsen nicht direkt von Primärstrahlen getroffen werden. Das letztere kann indessen auch leicht bei großen Strahlenfeldern eintreten, besonders wenn Einstellungen schräg caudal gegen den Oberkiefer und seine Zähne vorgenommen werden (BISSIG 1959).

Die Strahlenöffnung der Primärblende soll ein möglichst kleines Kaliber haben. Bei der Exponierung eines gewöhnlichen Zahnfilmes, 3 ×4 cm, sollte der Durchmesser des runden Strahlenfeldes in Höhe der Conusspitze 5 cm nicht übersteigen (Sonesson 1959). Dieses kann für alle Dentalröntgenapparate auf die oben beschriebene Weise leicht geprüft werden. Ein Strahlenfeld an der Conusspitze von der genannten Größe deckt mehr als ausreichend die in Frage kommende Fläche des intraoralen Zahnfilmes. Voraussetzung ist nur, daß der Film richtig angebracht ist und der Zentralstrahl gegen die Mitte des Filmes gerichtet ist.

Eine ausreichende Filterung der Röntgenstrahlen ist ebenfalls eine sehr wesentliche Schutzmaßnahme. Die Eigenfilterung der Röntgenröhre entspricht gewöhnlich nur 0,5—1 mm Aluminium. Dieses besagt, daß die Strahlungen solcher Röhren bei gewöhnlichen Röhrenspannungen von 50—60 kV primär eine für den röntgenographischen Gebrauch unnötig große Menge langwelliger, weicher Strahlenkomponenten enthalten. Diese Komponenten erreichen jedoch nicht den Film und können daher auch nicht zur Bildherstellung beitragen. Sie werden im Untersuchungsobjekt absorbiert und tragen nur dazu bei, daß unnötig hohe Strahlendosen das Objekt treffen. Alle Röntgenapparate müssen daher ein Zusatzfilter enthalten — gewöhnlich eine Aluminiumscheibe, die vor die primäre Bleiblende eingelegt wird —.

Ein sichereres Maß der Härte der Strahlen bzw. ihrer Qualität, als die kV-Zahl, ist die Halbwertschicht, die die Dicke der Filterschicht (gewöhnlich Aluminium) angibt, welche die Dosisleistung (= gelieferte Dosis/Minute) auf die Hälfte des initialen Wertes reduziert. Die Halbwertschicht für Röntgenstrahlen von einem gewöhnlichen Dentalapparat sollte nach Bjärngard, Hollender, Lindahl und Sonesson (1960) zwischen 1,5 und 2,5 mm Al liegen. Dies besagt, daß die oben erwähnten Aluminium-Zusatzfilter eine Dicke von 1—2,5 mm haben sollten (Bjärngard und Hollender 1960). Erst dann kann von einer optimalen Filterung gesprochen werden. Eine zu harte Strahlung ist auch nicht zweckmäßig, da sie in gewissem Sinne unter anderem sowohl die Tiefendosen als auch Gonadendosen erhöht.

Um die Gonadendosen soweit wie möglich zu reduzieren oder zu eliminieren, dieses besonders bei Kindern und Schwangeren, kann zumindest bei caudal gerichtetem Strahlenbündel ein Bleischirm (Bissig 1959) oder eine Bleischürze (Schaaf und Pfeifer 1958; Kirsch 1960) als Strahlenschutz für die Geschlechtsdrüsenregionen angebracht werden.

Der *Focus-Objektabstand* ist bei der traditionellen intraoralen Röntgendiagnostik in der Regel wesentlich kürzer als bei der anderen Radiographie. Wenn die Totalfilterung nicht ausreichend ist, enthält die Strahlung, wie oben hervorgehoben, eine zu große Menge unerwünschter weicher Komponenten. Wie bekannt, verringern sich die Strahlendosen mit dem Quadrat des Focusabstandes. Wird dieser verlängert, werden etwas mehr weiche Komponenten des Strahlenbündels schon in der vergrößerten Luftmenge, die das Strahlenbündel passiert, absorbiert.

Ein lobenswertes Bestreben, auch bei intraoraler Röntgenographie den Focus-Objektabstand zu erhöhen, hat unter anderem in der sog. Langtubentechnik Ausdruck gefunden, welche jedoch noch keine größere Verbreitung gefunden hat.

Hypersensible Filme eines modernen Typs können sehr wesentlich dazu beitragen, die Strahlendosen zu reduzieren (Bjärngard und Hollender 1960). Solche Filme sollten darum bei allen vorkommenden Routineuntersuchungen an Patienten im fertilen Alter und besonders bei Untersuchungen an Kindern und Schwangeren angewandt werden.

Der Film soll nicht überexponiert werden. Die angewandten Exponierungsdosen — bei der praktischen Arbeit gewöhnlich in mAs angegeben — entsprechen sehr oft zu großen Filmdosen. Diese können nach eigener Erfahrung in bedeutungsvoller Weise gesenkt werden, ohne daß die Bildqualität darunter leidet (Bjärngard und Hollender 1960). Hier liegt also eine weitere Möglichkeit vor, die diagnostischen Strahlendosen zu senken.

Genaue und wohlmotivierte Einstellungen müssen vor der Exponierung vorgenommen werden, um Wiederholungen soweit als möglich zu vermeiden.

Die strahlenhygienischen Anordnungen und Maßnahmen, die hier hervorgehoben wurden, haben in erster Linie den Zweck, die Strahlengefahr beim Patienten zu eliminieren. In zweiter Linie sind sie aber auch für das aktive Röntgenpersonal sehr wichtig. Verkleinerte, wohl abgeblendete Strahlenfelder und reduzierte Strahlendosen geben in der Regel ebenfalls geringere Sekundärstrahlung in die Umgebung.

Der Operateur und das Personal dürfen außerdem während der Arbeit direkter Röntgenbestrahlung nicht ausgesetzt werden. Da dieses alle Körperteile einschließt, soll der Operateur oder das Personal z. B. niemals mit seinen Händen das Filmkuvert oder die Kassette während der Exponierung halten. Andere Fixationsanordnungen müssen angewandt werden.

Auch sollen dentale Röntgendurchleuchtungen nicht mit Hilfe von intraoralen Fluorescenzschirmen oder sog. Röntgendentoskopen vorgenommen werden. Der Operateur wird bei Anwendung dieser Geräte nicht umhin können, auch von Primärstrahlen getroffen zu werden. Gewöhnliche dentale Röntgenapparate sollen ebenfalls für Durchleuchtungen nicht verwendet werden. Diese sind in der Regel für einen Röhrenstrom von 10—15 mA gebaut. Für eine Durchleuchtung sind dagegen höchstens 2—3 mA üblich.

Der Operateur und das Personal sollen sich, um nicht von Streustrahlen während der Exposition getroffen zu werden, wenigstens 2—3 m hinter der Strahlenquelle und dem Patienten aufhalten. Sind kürzere Abstände unvermeidlich und notwendig, soll eine Schutzschürze oder ein Schutzschirm, äquivalent mit 0,5—1,0 mm Blei, angewandt werden. Bei großer Untersuchungsfrequenz sollte ein Röntgenraum regelrechte Schutzwände haben, die auch den Arbeitsplatz abgrenzen.

Um zu kontrollieren, daß die Strahlenschutzanordnungen zufriedenstellend funktionieren, kann der Operateur und das Personal während der Röntgenarbeit Klein-Dosimeter vom Film- oder Ionisationskammertyp befestigt an den Kleidern in Höhe eines geeigneten Körperteils tragen. Der Film im Filmdosimeter sollte jedoch von einem speziellen Typ sein, der auf spezielle Weise entwickelt und abgelesen wird, wenn man eine zufriedenstellende Auffassung betreffend der Größe eventuell erhaltener Strahlendosen bekommen will. An allen Röntgeninstituten mit großer Untersuchungsfrequenz sollte natürlich das gesamte Personal, das Strahlungen ausgesetzt sein kann, irgendeinen Typ eines Dosimeters tragen.

Alle neukonstruierten oder angeschafften Strahlenschutzanordnungen sollten genaustens getestet werden, bevor man sich auf ihre angegebenen Strahlenschutzfähigkeiten verläßt. Ein Mangel kann vorliegen.

Um einen kleinen Überblick über die oben beschriebenen Anordnungen und Maßnahmen betreffend des Strahlenschutzes innerhalb des berührten Gebietes zu geben, folgt eine kurze Zusammenfassung der wichtigsten:

1. *Geltende Strahlenschutzvorschriften sollen genau beachtet werden.*
2. *Die Strahlenöffnung der Primärblende soll von so kleinem Umfang als möglich sein.*
3. *Totalfilterung soll optimal sein.*
4. *Speziellen Strahlenschutz für die Gonaden (wenn Indikationen vorliegen).*
5. *Wenn möglich verlängerter Focus-Objektabstand (Langtubentechnik).*
6. *Hypersensible Filme bei Routineuntersuchungen und immer bei Kindern und Schwangeren.*
7. *Optimale Reduzierung der Filmdosen mit beibehaltener Bildqualität.*
8. *Genaue Einstellungen, um Wiederholungen zu vermeiden.*
9. *Operateur und Personal sollen sich nicht der primären Strahlung aussetzen.*
10. *Operateur und Personal sollen während der Exposition in ausreichendem Abstand von der Strahlenquelle und vom Untersuchungsobjekt stehen.*

11. Intraorale dentale Durchleuchtungsgeräte sollen nicht angewendet werden.

12. Dosimeter einer geeigneten Form sollen vom Operateur und Personal bei großer Untersuchungsfrequenz getragen werden.

h) Analyse von Zahnröntgenbildern

Zahnröntgenogramme sollten immer vor der Analyse systematisch und übersichtlich geordnet und in geeignete Schablonen gesetzt werden. Will man auch kleine und subtile Strukturveränderungen zufriedenstellend prüfen und deuten, muß dieses oft mit Hilfe einer geeigneten Lupe geschehen.

Für eine wirksame Arbeit soll die Analyse systematisch im Hinblick auf die verschiedenen Zahn- und Knochengewebe, die beurteilt werden sollen, geschehen. Andernfalls besteht die Gefahr, daß einige Einzelheiten vergessen werden können. Das folgende Schema (umgearbeitet nach Schmid 1954) kann als Leitfaden dienen.

Schema der systematischen Zahnröntgenogrammanalyse

Strukturelemente	Zu beachtende Einzelheiten
I. Schmelz, Dentin und Zement der Zähne	1. Caries (meistens nur approximal und okklusal zu analysieren) 2. Füllungen (Sitz, Form, Relationen zur Pulpa, Sekundärcaries) 3. Abrasionen, Schleifverluste (Relationen zur Pulpa) 4. Wurzelanatomie (Anzahl, Form, Deformationen) 5. Resorptionen in den Zahnhalsregionen und Wurzeln (zentrale und periphere) 6. Resorptionen der Wurzeln (verursacht durch retinierte Zähne und wachsende Geschwülste) 7. Hyperzementose 8. Wurzel- und Kronenfrakturen
II. Pulpae dentes	1. Pulpacavum (Form und Größe, Sekundärdentin, Dentikel) 2. Wurzelkanäle (Anzahl, Weite und Verlauf, Wurzelfüllungen) 3. Foramen apikale (offen oder geschlossen, mündet in der Spitze oder an einer Seite des Apex)
III. Parodontium	1. Periodontalraum = Wurzelhautspalte um die Wurzeln herum (Breite = vergrößert oder obliteriert) 2. Alveolencompacta = Lamina dura = äußere Begrenzung des Periodontalspaltes (unterbrochen, destruiert, resorbiert oder sklerosiert), vor allem in der Umgebung des Apex und marginal 3. Knochencompacta im Limbus alveolaris = Margo alveolaris (Atrophie, Destruktion des vertikalen oder horizontalen Typs, Sklerose)
IV. Knochen im Processus alveolaris	Spongiosazeichnungen mit Knochenbälkchen und Markraum, kalkreich, kalkarm, grazil, grob, kleinmaschig, weitmaschig, Destruktionen, strahlendurchgängige und strahlenundurchgängige Zonen (englisch radiolucent, radiopaque), Ostitis, Sequester, Cysten, Tumoren, Frakturen, retinierte Zähne, Fremdkörper

2. Normale Röntgenanatomie des Zahnorganes und der Kiefer

Die Kenntnis der normalen Röntgenanatomie des Zahnorganes mit den vorkommenden Varianten ist selbstverständlich eine Grundvoraussetzung, um eine odontologische Röntgendiagnostik betreiben zu können. Die Varianten hinsichtlich der Struktur und des Aufbaues sind reichlich und dazu kommen noch verschiedene Formen von Anomalien, die Übergänge zu pathologischen Veränderungen bilden können.

a) Zahndurchbruch, Zahnbau und Struktur des Parodontiums

Die Anlagen des Zahnorganes beginnen schon bei dem 3—4 Wochen alten Embryo, zuerst die Anlage der Milchzahnkeime und später die der permanenten Dentition. Das folgende Schema gibt eine ungefähre Auskunft über die normale Mineralisierung und über die Durchbruchszeiten für die Zähne innerhalb beider Dentitionen.

Die Milchzähne und die bleibenden Zähne sind im Prinzip auf die gleiche Weise gebaut. Die Milchzähne sind jedoch in der Regel kleiner und haben proportional größere Pulpakammern. Die Wurzeln der Milchzähne unterliegen später während des Wachstums des permanenten Zahnkeimes einer fortschreitenden physiologischen Resorption. Bei ein-

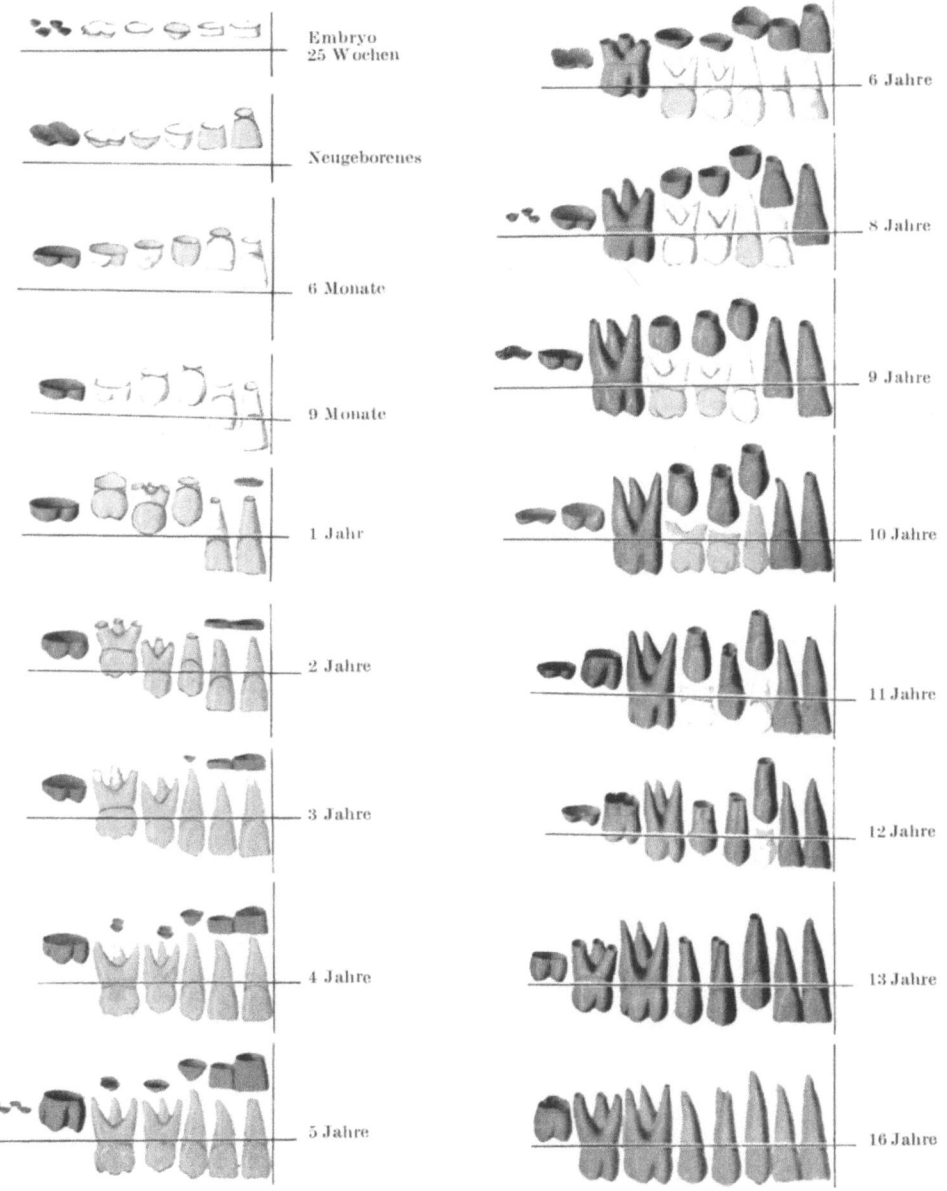

Schematische Darstellung von Verkalkung und Durchbruch der Zähne. (Nach BRADY)
Milchzähne weiß, bleibende Zähne grau

wurzligen Zähnen beginnt diese gewöhnlich apikal und setzt sich dann transversal in coronaler Richtung fort. Mehrwurzlige Milchzähne werden dagegen longitudinal resorbiert, wenn sie klauenförmig einen permanenten Zahnkeim umschließen. Ist ein solcher nicht vorhanden (Agenesie), kann die Resorption mehr oder weniger ausbleiben.

Die Röntgenanatomie der fertiggebildeten Zähne und ihrer Parodontien wird in Abb. 24 illustriert.

b) Marginale Ausformung des Alveolarknochens

Eine der Hauptaufgaben bei der Analyse der intraoralen Zahnröntgenogramme ist die Beurteilung der marginalen Teile des Alveolarknochens. Die Interalveolarsepten sind bei orthoradial aufgenommenen Röntgenogrammen leicht zu erkennen, aber auch

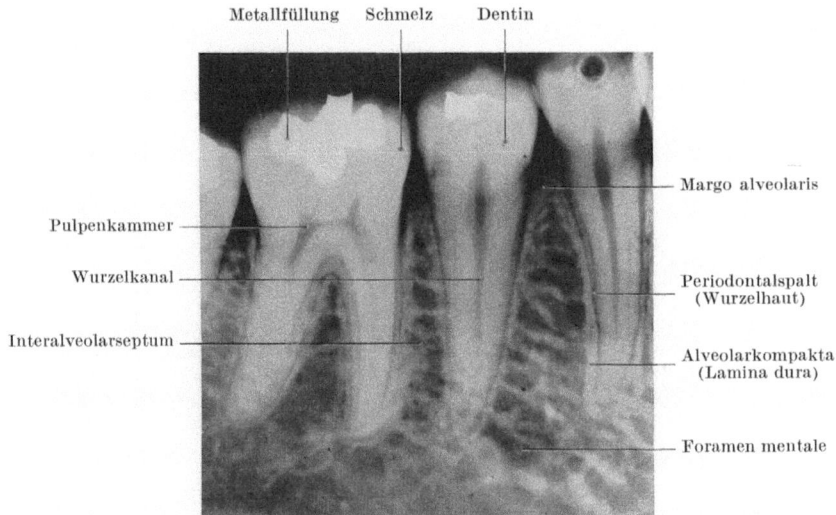

Abb. 24. Übersichtsbild der Röntgenanatomie der Zähne und ihres Parodontiums

vor den Zähnen treten in guten Röntgenogrammen als Regel die marginalen Knochenkanten der Limbi alveolares deutlich hervor. Bei jüngeren Erwachsenen — gesunden Individuen — befindet sich der Rand eines Septums etwa 1 mm apikalwärts von einer Ebene, die zwei angrenzende Zähne in der Schmelz-Zementgrenze verbindet. Bis zum Erwachsenenalter befindet sich der Rand näher an einer solchen Ebene. Während des zunehmenden Alters erfolgt gewöhnlich eine fortlaufende — bei den verschiedenen Individuen variierende — Reduktion dieser Höhe in Relation zu den Zähnen: die sog. Altersatrophie.

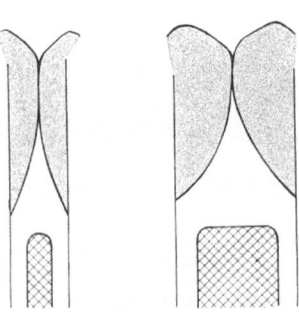

Abb. 25.
Interdentalräume mit Interalveolarsepten
(nach Ritchey und Orban)

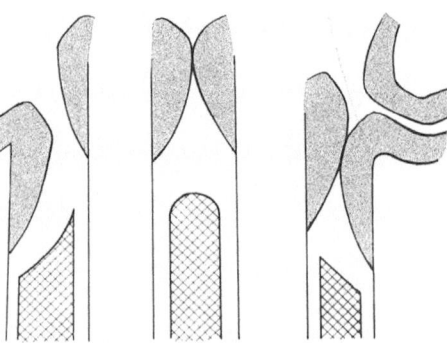

Abb. 26.
Interdentalräume mit Interalveolarsepten
(nach Ritchey und Orban)

Spitze und schmale Interalveolarsepten kommen zwischen schmalen und dichtstehenden Zahnkronen mit wenig gewölbten Approximalflächen vor. Große und breite Septen findet man dagegen zwischen breiten Zahnkronen mit starker approximaler Wölbung (Abb. 25). Bei Zähnen, bei denen der Durchbruch nicht vollendet ist, und bei Zähnen, die in Infraokklusion stehen, hat der Margo alveolaris eine geringere Höhe. Wenn ein Zahn elongiert wird, folgen die angrenzenden Teile des Margo mit der Elongation Abb. 26). Bei einem gekippten Zahn liegt der Margo tiefer an der Seite der Kipprichtung und höher an der entgegengesetzten Seite (Abb. 27). Bei normalem Zustand behält der Margo die eben geschilderten Relationen zur Schmelz-Zementgrenze. Liegt ein pathologisches Verhalten vor, werden sie natürlich verändert.

Der Rand eines Septums zeichnet sich dicht auf dem Röntgenbild, wenn dieser in bucco-lingualer Richtung dick ist und er als eine Ebene, eine plateaugeformte Fläche, erscheint. Eine schwächere Zeichnung findet auf dem Röntgenbild statt, wenn dieser Rand in der entsprechenden Partie dünn und ein schmaler Grat ist (Abb. 28).

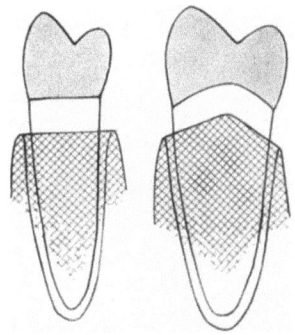

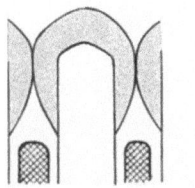
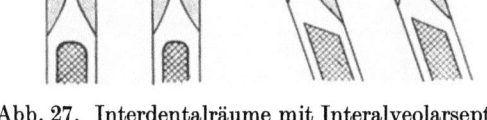

Abb. 27. Interdentalräume mit Interalveolarsepten
(nach RITCHEY und ORBAN)

Abb. 28. Interalveoläre Querschnitte
durch zwei verschiedene Alveolarfortsätze
(nach RITCHEY und ORBAN)

c) Periapikale und juxtaradikuläre Struktur des Alveolarknochens

Eine andere Aufgabe bei der Analyse des Zahnröntgenogramms ist die Beurteilung der periapikalen und juxtaradikulären Struktur des Alveolarknochens.

α) Oberkiefer

Der zahntragende Alveolarfortsatz des Oberkiefers bietet bei der Bildanalyse der Struktur des Alveolarknochens oft größere Schwierigkeiten als der Unterkiefer. Der Alveolarfortsatz besitzt nicht selten eine komplizierte Struktur durch die gewöhnlich herabreichenden Recessus der Kieferhöhlen (HEUSER 1938, FERENCZY 1942, FRÖLICH 1955, HIELSCHER 1955b). Außer bei kleinen Kindern kommen eine Anzahl solcher Ausbuchtungen von sehr variierender Form und Größe in den Alveolarfortsätzen bei den meisten Menschen vor.

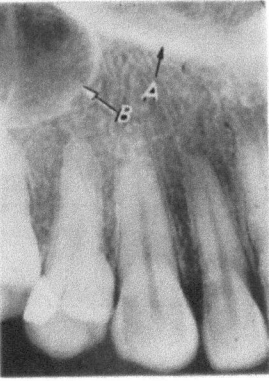

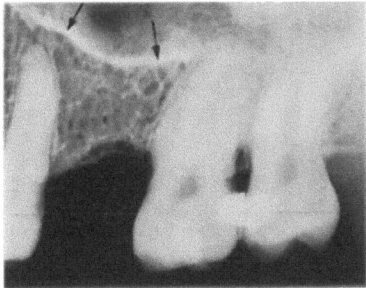

Abb. 29. Intraorales Eckzahnbild (nach SWEET).
A Latero-basale Grenze der Apertura piriformis;
B ventrale Grenze des Recessus alveolaris

Abb. 30. Molarenbild (nach SWEET). Flacher Recessus
alveolaris

Die Ausbuchtung im Seitenzahnbereich wird als *Recessus alveolaris* bezeichnet. Dieser hat gewöhnlich seine ventrale Grenze nahe der Periapikalregion der Eckzähne. Dorsal erstreckt er sich in das Periapikalgebiet des letzten Molaren. Bei Orientierungsschwierigkeiten über die vordere Grenze dieses Recessus kann man sich so helfen, daß man sich ein gewöhnliches oder vielleicht ein etwas steiler eingerichtetes Röntgenbild des Gebietes von der Eckzahnregion schafft. In einem solchen wird nämlich auch die untere Grenze der Apertura piriformis, deren strahlenundurchlässige Grenzlinie sich in dorsaler Richtung der latero-basalen Nasenwand fortsetzt, hereinprojiziert. Von unten schließt sich an diese Linie die bogenförmige ventrale Grenzlinie des Recessus alveolaris so an, daß sie zusammen eine Figur bilden, die einem invertierten Gamma gleicht (Abb. 29).

Die Ausdehnung des Recessus alveolaris in marginaler Richtung kann innerhalb weiter Grenzen variieren. In den Fällen, in denen sein Boden sich oberhalb eines Niveaus sämtlicher Apices der Seitenzähne befindet, bietet er gewöhnlich keine differential-

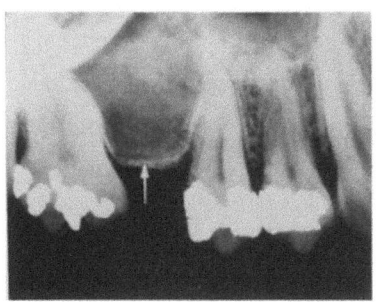

Abb. 31. Prämolarenbild (nach Sweet). Tiefer Recessus alveolaris (sekundäre Recessusbildung)

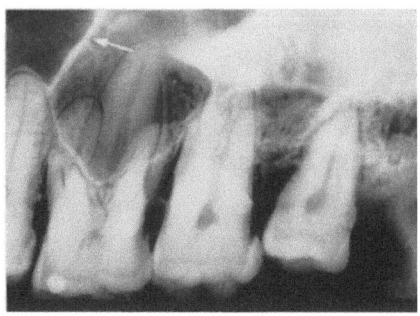

Abb. 32. Molarenbild (nach Sweet). Tiefer Recessus alveolaris sowie ein in den Sinus hineinragendes Septum

diagnostischen Schwierigkeiten (Abb. 30). In den sehr zahlreichen Fällen, in denen er vertieft ist und bis oder zwischen die Zahnwurzeln reicht, gibt er nicht selten Anlaß zu solchen Diagnoseschwierigkeiten. Die Wurzelspitzen der Seitenzähne können gelegentlich im eigentlichen Boden der Kieferhöhle liegen. Sie sind dann von einem dünnen Lager Compacta und der Antrumschleimhaut oder nur von der letzteren bedeckt. Dieses erschwert natürlich die Diagnostik der Periapikalgebiete der entsprechenden Zähne. Vor allem ist im Gebiete des ersten Molaren dieser Recessus nicht selten noch mehr vertieft.

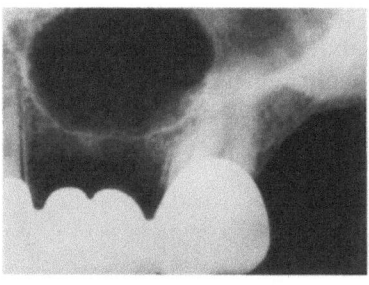
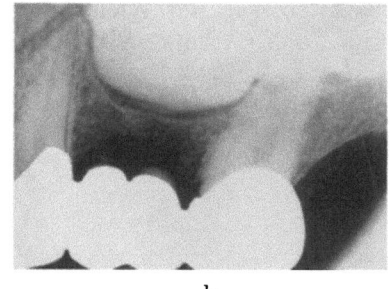

a   b

Abb. 33a u. b. Molarenbild. a Tiefer Recessus alveolaris täuscht eine Cyste vor. b Recessus mit Kontrast ausgefüllt (35%iges Umbradil), eingeführt durch den Hiatus maxillaris

Bei einem zeitigen Verlust dieses Zahnes kann in dieser Region die Vertiefung bis zum Margo herunterreichen (sekundäre Recessusbildung) (Abb. 31).

In den Sinus und seine Alveolarbucht springen oft von den Wänden Knochensepten vor, die das Röntgenbild noch weiter komplizieren. Diese Septen haben aber in den meisten Fällen einen charakteristischen, geraden Verlauf (Abb. 32). Derselbe kann aber auch abgerundet sein. Hat ein solches Septum eine Lage, daß es im Röntgenbild einen ebenfalls abgerundeten Teil eines Recessus abzugrenzen scheint, so kann leicht die Fehldiagnose einer Cyste gestellt werden. Ist außerdem die Alveolarcompacta um irgendeine angrenzende Wurzelspitze dünn und im Röntgenbild schwach gezeichnet, kann eine röntgenologische Differentialdiagnose ohne vorherige Kontrastmitteleinspritzung in den Sinus maxillaris (s. S. 901) nicht gestellt werden. Die verdächtige Stelle wird dann mit Kontrastmittel gefüllt, wenn sie dem Recessus angehört (Abb. 33).

Der Sinus maxillaris kann außerdem in seiner basalen Region einen dorso-caudal ausgebuchteten Recessus haben, der sich dorsal ins Tuber maxillae erstreckt. Dieser wird als *Tuberrecessus* bezeichnet (Abb. 34). Weiterhin kann ein ventral gelegener Recessus vorkommen, welcher sich ventral in die frontalen Teile des Alveolarfortsatzes und des Gaumens erstreckt und als

Recessus frontalis bezeichnet wird (Abb. 35).

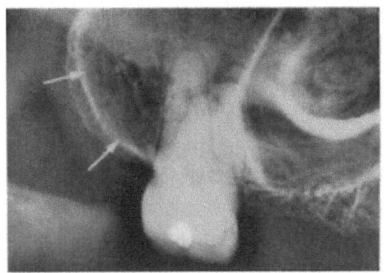

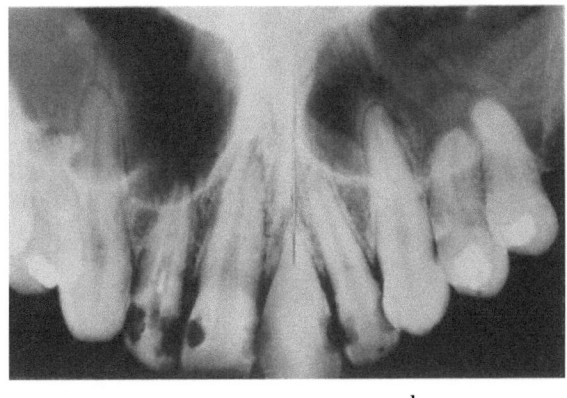

Abb. 34. Großer Tuberrecessus (nach SWEET). Beachte die dünne Knochenwand

a   b

Abb. 35a—b. Große frontale Recessus bilateral

Sämtliche beschriebenen Ausbuchtungen können so ausgeformt sein, daß Teile von ihnen oder ein Recessus in seiner Gesamtheit im intraoralen Röntgenogramm ein cysten-ähnliches Aussehen erhalten. Nicht nur Wurzelcysten, sondern auch andere Cystenarten

können vorgetäuscht werden. Nahegelegene retinierte Zähne (oder z. B. ein cystisches Odontom) können außerdem Anlaß zu speziellen differential-diagnostischen Problem-stellungen geben, die je-doch im allgemeinen mit Hilfe von Kontrastmit-teluntersuchungen gelöst werden können (Abb. 36). *Wie die Kieferhöhlen und die übrigen Nasenneben-höhlen können auch ihre Recessus oft in Größe und Form, auf der rechten und linken Seite auch bei dem-selben Individuum, vari-ieren.*

In seinem lateralen Teil, gewöhnlich oberhalb des ersten Molaren, hat der Sinus maxillaris oft noch eine Ausbuchtung in den Processus zygoma-ticus maxillae hinein —

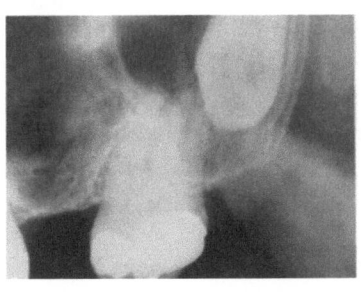

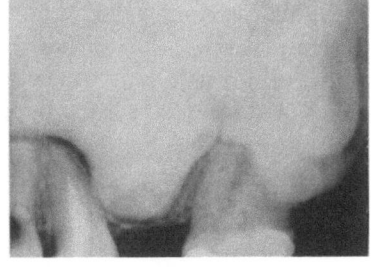

a   b

Abb. 36a u. b. Molarenbilder. a Tuberrecessus täuscht eine zahnbesetzte Follikularcyste vor. b Kontrastlösung in den Sinus maxillaris füllt den Recessus aus, der retinierte 8+ sitzt daneben

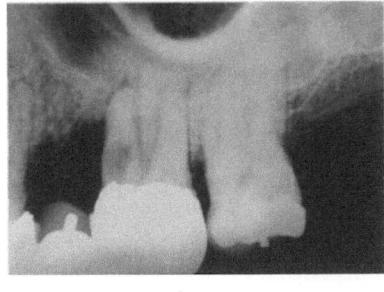

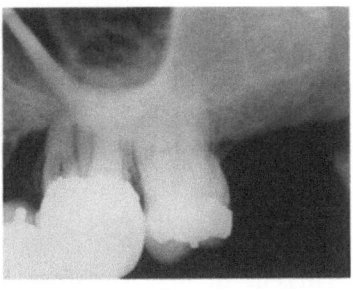

a   b

Abb. 37a u. b. Molarenbilder. Recessus zygomaticus im oberen Teil der Bilder, umgeben von seiner U-förmigen Knochenwand. a In isometrischer Projektion, b in steiler Projektion

der *Recessus zygomaticus* oder Recessus lateralis (Abb. 37). Eben dieser kann in seiner Größe variieren. Auch die Dicke seiner umgebenden Knochenwände ist sehr unter-schiedlich. Ihre buccalen Flächen werden in der osteologischen Nomenklatur als Facies anterior und Facies infratemporalis maxillae bezeichnet. Die Knochenwände werden lateral in der Crista zygomatico-alveolaris vereinigt. In einer orthoradial-isometrischen Projektion zeichnen sich diese Wände in einem periapikalen Röntgenogramm als eine strahlenundurchlässige V- oder U-geformte Bildung ab. Ihre Stapel werden von der vorderen und hinteren Wand gebildet. Die Vereinigungsstelle dieser Stapel nach unten entspricht der Crista zygomatico-alveolaris. In einem Röntgenogramm, das bei mesial-exzentrischer Projektion gemacht ist, treten hauptsächlich die Konturen der dorsalen Wand hervor und bei einer distal-exzentrischen Einstellung die Konturen der ventralen Wand (Abb. 69, oberes Bild). Bisweilen ist der Processus alveolaris in kranio-caudaler Richtung so kräftig ausgebildet oder der Processus zygomaticus maxillae so kranial gelegen — oder das Gaumendach so flach —, daß die Hineinprojektion des Recessus zygomaticus in ein periapikales Röntgenbild nur bei steiler Einstellung geschieht. Bei kompakten und dicken Knochenwänden (kleinem Recessus) können diese in die Wurzel- und Periapikalregionen der entsprechenden Gebiete hineinprojiziert werden. Die gewünschte Strukturwiedergabe dieser Periapikalregionen wird dann durch eine solche Überlagerung unbefriedigend. Das mehr oder weniger strahlendurchlässige Gebiet innerhalb des V's oder U's wird von dem luftgefüllten Recessus zygomaticus gebildet (Abb. 37). Ist dieser groß genug, können die Periapikalgebiete der entsprechenden palatinalen

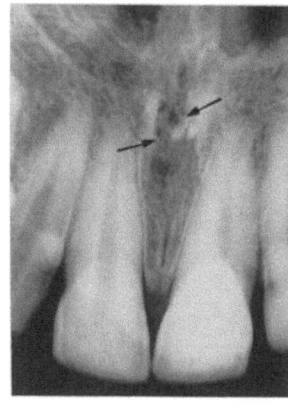 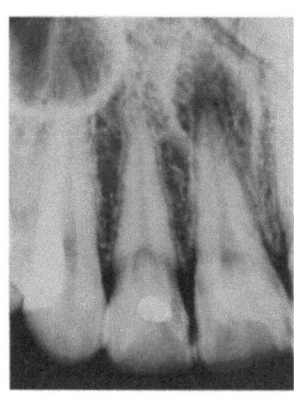

Abb. 38. Schneidezahnbild im Oberkiefer (nach Sweet). Multiple kleine Canales incisivi

Abb. 39. Superposition des erweiterten Canalis incisivus auf die Periapikalregion des +1 durch exzentrische Strahlenrichtung

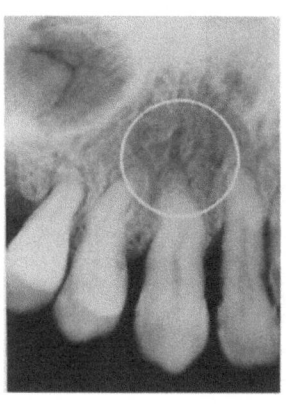 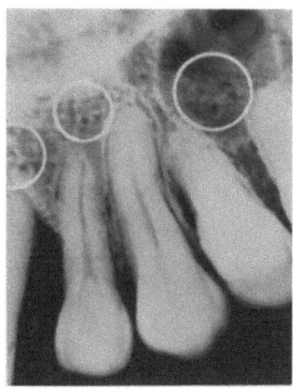 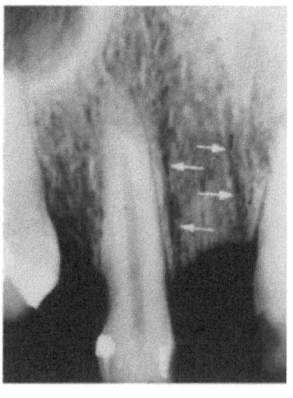

a   b   c

Abb. 40a—c. Periapikale (a, b) und parodontale (c) Nutritionskanäle (nach Sweet)

Wurzeln in den Recessus hineinprojiziert werden. Bei der Wiedergabe eines solchen Bildes muß der Zentralstrahl durch den Recessus steil gegen die palatinalen Wurzeln gerichtet werden (Abb. 37b, siehe auch Abb. 69, oberes Bild).

In der Mitte der Oberkieferfront befindet sich der *Canalis incisivus* mit seiner oft trichterförmigen Mündung. Dieser liegt palatinal in Beziehung zu den mittleren Schneidezähnen. Die Mündung kann in ihrer Form und Größe bei verschiedenen Individuen wechseln. Sie ist bisweilen klein und in einigen Fällen multipel (Abb. 38). (Es werden embryonal vier Kanalstränge angelegt.) Die Kanalmündung zeichnet sich jedoch nicht

immer bei gewöhnlicher Projektionsrichtung im Röntgenogramm ab. Sehr oft ist sie
aber so beschaffen, daß sie scharf wiedergegeben wird. Ihre gewöhnliche obere Größen-
grenze entspricht ungefähr der einer größeren Erbse. Wenn das Schneidezahnbild orthoradial projiziert ist, soll das Foramen incisivum auf der Mittellinie gerade auf der Sutura
mediana ungefähr in der Höhe der Apices der mittleren Schneidezähne hervortreten.
Ist dagegen die Einstellung exzentrisch gewesen, kann das Foramen incisivum nahe
oder gerade auf einem der Apices dieser Zähne erscheinen (Abb. 39). Hier kann es eine
periapikale Destruktion vortäuschen. Will man ein solches differentialdiagnostisches
Problem lösen, ist im allgemeinen eine parallaktische Ermittlung durch intraorale Bilder
in verschiedenen Strahlenrichtungen erforderlich.

In dem Gebiet der Wurzeln der oberen seitlichen Schneidezähne zeichnet sich bisweilen eine strahlendurchlässige ovale Zone ab. Sie kann durch eine große Nasenöffnung
bedingt sein. Eine in diesen Regionen an der Labialseite des Processus alveolaris bis-

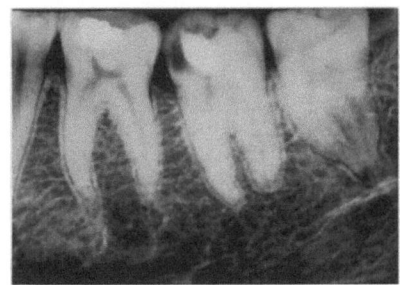

Abb. 41. Feinmaschige Spongiosazeichnung
(nach SWEET)

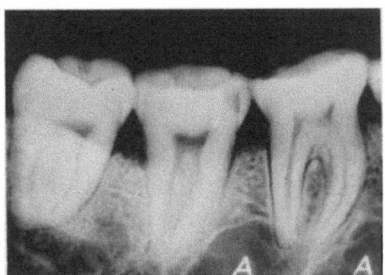

Abb. 42. *A* Große Markräume (nach SWEET)

weilen vorkommende grubenförmige Einsenkung (vergrößerte Fovea incisiva) kann ein
ähnliches Röntgenbild ergeben.

Der Alveolarknochen des Oberkiefers zeigt im allgemeinen gewöhnliche Spongiosa-
zeichnung ohne stark ausgesprochene Variationen. Die am meisten hervortretenden
Variationen sind durch den Kalkgehalt bedingt. In den Interalveolarsepten und um die
Apices können jedoch bisweilen kleine lokale Strukturvarianten angetroffen werden.
Diese geben im Knochengewebe verlaufende *Nutritionskanäle*, die Gefäße und Nerven
enthalten, wieder (Abb. 40). Auch diese können in Form und Größe variieren.

β) Unterkiefer

Im Unterkiefer kommen vor allem in der Region der Molaren und Prämolaren stark
variierende Typen der Spongiosazeichnung vor. Ein kleinmaschiger Typ kann im ganzen
Processus alveolaris überwiegen (Abb. 41). Gewöhnlich ist ein solcher in den Interalveolarsepten vorherrschend.

Der Abschnitt zwischen den Apices und dem Canalis mandibulae hat meistens wesentlich größere Markräume. Diese können in extremen Fällen so groß sein, daß sie Cystenbildungen vortäuschen können (Abb. 42). Auch die Spongiosabälkchen variieren an
Stärke bei den verschiedenen Individuen. Große Markräume werden oft durch grobe
(Abb. 43), kleine Markräume durch grazile Bälkchen begrenzt. Die Struktur und der
Mineralgehalt des Alveolarknochens unterliegen gleich anderen Skeletteilen Altersvaria-
tionen.

Unterhalb der Crista mylohyoidea weist das Corpus mandibulae in der Molarenregion
als Regel ein strahlendurchlässiges Gebiet auf. Der Kiefer ist hier in bucco-lingualer
Richtung dünn. Auf der Lingualseite des Unterkiefers trifft man außerdem die Fovea
submandibularis an, die zuweilen relativ groß sein kann.

Im Unterkiefer tritt der Canalis mandibulae sehr oft auch auf intraoralen Röntgenogrammen hervor. Dieses gilt jedoch nicht für seine kraniale Öffnung, das Foramen

mandibulae, das auf der medialen Seite des Ramus mandibulae liegt. Der Canalis hat wahrscheinlich in den meisten Fällen eine mediale Lage im Kieferknochen, auch bei den Wurzelspitzen der Weisheitszähne. Es sind jedoch Fälle von ungewöhnlich langen Wurzeln der Weisheitszähne beschrieben, wo der Kanal zwischen diesen verläuft (Waggener 1959). Sie können sogar einen klauenförmigen Griff um den Kanal und seinen Inhalt haben. Wurzeln von gewöhnlicher Länge haben im allgemeinen ihre Apices kranial vom Niveau des Kanals (Abb. 44). In ventraler Richtung nähert sich der Canalis der lateralen Seite der Mandibula. Ungefähr in der Mitte der Region der Prämolaren macht er eine knieförmige Biegung in lateraler Richtung und mündet im *Foramen mentale*. In

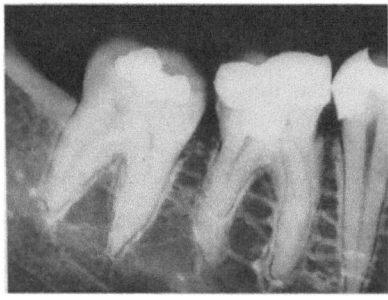

Abb. 43. Großmaschige Spongiosazeichnung
(nach Sweet)

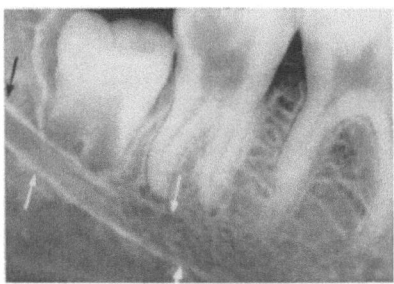

Abb. 44. Canalis mandibulae (nach Sweet)

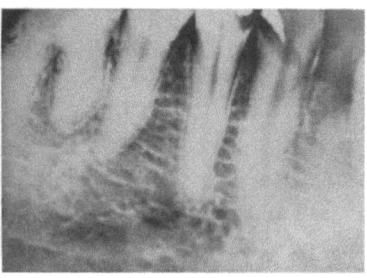

Abb. 45. Ventraler Teil des Canalis mandibulae mit
Foramen mentale

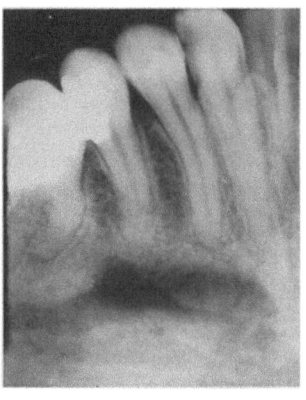

Abb. 46. Exzeptionell großes Foramen mentale

vielen Prämolarenröntgenogrammen vom Unterkiefer tritt dieses „Knie" deutlich hervor und es kann bis zum Foramen mentale verfolgt werden (Abb. 45). In anderen Fällen zeichnet es sich undeutlich ab (Mårtensson und Ydén 1954). Dieses beruht auf einer stark reduzierten oder ausgebliebenen Corticalisbildung der Kanalwände. Besonders in den Fällen, in denen sich der Zusammenhang zwischen dem Foramen mentale und dem Canalis mandibulae im Röntgenogramm nicht so deutlich abzeichnet, kann dieses Foramen Anlaß zu Fehldeutungen geben, vor allem wenn das Foramen auf oder neben eine Wurzelspitze projiziert wurde. Eine parallaktische Ermittlung muß hier durchgeführt werden (Sweet 1959).

Die gewöhnliche Lage des Foramen mentale ist irgendwo zwischen den Apices der Prämolaren. Seine Form ist sehr oft rund oder oval und seine Größe kann innerhalb weiter Grenzen variieren. Die kleinsten treten nicht immer im Röntgenogramm hervor. Bisweilen kommen multiple Foramina vor. Bei einem anderen extremen Aussehen gleicht das Foramen einer unregelmäßigen, größeren und stärkeren strahlendurchlässigen Formation, die einen osteolytischen Prozeß vortäuschen kann (Abb. 46).

Es möge beachtet werden, daß das Foramen mentale in einem zahnlosen Unterkiefer bei starker Resorption der Pars alveolaris irgendwo an der kranialen Kante der Crista angetroffen werden kann. Dort können die vom Foramen ausgehenden Gefäße und Nerven einem unangenehmen Druck von einer schleimhautgetragenen Prothese ausgesetzt werden. Dieses tritt dann ein, wenn keine Entlastung an der entsprechenden Stelle vorgenommen wurde.

Die Nutritionskanäle im Unterkiefer sollen auch erwähnt werden (SWEET 1942). Sie können besonders in der Frontpartie ziemlich stark erweitert hervortreten. Hier verlaufen sie hauptsächlich in vertikalen Schlingen, welche jedoch in den marginalen Teilen der Interalveolarsepten eine Krümmung in labio-

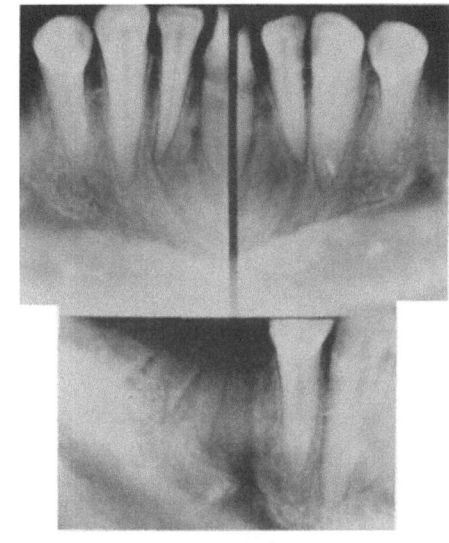

lingualer Richtung haben. In diesem Abschnitt verlaufen sie daher mehr horizontal und zeichnen sich deshalb im Röntgenbild als querdurchschnittene Kanäle ab (Abb. 47). Aus Literaturangaben kann man entnehmen, daß die erweiterten Nutritionskanäle von dem hier erwähnten Typ ein Ausdruck für chronische Parodontopathien sein sollen (WEINBERGER 1953). Bei meiner praktisch-klinischen Arbeit sind sie ebenfalls in Gebissen beobachtet worden, bei denen röntgenologisch keine parodontalen Prozesse angetroffen wurden.

Die übrigen Struktureinzelheiten im Unterkiefer, wie die Spina mentalis, mit ihrem zentralen Foramen nutritium (Foramen mentale medianum), die Tubercula mentalia, die Linea obliqua externa usw. geben wohl selten Anlaß zu Fehldeutungen, darum seien sie hier nur erwähnt (s. McCAULEY 1945 u. BENKOW 1961).

Abb. 47.
Erweiterte Nutritionskanäle im Unterkiefer

3. Röntgenpathologie des Zahnorganes und der Kiefer
a) Anomalien und Mißbildungen

Anomalien und Mißbildungen sind keine ungewöhnlichen Vorkommnisse an den Zähnen und Kiefern (HERBST und APFELSTEDT 1928; GOLDMAN und BLOOM 1949).

α) Zähne und Zahnorgan

Entwicklungs- und Durchbruchsstörungen. Sie kommen nicht selten im Zahnorgan vor. Die meisten Formen sind an einzelnen Zähnen lokalisiert. Manche Formen können jedoch eine mehr allgemeine Auswirkung im Zahnorgan haben. Die Entwicklung kann verzögert oder beschleunigt sein und der Durchbruch kann zu spät, *Dentitio tarda*, oder zu früh, *Dentitio praecox*, eintreten. Das erste Geschehen ist ziemlich häufig, das letztere trifft man nur selten an. Es ist wohlbekannt, daß Kinder mit einem schon durchgebrochenen Milchzahn geboren werden. Dieses ist jedoch nur von geringerem röntgenologischen Interesse als ein zu zeitiger Durchbruch eines bleibenden Zahnes, dessen zugehöriger Milchzahn zu früh verlorengegangen ist. Bei zu zeitigem Milchzahnverlust kann nämlich der Durchbruch des entsprechenden bleibenden Zahnkeimes wesentlich beschleunigt werden. Dieses ist besonders dann der Fall, wenn der marginale Alveolarknochen des Zahnkeimes durch einen ostitischen oder cystischen Prozeß destruiert war. Der Durchbruch kann hier bisweilen geschehen, bevor eine nennenswerte Wurzelentwicklung stattgefunden hat.

Die Zähne können auch an falschen Plätzen durchbrechen, so daß ihre normale Ordnungsfolge in der Zahnreihe nicht innegehalten wird, *Transposition*. Ein Eckzahn kann z. B. mit einem Prämolaren oder mit einem seitlichen Schneidezahn im Kiefer seinen Platz vertauschen. Dieser Platzwechsel kann auch zwischen einem Prämolaren und einem Molaren vorkommen. Zähne können auch in für sie anomalen Gebieten angelegt werden, sich entwickeln und durchbrechen, nämlich in buccalen, palatinalen, lingualen und basalen Teilen der Kiefer, *Ektopie* oder *Heterotopie* (Abb. 48 und 121).

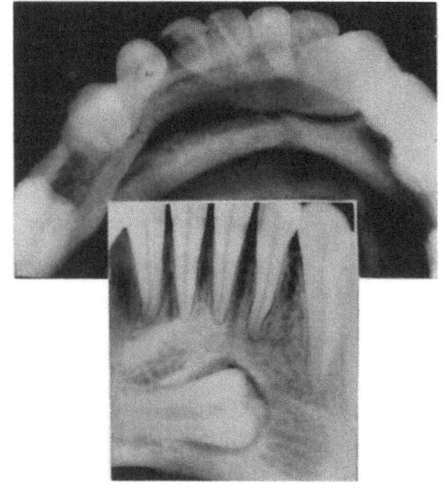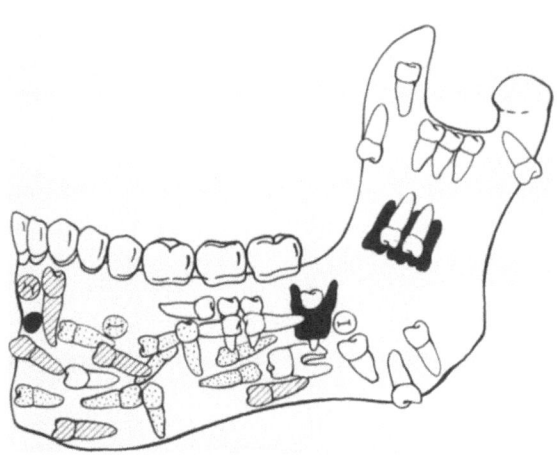

Abb. 48   Abb. 49

Abb. 48. Retinierter, ektopischer —3 in periapikaler und axialer Projektion

Abb. 49. Exempel der Lokalisation von retinierten heterotopen Zähnen im Unterkiefer (nach Wettstein). Frontzähne gestrichelt; Prämolaren punktiert; Molaren weiß; überzählige Molaren schwarz

Ein retinierter Zahn im Oberkiefer kann so liegen, daß er z. B. in den Nasenboden durchbrechen kann. Man kann bisweilen Zähne hoch oben im Ramus mandibulae antreffen. Beispiele für verschiedene Lagen retinierter Zähne im Unterkiefer zeigt Abb. 49. Expansiv

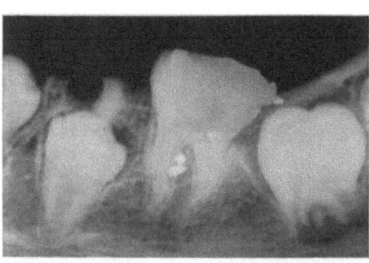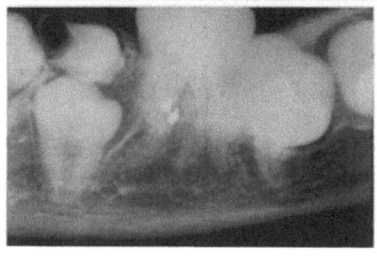

Abb. 50. Eine Region des Zahnorganes bei einem Fall von Dysostosis cleido-cranialis, ♀; *oberes Bild* Patient 11 Jahre; *unteres Bild* Patient 13¹/₄ Jahre. Beachte: Zuwachs des überzähligen, falsch plazierten Prämolaren-zahnkeimes

wachsende Cysten und Tumoren können im Unter- sowie Oberkiefer auch zuweilen bedeutende Dislokationen der angrenzenden retinierten Zähne verursachen (Sonesson 1950 c u. 1959, Björn 1951).

Ausgeprägte Fälle der *Dysostosis cleido-cranialis* bieten bisweilen eine sehr variierende Probekarte von anomalen Lagen der Zahnkeime und retinierter Zähne. Der Entwicklungsgrad verschiedener Zahnkeime in demselben Kiefer kann bei dieser Erkrankung ebenfalls bedeutend variieren (Abb. 50). Diese Verhältnisse, die den Durchbruch einer wechselnden Anzahl Zähne verzögern oder unmöglich machen, sind charakteristisch für den Symptomenkomplex der genannten Erkrankung (Rushton 1937; Thoma und Kalil 1943; Winter 1943; Archer und Henderson 1951, Andrä 1960 u. Williams 1962).

Variationen in Form und Größe. Variationen in der Form und Größe der Zähne und ihrer Wurzeln sind sehr häufig. Sie können hyper- oder hypoplastisch oder rudimentär sein. Formanomalien der Zahnwurzeln sind ein alltägliches Vorkommnis. Wurzelabbiegungen (Abb. 51), Verdickungen, Einschnürungen (Abb. 138b) und Fehlstellungen kommen in vielen verschiedenen Arten vor. Diese können z. B. zu Komplikationen bei eventuellen Entfernungen führen. Sie können Wurzelbehandlungen erschweren und der entsprechende Zahn kann als Brückenpfeiler ungeeignet sein.

Mit der anomalen äußeren Form der Wurzeln sind in der Regel Formanomalien ihrer Pulpenräume verbunden. Sämtliche Wurzelkanäle in einem Zahn und ihre Topographie müssen bekannt sein, um eine Wurzelbehandlung lege artis durchführen zu können. In sonst einwurzligen Zähnen, wie z. B. Eckzähnen (Abb. 192), den zweiten Prämolaren, seitlichen Schneidezähnen im Oberkiefer (Abb. 99) und Unterkieferschneidezähnen kommen nicht selten zwei Kanäle vor. Eine Verzweigung in zwei, eventuell drei Kanäle geschieht gewöhnlich in der Cervicalregion des betreffenden Zahnes. Sie kann aber auch weiter apikalwärts stattfinden. Einen Typ einer Wurzelanomalie finden wir beim sog.

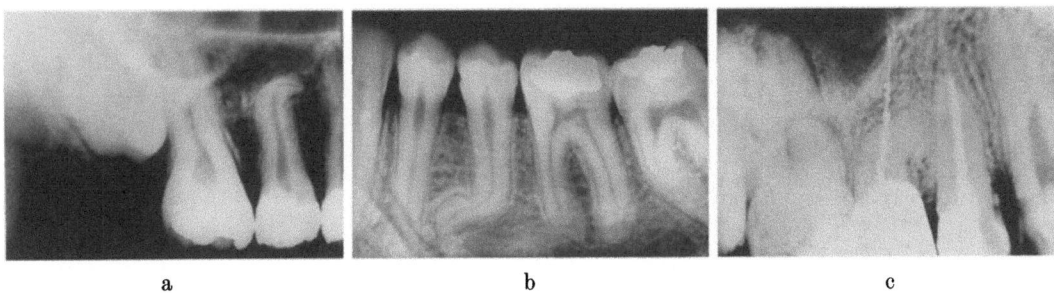

a   b   c

Abb. 51. a Apikale Wurzelkrümmung mesial an +5 (umgekehrtes Wurzelzeichen). b Extreme, bajonett-förmige Krümmung der Wurzel 5—. c Wurzelkrümmung +5. (Beachte: Perforation bei der Wurzelbehandlung

Prismazahn. Die Bifurkation in einem solchen zwei- oder dreiwurzligen Zahn ist abnorm weit apikalwärts angelegt worden (Abb. 52). Die Pulpenkammer hat im Röntgenbild eine entsprechende Ausdehnung. Diese Erscheinung wird als *Taurodontie* bezeichnet (LYSELL 1962).

Form- und Größenvariationen in den Zahnkronen haben röntgenographisches Interesse nur hinsichtlich der Pulpenkammer. Das Pulpacavum kann ebenfalls Sitz für Anomalien und Mißbildungen sein, ohne daß die äußere Form der Krone dies angibt.

Invaginationsmißbildungen. Invaginationsmißbildungen, Dens in dente (BRABANT und KLEES 1956; OEHLERS 1957, 1958), sind beinahe immer in der Krone lokalisiert (Abb. 53).

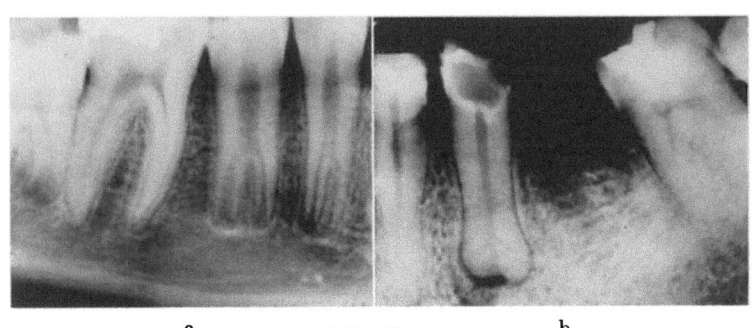

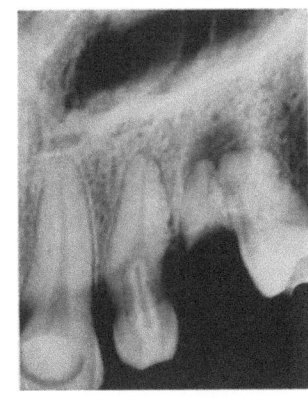

a   Abb. 52.   b   Abb. 53. Dens invaginatus
a Wurzelteilung an der halben Wurzelhöhe —5. b Wurzelteilung am Apex 5—   (Dens in dente) 3+

Eigentümlicherweise treten diese Mißbildungen vor allem in den seitlichen Schneidezähnen des Oberkiefers auf (HALLET 1953, AMOS 1955). Hier können sie bisweilen doppelseitig vorkommen. Vereinzelt kann eine Invagination auch in anderen Zähnen und sogar multipel im Gebiß angetroffen werden. Bei einem Dens in dente liegt eine makro- oder mikroskopische kanalförmige Verbindung zwischen der Pulpa des Zahnes und der Mundhöhle vor. Die Pulpa wird darum früher oder später infiziert (Abb. 54). Eine rechtzeitige Röntgendiagnose ist darum in prophylaktischer Hinsicht bedeutungsvoll (GRAHNÉN, LINDAHL und OMNELL 1958, 1959; OMNELL, SWANBECK und LINDAHL 1960).

Zwillingsmißbildungen. Zwillingsmißbildungen, *Dentes geminati* oder Dentes confusi, kommen nur selten vor. Diese werden von zwei in größerer oder geringerer Ausdehnung zusammengewachsenen Zähnen gebildet (Abb. 55). Die Verschmelzung kann zwischen den Kronen oder Wurzeln oder beiden stattgefunden haben. Vom röntgenologischen Standpunkt ist es vor allem wichtig, die Topographie der Wurzeln und des Pulpacavums festzustellen.

Variationen der Anzahl der Zähne. Variationen der Anzahl der vorhandenen Zähne oder der Zahnkeime sind ebenfalls nicht ungewöhnlich. Sowohl Zahlverminderung

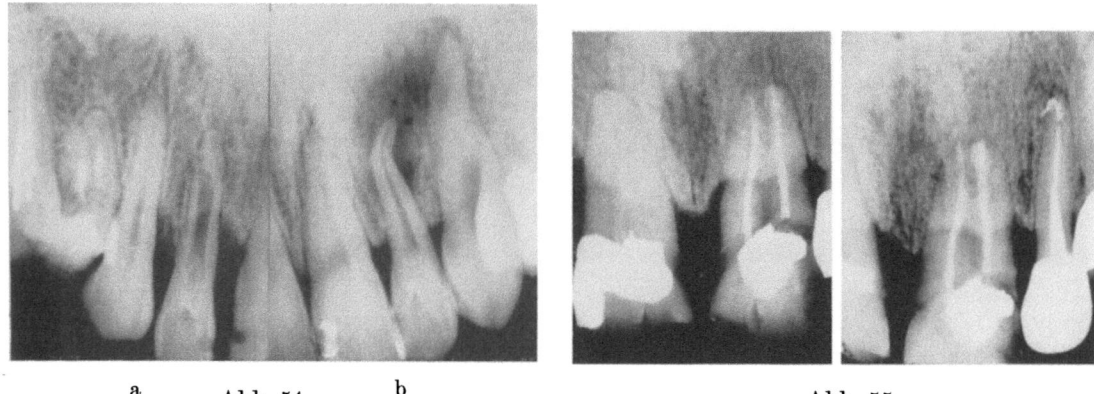

a   Abb. 54   b   Abb. 55

Abb. 54a u. b. Dentes invaginati, 2+ und +2 (avitale Pulpen). a Langgestreckte interne Resorption in +2.
b Periapikale Ostitis 2+. (Beachte: der Wurzelkanal hat hier normalen Durchmesser)
Abb. 55. Zwillingzähne (Dentes geminati) 1+1

(Kennedy 1950), *Hypodontie*, als auch Überzahl (Stafne 1932, Grahnén u. Lindahl 1961), *Hyperodontie*, kann vorkommen. Das letztere scheint seltener als das erste vorzuliegen. Hypodontie betrifft gewöhnlich nur einzelne Zähne, kann aber in sehr seltenen Fällen das ganze Zahnorgan einschließen, *Anodontie*. Bei der Hypodontie vermißt man am häufigsten die dorsalen Prämolaren, die seitlichen Schneidezähne des Oberkiefers und die mittleren Schneidezähne im Unterkiefer (Grahnén 1956). Eine Hypodontie ist nicht selten doppelseitig (Abb. 56). Die Hyperodontie tritt oft in der Oberkieferfront in Form von *Mesiodens*

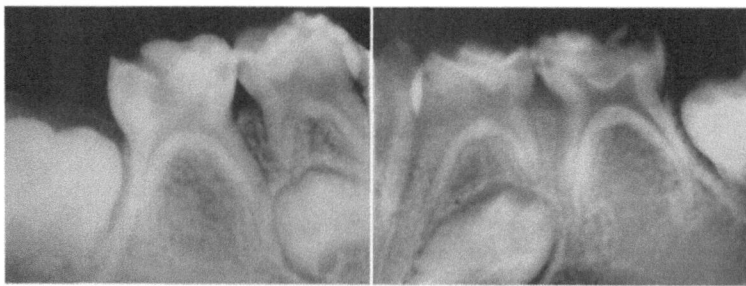

Abb. 56. Hypodontie, Agenesie von 5— und —5

oder *Mesiodentes* auf (Abb. 57 und 58). Diese können sehr variierende Form und Lagen — nicht selten invertiert — haben (Douglas und Kreisberg 1957). Ihre Gegenwart verursacht oft Zahnstellungsanomalien der normalen Schneidezähne. Drehungen und Diastemabildungen zwischen den mittleren Schneidezähnen treten am häufigsten auf. Die Mesiodentes zeigen im allgemeinen eine hypoplastische Entwicklung. Bisweilen geben sie auch Anlaß zu einem verzögerten Durchbruch eines in der Nähe sitzenden ordinären Schneidezahnes. In der Prämolaren- und Molarenregion kommt die Hyperodontie auch vor. Bei der erblichen Systemerkrankung Dysostosis cleido-cranialis (Frölich 1937; Seldin, Seldin und Rakover 1950) können überzählige Zahnkeime und Zähne in großer Anzahl vorkommen.

β) Kiefer

Ober- und Unterkiefer können bekanntlich Entwicklungsvarianten der Größe und Form aufweisen. Hyper- und Hypoplasien der Kiefer, Makro- und Mikrognathien können in variierenden Formen vorkommen. Solche können auch halbseitig, unilateral, sein. Diese können zum Entstehen verschiedener Bißanomalien beitragen. Die reinen *Miß-bildungen* sind natürlich spezifischer für den Ober- und Unterkiefer.

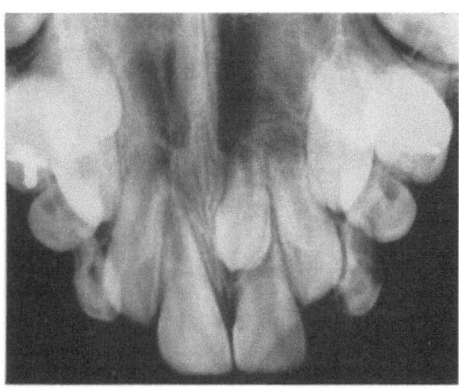 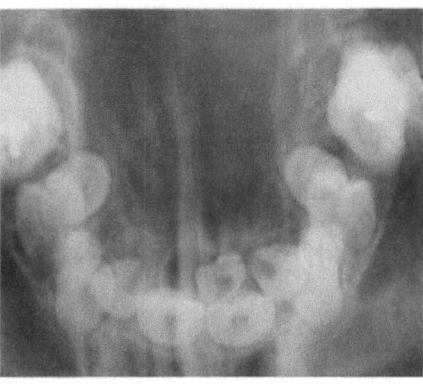

a   b

Abb. 57a u. b. Hyperodontie, Mesiodens. a Okklusales Übersichtsbild in isometrischer Projektion. b Okklusalbild in rein axialer Projektion. Beachte: der Mesiodens liegt palatinal von 1+

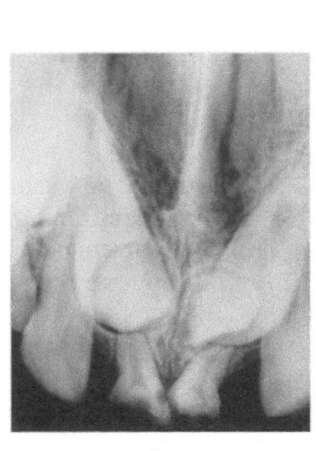 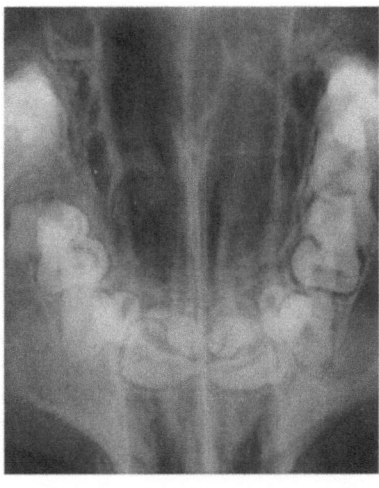

a   b

Abb. 58a u. b. Zahnkeime von zwei überzähligen Schneidezähnen, in stark retardierter Entwicklung. a Orthoradial-isometrische Projektion. b Rein axiale Projektion. Die Zahnkeime haben palatinale Lagen

Oberkiefer. Der Oberkiefer ist mitunter bei den neugeborenen Kindern mit einer Mißbildung behaftet, die als Gaumenspalte bezeichnet wird (WEBSTER 1949). Die normale Verschmelzung zwischen den beiden lateralen Processus des Oberkiefers und dem Processus frontalis hat während des Embryonalstadiums nicht stattgefunden. Die Suturae globulomaxillares (zwischen den Lateralen und Eckzähnen) haben sich bei dieser Mißbildung nicht geschlossen. Diese Anomalie kann partiell oder total, ein- oder doppelseitig (Abb. 59) sein. Ein partieller Knochendefekt kann z. B. im Alveolarfortsatz vorliegen, ohne daß dieser bei einer äußeren Betrachtung der Weichteile bemerkt wird. In gewissen Fällen kann ein solcher Knochendefekt einen osteolytischen Prozeß oder eventuell eine Cyste vortäuschen (Abb. 60). Okklusale Übersichtsröntgenogramme sind dann für die Differentialdiagnostik notwendig. Die Partien des Alveolarfortsatzes, die eine Gaumenspalte begrenzen, sind oft mit anomalen Zähnen in abnormen Lagen besetzt.

In seltenen Fällen kann eine so bedeutende Hypoplasie des embryonalen Processus frontalis vorliegen, daß die Entwicklung einer eigentlichen Praemaxilla ausbleibt (Abb. 61). Der Processus frontalis, von welchem die Praemaxilla gebildet wird, kann in seiner Entwicklung irgendwo oberhalb der Gaumenebene stehengeblieben sein und hat nur zu einem mehr oder weniger defekten Septum nasi Anlaß gegeben, mit einer totalen Gaumen-

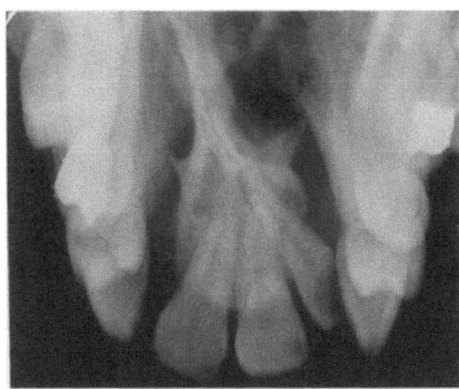

Abb. 59. Bilaterale Gaumenspalte

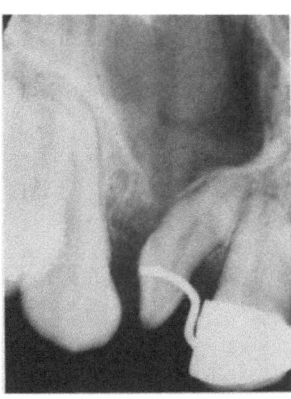

Abb. 60. Partielle Gaumenspalte, die eine Cyste vortäuschen kann

spalte als Folge. Auch in einer solchen rudimentären Anlage können sich Zähne entwickeln.

Die Sutura mediana in der frontalen Mittellinie des Processus alveolaris superior schließt sich nicht immer im frühen Kindesalter. Eine Ossifikation kann dadurch verhindert werden, daß die Sutur von einer mächtigen fibrösen Bindegewebsmasse eines abnorm großen Frenulum labii superioris penetriert wird.

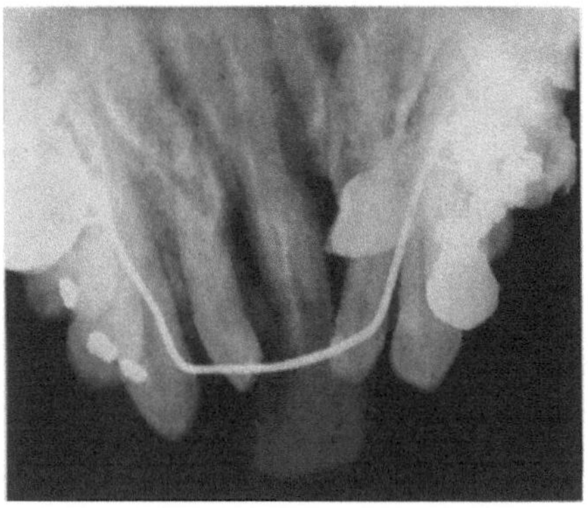

Unterkiefer. Der Unterkiefer scheint in seiner Form und Größe mehr als sein Antagonist zu variieren. Das Corpus mandibulae und die Rami mandibulares haben in Breite und Länge Varianten (Abb. 62). Eine mandibulare Protrusion mit einer daraus folgenden Bißanomalie ist nicht ungewöhnlich. Hierzu kann auch eine Gruppe von Fällen gerechnet werden, bei denen die Protrusion hormonell bedingt ist und als Teilsymptom in die Systemerkrankung Akromegalie eingeht (Abb. 63) (Korkhaus 1955b).

Die wichtigsten Zentren des Unterkiefers für den Längenzuwachs sind in den Gelenkfortsätzen gelegen.

Abb. 61. Totale Gaumenspalte, ausgebliebene Bildung der Prämaxilla

Normalerweise hört dieser Zuwachs während der ersten Hälfte des dritten Dezenniums eines Individuums auf. Bei einzelnen Individuen kann sich dieser Zuwachs jedoch einige Jahre darüber hinaus fortsetzen. Dies geschieht in der Regel in dem Gelenkfortsatz der einen Seite. So entsteht eine *Hyperplasia processus condylaris unilateralis*, die in fortgeschrittenen Fällen (Abb. 64) differentialdiagnostische Schwierigkeiten gegenüber einer Geschwulst bereiten kann. Durch die Verlängerung des Processus condylaris der einen Seite und durch diese Vergrößerung seines Caput mandubulae tritt eine markante Asymmetrie des Unterkiefers mit einer Abweichung des Kinnes zur entgegengesetzten Seite auf (Schwitzer 1928, Rushton 1946, Gottlieb 1951). Auch bei „normalen" Personen kommen geringere Größen- und Formvarianten des Caput mandibulae der einen Seite verglichen mit der anderen Seite vor. Bei verschiedenen Individuen variieren die Capita mandibularum ziemlich oft in

Größe und Form. *Agenesie* eines Caputs kann ebenfalls vorkommen (PROWLER und GLASSMAN 1954).

Der Angulus mandibulae kann ebenfalls bei verschiedenen Personen eine sehr variierende Ausformung haben. Als „normal" wird der nach vorne offene Winkel zwischen Corpus und Ramus mandibulae gewöhnlich zwischen 120 und 130° angegeben, doch sind bedeutend größere Variationen nicht selten.

In sehr seltenen Fällen kann eine kongenitale Spaltbildung auch in der Unterkieferfront auftreten (THOMA und GOLDMANN 1960).

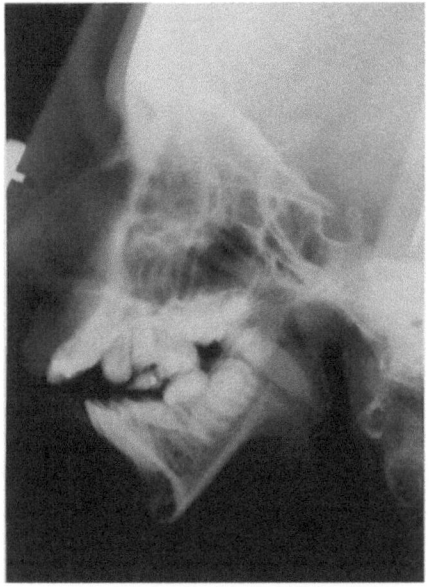

Abb. 62. Mikrognathie des Unterkiefers

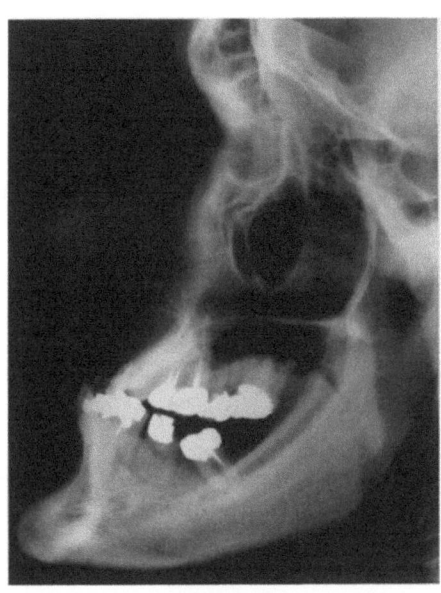

Abb. 63. Makrognathie des Unterkiefers

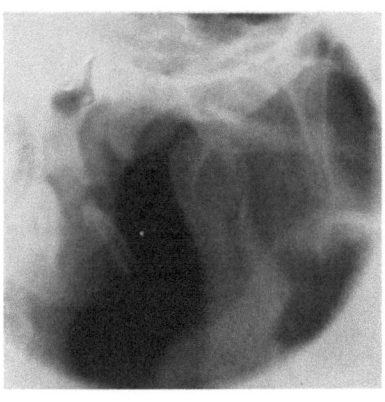

a   b

Abb. 64 a u. b. Hyperplasie des rechten Processus condylaris, linker „normal". (Patient: ♀, 25 Jahre)

b) Erkrankungen der Zähne

α) Primär- und Sekundärcaries

Caries ist die in den Hartgeweben der Zähne weitaus am häufigsten vorkommende Erkrankung. Sie gibt in fortgeschrittenen Stadien in der Regel charakteristische Röntgenbilder. Eine Initialcaries, Schmelzcaries, in den Approximalflächen der Zähne kann jedoch mit Schmelzhypoplasien verwechselt werden.

Die röntgenographische Registrierung der Caries sollte die gewöhnliche klinische Untersuchung mit Spiegel und Sonde vervollständigen. Bei der Diagnostik der Approximalcaries der Seitenzähne ist die röntgenographische Methode sogar überlegen. Das beste diagnostische Resultat gibt sehr oft eine richtig ausgeführte Bitewing-Technik (Cheyne und Horne 1948).

Primärcaries bewirkt in den angegriffenen Zahnkronen zuerst eine Entkalkung des Schmelzes und später des Dentins. Wenn diese Angriffe an den Approximalflächen der Kronen geschehen, meistens an den Kontaktpunkten mit Nachbarzähnen, zeichnen sich die Entkalkungen gewöhnlich deutlich bei optimal exponierten Zahnröntgenogrammen ab.

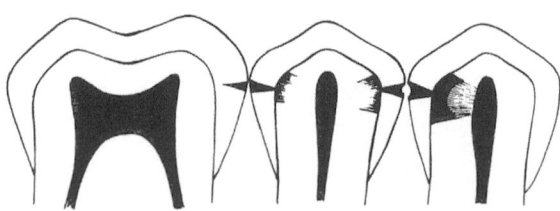

Abb. 65. Schematische Wiedergabe der Approximal-caries in verschiedenen Entwicklungsstadien (nach Omnell 1956)

Die Eingangsöffnung durch den Schmelz kann relativ eng sein, obgleich die Aus-breitung des Prozesses im Dentin ziemlich großen Umfang angenommen haben kann (Abb. 65 und 66). Wenn bisweilen die Strahlenrichtung bei der Aufnahme die Eingangsöffnung nicht ausreichend tangential traf, zeichnet diese sich nicht im Röntgenbild ab. Nur die Entkalkung im Dentin tritt hervor. Im Dentin breitet sich der Cariesprozeß im allgemeinen erst an der Schmelz-Dentingrenze aus. Danach dringt er gewöhnlich conus-förmig in die Tiefe gegen irgendeinen Teil der Pulpenkammer. Bei der Analyse von cariösen Zahnkavitäten auf dem Röntgenbild soll man darauf achten, daß z. B. Silicat-und Plastfüllungen ungefähr dieselbe Menge Röntgenstrahlen absorbieren wie ein cariöser Prozeß.

Die *Sekundärcaries* oder das Cariesrezidiv, die sich an der Seite oder unter einer Metallfüllung oder unter einer artifiziellen Zahnkrone befindet, wird approximal ebenfalls am besten durch Röntgenauf-nahmen diagnostiziert. Wenn die Kavitäten auch in einem Teil der Fälle mit Hilfe eines Spiegels und einer Sonde fest-gestellt werden können, sollen doch ihr Umfang in die Tiefe und ihre Beziehungen zu den Pulpenkammern röntgenogra-phisch diagnostiziert werden (Abb. 67). Weiter oben wurde schon hervorgehoben, daß die Cariesdiagnostik am besten mit Hilfe der Bitewing-Technik ausgeführt wird.

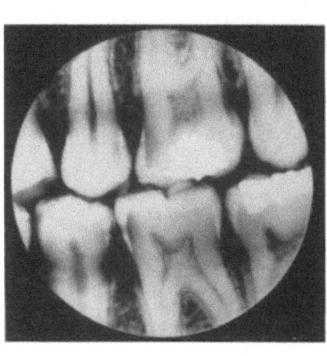 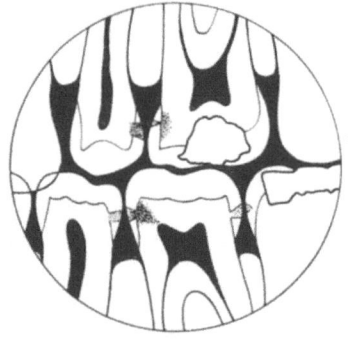

a   b

Abb. 66a u. b. Primäre Approximalcaries. a Auf einem Bitewing-Bild. b Schematische Wiedergabe von a (nach Omnell 1956)

Das Wesentliche ist jedoch, daß das Strahlenbündel bei der Aufnahme so horizontal wie möglich zur Cervicalregion der Zähne eingerichtet war. Die Strahlenrichtung soll zum cervicalen Rand der entsprechenden Metallfüllung oder -krone auch orthoradial durch den Approximalraum verlaufen. Bei schiefen Projektionen liegt die Gefahr vor, daß zumindestens kleine Cariesangriffe im Röntgenogramm durch Überlagerungen von den genannten röntgendichten Metallteilen verdeckt werden können.

Bei der Cariesdiagnostik der Cervicalregionen der Zähne soll man in differential-diagnostischer Hinsicht auch an die cervicalen „Überschattungseffekte" denken, die durch die anatomische Form gewisser Zahntypen und den Margo alveolaris zustande kommen können.

β) Periphere und interne Resorptionen

Periphere Resorptionen können an solchen Zahnwurzeln entstehen, die von paro-dontitischen Taschenbildungen umgeben sind (Abb. 68). Diese Resorptionen können durch das am Boden einer entzündeten Tasche befindliche Granulationsgewebe verursacht werden, das bisweilen imstande ist, Zement und Dentin anzugreifen. Im Röntgenbild können diese Resorptionen einem Cariesangriff gleichen (SONESSON 1950a u. 1956).

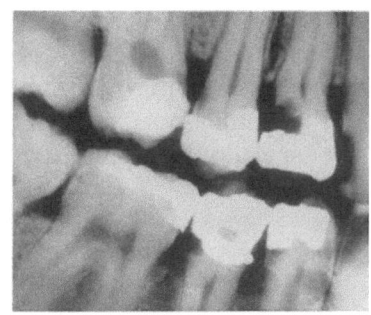

Abb. 67. Approximale Sekundärcaries, Bitewing-Bild

Resorptionen können auch durch periapikale granulomatöse Prozesse an den apikalen Teilen der Wurzeln entstehen (Abb. 69). Solche kommen relativ oft vor. Die periapikalen Prozesse, die Resorptionen an den Zahnwurzeln verursachen, sind jedoch in sich selbst nicht immer vollkommen osteolytisch. Manchmal haben sie auch eine stark osteoblastische Tendenz, die sich darin äußert, daß die fortschreitende Resorption einer Zahnwurzel dicht von einer irregulären sklerotischen Knochenbildung gefolgt ist (Abb. 107). Seltener sind periphere Resorptionen an anderen Teilen der Zahnwurzeln, aber auch hier können sie entstehen. Sie gehen dann von einem juxtaradikulären Prozeß im Anschluß an einen infizierten aberrierenden Wurzelkanal oder von einer intraalveolären Wurzelfraktur aus.

Röntgenographisch ähnliche Resorptionen an Zahnwurzeln können auch von gewissen Geschwülsten verursacht werden. Ein Riesenzelltumor z. B. (Abb. 193) enthält im allgemeinen auch Hartgewebe auflösende Zellelemente in Form von Osteo-, Zemento- und Dentinoklasten.

Auch das härteste Gewebe des Körpers, der Zahnschmelz, kann auf ähnliche Weise vom Granulationsgewebe angegriffen werden. Resorptionslacunen an den Zahnkronen retinierter Zähne, deren Follikel aus irgendeinem Grunde Sitz einer chronischen Entzündung mit Bildung von Granulationsgewebe wurde, sind keine Seltenheit (Abb. 70).

Resorptionen an Zahnwurzeln können auch durch Druck entstehen, der durch nahegelegene retinierte Zähne (Abb. 71) oder expandierende Tumoren verursacht wird. Es soll hier jedoch hervorgehoben werden, daß ein Defekt an dem apikalen Wurzelteil, der auf dem Röntgenbild wie eine Druckresorption aussieht, nicht mit Sicherheit eine solche zu sein braucht. Eine Wurzel *kann* durch den nahegelegenen Zahn oder Tumor behindert werden, zu einer normalen Länge auszuwachsen.

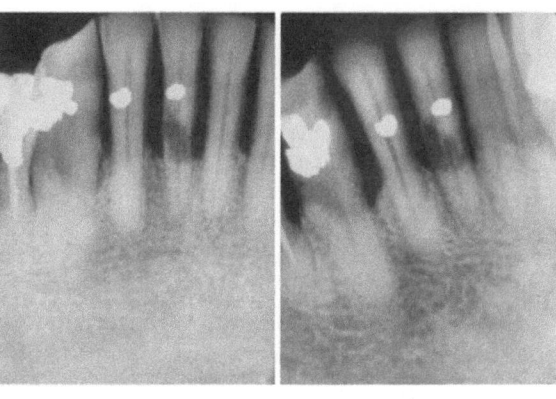

a   b

Abb. 68a u. b. Periphere Wurzelresorption labial —1 in Höhe mit dem Boden in einer parodontalen marginalen Knochentasche. a In orthoradialer und b in exzentrischer Projektion

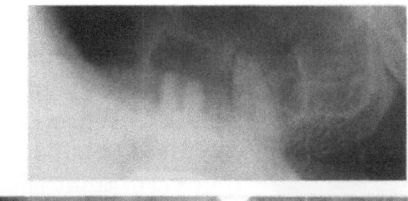

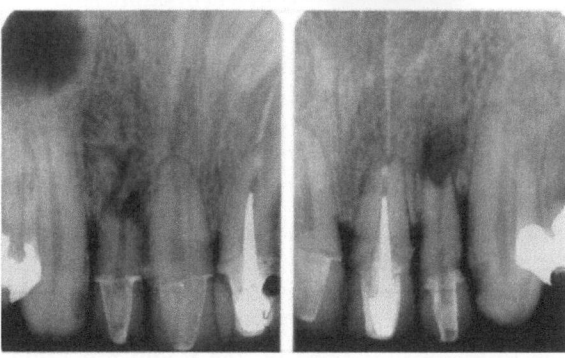

Abb. 69. Apikale Wurzelresorptionen an der palatinalen Wurzel 6+ (oberes Bild) und am 2+ (Bild rechts unten) sowie cervical um den Apex +2 (Bild links unten) bei demselben Patienten

Interne Resorptionen kommen im Pulpenraum der Zähne vor (FISCHER 1936). Ihre Entstehung setzt einen Pulpenschaden mit nachfolgender Bildung von Granulationsgewebe im Pulpacavum voraus. Dieses Gewebe muß durch den Apex des Zahnes versorgt werden. Interne Resorptionen können an jeder beliebigen Stelle im Pulpacavum entstehen. Der häufigste Typ kommt in der Wurzel vor und zeichnet sich auf dem Röntgenbild als runde oder ovale Erweiterung des Wurzelkanales ab. Diese Resorption nimmt mit der Zeit an Umfang zu, bis sie schließlich die Peripherie der Wurzel erreicht (Abb. 72).

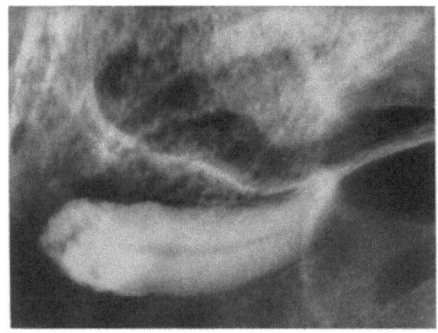 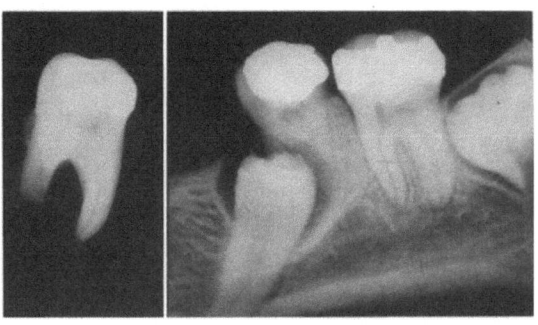

Abb. 70. Resorptionen im Schmelz an dem retinierten 3+

Abb. 71. Druckatrophie (Wurzelresorption) der mesialen Wurzel 6—, verursacht durch einen retinierten Prämolaren. Linkes Bild zeigt den entfernten 6—

Ist ihre Lokalisation in oder nahe der Cervicalregion des Zahnes, entstehen hier leicht Spontanfrakturen der Wurzel.

Bisweilen können kleine proliferierende Granulationsgewebefortsätze weit ins Dentin hineinwachsen und hier Gänge bilden (Abb. 73). Geschieht dieses in einer Zahnkrone und gehen die Kanäle bis unter den Schmelz, kann das blutreiche Gewebe durch den Schmelz als rosa Punkte — Rosa-Fleckenkrankheit — sichtbar werden (Schweitzer 1931). In der englischsprachigen Literatur hat die Erscheinung darum den Namen „pink spots" bekommen (Mummery 1920).

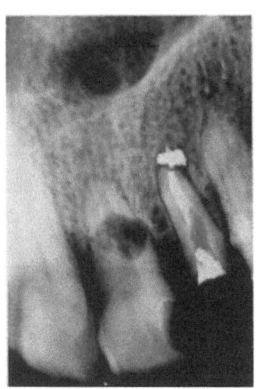

Eine interne Resorption ist jedoch nicht immer auf einen kleineren Abschnitt des Pulpacavums beschränkt. Sie kann bisweilen den Pulpenraum ziemlich gleichförmig in seiner ganzen Länge oder in einem größeren Teil derselben erweitern. Fälle dieses Typs können vielleicht fälschlich als eine nicht voll ausgebildete Wurzel gedeutet werden. Ist der eigentliche Apex ausgebildet (Abb. 54a), muß jedoch die Erweiterung von einer Resorption verursacht sein.

Wenn im Apex eine interne Resorption entsteht, bleibt der Apex in einem solchen Falle offen (Abb. 69, Bild rechts unten). Diese Fälle können leicht „nicht ausgebildete" Wurzeln vortäuschen (vgl. Abb. 76) (s. weiter: Becks 1936; Stafne und Slocumb 1944; Goldman 1954).

Abb. 72. Interne Resorption in der Wurzel 1+

γ) Andere Veränderungen im Pulpenraum der Zähne

Der Pulpenraum der Zähne unterliegt Altersveränderungen. Dieses gilt speziell für die bleibenden Zähne, berührt aber auch in gewissem Grade die Milchzähne. Die Größe der Pulpenräume wird in der Regel mit steigendem Alter bei den Individuen auf Grund von fortschreitender Neubildung von Dentin an den Wänden dieser Räume verkleinert. Sehr große individuelle Variationen liegen jedoch in dieser Hinsicht vor. Neubildung von Dentin, Sekundärdentin, kann im Kronenpulpacavum durch cariöse Angriffe stimuliert werden (Abb. 74). In den Wurzelkanälen, besonders in ihren cervicalen Abschnitten, können bei chronischen Parodontopathien die Pulpenräume verdrängt werden und bisweilen obliterieren (Abb. 75).

Traumen gegen die Zähne können ebenfalls Pulpenveränderungen solcherart hervorrufen, daß eine starke Dentinbildung vonstatten geht. Der ganze Pulpenraum eines traumatisierten Zahnes kann ausgefüllt und eburnisiert werden.

Die Bildung von Sekundärdentin setzt eine zumindest in gewissem Grade lebende Pulpa voraus. Ist eine Pulpa auf Grund von entzündlichen oder traumatischen Insulten,

als der Zahn jung und sein Pulpenraum noch groß war, vollkommen abgestorben, kann kein Dentin mehr gebildet werden und der Raum behält seine Größe bei (Abb. 76). Benachbarte Pulpenräume vitaler Zähne zeigen allerdings eine normale Verkleinerung.

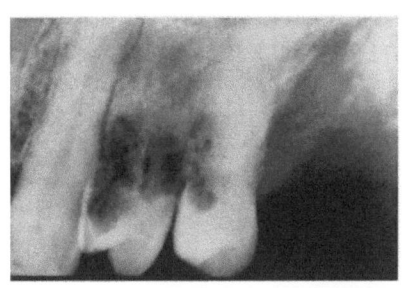 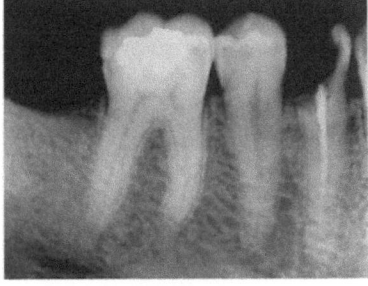

Abb. 73   Abb. 74

Abb. 73. Resorptionskanäle im Dentin, in diesem Fall jedoch externe durch Granulationen in pathologischem Zahnfleischtaschen verursacht

Abb. 74. Die Kronenpulpa beinahe von Sekundärdentin obliteriert in —6, die Pulpahörner sind doch teilweise sichtbar. Approximale Caries distal in —5 mit reaktiver Bildung von Sekundärdentin in der Pulpakammer

Generelle Obliteration der Pulpenräume in den Zähnen eines Individuums wird bei der *Dentinogenesis imperfecta* („opalescent dentin"), einer konstitutionellen, erblichen Krankheit, angetroffen. Die Obliteration geschieht durch pathologische Dentinbildung schon während des Kindesalters und sogar, bevor die Wurzeln der Zähne fertiggebildet sind (PINDBORG 1948). Bei extremen Fällen werden kaum eigentliche Pulpenräume in den wachsenden Zahnkeimen ausgebildet (Abb. 77). Die Dentinbildung geschieht in ihnen auf eine irreguläre Weise. Die Zähne können außerdem klumpige Formen ohne

eigentliche Ausdifferenzierung der Wurzeln bekommen. Die Erkrankung tritt vor allem im Zahnorgan auf, sie kann aber auch gleichzeitig mehr oder weniger generell das Knochensystem in Form von irregulärer und unvollständiger Knochengewebsbildung treffen, *osteogenesis imperfekta* (WINTER und MAIOCCO 1949; MITTELMAN 1950). Das Skelet wird dann brüchig und Frakturen treten leichter als normal auf.

Eine andere, sehr seltene Form von Dysplasia der Zähne, bei welcher nur ihre äußeren Schichten mineralisiert werden, ist von RUSHTON (1954) als „*shell teeth*" beschrieben worden.

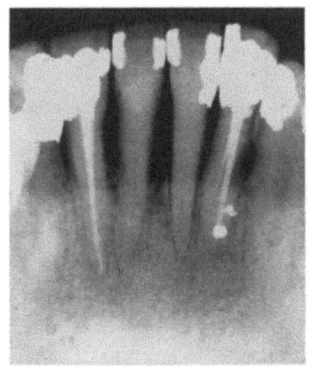 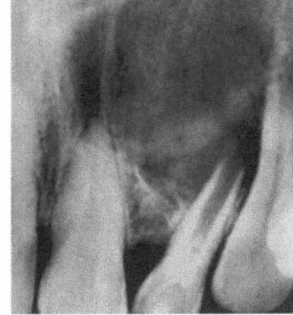

Abb. 75   Abb. 76

Abb. 75. Ausgebreitete Obliteration des Pulpacavums 1—1

Abb. 76. Großes Pulpacavum (avitale Pulpa) in der Wurzel 2+, große periapikale Wurzelcyste, Dens invaginatus. Beachte: normale Pulpenräume in den angrenzenden Zähnen

Dentikel treten ziemlich oft im Pulpengewebe der Zähne auf, manchmal auch bei Kindern. Sie sind gewöhnlich kleine, begrenzte Hartgewebebildungen (Abb. 78). Solche kleinen runden, ovalen oder spulformigen Hartgewebeklumpen können bisweilen die Pulpenräume der Zähne obliterieren.

δ) Hyperzementose

Eine Hyperzementose an den Wurzeln der Zähne ist in der Regel leicht röntgenographisch zu diagnostizieren. Sie zeigt eine meist wohlbegrenzte Auflagerung auf den

Wurzeln, die etwas weniger strahlenabsorbierend ist als das Dentin. Darum kann die ursprüngliche Form der Wurzeln auch auf dem Röntgenbild oft ausgemacht werden. Die Dicke der Zementauflagerung kann — abgesehen von Fall zu Fall — variieren, auch innerhalb verschiedener Abschnitte derselben Wurzel. Eine lokal begrenzte voluminöse Zementbildung an irgendeinem Wurzelteil — manchmal an der apikalen Hälfte — kann z. B. eine schwere Zahnextraktion veranlassen (Abb. 79).

Die Hyperzementoseschicht auf den Zahnwurzeln wird peripher von einer normalen Wurzelhautspalte umgeben. Auf Grund dieser Verhältnisse kann eine Hyperzementose

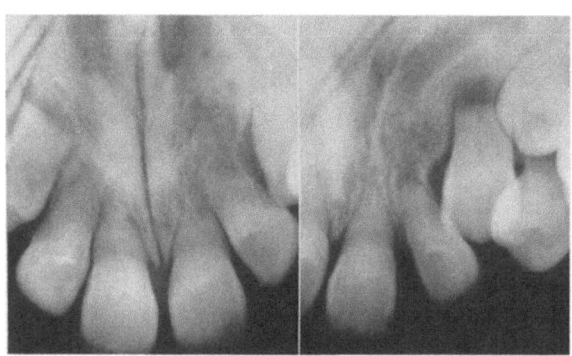

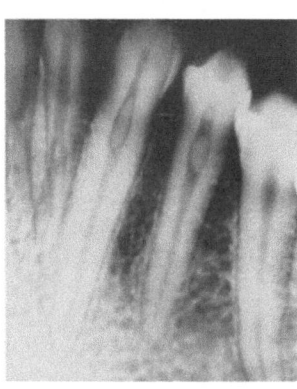

Abb. 77a u. b. Dentinogenesis imperfecta, ♂, 10¹/₂ Jahre. Beachte: obliterierte Pulpenräume und abnorme Wurzelentwicklung

Abb. 78. Dentikel im Pulpacavum —4 und —3

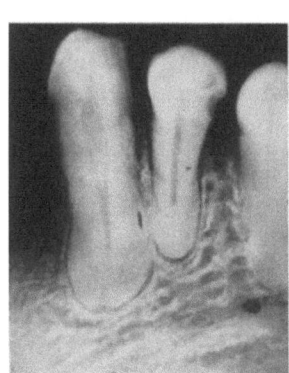

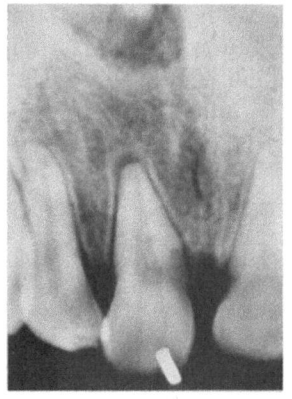

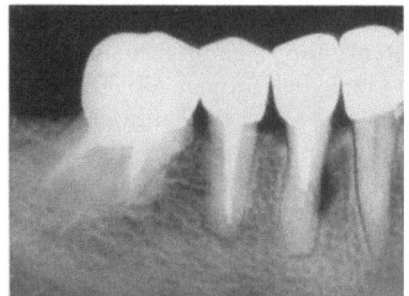

Abb. 79. Hyperzementose —4 und —3

Abb. 80. Subluxation+1

Abb. 81. Schräge Längsfraktur —4 in Höhe mit dem Stift, sowie juxtaradikuläre Ostitis

in der Regel von einem ziemlich ungewöhnlichen Typ eines Zementoms unterschieden werden. Diese Zementomform hat eine ausgedehnte Ausbreitung um die Zahnwurzeln, aber mit einer ungleichmäßigen peripheren Begrenzung ohne sichtbaren Spalt.

Von differentialdiagnostischer Seite her sollte vielleicht weiter hervorgehoben werden, daß zwei verschieden große Wurzeln eines Zahnes, die versehentlich aufeinander projiziert wurden, in gewissem Grade das Bild einer Hyperzementose nachahmen können. Exzentrisch projizierte Bilder der Wurzeln bringen dann Klarheit.

ε) Zahnluxationen und Zahnfrakturen

Wenn ein Trauma von ausreichender Kraft einen oder mehrere Zähne trifft, pflegen diese in ihren Alveolen entweder luxiert oder frakturiert zu werden. Nicht selten sind diese Schäden auch mit Frakturen im Alveolarknochen verbunden. Sie werden vor allem in den frontalen Regionen der Kiefer angetroffen (PINDBORG 1955). Liegt eine totale Luxation vor, kann der betreffende Zahn in Zusammenhang mit dem Trauma herausfallen. Oft trifft man jedoch nur eine partielle Luxation, eine Subluxation, an. Auf dem Röntgenbild tritt eine solche als eine markierte Breitenzunahme des Periodontalspaltes um die Wurzel herum und speziell im apikalen Teil auf (Abb. 80). Es ist wertvoll, dieses Symptom zu bemerken, da ein solcher Schaden zum Pulpentod mit folgender Gangrän führen kann. Solche Fälle müssen, auch wenn der Zahn im Kiefer wieder festwächst, mit fortlaufenden Vitalitätskontrollen für einen zufriedenstellend langen Zeitraum verfolgt werden.

Bei Frakturen der Zahnkronen ist eine Röntgenaufnahme bisweilen notwendig, um die Lage der Pulpa im Verhältnis zur Frakturfläche festlegen zu können.

Intraalveoläre Wurzelfrakturen können unter gewissen Umständen schwer im Röntgenbild zu diagnostizieren sein. Beispielsweise kann eine Längsfraktur, deren Frakturebene strikt in mesiodistaler Richtung liegt, sich auf einem orthoradialen Zahnröntgenogramm nicht abzeichnen. Bei ausreichender exzentrischer Projektion kann diese Frakturart im besten Fall partiell sichtbar werden. Bei älteren Frakturen kann eventuell ein begrenzter, juxtaradikulärer ostitischer Prozeß, z. B. im apikalen Gebiet, auf ihr Vorkommnis deuten. Wenn die Fraktur in ihrem coronalen Anteil mit der Mundhöhle — beispielsweise durch eine Zahnfleischtasche — in offener Verbindung steht, dringen nämlich früher oder später Mikroorganismen in diese ein mit der eben genannten Ostitis als Folge (Abb. 81). Längsfrakturen mit ihrer Ebene direkt in der Strahlenrichtung werden im allgemeinen keine röntgendiagnostischen Schwierigkeiten bereiten.

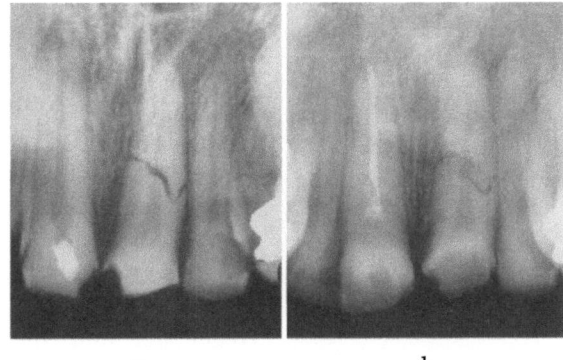

a   b

Abb. 82 a u. b. Intraalveoläre Wurzelfraktur 1+. a Die Strahlenrichtung ist mit der Frakturebene *zusammengefallen*. b Die Strahlenrichtung fiel *schräg gegen* die Frakturebene (kann eine Splitterfraktur vortäuschen)

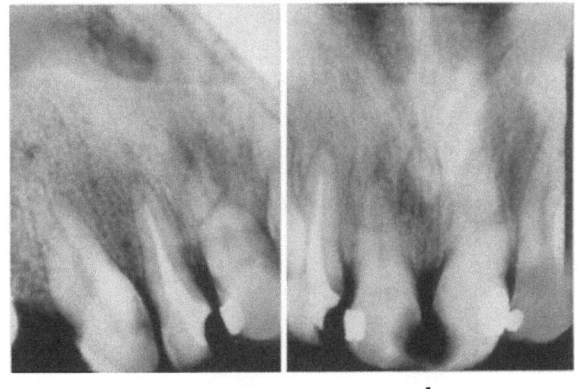

a   b

Abb. 83 a u. b. Intraalveoläre Wurzelfrakturen 1+1

Intraalveoläre Querfrakturen von Zahnwurzeln (Abb. 82 und 83) können leicht und schwer zu diagnostizieren sein. Eine Dislokation zwischen den Wurzelfragmenten wird nicht selten vermißt. Es ist oft notwendig, daß die Strahlenrichtung mit der Frakturebene zusammenfällt, um eine solche Fraktur auf dem Röntgenbild hervortreten zu lassen. Je mehr die Strahlenrichtung von dieser Ebene abweicht, desto schlechter wird die Fraktur im Röntgenogramm registriert. Vermutet man eine solche Wurzelfraktur, müssen darum bei Bedarf Aufnahmen in verschiedenen Strahlenrichtungen mit Variationen in der Horizontal- und Vertikalebene vorgenommen werden (LINDAHL 1958).

Bei einer sorgfältig ausgeführten Untersuchung wird es wohl nicht geschehen, daß man einen auf eine Wurzel projizierten Periodontalspalt als eine Fraktur ansieht. Wenn es sich um mehrwurzlige Zähne handelt, können nämlich bei gewissen Projektionsrichtungen solche Überlagerungen eintreten.

c) Erkrankungen im Parodontium

Erkrankungen im Parodontium der Zähne pflegt man hinsichtlich ihrer Lokalisation in zwei große Hauptgruppen einzuteilen: marginale und periapikale Prozesse. Die an der Seite der Zahnwurzeln lokalisierten können als juxtaradikuläre bezeichnet werden. Sie kommen jedoch seltener vor.

α) Marginale Parodontopathien

Marginale Parodontopathien beginnen in der Regel als Gingivitiden. In ihrem Initialstadium ist die Schleimhaut um die Zähne engagiert. Wenn diese geschwollen ist, äußert sich dies auf dem Röntgenbild natürlich nur als eine Verdickung des marginalen Weich-

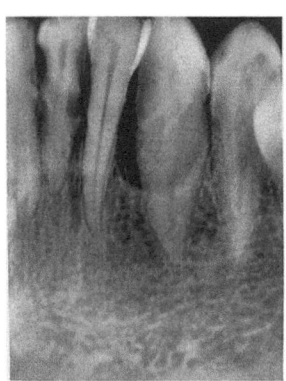

Abb. 84. Vertikale marginale Destruktion an 3—

gewebeschattens. Bei einzelnen Gingivitisfällen, deren Ursache eine Vergiftung durch schwere Metalle oder ihrer Salze (Blei, Wismut, Quecksilber usw.) ist, kann bisweilen auch ein „Metallsaum" („Bleisaum") in dem geschwollenen Zahnfleisch hervortreten. Die Röntgendiagnostik ist bei den Fällen der marginalen Parodontopathien unentbehrlich (Sonesson 1956). Die Ausbreitung der Parodontopathien im Gebiß ist sehr oft generell, auch wenn klinische Symptome nur in gewissen Re gionen auftreten. Ein Röntgenzahnstatus soll darum in der Regel bei den marginalen Parodontopathiefällen ausgeführt werden.

Früher oder später manifestiert sich die Erkrankung und greift den marginalen Alveolarknochen in Form einer Ostitis an, welche sich auf dem Röntgenbild als parodontale Knochendestruktion abzeichnet. Gleich anderen Formen der Ostitis kann es ein paar Wochen dauern, bis sie sichtbar wird. Zuerst wird gewöhnlich die marginale Knochencompacta aufgelöst, welches röntgenographisch am besten in den Interalveolarsepten wiedergegeben wird. Bei der Analyse des Bildmaterials muß man jedoch mit den früher geschilderten normal-anatomischen Varianten wohlvertraut sein (s. S. 908). Es ist auch wichtig, daß nicht bloß die Septen beachtet werden, sondern auch der Verlauf

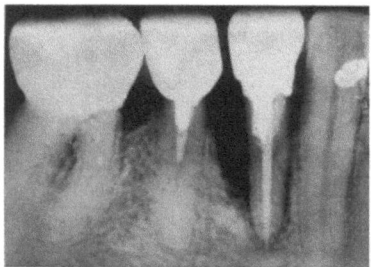 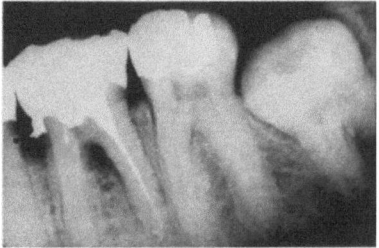

Abb. 85   Abb. 86

Abb. 85. Profunde vertikale Destruktion distal —4, verursacht durch traumatische Artikulation und „food impaction"; artifizielle Krone zu hoch; Kontaktpunkte nicht ausgebaut

Abb. 86. Marginale Destruktion an 6—, verursacht durch Überschuß an Füllungsmaterial

der marginalen Knochenkante (Limbus alveolaris) an den buccalen und lingualen Seiten der Zähne. Auf qualitativ guten Röntgenogrammen ist dies meistens möglich — trotz unvermeidlicher gegenseitiger Überdeckungen dieser Knochenkanten. Lokale buccale und/oder linguale Destruktionen treten oft marginal an den Zähnen auf, ohne daß sie sich nennenswert in die Septen ausbreiten. In exzentrisch aufgenommenen Röntgenogrammen können sie jedoch teilweise an der Approximalseite des entsprechenden Zahnes hervortreten (Abb. 84).

Marginale parodontale Knochendestruktionen treten als zwei Haupttypen auf: horizontale und vertikale. Es besteht jedoch oft eine fließende Grenze zwischen ihnen. Beide Typen kommen sehr oft als Mischform in einem Gebiß mit einer Parodontopathie vor. Wenn — zumindestens in einem jungen Gebiß — hauptsächlich ein horizontaler

Destruktionstyp vorherrscht, erhält man den Eindruck, daß die Erkrankung auch stark konstitutionell bedingt ist.

Marginale Destruktionen von ausgesprochen vertikalem Typ treten oft auf Grund von Artikulationstraumen auf. Bei Gebißanomalien mit Okklusions- und Artikulations-störungen — nicht balancierte Gebisse — sind sie sehr häufig. Wenn der Kontakt zwi-schen zwei benachbarten Seitenzähnen fehlt, kann „Speiseneinklemmung" („food impac-tion") zwischen diesen eine vertikale Destruktion verursachen (Abb. 85). Cervical über-stehende Füllungen und Kronen können gleichartige Destruktionen hervorrufen (Abb. 86).

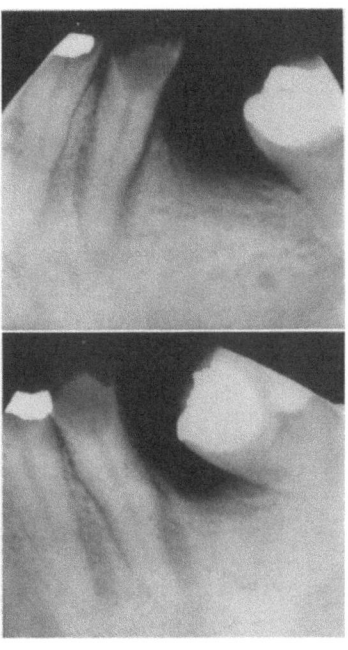

Leider erfüllen die ausgeführten dentalen Restau-rationen nicht immer die physiologischen Forderungen. Füllungen, Kronen und Brücken können hinsichtlich ihrer Formgestaltung in einzelnen Teilen ihrer Kon-struktion verhältnismäßig oft nicht lege artis herge-stellt sein. Die Folge ist eine fehlerhafte Balance des Gebisses, welches bei Individuen mit unzureichender Resistenz des Zahnbettes zu einer Parodontopathie in der einen oder anderen Form führen kann.

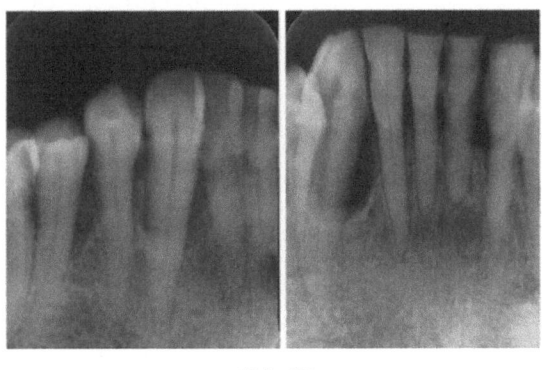

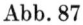

| Abb. 87 | Abb. 88 |

Abb. 87a u. b. Kavernenartige vertikale Destruktion an —3 und kraterförmige an —5

Abb. 88a u. b. Periapikale Ostitis 5— mit großer parodontaler Ausdehnung (täuscht eine vertikale marginale Destruktion vor); keine pathologischen Zahnfleischtaschen

Das erste röntgendiagnostische Symptom im marginalen Parodontium eines Zahnes bei Artikulationstraumen ist eine Erweiterung des Periodontalspaltes um den cervicalen Teil der Wurzel eines Zahnes. Okklusions- und Artikulationstraumen, die einen Zahn mit schiefer Kaufläche treffen, werden in erster Linie auf die Wurzelhaut des Zahnes übertragen, die anschwillt und den Spalt erweitert. In zweiter Linie wird das ent-sprechende Gebiet der alveolaren Knochencompacta betroffen. Diese wird destruiert, wenn ihre Resistenz unzureichend ist, den Einwirkungen zu widerstehen. Der Prozeß kann sich danach in die angrenzende Knochenspongiosa fortsetzen.

Vertikale, marginale Destruktionen im Alveolarknochen können oft in relativ kurzer Zeit in die Tiefe dringen. Sie können hinsichtlich der Form und Ausbreitung sehr vari-ierend sein. Bisweilen sind sie kraterförmig mit einer breiten Öffnung marginal, entweder an einer Seite des Zahnes (Abb. 85) oder rundherum um diesen. Die marginale Öffnung der Knochentasche kann aber auch eng sein und mündet irgendwo in der entsprechenden Zahnfleischtasche. In der Tiefe kann die Destruktion sich gleich einer Kaverne erweitern (Abb. 87). Hat der Prozeß den Boden der Alveole erreicht und breitet sich dort aus, ist er als Fundusabsceß bezeichnet worden (FRÖLICH 1956). Zuweilen kann eine relativ enge und tiefe Knochentasche, die von einer Zahnfleischtasche ausging, sich als eine Spirale um die Wurzel herum erstrecken. Vom Boden einer solchen kann sich zuweilen eine Fistel ausbilden, die an der vestibulären oder palatinalen Seite in der Nähe eines anderen Zahnes mündet.

Bei den meisten vertikalen Destruktionen mit einer engen marginalen Öffnung und einer profunden apikalen Ausbreitung liegen so gut wie immer differentialdiagnostische Schwierigkeiten gegenüber einem primär periapikalen Prozeß vor (Abb. 88). Die Röntgenuntersuchung muß in diesen Fällen fast ausnahmslos mit Vitalitätsproben der betreffenden Zähne und einer Sondierung in ihren Zahnfleischtaschen vervollständigt werden.

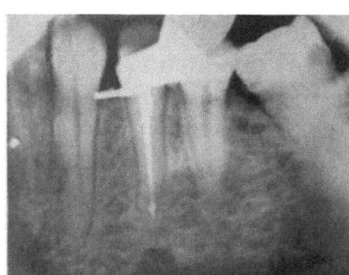

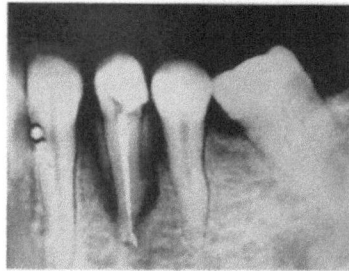

Bei der Behandlung der Parodontopathien wurden — zumindest in einer früheren Periode — auch starke Säuren als Ätzmittel angewandt. Auch Elektrokoagulation wird wohl noch heute gelegentlich durchgeführt. Derartige Behandlungsmethoden können Schäden des marginalen Alveolarknochens hervorrufen (Abb. 89). Auch eine Überdosierung der Diathermie bei Wurzelbehandlungen kann schwere thermische parodontale Schäden verursachen (Abb. 90).

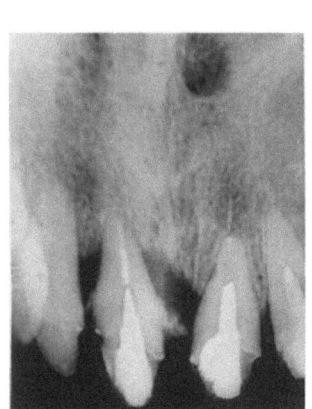

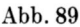

Abb. 89   Abb. 90

Abb. 89. Parodontale Knochendestruktion, verursacht durch Elektrokoagulation der Gingiva

Abb. 90. Parodontale Knochendestruktion, verursacht durch Überdosierung bei der Wurzelbehandlung mit Diathermie; *oberes Bild:* unmittelbar nach der Behandlung und Wurzelfüllung; *unteres Bild:* einen Monat später

Eine frühzeitige Diagnose parodontaler Knochendestruktionen ist von Wichtigkeit. Ein Alveolarknochen, der einmal destruiert ist, kann wahrscheinlich nicht wieder gebildet werden, wenn nicht spezielle chirurgische Eingriffe dazu beitragen. Nach einer gelungenen Behandlung werden die Destruktionen jedoch

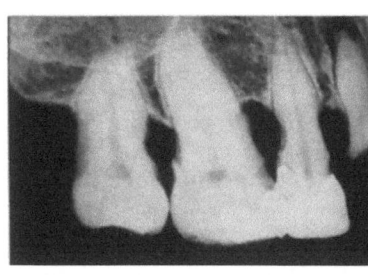

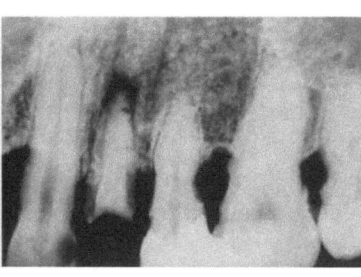

a   b

Abb. 91a u. b. Heilungsbild eines Falles mit marginaler Parodontopathie, neue Corticalis ist in dem reduzierten Limbus gebildet worden

nicht mehr fortschreiten. Der reduzierte Alveolarknochen bekommt seine normale Röntgendichte wieder. Eine neue Corticalislamelle kann auch gebildet werden (Abb. 91).

Hat ein Parodontium eine sehr gute Resistenz und wird es nur einer mäßigen Überbelastung ausgesetzt, kann dieses bisweilen zu einer parodontalen Knochensklerose an Stelle einer Destruktion führen (Abb. 92).

Vom differentialdiagnostischen Standpunkt kann hier weiterhin hervorgehoben werden, daß periphere Riesenzelltumoren (Epulis) zuweilen keil- oder trichterförmige Destruktionen verursachen können (Steinhardt 1957a). Ein in den Alveolarknochen einwachsendes Carcinom oder Sarkom kann in seltenen Fällen auch Anlaß zu marginalen Destruktionen geben, die im Röntgenbild eine gewisse Ähnlichkeit mit ostitischen Destruktionen haben können.

β) Periapikale und juxtaradikuläre Parodontopathien

Periapikale Prozesse — abgesehen von Geschwülsten — haben auch in der Regel einen infektiösen Ursprung. Das Initialstadium wird auch bei ihnen im allgemeinen eine Ostitisform sein. Im Gegensatz zu den marginalen setzen diese einen tiefgehenden Pulpenschaden des entsprechenden Zahnes voraus.

Der leider allzu oft vorkommende banale Typ einer periapikalen Ostitis ist in der Regel durch gewöhnliche Eiterbakterien verursacht. Spezifische Infektionen, beispielsweise Tuberkulose, Lues und Aktinomykose, können auch zuweilen vorkommen. Röntgendiagnostisch sind die letzteren von den unspezifischen im allgemeinen wohl kaum zu unterscheiden.

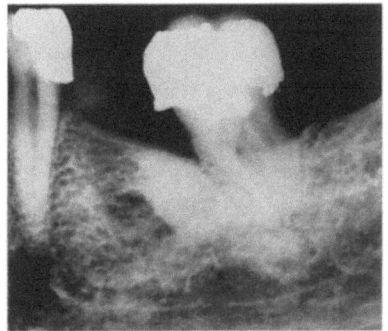

Abb. 92. Reaktive parodontale Sklerose mesial von 7—

Periapikale Ostitisformen sind so häufig, daß die Analyse ihrer Röntgenbilder nicht immer mit genügender Sorgfalt durchgeführt wird. Dieses sollte jedoch nicht eintreten. Bei einer genauen Analyse tritt eine Mehrzahl Varianten hervor, die Anlaß zu differentialdiagnostischen Problemen geben können (FRÖLICH 1954, v. RECKOW 1955, WERNER 1955).

Wenn die Infektion von dem Pulpacavum eines Zahnes fortgeleitet wird, wird zuerst die umgebende Wurzelhaut mit einbezogen. Sie schwillt an und zeichnet sich auf dem Röntgenbild als ein erweiterter Periodontalspalt ab. Die weitaus häufigste Lokalisation ist die periapikale. Bisweilen kommen auch aberrierende Wurzelkanäle vor, die irgendwo an der Seitenfläche der Zahnwurzel münden. Wird die Infektion durch diese fortgeleitet, so entstehen juxtaradikuläre Lokalisationen.

Zwei Haupttypen kommen bei der periapikalen Ostitis vor: Die gewöhnliche *osteolytische* und die weniger häufige *sklerotische*.

Eine periapikale Erweiterung der Wurzelhautspalte ist jedoch kein eindeutiges röntgendiagnostisches Symptom. Eine solche Erweiterung kann auch bei einer Überbelastung eines Zahnes, bei einer Subluxation durch ein Trauma und bei einer raschen Elongation eines Zahnes vorkommen. Eine Elongation kann durch den akuten Verlust eines Antagonisten hervorgerufen werden. Eine Beurteilung muß hier also mit Rücksicht auf die eventuellen übrigen klinischen Beobachtungen geschehen.

Das erste röntgendiagnostische Zeichen einer periapikalen osteolytischen Ostitis ist eine Destruktion der periapikalen Alveolarcompacta, der Lamina dura (Abb. 93). Seltener tritt eine Sklerose der Lamina dura auf (Abb. 94). Eine periapikale Knochensklerose kann zwar auch auf

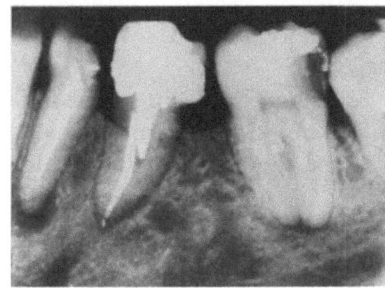
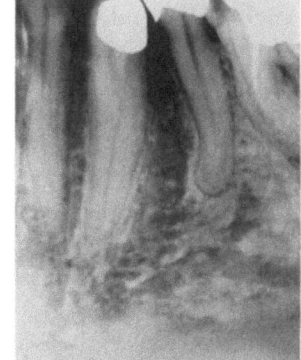

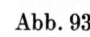
Abb. 93   Abb. 94

Abb. 93. Periapikale Ostitis an der distalen Wurzel 6— (Alveolarcompacta destruiert); schmale, hutförmige periapikale Destruktion 5—, Ostitis von etwas größerem Umfang am Apex 4—

Abb. 94. Periapikale Sklerose an 4—

Grund einer Überbelastung eines Zahnes auftreten. Sowohl bei einem infektiösen Angriff als auch bei anderen Einwirkungen wird beim Eintreten des Schadens eine Relation zwischen der Reizintensität und der Resistenz des Knochengewebes vorliegen, die entscheidet, ob sich der eine oder andere Typ entwickelt.

Nach der Alveolarcompacta wird das umgebende Spongiosagewebe in die Ostitis mit einbegriffen. Natürlich wird dabei auch das Knochenmark infiziert. Bei kleineren odontogenen Prozessen im Alveolarknochen ist es üblich, von einer Ostitis zu sprechen.

Im primären, akuten Stadium ist eine Ostitis im Röntgenogramm nicht sichtbar. Es dauert eine gewisse Zeit, bis eine Osteolyse oder Sklerose ein Entwicklungsstadium erreicht hat, das sich auf dem Röntgenbild abzeichnet. Prozesse, die im Röntgenogramm voll ausgebildet hervortreten, sind also subakute oder vielleicht chronische, auch wenn klinisch ein akutes Symptomenbild hervortritt. Oft liegt eine Aktivierung eines früheren indolenten Verlaufes vor.

αα) Osteolytische Formen

Die osteolytischen Formen der periapikalen Ostitis sind die weitaus häufigsten. Die Lage der Destruktion kann im Verhältnis zum Apex variieren. Gewöhnlich schließt sie jedoch exzentrisch das Gebiet ein, in das das Foramen apikale mündet (Abb. 95). Zuweilen

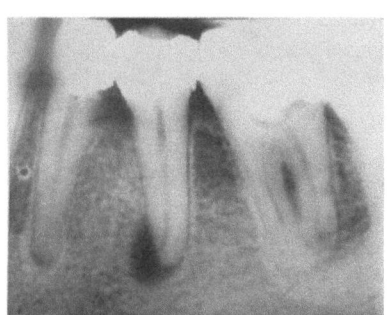

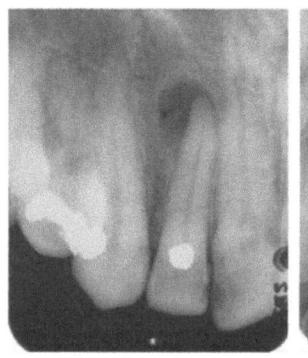
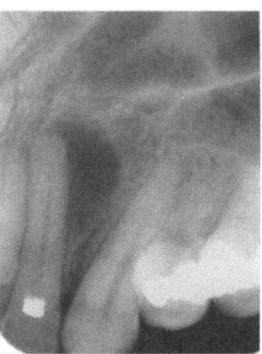

a   b

Abb. 95. Periapikale Ostitis an 5—, exzentrisch zum Foramen apikale gelegen; punktförmige am Apex 4— mit Sklerose im umgebenden Knochen

Abb. 96 a u. b. Periapikale Prozesse 2+ und +2 mit gleichartigem Röntgenbild; nach der Operation und Biopsie zeigte sich der bei 2+ als ein Granulom und der an +2 als eine Cyste. (Ein Fall unter vielen ähnlichen)

kann der Prozeß kapuzenförmig einen variierenden Teil der Wurzel umgeben. Betreffs der Form und Größe kommen viele Varianten vor, die wohl durch unbestimmbare, wechselwirkende Faktoren im biologischen Status des Knochengewebes, durch die aktuelle Abwehrbereitschaft und durch die Virulenz und Art der Infektionserreger bedingt sind.

In einem *periapikalen ostitischen Prozeß* entstehen im Laufe der Zeit sekundäre Veränderungen. Die Entwicklungsmöglichkeiten sind: ein Knochenabsceß, ein Wurzelgranulom oder eine Wurzelcyste.

Die osteolytischen Ostitisformen und ihre gewöhnlichen drei Entwicklungsstadien können voneinander röntgenographisch nicht unterschieden werden, wenn sie von kleinerem Umfang sind, außer daß eine stachelige ungleichmäßige Grenze eine Cyste ausschließt. Kleine Knochenabscesse und das Wurzelgranulom können die glatte Begrenzung und runde Form einer Cyste haben (Abb. 96). Eine Kontraströntgenuntersuchung ist jedoch in der Absicht ausgeführt worden, um kleinere periapikale Wurzelcysten von Wurzelgranulomen zu unterscheiden. Die Kontrastlösung ist dabei durch den erweiterten Wurzelkanal des entsprechenden Zahnes eingebracht worden (Forsberg und Hägglund 1959, 1960).

Periapikale osteolytische Prozesse zeigen im Röntgenogramm große Variationen hinsichtlich ihrer Strahlendurchlässigkeit und der Markierung ihrer Grenzen. Dies ist abhängig von ihrer Form, Lage und Ausdehnung im Alveolarknochen (Abb. 97). Bei großer Ausdehnung in bucco-lingualer Richtung erhält man eine starke Aufhellung. Am stärksten wird sie, wenn die äußere Compacta des Kiefers an beiden Seiten abgebaut ist (Abb. 98). Wenn der Abbau eine kleine Ausdehnung in bucco-lingualer Richtung erreicht, wird die Aufhellung schwach. Eine variierende Ausdehnung in mesio-distaler Richtung hat keine Einwirkung auf die Aufhellung. Der Grad der Aufhellung ist also direkt proportional zur Dimension des Prozesses in bucco-lingualer Richtung im Alveolarfortsatz und umgekehrt proportional zur Menge verbleibender Knochenmasse in derselben Richtung vor der Destruktion. Der Inhalt im Prozeß — Pus, Granulationsgewebe oder Cystenflüssigkeit — hat keine Einwirkung auf die Strahlendurchlässigkeit.

Die Grenzen der Läsion zeichnen sich scharf und deutlich ab, wenn die Strahlenrichtung einen längeren Abschnitt ihrer Wände tangiert. Die Form muß dann langschmal in bucco-lingualer Richtung sein. Wenn ein Prozeß mit gleichartiger Form seine Ausdehnung hauptsächlich in mesio-distaler Richtung hat, treten seine Grenzen im Röntgenogramm weniger deutlich hervor (Abb. 97). Zeitigere Wurzelspitzenresektionen können ebenfalls auf das Aussehen der Grenzen einer Läsion einwirken (Abb. 99).

Von den genannten periapikalen Prozessen sind es in der Hauptsache Wurzelcysten, die zu größerem Umfang anwachsen. Sie bekommen dann auch gewöhnlich ein von den genannten Prozessen abweichendes Bild, das später im Zusammenhang mit den odontogenen Geschwülsten beschrieben werden soll.

Bei chronischem Verlauf und besonders während inaktiver Perioden der Infektionserreger entsteht im Knochengewebe um die periapikale Ostitis eine reaktive Sklerose von variierendem Aussehen und Umfang (Abb. 100). Um die Cysten herum bekommen die Knochenwände unter diesen Verhältnissen ein compacta-ähnliches Aussehen (Abb. 96a).

Bei der Differentialdiagnostik der periapikalen Knochendestruktionen muß man immer daran denken, daß diese nicht nur auf Grund einer banalen Ostitis entstehen können. Von den spezifischen Infektionskrankheiten sollten wenigstens die Aktinomykose, die Tuberkulose

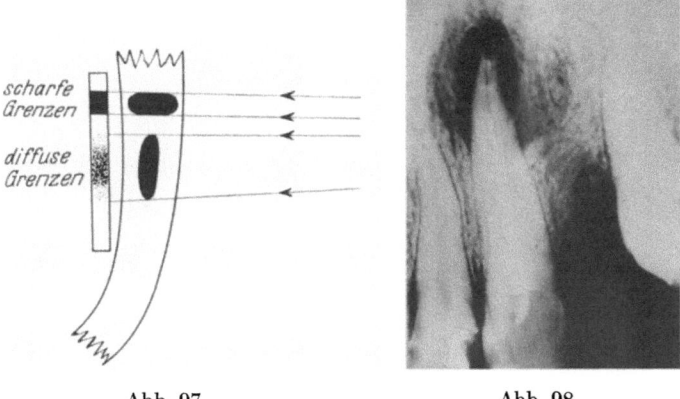

Abb. 97   Abb. 98

Abb. 97. Schematische Illustration, wie zwei periapikale Prozesse mit verschiedener Ausdehnung in einem Alveolarfortsatz sich auf dem Röntgenbild abzeichnen

Abb. 98. Haselnußgroße Wurzelcyste 3+, die in einem kleineren Abschnitt vor dem Apex des Zahnes ebenfalls die Außencompacta des Alveolarfortsatzes destruierte. Beachte die dort starke Aufhellung

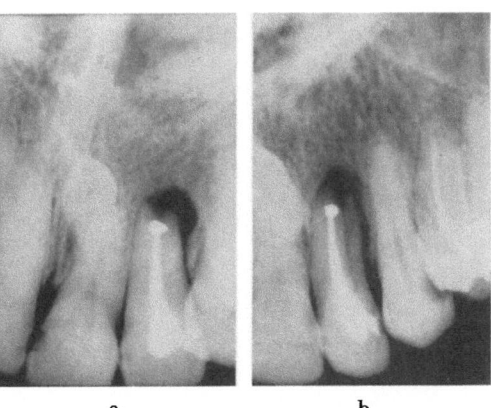

a   b

Abb. 99. Überzählige Wurzel 2+, welche in a (orthoradiale Projektion) nicht sichtbar ist aber in b (exzentrische Projektion) partiell an der Seite der normalen hervortritt. Beachte: Wurzelresektion ist an der normalen Wurzel ausgeführt; weiterhin ein Mesiodens. Die überzählige Wurzel wurde nie wurzelgefüllt

und die Lues Beachtung finden. Spezielle, charakteristische Veränderungen auf dem Röntgenbild werden diese jedoch nicht hervorrufen. In differentialdiagnostischer Hinsicht sind periapikal gelegene Tumoren ebenfalls wichtig. Zementoblastome (zementbildende Fibrome, Abb. 168), zentrale Fibrome (Abb. 165) und Dentinome haben z. B. hier ihre pathogenetisch bedingten Prädilektionsstellen und in ihren primären, vollkommen weichen Stadien können sie eine periapikale Ostitis vortäuschen. Von diesen tritt das Zementoblastom am häufigsten auf, während das Dentinom sehr selten vorkommt. Riesenzelltumoren haben zwar keine periapikale Prädilektionsstelle, aber ihr zentraler Typ tritt nicht selten periapikal auf. Dieser Typ kann hier sehr wohl eine periapikale Ostitis vortäuschen (Abb. 192).

In der Oberkieferfront — auf exzentrisch aufgenommenen intraoralen Röntgenogrammen — kann das *Foramen incisivum* auf den Apex eines mittleren Schneidezahnes
projiziert werden und bei flüchtiger Betrachtung als eine periapikale Läsion angesprochen
werden (Abb. 39). Hinsichtlich des *Foramen mentale* im Unterkiefer können ähnliche
Verhältnisse auftreten. Eingedenk dieser beiden Foramina soll hervorgehoben werden,

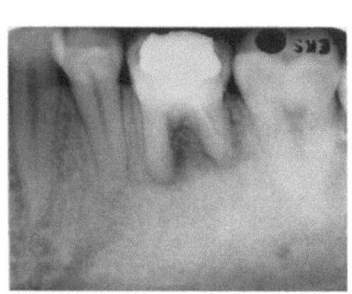

Abb. 100. Chronische periapikale
Ostitis mit umgebender starker und
umfangreicher reaktiver Sklerose

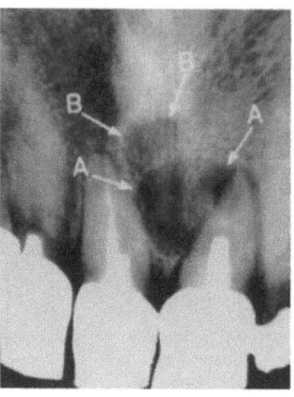

Abb. 101. Schneidezahnbild
(nach Morgan). *A* Periapikaler Prozeß. *B* Canalis
incisivus

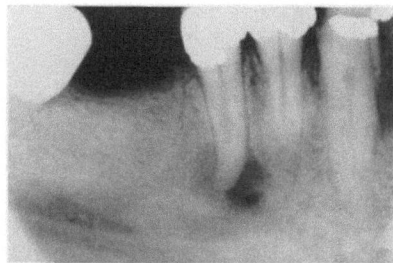

Abb. 102. Superposition des Foramen
mentale *und* einer periapikalen
Ostitis —5

daß ein in der Nähe gelegener periapikaler Prozeß *gleichzeitig* vorkommen kann. Das
Bild kann dadurch noch mehr kompliziert werden (Abb. 101 und 102).

Eine gewisse Form der vertikalen marginalen Parodontitis, der sog. *Fundusabsceß*
der einen großen Teil der Wurzel umgreifen kann, kann ebenfalls im Röntgenogramm
vollkommen einer kapuzenförmigen periapikalen Ostitis gleichen (Abb. 88).

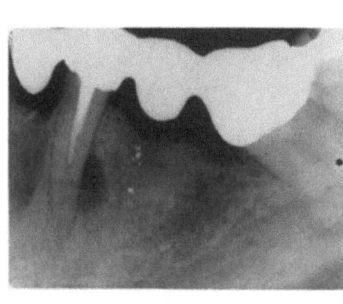

Abb. 103

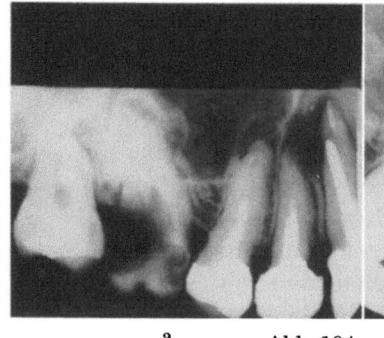

a

Abb. 104

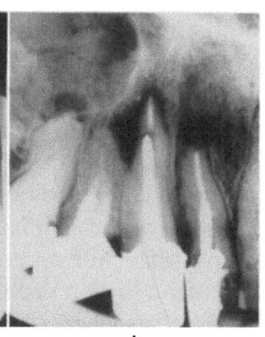

b

Abb. 103. Juxtaradikuläre Ostitis. (Beachte die unvollständige Wurzelfüllung)

Abb. 104 a u. b. a Prämolaren- und b Eckzahnbild aus einem Zahnstatus. Periapikale Ostitis +2, +3, +4 und
+5; *besonders die an +4 und +5 kann leicht zum Antrum perforieren* und eine dentogene Sinusitis verursachen.
Beachte auch die parallaktische Verschiebung auf den Bildern sowie die Wurzelperforation +3

Juxtaradikuläre Prozesse entzündlicher Art sind Parallelerscheinungen zu den periapikalen. Nur ihre Lokalisation an der Seite der Zahnwurzeln unterscheidet sie von den
zuletzt beschriebenen periapikalen Prozessen.

In den Zahnwurzeln können von der Pulpa ausgehende aberrierende Seitenkanäle
vorkommen, die irgendwo an den Seitenflächen der Wurzeln münden (Abb. 103). Durch
solche Kanäle kann die Infektion von einer infizierten Pulpa in den Periodontalraum wie
durch die Foramina apicalia weitergeleitet werden. Aberrierende Seitenkanäle sind
jedoch zufällig auftretende Anomalien, während die apikalen Foramina zum normal
vorkommenden Strukturbild gehören. Die Seitenkanäle sind außerdem im allgemeinen

von sehr kleinem Durchmesser. Wenn man an diese Verhältnisse denkt, ist es nicht erstaunlich, daß juxtaradikuläre Prozesse, die von Seitenkanälen ausgehen, bedeutend seltener sind als die ihnen entsprechenden periapikalen.

Juxtaradikuläre entzündliche Prozesse können leider auch durch unvorsichtig ausgeführte Wurzelbehandlungen auftreten, wenn man nämlich eine Perforation an der Seitenfläche der Wurzel bewirkt hat (Abb. 104). Auch im Anschluß an schrägverlaufende intraalveoläre Wurzelfrakturen können juxtaradikuläre Ostitiden entstehen (Abb. 81). Gleich der periapikalen Ostitisform kann sich auch die juxtaradikuläre sekundär zu einem Knochenabsceß, einem Granulom und/oder einer Cyste entwickeln.

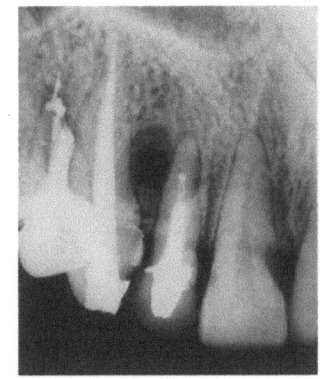

Vom differentialdiagnostischen Standpunkt aus muß beachtet werden, daß eine marginal-vertikale Knochendestruktion eines gewissen Typs, eine parodontale Kaverne (Abb. 87) auf dem Röntgenbild einem juxtaradikulären Prozeß gleichen kann. Wenn ein juxtaradikulärer Prozeß im Interalveolarseptum des Oberkiefers zwischen dem Eckzahn und dem seitlichen Schneidezahn lokalisiert ist, so muß auch eventuell an die Möglichkeit einer globulomaxillaren Spaltcyste gedacht werden (Abb. 105) (STEINHARDT und STRASSBURG 1957).

Abb. 105. Juxtaradikulärer Prozeß im Interalveolarseptum zwischen +2 und +3, der eine globulo-maxilläre Cyste vortäuschen kann

ββ) Sklerosierende Formen

Sklerosierende Formen der periapikalen entzündlichen Prozesse sind seltener als osteolytische. Mitunter werden sie als produktive bezeichnet, was aber zumindest vom röntgenographischen Standpunkt weniger geeignet ist. Es gibt ja auch andere produktive Prozesse und auf dem Röntgenbild ist gerade die Sklerose charakteristisch. Die Sklerose ist ein deutlicher Ausdruck dafür, daß die aufbauenden Vorgänge überwiegen. Vermutlich haben bei einer solchen Entwicklung die Infektionserreger eine geringere Virulenz. Mit

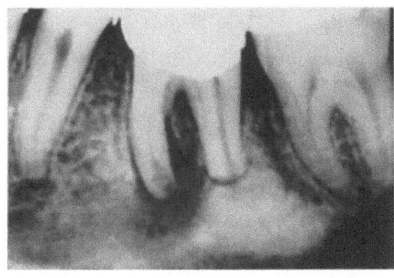

Abb. 106.
Periapikale osteolytische Ostitis an der mesialen und sklerosierenden an der distalen Wurzel 6—

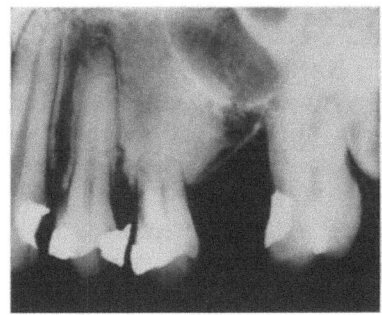

Abb. 107.
Resorption an der Wurzel 5+ mit nachfolgender sklerotischer Knochenbildung im Pars alveolaris

aller Wahrscheinlichkeit kann eine periapikale oder juxtaradikuläre Sklerose auch durch Toxine hervorgerufen werden, die durch die Kanäle infizierter Zahnwurzeln ausgeschwemmt werden. Ein solcher Fall soll in Abb. 106 dargestellt werden. Im Anschluß an den Apex der distalen Wurzel eines Molaren liegt eine ausgesprochene Sklerose vor. Die Pulpa in der apikalen Hälfte dieser Wurzel war bei klinischer Untersuchung vital. Darum kann man annehmen, daß nur Toxine von der partiellen Pulpitis den Apex erreicht haben und davon periapikal ausdiffundiert sind. Um den apikalen Teil der mesialen Wurzel desselben Zahnes liegt dagegen eine markante Osteolyse vor. Hier war die ganze Pulpa gangränös. An den beiden Wurzeln dieses Zahnes muß die Resistenz des Knochengewebes jedoch gleichartig sein. Vermutlich hat eine reichliche periapikale Invasion von Infektionserregern die periapikale Osteolyse der mesialen Wurzel bewirkt.

In einem vitalen Knochengewebe geht bekanntlich ein ständiger Umbauprozeß vor sich: Ein Zusammenspiel zwischen Resorption und Apposition. Unter pathologischen Vorkommnissen kann dieses Zusammenspiel gestört werden. Die Resorption kann in gewissen Strukturelementen ganz überwiegen, die Apposition in anderen. Eine Zahnwurzel kann z. B. in variierendem Umfang sukzessiv resorbiert werden, während das Gebiet der Resorption gleichzeitig von neugebildetem sklerosiertem Knochengewebe ausgefüllt wird (Abb. 107). Der Zahn war in diesem Fall avital, was jedoch nicht immer der Fall sein muß. Wenn ein solcher Zahn herausfällt oder entfernt wird, verbleibt das sklerosierte Gebiet im Alveolarknochen. Solche Gebiete von wechselnder Größe, Form und Dichte werden ab und zu in zahnlosen Kieferpartien angetroffen. Der überwiegende Teil dieser Veränderungen sind wohl residuale, odontogene Prozesse, die meistens ausgeheilt sind. Bisweilen können es jedoch exquisit-chronisch verlaufende Ostitiden sein. In diesen kann auf Grund gewisser Umstände wieder eine Osteolyse auftreten, auch Sequester können gebildet werden. Wenn die Sklerose auf dem Röntgenbild nicht homogen erscheint, sondern kleine Aufhellungs-Lücken und -Poren einschließt, kann dieses ein Zeichen für eine nicht abgeschlossene Heilung sein. Solche Fälle sollten unter geeigneter Kontrolle bleiben.

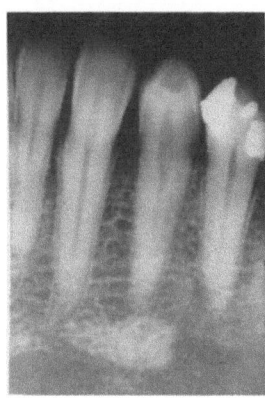 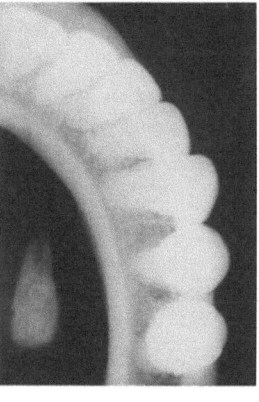

a   b

Abb. 108a u. b. Speichelstein im Ductus glandulae submandibularis a im periapikalen Röntgenogramm, b im axialen Röntgenogramm

Bei der Differentialdiagnostik der periapikalen sklerotischen Prozesse muß man an solche Geschwulstformen wie reife Zementoblastome denken. Auch die harten Odontome vom „homogenen" Typ sollen hier genannt werden, obgleich diese gewöhnlich keine strikte periapikale Lokalisation haben. Reife Zementoblastome (Abb. 171) sind zwar von einer fibrösen Kapsel umgeben, die sich auf dem Röntgenbild in der Form eines schmalen, circumferenten, aufgehellten Spaltes kundtut. Compactainseln in der Spongiosa, in die Spongiosa hineinragende Endostosen (Abb. 185) sowie Exostosen, die im *periapikalen* Röntgenogramm als Sklerosen hervortreten können, haben gleich den sklerotischen Ostitiden keinen solchen sie umgebenden Spalt. Auch Speichelsteine in den Ausführungsgängen der Glandulae submandibulares können im *periapikalen* Röntgenogramm über die Praemolarenregionen des Unterkiefers sich als skleroseähnliche Verdichtungen (Abb. 108a) abzeichnen. En- und Exostosen sowie Speichelsteine können in okklusalen, ganz axial projizierten Röntgenogrammen, leicht als solche diagnostiziert werden.

d) Erkrankungen der Kiefer. Entzündliche Veränderungen

Als Träger des Zahnorganes sind die Kiefer bedeutend reichlicheren und stärker variablen Erkrankungsangriffen ausgesetzt als die übrigen Teile des Skelets. Außer den eigentlichen Knochenerkrankungen kommt die vielseitige Gruppe der dentogenen Prozesse hinzu (Thoma und Goldman 1960). Der Hauptteil der letzten, insonderheit die oben beschriebenen Parodontopathien sind zwar während ihrer primären Stadien an die Alveolarfortsätze gebunden. Aber die Alveolarfortästze sind ein Teil der Kiefer, Partes alveolares, darum kann man — theoretisch gesehen — dort lokalisierte Erkrankungen auch als Kiefererkrankungen bezeichnen. Die Partes alveolares gehen ohne bestimmte anatomische Grenzen in die Kieferkörper über und die dentogenen Prozesse beteiligen dieselben in wechselnder Ausdehnung.

Von den eigentlichen Kiefererkrankungen sind einige Formen der Anomalien und Mißbildungen hier bereits beschrieben worden. Andere Gruppen der Kiefererkrankungen wie die Osteomyelitis nicht dentalen Ursprungs, Kieferfrakturen und Kiefertumoren werden weiter unten geschildert. Zuerst soll jedoch hier im Anschluß an den Abschnitt über die Parodontopathien ihre Beeinflussung auf die Kiefer kurz gestreift werden. Die in die Kiefer ausgebreiteten infektiösen Wurzelcysten sollen jedoch weiter unten im Verein mit den odontogenen Tumoren dargestellt werden.

α) Komplikationen der dentogenen Infektionen

Gewisse Formen der Komplikationen von entzündlichen Prozessen im Alveolarfortsatz können ein gleichartiges Auftreten in beiden Kiefern haben. Hierher gehören z. B. die Fisteln, die sich jedoch nicht immer den kürzesten Weg zur Peripherie des Knochens bahnen. Die von dentogenen entzündlichen Prozessen ausgehenden Fisteln brechen gewöhnlich an der Seite der Kiefer durch, die dem Vestibulum oder Cavum oris zugewandt ist. Doch kommen auch Durchbrüche durch die Wangen und unters Kinn vor.

Oberkiefer. Der Oberkiefer hat eine Sonderstellung, was die Komplikationen der dentalen Infektionsherde anbetrifft, weil er unter anderem die Kieferhöhlen einschließt. Ein Durchbruch von periapikalen Ostitiden und Knochenabscessen, Wurzelgranulomen und Wurzelcysten kann unter gewissen Umständen leicht in eine Kieferhöhle geschehen (Abb. 104), wonach eine dentogene Sinusitis auftritt (Abb. 109). Besonders bei tiefgehendem Alveolarrecessus von den Kieferhöhlen kann es schwer oder unmöglich sein, die eigentliche Durchbruchsöffnung röntgenologisch nachzuweisen, wenn die Strahlenrichtung bei der Aufnahme diese Öffnung nicht auf eine geeignete Weise treffen kann (Ferenczy 1942). In den Fällen, in denen die Apices

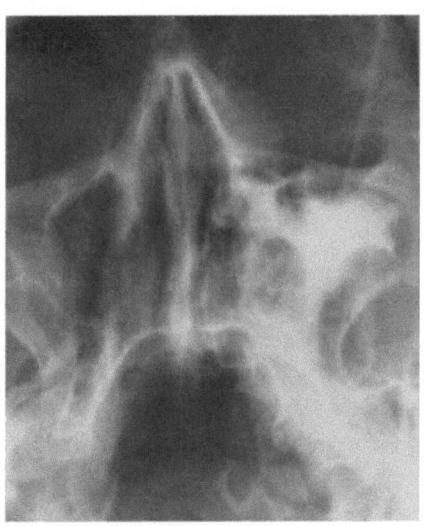

Abb. 109. Kontrastgefülltes Antrum bei einem Fall mit einer chronischen Antrumfistel. (Beachte die sehr verdickte und unregelmäßige Antrumschleimhaut)

der Zähne keine Knochenbekleidung zur Kieferhöhle haben, kann die Diagnose hinsichtlich des Durchbruches natürlich nur klinisch gestellt werden.

Eine Perforation der Kieferhöhle tritt zuweilen bei der Extraktion von Zähnen oder beim Heraushebeln von Zahnwurzeln ein. Solche Verbindungen zwischen der Mund- und Kieferhöhle nach entfernten Zähnen bleiben nicht selten in Form von Antrumfisteln bestehen. Ihre orale Öffnung in der Gingiva der Oberkiefercrista kann sehr eng sein und bei einer Inspektion nur schwach markiert hervortreten. Besonders wenn die Alveolarrecessus tief sind und ihre caudalen Knochenwände gegen den Margo alveolaris dünn sind, kann es auf dem Röntgenbild schwer sein, sie zu lokalisieren. Eine exakte Lokalisation kann jedoch gewöhnlich leicht durch eine Fistulographie erhalten werden, die in solchen Fällen am besten mit Hilfe einer in den Fistelgang eingeführten Knopfsonde von geeignetem Durchmesser und geeigneter Länge ausgeführt wird. Eine frühzeitige Diagnose der Antrumfisteln ist wichtig, da sonst chronische Sinusitisformen entstehen können (Abb. 109).

Unterkiefer. Der Unterkiefer bietet durch seine minder komplizierte Bauart weniger Anlässe zu speziellen Komplikationen von dentalen Infektionen als der Oberkiefer. Wenigstens eine soll jedoch genannt werden. Der Weisheitszahndurchbruch im Unterkiefer kann erschwert sein. Der Zahnfollikel kann dabei infiziert werden. Eine Pericoronitis (Dentitio difficilis) entsteht und diese kann zu schweren entzündlichen Symptomen Anlaß geben. Auf dem Röntgenbild sieht man dann oft halbmondförmige

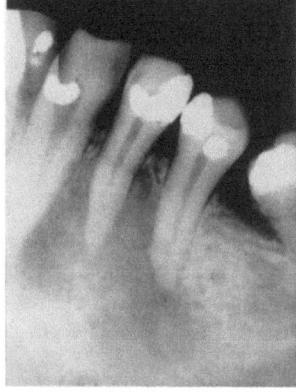

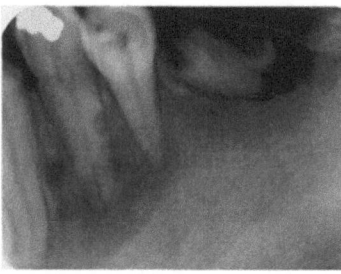

Abb. 110   Abb. 111

Abb. 110. Akute lokale Ostitis Regio 5— bis 3—

Abb. 111. Akute lokale Ostitis mit multipler Osteolyse der Corticalis sowie Sequesterbildung

β) Osteomyelitis, Ostitis

In der Literatur herrscht ein Dualismus betreffs der Nomenklatur der entzündlichen Zustände im Knochengewebe. Größere Prozesse hat man als Osteomyelitis bezeichnet, während kleinere Ostitis genannt wurden. Dies ist eine terminologische Inkonsequenz, die berichtigt werden sollte. Ein Versuch in dieser Richtung ist von WEINMANN und SICHER (1955) unternommen worden. Diese traten dafür ein, daß Knochen und Knochenmark zusammen den Begriff Knochengewebe konstituieren. Sie haben in Konsequenz hiermit vorgeschlagen, daß alle Entzündungszustände im Knochengewebe mit Ostitis zu bezeichnen seien. Der Vorschlag ist logisch und mahnt zur Nachahmung.

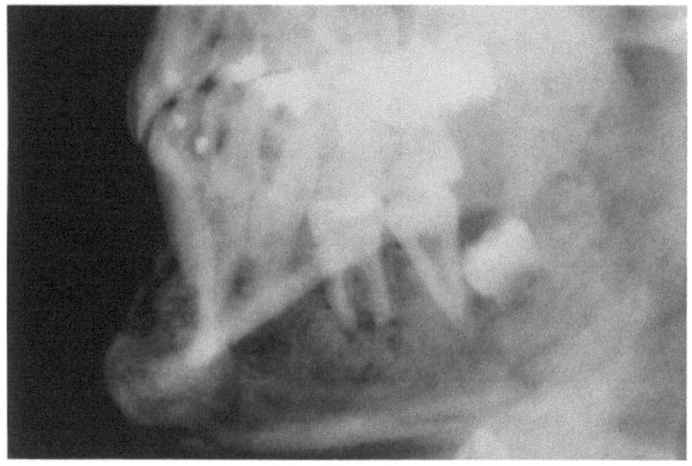

Abb. 112. Akute hämatogene Ostitis im Unterkiefer mit beginnender Sequesterbildung

Auch die sehr wechselnde Klassifizierung, die die Osteomyelitiden und Ostitiden in der Literatur bekommen haben, haben WEINMANN und SICHER aufgezeigt. Sie sehen es als unlogisch an, daß im Klassifizierungsschema auch ein Teil unterschiedlicher Reaktionen im Knochengewebe während des Verlaufs der Ostitis aufgenommen sind. Solche Reaktionen sind oft temporär und sind nur Phasen in einem dynamischen Geschehen. Folglich sollten sie nicht als statische und als verschiedene Typen eines zusammenhängenden biologischen Prozesses schematisiert werden. Beides, osteoklastische Resorption und osteoblastische Apposition, ist vorhanden. Die Differenz zwischen diesen beiden ist nur quali- und/oder quantitativ. Die Ostitiden sollten darum eine einfache primäre Klassifizierung haben, nämlich in *akute* und *chronische*. Die akuten werden nach den oben genannten Verfassern in lokale und hämatogene, die chronischen in sekundäre und primäre eingeteilt. Nach dieser Einteilung zu beurteilen muß die

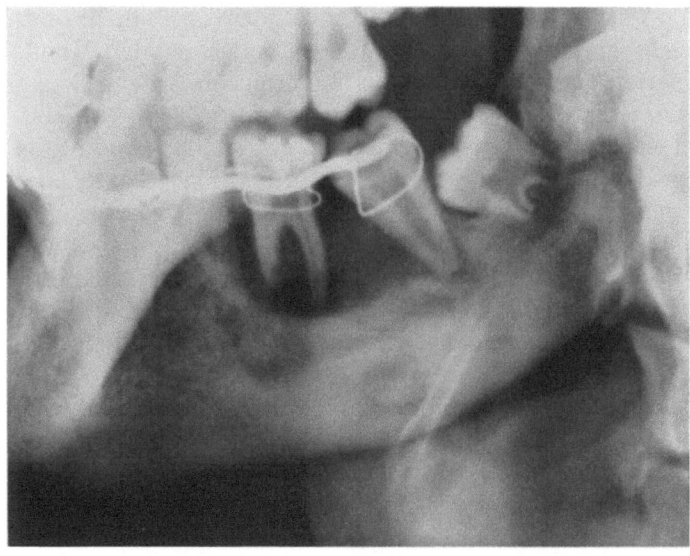

Abb. 113. Derselbe Fall wie in Abb. 112, aber 1½ Jahre später, im chronischen Stadium mit polyostotischen Herden

Bezeichnung hämatogen dann nur die klassischen, akuten Osteomyelitiden einschließen. Dies darf jedoch nicht ausschließen, daß verschiedene andere Ostitisformen auch hämatogenen Ursprung haben. Besonders betreffs der ausgebreiteten, chronischen Formen kann dies der Fall sein.

Vom röntgendiagnostischen Standpunkt kann diese einfache Einteilung mit Befriedigung begrüßt werden. Ein reelles Betrachten der biologischen Abläufe, die dieser Einteilung zugrunde liegen, gibt ein besseres Verständnis für die vielseitigen röntgenographischen Variationen der Ostitis.

Die meisten Ostitiden im Kieferknochen haben wohl dentalen Ursprung. Als zahntragendes Organ nehmen die Kiefer hinsichtlich der Infektionsmöglichkeiten gegenüber den übrigen Skeletteilen eine Sonderstellung ein. Infektiöse Foci in der Mundhöhle, im Rachen und an anderen Stellen des Körpers können zwar auch auf dem Wege über Blut- und Lymphbahnen Kieferostitiden verursachen, so ebenfalls ein Teil der Infektionskrankheiten. Auch Traumen und Kieferfrakturen können direkte Voraussetzungen für die Ostitis schaffen.

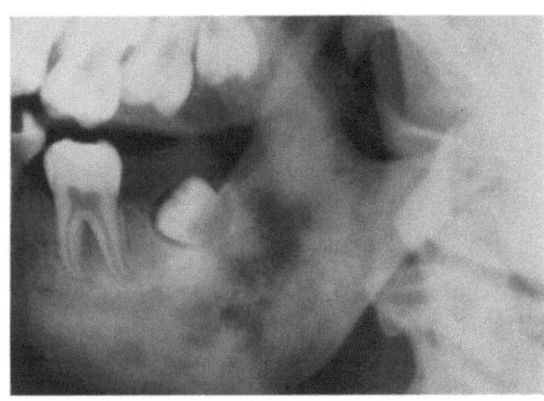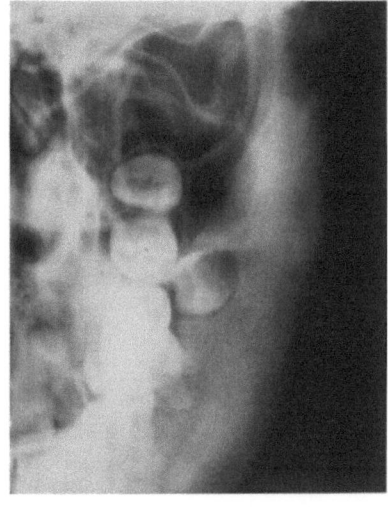

a   b

Abb. 114a u. b. Chronische Ostitis im Unterkiefer. a Von der Seite, b postero-anteriores Bild

Ostitiden sind meistens monostotisch, können aber auch polyostotische Lokalisation ɩaben. Die peripheren Grenzen der Ostitiden können auf dem Röntgenbild schwer oder garnicht exakt zu bestimmen sein. Bei verschiedenen Untersuchungen können die Grenzen einer Ostitis ebenfalls variieren. Einer Ostitis muß man darum immer mit intermittierenden röntgenographischen Kontrollen folgen. Die Intervalle sollten individuell der Art des Falles angepaßt werden. Verschiedene chronische — sowohl osteolytische als auch sklerosierende — Ostitiden können jedoch scharf begrenzt sein. Reaktionen vom naheliegenden Periost kommen vor. Doch können diese röntgenographisch nicht so oft im Kiefer wahrgenommen werden wie z. B. in den langen Röhrenknochen der Extremitäten. Bei gewöhnlichen Fällen wird die Infektion durch pyogene Mikroben herbeigeführt. Spezifische Infektionen wie Aktinomykose, Tuberkulose und die Lues kommen wohl vor, sind aber selten.

Die akute Ostitis. Sie ist im primären Stadium auf dem Röntgenbild nicht sichtbar. Die regelmäßig folgende Osteolyse erreicht erst nach einer oder einigen Wochen ein röntgenographisch feststellbares Stadium. Die Zeit kann in Relation zur Virulenz der Infektionserreger, ihrer Menge und Art sowie zur vorliegenden aktuellen Resistenz des betreffenden Patienten variieren.

Die lokale akute Ostitis ist im Kieferknochen häufig (Abb. 110). Sie entsteht in Form von Komplikationen der parodontalen Infektionen. Bisweilen kann sie einen anderen Ursprung haben, der in den einzelnen Fällen nicht immer analysiert werden kann. Auch Traumen durch schlechtsitzende Prothesen können Anlaß zur Ostitis sein. Der Umfang der lokalen akuten Ostitis kann wechseln, aber sie ist natürlich immer begrenzt, darum

wird sie bisweilen als circumscripte Ostitis bezeichnet. Auf dem Röntgenbild wird sie
gewöhnlich durch eine unregelmäßige Osteolyse gekennzeichnet. Die Corticalis der
Kiefer kann auch engagiert und durchbrochen werden — auch multipel (Abb. 111).
Sequester können gebildet werden.

Die akute hämatogene Ostitis vom Typ der klassischen akuten hämatogenen Osteomyelitis umfaßt in der Regel größere Kiefergebiete. Sie kommt meist bei Kindern und
jüngeren Individuen vor (PHLÜGER 1937, KÖHLER 1950). Die Diagnose wird sehr oft
klinisch gestellt, bevor röntgenographisch wahrnehmbare Knochenveränderungen aufgetreten sind. Die Röntgenbilder, die früher die nachfolgenden Entwicklungsstadien der
akuten hämatogenen Ostitis charakterisierten, sind während der letzten Jahre nur noch
selten zu sehen (Abb. 112). Die oft weitgehenden Knochendestruktionen mit eingestreuten
reichlichen Sequestern sind in der Antibioticaära glück-
licherweise fast verschwunden. Eine diffuse Osteolyse
von wechselndem Ausmaß ist jedoch häufig.

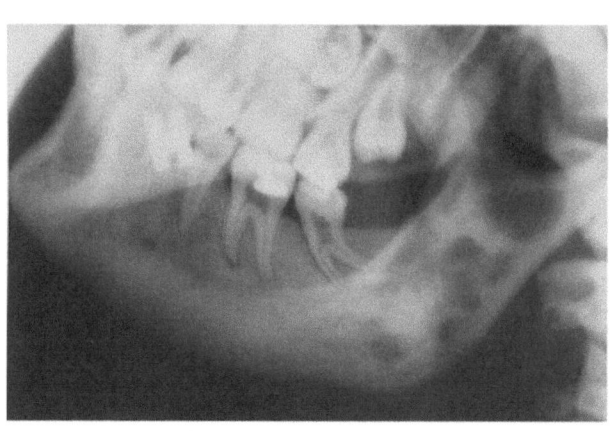
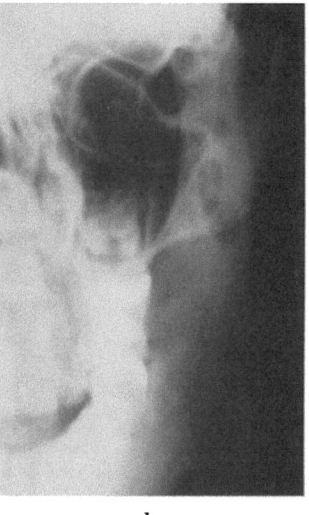

a   b

Abb. 115a u. b. Derselbe Fall wie in Abb. 114, ungefähr 6 Jahre später. a Von der Seite, b postero-anteriores Bild

Die chronische Ostitis. Sie bietet im Kieferknochen sowohl röntgenographisch als
auch klinisch wesentlich mehr Variationen. Viele verlaufen mit Schwellungen und
suppurierenden Fisteln während sehr variierender Zeitperioden (Abb. 113) (KADER und
CHRISTMAS 1951). Andere lassen teilweise oder ganz solche Symptome vermissen —
Osteomyelitis occulta (WASSMUND 1935). Chronische Ostitisformen können einen lang-
anhaltenden Verlauf über Jahre und Jahrzehnte haben. Während dieser Zeit kann sowohl
ihr klinischer als auch röntgenographischer Status variieren (Abb. 114 und 115). Ausgebreitete Formen kommen vor allem im Unterkiefer vor.

Die chronische Ostitis löst in der Regel eine vermehrte osteoblastische Aktivität aus,
die röntgenographisch als Sklerose erscheint (SHAFER 1957). Die Aktivität kann jedoch
innerhalb verschiedener Abschnitte der affizierten Gebiete wechseln. Die chronische
Ostitis wird auf dem Röntgenbild darum durch Knochensklerosen von wechselnder
Dichte, Form und Struktur — meistens wechselnd mit osteolytischen Veränderungen —
charakterisiert. Wo destruiertes Knochengewebe durch Granulationsgewebe ersetzt ist,
kommt eine Sklerose natürlich nur in der betreffenden Umgebung vor. Dasselbe Verhältnis tritt ein, wenn Knochenabscesse gebildet werden. Auch solche circumscripten
Ostitiden von BRODIEs Typ können in vereinzelten Fällen im Unterkiefer auftreten.

Sekundäre chronische Ostitiden sind die Weiterentwicklung der akuten (Abb. 113).
Zuweilen ist das Vorkommen eines oder mehrerer Sequester der Anlaß für ihren chronischen Verlauf. Beide Formen, die circumscripte und die mehr ausgebreitete akute,
können in die chronische übergehen. Wenn sie ein chronisches Stadium erreicht haben,
pflegen sie selten ihre Ausbreitung zu erweitern.

Primäre chronische Ostitiden sind solche, die schleichend ohne akuten Anfang beginnen. Sie kommen meistenteils im jugendlichen Alter vor. Sie können lokal, circumscript (Abb. 116) oder von größerer Ausdehnung sein. Sie kommen meist im Unterkiefer vor, wo die Ausbreitung sehr ausgedehnt sein kann. Auch im zahnlosen Unterkieferknochen treten solche Ostitiden auf.

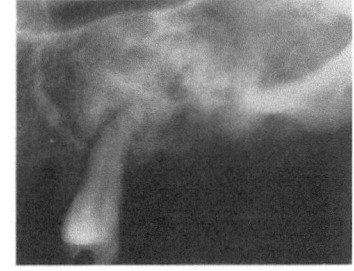

Die exzessive reaktive osteoblastische Apposition kann bisweilen zu umfassenden Anschwellungen des ganzen affizierten Kiefergebietes führen (SHAFER 1957). Resorptive Veränderungen treten bei diesen Fällen weniger hervor. Eine pathologische, sklerotisch-porotische Knochenstruktur kann vorherrschen (Abb. 117). Hierher gehören die nicht-eiternden Formen, die z. B. von GARRÉ (1893) und später von mehreren anderen Verfassern (AXHAUSEN 1934; WASSMUND 1935; PELL, SCHAFER, GREGORY, PING und SPEAR 1955; THOMA 1956a) beschrieben wurden. AXHAUSEN bezeichnete diese Formen als „Pseudo-Paget" und Osteomyelitis sicca.

Abb. 116. Circumscripte, chronische Ostitis Regio 5+

In anderen Fällen werden multiple, kleinere, osteolytische Gebiete in einem Knochengewebe angetroffen, das im übrigen mehr oder weniger sklerosiert sein kann. Der Umfang dieser osteolytischen Gebiete kann sehr variieren. Sie können von der Größe einer Linse oder noch kleiner sein. Auf den Röntgenbildern können sie dann leicht der Aufmerksamkeit entgehen, wenn bei der Analyse des Röntgenbildes keine Lupe angewandt wird. Nicht selten sieht man eine kleine sequesterähnliche Bildung im Zentrum der Osteolyse (Abb. 118). Eine Volumenvergrößerung der Mandibula tritt bei diesen Fällen gewöhnlich nicht auf. In der Basis der Mandibula kann manchmal eine monostotische Ostitis angetroffen werden, die in der Hauptsache in der Corticalis lokalisiert ist.

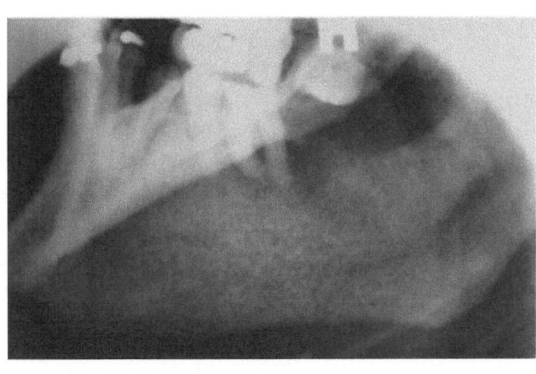
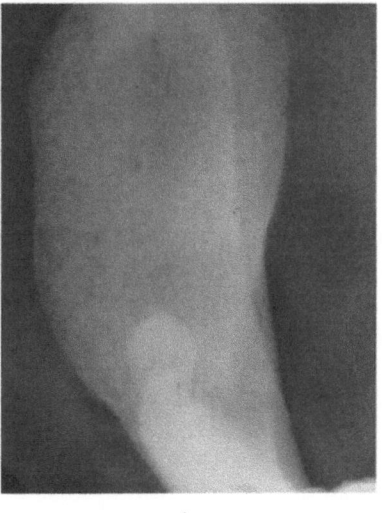

a   b

Abb. 117a u. b. Primäre chronische Ostitis im Unterkiefer. a Von der Seite, b axiales Okklusalbild

Spezifische Ostitiden. Aktinomykotische, tuberkulöse und luetische Ostitiden können im Kieferknochen auf die gleiche Weise wie unspezifische entstehen. Die Frequenz der spezifischen ist jedoch bedeutend geringer als die der unspezifischen. Die entsprechenden Infektionserreger können auf dem Blut- und Lymphwege, über die Wurzelkanäle cariöser Zähne, über die Alveolen nach extrahierten Zähnen oder durch Eintrittspforten infolge Traumen in die Kiefer geleitet werden. In dem zuerst genannten Fall geschieht eine Streuung in den Kieferknochen von nahegelegenen — oder weiter entfernten — primären Foci, in den danach genannten Fällen tritt eine Streuung in der Regel von einem infizierten Munde ein. Diese Ostitiden können einen akuten oder chronischen Verlauf haben.

Die spezifischen Ostitiden können röntgenologisch selten von den unspezifischen differenziert werden. Die Varianten der verschiedenen Arten können auf dem Röntgenbild einander gleichen. Darum muß eine Diagnose immer durch die Untersuchung von Eiter (Pus) oder/und Gewebeteilen sowie durch serologische Proben bestätigt werden.

Die aktinomykotische Ostitis im Kiefer gehört zu einer größeren Erkrankungsgruppe, die gewöhnlich als *cervico-faciale Aktinomykose* bezeichnet wird. Von aktinomykotischen Affektionen ist diese Gruppe beim Menschen die häufigste. Sie tritt bedeutend öfter bei Männern als bei Frauen auf (Hertz 1957). Verschiedenartige klinische Varianten, typische und atypische, kommen vor. Sie können durch verschiedene Typen der Aktinomyceten bedingt sein. Die Aktinomykose ist wohl außerdem immer mit einer pyogenen Infektion kombiniert (Axhausen 1935).

Die zentrale Aktinomykose (Thoma und Goldman 1960) ist wohl ein Synonym zur aktinomykotischen Ostitis. Knochendestruktionen können bei dieser lange vor irgendwelchen klinischen Symptomen auftreten. Weichteile, die den Kieferknochen umgeben, brauchen bei der Untersuchung zufällig nicht beteiligt zu sein. Wenn der Prozeß fortschreitet, können später sowohl extra- als auch intraorale Absceß- und Fistelbildungen entstehen. Diese Fisteln sind oft von weichen, blauroten Granulationen umgeben.

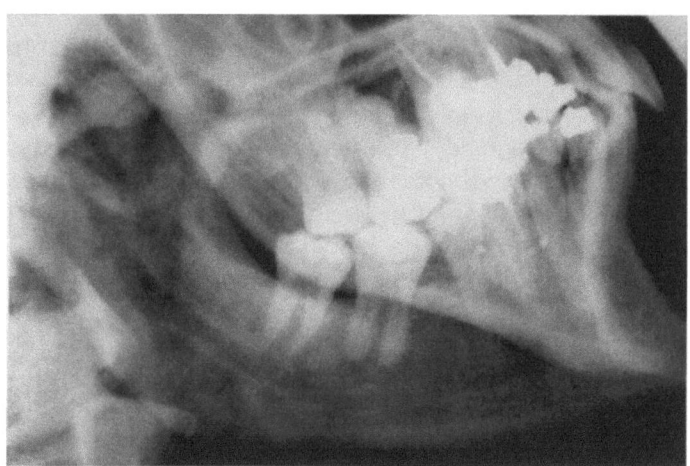

Abb. 118. Primäre chronische Ostitis (multiple kleine Herde)

Eine kleinere, lokale aktinomykotische Ostitis kann auf dem Röntgenbild vollkommen einer gewöhnlichen unspezifischen Ostitis oder einem Wurzelgranulom gleichen. Eine Probeentnahme vom Wurzelkanal eines in den Prozeß einbezogenen Zahnes kann jedoch vielleicht eine zuverlässige Differentialdiagnose ergeben. Größere, mehr ausgedehnte aktinomykotische Knochendestruktionen können gewöhnlich auch nicht mit Sicherheit röntgenographisch von unspezifischen Ostitiden differenziert werden. Kommen Fisteln mit Eiterentleerung vor, sollte jedoch eine Probe über die Art des Prozesses Aufschluß geben können. Reichliche Sequesterbildung kann vorkommen, besonders bei ausgedehnten aktinomykotischen Ostitiden. Besonders bei fortgeschrittenen Fällen der sog. neoplastischen Typen können periostale Neubildungen eine starke Auftreibung des ergriffenen Kiefergebietes hervorrufen. Solche Fälle gehören aber heute zu den Seltenheiten. Die zentrale Aktinomykose ist in den allermeisten Fällen im Unterkiefer lokalisiert.

Tuberkulöse Ostitiden können ebenfalls eine lokale, periapikale Begrenzung haben, wenn die Infektion durch den Wurzelkanal eines cariösen Zahnes erfolgte. Solche Ostitiden werden hauptsächlich bei Personen mit offener Lungentuberkulose angetroffen. Bei diesen Patienten können natürlich andere pathologische Eintrittspforten im Munde Anlaß zu anderen Lokalisationen geben. Vor allem mehr generell oder diffus ausgebreitete tuberkulöse Ostitiden können durch hämatogene oder lymphogene Streuung von spezifischen Foci entstehen. Wenn Destruktionen aufgetreten sind, können diese natürlich röntgenographisch registriert werden, aber sie können selten auf dem Röntgenbild von anderen Ostitiden differenziert werden.

Luetische Ostitiden können auf die gleiche Art wie die tuberkulösen und aktinomykotischen im Kieferknochen entstehen. Bei der Lues kommt indessen auch die kongenitale Form vor. Am Kiefer tritt sie im allgemeinen erst während des infantilen bis zum adoleszenten Alter ein. Kongenitale luetische Kieferaffektionen sind jedoch vom röntgenographischen Blickpunkt aus im Prinzip ähnlich der aquirierten Lues. Beide Formen geben leider im allgemeinen keine für eine spezifische Entzündung charakteristischen Röntgenbilder. Für die kongenitale Lues typische Stigmata, z. B. in Form von Hutchinsonschen Zähnen, können indessen bisweilen schon zeitig röntgenographisch im Kieferknochen nachgewiesen werden. Das Vorkommen solcher Zähne ist jedoch kein Beweis, daß die gleichzeitig vorhandenen destruktiven Prozesse luetischer Natur sind.

Luetische Entzündungsprozesse im Kiefer können als lokale oder ausgebreitete Ostitiden oder Osteoperiostitiden auftreten. In diesen können auch Gummata vorkommen. Besonders bei ausgebreiteten und fortgeschrittenen Läsionen kann das angegriffene Kiefergebiet aufgetrieben sein. Sequestrierung und Eiterung kommen ebenfalls vor.

Gummata verursachen immer eine Osteolyse. Die übrige luetische Ostitis kann dagegen in variierendem Umfang Osteosklerose zeigen. Besonders bei periostalen Affektionen können markante Sklerosierungen auftreten. Bei der luetischen Osteoperiostitis können allerdings die periostalen Neubildungen die Form von dicht zusammen-

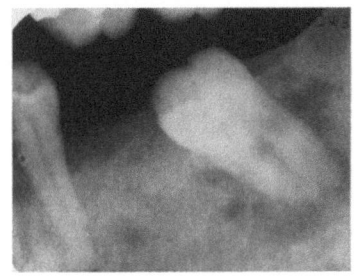

Abb. 119. Osteopathia deformans Paget, periapikales Bild

gedrängten kleinen spiculaförmigen Osteophyten annehmen, die vielleicht in gewisser Weise an die Spiculabildungen in einem beginnenden osteoblastischen Sarkom erinnern. Bei dieser Luesform kann man erwarten, daß auch andere Skeletteile affiziert sind. Besonders bei trotz vermuteter adäquater Therapie atypisch verlaufenden Ostitiden muß daran gedacht werden, daß diese spezifischer Natur sein können.

Bei der *röntgenologischen Differentialdiagnostik der Ostitis* soll bei lokalen osteolytischen Formen zuerst an die verschiedenen Arten maligner Geschwülste gedacht werden. Das Carcinom, verschiedene Sarkomformen und infiltrierende Speicheldrüsengeschwülste können zuweilen ostitisähnliche Röntgenbilder erzeugen. Das gleiche Verhältnis zeigt sich bei verschiedenen Formen der Reticuloendotheliosen. Gewisse Varianten zentraler Riesenzelltumoren können der lokalen chronischen Ostitis gleichen (s. Abb. 116).

Eine Osteopathia deformans Paget kann mitunter röntgenologisch schwer von einer ausgebreiteten sklerotischen

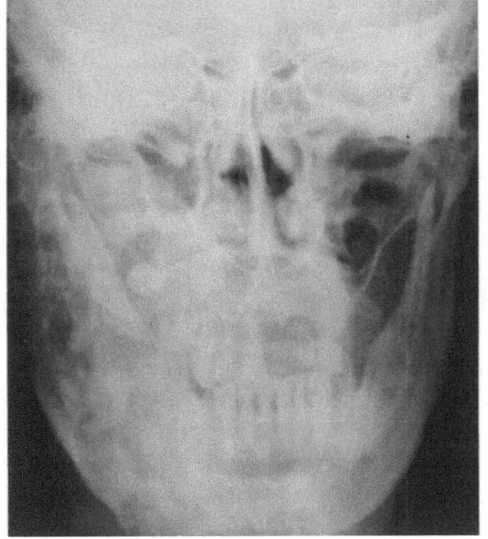
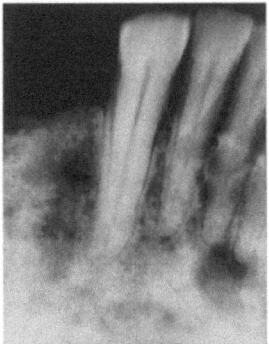

a   b

Abb. 120a u. b. Osteodysplasia fibrosa im Unterkiefer. a Postero-anteriores, b periapikales Bild

chronischen Ostitis zu differenzieren sein (Abb. 119) (STAFNE und AUSTIN 1938; CLARK und HOLTE 1952; STEINHARDT 1957b). Die Osteodysplasia fibrosa kann auf dem Röntgenbild eine chronische Ostitis vortäuschen (BERGER und JAFFE 1953; THOMA 1956b; ZIMMERMAN, DAHLIN und STAFNE 1958; DECHAUME, GRELLET, PAYEN und BONNEAU 1959). Dies gilt besonders für fortgeschrittene Fälle mit großer Ausdehnung (Abb. 120). Diese können schwierige differentialdiagnostische Probleme gegenüber einer ausgebreiteten, chronischen hyperplastischen Ostitis mit ausgeprägter Volumenvergrößerung bieten (PLOTZ und CHAKALES 1954; KARPAWICH 1958; SPILKA und CALLAHAN 1958).

Osteosen nennen Weinmann und Sicher (1955) aseptische Knochennekrosen oder Nekrobiosen. Diese dürfen in differentialdiagnostischem Zusammenhang nicht vergessen werden. Sie können auf Grund von physikalischen, chemischen oder vasculären Reizen entstehen. Solche Reize mechanischer oder traumatischer Art sind im Kiefer nicht ungewöhnlich. Größere Dosen von tiefgehenden jonisierenden Strahlungen können eine Osteoradionekrose verursacht haben, die auf dem Röntgenbild eine chronische Ostitis vortäuschen kann. Da nekrobiotisches Knochengewebe leicht infiziert wird, können auch Kombinationen der Osteose und der Ostitis auftreten. Chemisch bedingte Osteosen im Gefolge von Berufsschäden nach Vergiftungen z. B. mit Phosphor, Fluor und Arsen sind nunmehr glücklicherweise sehr selten. Arsen als Devitalisierungsmittel für die Pulpae dentes ist nun wohl im allgemeinen durch weniger giftige Mittel ersetzt worden. Das Paraformaldehyd ist dagegen in der Zahnheilkunde ein sehr oft angewandtes Devitalisierungsmittel. Es wurde als ziemlich ungefährlich angesehen, kann aber leider doch unter gewissen Umständen langdauernde und schmerzhafte lokale Osteosen verursachen (Abb. 121). Röntgenographisch werden diese von einer Ostitis nicht differenziert werden können (Alexander 1952). Klinisch zeichnen sie sich durch einen erschwerten Heilungsprozeß aus.

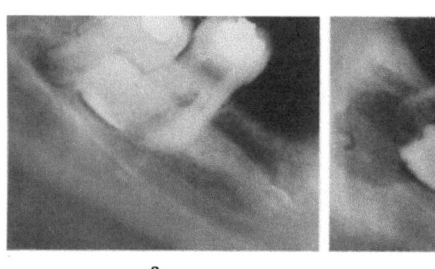 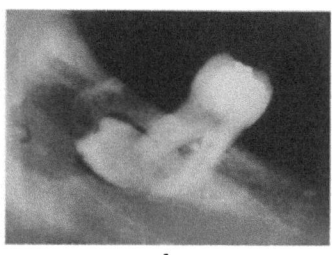

a	b

Abb. 121a u. b. Paraformosteose periapikal —8. a im Initial- stadium, b 3 Monate später. (—8 wurde entfernt. Beachte: retinierter heterotoper Prämolar)

Schließlich können lokale vasculäre Osteosen genannt werden, die durch Gefäßverletzungen, Thrombosen oder angioneurotische Phänomene verursacht sind. Auch solche können ostitisähnliche Röntgenbilder ergeben.

e) Kieferfrakturen

Kieferfrakturen kommen oft vor. Sie werden in der Regel durch direkte Traumen gegen die Kiefer bei Unglücksfällen innerhalb der verschiedenen Berufsgebiete — nicht zuletzt im Straßenverkehr — verursacht. Ein direktes Trauma, z. B. gegen einen Unterkiefer, kann auch unter gewissen Umständen entfernt von der unmittelbaren Einwirkungsstelle Frakturen — indirekte Frakturen — bewirken. Auch bei handgreiflichen Auseinandersetzungen und Überfällen treten oft Kieferfrakturen auf. Kugel- und Granatsplittereinwirkung rufen ebenfalls Frakturen hervor. In der Form von Kriegsschäden sind sie sehr häufig, doch soll eine spezielle Beschreibung dieser Verletzungen in der vorliegenden Arbeit nicht vorgenommen werden. Gewisse chirurgische Eingriffe, wie beispielsweise komplizierte Zahnentfernungen, können zuweilen Frakturen bewirken. Gewöhnlich schließen diese jedoch nur sehr begrenzte Teile des Alveolarfortsatzes ein. Umfassendere Frakturen mit einem Kontinuitätsabbruch in den Kieferkörpern werden nur in sehr vereinzelten Fällen auf diese Weise hervorgerufen. Bei pathologischen, knochenabbauenden Prozessen können sog. Spontanfrakturen auftreten.

Vom röntgendiagnostischen Standpunkt können die Kieferfrakturen gleich anderen Skeletfrakturen primär in komplette und inkomplette eingeteilt werden, wobei die zuletztgenannten nicht so häufig sind und meistens bei Kindern auftreten. Die kompletten Frakturen können entweder einfache oder komplizierte sein. Die Fragmente können beweglich oder ineinander verkeilt sein. Dislokationen von verschiedenen Formen sind häufig.

Die Frakturen im Alveolarfortsatz der Kiefer — begrenzt nur auf diesen — haben im Ober- und Unterkiefer ein ungefähr gleichartiges Auftreten. Sie werden gewöhnlich durch ein Trauma gegen einen oder mehrere Zähne verursacht, die dadurch disloziert und oft ganz oder partiell aus ihren Alveolen luxiert werden. Oft schließt eine Fraktur dieser Art in der Hauptsache einen regionären Teil der buccalen oder palatinal/lingualen Knochenplatte im Alveolarfortsatz ein (Abb. 122). Hier kann es schwer sein, die Fraktur-linien zufriedenstellend röntgenographisch wiederzugeben. Verschiedene Projektions-richtungen müssen hier oft angewandt werden. Bei der frontalen Region des Alveolar-fortsatzes müssen intraorale Röntgenogramme durch extraorale Seitenbilder komplettiert wer-den, die in tangentialer Strahlenrichtung gegen das aktuelle Gebiet hergestellt werden. Da es sich hier um subtile Strukturen handelt, muß immer eine optimale Bildqualität angestrebt werden. Dieses bedingt regelmäßig eine absorptionsausglei-chende Anordnung (Aluminiumkeil oder ähnliches) bei tangentialer Exposition der Frontregion.

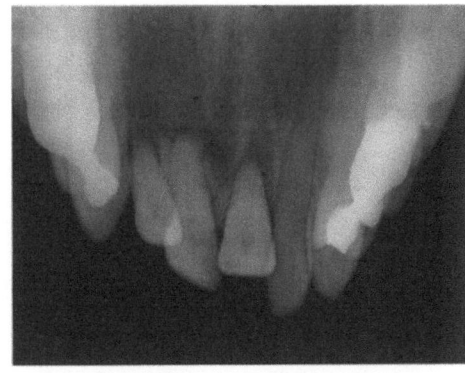

Abb. 122. Fraktur des Alveolarfortsatzes in der Oberkieferfront, mit Dislokation

Frakturen im Alveolarfortsatz, verursacht durch größere Traumen, sind oft Teilerschei-nungen von umfassenderen Kieferfrakturen und kommen auch in Kombination mit Frakturen anderer Kieferregionen vor.

α) Oberkiefer

Der Oberkiefer bietet auf Grund seiner komplizierten Bauart oft große Schwierig-keiten bei der röntgenographischen Wiedergabe von eventuellen Frakturen. Im Rönt-genogramm des Oberkiefers kommen so viele Überlagerungen von verschiedenen Kon-turen und Struktureinzelheiten vor, daß eventuelle Frakturlinien oft sehr schwer zu-friedenstellend analysiert werden können. Suturen oder schmale Luft- oder Weichteil-partien können bisweilen Frakturen vortäuschen. Auch in den Suturen können die Frakturen lokalisiert sein. Bei der Analyse von Röntgenogrammen in bezug auf Ober-kieferfrakturen ist darum immer große Vorsicht am Platz. Sichere Frakturzeichen sind jedoch natürlich offene (diastatische) Frakturspalten, ein Konturab-bruch in den Knochenwänden und Dislokationen ver-schiedener Art, wenn sie im Röntgenogramm sicher wiedergegeben sind (Abb. 123).

Oberkieferfrakturen sind sehr oft Teile eines Fraktur-komplexes, der größere Abschnitte des Mittelgesichts umfaßt. Besonders die nunmehr allzu reichlichen schweren Straßenverkehrsschäden geben Beispiele hierzu. Die Gesichtsfrakturen, die außerhalb des begrenzten Gebietes der Kiefer auftreten, fallen je-doch nicht in den Rahmen dieser Ausführungen. Hinsichtlich des Oberkiefers werden darum hier nur Frakturen beschrieben, die den Alveolarfortsatz und die Gaumenplatte einschließen.

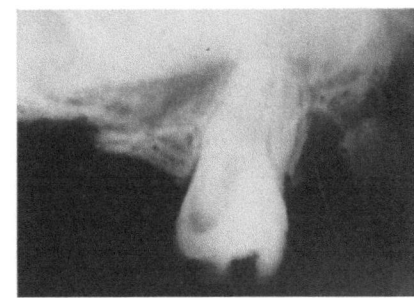

Abb. 123. Fraktur des Alveolarfortsatzes um einen Oberkiefermolaren, verursacht durch einen Extraktionsversuch (das Fragment macht einen Teil des Sinusbodens aus)

Bei Traumen gegen den Alveolarfortsatz des Oberkiefers können Teile desselben losgesprengt werden. Die Frakturen verlaufen hier in den basalen Teilen des Fortsatzes. Solche Schäden sind am häufigsten in den Seitenpartien. Hier kann ein ganzer Abschnitt unterhalb der Kieferhöhle in einem Block frakturiert werden (Abb. 124). Oft wird das Fragment so disloziert, daß die Zähne nicht mehr mit ihren Antagonisten im Unterkiefer okkludieren. Die Dislokation kann in caudaler, kranialer, medialer oder lateraler Rich-tung, abhängig von der Richtung des Traumas, vorkommen. Wenn die Dislokation kranial liegt, kann das Fragment teilweise in die Kieferhöhle dringen. Bei caudaler Lage soll eine Diastase zwischen den Frakturflächen auftreten. Auch bilateral kommen solche

Frakturen vor. Diese Schäden treffen gewöhnlich auch das untere Gebiet der Knochenwände der Kieferhöhle, deshalb können Blutungen in die Kieferhöhle eindringen.

Das abgesprengte Stück eines Alveolarfortsatzes schließt manchmal auch einen Teil
des harten Gaumens in sich ein und es handelt sich dann um eine palato-alveoläre Fraktur.
Vertikale Palatumfrakturen werden röntgenographisch am besten in okklusalen Übersichtsbildern wiedergegeben (Abb. 125). Ein besonderer Typ solcher Frakturen verläuft
in der Mittellinie des Palatums und kann zumindest in einer gewissen Ausdehnung der
Sutura mediana folgen. Das große, palato-alveoläre Segment kann auf gleiche Weise
wie die kleineren alveolären disloziert werden. Komplikationen in Form von Schäden
der angrenzenden Knochenwände des
Sinus maxillaris und des Cavum nasi
kommen hierbei natürlich immer vor.

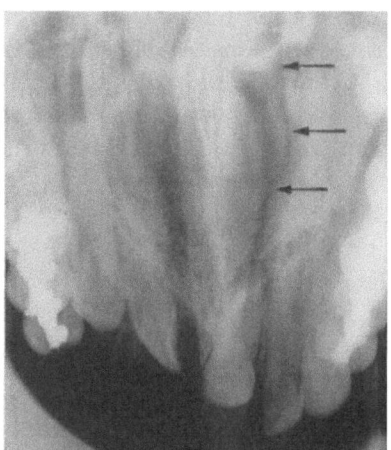

Abb. 124. Unilaterale Fraktur durch die Basis des   Abb. 125. Palato-alveoläre Fraktur, das Bild zeigt
Oberkieferalveolarfortsatzes   die vertikale Palatumfraktur

Starke Traumen, die den Oberkiefer gewöhnlich von vorne in der Region der Spina
nasalis anterior treffen, können den ganzen harten Gaumen mit dem zahntragenden
Alveolarfortsatz absprengen. Ein solcher Schaden wird als bilaterale Querfraktur der
Maxilla oder Guerin-Fraktur bezeichnet. Der abgesprengte Teil des Oberkiefers wird
gewöhnlich nach dorsal verschoben. Es kann aber auch eine Dislokation in den gleichen
Richtungen, wie es für die alveolären und palato-alveolären Frakturen ausgeführt wurde,
auftreten. Das Palatum durum mit der Pars alveolaris kann partiell in die Nasen- oder
Kieferhöhlen eindringen und dort teilweise eingekeilt werden. In anderen Fällen kann
es vollkommen freigelegt werden und in den umgebenden Weichteilen beweglich liegen.
Mit solchen bilateralen Querfrakturen der Maxilla sind immer Schäden des unteren
Gebietes der Knochenwände von Nasen- und Kieferhöhlen verbunden. Blutungen in
diese Höhlen sind darum häufig.

Die palato-maxillären Frakturen sind bei umfassenderem Trauma nicht selten mit
zygo- und nasomaxillären sowie paranasalen Sinusfrakturen kombiniert.

β) Unterkiefer

Unterkieferfrakturen sind oft multipel. Ein Schlag gegen den Unterkiefer kann eine
direkte Fraktur an der Stelle der Einwirkung und indirekte in anderen Regionen verursachen. Wenn ein Trauma z. B. das Kinn trifft, kann eine Fraktur nicht nur in der
Regio symphysis mentalis, sondern auch in einem oder beiden Processus condylares
auftreten. Zuweilen werden nur die zuletztgenannten — uni- oder bilateral — frakturiert.
Ein Schlag auf die eine Seite der Mandibula kann teils eine Fraktur am Orte des Traumas

und teils an der entgegengesetzten Seite des Corpus mandibulae bewirken; der Processus condylaris der zuletztgenannten Seite kann dabei ebenfalls frakturiert werden und manchmal auch nur dieser. Frakturen können praktisch an allen Teilen der Mandibula auftreten, wenn auch Korpus- und Collumfrakturen die häufigsten sind.

Korpusfrakturen können quer oder schräg durch den Kieferkörper verlaufen. Die Frakturebene kann auch in variierender Winkelstellung zur Längsrichtung des Kieferkörpers liegen. Bilden sie einen rechten Winkel mit dem Korpus, werden die Frakturen gewöhnlich auf dem Röntgenbild scharf wiedergegeben, auch wenn keine Dislokation vorhanden ist. Liegt die Frakturebene ohne vorhandene Dislokation dagegen sehr schräg in bucco-lingualer Richtung, wird sie schlecht oder gar nicht auf dem Röntgenbild erscheinen. Es ist notwendig, um in solchen Fällen die Diagnose sicher zu stellen, vari-

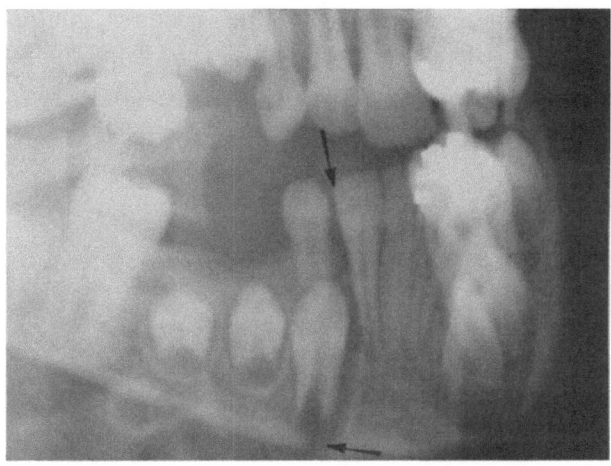

Abb. 126.
Querfraktur im Unterkiefer durch die Regio —03 und —3

ierende Einstellungen der Röntgenstrahlen vorzunehmen. Wenigstens eine der Röntgenstrahlenrichtungen wird dann mit der Frakturebene zusammenfallen.

Korpusfrakturen gehen oft durch die Alveole eines Zahnes. Ist dieser infiziert, liegt in der Regel die Indikation für die Entfernung des Zahnes vor. Im jugendlichen Kiefer mit bleibenden und Milchzähnen verläuft die Fraktur gerne durch die Alveole eines Milchzahnes und setzt sich durch den Follikel des darunterliegenden bleibenden Zahnes fort (Abb. 126). In einem zahnbesetzten Unterkiefer kommen die Korpusfrakturen oft in den Eckzahn- und Weisheitszahnregionen vor (Abb. 127). In den

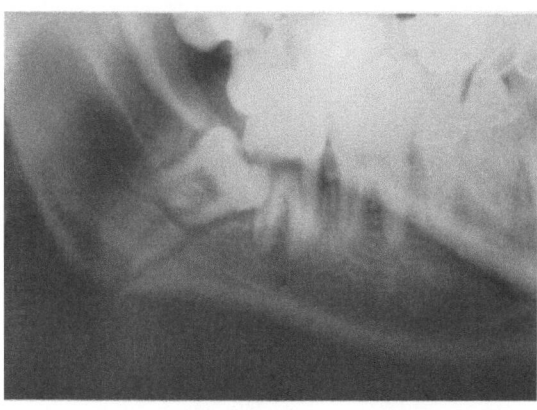

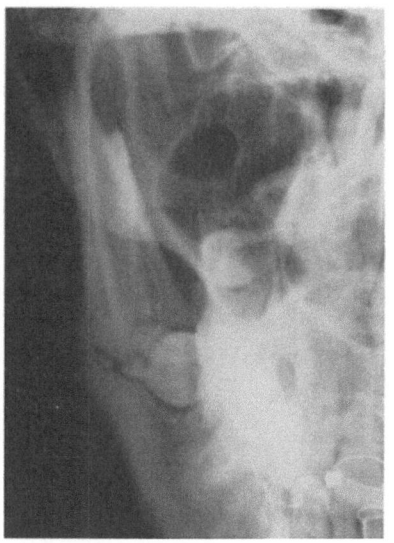

a   b

Abb. 127a u. b. Schiefe Fraktur im Unterkiefer in der Regio —8. a Von der Seite, b postero-anteriores Bild

letzten können auch in vereinzelten Fällen bei schwierigen Zahnentfernungen Frakturen auftreten (Abb. 128). Korpusfrakturen in einem zahnlosen Kiefer haben allem Anschein nach keine besonderen Prädilektionsstellen (Abb. 129).

Dislokationen der Fragmente sind bei Korpusfrakturen ziemlich häufig. Außer von der aktuellen Kraft und Richtung des Traumas werden die Dislokationen in hohem Grade von dem Kontraktionszustand der Muskel oder Muskelgruppen, die an dem entsprechenden

Mandibulafragment inserieren, bestimmt. Dislokationen sind darum oft typisch. Bei z. B. schrägen Frakturebenen in der Regio Symphysis mentalis können die beiden Mandibulahälften durch die Kontraktion der Mm. pterygoidei laterales, M. geniohyoideus und M. digasticus medial verschoben werden. Die Frakturenden gleiten darum

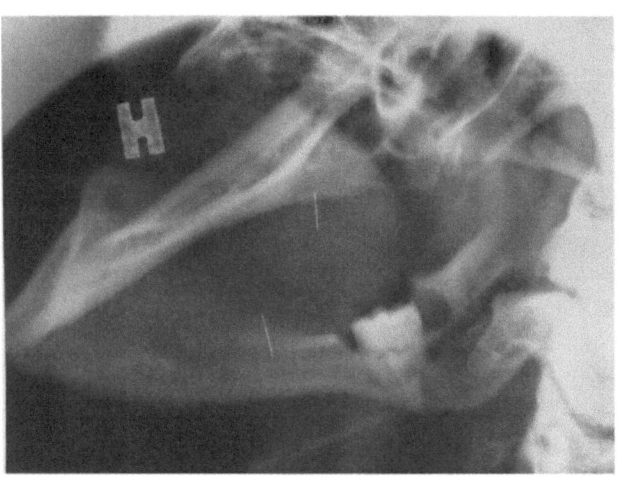 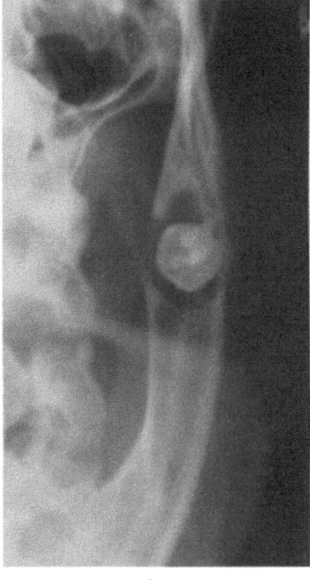

a   b

Abb. 128a u. b. Fraktur im Unterkiefer in der Regio 8—, verursacht durch einen Extraktionsversuch. a Von der Seite, b postero-anteriores Bild

übereinander. Bei einer Splitterfraktur („comminuted fracture") im Kinnbereich kann ein losgesprengtes Fragment in der Mitte nach caudal-dorsal von den genannten Muskeln gezogen werden (Abb. 130). Größere ventrale Fragmente, die bei bilateralen Korpusfrakturen auftreten, werden auf dieselbe Weise von Depressoren des Unterkiefers, den suprahyoidalen Muskeln, verschoben. Dorsale Korpusfragmente in fester Verbin-

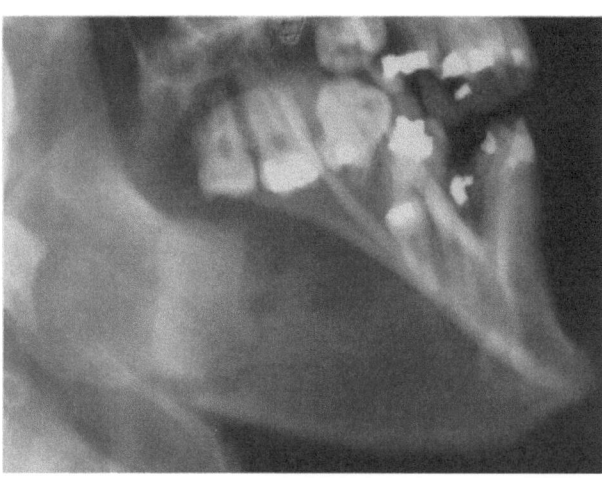 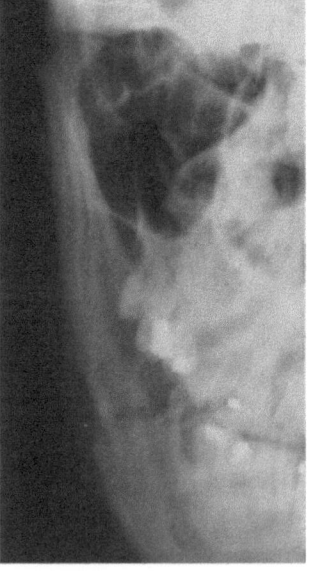

a   b

Abb. 129a u. b. Fraktur durch das zahnlose Corpus mandibulae mit Dislokation. a Von der Seite, b postero-anteriores Bild

dung mit dem Ramus mandibulae (Abb. 129) werden dagegen kranial-ventral durch die Kontraktion der Elevatoren des Unterkiefers (M. masseter, M. pterygoideus medialis und M. temporalis) disloziert. Gleichzeitig geschieht eine Medialverschiebung durch den M.

pterygoideus lateralis. Diese Verschiebungen von dorsalen Fragmenten gehen leichter vonstatten, wenn die Korpusfraktur von kranial schräg nach caudal-*dorsal* als von kranial nach caudal-*ventral* verläuft.

Collum mandibulae-Frakturen können uni- und bilateral auftreten. Sie können die Basis des Gelenkfortsatzes treffen (tiefe Collumfrakturen) (Abb. 131) oder ihren Übergang ins Caput mandibulae (hohe Collumfrakturen) (Abb. 132). Das eigentliche Caput kann ebenfalls frakturiert werden. Bei kompletten Collumfrakturen treten als Regel Dislokationen auf (THOMA 1945). Diese werden gleich den anderen Frakturen teils durch das Trauma und teils durch den Kontraktionszustand der betreffenden Muskeln bedingt. Das kraniale Fragment mit dem Caput wird gewöhnlich nach medial-ventral durch den M. pterygoideus lateralis gezogen (Abb. 132). Ist die Gelenkkapsel unbeschädigt, tritt eine Dislokation im Rahmen derselben auf. Nicht selten wird auch eine Ruptur in der Gelenkkapsel auftreten; die Dislokation kann nun bedeutend größer werden. In den meisten Fällen geschieht sie jedoch in der obengenannten Richtung. Late-

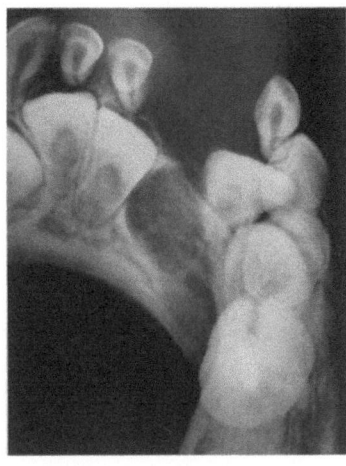

Abb. 130. Fraktur in der Unterkieferfront mit Dislokation

rale und dorsale Dislokationen sind sehr selten. Das Caput mandibulae wird beinahe immer von seinem normalen Platz in der Gelenkpfanne verschoben. Eine medial offene Winkelstellung zwischen den Fragmenten ist häufig. Das große Fragment der Mandibula (Ramus und Korpus) zeigt bei Collumfrakturen eine Tendenz zu einer kranialen Dislokation bedingt durch die Kontraktion der Elevatoren. Bei einer bilateralen Collumfraktur kann eine solche Verschiebung deutlicher werden. Da die Depressoren

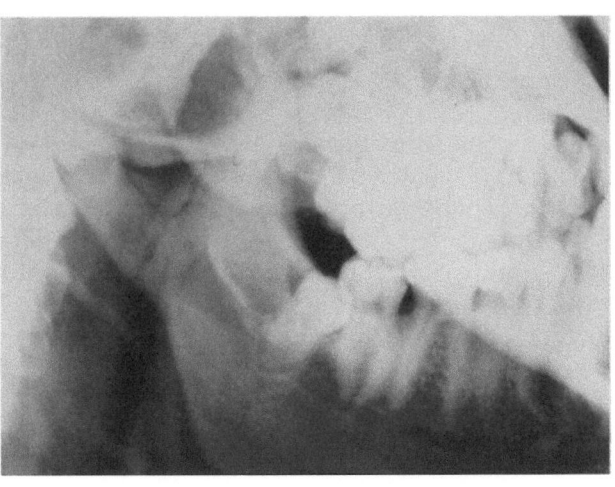
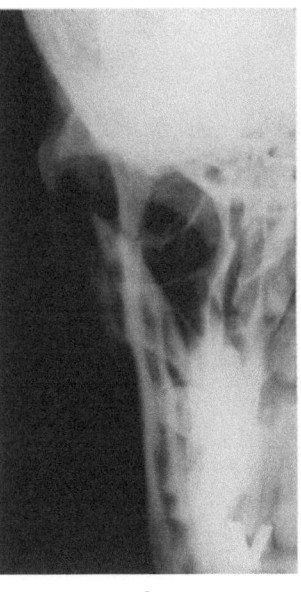

a   b

Abb. 131a u. b. Tiefe Collumfraktur (Splitterfraktur). a Von der Seite, b postero-anteriores Bild

der Mandibula, die suprahyoidalen Muskeln, gleichzeitig danach streben, die Kinnpartie nach caudal-dorsal zu führen, kann auch ein offener Biß in der Frontpartie auftreten.

Ramus mandibulae-Frakturen können in Kombination mit Korpusfrakturen und auch in Verbindung mit tiefen Collumfrakturen auftreten. Sie können ebenfalls auch selbständig entstehen, wahrscheinlich durch ein direktes, lokales Trauma von der Seite verursacht. Der Processus coronoideus kann auch Sitz von Frakturen sein (Abb. 133). Auch Längsfrakturen können im Ramus vorkommen.

Hinsichtlich Dislokationen bei ausgeprägten Splitterfrakturen oder multiplen Mandibularfrakturen können keine allgemeinen Regeln angegeben werden. Es treten zu viele und regellose Varianten auf (s. weiter: Ivy und Curtis 1945; Frey, Shepherd, McLeod und Parfitt 1950; Frey, Helsey und Ward 1956).

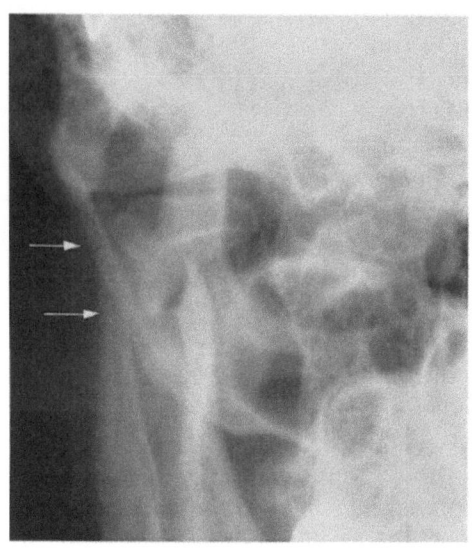

Abb. 132. Hohe Collumfraktur in postero-anteriorer Projektion, mit Dislokation

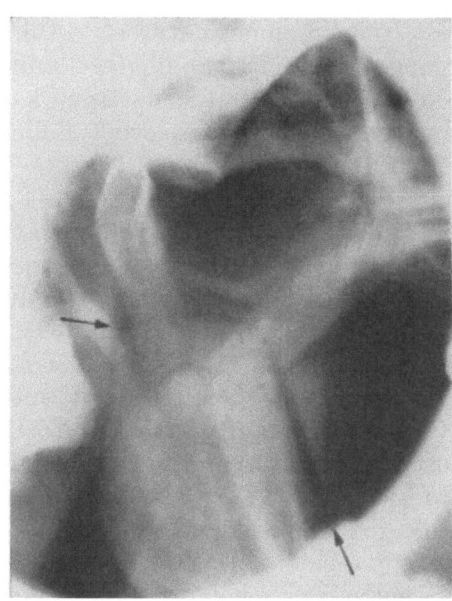

Abb. 133. Splitterfraktur im kranialen Teil des linken Ramus mandibulae mit Absprengung sowohl des Processus coronoideus als auch des Processus condylaris

f) Fremdkörper im Kiefer

Fremdkörper, die im Kiefer — besonders im Unterkiefer — oft angetroffen werden, sind Amalgamreste. Sie stammen wahrscheinlich von losgesprengten Zahnfüllungen, die bei Zahnentfernungen unabsichtlich in die frische Extraktionswunde gekommen sind. Die Knochenheilung kann mit oder ohne Komplikationen geschehen sein. Bisweilen können entmineralisierte kleine Knochenregionen zwischen solchen Fremdkörpern wahrgenommen werden, oder zwischen einem solchen Amalgamrest und einer tiefgehenden Zahnrestaurierung aus Metall. Dieser Vorgang ist wohl analog mit dem, der nach Osteosynthesen mit Metalligaturen von heterogener Komposition eintritt. Kleine Metallreste (Amalgam) können zuweilen sub- oder supraperiostal inokuliert werden, wenn ein Instrument unglücklicherweise bei der dentalen Präparationsarbeit ausrutscht. Größere Metallstücke und andere Fremdköprer können im Kiefer nach Unglücksfällen angetroffen werden (Anspach 1955). Nach Schußverletzungen können Schrotkörner und auch Gewehrkugeln vorkommen.

Injektionsnadeln können nach dem Einführen bisweilen frakturiert werden. Die wichtigsten Stellen sind dorsal vom Tuber maxillae und medial von der Mitte des Ramus mandibulae. Eine röntgenographische Orientierung mit einer genauen Lagebestimmung ist eine notwendige Voraussetzung für die rationelle Entfernung solcher Nadelfragmente. Hierbei kann auch eine Röntgendurchleuchtung mit Hilfe eines Elektronen-Bildverstärkers wertvoll sein. Wenn solche Nadelfragmente nicht unmittelbar entfernt werden, können sie mit der Zeit in nahegelegene Organteile wandern. Bei einem vor kurzem beobachteten Fall war ein solches, verbliebenes Fragment in einem Zeitraum von knapp 2 Monaten erheblich gewandert. Das ziemlich lange Nadelfragment (Abb. 134) hatte mit seiner Spitze die Wand des Cavum tympani in seinem lateralen Teil forciert und war beinahe zur gegenüberliegenden Knochenwand vorgedrungen. Dabei war auch die Membrana tympani beschädigt worden.

Konkremente in den Ausführungsgängen der Speicheldrüsen sind zwar extraossäre Fremdkörper; sie werden aber oft in die Kiefer hineinprojiziert. Dies gilt besonders für Calculi in dem Ductus submandibularis, die in periapikalen Röntgenogrammen und in Seitenbildern über dem Corpus mandibulae kleine Compactainseln, Sklerosierungen in der Spongiosa oder Ex- oder Enostosen vortäuschen können. Die Differentialdiagnose ist leicht durch eine dreidimensionale Orientierung gestellt (Abb. 108). Konkremente in den Ductus glandulae parotidei sind seltener aktuell in diesem Zusammenhang.

Andere Calculi können allerdings bisweilen in Kiefer- und periapikale Röntgenogramme hineinprojiziert werden. Unter diesen können Rhinolithen (GILBERT 1954) in den unteren Nasengängen (Abb. 135) und Phlebolithen bei Phlebektasien genannt werden (ENNIS und BURKET 1942). Die letzteren können auch im kavernösen Angiom auftreten (LERCHE 1958, THOMA 1958). Kalkinkrustierungen in den Lymphknoten sind wohlbekannt; sie sollen trotzdem hier in diesem Zusammenhang erwähnt werden (s. weiter: STAFNE 1958, Kap. 11 und 19).

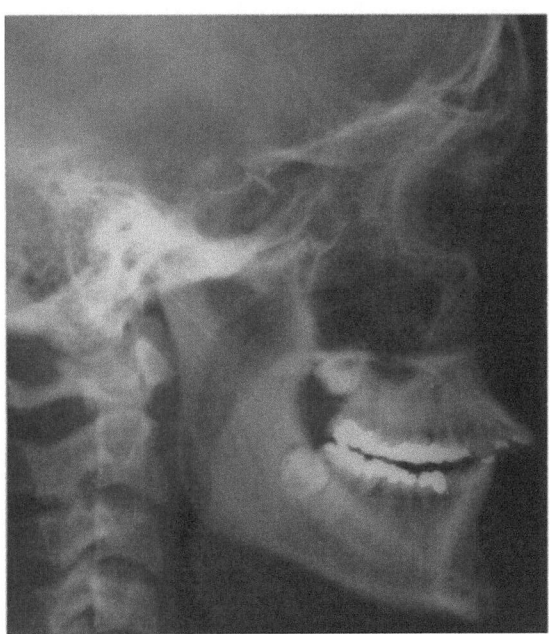

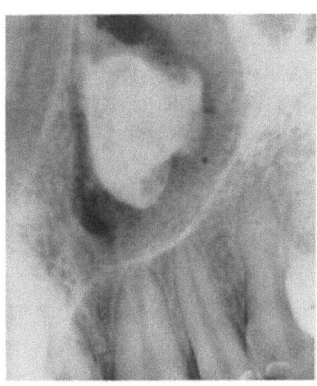

Abb. 134. Frakturierte Injektionskanüle, die mit ihrer Spitze in das Cavum tympani hineingedrungen ist

Abb. 135. Rhinolith im ventro-basalen Teil des Cavum nasi

g) Kiefertumoren

Im Kieferknochen treten bedeutend mehr Tumorarten als in den übrigen Teilen des Skelets auf. Außer den eigentlichen Knochengeschwülsten kommt auch eine große Gruppe odontogenen Ursprungs hinzu (THOMA und GOLDMAN 1946; SONESSON 1950 c; HUSTED und PINDBORG 1953; THOMA und GOLDMAN 1960).

Die Kenntnis der Genese und der Morphologie der verschiedenen Tumorarten ist Voraussetzung zum Verständnis ihrer Röntgenbilder. Dieses gilt besonders für die oft vorkommenden Varianten gewisser Geschwulstarten. Ein Teil dieser Varianten repräsentiert zweifellos divergierende Entwicklungslinien, viele andere dagegen verschiedene Entwicklungsstadien der in Frage kommenden Arten. Mehrere Arten können eine gleichartige Genese haben, besitzen aber verschiedenartige Möglichkeiten zur Gewebedifferenzierung während ihrer Entwicklung (HAMMER 1957). Gewisse Geschwulstarten können ziemlich uniforme und charakteristische Röntgenbilder ergeben, andere dagegen variierende und uncharakteristische. Röntgenographische Varianten von artverschiedenen Tumoren können einander gleichen. Gewisse Tumorarten können allerdings auch ganz typische Varianten zeigen. Viele Geschwülste haben besondere Prädilektionsstellen. Im Kiefer gilt dieses besonders für die odontogenen. *Die Lage, Form, der Strukturaufbau und das Entwicklungsmuster machen die röntgenographischen Identifizierungseinzelheiten aus.* Diese sind in der Regel genetisch und morphologisch bedingt. Auch bei der röntgendiagnostischen Analyse muß darum immer eine biologische Betrachtungsweise angewandt werden.

α) Odontogene Tumoren

Bei der embryonalen Bildung des Zahnorganes wirken gewisse Gewebeelemente des Ektoderms (Zahnleiste) und des Mesoderms (Zahnpapillen) zusammen. Beide haben das Vermögen, später zu Hartgewebe differenziert zu werden. Reste der genannten Gewebeelemente werden nach der Entwicklung der Zähne regelmäßig im Kiefer — gewöhnlich im Parodontium — verbleiben. Sie können dort Anlaß zu Tumorbildungen geben, die auf Grund ihres Ursprunges als odontogene bezeichnet werden. Die Fähigkeit, zu Hartgewebe differenziert zu werden, wird allerdings bei gewissen Tumoren vermißt.

Die odontogenen Geschwülste können vom genetischen Standpunkt aus auf folgende Weise eingeteilt werden:

Ektodermale:
Wurzelcysten (periapikale, juxtaradikuläre, residuale).
Follikularcysten: einfache, ohne Zahn („primordial cysts"); mit Zahn („dentigerous cysts").
Adamantinome (Adamantoblastom, Ameloblastom).
Enamelome (Schmelzperlen).

Mesodermale:
Zentrale Fibrome.
Zementoblastome (zementbildende Fibrome) und *Zementome.*
Dentinome.

Ekto- und mesodermale:
Weiche (unreife) *Odontome.*
Harte (reife) *Odontome:* zusammengesetzter, heterogener („compound") Typ; zusammenhängender, homogener („complex") Typ.
Cystische Odontome.

Vom morphologischen Standpunkt können die oben genannten Tumorarten in Cysten, Weichgewebe- und Hartgewebetumoren eingeteilt werden. Von den Weichgewebegeschwülsten haben das Adamantinom und weiche Odontome — gleichfalls Cysten — keine Fähigkeit, während ihrer Entwicklung Hartgewebe zu bilden. Im zentralen Fibrom kommt dagegen, wenn auch nicht immer, eine Hartgewebedifferenzierung, meist in Form von Bälkchen vor. Das Zementoblastom und Dentinom besteht in seinen ersten Entwicklungsstadien ganz aus Weichgewebe. Punkt- und fleckenförmige Hartgewebebildung entsteht dann allerdings allmählich in diesem. In den harten Odontomen findet die Hartgewebeentwicklung ungefähr gleichzeitig mit der normalen Mineralisierung der Zähne statt.

Sämtliche odontogenen Geschwülste sind primär gutartig, doch können gewisse ektodermale Tumoren (Cysten und Adamantinome) zuweilen zu Carcinomen entarten (McGregor 1935). Die genuinen Cysten und Weichteiltumoren wachsen expansiv und verschiedene von ihnen ergeben gleichartige Röntgenbilder (Robinson, Koch und Kolas 1956). Vom röntgenologischen Standpunkt werden sie darum nicht selten unter der Bezeichnung Cysten und cystenähnliche Tumoren zusammengefaßt (Sonesson 1950c).

Ein cystischer oder cystenähnlicher Tumor wird als *monolokulär* oder monocystisch bezeichnet, wenn nur *ein* Hohlraum vorhanden ist. Erscheint der Tumor im Röntgenbild als einheitliche Läsion in mehrere Hohlräume aufgeteilt, wird er als *multilokulär* oder multicystisch bezeichnet. Die dünnen Knochensepten, die die Läsion aufteilen, haben immer einen bogenförmigen Verlauf im Gegensatz zu solchen Hartgewebebalken, die in einer Geschwulstmasse gebildet werden. Auf einem multilokulären Röntgenbild hat die

Grenze der Läsion einen besonderen bogenförmigen Verlauf, so als wäre sie aus kleineren — gegen die Peripherie konvexen — Kreissegmenten zusammengesetzt. Sie zeigt mit anderen Worten eine lobuläre Form (Abb. 157, 159 und 163). Die genannten Knochensepten gehen von den Treffpunkten der „Kreissegmente" aus. Die Knochensepten und angrenzenden Wandsegmente haben gleichartige Bogenform. Die Septen können eine variierende Ausdehnung in die Läsion hinein haben. Sie treffen einander jedoch nie, so daß sie keinen Teil dieses Knochendefektes abschließen. Darum besteht auch eine multilokuläre Läsion immer aus *einem* Hohlraum, welcher jedoch eine variierende Anzahl

recessusähnlicher Ausbuchtungen hat. Die Größe dieser Ausbuchtungen ist variierend. Sind sie groß, wird die Läsion als *großzellig* (Abb. 157), sind sie klein, wird diese als *kleinzellig* bezeichnet (Abb. 160). Sind nur zwei Räume vorhanden, kann die Kaverne als bilocular usw. bezeichnet werden (Abb. 158). Zuweilen sind die Septen rudimentär oder gar nicht vorhanden, aber die äußere Grenze der Läsion kann trotzdem eine multicystische oder polycyclische Form haben (Abb. 151). Monolokuläre Läsionen können Kugel-, Ei-, Birnen-, Mandelform und ähnliche Formen annehmen. Multilokuläre Läsionen haben einen bedeutend stärker variierenden Aufbau.

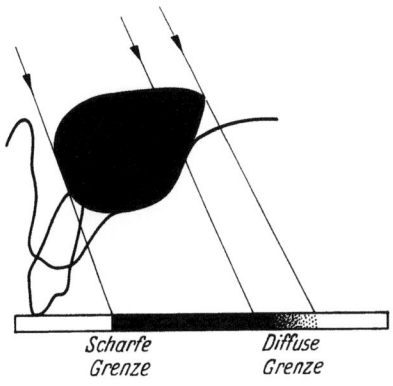

Scharfe Grenze   Diffuse Grenze

Abb. 136. Schematische Illustration, wie eine Cyste in der Oberkieferfront sich auf einem okklusalen Röntgenbild zeigen kann

Multiple Cysten, die ein Konglomerat bilden, können auch ein multilokuläres Röntgenbild geben. Es ist allerdings ungewöhnlich, daß zwei oder mehrere Cysten oder Tumoren so nahe beieinander liegen, daß sie auf dem Röntgenbild *einen* Prozeß vortäuschen (KNIGHT und MANLEY 1951). *Aber es ist äußerst wichtig, die Situation zu klären* (Abb. 154 und 155). Dies muß auch bei der operativen Entfernung beachtet werden, da sonst die nicht bemerkte Cyste oder der zweite Tumor weiterwächst (SONESSON 1950 c und 1959).

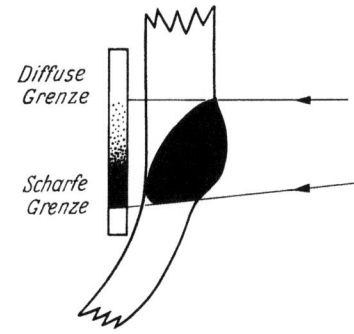

Diffuse Grenze

Scharfe Grenze

Abb. 137. Schematische Illustration wie eine Cyste im Unterkiefer sich auf einem Seiten- oder periapikalen Röntgenbild zeigen kann

Die Grenzen einer Läsion müssen immer in ihrem ganzen Umfang röntgenographisch — dreidimensional — festgelegt werden. Der gleiche Abschnitt der Grenzlinien einer cystischen oder cystenähnlichen Läsion kann nämlich auf Röntgenbildern, aufgenommen in verschiedenen Projektionsrichtungen, auf ganz verschiedene Weise wiedergegeben werden. Auch wenn eine solche Läsion tatsächlich eine deutliche periphere Grenze in ihrem ganzen Umfang hat, kann bei einer gewissen Projektionsrichtung ein Abschnitt dieses Umfanges schwach und unscharf hervortreten (Abb. 136 und 137). Bei einer anderen Strahlenrichtung, eventuell senkrecht gegen die erste, kann der gleiche Abschnitt kontrastreich und scharf abgebildet werden. Eine Serie von Röntgenogrammen, aufgenommen in verschiedenen Strahlenführungen, ist darum in der Regel notwendig, um eine zufriedenstellende Analyse der Außenkonturen aller Abschnitte einer Läsion durchführen zu können. Die zu untersuchenden Außenkonturen einer Kieferläsion sind partiell und in ihrem ganzen Umfang in röntgenologischer Hinsicht sehr wichtig. Partielle lokale Unregelmäßigkeiten, kleine Tochtercysten (Abb. 162) oder Aushöhlungen können für gewisse Kombinationen von Cysten und anderen Tumoren sprechen. Das Epithel in odontogenen Cystenmembranen hat die potentielle Fähigkeit, Adamantinome zu bilden (CAHN 1933; THOMA und CARPENTER 1933; THOMA und PROCTOR 1937; SONESSON 1950c) und kann ebenfalls zu einem Carcinom degenerieren (AXHAUSEN 1938; TRAUNER 1942; FALKMER, HERBERTS und OLVÉN 1957). Gleichmäßig abgerundete Konturen können für Cysten sprechen und unregelmäßige und kantig verlaufende für andere Tumoren.

Neben den Außenkonturen haben eventuelle *innere Strukturen* große diagnostische Bedeutung. Solche können natürlich nicht in einer monolokulären genuinen Cyste vorkommen, jedoch in einem Tumor anderer Art (Abb. 153). Multilokuläre genuine Cysten können zwar strukturell variationsreiche Röntgenbilder ergeben, doch sind die Strukturen in Form von dünnen *gebogenen* Septen charakteristisch. Strukturen *in* den kleinen Hohlräumen sprechen natürlich für eine solide Geschwulst.

Odontogene Cysten und Tumoren beginnen in der Regel ihre Entwicklung periapikal oder parodontal im Alveolarfortsatz, soweit sie nicht von ektopisch gelegenen Zahnkeimen oder Zähnen ausgehen. In zahnlosen Gebieten können sie als residuale Bildungen

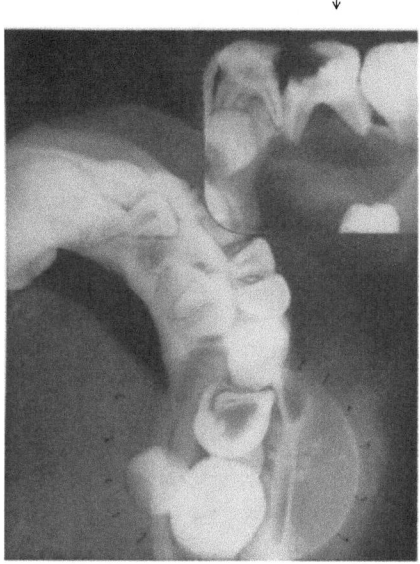

in ihren ursprünglichen Lagen angetroffen werden. Während ihrer Entwicklung breiten sie sich jedoch oft in die Kieferkörper aus. Prozesse, die in den basalen Teilen des Unterkieferkörpers beginnen, sind in der Regel nicht odontogen bedingt (STAFNE 1942 und 1958; RUSHTON und CANTAB 1946; GLAHN und RUD 1962).

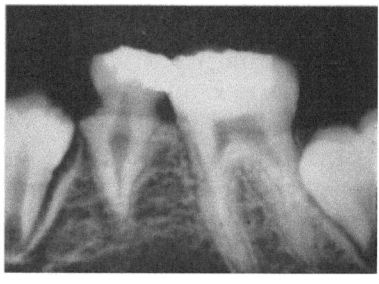

a   b

Abb. 138 a u. b. a Wurzelcyste im Unterkiefer (♂, 6 Jahre), ausgegangen von 05 — (s. das eingeblendete Periapikalbild ↓). Beachte, daß der Zahnkeim 5 — durch die Expansion der Cyste beträchtlich nach caudal-lingual disloziert ist. Nach der Operation der Cyste und der Extraktion von 05 — erumptierte 5 — spontan. b Periapikales Röntgenogramm derselben Zahnregion 5 Jahre später; 5 — ist sogar vor 4 — durchgebrochen, ist aber in seiner Cervicalregion deformiert (Trauma bei der Operation ?)

Benigne, expansiv wachsende Cysten und Tumoren verdrängen die in der Nähe sitzenden Zahnwurzeln. Diese können dadurch in verschiedenen Richtungen divergieren. In der Nähe liegende retinierte Zähne, Zahnkeime, Odontome und andere Objekte können auf gleiche Weise aus ihren ursprünglichen Lagen verdrängt werden (Abb. 138a und 176b). Die Expansion wird gewöhnlich dem Gesetz vom geringsten Widerstand folgen. Oberkieferprozesse, die in der Nähe der Kieferhöhlen liegen, wachsen oft in diese hinein. In der Literatur sind retinierte Zähne als intrasinusale und sogar als intraorbitale beschrieben worden. In der Regel sind diese wohl von einem expansiv wachsenden Prozeß dorthin verdrängt worden (BREMER 1951, BJÖRN 1951, STAPNE 1958, SONESSON 1950c und 1959). *Wird der Druck bei Cysten wirksam durch eine Operation entfernt, können so dislozierte Zähne zumindest bei jungen Individuen in ihre ursprünglichen Lagen spontan zurückwandern* und auch normal durchbrechen (Abb. 138b). Dieses Geschehen kann gleichartig bei anderen expansiven Tumoren sein. Im Unterkiefer ist es ziemlich häufig, daß der Canalis mandibulae mit seinen Nerven und Gefäßen disloziert wird.

αα) *Wurzelcysten*

Wurzelcysten von kleinerem Umfang sind weiter oben im Zusammenhang mit den periapikalen Parodontopathien beschrieben worden. Vom pathogenetischen Standpunkt sind Wurzelcysten allerdings inflammatorische Bildungen (STEINHARDT und STRASSBURG

1957). Ihre weitere morphologische Entwicklung kann jedoch motivieren, daß sie zumindest vom röntgendiagnostischen Standpunkt aus zu den Kiefertumoren gerechnet werden.

Die Lokalisation der Wurzelcysten ist gewöhnlich periapikal. Sie kommen sowohl an Milchzähnen als auch an bleibenden Zähnen vor. Die Milchzahnwurzelcysten können

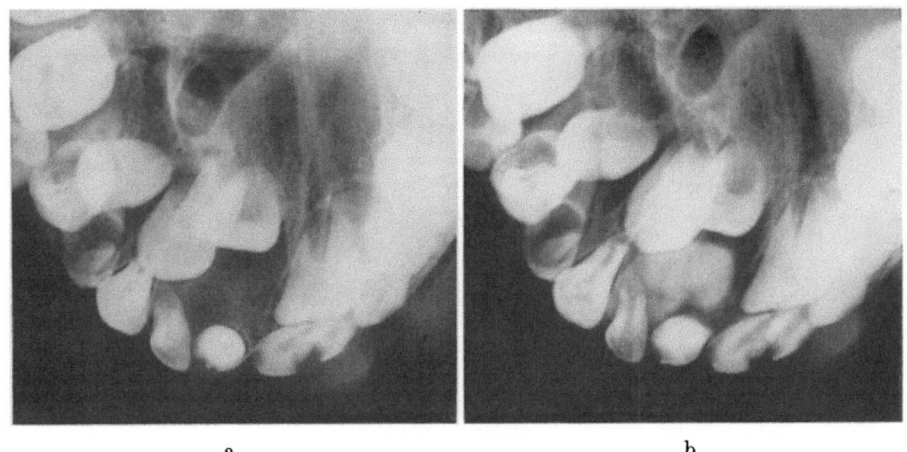

a   b

Abb. 139a u. b. Cystische Destruktion in der Oberkieferfront. a Ohne Kontrast: Eine spezifische Diagnose kann nicht gestellt werden. b Nach der Kontrastinjektion: Cyste, deren Lumen eine intime Beziehung nur zur Wurzelspitze +02 hat. Diagnose: Wurzelcyste +02

bisweilen gegen tiefer liegende permanente Zahnkeime expandieren und den Eindruck hervorrufen, von ihren Follikeln ausgehende Follikularcysten zu sein. Durch weitere Expansion kann der Zahnkeim disloziert werden (Abb. 138a u. 139a). Eine richtige Diagnose kann dadurch erheblich erschwert werden. Kontraströntgenuntersuchung kann hier am Platze sein (Abb. 139b).

Wurzelcysten sind monolokulär und haben eine etwas variierende, aber doch immer gerundete Form. Corticalisähnliche Begrenzungen kommen vor, werden aber in der überwiegenden Anzahl der Fälle vermißt (SONESSON 1950c). Anzeichen zu einer multicystischen Ausformung

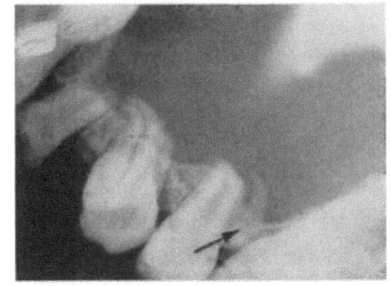 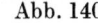 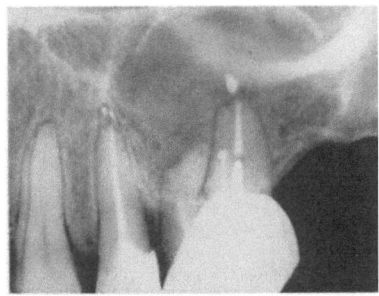

Abb. 140   Abb. 141

Abb. 140. Wurzelcyste, die das ganze Antrum ausfüllt, ausgegangen von einer verbliebenen Milchzahnwurzel zwischen +5 und +6, gegen die der Pfeil zeigt

Abb. 141. Wurzelcyste 6+ eingebuchtet ins Antrum

der Grenzen können vorkommen, sind aber sehr selten. Wurzelcysten mit einem multilokulären Röntgenbild sind mir dagegen unbekannt. In einzelnen Fällen können allerdings ein paar nahe aneinander liegende Wurzelcysten ein Konglomerat von multiplen Cysten bilden.

Die Alveolencompacta um die Wurzelspitze des Zahnes, die in eine Wurzelcyste einbegriffen ist, ist immer destruiert. Die betroffene Wurzelspitze ragt oft mehr oder weniger in die Cyste hinein. Die angrenzenden, nicht beteiligten Zahnwurzeln sollen durch irgendeine Projektionsrichtung von der Cyste freiprojiziert werden können. Bei juxtaradikulären Wurzelcysten ist die Alveolarcompacta, Lamina dura, an der Wurzelseite, von der die Cyste ausgeht, destruiert.

Residuale Wurzeln von Milchzahnmolaren werden bisweilen in den Interalveolar-septen der Prämolarenregionen angetroffen. Diese können die Ursache für Milchzahn-wurzelcysten sein, welche wie die juxtaradikulären eine parodontale Lokalisation haben (Stafne 1937). In einzelnen Fällen können sie einen großen Umfang haben (Abb. 140).

Im *Oberkiefer* expandieren Wurzelcysten in das angrenzende Antrum. Sie können dort ohne klinische Symptome einen großen Umfang annehmen, sofern die Entzündung

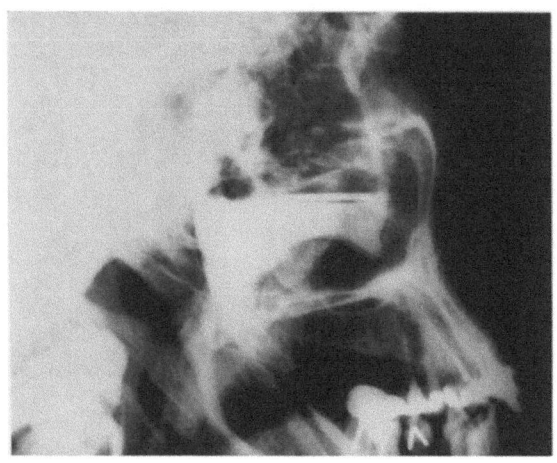

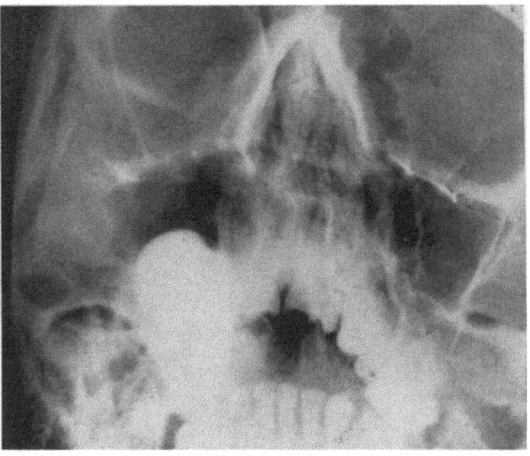

Abb. 142. Wurzelcyste eingebuchtet ins Antrum, Kontrast ins Antrum durch den Hiatus maxillaris eingeführt

Abb. 143. Wurzelcyste eingebuchtet ins Antrum, Kontrastinjektion in die Cyste

nicht akut wird. Ihre peripheren Knochenwände können sehr dünn sein (Abb. 141). Die ins Antrum hineinwachsenden Cysten haben oft im Röntgenogramm keine sichtbaren Knochenwände. Wenn der Umfang dieser Cysten im Antrum nicht zufriedenstellend registriert werden kann, kann eine Kontraströntgenuntersuchung indiziert sein. Ob ein Kontrastmittel in den Sinus (Abb. 142) oder in die Cyste (Abb. 143) eingeführt werden

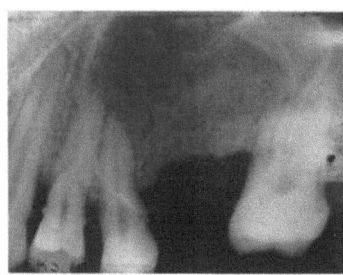

Abb. 144. Große Residualcyste Regio 6+ eingebuchtet ins Antrum. Beachte, daß der zahnlose Margo eine corticale Grenze vermissen läßt

soll, muß von Fall zu Fall entschieden werden (betreffend die Technik s. S. 900). Wurzelcysten im Oberkiefer können auch in buccaler oder palatinaler Richtung wachsen.

Im *Unterkiefer* expandieren Wurzelcysten oft gleich stark in bucco-lingualer wie in mesio-distaler Richtung. Dieses ist besonders bei Kindern und jungen Individuen der Fall (Abb. 138a). Bei älteren Individuen kann eine sehr große mesio-distale Expansion mit einer geringen oder fehlenden in bucco-lingualer Richtung kombiniert sein. Eine vollkommene, kräftige äußere Compacta buccal und lingual im Corpus mandibulae kann in hohem Grade die ausgesprochene Aufhellung, die sonst für Cysten charakteristisch ist, vermindern.

Residuale Wurzelcysten werden oft im zahnlosen Kiefer oder Kieferpartien sowohl im Ober- (Abb. 144) als auch im Unterkiefer (Abb. 145) angetroffen. Sie können zuweilen eine bedeutende Größe haben, ohne nennenswerte Symptome verursacht zu haben. Oft zeigen sie eine kleine oder keine bucco-palatinale oder bucco-linguale Expansion. Im Oberkiefer kommen sie am häufigsten in der Mitte der Seitenzahnregion vor und expandieren hier nicht selten in die Kieferhöhle. Die Residualcysten sind vom röntgendiagnostischen Blickwinkel die am wenigsten charakteristische Gruppe der odontogenen Cysten.

Multiple Wurzel- und Residualcysten sind ebenfalls nicht ungewöhnlich. Bei einzelnen Personen können sie manchmal in relativ großer Anzahl — oft ausgestreut über die

Kiefer — vorkommen.
Wahrscheinlich sind
diese Erscheinungen bei
solchen Individuen zum
großen Teil endogen
oder konstitutionell be-
dingt.

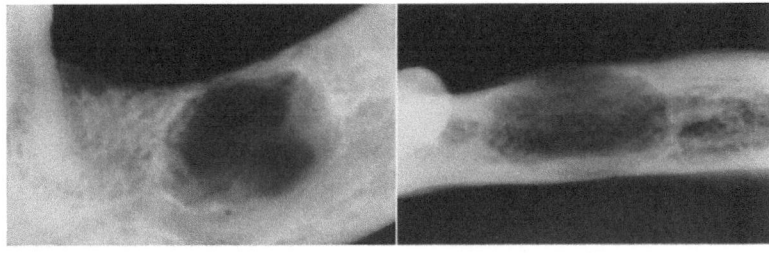

*In differentialdiagno-
stischer Hinsicht* sollen
auch andere genuine
Cysten beachtet werden

a   b

Abb. 145 a u. b. Residualcyste im Unterkiefer. a In orthoradial-isometrischer,
b in axialer Projektion

(ROBINSON, KOCH und KOLAS 1956). Bei der Röntgen-
analyse muß unter anderem auf die Lage der Läsionen
Rücksicht genommen werden. Parodontal gelegene
können z. B. auch Primordialcysten sein (Abb. 148).
Eine zahnbesetzte Follikularcyste kann während ihrer
Expansion mit den Wurzeln anderer Zähne in Kontakt
kommen, so daß sie auf Bildern in gewissen Projektionen eine Wurzelcyste vortäuschen kann (Abb. 149).
Traumatische Kiefercysten (OLECH, SICHER und WEIN-
MANN 1951; FORDYCE 1956), die vor allem im Unterkiefer bei Kindern (Abb. 146) anzutreffen sind, können
auf gleiche Weise fälschlich als Wurzelcysten angesprochen werden. Kieferspaltencysten (Abb. 177) und
Cysten des Canalis incisivus (Abb. 178) haben ihre
prädestinierte Lokalisation. Differentialdiagnostische
Probleme gegenüber diesen können also nur in für sie
spezifischer Regionen auftreten. Dort kann allerdings
manchmal eine Differenzierung schwer sein. Kontrast-
untersuchungen können diese bisweilen erleichtern.

Cystenähnliche Geschwülste mit periapikaler und
parodontaler Lokalisation spielen in der röntgenologischen Differentialdiagnose der Wurzelcysten eine
wichtige Rolle. Zentrale Fibrome, Zementoblastome
und Dentinoblastome sind odontogen und haben eine
prädeterminierte periapikale Lokalisation. Mit Ausnahme einzelner Fibrome, bei denen Hartgewebebildung ausbleibt (Abb. 165), sind jedoch nur die frühzeitigen, vollkommen weichen Entwicklungsstadien
dieser Tumorformen in diesem Zusammenhang von
Interesse. Nicht odontogene Kiefertumoren haben
keine solchen determinierten Lagen. So sind jedoch
z. B. zentrale Riesenzelltumoren (Abb. 193 und 196)
mit periapikaler Lokalisation nicht ungewöhnlich.
Ostitis fibrosa cystica (Abb. 194), Plasmocytome
(Abb. 202), Chondrome (Abb. 191) und in die Kiefer
einwachsende Speicheldrüsentumoren (Abb. 182) sind
wohl weniger häufig, können aber bisweilen so lokalisiert sein, daß auch sie von differentialdiagnostischem
Interesse gegenüber sowohl gewöhnlichen Wurzelcysten
als auch Residualcysten sind. Auch gewisse Carcinom-

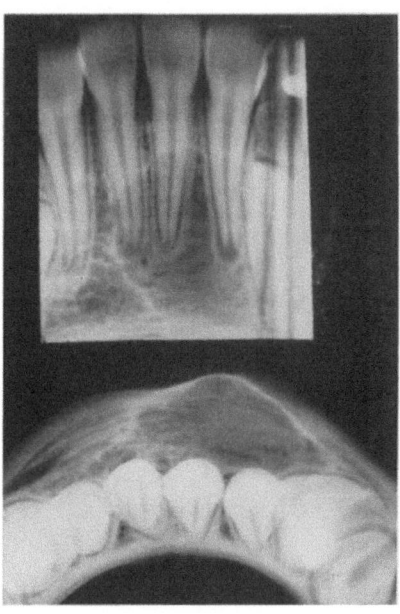

Abb. 146. Traumatische Cyste in der
Unterkieferfront (♀, 10 Jahre). Sämtliche Zähne vital. (*Oberes Bild* periapikale und *unteres Bild* rein axiale
Projektion)

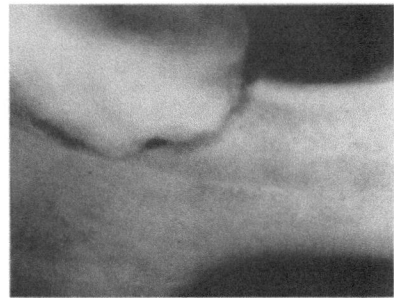

Abb. 147. Kontrastgefüllte Residual-
cyste in der Weisheitszahnregion eines
Unterkiefers. Beachte die Aufhellungs-
Spalte zwischen Kontrastschatten und
Knochenwand, die eine Cystenmembran
von „normaler" Dicke repräsentiert

formen dürfen in diesem Zusammenhang nicht vergessen werden (Abb. 181). Die Form
und Grenze der genannten Geschwülste weicht allerdings oft auf dem Röntgenbild in

irgendeiner Einzelheit von den gleichmäßig gerundeten Wurzelcysten ab. Eine Probepunktion und eine eventuelle Kontraströntgenuntersuchung sind bisweilen notwendig, nicht zuletzt in zahnlosen Kieferpartien (Abb. 147).

ββ) Follikularcysten

Follikularcysten werden in einfache, ohne Zahn („primordial cysts") und zahnbesetzte („dentigerous cysts") eingeteilt. Ihre Lagen können innerhalb der zahntragenden Regionen der Kiefer variieren. Ektopische Zahnkeime und Zähne, die manchmal in anderen Kiefergebieten vorkommen, können auch Anlaß zu Follikularcysten geben.

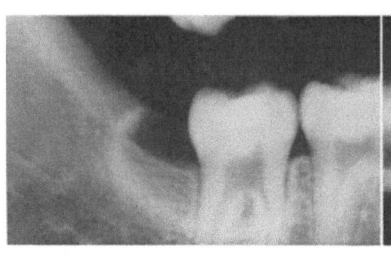 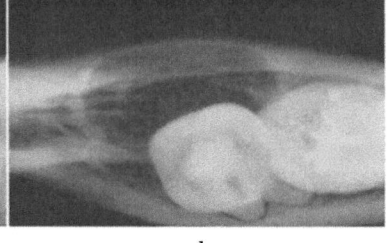

a   b

Abb. 148 a u. b. Monolokuläre Primordialcyste in der Molarenregion eines Unterkiefers buccal von den angrenzenden Zähnen, die vital sind. a Periapikale, b rein axiale Projektion

Die Form der Follikularcysten kann mehr als die der Wurzelcysten variieren. Ihre peripheren Grenzen können gleichmäßig abgerundet aber in anderen Fällen auch polycyclisch sein. Im Gegensatz zu den meisten Wurzelcysten liegt bei den Follikularcysten auch eine corticale Begrenzung vor (SONESSON 1950c). Wahrscheinlich hängt dieses mit ihrer verschiedenen Genese zusammen. Es scheint, daß der Zuwachs der Follikularcysten auch sehr oft ungefähr gleichmäßig in den drei Dimensionen vonstatten geht. Dieses kann vielleicht dadurch bedingt sein, daß sie meistens bei jüngeren Individuen auftreten. In ihrem Knochengewebe kann die Expansion der Cysten leichter einen Umbau auch der Corticalis verursachen.

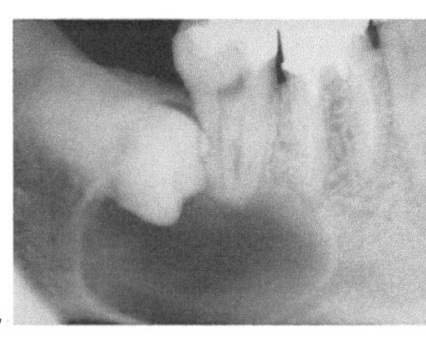 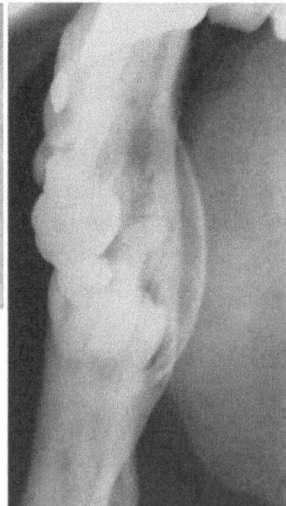

a

Abb. 149a u. b. Zahnbesetzte pericoronale Follikularcyste vom retinierten —8. a Von der Seite, b axiales Bild   b

Primordialcysten entstehen nach allgemeiner Anschauung aus liegengebliebenen, undifferenzierten Zahnkeimen (primordium = Anfang, Anlage). Wahrscheinlich können sie sich auch aus Epithelresten der Zahnleiste entwickeln. Sie sind entweder monolokulär (Abb. 148) oder multilokulär oder zeigen Zwischenformen. Die multilokulären haben in der Regel eine großzellige Zeichnung mit ziemlich gleichgroßen Räumen (SONESSON 1950c).

Zahnbesetzte Follikularcysten können perikoronal oder paradental entwickelt sein.

Der perikoronale Typ ist der häufigste. Bei diesem entspricht die Cyste dem erweiterten Zahnsäckchen der Krone eines retinierten Zahnes. Die Wandmembran der Cyste ist darum der Cervicalregion des Zahnes angeschlossen. Die Cyste umgibt von allen Seiten die Zahnkrone, die gewöhnlich zur Mitte der Cyste hinragt. Dieser Typ hat als Regel ein monolokuläres Röntgenbild (Abb. 149). Manchmal kann dieses eine Andeutung zur multicyclischen Form zeigen. Multilokuläre Formen kommen dagegen nicht vor.

Der paradentale Typ wird von undifferenzierten Epithelverbänden in oder in der Nähe der Zahnhalsregion eines retinierten Zahnes entwickelt. Bei diesem Typ ist also die Zahnkrone nicht im Inneren der Cyste, sondern in ihrer Wand (SONESSON 1950 c u. f). Eine Follikularcyste vom paradentalen Typ kann monolokulär sein (Abb. 150), hat aber zuweilen eine multicyclische Grenze. Sie kann auch eine Tendenz zur multilokulären Bauart zeigen (Abb. 151).

Betreffs der Differentialdiagnostik wurde früher hervorgehoben, daß eine parodontal gelegene monolokuläre Primordialcyste auf dem Röntgenbild einer Wurzelcyste gleichen kann (Abb. 152). Die angrenzenden Knochenstrukturen müssen darum immer eingehend analysiert werden. Zuerst gilt dieses für die Alveolencompacta eventuell schuldiger Zähne. Als Ergänzung zur Röntgenuntersuchung kann außerdem ein Sensibilitätstest der entsprechenden Zähne, wenn sie nicht wurzelgefüllt sind, durchgeführt werden. In einer zahnlosen Kieferregion kann eine monolokuläre Primordialcyste von einer Residualcyste nicht differenziert werden. Multilokuläre Primordialcysten mit im allgemeinen großen und in der Regel gleichgroßen Räumen geben dagegen ziemlich charakteristische Röntgenbilder (SONESSON 1950 c).

Zahnbesetzte perikoronale Follikularcysten sind röntgenographisch sehr charakteristisch. Die parodontale Form dieser Cysten kann dagegen schwer von Cysten anderer Art zu differenzieren sein (Abb. 151 und 152). Eine cystenähnliche Geschwulst, lokalisiert an einem retinierten Zahn, kann auch ein ähnliches Bild geben.

Wenn man daran denkt, daß das Epithel besonders in der Wandmembran follikulärer Cysten die potentielle Fähigkeit hat, Adamantiome

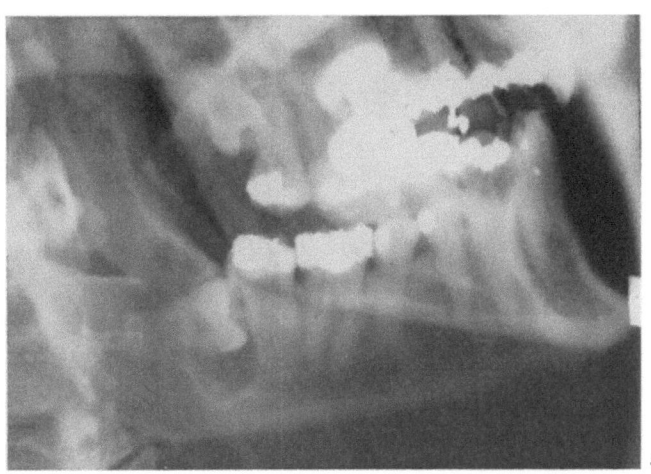

a

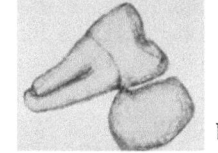

b

Abb. 150. a Zahnbesetzte paradentale Follikularcyste vom retinierten — 8. b Skizze des entfernten Zahnes mit Cyste

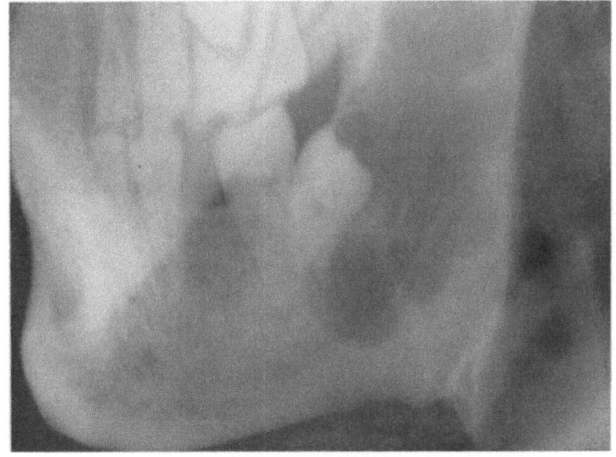

Abb. 151.
Paradentale Follikularcyste von 8 — mit multicyclischer Grenze

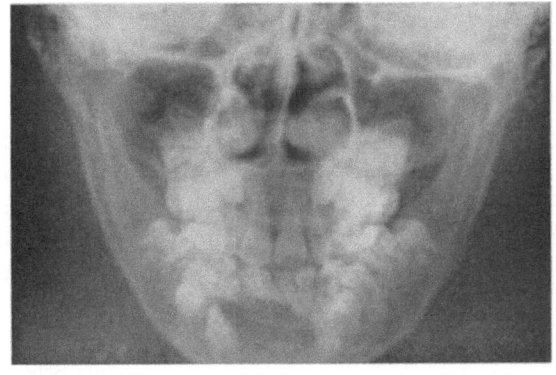

Abb. 152. Paradentale Follikularcyste, ausgegangen von dem retinierten linken Eckzahn

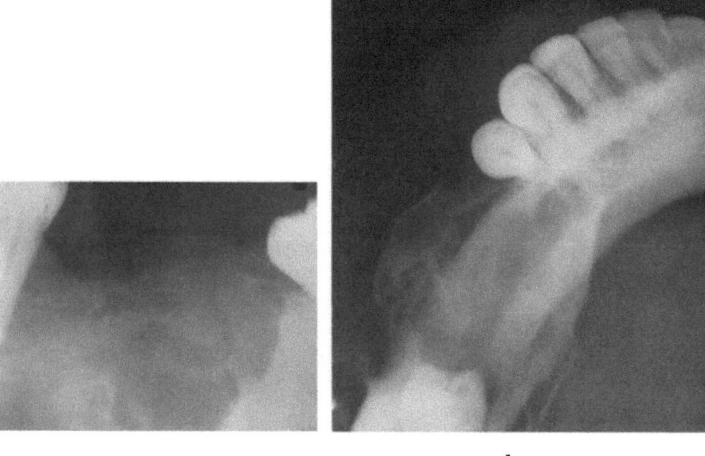

a   b

Abb. 153a u. b. Cystenähnliche Läsion in Regio 7—, 6—. a Von der Seite, b axiales Bild. Beachte die Strukturen in der „Cyste", die von einem *Adamantinom* gebildet sind

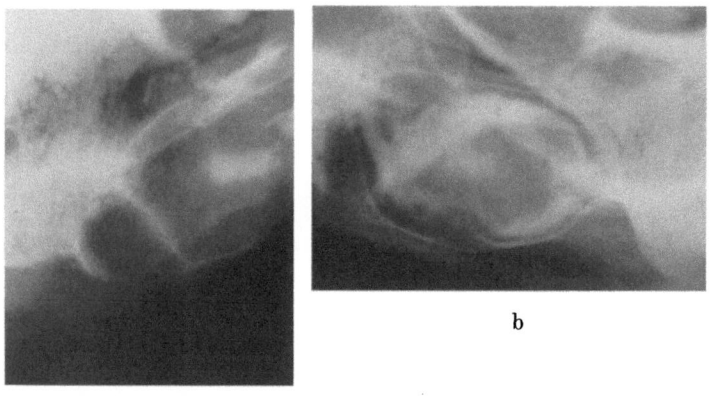

b

a

Abb. 154a u. b. Multiple Cystenbildung in dem Alveolarfortsatz eines Oberkiefers. a Ohne Kontrastmittel, b mit Kontrastmittel in der dorsalen größeren Cyste

zu bilden, sollen die Grenzen und Grenzregionen dieser Läsion genau analysiert werden. Ein wandständiges Adamantiom kann in das umgebende Knochengewebe einwachsen und dort Anlaß zu charakteristischen Aushöhlungen oder zu Tochtercysten geben (Abb. 162). Gewisse Strukturen innerhalb der Läsion können eine ähnliche Genese haben (Abb. 153). Die Möglichkeit einer Carcinomdegeneration darf auch nicht vergessen werden. Überhaupt müssen immer Strukturen, die für eine genuine Cyste atypisch sind, genau beobachtet werden. Sie sprechen in differentialdiagnostischer Hinsicht sicherlich *gegen* eine unkomplizierte genuine Cyste. In der Regel sind sie Zeichen für eine sekundäre Geschwulstbildung in einer solchen Cyste oder für einen primären Weichteiltumor. Zusammengedrängte, *multiple* Cysten dürfen nicht fälschlicherweise als mullokuläre Prozesse gedeutet werden. Eine Probepunktion mit eventueller nachfolgender Röntgenkontrastuntersuchung sind oft notwendig und wertvoll bei der Differentialdiagnose von cystischen und cystenähnlichen Läsionen im Kiefer (Abb. 154 und 155).

γγ) Adamantinome

Die Adamantinome können vom pathogenetischen Gesichtspunkt in *primäre* und *sekundäre* eingeteilt werden (Sonesson 1950c, 1952b und 1959). Die ersteren entwickeln sich im Alveolarknochen aus liegengebliebenen, nicht resorbierten Epithelresten, die aus der embryo-

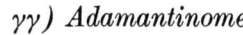

Abb. 155. Multiple Cystenbildung im Unterkiefer. Beachte die Scheidewand zwischen der größeren kraniodorsalen und der kleineren caudo-ventralen Cyste. Erst nachdem diese Wand an einer Stelle perforiert wurde, konnte Kontrastmittellösung in die letztgenannte Cyste eingeführt werden, die jedoch nur partiell gefüllt wurde

nalen Zahnleiste und von undifferenzierten Zahnkeimen stammen. Das sekundäre
Adamantinom entsteht aus der Wandmembran odontogener Cysten. Adamantinome
treten im allgemeinen in denselben
Regionen wie die odontogenen Cysten
auf. In der überwiegenden Anzahl
der Fälle werden sie jedoch im Unterkiefer angetroffen und hier besonders
in den Weisheitszahnregionen. Sie
entstehen äußerst selten bei Kindern,
kommen aber vom juvenilen bis zum
senilen Alter mit einem Frequenz-
maximum der mittleren Dezennien
eines Individuums vor.

Während ihrer Entwicklung im
Kiefer bilden die Adamantinome
gerne kleine knospenförmige Proliferationen, die in das umgebende
spongiöse Knochengewebe einwachsen. Am Rande soll hervorgehoben
werden, daß diese Tumorprolifera-
tionen bei einer einfachen operativen
Enukleation schwer wirksam zu entfernen sind. Für dieses Verhalten
sprechen de facto die zahlreichen
Rezidive (SONESSON 1950c; SMALL und
WALDRON 1955). Diese Geschwulst-
auswüchse geben im angrenzenden
Knochengewebe mit der Zeit Anlaß
zu kleinen Aushöhlungen und Tochtercysten. Die ersten Proliferations-
knospen nehmen an Größe zu und
neue entstehen. Mit der Zeit treten
also mehr und mehr Aushöhlungen
und *Tochtercysten* auf und nehmen
an Größe zu. Ein multilokuläres
Röntgenbild mit verschieden großen
Räumen zeigt sich. Die größeren
Räume werden im allgemeinen ältere
Proliferationsfortsätze repräsentieren
und die kleineren jüngere dieser Art.
Ein Adamantinom mit dieser morphologischen Entwicklung hat eine unregelmäßige und lobuläre Form. Zwischen den Lobuli verbleiben dünne
und gebogene Knochensepten, die dem
multilokulären Röntgenbild seinen
Charakter geben. Mittels intermittierender röntgenographischer Registrierungen kann man der Entwicklung des beschriebenen Typs folgen

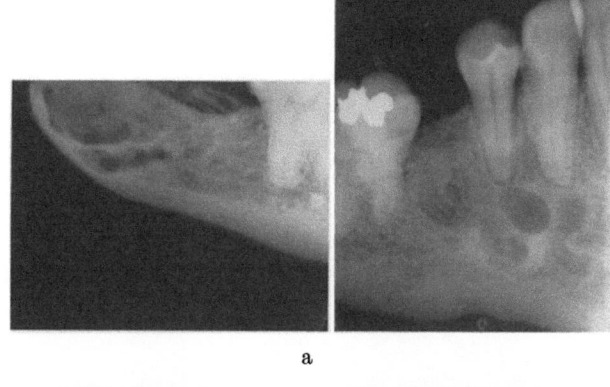

a

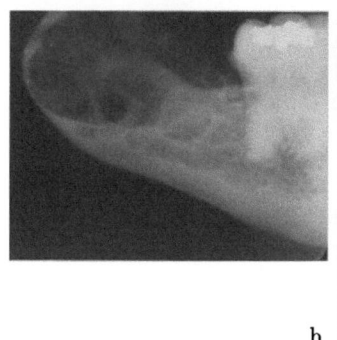 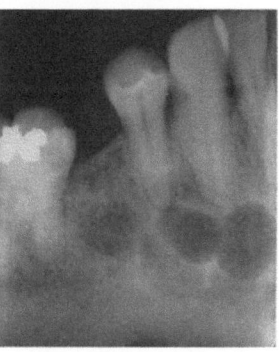

b

Abb. 156a u. b. Multilokuläres Adamantinom unter Zuwachs. a Intraorale Röntgenogramme vom linken Unterkiefer. b Gleichartig aufgenommene Röntgenogramme
derselben Kieferpartie 1³/₄ Jahre später. Beachte die Vergrößerung der kleinen Räume und das Aufkommen von
neuen Räumen auf den späteren Bildern

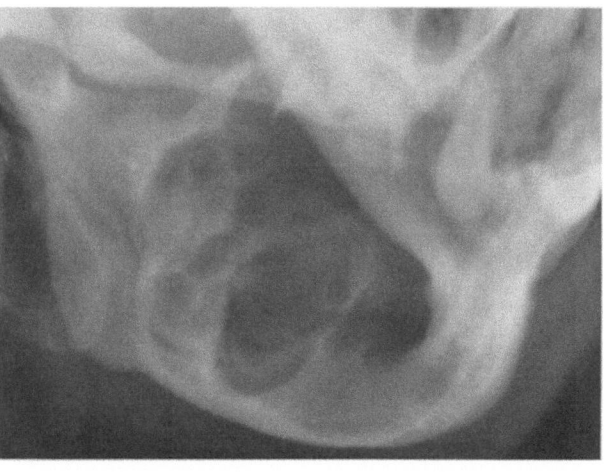

Abb. 157. Adamantinom vom Seifenblasentyp. Beachte
die verschieden großen Räume und die stellenweise
vorkommenden Sklerosen in Septen und Grenzen

(Abb. 156a, b). Ein weiterer Zuwachs dieses Typs resultiert in einer Größenzunahme
der Räume mit einem beibehaltenen, markanten und charakteristischen Größenunterschied untereinander, der sog. Seifenblasentyp (Abb. 157). Dieser Adamantinomtyp

wird auf dem Röntgenbild auch oft dadurch gekennzeichnet, daß die Grenzen und zuweilen auch die Septen ungleichmäßig sklerosiert sind (Sonesson 1950c). In der Literatur wird oft hervorgehoben, daß das Adamantinom kein signifikantes Röntgenbild habe (Axhausen und Hammer 1936; Oesterreich 1936; Byars und Sarnat 1946; Pindborg 1957). *Dies ist unrichtig.* Der oben beschriebene Adamantinomtyp kann auf dem Röntgenbild so typisch erscheinen, daß dieses sogar als Kontrolle für eine Biopsie dienen kann. (Diese Behauptung kann mit Fällen aus dem eigenen Material bewiesen werden.) Pri-

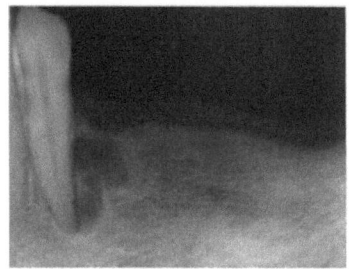

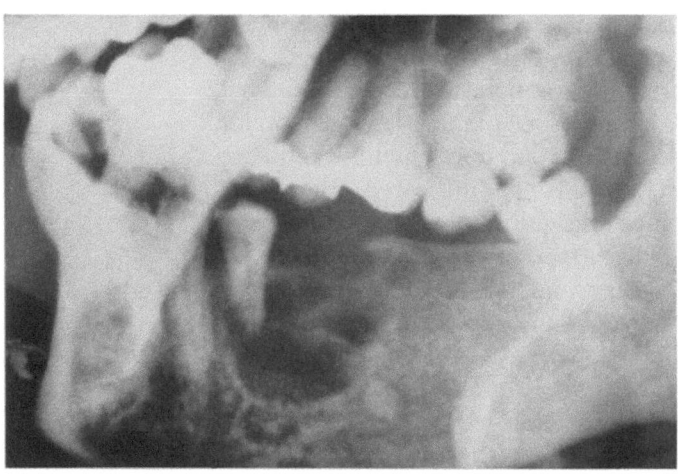

Abb. 158. Bilokuläres Adamantinom parodontal 4—, während eines frühzeitigen Stadiums

Abb. 159. Multilokuläres Adamantinom parodontal —4 in mehr entwickeltem Stadium als das in Abb. 158

märe Adamantinome werden gewöhnlich parodontal beginnen. Auch ein kleineres Adamantinom, in frühzeitigem Stadium, kann ein für diesen Typ ziemlich charakteristisches Röntgenbild geben (Abb. 158). In einem späteren Entwicklungsstadium dieses Adamantinomtyps kann das Röntgenbild *vollkommen signifikant sein* (Abb. 159).

Oft bildet das Adamantinom im Inneren seiner Geschwulstmasse allmählich Cysten, die sich im üblichen Röntgenogramm jedoch nicht abzeichnen. Sie sind gewöhnlich röntgenographisch

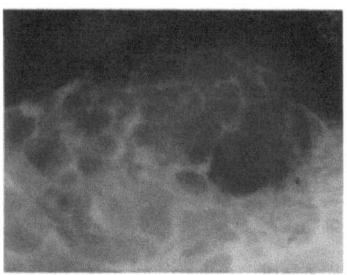

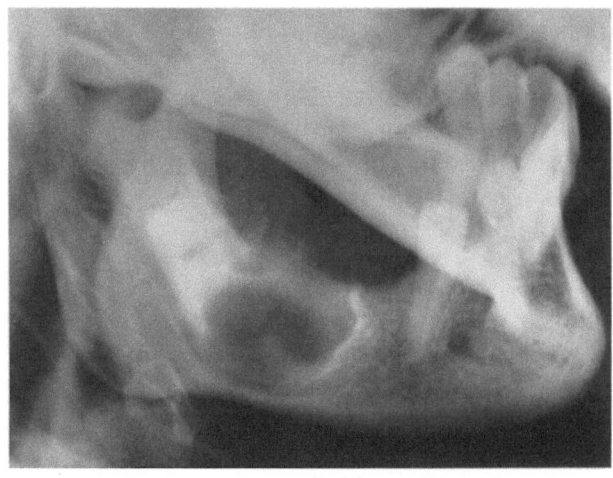

Abb. 160. Multilokuläres Adamantinom vom Wabentyp im Unterkiefer

Abb. 161. Adamantinom vom Residualcystentyp. Beachte die für diesen Cystentyp jedoch uncharakteristische ungleichmäßige Sklerose in den umgebenden Knochenwänden

auch nicht von Interesse; sie haben aber zu einer der ersten Bezeichnungen für das Adamantinom Anlaß gegeben, nämlich „multilokuläres Cystom".

Adamantinome, die keine Cysten in der Tumormasse ausgebildet haben, werden als solide bezeichnet. Solch ein primäres Adamantinom kann während seiner Entwicklung lange Zeit eine kleinzellige Zeichnung auf dem Röntgenbild beibehalten, eine sog. Bienenwabenzeichnung (Abb. 160). Die Septen sind hier oft etwas gröber und zeichnen sich nicht so scharf ab wie im vorherigen Typ. In klar ausgebildeten Formen ist auch die Wabenform charakteristisch.

Andere Formen des Adamantinoms können allerdings uncharakteristische röntgenographische Bildtypen abgeben. Aus dem Studium eines größeren Materials dieser Ge-

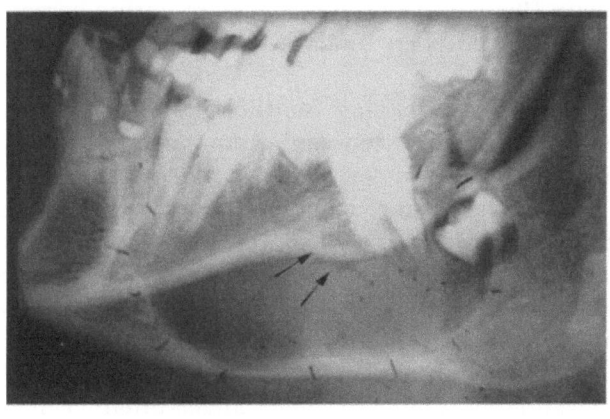
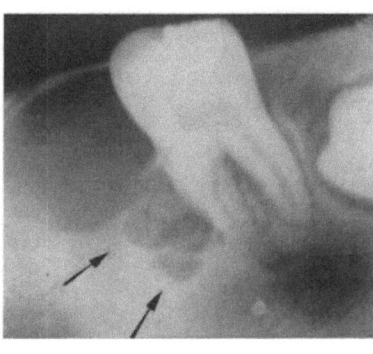

a   b

Abb. 162. a Große Follicularcyste mit sekundärem Adamantinom. b Periapikales Röntgenogramm über Regio 7— zeigt Tochtercysten in der Knochenwand der großen Cyste (beachte: in a durch Superposition der anderen Kieferhälfte verdeckt)

schwulstart ging jedoch hervor, daß diese uncharakteristischen Bildtypen im großen mit denen übereinstimmen, die von verschiedenen Arten odontogener Cysten repräsentiert werden. Da eine solche Läsion ein Adamantinom einschließt, kann eine ungleichmäßige, markante Sklerosierung in den umgebenden Knochenwänden auftreten (Abb. 161).

Sekundäre Adamantinome entstehen aus dem Epithel in odontogenen Cysten. Sie werden auch als „murale" bezeichnet, weil ihre Entwicklung in der Wandmembran der Cysten beginnt, die die Wände der Knochenhöhle bekleidet. Wenn ein murales Adamantinom nur im Innern der Cystenkavität wächst, wird es natürlich nicht auf gewöhnlichen Röntgenbildern dargestellt. Bei einer eventuellen Kontrastuntersuchung kann das Adamantinom als Aussparung im Kontrastschatten hervortreten. Doch hat dieses Vorgehen bei monolokulären Cysten geringen differentialdiagnostischen Wert. Denn odontogene Cysten enthalten oft Klumpen desquamierten Epithels, Cholesterolkristalle oder, bei einem Entzündungszustand, wandständige, granulomatöse Proliferationen, die gleichartige Aussparungen ergeben können.

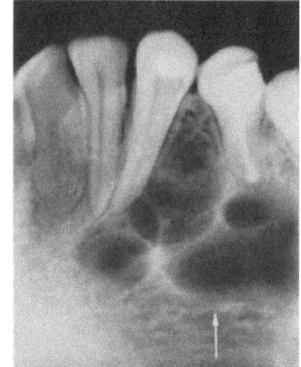

Abb. 163. Multilokuläres Adamantinom, ausgegangen von der mit einem Pfeil (↑) bezeichneten Cyste. (Bei der Operation und Biopsie zeigte sich, daß die Wand dieser Cyste mit gewöhnlichem Plattenepithel ausgekleidet war)

Früher oder später können allerdings Tumorzapfen von einem muralen Adamantinom durch die Cystenmembran in das umgebende Knochengewebe hineinwachsen. Wenn dieses geschieht, entstehen im Knochen kleine Aushöhlungen und *Tochtercysten* (Abb. 162). *Die letzten sind vollkommen typisch für ein Adamantinom.* Wenn ein murales Adamantinom sich von einer kleineren Cyste auf die beschriebene Weise gebildet hat und Tochtercysten von variierender Größe und Anzahl um die Muttercyste sich entwickelt haben, kann auch der Seifenblasentyp entstehen (Abb. 163).

Inwieweit primäre Adamantinome sich ebenfalls so entwickeln können, daß sie röntgenographisch Wurzel-, Residual-, Primordial- oder zahnbesetzten Follikularcysten gleichen, ist noch nicht klargestellt. Es steht dagegen fest, daß die Adamantinome den oben beschriebenen multilokulären Bildtyp mit verschieden großen Räumen geben können (s. auch Sherman und Caumartin 1955). Es ist ebenfalls bewiesen, daß viele Adamantinome, die röntgenographisch verschiedene odontogene Cystenarten vortäuschen, in Wirklichkeit präformierte Cysten waren, in denen sich sekundäre Adamantinome entwickeln (Cahn 1933; Thoma und Carpenter 1933; Thoma und Proctor 1937; Axhausen 1938; Bailey 1951; Sonesson 1950c und 1952b). Es scheint darum berechtigt, die Notwendigkeit einer genauen röntgenographischen Analyse aller Einzelheiten solcher Cystenbildungen hervorzuheben.

Wenn eine Differenzierung zwischen sehr großzelligen multilokulären, oder nur mit einer polycyclischen Grenze versehenen Follikularcysten und Adamantinomen mit ge-

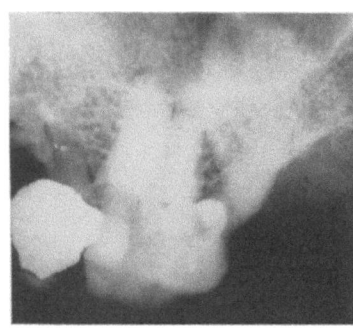

Abb. 164. Enamelom distal der Bifurkation 7+

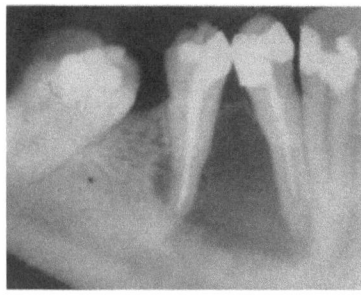

Abb. 165. Zentrales Fibrom mit parodontaler Lokalisation in Regio —4, —5

wöhnlichen Röntgenbildern schwer oder unmöglich ist, kann eine Kontrastuntersuchung ausschlaggebend sein. Eine Differenzierung gegenüber weichen Tumoren anderer Art muß sich zuerst auf die vorliegenden Struktureinzelheiten stützen (Heuser und Hering 1961). Die hier oben für gewisse Formen des Adamantinoms als vollkommen typisch beschriebene multilokuläre Struktur wird bei anderen Tumoren nicht angetroffen. Eine Andeutung des Wabentyps kann zwar in einzelnen Fällen bei zentralen Riesenzelltumoren angetroffen werden, jedoch kein ausgesprochener Wabentyp (Abb. 195). Reine Adamantinome haben in der Regel keine Fähigkeit, Hartgewebe zu bilden. Kommt in der Geschwulstmasse Hartgewebe vor, so ist gewöhnlich Odontomgewebe beigemischt (Salman und Salman 1956) (s. weiter S. 969).

δδ) Enamelome

Enamelome oder Schmelzperlen, verdanken ihre Genese abgesprengten Zellklumpen des Schmelzorganes des embryonalen Zahnkeimes. Ihre Zellen haben die Fähigkeit beibehalten, zu Hartgewebe ausdifferenziert zu werden. Die Enamelome sitzen gewöhnlich breitbasig an den Zahnhalsregionen fest (Abb. 164), oder manchmal tiefer an den Wurzeln. Bei mehrwurzligen Molaren können sie auch in der Bifurkation angetroffen werden. Von ihrem Inneren geht gewöhnlich ein Kanal in die Pulpa des Zahnes. Der Kanal hat jedoch nicht einen solchen Durchmesser, daß er auf dem Röntgenbild sichtbar ist.

εε) Zentrale Fibrome — Fibromyxome

Es wird angenommen, daß zentrale Fibrome aus mesodermalen Gewebeelementen, die bei der Bildung des Zahnkeimes mitwirken, entstehen (Bruce und Royer 1952; Pincock und Bruce 1954; Thoma und Goldman 1960). Diese Geschwülste beginnen darum periapikal oder parodontal. Sie wachsen in der Regel, ohne subjektive Symptome zu erzeugen. Darum können sie schon eine große Ausbreitung erreicht haben, wenn sie angetroffen werden (Trauner 1942). Ein Teil dieser Tumoren enthält auch myxomatöse Gewebepartien. Zentrale Fibrome wachsen expansiv und verdrängen Zähne, Zahnwurzeln und andere Bildungen in ihrer Nähe. Sie kommen meist im Unterkiefer vor. Dieser kann stark — auch in bucco-lingualer Richtung — expandiert werden, ohne daß Kontinuitätsdefekte in seiner Corticalis auftreten. Diese ist jedoch sehr dünn, aber dicht (Abb. 166b). Die Grenze dieser Geschwülste kann gleichmäßig, aber auch polycyclisch gerundet sein. Verschiedene Fibrome haben, wie es sich zeigt, eine verschiedene potentielle Fähigkeit, Hartgewebe zu bilden. Die Hartgewebebildung kann zumindest eine

zeitlang ausbleiben, und der Tumor bekommt dann auf dem Röntgenbild ein cysten-
ähnliches Aussehen (Abb. 165). Gewisse Einzelheiten in der Ausformung und eine kleine
Aushöhlung an der caudalen Knochengrenze gehört bei diesem Fall jedoch nicht dem

Bild einer genuinen Cyste an. Es ist
allerdings häufig, daß Hartgewebebildung auftritt. Dieses geschieht
meist in Form von *Bälkchen, die auf
dem Röntgenbild eine variierende
netzförmige Zeichnung haben* können (Abb. 166). Sie ist bisweilen mit
der netzförmigen Anordnung in
einem Tennisschläger verglichen
worden (WORTH 1937). In einer
dritten Variante des zentralen Fibroms kann die Hartgewebedifferenzierung mehr diffus und schwä-
cher auftreten (WALDRON 1953a)
(Abb. 167).

In differentialdiagnostischer Hinsicht kann hervorgehoben werden,
daß die zuerst genannte Variante
von einer Cyste durch ein negatives Resultat einer Probepunktion
unterschieden werden kann. Die
Varianten mit netzförmiger oder
trabekelähnlicher Zeichnung werden
im allgemeinen von multilokulären
Adamantinomen oder Cysten durch
die meistens geraden Bälkchen zu
differenzieren sein. (Die Septen in
den genannten Bildungen haben
immer einen gerundeten Verlauf,
vgl. z. B. Abb. 157 und 163). Die
dritte Variante kann eventuell mit
Varianten des Fibro-Osteomes, der
Riesenzellgeschwulst oder seltenen
Formen einer lokalisierten, chronischen Ostitis verwechselt werden.

ζζ) Zementoblastome und Zementome

Die Zementoblastome werden
jetzt in der Literatur auch als *zementbildende Fibrome* bezeichnet. Sie
haben einen ähnlichen embryonalen
Ursprung wie die zentralen Fibrome.
Die Zelldifferenzierung in Zementoblastomen ist jedoch auf Zementbildung eingerichtet. In ihren

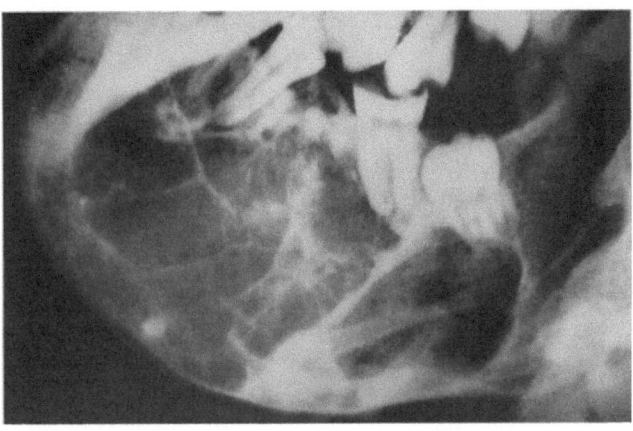

a

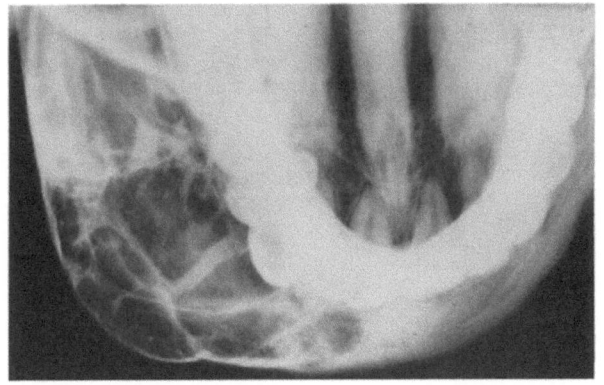

b

Abb. 166a u. b. Zentrales Fibrom mit großer Ausbreitung im
Unterkiefer. a in Seiten-, b in axialer Projektion

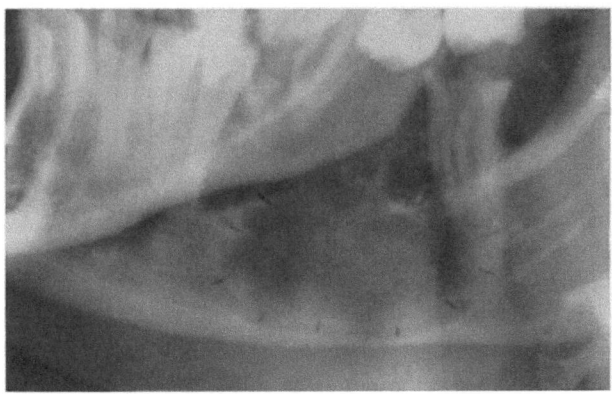

Abb. 167. Zentrales Fibrom im Unterkiefer

ersten Entwicklungsstadien bestehen sie vollkommen aus Weichgewebe. Allmählich
treten multipel punktförmige, irreguläre Zementbildungen zentral auf, die Zemen-
tikel genannt werden (THOMA 1937; STAFNE 1943; ZEGARELLI und ZISKIN 1943;
ENNIS und BERRY 1948; SONESSON 1949a). Diese Tumoren sind gewöhnlich klein und

liegen periapikal (Abb. 168). Die Hartgewebebildung setzt sich mit der Zeit langsam zur Peripherie hin fort. Es kann mehrere Jahre dauern, bevor der ganze Tumor sich in Hartgewebe verwandelt hat. Ein Zementoblastom ist immer von einer fibrösen Kapsel umgeben, die variierende Dicke haben kann. Um alte, reife Geschwülste tritt sie als schmaler Aufhellungsspalt hervor (Abb. 171).

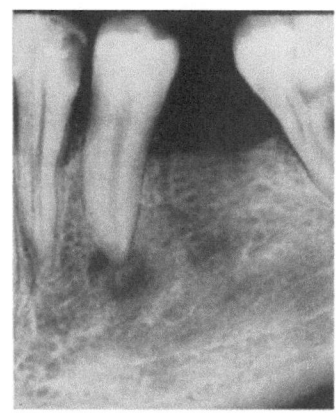

Abb. 168.
Zementoblastom periapikal 5—

Diese Geschwülste können solange wachsen, wie Weichgewebe vorhanden ist. Bisweilen können sie eine ansehnliche Größe erreichen (Abb. 169). Das Wachstum schließt mit der vollkommenen Reife der Geschwulst. Die meisten reifen schon, wenn sie ungefähr Erbsen- oder Maiskorngröße erreicht haben. Reife Formen sind früher als Zementome bezeichnet worden. Zementoblastome treten bei gewissen Individuen multipel auf, an den Apices mehrerer Zähne gleichzeitig (Abb. 170). Die verschiedenen Tumoren können sich dann in verschiedenen Entwicklungsstadien befinden.

Bei dem Ausfall oder der Entfernung eines Zahnes mit einem periapikal gelegenen Zementoblastom, kann dieses

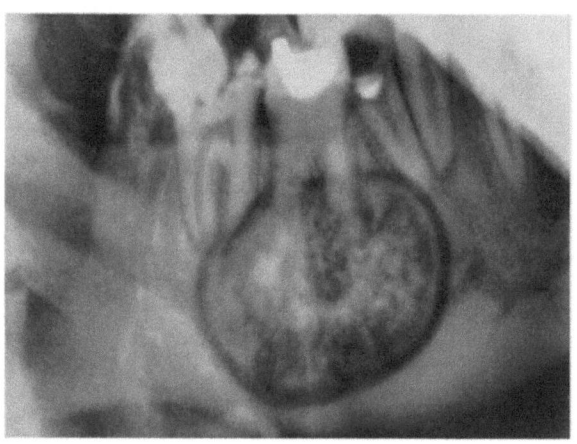

a

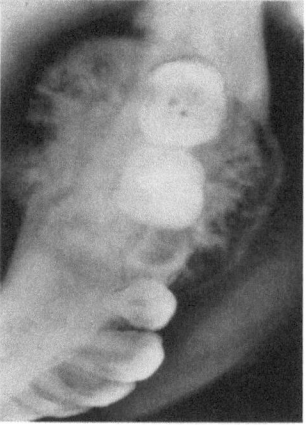

b

Abb. 169 a u. b. Großes Zementoblastom 6—. a In Seiten-, b in axialer Projektion

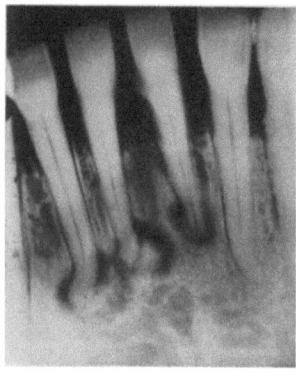

Abb. 170. Multiple Zementoblastome 1—, —1, —2

im Kiefer liegenbleiben. Es wird dann als residuales Zementoblastom bezeichnet (Abb. 171).

Der Ausdruck Zementom ist (nach Pindborg 1957) nunmehr von einigen Verfassern für eine weniger häufige Variante reserviert worden, die eine ziemlich ausgedehnte Ausbreitung im Parodontium involvierter Zähne haben kann. Ein solcher schattengebender Prozeß kann ungleichmäßige und stellenweise unscharfe Grenzen haben. Eine deutliche Kapselspalte tritt auf dem Röntgenbild nicht hervor.

Die Differentialdiagnostik des Zementoblastoms bietet gewöhnlich keine Probleme, wenn unzweifelhaft Zementikelbildung zentral wahrgenommen werden kann. Im vollkommen weichen Stadium werden sie oft z. B. mit einer periapikalen Ostitis oder einem Granulom verwechselt. Eine Differentialdiagnose kann dann nur durch einen Sensibilitätstest des betreffenden Zahnes gestellt werden. Besonders residuale, vollkommen reife Tumoren können schwer vom Odontom des ausgesprochen komplexen Typs unterschieden werden.

Zementome können sklerosierenden, parodontalen Ostitiden gleichen. Diese Zementome sind dagegen in der Regel leicht von einer Hyperzementose zu unterscheiden, die immer von einem Periodontalspalt umgeben wird.

ηη) Dentinoblastome — Dentinome

Dentinoblastome sind eine dritte Tumorform mit einer Genese von dem mesodermalen Gewebe, das während des Embryonalstadiums die primären Zahnpapillen bildet. Die Zelldifferenzierung ist hier auf Dentinbildung eingerichtet. Der Tumor ist in reiner Form sehr selten. Misch-formen mit Odontomen kommen dagegen häu-figer vor (THOMA und GOLDMAN 1960). Der Name Dentinoblastom wird für die unreifen und Dentinom für die reifen Entwicklungsstadien an-gewandt.

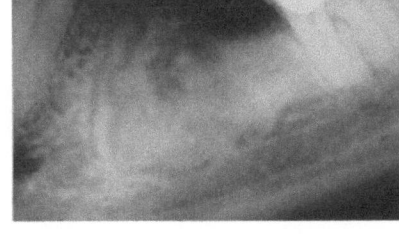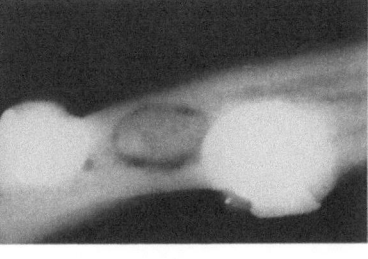

a   b

Abb. 171 a u. b. Residuales reifes Zementoblastom Regio 6—. a In Seiten-, b in axialer Projektion

Die Dentinoblastome beginnen also gleich den zentralen Fibromen und Zementoblastomen als Weichgewebegeschwülste. Die Hartgewebedifferenzierung geschieht fleckenförmig. Röntgenographisch treten diese als eine variierende Anzahl kleiner, gerundeter, schattengebender Flecken innerhalb der im übrigen osteolytischen Gebiete der Geschwulst hervor. Die kleinen Flecken werden mit der Zeit vergrößert und können ungefähr Konfettigröße erreichen (Abb. 172). Wenn der Tumor allmählich reift, füllen diese Flecken ihn vollkom-men in Form von dicht gepackten Hartgewebeklumpen — Dentikeln — aus. Die Geschwulst zeigt eine klein-bucklige Begrenzung und ist von einer fibrösen Kapsel umgeben. Der Reifeprozeß kann sich über viele Jahre erstrecken. Unreife Dentinoblastome zeigen Rezidivten-denz nach der operativen Entfernung (SONESSON 1950b).

Bei der röntgenologischen Differentialdiagnose wer-den Schwierigkeiten nur gegenüber dem Odontom vom gemischten hetero-homogenen Typ vorliegen.

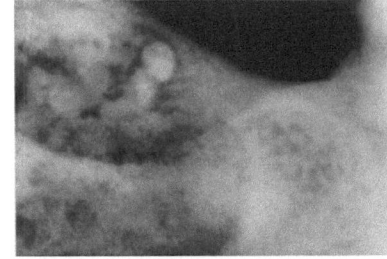

Abb. 172.
Halbreifes Dentinom im Unterkiefer

ϑϑ) Weiche Odontome

Weiche Odontome sind eigentlich eine Form des zentralen Fibroms mit sparsam eingelagerten Epithelformationen — ameloblastisches Fibrom (SHAFER 1955; THOMA und GOLDMAN 1960). Histopathologisch wurden sie früher als eine Variante der Ada-mantinome angesehen. Diese Tumorform ist wohl nicht ganz ungewöhnlich. Sie kann im Unter- und Oberkiefer vorkommen. Ihr Röntgenbild ist cystenähnlich und schwer von Cysten und anderen cystenähnlichen Tumoren zu differenzieren; gegenüber genuinen Cysten kann die Kontrastmitteluntersuchung in geeigneten Fällen angewandt werden.

ιι) Harte Odontome

Harte Odontome sind, wie die weichen, Mischgeschwülste. Sie werden von Gewebe-komponenten des Ektoderms und Mesoderms aufgebaut. Bei ihrer Bildung und ihrem Wachstum bestehen auch sie natürlich aus Weichgewebe. In diesem Entwicklungs-stadium sind sie als Odontoblastome bezeichnet worden (THOMA und GOLDMAN 1960). Die Hartgewebedifferenzierung in den sog. eigentlichen Odontomen setzt allerdings frühzeitig ein. Auch bei Kindern ist sie gewöhnlich schon durchgeführt. Wahrscheinlich geschieht sie ungefähr gleichzeitig mit der normalen Mineralisierung der Zahngewebe. Im Röntgenogramm der zusammengesetzten Odontome bei Kindern kann man bisweilen sehen, daß kleine Zahnkeime im Odontom eine Hartgewebeentwicklung zeigen, die ungefähr der der normalen Zahnkeime des Kindes entspricht (Abb. 173).

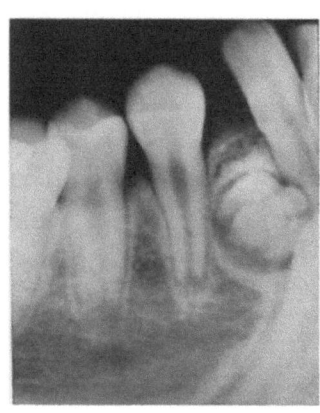 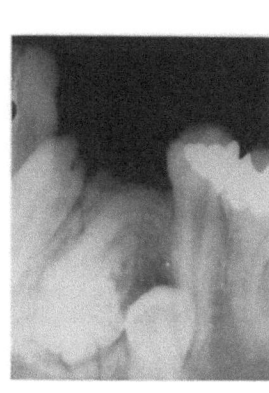 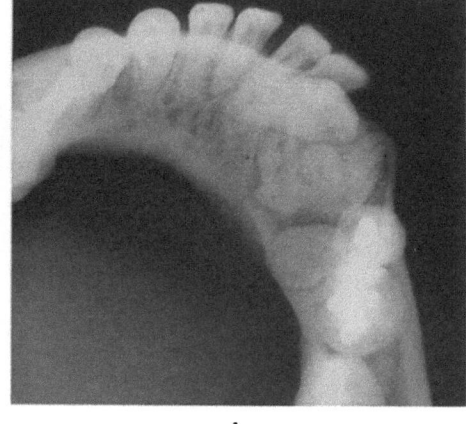

a   b

Abb. 173. Odontom vom zusammengesetzten, „compound"-Typ, Regio —3 (ausgegangen von einem überzähligen Zahnkeim)

Abb. 174 a u. b. Odontom vom zusammengesetzten, „compound"-Typ, Regio 4— in a periapikaler, b axialer Projektion. (Ausgegangen von einem überzähligen Zahnkeim)

Harte Odontome sind also reife Endstadien der Odontoblastome. Sie sind aus mißgebildeten — nicht selten überzähligen — Zahnkeimen entstanden. Sie können an allen Stellen der Kiefer, wo Zähne gebildet werden können, auftreten. In den zahntragenden Teilen der Kiefer haben die Odontome gewöhnlich parodontale Lagen. Doch liegen sie fast nie periapikal. Sie sind oft so gelegen, daß sie den Durchbruch eines Zahnes stören (Abb. 174). Sind sie in einer zahnlosen Kieferpartie verblieben, können sie allmählich selbst durchbrechen. In seltenen Fällen kann ein großes Odontom in einer Kieferhöhle auftreten (Christensen 1956).

Vom röntgendiagnostischen Standpunkt können die harten Odontome nach ihrem strukturellen Aufbau zweckmäßig in zwei Hauptgruppen eingeteilt werden: Der zusammengesetzte, *heterogene „compound"-Typ* und der zusammenhängende, *homogene „complex"-Typ*. Der erste besteht aus einer sehr variierenden Anzahl mehr oder weniger mißgebildeter, rudimentärer Zähne und/oder Zahnkeime (Abb. 173 und 174). Die Tumoren

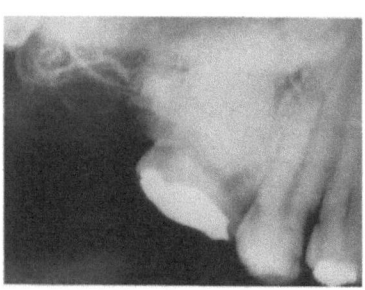

Abb. 175. Odontom vom zusammenhängenden, „complex"-Typ, Regio +6 (war teilweise zusammengewachsen mit den Wurzeln des Zahnes)

können wohl in diesen Fällen ebenso zu den Mißbildungen gerechnet werden. Der zweite Typ besteht makroskopisch aus einer mehr homogenen Hartgewebemasse (Abb. 175). Beide Typen können rein auftreten; sie sind aber oft auf variierende Art miteinander gemischt. Eine röntgenographische Typenbestimmung ist in den meisten Fällen leicht.

Zusammengesetzte harte Odontome haben gewöhnlich eine mehr oder weniger bucklige Außenfläche. Der zusammenhängende Typ hat oft eine etwas gleichmäßigere Grenzlinie. Beide sind immer von einer fibrösen Kapsel umgeben, die röntgenographisch als eine strahlendurchlässige, spaltförmige Grenzlinie wiedergegeben wird.

Vom differentialdiagnostischen Standpunkt bieten zusammengesetzte harte Odontome gewöhnlich keine Probleme. Der homogene Typ kann dagegen mit vollkommen reifen Zementoblastomen verwechselt werden (Abb. 171).

Es geschieht zuweilen, daß ektodermale Zellverände in Odontoblastomen stellenweise ihre potentielle Fähigkeit, Hartgewebe zu bilden, verlieren. Aus diesen Zellverbänden kann dann Adamantinomgewebe entwickelt werden, das sich dem Hartgewebe des Odontoms beimischt. Auf diese Weise können kompliziertere Mischgeschwülste entstehen, eine Vereinigung von Odontom und Adamantinom. In der französischen Literatur ist diese Mischform als *calcifiziertes Adamantinom* bezeichnet worden (BERTRAND, DECHAUME und LACRONIQUE 1941) und wird nun in der amerikanischen als „*ameloblastic odontoma*" benannt (THOMA und GOLDMAN 1960). Auf dem Röntgenbild zeichnet sich dieses bisweilen zersprengte radiopake Odontom in einem ansonsten aufgehellten (osteolytischen) Geschwulstgebiet ab. Wenn der Tumor cystenähnliche Form hat, kann die Differentialdiagnose gegenüber einem cystischen Odontom schwer zu stellen sein, soweit die Differenzierung nicht mittels Kontraströntgenuntersuchung gemacht werden kann.

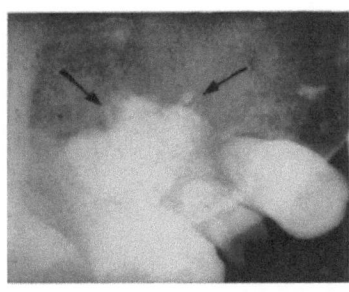
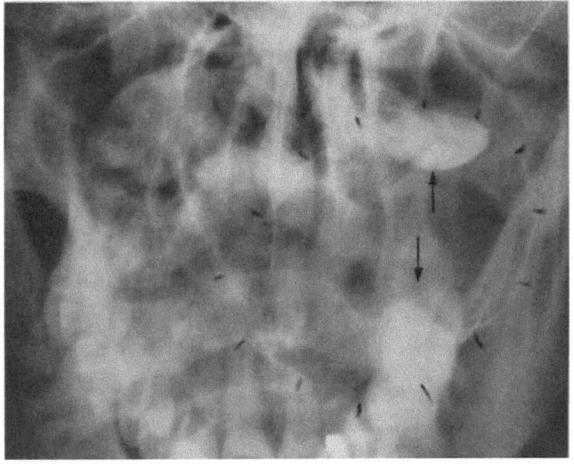

a   b

Abb. 176a u. b. Cystisches Odontom. Die Cyste füllt vollkommen das linke Antrum aus und expandiert dieses. a Das Odontom in periapikaler, steiler Projektion. b Postero-anteriores Übersichtsbild über die Cystenbildung, die während ihrer Expansion ebenfalls einen retinierten Eckzahn unter die Orbita dislozierte

ϰϰ) Cystische Odontome

Cystische Odontome sind ein Parallelgeschehen zu den zahnbesetzten Follikularcysten. Die Odontome werden von mißgebildeten Zähnen ausgelöst. Ihre fibröse Kapsel kann am besten mit dem Zahnsäckchen der Zähne verglichen werden. Wenn eine Cystenbildung innerhalb der Kapsel des Odontoms auftritt, entsteht ein cystisches Odontom. Das eigentliche Odontom liegt entweder in der Cystenwand oder sitzt breitbasig auf ihrer Innenseite oder hat eine stielartige Verbindung mit dieser. Seine Lage innerhalb der Cyste kann darum variieren. Die Cyste kann gleich anderen odontogenen Cysten wachsen (Abb. 176). Eine Kombination eines Odontoms und einer naheliegenden Cyste kann für die röntgenologische Diagnose ausschlaggebend sein. Vom differentialdiagnostischen Standpunkt jedoch muß auch an andere Cysten und cystenähnliche Tumoren gedacht werden (STOOPACK 1957; THOMA und GOLDMAN 1960).

β) Nicht-odontogene Tumoren

Nicht-odontogene Tumoren können im Kiefer von der Röntgendiagnostik her auch mit Vorteil auf Grund ihrer Genese und Morphologie eingeteilt werden. Der biologische Aspekt ist notwendig, um auch ihre Röntgenbilder mit ihren Variationen zu verstehen.

Von den in Frage kommenden Tumorarten kommen einige nur im Kiefer vor. Diese sind:

Kieferspaltencysten, welche ihre Genese von Epithelresten aus den Fusionsstellen der verschiedenen embryonalen Fortsätze, die zusammen den Oberkiefer bilden, herleiten.
Cysten des Canalis incisivus.

Primäre intraossäre Carcinome, ausgegangen von der Epithelbekleidung in odontogenen Cysten oder von Malasseschen Epithelresten in den Parodontien.

Sekundär eingewachsene Carcinome von der Gingiva oder von anderen Schleimhautgebieten in nahem Kontakt mit dem Kiefer, vor allem in der Mundhöhle und den Kieferhöhlen.

Speicheldrüsengeschwülste (Mischgeschwülste, schleimbildende cystische Plattenepithelcarcinome), in der Regel sekundär eingewachsen.

Den Hauptanteil der nicht-odontogenen Tumoren im Kiefer bilden allerdings die eigentlichen Knochentumoren. Diese sind im wesentlichen von derselben Art, die auch in anderen Teilen des Skelets angetroffen wird. Sie können ihre Genese herleiten vom *osteogenen* System des Skelets:

Exostosen (auch cartilagiäre), *Enostosen.*
Osteome.
Fibroosteome.
Fibrome-Fibromyxome.
Chondrome, Chondrosarkome.
Riesenzelltumoren (zentrale, periphere).
Sarkome (osteolytische, osteoblastische).
vom *myologenen* System des Skelets:
Plasmocytome oder Myelome (mononukleäre, multiple) oder
vom *retikulo-endothelialen* System des Skelets:
Eosinophile Granulome — (Hand-Schüller-Christians Erkrankung),
Ewing-Sarkome, Reticulosarkome.

Bei einer hormonellen Hyperfunktion können außerdem unter anderem auftreten: *Riesenzelltumoren und Osteodystrophia fibrosa generalisata cystica.*

Von im Kieferknochen befindlichen Gefäßen und Nerven können sich entwickeln: *Angiome, Neurinome, Neurofibrome.*

Schließlich können von anderen Teilen des Körpers in die Kiefer weitergeleitet werden: *Metastasen von malignen Tumoren.*

Viele von den hier aufgezählten Tumorarten kommen selten im Kiefer vor. Verschiedene sind jedoch keinesfalls ungewöhnlich. Ein Teil der hier in Frage kommenden Kiefertumoren kann zumindest in seinen Hauptzügen in gewisser Ausdehnung röntgenographisch einander gleichen. Auch subtile Einzelheiten in ihrer Strukturzeichnung müssen darum oft bei der röntgenologischen Differentialdiagnose wegweisend sein, soweit dieses möglich ist. Eine zufriedenstellende Analyse ihrer Strukturbilder setzt die Kenntnis der Morphologie auch dieser Tumorarten voraus.

αα) Kieferspaltencysten

Kieferspaltencysten oder *fissurale Cysten* können im Oberkiefer in den Regionen entstehen, wo Fusionen zwischen den drei embryonalen Fortsätzen stattfanden, von denen der Oberkiefer gebildet wird (Thoma und Goldman 1960). Der mittlere Fortsatz, Processus frontalis, der nach caudal wächst und den ventralen Teil — Prämaxilla — des Oberkiefers bildet, wird allmählich während seines Wachstums in zwei kugelförmig angeschwollene Seitenpartien — Processus globulares — aufgeteilt. Diese Seitenpartien wachsen später bilateral mit den beiden Processus laterales zu den Suturae globulomaxillares zusammen. Die Lokalisationen dieser Suturen treten jedoch nur bei der Palatoschisis auf dem Röntgenbild hervor. Sie verlaufen vertikal zwischen den seitlichen Schneidezähnen und den Eckzähnen. Allmählich verwachsen auch die beiden Processus globulares in der Mitte der Oberkieferfront zur Sutura mediana, die dagegen gewöhnlich röntgenographisch sichtbar ist.

Globulo-maxilläre Cysten können aus nicht resorbierten Epithelresten in den Suturae globulo-maxillares gebildet werden. Sie zeigen dieselbe Bauart und haben gewöhnlich das gleiche Röntgenbild wie z. B. eine monolokuläre Primordialcyste. Morphologische Besonderheiten unterscheiden sie nicht von den letztgenannten. Nur die Lokalisation dieser Spaltencysten ist charakteristisch. Eine juxtaradikuläre Wurzelcyste oder eine Residualcyste mit der entsprechenden Lokalisation können ein ähnliches Röntgenbild geben; sind angrenzende Zähne nicht wurzelbehandelt, kann ein Sensibilitätstest dieser Zähne die Diagnose entscheiden. Globulo-maxilläre Cysten beginnen gewöhnlich im Interalveolarseptum zwischen einem seitlichen Oberkieferschneidezahn und einem Eckzahn. Während ihres expansiven Wachstums bewirken sie successiv eine gewöhnlich mehr und mehr hervortretende Deviation der angrenzenden Zahnwurzeln (Abb. 177).

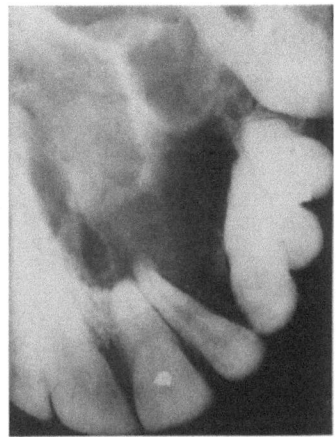

Abb. 177.   Globulo-maxilläre Cyste, die Deviation von +2 und +3 verursacht hat

Mediane Spaltcysten können sich auf gleichartige Weise in der Sutura mediana in der Prämaxilla entwickeln. In der medianen Gaumensutur, dorsal vom Canalis incisivus, sind Spaltcysten sehr selten (COHEN 1943).

Auch in der Mandibula sind mediane Spaltcysten beschrieben (OLECH 1957).

ββ) Incisivkanalcysten

Incisivkanalcysten entstehen gewöhnlich im oralen Teil des Canalis incisivus, selten mehr kranial. In periapikalen Röntgenogrammen mit orthoradialer Einstellung auf die mittleren Schneidezähne pflegen sie mitten vor der Sutura mediana ungefähr in der Höhe der Apices der medianen Schneidezähne angetroffen zu werden. Bei isometrischer Projektion ist die Form dieser Cysten meist oval in kranio-caudaler Richtung. Bei stark steiler Strahlenführung ist die Form im allgemeinen rund. Die Strahlenrichtung kann dann mehr mit der Längsrichtung des erwähnten Kanales zusammenfallen. Das Gesagte gilt in der Hauptsache für kleinere und mittelgroße Cysten. Sie können allerdings zuweilen groß werden. In exzessiven Fällen können sie eine Ausbreitung über die ganze ventrale Gaumenpartie haben.

Incisivkanalcysten sind gewöhnlich monolokulär. Auf dem Röntgenbild erscheinen sie bisweilen herzförmig, weil die Spina nasalis anterior in den kranialen Teil der Cyste hineinprojiziert wird (Abb. 178). Eine herzähnliche Form kann auch auftreten, wenn eine partielle Superposition von zwei ungefähr gleichgroßen Cysten in einzelnen Fällen vorliegt. Multiple Incisivkanalcysten sind wohl ungewöhnlich, können aber vorkommen. Embryonal werden vier strangförmige Kanalanlagen gebildet, von denen zwei persistieren und Voraussetzungen für Cystenbildungen abgeben können (STAFNE und AUSTIN 1937).

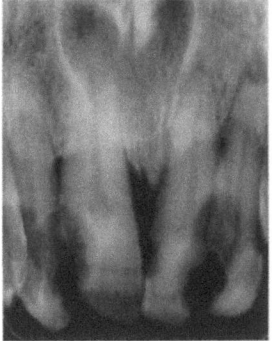

Abb. 178. Incisivkanalcyste

Vom differentialdiagnostischen Standpunkt sollten mediane Spaltcysten beachtet werden. Am wichtigsten ist jedoch eine Differenzierung von Läsionen, die von angrenzenden Oberkieferschneidezähnen ausgehen. Kompliziert sind vielleicht die Fälle, bei denen *beides*, eine Incisivkanalcyste *und* ein periapikaler Prozeß, vorliegt. Diese können im Röntgenogramm teilweise oder ganz ineinander projiziert sein (Abb. 101).

γγ) Primäre intraossäre Carcinome

Primäre intraossäre Carcinome können in seltenen Fällen aus eingeschlossenen Epithelresten in den Alveolarfortsätzen der Kiefer gebildet werden. Weniger selten sind Carcinome, die von epithelbekleideten Cysten ausgehen (Axhausen 1938; Trauner 1942; Darlington, Ehrlich und Seldin 1953; Falkner, Herberts und Olvén 1957). Die Knochengrenzen um alle genuinen Cysten sollten darum immer sorgfältig untersucht werden (Sonesson 1950c). Ist die Knochenwand an irgendeiner Stelle aufgerauht, aus-

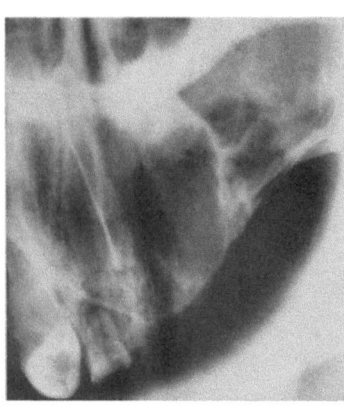

gefranzt und ungleichmäßig, muß an eine maligne Infiltration gedacht werden.

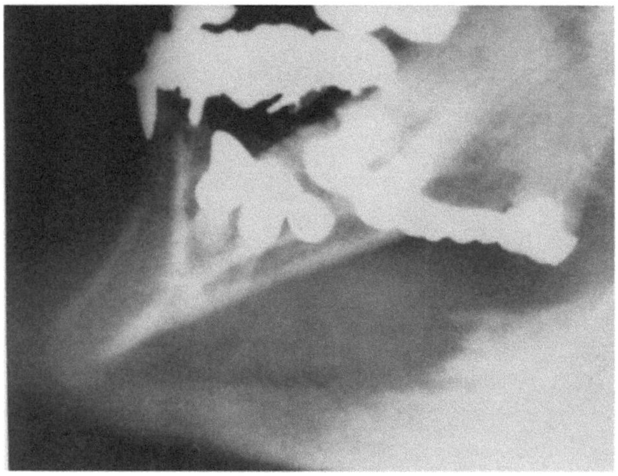

δδ) Sekundär eingewachsene Carcinome

Sekundär eingewachsene Carcinome in den Kieferknochen sind nicht ungewöhnlich. Carcinome in der Gingiva und anderen oralen Schleimhautgebieten werden allerdings in der Regel mit Hilfe anderer klinischer Untersuchungsmethoden diagnostiziert. Aber um festzustellen, ob der Tumor eventuell auch in das darunterliegende Knochengewebe invadiert ist, muß in der Regel auch eine röntgenographische Exploration vorge-

Abb. 179. In die Mandibula eingewachsenes Gingivalcarcinom

nommen werden. Hat ein Carcinom hauptsächlich eine marginale Lokalisation, kann das erste Zeichen hierfür eine Destruktion der marginalen Knochencompacta sein. Mit der Zeit setzt sich die Osteolyse in die Tiefe fort (Abb. 179). Die Knochengrenzen sind gewöhnlich rauh, ungleichmäßig und mineralarm. Bei der Lokalisation des Carcinoms auf der buccalen oder lingualen Seite des Alveolarfortsatzes können mehr circumscripte Knochendestruk-

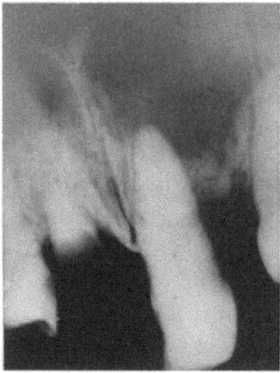

tionen mit gleichartigen Charakteristica tiefer in dem Alveolarknochen auftreten (Abb 180).

Carcinome im Antrum sind dagegen nicht a priori für eine Inspektion, Palpation usw. zugänglich. Ist die Geschwulst im Boden des Antrums lokalisiert und in die Pars alveolaris maxillae invadiert, kann sie manchmal auch in einem periapikalen Röntgenogramm entdeckt werden (Abb. 181). Auf Grund ihrer Lokalisation erweckt beim ersten Anblick der osteolytische Prozeß den Eindruck, als handele es sich um eine periapikale, odontogene Läsion. Bei Prüfung der Einzelheiten ist die Begrenzung der Knochengrenzen zu ungleich-

Abb. 180   Abb. 181

Abb. 180. In den Alveolarfortsatz des Oberkiefers eingewachsenes Gingivalcarcinom

Abb. 181. In den Alveolarfortsatz des Oberkiefers eingewachsenes Carcinom vom Sinus maxillaris. *Beachte die zufällige periapikale Lokalisation*

mäßig und ausgefranzt, um einer Wurzelcyste anzugehören (Sonesson 1950 c u. g). Eine so umfangreiche und ausgesprochen osteolytische periapikale Ostitis ohne alarmierende entzündliche Symptome wird wohl kaum vorkommen. Das Röntgenbild eines solchen Falles soll ein Beispiel sein, wie wichtig eine Analyse aller Einzelheiten eines dem ersten Eindruck nach so gewöhnlichen und banalen Prozessen, wie der periapikalen Wurzelcyste, in den Kieferknochen ist.

εε) Speicheldrüsentumoren

Speicheldrüsentumoren, die in den Glandulae submandibulares auftreten, können in den Unterkiefer hineinwachsen. Gleichartige Tumoren von den zahlreichen kleinen Speicheldrüsen in der oralen Submucosa können ebenfalls in den Kieferknochen hineinwachsen. Besonders scheint dieses in den dorso-lateralen Regionen des Palatums zu geschehen sowie in angrenzenden Teilen der Pars alveolaris maxillae und lingual in den dorsalen Abschnitten des Corpus mandibulae (HOFFER und VOGEL 1960). Diese Knochenläsionen sind auf dem Röntgenbild gewöhnlich cystenähnlich (SONESSON 1950 c). Sie können monolokuläre, multilokuläre oder multicyclisch begrenzte Röntgenbilder geben (Abb. 182). Die Knochengrenzen können gleichmäßig und scharf sein, sie sind jedoch gewöhnlich nicht so verdichtet und wohl markiert wie um die Adamantinome, Follikularcysten und Wurzelcysten im chronisch indolenten Stadium. Bisweilen geht allerdings auch aus Röntgenbildern hervor, daß diese Tumoren ebenfalls infiltrativ wachsen können.

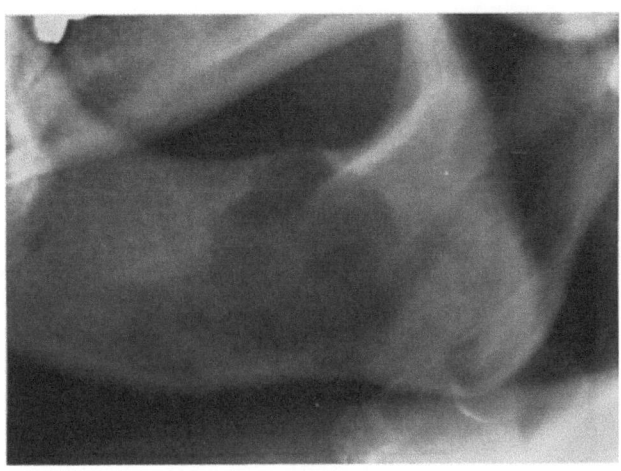

Abb. 182.
In den Unterkiefer eingewachsener Speicheldrüsentumor

ζζ) Schleimbildende cystische Plattenepithelcarcinome

Schleimbildende cystische Plattenepithelcarcinome können in den Ausführungsgängen der Speicheldrüsen entstehen (LINELL 1948). Besonders wenn diese von den Ausführungsgängen der oben erwähnten kleinen submukösen Drüsen ausgehen, können sie in den Kieferknochen einwachsen (BERNIER 1955). Knochendestruktionen, die von diesem Carcinomtyp verursacht sind, haben auf dem Röntgenbild meist ein für das Carcinom atypisches Aussehen. Das Bild kann monolokulär bis multilokulär und die Grenzen sehr unregelmäßig polycyclisch, aber in der Hauptsache scharf sein (SONESSON 1950e). Abb. 183 zeigt einen Fall mit periapikaler Lokalisation. Die Knochengrenzen können auch sklerotisch sein.

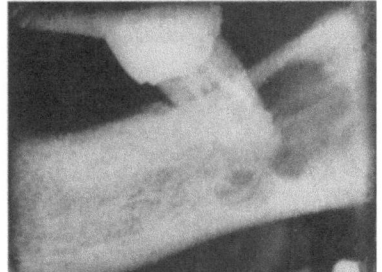

Abb. 183. In den Unterkiefer eingewachsenes, schleimbildendes, cystisches Plattenepithelcarcinom

ηη) Exostosen und Enostosen

Exostosen können überall auf dem Kiefer auftreten, auch multipel. Es gibt allerdings auch gewisse Prädilektionsstellen. Eine solche auf der Maxilla ist die dorsale Mittelpartie auf der oralen Seite des Palatum durum, wo Exostosen nicht ungewöhnlich sind — *Torus palatinus* (KOLAS, HALPERIN, JEFFERIS, HUDDLESTON und ROBINSON 1953). Tori palatini sind in der Regel langgestreckt in sagittaler Richtung. In exzessiven Fällen können sie ziemlich groß werden. Erhebungen, die Exostosen ähnlich sind, sind lateral auf dem Tuber maxillae relativ häufig. Lingual auf der Mandibula in der Prämolarenregion sind ebenfalls Prädilektionsstellen für Exostosen. Auch diese haben eine spezielle Bezeichnung — *Tori mandibulares* (PEKARSKY 1952). Sie treten häufig bilateral auf. Tori werden wohl in großer Ausdehnung cartilaginär sein. Wenn sie ossär sind, können sie im periapikalen Röntgenogramm in der Prämolarenregion der Mandibel als begrenzte schattengebende Gebiete hervortreten, gleich den Calculi in den Ducti submandibulares

(Abb. 108). Sie dürfen natürlich nicht als circumscripte, sklerosierende Ostitiden mißgedeutet werden. Die Differentialdiagnose wird leicht mit Hilfe von Okklusalbildern in rein axialer Projektion der Mandibula gestellt (Abb. 184).

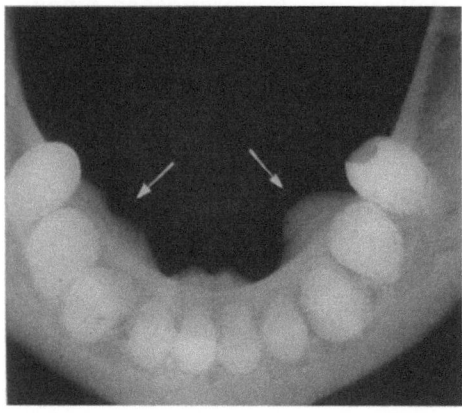

Abb. 184. Exostosen (Tori mandibulares)

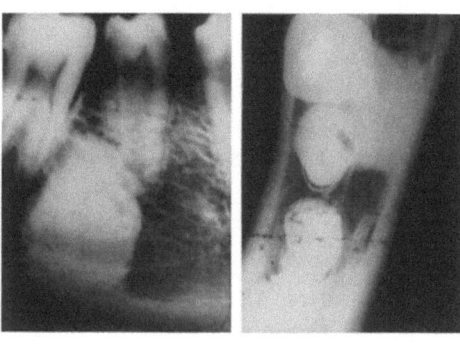

a   b

Abb. 185a u. b. Enostose im Unterkiefer. a Von der Seite, b axiales Bild

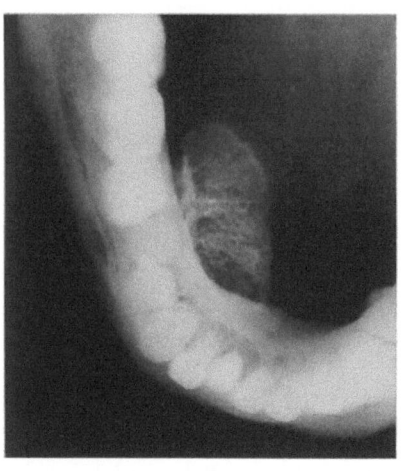

Abb. 186. Osteom im Unterkiefer

Enostosen gehen von der inneren Fläche der Knochencompacta aus und erstrecken sich in die Spongiosa hinein (Abb. 185). Eine röntgenologische Differentialdiagnose gegenüber einer sklerosierenden Ostitis kann hier schwer zu stellen sein. Gegenüber intraossär gelegenen Osteomen kann eine Differenzierung noch problematischer sein.

ϑϑ) Osteome

Osteome werden im oder auf dem Kieferknochen angetroffen. Sie sind im allgemeinen wohlbegrenzte, knochendichte Tumoren, die mit einem stielartigen oder breitbasigen Ansatz von einem Kiefer ausgehen (Abb. 186). Sie können auch eine partielle oder totale intraossäre Lokalisation haben. Ihre innere Struktur kann dem Spongiosagewebe gleichen, aber auch irregulär sein. Auf der Außenfläche können sie zumindest eine Andeutung einer Corticalis haben. Der Mineralgehalt kann variieren. Das Röntgenbild ist im allgemeinen charakteristisch. Bei einer intraossären Lokalisation kann allerdings die Differenzierung gegenüber Enostosen, circumscripten sklerosierenden Ostitiden sowie harten Odontomen vom homogenen Typ bisweilen Probleme bieten. Die letztgenannten haben zwar ihre mehr oder weniger charakteristische fibröse, strahlendurchlässige Kapsel, aber eine ähnliche soll auch um intraossär gelegene Osteome vorkommen können (Thoma und Goldman 1960).

Osteome können, außer in anderen Teilen des Skelets, auch in den Nasen- und Kieferhöhlen vorkommen. Wenn ein solches in einem Alveolarrecessus auftritt, kann es auch auf einem periapikalen Röntgenbild sichtbar werden. Ein verkalkter Antrumpolyp kann allerdings ein ähnliches Aussehen haben.

ιι) Fibroosteome

Fibroosteome treten speziell im Cranium auf. Sie haben gleich gewissen anderen Knochentumoren zuerst ein Weichgewebestadium, während dessen sie expansiv wachsen (Billing und Ringertz 1946; Pindborg 1951a). In einem solchen Stadium ist ihr Röntgenbild mehr oder weniger cystenähnlich und uncharakteristisch. Eine Differenzierung zu Hartgewebe tritt jedoch ziemlich bald auf. Die Hartgewebebildung kann allerdings eine verschiedene Verteilung in Ober- und Unterkiefertumoren haben.

Im Oberkiefer haben die Fibroosteome unter anderem die Neigung, in den Regiones tubera maxillae aufzutreten. Sie können dann auch in die Sinus maxillares hineinwachsen und sie allmählich ausfüllen. Bei der genannten Lokalisation pflegen die Tumoren in ihrer ganzen Masse ungefähr gleichzeitig zu reifen. Auf dem Röntgenbild bekommen sie eine charakteristische, durch den ganzen Tumor gleichförmige Zeichnung, die mit der Ausformung der Oberfläche einer Apfelsinenschale verglichen wurde (WORTH 1937) (Abb. 187).

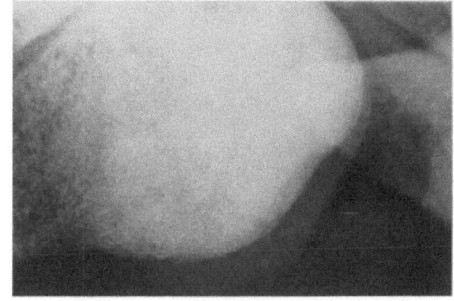

Im Unterkiefer zeigt das Fibroosteom im allgemeinen ein anderes Röntgenbild. Der Tumor kann hier von der Peripherie aus reifen, weshalb sich oft heterogene sklerotische Randzonen abzeichnen. Im Inneren des Tumors können schwach markierte, unregelmäßige Strukturen hervortreten. Diese können manchmal, wenigstens stellenweise, eine Andeutung zu polygonaler Anordnung zeigen (SONESSON 1950d) (Abb. 188). Mit der Zeit, wenn die Tumoren reifen, werden auch die inneren Strukturen typischer. Dieses kann Monate bis Jahre dauern. In der Mandibula sind die meisten

Abb. 187. Fibroosteom in der Tuberregion des Oberkiefers

Fibroosteome wohl im Korpus lokalisiert, aber auch in anderen Abschnitten können sie angetroffen werden. Abb. 189 zeigt ein solches im Caput mandibulae.

In den Tuberregionen des Oberkiefers bieten die Fibroosteome also gewöhnlich ein charakteristisches Röntgenbild. Im Unterkieferkörper dagegen können sie röntgenographisch manchmal bis zu gewissem Grade zumindest Varianten der zentralen Riesenzelltumoren gleichen.

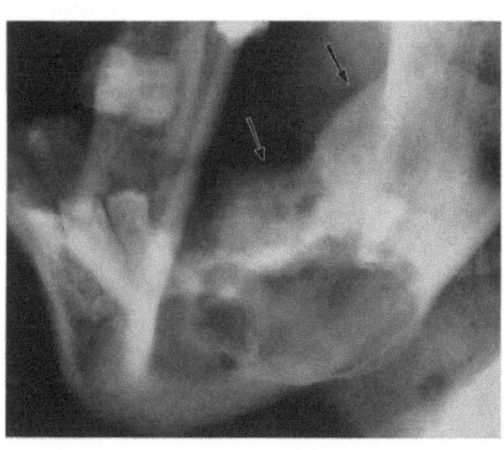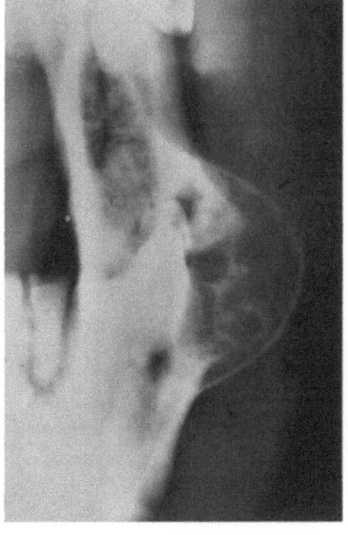

a   b

Abb. 188a u. b. Fibroosteom im Unterkiefer. a In Seiten-, b postero-anteriorer Projektion

ϰϰ) Fibrome — Fibromyxome

Fibrome und Fibromyxome mit osteogener Genese können beinahe überall in dem zum hauptsächlichen Teil bindegewebig präformierten Kiefer beginnen. Inwieweit ein Fibrom, das schon beim ersten Untersuchungsgang eine große Ausbreitung im zahnbesetzten Kieferkörper erreicht hat, osteogenen oder odontogenen Ursprung hat, kann natürlich röntgenographisch nur mit einem gewissen Grad von Wahrscheinlichkeit ausgemacht werden. Vom praktisch-klinischen Standpunkt hat dieses Verhalten wohl keine Bedeutung. Ein paar der oben als odontogene beschriebenen und illustrierten Bildtypen werden allerdings auch für Fibrome mit osteogener Genese repräsentativ sein (s. S. 964). Wenn die Diagnose Fibrom von kleinerem Umfang in zahnbesetzten Teilen eines Kiefers gestellt wird, kann gewöhnlich die Lokalisation über die Genese Bescheid geben.

Fibrome können auch peripher in einem Kiefer, ausgehend vom Periost, beginnen (Abb. 190). Wenn diese eine größere Ausbreitung auch in den Knochen hinein erlangt haben, können sie kaum von entsprechenden zentralen Tumorformen differential-diagnostiziert werden. Auf dem Röntgenbild zeigen sie ungefähr gleiche Strukturen.

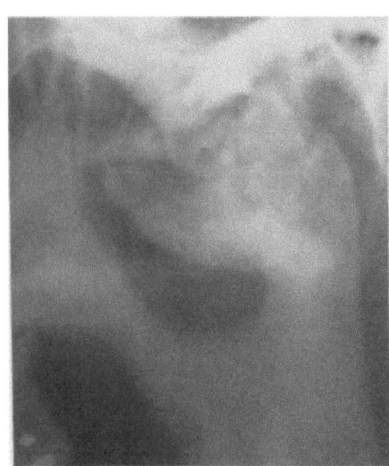

Abb. 189. Fibroosteom im Processus condylaris

Kieferfibrome können mit der Zeit zumindest stellenweise in Fibromyxome übergehen, ohne daß nachweisbare Veränderungen auf dem Röntgenbild dadurch aufkommen (Sonesson 1950c). Fibrome und Fibromyxome können in seltenen Fällen in maligne Formen übergehen (McCall und Wald 1957, S. 359).

λλ) Chondrome

Chondrome entstehen aus embryonalen Knorpelelementen im Kiefer. Sie zeigen sich im allgemeinen bei jüngeren Individuen. Chondrome sind jedoch relativ ungewöhnlich. Sie kommen vielleicht am meisten in den ventralen Partien der Kiefer vor (McGregor 1953). Sie können allerdings ebenfalls in anderen Teilen auftreten, auch im Caput mandibulae (Antoni, Brown und Johnson 1958). Chondrome sind osteolytische Prozesse, die kein charakteristisches Röntgenbild geben (Abb. 191). Ihre Form kann einer Cyste gleichen, aber auch von dieser abweichen. Eine corticale Begrenzung soll jedoch nicht vorkommen. Hartgewebestrukturen können manchmal auch in ihnen gebildet werden.

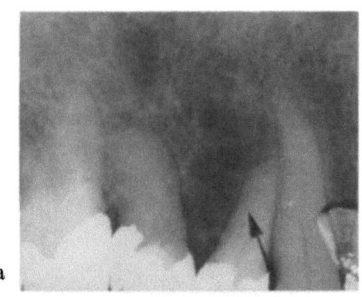

a

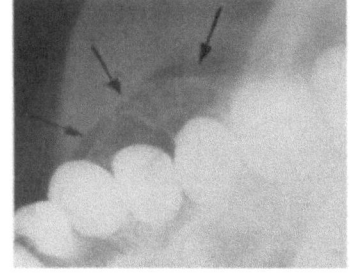

b

Abb. 190 a u. b. Peripheres Fibrom Regio 5+, 4+. a In periapikaler, b axialer Projektion

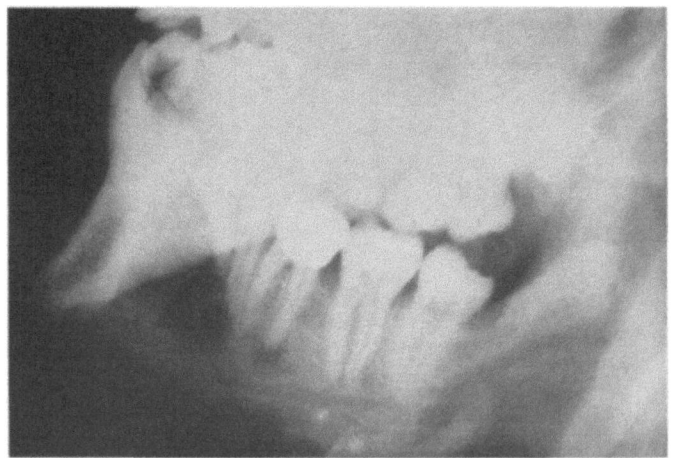

Abb. 191. Chondrom Regio 5—, 3—

Dann liegt ein Osteochondrom vor. Chondrome können in Chondrosarkome übergehen (Sandler 1957; Thoma und Goldman 1960).

μμ) Riesenzellgeschwülste

Riesenzellgeschwülste können peripher und zentral im Kiefer auftreten (Waldron 1953b). Auch diese findet man gewöhnlich in jüngerem Alter. Sie gehen von Riesenzellen im Kieferknochen aus, wo solche an Umbauprozessen und bei der physiologischen Resorption der Milchzahnwurzeln mitwirken.

Periphere Riesenzellgeschwülste (Epuliden) können klinisch diagnostiziert werden. Wieweit sie den Alveolarknochen invadiert haben, muß jedoch röntgenographisch festgelegt werden. Sind Zähne vorhanden, hat die Epulis gewöhnlich ihren Ausgangspunkt und Sitz marginal-parodontal bei einem nahestehenden Zahn. Dort kann sie taschenähnliche Destruktionen hervorrufen (STEINHARDT 1957a), die auf dem Röntgenbild einer parodontalen Ostitis gleichen können.

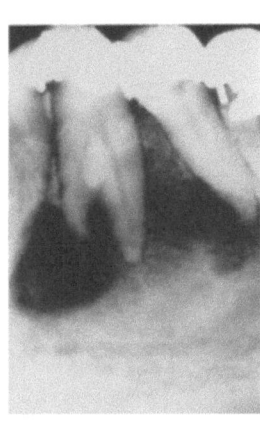

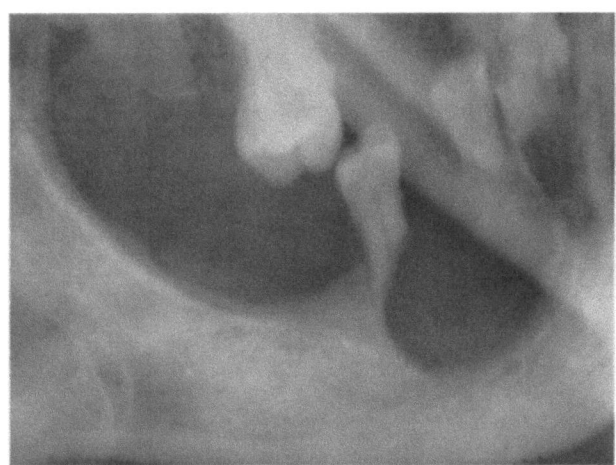

Abb. 192. Zentraler Riesenzelltumor periapikal 4—, 3—, Zähne vital. Beachte: überzählige Wurzel 3—

Abb. 193. Zentraler Riesenzelltumor Regio —4, —5

Zentrale Riesenzellgeschwülste (bisweilen unrichtig zentrale Epuliden genannt) können sehr variierende Röntgenbilder hervorrufen. Teils sind diese Tumoren rein osteolytisch und teils können sie reichliche Variationen eines gemischten osteolytisch-osteoblastischen Typs zeigen (STAFNE 1953; UMIKER und GERRY 1954). Riesenzelltumoren enthalten auch Bindegewebselemente, die Hartgewebe bilden können (THOMA und GOLDMAN 1960). Sie sind auch als Osteoklastome bezeichnet worden.

Der rein osteolytische Typ kann vom röntgendiagnostischen Standpunkt aus sehr tückisch sein. Wenn er in irgendeiner Periapikalregion lokalisiert ist, kann er vollkommen eine periapikale Ostitis vortäuschen (Abb. 192). Auch eine odontogene Cyste kann er nachahmen (Abb. 193). Ist der entsprechende Zahn vital, kann allerdings eine periapikale Ostitis und eine Wurzelcyste ausgeschlossen werden. In einem zahnlosen Kiefer kann ein Osteoklastom einer Residualcyste gleichen (Abb. 194).

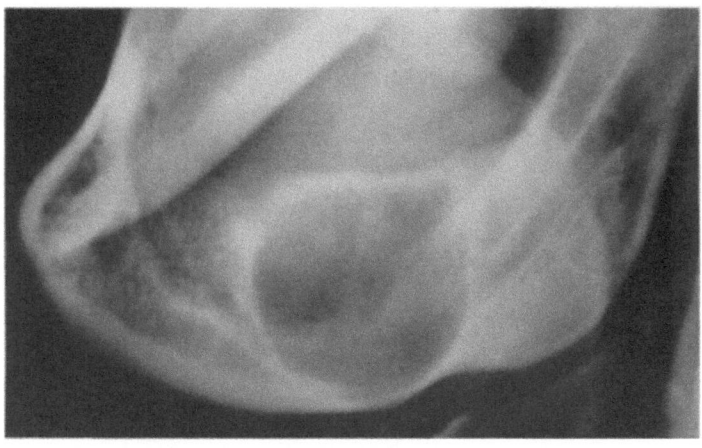

Abb. 194.
Riesenzelltumor, Osteoklastom (Ostitis fibrosa cystica localisata)

Der osteolytisch-osteoblastische Typ kann in einer Vielfalt von Bildvariationen auftreten (SONESSON 1950c u. g). Die Strukturzeichnung kann bei ihm mehr als bei irgendeiner anderen Tumorart variieren. Eine Variation ist in Abb. 195 wiedergegeben. Bisweilen kann die Zeichnung sogar eine gewisse multilokuläre, oft kleinzellige Anordnung haben, die in gewissem Grade an den entsprechenden Bildtyp eines Adamantinoms erinnert.

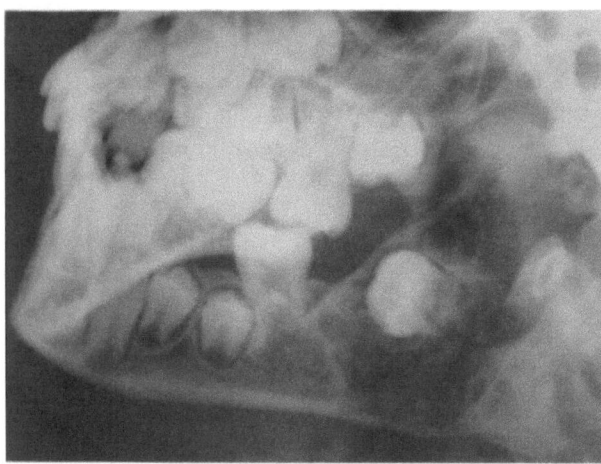

Abb. 195. Zentraler Riesenzelltumor Regio 7—

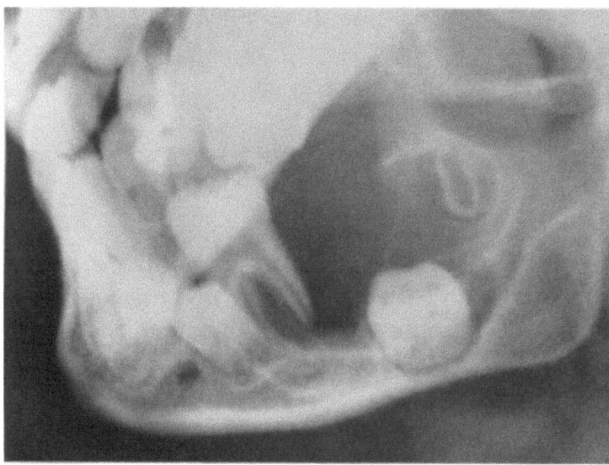

Abb. 196. Riesenzelltumor im Unterkiefer. (Beachte die denudierte Wurzel an 6— und den fehlgelagerten 7— im caudalen Teil des Tumors)

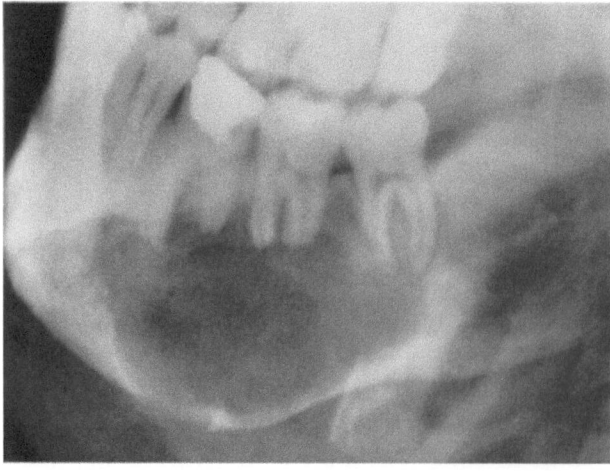

Abb. 197. Riesenzelltumor bei Hyperparathyreoidismus

Die Strukturzeichnung pflegt jedoch bei den zentralen Riesenzelltumoren unschärfer und undeutlicher zu sein als bei den genannten Adamantinomen.

Die meisten zentralen Riesenzelltumoren werden jedoch durch die Fähigkeit zur Osteolyse gekennzeichnet. Sie lösen die Knochenstrukturen um die angrenzenden Zahnwurzeln auf und denudieren sie (Abb. 196). Sie können auch die Hartgewebe der Zahnwurzeln resorbieren (Abb. 193). Wenn sie während ihres Wachstums die Außencompacta eines Kiefers erreichen, wird gewöhnlich auch diese destruiert, schon bevor sie expandiert wird. Je weniger Hartgewebe ein Riesenzelltumor enthält, desto mehr tritt auf dem Röntgenbild seine Fähigkeit zur Osteolyse hervor.

Gewisse differentialdiagnostische Gesichtspunkte betreffend der Riesenzelltumoren sind schon genannt worden. Mit den vielen röntgenographischen Variationen, die diese Tumorart hat, können solche Gesichtspunkte, die viele andere Tumorarten berühren, auch hier aktuell sein (JAFFE 1953; SALMAN und LANGEL 1954; BALOGH und SKALOUD 1954). Die rein osteolytische Variante kann auch z. B. von einem lokalisierten Plasmocytom (Abb. 202) oder eosinophilem Granulom nachgeahmt werden. Auch Chondrome und vollkommen weiche Fibroosteome können ähnliche Röntgenbilder abgeben. Zentrale Riesenzelltumoren, die auch osteoblastische Eigenschaften haben, dürfen nicht mit halbreifen Fibroosteomen oder mit der circumscripten, sklerosierenden, chronischen Ostitis verwechselt werden (vgl. Abb. 116).

Hormonell bedingte zentrale Riesenzelltumoren können bei Hyperparathyreoidismus entstehen, z. B. bei einem Adenom in den Glandulae parathyreoideae. Sie kommen gewöhnlich in den Epiphysen der langen Röhrenknochen vor, aber zeigen sich auch unter anderem in den Wirbeln,

Rippen und im Kiefer. In den Kieferknochen kann ihr Röntgenbild einer Cyste gleichen. Zeitweise treten jedoch intratumorale Strukturen hervor, die es in einer genuinen Cyste nicht gibt (Abb. 197). Bei hormonell bedingten Fällen treten Riesenzelltumoren oft multipel in verschiedenen Skeletteilen auf. Die Osteodystrophia fibrosa generalisata cystica Recklinghausen wird als ein späteres Stadium desselben Erkrankungskomplexes angesehen.

Nach der operativen Entfernung eines Parathyreoideaadenoms können die Riesenzelltumoren allmählich in Hartgewebe von sklerotischer Art übergehen. Abb. 198 gibt denselben Riesenzelltumor wie Abb. 197 wieder, 3 Jahre nach der Exstirpation eines solchen Adenoms. Eine Kieferoperation wurde nicht ausgeführt (s. weiter: CHIEVITZ und OLSEN 1932; SONESSON 1950c u. g; TILLMAN 1956).

vv) Sarkome

Sarkome können primär an verschiedenen Stellen des Kiefers auftreten (STOESZ und CHANDRY 1957). Bei gewissen Arten der Kiefertumoren kann auch eine sekundäre sarkomatöse Umwandlung stattfinden. Sarkome können ebenfalls in Form von Metastasen in den Kiefer weitergeleitet werden. Es gibt eine Vielzahl von Sarkomtypen (THOMA und GOLDMAN 1960). Röntgenographisch können jedoch nur zwei Hauptformen unterschieden werden, eine rein osteolytische und eine osteolytisch-osteoblastische.

Sarkome wachsen schnell und gewöhnlich infiltrativ. Daraus sollte man erwarten, daß ihre Grenze gegen das umgebende Knochengewebe immer unregelmäßig, angenagt, ausgefranzt oder osteoporotisch ist und einen reduzierten Mineralgehalt zeigt. Mit Ausnahme des reduzierten Mineralgehaltes können jedoch die anderen gewöhnlichen röntgenographischen Symptome eines malignen Tumors eigentümlicherweise bisweilen fehlen (Abb. 199). Dieses Sarkom war auch im vorliegenden Fall rasch wachsend,

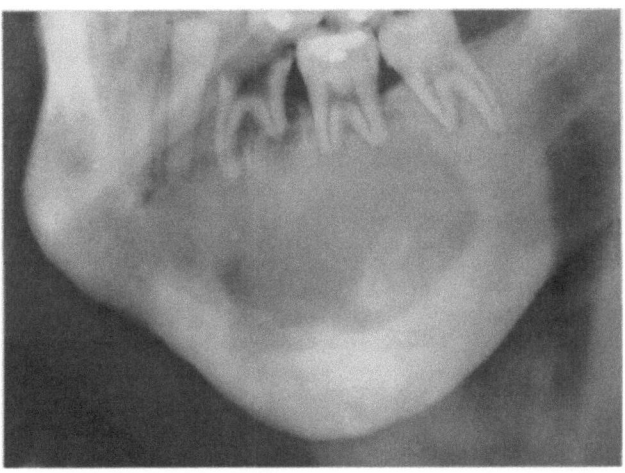

Abb. 198. Derselbe Unterkiefer wie in Abb. 197, 3 Jahre nach operativer Entfernung eines Parathyreoideaadenom

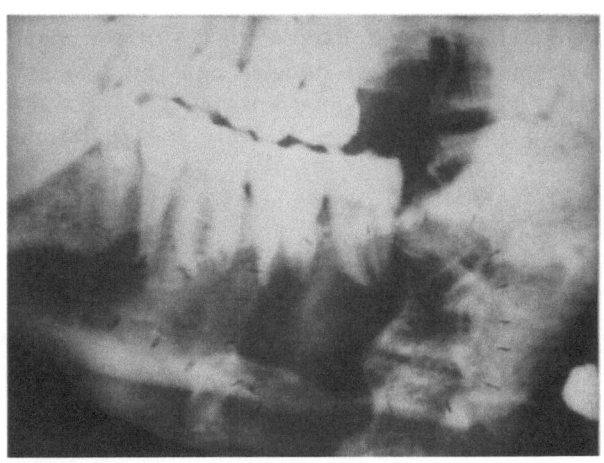

Abb. 199. Sarkom des osteolytischen Typs im Unterkiefer

aber es war von einer dünnen fibrösen Kapsel umgeben. Trotz einer Kontinuitätsresektion des Kiefers traten ein Rezidiv und Metastasen auf, die während kurzer Zeit ad mortem führten. Daß ein so maligner Tumor eine solch regelmäßige und deutliche Grenze haben kann, sollte ein „Memento" vom röntgendiagnostischen Standpunkt auslösen. Sarkome vom osteolytischen Typ können ebenfalls im Alveolarfortsatz auftreten und dort die Zahnwurzeln denudieren (Abb. 200).

Sarkome vom osteolytisch-osteoblastischen Typ können ein variierendes Röntgenbild haben. Am leichtesten zu diagnostizieren ist jedoch der Typ mit Hartgewebebildung von ziemlich speziellem Aussehen. Exzentrisch im Tumor, z. B. an der Basis der Mandibula, tritt eine koronaähnliche Strukturzeichnung von radiär entspringenden kleinen Spicula hervor. Diese Strukturformationen entsprechen also den charakteristischen

Bildern des osteogenen Sarkoms in den langen Extremitätenknochen. Andere osteo-blastische Variationen können röntgenologisch schwerer mit Sicherheit zu identifizieren sein.

ξξ) Plasmocytome

Plasmocytome treten sehr selten solitär im Skelet auf (Gootnick 1945; Hinds, Pleasants und Bell 1956; Whitlock und Hughes 1960). Gewöhnlich liegt eine multiple Tumorbildung vor — *multiple Myelome*. Die Erkrankung ist eine sog. Systemerkrankung von malignem Charakter. Die gewöhn-lichsten Prädilektionsstellen für die Plasmocytome sind nicht die

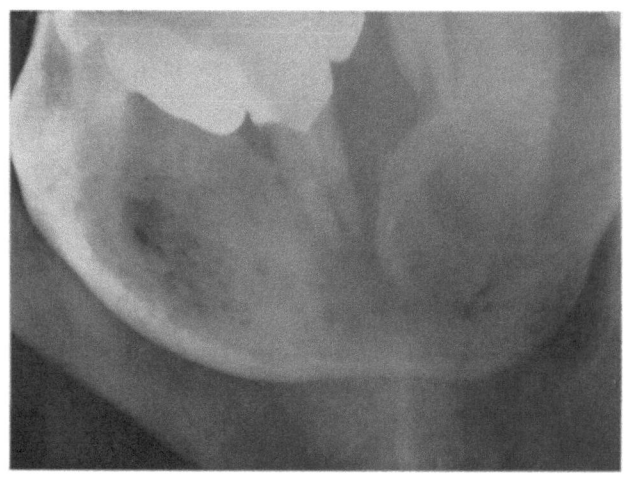

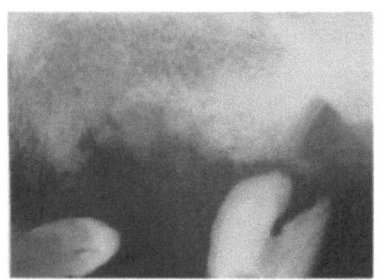

Abb. 200. Sarkom vom osteolytischen Typ im Alveolarfortsatz des Oberkiefers (Zähne in der Geschwulstmasse)

Abb. 201. Plasmocytom (multiple Destruktionen, stellenweise confluiert)

Kiefer (Bruce und Royer 1953). In den platten Knochen des Neurocraniums, Rippen, Wirbeln und Becken sind sie häufiger. Es ist jedoch zuweilen der Fall, daß sich die ersten Tumoren im Kiefer entwickeln (Meloy, Gunter und Sampson 1943; Wolff und Nolan 1944; Sonesson 1949b). Plasmocytome können dort als Gruppen von kleinen punktförmigen Destruktionen auf-treten, die bald vergrößert werden und zusammenfließen (Abb. 201). Dieses tritt zuerst in den Zentren

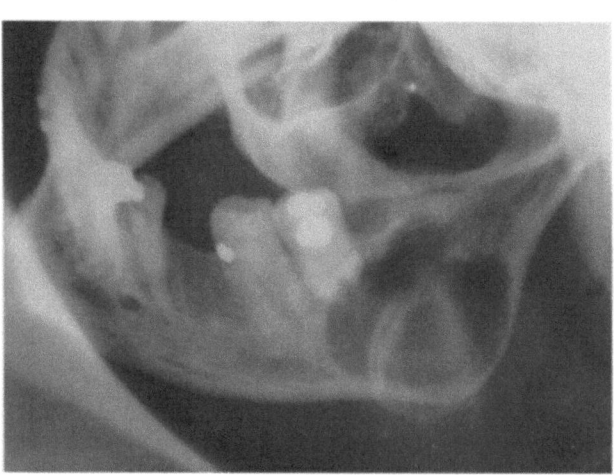

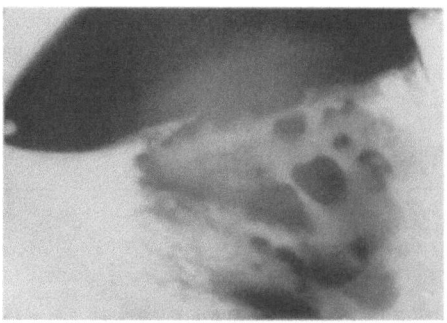

Abb. 202   Abb. 203

Abb. 202. Plasmocytom (große, aber begrenzte Destruktion, die eine Spontanfraktur verursachte)

Abb. 203. Plasmocytom im Unterkiefer (*intraorales* Röntgenogramm). Die strahlendurchlässigen Flecken repräsentieren Destruktionen auch in der Außencompacta

dieser Gruppen ein. Es entsteht dann ein mehr zusammenhängendes osteolytisches Gebiet mit osteoporotischen und mineralarmen Knochengrenzen (Pendergrass, Schaf-fer und Hodes 1956). Bei anderen Fällen werden lokale, mehr einheitliche Destruktionen von wechselndem Umfang angetroffen, deren Grenzen zumindest stellenweise scharf sein können. Die Form kann jedoch unregelmäßig sein (Abb. 202). Diese letzte Variante im Kiefer erinnert an die „ausgestanzten" Destruktionen, die bei vielen Fällen der Plasmocytomerkrankung in den platten Knochen des Neurocraniums aufzutreten pflegen. Die Plasmocytome haben eine starke Fähigkeit zur Osteolyse (Abb. 203). Sie können auch eine dicke Außencompacta ohne Zeichen einer Expansion des Kiefers abbauen. Spontanfrakturen treten nicht selten in den affizierten Abschnitten auf.

oo) Zentrale Hämangiome

Zentrale (intraossäre) Hämangiome können sich aus Blutgefäßen im Knochenmark, in der Spongiosa oder im Periost entwickeln. Beim zuletzt genannten Fall wachsen sie von der Peripherie in den Knochen hinein. Nach THOMA und GOLDMAN (1960) sind diese Geschwülste ungewöhnlich und im Kiefer selten. Nach HELLNER und POPPE (1956) „sind sie gar nicht so selten, wie im allgemeinen angenommen wird. Am häufigsten sind Wirbel- und Schädelhämangiome". Sie können in allen Altern auf-

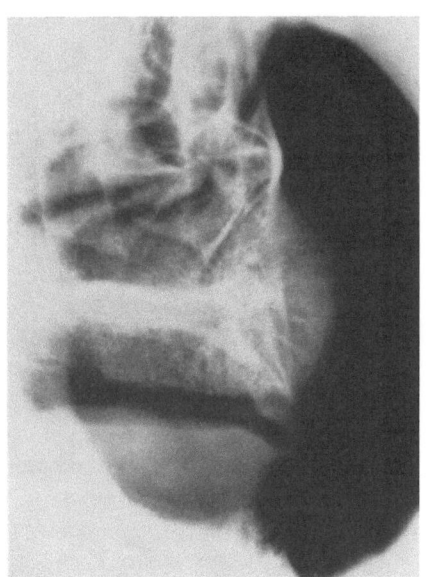

Abb. 204. Zentrales (intraossäres) Hämangiom im Oberkiefer

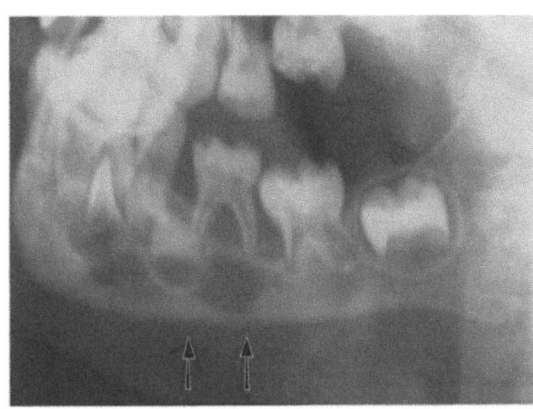

Abb. 205. Eosinophile Granulome im Unterkiefer (♂, 3 Jahre)

treten, sind gewöhnlich gutartig und wachsen langsam, aber auch maligne Fälle sollen vorgekommen sein. Die Röntgenbilder sollen bei kleinen, jungen Tumoren cystenähnlich sein. In späteren Stadien werden sie als typisch angegeben. Ihre Zeichnung ist dann waben- oder schwammähnlich, doch mit überwiegend radiär gestellten, gitterartigen, verdickten Bälkchen (RITVO 1955, STAFNE 1958). Wenn der Tumor vollkommen von Knochen umgeben ist, kann die Grenze scharf und lobuliförmig sein. Dieses wird am deutlichsten bei einer Lokalisation in den platten Knochen des Neurocraniums hervortreten. Wenn ein intraossäres Hämangiom während seines Wachstums die Corticalis destruiert und noch mehr expandiert, kann die radiäre Zeichnung in tangentialer Projektion in gewissem Grade an die Spiculazeichnung beim osteoblastischen Sarkom erinnern (Abb. 204). Ein intraossäres Hämangiom kann auch eine mehr diffuse Ausbreitung haben.

ππ) Eosinophile Granulome

Eosinophile Granulome sind auch ungewöhnlich im Kiefer. Sie treten bei Kindern und gewöhnlich als multiple Läsionen auf (JAFFE und LICHTENSTEIN 1944). Die platten Knochen des Neurocraniums, Rippen und Wirbel sind die häufigsten Lokalisationsstellen. Besonders in den platten Knochen bewirken sie scharf markierte Destruktionen (DUNDON, WILLIAMS und LAIPPLY 1946). Ähnliche Veränderungen können im Kiefer entstehen

(Cox 1946, Coran 1948, Stafne 1953), aber das Röntgenbild ist hier nicht so charakteristisch (Abb. 205). Wenn die Destruktionen eine parodontale und besonders eine periapikale Lokalisation haben, dürfen sie nicht mit der odontogenen Ostitis oder mit Cysten verwechselt werden. Bei der Hand-Schüller-Christianschen Erkrankung können ähnliche Veränderungen auftreten (Sleeper 1951, Peracchio 1958).

ϱϱ) Ewing-Sarkome, Reticulosarkome

Ewing-Sarkome und Reticulosarkome sind im Kiefer selten. Die ersteren treten besonders bei Jugendlichen und die letzteren bei Erwachsenen auf. „Die Zerstörung beim Ewing-Sarkom schreitet sehr schnell, beim Reticulosarkom langsamer fort" (Hellner und Poppe 1956). Die Tumoren sind oft multipel.

Diese Sarkome haben eine variierende osteolytisch-osteoblastische Fähigkeit. In den jüngeren Entwicklungsstadien sind ihre Röntgenbilder mehr diffus; beim Ewing-Sarkom können sie ein ostitisähnliches Bild haben. Später können sie an die der osteogenen Sarkome erinnern (Pendergrass, Schaffer und Hodes 1956). Eine Bildung von radiär gerichteten Osteophyten kommt vor. Sie haben die Eigenschaft, periostale Auflagerungen zu bilden, in welchen manchmal verschiedene Schichten wahrgenommen werden können (Thoma und Goldman 1960). In der Maxilla sind sie vor allem in der Umgebung des Antrums, in der Mandibula im Angulusgebiet lokalisiert (Burford und Ackerman 1945; Oehlers 1950; Gerry und Williams 1955; Wilson und Pugh 1955).

σσ) Neurinome und Neurofibrome

Neurinome und Neurofibrome (Schroff 1945; Spilka 1953; Bruce 1954; Cornell und Vargas 1955) sind ebenfalls im Kiefer selten. Sie können an den Nerven und Gefäßen des Canalis mandibulae auftreten (Rushton 1944, Stafne 1958). Der Kanal wird dann am Platz des Tumors mit der Zeit erweitert. Eine ähnliche Erweiterung kann vermutlich auch durch ein Angiom, das von der Arteria alveolaris inferior ausgeht, verursacht werden. Will man bei einem derartigen Fall eine Differentialdiagnose stellen, kann eventuell eine Angiographie von der A. carotis externa durchgeführt werden.

ττ) Metastasen maligner Tumoren

Metastasen maligner Tumoren sind im Skelet nicht ungewöhnlich. Im Kiefer kommen sie jedoch relativ selten vor. Verschiedene Carcinom- und Sarkomtypen von inneren und äußeren Organen sowie von anderen Teilen des Skeletsystems werden repräsentiert (Adair und Herrmann 1946; Bluestone 1953; Stewart und Bruce 1953; Aisenberg und Inman 1956). Fälle, bei denen Kiefermetastasen Symptome gegeben haben und *vor* den Primärtumoren in anderen Organen diagnostiziert wurden, sind auch bekannt (Sonesson 1950g, Holland 1953). Sogar Spontanfrakturen sind bei diesen vorgekommen. Die Metastasen im Kiefer können natürlich verschiedene Lokalisationen, Umfang und Aussehen haben. Auf das röntgenographische Aussehen kann die Tumorart Einwirkung haben. Die in der Regel unregelmäßigen und mineralarmen Knochengrenzen der Läsionen lassen wohl im allgemeinen auf eine Malignität schließen. Werden solche Läsionen mit atypischer Lokalisation angetroffen und ist der Patient im „Geschwulstalter", soll die Möglichkeit von Metastasen festgestellt werden.

Literatur

Adair, F. E., and J. B. Herrmann: Unusual metastatic manifestations of breast carcinoma. Surg. Gynec. Obstet. **83**, 289—295 (1946).

Aisenberg, M. S., and C. L. Inman Sr.: Tumors that have metastasized to the jaws. Oral Surg. **9**, 1210—1217 (1956).

Alexander, A. D.: Chemical osteomyelitis of the mandible: Report of a case. J. Oral Surg. **10**, 250—252 (1952).

Amos, E. R.: Incidence of the small dens in dente. J. Amer. dent. Ass. **51**, 31—33 (1955).

ANDRÄ, A.: Ein Beitrag zum Krankheitsbild der Dysostosis cleido-cranialis. Dtsch. zahnärztl. Z. 12, 1313—1326 (1960).

ANSPACH, K.: Lokalisation von Fremdkörpern und verlagerten Zähnen. Zahn-, Mund- u. Kieferheilkunde in Vorträgen, H. 16. 81—89: Carl Hanser 1955.

ANTONI, A. A., A. BROWN and J. H. JOHNSON: Osteochondroma of the coronoid process. J. oral Surg. 16, 514—517 (1958).

ARCHER, W. H., and S. G. HENDERSON: Cleido-cranial dysostosis. Report of two cases. Oral Surg. 4, 1201—1213 (1951).

AXHAUSEN, G.: Über Paget und Pseudo-Paget der Kiefer. Dtsch. Kieferchir. 1, 4—27 (1934).

— Die Pathogenese und Klinik der Kieferaktinomykose. Dtsch. Zahn-, Mund- u. Kieferheilk. 2, 197—229 (1935).

— Die Kieferzysten als Quelle von Kiefergeschwülsten. Samml. Meusser 33, 71—87 (1938).

—, u. H. HAMMER: Die Geschwülste der Kieferknochen. Zbl. Chir. 63, 1124—1147, 1179—1188 (1936).

BAILEY, J. W.: Dentigerous cyst with ameloblastoma. Oral Surg. 4, 1122—1126 (1951).

BALOGH, K., u. F. SKALOUD: Bösartige Kiefergeschwülste des Kindesalters. Dtsch. Zahn-, Mund- u. Kieferheilk. 20, 1—20 (1954).

BECKS, H.: Root resorptions and their relation to pathologic bone formation. Part I: Statistical data and roentgenographic aspect. Int. J. Orthodontia 22, 445—482 (1936).

BENKOW, H. H.: Appliance for identical radiography and stereoradiography. Dent. Radiography and Photography 30, 21—25 (1957).

— Roentgenological and morfological findings in the region of mandibular symphysis. Acta odont. scand. 19, 1—21 (1961).

BERGER, A., and H. L. JAFFE: Fibrous (fibro-osseus) dysplasia of jaw bones. J. Oral Surg. 11, 3—17 (1953).

BERGHAGEN, N.: Photogrammetric principles applied to intraoral radiodontia. Stockholm: Haeggströms Boktryckeri AB 1951.

— Metodik för lägesbestämning och behandling av retinerade överkäkshörntänder. Sverig. Tandläk.-Förb. Tidn. 48, 448—458 (1956).

—, and P. HJELMSTRÖM: Three-dimensional intraoral radiography. Acta odont. scand. 14, 189—220 (1956).

BERNIER, J. L.: The management of oral disease. St. Louis: C. V. Mosby Comp. 1955.

BERTRAND, P., M. DECHAUME et G. LACRONIQUE: Radiographie bucco-dentaire. Paris: Masson et Cie. 1941.

BILLING, L., and N. RINGERTZ: Fibro-osteoma, a pathologico-anatomical and roentgenologic study. Acta radiol. (Stockh.) 27, 129—152 (1946).

BISSIG, J.: Zur Frage der Strahlendosen an den Keimorganen bei zahnärztlichen Röntgenuntersuchungen. Schweiz. Mschr. Zahnheilk. 69, H. 12, 1—22 (1959).

BJÄRNGARD, B., and L. HOLLENDER: Radiation doses in oral radiography. III. A limited survey of dental X-ray units. Odont. Revy 11, 193—206 (1960).

— — B. LINDAHL and A. SONESSON: Radiation doses in oral radiography. I. Measurements of doses to gonads and certain parts of head and neck during full mouth roentgenography. Odont. Revy 10, 355—366 (1959).

— — — — Radiation doses in oral radiography. II. The influence of technical factors on the dose to the patient in full mouth roentgenography. Odont. Revy 11, 100—112 (1960).

BJÖRK, A.: Några biologiska synpunkter på prognati och ocklusion. Svensk tandläk.-T. 42, 345—380 (1949).

BJÖRN, H.: Heterotopi av retinerade tänder. Odont. Revy 2, 249—258 (1951).

BLACKMAN, S.: Mass dental radiography. Radiography 22, 21—26 (1956).

— Radiation hazards in dental radiography. Brit. dent. J. 102, 167—172 (1957).

BLUESTONE, L. L.: Malignant melanoma metastatic to the mandible. Report of a case. Oral Surg. 6, 237—242 (1953).

BRABANT, H., u. L. KLEES: Beitrag zur Kenntnis der „dens in dente" benannten Zahnanomalie. Stoma (Heidelb.) 9, 12—27 (1956).

BRANDRUP-WOGNSEN, TH.: Metod för käkledsfotografering. Odont. T. 53, 191—200 (1945).

BREMER, G.: Intrasinusal follikularcysta från en retrobulbärt retinerad visdomstand. Odont. Revy 2, 73—76 (1951).

BROADBENT, B. H.: A new X-ray technique and its application to orthodontia. Angle orthodont. 1, 45—66 (1931).

BRUCE, K. W.: Solitary neurofibroma (neurilemmoma, schwannoma) of the oral cavity. Oral Surg. 7, 1150—1159 (1954).

— and R. Q. ROYER: Central fibromyxoma of the maxilla. Oral Surg. 5, 1277—1281 (1952).

— — Multiple myeloma occurring in jaws: A study of 17 cases. Oral Surg. 6, 729—744 (1953).

BURFORD, W. N., and L. V. ACKERMAN: Ewing's tumor of the mandible. Amer. J. Orthodont. and Oral Surg. (Oral surg. Sect.) 31, 544—547 (1945).

BYARS, L. T., and B. G. SARNAT: Mandibular tumors. A clinical, roentgenologic and histopathologic study. Surg. Gynec. Obstet. 83, 355—363 (1946).

CAHN, L. R.: The dentigerous cyst is a potential adamantinoma. Dent. Cosmos 75, 889—893 (1933).

— Metastatic carcinoma of the mandible. Oral Surg. 6, 567—571 (1953).

CHEYNE, V. D., and E. V. HORNE: The value of the roentgenograph in detection of carious lesions. J. dent. Res. 27, 58—67 (1948).

CHIEVITZ, O., and H. CH. OLSEN: A case of generalized osteitis fibrosa improved after removal of a parathyroid tumor. Acta chir. scand. 71, 172—204 (1932).

CHRISTENSEN, R. W.: Complex composite odontoma involving the maxilla and maxillary sinus. Oral Surg. 9, 1156—1164 (1956).

Clark, H. B., and N. O. Holte: Paget's disease simulating osteomyelitis. Dent. Radiography and Photography 25, 49—52 (1952).

Cohen, M. M.: Fissural cysts of the median palatine suture. Amer. J. Orthodont. and Oral Surg. 29, 242—451 (1943).

Coran, W. R.: Eosinophilic granuloma of the mandible. J. oral Surg. 6, 260—262 (1948).

Cornell, C. F., and H. A. Vargas: Intraosseous neurofibroma of the mandible. Oral Surg. 8, 34—39 (1955).

Cox, M. E.: Eosinophilic granuloma of bone with primary oral manifestations: Report of three cases. Amer. J. Orthodont. and Oral Surg. 32, 569—578 (1946).

Darlington, C. G., H. E. Ehrlich and H. M. Seldin: Malignant transformation of odontogenic cyst. J. Oral Surg. 11, 64—68 (1953).

Dechaume, M., M. Grellet, J. Payen et M. Bonneau: Fibroblastomes ossifiants de la mandibule. Rev. Stomat. (Paris) 60, 1—12 (1959).

Douglas, B. L., and H. Kresberg: Mesiodens. Dent. Radiography and Photography 30, 70—73 (1957).

Dundon, C. C., H. A. Williams and T. C. Laipply: Eosinophilic granuloma of bone. Radiology 47, 433—444 (1946).

Ennis, L. M., and H. M. Berry: Ossifying periapical fibroma. Roentgenologic studies. J. Amer. dent. Ass. 37, 642—651 (1948).

— — Dental roentgenology. Philadelphia: Lea & Febiger 1959.

—, and L. W. Burket: Calcified vessels of cheeks: Demonstration by means of dental roentgenograms. Ann. Dent. (Baltimore) 1, 111—113 (1942).

Falkmer, S., G. Herberts and S. Olvén: Carcinoma arising in odontogenic cysts of the jaw. Odont. T. 65, 220—231 (1957).

Ferenczy, K.: Die Kieferhöhle und die Erkennung von Pathologischen Prozessen im Paradentium der Zähne in intraoralen Röntgenbildern. Dtsch. Zahn-, Mund- u. Kieferheilk. 9, 522—534, 598—602 (1942).

Fischer, C. H.: Zur Frage der inneren Zahngranulome. Dtsch. Zahn-, Mund- u. Kieferheilk. 3, 534—545 (1936).

Fordyce, G. L.: The probable nature of so-called latent hemorrhagic cysts of the mandible. Brit. dent. J. 101, 40—42 (1956).

Forsberg, A., u. G. Hägglund: Radikulärcysta och apikalgranulerande parodontitis — differentialdiagnos. Svensk tandläk.-T. 52, 173—184 (1959).

— — Differential diagnosis of radicular cyst and granuloma. Dent. Radiography and Photography 33, 84—88 (1960).

Fry, W. K., W. Helsey and T. Ward: The dental treatment of maxillofacial injuries. Oxford: Blackwell Scientific Publications 1956.

— P. R. Shepherd, A. C. McLeod and G. J. Parfitt: The dental treatment of maxillofacial injuries. Philadelphia: J. B. Lippincott Company 1950.

Frölich, E.: Die Erblichkeit der Dysostosis cleido-cranialis. Dtsch. Zahn-, Mund- u. Kieferheilk. 4, 157—168 (1937).

— Möglichkeiten der Täuschung bei der röntgenologischen Diagnose der apikalen Parodontitis. Dtsch. zahnärztl. Z. 9, 915—926 (1954).

— Zähne und Kieferhöhle im Röntgenbild, Zahn-, Mund- und Kieferheilkunde in Vorträgen, H. 16. 64—80: Carl Hanser 1955.

— Die röntgenologische Diagnose der marginalen Zahnbetterkrankungen und ihre klinische Auswertung. Deutscher Zahnärztekalender, S. 110—122: Carl Hanser 1956.

Gerry, R. G., and S. F. Williams: Primary reticulum-cell sarcoma of the mandible. Oral Surg. 8, 568—581 (1955).

Gilbert, R. K.: Rhinolith. Dent. Radiography and Photography 27, 7—9 (1954).

Glahn, M., u. J. Rud: Statiske knoglelidelser i underkaeben. Nordisk Medicin 68, 1590—1591 (1962).

Goldman, H. M.: Spontaneous intermittent resorption of teeth. J. Amer. dent. Ass. 49, 522—532 (1954).

—, and J. Bloom: A collective review and atlas of dental anomalies and diseases. Oral Surg. 2, 874—905 (1949).

Gootnick, L. T.: Solitary myeloma. Radiology 45, 385—391 (1945).

Gottlieb, O.: Hyperplasia of the mandibular condyle. J. oral Surg. 9, 118—135 (1951).

Grahnén, H.: Hypodontia in the permanent dentition. A clinical and genetical investigation. Odont. Revy 7, Suppl. 3 (1956).

—, u. B. Lindahl: Supernumerary teeth in the permanent dentition 12, 290—294 (1961).

— — and K.-Å. Omnell: Palatal invaginations („dens in dente") of the second maxillary permanent incisors. Odont. Revy 9, 163—166 (1958).

— — — Dens invaginatus. I. A clinical, roentgenological and genetical study of permanent upper lateral incisors. Odont. Revy 10, 115—137 (1959).

Hallet, G. E. M.: The incidence, nature and clinical significance of palatal invaginations in the maxillary incisor teeth. Proc. roy. Soc. Med., Sect. of Odontology 46, 491—499 (1953).

Hammer, H.: Zur Klinik der Geschwülste im Mund- und Kieferbereich, besonders in differential- und frühdiagnostischer Hinsicht. Dtsch. zahnärztl. Z. 12, 172—191 (1957).

Heckman, K.: Die Röntgenperspektive und ihre Umwandlung durch eine neue Aufnahmetechnik. Fortschr. Röntgenstr. 60, 144—157 (1939).

Hellner, H., u. H. Poppe: Röntgenologische Differentialdiagnose der Knochenerkrankungen. Stuttgart: Georg Thieme 1956.

Herbst, E., u. M. Apfelstedt: Mißbildungen der Kiefer und Zähne. München: J. F. Lehmann 1928.

Hertz, J.: Kirurgi for tandlaeger og tandlaegestuderende. Spezieller Teil, S. 88—95. Stockholm: Almqvist & Wicksell 1957.

HERULF, G.: Contribution to the question of mode of procedure in periodical roentgenological examinations under identical positions of the patient, mainly in dentistry. Acta radiol. (Stockh.) 8, 303—316 (1927).
— An „anatomic" projection method for dental radiography. Acta odont. scand. 10, 75—110 (1952).
HEUSER, H.: Die normale und kranke Alveolarbucht im Röntgenbild, H. 34. Leipzig: Samml. Meusser 1938.
— Zahnärztliche Röntgendiagnostik. Zahnärztliche Fortbildung, H. 8. Leipzig: Johann Ambrosius Barth 1952.
—, u. H. J. HERING: Die Entwicklung eines Adamantinoms im Röntgenbild. Stoma 14, 75—78 (1961).
HIELSCHER, W.: Parallelaufnahmeverfahren bei enoralen Zahnaufnahmen. Dtsch. zahnärztl. Z. 8, 601—616 (1955).
— Der Sinus maxillaris im intraoralen Röntgenbild. Dtsch. Zahn-, Mund- u. Kieferheilk. 23, 185—196 (1955).
HINDS, E. C., J. E. PLEASANTS and W. E. BELL: Solitary plasma-cell myeloma of the mandbible. Oral Surg. 9, 193—202 (1956).
HOFFER, O., and G. VOGEL: Mixed tumor of the mandible. Report of a case. Oral Surg. 13, 519—522 (1960).
HOLLAND, D. J.: Metastatic carcinoma to the mandible. Oral Surg. 6, 567—571 (1953).
HUNT DONOVAN, M.: Occlusal radiography of the mandibular third molar. Dent. Radiography and Photography 25, 53—55 (1952).
HUSTED, E., and J. J. PINDBORG: Odontogenic tumors. Clinical and roentgenological aspects, treatment and pathology. Odont. T. 61, 275—292 (1953).
IVY, R. H., and L. CURTIS: Fractures of the jaw, 3rd ed. Philadelphia: Lea & Febiger 1945.
JAFFE, H. L.: Giant-cell reparative granuloma, traumatic bone cyst and fibrous fibro-osseous dysplasie of the jawbones. Oral Surg. 6, 159—175 (1953).
—, and L. LICHTENSTEIN: Eosinophilic granuloma of bone. Arch. Path. 37, 99—118 (1944).
KADER, M. I., and B. H.CHRISTMAS: Suppurativ osteomyelit. Oral Surg. 4, 732—738 (1951).
KARPAWICH, A. J.: Paget's disease with osteogenic sarcoma of maxilla. Oral Surg. 11, 827—834 (1958).
KENNEDY, D. J.: Partial anodontia: A brief review and a case report of multiple familial incidence. Oral Surg. 3, 63—73 (1950).
KIRSCH, TH.: Strahlengefährdung und Strahlenschutz in der zahnärztlichen Röntgendiagnostik. Heidelberg: Dr. Alfred Hüthig 1960.
KIVIMÄKI, J.: Roentgenological diagnosis of jaw cysts by means of a contrast medium. Acta odont. scand. 15, 57—61 (1957).
KNIGHT, J. S., and E. B. MANLEY: A case of multiple cysts of the mandible. Brit. dent. J. 91, 209—212 (1951).
KÖHLER, J. A.: Klinisch-röntgenologische Studie zur Osteomyelitis des Ramus Mandibulae und seiner Fortsätze unter besonderer Berücksichtigung des Lebensalters und der Wachstumsstörungen. Dtsch. Zahn-, Mund- u. Kieferheilk. 13, 3—37 (1950).
KOLAS, S., V. HALPERIN, R. JEFFERIS, S. HUDDLESTON and H. B. G. ROBINSON: The occurrence of torus palatinus and torus mandibularis in 2.478 dental patients. Oral Surg. 6, 1134—1141 (1953).
KORKHAUS, G.: Die Hilfe des Röntgenbildes in der Kieferorthopädie. Zahn-, Mund- und Kieferheilkunde in Vorträgen, H. 16. 148—170: Carl Hanser 1955a.
— Über die Veränderung im Gebiß und Gesichtsschädel bei der Akromegalie. Dtsch. Zahn-, Mund- u. Kieferheilk. 22, 93—128 (1955b).
LERCHE, H.: Ein Beitrag zur Pathologie und Klinik der Hämangiome mit Phlebolithen im Bereich des Kopfes. Dtsch. Z. Zahnheilk. 13, 269—275 (1958).
LINDAHL, B.: Transverse intra-alveolar root fractures, roentgen diagnosis and prognosis. Odont. Revy 9, 10—24 (1958).
LINDBLOM, G.: Technique for roentgen-photographic registration of the different condyle positions in the temporomandibular joint. Svensk tandläk.-T. 29, 273—300 (1936).
LINELL, F.: Mucus-secreting and cystic epidermoid carcinomas in mucous and salivary glands. Acta path. microbiol. scand. 25, 801—828 (1948).
LYSELL, G.: En speciell typ av primärbländare för dentala röntgenapparater. Svensk tandläk.-T. 47, 397—390 (1954).
— Apparatur för detaljröntgenundersökningar. Svensk tandläk.-T. 48, 29—33 (1955).
— Diaphragm for X-ray examination in detail. Dent. Radiography and Photography 30, 61—64 (1957).
LYSELL, L.: Taurodontism. A case report and a survey of the litteratur. Odont. Revy 13, 158—174 (1962).
MÅRTENSSON, G., and S. YDÉN: Technique for visualisation of the mental foramen. Acta radiol. (Stockh.) 42, 266—268 (1954).
MATHIS, H., u. F. HAMMER: Die Kontrastmittelfüllung der Kieferzysten und ihre praktische Bedeutung. Z. Stomat. 40, 243—255 (1952).
—, and W. HIELSCHER: An assessment of the latest recording methods in dental radiography. Int. dent. J. 9, 493—501 (1959).
MCCALL, J. O., and S. S. WALD: Clinical dental roentgenology. Philadelphia: W. B. Saunders Company 1957.
MCCAULEY, H. B.: Anatome characteristics important in radiodontic interpretation. I. The maxilla. II. The mandible. Dent. Radiography and Photography 18, 1—4, 9—12 (1945).
MCGREGOR, A. B.: Chondroma of the maxilla. Brit. dent. J. 94, 39—42 (1953).
MCGREGOR, L.: A report of eleven instances of adamantinoma with a review of the malignant cases in the literature. Acta radiol. (Stockh.) 16, 253—274 (1935).

Meloy jr., T. M., J. H. Gunter and D. A. Sampsson: Mandibular lesion as first evidence of multiple myeloma. Amer. J. Orthodont. (Oral surg. Sect.) 31, 685—689 (1945).

Mittelman, J. S.: Osteogenesis imperfecta (odontogenesis imperfecta): Report of a case. Oral Surg. 3, 1562—1564 (1950).

Morgan, G. A.: Median anterior maxillary cysts. Dent. Radiography and Photography. 22, 53—59 (1949).

Mummery, J. H.: The pathology of „pink spots" on teeth. Brit. dent. J. 41, 301—311 (1920).

Nolan, W. E.: Radiation hazards to the patient from oral roentgenography. J. Amer. dent. Ass. 47, 681—684 (1953).

Oehlers, F. A. C.: A case of Ewing's tumor with primary lesion in the mandible. Brit. dent. J. 88, 146—150 (1950).

— Dens invaginatus (dilated composite odontome). Oral Surg. 10, 1204—1218, 1302—1316 (1957).

— The radicular variety of dens invaginatus. Oral Surg. 11, 1251—1260 (1958).

Oesterreich, H.: Histologische Fragen bei Operationen in der Mundhöhle. Inaug.-Diss. Leipzig 1936.

Olech, E.: Median mandibular cysts. A clinical and histologic report of two cases. Oral Surg. 10, 69—74 (1957).

— H. Sicher and J. P. Weinmann: Traumatic mandibular bone cysts. Oral Surg. 4, 1160—1172 (1951).

Omnell, K.-Å.: Karies och pulparummet i röntgenbilden. Odont. Revy 7, 455—462 (1956).

— G. Swanbeck and B. Lindahl: Dens invaginatus. II. A. microradiographical, histological and micro X-ray diffraction study. Acta odont. scand. 18, 303—330 (1960).

Paatero, Y. V.: A new tomographical method for radiographing curved outer surfaces. Acta radiol. (Stockh.) 32, 177—184 (1949).

— Pantomographische Röntgenphotographie. Fortschr. Kieferorthop. 13, 115—117 (1952).

— Pantomography in theory and use. Acta radiol. (Stockh.) 41, 321—335 (1954).

— The principles of the construction and function of the stereopantomograph. Acta radiol. (Stockh.) 43, 113—119 (1955a).

— Die Anwendung der Pantomographie für klinische Untersuchungen. Fortschr. Röntgenstr. 82, 525—528 (1955b).

— Jaw cysts in stereoscopic roentgenograms. Suom. Hammaslääk. Toim. 52, 5—9 (1956a).

— Pantomography in diagnostics of jaw-fractures. Odont. T. 64, 30—34 (1956b).

— Jaw cysts in stereoscopic roentgenograms. Acta odont. scand. 15, 63—71 (1957a).

— Pantomography of spherical layers. Acta radiol. (Stockh.) 48, 181—187 (1957b).

— Pantomografi. Sverig. Tandläk.-Förb. Tidn. 49, 1—10 (1957c).

— Stereoscopy in orthoradial pantomography of the jaws. Acta radiol. (Stockh.) 51, 449—452 (1959a).

Paatero, Y. V.: Ortopantomografi ja sen kliinien käyttö. Suom. Hammaslääk. Toim. 55, 172—184 (1959b).

— Ortopantomografens konstruktion och funktion. Odont. Fören. T. 24, 3—8 (1960).

Pekarsky, R. L.: Torus mandibularis and palatinus. Dent. Radiography and Photography 25, 27—31 (1952).

Pell, G. J., W. G. Schafer, G. T. Gregory, R. S. Ping and L. B. Spear: Garré's osteomyelitis of the mandible. J. oral Surg. 13, 248—252 (1955).

Pendergrass, E. P., J. P. Schaffer and Ph. J. Hodes: The head and neck in roentgen diagnosis. Oxford: Blackwell Scientific Publications 1956.

Peracchio, R. L.: A description of eosinophilic granuloma of bone, Hand-Schüller-Christian disease and Letterer-Siwe disease. Oral Surg. 11, 617—629 (1958).

Pflüger, H.: Über das Schicksal der Keime der bleibenden Zähne bei der Kieferosteomyelitis in Kindesalter. Dtsch. Zahn-, Mund- u. Kieferheilk. 4, 517—527 (1937).

Pincock, L. D., and K. W. Bruce: Odontogenic fibroma. Oral Surg. 7, 307—311 (1954).

Pindborg, J. J.: Dentinogenesis imperfecta. Tandlaegebladet 52, 279—296 (1948).

— Fibrous dysplasia or fibro-osteoma. Report of a case. Acta radiol. (Stockh.) 36, 196—204 (1951a).

— Om fibrosdysplasi med saerligt henblick på kraniets knogler. Tandlaegebladet 55, 221—234 (1951b).

— Clinical, radiographic, and histological aspects of intraalveolar fractures of upper central incisors. Acta odont. scand. 13, 41—71 (1955).

— De hårde tandvaevs patologi. Köpenhamn: Odontologisk Förening 1957.

Plotz, M., and H. J. Chakales: Oral involvement in osteopetrosis. J. oral. Surg. 12, 16—18 (1954).

Prowler, J. R., and S. Glassman: Agenesis of the mandibular condyles. Oral Surg. 7, 133—139 (1954).

Reckow, J. F. von: Das intraorale Röntgenbild und seine klinische Auswertung. Zahn-, Mundund Kieferheilkunde in Vorträgen, H. 16. 9—30: Carl Hanser 1955.

Ritchey, B., and B. Orban: Crests of the interdental alveolar septa. Dent. Radiography and Photography 27, 37—42, 54—56 (1954).

Ritter, A. G.: Röntgentechnik mit dem Ritter-Röntgen-Apparat, Teil 2. Karlsruhe-Durlach 1952.

Ritvo, M.: Bone and joint X-ray diagnosis. Philadelphia: Lea & Febiger 1955.

Robinson, H. B. G., W. E. Koch and S. Kolas: Radiographic interpretation of oral cysts. Dent. Radiography and Photography 29, 61—68 (1956).

Rushton, M. A.: The failure of eruption in cleido-cranial dysostosis. Brit. dent. J. 63, 641—645 (1937).

RUSHTON, M. A.: Neurofibroma affecting jaws. Amer. J. Orthodont. (Oral surg. Sect.) **30**, 790—792 (1944).
— Unilateral hyperplasia of the mandibular condyle. Proc. roy. Soc. Med., Sect. Odont. **39**, 431—438 (1946).
— Fibrous dysplasia of bone: Arrested jaw lesions. Brit. dent. J. **89**, 185—189 (1950).
— A new form of dentinal dysplasia: Shell teeth. Oral Surg. **7**, 543—549 (1954).
—, and B. CH. CANTAB: Solitary bone cysts in the mandible. Brit. dent. J. **81**, 37—49 (1946).
SALMAN, I., and I. LANGEL: Benign central tumors of the jaws of nonosteogenic and nonodontogenic types. Oral Surg. **7**, 960—966 (1954).
—, and L. SALMAN: Ameloblastoma. Report of a case. Oral Surg. **9**, 1040—1046 (1956).
SANDLER, H. C.: Chondrosarcoma of the maxilla. Report of a case. Oral Surg. **10**, 97—104 (1957).
SCHAAF, J., u. H. PFEIFER: Zahnaufnahmen und Gonadendosis. Zahnärztl. Welt **59**, 177—178 (1958).
SCHMID, P.: Der Zahnärztliche Röntgenstatus. Diss. aus dem Zahnärztl. Inst. der Universität Bern. Basel: Arnaud Druck 1954.
SCHROFF, J.: Solitary neurofibroma of oral cavity. J. Amer. dent. Ass. **32**, 199—202 (1945).
SCHWEITZER, G.: Interne Granulome der Zahnpulpa und ihre resorbierende Wirkung im Inneren des Zahnkörpers. Dtsch. zahnärztl. Wschr. **1931**, 175—193.
SCHWITZER, A.: Einseitige Hypertrophie des Unterkiefers besonders des Unterkieferköpfchens. Inaug.-Diss. Tübingen 1928.
SELDIN, H. M., D. SELDIN and W. RAKOVER: Cleidocranial dysostosis. J. oral Surg. **8**, 236—241 (1950).
SHAFER, W. G.: Ameloblastic fibroma. J. oral Surg. **13**, 317—321 (1955).
— Chronic sclerosing osteomyelitis. J. oral Surg. **15**, 138—142 (1957).
SHERMAN, R. S., and H. CAUMARTIN: The roentgen appearance of adamantinoma of the mandible. Radiology **65**, 361—366 (1955).
SLEEPER, E. L.: Eosinophilic granuloma of bone. Oral Surg. **4**, 896—918 (1951).
SMALL, I. A., and C. A. WALDRON: Ameloblastomas of jaws. Oral Surg. **8**, 281—297 (1955).
SONESSON, A.: Ett bidrag till cementoblastomets diagnostik och röntgenologiska differentialdiagnostik. Odont. T. **57**, 409—414 (1949a).
— Plasmocytom med lokalisation i käkarna. Odont. T. **57**, 415—432 (1949b).
— Idiopatisk resorption av tänder. Odont. Revy **1**, 8—21 (1950a).
— Ett bidrag till dentinomets diagnostik. Odont. Revy **1**, 22—27 (1950b).
— Odontogenic cysts and cystic tumours of the jaws. Acta radiol. (Stockh.), Suppl. **81** (1950c).
— Fibro-osteoma in the mandible of a child. Acta radiol. (Stockh.) **34**, 17—24 (1950d).

SONESSON, A.: Intra-osseous mucous-secreting and cystic epidermoid carcinoma of the jaw. Acta radiol. (Stockh.) **34**, 25—32 (1950e).
— Ett bidrag till den paradentala follikularcystans patogenes. Odont. T. **58**, 79—82 (1950f).
— Några maligna och semi-maligna käk-tumörer av röntgenologiskt och kliniskt intresse. Odont. T. **58**, 419—428 (1950g).
— Praktiska dentalfilmhållare. Odont. Revy **1**, 106—110 (1950h).
— Ändamålsenlig röntgen-kefalometeruppställning. Odont. Revy **3**, 11—20 (1952a).
— Beitrag zur Röntgendiagnostik des Adamantinoms. Dtsch. zahnärztl. Z. **7**, 353—363 (1952b).
— Om röntgendiagnostik vid parodontopatier. Odont. Revy **7**, 443—454 (1956).
— Nordisk Klinisk Odontologi, Bd. III, Kap. 16. Copenhagen: A/S Forlaget for Faglitteratur 1959.
— Om röntgendiagnostik och -differentialdiagnostik i överkäkens alveolarutskott. Svensk tandläk.-T. **53**, 683—702 (1960).
SPILKA, C. J.: Neurilemmoma (Schwannoma). Report of a case. J. oral Surg. **11**, 245—248 (1953).
—, and K. R. CALLAHAN: A review of the differential diagnosis of oral manifestations in early osteitis deformans. Oral Surg. **11**, 809—826 (1958).
STAFNE, E. C.: Supernumerary teeth. Dent. Cosmos **74**, 653—659 (1932).
— Possible rôle of retained deciduous roots in etiology of cysts of the jaw. J. Amer. dent. Ass. **24**, 1488—1493 (1937).
— Bone cavities situated near the angle of the mandible. J. Amer. dent. Ass. **29**, 1969—1972 (1942).
— Periapical fibroma: Roentgenologic observations. J. Amer. dent. Ass. **30**, 688—692 (1943).
— Roentgenologic manifestations to systemic disease in dentistry. Oral Surg. **6**, 483—494 (1953).
— Oral roentgenographic diagnosis. Philadelphia and London: W. B. Saunders Company 1958.
—, and L. T. AUSTIN: Further observations on median anterior maxillary cysts. J. Amer. dent. Ass. **24**, 957—963 (1937).
— — A study of dental roentgenograms in cases of Paget's disease. J. Amer. dent. Ass. **25**, 1202—1214 (1938).
—, and C. H. SLOCUMB: Idiopathic resorption of teeth. Amer. J. Oral Surg. **30**, 41—49 (1944).
STEINHARDT, G.: Periphere und zentrale „Granulationsgeschwülste" der Kiefer (Epulis und Brauner Tumor). Dtsch. Zahn-, Mund- und Kieferheilkunde, Bd. III, Liefg 27. München u. Berlin: Urban & Schwarzenberg 1957a.
— Dystrophien der Kiefer. Dtsch. Zahn-, Mund- und Kieferheilkunde, Bd. III, Liefg 27. München u. Berlin: Urban & Schwarzenberg 1957b.
—, u. M. STRASSBURG: Pathogenese und Diagnostik der Wurzelzysten. Dtsch. zahnärztl. Z. **12**, 201—212 (1957).

Stewart, E. E., and K. W. Bruce: Mandibular tumor metastasized from hypernephroma. Report of a case. J. oral Surg. 11, 252—255 (1953).

Stoesz, A. R., and A. P. Chaudhry: Endosteal fibrosarcoma of the mandible. Report of a case. Oral Surg. 10, 661—664 (1957).

Stoopack, J. C.: Cystic odontoma of the mandible. Oral Surg. 10, 807—812 (1957).

Sweet, A. P. S.: (a) Radiodontic landmarks of the maxillae. (b) Radiodontic landmarks of the mandible. Dental lectures. Rochester: Eastman Kodak Co. X-ray Division, 1951.

— A statistical analysis of the incidence of nutrient channels and foramina in five hundred periapical fullmouth radiodontic examinations. Amer. J. Orthodont. and Oral. Surg. 28, 427—442 (1942).

— Radiodontic study of the mental foramen. Dent. Radiography and Photography 32, 28, 32—33 (1959).

Thoma, K. H.: Cementoblastoma. Int. J. Orthodontia 23, 1127—1137 (1937).

— Fractures and fracture dislocations of the mandibular condyle. J. oral Surg. 3, 3—59 (1945).

— Tumors of the condyle and temporomandibular joint. Oral Surg. 7, 1091—1107 (1954).

— Garré's osteomyelitis of mandible. Oral Surg. 9, 444—449 (1956a).

— Differential diagnosis of fibrous dysplasia and fibro-osseous neoplastic lesions of the jaws and their treatment. J. oral Surg. 14, 185—194 (1956b).

— Hemangioma with Phlebolites: A diagnostic problem. Dent. Radiography and Photography 31, 16—17 (1958).

—, and L. S. Carpenter: Adamantinoma formed from a radicular cyst. Dent. Items Interest 55, 716—721 (1933).

—, and H. M. Goldman: Odontogenic tumors. Amer. J. Orthodont. and Oral Surg. (Oral surg. Sect.) 32, 763—791 (1946).

— — Oral pathology. St. Louis: C. W. Mosby Comp. 1960.

—, and F. H. Kalil: Cleidocranial dysostosis with dental anomalies. Amer. J. Orthodont. and Oral Surg. (Oral surg. Sect.) 29, 513—517 (1943).

—, and C. M. Proctor: Adamantinoma developing from odontogenic cyst. Int. J. Orthodontia 23, 307—311 (1937).

Tillman, H. H.: A study of bone regeneration. Report of a case of adenoma of the parathyroid gland. With extensive bone changes. Oral Surg. 9, 1115—1123 (1956).

Trauner, R.: Differential Diagnose von Erkrankungen der Kieferknochen. Z. Stomat. 40, 437—478, 505—565 (1942).

Umiker, W., and R. G. Gerry: Pseudo giant cell tumor (reparative granuloma) of jaw. Oral Surg. 7, 113—123 (1954).

Updegrave, W. I.: Higher fidelity in intraoral roentgenography. J. Amer. dent. Ass. 62, 1—8 (1961).

Waggener, D. T.: Relationships of third molar roots to the mandibular canal. Oral Surg. 12, 853—856 (1959).

Waldron, C. A.: Ossifying fibroma of the mandible. Oral Surg. 6, 467—473 (1953a).

— Giant cell tumors of the jawbones. Oral Surg. 6, 1055—1064 (1953b).

Wassmund, M.: Lehrbuch der praktischen Chirurgie des Mundes und der Kiefer, Bd. 1, S. 497. Leipzig: H. Meusser 1935.

Webster, R. C.: Cleft palate. Oral Surg. 1, 647—669, 943—980 (1948); 2, 99—153, 485—542 (1949).

Weinberger, A.: The diagnostic significance of nutrient canals. Dent. Dig. 59, 301—303 (1953).

Weinmann, J. P., and H. Sicher: Bone and bones, fundamentals of bone biology. St. Louis: C. V. Mosby Comp. 1955.

Werner, H.: Der apikale Herd. Das Röntgenbild. Zahn-, Mund- und Kieferheilkunde in Vorträgen, H. 16. 171—181: Carl Hanser 1955.

Wettstein, W.: Über heterotope Zahnretention. Diss. med. dent. Zürich 1933.

Whitlock, R. I. H., and N. C. Hughes: Solitary myeloma of mandible. Report of a case. Oral Surg. 13, 23—32 (1960).

Williams, T. H.: Cleidocranial dysostosis. J. Amer. dent. Ass. 64, 201—208 (1962).

Wilson, T. W., and D. G. Pugh: Primary reticulumcell sarcoma of bone. With emphasis on roentgen aspects. Radiology 65, 343—351 (1955).

Winter, G. R.: Dental conditions in cleidocranial dysostosis. Amer. J. Orthodont. and Oral Surg. (Orth. Sect.) 29, 61—89 (1943).

—, and P. D. Maiocco: Osteogenesis imperfecta and odontogenesis imperfecta. Oral Surg. 2, 782—798 (1949).

Wolff, E., and L. E. Nolan: Multiple myeloma first discovered in mandible. Radiology 42, 76—78 (1944).

Worth, H. M.: Tumors of the jaw. Brit. J. Radiol., N. S. 10, 223—236 (1937).

Wuehrmann, A. H.: The long cone technic. Chicago: P. D. M. The year book publishers. Inc. 1957.

—, Radiation protection and dentistry. St. Louis: C. V. Mosby Comp. 1960.

Wylie, W. L.: Cephalometric roentgenography and the dentist. Amer. J. Orthodont. and Oral Surg. 31, 341—360 (1945).

Zegarelli, E. V., and D. E. Ziskin: Cementomas: A report of 50 cases. Amer. J. Orthodont. 29, 285—292 (1943).

Zimmerman, D. C., D. C. Dahlin and E. C. Stafne: Fibrous dysplasia of the maxilla and mandible. Oral Surg. 11, 55—68 (1958).

Namenverzeichnis — Author-Index

Die *kursiv* gesetzten Seitenzahlen beziehen sich auf die Literatur

Page numbers in *italics* refer to the bibliography

Sachverzeichnis

(Deutsch-Englisch)

Bei gleicher Schreibweise in beiden Sprachen sind die Stichwörter nur einmal aufgeführt

Subject Index

(English-German)

Where English and German spelling of a word is identical the German version is omitted

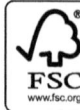